Christian Eggers

Jörg M. Fegert

Franz Resch (Hrsg.)

Psychiatrie und Psychotherapie des Kindes- und Jugendalters

Springer

Berlin
Heidelberg
New York
Hongkong
London
Mailand
Paris
Tokio

C. Eggers J. M. Fegert F. Resch (Hrsg.)

Psychiatrie und Psychotherapie des Kindes- und Jugendalters

Mit 87 Abbildungen und 131 Tabellen

Springer

Professor Dr. Christian Eggers
Rheinische Kliniken – Kliniken/Institut der Universität Duisburg-Essen
Klinik für Psychiatrie und Psychotherapie
des Kindes- und Jugendalters
Virchowstr. 174, 45147 Essen

Professor Dr. Jörg M. Fegert
Universitätsklinikum Ulm, Klinik für Kinder-
und Jugendpsychiatrie/Psychotherapie
Steinhövelstr. 5, 89075 Ulm

Professor Dr. Franz Resch
Universitätsklinikum Heidelberg
Psychiatrische Klinik, Abt. Kinder- und Jugendpsychiatrie
Blumenstr. 8, 69115 Heidelberg

Lektorat
Dr. Christiane Grosser
Römergartenstr. 4, 68519 Viernheim

ISBN 3-540-42916-6 Springer-Verlag Berlin Heidelberg New York

Bibliografische Information Der Deutschen Bibliothek
Die Deutsche Bibliothek verzeichnet diese Publikation in der Deutschen Nationalbibliografie; detaillierte bibliografische Daten sind im Internet über ⟨⟨http://dnb.ddb.de⟩⟩ abrufbar.

Springer-Verlag ist ein Unternehmen von Springer Science+Business Media
springer.de

Planung: Renate Scheddin, Heidelberg
Desk Editing: Gisela Zech-Willenbacher, Heidelberg
Einbandgestaltung: deblik Berlin
Layout: deblik Berlin
Satz: Fotosatz-Service Köhler GmbH, Würzburg

Gedruckt auf säurefreiem Papier 26/3160 SM – 5 4 3 2 1 0

Vorwort

Mit einem Lehrbuch übernehmen die Autoren im Zeitalter der fast lawinenartigen Informationsvermehrung zwangsläufig eine nicht unerhebliche Verantwortung. Die Angst, Wichtiges unberücksichtigt gelassen zu haben, steht der ernsten Sorge gegenüber, mit einem Überangebot an Wissensvermittlung möglicherweise Verwirrung oder gar Desinteresse zu provozieren. Lehrbücher werden ja nicht unbedingt dadurch besser, dass sie an Umfang zunehmen.

Andererseits hat sich die empirische Wissensgrundlage unseres Fachgebiets in den letzten beiden Jahrzehnten enorm verbreitert. Durch die zunehmende Forschungsaktivität sind faszinierende Einblicke u. a. in entwicklungsneurobiologische, molekulargenetische und biopsychosoziale Determinanten kinder- und jugendpsychiatrischer Krankheitsbilder ermöglicht worden, die auch in einem Lehrbuch zur Darstellung gebracht werden sollten.

Den Autoren war wichtig, dass die Leser die Möglichkeit haben, sich entsprechend ihrer jeweils aktuellen Bedürfnisse und speziellen Interessen vertieft mit den verschiedenen Themen unseres Fachgebiets auseinanderzusetzen. Da dabei stets die Gefahr besteht, dass Spezialwissenschaftler sich in ihrer Lieblingsthematik verlieren, wurde eine integrierte Darstellung unterschiedlicher Erklärungsmodelle und therapeutischer Vorgehensweisen, die der Komplexität biopsychosozialer Wirkzusammenhänge kinder- und jugendpsychiatrischer Störungsbilder eher gerecht wird, angestrebt. Die Kinder- und Jugendpsychiatrie ist nach wie vor trotz der an den Universitäten betriebenen Grundlagenforschung eine **Erfahrungswissenschaft** und ist als solche in erster Linie hermeneutischer Natur. Kinder- und jugendpsychiatrische Erkenntnistätigkeit wurzelt deshalb in der Begegnung mit unseren Patienten und ihren Angehörigen. Dazu bedurfte es natürlich auch der detaillierten Darstellung entwicklungspsychologischer, lerntheoretischer, neurobiologischer und sozialpsychiatrischer Kenntnisse. Dies ist vor allem nicht nur in therapeutischer, sondern auch in präventiver Hinsicht von ganz erheblicher Bedeutung, weshalb die ersten Kapitel über die somatischen und psychosozialen Entwicklungsbedingungen des Kindes uns besonders wichtig waren. So konnten durch tierexperimentelle Deprivationsstudien ebenso wie durch die moderne Bindungs- und Kleinkindforschung neue Einsichten über die Wechselbeziehungen zwischen frühkindlichen Erfahrungs- und Lernprozessen einerseits und strukturellen und funktionellen Reifungsvorgängen des Gehirns andererseits gewonnen werden. Diese Forschungsergebnisse belegen nicht nur die Berechtigung sowohl lerntheoretischer als auch psychoanalytischer Befunde und Erfahrungen, sondern auch die Dringlichkeit eines **frühzeitigen** Beginns therapeutischer und präventiver Maßnahmen! Denn Defizite in den frühkindlichen Interaktionsbeziehungen gehen mit bleibenden hirnmorphologischen und neurochemischen Veränderungen einher (u. a. bezüglich der Synapsendichte, Neurotransmitter- oder Rezeptorfunktionen), die Auswirkungen auf die intellektuelle, emotionale und soziale Entwicklung des Kindes haben.

Wir wünschen uns, dass dieses Lehrbuch ein anregender, zum Teil auch spannender »Reiseführer« in die Welt der Kinder- und Jugendpsychiatrie und -psychotherapie wird. Erfahrungen und Erlebnisse auf dieser Reise muss jeder selbst sammeln, und manche Tipps und Hinweise z. B. im Anhang mögen relativ schnell veralten, sollten aber dennoch Orientierung bieten und nicht nur Wissen, sondern eine für das Fach immer noch notwendige therapeutische und menschliche Haltung vermitteln. Hinweisen möchten wir auch darauf, dass aus Gründen der einfacheren Lesbarkeit von Patienten, Ärzten, Therapeuten etc. die Rede ist, obwohl selbstverstandlich beide Geschlechter gemeint sind.

Die Autoren freuen sich über die Mitteilung von Erfahrungen und Verbesserungsvorschlägen.

Christian Eggers
Jörg M. Fegert
Franz Resch
Essen, Ulm, Heidelberg, im November 2003

Inhaltsverzeichnis

Anhang

Autorenverzeichnis

Beier, Klaus M., Prof. Dr. Dr.
Institut für Sexualwissenschaft und Sexualmedizin,
Zentrum für Human- und Gesundheitswissenschaften,
Universitätsklinikum Charité, Campus Mitte,
Freie und Humboldt-Universität zu Berlin,
Luisenstr. 57, 10117 Berlin

Brunner, Romuald, Dr.
Abt. Kinder- und Jugendpsychiatrie,
Psychiatrische Klinik, Universitätsklinikum Heidelberg,
Blumenstr. 8, 69115 Heidelberg

Buchmann, Johannes, Dr.
Zentrum für Nervenheilkunde, Klinik und Poliklinik
für Kinder- und Jugendpsychiatrie/Psychotherapie,
Universität Rostock, Gehlsheimer Str. 20, 18055 Rostock

Eggers, Christian, Prof. Dr.
Klinik für Psychiatrie und Psychotherapie
des Kindes- und Jugendalters, Rheinische Kliniken/
Institut der Universität Duisburg-Essen,
Virchowstr. 174, 45147 Essen

Fegert, Jörg M., Prof. Dr.
Klinik für Kinder- und Jugendpsychiatrie/
Psychotherapie, Universitätsklinikum Ulm,
Steinhövelstr. 5, 89075 Ulm

Günter, Michael, Priv.-Doz. Dr.
Abt. für Psychiatrie und Psychotherapie im Kindes-
und Jugendalter, Universitätsklinikum Tübingen,
Osianderstr. 14, 72076 Tübingen

Häßler, Frank, Prof. Dr.
Zentrum für Nervenheilkunde, Klinik und Poliklinik für
Kinder- und Jugendpsychiatrie/Psychotherapie,
Universität Rostock, Gehlsheimer Str. 20, 18055 Rostock

Huss, Michael, Dr.
Klinik für Psychiatrie, Psychosomatik und
Psychotherapie des Kindes- und Jugendalters, Charité,
Campus Virchow-Klinikum der Humboldt-Universität
Berlin, Augustenburger Platz 1, 13353 Berlin

Klosinski, Gunther, Prof. Dr.
Abt. für Psychiatrie und Psychotherapie im Kindes-
und Jugendalter, Universitätsklinikum Tübingen,
Osianderstr. 14–16, 72076 Tübingen

Lehmkuhl, Ulrike, Prof. Dr.
Klinik für Psychiatrie, Psychosomatik und
Psychotherapie des Kindes- und Jugendalters,
Charité, Campus Virchow-Klinikum
der Humboldt-Universität Berlin,
Augustenburger Platz 1, 13353 Berlin

Lempp, Reinhard, Prof. Dr. Dr.h.c.
Hauptmannsreute 65, 70193 Stuttgart

Mundt, Christoph, Prof. Dr.
Psychiatrische Universitätsklinik,
Allgemeine Psychiatrie, 69115 Heidelberg

Nützel Jakob, Dr.
Universitätsklinik und Poliklinik für Kinder- und
Jugendpsychiatrie/Psychotherapie, Universitätsklinikum
Ulm, Steinhövelstr. 5, 89075 Ulm

Oelkers-Ax, Rieke, Dr.
Abt. Kinder- und Jugendpsychiatrie,
Psychiatrische Universitätsklinik,
Blumenstr. 8, 69115 Heidelberg

Poustka, Fritz, Prof. Dr.
Klinik für Psychiatrie und Psychotherapie des Kindes-
und Jugendalters, Johann-Wolfgang-Goethe-Universität,
Deutschordenstr. 50 (Haus 92), 60590 Frankfurt/Main

Resch, Franz, Prof. Dr.
Abt. Kinder- und Jugendpsychiatrie,
Psychiatrische Klinik, Universitätsklinikum Heidelberg,
Blumenstr. 8, 69115 Heidelberg

Richterich, Andreas, Dr.
Abt. Kinder- und Jugendpsychiatrie,
Psychiatrische Klinik, Universitätsklinikum Heidelberg,
Blumenstr. 8, 69115 Heidelberg

Röpcke, Bernd, Dr., Dipl.-Psych.
Klinik für Psychiatrie und Psychotherapie
des Kindes- und Jugendalters, Rheinische Kliniken/
Institut der Universität Duisburg-Essen,
Virchowstr. 174, 45147 Essen

Schepker, Renate, Priv.-Doz. Dr.
Westfälisches Institut für Kinder- und
Jugendpsychiatrie, Psychotherapie und Heilpädagogik
Hamm, Heithofer Allee 64, 59071 Hamm

Schmeck, Klaus, Prof. Dr., Dipl.-Psych.
Klinik für Kinder- und Jugendpsychiatrie/
Psychotherapie, Universitätsklinikum Ulm,
Steinhövelstr. 5, 89075 Ulm

Schneider, Silvia, Prof. Dr.
Klinische Kinder- und Jugendpsychologie, Institut
für Psychologie, Missionsstr. 60/62, 4055 Basel, Schweiz

Sodian, Beate, Prof. Dr.
Abt. für Entwicklungspsychologie und Pädagogische
Psychologie, Fakultät für Psychologieund Pädagogik,
LMU München, Leopoldstr. 13, 80802 München

Ziegenhain, Ute, Dr., Dipl.-Psych.
Klinik für Kinder- und Jugendpsychiatrie/
Psychotherapie, Universitätsklinikum Ulm,
Steinhövelstr. 5, 89075 Ulm

Allgemeiner Teil

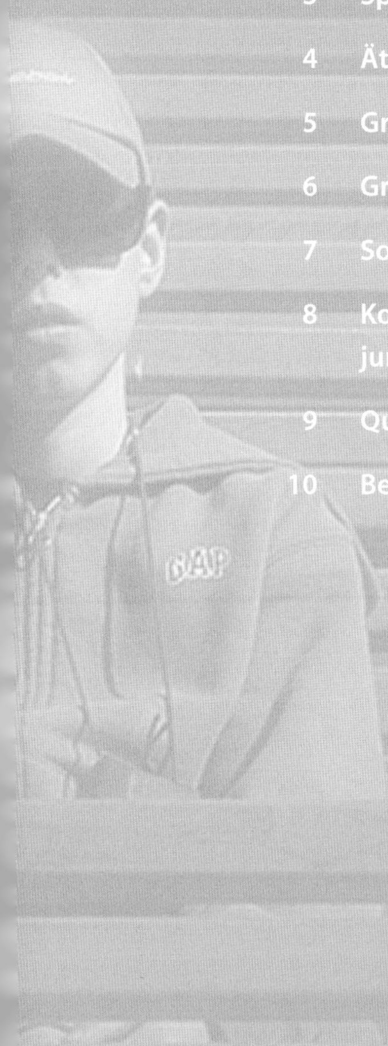

Die somatische Entwicklung und ihre Varianten

C. Eggers

1

Welchen Grund gibt es, sich mit der somatischen Entwicklung eines Kindes zu befassen und welches sind die Voraussetzungen, um eine wirklichkeitsgerechte Vorstellung vom Kind und seinen seelischen Problemen und Nöten zu erlangen? Die Antwort auf diese Frage ist: Wenn es darum geht, die Entstehungsbedingungen psychischer Störungen und kinderpsychiatrischer Krankheitsbilder zu verstehen und einen möglichen therapeutischen Zugang zu finden, so kann dies nur gelingen durch das Studium der Interaktionen zwischen psychosozialen und biologischen Determinanten der kindlichen Entwicklung, um auf diese Weise ein Verständnis für die somatischen Bedingungen von kindlichem Verhalten und dessen Varianten zu gewinnen.

1.1 Zur Bedeutung neurobiologischer Erkenntnisse

Die Fortschritte der neurobiologischen Forschung in den letzten Jahren erlauben eine Annäherung zwischen naturwissenschaftlich-biologisch ausgerichteten und geisteswissenschaftlich-sozialpsychologisch orientierten Lehrmeinungen und Forschungsrichtungen. Auf diese Weise sind in jüngster Zeit vertiefte Einsichten sowohl über ätiologische Grundlagen als auch therapeutische Hilfen bei kinder- und jugendpsychiatrischen Störungen möglich geworden. Neurobiologische Vorgänge unterliegen nicht nur genetischen und somatischen (z. B. O_2-Mangel), sondern auch psychosozialen Einflüssen – Letztere modifizieren z. B. die Expression genetischer Wirkkomponenten und damit auch neuronale Funktions- und Interaktionsmuster. Möglicherweise übt Psychotherapie, wenn sie zu bleibenden Verhaltensänderungen führt, einen regulierenden Einfluss auf die Genexpression aus (Gabbard 2000; Kandel 1998). Die Gene, die im Gehirn exprimieren, beeinflussen das Zusammenspiel neuraler Strukturen, z. B. transsystemisch die Kooperation zwischen dem dorsolateralen präfrontalen Kortex (DLPFC) und dem mesolimbischen System oder intrasystemisch zwischen Hippocampus und Amygdala. Die genannten neuralen Interaktionen wiederum bestimmen das menschliche Verhalten, und Alterationen in diesem Bereich sind für pathologische Verhaltensabweichungen, z. B. Psychosen, Depressionen, Zwangsstörungen verantwortlich. Normalisierungen von neurobiologischen Veränderungen durch Verhaltenstherapie, z. B. Rückbildung der funktionellen Hyperaktivität im Bereich des Caudatumkopfes, sind bei Patienten mit Zwangsstörung nachgewiesen worden (Schwartz et al. 1996; ▶ s. auch Kap. 16).

In den letzten Jahren hat die Erforschung neurobiologischer Reifungs- und Entwicklungsvorgänge beim Neugeborenen und jungen Säugling höchst bedeutsame Erkenntnisse erbracht, welche faszinierende Einblicke in die Wechselbeziehungen von Entwicklungsbiologie (»nature«) und Interaktionsverhalten zwischen Bezugsperson und Säugling (»nurture«) erlauben. Dies zeigt sich z. B. beim Imitationsverhalten und bei frühen Anpassungsleistungen des Neugeborenen oder bei der Entwicklung von unterschiedlich differenzierten Gedächtnisleistungen des jungen Säuglings. Störungen in diesem Bereich bieten Erklärungsmuster für bestimmte Krankheitsbilder wie dem frühkindlichen Autismus und anderen tiefgreifenden Entwicklungsstörungen, aber auch für hyperkinetische und Aufmerksamkeitsstörungen (ADHD). So spielen bei diesen Krankheitsbildern Entwicklungsstörungen im Bereich des präfrontalen und orbitalen Kortex und dessen neurale Verbindungen mit dem Hippocampus und dadurch bedingte Beeinträchtigungen des Arbeitsgedächtnisses pathogenetisch eine zentrale Rolle. In Bezug auf die entwicklungsdynamische Bedeutung primär psychosozialer Faktoren hat gerade die Bindungsforschung in den letzten Jahren zeigen können, in welch hohem Maße mütterliche Feinfühligkeit, Empathie und Reflexionsfähigkeit den Grundstein für die Fähigkeit zu adäquater Affektbewältigung und späterer Autonomie und gelungener Individuation legen.

Die Kinder- und Jugendpsychiatrie hat paradigmatisch die somatopsychische Entwicklung eines menschlichen Individuums von der Geburt bis zum jungen Erwachsenenalter zum Gegenstand. Kenntnisse der normalen Ontogenese sind für den kinder- und jugendpsychiatrisch tätigen Arzt zur Beurteilung pathologischer Entwicklungsvarianten unabdingbar. Denn zu seinen Aufgaben gehört u. a. die Beurteilung der Schulfähigkeit oder der straf- und zivilrechtlichen Verantwortlichkeit eines Kindes bzw. eines Jugendlichen, wobei er sich auch ein genaues Bild der somatischen Entwicklung machen muss.

! Ohne die Kenntnis (neuro-)biologischer und endokrinologischer Reifungsvorgänge ist ein Verständnis psychischer Störungsbilder bei Kindern und Jugendlichen schlechterdings unmöglich, denn die geistig-seelische und körperliche Entwicklung ist in einer langen, nur dem Menschen eigenen Ontogenese von der Gestation bis zum Abschluss der Adoleszenz eng aufeinander bezogen.

Die körperliche Entwicklung des Menschen unterliegt weitgehend sowohl genetischen als auch umweltabhängigen Einflüssen, die in einer komplexen Wechselbeziehung miteinander verflochten sind: »nature and nurture«, und nicht »nature versus nurture«. Die starke umweltbezogene Abhängigkeit des jungen Individuums (»nurture«) steht in enger Beziehung zu der für den Menschen charakteristischen Steigerung der Gehirnentwicklung: Das menschliche Gehirn ist etwa 3- bis 4-mal so schwer wie das der Anthropoiden. Sowohl bei der somatischen als auch bei der geistig-seelischen Entwicklung hat das Gehirn eine zentrale Stellung inne, sodass die Kenntnis der somatischen Entwicklung stets die Kenntnis neurologischer Reifungsvorgänge zur Voraussetzung hat. Die Hirnreifung lässt sich an der Entwicklung sensomotorischer Funktionen ablesen. Die sensomotorische Entwicklung verläuft besonders akzentuiert in der Fetalzeit, im Neugeborenen-, Säuglings- und Kleinkindalter.

1.2 Stadien der Entwicklung

1.2.1 Pränatale Entwicklung

Während der Fetal- und Embryonalperiode kommt es zu einer stetigen Massenzunahme des Gehirns. Sie ist bedingt durch eine zunehmende neurale Differenzierung: Entwicklung von Markscheiden, Gliazellproliferation, Dendriten-, Neuronenentwicklung, Wachstum der perineuralen Gefäße. Die Vermehrung der Nervenzellen ist normalerweise im 8. Schwangerschaftsmonat weitgehend abgeschlossen. Dagegen braucht die Markscheidenentwicklung wesentlich länger und ist etwa um das 14. Lebensjahr beendet. Die Myelinisation neuraler Bahnen, die das limbische System und den dorsolateralen präfrontalen Kortext (DLPFC) miteinander verbinden, setzt sich sogar bis in das 2./3. Lebensjahrzehnt fort.

! Wesentlich für die sensopsychomotorische Entwicklung des Kindes ist die Dendritenbildung und die damit einhergehende Synaptogenese (► s. Kap. 26).

Die Ausbildung funktionstüchtiger dendritischer Synapsen, wesentlicher Parameter der Hirnreifung, verläuft besonders stürmisch im letzten Drittel der Schwangerschaft und in den ersten Lebensmonaten; diese Entwicklung ist ablesbar am Elektroenzephalogramm, sodass man an der Ausprägung des bioelektrischen Potenzialmusters auf das Konzeptionsalter und den Reifegrad der Hirnentwicklung schließen kann (Schulte 1984).

Durch die Ultraschalluntersuchungen ist es möglich geworden, die motorische Entwicklung bereits in der Pränatalperiode zu untersuchen. Dabei hat sich gezeigt, dass bereits in der 7. und 8. Schwangerschaftswoche motorische Spontanaktivität besteht, die sich rasch weiterentwickelt zu komplexen Bewegungsmustern.

! Ab der Mitte der Schwangerschaft kommen bereits alle Bewegungsmuster des Neugeborenen vor!

1.2.2 Neugeborenenperiode

Das Verhalten des Neugeborenen spiegelt den Entwicklungsstand seines Gehirns wider, dieser lässt sich durch die Untersuchung der proprio- und exterozeptiven Reflexe des Neugeborenen objektivieren; es bestehen enge Beziehungen zwischen dem durch die entwicklungsneurologische Untersuchung beurteilbaren Stand der sensomotorischen Funktionen des Neugeborenen und dem Konzeptionsalter, wobei eine starke **Variabilität** zu beobachten ist.

! Die Vorstellung, dass die motorischen Funktionen des Neugeborenen, aber auch des Säuglings und Kleinkindes, nach zeitlich wohlgeordneten und festgelegten Mustern in Form sog. Reflexreaktionen verliefe, ist mittlerweile überholt.

Das Nervensystem ist auch bereits im Neugeborenenalter zu komplex, um durch die bekannten Reflexuntersuchungen exploriert zu werden wie z. B. Moro-, Palmar- und Fußgreifreflex. Diese Reflexe sind zwar Bestandteil einer motopädischen Untersuchung im Neugeborenen- und Säuglingsalter, sie sind aber wenig aussagekräftig in Bezug auf die große Variabilität neuraler Aktivitäten und der Komplexität motorischer Bewegungsmuster. »Reflexe sind eigentlich nur ziemlich ärmliche Auszüge oder nur Unterteile dieser Muster und können nur sehr partielle Informationen über die Integrität des ganzen Systems geben« (Touwen 1993). Bei Störungen der neuromotorischen Entwicklung sind die **spontanen Bewegungsmuster** in der Regel früher gestört als die Reflexe. Im Übrigen ist die Bezeichnung »frühkindliche Reflexe« eigentlich irreführend, denn sie entsprechen bereits ganz komplizierten Bewegungsvorgängen und sind in ihrem Verlauf und ihrer Entwicklung äußerst variabel im Gegensatz zu dem, was man definitionsgemäß unter einem »Reflex« versteht.

! Bei der Beurteilung des neuromotorischen Reifezustands eines Neugeborenen, Säuglings oder Kleinkinds sind deshalb die folgenden Grundprinzipien, nach denen sich zentralnervöse Funktionen beim Kind entwickeln, zu berücksichtigen:
- **Komplexität,**
- **Variabilität,**
- **Flexibilität und**
- **Adaptivität.**

Die Muskeleigenreflexe sind schon beim unreifen Frühgeborenen, mit Sicherheit ab der 28. Schwangerschaftswoche, auslösbar. Beim reifen Neugeborenen lassen sich sog. **tonisch-myostatische Reflexe** auslösen (z. B. Zurückfedern der Unterarme in die Beugehaltung bei passiver

Extension). Schon beim Feten lassen sich **Palmar-** und **Plantarreflexe** auslösen (das Neu- oder Frühgeborene schließt die Finger um einen in der Handinnenfläche gelegenen Gegenstand; nach Berührung der Fußsohle kommt es zu einer kräftigen Beugung der Zehen). Von der gesamten Hautfläche aus können beim gesunden Früh- und Neugeborenen **Fluchtreflexe** ausgelöst werden, der **Babinski-Reflex** ist ein Teil des Fluchtreflexes. Der **Such- oder Rooting-Reflex** (Brustsuchen) wird durch Berührung der perioralen Haut ausgelöst, was zu einer Kopfwendung in Richtung des taktilen Reizes führt. Jenseits der 32. bis 34. Woche des Gestationsalters ist der **Glabellareflex** auslösbar (kurzfristiges Schließen der Augen durch Schlag auf die Glabellaregion). **Bauchhaut- und Kremasterreflexe** sind bei reifen und gesunden Neugeborenen vorhanden, ebenso der **Galantreflex** (taktile Reizung der paramedialen Wirbelsäulenregion führt zu einer Kontraktion der unteren Rückenmuskulatur auf der Seite des Reizes). **Schreitbewegungen** werden ausgelöst, wenn man das Neugeborene aufrecht hält und mit den Fußsohlen eine Tischplatte berühren lässt. Der **Mororeflex** variiert in seiner phänomenologischen Ausprägung in Abhängigkeit vom Konzeptionsalter; lässt man den Kopf des Neugeborenen ruckartig um wenige Grade nach hinten fallen, werden die Arme abduziert, gestreckt und die Hände geöffnet und anschließend gebeugt und abduziert. Beim gesunden Neugeborenen lässt sich das **Puppenaugenphänomen** auslösen: Bei passiver Kopfwendung und -beugung wandern die Augen in die entgegengesetzte Richtung.

1.2.3 Säuglingsalter

Im Säuglingsalter reifen wichtige somatische Funktionen: Das Kind wächst. Nach der Geburt kommt es zunächst zu einer Gewichtsreduktion um etwa 5–10% des Geburtsgewichts, die nach etwa 2 Wochen wieder ausgeglichen sein sollte. Bis zum Ende des 5. Lebensmonats ist normalerweise das Doppelte, gegen Ende des 1. Lebensjahres das Dreifache des Geburtsgewichts erreicht.

! Aufgrund der bereits relativ hohen Differenzierung seiner neurosensorischen Ausstattung verfügt der junge Säugling über perzeptuelle, kognitive und affektive Fähigkeiten, die es ihm ermöglichen, schon von Anfang an und in zunehmend differenzierterem und reichhaltigerem Maße mit seiner unmittelbaren Umgebung zu interagieren.

Sensomotorische Entwicklung

Im Verlauf des 1. Lebensjahres verschwinden die beschriebenen Reflexe nach einem bestimmten Zeitplan in Abhängigkeit von der fortschreitenden Hirnentwicklung des Säuglings. Die Variationsbreite ist allerdings auch hier groß. So verschwindet der Palmargreifreflex in einem Zeitraum zwischen dem 3. und 9. Lebensmonat, das Verschwinden des Rooting-Reflexes (»Brustsuchen«) variiert zwischen dem 4. und 16. Lebensmonat. Der asymmetrisch-tonische Nackenreflex sollte zwischen $3^1/_2$ und 7 Monaten verschwinden (wird bei fixiertem Rumpf der Kopf seitwärts gedreht, kommt es zu einer Streckung der Extremitäten auf der dem Gesicht zugewandten Seite und zu einer Beugung der kontralateralen Extremitäten).

Das Verschwinden der Neugeborenenreflexe geht einher mit einer Zunahme der kortikalen Inhibition von Hirnstammreflexen und der Ausbildung eines zirkadianen Rhythmus (Herschkowitz et al. 1997). Parallel mit dem Verschwinden der beschriebenen Neugeborenenreflexe kommt es zu einer Differenzierung der Willkürmotorik des Säuglings, die ebenfalls recht variabel verläuft.

Wahrnehmung

Bereits in den ersten Lebenstagen und -wochen sucht der junge Säugling aktiv nach Reizen und kann verschiedene Reize voneinander unterscheiden. Die Reizverarbeitung ist bereits in dieser Entwicklungsphase ein aktiver und selektiver Prozess. Junge Säuglinge unterbrechen sogar Fütterungs- und Trinkaktivitäten, wenn ein attraktiver Reiz in ihrem Gesichtsfeld erscheint (Emde u. Robinson 1979; Stern 1979). Visuelle Reize werden vom Säugling in den ersten Lebensmonaten in einer bestimmten Reihenfolge exploriert, Hell-Dunkel-Kontraste eines Reizes werden bevorzugt (Haith 1978; Haith et al. 1993). Bereits Neugeborene und wenige Tage alte Säuglinge interessieren sich besonders für gesichtsähnliche visuelle Stimuli. Schon 2 Tage alte Neugeborene können fröhliche, traurige und überraschte Gesichtsausdrücke von Erwachsenen nachahmen (Field et al. 1992). In diesem Alter bevorzugt der Säugling entsprechend dem »Conspec«-Modell (Morton u. Johnson 1991) aus drei Zeichen bestehende gesichtsähnliche Konfigurationen in ovaler Anordnung (◻ Abb 1.1a,b) im Gegensatz zur quadratischen Darbietung (◻ Abb. 1.1c,d), die sehr viel weniger Ähnlichkeit mit einem Gesicht hat (Simion et al. 1994).

In Bezug auf die Wahrnehmung des menschlichen Gesichts werden in den ersten 6 Wochen in erster Linie der Kontrast zwischen Haarlinie und Stirn sowie zwischen Kopfumriss und Hintergrund erfasst, im 2. und 3. Lebensmonat richtet sich die Aufmerksamkeit des Säuglings zunehmend auf das Gesichtsinnere: Auge, Nase und Mund. Vom 2.–4. Lebensmonat an werden »richtige« Gesichter von Attrappen unterschieden, in denen Nase, Auge und Mund falsch angeordnet sind (Maurer u. Barrera 1981), d. h. der Säugling bevorzugt Gesichtsschemata in normaler Anordnung (◻ Abb. 1.2a).

! Die Wahrnehmung des Neugeborenen ist im Wesentlichen subkortikal gesteuert, nach etwa 2–3 Monaten beginnt der Säugling, einfache
▼

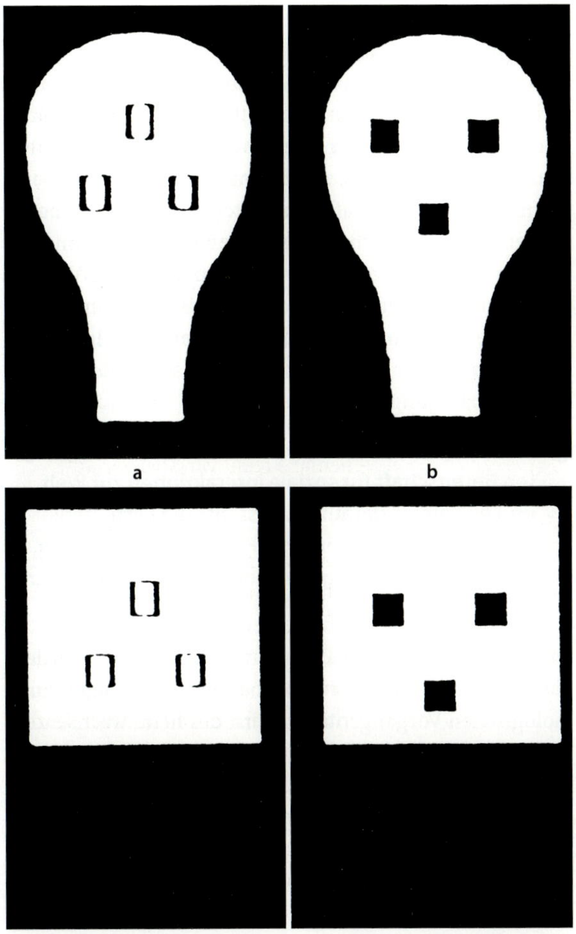

■ Abb. 1.1a, b. **Unterschiedlich angeordnete Gesichtsattrappen;** **a** und **b** werden vom jungen Säugling bevorzugt. (Nach Simion et al. 1994; zit. nach Rauh 1998)

Konfigurationen als Teile eines Ganzen zu sehen und Teilstimuli aufeinander zu beziehen, was mit der zunehmenden kortikalen Aktivität zusammenhängt (Rieth 1994).

Imitationsverhalten

Das beim Neugeborenen unmittelbar auftretende und beobachtbare mimische Imitationsverhalten ist neurobiologisch an die Ausreifung der im prämotorischen Kortex gelegenen »**Spiegelneurone**« gekoppelt, die bei Primaten und beim Menschen spezifisch bei der Nachahmung von Handlungen anderer Personen aktiviert werden, wie dies auch bei der Durchführung objektbezogener Handlungen, wie beispielsweise beim Ergreifen von Gegenständen (z. B. Spielzeug) der Fall ist (Henningsen 2000). Später werden diese Neurone nicht nur bei Beobachtung oder konkretem Vollzug von Handlungen, sondern auch bereits bei entsprechender gedanklicher Vorstellung derselben aktiv (Gallese et al. 1996).

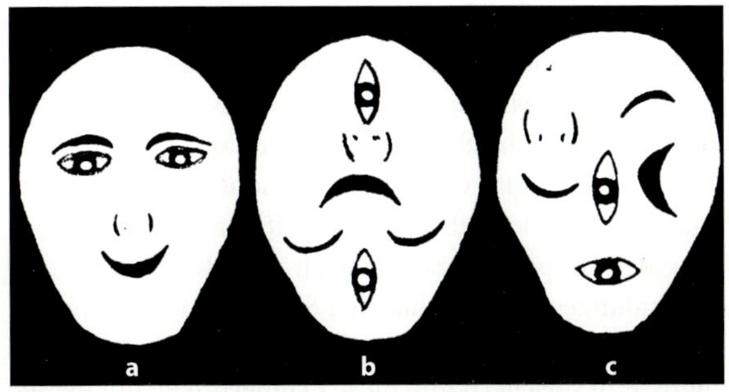

■ Abb. 1.2a–c. **Gesichtsattrappen mit unterschiedlich angeordneten Gesichtsteilen,** **a** normal, **b** durcheinandergewürfelt symmetrisch, **c** durcheinandergewürfelt asymmetrisch. (Aus Maurer u. Barrera 1981)

! Die Fähigkeit, Handlungen und Gesten nicht nur zu beobachten, sondern auch zu imitieren, bildet die Grundlage für zunächst averbale (gestische) und später verbale Kommunikation.

Diese Imitation besteht zunächst in der Nachahmung von Sprechbewegungen, Lautbildungen und der Sprachmelodie (»Prosodie«) der unmittelbaren Bezugspersonen. Dabei bildet sich ein »Echogedächtnis« (»echoic memory«) heraus. Es stellt eine primäre Brücke dar, zwischen der analogen (»präkategorialen«) Wahrnehmung (und Nachahmung) prosodischer Muster und der später, im Alter von 6–8 Monaten, sich darauf aufbauend entwickelnden Fähigkeit zur Produktion segmentaler (digitaler, kategorialer) Lautbildungen als Vorstufe für die Ausbildung von Wortschablonen (Vihman 2000).

Möglicherweise stellen die prämotorischen Spiegelneurone das neurale Korrelat sowohl für **Intentionalität** als auch für die Fähigkeit dar, sich in Handlungsweisen anderer hineinzuversetzen, d. h. sie perspektivisch zu verstehen. Aufgrund der anatomischen Nähe der Spiegelneurone zum Broca'schen Sprachzentrum kann vermutet werden, dass die Entwicklung des gestischen Immitationsverhaltens und der Fähigkeit zur **Perspektivenübernahme** des anderen im Zuge der psychophysischen Reifungsvorgänge des jungen Individuums mit der Ausdifferenzierung der Sprachproduktion und des Lautverständnisses einhergehen (Rizzolatti u. Arbib 1998; Studdert-Kennedy 2000; vgl. auch Abschn. 2.1.4).

Die Fähigkeit, sich in die Subjektivität des anderen hineinzuversetzen, d. h. die Fähigkeit zur Metarepräsentation der mentalen Befindlichkeit eines anderen, ist neurobiologisch an die intakte Funktion des in der Tiefe des Temporallappens gelegenen anterioren Cingulums gebunden. Die Fähigkeit, mit sich selbst in Beziehung zu treten, d. h. eine Selbstperspektive zu entwickeln, ist an die intakte Funktion der rechtsseitigen Temporoparietalregion gebunden.

Entwicklung des Gedächtnisses

Im Alter zwischen 2 und 4 Monaten entwickelt sich bereits die Fähigkeit des Säuglings, unmittelbar zurückliegende sensorische Eindrücke wiederzuerkennen und zu erinnern (»**prozeduales** Gedächtnis«; Knopf 1998). Dies korreliert neurobiologisch mit einer weiteren Ausdifferenzierung der Hippocampusformation und dessen neuralen Verbindungen zu benachbarten Strukturen. Die sich mit 7–10 Monaten entwickelnde Fähigkeit, zurückliegende Ereignisse zu speichern und diese Erinnerungen mit der jeweils aktuellen Information zu vergleichen, ist dagegen eine Funktion des sog. Arbeitsgedächtnisses (»**working memory**«). Dies geht einher mit strukturellen und biochemischen Weiterdifferenzierungen des präfrontalen und orbitalen Kortex sowie der Hippocampusformation, Voraussetzung für die Entwicklung der »**deklarativen**« Gedächtnisfunktion (Nelson 1995).

Die Leistungsfähigkeit des Arbeitsgedächtnisses ist auf der molekularbiologischen Ebene an das Funktionieren dopaminerger D_1-Rezeptoren im Bereich des dorsolateralen präfrontalen Kortex (DLPFC) gebunden, was ein normales Gleichgewicht zwischen exzitatorischen (z. B. Glutamat) und inhibitorischen (z. B. GABA) Neurotransmittern voraussetzt. Dies ist u.a. von Bedeutung für die Behandlung von hyperkinetischen Kindern mit Methylphenidat, welches bei adäquater Dosierung die Leistungsfähigkeit des Arbeitsgedächtnisses positiv beeinflusst. Neuere Erkenntnisse sprechen dafür, dass eine Beeinträchtigung des Arbeitsgedächtnisses ein zentraler pathogener Mechanismus bei hyperkinetischen und Aufmerksamkeitsstörungen (ADHD) ist (Denckla 1996).

Interaktionsverhalten

Schon sehr früh, in den ersten Lebensstunden, muss sich das Neugeborene an die Form der mütterlichen Brust oder der Flasche anpassen, die ihm dargeboten wird. Das Neugeborene hat also schon früh Anpassungsleistungen zu bewältigen und tritt sehr zeitig in Austauschprozesse mit seiner Umwelt ein. Es handelt sich dabei um eine »innerlich organisierte Reaktion, die aber zugleich variabel ist und das Wesen des begegnenden äußeren Reizes berücksichtigen kann« (Schaffer 1982).

Bereits 2 Monate alte Säuglinge greifen aktiv in das Interaktionsverhalten mit ihren Müttern ein: Werden Mütter im sog. »Still-face«-Experiment angewiesen, ihr natürliches Interaktionsverhalten willkürlich zu verändern, z. B. konstant am Kind vorbeizuschauen, so versucht der Säugling, die Aufmerksamkeit der Mutter wieder auf sich zu lenken durch Gestikulieren mit Armen und Beinen, durch Vokalisieren, wobei er den Gesichtsausdruck seinerseits verändert und sich bemüht, den Blickkontakt mit der Mutter wieder herzustellen (Bebee 1986). Dies belegt das große Interesse, das schon der sehr junge Säugling hat, soziale und emotionale Antworten auf seine Interaktionsbemühungen zu erhalten (Brazelton u. Cramer 1991; Moré 1998).

Es zeigt sich somit, dass der junge Säugling schon in den ersten Lebenstagen und -wochen aufgrund des relativ hohen Enwicklungsstandes seiner neuralen, sensomotorischen Funktionen in recht differenzierter Weise aktiv und selektiv mit seiner Bezugswelt interagiert (nähere Einzelheiten ▶ s. Kap. 2 sowie Brazelton u. Cramer 1991; Dornes 1993, 1999; Schaffer 1982; Stern 1991). Die Beobachtungen und Untersuchungsbefunde zum Interaktionsverhalten von Säuglingen widerlegen lange gehegte Vorstellungen und Theorien der Psychoanalyse, insbesondere die Konzepte einer autistischen Phase der frühkindlichen Entwicklung oder eines primären Narzissmus des Neugeborenen bzw. jungen Säuglings.

! Das Neugeborene kommt bereits mit einer angelegten Bereitschaft für soziale Interaktionen zur Welt, und es kommt darauf an, dass interne Verhaltensbereitschaften und externe Förderung seitens der unmittelbaren Bezugspersonen sorgfältig aufeinander abgestimmt werden.

Durch Forschungen an Primaten konnte gezeigt werden, dass intensive Wechselprozesse bestehen zwischen neurobiologischen Vorgängen im Gehirn des heranwachsenden Individuums einerseits und dem zeitgerechten Angebot an Austauschmöglichkeiten auf der anderen Seite. Beeinträchtigungen dieses Zusammenspiels können je nach Ausmaß zu schweren Störungen sozialer und intellektueller Leistungen führen. Bei einem optimalen Ineinandergreifen interner Reifungsprozesse und externer Umweltstimuli gelingt schließlich eine Integration von zunächst separat erarbeiteten kognitiven Schemata und affektiven Erfahrungen zu einem einheitlichen, gefühlshaft-kognitiven Erlebens- und Bedeutungszusammenhang (Stern 1996).

Verinnerlichung von sozialen und emotionalen Erfahrungen

Basierend auf den sich allmählich verfestigenden interaktiven emotionalen Erfahrungen werden im Alter von 36 Monaten prosoziale Regeln verinnerlicht und ein Gefühl für Wechselseitigkeit und Empathie entwickelt (Emde 1991). Es sind die Intensität und die Qualität des affektiv-interaktionellen Geschehens, die die Basis dafür darstellen, inwieweit sozialen Ereignissen vom Säugling bzw. Kleinkind Bedeutung zugemessen wird, und diese als Erfahrungen (im Hippocampus) verfestigt und gespeichert werden (Näheres hierzu in ▶ Kap. 2.2).

Durch die neurale Interaktion zwischen dem hippocampal-amygdaloidalen Neuronenkreis und dem präfrontalen Kortex werden emotionale Erfahrungen der frühesten Kindheit in Form von emotional-affektiven Schemata in Arbeitsmodelle umgewandelt (Emde 1999). Eine genaue Beschreibung der Funktion sog. »inner working models« liefert die Bindungstheorie (Bowlby 1975). Die qualitative Ausprägung dieser Schemata können demnach in Mustern von Bindungsverhalten beschrieben werden. Mit dem »Fremde-Situations-Test« von M. Ainsworth steht auch ein klinisch anwendbares Instrument zur Evaluation und Dokumentation zur Verfügung (Ainsworth et al. 1978). Die Bindungssicherheit bzw. das Bindungsmuster weisen wiederum starke Zusammenhänge zur Bindungsgeschichte der elterlichen Bezugspersonen auf (Fonagy u. Target 1997).

Durch die Speicherung sozialer und emotionaler Erfahrungen kommt es zu einer ausgeprägten Stabilität der Lernerfahrung, die nahezu irreversibel im Gedächtnis bleibt.

Auf der neuronalen Ebene ist dieser Stabilisierungsprozess an selektionierte synaptische Reorganisationsvorgänge (Eliminierung redundanter zugunsten häufig genutzter und effizienter Synapsen) gebunden. Diese Selektions- und Umbauvorgänge korrelieren zeitlich eng mit sensiblen Phasen emotionaler, kognitiver und sozialer Lernerfahrungen und setzen ein optimales Angebot an sensorischen und emotionalen Umwelteinflüssen voraus (Braun 1996). Ist dieses Angebot unzureichend, kommt es zu Störungen der synaptischen Reorganisation mit entsprechend ungünstigen Folgen für die Selbstentwicklung einerseits und den Aufbau eines adäquaten Realitätsbezugs andererseits. Denn, Störungen der synaptischen Reorganisation beeinträchtigen die Informationsverarbeitung in mehr oder weniger starkem Ausmaß. Tierexperimentelle Untersuchungen u. a. bei Primaten haben belegt, dass das Niveau der frühen sozialen Interaktionen zwischen dem Säugling bzw. Kleinkind und seiner primären Bezugswelt die Effizienz synaptischer Reorganisationsprozesse in hohem Maße beeinflusst (Näheres bei Braun 1996).

Die Konvergenz neurobiologischer, speziell neuromorphologischer Forschungsergebnisse der jüngsten Zeit mit Befunden der neueren Bindungsforschung einerseits und seit längerem entwickelten kinderanalytischen Erfahrungen und Hypothesen andererseits ist von kaum zu unterschätzender Bedeutung.

Führt man neurobiologische Erkenntnisse und Ergebisse der Bindungsforschung zusammen, so kann daraus abgeleitet werden, dass bereits der ganz junge Säugling ein sehr »aktives, komplex organisiertes Wesen« (Emde 1991) repräsentiert, welches in starkem Maße auf eine entsprechend aktive, empathische und reflexive Bezugswelt angewiesen ist.

Eine zentrale Rolle spielt dabei die Entwicklung eines »**Effektanzgefühls**« in Form der Erfahrung, dass Gedanken, Gefühle und Aktionen des jungen Säuglings zu einem Erfolg führen. Die moderne Säuglingsforschung hat belegt, wie sehr die intuitive Reaktionsbereitschaft und Empathiefähigkeit der Bezugspersonen im ständigen emotionalen Austausch mit dem Säugling und dem Kleinkind bewirken, dass das junge Individuum »prototypische Repräsentanzen von affektbesetzten interaktiven Erfahrungen« ausbilden kann (Emde 1999). Diese wiederum legen den Grundstein für die spätere Fähigkeit zur sozialen Reziprozität und für eine adäquate Auseinandersetzung mit der Realität (»sense of reality«).

Die neurobiologische Basis für die Entwicklung des affektiven Selbst stellen phylogenetisch alte, subkortikale Hirnregionen dar. In erster Linie sind es das in der Tiefe des Temporallappens gelegene mesolimbische System und dessen neurale Verbindungen zu anderen entwicklungsbiologisch älteren Strukturen, wie dem Thalamus, Hypothalamus, Striatum und Pallidum. Limbische Strukturen sind anatomisch und funktionell u. a. eng mit dem Hypothalamus, dem ventralen Tegmentum, dem N. accumbens, dem Septum und dem orbitofrontralen und medialen präfrontalen sowie dem temporalen Kortex verknüpft. Die genannten Strukturen sind entscheidend an der Steuerung des menschlichen Verhaltens und des Denkens beteiligt.

Die Hippocampusformation spielt eine zentrale Rolle bei der Bewertung und Bedeutungszumessung interner und externer Reizkonfigurationen, sie stellt einen wesentlichen Organisator des Wissensgedächtnisses dar. Andererseits können mesolimbische Strukturen und deren neurale Verbindungen zu thalamisch-hypothalamischen Strukturen als neurales Substrat für Emotionalität und Affektivität angesehen werden. So stattet der zum limbischen System gehörende Gyrus cinguli gedankliche Inhalte und Sinneswahrnehmungen mit »emotionalem Gehalt« aus bzw. verleiht ihnen eine emotionale Qualität.

In Abb. 1.3 sind die genannten Strukturen und deren Verbindungen zu anderen zentralnervösen Regionen dargestellt.

Affektivität und Wahrnehmung von Gefühlen anderer

Eine besonders herausragende Bedeutung für die Affektivität haben die Amygdalae, die eine wichtige Schaltstelle für Ängste und Depressionen zu sein scheinen. Diese negativen Emotionen werden gedämpft bei links-frontaler Aktivität: Eine vermehrte linksseitige mediale präfrontale Aktivität ist mit positiven Gefühlen gekoppelt, denn die linksseitige mediale präfrontale Aktivität bremst die Amygdalafunktion, d. h. die Amygdalafunktion wird durch den medialen präfrontalen Kortex moduliert. Interessant sind Untersuchungen bei Kleinkindern und Säuglingen. So hat Davidson (1998) beobachtet, dass 10 Monate alte Säuglinge, die als Reaktion auf Trennung von der Mutter negative Affekte mit Schreien und Weinen äußerten, eine verringerte linksseitige und vermehrte rechtsseitige präfrontale Aktivität im Vergleich zu nicht schreienden Altersgenossen zeigten!

Schon sehr früh ist der junge Säugling in der Lage, Zielrichtung und Motivation elterlicher Aktionen zu verstehen, und er reagiert in subtiler Weise auf lust- oder unlustvolle Stimmungen der Mutter.

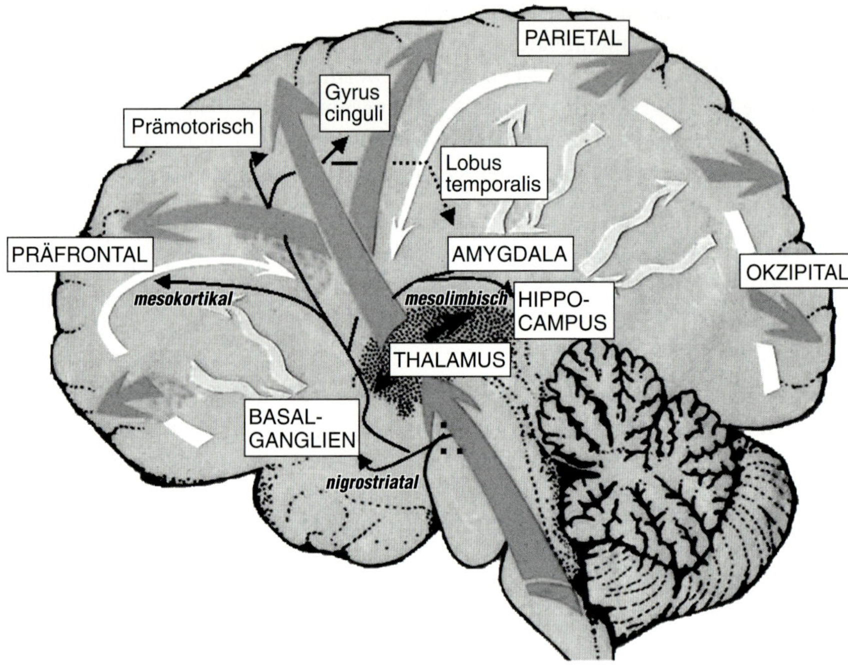

Abb. 1.3. Schematische Darstellung phylogenetisch alter, subkortikaler Strukturen (Basalganglien, Thalamus, Gyrus cinguli, Hippocampus, Amygdala) und deren Verbindung mit neokortikalen Arealen. (Nach Oades u. Röpcke 2000)

Unlustvolle Stimmungen der Mutter hemmen die Aktivität des Säuglings, er nimmt sich zurück, zeigt ein stark vermindertes oder gar kein Explorationsverhalten. Auch die Fähigkeit, den affektiven Gehalt von Erfahrungen (zunächst in Form von Lust und Unlust) wahrzunehmen, ist Teil der bereits postnatal verfügbaren Mitgift des jungen Säuglings. Sie ist eine wesentliche Basis für die Interaktionen zwischen dem Kind und seiner Bezugswelt. Im 3. Lebensmonat ist normalerweise die Fähigkeit entwickelt, Gefühle wie Freude, Wut, Furcht, Traurigkeit, Ekel, Überraschung, Neugier mimisch oder stimmlich zum Ausdruck zu bringen (Stern 1996).

! Vor allem positive, bejahende und unterstützende Emotionen sind für die Entwicklung des Kindes von größter Bedeutung; sie fördern die Erkundungs- und Lernbereitschaft beim Kind.

Eine intuitive Vergegenwärtigung mentaler Zustände bei anderen Personen wird etwa im 2. und 3. Lebensjahr erworben: Zwei Jahre alte Kinder sind bereits neugierig auf die Ursachen von Schmerz, Trauer, Verstimmung, Wut oder Freude bei Bezugspersonen. Schon 2-jährige Kinder können empathisch auf Verstimmungen ihrer Bezugspersonen reagieren, d. h. Trauer, Wut und Freude teilen. Im Alter von 3 Jahren sind Kinder bereits in der Lage zu erkennen, dass andere von eigenen Gefühlen unabhängige Gefühle haben können. Sie verfügen also bereits über einen »reflexives Selbst« (Fonagy 1996).

Die Entwicklung eines reflexiven Selbst hängt von der Fähigkeit der Mutter ab, die Gefühle ihres Kindes aufzunehmen und bei sich zu behalten, sowohl die psychologischen als auch die physischen Bedürfnisse des Kindes zu antizipieren und ihre eigene Perspektive an die Perspektive des Kindes anzugleichen, aber auch die Anforderungen und Außenreize der Umwelt auf das jeweilige Niveau der Integrationsfähigkeit des Säuglings bzw. jungen Kindes fein abzustimmen (Reizschutzfunktion)!

Eine solche Mutter wird also auch in der Lage sein, mit Verstörungen ihres Kindes adäquat umzugehen anstatt sich davon überwältigen zu lassen. Auf diese Weise wird das Kind dazu befähigt, die Bedeutung von Affekten zu verstehen und erhält damit die Grundlage für den Aufbau von Repräsentationen dieser Affekte in Form eines »mapping«.

Die zeitlichen Zusammenhänge der neuroanatomischen Entwicklung mit der Genese der vielfältigen Fähigkeiten im Säuglingsalter sind synoptisch in der ▫ Tabelle 1.1 zusammengefasst. Dargestellt sind die Ergebnisse der Säuglingsforschung, zu deren grundlegenden Modellen das Kontingenzparadigma gehört. In den entsprechenden Experimenten hat sich gezeigt, dass die Verarbeitung des sensorischen Input auf der Basis der oben dargestellten Verfeinerung der neurobiologischen Verknüpfungen und deren assoziativen Verbindungen die Grundlage für komplexe Erlebens- und Erfahrungsprozesse (»procedural knowledge«) darstellt.

Vor allem die Erfahrung der eigenen Wirkmächtigkeit im Rahmen solcher Prozesse scheint ein wesentlicher Mechanismus bei der Entwicklung des Selbstbewusstseins zu sein. Auf den ungehinderten Ablauf dazu und mögliche Störungen wird im Kap. 8 eingegangen.

Tabelle 1.1. Synopsis der psychomotorischen und kognitiven Entwicklung des Säuglings in den ersten 18 Lebensmonaten (Wiefel 2001, pers. Mitteilung)

Alter	Neurobiologie	Sensomotorik	Perzeption	Affekte	Denken	Interaktion
2 Wochen		»Primitive Reflexe«; Schreit- und Kriechbewegungen: Kopfdrehung zur Seite	Visuelle Differenzierung der Außenwelt; Geruchs-, Geschmacks- und taktile Empfindungen; kreuzmodale Wahrnehmung	Interesse; Neugier; Ekel; Überraschung Überraschung	»Sense of an emergent self«	Expressives Schreien; Unisono- und Alterationsvokalisation
4 Wochen			Farb- und Musterdifferenzierung; Wahrnehmung phonetischer Kontraste	Freude; Lächeln		Motorische Imitation
6 Wochen				Beginn der Fähigkeit zur Affektregulation		Soziales Wiederlächeln; Zunahme der Alterationsvokalisation
2–3 Monate	Ausdifferenzierung der Hippocampusfunktion	Fixieren von Gegenständen; Greifen mit ganzer Hand	Wahrnehmung propriozeptiver Reize	Erster Ärger; Trauer; Entwicklung sog. »Gefühlsgestalten«; Schmerzempfindung	»Sense of a core self«	Subjekt-Objekt-Differenzierung; intentionales Schreien; primäre Intersubjektivität/reziproke Interaktion; motorische Interaktion; Orientierung; Begrüßung
3–4 Monate		Verschwinden der ersten Neugeborenenreflexe	Schemata von Bildpräsentationen; integrierte Wahrnehmung und Differenzierung von Innen und Außen; Differenzierung verschiedener Gesichtsausdrücke		Objektpermanenz für Sekunden; Willensentwicklung; Feststellen der Eigenwirksamkeit (Kontingenz)	Protonarrative Hülle; Bindungsvorläufer; intensives Schauen; ungerichtete Kommunikationsmuster?
6–8 Monate		Stimmgebrauch; motorische Programme nach »Trial-and-error«-Muster; Drehung von Rücken- in Bauchlage; Greifen nach entfernten Gegenständen; unsicheres Sitzen; sichere Kopfkontrolle	Innere Abbildungen	Furcht; konstanter Ärger; Affektteilung mit anderen	Verzögerte Nachahmung; Syntaxwahrnehmung; vom Beobachten zum Behandeln; Bewusstsein zweier Körperhälften	Kommunikation über Affekte anstatt mit Affekten

Tabelle 1.1 (Fortsetzung)

Alter	Neurobiologie	Sensomotorik	Perzeption	Affekte	Denken	Interaktion
9–11 Monate	Weiterdifferenzierung des präfrontalen und orbitalen Kortex: »working memory«	Stabiles Sitzen; Stehen mit Hilfe; Krabbeln; Pinzettengriff	Instrumentelle Aggression (Schlagen, Kratzen, Treten); emotionales Spiel; Wahl eines Übergangsobjektes	»Sense of a subjective self«; »working memory«	Intentionale Kommunikation; Mitteilungsfähigkeit; sekundäre Intersubjektivität; zielgerichtete Kommunikation	Zweiteilige Bildsequenzen
12 Monate		Freies Stehen; einzelne Schritte mit Haltgebung (»Küstenschifffahrt«); gezieltes Greifen mit Loslassen			Selbstbezogene »Als-ob«-Handlung; bedingtes Fantasieren	Elaboration von Bindungsmustern; motorische Auseinandersetzung als Kommunikationsmittel mit anderen Kindern (Schubsen)
18 Monate	Verknüpfungen auf der Basis von Verbindungen des präfrontalen Kortex zu anderen kortikalen Assoziationsfeldern	Sicheres Stehen; in über 75% freies Laufen	Dreiteilige Bildsequenzen	Wünschen; Schuld; »Sexualität«; Aggression mit Verletzungsabsicht; echte Gefühle an Stelle von Affektzuständen	Verständnis für Symbolfunktion; kontextfreies Fantasieren; objekt bezogene »Als-ob«-Handlung; freie Bildevokation; permanente Objektkonstanz; verbales Selbstempfinden	

1.2.4 Kleinkindalter, Latenzphase

Im Kleinkindalter nimmt die Körperbeherrschung zu, entsprechend erweitert sich der Lebensraum des Kindes. Eroberungsdrang, kindliche Entdeckerfreude und Austestung der eigenen Grenzen (Trotzphase) gehen in dieser Altersperiode Hand in Hand. Auch die Sprachentwicklung macht rasche Fortschritte. Sie fußt auf der bereits im Säuglingsalter entwickelten Fähigkeit, die Bedeutung sozialer Gesten zu erkennen (»Kommunikationskompetenz«; Schaffer 1982).

Im 2. Lebensjahr erfolgt normalerweise ein dramatischer Anstieg sowohl der aktiven Wortproduktion als auch des Wortverständnisses. Diese nichtlineare Zunahme an Sprachverständnis und Sprechproduktion ist neurobiologisch u. a. an die zunehmende Entwicklung des Arbeitsgedächtnisses (anatomische Basis: dorsolateraler präfrontaler Kortex) und dessen Verbindungen zum motorischen Kortex, zum Broca-Zentrum, zum auditorischen und sensorischen Kortex und zu subkortikalen Strukturen, insbesondere der Hörbahn, gekoppelt.

Eine besondere Bedeutung kommt dabei den im ▶ Abschn. 1.2.3 erwähnten **Spiegelneuronen** zu, da sie eine zentrale Rolle für Imitationsverhalten, Erkennen sozialer und phonetischer Gesten und das Ineinandergreifen von motorischer Sprachproduktion und sensorischem Sprachverständnis spielen. Somit können Kleinkinder eine Verbindung herstellen zwischen dem, was sie hören und dem, was sie selbst tun. Durch Imitation des Sprechverhaltens bei Bezugspersonen gelangen sie allmählich zu einer Verbesserung der Stimm- und Sprechmotorik.

Gegen Ende des 2. Lebensjahres beginnt die Fähigkeit des Kleinkindes, Beziehungen zwischen verschiedenen Ereignissen herzustellen, und die Kinder benutzen Sprache, um Wünsche zu äußern, Handlungen zu initiieren, Dinge zu benennen und dadurch eigene Ziele zu erreichen. Diese Kompetenzen korrelieren mit der Weiterentwicklung des präfrontalen Kortex und dessen reziproke Verbindungen zu anderen kortikalen Assoziationsfeldern, zum entorhinalen Kortex, zum Hippocampus und anderen limbischen Strukturen einschließlich Amygdala, zum Thalamus, zu den Basalganglien und zum Kleinhirn. Die Fähigkeit, Erinnerungsspuren zu konsolidieren, zu erwartende oder später eintretende Ereignisse zu antizipieren und sich entsprechend zielgerichtet zu verhalten, ist an die adäquate Entwicklung der genannten neuralen Strukturen gebunden.

Dies gilt auch für die sich gegen Ende des 2. Lebensjahres herausbildende Fähigkeit des Kindes, sich eigener Gefühle, Absichten und Handlungsweisen bewusst zu werden. Die Entwicklung der Selbstbewusstheit geht einher mit der Fähigkeit für »richtiges« oder »falsches« Verhalten. Die Entwicklung dieser Kompetenzen ist ganz besonders an das adäquate Zusammenwirken kortikaler und subkortikaler Strukturen, aber auch an den funktionierenden interhemisphärischen Informationsaustausch bei gleichzeitig sich differenzierender Hemisphärenasymmetrie gebunden (nähere Einzelheiten s. Herschkowitz et al. 1999).

Die Latenzphase ist eine biologisch relativ stabile Phase. Die körperliche Wachstumsgeschwindigkeit ist im Vergleich zu den vorausgegangenen Entwicklungsphasen am geringsten und erreicht mit etwa 10–12 Jahren ihren niedrigsten Stand vor Einsetzen des puberalen Wachstumsschubs. Die motorische Entwicklung und ihre Varianten sind in Kap. 28 beschrieben.

1.2.5 Pubertät

Definition

Die Pubertät ist die Periode, in der wichtige biologische und psychosoziale Reifungsschritte erfolgen mit dem Ziel, ein erwachsener Mensch zu werden. Dieser Lebensabschnitt ist sehr störanfällig. Unter dem Einfluss der Gonadenhormone entwickeln sich die primären Geschlechtsorgane schrittweise zur funktionellen Reife. Parallel dazu verläuft die Ausbildung der sekundären geschlechtsspezifischen Merkmale. Beides geht einher mit der zunehmenden Differenzierung kognitiver Funktionen und der Erweiterung des psychosozialen Lebensraums. Damit eng verbunden ist die Weiterentwicklung der Persönlichkeitsinstanzen des Kindes: Das betrifft die sittlich-ethischen Strebungen (»Gewissen«, »Über-Ich«), die Ich-Funktionen (aktive Auseinandersetzung mit der sich wandelnden Realität) und den Tiefenbereich (Emotionen, Triebe).

! Die psychische Entwicklung pflegt der pubertären somatischen Entwicklung hinterherzulaufen, hierzu ist noch die ganze Adoleszentenperiode notwendig, um die gravierenden pubertätsbedingten körperlichen Veränderungen auch seelisch zu verarbeiten.

Das Körperwachstum und die Pubertät unterliegen der Steuerung durch verschiedene Hormone. Sowohl das Körperwachstum als auch die pubertätsspezifischen Veränderungen zeigen eine **große biologische Varianz**, infolgedessen erfordert die Abgrenzung zwischen pathologischen und physiologischen Vorgängen ein subtiles diagnostisches Vorgehen.

In den letzten Jahren hat sich die pädiatrische Endokrinologie sehr stark entwickelt und nimmt eine »Schlüsselstellung in der Medizin des Kindesalters von der Geburt bis zum Abschluss der somatischen Entwicklung ein« (Stolecke 1988). In somatischer Hinsicht bilden sich während der Pubertät unter dem Einfluss der hypophysären Gonadotropine und der Geschlechtshormone die sekundären Geschlechtsmerkmale und schließlich die vollständige sexuelle Reife (Fertilität) aus.

Wachstum und Knochenreifung vor und während der Pubertät

Während der Pubertät kommt es zu einem Wachstumsschub, der bei Mädchen mit etwa 10 Jahren und bei Knaben mit etwa 11 Jahren beginnt (◘ Abb. 1.4). Bis zum 10. Lebensjahr ist die Wachstumsgeschwindigkeit gleich. Während des **pubertären Wachstumsschubs** ist die Ausschüttung von Wachstumshormonen (GH) und seinem Mediator, dem IGF-I (»insuline-like-growth-factor I«) erhöht. Das Wachstumshormon stimuliert das Knochenwachstum sowohl direkt als auch indirekt über den IGF-I. Der Anstieg des Wachstumshormons und des IGF-I korreliert bei beiden Geschlechtern mit den Östrogenwerten. Das Östrogen ist von großer Bedeutung für die epiphysäre Reifung und die Skelettmineralisierung. Östrogene bestimmen die Endlänge, indem sie zum Epiphysenschluss führen. Einen indirekt wachstumsfördernden Effekt üben die androgenen Steroide aus via Aromatisierung zu Östrogenen, wobei es sekundär zu einer Stimulation der Ausschüttung von Wachstumshormon und IGF-I kommt (Eakman et al. 1996).

In Bezug auf die individuelle Wachstumspotenz (Endgröße) und auf das individuelle Wachstumstempo besteht eine große Variabilität. Insbesondere bestehen große zeitliche Unterschiede hinsichtlich des Beginns der Pubertät und des Wachstumsschubs (1 SD ≈ 1 Jahr). Das bedeutet, dass in dieser Altersstufe die **Variabilität der körperlichen Entwicklung besonders groß** ist und Gleichaltrige zu diesem Zeitpunkt trotzdem hinsichtlich ihrer körperlichen Entwicklung und sexuellen Reifung sehr heterogen sind, was zu Problemen im Zusammenleben führen kann. Auch der pädagogische Umgang mit solchen zwar gleichaltrigen aber sonst sehr verschiedenartigen Kindern birgt deshalb u. U erhebliche Schwierigkeiten.

Mit Beginn der Pubertät bilden sich die **Geschlechtsmerkmale** aus, der **Wachstumsschub** erreicht sein Maximum etwa 2 Jahre später. Der Wachstumsgipfel ist bei Mädchen etwas niedriger als bei Knaben und tritt bei ihnen 2 Jahre früher auf (▶ s. Abb. 1.4).

Die Pubertätsentwicklung vollzieht sich in relativ enger Parallelität zur **Knochenreifung**, die aufgrund der Zahl und der Form der Knochen- und Epiphysenkerne und der Epiphysenfugen im Handskelett beurteilt wird. Entsprechend der rascheren Knochenreifung bei Mädchen treten diese auch früher in die Pubertät ein. So erscheint bei Mädchen das erste Daumensesambein bei einem Knochenalter von 10 $^1/_2$ bis 11 $^1/_2$ Jahren, bei Knaben zwischen 12 $^1/_2$ und 13 $^1/_2$ Jahren; gleichzeitig beginnt für die beiden Geschlechter die

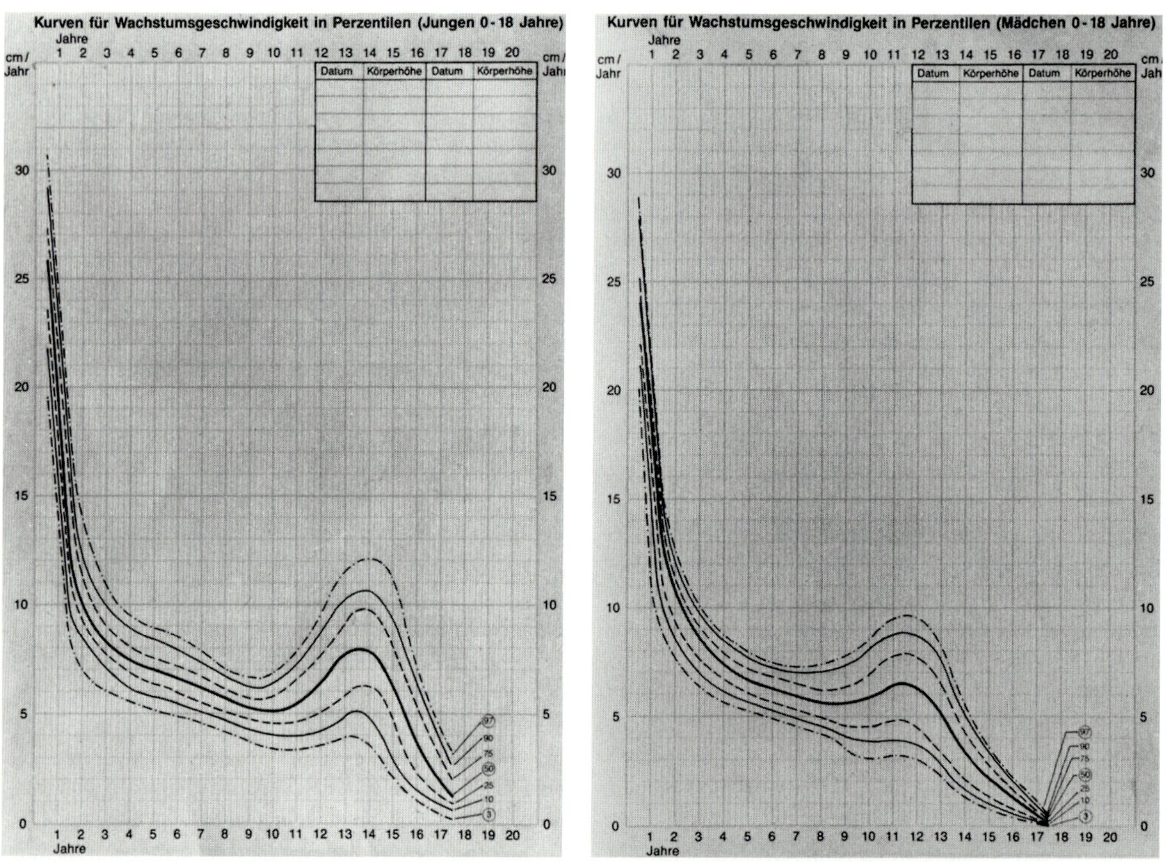

a b

◘ Abb. 1.4a, b. **Kurven für Wachstumsgeschwindigkeit in Perzentilen bei Jungen (a) und Mädchen (b) im Alter zwischen 0 und 18 Jahren.** (Aus Reinken u. van Oost 1992)

■ Tabelle 1.2. **Definition der Pubertätsmerkmale.** Abkürzungen wie B2 oder P3 bezeichnen das Alter, bei welchem eine Weiterentwicklung von einem bestimmten Pubertätsstadium zum nächsten stattfindet. (Nach Tanner 1962 und Largo 2003)

Stadium	Merkmale
Pubesbehaarung (P) (beide Geschlechter)	
P1	Pubes nicht weiter entwickelt als Behaarung der Bauchhaut; eigentliche Schamhaare fehlen
P2	Spärliches Wachstum langer, leicht pigmentierter Haare
P3	Behaarung beträchtlich dunkler, gröber und stärker gelockt; spärliche Ausbreitung über das Schamdreieck
P4	Behaarung ähnelt dem Erwachsenentyp, jedoch erheblich geringere Ausbreitung und kein Übergreifen auf die Oberschenkel
P5	Erwachsenenbehaarung mit horizontaler oberer Begrenzung und Ausbreitung auf die Oberschenkel
P6	Wie P5, jedoch mit zusätzlicher Ausbreitung entlang der Linea alba
Brustentwicklung (B) (Mädchen)	
B1	Ausschließliches Hervortreten der Papille
B2	Brustknospe, halbkugelige Vorwölbung im Bereich des Warzenhofes, welcher sich im Durchmesser vergrößert
B3	Weitere Vergrößerung über den Warzenhof hinaus, ohne Trennung ihrer Konturen
B4	Weitere Vergrößerung mit gesonderter Vorwölbung im Bereich des Warzenhofes
B5	Reife Brust, Zurückweichen der Warzenhofvorwölbung in die allgemeine Brustkontur
Genitalentwicklung (G) (Knaben)	
G1	Testes, Skrotum und Penis haben die gleiche Größe wie in der frühen Kindheit
G2	Vergrößerung von Skrotum und Testes, Strukturveränderung und Rötung der Skrotalhaut, Penis unverändert
G3	Vergrößerung des Penis, zunächst hauptsächlich in der Länge; weiteres Wachstum von Skrotum und Testes
G4	Dickerwerden des Penis und Entwicklung der Glans, Dunkelfärbung der Skrotalhaut
G5	Erwachsenengröße und -form des Genitales
Axillarbehaarung (AH)	
AH1	Keine
AH2	Spärlich
AH3	Mäßig
AH4	Ausgedehnt
Akne (A)	
A1	Keine
A2	Leicht bis mäßig
A3	Ausgeprägt
Striae (STR)	
STR1	Keine
STR2	Vorhanden
Menarche (M)	
M	Erstmalige Menstruationsblutung

Pubertät. Die Menarche bzw. die Produktion reifer Samenzellen ist jeweils ca. 2 Jahre später zu erwarten. Nach diesem Zeitpunkt ist im Durchschnitt noch mit einem Längenzuwachs von 6–7 cm zu rechnen. Das Längenwachstum wird endokrinologischerseits dann als abgeschlossen betrachtet, wenn 99% der Erwachsenengröße erreicht sind. Dies ist nach der Züricher longitudinalen Wachstumsstudie (Prader 1986) bei Mädchen im Mittel mit 15 Jahren, bei Jungen im Mittel mit 16 $^3/_4$ Jahren der Fall.

! Die puberale Wachstumsgeschwindigkeit wird von den Geschlechtshormonen moduliert; auf die endgültige Körpergröße haben sie jedoch keinen alleinigen Einfluss. Erwachsenengröße und Entwicklungstempo sind voneinander unabhängige, multifaktoriell bedingte Variable (Prader 1986).

Entwicklung der sekundären Geschlechtsmerkmale

Bei **Mädchen** wird der Reifungsbeginn durch Brustentwicklung (Thelarche) und Schambehaarung (Pubarche) körperlich sichtbar. Tanner (1962) hat eine noch heute gültige Stadieneinteilung für die zeitliche Entwicklung der sekundären Geschlechtsmerkmale vorgenommen (■ Tabelle 1.2):

Die Pubarche tritt beim Mädchen etwa im Alter von 10 $^1/_2$ Jahren ein, ca. ein halbes Jahr später beginnt die Thelarche. Die Menarche (1. Regelblutung) beginnt etwa mit 13 Jahren mit einer großen Schwankungsbreite zwischen 10 und 16 Jahren.

Bei **Knaben** ist der Pubertätsbeginn durch die Hodenvergrößerung gekennzeichnet, die allen anderen männlichen Reifungserscheinungen zeitlich vorausgeht. Die Penisvergrößerung setzt etwa 1 Jahr später ein. Die Entwicklung der Schambehaarung verläuft analog zum weiblichen Geschlecht, wobei die vollständig ausgebildete Schambehaarung im Gegensatz zum weiblichen Geschlecht in die Linea alba einmündet. Der Stimmbruch tritt während der abfallenden puberalen Wachstumskurve zum Zeitpunkt des abgeschlossenen Peniswachstums und der vollständigen Pubesbehaarung (Stadium G5) auf (▶ s. Tabelle 1.2).

Wie aus ◘ Abb 1.5 ersichtlich, ist die zeitliche Streubreite der Puberträtsentwicklung bei beiden Geschlechtern groß und beträgt jeweils 4–5 Jahre. Von besonderer klinischer Bedeutung ist, dass ca. 50% aller Jungen während der Pubertät eine einseitige oder doppelseitige **Gynäkomastie** aufweisen, die Brustvergrößerung kann in der Pubertät und Adoleszenz gelegentlich weibliche Dimensionen annehmen und jahrelang persistieren. Diese Pubertätsgynäkomastie kann sich bei betreffenden Jungen zu einem **Thersiteskomplex** ausweiten.

Endokrinologie der Pubertät

Die Pubertät wird durch die Aktivierung der hypothalamisch-hypophysären Achse eingeleitet und gesteuert. Durch sie wird die Sekretion der Sexualhormone reguliert. Vor Einsetzen der Pubertät ist die Produktion der Sexualsteroide in Gonaden und Nebennierenrinde gering. Im Alter von etwa 7 Jahren erhöht sich die Androgenproduktion in der Nebenniere (Adrenarche). Die eigentliche Pubertät wird dagegen durch die rasch ansteigende Produktion von Sexualhormonen in den Gonaden eingeleitet (Gonadarche). Dies geschieht unter dem Einfluss der Gonadotropine LH und FSH, die selbst wiederum von den hypothalamischen Gonadotropin-releasing-Hormonen GnRH bzw. LHRH gesteuert werden. Die Gonadotropin-releasing-Hormone werden nicht kontinuierlich, sondern pulsatil ausgeschüttet, wobei der Hypothalamus als »Pulsgenerator« fungiert (Stolecke 1992). Eine variable Gonadotropinausschüttung lässt sich zwar schon im frühen Kindesalter nachweisen, sie erfährt aber zu Beginn der Pubertät eine deutliche pulsatile Akzentuierung, wodurch die pubertären Entwicklungsvorgänge eingeleitet werden.

Bei dieser Akzentuierung des GnRH-Release spielen mehrere Faktoren eine Rolle. Von Anfang an besteht ein Rückkoppelungsmechanismus zwischen Hypothalamus, Hypophyse und Gonaden; ▶ s. Abb. 1.6 und 1.7 Mit Beginn der Pubertät wird das Niveau dieses Rückkoppelungsmechanismus dahingehend verändert, als die Sensibilität hypothalamischer neuroendokriner Zentren gegenüber den Sexualhormonen abnimmt, sodass es zu einer erhöhten Ausschüttung von Gonadotropin-releasing-Hormonen und Gonadotropinen (luteinisierendes Hormon, LH; follikelstimulierendes Hormon, FSH) kommt, was wiederum eine erhöhte Sekretion von Gonadenhormonen zur Folge hat (Gonadostattheorie).

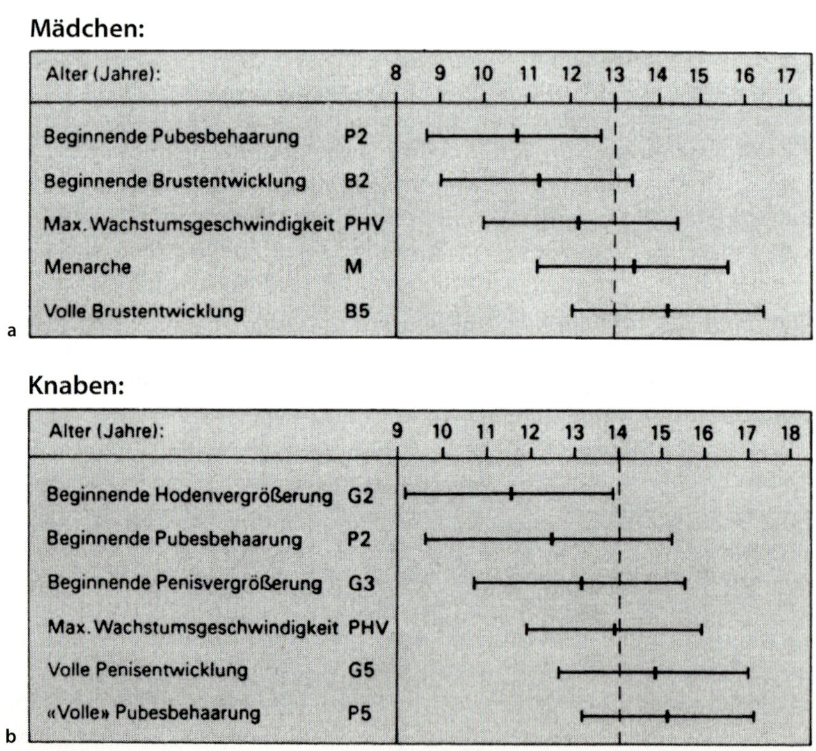

◘ Abb. 1.5a, b. **Zeitliche Streuung der Pubertät bei Mädchen (a) und Jungen (b)** (nach Prader 1985). Angegeben ist der zeitliche Mittelwert von 2 Standardabweichungen nach unten und oben; der dadurch definierte Normalbereich umfasst 95% der normalen Entwicklungsverläufe

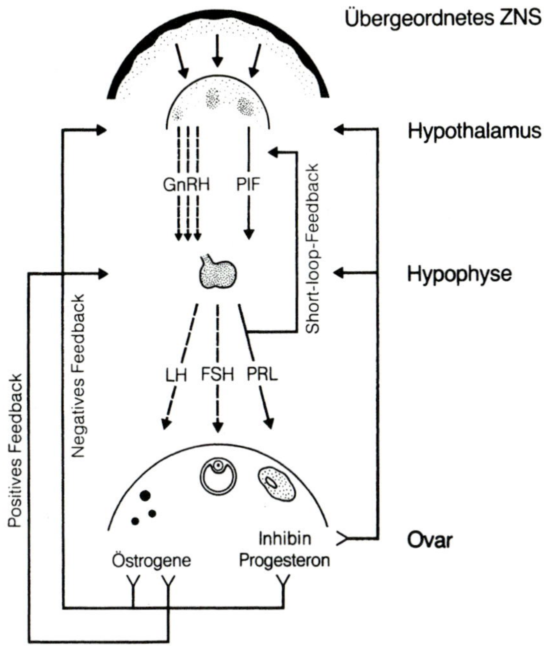

■ Abb. 1.6. **Feedbackverknüpfungen zwischen Hypothalamus, Hypophyse und Ovar; PRL** Prolaktion; **PIF** »prolactin inhibiting factor«. (Aus Stolecke 1997)

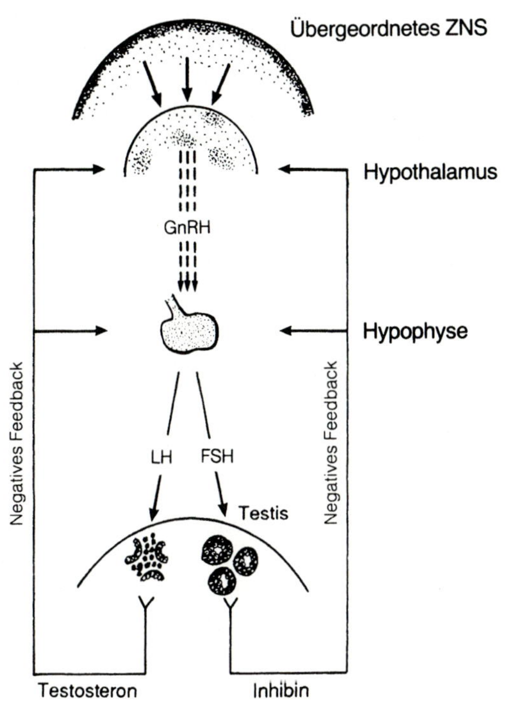

■ Abb. 1.7. **Feedbackverknüpfungen zwischen Hypothalamus, Hypophyse und Testes.** (Aus Stolecke 1997)

1.2.6 Beurteilung des körperlichen Entwicklungszustandes

Zur Beurteilung des körperlichen Entwicklungszustandes haben sich **Perzentilenkurven** bewährt, hier entspricht die 50. Perzentile dem Medianwert – die Hälfte aller Messwerte eines Kollektivs liegen darunter oder darüber. Als normal werden alle Einzelwerte bezeichnet, die innerhalb der 2-σ-Grenze, also nicht über oder unter 2 Standardabweichungen vom Mittelwert, d. h. innerhalb der 3. und 97. Perzentile liegen. Ein Wert auf der 25. Perzentile bedeutet z. B., dass 75% der Normalverteilung über und 25% unter dem individuellen Längen- oder Gewichtsmaß des jeweiligen Probanden liegen. Perzentilenkurven sind besonders geeignet für longitudinale Verlaufserhebungen. Sprunghafte Abweichungen der so ermittelten Längen- und Gewichtskurven bedürfen der diagnostischen Abklärung.

1.3 Varianten der körperlichen Entwicklung

Definition und Häufigkeit

! Drei Prozent der Kinder liegen in ihrem Längenmaß über der 97. Perzentile (Großwuchs) und 3% liegen unterhalb der 3. Perzentile (Kleinwuchs). Groß- bzw. Kleinwuchs werden als 2 Standardabweichungen vom Mittelwert der Alterspopulation bezogen auf das Geschlecht definiert.

Wachstumsvarianten sind in der Regel konstitutioneller Natur und kommen häufig vor. Man unterscheidet zwischen **Größenvarianten** (Klein-, Großwuchs) und **Tempovarianten** (Verzögerung bzw. Beschleunigung von Wachstum, Knochenreifung und Pubertät).

Die konstitutionelle Beschleunigung oder Verzögerung von Wachstum, Knochenreifung und Pubertät ist ebenso häufig wie der konstitutionelle Großwuchs oder Kleinwuchs. Beides findet sich gehäuft in der gleichen Familie. Die vier genannten konstitutionellen Wachstumsvarianten sind sehr viel häufiger als pathologische Wachstumsstörungen. Der konstitutionelle Groß- oder Kleinwuchs kommt auch in Kombination mit konstitutionellen Wachstumsbeschleunigungen oder -verzögerungen vor; weitaus die meisten gesunden Kinder, die dem Arzt wegen Kleinwuchs vorgestellt werden, zeigen eine solche Kombination von konstitutionellem Kleinwuchs und konstitutioneller Wachstumsverzögerung (Prader 1986).

Zur Ermittlung der voraussichtlichen Ziellänge wird eine **Knochenalterbestimmung** durchgeführt. Sie basiert auf einer Röntgenaufnahme der linken Hand unter Einbeziehung des distalen Unterarmdrittels. Es werden Form und Verknöcherungsgrad der Handwurzelknochen und des Gelenkspalts beurteilt – die Verknöcherung der Epiphysenfugen geht mit dem chronologischen Alter parallel.

Diagnose und Differenzialdiagnose

Konstitutionelle Wachstumsvarianten

Beim einfachen konstitutionellen Hoch- oder Kleinwuchs ist das Wachstum perzentilenkonform, das Knochenalter ist altersgerecht und die Pubertät setzt rechtzeitig ein. Bei der konstitutionellen Wachstumsbeschleunigung sind dagegen Längenwachstum, Knochenreifung und Pubertätseintritt beschleunigt; bei der konstitutionellen Verzögerung sind sie entsprechend verzögert. Bei den zuletzt genannten konstitutionellen Varianten des Entwicklungstempos ist das Wachstum – im Gegensatz zum konstitutionellen Klein- oder Großwuchs – nicht perzentilenkonform, sondern kreuzt die Perzentile nach oben oder unten.

Akzeleration

Unter **Akzeleration (säkularer Trend)** versteht man die Beschleunigung des Wachstums und der sexuellen Entwicklung als Folge der Verbesserung der sozioökonomischen Situation in den sog. zivilisierten Ländern. Die Wachstums- und Entwicklungsbeschleunigung betrifft dabei insbesondere die körperliche Entwicklung der ersten Lebensjahre; in den letzten Jahren scheint allerdings der säkulare Trend in den ersten Lebensjahren eher negativ zu verlaufen (Prader 1986). Schulkinder sind dagegen größer, die Pubertät erfolgt früher und junge Erwachsene sind größer als bisher.

Wachstumsstörungen

Differenzialdiagnostisch sind neben den genannten konstitutionellen Wachstumsvarianten auch pathologische, somatisch bedingte Wachstumsstörungen abzugrenzen. Dazu gehören der **alimentäre** (Zöliakie, zystische Pankreasfibrose), der **hypoxämische** (Herzfehler, chronische Lungenkrankheiten), der **chromosomal** bedingte (Ullrich-Turner-Syndrom) und der **metabolische** Kleinwuchs (hepatisch, renal, rachitisch, diabetisch, Lipidosen, Aminosäurestoffwechselstörungen). Der **hypophysäre** Kleinwuchs beruht auf einer Unterfunktion des Hypophysenvorderlappens, der **hypothyreote** Kleinwuchs auf einer Schilddrüsenunterfunktion. Der **dysgenitale** Kleinwuchs kommt einerseits bei der **Pubertas** und **Pseudopubertas praecox** und andererseits bei vollständigem Fehlen von Keimdrüsen vor (reine **Gonadendysgenesie**, ▶ s. auch Abschn. 1.5).

Bei der Pubertas und Pseudopubertas praecox liegt vor dem 10.–12. Lebensjahr eine starke Wachstumsbeschleunigung vor, da aber die Knochenreifung das Längenwachstum überholt, kommt es zu einem vorzeitigen Epiphysenschluss und somit zum endgültigen Abschluss des Längenwachstums.

Unter den pathologischen Hochwuchsformen ist der **neurohormonale** Hochwuchs differenzialdiagnostisch auszuschließen. Dazu zählt der sehr seltene Riesenwuchs als Folge einer Überfunktion des Hypophysenvorderlappens (eosinophiles Adenom).

Krankheitsbilder bei chromosomal und metabolisch bedingten Hochwuchsformen

- Fragiles X-Syndrom
- Klinefelter (46XXY)-Syndrom
- XXY/XYY-Syndrom
- Marfan-Syndrom
- Adrenogenitales Syndrom (AGS)
- Pubertas praecox
- Pseudopubertas praecox
- Adrenale/gonadale Tumoren
- Adiposogigantismus
- Östrogeninaktivität, Östrogenresistenz
- Hyperinsulismus
- Homocystinurie

Bei der differenzialdiagnostischen Abklärung von Wachstumsstörungen und Reifeverzögerungen sind folgende Vorgehensweisen zu empfehlen:
- Erhebung einer exakten individuellen und Familienanamnese,
- Dokumentation wichtiger auxologischer und pubertätsspezifischer Daten (Länge, Gewicht, Knochenalter, klinisches Pubertätsstadium),
- Verlaufsbeobachtung mit Erstellung von Perzentilendiagrammen für Größe und Wachstumsgeschwindigkeit,
- Bestimmung des Hormonstatus.

Genese und soziale Bedeutung

Die Ursache der konstitutionellen Wachstumsvarianten ist weitgehend genetisch bedingt. Für den säkularen Trend sind alimentäre Faktoren und die Verbesserung des sozioökonomischen Standards verantwortlich zu machen. Eine Rolle scheint auch die Zunahme künstlicher Lichtquellen und die damit einhergehende längere Lichteinwirkung zu spielen. Denn dadurch kommt es zu einer verminderten **Melatoninbildung** – Melatonin wirkt hemmend auf die Gonadenfunktion, eine Verminderung würde diese also vorzeitig in Gang setzen, wie das bei der Akzeleration der Fall ist. Die krankhaften Formen des Klein- oder Hochwuchses gehen auf die entsprechenden somatischen Grundstörungen zurück.

Bei emotionaler Deprivation und körperlicher Vernachlässigung ist auch an eine **psychosozial bedingte Wachstumsstörung** zu denken. Bei solch einer Deprivation können endokrinologisch fakultativ erniedrigte Thyroxinwerte im Serum bei normalem TSH gefunden werden, die Kortisolspiegel im Plasma und die ACTH-Stimulierbarkeit der Nebennierenrinde können ebenfalls erniedrigt sein. Die Spontansekretion von Wachstumshormonen ist häufig erniedrigt, nach Insulin- oder Argininstimulation kommt es nicht zu einem adäquaten Anstieg. Bei günstigem Verlauf, nach Herausnahme in eine intakte Umgebung, normalisieren sich die endokrinologischen Parameter, das Längenwachstum verläuft dann beschleunigt (»catch up«).

Großwuchs und Kleinwuchs können insbesondere in der Pubertät und in der Adoleszenz zu erheblichen psychosozialen Problemen führen. Die Kinder und Jugendlichen beobachten ihre körperlichen Normabweichungen sehr genau und fühlen sich entsprechend minderwertig. Das Selbstwerterleben wird beeinträchtigt und es können sich schwere depressive Verstimmungen, schulische Leistungseinbußen, Kontaktstörungen, Ängste und Phobien entwickeln. Es muss jedoch betont werden, dass ein Zusammenhang zwischen den genannten psychosozialen Problemen und Klein- bzw. Hochwuchs nicht zwingend ist und dass die Datenlage hierzu bisher keine einheitlichen Schlussfolgerungen zulässt.

Eine Sonderform ist die **Dysmorphophobie** bzw. der **Thersiteskomplex**, eine extreme, phobische Abwehr des eigenen Körpers.

Therapie und Prognose

Bei aktuellen Längenmaßen zwischen der 90. und 97. Perzentile ist eine Therapie nicht indiziert. Dies gilt i. Allg. auch für den normalen Kleinwuchs, der ebenfalls eine Normvariante darstellt mit einer Länge zwischen der 10. und 3. Perzentile.

Bei der **konstitutionellen Entwicklungsverzögerung** ist in der Vorpubertät bei retardiertem Knochenalter die Gabe von niedrigdosierten anabolen Steroiden (Oxandrolon) individuell zu erwägen – nur in kleinen Dosen, um die Skelettreifung nicht zu beschleunigen. Diese Behandlung fördert die Wachstumsgeschwindigkeit, verändert die endgültige Körpergröße dagegen praktisch nicht. Die zeitlich limitierte Gabe von Sexualsteroiden sollte bei Mädchen nicht vor einem Knochenalter von 10 Jahren und bei Knaben nicht vor einem Knochenalter von 11,5 Jahren vorgenommen werden, da auch sehr kleine Dosen eine spezifische Wirkung besitzen, und die Gefahr besteht, dass das Verhältnis zwischen Wachstumsrate und Skelettreifung nicht ausgewogen bleibt (Stolecke 1992). Wenn der **Kleinwuchs** durch einen Wachstumshormonmangel bedingt ist, ist die Gabe von Wachstumshormon erfolgreich bei der Substitutionstherapie. Zu Nebenwirkungen kommt es praktisch nicht. Die Therapie der pathologischen Wachstumsformen richtet sich nach dem Grundmorbus.

Eine Hemmung des idiopathischen Längenwachstums ist dagegen eher möglich. Man kann beim **Hochwuchs** mit Sexualsteroiden in pharmakologischer Dosierung die Knochenreifung beschleunigen und damit die Zeit des potenziellen Längenwachstums verkürzen. Aus psychologischen Gründen sollte mit dieser Therapie nicht vor dem spontanen Einsetzen der Pubertät begonnen werden.

> **!** **Eine Wachstumsbremstherapie aus psychosozialen Gründen sollte bei Mädchen ab einer Ziellängenprognose von 190 cm und bei Jungen ab 2 m erwogen werden, wobei die Entscheidung jeweils individuell getroffen werden muss.**

Bei **hochwüchsigen Jungen** erfolgt die Therapie mit langwirkenden Testosteronestern, z. B. Testosteronpropionat oder -decanoat i.m. (250 mg pro Woche oder 500 mg alle 2 Wochen). Diese Dosierung entspricht etwa der 8- bis 10fachen Produktionsrate in der Frühadoleszenz und bewirkt einen vorzeitigen Epiphysenschluss mit entsprechender Verkürzung der Endlänge. Die Beendigung des Längenwachstums **hochwüchsiger Mädchen** wird durch Gabe hochdosierter Östrogene erreicht, die ebenfalls die Knochenreifung und den Epiphysenschluss beschleunigen.

Bei der Pubertas praecox (▶ s. Abschn. 1.4.2) kann die Pubertätsentwicklung mittels langwirkender LHRH-Analogen unterdrückt werden, da dadurch die Sekretion der Gonadotropine gebremst wird. Bei der konstitutionell bedingten **verzögerten Entwicklung** können im Einzelfall und bei pubertätsgerechtem Alter Wachstum und Pubertätsentwicklung durch Verabreichung von Sexualsteroiden gefördert werden, in **niedriger** und **kurzfristiger Dosierung** beschleunigen sie die allgemeine Reifung, was körperlich und seelisch ein Erfolg ist. Die zukünftige Erwachsenengröße wird so nicht beeinflusst.

> **!** **Die Indikation zu einer Behandlung des idiopathischen Klein- oder Großwuchses mit Hormonen sollte nur nach einer sorgfältigen kinderendokrinologischen Untersuchung erfolgen (für Einzelheiten s. Stolecke 1992).**

1.4 Störungen der Pubertät

Klassifikation

Es wurde bereits darauf hingewiesen, dass der Pubertätsverlauf sehr störanfällig und entsprechend variabel ist. Es ist sinnvoll, zwei Störformen voneinander zu unterscheiden:
- die vorzeitige Pubertätsentwicklung (»precocious puberty«) und
- die vorzeitige Geschlechtsentwicklung (»sexual precocity«).

Die vorzeitige Pubertätsentwicklung ist durch eine zeitliche Vorverlegung der pubertätsspezifischen, hypothalamisch induzierten endokrinen Vorgänge gekennzeichnet. Der Ablauf ist physiologisch, isosexuell, beruht aber auf einer zentralnervösen Desintegration von Hypothalamus und Hypophyse. Bei der vorzeitigen Geschlechtsentwicklung handelt es sich um eine qualitative Störung. Es handelt sich nicht um eine durchgehende hypothalamisch-hypophysär-gonadale Aktivierung. Es kommt zu einer vorzeitigen Entwicklung der Geschlechtsmerkmale, die Konzentration der typischen Sexualhormone ist erhöht.

Von einer **verzögerten Pubertät** (Pubertas tarda) spricht man wenn die Pubertätsentwicklung allgemein verzögert ist oder unvollständig bleibt.

1.4.1 Verfrühte Pubertätsentwicklung (Pubertas praecox)

Definition und Häufigkeit

Die vorzeitige Pubertätsentwicklung ist definiert durch einen Beginn klinischer und endokrinologischer Manifestationen der Pubertät vor dem vollendeten 8. Lebensjahr bei Mädchen und vor dem vollendeten 9. Lebensjahr bei Knaben. Von frühnormaler Pubertät spricht man bei Mädchen, wenn die ersten Reifungserscheinungen zwischen dem 8. und 10. Lebensjahr auftreten, bei Knaben, wenn dies 1–2 Jahre später der Fall ist.

Der vorzeitigen Pubertätsentwicklung (Pubertas praecox) liegt eine vorzeitige Aktivierung der pulsatilen LHRH-Ausschüttung durch den Hypothalamus zugrunde. Auf diese Weise werden die entsprechenden hormonellen Vorgänge vorzeitig in Gang gesetzt. Die häufigste Form der Pubertas praecox ist die idiopathische, sie kommt bei Mädchen 10-mal häufiger vor als bei Knaben. Sie ist durch eine isosexuelle Entwicklungsbeschleunigung gekennzeichnet mit akzeleriertem Skelettalter, Anstieg der Sexualhormonkonzentrationen und einer pubertären Reaktion von LH und FSH nach LHRH.

Genese und soziale Bedeutung

Bei der idiopathischen Form kommen in der Familie gehäuft sehr frühe oder zumindest grenzwertig verfrühte Pubertätsentwicklungen vor. Spezifische ätiologische Faktoren gibt es nicht. Symptomatische Formen der Pubertas praecox sind durch nachweisbare zerebralorganische Schäden bedingt wie Tumoren im Bereich des Hypothalamus (u. a. Pinealistumoren, Gliatumoren, Meningeome und Kraniopharyngeome).

Bei fast 90% der idiopathischen Formen sind Mädchen betroffen. Die psychische Reife entspricht weitgehend dem chronologischen Alter; entsprechend stellt die verfrühte sexuelle Reifung für die betroffenen Kinder subjektiv eine somatische Störung dar, die nicht zu vorzeitigen sexuellen Aktivitäten führt. Entgegen den Erwartungen der Angehörigen kommt es nicht zu vorzeitigen sexuellen Kontakten, bei den Mädchen liegt der erste Geschlechtsverkehr im Durchschnitt bei 17 Jahren oder später, Schwangerschaften Minderjähriger sind nicht häufiger als bei anderen Mädchen.

Die häufigsten Ursachen für die **Pseudopubertas praecox** sind die virilisierenden Formen des angeborenen adrenogenitalen Syndroms, die meistens im Neugeborenenalter diagnostiziert und behandelt werden (Substitution mit Hydrokortison und ggf. zusätzlich mit einem Mineralokortikoid). Eine besondere differenzialdiagnostische Bedeutung haben spätmanifestierende Formen.

Sowohl Kinder mit echter als auch mit Pseudopubertas praecox geraten leicht in eine Außenseiterrolle. Sie sind in ihrem körperlichen Selbstwerterleben beeinträchtigt und geraten in Gefahr, mit depressiven Verstimmungen, sozialem Rückzug und Introversion zu reagieren. Eine gut abgestimmte Zusammenarbeit zwischen Kinderarzt und Kinder- und Jugendpsychiater ist deshalb besonders wichtig.

Therapie

Bei Frühpubertät und niedriger Wachstumsprognose sowie bei der hypothalamisch bedingten Pubertas praecox hat sich die Verabreichung von LHRH-Agonisten bewährt, was zu einer Down-Regulation des hypophysären LH- und FSH-Release führt.

1.4.2 Prämature Teilentwicklungen

Darunter werden die prämature Thelarche bei Mädchen, eine frühzeitige Sekundärhaarentwicklung der Pubes bei beiden Geschlechtern und die sehr seltene prämature Menarche verstanden. Bei der prämaturen Thelarche entwickelt sich bei Mädchen im Säuglings- und Kleinkindesalter die Brustdrüsenanlage bis zu einem Stadium 1–3 nach Tanner. Zu Beginn der Pubertät sind einseitige und asymmetrische Entwicklungen gar nicht selten. Die Skelettreifung ist normal, sonstige, für die Pubertät charakteristische Merkmale fehlen. Die Hormonfunktionen sind in der Regel altersspezifisch.

Eine ätiologische Therapie gibt es nicht. Chirurgische Interventionen sind kontraindiziert und stellen Kunstfehler dar.

1.4.3 Vorzeitige Geschlechtsentwicklung

Eine vorzeitige Geschlechtsentwicklung ist ein durch androgene oder östrogene Hormone bedingtes vorzeitiges Einsetzen pubertätsähnlicher Veränderungen im Genitalbereich und eine entsprechend vorzeitige Entwicklung sekundärer Geschlechtsmerkmale. Ursächlich liegt keine vorzeitige hypothalamisch-hypophysär-gonadale Stimulation zugrunde. Die Ursachen sind sehr verschieden, wobei es sich um seltene Krankheitsbilder handelt, wie z. B. das »Hormonal-overlap-Syndrom« oder das »McCune-Albright-Syndrom«.

1.4.4 Pubertas tarda

Definition und Häufigkeit

Die verspätete Pubertät ist wesentlich häufiger als die verfrühte. Wenn bei einem Mädchen die ersten Geschlechtsmerkmale erst nach Ende des 13. Lebensjahres auftreten und beim Knaben erste sekundäre Geschlechtsmerkmale sich erst nach Beendigung des 14. Lebensjahres manifestieren, so liegt eine Pubertas tarda vor.

Sie bedarf stets einer sorgfältigen endokrinologischen und pädiatrischen Untersuchung. Wichtig ist die Bestimmung des Knochenalters, das eine prognostische Beurteilung des voraussichtlichen Pubertätsbeginns ermöglicht. Bei Mädchen ist bei einem Knochenalter von $10^1/_2$–$11^1/_2$ Jahren und bei Knaben von 12–13 Jahren mit dem Einsetzen der Pubertät zu rechnen.

Differenzialdiagnose, Genese und soziale Bedeutung

Die Pubertas tarda ist in der Regel mit einer Störung des Längenwachstums kombiniert. Es müssen somit die beim Minderwuchs besprochenen Ursachen, insbesondere organische hypothalamisch-hypophysäre Störungen und das Vorliegen einer Gonadendysgenesie ausgeschlossen werden (vgl. Abschn. 1.3). Sehr viel häufiger handelt es sich um eine idiopathische Spätpubertät, d. h. um eine konstitutionelle Entwicklungsverzögerung, häufig mit familiärem Vorkommen. Überwiegend sind Knaben betroffen. Die auxologischen Parameter (Körperlänge, Knochenalter) und die Geschlechtsentwicklung sind gleichmäßig retardiert. Differenzialdiagnostisch auszuschließen ist auch das Vorliegen einer männlichen oder weiblichen **Pubertätsmagersucht**.

In differenzialdiagnostischer Hinsicht müssen alle Formen eines organischen oder funktionellen **Hypogonadismus** in Erwägung gezogen werden. Es muss dabei unterschieden werden, ob es sich um einen primären (hypergonadotropen) Hypogonadismus handelt, dem immer eine gestörte Entwicklung der Gonaden selbst zugrunde liegt, oder ob ein zentraler (hypogonadotroper) Hypogonadismus vorliegt. Beim **zentralen Hypogonadismus** ist entweder die Hypothalamusfunktion, speziell die Leistungsfähigkeit des hypothalamischen »Pulsgenerators«, beeinträchtigt, sodass die nachgeordneten Funktionen der Hypophyse und der Gonaden gestört sind (tertiärer Hypogonadismus). Ursache ist die verminderte pulsatile LHRH-Ausschüttung des Hypothalamus. Liegt ein hypophysärer Defekt vor, so spricht man vom sekundären Hypogonadismus.

Im Gegensatz zum zentralen, hypogonadotropen Hypogonadismus kommt es beim **primären Hypogonadismus** zu einer vermehrten Ausschüttung der Gonadotropine (deshalb hypergonadotroper Hypergonadismus), weil die Funktion der Gonaden selbst gestört ist. Dies ist bei folgenden Krankheitsbildern der Fall:

- Ullrich-Turner-Syndrom,
- Noonan-Syndrom,
- Gonadendysgenesie 46,XX und 46,XY,
- Anorchie; primär oder sekundär entwicklungsgestörte Testes,
- Ovarialhypoplasie und gonadotropinresistentes Ovar.

Die ersten 3 Syndrome werden wegen ihrer klinischen Bedeutung auch für die Kinder- und Jugendpsychiatrie in einem eigenen Abschnitt (1.5) beschrieben.

Die **psychischen Auswirkungen** der Pubertas tarda sind ähnlich denjenigen bei anderen Wachstums- und Reifestörungen, und sie sind auch in diesem Zusammenhang erörtert worden (▶ s. Abschn. 1.3 und 1.4.2). Die betroffenen Jungen und Mädchen sind beunruhigt, in ihrem Selbsterleben sehr beeinträchtigt und neigen zu depressivem Rückzug. Vielfach dissimulieren sie ihre Probleme aus Scham über die ausbleibende Entwicklung ihrer körperlichen Reife. Vor allem Turnunterricht oder Schwimmen mit ihren Altersgenossen wird für sie zur Tortur. Ohne Therapie bleibt die sexuelle Entwicklung unvollständig oder ganz aus.

Therapie und Prognose

Bei Patienten mit primärem (gonodal bedingtem), sekundärem (= hypophysär bedingtem) oder tertiärem (= hypothalamisch bedingtem) Hypogonadismus muss eine individuell angepasste Substitutionsbehandlung mit Sexualsteroiden vorgenommen werden. Probatorische Behandlungen ohne sorgfältige endokrinologische Diagnostik sind als Kunstfehler anzusehen! Die Prognose ist dann günstig. Eine gute Prognose hat auch die idiopathische Spätpubertät.

1.5 Störungen des Längenwachstums aus nichtendokrinologischer Ursache

1.5.1 Ullrich-Turner-Syndrom

Definition und Häufigkeit

Das Ullrich-Turner-Syndrom ist durch eine numerische oder strukturelle Aberration der weiblichen Geschlechtschromosomen bedingt. In etwa 50% der Fälle fehlt das zweite X-Chromosom, sodass ein Karyotyp 45,Xo resultiert. Die Häufigkeit liegt bei 1:2500 bis 1:5000 der weiblichen Geburten. Bei zwei Drittel der Patientinnen ist die Xo-Konstellation durch Verlust eines X-Chromosoms bei der Keimzellbildung voll entwickelt. Bei etwa einem Drittel besteht ein Xo/XX-Mosaik, da der Verlust des X-Chromosoms erst bei einer späteren Teilung eintritt und ein Teil der Zellen somit einen normalen Chromosomensatz besitzt.

Symptomatik

Bei der Xo-Konstellation ist die Symptomatik typisch ausgeprägt, sodass die Diagnose schon beim Kleinkind möglich ist. Hand- und Fußrückenödeme bei Neugeborenen sind pathognomonisch und sollten zur Verdachtsdiagnose führen.

Die wichtigsten klinischen Symptome beim Turner-Syndrom

- Minderwuchs
- Tiefe Nackenhaargrenze
- Ohrdysmorphien
- Schildförmiger Thorax
- Hyperplastische, hyperkonvexe Fingernägel
- Naevi pigmentosi
- Lymphödem bei Neugeborenen und jungen Säuglingen
- Cubitus valgus
- Pterygium (Flügelfellbildung der Nackenhaut; ▣ Abb. 1.8)
- Brachymetatarsie, -karpie
- Auffälliger Gesichtsausdruck (Ptosis, hängende Mundwinkel, Hypomimie, sog. Sphinxgesicht)
- Fehlende oder mangelhaft ausgebildete sekundäre Geschlechtsmerkmale
- Primäre Amenorrhoe

Die klinische Symptomatik variiert, bei den Mosaiken kann sie milde ausgeprägt oder sogar fast unauffällig sein!

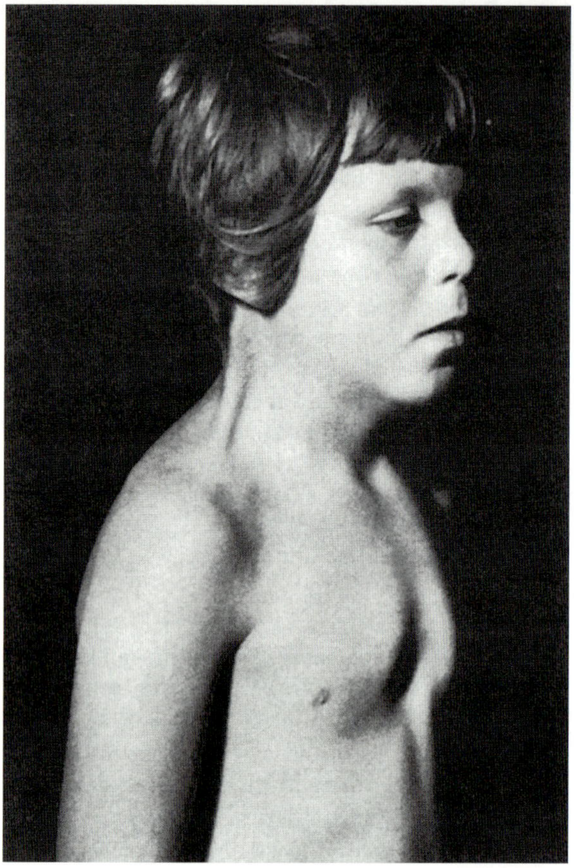

▣ Abb. 1.8. **Ullrich-Turner-Syndrom bei einem 10-jährigen Mädchen.** (Aus Stolecke 1997)

Klinisch-interne Symptomatik

Klinisch-intern finden sich bei 20–40% der betroffenen Mädchen kardiovaskuläre Anomalien, am häufigsten eine Aortenisthmusstenose, sonst Septumdefekte, offener Duktus Botalli sowie Aortenstenosen. Bei 40–60% finden sich Anomalien der Nieren und der ableitenden Harnwege. Ein Röntgenbild vom Handskelett zeigt grobsträhnige trabekuläre Strukturveränderungen. Die Gonaden sind in der Regel nicht entwickelt, stattdessen finden sich bindegewebige Stränge (»streak gonads«). Endokrinologisch ist bereits im Kleinkindesalter eine Erhöhung von LH und FSH im Serum feststellbar, ab dem 9. Lebensjahr kommt es zu einem weiteren Anstieg von LH und FSH (hypergonadotroper Hypogonadismus).

Die Intelligenzentwicklung ist normal, wobei die Streubreite der IQ-Werte recht groß ist, leichte Minderbegabungen kommen vor. Der Handlungs-IQ ist häufig signifikant schlechter als der Verbal-IQ, spezielle Teilleistungsschwächen, vor allem im visumotorischen Bereich sind häufig (Temple u. Carney 1993).

Diagnose und Differenzialdiagnose

Die Diagnose wird gesichert durch die Chromosomenanalyse, die auch pränatal möglich ist (Amnionzellflüssigkeit, Chorionzotten). Das Ullrich-Turner-Syndrom ist differenzialdiagnostisch vom Noonan-Syndrom abzugrenzen (► s. Abschn. 1.5.2), ebenso wie vom Swyer-Syndrom (XY-Gonadendysgenesie; 46,XY). Die betroffenen Individuen sind phänotypisch weiblich und haben Gonaden in Form von undifferenzierten bindegewebigen Strängen (»gonadal streaks«) ohne Keimzellen oder Hormonproduktion. Diese sekundären weiblichen Geschlechtsmerkmale sind unvollständig oder fehlen völlig. Im Gegensatz zum Turner-Syndrom fehlen angeborene Fehlbildungen, und die Mädchen sind nicht minderwüchsig.

Therapie und Prognose

Therapieziel ist die Beschleunigung des Längenwachstums und eine möglichst hohe Endlänge sowie der Anstoß der Pubertätsentwicklung in Richtung eines erwachsenen weiblichen Phänotyps einschließlich Herstellung eines Menstruationszyklus. Dies geschieht am besten durch die Kombinationstherapie von Oxandrolon (0,1 mg Oxandrolon/KG/Tag) und Wachstumshormon (hGH). Vor Beginn der

GH-Therapie ist ein normaler Glukosetoleranztest zwingend erforderlich. Die effektive Dosis von hGH liegt bei 3–4 IE/m² KOF. Zur Entwicklung eines erwachsenen weiblichen Phänotyps ist die Gabe von Östradiol erforderlich.

Stolecke (1992) empfiehlt, bereits bei einem Knochenalter von 9–10 Jahren mit niedrigen Östrogendosen zu beginnen (0,3 mg konjugierte Östrogene pro Tag oder alternierend), um die pubertäre Entwicklung aus psychohygienischen Gründen möglichst zeitgerecht einzuleiten. Klinisch sichtbar und effektiv ist die pubertäre Entwicklung bei Dosen von 0,6–1,25 mg konjugierter Östrogene pro Tag. Nach 2–3 Monaten kontinuierlicher Gabe sollte zyklisch ein Gestagen 8–10 Tage lang verabreicht werden.

Bei unbehandelten Patientinnen liegt die Wachstumsprognose zwischen 140 und 150 cm. Bei entsprechender Behandlung kann die Endlänge der Mädchen um durchschnittlich etwa 5 cm erhöht werden. Die übrige Prognose ist abhängig von Herz- und Nierenfehlbildungen. Komorbid sind Schilddrüsenerkrankungen und Diabetes häufig.

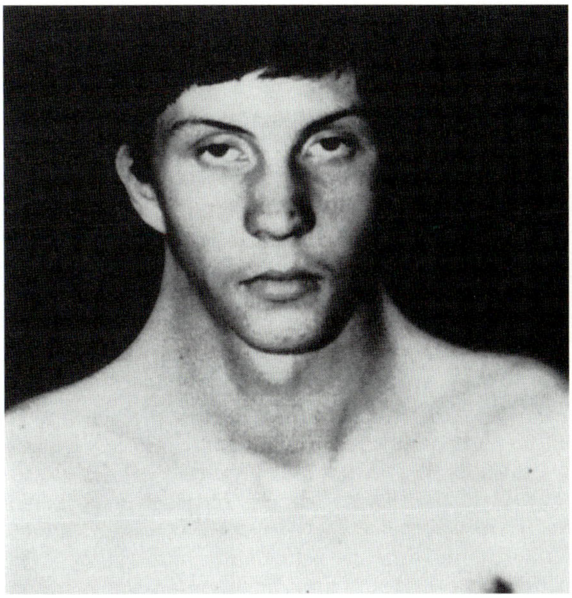

Abb. 1.9. **Männlicher Patient mit Noonan-Syndrom.** (Aus Stolecke 1992)

1.5.2 Noonan-Syndrom (Pseudo-Ullrich-Turner-Syndrom)

Definition und Symptomatik

Das Noonan-Syndrom ist durch Dysmorphien gekennzeichnet, die denjenigen des Ullrich-Turner-Syndroms weitgehend gleichen (▶ vgl. auch Abb. 1.9). Sowohl Knaben als auch Mädchen sind betroffen. Bei beiden ist der Karyotyp jeweils normal. Die Häufigkeit liegt bei 1:1000 bis 1:5000.

Typische klinische Symptome beim Noonan-Syndrom

- Klein- bis Minderwuchs
- Stark variable Intelligenzentwicklung mit durchschnittlichem Mittelwert
- Fakultative Dysmorphien wie beim Ullrich-Turner-Syndrom
- Angeborene Herzfehler (Pulmonalstenose, Septumdefekte)
- Nierenfehlbildungen
- Intestinale Lymphangiektasien
- Spina bifida
- Schwerhörigkeit (fakultativ)
- Bei Knaben: Testisdystopien
- verzögerte Pubertätsentwicklung.

Diagnose und Differenzialdiagnose

Die Diagnose ergibt sich aus dem typischen klinischen Bild und dem unauffälligen Chromosomenbefund, wodurch auch die Abgrenzung vom Ullrich-Turner-Syndrom ermöglicht wird.

1.5.3 Prader-Labhart-Willi-Syndrom

Definiton und Häufigkeit

Das Prader-Labhart-Willi-Syndrom ist gekennzeichnet durch einen Kleinwuchs mit Hyperphagie, Adipositas, muskulärer Hypotonie, Entwicklungsverzögerung und Verhaltensauffälligkeiten. Die Häufigkeit liegt bei 1:15.000, in der Regel sporadisches Auftreten.

Neuere molekulargenetische Untersuchungen konnten 3 molekulare Klassen für das Prader-Willi-Syndrom identifizieren:

- Deletionen im Bereich 15q11-q13 am vom Vater geerbten Chromosom 15 (75%),
- uniparentale maternale Disomie (UPD), d. h. Vorhandensein von zwei mütterlichen Chromosomen 15 (22%) und
- Imprinting-Defekte (ca. 3%).

Beim Prader-Willi-Syndrom liegt der Defekt am vom Vater geerbten Chromosom 15q11-q13, während beim Angelman-Syndrom der von der Mutter geerbte Bereich 15q11-q13 betroffen ist.

Symptomatik

Muskuläre Hypotonie und Fütterungsprobleme im Neugeborenen- und Säuglingsalter mit Besserung im Kleinkindalter. Ab dem 2. Lebensjahr zunehmende Adipositas mit dranghafter Polyphagie. Verzögerte psychomotorische Entwicklung mit unterschiedlich ausgeprägter geistiger Behinderung (durchschnittlicher IQ um 65). 3% sind normal intelligent, 3% entwickeln eine schwere geis-

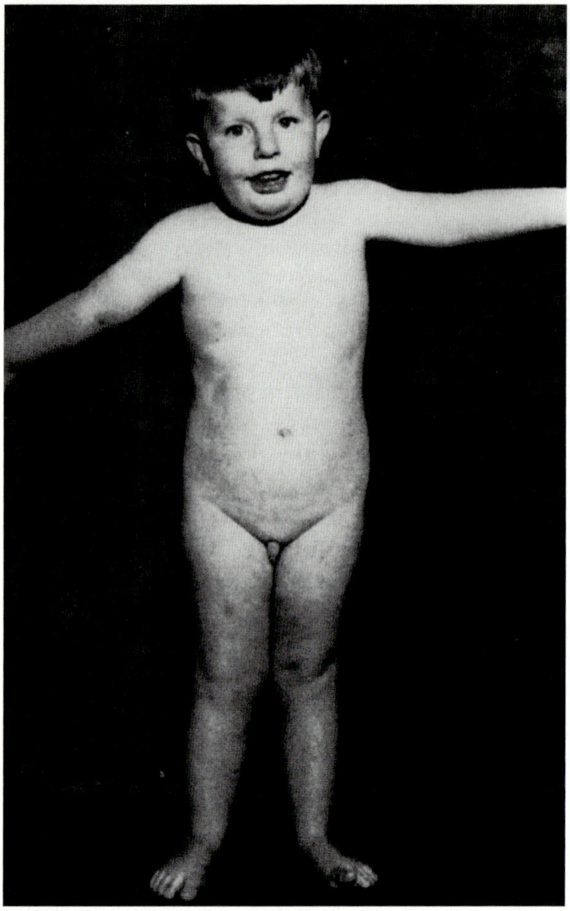

Abb. 1.10. **Patient mit Prader-Labhart-Willi-Syndrom: typischer Gesichtsausdruck, noch moderate Adipositas, Hypogenitalismus.** (Aus Stolecke 1997)

tige Behinderung. Typischer Kleinwuchs, charakteristischer Gesichtsausdruck (Abb. 1.10). Bei Knaben Hypogenitalismus, Skrotalhypoplasie, häufig Kryptorchismus. Fehlende bis unvollständige Pubertätsentwicklung (Hypogonadismus) mit Infertilität. Hinzukommen kann eine zunehmende Glukoseintoleranz und ein Diabetes mellitus Typ II. Bei Erwachsenen, insbesondere bei männlichen Patienten, treten häufig Psychosen auf.

Diagnose und Differenzialdiagnose

Das typische klinische Bild ermöglicht die Diagnose. Das ebenfalls mit starker Adipositas einhergehende Laurence-Moon-Biedl-Syndrom lässt sich durch die Retinitis pigmentosa und die Polydaktylie abgrenzen. Die Verdachtsdiagnose eines Prader-Labhart-Willi-Syndroms kann inzwischen molekulargenetisch abgesichert werden. Mit Hilfe methylierungssensitiver Restriktionsenzyme (PCR) ist es möglich, den Gendefekt auf dem proximalen Teil des langen Arms von Chromosom 15, Segment q11-q13 nachzuweisen. Hierdurch ist es möglich, die Diagnose bereits nach 3 Tagen zu stellen (Zeschnik et al. 1997, Lerch et al. 2000). Bei Patienten mit Mikrodeletionen ist die Diagnose am besten durch Fluorescence – in situ – Hybridisierung (FISH) möglich.

Therapie und Prognose

Die Therapie ist symptomatisch. Die Polyphagie wird durch Appetitzügler sowie durch Verhaltenstherapie und Heilpädagogik beeinflusst. Gegebenenfalls erfolgt eine Diabetesbehandlung. Die Therapie mit rekombinantem Wachstumshormon erscheint aufgrund neuerer Studien vielversprechend. Die hohe Mortalität ist durch die schwere Hyperphagie mit Adipositas und den begleitenden Diabetes mellitus bedingt.

Fazit für die Praxis

Ohne detaillierte Kenntnisse der somatopsychischen Entwicklung des Kindes ist eine sinnvolle und erfolgreiche kinder- und jugendpsychiatrische Tätigkeit nicht möglich. Dieses entwicklungsbezogene Wissen ist Voraussetzung für die Beurteilung von Normabweichungen und deren Entstehungsbedingungen und für sich daraus ergebende therapeutische, (heil-) pädagogische und u. U. präventive Interventionen in den verschiedenen Entwicklungsstadien des Kindes und Jugendlichen. Gerade die Entwicklungsneurobiologie hat ebenso wie die moderne Säuglings- und Kleinkindforschung hochinteressante Ergebnisse erbracht und u. a. unser Wissen über komplexe Interaktionen zwischen »Anlage« und »Umwelt« bzw. »nature and nurture« erheblich erweitert. Fördernde Umwelt (»nurture«) und bereits pränatal angelegte, z. T. genetisch determinierte, neurale Ausstattung interagieren miteinander und garantieren unter günstigen Voraussetzungen eine optimale Entwicklung des Kindes. Es kommt darauf an, dass interne Verhaltensbereitschaften des Säuglings und externe Förderung seitens der unmittelbaren Bezugspersonen sorgfältig aufeinander abgestimmt werden. Durch frühzeitige Förderung der Eltern-Kind-Interaktion lassen sich dysfunktionale Entwicklungen und daraus resultierende psychosoziale Auffälligkeiten beim heranwachsenden Kind vermeiden oder zumindest abschwächen.
Kenntnisse der sensomotorischen, sprachlichen, kognitiven und seelischen Entwicklung des Kindes, wie sie synoptisch in Tabelle 1.1 zusammengefasst worden sind, sind ebenso wichtig wie kinderendokrinologisches und neuropädiatrisches Wissen. All dies bildet die Grundlage dafür, die Ursachen für somatische, geistige und seelische Fehlentwicklungen aufspüren und entsprechend therapeutisch handeln sowie die Eltern der betroffenen Kinder adäquat beraten zu können. Eine enge Zusammenarbeit mit Vertretern der ent-

▼

sprechenden Nachbardisziplinen ist aber unabdingbar, sie kann nur gelingen, wenn der Kinder- und Jugendpsychiater über die in diesem Kapitel zusammengetragenen Informationen verfügt und sicher damit umgehen kann. Denn, nur ein hinreichend detailreiches und umfassendes Wissen erlaubt, die richtigen Fragen an kompetente Adressaten zu stellen. Und es schützt vor voreiligen Rückschlüssen und diagnostischen Fehleinschätzungen.

Literatur

Ainsworth M, Blehar M, Waters E, Wall S (1978) Patterns of attachment: a psychological study of the strange situation. Erlbaum, Hillsdale/NJ

Bebee B (1986) Mother-infant mutual influence and precursors of self- and object-representations. In: Masling J (ed) Empirical studies of psychoanalytic theories, vol 2. Analytic Press, Hillsdale/NJ, pp 27–48

Bowlby (1988) A secure base. Clinical applications of attachment theory. Routledge, London

Braun K (1996) Synaptische Reorganisation bei frühkindlichen Erfahrungs- und Lernprozessen: Relevanz für die Entstehung psychischer Erkrankungen. Klin Psychol Psychiatr Psychother 44:253–266

Brazelton TB, Cramer BG (1991) Die frühe Bindung. Klett-Cotta, Stuttgart

Davidson RJ (1998) Affective style and affective disorders: perspectives form affective neuroscience. Cogn Emotion 12:307–330

Denckla MB (1996) Biological correlates of learning and attention: what is relevant to learning disability and attention-deficit hyperactivity disorder? J Dev Behav Pediatr 17:114–119

Dornes M (1993) Der kompetente Säugling. Die präverbale Entwicklung des Menschen. Fischer, Frankfurt

Dornes M (1999) Die frühe Kindheit. Entwicklungspsychologie der ersten Lebensjahre, 4. Aufl. Fischer, Frankfurt

Eakman GD, Dalls JS, Ponder SW, Keenan BS (1996) The effects of testosterone and dihydrotestosterone on hypothalamic regulation of growth hormone secretion. J Clin Endocrinol Metab 81: 1217–1223

Emde R, Robinson J (1979) The first two months: Recent research in developmental and the changing view of the newborn. In: Nosphitz JD (ed) Basic handbook of child psychiatry, vol. 1: Development. Basie, New York London, pp 72–105

Emde RN (1991) Die endliche und unendliche Entwicklung. I. Angeborene und motivationale Faktoren aus der frühen Kindheit. Psyche 45:745 – 779

Emde RN (1999) Fortschritte erzielen: Integrative Einflüsse affektiver Prozesse und deren Bedeutung für die Entwicklung der Psychoanalyse. Z Psychoanal Theor Prax 14:196 – 228

Field T (1992) Infants of depressed mothers. Dev Psychopathol 4:49–66

Field T, Woodson R, Greenberg R, Cohen D (1982) Discrimination and imitation of facial expressions by neonates. Science 218:179–181

Fonagy P (1996): Fortschritte in der Psychoanalytischen Technik mit jugendlichen Borderline-Patienten. Bull Wien Psychoanal Vereinigung 7:11–37

Fonagy P, Target M (1997) Attachment and reflective function: their role in self-organization. Dev Psychopathol 9:679–700

Gabbard GO (2000) A neurobiologically informed perspective on psychotherapy. Br J Psychiatry 177:117–122

Gallese V, Fadiga L, Fogassi L, Rizzolati G (1996) Action recognition in the premotor cortex. Brain 199:593–609

Haith M (1978) Visual competence in early infancy. In: Held R, Leibowitz H, Teubner H (eds) Handbook of sensory physiology, vol 8: Perception. Springer, Berlin Heidelberg New York, pp 311–356

Haith M, Bergman T, Moore M (1977) Eye contact and face scarming in early infancy. Science 198:853–855

Haith MM, Wentworth N, Canfield R (1993) The formation of expectations in early infancy. In: Rovee-Collier C, Lipsitt LP (eds) Advances in infancy research. Ablex, Norwood, pp 251–297

Hauffa BP (1997) Klinische und laboranalytische Messwerte. In: Stolecke H (Hrsg) Endokrinologie des Kindes- und Jugendalters, 3. Aufl. Springer, Berlin Heidelberg New York, S 549–603

Henningsen P (2000) Vom Gehirn lernen? Zur Neurobiologie von psychischer Struktur und innerer Repräsentanz. Forum Psychoanal 16:99–115

Herschkowitz N, Kagan J, Zilles K (1997) Neurobiological bases of behavioral development in the first year. Neuropediatrics 28: 296–306

Herschkowitz N, Kagan J, Zilles K (1999) Neurobiological bases of behavioral development in the second year. Neuropediatrics 30:221–230

Kandel ER (1998) A new intellectual framework for psychiatry. Am J Psychiatry 155:457–469

Knopf M (1998) Gedächtnisentwicklung im Verlauf der Lebensspanne In: Keller H (Hrsg) Entwicklungspsychologie. Huber, Bern Göttingen Toronto Seattle

Köhler L (1992) Formen und Folgen früher Bindungserfahrungen. Forum Psychoanal 8:263–280

Largo RH (2003) Wachstum und Entwicklung. In: Lentze MJ, Schaub J, Schulte FJ, Spranger J (2003) Pädiatrie. Grundlagen und Praxis, 2. Aufl. Springer, Berlin Heidelberg New York Tokio, S 8–62

Lerch N, Bösch N, Müller HJ, Malik NJ (2000) Prader-Willi- und Angelman-Syndrom. Monatsschr Kinderheilkd 148:691–695

Maurer D (1985) Infants' perception of facedness. In: Field T, Fox N (eds) Social perception in infants. Ablex, Norwood/NJ, pp 73–100

Maurer D, Barrera M (1981) Infants' perception of natural and distorted arrangements of a schematic face. Child Dev 52:196–202

Moré A (1998) Die Integration sensorischer, affektiver und kognitiver Fähigkeiten beim Säugling. Kinderanalyse 3:228–247

Morton J, Johnson MH (1991) Conspec and Conlearn: a two-process theory of infant face recognition. Psychol Rev 98:164–181

Nelson C (1995) The ontogeny of human memory: A cognitive neuroscience perspective. Dev Psychopathol 31:723–738

Oades RD, Röpcke B (2000) Neurobiologische Grundlagen der Aufmerksamkeit: »Über die Freiheit der Wahl«. Sprache Stimme Gehör 24:49–56

Portmann A (1951) Biologische Fragmente zu einer Lehre vom Menschen, 2. Aufl. Schwabe, Basel

Prader A (1985) Die Pubertät und ihre Störungen aus endokrinologischer Sicht. In: Nissen G (Hrsg) Psychiatrie des Pubertätsalters. Huber, Bern, S 17–27

Prader A (1986) Physiologisches, pathologisches und manipuliertes Körperwachstum. Monatsschr Kinderheilkd 134:292–301

Ranke MB, Dörr H-G, Stahnke N, Partsch C-J, Schwarz H-P, Wollmann HA, Bettendorf M, Hauffa BP (2000) Therapie des Kleinwuchses mit Wachstumshormonen. Monatsschr Kinderheilkd 148: 746–761

Rauh H (1998) Frühe Kindheit. In: Oerter R, Montada L (Hrsg) Entwicklungspsychologie, 4. Aufl. Psychologie Verlags Union, Weinheim

Reinken L, van Oost G (1992) Longitudinale Körperentwicklung gesunder Kinder von 0 bis 18 Jahren. Klin Pädiatr 204:129–133

Rieth C (1994) Die Entwicklung der Textursegmentierung bei Säuglingen. Roderer, Regensburg

Rizzolatti G, Arbib MA (1998) Language within our grasp. Trends Neurosci 21:188–194

Ruf KB (1973) How does the brain control the process of puberty? J Neurol 204:95
Schaffer R (1982) Mütterliche Fürsorge in den ersten Lebensjahren. Das Kind und seine Entwicklung. Klett-Cotta, Stuttgart
Schulte FJ (1984) Entwicklungsphysiologie des Nervensystems. In: Betke K, Künzer W (Hrsg) Lehrbuch der Kinderheilkunde. Thieme, Stuttgart
Schulte FJ (1993) Die sensomotorische Entwicklung. In: Schulte FJ, Spranger J (Hrsg) Lehrbuch der Kinderheilkunde, 27. Aufl. Fischer, Stuttgart Jena New York, S 419–448
Schulte FJ, Spranger J (1993) Lehrbuch der Kinderheilkunde, 27. Aufl. Fischer, Stuttgart Jena New York
Schwartz JM, Stoessel PW, Baxter LR, Martin KM, Phelps ME (1996) Systematic changes in cerebral glucose metabolic rate after successful behavior modification treatment of obsessive-compulsive disorders. Arch Gen Psychiatry 53:109–113
Simion F, Valenza E, Macchi CV (1994) Perceptual operations in face preference at birth. (Paper presented at the European Research Conference on the development of sensory, motor, and cognitive capabilities in early infancy. Acquafredda di Maratea, Italien 1998)
Stern D (1979) Mutter und Kind. Die erste Beziehung. Klett-Cotta, Stuttgart
Stern D (1991) Tagebuch eines Babys. Was ein Kind sieht, spürt, fühlt und denkt. Piper, München
Stern D (1996) Ein Modell der Säuglingsrepräsentationen. Forum Psychoanal 12:187–203
Stolecke H (1987) Aktuelle Gesichtspunkte zur Endokrinologie der weiblichen Pubertät. Monatsschr Kinderheilkd 135:474–478
Stolecke H (1988) Endokrine Steuerung von Reifung und Entwicklung im Kindes- und Jugendalter. Monatsschr Kinderheilkd 136:57–62
Stolecke H (Hrsg) (1992) Endokrinologie des Kindes- und Jugendalters, 2. Aufl. Springer, Berlin Heidelberg New York
Stolecke H (Hrsg) (1997) Endokrinologie des Kindes- und Jugendalters, 3. Aufl. Springer, Berlin Heidelberg New York Tokio
Studdert-Kennedy M (2000) Evolutionary implications of the particulate principle: imitation and the dissociation of phonetic form from semantic function. In: Knight C, Studdert-Kennedy M, Hurford JR (eds) The evolutionary emergence of language. Cambridge Univ Press, Cambridge
Swoboda W (1984a) Entwicklung und Wachstum. In: Betke K, Künzer W (Hrsg) Lehrbuch der Kinderheilkunde. Thieme, Stuttgart
Swoboda W (1984b) Störungen des Wachstums und der Entwicklung. In: Betke K, Künzer W (Hrsg) Lehrbuch der Kinderheilkunde. Thieme, Stuttgart
Tanner JM (1962) Wachstum und Reifung des Menschen. Thieme, Stuttgart
Tanner JM, Whitehouse RH, Takaishi M (1966) Standards from birth to maturity for height, weight, height velocity, and weight velocity: british children, 1965. Arch Dis Child 41:454–613
Temple CM, Carney RA (1993) Intellectual functioning of children with Turner syndrome: a comparison of behavioural phenotypes. Dev Med Child Neurol 35:691–698
Touwen BC (1993) Pränatale und frühe postnatale motorische Entwicklung und ihre Bedeutung für die Früherkennung von Entwicklungsstörungen. Monatsschr Kinderheilkd 141:638–642
Vihman MM (2000) The role of mirror neurons in the ontogeny of speech: linking perception and production. (Symposion Hanse-Wissenschaftskolleg: Mirror Neurons and the Evolution of Brain and Language, Delmenhorst, 5.–8. Juli 2000)
Weiman E (2000) Medikamentöse Therapie des konstitutionellen Hochwuchses. Monatsschr Kinderheilkd 148:818–827
Zeschnigk M, Lich C, Buiting K, Doerfler W, Horsthemke B (1997) A single tube PCR test for the diagnosis of Angelman and Prader-Willi syndrome based on allelic methylation differences at the SNRPN locus. Eur J Hum Genet 5:94–98

Die normale psychische Entwicklung und ihre Varianten

B. Sodian, U. Ziegenhain

2.1 Kognitive Entwicklung

B. Sodian

Gespräch einer Entwicklungspsychologin mit einer Dreijährigen:

E: Schau, hier ist eine Schachtel.
K: Smarties!
E: Lass uns hineinschauen.
K: Okay.
[E öffnet Schachtel.]
K: Ach ... Stifte!
E: Jetzt lege ich sie wieder zurück und mache die Schachtel zu. – Als du zum ersten Mal die Schachtel gesehen hast, bevor ich sie aufgemacht habe, was dachtest du, was drin ist?
K: Stifte.
E: Dein Freund Maxi hat nicht gesehen, was in der Schachtel ist. Wenn ich ihn jetzt hereinhole und er die Schachtel sieht, was denkt er, was drin ist?
K: Stifte.

2.1.1 Grundfragen der kognitiven Entwicklungspsychologie

Die kognitive Entwicklungspsychologie befasst sich mit der Entwicklung des Denkens im weiteren Sinne, d. h. der höheren geistigen Funktionen wie Problemlösen, Kreativität, Begriffsbildung, Lernen und Erinnern wie auch grundlegender Funktionen wie Wahrnehmung und Sprache.

Zwei Grundfragen stellen sich der kognitiven Entwicklungspsychologie:

1. Was entwickelt sich, wenn sich im Verlauf der Kindheit und des Jugendalters geistige Fähigkeiten verändern?
2. Was treibt die geistige Entwicklung voran? Welche Mechanismen liegen den beobachtbaren Veränderungen des Denkens von Kindern zugrunde?

Es gibt derzeit keine allgemein akzeptierte, aktuell gültige Antwort auf die Fragen nach dem »Was« und dem »Warum und Wodurch« der kognitiven Entwicklung des Kindes. Bis vor etwa 20 Jahren dominierte die umfassende Stadientheorie Jean Piagets, der fundamentale (»strukturelle«) Veränderungen des logischen Denkens, der Art der Wissensrepräsentation sowie grundlegender Begriffe wie Raum, Zeit und Kausalität postulierte und als Entwicklungsmechanismen das dialektische Wechselspiel zweier sehr allgemeiner komplementärer Prozesse, der Assimilation und der Akkomodation, annahm (Piaget 1952; Montada 2002).

Aus heutiger Sicht erscheinen die Veränderungen in der kognitiven Entwicklung des Kindes weit weniger fundamental, als Piaget annahm. Mit den Methoden der modernen Säuglingsforschung konnten bereits bei wenige Wochen bis Monate alten Säuglingen im Bereich der Wahrnehmung und des Wissens Kompetenzen demonstriert werden, welche aufgrund von Piagets Theorie über den graduellen, langsamen Aufbau fundamentaler Begriffe (z. B. des Objektbegriffs) im Laufe der sensumotorischen Entwicklung in den ersten beiden Lebensjahren nicht zu erwarten waren (vgl. Goswami 2001, ▶ Kap. 1–3; Sodian 2002).

So basiert Piagets Theorie der sensumotorischen Entwicklung in den ersten beiden Lebensjahren auf Verhaltensbeobachtungen an Säuglingen und Kleinkindern, z. B. auf Beobachtungen über ihre eingeschränkte Fähigkeit, nach versteckten Objekten zu suchen. Diese Beobachtungen sind auch heute noch eine wichtige Grundlage unseres Wissens über die psychische Entwicklung in den ersten beiden Lebensjahren. Jedoch zeigt die neuere experimentelle Säuglingsforschung, dass viele Handlungskompetenzen als Indikatoren für kognitive Fähigkeiten nicht geeignet sind, da die Handlungskoordination in den ersten beiden Lebensjahren selbst entscheidende Fortschritte macht. Die neuere Säuglingsforschung nützt daher solche Verhaltenskompetenzen des Säuglings als »Fenster« zur Kognition, die selbst nicht (oder möglichst wenig) entwicklungssensitiv sind (z. B. Schauen, Saugen).

! Die neuere Säuglingsforschung belegt ebenso wie die Forschung zur kognitiven Entwicklung im Vorschulalter die Invarianz wichtiger Parameter des kognitiven Systems. Insbesondere konnten die meisten Annahmen Piagets über Veränderungen

▼

des repräsentationalen Formats und Einschränkungen der logischen Operativität in der Kindheit widerlegt werden (Carey 1984, 1990).

Seit den 70er-Jahren hat die Psychologie der Informationsverarbeitung wesentlichen Einfluss auf die Theoriebildung in der kognitiven Entwicklungspsychologie gewonnen. Ausgehend von Modellen der Informationsverarbeitung im menschlichen Gedächtnis (etwa dem Mehrspeichermodell von Atkinson u. Shiffrin 1968) wurde nach entwicklungssensitiven (und entwicklungsinvarianten) Parametern menschlicher Informationsverarbeitung geforscht (Siegler 2000, ► Kap. 2). Besonders bedeutsam ist die Grundannahme der **begrenzten Kapazität** des informationsverarbeitenden Systems des Menschen: Entwicklungsphänomene, die aus der Sicht Piagets als qualitative, »strukturelle« Veränderungen im kindlichen Denken interpretiert wurden, werden aus der Sicht der Informationsverarbeitungsansätze auf die Zunahme der Informationsverarbeitungskapazität (-effizienz, -geschwindigkeit) im Laufe der kindlichen Entwicklung zurückgeführt.

! Neben der Zunahme der Effizienz der Informationsverarbeitung gilt die Entwicklung begrifflichen Wissens als zweite Hauptquelle der kognitiven Veränderungen in der Kindheit.

Während Veränderungen der Informationsverarbeitungseffizienz bereichsübergeifend wirksam sind, handelt es sich bei der Entwicklung begrifflichen Wissens um die Repräsentation **domänenspezifischer** Information. Die Wissensdomänen, die für unser Wirklichkeitsverständnis grundlegend sind (Physik, Biologie, Psychologie) unterscheiden sich in ihrer Begrifflichkeit und ihren Erklärungsmodellen. Daher wird in der neueren Entwicklungspsychologie nicht mehr angenommen, dass sich alle wesentlichen Veränderungen im Denken des Kindes auf eine endliche Anzahl bereichsübergreifender Merkmale zurückführen lassen, die sich in stadientypischer Synchronie entwickeln, sondern dass der Erwerb begrifflichen Wissens einer domänenspezifischen Entwicklungslogik folgt.

Das vorliegende Kapitel gliedert sich in zwei Teile: Im ersten Teil werden bereichsübergreifende Veränderungen wichtiger Merkmale der Informationsverarbeitung kurz dargestellt. Im zweiten Teil wird die bereichsspezifische Entwicklung begrifflichen Wissens exemplarisch anhand einer Domäne, der intuitiven Alltagspsychologie (Theory of Mind), behandelt.

2.1.2 Bereichsübergreifende Entwicklungsveränderungen der Informationsverarbeitung

Kapazität, Geschwindigkeit und Effizienz der Informationsverarbeitung

Unter den in Mehrspeichermodellen der Informationsverarbeitung angenommenen Speichersystemen (Bjorklund 2000) gilt vor allem die Kapazität des Kurzzeit- bzw. Arbeitsspeichers als entwicklungssensitiv. Als Maß für die Kapazität des Kurzzeitgedächtnisses wird die Gedächtnisspanne eingesetzt, also die Zahl semantisch unverbundener Elemente (z. B. Ziffern), die unmittelbar nach einmaliger Präsentation in richtiger Reihenfolge wiedergegeben werden kann. Die Zahlenspanne 2-Jähriger beträgt durchschnittlich 2 Items, die 5-Jähriger 4, 7-Jähriger 5 und die 9-Jähriger durchschnittlich 6 Items; Erwachsene können durchschnittlich 7 Items korrekt reproduzieren (Dempster 1981).

Frühe Informationsverarbeitungstheorien der kognitiven Entwicklung nahmen an, dass die Zunahme der Gedächtnisspanne mit dem Alter ein Indiz für einen graduellen Zuwachs an mentaler Kapazität sei, die die von Piaget beschriebenen Veränderungen in der Anwendung mentaler Operationen auf beliebige Problemdomänen erklären könne (Stewart u. Pascual-Leone 1992). Diese Theorien sind inkonsistent mit Befunden der Expertiseforschung, die die Bereichsspezifität von Gedächtnisleistungen schon in der Kindheit demonstrieren: So zeigte Chi (1978), dass Kinder, die Schachexperten sind, eine größere Gedächtnisspanne für Schachpositionen haben als erwachsene Schachlaien, dass ihre Gedächtnisspanne für Zahlen jedoch – konsistent mit bisherigen Forschungsbefunden – signifikant unter der Erwachsener liegt.

! Neuere Theorien postulieren weniger einen Zuwachs absoluter Kapazität, als eine Erhöhung der Effizienz der Nutzung mentaler Kapazität (Bjorklund et al. 1990; Case 1985, 1998).

Case unterschied zwischen Speicherkapazität (Raum zur Speicherung von Information) und operationaler Kapazität (Raum zur Ausführung mentaler Operationen) wobei die mentale Gesamtkapazität definiert ist als die Summe von Speicher- und operationaler Kapazität. Nach Case verringern sich mit der Übung und Meisterung jeder kognitiven Aufgabe die notwendigen operationalen Ressourcen, wodurch Speicherkapazität frei wird. Mit zunehmender (aufgaben- und domänenspezifischer) operationaler Effizienz wird also Speicherkapazität frei, was sich z. B. in dem empirisch bestätigten Zusammenhang zwischen der Geschwindigkeit der Itemidentifikation (operationale Effizienz) und der Gedächtnisspanne – für eben diese Items – (Speicherkapazität) ausdrückt (Case et al. 1982).

Kapazitätsmodelle benutzen häufig Raum-, Energie- oder Effizienzmetaphern. Sie können jedoch auch auf der

Zeitmetapher aufgebaut werden (Bjorklund 2000). Bei älteren Kindern beansprucht die Informationsverarbeitung weniger Zeit als bei jüngeren Kindern: Kail (1997) zeigte parallele Entwicklungstrends in der Geschwindigkeit der Informationsverarbeitung zwischen 6 und 21 Jahren über verschiedene Aufgabentypen hinweg. Ähnliche Entwicklungstrends werden in der frühen Kindheit berichtet (Canfield et al. 1997; Zelazo et al. 1995). Dies gilt nicht nur für Aufgaben mit Antwortzeitbegrenzung, sondern auch für Aufgaben, in denen die Präsentationszeit variiert wurde und Effekte erhöhter Stimuluspräsentationszeit auf die Leistung jüngerer Probanden nachgewiesen wurden (Naus et al. 1997). Bereichsspezifisches Wissen hat zweifellos Effekte auf die Geschwindigkeit der Aufgabenbearbeitung, jedoch sind nach Kail u. Salthouse (1994) jenseits spezifischer Erfahrungen mit dem Stimulusmaterial reifungsabhängige Faktoren die Hauptursache für alterskorrelierte Veränderungen in der Geschwindigkeit und damit der Effizienz der Informationsverarbeitung. Kail u. Salthouse (1994) betrachten Verarbeitungsgeschwindigkeit als direkten Indikator für Kapazität, wobei ein globaler Geschwindigkeitsparameter die kognitive Leistung entweder direkt beeinflusst (schnellere Verarbeitung führt zu besserer Leistung) oder indirekt auf die Geschwindigkeit, mit der domänenspezifische Verarbeitungsmechanismen durchgeführt werden können, wirkt.

! Die Verarbeitungsgeschwindigkeit ist somit ein Basismerkmal der menschlichen kognitiven Architektur und wahrscheinlich der wichtigste einzelne Faktor, der die kognitive Entwicklung vorantreibt.

Strategien

Während das Basismerkmal »Informationsverarbeitungsgeschwindigkeit« in der Mensch-Computer-Analogie als Hardwaremerkmal aufgefasst wird, entsprechen Strategien der Informationsverarbeitung der Computersoftware. Hard- und Softwareverbesserungen gehen in der Computerentwicklung Hand in Hand und tragen gemeinsam zur Erhöhung der Leistungsfähigkeit der EDV bei.

! In ähnlicher Weise wie bei der elektronischen Datenverarbeitung kann man sich die Verbesserung der kognitiven Leistungsfähigkeit in der kindlichen Entwicklung als Zusammenspiel zwischen der Vergrößerung mentaler Ressourcen und dem Einsatz effizienterer Strategien vorstellen.

Unter Strategien »werden potenziell bewusste, intentionale kognitive Aktivitäten verstanden, die dabei helfen sollen, eine kognitive Aufgabe besser zu bewältigen« (Schneider u. Büttner, 2002, S. 501). Die Strategieentwicklung ist eine wichtige Determinante der Gedächtnisentwicklung. Intelligente Enkodier- und Abrufstrategien (insbesondere solche, die auf der Nutzung der semantischen Relationen zwischen den zu lernenden Items basieren) entwickeln sich im Laufe des Grund- und Sekundarschulalters. Strategiegebrauch ist eines der wichtigsten Unterscheidungsmerkmale zwischen guten und schlechten Lernern.

Trainingsstudien zeigten, dass man Kindern, die eine Strategie spontan noch nicht einsetzen, diese zwar vermitteln kann, dass sich jedoch ein charakteristischer Entwicklungsverlauf in der effizienten Nutzung der Strategie zeigt: Während bei sehr jungen Kindern die Strategie die Performanz in Gedächtnisaufgaben nicht beeinflusst (Mediationsdefizit), können etwas ältere Kinder Strategien zur Verbesserung ihrer Gedächtnisleistung nutzen, setzen sie jedoch nicht spontan (ohne Prompting) ein (Produktionsdefizit). Auf diese Phase folgt der spontane Strategiegebrauch (Schneider u. Bjorklund 1998; Schneider u. Pressley 1997). Die neuere Forschung zeigt, dass jüngere Kinder (im Vorschulalter), die effektive Gedächtnisstrategien (wie semantische Kategorisierung) nicht kennen, nicht völlig unstrategisch sind; vielmehr setzen schon 3- und 4-Jährige einfache, wenig effektive Strategien wie selektive Betrachtung der zu lernenden Items oder wiederholte Benennung ein (Baker-Ward et al. 1984).

Informationsverarbeitungsressourcen und Strategiegebrauch interagieren im Verlauf der kindlichen Entwicklung, da Strategien Informationsverarbeitungskapazität beanspruchen und jüngere Kinder häufig nicht über die Ressourcen verfügen, um eine effektive Strategie einzusetzen und gleichzeitig alle weiteren relevanten Aspekte der Aufgabe zu bearbeiten (Bjorklund u. Harnishfeger 1987). Längsschnittdaten über einen breiten Altersbereich (4–12 Jahre; Schneider u. Sodian 1997) replizieren zwar die Befunde von Querschnittstudien zum durchschnittlichen Entwicklungsverlauf des Stretegiegebrauchs, deuten jedoch auf hohe inter- und intraindividuelle Variation hin. Die Entwicklung von Strategien der Aufgabenbearbeitung in verschiedenen Bereichen, wie z. B. dem wissenschaftlichen Denken (Schauble 1990), dem Gedächtnis (Schneider u. Pressley 1997), der Arithmetik (Siegler u. Crowley 1991) und der Rechtschreibung (Rittle-Johnson u. Siegler 1999) zeigt übereinstimmend Multiziplität und Variabilität des Strategiegebrauchs. Kinder verwenden stets mehrere Strategien gleichzeitig und wechseln häufig die Strategie bei wiederholter Darbietung des gleichen Aufgabentyps.

Siegler (1996) entwickelte eine Theorie der adaptiven Strategiewahl, die evolutionstheoretische Konzepte (natürliche Selektion) auf die kognitive Entwicklung überträgt. Zu jedem Zeitpunkt hat ein Kind ein gewisses Repertoire an Strategien zur Bearbeitung von Aufgaben aus einer Problemdomäne zur Verfügung. Diese Strategien konkurrieren miteinander. Von jungen Kindern bzw. zu Anfang eines Lernprozesses werden meist einfache (aber häufig fehleranfällige und ineffiziente) Strategien gewählt. Mit zunehmender Übung und Erfahrung werden immer häufiger anspruchsvollere Strategien eingesetzt, die mehr mentale Ressourcen beanspruchen, zugleich aber eine effizientere Problembearbeitung ermöglichen.

Nach Siegler (1996) folgt die kognitive Entwicklung nicht dem Modell eines stufenweisen Fortschritts, wie ihn klassische Stadientheorien postulieren, sondern einem Modell »überlappender Wellen«, bei dem multiple Verhaltensalternativen zu jedem Zeitpunkt zur Verfügung stehen, sich mit dem Alter jedoch die Häufigkeit der Wahl bestimmter Alternativen verändert.

Exekutive Kontrolle und Metakognition

Die meisten Theorien menschlicher Informationsverarbeitung nehmen neben mehreren sequentiellen Verarbeitungssystemen auch übergeordnete Planungs-, Kontroll- und Steuerungsfunktionen an, die die Wahl von Strategien und die Überwachung ihrer Effektivität übernehmen. Die Prozesse der Verhaltenskontrolle, die notwendig sind, um auf ein mental repräsentiertes Ziel zu fokussieren und die Zielrealisation gegen konkurrierende Handlungsalternativen abzuschirmen, werden auch als **exekutive Funktionen** bezeichnet. Sie werden aktiviert für Planungs- und Entscheidungsaufgaben, Fehlerkontrolle und -beseitigung, die Ausführung neuer Handlungssequenzen sowie für schwierige und gefährliche Handlungen und die Überwindung einer präpotenten Handlungstendenz oder Versuchung. Seit langem ist bekannt, dass Läsionen im präfrontalen Kortex (speziell im dorsolateralen präfrontalen Kortex) zu charakteristischen Defiziten in Planungs- und Entscheidungsprozessen führen (Luria 1973; Fuster 1989). Ferner besteht ein Zusammenhang zwischen der Reifung des präfrontalen Kortex und der Verbesserung exekutiver Kontrolle in der kindlichen Entwicklung (Barkley 1997). Im Altersbereich zwischen etwa 3 und 5 Jahren zeigen sich besonders markante Entwicklungsfortschritte in Aspekten der Handlungskontrolle, die auf exekutive Funktionen zurückzuführen sind. Diese stehen in Zusammenhang mit der Entwicklung einer Theory of Mind (Perner et al. 1999; s. unten).

Die meisten unserer exekutiven Kontrollfunktionen sind (potenziell) unter willentlicher Kontrolle – ein Aspekt, der menschliche Informationsverarbeitung von der von Computern unterscheidet (Bjorklund 2000). Die Repräsentation der eigenen kognitiven Fähigkeiten und Aktivitäten wird als **Metakognition** bezeichnet. Wir begleiten unsere aktuell ablaufenden kognitiven Prozesse, und wir sind in der Lage, deklaratives Wissen über Denken, Lernen, Aufmerksamkeit, Sprache, Erinnern etc. zu abstrahieren. Der Entwicklung der Metakognition und ihrer funktionalen Bedeutung (Metaaufmerksamkeit, -sprache, -gedächtnis etc.) wurde in den letzten 20 Jahren in der kognitiven Entwicklungspsychologie große Aufmerksamkeit zuteil. Dies gilt besonders für die Entwicklung des **Metagedächtnisses.**

Gedächtnisbezogenes Wissen (Wissen über gedächtnisrelevante Personen-, Aufgaben- und Strategievariablen) sowie die Fähigkeit, Memorierprozesse zu überwachen (prozedurales Metagedächtnis), entwickeln sich im Laufe der Kindheit entsprechend den drastischen Verbesserungen der Gedächtnisleistungen mit dem Alter (Schneider u. Pressley 1997). Für einfache Strategien (z. B. Nutzung der semantischen Beziehung zwischen einem Hinweis und einem Zielobjekt) kann eine funktionale Beziehung zwischen Metagedächtnis (Verständnis der Strategie) und Gedächtnisleistung (Zahl der erinnerten Items) schon bei Vorschulkindern nachgewiesen werden (Schneider u. Sodian 1988). Dieser Zusammenhang zwischen dem Wissen über den Nutzen einer Strategie und der Gedächtnisleistung in Aufgaben, die den Einsatz einer spezifischen Strategie erfordern, ließ sich für eine Vielzahl von Gedächtnisaufgaben in verschiedenen Altersgruppen in korrelativen Studien (z. B. Justice et al. 1997) wie auch in Trainingsstudien (Ghatala et al. 1986; Melot 1998) nachweisen. Erfasst man jedoch Metagedächtnis als globales Konstrukt und korreliert es mit gedächtnisbezogenem Verhalten sowie Gedächtnisleistungen in verschiedensten Gedächtnisaufgaben, so zeigen sich häufig nur mäßige Zusammenhänge (Cavanaugh u. Borkowski 1980). Insgesamt weisen die Befunde auf einen bidirektionalen Zusammenhang zwischen Metagedächtnis und Gedächtnisverhalten, sowie -leistung hin:

Metagedächtnis führt zu effizienterem Strategiegebrauch und damit zu erhöhter Gedächtnisleistung, aber erfolgreiche Strategienutzung hat auch Zuwachs an gedächtnisbezogenem Wissen zur Folge (Schneider u. Bjorklund 1998).

Während das Forschungsinteresse an Metakognition und ihrer Entwicklung zunächst vor allem motiviert war durch die aus allgemeinpsychologischen Theorien abgeleitete Suche nach entwicklungssensitiven Parametern menschlicher Informationsverarbeitung, wurde seit den 80er-Jahren die metakognitive Entwicklung im Sinne der begrifflichen Erschließung des mentalen Bereichs durch das Kind als Forschungsgegenstand der kognitiven Entwicklungspsychologie identifiziert. Zunächst weitgehend unabhängig von der Metakognitionsforschung entstand das Feld der Theory-of-Mind-Forschung, die die Entwicklung unserer mentalistischen Alltagspsychologie in der Kindheit untersucht (siehe Astington, 2000; Bischof-Köhler, 2000; Perner 1991; 2000; Sodian, im Druck b; Taylor 1996; Wellman, 2002, für Überblicksreferate und Forschungsmonografien). Anhand ausgewählter Befunde dieses produktiven Forschungsfelds wird im Folgenden die These von der Domänenspezifität menschlicher Kognition und ihrer Entwicklung näher erläutert.

2.1.3 Entwicklung domänenspezifischen Wissens – das Beispiel der intuitiven Alltagspsychologie (Theory of Mind)

! Unter einer Theory of Mind versteht man die alltagspsychologischen Konzepte, die es uns erlauben, uns selbst und anderen mentale Zustände (Wissen, Überzeugungen, Emotionen, Wünsche etc.) zuzuschreiben.

Premack u. Woodruff (1978) wählten den Begriff »Theorie« für diese Wissensdomäne, da mentale Zustände, wie theoretische Terme, nicht beobachtbar sind, sondern erschlossen werden und da die Zuschreibung mentaler Zustände Verhaltensvorhersagen und -erklärungen erlaubt. Die Konstrukte, die wir zur Verhaltenserklärung und -vorhersage benützen (Wunsch, Absicht, Wissen, Gedächtnis, Verstehen, usw.) sind Bausteine einer mentalistischen Alltagspsychologie. Diese enthält (zumindest implizite) Annahmen über mentale Zustände und Vorgänge (z. B. über Prozesse des Wissenserwerbs, über das Funktionieren des Gedächtnisses, über das Bewusstsein), die über die Ebene der psychologischen Erklärung aktuellen Verhaltens hinausgehen.

Die psychologische Konstruktion von Personen gilt als ein Spezifikum menschlicher Intelligenz, da nur sie es erlaubt, menschliches Handeln unabhängig vom Zustand der Realität vorherzusagen und zu erklären: Menschen handeln aufgrund ihrer Überzeugungen. Wenn ihre Überzeugungen falsch sind, sind diese Überzeugungen, nicht aber der Zustand der Realität, handlungsleitend. Diese Überlegung macht einen wesentlichen Unterschied zwischen der physikalischen und der psychologischen Domäne deutlich: Unser physikalisches Wissen besteht aus Repräsentationen der physikalischen Welt, während unser psychologisches Wissen Wissen darüber ist, wie Menschen die Welt repräsentieren.

Exkurs

Die Frage, ob nichtmenschliche Primaten eine Theory of Mind besitzen, wird seit Premack u. Woodruff »Does the chimpanzee have a theory of mind?« (1978) diskutiert (Call 2001). Die Primatenforschung hat dadurch der kognitiven Entwicklungspsychologie wesentliche Anstöße gegeben. Experimentelle Demonstrationen von Theory-of-Mind-Kompetenzen bei Schimpansen schlugen durchweg fehl – oder hielten methodischen Kontrollen nicht stand. Jedoch deuten neuere Befunde von Hare et al. (2000) darauf hin, dass sich unter ökologisch validen Bedingungen (Kampf um knappe Ressourcen unter den Bedingungen von Dominanzhierarchien zwischen Artgenossen) wahrscheinlich Hinweise auf Theory-of-Mind-Kompetenzen finden lassen.

Psychologische Handlungserklärungen: Zuschreibung von Wünschen und Überzeugungen

Im Kern rekurrieren wir bei unseren alltäglichen Verhaltenserklärungen auf zwei Konzepte, das des Wunsches bzw. der Absicht und das des Wissens bzw. der Überzeugung: »Peter machte die Schublade auf, weil er die Tür abschließen wollte und weil er glaubte, dass der Schlüssel in der Schublade sei.« In der englischsprachigen Literatur wird diese naive Alltagspsychologie dehalb auch als »belief-desire psychology« gekennzeichnet (D'Andrade 1987; Fodor 1987). Der Erwerb dieser Erklärungsbegriffe für menschliches Handeln steht im Mittelpunkt der entwicklungspsychologischen Theory-of-Mind-Forschung.

Überzeugungen

Wimmer u. Perner (1983) untersuchten erstmals systematisch die Entwicklung der Unterscheidung zwischen Überzeugung und Realität und fanden, dass Kinder ab dem Alter von etwa 4 Jahren die falsche Überzeugung einer Person unabhängig von ihrem eigenen Wissen über den Zustand der Realität repräsentieren und Handlungen aufgrund der Zuschreibung von Überzeugungen vorhersagen, also das Konzept der Überzeugung ebenso wie Erwachsene zur Verhaltenserklärung und -vorhersage nutzen. Im Gegensatz dazu ignorieren nahezu alle Kinder unter 3 ½ Jahren Überzeugungen bei der Handlungsvorhersage, d. h., sie sagen die Handlungen eines falsch informierten anderen aus dem Zustand der Realität vorher (sie ignorieren also die Diskrepanz zwischen Überzeugung und Realität), und sie sind (vgl. das einleitende Beispiel) auch unfähig, sich an eigene falsche Überzeugungen zu erinnern (Gopnik u. Astington 1988), was nicht auf Gedächtnisprobleme oder die mangelnde Bereitschaft, eigene Fehler zuzugeben, zurückzuführen ist (Wimmer u. Hartl 1991).

Eine kürzlich erschienene statistische Metaanalyse von mehr als 500 Aufgaben zum Verständnis falscher Überzeugung zeigte, dass erleichternde Aufgabenbedingungen dazu führen, dass 3-jährige Kinder höhere Chancen haben, die falsche Überzeugung einer Geschichtenfigur zu erschließen als in der Originalstudie von Wimmer u. Perner (1983), dass jedoch ein klarer Alterstrend bestehen bleibt: Zweieinhalbjährige und junge 3-Jährige antworten signifikant überzufällig so als wisse der Protagonist über den Zustand der Realität Bescheid, während 3 ½- und 4-jährige Kinder signifikant überzufällig korrekt antworten (Wellman et al. 2001).

Auch Studien zur Entwicklung der Fähigkeit, andere aktiv zu täuschen, weisen auf einen Alterstrend zwischen 3 und 4 Jahren hin: Zwar setzen schon 2 ½-Jährige in Laborsituationen (mit entsprechenden Hilfen) Strategien ein, die geeignet sind, täuschende Effekte zu produzieren (Chandler et al. 1989), jedoch tun sie das ohne Verständnis der epistemischen Effekte des Täuschungsakts, was sich u. a. darin zeigt, dass sie die gleiche Strategie (eine falsche

Spur legen) sowohl in kompetitiven Situationen (in denen ein Gegner getäuscht werden soll) als auch in kooperativen Situationen, in denen ein Freund unterstützt werden soll, einsetzen (Sodian et al. 1991; Sodian 1994).

Auch »Lügen« von 3-jährigen Kindern im Alltag, in Situationen, in denen sie abstreiten, etwas Verbotenes getan zu haben, stellen wohl meist eher eine erfolgreiche Strategie dar, um negative Konsequenzen zu vermeiden, als Lügen im eigentlichen Sinne, d. h. falsche Aussagen, die mit der Absicht gemacht werden, einen anderen zu täuschen (Polak u. Harris 1999). Auch verstehen 3-Jährige, dass Personen, die »ausgetrickst« werden, etwas Falsches sagen, nicht jedoch, dass sie eine falsche Überzeugung haben, weil ihnen der Zugang zu Informationen fehlt (Sodian et al. 1999).

Im gleichen Altersbereich, in dem Kinder beginnen, falsche Überzeugungen zu verstehen, meistern sie auch eine Reihe verwandter begrifflicher Probleme: Sie erschließen den Wissenstand einer Person aus ihren Informationsquellen (was sie gesehen hat, was ihr gesagt wurde; Pillow 1989; Wimmer et al. 1988), und sie unterscheiden zwischen den epistemischen Effekten verschiedener Informationsquellen (z. B. aus verschiedenen Sinnesmodalitäten; O'Neill u. Gopnik 1991). Ferner unterscheiden 4-Jährige, im Gegensatz zu 3-Jährigen konsistent zwischen Schein und Sein, d. h., sie verstehen, dass ein und dasselbe Objekt aussehen kann wie x (z. B. wie ein Apfel) jedoch in Wirklichkeit y (eine Kerze) ist (Flavell et al. 1986).

! Insgesamt deuten diese Befunde auf einen begrifflichen Wandel in der kindlichen Alltagspsychologie und auf den Erwerb wichtiger epistemischer Begriffe im Altersbereich zwischen 3 und 4 Jahren hin.

Wünsche

Es wäre irreführend, den begrifflichen Wandel in der Alltagspsychologie des Kindes zwischen 3 und 4 Jahren als einen Übergang vom naiven Behaviorismus zum naiven Mentalismus zu charakterisieren. Vielmehr lassen sich die Anfänge psychologischer Verhaltenserklärungen bis ins 2. Lebensjahr zurückverfolgen: Kinder beginnen gegen Ende des 2. Lebensjahrs über mentale Zustände zu sprechen (»traurig«, »froh«, »ich will«, »ich mag nicht«; Bretherton u. Beeghly 1982). Im 3. Lebensjahr benutzen Kinder in ihrer spontanen Sprache solche mentale Zuschreibungen bereits kontrastiv, d. h., sie kontrastieren explizit mentalen Zustand (Wunsch) und Realität oder die mentalen Zustände (Wünsche, Präferenzen) verschiedener Personen.

Während in der spontanen Sprache Emotionswörter und Ausdrücke von Wünschen bzw. Präferenzen bereits im Alter von ungefähr 24 Monaten verwendet werden, tauchen epistemische Bezeichnungen (glauben, wissen, denken) erst gut 1 Jahr später auf, was die aus experimentellen Studien abgeleitete Hypothese stützt, dass der »belief-desire psychology« des 4-jährigen eine »desire psychology« des 2- und 3-jährigen Kindes entwicklungsmäßig vorausgeht (Bartsch u. Wellman 1995).

Experimentelle Studien zeigen, dass 2-Jährige verstehen, dass andere Personen andere Emotionen haben können als sie selbst (Denham 1986) und dass das gleiche Objekt von einer Person begehrt, von der anderen jedoch als unattraktiv betrachtet wird (Wellman u. Woolley 1990). Hinweise auf ein solches Verständnis der Subjektivität von Wünschen fanden Repacholi u. Gopnik (1997) in einer nonverbalen Aufgabe bereits im Alter von 18 Monaten. Dass das Verständnis von Wünschen und Emotionen dem epistemischer Zustände entwicklungsmäßig vorausläuft, wird auch durch experimentelle Studien belegt, in denen das Verständnis von Wünschen und Überzeugungen in gut kontrollierten, parallelen Aufgaben getestet wurde (Flavell et al. 1990; Wellman u. Woolley 1990).

! Der entscheidende Unterschied zwischen den einfacheren Konzepten von Wunsch, Absicht und Emotion und den schwierigeren epistemischen Konzepten scheint darin zu bestehen, dass Letztere ein Verständnis mentaler Repräsentation (und damit der Möglichkeit der Missrepräsentation) voraussetzen, Erstere aber nicht.

Defizite in der Ausbildung einer Theory of Mind

Die Entwicklung einer Theory of Mind ist universell. Das Verständnis falscher Überzeugung wurde in interkulturellen Vergleichsstudien u. a. in China, Japan, der Türkei und Australien, aber auch in nichtliteraten afrikanischen Gesellschaften (Avis u. Harris 1991) und Peru (Vinden 1996) untersucht. Der Altersbereich, in dem »False-belief«-Verständnis nachgewiesen werden konnte, schwankt zwischen 4 und 6–7 Jahren, wobei die gefundenen Entwicklungspfade vollkommen parallel sind (für einen Überblick s. Wellman 2002).

! Ein spezifischer und gravierender Entwicklungsrückstand in der Ausbildung einer Theory of Mind wurde jedoch bei einer klinischen Gruppe, Kindern mit Autismus, gefunden (für einen Überblick s. Sodian, im Druck a).

Der kindliche Autismus ist eine tiefgreifende Entwicklungsstörung, die durch gravierende Beeinträchtigungen der sozialen Interaktion, der verbalen und nonverbalen Kommunikation sowie der Imagination und des Repertoires an Interessen und Aktivitäten gekennzeichnet ist (Wing 1988). Kognitive Erklärungen des Autismus machten in den letzten 15 Jahren erhebliche Fortschritte durch die Entdeckung eines spezifischen Defizits autistischer Personen im Verständnis des mentalen Bereichs. Baron-Cohen et al. (1985) zeigten erstmals, dass autistische Kinder, die in verbalen Intelligenztests mindestens so gut abschnitten wie normal entwickelte 4-Jährige, falsche Überzeugungen nicht repräsentierten, während eine klinische Kontrollgruppe (Down-Syndrom-Kinder mit gleichem verbalem mentalem Alter) in False-belief-Tests wie normal entwickelte 4-Jährige abschnitt. In einer Vielzahl von Folgestudien wurde dieser Befund erhärtet. Darüber hinaus konnte gezeigt werden, dass autistische Kinder mentale mit physischen Phänomenen konfundieren, nicht zwischen »Schein« und »Sein« unterscheiden und eine weit geringere Häufigkeit spontaner Produktion von Symbolspiel als normale Kinder zeigen. Auch in einfachen Aufgaben zum Verständnis des Zusammenhangs zwischen Sehen und Wissen, die von normal entwickelten 3-Jährigen gelöst werden, versagen sie und sie sind unfähig, die Blickrichtung anderer Personen als Hinweis auf deren Handlungsabsicht zu interpretieren, epistemische Zustände als Ursache von Emotionen zu verstehen, andere zu täuschen sowie einfache Formen uneigentlichen Sprechens (Witz, Spiel, Ironie) zu verstehen (Baron-Cohen, 2000). Zwar wurden bei wenigen Kindern bzw. Jugendlichen mit Autismus Kompetenzen in einfachen Theory-of-Mind-Aufgaben gefunden, jedoch scheitern diese Probanden an komplexeren Aufgaben, die von normal entwickelten Grundschulkindern gelöst werden.

Diese Befunde weisen auf einen gravierenden Entwicklungsrückstand autistischer Personen in der Repräsentation mentaler Zustände hin (Happé 1994). Dass es sich um ein spezifisches Defizit handelt, wird u. a. durch die Kompetenz autistischer Personen in Kontrollaufgaben belegt, die kein Verständnis mentaler Repräsentation erfordern: So verstehen autistische Personen, dass Fotos, die den aktuellen Zustand der Realität nicht abbilden, diese fehlrepräsentieren, sie verstehen jedoch nicht die mentale Fehlrepräsentation eines getäuschten Protagonisten (Leslie u. Thaiss 1992), sie können behaviorale, jedoch nicht mentalistische Handlungssequenzen herstellen (Baron-Cohen et al. 1986) und können physische Obstruktionsstrategien einsetzen, um einen Opponenten an der Erreichung eines Ziels zu hindern, jedoch nicht Täuschungsstrategien (Sodian u. Frith 1992).

Für die Spezifität der Theory of Mind auf **hirnphysiologischer Ebene** sprechen Studien mit bildgebenden Verfahren, die auf die Aktivierung des linken medialen präfrontalen Kortex bei der Verarbeitung von Geschichten, die mentalistische Interpretationen erfordern, hindeuten, nicht jedoch bei nichtmentalistischen Kontrollgeschichten. Patienten mit Asperger-Syndrom aktivieren bei der Verarbeitung mentalistischer Geschichten nicht die gleichen Hirnregionen wie normale Kontrollpersonen, was darauf hindeutet, dass die Patienten zur Kompensation ihres Theory-of-Mind-Defizits einen domänenübergreifenden Inferenzmechanismus einsetzen (Frith u. Frith, 2000).

Vorläufer einer Theory of Mind im Säuglingsalter

In der neueren Säuglingsforschung gibt es viele Belege für eine frühe Fähigkeit zur Unterscheidung zwischen Personen und unbelebten Objekten: Schon in den ersten Lebenswochen präferieren Säuglinge Gesichter (Johnson u. Morton 1991), imitieren die Handlungen von Personen, nicht jedoch die Bewegungen mechanischer Objekte (Meltzoff u. Moore 1983; Legerstee 1991). Etwa in der Mitte des 1. Lebensjahres zeigen Babys Überraschung, wenn sich unbelebte Objekte in Bewegung setzen, ohne angestoßen zu werden, nicht jedoch, wenn Personen das tun (Spelke et al. 1995). Diese Befunde deuten auf spezifisches Wissen über Personen hin, demonstrieren jedoch nicht spezifisch psychologisches Wissen. Schreiben Babys Personen interne, mentale bzw. psychische Zustände und Vorgänge zu?

Gegen Ende des 1. Lebensjahres (ab dem Alter von etwa 9 Monaten) zeigen Säuglinge eine Reihe kommunikativer Verhaltensweisen, die sich als Hinweise auf ein beginnendes psychologisches Verständnis anderer Menschen interpretieren lassen: Sie folgen kommunikativen Gesten (Blick, Zeigegeste) und beginnen selbst, solche Gesten einzusetzen, und sie orientieren sich in ambigen Situationen am Gesichtsausdruck ihrer Eltern (»social referencing«; Butterworth 1991; Carpenter et al. 1998; Hornick et al. 1987). Eine Interpretation dieser sozial-interaktiven Kompetenzen besagt, dass Babys andere Personen und sich selbst als intentionale Agenten verstehen, d. h., dass sie Personen konkrete Handlungsziele zuschreiben und eine interne, psychische Verbindung zwischen Person und Zielzustand herstellen (z. B. »A will x«; Tomasello 1995).

Interpretiert man die beobachteten sozial-interaktiven Kompetenzen jedoch reduktionistisch, so kann man zu der Auffassung gelangen, dass sie Ergebnisse behavioralen Lernens sind (z. B.: »Folge der Zeigegeste der Mutter, denn dort wirst du etwas Interessantes sehen«) und zu Beginn nicht auf einem psychologischen Verständnis von Personen basieren (Moore 1999). Nach strikten Kriterien liegt Evidenz für ein psychologisches Verständnis anderer Personen dann vor, wenn deren interne psychische Zustände unabhängig vom eigenen aktuellen psychischen Zustand erschlossen werden. Ein Beleg dafür ist der Beginn von **Empathie** im Altersbereich zwischen 18 und 24 Monaten (Bischof-Köhler 1989). Weitere konvergierende Belege für mentalistische Personkonzepte in der 2. Hälfte des 2. Lebensjahres sind das Verständnis der Subjektivität von Wünschen ab dem Alter von 18 Monaten (Repacholi u. Gopnik 1997), das Verständnis der referenziellen Bedeutung der Blickrichtung mit 18 Monaten (Butler et al. 2000) und die Imitation intendierter Handlungen (Meltzoff 1995).

Aufsehenerregende Befunde ergaben sich in der neueren Forschung mit Blickzeitmethoden: Das Baby betrachtet Ereignisse auf einer Bühne oder videografierte Sequenzen. Im Habituationsparadigma wird zunächst (in der Habituationsphase) mehrmals das gleiche Ereignis gezeigt, so lange bis die Fixationszeit des Babys auf die Hälfte der ursprünglichen Fixationszeit (im ersten Durchgang) abgesunken ist. Danach werden in der Testphase Ereignisse gezeigt, die im Vergleich zum Habituationsereignis neu bzw. erwartungswidrig sind. Signifikante Dishabituation (d. h. ein Wiederansteigen der Blickzeiten) ist ein Indikator dafür, dass das Baby das Testereignis als neu (bzw. unerwartet) wahrnimmt. Untersuchungsergebnisse deuten auf Grundprinzipien psychologischer Interpretation menschlichen Handelns bereits in der 2. Hälfte des 1. Lebensjahres hin: Woodward (1998) fand, dass 5–9 Monate alte Säuglinge die Greifbewegung eines menschlichen Arms, nicht jedoch die eines mechanischen Stabs, als zielbezogen enkodieren: Die Säuglinge erwarten Zielkonstanz der Greifbewegung auch dann, wenn sich die raumzeitlichen Merkmale der Greifbewegung verändern.

Darüber hinaus deuten Befunde von Gergely et al. (1995; Csibra et al. 1999) darauf hin, dass 9 und 12 Monate alte Säuglinge **Rationalität** der Zielerreichung erwarten: Die Babys erwarten, dass sich computeranimierte Scheiben, welche sich über ein Hindernis auf ein Zielobjekt hin bewegen, dem Ziel auf dem direkten Pfad annähern, wenn das Hindernis entfernt wird, und nicht den indirekten Annäherungspfad beibehalten. Dass es sich hierbei um Erwartungen über die Rationalität der Zielerreichung menschlicher Agenten handelt, konnten Sodian et al. (im Druck) in einer Replikationsstudie mit Videosequenzen realer Personen demonstrieren.

Die These vom Verständnis von Personen als intentionalen Agenten gegen Ende des 1. Lebensjahres wird auch durch neuere Studien zum Verständnis kommunikativer Gesten gestützt: Babys nutzen nicht nur Blickrichtung und Zeigegeste als kommunikative Hinweise, sie erwarten auch, dass eine Person, die durch Blickrichtung, Greif- oder Zeigegeste ein konkretes Handlungsziel indiziert, bezogen auf dieses Ziel (und nicht ein alternatives Objekt) handeln wird (Phillips et al. 2002; Sodian u. Thoermer 2002).

! Diese Befunde deuten auf die frühe Entwicklung von Wissen über menschliches Handeln hin. Belege für eine Theory of Mind im Säuglingsalter fehlen jedoch noch. Eine Theory of Mind setzt die Repräsentation epistemischer Zustände (Wissen, Überzeugungen) unabhängig von der Realität voraus.

Theory-of-Mind-Entwicklung in der mittleren Kindheit: Verständnis des konstruktiven und interpretativen Charakters geistiger Aktivität

Obwohl die Basisbegriffe »Absicht« und »Überzeugung« im Alter von 4 Jahren als Kern der naiv psychologischen Handlungserklärung fest etabliert sind, finden im Altersbereich zwischen 4 und 6 Jahren wesentliche Erweiterungen und Differenzierungen des Verständnisses der mentalen Domäne statt: Vierjährige verstehen, dass jemand eine falsche Überzeugung über einen Sachverhalt haben kann. Sechsjährige verstehen, dass eine Überzeugung über eine Überzeugung einer anderen Person falsch sein kann (»second order belief«: »Max glaubt, dass Peter glaubt, dass…«; Perner u. Wimmer 1985). Vierjährige verstehen, dass man durch visuellen Zugang (Sehen) zu Wissen kommt; erst 6-Jährige verstehen, dass auch schlussfolgerndes Denken zu Wissen führt (Sodian u. Wimmer 1987). Sie gewinnen damit Einsicht in die Wirkung von indirekten Hinweisen (»cues«) als Gedächtnishilfen (Sodian u. Schneider 1990).

Auch die Einsicht in den eigenen Lernprozess ist bei 4-Jährigen noch defizitär: Erst im Alter von 5–6 Jahren können die meisten Kinder zwischen aktuellen Lernereignissen und Vorwissen unterscheiden. Taylor et al. (1994) lehrten Kindern zwei japanische Zahlwörter und fragten sie unmittelbar nach der Lernphase, ob sie diese Wörter »gerade eben gelernt« oder »schon immer gewusst« hätten. Die meisten Kinder unter 5 Jahren glaubten, dass sie die japanischen Zahlen schon immer gekannt hätten, sogar schon »als sie ein kleines Baby waren«.

! Die zunehmende Einsicht in den konstruktiven und interpretativen Charakter geistiger Aktivität gilt als wesentliches Merkmal der Theory-of-Mind-Entwicklung im Grundschulalter.

Während Vorschulkinder kognitive Aktivität auf konkrete Inhalte und Ergebnisse beziehen, entwickeln Grundschulkinder eine Vorstellung von kontinuierlicher gedanklicher Aktivität im Sinne eines Bewusstseinsstroms. Sie sind fähig zu kohärenten introspektiven Berichten und verstehen, dass gedankliche Aktivität oft unwillkürlich und schwer zu unterdrücken ist (Flavell et al. 1995, 1997). Im sozialen Bereich zeigt sich das zunehmende Verständnis von geistiger Konstruktion und Interpretation im beginnenden Verständnis der Wirkung von Vorurteilen und Voreingenommenheiten: Im frühen Grundschulalter beginnen Kinder zu verstehen, dass Erwartungen und Vorurteile die Interpretation aktueller Ereignisse beeinflussen können, dass z. B. das Umstoßen eines Malkastens in Abhängigkeit von persönlichen Voreingenommenheiten gegenüber dem Verursacher entweder als böswilliger Akt oder als Missgeschick interpretiert werden kann (Pillow u. Henrickson 1996). Folgerichtig beginnen Kinder im frühen Grundschulalter Personen überdauernde psychologische Merkmale zuzuschreiben, anstatt ihr Handeln nur vor dem Hintergrund augenblicklicher Wünsche, Absichten und Informationen zu interpretieren (Heyman u. Gelman 1998).

Die neuere Theory of Mind-Forschung deutet also darauf hin, dass Kinder im Grundschulalter zunehmende Einsicht in den interpretativen und konstruktiven Charakter geistigen Geschehens gewinnen. Diese Befunde konvergieren mit denen der Metakognitionsforschung, die in diesem Altersbereich zunehmendes Verständnis intelligenter kognitiver Strategien, sowie zunehmende »Monitoring«-Fähigkeiten belegt hat (Schneider u. Bjorklund

1998). Ob eine konstruktivistische epistemologische Position für den Wissenserwerb (im Sinne eines domänenspezifischen begrifflichen Wandels) förderlich ist, ist eine aktuelle Forschungsfrage der Entwicklungspsychologie und der Didaktik der Naturwissenschaften (Sodian et al. 2002).

Theoretische Interpretationen der Theory-of-Mind-Entwicklung

Menschen interpretieren ihre Artgenossen mentalistisch. Sie tun dies schon früh in der kindlichen Entwicklung. Diese Fähigkeit ist speziesspezifisch und domänenspezifisch: Unser Verständnis von Personen und ihren Handlungen basiert auf mentalistischen Interpretationen, unser Verständnis der physikalischen Objektwelt jedoch nicht. In der Theory-of-Mind-Forschung werden derzeit drei verschiedene Theorien der Entwicklung des spezialisierten Wissenssystems, das sozialem Lernen und Verstehen zugrunde liegt, diskutiert.

Simulationstheorie. Die Grundidee der Simulationstheorien basiert auf der Descartes'schen Auffassung, dass wir unmittelbaren Zugang zu unserem eigenen geistigen Geschehen haben. Die Aufgabe für das sich entwickelnde Kind besteht demnach darin, zu verstehen, was in den Köpfen anderer vorgeht. Diese Aufgabe wird schrittweise dadurch gemeistert, dass die Perspektive der anderen Person eingenommen wird und simuliert wird, was man selbst in der entsprechenden Situation denken, glauben, fühlen oder beabsichtigen würde (Harris 1992).

Theorie-Theorie. Premack u. Woodruff (1978) argumentierten, bei unserem Wissen über den mentalen Bereich handle es sich um eine intuitive Theorie (Theory of Mind), da mentale Zustände nicht direkt beobachtbar seien, sondern wie theoretische Begriffe erschlossen würden, und da unsere Verhaltensvorhersagen und -erklärungen auf der Zuschreibung mentaler Zustände basierten. Wenn mentale Begriffe Teil einer Theorie sind, erhalten sie ihre Bedeutung durch ihren Bezug zu anderen Begriffen in der Theorie und insbesondere durch ihren Bezug zu den unbeobachtbaren hypostasierten mentalen Zuständen und Vorgängen. Die Konzeptualisierung des mentalen Bereichs beim älteren Kind baut auf den Konzepten des jüngeren Kindes auf. Der Wandel des begrifflichen Verständnisses ist mit dem Theoriewandel in der Geschichte der Wissenschaften verglichen worden (Gopnik u. Wellman 1994).

Modularitätstheorie. Im Gegensatz zu Anhängern der Theorie-Theorie nehmen Vertreter der Modularitätsthese an, dass psychologisches Verständnis auf einem angeborenen mentalen Modul basiert – einer enkapsulierten Einheit der Informationsverarbeitung, die sowohl die Wahrnehmung als auch die Interpretation von Personen und ihren Handlungen leitet. Da ein solches »Theory-of-Mind-Modul« zur angeborenen Ausstattung der Spezies Mensch gehört, werden, so die Modularitätsheorie, menschliche Handlungen von Anfang an in mentalistischen Kategorien repräsentiert – als zielbezogen, absichtsvoll, geleitet durch Überzeugungen. Eine begrenzte Informationsverarbeitungskapazität wird zur Erklärung des Scheiterns jüngerer Kinder in Theory-of-Mind-Aufgaben (speziell »Belief«-Aufgaben) herangezogen (Leslie 1994).

Die drei Theorien, die in der aktuellen Diskussion kontinuierlich weiterentwickelt werden, sind in unterschiedlicher Weise in der Lage, die Gesamtheit der Forschungsbefunde zu integrieren (Wellman 2002). So ist z. B. die Modularitätstheorie konsistent mit den Befunden der Autismusforschung (spezifisches Theory-of-Mind-Defizit), aber weniger gut imstande, die Entwicklungsveränderungen in der Theory of Mind zu erklären. Hinsichtlich des Entwicklungsverlaufs des Verstehens eigener und fremder mentaler Zustände kommen die Simulations- und die Theorie-Theorie zu unterschiedlichen Vorhersagen: Während die Simulationstheorie vorhersagt, dass Kinder Schwierigkeiten beim Verständnis des mentalen Geschehens im anderen haben sollten, jedoch unmitttelbaren Zugang zum eigenen mentalen Geschehen, kommt die Theorie-Theorie zu der Vorhersage, dass das Verständnis des eigenen und des fremden mentalen Geschehens im Entwicklungsverlauf ungefähr simultan verlaufen sollte, da beides gesteuert wird durch die begriffliche Erschließung der mentalen Domäne. Die empirische Evidenz spricht derzeit eher für die Theorie-Theorie (Gopnik u. Wellman 1994), da Kinder eigene und fremde mentale Zustände ungefähr gleichzeitig konzeptualisieren; insbesondere können sie die falsche Überzeugung eines anderen nicht früher erschließen als sie ihre eigene falsche Überzeugung über einen konkreten Sachverhalt erinnern können (Gopnik u. Astington 1988).

Explizit domänenspezifische Theorien der Entwicklung unserer mentalistischen Alltagspsychologie werden in Frage gestellt durch Theorien über domänenübergreifende Entwicklungsveränderungen im fraglichen Altersbereich, die den Anspruch erheben, die Theory-of-Mind-Entwicklung als ein Teilphänomen eines allgemeineren Entwicklungsfortschritts der Informationsverarbeitung zu erklären.

Die derzeit prominenteste derartige These basiert auf Befunden über hohe Korrelationen zwischen Theory-of-Mind-Entwicklung und der Entwicklung exekutiver Kontrollfunktionen, die bestehen bleiben, wenn chronologisches Alter und sprachliche Fähigkeiten statistisch kontrolliert werden (Frye et al. 1995; Perner et al. 1999). Eine mögliche Interpretation dieses Zusammenhangs ist, dass die auf besserer inhibitorischer Kontrolle basierende kognitive Flexibilität Voraussetzung sei für das Erschließen falscher Überzeugungen unabhängig vom Zustand der Realität (Man beachte, dass viele »False-belief«-Aufgaben Inhibition erfordern: Eine präpotente Handlungstendenz, den Zustand der Realität anzugeben, muss unterdrückt werden, um die falsche Überzeugung einer Person zu erschließen). Diese Erklärung greift jedoch zu kurz, da auch Aufgaben zur Zuschreibung von Wünschen, die von viel jüngeren Kindern gemeistert werden, ähnliche inhibitorische Anforderungen enthalten wie Belief-Aufgaben und da 3-jährige Kinder in Belief-Aufgaben, in denen die exekutiven Anforderungen reduziert sind (z. B. Erklärungsaufgaben) nicht besser abschneiden als in Standardaufgaben (Wellman 2002).

Vielmehr ist der korrelative Zusammenhang zwischen exekutiver Kontrolle und Theory of Mind auch umgekehrt im Sinne der Theory-of-Mind-Entwicklung als Voraussetzung für die Entwicklung von Handlungskontrolle interpretierbar (Perner 1998): Das Verständnis falscher Überzeugung impliziert Wissen über die kausalen Effekte von Überzeugungen auf das Handeln anderer wie auch das eigene Handeln. Diese Fähigkeit zur Metarepräsentation ist Voraussetzung für die Inhibition konkurrierender Handlungsschemata, da diese metarepräsentationale Kontrolle voraussetzt. Zu beachten ist auch, dass die Daten zum Zusammenhang zwischen exekutiven Funktionen und Theory of Mind konsistent sind mit Interpretationen, die keinen funktionalen Zusammenhang postulieren, sondern die enge Assoziation der beiden Fähigkeitsbereiche auf die späte Reifung benachbarter Gehirnstrukturen im präfrontalen Kortex zurückführen.

Fazit für die Praxis

Die kognitive Entwicklung des Kindes wird durch das Zusammenwirken domänenübergreifender und domänenspezifischer Veränderungen vorangetrieben. Informationsverarbeitungsgeschwindigkeit, Strategiegebrauch und exekutive Funktionen sowie metakognitive Kontrolle wurden als wichtige domänenübergreifende Entwicklungsdeterminanten identifiziert. Die neuere Forschung zur Entwicklung begrifflichen Wissens hat durch die Demonstration bereichsspezifischen Wissens schon im Säuglingsalter zur Einsicht in die Invarianten des kognitiven Systems beigetragen und zugleich die Restrukturierung begrifflichen Wissens als wesentliche Determinante der kognitiven Entwicklung in der Kindheit belegt. Nicht zuletzt leisten domänenspezifische Ansätze einen wesentlichen Beitrag zur Theoriebildung in der Entwicklungspsychopathologie, wie am Beispiel der Autismusforschung erläutert wurde. Zu erwarten ist künftig eine stärkere Verzahnung neurowissenschaftlicher und kognitiver Forschung in der Entwicklungspsychologie.

Für die pädagogische wie die klinische Praxis, die immer noch stark an Piaget orientiert ist, ergeben sich aus der neueren kognitiv-entwicklungspsychologischen Forschung wichtige Konsequenzen, vor allem was die Förderung von Metakognition und Strategiegebrauch sowie die Berücksichtigung domänenspezifischen Wissens angeht.

Literatur

Atkinson RC, Shiffrin RM (1968) Human memory: A proposed system and its control processes. In: Spence KW, Spence JT (eds), The psychology of learning and motivation: Advances in research and theory, vol 2. Academic Press, New York

Astington JW (2000) Wie Kinder das Denken entdecken. Reinhardt, München

Avis J, Harris PL (1991) Belief-desire reasoning among Baka children. Child Development 62:460–467

Baron-Cohen S (2000) Theory of mind and autism: A fifteen year review. In: Baron-Cohen S, Tager-Flusberg H, Cohen DJ (eds) Understanding other minds. Perspectives from developmental cognitive neuroscience, 2nd edn. Oxford Univ Press, Oxford, pp 3–20

Baron-Cohen S, Leslie AM, Frith U (1985) Does the autistic child have a 'theory of mind'? Cognition 21:37–46

Baron-Cohen S, Leslie AM, Frith U (1986) Mechanical, behavioural and intentional understanding of picture stories in autistic children. Br J Dev Psychol 4:113–125

Baker-Ward L, Ornstein PA, Holden DJ (1984) The expression of memorization in early childhood. J Exp Child Psychol 37:555–575

Barkley RA (1997) Behavioral inhibition, sustained attention, and executive functions. Constructing a unifying theory of ADHD. Psychol Bull 121:65–94

Bartsch K, Wellman HM (1995) Children talk about the mind. Oxford Univ Press, Oxford

Bischof-Köhler D (1989) Spiegelbild und Empathie. Huber, Bern

Bischof-Köhler D (2000) Kinder auf Zeitreise. Theory of Mind, Zeitverständnis und Handlungsorganisation. Huber, Bern

Bjorklund DF (2000) Children's thinking. Developmental function and individual differences. 3rd edn. Wadsworth, Stamford

Bjorklund DF, Harnishfeger KK (1987) Developmental differences in the mental effort requirements for the use of an organizational strategy in free recall. J Exp Child Psychol 44:109–125

Bjorklund DF, Muir-Broaddus JE, Schneider W (1990) The role of knowledge in the development of strategies. In: Bjorklund DF (ed) Children's strategies: contemporary views of cognitive development. Erlbaum, Hillsdale

Bretherton I, Beeghly M (1982) Talking about internal states: The acquisition of an explicit theory of mind. Dev Psychol 18:906–921

Butler SC, Caron AJ, Brooks R (2000) Infant Understanding of the Referential Nature of Looking. J Cogn Dev 1:359–372

Butterworth GE (1991) The ontongeny and phylogeny of joint visual attention. In: Whiten A (ed) Natural theories of mind. Blackwell, Oxford, pp 223–232

Call J (2001) Chimpanzee social cognition. Trends Cogn Sci 5:388–393

Canfield RL, Smith EG, Brezsnyak MP, Snow KL (1997) Information processing through the first year of life. (Monographs of the Society for Research in Child Development 62, serial no. 250)

Carey S (1984) Cognitive development – the descriptive problem. In: Gazzaniga MS (ed) Handbook of cognitive neuroscience. Plenum, New York, pp 37–66

Carey S (1990) Cognitive development. In: Osherson DN, Smith EE (eds) An invitation to cognitive science. Thinking, vol 3. MIT, Cambridge/MA, pp 147–172

Carpenter M, Nagell K, Tomasello M (1998) Social cognition, joint attention, and communicative competence from 9 to 15 months af age. (Monographs of the Society for Research in Child Development. vol. 63, no. 4, serial no. 255)
Case R (1985) Intellectual development: Birth to adulthood. Academic Press, New York
Case R (1998) The development of conceptual structures. In: Kuhn D, Siegler RS (eds) Cognition, perception, and language, vol 2. Wiley, New York
Case R, Kurland M, Goldberg J (1982) Operational efficiency and the growth of short term memory span. J Exp Child Psychol 33:386–404
Cavanaugh JC, Borkowski JG (1980) Searching for metamemory-memory connections: a developmental study. Dev Psychol 16:441–453
Chandler M, Fritz AS, Hala S (1989) Small scale deceit: deception as a marker of 2-, 3-, and 4-year-olds' early theories of mind. Child Dev 60:1263–1277
Chi MTH (1978) Knowledge structures and memory development. In: Siegler RS (ed) Children's thinking: What develops? Erlbaum, Hillsdale
Csibra G, Gergely G, Bíró S, Koós O, Brockbank M (1999) Goal attribution without agency cues: The perception of 'pure reason' in infants. Cognition 72:237–267
D'Andrade R (1987) A folk model of the mind. In: Holland D, Quinn N (eds) Cultural models in language and thought. Cambridge Univ Press, Cambridge, pp 112–148
Dempster FN (1981) Memory span: Sources of individual and developmental differences. Psychol Bull 89:63–100
Denham SA (1986) Social cognition, prosocial behavior and emotion in preschoolers. Child Dev 57:194–201
Flavell JH, Green FL, Flavell ER (1986) Development of knowledge about the appearance-reality distinction. (Monographs of the Society for Research in Child Development 51, Serial No. 212)
Flavell JH, Flavell ER, Green FL, Moses LJ (1990) Young children's understanding of fact beliefs versus value beliefs. Child Dev 61:915–928
Flavell JH, Green FL, Flavell ER (1995) Young children's knowledge about thinking. (Monographs of the Society for Research in Child Development 60, serial no. 243)
Flavell JH, Green FL, Flavell ER (1997) The development of children's knowledge about inner speech. Child Dev 68:39–47
Fodor JA (1987) Psychosemantics. The problem of meaning in the philosophy of mind. MIT, Cambridge
Frith C, Frith U (2000) The physiological basis of theory of mind: functional neuroimaging studies. In: Baron-Cohen S, Tager-Flusberg H, Cohen DJ (eds) Understanding other minds. Perspectives from developmental cognitive neuroscience, 2nd edn. Oxford Univ Press, Oxford, pp 334–356
Frye D, Zelazo PD, Palfai T (1995) Theory of mind and rule-based reasoning. Cognitive Dev 10:483–527
Fuster JM (1989) The prefrontal cortex: Anatomy, physiology, and neuropsychology of the frontal lobe. Raven, New York
Gergely G, Nadasdy Z, Csibra G, Biro S (1995) Taking the intentional stance at 12 months of age. Cognition 56:165–193
Ghatala ES, Levin JR, Pressley M, Goodwin D (1986) A componential analysis of the effects of derived and supplied strategy-utility information on children's strategy selections. J Exp Child Psychol 41:76–92
Gopnik A, Astington JW (1988) Children's understanding of representational change and its relation to the understanding of false belief and the appearance-reality distinction. Child Dev 59:26–37
Gopnik A, Wellman HM (1994) The theory theory. In: Hirschfeld L, Gelman SA (Hrsg) Mapping the mind. Domain specificity in cognition and culture. CambridgeUniv Press, New York
Goswami U (2001) So denken Kinder. Huber, Bern
Happé F (1994) An advanced test of theory of mind: understanding of story characters' thoughts and feelings by able autistic, mentally handicapped, and normal children and adults. J Autism Dev Disord 24:129–154
Hare B, Call J, Tomasello M (2000) Chimpanzees know what conspecifics do and do not see. Animal Behav 59:771–785
Harris PL (1992) From simulation to folk psychology: The case for development. Mind Language 7:120–144
Heyman GD, Gelman SA (1998) Young children use motive information to make trait inferences. Dev Psychol 34:310–321
Hornick R, Riesenhoover N, Gunnar M (1987) The effects of maternal positive, neutral, and negative affective communications and infant responses to new toys. Child Dev 58:937–944
Johnson MH, Morton J (1991) Biology and cognitive development: The case of face recognition. Blackwell, Oxford
Justice EM, Baker-Ward L, Gupta S, Jannings LR (1997) Means to the goal of remembering: Developmental changes in awareness of strategy-use performance relations. J Exp Child Psychol 65: 293–314
Kail R (1997) Processing time, imagery, and spatial memory. J Exp Child Psychol 64:67–78
Kail RV, Salthouse TA (1994) Processing speed as a mental capacity. Acta Psychol 86:199–225
Legerstee M (1991) The role of person and object in eliciting early imitation. J Exp Child Psychol 51:423–433
Leslie AM (1994) ToMM, ToBy, and agency: Core architecture and domain specificity in cognition and culture. In: Hirschfeld L, Gelman S (eds) Mapping the mind: domain specificity in cognition and culture. Cambridge Univ Press, New York, pp 119–148
Leslie AM, Thaiss L (1992) Domain specificity in conceptual development: evidence from autism. Cognition 43:225–251
Luria AR (1973) The working brain. Basic Books, New York
Melot AM (1998) The relationship between metacognitive knowledge and metacognitive experiences: Acquisition and re-elaboration. Eur J Psychol Educ 13:75–89
Meltzoff AN (1995) Understanding the intentions of others: re-enactment of intended acts by 18-month-old-children. Dev Psychol 31:838–850
Meltzoff AN, Moore MK (1983) Newborn infants imitate adult facial gestures. Child Development 54:702–719
Montada L (2002) Die geistige Entwicklung aus der Sicht Jean Piagets. In: Oerter R, Montada L (Hrsg) Entwicklungspsychologie; 5. Aufl. Beltz, Weinheim, S 418–442
Moore C (1999) Having intentions, understanding intentions, and understanding communicative intentions. In: Zelazo PD, Astington JW, Olson DR (eds) Developing theories of intention. Lawrence Erlbaum, Mahwah, pp 43–61
Naus MJ, Ornstein PA, Aviano S (1977) Developmental changes in memory: the effects of processing time and rehearsal instructions. J Exp Child Psychol 23:237–251
O'Neill D, Gopnik A (1991) Young children's alility to identify the sources of their beliefs. Dev Psychol 27:390–397
Perner J (1991) Understanding the representational mind. MIT, Cambridge
Perner J (1998) The meta-intentional nature of executive functions and theory of mind. In: Carruthers P, Boucher J (eds) Language and thought. Cambridge Univ Press, Cambridge, pp 270–283
Perner J (2000) Theory of mind. In: Bennett M (ed) Developmental psychology. Achievements and prospects. Psychology Press, Hove
Perner J, Wimmer H (1985) »John thinks that Mary thinks that ...«: Attribution of second-order beliefs by 5–10-year-old children. J Exp Child Psychol 39:437–471
Perner J, Stummer S, Lang B (1999) Executive functions and Theory of Mind: cognitive complexity or functional dependence? In: Zelazo P, Astington JW, Olson DR (eds) Developing theories of intention: social understanding and self control. Erlbaum, Mahwah, pp 133–152

Phillips AT, Wellman HM, Spelke ES (2002) Infants' ability to connect gaze and emotional expression to intentional action. Cognition 85:53–78

Piaget J (1952) The origins of intelligence in children. Norton, New York

Pillow BH (1989) Early understanding of perception as a source of knowledge. J Exp Child Psychol 47:116–129

Pillow BH, Henrickson AJ (1996) There's more to the picture than meets the eye: young children's difficulty understanding biased interpretation. Child Dev 67:803–819

Polak A, Harris PL (1999) Deception by young children following noncompliance. Dev Psychol 35:561–568

Premack D, Woodruff G (1978) Does the chimpanzee have a theory of mind? Behav Brain Sci 1:515–526

Repacholi BM, Gopnik A (1997) Early reasoning about desires: Evidence from 14- and 18-month-olds. Dev Psychol 33:12–21

Rittle-Johnson B, Siegler RS (1999) Learning to spell: Variability, choice, and change in children's strategy use. Child Dev 70:304–316

Schauble L (1990) Belief revision in children: The role of prior knowledge and strategies for generating evidence. J Exp Child Psychol 49:31–57

Schneider W, Sodian B (1988) Metamemory – memory behavior relationship in young children: Evidence from a memory for location task. J Exp Child Psychol 45:209–233

Schneider W, Sodian B (1997) Memory strategy development: Lessons from longitudinal research. Dev Rev 17:442–461

Schneider W, Pressley M (1997) Memory development between 2 and 20, 2nd edn. Erlbaum, Mahwah

Schneider W, Bjorklund DF (1998) Memory. In: Kuhn D, Siegler RS (eds) Cognition, perception and language developmen; vol 2. Wiley, New York

Schneider W, Büttner G (2002) Entwicklung des Gedächtnisses bei Kindern und Jugendlichen. In: Oerter R, Montada L (Hrsg) Entwicklungspsychologie, 5. Aufl. Beltz, Weinheim, S 495–516

Siegler RS (1996) Emerging minds: The process of change in children's thinking. Oxford Univ Press, New York

Siegler RS (2000) Das Denken von Kindern. Oldenbourg, München

Siegler RS, Crowley K (1991) The microgenetic method. A direct means for studying cognitive development. Am Psychol 46:606–620

Sodian B (1994) Early deception and the conceptual continuity claim. In: Lewis C, Mitchell P (Hg) Children's early understanding of mind. Erlbaum, Hillsdale

Sodian B (2002) Entwicklung begrifflichen Wissens. In: Oerter R, Montada L (Hrsg) Entwicklungspsychologie, 5. Aufl. Beltz, Weinheim, S 443–468

Sodian B (im Druck a) Tiefgreifende Entwicklungsstörungen: Autismus. In: Schlottke PF, Silbereisen RK, Schneider S, Lauth GW (Hrsg) Enzyklopädie der Psychologie. Serie II: Klinische Psychologie. Bd 5: Störungen im Kindes- und Jugendalter. Hogrefe, Göttingen

Sodian B (im Druck b) Die Entwicklungspsychologie des Denkens – das Beispiel der Theory of Mind. In Herpertz-Dahlmann B, Resch F, Schulte-Markwort M, Warnke A (Hrsg) Lehrbuch der Entwicklungspsychiatrie. Schattauer, Stuttgart

Sodian B, Frith U (1992) Deception and sabotage in autistic, retarded, and normal children. J Child Psychol Psychiatry 33:591–606

Sodian B, Schneider W (1990) Children's understanding of cognitive cuing: How to manipulate cues to fool a competitor. Child Dev 61:697–704

Sodian B, Thoermer C (2002) Infants' understanding of looking, pointing, and reaching as cues to intentional action. (Unveröffentlichtes Manuskript, Universität München)

Sodian B, Wimmer H (1987) Children's understanding of inference as a source of knowledge. Child Dev 58:424–433

Sodian B, Taylor C, Harris PL, Perner J (1991) Early deception and the child's theory of mind: False trails and genuine markers. Child Dev 62:468–483

Sodian B, Hülsken C, Thoermer C (1999) La compréhension de la tromperie par les jeunes enfants. Enfance 51:215–224

Sodian B, Thoermer C, Kircher E, Grygier P, Günther J (2002) Vermittlung von Wissenschaftsverständnis in der Grundschule. Z Pädagogik 45 (Beiheft):192–206

Sodian B, Schoeppner B, Metz U (in press) Do infants apply the principle of rational action to human agents? Infant Behav Dev

Spelke ES, Phillips A, Woodward AL (1995) Infants' knowledge of object motion and human action. In: Premack D, Premack AJ, Sperber D (eds) Causal cognition: a mutidisciplinary debate. Clarendon, Oxford

Stewart L, Pascual-Leone J (1992) Mental capacity constraints and the development of moral reasoning. J Exp Child Psychol 54:251–287

Taylor M (1996) A theory of mind perspective on social cognitive development. In: Gelman R, Au TK (eds) Perceptual and cognitive development. Academic Press, San Diego, pp 283–332

Taylor M, Esbensen BM, Bennett RT (1994) Children's understanding of knowledge acquisition: The tendency for children to report they have always known what they have just learned. Child Dev 65:1581–1604

Tomasello M (1995) Joint attention as social cognition. In: Moore C, Dunham PJ (Hg) Joint attention: Its origins and role in development. Erlbaum, Hillsdale

Vinden PG (1996) Junin Quechua children's understanding of mind. Child Dev 67:1707–1716

Wellman HM (2002) Understanding the psychological world. Developing a Theory of Mind. In: Goswami U (ed) Handbook of childhood cognitive development. Blackwell, Oxford, pp 167–187

Wellman HM, Cross D. Watson JA (2001) A meta-analysis of theory of mind development: The truth about false belief. Child Dev 72:655–684

Wellman HM, Woolley JD (1990) From simple desires and to ordinary beliefs: The early development of everyday psychology. Cognition 35:245–275

Wimmer H, Hartl M (1991) Against the Cartesian view on mind: Young children's difficulty with own false beliefs. Br J Dev Psychol 9:125–138

Wimmer H, Perner J (1983) Beliefs about beliefs: representation and constraining function of wrong beliefs in young children's understanding of deception. Cognition 13:103–128

Wimmer H, Hogrefe GJ, Perner J (1988) Children's understanding of informational access as a source of knowledge. Child Dev 59:386–396

Wing L (1988) The continuum of autistic characteristics. In: Schopler E, Mesibov GB (ed) Diagnosis and assessment in autism. Plenum, New York, pp 91–110

Woodward AL (1998) Infants selectively encode the goal object of an actor's reach. Cognition 69:1–34

Zelazo PD, Kearsley RB, Stack DM (1995) Mental representation for visual sequences: Increased speed of central processing from 22 to 32 months. Intelligence 20:41–63

2.2 Sozial-emotionale Entwicklung

U. Ziegenhain

> Um einschätzen zu können, inwieweit die Entwicklung eines Kindes adäquat verläuft oder gefährdet ist, ist es notwendig, gleichermaßen biologische, psychologische und soziale Entwicklungsprozesse zu kennen als auch misslingende Entwicklungsverläufe zu verstehen.
> Nach Chichetti (2000)

2.2.1 Entwicklung als Transaktion

Die moderne Entwicklungspsychologie vertritt einen transaktionalen Entwicklungsbegriff (Sameroff 1989). Danach vollzieht sich Entwicklung als Interaktionen eines Individuums mit seiner sozialen und gegenständlichen Umwelt. Bereits der Säugling gestaltet diese Interaktionen aktiv mit, und zwar mit zunehmendem Alter mit immer weiter fortgeschrittenen Entwicklungskompetenzen. Ebenso werden Interaktionen von aufeinander bezogenen Umwelten bzw. Kontexten von unterschiedlichen und sich verändernden Normen beeinflusst.

Insofern ist Entwicklung das Ergebnis aktiver und zielgerichteter Interaktionen, durch die die daran beteiligten Interaktionspartner sich im Sinne organisierter Anpassungsprozesse fortlaufend beeinflussen bzw. verändern (Sroufe 1996). Beispielsweise dürfte die Erfahrung zuverlässigen und wiederholten elterlichen Trostes und Zuwendung bei Kummer oder Übererregung bei einem Säugling dazu führen, dass er zunehmend lernt, sich selber zu regulieren und weniger häufig weint. Umgekehrt können Kinder aufgrund individuell unterschiedlicher Ansprechbarkeit unterschiedlich positiv oder unkompliziert auf elterliche Unterstützung reagieren. Ein von seinem Temperament her leicht irritierbarer Säugling kann seine Eltern überfordern und wiederum verstärkt inadäquates und/oder verzögertes Verhalten bewirken.

! Nach der Vorstellung transaktionaler Entwicklung wird die Organisation aktueller Anpassungen nicht nur von vorhergehenden Interaktionserfahrungen beeinflusst, sondern sie beeinflusst wiederum auch die Organisation zukünftiger Anpassungen, indem sie Ausgangspunkt für Weiterentwicklungen, aber auch für Einschränkungen ist.

Damit sind qualitativ unterschiedliche Organisationen angesprochen, wie sie im sozial-emotionalen Bereich z. B. individuell unterschiedliche Bindungsstile darstellen.

Diese Auffassung impliziert auch ein integratives Verständnis von Entwicklung. Veränderungen im Bereich sozial-emotionaler Entwicklung lassen sich nicht ohne Einbezug kognitiver, emotionaler, motorischer oder neurobiologischer Aspekte beschreiben. Diese weisen jeweils spezifischen Entwicklungsverläufe auf (Thompson 1993). Zugunsten einer anschaulichen Darstellung wird sozial-emotionale Entwicklung im Folgenden bereichsspezifisch dargestellt. Dabei wird als theoretisches Modell im Wesentlichen die ethologische Bindungstheorie vorgestellt. Sie stellte einen integrativen Ansatz dar, bietet aber gleichzeitig ein differenziertes und empirisch abgesichertes Modell einer Selbst- und Persönlichkeitsentwicklung.

2.2.2 Bindungstheoretische Grundannahmen

Die transaktionale Auffassung spiegelt sich in der Bindungstheorie wider, insbesondere in der Bedeutung, die (frühen) Interaktionen mit engen Bezugspersonen für die Persönlichkeitsentwicklung beigemessen wird. Diese Auffassung lässt sich aus der biologisch begründeten Annahme der Bindungstheorie ableiten, nach der sich Entwicklung in Beziehungen vollzieht. Die wichtigste Beziehung im Säuglings- und Kleinkindalter ist die zwischen dem Kind und seinen Bezugspersonen. Die Besonderheit individueller Entwicklung wird durch die Qualität der Interaktion von Kind und Bezugs- bzw. Bindungsperson wesentlich beeinflusst. Die Bindungstheorie knüpft damit auch an traditionelle Vorstellungen an, nach denen soziale Interaktionen die Selbst- und Persönlichkeitsentwicklung entscheidend beeinflussen (Harter 1998; Bretherton u. Munholland 1999).

! Bindung beschreibt die angeborene soziale Motivation, Beziehungen zu anderen, emotional nahe stehenden Menschen einzugehen (Bowlby 1969).

Bindungsbedürfnisse gelten als biologische Grundbedürfnisse, die als solche übrigens auch in der UN-Kinderrechtskonvention verankert sind. Danach entwickeln alle Kinder im Verlaufe des 1. Lebensjahres eine oder mehrere enge Bindungen zu nahe stehenden Bezugspersonen. Ausgenommen sind lediglich Kinder, deren kognitives Entwicklungsniveau das von 6 Monaten nicht überschreitet und/oder Kinder mit extremen psychischen Schädigungen, wie beispielsweise massive Vernachlässigung (vgl. Kap. 32). Bindungen sind als dauerhafte und dyadische Beziehungen definiert und werden nicht nur für die frühe Kindheit angenommen, sondern für den gesamten Lebenslauf. Bindungsbezogenes Verhalten ist in einem eigenständigen Motivationssystem organisiert, dem Bindungssystem. Entsprechend seiner stammesgeschichtlich begründeten Funktion, nämlich der Sicherung des Überlebens, wird das Bindungssystem insbesondere in Situationen von Verunsicherung oder Angst ausgelöst.

Den Bindungsbedürfnissen komplementär sind nach dieser Auffassung Erkundungsbedürfnisse. Das Bedürfnis nach Erkundung lässt sich vielleicht am ehesten im Sinne eines Gefühls interpretieren, Verhalten oder Ereignisse selbst zu verursachen und zu steuern (Bandura 1982; Ford u. Thompson 1985). Es kann auch mit anderen Konzepten beschrieben werden, wie beispielsweise als Leistungsmotivation (White 1959), interner Kontrollüberzeugung bei älteren Kindern (Rotter 1990; Heckhausen 1977) oder Selbstwirksamkeit bei Säuglingen (Stang 1989). Das Zusammenspiel zwischen Sicherheits- und Erkundungsbedürfnissen stellt einen kybernetischen Regelkreis dar (Bindungs-Explorations-Balance), der in Bischofs entwicklungstheoretischem Modell der sozialen Motivation ausdifferenziert und um das Motivsystem der Autonomie ergänzt ist (Zürcher Modell; Bischof 1985). Ob als eigenständiges Motivsystem oder als Aspekt von Erkundung und Interesse, in jedem Fall werden damit Autonomiebestrebungen neben dem Sicherheitsbedürfnis als wesentliches Bedürfnis betont (Beller 1959; Grossmann u. Grossmann 2001; Ziegenhain 2001; Krappmann 2001).

! In modernen theoretischen Persönlichkeitsmodellen wird positive Entwicklung als eine gelungene Integration von Autonomie und emotionaler Verbundenheit aufgefasst (Kahn u. Antonucci 1980; Baltes u. Silverberg 1994; Harter 1998).

Die Bindungstheorie unterscheidet sich hier deutlich von früheren, überwiegend lerntheoretischen Auffassungen. Nach diesen wurde Autonomie von emotionaler Verbundenheit oder Bindung im Sinne von emotionaler Abhängigkeit unterschieden. Verbundenheit oder Abhängigkeit war nach dieser Definition eine Verhaltensweise, die bestenfalls vorübergehend entwicklungsangemessenes Verhalten war, und die im Verlauf der Sozialisation zugunsten von Autonomie aufgegeben werden sollte (Maccoby u. Masters 1970). Demgegenüber ist Abhängigkeit bzw. Verbundenheit nach bindungstheoreotischer Sicht nicht negativ, sondern entspringt einem biologisch angelegten Bedürfnis nach individualisierter Beziehung und Zuwendung jenseits der Befriedigung allgemeiner körperlicher oder psychologischer Bedürfnisse.

2.2.3 Individuelle Unterschiede in der Organisation von Bindung

Dabei lässt sich eine so verstandene ausgewogene Verwirklichung von gleichermaßen Sicherheits- und Bindungsbedürfnissen auf der einen Seite und Erkundungs- bzw. Autonomiebestrebungen auf der anderen Seite mit Bindungssicherheit gleichsetzen. Bindungsunsicherheit lässt sich demgegenüber als Ungleichgewicht bzw. Dysregulation im Sinne einer Abweichung von der beschriebenen Auffassung eines Gleichgewichtes zwischen Bindungsbedürfnissen und Autonomiebestrebungen charakterisieren. Damit ist ein wesentlicher Schwerpunkt der Bindungstheorie angesprochen, nämlich der einer Theorie individueller Unterschiede in der sozial-emotionalen Persönlichkeitsentwicklung (Thompson 1998).

! Vor dem Hintergrund des Modells der Sicherheits-Erkundungs-Balance lässt sich Bindung bei Kleinkindern als Nähe-Distanz-Regulation zur Bindungsperson beschreiben.

Entsprechend moderner bindungstheoretischer Auffassungen wird das Bindungssystem dabei als beständig aktiv betrachtet, d. h. das Kind bewertet seine Nähe oder Distanz zur Bindungsperson fortlaufend und korrigiert sie, je nach extern (z. B. zunehmende Unvertrautheit oder Abwesenheit der Bindungsperson) oder intern (z. B. Müdigkeit) bedingten Änderungen im vorgegebenen Ziel der Distanzregulation, kontinuierlich.

! Die »Fremde Situation« von Ainsworth ist eine standardisierte Beobachtungssituation, in der sich die Wirkungsweise des Bindungs-Explorations-Gleichgewichts besonders gut nachvollziehen lässt (Ainsworth et al. 1978).

Die »Fremde Situation« ist das mittlerweile weltweit eingesetzte Verfahren, um die individuelle Qualität der Bindungsbeziehung zwischen einem Kleinkind und seiner Bezugsperson zu erfassen. In einer etwa 20-minütigen standardisierten Beobachtungssituation wird das Kind in aufeinanderfolgenden 3-minütigen Episoden leichter und zunehmender Belastung ausgesetzt und damit sein Bindungssystem aktiviert. Im Verlauf der »Fremden Situation« kommen Bindungsperson und Kind in einen fremden Raum, eine freundliche fremde Frau kommt hinzu und die Bindungsperson velässt kurz den Raum (▣ Tabelle 2.1). In Einklang mit den Modellannahmen interessieren sich Kinder in dieser durch moderate Belastung gekennzeichneten Situation eher für neue und unbekannte Spielzeuge, wenn sie sich unbelastet fühlen, und suchen eher Nähe und Kontakt zur Bezugsperson, wenn sie verunsichert sind. Ainsworth bezeichnete die Funktion der Bindungsperson als die einer sicheren Basis, von der aus das Kind unbelastet erkunden kann. Die unterstellte Belastetheit bei Verunsicherung bzw. Aktivierung des Bindungs-

Tabelle 2.1. **Ablauf der »Fremden Situation«.** (Nach Ainsworth et al. 1978)

Episode	Dauer	Personen	Ablauf
1	ca. 30 s	Kind, Bindungsperson, Versuchsleiter	Bindungsperson und Kind werden in den Beobachtungsraum geführt.
2	3 min	Kind, Bindungsperson	Das Kind spielt mit dem in der Mitte des Raumes liegenden Spielzeug bzw. die Bindungsperson versucht das Kind für das Spielzeug zu interessieren.
3	3 min	Kind, Bindungsperson, fremde Person	Die fremde Person kommt herein, schweigt (1. Minute); unterhält sich mit der Bindungsperson (2. Minute); nähert sich vorsichtig dem Kind, versucht Kontakt mit ihm aufzunehmen und mit ihm zu spielen (3. Minute).
4	3 min (oder kürzer)	Kind, fremde Person	Die Bindungsperson verlässt den Raum, ohne sich vom Kind zu verabschieden.
5	3 min	Kind, Bindungsperson	**1. Wiedervereinigungsepisode:** Die Bindungsperson kommt zurück, geht zum Kind; die fremde Person verlässt den Raum. Sie beruhigt das Kind, wenn dieses verunsichert ist oder weint.
6	3 min (oder kürzer)	Kind	Die Bindungsperson verabschiedet sich vom Kind und verlässt den Raum.
7	3 min (oder kürzer)	Kind, fremde Person	Die fremde Person kommt zurück, wenn das Kind stark bekümmert ist. Beruhigt das Kind, wenn dieses verunsichert ist oder weint.
8	3 min (oder kürzer)	Kind, Bindungsperson	**2. Wiedervereinigungsepisode:** Die Bindungsperson kommt zurück. Sie beruhigt das Kind, wenn dieses verunsichert ist oder weint. Fremde Person verlässt den Raum.

systems beim Kind ist mit einem Anstieg innerer Erregung verbunden, die erst mit Nähe zur bzw. Kontakt mit der Bindungsperson wieder abklingt. Bestätigt wurde diese Annahme mit physiologischen Korrelaten des Bindungsverhaltens bei 1-jährigen Kindern in der »Fremden Situation«, nämlich Anstieg der Herzfrequenz (Spangler u. Grossmann 1993).

Grundsätzlich lassen sich aufgrund ihres Verhaltens in der »Fremden Situation3 Bindungstypen unterscheiden:

Sicher gebundene Kinder (Typ B). Sicher gebundene Kinder nutzen ihre Bezugsperson in der »Fremden Situation« als sichere Basis zur Erkundung und suchen verstärkt Nähe und Körperkontakt, wenn sie sich belastet oder verunsichert fühlen. Sie balancieren moduliert und flexibel zwischen Bindungs- und Erkundungsverhalten. In Abhängigkeit davon, wie verunsichert sie durch die Abwesenheit der Mutter im vorgegebenen Ablauf der »Fremden Situation« waren, suchen sie bei deren Rückkehr entweder unmittelbar engen Körperkontakt mit ihr oder aber begrüßen sie offen und freudig.

Unsicher-vermeidend gebundene Kinder (Typ A). Unsicher gebundene Kinder nutzen hingegen ihre Bindungsperson in der »Fremden Situation« nicht oder nur eingeschränkt als sichere Basis. Unsicher-vermeidend gebundene Kinder wirken emotional wenig beteiligt. Sie schauen die Bindungsperson nicht an oder vermeiden Körperkontakt mit ihr, wenn sie nach kurzer Abwesenheit zurückkommt. Sie drosseln oder unterdrücken ihr Bindungsverhalten und die damit einhergehenden Gefühle und scheinen ihre Aufmerksamkeit und ihr Interesse verstärkt auf Gegenstände zu konzentrieren. Demgegenüber zeigte aber der Anstieg des Kortisolspiegels bei den Kindern dieser Gruppe, dass sie in der Situation belastet waren. Sie unterschieden sich damit von sicher gebundenen Kindern, deren Kortisolspiegel nicht anstieg (Spangler u. Grossmann 1993).

Unsicher-ambivalent gebundene Kinder (Typ C). Hinweise auf Gefühlsambivalenz finden sich im Verhalten unsicher-ambivalent gebundener Kinder. Sie reagieren in der »Fremden Situation« sehr belastet und suchen bereits vor der kurzen Trennung von der Bindungsperson häufig Körperkontakt mit ihr. Gleichzeitig aber zeigen sie deutlichen Widerstand und Unzufriedenheit mit diesem Kontakt, reagieren ärgerlich und gereizt und lassen sich nur schwer oder gar nicht von der Bindungsperson beruhigen, wenn diese nach der Trennung zurückkommt.

Diese Bindungsmuster waren als Standardverteilung in US-amerikanischen Studien mit 70% (bzw. 67% in einer neueren Zusammenfassung) sicheren Bindungen (Typ B), 20% (21%) unsicher-vermeidenden Bindungen (Typ A) und 10% (12%) unsicher-ambivalenten Bindungen (Typ C) festgestellt worden (Van Ijzendoorn u. Kroonenburg 1988; Van Ijzendoorn 1992). In einigen Untersuchungen aus anderen Ländern wichen diese Verteilungen erheblich ab. Beispielsweise wurden in einer deutschen

Untersuchung verstärkt Kinder mit unsicher-vermeidender Bindung klassifiziert (Grossmann et al. 1985).

2.2.4 Elterliche Feinfühligkeit und Bindungsqualität

Der Einfluss elterlicher Feinfühligkeit auf die Entwicklung unterschiedlicher Bindungsqualitäten gilt als eine der Kernannahmen der Bindungstheorie. Elterliche Feinfühligkeit ist danach nicht nur wesentliche Bedingung für die aktuelle positive Befindlichkeit des Säuglings und Kleinkindes, sondern auch Voraussetzung für die Entwicklung positiver sozial-emotionaler Kompetenzen im Vorschul- und Schulalter (Suess et al. 1992; Weinfield et al. 1999), ebenso wie für spätere positive Selbstwerteinschätzung (Cassidy 1990; Verschueren, Marcoen u. Schoefs 1996; Verschueren u. Marcoen 1999).

Zentrale Definitionsmerkmale elterlicher Feinfühligkeit sind, dass die Bindungsperson die kindlichen Signale wahrnimmt, sie angemessen interpretiert, angemessen darauf reagiert und prompt reagiert (Ainsworth et al. 1974). Nach bindungstheoretischer Sicht verknüpft sich damit ein subjektives Gefühl emotionaler Sicherheit beim Kind (»felt security«; Sroufe u. Waters 1977). Dies wird im Verhalten bzw. der Funktion der Bindungsperson als sichere Basis deutlich.

! Insgesamt lässt sich die Entwicklung sicherer und unsicherer Bindungen bei Kindern als individuell unterschiedlich erfahrene adäquate emotionale Unterstützung und Verfügbarkeit auffassen.

Im Falle unsicherer Bindungen zeigt sich so verstandene inadäquate Unterstützung bzw. Dysregulation in der (emotionalen) Erfahrung mangelnder emotionaler Unterstützung, die mit zu früher und überfordernder »Selbstständigkeit« verbunden ist. Inadäquate Unterstützung zeigt sich aber umgekehrt auch in zuviel bzw. unangemessener Unterstützung und damit fehlenden Möglichkeiten, eigenständig zu erkunden und sich als selbstständig zu erleben. (Downing u. Ziegenhain 2001). Unsicher-vermeidende Kinder können also die Bindungsperson nicht aktiv zur inneren Entlastung nutzen, unsicher ambivalente Kinder übertreiben ihren Emotionsausdruck, um offenbar genügend Aufmerksamkeit zu bekommen und beachtet zu werden. Insofern lassen sich die Bindungsqualitäten als (Anpassungs-) Strategien im Umgang mit Belastung und emotionaler Verunsicherung auffassen (Main 1990).

Dies gilt nicht für eine weitere Gruppe hochunsicherer Bindung. Dies sind Kinder, die zwar gewöhnlich eine der drei beschriebenen Strategien sicherer bzw. unsicherer Bindung in der »Fremden Situation« zeigen, diese aber überlagert sind durch Konfliktverhalten, wie etwa bizarre, klinisch auffällige Verhaltensweisen oder aber widersprüchliche und unvereinbare Fragmente von Bindungsverhaltensstrategien (▶ vgl. Kap. 32).

! Nach derzeitigem Forschungsstand ist elterliche Feinfühligkeit zwar ein mäßiger, aber durchaus zuverlässiger Prädiktor für spätere Bindungssicherheit (Goldsmith u. Alansky 1987; DeWolff u. Van Ijzendoorn 1997).

Dabei trennt höhere elterliche Feinfühligkeit empirisch zwischen sicheren und unsicheren Kindern, aber nicht, bzw. empirisch nicht abgesichert, zwischen den Kindern der beiden unsicheren Bindungsgruppen (Ainsworth, Blehar, Waters u. Wall 1978; Grossmann et al. 1985; Isabella 1993; Rauh et al. 2000).

2.2.5 Temperament des Kindes

Neben der Bezugsperson leistet auch das Kind einen Beitrag zur Qualität der Beziehung. Dabei lassen die vorliegenden Untersuchungen auf einen mäßigen Zusammenhang zwischen Bindungsqualität und Temperament des Kindes schließen. Die Befunde sind uneinheitlich. Danach fanden sich keine empirisch bedeutsamen Zusammenhänge zwischen dem Bindungsmuster des Kindes in der »Fremden Situation« und Temperamentsmerkmalen (vgl. Thompson 1998). Allerdings fanden Spangler et al. (1996) konstitutionelle Einflussfaktoren auf die spätere Bindungsqualität bei desorganisiert gebundenen Kindern. Hinweise fanden sich auch für einen Zusammenhang bei Kindern mit schwierigem Temperament und unsicher-ambivalenter Bindung (Frodi 1983; Goldsmith u. Alansky 1987).

Der derzeitige Stand der Diskussion lässt sich dahingehend zusammenfassen, dass sich Temperamentsmerkmale nicht auf die Sicherheit oder Unsicherheit einer Bindungsbeziehung auswirken dürften, wohl aber darauf, wie eine jeweils sichere oder unsichere Bindung in eher erregungsintensiven Stilen ausgedrückt wird (beispielsweise unsicher-ambivalenter Bindungsstil oder Subgruppen sicherer Bindung) oder aber in eher erregungsreduzierten Stilen (unsicher-vermeidende Bindung bzw. Subgruppen sicherer Bindung).

2.2.6 Das Konzept der inneren Arbeitsmodelle

Innere Arbeitsmodelle beschreiben ein übergreifendes Konstrukt für die Organisation und Regulation von Gefühlen, Erwartungen und Einschätzungen über das vermutete Verhalten des anderen sowie des eigenen Verhaltens in emotional bedeutsamen Situationen. Insofern nehmen Sie Einfluss auf den Umgang mit nahe stehenden Menschen (Bowlby 1982; Main et al. 1985; Bretherton u.

Munholland 1999). Sie lassen sich als Ergebnis der Beziehungs(vor)erfahrungen von elterlicher Verfügbarkeit und Feinfühligkeit bzw. fehlender oder mangelnder Feinfühligkeit interpretieren.

Innere Arbeitsmodelle repräsentieren bewusstes und unbewusstes Wissen über Bindungserfahrungen und verknüpfen dabei kognitives Wissen bzw. Bewertungen mit Gefühlen über diese Beziehungserfahrungen. Sie sind damit von individuell unterschiedlicher Qualität (▶ vgl. auch Abschn. 1.2.3**).**

Unter Bezug auf die Ergebnisse neuerer Gedächtnisforschung kann man davon ausgehen, dass diese Erwartungsmuster im Entwicklungsverlauf zunächst als prozedurale Gedächtnisinhalte und -prozesse gespeichert bzw. organisiert werden (Tulving 1985). Das prozedurale Gedächtnis gilt als die entwicklungsmäßig früheste Gedächtnisform. Es ist durch wiederholte und generalisierte Erfahrungen charakterisiert, die auf (vorsprachlicher) sensomotorischer Information basieren und nicht bewusst stattfinden. Auf dieser Ebene der Manifestation von Bindung(sprozessen) wird Bindung auf der Verhaltensebene organisiert und in der »Fremden Situation« verdeutlicht. Im weiteren Entwicklungsverlauf werden dann zunehmend Repräsentationen auf einem der bewussten Reflexion zugänglichen Niveau einbezogen. Auf dieser Ebene der mentalen Bindungsorganisation werden Bindungsprozesse, so die theoretische Annahme, im expliziten Gedächtnis gespeichert, und zwar teilweise im allgemein begrifflichen Gedächtnis (semantisches Gedächtnis) und teilweise im autobiographischen, bildhaften und sprachlichen Gedächtnis (episodisches Gedächtnis; vgl. Gloger-Tippelt 2001).

Nach bindungstheoretischer Vorstellung vollzieht sich Repräsentation von Bindungserfahrungen individuell unterschiedlich. Aus seinen alltäglichen Erfahrungen heraus entwickelt das Kind Vorstellungen über sich selbst und die Bindungsperson im Sinne schematisierter Handlungsvorlagen (Scripts oder Ereignisschemata; Schank u. Abelson 1977; Nelson 1999): »Wenn ich unglücklich bin, werde ich getröstet« oder aber »wenn ich unglücklich bin, muss ich alleine zurechtkommen«. ◻ Abbildung 2.1 illustriert, wie sich solche Ereignisschemata als Folge wiederkehrender Erfahrungen in verschiedenen Hierarchieebenen zu einer übergeordneten Vorstellung organisieren.

Nach Nelson (1999) werden mentale Ereignisschemata etwa ab dem Spracherwerb in der Mitte des 2. Lebensjahres gespeichert, mit 5 Jahren sind sie entwickelt und werden mit der Bindungsperson geteilt. Das Kind auf dieser Entwicklungsstufe kann Ereignisse unter verschiedenen Perspektiven einschätzen und mit der Bindungsperson sprachlich rekonstruieren. Diese so genannten Narrative lassen sich dann bei 6-jährigen Kindern gut beobachten. Sie enthalten gleichermaßen episodische und semantische Gedächtnisinhalte. Gloger-Tippelt (2001) betont unter einer bindungstheoretischen Perspektive die Bedeutung des elterlichen Einflusses auf die Konstruktion innerer Arbeitsmodelle beim Kind. Dieses übernimmt bis etwa zum 4. Lebensjahr die Bewertung der Eltern, wenn es Ereignisse oder Erfahrungen repräsentiert.

Die Entwicklung des eigenen Selbstkonzeptes scheint eng mit elterlicher Kritik, Abwertung oder Würdigung und Wertschätzung verknüpft zu sein.

2.2.7 Klassifikation von sicherer und unsicherer Bindung und ihre empirische Erhebung

Individuell unterschiedliche innere Arbeitsmodelle bzw. individuell unterschiedliche Bindungsorganisationen lassen sich auf unterschiedlichen Altersstufen klassifizieren. Dafür gibt es mittlerweile eine Batterie von Verfahren (◻ Tabelle 2.2), die allerdings unterschiedlich gut validiert sind. Von diesen sind die »Fremden Situation« im Kleinkindalter und das »Erwachsenen-Bindungsinterview« (»Adult-Attachment-Interview«; AAI; Main u. Goldwyn 1985–1999) die Verfahren, die bisher am besten erprobt und methodisch abgesichertsind.

Dabei werden die Bindungsorganisationen entweder über das Verhalten (im Sinne prozeduraler Modelle des Selbst und der Bindungsperson) erfasst oder über das ex-

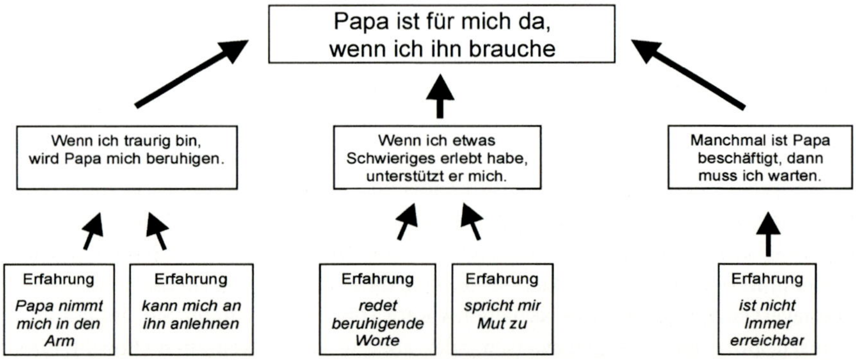

◻ Abb. 2.1. **Hierarchischer Aufbau mentaler Bindungsmodelle durch Scripts.** (Nach Gloger-Tippelt 2001)

Tabelle 2.2. Verfahren zur Klassifikation von sicherer und unsicherer Bindung

Alter	Ebene interaktiven Verhaltens Verhaltensbeobachtung	Ebene mentaler Repräsentation Projektive Verfahren	Sprachlicher Diskurs
Kleinkindalter (12–18 Monate)	**Ainsworth Fremde Situation** (Ainsworth et al. 1978; Main u. Solomon 1990) 12–18 Monate		
Kindergarten- und Vorschulalter (21 Monate – 6 Jahre)	**Attachment Q-Sort** (Waters u. Deane 1985) 1–5 Jahre		
	Fremde Situation (Cassidy u. Marvin 1987–1992) 2 1/2 – 4 1/2 Jahre	**Puppenspiel – Geschichten ergänzen** (Bretherton et al. 1990; George u. Solomon 1994, 1997; Gloger-Tippelt u. König 2000) 3–6 Jahre	
	Fremde Situation (Crittenden 1994) 21 Monate – 5 1/2 Jahre	**Puppen-Interview** (Cassidy 1988, 1990) 5–7 Jahre	
Frühes Schulalter	**Modifizierte Fremde Situation** (Main u. Cassidy 1988) 6 Jahre	**Zeichnung der Familie** (Kaplan u. Main 1986) 5/6 – 9 Jahre **Separation Anxiety Test** (Hansburg 1972; Klagsbrun u. Bowlby 1976; Kaplan 1987) 5– 14 Jahre	
Mittleres Schulalter			**Child Attachment Interview** (Target 2000) 10–14 Jahre
Jugendalter		**Adult Attachment Projective** (George et al. 1997 1999)	**Adult Attachment Interview** (George et al. 1996; Main u. Goldwyn 1985–1998)
Erwachsenenalter			**Adult Attachment Interview** (George et al. 1985; Main u. Goldwyn 1985–1998) **Caregiving Interview** (George u. Solomon 1994, 1997)

plizite Gedächtnis erfragt. Zu den letztgenannten Verfahren gehören projektive Verfahren und Verfahren, in denen Bindungsorganisation über den sprachlichen Diskurs erfasst wird.

Verhaltensbeobachtung: »Fremde Situation«

Die »Fremde Situation« ist das Verfahren der Verhaltensbeobachtung. Sie ist in ihrer klassischen Durchführung und Auswertung valide und reliabel für den Alterszeitraum zwischen 12 und 18 Monaten (▶ s. Tabelle 2.1). Für Kinder jenseits des Kleinkindalters gibt es 3 modifizierte »Fremden Situationen«. Dies ist die »Fremde Situation« nach Cassidy u. Marvin (1987–1992), die im Rahmen der MacArthur-Arbeitsgruppe ein Verfahren für 2 1/2- bis 4 1/2-jährige Kinder entwickelt haben, die »Fremde Situation« nach Crittenden (1992, 1994), die bisher für Kinder zwischen 21 Monaten und 5 1/2 Jahren angewendet wurde, sowie die »Fremde Situation« von Main u. Cassidy (1988) für 6-jährige Kinder. Diese Verfahren sind bisher noch wenig validiert, obgleich in den wenigen vorliegenden Untersuchungen, wie sie insbesondere mit dem Cassidy-Marvin-System durchgeführt wurden, durchaus modellkonforme Zusammenhänge zwischen sicher und unsicher gebundenen Kindern und der Qualität der Eltern-Kind-Interaktion in anderen Kontexten gefunden wurden (vgl. George u. Solomon 1994, 1997).

Die Durchführung der »Fremden Situation« bei älteren Kindern unterscheidet sich von der klassischen

»Fremden Situation« beispielsweise durch eine verlängerte Trennung von der Bindungsperson (Main u. Cassidy 1988; Cassidy u. Marvin 1987–1992) oder einer induzierten Verunsicherung des Kindes durch Unklarheit, wo die Bindungsperson nach Verlassen des Raumes ist bzw. wann sie wiederkommt (Crittenden 1992, 1994). Die Auswertung dieser modifizierten »Fremden Situationen« erfolgt über Kriterien, die über die der Nähe- und Distanzregulation als den Auswertungskriterien im Kleinkindalter hinausgehen und fortschreitende Entwicklungskompetenzen einbeziehen. Dazu gehört beispielsweise die verstärkte Berücksichtigung der Qualität der nonverbalen und sprachlichenInteraktion mit der Bindungsperson und dabei besonders die Qualität der Aushandlungsprozesse beim Gehen und der Rückkehr der Bindungsperson (Crittenden 1992, 1994). Dabei betont das Klassifikationssystem von Crittenden eher eine dynamischen Sicht von Entwicklungs-)Veränderungen, wie sie sich aus dem Zusammenspiel von Reifung und aktuellen Interaktionserfahrungen erklären. Demgegenüber gehen die Klassifikationssysteme von Main u. Cassidy (1988) und Cassidy u. Marvin (1987–1992) eher von der Sicht einer prinzipiellen Kontinuität zwischen früher Kindheit und späterer Entwicklung aus, jedoch unter Berücksichtigung und Einbezug fortschreitender Entwicklungskompetenzen (George u. Solomon 1994, 1997).

Projektive Verfahren: Puppenspielergänzen, »Separation Anxiety Test« und Zeichnungen

Die projektiven Verfahren basieren auf den Antworten von Kindern auf Puppenspielszenarien oder aber auf Bilder mit bindungsrelevanten Themen.

Das Verfahren zum **Puppenspielergänzen** wurde ursprünglich von Inge Bretherton und Mitarbeitern entwickelt (»Story Completion Task«; Bretherton et al. 1990; 2001 in deutscher Übersetzung). Dieses Verfahren, für zunächst 3-jährige Kinder, besteht aus einer Batterie von bindungsbezogenen Geschichten, die mit kleinen Puppen eingeführt und vom Kind weiter gespielt werden. Die Narrative thematisieren bindungsrelevante Themen, wie z. B. Schmerz als Auslöser von Bindungs- und Schutzverhalten (das Kind verletzt sich), Angst als Auslöser von Bindungs- und Schutzverhalten (ein Monster im Zimmer) oder Trennungsangst und Coping mit der Situation (die Eltern verreisen über Nacht und lassen das Kind bei der Großmutter). Die Themen werden mit Puppen eingeführt und vom Kind weitergespielt und kommentiert. Entsprechend der Struktur und des Inhalts der Antworten und Reaktionen der Kinder wird eine Klassifikation in die Bindungsgruppen (A, B, C bzw. hochunsicher) vorgenommen. Gloger-Tippelt und Mitarbeiter haben das Verfahren für den deutschsprachigen Raum für 5- bis 7-jährige Kinder modifiziert und validiert (Gloger-Tippelt 1999; Gloger-Tippelt u. König 2000; Gloger-Tippelt et al. 2002). In ähnlicher Weise entwickelten George u. Solomon (1994) eine Version des Puppenspielergänzungsverfahrens für Kinder im Kindergartenalter.

Der »**Separation Anxiety Test**« (SAT) basiert auf Bildkarten, die insbesondere Trennungssituationen thematisieren (z. B. »Eltern verreisen und das Kind bleibt bei der Großmutter«, »die Mutter kommt ins Krankenhaus«, »die Eltern streiten sich und der Vater geht«). Die Antworten der Kinder werden mit Fragen nach den Gefühlen der betroffenen Kinder auf den Karten, ihren Gedanken sowie ihren Handlungen ausgelöst. Das Verfahren wurde ursprünglich von Hansburg (1972) für die klinische Erhebung bei Jugendlichen entwickelt, und auf Grundlage einer von Bowlby für Kindergarten- und Vorschulkinder modifizierten Version (Klagsbrun u. Bowlby 1976) von Kaplan (1987) in ein Auswertungssystem weiter entwickelt, das eine Klassifikation nach den Kategorien sicherer und unsicherer Bindung (A, B, C, D) ermöglicht. Ein alternatives Klassifikationssystem ermöglicht eine Klassifikation nach sicherer und unsicherer Bindung (Slough u.n Greenberg 1990).

Empirisch noch sehr unabgesichert ist ein Auswertungssystem auf Grundlage von **Zeichnungen** der Familie bei Kindergarten- und jungen Schulkindern (Kaplan u. Main 1986). Vielversprechend sind allerdings empirische Übereinstimmungen zwischen den Kategorien sicherer und unsicherer Bindung nach den Zeichnungen und Klassifikationen in der (modifizierten) »Fremden Situation« (Main et al. 1985; Fury et al. 1997).

Sprachlicher Diskurs: »Adult Attachment Interview«

Das »Erwachsenen-Bindungsinterview« (»Adult Attachment Interview«; AAI) ist ein halbstrukturiertes klinisches Interview für Jugendliche und Erwachsene, in dem gleichermaßen konkrete bindungsrelevante Erfahrungen und Erinnerungen erfragt werden, als auch die Haltung und die Gefühle des Interviewten aus heutiger Sicht zu seinen Bindungspersonen (Main u. Goldwyn 1985–1998). Das Interview erfasst die Integration von episodischen Erinnerungen und Gefühlen und kognitiver, semantischer Bewertung, wie sie der Erwachsene vor dem Hintergrund seiner frühen Bindungsbeziehungen und bindungsrelevanten Erlebnisse zu integrieren vermag. Die Übereinstimmung episodischer und semantischer Gedächtnisinhalte ist für die inhaltliche und formale Bewertung der übergreifenden Kohärenz als einer entscheidenden Skala des Interviews von entscheidender Bedeutung. Danach lassen sich auch im Erwachsenen-Bindungsinterview die Kategorien sicherer (im AAI Typ F, autonom) und unsicherer Bindung (im AAI Typ D: distanzierend, Typ E: präokkupiert sowie hochunsicher: Typ U, unverarbeitet) als Bindungsrepräsentationen klassifizieren. Modifikationen in der Auswertung des Bindungsinterviews, die im Hinblick auf eine ökonomischere Durchführung und Auswertung vorgenommen wurden, erlauben eine Klassifikation in sichere Bindungsrepräsentation und die beiden Typen unsicherer Bindungsrepräsentation, nicht aber in den hochunsicheren Bindungstyp (Typ U; Kobak 1993). Die Arbeitsgruppe um Mary Target und Peter Fonagy hat eine modifizierte Version des Bindungsinterviews für 10- bis 14-jährige Kinder entwickelt (Target et al. 2000).

Sprachlicher Diskurs und projektives Verfahren: »Adult Attachment Projective«

Eine weitere Modifikation jüngeren Entwicklungsdatums stellt das »Erwachsenen-Bindungsprojektiv« dar (»Adult Attachment Projective«; AAP; George et al. 1997, 1999; für eine zusammenfassende Darstellung in deutscher Sprache s. George u. West 2001). Dieses Verfahren verknüpft das halbstandardisierte klinische Interview des »Erwachsenen-Bindungsinterviews« mit der projektiven Darbietung von bindungsrelevanten Bildern, ähnlich dem »Separation Anxiety Test«. Die Auswertung folgt der traditionellen Klassifikation in die vier Bindungskategorien sicherer und unsicherer (distanzierend, präokkupiert) bzw. hochunsicherer Bindung (unverarbeiteter Bindungsstatus). Das Verfahren ist zeitlich weniger aufwendig durchführbar als das »Erwachsenen-Bindungsinterview« (AAI). Erste Validierungsergebnisse lassen sich positiv beurteilen, entsprechen aber nicht den mittlerweile gut abgesicherten Belegen über die psychometrische Qualität des Bindungsinterviews.

Grundlage der Klassifikation aller hier beschriebenen projektiven Verfahren sind Audioaufnahmen bzw. Transkriptionen dieser Aufnahmen.

2.2.8 Entwicklungspsychologische Voraussetzungen der Entwicklung von Bindungsbeziehungen

Die Entwicklung von Bindungsbeziehungen ist an die Entwicklung anderer sozialer, emotionaler, motorischer und kognitiver Kompetenzen gebunden. Im Folgenden werden wichtige Entwicklungsmeilensteine bzw. Entwicklungskonzepte skizziert, die zum Verständnis oder zur Interpretation sozial-emotionaler Entwicklung beitragen.

Emotionale Entwicklungsvoraussetzungen

Innerhalb der emotionalen Entwicklung nimmt die funktionalistische Sichtweise eine zentrale Rolle ein (Thompson 1993). Danach wird die Qualität emotionaler Erfahrung transaktional aufgefasst. Damit wird weniger die Entwicklung biologisch begründeter und diskreter Basisemotionen wie z. B. Ärger, Freude, Furcht oder Traurigkeit betrachtet, wie sie besonders unter der so genannten strukturalistischen Sichtweise erforscht wird (Izard 1991), sondern es werden emotionale Erfahrungen in ihrer individuell unterschiedlichen Bedeutung in zwischenmenschlichen Beziehungen untersucht. »Sekundäre Emotionen«, wie Scham- oder Schuldgefühle, Verlegenheit oder Stolz und deren Entwicklung, werden beispielsweise insofern relevant, als sie nach funktionalistischer Sichtweise sowohl von sozialen Erfahrungen als auch von sozial-kognitiven Entwicklungsfortschritten mit beeinflusst sein dürften. Sie werden also in einem umfassenderen, transaktionalen Kontext betrachtet. Gemäß dieser Betrachtungsweise wird auch die Regulation von Emotionen bedeutsam, emotionales Ausdrucksverhalten im Sinne sozialer Signale oder die soziale Konstruktion von emotionalen Erlebens- und Verarbeitungsweisen.

! In seinem Modell emotionaler Entwicklung vertritt Sroufe (1996) die Auffassung, dass emotionale Reaktionen in Abhängigkeit vom Entwicklungsalter unterschiedliche Bedeutung haben, unterschiedlich organisiert und vermutlich auch unterschiedlich erlebt und verarbeitet werden.

Dabei berücksichtigt er auch den Einfluss individuell unterschiedlichen elterlichen Verhaltens auf die Qualtät der Erlebens- und Verarbeitungsweise des Kindes. Sroufe geht davon aus, dass sich Basisemotionen wie Furcht, Freude, Ärger und möglicherweise auch Traurigkeit erst im letzten Drittel des 1. Lebensjahres organisieren. Er unterscheidet sich damit von der strukturalistischen Auffassung, nach der Basisemotionen bereits beim Neugeborenen als diskrete Emotionen auftreten.

Begründen lässt sich diese Auffassung mit erheblichen neurologischen Veränderungen, die sich wiederum im Zusammenhang mit einer zunehmenden Entwicklung und Koordination sensorischer, motorischer, kognitiver und sozial-emotionaler Kompetenzen interpretieren lassen. Dabei gilt die Ausreifung der vorderen Hirnlappen des Kortex und die Entwicklung des sympathischen Nervensystems als bedeutende Veränderung.

! Die rasche und vollständige Ausreifung des Hippocampus im limbischen System sowie die Reifung grundlegender Bahnen zwischen dem limbischen System und dem Kortex begünstigen insbesondere qualitative Veränderungen im emotionalen Erleben.

Emotionen haben auf unterschiedlichen Entwicklungsaltersstufen unterschiedliche Bedeutung und beinhalten nach dieser Theorie jeweils unterschiedliche Erlebensweisen für den Säugling. Sroufe trägt dieser Auffassung Rechnung, indem er die jeweiligen emotionalen Phänomene auf unterschiedlichen Entwicklungsstufen unterschiedlich benennt und eine Stufentheorie emotionaler Entwicklung formuliert. Danach liegt der Entwicklung unterschiedlicher emotionaler Systeme jeweils ein physiologischer Prototyp in der Neugeborenenzeit zugrunde. Dieses frühe emotionale Ausdrucksverhalten sind reflexhafte Reaktionen auf das Ausmaß an Stimulation, dem das Neugeborene ausgesetzt ist. Die Reaktionen sind zudem eher global und diffus. Negative emotionale Reaktionen lassen sich beispielsweise in diesem frühen Alter noch nicht als Furcht oder Ärger differenzieren, sondern gleichermaßen als Verstörung.

Kennzeichnend für das Neugeborenenalter ist, dass emotionales Verhalten weder kontextuell noch subjektive mit einer Bedeutung verknüpft ist. Jenseits der Neugeborenenperiode ist emotionales Verhalten in Aspekten von Vergnügen, Vorsicht oder Frustration mit dem Inhalt der jeweiligen Situation und mit Bedeutungselementen verbunden.

Bereits 3 Monate alte Säuglinge unterscheiden in experimentellen Untersuchungen einen fröhlichen Gesichtsausdruck von anderem emotionalen Ausdrucksverhalten. Dabei lassen sich diese frühen Kompetenzen im Sinne von Präferenzen für emotionales Ausdrucksverhalten interpretieren. Emotionale Erfahrungen stellen für Säuglinge in diesem Alter globale »Bewertungen« dar. Sie sind mit diffusen Reaktionen verbunden, die sich als wiederholte Verhaltenssequenzen bzw. als allmählichen Aufbau von Spannung beschreiben lassen. Hierzu gehört beispielsweise die Frustration, wenn eingespielte Handlungssequenzen, wie die, ein Spielzeug mit der Hand an den Mund zu führen, misslingen. Vergnügen lässt sich beispielsweise beobachten, wenn ein Spielzeug als interessant identifiziert wird, Wachsamkeit, wenn der Säugling einen fremden Menschen offenbar aufgrund seiner Präferenz für das menschliche Gesicht zwar als interessant erleben dürfte, gleichzeitig aufgrund der persönlichen Unvertrautheit mit ihm aber auch als fremd.

Immerhin aber lassen sich differenzierte Emotionen, wie Ärger oder Überraschung bereits beim 6 Monate alten Kind deutlich ablesen. Dabei drücken die Kinder nicht nur mit Gesichtsausdruck, sondern ihrem gesamten Verhalten den jeweiligen Gefühlsausdruck stimmig aus. Ihr Verhalten lässt sich damit zumindest für freudige, interessierte, traurige oder ärgerliche Reaktionen bereits als spezifisch und bedeutungsvoll interpretieren.

Allerdings sind solche Emotionen systematisch erst im letzten Drittel des 1. Lebensjahres als präzise, unmittelbare und mit spezifischer Bedeutung versehene Reaktionen beobachtbar. Neben Freude, Ärger oder Traurigkeit taucht auch Furcht erst zu diesem Zeitpunkt als deutliche Reaktion auf. Zudem lassen sich auf dieser Entwicklungsstufe erstmals auch negative Emotionen wie Furcht und Ärger als deutlich voneinander abgegrenzte Verhaltensreaktionen unterscheiden. Erst diese zuletzt beschriebenen emotionalen Reaktionen bezeichnet Sroufe in seinem Entwicklungsmodell dann mit Begriffen wie Freude, Ärger, Traurigkeit oder Furcht.

Kognitive Entwicklungsmeilensteine

Die Fähigkeit am Ende des 1. Lebensjahres, emotionale Reaktionen mit spezifischer Bedeutung und Inhalt zu verknüpfen, lässt sich als wichtige Voraussetzung für den Aufbau enger und persönlicher Bindungen charakterisieren, wie er um den 12. Lebensmonat stattfindet (Ainsworth et al. 1978). Der Aufbau von Bindungsbeziehungen geht aber außerdem mit neuen kognitiven Kompetenzen einher. Dazu gehören die Objekt- bzw. Personpermanenz (Piaget 1952). Dieses Konzept beschreibt die Vorstellung von der materiellen und andauernden Existenz von Gegenständen und Menschen, und zwar unabhängig von der eigenen Wahrnehmung und Handhabung.

Die Fähigkeit zur Personpermanenz ermöglicht es Kleinkindern etwa ab dem 8.–10. Lebensmonat einen Menschen auch dann im Gedächtnis zu halten, wenn er nicht anwesend oder sichtbar ist. Der Erwerb dieser Entwicklungskompetenz ist wiederum auch daran gebunden, dass das Langzeitgedächtnis funktionsfähig wird. Der damit einhergehende zunehmende Zugriff auf vorangegangene Erfahrungen steuert außerdem die Aufmerksamkeit des Kindes (vgl. Rauh 2002).

Ebenfalls in der 2. Hälfte des 1. Lebensjahres beginnen Kleinkinder auch, Ereignisschemata über sich selbst und die Bindungsperson zu repräsentieren und diese umzusetzen, wie beispielsweise in der Suche nach der Bindungsperson, wenn diese das Zimmer verlassen hat. Wie oben ausgeführt, werden diese Ereignisschemata im weiteren Entwicklungsverlauf dann in zunehmend vernetzten Hierarchien ausdifferenziert.

Motorische Entwicklungsmeilensteine

Zwischen dem 8. und 10. Monat beginnen die meisten Kinder auch zu krabbeln, zu kriechen oder sich in einer anderen Weise fortzubewegen. Dabei ändert sich offensichtlich auch ihr soziales und emotionales Verhalten. Der zunehmend differenziertere Ausdruck von emotionaler Bezogenheit bzw. Bindungsverhalten steht mit dem Beginn der Fortbewegung im Zusammenhang. Kinder zeigen Trennungsangst und beginnen ihre Bindungsperson zu suchen oder ihr zu folgen, wenn sie beispielsweise aus dem Raum geht. Neben dem Erwerb von Objekt- bzw. Personpermanenz dürfte die Fähigkeit der Fortbewegung nach biologischer Interpretation damit einhergehen, dass das Kind Nähe und Kontakt zur Bindungsperson sucht und damit vor möglichen Gefährdungen geschützt wird (Bretherton 1987).

Sozial-kognitive Entwicklungsmeilensteine

Schließlich bleibt als zentraler sozial-kognitiver Entwicklungsmeilenstein hervorzuheben, dass das Kind gegen Ende des 1. Lebensjahres in der Lage ist, sich selbst vom Erwachsenen zu unterscheiden, ebenso wie es sein Verhalten von dem des Erwachsenen unterscheiden kann (Moore u. Corkum 1994). Dieses rudimentäre Bewusstsein spiegelt sich beispielsweise im protodeklarativen Verhalten beim Kind, wenn es zunehmend nonverbal kommuniziert und die Bezugsperson mit Zeigegesten beispielsweise auf interessante Gegenstände aufmerksam macht (»joint attention«). Rudimentäres Verständnis einer Selbst-anderer-Unterscheidung zeigt sich zudem in sozial rückversichernden Blicken des Kindes, wenn es sich der Aufmerksamkeit der Bezugsperson versichert oder aber bei Verunsicherung (»social referencing«; Klinnert et al. 1986).

! Emotionale Signale der Bezugsperson wie Freude oder Gefahr bzw. Ängstlichkeit werden adäquat erfasst und beeinflussen die Verhaltensreaktionen des Kindes.

Das Kind orientiert sich besonders in unvertrauten Situationen systematisch am Verhalten und Ausdruck der Bezugsperson. Ist der Gesichtsausdruck der Mutter ängstlich, reagiert auch das Kind ängstlich und krabbelt nicht weiter bzw. zur Mutter zurück.

Auch diese Entwicklungsfortschritte lassen sich im Zusammenhang mit anderen neuen Kompetenzen dieses Entwicklungsalters betrachten. Danach lässt sich diese rudimentäre Unterscheidungsfähigkeit zwischen dem Selbst und der sozialen Umwelt als Voraussetzung interpretieren, überhaupt eine Beziehung zwischen eigener Erfahrung und der anderer herzustellen. Damit wiederum lassen sich emotionale Reaktionen verknüpfen, die die Bedeutung eigener Erfahrung und Verhalten des anderen einbeziehen (Sroufe 1996). Diese Entwicklungsfortschritte lassen sich als Vorläufer des späteren Konzeptes einer Theory of Mind interpretieren (▶ vgl. auch Abschn. 2.1). Für die Beziehung mit der Bindungsperson lassen sie sich als innere Arbeitsmodelle charakterisieren (Bretherton u. Mullholland 1999).

Mitte des 2. Lebensjahres ist die Fähigkeit, eine Unterscheidung zwischen dem Selbst und dem anderen zu treffen, dadurch charakterisiert, dass das Kind eine Repräsentation über sein (körperliches) Selbst entwickelt hat. Empirisch lässt sich dies daran beobachten, dass das Kind sich im Spiegel erkennt (bzw. im Unterschied zu Kindern, die noch keine Selbstrepräsentation entwickelt haben, irritiert auf einen – heimlich angebrachten – roten Farbpunkt auf seiner Nase reagiert (Lewis u. Brooks-Gunn 1979). Offenbar ist diese Selbstrepräsentation verknüpft mit einer komplementären Repräsentation des anderen. Die Fähigkeit, sich selbst und den anderen zu unterscheiden, ist dann wiederum Voraussetzung, Empathie empfinden zu können (Bischof-Köhler 1989).

Vor dem Hintergrund der Piagetschen Stadientheorie fällt die Entwicklung dieser letztgenannten Kompetenzen in den Übergang von der sensomotorischen zur präoperationalen oder voroperational-anschaulichen Phase. Kinder im symbolisch-anschaulichen Stadium verfügen über eine größere Gedächtniskapazität (sie beginnen, sich an vergangene Ereignisse zu erinnern) und sie verfügen über, wenn auch noch begrenzte, alltagsbezogene Vorstellungen über das, was »morgen« sein wird. Zu den erweiterten Kompetenzen dieser Entwicklungsstufe gehören zunehmend auch die Fähigkeiten, sich symbolisch über Sprache oder Verhalten ausdrücken zu können und ein intuitives Bewusstsein über die eigene Wirkung auf andere Menschen (»self-awareness«) zu haben. Die Kinder können nun auch auf einer psychologischen Symbolisierungsebene die emotionale Verfügbarkeit und Verlässlichkeit ihrer Bindungsperson wahrnehmen und begrenzt repräsentieren und einschätzen.

Bowlby (1969) spricht von der zielkorrigierten Partnerschaft, von einer Beziehung also, in der beide Partner ihre emotionalen Erwartungen und Wünsche gemeinsam aushandeln können. Die Phase der zielkorrigierten Partnerschaft beginnt nach dieser Auffassung mit etwa 3 Jahren und dauert bis ins späte Jugendalter. Sie ist etwa gegen Ende der Vorschulzeit entwickelt (▶ vgl. Abschn. 2.1).

! Die zielkorrigierte Partnerschaft markiert die Phase, in der die emotionale Grundsicherung in der Bindungsbeziehung allmählich abgelöst wird durch psychologische Intimität (Crittenden 1992; Rauh et al. 2001).

Klaus und Karin Grossmann betonen als einen wesentlichen Mechanismus, über den diese (Verhaltens-) Kompetenzen sich zunehmend manifestieren, den sprachlichen Diskurs. Im Diskurs werden danach Bindungserfahrungen individuell unterschiedlich sprachlich bewusst gemacht und integriert und in sicheren oder unsicheren Bindungsstilen repräsentiert (Grossmann u. Grossmann 2001). In diesem bindungsbezogenen Sinne kann er danach als Weiterentwicklung des Feinfühligkeitskonzeptes verstanden werden.

2.2.9 Frühe Bindungserfahrungen und spätere soziale Kompetenz

! Untersuchungen belegen die Entwicklungsvorteile sicher gebundener Kinder in unterschiedlichen Bereichen sozial-emotionaler und auch kognitiver Entwicklung gegenüber unsicher gebundenen indern. Diese zeigen sich mit zunehmender Entwicklung auch in sozialen Beziehungen jenseits der Eltern-Kind-Beziehung.

Dabei lassen sich die folgenden Untersuchungen unter einer Auffassung subsumieren, nach der sich Bindung im Sinne eines organisierenden Merkmals im Entwicklungsverlauf an jeweils unterschiedlichen Verhaltens- und Repräsentationsstilen beobachten lässt (Sroufe et al. 1990). Danach ist Bindung einheitlich und gleichartig über Situation und Zeit (homolog) hinweg organisiert. Bindung wird als Ausdruck ihrer Funktion verstanden, wobei unterschiedliche Verhaltensweisen derselben Funktion und dieselben Verhaltensweisen einer unterschiedlichen Funktion dienen können (Bowlby 1969). Diese Auffassung lässt sich mit der von Entwicklungsaufgaben oder -themen vergleichen, die zu unterschiedlichen Zeitpunkten entwicklungsrelevant sind bzw. Hinweise für gelingende oder misslingende Verläufe geben können (Erikson 1968; Havighurst 1972).

Die Bindungstheorie umfasst sowohl Aussagen zur allgemeinen Entwicklung, wie beispielsweise die einer allgemeinen Disposition Bindungen einzugehen oder die der Entwicklung mentaler Bindungsmodelle, als auch Aussagen zur differenziellen Entwicklung. Hierzu gehört insbesondere die Entwicklung individuell unterschiedlicher Stile sicherer und unsicherer Bindung. Im Folgenden wird insbesondere dieser letztgenannte Aspekt differenzieller Entwicklung betont.

Neben dem Auftauchen von Selbstwertgefühlen ab dem 2. Lebensjahr und deren Selbstbeschreibungen in verschiedenen Kompetenzbereichen (kognitiv, emotional, soziale Akzeptanz bei Gleichaltrigen oder den Eltern) wird das Eingehen intimer Freundschaften als wichtiger Hinweis für positive sozial-emotionale Entwicklung herangezogen (Harter 1998; Rutter u. Rutter 1993).

! Für das Jugendalter gilt die Stabilisierung von Identität und Autonomie als zentrale Entwicklungsaufgabe (Erikson 1968).

Dabei wird Autonomie in der entwicklungspsychologischen Literatur durchaus unterschiedlich definiert. Bei Erikson (1968) und Blos (1962) ist Autonomie ein Individuationsprozess, bei Anna Freud, ähnlich wie bei frühen Lerntheoretikern, eine zunehmende Ablösung von den Eltern (Freud 1958; Maccoby u. Masters 1970) bzw. zunehmende Kompetenz, elterlichen Ansprüchen oder Gruppendruck zu begegnen (Berndt 1979). Demgegenüber wird in modernen entwicklungspsychologischen Auffassungen eine positive Identitätsentwicklung nicht notwendigerweise mit einer Ablösung von oder Rebellion gegen die Eltern verknüpft. Vielmehr werden unterschiedliche Entwicklungsanforderungen integriert. Danach lassen sich drei Aspekte identifizieren: Stabilisierung emotionaler Autonomie in der Beziehung mit den Eltern, Widerstandsfähigkeit gegenüber Konformitätsdruck aus der Gleichaltrigengruppe sowie das subjektive Gefühl von Autonomie im Unterschied zu Abhängigkeit bzw. das Gefühl, aktive Kontrolle über das eigene Leben zu haben (Durkin 1995). Diese Auffassung deckt sich mit der bindungstheoretischen Auffassung, nach der Autonomie im Kontext von engen und dauerhaften Beziehungen entwickelt wird. Auch Jugendliche wenden sich unter Stress an ihre Eltern, allerdings natürlich nicht mehr so häufig wie im Kleinkindalter (Allen u. Land 1999). Insofern ist als Entwicklungsaufgabe des Jugendalters also die Balance zwischen den Bindungsbedürfnissen und Autonomiebestrebungen zentral.

Verhalten in kognitiven Anforderungssituationen

Die vorliegenden Untersuchungen zum differenziellen Zusammenhang zwischen Bindungsqualität und sozialer Kompetenz lassen sich folgendermaßen zusammenfassen: Im Kleinkindalter waren sicher gebundene Kinder in kognitiven Anforderungssituationen kooperativer und aufgeschlossener als unsicher gebundene Kinder (Main 1983), zeigten mehr Frustrationstoleranz und Ausdauer, wenn sie sich mit neuen Aufgaben beschäftigten (Matas et al. 1978; Schieche 1996), und hatten auch höhere Quotienten in Entwicklungstests (Main 1983; Ziegenhain et al. 1996). Sicher gebundene Kindergartenkinder konnten sich besser konzentrieren als unsicher gebundene, und Letztere (vermeidend gebundene Kinder) neigten zu unruhigem, konfliktbereitem und ärgerlichem oder frustriertem Verhalten (Suess et al. 1992).

Umgang mit Gleichaltrigen

Im Umgang mit anderen Kleinkindern waren sicher gebundene Kleinkinder deutlich aufgeschlossener und reagierten positiver als unsicher gebundene Kinder (Pastor 1981). In der frühen Kindheit sicher gebundene Kinder waren im Umgang mit Gleichaltrigen auch im Kindergartenalter deutlich sozial kompetenter, autonomer und konfliktfähiger als unsicher gebundene Kinder und bei ihren Altersgenossen beliebter (vgl. Weinfield et al. 1999). Darüber hinaus entstanden in Interaktionen, an denen Kindergartenkinder beteiligt waren, die im Kleinkindalter sicher gebunden waren, keine Täter-Opfer-Beziehungen. Täter-Opfer-Beziehungen traten aber demgegenüber in Interaktionen zwischen unsicher gebundenen Kindern auf, und dabei vorzugsweise mit vermeidend gebundenen Kindern als Tätern und ambivalent gebundenen als Opfern (Troy u. Sroufe 1987). Erzieher verhielten sich gegenüber sicher gebundenen Kindern (ohne Wissen über deren frühe Bindungsstile) eher sachlich und partnerschaftlich, im Umgang mit vermeidend gebundenen Kindern eher zurückweisend und im Umgang mit ambivalent gebundenen Kindern eher entwicklungsunangemessen fürsorglich (Sroufe u. Fleeson 1986).

Bei Schulkindern zeigten sich die Entwicklungsvorteile sicher gebundener Kinder insbesondere im Aufbau stabiler Freundschaften mit Gleichaltrigen und sozialer Anerkennung in der Gruppe. Danach gingen sicher gebundene Kinder im Vergleich mit unsicher gebundnen Kindern häufiger Freundschaften ein bzw. schlossen überhaupt Freundschaften (Weinfield et al. 1999; Grossmann u. Grossmann 1991). Sie waren zudem sozial kompetenter und autonomer (Elicker et al. 1992). Die häufigeren intimen Freundschaften sicher gebundener Kinder wurden in einer jüngeren Metaanalyse belegt (Schneider et al. 2001).

Auch sicher gebundene Jugendliche sind bei Gleichaltrigen sozial akzeptiert und anerkannt. Unsicher gebundene Jugendliche galten dagegen in der Beurteilung von Gleichaltrigen häufig als feindselig und sozial wenig kompetent (Allen u. Land 1999). In der Gleichaltrigengruppe und im Umgang auch mit wechselnden Anforderungen waren in früher Kindheit sicher gebundene Jugendliche überdies deutlich kompetenter und flexibler als unsicher gebundene Jugendliche (Sroufe et al. 1990).

Dabei fanden sich in anderen Untersuchungen Zusammenhänge mit der mangelnden sozialen Kompetenz Jugendlicher und ihren aktuellen Beziehungsproblemen mit den Eltern (Gavin u. Furman 1996). Unsicher gebundene Jugendliche neigten bei Meinungsverschiedenheiten mit den Eltern dazu, diese nicht auszutragen und Konflikte zu vermeiden oder manipulativ bzw. nötigend vorzugehen. Sicher gebundene Jugendliche hingegen argumentierten engagiert und konstruktiv, berücksichtigten aber die Perspektive der Eltern (Becker-Stoll u. Fremmer-Bombik 1997).

Selbstwert und Selbstkonzept

Die Unterschiede zwischen sicheren und unsicheren Bindungsstilen ließen sich auch den inneren Arbeitsmodellen von Kindern entnehmen. Sicher gebundene Vorschul- und Schulkinder zeigten in ihren inneren Arbeitsmodellen einen höheren Selbstwert und ein positiveres Selbstkonzept (Main et al. 1985; Cassidy 1988, 1990; Verschueren et al. 1996; Verschueren u. Marcoen 1999; Ziegenhain u. Jacobsen 1997; Easterbrooks u. Abeles 2000; McCarthy 1998), ebenso wie auch Jugendliche mit sicherer Bindungsrepräsentation (Zimmermann u. Grossmann 1997). In früher Kindheit unsicher gebundenen Kindergartenkindern hingegen begründeten Verhalten häufiger feindselig oder misstrauisch motiviert (Suess et al. 1992). Im Schulalter unterschieden sich sicher von unsicher gebundenen Kindern darin, dass sie angaben, Trost und Hilfe bei anderen Menschen zu suchen, wenn sie traurig, unglücklich oder ärgerlich wären (Scheurer-Englisch 1989).

Kognitive Merkmale

Kognitive Entwicklungsvorteile zeigten sich bei sicher gebundenen Vorschulkindern in höheren Symbolisierungs- und Mentalisierungsfähigkeiten (Meins 1997; Meins et al. 1998). Sichere Bindungsrepräsentation wirkte sich außerdem positiv auf die Schulleistungen bei Kindern mit 9, 12 und 15 Jahren aus (Jacobsen u. Hofmann 1997). Sie unterschieden sich darin von unsicher gebundenen Kindern und Jugendlichen.

Diskussion der Kontinuitätsannahme von Bindungsqualiät

Diese Befunde entstammen überwiegend zwei Längsschnittstudien, in denen die sozial-emotionale Entwicklung von Kleinkindern bis ins Jugendalter verfolgt wurde (Arbeitsgruppe um Karin und Klaus Grossmann bzw. um Alan Sroufe) und die um die Befunde aus zeitlich kürzer angelegten Längsschnittstudien bzw. querschnittlich angelegten Studien ergänzt wurden. Dabei lassen sich die beschriebenen Verhaltenskompetenzen und die späteren Repräsentationen der Kinder größtenteils auf ihre in der »Fremden Situation« klassifizierte Bindungsqualität beziehen. Die berichteten Befunde lassen sich bindungstheoretisch stringent im Sinne eines Einflusses früh erworbener Bindungsstrategien und mentaler Bindungsmodelle auf späteres Verhalten und spätere Erlebens- und Verarbeitungsweisen interpretieren.

Dennoch ist aus methodischer Sicht anzumerken, dass die Untersuchungsanlagen diese Interpretation nicht durchgängig stützen, da die diesen Befunden unterstellte Stabilität einer früh erworbenen Bindungsstrategie nicht unabhängig von einer über die Zeit gleichbleibenden Beziehungsqualität sein dürfte (Lewis 1990). Danach ist ebenso plausibel, dass eine gleich bleibende Betreuungsqualität bzw. die Stabilität der Lebensverhältnisse zunächst den Bindungsstil von Kindern beeinflusst und im weiteren Entwicklungsverlauf jeweils fortlaufend die Qualität anderer und neuer sozial-emotionaler Entwicklungskompetenzen mit beeinflussen kann (Thompson 1999).

Die Ergebnisse der wenigen vorliegenden Längsschnittuntersuchungen, die zur Frage nach der Kontinuität von Bindungsstilen herangezogen werden können, sind uneindeutig. Während sich danach die Befunde für den Zeitraum von der frühen Kindheit bis etwas ins frühe Schulalter zugunsten einer Kontinuität von Bindungsstilen zusammenfassen lassen, sind die empirische Befunde für den folgenden Zeitraum bis ins Jugend- und frühe Erwachsenenaltern weniger gesichert. Danach fand sich in 3 (von 6) Untersuchungen ein statistisch bedeutsamer Zusammenhang zwischen der Bindungssicherheit bei Kleinkindern in der »Fremden Situation« und später im Jugend- oder frühen Erwachsenenalter (Main u. Hesse 1998; Waters et al. 2000; Hamilton 2000), während ein solcher Zusammenhang in 2 anderen Untersuchungen nicht bestand (Zimmermann, 1997; Weinfield et al. 2000). Allerdings fanden sich Hinweise auf den Einfluss von Lebenserfahrungen wie Scheidung, Krankheit oder Tod der Eltern bzw. Misshandlungserfahrungen, die die Veränderungen in der Bindungsqualität (in vermehrte Unsicherheit) plausibel erklären dürften.

Fazit für die Praxis

Zusammenfassend lassen sich die Befunde zum Zusammenhang zwischen frühen Bindungserfahrungen und späterer sozial-emotionaler Entwicklung als moderat, aber in ihrer bindungstheoretischen Interpretation durchaus als stringent und plausibel interpretieren. Diese entspricht zudem einer transaktionalen Entwicklungsauffassung, die eben nicht deterministisch ist, sondern dynamisch, und frühe und aktuelle Erfahrungen, ebenso wie Kontextbedingungen aufeinander bezieht. Für die klinische Praxis lässt sich daraus ableiten, frühe Bindungserfahrungen systema-

▼

tischer als bisher zu berücksichtigen. Unabhängig vom jeweiligen Störungsbild dürften Bindungsvorerfahrungen zumindest sekundär für die Dynamik oder den Umgang mit damit einhergehenden Problemen bedeutsam sein. Dies betrifft gleichermaßen die Erlebens- und Verarbeitungsweisen bzw. das Verhalten der betroffenen Kinder und Jugendlichen ebenso wie die Kooperationsbereitschaft, Kooperationsmöglichkeiten und emotionalen Ressourcen der Familien.

Literatur

Ainsworth MDS, Bell SM, Stayton DJ (1974) Infant-mother attachment and social development: »Socialization« as a product of reciprocal responsiveness to signals. In: Richards PM (ed) The integration of a child into a social world. Cambridge Univ Press, London, pp 99–135

Ainsworth MDS, Blehar MC, Waters E, Wall S (1978) Patterns of attachment: a psychological study of the strange situation. Erlbaum, Hillsdale/NJ

Allen JP, Land D (1999) Attachment in adolescence. In: Cassidy J, Shaver PR (eds) Handbook of attachment. Theory, research, and clinical applications. Guilford, New York, pp 319–335

Baltes M, Silverberg S (1994) The dynamics between dependency and autonomy: Illustrations across the life span: In: Featherman DL, Lerner RM, Perlmutter N (eds) Life span developement and behaviour, vol 12. Erlbaum, Hillsdale/NJ, pp 41–90

Bandura A (1982) Self-efficacy mechanisms in human agency. Am Psychol 37:122–147

Bartholomew K, Horowitz LM (1991) Attachment styles among young adults: a test of a four-category model. J Pers Soc Psychol 61:226–244

Becker-Stoll F, Fremmer-Bombik E (1997) Adolescent-mother interaction and attachment: a longitudinal study. (Paper presented at the biennial meeting of the Society for Research in Child Development, Washington DC)

Beller EK (1959) Exploratory studies of dependency. Trans NY Acad Sci 21:414–426

Berndt TJ (1979) Developmental changes in conformity to peers and parents. Dev Psychol 15:608–616

Bischof N (1985) Das Rätsel Ödipus. Piper, München

Bischof-Köhler D (1989) Spiegelbild und Empathie. Die Anfänge der sozialen Kognition. Huber, Bern

Blos P (1962) On adolescence. Free Press, New York

Bowlby J (1969) Attachment and loss, vol 1: Attachment. Basic Books, New York

Bowlby J (1982). Verlust, Trauer, und Depression. Kindler, München

Bretherton I (1987) New perspectives on attachment relations: Security, communication, and internal working models. In: Osofsky JD (ed) Handbook of infant development. Wiley, New York, pp 1061–1100

Bretherton I, Munholland KA (1999) Internal working models in attachment relationships. A construct revisited. In: Cassidy J, Shaver PR (eds) Handbook of attachment. Theory, research, and clinical applications. Guilford, New York, pp 89–11

Bretherton I, Ridgeway D, Cassidy J (1990) Assessing internal working models of the attachment relationship: an attachment story completion task for 3-year-olds. In: Greenberg MT, Ciccetti D, Cummings EM (eds) Attachment in the preschool years. University of Chicago Press, Chicago, pp 273–308

Bretherton I, Suess GJ, Golby B, Oppenheim D (2001) Attachment Story Completion Task (ASCT). Methode zur Erfassung der Bindungsqualität im Kindergartenalter durch Geschichtenerzählen im Puppenspiel. In: Suess GJ, Scheuerer-Englisch H, Pfeifer WKP (Hrsg) Bindungstheorie und Familiendynamik. Edition Psychosozial, Gießen, S 83–124

Cassidy J (1988) Child-mother attachment and the self in six-year olds. Child Dev 59:121–134

Cassidy J (1990) Theoretical and methodological considerations in the study of attachment and the self in young children. In: Greenberg MT, Cicchetti D, Cummings EM (eds) Attachment in the preschool years. University of Chicago Press, Chicago, pp 81–119

Cassidy J, Marvin RS ([1]1987, [2]1990, [3]1991, [4]1992) Attachment organization in preschool children: coding guidelines. (Unpublished manuscript. MacArthur Working Group on Attachment, Seattle/WA)

De Wolf MS, Van Ijzendoorn MH (1997) Sensitivity and attachment: a meta-analysis on parental antecedents of infant attachment. Child Dev 68:571–591

Crittenden PM ([1]1992, [2]1994) Preschool Assessment of Attachment. (Unpublished manuscript, Family Relations Institute, Miami/FL)

Downing G, Ziegenhain U (2001) Besonderheiten der Beratung und Therapie bei jugendlichen Müttern und ihren Säuglingen. Die Bedeutung von Bindungstheorie und videogestützter Intervention. In: Suess GJ, Scheuerer-Englisch H, Pfeifer W-KP (Hrsg) Bindungstheorie und Familiendynamik. Answendung der Bindungstheorie in Beratung und Therapie. Edition Psychosozial, Gießen, S 271–295

Durkin K (1995) Developmental social psychology: from infancy to old age. Blackwell, Cambridge/MA

Egeland B, Farber EA (1984) Infant-mother attachment: factors related to its development and changes over time. Child Dev 55:753–771

Elicker J, Englund M, Sroufe LA (1992) Predicting peer competence and peer relationships in childhood from early parent-child relationships. In: Parke R, Ladd G (eds) Family-peer relationships: modes of linkage. Erlbaum, Hillsdale/NJ, pp 77–106

Erikson EH (1968) Kindheit und Gesellschaft. Klett, Stuttgart

Fremmer-Bombik E, Rudolph J, Veit B, Schwarz G, Schwarzmeier I (1992) Verkürzte Fassung der Regensburger Auswertemethode des Adult Attachment Interviews. Universität Regensburg, Regensburg

Freud A (1958) Adolescence. Psychoanal Study Child 13:255–278

Ford ME, Thompson RA (1985) Perceptions of personal agency and infant attachment: toward a life-span perspective on competence development. Int J Behav Dev 8:377–406

Fury GS, Carlson EA, Sroufe LA (1997) Children's representations of attachment in family drawings. Child Dev 68:1154–1164

Gavin LA, Furman W (1996) Adolescent girls' relationships with mothers and best friends. Child Dev 67:375–386

George C, Solomon J ([1]1994, [2]1997). Internal working models of caregiving rating manual. (Unpublished manuscipt, Mills College, Oakland/CA)

George C, Kaplan N, Main M (1985) Adult Attachment Interview. (Unpublished manuscript, UC Berkeley)

George C, West M, Pettem O ([1]1997, [2]1999) Adult attachment protocol and classification scoring system. (Unpublished manuscript, Mills College, Oakland/CA)

Gloger-Tippelt G (1999) Transmission von Bindung bei Müttern und ihren Kindern im Vorschulalter. Prax Kinderpsychol Kinderpsychiatr 48/2:113–128

Gloger-Tippelt G (2001) Bindung in der mittleren Kindheit. Zur Validierung neuerer Erhebungsverfahren. (Vortrag auf der 15. Tagung Entwicklungspsychologie in Potsdam. September, 2001)

Gloger-Tippelt G, König L (2000) Geschichtenergänzungsverfahren (GEV) zur Erfassung der Bindungsrepräsentationen von 5–7jährigen Kindern im Puppenspiel. Kodier- und Auswertungsmanual, 4. überarbeitete Fassung. (Unveröffentlichtes Manuskript, Universität Düsseldorf)

Gloger-Tippelt G, Gomille B, König L, Vetter J (2002) Attachment representation in six-year olds: related longitudinally to the quality of attachment in infancy and mothers' attachment representations. Attach Hum Dev 4:318–339
Goldsmith HH, Alansky JA (1987) Maternal and infant temperamental predictors of attachment: a meta-analytic review. J Consult Clin Psychol 55:805–816
Grossmann KE, Grossmann K (2001) Bindungsqualität und Bindungsrepräsentation über den Lebenslauf. In: Röper G, von Hagen C, Noam G (Hrsg) Entwicklung und Risiko. Perspektiven einer klinischen Entwicklungspsychologie. Kohlhammer, Stuttgart, S 143–168
Grossmann K, Grossmann KE, Spangler G, Suess G, Unzner L (1985) Maternal sensitivity and newborns' orientation responses as related to quality of attachment in Northern Germany. Monogr Soc Res Child Dev 50:233–256
Grossmann KE, Grossmann K, Zimmermann P (1999) A wider view of attachment and exploration: stability and change during the years of immaturity. In: Cassidy J, Shaver PR (eds) Handbook of attachment. Theory, research, and clinical applications. Guilford, New York, pp 760–786
Hamilton CE (2000) Continuity and discontinuity of attachment from infancy through adolescence. Child Dev 71:690–694
Hansburg HG (1972) Adolescent separation anxiety, vol 1: A method for the study of adolescent separation problems. Thomas, Springfield/IL
Harter S (1998) The development of self-representations. In: Eisenberg N (ed) Handbook of child psychology, vol 3: Social, emotional, and personality development. Wiley, New York, pp 553–617
Havighurst RJ (1972) Developmental tasks and education. McKay, New York
Hazan C, Shaver P (1987) Romantic love conceptualized as an attachment process. J Pers Soc Psychol 52/3:511–524
Heckhausen H (1977) Achievement motivation and its constructs: a cognitive model. Motivation Emotion 1:283–329
Isabella RA (1993) Origins of attachment: maternal interactive behavior across the first year. Child Dev 64:605–621
Izard CE (1991) The psychology of emotions. Plenum Press, New York
Jacobsen T, Hofmann V (1997) Children's attachment representations: longitudinal relations to school behavior and academic competency in middle childhood and adolescence. Dev Psychol 33: 703–710
Kahn RL, Antonucci TC (1980) Convoys over the life course: attachment, roles, and social support. In: Baltes PB, Brim OG (eds) Life-span development and behaviour, vol 3. Academic Press, New York, pp 253–286
Kaplan N (1987) Individual differences in six-year-olds' thoughts about separation: predicted from attachment to mother at one year of age. Doctoral dissertation; UC Berkeley
Kaplan N, Main M (1986) A system for the analysis of children's family drawings in terms of attachment. (Unpublished manuscript, Department of Psychology, UC Berkeley)
Klagsbrun M, Bowlby J (1976) Responses to separation from parents: a clinical test for young children. Br J Project Psychol 21:7–21
Klinnert M, Emde RN, Butterfield P, Campos JJ (1986) Social referencing: the infant's use of emotional signals from a friendly adult with mother present. Dev Psychol 22:427–432
Krappmann L (2001) Bindungsforschung und Kinder- und Jugendhilfe – Was haben sie einander zu bieten? Neue Prax 4:338–346
Lewis M (1990) Models of developmental psychopathology. In: Lewis M, Miller S (eds) Handbook of developmental psychopathology. Plenum Press, New York
Lewis M, Brooks-Gunn J (1979) Social cognition and the acquisition of self. Plenum Press, New York
Maccoby EE, Masters JC (1970) Attachment and dependency. In: Mussen PH (ed) Carmichael's manual of child psychology, 3rd edn, vol 2. Wiley, New York, pp 73–157
McCarthy G (1998) Attachment representations and representations of the self in relation to others: astudy of preschool children in inner-city London. Br J Med Psychol 71:57–72
Main M (1983) Exploration, play, and cognitive functioning related to infant-mother attachment. Infant Behav Dev 6:167–174
Main M (1990) Cross-cultural studies of attachment organization: recent studies, changing methodologies, and the concept of conditional strategies. Hum Dev 33:48–61
Main M, Cassidy J (1988) Categories of response to reunion with the parent at age 6: predictable from infant attachment classifications and stable over a 1-month period. Dev Psychol 24:1–12
Main M, Solomon J (1990) Procedures for identifying infants as disorganized/disoriented during Ainsworth Strange Situaiton. In: Greenberg MT, Cicchetti D, Cummings EM (eds) Attachment in the preschool years. University of Chicago Press, Chicago, pp 121–160
Main M, Goldwyn R (1985–1998) Adult attachment soring and classification systems. Manual in draft: version 6.3. May 1998, UC Berkeley. To be published In: Main M (ed) Assessing attachment through discourse, drawings, and reunion situations (working title). Cambridge Univ Press, Cambridge
Main M, Hesse E (1998) Predicting Adult Attachment Interview response in late adolescence from infant strange situation behaviour with mother and father. (Unpublished manuscript, UC Berkeley)
Main M, Kaplan N, Cassidy J (1985) Security in infancy, childhood, and adulthood: a move to the level of representation. Monogr Soc Res Child Dev 50:66–104
Matas L, Arend RA, Sroufe LA (1978) Continuity of adaptation in the second year: the relationship between quality of attachment and later competence. Child Dev 49:547–556
Meins E (1997) Security of attachment and the social development of cognition. Psychology Press, East Sussex
Meins E, Fernyhough C, Russel J, Clark-Carter D (1998) Security of attachment as a predictor of symbolic and mentalising abilities: a longitudinal study. Soc Dev 7:1–23
Moore C, Corkum V (1994) Social understanding at the end of the first year of life. Dev Rev 14:349–372
Nelson K (1999) Event representations, narrative development and internal working models. Attach Hum Dev 1:239–252
Pastor D (1981) The quality of mother-infant attachment and its relationship to toddlers' initial sociability with peers. Dev Psychol 17:326–335
Piaget J (1952) Das Erwachen der Intelligenz beim Kinde. Klett-Cotta, Stuttgart
Rauh H (2002) Vorgeburtliche Entwicklung und frühe Kindheit. In: Oerter R, Montada L (Hrsg) Entwicklungspsychologie. Beltz, Weinheim, S 131-208
Rauh H, Ziegenhain U, Müller B, Wijnroks L (2000) Stability and change in infant-mother attachment in the second year of life: relations to parenting quality and varying degrees of day-care experience. In: Crittenden PM, Claussen AH (eds) The organization of attachment relationships. Maturation, culture, and context. Cambridge Univ Press, Cambridge, pp 251–276
Rotter JB (1990) Internal versus external locus of control of reinforcement. Am Psychol 45:489–493
Rutter M, Rutter M (1993) Developing minds. Basic Books, New York
Sameroff AL (1989) Models of developmental regulation: the environtype. In: Cicchetti D (ed) Rochester Symposium on Developmental Psychopathology, vol 1. Erlbaum, Hillsdale/NJ, pp 41–68
Schank R, Abelson RP (1977) Scripts, plans, goals and understanding. Erlbaum, Hillsdale/NJ
Schneider BH, Atkinson L, Tardif C (2001) Child-parent attachment and children's peer relations: a quantitative review. Dev Psychol 37:86–100
Slough NM, Greenberg MT (1990) Five-year olds' representations of separation from parents: responses from the perspective of self

and others. In: Bretherton I, Watson MM (eds) New directions for child development, no 48. Children's perspectives on the family. Jossey-Bass, San Francisco, pp 67–84

Spangler G, Grossmann KE (1993) Biobehavioral organization in securely and insecurely attached infants. Child Dev 64:1434–1450

Spangler G, Fremmer-Bombik E, Grossmann K (1996) Social and individual determinants of attachment security and disorganization during the first year. Infant Ment Health J 17:127–139

Sroufe LA (1989) Relationships, self, and individual adaptation. In: Sameroff AJ, Emde RN (eds) Relationship disturbances in early childhood. A developmental approach. Basic Books, New York, pp 70–94

Sroufe LA (1996) Emotional development. The organization of emotional life in the early years. Cambridge Univ Press, Cambridge

Sroufe LA, Fleeson J (1986) Attachment and the construction of relationships. In: Hartup W, Rubin Z (eds) Relationships and development. Erlbaum, Hillsdale/NJ, pp 239–252

Sroufe LA, Waters E (1977) Attachment as an organizational construct. Child Dev 48:1184–1199

Sroufe LA, Egeland B, Kreutzer T (1990) The fate of early experience following developmental change: longitudinal approaches to individual adaptation in childhood. Child Dev 61:1363–1373

Stang W (1989) Lernen visueller Kontingenzen bei dreimonatigen Säuglingen. Diplomarbeit, Freie Universität Berlin

Suess G, Grossmann KE, Sroufe LA (1992) Effects of infant attachment to mother and father on quality of adaptation in preschool: from dyadic to individual organization of self. Int J Behav Dev 15:43–65

Target M, Fonagy P, Shmueli-Goetz Y, Datta A, Schnieder T (2000) Child Attachment Interview (CAI). Coding and classification manual, version III, January 2000. Unpublished manual. University College London, London

Thompson RA (1993) Socioemotional development: enduring issues and new challenges. Dev Rev 13:372–402

Thompson RA (1998) Early sociopersonality development. In: Eisenberg N (ed) Handbook of child psychology, vol 3: Social, emotional, and personality development. Wiley, New York, pp 25–104

Troy M, Sroufe LA (1987) Victimazation among preschoolers: role of attachment relationship history. J Am Acad Child Adolesc Psychiatry 26:166–172

Tulving E (1985) How many memories are there? Am Psychol 40: 385–398

Van Ijzendoorn MH (1992) Intergenerational transmission of parenting: a review of studies in nonclinical populations. Dev Rev 12:76–99

Van Ijzendoorn MH, Kroonenburg PM (1988) Cross-cultural patterns of attachment: A meta-analysis of the strange situation. Child Dev 59:147–156

Verschueren K, Marcoen A (1999) Representation of self and socioemotional competence in Kindergartners: differential and combined effects of attachment to mother and to father. Child Dev 70:183–201

Waters E, Deane K (1985) Defining and assessing individual differences in attachment relationships: Q-methodology and the organization of behavior in infancy and early childhood. Monogr Soc Res Child Dev 50:41–65

Waters E, Merrick S, Treboux D, Crowell J, Albersheim L (2000) Attachment security in infancy and early adulthood: a twenty-year longitudinal study. Child Dev 71:684–689

Weinfield NS, Sroufe LA, Egeland B, Carlson EA (1999) The nature of individual differences in infant-caregiver attachment. In: Cassidy J, Shaver PR (eds) Handbook of attachment. Theory, research, and clinical applications. Guilford, New York, S 68–88

Weinfield NS, Sroufe LA, Egeland B (2000) Attachment from infancy to early adulthood in a high-risk sample: continuity, discontinuity, and their correlates. Child Dev 71:695–702

White RW (1959) Motivation reconsidered: the concept of competence. Psychol Rev 66:297–333

Ziegenhain U (2001) Sichere mentale Bindungsmodelle. In: Gloger-Tippelt G (Hrsg) Bindung im Erwachsenenalter. Huber, Bern, S 154–173

Ziegenhain U, Jacobsen T (1998) Quality of internal representations of attachment in six-year-olds: longitudinal and current links to quality of attachment at the behavioral level. (Paper presented at the XVth Biennial Meetings of the ISSBD, Berne, Switzerland, July 1998)

Ziegenhain U, Müller B, Rauh H (1996) Frühe Bindungserfahrungen und Verhaltensauffälligkeiten bei Kleinkindern in einer sozialen und kognitiven Anforderungssituation. Prax Kinderpsychol Kinderpsychiatr 45:95–102

Ziegenhain U, Wijnroks L, Derksen B, Dreisörner R (1999) Entwicklungspsychologische Beratung bei jugendlichen Müttern und ihren Säuglingen: Chancen früher Förderung der Resilienz. In: Opp G, Fingerle M, Freytag A (Hrsg) Was Kinder stärkt. Erziehung zwischen Risiko und Resilienz. Reinhardt, München, S 142–165

Zimmermann P, Grossmann KE (1997) Attachment and adaptation in adolescence. In: Koops W, Hoeksma JB, van den Boom DC (eds) Development of interaction and attachment: traditional and non-traditional approaches. North-Holland, Amsterdam, pp 281–282

Spezifische Entwicklungs-bedingungen

J.M.Fegert, M.Huss, G.Klosinski, U.Lehmkuhl, R.Lempp, R.Schepker

3.1 Kindergarten und Schule

R. Lempp

> Hänschen klein
> geht allein
> in die weite Welt hinein …

3.1.1 Probleme beim Übergang in Kindergarten und Schule

Sein Kind in einen Kindergarten oder eine Kindertagesstätte zu geben, ist für die Eltern ein freier Entschluss, es sei denn, er ist, wie nicht selten, durch ihre soziale oder berufliche Situation erzwungen. Manche Kinder werden ja schon im Säuglingsalter täglich aus solchen Gründen in einen Kinderhort gebracht. Für die betroffenen Kinder bedeutet dies, dass ihnen die Früherfahrung einer primären Beziehung zu nur ganz wenigen Personen vorenthalten wird. Auch wächst das Kind – ähnlich wie Mehrlingskinder – in Gemeinschaft mit mehreren gleich- oder ähnlichaltrigen Kindern auf und nicht als Einzelkind oder Kind in einer Geschwisterreihe. Man darf allerdings diesen Unterschied nicht überbewerten, da es einerseits auch in einer landwirtschaftlichen Großfamilie vergangener Zeiten meist mehrere Erwachsene waren, die den Säugling gemeinsam betreuten, und es andererseits auch in einem Kinderhort möglich ist, eine gewisse Beziehungskonstanz herzustellen. Die Betreuung durch eine Tagesmutter hat sich mittlerweile allgemein bewährt.

Die Schule als gesetzlich verankerte staatliche Institution bildet dagegen den ersten zwangsweisen Eingriff in die Entwicklung des Kindes dadurch, dass die Erziehungspersonen für das Kind nicht mehr von den Eltern allein bestimmt werden. Das Gesetz verlangt von jedem Kinde, dass es nach dem 6. Lebensjahr seiner Schulpflicht genügt und eine vom Staat anerkannte Schule besucht. Der Kontakt mit anderen Kindern gleichen oder ähnlichen Alters hängt vor der Einschulung also von der Struktur der Familien, d. h. von der Zahl der Geschwister, von den Kindern in der Nachbarschaft oder Verwandtschaft, mit denen das einzelne Kind Kontakt pflegt, und von der Entscheidung der Eltern ab.

Für manche Kinder bedeutet daher der Eintritt in den Kindergarten oder auch erst in die Schule einen erheblichen Einschnitt in ihrer psychische und soziale Entwicklung. Daraus können sich Probleme und Zweifel der Eltern ergeben, die sie veranlassen den Kinder- und Jugendpsychiater aufzusuchen und um Rat zu fragen, sei es von sich aus oder auch auf Empfehlung einer Erzieherin oder eines Erziehers im Kindergarten oder auch eines Hausarztes oder einer Hausärztin. Diese Probleme können im Kind, in der besonderen sozialen Situation des Kindes oder auch in der besonderen psychischen Struktur den Eltern oder Erziehungsberechtigten liegen, die Bedenken haben oder nur unsicher sind.

! Die Probleme der Eltern können beim Entschluss ihr Kind in den Kindergarten zu geben durch die Freiwilligkeit und die Tatsache ihrer ausschließlich eigenen Verantwortlichkeit größer sein, als bei der gesetzlich vorgeschriebenen Einschulung.

In anderen Ländern, z. B. in Frankreich, ist der Besuch der »école maternelle« im 3. Lebensjahr zwar auch freiwillig, aber allgemein üblich, sodass er oft einer gewissen »Einschulungspflicht« gleichkommt. Dabei ist die »école maternelle« wie auch später die Grundschule meist von vornherein ganztägig, was von den Kindern i. Allg. auch toleriert wird. Ein solcher Vergleich mit anderen Schulsystemen ist hilfreich, um allzu strikte Meinungen zum Kindergarten- oder Schulpflichtbeginn zu relativieren. Das zeigt aber auch, dass die Probleme aus dieser Entscheidung der Eltern mehr bei den Eltern selbst liegen und weniger beim Kind.

Die gesetzliche Regelung, nach der die Schulpflicht in Deutschland, Österreich und der Schweiz mit dem 6. Lebensjahr beginnt, führt dazu, dass das Kind, je nach Geburtstag gerade nach dem 6. Geburtstag oder auch kurz bevor es 7 Jahre alt wird, zur Schule kommt. Etwas vorzeitige Einschulungen wie auch Zurückstellungen sind mit Zustimmung des Schularztes vom zuständigen Gesundheitsamt möglich. Eltern möchten aber oft dessen Entscheidung durch eine ärztliche Bescheinigung unterstützen oder ihr auch widersprechen.

! Der Wunsch der Eltern nach vorzeitiger Einschulung oder Zurückstellung ist nicht selten emotional bestimmt (Ablösungsprobleme der Eltern, fehlendes Zutrauen zum Kind) oder durch die soziale Situation (Berufstätigkeit beider Eltern) bedingt, liegt aber auch in der scheinbaren oder tatsächlichen Früh- bzw. Spätreife des Kindes.

Der Einschulungstermin ist immer wieder umstritten gewesen. Als er, vor Jahrzehnten, auf 6 $^1/_2$ Jahre festgesetzt wurde, gab es wohl weniger Kinder mit Einschulungsproblemen, aber auch mehr Kinder, denen der Kindergarten nichts mehr bieten konnte. Am günstigsten erscheint ein Einschulungsalter zwischen 6 $^1/_4$ und 6 $^3/_4$ Jahren, aber auch dann ist dieser Termin immer ebenfalls von der jeweiligen Schulsituation abhängig.

3.1.2 Reife für Kindergarten und Schule

Die Frage, ob ein Kind schon »reif« sei, einen Kindergarten zu besuchen, stellt sich nur bei deutlich entwicklungsgestörten Kindern und hängt allenfalls von der Art des Kindergartens und der Kompetenz seiner Erzieherinnen und Erzieher ab, da ja schon Kinder in den ersten Lebensjahren in einen Kinderhort gehen können. Es kommt aber immer wieder vor, dass Kindern die Eingewöhnung in die ungewohnte Umgebung und die Anpassung an die anderen Kinder schwer fällt. Dabei spielt oft die Ängstlichkeit der Eltern oder eines Elternteils, die sich unbewusst auf das Kind überträgt, eine bedeutsame Rolle. Im Allgemeinen wissen die Erzieherinnen im Kindergarten jedoch gut damit umzugehen. Es genügt oft, wenn Mutter oder Vater anfänglich noch eine Zeitlang dort bleiben und dies schrittweise reduzieren oder die Besuchsdauer anfangs abkürzen und dann allmählich ausdehnen. Besondere Beratung benötigen dabei behinderte Kinder (▶ s. Abschn. 3.1.3).

Die obligate Untersuchung des Kindes auf seine Schulreife erfolgt durch den Schularzt des Gesundheitsamts etwa ein halbes Jahr vor der Einschulung. Die Untersuchung soll schulfähige von spät und langsam reifenden Kindern unterscheiden und besondere Bedingungen und Bedürfnisse des einzelnen Kindes rechtzeitig erkennen lassen, ebenso wie grundsätzliche Schwachbegabungen und kognitive wie seelische Behinderungen. Optimal ist es, wenn die Schuluntersuchung durch ein kompetentes Team unter Beteiligung eines Kinderarztes, eines Psychologen und eines Sonderschullehrers durchgeführt wird, ggf. auch unter Heranziehung eines in sensorischen Behinderungen erfahrenen Arztes (Augenarzt, HNO-Arzt).

! Die Einschulungsreife eines Kindes hängt nicht nur von seinem kalendarischen Alter ab, auch nicht allein von seiner kognitiven und intellektuellen Entwicklung, sondern vor allem auch von sozialen Faktoren.

Ein Kind, das bis zur Einschulung kaum Kontakt zu etwa gleichaltrigen Kindern haben konnte oder das sich solchen gegenüber nur schwer anpassen oder sich gegen sie behaupten kann, kann manchmal trotz guter kognitiver Begabung noch nicht schulreif sein.

Kinder, die in ihren ersten Lebensjahren durch Frühgeburt, leichtgradige zerebrale Alterationen, Anfallskrankheiten oder andere ernstere längere Krankheiten in ihrer Entwicklung behindert waren, sollten, auch wenn sie anscheinend diese Probleme überwunden haben, eher zurückgestellt werden. Das Gleiche gilt für verhaltensauffällige und anpassungsgestörte Kinder. Sie fallen oft im Laufe der ersten Schuljahre durch eine erhöhte Reizempfindlichkeit und geringere Umstellungsfähigkeit auf. Es ist gerade bei diesen Kindern wichtig, vermeidbare Misserfolgserfahrungen auch tatsächlich zu vermeiden.

Auch die Schulsituation ist von Bedeutung. Eine Schule, die nur mit langem Schulweg oder langer Fahrzeit erreichbar ist, stellt höhere Anforderungen an das Kind als eine solche in der Nachbarschaft. Auch die Größe der Schulklasse kann eine wichtiger Faktor sein. Schließlich hängt die Schulfähigkeit des Kindes auch von der Persönlichkeit der Lehrkraft ab, die es im 1. Schuljahr betreuen wird.

Darüber hinaus wird die körperliche Schulreifebeurteilung auch motorische Auffälligkeiten, Haltungsfehler und körperliche Normabweichungen beachten und einer Behandlung zuleiten.

Die zahlreichen Schulreifetests prüfen zum großen Teil nur die visuomotorischen Teilleistungen, also die Schreib- bzw. Zeichenfähigkeit. Wichtiger für die zunehmend sprachlichen Anforderungen der Schule sind dagegen die auditiven Fähigkeiten, die sich in der Sprachentwicklung und -differenzierung erkennen lassen. Zur Frage der Einschulung jetzt oder später genügt in der Regel eine Intelligenzprüfung, aus der man schon Hinweise auf umschriebene Teilleistungsschwächen oder -stärken (▶ s. S. 62) erkennen und denen man dann mit differenzierten Tests nachgehen kann. Auch eine genauere entwicklungspsychologische Anamnese kann solche Hinweise erbringen.

Unter den zahlreich angebotenen Tests zur Prüfung der Schulreife sind die in der folgenden Übersicht zusammengestellten Verfahren hervorzuheben.

Schulreifetests (Auswahl)

- »Göppinger Sprachfreier Schulreifetest« (GSS), 81. neu bearbeitete Auflage 1998: vor allem zur Prüfung des kognitiven und motorischen Entwicklungsstandes
- »Grundintelligenztest Skala I« (CFT 1), 5. revidierte Auflage 1997: erfasst im Wesentlichen die Fähigkeit des Kindes in neuartigen Situationen und anhand von sprachfreiem, figuralem Material Denkprobleme zu erfassen, Regeln zu erkennen, Beziehungen herzustellen und Merkmale wahrzunehmen
- »Frostigs Entwicklungstest der visuellen Wahrnehmung«, 8. überarbeitete Auflage 1996
- »Kramer Intelligenztest«, 4. Auflage 1972
- »Hamburg-Wechsler-Intelligenztest für Kinder« (HAWIK) (s. auch Kap. 27)

Das Wesentliche einer Einschulungsberatung ist das Gespräch mit den Eltern oder Erziehungsberechtigten. Es sind dabei deren Sorgen, Unsicherheiten und Zweifel, aber auch ihre Motive, Erwartungen und Einstellungen dem Kind gegenüber zu eruieren, unnötige Ängste abzubauen und drohende ehrgeizige Überforderungen zu verhindern. Eine »versuchsweise« Einschulung sollte man aber möglichst vermeiden, da dies für das Kind eine große Enttäuschung und unter Umständen eine nachhaltige Selbstwertschädigung bedeuten kann. Im Falle einer Zurückstellung sollte eine sinnvolle und fördernde Nutzung der gewonnenen Zeit bis zur Einschulung besprochen, geplant und dann realisiert werden. Gewisse Spät- und Langsamentwickler können nach einer gezielten Vorschulförderung später eine durchaus gute Schulprognose haben.

3.1.3 Sonderbeschulung

Für behinderte Kinder ist die Frage einer Integration in einen Kindergarten sehr entscheidend, da hier die soziale Eingliederung – je nach der Art der Behinderung – frühzeitig angebahnt werden sollte. Die Entscheidung, ob das Kind von vornherein einen Sonderkindergarten besuchen soll oder ob die Eingliederung in einen normalen Kindergarten erfolgversprechend ist, richtet sich i. Allg. nach den örtlichen Gegebenheiten, also ob geeignete Einrichtungen vorhanden sind oder nicht. Gegebenenfalls ist ein integrierter Kindergarten stets vorzuziehen.

In den letzten Jahrzehnten hat – gewissermaßen als Reaktion auf die Spezialisierung – die Tendenz der Integration der behinderten Kinder in den Regelkindergarten wie auch die Regelschule wieder zugenommen. Das gilt auch für schwachbegabte und geistig behinderte Kinder. Hierbei muss aber sichergestellt sein, dass der dazu bereite Regelkindergarten oder die Regelschule über spezielle Erzieher- und Lehrkräfte verfügt, welche die notwendige spezielle Betreuung dieser Kinder übernehmen.

Die Integration behinderter Kinder in Regeleinrichtungen soll die Ausgrenzung und Sonderstellung dieser Kinder vermindern. Oft können diese ja in einzelnen Schulbereichen durchaus normal leistungsfähig sein. Ganz abgesehen davon ist es auch für nicht behinderte Kinder ein Gewinn, wenn sie frühzeitig die Probleme der Behinderung bei Mitschülern miterleben und ihrerseits sich nicht von ihnen distanzieren, sondern ihre eigenen Fähigkeit hilfreich einsetzen können.

Dem sind natürlich Grenzen gesetzt. Ein eigener Sonderkindergarten oder eine eigene Sonderschule schützt das behinderte Kind vor der täglichen Konfrontation mit seiner Behinderung im Vergleich zu den nicht Behinderten und es kann so eher Erfolgserfahrungen erleben. Sprachbehinderte Kinder finden in eigenen Sonderschulen, die meist nur für die Grundschulzeit angeboten werden, eher Schutz vor Hänseleien ihrer Mitschüler und Mitschülerinnen. Alles dies muss in jedem Einzelfall im beratenden Gespräch mit den Eltern, evtl. unter Hinzuziehung von Sonderpädagogen abgewogen werden.

Bei einer schweren Sinnesbehinderung, bei Blindheit und Gehörlosigkeit, die nicht durch moderne elektronische Hörhilfen genügend ausgeglichen werden kann, ist u. U. die frühzeitige Einschulung in ein Internat nötig. Dabei handelt es sich im Einschulungsalter oft um einen schwerwiegenden Eingriff, gerade für die Eltern. In solchen Fällen wird gelegentlich von einer Normalbeschulung berichtet. Diese ist aber stets mit großem Betreuungsaufwand verbunden.

Für die Beschulung behinderter Kinder ist im Laufe der Zeit zunehmend ein differenziertes Sonderschulsystem flächendeckend eingerichtet worden, das nach der Art der Behinderung gegliedert ist, d. h., es richtet sich nach dem jeweiligen Defizit des Kindes (s. folgende Übersicht). Denkbar wäre aber auch eine Sonderschulform, die sich nach den Restfähigkeiten des Kindes, also nach seiner bestehenden Nichtbehinderung ausrichtet.

Sonderschulformen

Die Bezeichnungen sind teilweise von Bundesland zu Bundesland unterschiedlich und ändern sich auch im Lauf der Zeit.

- Schulen (oder auch Förderschulen) für Lernbehinderte (allgemeine Förderschule)
- Schulen für geistig Behinderte (für praktisch Bildbare)
- Schule für Körperbehinderte
- Schulen für Sprachbehinderte
- Schulen für Blinde und Sehbehinderte, z. T. mit Berufsfachschule
- Schulen für Gehörlose und Schwerhörige (für Hörgeschädigte)
- Schulen für Verhaltensgestörte (auch für Verhaltensbehinderte, für Erziehungshilfe, Beobachtungsklassen in Gesamtschulen)
- Schulen für Kranke (Klinikschulen) und Hausunterricht

In wenigen Ländern gibt es eigene Schulen für Taubblinde.

Der im Laufe der Zeit entwickelte hohe Spezialisierungsgrad für die verschiedenen Behinderungsformen hat dazu geführt, dass für Kinder mit weniger häufigen Behinderungen nur wenige Sonderschulen zur Verfügung stehen und daher manchmal weite Anfahrtswege und ein großer täglicher Zeitaufwand mit Schulbus oder Taxi notwendig werden.

Bei der oben aufgeführten Sonderschulspezifizierung sind nicht nur die für die Schulfähigkeit entscheidenden Behinderungen berücksichtigt, sondern auch solche mit normalen oder gar guten geistigen Fähigkeiten. So ist ein nur körperbehindertes Kind durchaus in einer normalen Schule förderbar. Die Körperbehindertenschulen bieten jedoch entsprechende Krankengymnastik und äußere Bedingungen, wie rollstuhlgerechte Wege an. Entsprechendes gilt auch für sprachbehinderte Kinder. Mit der Verbesserung der Hörhilfen schon im frühesten Kindesalter sind Einschulungen in Normalschulen auch für schwerhörige Kinder möglich geworden. Dazu muss bei jedem Einzelfall die angemessene Lösung der Einschulung überlegt werden.

Die Sonderschulen für Verhaltensgestörte bzw. für Erziehungshilfe sind nicht selten mit einer Heimunterbringung verbunden. Meist handelt es sich dabei jedoch um Umschulungen zu einem späteren Zeitpunkt und nicht schon im Einschulungsalter. Diese Sonderschulen sind in der Regel Ganztagsschulen und entsprechen damit einer teilstationären Behandlung.

Wird bei der Schuluntersuchung eine fehlende Schulreife oder erstmals eine Behinderung festgestellt, verbunden mit der Zuweisung in eine Sonderschule, wenden sich die betroffenen Eltern nicht selten an den Kinder- und Jugendpsychiater in der Hoffnung, von ihm eine Hilfe gegen diese Entscheidung zu erhalten. Hier gilt es, in sachlicher Weise zu einem Befund und daraus zu einer Beratung der Eltern zu kommen, die diese eine solche Entscheidung akzeptieren lässt. Eine nicht gut begründete andere Entscheidung hilft weder dem Kind noch den Eltern.

Kinder mit einem IQ etwa zwischen 80 und 60 entsprechen den Anforderungen der Sonderschule für Lernbehinderte. Kinder mit niedrigerem IQ können in der Sonderschule für geistig Behinderte gefördert werden. Bei den lernbehinderten Kindern ist eine frühe Erfassung schon im Kindergartenalter wünschenswert, da sich unter ihnen oft normal begabte Kinder finden, die nur von einer soziokulturellen und damit einer aufholbaren Retardierung (einer sog. »Pseudodebilität«) betroffen sind. Hier liegt die Bedeutung der »Frühförderung«, die in den einzelnen Bundesländern in unterschiedliche Zuständigkeiten aufgegliedert ist (Klein 1991).

Bei mehrfachbehinderten Kindern richtet sich die Entscheidung über den zu wählenden Schultyp meist nach dem Schwerpunkt der Behinderung und seiner Bedeutung in Hinblick auf die schulischen Anforderungen sowie nach der Prognose. Leistungsschwächen infolge isolierter Teilleistungsstörungen, z. B. einer Lese-Rechtschreib-Schwäche, berechtigen nicht zur Zuweisung in eine Sonderschule für Lernbehinderte, sondern bedürfen einer gezielten Förderung neben der Schule. Vor allem muss die Normalschule solche umschriebenen Leistungsschwächen berücksichtigen und aus der Zeugnisgebung herausnehmen. Hier ist darauf zu drängen, dass diese spezielle Leistungsschwäche aus der Notenbewertung herausgenommen wird. Neuere Erlasse der Schulbehörden mancher Bundesländer haben dem Rechnung getragen.

Die grundsätzliche Möglichkeit einer Rückschulung in die Normalschule ist regional sehr unterschiedlich. Sie liegt nur zwischen 0 und 3%.

3.1.4 Probleme beim Übergang zu weiterführenden Schulen

In der Regel wird die Entscheidung, für welche weiterführende Schulform das Kind geeignet ist, von der Schule in einer Empfehlung getroffen. Sind die Eltern damit nicht einverstanden oder haben sie Zweifel, kommen sie ebenfalls nicht selten damit in die kinderpsychiatrische Sprechstunde. Dabei geht es seltener um die Frage der speziellen Begabung des Kindes in der Wahl der verschiedenen Typen der Gymnasien, als vielmehr um die Frage, ob das Kind mit Hauptschulempfehlung nicht doch fähig sei, in die Realschule oder statt in die Realschule aufs Gymnasium zu gehen. Dazu gibt es die Schulberatungsstellen, denen die Eltern manchmal unterstellen, sie bestätigten nur die Empfehlung der Schule.

Nun sind Fragen nach der Begabung des Kindes und nach dem geeigneten Typ der weiterführenden Schule zunächst Fragen an den Schulpsychologen. Wenn jedoch Teilleistungsschwächen oder -störungen oder bestimmte psychische Eigenheiten des Kindes bestehen, dann ist auch die Kinder- und Jugendpsychiatrie durchaus zuständig und kompetent. Auch können hinter Problemen des Kindes nicht selten tatsächlich Probleme der Familie stehen, die der eingehenden und über das Sachproblem hinausreichenden Beratung und Hilfe bedürfen. Bei diesen »Randproblemen« handelt es sich nicht selten um Sorgen der Eltern, in der Hauptschule habe das Kind später keine sozialen Chancen, oder sie fürchten, ihr Kind finde dort nicht das richtige Umfeld. Auch solche Sorgen der Eltern sind ernstzunehmen und verlangen eine verständnisvolle Beratung, die den Eltern eine Hilfe bietet.

Spezielle Probleme bieten Kinder mit besonderen Teilbegabungen, wie sie bei leichten Fällen eines Asperger-Autismus (► s. S. 62 und Kap. 29) zu finden sind. Sie scheinen manchmal eine hohe Allgemeinbegabung zu besitzen, die sich dann bei der verminderten Anpassungs- und Umstellungsfähigkeit nicht bestätigt oder nicht realisieren lässt. Überhaupt entspricht der gemessene IQ oft nicht dem späteren Schulerfolg (Berger 1980).

Die für hochbegabte Kinder vielfach geforderten Eliteschulen können u. U. zu einer sozialen Außenseiterstellung führen, die sich langfristig negativ auswirken kann. Für diese Kinder ist ein anregendes und begleitetes Angebot neben den sie unterfordernden Schulanforderungen eine bessere Hilfe. Sehr problematisch sind jedoch Sonderförderungen, etwa zu Spitzensport oder Ballett, vor allem, wenn der Ehrgeiz der Eltern die treibende Kraft ist. Diesen Kindern, von denen ja nur einige wenige ihr Ziel erreichen können, wird ein großer Teil ihrer natürlichen und notwendigen Kindheits- und Jugenderfahrung vorenthalten.

3.1.5 Klinikschulen

Für Kinder und Jugendliche, die für längere Zeit in einer Klinik aufgenommen sind, steht in manchen Bundesländern eine Klinikschule zur Verfügung, meist als öffentliche Schule unter der Verantwortung der Schulämter. Das gilt vor allem in Kinderkliniken für Kinder unter einer längerfrististigen Therapie, wie z. B. bei Blutkrankeiten und anderen chronischen Erkrankungen. Das gleiche gilt für orthopädische Kliniken. Sie sollen einen einschneidenden Zeitverlust in der Schullaufbahn vermeiden. Leider ist dieses Modell noch keineswegs flächendeckend. In manchen Bundesländern wird versucht diese Probleme anstelle mit Klinikschulen mit mit sog. »fliegenden Lehrern« zu lösen.

Eine spezielle Bedeutung haben diese Klinikschulen in kinder- und jugendpsychiatrischen Kliniken und Abteilungen. Hier geht es nicht nur darum, Schulversäumnisse zu verhindern, sondern vor allem, Kinder mit ernsteren Schulproblemen, die eine stationäre Therapie benötigen, unter speziellen Bedingungen mithilfe der Betreuung von Sonderschullehrern und unter Berücksichtigung ihrer besonderen Problemen wieder an die Schule heranzuführen mit dem Ziel, nach Abschluss der stationären Behandlung wieder eine für sie geeignete Schule von zu Hause aus besuchen zu können. Da die Patienten einer kinder- und jugendpsychatrischen Klinik in der Regel nicht bettlägerig sind, ist der Besuch der Klinikschule für alle schulpflichtigen Kinder Pflicht. Für Jugendliche jenseits der gesetzlichen Schulpflicht bieten die Lehrer der Klinikschule oft auch Weiterbildungsmöglichkeiten an.

Das gilt besonders für Kinder und Jugendliche mit einer Schulphobie (▶ s. S. 63) oder anderen, einen Schulbetrieb störenden Symptomen, wie Zwangs- oder Angstneurosen (▶ s. Kap. 16 und 17) oder anderen schwereren Schulverhaltensstörungen. Für Kinder und Jugendliche mit psychotischen Störungen kann die Klinikschule einen Weg in die bisher vom Patienten abgewehrte Realität und Normalität anbieten.

Der Unterricht in der Klinikschule findet in den Kinderkliniken je nach dem Befinden des Kindes in kleinen Gruppen statt oder auch am Bett. In der Kinder- und Jugendpsychiatrie führt die Behandlung, abhängig von den psychischen Problemen oft vom Einzelunterricht zum Unterricht in kleinen Gruppen. Daran kann sich dann ggf. auch ein Besuch einer öffentlichen Schule am Ort der Klinik anschließen als Übergang zum Leben in der sozialen Normalität. Die Schulen am Ort sind in der Regel hierbei sehr kooperativ und verständnisvoll.

! Die Klinikschule ist ein unverzichtbarer Teil einer stationären kinder-und jugendpsychiatrischen Einrichtung und zwar nicht nur zur Hilfe bei Schul- und Leistungsproblemen der Kinder und zu ihrer Förderung und sinnvollen Beschäftigung, sondern auch zur Mithilfe in der Diagnostik und Therapie.

Daher sind auch die Lehrkräfte in die Teamarbeit der Klinik ebenso einzubeziehen, wie die Psychologen und Psychologinnen, die Erzieher und Erzieherinnen und das Pflegepersonal. Die Lehrkräfte müssen nicht nur über die Kinder informiert werden, sie können auch zu Diagnose und Therapie Wesentliches beitragen.

3.1.6 Einzelunterricht

Wenn ein Kind einen normalen Schulunterricht in der Klassengemeinschaft für eine längere Zeit nicht besuchen kann, ohne dass deswegen eine stationäre Aufnahme in einer Klinik erforderlich ist, kann es mit Zustimmung des Schulamts Einzelunterricht erhalten. Liegen diese Voraussetzungen auf kinderpsychiatrischem Gebiet, muss dies vom Kinder- und Jugendpsychiater begründet und bestätigt werden.

Dass ein Kind eine Schule oder eine spezielle Sonderschule über längere Zeit nicht besuchen kann, ist bei körperlichen Leiden oder Behinderungen meist offenkundig. Dabei können auch äußere Bedingungen, wie Schulweg, Entfernung zur speziellen Sonderschule und Transportfragen eine Rolle spielen. Ist der Grund, die Schule nicht zu besuchen, eine psychische Störung, muss sorgfältig abgewogen werden, ob der Nachteil des Einzelunterrichts, nämlich das Fehlen des Kontakts zu den anderen Kindern seines Alters, nicht überwiegt.

! Solange ein normaler Schulbesuch möglich und vertretbar ist, sollte man die Ausnahmesituation des Einzelunterrichts um des Kindes willen vermeiden. Er stellt sozial eine defizitäre Situation dar.

Bei Mehrfachbehinderungen mit ausgeprägten Teilleistungsstörungen und Wesensänderung kann aber trotz guter Gesamtbegabung ein Einzelunterricht nötig sein.

Meist beschränkt sich der Einzelunterricht auf 1–2 h täglich oder einige Stunden im Lauf der Woche. Das genügt auch, da der Einzelunterricht ja sehr viel lernintensiver ist als im Klassenverband.

3.1.7 Schulprobleme und Schulverhaltensstörungen

Probleme im Kindergarten oder beim Schulbesuch geben häufig Anlass zur Vorstellung beim Kinder- und Jugendpsychiater. Es sind zum einen Leistungsprobleme und zum anderen Einordnungsprobleme.

Die Eltern von Kindergartenkindern werden meist von den Erzieherinnen und Erziehern auf Leistungs-, Anpassungs- und Verhaltensauffälligkeiten hingewiesen, nicht selten verbunden mit entsprechend negativen Prognosen. Hier ist große Zurückhaltung und sorgfältige Prüfung zu empfehlen, da sich Auffälligkeiten in dieser Altersphase nicht selten durch Nachreifung und Überwindung umschriebener Hemmungen noch von allein ausgleichen. So bessert sich das Anpassungsverhalten von Risikokindern oft ganz von selbst, wenn man sie nicht von vornherein als behindert oder »unerzogen« negativ festlegt.

Schulische Leistungsprobleme können sehr verschiedene Gründe haben.

Echte Überforderung. Das Kind wurde nicht in den seiner tatsächlichen kognitiven Leistungsfähigkeit entsprechenden Schultyp eingeschult oder erhält dort nicht eine dafür notwendige Förderung. Das betrifft allerdings nur etwa ein Viertel bis ein Drittel der Schulversager. Dahinter verbirgt sich nicht selten ein unangemessener Ehrgeiz der Eltern oder ein Nichterkennen einer aus dem Familienniveau herausfallenden relativen Minderbegabung. Dies findet man gelegentlich bei Adoptivkindern.

Scheinbare Überforderung oder fehlende Motivation. Kinder, die chronisch unterfordert werden und nicht anderweitige Anregungen bekommen, verlieren die Lust an der Schule. Oft gelten sie als faul. Dabei sind Kinder nie ohne Grund faul. Manchmal ist die geklagte Faulheit aber auch eine Ausrede bei echter Überforderung, da es für Eltern und Kind leichter zu akzeptieren ist, wenn Faulheit festzustellen ist als Schwachbegabung.

Vorliegen von Teilleistungsstörungen (▶ s. S. 60). Da die Schule ein bestimmtes Spektrum der Fähigkeit eines Kindes zur Bewertung und Auslese berücksichtigt, nämlich die sprachgebundenen oder auditiven Fähigkeiten, bekommen manchmal insgesamt gut oder normal begabte Kinder isolierte Leistungsschwierigkeiten. Das gilt insbesondere für die Legasthenie, die Lese-Rechtschreib-Schwäche und auch die Händigkeit (Strehlow et al. 1996, Strehlow 2002). Diese speziellen Leistungsssschwächen müssen aus der Notenbewertung herausgenommen werden.

Bestehen von Einordnungsproblemen. Wird das Kind aus irgendeinem Grund zum Außenseiter mit Unterdrückung durch die anderen Kinder der Klasse und führt dies zu einer chronischen Schulangst, dann leiden oft zunächst nur die Schulleistungen darunter.

Beziehungsstörungen zur Lehrkraft. Dieselben Folgen können auftreten, wenn das Kind vor der Lehrkraft Angst hat oder sich anhaltend von dieser negativ beurteilt fühlt.

Einordnungsprobleme können aus folgenden Gründen entstehen:

Soziale Beziehungsprobleme des Kindes. Sie resultieren aus negativen Erfahrungen in der frühkindlichen oder vorschulischen Entwicklung (▶ s. S. 58) oder bestehen aufgrund anlagebedingter oder früh erworbener Persönlichkeitsmerkmale des Kindes (▶ s. Kap. 24). Die soziale Situation eines Kindes im Klassenverband bedarf grundsätzlich einer genauen Analyse. Dabei konvergieren in der Regel verschiedene Ursachen, die in der Person des Kindes, seinem sozialen Hintergrund und seiner Toleranz und Reaktionsweise, in der Persönlichkeit der Lehrkraft, der Zusammensetzung der Klassengemeinschaft und den Erwartungen und Reaktionen der Eltern liegen. Gegebenenfalls sollte der Kinder- und Jugendpsychiater – mit Einverständnis der Erziehungsberechtigten – Kontakt mit der Schule aufnehmen.

Aggressive Verhaltensweisen des Kindes. Aggressivität ist immer nur ein Symptom, dessen Ursachen sehr vielschichtig sein können und der genauen Analyse bedürfen (Gasteiger-Klicpera u. Klicpera 1997). Hier spielen auch Gruppenphänomene und die Videomedien eine bedeutsame Rolle.

Bestehen von hyperkinetischen Störungen oder eines Aufmerksamkeitsdefizitsyndroms (ADS) (▶ s. Kap. 30). Diese Diagnose hat in den letzten Jahren eine zunehmende Beachtung und inhaltliche Erweiterung zu einem eigenständigen abgrenzbaren Krankheitsbild erfahren. Diese Form von Schulverhaltensstörungen war auch früher bekannt und betraf einen großen Teil der wegen Schulproblemen vorgestellten Kinder. Diese Störung wurde damals überwiegend auf frühkindlich erworbene oder ererbte Persönlichkeitseigenschaften zurückgeführt. Da dabei auch Einflüsse des sozialen Umfelds und seine Anforderungen mitwirken und zum »normalen« lebhaften Kind fließende Übergänge bestehen, sollte man mit der Zuschreibung einer Krankheit zurückhaltend sein. Eine solche Feststellung entlastet die Eltern und die Lehrer, nicht aber das Kind.

Das stille und passive Kind. Es fällt häufig über eine lange Zeit nicht auf, da es nicht stört und sich anscheinend anpasst. Da sich dahinter nicht selten ernste und lange wirksame Störungen und Beziehungsprobleme verbergen können, ist ihre genaue Abklärung dringend. Es gibt aber auch psychisch ganz gesunde Kinder, die sich selbstzufrieden in sich ruhend so verhalten. Entscheidend ist ihr sozialer Kontakt außerhalb der Schule.

Autismus infantum in der Form des Asperger-Autismus (▶ s. Kap. 29). Je nach Ausprägungsgrad sind diese Kinder durch ihr Einzelgängertum und durch ihre Eigenart auffallend und manchmal störend. Besonders in der Grundschule und den unteren Klassen einer weiterführenden Schule ist ihre Einordnung durch fehlende Toleranz der Mitschüler schwierig. In den Oberklassen werden sie eher von ihren Mitschülern toleriert und akzeptiert. Hier ist eine fachliche Beratung der Lehrkräfte wichtig.

Akute psychische Störungen des Kindes. Dazu gehören neben allen Formen von emotionalen Störungen und primär von der Schule unabhängigen psychischen Störungen, die sich aber in der Schule besonders und frühzeitig auswirken können, insbesondere die Schulangst und die Schulphobie (► s. Kap. 30). Sie sind gegenüber dem »Schuleschwänzen« als nicht dissoziale Schulverweigerungen abzugrenzen. Unter der Diagnose Schulangst werden die mit der Schule unmittelbar verbundenen Ängste erfasst, wie Angst vor den anderen Kindern oder einer Überforderung, unter Schulphobie die nicht primär mit der Schule verbundenen Ängste, wie eine Reifungskrise (Overmeyer et al. 1995). So ist auch die seltenere Schulangst eines Kindes bei der Einschulung von der Schulphobie der meist gut begabten Gymnasiasten im Reifungsalter zu unterscheiden.

Fazit für die Praxis

- Probleme beim Übergang in Kindergarten und Schule sind oft mehr die Probleme der Eltern als die der Kinder selbst.
- Ein guter Kontakt zu den Erzieherinnen und Erziehern im Kindergarten und zu Lehrern und Lehrerinnen am Ort erleichtert das fachliche Urteil und eine hilfreiche Beratung der Eltern.
- Spätestens bei der Einschulung sollten Teilleistungsstörungen und Schwächen eines Kindes erkannt werden.
- Die Entscheidung bezüglich der Einschulung des Kindes hängt nicht allein vom Befund des Kindes ab, sondern auch von der Art und der Qualität der Schule oder der Einrichtung.

Literatur

Ammann W (1986) Re-integrtationschancen für Sonderschüler. Z Heilpädagogik 37:305–311

Berger M (1980) Überdurchschnittlich begabt, aber lerngestört. Familientyp und psychische Auffälligkeit in der Schule. DFG-Forschung 4:6–10

Gasteiger-Klicpera B, Klicpera C (1997) Aggressivität und soziale Stellung in der Klassengemeinschaft. Z Kinder Jugendpsychiatr 25:139–150

Haffter J, Zehran-Hartung C, Pfüller U et al. (1998) Auswirkungen und Bedeutung spezifischer Rechtschreibprobleme bei jungen Erwachsenen – empirische Befunde in einer epidemiologischen Stichprobe. Z Kinder-Jugendpsychiatr 26:124–135

Klein G (1991) Probleme der Frühförderung sozialschwacher und randständiger Eltern. In: Trost R, Walthes R (Hrsg) Frühe Hilfen für entwicklungsgefährdete Kinder. Kampus, Frankfurt/Main, S 54–65

Lempp R (1990) Möglichkeiten und Grenzen der Integration von Schülern mit besonderen Bedürfnissen. In: Olechowski R, Wolf W (Hrsg) Die kindgemäße Grundschule. Jugend und Volk, Wien, S 60–75

Lempp R, Schiefele H (1987) Ärzte sehen die Schule. Beltz, Weinheim

Overmeyer S, Blanz B, Schmidt MH, Rose F, Schmidbauer M (1995) Schulverweigerung – Eine katamnestische Untersuchung zu dem diagnostischen Konzept von »Schulphobie« und »Schulangst«. Z Kinder Jugendpsychiatr 23:35–43

Strehlow U (2002) Legasthenie und Lateralität. In: Schulte-Koerne G (Hrsg) Legasthenie: Zum aktuellen Stand der Ursachenforschung, der diagnostischen Methoden und der Förderkonzepte. Winkler, Bochum, S 43-60

Strehlow U, Haffner J, Parzer P et al. (1996) Händigkeit und kognitive Fähigkeiten: Befunde an einer repräsentativen Stichprobe Jugendlicher und junger Erwachsener. Z Kinder Jugendpsychiatr 24:253–264

3.2 Scheidung, Trennung, Alleinerziehung

U. Lehmkuhl, M. Huss

In dem Kinderbuch »Mama ist groß wie ein Turm« von Brigitte Schär und Jacki Gleich findet sich folgende Passage, die die Sicht eines Kindes beschreibt:

> Papa war nämlich nicht immer so klein. Und Mama war auch nicht immer so groß. Natürlich nicht. Sonst wäre ich doch nicht ihr Kind. Als ich auf die Welt kam, war Mama so groß wie alle Mütter und Papa so groß wie alle Väter. Auch später noch. Eines Nachts haben sie sich fürchterlich gestritten. Ich bin davon aufgewacht. Das weiß ich noch genau. Und dann ist Papa ganz klein geworden und Mama riesengroß, so groß, dass sie nicht mehr in die Wohnung passte. Seither bekomme ich Ansichtskarten von ihr. Darauf schreibt sie ganz liebe Dinge, nur für mich allein ... Ich bin sicher, Mama kommt bald.

Der Focus vom 3. Dezember 2001 titelt:

> Verdammt allein. Wie sehr Kinder unter der Trennung ihrer Eltern leiden. Juristen, Psychologen und Politiker suchen Wege aus der Familienkatastrophe ... Die wahren Opfer beim Ehe-Aus sind die Kinder. Oft leiden sie ein Leben lang unter Selbstzweifeln.

Nach Angaben des Statistischen Bundesamtes Wiesbaden leben zurzeit 78,5% aller Kinder in traditionellen Ehen, 18% bei ihrer allein erziehenden Mutter und nur 3,5% beim allein erziehenden Vater.

3.2.1 Zur Verarbeitung von Scheidungsfolgen

Ehescheidung und Trennung von einem Elternteil erhöhen das Risiko für die weitere psychosoziale Entwicklung der betroffenen Kinder. Eine amerikanische Längsschnittstudie konnte zeigen, dass Adoleszente, deren Eltern sich getrennt hatten, als sie 7 Jahre alt waren, in knapp einem Drittel psychotherapeutische Hilfen im weiteren Verlauf ihrer Entwicklung erhielten, gegenüber nur 10% der Adoleszenten aus intakten Familien (Zill 1983). In kinder- und jugendpsychiatrischen Ambulanzen, Tageskliniken und Kliniken werden Kinder und Jugendliche vorgestellt und behandelt, von denen ca. 40% bei einem getrennt oder geschieden lebenden Elternteil aufwachsen. Dieser Prozentsatz ist höher als bei der Normalbevölkerung (30%).

! Trennung und Scheidung der Eltern ist für die Kinder- und Jugendpsychiatrie weiterhin ein zentrales Thema.

Wallerstein u. Corbin (1996) fassen die angloamerikanische Literatur dahingehend zusammen, dass Kinder, die aus unvollständigen oder Stieffamilien kommen, ein doppelt bis dreifach höheres Risiko aufweisen, emotionale Probleme und Verhaltensschwierigkeiten zu entwickeln als Kinder, die mit ihren biologischen Eltern zusammenleben (s. auch Zill u. Schoenborn 1990). Verlaufsuntersuchungen weisen darauf hin, dass spezifische Ängste nach einer längeren Latenzzeit auftreten können, sodass sich die Folgen einer Scheidung der Eltern von Vor- oder Grundschulkindern erst in deren jüngerem Erwachsenenalter zeigen können, z. B. im Zusammenhang mit der eigenen Eheschließung (Wallerstein u. Blakeslee 1989).

! Das Auftreten von spezifischen Ängsten ist auch erst nach einer längeren Latenzzeit möglich.

Es werden nicht nur manifeste Verhaltensänderungen beobachtet, sondern auch spezifische Einstellungen und Haltungen, die Vertrauen in Partnerschaftsbeziehungen betreffen. Das Vertrauen in den zukünftigen Ehepartner sowie die Haltung zu der eigenen späteren Eheschließung sind weniger optimistisch und von Skepsis geprägt (Franklin et al. 1990). Die Scheidung der Eltern stellt für die betroffenen Kinder eine oft sehr belastende Erfahrung dar. Häufig handelt es sich bei der Trennung von Ehepartnern um einen langwierigen und schwierigen Prozess, der mehrere Jahre beanspruchen kann, wobei dem akuten Ereignis eine Phase von Konflikten und Streitigkeiten vorausgeht. In der »Nachscheidungsperiode« müssen neue Interaktions- und Beziehungsmuster sowohl innerhalb als auch außerhalb der Familie aufgebaut werden. Das Vertrauen in die Konstanz von Familienstrukturen wird häufig erschüttert und damit auch die Perspektive für die eigenen späteren engen Bindungen.

! Die hohe Prävalenz von Trennungserfahrungen im Kindes- und Jugendalter mit den vielfältigen komplexen individuellen familiären und sozialen Einflussfaktoren erlaubt es nur bedingt, aufgrund spezifischer Prädiktoren den weiteren Verlauf bzw. den Erfolg von Beratungs- und Therapieansätzen vorherzusagen.

Die vielfältigen Einflussgrößen auf den Prozess, die Verarbeitung und den Verlauf von Scheidungsfolgen für die Kinder und die Restfamilie und den getrennt lebenden Ehepartner sind nicht durch einfache lineare Erklärungen zu erfassen, sondern erfordern komplexe Interaktionsmodelle. Dies dürfte der Hauptgrund sein für die sich zum Teil widersprechenden Ergebnisse in der Literatur mit unterschiedlichen Sichtweisen und Konsequenzen für Diagnostik, Beratung und Therapie. Zudem ist zwischen Kurz- und Langzeiteffekten zu unterscheiden und den sich verändernden Familienstrukturen nach der Trennung, z. B. durch das Eingehen neuer Partnerschaften, Rechnung zu tragen.

Eine systematische Betrachtung der Scheidungsfolgen für die Eltern und Kinder sollte die in der folgenden Übersicht zusammengestellten Aspekte mit ihren wechselseitigen Einflussnahmen einbeziehen (Price u. McKenny 1988; Wallerstein u. Corbin 1996).

Einflussfaktoren auf mögliche Scheidungsfolgen

- Was sind die Hintergründe und Ursachen der Scheidung einschließlich einer Kosten-Nutzen-Analyse der ehelichen Beziehung?
- Wie gestaltet sich der Prozess der Scheidung? Welche Faktoren spielen bis zur endgültigen Entscheidung eine Rolle? Von welchem Ehepartner geht die Initiative aus?
- Welche Auswirkungen ergeben sich auf die Eltern-Kind-Beziehung?
- Welche Effekte betreffen die Kinder in ihrer Entwicklung und psychischen Gesundheit? Hierbei ist besonders auf die Langzeitwirkungen und das Vorliegen möglicher Prädiktoren für einen günstigen bzw. negativen Verlauf zu achten.
- Welche Auswirkungen ergeben sich durch juristische Entscheidungen, z. B. durch die Bestimmung des Sorge- und Besuchsrechts?
- Welche ökonomischen Konsequenzen ergeben sich für die Restfamilie?
- Wie sieht die Indikation, Durchführung und Akzeptanz von Beratungs- und Behandlungskonzepten aus?

3.2.2 Scheidungsdaten in der Bundesrepublik Deutschland

In der Bundesrepublik Deutschland wurden im Jahr 2001 197.500 Ehen geschieden. Nach Angaben des Statistischen Bundesamtes Wiesbaden ist der Trend in den vergangenen Jahren steigend (www.statistik-bund.de), wie auch der nachfolgenden Pressemitteilung mit dem Titel »Noch nie so viele Scheidungen« (FAZ vom 7.9.2001, S. 13) zu entnehmen ist.

> Noch nie sind in Deutschland so viele Ehen geschieden worden wie im vergangenen Jahr ... Die Zahl der Scheidungen stieg gegenüber dem »Rekordjahr« 1999 um 3820. Das entspricht einem Zuwachs von 2%. ... Durchschnittlich war in etwa drei von vier Scheidungsfällen auch ein minderjähriges Kind betroffen. 148.190 Jungen und Mädchen mussten sich mit der Trennung ihrer Eltern abfinden. Das sind 4460 oder 3,1% mehr als im Vorjahr ...

! Die Scheidungen nehmen in der BRD weiter zu.

Diese Pressemitteilung legt nahe, dass im Rahmen der Scheidungsproblematik die Frage nach den Folgen für die betroffenen Kinder zunehmend an Bedeutung gewinnt. Ob es sich bei der Familie tatsächlich um ein »Auslaufmodell« handelt, wie der Tagesspiegel bereits am 10.5.1999 (► S. 11) titelte, ist kritisch zu hinterfragen. Bemerkenswert ist, dass in den anderen westlichen Industrienationen seit Mitte der 80er-Jahre ein gegenläufiger Trend zu verzeichnen ist (Guttmann 1993; Hernandez 1988).

3.2.3 Klinische Symptomatik

Fallbeispiel 1

Nora ist knapp 4 Jahre alt, als sie von ihrer Mutter wegen einer primären Enuresis nocturna und Enkopresis vorgestellt wird, die den Kindergartenbesuch gefährden. Die organische Abklärung ergibt keinen pathologischen Befund. Noras Eltern leben bereits getrennt. Nora ist wiederholt mit ihrer Mutter in einem Frauenhaus gewesen. Die Mutter ist 25 Jahre alt und ganztags in einer Fabrik tätig. Ihr 37-jähriger Freund lebt selbst in Scheidung. Es besteht

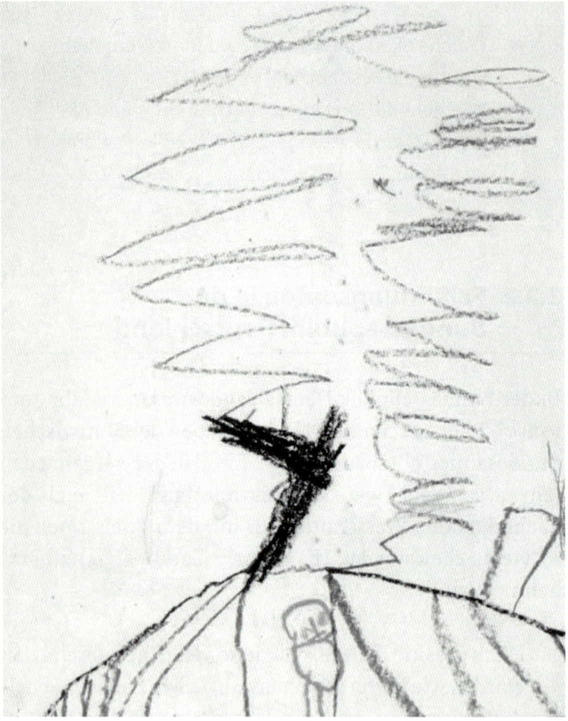

■ Abb. 3.1. **Nora, 4 Jahre.** Dunkler Rauch quillt aus dem Schornstein, symbolisch für den heftigen Konflikt der Erwachsenen

ein Alkoholproblem, ebenso wie beim leiblichen Vater von Nora. Die Mutter hofft, bald von ihrem Freund schwanger zu werden. Der Halbbruder ist inzwischen 16 Monate alt.

Nora wirkt bei der Erstvorstellung noch verhältnismäßig fröhlich, sie spielt und malt sehr konstruktiv. Sie malt ein Haus, aus dem dunkler Rauch quillt (■ Abb. 3.1). Das Mädchen hat keinen Kontakt zum leiblichen Vater, der in einem Gespräch entwurzelt, depressiv und hoffnungslos wirkt. Die Mutter heiratet kurz vor der Geburt ihres zweiten Kindes. Diese Ehe ist ebenfalls durch die Alkoholproblematik des Stiefvaters von Krisen geschüttelt. Zurzeit hat die Mutter zum wiederholten Male die Scheidung eingereicht. Nora wirkt verängstigt, nässt weiterhin tags und nachts ein, wird deshalb von ihren Eltern gemaßregelt, was die Symptomatik verstärkt. Das Angebot therapeutischer Hilfe nimmt Noras Mutter bislang nicht an aus Sorge, ihr könnten die Kinder weggenommen werden. Nora wirkt bedrückt und traurig bei einer zufälligen Begegnung. In wenigen Sätzen schildert sie – zum Entsetzen ihrer Mutter – das Dilemma der Familie, während sich die Mutter darum bemüht, ihre Verhältnisse geordnet erscheinen zu lassen.

Fallbeispiel 2

Lothar wird uns 14-jährig von seiner Großmutter väterlicherseits vorgestellt wegen erheblicher Schulschwierigkeiten. Der Junge lebt bei seinem Vater. Unmittelbar nach der elterlichen Trennung hat Lothar noch ein halbes Jahr bei der Mutter gewohnt. Der zweieinhalb Jahre jüngere Bruder ist bei der Mutter geblieben. Lothar hatte sich entschieden, zum Vater zu ziehen, weil er mit dem Freund seiner Mutter nicht gut ausgekommen war. – Die Ehe seiner Eltern wurde wegen der Schwangerschaft mit Lothar geschlossen, die Mutter war 17 Jahre, der Vater 21 Jahre alt. Die Ehe war gekennzeichnet durch Streit, erhebliche Schulden und Alkoholprobleme. Der Vater hat bereits einen Herzinfarkt erlitten.

Während einer ambulanten Psychotherapie entscheidet sich Lothar, zur Mutter zurückzukehren, die inzwischen einen 10 Jahre jüngeren Mann geheiratet hat, von dem sie ein Kind erwartet. Lothar hat mit seinem Vater zunehmend Probleme, da er die Ge- und Verbote seines Vaters nicht akzeptiert. Auch der Mutter ist es nicht gelungen, den Jungen wieder in eine Familie einzubinden. Nach wiederholtem Schuleschwänzen und beginnender Verwahrlosung wird Lothar im Rahmen einer freiwilligen Erziehungshilfe in eine psychotherapeutische Einrichtung eingewiesen. Die Eingliederung fällt ihm schwer. Lothar macht im Laufe der zweieinhalb Jahre, in denen wir wiederholt Kontakt zu ihm hatten, einen zunehmend depressiven und autodestruktiven Eindruck (Nikotin, Alkohol). Er verweigert das Gespräch, verlässt abrupt den Raum während einer Beratung. In der Therapie zeigt er zeitweise das Verhalten eines Kleinkindes und nuckelt hingebungsvoll an einer Babyflasche. Andererseits »frisiert« er sein Mofa und träumt von einem schweren Motorrad.

Fallbeispiel 3

Alexe ist 6 Jahre alt, als sich ihre Eltern trennen. Die Mutter ist damals 28 Jahre, der Vater 29 Jahre alt. Beide stehen kurz vor dem Abschluss ihres Medizinstudiums. Sie lebten sehr eingebunden in die jeweilige Herkunftsfamilien. Alexe wurde von den Großeltern versorgt, wenn den Eltern wegen des Studiums die Zeit fehlte.

Alexe selbst berichtet, dass die Eltern »schon vor zwei Weihnachten« begonnen haben zu streiten. »Immer geht es ums Geld«. Sie erklärt weiter, sie habe wiederholt die streitenden Eltern mit Hilfe einer Freundin »einfach auseinandergeschoben«. Diese klare Schilderung des gut 6-jährigen Mädchens steht in krassem Gegensatz zu dem Eindruck und dem Gefühl der Eltern, ihre Tochter wisse nichts von ihren Auseinandersetzungen. Bei Alexe sind eine ausgeprägte emotionale Bedürftigkeit, Beziehungsarmut und Kommunikationsstörung des im »Szeno-Test« dargestellten Familienbildes sehr deutlich. In einer Zeichnung stellt sie die Trennung ihrer Eltern, wie viele andere Kinder, durch ein halbiertes Haus dar (■ Abb. 3.2).

Wir empfehlen eine Psychotherapie des Mädchens, da die Eltern keine Familientherapie wünschen. Nach langwierigen Auseinandersetzungen einigen sich die Eltern auf gemeinsame elterliche Sorge. Das Mädchen lebt bei

▼

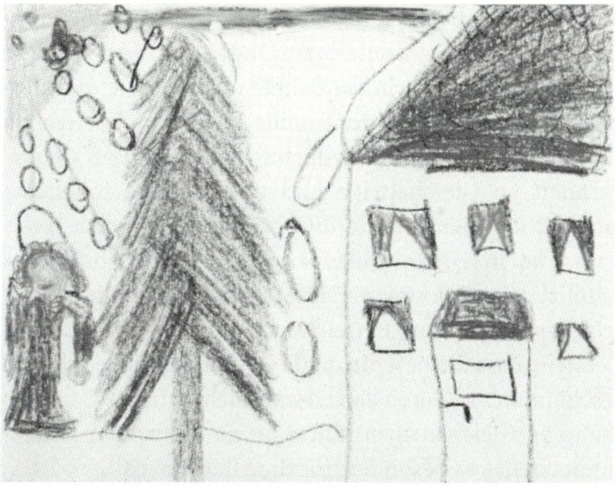

Abb. 3.2. **Alexe, 6 Jahre.** Den Streit ihrer Eltern erlebte Alexe als Halbierung ihres Elternhauses

der Mutter, sie sieht den Vater zweimal während der Woche und an jedem Wochenende. Nach der Schule besucht sie einen Hort auf Anraten ihres Therapeuten. Sie hat Mühe, sich dort einzugliedern (Loyalitätskonflikte). Die Mutter ist durch Examensvorbereitungen und Doktorarbeit sehr beansprucht, der Vater arbeitet in einer Klinik, sodass außer den »Programmen« für Alexe wenig Zeit bleibt.

Die Geburt des Mädchens war geplant, weil beide Eltern damals auf einen Studienplatz warteten und sich ausgerechnet hatten, dass das Kind später alt genug sei, ganztags einen Kindergarten zu besuchen, wenn sie erst den ersehnten Studienplatz bekommen hätten.

Alexe wirkt im Gespräch altklug und sehr verständig. Ihre Worte und Begündungen passen nicht zu ihrem kindlichen Aussehen. Ständig schleppt sie ein Schmusetier mit sich herum, mit dem sie sich berät und dem sie »alles« noch einmal erzählt, obwohl es bei unseren Gesprächen dabei ist. – Die Eltern haben aus wissenschaftlichem Interesse an einem Forschungsprojekt teilgenommen. Sie reagieren sehr erstaunt, als ihnen dringend zu einer Behandlung ihrer Tochter geraten wird.

Fallbeispiel 4

Michaela ist 17 Jahre alt, als sie sich zunächst wegen eines Gutachtens an uns wendet. Sie leidet unter ihren abstehenden Ohren und möchte eine entsprechende Operation durchführen lassen. Etwa ein halbes Jahr später meldet sie sich auch zur Teilnahme am Projekt »Scheidungskinder«. Ihre Eltern haben sich inzwischen endgültig getrennt. Beide hatten schon längere Zeit außereheliche Beziehungen, die zuletzt nicht mehr verheimlicht wurden. Michaela lebt bei ihrer Mutter und deren Partner, trifft oft den Vater, der in einem neuen Stadtteil lebt. Beide Eltern sind in ihren Berufen tätig. Michaela selbst besucht mit sehr gutem Erfolg ein Gymnasium und möchte Fotografin werden. Der anfänglich gute Kontakt zum Vater wird im Laufe des Projektes brüchiger. Die Gespräche reduzieren sich auf Geldfragen. Der Vater zieht ohne Vorankündigung in eine Stadt in 300 km Entfernung und heiratet dort wieder. Michaela erlebt diese Entwicklung eher fassungslos, »beschließt« aber, an ihre eigene Zukunft zu denken und nicht zu viele Gedanken an die Beziehung der Eltern zu »verschwenden«. Eine Freundschaft hilft ihr dabei. Eltern und Tochter gehen zunächst mit dem Thema sehr intellektualisierend um. Mögliche Schwierigkeiten werden überwiegend kognitiv bewältigt. Das Mädchen beklagt schließlich ein Gefühl der Leere bei Begegnungen mit dem Vater und stellt den Kontakt zu ihm fast völlig ein. Sie selbst fühlt sich gesund und glaubt, mit den sie bedrängenden Fragen allein fertig werden zu können.

Allen Fällen ist gemeinsam, dass die Kinder von den Entscheidungen ihrer Eltern überfordert sind, sie nicht in ihr eigenes Leben einordnen können und mit erheblichen Verhaltensauffälligkeiten »aufwarten« und damit auf ihre schwierige Situation aufmerksam machen.

3.2.4 Ergebnisse der Scheidungsforschung

Als Erste beschäftigten sich Kriminologen mit Scheidungs- und Trennungsfolgen, da bis in die 50er-Jahre der Zusammenhang zwischen vaterlos aufwachsenden Kindern und einer erhöhten Straffälligkeit als eines der wenigen erwiesenen »Gesetze« der damaligen Sozialforschung galt (z. B. Shaw u. McKay 1932). Durch Monahan (1957) wurde dieser Zusammenhang nachdrücklich in Frage gestellt: In vielen Studien wurde nicht zwischen Scheidung, Trennung oder auch Tod eines Elternteils unterschieden. Seit den Anfängen der Scheidungsforschung hat ein erheblicher Wandel in der gesellschaftlichen Akzeptanz von Scheidungskindern stattgefunden. Dies spiegelt sich in einer sehr sorgfältig durchgeführten Übersichtsarbeit von Amato u. Keith (1991) mit über 13.000 Kindern aus 92 Studien. Die Autoren fanden, dass die sog. Familienstruktur, d. h., ob eine Scheidung vorliegt oder nicht, immer weniger ins Gewicht fiel, je aktueller die Studie war. Dieser Effekt ist nur zum Teil durch exaktere Forschungsmethoden zu erklären. Es ist zu vermuten, dass der gesellschaftliche Druck, der auf einem Scheidungskind lastet, im Verlauf der vergangenen 30 Jahre abgenommen hat. Ein weiteres Ergebnis der oben genannten Arbeit lässt sich folgendermaßen umschreiben: Je geringer die Bedeutung der Familienstruktur wurde, desto deutlicher waren die Effekte der sog. Familiendynamik festzustellen. Darunter sind Merkmale wie chronischer Streit oder eine längerfristige Konfliktneigung in einer Familie zu verstehen.

Neben dem beschriebenen Wandel der Auswirkungen von Familienstruktur und Familiendynamik gab es in der Scheidungsforschung eine Reihe weitere Hypothesen, die in umfassenden Studien untersucht wurden. Besondere

Bedeutung kommt dem Entwicklungsalter, der sog. Geschlechtsunterschiedshypothese und der Frage zu, ob Kinder von einer Wiederheirat profitieren.

Die wohl populärste Längsschnittstudie über Scheidungsfolgen bei Kindern wurde im Rahmen des »California Children of Divorce Project« unter der Leitung von Wallerstein und Kelly mit 131 Kindern durchgeführt (Wallerstein u. Kelly 1975). Inzwischen liegen Ergebnisse aus der 15- und 25-Jahre-Nachuntersuchung vor (Wallerstein et al. 2000). Ihren Bekanntheitsgrad verdankt die Studie neben ihrer Pionierleistung auf dem Gebiet der Scheidungsforschung insbesondere der Veröffentlichung zweier Bestseller, die die öffentliche Diskussion maßgeblich beeinflusst haben. In methodologischer Hinsicht kann die Studie als deskriptiv bzw. hypothesengenerierend eingestuft werden, da kein Kontrollgruppenvergleich erfolgte und auch nahezu keine quantitativen Ergebnisse verfügbar sind. Mit detaillierten Fallbeschreibungen und oft weitreichenden Erklärungsansätzen regten Wallerstein und Kelly jedoch viele Studien an.

Alterseffekte

Wallerstein und Kelly stellten die These von altersspezifischen Reaktionsmustern auf, die vielfach aufgegriffen und kontrovers diskutiert wurde. Der Ansatz geht davon aus, dass das »Trauma« Scheidung je nach Entwicklungsalter des Kindes unterschiedliche Störungsmuster verursacht. In der Regel wird zwischen Vorschulalter, Latenzalter und Adoleszenz unterschieden.

Kinder, die die Scheidung der Eltern im **Vorschulalter** erlebt haben, werden als extrem ängstlich beschrieben. Sie fürchten, dass sie auch des noch verfügbaren Elternteils beraubt werden könnten. Sie regredieren, zeigen ausgeprägte Trennungsängste und entwickeln angstbesetzte, teilweise verleugnende Fantasien. Ihr Puppenspiel kreist um Themen wie Einsamkeit und die Befürchtung, nicht mehr richtig versorgt zu werden oder gar vor Hunger sterben zu müssen. In magischer Weise fühlen sich die Vorschulkinder für die Trennung der Eltern verantwortlich.

Im **Schulalter** werden sich die Kinder zunehmend der sozialen Konsequenzen bewusst, die die Scheidung ihrer Eltern mit sich bringt. Viele Kinder schämen sich der Handlungsweise ihrer Eltern. Sie klammern sich nicht wie die Vorschulkinder an den verbleibenden Elternteil, sondern suchen aktiv nach einer neuen Form der Familienidentität. Wallerstein hält sie für besonders anfällig für Loyalitätskonflikte. Diese treten meist dann auf, wenn sich die Kinder gezwungen sehen, einem Elternteil oder beiden Eltern die »Treue« zu beweisen.

Mit dem Eintritt ins **Jugendalter**, in dem nach Erikson (1959) Identitätsfindung und Abgrenzung zentrale Entwicklungsaufgaben sind, kann der wichtige Pendelschlag zwischen Geborgenheit und phasenweiser Erprobung jugendlicher Selbstständigkeit durch die Scheidung deutlich beeinträchtigt werden. Wallerstein u. Kelly (1980a) beobachteten dabei zwei Reaktionsweisen: Eine Gruppe Jugendlicher suchte Kontakt zu jüngeren Kindern, zeigte Leistungseinbrüche in der Schule und forderte die emotionale Unterstützung der Familie ein. Die andere Gruppe wandte sich mit ihrem Bedürfnis nach Halt und Geborgenheit an Gleichaltrige und war bemüht, möglichst schnell von der Familie unabhängig zu werden. Weiss (1979) hat in seinem Artikel »Growing up a little bit faster« ähnliche Entwicklungsverläufe beschrieben. Entgegen der eher optimistischen Einschätzung von Weiss betont Wallerstein, dass die beschleunigte Reifung der Jugendlichen nicht immer zu deren Vorteil war. Die verstärkte Orientierung an Gleichaltrigen führte oft zu verfrühten Sexualkontakten, was besonders für die Mädchen galt.

In einigen neuen Arbeiten finden sich Hinweise, dass sich die elterliche Scheidung besonders auf jüngere Kinder negativ auswirkt. So berichteten beispielsweise Fergusson et al. (1994) von einer prospektiven Längsschnittstudie, in der 935 Kinder von der Geburt bis zum Alter von 15 Jahren jährlich untersucht wurden. Kinder, die die Scheidung ihrer Eltern vor dem 5. Lebensjahr erlebt hatten, zeigten zwei- bis dreimal häufiger emotionale Störungen und Störungen des Sozialverhaltens. Für die Altersgruppe zwischen 5 und 10 Jahren konnte kein Zusammenhang zwischen elterlicher Trennung und psychiatrischer Auffälligkeit gefunden werden. Auch bei Kindern und Jugendlichen zwischen 10 und 15 Jahren waren, mit Ausnahme des bei Scheidungskindern häufigeren Drogenkonsums, keine Unterschiede festzustellen. Die Ergebnisse zum erhöhten Drogenkonsum bei Scheidungskindern wurden in neuerer Zeit von Neher u. Short (1998) bestätigt.

! Es zeigt sich, dass die Reaktion der Kinder auf die Trennung der Eltern sehr stark vom Lebensalter, in dem sie mit dieser Veränderung ihrer Lebenssituation konfrontiert werden, abhängig ist.

Geschlechtsunterschiede

In vielen Studien wird berichtet, dass Jungen nach der Trennung ihrer Eltern häufiger psychische Auffälligkeiten zeigen als Mädchen. Anneke Napp-Peters (1995) begleitete in Deutschland 150 Scheidungsfamilien über 12 Jahre. Sie stellte fest, dass Jungen zunächst heftiger auf den Zusammenbruch der Familie reagieren. Sie werden aggressiv, »antisozial« und geraten in der Schule »außer Tritt«. Mädchen dagegen verbergen ihre Emotionen. Ihre Gefühle von Traurigkeit, schmerzlichem Verlust und Verlassenheit, ihre Depressionen und Beziehungsängste martern sie erst nach der Pubertät. Diese Beobachtungen, von denen sich die sog. Geschlechtsunterschiedshypothese ableitet, galt für lange Zeit als einer der wenigen Effekte, die bei Scheidungskindern situationsübergreifend nachzuweisen sind.

Rutter hatte schon 1970 ähnliche Geschlechtsunterschiede bei Kindern beschrieben, deren Eltern psychiatrisch erkrankt waren. Dabei zeigte sich, dass Mädchen unabhängig vom Ausmaß der real erlebten familiären Belastung signifikant häufiger unter psychischen Störungen litten. Dagegen korrelierten die psychischen Auffälligkeiten der Jungen direkt mit den Konflikten in der Familie. Diese Geschlechtsdifferenzen erklärt Rutter im Sinne unterschiedlicher Vulnerabilitätsmuster bei Mädchen und Jungen.

Ähnlich argumentierten auch Wallerstein u. Kelly (1975, 1980a, 1980b), die das Geschlecht des Kindes neben seinem Entwicklungsalter als maßgeblichen Faktor der Scheidungsbewältigung ansehen. Wallerstein u. Kelly (1980a) kamen zu folgenden Schlussfolgerungen: In der Akutphase der Scheidung reagieren Mädchen und Jungen gleichermaßen belastet. Nach 18 Monaten sind Mädchen emotional stabiler und zeigen weniger psychiatrische Auffälligkeiten als Jungen. Diese Unterschiede waren im Rahmen der 5-Jahres-Nachuntersuchung nicht mehr nachweisbar. Nach 10 Jahren hatte sich das Bild dann umgekehrt. Die meisten Jungen waren emotional stabiler, während viele Mädchen unter depressiven Verstimmungen und mangelndem Selbstvertrauen litten. Wallerstein u. Kelly sehen einen Zusammenhang zur Scheidungserfahrung und sprechen von einem »Sleeper-Effekt« bei den Mädchen. Kalter u. Rembar (1981) berichteten von ähnlichen Phänomenen und bezeichneten sie plakativ als »Time-bomb-effect«.

Auch die Studie von Hetherington u. Mitarbeitern (1985) bestätigt diese Daten, anders als Allison u. Furstenberg (1989): In der Stichprobe von 1197 Kindern zeigten Mädchen und Jungen ein ähnliches Maß an Schwierigkeiten bei der Bewältigung von Scheidung. Auch in der prospektiven Studie von Fergusson et al. (1994) waren keine Unterschiede zwischen Mädchen und Jungen zu finden.

Angesichts der kontroversen Ergebnisse veröffentlichte Zaslow (1988, 1989) eine zweiteilige Übersichtsarbeit zur Geschlechtsunterschiedshypothese. Anhand der Analyse von 27 Studien kommt Zaslow zu dem Schluss, dass die Geschlechtsunterschiedshypothese nicht hinreichend bestätigt sei, obwohl der Effekt in klinischen Stichproben eindeutiger auftritt.

! Zusammenfassend lässt sich sagen, dass die Geschlechtsunterschiedshypothese in ihrer ursprünglichen, von Wallerstein intendierten Form verworfen werden muss und Geschlechtsunterschiede als nicht gesichert gelten müssen.

Effekte der Wiederheirat (Bildung von Stief- und Patchwork-Familien)

Ganong und Mitarbeiter haben 1984 in einer qualitativen Übersichtsarbeit 38 empirische Studien analysiert, in denen untersucht wurde, wie sich die Wiederheirat der Eltern auf Scheidungskinder auswirkt. Nur in wenigen dieser Arbeiten wurde ein theoretischer Rahmen für die Ergebnisse formuliert. Meist gingen die Autoren von einer unspezifischen Defizittheorie aus, nach der eine vollständige, d. h. aus Mutter, Vater und Kind bestehende Familie, für die kindliche Entwicklung positiv einzuschätzen ist, Familiensituationen mit nur einem Elternteil dagegen als defizitär und potenziell schädlich. Nach diesem Ansatz müssten Scheidungskinder generell von der Wiederheirat profitieren. Ganong u. Mitarbeiter (1984) betonen, dass in den meisten Studien fast ausschließlich auf die schulischen Leistungen geachtet wurde. In Bezug auf das Selbstbild der Kinder waren die Befunde sehr uneinheitlich. In keiner Studie wird von einem positiveren Selbstbild berichtet. Diese Ergebnisse sprechen gegen die Annahme, dass Scheidungskinder von einer Wiederheirat ihrer Eltern profitieren.

Ähnliche Effekte zeigten sich im Hinblick auf psychische Störungen, die sich nach einer Wiederheirat weder in ihrer Intensität noch in ihrer Häufigkeit signifikant änderten (Kellam et al. 1977). Nur im schulischen Bereich verbesserten sich Scheidungskinder durch die Wiederheirat ihrer Eltern. Dieser Effekt wurde auch metaanalytisch von Amato u. Keith (1991) bestätigt, trat jedoch nur bei Jungen auf. Mädchen aus Stieffamilien zeigten oft schlechtere Schulleistungen. Dies deutet auf einen Interaktionseffekt mit dem Geschlecht des Kindes hin und hängt möglicherweise mit der Tatsache zusammen, dass Scheidungskinder in der überwiegenden Mehrzahl bei der Mutter leben und sich durch die Wiederheirat mit einem männlichen Familienmitglied, ihrem Stiefvater, auseinandersetzen müssen.

Hetherington et al. (1982, 1985) beobachteten, dass Konflikte zwischen Müttern und Söhnen in Scheidungsfamilien durch die Anwesenheit eines Stiefvaters reduziert wurden. Mädchen hingegen verschlechterten sich in vielen Bereichen ihrer sozialen Kompetenz. Gleichzeitig konnten die Autoren zeigen, dass Stiefväter das Verhalten ihrer Stieftöchter durchweg negativer einschätzten als das ihrer Stiefsöhne.

! Unter Berücksichtigung der oben angeführten Forschungsergebnisse muss die Annahme, Kinder profitierten von der Wiederheirat ihrer Eltern, verworfen werden. Treten Effekte auf, so scheinen diese nicht auf die Wiederheirat als solche, sondern eher auf geschlechtsrollenspezifische Einflüsse zurückzuführen sein.

Sind für eine »intakte« Familie zwei Elternteile erforderlich?

In der psychiatrisch-forensischen Forschung der 20er-Jahre galt der Zusammenhang zwischen der sog. unvollständigen Familie (»broken home«) und einer erhöhten Straffälligkeit Jugendlicher als erwiesen. Man erklärte sich diese Effekte durch eine defizitäre Sozialisation der Kinder in der Familie. Diese Doktrin wurde in den 50er-Jahren durch Arbeiten von Monahan (1957) und Nye (1957) in Frage gestellt. Nye hatte mit einer viel beachteten Untersuchung über Scheidungsfolgen bei Kindern eine neue Ära der systematischen Erforschung des postulierten Zusammenhangs von jugendlicher Straffälligkeit und Scheidung der Eltern eingeläutet. Ein zentraler Aspekt des familiären Milieus war bis zu dieser Zeit viel zu wenig beachtet worden: Wie sehr waren die Kinder vor der Trennung durch elterliche Konflikte belastet oder welche ökonomischen Auswirkungen hat die Scheidung für die Familie? Kritisch ist anzumerken, dass in vielen frühen Arbeiten nur unzureichend zwischen Scheidungs- und Waisenkindern unterschieden wurde.

Die Hypothese, dass Kinder aus Haushalten mit nur einem Elternteil häufiger Verhaltensstörungen zeigen, lässt sich aus einer Zusammenschau der einzelnen Studien nicht bestätigen. Einige neuere Arbeiten berichten von gegenteiligen Effekten. So fanden beispielsweise Smetana et al. (1991) harmonischere Beziehungen zwischen Eltern und Jugendlichen in Scheidungsfamilien. Auch in der schon mehrfach erwähnten Metaanalyse von Amato u. Keith (1991) waren keine Auswirkungen der Familienstruktur nachweisbar. Diese Ergebnisse legen nahe, dass bei den früher gefundenen Verhaltensauffälligkeiten von Scheidungskindern entscheidende Drittvariablen übersehen wurden.

Wie wirken sich scheidungsbedingte ökonomische Nachteile auf die Kinder aus?

Nahezu alle Studien, in denen die finanziellen Folgen der Scheidung systematisch erfasst wurden, belegen, dass allein erziehende Mütter nach der Scheidung unter teilweise erheblichen finanziellen Einbußen zu leiden haben. Teilweise als Machtmittel missbrauchte, ausbleibende Unterhaltszahlungen des geschiedenen Ehemannes sowie erschwerte Bedingungen auf dem Arbeitsmarkt führen dazu, dass die finanziellen Einschnitte für sorgeberechtigte Mütter insbesondere im ersten Jahr nach der Scheidung besonders hoch waren. Guttmann (1993) schätzt im Rahmen einer Literaturübersicht, dass sich die Finanzmittel, über die eine Restfamilie nach der Scheidung monatlich verfügen kann, durchschnittlich halbieren. Verbesserte sich die finanzielle Situation dieser Haushalte, so war dies oft eine Folge der Wiederheirat.

! Die Hypothese, dass die im Umfeld der Scheidung beschriebene Häufung psychischer Störungen bei Kindern als Folge ökonomischer Belastungen interpretiert werden können, ließ sich nicht bestätigen.

Ließen sich die Negativeffekte der Scheidung auf ökonomische Schwierigkeiten reduzieren, so dürften die Unterschiede zwischen Scheidungskindern und Kindern aus intakten Familien unter statistischer Kontrolle des Einkommens nicht mehr auftreten. In der Studie von Guidubaldi et al. (1983) hatten Scheidungskinder auch unter statistischer Kontrolle der Einkommenseffekte schlechtere Werte für nahezu alle Bereiche psychischen Befindens. Unter Berücksichtigung der heute verfügbaren empirischen Literatur können ökonomische Schwierigkeiten weder als notwendige noch als hinreichende Erklärung der Problematik von Scheidungskindern angesehen werden. Es ist anzunehmen, dass die finanzielle Not zu einer schon problematischen Familiendynamik erschwerend hinzukommt. Sowohl in der Scheidungsforschung als auch im Umgang mit Scheidungsfamilien sollte diese Problematik noch differenzierter betrachtet werden.

Rolle des familiären Konfliktes

Am eindeutigsten ließ sich über alle Studien hinweg die familiendynamische Perspektive bestätigen. In den meisten Übersichtsarbeiten wird ihr die höchste Vorhersagekraft für mögliche psychische Probleme von Scheidungskindern zugesprochen. Ob die Eltern verheiratet oder geschieden sind, ist bei dieser Betrachtungsweise von untergeordneter Bedeutung. Entscheidend sind dynamische Aspekte wie das emotionale Klima oder das Konfliktpotenzial in einer Familie.

In Querschnittstudien (Slater u. Haber 1984) fand sich ein Zusammenhang zwischen starken intrafamiliären Konflikten und einem verminderten kindlichen Selbstwertgefühl. Kinder aus konfliktreichen Familien zeigten ein höheres Angstniveau und hatten seltener internale Kontrollüberzeugungen, d. h., sie erlebten sich häufiger als fremdbestimmt und von der Meinung anderer abhängig. Diese Ergebnisse ließen sich auch in Längsschnittstudien bestätigen (Huss u. Lehmkuhl 1996): Im Verlauf von 7 Jahren entwickelten Kinder aus Scheidungsfamilien mit anhaltend hohem Konfliktpotenzial passive Bewältigungsmuster, die dem von Slater u. Haber (1984) beschriebenen Mangel an internalen Kontrollüberzeugungen ähnlich sind.

! Analysiert man die letzten 40 Jahre der empirischen Scheidungsforschung unter forschungsgeschichtlichen und gesellschaftlichen Gesichtspunkten, so zeichnet sich ein Trend von der Familienstruktur zur Familiendynamik ab. Amato u. Keith (1991) konnten unter Berücksichtigung des Publikationsjahres zeigen, dass in frühen Arbeiten stärkere und eindeutigere Effekte aus der Familienstruktur ableitbar waren. In neueren Studien treten dynamische Variablen, wie etwa der familiäre Konflikt oder das emotionale Klima, in den Vordergrund (Fergusson et al. 1994). Es lässt sich spekulieren, ob in diesem Ergebnis eine Reduktion gesellschaftlicher Stigmatisierung von Scheidungsfamilien zum Ausdruck kommt.

Lassen sich Kinder aus geschiedenen Ehen häufiger scheiden?

In der Literatur findet sich immer wieder der Hinweis auf eine erhöhte Scheidungsrate innerhalb einer Familie. Dieser Effekt wird in der angloamerikanischen Scheidungsforschung als »intergenerational transmission« bezeichnet. In den meist querschnittlichen demographischen Arbeiten war er jedoch weniger deutlich als angenommen. Pope u. Müller (1976) veröffentlichten eine Übersichtsarbeit zu diesem Thema, in der sie auf 5 demographische Studien mit insgesamt über 30.000 Probanden zurückgreifen konnten.

Das am häufigsten diskutierte Modell basiert auf der Theorie des sozialen Rollenlernens. Es geht davon aus, dass Scheidungskinder mangels Rollenmodell in der Kernfamilie defizitäre, familienbezogene Verhaltensmuster erlernen, die ihrerseits zur Scheidung prädisponieren.

Neben sozialen Lerneffekten könnte die erhöhte transgenerationale Scheidungsrate auch durch biologisch vererbte Persönlichkeitsmerkmale erklärt werden. Weiteren Erklärungsansätzen zufolge sind ökonomische Nachteile, mangelnde soziale Kontrolle oder eine liberalere Einstellung gegenüber der Ehe als ursächliche Faktoren für die höhere Scheidungsrate von Kindern aus Scheidungsfamilien in Betracht zu ziehen.

Keines der genannten Modelle konnte empirisch bestätigt werden, was zum Teil sicher an der ambitionierten Fragestellung liegt, zu deren Klärung große Kohorten über Generationen hinweg in Längsschnittstudien untersucht werden müssten. Die Kontrolle konfundierender Einflüsse auf transgenerationale Effekte, die für Zeiträume von mehreren Jahrzehnten postuliert werden, stellt ein solches Studiendesign vor nahezu unlösbare Probleme. Pope u. Müller (1976) empfehlen, die von ihnen aufgezeigten Daten auf deskriptiver Ebene zu belassen und nicht im Sinne ursächlicher Zusammenhänge zu interpretieren.

Über alle Studien und nahezu alle Differenzierungen nach Alter, Geschlecht, sozioökonomischem Status und Hautfarbe hinweg lagen die Scheidungsraten bei Eheleuten, die selbst als Scheidungskind aufgewachsen waren, höher als bei Paaren aus nicht geschiedenen Familien. Die Effekte waren jedoch teilweise nur schwach ausgeprägt.

Gegen die Hypothese des Rollenlernens spricht, dass die höchsten Scheidungsraten bei Frauen auftraten, die mit einem Stiefelternteil aufgewachsen waren. Diese Ergebnisse lassen an Einflüsse des kindlichen Geschlechts und an Wiederheiratseffekte denken.

! Der ebenfalls schon angedeutete Trend von der Familienstruktur zur Familiendynamik zeichnet sich auch im Zusammenhang mit der Generationen übergreifenden Scheidungsrate ab. Arbeiten wie etwa von Booth u. Edwards (1989) weisen darauf hin, dass sich Eltern mit eigener Scheidungserfahrung in der Kindheit immer noch häufiger scheiden lassen. Diese Effekte treten jedoch gegenüber dynamischen Variablen, die sich aus dem »Eheklima« ergeben, in den Hintergrund.

Fazit für die Praxis

1. Veränderungen erkennen.
   Spezifische »Scheidungssymptome« gibt es nicht. Wenn Kinder sich jedoch plötzlich anders als gewöhnlich oder altersuntypisch verhalten (z. B. wieder Bettnässen), ist dies ein Alarmsignal.
2. Offen und fair miteinander reden.
   Eltern müssen offen und dem Alter entsprechend mit dem Kind über Probleme reden. Schuldvorwürfe sollten vermieden werden, da Kinder sich sonst gezwungen fühlen, Partei zu ergreifen, und z. B. den Kontakt zum Vater abbrechen, um dem Konflikt zu entgehen.
3. Schuldgefühle verhindern.
   Kleinere Kinder können das Gefühl entwickeln, sie seien Schuld an der Trennung, etwa weil sie zufällig etwas Verbotenes getan haben, als ein Elternteil auszog. Es ist wichtig, den Kindern zu vermitteln, dass sie nicht Schuld sind an den Eheproblemen ihrer Eltern.
4. Festlegen eines Lebensmittelpunktes.
   Die Eltern müssen entscheiden, bei wem das Kind seinen »Hauptwohnsitz« haben wird. Häufige Wechsel sind für die Kinder eine große Belastung.
5. Beratung annehmen.
   Viele Eltern hoffen zu Unrecht, dass die Zeit die seelischen Wunden des Kindes heilt, und registrieren nicht, wie es dem Kind wirklich geht. Rechtzeitige professionelle Hilfe verhindert die Chronifizierung unerkannter und/oder unbeachteter Störungen.

Literatur

Allison PD, Furstenberg FF (1989) How marital dissolution affects children: Variations by age and sex. Dev Psychol 25:540–549

Amato PR, Keith B (1991) Parental divorce and the well-being of children: a mety-analysis. Psychol Bull 110:26–46

Booth A, Edwards JN (1989) Transmission of marital and family quality over the generations: The effect of parental divorce and unhappiness. J Divorce 13/2:41–58

Erikson EH (1959/dt. 1977) Identität und Lebenszyklus. Klett, Stuttgart

Fergusson DM, Horward J, Linshey MT (1994) Parental separation, adolescent psychopathology and problem behaviors. J Am Acad Child Adolesc Psychiatry 33:1122–1133

Franklin KM, Janoff-Bulman R, Roberts JE (1990) Long-term impact of parental divorce on optimism and trust: changes in general assymptions or narrow beliefs. J Pers Soc Psychol 59:743–755

Ganong L, Lawrence H, Coleman M (1984) The effects of remarriage on children: a review of the empirical literature. Fam Rel 33:389–406

Guidubaldi J, Cleminshaw HK, Perry JD, McLaughlin CS (1983) The impact of parental divorce on children: report of the nationwide NASP study. School Psychol Rev 12:300–323

Guttmann J (1993) Divorce in psychosocial perspective: theory and research. Hillsdale, New York

Hernandez DJ (1988) Demographic trends and the living arrangements of children. In: Hetherington EM, Arasteh JD (eds) Impact of divorce, single parenting, and stepparenting on children. Hillsdale, New York

Hetherington EM, Cox M, Cox R (1982) Effects of divorce on parents and children. In: Lamb M (eds) Nontraditional families: parenting and child development. Hillsdale, New York, pp 233–288

Hetherington EM, Cox M, Cox R (1985) Long-term effects of divorce and remarriage on the adjustment of children. J Am Acad Child Adolesc Psychiatry 24:518–530

Huss M, Lehmkuhl U (1996) Coping im familiären Kontext bei Jugendlichen aus Scheidungsfamilien. Prax Kinderpsychol Kinderpsychiatr 43:123–130

Kalter N, Rembar J (1981) The significance of a child's age at the time of parental divorce. Am J Orthopsychiatry 51:85–100

Kellam SG, Ensinger ME, Turner J (1977) Family structure and the mental health of children: Concurrent longitudinal community-wide studies. Arch Gen Psychiatry 34:1012–1022

Monahan TP (1957) Family status and the delinquent child: a reappraisal and some new findings. Soc Forces 35:250–258

Napp-Peters A (1995) Familien nach der Scheidung. Kunstmann, München

Neher LS, Short JL (1998) Risk and protective factors for children's substance use and antisocial behavior following parental divorce. Am J Orthopsychiatry 68:154–161

Nye FJ (1957) Child adjustment in broken and in unhappy unbroken homes. Marriage Fam Living 19:356–361

Pope H, Müller CW (1976) The intergenerational transmission of marital instability: Comparison by race and sex. J Soc Issues 32:49–66

Price SJ, McKenry PC (1988) Divorce. Sage, London

Rutter M (1970) Sex differences in children's responses to familiy stress. In: Anthony EJ, Koupenik C (eds) The child and his family. Wiley, New York, pp 165–196

Schär B, Gleich J (2001) Mama ist groß wie ein Turm. Hanser, München Wien

Shaw CK, McKay HB (1932) Are broken homes a causative factor in delinquency? Soc Forces 10:514–524

Slater EJ, Haber JD (1984) Adolescent adjustment following divorce as a function of familial conflict. J Consult Clin Psychol 52:920–921

Smetana JG, Yan J, Restrepo A, Brages JL (1991) Adolescent-parent conflict in married and divorced families. Dev Psychol 27/6: 1000–1010

Wallerstein JS, Blakeslee S (1989) Second chances: Men, women and children a decade after divorce. Hillsdale, New York (Dtsch.: Gewinner und Verlierer. Frauen, Männer und Kinder nach der Scheidung. Eine Langzeitstudie. Droemer Knaur, München 1989)

Wallerstein JS, Corbin SB (1996) The child and the vicissitudes of divorce. In: Lewis M (ed) Child and adolescent psychiatry, 2nd edn. Williams & Wilkins, Baltimore, pp 1118–1127

Wallerstein JS, Kelly JB (1975) The effects of parental divorce: experiences of the preschool child. J Am Acad Child Psychiatry 14: 600–616

Wallerstein JS, Kelly JB (1980a) Surviving the breakup: how children and parents cope with divorce. Basic Books, New York

Wallerstein JS, Kelly JB (1980b) Effects of divorce on the father-child relationship. Am J Psychiatry 137:1534–1539

Wallerstein JS, Lewis JM, Blakeslee S (2000) The unexpected legacy of divorce. The 25 year landmark study. Hyperion, New York (Dtsch.: Scheidungsfolgen – Die Kinder tragen die Last. Votum, Münster 2002)

Weiss RS (1979) Growing up a little bit faster: the experience of growing up in a single-parent household. J Soc Issues 35:97–111

Zaslow MJ (1988) Sex differences in children's response to parental divorce: 1. Research methodology and postdivorce family forms. Am J Orthopsychiatry 58:355–378

Zaslow MJ (1989) Sex differences in children's response to parental divorce: 2. Samples, variables, age, and source. Am J Orthopsychiatry 59:118–141

Zill N (1983) Divorce, marital conflicts and children's mental health: Research findings and policy recommendations. National Center of Health Studies, Washington/DC

Zill N, Schoenborn CA (1990) Developmental, learning and emotional problems. National Center of Health Studies, Washington/DC

3.3 Religiosität und religiöse Sozialisation – Chance und Risiko

G. Klosinski

In einer Zeit, in der die praktizierte Religiosität in unseren institutionalisierten Kirchen immer weniger attraktiv zu sein scheint, begleitet von Kirchenaustritten wie nie zuvor, in einer Zeit, in der Sinnfindungskrisen und apokalyptische Zukunftsängste andererseits einen »run« auf Esoterisches, Mystisches, Spiritistisches und Magisches ausgelöst haben, kann der moderne Priester der Neuzeit, der Psychiater und Psychotherapeut, nicht umhin, Stellung zu beziehen zur religiösen Dimension des Patienten. Es genügt nicht, Religion als »Opium für das Volk« (Marx) oder als »kollektive Neurose« (Freud) anzusehen.

Zahlreiche psychische Krisen sind Ausdruck von Erschütterungen des Selbstwertgefühls und des Lebenssinns, wodurch in aller Regel auch die Dimension des religiösen Seins in Mitleidenschaft gezogen oder zumindest tangiert wird. Es ist eine Erfahrung der Alltagspraxis, dass dem Psychiater, Psychotherapeuten oder Psychologen Religion überwiegend in Form von Zwangskrankheiten begegnet, mit häufig gegen religiöse Inhalte und Symbole gerichteten Zwangsgedanken oder -impulsen. Sie begegnet ihm ferner in dem nicht nachvollziehbaren Schulderleben der (endogenen) depressiven Erkrankungen und als religiöser Wahn in den sog. schizophrenen Psychosen.

Die Schlussfolgerung, religiöses Erleben sei deshalb schlechthin pathologisch, greift zu kurz. Religiöse Tiefenerfahrungen oder Erlebnisse von Hochgefühlen, von Ungewöhnlichem, Außerordentlichem, Transzendentalem, gehören mit zum normalen Inventar menschlicher Erfahrung, sei es in Form von Nacht-Traum-Erlebnissen, von Tagträumen, hypnagogen Halluzinationen oder Bilderlebnissen in tiefen Meditationen.

3.3.1 Brauchen Kinder Religion?

Bereits im Kindergartenalter sind manche Kinder in der Lage, Fragen von existenzieller Dimension zu stellen, wie z. B.: »Wo war ich, bevor ich im Bauch der Mama war?« oder »Wo ist der Papa jetzt, da er verstorben ist?«. Todes- und Gottesvorstellungen bzw. -bilder und -konzepte entwickeln sich entlang der Altersstufen unserer Kinder allmählich; sie sind eingebettet in ein umfassenderes Bild von der Welt, das sich die Kinder machen, das ihnen nahe gebracht wird und das sie mit ihrem Vorstellungsvermögen und ihrer kreativen Fantasietätigkeit aus- und aufbauen.

Da sich das Weltbild im Zuge der geistigen und intellektuellen Reifung verändert, müssen sich auch die Gottesvorstellungen und -bilder verändern. Religiöser Glaube, religiöses Verankertsein wurzelt in elementaren »Urerfahrungen« des »Aufgehobenseins« und des »Angenommenseins«, ist damit engstens verbunden mit einem »Urvertrauen«. Das Weltbild des sich entwickelnden Kleinkindes ist zwischen dem 2. und 5. Lebensjahr ausgesprochen anthropozentrisch und anthropomorph, d. h., die belebte und zum Teil auch die unbelebte Natur hat menschliche Züge. Nicht nur die Tiere, sondern auch die Pflanzen, aber auch die Sonne und der Mond sowie die Sterne sind Wesen, ähnlich wie Menschen, werden in Bilderbüchern auch so dargestellt (lachende und weinende Sonne). Auf dieser frühen Entwicklungsstufe können sich die Kinder Gott nur als »Gottvater« oder als »Gottesmutter« vorstellen.

! Unter dem Begriff »Religiosität« kann man »das Gesamt« der Lebenspraktiken und der entsprechenden Einstellungen verstehen, sofern sie explizit auf einer Beziehung zu übernatürlichen Mächten beruhen (Flammer 1994). Religion dient damit im psychischen Haushalt als Kontrolle des Unkontrollierbaren: Die religiöse Vorstellung von einem »allmächtigen Gott« dient damit auch zur Angstreduktion des sich entwickelnden Individuums. Dieser Umstand bedingt, dass Religion missbraucht werden kann durch Vermittlung eines strengen, moralisierenden Richter-Gottes: Dies kann dann zur Entwicklung von Schuldbewusstsein, Angst und zum Verlangen nach Sühne und Unterwerfung führen.

Unter entwicklungspsychologischen Gesichtspunkten lässt sich eine Art »Stufenleiter der religiösen Entwicklung« bezüglich der Gottesbilder und der Gottesvorstellungen beschreiben (z. B. Fowler 1981). Glaube hat etwas zu tun mit einer Kontrolldelegation an Gott in Bezug auf all jenes, das ich nicht kontrollieren kann. Das Wohlsein unserer Kinder hängt ab von der Absehbarkeit, Überschaubarkeit und Berechenbarkeit der jeweiligen Situation. Damit ist das Gefühl, über wichtige Dinge im Leben die Kontrolle bzw. einen Einfluss zu haben, eine wichtige Bedingung für unser Wohlseinempfinden. Insofern sind die Vorstellungen und Bilder von »Schutzengeln« auch unter psychohygienischen und entwicklungspsychologischen Aspekten notwendig.

Glaube im Schulalter und in der Pubertät ist eingebettet im Spannungsfeld von Polaritäten, die schmerzlich wahrgenommen werden: Kontrolle/Ohnmacht, gerechte/ungerechte Welt, Sinnhaftigkeit/Sinnlosigkeit des eigenen Lebens etc. Die Vorstellung von Gott ist für Kinder und Jugendliche zuallererst ein zwischenmenschliches Geschehen, dann aber auch ein emotionales Ereignis, eine Gewissensangelegenheit sowie eine intellektuelle Herausforderung. Damit setzt sich gerade im Kindesalter die Gotteserfahrung in komplexer Weise aus realer zwischenmenschlicher Erfahrung mit wichtigen Bezugspersonen und aus einer imaginierten persönlichen Erfahrung zusammen (Nipkow 1990).

3.3.2 Religiöse Erziehung – entwicklungsfördernd oder entwicklungshemmend?

Religiöse Erziehung hat zu tun mit der Vermittlung von Gottesbildern bzw. Gottesvorstellungen und muss dem psychosozialen Entwicklungsstand des Kindes und Jugendlichen Rechnung tragen. Religiöse Erziehung kann demzufolge, um es pointiert zu formulieren, autoritär agierend bzw. fundamentalistisch-rigoristisch vermittelt werden oder – dies wäre das andere Extrem – antiautoritär-unverbindlich im Laissez-faire-Stil alles verstehend und akzeptierend. Interkulturelle Untersuchungen (Rohner 1975, zit. nach Grom 1992) kamen zu dem Ergebnis, dass Populationen, in denen die Eltern ihre Kinder in einem akzeptierenden, warmherzigen Stil erziehen, auch eher an wohlwollende Gottheiten und Geister glauben, während Letztere in Populationen, die ihre Kinder abweisend und streng erziehen, überwiegend feindselige, strafende Züge aufweisen. Ferner konnte nachgewiesen werden (Chartier u. Goehner 1976), dass ein positives Selbstwertgefühl mit der Vorstellung von einem liebenden Gott und ein negatives Selbstwertgefühl mit dem von einem vergeltenden Gott korreliert.

! Der Grundstein einer positiven religiösen Erziehung liegt in der Erfahrung einer gelungenen positiven Mutter-Kind- und Eltern-Kind-Beziehung der ersten Lebensmonate.

In dieser frühen Entwicklungsphase bildet sich ein Urvertrauen heraus, wenn das Kind die unbedingte Zuwendung, die Verlässlichkeit und Konstanz einer liebenden Beziehung stets aufs Neue erfährt. Die gesunde, körperliche und psychosoziale Entwicklung ist die beste Voraussetzung für eine positive Beziehung zu religiösen Fragen und zu positiven religiösen Gottesbildern, die sich entwickeln können.

In der Trotzphase und in der Pubertät, geht es um die Einübung von Nähe und Distanz, um Zärtlichkeit, Sexualität und Aggression. Gottesbilder und religiöse Weltbilder müssen diese Eckpfeiler mit einbeziehen und integrieren. Bleibt das Bild von Gott ein übermächtiges Außenbild, wird die Gottesvorstellung verwandelt in einen verfolgenden Gott, der die Entwicklung des Individuums zu einem eigenverantwortlichen Menschen verhindert. Kommt es aber zu einem Gewahrwerden und zu der Empfindung, dass in unserem Inneren, gleichsam in unserer Seele, ein Gott verankert ist, kann ein positives, Entwicklung ermöglichendes Gottesbild zum Leitbild unseres Menschseins werden. Im letzteren Fall kann Gott individuell in der Seelentiefe erfahren werden. In diesem Sinne kreist die Gottessuche auch um die Suche nach dem eigenen Selbst, das immer Geheimnis bleiben wird, sich aber stets in neuen Aspekten und Symbolen zeigen und finden lassen möchte.

Riedel (1994) ist der Auffassung, in Träumen und Imaginationen würden uns progressive und regressive Gottesbilder entgegentreten, wobei es Ersteres zu nutzen gelte. Gottesbilder progressiver Art sind Induktionsbilder für ein im Augenblick Mögliches; Gottesbilder sind individuelle/kollektive Ganzheitsbilder. Schellenbaum (1990) versteht als Tiefenpsychologe unter einem Gottesbild »jedes, die Individuation zentral weckendes und förderndes Bild«. Er spricht als Jungianer in diesem Zusammenhang von »Spiegelkommunikation« und meint damit, dass religiöse Erziehung, religiöse Suche, über eine Ich-Du-Beziehung in eine Art Spiegelkommunikation mit dem eigenen inneren Wesen münde. Religiöse Erziehung sollte eine solche positive religiöse Anleitung zu einem solchen Dialog mit einem inneren Gottesbild positiver Art fördern.

! Religiöse Erziehung wird immer dann zur Chance, wenn sie eine »lebensbegleitende Identitätshilfe« (Nipkow 1990) anbietet.

Wird Religion zum Austragungsort sozialer und psychischer Konflikte, wird sie missbraucht und gebraucht. Religiöse Erziehung wird dann zum Risiko, wenn sie repressiv und affirmativ wird: Sie passt sich an die heranwachsende Generation und an die bestehenden Verhältnisse an und entfremdet sie von ihren eigenen Bedürfnissen und Interessen (Bartholomäus 1994). Religiöse Erziehung kann indoktrinieren, wenn sie mit einem absoluten Wahrheitsanspruch aufwartet und kritische Rationalität und Dialogfähigkeit verhindert. Eine religiöse Erziehung, die durch überzogene Persönlichkeitsideale zur Entwicklung von Minderwertigkeitsgefühlen führt oder durch entsprechende Strenge »überzogene Forderungen« auferlegt, führt zu Schuldgefühlen und Angst und kann in eine Depression münden (Hole 1994). Alle religiösen Bemühungen und religionspädagogischen Vermittlungsversuche, die dogmatisch und fanatisch die Phase des religiösen Zweifelns insbesondere in der Pubertät offen oder verdeckt nicht zulassen – sei es, dass harte Bestrafungen oder ein Ausschluss erfolgt, oder aber dass Selbstbestrafungstendenzen wegen Nichterreichung der religiösen Anstrengungen unterstützt werden – führen zu einer festgefahrenen, verkrusteten, sklerosierten Religiosität, die im Falle von depressiven und zwangsneurotischen Entwicklungen durch masochistische Einstellungen und im Falle von Größenfantasien durch narzisstische Übertragungen und Bindungen unterhalten werden. In diesem Sinne wurde von »Gottesvergiftung« (Moser 1976) gesprochen.

3.3.3 Religiöse Konversionsbereitschaft in Lebenskrisen

Psychologische, psychiatrische und soziologische Erklärungsmodelle religiöser Konversion lassen sich auf die in folgender Übersicht aufgeführten 6 Thesen reduzieren (Klosinski 1996).

Thesen zur Erklärung religiöser Konversion

1. Als prädisponierende Faktoren liegen häufig psychische Konfliktsituationen (Identitätskrisen, Stress etc.) vor, die durch den Prozess der Konversion – plötzlich oder langsam – eine gewisse Lösung erfahren.
2. Bestehende persönliche Beziehungen oder der Aufbau emotionaler Bindungen zu Mitgliedern der religiösen Gruppierung spielen eine wesentliche Rolle, sei es für die Motivation zur Konversion, oder für den eigentlichen Konversionsprozess.
3. Konversion kann psychodynamisch entweder eine Regression, die in eine Abhängigkeit führt, oder eine Progression bedeuten, die einer Stabilisierung und Integration gleichkommt.
4. Ein Retter (Guru, Führer), ein rettendes Prinzip (Ideologie und Programm) und eine gerettete Familie (Mitglieder der Bewegung) stellen Faktoren dar, die insbesondere in allen (neuen) religiösen Bewegungen zu finden sind, denen ausschlaggebende Bedeutung für die Konversion zukommt.

▼

5. Spezifische »Angebote« seitens der religiösen Gruppe ziehen »passende« Persönlichkeitstypen von potenziellen Konvertiten an; die jeweiligen Persönlichkeitsvariablen und die Art des psychischen Konfliktes führen also dazu, dass die jeweils spezifische Bewegung ausgewählt oder gefunden wird.
6. Für die Konversion ist das Erleben von außergewöhnlichen (mystischen) oder »dissoziativen« Zuständen oft entscheidend und kann mit der Konversionserfahrung zusammenfallen, oder das Erlebnis wird als Beweis der stattgefundenen Konversion gedeutet. Das Konversionserlebnis wird in solchen Fällen zur Evidenzerfahrung.

Manche religiösen Gruppierungen, Psychokulte und Sekten versuchen, Präkonvertiten mitunter massiv zu beeinflussen, sie zu manipulieren: Durch forciertes Herbeiführen von außergewöhnlichen Bewusstseinszuständen (z. B. Hyperventilation, extreme Meditationsformen, Trance-Tanzen etc.) kommt es zur Wahrnehmung des Außergewöhnlichen, Besonderen, das dann als Beweis des Göttlichen gilt und/oder mit der Bewegung in eine Verbindung gebracht wird. Es handelt sich hierbei um die Herbeiführung von bekannten, psychophysiologisch erklärbaren Bewusstseinszuständen, in denen häufig innere Bilder und ein sog. »primär-prozesshaftes« Denken, d. h., ein nicht vom Ich zensiertes Denken und Fantasieren möglich wird. In die Psychotherapiegeschichte sind solche Bewusstseinszustände mit gesteigerter Fantasietätigkeit unter Begriffen wie »mental imagery« (Galton 1889), Bilderschaufähigkeit, »aktive Immaginationen« (Jung 1971), »Bilderstreifen-Denken« (Kretschmer 1950) und als »katathymes Bilderleben« (Leuner 1970) eingegangen.

**! Religiöse Konversion kann als dramtischer Wechsel in der Persönlichkeit erlebt werden, als »Saulus-Paulus-Erlebnis«, einhergehend mit einer radikalen Neuorientierung der Identität. Konversion kann aber auch lediglich eine Bindungsänderung (»commitment«) oder Hingabeänderung (»addiction«) bedeuten. Meist werden intensive psychosoziale Grundbedürfnisse suchender Menschen befriedigt:
Das Gefühl, intensiv zu glauben und das Gefühl der Dazugehörigkeit.**

3.3.4 Religiöse Einflussnahme: Sozialisation von Kindern und Jugendlichen unter religiös-rigoristischen Bedingungen (»spiritual abuse«)

Fundamentalistische, rigoristische religiöse Normsysteme kennzeichnen Unfreiheit, Unmündigkeit und haben wenig mit einem Glauben zu tun, der frei machen soll.

Ziel dieser Systeme ist – wie auf der archaischen Stufe – die Regelung sozialer Bezüge, Machtthematik und Angstabwehr: Freud nannte dies eine institutionalisierte Zwangsneurose und eine Fixierung eines psychischen Infantilismus. (Man hat Freud zu Recht angegriffen, wenn man hinter seinen Formulierungen eine Verallgemeinerung heraushören möchte. Dass von Anfang an ein religiöses Angelegtsein des Menschen besteht, glauben mittlerweile auch viele Analytiker.)

Nach Gladigow (1994) sind Dogmen bzw. Glaubensbekenntnisse (»fundamentals«) als kulturspezifische Reaktionen auf Komplexitätssteigerungen kultureller Systeme anzusehen. Fundamentalistische Optionen lassen sich vor dem Hintergrund von traditionellen Mustern als »Binnenkonversionen« (Mohr 1993) beschreiben, bei denen eine neue »Innengrenze« der »eigenen Religion« erzeugt wird. Das Innen-Außen-Schema wird dann so rigide angewandt, dass die nichtfundamentalistischen Mitglieder der eigenen Religion als die besonders gefährlichen Feinde, Theoretiker, Kollaborateure und mit der Macht des Bösen ausgestattet dargestellt werden können.

Die Zurückweisung der »anderen«, die aus der eigenen Tradition kommen, hat konkrete Rückwirkung auch auf die Lebenswelten Heranwachsender und die Wahrnehmung der sozialen Umwelt (Stodt 1987). In unserer pluralistischen Gesellschaft dürfen unterschiedliche Auffassungen und Vorstellungen vom Leben nebeneinander stehen. Dies wird auch für die religiöse Frage eingefordert. Wenn wir unterstellen, dass es in der Adoleszenz zu einer häufigen Krise kommt, in der bisherige Wertvorstellungen hinterfragt und vorübergehend abgelehnt werden (ein Hinweis hierfür wäre der Umstand, dass nur ein verschwindend geringer Teil von Konfirmanden nach ihrer Konfirmation noch aktive Kirchgänger sind), bedeutet dies für die religiöse Sinnsuche, dass vom Jugendlichen in unserer heutigen Zeit ein Aussuchen und Auswählen religiöser Sinnangebote zum Imperativ wird. Auch Drehsen (1993) stellte fest: »Unhintergehbare Voraussetzungen moderner Gesellschaften sind religiöser Pluralismus und der Zwang zur Häresie« und führt weiter aus:

> Unsere kulturelle und damit auch religiöse Situation ist allgemein gekennzeichnet durch eine Universalisierung von Mehrdeutigkeiten und ›Häresien‹, durch den ständigen Wandel und ständige Wanderungen im intra- wie interreligiösen Raum. Wir sind dadurch ebenso konfrontiert mit Obsoletheitsempfindungen wie mit vorbehaltsreichen Anerkennungen von differenten religiösen Manifestationsformen als Sinndeutungsofferten. …Anstelle der Normierungskraft von ererbten Traditionen, zufallendem Schicksal, eingeschliffener Gewohnheit und institutionellem Geltungsanspruch, der teilweise mit Mitteln der Zwangsvorstellung eingeklagt werden konnte, so lange Formen der Kirchenzucht und soziale Kontrollen noch funktionierten, ist auch auf religiösem Gebiet die Expansion von Wahlmöglichkeiten, Interpretationskonkurrenz, Angebotsvielfalt getreten.

Bei fundamentalistischen christlichen Bewegungen und bei christlichen Sekten und neureligiösen Gruppierungen sowie Psychokulten wird innerhalb der Gläubigengruppe eine kollektive Verbindlichkeit formuliert, die entweder durch Kanonisierung, Symbolkontrolle oder Gruppendruck erreicht wird. Nach Gladigow (1994) sind rigoristische Haltungen nicht primär nur dadurch charakterisiert, dass etwa Restriktionen lediglich verschärft oder kumuliert werden, sondern vor allem dadurch, dass Lebensbereiche wieder in den Geltungsbereich religiöser Normierungen einbezogen werden, die im Rahmen kultureller Differenzierungsprozesse bereits »ausgegliedert« worden waren.

Fundamentalistische Bewegungen der großen Religionen und religiös-rigoristische Gruppierungen mit elitärem Sendungsbewusstsein leben von der Utopie eines kohärenten Sinnsystems für die eigene Gesellschaft und konstruieren mit allen Mitteln eine gesamtgesellschaftliche Verbindlichkeit. Alle Sekten und neureligiösen Gruppierungen tendieren dazu, »neue Welten der Vollkommenheit« zu entwerfen, die mit idealisierbaren Personen, Gemeinschaften und idealisierbaren Zielen bevölkert werden. Meist wird mit dem Guru, dem Apostel, mit der Person, die als Medium des Göttlichen fungiert, eine intensive narzisstische Objektbeziehung eingegangen, die sich dadurch auszeichnet, dass der Anhänger die überhöhte Person bewundert, verehrt, lobt, preist, anbetet und vergöttert. Es findet dann eine Identifikation und Idealisierung statt, die zu einer Überhöhung des eigenen Selbst, zu einer Befriedigung eigener Größenfantasien führt (vgl. Henseler 1994).

Eine entscheidende Negativauswirkung in fundamentalistischen Gruppierungen liegt darin, dass die Fähigkeit, Ambivalenzen auszuhalten, nicht mehr besteht. Ambivalenzen, die auch zu einer Infragestellung des eigenen Glaubens, d. h. zum Zweifel und zur stetigen Auseinandersetzung mit anderen, führen müssten.

Das überstarke Über-Ich sowie die narzisstische Überhöhung der Größenfantasien lassen eine Auseinandersetzung mit dem eigenen Glauben nicht mehr zu, der Betreffende ist sozusagen abgeschottet, gefangen in seiner intrapsychischen Rigidität, die mit Ausdruck einer internalisierten, durch die Bezugsperson und die religiöse Gemeinde indoktrinierten Psychodynamik ist. Kinder, die in einem religiös-rigoristischen, d. h. engen, strengen, sich gegenüber anderen Gruppierungen sehr stark abgrenzenden Familienmilieu aufwachsen, sind selbstverständlich an ihre Eltern am Anfang des Lebens genauso gebunden, wie andere Kinder. Man darf unterstellen, dass auch in religiösen Fragen ein Attachement stattfindet, d. h., eine Bindung an die Eltern im Bereich der religiösen Dimension: Die Kinder sind gezwungen, das, was ihre Eltern ihnen als Glaube oder Wahrheit vermitteln, als wahr anzunehmen, zu akzeptieren, dass es einfach so ist.

Je elitärer, missionarischer und fundamentalistischer sich eine Bewegung zeigt, desto mehr werden die Kinder im Alltag mit anderen trennen müssen zwischen dem, was für die Sekte gilt, und dem, was im sonstigen Alltagsbezug Gültigkeit hat. Eine Einstellung, die zahlreiche Jugendliche und Heranwachsende nach der Pubertät für sich selbstverständlich in Anspruch nehmen, nämlich das Interesse an einer selbst bestimmten Religiosität, wird ihnen heute sehr wohl in den großen Konfessionen häufiger zugestanden, obwohl es innerhalb dieser auch fundamentalistische Bewegungen gibt, während hingegen in religiös-rigoristischen Gruppierungen eine religiöse Entwicklungssackgasse gleichsam vorgegeben wird: Solchen Jugendlichen wird es schwer gemacht, über ein Zweifeln hin zu einer eigenen individuellen religiösen Vorstellung zu gelangen. Kommt es bei Jugendlichen aus streng moralisierenden religiösen Bewegungen dennoch zu einer Ablösung von den Eltern im Sinne eines Autoritätskonfliktes, wird dieser verschärft, weil in solchen Kleingruppierungen Austritte aus der Glaubensgemeinschaft häufig weniger toleriert wird, als dies in den großen christlichen Konfessionen der Fall ist. Kommt es zu einem Kampf auf »Biegen und Brechen«, sind die Jugendlichen offenbar erheblich gefährdet, dass sie nicht nur gegen die Eltern ankämpfen, sondern sozusagen auch gegen »Gott und die Welt«, d. h. gegen die ganze religiöse Gemeinschaft, aus der sie dann ausgestoßen werden. Schwere Krisen sind dann nicht selten (Klosinski 1990).

Fazit für die Praxis

Religiöse Erziehung sollte als ein Begleiten bei der Suche nach dem Glauben aufgefasst und durchgeführt werden. Je missionarischer und abgeschotteter religiöse Erziehung und die Vermittlung von ethischen Werten erfolgen, desto potenziell pathogener und anfälliger für Alternativangebote in Krisensituationen würde eine solche Ausrichtung sein. Religionspädagogisches, aber auch kinder- und jugendpsychiatrisches religiöses Begleiten sollte folgende, bereits von Feige et al. (1984) geforderten Vorstellungen beherzigen:

- Begleiten ohne doktrinären Herrschaftsanspruch;
- Glaubensangebote ohne eiserne Abonnementsverpflichtung;
- Tröstung statt versteckte Drohung;
- Bestätigung des Menschseins statt permanenter Verunsicherung des Bedürfnisses nach menschlicher Lebenslust;
- Praktizierung von Alltagswahrheit statt Abforderung umfassender Gelöbnisse und fundamentaler Bekenntnisse;
- Respektierung des persönlichen Freiheits- und Entscheidungsspielraumes bei gleichzeitiger Nutzung von solchen Veranstaltungen, die Gemeinschaft, Gruppenleben und Geborgenheit anbieten, aber nicht aufdrängen.

Laut Nipkow (1994) ist das Interesse von Jugendlichen an einer selbst bestimmten Religiosität einer der am besten gesicherten empirischen Befunde. Dieses Interesse »meint nicht Subjektivismus und Individualismus, aber Selbstverantwortung, selbstständiges Urteil und Freiheitsgewinn«. Fundamentalistisch-rigide Herrschafts- und Glaubenssysteme fördern individuelle und auch, wie die Geschichte gelehrt hat, kollektive Katastrophen. Dies gilt nicht nur für viele kleinere Sekten und Psychogruppen, sondern in gleichem Maße für die traditionellen großen Religionen, wie die Kreuzzüge, Glaubenskriege, Ketzerverfolgungen und Hexenverbrennungen deutlich gemacht haben. Diese Problematik ist nicht bewältigte Vergangenheit, sondern, wie der politische Alltag zeigt, unbewältigte Gegenwart!

Literatur

Bartholomäus W (1994) Formungen und Verformungen der sexuellen Entwicklung durch religiöse Erziehung. In: Klosinski G (Hrsg) Religion als Chance oder Risiko. Huber, Bern, S 137–150

Chartier MR, Goehner LA (1976) A study of the relationship of parent-adolescent-communication, self-esteem and god image. J Past Theol 4: 227–232

Drehsen V (1993) Alles andere als Null-Bock auf Religion – Religiöse Einstellungen Jugendlicher zwischen Wahlzwang und Fundamentalismusneigung. Jahrb Religionspäd 10:47–69

Feige A, Lukatis J, Lukatis W (1984) Jugend auf dem Kirchentag. In: Schmieder T, Schuhmacher K (Hrsg) Jugend auf dem Kirchentag. Stuttgart, S 11–151

Flammer A (1994) Mit Risiko und Ungewissheit leben. Zur psychologischen Funktionalität der Religiosität in der Entwicklung. In: Klosinski G (Hrsg) Religion als Chance oder Risiko. Huber, Bern, S 20–34

Fowler JW (1981) Stages of faith: the psychology of human development and the guest for meaning. Harper & Row, San Francisco
Galton F (1889) Inquieries into human faculty and its development. Dutton, New York
Gladigow B (1994) Rigoristische Haltungen und kulturelle Rahmenbedingungen. In: Klosinski G (Hrsg) Religion als Chance oder Risiko. Huber, Bern, S 54–68
Grom B (1992) Religionspsychologie. München, Kösel
Henseler H (1994) Religiöses Erleben – eine Regression im Dienste des Ich? Überlegungen zur Psychogenese der Religiosität. In: Klosinski G (Hrsg) Religion als Chance oder Risiko. Huber, Bern, S 169–178
Hole G (1994) Die depressive Dekompensation – pathologische Endstrecke einer religiösen Anstrengung. In: Klosinski G (Hrsg) Religion als Chance oder Risiko. Huber, Bern, S 209–222
Jung CG (1971) Gesammelte Werke. Walter, Olten
Klosinski G (1996) Psychokulte – Was Sekten für Jugendliche so attraktiv macht. Beck, München
Klosinski G (1990) Ekklesiogene Neurosen und Psychosen im Jugendalter. Zur erschwerten Ablösungsproblematik von Jugendlichen aus streng moralisierenden, christlich-religiösen Bewegungen. Acta Paedopsychiatr 53:71–77
Kretschmer E (1950) Medizinische Psychologie, 10. Aufl. Thieme, Stuttgart
Leuner H (1970) Katathymes Bilderleben. Thieme, Stuttgart
Mohr H (1993) Handbuch religionswissenschaftlicher Grundbegriffe, Bd 3. Kohlhammer, Stuttgart
Moser T (1976) Gottesvergiftung. Suhrkamp, Frankfurt
Nipkow KH (1990) Bildung als Lebensbegleitung und Erneuerung. Kirchliche Bildungsverantwortung in Gemeinde, Schule und Gesellschaft, 2. Aufl. Gütersloher Verlagshaus, Gütersloh
Nipkow KH (1994) Jugendliche und junge Erwachsene vor der religiösen Frage. Religionssoziologische, entwicklungspsychologische und religionspädagogische Perspektiven. In: Klosinski G (Hrsg) Religion als Chance oder Risiko. Huber, Bern, S 111–136
Riedel I (1994) Bilder von Angst und Vertrauen. Progressive und regressive Gottessymbole in Träumen und Imaginationen. In: Klosinski G (Hrsg) Religion als Chance oder Risiko. Huber, Bern, S 159–168
Schellenbaum P (1990) Gottesbilder – Religion, Psychoanalyse, Tiefenpsychologie, 2. Aufl. dtv, München
Stodt D (1987) Religion in der Lebenswelt. Am Beispiel eines jungen Fundamentalisten. In: Grötzinger A, Luther H (Hrsg) Religion und Biographie. Kaiser, München, S 149–162

3.4 Fremduntergebrachte Kinder in Familienpflege, Heimerziehung und intensiver sozialpädagogischer Einzelbetreuung

J. M. Fegert

> Die Witwe Douglas hielt mich wie ihren eigenen Sohn und wollte 'nen zifilisierten Menschen aus mir machen. Ein hartes Leben war das bei ihr, wenn man denkt, wie verflucht ordentlich und peinlich sie in allen Sachen war. Ich konnt's nicht länger aushalten und kniff aus. Ich zog lieber meine alten Lumpen wieder an, kroch in meine Zuckertonne und war frei und glücklich. Aber da stöberte mich Tom Sawyer auf und erzählte von 'ner Räuberbande, die er bilden wollte, und dass ich mitmachen könnte, wenn ich zur Witwe zurückginge und anständig würde. Also bin ich zurück. Die Witwe weinte, nannte mich ihr armes verlorenes Lamm und gab mir einen Haufen anderer Namen, aber sie hat's gar nicht so schlimm gemeint.
> Die Abenteuer des Huckleberry Finn (Mark Twain)

3.4.1 Zur Wahl der Unterbringungsart: gesetzliche Regelungen und soziale Einflussfaktoren

Vollzeitpflege und Heimerziehung sind die häufigsten Formen der Fremdplatzierung nach dem Kinder- und Jugendhilfegesetz (zur gesetzlichen Regelung s. folgende Übersichten).

§ 33 SGB VIII: Vollzeitpflege

Hilfe zur Erziehung in Vollzeitpflege soll entsprechend dem Alter und Entwicklungsstand des Kindes oder des Jugendlichen und seinen persönlichen Bindungen sowie den Möglichkeiten der Verbesserung der Erziehungsbedingungen in der Herkunftsfamilie Kindern und Jugendlichen in einer anderen Familie eine zeitlich befristete Erziehungshilfe oder eine auf Dauer angelegte Lebensform bieten. Für besonders entwicklungsbeeinträchtigte Kinder und Jugendliche sind geeignete Formen der Familienpflege zu schaffen und auszubauen.

§ 34 SGB: Heimerziehung, sonstige betreute Wohnformen

Hilfe zur Erziehung in einer Einrichtung über Tag und Nacht (Heimerziehung) oder in einer sonstigen betreuten Wohnform soll Kinder und Jugendliche durch eine Verbindung von Alltagserleben mit pädagogischen und therapeutischen Angeboten in ihrer Entwicklung fördern. Sie soll entsprechend dem Alter und Entwicklungsstand des Kindes und des Jugendlichen sowie den Möglichkeiten der Verbesserung der Erziehungsbedingungen in der Herkunftsfamilie

1. eine Rückkehr in die Familie zu erreichen versuchen oder
2. die Erziehung in einer anderen Familie vorbereiten oder
3. eine auf längere Zeit angelegte Lebensform bieten und auf ein selbstständiges Leben vorbereiten.

Jugendliche sollen in Fragen der Ausbildung und Beschäftigung sowie der allgemeinen Lebensführung beraten und unterstützt werden. Beide Formen der Fremdplatzierung sind also sog. Hilfen zur Erziehung (§ 27 ff. SGB VIII). Die Personensorgeberechtigten haben einen Rechtsanspruch auf diese Hilfen, wenn eine dem Wohl des Kindes oder Jugendlichen entsprechende Erziehung anderweitig nicht gewährleistet werden kann und die Fremdunterbringung geeignet und notwendig erscheint.

! Das Kinder- und Jugendhilfegesetz hat als zentrales Ziel die Rückkehr in die Herkunftsfamilie bzw. bei der Heimerziehung als Alternative auch die Vermittlung in eine andere Familie vorgesehen.

Das heißt, es soll der Aufenthalt in einer Pflegefamilie angestrebt werden, weil davon ausgegangen wird, dass familiäre Lebensformen auch ohne eine spezifische pädagogische Qualifikation durch das spezifische Setting des Aufwachsens in einer Familie weniger diskriminierend und mehr entwicklungsfördernd sind als spezifische pädagogische Settings in Heimen.

Das Kinder- und Jugendhilfegesetz hat vor allem in Bezug auf die längerfristige Fremdunterbringung auch einen klaren Akzent im Sinne eines Vorrangs der Adoption von Minderjährigen gesetzt. Denn nach § 36 Abs. 1 SGB VIII ist »vor und während einer langfristig zu leistenden Hilfe außerhalb der eigenen Familie ... zu prüfen, ob die Annahme als Kind in Betracht kommt.« Trede (2001) betont allerdings, dass die Zahlen adoptierter Kinder deutlich unter den in Pflegefamilien oder Heimen untergebrachten Kindern liegen. Seit einigen Jahren geht die Zahl der adoptierten Kinder zurück, insbesondere wenn man hierbei das Phänomen der Auslandsadoption nicht berücksichtigt und nur die adoptierten deutschen Kinder in Betracht zieht.

Zwar hat sich nach Trede (2001) in den letzten Jahren insgesamt die absolute Anzahl der Pflegekinder leicht erhöht, dennoch nimmt der Anteil der Pflegekinder in den letzten Jahren erstaunlicherweise proportional im Vergleich zu anderen Formen der Fremdunterbringung wie Heimunterbringung, Wohngruppen, betreute Wohngemeinschaften etc. ab. Dies ist erstaunlich, weil nach der Heimreform in den 70er-Jahren zunächst das Pflegekinderwesen als die generelle Alternative galt. Entsprechend dem statistischen Jahrbuch 1999 waren Ende der 90er-Jahre über 130.000 Kinder fremduntergebracht, knapp 80.000 davon in Formen der Heimerziehung und etwas mehr als 50.000 in Vollzeitpflege. Die meisten Fremdunterbringungen betreffen Kinder im Schulalter. Bei den unter 6-Jährigen ist der Aufenthalt in einer Pflegefamilie klar die bevorzugte Unterbringungsform, während der Altersgipfel bei der Heimerziehung vor allem in der Altersgruppe zwischen 12 und 18 Jahren liegt (Tabelle 3.1).

Rauschenbach u. Schilling (1997) haben 3 Faktorenkomplexe beschrieben, die den größten Teil der Varianz bei Platzierungsentscheidungen zwischen Vollzeitpflege und Heimerziehung erklären: Lebensalter, spezifischer therapeutischer Bedarf, Familienstruktur und Bindungen (familiäre Organisation versus Desorganisation).

Lebensalter. Da man bei jüngeren Kindern verlässliche emotionale Beziehungen in einer familienähnlichen Situation als günstigste Bedingungen für das Aufwachsen ansieht, werden gerade Kleinkinder und Kinder im Vorschulalter signifikant häufiger in Pflegefamilien vermittelt als ältere Kinder und Jugendliche.

Tabelle 3.1. Prozentualer Anteil von Kindern und Jugendlichen in Vollzeitpflege und Heimerziehung nach Alter. (Aus Statistisches Bundesamt 1999, S. 466)

Alter (Jahre)	Vollzeitpflege	Heimerziehung	Insgesamt (Jahre)
Unter 6	19,5	4,2	10,3
6 bis unter 12	35,2	18,0	24,9
12 bis unter 18	36,4	54,4	47,2
18 und älter	8,9	23,5	17,7
Insgesamt	100,0	100,0	100,0
N	52.134	78.212	130.346

Spezifischer therapeutischer Bedarf. Werden bei Kindern erhebliche Verhaltensprobleme diagnostiziert, wird in der Regel davon ausgegangen, dass Pflegefamilien damit erzieherisch überfordert, ja teilweise sogar strukturell gefährdet werden. Deshalb werden solche Kinder häufiger in Heime vermittelt. Manche Scheitererkarrieren mit verschiedenen Wechseln zwischen Heimen und/oder mehreren Aufenthalten in der Kinder- und Jugendpsychiatrie lassen allerdings erkennen, dass solche Entscheidungen auch nicht immer nur dem Wohl des Kindes entsprechen (vgl. die Analyse der Fallvorgeschichten geschlossen platzierter Kinder in Paetzold 2001). Gerade die Scheitererkarrieren, welche letztendlich zu freiheitsentziehenden Maßnahmen führen (vgl. Fegert et al. 2001), sind häufig tragische Lehrstücke über eine Kette insuffizienter Bemühungen um solche verhaltensauffälligen Kinder. Entgegen der üblichen Vermittlungsstelle konnten in jüngerer Zeit spezifische Modelle der Familienpflege für psychiatrisch auffällige Patienten (z. B. das Modellprojekt Arkade in der Bodenseeregion) zeigen, dass bei entsprechender fachlicher Unterstützung die Familienpflege durchaus eine Alternative, vielleicht sogar die günstigere Lösung im Umgang mit schwierigen Jugendlichen sein kann.

Familienstruktur und Bindungen. Der dritte Faktor, der die Auswahl der Betreuungsform mitbestimmt, ist der Grad familiärer Organisation bzw. Desorganisation. Sind noch strukturelle Familienbande erhalten, neigen die Verantwortlichen eher zu einer Fremdplatzierung in einer Heimeinrichtung, da dort eine geringere Konkurrenz zur Herkunftsfamilie vermutet wird. Dies trifft z. B. häufig bei Kindern psychisch kranker Mütter zu. Doch auch hier haben sich in letzter Zeit Patenschaftsmodelle mit flexiblen bedarfsangemessenen Pflegeformen durchaus als mögliche Alternative zu häufig wechselnden Fremd- und Eigenbetreuungsmodellen erwiesen (vgl. z. B. Patenschaftsmodelle in Hamburg oder Cuxhaven).

! Lebensalter, spezifischer therapeutischer Bedarf und familiäre Organisation bzw. Desorganisation müssen als zentrale Faktorenkomplexe bei der Auswahl der jeweiligen Betreuungsform berücksichtigt werden.

3.4.2 Heim- und Pflegekinder und Kinder- und Jugendpsychiatrie und -psychotherapie

Schon 1990 beschrieben Gintzel u. Schone »Verschiebebahnhöfe«, d. h. gegenseitige Inanspruchnahme und Überweisungsmuster zwischen stationären Jugendhilfeeinrichtungen und jugendpsychiatrischen Kliniken. Aus

Sicht der Jugendhilfeeinrichtungen wurde eine stationäre Unterbringung in der Kinder- und Jugendpsychiatrie meist dann angestrebt, wenn die Pädagogen trotz Ausschöpfung ihrer Ressourcen und Möglichkeiten ratlos waren, weil sie den gewünschten Sozialisationserfolg bei einem Kind oder Jugendlichen nicht erreichen konnten bzw. sich die Symptomatik verschlechtert hatte. Zentral sei dabei das Muster der Hilflosigkeit, bei dem Fachkräfte der Jugendhilfeeinrichtung durch plötzlich auftretende unvorhersehbare Schwierigkeiten vor einer situativen Überforderung stehen oder die Überweisung als Folge langfristiger Eskalationen, bei der sich über einen längeren Zeitraum die Krise zwischen den Jugendlichen und den pädagogischen Fachkräften immer weiter verschärft.

! Von der Kinder- und Jugendpsychiatrie in die Heimeinrichtung führt der Weg dann, wenn nach Abschluss einer diagnostischen Phase mit Abklärungscharakter und evtl. einer erfolgreichen kinder- und jugendpsychiatrischen Behandlung noch eine weitere Bearbeitung der bestehenden Probleme in einem primär pädagogischen Setting für sinnvoll gehalten wird.

Eine Heimeinweisung gibt es nach Ansicht der Autoren aber durchaus auch nach einem in der Kinder- und Jugendpsychiatrie fortgesetzten therapeutischen Misserfolg (sozusagen bei Therapieresistenz), bei Nichtzuständigkeit nach erfolgter Krisenintervention etc. Als zentrale Gefahr beschrieben die Autoren den sog. »Pinballeffekt«, bei dem besonders schwierige Jugendliche zwischen Einrichtungen der Jugendpsychiatrie und Jugendhilfe hin und her geschoben werden, wobei die jugendpsychiatrische Aufnahme im Rahmen einer Krise häufig den Vorwand für das Wechseln des jeweiligen Settings bot.

Darius et al. (2001) fanden in ihrer Untersuchung, dass der Weg aus dem Elternhaus über die meist stationäre kinder- und jugendpsychiatrische Behandlung in eine stationäre Einrichtung der Jugendhilfe ein zunehmend bedeutsamer Weg sei. Aufgrund ihrer Erhebung in den Jahren 1997–1999 schätzen die Autoren, dass 15–20% aller in Heimeinrichtungen aufgenommenen Kinder und Jugendlichen bereits vor der Heimaufnahme stationär kinder- und jugendpsychiatrisch behandelt worden sind. Auch die Anzahl stationärer kinder- und jugendpsychiatrischer Behandlung in Anschluss an einen Heimaufenthalt ist nach Ansicht der Autoren im Ansteigen begriffen. Während nach Trede (2001) in den 90er-Jahren bis zwischen 6 und 7‰ einer Peer-Population in Heimen oder Pflegefamilien fremduntergebracht sind, liegt der proportionale Anteil in kinder- und jugendpsychiatrischen Inanspruchnahmepopulationen 10- bis 20fach höher (vgl. Fegert 1998). In einer kinder- und jugendpsychiatrischen Inanspruchnahmepopulation stammen ca. 10% der vorgestellten Kinder aus einem Heim. Knapp 5% kommen von fremden Pflegeeltern, ca. 2,5% aus Großeltern- oder Verwandtenpflegeverhältnissen, weitere 2,5% aus Adoptivfamilien.

Auch hinsichtlich der psychiatrischen Störungsbilder zeigen diese Kinder bestimmte Spezifika. Während die Bindungsstörungen nach ICD-10 in der allgemeinen Inanspruchnahmepopulation sehr seltene Krankheitsbilder sind (meist unter 1% der Gesamtinanspruchnahme), zeigt ca. ein Viertel der Pflegekinder und ein Achtel der Heimkinder (nicht zuletzt aufgrund der anderen Altersverteilung und des größeren Anteils an Jugendlichen) das volle Bild einer schweren frühen Bindungsstörung.

! Neben schweren frühen Bindungstörungen sind in der kinder- und jugendpsychiatrischen Inanspruchnahmepopulation bei Pflege- und Heimkinder Vernachlässigungs-, Misshandlungs- oder Missbrauchsvorgeschichten hochsignifikant gehäuft. Besonders charakteristisch ist die Kombination verschiedener Misshandlungsformen.

Aufgrund dieser schweren Vorbelastungen erstaunen relativ positive Berichte über die generellen Effekte der Inpflegegabe. Reddy u. Pfeiffer (1997) publizierten eine Metaanalyse von 18 Studien aus dem angloamerikanischen Raum und fanden, dass 14 Studien eindeutig positive Ergebnisse hinsichtlich der Stabilität der Unterbringung zeigten. Auch Verhaltensauffälligkeiten hatten sich in 6 von 11 für diese Fragestellungen auswertbaren Studien mit nachweisbaren Effekten verbessert. Deutlich positiv war auch der Zuerwerb sozialer Fertigkeiten während die Entwicklung des Selbstwerts der Kinder und ihr emotionales Befinden eher kritisch zu bewerten war.

Dies unterstreicht, dass Kinder in verschiedenen Formen der Fremdunterbringung, nicht nur wenn sie sog. externalisierendes störendes Verhalten zeigen und damit ihre Pflegeeltern oder Pädagogen auf eine harte Probe stellen, Gründe für eine Inanspruchnahme kinder- und jugendpsychiatrischer Hilfe haben, sondern dass gerade die emotionale Verarbeitung und die Selbstwertentwicklung wichtige Gründe für eine mögliche therapeutische Intervention und bedeutsame Verlaufsprädiktoren darstellen.

3.4.3 Spezifische Indikationen für Hilfeformen aus der Sicht der kinder- und jugendpsychiatrischen und -psychotherapeutischen Behandlung

Pflegefamilien

Wird der Kinder- und Jugendpsychiater im Rahmen der Hilfeplanung nach § 36 SGB VIII um Mitwirkung gebeten, kann es sich gerade bei jüngeren Kindern um schwerstmisshandelte extrem vernachlässigte Kinder handeln. Hier ist es bisweilen eher zu empfehlen, dass diese Kinder zunächst in einer stationären kinder- und jugendpsychiatrischen Behandlung auf unterschiedlichsten Ebenen in ihrer

Entwicklung gefördert werden und dann eine Anbahnung des Kontaktes zur Pflegefamilie aus der Klinik heraus erfolgt. Häufig können dann tagesklinische Behandlungsmaßnahmen im Anschluss den Übergang erleichtern.

! In spezifischen Belastungssituationen sind Kurzzeitpflegemodelle bzw. Bereitschaftspflegemodelle wichtige Instrumente zur Krisenintervention.

Hierbei handelt es sich typischerweise um Pflegefamilien auf Zeit. Leider tendieren manchmal solche Verhältnisse zu einem Übergang in Dauerpflege, obwohl sie als solche nicht geplant waren, und führen dann zu einer Überforderung solcher Familien. Insofern sollte hier genau evaluiert werden, ob tatsächlich nur mit einer befristeten Maßnahme zu rechnen ist.

Biermann (2001) unterscheidet in einem Modell die **Pflegefamilie auf Zeit** von der **Ergänzungsfamilie**, die also mit der Herkunftsfamilie interagiert und unterschiedlich intensive befristete oder Dauerpflegemodelle anbieten kann, und der **Ersatzfamilie**, die quasi eine Alternative zur Herkunftsfamilie auf Dauer darstellt. Als zentrale Konflikte beschreibt er Rollenprobleme von Pflegeeltern zwischen Helferrolle, Erzieherrolle und Elternrolle. Gerade bei den auf Zeit arbeitenden Pflegefamilien sieht er die größte Gefahr des Burnouts und der Instrumentalisierung und Ausnutzung. In der sog. Ergänzungsfamilie befürchtet er die Fusion von Professionalität und Privatheit sowie die fallende Komplexität des Dreiecks zwischen Pflegefamilie, Herkunftsfamilie und Pflegekind. Solche Modelle können durchaus sinnvoll sein. Sie bedürfen aber häufig einer intensiven Unterstützung in Beratung bzw. begleitender Therapie. Als Problempunkte und Rollenkonflikte beim Ersatzfamilientypus beschreibt er das kulturelle bzw. biologische Rollendefizit, d. h. der Mangel an leiblicher Elternschaft und die multiplen sachlichen Beschränkungen, der ein Pflegeverhältnis im Vergleich zur normalen Elternschaft unterliegt.

! In den letzten Jahren haben sich verschiedene Trends zur Professionalisierung von Pflegefamilien gezeigt. Teilweise sind so gewissermaßen Kleinsteinrichtungen entstanden, die sich mit hohem Anspruch teilweise auch im psychiatrischen Sinne schwer auffälligen Kindern mit hoher Kontinuität widmen.

Dennoch bleiben auch in solchen Verhältnissen für Kinder und Jugendliche gerade mit Beginn der Pubertät die alten Identitätsprobleme bestehen. Diese Problematik des Suchens nach bzw. Festhaltens an alter Herkunft wurde von Spiel als Parsifalkomplex bezeichnet. Biermann (2001) spricht von den klassischen Indikatorfragen für Identitätsbildung: »Woher komme ich? Wer bin ich? Wohin gehöre ich?« Diese könnten für Pflegekinder in doppelter Hinsicht zum Problem werden. Ihre Entwicklung sei belastet von Diskontinuitäten zwischen früherer und heutiger Lebenswelt, weil gerade ihre soziale Identität abrupten Wechseln ausgesetzt war.

Auf solche Belastungen der sozialen Identität durch Erleben unterschiedlicher sozialer Bezugsrahmen reagieren viele Kinder mit Ausspielen von Bezugspersonen und Milieus gegeneinander während sie auf die biographischen Brüche, d. h. die Belastung der persönlichen Identität, nicht selten mit einer Idealisierung der Herkunftsfamilie gerade in der Pubertätsphase und mit darauf folgenden Schuldgefühlen, Fantasien etc. reagieren (vgl. Biermann 2001).

Von der mehr als pädagogisches Setting anzusehenden »Normalpflegefamilie« ist die **Verwandten- bzw. Großelternpflege** zu unterscheiden. Auch der Gesetzgeber scheint diese Leistung innerhalb der Familie eher als selbstverständlich vorauszusetzen, sodass Großeltern generell weniger Pflegegeld erhalten als andere Pflegeeltern. Typische Konflikte sind die Problemverschiebungen zwischen den Generationen, weshalb gerade die professionellen Therapeuten und Berater z. B. einer Großelternpflege bei suchtkranken Eltern tendenziell eher extrem skeptisch gegenüber stehen (vgl. Trede 2001). Verwandtenpflege ist in 90% der Fälle Großelternpflege. Häufigste Ursachen hierfür sind, dass eine junge allein erziehende Mutter nicht oder noch nicht für das Kind sorgen kann, dass das Kind nach einer Trennung oder Scheidung unversorgt ist, dass die Mutter berufstätig ist oder insbesondere auch des Bestehen einer Suchtproblematik (vgl. Blandow 1999).

Baur et al. (1998) geben die Quote gescheiterter Vollzeitpflegen definiert als unplanmäßig beendete Pflegeverhältnisse je nach Studie zwischen 20 und 40% an. Insofern ist die Abbrecherquote nicht höher als im Bereich der Heimerziehung. Allerdings sind personalisiertere Konflikte zwischen Herkunftsfamilien und Pflegefamilien gerade als Loyalitätskonflikte für die betroffenen Kinder häufig extrem belastend.

Heimerziehung

Die Heimerziehung ist seit der Heimkritik in den 60er-Jahren und der Heimreform in den 70er-Jahren nie ganz aus dem pädagogisch-therapeutischen Blickfeld geraten. Bürger (2001) unterstellt mit Bezug auf Birtsch u. Blandow (1979) sogar eine gewisse Therapeutisierung des pädagogischen Problemverständnisses. Dennoch bleiben Zweifel, ob es gelingt, in Heimerziehung hinreichende Garantien für eine günstige Entwicklung bereitzustellen (Wolf 2001; Blandow 1996). Allerdings zeigt ein jüngeres Forschungsprojekt (Forschungsprojekt Jule; Baur et al. 1998), dass bei Einhaltung fachlicher Qualitätsstandards im Handeln von Jugendämtern bei der Hilfeplanung und von Heimen bei der Ausführung der Hilfen durchaus der Erfolg der Maßnahmen ansteigt.

! Im Gegensatz zu früher hat sich eine Vielfalt von stationären Hilfemaßnahmen ausgebildet.

Teilweise sind erlebnispädagogische Ansätze hinzugetreten (vgl. Klawe 2001). Prinzipien solcher Ansätze sind Körperlichkeit, Körperbewusstsein, Körperbeherrschung, Natur und Ökologie, Betonung der einfachen Lebensbedingungen, Erlebnispädagogik als soziales Lernen. Die Erlebnispädagogik kann hier aber nur als Gestaltungsprinzip des Heimalltags, beispielsweise als Krisenintervention oder in der Extremform als Alternative zur geschlossenen Unterbringung, z. B. in einer Auslandsmaßnahme, angewandt werden. Gegen solche Auslandsmaßnahmen ist häufig kritisch eingewandt worden, dass nach der Rückkehr möglicherweise erzielte Erfolge sehr schnell wieder hinfällig sind. Da es im Ausland zu zahlreichen Komplikationen mit Jugendlichen aus erlebnispädagogischen Maßnahmen gekommen war, wurden die zur Verfügung stehenden Daten auch noch einmal aus kinder- und jugendpsychiatrischer Sicht betrachtet (vgl. Fegert 1998). Dabei stellte sich heraus, dass teilweise die Indikation für solche Hilfen aus psychiatrischer Sicht bzw. mit Bezug auf die Kinder nicht nachvollziehbar war. So überwogen z. B. bei den Mädchen, welche in erlebnispädagogische Maßnahmen ins Ausland gingen, solche mit massiv selbstverletzendem Verhalten und Suizidalität, sodass sich die Frage aufdrängt, wie diese ohne muttersprachliche Kriseninterventionsmöglichkeiten bei einer entsprechenden Krise im Ausland hätten behandelt werden können. Bei den Kindern, welche kinder- und jugendpsychiatrisch vorbehandelt waren, war die Abbrecherquote in erlebnispädagogischen Auslandsmaßnahmen hoch signifikant erhöht. Dennoch sind solche Ansätze nicht generell kritisch zu sehen. Sie können tatsächlich für manche Jugendliche eine wertvolle Alternative und teilweise sogar eine letzte Chance darstellen.

! Um die spezifische Risiken, die mit solchen Maßnahmen verbunden sind, für die betroffenen Kinder zu vermeiden, ist vor einer Auslandsmaßnahme eine gründliche kinder- und jugendpsychiatrische und allgemeinärztliche Diagnostik dringend erforderlich.

Einzelbetreuung und Inobhutnahme

Gerade bei Jugendlichen und bei jungen Volljährigen (dort dann nach § 41 KJHG) haben sich intensive sozialpädagogische Maßnahmen zur Einzelbetreuung (§ 35 KJHG) in den letzten Jahren als ein spezielles Angebot für besonders schwierige Jugendliche herausgebildet, die häufig von sozialen Bezügen in einer Gruppe zu stark belastet sind. Häufig benötigen gerade diese Jugendlichen gleichzeitig eine intensive psychiatrische Behandlung in teilstationärer oder ambulanter Form. An manchen Orten sind hier kooperative Versorgungsmodelle entstanden (vgl. Kap. 8).

Eine spezielle Form der raschen Intervention zum Schutz von Kindern und Jugendlichen stellt die Inobhutnahme nach § 42 KJHG dar. Die Inobhutnahme ist ein hoheitlicher Akt, welcher durch das Jugendamt in einer geeigneten Einrichtung oder bei geeigneten Personen vorgenommen werden kann. Insofern können Kinder zur Inobhutnahme sowohl in Pflegefamilien wie in Institutionen untergebracht werden. Inobhutnahmen sind sowohl auf Wunsch von Kindern möglich wie in Ausnahmefällen auch gegen deren Wunsch, wenn eine akute Gefahr der Selbst- bzw. Fremdgefährdung besteht.

! Für den Kinder- und Jugendpsychiater ist vor allem bei der konsiliarischen fachlichen Beurteilung von Jugendlichen nach einem Suizidversuch an die Möglichkeit der Inobhutnahme zu denken.

Äußert ein Jugendlicher in der Privilegiertensituation beim Erstkontakt auf der Intensivstation, dass er aus spezifischen Gründen nicht nach Hause möchte, weil er z. B. Rache fürchtet oder dort misshandelt, missbraucht etc. wird, dann kann zu seinem Schutz eine Inobhutnahme erfolgen. Dies hat den großen Vorteil, dass die ohnehin notwendigerweise zu beteiligenden Stellen automatisch formal beteiligt werden, d. h., dass die Kindeseltern vom Jugendamt informiert werden und, wenn sie einer Inobhutnahme nicht zustimmen, dann auch vom Jugendamt das Familiengericht kontaktiert wird. In vielen Fällen ist eine solche Inobhutnahme einer Unterbringung nach Psych-KG oder Landesunterbringungsgesetz bei Kindern und Jugendlichen vorzuziehen.

Fazit für die Praxis

Aufgrund multipler Belastungen in den aktuellen und zurückliegenden Lebensumständen von Heimkindern ist von einer deutlich erhöhten Rate an psychischen Auffälligkeiten gerade bei Heimkindern auszugehen. Trotz offensichtlicher Risikofaktoren wird diese Gruppe von Kindern in gängigen epidemiologischen Studien jedoch nicht berücksichtigt. Studien aus diesem Bereich gehen in ihrer Mehrheit von Familienhaushalten aus, Heime werden in der Regel nicht in die Untersuchungsstichprobe mit aufgenommen. Sicherlich ist die Anzahl der Kinder, die im Heim oder ähnlichen Institutionen untergebracht sind, für viele generelle Durchschnittsaussagen weitgehend vernachlässigbar. In Bezug auf die Hochrisikosituation und in Bezug auf teure Interventionen sind es aber gerade diese Kinder und Jugendlichen, die die Forschung stärker in den Blick nehmen und auch im Verhältnis zur Allgemeinbevölkerung betrachten muss. Eine neuere Studie aus England (Hobbs et. al. 1999) belegt, dass Heim- und Pflegekindern gegenüber Kindern aus der Normalpopulation bis zu 6-mal häufiger misshandelt bzw. missbraucht werden als Kinder aus »intakten« Familien. Bei Pflegekindern liegt die Misshandlungs- bzw. Missbrauchsquote sogar 7- bis 8-mal

▼

höher. Zukünftig bedarf es daher nicht nur mehr Forschung auf diesem Gebiet, sondern dringend auch einer Umsetzung vorliegender Forschungsbefunde in adäquate Praxiskonzepte, die die besonderen Bedürfnisse dieser Kinder angemessen und nachhaltig berücksichtigen.

3

Literatur

Baur D, Finkel M, Hamberger M, Kühn AD (1998) Leistungen und Grenzen von Heimerziehung. Ergebnisse einer Evaluationsstudie stationärer und teilstationärer Erziehungshilfen. Forschungsprojekt Jule. Kohlhammer, Stuttgart

Biermann B (2001) Vollzeitpflege. In: Birtsch V, Münstermann K, Trede W (Hrsg) Handbuch Erziehungshilfen. Votum, Münster, S 598–631

Birtsch V, Blandow J (Hrsg) (1979) Pädagogik, Therapie, Spezialistentum. Walhalla & Praetoria, Regensburg

Blandow J (1996) Kontroversen, Ambivalenzen. Ein Essay zum »modernen« Pflegekinderwesen. In: Gintzel U (Hrsg) Erziehung in Pflegefamilien. Auf der Suche nach einer Zukunft. Votum, Münster, S 56–64

Blandow J (1999) Die Institution Pflegefamilie – Geschichte, Empirie und Differenzierungsformen. In: Blandow J et al. (Hrsg) Spezialisierung und Qualifizierung der Vollzeitpflege durch einen Freien Träger. Abschlussbericht der Wissenschaftlichen Begleitforschung. PFIFF eV, Hamburg, S 27–117

Bürger U (2001) Heimerziehung. In: Birtsch V, Münstermann K, Trede W (Hrsg) Handbuch Erziehungshilfen. Votum, Münster, S 632–663

Darius S, Hellwig I, Schrapper Ch (2001) Krisenintervention und Kooperation als Aufgabe von Jugendhilfe und Jugendpsychiatrie in Rheinland-Pfalz. (Schriftenreihe Erziehungshilfen in Rheinland-Pfalz des Instituts für Sozialpädagogische Forschung Mainz e.V.) Ministerium für Kultur, Jugend, Familie und Frauen, Mainz

Fegert JM (1998) Die Auswirkungen traumatischer Erfahrungen in der Vorgeschichte von Pflegekindern. In: Stiftung »Zum Wohl des Pflegekindes« (Hrsg) 1. Jahrbuch des Pflegekinderwesens. Schulz-Kirchner, Idstein, S 20–31

Fegert JM, Späth K, Salgo L (Hrsg) (2001) Freiheitsentziehende Maßnahmen in Jugendhilfe und Kinder- und Jugendpsychiatrie. Votum, Münster

Gintzel U, Schone R (1990) Zwischen Jugendhilfe und Jugendpsychiatrie. Votum, Münster

Hobbs GF, Hobbs CJ, Wynne JM (1999) Abuse of children in foster and residential care. Child Abuse Neglect 23/12:1239–1252

Klawe W (2001) Erlebnispädagogische Projekte in der Intensiven sozialpädagogischen Einzelbetreuung. In: Birtsch V, Münstermann K, Trede W (Hrsg) Handbuch Erziehungshilfen. Votum, Münster, S 664–682

Paetzold U (2001) Ergebnisse einer Untersuchung zu freiheitsentziehenden Maßnahmen nach § 1631 b BGB in Brandenburg. In: Fegert JM, Späth K, Salgo L (Hrsg) Freiheitsentziehende Maßnahmen in Jugendhilfe und Kinder- und Jugendpsychiatrie. Votum, Münster, S 193–203

Rauschenbach T, Schilling M (1997) Die Kinder- und Jugendhilfe und ihre Statistik. Bd 1: Einführung und Grundlagen. Luchterhand, Neuwied Kriftel Berlin

Reddy LA, Pfeiffer SI (1997) Effectiveness of treatment foster care with children and adolescents: a review of outcome studies. J Am Acad Child Adolesc Psychiatry 36/5:581–588

Rotering B, Lengemann M (2001) Krisenintervention und Inobhutnahme. In: Birtsch V, Münstermann K, Trede W (Hrsg) Handbuch Erziehungshilfen. Votum, Münster, S 702–718

Statistisches Bundesamt (1999) Statistisches Jahrbuch 1999. Metzler-Poeschel, Reutlingen

Stiftung »Zum Wohl des Pflegekindes« (Hrsg) (1998) 1. Jahrbuch des Pflegekinderwesens. Schulz-Kirchner, Idstein

Trede W (2001) Adoption und Vollzeitpflege. In: Schröer W, Struck N, Wolff M (Hrsg) Handbuch Kinder- und Jugendhilfe. Juventa, Weinheim, S 647–665

Wehner K (2001) Kinder- und Jugendhilfe und Psychiatrie. In: Schröer W, Struck N, Wolff M (Hrsg) Handbuch Kinder- und Jugendhilfe. Juventa, Weinheim, S 815–830

Will HD (2001) Hilfen für junge Volljährige. In: Birtsch V, Münstermann K, Trede W (Hrsg) Handbuch Erziehungshilfen. Votum, Münster, S 683–701

Wolf K (2001) Hilfen zur Erziehung. In: Schröer W, Struck N, Wolff M (Hrsg) Handbuch Kinder- und Jugendhilfe. Juventa, Weinheim, S 631–645

3.5 Migration und Minoritätenstatus

R. Schepker

> Heute erleben die Länder der westlichen Welt nicht mehr nur eine internationale, sondern zunehmend eine interkontinentale Einwanderung: als (eingeschränkte) Fortsetzung der Arbeitsmigration, als zunehmende und (weniger einschränkbare) Heirats- und Familiennachzugsmigration, als anhaltende Flüchtlingsbewegungen (u. a. als Folge der Vertreibung ganzer »Völker«) sowie als Asylmigration und als illegale Einwanderung. ... neben der globalen Süd-Nord-Wanderung ... [ist] auch eine Ost-West-Wanderung zu beobachten ...
> Hoffmann-Nowotny (2000, S. 157)

3.5.1 Alle Menschen sind Ausländer – fast überall

Folgt man soziodemographischen Hochrechnungen, wird ab dem Jahr 2015 jedes zweite in den alten Bundesländern lebende Kind mindestens einen Elternteil ausländischer Herkunft haben.

Wanderungsbewegungen und damit Diversifizierungen der Bevölkerung auch innerhalb nationalstaatlicher Grenzen werden im Zuge der Globalisierung zur Normalität. Dies erschüttert implizite Vorstellungen davon, unsere Patienten seien »natürlich« eine kulturell, sprachlich und ethnisch homogene Gruppe und »fremdartiges« – auch im Sinne psychopathologischer Kategorien – sei vom eigenen Standpunkt aus leicht zu identifizieren.

! Die Bedeutung von (sub-)kulturellen Differenzen für Diagnostik und Behandlung, als Auswirkung der Wanderung auf Lebenswelt und Identitätsform erstreckt sich zeitlich dabei weit über den Effekt einer Migration als solcher hinaus. Im Sinne des biopsychosozialen Krankheitsmodells ist es geboten, diese Diversität unserer Patienten systematisch zu berücksichtigen.

Das DSM-IV der Amerikanischen Psychiatrischen Gesellschaft APA nahm konsequenterweise 1994 den Umgang mit Kulturdifferenzen in die diagnostischen Standardvorgaben auf.

3.5.2 Migration und Minoritätenstatus: die soziale Lage in der Migration

Eingliederungsprozesse und Mechanismen der Ein- und Ausgrenzung (einschließlich der Selbstausgrenzung) der Zuwanderer bestimmen die Lebensrealität der Kinder in zugewanderten Familien. Soziologisch wird hier unterschieden zwischen:

- **Separation/Marginalisierung** durch Ausgegrenztheit von der Aufnahmegesellschaft (z. B. keine Schulpflicht für Asylbewerber, Asylbewerberheime ohne viel Kontakt zur deutschen Gesellschaft, Lebensmittelmarken),
- **Segregation,** wie in monokulturellen Wohnvierteln in den Großstädten (z. B. Muttersprache als Verkehrssprache im Kleingewerbe, Kulturveranstaltungen etc. innerhalb der Aufnahmegesellschaft, Minoritäten-Peergroups im Sinne einer Subkultur, eigene Schulklassen, Zugang zu Lehrstellen nur in der eigenen Ethnizität),
- **Integration** (Teilhabe an Institutionen der Aufnahmegesellschaft unter Beibehaltung bestimmter Eigenheiten, z. B. erfolgreicher Besuch der Regelschule, Aufenthalt in gemischten Peergroups abwechselnd mit monokulturell ausgerichteten Freizeitinteressen; gemischtethnische Sportvereine) und
- **Assimilation** (völlige Angleichung an die Aufnahmegesellschaft).

Die von vielen geforderte »multikulturelle Gesellschaft« basiert auf den Merkmalen von kultureller Segregation und struktureller Separation, d. h. wirkliche Integration muss diese nicht zwangsläufig darstellen. Während strukturelle Segregation bzw. Separation zur Bildung einer neuen fremdethnischen Unterschicht führt, führt kulturelle Segregation zur Ausprägung einer ethnischen Minderheit (Hoffmann-Nowotny 2000). Das Leben im ethnischen Minoritätenstatus trifft somit ggf. auch auf sozial gut gestellte, gebildete und beruflich integrierte Zuwandererfamilien zu, wie japanische, französische oder US-amerikanische Einwanderer.

Nach dem Kinderbericht der Expertenkommission an die Bundesregierung (Bundesministerium für Familie, Senioren, Frauen und Jugend 1998) sind Zuwandererfamilien generell in stärkerer Weise als deutsche von Einkommensarmut betroffen, sie leben im Vergleich zu deutschen durchschnittlich in schlechter ausgestatteten Wohnungen mit erheblich größerer Belegungsdichte in benachteiligten Stadtteilen und sie bewohnen viel seltener Wohneigentum. Von struktureller Arbeitslosigkeit und vor allem von Jugendarbeitslosigkeit sind Zuwandererfamilien weitaus stärker betroffen als deutsche Familien. Höher liegt auch die Quote an Sonderschulzuweisungen und Schulabbrüchen, dementsprechend niedriger die Quote höherer Bildungsabschlüsse. Die Gesundheitsvorsorge bei nichtdeutschen Kindern (gemessen an Kriterien wie vollständiger Impfstatus und Teilnahme an Vorsorgeuntersuchungen zum Zeitpunkt der Einschulungsuntersuchung) ist sehr lückenhaft.

Dies alles weist auf »Unterschichtungsphänomene« bei Kindern in Zuwandererfamilien und auf eine vergleichsweise höhere Belastung mit sozialen Risikofaktoren hin, wie sie auch in einheimischen benachteiligten Gruppen vorkommen. Diese werden vor allem von Jugendlichen oft als subtile, strukturelle Diskriminierung erlebt, wenn etwa auf dem Arbeitsmarkt ein »Inländerbonus« als persönlicher Nachteil erfahren wird (s. auch Bericht der Beauftragten der Bundesregierung für Ausländerfragen 2002).

! Durch das häufige Zusammenfallen von Unterschicht- und Minoritätenstatus drohen ethnisch-kulturelle Konflikte an die Stelle sozial-struktureller Konflikte in der westlichen Gesellschaft zu treten.

3.5.3 Risiko und Resilienz – epidemiologische Erwartungen

! Die strukturellen Benachteiligungen führen bei Kindern in Zuwandererfamilien nicht automatisch häufiger zu psychiatrischen Erkrankungen.

Auf dem Hintergrund des Wissensstandes über die »Widerstandsfähigkeit« (Resilienz) von Kindern können nach neueren empirischen Erkenntnissen Belastungs- und Risikofaktoren ausgeglichen werden. Auf Kinder aus Zuwandererfamilien treffen neben vielen der oben genannten Risikofaktoren oft ebenso viele protektive Faktoren in der Familie zu. Ein Ausgleich von sozialen Benachteiligungen und Risiken kann durch die in der folgenden Übersicht aufgelisteten protektiven Faktoren erfolgen.

Protektive Faktoren zum Ausgleich von sozialen Benachteiligungen und Risiken bei Kindern in Zuwandererfamilien

- Verstärkte elterliche Kontrolle, die den Kontakt mit schädlichen Umgebungsbedingungen minimiert
- Soziale (ggf. subkulturelle) Netzwerke
- Religiöse Eingebundenheit und Glauben
- Gute zwischenmenschliche Bewusstheit, Empathiefähigkeit und Gefühl für Humor
- Sichere Bindung an die Mutter in den ersten 2 Lebensjahren
- Positive eigene Einstellung der Erwachsenen zur Familie und Fähigkeit zur Selbstreflexion
- Funktionalität der Familie i. S. der Modulation von Verhaltensauffälligkeiten der Kinder
- Funktionale (d. h. auch interkulturelle!) Peergroup-Beziehungen

Walter (1994) beschreibt als protektive Faktoren zusätzlich eine gute Vorbereitung der Migration und die Möglichkeit, neue Chancen in der Aufnahmegesellschaft zu nutzen (z. B. zur Weiterentwicklung einer beruflichen, politischen oder persönlichen Identität).

Von der psychiatrischen Migrationsforschung der 80er- und 90er-Jahre wurde eine hohe psychiatrische Morbidität bei Zuwandererkindern erwartet – aufgrund von ökonomischen Zwängen, Anpassungsdruck, den höheren Anforderungen an Flexiblität durch Bilingualismus und bikulturelle Sozialisation, häufigen Traumatisierungen durch migrationsbedingte Trennungen und durch als quasi-gesetzmäßig angenommene Generationenkonflikte und innerfamiliäre Kulturkonflikte. Diese Annahmen haben empirisch keine Bestätigung erfahren.

Als ernstes Risiko für die seelische Entwicklung kann allerdings bis heute gelten, wenn es zur Desintegration von Familien einschließlich einer Ablösung von der Heimatkultur ohne Gegengewicht durch eine positive neue Identifikation im Sinne einer Wurzel- oder Beziehungslosigkeit kommt.

! Nicht ein »Kulturkonflikt« an sich ist für Kinder und Jugendliche problematisch, sondern eher das Problem der »Dekulturation«.

Darüber hinaus kann es auf dem Boden einer individuellen psychopathologischen Prädisposition im Rahmen von Diskriminierungserfahrungen seitens der Aufnahmegesellschaft im Zuge von struktureller Benachteiligung zu psychischen Problemen kommen. Ein global-epidemiologischer und kulturneutraler Standpunkt bestimmt seit der Einführung kulturadäquater Diagnostik die Diskussion (vgl. Johnson-Powell et al. 1996):

! Menschen können flexibel auf Stress jedweder Art reagieren, der natürlich in der jeweiligen Umgebung unterschiedliche Qualitäten annimmt. Eine gleichbleibende Anzahl von Menschen reagiert mit so definierten psychischen Störungen, wenn man kultur-

adäquate Diagnosestrategien anwendet, die sich an dem ausrichten, was innerhalb der jeweiligen Umgebung als normal und adäquat gilt.

3.5.4 Chancen von Jugendlichen in der Migration

Kürsat-Ahlers (1995) beschreibt ein differenziertes Phasenmodell der Migration, an dessen Ende – sozialer Erfolg und soziale Akzeptanz des Individuums vorausgesetzt – idealtypisch eine größere Synthese- und Kritikfähigkeit als bei Nichtmigranten entstehe. So kann auf dem Hintergrund von verlässlichen Elternbeziehungen, verständnisvollen Lehrern, Freunden mit Brückenfunktion und psychosozialer Unterstützung die Migration zu einer positiven und bereichernden Erfahrung werden. Ein Zugewinn kreativer Lebensmöglichkeiten Jugendlicher kann zu neuen kulturellen Mustern führen. Auernheimer (1990) beschreibt in einer kritischen Auseinandersetzung mit dem Begriff der »kulturellen Identität«, wie Jugendliche kulturelle Inhalte und Praxisformen zur symbolischen Selbstvergewisserung und Selbstdarstellung benutzen und transformieren können, sodass kulturelle Neubildungen in der Jugendsubkultur entstehen können, wie die Musik des »Saz-Rock« in Deutschland. Damit wird ein realer historischer Individuationsprozess mit tatsächlichen ethnischen Spezifika möglich, wobei die Ethnizität dazu dienen kann, sich aus der Minderheitenbenachteiligung zu emanzipieren.

Der am häufigsten beschriebene Typus erfolgreicher Jugendlicher ist der mit einer »stabil bikulturellen Identität« (vgl. Schepker 1998).

Fallbeispiel 1

Aylin beherrscht deutsch und die türkische Muttersprache hervorragend, einschließlich der damit verbundenen Denkstrukturen und einschließlich der gestischen und präverbalen Kommunikationsformen. Sie kann sich in deutschen und Herkunftskontexten sicher bewegen und beherrscht die jeweiligen Umgangsformen souverän – z. B. pflegt sie einen offenen Blickkontakt gegenüber dem deutschen Therapeuten und einen gesenkten Blick gegenüber dem Großvater. Wie viele ihrer Freundinnen hat sie Spaß an einer Subkultur durch Wortneuschöpfungen aus der Muttersprache und deutsch oder auch englisch (»tschüssünüz« – »be tschüssed« – »also tschüs!«). Diese Elemente des »code-switchings« zwischen Sprachen und Kulturen sind nur den eingeweihten, ebenfalls bikulturell gewandten Mitschülern verständlich. Für ihre Eltern hat Aylin bereits seit der Grundschulzeit am Elternsprechtag, auf Ämtern, und bei Einkäufen verhandelt und gedolmetscht. Dadurch hat sie viel Einblick in die Erwachsenenwelt bekommen und die Denkweisen von Institutionen früh erschlossen. Sie hat viel über die Gegensätzlichkeit zwischen Familie und Umgebungskultur gelernt, als deutsche Mitschüler darüber noch nicht nachdenken mussten. Dies sichert ihr einen Entwicklungsvorsprung vor gleichaltrigen deutschen Jugendlichen.

3.5.5 Migrationsgeschichte und Familienorientierung

Die familiäre Herkunft hat starke Auswirkungen auf den elterlichen Erziehungsstil. Dieser ist jedoch weniger von der nationalen oder ethnischen Herkunft als von den Sozialisationsbedingungen der Familien abhängig. Erziehungspraktiken der dörflichen Lebenswelten fördern weniger abstraktes Lernen und mehr das Lernen am Modell, und Gemeinschaftsdenken wird vor autonomen Handlungen betont. Erklärungsmodelle umfassen häufiger übernatürliche Kräfte und ganzheitliche Betrachtung und fordern seltener eine logisch-analytische Durchdringung, sodass Erklärungen für Verbote oder Missbilligungen seltener erfolgen. Kontrolle des Verhaltens und Regulation findet noch stark durch die dörfliche Gemeinschaft statt. Städtische Lebenswelten fördern eher autonome Handlungen, Entscheidungen und Anpassungsfähigkeit, wobei je nach Schichtzugehörigkeit Anpassungsleistungen mit Erklärungen oder mit Verboten erreicht werden sollen, während die soziale Kontrolle durch das Umfeld deutlich zurücktritt und eher an äußere gesellschaftliche Instanzen abgegeben wird.

! Für den familiären Erziehungshintergrund ist weniger das Herkunftsland als vielmehr die Einschätzung von Bedeutung, ob es sich bei diesem um einen ländlichen oder ländlich-feudalen Kontext, einen Prozess der Verstädterung oder urbane Lebensformen gehandelt hat.

Kommt es direkt aus einem dörflich-feudalen Umfeld zur Außenmigration in urban-industrielle Strukturen, sind drei Formen von Adaptationsleistungen traditionell strukturierter Familien möglich:

1. Eine Familie kann dem geforderten Wandel durch Festhalten an Althergebrachtem widerstehen und Abweichungen von der Verhaltensnorm über negatives Feedback kontrollieren. Rollenübernahmeerwartungen sind klar. Die Rigidität bzw. Segregation wirkt solange stabilisierend, wie von außen an die Familie herangetragene Forderungen und Aufgaben erfüllt werden können.
2. Es kann zu einer symmetrischen Eskalation kommen, wenn von den angestammten Normen abweichendes Verhalten zu Gegenmaßnahmen führt, d. h. es kann sich eine psychiatrische Symptomatik entwickeln oder die Familie muss sich durch relativierende Maßnahmen wie temporäre Remigrationen entlasten.
3. Es kann zu einer Reorganisation kommen.

Dabei ist es eher wahrscheinlich, dass Anpassungen des Familiensystems in kleinen Schritten erfolgen. Oft wird übersehen, dass in diesem Prozess starre Generationen- und Geschlechtergrenzen von Vorteil sind, die Nischen schaffen, in denen sich Subsysteme (Frauen und Mädchen, Geschwister) relativ autonom entwickeln können. Beispielsweise können Kinder durchaus mit der Umwelt sehr stark in Kontakt treten und neue Entwicklungsschritte gehen, während die Eltern traditionelle Lebensformen beibehalten. Je nach Herkunftskultur ist die Rolle der Mütter sehr unterschiedlich (bis hin zur relativen Autonomie der Mütter in vielen türkeistämmigen Zuwandererfamilien im Sinne des »heimlichen Matriarchats«; Nauck 1985). Anhaltspunkte bieten die Entscheidungsmuster über Anschaffungen sowie die innerfamiliären Zuständigkeiten für Alltagsfragen, z. B. Terminplanung oder medizinische Versorgung der Kinder.

Nach dem »model of emotional interdependence« bleiben ländlich sozialisierte Familien in einer psychologischen »Bindungskultur« (Kağıtçybaşy 1996). Demnach wäre es nicht produktiv, wenn Familien aus Bindungskulturen einen Wandel hin zu westlichen individualzentrierten Familientypen machten. In diesem Fall würden familiär vermittelte kulturelle Werte der emotionalen Bindung missachtet und damit auch entsprechende psychologische Bedürfnisse. Vielmehr kommt es darauf an, die beiden entgegengesetzten Bedürfnisse nach Autonomie und Verbundenheit konstruktiv aufzuheben.

! Autonomie muss für jugendliche Zuwanderer, insbesondere solche aus »Bindungskulturen«, kein absolut zu setzendes Entwicklungsziel sein. In den meisten Fällen ist somit die Familientherapie (ggf. mit Subsystemen) die Behandlungsmethode der Wahl.

3.5.6 Epidemiologische Erkenntnisse

Im Rahmen deutscher kinder- und jugendpsychiatrischer epidemiologischer Studien werden nur selten Zuwandererkinder gesondert erfasst: Poustka (1984) sowie Steinhausen et al. (1990) oder Remschmidt u. Walter (1990) lieferten widersprüchliche Ergebnisse zur Symptombelastung nichtdeutscher Stichproben. Gemäß den Ergebnissen von Poustka (1984) fanden sich in Familieninterviews keine signifikanten Unterschiede in Bezug auf die Raten psychischer Störungen zwischen italienischen (22%), türkeistämmigen (18%) und deutschen (26%) Kindern eines Stadtteils. Während die familiäre Situation einen Einfluss auf das Vorhandensein einer Störung hatte, galt dies für sozioökonomische Bedingungen, individuelle Merkmale (z. B. schwierige schulische Situation der Kinder) sowie migrationsspezifische Merkmale nicht. Steinhausen et al. (1990) parallelisierten türkeistämmige, griechische und französische Schüler einer Grundschule und fanden im Elterninterview seltener psychiatrische Auffälligkeiten bei griechischen als bei türkeistämmigen Kindern (bei Letzteren 34% – am häufigsten Enuresis und emotionale Störungen). Signifikante Zusammenhänge bestanden zwischen der Schwere der psychiatrischen Störung und gestörtem Verhalten der Eltern. Familienfaktoren hatten einen deutlich stärkeren Einfluss auf die Störungen der Kinder als Migrationsdaten oder sozioökonomische Faktoren. Die repräsentative Marburger Feldstudie (Remschmidt u. Walter 1990) wies im Ausländerstatus einen Risikofaktor für häufigere Störungen auf – anhand der »Child Behavior Checklist« wurde eine Symptomprävalenz von 27,3% gegenüber 12,2% bei einheimischen Kindern gemessen.

Verglichen mit Ergebnissen in den Herkunftsländern werden weniger oder gleich viele Gesundheitsbeschwerden beklagt (Fichter et al. 1988). Sofern in der Bundesrepublik auch häufigere gesundheitliche Beschwerden angegeben wurden, ist dies möglicherweise als Angleichung an einheimische Jugendliche im Sinne einer umgekehrten Akkulturation zu verstehen (Angleichung an höhere Prävalenzraten). Dies ist für die in Deutschland häufigeren depressiven Störungen belegt worden.

Für die Anorexia nervosa ist bekannt, dass diese sich in ländlichen Herkunftsgebieten und in Kulturkreisen mit einem nichtwestlichen Weiblichkeitsideal deutlich seltener findet. Ebensolches wird für die Heroinabhängigkeit geltend gemacht, die bei Jugendlichen in den produzierenden Herkunftsländern weitaus geringer ist als in den westlichen Aufnahmekulturen.

Eine höhere Rate an Enuresis bei türkeistämmigen Kindern sowohl im Herkunfts- als auch im Aufnahmeland kann als etabliert gelten, hierfür werden sowohl genetische als auch kulturelle Faktoren verantwortlich gemacht.

Anpassungsstörungen nach traumatischen Migrationsschicksalen oder Kriegserlebnissen finden sich naturgemäß ausschließlich bei Zuwandererkindern (► s. Kap. 19).

Erkenntnisse zur Delinquenz- und Kriminalitätsbelastung jugendlicher Zuwanderer im Vergleich zu einheimischen Jugendlichen zeigen zwar geringere Anteile unter 18-Jähriger in der Gruppe der tatverdächtigen Zuwanderer aller Altersgruppen, weisen jedoch objektiv höhere Werte bei Gewaltdelikten aus. Dieser Unterschied hält einem Vergleich mit deutschen Tatverdächtigen überwiegend nicht stand, wenn innerfamiliäre, sozial-biographische und Schichtfaktoren mit entsprechenden Risikofaktoren bei den Einheimischen abgeglichen werden. Es handelt sich um Auswirkungen von Unterschichtungsphänomenen, aber auch familiendynamisch häufigeren Problemkonstellationen, die wichtige Hinweise für notwendige präventive Initiativen unseres Fachgebietes und der Nachbardisziplinen geben. Kriminologen sehen etwa die Angleichung des Deliktspektrums türkeistämmiger Zuwanderer an das deutscher Verurteilter (im Gegensatz zu eher gewalttätigen Delikten bei Zuwanderern aus Osteuropa) als Adaptationsphänomen an.

! Die Auffassung, dass Migration für sich jenseits von familiären Risikofaktoren, sozialen Bedingungen oder ggfs. vorhandenen Extremtraumatisierungen psychiatrische Störungen provoziere, ist als solche nicht haltbar.

3.5.7 Psychiatrische Inanspruchnahme

Zwar leiden Kinder aus Migrantenfamilien nicht generell häufiger an psychiatrischen Störungen als vergleichbare einheimische, aber eben faktisch auch nicht seltener. Sie kommen jedoch weit seltener zu einer Beratung und Behandlung, als es den statistischen Erwartungen entspräche.

! Die psychiatrische bzw. psychotherapeutische Unterversorgung von Kindern und Jugendlichen aus ethnischen Minderheiten gilt als globales Problem.

Hierfür können einerseits Kenntnislücken bezogen auf psychiatrische Störungen und Hilfsangebote verantwortlich gemacht werden, aber auch die Bevorzugung innerfamiliärer Lösungswege gegenüber institutionellen. Zur Verbesserung der Inanspruchnahme können niedrigschwellige Angebote, Zusammenarbeit mit Mediatoren und vor allem ein muttersprachliches Beratungsangebot beitragen, die den institutionellen Habitus hin zu einer interkulturell offenen Haltung verändern (vgl. Gogolin u. Nauck 2000). Ist ein solches Angebot in einer Institution der Regelversorgung vorhanden, zeigen Zuwandererkinder kein anderes psychiatrisches Krankheitsspektrum und kein anderes Inanspruchnahme- und Kontaktverhalten als einheimische. Somit können Regelinstitutionen den Versorgungsbedürfnissen nachkommen und es bedarf keiner »Spezialinstitutionen«.

3.5.8 Einheimische Untersucher und Patienten aus Zuwandererfamilien

! Weder unser vorhandenes diagnostisches Instrumentarium noch unsere Behandlungsformen sind ohne geeignete Adaptation auf Migranten anwendbar.

Für einheimische Therapeuten gilt es, mit eigenen Berührungsängsten gegenüber der ihnen unbekannten Lebenswelt und Sprache adäquat umzugehen. Hierbei ist weder eine unreflektierte Übertragung eigener (ebenfalls kulturgebundener) Konzepte noch eine übergroße Zurückhaltung angesichts der »Andersartigkeit« geboten. Vielmehr sind Zuwandererfamilien – übrigens ebenso wie Familien aus einheimischen Subkulturen – eine Herausforderung an die Authentizität, Beobachtungsfähigkeit und diagnostisch-therapeutische Bescheidenheit (Abstinenz) des Untersuchenden.

Sprachgebrauch

Im Kontakt einheimischer Untersucher mit Zuwanderern ist der Sprachgebrauch regelmässig zu reflektieren. Der Gebrauch der Muttersprache ist oft, vor allem bei emotional bedeutsamen und intrafamiliären Themen unverzichtbar, die Fähigkeit von Familienmitgliedern zum »code-switching« zwischen Sprachen und damit verbundenen sozialen Konnotationen besagt viel über deren Adaptionsfähigkeit. Bilinguale Untersucher haben daher einen großen diagnostischen Vorteil. Übernimmt dagegen ein Familienmitglied die Rolle eines Dolmetschers, verändert dies die Familiendynamik fundamental: Für den Übersetzenden entstehen Loyalitätsprobleme und Schamkonflikte und dadurch die Gefahr einer Ungenauigkeit und Glättung der Fragen und Antworten.

Qualifizierte Dolmetscher sind daher (bei medizinischer Aufklärung sowie bei Gutachten auch aus juristischen Gründen) unverzichtbar. Als dritte Person verändern sie die Dynamik der Situation, bieten aber gleichzeitig die Chance des Kulturmittlers für den Untersucher und der Motivations- und Vertrauensförderung für die Familie, im besten Fall im Sinne eines Kotherapeuten.

Kontaktaufnahme

In der initialen Kontaktaufnahme mit Zuwandererfamilien kann es essentiell sein, sich an deren Höflichkeitsregeln zu halten (z. B. bezüglich der Nähe-Distanz-Regulierung, Blickkontakt, Beantwortung von Fragen zur eigenen Person).

Die historische Dimension (Migrationsgeschichte) verdient in aller Regel ebenso viel Aufmerksamkeit wie die aktuelle Lebenssituation. Hier sind ggf. Kreativität und aktives Interesse gefordert (z. B. Anlass/Motivation der Migration, soziale und politische Lage der Familie früher und jetzt, frühere und jetzige Identitätsform der Familie, Einbindung in Großfamilie oder Subkultur, Minoritätenstatus im Herkunftsland und am gegenwärtigen Wohnort).

Große Vorsicht ist bei der Einschätzung des affektiven Ausdrucks und der emotionalen Bedeutung mitgeteilter Inhalte durch alle Familienmitglieder geboten, da diese Äußerungsformen stark kulturabhängig sind. Gleiches gilt für die Einordnung innerfamiliärer Rollen und Kompetenzen, die sich im »Außenkontakt« mit einem einheimischen Untersucher ganz anders darstellen können als gegenüber einem Mitglied der Herkunftsethnie.

Psychiatrische Diagnose

! Eine psychiatrische Diagnose setzt voraus, dass die Grenze zwischen Normalität und Pathologie klar bestimmt ist.

Dabei sind 4 Zugänge möglich (Canino u.Spurlock 1994; Haassen u. Yagdiran 2000):

- Expertenkonsens,
- Normdefinition und Erklärungssysteme der Familie,

- funktionale Auswirkungen der Störung und
- soziale bzw. gesellschaftliche Beurteilung.

Während die Erklärungssysteme der Familie und der Umgebung vor allem die Art der Realitätsprüfung und der Selbstkontrolle beeinflussen, scheinen die funktionalen Auswirkungen der Störung von großer Bedeutung für deren Krankheitswertigkeit zu sein.

Der normative Aspekt psychiatrischer Diagnosen bewirkt ein erhöhtes Risiko von Fehldiagnosen im Kontakt mit zugewanderten Patienten (Mezzich et al. 1996; Haassen u. Yagdiran 2000).

So zeigte der Vergleich einer türkischen und einer deutschen Patientengruppe mit psychotischer Aufnahmesymptomatik nach Durchführung eines standardisierten diagnostischen Interviews für die türkeistämmige Gruppe eine größere Diagnosediskrepanz zwischen dem türkischen und dem deutschen Untersucher (19% vs. 4% bei den deutschen), die Diskrepanz wurde bei schlechten Deutschkenntnissen der Patienten nur tendenziell größer. Die Autoren führen die Diskrepanz vor allem auf das Überschätzen halluzinatorischer und paranoider Symptomatik für die Diagnosestellung einer Schizophrenie und auf das Fehldeuten von schwer nachvollziehbaren Gedanken als wahnhaft durch deutsche Untersucher zurück (Haassen u. Yagdiran 2000).

Für die multiaxiale Diagnostik setzen sich diese Probleme fort. Es existiert kein universales Konstrukt von Intelligenz und keines von adoleszenter Persönlichkeit. Daher sind Probleme der Norm den meisten verfügbaren Intelligenz- und Persönlichkeitsverfahren inhärent, da der Zuwandererstatus in aller Regel bei der Auswahl der Normstichprobe nicht berücksichtigt wurde.

! Kulturelle Unterschiede können bei verschiedenen Störungsbildern bei Jugendlichen auch zu Abwehrzwecken funktionalisiert werden.

Fallbeispiel 2

Ein narzisstisch gestörter Jugendlicher kam aus einer monokulturell erstarrten, weiter wie im Herkunftsdorf lebenden Familie. Er konnte soziale Regeln des monokulturellen Zuwandererumfelds gut erklären, die er auch territorial begriff (»Außerhalb der Familie und des Viertels gelten keine Regeln für mich.«). Er hielt sich an alle herkömmlichen Höflichkeitsformen der Ethnie. Unter dem Einfluss der Familie zeigte er ein erfolgreiches, angepasstes Arbeitsverhalten. Außerhalb des Viertels tat er sich durch verschiedenste aggressive Gesetzesübertretungen hervor und legte Wert auf ausschließlich deutsche Opfer.

Fallbeispiel 3

Eine psychotische Jugendliche sprach nicht mehr die Muttersprache, sondern nur noch deutsch und englisch, wähnte, nicht das Kind ihrer Eltern zu sein und fühlte sich von Mitgliedern der gleichen Ethnie verfolgt. Jegliche Attribute und Gegenstände der Herkunftskultur wurden von ihr als Botschaft der feindlichen Mächte interpretiert.

! Eine Gefahr für den einheimischen Untersucher besteht des Weiteren in der ethnisierenden Zuschreibung und der »positiven Diskriminierung« unter Verleugnung realer Konflikte und Differenzen.

Fallbeispiel 4

Ein marokkanisches Mädchen sucht Hilfe aufgrund von rigiden Elternhaltungen und Verboten hinsichtlich moderner Kleidung und Discobesuch. Die Therapeutin richtet zunächst Diagnostik und Therapie darauf aus, »emanzipatorisch« gegen die einengende Herkunftskultur zu wirken. Die Patientin wird suizidal, als der Konflikt bis zum Sorgerechtsentzug zu eskalieren droht. Die Therapeutin ändert daraufhin ihre Strategie und möchte unbedingt eine Anpassung des »schwachen« Mädchens an die Erwartungen der Herkunftsfamilie erreichen. Ursprünglich suchte die Patientin durch die Therapeutin eine Verbreiterung ihrer Spielräume bei den Eltern unter größerem Vertrauensschutz zu erreichen.

Eine pubertäre Protesthaltung, die gegen rigide Regulationsformen des Elternhauses opponiert, muss sich nicht regelhaft gegen die religiösen oder kulturellen Überzeugungen der Eltern wenden und mit diesen brechen wollen, sondern kann auch eine innerhalb des Familiensystems berechtigte Kritik ausdrücken. Einem Therapeuten käme in diesem Rahmen eine Vermittlerfunktion zu, hin zu einem graduellen Zulassen von mehr Autonomie und einem schrittweisen Wandel des Familiensystems.

3.5.9 DSM-IV-Vorgaben

Das DSM-IV weist im Vorwort ausdrücklich auf Folgendes hin:

> A clinician who is unfamiliar with the nuances of an individual's cultural frame of reference may incorrectly judge as psychopathology those normal variations in behavior, belief, or experience that are particular to the individual's culture …
>
> The provision of a culture-specific section in the DSM-IV text, the inclusion of a glossary of culture-bound syndromes, and the provision of an outline for cultural formulation are designed to enhance the cross-cultural applicability of DSM-IV. It is hoped that these new features will increase the sensitivity to variations in how mental disorders may be expressed in different cultures and will reduce the possible effect of unintended bias stemming from the clinician's own cultural background.

Die Richtlinien zur Formulierung einer kulturbezogenen Diagnose, im Anhang J der deutschen Ausgabe, unterscheiden die in der folgenden Übersicht aufgeführten Bereiche.

Bei einer kulturbezogenen Diagnose zu berücksichtigende Bereiche gemäß DSM-IV

1. Kulturelle Identität: Kontakt zu und Kenntnis über Herkunfts- und Aufnahmekultur, Traditionen, Bräuche, Sprachkompetenz
2. Kulturelle Erklärungen für die Probleme des Individuums: kulturtypische Erklärungen für psychiatrische Krankheiten im engeren Sinne und der Krankheitsbewältigung, kulturtypische Formung von Wahninhalten; Erfahrungen mit volksmedizinischen Heilmethoden
3. Psychosoziale Umgebung und Funktionsbereiche: kulturell relevante Interpretationen sozialer Belastungsfaktoren, verfügbare soziale Unterstützung, Funktionsniveau, Behinderung; Einbettung in subkulturelle Netzwerke und Grad der Verschränkung von monokulturellen Netzwerken der Herkunftskultur mit denen der Aufnahmekultur
4. Kulturelle Elemente in der Beziehung zwischen Untersucher und Individuum: Unterschiede in Kultur und sozialem Status sowie die Schwierigkeiten, die diese Unterschiede bei Diagnose und Behandlung verursachen können (z. B. Schwierigkeiten bei der Kommunikation in der Muttersprache der Person, bei der Erfragung von Symptomen oder im Verständnis ihrer kulturellen Bedeutung, beim Aufbau einer angemessenen Beziehung oder einer Vertrauensbasis), bei der Entscheidung, ob ein Verhalten der Norm entspricht oder eher krankhaft ist
5. Gesamte kulturelle Einschätzung für Diagnose und Versorgung: Stellungnahme dazu, in welcher Weise kulturelle Aspekte die umfassende Diagnose und Behandlung im Einzelnen beeinflussen

3.5.10 Beispiele für kulturgebundene Syndrome in Deutschland

Das »Glossar kulturgebundener Syndrome« des DSM-IV bezieht sich explizit nur auf die in den USA vorfindlichen Zuwandererethnizitäten und ist für hiesige Verhältnisse nicht hilfreich. Beispielhaft seien hier drei gelegentlich bei türkeistämmigen Jugendlichen vorfindliche Syndrome angeführt (Dâna et al. 2003):

- **Delikanlı** (heißes Blut, heißblütiger junger Mann, Hitzkopf)
  Zustand bei jungen Männern, der in der Pubertät beginnend bis ca. zur Mitte des 3. Lebensjahrzehnts anhalten kann. Wird auf unerfüllte Sexualität zurückgeführt und zeichnet sich durch Impulsivität, Regelübertretungen und Erregbarkeit aus. Die Verheiratung kann diese Probleme lösen helfen.
- **Nazar** (böser Blick)
  Durch die Blicke neidischer und feindseliger Menschen ausgelöste Krankheiten (somatisch oder psychisch) oder Ereignisse (Unfall), Unglück, Verluste etc. Schutz davor übt ein »Mavi boncuk« (blaues Auge) aus, in Form eines Steines, Schmuckstücks mit Türkiseinlage in Form eines Auges, das die bösen Blicke abwenden soll, aber auch Formeln wie »Maşallah« (Allah ist groß) nach Komplimenten, die Neid erregen könnten.
- **Büyü** (Fluch, Geisterbeschwörung)
  Böse Beschwörungen (»verdammt sein«) führen zu verschiedenen körperlichen und seelischen Symptomen bis hin zum Tod, je nachdem, was die Geisterbeschwörung (ohne Wissen und in Abwesenheit des Betroffenen) bezweckt. Wird gelegentlich als Erklärung für Störungen unterschiedlicher Natur oder für Erfolglosigkeit herangezogen. Schutz vor »büyü« erfolgt durch Amulette, die am Körper getragen werden müssen, um wirksam zu sein (das Entfernen von Amuletten bei stationärer Aufnahme ist zu unterlassen!)

Die auf diese Weise hervorgehobenen kulturgebundenen Syndrome können durch ihre Fremdheit den einheimischen Untersucher darüber hinwegtäuschen, dass prinzipiell alle psychiatrischen Störungen kulturgebundene Syndrome (in unserem Fall eben eurozentristische) sind. Magische Erklärungen finden sich mit einer je eigenen Ausgestaltung in einheimischen Familien ebenso wie bei Zuwanderern, sodass eine »transkulturelle Psychiatrie zu Hause beginnen sollte« (Murphy 1977, zit. bei Hughes 1996). Im Sinne eines sehr pragmatischen Umgang mit Lösungsstrategien können kulturgebundene Erklärungen und Lösungen durchaus mit denen der Aufnahmekultur koexistieren und gleichzeitig verfolgt werden, sofern sie nicht einer Enttäuschung über das westliche Medizinsystem nachfolgen und weitere Kontakte zu einheimischen Behandlern dann nicht mehr stattfinden.

! Eine tolerante und offene, Verstehen suchende Haltung ist bei kulturgebundenen Syndromen ebenso nützlich wie in der psychiatrischen Diagnostik allgemein.

Für die therapeutische Grundhaltung gilt, was für die Diversität an Lebens- und Identitätsformen in Zuwandererfamilien generell erwiesen ist:

Am erfolgreichsten sind diejenigen, die über ein großes Spektrum an Verhaltensmöglichkeiten für unterschiedliche Kontexte verfügen.

3

Fazit für die Praxis

Eine bescheidene, eigenes Unwissen über Kulturhintergründe einräumende, aufgeschlossen fragende Haltung ist die beste Voraussetzung zu einer umfassenden Anamnese und einem konstruktiven Arbeitsbündnis. Kenntnis der früheren und jetzigen Lebenswelten der Zuwanderer ist essenziell für das Verständnis eines Störungskontextes.

Es ist zu beachten, dass die Diversität von Lebensformen vor und nach Migration innerhalb einer Herkunftskultur in aller Regel mindestens so groß ist wie der mögliche Unterschied zwischen Herkunfts- und Aufnahmegesellschaft.

Dolmetscherfunktionen durch ein zufällig anwesendes Familienmitglied sollten möglichst vermieden werden.

Ein »Kulturkonflikt« ist bei näherer Betrachtung meistens nicht ursächlich für ein psychiatrisches Problem. Eher werden bestehende Konflikte »kulturalisiert«.

Therapeutisch ist der systemische Ansatz in aller Regel hilfreich, wobei insbesondere auf die Möglichkeit der Arbeit mit Subsystemen und Mediatoren zu achten ist.

Literatur

Auernheimer G (1990) Einführung in die interkulturelle Erziehung. Wissenschaftliche Buchgesellschaft, Darmstadt

Beauftragte der Bundesregierung für Ausländerfragen (2002) Bericht der Beauftragten der Bundesregierung für Ausländerfragen über die Lage der Ausländer in der Bundesrepublik Deutschland. Eigendruck, Berlin Bonn

Bundesministerium für Familie, Senioren, Frauen und Jugend (1998) Zehnter Kinderbericht der Expertenkommission an die Bundesregierung. Bundesministerium für Familie, Senioren, Frauen und Jugend, Berlin

Canino A, Spurlock J (1994) Culturally diverse children and adolescents. Assessment, diagnosis, and treatment. Guilford, New York London

Dâna I, Schepker R, Eggers C (2003) Ambulante kinderpsychiatrische Versorgung von Migrantenfamilien. Materialien und Ergebnisse. Abschlussbericht. Ministerium für Frauen, Jugend, Familie und Gesundheit des Landes Nordrhein-Westfalen, Düsseldorf

Fichter MM, Elton M, Diallina M, Koptagel-Ilal G, Fthenakis WE, Weyerer S (1988) Mental illness in Greek and Turkish adolescents. Eur Arch Psychiatr Neurol Sci 237: 125–134

Gogolin I, Nauck B (eds) (2000) Migration, gesellschaftliche Differenzierung und Bildung. Leske & Budrich, Opladen

Haassen C, Yagdiran O (Hrsg) (2000) Beurteilung psychischer Störungen in einer multikulturellen Gesellschaft. Lambertus, Freiburg

Hoffmann-Nowotny (2000) Migration, soziale Ungleichheit und ethnische Konflikte. In: Gogolin I, Nauck B (Hrsg) Migration, gesellschaftliche Differenzierung und Bildung. Leske & Budrich, Opladen, S 157–178

Hughes CC (1996) The culture-bound-syndroms and psychiatric diagnosis. In: Mezzich JE, Kleinman A, Fabrega H, Parron DL (eds) Culture and psychiatric diagnosis. A DSM-IV perspective. American Psychiatric Press, Washington, pp 289–305

Johnson-Powell G (1996) Cultural and ethnic considerations in the DSM-IV diagnosis and classification of childhood-onset disorders. In: Mezzich JE, Kleinman A, Fabrega H, Parron DL (eds) Culture and psychiatric diagnosis. A DSM-IV perspective. American Psychiatric Press, Washington, pp 269–276

I Kağıtçıbaşy Ç (1996) Family and human development across cultures. A view from the other side. Lawrence Erlbaum, Mahwah/NJ

Kürsat-Ahlers E (1995) Migration als psychischer Prozess. In: Attia I (Hrsg) Multikulturelle Gesellschaft – Monokulturelle Psychologie? Antisemitismus und Rassismus in der psychosozialen Arbeit. dgvt, Tübingen, S 157–171

Mezzich JE, Kleinman A, Fabrega H, Parron DL (eds) (1996) Culture and psychiatric diagnosis. A DSM-IV perspective. American Psychiatric Press, Washington

Nauck B (1985) »Heimliches Matriarchat« in Familien türkischer Arbeitsmigranten? Empirische Ergebnisse zu Veränderungen der Entscheidungsmacht und Aufgabenallokation. Z Soziologie 14: 450–465

Poustka F (1984) Psychiatrische Störungen bei Kindern ausländischer Arbeitnehmer. Enke, Stuttgart

Remschmidt H, Walter R (1990) Psychische Auffälligkeiten bei Schulkindern. Eine epidemiologische Untersuchung. Hogrefe, Göttingen

Schepker R (1998) Sinngebung in der Migration: Jugendliche Winner und Loser aus der türkeistämmigen Minorität. In: Kiesel D, von Lüpke H (Hrsg) Vom Wahn und vom Sinn. Krankheitskonzepte in der multikulturellen Gesellschaft. Brandes & Apsel, Frankfurt, S 87–101

Steinhausen HC, Edinsel E, Fegert JM, Göbel D, Reister E, Rentz A (1990) Child psychiatric disorders and family dysfunction in migrant worker's and military families. Eur Arch Psychiatr Neurol Sci 239: 257–262

Walter J (1994) Psychische und familiäre Dynamik von Flüchtlingsfamilien. Ein kasuistischer Beitrag. In: Kiesel D, Kriechhammer-Yagmur S, von Lüpke H (Hrsg) Kränkung und Krankheit. Psychische und Psychosomatische Folgen der Migration. Haag & Herchen, Frankfurt, S 55–80

Ätiologische Modelle

F. Resch, J. M. Fegert

»Welcher Geist ruft, ein solcher erscheint«, sagt Novalis. Das Menschenbild, das eine moderne Kinder- und Jugendpsychiatrie vermittelt, hat nicht nur Einfluss auf die Überlegungen von Gesundheit und Krankheit, sondern prägt auch wesentlich die therapeutische Praxis im Alltag. Eine Gesellschaft muss sich daran messen lassen, wie sie zu ihren Kindern mit psychischen Störungen und Problemen steht.

4.1 Zur Entstehung psychischer Störungen

Eine moderne Kinder- und Jugendpsychiatrie und Psychotherapie muss sich nicht nur der Frage stellen, welche therapeutischen Möglichkeiten sie anzubieten hat, sondern auch ihren Standpunkt bezüglich der Frage der Verursachung und Entstehung psychischer Störungen deutlich machen. Einerseits bildet die naturwissenschaftliche Orientierung einen Eckpfeiler therapeutischen Handelns, wie dies durch die Bezugnahme auf neurobiologische Grundlagen des Verhaltens zum Ausdruck kommt. Die Definition seelischer Leidenszustände und die Grundidee, wie diesen zu begegnen ist, sind jedoch immer auch gesellschaftlich mitbestimmt, sodass psychiatrische Lehrmeinungen in der Geschichte der Psychiatrie immer wieder von einem wechselnden Zeitgeist geprägt waren (Dieckhöfer 1995).

! Die Vielfalt des menschlichen Wesens kommt nicht zuletzt darin zum Ausdruck, dass in der Psychiatrie mannigfache Erfahrungsbestände aus unterschiedlichen Wissensgebieten der Geistes- und Sozialwissenschaften sowie der Naturwissenschaften zusammenfließen.

Letztlich ist die Kinder- und Jugendpsychiatrie und Psychotherapie jedoch eine handlungsorientierte Wissenschaft, die versucht unterschiedliche Erkenntnisse und Modellvorstellungen im klinischen Einzelfall zu einer handlungsleitenden Theorie zu integrieren.

Wer die Frage zu beantworten hat, wie er sich die Entstehung psychischer Störungen vorstellt, wird rasch sein Menschenbild zu erkennen geben. Der reine Naturwissenschaftler verengt seine Sicht auf das Kind, um es als logisch aufgebaute Maschine zu erkennen, die objektiv messbare Verhaltensweisen zeigt, aus einem geisteswissenschaftlichen Blickwinkel wird das Kind als werdendes Subjekt mit Bedürfnissen, Zielen, Wünschen und Verzweiflungen in seiner menschlichen Existenz wahrgenommen.

! Wir gehen davon aus, dass wirksame Psychopharmaka wichtige verhaltensbestimmende zerebrale Strukturen beeinflussen können und erbringen Nachweise, dass auch psychotherapeutische Interventionen sich in Veränderungen der Funktionalität neuronaler Netzwerke niederschlagen.

Trotzdem sind die Interventionen mit primär neurochemischem Ansatzpunkt jenen, die primär über die Beeinflussung des kindlichen Subjektes auf dessen Gehirn Einfluss nehmen, nicht völlig gleichzusetzen. Während im 19. und 20. Jahrhundert neuropsychiatrische und psychotherapeutische Strömungen vielfach zueinander in Gegensatz gebracht wurden, begrüßen wir die heutigen Entwicklungslinien, die eher auf eine Integration der unterschiedlichen Wissens- und Zugangsfelder abzielen.

Während sich Kap. 5 mit den Grundlagen der Definition und der Erhebung psychischer Störungsphänomene auseinandersetzt, und in Kap. 6 die Grundzüge unterschiedlicher Therapieverfahren deutlich gemacht werden, sollen im vorliegenden Kapitel die zugrunde liegenden Modellvorstellungen psychischer Störungen erörtert werden. Diese Modellvorstellungen hängen eng mit dem therapeutischen Repertoire zusammen. So erscheint es unmöglich ohne neurobiologische Grundlagen Psychopharmakotherapie zu betreiben. Ohne Kenntnis soziodynamischer Beeinflussungsmodelle sind soziotherapeutische Interventionen unbestimmbar und ohne Wissen um Verhaltensdynamik, Entwicklungspsychologie und Selbstregulation können gezielte psychotherapeutische Interventionen nicht gesetzt werden.

4.2 Das therapeutische Repertoire

Abbildung 4.1 gibt einen Überblick über unterschiedliche Modellvorstellungen bei unterschiedlichen therapeutischen Interventionen im Kindes- und Jugendalter. Die unterschiedlichen Sichtweisen vom Menschen können in ein hierarchisches Ordnungssystem gebracht werden, das von physikalisch-chemischen über physiologische und behaviorale bis zu psychischen und subjekthaften Prozessen reicht, wobei physikalisch-chemische Prozesse Priorität haben – d. h., alle höheren Ebenen sind auf die geordnete Funktion dieser Prozesse angewiesen, während die Subjekthaftigkeit des Menschen den höchsten Komplexitätsgrad besitzt und nicht nur auf den Funktionen tieferer Ebenen aufbaut, sondern vielmehr auf alle darunter liegenden Ebenen Einfluss nehmen kann. Die physikalisch-chemische Ebene wird häufig durch die molekularbiologische Forschung auf höchstem naturwissenschaftlichem Niveau repräsentiert. Sie gibt uns Auskunft darüber, wie die physiologischen Funktionen des menschlichen Körpers

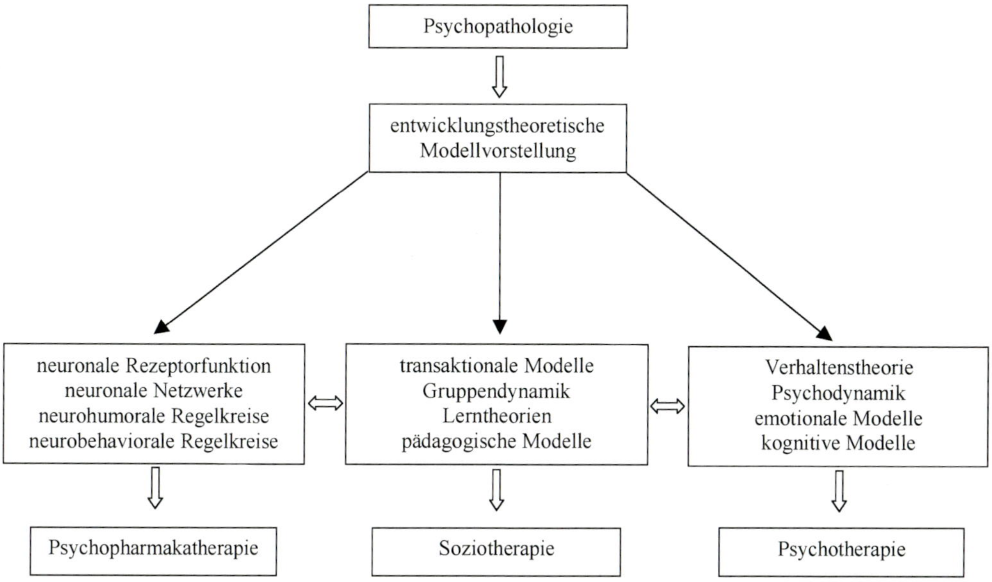

Abb. 4.1. Modellvorstellungen bei unterschiedlichen therapeutischen Interventionen im Kindes- und Jugendalter

geregelt werden. Das menschliche Verhalten wiederum ist von der Funktionstüchtigkeit des menschlichen Körpers, insbesondere der neuronalen Strukturen abhängig.

Die Hierarchie der Betrachtungsebenen kommt darin zum Ausdruck, dass die Balance von Regelkreisen, beispielsweise auf der physikalisch-chemischen Ebene, für die physiologische Funktion eine minimal notwendige Voraussetzung darstellt. Die physiologische Funktion wiederum ist Voraussetzung für Verhaltensprozesse und das Verhaltensrepertoire wiederum Voraussetzung für das subjektive Erleben. Funktionsänderungen, Störungen oder Regelungsvorgänge auf der komplexeren Ebene können Rückwirkungen auf die tieferen Ebenen haben. Unter dieser Modellvorstellung sind synergistische Therapieeffekte des gleichzeitigen Einwirkens von Psychopharmaka auf der neurochemischen Ebene und der Beeinflussung neuronaler Funktionen durch psychotherapeutische Veränderungen der Erlebnisweise möglich.

! Ziel jeglicher Modellvorstellung psychischer Störungen ist die Erklärung und Grundlegung therapeutischer Interventionen und Ziel jeglicher Behandlungsversuche ist die Erzielung eines neuen biopsychosozialen Gleichgewichts.

4.3 Klassische Ätiologiemodelle

In der Psychiatrie wurden früher klassischerweise 3 Störungstypen mit unterschiedlicher Verursachung beschrieben: endogene, exogene und psychogene Störungen. Diese Störungen lassen sich in einem medizinischen Krankheitsbegriff fassen.

- **Endogene** Erkrankungen besitzen eine nicht unmittelbar erkennbare Verursachung. Sie entstehen gleichsam aus sich selbst heraus und werden im Wesentlichen mit konstitutionellen Bereitschaften in Verbindung gebracht. Typische endogene Erkrankungen stellen im klassischen Sinne die schwere Depression und die Schizophrenie dar. Immer wieder wurde die Vermutung geäußert, dass endogene Störungen einen engen Bezug zu genetischen Verursachungsmechanismen besitzen.
- **Exogene** Störungen sind durch aktuelle Beeinträchtigungen der Hirnfunktion bedingt. Solche Einwirkungen können Drogen und Giftstoffe sein; auch Infektionen, schwere Schädel-Hirn-Traumen, zerebrale Blutungen und degenerative Prozesse des neuronalen Gewebes können solche exogenen Beeinträchtigungen neuronaler Funktionskreise hervorrufen. Die Modellvorstellung geht davon aus, dass durch die Störung der Hirnfunktion sekundär seelische Störungen bewirkt werden.
- **Psychogene** Erkrankungen sind durch die Erlebnisgeschichte bedingt. Sie zeigen einen engen Zusammenhang aktueller psychischer Beeinträchtigungen mit seelischen Verletzungen oder wiederholten Traumatisierungen in der Biographie. Als ein typisches Beispiel für dieses Störungsmuster galt bis ins letzte Jahrhundert die Neurose.

! Wir werden im Folgenden zu zeigen versuchen, dass eine solche Dreiteilung psychischer Störungen nicht mehr angemessen ist.

Zum einen konnten auch bei sog. neurotischen Störungen wie Angst oder reaktiver Depression unterschiedliche neurobiologische Reaktionen nachgewiesen werden, die unterschiedliche genetisch bedingte Empfindlichkeiten zumindest nahelegen. Umgekehrt finden sich bei sog. endogenen Erkrankungen nicht selten umweltbedingte Auslöser, sodass die strikte Dreiteilung nicht weiter aufrechtzuerhalten ist.

Weiterhin hat sich gezeigt, dass auch das Gehirn als Träger, Repräsentant und biologische Grundlage aller psychischen Aktivitäten in Bau und Funktion die Geschichte eines individuellen Lebens widerspiegelt (Resch 1998). Das Gehirn folgt zwar in seinem grundsätzlichen Bauplan der genetischen Information, aber die Realisierung dieses Bauplans geschieht unter dem Einfluss von Ernährungsfaktoren, Infektionen, Hormonen und nicht zuletzt unterschiedlichen Aktivierungsgraden des Gehirns, wie sie in unterschiedlichen Erlebniskonstellationen zum Ausdruck kommen. Schon in den ersten Lebensjahren hinterlassen persönliche Erlebnisse, Eindrücke, Gefühle ihre Spuren im Substrat des Gehirns. Da als strukturelle Basis des Gedächtnisses eine Modifikation funktioneller Verbindungen zwischen den Nervenzellen anzusehen ist, können wir davon ausgehen, dass einzelne Verbindungen zwischen den Nervenzellen sich je nach Erlebnisgehalt aufbauen und abbauen, sodass eine neuronale Plastizität entsteht: Das Gehirn ist in der Lage, immer wieder neue funktionelle Einheiten zu kreieren. Auf diese Weise kann **eine biographische Enkodierung** entstehen, die sich durch Veränderungen in Nervenzellen als Folge von Erlebnissen über komplexe intrazelluläre Botensysteme manifestiert. Je nachdem, zu welchem Zeitpunkt in der Entwicklung des Menschen und in welchen Hirnstrukturen solche Vorgänge wirksam werden, bilden sich nachhaltige, erlebnisbezogene Strukturmodifikationen oder nur temporäre, die rasch unter dem Einfluss neuer Erlebnisse wieder umgebaut werden. Stresserlebnisse können im Tierversuch geradezu zerstörerische Einflüsse, vor allem auf limbische Hirnstrukturen ausüben. Davon soll später noch die Rede sein.

! Klassische linear-kausale Entstehungsmodelle für psychische Störungen werden der Komplexität menschlichen Erlebens und Verhaltens nicht gerecht. Sie unterschätzen entweder die biologischen Mechanismen oder die lebensgeschichtlichen Besonderheiten bei der Entstehung von psychiatrischen Erkrankungen und missachten zumeist den funktionellen Charakter von Symptomen, die nicht nur Krankheitszeichen, sondern auch Reparationsversuche im Anpassungsprozess darstellen.

Im Folgenden sollen nun neuere Modellvorstellungen der Verursachung psychischer Störungen präsentiert werden.

4.4 Genetische Modelle

Die Annahme, dass genetische Faktoren eine Rolle bei der Ausprägung psychischer Störungen wie Schizophrenie, affektiven Psychosen und Persönlichkeitsstörungen spielen, ist nicht neu. Schon lange beobachtete man familiäre Häufungen bestimmter psychopathologischer Muster. Hohe Konkordanzraten bei Zwillingen legten eine genetische Mitverursachung nahe. Bestimmte Formen der tiefgreifenden Entwicklungsstörungen im Sinne des frühkindlichen Autismus waren in Zwillingsstudien z. T. bis zu 60% bei eineiigen Zwillingen konkordant versus 5 % bei zweieiigen Zwillingen. Schizophrenien, bipolare Störungen und Depressionen haben Konkordanzraten zwischen 30% und 50% bei eineiigen Zwillingen und um die 10% bei zweieiigen Zwillingen. Allerdings trübte das Denken in sich ausschließenden Dichotomien (vgl. Andreasen 2001) eher das ätiologische Verständnis und führte auch zu Enttäuschungen in Bezug auf genetische Hypothesen, weil sich – sieht man einmal von der Huntington-Chorea ab – kaum psychische Phänomene allein genetisch erklären lassen. Der künstliche Antagonismus zwischen Geist oder Psyche und Hirnstrukturen führte deshalb im letzten Jahrhundert häufig dazu, dass man erbittert über medikamentöse Behandlung im Gegensatz zur Psychotherapie stritt. Gene wurden im Sinne einer definitiven Veranlagung als irreversible Weichenstellung in den Gegensatz zur Umwelt gesetzt.

Seltsamerweise verbindet sich mit der Frage einer möglichen genetischen Verursachung auch eine moralische Bewertung der Erkrankung. Ist das Leiden »anlagebedingt«, dann kann der Betroffene nichts dafür. Sein Problem wird eher als Krankheit angesehen und ihm nicht als Verhaltensauffälligkeit vorgeworfen.

! Die neuere genetische Forschung zeigt, dass die Dichotomie zwischen Gen und Umwelt (»nature« vs. »nurture«) auf mehreren Ebenen unsinnig ist, da nachgewiesen werden konnte, dass Gene auf Umweltfaktoren reagieren.

Gene haben also keine ständig exprimierte in ihrer Wirkung immer gleiche Information, sondern sie werden in bestimmten Entwicklungsphasen oder unter bestimmten Lebensbedingungen aktiviert bzw. inaktiviert. Plomin (1996) bzw. Neiderheiser et al. (1996) sprechen deshalb von einer Entwicklungsgenetik und postulieren, dass die jeweilige Bedeutung von Umweltfaktoren und genetischen Einflüssen für dasselbe Verhalten in unterschiedlichen Alters- und Entwicklungsstufen unterschiedlich ausgeprägt sei. Generell kann man zwar annehmen, dass die Bedeutung von peristatischen Einflüssen mit dem Alter der Kinder zunimmt, dennoch ließen sich für wesentliche psychologische Kategorien, wie z. B. das Temperament (McCartney et al. 1990) oder die Intelligenz (McGue et al. 1993) stärkere Zusammenhänge mit genetischen Faktoren in der Adoleszenz aufzeigen als in den ersten Schuljahren, wo Milieueinflüsse noch eine zentrale Bedeutung aufweisen.

Betrachtet man genetische Einflüsse auf die Entwicklung als eine Verzahnung von individuellen Vulnerabilitäten, Risiken, Chancen und protektiven Faktoren, so entsteht ein Bild, in dem genetisch feststellbare Prädispositionen und statistisch quantifizierbare Risiken in der Beratungs- und Behandlungskonzeption eine wichtige Bedeutung haben müssen, wo aber der therapeutische Fortschritt bzw. die Abwendung der Risiken nach wie vor vor allem im Bereich psychosozialer Interventionen liegt.

Pharmakogenetik

Bei der medikamentösen Behandlung wird man wahrscheinlich noch lange auf spezifische Möglichkeiten der Gentherapie in der Kinder- und Jugendpsychiatrie warten müssen (vgl. Ropers 1998). Die Schere zwischen diagnostischem Wissen in der »Post-Genom-Ära«, d. h. seit der Entschlüsselung des Genoms, und den nicht erfüllten therapeutischen Erwartungen, wird sicher in den nächsten Jahren noch deutlicher auseinanderklaffen. Damit entsteht ein auch für das Fach Kinder- und Jugendpsychiatrie und Psychotherapie bedeutendes ethisches Dilemma zwischen dem diagnostisch Machbaren und der damit verbundenen therapeutischen Relevanz solchen diagnostischen Wissens, welches sich häufig in prozentualen Risiken ausdrücken wird (vgl. Fegert 1999, 2002). Schon 1995 hat Schmidtke auf dieses Dilemma hingewiesen und aus Schillers Gedicht »Kassandra« zitiert: »Frommt's den Schleier aufzuheben, wo das nahe Schicksal droht? Nur der Irrtum ist das Leben und das Wissen ist der Tod.« Wir wissen noch nicht, wie Lebensentwürfe von Kindern und Jugendlichen aussehen werden, wie Eltern-Kind-Beziehungen sich gestalten, wenn die Eltern sehr früh wissen, dass dieses Kind ein prozentual quantifizierbar erhöhtes Risiko haben wird, an einer schweren psychischen Erkrankung zu leiden, ohne dass man gleichzeitig einen Einfluss auf dieses Geschehen haben wird. Hinzu kommt, dass viele Laien und auch manche Fachleute nicht in der Lage sind, die Komplexität multifaktorieller Bedingungen und die Bedeutung statistischer Aussagen zu verstehen. Ein erhöhtes Risiko ist ein statistischer Wert, der unter einer gegebenen Bedingung am besten unter Einbeziehung vieler anderer Faktoren, Aussagen über generelle Wahrscheinlichkeitszusammenhänge erlaubt. Solche Aussagen sind aber in der Regel nicht kausal (vgl. Steyer 1992).

Wenn der genetische Fortschritt in Bezug auf die kausale Gentherapie in der Kinder- und Jugendpsychiatrie zunächst eher geringe Hoffnungen wecken dürfte, wird sich wohl die Psychopharmakotherapie in den nächsten Jahren doch deutlich verändern, weil sie durch ein verstärktes Wissen z. B. über genetische Polymorphismen des Zytochrommetabolismus von Psychopharmaka zu einer individualisierteren Behandlung führen wird. Sowohl die Vorhersage von Medikamenteninteraktionen wie auch eine individuellere spezifische Dosierung wird durch solche zum Teil schon vorliegenden Daten ermöglicht. Die sog. Pharmakogenetik ist also auch ein für die Kinder- und Jugendpsychiatrie äußerst vielversprechendes Feld. Genetische Faktoren sind deshalb bei der Beschreibung der Krankheitsgenese und bei der Analyse der Wirksamkeit bzw. der Nebenwirkung von Medikamenten ein unverzichtbares analytisches Erkenntnismoment. Nur in Synthese mit anderen ätiologischen Ansätzen können aber Modelle für die Entstehung kinder- und jugendpsychiatrischer Erkrankungen beschrieben werden. In Anlehnung an Andreasen (2001) wird hier schematisch ein solches Modell vorgeschlagen (Abb. 4.2).

Forschungsstrategien

In der Forschung haben sich in den letzten Jahren verschiedene Strategien bei der Suche nach familiär gehäuft auftretenden Phänotypen etabliert (vgl. Khoury et al. 1993). Generell können Studien ohne genetische Marker, die familiäre Ähnlichkeitsmuster analysieren, von Studien mit genetischen Markern unterschieden werden (Tabelle 4.1).

Zwillingsstudien und Adoptionsstudien

Eine spezielle Form familiengenetischer Untersuchungen sind **Zwillingsstudien**. Diese erlauben eine Abschätzung des Ausmaßes der genetisch determinierten Varianz. Schließt man in die biometrischen Analysen weitere Faktoren, wie z. B. Erziehungsstil, kritische Lebensereignisse etc. ein (vgl. Kendler 1993), so kann man auch spezifische Aussagen über einzelne Varianzanteile solcher Faktoren machen und kommt damit einer empirischen Begründung von Modellvorstellungen schon näher.

Empirisch belegte genetische Einflüsse auf entwicklungspsychologische und entwicklungspsychopathologische Dimensionen gibt es z. B. für die Intelligenz (Bouchard u. McGue 1981), Persönlichkeitsfaktoren (Eaves et al. 1989), Selbstwertgefühl und Kompetenz (McGuire et al. 1994) und verschiedene weitere Dimensionen der Psychopathologie (vgl. z. B. Plomin et al. 1991; Rutter et al. 1990).

Die »Virginia Twin Study« von Hewitt et al. (1997)

Für die Kinder- und Jugendpsychiatrie von besonderer Bedeutung war die »Virginia Twin Study«, in der 1412 Zwillingspaare im Alter von 8–16 Jahren untersucht wurden (Hewitt et al. 1997). Diese Studie liefert eine differenzierte Sicht auf sog. additive genetische Effekte im Vergleich zu anderen Einflussfaktoren, die die Gesamtvarianz mitprägen. Die Autoren berechne-

▼

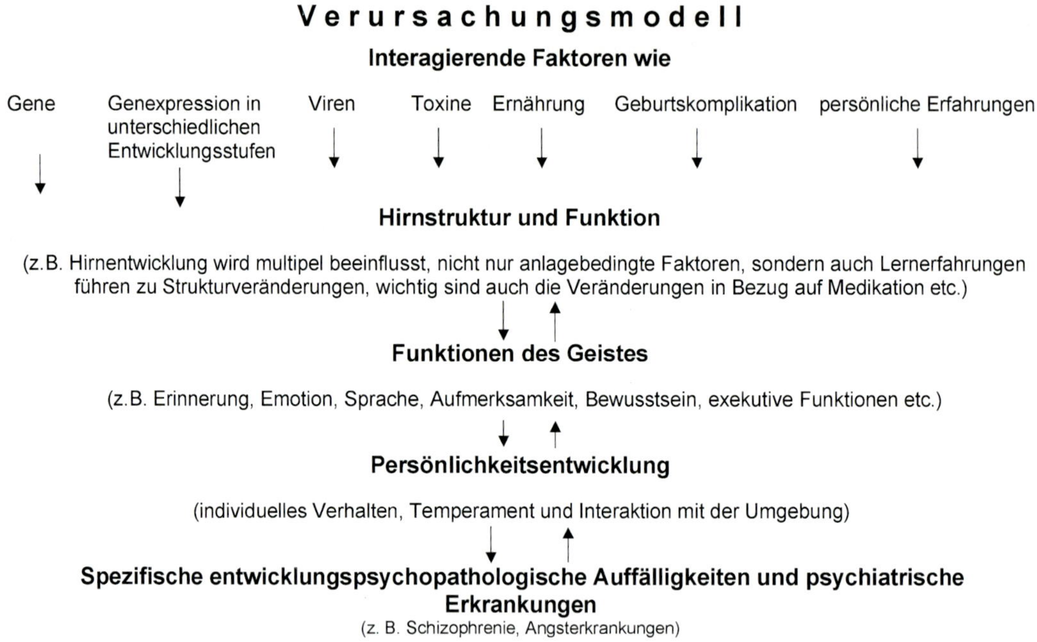

Abb. 4.2. **Verursachungsmodell kinder- und jugendpsychiatrischer Erkrankungen.** (Mod. nach Andreasen 2001)

ten eine konfirmatorische Faktorenanalyse für ein Modell für 6 Störungsbilder, die sie mit 17 Interviewinstrumenten bei 3 Informanten, nämlich dem Kind und den Eltern, erfassten. Dies stellt den Versuch dar, eine möglichst objektive Beschreibung von 6 an das DSM-III-R angelehnten Verhaltensphänotypen zu sein:

1. Hyperaktivität und Aufmerksamkeitsdefizit (ADHD),
2. Verhaltensprobleme (»conduct disorder«),
3. oppositionelles Verhalten (ODD),
4. Depression (»mature depressive disorder«),
5. Trennungsangststörungen (SAD; »separation anxiety disorder«) und
6. Angststörungen (OAD; »overanxious disorder«)

Zusätzlich wurden noch Lesefertigkeiten etc. erfasst. In Bezug auf das Lesen fanden die Autoren die beste Übereinstimmung einer Modellrechnung mit den realen Werten, wenn sie von additiven genetischen Effekten ausgingen. Die Schätzung der Erblichkeitsrate betrug für beide Geschlechter rund 81%. Auf der Basis ihrer Ergebnisse gehen die Autoren davon aus, dass hyperkinetisches Verhalten (ADHD) im hohen Maße erblich ist. Wenn man sich im Modell auf die richtigen Informanten stützte (d. h. z. B. die Väter als unsichere Informationsquelle ausschloss), dann konnten zwischen 60 und 80% der Varianz aufgeklärt werden. Während also bei den Unterschieden zwischen dizygoten und monozygoten Zwillingen die gemeinsame Familienumgebung (»Shared-environment«-Effekte) nur eine relativ geringe Rolle bei der Aufmerksamkeitsstörung und dem hyperkinetischen Verhalten spielten, gab es stärkere Milieueffekte bei den Störungen des Sozialverhaltens und beim oppositionellen Verhalten (Eaves et al. 1997).

Gerade die »Virginia Twin Study« macht deutlich, welcher Aufwand bei der Beschreibung des Phänotyps getrieben werden muss, um tatsächlich zu Schlussfolgerungen in Bezug auf den Genotyp zu kommen. Insofern ist ein besseres Verständnis der Epidemiologie kinder- und jugendpsychiatrischer Erkrankungen, insbesondere auch der dimensionalen Ausprägung psychopathologischer Phänomene, erforderlich, bevor molekularbiologische Methoden erfolgreich angewendet werden können.

! Gerade weil sich viele Störungsbilder in der Kinder- und Jugendpsychiatrie eher als extreme Ausprägung einer auch im Normalverhalten vorhandenen Dimension beschreiben lassen, ergibt sich häufig das Problem der Abgrenzung gegenüber der normalen Entwicklung. Auch die Frage der Komorbiditäten erhöht die Heterogenität. Insofern kann es leicht zu einer Missklassifikation des Phänotyps kommen.

Auch **Adoptionsstudien** sind ein klassisches Modell, welches Umwelteinflüsse von genetischen Einflüssen unterscheiden soll. Gerade in Bezug auf delinquentes oder ag-

Tabelle 4.1. Die wichtigsten Varianten von Studiendesigns in der klinisch orientierten genetischen Forschung. (Nach Möller et al. 2000)

	Studienziel
Studiendesigns ohne genetische Marker	
Familienstudien	Abschätzung von Wiederholungsrisiken Abschätzung der Relevanz familiärer im Vergleich zu nichtfamiliären Ursachenfaktoren Nosologische Differenzierung zwischen Störungen Auffinden kosegregierender Merkmale und Definition von Vulnerabilitätsdimensionen
High-risk-Studien	Entdeckung prämorbider Normabweichungen familiärer Störungen
Segregationsanalysen	Feststellung des familiären bzw. genetischen Übertragungsmodus
Zwillingsstudien	Differenzierung und Quantifizierung des genetischen Anteils an den familiären Faktoren Abschätzung des Einflusses von Gen-Umgebungs-Interaktion Abschätzung der Relevanz spezifischer Umgebungsfaktoren
Adoptionsstudien	Abschätzung des umgebungsbedingten Anteils an den familiären Faktoren
Studiendesigns mit genetischen Markern	
Assoziationsuntersuchungen	Assoziation zwischen bestimmten Genvarianten (Allelen) und Erkrankungen, Entdekkung von Kopplungsungleichgewicht und Suszeptibilitätsgenen
Kopplungsuntersuchungen	Kosegregation zwischen genetischer Variation an einem Genort und Erkrankung, Lokalisation von Genorten, sukzessive Einengung von Genorten

gressives Verhalten legte eine Fülle älterer Adoptionsstudien deutliche genetische Einflüsse nahe. Eine ältere dänische Adoptionsstudie zeigte, dass auch die Kinder schizophrener Patienten vermehrt schizotypische Symptome aufweisen, diese jedoch häufig nicht zur Diagnose einer Schizophrenie ausreichen (Kety 1983; vgl. zu Familienstudien Maier et al. 1999).

! Zusammenfassend muss festgestellt werden, dass kinder- und jugendpsychiatrische Erkrankungen multifaktoriell bedingt sind.

Biometrische Segregationsanalysen können versuchen, die unvollkommene Konkordanz bei eineiigen Zwillingen (80% oder geringer) auf andere Faktoren zurückzuführen. Kompliziert werden die Erklärungsmodelle für die psychischen Störungen im Kindes- und Jugendalter dadurch, dass keine dieser Störungsbilder klassischen Mendelschen Erbgängen (dominant, rezessiv oder Zwischenformen) folgt.

Als Erklärung für solche komplexen, aber doch nachweislich erblich mitbedingten Entstehungsweisen von Störungen wurden in der Humangenetik u. a. folgende Modellvorstellungen entwickelt:

- unvollständige Penetranz,
- genetische Heterogenität, d. h., dass dasselbe Merkmal durch unterschiedliche Mutationen an verschiedenen Genorten hervorgerufen werden kann, und
- polygene Übertragung, d. h. dass das gleichzeitige Vorhandensein mehrerer Mutationen an verschiedenen Genorten die Merkmalsausprägung bedingt.

Kopplungsuntersuchungen und Assoziationsuntersuchungen

Moderne molekulargenetische Forschungsstrategien sind Kopplungsuntersuchungen und Assoziationsuntersuchungen. Das Prinzip der **Kopplungsuntersuchung** beruht darauf, dass der unbekannte Krankheitsgenort über bekannte Marker, die möglichst nahe zusammenliegen müssen, lokalisiert werden soll. Die statistische Wahrscheinlichkeit, dass beide Merkmale gemeinsam weitergegeben werden, ist umso höher, je näher die beiden Marker zusammenliegen. Das statistische Maß für die Kopplung ist der sog. »lodscore«, d. h. der Logarithmus der Wahrscheinlichkeit von Kopplung gegenüber Nichtkopplung. Bei Kopplungsstudien benötigt man mehrfachbelastete Mehrgenerationsfamilien (zu den Kopplungsunterschungen innerhalb von Familien gehört auch die »Affected-sib-pare«-Analyse, für die genetisches Material der erkrankten Geschwister und der Eltern notwendig ist).

Im Gegensatz dazu vergleichen **Assoziationsanalysen** Patienten- und Kontrollstichproben, d. h., die statistische Auswertung bezieht sich auf Vergleiche nichtverwandter Personen, die der gleichen ethnischen Gruppe entstammen. Assoziationsstudien können entweder mit Kandidatengenen oder sehr nahe zusammenliegenden Markern durchgeführt werden. In der Gerontopsychiatrie kann man die Identifikation des Apolipoprotein-Y-4-Allels im Zusammenhang mit der Alzheimer-Erkankung als ein Beispiel für die erfolgreiche Anwendung von Assoziationsmethoden angeben. Durch die komplette Kartierung des menschlichen Genoms wird es in Zukunft immer mehr möglich werden, sog. »linkage studies« durchzuführen.

4.5 Neurotransmittermodelle

Die Kommunikation zwischen einzelnen Nervenzellen läuft über chemische Botenstoffe, die Neurotransmitter (◘ Tabelle 4.2). Eine Vielzahl (ca. 100 verschiedene Moleküle) sind zur chemischen Signalübertragung an Synapsen in der Lage, d. h., sie können von einem Axon (präsynaptisch) auf einen Dendriten oder das Soma eines nachgeschalteten Neurons ein Signal überleiten. Man unterscheidet axoaxonische, dentroaxonische, dentrodentritische Synapsen sowie Autorezeptoren, welche für Feedbackmechanismen wichtig sind.

Während früher, als man nur wenige Transmitter messen konnte, klassische Monorezeptorhypothesen für die Entstehung bestimmter Krankheitsbilder formuliert wurden, geht man heute vielmehr von Regelkreisläufen, sog. »loops« aus. Für die besser untersuchten Neurotransmitter hat man heute wenigstens annähernde neuroanatomische Lokalisationsvorstellungen, die wiederum Hypothesen über Wirkweisen zulassen.

Dopamin

Dopamin gehört zu den best untersuchten Transmittersystemen. Der Schwede Arvid Karlsson bekam den Nobelpreis für die Entdeckung des Dopamins, welches aus dem Tyrosin über die Tyrosinhydroxylase zu Dopa und dann über die DOPA-Dekarboxylase entsteht. Die Dopamin-β-Hydroxylase macht dann daraus das Norepinephrin, welches weiter in Epinephrin umgewandelt werden kann. Drei Subsysteme des Gehirns werden dem Neurotransmitter Dopamin zugeordnet. Alle drei haben ihren Ursprung im ventralen Tegmentum und projizieren sich dann nigrostriatal zu Kaudatum und Putamen. Der zweite, der sog. mesokortikolimbische Weg, erreicht den präfrontalen Kortex und tempolimbische Regionen wie die Amygdala und den Hippocampus. Die dopaminerge Regulation der Hypophyse wird vom Nucleus arcuatus aus im Hypothalamus gesteuert.

Lange Jahre wurde aufgrund des Wirkspektrums der typischen Neuroleptika, die alle eine D_2-Blockade verursachten, eine sog. Dopaminhypothese der Schizophrenie aufrechterhalten. Nicht zuletzt die Einführung der atypischen Neuroleptika, die eine weitaus schwächere Wirkung auf den D_2-Rezeptor haben, hat hier zu einer Relativierung zu simplizistischer Annahmen beigetragen. Alle Stimulanzien, die zur Behandlung des hyperkinetischen Syndroms eingesetzt werden, sind Dopaminagonisten. Der Behandlungseffekt wird auf die erhöhte Dopaminausschüttung zurückgeführt, die durch eine autorezeptorvermittelte Inhibition der aufsteigenden Dopaminneurone letztendlich wirksam wird. Gleichzeitig erfolgt eine Steigerung der Inhibition des noradrenergen Locus coeruleus.

◘ Tabelle 4.2. **Übersicht wichtiger Neurotransmitter des Gehirns.** (Nach Hyman u. Nestler 1993)

Aminosäuren	Exzitatorisch: Inhibitorisch:	Glutamat GABA Glyzin
Monoamine	Katecholamine	Dopamin Noradrenalin
	Indolamine	Serotonin Melatonin
Azetylcholin		
Neuropeptide	Opioide	Endorphine Enkephaline
	GUT-Peptide	Sekretin Somatostatin Neuropeptid Y
	Tachykinin-Peptide	Substanz P Substanz K Neuromedin
	Andere	Angiotensin Neurotensin
Andere	NO (Stickoxid) Purine (Adenosin)	

Serotonin

Das Serotoninsystem geht von den Hirnstammkernen, insbesondere dorsale und mediane Raphe-Kerne, in fast alle Regionen des ZNS (Neokortex, Basalganglien, tempolimbische Regionen, Hypothalamus, Kleinhirn, Hirnstamm). Lange Zeit wurde in Bezug auf die Depression die sog. Serotoninhypothese vertreten, weil Serotoninwiederaufnahmehemmer eine antidepressive Wirkung haben. Andreasen (2001) weist darauf hin, dass Risperidon auch einen starken Einfluss auf das Serotoninsystem hat, sodass sicher nicht von einer einfachen linearen Monotransmitterhypothese für die Entstehung einer psychischen Erkrankung ausgegangen werden kann. Edwards et al. (1992) fanden im Tiermodell der erlernten Hilflosigkeit einen Anstieg der endogenen Serotoninfreisetzung im Hippocampus. Dies weist darauf hin, dass in einem auf Umwelteinflüsse reagierenden Tiermodell Transmitterveränderungen beobachtet werden können, die zumindest teilweise dem Serotoninsystem eine ursächliche Rolle bei der Depressionsentstehung zuweisen.

Weitere wichtige Transmittersysteme

Noradrenerge Systeme gehen zentral vom Locus coeruleus aus und senden ihre Projektionen diffus in fast alle Regionen des menschlichen Gehirns (Kortex, Hypothalamus, Zerebellum, Hirnstamm).

Cholinerge Projektionssysteme gehen vor allem vom Nucleus basalis Meynert aus, der sich im medialen Teil des Globus pallidus befindet. Eine zweite Neuronengruppe geht vom medialen Septum beim diagonalen Band von

Broca aus zum Hippocampus und Cingulum. Darüber hinaus gibt es noch cholinerge Neuronen in örtlichen Schleifen innerhalb der Basalganglien. Das Azetylcholinsystem ist bedeutend für Gedächtnisfunktionen. Azetylcholinantagonisten können Lern- und Erinnerungsfähigkeiten negativ beeinflussen.

Weniger klar anatomisch zuordnungsbar sind das GABA- und das Glutamatsystem, welche wohl eine inhibitorische (Gaba) und exitatorische (Glutamat) Rolle spielen. Viele Anxiolytika sind GABA-Agonisten und steigern den inhibitorischen Tonus im ZNS. Die sog. Glutamathypothese unterstellt eine Glutamatunterfunktion, vor allem in kortikostriatalen Projektionssystemen. Sie wird in Verbindung gebracht mit neuroanatomischen Beobachtungen bei einigen schizophrenen Patienten im Sinne einer kortikalen Atrophie bzw. funktionellen neuroradiologischen Befunden eines frontalen Hypometabolismus.

! Trotz der neueren Methoden der funktionellen Radiologie mit Hilfe von SPECT- und PET-Technik bleiben viele Neurotransmitterhypothesen aufgrund der multiplen sich gegenseitig beeinflussenden Regulationsmechanismen eher holzschnittartig und der Wissenszuwachs der letzten Jahre hat hier eher zu einer Relativierung ursprünglicher Annahmen geführt. Für die Kinder- und Jugendpsychiatrie sind vor allem Entwicklungsmodelle, hier auch insbesondere im Tierversuch, von Bedeutung (vgl. z. B. Teuchert-Noth und Davies 1999; Moll 2002).

4.6 Entwicklungspsychopathologie

Einen modernen Versuch, die Ätiopathogenese psychischer Störungen unter Entwicklungsgesichtspunkten neu zu formulieren unternimmt die Entwicklungspsychopathologie (Resch et al. 1999). Dem Entwicklungsgedanken wird dabei auf mehrfache Weise Rechnung getragen.

! Einerseits betrachtet die Entwicklungspsychopathologie Einflüsse der normalen Entwicklung auf die Genese und die Ausprägung psychopathologischer Symptome in unterschiedlichen Lebensaltern, andererseits wird der Einfluss psychopathologischer Symptome auf den normalen Entwicklungsverlauf in den Fokus genommen.

Kinder besitzen in unterschiedlichen Lebensphasen unterschiedliche Möglichkeiten auf seelische Irritationen zu reagieren. So können Ängste sich im 1. Lebensjahr als Trennungsängste äußern, während das Kleinkind Dunkelängste, das Schulkind Sozialängste und der Jugendliche Existenzängste entwickelt, wobei die kognitiven Entwicklungsfortschritte jeder Altersstufe die Inhalte solcher Ängste mit bestimmen. Kleinkinder können auch noch keinen Wahn entwickeln, solange sie nicht zur sozialen Perspektivenübernahme in der Lage sind.

Unter entwicklungspsychopathologischen Gesichtspunkten kann auch die Entstehung psychischer Störungen näher betrachtet werden: Viele klassische, psychische Störungen des Erwachsenenalters zeigen im Kindes- und Jugendalter unspezifische Vorstufen oder Prodrome, die unter den Gesichtspunkten der Früherkennung und Prophylaxe zunehmend ins Blickfeld rücken. Aber auch typische Störungen des Kindesalters wie das hyperkinetische Syndrom können die familiäre Umgebung und die schulischen Umfeldbedingungen so ungünstig beeinflussen, dass sekundäre Entwicklungsstörungen zu weiteren psychischen Beeinträchtigungen Anlass geben, die dann regelhaft in der späteren Entwicklung mit dem hyperkinetischen Syndrom verknüpft sind (z. B. wie die antisoziale Persönlichkeit).

! Ausgangspunkt der Entwicklungspsychopathologie ist eine interaktionistische Entwicklungstheorie, die davon ausgeht, dass ein aktives selbstmotiviertes und die eigene Entwicklung vorantreibendes Individuum mit einer ebenso aktiven fordernden und einflussnehmenden Umwelt in Interaktion steht.

Kulturelle Einflüsse des weiteren Umfeldes, aber auch der emotionale Dialog in der Primärfamilie haben entwicklungsbestimmenden Charakter. Kinder sind den Umwelteinflüssen jedoch nicht einfach ausgeliefert, sondern sie nehmen eine aktive Rolle bei der Gestaltung der Umwelt ein: Das Kind sucht und formt seine Umweltbedingungen nach eigenem Gutdünken in einem Maße, wie es auch von diesen äußeren Bedingungen in der Entwicklung bestimmt wird.

Eine wesentliche Modellvorstellung für die Entstehung psychischer Störungen ist das **Vulnerabilitätsmodell**: Es ist als eine dynamische Konzeption von einem genetischen Determinationsmodell durch Anlagefaktoren deutlich zu unterscheiden. Vulnerabilität selbst kann prozessual verstanden werden, während der Anlagefaktor statisch unveränderlich ist. Vulnerabilität erweist sich als entwicklungsfähig und nur potenziell störungsrelevant, während der Anlagefaktor als unwandelbarer Defekt die Weiterentwicklung beeinträchtigt. Besondere Verwundbarkeit kann prinzipiell durch Kompensation zu Höher- und Weiterentwicklung Anlass geben. Demgegenüber bleibt der Defekt durch alle Entwicklungsphasen hindurch bestehen und erhöht das Risiko zur psychischen Dekompensation.

! Vulnerabilität wird als ein erhöhtes Risiko zur Fehlentwicklung oder psychischen Dekompensation bei Anwesenheit von unabhängigen Risikobedingungen definiert.

Es findet sich also eine eskalierende Wechselwirkung zwischen Entwicklungsrisiken und vulnerabler Disposition (Resch et al. 1999; Oerter et al. 1999).

Dem Begriff der Vulnerabilität wird der Begriff der **Resilienz** gegenübergestellt. Damit wird Bezug genommen auf Kinder, die trotz extremer Risikobedingungen eine günstige Entwicklung nehmen. Zu unterscheiden ist dabei die reine Beschränkung auf Verhaltensparameter (z. B. Kontaktfähigkeit und beruflicher Erfolg) im Gegensatz zu intrapsychischen Parametern wie Lebenszufriedenheit und Befindlichkeit. Die Entwicklung kann weiterhin auch durch protektive Faktoren beeinflusst werden, die die Auswirkungen von Risiken und Vulnerabilitäten verringern. Zu den protektiven Faktoren zählen individuelle Eigenschaften wie formale Intelligenz, soziale Kontaktfähigkeit, Kompetenzen im Bereich der Kommunikation (Sprache). Auch ein gut entwickeltes Selbstkonzept mit Selbstvertrauen und guter Handlungskontrolle kann im weiteren Entwicklungsverlauf protektiv wirken. Weiterhin zeigen sich affektive Bindungen innerhalb und außerhalb der Familie, die emotionale Unterstützung in Belastungszeiten ermöglichen, als protektive Mechanismen, wobei negative Beziehungen zu einem Elternteil durch andere Familienmitglieder, Verwandte oder Freunde kompensiert werden können. Schließlich ist auch die externe soziale Unterstützung im Nahfeld als protektiver Faktor anzusehen. Funktionierende soziale Netzwerke, die die Integration des Individuums in Schule, Arbeitsfeld und Nachbarschaft ermöglichen, haben positive Auswirkungen.

Unter entwicklungspsychopathologischen Gesichtspunkten zeigt sich jede psychische Störung als Problematik der Anpassung des Individuums an die Umwelt. Es besteht dabei ein Missverhältnis zwischen den Anforderungen, die die Umwelt an das Individuum heranträgt, und den Möglichkeiten des Individuums, diese Anforderungen zu meistern.

! Eine seelische Störung ist also immer die Resultante einer Wechselwirkung zwischen individuellen Bewältigungsmöglichkeiten und situativen Herausforderungen. Bei hoher Vulnerabilität bedarf es nur geringerer Umweltturbulenzen, um eine seelische Störung zu triggern. Bei geringer Vulnerabilität können nur schwere Traumatisierungen die psychische Dekompensation bewirken.

4.7 Funktionelle Psychopathologie

Die funktionelle Psychopathologie ist eng mit der Entwicklungspsychopathologie verbunden.

! Die funktionelle Psychopathologie geht davon aus, dass psychopathologische Symptome nicht notwendigerweise immer Krankheitszeichen darstellen müssen! Vielmehr sind psychopathologische Symptome Anzeichen von Störungen des Anpassungsprozesses.

Im Rahmen des Anpassungsprozesses können Symptome sogar eine Aufgabe im Dienste der Anpassung übernehmen. Die Kriterien, die ein bestimmtes Verhalten als psychopathologisches Symptom ausweisen, sind in Kap. 5 näher erläutert. Die Anpassungsperspektive zeigt jedoch die Funktionalität von Symptomen auf: Was sich in einem Erlebnis- und Verhaltensbereich als Störung bezeichnen lässt (z. B. erhöhte Angstbereitschaft oder Depressivität), kann in einem anderen Bereich (z. B. Selbstkonzept, uneingestandene Bedürfnisse oder Schuldgefühle) einen Zweck erfüllen. Neben dem sekundären Krankheitsgewinn, der dazu führt, dass das Kind durch seine Symptomatik in seiner Umgebung erhöhte Aufmerksamkeit erfährt, gibt es also auch einen primären Gewinn durch die psychopathologische Symptomatik unter den Gesichtspunkten der Selbstregulation und Affektkontrolle.

In jeder Entwicklungsphase finden sich beim Menschen überindividuelle Anpassungsaufgaben, die sich aus der zunehmenden körperlichen Reife, den kulturellen Anforderungen durch die Umgebung und sozialen Erwartungen ableiten und für eine bestimmte Lebensperiode typisch sind. Diese allgemeinen Entwicklungsaufgaben werden noch durch individuelle Entwicklungsthemen und Zielsetzungen ergänzt (z. B. den Wunsch, ein besonders guter Schüler zu sein). Entwicklungsaufgaben reichen von der Kontrolle der Ausscheidungsfunktionen, dem Ertragen einer Trennung von Bezugspersonen, der Anpassung an schulische Anforderungen bis hin zur Stabilisierung von Selbstwert und Identität in der Adoleszenz. Schließlich müssen im Erwachsenenalter immer wieder neue soziale Rollen übernommen und ausgefüllt werden. Das menschliche Dasein kann als eine Abfolge von z. T. geschlechtsspezifischen Entwicklungsaufgaben und -themen verstanden werden (Havighurst 1972; Eriksson 1976; Oerter 1995). Nur so ist es auch nachvollziehbar, dass eine stabile Anpassung im Laufe des Entwicklungsprozesses immer wieder neu erreicht werden muss. Das Kind, das in einer bestimmten Lebensphase eine optimale Lösung zur Daseinsbewältigung gefunden hat, wird im Rahmen der Entwicklung ohne Hinzutreten weiterer äußerer Umstände wieder neu herausgefordert. Es kann also vorkommen, dass auch ohne gravierende äußere Traumata nur durch den zeitlichen Fortschritt und das Heraufdämmern neuer Entwicklungsaufgaben bisherige Anpassungsleistungen in Frage gestellt werden oder sich als überholt erweisen.

! Die individuelle Anpassungsfähigkeit kann auch als ein adaptatives Potenzial angesehen werden, in dem Risikofaktoren und protektive Faktoren ihre Wirkungen auf den Entwicklungsfortschritt entfalten.

Während das funktionale Modell psychischer Störungen Symptome als Störungszeichen im aktuellen Anpassungsprozess auffasst, sieht das klassische psychiatrische Krankheitsmodell jedes Symptom als Krankheitszeichen an. Unter modernem Blickwinkel wird die psychische Störung als Missverhältnis zwischen den Anpassungsmöglichkeiten des Individuums und den Anforderungen der Umwelt aufgefasst. Im klassischen Pathologiemodell imponiert jegliche Störung als Fehlfunktion, Defekt und krankheitswertiges Versagen. Während psychische Störungen in einem mehrdimensionalen Bedingungsgefüge entstehen, sieht das Krankheitsmodell einen kausal wirksamen ätiologischen Faktor als bestimmend an. Der Fokus des entwicklungspsychopathologischen Modells ist also auf das Individuum-Umwelt-Gesamtsystem im Zeitverlauf gerichtet, während klassische Krankheitsmodelle nur das Individuum und seine Organe als Ort der Störung ansehen. Zur Erklärung psychischer Störungen werden dynamische prozessuale Modelle herangezogen, die auch kybernetische Paradigmen einschließen, während das Krankheitskonzept kausale Modelle bevorzugt.

4.8 Die Bedeutung des Emotionssystems

Jede Interaktion des Menschen mit seiner Umwelt ist ebenso Aktion wie Reaktion. Anpassungshandlungen können also immer von zwei Seiten betrachtet werden. In der »Aktion« kommen Intentionalität, Wille und Streben des Menschen zur Gestaltung seiner Umwelt zum Ausdruck. »Reaktion« sieht den Menschen als Konsumenten und Rezipienten von Umweltreizen und nimmt die Regulation als Antwort auf jene Veränderungen, die durch Umweltreize bewirkt wurden in den Fokus. Wir können den Menschen in Aktion und Reaktion auf unterschiedliche Weise betrachten. Jede Anpassungshandlung enthält sowohl aktive und intentionale wie reaktive und regulierende Komponenten (Resch u. Parzer 2000). Dieser Doppeldeutigkeit der Anpassungsfunktion im Sinne einer simultanen Aktivität und Impressivität, äußere Beziehungsgestaltung und innere Organisation trägt das Konzept der Emotion Rechnung.

! Emotionen bilden eine fundamentale Ausdrucksmatrix und die wesentliche Entscheidungsgrundlage für den Menschen.

Wenn auch in den letzten Jahrzehnten der Schwerpunkt auf die kognitiven Aspekte der Entwicklung gelegt wurde, hat sich zunehmend gezeigt, dass gerade die Gefühle eine eminente Bedeutung für die Entwicklung der kindlichen Innenwelt besitzen. Emotionen sind mit den kognitiven Prozessen als Teile eines körpernahen Entscheidungssystems untrennbar verbunden.

Affekte haben sich als angeborene psychobiologische Reaktionsformen im Laufe der phylogenetischen Entwicklung des Gehirns aus Reflex und Instinktprogrammen herausgebildet. Affekte und die daraus differenzierten Emotionen dienen ebenso der äußeren Darstellung wie der inneren Bewertung von psychischen Ereignissen. Affektive Signale sind auf angeborene Weise erkennbar und lassen eine Deutung zu, wodurch eine innere Vergegenwärtigung des Gefühlszustandes eines anderen Menschen ermöglicht wird. Die Entwicklung einer »theory of mind« im Kind ist damit untrennbar mit einem funktionierenden Emotionssystem verbunden.

! Der Begriff Emotion bezieht sich sowohl auf die Ausdruckskomponente wie die Erlebniskomponente von affektiver Zuständlichkeit und betont die Untrennbarkeit von kognitiven und affektiven Komponenten.

Während affektive Grundtönungen über die Lebensspanne hinweg relativ konstant bleiben, werden Emotionen durch die zunehmende Ausdifferenzierung von expressiven (z. B. mimischen) Komponenten und kognitiven Bewertungsphänomenen immer mehr ausgestaltet. Um etwas verstehen zu können, muss der Mensch Denken und Fühlen in besonderer Weise zusammen wirken lassen.

Affekte besitzen also eine Reihe von Bedeutungen für die normale Entwicklung, wobei Störungen emotionaler Prozesse zu psychischen Problemen Anlass geben können.

Funktionen von Affekten

Affekte stellen ein primäres Motivationssystem dar (Krause 1997). Sie aktualisieren Verhaltensbereitschaften und dienen zur Intensivierung von Dringlichkeit. Wichtige Informationen, die sich über die Sinnesorgane den Menschen mitteilen oder dem propriozeptivem System oder der Aktualisierung von Vorstellungen entspringen, werden durch affektive Intensivierung zu einer handlungsrelevanten Intensität gesteigert. Dadurch kommt es zur Prioritätensetzung in Wahrnehmung, Denken und Handeln. Affekte stellen somit eine präkognitive Komplexitätsreduktion der Umweltinformation her (Ciompi 1997). Affekte lösen Betroffenheit aus und führen zur Aktualisierung von Handlungsbereitschaften.

Eine weitere wichtige Funktion der Affekte ist die Regulation der Interaktion (Stern 1985). Schon das frühe Wechselspiel zwischen Eltern und Kindern geschieht wesentlich über den Austausch von Affekten, die das Kind in angeborener Weise imitiert und beantworten kann. Über den Austausch von Affekten, die Präsentation und Erkennung expressiver Komponenten entsteht die Möglichkeit einer ersten Informationsübermittlung von Mensch zu Mensch. Affekte dienen somit als Medium sich im sozialen Kontext auszudrücken, verstanden zu werden und Botschaften zu übermitteln. Frühe Lernprozesse können die Ausdifferenzierung der Fähigkeit des Wahrnehmens von Affekten beeinflussen. Nonverbale Kommunikation findet über affektive Prozesse statt.

Affekte beeinflussen auch die Gedächtnisbildung (Siegel 1999). Alles, was aktiviert wird und somit Betroffenheit auslöst, bleibt eher im Gedächtnis haften als affektiv Unbedeutendes. Die Speicherung szenischer Inhalte in affektiv getönten Erlebniseinheiten wird gefördert. Nur unter extremen Bedingungen persistierender Alarmreaktionen scheint die explizite Speicherung von Gedächtnisinhalten beeinträchtigt zu werden. Traumatisierende Einflüsse können also über extreme Affektlagen auch die explizite Gedächtnisspeicherung hemmen.

Affekte dienen nicht zuletzt durch die Einheitlichkeit ihrer Empfindungsqualität der Bildung von Identität. Affektintensität und affektregulatorische Bestrebungen nehmen Einfluss auf die Entwicklung des Selbstkonzeptes.

Konsequenzen affektiver Zustände

Affekte erzeugen umschriebene Zustände des Individuums, in denen die Aktivitätsmuster des Gehirns in einem bestimmten Zeitabschnitt auf besondere Weise funktionell zusammenspielen. Solche affektiven Zustände werden auch »state of mind« genannt (Siegel 1999). In einem solchen Gefühlszustand ist auch die Wahrnehmung auf besondere Weise verändert. Äußere und innere Stimuli werden danach bewertet. Wer ängstlich die Umgebung nach Gefahren absucht, wird eher Anzeichen potenzieller Bedrohungen erkennen als jemand, der in freudiger Erwartung einer Wiederbegegnung seine Umgebung mustert. In einem bestimmten Gefühlszustand werden auch nur ganz bestimmte Zugangsmöglichkeiten zu Gedächtnisinhalten eröffnet. Den Affekten kommt somit nach Ciompi (1997) eine besondere Schleusenfunktion für Gedächtnisinhalte zu. Es ist leicht einsehbar, dass in Gefühlszuständen der Freude, Trauer oder Wut die Wahrnehmungsfunktionen, die Bewertung der Umwelt, ja das gesamte Verhaltensrepertoire unterschiedliche Ausmaße annehmen kann. Solche »states of mind« koordinieren die Anpassungsaktivitäten des Individuums. Wenn Gefühlszustände eher einen geringen bis mittleren Aktivierungsgrad kennzeichnen, sprechen wir von einer affektiven Normallage. In dieser herrscht Besonnenheit – die kognitiven Bereitschaften sind optimal verfügbar. Dies ändert sich, wenn der Aktivierungsgrad weiter gesteigert wird und zu affektivem Druck führt.

! Unter affektivem Druck, der den Charakter von Ausnahmezuständen annehmen kann (wie z. B. Wutanfällen oder Zustände tiefer Betroffenheit), sind Wahrnehmungen, Gedanken, Bilder und Grundeinstellungen so eingeengt, dass das gesamte Weltbild umgetönt werden kann. Affektive Ausnahmezustände erzeugen einen massiv erhöhten Handlungsdruck, der zu einer affektiven Alarmreaktion führen kann.

Unter emotionstheoretischen Gesichtspunkten kennt die **affektive Alarmreaktion** zwei Komponenten:
1. das Übererregungskontinuum und
2. Dissoziationskontinuum.

Das **Übererregungskontinuum** bereitet Angriffs- oder Fluchtreaktionen vor (Perry et al. 1998). Dieses Kontinuum ist durch eine vermehrte Sympatikusaktivität, eine Aktivierung des Stressregulationssystems (unter Einschluss des Nebennierenrindensystems) und komplexe Beeinflussungen des Immunsystems gekennzeichnet. Vor allem Noradrenalin scheint als Transmitter bei dieser Alarmreaktion eine fundamentale Rolle zu spielen. Aus informationstheoretischer Perspektive ist jede Emotion Ausdruck eines Evaluationsprozesses, der aus vorhandenen Informationen Handlungsentscheidungen vorbereitet und ermöglicht. Angriffsentscheidungen werden durch Zorn und Wut signalisiert. Der Affekt von Angst oder Furcht leitet wiederum das Fluchtverhalten ein. Wenn Flucht oder Angriff unter den Bedingungen einer Alarmreaktion nicht möglich sind, weil das vorhandene Informationsangebot eine Entscheidung nicht zulässt, die Gefahr aber präsent bleibt, kommt es zu einer persistierenden oder eskalierenden Alarmreaktion. Die steigende Irritation führt beim Kind zu einem Prozess der Verzweiflung, der sich beispielsweise im Schreien äußern kann. Auf diese Weise gelingt es dem Kind Bezugspersonen zu rekrutieren, die zur Entscheidungshilfe und zur Abwendung von Gefahr herbeigerufen werden. Führt unter ungünstigen Rahmenbedingungen auch dieses Verhalten nicht zum gewünschten Erfolg, findet das Kind also kein soziales Echo – beispielsweise weil die Bezugsperson selbst Verursacher der Alarmreaktion ist – dann bleibt das Kind seiner eskalierenden Alarmsituation ausgeliefert.

Nun setzt der zweite Regulationsmechanismus der affektiven Alarmreaktion ein, der nach Perry et al. (1998) als **Dissoziationskontinuum** bezeichnet wird. Diese Form der Alarmreaktion entspricht im Tierreich der Kapitulation oder Ergebungsreaktion. Neben dem primären Erstarren führt die Dissoziation zur inneren Distanzierung von der Gefahr. In besonderer Weise ist das parasympatische Nervensystem beteiligt, sodass in der Dissoziation der Vagotonus dramatisch ansteigt, obwohl der Sympatikus aktiviert ist. Auch mesolimbisch-mesokortikale dopaminerge Systeme und Opioidsysteme scheinen an der Dissoziation beteiligt zu sein. Insgesamt führt die Dissoziationsreaktion zu einer inneren Distanzierung, die es erlaubt, eine unerträgliche Situation oder Gefahr für den Moment auszuschalten und für das Subjekt vermeintlich ungeschehen zu machen.

! Längerfristig können dissoziative Phänomene zur Beeinträchtigung der Persönlichkeitsentwicklung mit der Ausbildung einer Borderlinesymptomatik führen (Brunner et al. 2001).

4.9 Trauma und Traumafolgen

Nachdem nun der Mechanismus der affektiven Alarmreaktion klar geworden ist, soll der Begriff des Traumas näher erörtert werden.

Traumen sind Ereignisse, die die Gesundheit und Integrität der Person gefährden. Durch Traumen werden negative Emotionen und eine hohe Alarmbereitschaft hervorgerufen.

Traumen sind durch ein Gefühl des Überwältigtwerdens gekennzeichnet. Die Kontrolle über die situativen Rahmenbedingungen bricht ab. Eine Verhaltensstrategie zur Bewältigung ist aktuell nicht verfügbar. Bisherige Erfahrungen werden radikal in Frage gestellt. Selbstbild und Weltbild erscheinen akut bedroht.

Die Debatte geht dahin, ob Traumen durch ein isoliertes Ereignis selbst oder durch die prozesshaft wirksamen Folgen eines Ereignisses gesetzt werden. Terr (1991) teilt die Traumen in Typ-1- und Typ-2-Traumen ein. Typ-1-Traumen haben ereignishaften Charakter; ihnen werden beispielsweise Naturkatastrophen, Unfälle oder Verbrechen zuordnet. Typ 2-Traumen haben per se Prozesscharakter; zu ihnen zählen Misshandlungen, Missbrauchserlebnisse und kumulative Traumen im sozialen Kontext. Schließlich können auch Einzelereignisse wie der Verlust eines Elternteils im Kindesalter prozesshaft wirksame Folgen nach sich ziehen. Die Auswirkungen eines solchen Verlustes verschlimmern sich, wenn dadurch deutlich einschneidende Lebensveränderungen, Mangel an Fürsorge und weitere Beziehungsabbrüche resultieren. Repetitive und prozesshaft wirksame Ereignisse haben grundsätzlich stärkere traumatische Auswirkungen. Psychische Traumen lösen affektive Alarmreaktionen aus und können vor allem unter den Bedingungen von Misshandlungen und Missbrauch in das dissoziative Kontinuum münden.

Schwere Traumatisierungen können auch neurobiologische Auswirkungen zeigen.

So haben Techniken des Neuroimaging bei einer Gruppe von Patienten mit posttraumatischem Stresssyndrom ein reduziertes hippocampales Volumen nachgewiesen (Übersicht bei Kapfhammer 2001). Tierexperimentelle Befunde legten schon früher den Schluss nahe, dass prolongierter Stress erhebliche Hippocampusschädigungen hervorrufen kann, wobei die neurotoxische Wirkung von erhöhten Glukokortikoidspiegeln dabei diskutiert wurde (Sapolsky 1995). Solche Befunde sind jedoch keineswegs unwidersprochen. Unter funktionellen Gesichtspunkten könnte jedenfalls eine erhöhte Glukokortikoidsensitivität zu einer verstärkten Vulnerabilität des Hippocampus unter traumatischen Bedingungen beitragen (Kapfhammer 2001).

Sowohl Noradrenalin als auch Kortisol bahnen die Gedächtniskonsolidierung in Form einer umgekehrten U-Kurve: Bei Überschreiten der Schwelle zu sehr hohen Erregungen wird die Gedächtniskonsolidierung progredient beeinträchtigt (Roozendaal et al. 1999). Dem Kortisol wird außerdem noch eine beeinträchtigende Wirkung auf das Wiederabrufen von Gedächtnisinhalten nachgesagt. Dissoziative Prozesse erscheinen in einer Doppelrolle. Im Akutfall können sie als grundlegende Coping-Mechanismen angesehen werden, um traumatische Affekte zu verarbeiten. Längerfristig kommt es dadurch jedoch zur Ausbildung einer dissoziativen Vulnerabilität mit erhöhter Wahrscheinlichkeit des Auftretens von affektiven Störungen, Borderlinesymptomatik und Selbstverletzungstendenzen.

4.10 Ein komplexes Modell zur Ätiologie

Im Folgenden soll unter Integration der bisherigen Ausführungen ein Entwicklungsmodell psychopathologischer Phänomene entwickelt werden (Resch 1998; Resch et al. 1999): Der Mensch kommt mit einem Spektrum genetischer Bereitschaften zur Welt. Neurobiologische und psychosoziale Entwicklungseinflüsse modifizieren das angeborene Handlungsrepertoire. Über Entwicklungsspiralen von multiplen Aktualisierungen und strukturellen Internalisierungen entwickelt sich schließlich die je aktuelle psychische »Disposition«. Alle biographischen Einflüsse wirken nicht unabhängig voneinander. Ihre Wechselwirkungen und transaktionalen Einflüsse auf die Entstehung der Disposition sind vielfältig und im Detail noch ungeklärt.

Bedeutsam erscheint, dass im aktuellen Kontext vergangene Aktualisierungs- und Repräsentationsprozesse, die als mentale Modelle und Erfahrungsinhalte wirksam werden, eine fundamentale Rolle spielen.

Im aktuellen Kontext steht die Disposition des Kindes im Spannungsfeld zwischen Entwicklungsaufgaben und individuellen Lebensereignissen. Die Disposition kann auch als Handlungsbereitschaft aufgefasst werden. Sie setzt sich aus den Elementen des Verhaltensrepertoires, der Erfahrungsrepräsentanz sowie grundlegenden Bewertungsmaßstäben zusammen, die durch überdauernde Handlungsziele ergänzt werden. Die Handlungsbereitschaft schließt die Fähigkeit mit ein, unter bestimmten Anpassungsbedingungen angemessene und entwicklungsförderliche Handlungsziele zu formulieren. Die Bewältigung der Entwicklungsaufgaben gelingt nur dadurch, dass diese im Einklang mit den dispositionalen Ressourcen zu je erreichbaren Handlungszielen umformuliert werden. Durch lebensschicksalshafte Ereignisse und Traumen, aber auch durch das Nichterreichen persönlich formulierter Handlungsziele kommt es zu Anpassungsturbulenzen, Irritationen und spezifischen emotionalen Alarmreaktionen.

Aus solchen Alarmreaktionen folgt eine unspezifische psychopathologische Phase, die auch als Krise bezeichnet werden kann. Dabei bestehen Diskrepanzen zwischen den

Anpassungsmöglichkeiten des Individuums und seinen Anpassungserfordernissen. Dies können Diskrepanzen aufgrund äußerer Bedingungen sein, es können aber auch innere Entwicklungskonflikte oder unvereinbare Motive und Handlungsziele zu Irritationen führen. Im Krisenstadium ist das Individuum in seiner Anpassung eingeschränkt, aber noch funktionell reagibel. Risikoverhaltensweisen können das Selbst vorübergehend stärken (z. B. Drogeneinnahmen oder provokante Verhaltensweisen), haben aber ungünstige Einflüsse auf die weiteren Entwicklungschancen. Neben Risikoverhaltensweisen finden sich im Stadium der Krise auch alle möglichen Verdünnungsstufen psychopathologischer Symptome. Wir finden subklinische Syndrome mit hoher komorbider Tendenz. Retrospektiv werden solche Vorstadien als prodrome Krankheitszustände eingeschätzt. Die Häufigkeit psychischer Störungsphänomene unspezifischer Art erscheint in epidemiologischen Studien bis zu 10-mal so hoch wie spezifische schwere Krankheitssymptome selbst. Im unspezifischen Stadium erhöhter Anpassungsspannungen können dispositionale Vulnerabilitäten und Risikobereitschaften zur Ausbildung spezifischer psychiatrischer Syndrome führen.

Wenn die Krise nicht zu einer neuen Stabilisierung auf höherer Integrationsebene – im Sinne einer Bewältigung – geführt hat, kommt es zu einem spezifischen psychopathologischen Stadium. Vulnerabilitäten und verstärkte Anpassungsturbulenzen können schließlich zu psychischen Störungen mit Krankheitswert Anlass geben. Es lassen sich schließlich umschriebene gut definierbare Störungsbilder beschreiben, die eine unmittelbare Behandlung notwendig machen. Risikoverhaltensweisen und unspezifische psychopathologische Phänomene können aber auch zu so schweren Regelübertretungen im sozialen Kontext geführt haben, dass die Gesellschaft selbst den Entwicklungsweg solcher Jugendlicher einschränkt und über Jurisdiktion und Strafvollzug den weiteren Entwicklungsweg vorformuliert.

! Die Entwicklung der meisten psychischen Störungen mit Krankheitswert erfolgt also aus aktuellen Anpassungsstörungen über ein unspezifisches Krisenstadium. Welche krankheitswertige Symptomatik Kinder im Anpassungsprozess schließlich entwickeln, wird über die dispositionale Struktur bestimmt, in der Vulnerabilitäten spezifische Symptomentwicklungen begünstigen oder erzwingen.

Fazit für die Praxis

Das vorliegende ätiopathogenetische Modell zeigt auf, dass bei allen psychischen Störungen des Kindes- und Jugendalters genetische, somatische und psychosoziale Faktoren im aktuellen Kontext und in ▼

der biographischen Entwicklung berücksichtigt werden müssen. In unterschiedlicher Gewichtung bilden die einzelnen Faktoren ein pathogenetisches Mosaik, das in individuellem Falle zur seelischen Störung führt. Nur die Berücksichtigung all dieser Komponenten ermöglicht ein multimodales, angemessenes, individualisiertes Behandlungsprogramm. Jede Therapie sollte auf einem pathogenetischen Verständnis aufbauen und ein Veränderungsmodell zur Grundlage haben.

Literatur

Andreasen NC (2001) Brave new brain. Oxford Univ Press, New York

Bouchard TJ, McGue M (1981) Familial studies of intelligence: a review. Science 212:1055–1059

Brunner R, Parzer P, Resch F (2001) Dissoziative Symptome und traumatische Lebensereignisse bei Jugendlichen mit einer Borderline-Störung. Persönlichkeitsstörung Theorie Ther 5/1:4–12

Ciompi L (1997) Die emotionalen Grundlagen des Denkens. Entwurf einer fraktalen Affektlogik. Vandenhoeck & Ruprecht, Göttingen

Dieckhöfer K (1995) Kritische Anmerkungen zum therapeutischen Maßnahmenkatalog in der deutschen Neuropsychiatrie von 80 Jahren. Psycho 21/5:268–272

Eaves LJ, Eysenck HJ, Martin NG (1989) Genes, culture and personality. Academic Press, New York

Eaves LJ, Silberg JL, Meyer JM et al. (1997) Genethics and developmental psychopathology: 2. The main effects of genes and environment on behavioral problems in the Virginia Twin Study of adolescent behavioral development. J Child Psychol Psychiatr 38:965–980

Edwards E, Kornrich W, Houtten PV, Henn FA (1992) Presynaptic serotonin mechanisms in rats subjected to inescapable shock. Neuropharmacology 31(4): 323–330

Erikson EH (1976) Identität und Lebenszyklus. Suhrkamp, Frankfurt

Fegert JM (1999) Eugenik und die Phantasie vom Designerkind. Ethische Begleitforschung zum Human Genom Projekt aus kinder-, jugendpsychiatrischer und psychotherapeutischer Sicht. In: Byrd BS, Hruschke J, Joerden JC (eds) Annual review of law and ethics. Jahrbuch für Recht und Ethik. Duncker & Humblot, Berlin

Fegert JM (2002) Die Phantasie vom Designerkind: Machbarkeitsfortschritte in der Humangenetik und Reproduktionsmedizin und ihre Auswirkungen auf die Entwicklung der Familie im neuen Jahrtausend. In: Schneider NF, Matthias-Bleck H (Hrsg) Elternschaft heute. Gesellschaftliche Rahmenbedingungen und individuelle Gestaltungsaufgaben. Leske & Budrich, Leverkusen

Havighurst RJ (1972) Developmental tasks and education, 3rd edn. McKay, New York

Hewitt JK, Rutter M, Simonoff E et al. (1997) Genethics and developmental psychopathology: 1. Phenotypic assessment in the Virginia Twin Study of adolescent behavioral development. J Child Psychol Psychiatr 38:943–963

Hyman SE, Nestler EJ (1993) The molecular foundations of psychiatry. American Psychiatric Press, Washington

Kapfhammer HP, Dobermeier P, Ehrentraut S, Rothenhäusler HB (2001) Trauma und Dissoziation – eine neurobiologische Perspektive. Persönlichkeitsstörung Theorie. Z Psychother

Kendler (1993) Twin studies of psychiatric illness. Current status and future directions. Arch Gen Psychiatry 50/11:905–915

Kety (1983) Mental illness in the biological and adoptive relatives of schizophrenic adoptees: findings relevant to genetic and environmental factors in etiology. Am J Psychiatry 140/6:720–727

Khoury MJ, Botto L, Waters GD, Mastroiacovo P, Castilla E, Erickson JD (1993) Monitoring for new multiple congenital anomalies in the search for human teratogens. Am J Med Gen 46/4:460–466

Krause R (1997) Allgemeine psychoanalytische Krankheitslehre. Bd 1: Grundlagen. Kohlhammer, Stuttgart

Mayer W, Schwab S, Rietschel M (2000) Genetik funktioneller psychischer Störungen. In: Möller HJ, Laux G, Kapfhammer HP (Hrsg) Psychiatrie und Psychotherapie. Springer, Berlin Heidelberg New York Tokio

Maier W, Rietschel M, Lichtermann D et al. (1999) Family and genetic studies on the relationship of schizophrenia to affective disorders. Eur Arch Psychiatry Clin Neurosci 249 [Suppl 4]:57–61

McCartney K, Harris MJ, Bernieri F (1990) Growing up and growing apart: a developmental meta-analysis of twin studies. Psychol Bull 107:226–237

McGue M, Bacon S, Lykken DT (1993) Personality stability and change in early adulthood: a behavioral genetic analysis. Dev Psychol 27:96–109

McGuire S, Neiderhiser JM, Plomin R, Hetherington EM, Reiss D (1994) Genetic and environmental influences on perceptions of self-worth and competence in adolescence: a study of twins, full siblings, and step siblings. Child Dev 65:785–799

Moll GH, Rothenberger A, Rüther E, Hüther G (2002) Entwicklungspsychopharmakologie in der Kinder- und Jugendpsychiatrie. Psychopharmakotherapie 9:19–24

Möller HJ, Laux G, Kapfhammer HP (Hrsg) (2000) Psychiatrie und Psychotherapie. Springer, Berlin Heidelberg New York Tokio

Neiderheiser JM, Reiss D, Hetherington EM (1996) Genetically informative designs for distinguishing developmental pathways during adolescence: Responsible and antisocial behavior. Dev Psychopathol 8:779–791

Oerter R, Montada L (Hrsg) (1995) Entwicklungspsychologie, 3. Aufl. Psychologie Verlags Union, Weinheim

Oerter R (1999) Klinische Entwicklungspsychologie – ein integratives Fach. Psychomed 11/3:132–137

Perry BD, Pollard RA, Blakley TL, Baker WL, Vigilante D (1998) Kindheitstrauma, Neurobiologie der Anpassung und »gebrauchsabhängige« Entwicklung des Gehirns: Wie »Zustände« zu »Eigenschaften« werden. Analyt Kinder Jugendl Psychother 99:277–307

Plomin R, Coon H, Carey G, DeFries JC, Fulker DW (1991) Parent-offspring and sibling adoption analyses of parental ratings of temperament in infancy and childhood. J Personality 59/4:705–732

Plomin R (1996) Genetic risk and psychological disorders: Links between the normal and abnormal. In: Rutter M, Casaer P (eds) Biological risk factors for psychosocial disorders. Cambridge, Cambridge University Press, pp 101–138

Resch F (1998) Entwicklungspsychopathologie und Krankheitsverständnis. Fund Psychiatr 12:116–120

Resch F, Parzer P (2000) Entwicklungspsychopathologie: Therapierelevante Beiträge der klinischen Emotionsforschung. In: Sulz SKD, Lenz G (Hrsg) Von der Kognition zur Emotion. Psychotherapie mit Gefühlen. CIP-Medien, München, S 111–136

Resch F, Parzer P, Brunner M et al. (1999) Entwicklungspsychopathologie des Kindes- und Jugendalters. Ein Lehrbuch, 2. Aufl. Psychologie Verlags Union, Weinheim

Ropers HH (1998) Die Erforschung des menschlichen Genoms: Ein Zwischenbericht. Dtsch Ärztebl 95:H12

Roozendaal B, Nguyen BT, Power AE, McGaugh J (1999) Basolateral amygdala nor-adrenergic influence enables enhancement of meory consolidation induced by hippocampal gluocorticoid receptor activation. Proc Natl Acad Sci USA 96:11642–11647

Rutter M, Macdonald H, Le Couteur A et al. (1990) Genetic factors in child psychiatric disorders. II. Emperical findings. J Child Psychol Psychiatry 31:39–83

Sapolsky R, Brooke S, Stein-Behrens B (1995) Methodologic issues in studying glucocorticoid-induced damage to neurons. J Neurosci Meth 58/1–2:1–15

Schmidtke J (1995) Nur Irrtum ist das Leben, und das Wissen ist der Tod. Das Dilemma der Prädiktiven Genetik. In: Beck-Gernsheim E (Hrsg) Welche Gesundheit wollen wir? Suhrkamp, Frankfurt, S 25–32

Siegel DJ (1999) The developing mind. Toward a neurobiology of interpersonal experience. Guilford, New York London

Stern DN (1985) The interpersonal world of the infant. Basic Books, New York

Steyer R (1992) Theorie kausaler Regressionsmodelle. Fischer, Stuttgart

Terr LC (1991) Childhood traumas: an outline and overview. Am J Psychiatry 148/1:10–20

Teuchert-Noth G, Davies RR (1999) Beeinflussung der Hirnreifung durch psychoaktive Substanzen im Tiermodell. In: Fegert JM, Häßler F, Rothärmel S (Hrsg) Atypische Neuroleptika in der Jugendpsychiatrie. Schattauer, Stuttgart

Grundzüge der Diagnostik

F. Resch, J. M. Fegert, J. Buchmann

Der ärztliche Grundsatz »Ohne Diagnose keine Therapie« ist auch in der Kinder- und Jugendpsychiatrie gültig. Er muss aber dahingehend erweitert werden, dass nicht allein die Feststellung einer psychischen Störung handlungsleitend ist. So sind die sozialen Rahmenbedingungen, das persönliche Umfeld in Familie, Verwandtschaft, Nachbarschaft, Schul- und Arbeitssituation ebenso für die diagnostische Einschätzung von Bedeutung. Andererseits darf die körperliche Verfassung nicht außer Acht gelassen werden. Die Diagnose in der Kinder- und Jugendpsychiatrie ist immer eine biopsychosoziale Diagnose!

5.1 Grundlagen der diagnostischen Beurteilung

! Die Diagnostik in der Kinder- und Jugendpsychiatrie hat die Aufgabe, psychische Störungen bei Kindern und Jugendlichen zu erkennen, zu beschreiben, ihre Ursachen und Entstehungswege aufzuklären und Handlungsansweisungen für therapeutische Maßnahmen daraus abzuleiten.

Der diagnostische Prozess besteht aus mehreren Abstraktionsschritten und beginnt bei der Frage, was eigentlich eine psychische Störung ist. Wenn wir davon ausgehen, dass im Kindes- und Jugendalter bis zum 18. Lebensjahr bei 7–15% der Individuen psychische Störungen auftreten können [Cox (1994): 5–15% Jahresprävalenz; Offord u. Fleming (1996): mehr als 12%, Graham et al. (1999): 12,3% Jahresprävalenz], muss zuallererst geklärt werden, auf welche Weise eine solche Störung mit Krankheitswert definiert wird. Sind seelische Störungen als statistische Normabweichungen von Verhaltensparametern operationalisierbar?

Nach Remschmidt (1995, S. 5) bezeichnen wir als kinder- und jugendpsychiatrische Erkrankung »einen Zustand unwillkürlich gestörter Lebensfunktionen, der durch Beginn, Verlauf und ggf. auch Ende eine zeitliche Dimension aufweist und ein Kind oder einen Jugendlichen entscheidend daran hindert, an den alterstypischen Lebensvollzügen aktiv teilzunehmen und diese zu bewältigen«. Grundlage der diagnostischen Einschätzung ist also eine psychopathologisch definierbare, aus Symptomen aufgebaute Störung der alterstypischen Lebensvollzüge im Kontext körperlicher, seelischer und sozialer Risikofaktoren.

! Psychische Störungen kennzeichnen eine beobachtbare Außenseite des Verhaltens und eine – nur indirekt erfahrbare – Innenseite des Leidens, Befürchtens, Betroffenseins, kurz eine Imbalance des Erlebens und Handelns beim kindlichen und/oder jugendlichen Individuum.

Vor einer prinzipiellen Ausweitung des Krankheitsbegriffes auf Kinder unter Risikobedingungen – beispielsweise Kinder mit massiven sozialen Schwierigkeiten und Lebensproblemen – muss ausdrücklich gewarnt werden (Resch et al. 1999). Die Gefahr einer Pathologisierung von gesunden Bewältigungs- und Verarbeitungsprozessen, welche die abnormen Umwelt- und Lebensbedingungen zu kompensieren trachten, könnte sonst die Folge sein. Der diagnostische Blick sollte nicht nur isoliert das Kind betreffen, sondern auch die Familie und das weitere Lebensumfeld einschließen.

Die Voraussetzungen für das Erkennen einer psychischen Störung bildet das Wissen der Psychopathologie. Psychopathologische Symptome sind nicht schlechthin Krankheitszeichen, sie erschließen sich nur im Kontext von Anpassung und Entwicklung (Resch et al. 1999). Einzelsymptome können durch ihr regelhaft gemeinsames Auftreten zu Symptomgruppen und Syndromen zusammengefasst werden. Syndrome, die in Entstehung, Symptomkonstellation, Verlauf und ihren Auswirkungen auf die kindliche Entwicklung eine Gesetzmäßigkeit erkennen lassen, werden als psychische Störungen bezeichnet. Psychische Krankheiten lassen darüber hinaus noch typische Muster der Verursachung erkennen und zeigen eine deutliche Beeinträchtigung der kindlichen Alltagsbewältigung. Wir müssen davon ausgehen, dass unsere kinder- und jugendpsychiatrischen Krankheitseinheiten aber letztlich Konstrukte sind, die uns nur fälschlicherweise eine Einheitlichkeit bezüglich Verursachung und Pathogenese nahelegen. Denn bisher haben sich bei den meisten nosologischen Einheiten nur pathogenetische Teilstrecken aufklären lassen und statistische Hinweise für den Einfluss verursachender Einzelfaktoren (z. B. genetischer Faktoren) gefunden.

5.2 Was ist normal?

Psychische Normalität kann nicht allein nach gruppenstatistischen Gesetzmäßigkeiten bestimmt werden. Die **statistische Norm** setzt die Häufigkeit eines Verhaltens mit Normalität gleich. Der dem arithmetischen Mittel nahe liegende Normalbereich geht fließend in die abnormen Extreme über. Demgegenüber sind gesellschaftlich definierte **Idealnormen** für Verhalten als Wertnormen zu betrachten, die zwar äußerliche Konformität oder Normenüberschreitung eines Verhaltens fassbar machen, aber inneren Leidensdruck und Blockaden des persönlichen Handlungsrepertoires nicht berücksichtigen können. Psychische Störungen können auch nicht lediglich dadurch definiert werden, dass durch ein Kind moralische Regeln überschritten oder bestimmte soziale Erwartungen nicht erfüllt werden.

! Unter Entwicklungsgesichtspunkten ist ein Erleben und Verhalten funktionell normal, das dem Individuum für die Zukunft möglichst große Anpassungs- und Entwicklungschancen erlaubt.

Insofern fließen gesellschaftliche Normen und Vorstellungen sowie individuelle und familiäre Idealnormen in diesen entwicklungsbezogenen Normbegriff ein, als das Kind zu seiner Umgebung in Beziehung steht. Individuelle Funktionalität oder Dysfunktionalität im Hinblick auf die Umgebung wird mit dem Begriff der »Passung« gefasst. Das Nichtentsprechen eines Kindes kann zu psychischem Druck vonseiten der sozialen Umgebung führen und damit die Entwicklungs- und Anpassungsmöglichkeiten einschränken. Die entwicklungsbezogene Norm ist daher relativ. Nicht zuletzt zeigt sich oft erst retrospektiv ein Erleben oder Verhalten als entwicklungsfördernd, adaptiv oder entwicklungsbeschränkend und dysfunktional!

! Was für ein Individuum positiv ist, muss für ein anderes oder die Gesellschaft insgesamt nicht ebenso positiv sein.

Psychische Störungen als Abweichungen von einem Entwicklungsoptimum können immer nur auf das Individuum bezogen im Spannungsfeld unterschiedlicher Interessen, normativer Vorgaben und gesellschaftlicher Kraftlinien auf der Basis klar definierter und nachvollziehbarer Kriterien definiert werden. Psychopathologische Symptome erweisen sich statistisch gesehen unter Entwicklungsgesichtspunkten (der Kommunikation und der Lösung von Entwicklungsaufgaben) zwar als dysfunktional. Im Einzelfall kann ein Symptom jedoch unter extremen Risikobedingungen sogar eine relativ optimale Entwicklungsresscource darstellen. So kann eine erhöhte Ängstlichkeit in einen gewalttätigen Umfeld funktional sein. Ohne das Umfeld zu verstehen, ist eine Interpretation des Symptoms nicht möglich. Symptome erweisen sich manchmal erst als pathologisch, wenn das Kind den Lebenskontext wechselt (▶ s. auch Kap. 4).

Kriterien, die die Bestimmung ermöglichen, was eine Erlebnis- oder Verhaltensweise zum psychopathologischen Symptom macht, können folgendermaßen zusammengefasst werden (Cox 1994):

1. persönlicher Leidensdruck,
2. dysfunktionale Interferenz mit sozialen Aktivitäten,
3. dysfunktionale Interferenz mit normalen Entwicklungsaufgaben und
4. negative Auswirkungen auf die Umgebung.

Letztlich resultiert bei einem bestimmten Erleben oder Verhalten die Störung aus einer Übersteigerung der Intensität, mangelnder Flexibilität und erhöhter Dauer. Emotionale Störungen stellen oft Steigerungsformen physiologisch negativer Affekte wie Angst, Kummer, Wut, Scham oder Schuld dar (Resch 1999). Der Bezug zu Auslösern kann die Diagnostik eines psychopathologischen Symptoms erleichtern. Die Adäquatheit beziehungsweise Unangemessenheit einer Erlebnisreaktion auf den Auslöser kann ausschlaggebend sein. Diese Angemessenheit muss im Vergleich zu gleichaltrigen Kindern bemessen werden. Eine Generalisierung von emotionsauslösenden Anlässen, wie wir sie beispielsweise bei der Entwicklung einer multiphobischen Störung kennen, trägt immer zur Pathologisierung bei.

Schließlich ist noch zu fragen, ob ein bestimmtes Symptom immer nur situationsgebunden (z. B. im Schulkontext) auftritt oder ob es in mehreren Lebensfeldern zu diagnostizieren ist. Pervasive – d. h. alle Lebensfelder betreffende – Störungen haben immer gravierendere Entwicklungsauswirkungen (Campbell 1995)

5.3 Klassifikation

! Psychiatrische Klassifikation nennt man den Versuch, menschliche Erlebnisse und Verhaltensweisen nach genauen psychopathologischen Kriterien zu definieren und sie zu Störungskategorien und nosologischen Konstrukten zusammenzufassen.

Die explizite Definition von Zuordnungskriterien zu bestimmten psychischen Störungskategorien erlaubt die Nachvollziehbarkeit diagnostischer Einschätzungen durch unterschiedliche Therapeuten und die bessere Verständigung im Forschungsbereich. Kinder können solchen Störungskategorien zugeordnet werden und damit eine Diagnose erhalten. Die Diagnose darf uns jedoch nicht in der trügerischen Sicherheit wiegen, dass damit bereits Entstehung, Verlauf und Therapie festgelegt wären. Auch innerhalb der diagnostischen Kategorien darf der diagnostische Prozess nicht stehen bleiben. Im Bereich der Kinder- und Jugendpsychiatrie hat sich eine mehrdimensionale Diagnostik etabliert (▶ s. Abschn. 5.10). Das Klassifikationssystem muss gut anwendbar sein und eine logische Konsistenz aufweisen. Die Klassifikation von psychischen Störungen setzt voraus, dass ein Kind bestimmte Symptome und Verhaltensweisen aufweist und/oder erlebt, und dass diese eine signifikante Beeinträchtigung und Leidensdruck erzeugen. Im klinischen Alltag haben sich zwei Klassifikationssysteme der Psychiatrie etabliert:

- das diagnostische und statistische Manual psychicher Störungen (DSM-IV) der American Psychiatric Association (APA 1994) und

- die internationale Klassifikation psychischer Störungen (ICD-10) der World Health Organization (WHO; Dilling et al. 1991).

Im Bereich der deutschsprachigen klinischen Kinder- und Jugendpsychiatrie, den Klinik- und Krankenhausdokumentationen hat sich die ICD-10-Klassifikation durchgesetzt.

Tabelle 5.1 gibt einen Überblick über die ICD-10-Klassifikation psychischer Störungen des Kindes- und Jugendalters, für welche Leitlinien der Diagnostik und Therapie entwickelt wurden.

Neben dieser kategorialen Diagnostik, die sich stark auf ein medizinisches Modell der Psychiatrie stützt und danach fragt, ob bestimmte psychische Störungen bei einem Kind vorhanden oder nicht vorhanden sind, gibt es auch eine dimensionale Diagnostik (Döpfner u. Lehmkuhl 1997), die Übergänge und Grauzonen zwischen Normalität und Störung einerseits sowie zwischen unterschiedlichen Störungen fassbar macht. Eine dimensionale Betrachtung von Feldstichproben zeigt, dass subklinische Formen und Verdünnungsstufen bis 10-mal häufiger als definierte klinische Vollbilder erscheinen (Übersicht bei Resch 1998). Nicht alle psychopathologischen Phänomene stellen Vorstadien schwerer psychischer Störungen dar.

! Die dimensionale Sicht macht Symptome als vielfältige Reaktionsmuster erkennbar, die Überforderungen der Anpassungskapazität des Individuums aufgrund unterschiedlicher pathogenetischer Bedingungen wiederspiegeln. Die Grenze zwischen Gesundheit und Störung erscheint dabei fließend.

Untersuchungen mit der »Child Behavior Check List« (Achenbach 1997; Döpfner et al. 1997; Haffner et al. 1998) belegen eine hohe Interkorrelation unterschiedlicher Symptomkonstellationen. Zeigt ein Kind ein spezifisches Symptom (z. B. Depressivität), hat es auch mit erhöhter Wahrscheinlichkeit Symptome aus den Bereichen der Angststörungen, Verhaltensstörungen und/oder hyperkinetischen Symptomatik aufzuweisen. Da man gerade im Feld subklinischer Störungen nicht von Multimorbidität sprechen sollte und nur wenige dieser Kinder später wirklich eine psychiatrische Störung bekommen, scheint die Annahme berechtigt, dass Symptome auch Ausdruck von übersteigerten Anpassungsversuchen sein können (Resch et al. 1999).

5.4 Setting und Exploration

In der diagnostischen Situation möchte der Untersucher über Erlebnisweisen und Verhalten des Kindes Informationen gewinnen. Dies darf man sich nicht als einen rein objektivierenden Prozess der Beobachtung und Beschreibung vorstellen, denn letztlich können Erlebnisgehalte, Motive,

Tabelle 5.1. ICD-Klassifikationen psychischer Störungen des Kindes- und Jugendalters, für welche Leitlinien der Diagnostik und Therapie entwickelt wurden

Kennziffer	Störung
F07	Persönlichkeits- und Verhaltensstörungen aufgrund einer Krankheit, Schädigung oder Funktionsstörung des Gehirns
F1	Psychische und Verhaltensstörungen durch psychotrope Substanzen
F2	Schizophrenie, schizotype und wahnhafte Störungen
F30/F31	Manische und bipolare affektive Störungen
F32/F33	Depressive Episoden und rezidivierende depressive Störungen
F34	Anhaltende affektive Störungen
F42	Zwangsstörungen
F43	Reaktionen auf schwere Belastungen und Anpassungsstörungen
F44	Dissoziative Störungen, Konversionsstörungen
F45	Somatoforme Störungen
F50	Essstörungen
F51	Nichtorganische Schlafstörungen
F60/F61	Persönlichkeitsstörungen
F63	Abnorme Gewohnheiten und Störungen der Impulskontrolle
F64/F66	Störungen der Geschlechtsidentität sowie der sexuellen Entwicklung und Orientierung
F7	Intelligenzminderung und grenzwertige Intelligenz
F80.1, F80.2	Umschriebene Entwicklungsstörungen der Sprache
F81	Umschriebene Entwicklungsstörungen schulischer Fertigkeiten
F84	Tiefgreifende Entwicklungsstörungen
F90	Hyperkinetische Störungen
F91, F92	Störungen des Sozialverhaltens
F40/F93.1/F93.2	Phobische Störungen und emotionale Störungen des Kindesalters
F41/F93.0	Angststörungen
F94.0	Elektiver Mutismus
F94.1/F94.2	Bindungsstörungen
F95	Ticstörungen
F98.0	Enuresis und funktionelle Harninkontinenz
F98.1	Enkopresis
F98.2	Regulationsstörungen im Säuglingsalter
F68.1/F98.4	Selbstverletzendes Verhalten
F80.0/F98.5/ F98.6	Artikulationsstörungen, Stottern (Stammeln), Poltern
F93.3	Emotionale Störung mit Geschwisterrivalität
	Suizidalität im Kindes- und Jugendalter
	Vernachlässigung, Misshandlung, sexueller Missbrauch

Fantasien und Gedanken in Verbindung mit bestimmten Verhaltensweisen nur im interaktiven Kontext entschlüsselt werden (Resch et al. 1999). Auch wenn ein Untersucher um Objektivität bemüht ist, so ist die Erkenntnis motivationaler Aspekte und die Interpretation subjektiver Erlebnisse nur durch eine aktive Beteiligung vonseiten des Untersuchers möglich. Der Untersucher entwickelt seine Modellvorstellungen über das Vorliegen einer psychischen Störung in einer, für den kindlichen Patienten nicht typischen Lebenssituation, sondern in einem interaktiven Kontext, in dem das Verhalten und Erleben des Untersuchers ebenso wesentlich mitbestimmen kann, was der kindliche Patient erlebt, wie er sich äußert und verhält. Ein distanzierter, mit vorgefassten Meinungen das Kind explorierender Untersucher wird andere Motive und Verhaltensweisen ans Licht bringen als ein geduldiger und empathisch vorgehender Untersucher. So kann die Intensität einer Angstsymptomatik durch einen fordernden invasiv explorierenden Untersucher gesteigert werden, oder eine Verweigerungshaltung mit Verstummen (Mutismus) hervorrufen.

! Grundsätzlich gehen wir davon aus, dass ein um Rapport und Kontakt bemühter, am kindlichen Patienten interessierter, einfühlsam vorgehender Untersucher mit hoher Reliabilität psychische Probleme bei Kindern erfassen kann. Vor allem deutlich ausgeprägte psychische Störungen werden in der Exploration rasch deutlich.

Unter dem Gesichtspunkt der Wissenschaftlichkeit ist eine befriedigende Standardisierung einer Untersuchungssituation im klinischen Alltag nicht erreichbar. Das Modell der psychischen Störung, das durch den Untersucher in der Untersuchungssituation erstellt wird, schließt nicht nur kognitives Wissen über Krankheiten im Allgemeinen und den Patienten im Besonderen ein, sondern nimmt auch auf emotionale Reaktionen des Untersuchers Bezug. Je mehr im Bemühen um Objektivierung die emotionale Komponente im diagnostischen Prozess ausgeschlossen bleibt, umso stärker kann sie unbemerkt unser diagnostisches Verhalten beeinflussen. Der klinische Untersucher befindet sich damit immer in einem Spannungsfeld zwischen Empirie und Hermeneutik, von Puristen beider Seiten als methodisch ungenau kritisiert: Bleibt der Untersucher nicht auf dem wissenschaftlich abgesteckten Terrain der Psychopathologie und hebt in zu fantasiereiche Deutungen kindlicher Verhaltensweisen und Motive ab, verliert er die Überprüfbarkeit und Legitimation seines Handelns im Rahmen der medizinischen Disziplinen. Es droht die Gefahr, dass die Vorstellungen des Untersuchers weder den kindlichen Bedürfnissen begegnen noch einer Verständigung mit anderen Therapeuten zugänglich sind. Interdisziplinäre Kooperation und mehrdimensionale Therapieformen bleiben ihm dadurch verschlossen. Bleibt der Untersucher zu streng wissenschaftlich, vermisst er den Zugang zum einzelnen Patienten und erschöpft sich in Verhaltensmessungen, die Erlebnisformen und Leidensdruck des Kindes vermissen lassen. Nur die Psychopathologie ist der Ort eines gemeinsamen Verständnisses auf der Basis wohl definierter Symptome und bietet Verständigungsmöglichkeiten, sodass Reliabilität und Validität der gebildeten Hypothesen bestimmbar werden. Nur so haben auch Patienten und ihre Eltern die Chance, Störungsdefinitionen und therapeutische Vorschläge nachzuvollziehen.

Der klinische Standpunkt ist niemals naturwissenschaftlich endgültig zu sichern. Psychiatrische Diagnostik ist daher auch dem sozialen Wandel und dem Zeitgeist ausgesetzt. Der Therapeut muss sich im Spannungsfeld verschiedenster Wissensgebiete immer wieder neu orten und verankern. Die Legitimation der Arbeit des Kinder- und Jugendpsychiaters entsteht nicht allein aus der naturwissenschaftlichen Begründung seiner Hypothesen, sondern schließt immer auch ethische und gesellschaftspolitische Dimensionen mit ein. Der Kinder- und Jugendpsychiater muss sich dieser sozialen Verantwortung gegenüber seinen Patienten immer wieder bewusst sein.

Die Diagnostik sollte mit dem ersten Explorationsgespräch beginnen, wobei dieses bereits Beziehungs- und Beurteilungsaspekte in dynamischer Wechselwirkung beinhält (Abb. 5.1). Erstes Anliegen des Untersuchers ist die Herstellung eines Rapports. In der Regel kommt das Kind in Begleitung seiner Bezugspersonen zur Erstvorstellung, wobei im Familienkontext zuerst die diagnostischen und therapeutischen Wünsche geklärt werden sollen, die an den Untersucher herangetragen werden. Nach einer ersten Einschätzung der Problematik im familiären Kontext erfolgt das explorative Gespräch mit dem Kind al-

Abb. 5.1. Gewichtung der anamnestischen Quellen nach Alter

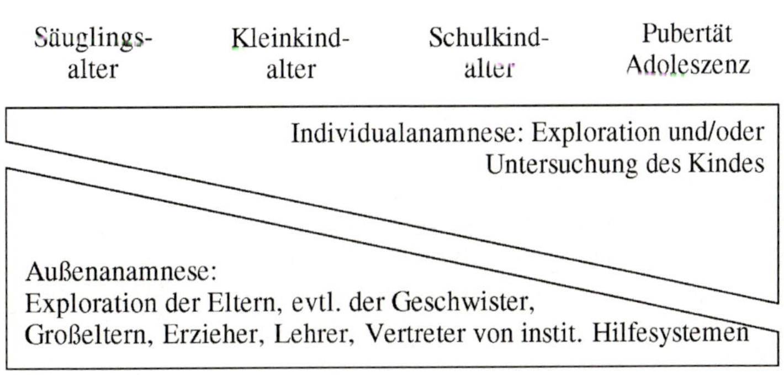

lein, in dem es sich empfiehlt, auf den Leidensdruck und etwaige Mitteilungswünsche des Kindes einzugehen und die Exploration danach zu gestalten, auch wenn die Eltern das Kind wegen einer anderen Problematik zur Untersuchung gebracht haben.

! In einem ersten situationsbezogenen Gespräch mit dem Kind macht sich der Untersucher ein Bild über die Dringlichkeit und/oder Aktualität der Anpassungsproblematik. Problemschilderung und situativer Kontext stehen im Vordergrund.

Einen ersten Hinweis zur Bedeutung des gegenwärtigen biographischen Kontextes geben sondierende Fragen zur Familienanamnese und Entwicklungsanamnese. Während das Kind berichtet, wird das Verhalten in der Untersuchungssituation gegenüber dem Untersucher beobachtet. Die Art der Kontaktaufnahme, die Art sich bereit liegendem Spielzeug zu nähern, die Konzentration auf den Untersucher sowie mimische und gestische Begleitphänomene des Geschilderten werden bewertet. Das Verhalten in der Untersuchungssituation wird gegenüber den geschilderten Beschwerden abgewogen, und das Kind zur weiteren Zusammenarbeit motiviert. In diesem Zusammenhang kann es sinnvoll sein, mit dem Kind im Schulalter neben dem klinischen Gespräch auch in eine Spielsituation einzutreten, wobei im Spiel emotional belastende Inhalte oft besser klinisch fassbar werden als im Gespräch.

Schließlich wird das Kind mit der Bitte um Erstellung eines kreativen Werkes (z. B. einer Zeichnung) in den Warteraum gebeten und die Eltern zum anamnestischen Gespräch geholt.

! Die Zusammenarbeit mit den Eltern ist für Untersuchung und Behandlung eines Kindes und/oder Jugendlichen eine unbedingt notwendige Voraussetzung. Koalitionen mit dem Kind gegen die Eltern oder mit den Eltern gegen das Kind sollten immer zu Gunsten der Herstellung eines Vertrauensverhältnisses gegenüber allen Beteiligten vermieden werden (Resch et al. 1999).

Ein guter Kontakt zu den Eltern, der vom Kind misstrauisch bewertet wird, ist ebenso ungünstig wie die Herstellung eines therapeutischen Kontaktes zum Kind, wenn die Eltern Misstrauen und Vorbehalte entwickeln. Die Eltern werden nun um Schilderung der Probleme und Beschwerden des Kindes im Entwicklungskontext gebeten. Auf diese Weise werden Übereinstimmungen und Diskrepanzen bezüglich der kindlichen Darstellungen fassbar. Über die Eltern können auch noch weitere Außenperspektiven, z. B. durch Lehrer oder Erzieher, veranlasst werden.

Aus familiendynamischer Sicht kann bereits im ersten Gespräch aus dem Verhalten der Bezugspersonen zueinander und gegenüber dem Untersucher auf mögliche Interaktionsprobleme und familiäre Konflikte ein erster Hinweis gewonnen werden. Nach anamnestischer Darstellung durch die Eltern wird das Kind hereingebeten, und schließlich eine erste Synopsis im Sinne einer diagnostischen Hypothese getroffen.

Die explorativen Gespräche mit Kindern, Jugendlichen und Bezugspersonen können auch in einer gemeinsamen Sitzung erfolgen. Gespräche mit den Eltern allein im Sinne von Elternberatung können auch dem Erstkontakt mit einem Kind oder Jugendlichen vorangehen. Nicht empfehlenswert ist es jedoch, die Eltern zum explorativen Gespräch vorzuziehen, wenn das betroffene Kind zum Termin mitgekommen ist.

Es erfolgt eine Vorentscheidung im Sinne einer ersten syndromalen Zuordnung sowie gemeinsame Entscheidungen bezüglich Akuität und weiterem Vorgehen. Die Weiterführung des diagnostischen Prozesses durch standardisierte diagnostische Verfahren, strukturierte Anamnese, psychopathologischen Befund, psychologische Testdiagnostik und Interaktionsanalyse der Familie kann erfolgen. Auch körperliche Untersuchungen und die anschließende medizinische apparative Diagnostik werden diskutiert und beschlossen. Unter klinischen Gesichtspunkten stellen Anamnese und psychopathologischer Befund die Kernpunkte der diagnostischen Entscheidung im Erstgespräch dar. Im Folgenden sollen Anhaltspunkte für die Anamnese und die psychopathologische Einschätzung gegeben werden.

Basale Anamnesekriterien und Checklisten zur Diagnostik finden sich in den folgenden Übersichten.

Basale Anamnesekriterien

Vorstellungsmodus. Datum, Uhrzeit, Zuweisungsgrund, Zuweisungsmodus. Wer begleitet das Kind? Welche diagnostischen/therapeutischen Wünsche werden vorgebracht? Welche Befürchtungen werden geäußert? Welches Hilfeangebot wird erwartet? Wer will was von wem?

Problemschilderung und situativer Kontext. Ausführliche freie Schilderung der aktuellen Probleme. Leidensdruck. Wer ist beteiligt? Bestehen emotionale Symptome und Verhaltensauffälligkeiten? Welche Beziehung findet sich zwischen den Problemen und Symptomen? Auswirkungen der Probleme auf Familie und Entwicklungskontext. Welche Befürchtungen, Sorgen und Nöte werden berichtet? Welche Hoffnungen bestehen? Welche Maßnahmen zur Problemlösung wurden bisher unternommen? Welche diagnostischen/therapeutischen Bemühungen sind bisher erfolgt?

Familienanamnese. Beschreibung der familiären Rahmenbedingungen, Wohnsituation, sozioökonomi-
▼

scher Status, Alltagsgestaltung, familiäre Freizeitgestaltung, Alter, Persönlichkeit und Entwicklungslinien der Eltern und Geschwister, Geschwisterkonstellation, partnerschaftliche Entwicklungen, berufliches Engagement der Eltern, Kontakte zu und Einflüsse durch Großeltern, Beziehung der Eltern zu ihrer Aszendenz, körperlicher und psychischer Gesundheitszustand der Eltern, psychische Auffälligkeiten und Krankheiten in der weiteren Familie.

Biographische Entwicklungsanamnese des Kindes/Jugendlichen

- Allgemeine Angaben zu Lebenssituation, Trennungen, Wohnorten, Schulwechsel, belastenden Ereignissen, Problemzeiten, besonderen Ereignissen, Höhepunkten und Tiefpunkten
- Schwangerschaft, Geburt, Stillzeit und frühe Verhaltensmuster – außergewöhnliche Umstände, Risiken, Einnahme von Medikamenten, Komplikationen, Geburtsgröße, Geburtsgewicht, Apgar-Score
- Frühkindliches Temperament, Selbstberuhigungstendenz, Aktivität, Schlafmuster, Schreizeiten, Ernährungsgewohnheiten
- Meilensteine der Entwicklung: motorische Entwicklung, Sprachentwicklung, Sauberkeitsentwicklung, soziale Fertigkeiten, Kindergarten und Schule
- Erziehungs- und Beziehungskontext: Erziehungsstil der Eltern, Förderung von Talenten, Sport, Freizeitgestaltung, Spiel- und/oder Gesprächszeiten, Betreuungsqualität, Kontakte zur Nachbarschaft, Geselligkeit, Freunde, Peers
- Bisherige körperliche Krankheiten und Risiken, Kinderkrankheiten, Verletzungen, Krankenhausaufenthalte, Behinderungen, Entwicklungsstörungen, therapeutische Maßnahmen
- Entwicklung von Symptomen, psychischen Auffälligkeiten und Verhaltensstörungen: Hintergründe, Ursachen und Folgen
- Alterstypische Fragestellungen der Anamnese (s. entsprechende Checklisten)

Checkliste zur Diagnostik im Säuglingsalter (mod. nach Mayes 1996)

Regulationsstörungen. Schlafstörungen (z. B. häufiges Erwachen), exzessives Schreien (»Schreibabys«), Fütterstörungen (z. B. Nahrungsverweigerung), erhöhte vegetative Irritierbarkeit, ungewöhnliche Selbststimulationen und Bewegungsmuster (z. B. Schaukelbewegungen und Kopfschlagen, exzessives Nuckeln)
▼

Störungen der Beziehung zur sozialen Umgebung. Unfähigkeit, die Mutter gegenüber anderen zu erkennen, apathisches Verhalten, mimische Starre, kein Interesse an sozialen Interaktionen, ablehnendes Verhalten, kein Interesse an Spielobjekten, häufige Trennungen, Misshandlungen, Missbrauch und/oder emotionale Verwahrlosung

Psychophysiologische Störungen. Gedeihstörungen (»nonorganic failure to thrive«), exzessives Erbrechen, chronischer Durchfall, rezidivierende Dermatitiden, rezidivierender Husten

Entwicklungsverzögerungen. Sprache und Motorik, Entwicklungsstillstand, Verlust bereits erworbener Fähigkeiten und Fertigkeiten

Checkliste zur Diagnostik im Kleinkindalter

Körperliche Probleme. Chronische Krankheiten oder Behinderungen, Neurodermitis, Hörstörungen, Sehbeeinträchtigungen, Anfälle, häufige Infekte, Asthma, Allergien, Ess- und Schlafprobleme

Entwicklungsprobleme. Sprachentwicklung, Grammatik, Artikulation, stereotyper Gebrauch von Sprache, motorische Koordination, Geschicklichkeit, kognitive Leistungen (Aufmerksamkeit, Konzentration, Gedächtnis). Impulskontrolle (»tempertantrums«), Trotzverhalten, Selbstbehauptung, Sauberkeitsentwicklung

Kontakt und Beziehungen. Verhalten gegenüber Bezugspersonen (z. B. Eltern): wechselseitiger Gefühlsaustausch, kann Freude zeigen, empathische Fähigkeiten, Bindung (»attachment«), Reaktion auf kurze Trennungen (z. B. Kindergarten), gehorcht elterlichen/erziehlichen Vorgaben, Regelverhalten, Explorationsverhalten, Schüchternheit. Vorsicht gegenüber fremden Erwachsenen, Distanzlosigkeit. Verhalten gegenüber Geschwistern: gemeinsame Spiele, Konkurrenz, Rivalität, Eifersucht, Teilenkönnen, Konfliktregelung, Einfühlung, Fürsorge und Bindung. Verhalten gegenüber Peers: nimmt Kontakt auf, vorsichtig gegenüber Fremden, Schüchternheit, Scheu, Abkapselung, Ängstlichkeit, gemeinsames Spiel, Gruppenverhalten, Freundschaften

Spielverhalten. Kreatives Spiel, Rollenspiele, konstruktive Spiele, Regelspiele, Einbeziehung von Erwachsenen und Gleichaltrigen, Alleinspielen, Spiel-
▼

ausdauer, Spielbeginn und Spielende, achtet auf Spielsachen, zerstört Spielsachen, ungewöhnlicher Gebrauch von Spielsachen

Checkliste zur Diagnostik im Schulkindalter

Körperliche Probleme. Kopfschmerzen, Bauchschmerzen, chronische Krankheiten oder Behinderungen, Neurodermitis, Hörstörungen, Sehbeeinträchtigungen, Anfälle

Schulprobleme. Schulängste, Schulphobie, Schulverweigerung, Leistungsprobleme, Teilleistungsschwächen, Verhaltensprobleme, Konzentrationsprobleme, Hausaufgabenbewältigung, Verhältnis zu Lehrern, Verhältnis zu Mitschülern

Entwicklungsprobleme. Sprachentwicklung, Grammatik, Artikulation, stereotyper Gebrauch von Sprache, motorische Koordination, Ungeschicklichkeit, kognitive Leistungen (Gedächtnis, Auffassung, metaphorisches Denken, Kontextverständnis). Soziale Perspektivenübernahme und Empathie. Aufmerksamkeit (Zerstreutheit, Perseveration). Impulshaftigkeit

Kontakte und Beziehungen. Verhalten gegenüber Bezugspersonen (z. B. Eltern): zeigt Gefühle, kann sich freuen, empathische Fähigkeiten, Reaktion auf kurze Trennungen, Abhängigkeit, Selbstständigkeit, hält Regeln und Absprachen ein. Verhalten gegenüber Geschwistern: wechselseitiger Austausch, Spiel, Konkurrenz, Rivalität, Solidarität, Einfühlung und Rücksichtnahme, Streit, aggressive und/oder tätliche Auseinandersetzungen. Verhalten gegenüber Peers: Wie viele Freunde? Wie häufig auf Kindergeburtstagen eingeladen? Dürfen Freunde übernachten? Wird bei Freunden übernachtet? Spielkameraden? Spezielle Feindschaften? Gibt es Gegner? Durchsetzungsfähigkeit in der Gruppe? Opferrolle?

Freizeitverhalten und Hobbys. Welche Interessen? Spielt ein Instrument? Welcher Sport? Bücher lesen? Welches Spielzeug? Computer/Computerspiele? Fernsehen? Wie viel Zeit vor dem Fernseher? Wieviel Zeit vor dem Computer? Spielt das Kind Rollenspiele? Spielt das Kind Regelspiele? Wo und wie werden Wochenenden verbracht? Besteht Eigeninitiative? Langeweile?

Checkliste zur Diagnostik in der Adoleszenz

Körperliche Probleme und Krankheiten. Schmerzsyndrome, chronische Krankheiten, Behinderungen, Störungen der Pubertätsentwicklung, endokrine Störungen, Ernährungs- und Verdauungsstörungen

Psychische Probleme und Störungen des Kindesalters. (s. Checklisten des Säuglings-, Kleinkind- und Schulkindalters) bisher keine psychische Problematik (»early starters« versus »late starters«)?

Probleme in der Bewältigung von Entwicklungsaufgaben. Identität, Selbstwert, soziale Rollenübernahme, Ablösungsbestrebungen von Primärfamilie, Aufnahme intimer Beziehungen zu Peers, Übernahme von Verantwortung, soziale Perspektivenübernahme, Selbstreflexion, Entwicklung persönlicher Ziele, Weltbild und Lebensphilosophie

Kontakte und Beziehungen. Verhalten gegenüber den Eltern: Abhängigkeitstendenzen, Freiheitsdrang, Aushandeln von Handlungsspielräumen, aggressive Tendenzen, Verlässlichkeit bei Abmachungen, Nähe-Distanz-Regulation, persönliche Intimität wird erkämpft/gewährt, Grenzen zwischen den Generationen stabil/instabil und permeabel/inpermeabel. Beziehung zu Geschwistern: Rivalitäten, Bewunderung, Entwertung, Solidarität und Rücksicht. Beziehung zu Peers: In Freundeskreis (»Clique«) integriert, erhält Anerkennung, wie häufig eingeladen? Wie oft bei und mit Freunden außer Haus? Fortbleiben – wie lange? Aufnahme intimer Beziehungen, Verliebtheit, Partnerschaft, Sexualität, Kontaktfähigkeit, Rückzugstendenz

Schule und berufliche Ausbildung. Leistungsfähigkeit, Zielstrebigkeit, Erfolgsorientierung, Leistungsknick? Zu hohe Ansprüche? Zu wenig Motivation? Interessenslage, Berufsorientierung, Zukunftsplanung. Karrierewünsche? Umgang mit Vorgesetzten und Lehrern. Autoritätskonflikte? Wünsche nach finanzieller Eigenständigkeit? Durchsetzungsfähigkeit

Freizeitverhalten. Interessen, Hobbys, Sport, künstlerische Aktivitäten, Tanz (Schule), Reisen, Lesen, Kino, Konzerte, Computerkenntnisse, Zeit vor dem Computer, Zeit mit Freunden. Langeweile, Lustlosigkeit (»Null Bock«). Genussmittel, Drogen, an devianten Gruppen interessiert (politische Radikalität, Kriminalität)?

Risikoverhaltensweisen (Übersicht). Exzessives Tabakrauchen, Alkohol- und Drogengebrauch (-miss-

▼

brauch), soziale Regelübertretungen, Delinquenz, Kriminalität, Ziellosigkeit (»No future«), mangelnde Selbstfürsorge und Pflege (Waschen, Aussehen, Kleidung), riskantes Sexualverhalten, aggressive Interaktionen, Gewaltbereitschaft, Rückzug und Kontaktabbruch, Abkapselung, Änderungen von Lebensstil und Lebensrhythmus (Schlaflosigkeit, Diätverhalten, Askese, Haltlosigkeit), riskantes Verkehrsverhalten (mit Fahrrad, Motorrad, Auto), Augenblicksorientierung, süchtige Wiederholungstendenzen, Verlust empathischer Reaktionen (Rücksichtslosigkeit), Egozentrismus, parasitäre Verhaltensweisen, Abhängigkeits- und Hörigkeitstendenzen

5.5 Erhebung des psychischen Befundes

Unter Bezugnahme auf das psychopathologische Befundsystem für Kinder und Jugendliche (CASCAP-E; Döpfner et al. 1999) werden 13 Merkmalsgruppen zur Erhebung hervorgehoben:

Störungen der Interaktion

Das Kind ist überangepasst (versucht es immer allen recht zu machen), scheu/unsicher (hat es schwer, zu anderen Kontakt aufzunehmen), sozial zurückgezogen (isoliert sich), verweigert das Sprechen (mutistisch), kaspert gerne herum, zeigt demonstratives Verhalten, ist distanzgemindert und enthemmt, zeigt verminderte Empathie (im altersbezogenen Vergleich), lässt einen Mangel an sozialer Gegenseitigkeit erkennen (tiefgreifende Störung der Kommunikation und Interaktion).

Oppositionell-dissoziales Verhalten

Das Kind zeigt sich dominant (möchte immer bestimmen, was andere tun und lassen sollen), oppositionell-verweigernd (kann Gebote und Regeln nur schwer einhalten), ist verbal aggressiv (beschimpft und bedroht andere), ist körperlich aggressiv (schlägt und/oder verletzt andere), lügt und betrügt, stiehlt, läuft weg, schwänzt die Schule, zerstört das Eigentum anderer, legt Feuer.

Entwicklungsstörungen

Das Kind zeigt sich in der Altersanpassung intelligenzgemindert, hat Artikulationsstörungen (es kommt zu Entstellungen, Auslassungen und Ersetzungen von Lauten), zeigt expressive Sprachstörungen (eingeschränktes Vokabular und verminderte nicht altersgerechte Satzbildung, die sich in grammatikalischen Fehlern und verballhornten Satzstrukturen äußert), zeigt rezeptive Sprachstörungen (das Sprachverständnis ist hinsichtlich Wortschatz und grammatikalischer Struktur nicht altersgerecht entwickelt), stottert (Sprechfluss wird durch Wiederholung oder Dehnung von Lauten, Silben oder Wörtern – klonische Komponente – und Pressen – tonische Komponente – unterbrochen), poltert (zu hohe Sprechgeschwindigkeit mit falscher Sprechflüssigkeit), zeigt Entwicklungsstörungen der Statomotorik (Gehen, Stehen, Stiegensteigen, Radfahren), Störungen des Spiels (Rollenspiele, Spiegelspiele), und Störungen schulischer Fertigkeiten (Teilleistungsschwächen, Lese-Rechtschreib-Störung, Rechenschwäche).

Aktivität und Aufmerksamkeit

Das Kind zeigt eine verminderte körperlicher Aktivität (Antriebsarmut, Energiemangel, verlangsamte Bewegungen, gesteigerte körperliche Aktivität (motorische Unruhe, nicht angemessener Bewegungsdrang), ist impulsiv (kann Handlungsimpulse, Motive und Bedürfnisse nicht aufschieben und/oder kann seine Gefühle nicht altersgemäß kontrollieren), ist unaufmerksam und ablenkbar (Dauer und Ausrichtung der Aufmerksamkeit sind beeinträchtigt).

Psychomotorik

Das Kind zeigt motorische Tics (rasche, unwillkürliche, nicht rhythmische motorische Bewegungen), vokale Tics (unwillkürliche, wiederholte vokale Produktionen, die plötzlich einsetzen, wie Räuspern, Bellen, Schnüffeln und Zischen), zeigt Stereotypien (Äußerungen in Mimik, Gestik und Körperhaltung, die in immer gleicher Form wiederholt werden, wie Körperschaukeln, Kopfschaukeln oder Haareziehen), zeigt Manierismen (Äußerungen in Mimik, Gestik, Sprache und Körperhaltung, die in ihrer Art verschroben, posenhaft und stilisiert wirken), zeigt abnorme Gewohnheiten (wie Nägelbeißen, Nagelbettbeißen).

Angst

Das Kind zeigt Trennungsangst (unrealistische Befürchtungen, dass Bezugspersonen etwas zustoßen könnte oder dass sie das Kind verlassen könnten, dass durch unglückliche Ereignisse das Kind von den Bezugspersonen getrennt werden könnte), hat umschriebene Phobien (wie Tierphobie, Höhenphobie, Angst vorm Fliegen, Angst vor Injektionen), zeigt Leistungsangst (Angst, in Leistungssituationen zu versagen, die zur Vermeidung solcher Situationen führt), soziale Angst (Furcht vor prüfender Betrachtung durch andere Menschen, Angst vor Beschämung in sozialen Situationen), Agoraphobie (deutliche und anhaltende Angst vor Menschenmengen, öffentlichen Plätzen und Verkehrsmitteln), Panikattacken (Episoden von Angst mit vegetativen Symptomen, die einige Minuten anhalten, abrupt beginnen und mit dem Gefühl des emotionalen Kontrollverlusts, der Angst vor dem Verrücktwerden oder dem Tod einhergehen), generalisierte Angst (vorherrschende Sorge oder Ängstlichkeit bei alltäglichen Ereignissen oder Problemen ohne erkennbaren Anlass, Zeichen von Anspannung und Vermeidung treten auf).

Zwang

Das Kind zeigt Zwangsgedanken (sich aufdrängende und beharrliche Vorstellungen, die zwar abgelehnt werden, sich aber nicht abstellen lassen), Zwangshandlungen (Handlungen aufgrund von Impulsen oder Gedanken, die wiederholt werden müssen und nicht kontrolliert werden können).

Stimmung und Affekt

Das Kind zeigt sich depressiv/traurig verstimmt (Unbehagen, Niedergeschlagenheit, Freudlosigkeit, Lustlosigkeit und Interessensverlust gehen mit Verzagtheit, Hilflosigkeit und innerer Gequältheit einher), reizbar/dysphorisch (missmutig, mürrisch gereizt und missgestimmt mit latent aggressiver Bereitschaft), anhedonisch (lust- und freudlos), zeigt mangelndes Selbstvertrauen (Insuffizienzgefühle, Verlust der Zuversicht in die eigene Person und die eigenen Fähigkeiten), zeigt Hoffnungslosigkeit und Verzweiflung (lässt sich nur schwer beruhigen, zeigt keine Zuversicht über zukünftige Verbesserung der Situation), zeigt Schuldgefühle (macht sich Selbstvorwürfe bis zur Selbstanklage), ist affektarm (geringe Gefühlsansprechbarkeit, emotionale Indifferenz, Gleichgültigkeit), ist apathisch (zeigt sich interessenlos, antriebslos und entscheidungsschwach), ist affektlabil (zeigt Stimmungswechsel und Schwankungen der Gefühlslage), zeigt innere Unruhe (fühlt sich getrieben, aufgeregt und voll innerer Spannung, die sich nicht in äußerer motorischer Unruhe zeigen muss), ist euphorisch (zeigt den Zustand übersteigerten Wohlbefindens, Heiterkeit und Zuversicht, was zu unangemessenen Handlungen führen kann).

Essverhalten

Das Kind zeigt selbst herbeigeführten Gewichtsverlust durch Nahrungskarenz, zeigt eine verminderte Nahrungsaufnahme oder andere Auffälligkeiten der Esssituation, zeigt Heißhunger und Essattacken (unwiderstehliche Gier nach Nahrungsmittel, die als Kontrollverlust erlebt werden), zeigt erhöhte Nahrungsaufnahme (übermäßiges Essen, das zur deutlichen Gewichtszunahme führt), zeigt Rumination (Störung des Essvorgangs, bei dem bereits geschluckte Speisen willkürlich heraufgewürgt, erneut gekaut, geschluckt oder ausgespuckt werden), zeigt Pica (den Verzehr nicht essbarer Substanzen).

Körperliche Beschwerden

Das Kind zeigt Appetitverlust, erbricht (selbstinduziertes oder unwillkürliches Erbrechen), nässt ein (unwillkürlicher Urinabgang bei Tag und/oder bei Nacht), kotet ein (willkürliches oder unwillkürliches Absetzen von Stuhl an Orten, die im soziokulturellen Milieu des Kindes nicht dafür vorgesehen sind. Kotschmieren und Kontinenzverlust), zeigt Schlafprobleme (Einschlafstörungen, Durchschlafstörungen, frühmorgendliches Erwachen oder Schlafverlängerung), zeigt dissoziative Reaktionen (Störungen im Bewegungsapparat, Wahrnehmung und Selbstreflexion, die den normalen Lebensvollzug einschränken), autonome Dysfunktionen (Symptome der vegetativen Übererregbarkeit des Herz-Kreislauf-Systems, des Gastrointestinaltraktes, des respiratorischen Systems oder Urogenitalsystems), hat Schmerzzustände (Schmerzen jeglicher Art, die nicht auf eine erkennbare organische Ursache zurückgeführt werden können, z. B. Kopf-, Bauch- und Gliederschmerzen), zeigt Fatigue (chronische Müdigkeit und Kraftlosigkeit), zeigt Hypochondrie (ängstlich getönte Beziehung zum eigenen Körper mit ausgeprägter Sorge um die eigene Gesundheit und übertriebener Beobachtung der Körperfunktionen).

Denken und Wahrnehmung

- **Formale Denkstörungen:** Das kindliche Denken ist gehemmt/verlangsamt (schleppender, verzögerter Gedankengang), umständlich weitschweifig (Nebensächliches kann nicht vom Wesentlichen getrennt werden, verliert sich in Einzelheiten), ist eingeengt (eingeschränkt auf wenige Themen, Fixierung auf wenig Zielvorstellungen und Denkinhalte), zeigt Perseveration (Haftenbleiben an Worten und Inhalten, Wiederholen von Worten und Sätze), zeigt Grübeln (Beschäftigtsein mit meist unangenehmen Gedankengängen), zeigt Ideenflucht (Verlust der Leitbarkeit der Gedanken, Vermehrung von Einfällen), zeigt Inkohärenz und Zerfahrenheit (der Gedankenfluss ist durch Sperrungen, Gedankenabreißen und plötzliche Gedankenblockaden beeinträchtigt).
- **Inhaltliche Denkstörungen und Wahrnehmungsstörungen:** Das Kind zeigt magisches Denken (ein dem Alter des Patienten nicht mehr angemessenes Verhaftetsein in magischen Denkschemata), Wahnstimmung, Wahnwahrnehmung und Wahngedanken (mit besonderer Betroffenheit und abnormen Bedeutungsbewusstsein belegte Wahrnehmungs- und Gedankeninhalte), ist sensitiv misstrauisch (erlebt, dass Menschen in der Umwelt auf es selbst bezogen sind, Liebes- und Eifersuchtswahn, erlebt sich beeinträchtigt und verfolgt, als Ziel von Feindseligkeit), Derealisation (die Umgebung erscheint unwirklich, fremdartig und verändert, Gefühl wie in Trance oder wie in einem Traum), Depersonalisation (Störung des Einheitserlebens der Identität der Person, kommt sich selbst unwirklich, fremd und verändert vor), zeigt Gedankenlautwerden (eigene Gedanken sind für andere hörbar), Gedankenausbreitung (andere nehmen Anteil an eigenen Gedanken und wissen, was der Patient denkt), Gedankeneingebung (empfindet Gedanken, Vorstellungen von außen her beeinflusst und ge-

macht), Gedankenentzug (empfindet Gedanken werden weggenommen und abgezogen). Zeigt illusionäre Verkennungen (gegenständlich vorhandenes wird fehlgedeutet, verfälschte wirkliche Wahrnehmungen), Halluzinationen (abnorme Wahrnehmungen ohne reales Substrat, Halluzinationen können auf allen Sinnesgebieten vorkommen, meist als Stimmen).

Gedächtnisorientierung und Bewusstsein

Das Kind zeigt Merkfähigkeits- und Gedächtnisstörungen (kann sich frische Eindrücke nur schlecht merken, kann frühere Ereignisse und Fakten nicht mehr wiedergeben), zeigt Orientierungsstörungen (Herabsetzung der Orientierung in zeitlichen, räumlichen, situativen, persönlichen Gegebenheiten), zeigt Störungen der Wachheit des Bewusstseins (Vigilanzherabsetzung verschiedenen Grades von Benommenheit, Somnolenz, Sopor, Präkoma bis Koma).

Andere Störungen

Das Kind zeigt abnorme Bindungen an Objekte (umfassende Beschäftigung mit stereotypen und begrenzten Interessen oder ungewöhnlichen Objekten), zeigt selbstverletzende Verhaltensweisen (willentlich und habituelle Verletzungen des eigenen Körpers, z. B. der Haut durch Kratzen, Ritzen, Schneiden, Beißen oder Haareausreißen), zeigt suizidale Handlungen, hat Suizidgedanken, zeigt Alkoholmissbrauch, zeigt Drogenmissbrauch, hat eine Störung des Körperschemas (fühlt sich trotz deutlicher Gewichtsabnahme immer noch zu dick), zeigt sexuelle Störungen der Geschlechtsidentität, sexuelle Beziehungsprobleme, sexualisiertes Verhalten, sexuelle Funktionsstörungen und Störungen der Sexualpräferenz (Fetischismus, Exhibitionismus, Pädophilie, Sadomasochismus).

Zusätzlich zu den erfassten Symptomen kann beurteilt werden, ob das Kind deutlichen Leidensdruck erlebt und Hilfe wünscht. Die Symptome selbst können in der Exploration zum Ausdruck kommen oder aus anderen Lebensfeldern des Kindes berichtet werden.

5.6 Standardisierte Diagnostik

Im Rahmen einer standardisierten Diagnostik lassen sich unterschiedliche Befragungsarten unterscheiden:

Strukturiertes Interview

Beim Einsatz dieser Form der Befragung im Kindes- und Jugendalter wird von dem Prinzip ausgegangen, dass die für einen Merkmalsbereich relevanten Symptome im Rahmen einer mehr oder weniger festgelegten Verfahrensweise vom Patienten und/oder seinen Eltern im persönlichen Gespräch mit hoher Realibilität erhoben werden können. Hochstrukturierte Interviews schreiben die Art der Frage vor. Halbstrukturierte Interviews hingegen lassen dem Untersucher mehr Spielraum, unterschiedliche Merkmalsbereiche situationsgemäß abzufragen. Beispiele sind das »Diagnostic Interview Schedule for Children« (DISC) nach Costello et al. (1982) sowie das »Kinder-DIPS« nach Schneider et al. (1995), die beide hochstrukturierte Verfahren darstellen. Das »Kiddy-SADS« nach Ambrosini (1989) hat einen geringeren Strukturierungsgrad und zeigt eine besonders gute Erfassung affektiver Störungen. In allen Fällen werden Eltern, Kinder und Jugendliche befragt.

Fragebogen

Im Vergleich zu den strukturierten Interviews sind Fragebogenmethoden und Skalen zur Erhebung einzelner psychopathologischer Auffälligkeiten (dimensionale Diagnostik) geeignet. Hier ist vor allem die »Child Behavior Check List« von Achenbach (1997) sowie der »Youth Self Report« (YSR) in der Version nach Döpfner et al. (1994) hervorzuheben. Für Kinder mit hyperkinetischen Störungen gibt es die »Conners Parent Rating Scale« (CPRS; Conners et al. 1998), die von Eltern und/oder Lehrern ausgefüllt werden kann. Zur Erfassung psychotischer Symptome hat sich die »Brief Psychiatric Rating Scale« (BPRS) nach Overall u. Gorham (1962) sowie die »Positive and negative Symptoms Scale« (PANSS) nach Kay et al. (1986) bewährt.

Retrospektives Interview

Mit Hilfe von retrospektiven Interviews lassen sich die Vorfeldsymptomatik und Prodrome schizophrener Syndrome erheben. Ein zu diesem Zweck entwickeltes Interview liegt in Form des »IRAOS« (Häfner et al. 1999) vor. Dieses erlaubt das Auftreten erster psychotischer Symptome (Minussymptome und Plussymptome) in retrospektiver Verankerung festzumachen, wobei sowohl Angaben des Patienten wie der Familie einbezogen werden. Basissymptome, d. h. subjektive Beschwerden, die typischerweise den Beginn und die schrittweise Entwicklung schizophrener Syndrome kennzeichnen, können mit der »Bonn Scale for the Assessment of Basic Symptoms« (BSABS) nach Gross et al. (1987) erhoben werden.

5.7 Familiendiagnostik

Da das Kind in seiner Entwicklung immer in ein Gefüge von zwischenmenschlichen Relationen eingebettet ist, dürfen Erleben und Verhalten des Kindes nicht isoliert – d. h. ohne Verständnis für den familiären und weiteren ökologischen Kontext – betrachtet und interpretiert werden. Die wichtigste frühe Umgebung des Kindes, also das primäre Umfeld oder Mikrosystem (Bronfenbrenner 1986), ist die Familie mit Mutter, Vater und Geschwistern.

Die heutige Realität der Lebensbedingungen von Kindern weicht allerdings teilweise erheblich von dieser idealtypischen Familienkonstellation ab. Über 10% aller Haushalte in Deutschland sind von Trennung und Scheidung betroffen. Nahezu jede 3. Ehe wird geschieden, die Tendenz ist steigend. Scheidungen haben teils gravierende wirtschaftliche Auswirkungen auf die betroffenen Familien (Andreß u. Lohmann 2000). So ist der Anteil allein erziehender Mütter und Väter in den letzten Jahren deutlich gestiegen. Drei von fünf Alleinerziehenden leben getrennt oder sind geschieden. Die Familie hat sich den wachsenden Anforderungen an Mobilität und Flexibilität in der postmodernen Informationsgesellschaft in vielerlei Hinsicht angepasst, und beschleunigt ihrerseits gesellschaftliche Veränderungsprozesse.

Im Leben der modernen Familien findet sich zwar eine wachsende Zahl von Eheschließungen, Scheidungen, Wiederverheiratungen und anderen partnerschaftlichen Lebensgemeinschaften. Die Familie, die durch die Geburt eines Kindes entsteht, weist in den Beziehungen zwischen Eltern und Kindern jedoch immer noch eine hohe Stabilität auf. Das Kind braucht für eine gesunde Entwicklung seine Eltern. Die Familie fördert als interaktionelle Matrix die Entwicklung, sie vermittelt Werte und bietet eine Rechtsgrundlage für die existenziellen Bedingungen des Kindes. Betrachtet man die Familie im Entwicklungskontext, so ist der elterliche Einfluss durch die zwei Begriffe »Beziehung« und »Erziehung« beschreibbar. Die Eltern-Kind-Interaktion hat immer Beziehungsqualitäten und Erziehungsqualitäten zugleich. Erziehung als ein bestimmtes Set von Verhaltensweisen zur Förderung der kindlichen Entwicklung findet immer in einem Beziehungsrahmen statt (Resch et al. 1999).

! Bei der Diagnostik psychischer Störungen im Kindes- und Jugendalter ist es wichtig, das Umfeld und im besonderen die Familie kennenzulernen und Beziehungs- und Erziehungsaspekte zu bewerten. Familiäre Faktoren können für die Entstehung und Aufrechterhaltung von psychischen Störungen beim Kind bedeutsam sein.

Es gilt zu klären, wie weit familiären Beziehungs- und Erziehungsmustern oder Geschwisterkonstellationen eine pathogenetische Bedeutung bei kindlichen expansiven oder emotionalen Störungen zugeschrieben werden kann. Andererseits ist es ebenso wichtig, wie das familiäre Umfeld auf einmal entstandene psychische Probleme beim Kind reagiert. Ob die Familie in eskalierender Weise symptomverstärkend wirkt oder eine beruhigende, beschützend eingrenzende Wirkung entfaltet. Beide Aspekte sind für familiäre Therapieinterventionen von entscheidender Bedeutung.

Ein zentraler Punkt der Familiendiagnostik ist die Erfassung von psychosozialen Belastungsfaktoren wie sie in der Achse V des multiaxialen Klassifikationssystems operationalisiert sind. Die folgende Übersicht gibt einen Überblick über aktuelle abnorme psychosoziale Umstände bei Kindern mit psychischen Problemen.

Assoziierte psychosoziale Umstände bei Kindern mit psychischen Problemen

1. Abnorme intrafamiliäre Beziehungen
   - Mangel an Wärme in der Eltern-Kind-Beziehung durch ein oder beide Elternteile
   - Disharmonie in der Familie zwischen Erwachsenen oder Geschwistern über 16
   - feindliche Ablehnung oder Sündenbockzuweisung gegenüber dem Kind durch eines oder beide Elternteile
   - körperliche Misshandlung
   - sexueller Missbrauch (innerhalb der engeren Familie)
   - andere
2. Psychische Störung, abweichendes Verhalten oder Behinderung in der Familie, Behinderung bzw. abweichendes Verhalten eines Familienmitgliedes und potenzielles Risiko für das Kind
   - psychische Störung bzw.abweichendes Verhalten eines Elternteils
   - Behinderung eines Elternteils
   - Behinderung bzw. abweichendes Verhalten der Geschwister
   - andere
3. Inadäquate oder verzerrte intrafamiliäre Kommunikation
4. Abnorme Erziehungsbedingungen
   - elterliche Überfürsorge durch ein oder beide Elternteile
   - unzureichende elterliche Aufsicht und Steuerung durch ein oder beide Elternteile
   - Erziehung, die eine unzureichende Erfahrung vermittelt, durch beide Elternteile
   - unangemessene Forderungen und Nötigungen durch einen oder beide Elternteile
   - andere
5. Abnorme unmittelbare Umgebung
   - Erziehung in einer Institution
   - abweichende Elternsituation
   - isolierte Familie
   - Lebensbedingungen mit möglicher psychosozialer Gefährdung
   - andere
6. Akute, belastende Lebensereignisse
   - Verlust einer liebevollen Beziehung
   - bedrohliche Umstände infolge von Fremdunterbringung

▼

- negativ veränderte familiäre Beziehung durch neue Familienmitglieder
- Ereignisse, die zur Herabsetzung der Selbstachtung führen
- sexueller Missbrauch (außerhalb der Familie)
- unmittelbar beängstigende Erlebnisse
- andere

7. Gesellschaftliche Belastungsfaktoren
   - Verfolgung oder Diskriminierung
   - Migration oder soziale Verpflanzung
   - andere
8. Chronische, zwischenmenschliche Belastung im Zusammenhang mit Schule oder Arbeit
   - abnorme Streitbeziehungen mit Schülern bzw. Mitarbeitern
   - Sündenbockzuweisung durch Lehrer bzw. Ausbilder
   - allgemeine Unruhe in der Schule bzw. Arbeitssituation
   - andere
9. Belastende Lebensereignisse oder Situationen infolge von Verhaltensstörungen oder Behinderungen des Kindes
   - institutionelle Erziehung
   - bedrohliche Umstände infolge von Fremdunterbringung
   - abhängige Ereignisse, die zur Herabsetzung der Selbstachtung führen
   - andere

! Das familiendiagnostische Interview kann in freier Form erfolgen und hat zum Ziel, die Beziehungen, Rollen und Grenzen innerhalb der Familie fassbar werden zu lassen, familiäre Bewältigungsformen für Probleme aufzudecken, den Belastungsdruck und außerfamiliäre Beziehungen deutlich werden zu lassen.

Schließlich wird entschieden, ob eine Behandlung der Gesamtfamilie notwendig erscheint, ob psychoedukative Maßnahmen im Sinne von Beratung ausreichend erscheinen oder ob die Familie für das entsprechende Kind in der gegenwärtigen Konstellation eher einen protektiven Schutzfaktor bildet.

Auch die Familiendiagnostik kann durch standardisierte Verfahren erfolgen, wobei Videotechnik und Fragebögen ebenso wie standardisierte Interaktionsaufgaben zur Anwendung kommen. Es soll nochmals betont werden, dass die Einbeziehung der Familie in den Therapieprozess bei Kindern und Jugendlichen sowohl unter diagnostischen als auch unter entwicklungsbezogenen Gesichtspunkten unabdingbar ist (Cierpka 1996; Knölker et al. 1997; Remschmidt und Mattejat 1998).

5.8 Körperliche Diagnostik

! Die Erhebung eines körperlichen und neurologischen Befundes ist nach übereinstimmende Meinung aller Experten ein unverzichtbarer Bestandteil der Diagnostik bei Kindern und Jugendlichen.

Eine körperliche Erkrankung kann für die Entstehung einer psychischen Störung ätiologisch bedeutsam sein – so kann sich eine angeborene Stoffwechselerkrankung primär in einem psychischen Befund äußern. Die körperliche Untersuchung kann aber auch körperliche Folgen einer psychischen Störung deutlich werden lassen, wie sie beispielsweise bei Anorexia nervosa anzutreffen sind. Traumatisierungen des Körpers durch Selbstverletzung oder körperliche Misshandlung durch Bezugspersonen werden ebenfalls durch die körperliche Untersuchung aufgedeckt. Und schließlich muss vor jeder eventuellen Behandlung mit Psychopharmaka eine körperliche Abklärung von Leber- und Nierenfunktion sowie bedeutsamer Vorerkrankungen auf neurologischem oder kardialem Gebiet erfolgen.

Von manchen Psychotherapeuten wird die körperliche Untersuchung als eine Grenzüberschreitung aufgefasst, die beziehungsgefährdend sein könnte. So sehr es notwendig ist, Schamgrenzen und Körpergrenzen bei Kindern zu respektieren, wäre der Verzicht auf eine körperliche Diagnostik unter medizinischen Gesichtspunkten jedoch nicht zu vertreten.

! Die behutsame Vorgangsweise im Einzelfall auf Wunsch im Beisein von Bezugspersonen oder die Durchführung der körperlichen Untersuchung durch gleichgeschlechtliche Therapeuten können den Bedürfnissen nach Einhaltung der Intimitätsgrenzen Rechnung tragen.

Im klinischen Kontext werden von uns alle Kinder körperlich untersucht.

Bei der allgemeinen Inspektion werden äußeres Erscheinungsbild, Allgemein-, Ernährungs- und Körperpflegezustand ermittelt. Auf allgemeine Dysmorphiezeichen wird geachtet. Die genaue Untersuchung des Kopfes, des Thorax, des Abdomens, des Genitale, der Extremitäten, der Hände und der Haut erfolgt nach einem vorgegebenen klinisch-pädiatrischem Schema. Im Kopfbereich sind spezifische Dysmorphiezeichen (z. B. Epikantus, tiefer Haaransatz) feststellbar. Die Inspektion der Mundhöhle lässt den Zustand der Zähne, der Tonsillen und der Mundschleimhaut beurteilen.Gehäuftes Erbrechen z. B. im Rahmen von bulimischen Attacken kann zu dramatischen Verschlechterungen des Zahnstatus führen. Im Thoraxbereich werden Herzaktionen, Puls, Blutdruck und Atemgeräusche beurteilt. Im Abdominalbereich werden

Leber und Milz palpiert und perkutiert. Pathologische Resistenzen werden geprüft, die Nierenlager und Bruchpforten beurteilt. Im Bereich des Genitale werden bei Jungen und Mädchen äußerlich sichtbare Missbildungen und Entwicklungsrückstände untersucht (Pubertätsstadien nach Tanner). Im Bereich der Extremitäten werden Haltungsanomalien und Bewegungsabläufe geprüft. Die Haut wird sowohl auf Zeichen von Systemerkrankungen (z. B. Café-au-lait-Flecken) als auch Narben und Misshandlungszeichen sowie Injektionseinstichstellen bei Drogenabusus untersucht. (Sitzmann 1995; Knölker et al. 1997; Herpertz-Dahlmann 2000).

Die folgende Übersicht gibt einen Überblick über die somatische Befunddokumentation.

Somatische Befunddokumentation

- Name
- Datum der Untersuchung
- Größe
- Kopfumfang
- Gewicht
- Reifestatus
- Pflegezustand
- Haut (Dysmorphiezeichen, Narben)
- Obere Extremität Anomalien
- Untere Extremität
- Wirbelsäule
- Skelettsystem insgesamt
- Kopf
- Hirnnerven
  - N. olfactorius
  - N. opticus
  - N. oculomotorius
  - N. trochlearis
  - N. trigeminus
  - N. abducens
  - N. facialis
  - N. vestibulocochlearis
  - N. glossopharyngeus
  - N. vagus
  - N. accessorius
  - N. hypoglossus
- Tonsillen, Kieferanomalien
- Schilddrüse
- Lunge
- Nierenlager
- Herztöne, Rhythmus, Puls, Herzgeräusche, Blutdruck
- Abdomen, Resistenzen, Druckschmerz, Narben
- Leber
- Milz
- Bruchpforten

▼

- Genitale
- Vegetative Zeichen
- Patellarsehnenreflex (PSR)
- Achillessehnenreflex (ASR)
- Bizepssehnenreflex (BSR)
- Radiusperiostreflex (RPR)
- Bauchhautreflex (BHR)
- Pyramidenbahnzeichen (Babinski, Trömmnerreflex)
- Extrapyramidale Symptome (Chorea-Dyskinesien)
- Paresen
- Kraft und Tonus
- Diadochokinese
- Assoziierte Reaktionen
- Feinmotorische Koordination
- Romberg'scher Stehversuch
- Einbeinstand
- Blindgang
- Zehengang (vorwärts/rückwärts)
- Hackengang (vorwärts/rückwärts)
- Seiltänzergang (vorwärts/rückwärts)
- Sensibilität
- Lateralität Hand
- Lateralität Fuß
- Lateralität Auge
- Sprechkoordination
- Sprache
- Sonstige Auffälligkeiten
- Neurologische Gesamtbeurteilung: Normalbefund – leichte Auffälligkeit – pathologischer Befund
- Somatische Gesamtbeurteilung: Normalbefund – leichte Auffälligkeit – pathologischer Befund

5.9 Psychologische Diagnostik

Die psychologische Diagnostik in der Kinder- und Jugendpsychiatrie hat zum Ziel mit Hilfe psychologischer Testverfahren und Methoden Befunde zur kognitiven emotionalen und psychosozialen Entwicklung, zur Persönlichkeit und aktuellen Lebenssituation zu erheben und damit zu einem besseren Verständnis psychischer Störungen bei Kindern und Jugendlichen beizutragen. Generell muss sich die Auswahl, Anzahl und Reihenfolge der Testverfahren, aber nicht zuletzt auch die Art ihrer Durchführung stark an den individuellen Möglichkeiten und Bedürfnissen des Kindes orientieren, um eine allgemeine Über- oder Unterforderung oder unnötige Konflikte in der Testsituation zu vermeiden (Resch et al. 1999).

! Grundsätzlich ist der Aufbau und die Aufrechterhaltung einer positiven Beziehung, so weit im Rahmen der Untersuchungssituation möglich, eine wichtige Voraussetzung für eine valide Testdiagnostik. Die Gestaltung des Untersuchungsablaufes ist hier von großer Bedeutung.

Es gilt dabei, die äußeren Bedingungen möglichst angenehm zu gestalten und je nach Fragestellung sowie Alter des Kindes das Testrepertoire auszuwählen. Für Kinder im Kindergarten oder Kleinkindalter nehmen spielerische Elemente und Verhaltensbeobachtungen einen besonderen Stellenwert ein. Bei Schulkindern schafft der Beziehungsaufbau in der Leistungssituation oft günstige Voraussetzungen für spätere Fragen über emotionale Themen. Leistungssituationen sind älteren Kindern und Jugendlichen aufgrund der Schulerfahrungen vertraut und sollten daher üblicherweise zu Beginn der Untersuchung nach dem Einführungsgespräch durchgeführt werden. Verfahren zur Persönlichkeitsdiagnostik, zu Einstellungen und emotionalem Erleben sollten sich daran anschließen.

Tabelle 5.2 gibt einen Überblick über verschiedene psychologische Methoden und Testverfahren der kinder- und jugendpsychiatrischen Diagnostik. In der Regel werden psychologische Testverfahren in leistungsdiagnostische Verfahren zur Beurteilung des kognitiven Entwicklungsstandes und persönlichkeitsdiagnostische Verfahren zur Beurteilung von Verhalten, emotionaler Entwicklung und Persönlichkeit eingeteilt. Bei der Durchführung psychometrischer Testverfahren ergeben sich individuelle Messwerte, deren jeweilige Bedeutung erst anhand von Altersnormen beurteilt werden muss. Ein einheitliches Maß zur Bestimmung des Abstandes eines Messwertes vom Mittelwert ist die Standardabweichung. Die einfachste Form standardisierter Messwerte sind Z-Werte, die einen Mittelwert von 0 und eine Standardabweichung von 1 aufweisen. In der Praxis werden anstelle von Z-Werten meist andere standardisierte Skalenwerte, wie z. B. T-Werte, IQ-Werte oder Wertpunkte verwendet (s. dazu Resch et al. 1999).

Während die Auswertung psychometrischer Tests über die Ermittlung der entsprechenden Roh- und Standardwerte mit hoher Sicherheit erfolgen kann, sind bei Beschreibungen von Verhalten, Gesprächsangaben sowie Interpretationen halbstandardisierter oder projektiver Verfahren Auswertung und subjektive Beurteilung oft nur schwer zu trennen. Es empfiehlt sich, deskriptive Inhalte und deren Interpretation möglichst voneinander abzugrenzen. Alle Testverfahren und Informationsquellen sollten explizit gemacht werden, sodass in der Beurteilung deutlich wird, auf welche Fakten, Inhalte und Informationen sie sich bezieht.

Tabelle 5.2. **Eine Auswahl für die klinische Praxis geeigneter bzw. bewährter Testverfahren**

Testname	Autor(en)	Inhalt	Alter [Jahre]	Dauer [min]
Allgemeine Entwicklungstests				
Münchener Funktionelle Entwicklungsdiagnostik (MFED)	(Hellbrügge et al. 1994)	Prüft Entwicklungsstand/-alter in verschiedenen Funktionsbereichen: Motorik, Sprache, Sozialverhalten	0–3	ca. 50
Sensomotorisches/ Psychosoziales Entwicklungsgitter	(Kiphard 1975)	Tabellarische Entwicklungsprüfung: Motorik, akustische/optische Wahrnehmung, Sprache, Sozialverhalten	0–4	30–60
Wiener Entwicklungstest (WET)	(Kastner-Koller et al. 1998)	13 Subtests zu den Bereichen Motorik, Wahrnehmung, Gedächtnis, kognitive, sprachliche und soziale Fähigkeiten	3–6	ca. 60
Spezielle Entwicklungstests				
Heidelberger Sprachentwicklungstest (HSET)	(Grimm et al. 1978)	13 Subtests zur differenzierten Diagnostik der Sprachentwicklung	3–9	40–80
Psycholinguistischer Entwicklungstest (PET)	(Angermaier 1977)	12 Subtests zur Diagnostik sprachlicher Kommunikation und basaler kognitiver Funktionen	3–10	60–90
Frostigs Entwicklungstest der visuellen Wahrnehmung (FEW)	(Frostig 1979)	5 Subtests zur Erfassung visueller Wahrnehmungsfunktionen	4–9	30–40
Graphomotorische Testbatterie (GMT)	(Rudolf 1986)	7 Subtests zur graphomotorischen Entwicklung. Prüfung der Voraussetzungen des Schreibens	4–7	ca. 45
Motoriktest für 4- bis 6-jährige Kinder (MOT 4–6)	(Zimmer et al. 1987)	18 Aufgaben zur Prüfung des Entwicklungsstandes der Fein- und Grobmotorik	4–6	15–20

▣ Tabelle 5.2 (Fortsetzung)

Testname	Autor(en)	Inhalt	Alter [Jahre]	Dauer [min]
Intelligenztests				
Grundintelligenztest Skala 1 (CFT 1)	(Weiß et al. 1997)	5 Subtests zur Erfassung visueller Wahrnehmungsgeschwindigkeit und sprachfreier Denkkapazität	5–9	ca. 30
Grundintelligenztest Skala 2 (CFT 2)	(Weiß 1997)	2 Testteile mit je 4 Subtests zur Erfassung der nichtsprachlichen Denkfähigkeit	ab 9	ca. 45 (Teil 1 ca. 25)
Adaptives Intelligenz Diagnostikum (AID 2)	(Kubinger et al. 1991)	11 Subtests plus 3 Zusatztests: Spektrum verbaler und manuell- visueller Intelligenzaspekte, adaptives Testen, Rasch-skaliert	6–16	30–70
Hamburg Wechsler Intelligenztest für Kinder III (HAWIK III)	(Tewes et al. 2000)	10 Subtests plus 3 Zusatztests: Spektrum verbaler und manuell- visueller Intelligenzaspekte	6–17	60–90
Kaufman Assessment Battery for Children (K-ABC), deutsche Version	(Melchers et al. 1991)	16 Subtests zur Erfassung intellektueller Fähigkeiten und Fertigkeiten	2;6–12;5	40–90
Spezielle Leistungstests				
Aufmerksamkeits-belastungstest (d2)	(Brickenkamp 1981)	Konzentrationsleistung: rasche visuelle Reiz unterscheidung, Mengen- und Sorgfaltsleistung	ab 9	ca. 8
Zahlen-Verbindungs-Test (ZVT)	(Oswald et al. 1978)	Bearbeitungstempo (»perceptual speed«) bei Aufgaben zur visuellen Überblicksgewinnung	ab 8	5–10
Mottier Test	(Welte 1981)	Prüfung der auditiven Differenzierungs- und Merkfähigkeit, Kurzzeitgedächtnis	2. bis 5. Schuljahr	3–5
Benton Test	(Benton 1981)	Visuomotorik, Zeichenfähigkeit und visuelles Kurzzeitgedächtnis	ab 7	5–10
Diagnosticum für Cerebralschädigung (DCS)	(Weidlich et al. 1993)	Lern- und Gedächtnistest für figurales Material zur Diagnose erworbener Hirnschädigungen	ab 6	20 – 60
Göttinger Formreproduktions-Test (GFT)	(Schlange et al. 1973)	Visuomotorik, Zeichenfähigkeit Diagnose von Hirnschädigungen	6–15	ca. 10
Lern- und Merkfähigkeitstest (LMT)	(Seyfried 1990)	Lern- und Gedächtnistest: 6 Subtests: figurales, numerisches und verbales Material	12;6–16;5	ca. 30
Fragebogenverfahren zur allgemeinen und klinischen Persönlichkeitsdiagnostik				
Family Relations Test (FRT) deutsche Normierung	Flämig et al. 1977)	Analyse von (familiären) Beziehungen mittels (Zuordnung positiver und negativer Aussagen	6–11	20–25
Persönlichkeitsfragebogen für Kinder zwischen 9 und 14 Jahren (PFK 9–14)	(Seitz et al. 1992)	15 Subskalen zu Verhaltensstilen, Motiven und Selbstbildaspekten	9–14	ca. 60
Hamburger Persönlichkeits-fragebogen für Kinder (HAPEF-K)	(Wagner et al. 1978)	6 Skalen zu Leistungsstörungen, Angst, Aggression, Neurotizismus, Misserfolg und Extraversion	9–13	40–80
Narzissmusinventar (NI)	(Deneke et al. 1989)	18 Subskalen zum Selbsterleben und narzisstischen Persönlichkeitsaspekten	ab 15	30–45
Erfassungsbogen für aggressives Verhalten in konkreten Situationen (EAS)	(Petermann et al. 2000)	Differenziert 5 Aggressionsaspekte anhand 22 konkret dargestellter Alltagssituationen	9–12	20–30
Problemfragebogen für 11- bis 14-Jährige (PF 11–14)	(Westhoff et al. 1982)	233 Fragen zu Problembelastungen in den Bereichen: Selbst, Familie, Peers, Schule und Allgemeines	11–14	45–90
Problemfragebogen für Jugendliche	(Roth et al. 1967)	306 Fragen zu Problembereichen: (nach) Schule, Selbst, Peers, zu Hause, Partner, Gesundheit, Allgemeines	14–18	45–90

Tabelle 5.2. Eine Auswahl für die klinische Praxis geeigneter bzw. bewährter Testverfahren

Testname	Autor(en)	Inhalt	Alter [Jahre]	Dauer [min]
Kinder-Angst-Test (KAT)	(Thurner et al. 1975)	19 Items zur Erfassung von Ängstlichkeit als Persönlichkeitseigenschaft	9–15	10–15
Depressionsinventar für Kinder und Jugendliche (DIKJ)	(Stiensmeier-Pelster et al. 2000)	26 Items zur Erfassung der Schwere der Depressivität bei Kindern und Jugendlichen	8–17	ca. 15
Elternfragebogen über das Verhalten von Kindern und Jugendlichen (CBCL/4–18)	(Döpfner et al. 1994)	Elterneinschätzungen zu Kompetenzen, emotionalen und Verhaltensproblemen ihrer Kinder	4–18	ca. 30
Fragebogen für Jugendliche (YSR)	(Döpfner et al. 1994)	Selbsteinschätzungen zu Kompetenzen, emotionalen und Verhaltensproblemen	11–18	ca. 30
Projektive Verfahren				
Scenotest	(von Staabs 1964)	Standardisiertes Spielmaterial zur Analyse von Spielverhalten und Problemgestaltung	ab 3	variabel, meist ca. 10–30
Tematischer Gestaltungstest (Salzburg) [TGT-(S)]	(Revers et al. 1985)	Bildtafeln mit Problemsituationen: Analyse der vom Kind dazu erzählten Geschichten	ab 7	variabel, meist ca. 20–40
Geschichten Erzählen projektiv (GEp)	(Preuß et al. 1996)	47 Bildtafeln zu speziellen Problembereichen: Analyse der zugehörigen kindlichen Äußerungen und Geschichten	ab 4–5	variabel, meist ca. 20–40
Rorschachtest	(Rorschach 1992)	Inhaltliche und formale Analyse der Wahrnehmungen/Deutungen zu 10 Kleckstafeln	ab 3	variabel, meist ca. 20–40

Weiterhin werden routinemäßig standardisierte Schultests (Lesetests, Rechtschreibtests und Rechentests) zur Beurteilung der Leistung im Lesen, Rechtschreiben und Rechnen im Vergleich zur jeweiligen Klassenstufe eingesetzt.

Die Darstellung der Ergebnisse der psychologischen Diagnostik sollte so erfolgen, dass die wichtigsten Einzelbefunde in knapper und übersichtlicher Form einander gegenübergestellt werden und sich mit den Ergebnissen der klinischen Exploration und den Daten der Anamnese in Beziehung setzen lassen. Auf diese Weise lässt sich ein klinischer Gesamteindruck definieren, der in eine mehrdimensionale diagnostische Beurteilung mündet.

! Sollten sich aus der körperlichen Untersuchung, Anamnese, Exploration und Testverfahren Hinweise auf eine weiterführende körperliche Diagnostik ergeben, muss eine vertiefte apparative Folgediagnostik mittels EEG und bildgebenden Verfahren erfolgen (▶ s. dazu Abschn. 5.13).

5.10 Mehrdimensionale Diagnostik nach dem multiaxialen Klassifikationsschema

Die Bemühungen um eine Verbesserung der Kriterien zur Klassifikation psychischer Störungen haben in dem derzeitigen System der internationalen Klassifikation psychischer Störungen (ICD-10) ihren Niederschlag gefunden. Im angloamerikanischen Raum hat sich das diagnostische System des »Diagnostic and Statistical Manual« (DSM), das derzeit in der 4. Fassung vorliegt, allgemein durchgesetzt. Das Anliegen, durch eine verbindliche Klassifikation zwischen unterschiedlichen Therapeuten und Forschergruppen eine hohe Reliabilität der Diagnosen herzustellen, kann als erreicht betrachtet werden. Der Zuwachs an Reliabilität der diagnostischen Einschätzung muss aber nicht notgedrungen mit einer Verbesserung der Validität einer solchen Einschätzung einhergehen.

Um der Entwicklungsdynamik von Kindern und Jugendlichen Rechnung tragen zu können, gab es im Bereich der Kinder- und Jugendpsychiatrie schon in den 70er-Jahren eine Strömung, die die Beschränkung auf Hauptdiagnosen im Rahmen von Klassifikationssystemen zu kurz gegriffen fand (s. Resch et al. 1998). Um den Erfordernissen der kinder- und jugendpsychiatrischen Diagnostik und Forschung gerecht zu werden, wurde das multiaxiale Klassifikationsschema für psychische Störungen des Kindes- und Jugendalters (MAS) durch Remschmidt u. Schmidt (1994) entwickelt. Das multiaxiale Klassifikationsschema enthält in seinem Aufbau neben dem klinisch-psychiatrischen Syndrom auf Achse I vier weitere Achsen, auf denen umschriebene Entwicklungsstörungen (Achse II), das Intelligenzniveau (Achse III), körperliche

Symptome (Achse IV) und assoziierte aktuelle abnorme psychosoziale Umstände (Achse V) dokumentiert werden können. Schließlich wurde in der neuesten Fassung noch als Achse VI eine Globalbeurteilung der psychosozialen Anpassung beigefügt.

! Mit dem multiaxialen Klassifikationsschema besitzt die Kinder- und Jugendpsychiatrie und -psychotherapie ein nosologieorientiertes Klassifikationssystem, das auch einer Mehrebenen-Betrachtungsweise gerecht wird und mittlerweile Eingang in die Basisdokumentationssysteme vieler universitärer und nichtuniversitärer Behandlungseinrichtungen gefunden hat (Englert u. Poustka 1995).

Achse I. Die Achse I enthält die psychischen Störungen der Sektion V des ICD-Schlüssels in der 10. Version. Ausgenommen werden lediglich die Kodierungen des Abschnitts F8, die als »umschriebene Entwicklungsstörungen« definiert sind und umschriebene Sprachentwicklungsstörungen, motorische Störungen, Lese- und Rechtschreibstörung, Rechenstörungen sowie kombinierte Störungen schulischer Fertigkeiten umfassen. Diese werden der Achse II zugeordnet. Kodierungen für die Intelligenzminderungen (F7) werden auf Achse III zusammengefasst. Wenn kinderpsychiatrische Störungen unter Bezeichnungen klassifizierbar sind, die auch in der Psychiatrie des Erwachsenen benutzt werden, sollten sie auch ebenso kodiert werden. Störungen des Kindesalters, die den Definitionen des Kapitels F9 entsprechen und somit typische Charakteristika des Kindesalters aufweisen, sollten eine eigene Verschlüsselung unter F9-Kategorien erfahren.

Achse II. Auf Achse II sind die Kodierungen deskriptiv. Umschriebene Entwicklungsrückstände sollten unabhängig von ihrer Genese verschlüsselt werden. Eine Ausnahme bilden die tiefgreifenden Entwicklungsstörungen (F84), die beispielsweise den frühkindlichen Autismus und das Asperger-Syndrom umfassen, und auf der ersten Achse kodiert werden sollen.

Achse III. Achse III gibt Auskunft über das derzeitige individuelle Intelligenzniveau.

Achse IV. Achse IV erlaubt die Kodierung von nichtpsychiatrischen Krankheitssymptomen auf der somatischen Ebene. Zurückliegende Erkrankungen oder Verletzungen sollten nur dann Berücksichtigung finden, wenn sie mit der augenblicklich vorhandenen somatischen Störung in Zusammenhang stehen. Körperliche Beeinträchtigungen sollten unabhängig davon kodiert werden, ob die Annahme besteht, dass die psychische Störung damit in Zusammenhang steht oder nicht.

Achse V. Achse V enthält die Kodierungen abnormer psychosozialer Umstände, die im letzten halben Jahr das Kind beeinflusst haben. Es sollten nur erhebliche abnorme psychosoziale Umstände erfasst werden. Die ganze Breite der Normvarianten sollte mit 0 kodiert werden.

Achse VI. Achse VI erlaubt eine Globalbeurteilung der psychosozialen Anpassung, die sich auf folgende Bereiche erstrecken soll: auf Beziehungen zu Familienangehörigen, Gleichaltrigen und Erwachsenen außerhalb der Familie, auf die Bewältigung von sozialen Situationen im Alltag, auf die schulische bzw. berufliche Anpassung und auf Interessen und Freizeitaktivitäten.

Aus therapeutischer Sicht kann aus der Klassifikation einer psychischen Störung allein aber nicht immer ein handlungsanleitendes pathogenetisches Modell abgeleitet werden. Auch wenn das multiaxiale Klassifikationsschema (MAS) Möglichkeiten bietet, situative Risikofaktoren und den Anpassungsgrad in Rechnung zu stellen, bedarf es darüber hinaus einer vertiefenden entwicklungspsychopathologischen Analyse, die Erleben und Verhalten des Kindes im sozialen Kontext vor dem Hintergrund des kognitiven und emotionalen Entwicklungsstandes fassbar macht.

5.11 Entwicklungspsychopathologische Diagnostik

Die Entwicklungspsychopathologie betrachtet einerseits Einflüsse der normalen Entwicklung auf die Genese psychopathologischer Symptome: Art der Symptomwahl und Intensität der Symptomausprägung können entwicklungsbezogen unterschiedlich sein. Andererseits muss die Entwicklungspsychopathologie zu der normativen Frage Stellung nehmen, welchen Einfluss psychopathologische Symptome auf die weitere normale Entwicklung des Kindes und seines Umfeldes haben.

! Die Entwicklungspsychopathologie setzt sich zum Ziel, Ursachenbedingungen und Verlauf individueller Muster von Fehlanpassung im Lauf der Entwicklung zu untersuchen.

Der Fokus ist dabei auf die spezifischen Problemstellungen einer Bewältigung entwicklungsbedingter Anpassungsnotwendigkeiten gerichtet (Cicchetti u. Cohen 1995; Resch et al. 1999; ▶ s. auch Kap. 4). Die Entwicklungspsychopathologie kann die Diagnostik durch eine spezifische Betonung von drei Aspekten unterstützen:
- die situative Analyse,
- die biographische Analyse und
- die strukturelle Analyse.

Situative Analyse. Die situative Analyse soll den unmittelbaren Kontext eines bestimmten psychopathologischen

Symptoms fassbar machen. Auslöser der Symptomatik sollen verdeutlicht werden, die im Spannungsfeld zwischen Entwicklungsaufgaben und lebensschicksalshaften Ereignissen zu suchen sind. Aktuelle Konflikte und/oder Anpassungsprobleme erweisen sich dabei von Bedeutung. Der Handlungsspielraum, der vom familiären und weiteren sozialen Umfeld dem Kind gewährt wird, muss ermittelt werden.

Biographische Analyse. Sie soll bisherige Entwicklungsbedingungen von der Geburt bis zum gegebenen Zeitpunkt erhellen. Biologische und psychosoziale Risiken, traumatische Erfahrungen, Trennungen und Entwurzelungen spielen dabei ebenso eine Rolle wie familiäre Denk- und Interpretationsstile. Besonders auf die Passung des Kindes in sein soziales Umfeld soll das Augenmerk gerichtet sein. Chronische Fehlanpassungen und emotionale Vernachlässigungszustände sind bei der Entwicklung psychischer Störungen von Kindern wesentlich hervorzuheben. In der biographischen Analyse sollen entsprechende Risikofaktoren und Traumen, möglichen protektiven Faktoren und familiären Ressourcen gegenübergestellt werden.

Strukturelle Analyse. Die strukturelle Analyse schließlich hat zum Ziel, den aktuellen Entwicklungsstand im Sinne der kognitiven Fertigkeiten, der Selbstintegration und vorhandener Anpassungskapazitäten näher zu beschreiben. Unter der Annahme, dass die strukturelle Disposition eines Menschen (Resch et al. 1999) nicht allein auf genetische Ursachen zurückzuführen ist, sondern selbst wieder das Ergebnis multipler Interaktionen zwischen dem Individuum und seiner Umwelt ist, erscheint eine nähere Analyse des Strukturniveaus von Kindern unter Anpassungsgesichtspunkten von besonderer Bedeutung. Kontaktverhalten, Affektregulation, Beziehungsregulation und Problemlösungsverhalten spielen dabei eine große Rolle. Die Disposition kann auch als Verhaltensrepertoire bezeichnet werden. Genetische Bereitschaften sowie vielfältige neurobiologische und psychosoziale Entwicklungseinflüsse steuern zur Entwicklung von Dispositionen im Rahmen eines biographischen Prozesses bei. Bedeutsam ist dabei, dass im aktuellen Kontext vergangene Aktualisierungs- und Repräsentationsprozesse bei der Auslösung rezenter Verhaltens- und Erlebnisweisen eine fundamentale Rolle spielen (Resch 1999).

Operationalisierung psychodynamischer Diagnostik

Im deutschsprachigen Raum wurde von dem Bedürfnis nach operational definierter psychodynamischer Diagnostik ausgehend die Arbeitsgruppe OPD-KJ (Operationalisierung Psychodynamischer Diagnostik im Kindes- und Jugendalter) begründet. Die Tatsache berücksichtigend, dass für das Kindes- und Jugendalter eine ausgesprochen differenzierte deskriptive Diagnostik durch das große MAS-System etabliert ist, hat die Arbeitsgruppe OPD-KJ beschlossen, 4 psychodynamische Achsen als Ergänzungsachsen dem klassifikatorischen Instrument der MAS an die Seite zu stellen.

Achse I der OPD-KJ beschreibt die Beschwerdesymptomatik des Krankheitserlebens und die Behandlungsvoraussetzungen. Der Akzent liegt nicht so sehr auf dem Krankheitsverhalten als auf der subjektiven Einschätzung von Symptomen unter Betonung des Beschwerdecharakters. Auf einer weiteren Achse (Achse II) werden Beziehungsmuster kodiert, eine Achse III versucht die Bedeutung innerer Konflikte zu operationalisieren, die vierte psychodynamische Achse schließlich bildet als Strukturachse die Qualitäten oder Insuffizienzen psychischer Strukturelemente ab. Dabei wird eine deskriptive Einschätzung von Selbstwahrnehmung, Selbststeuerung, Abwehrverhalten, Objektwahrnehmung, Kommunikation und Bindung vorgenommen. Ein entsprechendes Manual ist veröffentlicht.

Psychodynamische Funktionsebenen

Aus entwicklungspsychopathologischer Sicht macht es Sinn, Symptome und Syndrome vor dem Hintergrund dispositioneller Anpassungsreserven zu interpretieren, um den Schweregrad der psychischen Störung und das Ausmaß der Beeinträchtigung zu beurteilen. Betrachtet man psychische Störungen nach dem Handlungsrepertoire auf bestimmten psychodynamischen Funktionsniveaus, dann können wir die Symptombildung auf folgenden Ebenen abgrenzen:

- auf einer erlebnisreaktiven,
- auf einer konflikthaft-neurotischen,
- auf einer narzisstischen,
- auf einer borderlineartigen und
- auf einer (prä-)psychotischen Ebene.

Das erlebnisaktive Funktionsniveau. Symptombildungen auf dem erlebnisreaktiven Funktionsniveau zeigen aktuelle Anpassungsspannungen in unmittelbarer Beantwortung von Entwicklungsaufgaben oder traumatischen Ereignissen auf, wobei das Kind mit bisher guten Anpassungsressourcen kompensatorische Aktivitäten in Gang setzt. Aktuelle Konflikte werden dabei fassbar.

Das konflikthaft-neurotische Funktionsniveau. Diese Ebene kennzeichnen aktuelle Überreaktionen, die durch vorhergegangene Traumatisierungen im früheren Lebensabschnitt und durch vorbestehende innere Konflikte im Selbstkonzept bzw. im Motivgefüge hervorgerufen werden.

Das narzisstische Funktionsniveau. Charakteristisch für die narzisstische Ebene sind überstarke Regulationsaktivitäten bezüglich des Selbstwertes, wobei Selbstwertkrisen und -konflikte, negative Selbstzuschreibungen, Ideen vermeintlicher Größe und die Angst vor negativem sozialen Echo sowie Ängste vor dem Verlust wichtiger Bezugspersonen die Kommunikation und Anpassung erschweren. Auf dem narzisstischen Funktionsniveau ist das Kind, durch die existenzielle Befürchtung für sein Lebensumfeld nicht gut genug zu sein, beeinträchtigt.

Das Borderlinefunktionsniveau. Diese Ebene ist durch eine mangelnde Selbstintegration und das Erlebnis der Identitätsdiffusion gekennzeichnet. Ängste vor Selbstverlust, hohe Irritabilität, eingeschränkte Affektregulationsmechanismen und eine verminderte Impulskontrolle herrschen vor. Auf dem Borderlineniveau zeigen sich Kinder mit einer hohen Identitätsunsicherheit, mit chamäleonartigen, teils unberechenbaren Verhaltensfacetten, die oft Bezugspersonen und therapeutische Teams in zwei Lager spalten können, die sich durch eine höchst positive und eine zutiefst ablehnende Haltung gegenüber dem Kind definieren.

Das (prä-)psychotischen Funktionsniveau. Auf dem (prä-)psychotischen Niveau findet sich bereits eine tiefgreifende Störung der Informationsverarbeitung mit Fragmentierung des inneren Erlebens, die Realitätskontrolle ist gravierend beeinträchtigt und die kommunikativen Aktivitäten sind durch Störungen der Wahrnehmung und Weltinterpretation nachhaltig eingeschränkt.

Das psychische Funktionsniveau, auf dessen Basis das Kind den Handlungsspielraum, den ihm das soziale Umfeld lässt, erfüllt, kann als strukturelles Niveau bezeichnet werden.

5.12 Risikoverhaltensweisen

> **!** **In Pubertät und Adoleszenz finden wir Handlungsmuster des jugendlichen Individuums, die – auch wenn sie keine psychopathologischen Symptome im engeren Sinne darstellen – durch einen Mangel an Selbstfürsorge, einen Mangel an Gesundheitsbewusstsein und einen Mangel an sozialer Umsicht gekennzeichnet sind (Resch et al. 1999).**

Alkohol- und Drogengebrauch mit verschiedenen Übergängen zu Missbrauchsmustern sind dabei ebenso zu benennen wie soziale Regelübertretungen bis hin zu delinquenten Verhaltensweisen mit Diebstahl, Betrug, Erpressung oder Raub. Eine Abnahme der Leistungsmotivation kann zu gravierenden Schul- und Ausbildungsproblemen führen, die sich in Schuleschwänzen, Schulabbrüchen oder Schulausschlüssen äußern. Ein Leistungsknick und eine Unterbrechung der Karriereentwicklung des Jugendlichen kann die Folge sein. Aggressive Interaktionen können Rivalitätskrisen und Autoritätskrisen aggravieren, Anlass zu schweren intra- und außerfamiliären Auseinandersetzungen sein, und nicht selten in Eskalationsspiralen zunehmender wechselseitiger Gewalt enden. Probleme des Rückzugs und Kontaktabbrüche können die Selbstbezogenheit so weit treiben, dass Bindungsbedürfnis und Autonomiebestrebung völlig untergraben sind, der Jugendliche zu Abkapselung neigt und schließlich in seiner Realitätskontrolle geschwächt wird.

Veränderungen in Lebensstil und Lebensgewohnheiten können im Alltag den Schlaf-Wach-Rhythmus, die Ernährungsgewohnheiten und das Konsumverhalten einschließen. Mutproben, asketische Phänomene, Rasen mit Moped oder Motorrad, Verzicht auf Körperhygiene und dergleichen zählen ebenfalls dazu. Schließlich ist noch ein riskantes Sexualverhalten zu nennen, das nicht nur durch Promiskuität, sondern auch durch mangelnde Verhütung von Schwangerschaft oder mangelnde Vorsicht gegenüber Ansteckung durch Geschlechtskrankheiten oder Aids gekennzeichnet ist.

Viele Risikoverhaltensweisen folgen einem Muster des »Russisch-Roulette«: Wenn etwas Entsetzliches passiert, ist es mir auch egal, ich riskiere es halt!

Einflussfaktoren auf das Auftreten von Risikoverhalten

Vielfältige Faktoren beeinflussen das Auftreten von Risikoverhaltensweisen (Diclemente et al. 1996):

Fehleinschätzung des Gefahrpotenzials. Ein Faktor ist das Wissen um das Gefahrpotenzial solcher Verhaltensweisen. Die Risikoeinschätzung im Sinne einer Kosten-Nutzen-Rechnung wird meistens durch einen optimistischen Bias vonseiten des Jugendlichen verändert. Jugendliche machen sich häufig Illusionen darüber, dass sonst unkontrollierbare Phänomene gerade durch sie gut in den Griff zu bekommen sein werden. Dies wird noch durch das Phänomen des proximalen Denkens unterstützt, das dadurch gekennzeichnet ist, dass Jugendliche nur an die nahe Zukunft und mögliche Vorteile für die Person in diesem Zeitabschnitt denken.

Soziale Kompetenz. Ein weiterer Faktor in der Entstehung von Risikoverhaltensweisen ist die aktuelle soziale Kompetenz zur Bewältigung adoleszentärer Entwicklungsaufgaben. Je geringer das soziale Echo vonseiten normaler Peergruppen, je mehr Misserfolge im aktuellen Umfeld zu verzeichnen sind, desto höher ist die Wahrscheinlichkeit, dass der Jugendliche sich in Risikoverhaltensweisen verstrickt. Je kleiner das Verhaltensrepertoire eines Jugendlichen ist, sich durch Kompetenzen in seinem Umfeld bekannt und beliebt zu machen, umso größer scheint die Gefahr durch Drogeneinnahme oder Regelübertretungen auf sich aufmerksam zu machen.

Wertesystem der Peergroup. Ein weiterer Einflussfaktor ist das Werteverhalten der Gleichaltrigengruppe selbst, wenn in diesen Gruppen Risikoverhaltensweisen verklärt bzw. hoch gehalten werden. Die Nichtverfügbarkeit von wichtigen Bezugspersonen und die mangelnde Kontrolle durch Bezugspersonen erhöhen ebenfalls das Risiko für den Jugendlichen in Risikoverhaltensweisen involviert zu bleiben (Igra u. Irwin 1996).

Selbstwertgefühl. Schließlich muss die individuelle Bedeutung der Risikoverhaltensweisen für Selbst und Selbstwert hervorgehoben werden. Besonders gefahrvolle, riskante Manöver werden vom Jugendlichen oft gerade deswegen durchgeführt, weil sie von Erwachsenen mit Verboten belegt oder wegen ihres Risikos mit Entsetzen abgelehnt werden (Resch et al. 1999). Jugendliche nehmen Drogen oder begehen delinquente Taten, gerade weil damit ein erhöhtes Risiko verbunden ist und eine Selbstdefinition, Selbstbestätigung und/oder Selbsterhöhung ermöglicht wird. Die Nichtbeachtung solcher Tatsachen bei der Aufklärung von Jugendlichen über Gefahren und Risiken lässt solche Initiativen ins Leere laufen. Es ist kein Zufall, dass Risikoverhaltensweisen gerade im Adoleszenzalter eine besondere Rolle spielen, weil Jugendliche um ihre Identität und Selbstdefinition ringen und ihren Ort in der Welt der Erwachsenen erst finden müssen.

Geschlechtszugehörigkeit. Risikoverhaltensweisen zeigen eine klare Geschlechtspräferenz: Bei Drogenkonsum und Aggressivität dominieren männliche Jugendliche, während Essprobleme, Rückzugsverhaltensweisen und emotionale Unstetigkeit bei weiblichen Individuen gehäuft auftreten. Leistungsverweigerung kennzeichnet beide Geschlechter.

! Im schlimmsten Falle können Risikoverhaltensweisen genetische Prädilektionen und aus der Biographie mitgebrachte Vulnerabilitäten so zur eskalierenden Ausgestaltung bringen, dass schließlich aus der Krise eine Krankheit wird (s. auch Kap. 4).

5.13 Apparative Diagnostik

An apperativer Diagnostik stehen dem Kinder- und Jugendpsychiater selbstverständlich sämtliche etablierten Verfahren der Medizin zur Verfügung. Indikationsstellung und Durchführung liegen aber in den Händen der entsprechenden Fachkollegen. Spezifische Aussagen zu Patienten unseres Fachgebietes lassen sich durch EEG, evozierte Potenziale, Liquor- und neuroradiologische Untersuchungen treffen. Der Kinder- und Jugendpsychiater sollte die Indikationen und Kontraindikationen zu diesen Verfahren mitbeurteilen, ihre technische Durchführbarkeit für seine Patienten einschätzen und in der Lage sein, die Befunde in das Krankheitsbild des Patienten einzuordnen.

Die Neurographie und die Myographie werden nicht besprochen, da sie für die klinischen Fragestellungen der Kinder- und Jugendpsychiatrie keine Rolle spielen. In der Neuropädiatrie sind sie unverzichtbare Bestandteile der klinischen Diagnostik (Lieetz 1999).

5.13.1 Elektroenzephalographie (EEG)

Neuronale Aktivität äußert sich in Potenzialschwankungen, die von der Schädeloberfläche mittels Elektroden abgreifbar sind. Verursacht wird diese elektrische Aktivität durch die postsynaptischen Potenziale der Neurone, die als Summenpotenziale träge genug reagieren, um flächenhafte Potenzialfelder entstehen zu lassen. Die wechselnde Verteilung dieser Potenzialfelder summiert sich zum kortikalen Feldpotenzial, das räumlich verteilte und unterschiedlich starke elektrische Dipole enthält. Mit Oberflächenelektroden abgreifbar ist das Potenzial über der Rinde, die ständig Afferenzen aus tiefer liegenden Hirnstrukturen erhält, was die ableitbare Aktivität verändert. Diese afferenten Impulse sind möglicherweise dafür verantwortlich, dass kortikale Neurone charakteristische rhythmische Wellen wie z. B. den α-Rhythmus generieren.

International werden die Elektroden im sog. »Ten-Twenty-System« platziert, was bei Säuglingen oder Kleinkindern aber vereinfacht werden kann. Dabei wird die Verbindungslinie zwischen Nasion (N) und der Protuberantia occipitalis (I = Inion) sowie diejenige zwischen den beiden vorderen Gehörgangsöffnungen (A_1 und A_2 von aurikulär) in 10–20–20–20–20–10% aufgeteilt, gleichermaßen die beiden Halbkreise N-A-I (◘ Abb. 5.2), und die Elektroden werden in diesen Abständen angeordnet. Damit sind sie symmetrisch in gleichen Abständen platziert und die Bezeichnungen der Elektrodenpositionen (Ableitpunkte) stimmen mit den entsprechenden anatomischen Bezeichnungen überein.

Es gibt die unterschiedlichsten Elektroden, die gebräuchlisten sind Napf- und Filzelektroden. Nadelelektroden bleiben im Kindesalter sehr speziellen Fragestellungen vorbehalten. Nach Anlegen der Elektroden werden die in der Großhirnrinde entstehenden Potenziale durch Differenzverstärker, die Potenzialdifferenzen zwischen zwei Eingängen erfassen, linear verstärkt. Moderne EEG-Geräte besitzen mehrere (8–16) Verstärkereinheiten, die eine gleichzeitige Ableitung von vielen Punkten des Schädeldaches ermöglichen. In der klinischen Routine wird dann die »elektrische Hirnaktivität« mit einer Frequenz von 0,5–30 Hz aufgezeichnet und mit einer Schreibgeschwindigkeit (Papierschreiber) von 3 cm/s aufgezeichnet. Das daraus resultierende Elektroenzephalogramm, das auch als Spannung-versus-Zeit-Kurve bezeichnet werden könnte, zeigt eine Anzahl parallel verlaufender Wellenlinien, deren Anzahl durch die verwendeten Verstärkereinheiten (Kanal) bestimmt wird. Jeder Kanal repräsentiert ein elektrisches Potenzial, das zwischen zwei Elektroden aufgebaut wird. In den Standardableitungen

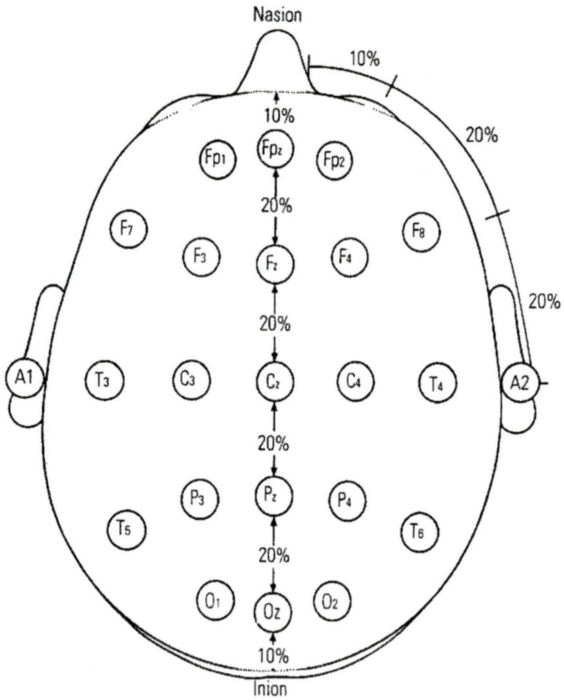

■ Abb. 5.2. **Elektrodenposition im Ten-Twenty-System. Nasion** Nasenwurzel; **Inion** Protuberantia occipitalis externa; **Fp** frontopolare Elektrode; **F** frontale Elektrode; **T** temporale Elektrode; **C** zentrale Elektrode; **P** parietale Elektrode; **O** okzipitale Elektrode; **A** aurikuläre Elektrode. (Mod. nach Lietz 1999)

werden die Kanäle so geschaltet, dass korrespondierende kortikale Regionen der beiden Hirnhälften miteinander verglichen werden können.

! Die Ableitung des EEG im Kindesalter erfordert viel Erfahrung und Geduld, da viele Kinder ängstlich auf die ungewohnte Umgebung und die Elektrodenplatzierung reagieren.

Säuglinge sollten vor der Ableitung gefüttert werden, kleinere Kinder benötigen einige Zeit für die Adaption an die ungewohnte Umgebung. Eine vorherige Sedierung wirkt sich auf das EEG aus, weswegen sie vermieden werden sollte. Die reine Ableitzeit sollte etwa 30 min betragen, um seltene Ereignisse erfassen zu können. Die Chance, pathologische Veränderungen zu erfassen, wächst mit der Ableitzeit.

! Mit dem klinischen EEG können Reifung, Vigilanz, herdförmige Veränderungen und epilepsietypische Potenziale beurteilt werden. Bestimmte Stoffwechselveränderungen wie z. B. Intoxikationen oder metabolische Störungen zeigen ebenfalls typische EEG-Veränderungen.

Im EEG werden verschiedene Wellen beschrieben, die sich anhand ihrer Frequenz (Auftreten pro Sekunde) unterscheiden lassen (■ Tabelle 5.3).

■ Tabelle 5.3. **Wellenformen des EEG**

Frequenz (/s) oder Dauer (ms)	Bezeichnung
8–13/s	α-Wellen
4–7/s	τ-Wellen
<4/s	δ-Wellen
>13/s	β-Wellen
<80 ms	Spitze Welle (»spike«)
80–200 ms	Steile Welle (»sharp wave«)

Das kindliche EEG entspricht etwa ab dem 15.–16. Lebensjahr dem des Erwachsenen. Das Neugeborenen-EEG zeigt polymorphe τ- und δ-Wellen mit einer Frequenz von 0,5–2/s mit eingelagerten α-Wellen. Die Grundfrequenz (oder Grundrhythmus) nimmt mit dem Alter kontinuierlich zu. Bei Säuglingen überwiegen δ- und τ-Wellen mit einer Frequenz von 2–4/s bzw. 5–7/s, Kleinkindern zeigen Frequenzen von 5–7/s (■ Abb. 5.3a), bis schließlich im Schulalter der α-Rhythmus (■ Abb. 5.3b) dominiert.

Mittels Provokationsmethoden wie der Hyperventilation, dem Schlafentzug oder der Flackerlichtreizung lassen sich z. B. bei Epilepsien pathologische Wellenformen provozieren (■ Abb. 5.4).

Beurteilt werden im pathologischen EEG Allgemeinveränderungen, d. h. die generelle Verlangsamung des Grundrhythmus, paroxysmale bilateral synchron auftretende Wellengruppen (sog. paroxysmale Dysrhythmien), fokale Veränderungen wie Herdstörungen und epileptiforme Muster (■ Abb. 5.5a und b). Dazu sei auf weiterführende Literatur verwiesen, z. B. Schmidt u. Tirsch (1995) und Ebe u. Homma (1992) und auf Kap. 6.

! Die Interpretation des kindlichen EEG ist schwieriger als die des Erwachsenen, da in Abhängigkeit von Alter und Reifung z. B. langsamere Wellen als physiologisch anzusehen sind, die im Erwachsenen-EEG als pathologisch einzuschätzen wären. Es ist deswegen bei der Befundung des kindlichen EEG immer alterskorreliert Stellung zu nehmen.

Zeigt das Routine-EEG Allgemeinveränderungen, ist eine genaue kinder- und jugendpsychiatrische und neuropädiatrische Diagnostik hinsichtlich Entwicklungsverzögerungen, metabolischen Erkrankungen oder genetischen Störungen indiziert. Das Vorliegen von Herdbefunden zwingt zu weiterführender neuroradiologischer Diagnostik, die allerdings in Art und Ausmaß dem klinischen Bild angepasst sein sollte. Ebenso sollten epilepsietypische Potenziale Anlass zu einer genauen Epilepsiediagnostik geben. Fehlende Spitzenpotenziale schließen eine Epilepsie aber nicht aus.

Das EEG ist die Methode der Wahl bei der Hirntoddiagnostik (Vilmar u. Bachmann 1997) von Kindern.

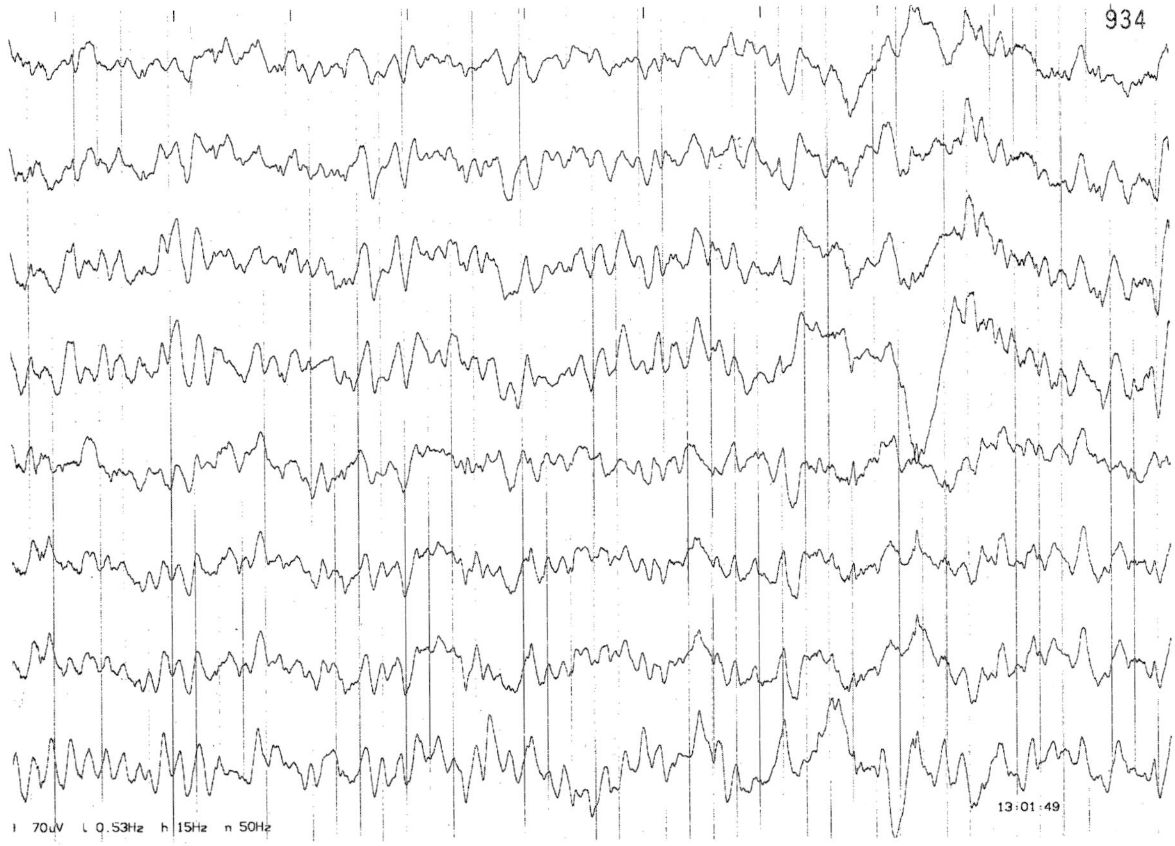

a

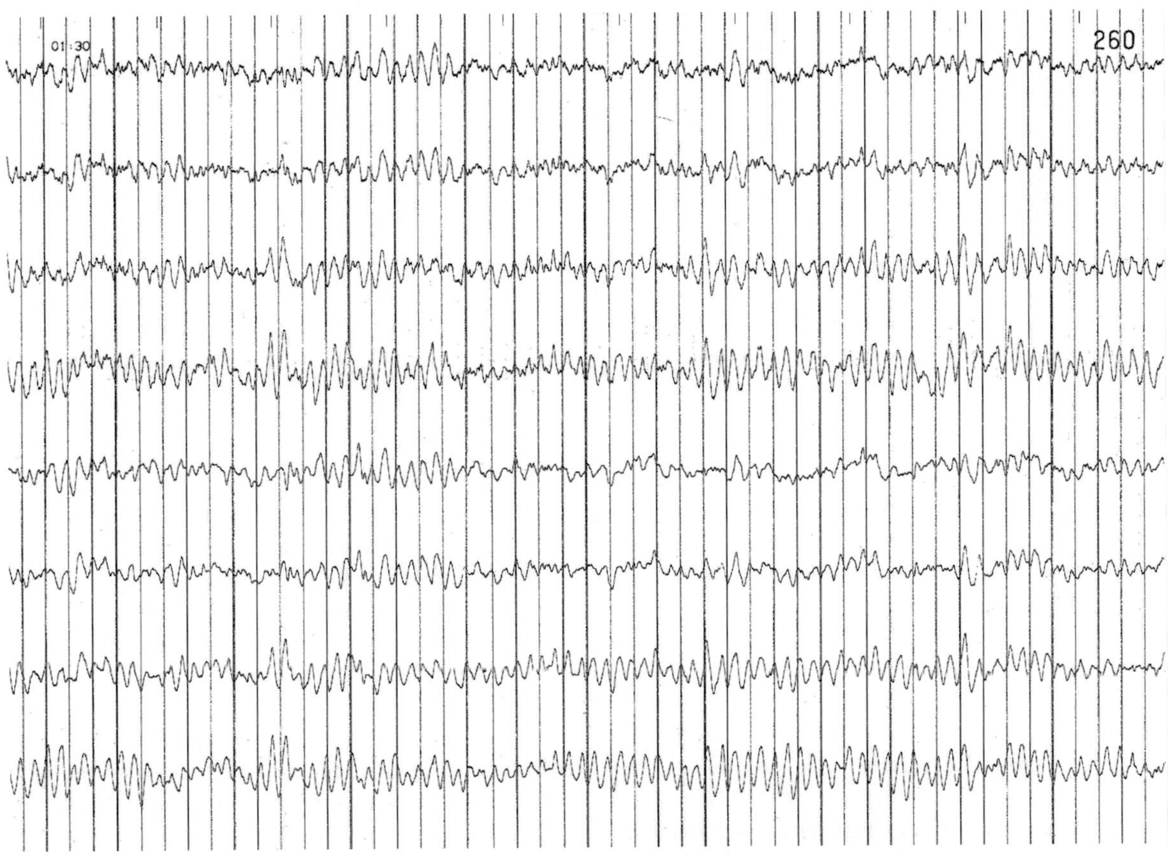

b

■ Abb. 5.3. **a** EEG eines 3-jährigen Mädchens mit τ-Grundrhythmus; **b** EEG eines 13-jährigen Mädchens mit okzipital betontem α-Grundrhythmus. Ableitung gegen A1 (obere 4 Reihen – F3, C3, P3, O1) und gegen A2 (untere 4 Reihen – F4, C4, P4, O_2)

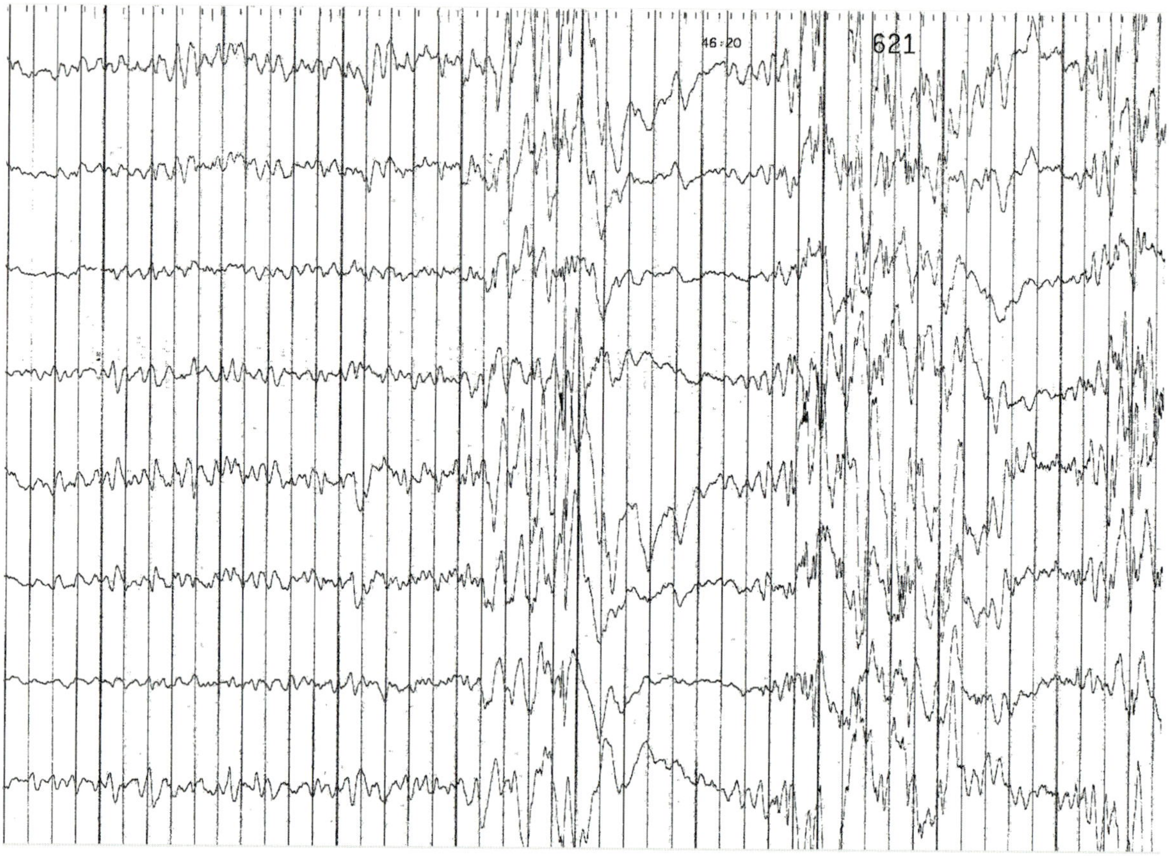

Abb. 5.4. EEG desselben 13-jährigen Mädchens wie in Abb. 5.2b. Bei Flackerlichtprovokation mit einer Frequenz von 6/s und 10/s Auftreten generalisierter epilepsietypischer Potenziale, sog. »photoparoxysmale Reaktion«. Ableitung gegen T5 (obere 4 Reihen – F3, C3, P3, O1) und gegen T6 (untere 4 Reihen – F4, C4, P4, O_2)

! Indikationen für ein EEG in der Kinder- und Jugendpsychiatrie sind Entwicklungsverzögerungen, genetische und metabolische (Speicher)Erkrankungen, Differenzialdiagnostik der Epilepsien (z. B. Landau-Kleffner-Syndrom), Reifungsbeurteilungen, Verlaufsbeurteilung der Schädel-Hirn-Traumata etc.

5.13.2 Evozierte Potenziale

Evozierte Potenziale lassen sich der elektrischen Aktivität neuronaler Strukturen zuordnen, die durch einen Reiz stimuliert werden. Unterschieden werden sog. exogen evozierte Potenziale, mit denen die Funktion des untersuchten Bahnsystems untersucht wird und deren Latenzen zwischen 1 und maximal 250 ms nach Reizung liegen, von endogen evozierten Potenzialen. Mit Letzteren wird versucht, elektrische Aktivität von Nervenzellen der zentralen Informationsverarbeitung zuzuordnen. Die Latenzen dieser Potenziale liegen zwischen 100 und ca. 800 ms. Endogen evozierte Potenziale haben derzeitig mehr für die Forschung Relevanz, weniger für klinische Fragen.

! Zu beachten ist, dass jedes Labor, das evozierte Potenziale ableitet, eigene Normwerte erstellen sollte. Für Kinder müssen alterskorrelierte Normwerte erarbeitet werden, da z. B. bei den somatosensibel evozierten Potenzialen die Extremitätenlänge für die Normwertfestlegung der Latenzen naturgemäß eine große Rolle spielt.

Bei visuell, akustisch und somatosensorisch evozierten Potenzialen wird in der Peripherie gereizt und über dem Kortex abgeleitet. Um das Potenzial aus dem EEG mit Mittelungsprozessen herausfiltern zu können, müssen deshalb viele gleiche Reize gegeben werden. Motorisch evozierte Potenziale werden am Muskel registriert, gereizt wird über dem motorischen Kortex. Mittelungsprozesse sind nicht notwendig, eine definierte Reizung genügt.

Prinzipiell werden bei allen evozierten Potenzialen Latenzen und Amplituden der provozierten Wellen beurteilt. Dabei gilt bei exogen evozierten Potenzialen die Latenz als Maß für die Intaktheit der impulsleitenden Hüllstukturen, die Amplitude wird in Beziehung gesetzt zur Funktionsfähigkeit der Axone. Es ist natürlich so, dass eine pri-

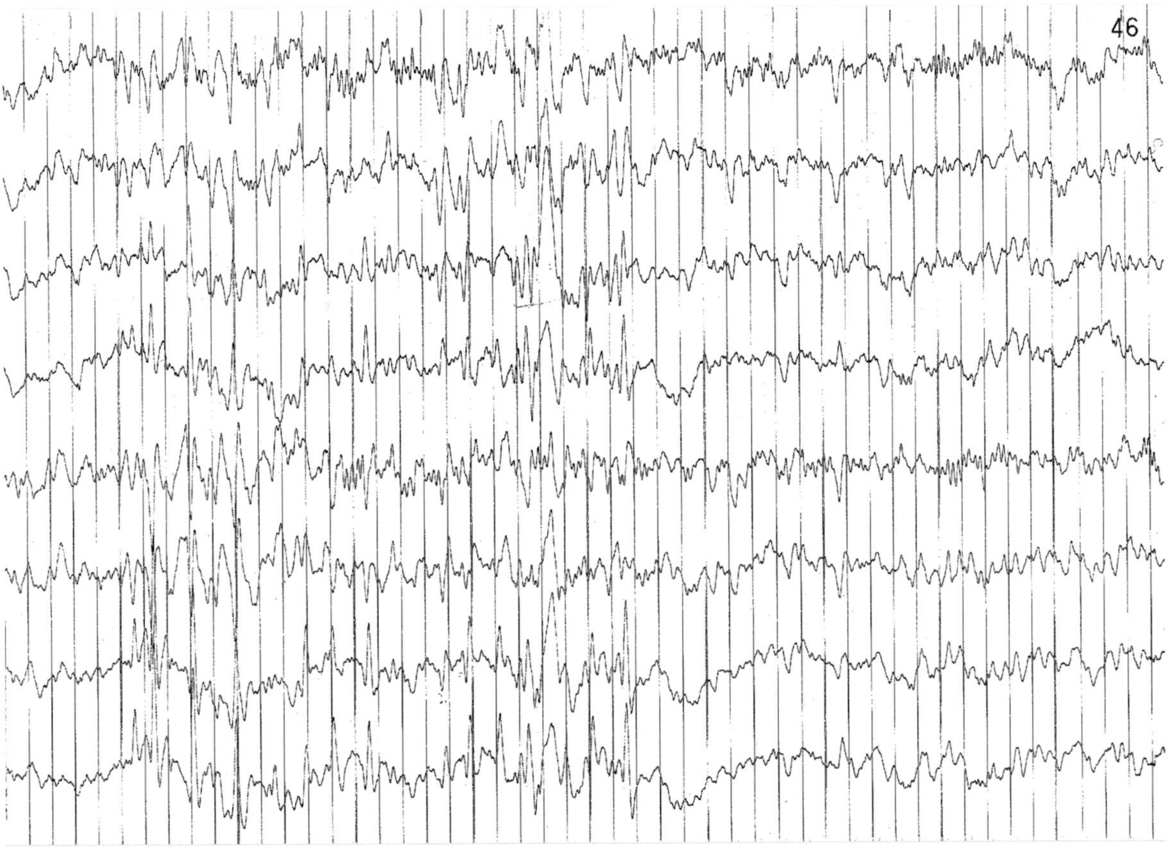

a

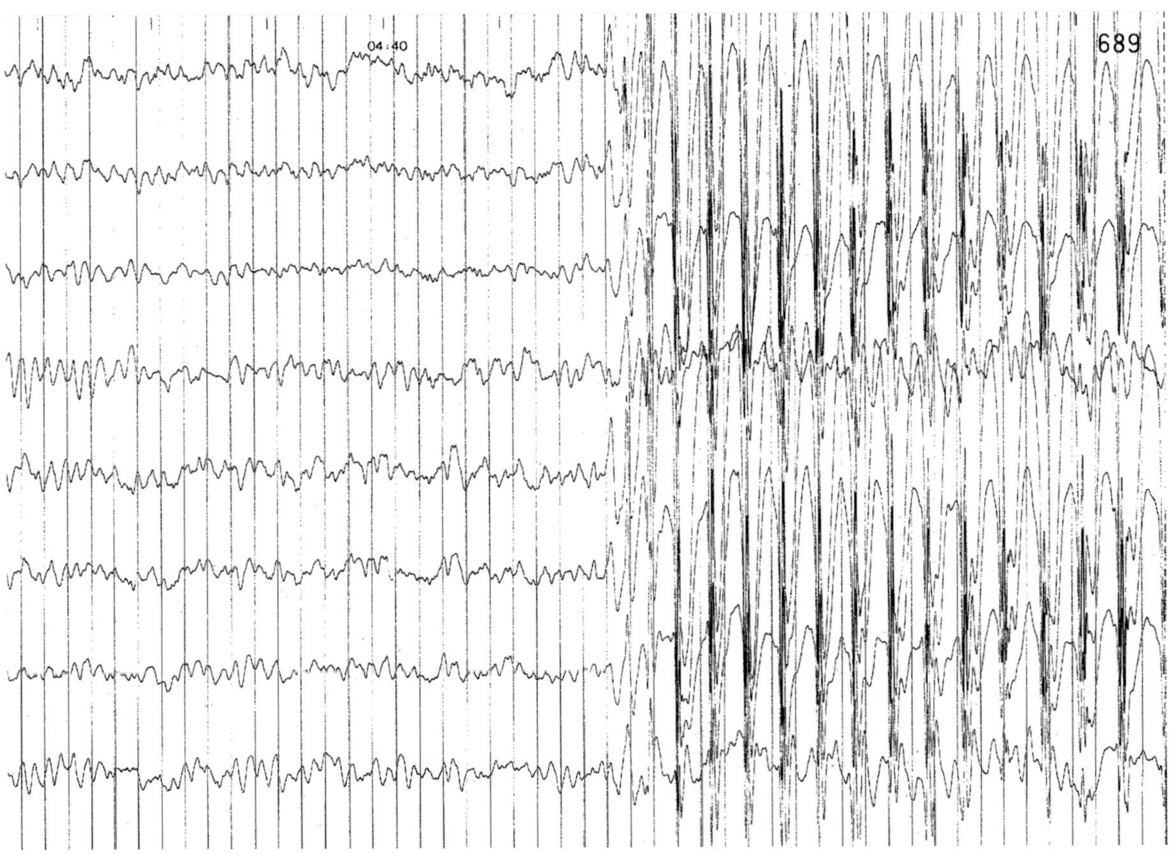

b

■ Abb. 5.5. **a** EEG eines 8-jährigen Jungen mit epilepsietypischen Potenzialen. Ableitung gegen A1 (obere 4 Reihen – F3, C3, P3, O1) und gegen A2 (untere 4 Reihen – F4, C4, P4, O_2); **b** EEG eines 7-jährigen Mädchens mit 3/s »Spike-slow-wave«-Muster, typisch für eine Absence-Epilepsie. Das Kind fiel durch schlechte Schulleistungen und »Unaufmerksamkeit im Unterricht« auf

märe Schädigung der Hüllstrukturen irgendwann zu einer axonalen Alteration führt und umgekehrt.

Im folgenden Abschnitt soll nur kurz Prinzip und Indikation verschiedener evozierter Potenziale erläutert werden, weiterführende Literatur siehe z. B. Lowitzsch et al (1993).

! Auf der Anforderung für die Untersuchung sollte neben der Diagnose eine klare Fragestellung und eine Aufzählung aller applizierten Medikamente stehen. Letzteres ist notwendig, da eine Reihe von Medikamenten die Latenzen z. B. von akustischen oder somatosensibel evozierten Potenzialen beeinflussen.

Kontraindikationen gibt es nur wenige für die evozierten Potenziale, zu nennen sind Verletzungen in den Ableit- oder Reizungsgebieten. Für die motorisch und die visuell evozierten Potenziale ist darauf zu achten, dass bei bekannter Epilepsie ein Krampfschutz besteht. Alle Methoden sind für den Kinder- und Jugendbereich zugelassen.

Akustisch evozierte Potenziale (AEP)

Genauer ist die Bezeichnung »akustisch evozierte Hirnstammpotenziale«, da die evozierten Wellen zu großen Anteilen in den Strukturen des Hirnstammes entstehen. Häufig findet man die Abkürzung BAEP, die auf das englische »brainstem auditory evoked potential« zurückzuführen ist. Klinisch relevant sind die frühen Potenziale der ersten 10 ms (fBAEP).

Werden die Ohren abwechselnd mit ca. 1000 Klicklauten definierter Länge und Intensität gereizt, kann mittels am Schädel angebrachter Elektroden innerhalb von 10 ms nach Reizung ein charakteristisches Kurvenbild gewonnen werden, das Auskunft über das Funktionsvermögen der Hörbahn gibt. Dieses setzt sich aus insgesamt 7 Wellen zusammen, von denen die ersten fünf bestimmten Hirnstammstrukturen zugeordnet werden. Welle I und II entstehen in der Cochlea bzw. im N. acusticus, die Wellen III, IV und V in den synaptischen Umschaltstellen des Hirnstamms (Nucleus cochlearis, Nucleus olivaris superior). Vermutet wird, dass Welle VI im Corpus geniculatum mediale und Welle VII in der Radiatio acustica generiert werden. Die letzten beiden sind nicht Bestandteil der Routinediagnostik, ebensowenig die mittleren akustisch evozierten Potenziale (Latenzen 10–50 ms) und die späten akustisch evozierten Potenziale (Latenzbereich 50–250 ms).

Klinisch von Bedeutung sind Latenzen und Interpeak-Latenzen der Wellen I, III und V, die für die Hirnstammdiagnostik eingesetzt werden. Für die Kinder- und Jugendpsychiatrie ist die Methode u. a. wertvoll in der Diagnostik der Sprachentwicklungsverzögerungen zur Beurteilung evtl. zugrunde liegender Hörstörungen.

Zu beachten ist, dass bei eingeschränktem Hörvermögen die Welle I beeinträchtigt wird. Grund kann z. B. ein simpler Ohrschmalzpfropf sein. Deshalb sollte eine Ohrspiegelung der Ableitung von AEP bei Kindern vorangehen.

! Indikationen für die Erhebung akustisch evozierter Potenziale in der Kinder- und Jugendpsychiatrie sind die Lokalisation peripherer und zentraler Hörstörungen, die Diagnostik von Entmarkungs- und Speichererkrankungen und die Differenzialdiagnostik dissoziativer Störungen.

Visuell evozierte Potenziale (VEP)

Die Reizung für die Evozierung visueller Potenziale erfolgt entweder durch Helligkeitsänderung (Leuchtdichtewechsel, temporärer Kontrastwechsel) oder durch Änderung des Kontrastes (spatialer Kontrastwechsel). Die Ableitung der Potenziale erfolgt mittels Elektroden, die über dem visuellen Kortex am Schädel platziert werden. Besteht der visuelle Reiz aus einem sich bewegenden Schachbrettmuster mit Kontrastumkehr (rhythmischer Wechsel schwarzer und weißer Felder auf einem Monitor), werden bessere und konstantere Reaktionspotenziale hervorgerufen als durch Lichtblitze. Diese Kontrastumkehrstimulation ist eine sehr sensitive Methode für die Testung der Sehbahn. Der entscheidende diagnostische Parameter ist die Latenz der positiven Auslenkung ca. 100 ms nach Reizung, die sog. »P100«, von der Amplitude, Latenz, Wellenform und -dauer beurteilt werden.

Im Neugeborenen- und Säuglingsalter sowie im frühen Kleinkindalter werden blitzevozierte Reize eingesetzt, die die Retina global reizen und mittels einer LED-Brille appliziert werden.

Die VEP werden in der Neuropädiatrie und Neurologie zum Nachweis demyelinisierender und axonaler Prozesse im Verlauf der Sehbahn eingesetzt.

Von den exogen evozierten Potenzialen sind die VEP die störanfälligsten. Die Kinder müssen in einem definierten Abstand zum Bildschirm sitzen und sich auf den mittleren Bildpunkt über längere Zeit konzentrieren. Der Raum muss konstant verdunkelt sein, die Kinder sollen so wenig wie möglich blinzeln.

Unter ophthalmologischen Gesichtspunkten sind weiterführende Untersuchungen wie die Elektroretinographie oder die Elektrookulographie möglich. Pathologisch veränderte VEP sollten neuroradiologisch, unter Umständen mit dem MRT, weiter abgeklärt werden.

! Indikationen für die Erhebung visuell evozierter Potenziale in der Kinder- und Jugendpsychiatrie sind die Lokalisation peripherer und zentraler Sehstörungen, die Diagnostik von Entmarkungs- und Speichererkrankungen sowie die Differenzialdiagnostik dissoziativer Störungen.

Somatosensorisch evozierte Potenziale (SSEP)

Mit dieser Methode werden die sensiblen Nervenbahnen untersucht. Gereizt wird über den N. medianus oder N. peronäus bzw. N. tibialis, abgeleitet mit Oberflächenelektroden über dem Erbschen Punkt (obere Extremitäten), dem 5. und 2. Halswirbelkörper und dem kontralateralen Gyrus postcentralis. Für die unteren Extremitäten kommt der LWS-Bereich hinzu. Appliziert werden meist 500 schmerzlose Einzelreize, die sich mittels Average-Techniken über peripheren Nerv, spinale Nervenwurzel, Hinterstränge, Goll- und Burdach-Kerne in der unteren Medulla, über den medialen Lemniscus bis zum kontralateralen Thalamus und sensorischen Kortex verfolgen lassen. Das nach einer Medianusstimulation ableitbare Potenzial am zervikomedullärem Übergang wird mit »Negativ-Positiv bei 13 ms nach Reizsetzung = N/P13« abgekürzt. Dementsprechend heißen die kortikal ableitbaren Potenziale N20–P25 (auch N20) für die Medianusstimulation und N/P37 für die Peronäus- oder Tibialisstimulation (auch P40). Da die langsamer leitenden Fasern mit der Methode nicht erfasst werden, können Schmerz- und Temperaturempfindungsstörungen mit den SSEP nicht beurteilt werden. Die Körpertemperatur beeinflusst die Latenzen erheblich, ebenso verschiedene Medikamente wie halogenierte Inhalationsnarkotika oder Diazepam. In der Neuropädiatrie und Neurologie werden die SSEP u. a. zur Diagnostik von Hinterstrang- und Hirnstammläsionen sowie z. B. des Guillain-Barre-Syndroms eingesetzt. Beurteilt werden wieder Amplituden und Latenzen.

! **Indikationen für die Erhebung somatosensorisch evozierter Potenziale in der Kinder- und Jugendpsychiatrie sind die Diagnostik von Entmarkungs- und Speichererkrankungen sowie die Differenzialdiagnostik dissoziativer Störungen.**

Magnetisch evozierte Potenziale (MEP)

Das Prinzip besteht in der Reizung des motorischen Kortex, wahrscheinlich der Betz-Zellen, mittels einer Einzelpulsmagnetstimulation (»single puls transcranial magnetic stimulation«) und der Ableitung eines evozierten Muskelpotenzials über dem Zielmuskel. Für die klinische Diagnostik werden als Zielmuskel meist M. interosseus dorsalis I und M. tibialis anterior verwendet. Untersucht werden die absteigenden motorischen Bahnen (Pyramidenbahn). Die Stimulation ist schmerzlos und bleibt auf die schnellleitenden Axone beschränkt. Es lassen sich auch Halsmark und Lendenmark stimulieren, wobei die Aktivierung wahrscheinlich in den Vorderwurzeln erfolgt. Mittels Differenzbildung zwischen kortikaler und zervikaler Stimulation lässt sich die zentrale motorische Leitungszeit bestimmen. Hirnnerven können ebenfalls untersucht werden. Die Methode ist hervorragend geeignet zur Verifizierung dissoziativer Lähmungen. Prinzipiell ließe sich die Nervenleitgeschwindigkeit auch mit der transkraniellen Magnetstimulation bestimmen, was den Vorteil der Schmerzlosigkeit hätte. Derzeit sind die meisten neurologischen Kliniken mit Magnetstimulatoren für die Routinediagnostik ausgerüstet.

Die transkranielle Magnetstimulation spielt z. Z. eine große Rolle in der Erforschung der kortikalen motorischen Organisation und der neuronalen Plastizität. Die repetitive transkranielle Magnetstimulation befindet sich zum Zeitpunkt der Drucklegung dieses Buches in der klinischen Erprobung als Therapiemöglichkeit depressiver Erkrankungen.

! **Indikationen für die Erhebung magnetisch evozierter Potenziale in der Kinder- und Jugendpsychiatrie sind die Diagnostik von Entmarkungs- und Speichererkrankungen, die Diagnostik von Entwicklungsverzögerungen und Myelinisierungsstörungen und die Differenzialdiagnostik dissoziativer Störungen.**

Endogene ereigniskorrelierte evozierte Potenziale

Endogene ereigniskorrelierte Potenziale sind psychophysiologische Antworten auf Umweltreize. Sie sind nicht wie die exogen evozierten Potenziale durch die physikalischen Eigenschaften des Reizes determiniert, ihre neuronalen Generatoren sind bis jetzt unbekannt. Sie treten mit einer Latenz von über 100 ms und Amplituden bis 20 μV auf und müssen zur Auswertung aus der EEG-Aktivität herausgemittelt werden. Ihre intra- und interindividuelle Variabilität ist sehr hoch, sie gelten als Maß der aufgabenbezogenen zerebralen Informationsverarbeitung. Am meisten untersucht ist die P300 (positiver Peak bei 300 ms), die in vielen Forschungsansätzen, u. a. zur Schizophrenie oder dem hyperkinetischen Syndrom, auch in der Kinder- und Jugendpsychiatrie eine Rolle spielt. Für die Klinik haben sie z. Z. kaum Bedeutung, da es keine standardisierten Normwerte gibt und sowohl Latenz als auch Amplitude z. B. der P300 sehr vom Stimulusparadigma abhängen.

5.13.3 Untersuchung des Liquor cerebrospinalis

Generell beinhaltet die Indikation zur Liquorpunktion (LP) drei große Komplexe: Diagnostik bzw. Differenzialdiagnostik entzündlicher Erkrankungen des ZNS, Therapie (z. B. Liquordrucksenkung oder intrathekale Applikation von Medikamenten), Radiologie (z. B. Kontrastmyelographie).

! **In der Kinder- und Jugendpsychiatrie ist die LP nur selten notwendig. Sie dient hauptsächlich der differenzialdiagnostischen Beurteilung psychotischer Zustandsbilder.**

Mit einer Lumbalpunktion wird Folgendes untersucht:
- Liquordruck,
- Zellzahl mit Zytologie, Zucker und Laktat,
- bakteriologische und chemische Untersuchungen, einschließlich der Polymerasekettenreaktion zum Nachweis spezifischer Erregerbestandteile,
- quantitative und qualitative Eiweißbestimmungen.

Die Kontraindikation für eine diagnostische LP besteht – mit Ausnahme beim Pseudotumor cerebri – im erhöhten Liquordruck, da z. B. bei einer intrakraniellen Raumforderung die Gefahr der zerebellären oder transtentoriellen Herniation besteht. Deshalb muss vor einer LP eine Stauungspapille via Augenhintergrundspiegelung ausgeschlossen werden. Besser ist eine vorhergehende Bildgebung des Cerebrums, was sich bei den Fragestellungen der Kinder- und Jugendpsychiatrie meist problemlos verwirklichen lässt.

Vorgehensweise

Die LP wird unter sterilen Bedingungen durchgeführt. Der Patient wird entweder auf der Seite liegend oder sitzend punktiert. Es empfiehlt sich bei Kindern, ca. 30–60 min vor Beginn der Punktion eine Oberflächenanästhesie an der Punktionsstelle z. B. mit einem EMLA-Pflaster durchzuführen.

Die Punktionsstelle liegt zwischen dem 3. und 4. oder dem 4. und 5. Lendenwirbelkörper. Bei Säuglingen und Kleinkindern reicht das Rückenmark bis in Höhe L3/L4, weshalb die LP in tieferen Segmenten zu erfolgen hat. Der Liquor sollte langsam abgelassen werden. Gelegentlich wird es notwendig, den Liquor mit einer sterilen, an die LP-Nadel gesetzten Spritze anzusaugen. Eine altersgerechte Aufklärung des Kindes ist ebenso selbstverständlich wie die spezifische Aufklärung der Eltern.

Die häufigste Komplikation der LP ist der postpunktionelle Kopfschmerz. Er entsteht wahrscheinlich durch die Abnahme des Liquordrucks mit Zug auf durale Gefäße in der aufrechten Position. Manche Patienten klagen auch beim Aufrichten über Schwindel und Übelkeit nach der Punktion. Das Syndrom kann auch erst 1 oder 2 Tage nach der Punktion auftreten, dauert aber selten länger als 4 oder 5 Tage. Meist reicht die orale Applikation von Schmerzmitteln wie z. B. ASS. Die früher geübte Vefahrensweise, Patienten 24 h nach der Punktion im Bett zu halten, hat keinen Einfluss auf das postpunktionelle Syndrom. Andere schwerwiegende Nebenwirkungen wie artifizielle Meningitiden oder Blutungen in die spinalen meningealen Räume sind sehr selten. Die internationale normalisierte Ratio (INR) sollte immer über 1,2 liegen, die Thrombozyten über $50 \times 10^3/mm^3$.

Gelingt die Punktion nur mit artifiziellen Blutbeimengungen, was differenzialdiagnostische Schwierigkeiten bereiten kann, sollte der erste Liquor fraktioniert in drei Röhrchen abgelassen werden. Dabei nimmt der Blutgehalt bei der artifiziellen Blutung im zweiten oder dritten Röhrchen ab.

Beurteilung des Liquors

In Deutschland sind sog. Quotientendiagramme (Reiber-Schema; Reiber 1994; Felgenhauer u. Beuche 1999; Reiber u. Lange 1991) für die Darstellung der Liquorbefunde sehr verbreitet (Abb. 5.6).

Zellzahl. Während der ersten Lebensmonate können im Liquor mononukleäre Zellen nachgewiesen werden. Nach dem 1. Lebensjahr sind normalerweise 0–5 Lymphozyten oder mononukleäre Zellen (Mpt/l) im Liquor nachweisbar. Durch bakterielle oder andere Infekte, Tumoren oder Vaskulitiden kann es zum Anstieg weißer Blutkörperchen im Liqour kommen. Die genaue Differenzierung erfolgt nach Zentrifugation und durch Einsatz verschiedener Verfahren wie Fixierungs- und Färbetechniken, Tuschpräperaten etc. bis hin zur Elektronenmikroskopie. Virusinfektionen zeigen vorwiegend lymphozytäre Zellveränderungen, nur in der Frühphase einer Enzephalitis können im Liquor Granulozyten nachgewiesen werden.

Proteingehalt. Im Lumbalbereich liegt der Eiweißgehalt des Liquors bei Kindern zwischen 43 und 45 mg/dl. Geringgradige Erhöhungen sind möglich, ihre differenzialdiagnostische Abklärung ist schwierig und oft bleiben sie ungeklärt. Proteinwerte über 48–50 mg/dl weisen immer auf einen pathologischen Prozess hin. Bei einer Virusinfektion liegen die Proteinwerte zwischen 50 und 100 mg/dl, gelegentlich bleiben sie aber auch normal. Mittels einer Elektrophorese kann auch eine quantitative Analyse der Liquorproteine durchgeführt werden, was für eine Reihe neuropädiatrischer und neurologischer Erkrankungen eine Rolle spielt.

> **!** **Eine Zellzahl über 5 Mpt/l und Proteingehalte über 480 g/l im Liquor weisen immer auf einen pathologischen Prozess hin.**

Glukosegehalt. Die Glukosekonzentration im Liquor beträgt 45–80 md/dl, das entspricht etwa zwei Dritteln des Serumglukosewertes. Unter 40 mg/dl ist der Liquorzucker pathologisch, was z. B. auf einen tuberkulösen Prozess hinweisen kann.

Serologische und virologische Testverfahren. Verschiedene Antikörper, z. B. gegen Treponema pallidum, lassen sich im Liquor nachweisen. Eingesetzt werden auch Immunfluoreszenztechniken und die Komplementbindungsreaktion (KBR) zum Nachweis der verschiedensten Erreger bzw. von Antikörpern gegen diese. Virologische Antikörpertests besitzen für die klinische Praxis eine geringere Bedeutung, da erst im Krankheitsverlauf ein Antikörperanstieg nachweisbar wird. Für die rasche Diagnostik einer

Gesamtprotein (Liquor)	351	mg/l
Albumin (Liquor)	202	mg/l
IgG (Liquor)	33	mg/l
IgA (Liquor)	2,47	mg/l
IgM (Liquor)	4,54	mg/l
Gesamtprotein (Serum)	70,4	g/l
Albumin (Serum)	45,2	g/l
IgG (Serum)	12,4	g/l
IgA (Serum)	1,53	g/l
IgM (Serum)	0,92	g/l

Q Alb.: 4,5
Q IgG: 2,7
Q IgA: 1,3
Q IgM: 4,9

Quotient (Q): $\frac{\text{Liquor}}{\text{Serum}} \times 10^3$

Bereich/Schema (n. Reiber):

IgG: 1 IgA: 1 IgM: 4

Lokalsynth. Ig-Fraktion (n. Reiber)

	quantitativ		in % von der Gesamtfraktion im Liquor	
IgG:		mg/l		%
IgA:		mg/l		%
IgM:	3,8	mg/l	84	%

Beurteilung:

Lokale Synthese von IgM.
V. lokale Immunreaktion.

(Fortsetzung s. Rückseite) gez.:

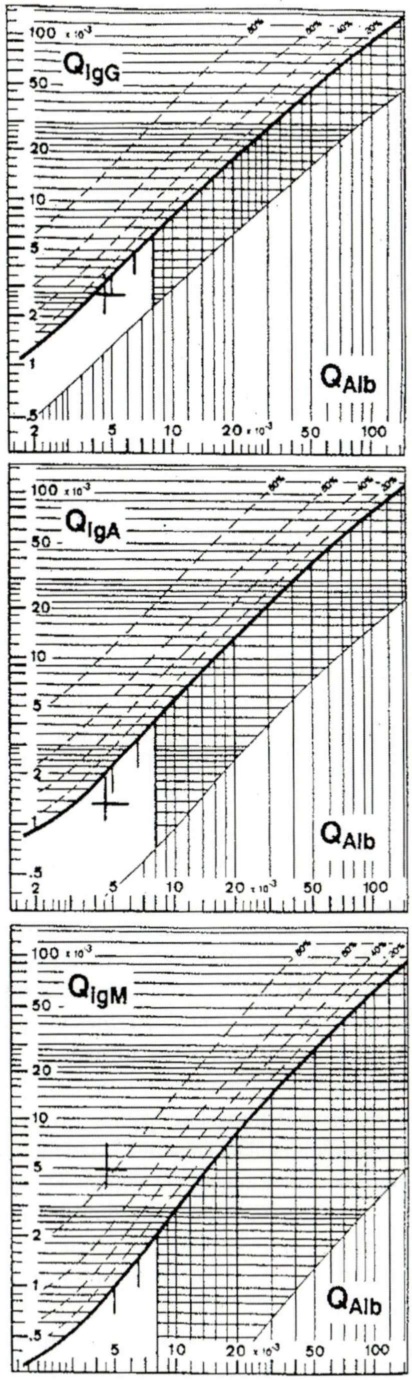

Abb. 5.6. **Reiber-Schema zur Liquorbefundung; 14-jähriges Mädchen mit einer Encephalomyelitis disseminata.** Zellzahl 16 Mpt/l, Lymphozytensystem aktiviert (Plasmazellen), Gesamtprotein in der Norm. Intrathekale Synthese von IgM (s. Kreuz im unteren Diagramm). (Mit freundlicher Genehmigung des Liquorlabors der Klinik für Neurologie, Universität Rostock)

Herpes- oder Zytomegalie-Virusinfektion des ZNS eignet sich die Polymerasekettenreaktion (PCR), mit der virale DNA nachgewiesen wird.

Andere im Liquor beurteilbare Parameter wie Osmolarität, Ammoniakgehalt, Säure-Basen-Bilanz und Elektrolyte spielen für die Fragestellungen der Kinder- und Jugendpsychiatrie keine Rolle. Die Bestimmung von Katecholaminen und deren Abbauprodukten im Liquor besitzt eine gewisse Bedeutung für die Forschung.

! Indikationen für eine Liquoruntersuchung in der Kinder- und Jugendpsychiatrie sind die differenzialdiagnostische Beurteilung psychotischer Störungen und die Differenzialdiagnostik metabolischer und genetischer Erkrankungen, die mit Entwicklungsverzögerungen einhergehen.

5.13.4 Radiologische Untersuchung des Schädels und des Gehirns

Das Röntgen des Schädels spielt nur noch in der Differenzialdiagnostik der Schädel-Hirn-Traumen ein Rolle sowie für die Beurteilung von Schädeldeformierungen oder Hyperostosen und Fehl- bzw. Missbildungen. Die routinemäßige Röntgendarstellung des Schädels ist obsolet. Wesentliche Fortschritte in der klinisch-neuroradiologischen Diagnostik erbrachten Computertomogramm (CT) und Magnetresonanztomographie (MRT), die die Pneumenzephalographie vollständig und die Angiographie zu großen Teilen ersetzt haben.

Computertomographie

Mit diesem Verfahren wird der Schädel und das Gehirn schichtweise mittels Röntgenstrahlen untersucht. Da Knochen, Liquor, Blut und graue sowie weiße Substanz eine unterschiedliche Dichte und damit einen unterschiedlichen Abschwächungskoeffizienten für Röntgenstahlen aufweisen, können Schädel und Schädelinhalt in verschiedenen Graustufen abgebildet werden (◘ Abb. 5.7a). Es handelt sich beim CT um ein Schnittbildverfahren, das durch Querschnittsdurchstrahlung überlagerungsfreie Abbilder erstellt, im Gegensatz zum konventionellen Röntgenverfahren, das Summationsbilder darstellt.

Dabei entsteht ein Abbild in Form einer quadratischen Zahlenmatrix, das via Fernsehmonitor in ein Analogbild umgewandelt wird. Jedem Bildpunkt liegt ein Zahlenwert zugrunde, der einem bestimmeten Grauwert (Hounsfield-Skala) entspricht. In Abhängigkeit von der Einstellung des Gerätes (sog. Abtastzeit) liegt die Strahlenbelastung durch ein Schädel-CT bei etwa 0,03 Gy, was in Abhängigkeit von den gewählten Parametern geringfügig mehr als bei einem konventionellen Schädelröntgen ist. Es werden Dichteunterschiede gemessen, die in Hounsfield-Einheiten (HE) angegeben werden. Pathologische Veränderungen werden unterteilt in isodens, wenn sie normalem Hirngewebe entsprechen, in hypodens bei einer verminderten, in hyperdens bei einer vermehrten Dichte im Vergleich zu normalem Hirngewebe.

Vorteile des CT liegen in dem möglichen Nachweis frischer intrakranieller Blutungen, darin, dass im Gegensatz zum MRT Patienten mit Metallfremdkörpern im Kopf untersucht werden können, sowie in den niedrigeren Untersuchungskosten und kürzeren Untersuchungszeiten im Vergleich zum MRT. Die kürzere Untersuchungszeit ist gerade bei jüngeren Kindern vorteilhaft, wenn dagegen auch die höhere Strahlenbelastung abgewogen werden muss. Frisches Blut, Kalzium und Fett lassen sich im CT besser als im MRT darstellen.

! Da es sich beim CT um eine strahlenbelastende Untersuchung handelt, sollte immer geprüft werden, ob eine andere Methode denselben Erkenntnisgewinn erbringen kann.

Die Aussagefähigkeit des CT ist eingeschränkt bei Untersuchungen schädelbasisnaher Strukturen, da durch sog. Teilvolumeneffekte (»partial volume effect«; Partialvolumeneffekte), die bei hohen Dichtesprüngen innerhalb sehr kurzer räumlicher Distanz entstehen, sehr leicht Artefakte auftreten. Das kommt bei Säuglingen und Kleinkindern aufgrund der geringeren Knochendichte oft noch nicht zum Tragen.

Mit der inzwischen möglichen dreidimensionalen CT-Bildgebung lassen sich z. B. Wirbelsäulenveränderungen wie Skoliosen sehr plastisch darstellen.

! Indikationen für eine Computertomographie in der Kinder- und Jugendpsychiatrie sind die Notfalldiagnostik bei Verdacht auf intrakranielle Druckerhöhung oder Verletzung, die Darstellung von Verkalkungen sowie unklare Vigilanzstörungen in der Differenzialdiagnostik akuter psychotischer Zustandsbilder wie z. B. akuter Drogenpsychosen.

Magnetresonanztomographie

Das Prinzip der Magnetresonanztomographie (MRT) beruht auf der gerichteten Anordnung von Protonen in starken Magnetfeldern. Bringt man Gewebe oder auch Liquor in ein starkes Magnetfeld, ordnen sich die Protonen dieser Gewebe in Richtung des Magnetfeldes an. Durch Einschalten eines spezifischen Radiofrequenzimpulses (RF) werden die Protonen dann zur Resonanz gebracht, d. h. sie nehmen Energie auf und verändern dabei ihre Achsenorientierung. Nach Abschalten des RF kehren die Protonen in ihre Ausgangsstellung zurück und geben Energie ab, die aufgefangen, gemessen und in ein Bild umgewandelt wird. Die Energieaufnahme und -abgabe wird definiert durch den Protonengehalt des untersuchten Gewebes.

Da menschliches Gewebe hauptsächlich aus Wasser besteht, zeigt das MRT-Bild gewissermaßen die Verteilung von intra- und extrazellulärem Wasser in der untersuchten Schicht. Mittels der gewählten Sequenz kann die Reaktion der Wassermoleküle variiert werden. Es entstehen T1-gewichtete Bilder, in denen der Liquor schwarz erscheint (◘ Abb. 5.7b) und die besonders geeignet sind für die Beurteilung anatomischer Details. In T2-gewichteten Bildern wird der Liquor hell dargestellt (◘ Abb. 5.7c). Sie sind besser geeignet zur Beurteilungen intrazerebraler pathologischer Strukturen wie z. B. Läsionen (◘ Abb. 5.7d).

Zu beachten ist, dass Neugeborenengehirne sich aufgrund ihres sehr hohen Wasseranteiles in der T2-Wichtung sehr hell darstellen, was nur teilweise technisch kompensiert werden kann. In der Aussagekraft ist das MRT auch bei Neugeborenen dem CT überlegen, jedoch gemindert gegenüber MRT-Untersuchungen im späteren Lebensalter.

! Ein großer Vorteil des MRT gegenüber dem CT besteht in der fehlenden Strahlenbelastung. Zudem hat das MRT im Kindesalter gegenüber dem CT den Vorteil einer besseren Gewebedifferenzierung aufgrund eines hohen Weichteilkontrastes.

Auch unter dem Aspekt der Verwendung bestimmter Pulssequenzen, die die Diskriminationsfähigkeit noch weiter steigern ist es dem CT vorzuziehen. Durch Messung von

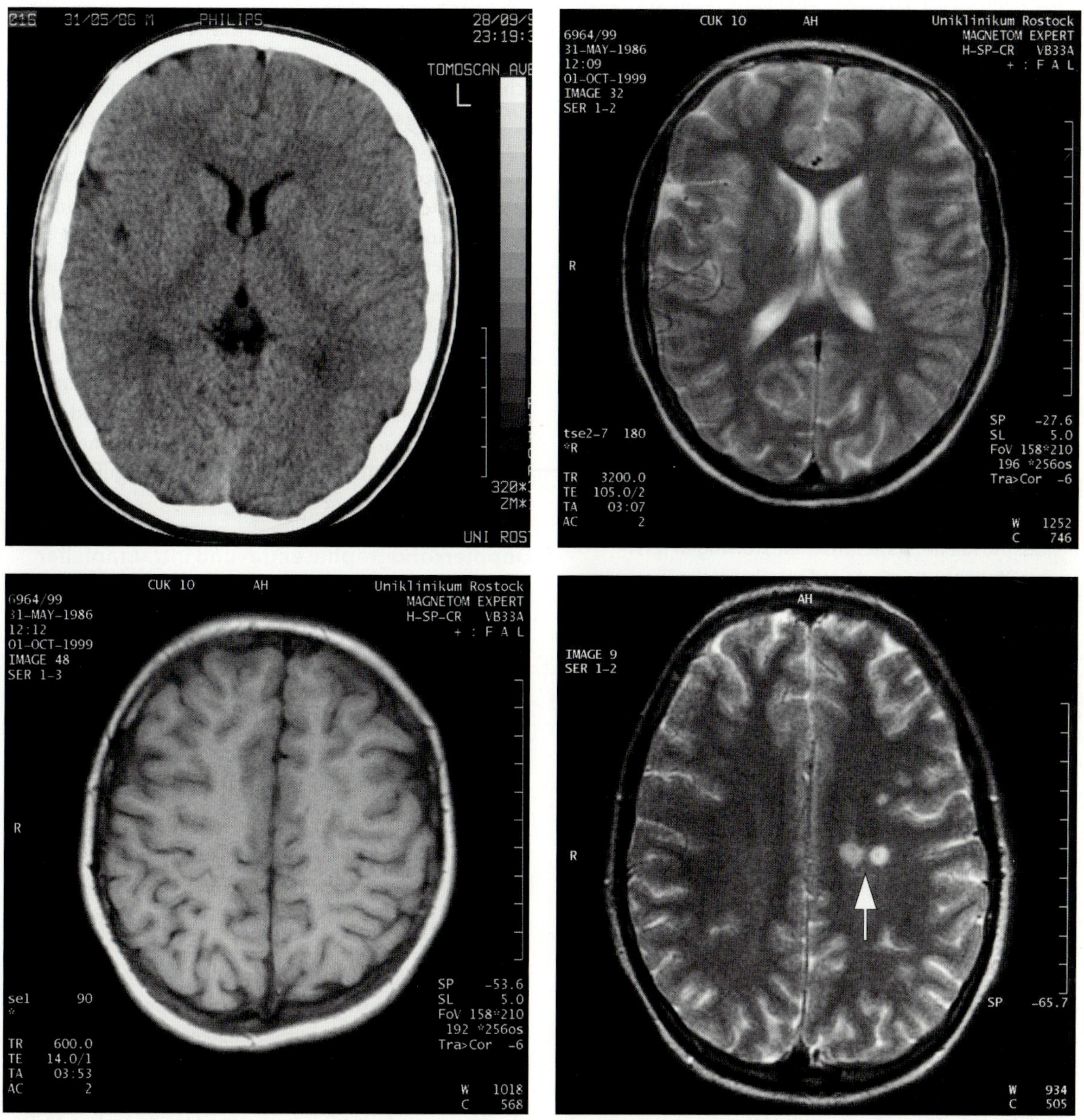

a b c d

◘ Abb. 5.7. **a** Normales zerebrales CT eines 16-jährigen Jungen; knöchernes Gewebe erscheint weiß, Liquor schwarz und Hirngewebe grau; **b** normales zerebrales MRT in T1-Wichtung eines 16-jährigen Jungen; **c** normales zerebrales MRT in T2-Wichtung eines 16-jährigen Jungen; **d** T2-gewichtetes zerebrales MRT Bild desselben 14-jährigen Mädchens wie in Abb. 5.5. Der Pfeil weist auf Läsionen, die der Encephalomyelitis disseminata zuzuordnen sind. (Mit freundlicher Genehmigung von Dr. Großmann und Prof. Hauenstein, Institut für Diagnostische und Interventionelle Radiologie, Universität Rostock)

Flussphänomenen kann der Blutfluss in intrakraniellen Gefäßen beurteilt werden, auch ohne Verwendung von Kontrastmitteln. Die beim CT oft störenden Artefakte vor allem im Bereich der Schädelbasis kommen beim MRT nicht vor.

Nachteilig sind die langen Untersuchnungszeiten und die Forderung, dass die Kinder beim »schießen einer Serie« sehr lange still liegen müssen. Auch haben viele Kinder Angst in der engen Röhre und durch die auftretende Lautstärke. Eine vertraute Person sollte immer anwesend sein und das Kind sollte vorher bei Bedarf milde sediert werden. Dazu eigent sich z. B. Lorazepam, Chloralhydrat (Lietz 1999) oder γ-Hydroxybuttersäure (Laub et al. 2000). Gelegentlich ist eine Narkose nicht zu vermeiden. In solchen Fällen sollte das MRT nur bei absehbarer therapeutischer Konsequenz durchgeführt werden.

Die MRT-Untersuchung ist bei Herzschrittmacherträgern absolut kontraindiziert, da Fehlströme im Schrittmacher selbst und in dessen Kabeln hervorgerufen werden können. Metallische Implantate im Schädel (z. B. Aneurysma-Clips mit Ausnahme solcher aus Titan, metallische Zahnimplantate) können erwärmt oder disloziert werden, sie verursachen auch erhebliche Artefakte. Verkalkungen sind im MRT schlechter als im CT nachweisbar, ebenso wie frische Blutungen, die im MRT sicher erst nach 3–5 Tagen zu sehen sind. Die nichtinvasive MR-Myelographie kann zum Nachweis spinaler Raumforderungen eingesetzt werden.

! **Indikationen für eine MRT-Untersuchung in der Kinder- und Jugendpsychiatrie sind die Differenzialdiagnostik der psychotischen Störungen (Ersterkrankung), Verdacht auf intrakranielle Tumoren (Herdzeichen), Differenzialdiagnostik der Myelinisierungsstörungen und Myelinisierungsverzögerungen, Fehlbildungen und Migrationsstörungen, degenerative Erkrankungen, demyelinisierende und Gefäßprozesse.**

Neue MRT-Techniken beinhalten z. B. die Beurteilung intrazerebraler Gefäße, die sog. MR-Angiographie, weiterhin die Untersuchung von Hirnmetabolismus und Blutfluss in vivo (= »funktionelles MRT«; fMRT), was in zahlreichen Studien der letzten Jahre als neurophysiologische Untersuchungstechnik zur Analyse neuropsychologischer Störungen wie z. B. Lernstörungen eingesetzt wurde. Das fMRT spielt derzeitig in der Klinik noch keine große Rolle, desto mehr jedoch für die Forschung. Der Einzug dieser Methode in die klinische Routine lässt sich aber absehen.

Mit diffusionsgewichteter MR-Bildgebung können physiologische Veränderungen im Hirngewebe untersucht werden, die mit Änderungen des Wasserstoffdiffusionskoeffizienten verbunden sind. Die Methode wird u. a. in der Erfoschung von Myelinisierungsstörungen eingesetzt und für die klinische Diagnostik des Hirninfarktes diskutiert. Perfusionsgewichtete MR-Bildgebung kann die Tumorbildgebung verbessern. Perfusionstechniken finden derzeitig Anwendung in der Erforschung kognitiver und psychiatrischer Störungen.

Eine Zusammenfassung von Grundlagen, technischen Voraussetzungen und Anwendung der verschiedenen MR-Techniken einschließlich aktueller Literatur findet sich bei Niendorf (2000).

Sonographie

Sonographie des Schädels

Die offene große Fontanelle ist Voraussetzung für diese Untersuchung, was die Anzahl der Kinder, die so untersucht werden können, auf Neugeborene und Säuglinge beschränkt. In der Neuropädiatrie bzw. Pädiatrie spielt die Schädelsonographie für die Untersuchung von zerebralen Fehlbildungen (Arnold-Chiari-Syndrom, Hydranenzephalie, Corpus-callosum-Fehlbildungen etc.) eine wichtige Rolle. Der Ultraschall ermöglicht ohne Sedierung die rasche, risikoarme und zuverlässige Untersuchung auch sehr schwer kranker Kinder z. B. auf Intensivtherapiestationen. Beurteilt werden können Hirnblutungen, hypoxisch-ischämische Hirnschädigungen, Hirnmissbildungen, Folgen konnataler und postnataler Infektionen, Dysraphien des Rückenmarks und geburtstraumatische Rückenmarksschäden. Weiterführende CT- und MRT-Untersuchungen sollten in diesem Alter die sonographische Untersuchung ergänzen, nur zur Bestätigung sind sie überflüssig (Gaßner et al. 2000).

Dopplersonographie extra- und intrakranieller hirnversogender Gefäße

Diese nichtinvasive Untersuchung ermöglicht die Detektion und Graduierung von Stenosen der extra- und intrakraniellen hirnversorgenden Gefäße. Die Methode kann als Zusatzuntersuchung für die Hirntodbestimmung eingesetzt werden. Für die klinischen Fragestellungen in der Kinder- und Jugendpsychiatrie hat die Methode keine Relevanz.

Digitale Subtraktionsangiographie (DAS)

Unterschieden wird zwischen Karotis- und Vertebralisangiographie, je nachdem wo die Katheterspitze für die Kontrastmittelapplikation zum Liegen kommt. Eingegangen wird meist über die A. femoralis. Das Prinzip der DSA besteht in der Subtraktion einer Kontrastmitteldarstellung der Gefäße von einem vorher angefertigten Leerbild, der sog. Maske. Es bleiben die kontrastmittelgefüllten Gefäße »übrig«. Mittels eines digitalen Analogwandlers werden überlagerungsfreie Bilder auf einen Monitor gebracht. Die Kombination mit dem MRT ist möglich. Vorteilhaft im Vergleich zur konventionellen Angiographie sind die dünneren Katheter und die geringere Kontrastmittelmenge. Es lassen sich arterielles und venöses Gefäßsystem darstellen. Typischer Befund bei Vaskulitiden sind die »Kaliberschwankungen«. Viele Fragestellungen können heute jedoch schon mit der MR-Angiographie beantwortet werden. Es ist abzusehen, dass in naher Zukunft die primäre Gefäßdiagnostik fast vollständig mit nichtinvasiven Untersuchungsverfahren durchgeführt werden kann (Hahn et al. 2000).

Die Angiographie hat ein gewisses Risiko. Bei den Erwachsenen beträgt die Morbidität der Untersuchung etwa 2–2,5%. Es kann zu Vasospasmen oder Gefäßverschlüssen kommen, oder ein Koagel an der Kathederspitze kann einen embolischen Gefäßverschluss verursachen. Bei Migränepatienten besteht ein erhöhtes Schlaganfallsrisiko, auch die Gefahr der Provokation einer transitorisch-ischämischen Attacke ist höher. Eine gefürchtete Komplikation ist die zervikale Myelopathie infolge einer Angiographie. Dabei klagt der Patient unmittelbar nach Kontrastmittelapplikation über einen Schmerz im hinteren Halsbereich, es kommt dann zu einer progredienten Rückenmarksischämie.

Die Methode kann für die Hirntoddiagnostik eingesetzt werden.

In der Kinder- und Jugendpsychiatrie finden sich nur selten Fragestellungen, die den Einsatz der Angiographie verlangen.

! Indikation für eine digitale Subtraktionsangiographie in der Kinder- und Jugendpsychiatrie ist die Differenzialdiagnostik der Vaskulitiden (drogeninduzierte Vaskulitiden, Lupus erythematodes) bei hirnorganischen Psychosyndromen.

Positronenemissiontomographie (PET)

Gemessen wird die zerebrale Konzentration systemisch verabreichter radioaktiver Tracer (meist $^{11}C^{18}N^{15}O$), die von außerhalb des Körpers befindlichen Detektorsystemen gemessen wird. Gewonnen werden Schnittbilder des Gehirns mittels MRT- und CT-ähnlichen Rechenoperationen. Mit dem PET können zerebraler Blutfluss, Sauerstoffverbrauch und Gluskosestoffwechsel betrachtet werden. Die Methode wird u. a. eingesetzt zur Beurteilung demenzieller Prozesse und zur Lokalisierung epileptogener Foci. Für die Kinder- und Jugendpsychiatrie hat sie klinisch kaum Bedeutung, wohl aber in der Forschung.

Single-Photonen-Emissionscomputertomographie (SPECT)

Im Gegensatz zum PET werden jodhaltige Isotope verwendet. Beurteilt werden können zerebraler Blutfluss, Gewebsmetabolismus, Neurorezeptordichte sowie Glukose- und Aminosäurenmetabolismus. Die Methode spielt in der klinischen Kinder- und Jugenspsychiatrie keine Rolle, in der Erwachseneneurologie wird sie zunehmend auch klinisch eingesetzt.

Fazit für die Praxis

Die klinische Symptomatik dient als Anhaltspunkt für eine vertiefende Diagnostik. So können die Symptome operational beschrieben und klassifikatorisch erfasst werden, sodass schließlich eine nosologische Zuordnung gelingt. Für die weitere Therapieplanung sind aber alle ergänzenden Aspekte der Diagnostik von spezieller Bedeutung. Familiendiagnostische Überlegungen, weiterführende apparative diagnostische Maßnahmen, psychologische Testdiagnostik, die Erfassung von Risikoverhaltensweisen und eine vertiefende entwicklungspsychopathologische Diagnostik haben zum Ziel, die vorgefundenen Symptome hinsichtlich ihrer Entstehungsbedingungen kausal zu interpretieren, um zu Ätiologie und Pathogenese eine diagnostische Hypothese zu entwickeln.

Schließlich soll das Symptom unter finalen Gesichtspunkten mit Bezug zum sozialen Kontext und unter Berücksichtigung der Auswirkungen auf denselben interpretiert werden, um die Funktionalität des Symptoms im sozialen Umfeld und damit mögliche aufrechterhaltende Mechanismen zu erfassen. Situative Analyse, biographische Analyse und strukturelle Analyse liefern Hintergrundinformationen zur Interpretation der Symptomatik unter funktionellen Gesichtspunkten der Anpassung des Kindes an seine Umwelt. Erst in diesem Stadium einer diagnostischen Zusammenfassung aller Befunde kann die Therapieplanung im Sinne eines multimodalen Behandlungskonzeptes erfolgen.

Der diagnostische Prozess oszilliert also zwischen den Polen der Objektivierung, Ordnung und Klassifikation einerseits, und dem interpretierenden einfühlenden Verstehen andererseits. Das Erkennen und Verstehen von Leidensphänomenen und Symptomen seelischer Überforderung vor dem Hintergrund normaler und gestörter Entwicklungsprozesse ist eine fundamentale Aufgabe des Kinder- und Jugendpsychiaters. Wenn wir die Innenseite kindlichen Verhaltens nicht zu entschlüsseln versuchen, bleibt uns das Kind bei allem Wissen um Risikofaktoren und zerebrale Mechanismen fremd. Wir müssen uns um eine Perspektivenübernahme bemühen und versuchen, Befunde zur Psychobiologie, zur Psychologie, zur Entwicklung von Affekten und Kognitionen, zur Psychodynamik so zu gewichten, dass sie dem Zugang zum einzelnen Kind dienen (Abb. 5.8).

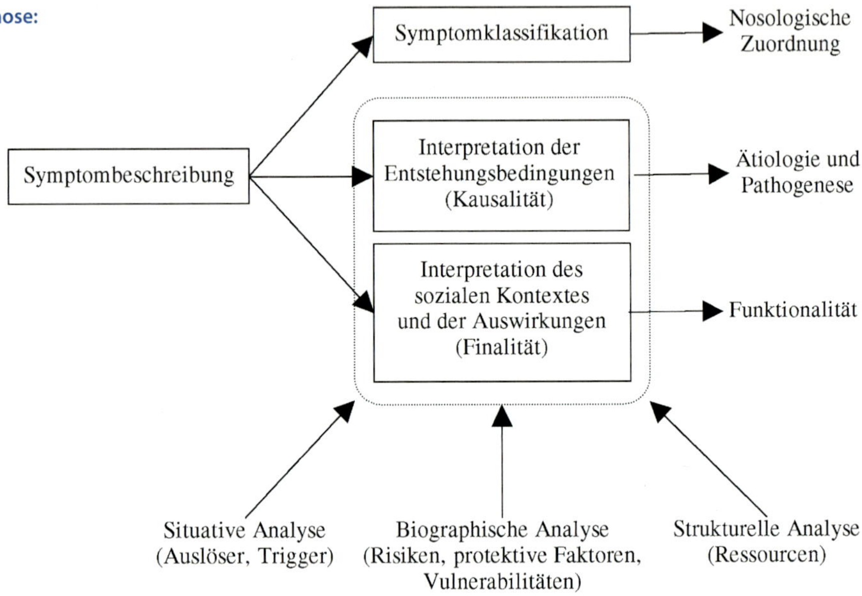

Abb. 5.8. **Entwicklung der Diagnose: Vom Symptom zur Indikation**

Literatur

Achenbach TM (1997) What is normal? What is abnormal? Developmental Perspectives on behavioral and emotional problems. In: Luthar SS, Burack JA, Cicchetti D, Weisz JR (eds) Developmental psychopathology. Perspectives on adjustment, risk and disorder. Cambridge Univ Press, Cambridge, pp 93–114

Ambrosini PJ, Metz C, Prabucki K, Lee CJ (1989) Videotape reliability of the third revised edition of the KSADS. J Am Acad Child Adolesc Psychiatry 28:723–728

Andreß HJ, Lohmann H (2000) Die wirtschaftlichen Folgen von Trennung und Scheidung. Gutachten im Auftrag des Bundesministeriums für Familie, Senioren, Frauen und Jugend. Kohlhammer, Stuttgart Berlin

Angermaier M (1977) Psycholinguistischer Entwicklungstest (PET). Beltz, Weinheim

Benton AL (1981) Der Benton-Test, 5. Aufl. Huber, Bern

Brickenkamp R (1981) Aufmerksamkeits-Belastungs-Test (d2),7. Aufl. Hogrefe, Göttingen

Bronfenbrenner U (1986) Ecology of the family as a context for human development: Research perspectives. Dev Psychol 22:723–742

Campbell SB (1995) Behavioral problems in preschool children: A review of recent research. J Child Psychol Psychiatry 36:113–149

Cicchetti D, Cohen BJ (eds) (1995) Developmental psychopathology. Wiley, New York

Cierpka M (Hrsg) (1996) Handbuch der Familiendiagnostik. Springer, Berlin Heidelberg New York

Conners CK (1970) Symptom patterns in hyperkinetic, neurotic and normal children. Child Dev 41:667–682

Conners CK, Sitarenios G, Parker JD, Epstein JN (1998) The revised Conners' parent rating scale (CPRS-R): Factor structure, reliability and criterion validity. J Abn Child Psychol 26:257–268

Costello AJ, Edelbrock C, Kalas R, Kessler MD, Klaric SH (1982) The NIMH Diagnostic Interview Schedule for Children (DISC). University of Pittsburgh, Dept of Psychiatry, Pittsburgh

Cox AD (1994) Diagnostic appraisal. In: Rutter M, Taylor E, Hersov L (eds) Child and adolescent psychiatry-modern approaches, chap 2. Blackwell, London Paris Melbourne Vienna, pp 22–33

Deneke FW, Hilgenstock, B (1989) Das Narzißmusinventar. Huber, Bern

Diclemente RJ, Hansen WB, Ponton LE (eds) (1996) Handbook of adolescent health risk behavior. Plenum Press, New York

Dilling H, Mombur W, Schmidt MH (Hrsg) (1991) Internationale Klassifikation psychischer Störungen (ICD-10). Huber, Bern

Döpfner M, Berner W, Flechtner H, Lehmkuhl G, Steinhausen HC (1999) Psychopathologisches Befundsystem für Kinder und Jugendliche (CASCAP-E). Hogrefe, Göttingen

Döpfner M, Lehmkuhl G (1997) Von der kategorialen zur dimensionalen Diagnostik. Prax Kinderpsychol Kinderpsychiatr 46:519–547

Döpfner M, Melchers P, Fegert J et al. (1994) Deutschsprachige Konsensusversionen der Child Behavior Checklist (CBCL 4–18), der Teacher Report Form (TRF) und der Youth Self Report Form (YSR). Kindh Entwickl 3:54–59

Döpfner M, Plueck J, Berner W et al. (1997) Psychische Auffälligkeiten von Kindern und Jugendlichen in Deutschland – Ergebnisse einer repräsentativen Studie: Methodik, Alters-, Geschlechts- und Beurteilereffekte. Z Kinder Jugendpsychiatr 25:218–233

DSM IV (1994) Diagnostic and statistical manual of mental disorders, 4th edn. American Psychiatric Association, Washington/DC

Ebe M, Homma I (1992) Leitfaden für die EEG-Praxis. Ein Bildkompendium. Fischer, Stuttgart Jena New York

Englert E, Poustka F (1995) Das Frankfurter kinder- und jugendpsychiatrische Dokumentationssystem – Entwicklung und methodische Grundlagen unter dem Aspekt der klinischen Qualitätssicherung. Prax Kinderpsychol Kinderpsychiatr 5:158–167

Felgenhauer K, Beuche W (1999) Labordiagnostik neurologischer Erkrankungen. Thieme, Stuttgart New York

Flämig J, Wörner, U (1977) Standardisierung einer deutschen Fassung des Family Relations Test (FRT) an Kindern von 6 bis 11 Jahren. Prax Kinderpsychol Kinderpsychiatr 26/2:38–46

Frostig M (1979) Frostigs Entwicklungstest der visuellen Wahrnehmung (FEW). Beltz, Weinheim

Gaßner L et al. (2000) Sonographie des Gehirns und Rückenmarks bei Früh- und Neugeborenen. Radiologe 40:35–42

Graham T, Turk J, Verhulst F (1999) Child psychiatry. A developmental approach, 3rd edn. Oxford Univ Press, New York

Grimm H, Schöler, H (1978) Heidelberger Sprachentwicklungstest (HSET). Westermann, Braunschweig

Gross G, Huber G, Klosterkötter J, Linz M (1987) Bonner Skala für die Beurteilung von Basissymptomen (BSABS). Springer, Berlin Heidelberg New York

Haffner J, Esther C, Münch H et al. (1998) Veränderte Kindheit – Neue Wirklichkeiten. Verhaltensauffälligkeiten im Einschulungsalter. Ergebnisse einer epidemiologischen Studie, 2. Aufl. (Beiträge zur regionalen Gesundheitsberichterstattung, Rhein-Neckar-Kreis/ Heidelberg)

Häfner H, Löffler W, Maurer K, Riecher-Rössler A, Stein A (1999) IRAOS-Interview für die retrospektive Erfassung des Erkrankungsbeginns und -verlaufs bei Schizophrenie und anderen Psychosen. Huber, Bern

Hahn D et al. (2000) Nichtinvasive Gefäßdiagnostik. Dtsch Ärztebl 97/39:B2156–B2161

Hellbrügge T, Coulin S, Heiss-Begemann et al. (1994) Münchener Funktionelle Entwicklungsdiagnostik. 2. und 3. Lebensjahr, 4. Aufl., München

Herpertz-Dahlmann B (2000) Allgemeine körperliche Untersuchung. In: Remschmidt H (Hrsg) Kinder- und Jugendpsychiatrie, eine praktische Einführung, Kap 6. Thieme, Stuttgart, S 39–40

Igra V, Irwin CE (1996) Theories of adolescent risk taking behavior. In: Diclemente RJ, Hansen WB, Ponton LE (eds) Handbook of adolescent health risk behavior. Plenum Press, New York, pp 35–51

Kastner-Koller U, Deimann, P (1998) Der Wiener Entwicklungstest (WET). Hogrefe, Göttingen

Kay SR, Opler LA, Fiszbein A (1986) Positive and negative syndrome scale – Bewertungsleitfaden. Department of Psychiatry, Albert-Einstein-College of Medicine, New York

Kiphard EJ (1975) Wie weit ist ein Kind entwickelt? Eine Anleitung zur Entwicklungsüberprüfung, 5 Aufl. Verlag Modernes Lernen, Dortmund

Knölker U, Mattejat F, Schulte-Markwort M (1997) Kinder- und Jugendpsychiatrie systematisch. Uni-Med, Bremen Lorch

Kubinger KD, Wurst E (1991) Adaptives Intelligenz Diagnostikum (AID), 3. Aufl. Huber, Bern

Laub A et al. (2000) Sedierung von Kindern mit Gamma-Hydroxybuttersäure für MRT-Untersuchungen. Pädiatr Prax 53:687–692

Lewis M (ed) (1996) Child and adolescent psychiatry. A comprehensive textbook, 2nd edn. Williams & Wilkins, Baltimore

Lietz R (1999) Neurologische Diagnostik bei Kindern. Deutscher Ärzteverlag, Köln

Lowitzsch K et al. (1993) Evozierte Potenziale bei Erwachsenen und Kindern. Thieme, Stuttgart New York

Mayes LC (1996) Infant assessment. In: Lewis M (ed) Child and adolescent psychiatry. A comprehensive textbook, 2nd edn, chap 38. Williams & Wilkins, Baltimore, pp 431–439

Melchers P, Preuß U (1991) Kaufman-Assessment Battery for Children (K-ABC). Swets & Zeitlinger, Amsterdam

Möller HJ, Laux G, Kapfhammer HP (Hrsg) (2000) Psychiatrie und Psychotherapie. Springer, Berlin Heidelberg New York London Tokio

Niendorf T (2000) Methodische Grundlagen moderner Magnet-Resonanz-Bildgebungsverfahren und ihre Anwendung in der Neurologie. Klin Neurophysiol 31 [Sonderheft 1]:S2–S17

Offord DR, Fleming JE (1996) Epidemiology. In: Lewis M (ed) Child and adolescent psychiatry. A comprehensive textbook, 2nd edn, chap 119. Williams & Wilkins, Baltimore, pp 1166–1178

Oswald WD, Roth E (1978) Der Zahlen-Verbindungs-Test (ZVT). Hogrefe, Göttingen

Overall JE, Gorham DR (1962) The brief psychiatric rating scale. Psychol Rep 10:799–812

Petermann F, Petermann U (2000) Erfassungsbogen für aggressives Verhalten in konkreten Situationen (EAS). Hogrefe, Göttingen

Preuß U, Landsberg W (Hrsg) (1996) Geschichten Erzählen – projektiv (GEp). Swets, Frankfurt

Puig-Antich J, Chambers W (1978) Schedule for affective disorders and schizophrenia for schoolaged children (6–16 years). Kiddie SADS (K-SADS). New York State Psychiatric Institute, New York (unveröffentlicht)

Reiber H (1994) Flow rate of cerebrospinal fluid (CSF)–a concept common to normal blood-CSF barrier function and to dysfunction in neurological diseases [see comments]. J Neurol Sci 122/2: 189–203

Reiber H, Lange P (1991) Quantification of virus-specific antibodies in cerebrospinal fluid and serum: sensitive and specific detection of antibody synthesis in brain. Clin Chem 37/7:1153–1160

Remschmidt H (1995) Grundlagen psychiatrischer Klassifikation und Diagnostik. In: Petermann F (Hrsg) Lehrbuch der klinischen Kinderpsychologie, Kap 1. Hogrefe, Göttingen, S 3–52

Remschmidt H, Mattejat F (Hrsg) (1998) Familiendiagnostisches Lesebuch. Thieme, Stuttgart

Remschmidt H, Schmidt MH (1994) Multiaxiales Klassifikationsschema für psychische Störungen des Kindes- und Jugendalters nach ICD-10 der WHO, 3. Aufl. Huber, Bern Göttingen Toronto Seattle

Resch F (1998) Entwicklungspsychopathologie und Krankheitsverständnis. Fundam Psychiatr 12:116–120

Resch F (1999) Beitrag der klinischen Entwicklungspsychologie zu einem neuen Verständnis von Normalität und Pathologie. In: Oerter R, von Hagen C, Röper G, Noam G (Hrsg) Klinische Entwicklungspsychologie. Ein Lehrbuch. Psychologie Verlagsunion, Weinheim, S 606–622

Resch F (1999) Entwicklungspsychopathologie des Kindes- und Jugendalters. Ein Lehrbuch, 2. Aufl. Psychologie Verlagsunion, Weinheim

Resch F, Schulte-Markwort M, Bürgin D (1998) Operationalisierte psychodynamische Diagnostik im Kindes- und Jugendalter – ein Beitrag zur Qualitätssicherung. Prax Kinderpsychol Kinderpsychiatr 47:373–386

Revers WJ, Allesch CG (1985) Handbuch zum Thematischen Gestaltungstest (Salzburg). Beltz, Weinheim

Rorschach H (1992) Psychodiagnostik. Methodik und Ergebnisse eines wahrnehmungsdiagnostischen Experiments, 11. Aufl. Huber, Bern

Roth H, Süllwold F, Berg M (1967) Problemfragebogen für Jugendliche. Hogrefe, Göttingen

Rudolf H (1986) Graphomotorische Testbatterie (GMTB). Beltz, Weinheim

Rutter M, Taylor E, Hersov L (eds) (1994) Child and adolescent psychiatry – modern approaches. Blackwell, London Paris Melbourne Vienna

Schlange H, Stein, B, von Boetticher, I, Taneli, S (1973) Göttinger Formreproduktions-Test (GFT), 2. Aufl. Hogrefe, Göttingen

Schmid RG, Tirsch WS (1995) Klinische Elektroenzephalographie des Kindes- und Jugendalters. Springer, Berlin Heidelberg New York

Schneider F, Unnewehr S, Margraf J (1995) Kinder-DIPS: Diagnostisches Interview bei psychischen Störungen im Kindes- und Jugendalter. Springer, Berlin Heidelberg New York

Seitz W, Rausche A (1992) Persönlichkeitsfragebogen für Kinder zwischen 9 und 14 Jahren (PFK 9-14), 3. Aufl. Hogrefe, Göttingen

Seyfried H (1990) Lern- und Merkfähigkeitstest (LMT). Ketterl, Wien

Sitzmann F (Hrsg) (1995) Pädiatrie. Hippokrates, Stuttgart

Staabs G von (1964) Der Scenotest. Beitrag zur Erfassung unbewußter Problematik und charakterologischer Struktur in Diagnostik und Therapie, 4. Aufl. Huber, Bern

Stiensmeier-Pelster J, Schuermann M, Duda K (2000) Depressions-Inventar für Kinder und Jugendliche DIKJ, 2. Aufl. Hogrefe, Göttingen

Tewes U, Rossmann, P, Schallberger, U (2000) Hamburg-Wechsler-Intelligenztest für Kinder III (HAWIK-III). Huber, Bern

Thurner F, Tewes U (1975) Der Kinder-Angst-Test K-A-T, 3. Aufl. Hogrefe, Göttingen

Vilmar K, Bachmann K-D (1997) Kriterien des Hirntodes. Dtsch Ärztebl 94/19:1032–1038

Wagner H, Baumgärtel F (1978) Hamburger Persönlichkeitsfragebogen für Kinder (HAPEF-K). Hogrefe, Göttingen

Weidlich S, Lamberti G (1993) Diagnosticum für Cerebralschädigung (DCS), 3. Aufl. Huber, Bern

Weiß R, Osterland J (1997) Grundintelligenztest Skala 1 (CFT 1). Hogrefe, Göttingen
Weiß RH (1997) Grundintelligenztest Skala 2 (CFT 20) mit Wortschatztest (WS) und Zahlenfolgetest (ZF). Hogrefe, Göttingen
Welte V (1981) Der Mottier-Test, ein Prüfmittel für die Lautdifferenzierungsfähigkeit und die auditive Merkfähigkeit. Sprache Stimme Gehör 5:121–125
Westhoff K, Geusen-Asenbaum C, Leuter D, Schmidt M (1982) Problemfragebogen für 11- bis 14jährige. Westermann, Braunschweig
Zimmer R, Volkamer M (1987) Motoriktest für vier- bis sechsjährige Kinder (MOT), 2. Aufl. Beltz, Weinheim

Grundzüge der Therapie

C. Eggers

Der Kinder- und Jugendpsychiater hat es mit der Gesamtheit ontogenetisch bestimmter Entwicklungsphasen eines menschlichen Individuums zu tun, wobei jede Entwicklungsphase durch ihre eigenen Gesetzmäßigkeiten und Variationsmöglichkeiten gekennzeichnet ist. Die Individuation des Menschen als weltoffenes Wesen wird durch eine große Vielfalt personenbezogener Einflüsse und somatophysischer Bedingungen bestimmt, was u. a., um nur ein Beispiel zu nennen, in der Plastizität des Gehirns zum Ausdruck kommt. Dabei sind, wie in Kap. 1 ausgeführt, spezifische Prozesse der kognitiven, emotionalen und sozialen Entwicklung neurobiologisch an bestimmte sensible Phasen der synaptischen Reorganisation gebunden.

Die komplizierte Multiplizität der die kindliche Individualität bestimmenden Wechselwirkungen macht verständlich, dass der therapeutische Umgang mit dem psychisch kranken Kind und Jugendlichen allerhöchste Anforderungen an alle Personen stellt, die in der Kinder- und Jugendpsychiatrie verantwortlich tätig sind. Eine weitere Folge der sehr komplexen Beziehungszusammenhänge zwischen biologischen, konstitutionellen, erbgenetischen, entwicklungspsychologischen und psychosozialen Wirkfaktoren, die am Zustandekommen einer psychopathologischen Störung mitwirken, ist die entsprechend große Vielfalt an Therapieverfahren, die sich inzwischen etabliert haben und fortwährend weiterentwickelt werden.

In der Kinder- und Jugendpsychiatrie sind daher genaue Kenntnisse über die wichtigsten Therapieverfahren und deren Indikationen von grundlegender Bedeutung, um die verschiedenen Behandlungsmaßnahmen **individuell** und **differenziert** auf den jeweils zu behandelnden Patienten und seine besondere Situation abzustimmen (Entwicklungsstand, kognitive Leistungsfähigkeit, Stellung im Beziehungsgefüge einer jeweiligen mikro-, meso- und makrosozialen Bezugswelt). Aufgrund der Verschränkung differenzieller therapeutischer Zugangsmöglichkeiten mit den individuellen und komplexen Bedingungsvariablen psychischer Störungen im Kindes- und Jugendalter sind Effizienzbeurteilungen kinder- und jugendpsychiatrischer Behandlungsmethoden sehr schwierig und aufwendig, aber notwendig (vgl. Abschn. 6.10).

6.1 Allgemeine therapeutische Prinzipien

Die Bedeutung der Diagnosestellung

«Vor den Beginn der Therapie haben die Götter die Diagnose gestellt.« Das gilt auch für die kinder- und jugendpsychiatrische Therapie, wird jedoch leider häufig außer Acht gelassen, da die Diagnosestellung in der Kinder- und Jugendpsychiatrie in der Regel nicht einfach ist. Der rasche und stete Wandel kinder- und jugendpsychiatrischer Klassifikationen ist ein Beleg für diese Schwierigkeit. Eine sorgfältige diagnostische Klassifikation entsprechend den z. Z. gültigen Klassifikationsschemata, wie ICD-10 oder DSM-IV erleichtert die Auswahl eines bestimmten Therapieverfahrens, das für das jeweils vorliegende Stimmungsbild am geeignetsten ist.

! **Die verschiedenen Therapien greifen in das als ganzheitlich aufzufassende komplexe Interaktionsgefüge zwischen genetischer Ausstattung und lebensgeschichtlich bzw. beziehungsdynamisch determinierten Anteilen der kindlichen Persönlichkeitsorganisation ein.**

Insofern beginnt sich allmählich eine neue Sichtweise der Psychotherapie durchzusetzen, die den cartesianischen Dualismus, Geist–Seele (res cogitans) einerseits und Leib–Körper (res extensa) andererseits überwindet (Gabbard 2000). So haben nicht nur die biologischen Therapien, in erster Linie die Psychopharmakotherapie, neurobiologische Wirkungsgrundlagen, sondern dies gilt auch für psychodynamische Therapieverfahren!

Viinamäki et al. (1998) konnten Auswirkungen der psychodynamischen Therapie auf den Serotoninstoffwechsel bei einem Patienten mit Depression und Borderline-Störung nachweisen im Vergleich zu einem Kontrollpatienten. Beide Patienten wiesen zu Beginn bei SPECT-Untersuchungen eine deutliche Minderung der Serotoninaufnahme im Bereich des medialen präfrontalen Kortex und des Thalamus auf. Ein Jahr nach psychodynamischer Therapie normalisierte sich der Serotoninstoffwechsel, während bei dem Kontrollpatienten, der keine Psychotherapie erhielt, sich keine Änderung eingestellt hatte. Auch die kognitive Verhaltenstherapie scheint biologische Auswirkungen zu haben. So zeigten Patienten mit einer schweren Depression, die erfolgreich auf eine kognitive Verhaltenstherapie ansprachen, eine Normalisierung ihrer Thyroxinwerte (Joffe et al. 1996).

In Bezug auf die **Indikationsstellung** können ganz global folgende Regeln aufgestellt werden: Stehen bei einem bestimmten Krankheitsbild individualgenetische, psychodynamische Faktoren im Vordergrund, so ist eine individuelle Psychotherapie, evtl. unter Einbeziehung der Familie, indiziert. Sind familiäre Bedingungsfaktoren vorherrschend, ist in erster Linie eine Familientherapie angezeigt, evtl. zusammen mit einzeltherapeutischen Sitzungen. Sind Umgebungsvariablen besonders wirksam (z. B. sehr schlechtes soziales Milieu, Verwahrlosung der Bezugspersonen oder völlige pädagogische Inkompetenz derselben), so sind sozialtherapeutische und heilpädagogische Maßnahmen entsprechend dem KJHG bzw. BSHG vorrangig.

! Es ist deshalb wichtig, vor Therapiebeginn sowohl die gesunden, funktionalen Ich-Anteile des Kindes zu diagnostizieren als auch die Ressourcen, die die Umgebung für eine Behandlung zur Verfügung hat, zu evaluieren.

Grundregeln bei der Behandlung

Kinder- und jugendpsychiatrische Therapie heißt allgemein: **Förderung von Entwicklungsprozessen beim Kind.** Entwicklung ist hier als Gesamtheit der jeweils aufeinander bezogenen Prozesse im biologischen, kognitiven, emotionalen und sozialen Verhalten zu verstehen. Entwicklung vollzieht sich in einer stetig sich differenzierenden Wechselbeziehung des Kindes mit seiner Umwelt, die es z. T. durch Interaktion selbst formt. Piaget (1975) spricht von ständig ineinander greifenden Akkommodations- und Assimilationsprozessen, die das geistig-seelische Wachstum ausmachen. Durch Assimilation werden Umwelterfahrungen an bereits erarbeitete kognitive Schemata des kindlichen Selbst angepasst: In einem aktiven Prozess passt das Kind seine Umwelt seinen Denk- und Handlungsschemata an, über die es aufgrund seiner kognitiven Entwicklung jeweils verfügt. Umgekehrt aber werden die kognitiven Fähigkeiten des Kindes an die jeweils wechselnden Umweltbedingungen und an die entsprechend der geistig-seelischen Entwicklung sich zunehmend differenzierenden und ausweitenden ökologischen Lebensbereiche akkommodiert (Eggers 1984).

! Aus entwicklungspsychologischer Sicht ist zu folgern, dass jede Therapie und jede Therapieform in der Kinder- und Jugendpsychiatrie eine ganzheitliche Behandlung des gestörten Ökosystems »Kind-Umwelt« zum Ziel haben muss, denn ein Kind ist nur zu Entwicklungsschritten befähigt, die von der Umgebung mitgetragen und gefördert werden.

Umwelt wird hier aus ökologischer Sicht topologisch betrachtet und als eine »ineinander geschachtelte Anordnung konzentrischer, jeweils von der nächsten umschlossener Strukturen« vorgestellt (Bronfenbrenner 1981). Kind und Umwelt stellen somit eine »dynamische Einheit« dar, wobei das Milieu, in dem das Kind lebt, vom Kind fortschreitend in Besitz genommen und umgeformt wird.

! Im Gegensatz zur Behandlung körperlicher Erkrankungen kommt es bei der Therapie seelischer Störungen des Kindes- und Jugendalters darauf an, eine empathisch-gefühlshafte Beziehung zum Kind herzustellen, die den Therapeuten erst dazu befähigt, das ganze Wesen des Patienten zu verstehen und auf diese Weise realitätsadäquate Reifung fördern zu können.

Voraussetzung dafür ist die Fähigkeit des Therapeuten, die **Signale** des Kindes zu verstehen. Signale, die sich in Form verschiedener psychischer Verhaltensauffälligkeiten und psychopathologischer – auch psychotischer – Symptome äußern können.

Es ist grundsätzlich zu unterscheiden, ob die Therapie unter ambulanten oder stationären Bedingungen durchgeführt werden soll. Mit dem Patienten und seiner Familie ist eine klare Aussprache notwendig in Bezug auf die Ziele und Methoden der vorgesehenen Behandlung. Auch der organisatorische Rahmen (»Setting«) ist zu besprechen. In der Regel ist das Kind selbst zunächst nicht zu einer Therapie motiviert; psychisches Leid wird bei Kindern häufig externalisiert (an der Umgebung festgemacht) oder verleugnet und somatisiert. Die Fähigkeit zur Introspektion wächst erst mit der Adoleszenz. Zu Beginn jeder Therapie muss daher zunächst ein Arbeitsbündnis mit dem Kind hergestellt werden, wobei die Persönlichkeit des Therapeuten und Übertragungsphänomene eine wichtige Rolle spielen.

Das Kind spürt in der Regel das anteilnehmende Interesse des Therapeuten an ihm und an seinen Problemen und Konflikten. Oft muss das Arbeitsbündnis mit einem Kind während der Therapie erneuert und bestätigt werden. Vor allem zu Beginn, aber auch im weiteren Verlauf der Therapie ist eine Reflexion der (weiteren) Therapiebedürftigkeit, -fähigkeit und -willigkeit des Kindes bzw. Jugendlichen sinnvoll; dies gilt auch für das Setting, die therapeutische Technik und u. U. einen eventuellen Therapeutenwechsel (Bürgin 1992).

Therapie in der Kinder- und Jugendpsychiatrie verlangt aus den eingangs genannten Gründen ein multiprofessionelles Herangehen. Sie ist, ob ambulant oder stationär, prinzipiell Teamarbeit und muss medizinische Versorgung, Reifungsförderung, Erziehungspraxis, Psychotherapie und Sozialarbeit integrieren. Die jeweils eingesetzten therapeutischen Methoden richten sich nach dem Alter und nach dem psychomentalen Entwicklungsniveau des Kindes sowie nach der Art der Störung. Medikamente haben ihren Platz neben allen anderen Therapieformen als ggf. ergänzende Maßnahme und werden praktisch nie ausschließlich eingesetzt. Überdies ist die medikamentöse Behandlung in der Kinder- und Jugendpsychiatrie keinesfalls einfacher und zeitsparender als andere Therapieverfahren. Es geht auch nicht um Symptombeseitigung.

Grundlegende Therapieziele

! Das Therapieziel liegt – unabhängig von der eingesetzten Methode – in der altersadäquaten Korrektur der Realitätswahrnehmung, der Selbstwahrnehmung, der Fähigkeit zur Interaktion und der Wahrnehmung der Konsequenzen eigenen Handelns.

Mit einer schlichten Symptombeseitigung ist dies natürlich nicht zu erreichen. Eben darum geht es in der Kinder- und Jugendpsychiatrie nicht. In seiner wichtigen Arbeit »Symptomtoleranz in der Pädiatrie« hat Winnicott darauf aufmerksam gemacht, dass Gesundheit eine »Frage der Reife« ist, nicht aber eine Frage des Freiseins von Symptomen, und er hat darauf hingewiesen, dass psychische Störungen »immer als Verzögerungen oder Verzerrungen der emotionalen Entwicklung bezeichnet oder damit begründet werden können, dass die emotionale Entwicklung den Reifegrad nicht erreicht hat, der dem Alter des Kindes entspricht« (Winnicott 1976, S. 131). An anderer Stelle weist er darauf hin, dass der Psychiater es »mit Entwicklung zu tun hat«, »der emotionalen Entwicklung des Individuums« (Winnicott 1978). Wir meinen, dass sich sowohl der Allgemein- als auch der Kinder- und Jugendpsychiater dieser Zielsetzung bewusst sein muss, um seinem therapeutischen Tun den rechten Stellenwert zuzuordnen und die Indikationsstellung der von ihm gewählten therapeutischen Methoden klarer treffen zu können.

Der Somatiker, beim Kind der Pädiater, empfindet »das Symptom als Herausforderung an sein therapeutisches Rüstzeug« (Winnicott 1976) und bekämpft es in erster Linie mit der Waffe »pharmacon«. »Im Gegensatz dazu sieht der Kinderpsychiater im Symptom eine Organisation von äußerster Komplexität, die wegen ihres Wertes hervorgebracht und beibehalten wird. Das Kind braucht das Symptom, weil in der Entwicklung etwas nicht stimmt« (Winnicott 1976, S. 131). Mit seinem Symptom macht das Kind darauf aufmerksam, dass es in der Beziehung zu seinen Eltern überfordert und von ihnen in seiner Hilflosigkeit nicht wahrgenommen wird und in seiner natürlichen, lebendigen Entfaltung beeinträchtigt ist.

! Hilflosigkeit und Überforderung des Kindes gehen stets mit einer Beeinträchtigung des Selbstwerterlebens einher. Daher hat jede Therapie ganz wesentlich eine Änderung des negativen Selbstkonzeptes und eine Stärkung des Selbstwertgefühls beim Kind zum Ziel. Dies kann durch eine bessere Kontrolle machtvoller Affekte oder durch verbesserte soziale Kompetenzen beim Kind erreicht werden.

6.2 Kurztherapie

Aus den Darlegungen des letzten Abschnitts könnte man schlussfolgern, dass kinder- und jugendpsychiatrische Therapie grundsätzlich Langzeittherapie sein müsse. Häufig können aber schon ein oder zwei ambulante Gespräche mit dem Kind und/oder der Familie ausreichen, um bei ihnen genügend eigene Ressourcen zu mobilisieren und selbstreflexive Prozesse anzustoßen, sodass eigene Lösungsstrategien entwickelt werden können, die wichtige Entwicklungsschritte beim Kind und seiner Familie in Gang setzen. Auch kurzdauernde **stationäre** Kriseninterventionen können solche Prozesse auslösen, ohne dass eine Langzeitbehandlung notwendig wäre.

Gerade die Beschränkung ökonomischer Ressourcen in der gegenwärtigen Situation zwingt dazu, sich sehr diszipliniert in verstärktem Maße um die **Planung zielorientierter, fokaler Kurztherapien** zu bemühen. Dazu gehört, vor die Planung eines kurz- oder längerfristigen stationären Aufenthaltes eine diagnostische Phase zu setzen mit dem Ziel, zu überprüfen, ob eine stationäre Therapie wirklich indiziert ist und wie lange sie ggf. dauern sollte. Auch sollte in dieser Zeit genau festgelegt werden, was therapeutisch erreicht werden soll. Die Erstellung einer **Hierarchie therapeutischer Ziele** ist hierbei sinnvoll (s. folgende Übersicht). Ebenso ist die Entscheidung notwendig, ob man eine fokale Kurztherapie durchführen will und wie lange sie dauern soll.

Ziele einer fokalen Kurztherapie
- Beseitigung der jeweils aktuellen, den Patienten belastenden Problemlage (Krisenintervention)
- Rasche, multidisziplinäre Diagnostik
- Beurteilung des individuellen Konflikt- und Problemfeldes des Patienten und dessen Ursachen sowie des Niveaus der Ich-Entwicklung und der Objektbeziehungen
- Beurteilung der individuellen Ressourcen des Patienten und seiner Familie und der Fähigkeit, eigene Lösungsmöglichkeiten zu aktivieren und ein therapeutisches Bündnis einzugehen
- Herstellen der Bedingungen für ein zukünftiges langfristig wirkendes therapeutisches Setting

Die Definition eines fokalen Konflikts (**Problemfokus**) zwingt das Team, zu entscheiden, was wirklich den Aufwand einer stationären Aufnahme begründet und wann der Zeitpunkt für die Überführung in eine ambulante Maßnahme erreicht ist. ◘ Abbildung 6.1 stellt schematisch ein **dynamisches Modell** eines Konflikt-/Problemfokus mit pathogenen Einflüssen und protektiven Faktoren dar (vgl. auch Harper 1989). Die Erfahrung lehrt, dass Kurztherapie eher dann erfolgreich ist, wenn akute und reakti-

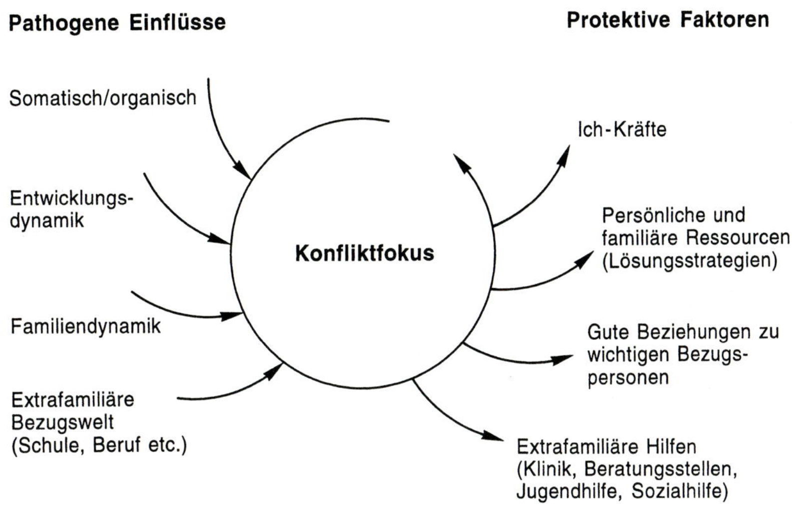

Abb. 6.1. **Dynamisches Modell eines Konflikt-/Problemfokus mit pathogenen und protektiven Einflüssen**

ve Störungen rasch und ohne Wartezeit behandelt werden können, z. B. akute Belastungsreaktionen, Kriseninterventionen nach Suizidversuch, kurzfristige Dekompensation bei chronischen Störungen.

6.3 Langzeittherapie

Stationäre Langzeittherapien von mehreren Monaten Dauer sollten bei Kindern die absolute Ausnahme sein und bei Jugendlichen nur in begründeten Einzelfällen durchgeführt werden. Die erheblichen Kosten, die diese Langzeittherapien verursachen, stehen in der Regel in keinem vertretbaren Verhältnis zum Nutzen einer solchen Therapie.

! Grundsatz muss sein, dass die Indikation und die Dauer einer therapeutischen Maßnahme durch das individuelle Krankheitsbild und die damit verbundenen Umstände bestimmt werden, sich aber nicht nach von den Kostenträgern statistisch ermittelten stationären Behandlungsdauern für bestimmte Diagnosegruppen zu richten haben.

Psychische Störungen oder Konflikte der jungen Patienten korrelieren fast immer auch mit Beziehungskonflikten innerhalb der Familie. Je länger der stationäre Aufenthalt und je jünger die Patienten, desto größer ist die Gefahr, dass diese Beziehungskonflikte sich noch verstärken und schließlich zu einer Fremdplatzierung des Kindes führen. Solche Fremdplatzierungen sind zwar in einigen Multiproblemfamilien, vor allem bei malignen Beziehungsstörungen mit körperlicher oder psychischer Misshandlung und bei sexuellem Missbrauch, nicht zu vermeiden, sollten jedoch zu einer möglichst baldigen Unterbringung in einer Pflegefamilie, einer Wohngruppe mit ambulanter therapeutischer Begleitung oder in einem Heim mit heilpädagogisch-psychotherapeutischer Zielsetzung führen. Kinder bis zum 12. Lebensjahr, die aufgrund massiver, früh einsetzender Beziehungsstörungen weder in der Schule noch in anderen Gruppen integrierbar sind, sollten eher langfristig heilpädagogisch und psychotherapeutisch betreut werden. Diese Art von Bindungs- oder Beziehungsstörungen sind auch durch eine intensive stationäre Behandlung von 6 oder 9 Monaten kaum zu korrigieren. Allerdings brauchen vor allem früh traumatisierte Kinder eine genügend lange Zeit, um in die Lage versetzt zu werden, eine außerstationäre Behandlung erfolgreich erfahren zu können.

Indikationen für eine stationäre Langzeittherapie

Indikationen für eine stationäre Langzeittherapie bestehen bei Jugendlichen vor allem bei schwerer Anorexia nervosa, Bulimie, histrionischen Persönlichkeitsstörungen mit selbstverletzendem Verhalten, Psychosen sowie bei massiven Zwangs- und Angsstörungen. Gerade bei den jüngeren Patienten ist dabei die Einbeziehung der Eltern in die Therapie von großer Bedeutung. Regelmäßige Eltern- bzw. Familientherapien sollten ergänzt werden durch eine enge Zusammenarbeit zwischen dem Pflegepersonal und den Eltern. Familientherapie und Elternarbeit sind gerade dann erforderlich, wenn es zwischen den jungen Patienten und den Eltern zu Konflikten gekommen ist. Erfahrungsgemäß sind diese Konflikte meist ambivalent besetzt, sodass es im therapeutischen Verlauf zu Schwankungen kommen kann zwischen anklammernder Nähe und massiver Distanzierung. Bei Kindern hängt der Erfolg einer stationären Behandlung neben dem Schweregrad der Störung in starkem Maße von der elterlichen Kooperationsbereitschaft ab (Schepker et al. 2000).

Psychotische Störungen und hier insbesondere die Schizophrenien stellen im Kindes- und Jugendalter die schwersten Erkrankungen dar. Wegen des häufig rezidivierenden bzw. chronischen Verlaufes erfordern sie ein besonderes, langfristig geplantes Behandlungskonzept.

Tabelle 6.1. Behandlungskaskade für psychotische Jugendliche

Therapeutisch-psychiatrische Maßnahme	Dauer
Akutpsychiatrische Versorgung zur stationären Krisenintervention	Tage/wenige Wochen
Vollstationäre Behandlung zur Diagnostik und Therapie der Akutphase	Max. 3 Monate
Teilstationäre Behandlung zur Stabilisierung	Max. 3 Monate
Rehabilitation und Psychoedukation zum Abbau von Krankheitsresiduen und zur Verringerung der Rückfallrate	Max. 6 Monate
Therapeutisches Übergangswohnheim zur Vermittlung von Bewältigungsstrategien und zur sozialen Wiedereingliederung	Ca. 2 Jahre
Sozialstation zur ambulanten Betreuung von Patienten oder Familien mit psychotischen Jugendlichen	Max. 2 Jahre

Zunächst ist zu prüfen, ob die institutionellen Voraussetzungen für eine Behandlungskaskade vorhanden sind (Tabelle 6.1).

Die Einrichtungen sollten erstens ortsnah zur Verfügung stehen und zweitens eng miteinander kooperieren. Psychotische Störungen sind immer auch mit Kommunikations- und Beziehungsstörungen verbunden. Psychosetherapien erfordern daher institutionelle und nach Möglichkeit auch persönliche Kontinuität und damit eine enge Verschränkung zwischen stationärer, ambulanter und komplementärer Therapie und Betreuung.

! Komplexe, mit Persönlichkeitsstörungen kombinierte Störungen des Sozialverhaltens bei Adoleszenten erfordern häufig eine mehrmonatige stationäre Behandlung und haben dann auch eine vergleichsweise günstigere Prognose mit langfristigen Therapieerfolgen (Hirschberg 1999).

Es besteht eine deutliche Abhängigkeit zwischen Dauer der stationären Behandlung und dem Schweregrad der psychosozialen Belastung entsprechend Achse VI des MAS (Schepker et al. 2000). Zu übereinstimmenden Ergebnissen kamen Gold et al. (1993), die zusätzlich den Schweregrad der psychischen Störung [definiert durch den eingeschätzten CGAS-Score (Children's Global Assessment Scale)] einen Monat vor der stationären Aufnahme als zusätzlichen hochsignifikanten Prädiktor für die notwendige Dauer der stationären Behandlung ausmachen konnten.

6.4 Ambulante und stationäre Therapie

! Grundsätzlich ist die ambulante Therapie als Therapie der Wahl bei psychischen Störungen des Kindes- und Jugendalters anzusehen.

Die ambulante Therapieform hat den Vorteil, die Störung im Umfeld, in dem sie entstand, zu behandeln und somit Probleme des Transfers von Therapieerfolgen von einer Umgebung in die andere zu vermeiden; Trennungstraumata von der Familie werden vermieden und eine **Stigmatisierung** des Kindes erfolgt nicht in dem Ausmaß wie bei einer stationären Aufnahme.

Vor Beginn einer stationären multimodalen Therapie muss bedacht werden, dass allein durch die Tatsache der stationären Aufnahme die Zuschreibung des Patienten als »Indexpatient« festgeschrieben wird. Damit wird die bereits bestehende Entwertung des Kindes durch seine unmittelbare Umgebung von der therapeutischen Institution quasi legitimiert: Im psychotherapeutischen Prozess geht es jedoch gerade darum, dass der Patient nun nicht mehr als Kranker, Hilfloser und Unmündiger abgestempelt und seine Entwertung nicht fortgesetzt wird, die durch das Entstehen einer Verhaltensstörung noch in dramatischer und teufelskreisartiger Weise verstärkt wird. Im Gegenteil, der psychotherapeutische Prozess hat zum Ziel, den Patienten aus seiner Sündenbockrolle herauszuführen, ihn zu verlebendigen und die Entwicklung einer selbstständigen und autonomen Persönlichkeit zu fördern.

Eine moderne, intensive ambulante Therapieform ist das sog. »Hometreatment«. Es ist zwar aufwändig, hat sich aber als wirksam erwiesen (Remschmidt u. Schmidt 1988).

Entscheidungskriterien für die stationäre Therapie

! Bei der Entscheidung zwischen ambulanter und stationärer Therapie muss die Gefahr bedacht werden, dass sich beim Patienten ein Loyalitätskonflikt entwickeln kann zwischen der alten, herkömmlichen Rollenattribuierung seitens der Eltern und den neuen therapeutischen Intentionen der klinischen Institution.

Dieser Loyalitätskonflikt muss behutsam bearbeitet werden. Der Patient muss auf der einen Seite das Gefühl haben, dass die therapeutische Institution weder Gegner und

Konkurrent der Eltern noch deren verlängerter Arm ist. Das Kind bzw. der Jugendliche muss das Gefühl bekommen, dass er zwar durch den Akt der stationären Aufnahme zunächst einmal in seiner Rolle als kranker und hilfsbedürftiger Patient bestärkt wird, dass er aber auch gleichzeitig das ehrliche Bemühen der am therapeutischen Prozess Beteiligten spürt, ihn gerade aus dieser Rolle herauszuführen. Vor allem jüngere und unerfahrene Mitarbeiter lassen sich immer wieder in eine Koalition mit dem Patienten ein, die gegen die Eltern gerichtet ist, nach dem Motto: Die Eltern haben das Kind krank gemacht, wir müssen es nun wieder gesund machen. Diese Haltung verstärkt die latenten oder manifesten Schuldgefühle der Eltern und erschwert die therapeutische Arbeit mit der Familie (Schepker u. Eggers 1988).

Ist eine ambulante Therapie nicht ausreichend, stellt sich die Frage nach der geeigneten Institution. Sofern verfügbar, ist eine Tagesklinik u. U. der vollstationären Behandlung vorzuziehen. Wenn absehbar ist, dass eine Langzeittherapie außerhalb des häuslichen Rahmens notwendig wird, ist zu fragen, ob eine kinder- und jugendpsychiatrische Krankenhausabteilung das richtige Milieu darstellt oder ob speziell beim jüngeren Kind, das aus einem sehr konfliktbeladenen oder gar verwahrlosten familiären Milieu stammt, ein heilpädagogisches Heim vorzuziehen ist. Wenn absehbar ist, dass die Eltern des Patienten über Jahre mit der Betreuung des Kindes überfordert sein werden, ohne dass durch therapeutische Interventionen Abhilfe zu schaffen ist, ist evtl. eine Heimunterbringung ohne Umweg über einen stationären Aufenthalt vorzuziehen. Unter Umständen muss ein Kind jedoch erst durch eine stationäre Behandlung psychisch auf die Trennung von der Familie und die Heimunterbringung vorbereitet werden, um Trennungstraumatisierungen zu vermeiden.

! Eine stationäre kinder- und jugendpsychiatrische Therapie muss streng indiziert sein, d. h. es sollte nach sorgfältiger ambulanter Diagnostik geklärt sein, welche Ziele mit den stationären Möglichkeiten zu erreichen sind und wie die langfristige Perspektive des Kindes einzuschätzen ist.

Allgemein wird die Indikation zur stationären Aufnahme von der Schwere der individuellen oder der Familienpathologie abhängig sein. Im einzelnen gelten die in folgender Übersicht genannten Kriterien für eine stationäre Therapie (vgl. Rutter u. Hersov 1985).

Kriterien für eine stationäre Therapie

- Selbst- oder Fremdgefährdung
- Vorhandensein von Denkabläufen, Affekten und Verhaltensweisen, die so bizarr sind, dass eine ambulante Therapie nicht möglich ist
- Sozial nicht akzeptiertes Verhalten, das auf einer schweren psychiatrischen Störung beruht, sodass andere Maßnahmen nicht ausreichen
- Komplexe psychiatrische Probleme, die einer multidisziplinären Therapie intensiv und »rund um die Uhr« bedürfen
- Bei gestörten Familieninteraktionen, sodass das Kind eine kontrollierte therapeutische Umgebung benötigt, um sich mit Hilfe anderer Beziehungs- und Lebenserfahrungen zu stabilisieren
- Bei lebensgefährdender Zuspitzung des Krankheitsbildes, etwa einer Anorexia nervosa oder eines schweren Asthma bronchiale oder bei Suizidalität

Vor allem die letztgenannten Kriterien zeigen, dass relativ kurzfristige stationäre Interventionen auch im Rahmen einer ambulanten Langzeittherapie vorübergehend eingesetzt werden können.

Keinesfalls sollte eine stationäre Behandlung eine »Verlegenheitslösung« für evtl. nicht vorhandene adäquate Betreuungsmöglichkeiten sein, z. B. wenn ein Kind oder Jugendlicher in einem Heim nicht mehr zurechtkommt und als »nicht mehr tragbar« deklariert wird, es sei denn, es handelt sich um eine kurzfristige Krisenintervention. Es ist vielmehr Aufgabe der kinder- und jugendpsychiatrischen Institution, in ihrem jeweiligen Einzugsbereich daran mitzuarbeiten, dass ausreichend Plätze in Sonderschulen oder Förderzentren für Erziehungshilfe, in Förderkindergärten und in sozialpädagogischen Einrichtungen verfügbar sind, die auch für Nachsorgemaßnahmen zur Verfügung stehen.

Eine weitere Einschränkung für eine stationäre Behandlung gilt für **autistische Störungen**, denen der übliche stationäre Alltag in einer kinder- und jugendpsychiatrischen Klinik nicht zuträglich ist; sie werden besser in Spezialeinrichtungen gefördert. Ein weiteres selektives Kriterium stellt das **Alter des Kindes** dar: Je jünger es ist, desto schärfer ist die stationäre Indikation zu stellen. Anzustreben ist die Schaffung stationärer Einrichtungen, in denen Eltern und Kinder gemeinsam zur Diagnostik und Behandlung aufgenommen werden können.

Im Allgemeinen hat sich heute die **ambulante Vor- und Nachbehandlung bei stationärer Therapie** durchgesetzt, die idealerweise durch denselben Therapeuten durchgeführt wird. Diese Form des Vorgehens ist vor allem deshalb empfehlenswert, da dadurch der Zeitraum für die stationäre Aufnahme ganz erheblich abgekürzt wird und der Patient möglichst frühzeitig wieder in seine alte Umgebung zurückgeführt werden kann. Vor allem die vor einer stationären Aufnahme bereits in die Wege geleitete Psychotherapie des an sich stationär arbeitenden Therapeuten ist von großem Wert: Dadurch werden lange und für die Genesung äußerst abträgliche Wartefristen überbrückt, die Heilungschancen dadurch verbessert und stationäre Notaufnahmen, die die Gruppendynamik im stationären Setting beeinträchtigen, vermieden.

Vorteile der stationären Therapie

Gegenüber der ambulanten hat die stationäre Therapie einige Vorteile und Charakteristika. Das Schwergewicht liegt hier nicht nur auf der Gruppenerfahrung, sondern auch auf der individuellen Psychotherapie. Es werden Anstöße aus der individuellen Therapie im Gruppenalltag umgesetzt oder von den Stationsmitarbeitern im Alltag vermittelt. Das Stationsmilieu bietet eine klar strukturierte Umgebung, in der Sicherheit gewährleistet ist und den Bedürfnissen des Patienten nach Respekt und Bestätigung nachgekommen wird. Es ergibt sich die Möglichkeit, neue und unterschiedliche soziale Beziehungen zu knüpfen. Somit besteht Gelegenheit, neue Erfahrungen zu machen. Bestehende Kompetenzen können bestärkt, neue Problemlösungsstrategien entworfen, ausprobiert und geübt werden.

Das therapeutische Setting ist im stationären Rahmen flexibler als im ambulanten. Je nach Eignung und Beziehungsfähigkeit des Patienten können die therapeutischen Kontakte flexibel an seine jeweiligen Bedürfnisse angepasst werden. Im Gegensatz zur ambulanten Therapie kommt bei der stationären Behandlung allen Mitarbeitern auch in der Interaktion untereinander eine wichtige Modellfunktion für den Patienten zu. Die Einstellungen der Patienten gegenüber den Betreuern wechseln im Verlaufe der stationären Therapie. Sie entwickeln sich hin zu größerer Differenzierung. Oft wechseln auch die Haltungen zu Mitpatienten, es taucht z. B. eine latente Geschwisterproblematik wieder auf, die dann konkret bearbeitet werden kann. Besonders bei Adoleszenten ist eine hohe Flexibilität und Konfliktfähigkeit der Betreuer und Therapeuten notwendig. Hier ist häufig zu beobachten, wie der vorliegende Konflikt von der Verhaltensebene auf die verbale verlagert wird und damit gesprächspsychotherapeutisch besser zugänglich ist.

Anforderungen und Formen der stationären Therapie

Das Mitarbeiterteam bedarf im stationären Setting einer stetigen Schulung. Ein regelmäßiger und enger Austausch zwischen den Therapeuten und dem pädagogischen Team ist unumgänglich. Das multidisziplinär am Patienten arbeitende Team stellt hohe Anforderungen an **integrative Kompetenzen** der einzelnen Mitarbeiter. Dies gilt auch für die Integration von individueller Psychotherapie und Familientherapie. Die stationäre Behandlungsform hat eine gute Chance, individualtherapeutische und familientherapeutische Behandlungskonzepte wirkungsvoll zu kombinieren, was im Vergleich zu ausschließlich einzeltherapeutisch behandelten Patienten den Heilungsverlauf sowohl beschleunigt als auch konsolidiert.

Eine **geschlossene stationäre Behandlung** ist nur in Extremfällen von Selbst- oder Fremdgefährdung notwendig. Die Entscheidung hierzu bedarf einer besonderen Sorgfaltspflicht. Unter 14 Jahren reicht die Zustimmung der sorgeberechtigten Eltern bzw. anderer sorgeberechtigter Personen und Institutionen zur geschlossenen Unterbringung ihres Kindes aus. Im Alter zwischen 14 und 18 Jahren müssen die Eltern beim Familiengericht die geschlossene Unterbringung ihres Kindes beantragen, über die der Richter nach Anhörung entscheidet (§ 1631 BGB). Ab dem Alter von 18 Jahren stellt der behandelnde Arzt über das Ordnungsamt den Antrag auf Unterbringung nach PsychKG, hierüber entscheidet der Vormundschaftsrichter.

Eine im Ausland schon vielfach übliche Behandlungsform ist die **stationäre Aufnahme der ganzen Familie**, die die Nachteile des Trennungstraumas und der verstärkten Sündenbockfunktion des aufgenommenen Kindes vermeidet, aber alle Vorteile der stationären Therapie mit der Familientherapie verbindet. Hierzu bestehen in der Bundesrepublik Deutschland bisher nur vereinzelt geeignete Institutionen.

! Die stationäre Therapie erfordert in weit höherem Maße als die ambulante integrative Anstrengungen, um möglichen Divergenzen multiprofessioneller Therapieansätze entgegenzuwirken.

Es ist zu beachten, dass es zwischen den verschiedenen Mitgliedern eines pädagogischen und therapeutischen Teams durch deren unterschiedliche Stellung gelegentlich zu Missverständnissen oder gar Auseinandersetzungen kommen kann, die sich negativ auf den Therapieprozess auswirken können. Das gilt vor allem für Patienten mit Störungen wie Borderline-Syndrom, Anorexie oder aggressiven Verhaltensweisen. Hier ist sorgfältig darauf zu achten, dass es nicht zu einer Spaltung des Teams kommt: Auf der einen Seite steht beispielsweise der gute Therapeut, der sich in der Einzelsituation einfühlend und verständnisvoll zeigt, auf der anderen Seite die strenge Station, die Forderungen stellt und auf die Einhaltung von Regeln drängt. Diese Rollenverteilung ist naturgemäß für die Stationsmitarbeiter schwerer zu ertragen als für den Therapeuten. Der Therapeut gewinnt den Eindruck eines kooperativen Patienten, der sich Mühe gibt; die Stationsmitarbeiter dagegen erleben einen anstrengenden, widerspenstigen Störenfried, der die ganze Station durcheinanderbringt. Die Spaltungstendenzen solcher Patienten sind nur durch sehr enge Teamarbeit aufzufangen.

Auf einer kinder- und jugendpsychiatrischen Station werden in der Regel schwer gestörte Kinder **in der Gruppe** behandelt, und zwar häufig solche, die durch ihre Symptomatik, ihre Ängste oder ihre Destruktivität eigentlich gar nicht gruppenfähig sind. Daraus ergibt sich die Notwendigkeit eines hohen Betreuungsschlüssels. Die Psych-PV stellt nur eine Mindestrichtlinie dar, die strengstens eingehalten werden sollte.

! Jedes zu behandelnde Kind, gleich welchen Alters, benötigt viel Einzelzuwendung. Das gilt für den Jugendlichen gleichermaßen.

Bei der Vielfalt der angebotenen Beziehungen hat es sich bewährt, für jedes Kind im Stationsteam eine Bezugsperson zu bestimmen, mit der das Kind ein besonderes Vertrauensverhältnis herstellen kann und die vermittelnde Funktionen für das Kind bei Konflikten mit der Gruppe ausübt. Das Stationsteam sollte für eine **dynamische Wandlungsfähigkeit** des stationären Milieus sorgen: Ein jeweils optimal förderndes Stationsklima sollte sich am Entwicklungsstand der jeweiligen Patientengruppe orientieren und sich entsprechend verändern, z. B. von einem eher antriebsfreundlichen zu einem eher strukturierenden oder von einem eher restriktiven zu einem eher offenen Milieu.

6.5 Therapieplanung

Die Therapieplanung erfolgt in der Kinder- und Jugendpsychiatrie häufig relativ intuitiv, wie entsprechende Erhebungen ergeben haben (Nurcombe 1989). Es ist jedoch sinnvoll, problemorientierte Therapiepläne zu erstellen und diese in regelmäßgen **Zielplankonferenzen** zu überwachen (Monitoring). Hilfreich dafür sind die kürzlich veröffentlichten Behandlungsleitlinien (Leitlinien 2000). Oberstes Prinzip sollte dabei die Angemessenheit der angewandten Mittel sein. Immer wieder notwendig ist die Reflexion darüber, was stationär, teilstationär oder ambulant behandelt werden kann. Natürlich sollte das fortwährende Zielplanmonitoring nicht zu einer Erstellung problemorientierter Mängel- oder Resteliste verkommen (»what's yet to do?«). In Bezug auf die zu ergreifenden Therapiemaßnahmen sind die in folgender Übersicht zusammengestellten Fragen zu berücksichtigen:

Kriterien zur Therapiewahl

- Welche Therapiemaßnahme hat für den speziellen Patienten die besten Erfolgsaussichten?
- Welche Therapieform ist am risikoärmsten?
- Welche Therapieform entspricht am ehesten den verfügbaren Ressourcen, sowohl des Patienten als auch der Klinik?
- Welche Therapieform ist am praktikabelsten, auch in Anbetracht der verfügbaren Mittel?
- Welche Limitationen und evtl. Restriktionen bestehen seitens der Familie?
- Wie kann der therapeutische Erfolg poststationär abgesichert und optimiert werden?

Das während des gesamten stationären Aufenthaltes durchzuführende Reflektieren der getroffenen Therapiemaßnahmen und deren Abstimmung auf den jeweiligen Heilungsverlauf ist nicht nur unter ökonomischen Gesichtspunkten sinnvoll. Dieses Vorgehen ermöglicht auch eine **systematische Evaluation der Therapie**.

Die standardisierte Erhebung des psychopathologischen Befundes z. B. mittels der »Brief Psychiatric Rating Scales« (BPRS), die systematische Erfassung (neuro-)psychologischer Testergebnisse, neurophysiologischer, neuroendokrinologischer und evtl. auch biochemischer Parameter erleichtert die Objektivierung des Therapieverlaufs. Der Aufwand spezieller diagnostischer Verfahren und klinischer Befunddokumentationen muss für die jeweilige Therapieform sorgfältig abgewogen werden.

Die regelmäßige Dokumentation der Befunde hat wichtige Vorteile: Sie erleichtert das Bemerken von Unterlassungen und Versäumnissen und rechtfertigt den betriebenen therapeutischen Aufwand gegenüber Krankenkassen und Verwaltung. Sie trägt nicht nur zur **Effizienzsteigerung** bei, sondern erleichtert die Therapieforschung (Erarbeitung von Güte- und Erfolgskriterien der verschiedenen Therapieverfahren) sowie die **Qualitätssicherung**.

6.6 Schwierigkeiten bei der stationären Therapie

Systematische Untersuchungen über die stationäre Therapie von Kindern und Jugendlichen und speziell die dabei auftretenden Schwierigkeiten und Probleme sind außerordentlich spärlich. Eine Ausnahme bildet Cornsweet (1990).

! Die wenigen Studien zum Thema Therapieschwierigkeiten haben ganz allgemein gezeigt, dass Jugendliche, die stationär behandelt werden, keine einfache Klientel darstellen. Sie weisen multiple biologische, familiäre und sozioökonomische Vulnerabilitäten auf, die solcherart miteinander interagieren, dass dramatische, z. T. gefährliche Verhaltensweisen resultieren, sodass eine stationäre Aufnahme unumgänglich wird.

Verlaufsuntersuchungen zeigen, dass sich die Mehrzahl der Patienten durch die stationäre Therapie bessert. Die Patienten mit **dissozialen** Verhaltensweisen profitierten allerdings am wenigsten, und deren Verhaltensrepertoire bei der Nachuntersuchung korrelierte wenig mit demjenigen während des stationären Aufenthalts (Durkin u. Durkin 1975). Die Jugendlichen, die am meisten von der stationären Behandlung profitierten, verfügten über bessere individuelle und familiäre Ressourcen entsprechend dem in ▫ Abb. 6.1 dargestellten Modell.

Es ist zu vermuten, dass die Tatsache, dass Patienten als »schwierig« (schwer therapierbar und schlecht zugänglich) angesehen werden, einen negativen Einfluss auf den Therapieverlauf hat (Place et al. 1985). Ob dies aber wirklich so ist, ist aufgrund der bisher vorliegenden Studien nicht bewiesen, und es bedarf noch weiterer detaillierter Untersuchungen zu der Frage, ob Zuschreibungen wie »schwieriger Patient« oder »schwierige Familie« den Therapieverlauf negativ beeinflussen und welche Charakteristika des Patienten es sind, die zu einem therapeutischen Skeptizismus führen.

Schwierigkeiten beim Aufbau eines therapeutischen Arbeitsbündnisses und nur geringe Therapiefortschritte korrelieren mit dem Ausmaß der Probleme des Patienten und seiner Familie. Colson et al. (1990) haben Skalen für die Beurteilung von Therapieproblemen entwickelt, um ein diagnostisches Instrumentarium in die Hand zu bekommen, das eine Bewertung der komplexen Interaktionen zwischen Patientenvariablen, Therapeutenreaktionen, Einstellungen des Teams, Familienvariablen und Therapieverlauf erlaubt.

Um die Interaktionen zwischen der kinder- und jugendpsychiatrischen Station und der Herkunftsfamilie des Patienten zu erleichtern, sind zwei Vorgehensweisen sinnvoll:
- die Etablierung eines Bezugspersonensystems und
- die Einrichtung von Elternnachmittagen.

Die Bezugsperson wird dem Patienten als persönlicher Ansprechpartner zur Verfügung gestellt. Sie hält Kontakt zu den Eltern und fördert den Austausch über pädagogische Ereignisse auf der Station; sie nimmt aber auch an Besprechungen und Konferenzen teil, die den jeweiligen Patienten betreffen und fördert damit den Austausch mit den anderen Berufsgruppen. Die Zielrichtung von Elternnachmittagen wird in folgender Übersicht dargestellt.

Zielrichtung von Elternnachmittagen
- Förderung der Zusammenarbeit zwischen Eltern und Stationsteam
- Kommunikation zwischen Eltern und Stationsmitarbeitern über pädagogische Inhalte, Information über Verhalten und Befinden, Fortschritte und Schwierigkeiten des Kindes auf Station
- Förderung der Eltern-Kind-Beziehung
- Transfereffekt (indem zusammen mit den Eltern Probleme und Konflikte geklärt werden, besteht für die Eltern die Möglichkeit, im Sinne eines Modelllernens alternative Konfliktlösungsstrategien zu erarbeiten und analog im häuslichen Bereich anzuwenden)
- Spiel- und Beschäftigungsanregungen für die Eltern aufgrund der Beobachtungen des Kindes auf Station
- Möglichkeiten des Modelllernens für die Eltern (die Eltern lernen z. B. kreatives Spielen mit ihren Kindern)
- Abbau von Vorurteilen (der Eltern gegenüber ihren Kindern und umgekehrt)
- Von großer Bedeutung ist, dass die Kinder beobachten können, wie Station und Eltern miteinander kooperieren

Typische Probleme in der Interaktion zwischen Station und Eltern

Es gibt typische Probleme und Konflikte in der Interaktion zwischen Station und Eltern im Rahmen einer stationären kinder- und jugendpsychiatrischen Therapie. Für den Erfolg einer stationären Therapie ist die sorgfältige Reflexion dieser Schwierigkeiten in Teambesprechungen und Supervisionen von größter Bedeutung! Einige der Schwierigkeiten sollen hier erwähnt werden:

Loyalitätsspaltungen. Es besteht die Gefahr, unkritisch den Loyalitätskonflikt, in dem sich ein Kind befindet, zu übernehmen, und entsprechend unbewusst die Wut des Kindes gegenüber dem jeweiligen Elternteil auszuagieren. Andererseits besteht aber auch die Gefahr, dass das Kind die Bezugsperson als »Verräter« erlebt, wenn diese vermeintlich eine gute Beziehung zu den Eltern hat, denen das Kind die Schuld für sein ganzes Unglück zuschreibt.

Konkurrenz zwischen Eltern und Bezugspersonen. Dies geschieht leicht und muss besonders sorgsam reflektiert werden.

Transparenz. Hier bestehen, v. a. für die Eltern, Schwierigkeiten, die einzelnen Rollen, Funktionen und Bedeutungen der verschiedenen Teammitglieder im Stationsalltag zu verstehen. Die Eltern bedürfen deshalb einfühlsamer Hilfe durch das Team.

Rollendiffusion. Schwierigkeiten können entstehen bei der Abgrenzung der Eltern-Kind-Belange oder pädagogischer und therapeutischer Notwendigkeiten und Bedürfnisse (vgl. Abschn. 6.7).

Entwertung. Schwierig ist der Umgang mit Eltern, die ihre Kinder entwerten, was beim Team zu Gefühlen von Ärger und Wut führen kann, welche häufig mit den Gefühlen des Patienten identisch sind (s. oben »Loyalitätsspaltungen«). Enttäuschung und Wut beim Team können aber auch ausgelöst werden durch Eltern, die nicht genügend mitarbeiten, Versprechungen dem Kind gegenüber nicht einhalten, unpünktlich sind bei Besuchen und beim Abholen des Kindes etc. Stationsarbeit verlangt daher sehr viel Sensibilität für die spezifischen Empfindlichkeiten von Eltern!

Eltern als Kotherapeuten. Indem Eltern allmählich neue Sichtweisen entwickeln für die Probleme ihrer Kinder, aber auch für ihre eigenen Schwierigkeiten, und indem sie bei Elternnachmittagen erfahren, dass andere Eltern oft ähnliche Schwierigkeiten haben, können sie, im guten Sinne, in die Rolle von Kotherapeuten gelangen, was für den therapeutischen Prozess förderlich ist.

Wechsel der Bezugsebenen. Wichtig ist die Vergegenwärtigung der Bezugsebene, auf der man jeweils aktuell agiert. Stationäre Therapie im Bereich der Kinder- und Jugendpsychiatrie ist durch einen ständigen Wechsel dieser Bezugsebenen gekennzeichnet. Eine Ebene wäre z. B. die therapeutische bzw. pädagogische Begegnung mit dem Kind auf dessen Entwicklungsstufe und dessen Erlebensebene, eine andere die höhere, rational kognitive Ebene im Rahmen pädagogischer Konferenzen und Stationsvisiten oder von Elterngesprächen, Elternbesprechungen und Elternarbeit.

! Es ist wichtig, die genannten Schwierigkeiten und Probleme kritisch und fortwährend zu reflektieren und nicht zu verleugnen. Dazu sind regelmäßige Supervisionen, Teamkonferenzen und Fortbildungen notwendig, die hier einen wesentlich größeren Stellenwert haben als in anderen klinischen Disziplinen!

6.7 Dialogisches Verhältnis: Therapie versus Pädagogik im Stationsalltag

Der Therapeut ist im klinisch-stationären Bereich auf zwei Ebenen tätig: Er bearbeitet mit dem Patienten in der Einzeltherapie innerpsychische Konflikte in einer Atmosphäre des Verstehens und des Vertrauens, in der es dem Patienten möglich wird, abgelehnte oder verdrängte Gefühlsinhalte zuzulassen oder Traumata aufzuarbeiten. Gegenüber der Familie hat er als Vermittler die Aufgabe, hinreichendes Vertrauen zu schaffen für die Maßnahmen und Vorgänge in der Klinik sowie, im Falle einer Familientherapie, als Kotherapeut mitzuarbeiten bei der Entwicklung neuer Verhaltensmöglichkeiten für das Familiensystem.

Neben dieser direkten Arbeit mit dem Patienten und seiner Familie besteht jedoch für ihn die mindestens genauso wichtige Arbeit, die verschiedenen Einzelmaßnahmen in der Klinik auf den Patienten abzustimmen und miteinander zu koordinieren, d. h., die stationäre Therapie als ein Bündel von Maßnahmen zielgerichtet und patientenspezifisch einzusetzen. Diese Aufgabe ist komplex und zeitaufwändig.

! Qualität und Effektivität der Gesamttherapie sind entscheidend davon abhängig, wie gut es gelingt, die verschiedenen Mitarbeiter in einem Team zu integrieren.

Die Betonung des Teamgedankens darf jedoch nicht bedeuten, dass die einzelnen Bereiche zu einem »therapeutischen Brei« vermengt werden sollen, in dem jeder alles macht. Der Teamgedanke beinhaltet neben der Gleichrangigkeit verschiedener Sichtweisen und Meinungen aber auch die Respektierung und Einhaltung von Grenzen professioneller Kompetenzen. Entscheidungen sind unter Berücksichtigung der in einer Institution bestehenden Verantwortungshierarchie zu treffen. Die erzieherische Arbeit auf der Station ist in einer stationären Therapie genauso wichtig, wie die Psychotherapie, die Heilpädagogik oder die medikamentöse Behandlung. Die einzelnen Bereiche müssen ihren eigenen Charakter bewahren, wenn sie wirksam bleiben sollen, sie müssen jedoch sorgfältig aufeinander abgestimmt werden, um im Rahmen einer Gesamttherapie funktional wirksam zu sein.

Dabei kommt insbesondere dem **dialogischen Verhältnis** zwischen Einzelpsychotherapie und Familientherapie einerseits und der erzieherischen Arbeit auf der Station andererseits eine besondere Bedeutung zu. Die neuen Verhaltens- und Erlebensmöglichkeiten, die sich der Patient im therapeutischen Schonraum erarbeitet, müssen auf der Station schrittweise in den Alltag eingeführt und eingeübt werden. Aufgabe des Therapeuten ist es dann, die Familie in diesen Entwicklungsprozess miteinzubeziehen, um eine spätere Rückführung des Patienten unter jetzt geänderten Bedingungen zu ermöglichen.

Es ist problematisch, wenn der Therapeut zu sehr in die Stationsarbeit integriert ist oder wenn die Psychotherapie im engeren Sinne aus der Therapie in Gespräche mit dem pädagogischen Team auf Station verlagert wird. In beiden Fällen würde das dialogische Verhältnis Psychotherapie – Realraum verloren gehen, das als ein wichtiges Agens der stationären Gesamttherapie anzusehen ist.

Da die Funktionstüchtigkeit eines psychiatrischen Behandlungsteams einen entscheidenden therapeutischen Faktor darstellt, sollte man sich im Rahmen von **Qualitätssicherungsmaßnahmen** nicht davor scheuen, auch die Tiefenstruktur selbst zum Gegenstand einer wissenschaftlichen Analyse zu machen.

6.8 Tagesklinische Behandlung

Eine tagesklinische Behandlung ist für solche Kinder und Jugendliche indiziert, bei denen eine ambulante Therapie nicht ausreicht, die aber andererseits nicht einer vollstationären Betreuung bedürfen.

Vorteile einer tagesklinischen Behandlung
- Der Patient verbleibt in seinem Familienverband
- Gut abstufbare Integration von Therapie und Alltag
- Enger Kontakt zwischen Familie und Klinik
- Stigmatisierungen, Schuldzuweisungen, pathogene Rollenattribuierungen und Loyalitätskonflikte zwischen Klinik und Familie sind weniger brisant
- Größere Akzeptanz tagesklinischer Behandlung durch die Familie, entsprechend weniger Schuld- und Inkompetenzgefühle
- Soziale Bindungen der Kinder und Jugendlichen bleiben erhalten
- Bessere Chancen zur Reintegration in die ursprüngliche Bezugswelt
- Geringere Regressionsneigung als im stationären Setting
- Unter Umständen Vermeidung einer stationären Aufnahme oder Verkürzung derselben

Indikationen

Prinzipiell ist jede Störung mit stationärer Indikation tagesklinisch behandelbar, mit Ausnahme von akuter Suizidalität, akuten Psychosen oder bei Vorliegen schwerer organischer Komplikationen. Für autistische Kinder und Kinder mit anderen tiefgreifenden Entwicklungsstörungen haben sich Tageskliniken mit einem für diese Klientel eigens erarbeiteten Behandlungsangebot bewährt. Darüber hinaus gibt es positive Indikationen für kinder- und jugendpsychiatrische Tageskliniken: dissoziale Störungen, Borderlinestörungen mit Nähe-Distanz-Problemen, sehr junge Kinder. Differenziert muss die Indikation bei Kindern mit einer Schulphobie gestellt werden, in manchen Fällen kann eine tagesklinische Behandlung günstig, in anderen ungünstig sein, nämlich dann, wenn solche Kinder mit den täglichen Trennungen überfordert sind. Psychosen erfordern in der Regel, zumindestens solange sie akut bzw. subakut sind, eine vollstationäre Betreuung.

Organisatorische Voraussetzungen

Die Tagesklinik muss über eine eigene Schule verfügen, sie soll wohnortnah sein und möglichst nicht in zu enger Nähe zur Stammklinik liegen. Die Tagesklinik hat eine eigene, primäre Versorgungsfunktion, sie stellt nicht nur eine Nachsorgeeinrichtung der Stammklinik dar.

! Die Aufnahme eines Kindes in die Tagesklinik dient zunächst der Entlastung von Patient und Familie von familiären und außerfamiliären Konflikten.

Mit dem Patienten wird durch Gruppen- und Einzeltherapien darauf hingearbeitet, soziale Fähigkeiten zu erwerben, wiederzuerlangen oder zu verbessern, Ängste abzubauen, Motivation, Interesse und Autonomie zu entwickeln, um den Anforderungen eines üblichen Schul- und Familienalltags wieder gewachsen zu sein. Mit den Eltern oder der weiteren Familie werden familiendynamische Konflikte und familiäre Lösungsmöglichkeiten bearbeitet. Prinzipiell wird eine gewisse Bereitschaft der Eltern zur Zusammenarbeit vorausgesetzt.

Auch in der Tagesklinik begegnet der Patient einem **multidisziplinären Team** (Sozialarbeiter, Heilpädagoge, Spieltherapeut, Motopäde, evtl. Musik-, Mal-, Beschäftigungstherapeut, Psychologe, Arzt). Auch in der Tagesklinik muss eine den Problemen und Fähigkeiten des betroffenen Kindes entsprechende Beschulung gewährleistet sein. Das Therapieangebot muss auf die speziellen Bedürfnisse und Schwierigkeiten des Kindes bzw. Jugendlichen ausgerichtet sein. Ein scheues und ängstliches Kind bedarf z. B. einer Integration in eine kleinere Gruppe nicht zu stark gestörter gleichaltriger Kinder, ein aggressives Kind bedarf dagegen in besonderem Maße einer strukturierten, Grenzen setzenden Umgebung. Die Gruppe darf nicht zu sehr mit aggressiven Kindern belastet werden, die jeden therapeutischen pädagogischen Rahmen sprengen und adäquate Hilfe verunmöglichen.

! Auf eine ausgewogene Gruppenzusammensetzung ist sorgfältig zu achten.

Ähnlich wie im stationären Setting bedarf das Team einer engen Kooperation und Supervision, aber auch der Bearbeitung kollektiver Gegenübertragungsgefühle, die davon herrühren, dass der therapeutische Erfolg vor allem bei stark gestörten Kindern nicht den Erwartungen, Einstellungen, dem emotionalen Engagement und dem geleisteten Aufwand entspricht. Den therapeutischen Prozess behindernde Identifikationen, Projektionen, Koalitionen, Rivalitäten, Überprotektionen oder Rückzugstendenzen müssen im Team offen und behutsam bearbeitet werden. Häufig spiegeln die Vorgänge im Team die jeweiligen Abwehrmechanismen des Patienten wider, die reflektiert werden müssen. Der Aufwand an Teambesprechungen ist also ähnlich hoch wie bei stationärer Behandlung.

Es gibt nur wenige Evaluationsstudien tagesklinischer Behandlungsformen. Die bisherigen Untersuchungen zeigen, dass dadurch günstige Behandlungsergebnisse erzielt werden können (Kettlewell et al. 1985; Remschmidt et al. 1989; Zimet u. Farley 1985).

6.9 Therapeutische Verfahren

6.9.1 Individuelle Psychotherapie

In Bezug auf die Psychotherapie gibt es eine Reihe von Problemen: Eine Vielzahl von Methoden, sehr unterschiedliche Indikationen, naturgegebenermaßen eine starke Heterogenität der Behandler, aber auch der Behandelten, eine erhebliche Variationsbreite der Krankheitsbilder, auch wenn sie unter einem einheitlichen Etikett rubriziert worden sind.

Die Psychotherapie ist viel reichhaltiger, vielseitiger und variabler als andere Therapiemethoden. Sie folgt zwar allgemeinen Regeln, nichtsdestotrotz ist jede Therapiestunde, wenn sie wirklich eine ist, eine ursprüngliche Form der Begegnung und als solche ein kreativer, schöpferischer Akt.

Dies alles macht eine Überprüfung der Effizienz psychotherapeutischer Verfahren sehr schwierig, weshalb auch die besten Effizienzstudien auf dem Gebiet der Verhaltens- und der Pharmakotherapie vorliegen. Schon die Definition dessen, was als Psychotherapie zu bezeichnen ist, bereitet Schwierigkeiten: Unter dem Begriff Psychotherapie werden allgemein alle Behandlungsmethoden zusammengefasst, die die Förderung von Reifungsprozessen beim Patienten zum Ziel haben.

Die angewandten Methoden sind heterogen, und gerade in letzter Zeit haben sich vorwiegend in den USA neue Methoden entwickelt. Im engeren Sinne wird die auf Freud zurückgehende tiefenpsychologisch-analytische Psychotherapie, die sich mit unbewussten Regungen und Konflikten beschäftigt, von anderen Psychotherapieformen wie Gesprächs-, Logo-, Gestalt- und Verhaltenstherapie sowie dem Psychodrama getrennt, wobei die Gesprächspsychotherapie je nach theoretischer Ausrichtung des Therapeuten mehr oder weniger stark tiefendynamisch ausgerichtet ist.

In der Kinder- und Jugendpsychiatrie ist es besonders wichtig, sich nicht nur einer Therapierichtung zu verpflichten, sondern im Gegenteil offen für andere Verfahren zu sein und über sie, zumindest in Grundzügen, Bescheid zu wissen.

So sollte auch der psychoanalytisch orientierte Therapeut nicht einseitig sein, sondern auch verhaltenstherapeutische und familiendynamische Kenntnisse haben. Nur so ist die Voraussetzung dafür gegeben, dem Patienten adäquate Therapiemöglichkeiten zu vermitteln!

Die Ausübung der verschiedenen psychotherapeutischen Techniken setzt jeweils gründliche Spezialausbildung voraus. Wichtigste Vorbedingungen sind die Befähigung zu verstehender Einfühlung in die individuelle Lebens- und Leidensgeschichte des Patienten und das Vermögen, unbewusste und bewusste Regungen des individuellen Seelenlebens des Kindes kritisch wahrzunehmen und adäquat darauf zu reagieren. Das bedeutet, dass der Therapeut sich selbst und seine eigene psychische Reagibilität sehr gut kennen und beobachten muss; Balint (1962) spricht von einer »begrenzten inneren Wandlung«, die es dem Arzt erst erlaubt, seine Person und seine Beziehung zum Kranken therapeutisch wirksam werden zu lassen.

Psychotherapie setzt jedoch nicht nur Intuition, sondern auch Erfahrung voraus sowie die Fähigkeit zur Synthese von neuropsychiatrischem Wissen und Wahrnehmen mit tiefenpsychologischem Erfassen und Erkennen triebdynamischer Regungen und Konflikte. So können eine Retardierung der psychomentalen Entwicklung oder eine hyperkinetische Unruhe rein somatisch bedingt sein. Es kann sich aber auch um den äußeren Aspekt einer konflikthaften neurotischen Störung handeln. Nicht selten sind beide Komponenten, die organisch-biologische und die psychodynamische, an einem Störbild mitbeteiligt und müssen dann auch in die Therapie einbezogen werden.

Reifung kann sich nur vollziehen, wenn das innerseelische Gleichgewicht in nicht zu starkem Maße destabilisiert ist. Es ist daher Aufgabe der Psychotherapie, im Falle einer Störung der inneren seelischen Dynamik dem Kind zu einer Konfliktlösung zu verhelfen.

Die Erforschung und Behandlung der psychodynamischen Konflikte darf sich dabei nicht auf etwa bestehende Spannungen zwischen dem Kind und seiner Familie bzw. seiner Umwelt beschränken, sondern es müssen die intrasystemischen und intersystemischen Konflikte vertiefend herausgearbeitet und bearbeitet werden. Es handelt sich dabei um die Spannungen zwischen den einzelnen Persönlichkeitsinstanzen Es, Ich und Über-Ich (intrasystemisch) und denjenigen zwischen Ich und Umwelt sowie zwischen widersprüchlichen Trieben, Ansprüchen und Abwehrkräften innerhalb der verschiedenen Instanzen (intersystemisch).

Anna Freud (1971) hat immer wieder betont, dass innere Konflikte eine »normale Erscheinung« darstellen, ohne die »keine höhere Entwicklung der Persönlichkeit« zustande kommen könne. Wenn seelische Konflikte, die in der Regel Beziehungskonflikte sind, jedoch so ausgeprägt sind, dass die Weiterentwicklung des Kindes gefährdet ist, ist eine Psychotherapie indiziert. Da es sich um Beziehungskonflikte handelt, sind die Eltern mit einzubeziehen. Daraus ergeben sich für die Kindertherapie ganz spezifische Probleme, die diese von der Erwachsenentherapie unterscheiden.

Das Kind ist noch unmittelbar in seine Bezugswelt eingebunden und steckt somit noch realiter in kindlichen Abhängigkeitsbeziehungen zu seiner Umwelt. Insofern ist es unabdingbar, eine tragfähige Mitarbeit der Eltern anzustreben.

Für die Kindertherapie erfolgsgefährdend sind aus diesem Grunde sowohl einseitige Identifizierungen mit dem Kind als auch Koalitionen oder im Gegenteil Machtkämpfe und aggressive Auseinandersetzungen mit den Eltern. Insbesondere bei Eltern, die ihr Kind zum Träger eigener narzisstischer Projektionen machen, es in die Rolle eines Partnersubstituts drängen oder es in symbiotischer Abhängigkeit halten, sind regelmäßige begleitende Elterngespräche oder sogar die Vermittlung einer getrennten **Elterntherapie** indiziert.

6

Analytische, tiefenpsychologisch orientierte Psychotherapie

Ziele der psychoanalytischen Kindertherapie

Fonagy u. Target (1996) haben folgende Ziele der psychoanalytischen Kindertherapie formuliert:

- Förderung der Ich-Funktionen, Verbesserung der Beziehung zum eigenen Selbst und zu den Bezugspersonen;
- Förderung der Verbalisationsfähigkeit für innere Zustände und Differenzierung von Affekten;
- Verbesserung der Regulation von Affekten wie Angst, Wut, Verzweiflung;
- Förderung interner Vorstellungsbilder über die eigenen Affekte, sodass sie besser gemeistert werden können;
- Erleichterung des Denkens durch Reduktion von Angst;
- Erleichterung des Denkens über Ursachen und Folgen gestörter Objektbeziehungen;
- Unterstützung des Kindes bei der Fähigkeit, innere und äußere Ursachen von Angst zu unterscheiden und somit zwischen Phantasie und Realität zu trennen;
- Hilfe beim Setzen und Akzeptieren von Grenzen;
- Förderung der Fähigkeit zur Perspektivenübernahme und der Reziprozität z. B. von Geben und Nehmen;
- Förderung der Fähigkeit zum Aufschub der Wunschbefriedigung;
- Förderung der Integration gegensätzlicher Gefühle und Wünsche.

Die psychoanalytischen Modellvorstellungen orientieren sich heute an verhaltensbiologischen Befunden der ersten Lebensjahre, wie sie durch die empirische Säuglings- und Kleinkindforschung erhoben wurden (Brazelton u. Cramer 1991; Emde 1999; Lichtenberg 1990; Stern 1999). Sie konvergieren mit objektbeziehungstheoretischen Hypothesen, aber auch mit Ich-psychologischen Konstrukten. Die Kinder- und Jugendlichenpsychotherapie ist weit mehr an biologischen und humanethologischen Forschungsergebnissen interessiert als früher. Shapiro u. Esman (1992) formulieren sogar ein »new age« der analytisch-dynamischen Theorie und postulieren einen freieren und weniger theoriegebundenen undogmatischen Umgang mit Kindern und Jugendlichen, als sich dies die »Altväter« der Psychoanalyse vorgestellt haben.

Bindung als zentrale Grundlage

Von zentraler Bedeutung für die moderne Psychotherapie, sowohl für die Praxis als auch für die Forschung, ist die **Bindungstheorie**, die von John Bowlby begründet wurde und sich aufgrund der empirischen Säuglingsforschung in ständiger Weiterentwicklung befindet. Die exakte Beobachtung und Beschreibung der frühesten Interaktionen zwischen dem heranwachsenden Säugling und seiner entscheidenden Bezugsperson haben großen Einfluss auf die psychoanalytische Entwicklungspsychologie und -therapie gewonnen. Insofern ist es folgerichtig, dass die moderne Psychoanalyse ihren Forschungs- und Behandlungsschwerpunkt von den traditionellen Konflikten und Abwehrmechanismen, die auf der Theorie des Ödipuskomplexes basieren, auf präödipale Konflikte und die sog. »frühen Störungen« verlagert hat. Dabei werden Ich-psychologische (A. Freud, H. Hartmann, M. Khan, M. Klein u. a.) und objektpsychologische Konstrukte und Befunde (W.R. Bion, R. Fairbairn, M. Klein, D.W. Winnicott u. a.) miteinander integriert (O. Kernberg, H. Kohut).

! Die Entwicklung eines kohärenten Selbst (Kohut 1979) ist das Ziel der menschlichen Reifung. Voraussetzung hierfür ist eine differenziert auf die jeweiligen Bedürfnisse des heranwachsenden Individuums eingehende empathische Mutter-Kind-Beziehung, die das Interaktionsgeschehen zwischen dem jungen Säugling von der ersten Lebensstunde an und auch schon in der Pränatalperiode bestimmt.

Die Säuglings- und Bindungsforschung hat belegt, wie sehr die intuitive Reaktionsbereitschaft und **Empathiefähigkeit** der Bezugspersonen im ständigen **emotionalen Austausch** mit dem Säugling und dem Kleinkind bewirken, dass das junge Individuum »prototypische Repräsentanzen von affektbesetzten interaktiven Erfahrungen« ausbilden kann (Emde 1999). Diese wiederum legen den Grundstein für die spätere Fähigkeit zur **sozialen Reziprozität** und für eine adäquate Auseinandersetzung mit der Realität, wozu auch gehört, angenehme und frustrierende Erfahrungen sowohl mit der Innen- als auch der Außenwelt integrieren zu können.

Die Entwicklung eines adäquaten Realitätsbezugs beim Säugling bzw. Kleinkind hängt in ganz entscheidendem Maße davon ab, ob die wesentliche Bezugsperson in der Lage ist, »dem Kind zu zeigen, dass sie es als ein intentionales Wesen sieht, dessen Verhalten von Gedanken, Gefühlen, Ansichten und Wünschen gelenkt wird« (Fonagy 1996). Es kommt also nicht nur auf die Adäquatheit der mütterlichen oder väterlichen Wahrnehmungen und Reaktionen an, sondern insbesondere auch auf deren **Reflektionsfähigkeit** und Vorstellungsvermögen über die jeweilige psychologische Verfassung ihres Kindes.

In therapeutischer Hinsicht ist es wichtig, dass der Therapeut diese Funktionen übernimmt und dass dem Patienten »die Erfahrung der anhaltenden mentalen Befassung mit einem anderen Menschen ohne Bedrohung durch überwältigenden mentalen Schmerz oder Destruktivität« (Fonagy 1996) zuteil wird. W.R. Bion (1963) spricht in diesem Zusammenhang von der »träumerischen Ahnungsbereitschaft« (»rêverie«) der Mutter, vermittels derer sie in die Lage versetzt ist, »das, was dem Säugling noch chaotisch und verworren ist, in sich aufzunehmen und antizipierend zu erfüllen« (Weiß 1997). Eine solche Mutter kann die Signale und Mitteilungen ihres Kindes nicht nur in sich aufnehmen, sondern auch interpretieren, d. h., ihnen eine Bedeutung geben, ein Vorgang, der ganz wesentlich die Qualität der mütterlichen Zuwendung gegenüber dem Kind bestimmt. Die vom Kind in die Mutter projizierten und von ihr bearbeiteten kindlichen Signale können vom Kind »in einer weniger chaotischen Form wieder in sich aufgenommen und als Bausteine zum Aufbau eines adäquaten Realitätsbezugs benutzt werden« (Weiß 1997). So wird es dem Kind auch ermöglicht, Situationen der Enttäuschung und des Getrenntseins auszuhalten, ohne Separationsangst, die gleichbedeutend ist mit Todesangst, zu entwickeln.

Übertragung und Gegenübertragung

Lange bevor die Bindungsforschung sich installiert hat, hat Melanie Klein (1952) darauf hingewiesen, dass menschliche Erfahrungen ganz allgemein auf frühkindlichen Beziehungserfahrungen der ersten Lebenswochen basieren. In der Psychoanalyse spiegeln sich diese frühen interaktionellen Erfahrungen in der Therapeut-Patienten-Beziehung und entsprechenden Übertragungs- und Gegenübertragungsprozessen wider.

Bei einem unzureichenden »attunement« des Gefühlsaustauschs zwischen Mutter und Kind kann sich ein gesundes Selbstgefühl beim Kind nicht entwickeln, statt dessen etabliert sich ein »Scham-Selbst », das v. a. durch Unsicherheit, Hilflosigkeit, Misstrauen, Trennungs- und Verlustängste, autoaggressive und destruktive Tendenzen und »soziale Blindheit« (Spiegel et al. 2000) gekennzeichnet ist. In der psychoanalytischen Behandlung geht es primär um das Verstehen und Erkennen dieser sich hinter entsprechenden maskierten und verzerrten Übertragungsphänomenen verbergenden Emotionen. Deshalb steht der Abbau von Versagens- und Minderwertigkeitsgefühlen an zentraler Stelle einer kinderpsychoanalytischen Behandlung. Das Interesse des Kindes bzw. Jugendlichen an seiner »psychischen Vitalität« wird in den Mittelpunkt der psychoanalytischen Behandlung gestellt (Renard 1997).

Übertragung und Gegenübertragung sind geeignete Instrumente, um das Niveau der jeweiligen Ich-Entwicklung des Kindes, dessen Abwehrleistungen und Konfliktverarbeitungsprozesse, seine intrapsychischen Ressourcen und seine entsprechenden individuellen **Selbst**- und **Objektrepräsentanzen** kennenzulernen.

Um zu einer **Objektivierung** solcher psychoanalytischer Evaluationsprozesse zu gelangen, sind in letzter Zeit empirisch abgesicherte Manuale zur Bewertung intrapsychischer und interpersoneller Ich-Leistungen und daraus abzuleitender psychotherapeutischer Strategien entwickelt worden. Hierzu gehört das »Hampstead-Manual of Psychodynamic Developmental Therapy for Children« (Target u. Fonagy 1992) und das »Cornell Project for Conduct Disordered Children« (Kernberg u. Chazan 1991). Damit sind die genannten Manuale geeignet, das Niveau des **reflexiven Selbst** zu bestimmen, welches sich unter günstigen Bedingungen bereits ab dem Alter von 3–4 Monaten zu etablieren beginnt. Die Entwicklung des reflexiven Selbst ist insbesondere von dem Reflexions-, Antizipations- und Einfühlungsvermögen der mütterlichen Bezugsperson und ihrer Fähigkeit abhängig, dem Kind einen »kreativen, sozialen Spiegel zur Verfügung zu stellen« (Fonagy et al. 1998).

> **!** **Durch die Analyse von Übertragungs- und Gegenübertragungsprozessen in der analytischen Psychotherapie und durch die Bewusstmachung und Bearbeitung früherer widersprüchlicher emotionaler Interaktionserfahrungen mit der Bezugsperson gelingt es, das reflexive Selbst des Patienten zu stärken und neue kognitive innere Arbeitsmodelle zu erarbeiten. Voraussetzung hierfür sind die Zuverlässigkeit, Verfügbarkeit, Konstanz und empathische Reflexionsfähigkeit des Therapeuten, der als »verlässliche Basis« für die emotionale Weiterentwicklung fungiert.**

Kinder, deren Eltern nicht oder nur unzureichend in der Lage waren, den mentalen Zustand ihres Kindes zu reflektieren, haben ihrerseits später als Erwachsene Schwierigkeiten, über die eigene mentale Befindlichkeit zu reflektieren, und sie können sich keine hinreichenden Vorstellungen über die psychische Situation anderer Personen machen, sich in sie hineinversetzen und deren Perspektive vorübergehend einnehmen. Im Übrigen konnte gezeigt werden, dass die **Bindungssicherheit** eines Kindes von der Reflexionsfähigkeit der Eltern abhängt: Kinder von Eltern, die in einer von Fonagy u. et al. (1995) entwickelten »Reflective Self-Function Scale« hohe Werte erreichen, haben mit einer 3- bis 4-mal höheren Wahrscheinlichkeit sicherere Bindungserfahrungen gemacht gegenüber Kinder von Eltern mit nur gering ausgebildeten Fähigkeiten zur Selbstreflexion. Je geringer ausgeprägt die Reflexionsfähigkeit der Bezugspersonen ist, desto tiefgreifender sind die Störungen beim Kind.

In der psychoanalytischen Therapie von solch schwer gestörten Kindern, häufig z. B. auf Borderlineniveau, ist die Arbeit an der Fähigkeit, mentale Repräsentationen zu entwickeln, vorrangig (Fonagy 1991). Die Entwicklung der Fähigkeit, sich in die eigene mentale Befindlichkeit und die des anderen einzufühlen und stabile Vorstellungsbilder über sich selbst und seine persönliche Umwelt zu erarbeiten, ist eng gekoppelt an die Fähigkeit zur **Affektregulation**. Letzteres ist ebenfalls ein zentrales Ziel der psychoanalytischen Kinder- und Jugendlichentherapie. In der Übertragung entstehende Scham-, Enttäuschungs-, Wut- und Hassgefühle können durch die geduldige und empathische Fähigkeit des Therapeuten zum Attunement besänftigt und dadurch für den Patienten beherrschbar gemacht werden. Der Psychotherapeut übernimmt dabei die

Rolle eines guten internalisierten Objekts, das dem Patienten neue Erfahrungen von Sicherheit, Verlässlichkeit und Grundvertrauen vermittelt. Die darauf sich gründende, sich allmählich verfestigende Patient-Therapeut-Beziehung ermöglicht einen Zuwachs an **Ich-Stärke und seelischem Wachstum** beim Patienten und die Fähigkeit, widersprüchliche Gefühle und Vorstellungen auszuhalten und zu integrieren.

Dieses Ziel kann nur durch die **analytische Haltung** des Therapeuten erreicht werden, welche das geduldige und empathische Sich-Einlassen auf die bewussten und unbewussten Bewegungen, Wünsche und Konflikte des Kindes bzw. Jugendlichen ebenso umfasst wie das einfühlsame Zulassen, geduldige Aushalten, Verstehen und behutsame Interpretieren regressiver Verhaltensweisen des Kindes. Luft (1999) spricht sehr plastisch vom »träumerischen Hindurchschauen durch die Oberfläche«, welches dem Therapeuten ermöglicht, eine »andere Gestalt, ein verborgenes Bild« zu entdecken.

Besonderheiten der analytischen Kindertherapie

> **!** **Eine Besonderheit der analytischen Kindertherapie gegenüber der Erwachsenentherapie liegt darin, dass nicht nur das Kind, sondern auch der Therapeut ständig in die Übertragungsebene der Eltern einbezogen wird, sodass der Therapeut häufig Zielobjekt unbewusster elterlicher Konflikte und entsprechender Gefühlseinstellungen der Eltern wie Eifersucht, Hass, Neid, Rivalität, Kränkungen, Idealisierungen, Entwertungen, Schuldgefühle, Versagensängste ist.**

Die Schwierigkeit, mit solchen **Übertragungsbeziehungen der Eltern auf den Therapeuten** in adäquater Weise umzugehen, ist in der Kindertherapie besonders groß. Das gilt insbesondere für Eltern mit narzisstischen Persönlichkeitsstörungen, also Eltern, die »weder ihr Kind noch den Analytiker von ihrem eigenen pathologischen Selbst abzugrenzen vermögen« und die ihr Kind »als Substitut und den Analytiker als Repräsentanten und Spiegel ihres eigenen Größen-Selbst erfahren« (Grave 1981). Der Kindertherapeut läuft dann Gefahr, von den Eltern bewundert und narzisstisch überhöht oder aber entwertet, entmachtet und mit gekränktem Rückzug »bestraft« zu werden, wenn er Konflikte aufdeckt und unangenehme Dinge anspricht. Der analytische Kinderpsychotherapeut muss also in besonderem Maße in der Lage sein, die gefühlsmäßigen Einstellungen, Abwehrformen, Urteile und Agierweisen der Eltern wahrzunehmen, deren Bedeutung zu verstehen und die sich daraus ergebenden Erkenntnisse für den Fortgang der Therapie zu nutzen.

In den letzten Jahren sind spezielle Psychotherapiemethoden zur Behandlung früher Eltern-Kind-Interaktionsstörungen entwickelt worden (von Klitzing 2003). Hierzu gehört z. B. die **psychodynamische Mutter-Kleinkind-Psychotherapie** von Fraiberg (1987), die die behutsame Bewusstmachung unbewusster Konflikte und deren Einfluss auf die Wahrnehmung des Kindes durch die Mutter und dadurch verursachte Störungen der Mutter-Kind-Interaktionen zum Ziel hat.

Im Gegensatz zu den zuvor dargestellten primär dyadisch ausgerichteten psychodynamischen Therapien sind in letzter Zeit **triadische Therapiekonzepte** zur Behandlung von frühen Regulationsstörungen beim jungen Kind entwickelt worden. Hier konnte gezeigt werden, dass die Förderung der triadischen Kompetenzen bei jungen Eltern die psychomentalen Entwicklungspotenzen des jungen Säuglings aktiviert, indem die Interaktionen der Eltern mit ihrem Säugling entwicklungsangemessen gestaltet werden (von Klitzing 2002).

Indikationen

Die Indikation zu einer analytisch orientierten Psychotherapie muss besonders sorgfältig gestellt werden. Für die Indikationsstellung reichen nosologische Zuordnungen eines Störungsbildes keineswegs aus. Außer der Bewertung der psychopathologischen Symptomatologie, der Schwere und Dauer der Störung, des individuellen Leidensdrucks und des sekundären Krankheitsgewinns wird ganz besonderer Wert gelegt auf die diagnostische **Beurteilung entwicklungsdynamischer Reifekriterien**. Dies beinhaltet, dass der Therapeut eine möglichst subtile Information über den Entwicklungsstand gesunder Ich-Leistungen beim Kind bzw. Jugendlichen gewinnt: Niveau der Sublimierungsfähigkeit, Qualität von Widerstand und Abwehrleistungen, Ausmaß der Ersatzbefriedigungen, Symbolisierungen, Introspektionsfähigkeit und Ich-Stärke.

> **!** **Indikationen einer tiefendynamischen, auf reifungs- und entwicklungspsychologischen Kriterien basierenden Psychotherapie sind kindliche und jugendliche Neurosen, erlebnisreaktive Störungen, Entwicklungskrisen, Psychosomatosen, Borderlinestörungen und u. U. Psychosen und dissoziale Entwicklungen.**

Die analytische Therapie dissozialer oder gar delinquenter Jugendlicher beinhaltet besondere Schwierigkeiten, weshalb die Indikationsstellung besonders sorgfältig zu erfolgen hat. Insbesondere ist das Ausmaß der **Ich-Syntonizität** der zugrunde liegenden Störung zu bestimmen. Denn, je Ich-syntoner, d. h. je weniger störend, persönlichkeitsfremd und behandlungsbedürftig eine Störung erlebt wird, um so schlechter sind die Aussichten, einen therapeutischen Zugang zu finden. Weiterhin ist für die Indikationsstellung die Beurteilung folgender Kriterien von Bedeutung:

Kriterien für die Indikationsstellung
- Ausmaß der Frustrationstoleranz
- Fähigkeit zu authentischer Selbstdarstellung
- Flexibilität des Über-Ichs und der moralischen Wertvorstellungen
- Fähigkeit, Widersprüche und Rollenambivalenzen zu ertragen
- Erleben der eigenen Identität, Selbstwerterleben

Psychoanalytische Psychosetherapie

Die psychoanalytische Psychosetherapie, die selbstverständlich mit anderen Therapieverfahren kombiniert werden muss, ist ebenfalls schwierig und setzt besondere Erfahrung voraus. Die Indikationsstellung wird darüber hinaus von der Fähigkeit des Therapeuten abhängen, widersprüchliche Erwartungen und Gefühlseinstellungen des psychotischen Patienten in sich aufzunehmen und auszuhalten, z. B. Wünsche nach symbiotisch-regressiv-narzisstischer Verschmelzung mit dem Therapeuten und gleichzeitig misstrauisch-feindselige Ausgrenzung desselben.

! Der Therapeut muss sorgsam darauf achten, dass er nicht seinerseits den Patienten als »narzisstische Krücke« (Lang 1992) missbraucht und damit die Entwicklung des Patienten zu einer eigenständigen Subjektivität gefährdet. Trotzdem muss er in der Lage sein, eine verlässliche und konstante empathisch-warmherzig-sorgende (nicht überprotektiv-verwöhnende) Haltung aufrechtzuerhalten, was eine feine Beobachtung eigener Gegenübertragungsgefühle voraussetzt (Eggers 1993c).

Diese Fähigkeit ist an die Bereitschaft des Therapeuten gebunden, sich dem Patienten als »Übergangssubjekt« (Benedetti 1992) zur Verfügung zu stellen, d. h., sich dem psychotischen Erleben des Patienten als eigenständiges Subjekt existenziell auszusetzen. Der Therapeut muss aushalten, dass er seinen psychotischen Patienten über längere Strecken der Therapie nicht versteht, er hat eine schwierige Gratwanderung vor sich zwischen resigniertem Rückzug einerseits und überengagierter Aktivität andererseits.

! Kontraindiziert ist eine zudeckend-stützende Psychotherapie alten Stils mit dem Bemühen, den Patienten zu beruhigen und zu beschwichtigen und ihn von der Unsinnigkeit seiner Wahnvorstellungen zu überzeugen.

Dieses manipulierende Vorgehen würde eine quälende Wiederholung von Interaktionsmechanismen darstellen, welche psychotische Jugendliche so gut wie regelhaft in ihrer Kindheit mit einem Elternteil erlebt haben. Die für den Psychotiker typische Fragilität des Selbst würde durch solche Vorgehensweisen noch zusätzlich verstärkt und verfestigt. Behutsam muss auch mit Deutungen umgegangen werden, die selbst wiederum zu »Verfolgern« werden können! Auch Benedetti betont, dass der »Verzicht auf billige Rationalisierungen, die nur den Psychiater beruhigen«, immer wieder geleistet werden müsse (Benedetti 1992, S. 22).

Wegen der für Adoleszente typischen herabgesetzten Impulskontrolle, des niedrigeren Angstniveaus und häufig vorhandener Größenphantasien, die aus der phasentypischen Labilisierung der Ich-Funktionen resultieren, ist bei Adoleszenten oft eine **psychoanalytisch-interaktionelle Therapie** indiziert (Heigl-Evers et al. 1985). Hier wird weniger das »Prinzip Deutung« als das »Prinzip Antwort« eingesetzt. Der Therapeut bietet sich dem Patienten in authentischen gefühlshaften oder vorstellungsmäßigen Antworten im Sinne selektiver Expressivität als reale Person an. Damit ist eine positive Identifizierungsmöglichkeit gegeben, auch die Möglichkeit zu realer Auseinandersetzung, die bei Adoleszenten von besonderer Ambivalenz geprägt und häufig einem abrupten Wechsel von Auflehnung und Abwehr, Anspruch, Kontaktwunsch und Nachgiebigkeit ausgesetzt ist.

Bei schwerer gestörten Kindern und Jugendlichen, die die oben genannten Voraussetzungen nicht ganz erfüllen, können analytische Techniken auch dann angewandt werden, wenn sie bei Bedarf vorübergehend mit einer therapeutisch strukturierten Umgebung (stationär oder teilstationär) kombiniert werden können.

Gesprächsorientierte Psychotherapie

Die gesprächsorientierte Psychotherapie (»klientenzentrierte Gesprächstherapie«) wurde von Rogers (1951) begründet. Sie entstand aus der Beratungstätigkeit mit Kindern und Jugendlichen unter der Grundannahme, dass Raum für individuelle Wachstumsprozesse, Selbstständigkeit und Eigenaktivität zur Verfügung gestellt werden soll, wofür bei jedem Kind ein natürliches Potenzial vorausgesetzt wird. Es steht nicht das Symptom, sondern die Persönlichkeitsveränderung im Vordergrund der therapeutischen Bemühung. Ein eigenes Erklärungsmodell für die Entstehung psychischer Störungen bietet die Gesprächstherapie nicht.

! Wesentliches therapeutisches Agens ist das Einfühlen des Therapeuten in die Erlebniswelt des Kindes (»Verändern durch Verstehen«) und dessen bedingungslose Wertschätzung, wobei der Therapeut selbst »kongruent«, d. h. authentisch und mit sich selbst im Einklang sein sollte.

Indikationen

Die Gesprächspsychotherapie ist im Wesentlichen bei älteren Schulkindern und Jugendlichen indiziert. Voraussetzung ist ein Mindestmaß an Introspektions- und

Selbstreflektionsfähigkeit. Im Gegensatz zur psychoanalytisch orientierten Therapie geht es eher um die Bewältigung von konkreten und aktuellen Konfliktsituationen. In erster Linie sind es adoleszententypische Identitätskrisen, Ablösungs- und Autonomiekonflikte und Schwierigkeiten bei der altersadädquaten Auseinandersetzung mit gesellschaftlichen Normen und sozialen Anforderungen (Schule, Berufsausbildung, Partnerschaft). Nicht selten stehen aber auch Konflikte mit den Eltern, Geschwistern oder der Peergroup im Vordergrund (Niebergall 1996).

Verhaltenstherapie bzw. kognitive Therapie

Die Verhaltenstherapie (VT) basiert auf lerntheoretischen und behavioristischen Modellen des Verhaltens. Die VT hat sich, wie auch die Psychoanalyse, sehr stark weiterentwickelt. Insbesondere ist es zu einer Integration von lerntheoretischen und kognitiv-psychologischen Theoremen gekommen.

! Ein wesentlicher Fortschritt neuer verhaltenstherapeutischer Ansätze ist darin zu sehen, dass der Patient nicht mehr ausschließlich als Objekt konditionierender Maßnahmen gesehen wird, sondern als selbstbewusstes Subjekt, das sich entsprechend seiner kognitiven, motivationalen und emotionalen Ressourcen und Verhaltensbereitschaften in einem komplexen Beziehungsgefüge mit sich selbst und in seiner Umwelt behauptet und nach eigener Orientierung sucht.

Aufbauend auf frühen Interaktionserfahrungen des heranwachsenden Kindes mit seiner engsten Bezugswelt, die sich immer mehr erweitert, entwickelt das Kind individuelle Prädispositionen analog zu den »internen Arbeitsmodellen« entsprechend dem bindungstheoretischen Konzept von Bowlby. Sie stellen das Repertoire kognitiver Schemata und Verhaltensbereitschaften dar, mittels dessen das Kind seine Beziehung zu sich selbst und zu seiner personalen und dinglichen Umwelt gestaltet.

Ziele der Verhaltenstherapie

! Die Verhaltenstherapie hat zum Ziel, für das Kind ungünstige kognitive Konzeptbildungen und handlungspraktische Verhaltenstendenzen positiv zu beeinflussen.

Auf der **kognitiven** Ebene gehören dazu u. a.
- Erarbeitung und Einüben von realitätsgerechten Erwartungshaltungen an sich und die Umwelt,
- Veränderung des Selbstbildes bzw. Selbstkonzepts,
- Veränderung der Attributions- und Wahrnehmungsstile,
- Verbesserung der Impulskontrolle und Selbststeuerung,
- Optimierung von Problemlösestrategien und
- Erweiterung von Handlungskompetenzen.

Auf der **Handlungsebene** geht es um eine Veränderung eingeschliffener Verhaltensweisen, Intentionen und Antriebe. Verhalten wird dabei verstanden als eine Abfolge von Handlungssequenzen, die durch externe oder interne Anreize ausgelöst und durch situative Gegebenheiten bestimmt werden. Innere und äußere Reize können dabei als positive oder negative Verstärker wirken.

Theoretische Grundlagen und Vorgehensweisen

Grundlage der Verhaltenstherapie ist die **Verhaltensanalyse**. Ihr wird ein Schema, das sog. SORCK-Schema (Kanfer 1989) zugrunde gelegt (Abb. 6.2).

In diesem Schema symbolisiert das »S« die Ausgangssituation, zu der auch kognitive Variablen wie Erwartungen, Prämissen, Wahrnehmungsstile, interne Werthaltungen und Reaktionsgewohnheiten zählen. »O« ist die »Organismusvariable« und beinhaltet die organismischen Bedingungen von Verhalten, die individuell recht spezifisch zu sehen sind. Dazu gehört das Selbstregulationssystem, welches kognitive und emotionale Verarbeitungsprozesse interner und externer Ereignisse reguliert. Mit

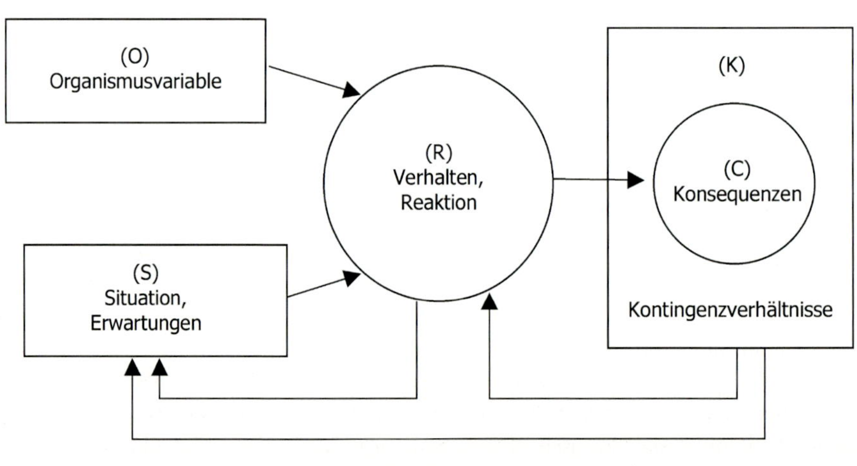

Abb. 6.2. **SORCK-Schema der Verhaltenstherapie.** (Nach Kanfer 1989)

»R« wird die gezeigte Verhaltensreaktion als Ergebnis der Bedingungen »S« und »O« bezeichnet. »C« bedeutet kontingente bzw. nichtkontingente Verstärkung und »K« die jeweilige Konsequenz einer konkreten Verhaltensweise. Die in dem Schema benannten Variablen sind als funktionale Determinanten eines zirkulären Regelkreismodells zu verstehen.

In das dynamisch-funktional konzipierte Regelkreismodell sind zudem reifungsbiologische, konstitutionelle, lebensgeschichtlich verstehbare und entwicklungspsychologische Determinanten als wesentliche Bedingungsfaktoren miteinzubeziehen.

! Die durch Interviews mit den Bezugspersonen und den betroffenen Kindern und durch exakte Verhaltensbeobachtung (Verhaltensanalyse) gewonnenen Erkenntnisse bilden die Grundlage für die jeweilige optimale Auswahl der anzuwendenden therapeutischen Technik (Therapieplanung).

Hilfreich zur besseren Strukturierung und Objektivierung der individuell vorliegenden Verhaltensprobleme sind sog. Entscheidungsbäume, die analog zum DSM-IV aufgebaut sind.

Geeignete, standardisierte und strukturierte **Interviewverfahren** sind u. a. das »Strukturierte Klinische Interview« entsprechend DSM-IV (SKID-I u. SKID-II; Wittchen et al. 1997) oder das »Diagnostische Interview bei Psychischen Störungen« (DIPS; Margraf et al. 1994) bzw. das »Kinder-DIPS« (Unnewehr et al. 1995).

Das Kinder-DIPS eignet sich sehr gut zur Diagnostik von:
- Angststörungen,
- Zwangsstörungen, Phobien,
- expansiven Verhaltensstörungen,
- Essstörungen,
- Enuresis, Enkopresis und
- affektiven Störungen.

Voraussetzung für die Einleitung einer Verhaltenstherapie ist die möglichst exakte **Evaluation des Kontextes**, in dem das gestörte Verhalten auftritt z. B. in Form von Aggression, Enuresis, habituellem Erbrechen. Es ist zu klären, was dem kritischen Verhalten vorausgeht, was ihm nachfolgt, welche Umstände das Verhalten begünstigen und welche es hemmen. Daraus müssen operationalisierbare Hypothesen entwickelt werden, von denen sich dann therapeutische Interventionen ableiten lassen, die geeignet sind, unerwünschtes Verhalten zu löschen oder zu korrigieren.

! Im gesamten Therapieverlauf werden die therapieleitenden Hypothesen ständig überprüft und bei Bedarf mit der Intention verändert, die jeweiligen Interventionen der individuellen Verhaltensproblematik des Patienten weitestgehend anzupassen.

Verhaltenstherapeutische Behandlungstechniken

Die Verhaltenstherapie umfasst eine Reihe verschiedener multimodaler Behandlungstechniken, wie u. a. das Lernen am Modell, das Lernen am Erfolg (sog. operantes Konditionieren), systematische Desensibilisierung, Selbstsicherheitstraining und verschiedene Entspannungstechniken (z. B. progressive Muskelrelaxation, autogenes Training).

Lernen am Modell

Das Lernen am Modell ist Grundlage jeder guten Pädagogik, die implizit eine zentrale Rolle bei allen therapeutischen Bemühungen um das Kind einnimmt und in einem dialogischen Verhältnis zur Psychotherapie steht. Das Modellernen dient dem Erwerb sozialer Kompetenz. Es beruht auf der Beobachtung und Übernahme von Verhaltensregeln und Konfliktlösungsstrategien, die dem Kind modellhaft im Film, vermittels Zeichnungen oder im Rollenspiel dargeboten werden. Ein modellhaftes Therapeutenverhalten gewinnt somit ebenso an Bedeutung wie auch ein gruppentherapeutisches Setting, in dem Kinder mit unterschiedlichen Störungsbildern sich durch Beobachtung der anderen neue Verhaltensweisen aneignen und einüben können.

Das **Rollenspiel** stellt eine Standardmethode der Verhaltenstherapie dar. Es ist geeignet, modellhaft für bestimmte Störungsbilder charakteristische Problemsituationen darzustellen und auf spielerische Weise die Kinder zur Übernahme kompetenterer Handlungsalternativen anzuregen. Bei älteren Kindern und Jugendlichen können Feedbackmechanismen wirksam werden: Die Mitspieler geben dem aktuellen »Hauptspieler« Rückmeldung über dessen Verhalten und die dadurch ausgelösten (Gefühls-) Reaktionen. Das Feedback wird gemeinsam reflektiert und findet u. U. Eingang in die Erprobung neuer Verhaltensvarianten. Ein wesentlicher Vorteil dieses Verfahrens liegt jedoch darin, dass die Kinder dazu befähigt werden, Bedürfnisse, Gefühle und Vorlieben anderer Kinder wahrzunehmen und auf dieser Basis das eigene Verhalten zu reflektieren. Die Fähigkeit zur sozialen Perspektivenübernahme kann dadurch gefördert werden, dass die einzelnen Teilnehmer des Rollenspiels ihre Rolle jeweils wechseln (Rollentausch).

Operantes Konditionieren

Durch das operante Konditionieren (Lernen am Erfolg) können sowohl auf der Leistungs- als auch der sozialen Ebene gezielt neue Lösungsstrategien und Verhaltensalternativen eingeübt werden. Hierbei werden Verhaltensweisen durch ihre nachfolgenden Konsequenzen hinsichtlich der Auftretenswahrscheinlichkeit bestimmt. In systematischer Anwendung dieses Prinzips werden positive und negative Verstärker sowohl zum Aufbau oder zur Bekräftigung als auch zur Abschwächung oder Elimination von Verhaltenstendenzen eingesetzt.

Der Vorteil des operanten Konditionierens liegt darin, dass der Grad von Verstärkung auf erwünschte Verhaltensweisen (Kontingenz) stufenweise vermindert werden kann, sodass die **Eigenverantwortung** des Kindes allmählich gestärkt wird. Durch die Ausdehnung der Zeitspanne zwischen Belohnung und Verhalten kann eine bessere Frustrationstoleranz beim Patienten erreicht werden. Dadurch wird eine Verfestigung und Strukturierung der gewünschten Verhaltensänderung angestrebt. Infolge reduzierten Angewiesenseins auf unmittelbare Verhaltensbekräftigung durch entsprechende Verstärker wird ein Zuwachs an Autonomie möglich.

6

Systematische Desensibilisierung

Eine weitere verhaltenstherapeutische Standardmethode ist die systematische Desensibilisierung. Sie ist geeignet zum Abbau sozial störender und die Weiterentwicklung des Kindes beeinträchtigender psychischer Störungen, insbesondere von pathologischen Ängsten, Zwangssymptomen und Phobien. Die methodische Vorgehensweise ist übersichtlich strukturiert und basiert auf der stufenweisen Darbietung von Schlüsselreizen, die beim Kind entsprechende Ängste und phobische Reaktionen auslösen.

Sinnvoll ist das vorherige Einüben von **Entspannungstechniken** (progressive Muskelentspannung, autogenes Training), denn das therapeutische Wirkprinzip beruht auf der Exposition mit symptomprovozierenden oder -verstärkenden Auslösern und gleichzeitiger Konditionierung mit angstinkompatibler Entspannung. Die Darbietung der Auslöser kann als figürliche Abbildung (»in sensu«) oder als Realsituation (»in vivo«) erfolgen. Zunächst wird ein individuell auf das Kind und dessen Störungsbild zugeschnittenes hierarchisch orientiertes Expositionsschema erarbeitet, das aus einer Rangordnung von Schlüsselreizen zunehmender Intensitätsgrade besteht. Diese werden jeweils so häufig und so lange dargeboten, bis sie sicher vom Kind toleriert werden können, wobei selbstverständlich mit der schwächsten Reizkonfiguration begonnen wird.

Eine gute, verlässliche und vertrauensvolle Beziehung zum Therapeuten vorausgesetzt, kann bei Phobien (z. B. Agarophobie, Schulphobie) und bei Zwangsstörungen die **direkte Konfrontation** mit den jeweils Angst- bzw. Zwangshandlungen auslösenden Situationen durchgeführt werden, wobei darauf geachtet werden sollte, dass diese über einen langsam länger werdenden Zeitraum schließlich auch ohne Anwesenheit der Therapeuten ausgehalten werden können.

Bei schweren Zwangsstörungen im Kindes- und Jugendalter hat sich eine Kombination verhaltenstherapeutischer Methoden mit Pharmakotherapie (Clomipramin oder Fluvoxamin) bewährt (Rapoport u. Inoff-Germain 2000; vgl. auch Kap. z12.7).

Besonderheiten der kognitiven Therapie

! Zahlreiche psychische Störungen des Kindes- und Jugendalters gehen in mehr oder weniger großem Ausmaß auf kognitive Fehleinschätzungen sowohl der eigenen als auch anderer Personen zurück.

So konnten bei aggressiven Kindern und Jugendlichen Störungen der Fremdwahrnehmung und -attribution nachgewiesen werden. Sie richten ihre Aufmerksamkeit z. B. bevorzugt auf Informationen, die auf aggressive Intentionen anderer Personen hinweisen; sie deuten Situationen fehl und vermuten bei anderen feindselige Motive und Absichten, während sie eigene aggressive Impulse unterschätzen, oder sie weisen unangemessene Reaktionstendenzen auf subjektiv erlebte oder objektiv wahrgenommene Aggressionen auf (Überreaktion).

Bei ängstlichen, selbstunsicheren und depressiven Kindern zeigen sich häufig negativ gefärbte Wahrnehmungs- und Attributionsstile sowohl der eigenen Person als auch der Umwelt gegenüber. Unzureichende Selbstaspekte werden überbetont, u. U. bedrohliche Informationen überbewertet und normalerweise zuversichtlich stimmende Hinweise unterschätzt.

So konnte bei depressiven Personen empirisch nachgewiesen werden, dass sie ein besseres Gedächtnis für negative Informationen, z. B. über ihre eigene Person haben (Tuschen u. Fiegenbaum 1996).

! Zur Veränderung kognitiver Fehlfunktionen (Wahrnehmungen, Attributionsstile, Erwartungshaltungen, habituelle Reaktionstendenzen, gedankliche Verknüpfungen) sind unterschiedliche Therapiemethoden entwickelt worden

Zu diesen Therapieverfahren zählen u. a.
- die kognitive Therapie von Beck,
- das Selbstinstruktionstraining von Meichenbaum und
- die systemimmanente kognitive Therapie von Fiegenbaum.

Systemimmanente kognitive Therapie

Die systemimmanente kognitive Therapie von Fiegenbaum basiert auf neueren kognitions-, emotions- und motivationspsychologischen Erkenntnissen und bezieht psychotherapeutische Erfahrungen mit ein. Sie ist eher bei Jugendlichen und Erwachsenen geeignet. Durch entsprechende Gesprächsführung und Verhaltensexperimente wird eine Überprüfung und Veränderung kognitiver Fehlfunktionen (s. oben) angestrebt (nähere Beschreibungen s. bei Tuschen u. Fiegenbaum 1996).

Kognitive Therapie nach Beck

Die kognitive Therapie nach Beck (1979) zielt auf die Korrektur von Denk- und Attributionsmustern, wie sie vor allem bei Depressiven und Angststörungen typisch sind. Dazu gehören u. a. Tendenzen zu willkürlichen und verallgemeinernden Schlussfolgerungen, für die keine hinreichenden Belege vorliegen, Neigung zu selektiver Detailbetrachtung und Überbewertung von Nebenbefunden, vor allem von negativen Teilaspekten, Übergeneralisierung, verzerrte Einschätzung und Interpretation von Ereignissen und Erlebnissen in einer für das eigene Selbstwertgefühl abträglichen Weise, grundlose und den objektiven Tatsachen entgegenstehende Übernahme von Verantwortung und Schuld für unangenehme Ereignisse (Unglück, Krankheit, Tod), unangemessener Perfektionismus und damit verknüpfte negative Selbstattribuierung.

Selbstinstruktionstraining

Besonders für impulsgestörte und hyperkinetische Kinder und Jugendliche mit Aufmerksamkeitsdefiziten, aber auch bei Essstörungen, Ängsten und Phobien, ist das »Selbstinstruktionstraining« nach Meichenbaum (1979) geeignet. Die Patienten werden trainiert, sich in der jeweiligen Problemsituation genau zu beobachten und ihre Absichten und Vorstellungen zu verbalisieren (Selbstverbalisation). In einem nächsten Schritt werden geeignete Selbstverbalisationen und Selbstinstruktionen eingeübt, die der Bewältigung von entsprechenden Anforderungs- und Belastungssituationen dienen (z. B. »Bleib' ganz ruhig und konzentriere dich auf die Aufgabe«, »Erst nachdenken, dann handeln«, »Es ist nicht so schlimm, ich schaffe das« etc.).

Für Kinder mit hyperkinetischen und oppositionellen Verhaltensstörungen haben Döpfner et al. (1997) ein umfassendes multimodales Therapieprogramm (THOP) entwickelt und evaluiert. Das Verfahren ist von den Autoren monographisch, eingehend, praxisbetont und allgemeinverständlich dargestellt worden, mit ausführlichen Therapieanweisungen und konkreten Fallbeispielen.

Eine kurze Übersicht über einige wichtige verhaltenstherapeutische Techniken gibt ◘ Tabelle 6.2.

Indikationen

Die Indikationen verhaltenstherapeutischer Verfahren sind in Rahmen der Kinder- und Jugendpsychiatrie eher begrenzt. Sie sind indiziert bei eher reaktiven Störungen und zum Erwerb bestimmter Verhaltensweisen wie Selbstversorgung, Reinlichkeitserziehung, sozial erwünschtes Essverhalten, zur Elimination selbstdestruktiver Verhaltensweisen bei geistig behinderten und autistischen Kindern, zum Sprachtraining bei sprachentwicklungsgestörten Kindern, zur Behandlung von Enuresis, Enkopresis, Zwängen, Phobien und Essstörungen. Jedoch ist die Gewichtung dieser symptomatischen Therapieverfahren unterschiedlich stark und häufig nur sinnvoll als zusätzliche Maßnahmen im Rahmen einer ganzheitlichen Psychotherapie. Liegt eine neurotische Störung vor und bestehen gravierende intrafamiliäre Konflikte, dürfte eine nur an der Symptomreduktion orientierte Verhaltenstherapie nicht zum Erfolg führen.

Stottern

Die differenzielle Indikation der verschiedenen verhaltenstherapeutischen Methoden lässt sich sehr gut am Beispiel des Stotterns darstellen. Im Gegensatz zum Entwicklungsstottern, das bei ca. 80% der Kleinkinder auftritt, und bei dem es sich um eine vorübergehende Autoregulationsstörung handelt, ist das pathologisch-symptomatische Stottern mehrfach determiniert und sollte entsprechend **multimodal behandelt** werden.

Die sozialkognitiven Determinanten können gut durch folgende Techniken behandelt werden:

- Selbstsicherheitstraining (Abbau sozialer Ängste, Einübung sozial relevanter Fertigkeiten, Ermutigung, trotz der Sprechschwierigkeit mitzureden nach dem Motto »lieber stotternd Reden als flüssig Schweigen«),
- Rollenspiel,
- Modellernen und
- kognitive Umstrukturierung (Veränderung von Attributionsstilen, v.a. der Selbstwahrnehmung, subjektiver Überforderungshaltungen und Leistungsdruck).

Ein wichtiges verhaltenstherapeutisches Ziel ist das Durchbrechen des Teufelskreises aus forcierter willent-

◘ Tabelle 6.2. **Synopse einiger verhaltenstherapeutischer Techniken**

Methode	Wirkprinzip	Anwendungsbereich
Lernen am Modell	Modellhaftes Vermitteln adäquaten Verhaltens (Rollenspiel, Videofeedback)	Expansive Verhaltensstörungen, Störungen des Sozialverhaltes, Ängste, ADHD, Selbstunsicherheit
Operante Interventionen	Verstärkung erwünschten Verhaltens, Shaping, Stimuluskontrolle	Hetero- und autoaggressives Verhalten, Autismus, ADHD, Essstörungen, Enuresis, Enkopresis
Systematische Desensibilisierung	Stufenweise Darbietung von symptomauslösenden Schlüsselreizen	Ängste, Phobien, z. B. Schulphobie/Schulangst, Zwänge
Kognitive Umstrukturierung	Veränderung von eingefahrenen Wahrnehmungs- und Attributionsstilen (gegenüber dem eigenen Selbst und der Umgebung)	Auto- und Heteroaggressionen, Ängste, Depressionen, Zwänge, Phobien, Stottern, Essstörungen

licher Verbesserung und Kontrolle der Artikulation durch den Patienten und zunehmender Angsthemmung, phobischer Vermeidungshaltung, Resignation und Beschämung: Gefühlsreaktionen, die gerade durch die frustrane Willensanstrengung und den Leistungsdruck hervorgerufen werden und den Misserfolg noch begünstigen. Durch Tonband- und Videofeedback kann die »Einübung in ein autoregulativ gesteuertes Sprechen« unterstützt werden (Verlangsamung des Sprechtempos, prolongiertes Sprechen, Slow-motion-speed – Fiedler 1996).

Lernstörung, geistige Behinderung und frühkindlicher Autismus

Operante Interventionen eignen sich zur Behandlung von Verhaltensstörungen (insbes. aggressives und autoaggressives Verhalten) bei lern- u. geistig behinderten Kindern und beim frühkindlichen Autismus. Bewährt haben sich dabei v.a. Methoden der **positiven Verstärkung** (Rojahn u. Weber 1996):

- die differenzielle Verstärkung anderen Verhaltens,
- die Verstärkung von Verhalten, das mit dem Problemverhalten unvereinbar ist,
- die Verstärkung von erwünschtem Verhalten und
- die Verstärkung von erwünschtem Verhalten, das bisher nur unzureichend gezeigt wird (sog. Shaping)

Hilfreich bei den genannten Störungsbildern ist das von Rojahn u. Weber (1996) bzw. Carr u. Durand (1985) entwickelte **Kommunikationstraining**, das auf eine Reduzierung von Problemverhalten abzielt und auf der von den Autoren entwickelten Hypothese der fehlgeleiteten Kommunikation beruht, wonach die mangelnde verbale Kompetenz bei geistig behinderten und autistischen Kindern Ursache für Zerstörungswut, selbstdestruktives Verhalten und Panikattacken sein kann. Bei diesem von den Autoren entwickelten Training wird versucht, die funktional-kommunikative Bedeutung des Störverhaltens auszunutzen und durch angemessene Formen der Verständigung zu ersetzen (Prinzip der »funktionalen Äquivalenz«).

Ein anderes operantes Verfahren, das vor allem bei lernbehinderten Kindern geeignet ist, ist die sog. **Stimuluskontrolle**. Dabei wird gelernt, dass nur auf unerwünschte Verhaltensweisen eine negative Konsequenz eintritt, während sozial erwünschte Verhaltensweisen positiv verstärkt werden. Dies geschieht dadurch, dass diejenigen Stimuli beseitigt werden, die das Problemverhalten begünstigen bzw. verstärken.

Das Verfahren der Stimuluskontrolle stellt ebenfalls ein sinnvolles Glied im Therapieplan von **Essstörungen** (Anorexie, Bulimie, Adipositas) dar, z. B. durch Abschließen der WC-Tür für einen bestimmten Zeitraum nach der Nahrungsaufnahme oder Zugänglichmachen von Nahrungsmitteln nur zu den Mahlzeiten.

Schizophrenie

Bei der **Schizophrenie** gehören kognitive Therapieverfahren heute zum Standard. Dabei geht es um die Verbesserung der selektiven oder auditiven Aufmerksamkeit, um die Reduktion von Informationsverarbeitungsstörungen und um die Korrektur emotionaler und sozialer Defizite. Hierzu sind verschiedene verhaltenstherapeutische Therapieprogramme entwickelt worden, u. a. das »Integrierte Psychologische Therapieprogramm« (IPT; Brenner et al. 1994) und das mehrstufige Therapieprogramm von Kingdon u. Turkington (1994). Eine Metaanalyse verschiedener kognitiver Therapieverfahren bei Schizophrenie findet sich bei Dickerson (2000).

> **Einsatzmöglichkeiten verhaltenstherapeutischer Interventionen**
>
> Verhaltenstherapeutische Interventionen, insbesondere kognitive Verfahren und Verhaltensübungen, sind sinnvoll zur Verbesserung von
>
> - Selbstwahrnehmung u. Selbstkontrolle
> - Einfühlungsvermögen
> - Aufbau eines stabilen Selbstbildes
> - Umgang mit Misserfolgen
> - Erlernen positiver Selbstinstruktionen
> - Training der Sozialkompetenz
> - Verbesserung der Impulskontrolle.
>
> Sie eignen sich als Bausteine bei der Behandlung folgender Störungsbilder:
>
> - Aufmerksamkeits- und Hyperaktivitätsstörung (F 90)
> - Expansive Verhaltensstörung (F 91, F 92)
> - Angststörungen (F 93, F 41)
> - Zwangsstörungen (F 42)
> - Phobische Störungen (F 40)
> - Depressionen (F 3)
> - Funktionelle Ausscheidungsstörungen (Enuresis, Enkopresis – F98.0, F98.1).

Ausführliche und weiterführende Darstellungen zur Verhaltenstherapie finden sich u. a. in den Handbüchern von Borg-Lauffs (1999), Hautzinger (1998), Margraf (1996) sowie Steinhausen u. von Aster (1993).

6.9.2 Tätigkeitsorientierte Therapieverfahren

Die tätigkeitsorientierten Therapieverfahren haben ähnlich wie die individualtherapeutischen unterschiedliche methodische Ausprägungen, je nach der theoretischen Orientierung des Therapeuten und der therapeutischen Zielsetzung: Sie können sich als analytische, nondirektive oder verhaltenstherapeutische sowie als übende Verfahren verstehen. Alle Verfahren sind sowohl im Einzelkontakt als auch als Gruppenmethode anwendbar.

Die Indikation richtet sich jeweils nach nosologisch unspezifischen Zielsymptomen, unter besonderer Berücksichtigung der Interessen, Neigungen und Fähigkeiten der Patienten.

Spieltherapie

Beim Kind stellt das therapeutische Spiel ein Äquivalent zur analytischen Behandlung des Pubertierenden und des Adoleszenten dar. Das Spiel entspricht eher der kindhaften Denkweise, insbesondere im Stadium des magisch-physiognomisch-animistischen Welterlebens. Die frühen prälogischen animistisch-anthropomorphisierenden Denk- und Erlebnisweisen entsprechen dem Spielverhalten und dem Traumerleben des Kindes. Sie folgen den Gesetzen der Verdichtung, der Verschiebung, der Dramatisierung und der Symbolik. Deshalb ist das Spiel, ähnlich wie die Traumanalyse beim Erwachsenen, ein wichtiges Element der Kinderpsychotherapie. Aus tiefenpsychologischer Sicht hat das Spiel eine ähnliche Bedeutung wie der Traum; beide ermöglichen die Auseinandersetzung mit unerlaubten Triebregungen. Das Spiel ist die (Symbol-) Sprache des Kindes, seine wichtigste Verständnismöglichkeit (Ekstein 1973). Es schafft zwischen Kind und Therapeut den »potenzialen Raum« (Winnicott 1973), in welchem sich das Kind selbst entdeckt.

! Der Therapeut muss dem Kind im spielerischen Umgang mit ihm auf dem Niveau seiner Erlebens- und Denkweisen begegnen, d. h. die Kommunikation mit dem Kind erfolgt auf der Ebene der Spielphantasien und des primärprozesshaften Denkens. Daraus ergibt sich die Chance, Wesentliches wahrnehmend zu erfahren und Entscheidendes im therapeutischen Prozess in Gang zu bringen. Denn es gilt, dass der Mensch sein »wesentliches Sein« (Sänger 1976) in Bildern und Gestaltungen offenbart.

Infolgedessen eignet sich das Spiel zur **diagnostischen Beobachtung** des Kindes – am bekanntesten ist der Szeno-Test von Staabs (1992). Im Spiel kann das Kind seine psychischen Konflikte in freier (Symbol-)Sprache, die seiner kindgemäßen Erlebnisform entspricht, zur Darstellung bringen, und zwar – und das ist von besonderem Vorteil – weitgehend unzensiert durch sekundäre rationalisierende Abwehrstrategien, wie dies für den Erwachsenen typisch ist. Der Kindertherapeut ist hier also unmittelbar Zeuge des tiefendynamischen Geschehens, während der Erwachsenentherapeut auf mehr oder minder intellektuell bearbeitete, verbal übermittelte Reproduktionen von Trauminhalten durch seine Patienten angewiesen ist.

Das Spiel hat auch eine wichtige Aneignungsfunktion und enthält kindgemäße Möglichkeiten, Problemlösungsverhalten zu üben. Die Fähigkeit zu spielen setzt eine gewisse Persönlichkeitsentwicklung und -stabilität voraus. So spricht das Erreichen der Fähigkeit, ein Spiel mit bestimmten symbolisierten Problemen zu Ende zu führen, für den Erwerb der Fähigkeit zur Konfliktlösung beim Kind. Sensomotorische Spiele, Symbolspiele und Regelspiele folgen entwicklungspsychologisch aufeinander und lösen einander auch häufig im zeitlichen Verlauf einer Spieltherapie ab.

Vorgehensweise

Das angebotene Spielzeug hat in sich eine psychologische Wirkung. Bei unstrukturiertem Spielmaterial werden meistens mehr Spielideen produziert. Die Art und Weise, wie und wann der Therapeut in das Spiel des Kindes eingreift, wird von seiner theoretischen Grundlage und den Therapiezielen bestimmt. In allen Therapieformen wird das vom Kind Ausgedrückte mehr oder weniger sprachlich reflektiert. Im Gegensatz zu M. Klein ist man heute mit direkten Deutungen von während des Spiels zutage tretenden unbewussten Inhalten sehr zurückhaltend. Indem das Kind seine unbewussten Konflikte im Spiel darstellt, ist es unter der behutsamen Anteilnahme des Therapeuten bereits therapeutisch wirksam.

Eine rein permissive **Haltung des Therapeuten** ist in der Regel unüblich; schwerer gestörte Kinder benötigen mehr Strukturierung als neurotische. Bei neurotischen Kindern kann der Therapeut eine mehr oder weniger passive Rolle des Beobachtens und gelegentlichen vorsichtigen Deutens einnehmen. Bei stärker gestörten Kindern muss er dagegen eine weit aktivere Rolle einnehmen. Er muss vor allem die Gefühle des Auseinanderfallens, des Zerstückelns oder gar der Selbstvernichtung aushalten, die beim Kind mit Gefühlen der panischen Angst einhergehen. Letztere werden häufig durch erhebliches aggressives Ausagieren abgewehrt. In dieses Agieren wird der Therapeut in besonderem Maße miteinbezogen, sodass er bei solchen Kindern sehr gefordert ist. Er muss sich weit stärker mit seinen eigenen Gegenübertragungsgefühlen auseinandersetzen, und er muss aktiv handeln und sich intensiver mit dem Kind direkt auseinandersetzen, als dies bei neurotischen Störungen der Fall ist. Der Therapeut steht dann auch wesentlich stärker im Spannungsfeld zwischen der Notwendigkeit zur pädagogischen Grenzziehung und Strukturierung, der Auseinandersetzung mit eigenen Abwehrgefühlen (Angst, Abscheu, evtl. Bestrafungsphantasien) und verstehender (Über-)Identifikation mit der Leidensgeschichte seines Patienten. Es ist somit besonders wichtig, dass der Therapeut anfängliche Hilfs-Ich-Funktionen zu übernehmen vermag und mit diesen Kindern einen so guten affektiven Kontakt herstellen kann, der es den Kindern dann erlaubt, die Hilfe des Therapeuten in der Kontrolle ihres extremen Agierens zu akzeptieren.

Die von Axline (1947) begründete **nichtdirektive Spieltherapie** geht davon aus, dass sich das Kind aufgrund von Selbstregulierungs- und Selbstentwicklungskräften entfalten kann. Dabei sind die in folgender Übersicht aufgeführten von Axline (1972) aufgestellten Grundprinzipien bedeutsam.

Grundprinzipien der nichtdirektiven Spieltherapie nach Axline (1972)

- Der Therapeut muss eine warme, freundschaftliche Beziehung zum Kind aufnehmen, sodass sobald wie möglich ein guter Rapport entsteht.
- Der Therapeut nimmt das Kind so an, wie es ist.
- Die Therapie gründet die Beziehung auf eine Atmosphäre des Gewährenlassens, sodass das Kind seine Gefühle frei und ungehemmt ausdrücken kann.
- Der Therapeut erkennt spontan die Gefühle, die das Kind ausdrücken möchte und reflektiert sie auf eine Weise, die es dem Kind möglich macht, Einsicht in sein Verhalten zu bekommen.
- Der Therapeut nimmt die Möglichkeit des Kindes ernst, selber mit seinen Problemen fertig zu werden, wenn man ihm nur Gelegenheit dazu gibt.
- Der Therapeut versucht niemals, die Handlungsfreiheit des Kindes oder seine Gesprächsthematik zu bestimmen. Das Kind weist den Weg, der Therapeut folgt.
- Der Therapeut versucht nicht, den Gang der Therapie zu beschleunigen. Es ist ein Weg, der Schritt für Schritt gegangen werden muss, und der Therapeut weiß das.
- Der Therapeut setzt nur die Grenzen, die notwendig sind, um die Therapie in der Wirklichkeit zu verankern und dem Kind seine Mitverantwortung an der Beziehung klar zu machen.

Indikationen

Eine Spieltherapie ist bei Kindern bis zu 10 Jahren, bei Vorliegen von Retardierungen auch später, indiziert. In der Spieltherapie gelingt es dem Kind, unbewusste Konflikte in symbolischer Form darzustellen und sie mit Hilfe des Therapeuten zu verstehen und zu verarbeiten und eigene Lösungswege zu finden. Die Erfolge einer gut geführten Spieltherapie sind denjenigen bei einer individuellen verbalen Psychotherapie gleichwertig.

Beschäftigungstherapie, Ergotherapie

Die Beschäftigungstherapie in ihren verschiedenen Formen dient vorwiegend der psychosozialen Rehabilitation in stationären oder teilstationären Einrichtungen, kann aber auch ambulant langfristig eingesetzt werden. Angrenzende Behandlungsformen wie die Heilpädagogik, Motopädie, Spieltherapie, Musiktherapie, Tanztherapie und Psychodrama fließen mit ein und überschneiden sich mit der Beschäftigungstherapie.

Die Behandlung erfolgt einzeln und in der Gruppe, wobei folgende **allgemeine Ziele** genannt werden (vgl. Jentschura u. Janz 1979):

- Förderung der Motivation,
- Regulierung der Antriebsdynamik,
- Kontakt- und Gemeinschaftsförderung,
- Kreativitätsförderung,
- Ablenkung im Sinne von aktiver Reproduktion sowie
- Interesse für neue Bereiche und Auseinandersetzungen mit neuen Inhalten.

Jede Behandlungseinheit ist gleichzeitig Projektionsfläche für innere Konflikte und ermöglicht eine funktionale Verhaltensanalyse.

! Die Beschäftigungstherapie als funktionell-didaktische Behandlung dient dem Wiedererlernen und Üben bestimmter motorischer Fertigkeiten (Koordination, Feinmotorik), kognitiver und emotionaler Fähigkeiten (Ausdauer, Konzentration, Frustrationstoleranz, Aggressionsabbau). Sie fördert die Selbstständigkeit (Planen, Fällen von Entscheidungen, Entwerfen) und die Kooperationsfähigkeit in Gruppen (Projektarbeit).

Die **gestalterisch-kreative Beschäftigungstherapie** dient dem Materialerleben (Wahrnehmungsförderung), der Entfaltung von Darstellungsmöglichkeiten und Phantasie, aber auch der Wiederherstellung des Bezugs zur Realität. Über Darstellen und Gestalten sollen das Selbstwertgefühl, Spontaneität und Kritikfähigkeit gefördert und Zwanghaftes aufgelöst werden. Der Therapeut ist hierbei in der Regel zurückhaltend, hilfreich und greift lediglich bei realen Gefahren regulierend ein. Die kreative Beschäftigungstherapie ist besonders wertvoll in enger Zusammenarbeit mit individueller Psychotherapie, da ein seelischer Konflikt häufig auf verschiedenen Ebenen deutlich wird.

Ein weiterer Bereich, der gelegentlich vom Beschäftigungstherapeuten – in der Kinder- und Jugendpsychiatrie meist von den Stations- oder Gruppenbetreuern – übernommen wird, ist das **Soziotraining:** Kontakte mit der Außenwelt und Erhöhung der sozialen Kompetenz durch gestuftes Heranführen an selbstständiges Bus- und Bahnfahren, Einkaufen, Planen von Freizeitaktivitäten.

Indikationen

Indikationen für eine Beschäftigungstherapie stellen hirnorganisch bedingte Leistungs- und Teilleistungsstörungen dar, aber auch Psychosen und psychogen bedingte Leistungsstörungen. In Langzeiteinrichtungen kann die Beschäftigungstherapie vor allem bei Jugendlichen in ein vorberufliches Leistungstraining münden.

Gestaltungstherapie, Maltherapie, analytisch orientierte Beschäftigungstherapie

Diese Therapieformen haben wie die Spieltherapie die Entintellektualisierung der therapeutischen Situation vor allem mit älteren Kindern zum Ziel. Über Symbolisierung in Bildern, Collagen und Plastiken erlauben sie einen direkteren Zugang zu unbewussten Konflikten des Kindes. Die genannten Therapien werden häufig im Rahmen einer individuellen Psychotherapie oder als Gruppenverfahren angewandt. Sie haben eine entlastende oder kathartische Funktion. Diese Therapien werden ab dem Schulalter angewandt.

Indikationen

Indikationen bestehen vorwiegend bei neurotischen oder psychoreaktiven Störungen. Bei Psychosen sind sie erst nach Abklingen der akuten Phase und nach Erreichen einer gewissen psychischen Stabilität indiziert.

Musiktherapie

Musiktherapie dient der Kommunikation ohne Sprache. Sie bietet gute Möglichkeiten, auch in ihrer Beziehungsfähigkeit schwer gestörte Kinder emotional anzusprechen. Bei Behandlungsbeginn und vor allem bei vorhandener Abwehr, starkem Misstrauen und bei affektiver Erstarrung (Autismus, Psychosen) sollte die Musiktherapie zunächst passiv und als Einzeltherapie angeboten werden.

Bei aktiver Einzel-Musiktherapie ist das Finden und Halten eines eigenen Rhythmus, die Entwicklung der Fähigkeit zum Zusammenspiel mit dem Therapeuten oder das Darstellen eigener Melodien anderer musikalischer Ausdrucksformen therapeutisch wirksam.

Indikationen

Die aktive Einzel-Musiktherapie ist bei Autismus, Mutismus, Psychosen und starkem emotionalem Rückzug indiziert, kann aber als begleitende Maßnahme auch bei aggressiven oder depressiven Syndromen sehr hilfreich sein. Neben der Aktivierung emotionaler Prozesse kann die Musiktherapie sozial-kommunikative Fähigkeiten verbessern, psychovegetativ bedingte Fehlsteuerungen im Sinne einer Entspannungstherapie (vor allem bei Psychosomatosen) regulieren und die Erlebnis- und Genussfähigkeit sowie das Entdecken musischer Interessen fördern. Oft wird an eine Einzelbehandlung eine Gruppenmusiktherapie angeschlossen. Die Wahl der Musik und der Instrumente bietet vielfältige Möglichkeiten und kann sich nach der jeweiligen Behandlungsintention und nach der Neigung der Patienten richten.

Akute halluzinatorische Psychosen gelten als **Kontraindikation** für eine Musiktherapie; jedoch ist es nach eigenen Erfahrungen gut möglich, in streng programmierten Stunden mit klarem einfachen Rhythmus und verbaler Ansprache durch den Therapeuten, etwa mit einfachen Liedern, dem Halluzinierenden Ruhe, Geborgenheit, Vertrauen und mehr Realitätsbezug zu vermitteln. Gelegentlich werden die gehörten Lieder von Psychotikern aufgenommen und »weitergedichtet« im Sinne erster positiver Introjekte.

Eine vielgeübte positive Erweiterung der Musiktherapie stellen die **Bewegungsimprovisation** und die **Tanztherapie** dar, die das Körperbewusstsein fördern, eine Kindern und Jugendlichen gemäße Ausdrucksgestaltung erlaubt, emotional lockert und in Gruppen sozial-kommunikative Kompetenzen übt.

Heilpädagogik, Sonderpädagogik

Die speziellen Aufgaben der Heilpädagogik lassen sich als vorbeugende, kompensatorische, entwicklungsfördernde Hilfen für Verhaltensgestörte und Behinderte beschreiben. Als »Pädagogik unter erschwerten Bedingungen« (Moor 1974) ist die Heilpädagogik im Prinzip keine ärztliche Aufgabe. Sie hat jedoch gemeinsame Praxisfelder mit allen tätigkeitsorientierten Therapieformen, insbesondere gilt dies für das heilpädagogische Spiel, das strukturierender als die eigentliche Spieltherapie vorgeht. Dies gilt auch für die heilpädagogische Übungsbehandlung, die bei Reifungsverzögerungen und bei körperlichen Defekten indiziert ist, vor allem wenn sekundär sozialpsychiatrische Auswirkungen bestehen. Die Heilpädagogik strebt kein Training defizitärer Bereiche an, sondern zielt auf Entwicklungsförderung durch Förderung der intakten sensorischen Funktionen und motorischen Fähigkeiten des Kindes. Somit ist auch die Psychomotorik in die Heilpädagogik integriert.

6.9.3 Körperbezogene Verfahren

Grundlage aller körperbezogenen Verfahren ist die Erkenntnis von der Einheit von Kognition, Emotion und Soma. Unterschiede in den verschiedenen Verfahren bestehen hinsichtlich der theoretischen Vorstellungen und praktischen Vorgehensweisen. Gemeinsames Ziel ist, über den Körper psychische Prozesse anzusprechen und zu beeinflussen. Mit 50 verschiedenen Verfahren existiert eine breite Vielfalt, von der nur einige exemplarische und verbreitete besprochen werden. Körperbezogene Verfahren kommen allgemein dem kindlichen Bewegungsbedürfnis und dem noch leibnahen Erleben entgegen.

Relaxative Verfahren

Zu den relaxativen Verfahren lassen sich das autogene Training, die Hypnose, das katathyme Bilderleben und die progressive Muskelentspannung zählen.

Autogenes Training

Das autogene Training ist eine konzentrative Entspannungsübung in 6 Stufen mit der Möglichkeit eigener Ausgestaltung, die je nach Bedarf in Belastungssituationen von Patienten selbst angewendet werden kann. Weiterentwicklungen meditativer Art sind im Kindes- und Jugendalter von untergeordneter Bedeutung. Das autogene Training dient der psychovegetativen »Entkopplung« und ist von Kindern ab 7 Jahren leicht erlernbar. Voraussetzung sind die Möglichkeit zu ungestörtem Üben mehrmals am Tag (im stationären Rahmen oft schwierig) und eine gewisse Motivation.

Das Vermitteln der Übungen muss dem Intelligenzniveau des Kindes angepasst sein, leichte intellektuelle Behinderungen sind kein Hindernis. Gruppen zum Erlernen der Methode werden am sinnvollsten als geschlossene Gruppe über ein Jahr konzipiert, gelegentlich können die Übungen erfolgreich mit Interaktionsspielen kombiniert werden. Im stationären Rahmen ist die Einzeltherapie vorzuziehen, da auftauchende Geschwisterrivalitäten den Lernerfolg hemmen können.

Indikationen. Indikationen für das autogene Training sind alle Psychosomatosen, Phobien, Tics, Konzentrations- und Aufmerksamkeitsstörungen. Hyperkinetische Syndrome bilden kein Hindernis, sofern das Lehren der Methode der Störung angepasst wird. **Kontraindikationen** sind Zwangssyndrome und Psychosen. Autogenes Training kann bei schweren psychiatrischen Störungen niemals als einzige Therapieform eingesetzt werden. Gute Erfahrungen bestehen auch mit bifokalen Eltern-Kind-Gruppen.

Katatymes Bilderleben

Das katathyme Bilderleben ist eine Therapieform, die auf dem autogenen Training als Entspannungsmethode aufbaut. Der Patient gerät in ein leichtes Hypnoid, in dem die Entfaltung kreativer Imaginationen geübt wird (3 Stufen). Konflikte werden zunächst wie in der Spieltherapie nicht gedeutet, sie werden in symbolischer Form imaginativ in Phantasiebildern und Vorstellungen dargestellt, zu denen der Patient vom Therapeuten angeregt wird. Später kann auch teilweise deutend gearbeitet werden.

Indikationen. Gute Erfahrungen mit dem katathymen Bilderleben bestehen bei Anorexia nervosa; **kontraindiziert** ist das katathyme Bilderleben bei Psychosen, Hysterie und schwerer Depression.

Hypnose

Die **Hypnose** als vom Therapeuten gelenkte, tiefer entspannende Methode wird häufig mit dem autogenen Training verbunden.

Indikationen. Die Hypnose ist im Kindesalter selten indiziert, gelegentlich kann sie den Zugang zum autogenen Training erleichtern. Der Nachteil besteht darin, dass der Patient in der passiven Rolle bleibt.

Progressive Muskelrelaxation

Die progressive Muskelentspannung ist eine auf Feedbackmechanismen aufgebaute Entspannungsmethode; sie basiert auf längeren und komplizierteren Übungen, als das beim autogenen Training der Fall ist. Es wird eine allgemeine Entspannung automatisiert, die auch die Gesichts- und Sprechmuskulatur miteinbezieht.

Indikationen. Diese Methode kommt ebenfalls in längerfristig konzipierten Gruppen mit leichteren Störungen, in Psychotikergruppen oder zur initialen Entspannung bei verhaltenstherapeutischen Verfahren zum Einsatz.

Übende Verfahren

Zu den übenden Verfahren, die in der Kinder- und Jugendpsychiatrie Anwendung finden, gehören u. a. die **Mototherapie** und die **konzentrative Bewegungstherapie**.

Mototherapie

Voraussetzung für die Mototherapie ist die diagnostische Erfassung des Funktionsniveaus der sensorischen und motorischen Fähigkeiten eines Kindes (Motodiagnostik, ▶ s. Abschn. 17.2). Die Bewegungsbeobachtung hat nach bestimmten Kriterien zu erfolgen, die dabei erhobenen Befunde sollten durch Protokollbögen und Schätzskalen objektiviert werden. Bewährt haben sich dabei der Protokollbogen von Irmscher und die »Checkliste motorischer Verhaltensweisen« nach Schilling (CMV). Neben der Bewertung des Bewegungsverhaltens (Bewegungsantrieb, Bewegungsplanung, Gesamtkörperkoordination, Handgeschicklichkeit, Gleichgewicht) sollte auch das Sozialverhalten (Interaktions- und Kommunikationsfähigkeit, Anpassungsverhalten, Verlässlichkeit, Kritikfähigkeit) und das Leistungsverhalten (Aufgabenverständnis, Konzentration, Ausdauer, Selbstständigkeit, Produktivität, Leistungsbereitschaft) bewertet werden. Unter den motodiagnostischen Verfahren haben sich in erster Linie die »Lincoln-Oseretzki-Skala« (LOS, Kurzform nach Eggert: LOS-KF 18 mit 18 Items, Dauer 20–30 min) und der Körperkoordinationstest für Kinder (KTK) nach Kiphard u. Schilling bewährt.

Die **psychomotorische Übungsbehandlung** wurde für Kinder mit gestörter Körperkoordination aufgrund einer Hirnschädigung oder einer psychomotorischen Retardierung entwickelt (vgl. Abschn. 17.3). Auf spielerische Weise wird unter gezielter Ausnutzung sensorischer Reize eine Reifung motorischer Funktionen intendiert. Hemmungen im psychomotorischen Bereich infolge früher Frustrationserfahrungen sollen abgebaut werden. In der Psychomotorikgruppe wird gleichzeitig eine soziale Kompetenzverbesserung intendiert.

! In der Interaktion mit anderen Kindern erfährt das Kind eine Erweiterung seines Selbstkonzepts und damit indirekt eine Stabilisierung seines Selbstwertgefühls.

Indikationen. Besonders geeignet sind Übungsgruppen für Kinder mit einem hyperkinetischen Syndrom für psychomotorisch retardierte Kinder und solche mit Koordinationsstörungen. Meistens besteht eine Kombination der genannten Störungen. Auch für neurotisch bewegungsgehemmte Kinder ist diese Methode gut geeignet. Bei Angstsyndromen und psychosenahen Störungen muss sorgfältig auf körperliche Derealisationsgefühle geachtet werden, diese machen gelegentlich eine Behandlungspause notwendig. In einigen Fällen gelingt es, über eine verbesserte Körperkontrolle mehr Ich-Integrität und dadurch einen verbesserten Zugang zur Umwelt herzustellen. Nicht ausreichend ist die psychomotorische Therapie bei spastischen Syndromen oder neurologischen Störungen, die einer gezielten Krankengymnastik bedürfen (vgl. Abschn. 17.4).

Konzentrative Bewegungstherapie

Die konzentrative Bewegungstherapie hat zum Ziel, durch Ausschaltung von Außenreizen und durch Konzentration auf den Körper zu einer gesteigerten Aktivitätsbereitschaft und Selbstwahrnehmung zu gelangen.

Indikationen. Sie ist besonders bei gehemmten, passiven Patienten indiziert, auch bei Phobien, Zwangs- und Angstneurosen und Bulimie. Die Anwendung bei Psychotikern erfordert besondere Modifikationen. Derealisationsgefühle stellen eine Kontraindikation dar. Ziel der konzentrativen Bewegungstherapie ist darüber hinaus auch die Anbahnung und Vorbereitung einer individuellen Psychotherapie.

Integrierende Verfahren

Diese Verfahren beinhalten in einer individuell bestimmten Abfolge Entspannungs-, Konzentrations-, Körpererfahrungs- und gezielte Bewegungsübungen, es können auch auf symbolische, etwa pantomimische oder tänzerische Art Konflikte ausgedrückt und Lösungen erarbeitet werden. Dabei werden unterschiedliche Aspekte (Atmung, Ausdruck, Haltung, Fühlen, Partnerübungen) in den Vordergrund gerückt.

Indikationen. Gute Erfahrungen wurden mit diesen Therapiemethoden in der Arbeit mit geistig behinderten Kindern gemacht. Bei neurotischen Störungen erfordern diese Verfahren besonders viel Einfühlungsvermögen und einen speziell ausgebildeten Therapeuten, um erfolgreich zu sein .

Sporttherapie

Sporttherapie fördert die Bewegungsfreude beim Kind und übt u. a. das Einhalten von Regeln im Gruppensport. Bei Kindern besonders beliebt sind Rollbretter, Rollschuhe, Skateboards, Bälle und Schwungtücher, aber auch Ausdauerleistungen in der Natur (Laufen, Schwimmen, Ballspiele).

Indikationen. Neben dem eher unspezifischen Effekt der Freizeitgestaltung führt die Sporttherapie zu einer intensiven Körperbeanspruchung und zu psychophysiologischen Wirkungen, die sich vor allem bei depressiven Störungen therapeutisch auswirken. Das Körpergefühl wird positiv beeinflusst, der Patient spürt seinen Körper (»wohliges Körpergefühl«), und es kommt zu einer Steigerung des Selbstwerterlebens. Daneben ist Sporttherapie in der Gruppe wertvoll für die soziale Integration sowohl zurückgezogener als auch aggressiv-agierender Patienten und bietet sozial akzeptierte Möglichkeiten der Spannungsabfuhr.

6.9.4 Gruppentherapien

Ähnlich wie die individuellen Psychotherapien sind auch die Gruppentherapien von unterschiedlichen Theorien bestimmt. So sind verhaltenstherapeutisch orientierte Gruppentherapien direktiver und strukturierter als analytisch und psychodynamisch orientierte Gruppentherapien. Gruppentherapien sind dann indiziert, wenn die Probleme überwiegend in der Beziehung zu Gleichaltrigen bestehen und sich in der individuellen Psychotherapie nicht genügend effektiv bearbeiten lassen. Überwiegend handelt es sich hierbei um aggressive und unterwürfige Verhaltensweisen bei zugrunde liegender Depressivität. Bei schwerer Psychopathologie hat die Gruppentherapie jedoch schlechtere Erfolgsraten gegenüber einer individuellen Psychotherapie aufzuweisen. Häufig wird die Gruppentherapie ergänzt durch eine individuelle (Einzel-)Therapie und/oder Familientherapie, wenigstens im stationären Rahmen.

! Die Gruppentherapie ist eine vorwiegend ambulant oder teilstationär eingesetzte Therapieform.

Im stationären Rahmen ermöglichen tätigkeitsorientierte Gruppen und der Gruppenalltag eine Fülle der notwendigen Gruppenerfahrungen für den Patienten. Eine wesentliche Voraussetzung für die Befähigung zur Gruppentherapie ist die Möglichkeit des Patienten, Beziehungen teilen zu können; bei psychosenah strukturierten, psychosomatisch erkrankten, deprivierten Patienten dürfte dies meist erst gegen Ende der Therapie der Fall sein. Im stationären Milieu sind dennoch gute Erfolge mit offener Gruppenarbeit der Stationsgruppen als gemeinsame Sitzungen von Patienten und Teammitgliedern gemacht worden; so kann Gruppenfähigkeit sich gut entwickeln, wenn die Möglichkeit zum Rückzug und zur Selbstregulierung von Nähe und Distanz in den Gruppen gegeben ist.

Stationsgruppen bieten gute Voraussetzungen zum sozialen Training im alltäglichen Miteinander: demokratische Mitbestimmung bei Entscheidungen über gemeinsame Anliegen, Ausräumen von Divergenzen untereinander und mit den Teammitgliedern, Planen gemeinsamer

Aktivitäten, Mitgestaltung des Stationsmilieus und des gemeinsamen Alltags (Tischdienst, Hausordnung etc.). Gelegentlich kommt die mancherorts geübte »offene Übergabe«, d. h. Berichte und Diskussion zum Schichtwechsel im Beisein der Patienten, einer regelmäßigen Gruppentherapie gleich.

Analytisch und verhaltenstherapeutisch orientierte Gruppentherapie

Analytisch orientierte Gruppentherapien

Analytisch orientierte Gruppentherapien im ambulanten Rahmen sind bei Vorschul- und jüngeren Schulkindern als Spielgruppe, bei älteren als verbale Gruppe mit 4–6 Teilnehmern und altershomogen aber möglichst störungsheterogen konzipiert. Die Gruppe soll als »geschlossene«, d. h. konstante Gruppe über einen Zeitraum von 1–2 Jahren arbeiten – eine oft schwer einzuhaltende Forderung.

Indikationen. Die analytische Gruppentherapie ist bei neurotischen Störungen indiziert. Vielerorts mangelt es noch an speziell dafür ausgebildeten Therapeuten. Für die analytische Gruppentherapie gelten die allgemeinen theoretischen Voraussetzungen der analytischen Psychotherapie, erweitert um spezielle Erkenntnisse über die Darstellung und Bearbeitung von Übertragungsphänomenen im Gruppenprozess. Neuere Erfahrungen mit einer parallel laufenden Mütter- oder Elterngruppe (bifokale Gruppentherapie) scheinen erfolgversprechend zu sein. Dabei geht es u. a. darum, bei den Eltern die Wahrnehmungsfähigkeit für eigene Konflikte und Gefühle und damit auch für die daraus resultierenden Probleme, Gefühle und Bedürfnisse ihrer Kinder zu fördern.

Verhaltenstherapeutische Gruppen

In verhaltenstherapeutischen Gruppen wird das ganze Spektrum verhaltensorientierter Techniken angewandt, wie sie in Abschn. 6.9.1 beschrieben worden sind. Es geht hier also weniger um das Ausagieren psychodynamischer Konflikte in symbolischer Form (Spiel) oder die deutende Bearbeitung derselben in Gesprächsgruppen, sondern um die direkte Beeinflussung sozial unerwünschter Verhaltensweisen durch positive Verstärkung akzeptabler Verhaltenssequenzen, durch Modelllernen, durch Desensibilisierungstechniken, durch das Einüben von Vorsätzen und Regeln und durch Anleitung zur Selbstreflektion.

Indikationen. Verhaltenstherapeutisch ausgerichtete Gruppentherapien wurden erfolgreich bei Adoleszenten unter Ausnutzung der Peer-group-Funktion als sozialem Verstärker eingesetzt, es liegen hier gut kontrollierte Ergebnisse mit Delinquenten, aggressiv Verhaltensgestörten und Drogenabhängigen vor.

Psychodrama und pädagogisches Rollenspiel

Psychodrama

Psychodrama wurde als erste Form der Gruppentherapie mit Kindern entwickelt und wird heute mit seinen Abwandlungen des Soziodramas und Märchendramas häufig angewandt. Ein Protagonist (Hauptspieler) stellt mit Hilfe der Gruppe im Stegreifspiel (konflikthafte) Szenen aus seiner Lebensgeschichte dar und durchlebt sie nochmals. Mit Hilfe des Therapeuten und der Gruppe wird unter Einsatz bestimmter Verstärkungs- und Interpretationstechniken eine neue Lösung erarbeitet. Das Psychodrama wird durch das gemeinsame Handeln unter Einbeziehung des Therapeuten direkt therapeutisch wirksam. Das handelnde Wiedererinnern traumatischer Situationen kann heftige Affekte mobilisieren, die in der Regel einer kathartischen Abreaktion unter dem Schutz des Therapeuten förderlich sind.

Indikationen. Das Psychodrama ist bei neurotischen Störungen, insbesondere bei ängstlichen und gehemmten Kindern indiziert. Vorsicht ist bei solchen Kindern geboten, die Realität und Phantasie noch nicht klar trennen können oder die eine Tendenz zum aggressiven Ausagieren haben. Bei Psychotikern ist diese Therapieform in der Regel nicht indiziert, auch nicht bei psychosomatischen Patienten, bei denen der Zugang zum emotionalen Erleben noch nicht erarbeitet ist.

Pädagogisches Rollenspiel

Für Psychotiker und psychosomatische Patienten bietet sich das pädagogische Rollenspiel an, das dem Training von adäquaten Verhaltensweisen in vorstrukturierten Alltagssituationen dient und auf psychodramatische Techniken verzichtet. Mit dieser Form können z. B. Konflikte im Alltag stationärer oder teilstationärer Einrichtungen nochmals »durchgespielt« werden, Perspektivenwechsel mit Rollentausch geübt und Problemlösungen aktiv gefunden werden. Über das Verbessern der sozialen Kompetenz hinausgehende Erfolge ermöglicht das Rollenspiel insbesondere für Stotterer und Patienten mit Konversionssymptomatik, die sich hier in einer »geliehenen Identität« symptomfrei erfahren können.

6.9.5 Sozialtherapie

Jede Therapie, vor allem die des sich in die Gesellschaft hinein entwickelnden Kindes, muss auch das soziale Wohlbefinden anstreben. Sozialtherapie im weitesten Sinne ist eine Sichtweise von Therapie, die über die ursprünglichen Ziele individueller Psychotherapie hinausgeht, indem die Patienten in ihrer ganzheitlichen, auch gesellschaftlichen Existenz wahrgenommen werden. In Langzeittherapieinstitutionen, aber auch im Rahmen der ambulanten kinder- und jugendpsychiatrischen Versorgung, wird diese Art der Therapie von spezialisierten Sozialarbeitern und -pädagogen durchgeführt, die sich um die ökonomischen Bedingungen, Wohnverhältnisse, Schul- und Ausbildungsplätze, Heime usw. kümmern.

Über die übliche Sozialarbeit, z. B. der Jugendämter, geht diese Tätigkeit insofern hinaus, als hier gestörten Familien im Sinne eines umfassenden Gesundheitsbegriffs mit besonderen Interventionen zu einer sozialen Lebensfähigkeit verholfen wird oder ihnen zustehende Rechte gesichert werden. Gelegentlich macht die Berücksichtigung und Klärung der ökonomischen Situation Therapie überhaupt erst möglich. Üblicherweise hat der Sozialtherapeut seinen Schwerpunkt im rehabilitativen Bereich.

Sozialtherapie ist vom Ansatz her nicht auf die Diagnose defizitärer Strukturen, sondern primär auf die Verstärkung positiver sozialer Fähigkeiten ausgerichtet und hilft im Rahmen der Gesamttherapie beispielsweise einzuschätzen,

- welches Potenzial von Hilfsmöglichkeiten einem Kind in seinem speziellen sozialen Umfeld zur Verfügung steht (dies ist schichtspezifisch und soziokulturell sehr unterschiedlich);
- ob und welche Selbsthilfegruppe die Therapie ablösen könnte;
- ob der Familie andere sozialpädagogische Hilfen zur Verfügung gestellt werden können;
- in welchen Stufen eine Berufsanbahnung erfolgen kann;
- welche Unterstützung ein delinquenter Jugendlicher im Umgang mit Ämtern und Behörden benötigt und
- ob eine therapeutische Wohngruppe, ein Heim oder Ähnliches für eine bestehende Ablösungsproblematik sinnvoll sind.

Innerinstitutionell ist die Sozialtherapie hilfreich zur Verstärkung der Teamzusammenarbeit im Sinne einer Aufhebung der Aufsplitterung in Tätigkeitsfelder und Verantwortlichkeiten. Überinstitutionell liefert die Sozialtherapie wichtige Hinweise für zu schaffende Versorgungsstrukturen im Gemeindebereich, um besser rehabilitativ und auch präventiv arbeiten zu können. In der praktischen Arbeit des Sozialtherapeuten sind viele Kontakte mit Patienten und Familien notwendig, die durchaus, z. B. im Rahmen einer Berufsanbahnung oder einer Heimvermittlung, die therapeutische Bearbeitung von Trennungsproblemen, Enttäuschungen und Ängsten vor Behörden beinhalten und qualifizierte Interventionen erfordern, um dem Patienten und der Familie die gesellschaftliche Realität erfolgreich bewältigen zu helfen.

! Eine enge Kooperation mit Individual- und Familientherapeuten ist zwingend notwendig, möglichst in gemeinsamen Gesprächen mit der Familie (Schepker u. Eggers 1988).

Indikation

Die Indikation zur Sozialtherapie ergibt sich aus der Natur der genannten Probleme; besonders häufig ist die Kompetenz des Sozialtherapeuten bei psychotischen Patienten gefordert. Gerade hier hat sich gezeigt, dass sozialtherapeutische Maßnahmen die Rückfallhäufigkeit verringern (Leff 1979; Vaughn u. Leff 1976).

Vor allem bei Familien mit starken symbiotiformen Abhängigkeitsbeziehungen, mit überprotektiv-emotionaler Überinvolviertheit oder solchen mit feindselig-ausgrenzenden Gefühlseinstellungen zum Patienten ist eine Fremdplatzierung des psychotischen Jugendlichen oder Heranwachsenden in geeigneten Übergangseinrichtungen anzustreben, vor allem, wenn familientherapeutische Maßnahmen nicht genügend erfolgreich sind, um eine problemlose Rückkehr des Patienten in seine Familie zu gestatten.

6.9.6 Familientherapie

Unter Familientherapie versteht man therapeutische Gespräche mit mindestens zwei Generationen mit dem Ziel einer Bearbeitung von Beziehungsproblemen, die die Familienmitglieder untereinander haben (Wynne 1988). Die Familientherapie ist demnach eine Behandlungsform, die darauf ausgerichtet ist, »die Interaktionen zwischen den Familienmitgliedern so zu verändern, dass sich die Dynamik der Familie als Ganzes, der Subsysteme und der einzelnen Individuen verbessert« (Gurman et al. 1986, S. 1).

Familientherapeutische Modelle

Die Familientherapie stellt eine relativ neue Therapiemethode dar, erste Ansätze wurden vor etwa 60 Jahren entwickelt. In den 50er-Jahren erfolgte die Erforschung der Kommunikationsstile und Interaktionsmuster in Familien mit einem schizophrenen Mitglied (Bateson et al. 1969). Inzwischen ist eine ganze Reihe verschiedener familientherapeutischer Modelle entwickelt worden (◘ Abb. 6.3).

Drei Hauptströmungen haben sich herauskristallisiert:

- der psychoanalytisch orientierte,
- der verhaltenspsychologische und
- der systemische Ansatz.

! Es ist im Sinne der von uns zu behandelnden Patienten, nicht nur ein Modell zur Grundlage der Therapie zu machen, sondern andere Elemente zumindestens ansatzweise zu kennen und mit zu berücksichtigen.

Enthusiasmus, möglicherweise auch unkritische Überschätzung – teils nach dem Prinzip »des Kaisers neue Kleider« – haben zur inflationären Entwicklung einer kaum noch zu überblickenden Vielzahl familientherapeutischer Programme beigetragen. Andererseits stellen familienorientierte Therapien sehr kreative Handlungsmethoden

6

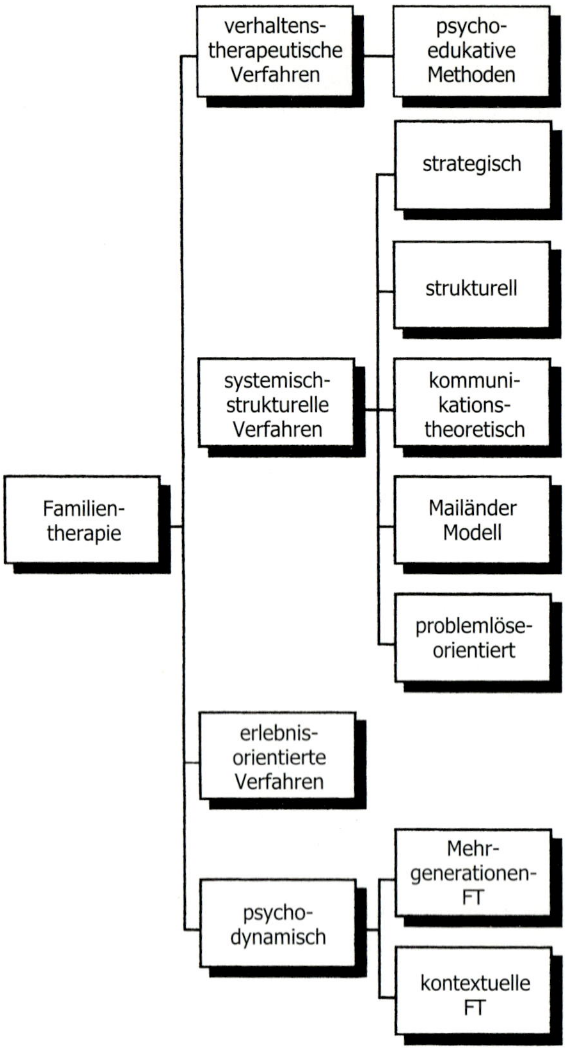

Abb. 6.3. **Schema familientherapeutischer Modelle.** (Nach Cierpka 1991)

dar, die gerade bei Kindern und Jugendlichen nachgewiesenermaßen sehr gute Resultate aufweisen (Diamond et al. 1996; Heekerens 1990a, 1990b). Sorgfältige, kontrollierte Effizienzstudien sind jedoch nötig und stehen noch weitgehend aus.

Die **Spezifitätsannahmen** zahlreicher Familientheoretiker bedürfen einer Relativierung und empirischen Überprüfung. Kinder- und jugendpsychiatrische Beobachtungen sprechen eindeutig gegen die Postulierung spezifischer familiärer Kommunikations- und Interaktionsmuster für bestimmte Krankheitsbilder, z. B. schizophrene Psychosen. Vielmehr hat sich gezeigt, dass Kinder und Jugendliche mit gleichen oder ähnlichen Familienkonstellationen ganz unterschiedliche klinische Störbilder aufweisen oder sogar unauffällig sind (Cierpka 1989; Eggers 1987).

! Das Postulat spezifischer Familienpathologien für bestimmte kinder- und jugendpsychiatrische Krankheitsbilder würde die höchst individuellen Verarbeitungs- und Bewältigungspotenzen des Kindes und Jugendlichen verkennen.

Konstitutionelle, erbgenetische, entwicklungs- und beziehungsdynamische Einflüsse, Alter, Stellung in der Geschwisterreihe, Einzelkindsituation und lebensgeschichtliche Traumatisierungen sind nur einige von zahlreichen, miteinander interagierenden Wirkfaktoren, die die **Komplexität und Variabilität des Ursachen-Wirkungs-Gefüges** bedingen, das sich dann letztendlich in einem so oder so gearteten Störbild niederschlägt.

Eine wichtige Grundlage für die moderne Familienforschung lieferte die Kybernetik (Wiener 1948).

Das kybernetische Modell erlaubte es, Familienangehörige nicht als einzelne voneinander getrennte Individuen zu betrachten, sondern als aufeinander bezogene Mitglieder eines Systems, das nach dem Prinzip der Homöostase in wechselseitigen, selbstregulierenden Rückkoppelungsprozessen sich selbst aufrechterhält und stetig regeneriert. Die Fähigkeit zur Selbstorganisation, Selbstaufrechterhaltung und Selbstreparation bestimmt die **Autonomie** eines kybernetischen Systems, wie es die Familie darstellt (Simon 1985). Eine wichtige Voraussetzung für die Autonomie einer familiären Struktur ist die Bildung stabiler intra- und interfamiliärer Grenzen. Gerade in Familien mit psychisch kranken, entwicklungsgestörten Kindern und Jugendlichen sind sowohl die transgenerationalen als auch die innerfamiliären Schranken durchlässig und porös. Es ist eine wesentliche Aufgabe der Familientherapie, die Familie zu befähigen, sich innerhalb der einzelnen Familienmitglieder und gegenüber der jeweiligen Herkunftsfamilie besser abzugrenzen.

Es wird von der theoretischen Ausrichtung des jeweiligen Behandlers abhängen, welche Form der Familientherapie er anwendet. Gegenwärtig ist eine zunehmende Konvergenz der Behandlungsschulen zu registrieren – »Dekade der Integration« (Wirsching 1990). Dies ist sehr zu begrüßen, denn auf diese Weise wird man Individualitäten des Patienten und seiner Familie, der jeweiligen klinischen Situation, institutionellen Besonderheiten und den Neigungen und Fähigkeiten des Therapeuten eher gerecht.

Ziele und Vorgehensweise

Ziel familientherapeutischer Interventionen ist es, die Kommunikation innerhalb der Familie zu verbessern und dadurch indirekt die Symptome des betroffenen Kindes zu erleichtern. Das Beziehungs- und Kommunikationsgefüge innerhalb der Familie wird u. a. durch unbewusste transgenerationale Koalitionen in pathologischer Weise verzerrt. Solche Koalitionen können z. T. direkt beobachtet (Sitzweise, Gesten, Verhalten, Mimik, sprachliche Äußerungen) und u. U. schon früh einer Veränderung zugänglich gemacht werden. Der Therapeut verhilft den einzelnen Familienmitgliedern zu einer Optimierung der **Nähe-Distanz-Regulierung,** wozu auch das Sichtbarmachen von entsprechenden Verlust- und Trennungsängsten gehört. Ebenso können aus der Herkunftsfamilie tradierte unbewusste Delegationen und Rollenzuweisungen oder entsprechende Bindungsbedürfnisse und daraus u. U. resultierende Loyalitätsbindungen und -konflikte verdeutlicht werden. Dies kann u. a. dadurch geschehen, dass konflikthafte Verhaltensweisen von Kindern und Jugendlichen und entsprechende restriktive oder emotionsgeladene Reaktionen der Eltern jeweils positiv »umgedeutet« werden, indem die jeweils dahinter liegenden Absichten in einen für die Eltern und das Kind neuen und fruchtbaren Kontext gebracht werden, d. h., es ist dafür zu sorgen, dass die jeweils Beteiligten das Verhalten und die Reaktionen des jeweils anderen in einem neuen, positiven Licht sehen können. Dieses Vorgehen wird in der Familientherapie als sog. »**reframing**« bezeichnet, womit gemeint ist, dass der Therapeut den eingefahrenen konflikthaften Verhaltensweisen einen neuen Bedeutungsrahmen gibt.

! Wichtig ist, dass die bisherigen Lösungsversuche der Familie positiv bewertet und keinesfalls (weder offen noch verdeckt) kritisiert werden. Der Therapeut darf der Familie nicht seine Vorstellungen von Gesundsein oder Reife aufdrängen, sondern er sollte das, was die Familie bisher unternommen hat, um weiterzukommen, positiv aufnehmen und vorbehaltlos akzeptieren (positive Konnotation).

! Weiterhin ist es wichtig, nicht blind, sondern streng hypothesenorientiert Fragen zu stellen, wobei die Hypothesen stets aktiv, analog zu den Beobachtungen während der Therapie, geändert und dem dynamischen Geschehen entsprechend modifiziert und innerlich neu formuliert werden müssen.

Allgemein akzeptiert ist, dass die Familientherapie zwar ein neues therapeutisches Paradigma ist, dass es hinsichtlich der Krankheitsentstehung in der Familie keine eindeutigen »Täter« und »Opfer« gibt, dass die jeweilige individuelle Problemlage eine flexible Handhabung der therapeutischen Techniken erfordert und dass dies z. B. eine zusätzliche individuelle Therapie einzelner Familienmitglieder implizieren kann. Auf Interferenzen mit einer Einzeltherapie muss dann besonders sorgfältig geachtet werden, wenn beide Therapieformen durch denselben Therapeuten durchgeführt werden; hier ist der Einsatz von Kotherapeuten unverzichtbar. Die Familientherapie findet mit all den Personen statt, die sich »innerhalb der psychischen Grenzen der Familie« befinden.

Methodische Ansätze

Der verhaltenstherapeutische Ansatz

Verhaltenstherapeutische Prinzipien, wie operante Lernmechanismen und sozial-kognitive Ansätze (▶ s. Abschn. 6.9.1) bilden die Grundlage der verhaltenstherapeutischen Familientherapie. Sie stellt eine therapeutische Methode dar, die Veränderungen störender kindlicher Verhaltensweisen und deren Prävention zum Ziel hat. Familiäre Interaktions- und Kommunikationsstile, die zur Stabilisierung eines kindlichen Problemverhaltens führen, werden unter Anwendung sozialer Lernprinzipien und verhaltenstherapeutischer Techniken modifiziert. Es sind eine Reihe von verhaltenstherapeutischen Techniken für ein Elterntraining bei verschiedenen kindlichen Verhaltensstörungen entwickelt worden wie z. B. oppositionelles Verhalten, Essstörungen, Enuresis, Schulleistungsstörungen, ADHD (Kazdin 1997).

! Ein besonderer Schwerpunkt der verhaltenstherapeutischen Familientherapie liegt in der Prävention kindlicher Verhaltensauffälligkeiten.

Das von Sanders (1998, 1999) in Australien entwickelte Präventionsprogramm »Triple-P« (»positive parenting program«) hat die Verhütung von Verhaltensauffälligkeiten und emotionalen Störungen des Kindesalters zum Ziel. Es handelt sich dabei um ein 5-stufiges Mehrebenenmodell mit 5 Interventionsebenen je nach Schweregrad der vorliegenden Störungen und Probleme. Den Eltern sollen Strategien vermittelt werden, die es ihnen ermöglichen, eine positive Beziehung zu ihrem Kind aufzubauen und es entsprechend seiner Möglichkeiten in seiner Reifung und Entwicklung optimal zu fördern. Je nach Ausprägung der gezeigten Verhaltensauffälligkeiten werden mit den Eltern effektive Bewältigungsstrategien entwickelt und eingeübt. Die 5 Interventionsstufen des »Triple-P« sind in ◘ Tabelle 6.3 dargestellt.

Der psychodynamische Ansatz

Der psychodynamische Ansatz berücksichtigt in besonderem Maße die psychodynamischen Aspekte der kindlichen Entwicklung in seinem familiären Bezugssystem und arbeitet unter Einbeziehung der Übertragungs- und Gegenübertragungsgefühle zwischen Familie und Therapeut. **Transgenerationale Aspekte** spielen hierbei eine wichtige Rolle, Beziehungsmuster zwischen den Eltern mit ihrer jeweiligen Herkunftsfamilie spiegeln sich in der Eltern-Kind-Beziehung der Kernfamilie wider und werden vor diesem Hintergrund bearbeitet. Unter entwicklungsdynamischen Aspekten entwickelten Scharff u. Scharff (1987) ein familientherapeutisches Modell, in dem insbesondere die Objektbeziehungen Berücksichtigung finden. Die Autoren konstatieren, dass nicht nur die individuellen Objektbeziehungen des Kindes zum Vater und zur Mutter von großer Bedeutung sind, sondern auch die **emotiona-**

6

Tabelle 6.3. **Darstellung des Interventionsprogramms Triple-P.** (Aus Hahlweg et al. 2000)

Interventionsebene	Zielgruppe	Interventionsmethoden	Mögliche Zielverhaltensweisen
1. Universelle Informationen über Erziehung	Alle Eltern, die an Informationen zur Förderung der Entwicklung ihrer Kinder interessiert sind	Kurze schriftliche oder mündliche Information, Selbsthilfematerialien, Gruppenpräsentationen, Medieneinsatz	Alltägliche Verhaltensprobleme wie Weinen oder Schwierigkeiten zu teilen
2. Kurzberatung für spezifische Erziehungsprobleme	Eltern mit spezifischen Sorgen um das Verhalten oder die Entwicklung ihrer Kinder	Kurzes Programm (1–4 Sitzungen à 15 min) zum Umgang mit konkreten Verhaltensproblemen, »face to face« oder telefonisch	Probleme mit Wutanfällen, Essenszeiten, Toilettentraining oder dem Zubettgehen
3. Kurzberatung und aktives Training	Eltern mit spezifischen Sorgen um das Verhalten oder die Entwicklung ihrer Kinder und Defiziten in Erziehungsfertigkeiten	Kurzes Programm (4 Sitzungen à 15 min); zusätzliche Rollenspiele	Wie auf Ebene 2; außerdem andauernde Essensprobleme, Angstmanagement o. Ä.
4. Intensives Elterntraining	Eltern von Kindern mit Verhaltensproblemen; Eltern, die intensives Training positiver Erziehungsfertigkeiten möchten	Intensives Programm, fokussiert auf Eltern-Kind-Interaktion; Anwendung, Erweiterung und Generalisierung von Erziehungsfertigkeiten auf ein breites Feld von kindlichen Verhaltensweisen; entweder unter Selbstanleitung, in Gruppen oder als Einzelintervention	Generelle Erziehungssorgen; aggressives Verhalten; oppositionelles Verhalten; Aufmerksamkeitsprobleme; Lernschwierigkeiten etc.
5. Erweiterte Interventionen auf Familienebene	Eltern von Kindern mit deutlichen Verhaltensproblemen oder Kindern in Multiproblemfamilien	Intensives therapeutisches Programm mit zusätzlichen Modulen wie Stressmanagement, Hausbesuche und Partnerunterstützung	Andauernde Verhaltensstörungen; Beziehungskonflikte, Depression der Eltern etc.

le Wahrnehmung der Mutter-Vater-Beziehung durch das Kind. Durch seine emotionalen Erfahrungen mit jedem Elternteil und mit der elterlichen Dyade erfindet das Kind die Familie neu (»reinvents the family«; Scharff u. Scharff 1987).

Der strategische Ansatz

Der strategische Ansatz geht auf Minuchin (1974) zurück. Minuchin und seine Gruppe gehen davon aus, dass die Probleme des Kindes mit unklaren, diffusen Bindungen innerhalb der Familie zusammenhängen, mit gegenseitiger Verstrickung der Familienmitglieder, einem Mangel an Klarheit der Rollenstrukturen, häufig auch mit Überinvolviertheit der Familienmitglieder oder aber im Gegenteil mit einem Mangel an Fürsorge, mit Desinteresse und Rigidität der intrafamiliären Rollenstrukturen. Das Ergebnis ist häufig eine wenig präzise Abgrenzung der einzelnen Familienmitglieder voneinander, eine Vermischung von Aufgaben und Funktionen der einzelnen Familienmitglieder und eine gering ausgeprägte Hierarchie, sodass das Subsystem »Eltern« wenig vom Subsystem »Kind« abgegrenzt ist. Die Therapie zielt auf eine Wiederherstellung der Hierarchie und eine Klärung der Rollen und Differenzierung durchlässiger intrafamiliärer Grenzen.

Der systemische Ansatz

Der systemische Ansatz gründet auf der Systemtheorie. Das Familiensystem wird dabei als ein Teil eines größeren Systems, der Gesellschaft, gesehen, mit dem es jeweils interagiert, und zwar in seinen Subsystemen (Elternsubsystem, Geschwistersubsystem). Die Wechselwirkungen sind sehr komplex und befinden sich in ständigem Austausch miteinander, es handelt sich also um ein offenes, dynamisches System.

Die systemische Therapie beinhaltet einen spezifischen Umgang mit Komplexität (Ludewig 2000). Der Mensch wird dabei als **biopsychosoziale Einheit** aufgefasst, die in einer rekursiven, sich wechselseitig bedingenden Interaktion mit der jeweiligen Umwelt steht, die ebenfalls einem stetigen komplexen Wandlungsprozess unterliegt.

Therapeutisch kommt es auf die **Induktion neuer systemverändernder Lösungsstrategien** durch die Familie selbst an. Dies geschieht durch indirekte Einwirkung auf festgefahrene Familienregeln, etwa durch zirkuläres Fragen oder durch verwirrende Kommentare und Aufträge, die das bisher festgefügte System »durcheinanderbringen«. Das Ziel ist die Entwicklung alternativer Lösungsstrategien und neuer Sichtweisen durch die Familienmitglieder. Wichtig ist dabei das absolute Vermeiden von Besserwisserei oder das Verabreichen von Rezepten und Ratschlägen, statt dessen bekundet der Therapeut seine Wertschätzung gegenüber dem Problemlöseverhalten, das die Familie bisher praktiziert hat.

! Der Respekt vor der Selbstorganisation der Familie ist von größter Bedeutung.

Das zirkuläre Befragen zielt darauf ab, die bisher unbewussten Beziehungsmuster für die Familienmitglieder sichtbar und deutlich zu machen. Sie regen zur **gegenseitigen Reflexion** an und machen deutlich, welche Rolle die einzelnen Familienmitglieder in dem Zusammenspiel ihrer Interaktionen einnehmen. Sinnvoll sind Fragen, die hypothetische Veränderungen in die Zukunft verlegen und die Familienmitglieder damit konfrontieren, »was wäre, wenn ...«. Diese Art von Fragen ist deshalb sehr effektiv, »weil darüber die Hypothesen über das Zustandekommen der problematischen Situation und darüber, welches Element der Interaktionssequenz am ehesten konstitutiv dafür ist, überprüfbar sind« (Krüger u. Schröder 1993).

Der bindungsdynamische Ansatz

Der bindungsdynamische Ansatz berücksichtigt die Tatsache, dass jedes einzelne Familienmitglied seine eigene Bindungsgeschichte hat, die wiederum den **Kommunikationsmodus** und das **Beziehungsmuster** der Familie wesentlich mitbestimmt (Scheurer-Englisch 1995). So ist unter familiendiagnostischen und -therapeutischen Gesichtspunkten wichtig, zu erfahren, welche Bindungserwartungen die Familienmitglieder jeweils aneinander haben und wie sie ihre unterschiedlichen und u. U. gegensätzlichen Bedürfnisse nach Nähe, Fürsorglichkeit, Wärme, Versorgtwerden oder nach Distanz und Eigenständigkeit untereinander deutlich machen und aushandeln und ob dies offen oder aber versteckt in Form **maskierter Botschaften** geschieht, welche dann nicht oder nicht richtig verstanden und beantwortet werden, was zu entsprechenden Enttäuschungen führen muss.

Sind die Botschaften und Bindungswünsche, die z. B. die Mutter an das Kind hat, widersprüchlich (»Geh nicht von mir weg, aber ich kann deine Nähe nicht aushalten«), so gerät das Kind zwangsläufig in eine »Beziehungsfalle«, und es kann mit einem desorganisierten Verhalten reagieren. In der Regel handelt es sich bei diesem Kommunikationsmuster um unsicher-ambivalent gebundene Mütter, die ihre Bindungserfahrungen unbewusst wieder an die nächste Generation weitergeben. Im Rahmen der Familientherapie können unter der behutsam-empathischen Führung des Therapeuten, der sich als allparteilicher »Makler« vorübergehend in die Bedürfnislage und die individuelle Sichtweise des einzelnen Familienmitglieds hineinversetzt und dessen Sichtweise wertschätzend und akzeptierend übernimmt, um es auf diese Weise der Familie zu ermöglichen, ihre verborgenen und mehr oder weniger unbewussten Wünsche und Vorstellungen offen, vertrauensvoll und ohne Angst vor Zurückweisung, Beschämung und Entwertung zu formulieren.

! Im Sinne der Bindungstheorie fungiert der Therapeut als »sichere Basis« für die Beteiligten, von der aus sie ihre bisher unausgesprochenen und blockierten Erwartungen, Bedürfnisse und Gefühle allmählich offenbaren können, mit dem Ziel der Umwandlung eines bis dato verdeckten in einen offenen Kommunikationsmodus.

Der psychoedukative Ansatz

Aufgrund intensiver therapeutischer Arbeit mit schizophrenen Jugendlichen und jungen Erwachsenen sowie deren Familien ist das psychoedukative Modell der Familientherapie entwickelt worden (u. a. Wynne 1991). Grundlage für diese Therapieform ist die »Expressed-emotions-Forschung«, die gezeigt hat, dass stark ausgeprägte Gefühle und Einstellungen, Überängstlichkeit, Überinvolviertheit oder feindselige Ablehnung und überkritische Einstellung dem Patienten gegenüber (»high expressed emotions«; HEE) die Rückfallneigung schizophrener Psychosen begünstigen und umgekehrt die Abschwächung dieser Emotionen die Rezidivrate senkt. Das Ausmaß des emotionalen Überengagements lässt sich in Form des »Camberwell Family Interview« (CFI) operationalisieren (Kurzfassung Stark u. Buchkremer 1992). Der psychoedukative Ansatz hat sich bei schizophrenen Psychosen, aber auch bei Zwangserkrankungen, Essstörungen und anderen psychosomatischen Erkrankungen bewährt (Wiede-mann u. Buchkremer 1996). Das methodische Vorgehen ist in ◘ Tabelle 6.4 zusammengefasst.

! Ziel der familientherapeutischen Angehörigenarbeit ist die Verminderung der gefühlsmäßigen Spannung unter den Familienangehörigen, insbesondere zwischen dem Patienten und seinen Angehörigen. Es geht dabei um die Bearbeitung von Gefühlen wie Angst, Scham, Schuld, Enttäuschung oder Ohnmacht. Elterliche Wünsche und Erwartungshaltungen werden thematisiert und entsprechende realistische Möglichkeiten des Patienten diskutiert. Dazu gehören auch die spezifischen Probleme der Alltagsbewältigung durch die jeweilige Störung des Patienten und die Auswirkungen auf die familiären Interaktionen.

Die wesentlichen Ziele der familientherapeutischen Angehörigenarbeit sind in ◘ Tabelle 6.5 zusammengefasst.

Tabelle 6.4. **Psychoedukatives Modell der Familienbetreuung.** (Nach Röpcke 1996)

Phase	Methode	Ziel
Akute Phase	Halten, Stützen, Empathie, positive Konnotation, Information über Symptomatik und Behandlung	Emotionale Stabilisierung
Stationäre Phase	Einbeziehung der Eltern in die Therapieplanung, Einbeziehung der Stationsmitglieder in einzelne Elterngespräche, Familienabende, Elternabende, Hausbesuche	Integration statt Ausgrenzung
Nachstationäre Phase	Niederfrequente, problemorientierte Eltern- und Familiengespräche (nach Bedarf): Betreuung am Ort; Förderung von Eltern- und Selbsthilfegruppen; Helferkonferenzen mit Lehrern, Ausbildern, psychosozialen Einrichtungen; gemeinsame Fortbildungsveranstaltungen	Aufbau eines sozialen Netzes

Tabelle 6.5. **Ziele der familientherapeutischen Angehörigenarbeit.** (Nach Wiedemann u. Buchkremer 1996)

Ziel	Maßnahme
Entlastung der Angehörigen	Verminderung von Scham-, Schuld- und Versagensgefühlen Sichherauslösen aus der progredienten Vereinsamung Begleitung in und Bewältigung von Krisen
Förderung der Angehörigen	Vermittlung von Verständnis für die Krankheit Sensibilisierung für einerseits krankheitsbedingte Beeinträchtigungen und andererseits verbliebene Fertigkeiten des Patienten Unterstützung klarer und realistischer Zielsetzungen Erkennen von Problemlösungsmöglichkeiten und Einübung spezifischer diesbezüglicher Fertigkeiten Stärkung der eigenen Position
Beteiligung der Angehörigen an der Rückfallverhütung	Orientierung über Behandlungs- und Präventionsmöglichkeiten Information über Wirkung und Nebenwirkung von Medikamenten Verbesserung der Wahrnehmung von ersten Anzeichen für einen Rückfall Reduktion der innerfamiliären emotionalen Spannung

Familiendynamische Diagnostik

In diagnostischer Hinsicht ergeben sich vor Beginn und im Verlauf der Familientherapie die in der folgenden Übersicht dargestellten Ziele.

Ziele der Familientherapie

- Beurteilung der interaktionalen Bindungs- und Beziehungsmuster, der hierarchischen Strukturen, der intergenerationalen Koalitionen und Allianzen und der Permeabilität der innerfamiliären und intrafamiliären Grenzen
- Beobachtung der sich wiederholenden (zirkulären) Interaktionen der einzelnen Familienmitglieder untereinander einerseits und mit dem Therapeuten andererseits
- Erfassung der soziokulturellen Hintergründe und des sozioökonomischen Status einer Familie
- Bewertung von Art und Umfang familiärer Umstrukturierungen im Laufe ihres Lebenszyklus, von der Geburt bis zum Tode
- Analyse der intergenerationalen Struktur einer Familie, d. h. des Einflusses der Großelterngeneration auf die Eltern und deren Kinder
- Beurteilung der Rolle der Familienmitglieder gegenüber dem Symptomträger (Indexpatient)
- Evaluation der familiären Lösungsstrategien und Bewältigungsmechanismen

Zur Bewertung der genannten Punkte sind eine Reihe von Beurteilungsskalen und familiendiagnostischen Messinstrumenten entwickelt worden, wie u. a. der »Parent-Adolescent Relationship Questionaire« (PARQ), die »Familiy Environment Scale« (FES), die »Family Adaptability and Cohesion Evaluation Scales« (FACES), der »Familien-System-Test«, die »Family System Functioning Scale« (FSF) und der Familienskulputur-Test (Einzelheiten s. bei Heekerens 1990b). Die genannten Verfahren können als Hilfsinstrumente für die Praxis angesehen werden, sind jedoch in ihrer Reliabilität (Zuverlässigkeit) und Validität (Gültigkeit) eingeschränkt (Heekerens 1990b).

Indikationen

Wie bei jeder Therapieform im psychotherapeutischen Bereich ist die Indikationsstellung zur Familientherapie kein linearer Vorgang, sondern stellt einen **komplexen Entscheidungsprozess** dar, an dem vielfältige Determinanten mitwirken. Dazu gehören in erster Linie Therapeutenvariablen (theoretische und praktische Ausrichtung, Erfahrung, Persönlichkeit), Patientenvariablen (Alter, Geschlecht, Symptomatik, Konfliktdynamik) und das Störungsbild, dessentwegen das Kind bzw. der Jugendliche sich vorstellt bzw. von seinen Eltern vorgestellt wird. Einheitliche Indikationskriterien für die verschiedenen familientherapeutischen Methoden sind bisher noch nicht entwickelt worden. Einigkeit besteht jedoch darüber, dass eine Familientherapie dann indiziert ist, wenn ein Zusammenhang zwischen der psychischen Störung eines Kindes bzw. Jugendlichen und intrafamiliären Konfliktmustern besteht. Aber auch nichtfamiliär bedingte psychische Störungen beim Kind oder Jugendlichen machen häufig eine Familientherapie erforderlich, weil die Familie bei der Bewältigung der dadurch entstandenen Probleme Unterstützung braucht.

! Eine wesentliche Indikation für eine Familientherapie ist das Bestehen dysfunktionaler Interaktions- und Beziehungsmuster, vor allem dann, wenn die interindividuellen Grenzen innerhalb der Familie unklar und verschwommen sind, wie das bei stark gebundenen, verschmolzenen Familien der Fall ist.

Eine Familientherapie ist besonders dann notwendig, wenn das Kind eine Sündenbockfunktion oder andere Rollenzuweisungen übernommen hat oder in eine intensive Abhängigkeitsbeziehung geraten ist. Hier kann der Versuch, durch Einzeltherapie dem Patienten als Symptomträger zur Individuation und Ablösung aus dem Familienverbund zu verhelfen, zu einer Familienkrise führen. Es kann dazu kommen, dass ein anderes Familienmitglied erkrankt oder ein Rückfall beim einzeltherapeutisch betreuten Indexpatienten provoziert wird. Darüber hinaus können therapiebedingt Loyalitätskonflikte in einem solchen Maße aktualisiert werden, dass ein Therapieabbruch droht.

Die Indikationsstellung erfolgt für gewöhnlich im Erstinterview mit der Familie und ggf. in daran anschließenden Familiengesprächen.

Die **Indikationsentscheidung** beinhaltet in erster Linie die Klärung folgender Punkte:

- **Setting**: Zusammensetzung der Mitglieder der angestrebten Therapiegruppe;
- **Procedere**: alleinige Familientherapie (FT), Kombination mit Einzeltherapie (ET), sequentielle ET und anschließende FT, getrennte Elterntherapie/ET beim Kind;
- **Timing**: Zeitpunkt, zu dem über das jeweilige Vorgehen einschließlich Setting entschieden wird.

! Es ist wichtig, dass das therapeutische Procedere individuell, differenziert und flexibel nicht nur zu Beginn, sondern auch im Verlauf der Therapie auf die jeweiligen Gegebenheiten und Möglichkeiten der Familien abgestimmt wird!

Bei der Indikation zur Familientherapie müssen auf jeden Fall auch die Wünsche des Patienten und seiner Familie berücksichtigt und die Motivation der einzelnen Familienmitglieder sollte vor Behandlungsbeginn abgeklärt werden. Die Indikationsstellung sollte grundsätzlich eher patienten- als methodenzentriert erfolgen (Cierpka u. Frevert 1994).

Bei sehr gestörten und wenig belastbaren Familien mit chaotischen Beziehungsmustern sind eher stützende und strukturierende als beziehungsorientierte Therapieansätze indiziert. Im Vordergrund stehen Beratung und die gemeinsame Erarbeitung konkreter und auf die individuellen Möglichkeiten zugeschnittener Problembewältigungsstrategien, z. B. nach dem psychoedukativen Modell. Auch verhaltenstherapeutische Techniken können hier hilfreich sein, z. B. kognitive Umstrukturierung, Verordnung von bestimmten Verhaltensweisen, »Verhaltensverträge«, Rollenspiele, Videofeedback.

Voraussetzungen zu einer Familientherapie sind eine gewisse Kohärenz der Familie, Beziehungsfähigkeit, die Fähigkeit zur Auseinandersetzung, Betroffenheit über die Störung des erkrankten Kindes, das Bewusstsein, dass diese Störung in Beziehung zur Familiendynamik steht bzw. sich darauf auswirkt und die Fähigkeit, eine »Veröffentlichung« des Familienlebens im Sinne einer Erörterung mit einem Nicht-Familienmitglied (Therapeut) zu tolerieren.

Als **Kontraindikationen** der Familientherapie gelten schwere akute psychiatrische Erkrankungen eines Familienmitglieds. Jedoch ist es bei akut psychotischen Jugendlichen oft nicht indiziert, sie von Elterngesprächen auszuschließen. Als relative Kontraindikationen sind eine bestehende floride Suchterkrankung, Vorherrschen von physischer Gewalt, rigide Abwehrstrukturen oder depressive Störungen stärkeren Ausmaßes in der Familie anzusehen. (vgl. Boszormenyi-Nagy u. Spark 1995).

Eine Familientherapie bietet sich bei jüngeren, unreifen Eltern von Schulkindern gelegentlich weniger an als eine individuelle Therapie der Eltern zu deren eigener Persönlichkeitsreifung, ebenso kann auf Familientherapie dann verzichtet werden, wenn die Ablösung eines Jugendlichen vom Elternhaus mit ihm individuell besser bearbeitet werden kann.

6.9.7 Psychopharmakotherapie

Probleme bei der Verordnung psychotroper Substanzen im Kindes- und Jugendalter

Da unser Wissen über entwicklungsneurobiologische Grundlagen kindlicher Reifungsvorgänge noch sehr lückenhaft ist, muss man ehrlicherweise feststellen, dass die Verordnung psychotroper Substanzen im Kindes- und Jugendalter mit erheblichen Risiken und Unsicherheiten belastet ist, die man sich grundsätzlich vor Augen halten muss.

Obwohl die Verschreibung von Psychopharmaka bei Kindern und Jugendlichen eine zunehmende Verbreitung erfährt, gibt es gerade für diese Altersgruppe nur sehr spärliche Untersuchungen sowohl zur Wirksamkeit als auch zur Sicherheit der verordneten Substanzen. Da es an sorgfältigen placebokontrollierten randomisierten Doppelblindstudien mangelt, bleibt in der Regel nichts anderes übrig, als psychopharmakologische Erfahrungen, die bei Erwachsenen gemacht worden sind, auf das Kindesalter zu übertragen, wobei ein Dilemma entsteht: Bei Erwachsenen ist das ZNS weitgehend ausdifferenziert, während beim Kind und Jugendlichen entwicklungsbedingte und phasenabhängige Ungleichgewichte bestehen, die u. U. erhebliche Auswirkungen auf Wirksamkeit und Sicherheit verordneter Psychopharmaka haben. Hinzu kommen pharmakokinetische und pharmakodynamische Unterschiede zwischen Säuglingen, Kleinkindern, jüngeren und älteren Schulkindern, Jugendlichen und Erwachsenen.

Der Umgang mit Psychopharmaka in dieser Altersgruppe muss ganz besonders sorgsam und kritisch erfolgen. Dies ist auch deshalb notwendig, da es für das Kind eine ungünstige Erfahrung sein kann, wenn es lernt, dass Unlustgefühle, Verstimmungen, Trauer und Schmerz durch Einnahme von Pillen behoben werden können.

Eine kürzliche Metaanalyse über die Verschreibungspraktiken psychotroper Substanzen bei Kindern und Jugendlichen in den USA kommt zu dem Ergebnis, dass lediglich für die Stimulanzienbehandlung bei Kindern mit ADHD eine ausreichende Kurzzeit- als auch Langzeitwirksamkeit und Sicherheit für diese beiden Zeiträume besteht, wenn man das Vorliegen von mindestens zwei randomisierten kontrollierten Studien zugrunde legt (Jensen et al. 1999)! Die Studie belegte vor allem eine deutliche Diskrepanz zwischen Verschreibungshäufigkeit und ausreichender Kenntnis über Wirksamkeit und Sicherheit der verordneten Medikation in Bezug auf psychotrope Substanzen mit Ausnahme der Stimulanzien. Auch diese Befunde sprechen für äußerste Sorgfalt und Vorsicht bei der Verordnung von Psychopharmaka.

Aus ethischen und wirtschaftlichen Gründen sind Pharmastudien bei Kindern unbeliebt, und es ist darüber hinaus schwierig, eine genügend große Anzahl von kindlichen Probanden für aussagekräftige, kontrollierte Psychopharmakastudien zu rekrutieren. Infolgedessen ist man gerade bei der Verordnung von psychotropen Substanzen auf die Gabe von (noch) nicht speziell für das Kindes- und Jugendalter zugelassenen Produkten angewiesen (sog. »Off-label«-Verschreibung). Dies legt dem behandelnden Arzt eine sehr hohe Verantwortung auf, es stellt ihn vor das ethische Problem, eine erfolgversprechende Therapie zu unterlassen oder ein mehr oder weniger großes Risiko einzugehen. Kindern dürfen Medikamente, die zwar noch nicht zugelassen sind, deren Wirksamkeit aber erwiesen ist, nach einem Urteil des OLG Köln vom 30.5.1990 (Az: 27 W 169/89) nicht vorenthalten werden, im Gegenteil, die Nichtanwendung eines Medikamentes im Kindesalter kann trotz fehlender Zulassung entsprechend dem OLG-Urteil einen groben ärztlichen Behandlungsfehler darstellen. Natürlich muss hier besonders sorgfältig auf das Auftreten von Nebenwirkungen geachtet werden.

Zu fordern ist aber auch eine Vernetzung von psychopharmakologischem Wissen über Ländergrenzen hinweg, eine enge Zusammenarbeit mit den Familien und sorgeberechtigten Angehörigen und die Kontaktaufnahme mit Forschungszentren, die sich mit psychopharmakologischer Grundlagenforschung beschäftigen. Ausführliche Überlegungen hierzu finden sich bei Fegert et al. (1999), Laughren (1996) und Vitiello u. Jensen (1997).

Der Entschluss zur Psychopharmakabehandlung setzt die in folgender Übersicht aufgeführten Vorbedingungen voraus.

Bedingungen zur Durchführung einer Psychopharmakabehandlung

- Sorgfältige Kenntnisse über Nebenwirkungen und entsprechende diagnostische Voruntersuchungen (u. a. Blutbild, Leber-, Nieren- und Schilddrüsenfunktion, EKG, EEG, MNR)
- Aufklärung von Eltern und Patient über Indikation, Wirkungsgrundlagen und Nebenwirkungen
- Förderung der Compliance, u. a. auch dadurch, dass die Entscheidungsgrundlage für den Einsatz des jeweiligen Medikaments mitgeteilt wird
- Möglichst Monotherapie
- Medikamentenwechsel erst, nachdem die Dosierung ausgereizt ist (genügend lange und ausreichend hohe Dosierung)

▼

- Die Verordnung eines Pharmakons muss eingebettet sein in das auf den jeweiligen Patienten zugeschnittene Spektrum therapeutischer und pädagogischer Maßnahmen

Besonderheiten der Pharmakokinetik und Pharmakodynamik

In Abhängigkeit von der körperlichen Entwicklung des Kindes und Jugendlichen variiert die prozentuale Verteilung des Körperfetts erheblich, bei schlanken und körperlich aktiven Schulkindern ist die Speicherung lipophiler Psychopharmaka im Vergleich zu Erwachsenen vermindert, was eine herabgesetzte Halbwertszeit zur Folge hat. Letztere wird potenziert durch eine relativ höhere glomeruläre Filtrationsrate und infolgedessen verstärkte renale Elimination, sowie eine raschere Metabolisierung in der Leber.

! Daraus resultiert, dass bei Kindern im Vergleich zu Erwachsenen gewichtsadaptierte höhere bzw. häufigere Dosierungen notwendig sein können.

So ist mit zunehmenden Alter für Neuroleptika und für das Antikonvulsivum Carbamazepin eine lineare Zunahme des Quotienten zwischen Dosis und Plasmaspiegel beschrieben worden (Vitiello u. Jensen 1995). Die relativ kürzeren Halbwertszeiten erklären auch die höheren Inzidenzraten von Entzugssyndromen nach Neuroleptikagabe (Dyskinesien) oder bei Reduktion von trizyklischen Antidepressiva (Kopfschmerzen, Müdigkeit, Übelkeit). Ausnahme ist das Methylphenidat, das von Kindern und Erwachsenen mit der gleichen Halbwertszeit ausgeschieden wird.

Das ZNS, Zielort der psychotropen Substanzen, unterliegt in der Reifungsperiode einschneidenden Veränderungen, das gilt insbesondere für Myelinisierungsprozesse, den Umbau der Synapsen und entsprechende Veränderungen der Rezeptorendichte sowie die altersabhängige Entwicklung der verschiedenen Neurotransmittersysteme. Vor allem in der Adoleszenz und im frühen Erwachsenenalter kommt es zu einer deutlichen Abnahme **dopaminerger** D_1-Rezeptoren und einer weniger ausgeprägten Reduktion dopaminerger D_2-Rezeptoren, woraus eine Verschiebung der D_1-D_2-Relation mit einem relativen Übergewicht der D_2-Rezeptoren resultiert. Die **noradrenerge** Aktivität nimmt dagegen mit ansteigendem Alter gleichmäßig zu, während das **serotonerge** System sich nicht oder nur wenig im Zuge der Weiterentwicklung des Kindes bzw. Jugendlichen verändert (Tabelle 6.6).

Die Aktivität der Glutamatdekarboxylase, notwendiges Enzym für die γ-Aminobuttersäure-(GABA-)Synthese, nimmt im ersten Lebensjahr deutlich zu, um im weiteren Verlauf der Kindheitsentwicklung wieder abzunehmen (vgl. auch Tosyali u. Greenhill 1998).

Neurobiologische Wirkungsgrundlagen der Psychopharmaka

! Psychopharmaka wirken, indem sie Einfluss nehmen auf die Informationsübertragung von einer Nervenzelle zur anderen. Die Informationsübertragung wird durch sog. Neurotransmitter bewerkstelligt.

Das menschliche Gehirn verfügt über 10^{11} Neurone, die durch ein komplexes interneuronales System miteinander verbunden sind. Jedes Neuron verfügt über etwa 10.000 Kontaktstellen, sog. Synapsen, die sowohl an den axonalen Nervenendigungen als auch an den Dendriten sitzen und die anatomischen Grundlagen für die Kommunikation der Neurone untereinander darstellen. Allein diese Zahlen zeigen, wie hochkomplex die interneuronalen Verbindungen sind. So ist ein dopaminerges Neuron allein im Neostriatum mit bis zu 5 Mio. Nervenendigungen verknüpft, an die es Informationen weitergibt!

Tabelle 6.6. **Entwicklung der Neurotransmittersysteme bei Kindern.** (Mod. nach Vitiello u. Jensen 1995)

System	Aktivitätsänderung in Abhängigkeit vom Alter	Weitere Änderungen
Dopaminerg	Abnahme Abnahme von D_1 u. D_2-Rezeptoren	HVA im Liquor nimmt ab
Noradrenerg	Zunahme	Zunahme von Noradrenalin und DBH im Serum Abnahme von MAO in Thrombozyten
Serotonerg	Unverändert	5-HIAA im Liquor und ZNS unverändert Abnahme von 5-HT im Serum
Cholinerg	Zunahme	CAT im ZNS nimmt zu
GABAerg	Abnahme	GAD nimmt nach dem 1. Lebensjahr ab

CAT Cholinazetyltransferase; **DBH** Dopamin-β-Hydroxylase; **GAD** Glutamatdekarboxylase; **HVA** Homovanillinsäure; **5-HT** Serotonin; **5-HIAA** 5-Hydroxyindolazetat; *MAO* Monoaminoxidase.

Daraus folgt, dass eine psychopharmakologische Einwirkung auf ein einziges Neuronensystem u. a. durch komplizierte Rückkopplungsprozesse gleichzeitig äußerst vielfältige Auswirkungen auch auf andere Neuronenkreise hat. Hinzu kommt, dass viele Neuronen nicht nur einen singulären Neurotransmitter freisetzen, und dass die verschiedenen Neurotransmitter in Art eines Mehrfachzügelsystems miteinander verbunden sind und sich gegenseitig beeinflussen.

! Die Synapse ist eine dynamische Struktur, die äußerst subtil auf Änderungen des homöostatischen Gleichgewichts neuraler Interaktionen reagiert, seien diese durch Reifungs- und Alterungsvorgänge, Krankheitsprozesse oder durch pharmakologische Interventionen bedingt.

In ◘ Abb. 6.4 wird schematisch eine dopaminerge Synapse mit präsynaptischen auto- und postsynaptischen D_2-Rezeptoren dargestellt.

Die Informationsvermittlung im zentralen und peripheren Nervensystem erfolgt bioelektrisch über die Bildung von neuralen Aktionspotenzialen mit kurzfristiger Depolarisation und anschließender Repolarisation (Wiederherstellung des sog. Ruhepotenzials). Das Ruhepotenzial wird durch die Spannungsdifferenzen zwischen Intra- und Extrazellulärraum aufrechterhalten, die wiederum auf einem Ionenungleichgewicht zwischen intraneuralen Kaliumionen und extraneuralen Natriumionen beruhen. Herstellung und Bewahrung dieser Ladungsdifferenz gehen auf die Tätigkeit der Ionenpumpen und die unterschiedliche Permeabiliät der Nervenzellmembran für K^+- und Na^+-Ionen zurück, was zur Folge hat, dass das Innere des Neurons gegenüber dem Außenraum negativ geladen ist.

Der Ionentransport geschieht durch spezielle **Ionenkanäle**, durch die Ionen in das Innere der Nervenzelle eindringen und so die Erregbarkeit des Neurons verändern können. Der Ionenfluss wird durch die neuralen Transmitter geregelt; erregende Neurotransmitter, wie z. B. Glutaminsäure oder Azetylcholin, fördern den extra- und intraneuronalen Ionenaustausch und lösen dadurch eine Depolarisation im Neuron (Aktionspotenzial) aus, während hemmende Neurotransmitter wie GABA oder Glyzin zu einer Hyperpolarisation der Nervenzellmembran führen und das Neuron dadurch weniger empfindlich für erregende Neurotransmitter machen. Unter Einfluss eines erregenden Neurotransmitters öffnet sich der Na^+-Ionenkanal, und es strömen positiv geladene Na^+-Ionen in das Innere der Zellmembran. Die dadurch hervorgerufene Verminderung der Ladungsdifferenz (Abnahme des Membranpotenzials infolge Abschwächung der negativen bioelektrischen Ladung im Zellinneren) führt zur Depolarisation. Wenn die Depolarisation einen bestimmten Schwellenwert überschreitet, öffnen sich zusätzlich Na^+-Ionenkanäle und es kommt zu einer vorübergehenden Positivierung des Zellinneren gegenüber dem Außenraum und somit zu einer Entladung der Zellmembran, wodurch das Aktionspotenzial entsteht, das über den Zellkörper

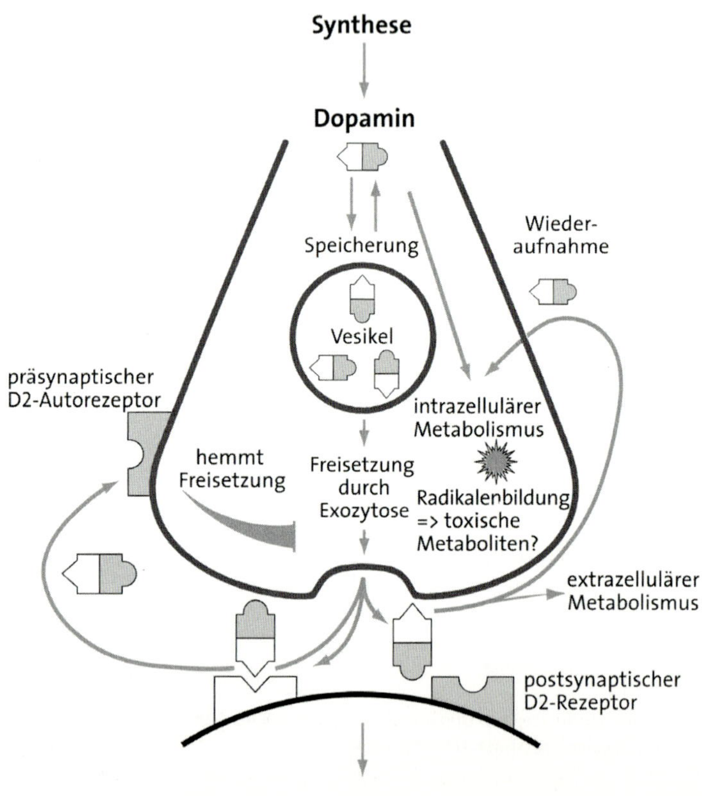

◘ Abb. 6.4. **Schema einer dopaminergen Synapse.** (Mit freundlicher Genehmigung der Boeringer Ingelheim Pharma KG)

(Soma) und das Axon bis zur Nervenendigung weitergeleitet wird. Dort kommt es zu einem Einstrom von Ca^{++}-Ionen, der die Freisetzung des Neurotransmitters aus den Speichervesikeln der präsynaptischen Nervenendigungen in den synaptischen Spalt fördert.

Die Bindung eines hemmenden Neurotransmitters an seinen Rezeptor führt z. B. zur Öffnung des Chlorionenkanals, wie dies unter GABA-Einfluss der Fall ist (vgl. Kap. 18.5.1.2, ▶ s. auch Abb. 18.4). Dadurch strömen negativ geladene Cl-Ionen in das Innere des Neurons, wodurch es zu einer Erhöhung der Ladungsdifferenz zwischen Innen und Außen mit Zunahme der Negativität im Inneren kommt (Erhöhung des Membranpotenzials = Hyperpolarisation). Die Auslösung eines neuralen Aktionspotenzials durch einen erregenden Transmitter wird dadurch gehemmt.

! Für die bioelektrische bzw. neurochemische interneurale Impulsvermittlung im peripheren und zentralen Nervensystem spielen folgende Neurotransmitter eine Rolle: die Monoamine Adrenalin, Noradrenalin, Dopamin (sog. Katecholamine) und Serotonin (Indolamin), Azetylcholin, γ-Aminobuttersäure (GABA), Glutamat und Glyzin sowie einige Neuropeptide, wie Enkephalin, Endorphin, Substanz P, Cholezystokinin (CKK) und Somastatin.

Für die Neuroleptikawirkung ist vor allem das aszendente **dopaminerge Neuronensystem** von Bedeutung, welches seinen Ursprung in den ventrotegmentalen Kernen der Area 10 hat und in limbische Strukturen projiziert. Antidepressiva wirken in erster Linie auf das noradrenerge und serotonerge System. Das glutamaterge System ist das wichtigste exzitatorische System im ZNS. Fast alle pyramidalen Neuronen sind glutamaterg und sind im Wesentlichen für den Informationsfluss vom Kortex abwärts zuständig. Eine Überfunktion des glutamatergen Systems ist eine wesentliche Ursache für epileptische Anfälle.

Das **GABAerge Neurotransmittersystem** ist dagegen inhibitorisch, ca. 30–50% aller Synapsen sind GABAerger Natur. Sie sind von besonderer Bedeutung für die angemessene Kanalisierung bioelektrischer Signale und die Aufrechterhaltung einer physischen Homöostase des neuralen Erregungsniveaus. Psychopharmakologisch spielen sie eine Rolle bei der antikonvulsiven und anxiolytischen Aktivität von Benzodiazepinen (▶ s. Kap. 18.5.1).

Die Neurotransmitter werden in der präsynaptischen Nervenendigung synthetisiert und in speziellen Vesikeln des präsynaptischen Neurons gespeichert, wo sie gleichzeitig vor dem Abbau geschützt sind. Die Freisetzung (»release«) der Neurotransmitter in den synaptischen Spalt erfolgt durch ein elektrisches Signal und einen dadurch hervorgerufenen Einstrom von Kalziumionen. Der freigesetzte Neurotransmitter bindet sich an entsprechende Rezeptoren des Empfängerneurons, die dadurch aktiviert werden. Bei den Rezeptoren handelt es sich um Makromoleküle (Proteine), die Bindungs- bzw. »Erkennungs«-Stellen aufweisen, an die sich nach dem Schlüssel-Schloss-Prinzip Transmitter anbinden können. Manche Transmitter sind in der Lage, sich an verschiedene Rezeptoren zu binden, andere sind sehr spezifisch und benötigen einen speziellen Rezeptor. Letztere sind für die Psychopharmakotherapie von besonderer Bedeutung, da durch sie die wenigsten unerwünschten Nebeneffekte durch andere mit aktivierte Rezeptoren auftreten.

! Für die Verträglichkeit eines Medikamentes ist auch die Affinität (oder auch Potenz) des Transmitters zum Rezeptor entscheidend, d. h., wie stark beide bestreben, sich miteinander zu verbinden. Je höher die Affinität zum Rezeptor, desto geringer kann die Konzentration des Transmitters im synaptischen Spalt sein, um noch effektive Rezeptorbindungen und damit Aktionspotenziale auslösen zu können. Dies schlägt sich auch in geringeren Dosen des eingesetzten Pharmakons nieder, welche mit einer niedrigeren toxikologischen Gefahr einhergehen.

Die Beendigung einer aktuellen Neurotransmitterwirkung erfolgt durch deren Inaktivierung, sei es durch Metabolisierung durch Enzyme wie **Monoaminoxydasen** (MAO-A u. MAO-B) oder Katechol-O-Methyltransferase (COMT) oder durch aktiven Rücktransport (»reuptake«) des Neurotransmitters in die präsynaptische Nervenendigung, wo er vor weiterem metabolischem Abbau geschützt ist.

So genannte MAO-Blocker wirken antidepressiv dadurch, dass sie die metabolisierende Wirkung der MAO hemmen, sodass vermehrt Neurotransmitter im synaptischen Spalt zur Verfügung stehen. Ein ähnlicher Effekt geschieht durch die Wiederaufnahmehemmung des Neurotransmitters, z. B. Noradrenalin oder Serotonin, wodurch ebenfalls eine antidepressive Wirkung entfaltet wird.

Der **aktive Rücktransport von Neurotransmittern** ist eine wesentliche Voraussetzung dafür, dass die neurale Impulsübermittlung funktionstüchtig bleibt. Denn indem der freigesetzte Transmitter nach Beendigung der synaptischen Transmission wieder in die präsynaptische Nervenendigung aufgenommen wird und dadurch unangreifbar bleibt gegenüber metabolischem Abbau, ist er wieder verfügbar für die nächste neurale Informationsübertragung. Am Wiederaufnahmeakt sind sog. Neurotransporter beteiligt, die an Natriumionen gekoppelt sind. Beteiligt sind darüber hinaus neben den Natrium- auch Kalium- und Chlorionen sowie die Natrium /Kalium-ATPase. Letztere erhält die Ionenbalance zwischen Natrium- und Kaliumionen aufrecht. Die Verhältnisse sind in ◻ Abb. 6.3 dargestellt.

Die **Neurotransporter**, die für die Wiederaufnahme des freigesetzten Neurotransmitters verantwortlich sind und damit zu einer Unterbrechung der Signalübertragung zwischen zwei Neuronen führen, sind für die einzelnen

Neurotransmitter spezifisch, ihre molekularbiologische Charakterisierung ist inzwischen gelungen durch Isolierung der komplementären DNA (cDNA) für GABA-, Serotonin-, Noradrenalin- und Dopamintransporter.

! Bedeutsame Wiederaufnahmehemmer für Neurotransmitter, insbesondere für Noradrenalin und Serotonin, in geringem Maße auch Dopamin, sind die trizyklischen Antidepressiva wie Clomipramin oder die heterozyklischen selektiven Serotoninwiederaufnahmehemmer wie Fluoxetin. Die Substanzen spielen bei der Behandlung der Depression, von Zwangssyndromen und autistischen Störungen eine große Rolle.

Die molekularbiologischen Erkenntnisse über die chemische Zusammensetzung und die Funktion von Neurotransportern an der Synapse dürften auch für die **Suchtbehandlung** bedeutsam sein. Kokain, ein potenter Dopaminwiederaufnahmehemmer, ist z. B. an den Dopamintransporter gebunden.

Indikationen für eine Psychopharmakotherapie

Die eindeutigste Indikation für den mittel- bis langfristigen Einsatz von Psychopharmaka sind psychotische, wahnhaft-halluzinatorische Symptome. Hier sind stark wirksame und mittelstarke Neuroleptika indiziert. Schwere depressive Verstimmungen mit Suizidalität und Psychosen mit überwiegender Negativsymptomatik, gelegentlich der frühkindliche Autismus mit bestimmten Zielsymptomen, ferner Aufmerksamkeitsstörungen mit Hyperaktivität (ADHD) und das Gilles-de-la-Tourette-Syndrom sind ebenfalls gebräuchliche Indikationen für den Einsatz von Psychopharmaka.

Unter den Psychopharmaka werden verschiedene Substanzgruppen subsumiert: Neuroleptika, Antidepressiva, Lithiumsalze, Carbamazepin, Tranquilizer und Stimulanzien. Jede dieser Substanzgruppen hat wieder ihre eigene, spezifische und umgrenzte Indikation. Einen Überblick über die verschiedenen Indikationsgebiete für den Einsatz von Psychopharmaka bei Kindern und Jugendlichen gibt ◻ Tabelle 6.7.

◻ Tabelle 6.7. **Mögliche Indikationen für eine Psychopharmakotherapie bei Kindern und Jugendlichen**

Medikament	Störung
Neuroleptika	Schizophrene Psychosen Jugendliche Manie Exogene Psychosen Motorische Erregungszustände Halluzinatorische Syndrome beim frühkindlichen Autismus und bei Demenzprozessen des Kindesalters Gilles-de-la-Tourette-Syndrom Allergosen (Phenothiazine)
Antidepressiva	Enuresis Schwere Depression mit Suizidgefährdung Schwere Zwangssyndrome Affektive Psychosen Somnambulismus Pavor nocturnus ADHD
Lithiumsalze	Depressive, manisch-depressive, schizoaffektive Psychosen
Lithiumsalze in Kombination mit Carbamazepin	Episodische Aggressionsdurchbrüche bei Hirnschädigungen mit und ohne Epilepsie Affektive und schizoaffektive Psychosen
Carbamazepin (evtl. in Kombination mit Neuroleptika)	Schizoaffektive Psychosen Manische Episoden Katatone Episoden
Tranquilizer	Prä-, postoperativ Psychische Äquilibrierung bei zyanotischen Vitien, Verbrennungen Pseudokrupp, Asthma bronchiale Intermittierend bei schweren Schlafstörungen Intermittierend bei Angst- und Unruhezuständen Intermittierend bei manchen Phobien und Zwangsneurosen Intermittierend bei schweren Psychosomatosen, z. B. Colitis ulcerosa, Asthma bronchiale Zerebrale Anfallsleiden
Stimulanzien	Hyperkinetisches Syndrom Narkolepsie Hyperserotoninämie bei frühkindlichem Autismus

Dosierungsprobleme

Ziel einer adäquaten Dosierung ist das Erreichen einer wirksamen Konzentration am Wirkort, also am neuralen Rezeptor. Entsprechend dem Grundsatz des »nil nocere« muss ein ausgewogenes Verhältnis zwischen nützlicher Wirkung und schädlicher Nebenwirkung, d. h. eine optimale Effizienz hinsichtlich Auswahl, Dosierung und Applikation des Neuroleptikums angestrebt werden. Das bedeutet, dass Komponenten wie Alter, Größe, humoraler und sexueller Reifestatus, Gewicht, Körperoberfläche, Zielsymptomatik, Soziodynamik, individuelle Reaktionsweise und Drogentoleranz berücksichtigt werden müssen.

! Starre Dosierungsschemata sind unangebracht.

Mehrere Studien haben gezeigt, dass ähnliche antipsychotische Effekte bei schizophrenen Patienten mit sehr unterschiedlichen und voneinander abweichenden Neuroleptikadosen erzielt werden können. Dass eine Hochdosierung bzw. hohe Serumspiegel keine wesentliche Verbesserung der Besetzung von Rezeptoren mit Neuroleptika zur Folge haben, zeigt ◻ Abb. 6.5.

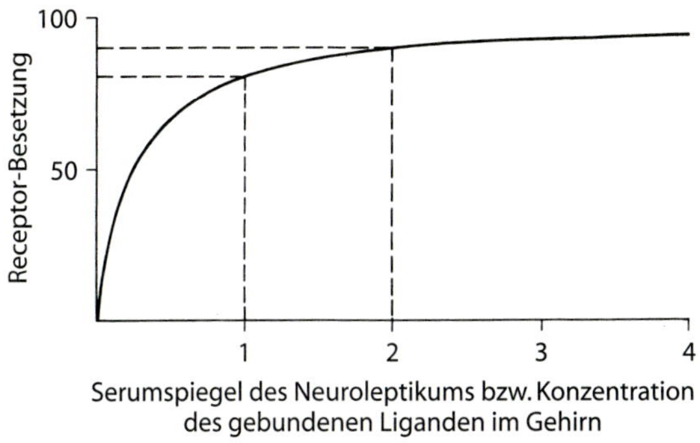

Abb. 6.5. **Kurvenlineare Beziehung zwischen Ausmaß der Besetzung neuraler D_2-Rezeptoren und Serum- bzw. Hirnspiegel.** (Nach Farde et al. 1988, zit. nach Eggers u. Röpcke 1991)

In Abb. 6.5 sind das Ausmaß der Rezeptorblockade und des Serumspiegels bzw. der Konzentration des Neuroleptikums (Liganden) im Gehirn theoretisch miteinander in Beziehung gesetzt. Es zeigt sich eine kurvenlineare Beziehung zwischen Ausmaß der Besetzung neuraler D_2-Rezeptoren und Serum- bzw. Hirnspiegel. Das bedeutet, dass z. B. bei einer ausgeprägten Rezeptorbesetzung von etwa 80% (1. gestrichelte Linie) die Verdoppelung des Serumspiegels (2. gestrichelte Linie) nur einen relativ geringen Zuwachs an Rezeptorbesetzung bringt (Farde et al. 1988). Dies entspricht auch der klinischen Erfahrung: In einem hohen Dosisbereich gibt es keine sichtbare Effizienzsteigerung mehr (Abb. 6.6). Auch bei abfallendem Serumspiegel bleibt das Ausmaß der Rezeptorblockade über viele Stunden praktisch unverändert.

Im Übrigen hat sich gezeigt, dass auch Non-Responder eine gute Rezeptorblockade der jeweils verabreichten Neuroleptika aufweisen, die derjenigen von Respondern entspricht. Pharmakokinetische Gründe für das Ausbleiben der klinischen Wirkung konnten ausgeschlossen werden. Da eine unzureichende Rezeptorblockade nicht die Ursache für die mangelnde Wirksamkeit sein kann, ist es bei Non-Respondern angezeigt, einen Medikamentenwechsel vorzunehmen und ein Präparat zu wählen, das sich an andere als die »klassischen D_2-Rezeptoren« bindet, wie z. B. das Clozapin oder das Risperidon. Zwischen 30 und 60% der Patienten, die auf Standard-Neuroleptika nicht ansprechen, profitieren von der Gabe von Clozapin, ablesbar an einer Reduktion ihrer psychotischen Symptomatik. Clozapin bindet sich außer an D_2- auch an Histamin-H_1- und Serotonin-(5-HT_2-)Rezeptoren (Lieberman 1993).

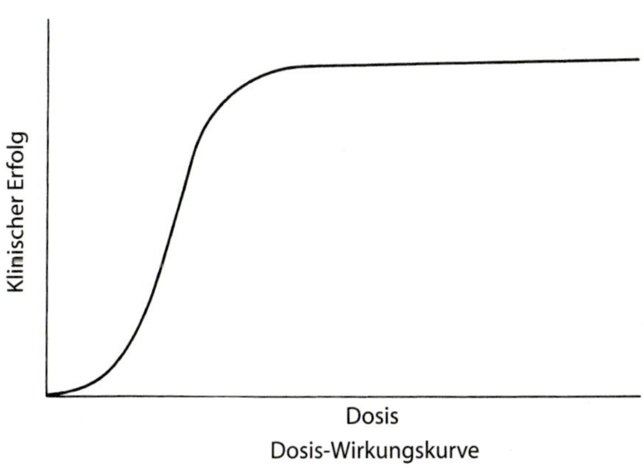

Abb. 6.6. **Keine sichtbare Effizienzsteigerung in einem hohen Dosisbereich.** (Davies et al. 1980; Woggon 1987, zit. nach Eggers u. Röpcke 1991)

Die **Dauer der Rezeptorblockade** nach Absetzen der Neuroleptika ist abhängig von der verabreichten Substanz. Ähnlich diskrepant wie die Tatsache, dass trotz Abfall des Serumspiegels die Rezeptorblockade über einige Stunden bis Tage relativ konstant bleibt, ist der durch PET erhobene Befund, dass zwar bereits innerhalb der ersten Stunden mehr als 70% der D_2-Rezeptoren besetzt sind, die klinische Wirkung sich jedoch erst nach 1–3 Wochen einstellt. Dies erscheint schwer verständlich und unterstreicht die These, dass die Rezeptorblockade allein nicht ausreicht, um die klinische Wirkung von Neuroleptika zu erklären.

Um Kenntnisse über Dosis-Wirkungs-Beziehungen zu gewinnen, wurde versucht, Korrelationen zwischen Neuroleptikaspiegel im Serum und klinischer Wirkung zu ermitteln. Dabei zeigte sich, dass sowohl Patienten mit den höchsten als auch solche mit den niedrigsten Serumspiegeln die schlechtesten Resultate aufwiesen (umgekehrt U-förmige Beziehung zwischen Neuroleptikaspiegel und klinischem Erfolg). In Bezug auf den Therapieerfolg optimale Blutspiegel scheinen bei relativ niedrigen Neuroleptikadosen erzielt zu werden. Die Beziehung zwischen Plasmaspiegel und Wirkung ist jedoch sehr schwach, die Bestimmung von Plasmaspiegeln hat im Routinebetrieb nur eine geringe Bedeutung, denn es bestehen keine verlässlichen Konzentrations-Wirkungs-Beziehungen. Es lässt sich höchstens feststellen, ob ein Patient eher unter- oder überdosiert ist.

Neuroleptika

Die Einteilung der Neuroleptika erfolgt für gewöhnlich entsprechend ihrer chemischen Herkunft (u. a. Phenothiazine, Thioxanthene, Benzamide und Butyrophenone). Sinnvoller ist eine Einteilung entsprechend der jeweiligen neuroleptischen Potenz. Zu beachten sind allerdings auch historische Gesichtspunkte: So wird mittlerweile zwischen den sog. klassischen oder **typischen Neuroleptika** und den sog. **atypischen Neuroleptika** unterschieden. Letztere sind durch das Fehlen oder eine geringgradigere Ausprägung von extrapyramidalmotorischen Begleiterscheinungen und ihre Affinität zu unterschiedlichen Rezeptortypen gekennzeichnet.

Die neuroleptische Potenz der Neuroleptika hängt von dem Grad der Affinität zu den Dopaminrezeptoren ab: Hochpotente Neuroleptika haben eine hohe Affinität zu Dopamin-D_2-Rezeptoren und entfalten ihre antipsychotische Wirkung bereits bei relativ geringen Dosierungen im

Gegensatz zu den niedrigpotenten Neuroleptika, die höhere Dosierungen erfordern. Das Ausmaß der extrapyramidalmotorischen Symptome (Parkinsonoid, Akathisie, Dystonien, Zungen- und Schlundkrämpfe) ist bei hochpotenten Neuroleptika wesentlich größer als bei niedrigpotenten, die dagegen ausgeprägtere sedierende und anticholinerge Nebenwirkungen haben.

Die Hauptindikation von Neuroleptika sind paranoid-halluzinatorische Psychosen (schizophrene, schizoaffektive und affektive Psychosen mit psychotischen Symptomen), die akute Manie sowie das Gilles-de-la-Tourette-Syndrom. Hier sind in der Regel hochpotente Neuroleptika angezeigt. Dazu gehören die in ■ Tabelle 6.8 aufgelisteten Substanzen. Bei sehr ängstlich erregten Patienten ist die Kombination eines hochpotenten Neuroleptikums mit einem Benzodiazepin, z. B. Lorazepam (1–2 mg bis zu 4 mg), oder Diazepam (5–10 bis zu 40 mg) indiziert.

■ Tabelle 6.9 gibt eine Übersicht zur Dosierung schwach- bis mittelpotenter Neuroleptika.

! Nicht alle Kinder bzw. Jugendliche mit Halluzinationen und/oder Wahnsymptomen sind psychotisch. Es muss sorgfältig geprüft werden, ob diese Phänomene aufgrund einer überstarken Ängstlichkeit, Medikamenten- bzw. Drogeneinnahme oder organisch bedingt sind. In solchen Fällen sind Neuroleptika in der Regel nicht indiziert!

Beurteilung des Therapieerfolges

Eine rasche Besserung der Symptomatik innerhalb der ersten 5 Tage spricht i. Allg. für eine gute Prognose. Nach 5 Tagen kann etwa in 50%, nach 10 Tagen in weiteren 25% der Fälle eine Veränderung sichtbar werden, d. h. also, 10 Tage mindestens abwarten, besser 2–3 Wochen. Ist nach 10–14 Tagen der Behandlungserfolg unbefriedigend, so sollte zunächst die Dosis ein- oder zweimal um die Ausgangsdosis erhöht werden. Gelingt dadurch innerhalb eines Gesamtzeitraums von 4–6 Wochen keine wesentliche Veränderung, so ist ein Medikamentenwechsel anzuraten. Es sollte tunlichst eine Substanz einer anderen chemischen Klasse gewählt werden. Die Umstellung geschieht am besten überlappend: Ausschleichen des bisherigen und gleichzeitiges Einschleichen des neuen Medikaments.

! Wichtig für die Beurteilung des Therapieerfolgs ist die Dokumentation der klinisch-psychopathologischen Symptome mittels einer validierten Beurteilungsskala wie der »Brief Psychiatric Rating Scale« (BPRS) oder der »Positive And Negative Syndrome Skale« (PANSS). Dadurch wird die Entscheidung über einen evtl. notwendigen Medikamentenwechsel erleichtert und abgesichert. Die Wahl des neuen Medikaments kann nur individuell erfolgen, zumal gerade bei Neuroleptika eine Voraussage darüber, welches Medikament jeweils wirksam ist, äußerst schwierig ist!

PET-Untersuchungen zeigen, dass eine Blockade der D_2-Dopamin-Rezeptoren für die antipsychotische Wirkung von klassischen Neuroleptika verantwortlich ist, woraus folgt, dass man möglichst eine **Monotherapie anstreben** sollte, schon allein, um unkontrollierbare Wechselwirkungen und eine erhöhte Toxizität zu vermeiden. Der einzige Grund, Neuroleptika miteinander zu kombinieren, ist dann gegeben, wenn eine sedierende oder anxiolytische Wirkung zusätzlich erzielt werden muss. Hier ist die zusätzliche Verabreichung von schwach- bis mittelpotenten Phenothiazinen wie Levomepromazin (Neurocil) oder Promethazin (Atosil) oder von Benzodiazepinen wie Lorazepam sinnvoll.

Benzodiazepine sind mindestens gleich wirksam wie niederpotente Neuroleptika bei Behandlung von Erregungszuständen, Angst- und Schlafstörungen im Rahmen akuter Schizophrenien, die Wirkung setzt aber oft schneller ein.

■ Tabelle 6.8. **Dosierung hochpotenter Neuroleptika.** (Mod. nach Fritze 1998)

Substanz	Dosis Kindesalter	Dosis Erwachsenenalter	Handelsname
Butyrophenone			
Haloperidol	0,025–0,2 mg/kg	3–15 (60) mg	Haldol
Bromperidol	0,01–0,05 mg/kg	1–10 (50) mg	Impromen
Diphenylbutylpiperidine			
Pimozid	0,003–0,1 mg/kg	2–8 (16) mg	Orap
Phenothiazine			
Fluphenazin	0,25–0,3 mg/kg	2,5–15 mg	Dapotum, Lyogen
Perphenazin	4–6 mg	4–12 (32) mg	Decentan
Trifluperazin	0,02–0,3 mg/kg	10–50 mg	Jatroneural
Thioxanthene			
Flupentixol	Keine Daten	360 mg	Fluanxol

Tabelle 6.9. **Dosierung schwach bis mittelpotenter Neuroleptika**

Substanz	Dosis Kindesalter	Dosis Erwachsenenalter	Handelsname
Phenothiazine			
Levomepromazin	1–2 mg/kg	50–300 (–600) mg	Neurocil
Perazin	–	50–300 (–1000) mg	
Promazin	1–2 mg/kg	50–150 (–1000) mg	Taxilan
Promethazin	1–2 mg/kg	25–150 mg	Protactyl
Thirodazin	1–2(–6) mg/kg	50–600 mg	Atosil
Triflupromazin	0,2–2 mg/kg	10–100 (–150) mg	Melleril, Psyquil
Thioxanthene			
Chlorprothixen	0,5–1 mg/kg	30–200 (–500) mg	Truxal
Butyrophenone			
Pipamperon	1–2–5 mg/kg	40–360 mg	Dipiperon
Benzamide			
Sulpirid	3–6 mg/kg	300–1200 mg	Dogmatil

! Cave: Benzodiazepine sollten nicht mit Clozapin kombiniert werden (in Einzelfällen: Blutdruckabfall, Bewusstseinstrübungen, Atemdepression, evtl. Atemstillstand!).

Eine Kombination von Neuroleptika mit Carbamazepin kann bei manischen und schizoaffektiven Psychosen indiziert sein. Sowohl Lithium als auch Carbamazepin verstärken die Wirkung von Neuroleptika auf produktivpsychotische und manische Symptome.

! Cave: In der Kombination von Carbamazepinmit hochpotenten Neuroleptika ist eine erhöhte Neurotoxizität beschrieben worden, deshalb ist hier besondere Vorsicht angezeigt!

Das **Absetzen** der neuroleptischen Medikation hat möglichst langsam, in der Regel über Wochen hinweg, ausschleichend zu erfolgen, um dyskinetische Entzugserscheinungen zu vermeiden. Dies gilt insbesondere für die Reduktion von hochpotenten Neuroleptika. Kinder, die von niedrigdosierten hochpotenten Neuroleptika abgesetzt werden, entwickeln etwa doppelt so häufig ein **dyskinetisches Entzugssyndrom** wie Kinder, die sich in der Reduktion hochdosierter, schwachpotenter Neuroleptika befinden. Das dyskinetische Entzugssyndrom ist vor allem nach lang dauernder Neuroleptikatherapie zu beobachten, sodass hier beim **Ausschleichen** besonders bedächtig vorgegangen werden muss. Sollte trotzdem ein dyskinetisches Entzugssyndrom auftreten, ist eine rasche Rückkehr auf die volle Neuroleptikadosis notwendig.

Langzeitbehandlung und Rezidivprophylaxe

Schizophrene Psychosen verlaufen häufig rezidivierend bzw. chronisch, etwa 70–80% der im Jugendalter beginnenden Schizophrenien rezidivieren innerhalb von 3 Jahren. Deshalb ist in der Regel eine **Langzeitbehandlung** angezeigt. Dabei haben sich **Depotneuroleptika** bewährt.

! Eine kontinuierliche Behandlung schizophrener Psychosen hat sich der intermittierenden als überlegen erwiesen. Der aktuelle Trend geht von der oralen Langzeitbehandlung zur Applikation von Depotpräparaten.

Im Vergleich zur Plazebotherapie sind Depotneuroleptika wie Fluphenazindecanoat in Bezug auf die Rezidivprophylaxe ganz eindeutig überlegen! Zu entscheiden ist, ob man sich für eine medikamentöse orale Dauerbehandlung oder für eine intramuskuläre Depotbehandlung entschließt. Letzteres bietet den Vorteil, dass das Problem der intestinalen Absorption umgangen wird, sodass sich sowohl die Bioverfügbarkeit als auch die Wahrscheinlichkeit konstanter neuroleptischer Wirkspiegel erhöht! Andererseits ist man bei Auftreten von Nebenwirkungen bei der intramuskulären weniger flexibel als bei der oralen Verabreichung. Wegen der Gefahr von Nebenwirkungen bei einer Langzeitmedikation, insbesondere von Spätdyskinesien, und zur Erzielung einer optimalen Lebensqualität sind auch hier Niedrigdosierungen angezeigt. Auch hier haben sich keine signifikanten Unterschiede zwischen hoch- und niedrigdosierter Erhaltungstherapie gezeigt. Außerdem ist die soziale Integration bei niedriger Dosierung besser. Bei drohendem Rückfall ist eine Erhöhung bis zur doppelten Dosis im Prodromalstadium sinnvoll.

! Die Rezidivprophylaxe sollte mit der Substanz durchgeführt werden, die sich bei der Akutsymptomatik als wirksam erwiesen hat.

Durch eine adäquate neuroleptische Langzeitbehandlung und eine begleitende Familientherapie nach dem **psychoedukativen Modell** kann die Rezidivrate signifikant ge-

Tabelle 6.10. Mindestdosen der neuroleptischen Rezidivprophylaxe (bei Unterschreiten dieser Dosen steigen die Rezidivraten deutlich an)

Substanz	Dosis	Dauer
Fluphenazindecanoat (Dapotum D, Lyogen-Depot)	6,5–12,5 mg	Alle 2 Wochen
Flupentixoldecanoat (Fluanxol Depot)	20 mg	Alle 2 Wochen
Haloperidoldecanoat (Haldol-Janssen, Decanoat)	50–60 mg	Alle 4 Wochen

senkt werden (Leff 1994). Die erforderliche Neuroleptikadosierung zur Prophylaxe von Rezidiven ist in der Regel geringer als die Dosierung gegen Ende der Akutbehandlung. Im Verlauf des ersten Jahres der Langzeit-(Depot-) Medikation kann die Entlassungsdosis in der Regel um 50% und im folgenden Jahr um weitere 25% reduziert werden (Dosierungsrichtlinien ▶ s. Tabelle 6.10).

! Die Frage nach der Dauer einer Rezidivprophylaxe muss individuell beantwortet werden.

Empfohlen wird, dass bei Erstmanifestation eine 1- bis 2-jährige Rezidivprophylaxe erfolgt. Wenn es zu 2–3 Exazerbationen gekommen ist, sollte mindestens eine 3- bis 5-jährige Rezidivprophylaxe durchgeführt werden. Bei besonders häufig rezidivierenden Psychosen und, wenn eine Fremd- oder Selbstgefährdung vorliegt, ist eine zeitlich unbegrenzte Rezidivprophylaxe zu erwägen.

Nebenwirkungen

Die Nebenwirkungen der neuroleptischen Therapie bei Kindern und Jugendlichen unterscheiden sich nicht grundsätzlich von denjenigen bei Erwachsenen. Die Häufigkeit extrapyramidal-motorischer Symptome hängt auch hier in starkem Maße vom jeweils verordneten Präparat ab. Während Thioridazin und Chlorprothixen relativ wenig extrapyramidal-motorische Symptome hervorrufen, liegt die Häufigkeitsrate bei Haloperidol und Fluphenazin im Kindes- und Jugendalter zwischen 50 und 80%.

Frühdyskinesien in Form paroxysmaler dystoner Muskelverkrampfungen, vorzugsweise im Kopf- und Schulterbereich, machen den größten Anteil extrapyramidaler Symptome aus. Therapeutisch ist je nach Dramatik der Symptomatik die orale, intramuskuläre oder intravenöse Verabreichung von Biperiden indiziert. Entscheidend bei intravenöser Applikation ist, dass Biperiden besonders langsam, vorsichtig und in niedriger Dosierung (0,04 mg/kg) injiziert wird, da Kinder in besonderem Maße mit halluzinatorisch-deliranten Erscheinungsbildern reagieren können (Eggers 1975). Spätdyskinesien in Form choreoathetotischer Bewegungen, vor allem im Zungen- u. Schlundbereich (auf »Mümmeln«, Wälz- und Rollbewegungen der Zunge achten!) kommen nach Langzeitbehandlung von Kindern und Jugendlichen in etwa 12–35% vor (Campbell et al. 1999).

Einen Überblick über die motorischen Ausprägungsformen von Spätdyskinesien gibt Tabelle 6.11.

Häufiger kommen in dieser Altersphase nach abrupter oder gradueller Dosisreduktion dyskinetische Syndrome vor, die phänomenologisch einer tardiven Dyskinesie (TD) ähneln. Die in der Literatur mitgeteilte Häufigkeit schwankt zwischen 8 und 51%. Das dyskinetische Entzugssyndrom ist vor allem nach lang dauernder Neuroleptikatherapie zu beobachten (erst nach durchschnittlich 3 Jahren oder später). Besonders betroffen sind autistische und hirngeschädigte bzw. geistig behinderte Kinder (Campbell et al. 1999). Bei 80% der Kinder treten die Dyskinesien innerhalb von 14 Tagen nach Dosisreduktion auf. In etwa 50% der Fälle verschwinden sie spontan nach 3- bis 4-monatiger Dauer. In der Mehrzahl jedoch ist eine Dosiserhöhung der Medikation auf das alte Niveau notwendig, wonach die Symptome innerhalb von 1–2 Wochen abzuklingen pflegen.

Etwa die Hälfte der Kinder, die zu Beginn der Neuroleptikabehandlung extrapyramidal-motorische Symptome zeigen, entwickelt später ein dyskinetisches Entzugssyndrom. Es bestehen Beziehungen zwischen neuralen Vorschädigungen infolge perinataler Komplikationen und dem Auftreten von extrapyramidal-motorischen Symptomen, sei es in Form von Früh- oder von Spätdyskinesien. Insofern sollte auch sorgfältig auf das Vorliegen von diskreten neurologischen Auffälligkeiten geachtet werden.

Einen Überblick über die Nebenwirkungen von Neuroleptika gibt Tabelle 6.12.

Zu etwa 20–30% tritt ein Parkinsonoid mit Rigor und Hypokinese auf, welches eine Dosisreduktion oder einen Präparatwechsel, möglichst zu einem atypischen Neuroleptikum notwendig macht. Die Akutbehandlung erfolgt mit Biperiden (Akineton), Metixen (Tremarit) oder Amantadin (PK-Merz, ein Glutamatantagonist).

! Sehr selten, aber lebensgefährlich ist das maligne neuroleptische Syndrom (MNS), das durch zunehmenden Rigor, Akinese, Tremor, Fieberanstieg über 38 Grad, Bewusstseinstrübung, autonome Dysregulation (Tachykardie, Dyspnoe, Hyperhidrosis, Hypersalivation, Harninkontinenz), Anstieg der Kreatininkinase (CK) und des Myoglobins gekennzeichnet ist. Auch die Leberfermente (Transaminasen, alkalische Phosphatase) können erhöht sein. Das MNS macht eine medizinische Intensivtherapie absolut notwendig.

Tabelle 6.11. **Motorische Phänomene bei Spätdyskinesien.** (Aus Naber u. Müller-Spahn 1999)

Bereich	Motorisches Phänomen
Gesicht	Blinzeln Lidzittern Oberlippentremor (»Rabbit-Syndrom«): feiner, schneller Tremor, der nur im Bereich der Oberlippenmuskulatur auftritt Vorgeschobene Unterlippe Lippenspitzen Schmatzen Saugbewegungen Kaubewegungen Zungenbewegungen bei geschlossenem Mund (»Bonbon-Zeichen«) Herausstrecken der Zunge (klonische Form/tonische Form/«Fliegenfangen«) Zungentremor Choreoathetoide Zungenbewegungen Tics im Gesichtsbereich Grimassieren
Nacken und Rumpf	Kopfnicken und Schütteln Retrocollis Torticollis spasticus Drehbewegungen (Rumpf) Axiale Hyperkinese (ruckartiges Vor- und Zurückbewegen der Hüften,das an Kopulierbewegungen erinnert); zu unterscheiden von Schaukelbewegungen, bei denen der Oberkörper vor- und zurück bewegt wird Schaukelbewegungen mit dem Oberkörper
Obere Extremitäten	Ballistische Bewegungen Choreoathetiode Bewegungsstörungen Pillendrehtremor Streichen über Oberschenkel
Untere Extremitäten	Rotation und/oder Flexion in den Sprunggelenken Bewegungen der Zehen Stampfende Bewegungen im Stehen Stampfende Bewegungen im Sitzen Bewegungsunruhe der Beine (»restless legs«) Wiederholtes Übereinanderschlagen der Beine im Sitzen
Körperhaltung	Akathisie Abrupte zusammenhängende Bewegungsabläufe

Atypische Neuroleptika

Im Gegensatz zu den klassischen Neuroleptika zeichnen sich die atypischen Neuroleptika durch die in der folgenden Übersicht zusammengestellten Charakteristika aus.

Charakteristika atypischer Neuroleptika

- Keine oder geringere extrapyramidalmotorische Nebenwirkungen
- Günstige Wirkung auf Negativsymptomatik
- Positiver Effekt auf die kognitive Leistungsfähigkeit bzw.
- Fehlen von Beeinträchtigungen kognitiver Funktionen wie Aufmerksamkeit, Motivation und Gedächtnis, was besonders bei Kindern und Jugendlichen von erheblicher Bedeutung ist
- Erfolgversprechende Effekte bei Therapieresistenz
- Weniger ausgeprägte oder Fehlen von Hyperprolaktinämie

Die unterschiedlichen Wirkprofile der atypischen Neuroleptika sind bedingt durch unterschiedliche Bindungsaffinitäten zu verschiedenen Rezeptoren, insbesondere durch eine Blockierung serotonerger, α-adrenerger und histaminerger Rezeptoren (neben der Blockade dopaminerger D_2-Rezeptoren).

Einen Überblick über die Rezeptorbindungsprofile atypischer Neuroleptika gibt Tabelle 6.13 (nach Laux 1999).

Die geringere Ausprägung von extrapyramidalmotorischen Symptomen hängt z. T. auch damit zusammen, dass zumindestens einige atypische Neuroleptika, wie z. B. Clozapin, Amisulprid und Sertindol sich bevorzugt an D_2-Rezeptoren im limbischen System binden, während klassische Neuroleptika in etwa gleichem Ausmaß an limbische und striäre D_2-Rezeptoren gebunden sind. Die günstige Wirkung auf negative Symptome hängt mit der Blockade kortikaler $5\text{-}HT_2$-Rezeptoren zusammen, wodurch es in dieser Region zu einer erhöhten Dopaminfreisetzung kommt, was sich positiv auf Negativsymptome und kognitive Beeinträchtigungen auswirkt. Die Bindungsaffinität an limbische D_2-Rezeptoren ist dagegen Grundlage der günstigen Beeinflussung von positiven Symptomen (Möller 2000). Amisulpirid ist ein selektiver D2- und D3-Rezeptorantagonist mit guter Wirkung, sowohl auf negative als auch auf positive Symptome.

Nebenwirkungen. Die höchste Nebenwirkungsrate hat das **Clozapin**: Gewichtszunahme, Agranulozytose, Sedierung, Herabsetzung der Krampfschwelle (Provokation von zerebralen Anfällen!), anticholinerge Effekte, orthostatische Hypotension, Hypersalivation. Einen Überblick über Vorzüge und Risiken der Clozapinbehandlung und mög-

Tabelle 6.12. Nebenwirkungen von Antipsychotika

Nebenwirkung	Molekularbiologische Grundlagen	Bemerkungen/Therapie
Extrapyramidalmotorische Störungen	D_2-Rezeptor-Blockade	Frühes Auftreten: Behandlung mit Antikolinergika evtl. Wechsel zu einem atypischen Neuroleptikum
Akute Dystonie, Parkinsonoid, Akathisie		Spätes Auftreten: Wechsel zu einem atypischen Neuroleptikum
Tardive Dyskinesie		Malignes neuroleptisches Syndrom: Benzodiazipine, wichtig: Bestimmung von Kreatinkinase (CK) und Myoglobin Vor allem bei Temparaturanstieg u. U. Intesivbehandlung notwendig
Gewichtszunahme	H_1-Rezeptor-Blockade	Besonders bei atypischen Neuroleptika; auf Verschlechterung der Glukosetoleranz ist zu achten (⇒ Diabetes)
Müdigkeit	5-HT_{2c}-Rezeptor-Blockade H_1-Rezeptor-Blockade	Bei ausgeprägter Müdigkeit Wechsel zu atypischen Neuroleptika
Schwindel, orthostatische Dysregulation, Hypotonie	α_1-adrenerge Rezeptorblockade	Bei niederpotenten Antipsychotika, insbesondere Levopromazin
Tachykardie	α_1-adrenerge Rezeptorblockade	Wechsel des Medikaments oder allmähliche Dosisreduktion
Vegetative Symptome	Muskarinrezeptorblockade	Mundtrockenheit, Sehstörungen, Verstopfung, Blasenentleerungsstörungen
Prolaktinerhöhung	D_2-Rezeptor-Blockade	Dysmenorrhoe, Brustvergrößerung, Gynäkomastie, Galaktorrhoe, reversibel bei Dosisreduktion bzw. Absetzen, Umsetzen auf atypisches Neuroleptikum
EKG-Veränderungen	U. a. Muskarinrezeptorblockade	Insbesondere bei trizyklischen Neuroleptika, meist reversibel
Hepatische Störungen	Allergisch bedingt	Intrahepatische Cholestase, Transaminasenerhöhung, Ikterus
Störungen des hämatopoetischen Systems	Toxisch bedingt 5-HT_{2c}-Rezeptor-Blockade (?)	Sorgfältige Blutbildkontrollen vor und während neuroleptischer Therapie, insbesondere achten auf Thrombopenie, Lymphozytose, Eosinophilie, Agranulozytose, Thrombozytopenie
Hautexantheme, Photosensibilität		Besonders bei trizyklischen Neuroleptika

Tabelle 6.13. Rezeptorbindungsprofile atypischer Neuroleptika. (Nach Laux 1999)

	D_2	5-HT_{2a}	5-HT_{2c}	α_1	H_1
Risperidon	+++	++++	–	++	++
Olanzapin	+++	++++	+++	++	++++
Clozapin	+	++	++	+++	+++
Amisulprid	+++	(+)	–	–	–

liche Kombinationstherapien geben Chong u. Remington (2000). **Risperidon** kann zu Erektionsstörungen führen, die gerade für Jugendliche und Heranwachsende sehr unangenehm sind, ebenso zu Gewichtszunahme (Ratzoni et al. 2002). Auch werden dosisabhängig extrapyramidalmotorische Symptome beobachtet, ähnlich wie beim Olanzapin. Unter **Olanzapin** können anfänglich vorübergehende Leberenzymerhöhungen auftreten, inzwischen sind Agranulozytosen, Neutropenien und Leukopenien beschrieben worden. Eine weitere unangenehme Nebenwirkung ist die Gewichtszunahme mit Entwicklung einer Adipositas (Ratzoni et al. 2002). Auf eine Herabsetzung der Krampfschwelle im EEG ist bei allen Atypika zu achten!

Indikationen. Es gibt Berichte über gute Erfolge von Risperidon bei jugendlichen Patienten mit einer manischen Psychose (Frazier et al. 1999). Risperidon und Olanzapin sind grundsätzlich gleich wirksam wie Clozapin bei der Behandlung schizophrener und schizoaffektiver Psychosen. Trotzdem können im Einzelfall individuelle Unterschiede in der Wirksamkeit bestehen. Für das Kindes- und Jugendalter ergibt sich eine besondere Indikation für **Risperidon** bei Kindern mit Autismus, pervasiven Entwicklungsstörungen und mit Intelligenzminderung (Lern- und geistige Behinderung), die gleichzeitig expansive bzw. aggressive Verhaltensstörungen zeigen. Bei dieser Indikation sind atypische Neuroleptika den klassischen Neuroleptika eindeutig überlegen, da sie nicht zu Beeinträchtigungen der kognitiven Funktionen führen, denn eine Einschränkung von Vigilanz und Kognition wird von autistischen und intelligenzgeminderten Kindern als besonders unangenehm und störend empfunden, da sie ohnehin in ihrer kognitiven Leistungsfähigkeit beeinträchtigt sind. So ist zu erklären, dass es unter dem Einsatz klassischer Neuroleptika zu einer Verschlechterung des Sozialverhaltens und zu einer Zunahme aggressiv-expansiver Verhaltensweisen kommt, die ja gerade durch diese Medikamente bekämpft werden sollten (Findling et al. 1998; Müller u. Eggers 1999; Potenza et al. 1999).

Dosierung. Die Anfangsdosis bei **Clozapin** liegt bei 1,5–25 mg und kann langsam auf bis zu 600 mg bei Jugendlichen und Heranwachsenden gesteigert werden.

Kinder, die bei einer Intelligenzminderung expansiv-aggressive Verhaltensstörungen zeigen, erhalten **Risperidon** in einer Initialdosis von 0,25 mg/Tag, Jugendliche 0,5 mg/Tag. Dosissteigerung jeden 2.–3. Tag um 0,25 mg bei Körpergewicht bei unter 50 kg Körpergewicht bzw. 0,5 mg bei über 50 kg. Im Regelfall reicht eine Maximaldosierung von 0,75 mg täglich bei Kindern und 1,5 mg täglich bei Jugendlichen aus.

Bei schizophrenen Psychosen wird mit einer Initialdosis von 0,5–2 mg täglich begonnen. Dosissteigerung um 0,5–2 mg erfolgt am 2. Tag. Die Maximaldosis beträgt 4–6 mg.

Die Initialdosis von **Olanzapin** bei präpuberalen Kindern liegt bei 2,5 mg/Tag, bei Jugendlichen 5 mg täglich. Steigerung in 3- bis 4-tägigen Abständen bis auf max. 20 mg/Tag. Nur in seltenen Ausnahmen sollte diese Dosis überschritten werden. Bei starker Müdigkeit sollte evtl. die Gesamtdosis abends gegeben werden. Wichtig sind regelmäßige Blutdruck-, Puls-, EKG- und EEG-Kontrollen sowie die Überprüfung des Blutbildes und der Leberwerte. Einen Überblick über Dosierungsrichtlinien gibt ◻ Tabelle 6.14.

! Bei der Verordnung sowohl von typischen als auch von atypischen Neuroleptika sowie von Lithium sind sorgfältige EKG-Untersuchungen angezeigt, weil zahlreiche dieser Substanzen mit Verlängerungen des QT-Intervalls als Ausdruck einer Zunahme der myokardialen Refraktärzeit einhergehen können. In Einzelfällen kann es sogar zu einer übermäßigen (exzessiven) Verlängerung der QT-Zeit kommen, die zu potenziell lebensbedrohlichen Herzrythmusstörungen vom Typ der »Torsade de pointes« führen können (Haverkamp et al. 2002).

In ◻ Tabelle 6.15 sind einige Antidepressiva und Neuroleptika aufgelistet, die mit Veränderungen des QT-Intervalls einhergehen können und, in vereinzelten Fällen, auch Ursache für eine abnorme QT-Verlängerung (»Torsade des pointes«) sind. Jeweils aktuelle Listen über QT-verlängerte Medikamente finden sich in Internet-Veröffentlichungen der Food and Drug Administration (FDA) unter

◻ Tabelle 6.15. **QT-Verlängerungen bei Antidepressiva und typ. bzw. atyp. Neuroleptika.** (Aus Haverkamp et al. 2002)

Substanz	QT-Intervall	Torsade de pointes
Neuroleptika		
Amisulprid	+	
Clozapin	+	
Fluphenazin	+	
Haloperidol	+	+
Olanzapin	+	
Pimozid	+	+
Quetiapin	+	
Sulpirid	+	+
Thioridazin	+	+
Risperidon	+	
Tiaprid	+	+
Antidepressiva		
Amitryptilin	+	+
Clomipramin	+	
Desipramin	+	+
Doxepin	+	
Imipramin	+	+
Maprotilin	+	+
Selektive Serotonin-Wiederaufnahmehemmer		
Fluoxetin	+	+

◻ Tabelle 6.14. **Dosierungsrichtlinien für atypische Neuroleptika**

Substanz (Handelsname)	Anfangsdosis	Erhaltungsdosis	Maximaldosis	Dosissteigerung
Risperidon (Risperdal)	0,5 mg	2–4 mg	4–6 mg	0,5 mg/Tag alle 2–3 Tage
Clozapin (Leponex)	12,5 mg	50–600 mg [a]	900 mg	25 mg/Tag
Olanzapin (Zyprexa)	5–10 mg	5–10 (–20) mg	20 mg	5 mg/Woche
Amisulprid (Solian)	100–200 mg	200–800 mg	1200 mg	200 mg alle 2–3 Tage

[a] Ab 400 mg ist das Risiko von zerebralen Krampfanfällen erhöht.

www.fda.org und der European Agency for the Evaluation of Medicinal Products (EMEA) unter www.emea.eu.int.

Antidepressiva

Mögliche Indikationen für den adjuvatorischen Einsatz von Antidepressiva sind die in folgender Übersicht aufgelisteten Krankheitsbilder:

Indikationen für den adjuvatorischen Einsatz von Antidepressiva

- Depressive Syndrome
- Enuresis
- Zwangs- und Angststörungen
- Trichotillomanie
- ADHD
- Elektiver Mutismus
- Schulphobie
- Gilles-de-la-Tourette-Syndrom

! Antidepressiva sollten nur unterstützend in Kombination mit anderen Therapiemaßnahmen (u. a. Psychotherapie, kognitive Verhaltenstherapie) verordnet werden.

Am Anfang steht die Entscheidung an über

1. die **Zielsymptome** und
2. die **Pharmagruppe**: tri- oder tetrazyklische Antidepressiva (TCA), selektive Serotoninwiederaufnahmehemmer (SSRIs), Monoaminoxydasehemmer (MAOI).

Grundsätzlich haben sich die **neueren, nichttrizyklischen Antidepressiva** (Non-TCA) den klassischen TCA nicht als überlegen erwiesen. Sie haben aber weniger Nebenwirkungen und zeigen eine geringere **Toxizität** bei Überdosierungen.

Nichtselektive Monoaminwiederaufnahmehemmer (NSMRI) und tri- und tetrazyklische Antidepressiva (TCA)

Prototyp der nichtselektiven Monoaminwiederaufnahmehemmer ist das trizyklische Antidepressivum **Imipramin**, es wird in der Pädiatrie häufig zur Behandlung der Enuresis verwandt (Dosierung 0,5 mg/kg, evtl. langsam steigern bis auf max. 3–5 mg/kg). Die TCA hemmen die Wiederaufnahme von biogenen Aminen, in erster Linie Noradrenalin und Serotonin in die präsynaptische Nervenendigung, sodass die Amine vermehrt und längere Zeit im synaptischen Spalt und damit am Rezeptor verfügbar bleiben. Das tetrazyklische **Mianserin** und sein Derivat, das **Mirtazapin**, sind als einzige TCA keine Wiederaufnahmehemmer, sie entfalten ihre antidepressive Wirkung in erster Linie durch Blockade präsynaptischer α_2-adrenerger Autorezeptoren und fördern auf diese Weise die vermehrte Freisetzung von Noradrenalin in den synaptischen Spalt.

Mirtazapin ist das erste auf dem Markt befindliche noradrenerg und spezifisch serotonerg wirksame Antidepressivum. Neben seiner Blockade zentraler α_2-adrenerger Rezeptoren blockiert es auch serotonerge 5-HT_2- und 5-HT_3-Rezeptoren. Die Blockade der 5-HT_2- und 5-HT_3-Rezeptoren ist dafür verantwortlich, dass trotz erhöhter Serotoninfreisetzung kaum serotonerge unerwünschte Wirkungen, wie Angst, Agitiertheit, Schlaflosigkeit, Appetitverlust, sexuelle Dysfunktionen und Übelkeit auftreten.

Einen Überblick über nichtselektive TCA gibt Tabelle 6.16.

Indikationen. Es gibt nur wenige placebokontrollierte Doppelblindstudien zur Überprüfung der Wirksamkeit

Tabelle 6.16. Dosierungsrichtlinien der nichtselektiven, tri- und tetrazyklischen Antidepressiva im Kindes- und Jugendalter. (Mod. nach Fritze 1998 und Rapoport u. Inoff-Germain 2000)

Substanz	Dosis im Alter von 3–12 Jahren	Dosis im Alter von über 12 Jahren	Handelsname
Trizyklische Antidepressiva			
Imipramin	10–50 mg	100–300 mg	Tofranil
Clomipramin	10–50 (-150) mg	50–150 (–200) mg	Anafranil
Amitriptylin	2–5 mg/kg	75–150 (–300) mg	Saroten
Doxepin	–	50–300 mg	Aponal
Trimipramin	–	50–150 (–400) mg	Stangyl
Dibenzepin	–	80–720 mg	Noveril
Opipramol	50–100 mg	50–300 mg	Insidon
Tetrazyklische Antidepressiva			
Maprotilin	30–75 mg	75–150 (–225) mg	Ludiomil
Mianserin	–	60–200 mg	Tolvin
Mirtazapin	–	20–60 mg	Remergil

von TCA auf die genannten Krankheitsbilder. Beim ADHD hat sich das Methylphenidat in Vergleichsstudien als wirksamer erwiesen, günstig ist dagegen die längere Halbwertszeit der TCA, allerdings wird deren Effizienz durch die Toleranzentwicklung bei längerer Einnahme eingeschränkt. In mehreren placebokontrollierten Studien bei Kindern und Jugendlichen konnte eine signifikante Verbesserung der Zwangssymptomatik gegenüber Placebo beobachtet werden. Unter den TCA wäre das Clomipramin zu wählen in einer Dosierung von maximal 150–200 mg pro Tag bzw. 3 mg/kg pro Tag über einen Zeitraum von mindestens 10 Wochen. Im Gegensatz zum selektiven Serotoninwiederaufnahmehemmer Fluoxetin ist bei Depressionen eine therapeutische Überlegenheit der TCA gegenüber Placebo nicht sicher belegt (Emslie et al. 1997; Geller et al. 1999). Hinzuweisen ist darauf, dass Amitriptylin, Trimipramin und Doxepin psychomotorisch dämpfen, Desipramin und Nortriptylin dagegen aktivierend wirken. Bei der Enuresis ist dagegen aufgrund zahlreicher kontrollierter Doppelblindstudien der Wirksamkeitsnachweis der TCA, insbesondere von Imipramin, erwiesen.

Nebenwirkungen. Die TCA haben eine Reihe von Nebenwirkungen. Subjektiv am unangenehmsten sind die anticholinergischen Begleiterscheinungen: Mundtrockenheit, Akkommodationsstörungen, Tachykardie, Miktionsstörungen, Obstipation, evtl. Hypo- oder Hyperthermie und u. U. vorübergehende kognitive Beeinträchtigungen. Darüber hinaus kann es durch antiadrenerge Eigenschaften zu orthostatischer Hypotonie und zu starker Müdigkeit kommen. Bei Überdosierungen besteht eine Kardiotoxizität (kardiale Reizleitungsstörung). Regelmäßige Puls-, Blutdruck- und EKG-Kontrollen sind deshalb unabdingbar. Eine Agranulozytose ist selten (ca. 0,5‰), muss aber überwacht werden. Auch sind Kontrollen von Transaminasen und Kreatinin im Serum angezeigt. Bei Kombination mit Neuroleptika muss bedacht werden, dass dadurch die Plasmakonzentrationen der TCA erhöht werden. TCA sollten nicht mit MAO-Hemmern kombiniert werden.

Selektive Serotoninwiederaufnahmehemmer (SSRI)

SSRI hemmen den »Reuptake« von Serotonin in die präsynaptische Nervenendigung im Vergleich zu Noradrenalin und Dopamin sehr viel gezielter und selektiver als die TCA. Die SSRI weisen im Gegensatz zu den trizyklischen TCA keine den Natriumkanal blockierenden Eigenschaften auf, was sie sicherer im Hinblick auf mögliche Überdosierungen macht. Außerdem ist die Affinität der SSRI zu α-Rezeptoren, muskarin-cholinergen-Rezeptoren und zu Histamin-1-Rezeptoren geringer als bei den TCA, was die Verträglichkeit deutlich verbessert. Außer der Tatsache, dass SSRI sehr potent die Serotoninwiederaufnahme hemmen, verfügen einige von ihnen auch über unterschiedlich ausgeprägte Aktivitäten an Serotonin-2c-Rezeptoren und an muskarin-cholinergen Rezeptoren sowie an verschiedenen P450-Enzymen.

Indikationen. Die SSRIs haben sich bei der Behandlung von depressiven Störungen einschließlich affektiven Psychosen, beim elektiven Mutismus, bei Zwangs- und Angststörungen sowie beim Gilles-de-la-Tourette-Syndrom als effizienter und nebenwirkungsärmer im Vergleich zu den TCA erwiesen (Emslie et al. 1999). Als Mittel der Wahl bei kindlichen Zwangsstörungen wird das Fluvoxamin (Fevarin) angesehen, das in Deutschland seit kurzem für Kinder zugelassen ist. Die Dosierung liegt bei maximal 100–200 mg täglich, beginnend bei 12,5–25 mg, dann langsam steigern auf die optimale Enddosis. Die Dauer der Behandlung sollte mindestens 12 Wochen betragen. Bei ausbleibender oder ungenügender Wirkung ist es sinnvoll, auf einen anderen SSRI zu wechseln, z. B. Fluoxetin, Sertalin oder Paroxetin. Auch eine Kombination mit entsprechend niedrigerer Dosierung von verschiedenen SSRI oder auch mit Clomipramin kann sinnvoll sein (Rapoport u. Inoff-Germain 2000). Die Durchschnittsdosen für Fluoxetin liegen bei Kindern und Jugendlichen bei 0,7 mg/kg (Fairbanks et al. 1997).

In einer randomisierten, placebokontollierten Doppelblindstudie mit Fluoxetin (Dosierung: 20 mg/Tag) bei 219 Kindern und Jugendlichen mit einer schweren depressiven Episode (»major depressive disorder«) konnten Emslie et al. (2002) einen signifikanten therapeutischen Effekt bei guter Verträglichkeit nachweisen. In einer kontrollierten Studie bei 21 Kindern mit einer Zwangsstörung im Alter zwischen 8 und 17 Jahren konnte magnetresonanztomographisch eine Reduktion der Thalamusregion nachgewiesen werden, die vor Behandlungsbeginn vergrößert war (Gilbert et al. 2000) – der Thalamus ist reich an serotonergen Neuronen.

Indikationen für SSRI im Kindes- und Jugendalter
- Zwangsstörungen
- Angststörungen
- Depressive Störungen
- Elektiver Mutismus
- Trichotillomanie
- Automutilationen
- Binge eating
- Craving

Die verstärkende Wirkung der SSRI auf die Serotoninaktivität erklärt deren positive Wirkung auf das Craving, welches eine zentrale Rolle im Pathomechanismus der Sucht spielt. Somit ergibt sich eine weitere Indikation für SSRI als adjuvatorische Behandlung von Sucht- und Abhängigkeitserkrankungen (Ciccocioppo 1999).

Tabelle 6.17. **Dosierungsrichtlinien für SSRI.** (Nach Rapoport u. Inoff-Germain 2000)

Substanz	Dosierung	Handelsname
Fluvoxamin	100–200 mg/Tag	Fevarin
Fluoxetin	20 mg/Tag	Fluctin
Paroxetin	20–50 mg/Tag	Seroxat
Sertralin	50(-200) mg/Tag	Gladem, Zoloft

Nebenwirkungen. Mögliche unerwünschte Wirkungen der SSRI werden in folgender Übersicht dargestellt.

Unerwünschte Wirkungen der SSRI
- Appetitstörungen, Übelkeit
- Schwindel, orthostatische Beschwerden
- Kopfschmerzen, Müdigkeit
- Schlafstörungen, Ängste
- Sexuelle Dysfunktionen (verzögerte Ejakulation, Abnahme der Libido)
- Gesteigerte motorische Erregbarkeit
- Manische Symptome

Dosierung. Einen Überblick über die Dosierungsrichtlinien gibt Tabelle 6.17.

Absetzsymptome. Es gibt sowohl Einzelfallberichte als auch systematische Untersuchungen, die auf typische Absetzsymptome nach längerfristiger Behandlung mit SSRI hinweisen. In abnehmender Reihenfolge sind dieses Schwindelzustände, die meistens bewegungsabhängig verstärkt auftreten, und Parästhesien, hauptsächlich in den Oberschenkeln und im Gesicht, ebenfalls bei Bewegung z. T. verstärkt auftretend.

Seltener wird über Übelkeit, Kopfschmerzen, Lethargie, Stimmungsveränderung, Ängstlichkeit, Reizbarkeit und Schlaflosigkeit geklagt. Die genannten Symptome treten im Mittel am 2.–3. Tag nach Absetzen oder Dosisreduktion auf, sie sistieren innerhalb von 24 h nach Wiederansetzten des SSRI. Ohne Wiederbehandlung verschwinden die Absetzsymptome innerhalb von 3 Wochen. Die Ursache für das Auftreten von Absetztsymptomen ist begründet in einer adaptiven 5-HT_2-Rezeptor-Down-Regulation durch die SSRI-Behandlung infolge der Erhöhung der Serotoninkonzentration im synaptischen Spalt. Infolgedessen ist die serotonerge Transmission nach Absetzen der SSRI-Behandlung vorübergehend vermindert. Deshalb ist es anzuraten, die SSRI langsam auszuschleichen, wodurch das Entzugsrisiko vermindert wird (Luckhaus u. Müller 2000).

Absetzsymptome
- Schwindel (meist bewegungsabhängig verstärkt)
- Parästhesien (meist bewegungsabhängig verstärkt)
- Übelkeit
- Kopfschmerzen
- Lethargie
- Stimmungsänderung
- Ängstlichkeit
- Reizbarkeit
- Schlaflosigkeit

Über die neueren Wiederaufnahmehemmer, die Serotonin$_2$-Antagonisten bzw. Serotoninwiederaufnahmehemmer (SARI), die noradrenergen und selektiv serotonergen Antidepressiva (NaSSA), die Noradrenalin- und Dopaminwiederaufnahmehemmer (NDRI) und die Serotonin- und Noradrenalinwiederaufnahmehemmer (SNRI) gibt es für Kinder und Jugendliche nur vereinzelte Studien an wenigen Probanden. Der NDRI Bupropion ist in Deutschland nicht zugelassen (Näheres s. bei Heiser u. Remschmidt 2002).

Lithiumsalze

Die Indikation von Lithiumsalzen beschränkt sich im Wesentlichen auf die Therapie der Manie und die Rezidivprophylaxe affektiver und schizoaffektiver Psychosen. Lithium hat eine ausgeprägte antiaggressive Wirkung und kann unter stationären Bedingungen erfolgreich zur Behandlung von aggressiven Verhaltensstörungen eingesetzt werden (Malone et al. 2000).

! Die Einstellung auf Lithium verlangt besondere Sorgfalt und Erfahrung. Der Lithiumspiegel muss regelmäßig, anfangs wöchentlich, später monatlich kontrolliert werden, am besten jeweils 12 h nach der letzten Einnahme. Der prophylaktische Lithiumspiegel sollte 0,6–0,8 mval/l, der therapeutische 0,8–1,2 mval/l betragen.

Dieser Spiegel wird bei Kindern durch eine Dosierung von 30 mg Lithiumkarbonat pro kg KG erreicht. Eine Besserung der Symptomatik tritt frühestens am 7. Behandlungstag auf, die prophylaktische Wirkung beginnt erst nach etwa einem halben Jahr. Die prophylaktische Wirkung von Lithium beginnt erst nach etwa einem halben Jahr.

Toxische Wirkungen sind ab einem Lithiumspiegel von 1,5 mval/l zu erwarten in Form von Übelkeit, Erbrechen, Dysarthrie, Ataxie, Koordinationsstörungen, Tremor, Schwindel, Benommenheit, Parästhesien, Polyurie; zu den übrigen Nebenwirkungen ▶ s. Tabelle 6.11. Bei länger dauernder Lithiumtherapie kann es zu einer Beeinträchtigung der Schilddrüsen- und Nierenfunktion kommen. Vor Beginn und im Verlauf einer Lithiumbehandlung ist deshalb besonders die Nierenfunktion sorgfältig zu untersuchen, regelmäßige EKG- u. EEG-Kontrollen, Überprüfungen der Schilddrüsenfunktion (TSH), der Serumelektrolyte und des Blutbildes sind ebenfalls erforderlich.

Wegen der geringen therapeutischen Breite der Lithiumsalze sollte der Einsatz von Carbamazepinpräparaten erwogen werden. Eine Kombination von Lithium mit Neuroleptika führt zu einer erhöhten Neurotoxizität!

Nach Beendigung einer Lithiumtherapie kann es zum Auftreten einer **Rebound-Manie** kommen. Auch deshalb darf Lithium nur ganz allmählich ausgeschlichen werden!

Carbamazepin

Carbamazepin (CBZ) ist ein Iminostilbenderivat, es ähnelt in der Struktur dem trizyklischen Antidepressivum Imipramin. Es ist seit 1964 als Antiepileptikum im Handel und wird vor allem bei fokalen Anfällen, insbesondere psychomotorischen Epilepsien, verwandt (▶ s. Kap. 22). Eine maximale Plasmakonzentration nach einmaliger Gabe wird nach 4–12 h, bei der Retardform nach 15–20 h erreicht.

Die Hauptindikation von Carbamazepin stellt die Rezidivprophylaxe bipolarer und unipolarer affektiver Psychosen sowie schizoaffektiver Psychosen dar. Bei affektiven Psychosen im Jugendalter kann eine Kombination von Lithium und Carbamazepin unter klinischen Bedingungen erwogen werden, zu einer pharmakokinetischen Interaktion der beiden Substanzen kommt es nicht.

> **!** **Cave: CBZ führt zu einer Erniedrigung der Lithiumclearance und erhöht somit dessen Toxizität!**

Eine Kombination mit Neuroleptika ist möglich und scheint bei manchen schizophrenen Psychosen erfolgreich zu sein. Die **tägliche Dosis** liegt bei 600–1200 mg, bei längerer Behandlung bietet sich die Retardform (400 mg Carbamazepin) an.

Zu den Nebenwirkungen ▶ s. Tabelle 6.18. Kontraindikationen von Carbamazepin sind Leberfunktionsstörungen, Leukopenie, Thrombozytopenie sowie kardiale Reizleitungsstörungen.

Über den neuralen Wirkmechanismus von Carbamazepin ist noch wenig bekannt, diskutiert werden »Second-messenger-Effekte« und eine positive Beeinflussung des GABA-Stoffwechsels, der durch CBZ aktiviert wird. Dies gilt auch für Natriumvalproat, weshalb auch dieses Antiepileptikum bei der Behandlung von affektiven und schizoaffektiven Psychosen eingesetzt wird (Emrich et al. 1993). Für das Jugendalter liegen jedoch keine gesicherten kontrollierten Effizienzstudien vor.

Stimulanzien

Die Hauptindikationen der Psychostimulanzien in der Kinder- und Jugendpsychiatrie sind hyperkinetische Stö-

Tabelle 6.18. Nebenwirkungen der Lithium- u. Carbamazepintherapie (nach Möller u. Schmauß 1996)

Klinik	Lithium	Carbamazepin
Neurologisch bzw. psychiatrisch	Feinschlägiger Tremor, Müdigkeit, Muskelschwäche, Koordinationsstörungen, muskuläre Zuckungen, Dysarthrie Hinweis: neurologische NW können auch unabhängig von evtl. Plasmaspiegelerhöhungen auftreten	Müdigkeit (Somnolenz), Schwindel, Diplopie, Kopfschmerz, Ataxie, Sehstörungen, Nystagmus, Tremor Parästhesie; bei älteren Patienten: Verwirrung, Unruhe
Gastrointestinal	Übelkeit, Erbrechen, Bauchschmerzen, Diarrhoe	Übelkeit, Durchfall, Obstipation
Kardiovaskulär	EKG-Veränderungen, T-Wellen-Abflachung, T-Wellen-Umkehr; Arrhythmien: Sinusknotensyndrom, ventrikuläre Extrasystolen, AV-Schenkelblock	Arrhythmien, Bradykardie, AV-Block
Renal	Polyurie, Polydipsie, verminderte Konzentrationsleistung	
Hepatisch		Hepatitis (Cholestase), Anstieg der Leberenzyme, Hyperammoniakämie, leichter Abfall des Gesamteiweiß
Elektrolyt- und Wasserhaushalt	Gewichtszunahme, Ödeme	Hyponatriämie
Endokrin	Struma: Myxödem, TSH-Anstieg im TRH-Test, Hypothyreose, Potenz-, Libidostörung (?), Hyperparathyreoidismus mit Hyperkalzämie	ADH-Stimulation, Abfall bei T_3, T_4 und bei proteingebundenem Jod
Dermatologisch	Psoriasis, Akne, Haarausfall (?)	Exanthem, exfoliative Dermatitis, Stevens-Johnson-Syndrom, Leyell-Syndrom, Lupus erythematodes, Haarausfall, Ekzem

rungen (ICD-10: F 90), vor allem mit begleitenden Aufmerksamkeitsstörungen (ADHD = »Attention Deficit Hyperactivity Disorder, DSM-IV: 314«).

Die neurobiologische Wirkung der Psychostimulanzien beruht auf den folgenden Eigenschaften:

- Freisetzung von Noradrenalin aus noradrenergen Speichern und Wiederaufnahmehemmung,
- Wiederaufnahmehemmung von Serotonin,
- vermehrte Freisetzung von Dopamin aus reserpinsensitiven Granula (Methylphenidat) bzw. aus neusynthetisiertem zytoplasmatischem Pool (Amphetamin),
- Blockade der Dopamintransporter.

Durch diese Mechanismen wird die Konzentration der entsprechenden biogenen Amine im synaptischen Spalt erhöht. Dadurch wird eine Verbesserung der exekutiven Funktionen ermöglicht, die für Kinder mit einem ADHD typischen Defizite inhibitorischer Kontrollmechanismen werden ausgeglichen und die Leistungsfähigkeit des Arbeitsgedächtnisses (»working memory«) wird verbessert.

! Klinisch zeigt sich eine positive Beeinflussung kognitiver und emotionaler Funktionen sowie eine Verminderung der motorischen Unruhe und Hyperimpulsivität. Sekundär kommt es zu einer positiven Änderung der sozialen Interaktions- und Kommunikationsfähigkeit und damit auch zu einer Besserung ihrer sozialen Position und ihres Selbstwerterlebens.

Spezifische Wirkungen von Stimulanzien

Durch kontrollierte neuropsychologische und verhaltensphysiologische Studien mit Stimulanzien konnten spezifische Wirkungen nachgewiesen werden, z. B. auf die selektive und Daueraufmerksamkeit. Psychostimulanzien verlängern bzw. verbreitern die Aufmerksamkeitsspanne und erleichtern die Fokussierung der Aufmerksamkeit im Sinne einer verbesserten Selektivität der Aufmerksamkeit entsprechend der aufgabenbezogenen Relevanz der dargebotenen Stimuli. Weiterhin werden das Kurzzeitgedächtnis und die Informationsverarbeitung positiv beeinflusst. Das Problemlöseverhalten bessert sich. Dadurch wird sekundär die Leistungsmotivation der betroffenen Kinder erhöht, und das familiäre Klima bessert sich. Auch perzeptorisch-motorische Funktionen werden durch Stimulanzien verbessert (Eggers 1993c).

Eine recht spezifische Wirkung von Psychostimulanzien ist die Effizienzsteigerung zentralnervöser inhibitorischer Kontrollmechanismen. Letztere sind für die Qualität des Zusammenwirkens verschiedener kognitiver Funktionen wie Kodierung, Dekodierung, Speicherung, »Abruf«, Wiedererkennung und v. a. die zeitliche (serielle) und räumliche Ordnung intendierter und auszuführender Handlungsprogramme (»output«) von großer Bedeutung. Solche exekutiven Kontrollmechanismen sind für den optimalen Ablauf kognitiver Prozesse bedeutsam und damit Voraussetzung für adäquate Problemlösestrategien. Dazu gehört, dass inadäquate, störende und den Erfolg gefährdende Strategien und Funktionsabläufe unterdrückt werden. Die Effizienz von Psychostimulanzien wie Amphetamin und Methylphenidat in Bezug auf die Förderung der beschriebenen inhibitorischen Kontrollfunktionen spiegelt sich neuropsychologisch in der Abnahme der Fehlerzahl bei kognitiven Leistungstests wider. Die körperliche Entwicklung der behandelten Kinder muss sorgfältig somatographisch dokumentiert werden. Feste Regeln für die Dauer einer Behandlung mit Stimulanzien lassen sich nicht aufstellen. In der Regel ist eine längerfristige Behandlung, häufig bis zur Pubertät und darüber hinaus notwendig. Am besten abgesichert ist der Kurzzeiteffekt auf die Aufmerksamkeitsfokussierung.

Über die Langzeitwirkungen der Stimulanzien liegen eine Reihe von Erkenntnissen vor. Neben langfristigen Verhaltensänderungen und Leistungsverbesserungen sind in der Kindheit mit Stimulanzien behandelte junge Erwachsene selbstbewusster, weniger delinquent und sozial besser integriert als nichtbehandelte Kontrollprobanden.

! Von den behandelten Kinder sprechen 70–75% günstig auf Psychostimulanzien an. Zwei Drittel der ADHD-Kinder zeigen komorbide Störungen des Sozialverhaltens und Angstsymptome. Kontrollierte Studien haben einen positiven Nachweis auch auf diese Begleitstörungen bei einer Behandlung mit Methylphenidat erbracht (Greenhill et al. 1999).

Pharmakokinetik und spezifische Substanzen

Die Pharmakokinetik der Stimulanzien ist gut untersucht. Die Stimulanzien werden rasch absorbiert, haben eine niedrige Plasmaproteinbindung und werden rasch extrazellulär und über die Leber metabolisiert. Infolgedessen müssen Stimulanzien mehrfach täglich verabreicht werden, um die Wirksamkeit zu erhalten. Die Bioverfügbarkeit der Stimulanzien ist nach der Mahlzeit erhöht, deshalb sollte die Dosis jeweils 10–20 min nach einer Mahlzeit verabreicht werden. Da es keine Hinweise für eine Toleranzentwicklung gibt, sind Dosiserhöhungen nicht nötig. Die pharmakodynamische Wirkung von Methylphenidat tritt bereits nach 30 min ein und zeigt sich in einer deutlichen Abnahme der Ruhelosigkeit. Der Effekt hat sein Maximum innerhalb von 1–3 h und hört nach ca. 5 h auf (Swanson et al. 1998). Wegen dieser Wirksamkeitsabnahme im Zeitverlauf sind 2- bis 3-malige Dosen erforderlich.

Die deutlichste und am besten untersuchte Substanz ist das Methylphenidat. Dosierung: Zunächst morgens 5–10 mg, nach 2 Tagen evtl. zusätzlich mittags noch weitere 5–10 mg. Falls notwendig allmähliche Dosissteigerung um 5–10 mg pro Woche. Die Tagesdosis liegt insgesamt bei 10–60 mg (60 mg = Maximaldosis).

Das zweite Mittel der Wahl ist das **Amphetamin**, wenn Methylphenidat bei ausreichender Dosierung nicht zum Erfolg führt. Amphetamin steht als D- und L-Isomer zur Verfügung. Das D-Isomer ist etwa 3- bis 4-mal wirksamer als das L-Isomer. Es ist als Saft und als Kapsel à 10 mg verfügbar. Dosierung: Beginn mit 5 mg pro Tag, die üblichen Tagesdosen liegen zwischen 5 mg und 10 mg, maximal bei 40 mg pro Tag. Der Wirkungseintritt erfolgt ebenfalls etwa 30–60 min nach oraler Einnahme, die maximale Plasmakonzentration wird nach ca. 2 h erreicht. Die Plasmahalbwertszeit liegt bei 5–8 h, allerdings individuell sehr variabel.

Nebenwirkungen

Die Nebenwirkungen vor allem von Methylphenidat sind nicht sehr eingreifend und häufig auch nur vorübergehend. In etwa 4–10% der Fälle kommt es zu **Einschlafstörungen, Appetitmangel, Bauchschmerzen, Kopfschmerzen** und **Zappeligkeit**. Einige Kinder entwickeln motorische Tics, die am günstigsten mit dem D_2-Blocker Tiaprid behandelt werden. Das **Längenwachstum** sollte kontrolliert werden, obwohl prospektive Verlaufsuntersuchungen, die bis in das Erwachsenenalter durchgeführt worden sind, keine wesentlichen Beeinträchtigungen des Längenwachstums nachgewiesen haben (Kramer et al. 2000). Bei Kindern mit einem ADHD sind allerdings unabhängig von einer Stimulanzientherapie Wachstumsverzögerungen beobachtet worden.

Die Stimulanzienbehandlung beinhaltet kein erhöhtes Risiko für spätere Drogenabhängigkeit, allerdings bergen Kinder mit einem ADHD schon allein krankheitsbedingt das Risiko einer späteren Komorbidität mit antisozialen Störungen oder Nikotin-, Alkohol- oder Drogenmissbrauch.

6.10 Therapieevaluation

Wichtig für die Behandlung kinder- und jugendpsychiatrischer Krankheitsbilder ist nicht nur eine gute Diagnostik, sondern auch eine kritische Überprüfung der Effektivität der angewandten Therapieverfahren.

! Voraussetzung für die Therpieevaluation ist die Objektivierung der Behandlungsergebnisse in Form einer dynamischen (prospektiven) qualitativen und möglichst auch quantitativen Bewertung aller psychopathologischer Symptome im Verlauf der Therapie.

Eine Symptomabschwächung oder gar das völlige Verschwinden derselben ist allerdings nur ein unvollständiger Gradmesser für die Wirksamkeit einer Therapie, v. a. einer auf Reifung und Entwicklung ausgerichteten Behandlung (► s. Abschn. 6.1). Anzustreben ist deshalb eine Beurteilung der Persönlichkeits- und Sozialreife bei Abschluss der Behandlung, etwa vermittels der Einschätzung der Ich-Entwicklung nach Blanck u. Blanck (1980). Allerdings ist zur Beurteilung von Veränderungen der Persönlichkeitsreife, der sozialen und kommunikativen Kompetenz ein komplexeres Instrumentarium an diagnostischen Methoden notwendig, welche aber die klinische Erfahrung und das empathische Wahrnehmungsvermögen des Therapeuten nicht ersetzen können.

! Sinnvoll ist die Anwendung verschiedener Beurteilungsmethoden wie Verhaltensbeobachtung in verschiedenen Situationen, Fragebogenerhebungen, (semi-) strukturierte Interviews mit den Patienten, Angehörigen, Lehrern, Erziehern (multimethodale Beurteilung).

Da gerade bei Kindern und Jugendlichen auf mehreren Ebenen behandelt wird (Psychotherapie, Familientherapie, Heil-/Sonderpädagogik u. a.), ist eine therapiebezogene Effizienzbeurteilung schwierig. Einen Überblick über die hiermit verbundenen Probleme geben Lehmkuhl et al. (1992).

Werden einzelne Therapiemethoden miteinander verglichen, so werden verhaltenstherapeutische Techniken besser bewertet als pychodynamisch orientierte Verfahren (Heekerens 1989; Mann u. Borduin 1991; Weisz et al. 1987). Dies hängt mit der vergleichsweise besseren Quantifizierbarkeit und Objektivierbarkeit der verhaltenstherapeutischen Methodik zusammen, entsprechend handhabbarer sind hierbei die Auswerteverfahren. Gute Resultate zeigen neuere Studien zur Wirksamkeit der **Familientherapie** bei kinder- und jugendpsychiatrischen Störbildern (Ludewig 1993; Mann u. Borduin 1991; McPherson et al. 1983; Dalton et al. 1989); die methodischen Schwierigkeiten sind nicht zu unterschätzen (Heekerens 1990a,b; Stiehl-Werschak u. Pfundt 1991). Einen Überblick über die hiermit verbundenen Probleme geben Metzler u. Krause (1997).

Die Effizienzbeurteilung **tiefenpsychologisch-psychoanalytischer Therapieverfahren** ist nach wie vor schwieriger als die verhaltenstherapeutischer Ansätze. Mit Einführung der operationalisierten psychoanalytischen Diagnostik (OPD) entwickeln sich Möglichkeiten, auch diese Therapien einer empirisch vergleichenden Forschung zugänglich zu machen.

Es existieren nur ganz vereinzelte Studien zur Effektivität psychotherapeutischer, speziell psychoanalytischer Behandlungen bei Kindern und Jugendlichen. Positive, durch unabhängige Rater bewertete Behandlungserfolge einer psychoanalytischen Therapie bei Adoleszenten werden von Blatt u. Ford (1994) berichtet. Es ist nachvollziehbar, dass Jugendliche mit externalisierenden Verhaltensstörungen, Schulproblemen und Störungen des Sozialverhaltens schlechter auf eine psychoanalytisch orientierte Therapie ansprechen als Jugendliche mit internalisierendem Verhalten und emotionalen Störungen (Baruch et al. 1998).

Fonagy u. Target (1996) haben eine retrospektive Studie zur Wirksamkeit der Kinderanalyse durchgeführt in Kooperation mit dem Yale University Child Study Center, New Haven. In diese Studie wurden über 700 Kinder einbezogen und es zeigte sich, dass die **Prognose der kinderanalytischen Therapie** ganz wesentlich von der Intensität, d. h. von der Frequenz und Dauer der Therapie abhängt. Bei einer Therapiefrequenz von 5 Sitzungen pro Woche und einer Dauer von 3 Jahren oder mehr sind die Behandlungserfolge am besten, das gilt sowohl für Kinder mit emotionalen als auch mit expansiven Störungen. Letztere haben bei einer weniger intensiven Therapie (nur 1–2 Sitzungen pro Woche, weniger als 3 Jahre Behandlungsdauer) eine schlechtere Prognose als Kinder mit emotionalen Störungen. Angststörungen, insbesondere solche mit spezifischen und nicht mit generalisierten Angstsymptomen haben eine gute Prognose, auch wenn zu Behandlungsbeginn eine expansive Störung vorlag. Darüber hinaus konnten die Autoren zeigen, dass zusätzliche psychiatrische Auffälligkeiten bei den Eltern der Kinder die Behandlungsergebnisse verschlechtern. Von einer hochfrequenten und intensiven analytischen Psychotherapie profitieren vor allem jüngere Kinder unter 12 Jahren, während Jugendliche gleich gut oder sogar besser auf niederfrequentere Therapien ansprechen.

Unter den emotionalen Störungen hat die Psychotherapie bei Angststörungen bessere Erfolge gezeitigt als bei depressiven Störungen im Kindesalter. Dies hängt damit zusammen, dass bei depressiven Kindern tiefgreifende Störungen der Selbstentwicklung vorliegen und deren reflexive Fähigkeiten unzureichend entwickelt und ihre mentalen Repräsentationen sowohl des eigenen Selbst als auch der persönlichen Bezugswelt entsprechend brüchig und unvollständig sind – in einem ähnlichen Ausmaß, wie es bei Erwachsenen mit narzisstischen Persönlichkeitsstörungen, z. B. auf Borderlineniveau, der Fall ist.

! In Bezug auf psychotherapeutische Verfahren ist es nicht sinnvoll, nach quantitativen Messergebnissen zu jagen, sondern vielmehr zu untersuchen, welchen Beitrag bestimmte Therapiemethoden bzw. Therapieeinheiten am Therapieerfolg haben. Dabei geht es bei der Evaluation um die Beantwortung der Frage, welche therapeutischen Interventionen bei welchen Patienten in welchem Therapiestadium jeweils effektiv sind. Dieses Vorgehen ist nicht quantitativ sondern qualitativ-deskriptiv. Dieses Vorgehen ist Teil der Prozessqualität.

Es gibt auch vereinzelte Effizienzstudien für spezifische Störungsbilder, die mit unterschiedlichen Methoden behandelt worden sind. So konnten Birmaher et al. (2000) bei Kindern und Jugendlichen mit einer depressiven Störung zeigen, dass diese, wenn sie mit einer kognitiven Verhaltenstherapie, einer nondirektiven supportiven Therapie oder einer systemischen Familientherapie behandelt worden waren, gleich gute Behandlungsergebnisse aufwiesen, d. h. keine der drei angewandten Therapieverfahren erwies sich als überlegen. Bei einer kontrollierten Studie bei Jugendlichen mit einer Anorexia nervosa waren sowohl eine individuelle Psychotherapie als auch eine systemische Familientherapie wirksam. Letztere führte aber zu einem rascheren Heilungserfolg (Robin et a. 1999).

Fazit für die Praxis

Der kinder- und jugendpsychiatrischen Therapie kommt ein ganz zentraler Stellenwert in unserem Fachgebiet zu. Sie stellt den Therapeuten vor besonders hohe Anforderungen, was langjährige mühe- und verantwortungsvolle klinische Praxis voraussetzt. Von größter Bedeutung ist eine Haltung des Respekts, der Bescheidenheit, Ausdauer, Verlässlichkeit, des Takts und der Empathie gegenüber dem Patienten und seinen Angehörigen (»therapeutische Grundhaltung«).

Folgende Fehler und Gefahren, die vor allem am Anfang einer Ausbildung auftreten, sind unbedingt zu vermeiden:

- Koalitionsbildungen mit dem Kind oder den Eltern,
- Entwertungen (»diese schreckliche Mutter«).
- Pädagogische Maßnahmen sind stets wohlwollend, respektvoll und empathisch zu ergreifen, und dem Kind ist unbedingt das Gefühl zu vermitteln, dass diese aus dem Gefühl der Sorge um seine persönliche Weiterentwicklung erfolgen. Sie sollten nicht strafend, sondern im Gegenteil aufmunternd sein, begleitet etwa von den Worten: »Heute haben wir es noch nicht geschafft, rechtzeitig aus dem Bett zu kommen, wir üben aber weiter und wollen sehen, dass es morgen besser geht«.

Pädagogik und Therapeutik stehen in einem dialogischen Verhältnis zueinander: Sie stellen unterschiedliche Zugangswege zum Kind, jedoch mit dem gleichen Ziel dar, sie bedingen und ergänzen einander. Sie sind patientenorientiert. Kämpfe der verschiedenen therapeutischen und pädagogischen Mitarbeiter um die jeweilige Vorherrschaft sind unbedingt zu vermeiden! Regelmäßige patientenbezogene Teambesprechungen und -supervisionen sind u. a. auch deshalb unabdingbar. Jedes Mitglied der verschiedenen Berufsgruppen trägt als gleichwertiger Partner seine Beobachtungen, Erkenntnisse und Ideen zum kontinuierlich zu überprüfenden Behandlungskonzept bei.

Das zu behandelnde Kind ist immer im Kontext seiner familiären und außerfamiliären Bezugswelt

▼

und in seiner individuellen somatischen und psychomentalen Entwicklungsgeschichte zu sehen. Die Indikationsstellung des auszuwählenden Therapieverfahrens muss neben Art, Schwere und Ätiologie der Störung auch diesen Kontext mitberücksichtigen.
Grundsätzlich sollte die Therapie ressourcenorientiert sein. Grundlegend ist die Anerkennung der Tatsache, dass das Kind und seine Familie selbst zumindest vorbewusst über das Potenzial für adäquate Problem- und Konfliktlösestrategien verfügen, die in der Therapie behutsam in einer empathischen, verständnisvollen, bejahenden Beziehung entelechetisch zur Entwicklung gebracht werden (katalysierende Wirkung des Therapeuten). Dazu gehört u. a. auch, dass negative Einstellungen und Selbstattribuierungen beim Patienten und seinen Angehörigen »positiviert« werden. Dies ist Grundlage aller Therapieverfahren, insbesondere der tiefenpsychologisch orientierten Psychotherapie, der kognitiven Verhaltenstherapie und der Familientherapie.

Die Psychopharmakotherapie ist inzwischen ein fester Bestandteil kinder- und jugendpsychiatrischer Therapeutik geworden. Ihre Anwendung ist eine ganz besonders verantwortungsvolle Tätigkeit und erfordert differenzielle Kenntnisse insbesondere über neurobiologische Wirkungsgrundlagen, Indikationsgebiete, Dosierungsprobleme und über unerwünschte oder gar gefährliche Nebenwirkungen. Die Indikation sollte streng gestellt werden unter Berücksichtigung der Tatsache, dass sich das ZNS des Kindes und des Jugendlichen noch in der Entwicklung befindet. Voraussetzung für eine Psychopharmakotherapie ist eine langjährige klinische Erfahrung und eine besonders selbstkritische Einstellung gegenüber dem eigenen Wissen und den eigenen Möglichkeiten. Eine regelmäßige Begleitung des Patienten und die Überprüfung von Nebenwirkungen der Therapie ist unabdingbar.

Literatur

Anderson GM, Freedman DX, Cohen DJ et al. (1987) Whole blood serotonin in autistic and normal subjects. J Child Psychol Psychiatry 28:885–900
Axline V (1947) Play therapy. The innerdynamics of childhood. Mifflin, Boston
Axline V (1972) Kinder-Spieltherapie im nicht direktiven Verfahren. Reinhardt, München
Balint M, Balint E (1962) Psychotherapeutische Techniken in der Medizin. Huber, Bern; Klett, Stuttgart
Bandura A (1973) Aggression: a social learning analysis. Prentice Hall, Englewood Cliffs/NJ
Bandura A (1976) Verhaltenstheorie und die Modelle des Menschen. In: Bandura A (Hrsg) Lernen am Modell. Klett, Stuttgart
Bandura A (1977) Social learning theory. Prentice Hall, Englewood Cliffs/NJ
Barnett R, Docherty J, Frommelt G (1991) A review of child psychotherapy research since 1963. J Am Acad Child Adolesc Psychiatry 30:1–14
Baruch G, Gerber A, Fearon P (1998) Adolescents who drop out of psychotherapy at a community-based psychotherapy centre: a preliminary investigation of the characteristics of early drop-outs, late drop-outs and those who continue treatment. Br J Med Psychol 71:233–245
Bateson B, Jackson DD, Haley J, Weakland JH (1956) Toward a theory of schizophrenia. Behav Sci 1:251–264
Bateson G, Jackson DD, Laing RD et al. (1969) Schizophrenie und Familie. Suhrkamp, Frankfurt
Beck AT (1979) Wahrnehmung der Wirklichkeit und Neurose. Pfeiffer, München
Benedetti G (1992) Psychotherapie als existenzielle Herausforderung. Vandenhoek & Rupprecht, Göttingen
Bion WR (1963) Eine Theorie des Denkens. Psyche 17:426–435
Birmaher B, Brent DA, Kolko D et al. (2000) Clinical outcome after short-term psychotherapy for adolescents with major depressive disorder. Arch Gen Psychiatry 57:29–36
Blanck G, Blanck R (1980) Ich-Psychologie II. Klett-Cotta, Stuttgart
Blatt SJ, Ford RQ (1994) Therapeutic change: an object relations perspective. Plenum Press, New York London
Blos P (1967) The second individuation process of adolescence. Psychoanal Stud Child 22:162–186
Blos P (1985) Son and father: Before and beyond the Oedipus Complex. Free Press, New York (Dtsch.: Sohn und Vater. Diesseits und jenseits des Ödipus-Komplex. Klett-Cotta, Stuttgart, 1990)
Borg-Lauffs M (Hrsg) (1999) Lehrbuch der Verhaltenstherapie mit Kindern und Jugendlichen, Bd 1: Grundlagen. DGVT, Tübingen
Boszormenyi-Nagy I, Spark G (1995) Unsichtbare Bindungen: Die Dynamik familiärer Systeme, 5. Aufl. Klett-Cotta, Stuttgart
Brazelton BT, Cramer BG (1991) Die frühe Bindung. Die erste Beziehung zwischen dem Baby und seinen Eltern. Klett-Cotta, Stuttgart
Brenner HD, Roder V, Hodel B, Kienzle N (1994) The integrated Psychological therapy for schizophrenic patients (IPT). Huber, Toronto
Bronfenbrenner U (1981) Die Ökologie der menschlichen Entwicklung. Klett, Stuttgart
Brown GW (1959) Experiences of discharged chronic schizophrenic mental hospital patients in various types of living group. Milbank 37:101–131
Bürgin D (1992) Zur Indikation psychoanalytischer Psychotherapie bei Kindern und Jugendlichen. Kinderanalyse 1:22–45
Campbell M, Adams P, Small A et al. (1988) Efficacy and safety of fenfluramine in autistic children. J Am Acad Child Adolesc Psychiatry 4:434–439
Campbell M, Rapoport J, Simpson G (1999) Antipsychotics in children and adolescents. J Am Acad Child Adolesc Psychiatry 38:537–545
Carr EG, Durand VM (1985) Reducing Behavior problems through functional communication training. J Appl Behav Anal 18:111–126
Chong SA, Remington G (2000) Clozapine augmentation: safety and efficiacy. Schizophr Bull 26:421–440
Ciccioppo R (1999) The role of serotonin in craving. Alcohol Alcoholism 34:244–253
Cierpka M (1991) Entwicklungen in der Familientherapie. Prax Psychother Psychosom 36:32–44
Cierpka M, Frevert G (1994) Die Indikation zur Familienthreapie an einer psychotherapeutischen Universitätsambulanz. Prax Kinderpsychol Kinderpsychiatr 44:250–260
Colson DB, Murphy Th, O'Malley F et al. (1990) Assessing difficulties in the hospital treatment of children and adolescents. Bull Menninger Clin 54:78–89
Cornsweet C (1990) A review of research on hospital treatment of children and adolescents. Bull Menninger Clin 54:64–77

Coyle JT (1976) Neurochemical aspects of the development of the dopaminergic innervation to the striatum. In: Brazier MAB, Coceani F (eds) Brain dysfunction in infantile febrile convulsions. Raven Press, New York

Crow TJ (1980) Molecular pathology of schizophrenia: More than one dimension of pathology? Br Med J 280:66–68

Dalery J, Maillet J, de Villard R (1985) Traitement de dix-sept adolescents psychotiques par le dogmatil. Sem Hop 61:1327–1330

Dalton R, Betty-Muller MD, Forman MA (1989) The psychiatric hospitalization of children: An overview. Child Psychiatry Human Dev 19:231–243

Davies JM, Schaffer CB, Kilian GA et al. (1980) Important issues in the drug treatment of schizophrenia. Schizophr Bull 6:70–87

Diamond GS, Serrano AC, Dickey M, Sonis WA (1996) Current status of family-based outcome and process research. J Am Acad Child Adolesc Psychiatry 35:6–16

Dickerson FB (2000) Cognitive behavioral psychotherapy for schizophrenia: a review of recent empirical studies. Schizophr Res 43:71–90

Döpfner M, Schürmann S, Frölich J (1997) Therapieprogramm für Kinder mit hyperkinetischem und oppositionellem Problemverhalten (THOP). PsychologieVerlagsUnion, Weinheim

Durkin RP, Durkin AB (1975) Evaluating residential treatment programs for disturbed children. In: Guttentag M, Struening EL (eds) Handbook of evaluation research, vol 2. Sage, Beverly Hills, pp 275–339

Eggers C (1975) Die akute optische Halluzinose im Kindesalter. Fortschr Neurol Psychiatr 43:441–470

Eggers C (1984) Bindungen und Besitzdenken beim Kleinkind. Urban & Schwarzenberg, München

Eggers C (1987) Konversionssymptome und -syndrome bei Kindern und Jugendlichen. Jahrb Psychoanal 21:159–176

Eggers C (1993a) Behandlung von Kindern mit Psychopharmaka unter Berücksichtigung frühkindlicher Hirnschäden. In: Möller HJ, Przuntek H (Hrsg) Therapie im Grenzgebiet von Psychiatrie und Neurologie. Springer, Berlin Heidelberg New York, S 1–12

Eggers C (1993b) Das Dilemma der Macht. Zur Psychotherapie jugendlicher Psychosen. Jahrb Psychoanal 31:206–238

Eggers C (1993c) Konversionssymptome und -syndrome bei Kindern und Jugendlichen. Jahrb Psychoanal 21:159–176

Eggers C, Röpcke B (1991) Pharmacotherapy of schizophrenia in childhood and adolescence. In: Eggers C (ed) Schizophrenia and youth. Springer, Berlin Heidelberg New York

Eggers C, Waller DA (1987) Verhaltenstherapie. In: Ströder J, Eichenwald HJ (Hrsg) Grundlagen und Praxis der Therapie bei Kindern und Jugendlichen. Edition Medizin, Weinheim

Eggers C, Olbricht T, Rothenberger A (1983) Neurobiological findings in children with tics and Gilles de la Tourette-Syndrome. In: Ackenheil M, Matussek N (eds) Special aspects of psychopharmacology. Expansion Scientifique Francaise, Paris

Eggers C, Schepker R, Oades R (1993) Case report: Exacerbation and provocation of ties by Imipramine and Sulpirid. Eur Child Adolesc Psychiatry 2:169–176

Ekstein R (1973) Grenzfallkinder. Reinhardt, München

Ellis A (1979) Die rational-emotive Therapie. Pfeiffer, München

Emde RN (1991) Die endliche und unendliche Entwicklung. I. Angeborene und motivationale Faktoren aus der frühen Kindheit. Psyche 45:745–779

Emde RN (1999) Fortschritte erzielen: Integrative Einflüsse affektiver Prozesse und deren Bedeutung für die Entwicklung der Psychoanalyse. Z Psychoanal Theorie Prax 14:196–228

Emrich HM, Doose M, Wolf R (1993) The action of mood-stabilizers in affective disorders: an integrative view as a challenge. Neuropsychobiology 27:158–162

Emslie GJ, Rush AJ, Weinberg WA et al. (1997) Double-blind placebo-controlled trial of fluoxetine in depressed children and adolescents. Arch Gen Psychiatry 54:1031–1037

Emslie GJ, Walkup JT, Pliszka SR, Ernst M (1999) Nontricyclic antidepressants: current trends in children and adolescents. J Am Acad Child Adolesc Psychiatry 38:517–528

Emslie GJ, Heiligenstein JH, Wagner KD et al. (2002) Fluoxetine for acute treatment of depression in children and adolescents: A placebo-controlled, randomized clinical trial. J Am Acad Child Adolesc Psychiatry 41:1205-1215

Fairbanks JM, Pine DS, Tancer NK et al. (1997) Open Fluoxetine treatment of mixed anxiety disorders in children and adolescents. Child Adolesc Psychopharmacol 7:17–29

Farde L, Wiesel FA, Halldin C, Sedvall G (1988) Central D2-Dopamine receptor occupancy in schizophrenic patients treated with anitpsychotic drugs. Arch Gen Psychiatry 45:71–76

Fegert JM, Häßler F, Rothärmel S (1999) Atypische Neuroleptika in der Kinder- und Jugendpsychiatrie. Schattauer, Stuttgart New York

Fiedler P (1996) Stottern. In: Margraf J (Hrsg) Lehrbuch der Verhaltenstherapie, Bd 2. Springer, Berlin Heidelberg New York

Findling R, Schulz C, Reed MD, Blumer JL (1998) The antipsychotics. A pediatric perspective. Child Adolesc Psychopharmacol 45: 1205–1232

Fonagy P (1991) Thinking about thinking: some clinical and theoretical considerations in the treatment of a borderline patient. Int J Psycho-Analysis 72:639–656

Fonagy P (1996) Fortschritte in der Psychoanalytischen Technik mit jugendlichen Borderline-Patienten. Bull Wien Psychoanal Vereinigung 7:11–37

Fonagy P, Target M (1996) Predictors of outcome in child psychoanalysis: a retrospective study of 763 cases at the Anna Freud Centre. J Am Psychoanalytic Assoc 44:27–77

Fonagy P, Steele M, Steele H et al. (1995) Attachment, the reflective self, and borderline states. In: Goldberg S, Muir R, Kerr J (eds) Attachment theory: social, developmental, and clinical perspectives. Analytic Press, Hillsdale/NJ, pp 233–278

Fonagy P, Moran GS, Target M (1998) Aggression und das psychische Selbst. Prax Kinderpsychol Kinderpsychiatr 47:125–143

Fraiberg S (1987) Selected writings. Ohio State Univ Press, Columbus

Frazier JA, Meyer MC, Biederman J et al. (1999) Risperidone Treatment for juvenile bipolar disorder: a retrospective chart review. J Am Acad Child Adolesc Psychiatry 38:960–965

Freud A (1971) Wege und Irrwege in der Kindesentwicklung, 2. Aufl. Huber, Bern

Fritze J (1998) Neuroleptika. In: Nissen G, Fritze J, Trott G-E (Hrsg) Psychopharmaka im Kindes- und Jugendalter. Fischer, Ulm Stuttgart Jena Lübeck

Fydrich T, Renneberg B, Schmitz B, Wittchen HU (1997) Strukturiertes Klinisches Interview für DSM-IV (SKID-II). Hogrefe, Göttingen

Gabbard GO (2000) A neurobiologically informed perspective on psychotherapy. Br J Psychiatry 177:117–122

Geller B, Reising D, Leonard H et al. (1999) Critical review of tricyclic antidepressant use in children and adolescents. J Am Acad Child Adolesc Psychiatry 38:513–516

Gilbert AR, Moore GJ, Keshavan MS et al. (2000) Decrease in Thalamic volumes of pediatric patients with obsessive-compulsive disorder who are taking paroxetine. Arch Gen Psychiatry 57:449–456

Gold J, Shera D, Clarkson B (1993) Private psychiatric hospitalization of children: Predictors of length of stay. J Am Acad Child Adolesc Psychiatry 32:135–143

Grave E (1981) Übertragung. Deutung und Gegenübertragung in der Kindertherapie. In: Biermann G (Hrsg) Handbuch der Kinderpsychotherapie. Reinhardt, München

Grawe K (1992) Psychotherapieforschung zu Beginn der neunziger Jahre. Psychol Rundsch 43:132–162

Greenhill II, Halprerin J, Abikoff H (1999) Stimulant medications. J Am Acad Child Adolesc Psychiatry 38:503–512

Gualtieri CT, Barnhill J, McGimsey J, Schell D (1980) Tardive dyskinesia and other movement disorders in children treated with psychotropic drugs. J Am Acad Child Adolesc Psychiatry 19:491–510

Gurman AS, Kniskern DP, Pinsof WM (1986) Research on the process and outcome of marital and family therapy. In: Garfield S, Bergin A (eds) Handbook of psychotherapy and behaviour change, 3rd edn. Wiley, New York

Hahlweg K, Kuschel A, Miller Y (2000) Verhaltenstherapeutische Familientherapie. Familiendynamik 25:386–410

Harper G (1989) Focal inpatient treatment planning. J Am Acad Child Adolesc Psychiatry 28:31–37

Hautzinger M (1998) Kognitive Verhaltenstherapie bei psychischen Störungen, 2. Aufl. Psychologie VerlagsUnion, Weinheim

Haverkamp W, Haverkamp F, Breithardt G (2002) Medikamentenbedingte QT-Verlängerung und Torsade de pointes. Dtsch Ärztebl 99: A1972–1979

Hayek D von, Hüttl V, Reiss J et al. (1999) Hyperglykämie und Ketoazidose unter Olanzapin. Nervenarzt 9:836–837

Hechtmann L, Weiss G, Perlman T (1984) Young adult outcome of hyperactive children who received long-term stimulant treatment. J Am Acad Child Adolesc Psychiatry 23:261–269

Heekerens HP (1989) Effektivität von Kinder- und Jugendlichenpsychotherapie im Spiegel von Meta-Analysen. Z Kinder Jugendpsychiatr 17:150–157

Heekerens HP (1990a) Familientherapie bei Problemen von Kindern und Jugendlichen: Eine Sekundärevaluation der Effektivitätsstudien. Syst Fam 3:1–10

Heekerens HP (1990b) Familiendiagnostik und Evaluationsforschung. Prax Kinderpsychol Kinderpsychiatr 39:2–5

Heigl-Evers A, Heigl F, Beck W (1985) Psychoanalytisch-interaktionelle Therapie bei Patienten mit präödipalen Störungsanteilen. Prax Kinderpsychol Kinderpsychiatr 34:288–296

Heiser P, Remschmidt H (2002) Die selektiven Serotonin-Wiederaufnahmehemmer und die neueren Antidepressivasubstanzen in der Kinder- und Jugendpsychiatrie. Z Kinder Jugendpsychiatr Psychother 30:173–183

Hirschberg W (1999) Sozialtherapie bei Jugendlichen mit Störungen des Sozialverhaltens – Ergebnisse und Katamnesen. Prax Kinderpsychol Kinderpsychiatr 48:247–259

Jensen PS, Vinod SB, Vitiello B et al. (1999) Psychoactive Medication prescribing practices for u.s. children: gaps between research and clinical practice. J Am Acad Child Adolesc Psychiatry 38:557–565

Jentschura G, Janz HW (1979) Beschäftigungstherapie. Thieme, Stuttgart

Joffe R, Segal Z, Singer W (1996) Change in thyroid hormone levels following response to cognitive therapy for major depression. Am J Psychiatry 153:411–413

Kächele H, Kordy H (1992) Psychotherapieforschung und therapeutische Versorgung. Nervenarzt 63:517–526

Kanfer FH (1989) Basiskonzepte in der Verhaltenstherapie: Veränderungen während der letzten 30 Jahre. In: Hand I, Wittchen H-U (Hrsg) Verhaltenstherapie in der Medizin. Springer, Berlin Heidelberg New York

Kazdin AE (1988) Child psychotherapy: Developing and identifying effective treatments. Pergamon Press, New York

Kazdin AE (1997) Parent management training: Evidence, outcomes, and issues. J Am Acad Child Adolesc Psychiatry 36:1349–1356

Kernberg PF, Chazan SE (1991) Children with conduct disorders: a psychotherapy manual. Basic Books, New York

Kernberg PF, Chazan SE, Frankel AK et al. (1991) Children with conduct disorders: A psychotherapy manual. Basic Books, New York

Kettlewell PW, Jones JK, Jones RH (1985) Adolescent partial hospitalization: Some preliminary outcome data. J Clin Child Psychol 2:139–144

Kingdon DG, Turkington D (1994) Cognitive-behavioral therapy of schizophrenia. Lawrence Erlbaum, Hove

Klein M (1952) The origins of transference. Int J Psychoanal 33:433–438

Klitzing K von (2002) Frühe Entwicklung im Längsschnitt: Von der Beziehungswelt der Eltern zur Vorstellungswelt des Kindes. Psyche 56:863–887

Klitzing K von (2003) Wann braucht ein Säugling einen Psychoanalytiker? Von der Erforschung zur Therapie früher Beziehungen. Kinderanalyse 11:3–19

Kohut H (1979) Die Heilung des Selbst. Suhrkamp, Frankfurt

Kramer JR, Loney J, Ponto IB et al. (2000) Predictors of Adult height and weight in boys treated with methylphnidate for childhood behavior problems. J Am Acad Child Adolesc Psychiatry 39:517–524

Krüger M, Schröder R (1993) Grundlagen und Methoden systematischer Therapie. Psychiatr Prax 20:109–113

Kumra S, Frazier JA, Jacobsen IK et al. (1995) Childhood onset schizophrenia: a double-blind clozapine-haloperidol comparison. Arch Gen Psychiatry 53:1090–1097

Lang H (1992) Die »strukturale Triade«. Überlegungen zur Neubewertung des Ödipuskomplexes. Prax Psychother Psychosom 37:207–215

Laughren T (1996) Regulatory issues in pediatric psychopharmacology. J Am Acad Child Adolesc Psychiatry 34:1276–1282

Laux G (1999) Synopsis: Pharmakotherapie mit atypischen Neuroleptika/Antipsychotika. In: Fegert JM, Häßler F, Rothärmel S (eds) Atypische Neuroleptika in der Jugendpsychiatrie. Schattauer, Stuttgart New York

Leff J (1979) Die Kombination von psychiatrischer Pharmakotherapie mit Sozialtherapie. Nervenarzt 50:501–509

Leff J (1994) Stress reduction in the social environment of schizophrenic patients. Acta Psychiatr Scand 90:133–39

Lehmkuhl G, Lehmkuhl U, Döpfner M (1992) Psychotherapie mit Jugendlichen. Z Kinder Jugendpsychiatr 20:169–184

Leitlinien zur Diagnostik und Therapie von psychischen Störungen im Säuglings-, Kindes- und Jugendalter (2000) DGKJP, BAG KJP, BV Ärzte für Kinder- und Jugendpsychiatrie. Deutscher Ärzte-Verlag, Köln

Lesch KP, Beckmann H (1993) Neurotransporter: Neue Aspekte zum Wirkmechanismus psychotroper Substanzen. Nervenarzt 64: 75–79

Lichtenberg JD (1990) Einige Parallelen zwischen den Ergebnissen der Säuglingsbeobachtung und klinischen Beobachtungen an Erwachsenen, besonders Borderline-Patienten und Patienten mit narzißtischer Persönlichkeitsstörung. Psyche 44:871–901

Lieberman JA (1993) Understanding the mechanism of action of atypical antipsychotic drugs. A review of compounds in use and development. Br J Psychiatry 169 [Suppl 22]:7–18

Luckhaus C, Müller WE (2000) Absetzsymptome nach längerfristiger Einnahme spezifischer Serotonin-Wiederaufnahmehemmer. Psychopharmakotherapie 7/2:57–62

Ludewig K (1993) Evaluation systemischer Therapien in einer Kinder- und Jugendpsychiatrie. Erste Ergebnisse. Syst Fam 6:21–35

Ludewig K (2000) Systemische Therapie mit Familien. Familiendynamik 25:450–484

Luft H (1999) Psychoanalyse in der Gegenwart. In: Nissen G (Hrsg) Verfahren der Psychotherapie. Kohlhammer, Stuttgart

Mâle P (1976) Psychotherapie bei Jugendlichen. Kindler, München

Malone RP, Sheikh R, Zito JM (1999) Novel antipsychotic medications in the treatment of children and adolescents. Psychiatric Services 50:171–174

Malone RP, Delaney MA, Luebbert JF et al. (2000) A double-blind placebo-controlled study of lithium in hospitalized aggressive children and adolescents with conduct disorder. Arch Gen Psychiatry 57:649–654

Mann BJ, Borduin CM (1991) A critical review of psychotherapy outcome studies with adolescents: 1978–1988. Adolescence 26: 505–539

Margraf J (Hrsg) (1996) Lehrbuch der Verhaltenstherapie, Bd 1 und 2. Springer, Berlin Heidelberg New York

Margraf J, Schneider S, Ehlers A (Hrsg) (1994) Diagnostisches Interview bei Psychischen Störungen (DIPS), 2. Aufl. Springer, Berlin Heidelberg New York

Martinius J (1984) Stimulantien. In: Nissen G, Eggers C, Martinius J (Hrsg) Kinder- und jugendpsychiatrische Pharmakotherapie in Klinik und Praxis. Springer, Berlin Heidelberg New York

McPherson SJ, McDonald LE, Ryer CW (1983) Intensive counseling with families of juvenile offenders. Juv Family Court J 34:27–33

Meichenbaum D (1979) Kognitive Verhaltensmodifikation. Urban & Schwarzenberg, München

Metzler P, Krause B (1997) Methodische Standards bei Studien zur Therapieevaluation. Meth Psychol Res 2:55–67

Minuchin S (1974) Families and family therapy. Harvard Univ Press, Cambridge/MA

Möller HJ (2000) Aktuelle Bewertung neuer/atypischer Neuroleptika. Nervenarzt 71:329–344

Möller HJ, Schmauß M (1996) Arzneimitteltherapie in der Psychiatrie. Wissenschaftliche Verlagsgesellschaft, Stuttgart

Moor P (1974) Heilpädagogik, 3. Aufl. Huber, Bern

Müller W, Eggers C (1999) Klinische Prüfung zur Langzeitverträglichkeit und Wirksamkeit von Risperidon bei Verhaltensstörungen von Kindern im Alter von 5–14 Jahren mit intellektueller Entwicklungsverzögerung. In: Fegert J, Häßler F, Rothärmel S (Hrsg) Atypische Neuroleptika in der Jugendpsychiatrie. Schattauer, Stuttgart New York

Müller-Küppers M (1988) Kinderpsychotherapie. In: Kisker KP, Lauter H, Meyer JE et al. (Hrsg) Psychiatrie der Gegenwart, Bd 7. Springer, Berlin Heidelberg New York, S 429–454

Naber D, Müller-Spahn F (1999) Leponex. Pharmakologie und Klinik eines atypischen Neuroleptikums. Springer, Berlin Heidelberg New York

Niebergall G (1996) Gesprächszentrierte Psychotherapieformen. In: Remschmidt H (Hrsg) Psychotherapie im Kindes- und Jugendalter. Thieme, Stuttgart

Nissen G (1984) Antidepressiva. In: Nissen G, Eggers C, Martinius J (Hrsg) Kinder- und jugendpsychiatrische Pharmakotherapie in Klinik und Praxis. Springer, Berlin Heidelberg New York

Nurcombe B (1989) Goal-directed treatment planning and the principles of brief hospitalization. J Am Acad Child Adolesc Psychiatry 28:26–30

Piaget J (1975) Der Aufbau der Wirklichkeit beim Kinde. Gesammelte Werke, Bd 2, Studienausgabe. Klett, Stuttgart

Place M, Framrose R, Willson C (1985) The difficult adolescents who are referred to a psychiatric unit. II: Clinical features and response to treatment. J Adolesc 8:307–320

Polizos R, Engelhardt DM (1978) Dyskinetic phenomena in children treated with psychotropic medications. Psychopharmacol Bull 14:65–66

Potenza MN, Holmes JP, Kanes SJ, Mcdougle CJ (1999) Olanzapine treatment of children, adolescents, and adults with pervasive developmental disorders: an open-label pilot study. J Clin Psychopharmacol 19:37–44

Rapoport J, Inoff-Germain G (2000) Practitioner Review: threatment of obsessive-compulsive disorder in children and adolescents. J Child Psychol Psychiatry 41:419–431

Ratzoni G, Gothelf D, Brand-Gothelf A et al. (2002) Weight gain associated with olanzapine and risperidone in adolescent patients: A comparative prospective study. J Am Acad Child Adolesc Psychiatry 41:337–343

Remschmidt H, Schmidt MH (1988) Alternative Behandlungsformen in der Kinder- und Jugendpsychiatrie: Stationäre Behandlung, tagesklinische Behandlung und Home-treatment im Vergleich. Enke, Stuttgart

Remschmidt H, Schmidt MH, Mattejat F et al. (1989) Therapieevaluation in der Kinder- und Jugendpsychiatrie: Stationäre Behandlung, tagesklinische Behandlung und Home Treatment im Vergleich. Z Kinder Jugendpsychiatr 17:124–134

Renard L (1998) Psychoanalytische Behandlungsmöglichkeiten in der Kinder- und Jugendpsychiatrie in Frankreich. Prax Kinderpsychol Kinderpsychiatr 46:278–287

Riddle MA, Hardin MT, Cho SC et al. (1988) Desipramine treatment of boys with attention-deficit hyperactivity disorder and tics: preliminary clinical experience. J Am Child Adolesc Psychiatry 27:811–814

Ritvo ER, Freeman BJ, Geller E, Yuwiler A (1983) Effects of fenfluramine on 14 outpatients with the syndrome of autism. J Am Acad Child Psychiatry 22:549–558

Robin AL, Siegel RPd, Moye AW et al. (1999) A Controlled comparison of family versus individual therapy for adolescents with anorexia nervosa. J Am Acad Child Adolesc Psychiatry 38:1482–1489

Rogers CR (1951, [13]1999) Die klientenzentrierte Gesprächspsychotherapie. Fischer, Frankfurt

Rojahn J, Weber G (1996) Geistige Behinderung. In: Margraf J (Hrsg) Lehrbuch der Verhaltenstherapie, Bd 2. Springer, Berlin Heidelberg New York

Röpcke B, Eggers C (1993) Betreuung von Familien mit einem schizophrenen Jugendlichen. (Vortrag gehalten auf der 23. Wissenschaftlichen Tagung der Deutschen Gesellschaft für Kinder- und Jugendpsychiatrie, Köln)

Röpcke B (1996) Familienbetreuung und Psychoedukation zur Rezidivprophylaxe bei schizophrenen Jugendlichen. Psychiatr Prax 23:74–78

Rutter M, Hersov L (eds) (1985) Child and adolescent psychiatry. Modern approaches. Blackwell, Oxford

Sanders MR (1998) Verhaltenstherapeutische Familientherapie: eine »Public-Health« Perspektive. In: Halweg K, Baucom DH, Bastine R, Markman HJ (Hrsg) Prävention von Trennung und Scheidung – internationale Ansätze zur Prädiktion und Prävention von Beziehungsstörungen. Kohlhammer, Stuttgart, S 273–288

Sanders MR (1999) The Triple-P – positive parenting program: towards an empirically validated multi-level parenting and familiy support strategy for the prevention and treatment of child behavior and emotional problems. Child Fam Psychol Rev 2:71–90

Sänger A (1976) Die nicht deutende Spieltherapie. In: Biermann G (Hrsg) Handbuch der Kinderpsychotherapie. Reinhardt, München

Scharff DE, Scharff JS (1987) Object relations family therapy. Aronson, Northvale/NJ

Schepker R, Eggers C (1988) Langzeittherapie in der Kinder- und Jugendpsychiatrie. In: Stephan U (Hrsg) Langzeittherapie in der Pädiatrie. Hippokrates, Stuttgart

Schepker R, Wirtz M, Jahn K (2000) Verlaufsprädiktoren mittelfristiger Behandlungen in der stationären Kinder- und Jugendpsychiatrie. Prax Kinderpsychol Kinderpsychiatr 49:656–676

Scheurer-Englisch H (1995) Die Bindungsdynamik im Familiensystem: Impulse der Bindungstheorie für die familientherapeutische Praxis. In: Spangler G, Zimmermann P (Hrsg) Die Bindungstheorie. Grundlagen, Forschung, Anwendung. Klett-Cotta, Stuttgart

Selvini-Palazzoli M, Boscolo L, Cecchin G, Prata G (1980) Hypothetisieren – Zirkularität – Neutralität: drei Richtlinien für den Leiter der Sitzung. Familiendynamik 6:123–139

Shapiro T, Esman A (1992) Psychoanalysis and child and adolescent psychiatry. J Am Acad Child Adolesc Psychiatry 31:6–13

Shirk SR, Russel RL (1992) A reevaluation of estimates of child therapy effectiveness. J Am Acad Child Adolesc Psychiatry 31:703–709

Silva RR, Munoz DM, Alpert M (1996) Carbamazepine use in children and adolescents with features of attention deficit hyperactivity disorder: a meta analysis. J Am Acad Child Adolesc Psychiatry 35:352–358

Simon FB (1985) Die Grundlagen der systemischen Familientherapie. Nervenarzt 56:455–464

Spiegel J, Severino SK, Morrison NK (2000) The role of attachment functions in psychotherapy. J Psychother Pract Res 9:25–32

Staabs G von (1992) Szeno-Test, 8. Aufl. Hogrefe, Göttingen

Stark FM, Buchkremer (1992) Das Fünfminuteninterview – Eine Kurzfassung zur Erfassung des Expressed Emotion Status. Nervenarzt 63:42–45

Steinhausen HC, Aster M von (Hrsg) (1993) Handbuch der Verhaltenstherapie und Verhaltensmedizin bei Kindern und Jugendlichen. Beltz, Weinheim

Stern D (1992) Die Lebenserfahrung des Säuglings. Klett-Cotta, Stuttgart

Stern NB (1999) Motherhood: the emotional awakening. J Pediatr Health Care 13:8–12

Stiehl-Werschak JP, Pfundt C (1991) Was wirkt in der Therapie? Syst Fam 4:211–222

Swanson J, Wigal S, Greenhill L et al. (1998) Analog classroom assessment of adderall in children with ADHD. J Am Acad Child Adolesc Psychiatry 37:1

Target M, Fonagy P (1992) Raters' Manual for the Hampstead Child Adaptation Measure (HCAM)

Toren P, Laor N, Weizman A (1998) Use of atypical neuroleptics in child and adolescent psychiatry. J Clin Psychiatry 59:644–656

Tosyali MC, Greenhill LL (1998) Child and adolescent psychopharmacology. Pediatr Clin North Am 45:1021–1035

Tuschen B, Fiegenbaum W (1996) Kognitive Verfahren. In: Margraf J (Hrsg) Lehrbuch der Verhaltenstherapie, Bd 1. Springer, Berlin Heidelberg New York

Unnewehr S, Schneider S, Margraf J (Hrsg) (1995) Kinder-DIPS. Diagnostisches Interview bei psychischen Störungen im Kindes- und Jugendalter. Springer, Berlin Heidelberg New York

Vaughn CE, Leff JP (1976) The influence of family and social factors on the course of psychiatric illness: A comparison of schizophrenic and depressed neurotic patients. Br J Psychiatry 129:125–137

Verglas G, Banks SR, Guyer KE (1988) Clinical effects of fenfluramine on children with autism: a review of the research. J Autism Dev Disord 18:297–308

Viinamäki H, Kuikka J, Tiihonen J et al. (1998) Change in monoamine transporter density related to clinical recovery: a case-control study. N J Psychiatry 52:39–44

Vitiello B, Jensen PS (1995) Developing clinical trials in children and adolescents. Psychopharmacol Bull 31:75–81

Vitiello B, Jensen PS (1997) Medication development and testing in children and adolescents. Arch Gen Psychiatry 54:871–876

Weiß H (1997) Bedeutung als Erfahrung der Nähe. Anthropologica 3:34–46

Weisz JR, Weiss B, Alicke MD, Klotz ML (1987) Effectiveness of psychotherapy with children and adolescents: A metaanalysis for clinicians. J Consult Clin Psychol 55:542–549

Wiedemann G, Buchkremer G (1996) Familientherapie und Angehörigenarbeit bei verschiedenen psychiatrischen Erkrankungen. Nervenarzt 67:524–544

Wiener N (1948) Cybernetics. Wiley, New York

Winnicott DW (1973) Die therapeutische Arbeit mit Kindern. Kindler, München

Winnicott DW (1976) Von der Kinderheilkunde zur Psychoanalyse. Kindler, München

Winnicott DW (1978) Familie und individuelle Entwicklung. Kindler, München

Wirsching M (1990) Familientherapie – Neuere Entwicklungen und Ausblick. Z Psychosom Med 36:127–130

Wittchen HU, Wunderlich U, Gruschwitz S, Zaudig M (1997) Strukturiertes Klinisches Interview für DSM-IV. Hogrefe, Göttingen

Woggon B (1987) Dosierung von Neuroleptika. In: Pichot P, Möller HJ (Hrsg) Tropon Symposium, Bd 2. Springer, Berlin Heidelberg New York, S 81–91

Wynne L (1988) Zum Stand der Forschung in der Familientherapie: Probleme und Trends. Syst Fam 1:4–22

Wynne IC (1991) Systems consultation for psychosis: a biopsychosocial integration of systemic and psychoeducational approaches. In: Eggers C (ed) Schizophrenia and youth. Etiology and therapeutic consequences. Springer, Berlin Heidelberg New York

Wynne LC, Singer MT (1963) Thought disorder and family relations of schizophrenics. I: A research strategy. Arch Gen Psychiatry 9:191–198

Zimet SG, Farley GK (1985) Day treatment of children in the United States. J Am Acad Child Adolesc Psychiatry 24:732–738

Sozialpsychiatrie

J. M. Fegert

Schlagwort Vernetzung: Erst wenn man weiß, was jemand kann und wo seine fachlichen Grenzen liegen, und man dies in Übereinstimmung mit eigenen Erwartungen und Vorerfahrungen gebracht hat, ist im konkreten Fall eine Kooperation ohne Missverständnisse möglich.

7.1 Zur Lage der Sozialpsychiatrie

Mit dem Bericht über die Lage der Psychiatrie (Bundesdrucksache 7 4200/1975) wurde in der Bundesrepublik Deutschland im Anschluss an die heftige Diskussion der 60er- und 70er-Jahre über Anstaltspsychiatrie und Labeling bzw. Ausgrenzung Bilanz gezogen. Deutlich wurde, dass in der Erwachsenenpsychiatrie große Anstaltsstrukturen zum Teil aufgelöst werden mussten. Liegezeiten sollten sich verkürzen. Gemeindenahe sozialpsychiatrische Strukturen sollten etabliert werden. In Konkurrenz zu den großen psychiatrischen Einrichtungen trat die sog. »Abteilungspsychiatrie«, d. h. die gemeindenahe Versorgung psychisch Kranker in Fachabteilungen des allgemeinen Krankenhauses.

Für die Kinder- und Jugendpsychiatrie wurden vielerorts massive Versorgungsmängel konstatiert, sodass gleichzeitig mit der Rückentwicklung der großen erwachsenenpsychiatrischen Einrichtungen die Ausdifferenzierung und Spezialisierung und damit auch der Aufbau eines regionalisierten kinder- und jugendpsychiatrischen Versorgungsnetzes begann. Neben sozialpsychiatrischen Diensten wurden mancherorts vor allem in Großstädten spezifische jugendpsychiatrische Dienste im öffentlichen Gesundheitsdienst eingerichtet. Diese Dienste haben keine primär kurativen Aufgaben, d. h. Medikamentenverschreibungen und Krankenbehandlung ist ihnen in der Regel nicht möglich, sie erfüllen aber wichtige Aufgaben in der Beratung und Koordination von Hilfen.

Die kinder- und jugendpsychiatrische Versorgung ist a priori eine soziale und kurative Aufgabenstellung. Insofern ist die Bezeichnung »soziale Kinder- und Jugendpsychiatrie« oder »Sozialpsychiatrie« in der Kinder- und Jugendpsychiatrie ein Pleonasmus. Häufig werden biologische Psychiatrie und Sozialpsychiatrie als Antipoden psychiatrischen Handelns angesehen, wobei unter dem biologischen Ansatz dann verkürzt häufig Pharmakopsychiatrie gemeint ist, während unter »Sozialpsychiatrie« häufig der nichtklinische Teil der »Nachsorge« der Patienten verstanden wird.

! Soziale Kinder- und Jugendpsychiatrie wird hier verstanden als eine fachlich medizinische Leistung, eingebettet in ein Versorgungsnetz und koordiniert mit Leistungen der Jugendhilfe, der Sozialhilfe, schulischer Förderung, Selbsthilfe etc.

Bei der Organisation sozialpsychiatrischer Versorgungsnetze für das Kindes- und Jugendalter kommt Einrichtungen der Kinder- und Jugendpsychiatrie eine große Bedeutung bei der Etablierung einer Versorgungskette und dem Erhalt von vernetzten Strukturen zu. Da sowohl Klinikärzte wie auch niedergelassene Kinder- und Jugendpsychiater nur in Kooperation mit Institutionen wie Schule und Einrichtungen der Jugendhilfe ihre Patienten effektiv fördern und unterstützen können, muss es zunehmend Ziel bei der Facharztausbildung sein, neben den notwendigen klinischen, diagnostischen und therapeutischen Wissensgrundlagen auch das Wissen um die sozialen Förder- und Vernetzungsmöglichkeiten zu vermitteln (◘ Abb. 7.1).

Derzeit fehlt es in Deutschland noch weitgehend an evaluierten kinder- und jugendpsychiatrisch-sozialpsychiatrischen Programmen. Ähnlich wie im Bereich der Therapie ist auch im Feld der sozialen Koordination und sozialer Unterstützung ein großer Forschungsbedarf festzustellen.

7.2 Sozialpsychiatrisches Handeln in der Kinder- und Jugendpsychiatrie und -psychotherapie

7.2.1 Klinische Versorgung und Institutsambulanzen

Eine regionale kinder- und jugendpsychiatrische Versorgungskette schließt eine stationäre Behandlungseinheit mit regionalem Versorgungsauftrag eventuell mit spezifischen Kriseninterventions- und anderen Behandlungsmodulen ein. Hinzu kommen sollte eine tagesklinische Behandlungsmöglichkeit und die Versorgung durch eine Institutsambulanz nach § 118 SGB V. Diese Institutsambulanzen an psychiatrischen Krankenhäusern werden vom Zulassungsausschuss zu ambulanten psychiatrischen und psychotherapeutischen Behandlungen ermächtigt. Auch Fachabteilungen in Allgemeinkrankenhäusern können vom Zulassungsausschuss neuerdings in der Regel mit der Einschränkung auf bestimmte Indikationen zu ambulanten Behandlungen zugelassen werden. Diese Zulassung nach § 118 Abs. 2 ist allerdings nur so lange zu gewähren, wie eine ausreichende ambulante psychiatrische und psychotherapeutische Behandlung ohne die besonderen Untersuchungs- und Behandlungsmethoden des Krankenhauses nicht gewährleistet ist.

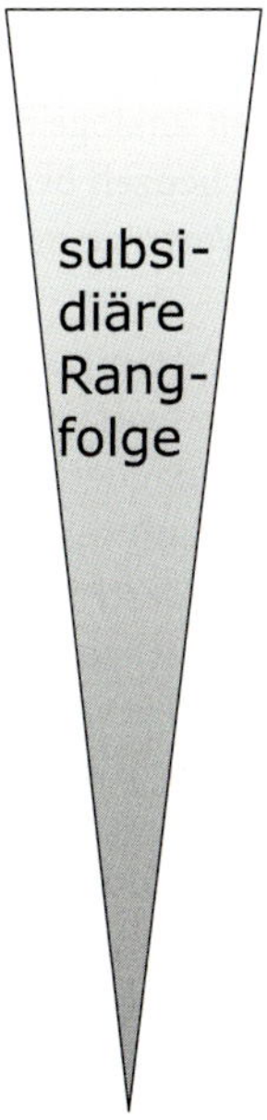

Art der Maßnahme	Gesetzliche Grundlage	Leistungsträger
Eigenleistungen der Familie, Selbsthilfegruppen		Eigene Ressourcen
Spezielle Beschulung	Ländergesetze	Kultusbehörde
ärztl. Behandlungen -ambulant -teilstationär -stationär und Behandlungen durch Heilhilfsberufe -Logopädie -Krankengymnastik -Ergotherapie	SGB V RehaAnglG	gesetzl. Krankenversicherung bis zu gewissen Leistungsgrenzen
Versorgung mit orthopädischen und anderen Hilfsmitteln		
Hilfen zur Pflege	SGB XI	(Pflegeversicherung)
Frühförderung	BSHG/KJHG=SGBVIII/ SGB IX	Sozialamt oder Jugendamt
Hilfen zur Erziehung	KJHG= SGB VIII	Jugendamt
Eingliederungshilfe für seelisch behinderte Kinder	SGB VIII	
Eingliederungshilfe für körperlich und geistig behinderte Kinder vorrangig KJHG	BSHG } SGB IX	Sozialamt

Abb. 7.1. **Klassifikation von Hilfen im Sinne der Vorrangigkeit der Kostenträger.** (Mod. nach Schlack 2000 und Fegert 1994)

Zur Eingrenzung der Klientel gibt § 118 Abs. 2 Auskunft:

> Die Behandlung durch psychiatrische Institutsambulanzen ist auf diejenigen Versicherten auszurichten, die wegen der Art, Schwere oder Dauer ihrer Krankheit oder wegen zu großer Entfernung zu geeigneten Ärzten auf die Behandlung durch diese Institutsambulanzen angewiesen sind. Der Krankenhausträger stellt sicher, dass die für die ambulante psychiatrische und psychotherapeutische Behandlung erforderlichen Ärzte und nichtärztlichen Fachkräfte sowie die notwendigen Einrichtungen bei Bedarf zur Verfügung stehen.

Dies bedeutet, dass das Team der Institutsambulanz in der Regel ein multiprofessionelles Team mindestens aus Ärzten, Psychologen, Sozialarbeitern, meist aber auch aus Ergotherapeuten, Krankengymnasten etc. darstellt, in dem eine komplexe Behandlungs- und Betreuungsleistung erbracht wird für Patienten, die in der Regel in einer üblichen Praxis wegen des besonders hohen psychosozialen Aufwands nicht hinreichend versorgt werden können.

! Eine besondere Qualifikation in der kinder- und jugendpsychiatrischen Institutsambulanz liegt in der Vernetzung medizinischer und psychosozialer Interventionen durch die Arbeit in einem multiprofessionellen Team.

Doch auch bei den stationären oder teilstationären Hilfen sind solche Vernetzungen möglich, z. B. in einem psychosozialen Zentrum in einem sozialen Problembrennpunkt.

In Rostock enthält ein solches Zentrum beispielsweise neben einer kinder- und jugendpsychiatrischen Tagesklinik zwei vom selben Träger organisierte Wohngruppen der Jugendhilfe für Jugendliche, die aufgrund ihrer seelischen Behinderung besonderer Behandlung und sozialpädagogischer Unterstützung bedürfen. Darüber hinaus sind mehrere Beratungsstellen, Selbsthilfegruppen und ein Projekt für barrierefreies Wohnen für junge Menschen mit Behinderung in diesem stadtteilnahen Projekt angesiedelt. Fest institutionalisiert ist die Kooperation mit Erziehungsberatungsstellen und dem schulpsychologischen Dienst.

! Kinder- und Jugendpsychiatern, die im Kontext einer Klinik arbeiten, kommt zunehmend die Aufgabe zu, Vernetzungsstrukturen zu etablieren, die kostensparend Ressourcen bündeln und den Koordinationsaufwand nicht auf dem Rücken der Betroffenen regeln.

7.2.2 Praxen

Die zentrale Institution der sozialpsychiatrischen Versorgung in der Kinder- und Jugendpsychiatrie stellt überall da, wo sie vorhanden ist, die kinder- und jugendpsychiatrische und psychotherapeutische Praxis dar. In manchen Bundesländern konnten Praxen durch den Abschluss der Sozialpsychiatrievereinbarung mit den Privat- und Ersatzkassen ihr Angebot in diese Richtung erheblich ausweiten, sodass sie sich zu kleinen psychosozialen Zentren der niederschwelligen gemeindenahen Versorgung entwickeln konnten. Allerdings sind die Kinder- und Jugendpsychiater und -psychotherapeuten, die in einer Praxis arbeiten, auch am stärksten und direktesten den ökonomischen Zwängen ausgesetzt, sodass mit der Forderung nach Vernetzung von Hilfen auch immer gleichzeitig die Forderung nach einer adäquaten Bezahlung der Zuarbeit, z. B. bei der Hilfeplanung, gestellt werden muss.

Jeder redet heute gerne von Vernetzung und interdisziplinärem Arbeiten. Selten wird aber gesehen, dass hierfür Kooperationsstrukturen und auch eine ökonomische Ausstattung notwendig sind. Die zunehmende Budgetierung auch im staatlichen Bereich wird aber vermutlich dazu führen, dass auch Stellen, die bisher von der allgemeinen Verfügbarkeit von Ressourcen – wenn nur guter Wille vorhanden ist – ausgegangen sind, sich mehr und mehr daran gewöhnen, jeden einzelnen Arbeitsschritt als Dienstleistung, welche auch mit Kosten verbunden ist, zu sehen. Diese Entwicklung ist sicher nicht nur positiv, da nicht alle Dienstleistungen in der psychosozialen Versorgung von Kindern und Jugendlichen als klare Leistungen einheitlich definiert und von Zusammenhangsarbeiten abgegrenzt werden können. Diese sozioökonomischen Metaphern, die in diesem Bereich von einem Markt reden und die Nutzer des Systems als Kunden bezeichnen, lassen außer Acht, dass es in diesem Markt häufig wenig Konkurrenz und auch keine gut informierten oder gar an Nachfrage interessierten Kunden gibt.

! Oft ist es die zentrale Aufgabe des Kinder- und Jugendpsychiaters, erst eine »Nachfrage« bei anderen Hilfesystemen zu wecken, d. h., Eltern zu motivieren, z. B. mit dem Jugendamt Kontakt aufzunehmen.

Struktur und Arbeitsweise einer kinder- und jugendpsychiatrischen Praxis mit Sozialpsychiatrievereinbarung hat Roosen-Runge (2000) ausführlich dargestellt. Zentral ist für ihn die Tatsache, dass aus der Trias der somatischen, psychischen und sozialen Diagnostik eine therapeutische Trias mit integrativen Therapieformen folgt.

Die Sozialpsychiatrievereinbarung wurde 1994 mit der kassenärztlichen Bundesvereinigung abgeschlossen. Im Gegensatz zu rein psychiatrisch oder psychotherapeutisch arbeitenden Praxen haben diese sozialpsychiatrischen kinder- und jugendpsychiatrischen Praxen ein anderes Leistungsspektrum, was sich vor allem durch die obligate Kooperation mit nichtärztlichen Bezugspersonen, Helfern, Therapeuten, Lehrern, Ämtern etc. auszeichnet (vgl. Schydlo 1993). Zunächst wurde die Sozialpsychiatrievereinbarung nur zwischen der KBV und dem VDAK geschlossen, das bedeutet, sie hat nur Gültigkeit für die Ersatzkassenversicherten aller Bundesländer. In manchen Bundesländern, allen voran in Bayern, haben in der Zwischenzeit auch die Primärkassen analoge Sozialpsychiatrievereinbarungen in der Zwischenzeit beschlossen, sodass mittlerweile vielerorts auch Verträge mit den Primärkassen bestehen.

Ein an der sozialpsychiatrischen Versorgung teilnehmender Arzt muss nach der Sozialpsychiatrieverordnung in seinem Praxisteam Diplomheilpädagogen und Diplomsozialpädagogen oder Mitarbeiter mit vergleichbaren Qualifikationen im Umfang von mindestens 1,5 Stellen verbindlich beschäftigen. Diesen Mitarbeitern muss er zwei separate Arbeitsräume zur Verfügung stellen. Zusätzlich muss die Zusammenarbeit mit den Berufsgruppen der Diplompsychologen, Sprachtherapeuten, Ergotherapeuten und Physiotherapeuten gewährleistet sein. Neben der Diagnostik wird insbesondere auch die Kooperation mit den anderen Berufsgruppen wie auch die Erstellung eines Behandlungsplans in der Sozialpsychiatrievereinbarung geregelt (vgl. Moik 1995).

Leistungsbereiche und Tätigkeitsfelder, die von einem Kinder- und Jugendpsychiater im Rahmen der Sozialpsychiatrievereinbarung sicherzustellen sind (Anlage zur Vereinbarung über besondere Maßnahmen zur Verbesserung der sozialpsychiatrischen Versorgung von Kindern und Jugendlichen im Ersatzkassenbereich, § 3 Abs. 1):

I. Diagnostik

1. Neuropsychiatrische Diagnostik unter Einbeziehung aller klinisch relevanten somatischen Befunde
2. Umfassende Diagnostik der Entwicklung und des Sozialverhaltens, einschließlich der Verhaltensbeobachtung im sozialen Umfeld
3. Interaktions- und Beziehungsdiagnostik einschließlich biographischer Anamnese und Beobachtung des Patienten im Kontakt mit seinen Bezugspersonen und seiner Umwelt
4. Spezifische Testdiagnostik unter besonderer Berücksichtigung der jeweiligen Entwicklungsstörung, Erkrankung oder Behinderung

II. Therapie

1. Erstellen von individuellen Therapieplänen unter Einbeziehung der jeweils erforderlichen ärztlichen und nichtärztlichen Maßnahmen
2. Koordination und verantwortliche Begleitung des therapeutischen Prozesses
3. Beratung der Bezugspersonen, ggf. mit Anleitung zur Verhaltensänderung

▼

4. Sozialberatung des Patienten und seiner Bezugspersonen
5. Intervention bei psychosozialen Krisen, einschließlich der erforderlichen Kontaktnahmen z. B. zu Behörden und Schulen
6. Heilpädagogische und soziotherapeutische Maßnahmen
7. Psychotherapeutische Maßnahmen
8. Entwicklungstherapeutische Maßnahmen (z. B. Ergotherapie, Logopädie)

7.2.3 Sozialpädiatrische Zentren

Sozialpädiatrische Zentren (§ 119 SGB V) werden zunehmend häufig im Überschneidungsbereich zwischen Kinder- und Jugendpsychiatrie und Pädiatrie und nicht nur bei der Versorgung von Kindern mit psychosozialen Folgen bei chronischen körperlichen Erkrankungen tätig. An vielen sozialpädiatrischen Zentren sind in der Zwischenzeit Kinder- und Jugendpsychiater beschäftigt. Manche werden auch von Kinder- und Jugendpsychiatern geleitet.

Den Auftrag sozialpädiatrischer Zentren beschreibt § 119 Abs. 2:

> Die Behandlung durch sozialpädiatrische Zentren ist auf diejenigen Kinder auszurichten, die wegen der Art, Schwere und Dauer ihrer Krankheit oder einer drohenden Krankheit nicht von geeigneten Ärzten oder in geeigneten Frühförderstellen behandelt werden können. Die Zentren sollen mit den Ärzten und den Frühförderstellen eng zusammenarbeiten.

Gerade weil die großen Fortschritte in der pädiatrischen Versorgung dazu geführt haben, dass immer kürzere Liegezeiten in den Krankenhäusern notwendig sind, hat dies in letzter Zeit zu einer verstärkten Beachtung der psychosozial belasteten Kinder geführt, weil bei diesen häufig intensive koordinierte Behandlungsmaßnahmen notwendig sind. Insofern kommt es unweigerlich zu einer gewissen Überschneidung in der Tätigkeit von sozial engagierten Pädiatern und Kinder- und Jugendpsychiatern, was mancherorts sehr konstruktiv und kooperativ genutzt wird, anderenorts auch zu einer vehementen Konkurrenz führt. Wichtig ist dabei festzuhalten, dass Sozialpädiatrie im Sinne des § 119 eben nicht allein eine kinderärztlich geleitete Behandlungsform bezeichnet, sondern dass auch spezifische Formen der Kinder- und Jugendmedizin, wenn sie unter die Definition des § 119 fallen, als sozialpädiatrische Leistungen anerkannt werden können. So sind in den letzten Jahren auch schon Ermächtigungen durch die Zulassungsausschüsse an allein kinder- und jugendpsychiatrisch geleitete sozialpädiatrische Zentren erteilt worden. In Bezug auf die psychosoziale Koordination der Hilfen und die gesetzlichen Rahmenbedingungen ergeben sich aber weitgehende Überschneidungen (vgl. Fegert 2000; Schlack 2000).

7.2.4 Kinder- und Jugendpsychiater im öffentlichen Gesundheitsdienst

Die Zahl der Kinder- und Jugendpsychiater im öffentlichen Gesundheitsdienst stagniert seit der Mitte der 90er-Jahre. Dennoch stellt diese Gruppe vor allem in Großstädten ein wichtiges Element in der Leistungskette dar. Sie haben häufig Koordinierungsaufgaben, spielen aber auch eine maßgebliche Rolle im hoheitlichen Bereich, z. B. wenn es um Einweisungen oder Unterbringungen geht. Vielerorts werden differenzierte diagnostische Leistungen und insbesondere die Mitwirkungen an Hilfeplanungsprozessen angeboten. Bislang haben nur wenige Ärzte für Kinder- und Jugendpsychiatrie im öffentlichen Gesundheitsdienst auch die spezifische Weiterqualifikation im Rahmen des ÖGD erworben, um als Amtsärzte etc. tätig zu werden.

! Es wäre wünschenswert, dass mehr Kinder- und Jugendpsychiater hier auch in hierarchisch höher stehende Position streben, um allgemein lokalpolitisch einen stärkeren Einfluss auf die Versorgungsstrukturen zum Wohle von Kindern und Jugendlichen nehmen zu können.

Zwar hat der Gesetzgeber des Kinder- und Jugendhilfegesetzes, indem er nur einen erfahrenen Arzt bei der Mitwirkung bei der Hilfeplanung (§ 36 Abs. 3 SGB VIII) fordert, auf das Amtsarztgebot des BSHG verzichtet, doch bleibt die Mitwirkung des Amtsarztes bei der Hilfeplanung und Hilfegewährung nach § 39 BSHG weiterhin unerlässlich. Insofern ist es wichtig, dass auch in den Gesundheitsämtern kinder- und jugendpsychiatrische Kompetenz vor allem zur Realisierung geeigneter Hilfen bei behinderten Kindern und Jugendlichen vorhanden ist.

Manche kinder- und jugendpsychiatrischen Dienste in Großstädten verfügen auch über therapeutische Kompetenzen und Ressourcen, die aufgrund der Pauschalfinanzierung durch das Amt ebenso Klienten zugute kommen können, die durch die Inanspruchnahme anderer Sozialleistungssysteme mittelfristig gefährdet würden. Dies betrifft insbesondere ausländische Kinder mit ungeklärtem Aufenthaltsstatus, die durch die Inanspruchnahme der auch ihnen zustehenden Hilfen in Deutschland dann mit Eintritt der Volljährigkeit aus diesem Grund abgeschoben werden können. Häufig sind deshalb gerade die kinder- und jugendpsychiatrischen und psychotherapeutischen Kollegen im öffentlichen Gesundheitsdienst am besten mit den vielen Fallstrecken des Ausländerrechts vertraut und haben auch Kontakte zu lokalen Hilfsorganisationen etc.

7.2.5 Hausärzte und Kinderärzte

Zentrale Aufgaben in der Ersterkennung von psychischen Problemen haben Schulärzte (häufig Pädiater), niedergelassene Kinderärzte und Hausärzte (vgl. Garralda 2002). Im Sinne einer sozialen Kinder- und Jugendpsychiatrie ist es deshalb wichtig, guten Kontakt zu diesen Akteuren im Bereich der primären Versorgung zu halten und diese effektiv über die spezifischen Angebote zu informieren. Kinder- und Jugendpsychiater sollten verstärkt bei der Ausbildung von Hausärzten in psychosomatischer Grundversorgung mitwirken. Eine wichtige Aufgabe besteht auch in der Liaison Kinder- und Jugendpsychiatrie in Kinderkliniken, da gerade bei schweren chronischen Erkrankungen häufig multiple psychosoziale Probleme zu klären und zu bewältigen sind.

7.2.6 Kinder- und Jugendpsychotherapeuten

Durch das Psychotherapeutengesetz ist nun auch die Tätigkeit und Ausbildung der Kinder- und Jugendpsychotherapeuten als wichtiges niedergelassenes Versorgungsglied einer koordinierten Versorgungskette neu geregelt worden. Häufig haben sich Netze solcher Therapeuten um kinder- und jugendpsychiatrische Praxen oder Ambulanzen entwickelt. Im Sinne einer effektiven sozialpsychiatrischen Versorgung sind solche Strukturentwicklungen, die auch dem kollegialen Austausch und der Qualitätssicherung dienen können, unbedingt zu fördern.

7.3 Vernetzung

Vernetzung wird zwar in den letzten Jahren zunehmend in allen Bereichen der psychosozialen Versorgung gefordert, häufig gibt es aber wenige Modelle, die interdisziplinäre Vernetzungsstrukturen auch tatsächlich unterstützen und aufrecht erhalten. Generell ist die strukturelle Vernetzungsarbeit von der Kooperation im Einzelfall zu unterscheiden.

7.3.1 Strukturelle Vernetzung

Alle relevanten Akteure aus den unterschiedlichen Professionen sollten zunächst »in Friedenszeiten«, d. h. nicht primär auf einen Einzelfall bezogen, in einem regional umschriebenen Kontext zusammenkommen. Das erste Ziel muss die Beschreibung der Versorgungsstruktur mit allen vorhandenen Ressourcen aber auch mit den Defiziten sein. Diese Arbeit kann z. B. unter Unterstützung durch einen Psychiatriekoordinator im Rahmen einer spezifischen psychosozialen Arbeitsgemeinschaft für Kinder und Jugendliche erfolgen. Solche spezifischen psychosozialen Arbeitsgemeinschaften (PSAG) für Kinder und Jugendliche haben sich mancherorts aus den allgemeinen psychosozialen Arbeitsgemeinschaften abgespalten, da es sich erst in einem solchen spezialisierten Kontext lohnt, auch die Schule, die Erziehungsberatung und den gesamten Bereich der Jugendhilfe an den Beratungen zu beteiligen.

Neben der Beschreibung der Strukturen sollten die einzelnen Beteiligten ihre Vorgehensweisen, den rechtlichen Rahmen ihres Handelns, die eigenen Kompetenzen und die Risiken und Nebenwirkungen des eigenen Handelns darstellen. Bestehen Spannungen im Versorgungsnetz oder Konflikte, ist es gelegentlich notwendig, dass solche Runden moderiert werden, teilweise ist sogar eine beratende Intervention erforderlich (vgl. Fegert 2001).

! Für alle Beteiligten muss sichergestellt werden, dass Vernetzung auch zum Arbeitsauftrag gehört. Basiert Vernetzung nur auf dem persönlichen Engagement Einzelner in ihrer Freizeit, steht sie auf tönernen Füßen.

In den jeweiligen Stellenbeschreibungen müssen Arbeitskontingente für interdisziplinäre Zusammenarbeit klar ausgewiesen werden und damit auch wirklich als Arbeit anerkannt werden. Erhält z. B. ein niedergelassener Kinder- und Jugendpsychiater keine Abrechnungsgrundlage für seine Vernetzungsarbeit, dann kann er auch nur eingeschränkt bei solcher Vernetzungsarbeit zur Verfügung stehen. Auf solche Restriktionen muss Rücksicht genommen werden, z. B. bei der Terminvereinbarung oder bei der Wahl des Ortes für eine Zusammenkunft. Maucher (1992) hat in Bezug auf die Kinderschutzarbeit die Chancen einer fallbezogenen, aber generell organisierten Interaktion zwischen einzelnen Arbeitsfeldern dargestellt.

! Grundsätzlich erscheint es wichtig, dass sich sozialpsychiatrisch engagierte Kinder- und Jugendpsychiater auch in Planungsgremien, z. B. in kommunalen oder Landesjugendhilfeausschüssen, einbringen und in spezifischen Landesarbeitsgemeinschaften zu bestimmten Fragen, wie z. B. Sucht und Drogen, aus fachlicher Perspektive Stellung nehmen.

7.3.2 Vernetzung im Einzelfall – Case-Management

Die oben aufgeführten generellen Vernetzungsansätze dienen der besseren Gewährleistung von Hilfen im Einzelfall.

! In jedem Einzelfall ist es zunächst außerordentlich wichtig, sich Klarheit darüber zu verschaffen, wer welche Verantwortung hat und wer die Federführung für den Gesamtplanungsprozess hat.

Handelt es sich um Krankenbehandlung, um übende Behandlung durch Heilhilfsberufe oder um eine Rehabilitationsmaßnahme, hat der Kinder- und Jugendpsychiater und -psychotherapeut die Federführung und kann einfach durch Verordnung bestimmte Maßnahmen im Rahmen der von den Kostenträgern akzeptierten Grenzen umsetzen. Im Bereich der Jugendhilfe hat das Jugendamt die Federführung bei der Hilfeplanung nach § 36 SGB VIII. Bei den Ansprüchen auf Eingliederungshilfe hat der Kinder- und Jugendpsychiater zunächst das diagnostische Feststellungsmonopol, ob eine anspruchsbegründende Tatsache in Form einer psychischen Störung vorliegt, und es ist dann in einem zweiten Schritt unter Federführung der Jugendhilfe die Frage zu klären, in welchem Umfang diese psychische Störung zu einer Beeinträchtigung bei der Teilhabe am gesellschaftlichen Leben führt und welche Hilfen oder Maßnahmen geeignet wären, im Einzelfall zu einer Verbesserung beizutragen. Warnke et al. (2001) beschreiben die Feststellung des erzieherischen Bedarfs aus kinder- und jugendpsychiatrischer Sicht, d. h. die Mitwirkung des Kinder- und Jugendpsychiaters bei der Hilfeplanung auf der Basis einer fundierten multiaxialen Diagnostik.

Das bayerische Landesjugendamt hat erstmalig in Deutschland nun sog. »sozialpädagogische Diagnosetabellen« zur Erfassung des erzieherischen Bedarfs vorgelegt (Bayerisches Landesjugendamt 2001). Während für solche Zwecke bislang nur im angloamerikanischen Bereich z. B. die »Wellfare Checklist« oder das »Diagnostic Framework« zur Verfügung standen, gibt es damit nun auch in Deutschland operationalisierbare Kriterien, die den Dialog zwischen den Professionen durch eine Konkretisierung der einzelnen Bereiche sicher erleichtern werden.

! In Zusammenarbeit mit dem Patienten und seinen Eltern wird in der Versorgung ein Wechsel von der institutions- zur personenbezogenen Organisation von Hilfen in der psychiatrischen Versorgung angestrebt (vgl. Kunze u. Kruckenberg 1999; Kunze 1999).

In Fällen der Kindeswohlgefährdung ist durch die Einführung des Verfahrenspflegers im familiengerichtlichen Verfahren nach der Kindschaftsrechtsreform (§ 50 FGG) auch eine Voraussetzung für ein gewisses Case-Management geschaffen worden. Leider fehlt aber dieser Case-Manager für das administrative Verfahren. Unsere Untersuchungen zum institutionellen Umgang mit sexuell missbrauchten Kindern (Fegert et al. 2001) zeigte, wie häufig Kinder binnen kurzer Zeit an verschiedenen Stellen des Hilfesystems vorgestellt werden, ohne dass diese Inanspruchnahmen aus der Sicht der Kinder koordiniert würden. Hier kollidiert häufig das Elterninteresse nach Absicherung oder der Wunsch, eine weitere Meinung zu hören, mit den berechtigten Interessen der Kinder.

Während bei uns ökonomische und ergebnisorientierte Evaluationen des Case-Managements zwischen Kinder- und Jugendpsychiatrie und Jugendhilfe weitgehend ausstehen und auch heute noch eher die Feststellung von Gintzel u. Schone (1990) in Bezug auf Delegationsketten und Verschiebestrategien zwischen den Systemen gilt (vgl. auch Paetzold 2001), sind in den USA einige Modelle des Case-Management evaluiert worden. Gratton et al. (1995) fanden z. B. bei einer Einjahreskatamnese des »Partners Project« in Oregon, dass individuelle Case-Manager außerhalb eines interdisziplinären Teams an der Seite der Kinder dazu führten, dass die beteiligten Kinder signifikant höhere Werte in Messinstrumenten für soziale Kompetenz erreichten und auch auf der Basis der Einschätzung der Forscher besser auf sie zugeschnittene und viel besser koordinierte Hilfen erhielten.

Von Cauce et al. (1994) ist das »Children and Use Intensive Case-Management« (CYICN) in zwei kontrollierten Studien überprüft worden. Der Case-Manager handelt hier wie ein Börsenbroker für Sozialleistungen und verfügt über ein flexibel einsetzbares Globalbudget pro Jugendlichen, den er betreut. Das Geld kann er nach seinem Gutdünken z. B. für Transporte in bestimmte Fördereinrichtungen oder zu Selbsthilfegruppen oder auch für Nachhilfeunterricht etc, einsetzen. Evans et al. (1994) fanden bei diesem Modell, dass die Kinder signifikant mehr Tage in der Gemeinde zwischen den Episoden ihrer psychiatrischen Hospitalisierung zubrachten. Wenn sie ins Krankenhaus aufgenommen werden mussten, verbrachten sie weniger Tage in der stationären Behandlung als vor ihrer Beteiligung an diesem Programm.

Eine Dreijahreskatamnese (Evans et al. 1996a,b) zeigte, dass die Zielgruppe signifikante Verhaltensverbesserungen und eine signifikante Abnahme ungelöster Aufgaben im medizinischen und Freizeit- sowie Erziehungsbereich hatte. Der signifikante Rückgang der stationären Aufnahmen bei den Kindern, die in dieses Programm eingeschlossen wurden, führte für den Staat New York zu Ersparnissen von ungefähr 8 Mio. Dollar.

! Neben Verhaltensverbesserungen und einer Erhöhung der sozialen Kompetenz bei den betroffenden Kindern und Jugendlichen zeigt sich, dass durch vernünftige Fallkoordination und einzelfallbezogene Ausschöpfung der Möglichkeiten enorme ökonomischen Ressourcen eingespart werden könnten.

In einem Vergleich der Anwendung dieses Programms auf Jugendliche mit kombinierten Suchtproblemen und psychischen Störungen mit Jugendlichen, die nur unter psychischen Störungen litten, fanden Evans et al. (1992) keinen Unterschied in der Wirksamkeit.

Auch teamgestützte Case-Management-Ansätze haben sich bewährt. Burns et al. (1996) erforschten ein interdisziplinäres Behandlungsteam, welches von einem Case-Manager geleitet wurde, und verglichen es mit einem Team, welches vom jeweiligen Hausarzt moderiert wurde. In diesem Vergleich zeigte sich ein signifikanter Vorteil zugunsten des Case-Managements. Das sog »Family Centered Intensive Case-Management«-Programm (FCICM) ist eine Abwandlung des New Yorker »Child and Use Intensive Case-Management«, wobei nun auch noch die familienbezogenen Maßnahmen in den globalen Managementansatz miteinbezogen werden. Im Vergleich zu einer kinderpsychiatrischen familienbezogenen Behandlung erwies sich diese Fallkoordination (Evans et al. 1996a,b) sowohl auf der Symptomebene wie auf der Kostenebene als sehr effektiv.

In Deutschland scheinen sich die großen Träger, die in der Liga der freien Wohlfahrtsverbände organisiert sind, vor allem für eine Globalverantwortung unter einem Globalbudget für bestimmte Regionen zu interessieren. Gerade in einem Bereich, wo die einzelnen »Kunden« nicht hinreichend ihre Interessen vertreten können und die Wahrnehmung der Kinderinteressen durch die Eltern nicht unbedingt immer konfliktfrei erfolgt, wäre ein individualisiertes Case-Management, welches die Position des Hilfenachfragenden stärkt, eine wichtige Qualitätsverbesserung bei der notwendigen Abstimmung zwischen den Hilfesystemen. Die Tatsache, dass darüber wahrscheinlich auch noch sehr viel Geld eingespart werden kann, sollte die Verantwortlichen dazu motivieren, hier entsprechende Modellprojekte mit einer empirischen Evaluation auch in Deutschland zu initiieren. Gerade wenn im SGB IX nun Globalbudgets mit einer Koordination durch die Servicestellen geplant sind, wird es notwendig sein, dass die Schwächsten – nämlich die Kinder – und ihre Eltern in diesen Verfahren und bei der Umsetzung der Hilfe unterstützt werden. Ein großer Teil der bislang geäußerten Kritik am SGB IX in Bezug auf Kinder und Jugendliche mit einer seelischen Behinderung (vgl. Fegert 2001 und Fegert 2000b) wäre dann hinfällig. Die bestehenden Ausbildungsgänge zum Verfahrenspfleger im familiengerichtlichen Verfahren könnten um die Vermittlung entsprechender Kenntnisse in sozialrechtlichen Verwaltungsverfahren ergänzt werden. Dies wäre sicher auch für viele Fälle der Kindeswohlgefährdung oder in Trennungs- und Scheidungssituationen von Nutzen für die Betroffenen. Solange solche generellen Ansätze aber nicht zur Verfügung stehen, ist es wichtig, sich im Einzelfall auf das übergreifende Case-Management zu einigen und Aufgaben zwischen den Institutionen klar zu verteilen (◘ Abb. 7.2).

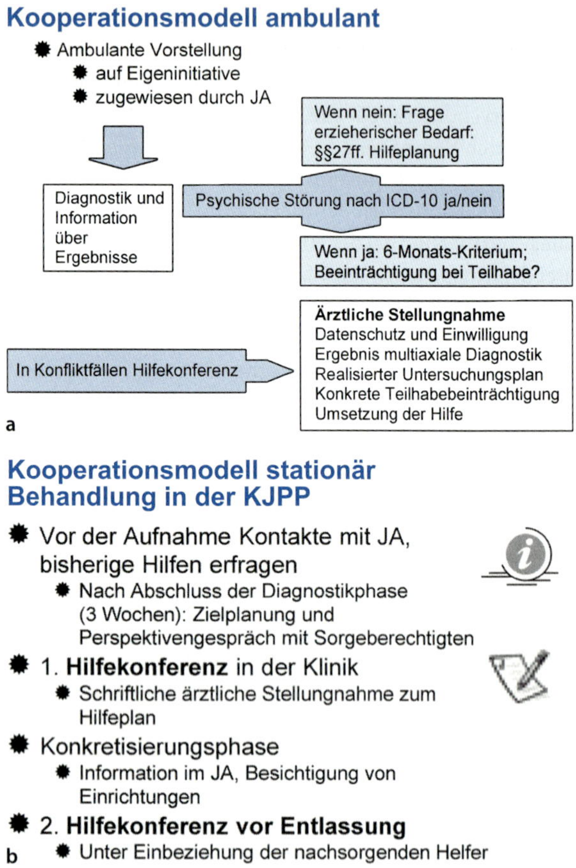

◘ Abb. 7.2 a, b. **Kooperationsmodell. a** ambulant, **b** stationär; **JA** Jugendamt; **KJPP** Kinder- und Jugendpsychiatrie und -psychotherapie

7.4 Angehörigenarbeit

Die Familienarbeit nicht nur im Sinne der Familientherapie, sondern auch als sozialpsychiatrische Unterstützungsstruktur, ist eine wesentliche Ressource der sozialpsychiatrisch orientierten Kinder- und Jugendpsychiatrie. Ähnlich wie im Erwachsenenbereich (vgl. Peukert 2000) fühlen sich auch viele Angehörige psychisch kranker Kinder vor allem in Belastungs- und Krisensituationen alleingelassen.

Angehörige bewerten psychiatrische Versorgung vor allem unter zwei Perspektiven (Peukert 2000):
1. Gibt es Beistand in Situationen, die eskalieren könnten?
2. Gibt es Beistand bei der Bewältigung alltäglicher Belastungen aus der Erkrankung des Angehörigen?

Daraus lässt sich die Forderung nach Krisendiensten und einem adäquaten Krisenmanagement ableiten. Ein ideales Instrument zum Umgang mit vielen Krisen im Kindes- und Jugendalter ist die Inobhutnahme nach § 42 SGB VIII. Hier kann auf Wunsch eines Kindes, welches z. B. nach einem Suizidversuch nicht nach Hause entlassen werden will, der Verbleib, z. B. zur stationären Behandlung, gesichert werden. Bei Selbst- oder Fremdgefährdung sind sogar kurzzeitige Eingriffe in Grundrechte möglich. Dies bedingt allerdings, dass das zuständige Jugendamt für diese hoheitlichen Aufgaben einen rund um die Uhr erreichbaren Dienst aufrecht erhält, weil psychiatrische Krisen sehr häufig in der Nacht auftreten.

Eine gute sozialpsychiatrische Versorgung im Kindes- und Jugendalter erweist sich deshalb in der Regel in Krisen- und Nachtzeiten sowie an den Wochenenden und nicht zu den üblichen Bürozeiten.

Peukert (2000) fordert als zentrales Moment der Familienunterstützung Hausbesuche durch niedergelassene Psychiater oder Klinikärzte. Durch die ökonomischen Gegebenheiten und die kontraproduktiven Abrechnungssysteme der Krankenkassen sind wir hiervon weit entfernt.

Peukert verweist auf Wilhelm Griesingers »Pathologie und Therapie psychischer Krankheiten für Ärzte und Studierende« aus dem Jahre 1861:

> Bei jeder Anmeldung eines Aufnahmefalles hat einer der Ärzte der Klinik die Obliegenheit, sobald als möglich selbst den Kranken in seiner Wohnung zu besuchen, um sich von der Sachlage, der Dringlichkeit der Aufnahme und der wirklichen Geeignetheit des Falles zu überzeugen. Es wird hierdurch auch der bedeutende Vorteil erreicht, dass der Arzt die bisherigen Verhältnisse des Kranken selbst sieht.

Hiervon sind wir fast 150 Jahre später nach wie vor weit entfernt. Franz (2000) verweist darauf, dass schon Mitte der 70er-Jahre z. B. von Creer u. Wing (1974) zwei bedeutsame Hilfesysteme in der Versorgung psychisch Kranker beschrieben wurden: die professionellen psychiatrischen Dienste und Kliniken und das informelle System Freunde und Familie, welches in Bezug auf Sozialleistungen und Hilfeleistungen eine mindestens genauso aufwendige Arbeit erbringt.

Die Gießener Angehörigenstudie (Franz 2000) hat neben den gesundheitlichen und subjektiven Lebensqualitätsbelastungen von Angehörigen psychisch Kranker auch die ökonomischen Auswirkungen untersucht und stellte fest, dass die monatlichen Zusatzkosten von Angehörigen eines psychisch Kranken bei 40% über 200 DM lagen und in 12% der Fälle sogar über 1000 DM, obwohl Kranken- und Rentenversicherung vorlagen. Wiederum aus den USA sind »Homebased Crisis Intervention Programs« (HBCI) bekannt. Boothroyd et al. (1995) schlossen in ihrer Studie knapp 700 Jugendliche ein, die in New York im Rahmen psychischer Krisen über 4 Jahre zu Hause betreut wurden. Die Jugendlichen erhielten kurzzeitige sehr intensive psychiatrische Notversorgung zu Hause. Nach einer durchschnittlichen Dauer von 36 Tagen konnten 95% der Jugendlichen in andere ambulante Programme vermittelt werden.

Anstelle einer institutionellen Platzierung kann Familienpflege auch ein vielversprechender Ansatz für die Betreuung psychisch kranker Jugendlicher sein.

Löble u. Felbel (1999) berichten über 12 Jugendliche, die von einem psychosozialen Betreuungsverein in psychiatrischer Familienpflege versorgt wurden. Die dabei entstehenden Kosten betrugen 1600 DM für die Pflegefamilie, 995 DM für den Jugendlichen und pauschal für die Betreuung der Pflegefamilie durch das Familienpflegeteam 1200 DM pro Monat. Diese Kosten von 3795 DM pro Monat ergeben einen Tagessatz von 127 DM, der damit deutlich unter den üblichen Heimkosten in Spezialeinrichtungen liegt.

7.5 Zugangsbarrieren

Die Inanspruchnahme von psychosozialer Beratung und Hilfe ist in der Mittelschicht am ausgeprägtesten. In der Expertise Sachverständigenkommission zum 10. Jugendbericht (1999) konnte mit Bezug auf die Daten aus der PAI-KID-Studie festgestellt werden, dass kein linearer Zusammenhang zwischen Ausmaß der psychischen Belastung und Inanspruchnahme bestand. Vielmehr werden zum Teil aufwendige Hilfen von Mittelschichtfamilien, die sich starke Sorgen um ihre Kinder machen, in Anspruch genommen, während Jugendliche mit schweren Verhaltensauffälligkeiten teilweise lange Zeit überhaupt keine Hilfe erhalten, da diese nicht nachgefragt wird. Besonders eklatant sind die Zugangshindernisse für Migrantenfamilien und insbesondere für Flüchtlingskinder. Hier gilt es, sprachliche und kulturelle Barrieren zu beseitigen und eine gute Zusammenarbeit mit örtlichen Kulturvereinen etc. zu etablieren.

Immer noch besteht auch zwischen manchen Selbsthilfegruppen und Kliniken hier ein negatives von Rivalität geprägtes Verhältnis.

Selbsthilfegruppen und Elterngruppen leisten eine wichtige Arbeit bei der psychosozialen Unterstützung der Betroffenen und ihrer Angehörigen und sind deshalb für eine moderne sozialpsychiatrisch orientierte Kinder- und Jugendpsychiatrie ein nicht wegzudenkendes Versorgungselement.

Insofern sollte sich jede kinder- und jugendpsychiatrische Einrichtung oder Praxis darum bemühen, zu diesen Gruppierungen Kontakt zu halten bzw. gute Arbeitskontakte zu etablieren. Empfehlenswert ist es, schon im Wartezimmer auf solche Gruppen hinzuweisen, da die Tatsache, dass sich andere zur Bearbeitung einer solchen Problematik organisieren, auf viele Betroffene auch entängstigend wirkt.

7.6 Präventive und sekundärpräventive Ansätze

Unser wachsendes Wissen aus der Forschung zu Schutz- und Risikofaktoren (vgl. Kap. 6) hat dazu geführt, dass über präventive bzw. sekundärpräventive Ansätze zum Aufbau oder Erhalt psychischer Gesundheit von Kindern in Risikopopulationen nachgedacht wurde. Der »Surgeon General Report on Mental Health« nennt eine ganze Reihe von evaluierten Präventionsprogrammen und resümiert, dass das Präventionsfeld nun ein Stadium erreicht hat, auf dem die Reduktion von Risiken, die Prävention des Auftretens von Erkrankungen und die frühe Intervention realistische Möglichkeiten sind.

! Im Gegensatz zu vielen anderen Bereichen der kurativen Medizin gibt es eine Fülle von exzellenten Belegen dafür, dass Präventionsprogramme langfristige Erfolge nach sich ziehen (vgl. Patterson et al. 1993).

In der Zwischenzeit weltbekannt ist das »Headstart-Programm«, welches 1965 zunächst in 2500 Gemeinden implementiert wurde. Ziel war es, kognitive Leistungen von Kindern aus benachteiligten Familien langfristig durch eine 8-wöchige umschriebene Intervention zu verbessern. In der Zwischenzeit sind in den USA 5 Mio. Kinder (General Accounting Office 1997) mit diesem Programm erfasst worden. Allerdings täuschten sich die Initiatoren des Programms über seine Wirkung. Seine Vorteile sind nämlich längerfristig eher psychosozialer Natur während die kognitiven Leistungen kaum verbessert werden. Gebessert wurden Peer-Beziehungen und es trat im Rahmen dieses Programms weniger Schulschwänzen und weniger antisoziales Verhalten auf (Berrueta-Clement et al. 1984; Provence 1985; Seitz et al. 1985; Webster-Stratton 1998; Weikart 1998).

Das »Elmira-Perinatal and Early Infancy Project« ist ein präventiver Ansatz, der Mütter noch vor der Geburt ihrer Kinder in die Betreuung einschloss (Olds et al. 1998). Einschlusskriterien waren unter anderem sehr junges Alter der Mutter, der Status als Alleinerziehende und ein niederer sozioökonomischer Status. Beeindruckend ist die Tatsache, dass es zu diesem Programm eine 15-Jahres-Katamnese gibt, die eindeutig die Vorzüge aufzeigt. Allerdings können hier nicht alle Bereiche positiv präventiv erreicht werden. So zeigte die Nachuntersuchung der Kinder zwischen 2 und 4 Jahren, dass die Misshandlungsraten durch dieses Programm nicht gesenkt wurden. Die Kinder, die von der Intervention profitierten, wiesen jedoch ein deutlich weniger auffälliges Verhalten auf. Auch die Eltern klagten signifikant weniger über Schwierigkeiten im Umgang mit ihren Kindern.

Ziegenhain (1999) hat ein entwicklungspsychologisches Beratungsmodell von jugendlichen Müttern als Form der frühen präventiven Intervention durchgeführt (Ziegenhain et al. 1999). Dieses Beratungsmodell wird in der Zwischenzeit in einem bundesweiten Modellversuch erprobt, nachdem es sich in der Pilotstudie an dieser Hochrisikopopulation als erfolgreich erwiesen hat.

Grundschulkinder mit Verhaltensauffälligkeiten sind in USA teilweise in den Genuss des »Primary Mental Health Project« (PMHP) gekommen. Dies ist ein 42 Jahre altes Interventionsprogramm, welches sich an Kinder mit Anpassungsstörungen in der Schule wendet. In der Zwischenzeit gibt es mehr als 30 Evaluationsstudien in unterschiedlichen Schul- und ethnischen Kontexten, die alle die Effizienz des Programms unter Beweis gestellt haben (Cowen et al. 1996). Sowohl im Lehrer-Rating wie auch in der Einschätzung der Mitschüler verbesserte sich das Verhalten dieser Kinder und sie zeigten auch bessere Schulleistungen. Wichtig ist, dass dieses Programm von trainierten Laien und nicht von Spezialisten umgesetzt wird.

Jugendliche Drogenkonsumenten stellen ebenfalls eine psychiatrische Risikopopulation dar. Das Modellprojekt »Designerdrogensprechstunde« ist deshalb ein sekundär gemeindenahes niederschwelliges Projekt zur Diagnostik und Frühintervention (Fegert 1998; Nordbeck et al. 2000). Den Jugendlichen wird hier ein medizinischer und psychologischer Check-up angeboten. Neben Laborwerten und Drogenspiegeln werden Konzentrationstests durchgeführt. Aufgrund einer individuellen Befundauswertung und der Einschätzung der psychosozialen Situation wird bei Bedarf eine Intervention oder psychosoziale Unterstützung geplant. Deutlich wird, dass mehr als ein Drittel der jugendlichen Partykonsumenten auch unter einer manifesten psychischen Störung leidet und eine drogenbezogene Intervention nicht ohne eine Behandlung in Bezug auf die sozialpsychiatrische Symptomatik erfolgreich sein kann.

Fazit für die Praxis

Es ist zu erwarten, dass der zunehmende ökonomische Druck in den nächsten Jahren zu einer besseren Vernetzung und Organisation psychosozialer Hilfen führen wird. Wichtige Impulse werden hierbei auch vom technischen Fortschritt ausgehen. Die neuen Möglichkeiten der Telemedizin, insbesondere der Einsatz computergestützter Patienten-Arzt-Kommunikation, z. B. durch Rückmeldeterminals oder durch Palms, werden es leichter machen, Patienten über die einzelnen Trägersystemgrenzen hinweg kontinuierlich zu betreuen. Die moderne Telekommunikation hat die Organisation von vernetzten Krisendiensten sehr viel leichter gemacht. Teilweise müssen aber auch im 21. Jahrhundert manche Ämter noch auf die Existenz des Handys hingewiesen werden.

Je flexibler und individualisierter das Case-Management werden wird, desto wichtiger wird es sein, verbindliche Standards zur Dokumentation und Datenübertragung zu definieren. Nur so kann ein Nebeneinander- und Aneinandervorbei der betreuenden Institutionen, welches Mehrkosten und teilweise auch konkreten Schaden mit sich bringt, vermieden werden.

▼

Eine der wichtigen sozialpsychiatrischen Aufgaben in der Zukunft wird es sein, solche Koordinationsstrukturen fachlich mitzugestalten und insbesondere für die schnelle Unterstützung bei akuten Krisen zu sorgen.

Angesichts der rasanten Fortschritte in der Diagnostik und allgemein der biologisch-psychiatrischen Forschung wird es zunehmend auch eine wichtige Aufgabe sein, die Relevanz der erhobenen Befunde den Betroffenen, ihren Eltern und auch den psychosozialen Hilfesystemen zu erläutern. Ein vernünftiger Umgang mit Risikoabschätzungen und die Interpretation von ermittelten relativen Risiken, z. B. nach einer genetischen Diagnostik, wird eine sozialpsychiatrische Aufgabe der Zukunft sein. Formen der Spezialbeschulung, der schulischen Reintegration und (Re-)Integration in den Arbeitsprozess werden auch künftig nicht an Bedeutung verlieren. Die Partizipation der Patienten an der Lösung ihrer Probleme wird sich aber verstärken, da ihre Einbeziehung und rechtzeitige Information auch die sog. »Compliance« und damit die Behandlungserfolge stärkt.

Literatur

Bayerisches Landesjugendamt (Hrsg) (2001) Sozialpädagogische Diagnose. Arbeitshilfe zur Feststellung des erzieherischen Bedarfs. Bayerisches Landesjugendamt, München

Berrueta-Clement JR, Schweinhart LJ, Barnett WS et al. (1984) Changed lives: the effect of the Perry Preschool Program on youths through age 19. (Monographs of the High/Scope Educational Research Foundation, No 8) High/Scope Press, Ypsilanti/MI

Boothroyd RA, Evans ME, Armstrong MI (1995) Findlings from the New York State home based crisis intervention program. In: Liberton CJ, Kutash KK, Friedman RM (eds) The 7th annual research conference proceedings, a system of care for children's mental health: expanding the research base. Research & Training Center for Children's Mental Health of the University of South Florida, Tampa, pp 25–30

Burns BJ, Farmer EMZ, Angold A et al. (1996) A randomized trial of case management for youths with serious emotional disturbance. J Clin Child Psychol 25:476–486

Cauce AM, Morgan CJ, Wagner V et al. (1994) Effectiveness of intensive case management for homeless adolescents: results of a three month follow-up. J Emotion Behav Disord 2:219–227

Cowen EL, Hightower AD, Pedro-Carroll JP et al. (1996) Schoolbased prevention for children at risk: the primary mental health project. American Psychological Association, Washington/DC

Creer C, Wing JK (1974) Schizophrenia at home. London Surbiton Eng., Institute of Psychiatry

Evans ME, Dollard N, McNulty TL (1992) Characteristics of seriously emotionally disturbed youth with and without substance abuse in intensive case management. J Child Fam Stud 1:305–314

Evans ME, Banks SM, Huz S, McNulty TL (1994) Initial hospitalization and community tenure outcomes for intensive case management for children and youth with serious emotional disturbance. J Child Fam Stud 3:225–234

Evans ME, Armstrong M, Kuppinger A (1996a) Family-centered intensive case management: a step toward understanding individualized care. J Child Fam Stud 5:55–65

Evans ME, Huz S, McNulty T, Banks SM (1996b) Child, family, and system outcomes of intensive case management in New York State. Psychiatr Q 67:273–287

Fegert JM (1994) Was ist seelische Behinderung? Votum, Münster

Fegert JM (1998) Alle Wahljahre wieder… – Die aufgezwungene Debatte um die geschlossene Unterbringung in der Jugendhilfe. Jugendhilfe 36/4:208–216

Fegert JM (2000a) Sozialpädiatrisch relevante gesetzliche Bestimmungen und Begutachtung. In: Schlack HG (Hrsg) Sozialpädiatrie. Urban & Fischer, München

Fegert JM (2000b) Zwischen Berufsethik und Pragmatismus. Handlungsrepertoire in der Kinder- und Jugendpsychiatrie und -psychotherapie. In: Evangelische Jugendhilfe: Wenn Pädagogik an Grenzen stößt. Pädagogisches Handeln zwischen Berufsethik und Pragmatismus. Evang Jugendhilfe 77/4:226–231

Fegert JM (2001) Kinder und Jugendliche bei der Einführung des SGB IX stärker im Blick behalten. Jugendhilfe 39/2:94–101

Fegert JM, Späth K, Salgo L (Hrsg) (2001) Freiheitsentziehende Maßnahmen in Jugendhilfe und Kinder- und Jugendpsychiatrie. Votum, Münster

Franz M (2000) Neue Befunde aus der Belastungsforschung. In: Landesverband Hessen der Angehörigen psychisch Kranker eV (Hrsg) Hessischer Psychiatrie-Tag. Ein sozialmedizinischer Trialog. Stand und Perspektiven der Psychiatriereform in Hessen. Eine Dokumentation. Landesverband Hessen der Angehörigen psychisch Kranker eV, Offenbach, S 31–37

Garralda ME (2002) Primary care psychiatry. In: Rutter M, Taylor E, Herson L (eds) Child and adolescent psychiatry: modern approaches. Blackwell, Oxford, pp 1090–1100

General Accounting Office (1997) Head start: research provides little information on impact of current program (GAO/HEHS-97-59). US Governement Printing Office, Washington/DC

Gintzel U, Schone R (Hrsg) (1990) Zwischen Jugendhilfe und Jugendpsychiatrie-Konzepte. Methoden, Rechtsgrundlagen. Votum, Münster

Gratton J, Paulson R, Stuntzer-Gibson D, Summers R (1995) Oregon partners project: Progress and outcomes report. (Paper presented at the Building on Family Strengths Conference, Portland/OR)

Kunze H, Kruckenberg P (1999) Von institutions- zu personenbezogenen Hilfen in der psychiatrischen Versorgung. In: Kunze H, Kruckenberg P (Hrsg) Ambulante Komplexleistung – sozialrechtliche Voraussetzung zur Realisierung personenzentrierter Hilfen in der psychiatrischen Versorgung, Bd 2. Schriftenreihe des Bundesministeriums für Gesundheit, Bd 116, II. Nomus, Baden-Baden

Kunze H (1999) Personenzentrierter Ansatz in der psychiatrischen Versorgung in Deutschland. Psycho 25:728–735

Löble M, Felbel D (1999) Psychisch kranke Jugendliche in Familienpflege – 2 Jahre Projekt-Erfahrung. Forum Kinder Jugendpsychiatr Psychother 9/2:18–23

Maucher K (1992) Menschenstärken. Prävention durch Interaktion. Peter Lang, Frankfurt Berlin Bern New York Paris Wien

Moik C (1995) Sozialpsychiatrie-Vereinbarung. Rechtliche Voraussetzungen, praktische Folgerungen. Forum Kinder Jugendpsychiatr Psychother 00/II:27–39

Nordbeck R, Streibhardt U, Fegert JM (2000) Präventive und sekundärpräventive Maßnahmen für jugendliche Drogenkonsumenten: Die Rostocker Designerdrogen-Sprechstunde als innovatives kinder- und jugendpsychiatrisches und psychotherapeutisches Angebot. Suchtmed Forsch Prax 3/2:147–152

Olds D, Henderson CR Jr, Cole R et al. (1998) Long-term effects of nurse home visitation on children's criminal and antisocial behavior: 15 year follow-up of a randomized controlled trial. J Am Med Assoc 280:1238–1244

Paetzold U (2001) Ergebnisse einer Untersuchung zu freiheitsentziehenden Maßnahmen nach § 1631 b BGB in Brandenburg. In: Fegert JM, Späth K, Salgo L (Hrsg) Freiheitsentziehende Maßnahmen in Jugendhilfe und Kinder- und Jugendpsychiatrie. Votum, Münster

Patterson GR, Dishion TJ, Chamberlain P (1993) Outcomes and methodological issues relating to treatment of antisocial children. In: Giles TR (ed) Handbook of effective psychotherapy. Plenum Press, New York, pp 43–88

Peukert R (2000) Die Sicht der Angehörigen. In: Landesverband Hessen der Angehörigen psychisch Kranker eV (Hrsg) Hessischer Psychiatrie-Tag. Ein sozialmedizinischer Trialog. Stand und Perspektiven der Psychiatriereform in Hessen. Eine Dokumentation. Landesverband Hessen der Angehörigen psychisch Kranker eV, Offenbach, S 5–22

Provence S (1985) On the efficacy of early intervention programs. J Dev Behav Pediatr 6:363–366

Roosen-Runge G (2000) Praxis und Theorie der Sozial-Psychiatrischen Versorgungsform (SPV) in der ambulanten Kinder- und Jugendpsychiatrie. Forum Kinder Jugendpsychiatr 2:40–77

Sachverständigenkommission Zehnter Kinder- und Jugendbericht (Hrsg) (1999) Materialien zum Zehnten Kinder- und Jugendbericht, 5 Bde. Deutsches Jugendinstitut, München

Schlack HG (2000) Sozialpädiatrie. Gesundheit, Krankheit, Lebenswelten. Urban & Fischer, München

Schydlo R (1993) Interdisziplinäre Zusammenarbeit aus der Sicht des niedergelassenen Kinder- und Jugendpsychiaters. Forum Kinder Jugendpsychiatr Psychother

Seitz V, Rosenbaum LK, Apfel NH (1985) Effects of family support intervention: A ten-year follow-up. Child Dev 56:376–391

Warnke A, Hemminger U, Roth E, Schneck S (2001) Legasthenie. Leitfaden für die Praxis. Hogrefe, Göttingen

Webster-Stratton C (1998) Preveting conduct problems in head start children: Strengthening parenting competencies. J Consult Clin Psychol 66:715–730

Weikart DP (1998) Changing early childhood development through educational intervention. Prev Med 27:233–237

Ziegenhain U (1999) Prävention im frühen Kindesalter: Pädagogische und entwicklungspsychologische Einflussfaktoren. In: Verein für Kommunalwissenschaften eV (Hrsg) Hilfen von Anfang an – Unterstützung von Familien als interdisziplinäre Aufgabe. Akt Beitr Kinder Jugendhilfe 19:9–19

Ziegenhain U, Derksen B, Dreisörner R (1999) Intervention bei jugendlichen Müttern. In: Suess G, Pfeiffer WK (Hrsg) Frühe Probleme. Impulse der Bindungstheorie für die Beratungspraxis. Psychosozial, Gießen

Kooperative Versorgung Jugendlicher und junger Erwachsener

F. Resch, C. Mundt

Das Jugendalter erstreckt sich von der Pubertät bis zur psychischen und ökonomischen Verselbstständigung. Prozesse der Selbstwerdung und Ablösung von den primären Bezugspersonen kennzeichnen diese Phase.

> Denn keiner, der beginnt, kann wissen, was er in sich finden wird. Wie soll er es auch nur ahnen, da es noch nicht besteht. Mit geliehenen Werkzeugen dringt er in den Erdgrund ein, der selber geliehen und fremd, nämlich von anderen ist. Wenn er zum ersten Mal plötzlich vor etwas steht, das er nicht erkennt, das ihm von nirgendsher kam, erschrickt er und taumelt: denn das ist das Eigene.
> Elias Canetti in Karl Kraus – Schule des Widerstands (1976, S. 49)

8.1 Adoleszenz: eine gemeinsame Aufgabe für Kinder- und Jugendpsychiatrie und Erwachsenenpsychiatrie

Eine moderne Kinder- und Jugendpsychiatrie stützt sich unter dem Gesichtspunkt der Entwicklungspsychopathologie (► s. Kap. 4) ebenso auf neurobiologische, neurophysiologische und neuroendokrinologische Grundlagen wie auf entwicklungspsychologische und soziodynamische Erkenntnisse. Häufig wird die Kinder- und Jugendpsychiatrie im Kanon der medizinischen Wissenschaften in Äquidistanz zwischen den Fachgebieten Psychiatrie und Pädiatrie angesiedelt. Mit der Pädiatrie verbindet die Kinder- und Jugendpsychiatrie die Altersgruppe der Patienten, die auch nicht selten aufgrund von Komorbidität oder differenzialdiagnostischen Erwägungen eine Untersuchung und Behandlung in beiden Fachgebieten notwendig macht. Neben klassischen hirnorganischen, entwicklungsneurologischen und psychischen Störungen, die somatische Krankheiten begleiten, finden sich heute vermehrt psychosomatische Erkrankungen (z. B. Anorexia nervosa), posttraumatische Störungen (z. B. nach elterlicher Misshandlung) und somatopsychische Störungen, die vor allem jene Kinder betreffen, die durch angeborene Entwicklungsbeeinträchtigungen auch im seelischen Bereich Defizite erleiden. Gerade die letztgenannten Störungsbilder eröffnen neue Kooperationsfelder zwischen Pädiatrie und Kinder- und Jugendpsychiatrie.

Die Psychiatrie wird gegenüber der Kinder- und Jugendpsychiatrie immer noch als das »Mutterfach« angesehen. Viele der klassischen klinischen Bilder psychiatrischer Nosologie (z. B. Schizophrenie und Depression) sind zuerst an Erwachsenen detailliert beschrieben worden. Demgegenüber ist die Psychopathologie des Kindesalters, die die Spezifika der einzelnen Altersstufen hervorhebt, eine relativ junge Errungenschaft des Fachgebietes. Auch auf den Gebieten der Psychotherapie und der somatischen Behandlungsverfahren insbesondere der Psychopharmakotherapie werden auch heute noch Erkenntnisse, die an Erwachsenen gewonnen sind, extrapoliert und für Kinder und Jugendliche fruchtbar gemacht. So sehr sich historisch gesehen die Kinder- und Jugendpsychopharmakologie aus der Pharmakologie bei erwachsenen psychiatrischen Patienten entwickelt hat, zeigt sich unter dem Titel der Entwicklungspharmakologie, dass in unterschiedlichen kindlichen Entwicklungsphasen spezifische pharmakodynamische und pharmakokinetische Bedingungen eine besondere Berücksichtigung verlangen.

! Neuere Forschungsaktivitäten zeigen, dass sowohl die Ausprägung psychischer Störungen als auch die Reagibilität auf therapeutische Interventionen (insbesondere Psychopharmaka) deutliche Unterschiede in Abhängigkeit vom Entwicklungsalter von Kindern und Jugendlichen zeigen.

Auf nosologischem Gebiet hat sich herausgestellt, dass typische kindliche Störungen wie z. B. der frühkindliche Autismus oder das hyperkinetische Syndrom Entwicklungslinien bis ins Erwachsenenalter erkennen lassen und bei entsprechender Vorerfahrung auch dort als eigene Krankheitseinheiten diagnostizierbar sind. Auch die Ergebnisse der Risikoforschung, die die Wechselwirkung zwischen genetischen, neurobiologischen und psychosozialen Faktoren bei der Entwicklung psychischer Störungen aufzeigen konnten, belegen eine Kontinuität der Störungsmuster vom Kindesalter ins Erwachsenenalter, die gemeinsame Therapie- und Forschungsbemühungen der Psychiatrie des Erwachsenenalters und des Kindes- und Jugendalters notwendig erscheinen lassen.

Die institutionellen Zuständigkeitsgrenzen zwischen Kinder- und Jugendpsychiatrie und Erwachsenenpsychiatrie sind durch das 18. Lebensjahr definiert. Patienten mit psychischen Störungen unterhalb des 18. Lebensjahres werden unter anderen räumlichen, konzeptuellen und personellen Rahmenbedingungen behandelt als Patienten jenseits des 18. Lebensjahres. Das 18. Lebensjahr liegt jedoch nach neueren Gesichtspunkten der Entwicklungspsychologie inmitten der Entwicklungsperiode der Adoleszenz. Während die Frühadoleszenz zwischen dem 12. und 15. Lebensjahr zu definieren ist, geht die Spätadoleszenz fließend ins junge Erwachsenenalter über. Durch die strikte Altersgrenze kommt es vor allem bei jenen Patienten mit gravierenden und persistierenden psychischen Problemen – die vom Kindesalter bis ins Erwachsenenalter reichen –, wiederholt zu ungünstigen Diskontinuitäten in der psychiatrischen Versorgung. Nicht selten erleben die Patienten die unterschiedlichen Behandlungssettings als irritierend, vor allem wenn sie sich aus einer sehr psychotherapieorientierten Behandlung mit hoher Betreuungsdichte in ein Behandlungssetting mit stark neurobiologischer und psychopharmakologischer Ausrichtung versetzt sehen.

! Unter entwicklungspsychopathologischen Gesichtspunkten erscheint es sinnvoll und notwendig, sowohl das psycho- und soziotherapeutische Wissen um Störungen des Kindes- und Jugendalters als auch die Erfahrungen mit der Psychotherapie und Pharmakotherapie des Erwachsenenalters in der Behandlung der Adoleszenten zu integrieren. Dies ist durch kooperative Behandlungsstrukturen möglich (Resch 1997).

Die Erweiterung und Modernisierung von psychiatrischen Behandlungskonzepten stehen unter dem Gesichtspunkt der Früherkennung, Frühintervention und Prophylaxe. Da psychische Störungen in der Regel über Vorstadien – sog. Prodrome – entstehen, muss auch der Unspezifität früher Symptombildungen Rechnung getragen werden. Wenn man die komplexe Akutsymptomatik jugendlicher Anpassungskrisen näher analysiert, zeigt sich, dass solche Syndrome in der Regel nicht nur eine eindeutige psychopathologische Komponente enthalten, die eine syndromale Zuordnung erlauben. Gerade im Kindes- und Jugendalter finden wir hohe Komorbiditäten der psychopathologischen Symptome. Weiterhin finden sich nicht selten Risikoverhaltensweisen, die z. B. durch Drogenmissbrauch, Intoxikationen oder sexuelle Promiskuität gekennzeichnet sind. Nicht selten ergeben sich aus einem Störungskomplex weitere Risiken wie Drogenprostitution, Gewalterfahrungen, Autoaggression etc., die der Akutsymptomatik weitere ergänzende Facetten verleihen. Körperliche Begleiterkrankungen, aber eben auch Eskalationstendenzen im psychosozialen Umfeld wie z. B. familiäre, schulische Krisen oder Konflikte im Arbeitsfeld können hinzutreten. Die Berücksichtigung all dieser Kontextvariablen ist notwendig, um den Eskalationsprozessen entgegenzusteuern.

8.2 Kooperationsmodelle

Bei der Akutbehandlung von Jugendlichen lassen sich sowohl auf klinischem wie auch auf wissenschaftlichem Gebiet verschiedene Kooperationsmodelle zwischen der Psychiatrie des Erwachsenenalters und der Psychiatrie des Kindes- und Jugendalters unterscheiden.

Kooperation unabhängiger Strukturen

Die erste Möglichkeit besteht in der Kooperation zweier völlig unabhängiger Strukturen. Zwischen den Fachgebieten besteht dabei eine organisatorische, räumliche und personelle Trennung. Die Kooperation besteht entweder in Patiententransfers oder in der gemeinsamen Nutzung von diagnostischen Einrichtungen wie EEG oder einem blutchemischen Labor.

Patienten im Jugendalter mit hohem destruktivem oder autodestruktivem Potenzial werden nicht selten in die erwachsenenpsychiatrischen Einrichtungen transferiert, wenn sie kinder- und jugendpsychiatrische Settings sprengen. Auch lebensbedrohlich erkrankte Schizophrene mit katatonem Stupor brauchen intensivmedizinische Maßnahmen, die in vielen kinder- und jugendpsychiatrischen Kliniken nicht vorgehalten werden können. Solche Patiententransfers sind für die Betroffenen nicht selten schmerzlich, weil sie eine Diskontinuität von Vertrauensbeziehungen bedeuten und auch in Patienten den Eindruck hinterlassen, dass ihre Ärzte gerade in besonderen Problemlagen nicht genügend Kompetenz zur Weiterbehandlung besitzen. Auch in Fachkreisen bleibt der Eindruck zurück, die Kinder- und Jugendpsychiatrie könne ihre schwierigsten Patienten nicht mit ausreichender Kompetenz klinisch versorgen.

In umgekehrter Weise werden auch Patienten jenseits des 18. Lebensjahres, wenn sie Entwicklungsstörungen, Reifungsbeeinträchtigungen oder adoleszenztypische Probleme aufweisen, von erwachsenenpsychiatrischen oder psychosomatischen Einrichtungen in kinder- und jugendpsychiatrische Abteilungen transferiert. Auch spezifische diagnostische Maßnahmen wie z. B. die Erfassung von Teilleistungsschwächen (Legasthenie) werden ebenfalls öfters an die Kinder- und Jugendpsychiatrie delegiert.

Solche klinischen Kooperationsstrukturen befinden sich auf einem minimalen Niveau, das viele Wünsche offen lässt. Forschungskooperationen werden unter diesen Rahmenbedingungen projektbezogen durchgeführt, wobei nicht selten kompetitive Elemente innerhalb der Forschungsvorhaben die Zusammenarbeit überschatten.

Kooperation in hierarchischen Strukturen

Ein zweites Kooperationsmodell besteht in der Schaffung von Strukturen einer hierarchisierten Zusammenarbeit. Solche Kooperationsformen finden sich sowohl mit der Pädiatrie wie mit der Psychiatrie des Erwachsenenalters. Dabei ist nicht selten ein klinischer Oberarzt der Erwachsenenabteilung als Kinder- und Jugendpsychiater tätig oder lediglich ein Belegbettensystem etabliert. In Österreich gibt es für diese Struktur mehrere Beispiele. In Deutschland ist man bestrebt, solche Konstruktionen möglichst zu vermeiden, da der verantwortliche Kinder- und Jugendpsychiater kein eigenes Team, keine eigenen räumlichen Ressourcen und keinen eigenen Etat hat.

Solche Kooperationsformen sind in der Langzeitperspektive ungünstig, wenn einerseits kein alters- und entwicklungsspezifisches therapeutisches Milieu etabliert werden kann und immer wieder im Rahmen von Interessenskollisionen oder Budgetverhandlungen kräfteraubende Existenzdiskussionen geführt werden müssen. Hierarchisierte Zusammenarbeitsmodelle führen in der Regel zu einer latenten Abwertung des »Juniorpartners«.

Partielle Gemeinsamkeiten unabhängiger Strukturen

Das dritte Modell charakterisiert partielle Gemeinsamkeiten zweier sonst räumlich, personell und finanziell unabhängiger Strukturen. Dabei werden für eine bestimmte Altersgruppe von Patienten räumliche Ressourcen gemeinsam genutzt und der Versuch unternommen, spezifische Kompetenzen beider Fachbereiche für eine Altersgruppe von 12–25 Jahren zur Verfügung zu stellen. Die unterschiedlichen Altersgruppen repräsentieren unterschiedliche Abschnitte von Pubertät und Adoleszenz, sodass sie letztlich einer Lebensspanne zuzuordnen sind. Einzelne Patienten können sich mit anderen in Bezug auf Entwicklungsaufgaben, soziale Rollen und Bewältigungskapazitäten identifizieren, ein soziales Lernen durch Rollenübernahme wird ermöglicht. Verhaltensweisen und -probleme älterer Mitpatienten können studiert, erprobt und übernommen oder vermieden werden – wie es sonst auch in Geschwisterbeziehungen der Fall ist. In solchen Kooperationsstrukturen können außerdem besonders leicht übergreifende Forschungsvorhaben beider Fachgebiete gemeinsam realisiert werden.

8

8.3 Das Heidelberger Modell

In Zusammenarbeit der Abteilung Allgemeinpsychiatrie und der Abteilung Kinder- und Jugendpsychiatrie der Psychiatrischen Universitätsklinik Heidelberg wurde im März 1994 eine Station für jugendliche Patienten eingerichtet, um die Versorgung von Patienten dieser Altersgruppe von 12–30 Jahren mit schweren akutpsychiatrischen Erkrankungen zu gewährleisten. Die Akutstation für Jugendliche und junge Erwachsene ist in einem eigenen Trakt als kooperative Struktur räumlich integriert. Noch vor 10 Jahren konnten Patienten mit psychotischen Störungen (z. B. kataton Schizophrene) oder Patienten mit hohem destruktivem oder autodestruktivem Potenzial (z. B. bei ausgeprägten suizidalen Impulsen), aber auch Patienten mit ausgeprägt somatischen Komorbiditäten (z. B. vitale Bedrohung bei Essstörungen) nur behandelt werden, wenn sie in erwachsenenpsychiatrische Strukturen verlegt wurden.

Inzwischen steht nun durch das verwirklichte Stationsmodell einer partiellen Gemeinsamkeit zwischen den Ressourcen beider Abteilungen ein adäquates Behandlungsangebot zur Intensivbehandlung der genannten Patientengruppen zur Verfügung. Auf diese Weise können neurobiologische, soziotherapeutische und psychotherapeutische Aspekte in der stationären Behandlung akut psychiatrisch erkrankter Jugendlicher und junger Erwachsener integriert werden. Beide Fachbereiche können ihre Wissens- und Erfahrungsbestände einbringen.

Während die räumlichen sowie diagnostischen und therapeutischen Möglichkeiten partiell gemeinsam genutzt werden, besteht eine organisatorische und personelle Trennung der verantwortlichen Behandlungsteams. Auf der Ebene der Milieutherapie kann jedoch eine koedukative Behandlung von Adoleszenten und jungen Erwachsenen verwirklicht werden. Dies betrifft vor allem die Ergo- und Werktherapie sowie die unter einem pädagogisch-therapeutischen Konzept durchgeführten Gruppenaktivitäten (Brunner et al. 1998). Vor allem die Gruppe junger erwachsener Patienten mit psychotischen Störungen profitiert von diesem Behandlungssetting, da die gemeinsame Nutzung der Klinikschule auch jungen Erwachsenen die Möglichkeit erleichterter schulischer Rehabilitation bietet.

Im Rahmen dieses Kooperationsmodells ergeben sich auch besondere Fort- und Ausbildungsperspektiven, die einen fachlichen Austausch zwischen beiden Abteilungen auf allen Ebenen sowohl bei dem ärztlichen als auch pflegerischen Personal ermöglichen.

! Die personellen, konzeptionellen und räumlichen Rahmenbedingungen ermöglichen die akutpsychiatrische Behandlung von schwer erkrankten und besonders schutzbedürftigen Jugendlichen und jungen Erwachsenen. Auch gemeinsame Forschungsprojekte konnten realisiert werden.

Die Akutstation steht in enger Vernetzung mit anderen Behandlungssettings: Neben der Psychotherapiestation und der ambulanten Versorgungsstruktur stehen zwei tagesklinische Settings mit unterschiedlichen Schwerpunktsetzungen zur Verfügung. Ein Setting ist mehr schulorientiert und bietet über ein verhaltenstheoretisch orientiertes Programm soziale Reintegrationsmöglichkeiten, das andere Setting ist mehr psychiatrisch rehabilitativ ausgerichtet, um Patienten mit kognitiven Defiziten in arbeitstherapeutischen Strukturen zu behandeln. Dieses psychiatrisch rehabilitative Setting ist konzeptionell vorrangig auf die Gruppe junger Menschen mit psychotischen Erkrankungen zugeschnitten. Auch in diesem Behandlungsangebot wird das kooperative Modell verwirklicht, wobei in der Tagesklinik jugendliche und erwachsene Patienten in koedukativen Settings behandelt werden.

Weitere Vernetzungen bestehen mit organisatorischen Einheiten der Jugendhilfe (z. B. dem Krisenhaus) sowie Kooperationen mit anderen Kliniken (insbesondere den bettenführenden Abteilungen der Kinderklinik und den anderen Fachbereichen des Klinikums). Notfalleinweisungen können auch von niedergelassenen Ärzten vorgenommen werden.

8.3.1 Das kooperative Behandlungskonzept

Auf einer so definierten Akutstation werden Patienten mit schizophrenen, schizotypen und wahnhaften Störungen ebenso behandelt wie Patienten mit affektiven Störungen und Suizidalität. Daneben können Patienten mit körperlichen Störungen (z. B. Anorexia nervosa) sowie Borderlinestrukturproblemen Behandlung finden. Eine große Gruppe bilden die abnormen Belastungsreaktionen und posttraumatischen Störungen, die nicht selten mit Selbstverletzungssyndromen einhergehen. Die Inanspruchnahme der Station hat sich bereits im 2. Jahr des Bestehens auf 90% Belegung entwickelt, mittlerweile ist die Belegung kontinuierlich zwischen 110 und 120%.

Therapeutisches Team. Das therapeutische Team ist als multidisziplinäres Team aus unterschiedlichen Berufsgruppen zusammengesetzt. Neben ärztlichem und psychologischem Personal finden sich Pädagogen und Sozialarbeiter, auch Ergotherapie, Musiktherapie und Gestaltungstherapie werden angeboten, krankengymnastische und logopädische Behandlungsmöglichkeiten sind gegeben. Eine ausreichende personelle Besetzung im Pflegebereich gewährleistet jenen guten Betreuungsschlüssel, der eine intensivpsychiatrische Behandlung mit hoher Beziehungskontinuität ermöglicht. Es bestehen auch Gelegenheiten zum Besuch der Klinikschule, aber auch die Betreuung durch Lehrer auf der Station ist in Sonderfällen möglich. Weiterhin besteht die Gelegenheit zum Besuch der Arbeitstherapie in der Tagesklinik im Sinne eines intramuralen tagesklinischen Settings.

Therapieansatz. Der Therapieansatz ist integrativ. Die unterschiedlichen differenzierten Behandlungsangebote repräsentieren nicht unterschiedliche Lebensräume wie »Therapieraum« und »Realraum«, vielmehr ist die Integration aller therapeutischen und pädagogischen Bemühungen in einem gemeinsamen »interpersonellen Raum« das Ziel. Die Koordination der einzelnen Therapieansätze zwischen den unterschiedlichen Berufsgruppen nimmt einen zentralen Stellenwert ein. So kann die Multikonditionalität und Komplexität der einzelnen Störungen in dieser Altersgruppe im Aufbau des multiprofessionellen Teams ihre Entsprechung finden.

Psychotherapeutische Grundhaltung. Eine psychotherapeutische Grundhaltung aller Teammitglieder auch im akutpsychiatrischen Behandlungskontext wird als fundamentale Vorraussetzung angesehen. Diese Grundhaltung wird sowohl im diagnostischen Prozess als auch bei der Anwendung von somatisch orientierten Therapieverfahren durchgehend gewährleistet. Daher werden alle Patienten unabhängig von Diagnose und Therapie auch einem psychotherapeutisch orientierten Interview unterzogen, um Selbsterleben, Krankheitserleben, Konfliktfokus und Beziehungsaspekte näher bestimmen zu können.

8.3.2 Das mobile Bezugspersonensystem

Einen zentralen Bestandteil in der Gesamtkonzeption bildet das Bezugspersonensystem. Jeder Patient erhält im Rahmen des Pflegeteams eine hervorgehobene Bezugsperson, die als vertrauensvoll und schutzgebend erlebt werden kann. Ein solches Bezugspersonensystem fordert von den Mitarbeitern ein hohes Maß an Bereitschaft zur Auseinandersetzung mit sich selbst und zur Fähigkeit, sich auch einer Kritik von außen zu stellen, um ein optimales Nähe-Distanz-Verhältnis eingehen zu können. Solche Bezugspersonen dürfen nicht intrusiv oder grenzverletzend erlebt werden. Auf diese Weise ergeben sich für den Patienten Beziehungserfahrungen, die mentale Modelle der bisherigen Beziehungsgestaltung positiv verändern können.

Gerade auf Akutstationen können sich schnell und intensive Übertragungs- und Identifikationsprozesse entwickeln, die, wenn sie unreflektiert bleiben, nicht selten zu beziehungsgefährdenden Missverständnissen führen können. Eine kontinuierliche Selbstreflexion und eine weiterbildungsorientierte Supervision unterstützen das Team.

! Das mobile Bezugspersonensystem ist so angelegt, dass es den Patienten durch alle Phasen der Akuttherapie begleitet und in eine psychosoziale Nachsorge mündet.

In der Akutphase, die der notwendigen Symptombehandlung dient und zum Abklingen von Halluzinationen und Wahnideen oder autodestruktiven Tendenzen führen soll, beginnt die Kontaktaufnahme durch entsprechende Bezugspersonen. In der daran anschließenden Konsolidierungsphase geht es darum, neben den therapeutischen Beziehungen einen kontinuierlichen Begleitdienst durch das mehrdimensionale Angebot kotherapeutischer Behandlungen einzurichten. In dieser Phase sollen jene vertrauensvollen Beziehungen geknüpft werden, die später auch ambulant Bestand haben. In der dritten Phase der Entwicklungs- und Ressourcenförderung geht es darum, dass der Patient seine Fertigkeiten steigert, Konzentration, Arbeitsfähigkeit und emotionale Kontrolle wieder gewinnt. In dieser Phase kann durch das mobile Bezugspersonensystem eine raschere Reintegration in Aktivitäten der normalen Alltagswelt erfolgen. Die Mitglieder des mobilen Bezugspersonensystems etablieren auch Kontakte zu den

Eltern und stabilisieren die Beziehung zur Familie durch Hausbesuche.

! Durch die Betonung der Beziehungskontinuität vom stationären in den poststationären Bereich entsteht für die jugendlichen Patienten ein emotionaler Halt außerhalb des familiären Rahmens. Dadurch können die Jugendlichen psychosoziale Förder- und Rehabilitationsmaßnahmen besser in Anspruch nehmen.

Das Netz der ambulanten Krankenversorgung wird durch die Bezugsperson aufrechterhalten, die Patienten an ambulante Termine bei niedergelassenen Kollegen erinnert und immer wieder ermuntert, die psychosozialen Förderangebote wie z. B. rehabilitative Kurse mit Regelmäßigkeit zu besuchen. Mögliche Misserfolge im Rahmen dieser ersten ambulanten Schritte führen dann nicht sofort zu neuerlichem Rückzug in den Schutz der Familie, sondern die Jugendlichen können weiterhin auf relativ selbstständigem Niveau unter Zuhilfenahme einer nichtelterlichen Bezugsperson den rehabilitativen Prozess fortsetzen. Auf diese Weise wird das Familiensystem unterstützt, sich nicht übermäßig zum Schutze und in der Fürsorge des Jugendlichen zu involvieren, da sonst die Gefahr droht, dass eine Ablösung von den Eltern nicht gelingt.

Auch der Jugendliche, der noch nicht ausreichend Kontakte finden konnte oder aufgrund von mangelnder Eigeninitiative Probleme hat, Kontakte zu knüpfen, kann durch das mobile Bezugspersonensystem angeregt werden, sich nicht unter äußerem Druck zurückzuziehen, sondern immer wieder soziale Initiativen zu ergreifen. Der Jugendliche soll in der ambulanten Phase durch die Alltagsanforderungen nicht überwältigt werden.

So kann das mobile Bezugspersonensystem auch Krisen managen und helfen, Rückfälle zu verhindern. Bei sich anbahnender Verschlechterung der Symptomatik kann rechtzeitig interveniert werden. Auch Schwellenängste der Patienten, sich wieder einer Behandlung im Krankenhaus zu unterziehen können durch die Brückenfunktion des mobilen Bezugspersonensystems abgebaut werden, sodass im notwendigen Falle einer Behandlung nicht wertvolle Zeit bis zum neuerlichen Therapiebeginn verloren geht.

8.4 Ausblick

Unter Zukunftsaspekten sollen drei Trends hervorgehoben werden.

! Die Zusammenarbeit auf dem Gebiet der Früherkennung und Frühbehandlung von adoleszentären Störungen sollte ausgebaut und erweitert werden.

Ziel ist es, in eigenen Frühbehandlungszentren mit besonderer räumlicher und personeller Ausstattung Patientengruppen von 12- bis 30-Jährigen in allen Lebenskrisen zu unterstützen und zu behandeln, wobei im interdisziplinären Team sowohl kinder- und jugendpsychiatrische als auch erwachsenenpsychiatrische Kompetenz integriert werden soll. Durch diese weitergehende Kooperation kann sich eine alterstypische Behandlungsstruktur über die Fächergrenzen hinweg entwickeln, die den Zuständigen spezifische Wissensbestände für die Altersgruppe des Übergangs ins Erwachsenenalter ermöglicht.

! Weiteres Augenmerk sollte auf die prophylaktische Diagnostik und Behandlung von Kindern psychisch kranker Eltern gerichtet werden.

Da die psychosoziale Entwicklung solcher Kinder in besonderem Maße gefährdet ist (► s. Kap. 3), ist eine kooperative Behandlung von psychisch kranken Eltern und ihren Kindern eine wichtige neue Therapiemöglichkeit. Auf diese Weise könnten Mütter mit Depressionen oder Psychosen in spezifischen Behandlungsstrukturen selbst behandelt werden und bezüglich ihrer Kinder über Entwicklungs- und Erziehungsfragen Beratung finden. Eltern-Kind-Therapien könnten für dieses spezifische Klientel etabliert werden. Dazu ist es notwendig, die modernen psychiatrischen Therapieeinrichtungen zu entstigmatisieren und durch Öffentlichkeitsarbeit den Menschen zur Kenntnis zu bringen. Immer noch verschleppen eine Reihe von Patienten ihre psychischen Probleme und Störungen, immer noch wagen viele Familien nicht, psychiatrische Hilfe in Anspruch zu nehmen, weil sie sich vor der vermeintlichen Unmenschlichkeit einer »kustodialen Psychiatrie« fürchten – und den Übergang in ein psychotherapeutisch orientiertes Selbstverständnis der Psychiatrie nicht wahrgenommen haben. Andererseits fürchten immer noch viele Menschen, von anderen verachtet oder gebrandmarkt zu werden, wenn sie seelische Probleme zu erkennen geben. Auf diesem Feld bleibt unseren Fachgebieten noch viel zu tun, um Aufklärung zu leisten. Denn Früherkennung und Frühbehandlung psychischer Störungen ist ohne Vertrauen in unsere Kompetenzen nicht möglich.

! Ein dritter Zukunftstrend ist die Verlagerung der Behandlung schwerer psychischer Störungen in das häusliche Milieu.

Auf diese Weise soll einer Reihe von jugendlichen Patienten in Zukunft eine stationäre psychiatrische Behandlung erspart werden können. Mobile Teams, die interdisziplinär konzipiert sind, können einen regelmäßigen Kontakt ein- bis mehrmals täglich zu solchen Patienten aufrechterhalten, Motivationsarbeit in Richtung Therapie leisten oder bereits pharmakologische Frühintervention betreiben. Bei einer Reihe von kinder- und jugendpsychiatrischen Störungsbildern, aber vor allem auch bei sozialängstlichen, depressiven und schizophrenen Patienten kann eine Verbindung von Home Treatment mit ambulanten Therapiemaßnahmen ein tagesklinisches oder stationäres Behandlungssetting ersetzen.

All diese Maßnahmen dienen einer patientenorientierten, gemeindenahen Psychiatrie, der es gelingt, sozialpsychiatrische, neurobiologische und entwicklungspsychologische Erkenntnisse soweit zu integrieren, dass für jeden Patienten ein individuell spezifisches, multimodales Therapieangebot im interdisziplinären Team gemacht werden kann (Resch 1998). Ein solches Therapierepertoire baut wesentlich auf der Kooperation mit dem jugendlichen Patienten auf, ohne die entwicklungsorientierte psychiatrische Therapie nicht gelingen kann.

Fazit für die Praxis

Eine moderne Kinder- und Jugendpsychiatrie sollte auf evidenzbasierter Grundlage je spezifische, individuell abgestimmte Behandlungsangebote machen. Die Kooperation mit den benachbarten Fachgebieten auf wissenschaftlichen und klinischen Sektoren bildet dafür eine Voraussetzung.

Literatur

Brunner R, Parzer P, Mundt C, Resch F (1998) Psychotherapeutische Aspekte in der stationären Behandlung akutpsychiatrisch erkrankter Jugendlicher. Psychiatr Prax 25:274–278

Resch F (1997) Kooperationsmodelle zwischen Kinder- und Jugendpsychiatrie und Erwachsenenpsychiatrie. In: Klosinski G (Hrsg) Stationäre Behandlung psychischer Störungen im Kindes- und Jugendalter. Huber, Bern Göttingen Toronto, S 62–70

Resch F (1998) Entwicklungspsychopathologie und Krankheitsverständnis. Fundam Psychiatr 12:116–120

Qualitätssicherung und ethische Fragen

J.M. Fegert

Die medizinischen Experimente an Menschen in der Nazizeit sowie die gezielte Tötung von für unheilbar erklärten Kranken im Rahmen der sog. Aktion T4 (in der Tiergartenstr. 4 in Berlin saß die Zentrale der organisierten Krankentötung im Dritten Reich) führte kurz nach dem Zweiten Weltkrieg zu einer ersten weitergehenden Auseinandersetzung mit ethischen Prinzipien medizinischer Forschung. Teil eines Urteils gegen 23 Angeklagte im Nürnberger Ärzteprozess war der sog. »Nürnberger Kodex«, in dem 10 Grundprinzipien ethisch vertretbarer Forschung aufgezählt wurden. Als zentrales Grundprinzip wurde hier die Einwilligung nach Aufklärung (»informed consent«) herausgestellt.

Die Geschichte der Ethik des Arzt-Patienten-Verhältnisses und der Krankenbehandlung reicht natürlich viel weiter zurück. Schon in der griechischen Antike sind z. B. im Eid des Hippokrates, der in veränderter Fassung nach wie vor die Grundlage des »Genfer Ärztegelöbnisses« bildet, Grundprinzipien angesprochen, wie der Grundsatz, nicht zu schaden, aber auch die Verantwortung des Arztes, seine Stellung nicht zu Werken der »Lust« gegenüber Freien oder Abhängigen zu missbrauchen. Es war also schon in der Antike klar, dass das privilegierte und intime Arzt-Patienten-Verhältnis einer speziellen Ethik bedarf.

9.1 Ethik

Die Kinder- und Jugendpsychiatrie und -psychotherapie ist ein Fach, in dem ethische Konflikte eine besondere Rolle spielen, und dies nicht nur aufgrund der problematischen Vorgeschichte in der Nazizeit. Konstitutiv für unser Handeln ist der Konflikt im Dreieck zwischen betroffenem Kind, seinen Eltern und dem Behandler.

! Es besteht ein Spannungsfeld zwischen Eltern-, Kindes- und Behandlerinteressen.

Während viele erwachsenenpsychotherapeutischen Gesellschaften in ihren ethischen Leitlinien hervorheben, dass es eine ethische Grundlage des Behandlungsvertrages sei, dass Auftraggeber und Patient bei einer Therapie derselbe sein müssten (Ausschluss von Zwangstherapie gegen den Willen des Betroffenen), gilt für die Kindertherapie, dass sehr häufig die Erwachsenen das Problem sehen und den Auftrag formulieren, am Kind aber die Veränderung vollzogen werden soll. Allein schon in der Problembeschreibung der Auftragsannahme und der Fixierung von Behandlungszielen liegt eine Fülle von möglichen Konflikten verborgen. Eklatant wird dieses Dilemma, wenn es um Vernachlässigung, emotionale und körperliche Misshandlung oder sexuellen Missbrauch geht. Fragen des Kinderschutzes, der Umgang mit traumatisierten Kindern sind stets ethische Gradwanderungen, in dem von Anna Freud beschriebenen Dilemma zwischen »zu viel zu früh und zu wenig zu spät« tun.

In diesem Kapitel sollen deshalb zunächst einige Grundprinzipien dargestellt werden, um dann behandlungsethische Grundlagen der Arzt-Patienten-Beziehung in der Kinder- und Jugendpsychiatrie genauer unter die Lupe zu nehmen. Hierzu gehört auch die Debatte um den Effektivitätsnachweis und die Qualitätssicherung, weil nur eine Überprüfung der Effizienz unseres Handelns unsere zum Teil massiven Eingriffe in familiale Lebensformen, z. B. durch eine stationäre Aufnahme, rechtfertigt. Des Weiteren wird näher auf die Problematik der Forschungsethik in Bezug auf Kinder und Jugendliche einzugehen sein, weil hier das Verbot der Forschung an sog. einwilligungsunfähigen Personen derzeit zu einer Schlechterstellung von Kindern und Jugendlichen in der medikamentösen Behandlung führt, da sehr viele neue Substanzen, die bei Erwachsenen Anwendung finden, für die Anwendung im Kindes- und Jugendalter nicht zugelassen sind. Da Kinder- und Jugendpsychiater und -psychotherapeuten zunehmend auch konsiliarisch bei der Ermittlung der Einwilligungsfähigkeit z. B. im Rahmen von onkologischen Behandlungen oder schweren chirurgischen Interventionen in der Transplantationsmedizin herangezogen werden, sollen hier einige Prinzipien für die Praxis formuliert werden.

Beauchamp (1999) behauptet, dass alle ernst zu nehmenden Personen in allen Gesellschaften nicht irgendeine Moral haben, sondern dass es grundsätzlich gemeinsame moralische Grundprinzipien gebe. Obwohl vielen Ethikdebatten zurecht ein gewisser Kulturimperialismus der westlichen Prinzipien unterstellt werden darf (vgl. z. B. die völlig andere Sichtweise der Bedeutung der Familie bei Behandlungsentscheidungen in der japanischen Medizin), kann doch festgestellt werden, dass sich solche moralischen Grundsätze seit der Französischen Revolution in der Ausformulierung sog. elementarer Menschenrechte wiederfinden. Die ersten Artikel des Grundgesetzes garantieren in Deutschland den Schutz von Prinzipien wie Würde, Unversehrtheit, betonen aber auch den besonderen Rang der familialen Erziehungsform. Die UN-Kinderrechtskonvention hat nach langen Debatten dazu geführt, dass eine wichtige Reihe von Menschenrechtsgrundsätzen für die Lebenswirklichkeit von Kindern weltweit definiert wurde.

! Menschenrechte wie Würde und Unversehrtheit sind Grundrechte. Die Familie genießt besonderen Schutz (Art. 6 GG). Die UN-Kinderrechtskonvention spezifiziert Menschenrechte in Bezug auf die spezifische Lebenslage von Kindern.

9.1.1 Historische Entwicklung und Grundprinzipien

1803 veröffentlichte Dr. Thomas Percival eine Schrift mit dem Titel »Medical Ethics«. Sein Ziel war es, für das Krankenhaus von Manchester einen Verhaltenskodex zu formulieren, um Auseinandersetzungen zwischen ärztlichen Kollegen über bestimmte Grundhaltungen zu reduzieren.

In diesem Text wird auch schon auf den Umgang mit psychisch Kranken eingegangen, wobei Percival direkt darauf verweist, dass selbst wenn das Gesetz den Gewalteinsatz erlaube, der verantwortliche Arzt unter einer Verpflichtung der Ehre und Humanität stehe, die ihn verpflichtet, den ihm anvertrauten Leidenden so viel wie möglich Sanftheit und Nachsicht in der Behandlung zukommen zu lassen. Eine zentrale Bedeutung in dem Werk hatten allerdings Fragen der ärztlichen Etikette und insbesondere Honorarfragen. Während also zunächst die Bedingungen des Behandlungsverhältnisses herausgearbeitet wurden, standen dann im 20. Jahrhundert Probleme der gleichzeitigen Behandler- und Forscheridentität des Arztes im Vordergrund.

Bedeutung der informierten Einwilligung (»informed consent«)

! Informed Consent gilt als zentrales, den ärztlichen Eingriff rechtfertigendes Paradigma.

Schon das Reichsgericht hat generell festgestellt, dass ein ärztlicher Eingriff in Körper oder Gesundheit grundsätzlich rechtswidrig ist, wenn er nicht durch die Einwilligung des Patienten gerechtfertigt ist. Zivilrechtlich ist dies im § 823 Abs. 1 BGB kodifiziert, nach dem die rechtswidrige und schuldhafte Verletzung von Körper oder Gesundheit zum Schadensersatz verpflichtet. Insofern war es konsequent, dass die Reichsrichtlinien zur Forschung am Menschen (1931) die unzweideutige Einwilligung des Patienten bzw. seines gesetzlichen Vertreters nach zweckentsprechender Belehrung als Conditio sine qua non für den Einsatz neuartiger Heilbehandlungen verlangten. Gefordert wurde ausdrücklich eine Schaden-Nutzen-Abwägung für den Patienten und ein Handeln entsprechend den Grundsätzen der ärztlichen Ethik.

Wenige Jahre später im Nazideutschland ereigneten sich dann unter dem scheinbaren Anspruch, medizinische Forschung zu betreiben, die grausamsten Menschenversuche durch Ärzte an KZ-Insassen oder an geistig oder mehrfachbehinderten Kindern. Insofern war es nur logisch, dass der aus 10 Punkten bestehende **Nürnberger Kodex** in Punkt 1 die freiwillige Einwilligung der Versuchsperson als unabdingbare Voraussetzung für Forschung am Menschen hervorgehoben hat. Zwar ist dieser Nürnberger Kodex weder völkerrechtlich noch innerstaatlich unmittelbar verbindlich, dennoch hat er zentral die folgende Entwicklung in der medizinethischen Diskussion geprägt.

Eine weitere Ausformulierung ethischer Grundsätze, vor allem in der Forschung, brachte dann die **Deklaration von Helsinki**, die der Weltärztebund 1964 beschlossen hatte und später 1975 in Tokio revidierte. In dieser Deklaration, die eine rein ärztliche Erklärung und ebenfalls kein völkerrechtlich verbindliches Dokument ist, die aber dennoch international eine hohe Akzeptanz gefunden hat, wird erstmals zwischen therapeutischer und nichttherapeutischer Forschung, d. h. zwischen klinischem Versuch und wissenschaftlichem Experiment, unterschieden. Hieraus ergibt sich logischerweise die Unterscheidung zwischen möglichem Eigennutzen und gruppenspezifischem Nutzen (vgl. Taupitz 1999).

! Grundsätzlich sind therapeutische Forschung und nichttherapeutische Forschung zu unterscheiden: Während therapeutische Forschung in Hinblick auf einen potenzieller Nutzen für den Kranken unternommen wird, ist nichttherapeutische Forschung fremdnützig.

Angesichts der rasanten Entwicklung in der genetischen Forschung (Fegert 1999; Heyd 1992) und der Reproduktionsmedizin sind im Weltärztebund vor allem ausgehend von den USA derzeit Bestrebungen wirksam, die weitgehenden Formulierungen aus der revidierten Deklaration von Helsinki und die damit verbundenen Garantien einzuschränken. Manche europäischen Teilnehmer befürchten gar ein Auseinanderbrechen des jahrzehntelang geltenden Konsens in Bezug auf die medizinische Forschung. Dies könnte in einer zunehmend globalisierten Welt dann auch für die Länder, die sich nicht an einer Standardaufweichung beteiligen, weitgehende nicht nur ökonomische Folgen haben.

! Die revidierte Deklaration von Helsinki bildet die Leitschnur für Diskussionen und Empfehlungen der Ethikkommissionen in Bezug auf die medizinische Forschung.

Entwicklung in den USA

In den 60er-Jahren des 20. Jahrhunderts wurden vor allem in den USA eine Reihe von Skandalfällen thematisiert, die dokumentierten, dass Forscher hospitialisierte psychisch

Kranke dazu nutzten, um sog. fremdnützige Fragestellungen an ihnen zu untersuchen.

Der Fall, der jedoch schließlich zum »Belmont-Report« und damit zur Ausformulierung in der Zwischenzeit weitgehend anerkannter ethischer Grundprinzipien medizinischen Handelns führte, war der 1972 aufgedeckte Skandal um die so genannte »Tuskegee-Syphilis-Studie«. In dieser Untersuchung war der »natürliche Krankheitsverlauf« bei 400 schwarzafrikanischen Männern in einem ländlichen Gebiet in Alabama über 40 Jahre untersucht worden. Diesen Männern war eine Behandlung und Krankenversorgung verweigert worden, obwohl spätestens Ende der 40er-Jahre Penicillin als effektive Behandlungsform zur Verfügung stand.

Zwischen 1974 und 1978 erarbeitete die sog. »National Commission for the Protection of Human Subjects of Biomedical and Behavioural Research« den sog. Belmont-Report, in dem die in folgender Übersicht aufgeführten drei zentrale medizinethische Prinzipien formuliert wurden.

Prinzipien des »Belmont-Reports«

1. Prinzip des Respekts der Autonomie der Patienten, welches sich in der Einholung des sog. Informed Consent realisiert
2. Prinzip der Fürsorge (Beneficience); dies bedeutet eine Risiko-Nutzen-Abwägung
3. Prinzip der Gerechtigkeit, welches insbesondere Fairness bei der Auswahl von Forschungsprobanden postuliert. Dies bedeutet insbesondere den Schutz Inhaftierter, psychisch Kranker etc.

Beauchamp u. Childress (1994) unterstrichen zusätzlich das alte hippokratische Prinzip des »primum non nocere«, als sog. Prinzip der »**nonmaleficience**«, »**Prinzip der Nichtschädigung**«.

Historische Wurzeln der Medizinethik

1999 erläuterte Beauchamp, dass auch heute die medizinethische Diskussion auf zwei zentralen historischen philosophischen Wurzeln ruhe, dem Utilitarismus und dem Kantianismus. Utilitaristische Theorien zeichnen sich durch das Prinzip der Nützlichkeit aus. So geht z. B. John Stewart Mill davon aus, dass ein Handelnder den Nutzen mehren müsse. Hier kann natürlich darüber gestritten werden, ob dieser Nutzen ethisch allgemein gesellschaftlich definiert als Werte und Güter gesehen werden muss oder ob er auch im engeren (kapitalistischen) Sinne als persönlicher Nutzen und Vorteil angesehen werden kann. Die Bewertung in Bezug auf den Nutzen machen Utilitaristen allein von den Folgen des Handelns abhängig und nicht von moralischen Prinzipien (Konsequentialismus). Eine Grundbedingung ist die Unparteilichkeit (Universalismus). Demgegenüber gehen Kantianer von einem deontologischen Rahmen aus. Handlungen müssen sich durch ihre moralische Wertigkeit entsprechend dem kategorischen Imperativ rechtfertigen lassen. Beauchamp betont, dass die neuere medizinethische Diskussion durch drei weitere Strömungen, nämlich die Tugendtheorien, die Fürsorgeethik und kasuistische Diskussionen beeinflusst wurde.

! Die Medizinethik wird beeinflusst durch unterschiedliche Denkströmungen: Utilitarismus, Kantianismus, Tugendtheorien, Fürsorgeethik und fallbezogene Diskussionen.

Das Nachdenken über Tugenden quasi als Charakterzug oder Persönlichkeitskomponente reicht zurück in die Antike, z. B. Plato und Aritoteles, und ist nicht nur von rein intellektuellem Interesse, denn es ermöglicht die Unterscheidung zwischen z. B. öffentlich zur Schau getragener Kinderfreundlichkeit und einem tatsächlichen Respekt für Kinder und Jugendliche in ihrer Entwicklung. Je stärker in unserer Gesellschaft auch durch den Einfluss von Medien symbolische Handlungen Haltungen äußerlich verdeutlichen sollen, desto wichtiger ist es, die häufig für den therapeutischen Behandlungserfolg und die Beziehungsaufnahme wichtige Unterscheidung zwischen einer zur Schau getragenen politisch korrekten kinderfreundlichen Haltung und einem wirklichen Interesse an Kindern und Jugendlichen und ihrer Familien treffen zu können.

Schutzkriterien für Einwilligungunfähige

In der neueren europäischen Entwicklung ist das Menschenrechtsübereinkommen zur Biomedizin des Europarates zu nennen. Taupitz (1999) hat aus den einschlägigen Deklarationen und Konventionen eine Liste der Schutzkriterien bei Forschung an sog. Einwilligungsunfähigen, wie z. B. Kindern und Jugendlichen, aufgestellt (▪ Tabelle 9.1).

Dabei hat er explizit auch die Normen des deutschen Arzneimittelgesetzes (AMG) und des Medizinproduktegesetzes (MPG) berücksichtigt. Er nennt die Nutzen-Risiko-Abwägung, dazu gehört z. B., dass keine Alternative zur Forschung am Menschen besteht und dass eine vorherige Sicherheitsprüfung erfolgt. Des Weiteren nennt er Qualifikationen des Prüfarztes, Votum einer Ethikkommission, behördliches Verfahren, Versuchsprotokoll, Prüfplan, ethische Erwägungen im Versuchsprotokoll, Pflicht zum Abbruch in Gefahrensituationen, Hinweis an eine Ethikkommission, Probandenversicherung und das Veröffentlichungsverbot bei unzulässigen Versuchen.

! Zentrales Prinzip bleibt die Einwilligung nach Aufklärung oder evtl. im Rahmen des klinischen Versuchs, nicht aber im Experiment die mutmaßliche Einwilligung. Diese Einwilligung muss jederzeit widerrufbar sein.

Tabelle 9.1. Ergänzende Schutzkriterien bei Forschung mit Nichteinwilligungsfähigen im Arzneimittelgesetz (AMG), Medizinproduktegesetz (MPG) in der revidierten Deklaration von Helsinki (RDH) und der Menschenrechtskonvention zur Biomedizin des Europarates (MRK). (Modifiziert nach Taupitz 1900)

	Klinischer Versuch		Experiment mit möglichem Eigennutzen für den Betroffenen		Experiment mit gruppenspezifischem Nutzen	
Grundsätzliche Zulässigkeit bei Erwachsenen	AMG/MPG RDH MRK	(+) (+) (+)	AMG/MPG RDH MRK	(–) (+) (+)	AMG/MPG RDH MRK	(–) (+) (+)
Grundsätzliche Zulässigkeit bei Minderjährigen	AMG/MPG RDH MRK	(+) (+) (+)	AMG/MPG RDH MRK	(+) (+) (+)	AMG/MPG RDH MRK	(–) (+) (+)
Dabei: Beschränkung auf Diagnostik/Prophylaktika			AMG/MPG RDH MRK	(+) (–) (–)	AMG/MPG entfällt[a] RDH MRK	 (–) (–)
Keine Alternative zur Forschung mit Einwilligungsunfähigen	AMG/MPG RDH MRK	(–) (–) (+)	AMG/MPG RDH MRK	(+) (–) (+)	AMG/MPG entfällt[a] RDH MRK	 (–) (+)
Nur minimales Risiko/minimale Belastung	AMG/MPG RDH MRK	(–) (–) (–)	AMG/MPG RDH MRK	(–) (–) (+)	AMG/MPG entfällt[a] RDH MRK	 (–) (+)
Ziel: wesentliche Erweiterung des wissenschaftlichen Verständnisses	AMG/MPG RDH MRK	(–) (–) (+)	AMG/MPG RDH MRK	(–) (–) (+)	AMG/MPG entfällt[a] RDH MRK	 (–) (+)
Einwilligung des gesetzlichen Vertreters erforderlich	AMG/MPG RDH MRK	(+) (+) (+)	AMG/MPG RDH MRK	(+) (+) (+)	AMG/MPG entfällt[a] RDH MRK	 (+) (+)
Ausnahme: mutmaßliche Einwilligung	AMG/MPG RDH MRK	(+) (+) (+)	AMG/MPG RDH MRK	(+) (–) (–)	AMG/MPG entfällt[a] RDH MRK	 (–) (–)
Zusätzlich Einwilligung des zustimmungsfähigen Minderjährigen erforderlich	AMG/MPG RDH MRK	(+) (+) (–)	AMG/MPG RDH MRK	(+) (+) (–)	AMG/MPG entfällt[a] RDH MRK	 (+) (–)
keine Ablehnung des Nichteinwilligungsfähigen	AMG/MPG RDH MRK	(–) (–) (+)	AMG/MPG RDH MRK	(–) (–) (+)	AMG/MPG entfällt[a] RDH MRK	 (–) (+)
Schriftform der Einwilligung	AMG/MPG RDH MRK	(+)/(–) (–) (+)	AMG/MPG RDH MRK	(+)/(–) (–) (+)	AMG/MPG entfällt[a] RDH MRK	 (–) (+)

[a] Entfällt, da derzeit noch unzulässig. Nach dem Referentenentwurf der 12. AMG-Novelle ist vorgesehen, den Gruppenansatz in Forschungsfragen mit Minderjährigen zu akzeptieren.

Eine Aufklärung über die Rechte des Patienten wird zwar nicht im deutschen Arzneimittelrecht gefordert, entspricht aber den internationalen Deklarationen und Übereinkommen. Die Deklaration von Helsinki fordert berechtigterweise darüber hinaus, dass eine Ablehnung eines Heilversuchs durch den Patienten die Arzt-Patienten-Beziehung nicht beeinträchtigen darf. Ein besonderer Schutz bei möglichem Abhängigkeitsverhältnis wird dort ebenfalls angesprochen wie auch die Wahrung der Unversehrtheit der Privatsphäre.

9.1.2 Forschung an Kindern

In den letzten Jahren ist zunehmend die Problematik der mangelnden Forschung an Kindern auch in einer breiteren Öffentlichkeit diskutiert worden. Gerade aus ethischen Gründen wird immer mehr verlangt, dass medizinische Interventionen evidencebasiert sein sollen. In der Kinder- und Jugendpsychiatrie liegt aber für viele Interventionen keine hinreichende »evidence base« vor. So wird auch in der Diskussion um Qualitätssicherung die Gestaltung von Leitlinien bislang eher im Sinne einer Konsensusfindung betrieben.

Baving u. Schmidt (2001) geben eine Übersicht über den Grad der Sicherheit der Erkenntnisse in Bezug auf psychotherapeutische und pharmakotherapeutische Interventionen im Bereich der Kinder- und Jugendpsychiatrie geordnet nach Störungsbildern. Hierbei muss festgestellt werden, dass für viele Krankheitsbilder nach wie vor (wenn überhaupt) nur für das Erwachsenenalter abgesicherte Therapien vorliegen.

Forschungsprobleme im Bereich der Pharmakotherapie

Ein ganz besonderes Dilemma hat sich in Bezug auf die Erforschung der Pharmakotherapie im Kindes- und Jugendalter ergeben. Müller-Oerlinghausen (1999) sowie Vitiello et al. (1999b) haben darauf hingewiesen, dass Befunde bei Erwachsenen nicht einfach auf das Kindes- und Jugendalter übertragbar sind (vgl. Kap. 6). Aufgrund entwicklungsbiologischer Besonderheiten, z. B. in Zusammenhang mit der hormonellen Reifung, können bekannte Nebenwirkungsprofile, z. B. von Psychopharmaka, im Pubertätsalter besonders stark ausgeprägt sein. Für kleinere Kinder besteht oft keine adäquate Galenik. Es bleibt dem Arzt in Zusammenarbeit mit den Eltern häufig überlassen, durch vorsichtiges klinisches Herantasten die richtige Dosis zu bestimmen. Schon 1979 nannte der englische Pädiater Rylance Kinder deshalb »therapeutisch Unterprivilegierte«. In der Zwischenzeit hat sich der Begriff der »Waisenkinder des medizinischen Fortschritts« (Essex u. Rylance 1997) eingebürgert.

Die notwendigen Schutzbestimmungen, welche vor allem abhängige einwilligungsunfähige Patienten vor unkontrollierten Übergriffen medizinischer Forscher schützen sollten, haben sich in diesem Zusammenhang teilweise zu einem Dilemma entwickelt, welches Kinder eindeutig schlechter stellt. Einerseits werden sie mit sog. »einwilligungsunfähigen« Patienten gleichgestellt, andererseits haben sie eigenständige Informations- und Partizipationsrechte und sind in Bezug auf viele Behandlungsfragen durchaus in der Lage, kompetente Gesprächspartner bei der Aufklärung und teilweise auch einwilligungsfähige Partner im Behandlungsprozess zu sein.

! Die generelle Subsumtion von Kindern und Jugendlichen unter der Gruppe der prinzipiell einwilligungsunfähigen Personen führt damit zu einer nicht berechtigten Schlechterstellung, zumal Lösungen aus dem geriatrischen Bereich wie Patiententestamente etc. der hier zu diskutierenden Situation völlig unangemessen sind.

Neben diesen ethischen Dilemmata und der prinzipiell sinnvollen Forderung, wann immer möglich auf Versuchsreihen an Kindern zu verzichten bzw. zunächst über gesicherte Ergebnisse aus dem Erwachsenenalter zu verfügen, bevor man Forschung an Kindern erlaubt, sind es auch wirtschaftliche Gründe, die zum Mangel an entsprechender Forschung beigetragen haben. Glücklicherweise sind Kinder in der Regel eher gesund. Auch viele schwere psychiatrische Erkrankungen haben ihr epidemiologisches Auftretensmaximum primär im Erwachsenenalter, sodass sie, wenn sie im Kindes- und Jugendalter auftreten, eher von der Häufigkeit zu den seltenen bis sehr seltenen Ereignissen zu zählen sind. Aufgrund ihres späteren häufigen Auftretens sind aber entsprechende Förderprogramme für sog. »seltene Erkrankungen« (Orphan-drugs-Förderung) hier nicht anwendbar. Sieht man einmal vom Bereich der hyperkinetischen Störungen ab, die primär im Kindes- und Jugendalter auftreten und so häufig sind, dass sie ein reales psychopharmakologisches Marktsegment darstellen, in dem dann auch Forschungsanstrengungen und Neuentwicklungen deutlich spürbar sind, kann generell für den Bereich der Psychopharmakologie gesagt werden, dass die Vermarktung im Bereich der Kinder- und Jugendpsychiatrie selten genügend wirtschaftliche Anreize bietet, um Hersteller auf den mühsamen Weg der Forschung an Kindern zu bringen.

Ein Lösungsbeispiel für das Dilemma der mangelnden Anreize aus den USA

In Amerika hat sich der Gesetzgeber deshalb dazu entschlossen, durch Anreize und ein Bestrafungselement Bewegung in diese unerträgliche Situation zu bringen. Das Modernisierungsgesetz in Bezug auf die FDA (Food and Drug Administration) FDAMA (Food and Drug Modernization Act) (11/97) wird in diesem System häufig als die »Karotte«, d. h. der Anreiz, bezeichnet. Der Gesetzgeber hat es hier ermöglicht, dass Pharmafirmen eine Patentverlängerung im Gesamtsegment erhalten, wenn sie die notwendigen Daten auch über Kinder und Jugendliche vorlegen. Dieses Anreizsystem wurde aber erst richtig wirksam, als gleichzeitig auch bei Ungehorsam der Stock (»the stick«) der Pediatric Rule (12/98) drohte. Dieses Gesetz sieht repressive Maßnahmen bis zum Entzug der Zulassung im Gesamtgebiet vor, wenn nicht entsprechende Forschungsdaten auch über Kinder und Jugendliche vorgelegt werden. Dies betrifft alle Medikamente, die einen potenziellen Nutzen für Kinder und Jugendliche haben können.

Für den Bereich der Neuropsychopharmakologie im Kindesalter hat sich allerdings durch diese viel diskutierten angeblich vorbildlichen Regelungen nicht sehr viel getan. Bis zum September 2000 hatte die FDA 157 schriftliche Aufforderungen an die Industrie herausgegeben. Davon bezogen sich aber nur 18 auf neuropsychiatrische Störungen im Kindes- und Jugendalter. Unter der Regelung der Pediatric Rule hat die FDA die Industrie aufgefordert, Studien zur

▼

psychopharmakologischen Behandlung der posttraumatischen Belastungsstörung, von sozialen Ängsten, der Manie, prämenstrueller Syndrome im Jugendlichenalter zu veranlassen.

Die »European Note for Guidance in Clinical Investigation of Medicinal Products in Children« (CPMP/EWP 462/95) brachte in Europa erste klare Regeln für klinische Prüfungen. Dort wird festgestellt, dass klinische Prüfungen bei Kindern nur dann absolut notwendig sind, wenn es sich um Arzneimittel handelt, die zur Behandlung von Krankheiten dienen, die nur Kinder betreffen, oder die darauf abzielen, Krankheiten zu behandeln, die hauptsächlich bei Kindern auftreten oder bei Kindern von besonderer Schwere sind oder bei Kindern einen anderen natürlichen Verlauf haben. Eine relative Notwendigkeit bestehe, wenn Krankheiten behandelt werden sollen, die im Kindes- und Erwachsenenalter vorkommen und für die es aber noch keine geeignete Behandlung gibt. Die European Note for Guidance klärt auch die Notwendigkeit der Information der betroffenen Probanden und setzt voraus, dass schon 7-Jährige über den Charakter des Versuchs aufgeklärt werden müssen und sobald sie schreiben können auch schriftlich dokumentieren müssen, dass sie informiert wurden.

Wiederholt wurde darauf hingewiesen, dass bei psychischen Erkrankungen im Kindes- und Jugendalter aufgrund der Chronizität dieser Störungsbilder die Forschung in Bezug auf **Langzeiteinnahme und Langzeitfolgen** von Therapie verstärkt werden muss. In diesem Bereich bestehen nach wie vor dramatische Forschungslücken (Vitiello 1998; Vitiello et al. 1999a,b).

! Langzeitfolgen (»long term safety«) sind eine zentrale Frage bei der Arzneimittelgabe an Kindern.

Spezielle Anforderungen an entwicklungspharmakologische Studien

Will man ethische Ansprüche und die spezifischen Notwendigkeiten einer entwicklungspsychopharmakologischen Forschung verbinden (Vitiello et al. 1999a), ist es wichtig, spezifische Studiendesigns zu diskutieren. Während im Erwachsenenalter placebokontrollierte Designs und auch Unterbrechungen der Einnahme durch die Einwilligung der Probanden ethisch hinreichend abgedeckt scheinen, ist eine längerfristige Placebokontrolle im Kindes- und Jugendalter unethisch, wenn eine effektive Behandlung bekannt ist. Die Diskontinuation einer Einnahme, die z. B. zu einer Erhöhung von Rückfallquoten führt, ist im Kindesalter genauso wenig ethisch vertretbar. Allerdings fehlen uns gerade deshalb entsprechende Daten, die ähnlich wie im Erwachsenenalter die Notwendigkeit der Langzeiteinnahme von Psychopharmaka stützen. Methodisch wichtig ist häufig eine Wash-out-Phase vor Studienbeginn. Diese ist aber auch bei Kindern ethisch problematisch. Häufig können in so genannten »Kinderstudien« für Indikationen, für die es schon eine zugelassene Therapie gibt, nur behandlungsresistente Krankheitsverläufe eingeschlossen werden.

Im Gegensatz zur kategorischen europäischen Haltung hat man sich in USA mehr zu einer utilitaristischen Kosten-Nutzen-Abwägung (s. oben) in Bezug auf die Notwendigkeit der Forschung an Kindern entschlossen. Je höher der zu erwartende wissenschaftliche Nutzen einer Studie ist, umso mehr ist man dort auch bei Kindern und Jugendlichen bereit, gering höhere als minimale Risiken zu gestatten. Das US-Office for the Protection from Research Risks hat unter seiner Homepage entsprechende Definitionen der Art der Forschung und Kategorien zur Evaluation von Risiken aufgelistet (www.nih.gov:80/grants/oppr/humansubjcts/45cfr46.htm, vgl. ◘ Tabelle 9.2)

Der Grund dafür, dass die Thematik der sog. »Off-label-Verschreibung« stärker öffentlich diskutiert wurde, war allerdings nicht primär das ethische Dilemma, ob Schutzbestimmungen dazu führen dürfen, dass Kindern und Jugendlichen psychopharmakologischer Fortschritt vorenthalten bleibt (vgl. Fegert 1999a), sondern die reine Alokationsfrage, ob solche Medikamente, die außerhalb des Zulassungsbereichs verschrieben werden, noch im Rahmen der Versicherungsleistungen liegen (vgl. Fegert 1999b). Diese Debatten im politischen Raum führten sowohl auf deutscher wie auf europäischer Ebene zu parlamentarischen Initiativen. Der Europarat fasste am 14. Dezember 2000 eine Entschließung über Kinderarzneimittel (2001/C17/01). Eine entsprechende Direktive wurde beschlossen, die die Erlaubnis enthält, klinische Studien bei Kindern durchzuführen, die allerdings auch deutliche Restriktionen noch gegenüber den Festlegungen der europäischen Bioethikkonvention enthält.

◘ Tabelle 9.2. **Forschungskategorien. (US Office for the Protection from Research Risks: www.nih.gov:80/grants/oppr/humansubjcts/45cfr46.htm)**

Art der Forschung	Risiko/Nutzen
Forschung hat einen potenziellen Nutzen für den Probanden	Muss positiv sein
Kein Nutzen für Probanden	Nur minimales Risiko erlaubt
Kein direkter Nutzen, aber Wissenszuwachs über Erkrankung des Betroffenen	»Minor increase over minimal risk«
Andere Forschung ist nicht zu billigen	

! Eine zentrale Voraussetzung für eine verstärkte Forschung in diesem Bereich wird die Aufklärung von Eltern und Kindern und Jugendlichen über die Notwendigkeit von Forschung sein.

Noch heute verbinden sich mit der Psychopharmakotherapie teilweise irrationale Horrorvorstellungen, sodass bei entsprechenden Studien sehr schnell an inhumane Menschenversuche etc. gedacht wird. Nur eine stärkere Transparenz und ein fachliches Einstehen der kinder- und jugendpsychiatrischen Kliniker für die Weiterentwicklung der Behandlungsmöglichkeiten kann hier zu einer Verbesserung und zu einer gesteigerten Akzeptanz führen.

Allerdings werden die neuen Initiativen vermutlich zunächst nur eine Verbesserung der Situation in Bezug auf neuentwickelte Substanzen bringen. Damit bleibt die Frage der Off-label-Verschreibung von anderen schon eingeführten Substanzen ungelöst. Hier könnten Expertengremien, die z. B. durch die Fachgesellschaften beraten werden, zu einer Relativierung der absoluten Kontraindikation und damit zu einer Entängstigung beitragen. Genauso sollte der klinische Erfahrungsschatz aus der Anwendung dieser Substanzen einer Auswertung im Sinne einer höheren Arzneimittelsicherheit zugeführt werden. Zunächst wird aber nichts daran vorbeiführen, dass in der Kinder- und Jugendpsychiatrie und -psychotherapie ähnlich wie in der Pädiatrie für viele wichtige Substanzen die Verordnung nur im Rahmen eines individuellen Heilversuchs erfolgen kann.

9.1.3 Heilversuche

Im Gegensatz zu akutmedizinischen Fächern, in denen individuelle Therapieversuche meist bei einer infausten Prognose durchgeführt werden (vgl. Rippe 1998), geht es in der Kinder- und Jugendpsychiatrie nicht um die Ausnutzung einer letzten Behandlungschance, sondern eher um die Vermeidung von massiven Nebenwirkungen oder eine Verbesserung der Compliance bzw. des Therapieerfolges. Da aber selten eine vitale Bedrohung damit verbunden ist, können und müssen die Rechtsgüter, die für bzw. gegen einen Heilversuch sprechen, gründlich abgewogen und mit den Eltern und Kindern erörtert werden. Der Informed Consent der Eltern allein ist hier nicht immer ausreichend (vgl. Rothärmel et al. 1999). Ist ein Patient aufgrund der akuten Symptomatik zunächst kaum in die Aufklärung einzubeziehen, dann ist gerade beim individuellen Heilversuch Aufklärung als ein Kontinuum im Behandlungsverlauf anzusehen (vgl. Fegert 1999c). Im Rahmen eines Heilversuchs muss über die Wirkungen und Nebenwirkungen des Medikaments aufgeklärt werden. Der behandelnde Arzt sollte Nachfragen, insbesondere Einzelfragen der Patienten, dokumentieren. Das Frageverhalten der Patienten kann dadurch unterstützt werden, dass man durch bestimmte Materialien, z. B. durch den Fragenkatalog der American Academy for Child and Adolescent Psychiatry (s. folgende Übersicht) dem Patienten klar signalisiert, dass seine Fragen erwünscht sind.

Informationsblatt für Eltern – Fragenkatalog

1. Wie ist der Name des Medikaments? Gibt es noch andere Bezeichnungen für dieses Medikament?
2. Was ist über die Wirksamkeit dieses Medikamentes bei anderen Kindern, die eine vergleichbare Problematik wie mein Kind haben, bekannt?
3. Wie wird das Medikament meinem Kind helfen? Wie lange muss ich warten, bis ich positive Wirkungen sehe? Was ist ein Kriterium dafür, wann und ob es erfolgreich wirkt?
4. Was sind die üblichen Nebenwirkungen dieser Behandlung?
5. Was sind seltene oder ernste Nebenwirkungen, welche auch immer vorkommen mögen?
6. Kann man von dem Medikament abhängig werden? Besteht eine Suchtgefahr?
7. Wie ist die empfohlene Dosierung? Wie oft am Tag muss das Medikament eingenommen werden?
8. Müssen Routineuntersuchen wie EKG, Blutwertbestimmung usw. durchgeführt werden, bevor das Kind das Medikament nehmen kann?
9. Dokumentiert ein Kinder- und Jugendpsychiater die Reaktionen meines Kindes auf das Medikament, und nimmt er im Zweifelsfall eine Veränderung der Dosierung vor, wenn dies nötig ist?
10. Gibt es andere Medikamente oder Nahrungsmittel, die mein Kind vermeiden muss, solange es das Medikament einnimmt?
11. Gibt es Aktivitäten, die mein Kind vermeiden muss, während es das Medikament nimmt? Wird hinsichtlich bestimmter Aktivitäten zur Vorsicht geraten?
12. Wie lange wird mein Kind das Medikament einnehmen müssen? Wie kommt es zu der Entscheidung, die Behandlung zu beenden?
13. Was kann ich machen, wenn sich ein Problem herausstellt (z. B. wenn mein Kind körperlich krank wird, wenn eine Medikamentengabe vergessen wurde, wenn sich Nebenwirkungen zeigen)?
14. Was sind die Kosten der Behandlung (gibt es Unterschiede zwischen Markenmedikamenten und Generika)? Trägt die Krankenkasse diese Kosten oder ist eine Zuzahlung erforderlich?
15. Müssen Lehrer, Schulsozialarbeiter, Hortbetreuer u. ä. Personen über die Behandlung informiert werden?

Wichtig ist, die Patienten und ihre Eltern darüber aufzuklären, dass das Medikament für diese Altersgruppe nicht arzneimittelrechtlich zugelassen ist. Gleichzeitig muss über die zugelassene Behandlungsalternative und über das Recht, jederzeit den Heilversuch abzubrechen, aufgeklärt werden. Des Weiteren muss über die haftungsrechtlichen Konsequenzen, d. h. dass der Hersteller außerhalb des angegeben Indikationsbereichs keine zivilrechtliche Haftung übernimmt, informiert werden. Damit Patienten und ihre Eltern einschätzen können, welche Risiken sie konkret eingehen und selbst tragen, ist es wichtig, über die bisherigen Behandlungserfahrungen zu berichten. Nehmen die Leitlinien der Fachgesellschaft, wie dies z. B. bei der Anwendung atypischer Neuroleptika (vgl. Fegert 2003) oder Antidepressiva der Fall ist, auf den Einsatz dieser Medikamente direkt Bezug, wird auch dies eine wichtige Information für die Patienten sein (s. auch folgende Übersicht).

Aufklärung bei individuellem Heilversuch

1. Medikament für diese Altersgruppe nicht arzneimittelrechtlich zugelassen
2. Zugelassene Behandlungsalternative
3. Recht, jederzeit den Heilversuch abzubrechen
4. Haftungsrechtliche Konsequenzen
5. Bisherige Behandlungserfahrungen
6. Leitlinien

Klar festgestellt werden muss, dass es ethisch und auch rechtlich nicht als verantwortliches ärztliches Verhalten angesehen werden kann, in jedem Fall sich nur auf die zugelassene Behandlungsalternative zu verlassen und mögliche Nebenwirkungen oder Risiken für die Patienten deshalb billigend in Kauf zu nehmen, weil der Arzt fürchtet, durch die Verordnung eines nicht zugelassenen Medikamentes rechtliche Fehler zu begehen. Wenn der Arzt sich aber aus seiner Behandlungsverantwortung im Rahmen seiner Therapiefreiheit für die Verordnung eines nicht zugelassenen Medikamentes entscheidet, muss er auch hinreichend aufklären, da er bei ungenügender Aufklärung selbst haftungsrechtlich zur Verantwortung gezogen werden kann.

Durch die Tatsache, dass nach der Kindschaftsrechtsreform die gemeinsame elterliche Sorge das häufigste Regelungsmodell nach der Scheidung ist, muss auch eindrücklich darauf hingewiesen werden, dass gerade bei der Durchführung von Heilversuchen **beide Eltern aufzuklären** sind (vgl. Schwab 1998; Fegert 2000a).

Dulcan (1999) hat einen exzellenten Leitfaden zur Aufklärung von Eltern, Jugendlichen und Lehrern über die Psychopharmakotherapie mit Anxiolytika, Antidepressiva, Betablockern, Clonidin und Guanfacin, sog. »Moodstabilizern«, Lithium, Neuroleptika und vielen anderen mehr vorgelegt. Beeindruckend ist vor allem auch die Nutzerfreundlichkeit, weil für jedes Medikament auf einer CD-ROM entsprechende individualisierbare Informationsblätter, Unterschriftenformulare etc. vorliegen. Leider gibt es bislang keine Adaptation für unseren Sprachraum.

9.1.4 Ethisches ärztliches Verhalten in spezifischen belastenden Grenzsituationen

In der akuten Kinder- und Jugendpsychiatrie kommt es bisweilen insbesondere dann, wenn Fragen der Selbst- und Fremdgefährdung zur Debatte stehen, zu Handlungsweisen, die auch mit Zwang bzw. Eingriffen in Grundrechte verbunden sind. Dabei sind **freiheitsentziehende Maßnahmen** zur Durchführung einer Behandlung oder eine medikamentöse Behandlung auf Gerichtsbeschluss Extremformen, die immer einer Rechtsgüterabwägung und auch einer genauen Kenntnis der Gesetzeslage bedürfen (vgl. Kap. 32; Fegert 2001; Fegert et al. 2001). Häufig lässt sich durch intensiven Personaleinsatz ein rigideres einengenderes Regime vermeiden. Allerdings kann es im Extremfall, z. B. bei massiver Selbstverletzung, bis zur Fixierung Betroffener kommen (vgl. Fegert 2000b). Sehr viel seltener werden Bewegungseinschränkungen, die Verordnung von Bettruhe im Rahmen von Behandlungsregimes anorektischer Patientinnen, die Nahrungsvorgabe, Kontrolle beim Toilettengang etc. hinterfragt. Gerade bei negativen Konsequenzen auf unerwünschtes Verhalten kann es in angespannten Situationen zu Überreaktionen des Personals und damit z. B. zu einer missbräuchlichen Anwendung von Time-out-Räumen o. Ä. kommen. Auch Zimmerkontrollen zum Auffinden von Gegenständen zur Selbstverletzung, Drogen oder Medikamenten stellen einen (nicht selten unvermeidbaren) Eingriff in die Privatsphäre der Patienten dar.

Eine Arbeitsgruppe der Bundesarbeitsgemeinschaft der leitenden Klinikärzte für Kinder- und Jugendpsychiatrie und -psychotherapie e. V. hat deshalb eine Leitlinie zum Umgang mit freiheitsbeschränkenden und freiheitsentziehenden Maßnahmen zur Sicherung des Behandlungsziels in der Kinder- und Jugendpsychiatrie und -psychotherapie verfasst. Neben den rechtlichen Rahmenbedingungen und den Indikationsbereichen wird hier die Notwendigkeit einer erhöhten Aufsicht betont. Gerade bei solcher Zwangsausübung kann der therapeutische Charakter der Maßnahme nur durch den dauerhaften Kontakt zwischen dem therapeutischen und heilpädagogischen Personal und dem jungen Menschen gewährleistet werden.

! Alle freiheitsentziehenden Maßnahmen sind nach Anlass, Art und Dauer angemessen in den Behandlungsunterlagen der Station und der einzelnen Krankengeschichte zu dokumentieren. Die Einträge in die Stationsunterlagen müssen dem fallverantwortlichen Therapeuten zur Gegenzeichnung vorgelegt werden (Fegert et al. 2001).

Da negative und überschießende Interaktionen meist in Zusammenhang mit starken durch den Behandlungsprozess ausgelösten Gefühlen beim Pflegepersonal stehen, spielt die **externe Supervision** eine zentrale Rolle bei der Klärung von affektgeleiteten Grenzüberschreitungen, welche als Ausnahme auftreten. Treten solche Grenzüberschreitungen regelhaft oder in Serie auf, sind ein Stationsteam oder ein Supervisor durch diese Aufgabenstellung meist überlastet. Unter Umständen sind dann personalrechtliche Konsequenzen zum Schutz der Patienten zu erwägen.

Wichtige ethische Fragen ergeben sich auch im Umgang mit dem **Datenschutz**. Gar nicht so selten entsteht im Rahmen einer stationären oder teilstationären Behandlung, z. B. bei einer kunstpädagogischen Aktion oder bei einem Ausflug, der Wunsch, das Ganze fotografisch oder auf Video festzuhalten. Solche Bilder bedürfen der Zustimmung der Betroffenen und ihrer Eltern. Bei diesen Einwilligungen muss klar der Zweck definiert werden. Die Einwilligung in eine Videoaufnahme zur Supervision im Rahmen einer Psychotherapieausbildung rechtfertigt nicht, die Verwendung dieser Aufnahme in der Lehre oder in einem anderen Kontext.

! Datenschutz ist wichtig: Es müssen schriftliche Schweigepflichtentbindungen eingeholt werden!

Auch mit Arztbriefen und ärztlichen Stellungnahmen sind immer wieder Fragen des Datenschutzes angesprochen. Generell empfiehlt es sich, in ärztliche Stellungnahmen mit aufzunehmen, wann die Personensorgeberechtigten aufgeklärt wurden und der Weitergabe der Daten zugestimmt haben. Aus der Sicht der betroffenen Kinder muss auch die zeitnahe Bearbeitung solcher schriftlicher Stellungnahmen und Gutachten gewährleistet sein. Die Zeitperspektive des Kindes, welche durch sein anderes Zeiterleben und seine geringere Möglichkeit, größere Zeiträume zu überschauen, geprägt wird, macht in der Regel nicht nur im therapeutischen Umgang, sondern auch im administrativen und gerichtlichen Handeln zeitnahe und stringente Reaktionen erforderlich (vgl. Heilmann 1998).

Internationale Deklarationen zu berufsethischen Fragestellungen

Verschiedene psychiatrische Organisationen haben Grundsatzerklärungen zu berufsethischen Fragestellungen verfasst (vgl. Warnke et al. 2000). Die International Association of Child and Adolescent Psychiatry Profession and Allied Professions (IACAPAP) hat mit der Deklaration von Venedig Grundlagen von Versorgungssystemen zur seelischen Gesundheit für Kinder und Jugendliche benannt (IACAPAP 1997). Helmchen (1999) gibt einen Überblick über die ethischen Deklarationen der erwachsenenpsychiatrischen Gesellschaften. Nach der Deklaration von Hawaii 1977 wurde 1989 in Athen die Charta der Rechte der psychisch Kranken verabschiedet. 1999 beschloss die UNO-Vollversammlung die Resolution 46/119 zum »Schutz von Personen mit psychischer Krankheit und Verbesserung der Versorgung zur seelischen Gesundheit«. Die letzte Anpassung der Deklaration von Hawaii erfolgte in Madrid. Hier wurde insbesondere auf die Gefahren von Zwang und Übergriffen in der Psychiatrie hingewiesen (vgl. Helmchen 1999).

Ein wichtiges Maß für den ethischen und qualitätsgesicherten Umgang ist die **Patientenzufriedenheit**. Naumann et al. (2001) haben hier Erhebungsinstrumente für die Kinder- und Jugendpsychiatrie adaptiert und Dimensionen der Patientenzufriedenheit beschrieben. Neben der globalen Zufriedenheit mit dem stationären Aufenthalt werden therapeutische Beziehung, Therapieerfolg, Autonomie, Klima auf Station, Kompetenz des pflegerischen, erzieherischen Personals, Vertraulichkeit, d. h. Fragen zum Umgang mit dem Datenschutz und zur Wahrung der Privatsphäre, und Fragen der Motivation erhoben. Gleichzeitig wird aber auch ein »Hotelfaktor« gemessen, d. h., es werden Fragen zur räumlichen Ausstattung, zum Ambiente, zum Essen etc., gestellt.

Eine klassische Belastungssituation – häufig eine Krise – ist die **Einweisungssituation**. Die Art ihres Ablaufs trägt zu einem großen Teil zur späteren Compliance bei. Deshalb ist es besonders wichtig, hier Kinder hinreichend zu informieren. Wiethoff et al. (2000) legen auf der Basis einer empirischen Untersuchung in konsekutiven Aufnahmen in der Kinder- und Jugendpsychiatrie Befunde vor, die auch die überweisenden Kollegen aufrütteln sollten. Sehr vielen Kindern werden illusionäre Vorstellungen in Bezug auf die Behandlungsaufenthalte in der Kinder- und Jugendpsychiatrie vorgegeben (z. B. Zwangsjacken, Gummizelle, Spritzen, Fesseln etc.). Redlichkeit und adäquate Aufklärung von Eltern und Kindern sind eine notwendige Voraussetzung für eine gelingende Therapeuten-Patienten-Beziehung.

9.1.5 Ethik der Therapeuten-Patienten-Beziehung

Therapeuten-Patienten-Beziehungen in der Kinder- und Jugendpsychiatrie und -psychotherapie zeichnen sich durch ein doppeltes Machtgefälle aus. Im Beziehungsdreieck zwischen Therapeuten, Eltern und Kind sind sowohl das Eltern-Kind-Machtgefälle **sowie** entsprechende Beziehungskonflikte von zentraler Bedeutung, darüber hinaus aber auch die Stellung des Behandlers mit seinem

Wissensvorsprung, seiner größeren Distanz gegenüber den Problemen der Familie und seiner Lösungskompetenz. Fragen der Loyalität und Parteilichkeit sind im skizzierten Dreieck allgegenwärtig. Rivalitäten mit den Eltern müssen ebenso vermieden werden wie die Übernahme von eingeschliffenen Vorstellungen, wie z. B. die Zuweisung einer Sündenbockposition.

! Therapeutisches Handeln ist durch gewisse Grundeinstellungen gekennzeichnet. Hierzu zählen die Präsenz, der Respekt und die Akzeptanz (vgl. Heigl-Evers u. Weidenhammer 1988).

Thomä u. Kächele (1985, 1989) sehen in der **Empathie** eine zentrale therapeutische Haltung. Sie fordern Bedachtsamkeit im Fühlen (weder verführbar noch unerreichbar), Offenheit des Therapeuten in den Wertvorstellungen (weder parteiisch noch gesichtslos). Wichtig sei auch die Offenheit in der gedanklichen Strukturierung (weder voreingenommen noch uninformiert) und eine Offenheit bezüglich der Richtung der Veränderung (weder bevormundend noch interesselos). Die Autoren warnen besonders vor therapeutischem Ehrgeiz und empfehlen Bedachtsamkeit bezüglich der Machtausübung (weder intrusiv noch unempathisch).

Verschiedene Fachgesellschaften haben in den letzten Jahren nicht zuletzt wegen massiven sexuellen Grenzverletzungen ethische Grundsätze für die Therapeuten-Patienten-Beziehung erarbeitet. Die **American Psychological Association** (APA) fordert z. B., dass in den Behandlungsvereinbarungen klar zu erkennen sein muss, wer Klient und wer Auftraggeber ist und wie der Konflikt zu lösen ist, wenn wie bei der Behandlung von Kindern oder betreuten Erwachsenen Auftraggeber und Klient nicht dieselbe Person sind. Gefordert wird eine klare Problemdefinition für die Therapie und eine Zielbestimmung sowie die Auswahl des Behandlungsverfahrens. Es besteht eine Aufklärungspflicht und die dringende Notwendigkeit zur Qualitätssicherung. Zentral ist gemäß APA der Schutz der Patientenrechte sowohl in der Therapieforschung als auch gerade in der Intimität der Therapeuten-Patienten-Beziehung.

Eine ganz besonders belastende Verletzung dieses privilegierten Beziehungsverhältnisses sind Übergriffe vom Behandler auf Patienten, die leider auch in der Kinder- und Jugendpsychiatrie und -psychotherapie vorkommen. Eine Übersicht aus 7 amerikanischen Studien zu sexuellen Grenzverletzungen in der Therapie Erwachsener zeigte eine Häufigkeit zwischen 1 und 12% sexueller Grenzverletzungen durch männliche Therapeuten und 0 bis 3,1% durch weibliche Therapeuten. Neben sexuellen Grenzverletzungen wurden auch nichtsexuelle Grenzverletzungen in Bezug auf das Setting (Zeit und Ort des Kontaktes) auf Geld und Geschenke, Sprechen über eigene Probleme des Therapeuten und nichtsexuellen physischen Kontakt festgestellt. Auch in der Kinder- und Jugendpsychiatrie und -psychotherapie ist die Instrumentalisierung von Patienten zu eigennützigen Zwecken (sexuelle, emotionale bzw. finanzielle Motive) ein Gefährdungsmoment. Deshalb haben sich die drei Fachverbände der Kinder- und Jugendpsychiatrie (DGKJP, BAG, BKJPP) 1999 auf ethische Grundsätze in der Kinder- und Jugendpsychiatrie und -psychotherapie geeinigt:

Ethische Grundsätze in der Kinder- und Jugendpsychiatrie und -psychotherapie (DGKJP, BAG, BKJPP)

1. Jeder Therapeut ist verpflichtet, berufsethische Grundsätze zu respektieren. Dazu gehört, die Abhängigkeit des Patienten nicht auszunutzen, die besondere therapeutische Beziehung zu schützen sowie die eigene berufliche Kompetenz zu erhalten und zum Wohle des Patienten zu nutzen. Ein Verstoß gegen berufsethische Grundsätze liegt insbesondere dann vor wenn ein Therapeut
   - den Patienten oder seine Sorgeberechtigten immateriell, finanziell oder sonst materiell ausbeutet;
   - den Patienten während oder nach der Diagnostik und/oder Behandlung sexuell missbraucht oder mit einem Patienten während oder nach der Diagnostik und/oder Behandlung eine sexuelle Beziehung eingeht oder in anderer schädigender Weise einen Machtmissbrauch begeht;
   - die Aufklärungspflicht verletzt;
   - die Schweigepflicht verletzt;
   - Daten von Patienten und/oder Dritten ohne Informed Consent veröffentlicht (Lehmkuhl 1997);
   - eine eigene schwere psychische Störung einschließlich Suchterkrankungen nicht behandeln lässt und dadurch seine ärztlichen Pflichten verletzt;
   - sonst gegen die Grundsätze der Regeln guter wissenschaftlicher Praxis verstößt (Lehmkuhl 1998).
2. Die berufsethischen Grundsätze gelten für alle Mitglieder der DGKJP, der BAG und des BKJPP ab dem Zeitpunkt ihrer Verabschiedung durch die drei Vorstände und ihrer Veröffentlichung in den Vereinsorganen.
3. Alle Weiterbildungsermächtigten sind gehalten, die berufsethischen Grundsätze in die Weiter- und Ausbildungen einzubeziehen.
4. Verstöße können einem Vorstand, einem Weiterbildungsermächtigten oder direkt der Ethikkommission oder den Ombudsleuten mitgeteilt wer-

▼

den. Sanktionen können nur von den jeweiligen Weiterbildungsermächtigten oder den jeweils betroffenen Vorständen der genannten Fachgesellschaften ausgesprochen werden. Davon unberührt sind rechtliche Schritte.
Sanktionen können sein:
- Aberkennungen von Ehrungen und Funktionen, die von einem der drei Verbände vergeben wurden,
- Ausschluss aus dem bzw. den betroffenen Verbänden.

5. Bei Rehabilitationen wird die geeignete Vorgehensweise mit dem/den Betroffenen vereinbart.

9.2 Qualitätssicherung

Die Durchführung evidenzbasierter Therapiekonzepte nach einheitlichen Standards ist wie oben dargelegt auch eine wichtige ethische Frage. Mattejat u. Remschmidt (1995) sehen Qualitätssicherung als rückgekoppelten Prozess an, der zunächst die Definition eines Solls notwendig macht, d. h. die Erstellung von Standards bzw. Leitlinien. Des Weiteren sei dann die Erfassung der tatsächlichen Situation (Ist-Werte) notwendig und die Analyse der tatsächlichen Situation im Vergleich mit den Standards (Ist-Soll-Vergleich) und schließlich die Entwicklung und Implementierung von Qualitätsverbesserungen.

In einer Untersuchung vor diesem Theoriehintergrund fanden die Autoren Mattejat u. Remschmidt (1998), dass die Behandlungsmodalität (stationär vs. ambulant) einer der wichtigsten Prädiktoren sei. Allerdings zeigte sich, dass dieser Faktor auch von ganz unterschiedlichen Bedingungen wie Schweregrad der Störung, Verfügbarkeit und organisatorische Machbarkeit von Behandlungsmöglichkeiten etc. abhängt. Aus der Tatsache, dass sich Therapiemaßnahmen zumindest zum Teil aus den elementaren diagnostischen Informationen auf den unterschiedlichen Achsen des multiaxialen Klassifikationsschemas ableiten ließen (Remschmidt u. Schmidt 1994), schließen die Autoren, dass sich die Anwendung einer solchen standardisierten Klassifikation auch im Rahmen der Qualitätssicherung hinsichtlich der Indikationsstellung von Behandlungsmaßnahmen als sinnvoll erweisen sollte.

Qualität und Qualitätssicherung sind auch in der Kinder- und Jugendpsychiatrie und -psychotherapie Schlagworte, die derzeit in aller Munde sind (vgl. Schmeck et al. 1998).

! Gerade weil die betroffenen Kinder und ihre Familien in besonderer Weise von den Angeboten der Helfer abhängen, ist die Qualitätssicherung ein zentrales ethisches Postulat.

Dies gerät leicht aus dem Blick, da der ursprünglich eindeutig positiv konotierte Begriff der Qualität und die eigentlich wünschenswerte Sicherstellung dieses Zustandes in der gesundheitsökonomischen Auseinandersetzung neuerdings einen negativen Beigeschmack bekommen hat. Zwar regelt sich in der Marktwirtschaft üblicherweise das Preis-Leistungs- bzw. das Preis-Qualitäts-Verhältnis über die mit der Kundenzufriedenheit verbundene Nachfrage, doch kann ein solcher Zusammenhang in der Medizin und besonders im Dreiecksverhältnis in der Kinder- und Jugendpsychiatrie nicht a priori postuliert werden. Der »Kunde« Kind entscheidet sich eben nicht frei für ein bestimmtes Angebot oder dafür, eine geeignete Behandlung (mit der er nicht zufrieden war) zu reklamieren, sondern er muss mit dem umgehen, was ihm entsprechend der Versorgungsregion und entsprechend den Behandlungsentscheidungen des Erwachsenen vorgesetzt wird. Zwar haben markwirtschaftliche Metaphern, wie das Reden von Produkten, Kunden etc., Einzug in den Bereich der Medizin und der Psychotherapie wie auch der Jugendhilfe gefunden, doch hat sich dadurch nicht automatisch ein Ausgleich im Machtungleichgewicht zwischen Nutzern und Anbietern im Hilfesystem eingestellt. Budgetierung und Controlling haben letzten Endes wenig mit Markt und Nachfrage zu tun (vgl. Fegert 1999).

In der professionellen Diskussion um Qualitätssicherung wird von drei zentralen Qualitätsbereichen ausgegangen (vgl. Härter et al. 1999):
- der Strukturqualität
- der Prozessqualität
- der Ergebnisqualität

9.2.1 Strukturqualität

Großstädtische Regionen zeichnen sich meistens durch eine hochdifferenzierte Angebotsvielfalt im Hilfebereich aus. Dies bietet für diejenigen, welche Hilfe in Anspruch nehmen wollen, den Vorteil, dass sie nicht auf Gedeih und Verderb auf bestimmte Therapeuten angewiesen sind. Andererseits kann das Hilfenetz oft auch ein undurchschaubarer Dschungel sein. Der Kinder- und Jugendpsychiater muss sich in solchen Situationen auch durch ein kompetentes Case-Management, welches eine Kenntnis der Strukturen voraussetzt, auszeichnen. In Kleinstädten und auf dem Lande bestehen demgegenüber bisweilen strukturelle Defizite. Dafür kennen sich die kooperierenden Personen gut, was die Kooperation meist erleichtert.

! Ein erster Ansatz für den Umgang mit dem Problem der Strukturqualität ist die regionale Beschreibung, d. h. die deskriptive Erfassung des jeweiligen Versorgungsnetzes und der Versorgungsstruktur.

Vielerorts haben sich im Rahmen der Länder-Psychiatriegesetze sog. psychosoziale Arbeitsgemeinschaften mit spezifischen Untergruppen Kinder und Jugendliche gebildet. Häufig ist im Rahmen dieser interdisziplinären Zusammenarbeit eine gute Strukturübersicht entstanden, welche sich meist auf die Versorgungsregion einer aufnahmeverpflichteten Klinik bezieht.

Zu den praktischen Arbeiten in der Kinder- und Jugendpsychiatrie gehört eine Übersicht zu den kommunalen und regionalen Hilferessourcen. Solche Verzeichnisse müssen gepflegt und aktualisiert werden. Alle Strukturen, die im Notfall gebraucht werden können, wie z. B. Polizei, Notarztwagen etc., müssen leicht zugänglich dokumentiert sein.

! Neben der reinen Beschreibung der Struktur gilt es, die Schnittstellen zwischen den Versorgungssystemen, d. h. zwischen dem ambulanten Bereich, der tagesklinischen Behandlung und der stationären Behandlung auch durch kollegiale Kontakte stets neu mit Inhalt zu füllen. Dies gilt auch für die angrenzenden Bereiche der Schule und der Jugendhilfe.

Gerade in Zeiten knapper Kassen ist es wichtig, neben den Strukturen der Leistungsangebote einzelner Träger auch die jeweiligen Leistungsgrenzen und Bedingungen genau zu kennen. Eine kompetente Hilfeplanung bedingt auch ein sozialrechtliches Wissen um Leistungszuständigkeiten nach dem KJHG, SGB VIII und nach dem BSHG sowie weiteren Hilfsansprüchen für Kinder und Jugendliche, die behindert sind bzw. von einer Behinderung bedroht sind, wie sie der Gesetzgeber in einem spezifischen Sozialgesetzbuch, dem SGB IX, zusammengefasst hat.

! Die Kenntnis der subsidiären Struktur der Zuständigkeit von Sozialleistungsträgern ist wichtig für die Beratung der Patienten hinsichtlich Rechtsansprüchen, Wahl- und Pflichtleistungen.

9.2.2 Prozessqualität

! Unter Prozessqualität wird der gesamte Ablauf diagnostischer, therapeutischer und beratender Tätigkeiten im Umgang mit hilfebedürftigen Kindern verstanden.

Leitlinien für Diagnostik und Therapie

Die medizinischen wissenschaftlichen Fachgesellschaften haben in ihrer Arbeitsgemeinschaft AWMF in den letzten Jahren versucht, die Qualität der Diagnostik und der Behandlung durch kooperativ vereinbarte Minimalstandards, sog. Leitlinien, zu sichern (vgl. Schmeck et al. 1998; Deutsche Gesellschaft für Kinder- und Jugendpsychiatrie und -psychotherapie, Bundesarbeitsgemeinschaft leitender Klinikärzte für Kinder- und Jugendpsychiatrie und -psychotherapie und Berufsverband der Ärzte für Kinder- und Jugendpsychiatrie und -psychotherapie 2000).

! Ziel der Leitlinien zur Diagnostik und Therapie von psychischen Störungen im Säuglings-, Kindes- und Jugendalter ist es, angesichts der Fülle des ständigen Wissenszuwachses der arztrechtlichen Notwendigkeit Rechnung zu tragen, dass dem Patienten stets die bestmögliche Behandlungsmethode zur Verfügung gestellt wird.

Tatsächlich ist es dem Facharzt heute nicht mehr möglich, ständig die gesamte exponentiell wachsende Literatur seines Fachgebiets in allen Facetten im Blick zu haben. Deshalb formulieren berufsständische Expertenkommissionen für die jeweiligen Themengebiete Leitlinien. Die in diesen Leitlinien vorgestellten Empfehlungen wurden von Gruppen von Fachärzten erarbeitet, die in Universitätskliniken, im nichtuniversitären klinischen Bereich und in Praxen bzw. Ambulanzen tätig sind. Auf diese Weise sollte eine ausgeglichene Berücksichtigung unterschiedlicher beruflicher Praxisfelder wie auch unterschiedliche Schweregrade von Störungen sichergestellt werden.

Leitlinien stellen keinen Eingriff in die Therapiefreiheit des Arztes dar. Sie führen aber in gewissem Sinne zu einem Rechtfertigungsdruck für den Arzt, der systematisch von ihnen abweicht. Dadurch dass Leitlinien auch haftungsrechtlich von Gerichten als Standard angesehen werden können, entsteht eine gewisse Beweislastumkehr immer dann, wenn bewusst deutlich von Leitlinien abgewichen wird. In diesem Fall sollte der Arzt seine abweichende Behandlungsentscheidung dokumentieren und auch dieses Abweichen bei der Aufklärung der Eltern und der zu behandelnden Kinder und Jugendlichen besonders berücksichtigen (Rothärmel u. Fegert 2000). Gerade weil in der Kinder- und Jugendpsychiatrie in vielen Bereichen noch nicht hinreichende Befunde aus der Therapieforschung vorliegen, müssen die Leitlinien zur Behandlung mancher Störungsbilder eher allgemein formuliert bleiben. Überall da, wo eine hinreichende sog. Evidence Base vorliegt, können sie z. B. bei medikamentösen Behandlungsempfehlung sehr präzise und damit sehr viel deutlicher bindend sein.

! Während Leitlinien eher eine generelle Ausrichtung im Sinne eines Standards allgemeinverbindlich definieren, ist die Aufgabe von Qualitätszirkeln die spezifische Praxis vor Ort in den Blick zu nehmen.

Basisdokumentation

Die Entwicklung einer Basisdokumentation stellt eine wesentliche Grundlage für systematische Qualitätsanalysen, insbesondere in Bezug auf Prozessaspekte, dar (Gaebel u. Wolpert 1994; s. folgende Übersicht).

Funktion der Basisdokumentation bei der Qualitätssicherung nach Cording et al. (1995)
- Routinemonitoring wichtiger Indikatoren der Prozess- und Ergebnisqualität
- Beschreibung der Patientenstruktur
- Identifikation von Problempatienten
- Gezielte Stichprobenziehung zur Analyse ausgewählter Qualitätsaspekte
- Bevölkerungsbezogene Auswertungen
- Personenbezogene Auswertungen über mehrere Aufenthalte hinweg

1993 wurde durch den Vorstand der Deutschen Gesellschaft für Kinder- und Jugendpsychiatrie und -psychotherapie eine Kommission gebildet, die sich aus Mitgliedern der Deutschen Gesellschaft, der Bundesarbeitsgemeinschaft und des Berufsverbandes der Ärzte für Kinder- und Jugendpsychiatrie zusammensetzte und die Maßnahmen zur Qualitätssicherung in der Kinder- und Jugendpsychiatrie etablieren sollte. Mit der Schaffung der Basisdokumentation sollte der Forderung des § 137 SGB V nachgekommen werden, eine vergleichende Prüfung auf der Basis einer einheitlichen Erfassungsgrundlage zu gewährleisten (Englert et al. 1998; s. auch folgende Übersicht).

Zentrale Bestandteile der Basisdokumentation (Englert et al. 1998)
1. Persönliche Daten
2. Anamnese
3. Psychopathologischer Aufnahmebefund
4. Somatisch-neurologischer Befund
5. Psychologischer Untersuchungsbefund
6. Diagnosen auf den 6 Achsen des MAS
7. Behandlung (Leistungsdokumentation)

9.2.3 Ergebnisqualität

Eine zunehmende Bedeutung auch in der kinder- und jugendpsychiatrischen und -psychotherapeutischen Behandlung bekommt die Dokumentation der Ergebnisqualität. In vielen Kliniken und manchen Praxen ist in der Zwischenzeit ein Basisdokumentationssystem eingeführt worden, welches versorgungsepidemiologische Aussagen und auch ergebnisbezogene Evaluierungen erlaubt. Hinzutreten müssen natürlich externe Ergebnisdokumentationen, die Betrachtung der katamnestischen Verläufe und auch der Aspekt der individuellen Patientenzufriedenheit.

! Für die Ergebnisevaluation zentral ist die Definition von Zielen und die hierarchische Staffelung in Bezug auf die Dringlichkeit von Interventionen.

Bei Kindern können Behandlungsmaßnahmen sowie alle Eingriffe aus therapeutischer und pädagogischer Sicht nur vor dem Hintergrund der Kindeswohlmaxime legitimiert sein. Die UN-Kinderrechtskonvention bietet deshalb einen guten Ausgangspunkt für die Definition von Mindeststandards im Bereich der Versorgung und des Schutzes von Kindern. Solche Basisbedürfnisse (Schone et al. 1997; Fegert 1997, 1998; Zitelmann 2001) können generell in 6 große Bedürfnisbereiche gegliedert werden, die im Folgenden dargestellt werden:

Liebe, Akzeptanz und Zuwendung. [UN Kinderrechtskommission Präambel, Recht auf Leben (Art. 6) etc.] Der Mangel an emotionaler Zuwendung kann zu schweren körperlichen und psychischen Deprivationsfolgen bis hin zum psychosozialen Minderwuchs und »failure to thrive« führen.

Stabile Bindungen. [Recht auf Identität, anerkannte Familienbeziehung (Art. 8), Trennung von den Eltern, persönlicher Umgang (Art. 9), Familienzusammenführung (Art. 10), rechtswidrige Verbringung von Kindern ins Ausland (Art. 11), von der Familie getrennt lebende Kinder, Pflegefamilien, Adoption (Art. 20/21), Flüchtlingskinder (Art. 22)] Nach dem Zweiten Weltkrieg war aufgrund der vielen persönlichen Verluste und Katastrophen das Thema Bindung zu einer zentralen Fragestellung der Entwicklungspsychologie geworden (vgl. Kap. 32). Nach einer zunächst deskriptiven Phase der Bindungsforschung, bei der die Bedeutung von Verlusten und Trennungen für die kindliche Entwicklung beschrieben wurde, sind in der Zwischenzeit unterschiedliche Bindungstypen und Qualitäten beschrieben worden, welche von nachgewiesener Relevanz für die Entwicklung von Kindern sind. Die Einschätzungen von Bindungen und der Versuch des Aufrechterhaltens von Bindungen ist z. B. im Scheidungsverfahren von zentraler Bedeutung. Bindungsstörungen führen zunächst bei kleineren Kindern zu Auffälligkeiten im Kontakt in der Nähe-Distanz-Regulierung und können zu massiven Bindungsstörungen (ICD-10) führen.

Bedürfnis nach Ernährung und Versorgung. [Angemessene Lebensbedingung (Art. 27), Recht auf Leben (Art. 6), Recht auf soziale Sicherheit (Art. 26) etc.] Folgen des Mangels oder der Fehlernährung können Hunger, Gedeihstörungen und längerfristige körperliche sowie kognitive Entwicklungsbeeinträchtigungen sein. Es gilt zu prüfen, ob die hinreichende Versorgung des Kindes entsprechend dem Alter gewährleistet ist.

Bedürfnis nach Gesundheit. [Gesundheitsvorsorge (Art. 24), Unterbringung eines kranken Kindes (Art. 25), wirtschaftliche Ausbeutung mit Folgen für die Erziehung und Gesundheit (Art. 32), Schutz vor Suchtstoffen (Art. 33), Genesung und Wiedereingliederung geschädigter Kinder (Art. 39)] Mängel im Bereich der Gesundheitsfürsorge führen zu vermeidbaren Erkrankungen mit unnötig schwerem Verlauf, z. B. infolge von Impfmängeln, Defektheilungen etc.

Bedürfnis nach Schutz vor Gefahren von materieller und sexueller Ausbeutung. [Schutz vor Gewaltanwendung, Misshandlung und Verwahrlosung (Art. 19), Maßnahmen gegen Entführung und Kindeshandel (Art. 35), sonstige Ausbeutung (Art. 36), Verbot der Folter, Todesstrafe, lebenslange Freiheitsstrafe (Art. 37), Schutz bei bewaffneten Konflikten (Art. 38), kindgerechte Behandlung des Kindes im Strafrecht (Art. 40), Schutz der Privatsphäre und Ehre (Art. 16), Zugang zu den Medien, Kinder- und Jugendschutz (Art. 17), Schutz vor sexuellem Missbrauch (Art. 34)] Psychisch können die genannten schweren Belastungen zu Anpassungs- bzw. posttraumatischen Belastungsstörungen führen, die durch eine Fülle von Symptomen und teilweise langfristige Erkrankungsverläufe gekennzeichnet sind.

Bedürfnis nach Wissen, Bildung und Vermittlung hinreichender Erfahrung. [Recht auf Bildung (Art. 28), Schule, Berufsausbildung, Bildungsziele (Art. 29), Minderheitenschutz (Art. 30), Beteiligung an Freizeit, Kultur, künstlichem Leben (Art. 31), Meinungs- und Informationsfreiheit (Art. 13), Gedanken-, Gewissen- und Religionsfreiheit (Art. 14) etc.] Mängel in diesem Bereich führen zu Rückständen in der Entwicklung und bedürfen häufig konkreter pädagogischer aber auch psychologischer, psychotherapeutischer Unterstützung.

! Eine Nichtberücksichtigung dieser Basisbedürfnisse führt zu ethisch nicht vertretbaren Behandlungsergebnissen. Insofern müssen sich Behandlungen nicht nur vor dem Hintergrund maximaler Therapieziele und zum Teil vielleicht unrealistischer Behandlungswünsche messen lassen, sondern sie müssen auch diese ethischen Mindeststandards der Ergebnisqualität berücksichtigen.

Fazit für die Praxis

Ethische Überlegungen sind nicht nur Inhalte für Sonntagsreden, sondern bedingen zentral die Qualität kinder- und jugendpsychiatrischer Versorgung. Wenn die Motivation bei der stationären Behandlung signifikant mit der Information zum Zeitpunkt der Aufnahme korreliert, so sind es eben nicht nur allgemeine Überlegungen, die uns dazu veranlassen sollten, Kinder in Zukunft besser aufzuklären, sondern wir beeinflussen den Start einer Behandlung günstig durch hinreichende Einbeziehung von Kindern und Jugendlichen. Häufig ist die Auseinandersetzung mit den rechtlichen Rahmenbedingungen unseres Handelns eher unbeliebt, weil als trocken verschrien. In prekären Entscheidungssituationen kann aber die Kenntnis der rechtlichen Rahmenbedingungen und das Wissen um Verfahrensabläufe die Handlungssicherheit enorm erhöhen. Wichtig ist zum Beispiel, dass in allen Konfliktsituationen nicht ergebnisorientiert, sondern im Sinne einer Rechtsgüterabwägung dokumentiert wird. Ganz klar sollte auch bei einer späteren Analyse einer Akte deutlich werden, was für und was gegen eine Entscheidung sprach. Dies dient sowohl der fachlichen Fundierung unseres Handelns als auch der Rechtssicherheit der Behandler. Die Tatsache, dass durch den Mangel an Forschung zum Wohle von Kindern und Jugendlichen nach wie vor Tausende von Heilversuchen durchgeführt werden müssen, ist beunruhigend, ja ein Skandal. Dieser Missstand kann nur durch eine verbesserte Langzeitpharmakovigilanz und eine exzellente Aufklärung nicht nur der Eltern, sondern vor allem der Kinder und Jugendlichen, die ja letzten Endes bei der Behandlung kooperieren, abgemildert werden. Hierzu kann jeder Kliniker selbst einen Beitrag leisten.

Literatur

Baving L, Schmidt MH (2001) Evaluierte Behandlungsansätze in der Kinder- und Jugendpsychiatrie. Z Kinder Jugendpsychiatr Psychother 29/3:189–205 und 29/4:206–220

Beauchamp TL, Childress JF (1994) Principles of biomedical ethics, 4th edn. Oxford Univ Press, New York Oxford

Beauchamp TL (1999) The philosophical basis of psychiatric ethics. In: Bloch S, Chodoff P, Green SA (eds) Psychiatric ethics, 3rd edn. Oxford Univ Press, Oxford New York

Bilke O (1998) Rekursive und multiprofessionelle Modelle in der klinikinternen Qualitätssicherung. In: Schmeck K, Poustka F, Katschnig H (Hrsg) Qualitätssicherung und Lebensqualität in der Kinder- und Jugendpsychiatrie. Springer, Wien New York

Bloch S, Chodoff P, Green SA (eds) (1999) Psychiatric ethics, 3rd edn. Oxford Univ Press, New York

Cording C, Gaebel W, Spengler A et al. (1995) Die neue psychiatrische Basisdokumentation. Eine Empfehlung der DGPPN zur Qualitätssicherung im (teil-)stationären Bereich. Spektrum 24:3–38

Deutsche Gesellschaft für Kinder- und Jugendpsychiatrie und -psychotherapie, Bundesarbeitsgemeinschaft leitender Klinikärzte für Kinder- und Jugendpsychiatrie und -psychotherapie und Berufsverband der Ärzte für Kinder- und Jugendpsychiatrie und -psychotherapie (2000) Leitlinien zu Diagnostik und Therapie von psychischen Störungen im Säuglings-, Kindes- und Jugendalter. Deutscher Ärzte-Verlag, Köln

Doppelfeld E (1999) Ethik, Recht, Zulassungsfragen – ein Fazit. In: Fegert JM, Häßler F, Rothärmel S (Hrsg) Atypische Neuroleptika in der Jugendpsychiatre. Schattauer, Stuttgart

Dulcan MK (Hrsg) (1999) Helping parents, youth, and teachers understand medications for behavioral and emotional problems. American Psychiatric Press, London

Englert E, Jungmann J, Lam L et al. (1998) Pilotstudie Basisdokumentation in der Kinder- und Jugendpsychiatrie. Konzeption einer bundesweiten Anwendungsstudie mit dem Entwurf einer neuen gemeinsamen Basisdokumentation für Klinik und Praxis. In: Schmeck K, Poustka F, Katschnig H (Hrsg) Qualitätssicherung und Lebensqualität in der Kinder- und Jugendpsychiatrie. Springer, Wien New York

Essex C, Rylance G (1997) Children have rights to medicines. Br Med J 315:315–362

Fegert JM (1997) Basic Needs als ärztliche und psychotherapeutische Einschätzungskriterien. In: Institut für Soziale Arbeit eV (Hrsg) Familien in Krisen – Kinder in Not. Materialien und Beiträge zum ISA-Kongress 28.–30.4.1997. Eigenverlag, Münster, S 66–73

Fegert JM (1998) Alle Wahljahre wieder ... – Die (aufgezwungene) Debatte um die geschlossene Unterbringung in der Jugendhilfe. Jugendhilfe 36/4:208–216

Fegert JM (1999a) Dürfen Schutzbestimmungen dazu führen, dass Jugendlichen psychopharmakologischer Fortschritt vorenthalten bleibt? In: Fegert JM, Häßler F, Rothärmel S (Hrsg) Atypische Neuroleptika in der Jugendpsychiatrie. Schattauer, Stuttgart

Fegert JM (1999b) Sparen auf Kosten der Kinder. Dtsch Ärztebl 96/45:A2872–A2874

Fegert JM (1999c) Patienten- und Elternaufklärung beim Einsatz atypischer Neuroleptika in der Jugendpsychiatrie. In: Fegert JM, Häßler F, Rothärmel S (Hrsg) Atypische Neuroleptika in der Jugendpsychiatrie. Schattauer, Stuttgart

Fegert JM (2000a) Zwischen Berufsethik und Pragmatismus. Handlungsrepertoire in der Kinder- und Jugendpsychiatrie und -psychotherapie. In: Evangelische Jugendhilfe: Wenn Pädagogik an Grenzen stößt. Pädagogisches Handeln zwischen Berufsethik und Pragmatismus. Evangelischer Erziehungsverband, Hannover, S 226–231

Fegert JM (2000b) Das neue Kindschaftsrecht. Erweiterte Aufklärungspflicht. Dtsch Ärztebl 97:29–31

Fegert JM (2001) Freiheitsentziehende Maßnahmen und die Kinder- und Jugendpsychiatrie und -psychotherapie. In: Fegert JM, Späth K, Salgo L (Hrsg) Freiheitsentziehende Maßnahmen in Jugendhilfe und Kinder- und Jugendpsychiatrie. Votum, Münster

Fegert JM (2001) Medikamentöse Behandlung bei schweren aggressiven bzw. autoaggressiven Verhaltensweisen zur Unterstützung einer stärkeren Autonomie der Betroffenen. Geschlossene Unterbringung vs. »chemische Zwangsjacke«. In: Fegert JM, Späth K, Salgo L (Hrsg) Freiheitsentziehende Maßnahmen in Jugendhilfe und Kinder- und Jugendpsychiatrie. Votum, Münster

Fegert JM, Rothärmel S (2000) Psychisch kranke Kinder und Jugendliche als Waisenkinder des Wirtschaftlichkeitsgebots? Prax Kinderpsychol Kinderpsychiatr 49:127–132

Fegert JM, Häßler F, Rothärmel S (Hrsg) (1999) Atypische Neuroleptika in der Jugendpsychiatrie. Schattauer, Stuttgart

Fegert JM, Späth K, Salgo L (Hrsg) (2001) Freiheitsentziehende Maßnahmen in Jugendhilfe und Kinder- und Jugendpsychiatrie. Votum, Münster

Fischer G (1999) Medizinische Forschung an Minderjährigen – Nationale Regeln und zivilrechtliche Sanktionen. In: Fegert JM, Häßler F, Rothärmel S (Hrsg) Atypische Neuroleptika in der Jugendpsychiatrie. Schattauer, Stuttgart

Gaebel W, Wolpert E (1994) Qualitätssicherung in der Psychiatrie. Ein neues Referat der Deutschen Gesellschaft für Psychiatrie, Psychotherapie und Nervenheilkunde (DGPPN). Spektrum Psychiatr Nervenheilkd 23:4–13

Grisso T, Appelbaum PA (1998) Assessing competence to consent to treatment. Oxford Univ Press, New York Oxford

Groß D (Hrsg) (2000) Zwischen Theorie und Praxis: Traditionelle und aktuelle Fragen zur Ethik in der Medizin. Königshausen & Neumann, Würzburg

Härter M, Groß-Hart M, Berger M (Hrsg) (1999) Leitfaden Qualitätszirkel in Psychiatrie und Psychotherapie. Hogrefe, Göttingen Bern Toronto Seattle

Hansis ML (2001) Die Bedeutung von Leitlinien im Rahmen der Behandlungsfehler-Begutachtung. Z Ärztl Fortbild Qualitätssich 95:121–124

Heigl-Evers A, Weidenhammer B (1988) Der Körper als Bedeutungslandschaft. Huber, Bern

Heigl-Evers A, Heigl F, Ott J (1993) Lehrbuch der Psychotherapie. Fischer, Stuttgart Jena

Heilmann S (1998) Kindliches Zeitempfinden und Verfahrensrecht. Luchterhand, Neuwied

Helmchen H (1999) Psychiatrie und Ethik: die Deklaration von Madrid. In: Fegert JM, Häßler F, Rothärmel S (Hrsg) Atypische Neuroleptika in der Jugendpsychiatrie. Schattauer, Stuttgart

Heyd D (1992) Genethics. Moral issues in the creation of people. University of California Press, Berkeley Los Angeles London

Heyd D, Bloch S (1999) The ethics of suicide. In: Bloch S, Chodoff P, Green SA (eds) Psychiatric ethics, 3rd edn. Oxford Univ Press, Oxford New York

IACAPAP (1997) International Association for Child and Adolescent Psychiatry and Allied Professions, Deklaration von Venedig. Z Kinder Jugendpsychiatr Psychother 25:192

Jungmann J (1998) Qualitätsmanagement in der Kinder- und Jugendpsychiatrie. In: Schmeck K, Poustka F, Katschnig H (Hrsg) Qualitätssicherung und Lebensqualität in der Kinder- und Jugendpsychiatrie. Springer, Wien New York

Lehmkuhl G (1997) Editorial: Ethische Richtlinien zur Veröffentlichung von Kasuistiken. Z Kinder Jugendpsychiatr 25:137–138

Lehmkuhl U (1998) Editorial: Wissenschaftliche Redlichkeit psychiatrisch-psychotherapeutischer Forschung in der Kinder- und Jugendpsychiatrie. Z Kinder Jugendpsychiatr 26:233–234

Mattejat F, Remschmidt H (1995) Aufgaben und Probleme der Qualitätssicherung in der Psychiatrie und Psychotherapie des Kindes- und Jugendalters. Z Kinder Jugendpsychiatr 23:71–83

Mattejat F, Remschmidt H (1998) Therapieleitlinien und tatsächlich durchgeführte Behandlung. Eine empirische Untersuchung zur Bedeutung der diagnostischen Klassifikation für die Indikationsstellung. In: Schmeck K, Poustka F, Katschnig H (Hrsg) Qualitätssicherung und Lebensqualität in der Kinder- und Jugendpsychiatrie. Springer, Wien New York

Müller-Oerlinghausen B (1999) Zur Problematik der Bewertung von Arzneimitteln im Hinblick auf ihre Anwendbarkeit bei Kindern und Jugendlichen: Erfahrungen aus der Aufbereitungskommission B3 und der Arzneimittelkommission der deutschen Ärzteschaft. In: Fegert JM, Häßler F, Rothärmel S (Hrsg) Atypische Neuroleptika in der Jugendpsychiatrie. Schattauer, Stuttgart

National Bioethics Advosory Board Washington (ed) (1999) research involving persons with mental disorders that may affect decisionmaking capacity, vol II: Research involving persons with mental disorders that may affect decisionmaking capacity. US Government Printing Office, Rockville/MD

Naumann A, Konopka L, Keller F et al. (2001) Patientenzufriedenheit in stationären Einrichtungen: Umfrage – Ergebnisse und Entwicklung eines Fragebogens. Forum Kinder Jugendpsychiatr Psychotherap 11: Heft 1

Pincus HA, Lieberman JA, Ferris S (1999) Ethics in psychiatric research. A ressource manual for human subjects protection. American Psychiatric Association, Washington DC

Remschmidt H, Schmidt MH (1994) Multiaxiales Klassifikationsschema für psychische Störungen des Kindes- und Jugendalters nach ICD-10 der WHO, rev. Aufl. Huber, Bern Göttingen Toronto Seattle

Rippe KP (1998) Individuelle Therapieversuche in der Onkologie. Wo liegen die ethischen Probleme? Ethik Med 10:91–105

Roberts LW, Roberts B (1999) Psychiatric research ethics: an overview of evolving guidelines and current ethical dilemmas in the study of mental illness. Soc Biol Psychiatry 46/8:1025–1038

Rothärmel S (1999) Die Einwilligungsfähigkeit – ein janusköpfiges Institut. In: Fegert JM, Häßler F, Rothärmel S (Hrsg) Atypische Neuroleptika in der Jugendpsychiatrie. Schattauer, Stuttgart

Rothärmel S, Fegert JM (2000) Zur rechtlichen Verbindlichkeit von Leitlinien. Z Kinder-Jugendpsychiatr 28/4:275–284

Rothärmel S, Wolfslast G, Fegert JM (1999) Informed Consent, ein kinderfeindliches Konzept? Medizinrecht 7:293–298

Schmeck K, Poustka F, Katschnig H (Hrsg) (1998) Qualitätssicherung und Lebensqualität in der Kinder- und Jugendpsychiatrie. Springer, Wien New York

Schone R et al. (1997) Kinder in Not. Vernachlässigung im frühen Kindesalter und Perspektiven sozialer Arbeit. Votum, Münster

Schwab D (1998) Elterliche Sorge bei Trennung und Scheidung der Eltern. Z Ges Familienrecht 457

Sunderland T, Dukoff R (1999) Surrogate decision making and advance directives with cognitively impaired research subjects. In: Pincus HA, Lieberman JA, Ferris S (eds) Ethics in psychiatric research. American Psychiatric Association, Washington DC

Taupitz J (1999) Internationale Regeln zur medizinischen Forschung an Minderjährigen. In: Fegert JM, Häßler F, Rothärmel S (Hrsg) Atypische Neuroleptika in der Jugendpsychiatrie. Schattauer, Stuttgart

Thomä H, Kächele H (1996) Lehrbuch der psychoanalytischen Therapie, Bd 1: Grundlagen, 2. Aufl. Springer, Berlin Heidelberg New York

Thomä H, Kächele H (1985, 1989) Lehrbuch der psychoanalytischen Therapie. Springer, Berlin Heidelberg New York

Vitiello B (1998) Pediatric psychopharmacology and the interaction between drugs and the developing brain. Can J Psychiatry 43:582–584

Vitiello B, Jensen PS, Hoagwood K (1999a) Integrating science and ethics in child and adolescent psychiatry research. Biol Psychiatry 46:1044–1049

Vitiello B, Bhatara VS, Jensen PS (1999b) Current knowledge and unmet needs in pediatric psychopharmacology. J Am Acad Child Adolesc Psychiatry 38:501–502

Warnke A, Wewetzer Ch, Remschmidt H (2000) Ethische Fragen in der Kinder- und Jugendpsychiatrie. In: Groß D (Hrsg) Zwischen Theorie und Praxis: Traditionelle und aktuelle Fragen zur Ethik in der Medizin. Königshausen & Neumann, Würzburg

Wiethoff K, Dippold I, Fegert JM (2000) Zur Aufnahmesituation in die Kinder- und Jugendpsychiatrie aus der Sicht minderjähriger Patienten. Evangelische Jugendhilfe. Wenn Pädagogik an Grenzen stößt. Pädagogisches Handeln zwischen Berufsethik und Pragmatismus 77/4:232–238

Zitelmann M (2001) Kindeswohl und Kindeswille im Spannungsfeld von Pädagogik und Recht. Votum, Münster

Begutachtung

R. Lempp

Der Kinder- und Jugendpsychiater nimmt als Gutachter, und damit als Gehilfe – und Berater – der Gerichte, einen Wechsel seiner beruflichen Rolle vor, der manchmal schwierig sein kann und mit der Tätigkeit eines Arztes und Helfers unvereinbar erscheinen mag. In vielen Bereichen, im Sozial- und Familienrecht, aber auch im Jugendstrafrecht kann er sehr wichtig sein und ein unentbehrlicher Helfer bleiben. Eine faszinierende Aufgabe!

10.1 Allgemeine Grundlagen

10.1.1 Stellung und Aufgabe des Sachverständigen und rechtliche Voraussetzungen

Sachverständige sind Fachleute, die zu einer bestimmten Frage oder einem Sachverhalt aus ihrem Fachgebiet eine hoffentlich kompetente Stellungnahme abgeben sollen. Für Fragen aus dem Gebiet der Kinder- und Jugendpsychiatrie sind dies Ärzte mit der Gebietsbezeichnung Kinder- und Jugendpsychiatrie und -psychotherapie. Sofern keine psychopathologischen Probleme bestehen – was man nie sicher voraussehen kann – ist ebenfalls die klinische Psychologie zuständig.

! Zur Erstattung eines Gutachten im Auftrage eines Gerichts ist der beauftragte Sachverständige nach § 75 StPO verpflichtet, »wenn er zur Erstattung von Gutachten der erforderlichen Art öffentlich bestellt ist oder wenn er die Wissenschaft, die Kunst oder das Gewerbe, deren Kenntnis Voraussetzung der Begutachtung ist, öffentlich zum Erwerb ausübt oder wenn er zu ihrer Ausübung öffentlich bestellt oder ermächtigt ist«.

Der Sachverständige kann aber die Erstattung eines Gutachten aus denselben Gründen ablehnen, die einen Zeugen berechtigen das Zeugnis zu verweigern (§ 76 StPO). Von der Verpflichtung zur Gutachtenerstattung kann den ernannten Sachverständigen nur eine Befangenheit befreien, die etwa durch ein Verwandschaftsverhältnis zu einer der Parteien oder zum Angeklagten oder durch eine vorausgegangene, von der Begutachtung unabhängige ärztliche Beratung oder Behandlung bedingt sein kann. Die Gründe seiner subjektiven Befangenheit muss er dem Gericht gegenüber vor Erstattung des Gutachtens begründen, das dann darüber, evtl. nach Rücksprache mit den Parteien, entscheidet.

Es kommt immer wieder vor, dass ein Sachverständiger – ebenso wie ein Richter gemäß § 24 und § 74 StPO von einer Partei wegen der Vermutung der Befangenheit abgelehnt wird. Auch wenn sich dieser subjektiv nicht als befangen empfindet, genügt es, »wenn ein Grund vorliegt, der geeignet ist, Misstrauen gegen die Unparteilichkeit eines Richters zu rechtfertigen«. Das subjektive, begründete Misstrauen reicht also zur Ablehnung eines Sachverständigen aus. Dies braucht daher für ihn keinen Makel zu bedeuten.

! Jedes Gutachten hat einen Auftraggeber, dem gegenüber der Gutachter verpflichtet ist, nach bestem Wissen und Gewissen zu der Frage oder dem Sachverhalt seine sachkundige Stellungnahme abzugeben.

Dabei geht es in der Regel um ein Kind oder einen Jugendlichen, manchmal auch um einen Erwachsenen zu Fragen, die seine Kindheit oder Jugend betreffen, oder auch um die Eltern eines Kindes oder Jugendlichen. Da der Gutachter dabei oft auch der Arzt des Kindes oder des Jugendlichen ist, besteht nicht selten ein Konflikt zwischen der ärztlichen Aufgabe und der des Gutachters. Denn als Gutachter ist der Betreffende zunächst dem Auftraggeber gegenüber verpflichtet und nicht dem Patienten, seinen Eltern oder seinem Vormund.

Für den Kinder- und Jugendpsychiater ist jedoch dieser Rollenkonflikt in Strafverfahren meist deswegen weniger gegeben, da es bei Fragen nach der Schuldfähigkeit und Reife des Jugendlichen und damit für das Gericht eben nicht nur um das »Wohl«, d. h. um die Hilfe zur sozialen Eingliederung oder Wiedereingliederung des beschuldigten Jugendlichen geht, sondern auch um das Recht gegenüber dem Opfer der Tat des Jugendlichen. Diese beiden Gesichtspunkte müssen und sollen sich gar nicht ausschließen, weil auch die Anerkennung seiner Schuld ein Bestandteil einer sozialen Hilfe für den straffälligen Jugendlichen bedeutet.

Der Sachverständige ist nach dem Wortlaut der Rechtsprechung »Gehilfe des Gerichts«. Diese Definition ist inzwischen auch juristisch umstritten. Der Sachverständige ist nur seiner Profession, seinem Wissen und Gewissen verpflichtet, worauf er nach § 79 StPO auch vereidigt werden kann (Ostendorf 1999). Es gibt aber noch immer Richter, die lediglich die von den einschlägigen Paragraphen gestellten Fragen beantwortet haben wollen und nicht immer zu Recht glauben, Fragen der Prognose und der angemessenen Reaktion auf die Tat des angeklagten Jugendlichen selbst beantworten zu können. Andererseits sollte sich der Sachverständige streng auf seine eigentliche Aufgabe beschränken. Er soll lediglich dem Auftraggeber, der selbst nicht über die nötige Sachkunde verfügt, diese in dem konkreten Fall vermitteln.

Das Gericht hat allerdings manchmal andere Ansichten als der in Jugendfragen kompetentere Gutachter. Dann gerät dieser gelegentlich in die Versuchung durch seine Stellungnahme in die Urteilsfindung mehr einzugreifen, als ihm zusteht. Es geht jedoch allein darum, dem Gericht alle kinder- und jugendpsychiatrischen Fakten möglichst klar und verständlich darzulegen, um das Gericht auch im Hinblick auf die zu erwartende psychische und soziale Entwicklung des Jugendlichen zu überzeugen. Das hängt natürlich auch von der Bereitschaft des Gerichts ab, sich überzeugen zu lassen. Dass diese Überzeugungsarbeit nicht immer gelingen kann, liegt in der Natur der Sache. Das dem Richter zustehende pflichtgemäße freie Ermessen stellt ihm frei, sich überzeugen zu lassen oder nicht.

Die gesetzlichen Voraussetzungen für die Zuziehung von Sachverständigen in Zivilprozessen sind in §§ 402–414 der ZPO festgelegt, in Strafprozessen in §§ 72–93 StPO, wobei für den psychiatrischen Sachverständigen nur die §§ 72–85 StPO von Bedeutung sind (Eisenberg 2000).

! Kommt der Gutachtenauftrag in einem gerichtlichen Verfahren nicht vom Gericht oder der Staatsanwaltschaft, sondern von der Verteidigung, oder in einem zivilrechtlichen Verfahren von einem Anwalt oder auch – besonders bei familienrechtlichen Verfahren – von einem Elternteil, dann handelt es sich um ein Privatgutachten.

Es empfiehlt sich, von seltenen Ausnahmen abgesehen, die Übernahme eines Privatgutachtens abzulehnen, da man in der Regel nicht damit rechnen kann, über den umstrittenen Sachverhalt genügend objektiv informiert zu werden, um etwa Zusammenhangsfragen korrekt beantworten zu können. Die anderen Prozessbeteiligten, etwa der andere Elternteil, haben keine Veranlassung zum Gutachter zu kommen und ihm ihre Ansichten kundzutun. Auch haben solche Privatgutachten vor Gericht meist einen geringen Beweiswert und werden von der Gegenseite oder der Anklagebehörde mit Erfolg abgelehnt. Man kann mit solchen Privatgutachten zwar viel Geld verdienen, ruiniert jedoch seinen Ruf als Gutachter sehr schnell. Das gilt auch für Gutachten über ein Gutachten, das ein anderer Sachverständiger erstattet hat. Auch ein solches sollte man nur im Auftrag des Gerichts erstatten.

Eine Ausnahme ergibt sich, wenn ein Anwalt ein Wiederaufnahmeverfahren anstrengt und dazu ein Sachverständigengutachten benötigt, um die Wiederaufnahme begründen zu können.

Natürlich kann man ein ärztliches Zeugnis auch zur Vorlage bei Gericht aufgrund eigener Untersuchung ausstellen. Dann kommt man aber in diesem Verfahren in der Regel wegen Besorgnis der Befangenheit nicht mehr als Sachverständiger in Frage.

Ein Sachverständiger kann auch nach § 220 StPO vom Angeklagten selbst oder seinem Anwalt direkt in die Hauptverhandlung geladen wird. Dieser Ladung muss er Folge leisten, wenn ihm vorher – evtl. durch den Gerichtsvollzieher – die Ladung und die finanziellen Auslagen für Reise und Zeitaufwand zugestellt wurden. Der Sachverständige ist dabei in einer nicht ganz einfachen Situation, weil er beim Gericht, das ihn zu laden nicht für nötig gefunden hat, unvermeidlich als ein Sachverständiger des Angeklagten angesehen wird und damit als nicht ganz objektiv. Da dies auch die Anwälte wissen, kommt es nur in besonders gelagerten Fällen zu solchen Ladungen.

Bei Gutachten für Behörden oder Versicherungen gelten nicht die gesetzlichen Voraussetzungen. Gegenüber den Behörden gelten im Grunde jedoch dieselben Prinzipien. Grundsätzlich muss hier die Einwilligung der zu Begutachteten bzw. deren Erziehungsberechtigten vorliegen. Den Gutachten für gesetzliche oder private Versicherungen liegen i. Allg. Verträge zwischen diesen und den ärztlichen Standesorganisationen zugrunde.

10.1.2 Exploration und gutachterliche Untersuchung

Aufbau eines Vertrauensverhältnisses

Bei der Exploration des zu Begutachtenden gilt es, ein Vertrauensverhältnis herzustellen. Dies ist nicht von vornherein zu erwarten, da der Betroffene ja in der Regel nicht von sich aus, nicht freiwillig zur Untersuchung kommt. Deswegen sollte man gleich zu Beginn klarstellen, dass es sich bei dem Arzt, der das Gespräch bzw. die Untersuchung durchführt, nicht um den Arzt des Patienten handelt, sondern um denjenigen des Gerichts, der Behörde oder der Versicherung, der in deren Auftrag und deren Dienst, nicht aber – im Falle einer Versicherung – in deren Interesse gutachtet. Deswegen – und das ist wichtig klarzumachen – muss der Gutachter alles für das Ergebnis Wichtige, das er vom Begutachteten erfährt, auch in seinem Gutachten weitergeben. Er hat eine Offenbarungspflicht gegenüber dem Gericht. Er darf aber Informationen, die nicht so entscheidend sind, wie intime Details, manche familiäre Probleme oder Namen von Freunden und Freundinnen, die mit der Fragestellung direkt nichts zu haben und die der Öffentlichkeit nicht preisgegeben werden sollen, auch im schriftlichen Gutachten oder bei der mündliche Berichterstattung weglassen.

! Die Pflicht des Gutachters, alles Wesentliche, was er vom Begutachteten erfährt, auch dem Gericht mitzuteilen, steht nicht selten einer vertrauensvollen Beziehung entgegen, wie sie in einem üblichen psychiatrischen Gespräch gegeben sein sollte. Der begutachtete Jugendliche kann leicht »vergessen«, dass er sich nicht gegenüber einem zum Schweigen verpflichteten Arzt äußert. Das kann zu einem unbeabsichtigten Missbrauch des Vertrauens führen.

Auch empfehlen nicht selten die Anwälte ihren Mandanten in ihren Äußerungen gegenüber dem Gutachten zurückhaltend zu sein. Andererseits ist ein möglichst offenes Gesprächsklima eine Voraussetzung zur fachlich richtigen Diagnosestellung und Beurteilung des Probanden. Dies ist eine gesetzlich noch nicht gelöste Konfliktsituation, deren sich der Gutachter bewusst sein sollte.

Bei kleineren Kindern sind solche Belehrungen natürlich nicht oder nur sehr beschränkt möglich. Im Zweifelsfall kann es aber auch bedeutsam sein, ihnen klarzumachen, dass man den Eltern nicht alles weitersagen muss. Aber gerade in familienrechtlichen Verfahren, wenn die Kinder – wie häufig – zwischen den sich streitenden Eltern stehen, steht man als Gutachter oft vor dem Konflikt, dass ein Kind einem im Vertrauen sagt, dass es lieber zu dem einen Elternteil möchte, es aber nicht möchte, dass der andere das erfährt. Eine solche heimlich-vertrauliche Stellungnahme kann aber entscheidend für das Gutachtenergebnis sein und darf deswegen dem Familien- oder Vormundschaftsrichter nicht vorenthalten werden. Hier gilt es mit dem Familiengericht einen Weg zu finden, der dem berechtigen Wunsch des Kindes und den gesetzlichen Verfahrensregeln gerecht wird.

! Der Gutachter ist nur gegenüber dem Gericht zur Offenbarung entscheidender Informationen verpflichtet, nicht gegenüber den Parteien.

Hierauf wird bei der Besprechung der Begutachtung in familienrechtlichen Verfahren noch noch genauer einzugehen sein. Jedenfalls muss auch bei kleinen Kindern ein ehrliches Vertrauensverhältnis angestrebt und es darf ihnen nichts vorgemacht werden. Im Grunde sind das alles aber eher seltene Probleme.

Gutachten zur Glaubwürdigkeit

Besondere Probleme können bei Gutachten zur Frage der Glaubwürdigkeit entstehen, vor allem, wenn es sich um innerfamiliären Missbrauch oder Misshandlung geht. Das Kind hat dann ein Zeugnisverweigerungsrecht und muss keinen Elternteil belasten. Da die Strafanzeigen von innerfamiliären strafbaren Handlungen an jüngeren Kindern regelmäßig erst dann erstattet werden, wenn die Familie auseinandergebrochen ist, wenn die Eltern sich getrennt haben oder auch im ersten Zorn eines Elternteils gegen den andern, kann es bis zur Verhandlung bereits wieder zur »Aussöhnung« kommen und dann wird das Zeugnisverweigerungsrecht relevant. Wenn der kindliche Zeuge nicht inzwischen richterlich vernommen worden ist, dann kann sich auch der Gutachter nicht mehr auf das stützen, was das Kind ihm erzählt hat und muss unter Umständen die Gutachtenerstattung ablehnen. Aber auch das sind seltene Ausnahmen.

Eine Exploration kann kein objektives Bild vermitteln, da der Explorierte unbewusst oder auch bewusst seine Erinnerung verändert und auch der Explorierende einer vorgefassten Meinung unterliegen kann.

Der Untersucher muss sich bemühen, sich dem intellektuellen Niveau und dem Erfahrungshintergrund des Probanden anzupassen. Das entspricht zwar dem kinder- und jugendpsychiatrischen Alltag, bedarf aber in der gutachterlichen Situation besonderer Beachtung.

! In der klassischen forensischen Psychiatrie geht es nur darum, eine vermeintlich objektiv festzustellende psychiatrische Diagnose zu erheben. Eine kinder- und jugendpsychiatrische Begutachtung, zumal im Jugendstrafverfahren, muss mit der Persönlichkeitserfassung und Motivationsanalyse weit darüber hinaus gehen.

Oft wird empfohlen, in einer Art »warming up« über belanglose Themen zu sprechen. Da die Kinder und Jugendlichen aber meist ganz genau wissen, worum es bei dem Gespräch gehen soll und gerne ihre Äußerung dazu loswerden möchten oder davor Angst haben, sollte man bald zur Sache kommen. Sie sollten von Spannung und Angst möglichst schnell erlöst werden. Gegebenenfalls kann man ja am Ende, wenn sich alle Spannung gelöst hat, nochmals auf den zentralen Punkt zu sprechen kommen.

Strafrechtliche Begutachtung

In Strafverfahren nach schwerwiegenden Verbrechen sprechen die Täter oft nicht gerne und nicht mit jedem über die Tat. In solchen Fällen ist es besser, zunächst einmal über andere Themen, z. B. über seine biographische Entwicklung zu reden. Wenn dann ein gewisses Vertrauen hergestellt ist und der junge Angeklagte gemerkt hat, dass der Gutachter seine Aufgabe nicht in einer moralischen Verurteilung, sondern in der Suche nach Verstehen der Entwicklung bis zur Tat sieht, wird er gerne auch darüber sprechen, schon deswegen, weil sich solche junge Menschen oft selbst nicht verstehen und für Hilfe dabei dankbar sind. In solchen Fällen kann das gutachterliche Gespräch bereits ein Stück Therapie und Hilfe zur Resozialisierung sein.

Auch das Gespräch mit den Eltern der Kinder oder Jugendlichen kann einen therapeutischen Anteil dadurch haben, dass man in Fällen der strafrechtlichen Begutachtung ihre Sorgen, Verzweiflung und Hilflosigkeit verständnisvoll und ohne ihre meist offenen und verborgenen Schuldgefühle zu verstärken, anspricht. Vorwürfe, auch wo sie nicht unbegründet wären, haben, wie überhaupt in der Kinder- und Jugendpsychiatrie, gerade hier keinen Platz.

In Gerichts- oder Ermittlungsverfahren ist es gut, wenn man die Eltern und Geschwister des zu begutachtenden Kindes oder Jugendlichen auf ihre gesetzliches Zeugnisverweigerungsrecht hinweist. Eine solche Belehrung durch den Sachverständigen ist zwar nicht rechtswirksam, aber es vermeidet mögliche spätere Schwierigkeiten. Tatsächlich sind die Familienangehörigen fast immer bereit, mit dem Gutachter zu sprechen. Eine nicht rechtswirksame Aufklärung über das Schweigerecht der Angehörigen durch den Gutachter kann dadurch »geheilt« werden, dass diese ihre Angaben gegenüber dem Gutachter in der Hauptverhandlung als Zeugen bestätigen. – In diesem Zusammenhang ist es bemerkenswert, dass in Jugendgerichtsverfahren die Jugendgerichtshilfe keineswegs gehalten ist, auf dieses Schweigerecht Rücksicht zu nehmen.

Dokumentation

Manche Gutachter nehmen die Gespräche mit den Begutachteten und den Eltern auf Tonbandkasette auf. Das ist zwar weniger störend als umständliches Mitschreiben und enthält auch wichtige wörtliche Formulierung. Es kann allerdings auch ein gewisses Misstrauen der Gesprächspartner wecken oder fixieren. Andere Gutachter ziehen es daher vor, sich nur kurze Notizen zu machen, diese aber unmittelbar danach auf Tonband zu diktieren, so lange das Gespräch noch in frischer Erinnerung ist.

Der Inhalt der Explorationen sollte, sofern es nicht um unwichtige Details geht, möglichst vollständig und auch im originalen Wortlaut wiedergegeben werden. Das geschieht meist in indirekter Rede, weil es ja doch nicht der tatsächliche Wortlaut sein kann. Wo dieser wichtig ist, sollte die direkte Rede in Anführungszeichen gesetzt oder sonstwie als solche kenntlich gemacht werden.

Der vom Gericht beauftagte Gutachter sollte sich nicht dazu verleiten lassen, eigene Recherchen anzustellen oder außer den Eltern des Probanden weitere Personen zu befragen. Diese sind auch nicht verpflichtet zum Gutachter zu kommen oder irgendwelche Angaben ihm gegenüber zu machen. Der Gutachter kann ggf. beim Gericht anregen, solche weitergehenden Untersuchungen zu veranlassen.

Gerade bei familienrechtlichen Verfahren oder bei Gutachten zur Glaubwürdigkeit beim Verdacht sexuellen Missbrauchs erwarten manchmal die Vertreter der beschuldigenden Partei vom Gutachter das betroffene Kind nach weiteren Missbrauchshandlungen zu explorieren. Das ist nicht seine Aufgabe. Die Ermittlungen muss er ggf. der dafür zuständigen Behörde überlassen.

10.1.3 Das schriftliche Gutachten

Ein Gutachten setzt sich regelmäßig aus dem Studium der Akten, den Explorationen des oder der Untersuchten, den erhobenen Befunden und der Beurteilung zusammen.

Grundlagen des Gutachtens

Beim **Aktenstudium** muss das Wichtige vom Unwichtigen unterschieden werden. Eine rasche Orientierung über die Fragestellung und die aktuelle Problematik gewinnt man am schnellsten, wenn man die Akten von hinten nach vorne liest.

Aus den Akten sollte in das schriftliche Gutachten nur übernommen werden, was daraus zum Verständnis der begutachteten Person, ggf. zum Verständnis der Tat und zur Begründung der eigenen Beurteilung nötig erscheint. Es sollte dabei bedacht werden, dass dem Gutachter nachher die Akten nicht mehr zur Verfügung stehen und dass er auch die Möglichkeit haben muss, später das Gutachten mit anderen Gutachten zu vergleichen und wissenschaftlich auszuwerten.

! Jedes Gutachten sollte für sich allein, ohne zusätzliche Akten, verständlich lesbar sein.

Der **Untersuchungsbefund** des Kindes oder des Jugendlichen muss neben einer Beschreibung seines konstitutionellen Eindrucks und seiner Mimik, Gestik und Psychomotorik auf körperlichem, insbesondere neurologischem Gebiet nur die krankhaften Befunde erwähnen, sofern solche erhoben wurden und sie von Bedeutung sind.

Ein detaillierter körperlicher Befund hat selten eine wesentliche Bedeutung, auch bei strafrechtlichen Gutachten ist er meist nicht wesentlich, auch wenn der BGH von erfolgter Untersuchung ausgeht. Bei entsprechenden Symptomen, bei anamnestischen Hinweisen auf eine durchgemachte Gehirnerkrankung oder ein Hirntrauma kann allerdings die Einholung eines hirnelektrischen Zusatzgutachtens (EEG) doch notwendig werden, wozu es sich u. U. empfiehlt, sich der Genehmigung des Auftraggebers zu vergewissern. Aufwendige und teure Untersuchungen, wie Hirntomographie (CT, MRT), sollten nur bei begründeter Indikation nach Rücksprache mit dem Auftraggeber veranlasst werden. Dazu ist auch die Einwilligung des Untersuchten notwendig. Anders ist es natürlich bei Gutachten nach Unfällen oder Erkrankungen, wenn es dabei um ursächliche Zusammenhangsfragen geht. Hier ist eine genaue körperlich-neurologische Befunderhebung unumgänglich.

! Der psychische Befund muss ausführlich und möglichst anschaulich sein, um sich auch allein aus der Lektüre des Gutachtens ein Bild vom Probanden machen zu können.

Testpsychologische Befunde können geeignet sein, klinisch erhobenen Feststellungen einen objektiveren Eindruck zu verschaffen. Einen genauen Intelligenzquotienten zu erheben, erübrigt sich meist, wenn man die Schulleistungen kennt, es sei denn, es geht darum, schulische Überforderungen oder falsche elterliche Erwartungen an ihr Kind abzuklären. Bei Teilleistungsstörungen ist es jedoch nötig, diese im Test zu objektivieren.

Projektive Testuntersuchungen können keine exakten Ergebnisse liefern, sie sind aber für den darin Erfahrenen durchaus hilfreich und offenbaren bei schweigsamen oder sprachlich gehemmten Jugendlichen oft Wesentliches aus ihrer Fantasiewelt. Man darf diese Tests jedoch nicht überbewerten und als echte Beweise präsentieren.

Der Kinder- und Jugendpsychiater, der sich auf diesem Gebiet nicht sicher fühlt, sollte die Zusammenarbeit mit einem klinischen Psychologen suchen, ihn mit einem Zusatzgutachten beauftragen oder seine Befunde unter Namensnennung in das Gutachten einfügen.

Diagnosestellung und Beurteilung

! Im schriftlichen Gutachten soll die Diagnose aus den Befunden ableitbar und begründet dargestellt, also nicht nur die nackte Diagnose genannt werden.

Es empfiehlt sich nach der »Internationalen Klassifikation psychischer Störungen« [ICD-10 Kapitel V (F)] zu diagnostizieren. Dies dient zweifellos der Verständigung und dem Vergleich zwischen den psychiatrischen Fachkollegen. Da diese Klassifikation jedoch rein phänomenologisch aufgebaut ist und auch keine Krankheitseinheiten beschreibt, ist sie für den Laien, also auch für die übrigen Prozessbeteiligten, wenig anschaulich, sodass sie in Gutachten durch zusätzliche ursächliche Definitionen der alten Diagnosen ergänzt werden kann. In gerichtlichen Verfahren sind die ursächlichen Faktoren und Bedingungen, welche das Persönlichkeitsbild, die Reaktionsweisen des Täters und die Psychodynamik der Tat beschreiben, soweit man sie kennt, oft die allein wichtigen.

Die Beurteilung ist der wesentliche Teil des Gutachtens. Er wird meist als einziges von den Prozessbeteiligten gelesen. Er sollte die zur Beantwortung der Fragen wichtigen Angaben aus den Akten und die wesentlichen Befunde zusammenfassend wiederholen. Der Hauptteil soll sich aber dann der Beantwortung der Fragen und ihre Begründung widmen, aber auch die Zweifel, die möglicherweise noch bestehen, wiedergeben. Auch wenn man sich im Gutachten zunächst eng an die Fragestellung halten sollte, darf man sich auch, wenn es begründet ist, darüber hinaus zu anderen Punkten äußern, wenn sie für die gerechte und angemessene Urteilsfindung wesentlich erscheinen. Es kann dies aber nur als Angebot vorgetragen werden, nicht als Belehrung zur eigenen Profilierung. Auch soll immer dargelegt werden, auf welchen Befunden, aber auch – gerade in der Psychiatrie – auf welchen theoretischen Grundlagen die eigenen Schlussfolgerungen beruhen, wie weit sie beweisbar und wie weit sie aus der klinischen Erfahrung als wahrscheinlich und schlüssig abgeleitet sind.

In der Psychiatrie und damit auch in der Kinder- und Jugendpsychiatrie als klinische Erfahrungswissenschaften auf dem Boden von verschiedenen Theorien hat der Gutachter auch einen Ermessensspielraum, den die Fragestellungen mit ihren interpretierungsbedürftigen Begriffen einräumen. Auch dieser Spielraum, und wie er ausgenützt wurde, sollte dem Gericht deutlich gemacht werden.

Prognose

Ein wichtiges Thema in strafrechtlichen Gutachten ist die Prognose des jungen Straffälligen. Auch wenn sie nicht ausdrücklich im Gutachtenauftrag verlangt wurde, sollte zu ihr, wenn möglich, Stellung genommen werden. Wissenschaftlich gibt es allenfalls statistische prognostische Wahrscheinlichkeiten, dennoch kann die klinische Erfahrung im konkreten Fall doch manchmal Zuverlässigeres sagen, zumindest kann festgestellt werden, welche Maßnahmen und Bedingungen nötig sind, damit die Prognose mit größerer Wahrscheinlichkeit günstiger wird, und welche eine Resozialisation verzögern oder gar verhindern können. Damit aber greift der Gutachter absichtlich oder unabsichtlich in die Entscheidung des Richters über das Strafurteil ein. Das werden manche Gerichte nicht gerne akzeptieren. Der jugendpsychiatrische Gutachter kann sich aber dabei guten Gewissens im Einklang mit dem Jugendgerichtsgesetz fühlen, dem es in erster Linie um die Resozialisierung des staffällig gewordenen Jugendlichen geht.

10.1.4 Der Gutachter vor Gericht

Im Strafprozess muss das Gutachten in der Hauptverhandlung mündlich vertreten werden. Auch im Zivilprozess, insbesondere in familienrechtlichen Verfahren, beantragen manchmal die Anwälte der Partei, die mit dem Ergebnis des schriftlich erstatteten Gutachten nicht einverstanden ist, dass es noch mündlich erläutert wird und der Gutachter sich den Fragen des Gerichts und der Parteien stellt. Einem solchen Antrag muss das Gericht stattgeben.

An der Hauptverhandlung im Strafprozess muss der Gutachter von Anfang an und meist bis zum Ende der Beweisaufnahme teilnehmen, da das psychiatrische Gutachten in der Regel die Beweisaufnahme abschließt, denn alle anderen Beweise könnten ja für das Ergebnis des Gutachtens von Bedeutung sein. Im Zivilverfahren muss der Gutachter dagegen i. Allg. nur für die Dauer seiner Anhörung und Befragung anwesend sein.

Während des Strafverfahrens hat auch der Gutachter das Recht die Zeugen zu befragen. Meist wird er dazu nach dem Staatsanwalt und dem Verteidiger aufgefordert. Dabei sollte der Gutachter sich auf Fragen beschränken, die für sein Gutachten von Bedeutung sind und sich nicht in die Klärung des Tatbestandes einmischen. Allerdings kann auch dieser für das Gutachten wichtig sein, wenn es beispielsweise um das Erinnerungsvermögen, um vorbereitende Handlungen oder um das Verhalten vor, bei und nach der Tat geht sowie um das Verhältnis des Angeklagten zu seinen Mittätern oder dem Opfer und vor allem, wenn es um das Tatmotiv geht.

Grundsätzlich darf der Gutachter die Zeugenaussagen jedoch nicht bewerten. Das ist allein Sache des Gerichts und manche Gerichte sind da sehr empfindlich. Die Frage nach dem Tatmotiv jedoch ist eine explizit psychologische Frage, zu welcher dem Gericht oft die Kompetenz fehlt. In vielen Fällen bildet das Tatmotiv auch ein Kriterium des gesetzlichen Tatbestandes. Zur Klärung des manchmal auch dem Täter nicht bewussten Tatmotivs ist aber eine Bewertung seiner und der Aussagen der Zeugen unumgänglich. Man kann diesem Dilemma dadurch entgehen, dass man alternativ mögliche Bewertungen durch das Gericht der eigenen Bewertung zugrunde legt.

Es kann nötig sein, dass der Gutachter den Angeklagten und die Zeugen, etwa seine Eltern, all das fragt, was diese im Zuge der Begutachtung dem Gutachter gesagt haben und im schriftlichen Gutachten als Begründung verwandt wurde, sofern sie dies nicht schon bei ihrer eigenen Vernehmung von allein oder auf Fragen der anderen Prozessbeteiligten bestätigt haben. Wenn man sich als Gutachter dann bei der mündlichen Gutachtenerstattung auf solche in der Hauptverhandlung nicht wiederholten Angaben stützt, muss das Gericht den Gutachter auch als Zeugen vernehmen und ggf. vereidigen. Manche Gerichte tun dies in jedem Fall, sozusagen »für alle Fälle«, um einer Revisionsmöglichkeit vorzubeugen. Im Jugendgerichtsverfahren kann übrigens nach § 49 JGG der Richter »in jedem Falle« von der Vereidigung des Sachverständigen absehen.

! Im Strafprozess gilt nur das, was in der Hauptverhandlung mündlich gesagt wird, und nicht was im schriftlichen Gutachten geschrieben wurde (Unmittelbarkeitsgrundsatz). Dieses hat nur vorläufigen Charakter. Eine Abweichung davon muss natürlich begründet werden.

Diejenigen Prozessbeteiligten, die mit dem Gutachtenergebnis nicht einverstanden sind, – meist der Staatsanwalt oder der Verteidiger, – werden den Gutachter oder die Gutachterin befragen, meist sachlich, manchmal bedrängend, manchmal befragt auch das Gericht selbst. Als Gutachter sollte man dabei auch kritische und vorwurfsvolle Vorhalte nicht persönlich nehmen und nie emotional reagieren. Juristen unterscheiden da streng zwischen der Situation im Prozess und dem übrigen Leben. Das gilt auch für zivilrechtliche Anhörungen.

10.1.5 Die Gutachtenliquidation

Für die Berechnung der Gutachterentschädigung für Gerichtsgutachten gilt das Gesetz zur Entschädigung von Zeugen und Sachverständigen. Entschädigt wird der Zeitaufwand nach einem Stundensatz, der in einer gewissen Spanne zwischen einfachen und besonders schwierigen Gutachten festgelegt ist. Dieser wird in größeren Zeitabständen der allgemeinen Preissteigerung angepasst. Dabei darf sich ein psychiatrischer Gutachter durchaus darauf berufen, dass ein psychiatrisches Gutachten grundsätzlich ein schwieriges oder besonders schwieriges Gutachten darstellt. Vergleicht man seine Aufgabe mit der eines Sachverständigen, der nur zu festen physikalischen Fakten Stellung nehmen muss, dann muss er sich in der Regel auf klinische Erfahrungen berufen, die immer einen gewissen Ermessensspielraum haben und sich selten auf gesicherte Erkenntnisse stützen können.

Der Zeitaufwand soll einem Durchschnitt entsprechen, d. h. der Erfahrene und Routinierte darf etwas mehr Zeit für Exploration, Untersuchung und Auswertung geltend machen, der Anfänger sollte sich dagegen seine Umständlichkeit nicht voll bezahlen lassen. Als grobe Anhaltszahlen kann man als Zeitaufwand beim Aktenstudium für etwa 60 Aktenseiten, unabhängig von ihrem Inhalt, 1 h rechnen und für Diktat und Korrektur für etwa jeweils 6 Seiten – nicht eng beschrieben – auch 1 h. Aber das sind nur grobe Anhaltwerte.

Bei Fahrten zum Begutachteten, etwa in die Justizvollzugsanstalt, wie auch zum Gerichtstermin gilt die ganze Fahrzeit, dazu noch die Fahrtkosten mit ebenfalls festgelegtem Kilometergeld bei der Fahrt mit dem eigenen PKW oder die Fahrtkosten der Bahn 1. Klasse und ggf. ein Zehr- und Übernachtungsgeld.

Wenn man als Gutachter vom Gericht aus der Verhandlung entlassen wird, sollte man sich auf der Ladung den Entlassungszeitpunkt bestätigen lassen und sie bei der Kostenstelle geltend machen oder schriftlich beantragen. Kürzt der Kostenbeamte den geltend gemachten Aufwand, kann man als Gutachter, wenn man damit nicht einverstanden ist, eine richterliche Festsetzung beantragen. Der Aufwand dazu lohnt sich allerdings oft nicht. Manchmal kann es lange dauern, bis die Entschädigung angewiesen wird. Nach angemessener Zeit darf man erinnern, einen Zahlungsbefehl gegen ein Gericht kann man jedoch nicht erwirken, allenfalls kann man, wenn über ein halbes Jahr vergangen ist, an den Direktor des Amtsgerichts oder den Präsidenten des Landgerichts schreiben.

Seit 8.3.2001 sind aufgrund einer Entscheidung des Europäischen Gerichtshofes (EuGH) auch ärztliche Gutachten umsatzsteuerpflichtig, sofern nicht therapeutische Fragen im Vordergrund stehen. Dies trifft nicht zu, wenn die Einnahmen aus gutachterlicher Tätigkeit tendenziell unterhalb des Betrages von 16.5816,33 EUR liegen.

10.2 Jugendstrafrechtliche Begutachtung

10.2.1 Rechtliche Voraussetzungen

Ein vom Erwachsenenstrafrecht getrenntes Jugendstrafrecht hat sich im Laufe dieses Jahrhunderts in allen Kulturstaaten herausentwickelt. Der Grundgedanke war dabei, bei Jugendlichen, die mit der Gesellschaft und ihren Gesetzen in Konflikt kamen, vorwiegend erzieherische

Einflüsse wirksam werden zu lassen. Dazu waren zum einen gesonderte Rechtsnormen notwendig, zum anderen Maßnahmen, die im Zuge eines Strafverfahrens verhängt werden konnten, sowie gesonderte Vollzugsanstalten.

Nach Peters (1965) ist das Jugendstrafrecht ein Teil des Jugendrechts, es ist Persönlichkeitsstrafrecht, Erziehungsrecht und Fürsorgerecht. Jeder Minderjährige hat gemäß Jugendwohlfahrtsgesetz (JWG) § 1 Abs. 1 vom Jahre 1922 ein Recht auf Erziehung zur leiblichen, seelischen und gesellschaftlichen Tüchtigkeit. Aus diesem Erziehungsanspruch erwächst auch ein Anspruch auf Erziehung im Rahmen einer Eingliederungsstörung in den Sozialbereich der Erwachsenen, wie sie gerade die Kinder-, Jugend- und Heranwachsendenkriminalität kennzeichnet. Auch das Jugendstrafrecht hat, wie das gesamte Jugendrecht, zum Ziel, dem jungen Menschen den Weg in den vollen Sozialbereich zu eröffnen.

Dies bedeutet aber auch, dass die Entgleisungen im Sozialbereich im Kindes- und Jugendalter unter dem Gesichtspunkt der psychischen Entwicklung verstanden werden müssen und nur unter Berücksichtigung jugendpsychiatrischer und -psychologischer Kriterien betrachtet werden können. Die Jugendgerichtspraxis leidet nicht unerheblich darunter, dass die Jugendrechtspflege im strafrechtlichen Sektor von der Jugendwohlfahrtspflege getrennt wird und von Richtern als ein spezieller Zweig der Erwachsenenstrafrechtspflege – gleichsam als Strafrecht im Kleinen – ausgeübt wird. Das Jugendstrafrecht kann, wenn es richtig verstanden wird, nur als ein spezieller Teil des gesamten Jugendrechts gewertet werden, der den VIII. Band des Sozialgesetzbuchs, das Kinder- und Jugendlichenhilfegesetz (KJHG), für solche Fälle erweitert, die im Rahmen der im Jugendwohlfahrtsgesetz niedergelegten Möglichkeiten, wie Erziehungsbeistandschaft, Erziehungshilfe und Schutzaufsicht, nicht mehr erfasst werden können, sei es aus Gründen, die in der Person des Jugendlichen liegen, sei es aus Gründen, die in der Art der Gesetzesverletzung gelegen sind. Ein umfassendes Jugendhilferecht, in dem auch die Bestimmungen des Jugendgerichtsgesetzes aufgehen, ist eine immer noch unerfüllte Forderung.

! Das Jugendstrafrecht ist Persönlichkeitsstrafrecht, wobei die Tat nicht vorwiegend vom äußeren Geschehen her beurteilt werden soll, sondern von der in der Tat zum Ausdruck kommenden psychischen Situation und Struktur des jugendlichen Täters. Das Jugendstrafrecht ist aber auch Erziehungsrecht, das die Straftat zum Anlass nehmen soll, alle notwendigen Maßnahmen zu ergreifen, die geeignet sind, dem Jugendlichen zur sozialen Einordnung zu verhelfen, und die ihm ermöglichen sollen, so weit auszureifen, um ihn zu einem Zusammenleben mit seinen Mitmenschen innerhalb der vom Gesetz gebotenen Schranken zu befähigen.

Soweit im Jugendgerichtsgesetz eine Strafe ausgesprochen wird, geschieht auch dies unter dem Erziehungsgedanken. Im Rahmen des Jugendstrafrechts sind daher auch eine Reihe von nicht als Strafe zu wertende Maßnahmen vorgesehen worden. Bei der gegebenen Parallelität von Maßnahmen der Jugendhilfe und des Strafrechts gilt als Grundsatz, dass dort, wo der weniger belastende Eingriff ausreicht, dieser zur Anwendung zu bringen ist.

Teils aus mangelhaften Erkenntnissen jugendpsychologischer Gegebenheiten und einer Verwässerung der Grundtendenz des Jugendstrafrechts, teils aber unter Druck der öffentlichen Meinung, die keineswegs bereit ist, die hinter dem Sühnegedanken sich verbergende Vergeltungstendenz hinter die erzieherische Zweckmäßigkeit zurückzustellen, ist die Verwirklichung des vom Gesetzgeber beabsichtigten Grundgedankens des Jugendgerichtsgesetzes oft noch sehr mangelhaft und bruchstückhaft.

! Die Aufgabe des jugendpsychiatrisch tätigen Gutachters liegt daher nicht nur in der Unterstützung des Gerichts in der Aufklärung jugendpsychiatrisch-psychologischer Zusammenhänge im Einzelfall, sondern vor allem auch in der Beratung des Gerichts, in der Beurteilung der sozialen Prognose des Jugendlichen und in der Auswahl der zu seiner Resozialisierung oder Sozialisierung geeignete Maßnahmen zur Erziehung und Jugendhilfe.

Die Zusammenarbeit des jugendpsychiatrischen Sachverständigen mit Jugendrichter und Jugendgerichtshilfe muss daher von vornherein eine wesentlich intensivere sein als bei Strafverfahren gegen Erwachsene und muss häufig über die einfache Erstattung des Gutachtens im Rahmen einer Hauptverhandlung hinausgehen. Der jugendpsychiatrische Sachverständige ist in besonderem Maße der in der Jugendpsychologie und -psychopathologie erfahrene Berater des Jugendrichters und gehört so gewissermaßen zum Beratungsteam des Gerichts, denn der Jugendrichter ist oft überfordert, da er nicht alle die Fakten selbst gewinnen und beurteilen kann, die der Sachverständige aus seiner speziellen Erfahrung, seinen Kenntnissen und u. U. mit Hilfe von testpsychologischen Methoden gewonnen und kritisch gesichtet hat (Fegert et al. 2000).

Diese Stellung ist keine Anmaßung oder Kompetenzüberschreitung. Es genügt somit grundsätzlich nicht, nur die reinen zur Frage der situativen Schuldfähigkeit beitragenden Fakten zusammenzutragen und vorzulegen, sondern der Sachverständige muss auch die psychologische Seite der Tat, die Tatumstände und das ganze Milieu mit in die Beurteilung einbeziehen, da dies alles nicht aus dem Bild des Reifezustandes, der in den entscheidenden Paragraphen gefragt ist, herausgelöst werden kann. Dies wird von juristischer Seite schon in dem Kommentar von Dallinger u. Lackner (1965) ausdrücklich bestätigt. Dazu wird auf die Richtlinien zu den einzelnen Paragraphen des JGG bei Ostendorf hingewiesen (Ostendorf 1997, 1999; Eisenberg 2000). Das bedeutet aber auch, dass im Grunde nur der Sachverständige in einem Jugendgerichtsverfahren über die notwendige Kompetenz verfügt, die sich auf fundierte entwicklungspsychologische Kenntnisse und kinder- und jugendpsychiatrische Erfahrung stützen kann. Gut ausgebildete klinische Psychologen verfügen in der Regel eher noch über diese Fähigkeit als allein von der Erwachsenenpsychiatrie ausgehende Psychiater.

Da auch die psychischen und erzieherischen Auswirkungen einer richterlichen Maßnahme ggf. nur vom Jugendpsychiater einigermaßen beurteilt werden können, ergibt sich zwangsläufig die Notwendigkeit der Einschaltung eines solchen Sachverständigen in allen irgendwie problematischen Jugendgerichtsfällen. Ja, es wäre im Grunde wünschenswert, wenn der Jugendrichter eine hinreichende jugendpsychologische oder -psychiatrische Ausbildung oder Erfahrung hätte, um den Einzelfall unter diesen Gesichtspunkten beurteilen zu können. Es kann auch dem einfachsten Bagatellfall nicht ohne weiteres und ohne jugendpsychiatrische Erfahrung angesehen werden, ob es sich um eine gewissermaßen »normalpsychologische« Entgleisung eines sonst sozial gut angepassten und eingeordneten Jugendlichen gehandelt hat oder ob das kleine Delikt Symptom einer beginnenden sozialen und psychischen Fehlentwicklung ist und damit Signalwert hat. Das Übersehen solcher Signale, das tagtäglich landauf, landab geschieht, hat für die weitere soziale Entwicklung eines Jugendlichen meist katastrophale und irreparable Folgen.

! Es sind dies zweifellos die besten Jugendgerichte, wo Jugendrichter, Jugendstaatsanwalt, Jugendgerichtshilfe und Sachverständiger sich zunächst ohne, dann mit dem Jugendlichen zusammensetzen mit der Frage: Was macht man am besten mit diesem Jungen bzw. Mädchen? Mag das auch prozessual auf Bedenken stoßen und juristisch zweifelhaft sein, präventiv und erzieherisch hat es sicher den optimalen Erfolg: Alle sind »Helfer« für die Jugendlichen, und damit ist auch für die Gesellschaft, d. h. kriminalpolitisch, das Beste erreicht.

Tatsächlich muss festgestellt werden, dass das deutsche Jugendgerichtsgesetz dem Jugendrichter zwar einen großen Ermessensspielraum einräumt, um die ganz individuellen persönlichen Probleme des Delinquenten und die dafür angemessenen erzieherischen Gesichtspunkte zu berücksichtigen, dass dieser Ermessensspielraum jedoch meist nicht ausgenützt wird und die Jugendrichter sich dennoch, entgegen dem Sinn des Jugendgerichtsgesetzes, mehr oder weniger am Strafmaß des Erwachsenenstrafrechts orientieren (Lempp 1992).

Nach § 102 JGG sind bei Straftaten, die in die Zuständigkeit der OLG und des BGH (nach § 20 und 2 des GVG) fallen, wie staatsfeindliche Handlungen, Spionage etc., die Vorschriften des JGG nicht berührt. Da diese Gerichte oft nicht über besondere Erfahrungen mit Jugendlichen und Heranwachsenden verfügen, erfahren damit praktisch manche essenziellen Anliegen des JGG oft ungenügende Berücksichtigung (Lempp 1998).

10.2.2 Indikation zur Einholung eines jugendgerichtlichen Gutachtens

In § 34 Abs. 3 JGG sagt der Gesetzgeber, dass ein Sachverständiger »soweit erforderlich« zu einem jugendgerichtlichen Verfahren hinzugezogen werden soll. Er lässt also die Frage, in welchen Fällen und mit welchem Auftrag ein Sachverständiger zu bestellen ist, weitgehend offen. Natürlich muss hier auch die Verhältnismäßigkeit beachtet werden, sowohl in zeitlicher wie auch in finanzieller Hinsicht. Auch fehlt es noch immer an kompetenten Sachverständigen. Dennoch ist die allgemeine Zurückhaltung der Jugendgerichte in der Einholung von Gutachten nicht im Sinne einer Jugendkriminalrechtspflege. Aus der Sicht des Sachverständigen kommt eine Begutachtung besonders dann in Frage, wenn die in folgender Übersicht aufgeführten Merkmale beim Täter gegeben sind.

Tätermerkmale, die eine Begutachtung notwendig machen

1. Im familiären Bereich:
   - bei fehlenden Familienbeziehungen und bei einer einige Zeit vor der Tat eingetretenen eingreifenden Änderung der Familiensituation,
   - bei erzieherischer Diskontinuität,
   - bei chronischen Spannungen in der Familie.
2. Im Bereich der Persönlichkeitsentwicklung und des Verhaltens:
   - bei auffallender Ängstlichkeit in der Kindheit,
   - bei Störungen der sprachlichen und motorischen Entwicklung,
   - bei auffälligem Einzelgängertum,
   - bei isolierten Ausfällen in der schulischen Leistung wie auch bei Verdacht auf allgemeiner Überforderung,
   - bei gesteigertem aggressivem Verhalten aus inadäquatem Anlass,
   - bei dissozialer Entwicklung bei äußerlich intaktem Milieu,
   - bei auffallenden Symptomen wie z. B. Stottern, Einnässen, Einkoten, Tics usw.
3. Im Bereich der Straftat:
   - bei wiederholter Rückfälligkeit, auch wenn sie auf Kleinkriminalität beschränkt ist,

▼

- bei anscheinend persönlichkeitsfremden Straftaten,
- bei Straftaten innerhalb der Familie,
- bei Verdacht auf Straftaten infolge einer Abhängigkeit von der Gruppe,
- bei Kapitalverbrechen,
- bei wiederholten Straftaten infolge einer Drogenabhängigkeit.

Dabei ist eine klare Fragestellung vonseiten des Gerichts wünschenswert.

10.2.3 Altersgruppen des Jugendgerichtsgesetzes

Das geltende materielle Jugendstrafrecht kennt drei Altersgruppen: Kinder, Jugendliche und Heranwachsende.

Kinder. Kinder sind Minderjährige bis vor Vollendung des 14. Lebensjahres. Sie sind absolut strafunmündig. Sie können auf keinen Fall dem Jugendgerichtsgesetz unterworfen werden. Besteht Erziehungsbedürftigkeit, die nicht durch die Erziehungsberechtigten erfüllt wird, ist für sie das Jugendamt, ggf. der Familienrichter zuständig.

Jugendliche. Jugendliche sind Minderjährige, welche z. Z. der Tat 14, aber noch nicht 18 Jahre alt sind. Sie unterliegen ausnahmslos dem Jugendgerichtsgesetz und sind damit bedingt strafmündig. Nach § 3 JGG muss in jedem Einzelfall die strafrechtliche Verantwortlichkeit des Jugendlichen festgestellt werden, und zwar nach seiner geistigen und sittlichen Entwicklung.

Heranwachsende. Heranwachsende sind Volljährige, die z. Z. der Tat 18, aber noch nicht 21 Jahre alt sind. Sie sind absolut strafmündig, und der § 3 JGG findet auf sie keine Anwendung. Bei ihnen muss dagegen nach § 105 Abs. 1 JGG geprüft werden, ob die Persönlichkeit des Täters bei Berücksichtigung auch der Umweltbedingungen erkennen lässt, dass er z. Z. der Tat nach seiner sittlichen und geistigen Entwicklung noch einem Jugendlichen gleichstand. Ist dies der Fall, wendet der Richter die für einen Jugendlichen geltenden Vorschriften an. Ist dies nicht der Fall, findet das allgemeine Strafrecht der Erwachsenen auf sie Anwendung.

Nach § 105 Abs. 2 JGG wendet der Richter auch die für einen Jugendlichen geltenden Vorschriften dann an, wenn es sich nach der Art, den Umständen oder den Beweggründen der Tat um eine Jugendverfehlung handelt.

Die Erreichung der Volljährigkeit hat für die Anwendung des Jugendgerichtsgesetzes keine Bedeutung.

10.2.4 Aufgaben des Gutachters im jugendgerichtlichen Verfahren

Zu den Problemen eines Gutachters in gerichtlichen Verfahren, die sich aus einem möglichen Rollenkonflikt ergeben können, wurde in Abschn. 10.1.1–10.1.3 bereits hingewiesen, ebenso über die äußere Form des zu erstellenden Gutachtens.

Im jugendgerichtlichen Verfahren steht die Erstellung des Gutachtens stets unter einem nicht unerheblichen Zeitdruck, wenn sich der zu untersuchende Jugendliche in Haft befindet, da die Haftzeit gerade bei Jugendlichen möglichst kurz gehalten werden sollte. In weniger schwerwiegenden Fällen sollte nach Absprache zwischen Gericht, Staatsanwaltschaft, Verteidigung und Gutachter auch die Möglichkeit gegeben sein, auf ein schriftliches Gutachten zu verzichten oder dieses nur in wenigen Sätzen zusammenzufassen, um es dann in der Hauptverhandlung ausführlich mündlich zu erstatten.

Zur Abfassung des schriftlichen Gutachtens wird im Grundsätzlichen auf das Abschn. 10.1.3 verwiesen.

Der Grundsatz der Persönlichkeitserforschung ist für das Jugendverfahren kennzeichnend. Die im Jugendgerichtsgesetz vorgesehenen Maßnahmen können nur richtig angewandt werden, wenn das Gericht ein eingehendes Täterbild gewonnen hat. Dabei sind die Lebens- und Familienverhältnisse zu berücksichtigen, ebenso wie der Werdegang und das bisherige Verhalten sowie eine seelische, geistige oder charakterliche Eigenart. Die Eltern sollen ebenso wie die Schule und ggf. der Lehrherr gehört werden. Die Voraussetzung zur Untersuchung des Jugendlichen und für die Erstattung eines Sachverständigengutachtens finden sich in den §§ 43 und 73 JGG.

Für den jugendpsychiatrischen Sachverständigen sind aus dem Erwachsenenstrafrecht die Bestimmungen der §§ 20 und 21 StGB über die Schuldunfähigkeit und die verminderte Schuldfähigkeit – wegen krankhafter seelischer Störungen, wegen einer tiefgreifenden Bewusstseinsstörung oder wegen Schwachsinns oder einer schweren anderen seelischen Abartigkeit – sowie die §§ 63 und 64 StGB über die Maßregeln der Sicherung und Besserung als Fragen, die es zu beantworten gilt, von Bedeutung.

Die Unterbringung eines Jugendlichen, auch die eines als noch jugendlich eingeschätzten Heranwachsenden gemäß § 63 StGB ist problematisch, weil es nicht in allen Bundesländern Anstalten gibt, die speziell für den Maßregelvollzug Jugendlicher eingerichtet sind.

10.2.5 Maßnahmen nach dem Jugendgerichtsgesetz

Das Jugendgerichtsgesetz unterscheidet folgende Maßnahmen:
- Erziehungsmaßregeln,
- Zuchtmittel,
- Jugendstrafe,
- Maßregeln zur Sicherung und Besserung sowie
- Nebenstrafen und Nebenfolgen.

Maßregeln zur Sicherung und Besserung sowie Nebenstrafen und Nebenfolgen sind aus dem Erwachsenenrecht übernommen und können auch auf Jugendliche angewandt werden. Es handelt sich dabei um die Unterbringung in einem psychiatrischen Krankenhaus und die Entziehung der Fahrerlaubnis.

Die jugendgerichtlichen Maßnahmen dienen nach Peters (1965) ausschließlich der Gestaltung zur Entfaltung der sittlichen Persönlichkeit und der Hinführung zur Lebenstüchtigkeit. Die Straftat wird zum Anlass genommen, erzieherisch tätig zu werden. Es kommt vor allem darauf an, die entsprechenden Maßnahmen dem Jugendlichen verständlich und begreiflich zu machen, was die Notwendigkeit der Verhältnismäßigkeit der Maßnahmen zur Tat einschließt.

Der Jugendrichter kann auch gemäß § 10 II JGG Weisungen erteilen, sich einer heilerzieherischen Behandlung durch einen Sachverständigen zu unterziehen. Von der Deutschen Vereinigung für Jugendgerichte und Jugendgerichtshilfen e.V. und der damaligen Deutschen Vereinigung für Kinder- und Jugendpsychiatrie wurden hierzu Empfehlungen ausgearbeitet. Danach sei vor Verhängung einer Jugendstrafe wegen schädlicher Neigungen zu prüfen, ob statt dessen eine Weisung nach § 10 II JGG ausreiche. Auch ein Schuldspruch nach § 27 JGG legt eine Kombination mit einer solchen Weisung nach § 10 II JGG nahe. Der Begriff »heilerzieherische Behandlung« darf sich dabei nicht auf Heilpädagogik im engeren Sinne beschränken, sondern schließt auch stützend-führende, symptomorientierte und aufdeckende Behandlungsformen ein. Auch Minderbegabte sind nicht grundsätzlich von solchen Weisungen auszuschließen.

Das Zuchtmittel, das zwischen der Maßnahme und der Jugendstrafe steht, hat vergeltenden, aber auch wiedergutmachenden Charakter, soll jedoch gegenüber der Strafe einerseits zeitlich beschränkt, zum anderen weniger sozialethisch vorwurfsvoll sein. Die Jugendstrafe dagegen enthält neben ihrer vergeltenden Tendenz auch einen ausgesprochen sozialethischen Vorwurf durch rechtliche und gesellschaftliche Minderstellung.

Erziehungsmaßregeln

Im Einzelnen stehen einer Erziehungsmaßregel Weisungen zur Verfügung, die dem Jugendlichen durch eine tätige, vorwiegend soziale Arbeit die Möglichkeit der Wiedergutmachung im weitesten Sinne geben.

Der konkrete Inhalt einer solchen Weisung ist besonders geeignet, der bei den meisten Jugendlichen unmittelbar nach der Tat bestehenden Wiedergutmachungsbereitschaft zu entsprechen und somit zu einer Lösung des inneren Konfliktes beizutragen. Weitere Erziehungsmaßregeln sind Hilfen zur Erziehung nach § 12 JGG, also vormundschaftliche Maßnahmen. Danach kann der Richter nach Anhörung des Jugendamtes dem Jugendlichen auferlegen, Erziehungsbeistandschaft oder Einrichtungen im Sinne des § 34 des Achten Buches Sozialgesetzbuch (KJHG) in Anspruch zu nehmen. Die Erziehungsbeistandschaft, eine im Grunde ideale Maßnahme zur Unterstützung der Erziehungsberechtigten, leidet i. Allg. an dem Mangel an dafür geeigneten Personen bzw. an deren Überlastung.

Zuchtmittel

Unter den Zuchtmitteln kennt das Gesetz die Verwarnung, die Auferlegung besonderer Pflichten, wie etwa die unmittelbare Schadenswiedergutmachung, die Entschuldigung und die Zahlung von Geldbußen, und den Jugendarrest, der als Freizeitarrest an einem oder mehreren Wochenenden oder als Dauerarrest von wenigen Tagen bis zu 4 Wochen verhängt werden kann.

Der Jugendarrest wird getrennt von der Jugendstrafe in eigenen Jugendarrestanstalten durchgeführt, wobei allerdings bei der Bemessung der Zeit i. Allg. von den Richtern übersehen wird, dass die Jugendlichen ein ganz anderes Zeiterleben haben als die Erwachsenen (1 Woche im Erlebnis eines 15-Jährigen entsprechen im subjektiven Erleben etwa 4 Wochen dem eines 60-Jährigen). Außerdem wird übersehen, dass die oft wenig differenzierten jugendlichen Straffälligen im Einzelarrest praktisch nichts mit sich selbst anzufangen wissen, gar nicht die geistigen Voraussetzungen haben, um »zur Besinnung zu gelangen« oder »in sich zu gehen«, sondern sich lediglich langweilen, Gedanken zur Selbstentschuldigung spinnen oder onanieren. Es gibt daher konkrete Bestrebungen, den Jugendarrest abzuschaffen.

Jugendstrafe

Die Jugendstrafe, der Freiheitsentzug in einer Jugendstrafanstalt, die im Hinblick auf die Erziehung nicht niedriger als 6 Monate angesetzt werden darf, hat ihre Parallelität in der Freiheitsstrafe des Erwachsenen und wird lediglich in getrennten, den jugendlichen Erziehungsbedürfnissen im besonderen angepassten Jugendstrafanstalten vollzogen.

Die Voraussetzung der Anordnung einer Jugendstrafe sind einmal die schädlichen Neigungen, die i. Allg. als Ausdruck der Verwahrlosung angesehen werden, und zum anderen die Schwere der Schuld. Die schädliche Neigung ist ein juristisch normativer Begriff und muss als solcher daher nicht vom Sachverständigen beurteilt werden. Erfahrungsgemäß haben sich jedoch bisher die Gerichte dabei allein auf vorhandene oder fehlende Vorstrafen gestützt, sodass zum Begriff der »Neigung« aus psychologisch-psychiatrischer Sicht eine klärende Stellungnahme angezeigt sein kann.

Die Schwere der Schuld bedeutet eine Abkehr von dem Prinzip des Persönlichkeitsstrafrechts und einen Rückfall zum Tatstrafrecht mit Betonung des Sühne- bzw. Vergeltungsgedankens. Die Jugendstrafe kann dabei in ihrer Dauer fest bestimmt sein, in der Regel zwischen 6 Monaten und 5 Jahren, sie kann aber auch auf unbestimmte Dauer ausgesprochen werden mit einer Rahmenstrafe zwischen 6 Monaten und 4 Jahren. Dabei soll der Rahmen mindestens 2 Jahre betragen.

10.2.6 Beurteilung der Strafreife gemäß § 3 JGG

§ 3 JGG
Ein Jugendlicher ist strafrechtlich verantwortlich, wenn er z. Z. der Tat nach seiner sittlichen und geistigen Entwicklung reif genug ist, das Unrecht der Tat einzusehen und nach dieser Einsicht zu handeln.

Zur Erziehung eines Jugendlichen, der mangels Reife strafrechtlich nicht verantwortlich ist, kann der Richter dieselben Maßnahmen anordnen wie der Vormundschaftsrichter.

Für den jugendpsychiatrischen Sachverständigen, der zur Beurteilung der Verantwortungsreife herangezogen wird, ist Folgendes wichtig:

Der § 3 JGG hat in seiner Formulierung eine nahe Verwandtschaft zu § 20 StGB. Im Gegensatz zu diesem ist er positiv ausgerichtet, d. h. seine Bejahung bedeutet die strafrechtliche Verantwortlichkeit. Es wird auch nicht schlechthin nach der Fähigkeit zur Einsicht und zur Handlungsfähigkeit gefragt, sondern nur nach der Reife hierzu. Schließlich muss der strafrechtlich verantwortliche Jugendliche nur das Unrecht der Tat einsehen und nicht ihre Strafbarkeit erkennen.

! Die besondere Schwierigkeit liegt in der Beurteilung der Reife, für die objektive Kriterien nicht vorhanden sind und zu deren Beurteilung der Gutachter demnach auf seine eigene jugendpsychiatrische und allgemeine psychologische Erfahrung angewiesen ist.

Dabei ist diese Reife jeweils für die einzelne zur Rede stehende Straftat zu berücksichtigen und nicht generell für die Persönlichkeit des Jugendlichen im Allgemeinen. Es geht also nicht an, allein die Feststellung zu treffen, ob ein jugendlicher Straffälliger etwa in seiner geistigen und sittlichen Entwicklung einem durchschnittlichen 14-Jährigen oder einem noch nicht 14-Jährigen entspricht, sondern es ist ausschließlich zu prüfen, ob er nach seiner sittlichen und geistigen Entwicklung reif genug war, einzusehen, dass das, was er konkret getan hat, Unrecht war, und ob er reif genug war, nach dieser Einsicht zu handeln.

! Bei der Beurteilung der Reife sind sowohl biologische wie psychische Kriterien heranzuziehen.

Die körperliche Reife gibt für sich allein noch keinen direkten Beweis für die psychische Einsicht und Steuerungsreife, aber doch einen Hinweis, insbesondere wenn es sich um eine körperliche Unreife handelt. Zumindest muss die Feststellung einer körperlichen Reifungsstörung oder -anomalität Veranlassung sein, die Frage der Strafreife und ihre psychologischen Kriterien besonders eingehend zu prüfen.

Die psychologischen Kriterien stützen sich nicht nur auf die Intelligenz. Eine wesentliche Unterbegabung oder gar eine geistige Behinderung sind kein Reifungsproblem, sondern ein davon unabhängiges Leiden, das unter den § 20 oder 21 StGB fällt, wo es ausdrücklich erwähnt ist.

Von juristischer Seite, insbesondere von Peters (1967b), wird eine sozialpolitische Verantwortungsfähigkeit und Einsicht erwartet, also eine soziale Reife mit der Fähigkeit, das Unrecht aus der Sozialbindung zu begreifen und um dieser Sozialbindung willen sein Handeln rechtmäßig zu gestalten. Dies würde bedeuten, dass z. B. alle Taten, die ein Jugendlicher unter Anleitung oder Anstiftung eines Älteren, der in seinen Augen die Verantwortung hat, durchführt, seine Strafreife ausschlössen, ja, dass eigentlich dem typisch Pubertierenden i. Allg. eine Strafmündigkeit abzusprechen wäre, denn gerade diesem fehlt oft die Fähigkeit, die sozialen Bezüge anzuerkennen. Die Sozialbindung, um derentwillen er sein Handeln rechtgemäß gestalten soll, lehnt er gerade ab. Dies gilt ganz besonders für die psychische Pubertät, die ja häufig die körperliche um viele Jahre überdauert. Da aber das Strafmündigkeitsalter auf das 14. Lebensjahr festgesetzt wurde, muss wohl davon ausgegangen werden, dass es in der Absicht des Gesetzgebers lag, auch die typischen Pubertätsdelikte unter die Strafmündigkeit zu stellen. Man wird also die so geforderte sozialpolitische Verantwortungsfähigkeit und Einsicht auch bei einem normalen Jugendlichen zumindest für dieses Alter nicht erwarten. Andererseits kann natürlich auch einmal die psychische Reife bei einem Unterbegabten aus Gründen einer Reifungsstörung fehlen, insbesondere wenn infantile Züge nachzuweisen sind. Eine ausgesprochen infantile Haltung und Autoritätsabhängigkeit ohne eigene kritische Stellungnahme legt den Verdacht fehlender psychischer Reife nahe.

Die Stadien moralischer Entwicklung nach Kohlberg (1997) helfen bei der Frage nach der Strafreife in ihrer relativ abstrakten Form nur beschränkt, da sie sich am konkreten Motiv und Tatbestand wenig orientieren können.

Eine allgemein retardierte moralische Entwicklung kann im Einzelfall eine Strafreife ebenso wenig ausschließen wie eine allgemeine fortgeschrittene moralische Reife ein Strafunmündigkeit.

! Im Einzelnen wird man nicht nur die Umstände der Tat, die Art des Deliktes und die Beziehungen des Jugendlichen zu eventuellen Mittätern berücksichtigen müssen, sondern auch das weitere Milieu des Täters, den sozialen Status seines Elternhauses und das sittliche Milieu, in dem er aufgewachsen ist und von dem er seine Maßstäbe empfangen hat.

Die Mittäterschaft älterer Kameraden oder gar Erwachsener wird die jüngeren in deren Augen von jeder Verantwortung entlasten, abgesehen davon ist es i. Allg. den Jugendlichen kaum zuzumuten, sich innerhalb einer Gemeinschaft, in die sie sich begeben haben, aktiv einer gemeinsamen strafbaren Handlung zu widersetzen, da die von der Gruppe gesetzten Handlungsnormen meist insoweit prävalieren, dass andere, in der früheren Kindheit gesetzte Maßstäbe sich meist in dieser Situation nicht mehr durchsetzen können. Ein Märtyrertum kann von Jugendlichen dieses Alters nicht erwartet werden.

! Bei der Prüfung der Handlungsreife ist insbesondere das triebhafte Moment zu berücksichtigen, das etwa bei Sittlichkeitsdelikten, jedoch auch bei unvorbereiteten situativ bedingten Diebstählen gegeben ist.

Gerade einfache, überschaubare Unrechtshandlungen nichttriebhafter Natur, wie viele Diebstähle, bedürfen jedoch kaum der Erörterung der Strafreife, da man schon von sehr viel jüngeren Kindern ohne weiteres erwartet, dass sie fremdes Eigentum respektieren. Andererseits gibt es für einen Jugendlichen schwer zu durchschauende Verbote, wie z. B. die Privilegierung des Postjungbotens, dem bei Unterschlagungen eine besonders schwere Tat vorgeworfen wird. Es kann sinnvoll sein, die Voraussetzungen des § 3 JGG für eine solche Privilegierung isoliert zu verneinen, nicht aber für die Tat als solche.

Abgrenzung von Strafreife und Schuldunfähigkeit

! Verhaltens- und emotionale Störungen im Jugendalter (ICD-10: F9), die häufig den Hintergrund scheinbar banaler Schwererziehbarkeit und auch Kriminalität bilden, sind i. Allg. typische Reifungsstörungen. Bei ihnen ist daher die Prüfung der Strafreife besonders wichtig und aktuell.

Die Abgrenzung der Strafreife gemäß § 3 JGG gegenüber der Schuldunfähigkeit wegen einer krankhaften seelischen Störung, wegen einer tiefgreifenden Bewusstseinsstörung oder wegen Schwachsinns oder einer schweren anderen seelischen Abartigkeit gemäß § 20 StGB kann sehr schwierig sein. Beide Paragraphen können in Konkurrenz stehen, wobei von juristischer Seite ein unterschiedliches Vorgehen empfohlen wird. So werden zwar i. Allg. zunächst die Voraussetzungen der §§ 20/21 StGB geprüft und bei der Bejahung einer Schuldunfähigkeit die Voraussetzungen des § 3 JGG nicht mehr zur Erörterung gestellt. Dies scheint ein praktikables Vorgehen zu sein, da es zunächst unsinnig erscheint, bei Bestehen einer Schuldunfähigkeit, etwa infolge geistiger Behinderung, eine Strafreife zu bejahen. Andererseits gibt es auch die Möglichkeit, dass bei einem sonst psychisch Gesunden und normal Intelligenten eine Schuldunfähigkeit aus krankhaften Ursachen bestehen kann, etwa bei einem Trunkenheitsdelikt. Wegen der im Falle der Bejahung der Voraussetzung der §§ 20/21 möglichen weiteren Maßnahmen, wie z. B. die Einweisung gemäß § 63, oder die Entscheidung nach § 323a StGB, kann die Reihenfolge der Beurteilung sehr entscheidend sein. Grundsätzlich ist daher zunächst die Strafreife gemäß § 3 JGG zu prüfen. Das spezialisierte Jugendgerichtsgesetz hat vor dem allgemeineren Erwachsenenstrafrecht den Vorrang.

! Grundsätzlich ist die Unterscheidung zwischen Schuldunfähigkeit und Strafreife danach zu beurteilen, ob eine eventuelle fehlende Fähigkeit zur Einsicht und Steuerung aus Gründen gegeben ist, die ihre Ursache in den psychischen Veränderungen einer insgesamt aber noch normalen Entwicklung hat, oder ob sie durch eine krankhafte Abweichung von einer normalen Entwicklung bedingt ist.

Es ist also vornehmlich zu prüfen, ob die psychische Entwicklung verlangsamt, beschleunigt, unausgeglichen oder labilisiert ist oder ob sie grundsätzlich und voraussichtlich definitiv von der Norm abweicht. Im ersten Fall wird man die Frage unter den Gesichtspunkten des § 3 JGG zu beantworten versuchen, im zweiten Fall durch die Kriterien der §§ 20/21 StGB.

Dennoch kann es im Einzelfall schwer zu klärende Überschneidungen geben. Die frühkindliche Hirnschädigung leichten Grades (ICD-10: F06–07) kann zwar Ursache einer krankhaften seelischen Störung sein, ist aber erfahrungsgemäß meist nur der Boden, auf dem sich eine echte, aber meist passagere Reifungsstörung entwickelt. Eine Längsschnittbeobachtung dieser Kinder ergibt i. Allg. keine definitive Abweichung von der Norm, sodass auch diese Fälle vorzugsweise unter den § 3 JGG gefasst werden können.

Gerade in solchen Zweifelsfällen ist es erlaubt, einen weiteren, vorwiegend finalen Gesichtspunkt bei der Entscheidung mitwirken zu lassen, d. h., es sollte die Frage geprüft werden: Wie wirkt sich die eine oder andere Entscheidung pädagogisch und prognostisch auf den Jugendlichen aus?

Die amtliche Bestätigung einer mangelhaften Strafreife und fehlender Verantwortlichkeit kann bei manchen Jugendlichen der Anlass sein, sich weiterhin gehenzulassen. Sie empfinden die Feststellung ihrer fehlenden Strafreife als eine zwar bequeme, aber nichtsdestoweniger kränkende Abwertung, wogegen die Bejahung der Verantwortlichkeit u. U. auch ihren inneren Selbstwert zu stabilisieren vermag. Dazu kommt, dass bei Verneinung der Strafreife der Jugendliche oft, sehr spät oder gar nicht über die Einstellung des Verfahrens in Kenntnis gesetzt wird, was sich psychologisch und pädagogisch höchst nachteilig auswirken kann. Andererseits kann die Bejahung der Voraussetzungen der §§ 20 oder 21 StGB u. U. einen lebenslangen Makel in sich bergen. Diese Gesichtspunkte sind daher im Einzelfall sorgfältig zu prüfen. In jedem Fall müssen diese Überlegungen dem Gericht im Einzelnen mitgeteilt und zur Entscheidung überlassen werden.

Zusammenfassend können die in folgender Übersicht zusammengestellten Kriterien zur Beantwortung der Frage, die der § 3 JGG dem jugendpsychiatrischen Sachverständigen stellt, geprüft werden.

Kriterien zu Beantwortung der Frage nach der Strafreife gemäß § 3 JGG

Biologische Kriterien

- Liegt eine Konstitutionsanomalie vor?
- Liegt eine Hirnschädigung vor?
- Ist die körperliche Entwicklung altersentsprechend?
- Liegt eine körperliche dysharmonische, asynchrone Entwicklung vor?
- Besteht eine endokrine Störung? Liegt eine geistige Behinderung oder eine andere geistige Störung vor, die im Rahmen des StGB- gewertet werden müsste?

Soziologisch-psychologische Kriterien

- In welchem Milieu wuchs der Jugendliche auf und in welchem Milieu lebt er jetzt?
- Ist die geistig-seelische Entwicklung altersgemäß?
- Entspricht die geistig-seelische Reife der körperlichen Entwicklung?
- Gibt das Delikt einen Hinweis auf die geistig-seelische Reife?
- Geben die zeitlichen und personellen Umstände des Delikts Hinweise auf die geistig-seelische Reife?
- Welche Bedeutung hat die Pubertät für die Tat?
- Liegt eine Neigung zu gestörter Erlebnisverarbeitung vor?
- Durch welche Maßnahmen ist der Jugendliche wahrscheinlich am besten günstig zu beeinflussen?
- Welche Folgen hätte es, wenn die Strafreife verneint würde?

10.2.7 Jugendpsychiatrische Beurteilung des Heranwachsenden gemäß § 105 JGG

§ 105 JGG Abs. 1

(1) Begeht ein Heranwachsender eine Verfehlung, die nach den allgemeinen Vorschriften mit Strafe bedroht ist, so wendet der Richter die für einen Jugendlichen geltenden Vorschriften gemäß §§ 4 bis 32 an, wenn
1. die Gesamtwürdigung der Persönlichkeit des Täters bei Berücksichtigung auch der Umweltbedingungen ergibt, dass er z. Z. der Tat nach seiner sittlichen und geistigen Entwicklung noch einem Jugendlichen gleichstand, oder
2. es sich nach der Art, den Umständen oder den Beweggründen der Tat um eine Jugendverfehlung handelt.

Während der 2. Absatz des § 105 JGG von Gerichts wegen zu beantworten ist und höchstens gelegentlich auch von einem jugendpsychiatrischen Sachverständigen mitbeantwortet werden kann, ist die Beantwortung des ersten Abschnittes spezielle Aufgabe eines Jugendpsychiaters und Sachverständigen. Auch hier fehlen zur Beurteilung der geistigen und sittlichen Reife eines Heranwachsenden objektive Kriterien. Der Gesetzgeber geht offenbar davon aus, dass mit 18 Jahren die geistig-seelische Entwicklung abgeschlossen ist, was aber sicher nicht der Wirklichkeit entspricht. Diese Entwicklung kann individuell sehr verschieden ablaufen, auch bildet das 18. Lebensjahr keinerlei Zäsur, an der sich der Gutachter orientieren könnte.

Man kann zwar Hinweise auf eine noch deutliche Elternabhängigkeit, insbesondere infantile Züge, das Fehlen einer kritischen Distanzierung gegenüber den Eltern oder gar eine noch kindliche Anspruchshaltung ihnen gegenüber ohne weiteres als Hinweise dafür werten, dass der betreffende Heranwachsende noch einem Jugendlichen gleichgestellt werden kann. Alle diese Züge können aber auch in krankhafter Form im Rahmen einer schweren psychoreaktiven Störung auftreten, wobei es sich dann nicht mehr um ein für einen Jugendlichen typisches Verhalten handeln würde, sondern evtl. sogar um eine schwere andere seelische Abartigkeit.

! Man wird i. Allg. das Schwergewicht bei der Prüfung der Voraussetzung des § 105 JGG auf die Frage legen, ob der Heranwachsende noch erzieherischen Einflüssen zugänglich ist oder ob es sich bereits um eine nicht mehr korrigierbare Fehlentwicklung handelt. Man könnte auch einfacher allein die Frage der Erziehbarkeit und positiven Beeinflussbarkeit prüfen.

Anlässlich der Neuschaffung des § 105 JGG wurden die sog. Marburger Richtlinien (Villinger 1955) vorgelegt, nach denen eine Beurteilung der Reife eines Heranwachsenden erfolgen kann (s. folgende Übersicht).

Marburger Richtlinien zur Beurteilung der Reife eines Heranwachsenden

Das **Fehlen** folgender Züge lege es danach nahe, einen Heranwachsenden einem Jugendlichen gleichzustellen:

- eine gewisse Lebensplanung,
- Fähigkeit zum selbstständigen Urteilen und Entscheiden,
- Fähigkeiten zum zeitlich überschauenden Denken,
- Fähigkeit, Gefühlsurteile rational zu unterbauen,
- ernsthafte Einstellung zur Arbeit und
- eine gewisse Eigenständigkeit gegenüber anderen Menschen.

Eher einen Jugendlichen kennzeichnende Züge könnten z. B. sein:

- ungenügende Ausformung der Persönlichkeit,
- Hilflosigkeit, die sich allerdings nicht selten hinter Trotz und Arroganz versteckt, naiv vertrauensseeliges Verhalten,
- Leben im Augenblick,
- starke Anlehnungsbedürftigkeit,
- spielerische Einstellung zur Arbeit,
- Neigung zu Tagträumen,
- Hang zu abenteuerlichem Handeln,
- Sichhineinleben in selbsterhöhende Rollen und
- mangelhafter Anschluss an Altersgenossen.

Von Esser et al. (1991) wurden die Marburger Richtlinien in einer großen Studie empirisch überprüft, im Wesentlichen bestätigt und zu operationalisieren versucht. Man sollte diese Kriterien als Begründung für die Bejahung der Voraussetzungen des § 105 JGG berücksichtigen, ohne sie überzubewerten. Teilweise entsprechen sie heute nicht mehr verwendbaren Kriterien. Die Tendenz der Jugendgerichte ging in den letzten Jahrzehnten zunehmend dahin, die heranwachsenden Täter strafrechtlich noch Jugendlichen gleichzustellen. Besonders gilt dies für schwerere Straftaten. Dass für leichtere Delikte, insbesondere Verkehrsdelikte, meist Erwachsenenstrafrecht auch gegenüber Heranwachsenden angewandt wird, liegt daran, dass nur gegen erwachsene Täter das Verfahren mittels Strafbefehl abgeschlossen werden kann. Aus Gründen der Praktikabilität werden daher die Anliegen des Jugendgerichtsgesetzes außer Acht gelassen (Lempp 1991).

Darüber hinaus wird man in testpsychologischen Untersuchungen eine noch deutlich puberal begründete Einstellung zum Elternhaus als Zeichen einer Jugendlichkeit werten. Wenn also ein Jugendlicher sich noch in keiner Weise von den Eltern hat lösen können, wenn er seine Handlungen, wie so häufig, vom Trotz gegen die Eltern hat bestimmen lassen, dann ist die Erwachsenenreife zu verneinen.

Letztlich wird aber die Frage entscheidend sein, ob es sich um eine definitive Fehlentwicklung handelt, oder um eine reifungsbedingte und damit passagere Entwicklungshemmung. Diese Frage wird man bei jüngeren Heranwachsenden selten entscheiden können, jenseits des 20. Lebensjahres aber doch hin und wieder, sodass die überwiegende Zahl der Fälle eine Bejahung des § 105 JGG rechtfertigen kann (Schütze u. Schmitz 1999).

Bei Mord sind die Gerichte eher dazu bereit, die Voraussetzungen des § 105 JGG zu bejahen, um eine lebenslängliche Freiheitsstrafe zu vermeiden. Sie sehen aber auch die Mordkriterien eher als gegeben an als bei erwachsenen Tätern, weil die Jugendstrafe auf nur 10 Jahre begrenzt ist.

10.2.8 Beurteilung der Schuldfähigkeit gemäß §§ 20 und 21 StGB

§ 20 StGB

Ohne Schuld handelt, wer bei Begehung der Tat wegen einer krankhaften seelischen Störung, wegen einer tiefgreifenden Bewusstseinsstörung, oder wegen Schwachsinns oder einer schweren seelischen Abartigkeit unfähig ist, das Unrecht der Tat einzusehen oder nach dieser Einsicht zu handeln.

§ 21 StGB

Ist die Fähigkeit des Täters, das Unrecht der Tat einzusehen oder nach dieser Einsicht zu handeln, aus einem der in § 20 bezeichneten Gründe bei Begehung der Tat erheblich vermindert, so kann die Strafe nach § 49 Abs. 1 gemildert werden.

Die schuldausschließenden Begriffe, wie »krankhafte seelische Störung«, »tiefgreifende Bewusstseinsstörung«, »Schwachsinn« und »andere schwere seelische Abartigkeit« sind juristische Begriffe, die nicht psychiatrisch definiert sind (Eggers u. Röpke 1999; Schütze 1999b). Unter der »krankhaften seelischen Störung« werden organisch bedingte psychische Störungen subsumiert, wie exogene Psychosen, Intoxikationen, Verletzungen und entzündliche Erkrankungen des Gehirns, aber auch endogene Psychosen, für die eine organische Ursache einfach unterstellt wird. Die »tiefgreifende Bewusstseinsstörung« entspricht nicht der medizinischen Definition, sondern erfasst höchste affektive Erregungszustände bei gestörter Handlungskontrolle. Der »Schwachsinn« umfasst alle erheblichen Unterbegabungen und die geistige Behinderung. Die »andere schwere seelische Abartigkeit« – ein aus dem alten Wehrmachtsstrafgesetzbuch übernommener unglücklicher Begriff – meint alle nicht somatisch begründeten psychoreaktiven Störungen, die Persönlichkeitsstörungen, Neurosen und seelischen Belastungsreaktionen.

! Es fällt dem Psychiater mitunter schwer, sich der juristischen Begriffszuordnung anzupassen. Solange sie Gesetz ist, muss sie akzeptiert werden, auch wenn die strikte Unterscheidung nach »organisch« oder »psychisch bedingt« überholt ist. Es kann dem Gericht aber durchaus der Unterschied zur üblichen psychiatrischen Einteilung erläutert werden.

Die Zuordnung des Beschuldigten zu einem dieser Schuldausschließungsgründe genügt jedoch allein nicht zum Ausschluss oder Verminderung der Schuld. In einem zweiten Schritt muss geklärt werden, ob seine Fähigkeit, das Unrecht seiner Tat einzusehen oder nach dieser Einsicht zu handeln, völlig oder erheblich vermindert war.

Über die Abgrenzung der §§ 20 und 21 StGB vom § 3 JGG wurde bereits gesprochen.

Die §§ 20 oder 21 sind überall da zur Anwendung vorzuschlagen, wo entsprechend ihrem Wortlaut die Schuldausschluss- oder Schuldminderungskriterien z. Z. der Tat vorlagen.

Die Feststellung einer verminderten Schuldfähigkeit gemäß § 21 StGB hat im Rahmen eines Jugendgerichtsverfahrens, das ganz auf die Erziehung und Rehabilitation des Jugendlichen ausgerichtet sein soll und nicht vordergründig auf die Feststellung einer Schuld oder einer verminderten Schuldfähigkeit, eine geringere Bedeutung.

Unabhängig von der Schuld sollen ja die zur Erziehung und Rehabilitation notwendigen Maßnahmen getroffen werden. So hat die Feststellung einer verminderten Schuldfähigkeit allenfalls bei solchen Straftaten eine Bedeutung, bei welchen sich das Gericht auf die Schwere der Schuld ausdrücklich beziehen muss.

Dabei muss auch berücksichtigt werden, dass eine voreilig festgestellte verminderte Schuldfähigkeit bei nachfolgenden Gerichtsverfahren möglicherweise kritiklos und automatisch übernommen wird und damit die Gefahr besteht, dass der Jugendliche deswegen gemäß § 63 StGB in einem psychiatrischen Krankenhaus untergebracht wird, was in aller Regel nicht angemessen ist.

»Krankhafte seelische Störung« und »schwere seelische Abartigkeit«

Die krankhafte seelische Störung ist ein weiter Begriff. Er wird ausdrücklich nicht auf die sog. Psychopathien oder Persönlichkeitsstörungen (ICD-10: F6) ausgedehnt. Dies gilt grundsätzlich auch für die forensische Beurteilung jugendlicher Straffälliger. Wenn bei jugendlichen Kriminellen die Diagnose einer Schizophrenie oder eines hebephrenen Schubes gestellt werden muss, ist die Bejahung der Voraussetzung der § 20 oder 21 ohne Schwierigkeit, wobei in leichteren Fällen und bei Randpsychosen die Voraussetzungen des § 21 StGB angemessen sind.

Da die Diagnose einer **Persönlichkeitsstörung** ebenso wie früher die einer Psychopathie im Jugendalter tunlichst vermieden wird, da sie meist Ausdruck ungenügender diagnostischer Erfassung ist, die sich nicht genügend um die körperlichen Befunde, um Teilleistungsstörungen und die Umweltbedingungen bemüht hat, ist ihre Erörterung hier nicht von Wichtigkeit.

Die Symptomatik einer **Borderlinepersönlichkeitsstörung**, die gerade in der forensischen Jugendpsychiatrie, bei Straftaten in der Pubertäts- und Nachpubertätszeit eine relativ große Rolle spielt, entspricht in diesem Alter meist nicht einer definitiven Veränderung der Persönlichkeit, also einer tatsächlichen Persönlichkeitsstörung, sondern – zumindest in dieser Ausprägung – einer passageren, pubertätsspezifischen Reaktionsweise. Sie kann eigentlich nie einer Schuldunfähigkeit gemäß § 20 StGB, aber auch nicht automatisch einer erheblich verminderten Schuldfähigkeit gemäß § 21 StGB zugeordnet werden. Die Psychodynamik der Tat muss hier sehr genau geprüft werden.

Neurosen, also **reaktive psychische Störungen**, werden in der ICD-10 in ganz bestimmten Kategorien erfasst. Sie können gerade in der Pubertät nicht selten Anlass und Ursache zu kriminellen Handlungen sein. In schweren Fällen können sie durchaus mit Begründung in den Rahmen der §§ 20/21 StGB eingeordnet werden. Auch hier aber haben therapeutische und pädagogische Erwägungen durchaus ihren Platz. So erscheint die Bejahung einer Schuldfähigkeit durch den straffällig gewordenen Jugendlichen selbst eine gewisse Voraussetzung für die Therapierbarkeit zu sein. Man kann also praktisch etwa so argumentieren: Besteht eine begründete Aussicht, die Neurose, die für die strafbare Handlung wesentliche Mitverursachung war, psychotherapeutisch erfolgreich zu behandeln, ist auch eher die Schuldfähigkeit zu bejahen und damit die Voraussetzung der §§ 20 und 21 StGB zu verneinen. Ist aber der Persönlichkeitskern des Jugendlichen so weit psychoreaktiv verändert, dass praktisch eine erfolgreiche Therapie nicht erwartet werden kann, so wären die Voraussetzungen der §§ 20 und 21 in Erwägung zu ziehen. Man wird allerdings mit solchen prognostischen Urteilen bei einem Jugendlichen recht zurückhaltend sein.

Das gilt besonders für Jugendliche mit einer **Grundstörung** (»basic disorder«) oder einer **schweren frühkindlichen psychischen Fehlentwicklung** (ICD-10: F94.1 und F94.2), die ja nicht selten durch eine starke kriminelle Tendenz und hohe Rückfallrate auffallen können und die Jugendämter und später die Jugendgerichte vor scheinbar unlösbare Probleme stellen. Auch wenn diese unter den Begriff der schweren anderen seelischen Abartigkeit gefasst werden könnten, sollte der § 21 StGB nicht bejaht werden, bevor nicht eine langfristige kompetente Psychotherapie und sozialpädagogische Begleitung versucht worden ist. Eine solche personalintensive Betreuung kann auch in diesen scheinbar aussichtslosen Fällen noch zum Erfolg führen.

Bei der Beurteilung von **Triebdelikten** (ICD-10: F64 und F65) hat sich in der forensischen Psychiatrie in den letzten Jahren eine gewisse Änderung der Beurteilung ergeben, da der Bundesgerichtshof die Möglichkeit eröffnet hat, unter einer »schweren seelischen Abartigkeit« »alle Arten von Störungen der Verstandestätigkeit sowie des Willens-, Gefühls- oder Trieblebens zu verstehen, welche die bei einem normalen und geistig reifen Menschen vorhandenen, zur Willensbildung befähigenden Vorstellungen und Gefühle beeinträchtigen«. Dies gilt nach dem Bundesgerichtshofsurteil besonders auch für geschlechtliche Triebhaftigkeit besonders starker Ausprägung oder für Triebabweichungen, die infolge ihrer Naturwidrigkeit den Träger in seiner gesamten Persönlichkeitsstruktur verändert haben. Hierbei ist also das Kriterium für die Anwendung der §§ 20/21 StGB der Grad der Persönlichkeitsveränderung.

! Der Begriff der »anderen schweren seelischen Abartigkeit« sollte bei Jugendlichen und Heranwachsenden schon deswegen nur mit größter Zurückhaltung Anwendung finden, weil wir in der Regel noch keine abgeschlossene Persönlichkeitsentwicklung vor uns haben.

Eine gewisse Überschneidung zur Persönlichkeitsveränderung ergibt sich gegenüber einer frühkindliche Fehlentwicklung (ICD-10: F94.1 und F94.2).

Alkohol

Eine Aufhebung oder Verminderung der Schuldfähigkeit durch Alkohol- oder Drogengenuss wird nicht mehr, wie früher, unter die Bewusstseinsstörungen gerechnet, sondern, nach der psychiatrischen Systematik zu Recht, zu den krankhaften seelischen Störungen, da es sich um exogene Psychosen handelt. Dabei können keine bestimmten Alkoholwerte einem bestimmten Grad der Schuldfähigkeit zugeordnet werden, sondern man wird sich im Einzelfall nach den Begleitsymptomen, den körperlichen Ausfällen, Sprachstörungen, der Komplexität der in diesem Zustand ausgeführten Handlung, aber auch nach der Erinnerungsfähigkeit richten.

Allgemein kann man sagen, dass bei einem Blutalkoholwert von über 1,5 Promille zur Tatzeit eine erheblich verminderte Schuldfähigkeit gemäß § 21 StGB und bei einem Blutalkoholwert von über 2,0 Promille eine Schuldunfähigkeit gemäß § 20 StGB durchaus geprüft werden sollte. Nicht selten treten zur reinen Alkoholwirkung auch noch zusätzliche Momente, wie erhöhte Alkoholempfindlichkeit bei frühkindlicher Hirnschädigung oder ein überschießender Affekt, hinzu, was dann miteinander eine erheblich verminderte oder gar aufgehobene Schuldfähigkeit begründen kann.

! Es sei dabei aber darauf hingewiesen, dass bei Jugendlichen auch geringere Alkoholwerte, zum Teil unter 1,0 Promille, nicht selten entscheidende Hemmungen abzubauen vermögen, um eine Tat zu begehen, zu der der Jugendliche oder Heranwachsende ohne diese scheinbar geringe Alkoholmenge kaum gekommen wäre. Diese begründen allerdings keine erheblich verminderte Schuldfähigkeit.

Auch wenn der Alkohol, der ja bei Straftaten Jugendlicher eine relativ große Rolle spielt, für sich allein keinen Grund darstellt, eine krankhafte seelische Störung und damit eine verminderte Schuldfähigkeit anzunehmen, kann er doch zusammen mit anderen, auch auf eine verminderte Schuldfähigkeit hinweisenden Faktoren eine solche begründen (Hotamanidis 1999).

Rauschmittel

Die in den letzten Jahrzehnten sich gerade bei den Jugendgerichten häufenden Fälle von Rauschmittelkriminalität erfordern eine gewisse Neuorientierung und Ergänzung jugendgerichtspsychiatrischer Praxis. Man wird bei der Annahme einer krankhaften seelischen Störung infolge von Rauschmittelgenuss recht zurückhaltend sein, da dieser recht häufig, ja manchmal routinemäßig als Entschuldigungsgrund geltend gemacht wird. Man kann sich dabei am besten an der Erinnerungsfähigkeit orientieren und an der Art des Handelns im Zusammenhang mit der Straftat, wieweit dieses zielgerichtet, planvoll überlegt oder sinnlos, zufällig und ungeschickt war.

! Ein Jugendlicher ist nicht deswegen schon vermindert schuldfähig, weil er gelegentlich oder auch in einem gewissen zeitlichen Zusammenhang mit der Tat leichtere Halluzinogene (Haschisch, Marihuana, Ecstasy, LSD) genommen hat.

Die durch die Halluzinogene bedingte Veränderung der Erlebnisqualität muss aber unter Berücksichtigung der speziellen Tat beachtet werden. Bei härteren Drogen wird man dagegen bei zeitlichem Zusammenhang eine Einschränkung des Bewusstseins und insbesondere eine Beeinträchtigung der Steuerungsfähigkeit eher annehmen müssen. Handelt es sich dagegen um eine echte Beschaffungskriminalität bei einem körperlich abhängigen Jugendlichen, dem Entzugserscheinungen drohen, wird man eine volle Schuldunfähigkeit bejahen, stets aber auch die Einweisung zu einer Entziehungskur gemäß § 64 StGB im Auge behalten, sofern dazu nicht die Entscheidung des Sorgeberechtigten ausreicht.

»Schwachsinn«

Der Schwachsinn im Sinne des Gesetzestextes, klinisch als geistige Behinderung (ICD-10: F7) bezeichnet, ist eine häufige Begründung zur Anwendung der §§ 20/21 StGB im Rahmen des Jugendstrafverfahrens. Tatsächlich spielt die Unterbegabung, also der Bereich zwischen der Normalbegabung und der geistigen Behinderung bei der Jugendkriminalität eine nicht unerhebliche Rolle, weniger dagegen die eigentliche geistige Behinderung. Gerade die relative Unterbegabung im Vergleich zur sozialen Umwelt, in der der Jugendliche lebt, ist ein hochgradig kriminogener Faktor.

Auch hier wird man allerdings mit der Feststellung einer fehlenden oder verminderten Schuldfähigkeit nicht allzu großzügig verfahren, sondern sich ebenfalls auch an pädagogischen und prognostischen Kriterien orientieren müssen.

! In der Regel wird man, insbesondere bei leicht überschaubaren und in ihrem Unrechtsgehalt klaren Delikten, wie Diebstählen und dergleichen, eine einfache Unterbegabung leichteren Grades noch nicht zum Anlass nehmen, eine verminderte Schuldfähigkeit zu konstatieren. Eine schwere Unterbegabung, also an der unteren Grenze des Niveaus einer Sonderschule für Lernbehinderte und darunter, wird man dagegen doch in den Kreis der verminderten Schuldfähigkeit hereinnehmen.

Dies gilt ganz besonders dann, wenn ein gewisses triebhaftes Moment bei der Tat vorlag, eine erhöhte Versuchssituation oder eine Abängigkeit von Mittätern oder Anstiftern. Man geht dabei von der Annahme aus, dass einem erhöhten triebhaften Begehren oder das Gefühl der Nichtverantwortlichkeit eine verminderte rationale Steuerungsfähigkeit entgegensteht.

Erst den eigentlichen geistig Behinderten im unteren Bereich der Fähigkeit, eine Sonderschule für geistig Behinderte zu besuchen, und was darunterliegt, wird man als voll schuldunfähig im Sinne des § 20 ansehen dürfen. Für Triebdelikte, insbesondere solche, die sich ständig wiederholen, wird man weniger strenge Maßstäbe anlegen und auch bei etwas geringerem Grad der Intelligenzminderung eine volle Schuldunfähigkeit unterstellen dürfen.

»Tiefgreifende Bewusstseinstörung«

Die tiefgreifende Bewusstseinstörung als dritte weitere Voraussetzung einer Beeinträchtigung der Schuldfähigkeit kommt bei schweren Affektdurchbrüchen mit Kontrollverlust in Frage. Solche kommen bei Jugendlichen ziemlich selten vor und unterliegen grundsätzlich keinen anderen Kriterien als bei der strafrechtlichen Beurteilung und forensischen Begutachtung Erwachsener (Eggers u. Röbke 1999; Schütze 1999b).

10.2.9 Beurteilung der Wiederholungsgefahr und der Voraussetzung einer Unterbringung gemäß §§ 63 und 64 StGB

§ 63 Abs. 1

Hat jemand eine rechtswidrige Tat im Zustand der Schuldunfähigkeit (§ 20) oder der verminderten Schuldfähigkeit (§ 21) begangen, so ordnet das Gericht die Unterbringung in einem psychiatrischen Krankenhaus an, wenn die Gesamtwürdigung des Täters und seiner Tat ergibt, dass von ihm infolge seines Zustandes erhebliche rechtswidrige Taten zu erwarten sind und er deshalb für die Allgemeinheit gefährlich ist.

§ 64

1. Hat jemand den Hang, alkoholische Getränke oder andere berauschende Mittel im Übermaß zu sich zu nehmen, und wird er wegen seiner rechtswidrigen Tat, die er im Rausch begangen hat oder die auf seinen Hang zurückgeht, verurteilt oder deshalb nicht verurteilt, weil seine Schuldunfähigkeit erwiesen oder nicht auszuschließen ist, so ordnet das Gericht die Unterbringung in einer Entziehunganstalt an, wenn die Gefahr besteht, dass er infolge seines Hanges erhebliche rechtswidrige Taten begehen wird.
2. Die Anordnung unterbleibt, wenn eine Entziehungskur von vornherein aussichtslos erscheint.

Im Rahmen des Jugendgerichtsgesetzes sind als Maßnahmen der Besserung und Sicherung gemäß § 7 JGG auch die Führungsaufsicht und die Entziehung der Fahrerlaubnis möglich, nicht dagegen die Unterbringung in einer sozialtherapeutischen Anstalt gemäß § 65 StGB. Dies hat seinen Grund darin, dass die sozialtherapeutischen Anstalten von vornherein für die erwachsenen Straftäter gedacht waren, da ja die Verurteilung nach dem Jugendgericht ohnehin unter dem Gesichtspunkt der Erziehung und Rehabilitation erfolgt.

Das hat aber zur Folge, dass beim Vorliegen einer erheblich verminderten Schuldfähigkeit gemäß § 21 oder vollen Schuldunfähigkeit gemäß § 20 StGB bei der Erwartung, dass der Täter auch in Zukunft erhebliche rechtswidrige Taten begehen wird und die Allgemeinheit gefährdet ist, nur die Unterbringung in einem psychiatrischen Krankenhaus möglich ist. Spezielle Einrichtungen zur Unterbringung nach § 63 StGB verurteilter Jugendlichen gibt es jedoch nicht, sodass diese in der Regel in den psychiatrischen Landeskrankenhäusern der Erwachsenen untergebracht werden, wo spezielle therapeutische Einrichtungen gerade für diesen Täterkreis nur in sehr beschränktem Maße vorhanden sind. Die Unterbringung dient hier vorwiegend der Verwahrung zum Schutze der Allgemeinheit.

Der Sachverständige wird vom Gericht, wenn er die Voraussetzungen des § 20 oder 21 StGB bejaht hat, unter Umständen danach gefragt, ob vom Täter weitere erhebliche rechtswidrige Taten zu erwarten sind. Hier ist also die Frage nach der Prognose gestellt. Die Frage der Gefährdung der Allgemeinheit ist dagegen nicht vom Sachverständigen zu beantworten, sondern unterliegt der alleinigen Entscheidung des Gerichts. Die Beantwortung der Frage nach der Wiederholungsgefahr kann den Sachverständigen in erhebliche Rollenkonflikte bringen, da er mit der Bejahung der in vielen Fällen kaum zu bestreitenden Wiederholungsgefahr die Weichen stellt für einen weiteren Lebensweg des Jugendlichen, der praktisch keine wesentlichen therapeutischen Maßnahmen mehr offen lässt, wie sie für Jugendliche geeignet wären, sondern die Bewahrung der Allgemeinheit vor dem Jugendlichen den Vorrang einräumen muss.

Da Voraussetzung für die Bejahung des § 63 StGB die Bejahung der §§ 20 oder 21 StGB ist, bedeutet dies, dass beim Vorliegen einer Wiederholungsgefahr die Voraussetzungen des § 20 und 21 StGB bei Jugendlichen i. Allg. nur dann bejaht werden sollen, wenn schwere psychische Defekte vorliegen, die nach allgemeiner Erfahrung einer Therapie nicht oder nur in sehr begrenzter Form zugänglich sind, also im Wesentlichen schwere Formen geistiger Behinderung oder Defektzustände nach Enzephalitis usw.

Die Unterbringung in einer Entziehungsanstalt nach § 64 StGB gewinnt theoretisch bei der Zunahme der Alkoholabhängigkeit und der Rauschdrogenabhängigkeit an Bedeutung. Da jedoch erfahrungsgemäß eine Entziehungskur nur bei Freiwilligkeit Aussicht auf Erfolg hat und entsprechende Einrichtungen i. Allg. in zu geringer Zahl zur Verfügung stehen, hat gemäß § 64, Abs. 2 StGB die Anordnung i. Allg. zu unterbleiben.

! Insgesamt ist festzustellen, dass bei jugendlichen Straftätern, von schwerer geistiger Behinderung und Defektzuständen abgesehen, die Möglichkeiten der Therapie voll ausgeschöpft werden sollten, weshalb i. Allg. viel eher auf die Möglichkeiten des § 10 Abs. 2 JGG zurückgegriffen werden sollte, die neben einer heilerzieherischen Behandlung, also einer therapeutischen Maßnahme im weitesten Sinne, auch die Anordnung einer Entziehungskur möglich machen.

Da die Persönlichkeitsentwicklung gerade in der Reifezeit prognostisch durch sehr viele Unklarheiten gekennzeichnet ist und Pubertätskrisen prognostisch praktisch alle Möglichkeiten offen lassen, ist der Gutachter oft überfordert, soll er aufgrund einer auf wenige Tage beschränkten Querschnittsuntersuchung die Prognose und auch die Einordnung des psychopathologischen Bildes mit Sicherheit vornehmen.

Manche Straftat in der Pubertät lässt den in einer Begutachtung nicht auszuschließenden Verdacht einer beginnenden jugendlichen Psychose aufkommen. So kann beim Vorliegen eines Psychoseverdachtes die Bejahung der Voraussetzungen des § 21 StGB insofern eine Hilfe sein, als unter gleichzeitiger Bejahung und vorangehendem Vollzug der Strafe gemäß § 67 Abs. 2 StGB die Möglichkeit gegeben ist, dass nach Ablauf der Jugendstrafe unter Ausnutzung ihrer sozialtherapeutischen Möglichkeiten noch einmal überprüft werden kann, ob dann die Voraussetzungen des § 63 StGB überhaupt noch notwendig sind. Bei Verneinung der Voraussetzungen des § 21 StGB bestünde diese Überprüfungsmöglichkeit nicht, und der Jugendliche müsste nach Ablauf der in jedem Fall auf höchstens 5 bzw. 10 Jahre bemessenen Jugendstrafe, also in der Regel sehr viel früher, ohne weitere Überprüfung seines psychischen Gesundheitszustandes entlassen werden, was möglicherweise beim tatsächlichen Vorliegen einer Psychose nicht nur eine Gefährdung der Allgemeinheit bedeuten kann, sondern vor allem eine unterlassene notwendige ärztliche Hilfeleistung für den Jugendlichen selbst.

Allerdings, und das muss bedacht werden, sind Jugendliche, die nach § 63 StGB verurteilt sind und bei denen die Maßregel erst nach dem Vollzug angeordnet wurde, in aller Regel von den üblichen Vollzugslockerungen ausgeschlossen, was für das Ziel der Resozialisierung während des Strafvollzugs höchst hinderlich und kontraindiziert ist. Dies muss bei der Begutachtung bedacht werden (Schütze 1999c).

10.2.10 Ursachen der Jugendkriminalität

Wie das menschliche Verhalten überhaupt, so ist auch das kriminelle Verhalten eines Menschen nicht durch einen einzelnen umschriebenen Faktor, sondern durch eine ganze Reihe Ursachenfaktoren bestimmt. Dabei ist es bisher auch durch statistische Methoden nicht gelungen, die Wertigkeit der einzelnen Faktoren für das Zustandekommen eines kriminellen Verhaltens so abzugrenzen, dass für den Einzelfall eine sichere Erklärung oder gar eine sichere Prognose möglich wäre. Es sind dabei psychische Faktoren zu berücksichtigen, Faktoren also, die in der Persönlichkeit des Jugendlichen verankert sind, soziologische, Faktoren, die sich aus der Umwelt des Jugendlichen ergeben und schließlich auch körperliche Faktoren, die einen Einfluss sowohl auf die psychische Situation wie auch auf die soziologische Situation haben können.

Psychische Faktoren

Störungen der Intelligenz. Eine Unterbegabung oder eine geistige Behinderung vermindern die Fähigkeit, sich entgegen der eigenen Tendenz zur triebhaften Wunschbe-

Tabelle 10.1. **Differenzialdiagnose bei kriminellem Verhalten**

	Leichtgradig frühkindlich Hirngeschädigte	Psychoreaktiv gestörte Kinder und Jugendliche
Persönlichkeit	Eher primitiv und noch undifferenziert	Komplexhaft, undurchsichtig
Bevorzugte Delikte	Stehlen selten, häufig im Zuge puberalen Weglaufens. Gewaltlose Sittlichkeitsdelikte, Unzucht usw.	Vorwiegend Naschen und Stehlen, auch Gewaltdelikte, weniger Sittlichkeitsdelikte, Letztere häufiger bei sekundärer Neurotisierung. Eher Verbindung mit Sittlichkeitsdelikten (Notzucht)
Art der Tat	Unüberlegt, impulsiv, kurzschlüssig, »aus Versehen«, aus inadäquatem Anlass. Mehr unbekümmert als bösartig, asozial, nicht raffiniert angelegt, aber oft mit dem Versuch, die Tat zu vertuschen. Weglaufen von daheim: »Um zu erleben«, weit weg von zu Hause, ohne Angst, ohne Gedanken an daheim. Schließt sich dabei oft an andere an	Eher überlegt, geplant, oft nach längerem inneren Widerstreben. Durch häufige Wiederholung oft zur Gewohnheit werdend. Oft bösartig-antisozial. Mit Raffinesse, verrät sich oft wider Willen (»Geständniszwang«). Weglaufen von daheim: Meist nur in die Umgebung, »um gesucht zu werden«, denkt dauernd an daheim, oft mit Angstgefühlen vor dem Alleinsein. Bleibt aber meist allein
Motivation	Mangelhaft, oft fehlend, meist inadäquat zur Tat	Das Motiv ist oft erst in tiefenpsychologischer Untersuchung zu klären. Subjektiv nicht inadäquat
Verhältnis der Tat zur Persönlichkeit	Oft »persönlichkeitsfremd«, im Widerspruch zu sonstigem Verhalten	Der tiefenpsychologisch zu erhellenden Persönlichkeitsstruktur entsprechend
Verhalten nach der Tat	Gesteht meist ein. Steht der Tat oft verständnislos gegenüber, distanziert sich aber bald von ihr	Versucht oft zu leugnen. Spricht ungern oder nicht über die Tat. Inneres Einverständnis mit der Tat, ohne sie aber erklären zu können. Meist trotzig-ablehnende Haltung. Kann sich innerlich nicht von der Tat lösen
Bereitschaft zur Wiedergutmachung	Vorhanden, hält aber nicht lange an	Meist keine Sühnebereitschaft, sucht die Schuld bei der Umwelt
Prognose	Nicht ungünstig, Wiederholungsgefahr während der Pubertät von der Situation abhängig	Ohne Therapie ungünstig. Wiederholungsgefahr bis zur Gewohnheit (Kriminalität verselbstständigt sich)
Therapie und Maßnahmen	Ausschaltung auslösender Situationen, Schutz vor sich selbst, über die Pubertät hinweghelfen	Psychotherapie, soweit möglich zudem Milieutherapie, oft nur durch Mentorenverhältnis therapierbar

Anmerkung: Die beiden Typen des leichtgradig frühkindlich hirngeschädigten jugendlichen Kriminellen und des psychoreaktiv gestörten überlagern sich häufig infolge sekundärer Neurotisierung der frühkindlich Hirngeschädigten, sodass auch die hier herausgearbeiteten Differenzierungen sich sehr stark überlagern und verwischen können.

friedigung um einer sozialen Ordnung willen angepasst zu verhalten. Sowohl die Steuerungsfähigkeit triebhafter Impulse, wie auch die Einsicht in die Notwendigkeit einer sozialen Ordnung können beeinträchtigt sein, sodass ein Zusammenhang zwischen Beeinträchtigung der intellektuellen Fähigkeit und Kriminalität anzunehmen ist.

Erbliche Charaktervarianten oder Persönlichkeitsstörungen. Sie werden als Faktoren der Kriminalität immer wieder diskutiert (Remschmidt 1992; Spiel 1993). Der Verbrecher aus Anlage wurde schon von Lombroso postuliert, und man wird eine bestimmte, ererbte oder allgemein anlagebedingte Charakterstruktur mit einer verminderten Fähigkeit zu einer sozialen Anpassung nicht von vornherein ablehnen können. Im Ganzen wird man aber gerade bei Jugendlichen, bei welchen die frühkindliche körperliche und seelische Entwicklung und das Milieu meist sehr gut zu erfassen sind, selten auf die Diagnose einer anlagebedingten Charaktervariante zurückgreifen müssen. Vor allem in ihrer pubertätstypischen Form als Schizophrenie muss die Psychose als Ursache einer Asozialität und Kriminalität berücksichtigt werden. Hierbei würde es sich dann um eine Kriminalität aus echter Krankheit handeln.

»Basic disorder« oder schwere frühkindlich psychische Fehlentwicklung. Was früher als Psychopathie bezeichnet wurde, stellt sich bei kompetenter Anamneseerhebung meist als eine sog. Grundstörung (»basic disorder«) oder schwere frühkindlich psychische Fehlentwicklung heraus, als Folge anhaltender oder sich wiederholender negativer Erfahrungen in den ersten Lebensjahren in Form von Beziehungsabbrüchen, ambivalenten Beziehungen zur einzigen Bezugsperson usw. Sie führt zur Bindungssschwäche, ja Bindungsunfähigkeit bei gleichzeitig bestehender gesteigerter und selbst den Erfolg verhindernder Kontaktsuche. Solche Jugendlichen finden vielfach in einer dissozialen Peergroup einen fragwürdigen Ersatz und Akzeptanz, wenn sie sich deren Werthaltungen anschließen. Daraus entstehen häufig hartnäckige Rückfalltäter bis hin zu Gewalttäter.

Borderlinepersönlichkeitsstörung. Die Borderlinepersönlichkeitsstörung (ICD-10: F 60.31; s. Kap. 24) ist eine psychische Störung bzw. Besonderheit der Persönlichkeitsstruktur, die erst seit einigen Jahren von reaktiven Störungen einerseits und Psychose andererseits abgegrenzt wird. Kennzeichnend dafür ist der in aller Regel erhaltene Realitätsbezug, der, im Gegensatz zur Psychose, allenfalls kurzfristig verlustig geht, sowie eine ausgeprägte Tendenz, gute und schlechte Persönlichkeitsanteile bei sich selbst, wie auch bei den Menschen seiner Umgebung als völlig unvereinbar abzutrennen und das eine oder andere zu verleugnen. Bei Jugendlichen und Heranwachsenden handelt es sich dabei in aller Regel nicht um fixierte Persönlichkeitsstörungen, sondern um ein charakteristisches pubertäres und nachpubertäres Durchgangsstadium, während welchem nicht selten völlig persönlichkeitsfremde und auch für den Betroffenen unverständliche Straftaten, oft Gewalttaten, vorkommen.

Reaktive seelische Störungen und milieureaktive Verhaltensstörungen. Sie stellen einen wesentlichen Anteil psychischer Ursachenfaktoren in der Kriminalität dar. Die reaktiven seelischen Störungen und milieureaktiven Verhaltensstörungen werden hier nur quantitativ unterschieden, wobei man die Neurosen im Kindes- und Jugendalter vielleicht für die reaktiven Störungen vorbehalten sollte, unter denen die betreffenden Jugendlichen selbst leiden und sich gestört fühlen. Die antisoziale Haltung des neurotischen Kindes, das seine negativen Lebenserfahrungen reaktiv beantwortet, ist eine typische Ursache vieler krimineller Verhaltensweisen.

Histrionische Persönlichkeitsstörungen und dissoziative Störungen. Bei den histrionischen Persönlichkeitsstörungen (ICD-10: F60.4), wie auch bei dissoziativen Störungen (ICD-10: F44) findet man selten auch kriminelle Handlungen. So kann z. B. eine Tat als Tötungsversuch erscheinen, die fälschlicherweise einen Wahn vermuten lässt. Es sind dies Persönlichkeitsstörungen mit schweren Kontaktstörungen bei gleichzeitig ausgeprägtem Kontaktbedürfnis, die man unter das Münchhausen-Syndrom (ICD-10 F68; s. Kap. 19) fassen kann und die im Querschnitt leicht mit einer beginnenden schizophrenen Psychose verwechselt werden können. Meist bestehen daneben anhaltend vorgetäuschte Krankheiten.

Normalpsychologische Grenzsituationen. Als normalpsychologische Grenzsituationen wird man manche Entwicklungen in der Pubertätsphase bezeichnen können, während welcher die Jugendlichen sich der von den Eltern und der gesamten Gesellschaft überkommenen Maßstäben freimachen wollen, um zu sich selbst zu finden. Diese Lösung erfolgt in vielen, durchaus normalen Fällen nicht harmonisch, sondern u. U. in schweren Krisen mit vorübergehenden schweren Anpassungsstörungen, welche die ja oft recht zufällige Grenze zwischen antisozialem Verhalten und Kriminalität überschreiten können.

Soziale Faktoren

Gestörte Familiensituation. Eine äußerlich gestörte Familiensituation wird vielfach unter den Ursachen der Jugendkriminalität in den Vordergrund gestellt, wahrscheinlich aber auch überschätzt. Bei Ein-Eltern-Kindern ist keine höhere Kriminalitätsrate festzustellen, als bei Kindern aus vollständigen Familien. Dennoch wird man wegen der damit in Zusammenhang stehenden sozialen Belastung den antisozialen Einfluss einer gestörten Familiensituation, das Aufwachsen in Heimen, das Fehlen des Vaters oder der Mutter im Einzelfall, den häufigen Wechsel affektiver Beziehungspersonen, berücksichtigen müssen. Dabei sagt allerdings die äußere soziale Situation in der Familie sicher weniger aus als die innere Situation, die auch in einer äußerlich geordneten Familie schwer gestört sein kann. So ist bekannt, dass Streit und psychische Spannungen innerhalb der Familie wesentliche kriminogene Faktoren darstellen, die in oberflächlicher Exploration, vor allem aber in der Hauptverhandlung selbst, kaum eruierbar sind.

Soziale Stellung innerhalb der Familie. Die soziale Situation innerhalb soziologisch ungestörter und vollständiger Familien, etwa die Stellung in der Geschwisterreihe, der Abstand zu den Geschwistern und die soziale Stellung der Familie können ebenfalls als ein Faktor unter vielen von Bedeutung sein.

Armut. Auch die Armut ist nachgewiesenermaßen ein wesentlicher Faktor für kriminelles Verhalten Jugendlicher.

Bildmedien. Schließlich darf eine in den letzten Jahrzehnten zunehmende Einwirkung der verschiedenen Bildmedien auf Kinder und Jugendliche nicht unberücksichtigt bleiben, insbesondere wenn diese vorwiegend aggressive Inhalte vermitteln. Es ist davon auszugehen, dass einzelne Kinder und Jugendliche infolge dieses Einflusses in bestimmten Situationen und unter bestimmten Bedingungen vorübergehend nicht mehr in der Lage sind, Virtualität und Realität zu unterscheiden, und dadurch ihren induzierten aggressiven Fantasien ausgeliefert sind.

Körperliche Faktoren

Reifungsstörungen. Reifungsstörungen in der Pubertät sind anhand von statistischen Untersuchungen schon vielfältig als ein ursächlicher Faktor der Kriminalität herausgearbeitet worden, insbesondere die Retardierung. Es muss dabei offen bleiben, inwieweit eine Beziehung besteht zwischen dieser körperlichen Entwicklungsstörung und einer psychischen Fehlentwicklung und inwiefern soziale Faktoren dadurch eine Rolle spielen, dass infolge der von der Norm abweichenden körperlichen Entwicklung die Reaktion der Umwelt auf dieses äußerliche körperliche Bild zu einer Störung der Umweltbeziehung des Jugendlichen beiträgt.

Hirnorganische Schädigungen. Hirnorganische Schädigungen, auch wo sie ohne Störung der Intelligenz einhergehen, insbesondere die leichtgradige Form einer frühkindlichen Hirnschädigung unter dem Bild des frühkindlich exogenen Psychosyndroms und seine psychosozialen Folgen, haben heute nicht mehr die Bedeutung, wie sie früher nachgewiesen werden konnte, weil sie seltener geworden sind. Im Einzelfall können sie durch mangelhafte Anpassungsfähigkeit ein Einflussfaktor sein und damit eine Mitverursachung der Frühkriminalität.

Psychodynamische Faktoren

! Neben den endogenen und peristatischen Faktoren, die zur Entstehung einer kriminellen Handlung beitragen und ursächlich wirksam sind, spielt die konkrete Tatsituation und die Entwicklung der kriminellen Handlung für ihr Verständnis eine große Rolle.

Die Feststellung und Beschreibung der psychodynamischen Bedingungen, die den Jugendlichen veranlasst haben, in einer konkreten Situation eine konkrete strafbare Handlung zu begehen und sie nicht zu unterlassen, ist nicht nur zur Beurteilung der Persönlichkeit, sondern auch zur Beurteilung der Prognose von Bedeutung, auch wenn sich aus solchen psychodynamischen Erkenntnissen in der Regel keine für die Schuldfähigkeit relevanten Erkenntnisse ergeben. Natürlich können solche psychodynamischen Erkenntnisse nicht mit der Beweiskraft naturwissenschaftlicher Experimente behauptet werden. Hier muss deutlich werden, dass die Kinder- und Jugendpsychiatrie, wie die Psychiatrie überhaupt, ganz wesentlich eine Erfahrungswissenschaft ist.

Dabei ist auch zu berücksichtigen, dass gerade bei Jugendlichen, vor allem bei Jugendlichen mit einer besonderen Neigung zu konkretem Handeln, die Tendenz besteht, auf eine jeweils neue, unter Umständen selbst hervorgerufene Situation zu reagieren. Auf diese Weise können Handlungsketten entstehen, die retrospektiv den Eindruck eines planvollen Handelns erwecken können, was für die juristische Bewertung der Tat von entscheidender Bedeutung sein kann.

! Bei Jugendlichen sind Handlungen oft nicht, wie der Laie dies selbstverständlich annimmt, final begründet, sondern kausal. Der Jugendliche handelt nicht um eines bestimmten Zieles willen, sondern als Reaktion auf eine unerwartete oder von ihm selbst hervorgerufene und in ihrer Wirkung nicht antizipierte neue Situation.

Hier kann planvolles Handeln und Vorsatz vorgetäuscht werden in Fällen, in denen nach psychopathologischen und psychodynamischen Erkenntnissen ein planvolles Handeln gar nicht gegeben ist.

10.2.11 Formen der Jugendkriminalität

Der Begriff der Jugendkriminalität ist an sich fragwürdig, da er das gesetzwidrige Verhalten der Erwachsenen auf die Jugendlichen überträgt und die besondere psychische Situation der Jugendlichen nicht berücksichtigt. Er wird vollends absurd, wenn man ihn auf Kinder anwendet. Ein Vergleich zwischen dem Naschen eines Kindes und dem Einbruchdiebstahl eines Erwachsenen oder dem Brand, entstanden durch das Zündeln von Kindern, und der Brandlegung aus Rache oder Versicherungsbetrug zeigt die Unvergleichbarkeit der im Effekt gleichen Verhaltensweisen (Lösel 1999; Eisenberg 2000).

Diebstahl

Die häufigste Form gesetzwidrigen Verhaltens im Kindes- und Jugendalter ist der Diebstahl, das Vergehen gegen das Eigentum.

Schon im Vorschulalter erwirbt das Kind den Wert- und Eigentumsbegriff und lernt, den eigenen kaptativen Tendenzen entgegenzutreten. Dieses Lernen geschieht im Wesentlichen aus dem Vorbild heraus und aus der Gewissensbildung, die wiederum mit der Kontaktfähigkeit zusammenhängt. Diebstähle entstehen aus verschiedenen Gründen. Sie können Ausdruck einer Verwahrlosung mangels Vorbild sein – wenn etwa die Eltern und Personen aus der engeren Umgebung stehlen. Diebstähle aus mangelnder Intelligenz und damit aus mangelhaftem Lernvermögen oder aus einer besonderen Schwäche des Hemmungsvermögens, etwa bei postenzephalitischen Kindern, wären Beispiele für Diebstähle aus Krankheitsgründen.

Es gibt aber auch Diebstähle aus seelischer Konfliktsituation, scheinbar sinnlose, oft auch symbolische Diebstähle, wobei sich die Jugendlichen, ähnlich wie das Kleinkind beim Naschen, einfach etwas Liebes tun wollen und auf diese Weise ihr erhöhtes oder sonst unbefriedigtes Liebesbedürfnis befriedigen möchten – ähnlich wie die Diebstähle, die zu Geschenken an die Altersgenossen verwandt werden und einem Wunsch nach Anerkennung durch diese entspringen. Die Kinder wollen sich gleichsam Liebe, Freundschaft und Zuwendung erkaufen. Der Diebstahl kann aber auch einfach ein neurotischer Hilferuf um Beachtung und Zuwendung sein, besonders in solchen Familien, in denen gerade der Besitz in besonderem und oft überwertigem Maße respektiert wird.

Eine besondere Rolle spielen bei Jugendlichen Diebstähle in Warenhäusern und die Verkehrserschleichung. Im Zusammenhang mit einer immer aggressiveren Verkaufsstrategie und einer geringeren Beaufsichtigung des Warenangebotes wie auch einer eingeschränkten Kontrolle in den Nahverkehrsmitteln ist die Versuchungssituation für Jugendliche außerordentlich gestiegen. Dazu kommt, dass die Jugendlichen bei diesen Delikten kaum die Vorstellung einer Schädigung eines Dritten entwickeln können, da ein Geschädigter in aller Regel gar nicht erkennbar wird. Außerdem können solche Handlungen als Mutproben von der Gruppe, in der der Jugendliche verkehrt und sich psychisch geborgen fühlt, gefordert werden. Die juristischen Reaktionen auf diese Taten bergen die Gefahr in sich, sonst sozial unauffällige und nichtgefährdete Jugendliche zu kriminalisieren. Hier liegt eine wesentliche sozialpädagogische Aufgabe des Sachverständigen, der bei diesen Bagatelldelikten allerdings nur selten zugezogen wird.

! Aus jugendpsychiatrischer Sicht wäre es wünschenswert, wenn Bagatelldelikte nicht in einem Strafverfahren, sondern mit sofortige angemessenen Sanktionen pädagogisch geahndet würden.

Diebstähle wird man selten bei jugendlichen Angeklagten nach § 3 JGG exkulpieren können, am ehesten käme dies noch bei typischen neurotischen Diebstählen in Frage, bei welchen sich aber wiederum gerade eine Exkulpierung nach § 3 JGG erzieherisch negativ auswirkt.

In der Pubertätszeit gibt es eine Form der Eigentumsdelikte, die ursächlich und prognostisch aus der Gruppe der übrigen Eigentumsdelikte herausragen. Das sind die Eigentumsdelikte, die in Zusammenhang mit dem Weglaufen verübt werden. Die Diebstähle dienen hier nur der Beseitigung einer Notsituation – dem Lebensunterhalt – und müssen in diesem Zusammenhang anders bewertet werden als Eigentumsdelikte außerhalb einer solchen Notsituation (Lösel u. Bender 1999).

Sexualdelinquenz

Nach den Eigentumsdelikten hat die sexuelle Delinquenz im Jugendalter eine große Bedeutung. Dies hängt damit zusammen, dass die beginnende genitale Reifung in der Pubertät mit dem Beginn der Strafreife zeitlich etwa zusammenfällt. Die Bewältigung und die Integration der erwachenden Sexualität ist eine Aufgabe, der Jugendliche oft nicht ohne Überschreitung der vom Gesetz gezogenen Grenze gewachsen sind. Dazu kommt, dass von der Gesellschaft der Erwachsenen diese Impulse abgewertet und auch noch tabuiert sind, sodass innere Auflehnung gegen die Wertmaßstäbe der Älteren ein weiterer Anlass zur sexuellen Delinquenz sein kann.

Schließlich ist aber die Sexualität auch so sehr der Beweis eines erreichten Erwachsenenstatus, dass eine sexuelle Betätigung auch aus Erhöhung des Selbstgefühls und zur Selbstbestätigung intendiert wird, ja von manchen jugendlichen Gruppen geradezu gefordert wird. Hier werden von der Gruppe aus andere Maßstäbe gesetzt, die sich nicht an den allgemeinen gesetzlichen Normen orientieren.

! Es darf nicht übersehen werden, dass eine ganze Reihe von sexuellen Delikten Folgen einer Kontaktstörung und missglückten Kontaktsuche sind. Dies gilt insbesondere für sexuell »verwahrloste« Mädchen, aber auch für manche sexuelle Gewalttat eines Jugendlichen.

Die gewaltlosen Sittlichkeitsdelikte, wie die Unzucht mit Kindern in Form von sexuellen Spielereien und der Exhibitionismus können Ausdruck einer naiven kindlichen Neugierde und damit eigentlich von einem kriminellen Tatbestand psychisch weit entfernt sein. In Form des Exhibitionismus sind sie regelmäßig Ausdruck einer schweren Kontaktstörung und psychischen Retardierung, der eine Integration sexueller Tendenzen auch nicht annähernd gelungen ist.

Die Prognose eines jugendlichen Exhibitionismus, der eine harmlose passagere jugendliche Fehlhaltung und sexuelles Suchverhalten sein kann, aber auch der Beginn einer sich fixierenden sexuellen Perversion, kann anhand der Onaniefantasien hinreichend geklärt werden. Fantasiert der Jugendliche während des Exhibitionismus oder während onanistischer Handlungen sexuelle Akte, die in ihrer Form innerhalb normalen sexuellen Verhaltens liegen, ist die Prognose unter entsprechender sozialtherapeutischer Führung insgesamt günstig. Sind die Fantasien dagegen von perversen Vorstellungen bestimmt, insbesondere von fantasierten aggressiven Akten, dann ist die Gefahr einer sexuellen Fehlentwicklung nahe liegend, und es sind psychotherapeutische Maßnahmen erforderlich.

Auch bei Sexualdelikten in Zusammenhang mit Gewaltdelikten können unter Umständen Begleitfantasien, sofern sich solche nachweisen lassen, einen Hinweis auf die Prognose geben. Ist die Aggressivität gewissermaßen das Mittel eines Hilflosen, doch noch zu einem sexuellen Kontakt zu kommen, genügen in der Regel allgemeine sozial- und sexualpädagogische Maßnahmen. Ist der primäre Impuls jedoch der der Aggressivität, ergibt sich eher eine negative Prognose.

Diese Klärung ist vor allem deswegen notwendig, weil in männlichen Kreisen, nicht nur bei Jugendlichen, das weit verbreitete Fehlurteil besteht, die Abwehr der Frau und der Mädchen bei sexuellen Handlungen sei vernachlässigenswert und lediglich ein zum normalen Sexualkontakt gehörendes Rollenverhalten.

! Die Sittlichkeitsdelikte als solche, insbesondere aber die gewaltlosen, werden in ihrem kriminellen Gehalt regelmäßig weit überschätzt und überwertet. Ihre Behandlung im Rahmen eines Jugendstrafrechts ist ziemlich sinnlos.

Die Verbindung von Sexualdelikten und Gewaltdelikten, die Notzuchtverbrechen, erfolgen im Jugendalter meist impulsiv, nicht vorgeplant, sondern einem augenblicklichen Impuls entspringend, wobei häufig eine erhöhte, nichtintegrierte sexuelle Triebhaftigkeit mit einer allgemeinen Störung zwischenmenschlichen Kontaktes verbunden ist. Bei manchen Notzuchtsverbrechen Jugendlicher wurde deren aktive Sexualität frühzeitig von älteren Mädchen oder Frauen, die eine Art Mutterrolle spielten, geweckt, dann aber wurden sie mit diesem aktivierten Sexual- und Kontaktverlangen allein gelassen. Bemerkenswert ist auch, dass es sich regelmäßig um Jugendliche handelt, die fantasiearm sind und offenbar keine Möglichkeit haben, ihre sexuellen Impulse in der Fantasie auszuleben.

Nicht selten werden von Jugendlichen Vergewaltigungen in der Gruppe vorgenommen. Hier steht der Zwang der Gruppendynamik ganz im Vordergrund und bei dem einzelnen (Mit-)Täter müssen gar keine sexuellen Probleme oder psychische Fehlentwicklungen vorliegen. Hier gilt das, was zur Gruppendynamik bei Gewaltdelikten und Aggressionshandlungen ausgeführt wird (Beier 1999).

! Bei der Beurteilung von Sexualdelikten unter Gewaltanwendung im weitesten Sinn, d. h. auch unter Ausnützung von Autorität oder eines Abhängigkeitsverhältnisses, ist es notwendig, dem Jugendlichen deutlich zu machen, dass das Verwerfliche seiner Tat diese Gewaltanwendung ist und nicht so sehr ihr sexueller Anteil. Auch vonseiten der Gesellschaft wird dies meist nicht so gesehen, da verhängnisvollerweise Gewalt und Aggression im Gegensatz zur Sexualität nicht tabuiert sind.

Gewaltdelikte, Aggressionshandlungen und Rohheitsdelikte

Sie entspringen regelmäßig einem gestörten Verhältnis zur Umwelt, das aus objektiven oder subjektiven Gründen diese Aggressionstendenzen weckt. Dabei zeigen Jugendliche, die Tötungsdelikte begehen, in der Regel keine größeren kriminellen Tendenzen als andere. Vielfach entspringt die Tötungshandlung einer momentanen Überforderung in der Bewältigung einer affektiv schwierigen Situation, also einem »zwischenmenschlichen Unfall«. Eine neuere Übersicht gibt Robertz (1999).

Da die juristische Entscheidung, ob eine Tötungshandlung als Mord, als Totschlag oder gar nur als Körperverletzung mit Todesfolge zu werten ist, auch von den Tatmotiven abhängt, kann hier der sich um den psychodynamischen Zusammenhang kümmernde Sachverständige dem Gericht wesentliche Unterstützung bieten.

Im Einzelnen muss dabei berücksichtigt werden, was im Zusammenhang mit der Erörterung psychodynamischer Faktoren über die scheinbaren logischen Handlungsketten bei Jugendlichen gesagt wurde.

! Tötungshandlungen von Jugendlichen zeigen häufig einen zweizeitigen Ablauf.

Im ersten Abschnitt begeht der jugendliche Täter eine strafbare Handlung, die nicht die Tötung des Opfers intendiert, etwa eine sexuelle Handlung, eine aggressive Handlung oder einen Raub. In der Konfrontation mit dieser eigenen, vom Täter selbst in seiner Wertvorstellung nicht akzeptierten Handlung oder in Konfrontation mit einer nicht vorhergesehenen Reaktion des Opfers kommt es dann in einer zweiten Tathandlung zur Tötung des Opfers, oft in sinnlos überschießender Weise, durch zahlreiche Schläge oder Messerstiche. Diesen Vorgang kann man als »Flucht nach vorn« bezeichnen (Lempp 1977). Für Tötungshandlungen im Zusammenhang mit Sexualdelikten ist ein solcher Ablauf geradezu typisch.

Auch Tötungshandlungen gegenüber Eltern oder nahen Familienangehörigen haben ihre eigene, im konkreten Einzelfall oft schwer eruierbare und für den psychiatrischen Laien zunächst kaum verständliche Eigendynamik. Hier muss das Vorliegen einer Borderlinepersönlichkeitsstörung oder einer beginnenden Psychose geprüft bzw. ausgeschlossen werden.

! Bei Gewalt- und Tötungsdelikten Jugendlicher ist im Einzelnen auch die Gruppensituation des Jugendlichen genau zu prüfen.

Bei Taten, die mit einem anderen Täter oder mehreren Tätern gemeinsam verübt werden, spielt die Gruppendynamik und die eigene Wertgesetzlichkeit der Gruppe eine maßgebende Rolle. Es ist dabei genau zu prüfen, inwieweit der jugendliche Täter die Rolle des Dominierenden oder des Mitläufers gespielt hat. Gerade der abhängige Jugendliche zeichnet sich aus Angst, aus der Gruppe ausgeschlossen, von ihr nicht anerkannt zu werden oder vom Mittäter bedroht zu sein, durch besondere Aktivität bei der kriminellen Handlung aus, was eine Dominanz in der Tätergruppe vortäuschen kann. Hiervon sind besonders Jugendliche betroffen, die außerhalb der Gruppe keine oder nur eine geringe Bindung haben und auf die Bindung mit den Mittätern daher in besonderem Maße angewiesen sind. Solche Abhängigkeiten erreichen allerdings in der Regel nicht die Voraussetzungen, die zu einer Bejahung des § 21 StGB notwendig wären. Sie können aber für Jugendliche unter 18 Jahren unter Umständen eine fehlende strafrechtliche Verantwortlichkeit mit Verneinung der Voraussetzungen des § 3 JGG begründen.

Für Heranwachsende sind solche Abhängigkeiten eine charakteristische Voraussetzung, den § 105 JGG zur Anwendung vorzuschlagen. Sie müssen aber in jedem Fall in der Hauptverhandlung zum Verständnis der Persönlichkeit, der Prognose und der zu treffenden Maßregeln eingehende Erörterung finden. Gerade Tötungsdelikte von Jugendlichen führen in fast jedem Falle zu einer Begutachtung durch einen Sachverständigen. Da Tötungsdelikte in nur geringem Prozentsatz von vornherein intendierte kriminelle Handlungen darstellen, sondern sich momentan aus einer oft zwar selbst hervorgerufenen, aber nicht vorausgesehenen Situation ergeben und damit auch oft mit der Charakterstruktur und dem bisherigen Verhalten nicht in Einklang zu bringen sind, steht hier die psychodynamische Interpretation der Tat selbst gutachtlich ganz im Vordergrund.

Im Grunde werden die gesetzlichen Unterscheidungskriterien für Mord und Totschlag im Einzelfall dem tatsächlichen Motiv und seiner Psychodynamik nicht mehr gerecht (Lempp 1993).

Die seit einigen Jahren vermehrt aufgetretenen Gewalttaten Jugendlicher und Heranwachsender gegenüber Ausländern, meist in der Gruppe begangen, oft in Verbindung mit schwerer Brandstiftung, entspringen selten einer fundierten Ideologie, sondern einer allgemeinen Protesthaltung unter Ausnützung der Ideologie einer radikalen Minderheit, von der die Täter sich Bestätigung erhoffen. Dabei spielt der Gruppenzwang eine große Rolle (Lösel 1999; Schütze 2001).

Auf die Bedeutung der Bildmedien mit aggressiven Inhalten für Gewalthandlungen von Kindern und Jugendlichen wurde bei Besprechung der sozialen Faktoren bei der Entstehung der Jugendkriminalität hingewiesen.

Brandstiftung

Die Brandstiftung durch zündelnde Kinder wird im Zusammenhang mit Schadensersatzprozessen besprochen (s. Abschn. 10.5). Bei vorsätzlicher Brandstiftung im Jugendalter haben psychodynamische Faktoren wie Protest oder impulsive Abreaktion eine gewisse Bedeutung. Nicht selten sind es auch Jungfeuerwehrleute oder Feuerwehrfans, die sich hervortun wollen. Der Begriff der Pyromanie (ICD-10: F63.1) im Sinne der pathologischen und wiederholten Brandstiftung kommt bei Jugendlichen kaum in Frage (Klosinski 1999e; Klosinski u. Bertsch 2001; Häßler et al. 2000).

10.2.12 Prognose der Jugendkriminalität

Sichere prognostische Kriterien für kriminelles Verhalten sind bisher nicht gefunden worden. Dies gilt in besonderem Maße auch für die Jugendkriminalität. So wichtig es wäre, die Wertigkeit jugendlicher antisozialer Fehlhandlungen prognostisch erfassen zu können, so wenig ist dies für den Einzelfall möglich.

Prognosetafeln aufgrund statistischer Auswertung vieler Sozialverläufe jugendlicher Straffälliger im Rückblick können zwar zahlreiche Einzelfaktoren als negative oder positive Faktoren nachweisen, immer jedoch nur im Rahmen einer großen Statistik, die natürlich für jeden konkreten Einzelfall ohne Bedeutung bleibt. So ist man letztlich im Einzelfall doch auf die intuitive Prognose, die sich auf Erfahrungswerte unter Einbeziehung der persönlichen Beurteilung des konkreten Täters stützt, angewiesen.

Bei vorwiegend psychoreaktiv bedingtem Fehlverhalten ist die Prognose wesentlich ungünstiger, sofern nicht der neurotische Konflikt in enger Beziehung zu dem Problem der Reifeentwicklung steht, sondern auf eine früh sich entwickelnde neurotische Fehlentwicklung, auf eine Kernneurose, zurückgeht.

Relativ einfach ist die Prognose bei der Kriminalität aus Gründen einer geistigen Behinderung oder eines körperlich begründeten Leidens zu stellen, etwa eines postenzephalitischen Zustandes. Hier ist i. Allg. die Prognose schlecht, wenngleich auch hier nicht übersehen werden darf, dass die erhöhte Labilisierung der Reifezeit vorübergehend das Verhalten des Jugendlichen über die Schwelle ungesetzmäßigen Verhaltens hinaushebt. Auch hierbei kann es oft nach Jahren wieder zu einer gewissen Beruhigung kommen.

Einen wesentlichen prognostischen Einfluss der vom Gericht anzuordnenden Maßnahmen wird man bei dem derzeitigen Stand der Jugendrechtspflege und des Strafvollzugs kaum annehmen können, bei längerer Jugendstrafe eher einen negativen. Es bedarf schon einer stabilen Persönlichkeitsstruktur und eines im Grunde fest verankerten positiven Wertmaßstabes, sich im Rahmen eines längeren Jugendstrafvollzugs gegen die oft von dominierenden Mithäftlingen gesetzten gesellschaftswidrigen Maßstäbe zu behaupten.

! Im Ganzen wird man mit negativen Prognosen gerade im Kindes- und Jugendalter vor Abschluss der psychischen Reifeentwicklung sehr zurückhaltend sein und zugunsten des Jugendlichen die Möglichkeit positiver Entwicklung und Stabilisierung annehmen (Hinrichs 1999; Beier 1999).

10.2.13 Therapie der Jugendkriminalität

Die therapeutischen Möglichkeiten sind recht beschränkt. Die Therapie muss sich nach den als wesentlich herausgearbeiteten Ursachenfaktoren richten, wobei theoretisch die Psychotherapie bzw. heilerzieherische Behandlung einen wesentlichen Raum einnehmen müsste. Leider scheitern diese Möglichkeiten häufig an den praktischen Voraussetzungen.

So reichen in der Regel die zur Übernahme einer heilerzieherischen Behandlung zur Verfügung stehenden Kräfte zur Befriedigung der Bedürfnisse nicht aus. Nach den Empfehlungen der Expertenkommission »zur Weisung nach § 10 II JGG« sollten deswegen auch Personen gefunden und aktiviert werden, die als Kotherapeuten oder Mentoren u. a. nebenberuflich eingesetzt werden können wie Lehrer, insbesondere Sonderpädagogen, Sozialpädagogen etc.

Als Voraussetzung für die Anwendung des § 10 II JGG sollen nach dieser Empfehlung die in folgender Übersicht aufgeführten Merkmale als Hinweise dienen.

Voraussetzung für die Anwendung des § 10 II JGG

1. Familiärer Bereich:
   - fehlende Familienbeziehung oder Unvollständigkeit der Familie
   - erzieherische Diskontinuität
   - chronische Spannungen in der Familie
2. Im Bereich der Persönlichkeitsentwicklung und des Verhaltens:
   - auffallende Ängstlichkeit in der Kindheit
   - Störungen der sprachlichen und motorischen Entwicklung
   - auffälliges Einzelgängertum
   - isolierte Ausfälle im Lesen und Schreiben
   - gesteigertes aggressives Verhalten aus inadäquatem Anlass
   - dissoziale Entwicklung bei äußerlich intaktem Milieu
   - auffallende Symptome wie z. B. Stottern, Einnässen, Einkoten und Tics
3. Im Bereich körperlicher Befunde:
   - chronische Erkrankungen
   - Sinnesdefekte
   - grobe körperliche Auffälligkeiten
4. In der Art der Delikte:
   - Diskrepanz zwischen Tat und bisheriger Persönlichkeitsentwicklung
   - sexuelle Delinquenz
   - scheinbar sinnlose Bereicherungsdelikte
   - Brandstiftung

Vor der Erteilung der Weisung nach § 10 II JGG sollte in aller Regel ein Gutachter gehört werden.

! Bei den häufig anzutreffenden haltlosen Jugendlichen, die zwar ständig gute Vorsätze äußern, den Versuchungen aber ständig aufs Neue erliegen, ist eine Führung unter persönlicher Bindung vonnöten, die herzustellen oft recht mühsam, aber auch dann eigentlich häufig recht erfolgreich ist.

Unter ständiger Betreuung eines Erwachsenen, bei dem sie das Gefühl haben, dass er sie versteht, ja liebt, sind sie gut zu steuern und ordnen sich bereitwillig ein. Ihre sonst schlechte kriminologische Prognose ist nur durch die mangelnde Bereitschaft der Umwelt bedingt, diesen Jungendlichen für einige Jahre äußeren Halt zu vermitteln. Sie benötigen das nachhaltige Erlebnis, dass einmal jemand für sie da ist, der sich für sie einzusetzen bereit ist und der sich nicht von einem gelegentlichen Rückschlag entmutigen lässt, sondern durch diesen hindurch zu ihnen hält.

! In allen Fällen, in denen die Kriminalität nur einem passageren Entgleisen, einer erhöhten Labilisierung während der Pubertät entspricht – soweit dies diagnostisch sicher zu erfassen ist –, ist in dieser Phase die Bewahrung vor sich selbst eine wesentliche Maßnahme.

In diesen Fällen ist eine Unterbringung in einem therapeutischen Heim der sinnvolle Weg, wobei mit der Bewahrung vor sich selbst dem Jugendlichen der diskriminierende Charakter einer Strafe nach Möglichkeit erspart bleiben sollte, um eine sekundäre Neurotisierung zu vermeiden.

Neuere Erfahrungen mit einem psychotherapeutischen Angebot im Jugendstrafvollzug zeigen, dass dieses für die zu Jugendstrafe verurteilten Jugendlichen eine positiv aufgenomme und die Prognose verbessernde Hilfe sein kann (Hinrichs 1999).

10.3 Glaubwürdigkeit kindlicher und jugendlicher Zeugen

Zur Glaubwürdigkeit bei Kindern und Jugendlichen sind zunächst folgende grundsätzliche Vorbemerkungen von Bedeutung:

1. Jede Zeugenaussage ist ein Bericht über eine eigene Wahrnehmung.

Die Wahrnehmung kann infolge unterschiedlicher kognitiver Verarbeitung mehr oder weniger genau und ungenau oder auch unbeabsichtigt und unbemerkt falsch oder unvollständig sein. Auch der Bericht über die eigene Wahrnehmung kann vollständig, korrekt oder auch fehlerhaft sein. Dies alles betrifft die Genauigkeit einer Zeugenaussage.

Eine Zeugenaussage kann aber auch bewusst unrichtig, verfälscht oder unvollständig sein. Das betrifft die Glaubwürdigkeit.

Das Gericht möchte allerdings im Glaubwürdigkeitsgutachten eine Stellungnahme zur Genauigkeit und zur Glaubwürdigkeit, also zu den möglichen unbewussten und den bewussten Veränderungen an der Realität durch den Zeugen.

2. Kinder und Jugendliche sind grundsätzlich keine schlechteren Zeugen als Erwachsene.

Die Wahrnehmungsfähigkeit und die Fähigkeit über die Wahrnehmung zu berichten sind natürlich auch vom Alter des kindlichen oder jugendlichen Zeugen abhängig. Andererseits stehen den Kindern und Jugendlichen die Fähigkeit zur Aufrechterhaltung einer bewusst oder unbewusst falschen Aussage weniger zur Verfügung.

3. Es gibt keine Möglichkeit mittels psychologischer oder psychiatrischer Untersuchung objektiv den Wahrheitsgehalt einer Aussage festzustellen.

Es ist nur möglich, gutachtlich Stellung zu nehmen zur Beobachtungs- und Merkfähigkeit, vor allem aber zur Störbarkeit des Kindes und seiner allgemeinen Fähigkeit zur Realitätskontrolle. Außerdem kann die besondere psychische Situation herausgearbeitet werden, welche die Motivation bestimmt, aus welcher heraus das Kind oder der Jugendliche seine Aussage zu bestimmten Tatbeständen und gegenüber bestimmten Personen gemacht hat. Grundsätzlich kann aber immer nur aus der Nullhypothese ein negatives Urteil abgegeben werden, das feststellt, dass die Untersuchung des Kindes oder Jugendlichen keine Hinweise dafür ergeben habe, dass die Aussagen nicht in allen wesentlichen Teilen den Tatsachen entsprechen oder dass sich solche Hinweise gefunden haben.

! Es ist eine Besonderheit der Glaubwürdigkeitsbegutachtung, dass sie in ihrem Ergebnis so gut wie nie objektivierbar ist, dass also mit keinem Mittel nachgeprüft werden kann, ob das Urteil, glaubwürdig oder nicht, richtig war oder nicht.

Daher ist es auch sinnlos, genaue Prozentzahlen über den Anteil glaubhafter oder nichtglaubhafter Jugendlicher, etwa in einer bestimmten Altersgruppe anzugeben. Wo solche Prozentzahlen angegeben werden, stützen sie sich jeweils auf die eigenen Kriterien, welche über die grundsätzlich fehlende Objektivität auch nicht hinweghelfen können.

10.3.1 Aussagetüchtigkeit in verschiedenen Altersstufen

Zunächst sollen einige grundsätzliche Bemerkungen zur Aussagetüchtigkeit in den einzelnen Altersstufen gemacht werden:

Vorschulalter

Das Kind im Vorschulalter ist in seiner Aussagezuverlässigkeit dadurch eingeschränkt, dass es noch in einer wenig an der Realität kontrollierten magisch-mystischen Welt lebt und dass es oft in hohem Maße suggestibel ist. Andererseits können gerade Kinder dieses Alters einfache Tatbestände aufgrund ihrer Naivität und Unvoreingenommenheit gegenüber sexuellen Dingen oft zuverlässig darstellen. Auch ist häufig zu beobachten, dass Kinder, die noch nicht zur Schule gehen und nicht gerade aus einer sehr autoritären Familie stammen, oft viel weniger autoritätsgläubig und damit auch weniger suggestibel sind, als gehorsame Schulkinder, die gar nicht auf den Gedanken kommen, dass etwas, was ein Erwachsener sagt, auch einmal falsch sein könnte.

Darüber hinaus ist zu berücksichtigen, dass Kinder im Vorschulalter sich oft in der sog. urethralen oder phallischen Phase befinden, d. h. ein besonderes Interesse am Sehen und Zur-Schau-Stellen der Genitalien zeigen können. Diese Schau- und Zeigelust von Dingen, die i. Allg. als unanständig tabuiert ist, kann einmal zu Missdeutungen harmloser Begebenheiten führen, vor allem, wenn die Aussage von Erwachsenen, manchmal vom Gericht selbst, in einem sexuellen Sinn gedeutet wird, der von diesen Kindern noch gar nicht gemeint sein kann.

Kinder dieses Alters identifizieren sich zwangsläufig mit ihren engsten Beziehungspersonen. Sie können diesen nicht kritisch gegenüberstehen und sind daher diesen gegenüber sehr suggestibel.

Schulkinder der Grundstufe

Schulkinder der Grundstufe gehören wohl insgesamt mit zu den zuverlässigsten Zeugen. Sie können ihre Aussagen schon in genügendem Maße an der Realität kontrollieren, verfügen über ein gewisses Maß an Selbstkritik und stehen andererseits sexuellen Inhalten, um die es ja meistens geht, noch recht neutral gegenüber. Es muss allerdings jeweils die Möglichkeit einer scheinbaren Sexualisierung, etwa durch ältere Freunde, ausgeschlossen werden. Allein wegen der Anerkennung durch solche älteren Freunde sind auch Kinder dieses Alters einmal bereit, bestimmten Tatbeständen einen Sinn zu unterlegen, den sie selbst noch gar nicht ganz erfassen.

Vorpubertät

Das Alter der Vorpubertät ist vielleicht das relativ unzuverlässigste Alter, da hier einerseits die Selbstkritik und Realitätskontrolle in einer präpuberalen Schwärmerei bei Mädchen bzw. in einer kritiklosen »Heldenverehrung« bei Jungen getrübt sein kann und andererseits halbverstandene, aber als höchst interessant intendierte sexuelle Themen eine besondere Anziehungskraft haben. Vor allem eine Fehlinterpretation ist hier nicht so selten.

Pubertät

In der Pubertät richtet sich die Aussagetüchtigkeit sehr stark nach dem Grad der Integration der Sexualität in die Persönlichkeit des Jugendlichen. Steht ein Jugendlicher sexuellen Problemen bereits mit einer gewissen Selbstsicherheit und innerlich distanziert gegenüber, kann die Aussagezuverlässigkeit recht groß sein. In diesem Alter können aber vielleicht am wenigsten allgemeinverbindliche Aussagen gemacht werden. Wie stets, so muss besonders in der Pubertät der Einzelfall für sich geprüft werden.

Jugendlichen oder Heranwachsenden jenseits der Pubertät

Gelegentlich wird von den Gerichten auch ein Glaubwürdigkeitsgutachten von Jugendlichen oder Heranwachsenden jenseits der Pubertät angefordert. Dies ist grundsätzlich wenig sinnvoll, da ein Jugendlicher jenseits der Pubertät genauso wie ein Erwachsener, wenn er will, bewusst lügen kann und, bei entsprechender Intelligenz, eine solche Lüge auch relativ gut über mehrere Vernehmungen und Verhandlungen hinweg durchhalten kann. Bei den Erwachsenen glauben sich die Gerichte durch den Eid vor Fehlaussagen schützen zu können, was bei solchen Jugendlichen oft noch nicht möglich ist. Vom Gutachter kann in solchen Fällen lediglich zu der besonderen psychischen Situation und ihrer möglichen Einflussnahme auf die Aussage Stellung genommen werden.

! Während die reine Beobachtungs- und Merkfähigkeit i. Allg. mit dem Alter zunimmt und bereits im Schulalter einen Grad erreichen kann, der von vielen Erwachsenen nicht überschritten wird, sind Angaben zu Zeitspannen, Daten und Häufigkeiten bis zur Vorpubertät und Pubertät gerade bei Kindern sehr unzuverlässig, da das Zeiterlebnis der Kinder von dem der Erwachsenen deutlich unterschieden ist, was oft nicht beachtet wird.

10.3.2 Beurteilung der Aussagegenauigkeit und Glaubwürdigkeit

Vom Bundesgerichtshof wurde am 30.7.1999 für den § 244 Abs. 4 Satz 2 ein Urteil erlassen. Es legte dabei die wissenschaftlichen Anforderungen an aussagepsychologische Begutachtungen (Glaubhaftigkeitsgutachten) fest (1 StR 618/98). Diese Anforderungen können folgendermaßen zusammengefasst werden:

! Das methodische Grundprinzip der Begutachtung besteht aus der Nullhypothese, d. h. aus der Annahme, dass die Aussage des Zeugen falsch ist. Die Auswahl der Test- und Untersuchungsverfahren hängt davon ab, welche Möglichkeiten als Erklärung für eine unterstellte unwahre Aussage in Betracht zu ziehen sind.

Die Analyse der Aussagequalität richtet sich nach den Qualitätsmerkmalen, wie logische Konsistenz, quantitativer Detailreichtum, raum-zeitliche Verknüpfungen, Schilderung ausgefallener Einzelheiten und psychischer Vorgänge, Entlastung des Beschuldigten, deliktspezifische Aussageelemente. Das sind die sog. Realkennzeichen. Diese dürfen jedoch nicht schematisch angewandt werden. Sie können auch zur Unterscheidung einer wahren und einer suggerierten Aussage beitragen.

Die **Konstanzanalyse** bei mehrfachen Aussagen ist ein wesentliches Element der Aussagenanalyse, aber nicht jede Inkonstanz muss ein Hinweis auf mangelnde Glaubhaftigkeit sein.

Die spezifischen Kompetenzen und Erfahrungen der zu untersuchenden Person und die Entstehungs- und Entwicklungsgeschichte der Aussage sind zu prüfen. Bei der **Fehlerquellenanalyse** sind auch unbewusste fremdsuggestive Einflüsse in Erwägung zu ziehen. Dabei ist die Feststellung der Aussagegenese ein zentraler Analyseschritt. Die **Motivationsanalyse** zielt auf die Feststellung möglicher Motive für eine unzutreffende Behauptung des Beschuldigten.

Die **Kompetenzanalyse** muss prüfen, ob die Aussagequalität durch sog. Parallelerlebnisse erklärt sein könnte.

Bei Sexualdelikten ist die Erhebung der Sexualanamnese in Betracht zu ziehen. Der Einsatz von anatomisch korrekten Puppen hat in forensisch- aussagepsychologischen Gutachten keine Bedeutung.

! Die Darstellung der Begutachtung muss in den diagnostischen Schlussfolgerungen für alle Verfahrensbeteiligten nachvollziehbar sein. Die Hypothesen sind im Einzelnen zu bezeichnen.

Steller et al. (1993) heben bei der Begutachtung die Unterscheidung zwischen Glaubhaftigkeit und Genauigkeit hervor und konstatieren zwei Problemkonstellationen, nämlich die intentionale Falschaussage (bewusst unwahre Schilderungen) und Irrtümer in einer subjektiv wahren (und partiell auch objektiv richtigen) Schilderung (Erinnerungsfehler bei Wiedergabe eines tatsächlichen Erlebnisses). Sie kommen dabei in weiterer Aufgliederung zu differenzierten Möglichkeiten der Falschaussagen.

Eine Beurteilung allgemeiner Glaubwürdigkeit stützte sich früher auf die Annahme, es gebe eine zur Persönlichkeit gehörende und situationsunabhängige Eigenschaft. Dieses Persönlichkeitskonstrukt wird heute nicht mehr angenommen. Die Frage nach der Aussagetüchtigkeit, der Beeinflussbarkeit, der Fantasietätigkeit des Kindes oder Jugendlichen muss am jeweils konkreten Fall geprüft werden. Dies gehört daher alles zur – früher davon abgegrenzten – speziellen Glaubwürdigkeit, die auch schon immer letztlich für das Verfahren allein entscheidend war.

10.3.3 Kriterienorientierte Aussageanalyse

Merkmale einer kriterienorientierten Aussageanalyse nach Köhnken (1999a)

Allgemeine Merkmale (Realkennzeichen)

- Logische Konsistenz, d. h. die Freiheit von inneren Widersprüchen

▼

- Ungeordnete Reproduktionsweise, d. h. nur ausgedachte Schilderungen werden chronologisch geordnet vorgetragen
- Quantitativ hohe Anzahl an Details, die ohne Erlebnisgrundlage schwer zu erfinden sind

Spezielle Inhalte
- Kontextuelle Einbettung, besonders bedeutsam bei der Hypothese einer Übertragung eines Erlebnisses mit einer anderen Person
- Beschreibung von Interaktionen
- Reproduktion wörtlicher Rede
- Beschreibung unvorhergesehener Komplikationen

Inhaltliche Besonderheiten
- Ungewöhnliche und originelle Details
- Nebensächliche oder überflüssige Details, die vielleicht für den Zeugen bedeutsam, für das geschilderte Tatgeschehen aber unnötig sind
- Phänomengemäße Beschreibung unverstandener Ereignisse
- Externe Assoziationen, d. h. Schilderungen von Erlebnissen, die dem behaupteten Tatgeschehen ähnlich sind, aber zu anderem Zeitpunkt und mit anderen Personen sich abgespielt haben
- Beschreibung eigener psychischer Vorgänge oder solcher Vorgänge beim Beschuldigten

Motivationsbezogene Inhalte
- Spontane Selbstkorrekturen, die ohne äußeren Anlass, wie Vorhalt von Widersprüchen, erfolgen
- Zugeben von Erinnerungslücken
- Zweifel an der Richtigkeit der eigenen Aussage, d. h. wenn der Zeuge seine Angaben selbst für merkwürdig oder unwahrscheinlich bezeichnet, dennoch von der Richtigkeit überzeugt ist
- Selbstbelastende Äußerungen, z. B. Eigenbeteiligungen oder eigenes Fehlverhalten
- Entlastungen des Beschuldigten

10

Deliktspezifische Inhalte. Zu deliktspezifischen Inhalten gehören Beschreibungen von Handlungen, die bei der behaupteten Tat öfter vorkommen, was dem Zeugen aber nicht bekannt ist.

Prüfung der Kompetenz. Zur Prüfung der Kompetenz ist zunächst einmal die Intelligenz zu prüfen. Eine Unterbegabung oder sogar eine geistige Behinderung hebt zwar keineswegs von vornherein die Glaubwürdigkeit auf, ja sie kann sogar in Einzelfällen durch eine gewisse Neigung zur Perseveration oder etwa bei einem torpiden Schwachsinn durch die verringerte Störbarkeit besonders zuverlässig sein. Im Allgemeinen wird aber die Beobachtungsgenauigkeit bei unterbegabten oder bei geistig behinderten Kindern leiden. Komplizierte Tatbestände, denen kein realer Erlebnisgehalt zugrunde liegt, können aber von diesen Kindern kaum über mehrere Vernehmungen oder Verhandlungen auch nur annähernd widerspruchsfrei wiedergegeben werden. Die hohe aussagestabilisierende Wirkung des tatsächlichen Erlebnisses, im Gegensatz zum eingebildeten oder suggerierten Vorgang, ist ein wichtiges Kriterium, wobei auch der natürliche Erinnerungsschwund, d. h. die Einengung des Erlebten auf das Wesentliche, mit dem Verlust der Erinnerung an bestimmte Randdetails charakteristisch ist.

Fantasietätigkeit. Ein weiterer Faktor ist die Fantasietätigkeit, die Fähigkeit, Geschichten zu erfinden und auszugestalten. Die allgemeine Beobachtungsfähigkeit und Merkfähigkeit, sowohl für optische wie für akustische Eindrücke muss im Zusammenhang mit der Störbarkeit und Fremdsuggestibilität geprüft werden.

Milieu. Schließlich ist auch das Milieu zu berücksichtigen, in dem ein Kind aufwächst, sowie inwieweit die Aussagetreue innerhalb der Familie oder der weiteren Umgebung des Kindes ein fester Wertmaßstab ist und inwieweit nicht.

10.3.4 Untersuchungsverfahren

Der Untersuchung der Glaubwürdigkeit dienen verschiedene psychologische Untersuchungsverfahren, die einzelne Merkmale prüfen, die für die Einschätzung der Glaubwürdigkeit von Bedeutung sind.

Intelligenz

Die Prüfung der Intelligenz geschieht mittels der üblichen Intelligenztests.

Merkfähigkeit und Suggestibilität

Die Prüfung der Merkfähigkeit und Suggestibilität kann geeigneterweise durch die Vorlage eines Bildes geprüft werden, von dem nach angemessener Zeit auswendig möglichst viele Details berichtet werden müssen und zu denen man dann in vermischter Folge Real- und Suggestivfragen stellt. Die Suggestivfragen unterstellen i. Allg. in einem Nebensatz einen nicht vorhandenen Tatbestand, indem sie eine davon unabhängige Hauptfrage stellen. (Zum Beispiel wird über ein Bild, das eine verkehrsreiche Straßenkreuzung darstellt, die Frage gestellt: Welche Farbe hat das Auto, das hinter der Straßenbahn herfährt? Dabei ist hinter der Straßenbahn gar kein Auto gezeichnet.) In gleicher Weise kann man mit einer vorgelesenen Geschichte verfahren, die zunächst wiedergegeben werden muss und zu der dann auch vermischte Real- und Suggestivfragen gestellt werden.

Das Maß dieser Suggestibilität zeigt allerdings über alle Altersstufen hinweg und innerhalb der einzelnen Altersgruppen relativ große Unterschiede. Viele Kinder, und zwar gerade brave und sonst zuverlässige Kinder, erliegen solchen Suggestivfragen einfach deswegen, weil sie in argloser Weise überhaupt nicht auf den Gedanken kommen, dass ein Erwachsener solche falschen Fragen stellen kann, oder weil sie ihr Nichtwissen nicht eingestehen können (Köhnken 1999b).

Im Übrigen wird die Bedeutung dieser Suggestibilitätsprüfung häufig überwertet, da vor allem bei älteren Kindern i. Allg. auch bei gegebener erhöhter Fremdsuggestibilität eine solche kaum einmal ausreicht, einen Tatbestand ohne eigenen Erlebnisgehalt so zu suggerieren, dass er als selbsterlebt wiedergegeben wird. Suggestilitätsprüfungen stehen daher in ihrer Bedeutung für die Beurteilung der Glaubhaftigkeit hinter der konkreten Aussageanalyse als solcher deutlich zurück.

Beobachtungsfähigkeit und Störbarkeit

Die Prüfung, der Beobachtungsfähigkeit und Störbarkeit sowie der Konfabulationsneigung kann zweckmäßigerweise auch durch den »Rorschach-Test« erfolgen, der gerade zur Erlebnisweise und ihrer Wiedergabefähigkeit wertvolle Aufschlüsse geben kann. Er verfügt über spezielle Kriterien der Konfabulation und der Realitätskontrolle sowie ihrer Abhängigkeit von affektiven Störfaktoren.

Fantasietätigkeit

Zur Prüfung der Fantasietätigkeit eignen sich, schließlich der »Thematical-Apperception-Test« (TAT) oder der »Children-Apperception-Test« (CAT).

Diese können u. U. auch Aufschluss über besondere affektive Bindungen, Komplexbildungen und dergleichen geben. Möglicherweise können sie auch Hinweise auf Schuldgefühle oder ein schlechtes Gewissen des jugendlichen Zeugen geben, wobei allerdings dieses schlechte Gewissen häufig nicht auf eine etwa falsche Aussage bezogen werden kann oder muss, sondern allein auf die Tatsache, dass er an solchen erst im Zuge des Verfahrens als unsittlich erkannten Vorgängen beteiligt war. Kinderzeichnungen können u. U. einen gewissen Hinweis darauf geben, ob überhaupt inkriminierte Handlungen an ihm begangen worden sind. Sie dürfen aber keineswegs überbewertet werden.

10.3.5 Prüfung der Hypothesen

Zur Bestätigung der Nullhypothese müssen die **Möglichkeiten einer Falschaussage** einzeln geprüft werden.

1. Es könnte sich um eine **bewusste Falschaussage**, d. h. eine Lüge handeln, die spontan oder auf Anstiftung ausgesagt wird.

Hier sind in erster Linie mögliche Motive zu prüfen, was zwar zunächst Sache des Gerichtes ist, jedoch auch in einem Glaubwürdigkeitsgutachten Berücksichtigung finden muss. Gerade der Jugendpsychiater und -psychologe ist oft erst in der Lage, affektive Bindungen oder auch Abneigungen, die als Motiv zu einer Falschaussage in Frage kommen, herauszuarbeiten.

Bei der Prüfung dieser Möglichkeit ist auch zu berücksichtigen, wieweit ein Kind nach seinem Alter und seiner Intelligenz überhaupt in der Lage ist, eine frei erfundene Behauptung ohne Erlebnishintergrund längere Zeit widerspruchsfrei durchzuhalten. Es sind also die Kompliziertheit einer Aussage und ihre Details zu berücksichtigen sowie die natürliche Erinnerungsschrumpfung gegenüber einem starr festgehaltenen, auswendig gelernten Tatbestand abzugrenzen. Es muss auch bedacht werden, dass eine bewusste, belastende Lüge, vor allem bei älteren Kindern, ein nicht unerhebliches Maß an Raffiniertheit oder auch an Hass bedarf, um in Erkenntnis der möglichen Folgen aufrechterhalten zu werden.

2. Es besteht die Möglichkeit einer **Fremdsuggestion**, die durch Anstoß von dritter Seite einem Kinde einen Tatbestand als selbsterlebt suggeriert.

Diese Form der Fremdsuggestion kommt eigentlich nur bei jüngeren Zeugen in Frage. Größere Kinde werden also eine Fremdanregung höchstens im Sinne einer Anstiftung, zur Falschaussage übernehmen. Sie setzt ein hohes Maß an Suggestibilität und auch an Bindung an den möglichen suggerierenden Teil voraus. Auch hier ist zu berücksichtigen, dass der reale, die Erinnerung stützende Erlebnisgehalt fehlt.

3. Es könnte sich um eine **Autosuggestion** handeln, bei welchem das Kind sich selbst einen entsprechenden Tatbestand ohne Mitwirkung dritter so suggeriert, dass es selbst davon überzeugt ist, ihn erlebt zu haben.

Ein solche Autosuggestion setzt i. Allg. eine lebhafte, in diesen speziellen Fällen an sexuellen Vorgängen interessierte Fantasie voraus sowie ein gewisses Maß an Intelligenz. Hierzu gehört auch die Aufbauschung und die Missdeutung an und für sich harmloser Vorgänge, die besonders in der Vorpubertät eine Rolle spielen, wo manche sexuell aufgeheizten Jugendlichen um sich herum nur noch sexuelle Handlungen sehen.

! Bei allen diesen drei Möglichkeiten ist zu bemerken, dass frei erfundene Vorgänge, seien sie suggestiv übernommen oder nicht, im Laufe eines Verfahrens mit Vernehmung durch die weibliche Kriminalpolizei, Begutachtung und Hauptverhandlung in den meisten Fällen als solche bald deutlich werden.

4. Die **Aussage zur eigenen Einstellung zur Tat** durch den jugendlichen Zeugen ist vielleicht am häufigsten entstellt und verfälscht.

Kinder und Jugendliche erfahren häufig erst im Verlaufe des Verfahrens, dass sie sich an Dingen beteiligt oder auf sie eingelassen haben, die von den Erwachsenen als sehr negativ, aufregend und besorgniserregend gewertet werden. Es kommt also regelmäßig zu einem schlechten Gewissen, das dafür sorgt, dass die ursprünglich vielleicht harmlose oder, wie häufig, sogar positive Einstellung zu dem Verhalten des Täters verfälscht wird.

Dies gilt vor allem in Bezug auf die Stellungnahme zu einem eventuellen eigenen Widerstand und dessen Ausmaß. Gerade Mädchen, die längere Zeit in einer affektiven Bindung zu den Sexualdelinquenten stehen, etwa in einem Inzestverhältnis, aus dem sie sich nun im Zuge ihrer fortschreitenden Reife mühsam gelöst haben, können vor sich selbst ihre positive Einstellung oft nicht eingestehen. Dabei handelt es sich jedoch meist nicht um eine bewusste Falschaussage, sondern um eine Erinnerungsfälschung. Wo hierzu selbstkritisch Stellung genommen wird, gewinnt die gesamte Aussage erfahrungsgemäß erheblich an Glaubwürdigkeit. Auf diese eigene und oft aktive Teilnahme bezieht sich auch das oft festzustellende schlechte Gewissen, das diese Jugendlichen zeigen, ja es kann sogar in Einzelfällen in projektiven Testuntersuchungen ein schlechtes Gewissen gerade wegen einer angeblichen Falschaussage eruiert werden, wobei u. U. nur die Falschaussage über die eigene Haltung gemeint ist. Dies muss aber im Einzelfall sorgfältig geprüft werden.

10.3.6 Prüfung der Aussagegenese

Zu den Aussagen in Prozessen über einen oft über Jahre bestehenden sexuellen Missbrauch innerhalb der Familie ist zu sagen, dass diese i. Allg. nur aus zwei Gründen bekannt werden: Einmal kann es zu familiären Zerwürfnissen kommen, z. B. Ehescheidung der Eltern, oder aber, und das ist nicht selten, das Mädchen kann sich gegen Mitte oder Ende der Reifeentwicklung oft mit nicht unerheblicher Anstrengung und mit schweren Skrupeln aus diesem Verhältnis lösen, und es kann dann, oft für alle Beteiligten völlig überraschend, zu solchen Anzeigen und Geständnissen kommen.

! Einen zentralen Punkt in der Beurteilung der Glaubwürdigkeit nimmt die Rekonstruktion der Situation des ersten Geständnisses ein. Die Frage, wem das Kind unter welchen Bedingungen, Voraussetzungen und Motiven als erstem von den kriminellen Tatbeständen berichtet hat, ist häufig der entscheidende Schlüssel zur Lösung der Frage der Glaubwürdigkeit, da in diesem Moment oft die Weichen in der einen oder anderen Richtung gestellt wurden. In dieser Rekonstruktion kann dem Kind oft seine eigene Falschaussage evident gemacht werden.

Dabei entspricht es der Erfahrung, dass Kinder jeden Alters in der Regel diese ersten Geständnisse eher gegenüber Personen machen, die ihnen zwar nicht ganz fremd, die aber auch nicht zur allernächsten Verwandtschaft, insbesondere zur Familie gehören. Ein unmittelbarer Bericht an die Mutter erfolgt eigentlich nur dann, wenn das Kind sich der besonderen Tragweite seines Berichtes noch gar nicht bewusst ist.

Eine besondere Bedeutung für die Glaubwürdigkeit hat auch die Überprüfung der Gruppensituationen, wenn beispielsweise mehrere Kinder an Angaben über angeblich unzüchtige Handlungen Dritter beteiligt sind. Im Wesentlichen übereinstimmende Angaben können nur dann Hinweis für eine besondere Zuverlässigkeit der Angaben sein, wenn die bewusste oder unbewusste gegenseitige Beeinflussung, das Geltungsbedürfnis, das »Auch-dabei-sein-Wollen« hinreichend ausgeschlossen werden können.

Eine ausführliche Exploration des Kindes oder Jugendlichen zum eigentlichen Tatbestand, u. U. bis in peinliche Kleindetails, bringt i. Allg. viel weniger, als angenommen wird. Die Gefahr, dass man in die Kinder etwas hineinfragt, sie ängstlich macht, verwirrt oder eine trotzige Sperrung hervorruft, ist viel zu groß.

Im Allgemeinen ist die oben erwähnte Exploration über die Situation des ersten Berichtes wichtiger und ergiebiger. Gegebenenfalls können gezielte, überlegte Stichproben zu den ja meist in reicher Fülle vorliegenden Protokollen gemacht werden. Schließlich ist dabei auch die seelische Belastung für das Kind zu berücksichtigen, die erfahrungsgemäß durch die immer wiederholten Vernehmungen und Verhandlungen oft viel größer ist, als durch die manchmal sehr harmlosen und banalen sexuellen Erlebnisse.

! Es kann nicht Aufgabe eines Gutachters zur Frage der Glaubwürdigkeit sein, mit allen Mitteln und ohne Rücksicht auf das Kind ein positives Glaubwürdigkeitsgutachten zur Belastung des Angeklagten herauszubringen, sondern er muss u. U. letzte Zweifel an der Glaubwürdigkeit, die nur durch weitere belastende Untersuchungen vermindert werden könnten, in dubio pro reo bestehen lassen, muss dies aber in seinem Gutachten deutlich machen.

Auch hier, wie in allen gutachtlichen Äußerungen, muss der Sachverständige auch einmal eingestehen können, dass eine an ihn gestellte Frage von ihm nicht beantwortet oder nicht geklärt werden kann. Andererseits ist dem Gericht nur mit einem Gutachten gedient, das die spezielle Situation der Aussagen des kindlichen Zeugen und ihrer Entstehung unter Berücksichtigung der Motivlage und der Psychodynamik zum Gegenstand seiner gutachtlichen Stellungnahme macht und sich nicht nur auf die allgemeinen psychologischen Befunde beschränkt, wie sie sich bei der Exploration des Kindes, bei der Rekonstruktion des Tatgeschehens und bei psychologischen Testuntersuchungen ergeben.

Gegenüber einem in der nachträglichen Testsituation festzustellenden positiven oder negativen Aussageverhalten hat die Entstehung der Erstaussage unter Berücksichtigung ihrer psychodynamischen Entstehungsweise den Vorrang. Auch ein sonst absolut glaubwürdiges Kind kann in bestimmter Motivlage einmal die Unwahrheit sagen, wie auch bei einem kindlichen Zeugen mit sehr unsicherem Aussageverhalten aus einer bestimmten Konstellation heraus eine positive Glaubhaftigkeit feststellbar sein kann.

10.3.7 Möglichkeiten zur Entlastung kindlicher Zeugen

Es wäre zu hoffen, dass eines Tages die Erstaussagen des Kindes bei der weiblichen Kriminalpolizei auf Tonträger aufgenommen werden und zur Beurteilung der Glaubwürdigkeit wie auch als Beweis in der Hauptverhandlung dienen können, oder dass, wie dies mancherorts im ausländischen Recht möglich ist, anstelle des Kindes als Zeuge ein jugendpsychologischer Sachverständiger auftreten könnte, wodurch dem Kind die seelische Belastung der oft wiederholten Hauptverhandlungen erspart werden könnte, die oft eine viel negativere Wirkung auf das Kind haben als die Tat selbst.

Die in den letzten Jahren rechtlich zugelassene Möglichkeit, ein Kind als Zeuge in der Hauptverhandlung in einem gesonderten Raum unter Videobeobachtung zu vernehmen, bedeutet einen Fortschritt und für dieses eine gewisse Entlastung.

10.4 Verantwortlichkeit gemäß § 828 (2) BGB

§ 828 BGB

(1) Wer nicht das siebente Lebensjahr vollendet hat, ist für einen Schaden, den er einem anderen zufügt, nicht verantwortlich.

(2) Wer das siebente aber nicht das achtzehnte Lebensjahr vollendet hat, ist für einen Schaden, den er einem anderen zufügt, nicht verantwortlich, wenn er bei Begehung der schädigenden Handlung nicht die zur Erkenntnis der Verantwortlichkeit erforderliche Einsicht hat. Das Gleiche gilt von einem Taubstummen.

Der Kinder- und Jugendpsychiater wird mit dieser Frage in aller Regel im Zusammenhang mit Schadensersatzprozessen nach Brandstiftung durch zündelnde Kinder oder nach fahrlässiger Körperverletzung durch Steinwurf, Pfeilschuss und dergleichen konfrontiert. Wichtig ist, dass auch hier nicht die Frage nach der generellen Fähigkeit eines durchschnittlichen 7-jährigen Kindes gestellt ist, sondern er wird ganz speziell gefragt, ob das in diesem Fall vom Schädigungsvorwurf betroffene Kind mit Hinblick auf seine geistige und intellektuelle Entwicklung die erforderlichen Einsicht zur Erkenntnis der Verantwortlichkeit hatte.

Mit der Frage nach der Verantwortlichkeit ist bei der zivilrechtlichen Haftung unmittelbar die Frage nach dem Verschulden gemäß § 276 BGB verbunden, wobei in der Regel Fahrlässigkeit, nicht Vorsatz vorliegt und erörtert werden muss. Fahrlässig handelt, wer die im Verkehr erforderliche Sorgfalt außer Acht lässt; bei einem Kind und Jugendlichen wird die in seiner Altersgruppe zu erwartende Sorgfalt vorausgesetzt.

In der Regel lautet die vom Gericht an den Gutachter gestellte Frage zu § 828 folgendermaßen:

- War das Kind oder der Jugendliche (der Beklagte) zur Tatzeit so weit geistig entwickelt, dass es
  - die Gefährlichkeit des eigenen Handelns und
  - das dem Mitmenschen zugefügte Unrecht und
  - die daraus resultierende Eigenverantwortlichkeit erkennen konnte?

Für die zivilrechtliche Zurechnungsfähigkeit oder Deliktfähigkeit (es gibt mehrere Synonyme für Einsicht in die Verantwortlichkeit) werden nur kognitive Fähigkeiten berücksichtigt, nicht auch die in das konkrete Handeln eingehende Steuerungsfähigkeit, sich gemäß der Einsicht zu verhalten. Die oberste Rechtsprechung argumentiert hierzu, dass im Haftungsrecht ein stärkeres Bedürfnis nach pauschalen Bewertungen bestehe, weil dem Geschädigten nicht auch noch das Schadensrisiko auferlegt werden solle [BGB, Urteil vom 28.2.1984 VI ZR 132/82 (Celle)].

Dem psychiatrischen und psychologischen Gutachter wird es gerade aus seiner fachlichen Perspektive, die emotionale und triebdynamische Aspekte in jedem Handeln voraussetzt, nicht leicht fallen, diesen Gesichtspunkt in der Beurteilung der Verantwortlichkeit gemäß § 828 BGB ausklammern zu müssen. Dieser kann u. U. aber in der Beurteilung des Verschuldens aus Fahrlässigkeit gemäß § 276 BGB berücksichtigt werden.

Zwar wird die Frage, ob das Kind oder der Jugendliche fahrlässig gehandelt hat, gelegentlich im Gutachtenauftrag ausgeklammert, da der Gesetzgeber hier keine Beurteilung der individuellen Eigenart oder Defizite in der Persönlichkeitsentwicklung zulässt. In der Regel muss der Gutachter jedoch auch zur sog. Gruppenfahrlässigkeit Stellung nehmen, d. h. bei Kindern und Jugendlichen zum alterstypischen Verhalten.

Die vom Gericht an den Gutachter gestellten Fragen zur sog. Gruppenfahrlässigkeit lauten dann:

- Sind Kinder dieser Altersstufe fähig, vorauszusehen, dass die Handlung zur Schädigung eines andern füh-

ren kann, also unter den gegebenen Umständen gefährlich ist?
- Ist es ihnen möglich und zuzumuten, sich dieser Erkenntnis gemäß zu verhalten?

Dabei können nun alterstypische Eigenarten wie ein unkontrolliertes oder impulsives Verhalten im Spiel, Affektivität in der Abwehr von Angriffen und starke, aus der Situation erwachsende Impulse zum Handeln berücksichtigt werden.

Der Gutachter kann bei der Bearbeitung der sehr komplexen Fragen nicht auf gesicherte entwicklungspsychologische Erkenntnisse zurückgreifen, auch muss die Sprache des Gesetzgebers mit psychologischen Begriffen in Einklang gebracht werden.

So wird die »Eigenverantwortlichkeit« in einem Urteil des BGH näher umschrieben als »das Unrecht seiner Handlung und damit die Verpflichtung zu erkennen, in irgendeiner Weise für die Folgen seines Tuns einstehen zu müssen«. Es sei die Frage zu stellen: »War bei ihm aufgrund seines geistigen Entwicklungsstandes ein allgemeines Verständnis dafür vorhanden, dass das Handeln seine Verantwortung begründen konnte, wobei nicht erforderlich ist, dass bestimmte Vorstellungen von der Art der Verantwortlichkeit bestehen, sondern die Fähigkeit zur Erkenntnis einer Vergeltungspflicht dem Verletzten oder der Allgemeinheit gegenüber« (BGB Urteil 4 StR 394/59, BGHST 14,30).

Der Gesetzgeber geht davon aus, dass ein 7-jähriges Kind diese Einsicht in seine Verantwortlichkeit habe. Dies scheint insoweit auch zunächst mit den entwicklungspsychologischen Erfahrungen übereinzustimmen, als in Intelligenztests bei Kindern dieses Alters als Leistung, gefordert wird, dass es die Ersatz- oder Entschädigungspflicht einsieht, wenn es etwa das Spielzeug eines anderen Kindes zerstört oder beschädigt hat. Unter diesen Voraussetzungen könnte die einfache Feststellung der Intelligenz eines zu dieser Frage zu begutachtenden Kindes die Antwort geben, ob es die zur Erkenntnis der Verantwortlichkeit erforderliche Einsicht gehabt habe.

! Die Erkenntnis der Verantwortlichkeit ist sicher nicht allein von der Intelligenz abhängig, vielmehr gehen darin auch Aspekte der sozialen und moralischen Entwicklungsstufe mit ein.

Es geht schwerpunktmäßig darum, zu beurteilen, ob das Kind um seine Verpflichtung weiß, angerichteten Schaden wieder gutmachen zu müssen.

Dauner (1980) hat anhand ausführlicher Untersuchungen bei kindlichen Brandstiftern festgestellt, dass diese sich durch eine hohe Normalität auszeichnen. Sie sind in der Regel durchschnittlich bis überdurchschnittlich intelligent, wenig neurotisch, werden aber als ängstlich-empfindsam, kontaktarm, dabei häufig aggressiv und eigenwillig beschrieben. Diese Kinder gehören vorwiegend der Mittel- und Unterschicht an, zeigen aber keine auffälligen Störungen der Eltern-Kind-Beziehung. Planendes Vorgehen findet sich bei den kindlichen Brandstiftern selten. Gegenüber ihrer Tat zeigen sie in der Regel Reue, Flucht, Scham, Hilflosigkeit, seltener Gleichgültigkeit, fast nie Befriedigung. Von Dauner wurden 57% der kindlichen Brandstifter als nicht deliktfähig eingestuft. Darüber hinaus bestanden noch in einigen weiteren Fällen Zweifel an der Deliktfähigkeit, ohne dass diese ausreichten, die Deliktfähigkeit zu verneinen.

! Eine besondere Schwierigkeit liegt darin, dass oft erst zu einem viel späteren Zeitpunkt über die Deliktfähigkeit des Schädigers, der inzwischen wesentlich älter geworden ist, geurteilt werden muss.

Hier ist man als Gutachter darauf angewiesen, die Tatsituation und die Art der Schädigung als Reifungskriterien mit heranzuziehen, da über die weit zurückliegende Persönlichkeit des Kindes nichts mehr ausgesagt werden kann (Hommers 1999).

10.5 Schadensersatz und Schmerzensgeld (§§ 842 und 847 BGB)

§ 842 BGB

Die Verpflichtung zum Schadensersatz wegen einer gegen die Person gerichteten unerlaubten Handlung erstreckt sich auf die Nachteile, welche die Handlung für den Erwerb oder das Fortkommen des Verletzten herbeiführt.

§ 847 BGB

(1) Im Falle der Verletzung des Körpers oder der Gesundheit sowie im Falle der Freiheitsentziehung kann der Verletzte auch wegen des Schadens, der nicht Vermögensschaden ist, eine billige Entschädigung in Geld verlangen.

(2) Ein gleicher Anspruch steht einer Frauensperson zu, gegen die ein Verbrechen oder Vergehen wider die Sittlichkeit begangen oder die durch Hinterlist, oder durch Drohung oder unter Missbrauch eines Abhängigkeitsverhältnisses zur Gestattung der außerehelichen Beiwohnung bestimmt wird.

10.5.1 Schadensersatz und Schmerzensgeld nach Gesundheitsschaden

Schadensersatzforderungen nach Unfällen mit zerebralen Folgeschäden bei Kindern oder Jugendlichen oder gegenüber Ärzten wegen der Folgen von Geburtstraumen mit nachfolgenden psychischen Entwicklungsstörungen infolge ärztlicher Kunstfehler können Fragestellungen an den kinder- und jugendpsychiatrischen Gutachter sein. Letztere werden in den letzten Jahren im Zuge der Zunahme von Arzthaftpflichtverfahren häufiger. Dabei handelt es sich um sog. Nichtvermögensschäden.

Für den Gutachter geht es um die Frage nach dem ursächlichen Zusammenhang und dem Grad der Behinderung, der durch die Schädigung als Dauerschaden verursacht wurde. Der ursächliche Zusammenhang ist bei zerebralen Folgeschäden nach Unfall relativ einfach, bei psychoreaktiver Fehlverarbeitung des Traumas und ihren Folgen sehr viel schwieriger. Dabei ist zu berücksichtigen, dass nach einem BGH-Urteil (1996) ein Schädiger auch dann für seelische Folgeschäden haftet, wenn sie auf einer seelischen Anfälligkeit oder einer neurotischen Fehlverarbeitung beruhen. Das gilt nur dann nicht, wenn es sich um einen Bagatellschaden handelt. Ein Schädiger kann danach nicht davon ausgehen, dass er auf einen gesunden Menschen trifft.

! Bei Kindern ist vor allem bei seelischen Traumen zu berücksichtigen, dass sie sich ungleich schwerer und nachhaltiger auswirken und die ganze weitere psychische und soziale Entwicklung beeinträchtigen können, als bei Erwachsenen, welche nach eine gesunden und stabilen Persönlichkeitsentwicklung von einem Trauma betroffen werden.

Dabei haben gleichgerichtete und aufeinanderfolgende Traumen im Sinne eines »Zweitschlages« eine besonders schädigende Bedeutung. Dies sind auch Erfahrungen über sog. »sequentielle Traumatisierung« (Keilson 1979) und aus den Folgen des Holocaust bei Kindern und Jugendlichen, die auch allgemeine Bedeutung für seelische Traumen im Kindesalter haben. Solche Zusammenhänge können auch Fragestellungen bei Gutachten nach dem Bundesentschädigungsgesetz (BEG) sein, wobei die zu Begutachteten heute alte Menschen sind, die die nationalsozialistische Verfolgung im Kindes- oder Jugendalter erfahren haben. Hier kann es auch noch im Alter zu Spätfolgen kommen (Lempp 1996, 1999d).

Bei der Feststellung des Grades der Behinderung durch den erlittenen Schaden wird man die genormten Werte aus der Erfahrung mit Erwachsenen (BMAS 1996) in Analogie anwenden, mit ausdrücklichem Hinweis darauf, dass es sich um eine Analogie handelt. Man wird auch mit einer endgültigen Feststellung bis nach dem Abschluss der Reifeentwicklung zurückhaltend sein.

! Nach neueren Bundesgerichtsentscheidungen kommt es beim »Schmerzensgeld« nicht mehr auf die eigene Wahrnehmungsfähigkeit von Behinderungen durch das geschädigte Kind selbst an, sondern auf den Grad der Zerstörung seiner Persönlichkeit. Dieser ist Gegenstand des Schadensersatzes.

Nichtvermögensschäden können auch einen Schmerzensgeldanspruch rechtfertigen, wenn ein Kind bei einem schweren Unfall miterleben musste, wie ein Familienangehöriger oder eine nahe Bezugsperson schwer verletzt wurde oder gar zu Tode kam und es dadurch eine reaktive psychische Störung erlitten hat. Auch ein Schadensersatzanspruch wegen psychischer Folgeschäden nach wiederholtem sexuellen Missbrauch ist als gutachtliche Fragestellung an den Kinder- und Jugendpsychiater möglich.

10.5.2 Schadensersatz und Schmerzensgeld nach sexuellem Missbrauch

Infolge gewachsener Sensibilität und Bereitsschaft zur Offenlegung sexuellen Missbrauchs haben Schadensersatzklagen wegen einer Schädigung durch diesen zugenommen. Die Schädigungsfolgen bei Kindern sind deswegen nur schwer zu definieren und als seelische Schäden zu quantifizieren, weil das Ausmaß und die Dauer der Schädigungsfolge sehr stark von der unmittelbaren Reaktion der nahen Umwelt des Kindes abhängen. Es sind regelmäßig die Eltern, welche die Klage anstrengen mit sehr komplexen Motiven. Ungewollt kann diese Klage auch zu einer ungewollten Fixierung des Traumas und der Folgen führen. Aber auch hier gilt, dass auch Fehlverarbeitungen des Geschädigten den Schädiger nicht entlasten können. Als Folge ist der »Verlust an persönlicher Qualität« von Bedeutung. Eine Rente kann aber auch für ein heranwachsendes Kind bedeuten, dass es ihm das Bewusstsein des »Für-immer-geschädigt-Seins« vermittelt.

Hier geht es zunächst darum, dass der Schädiger dazu verurteilt wird, die notwendige psychotherapeutische Behandlung zu bezahlen.

Bei Verfahren wegen Anspruch auf Versorgung nach dem Opferentschädigungsgesetz (OEG) ist das Sozialgericht zuständig (s. auch Lempp 1999b).

10.6 Kindeswohl in familienrechtlichen Verfahren

Die Familiengerichte stellen Fragen an den kinderpsychiatrischen Gutachter, inwieweit vom Gericht zu treffende Entscheidungen über das Kind dem Wohl dieses Kindes entsprechen oder ihm zuwiderlaufen. Der im Gesetz mehrfach verwandte Begriff des Kindeswohls ist an keiner Stelle definiert. Er lässt sich auch grundsätzlich in positiver Weise nicht definieren, lediglich in negativer Hinsicht. Der Gutachter kann die möglichen Regelungen des Gerichts daraufhin überprüfen, ob sie den Bedürfnissen des Kindes entgegenkommen oder ihm zuwiderlaufen. Dabei geht es selten um ideale Lösungen – die erkennt das Gericht meist selbst –, sondern um das Abwägen verschiedener Entscheidungsmöglichkeiten, die unterschiedlich große Belastungen für das Kind mit sich bringen.

Das 1977 erlassene Familienrecht und die dazugehörigen Gesetze haben in den letzten Jahrzehnten dem Kinde in der Scheidungssituation und in gestörten Familienverhältnissen mehr Beachtung geschenkt. Das Kind ist in solchen Verfahren nicht mehr nur Objekt der streitenden Parteien, sondern eher Subjekt geworden, wenn auch noch nicht Prozessbeteiligter. Immerhin muss es seit 1980 in allen Verfahren, die das Kind persönlich betreffen, vom Familienrichter persönlich angehört werden, unabhängig von seinem Alter [Gesetz über die freiwillige Gerichtsbarkeit (FFG § 50b)].

! Die Erstattung von kinderpsychiatrischen und -psychologischen Gutachten in familienrechtlichen Verfahren kann den Rang einer Krisenintervention annehmen. Der Ablauf der Zeit vermag hier die Grundlagen der richterlichen Entscheidung zu ändern und neue Fakten zu setzen. Deswegen sind solche Gutachten gleichwohl oft sehr schwierig, aber immer eilbedürftig.

Durch das Kindschaftsrechtsreformgesetz (KindRG) vom 1.7.98 wurde das Recht unehelich geborener Kinder dem der ehelich geborenen gleichgesetzt und die gemeinsame elterliche Sorge nach der Scheidung der Eltern zum Regelfall erhoben, sodass die Eltern im Scheidungsverfahren keinen Antrag mehr zu stellen brauchen. Sie müssen aber vom Familienrichter zur Frage des zukünftigen Lebensmittelpunkts des Kindes angehört werden. Das Kind muss dagegen zu dieser wichtige Frage nicht mehr angehört werden (Salgo 1999).

10.6.1 Sorgerechtsregelung

§ 1626 BGB

(1) Die Eltern haben die Pflicht und das Recht, für das minderjährige Kind zu sorgen (elterliche Sorge). Die elterliche Sorge ummisst die Sorge für die Person des Kindes (Personensorge) und das Vermögen des Kindes (Vermögenssorge).

(2) Bei der Pflege und Erziehung berücksichtigen die Eltern die wachsende Fähigkeit und das wachsende Bedürfnis des Kindes zu selbstständigem Verantwortungsbewusstsein und Handeln. Sie besprechen mit dem Kind, soweit es nach dessen Entwicklungsstand angezeigt ist, Fragen der elterlichen Sorge und streben Einvernehmen an.

(3) Zum Wohl des Kindes gehört in der Regel der Umgang mit beiden Elternteilen. Gleiches gilt für den Umgang mit anderen Personen, zu denen das Kind Bindungen besitzt, wenn ihre Aufrechterhaltung für seine Entwicklung förderlich ist.

§ 1626 a

(1) Sind die Eltern bei der Geburt des Kindes nicht miteinander verheiratet, so steht ihnen die gemeinsame elterliche Sorge dann gemeinsam zu, wenn sie
   1. erklären, dass sie die elterliche Sorge gemeinsam übernehmen wollen (Sorgeerklärung), oder
   2. einander heiraten.

(2) Im Übrigen hat die Mutter die elterliche Sorge.

§ 1627 BGB

Die Eltern haben die elterliche Sorge in eigener Verantwortung und in gegenseitigem Einvernehmen zum Wohle des Kindes auszuüben. Bei Meinungsverschiedenheiten müssen sie versuchen sich zu einigen.

§ 1631 BGB

(1) Die Personensorge ummisst die Pflicht und das Recht, das Kind zu pflegen, zu erziehen, zu beaufsichtigen und seinen Aufenthalt zu bestimmen.

(2) Entwürdigende Erziehungsmaßnahmen, insbesondere körperliche und seelische Misshandlungen sind unzulässig.

(3) Das Familiengericht hat die Eltern auf Antrag bei der Ausübung der Personensorge in geeigneten Fällen zu unterstützen.

§ 1671 BGB

(1) Leben Eltern, denen die elterliche Sorge gemeinsam zusteht, nicht nur vorübergehend getrennt, so kann jeder Elternteil beantragen, dass ihm das Familiengericht die elterliche Sorge oder einen Teil der elterlichen Sorge allein überträgt.

▼

(2) Dem Antrag ist stattzugeben, soweit
1. der andere Elternteil zustimmt, es sei denn, dass das Kind das 14. Lebensjahr vollendet hat und der Übertragung widerspricht, oder
2. zu erwarten ist, dass die Aufhebung der gemeinsamen Sorge und die Übertragung auf den Antragsteller dem Wohl des Kindes am besten entspricht.

(3) Dem Antrag ist nicht stattzugeben, wenn die elterliche Sorge aufgrund anderer Vorschriften abweichend geregelt werden muss.

§ 1672 BGB

(1) Leben Eltern nicht nur vorübergehend getrennt und steht die elterliche Sorge nach § 1626 a Abs. 2 der Mutter zu, so kann der Vater mit Zustimmung der Mutter beantragen, dass ihm das Familiengericht die elterliche Sorge oder einen Teil der elterlichen Sorge allein überträgt. Dem Antrag ist stattzugeben, wenn die Übertragung dem Wohl des Kindes dient.

(2) Soweit Übertragung nach Abs. 1 stattgefunden hat, kann das Familiengericht auf Antrag eines Elternteils mit Zustimmung des anderen Elternteils entscheiden, dass die elterliche Sorge den Eltern gemeinsam zusteht, wenn dies dem Wohl des Kindes nicht widerspricht. Das gilt auch, soweit die Übertragung nach Abs. 1 wieder aufgehoben wurde.

§ 1686 BGB

Jeder Elternteil kann vom anderen Elternteil bei berechtigtem Interesse Auskunft über die gewöhnlichen Verhältnisse des Kindes verlangen, soweit dies dem Wohl des Kindes nicht widerspricht. Über Streitigkeiten entscheidet das Familiengericht.

§ 1687 BGB

(1) Leben Eltern, denen die elterliche Sorge gemeinsam zusteht, nicht nur vorübergehend getrennt, so ist bei Entscheidungen in Angelegenheiten, deren Regelung für das Kind von erheblicher Bedeutung ist, ihr gegenseitiges Einvernehmen erforderlich. Der Elternteil, bei dem sich das Kind mit Einwilligung des anderen Elternteils oder aufgrund einer gerichtlichen Entscheidung gewöhnlich aufhält, hat die Befugnis zur alleinigen Entscheidung in Angelegenheiten des täglichen Lebens. Entscheidungen in Angelegenheiten des täglichen Lebens sind in der Regel solche, die häufig vorkommen und die keine schwer abzuändernden Auswirkungen auf die Entwicklung des Kindes haben. Solange sich das Kind mit Einwilligung des Elternteils oder aufgrund einer gerichtlichen Entscheidung bei dem anderen Elternteil aufhält, hat dieser die Befugnis zur alleinigen Entscheidung in Angelegenheiten der tatsächlichen Betreuung. § 1629 Abs. 1 Satz 4 und § 1684 Abs. 2 Satz 1 geltend entsprechend.

(2) Das Familiengericht kann die Befugnis nach Abs. 1 Satz 2 und 4 einschränken oder ausschließen, wenn dies zum Wohle des Kindes erforderlich ist.

Nach dem neuen Gesetz will der Gesetzgeber, dass das gemeinsame Sorgerecht als Regelfall gilt. Die Eltern müssen nur noch das Gericht darüber informieren, wie sie sich geeinigt haben und wo der Lebensmittelpunkt des Kindes zukünftig sein soll. Diese Regelung bedeutet für alle streitigen Scheidungsfälle einen Rückschritt gegenüber den bisherigen Bestimmungen, nach welchen der Familienrichter in jedem Fall eine Kindeswohlprüfung vorzunehmen hatte.

Es ist bekannt, dass auch Eltern, die bisher einen gemeinsamen Vorschlag über die Sorgerechtsregelung zugunsten eines Elternteils dem Gericht unterbreitet haben, der dann auch in aller Regel so akzeptiert wurde, keineswegs vorrangig am Kindeswohl orientiert waren, sondern an ihren eigenen Wünschen und Gegebenheiten. Das steht zwar dem Kindeswohl grundsätzlich nicht entgegen und die Einigkeit der sich trennenden Eltern ist auch durchaus ein positiver Faktor für das Kind. Seine Bedürfnisse sollten jedoch in jedem Fall aus diesem Anlass eine Prüfung wert sein.

Zu einem Gutachtenauftrag wird es jedoch nur dann kommen, wenn beide Eltern das alleinige Sorgerecht für sich in Anspruch nehmen, oder wenn sie das geltende gemeinsame Sorgerecht aufgeben wollen und beide jetzt das alleinige Sorgerecht beantragen.

Allgemeine Grundsätze für die Übertragung des Rechts der elterlichen Sorge auf einen Elternteil sind in folgender Übersicht aufgeführt.

Allgemeine Grundsätze bei der Prüfung der Übertragung des Rechts der elterlichen Sorge auf einen Elternteil

- Der Wunsch des Kindes oder die Tendenz seiner inneren Bindung sollten, soweit irgend möglich, in Erfahrung gebracht und berücksichtigt werden. Der Wille des Kindes hat Vorrang vor fast allen anderen Gründen.
- Das Kind sollte nicht zu einer Stellungnahme und einer Entscheidung zwischen seinen Eltern gezwungen werden. Manche Kinder sind mit einer solchen Entscheidung überfordert.
- Die innere Beziehung, die das Kind in seinem 1. Lebensjahr entwickelt hat, ist bei der Sorgerechtszuteilung von Säuglingen und Kleinkindern entscheidend, wenn bis dahin eine hinreichend Betreuungskontinuität bestanden hat.
- In den weit überwiegenden Fällen ist bei Säuglingen und Kleinkindern die primäre Bezugsperson die Mutter, seltener die Großmutter. Eine gleichwertige oder überwiegende Bindung an den Vater kommt häufiger vor als früher, ist aber immer noch die Ausnahme. Sie muss dann Berücksichtigung finden.
- Die Kontinuität der Erziehung sollte bei kleinen Kindern gewahrt bleiben. Ein Wechsel der Beziehungsperson und des Erlebnisumfeldes ist nur sinnvoll, wenn das Kind unter den bisherigen Bedingungen leidet oder durch sie geschädigt wird.
- Vor und während der Reifezeit kann ein Wechsel von einem Elternteil zum andern einem echten Bedürfnis des Kindes entsprechen.
- Geschwister, die aneinander hängen, sollte man nach Möglichkeit beieinander lassen. Ihre Bindung an Vater und Mutter hat aber Vorrang gegenüber der Bindung der Geschwister untereinander. Auch hier sollte der Wille des Kindes maßgebend sein.
- Die Entscheidung über das Recht der elterlichen Sorge sollte möglichst bald nach Auflösung der Familie, also nach der Trennung der Eltern, erfolgen.
- Ein Kind ist kein Gegenstand, den ein Elternteil als persönliches Gut oder als Belohnung für sein Verhalten beanspruchen kann.

Der Gutachter wird immer versuchen, die Eltern noch zu einer einvernehmlichen Regelung zu führen. Da die Begutachtung aber am Ende einer oft langen Zeit gegenseitiger Auseinandersetzungen steht, sind die Aussichten auf eine Einigung meist gering. Nicht selten wird sie auch durch die Familien, die hinter den Eltern stehen, unmöglich gemacht oder auch durch die Anwälte erschwert.

! In Fällen, die allein aufgrund dieser Leitsätze noch nicht entschieden werden können, kann die bessere Betreuungsmöglichkeit oder die bessere Förderungsmöglichkeit durch einen Elternteil ein Kriterium abgeben.

Auch die voraussichtliche Bereitschaft, dem Kinde einen ungehinderten Zugang zum anderen nicht mehr sorgeberechtigten Elternteil zu ermöglichen, kann zu einem wichtigen Kriterium werden.

Nicht ganz selten sind bei Verfahren, die sich über eine längere Zeit hinziehen, durch vorläufige, bewusst herbeigeführte oder zufällig entstandene äußere Bedingungen bereits Fakten geschaffen worden, welche dann bei Berücksichtigung des Kindeswohls und des Kindeswillens die Entscheidung erzwingen, auch wenn sie ursprünglich anders ausgefallen wäre. Das kann für eine Partei sehr schmerzlich sein. Das Kindeswohl muss aber auch dann entscheidend sein, wenn ein Elternteil ohne Verschulden unterliegt oder der andere durch bewussten Vorgriff diese Entscheidung erzwungen hat. Der negative Charakter, der sich hinter einem solchen Verhalten verbirgt, und der die Erziehungsfähigkeit dieses Elternteils in Frage stellt, kann unter dem Gesichtspunkt des langfristigen Kindeswohls berücksichtigt werden.

Besondere Probleme können sich ergeben, wenn ein Elternteil psychisch krank oder alkohol- oder drogenabhängig ist und dadurch die Erziehungsfähigkeit beeinträchtigt oder aufgehoben ist. Nicht selten besteht beim Kind gerade zu diesem Elternteil eine überwiegende Bindung, die dann gegebenfalls aber keine Berücksichtigung finden kann.

Spezielle Probleme ergeben sich auch bei bikultureller Zugehörigkeit der Eltern, wobei unterschiedliche Aufassung zur Stellung der Frau oder der Kinder es erschweren, dass eine Entscheidung unter Wahrung des Kindeswohls vom nicht sorgeberechtigten Elternteil akzeptiert werden kann (Klosinski 1999a).

In den letzten Jahrzehnten wurde häufiger als Argument gegen eine Sorgerechtsübertragung der Vorwurf oder auch nur der Verdacht auf sexuellen Missbrauch des Kindes durch den Vater vorgetragen. Das ist ein schwerwiegender Grund gegen eine Sorgerechtsübertragung, aber nur, wenn der Vorwurf auch wirklich berechtigt ist. Ein Verdacht sollte jedenfalls nicht so stehen bleiben und auch der Gutachter sollte auf Klärung drängen.

10.6.2 Umgangsbefugnis

§ 1684 BGB

(1) Das Kind hat das Recht auf Umgang mit jedem Elternteil; jeder Elternteil ist zum Umgang mit dem Kind verpflichtet und berechtigt.

▼

(2) Die Eltern haben alles zu unterlassen, was das Verhältnis des Kindes zum jeweils anderen Elternteil beeinträchtigt oder die Erziehung erschwert. Entsprechendes gilt, wenn sich das Kind in der Obhut einer anderen Person befindet.
(3) Das Familiengericht kann über den Umfang des Umgangsrechts entscheiden und seine Ausübung auch gegenüber Dritten näher regeln. Es kann die Beteiligten durch Anordnungen zur Erfüllung der in Abs. 2 geregelten Pflicht anhalten.
(4) Das Familiengericht kann das Umgangsrecht oder den Vollzug früherer Entscheidungen über das Umgangsrecht einschränken oder ausschließen, soweit dies zum Wohl des Kindes erforderlich ist. Eine Entscheidung, die das Umgangsrecht oder seinen Vollzug für längere Zeit oder auf Dauer einschränkt oder ausschließt, kann nur ergehen, wenn andernfalls das Wohl des Kindes gefährdet wäre. Das Familiengericht kann insbesondere anordnen, dass der Umgang nur stattfinden darf, wenn ein mitwirkungsbereiter Dritter anwesend ist. Dritter kann auch ein Träger der Jugendhilfe oder ein Verein sein; dieser bestimmt dann jeweils, welche Einzelperson die Aufgabe wahrnimmt.

§ 1685 BGB

(1) Großeltern und Geschwister haben ein Recht auf Umgang mit dem Kind, wenn dieser dem Wohl des Kindes dient.
(2) Gleiches gilt für den Ehegatten oder früheren Ehegatten eines Elternteils, der mit dem Kind längere Zeit in häuslicher Gemeinschaft gelebt hat, und für Personen, bei denen das Kind längere Zeit in Familienpflege war.
(3) § 1684 Abs. 4 gilt entsprechend.

Gutachten zur Regelung der Umgangsbefugnis werden bei elterlichem Streit um die Umgangsbefugnis eingeholt, da sie nur auf Antrag eines oder beider Elternteile, sofern diese sich nicht einigen können, vom Familiengericht geregelt wird.

Üblicherweise wird dem nicht sorgeberechtigten Elternteil, abhängig vom Alter des Kindes und der räumlichen Entfernung zwischen den Wohnsitzen der Eltern, einmal im Monat ein Wochenende und mehrtägige Aufenthalte während der Weihnachts-, Oster- und Pfingstferien zugesprochen sowie ein Aufenthalt von etwa 2 Wochen während der großen Schulferien.

Bei Säuglingen und Kleinkindern müssen kürzere Besuchsabstände vorgesehen werden, da diese ihre Erinnerung an den umgangsberechtigten Elternteil nicht so lange erhalten können.

Richtlinien zur Regelung der Umgangsbefugnis

- Der regelmäßige Kontakt zwischen einem Kind und seinem nicht sorgeberechtigten Elternteil bedeutet, dass in dieser Beziehung die Ehe zu einem gewissen Teil weiterbesteht. Für Kinder bis zum Reifungsalter ist der Umgang nur dann ohne Belastung möglich, wenn die geschiedenen Ehepartner zu einer sachlichen Neutralität gegeneinander zurückgefunden haben.
- Jeder Besuchskontakt gegen den Willen und Wunsch des Kindes widerspricht dem Sinn der Umgangsbefugnis und kann dem Wohle des Kindes nicht entsprechen.
- Der sorgeberechtigte Elternteil, der das Kind erzieht, hat immer den größeren Einfluss auf das Kind, den er verantwortungsbewusst wahrnehmen soll. Dieser Einfluss kann nicht einfach mit Beeinflussung gleichgesetzt werden. Der nicht sorgeberechtigte Elternteil muss den Erziehungsstil des sorgeberechtigten, solange sich dieser in normalen Grenzen hält, akzeptieren, zumindest tolerieren.
- Bewusste oder unbewusste negative Beeinflussung des Kindes durch den sorgeberechtigten gegen den nicht sorgeberechtigten Elternteil kann wegen des Verdachts mangelnder Erziehungsfähigkeit Anlass sein, die Sorgerechtsentscheidung zu überprüfen. Entspricht aber eine Änderung der Sorgerechtsregelung nicht dem Kindeswohl, dann dient die Durchsetzung des Elternrechts und der Umgangsbefugnis des Nicht-Sorgeberechtigten nicht dem Kindeswohl.
- Eine Regelung der Umgangsbefugnis im Sinne des Kindeswohls kann manchmal ein schweres Unrecht für einen Elternteil bedeuten und notwendig machen. Kindeswohl geht vor Elternrecht!
- Bei Kindern bis etwa zum Grundschulalter ist die Regelung einer Umgangsbefugnis nur zu vertreten, wenn die Eltern zu einer Minimalform gegenseitiger Höflichkeit in der Lage sind.
- Bei Schwierigkeiten im Kontakt der geschiedenen Elternteile ist ggf. eine dem Kind gut bekannte neutrale Person dazwischenzuschalten.
- Der Wechsel der Bezugsperson, vor allem die Trennung von einem und die Begrüßung des andern Elternteils an den Besuchstagen belastet das Kind besonders. Seltenere, dafür aber längere Besuche sind deshalb bei nicht mehr ganz kleinen Kindern oft besser als häufigere und kurze.

▼

- Kinder unter 4 Jahren sollten beim nicht sorgeberechtigten Elternteil nur dann über Nacht bleiben, wenn sie ihn schon lange und gut kennen.
- Schwierigkeiten bei der Regelung der Umgangsbefugnis sind, vor allem bei Kindern vor der Reifeentwicklung, fast stets ausschließlich auf das Verhalten der beteiligten Erwachsenen zurückzuführen und zunächst nicht im Kinde begründet.
- Solange ein Kind noch selbst den Wunsch nach Kontakt äußert oder eine positive Beziehung zum nicht sorgeberechtigten Elternteil hat, sollte die Umgangsbefugnis des Nicht-Sorgeberechtigten nicht ausgesetzt werden.

Nach Untersuchungen von Klosinski (1999b) stellen Eltern oft das Kind als Opfer des anderen Elternteils dar und gestehen dem Kind keine eigene Wahrnehmung und keine eigenen Gefühle zu. Verzögertes Zurückbringen des Kindes wird manchmal als Versuch gedeutet, das Kind einzubehalten oder zu entführen. Die Trennungsangst des Kindes und seine Schuldgefühle werden immer wieder von einem Elternteil ausgenützt.

Zeigt das Kind im zeitlichen Zusammenhang mit der Wahrnehmung des Umgangsrechts oder einfach mit den damit zusammenhängenden Auseinandersetzungen der Eltern auffallende Symptome und Verhaltensweisen, dann können diese ein Hinweis darauf sein, dass es überfordert ist. Es gibt aber keine dafür spezifischen Symptome.

Charakteristisch sind divergierende Schilderungen der beiden Eltern über das Verhalten des Kindes beim Wechsel zwischen dem sorgeberechtigten und dem besuchenden Elternteil. So schildert der Sorgeberechtigte, das Kind sei vorher unruhig, weine und wolle nicht zum anderen Elternteil. Dieser berichtet, das Kind habe zwar beim Abholen geweint, sich aber dann ganz schnell beruhigt, sei die ganze Zeit fröhlich gewesen, habe aber zum Ende der Besuchszeit auch Unruhe gezeigt und wollte noch bleiben. Diese Angaben der Eltern sind meist korrekt. Das Kind ist einem Konflikt und möchte jedem Elternteil zeigen, dass es eigentlich lieber bei ihm sein möchte. Der Wechsel ist für das Kind bei streitenden Eltern eine belastende Situation (s. auch Klosinski 1999b).

Der ausdrückliche oder der nur als Verdacht geäußerte Vorwurf sexuellen Missbrauchs des Kindes durch den Vater wird gelegentlich auch als Argument gegen eine Umgangsbefügnis vorgetragen. Auch hier ist eine Klärung dringend notwendig. Notfalls kann bis zu einer positiven oder negativen Klärung ein geschützter Umgang in Gegenwart einer dritten Person angeordnet werden.

10.6.3 Sorgerechtsentzug wegen Gefährdung des Kindeswohls gemäß § 1666 BGB

§ 1666 BGB

(1) Wird das körperliche, geistige oder seelische Wohl des Kindes oder sein Vermögen durch missbräuchliche Ausübung der elterlichen Sorge, durch Vernachlässigung des Kindes, durch unverschuldetes Versagen der Eltern oder durch das Verhalten eines Dritten gefährdet, so hat das Familiengericht, wenn die Eltern nicht gewillt oder nicht in der Lage sind, die Gefahr abzuwenden, die zur Abwendung der Gefahr erforderlichen Maßnahmen zu treffen.
(2) (betrifft das Vermögen des Kindes)
(3) Das Gericht kann Erklärungen des Inhabers der elterlichen Sorge ersetzen.
(4) In Angelegenheiten der Personensorge kann das Gericht auch Maßnahmen mit Wirkung gegen einen Dritten treffen.

§ 1666a BGB

(1) Maßnahmen, mit denen eine Trennung des Kindes von der elterlichen Familie verbunden ist, sind nur zulässig, wenn der Gefahr nicht auf andere Weise, auch nicht durch öffentliche Hilfen, begegnet werden kann.
(2) Die gesamte Personensorge darf nur entzogen werden, wenn andere Maßnahmen erfolglos geblieben sind oder wenn anzunehmen ist, dass sie zur Abwendung der Gefahr nicht ausreichen.

Der Entzug der Personensorge ist der stärkste Eingriff gegenüber dem grundrechtlich geschützten Elternrecht. Der kinder- und jugendpsychiatrische Gutachter wird hier in der Regel vom Familiengericht mit der Prüfung der Frage beauftragt, ob das Kindeswohl tatsächlich durch das Verhalten der Eltern in solchem Maße gefährdet ist, dass für das Kind eine Gefahr vorhanden ist. Damit eng verbunden ist auch die Frage, ob aus kinder- und jugendpsychiatrischer Sicht die Gefahr durch weniger eingreifende Mittel, evtl. durch öffentliche Hilfen, beseitigt werden kann.

Immer wieder kommt es vor, dass Jugendbehörden – also das Jugendamt – sich in einer langwierigen Auseinandersetzung mit den Eltern um die Zustimmung zu den aus der Sicht des Jugendamts notwendigen Maßnahmen befinden, an dessen Ende dann der Antrag des Jugendamts auf Entziehung des Personensorgerechts steht. Hier kann der Gutachter manchmal in einer Auseinandersetzung, die sich nicht mehr allein an Sachargumenten orientiert, beratend und versachlichend eingreifen. Aber gerade in solchen Fällen muss er sich vor vorzeitiger und einseitiger Identifizierung mit den Eltern oder mit dem Jugendamt hüten.

10.6.4 Pflegekindschaft

Durch das Kindschaftsrechtsreformgesetz (KindRG) wurde die rechtliche Stellung der Pflegeeltern gestärkt. Die speziellen psychischen Bedürfnisse des Pflegekindes gegenüber dem grundgesetzlichen Elternrecht fanden stärkere Berücksichtigung, ebenso – wenn auch nur in geringerem Umfang – das Recht des Kindes im Umgangsrecht.

In der Konstellation eines Pflegekindverhältnisses gibt es vor allem drei unmittelbar Betroffene: das Kind, die Eltern bzw. die Herkunftsfamilie und die aufnehmende Pflegefamilie. Als vierte und fünfte Institution treten noch das Jugendamt und – seit Reformgesetz – das Familiengericht hinzu. Da alle Beteiligten sich in unterschiedlichen Situationen befinden und diese unterschiedlich erleben, ergibt sich eine fast unübersehbare Zahl von Problemmöglichkeiten (◘ Abb. 10.1).

Das Kind. Es ist zu unterscheiden zwischen Neugeborenen mit beginnender und Säuglingen mit bereits entwickelter emotionaler Bindung, Heimkindern mit labiler und auch wechselnder Beziehung und Kindern mit oft mehrfachen Trennungserfahrungen.

Die Eltern oder die Herkunftsfamilie. Es gibt Eltern, die das Kind nicht mehr betreuen können, die das Kind noch nie betreut haben, die selbst belastet sind, die das Kind gefährden oder die wegen eines Unglücks, eines Todesfall oder wegen Krankheit an der Betreuung vorübergehend oder längerfristig gehindert sind.

Die Pflegefamilie. Diese haben unterschiedliche Motive zur Übernahme eines Pflegekindes. Für sie ist die voraussichtliche Dauer der Pflege wichtig und der Kontakt mit der Herkunftsfamilie kann zum Problem werden.

Das Jugendamt. Das Jugendamt steht oft unter dem Zwang, rasch zu entscheiden und einen Platz für das Kind zu finden, ohne bereits etwas Sicheres über die Dauer des Pflegeverhältnisses zu wissen. Es gibt Sozialarbeiterinnen und -arbeiter, die ihre Aufgabe mehr in der Abschirmung der Pflegefamilie sehen und andere, welche mehr die Verbindung der Familien im Auge haben. Das Wohl des Kindes wird dabei unterschiedlich interpreteiert.

Das Familiengericht. Das Gericht wird oft erst eingeschaltet, wenn sich die Fakten schon gefestigt haben. Auch lassen die Gesetze dem Familiengericht einen Handlungsspielraum, der je nach Ansicht und nach Erfahrung des Richters oder der Richterin in Anspruch genommen wird.

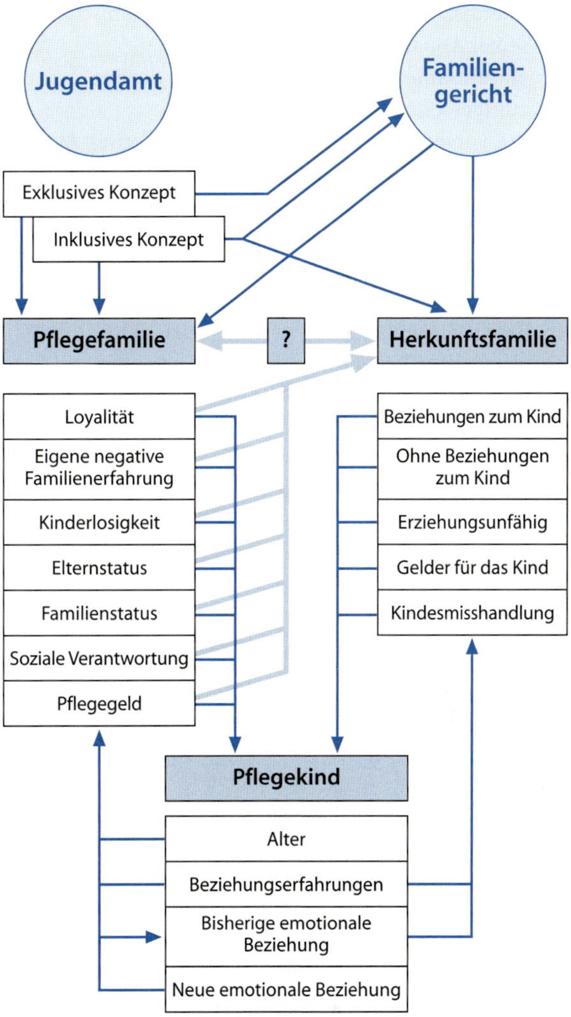

◘ Abb. 10.1. **Problembeziehungen bei Pflegekindschaft**

Der Gutachter sieht sich folgenden Fragestellungen gegenüber:
- Eignung der Herkunftsfamilie zur Wiederaufnahme ihres Kindes,
- Rückführung des Kindes in die Herkunftsfamilie,
- Umgangsregelung des Kindes mit der Herkunftsfamilie und anderen Bezugspersonen und
- seltener, Notwendigkeit der Herausnahme des Kindes aus der Herkunftsfamilie,

jeweils unter Berücksichtigung des Kindeswohls und meistens unter Zeitdruck, da sich der gerichtliche »Tatbestand« im Laufe des Verfahrens ändern kann.

Die Notwendigkeiten, die sich aus der Problemlage bei Pflegeverhältnissen ergeben sind folgende:
- eingehende Kenntnis der Bedürfnisse des jeweils betroffenen Kindes,

- interdisziplinäre Festlegung des »Hilfeplans« und ggf. seiner Anpassung,
- einfühlsame Pflege der Kontakte zwischen den Bezugspersonen des Kindes,
- die vorsorgliche Vermeidung gerichtlicher Auseinandersetzungen zwischen den Parteien,
- eine kontinuierliche beratende und helfende Kontrolle der Pflegesituation und
- eine begleitende Supervision.

In diesem Zusammengang gewinnt auch der § 1632 BGB eine besondere Bedeutung.

§ 1632 BGB

(1) Die Personensorge ummisst das Recht, die Herausgabe des Kindes von jedem zu verlangen, der es den Eltern oder einem Elternteil widerrechtlich vorenthält.

(2) Die Personensorge ummisst ferner das Recht, den Umgang des Kindes auch mit Wirkung gegen Dritte zu bestimmen.

(3) Über Streitigkeiten, die eine Angelegenheit nach Abs. 1 oder 2 betreffen, entscheidet das Familiengericht auf Antrag eines Elternteils.

(4) Lebt das Kind seit längerer Zeit in Familienpflege, und wollen die Eltern das Kind von der Pflegeperson wegnehmen, so kann das Familiengericht von Amts wegen oder auf Antrag der Pflegeperson anordnen, dass das Kind bei der Pflegeperson verbleibt, wenn und solange das Kindeswohl durch die Wegnahme gefährdet würde.

Die Verfahren nach § 1632 Abs, 4 BGB gehören oft zu den schwierigsten und auch menschlich besonders tragischen Verfahren, in welchen der Gutachter strikt das Wohl des Kindes im Auge behalten muss. Die Herausnahme des Kindes aus einer Dauerpflege, in der das Kind feste emotionale Beziehungen entwickelt hat, bedeutet für das Kind eine schwere seelische Belastung und eine u. U. prägende negative Beziehungserfahrung, die sich auf sein Kontakt- und Beziehungsverhalten in seinem ganzen Leben auswirken kann. Andererseits bedeutet der Verbleib des Kindes in der Dauerpflege für die bisher sorgeberechtigten Eltern subjektiv ein schweres Unrecht, da sie oft völlig unverschuldet gezwungen waren, das Kind in Pflege zu geben oder dies in bester Absicht für das Kind getan haben, in der Erwartung, später das Kind wieder zu sich nehmen zu können.

Erfahrungsgemäß glückt eine allmähliche Herauslösung des Kindes. aus der Pflegefamilie und Überführung zu seinen Eltern nur dann, wenn beide Seiten, Eltern wie Pflegeeltern, mit diesem Vorgehen auch wirklich einverstanden sind und in der Lage sind, einen längeren positiven Kontakt von Familie zu Familie aufzubauen und zu pflegen. Da dies häufig nicht gelingt, entsteht für die Jugendämter, die Kleinkinder in Dauerpflegestellen vermitteln, die Pflicht, für eine Weiterführung des Kontaktes zwischen den Eltern und dem Pflegekind zu sorgen, um Verfahren um die Herausgabe des Kindes aus den Pflegestellen nach Möglichkeit zu vermeiden.

Für den Gutachter besteht die Aufgabe, zunächst die Art und Intensität der Bindung des Kindes an die Pflegeeltern bzw. seine sorgeberechtigten Eltern zu prüfen und dann nach Bedarf und Möglichkeit die betroffenen Pflegeeltern und Eltern begleitend zu beraten.

10.6.5 Notwendige geschlossene Unterbringung eines Kindes gemäß § 1631b BGB

§ 1631b BGB

Eine Unterbringung des Kindes, die mit Freiheitsentzug verbunden ist, ist nur mit Genehmigung des Familiengerichts zulässig. Ohne die Genehmigung ist die Unterbringung nur zulässig, wenn mit dem Aufschub Gefahr verbunden ist; die Genehmigung ist unverzüglich nachzuholen. Das Gericht hat die Genehmigung zurückzunehmen, wenn das Wohl des Kindes die Unterbringung nicht mehr erfordert.

Im Zusammenhang mit diesem Paragraphen ist der Kinder- und Jugendpsychiater meist nicht der Gutachter für das Gericht, sondern zunächst für die Sorgeberechtigten oder das Jugendamt. Er soll dabei die Notwendigkeit einer geschlossenen Unterbringung bei Eigen- oder Fremdgefährdung begründen bzw. bestätigen.

Da es in den einzelnen Bundesländern unterschiedliche Unterbringungsgesetze gibt, die u. U. einen zeitlichen Spielraum einräumen, wird eine geschlossene Unterbringung oder ein Freiheitsentzug innerhalb einer Jugendhilfeeinrichtung oder einer kinder- und jugendpsychiatrischen Klinik sehr unterschiedlich beurteilt. Grundsätzlich ist das Fehlen einer geschlossenen Einrichtung eine pädagogische Herausforderung, die allerdings besondere personelle Anforderungen stellt. Jedenfalls sollen die Voraussetzungen des § 1631b BGB nur nach strenger Prüfung und Abwägung bejaht werden.

10.6.6 Aufgaben des Gutachters

Der Gutachter ist in Familien- wie in Sorgerechtsverfahren zunächst Sachverständiger des Gerichts und nicht Therapeut des Kindes und seiner Eltern. Dies gilt insbesondere für streitig ausgefochtene Familienrechtsverfahren, in denen der Gutachter von verschiedenen Seiten zum Mitagieren aufgefordert oder verführt wird, wodurch er dann sowohl die Fähigkeit ein am Kindeswohl orientiertes Gutachten abzugeben, wie auch die Auseinandersetzung der Eltern in ruhigere Bahnen zu lenken, verliert.

Auch setzt er sich der Gefahr aus, von einer Partei für befangen erklärt zu werden. Dies ist zwar für den Gutachter kein Schaden, wohl aber für das Kind deshalb, weil die Untersuchung und Begutachtung dann von einem neuen Gutachter aufs Neue durchgeführt werden müssen.

Diese Situation macht es auch notwendig, dass der Gutachter prinzipiell kein Gutachten erstattet, bei dem er nicht die Möglichkeit hat, beide Elternteile zu hören. Nicht selten wird ein Kinder- und Jugendpsychiater, ohne dass ein Gutachtenauftrag des Gerichts vorliegt, von einer Partei zur Erstellung eines Gutachtens aufgefordert, zu einem sog. Parteigutachten. Solche Gutachten sind grundsätzlich abzulehnen, es sei denn, die Kontaktaufnahme mit beiden Parteien ist gewährleistet. Natürlich kann ein Kinder- und Jugendpsychiater untersuchend und beratend bei einer Ehescheidung oder bei einer Auseinandersetzung um die Umgangsbefugnis auch ohne Gutachtenauftrag tätig werden, wenn beide Eltern an ihn herantreten.

10.6.7 Methoden der Untersuchung und Exploration

Das Vorgehen bei der Untersuchung des Kindes im Rahmen eines familienrechtlichen oder vormundschaftsrechtlichen Gutachtens richtet sich nach dem Alter der Kinder.

Bei Kleinkindern bis etwa 4 Jahren können kaum testpsychologische Untersuchungen eingesetzt werden, und auch die Möglichkeiten der Exploration sind eingeschränkt. Hier steht die Verhaltensbeobachtung des Kindes im Umgang mit beiden Elternteilen ganz im Vordergrund. Mit 2- bis 4-jährigen Kindern kann jedoch nach Herstellung eines guten Kontaktes durchaus auch eine gezielte Exploration mit einfachen Fragen möglich sein. Dabei kommt es aber weniger auf die verbale Äußerung als auf die begleitenden paraverbalen Reaktionsweisen an, die oft durchaus aussagekräftig und auch in diesem Alter sehr zuverlässig sind.

Bei Kindern zwischen dem 5. und dem 8. oder 9. Lebensjahr ist eine Exploration des Kindes durchaus möglich und in der Regel auch ergiebig. Diese Kinder stehen oft unter einer starken, manchmal ihrer eigenen Tendenz entgegen stehenden Pression oder sie wollen und können sich nicht entscheiden. Gerade in dieser Altersphase sind Kinder noch nicht fähig, zwischen den sich streitenden Eltern eine eigene Position einzunehmen und aufrechtzuerhalten. Sie müssen sich über kurz oder lang mit einem Elternteil und mit dessen Meinung identifizieren. Dies ist aber regelmäßig derjenige, mit dem das Kind überwiegend zusammenlebt. Das Kind nimmt dann u. U. entgegen seinem besseren Wissen und entgegen der früheren Erfahrung gegen den anderen Elternteil Stellung. Dem Elternteil, dessen Meinung es plötzlich und ganz entschieden übernimmt, wird dann – meist zu Unrecht – eine Beeinflussung des Kindes vorgeworfen. Tatsächlich versucht sich das Kind auf diese Weise gegen eine unerträgliche Überforderung zu schützen.

In solchen Fällen, aber auch bei einer fehlende Bereitschaft oder Fähigkeit, sich verbal zu äußern, spielen zur Feststellung emotionaler Tendenzen projektive Testuntersuchungen eine wichtige Rolle. Neben den üblichen projektiven Testuntersuchungen, wie CAT, TAT, Satzergänzungstest, »Düss-Fabeln«, »Szeno-Test« und anderes mehr, eignet sich auch der »Familienbeziehungstest« nach Bene-Anthony. Dieser ist ziemlich bewusstseinsnah und kann von etwa 8-jährigen oder älteren Kindern ohne weiteres durchschaut werden, was seine Aussagefähigkeit vermindert. Die Testergebnisse sind immer nur im Kontext mit den Aussagen des Kindes, seinem Verhalten und der familiären Situation zu bewerten.

Bei älteren Kindern in der Vorpubertät reicht in der Regel eine ausführliche verständnisvolle Exploration, um sich über die psychische Situation des Kindes hinreichend Gewissheit zu verschaffen. Projektive Tests, wie der TAT, können aber auch in diesem Alter noch eine Hilfe zur Klärung der emotionalen Situation des Kindes sein.

10.7 Sozialgesetze

10.7.1 VIII. Buch des Sozialgesetzbuchs: Kinder- und Jugendhilfegesetz (KJHG) und Bundessozialhilfegesetz (BSHG)

Für den Kinder- und Jugendpsychiater sind die Möglichkeiten, die das Kinder- und Jugendhilfegesetz (KJHG) wie auch das Bundessozialhilfegesetz (BSHG) bietet, wichtige Instrumente, um in der Zusammenarbeit mit den Jugend- und Sozialbehörden (Jugendamt, Landesjugendbehörde, Sozialamt und Landessozialbehörde) überall dort diejenigen Hilfen zu ermöglichen, die notwendig werden, sei es, weil die Eltern mit der Erziehung ihrer Kinder überfordert sind, sei es, weil die Kinder und Jugendlichen spezieller Hilfen bedürfen, oder sei es, weil eine langfristige Nachsorge bei schweren psychischen Erkrankungen erforderlich wird, die von den gesetzlichen Krankenkassen nicht mehr getragen werden (s. auch Fegert 1999).

Die dafür gültigen Gesetze zeigen viele Überschneidungen und geben deshalb vielfach Anlass für die zu bestimmenden Kostenträger, ihre Zuständigkeit und ihre Verpflichtung, die anfallenden Kosten zu übernehmen, zu bestreiten. Dies hängt vor allem damit zusammen, dass die Gesetze aus unterschiedlicher Systematik entstanden sind und auch davon ausgehen, dass die Ursachen einer Störung bei einem Kinde oder Jugendlichen, welche bestimmte Hilfen notwendig machen, jeweils klar abzugrenzen und zuzuordnen seien. Die inzwischen selbstverständliche Erkenntnis eines multikausalen und konstellativen Bedingungsgefüges jeder psychischen und psychosozialen Störung und Auffälligkeit fand bisher in den in Frage kommenden Gesetzen noch keinen Niederschlag.

So steht der Kinder- und Jugendpsychiater oft zwei verschiedenen Kostenträgern gegenüber, den örtlichen Sozialhilfeträgern und den überörtlichen auf Landesebene, die jeweils versuchen, die Zuständigkeit und Verpflichtung des andern zu beweisen. Zwar soll die grundsätzlich primäre Zustimmung des örtlichen Sozialhilfeträgers verhindern, dass ein Kind oder Jugendlicher nur wegen ungeklärter Zuständigkeit auf die für das Kind oder den Jugendlichen notwendigen Maßnahme warten muss. In der Praxis lässt sich aber eine solche Wartezeit zum Nachteil des Kindes oder Jugendlichen nicht vermeiden.

Tatsächlich kann die Zuordnung des Einzelfalles zu einer der beiden Möglichkeiten – es kann auch immer noch die Zuständigkeit der Reichsversicherungsordnung hinzukommen – ziemlich beliebig begründet werden.

1975 war das Jugendwohlfahrtsgesetz (JWG) unter das übergeordnete Dach des Sozialgesetzbuchs (SGB) gestellt worden. Inzwischen hat es als Kinder- und Jugendhilfegesetz (KJHG) im VIII. Buch des Sozialgesetzbuches mit dem Datum des 26.6.1990 eine neue Fassung erhalten, in der viele wichtige Neuerungen kodifiziert wurden. Vor allem wurde den Jugendämtern mehr als bisher der Charakter einer Institution zur Hilfe und Therapie eingeräumt. Es soll ihnen das Odium der reinen staatlichen Kontrollbehörden genommen werden.

In einer ersten Änderung vom 26.2.1993 wurde unter den Behindertenformen die seelische Behinderung den Jugendämtern als Aufgabe zugewiesen, um die hinderliche und sachlich kaum vollziehbare Abgrenzung von den Erziehungsschwierigkeiten unnötig zu machen. Dadurch sind aber neue Abgrenzungsprobleme entstanden. Dies wird so bleiben, solange kein einheitliches Jugendhilferecht installiert wird (Lempp l985).

Das übergeordnete Sozialgesetzbuch (SGB) bietet in § 27 Kindern und Jugendlichen die Inanspruchnahme von Angeboten

- zur Jugendarbeit, Jugendsozialarbeit und erzieherischen Jugendschutz,
- zur Förderung der Erziehung in der Familie,
- zur Förderung von Kindern in Tageseinrichtungen und Tagespflege und zur Hilfe zur Erziehung für Kinder, Jugendliche und junge Volljährige mit Nachbetreuung.

Zuständig sind die Kreisbehörden. Zur Eingliederung Behinderter können nach § 28 SGB in Anspruch genommen werden:

- medizinische Leistungen verschiedener Art.
- berufsfördernde Leistungen,
- Leistungen und Hilfen zur sozialen Eingliederung und
- ergänzende Leistungen, vorwiegend finanzieller Art.

10.7.2 Kinder- und Jugendhilfegesetz (KJHG)

Allgemeine Aufgabe

Das Kinder- und Jugendhilfegesetz als VIII. Buch des Sozialgesetzbuches bietet in § 1 jedem jungen Menschen das Recht auf Förderung seiner Entwicklung und auf Erziehung zu einer eigenverantwortlichen und gemeinschaftsfähigen Persönlichkeit. Das natürliche Recht und die in erster Linie ihnen obliegende Pflicht der Eltern ist die Pflege und Erziehung. Junge Menschen sollen daher in ihrer individuellen und sozialen Entwicklung gefördert werden, Kinder und Jugendliche vor Gefahren geschützt und positive Lebensbedingungen sowie eine kinder- und familienfreundliche Umwelt erhalten und geschaffen werden.

Nach § 5 haben die Leistungsberechtigten die freie Wahl zwischen Einrichtungen und Diensten verschiedener Träger und nach § 8 sind Kinder und Jugendliche entsprechend ihrem Entwicklungsstand an Entscheidungen der öffentlichen Jugendhilfe zu beteiligen. Auch können Kinder in einer Notlage ohne Kenntnis der Sorgeberechtigten beraten werden. § 9 bestimmt, dass Grundrichtungen der Erziehung und der Religion zu beachten sind und dass das Bedürfnis der Kinder und Jugendlichen zu selbstständigem, verantwortungsbewusstem Handeln berücksichtigt und die Gleichberechtigung von Jungen und Mädchen zu fördern ist.

Hilfsmöglichkeiten

Im 4. Abschnitt sind die Hilfsmöglichkeiten aufgelistet und beschrieben:

- Hilfen zur Erziehung (§ 27), insbesondere gemäß §§ 28, 35, wobei in Abs. 4 (neu) Hilfen zur Erziehung für seelisch behinderte oder von Behinderung bedrohte Kinder und Jugendliche auch Eingliederungshilfe nach § 40 und 47 des Bundessozialhilfegesetzes (BSHG) umfassen müssen,
- Erziehungsberatung (§ 28),
- soziale Gruppenarbeit (§ 29),
- sozialpädagogische Erziehungshilfe (§ 31),
- Erziehung in einer Tagesgruppe (§ 32),
- Vollzeitpflege (§ 33),
- Heimerziehung und betreute Wohnformen (§ 34),
- intensive, sozialpädagogische Einzelbetreuung (§ 35) und
- Eingliederungshilfe für seelisch behinderte Kinder und Jugendliche (§ 35a).

Seelische Behinderung

§ 35a SGB VIII (KJHG)

(1) Kinder und Jugendliche, die seelisch behindert oder von einer solchen Behinderung bedroht sind, haben Anspruch auf Eingliederungshilfe. Die Hilfe wird nach Bedarf im Einzelfall
   1. in ambulanter Form,
   2. in Tageseinrichtungen für Kinder oder in anderen teilstationären Einrichtungen,
   3. durch geeignetes Pflegepersonal und
   4. in Einrichtungen über Tag und Nacht sowie sonstigen Wohnformen geleistet.

   Für Aufgabe und Ziel der Hilfe, die Bestimmung des Personenkreises, sowie die Art der Maßnahmen gelten § 39 Abs. 3 und § 40 des Bundessozialhilfegesetzes sowie die Verordnung nach § 47 des Bundessozialhilfegesetzes, soweit die einzelnen Vorschriften auf seelisch behinderte und von einer solchen Behinderung bedrohte Personen Anwendung finden.

(2) Ist gleichzeitig Hilfe zur Erziehung zu leisten, so sollen Einrichtungen, Dienste und Personen in Anspruch genommen werden, die geeigent sind, sowohl die Aufgaben der Eingliederungshilfe zu erfüllen, als auch den erzieherischen Bedarf zu decken. Sind heilpädagogische Maßnahmen für Kinder, die noch nicht im schulpflichtigen Alter sind, in Tageseinrichtungen für Kinder zu gewähren und lässt der Hilfsbedarf es zu, so sollen Einrichtungen in Anspruch genommen werden, in denen behinderte und nicht behinderte Kinder gemeinsam betreut werden.

In § 35a ist die Eingliederungshilfe für seelisch behinderte Kinder und Jugendliche und solche, welche von seelischer Behinderung bedroht sind, geregelt, wobei bei gleichzeitig zu leistender Hilfe zur Erziehung Dienste, Einrichtungen und Personen in Anspruch genommen werden sollen, die für beide Aufgaben geeignet sind.

In den §§ 36–40 SGB VIII sind die gemeinsamen Vorschriften für die Hilfe zur Erziehung und die Eingliederungshilfe für seelisch behinderte Kinder und Jugendliche zusammengefasst. Sie enthalten in § 36 die Aufgaben der Mitwirkung und den Hilfeplan, in § 37 die Zusammenarbeit bei Hilfen außerhalb der eigenen Familie, in § 38 die Ausübung der Personensorge, in § 39 Leistungen zum Unterhalt des Kindes und des Jugendlichen, und in § 40 Krankenhilfe.

Nach § 41 steht auch jungen Volljährigen Hilfe und Nachbetreuung zu, in der Regel bis zur Beendigung des 21. Lebensjahres.

! Für den Kinder- und Jugendpsychiater ist von Bedeutung, dass er nicht mehr zwischen seelischer Behinderung und Erziehungsbedürftigkeit formal und widersinnig unterscheiden muss, um damit erst den zuständigen Kostenträger zu bestimmen.

Auch werden die Eltern nach § 94 KJHG in beiden Fällen in gleicher Weise zur Finanzierung mitherangezogen. Dadurch ergibt sich auch hinsichtlich der öffentlichen Leistungen kein Unterschied mehr.

Die seelische Behinderung stellt für das Jugendamt eine neue Aufgabe dar, bei der sie wohl öfter der Hilfe und des Rats der Kinder- und Jugendpsychiatrie bedarf (Fegert 1994; Lempp 1999a). Dies betrifft neben autistischen Kindern und solchen mit schweren Angst- oder Zwangsneurosen auch grundgestörte, frühkindlich schwer psychisch fehlentwickelte Kinder und Jugendliche. Gerade bei diesen ist ja eine Abgrenzung gegenüber einer Erziehungsbedürftigkeit kaum möglich und daher meist willkürlich.

Nach einem Urteil des Bundesverwaltungsgericht (BVERWG) vom 26.11.2000 (5 C 38/97) kommt es bei der Frage, ob ein Kind oder Jugendlicher seelisch behindert im Sinne § 35a SGB VIII ist, auf das Ausmaß der seelischen Störung an. Entscheidend ist, ob die seelischen Störungen nach Breite, Tiefe und Dauer so intensiv sind, dass sie die Fähigkeit zur Eingliederung in die Gesellschaft beeinträchtigen. Von einer seelischen Behinderung bedroht sind Kinder und Jugendliche, bei denen eine seelische Behinderung als Folge seelischer Störungen noch nicht vorliegt, der Eintritt der seelischen Behinderung aber nach allgemein ärztlicher oder sonstiger fachlicher Erkenntnis mit hoher Wahrscheinlichkeit zu erwarten ist. Hier kommt die Prognosebeurteilung hinzu, d. h., es muss die Frage beantwortet werden, ob und ggf. wann beziehungsweise mit welcher Wahrscheinlichkeit derEintritt der Behinderung zu erwarten ist. Für die Prognose kommt kein starrer Zeitrahmen in Betracht, sondern eine nach Sinn und Zweck der Eingliederungshilfe bemessene Zeit.

Aus dem weit gefassten und schwer abzugrenzenden Begriff der drohenden seelischen Behinderung ergeben sich oft Probleme der Zuständigkeit, die zu Gutachtenaufträgen vonseiten der Verwaltungsgerichte Anlass geben. Dabei können erst konkrete Zeichen einer sozialen Anpassungsproblematik, wie etwa auffallendes Außenseitertum des Kindes in der Schule, deutliche Verhaltensauffälligkeiten, aber auch eine nachweisbare und anhaltende depressive Reaktionsweise, eine drohende seelische Behinderung begründen, welche ja nicht nur eine befristete Reaktion, sondern, wie jede Behinderung, ein Zustand von hinreichender Dauer ist. Hierzu sind auch in den Bundesländern z. T. unterschiedliche Richtlinien erlassen worden.

Neben psychischen Erkrankungen können auch schwere Teilleistungsstörungen [Rechtschreib-Lese-Störung, Dyskalkulie, Sprachstörungen, das Aufmerksamkeitsdefizitsyndrom (ADS) oder das hyperkinetische Syndrom; s. Kap. 30] Eingliederungshilfen nach § 35a KJHG rechtfertigen. Immer gilt aber der Vorrang der Zuständigkeit der gesetzlichen Krankenkassen.

Neue Abgrenzungsprobleme ergeben sich zwischen seelisch und geistig Behinderten, besonders bei autistischen Kindern. Hierbei wird man sich am ehesten an der Art der Institution orientieren, die für das betroffene Kind oder den Jugendlichen geeignet ist, beispielsweise, ob ein Sonderkindergarten für geistig Behinderte in Frage kommt oder eine heilpädagogisch-psychotherapeutische Einrichtung. Zweifel in Einzelfällen werden unvermeidlich sein, solange es das einheitliche Jugendhilfegesetz noch nicht gibt.

Herausnahme des Kindes aus der Familie

Eine Herausnahme eines Kindes aus seiner Familie soll nach Möglichkeit durch sozialpädagogische Familienhilfe (§ 31) oder Erziehung in einer Tagesgruppe (§ 32), evtl. auch durch intensive sozialpädagogische Betreuung (§ 35) vermieden werden. Hierbei sind auch die Bestimmungen des § 1666a BGB zu berücksichtigen, nach denen Maßnahmen, die mit einer Trennung von der elterlichen Familie verbunden sind, nur zulässig sind, wenn der Gefahr auf andere Weise nicht begegnet werden kann. Die Personensorge darf nach § 1666 BGB nur entzogen werden, wenn andere Maßnahmen erfolglos geblieben sind oder erwartungsgemäß nicht ausreichen (s. Abschn. 10.6.3).

Erst wenn Maßnahmen, die das Kind in der Familie belassen, nicht ausreichen, stehen jetzt Vollzeitpflege (§ 33) und Heimerziehung oder betreutes Wohnen (§ 34) zur Verfügung. Letzteres soll eine Rückkehr in die Familie zu erreichen suchen, die Erziehung in einer anderen Familie vorbereiten oder eine auf längere Zeit angelegte Lebensform bieten und auf ein selbstständiges Leben vorbereiten.

In jedem Fall ist eine enge und kooperative Zusammenarbeit mit Psychologen und Sozialpädagogen, ohne ärztliche Alleinverantwortung und -entscheidung zu beanspruchen, erforderlich.

Für drogen- und alkoholabhängige Jugendliche sind i. Allg. besondere Einrichtungen notwendig, die aber auch auf eine wenigstens »ambivalente Freiwilligkeit« Wert legen.

In diesem Zusammenhang muss darauf hingewiesen werden, dass nach § 1631b BGB eine Unterbringung eines Kindes, also auch eines Jugendlichen, die mit Freiheitsentziehung verbunden ist, nur mit Genehmigung des Familiengerichts zulässig ist (s. auch Abschn. 10.6.5). Dieses Gesetz ist auch für kinder- und jugendpsychiatrische Einrichtungen mit der Möglichkeit geschlossener Aufnahme von Bedeutung. Im Einzelnen richtet sich jedoch die Aufnahme und geschlossene Unterbringung nach den Unterbringungsgesetzen jedes Bundeslandes. Jedenfalls reicht die Zustimmung der Sorgeberechtigten allein nicht aus, ein Kind oder einen Jugendlichen geschlossen unterzubringen.

In Zusammenhang mit § 35a SGB VIII ist von Bedeutung, dass die Legislative gegenwärtig das SGB IX vorbereitet, das die Rehabilitation und Teilhabe behinderter Menschen regeln soll, also auch die der seelisch behinderten Menschen. Ob dabei allerdings die besonderen Belange von Kindern und Jugendlichen ihre gebotene Berücksichtigung finden werden, ist noch ungewiss (Fegert 2000). Es wird aus der Perspektive der Erwachsenen regelmäßig übersehen, dass die Situation eines behinderten Menschen, der seine Behinderung als reifer Mensch erleidet, eine grundsätzlich andere ist als bei einem, der mit seiner angeborenen oder in Kindheit und früher Jugend erworbenen Behinderung aufwächst und sich entwickelt. Hier muss der Erziehungsaspekt mit berücksichtigt werden.

10.7.3 Bundessozialhilfegesetz (BSHG)

Das Bundessozialhilfegesetz in seiner Fassung vom 13.2.1976 regelt Inhalt und Aufgabe der Sozialhilfen, die auch für behinderte Kinder und Jugendliche – außer für die seelisch behinderten Kinder- und Jugendlichen – die rechtliche Grundlage abgeben, um diesen mittel- und längerfristig ambulante oder stationäre Hilfen zu gewähren. Für den Kinder- und Jugendpsychiater bietet es die Voraussetzungen, nach Ablauf einer ambulanten oder stationären Diagnostik oder auch Behandlung, Hilfen zu beantragen und einzuleiten, die nicht mehr von den Krankenkassen getragen werden. Die wichtigsten Bestimmungen sind in § 39 und § 40 BSHG niedergelegt:

Personenkreis und Aufgabe

§ 39 BSHG

(1) Personen, die nicht nur vorübergehend körperlich, geistig oder seelisch wesentlich behindert sind, ist Eingliederungshilfe zu gewähren. Personen mit einer anderen körperlichen, geistigen oder seelischen Behinderung kann sie gewährt werden.

(2) Den Behinderten stehen die von einer Behinderung Bedrohten gleich. Dies gilt bei Personen, bei denen Maßnahmen der in den §§ 36 und 37 genannten Art erforderlich sind, nur, wenn auch bei Durchführung dieser Maßnahmen eine Behinderung, einzutreten droht. (§§ 36 und 37 definieren die vorbeugende Gesundheitshilfe und Krankenhilfe.)

(3) Aufgabe der Eingliederungshilfe ist es, eine drohende Behinderung zu verhüten oder eine vor-

▼

handende Behinderung oder deren Folgen zu beseitigen oder zu mildern oder den Behinderten in die Gesellschaft einzugliedern. Hierzu gehört vor allem, dem Behinderten die Teilnahme am Leben in der Gemeinschaft zu ermöglichen oder zu erleichtern, ihm die Ausübung eines angemessenen Berufs oder einer sonstigen angemessenen Tätigkeit zu ermöglichen oder ihn soweit wie möglich unabhängig von Pflege zu machen.

(4) Eingliederungshilfe wird gewährt, wenn und solange nach der Besonderheit des Einzelfalles, vor allem nach Art und Schwere der Behinderung, Aussicht besteht, dass die Aufgabe der Eingliederungshilfe erfüllt werden kann.

Maßnahmen der Hilfe

§ 40 BSHG

(1) Maßnahmen der Eingliederungshilfe sind vor allem

1. ambulante oder stationäre Behandlung oder sonstige ärztliche oder ärztlich verordnete Maßnahmen zur Verhütung, Beseitigung oder Milderung der Behinderung;
2. Versorgung mit Körperersatzstücken sowie mit orthopädischen oder anderen Hilfsmitteln;

2a. heilpädagogische Maßnahmen für Kinder, die noch nicht im schulpflichtigen Alter sind;

3. Hilfe zu einer angemessenen Schulbildung, vor allem im Rahmen der allgemeinen Schulpflicht und durch Hilfe zum Besuch weiterführender Schulen, einschließlich der Vorbereitung hierzu; die Bestimmungen über die Ermöglichung der Schulbildung im Rahmen der allgemeinen Schulpflicht bleiben unberührt.
4. Hilfe zur Ausbildung für einen angemessenen Beruf oder für eine sonstige angemessene Tätigkeit;
5. Hilfe zur Fortbildung im früheren oder einem diesem verwandten Beruf oder zur Umschulung für einen angemessenen Beruf oder eine sonstige angemessene Tätigkeit; Hilfe kann auch zum Aufstieg im Berufsleben gewährt werden, wenn die Besonderheit des Einzelfalls dies rechtfertigt;
6. Hilfe zur Erlangung eines geeigneten Platzes im Arbeitsleben;

6a. Hilfe bei der Beschaffung und Erhaltung einer Wohnung, die den besonderen Bedürfnissen des Behinderten entspricht;

7. nachgehende Hilfe zur Sicherung der Wirksamkeit der ärztlichen oder ärztlich verordneten Maßnahmen und zur Sicherung der Eingliederung des Behinderten in das Arbeitsleben;
8. Hilfe zur Teilnahme am Leben in der Gemeinschaft.

(2) Behinderten, bei denen wegen Art oder Schwere ihrer Behinderung arbeits- und berufsfördernde Maßnahmen nach Absatz 1 mit dem Ziel der Eingliederung auf dem allgemeinen Arbeitsmarkt nicht in Betracht kommen, soll nach Möglichkeit Gelegenheit zur Ausübung einer der Behinderung entsprechenden Beschäftigung, insbesondere in einer Werkstatt für Behinderte, gegeben werden.

(3) Der Begriff der Werkstatt für Behinderte und ihre fachlichen Anforderungen richten sich nach den Vorschriften des Schwerbehindertengesetzes.

(4) Soweit es im Einzelfall gerechtfertigt ist, können Beihilfen an den Behinderten oder seine Angehörigen zum Besuch während der Durchführung der Maßnahmen der Eingliederungshilfe in einer Anstalt, einem Heim oder einer gleichartigen Einrichtung gewährt werden.

Der Begriff der Behinderung ist im vorliegenden Gesetz sehr weit gefasst, vor allem, weil auch vorbeugende und mildernde, d. h. auch eine Verschlimmerung verhindernde Maßnahmen darunter fallen. Für den Kinder- und Jugendpsychiater geht es dabei vor allem um die Einleitung von Maßnahmen für geistig Behinderte. Für eine seelischen Behinderung ist jetzt das KJHG zuständig.

Vorläufige Hilfeleistung

§ 44 BSHG

Steht spätestens vier Wochen nach Bekanntwerden des Bedarfs beim Träger der Sozialhilfe nicht fest, ob ein anderer als der Träger der Sozialhilfe oder welcher andere zur Hilfe verpflichtet ist, hat der Träger der Sozialhilfe die notwendigen Maßnahmen unverzüglich durchzuführen, wenn zu befürchten ist, dass sie sonst nicht oder nicht rechtzeitig durchgeführt werden.

Die Anwendung dieses Paragraphen und damit die Verpflichtung des örtlichen Sozialhilfeträgers durchzusetzen, stößt in der Praxis jedoch erfahrungsgemäß auf nicht unerhebliche Schwierigkeiten, weil die endgültige Klärung der Zuständigkeit oft lang dauernde prozessuale Auseinandersetzungen notwendig macht, welche die beteiligten Behörden naturgemäß scheuen.

Mehrbedarf für Blinde und Behinderte

§ 24 BSHG

(1) Der Mehrbedarf nach § 23 Absatz 3 ist für erwerbstätige Blinde in Höhe des Erwerbseinkommens anzuerkennen, wenn er 50 vom Hundert des Regelsatzes eines Haushaltsvorstands monatlich nicht übersteigt; übersteigt er diesen Betrag, so beträgt der Mehrbedarf 50 vom Hundert des Regelsatzes eines Haushaltsvorstands zuzüglich 25 vom Hundert des diesen Betrag übersteigenden Erwerbseinkommens.

(2) Absatz 1, Satz 1 findet auch Anwendung auf Behinderte, deren Behinderung so schwer ist, dass sie als Beschädigte die Pflegezulage nach den Stufen III, IV oder V nach § 35 Absatz 1, Satz 2 des Bundesversorgungsgesetzes erhielten. Die Bundesregierung bestimmt durch Rechtsverordnung mit Zustimmung des Bundesrates Näheres über die Abgrenzung des Personenkreises.

Stufen der Pflegezulage

§ 35 BVG Abs. 1

Solange der Beschädigte infolge der Schädigung so hilflos ist, dass er für die gewöhnlichen und regelmäßig wiederkehrenden Verrichtungen im Ablauf des täglichen Lebens in erheblichem Umfang fremder Hilfe dauernd bedarf, wird ... eine Pflegezulage (Stufe I) monatlich gezahlt. Ist die Gesundheitsstörung so schwer, dass sie dauerndes Krankenlager oder außergewöhnliche Pflege erfordert, so ist die Pflegezulage je nach Lage des Falles unter Berücksichtigung der für die Pflege erforderlichen Aufwendungen ... in folgenden Stufen zu leisten: Stufe II bis Stufe VI. Blinde erhalten mindestens die Pflegezulage nach Stufe III.

Erwerbsunfähige Hirnbeschädigte erhalten eine Pflegezulage mindestens nach Stufe I. Übersteigen die Aufwendungen fremder Wartung und Pflege den Betrag der Pflegezulage, so kann sie angemessen erhöht werden.

Dieser Mehrbedarf ist in der Regel bei Behinderten dann anzuerkennen, wenn sie ständiger Beaufsichtigung und Betreuung bedürfen, also beispielsweise auch bei erethischen Oligophrenen.

Die weite und großzügige Fassung des Bundessozialhilfegesetzes ermöglicht vom Grundsatz her sehr individuelle und auf den Einzelfall zugeschnittene Maßnahmen. Das Gesetz gibt auch die Grundlage dafür her, Einzelfallhilfen in größerem Umfange bereitzustellen. Bei den hohen Kosten stationärer Hilfen sind auch personalaufwendige Einzelfallhilfen in der Regel und auf die Dauer billiger und effektiver als manche Formen stationärer Maßnahmen. Solche speziellen Einzelfallhilfen kommen vor allem für besondere Behinderungsformen, aber auch für Behinderte, welche in die vorgegebenen Rahmen vorhandener Einrichtungen schwer einzuordnen sind, in Frage. Trotz des finanziellen Vorteils sind jedoch erfahrungsgemäß die Sozialhilfeträger für solche Einzelfallmaßnahmen schwer zu gewinnen.

10.7.4 Gesetz zur Sicherung der Eingliederung Schwerbehinderter in Arbeit, Beruf und Gesellschaft (Schwerbehindertengesetz; SchwbG)

Das Schwerbehindertengesetz in seiner Fassung vom 8. Oktober 1979 kann für den Kinder- und Jugendpsychiater dann von Bedeutung sein, wenn er beauftragt wird, bei einem Kind oder Jugendlichen die Eigenschaft eines Schwerbehinderten festzustellen. Dies wird wegen der damit verbundenen sozialen Vorteile (Kündigungsschutz, aber auch Verbilligung bzw. Freifahrt im öffentlichen Nahverkehr und anderes mehr) von vielen Eltern auch für ihre behinderten Kinder beantragt.

Nach § 1 sind Schwerbehinderte im Sinne dieses Gesetzes Personen, die körperlich, geistig oder seelisch behindert und infolge ihrer Behinderung in ihrer Erwerbsfähigkeit nicht nur vorübergehend um wenigstens 50 vom Hundert gemindert sind, sofern sie rechtmäßig im Geltungsbereich dieses Gesetzes wohnen, sich gewöhnlich aufhalten oder eine Beschäftigung als Arbeitnehmer ausüben.

Nach § 2 sind den Schwerbehinderten gleichgestellt, Personen im Sinne des § 1, die infolge ihrer Behinderung in ihrer Erwerbsfähigkeit nicht nur vorübergehend um weniger als 50 vom Hundert, aber wenigstens 30 vom Hundert gemindert sind. Sie sollen aufgrund einer Feststellung nach § 3 auf ihren Antrag vom Arbeitsamt den Schwerbehinderten gleichgestellt werden, wenn sie infolge ihrer Behinderung ohne diese Hilfe einen geeigneten Arbeitsplatz nicht erlangen oder nicht behalten können. Die Gleichstellung kann zeitlich befristet werden.

Die Feststellung der Erwerbsminderung bei Kindern ist im Grunde sinnlos, sie wird jedoch unter dem Zwang gesetzlicher Bestimmungen von den Behörden nicht selten gefordert. Das gilt insbesondere auch für die Beurteilung einer Behinderung durch Impfschadensfolge, die nach den Bestimmungen des Bundesversorgungsgesetzes beurteilt wird. Das kann bedeuten, dass selbst für einen Säugling ein Grad der Erwerbsminderung festgestellt werden muss. Man kann sich damit behelfen, dass man diesen Grad der Erwerbsminderung ausdrücklich in Analogie zu einem erwachsenen Behinderten setzt. Auch sollte eine endgültige Einstufung der Minderung der Erwerbsfähigkeit nicht vor Abschluss der Reifeentwicklung erfolgen, da erst dann der Grad der tatsächlichen Minderung der Erwerbsfähigkeit festgestellt werden kann.

! Es ist zu berücksichtigen, dass allgemein die Tendenz besteht, körperlich sichtbare Behinderungen, wie Lähmungen, Amputationen und ähnliches wesentlich höher im Grad der Erwerbsminderung festzustellen als geistige, intellektuelle und seelische Behinderungen. Dabei sind Veränderungen der Persönlichkeitsstruktur, etwa nach schweren Schädel-Hirn-Traumen oder nach Enzephalitiden, für die Betroffenen selbst, wie für ihre Umgebung wesentlich schwerwiegender einzuschätzen, als manche durchaus ausgleichbare umschriebene körperliche Behinderungen.

Bei Kindern und Jugendlichen ist auch zu berücksichtigen, dass von. Kindheit an bestehende körperliche Behinderungen durch geeignete Berufswahl und durch Übung besser ausgeglichen werden können, als Behinderungen, die erst im Erwachsenenalter entstehen. Allerdings ist die Einschränkung der Berufswahl, auch wenn sie für einen Jugendlichen weniger einschränkend ist als für einen bereits in einem Beruf ausgebildeten Erwachsenen, durchaus im Grad der Erwerbsminderung zu berücksichtigen, da sich diese Minderung stets auf den allgemeinen Arbeitsmarkt bezieht.

Schließlich darf nicht unberücksichtigt bleiben, dass die Feststellung einer Schwerbehinderteneigenschaft für das betreffende Kind und den Jugendlichen ja auch eine Zuschreibung und Etikettierung bedeutet, die seinen Selbstwert und damit auch seine Persönlichkeitsentwicklung beeinträchtigen kann. Dies muss mit den Eltern und bei Jugendlichen mit diesen selbst in angemessener Weise besprochen werden.

10.8 Begutachtung zur Adoption

Die gesetzlichen Bestimmungen für die Adoption sind in den §§ 1741–1742 BGB niedergelegt.

Die Adoptionsvermittlung ist Aufgabe der Landesjugendämter, wobei dieser Zentralstelle ein Kinderarzt oder Kinderpsychiater, ein Psychologe mit Erfahrung auf dem Gebiet der Kinderpsychologie, ein Jurist sowie ein Sozialpädagoge mit mehrjähriger Berufserfahrung zur Verfügung stehen sollten. Die zentralen Adoptionsstellen sollen die örtlichen Adoptionsvermittlungsstellen in ihrer Arbeit unterstützen und sich um einen überregionalen Ausgleich bei der Vermittlung von Adoptivkindern und -eltern bemühen.

Ein Kind an Kindes statt können Ehepaare und in Ausnahmefällen auch Alleinstehende annehmen. Ehepaare können aber Kinder grundsätzlich nur gemeinsam adoptieren. Die Altersgrenze der Annehmenden liegt bei 25, bei der Annahme durch ein Ehepaar ist es ausreichend, wenn einer der beiden Ehepartner 25 Jahre alt ist. Der andere Ehepartner muss jedoch 21 Jahre alt sein. Ein Höchstalter für Annehmende wurde nicht festgelegt.

Die Einwilligung zur Adoption kann von den abgebenden Eltern oder der abgebenden allein stehenden Mutter erst abgegeben werden, wenn ein Kind 8 Wochen alt ist.

Der Kinder- und Jugendpsychiater wird in Verfahren um eine Adoption, die auch nach dem KindRG in der Zuständigkeit der Vormundschaftsgerichte verblieben sind, nur selten als Gutachter herangezogen. Es sind im Wesentlichen zwei Fragen, die ihm gestellt werden können:

1. die Frage nach der Eignung des Kindes und
2. die Frage nach der Eignung der Eltern zur Annahme eines Kindes an Kindes statt.

10.8.1 Beurteilung der Adoptionseignung des Kindes

Die Adoptionseignung des Kindes orientiert sich nicht nur an der körperlichen Gesundheit, sondern schließt den erkennbaren psychischen Entwicklungsstand des Kindes ein. So weit wie möglich soll der Gesundheitszustand sowohl in körperlicher wie auch in geistig-seelischer Hinsicht ermittelt werden, was naturgemäß bei der wünschenswerten Frühadoption sehr schwierig sein kann.

Bestimmte körperliche Mängel und Hinweise auf eventuelle Entwicklungsstörungen müssen den annehmenden Eltern genau geschildert werden. Es gibt aber durchaus auch Eltern, die bereit sind, behinderte Kinder anzunehmen. Hier ist eine eingehende, sorgfältige und verständnisvolle Beratung notwendig.

10.8.2 Gutachtliche Beurteilung der Eignung der Eltern zur Annahme eines Kindes

Die gutachtliche Beurteilung der Eignung der Eltern zur Annahme eines Kindes kommt nur selten als Auftrag an den Kinder- und Jugendpsychiater heran. Es geht hierbei nicht nur um psychische und hinreichende körperliche Gesundheit der Annehmenden, sondern auch um ihre Fähigkeit, ein Kind zu erziehen. Hier müssen Mindestanforderungen an die Intelligenz der Eltern gestellt werden, aber auch gewisse Anforderungen an ihre charakterliche Stabilität, Zuverlässigkeit und voraussichtliche Durchhaltefähigkeit. Chronische Krankheiten, aber auch Alkoholismus oder Drogenabhängigkeit schließen die Adoptionseignung der Eltern aus, ebenso ausgeprägte Persönlichkeitsstörungen sowie abwegige Motive für die Adoption (Hoksbergen u. Textor 1993).

Probleme, zu denen der Kinder- und Jugendpsychiater selten als Gutachter, häufiger zur Beratung zugezogen wird, ergeben sich aus charakteristischen Konfliktsituation im Dreieck zwischen Herkunftseltern, annehmenden Eltern und Kind. Seit einiger Zeit wird die offene Adoption angestrebt, bei welcher Herkunftseltern und annehmende Eltern voneinander wissen. Heranwachsende Kinder haben später einen Rechtsanspruch auf Information über ihre Herkunftseltern.

Der Kontakt zwischen dem Kind und seiner Herkunftsfamilie kann Probleme aufwerfen. Er bedeutet, dass die Adoptiveltern ähnlich wie Pflegeeltern grundsätzlich bereit sein müssen, ihrerseits einen gewissen, wenn auch u. U. distanzierten Kontakt mit den Herkunftseltern oder einem Elternteil aufrechtzuerhalten. Es kommt immer wieder vor, dass die vermittelnden Jugendämter in der Not einer raschen Unterbringung eines Kindes auf adoptionswillige Eltern zurückgreifen, obwohl die Frage der Adoption noch gar nicht völlig geklärt ist. Daraus können Missverständnisse entstehen. Da bei jüngeren Kindern die Beziehung zu ihren leiblichen Eltern ohne regelmäßige Kontakte rasch erlöschen können, ist eine Wiederanbahnung dieser Kontakte gegen die echte Bereitschaft der annehmenden Eltern kaum mehr möglich.

10.9 Verwaltungsrechtliche Verfahren zur Namensänderung

Der Kinder- und Jugendpsychiater kann im Zuge eines Verfahrens um eine Namensänderung eines Kindes sowohl von der unteren Verwaltungsbehörde (Regierungspräsidium) und von den Verwaltungsgerichten, aber auch im Zusammenhang mit Sorgerechtsverfahren von Familiengerichten mit der Erstattung eines Gutachtens zur Frage, ob die Änderung des Namens für das Wohl des betroffenen Kindes erforderlich sei, beauftragt werden.

In der Regel handelt es sich um Kinder aus geschiedenen Ehen, bei welchen die Mütter das Sorgerecht erhalten und durch Wiederverheiratung den Namen des Stiefvaters tragen, wodurch nun eine Namensungleichheit zwischen Kind und Mutter entstanden ist. Da grundsätzlich auch nach einer Scheidung ein sorgeberechtigter Vater bei einer Wiederverheiratung den Namen der Stiefmutter des Kindes annehmen kann, kann sich auch daraus eine entsprechende Situation ergeben, wenngleich dies die Ausnahme sein wird. Auch wenn die sorgeberechtigte Mutter nach einer Scheidung wieder ihren Mädchennamen nimmt, entsteht eine Namensungleichheit zwischen der Mutter und dem mit ihr zusammenlebenden Kind.

Auch von Eltern, die ein Kind in Dauerpflege aufgenommen haben, kann gelegentlich der Antrag auf eine Namensänderung gestellt werden. Hierbei kann es sich auch um eine Änderung des standesamtlich eingetragenen Vornamens des Kindes handeln.

Die gesetzlichen Bestimmungen durch das Kindschaftsrechtsreformgesetz (KindRG) vom 1.7.98 sind folgende:

§ 1616 BGB

Das Kind erhält den Ehenamen seiner Eltern als Geburtsnamen.

§ 1617 BGB

(1) Führen die Eltern keinen Ehenamen und steht ihnen die Sorge gemeinsam zu, so bestimmen sie durch Erklärung gegenüber dem Standesbeamten den Namen, den der Vater oder die Mutter z. Z. der Erklärung führt, zum Geburtsnamen des Kindes. Eine nach der Beurkundung der Geburt gegebene Erklärung muss öffentlich beglaubigt werden. Die Bestimmung der Eltern gilt auch für ihre weiteren Kinder.

(2) Treffen die Eltern binnen eines Monats nach der Geburt des Kindes keine Bestimmung, überträgt das Familiengericht das Bestimmungsrecht einem Elternteil.
Absatz 1 gilt entsprechend. Das Gericht kann dem Elternteil für die Ausübung des Bestimmungsrechts eine Frist setzen. Ist nach Ablauf der Frist das Bestimmungsrecht nicht ausgeübt worden, so erhält das Kind den Namen des Elternteils, dem das Bestimmungsrecht übertragen ist.

§ 1617a BGB

(1) Führen die Eltern keinen Ehenamen und steht die elterliche Sorge nur einem Elternteil zu, so erhält das Kind den Namen, den dieser Elternteil zum Zeitpunkt der Geburt des Kindes führt.

(2) Der Elternteil, dem die Sorge für ein unverheiratetes Kind allein zusteht, kann dem Kind durch Erklärung gegenüber dem Standesbeamten den Namen des anderen Elternteils erteilen. Die Erteilung des Namens bedarf der Einwilligung des anderen Elternteils und, wenn das Kind das 5. Lebensjahr vollendet hat, auch der Einwilligung des Kindes. Die Erklärungen müssen öffentlich beglaubigt werden. Für die Einwilligung des Kinds gilt § 1617c Abs. 1 entsprechend.

§ 1617c BGB

(1) Bestimmen die Eltern einen Ehenamen, nachdem das Kind das 5. Lebensjahr vollendet hat, so erstreckt sich der Ehenamen auf den Geburtsnamen des Kindes nur dann, wenn es sich der

▼

Namensgebung anschließt. Ein in der Geschäftsfähigkeit beschränktes Kind, welches das 14. Lebensjahr vollendet hat, kann die Erklärung nur selbst abgeben; es bedarf hierzu der Zustimmung seines gesetzlichen Vertreters. Die Erklärung ist gegenüber dem Standesbeamten abzugeben; sie muss öffentlich beglaubigt sein.

(2) Absatz 1 gilt entsprechend,
1. wenn sich der Ehename, der Geburtsname eines Kindes geworden ist, ändert oder
2. wenn sich in den Fällen der §§ 1617, 1617a und 1617b der Familienname eines Elternteils, der Geburtsname eines Kindes geworden ist, auf andere Weise als durch Eheschließung ändert.
3. Eine Änderung des Geburtsnamens erstreckt sich auf den Ehenamen des Kindes nur dann, wenn sich auch der Ehegatte der Namensänderung anschließt; Absatz 1, Satz 3 gilt entsprechend.

§ 1618 BGB

Der Elternteil, dem die elterliche Sorge für ein unverheiratetes Kind allein zusteht und sein Ehegatte, der nicht Elternteil des Kindes ist, können dem Kind durch Erklärung gegenüber dem Standesbeamten ihren Ehenamen erteilen. Sie können diesen Namen auch dem von dem Kind z. Z. der Erklärung geführten Namen voranstellen oder anfügen; ein bereits zuvor nach Halbsatz 1 vorangestellter oder angefügter Namen entfällt. Die Erteilung, Voranstellung oder Anfügung des Namens bedarf, wenn das Kind den Namen des anderen Elternteils führt, der Einwilligung des anderen Elternteils und, wenn das Kind das 5. Lebensjahr vollendet hat, auch der Einwilligung des Kindes. Das Familiengericht kann die Einwilligung des anderen Elternteils ersetzen, wenn die Erteilung, Voranstellung oder Anfügung des Namen zum Wohl des Kindes erforderlich ist. Die Erklärungen müssen öffentlich beglaubigt werden. § 1617c gilt entsprechend.

Es genügt demnach zu einer Ersetzung der Einwilligung des anderen Elternteils nicht, dass eine Namensänderung für das Kindeswohl nur förderlich erscheint, sie muss zum Wohle des Kindes erforderlich sein.

Unberührt ist aus dem Namensänderungsgesetz (NÄG) geblieben, dass eine Mutter, die nach einer Scheidung wieder ihren Mädchennamen angenommen hat, die Angleichung des Namens ihres Kindes, beantragen kann. Hat das Kind das 5. Lebensjahr vollendet, muss es der Namensänderung zustimmen. In jedem Fall, bei Umbenennung in den Mädchennamen der Mutter oder bei »Einbenennung« in den neuen Ehenamen der Mutter in den Namen des Stiefvaters, muss der leibliche Vater gehört werden.

Es ist bei den Gutachten zum Kindeswohl in diesen Fällen zu klären, ob die Namensänderung der wirkliche Wunsch des Kindes ist oder allein der Wunsch der Mutter, die nicht mehr durch den alten Namen des Kindes an die frühere Ehe erinnert werden möchte, oder – wie nicht selten – der Wunsch des Stiefvaters.

Da grundsätzlich auch der umgekehrte Fall möglich ist, dass der sorgeberechtigte Vater bei Wiederverheiratung den Namen der neuen Ehefrau als Ehenamen annimmt, gilt dies alles auch in diesen – seltenen – Fällen.

Erfreulich aus kinder- und jugendpsychiatrischer Sicht, ist, dass in allen diesen Fällen auch die Führung eines Doppelnamens möglich geworden ist. Ihm kann der leibliche Vater leichter zustimmen und das Kind kann im alltäglichen Verkehr sich auf den einen oder den anderen Namen beschränken.

Salgo (1999) wies darauf hin, dass bei Dauerpflegekindern eine verfassungsrechtlich zu schützende Elternschaft in der Regel auf tagtäglich erfahrbare Realität und Interaktion zwischen Eltern und ihren Kindern hin angelegt sei. Eltern müssten daher Einbußen ihrer verfassungsrechtlich geschützten Elternrechte hinnehmen, wenn eine solche Eltern-Kind-Beziehung nicht oder nicht mehr bestehe. Das Verwaltungsgerichtsurteil gebe dem Pflegekind in einem Daueraufenthalt die zu einer gedeihlichen Entwicklung nötige Geborgenheit in einer Familie, in der für die leibliche Mutter des Pflegekindes wie bei einer Adoption kein Platz mehr sei.

Für den Kinder- und Jugendpsychiater ergeben sich dadurch Probleme, dass bei Anträgen auf Namensänderung von Scheidungskindern das Kind selbst vielfach nur den Wunsch des sorgeberechtigten Elternteils übernommen hat und in Wirklichkeit eine Auseinandersetzung der geschiedenen Eltern hinter dem Antrag stehen kann. Entscheidend ist in solchen Fällen tatsächlich ein festzustellender Leidenszustand des Kindes, etwa, weil es den Namen eines nicht sorgeberechtigten Elternteils trägt, den es gar nicht kennt und zu dem es keinerlei Beziehung hat, wenn wegen schwerwiegenden Gründen eine erhebliche emotionale Ablehnung dieses Elterteils auch aus der Sicht des Kindes anzunehmen ist oder wenn das Kind wegen des anderen Namens Schwierigkeiten in seiner Gemeinschaft, etwa in der Schule, bekommt.

Bei Dauerpflegekindern, die ja oft schon im frühen Kindesalter zu ihren Pflegeeltern kommen und die häufig keine Möglichkeit haben, irgendeine Beziehung zu ihren leiblichen Eltern zu entwickeln, kann eine Namensänderung zur Integration in die Pflegefamilie notwendig werden.

Der kinder- und jugendpsychiatrische Gutachter sollte bei der Untersuchung nicht nur mit dem Kind und dem sorgeberechtigten Elternteil, den Stiefeltern und den Pflegeeltern Kontakt aufnehmen, sondern auch mit dem nicht sorgeberechtigten Elternteil bzw. den leiblichen Eltern. Der Gutachter sollte die Chance, nach verständnisvoller Aussprache eine Zustimmung dieser Seite zu gewinnen, nicht vergeben (Klosinski 1999).

Fazit für die Praxis

Als Gutachter in gerichtlichen Verfahren ist es notwendig, sich der veränderten Rolle als Arzt des Gerichts – nicht des Begutachteten – bewusst zu bleiben, ohne sich mit dem Gericht oder der Staatsanwaltschaft zu identifizieren, aber auch ohne zu vergessen, dass man Arzt und Helfer ist.

Literatur

Ballof R (1992) Kinder vor Gericht. Beck, München

Beier KM, Eggers Ch, Röpke B et al. (1999) Die krankhafte seelische Störung. In: Lempp R, Schütze G, Köhnken G (Hrsg) Forensische Psychiatrie und Psychologie des Kindes- und Jugendalters. Steinkopff, Darmstadt, S 165–217

Beier KM (1999) Sexualität und Sozialisation bei Jugendlichen. In: Lempp R, Schütze G, Köhnken G (Hrsg) Forensische Psychiatrie und Psychologie des Kindes- und Jugendalters. Steinkopff, Darmstadt, S 255–261

Beier KM (1999) Behandlung bei sexuellen Verhaltensabweichungen. In: Lempp R, Schütze G, Köhnken G (Hrsg) Forensische Psychiatrie und Psychologie des Kindes- und Jugendalters. Steinkopff, Darmstadt, S 389–398

Beier KM (1999) Prognose bei sexuellen Verhaltensabweidhungen. In: Lempp R, Schütze G, Köhnken G (Hrsg) Forensische Psychiatrie und Psychologie des Kindes- und Jugendalters. Steinkopff, Darmstadt, S 418–424

BMAS (Bundesministerium für Arbeit und Sozialordnung) (1996) Anhaltspunkte für die ärztliche Gutachtertätigkeit im sozialen Entschädigungsrecht und nach dem Schwerbehindertengesetz. Bundesministerium für Arbeit und Sozialordnung, Bonn

Dallinger W, Lackner K (1965) Rechtsprechung zum Jugendgerichtsgesetz, 2. Aufl. Beck, München

Dauner I (1980) Brandstiftung durch Kinder. Huber, Bern

Deutscher Juristentag (1982) Sitzungsbericht I zum 54. Deutschen Juristentag, Nürnberg 1982: Soll die Rechtsstellung der Pflegekinder unter besonderer Berücksichtigung des Familien-, Sozial- und Jugendrechts neu geregelt werden? Beck, München

Deutsche Gesellschaft für Kinder- und Jugendpsychiatrie (1973) Empfehlung zur Weisung nach § 10 JGG. Z Kinder Jugendpsychiatr 1/I:88, 92

Eggers Ch, Röpke B (1999) Zum Krankheitsbegriff bei Beurteilung der Schuldfähigkeit. In: Lempp R, Schütze G, Köhnken G (Hrsg) Forensische Psychiatrie und Psychologie des Kindes- und Jugendalters. Steinkopff, Darmstadt, S 141–142

Eisenberg U (2000) Kriminologie, 5. Aufl. Beck, München

Eisenberg U (2000) Jugendgerichtsgesetz, 8. Aufl. Beck, München

Esser G, Fritz A, Schmidt MII (1991) Die Beurteilung der sittlichen Reife Heranwachsender im Sinne des § 105 JGG – Versuch einer Operationalisierung. Monatsschr Kriminol 74:356–368

Fegert JM (1993) Sexuell missbrauchte Kinder und das Recht. Volksblatt, Köln

Fegert JM (1994) Was ist seelische Behinderung? Votum, Münster

Fegert JM (1999) Gutachten im Sozialrecht (insbesondere KJHG). In: Lempp R, Schütze G, Köhnken G (Hrsg) Forensische Psychiatrie und Psychologie des Kindes- und Jugendalters. Steinkopff, Darmstadt, S 93–102

Fegert JM (2000) Bessere Teilhabe durch Integration unter einem Dach – Einbeitrag zur geplanten Verabschiedung eines SGB IX. Z Jugendrecht 87:441–446

Häßler F, Göhre C, Müller U et al. (2000) Jugendliche Brandstifter – eine retrospektive Analyse von Gutachtenqualität und Binnendifferenzierung der Deliktgruppe. In: Qualität forensischer Begutachtung, insbesondere bei Jugenddelinquenz und Sexualstraftaten. Centaurus, Herbolzheim, S 275–286

Hinrichs G (1999) Sozialpädagogische Betreuung. Psychologische Betreuung und Psychotherapie. Prognose. In: Lempp R, Schütze G, Köhnken G (Hrsg) Forensische Psychiatrie und Psychologie des Kindes- und Jugendalters. Steinkopff, Darmstadt, S 375–388 und 405–417

Hoksbergen RAC, Textor MR (1993) Adoption. Grundlagen, Vermittlung, Nachbetreuung, Beratung. Lambertus, Freiburg/Breisgau

Hommers W (1999) Gutachten zur Deliktfähigkeit. In: Lempp R, Schütze G, Köhnken G (Hrsg) Forensische Psychiatrie und Psychologie des Kindes- und Jugendalters. Steinkopff, Darmstadt, S 78–84

Hotamanidis S (1999) Alkoholwirkung und Bestimmung der Blutalkoholwerte. In: Lempp R, Schütze G, Köhnken G (Hrsg) Forensische Psychiatrie und Psychologie des Kindes- und Jugendalters. Steinkopff, Darmstadt, S 152–158

Keilson H (1979) Sequentielle Traumatisierung. Enke, Stuttgart

Klosinski G (1999a) Sorgerechtsverfahren. In: Lempp R, Schütze G, Köhnken G (Hrsg) Forensische Psychiatrie und Psychologie des Kindes- und Jugendalters. Steinkopff, Darmstadt, S 40–52

Klosinski G (1999b) Gutachten im umgangsrechtlichen Verfahren. In: Lempp R, Schütze G, Köhnken G (Hrsg) Forensische Psychiatrie und Psychologie des Kindes- und Jugendalters. Steinkopff, Darmstadt, S 53–64

Klosinski G (1999c) Gutachten im vormundschaftsrechtlichen Verfahren. In: Lempp R, Schütze G, Köhnken G (Hrsg) Forensische Psychiatrie und Psychologie des Kindes- und Jugendalters. Steinkopff, Darmstadt, S 65–73

Klosinski G (1999d) Namensänderungsverfahren. In: Lempp R, Schütze G, Köhnken G (Hrsg) Forensische Psychiatrie und Psychologie des Kindes- und Jugendalters. Steinkopff, Darmstadt, S 104–111

Klosinski G (1999e) Brandstiftung. In: Lempp R, Schütze G, Köhnken G (Hrsg) Forensische Psychiatrie und Psychologie des Kindes- und Jugendalters. Steinkopff, Darmstadt, S 262–268

Klosinski G, Bertsch SL (2001) Jugendliche Brandstifter – Psychodynamik, Familiendynamik und Versuch einer Typologie anhand von 40 Gutachtenanalysen. Praxis Kinderpsychol Kinderpsychiatr 50:92–103

Köhnken G (1999a) Sexueller Missbrauch. In: Lempp R, Schütze G, Köhnken G (Hrsg) Forensische Psychiatrie und Psychologie des Kindes- und Jugendalters. Steinkopff, Darmstadt, S 310–317

Köhnken G (1999b) Glaubwürdigkeit. Suggestion und Suggestibilität. Aussagefähigkeit kindlicher Zeugen, Schutz kindlicher Zeugen. In: Lempp R, Schütze G, Köhnken G (Hrsg) Forensische Psychiatrie und Psychologie des Kindes- und Jugendalters. Steinkopff, Darmstadt, S 318–372

Lempp R (1977) Jugendliche Mörder. Huber, Bern

Lempp R (1983) Gerichtliche Kinder- und Jugendpsychiatrie. Huber, Bern

Lempp R (1991) Probleme für den jugendpsychiatrischen Sachverständigen bei der Abgrenzung von Jugendlichen und Heranwachsenden. In: Frank C, Harrer G (Hrsg) Drogendelinquenz, Jugendstrafrechtsreform. Forensia-Jahrbuch 2. Springer, Berlin Heidelberg New York, S 227–235

Lempp R (1992) Wann findet endlich das Jugendgerichtsgesetz seine sinngemäße Anwendung? Z Jugendrecht 79:385–392

Lempp R (1993) Mord und Totschlag. In: Leygraf N, Volbert R (Hrsg) Die Sprache des Verbrechens – Wege zu einer klinischen Kriminologie. Festschr Wilfried Rasch. Kohlhammer, Stuttgart, S 7–12

Lempp R (1999a) Die seelische Behinderung bei Kindern und Jugendlichen als Aufgabe der Jugendhilfe, 4. Aufl. Boorberg, Stuttgart

Lempp R (1999b) Gutachten im Schadensersatzverfahren. In: Lempp R, Schütze G, Köhnken G (Hrsg) Forensische Psychiatrie und Psychologie des Kinder- und Jugendalters. Steinkopff, Darmstadt, S 74–77

Lempp R (1999c) Steuerungslabilität und Störung der Impulskontrolle. In: Lempp R, Schütze G, Köhnken G (Hrsg) Forensische Psychiatrie und Psychologie des Kindes- und Jugendalters. Steinkopff, Darmstadt, S 149–152

Lempp R (1999d) Gutachten zu nationalsozialistischen Verfolgungsschäden. In: Lempp R, Schütze G, Köhnken G (Hrsg) Forensische Psychiatrie und Psychologie des Kindes- und Jugendalters. Steinkopff, Darmstadt, S 85–87

Lempp R, Schröder S (1988) Welche Bedeutung haben Borderline-Strukturen bei schweren Gewalttaten Jugendlicher und Heranwachsender. Monatsschr Kriminol 71:106–116

Lempp R, Braunbehrens V, Eichner E von, Röcker D (1987) Die Anhörung des Kindes gemäß § 50b FGG. Bundesministerium der Justiz (Hrsg) Rechtstatsachenforschung. Bundesanzeiger

Lempp R, Schütze G, Köhnken G (1999) Praxis der psychiatrisch-psychologischen Begutachtung. In: Lempp R, Schütze G, Köhnken G (Hrsg) Forensische Psychiatrie und Psychologie des Kindes- und Jugendalters. Steinkopff, Darmstadt, S 6–20

Lösel F (1999) Erscheinungsformen der Kriminalität im Kindes- und Jugendalter (Delinquenzentwicklung, Gewaltdelikte, Eigentumsdelikte, Gruppendelikte) In: Lempp R, Schütze G, Köhnken G (Hrsg) Forensische Psychiatrie und Psychologie des Kindes- und Jugendalters. Steinkopff, Darmstadt, S 178–284

Lösel F, Bender D (1999) Eigentumsdelikte. In: Lempp R, Schütze G, Köhnken G (Hrsg) Forensische Psychiatrie und Psychologie des Kindes- und Jugendalters. Steinkopff, Darmstadt, S 246–254

Ostendorf H (1998) Das Jugendstrafverfahren. Heymanns, Köln Berlin Bonn München

Ostendorf H (1999) Rechtliche Grundlagen. In: Lempp R, Schütze G, Köhnken G (Hrsg) Forensische Psychiatrie und Psychologie des Kindes- und Jugendalters. Steinkopff, Darmstadt, S 115–126

Peters K (1965) Jugendstrafrecht. In: Handwörterbuch der Kriminologie, Bd 1, 2. Aufl. De Gruyter, Berlin

Peters K (1966) Die Grundlage in der Behandlung jugendlicher Rechtsbrecher. Monatsschr Kriminol 49:49–62

Peters K (1967a) Die prozessrechtliche Stellung des psychologischen Sachverständigen. In: Undeutsch U (Hrsg) Handbuch der Psychologie, Bd II: Forensische Psychologie. Hogrefe, Göttingen, S 768–800

Peters K (1967b) Die Beurteilung der Verantwortungsreife. In: Undeutsch U (Hrsg) Handbuch der Psychologie, Bd II: Forensische Psychologie. Hogrefe, Göttingen, S 260–295

Remschmidt H (1992) Psychiatrie der Adoleszenz. Thieme, Stuttgart

Robertz F (1999) Wenn Jugendliche morden. Forschungsstand, Erklärungsmodell und präventive Möglichkeiten. Libri-BoD, Hamburg

Salgo L (1987) Zur Namensänderung bei in Dauerpflege lebenden nichtehelichen Pflegekindern. Standesamt 40:251–258

Salgo L (1999) Rechtliche Grundlagen. In: Lempp R, Schütze G, Köhnken G (Hrsg) Forensische Psychiatrie und Psychologie des Kindes- und Jugendalters. Steinkopff, Darmstadt, S 23–39

Schönfelder T (1968) Die Rolle des Mädchens bei Sexualdelikten. Enke, Stuttgart

Schütze G (1999a) Haft- und Verhandlungsfähigkeit. In: Lempp R, Schütze G, Köhnken G (Hrsg) Forensische Psychiatrie und Psychologie des Kindes- und Jugendalters. Steinkopff, Darmstadt, S 136–137

Schütze G (1999b) Zur Struktur der §§ 20 und 21 StGB. In: Lempp R, Schütze G, Köhnken G (Hrsg) Forensische Psychiatrie und Psychologie des Kindes- und Jugendalters. Steinkopff, Darmstadt, S 142–146

Schütze G (1999c) Die Maßregeln (§§ 64 und 54 StGB). In: Lempp R, Schütze G, Köhnken G (Hrsg) Forensische Psychiatrie und Psychologie des Kindes- und Jugendalters. Steinkopff, Darmstadt, S 147–148

Schütze G (1999d) Die tiefgreifende Bewusstseinstörung. In: Lempp R, Schütze G, Köhnken G (Hrsg) Forensische Psychiatrie und Psychologie des Kindes- und Jugendalters. Steinkopff, Darmstadt, S 179–183

Schütze G (2001) Persönlichkeitsmerkmale rechter Gewalttäter ais jugendpsychiatrischer Sicht. DVJJ-Journal 12:36–39

Schütze G, Schmitz G (1999) Strafrechtliche Verantwortlichkeit, Strafreife und schädliche Neigungen. In: Lempp R, Schütze G, Köhnken G (Hrsg) Forensische Psychiatrie und Psychologie des Kindes- und Jugendalters. Steinkopff, Darmstadt, S 122–134

Spiel W (1993) Das Wiener Konzept der »Persönlichkeitsentwicklungsstörung«. In: Poustka F, Lehmkuhl U (Hrsg) Gefährdung der kindlichen Entwicklung. Quintessenz, München, S 207–213

Steller M, Volbert R, Wellershaus P (1993) Zur Beurteilung, von Zeugenaussagen: Aussagepsychologische Konstrukte und methodische Strategien. In: Montada L (Hrsg) Bericht über den 38. Kongress der Deutschen Gesellschaft für Psychologie, Trier 1992, Bd 2. Hogrefe, Göttingen, S 367–376

Villinger W (1955) Das neue Jugendgerichtsgesetz aus jugendpsychiatrischer Sicht. Prax Kinderpsychol Kinderpsychiatr 4:1–5

Weber D (1962) Beurteilung der Adoptionseignung. In: Villinger W, Stutte H (Hrsg) Jahrbuch Jugendpsychiatrie und Grenzgebiete, Bd III. Huber, Bern, S 93–97

Spezieller Teil

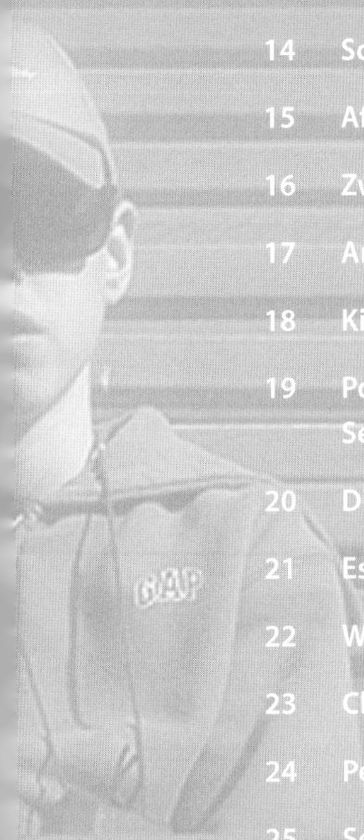

Epilepsie

C. Eggers

Bereits im 18. Jahrhundert waren wesentliche Tatsachen über die Epilepsie bekannt. Der französische Neurologe Samuel-Auguste Tissot hat sie in seinem »Traité de l'épilepsie« (1770) dargestellt. Vieles von dem, was er beschrieben hat, ist heute noch gültig, z. B. seine Feststellung, dass als Ursache für die Epilepsie sowohl prädisponierende als auch auslösende Faktoren (eine »reizende Ursache«) eine Rolle spielen und dass zwischen anlagebedingten »essentiellen« (genuinen) und durch Hirn- oder Allgemeinerkrankungen hervorgerufenen (symptomatischen) Epilepsien zu unterscheiden sei (Karbowski 1995). Im ausgehenden 19. Jahrhundert führte J.H. Jackson (1879) das Auftreten epileptischer Anfälle auf elektrische Entladungen der Hirnrinde zurück. Zu Beginn des 20. Jahrhunderts leitete Hans Berger die ersten elektrischen kortikalen Potenziale und wenig später, zeitgleich mit Prawdicz-Neminski (1925), das Schädel-EEG beim Menschen ab.

11.1 Allgemeine Grundlagen

Zerebrale Anfälle sind einschneidende, häufige und das Kind und seine Familie belastende Ereignisse. Etwa 4% aller Kinder haben im Laufe der Kindheit mindestens einen Anfall, mehr als 75% der Epilepsien manifestieren sich vor dem 18. Lebensjahr. Die Prävalenz zerebraler Anfallsleiden in der Allgemeinbevölkerung liegt bei 0,5–1%. Obwohl die klinische und wissenschaftliche Beschäftigung mit der Epilepsie eine bis weit in die vorchristliche Zeit zurückliegende Tradition hat, wurden in jüngster Zeit wesentliche Fortschritte in Bezug auf Ätiologie, Pathophysiologie, Syndromatologie und Therapie erzielt, die von großer praktischer Bedeutung für die betroffenen Patienten sind.

Für das Kindes- und Jugendalter besonders relevant sind z. B. hereditäre zerebrale Reifungsstörungen, die mit fokalen oder multifokalen Krampfanfällen, kognitiven Teilleistungsstörungen, Aphasie, Dysarthrie und bei zu später Diagnose mit demenziellen Entwicklungen einhergehen können. Hierzu gehören u. a. das Landau-Kleffner-, das ESES-, das Pseudo-Lennox-Syndrom und die Rolandische Epilepsie, Krankheitsbilder, die frühzeitig diagnostiziert werden müssen, um eine ungünstige Prognose und eine u. U. maligne Verschlechterung der psychomentalen Entwicklung des betroffenen Kindes zu vermeiden.

Kenntnisse der Pathophysiologie, der Altersgebundenheit, des klinischen Ablaufs und der begleitenden EEG-Veränderungen des jeweiligen Anfallsleidens sind unabdingbare Voraussetzung für eine effiziente Therapie. Dazu gehört auch ein optimaler Wissensstand über die pharmakologischen Wirkungsgrundlagen und die Nebenwirkungen der einzelnen Antiepileptika. Durch die Weiterdifferenzierung diagnostischer hirnanatomischer und -funktioneller Verfahren sowie durch die Verfeinerung neurochirurgischer Techniken konnten das therapeutische Arsenal bereichert und die Quote sog. therapieresistenter Anfallsleiden reduziert werden.

Einen wichtigen Stellenwert nimmt die psychosoziale Betreuung des anfallskranken Kindes ein: Schulische und berufliche Förderung entsprechend seiner kognitiven Entwicklung, individuelle Psychotherapie und Familientherapie mit dem Ziel der Krankheitsbewältigung. Gerade diese Tätigkeit stellt höchste Anforderungen an den Kinder- und Jugendpsychiater und setzt Einfühlungsvermögen, Fingerspitzengefühl und ein umfassendes Wissen über die vielfältigen Aspekte der Anfallskrankheiten voraus.

11.1.1 Definition, Klassifikation und Häufigkeit

Zerebrale Anfallskrankheiten sind paroxysmal auftretende neurale Entladungsphänomene, die sich unter verschiedenartigen phänomenologischen Erscheinungsweisen äußern können. Je nach Lokalisation der neuralen Entladung im ZNS stehen motorische, sensible, sensorische, vegetative oder psychopathologische Phänomene mit oder ohne Bewusstseinsveränderungen im Vordergrund der klinischen Symptomatologie.

! Ist ein Anfallsleiden chronisch-rezidivierend, so spricht man von einer Epilepsie.

Die Symptomatik zerebraler Anfälle ist äußerst variabel. Entsprechend schwierig und uneinheitlich ist die Klassifikation. Je nach Bewertung ätiologischer, klinischer, neurophysiologischer oder lokalisatorischer Gesichtspunkte ergeben sich unterschiedliche Klassifikationskriterien. Wie erwähnt, wurden früher die Epilepsien in genuine oder symptomatische unterschieden. Da jedoch der epileptische Anfall in jedem Fall Ausdruck einer gestörten Hirnfunktion ist, ist eine solche Einteilung nicht sehr logisch, und es ist besser, zwischen Epilepsien bekannter und unbekannter Genese zu unterscheiden.

! Je nach intra- oder extrazerebraler Genese lassen sich primär-zerebrale und sekundär-zerebrale Anfälle unterscheiden.

Sekundär-zerebrale Anfälle beeinflussen nur sekundär die zerebrale Reizschwelle, wie z. B. extrazerebrale virämische Infekte, die mit zerebralen Konvulsionen einhergehen (sog. Fieber- bzw. Infektkrämpfe). Solche Anfälle, die an eine akute Erkrankung gebunden sind, werden als Gelegenheitskrämpfe bzw. als symptomatische oder okkasionelle Anfälle bezeichnet. Demgegenüber stehen die **chronisch-rezidivierenden Anfälle,** die weitgehend unabhängig von akuten Erkrankungen auftreten und im eigentlichen Sinne als epileptisch bezeichnet werden. Die Übergänge zwischen symptomatischen (okkasionellen) und epileptischen Anfällen sind allerdings fließend. So kann z. B. ein Infektkrampf Initialsymptom einer überwiegend genetisch determinierten chronisch-rezidivierenden Epilepsie sein.

Bei längerer Dauer (länger als 30 min) oder bei ausbleibender Erholung zwischen den Anfällen spricht man von einem **Status epilepticus.** Er kann fokaler (Jackson-Status) oder generalisierter Natur (Absencestatus, tonisch-klonischer Status) sein.

Im modernen Schrifttum werden die von der internationalen Liga gegen Epilepsie ausgearbeiteten Richtlinien berücksichtigt, die sich im Wesentlichen auf klinisch-elektroenzephalographische Einteilungsprinzipien stützen. Die Klassifikation erfolgt also nach klinisch-phänomenologischen Gesichtspunkten unter Berücksichtigung der iktalen (= im Anfall) und interiktalen (= im Anfallsintervall) EEG-Befunde.

! Es wird grundsätzlich zwischen generalisierten und fokalen (partiellen) Anfallsformen unterschieden.

Bei **generalisierten Anfällen** weisen die initialen klinischen Symptome auf die Einbeziehung beider Hemisphären hin. Die iktalen EEG-Muster sind initial bilateral, sie spiegeln ausgebreitete Entladungen in beiden Hemisphären wider. Bei **fokalen Anfällen** weisen die ersten klinischen und elektroenzephalographischen Veränderungen auf eine Aktivierung eines herdförmig begrenzten Neuronensystems hin. Ist das Bewusstsein nicht gestört, handelt es sich um einfache fokale Anfälle; liegt eine Bewusstseinsstörung vor, handelt es sich um komplexe fokale Anfälle. Ein fokaler Anfall kann in einen generalisierten motorischen Anfall übergehen. Bei der Mehrzahl der einfachen fokalen Anfälle ist nur eine Hemisphäre involviert, während bei komplexen fokalen Anfällen beide Hemisphären betroffen sind (▣ Tabelle 11.1).

Die **Häufigkeit** der Epilepsien wird mit 0,5–1% der Grundbevölkerung angegeben. 50% der Betroffenen sind unter 16 Jahre alt. Zerebrale Anfälle sind im Kindes- und Jugendalter häufig. Das wird aus folgenden Zahlen deutlich: Etwa 4% aller Kinder haben im Laufe der Kindheit mindestens einen zerebralen Anfall, wobei Neugeborenenkrämpfe unberücksichtigt sind; mehr als 75% der Epilepsien manifestieren sich vor dem 18. Lebensjahr. Die Morbidität, d. h. das Erkrankungsrisiko, liegt bei etwa 6‰ im Alter bis zu 9 Jahren; die Prävalenz liegt bei 4,5‰ für den gleichen Altersabschnitt (Doose 1998). Die jährliche Inzidenzrate für epileptische Anfälle bei Kindern unter 16 Jahren liegt bei 1,4‰.

Die meisten Epilepsien manifestieren sich im frühen und späten Kindesalter, wobei es alterstypische Prädilektionen gibt (▣ Tabelle 11.2).

11.1.2 Ätiologie und Pathogenese

! Jedem zerebralen Anfall liegt eine exzessiv erhöhte Frequenz und abnorme Synchronie neuronaler Entladungen zugrunde. Sind größere Neuronenverbände betroffen, so kommt es zu klinischen Anfallssymptomen, die von der Lokalisation und Ausbreitung der neuralen Entladungen bestimmt werden.

Je größer die Anzahl der epileptisch aktiven Neurone, desto geringer ist die Komplexität der bioelektrischen Hirntätigkeit, was sich darin zeigt, dass die Neurone von einem asynchronen in einen synchronen Zustand übergehen. Dies lässt sich bereits Minuten vor einem epileptischen Anfall nachweisen. Überschreitet die Zahl der synchronisierten Neurone einen kritischen Wert, kommt es zu einem zerebralen Krampfanfall. Im epileptischen Herd ist die Synchronisation jeweils am höchsten.

Ist die neuronale Entladung fokal begrenzt, so resultieren klinisch fokale (Herd-)Anfälle. Breitet sich die neuronale Entladung weiter aus, so kommt es zu generalisierten zerebralen Anfällen. Auf der neuronalen Ebene kommt es zu paroxysmalen rechteckförmigen Membrandepolarisationen, die als das spezifische neuronale Äquivalent des epileptischen Prozesses angesehen und als »paroxysmal depolarization shift« (PDS) bezeichnet werden. Die Erregbarkeit der Nervenmembran wird u. a. durch neurotransmitterabhängige Ionenkanäle reguliert, die eine zentrale Bedeutung für die elektrische Erregbarkeit von Nerven- und Muskelzellen haben. Es handelt sich dabei um membranständige Proteine, die selektive Poren für Na^+, K^+, Cl^- und Ca^{++}-Ionen bilden. Die für diese Ionen zuständigen Kanäle vermitteln die Kommunikation mit der Umwelt und leiten Informationen innerhalb des Körpers über elektrische Aktionspotenziale und synaptische Übertragungsmechanismen weiter.

Durch Öffnung und Schließung der Ionenkanäle werden die bioelektrische Membranspannung der Nervenzelle (Membranpotenzial) und entsprechende Depolarisations- und Repolarisationsvorgänge reguliert. Die Weiterleitung von elektrischen Signalen (= neurale Informationen) von einem Neuron zum anderen erfordert ein adäquates Zusammenspiel von Öffnungs- und Schließungsvorgängen an der Zellmembran, was wiederum einen korrekt ablaufenden Wechsel von De- und Repolarisationsmechanismen zur Folge hat. Durch einen ver-

Tabelle 11.1. Klassifikation epileptischer Anfälle

	Klinik	EEG
1	**Generalisierte Anfälle** Bei generalisierten Anfällen weisen die initialen klinischen Symptome auf die Einbeziehung beider Hemisphären hin. Die iktalen EEG-Muster sind initial bilateral, sie spiegeln ausgebreitete Entladungen in beiden Hemisphären wider.	
1.1	**Absencen:** a) nur mit Bewusstseinsstörung b) mit milder klinischer Komponente c) mit atonischer Komponente d) mit tonischer Komponente e) mit Automatismen f) mit autonomen Komponenten (b bis f kann isoliert oder in Kombination auftreten)	**Iktal:** meist regelmäßige und symmetrische 3 Hz, manchmal 2–4 Hz Spike-wave-Komplexe oder Poly-spike-wave-Komplexe bilateral **Interiktal:** Grundaktivität meist normal; paroxysmale Spike-wave-Komplexe können auftreten, meist regelmäßig und symmetrisch
1.2	**Atypische Absencen** a) Tonusveränderungen können ausgeprägter sein b) Anfallsbeginn und -ende sind nicht abrupt	**Iktal:** EEG heterogener mit irregulären Spike-wave-Komplexen, schneller Aktivität oder anderer paroxysmaler Aktivität **Interiktal:** Grundaktivität meist abnorm; paroxysmale Aktivität wie Spikes oder Spike-wave-Komplexe oft irregulär und asymmetrisch
1.3	**Myoklonische Anfälle** myoklonische Zuckungen (einzeln oder multipel)	**Iktal:** Poly-spike-wave- manchmal Spike-wave- oder Sharp-slow-wave Entladungen **Interiktal:** wie iktales EEG
1.4	**Klonische Anfälle:**	**Iktal:** schnelle Aktivität (10/s oder mehr) und langsame Wellen; gelegentlich Spike-wave-Muster **Interiktal:** Spike-wave- oder Poly-spike-wave-Komplexe
1.5	**Tonische Anfälle**	**Iktal:** niederamplitudige schnelle Aktivität oder 9–10/s und schnellere Rhythmen mit abnehmender Frequenz und zunehmender Amplitude **Interiktal:** Grundaktivität oft abnorm; mehr oder weniger rhythmische Sharp-slow-waves, manchmal asymmetrisch
1.6	**Tonisch-klonische Anfälle:** Myoklonische Anfälle können sich mit atonischen oder tonischen Anfällen kombinieren	**Iktal:** rhythmische Aktivitäten um 10/s und mehr, während der tonischen Phase abnehmend in Frequenz und zunehmend in Amplitude, unterbrochen durch langsame Wellen in der klonischen Phase **Interiktal:** Poly-spike-wave-Komplexe
2	**Fokale (partielle, lokale) Anfälle**	
2.1	**Einfache fokale Anfälle** (Bewusstsein nicht gestört).	**Iktal:** fokale, kontralaterale Entladungen, beginnend über der korrespondierenden Area der kortikalen Repräsentation (im Oberflächen-EEG nicht immer nachweisbar) **Interiktal:** lokalisierte, kontralaterale Entladungen
2.1.1	mit motorischen Zeichen a) fokal-motorisch ohne »march« b) fokal-motorisch mit »march« c) adversiv d) postural e) phonatorisch (Vokalisation oder Unterbrechung des Sprechens)	
2.1.2	mit somatosensorischen oder spezifisch-sensorischen Symptomen (einfache Halluzinationen, z. B. Klingeln, Brummen, Lichtblitze) a) somatosensorisch d) olfaktorisch b) visuell e) gustatorisch c) auditiv f) vertiginös	

■ Tabelle 11.1 (Fortsetzung)

	Klinik	EEG
2.1.3	mit autonomen Symptomen (einschließlich epigastrischer Sensationen, Blässe, Schwitzen, Erröten, Gänsehaut, Pupillenerweiterung)	
2.1.4	mit psychischen Symptomen (Störungen von höheren zerebralen Funktionen); diese treten nur selten ohne Störung des Bewusstseins auf und sind viel häufiger bei komplexen fokalen Anfällen (psychomotorischen Anfällen) zu beobachten a) dysphasisch b) dysmnestisch (z.B. Déjà-vu-Erlebnis) c) kognitiv (z. B. Dämmerzustände, Störungen des Zeitgefühls) d) affektiv (Furcht, Ärger usw.) e) Illusionen (z. B. Makropsie) f) strukturierte Halluzinationen (z. B. Musik, Szenen)	
2.2	**Komplexe fokale Anfälle** (mit Störung des Bewusstseins; manchmal Beginn mit einfacher Symptomatologie).	**Iktale**: unilaterale, häufig auch bilaterale Entladungen, diffus oder fokal in den temporalen oder frontotemporalen Regionen **Interikteral**: unilateraler oder bilateraler, meist asynchroner Fokus in der Regel temporal oder frontal
2.3	**Fokale Anfälle, die in sekundär generalisierte Anfälle übergehen** a) einfache fokale Anfälle, die in generalisierte Anfälle übergehen, b) komplexe fokale Anfälle, die in generalisierte Anfälle übergehen c) einfache fokale Anfälle, die zunächst in komplexe fokale, dann in generalisierte Anfälle übergehen	**Iktal**: die bei den komplexen fokalen Anfällen beschriebenen Veränderungen generalisieren rasch sekundär
3	**Unklassifizierbare epileptische Anfälle** Sie schließen alle Anfälle ein, die wegen inadäquater oder inkompletter Daten nicht klassifizierbar sind, ferner solche, die in o. g. Kategorien nicht passen, z. B. manche Neugeborenenkrämpfe, rhythmische Augenbewegungen, Kau- oder Schwimmbewegungen	

■ Tabelle 11.2. Altersgebunden auftretende Epilepsien

Altersperiode	Anfallsform
Neugeborenenperiode	Symptomatische Neugeborenenkrämpfe, familiäre Neugeborenenkrämpfe
Kleinkindesalter	Fieberkrämpfe, BNS-Krämpfe, Absencen, myoklonisch-astatische Anfälle, Lennox-Gastaut-Syndrom, alternierende Hemi-Grand-mal-Anfälle
Schulalter	Absencen, myoklonisch-astatische Anfälle, Lennox-Gastaut-Syndrom, Landau-Kleffner-Syndrom, Rolando-Epilepsie, ESES-Syndrom, autosomal-dominante Frontallappenepilepsie, Epilepsia partialis continua (Koshewnikow), benigne fokale Epilepsie mit okzipitalen Spikes (Gastaut), psychomotorische Anfälle (Temporallappenepilepsie), atypische benigne Partialepilepsie (Pseudo-Lennox-Syndrom)
Jugendalter	Juveniles myoklonisches Petit-mal, Juvenile Absenceepilepsie, Temporallappenepilepsie mit Aufwach-Grand-mal (primär generalisierte Grand-mal-Anfälle)

mehrten Einstrom von Na^{+}- oder Ca^{++}-ionen in das Zellinnere kommt es zu einer Depolarisation der Zellmembran.

Zur Ausbreitung der epileptischen Erregung tragen auch Änderungen der extrazellulären Ionenkonstellation bei: Anstieg der extrazellulären Kaliumaktivität und Abfall der extrazellulären Kalziumaktivität unmittelbar vor Beginn eines epileptischen Anfalls. Durch beide Phänomene kommt es zu einer Verstärkung der neuronalen Erregbarkeit und damit zu einer Bahnung epileptischer Entladungen. Dabei kommt es zu der erwähnten prolongierten Depolarisation der Nervenzellmembran (PDS). Die erhöhte extrazelluläre Kaliumaktivität kann die gliale Synthese inhibitorischer Aminosäuren (GABA) anstoßen, welche an der Eindämmung der Erregungsausbreitung mitwirkt (Abb. 11.1). Darüber hinaus normalisieren die Gliazellen die Anhäufung von Kaliumionen im Extrazellulärraum, die während der Depolarisationsvorgänge entstanden ist (Stefan 1999).

! Auch bei der Epilepsie liegen Störungen in der synaptischen Informationsübertragung vor, in erster Linie infolge eines Ungleichgewichts zwischen inhibitorischen und exzitatorischen Transmittern, insbesondere zwischen Glutamat und GABA.

GABA ist ein inhibitorischer Neurotransmitter, er wirkt hemmend sowohl auf die prä- als auch auf die postsynaptische neuronale Impulsübertragung (präsynaptische Hemmung: GABA hemmt die Freisetzung erregender Neurotransmitter; postsynaptische Hemmung: GABA führt zu einer Hyperpolarisation der postsynaptischen Membran, wodurch das postsynaptische Neuron gegenüber allen afferenten Impulsen weniger empfindlich reagiert). Die Hyperpolarisation geschieht durch eine Öffnung des Chloridionenkanals, wodurch vermehrt negativ geladene Chlorionen in das Innere des Neurons einströmen. GABA verstärkt die neuronale Permeabilität für Chlorionen. Die daraus resultierende Hyperpolarisation der Nervenzelle macht sie bioelektrisch weniger erregbar. Eine gegenteilige Wirkung hat der glutamaterge N-Methyl-D-Aspartat (NMDA)-Rezeptor, der durch Öffnung der Kalzium- und Natriumkanäle einen vermehrten Einstrom dieser Ionen in das Zellinnere verursacht, wodurch es zu einer Depolarisation und einer Abschwächung der darauf folgenden Repolarisation der Nervenzelle kommt, was mit einer gesteigerten Erregbarkeit einhergeht (▶ s. Abb. 11.1).

Abb. 11.1. **Intra- und extrazelluläre Grundlagen epileptischer Aktivität.** (Aus Stefan 1999)

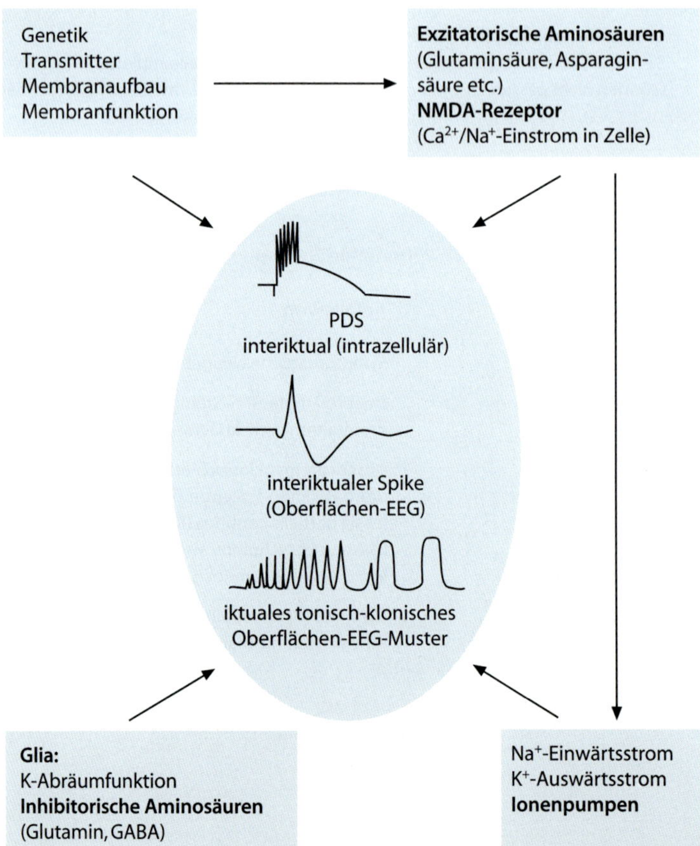

GABAerge Neurone spielen eine entscheidende Rolle sowohl bei der Entstehung und Ausbreitung als auch bei der Unterdrückung der epileptischen Aktivität.

Beeinträchtigungen der durch GABA vermittelten Hemmung steigern infolge eines Übergewichts erregender Systeme (Glutamat, Aspartat) die **Krampfbereitschaft**. Eine überschießende Inhibition GABAerger Neurone und eine besondere Charakteristik von Membraneigenschaften mit T-Kalzium-Kanälen ist z. B. für die Iktogenese von Absencen von Bedeutung, für die u. a. synchronisierte Entladungen des Nucleus reticularis thalami verantwortlich gemacht werden, wobei wiederum T-Kalzium-Kanäle und GABA-A- und GABA-B-Rezeptoren ursächlich eine Rolle spielen. Die gute therapeutische Wirkung von Suxinutin bei Absencen ist durch dessen Blockade thalamischer T-Kalzium-Ionen zu erklären.

Im Liquor von epilepsiekranken Kindern und Erwachsenen wurde eine Verminderung der GABA nachgewiesen und Medikamente wie z. B. Valproinsäure, die mit einer Verstärkung der GABAergen Inhibition im Gehirn einhergehen, beeinflussen die Krampfbereitschaft günstig. Benzodiazepine, die starke antikonvulsive Eigenschaften besitzen, potenzieren in höchst differenzierter Weise die inhibitorische Wirkung der GABA: Sie verstärken sowohl die prä- als auch die postsynaptische Hemmung der GABA.

Eine Erhöhung der prä- und postsynaptischen Erregbarkeit dürfte eine Ausbreitung neuraler Entladungen begünstigen und damit einer Ausbreitung epileptischer Erregungen Vorschub leisten. Wiederholen sich solche Entladungen, führen sie zur Bahnung weiterer epileptischer Entladungen, ein Phänomen, das als »kindling« bezeichnet wird und das für den Pathomechanismus chronisch-rezidivierender zerebraler Anfälle von grundlegender Bedeutung ist. Im Verlauf des »kindling« ändert sich die Sensitivität der Glutamatrezeptoren einerseits und die GABA-Konzentration andererseits (Lopez Da Silva et al. 1992).

Die Fähigkeit zu einem zerebralen Anfall aufgrund gesteigerter neuronaler Entladungen (»physiologische Krampffähigkeit«) ist jedem Menschen eigen, auf entsprechende physikalische und chemische Einwirkungen reagiert das menschliche Gehirn mit einem epileptischen Anfall, z. B. nach einem Elektroschock, bei einer abrupt einsetzenden Hypoglykämie (Insulinschock), nach Cardiazolgabe oder nach Analeptikaapplikation in Überdosis.

Eine pathologische (erhöhte) Krampffähigkeit liegt dann vor, wenn bereits geringe Schwankungen des biologischen Gleichgewichts einen zerebralen Anfall zur Folge haben (Fieber, Schlafentzug, Menstruation, Alkohol- und Koffeinabusus).

Die Krampfbereitschaft ist altersabhängig, sie korreliert mit der Hirnreifung und ist in den ersten 4 Lebensjahren am größten. So reagieren etwa 5% aller Säuglinge und Kleinkinder auf fieberhafte Infekte mit sog. Fieberkrämpfen.

Die Krampfbereitschaft ist darüber hinaus weitgehend genetisch determiniert. Bei der Manifestation zerebraler Anfälle spielen neben genetischen Faktoren zahlreiche andere, vor allem exogene Noxen eine Rolle; zerebrale Anfälle sind in der Regel multifaktoriell bedingt. Je größer die genetische Disposition und je stärker die einwirkende exogene Noxe, desto höher ist die Manifestationswahrscheinlichkeit eines zerebralen Anfallsleidens. Als exogene Noxen können vor allem sämtliche prä-, peri- und postnatalen Hirnschädigungen angesehen werden, also metabolisch-genetische Oligophrenien, neurokutane Syndrome, neurodegenerative Erkrankungen, akute und chronische Infektionen des Gehirns, toxische Hirnschäden, Feto- und Embryopathien, Chromosomenaberrationen, Hirntumoren, Schädel-Hirn-Traumen, Missbildungen des Gehirns, seiner Häute und der Hirngefäße (s. folgende Übersicht).

Ätiologische Faktoren für eine erhöhte Krampfbereitschaft
- Genetische Dispositionen
- Hirnorganische Missbildungen
- Akute ZNS-Erkrankungen
- Extrazerebrale fieberhafte Infekte
- Exogene Intoxikationen
- Metabolische Störungen
- Metabolisch-genetische Oligophrenien
- Neurokutane Syndrome
- Neurodegenerative Erkrankungen
- Chromosomenaberrationen
- Feto-, Embryopathien
- Hirntumoren
- Schädel-Hirn-Traumen

11.1.3 Diagnostik

Die Diagnose und Differenzialdiagnose von zerebralen Anfällen beruht in erster Linie auf einer differenzierten Anamneseerhebung und Anfallsbeschreibung sowie einer sorgfältigen klinischen Diagnostik einschließlich wiederholter elektroenzephalographischer Untersuchungen.

Durch eine sorgfältige Anfallsbeschreibung bzw. -beobachtung lässt sich in der Regel die richtige Unterscheidung zwischen fokalen und primär generalisierten Anfällen treffen. Dies ist von großer diagnostischer und therapeutischer Relevanz.

Bei schwer klassifizierbaren Anfällen, zur Unterscheidung zwischen epileptischen und anderen Anfallsformen und zur genaueren Fokuslokalisation bei pharmakotherapieresistenten Epilepsien ist eine simultane Doppelbild-Aufzeichnung (EEG-Ableitung mit Videomonitoring) indiziert. Bei symptomatischen, fokalen therapieresistenten Epilepsien sind bildgebende Verfahren (CT, MRT, SPECT, PET) und u. U. eine Magnetenzephalographie (MEG) notwendig, um den epileptogenen Fokus besser lokalisieren zu können. Diese Verfahren sind sinnvoll bei der Entscheidungsfindung einer neurochirurgischen Herdentfernung. Wichtig sind regelmäßige blutchemische Untersuchungen vor und während einer antiepileptischen Therapie. Einen Überblick über die wichtigsten diagnostischen Maßnahmen bei Verdacht auf ein zerebrales Anfallsleiden gibt folgende Übersicht.

Diagnostische Maßnahmen bei Verdacht auf Epilepsie

- Detaillierte Anfallsbeschreibung
- Gezielte Befragung
  - Auren, Bewusstseinslage
  - Herdzeichen, Seitendifferenzen
  - Zungenbiss, Urin- oder Stuhlabgang
  - tageszeitliches Auftreten
  - Frequenz, Auslöser
  - somatische und psychische Begleitsymptome
- Familien- und Eigenanamnese
- Klinisch-interne und neurologische Untersuchung
- Blutchemische Untersuchungen
  - Blutbild einschließlich Thrombozyten
  - Elektrolyte
  - Leber- und Nierenfunktion
  - Gerinnungsstatus
  - Vitamin B_{12}, Folsäure
- Psychologische Testung
  - Grundintelligenz
  - kognitive Teilleistungsschwächen
  - spezielle neuropsychologische Tests (Sprache, Gedächtnis, visuelle und räumliche Orientierung)
  - hirntopographische Lokalisationen
- EEG-Ableitung
  - mindestens 30 min, einschließlich Hyperventilation und Photostimulation
  - evtl. Schlaf-EEG
  - evtl. Video-Monitoring
  - präoperativ: automatisches EEG-Monitoring (»Templas«)
- Magnetenzephalographie (MEG)
- Computertomographie
- Kernspintomographie

11.2 Anfallsformen

11.2.1 Gelegenheitskrämpfe

Gelegenheitskrämpfe sind symptomatische zerebrale Anfälle als Folge direkt auf das Gehirn einwirkender akutentzündlicher, toxischer, metabolischer oder traumatischer Noxen. Infolge der im Kleinkindesalter erhöhten Anfallsbereitschaft sind Gelegenheitskrämpfe in dieser Altersphase besonders häufig. Am häufigsten sind die Neugeborenenkrämpfe, die posttraumatischen Anfälle und die Fieberkrämpfe.

Neugeborenenkrämpfe

Symptomatik

Anfälle in der Neugeborenenperiode treten etwa in 5% dieser Altersgruppe auf. In der Regel sind sie Folge einer zerebralen Schädigung (Hirnblutung, Hypoxie, Ikterus, Geburtstrauma, Meningoenzephalitis). Infolge der zerebralen Unreife, noch nicht voll entwickelter Myelinisierung und noch undifferenzierter Synaptogenese kommt es noch nicht zur Ausbildung generalisierter symmetrischer tonisch-klonischer Anfälle. Die Anfallsmuster sind vielmehr polymorph, unreif, fragmentarisch: rasch wechselnde Kloni der Extremitäten, feinschlägige Myoklonien der Augenlider, Zehen und Finger, Atemdepressionen, paroxysmale Blickwendungen, orale Automatismen mit Speichelfluss. Auch im EEG fehlen generalisierte synchrone Aktivitätsänderungen, stattdessen kommen fokale und multifokale amplitudenniedrige Sharp waves und fokale oder generalisierte Amplitudendepressionen und Frequenzverlangsamungen vor.

Therapie und Prognose

Therapeutisch stehen symptomatische Maßnahmen im Vordergrund (Ausgleich eines vorliegenden Säure-Basen-Elektrolytdefizits, bei Hypoglykämie Gabe von 5 ml/kg KG 10%ige Glukose i. v., bei Hypokalzämie 5–10 ml 10%iges Kalziumglukonat i. v.). Unter den Antikonvulsiva ist das Phenobarbital Mittel der 1. Wahl (Anfangsdosis 15 mg/kg KG), bei Erfolglosigkeit ist die intravenöse Gabe von Clonazepam indiziert (cave: Atemdepression!).

Die Prognose der Neugeborenenkrämpfe ist ungünstig, die Mortalität liegt bei 30%. 40% der überlebenden Kinder bleiben zerebral geschädigt. Bei etwa 25% der Kinder entwickelt sich eine Epilepsie, die sich in der Mehrzahl der Fälle innerhalb der ersten beiden Lebensjahre manifestiert.

Benigne familiäre Neugeborenenkrämpfe

Es gibt eine sehr seltene Form, die allerdings unter ätiologischen Aspekten von großer Bedeutung ist: die

▼

sog. benignen familiären Neugeborenenkrämpfe. Es sind fokale oder generalisierte klonische Krampfanfälle, die typischerweise in der 1. Lebenswoche beginnen und spontan spätestens bis zum 6. Lebensmonat verschwinden. Sie werden autosomal dominant vererbt. Das verantwortliche Gen liegt auf Chromosom 20, Region q13.2–13.3. Ein möglicher weiterer Genort liegt auf Chromosom 8q24. Es handelt sich dabei um zwei neuronale Kaliumkanalgene, die mutiert sind. Durch die Mutationen kommt es zu einem verminderten neuronalen Kaliumstrom, infolgedessen zu einer Hemmung der Repolarisation der Zellmembran und zu einer dadurch bedingten neuronalen Übererregbarkeit mit daraus resultierenden zerebralen Krampfanfällen. Bei etwa 15% der Betroffenen treten später im Verlauf des Lebens weitere epileptische Anfälle auf.

Posttraumatische Anfälle

Symptomatik

Zerebrale Anfälle nach einem Schädel-Hirn-Trauma werden nach ihrer zeitlichen Manifestation in Frühest- oder Sofortanfälle, Frühanfälle und die sog. Spätepilepsie eingeteilt. Die **Frühestanfälle** treten wenige Sekunden nach dem Trauma auf, sie sind sehr selten und treten am ehesten noch bei Kleinkindern auf. **Frühanfälle** manifestieren sich innerhalb der ersten 4 Wochen nach dem Trauma, sie sind in den ersten 5 Lebensjahren doppelt so häufig wie später. In 60% der Fälle treten sie innerhalb von 24 h nach dem Trauma auf; zwei Drittel sind fokaler, ein Drittel generalisierter Natur.

Bei Frühanfällen müssen intrakraniale, epidurale oder subdurale Blutungen oder eine intrazerebrale Kontusionsblutung ausgeschlossen werden. Als posttraumatische **Spätanfälle** werden alle zerebralen Krampfanfälle bezeichnet, die nach der Akutphase, in der Regel nach der ersten Krankheitswoche, auftreten.

Therapie und Prognose

Der Nutzen einer prophylaktischen Therapie ist umstritten, behandelte Kinder scheinen seltener an einer posttraumatischen Epilepsie zu erkranken als unbehandelte. Deshalb ist eine zeitlich begrenzte prophylaktische antiepileptische Therapie zu empfehlen, insbesondere bei folgenden Risikofaktoren: Alter jünger als 10 Jahre, penetrierendes Schädel-Hirn-Trauma, lang dauernde posttraumatische Bewusstlosigkeit, familiäre Epilepsiebelastung, hypersynchrone Aktivität im EEG.

Die Prognose der Frühestanfälle ist gut, das Epilepsierisiko ist nicht erhöht. Dagegen manifestiert sich bei 20–30% der Kinder mit posttraumatischen Frühanfällen eine posttraumatische Epilepsie (Latenz: in etwa der Hälfte der Fälle weniger als ein Jahr nach dem Trauma, sonst bis zu 4-jähriges Intervall).

Fieberkrämpfe

Symptomatik

Fieberkrämpfe haben für das Kindesalter eine besondere Bedeutung; sie sind im Alter zwischen dem 6. Lebensmonat und dem 3. Lebensjahr recht häufig, vorher und nachher relativ selten. Etwa 2–4% aller Kinder unter 5 Jahren erleiden mindestens einen Fieberkrampf. Fieber- bzw. Infektkrämpfe sind definitionsgemäß auf das Säuglings- und Kleinkindesalter beschränkt und durch extrazerebrale Infekte bedingt. Knaben sind häufiger betroffen als Mädchen; bei einer zerebralen Vorschädigung verdreifacht sich das Manifestationsrisiko für Fieberkrämpfe. Der Manifestationsgipfel liegt im 2. Lebensjahr. Die Wahrscheinlichkeit einer frühen Manifestation erhöht sich mit der Stärke der Vorschädigung.

Die Fieberkrämpfe treten vorwiegend während des ersten Fieberanstiegs im Rahmen eines Infekts auf. Sie laufen in der Regel tonisch-klonisch-generalisiert ab, etwa 10% verlaufen tonisch oder atonisch, 15% weisen Herdzeichen auf. Typisch ist die kurze Dauer von wenigen Minuten: 60% weniger als 10 min, 2% länger als 1 h. Die Anfälle können innerhalb eines Infekts mehrfach auftreten und sich evtl. zu einem Status entwickeln. Anfälle mit fokalen Symptomen weisen in der Regel auch neurologische Herdzeichen auf (Reflexasymmetrien, Pyramidenbahnsymptome, postiktale Paresen).

Diagnose und Differenzialdiagnose

In diagnostischer Hinsicht müssen eine Meningitis bzw. eine Meningoenzephalitis ausgeschlossen werden (Lumbalpunktion!). Interiktal finden sich paroxysmale τ-Rhythmen oder Spike-wave-Komplexe. Letztere können Ausdruck einer genetischen Disposition sein.

Genese, Ätiologie und soziale Bedeutung

Dispositionelle (genetische und hirnorganische) und okkasionelle (infektbedingte) Faktoren wirken zusammen. In 20% der Fälle besteht eine familiäre Häufung mit Fieberkrämpfen (Eltern, Geschwister), in 7% besteht eine familiäre Belastung mit Epilepsie. Vor kurzem wurde bei autosomal dominant vererbten Fieberkrämpfen ein Genlocus auf Chromosom 19q13.1–2 entdeckt (Johnson et al. 1998). Es handelt sich um eine Mutation des spannungsgesteuerten Na^+-Kanals. Die betroffenen Patienten entwickeln später eine fieber- bzw. infektunabhängige Epilepsie.

Hirnorganische Faktoren in Form zerebraler Vorschädigungen sind dispositionell ebenso wirksam wie die altersbedingte Ödembereitschaft des Gehirns. Pathophysiologisch sind weiterhin fieberbedingte Stoffwechselveränderungen, eine verminderte Ionisation des Kalziums und eine erhöhte Permeabilität der Hirngefäße bei infektbedingter ACTH-Ausschüttung und Ödemneigung wirksam.

Obwohl Fieberkrämpfe als Gelegenheitskrämpfe im strengen Sinn nicht zu den Epilepsien zu rechnen sind, werden die Eltern eines betroffenen Kindes sehr beunruhigt. Sie sind daher in Bezug auf die Natur des Leidens, die Ursachen und die Verlaufsmöglichkeiten sorgfältig aufzuklären, sodass eine Beruhigung eintritt, gleichzeitig aber auch prophylaktische Maßnahmen gewissenhaft durchgeführt werden.

Therapie und Prognose

Bei länger dauerndem Anfall ist die Gabe von Diazepam oder Clonazepam bis zum Sistieren des Anfalls indiziert, weiterhin Infektbehandlung und Fiebersenkung (Antipyrese). Bei Fieber über 38° muss grundsätzlich eine Prophylaxe mit Antipyretika (Paracetamol, Azetylsalizylsäure) und Diazepamrektiolen in 6-stündigen Abständen bis 0,5 mg/kg KG bis zur Entfieberung bzw. zum Abklingen des Infekts durchgeführt werden. Bei Vorliegen komplizierter Fieberkrämpfe oder bei Anfallsserien ist eine antikonvulsive Einstellung zu erwägen (Phenobarbital, Valproat). Die Behandlung soll mindestens 2 Jahre lang, möglichst bis zum beginnenden Schulalter fortgesetzt werden.

Die Rezidivneigung ist groß. Bei jedem 3. Kind kommt es zu wiederholten Anfällen; der 2. Krampfanfall folgt meistens innerhalb eines Jahres. Bei einer familiären Belastung verdoppelt sich das Rezidivrisiko.

In prognostischer Hinsicht sind zwei Verlaufsformen zu unterscheiden: einfache (unkomplizierte) und komplizierte Infektkrämpfe. Die Prognose bei **einfachen Infektkrämpfen** ist gut. Sie sind gekennzeichnet durch kurze Dauer (weniger als 15 min), fehlende familiäre Belastung, keine fokalen Symptome, Fehlen einer zerebralen Vorschädigung. Einfache Fieberkrämpfe rezidivieren nur 1- bis 2-mal, die Gefahr der Manifestation afebriler epileptischer Anfälle liegt bei 3–5%. Bei **komplizierten Fieberkrämpfen** (familiäre Belastung mit Epilepsie, zerebrale Vorschädigung, fokale Symptome, Anfallsdauer über 15 min, Manifestation nach dem 4. Lebensjahr, bleibende EEG-Veränderungen) besteht die Gefahr rezidivierender afebriler Anfälle in etwa 15% der Fälle. Sie treten bei zwei Drittel der Kinder schon innerhalb eines Jahres nach dem ersten Fieberkrampf auf.

11.2.2 Generalisierte Anfälle ohne fokale Symptomatik

Generalisierte Anfälle ohne fokale Symptomatik, auch primär generalisierte Anfälle oder zentrenzephale Anfälle genannt, sind durch einen abrupten Beginn und das Fehlen fokaler Zeichen gekennzeichnet; auch eine Aura als eindeutiges Herdzeichen fehlt. Die am Anfall beteiligten Hirngebiete sind seitengleich betroffen, in der Regel ist das ganze Gehirn beteiligt, auch Hirnstammstrukturen (deshalb »zentrenzephale Epilepsie«). Entsprechend ist das EEG durch bilateral synchrone über allen Hirnregionen gleichzeitig auftretende hypersynchrone Aktivität gekennzeichnet (Spikes und Waves; ◻ Abb. 11.2).

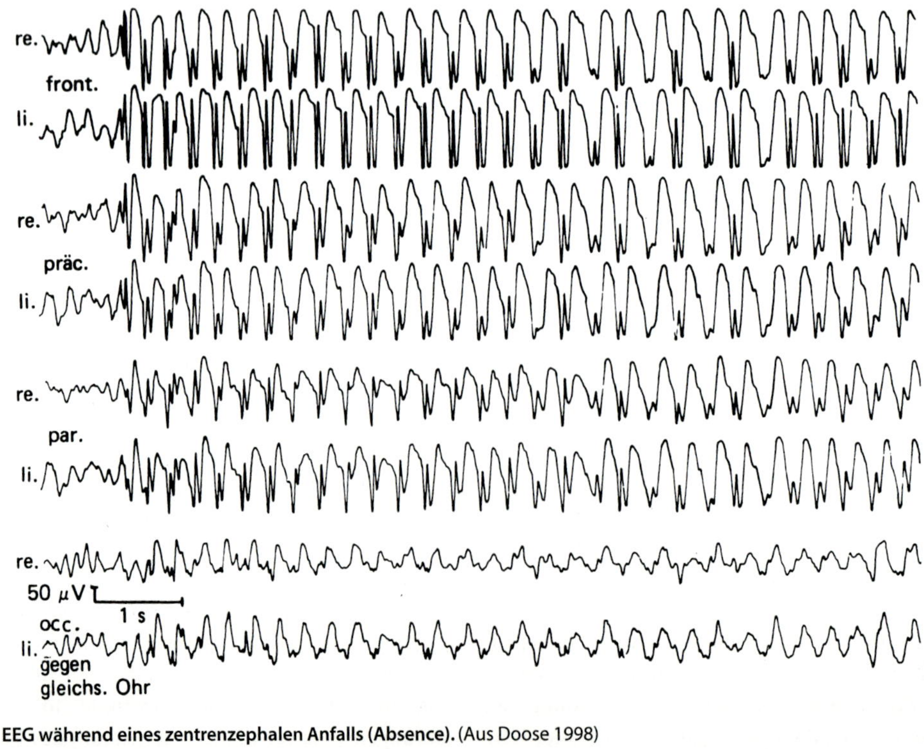

◻ Abb. 11.2. **EEG während eines zentrenzephalen Anfalls (Absence).** (Aus Doose 1998)

Im Gegensatz zu Herdepilepsien spielen bei primär generalisierten Epilepsien hirnorganische Schädigungen nur eine untergeordnete Rolle, während eine genetische Disposition fast immer nachweisbar ist. In 25–30% der Fälle besteht eine familiäre Belastung mit zerebralen Anfällen, etwa 40% der Geschwister zeigen im EEG Zeichen einer gesteigerten zerebralen Erregbarkeit.

Einen Überblick über die generalisierten Anfälle ohne fokale Symptomatik gibt folgende Übersicht.

Generalisierte epileptische Anfälle ohne fokale Symptomatik

1. Primär generalisierte Grand-mal-Anfälle
   - tonisch-klonisch
   - klonisch
   - tonisch
2. Absencen
   - einfache
   - komplexe
3. Myoklonisch-astatische Anfälle
4. Impulsiv-Petit-mal-Anfälle

Primär-generalisierte Grand-mal-Anfälle

Symptomatik

Der primär generalisierte große Anfall ist durch plötzlichen Beginn ohne Aura gekennzeichnet. Mit einem Aufschrei oder Stöhnen stürzt der Patient bewusstlos zu Boden. Nach einer generalisierten tonischen Streckung der Extremitäten mit Rückwärtsneigung des Kopfes und nach oben verdrehten Augen setzen ebenfalls generalisiert bilaterale rhythmische Kloni ein von bis zu 10 min Dauer; es kommt dann zu einer Abnahme der klonischen Muskelzuckungen und zu einer Erschlaffung der Muskulatur mit Hyperventilation, Apnoe, Zyanose, Schweißausbruch, Hypersalivation, Tachykardie und Mydriasis. Es kann zu Zungen- oder Wangenbiss, Einnässen und Einkoten kommen. Nach Abklingen des Anfalls kommt es zur Erschöpfung und in der Regel zum Nachschlaf. Es besteht eine retrograde Amnesie.

Im Säuglings- und Kleinkindesalter können rein klonische Anfälle oder alternierende Hemi-Grand-mal-Anfälle auftreten. Bei gehäuftem Auftreten innerhalb von Stunden spricht man von **Grand-mal-Serien**, erlangt der Patient zwischen den Anfällen nicht das Bewusstsein, so liegt ein **Grand-mal-Status** vor. Sowohl Serien als auch Status sind gefährlich und können zur Demenz führen.

Diagnose und Differenzialdiagnose

Primär generalisierte Grand-mal-Anfälle sind von sekundär generalisierten Anfällen mit fokalen Symptomen abzugrenzen. Erstere treten vorwiegend nach dem Erwachen auf, wohingegen sekundär generalisierte Anfälle fokaler Genese bevorzugt während des abendlichen oder morgendlichen Leichtschlafs auftreten. Das EEG zeigt iktal in der tonischen Phase generalisierte Spitzenaktivität, interiktal paroxysmale einzelne oder gruppierte Spike-wave- und Poly-spike-wave-Komplexe.

Prognose und Therapie

Es werden zwei Verlaufstypen der Epilepsie mit Grand-mal-Anfällen ohne fokale Symptome unterschieden: der frühkindliche und der präpuberale bis adulte Verlaufstyp.

Der **frühkindliche Verlaufstyp** manifestiert sich im 2.–5. Lebensjahr, es sind vorwiegend Knaben betroffen, es besteht keine tageszeitliche Bindung, häufig sind Infekte und Fieber auslösende Faktoren. Die Prognose ist ungünstig bei langer Anfallsdauer und häufigen Rezidiven; in diesen Fällen zeigt sich häufig ein Übergang in Schlaf-Grand-mal- und/oder psychomotorische Anfälle.

Der **präpuberale bis adulte Verlaufstyp** zeigt keine Geschlechtsunterschiede. Die Anfälle treten nach dem Erwachen oder bei Ermüdung auf (Aufwachepilepsie). Auslösend sind Schlafentzug, nächtliches Wecken, Alkoholgenuss, körperliche und seelische Belastungen; bei Mädchen zeigt sich eine Häufung vor und während der Menstruation. Die Prognose ist bei geregelter Lebensweise und gut eingestellter Therapie (Valproat, Phenobarbital, Primidon, Lamotrigin) günstig.

Häufig zunächst falsch klassifiziert wird die ebenfalls zu den primär-generalisierten Epilepsien zu rechnende, 1957 erstmals beschriebene **juvenile myoklonische Epilepsie (Janz-Syndrom)**. Diese altersgebundene Anfallsform zeigt Überlappungen mit dem juvenilen Verlaufstyp der soeben besprochenen Aufwachepilepsie und der juvenilen Absencen-Epilepsie. Die Differenzialdiagnose ist bei Beachtung der in folgender Übersicht aufgeführten diagnoserelevanten Kriterien einfach.

Differenzialdiagnose der juvenilen myoklonischen Epilepsie

- An die Aufwachphase gebundene Myoklonien vorwiegend der oberen Extremitäten
- Fakultativ assoziierte generalisierte tonisch-klonische Anfälle
- Fakultativ assoziierte Absencen
- Provokation durch Schlafentzug, Photostimulation, Alkohol
- Typischer EEG-Befund mit generalisierten Spike-wave- u. Poly-spike-wave-Komplexen.

Die Therapie der Epilepsie mit Grand-mal-Anfällen besteht in einer Valproat-Monotherapie.

Absencen

Symptomatik

Ungefähr 10% aller kindlichen Epilepsien manifestieren sich als Absencen; das sind plötzlich eintretende Bewusstseinspausen, die nicht länger als 20 s (max. 30 s) andauern. Durch Hyperventilation können Absencen ebenso wie die begleitenden typischen EEG-Veränderungen (generalisierte Paroxysmen von 3/s-Spike-wave-Komplexen) provoziert werden. Man unterscheidet zwischen einfachen und komplexen Absencen. Erstere sind etwas seltener (<40%) als Letztere (>60%).

Einfache Absencen. Leitsymptom der einfachen Absence ist die unvermittelt (ohne Aura) einsetzende und ebenso abrupt endende Bewusstseinsstörung: Das Kind hält in seiner gegenwärtigen Tätigkeit inne, verharrt »wie angewurzelt« und setzt nach wenigen Sekunden die unterbrochene Tätigkeit fort, der Blick ist starr, die Augen sind halb geöffnet und meist nach oben gewendet (◻ Abb. 11.3). Für den Anfall besteht eine Amnesie.

Komplexe Absencen. Bei komplexen Absencen kommen zu den bei der einfachen Absence beschriebenen Symptomen weitere hinzu: Myoklonien der Bulbi, der Augenlider, des Mundbereichs, des Schultergürtels und der Extremitäten. Den Myoklonien entsprechen im EEG synchrone Spike-wave-Entladungen. Diese Form wird als »komplexe Absence mit Myoklonien« bezeichnet. Bei atonischen Absencen kommt es zu einem Verlust des Haltungstonus. Komplexe Absencen mit Automatismen (»Automatismus-Absence«) sind durch motorische Automatismen, bevorzugt im orofazialen Bereich gekennzeichnet: Lippen-, Leck-, Zungen-, Kaubewegungen, Nesteln der Hände; es besteht phänomenologisch eine starke Ähnlichkeit mit psychomotorischen Anfällen, von denen diese differenzialdiagnostisch abgegrenzt werden müssen (EEG!). Auch autonome Phänomene kommen bei komplexen Absencen vor: vasomotorische oder tussive Symptome, Einnässen.

Die folgende Übersicht zeigt die Einteilung der Epilepsien mit Absencen im Kindesalter.

Epilepsien mit Absencen im Kindesalter
- Absencen ausschließlich mit Bewusstseinsstörung
- Absencen mit myoklonischer Komponente
- Absencen mit atonischer Komponente
- Absencen mit tonischer Komponente
- Absencen mit Automatismen

Des Weiteren gibt es besondere Formen der Absenceepilepsie:

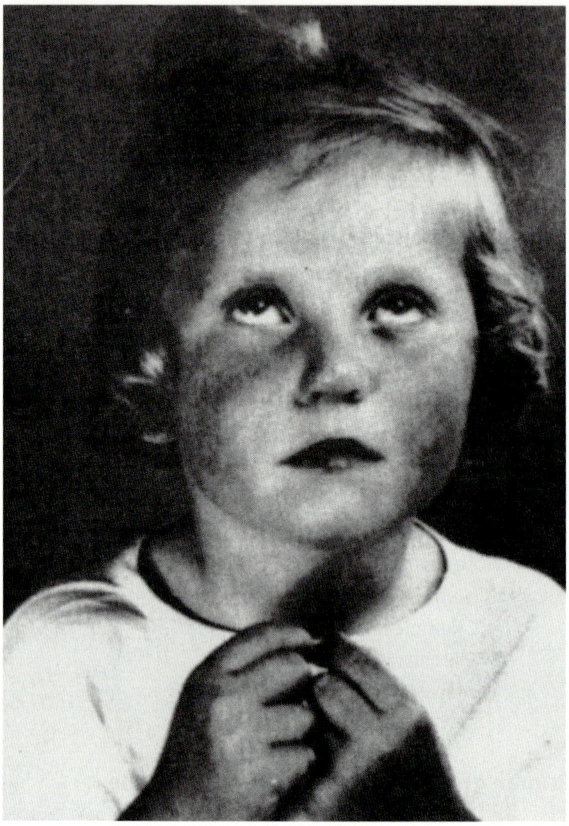

◻ Abb. 11.3. **Absence bei einem 7-jährigen Mädchen.** (Aus Doose 1988)

Absenceepilepsie des Kleinkindesalters. Betroffen sind überwiegend Knaben im 2.–4. Lebensjahr; häufig kommen zusätzlich große Anfälle vor, die betroffenen Kinder sind oft leicht retardiert in ihrer psychomotorischen Entwicklung. Der Verlauf dieser Absenceepilepsie ist meist ungünstiger als die des Schulalters.

Absenceepilepsie des Schulalters (Pyknoepilepsie). Sie beginnt zwischen dem 5. und 11. Lebensjahr, Mädchen sind häufiger betroffen, (60–75%), sie sind in der Regel normal entwickelt und intelligent. Die Absencen treten pyknoleptisch gehäuft mehrmals täglich auf (bis zu 100 Anfälle und mehr täglich!), vorwiegend in den Morgenstunden und bei Müdigkeit. Die intellektuellen Fähigkeiten der betroffenen Kinder nehmen meist in der Pubertät ab, vor allem dann, wenn Grand-mal-Anfälle hinzukommen (etwa 30%). Letztere sind meistens an die Aufwachphase gebunden (Aufwach-Grand-mal).

Juvenile Absenceepilepsie. Sie beginnt etwa ab dem 9.–10. Lebensjahr. Im Gegensatz zur Absenceepilepsie des Schulalters (Pyknoepilepsie) sind Jungen und Mädchen gleich häufig betroffen. Die Absencen sind in der Regel kürzer und milder, die Bewusstseinsstörung ist weniger tief, der Kontakt zur Umgebung häufig noch erhalten, die Kinder bzw. Jugendlichen registrieren etwas von den Absencen, die nicht pyknoleptisch gehäuft über den Tag verteilt, sondern gebündelt, v. a. in den Morgenstunden bzw. nach dem Erwachen, auftreten. Die Anfallsfrequenz ist deutlich geringer als bei der Absenceepilepsie des Schulalters. Anfälle treten nicht täglich auf. In der Regel bestehen neben den Absencen auch Grand-mal-Anfälle.

Diagnose und Differenzialdiagnose

Absencen sind differenzialdiagnostisch vor allem von psychomotorischen Anfällen abzugrenzen. Letztere treten nur selten in pyknoleptischer Form auf und werden durch eine Aura eingeleitet, sie sind nicht so scharf »ausgestanzt« wie die einfachen und komplexen Absencen, die postkonvulsive Reorientierung erfolgt langsam, die Kinder fühlen sich müde und abgeschlagen, vegetative Symptome sind häufiger und stärker ausgeprägt als bei den Absencen. Psychomotorische Anfälle lassen sich nur ausnahmsweise durch Hyperventilation provozieren; im EEG finden sich fokale Veränderungen und keine generalisierten Spike-wave-Paroxysmen.

! Bei den komplexen Absencen ist der EEG-Befund differenzialdiagnostisch von besonderer Bedeutung.

Der typische EEG-Befund bei komplexen Absencen zeigt iktal generalisierte regelmäßige 3/s-Spike-wave-Muster, aber auch irreguläre Spike-wave-Komplexe und Polyspike-wave-Komplexe und Spike-wave-variant-Muster (unter 2,5/s-Spike-wave-Komplexe).

Typische Absencen sind von sog. atypischen Absencen abzugrenzen. Bei Letzteren sind Beginn und Ende der Anfälle klinisch und elektroenzephalographisch unscharf begrenzt, die Spike-wave-Muster sind unregelmäßiger, und es finden sich vermehrt fokale EEG-Veränderungen. Atypische Absencen sind den sekundär generalisierten Anfällen zuzurechnen.

Genese und soziale Bedeutung

Bei den Absenceepilepsien spielt die genetische Disposition ebenso wie bei den anderen primär generalisierten Epilepsieformen eine entscheidende Rolle (familiäre Häufung in 25% der Fälle, 30% der Geschwister zeigen zentrenzephale EEG-Veränderungen). Hirnorganischen Faktoren kommt nur eine ganz untergeordnete Bedeutung als Realisationsfaktoren zu. Bei der reinen Absenceepilepsie sind die sozialen Auswirkungen wegen der geringen Auffälligkeit der Symptome und der guten Prognose im Vergleich zu anderen Epilepsieformen relativ gering.

Therapie und Prognose

Absencen sprechen gut auf eine antiepileptische Therapie an. Wichtig ist ein früher Behandlungsbeginn. Mittel der 1. Wahl sind Valproat und Ethosuximid, die gleich wirksam sind und evtl. kombiniert werden können. In etwa 80% der Fälle ist die Anfallsfreiheit zu erzielen. Valproat bietet gleichzeitig Grand-mal-Schutz, bei Ethosuximid ist die gleichzeitige Gabe von niedrig dosiertem Primidon zur Grand-mal-Prophylaxe sinnvoll. Bei Absencen ist die i. v.-Gabe von Clonazepam indiziert.

Die Prognose der reinen Absenceepilepsie ist gut; zusätzlich auftretende Grand-mal-Anfälle verschlechtern allerdings die Prognose, ebenso das Vorkommen prolongierter Absencen oder von Absencestaten bei familiärer Belastung mit Epilepsien.

Myoklonisch-astatische Anfälle

Symptomatik

Epilepsien mit primär generalisierten myoklonisch-astatischen Anfällen sind selten und machen nur etwa 2% aller kindlichen Anfallsleiden aus. Auch hier ist die genetische Disposition wichtig. Betroffen sind überwiegend Kleinkinder im Alter von 1–5 Jahren, Knaben doppelt so häufig wie Mädchen.

Kennzeichnend ist der astatisch-atonische Symptomenkomplex: Das Kind stürzt ohne Vorboten blitzartig (»aus heiterem Himmel«) zu Boden, es kommt zu kurz dauerndem Bewusstseinsverlust, der ganze Anfall dauert nicht länger als 5 bis maximal 10 s, meist nur Bruchteile von Sekunden. Fakultativ können bilaterale Myoklonien insbesondere im Bereich der oberen Extremitäten und des Schultergürtels, des Gesichts und der Augenlider dazukommen.

Diagnose und Differenzialdiagnose

Im EEG treten iktal meist irreguläre Spike-wave- oder Poly-spike-wave-Komplexe, interiktal τ-δ-Rhythmisierungen und irreguläre Spike-wave- und Poly-spike-wave-Komplexe auf; eine Aktivierung ist durch Hyperventilation und Flickerlicht möglich.

Differenzialdiagnostisch sind myoklonisch-astatische Anfälle von fokalen Sturzanfällen abzutrennen; bei Letzteren finden sich anamnestisch Hinweise auf eine organische Hirnschädigung und im EEG Herdzeichen. Im fortgeschrittenen Stadium mit sekundärer Fokalisierung und Ausbildung einer Demenz ist die primär generalisierte myoklonisch-astatische Epilepsie von multifokalen Epilepsien mit astatischen Anfällen und sog. Lennox-Gastaut-Syndrom (Epilepsie mit myoklonisch-astatischen Anfällen fokaler Genese) nicht mehr zu unterscheiden. Ausgeschlossen werden muss die myoklonische Variante der spätinfantilen amaurotischen Idiotie, vor allem bei Auftreten irregulärer Myoklonien in Verbindung mit Ataxie und Demenz.

Therapie und Prognose

Das Mittel der Wahl ist Valproat (Grand-mal-Schutz), bei ungenügender Wirkung in Kombination zunächst mit Ethosuximid und dann mit Lamotrigin. Bei Therapieresistenz und statusartigem Auftreten ist die Gabe von Dexamethason und ACTH zu erwägen.

Prognostisch ungünstig ist das Hinzukommen nächtlicher tonischer generalisierter Anfälle. Häufig kommt es zusätzlich zu generalisierten Grand-mal-Anfällen, manchmal zu Beginn als generalisierte Fieberkrämpfe.

Impulsiv-Petit-mal (juveniles myklonisches Petit mal)

Symptomatik

Betroffen sind bis dahin unauffällig entwickelte Jugendliche und junge Erwachsene im Alter von 12–25 Jahren. Kennzeichnend sind symmetrische, kurz dauernde, bilaterale, komplexe Myoklonien von schleuderndem Charakter im Bereich des Schultergürtels, der Arme und des Kopfes. In der Hand gehaltene Gegenstände werden fallen gelassen bzw. weggeschleudert. Bei generalisierten Myoklonien sind auch die Beine betroffen, und die Patienten stürzen zu Boden. Im Bereich der Gesichtsmuskulatur sind die Myoklonien diskreter, irregulär und polytop. Die Myoklonien treten häufig salven- oder serienmäßig auf. Eine Bewusstseinsstörung tritt typischerweise nicht auf, kann aber vorkommen. Die Anfälle sind bevorzugt an die Aufwachphase gebunden; sie werden durch Schlafmangel provoziert. In etwa 80% der Fälle besteht eine Kombination mit großen Anfällen, die ebenfalls typischerweise an die Aufwachphase gebunden sind.

11

Diagnose und Differenzialdiagnose

Im EEG finden sich insbesondere nach Augenschluss kurze, paroxysmal auftretende bilateral synchrone und symmetrische Poly-spike-waves bei amplitudenhoher rhythmischer α-Aktivität. Ist dieses EEG-Muster bei eindeutiger klinischer Symptomatik nicht nachweisbar, so sind ein Schlafentzugs-EEG oder 24-h-EEG zur Diagnostik indiziert.

Differenzialdiagnostisch wegweisend sind die typische Symptomatik und die tageszeitliche Bindung sowie der EEG-Befund, sodass eine Abgrenzung von anderen Myoklonien leicht möglich ist. Die Myoklonien bei der progressiven Myoklonusepilepsie sind selten symmetrisch und bilateral synchron, sondern irregulär, asymmetrisch und polytop. Die bei dieser Erkrankung regelmäßig vorkommenden Grand-mal-Anfälle treten in der Regel nachts auf.

Genese

Es liegt eine hereditäre Disposition mit polygenetischer Determination vor. Es besteht eine Assoziation mit einem Gen auf Chromosom 6p und Chromosom 15q. Organische Hirnschädigungen spielen pathogenetisch nur eine untergeordnete Rolle.

Therapie und Prognose

Die Therapie unterscheidet sich nicht von derjenigen bei der infantilen Form des myoklonisch-astatischen Petit-mal (Valproat, Ethosuximid, ggf. in Kombination mit Phenobarbital, Barbexaclon oder Primidon).

Bei rechtzeitig einsetzender Therapie ist die Prognose günstig.

11.2.3 Fokale epileptische Anfälle

Epilepsien mit Anfällen fokaler Genese (epileptische Partialanfälle) sind herdförmigen Ursprungs, d. h. ihnen liegt eine Funktionsstörung in einem umschriebenen Hirnbezirk (Herd) zugrunde. Ist der Herd kortexnah, ist er im EEG sichtbar. Einen Überblick über diese Anfallsform gibt folgende Übersicht.

Fokale epileptische Anfälle

1. Fokale epileptische Anfälle mit elementarer Symptomatik
   (einfache Partialanfälle, Bewusstsein erhalten)
   - mit motorischen Symptomen:
     umschriebene fokal-motorische Anfälle, lokalisierte Myoklonien **ohne** Ausbreitung
     fokal-motorische Anfälle **mit** Ausbreitung (March): Jackson-Anfall
     Adversivanfälle
     fokal-tonische Anfälle
     dysarthrische, mastikatorische, pharyngeale Anfälle
   - mit sensiblen oder sensomotorischen oder somatosensorischen Symptomen
   - mit autonomen (vegetativen) Symptomen
2. Fokale epileptische Anfälle mit komplexer Symptomatik
   (komplexe Partialanfälle, Bewusstsein gestört)
   - mit ausschließlicher Störung des Bewusstseins
   - mit kognitiven Symptomen
   - mit affektiven Symptomen
   - mit psychosensorischen Symptomen (Illusionen, Halluzinationen)
   - mit psychomotorischen Symptomen (z. B. Automatismen)
3. Sekundär generalisierte fokale epileptische Anfälle
   (generalisierte Anfälle fokaler Genese)

! Im Gegensatz zu den primär generalisierten Anfällen spielen bei den Herdanfällen hirnorganische Störungen pathogenetisch die dominierende Rolle, während genetischen Faktoren nur eine zusätzliche Bedeutung zukommt.

Bei der sog. »gutartigen Epilepsie« des Kindes mit 4 zentrotemporalen Sharp waves (Rolandische Epilepsie) scheint allerdings eine spezielle erbliche Disposition ausschlaggebend zu sein (vgl. Abschn. »Benigne Epilepsie des Kindesalters mit sog. Rolandi-Fokus«)

Fokale Anfälle mit elementarer Symptomatik

Für diese Anfallsformen ist das erhaltene Bewusstsein typisch und obligat. Die Symptomatik hängt von der betroffenen Rindenregion ab. Bei **motorischen Herdanfällen** ist der motorische Kortex, die vordere Zentralwindung, Ausgangspunkt der Entladung. Diese kann sich bei erhaltenem Bewusstsein auf der gleichen Körperseite weiter ausbreiten (»march of convulsion« – Jackson). Der Anfall beginnt entsprechend der ausgedehnten kortikalen Repräsentation vorzugsweise im Daumen, in den Fingern oder in einer Gesichtshälfte und breitet sich u. U. auf die gesamte obere, gelegentlich auch untere Extremität aus. Eine passagere partielle Parese der betroffenen Region kann vorkommen. Breitet sich die Erregung auch auf die hintere Zentralwindung aus, so kommt es zu einem **sensomotorischen Anfall**. Ist die Erregung dagegen auf den sensiblen Kortex beschränkt, so resultiert ein **sensibler Herdanfall**, der durch Schmerzen, Kribbeln, Brennen, Schwere- und Taubheitsgefühl des Gesichts, der Hand oder einer Extremität gekennzeichnet ist.

Die häufigste Form kortikaler Herdanfälle stellt der sog. **Adversivanfall** dar: Bei erhaltenem Bewusstsein kommt es zu einer tonischen Blick-, Kopf- oder Rumpfwendung zur herdentgegengesetzten Seite; meist kommt es zu klonischen Zuckungen der tonisch verkrampften oberen Extremität, der Patient schaut seinen zuckenden Arm an. Der Adversivanfall kann in einen generalisierten Anfall einmünden, wobei dann Bewusstlosigkeit eintritt. Es können auch fokal-tonische Anfälle (lokale Hypertonie der Haltungsmuskulatur mit auffälligen Haltungsanomalien), dysarthrische, mastikatorische, pharyngeale, laryngeale Herdanfälle auftreten, die sich evtl. zur Gegenseite ausbreiten.

Fokale epileptische Anfälle treten in jedem Alter auf. Im Kindesalter liegt die Häufigkeit unter 10%. Die Ätiologie ist variabel: Trauma, Tumor, Entzündung, Missbildungen, Narben.

Epilepsia partialis continua Koshewnikow

Diese Epilepsieform ist durch statusartige, kontinuierlich und rhythmisch ablaufende fokalmotorische Entladungen in einem Körperabschnitt gekennzeichnet (Myoklonien), die mit Jackson-Anfällen kombiniert sind und die in etwa 25% der Fälle zu Grand-mal-Anfällen generalisieren. Die Häufigkeit im Kindesalter liegt bei 6% aller Epilepsien. Ätiologisch kommen Entzündungen in 30%, Raumforderungen und Gefäßprozesse in je 15% der Fälle in Betracht. Verlauf und Dauer dieser Epilepsieform hängen von dem zugrunde liegenden hirnorganischen Prozess ab.

Benigne Epilepsie des Kindesalters mit sog. Rolandi-Fokus

Bei dieser altersgebundenen Epilepsieform handelt es sich um den häufigsten Typ einer fokalen Epilepsie des Kindesalters; die Häufigkeit liegt bei 10–15% aller Epilepsien dieser Altersphase. Der Erkrankungsgipfel liegt zwischen dem 4. und 9. Lebensjahr. Kennzeichnend ist die gute Prognose, spätestens bis zum 15. Lebensjahr besteht völlige Anfallsfreiheit. Die Anfallsfrequenz ist gering. Betroffen sind normal entwickelte Kinder im Alter von 2–12 Jahren, Knaben sind häufiger betroffen als Mädchen.

Führendes Symptom sind fokale sensomotorische Anfälle im Kopfbereich; in 68% der Fälle besteht eine brachiofaziale Betonung. Der Beginn ist meist durch sensible Missempfindungen im Bereich der Mundhöhle und der Zunge gekennzeichnet, gefolgt von tonischen Verkrampfungen der gleichseitigen Gesichts- und Kaumuskulatur mit Hypersalivation und Sprechunfähigkeit (20% der Fälle). Das Bewusstsein ist erhalten. Bei laryngealer und pharyngealer Beteiligung kommt es zu unangenehmen Atembeklemmungen, Schluckstörungen, Stöhnen und Würgen, die Kinder haben Angst. In 12% der Fälle entwickeln sich (fokale) Hemi-Grand-mal-Anfälle und in 8% generalisierte Anfälle. In 50% der Fälle treten die Anfälle im Schlaf auf (unmittelbar nach dem Einschlafen oder im morgendlichen Leichtschlaf), in 20% im Wachen und im Schlaf. Bei 16% der Kinder ergeben sich Hinweise auf eine hirnorganische Störung; auf eine genetische Disposition verweist eine familiäre Belastung mit epileptischen Anfällen von 13%.

Das EEG zeigt typischerweise einen zentrotemporalen Sharp-wave-Fokus (Area Rolandica) in Form gruppierter amplitudenhoher Sharp waves und Sharp slow waves (◻ Abb. 11.4). In 70% der Fälle ist der Herd unilateral, in 30% seitenwechselnd.

Die **Therapie** besteht in der Gabe von Sultiam (5 mg/kg KG; Blutspiegel um 1–3 mg/l). Bleibt Sultiam in der genannten Dosierung unwirksam sind zusätzlich 0,1–0,3 mg/kg KG Clobazam indiziert. Bei unzureichendem Erfolg ist eine langsame Umstellung auf Carbamazepin (beginnend mit 50–75 mg pro die) notwendig.

Prognostisch zeigt sich meist eine vollständige Remission vor oder während der Pubertät.

Benigne fokale Epilepsie mit okzipitalen Spikes (Gastaut)

Ebenfalls gutartig ist diese fokale Epilepsieform, die sich zwischen dem 4. und 9. Lebensjahr manifestiert und bevorzugt Mädchen betrifft. Sie ist klinisch durch visuelle Symptome (Amaurose, Photome, optische Illusionen und Halluzinationen) sowie durch psychomotorische und Hemi-Grand-mal-Anfälle gekennzeichnet. Die Anfälle sistieren bis zum 19. Lebensjahr. Im EEG treten typischerweise bei Augenschluss okzipitotemporal 200–300 μV hohe 2–3-Hz-Spike-wave-Komplexe auf.

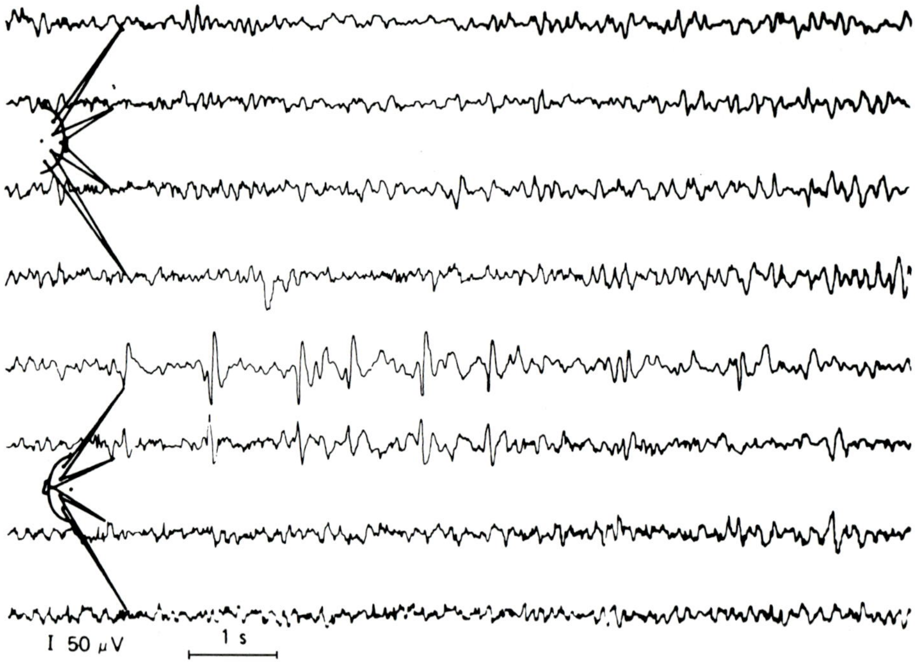

Abb. 11.4. **Sharp-wave-Fokus präzentrotemporal links bei Rolandischer Epilepsie.** (Aus Doose 1998)

11

Fokale epileptische Anfälle mit komplexer Symptomatik

Das wesentliche Kennzeichen dieser Anfallsformen ist die Bewusstseinseinschränkung.

Es gibt verschiedene Formen , je nach vorherrschender Symptomatik:

- fokale Anfälle mit ausschließlicher **Bewusstseinsstörung** (symptomatologisch den Absencen sehr ähnlich, aber länger dauernd – meistens über 30 s – und unscharf beginnend und endend),
- fokale Anfälle mit **kognitiven** Symptomen (Déjà vu, Déjà vécu, »dreamy states«, mnestische, akustische und visuelle Störungen),
- fokale Anfälle mit **affektiven** Symptomen (Zwangslachen, Zwangsweinen, Angst- und Wutanfälle),
- fokale Anfälle mit **psychosensorischen** Symptomen (illusionäre Verkennungen, Mikro-, Makropsien, Halluzinationen) und
- fokale Anfälle mit **psychomotorischen** Symptomen (Automatismen).

! Die wichtigsten und häufigsten Anfallstypen unter den fokalen Anfällen mit komplexer Symptomatik sind die psychomotorischen Anfälle. Sie machen 20–25% der Anfallsleiden des Kindesalters aus, sie sind damit häufiger als Petit-mal-Anfälle. Nach den tonisch-klonischen Anfällen (Grand-mal-Anfälle) sind sie die häufigste Anfallsform des Kindesalters!

Symptomatik

Das Kernsymptom des psychomotorischen Anfalls ist die paroxysmale Bewusstseinstrübung, die jedoch nicht wie bei Absencen »wie ausgestanzt« abrupt einsetzt und ebenso plötzlich endet. Vielmehr vollzieht sich die postkonvulsive Reorientierung langsam und zögernd, sodass das Ende des Anfalls nur schwer auszumachen ist. Häufig geht der Umdämmerung eine Aura voraus, die phänomenologisch um so vielfältiger ist, je älter das Kind ist; koenästhetische Sensationen stehen bei jüngeren Kindern im Vordergrund (»komisches Leibgefühl«, Engegefühl im Hals- und Brustbereich); später kommen auch optische, akustische, gustatorische und vor allem olfaktorische Sensationen bis zu voll ausgeprägten Halluzinationen auf den verschiedenen Sinnesgebieten vor. Déjà-vu- und Déjà-vécu-Erlebnisse, traumhaft-oneiroide Zustände (»dreamy states«) sind typische Phänomene. – Sie sind meisterhaft von Mörike in seiner Novelle »Mozart auf der Reise nach Prag« beschrieben!

Die Symptome der psychomotorischen Epilepsie, insbesondere Halluzinationen und Dreamy states verweisen auf das limbische System als neuralen Ausgangsort der psychomotorischen Epilepsie. Die psychoseähnlichen Phänomene haben nicht nur symptomatologisch, sondern sicher auch ätiopathogenetisch eine Nähe zu schizophrenen Psychosen, die ebenfalls mit limbischen Dysfunktionen verknüpft sind (Eggers 1981).

Nach Kruse (1993) lassen sich unter den psychischen Auren je nach der betroffenen kortikalen Funktion verschiedene Qualitäten differenzieren (s. folgende Übersicht).

Qualitäten psychischer Auren (nach Kruse 1993)
- Im **sprachlichen** Bereich: aphasische oder dysphasische Aura, z. B. Paraphasien, Wortfindungs- und Sprachverständnisstörungen
- Im **mnestischen** Bereich: Störungen der Vertrautheit und des Erinnerns, z. B. Déjà-vécu-Erlebnisse
- Im **kognitiven** Bereich: traumartige Zustände, Dreamy states
- Im **affektiven** Bereich: Angst- und Bedrohtheitsgefühle
- **Illusionäre** Auren: Metamorphopsien, Makro- und Mikropsien, Körperschemastörungen
- **Ausgestaltete Szenen**, strukturierte Halluzinationen

Die beschriebenen Auren können kombiniert nacheinander auftreten, dies ist etwa bei einem Drittel der betroffenen Patienten der Fall. Die Auraerlebnisse können aber auch isoliert bleiben. In diesem Fall handelt es sich um einen rudimentären, auf eine Aura oder eine Aurasequenz beschränkten komplex-fokalen psychomotorischen Anfall ohne eine eindeutige Bewusstseinstrübung.

Bei den voll ausgebildeten Anfällen beginnt nach der Aura die Bewusstseinsstörung, typischerweise als »Umdämmerung«. Der Kontakt mit der Gegenwart bricht ab, Aufforderungen werden nicht befolgt, alles Erlebte verfällt der Amnesie. Der Blick ist leer und starr, die Körperhaltung erstarrt (sog. Arrestsymptom). Motorische Automatismen können dann einsetzen.

Von der Aura abzugrenzen sind **Prodrome**, die dem psychomotorischen Anfall Stunden oder Tage vorausgehen: psychomotorische Unruhe, Stimmungslabilität, Reizbarkeit, Schlafstörungen, Depressionen, vegetative Symptome.

Der psychomotorische Anfall selbst dauert in der Regel mehrere Minuten, mindestens $^1/_2$ min und kann bis zu 2 h anhalten. Er endet häufig in einem postparoxysmalen Dämmerzustand mit zögernder Reorientierung: Das Bewusstsein kehrt langsam zurück. Die motorischen Erscheinungen im Anfall selbst sind durch verschiedenartige Automatismen gekennzeichnet, wobei die oralen Automatismen am häufigsten sind (Schmatz-, Kau-, Schluck- und Leckbewegungen). Im Einzelnen lassen sich die in folgender Übersicht aufgeführten Automatismen unterscheiden.

Automatismen
- **Orale Automatismen:** Automatismen im Bereich der orobukkalen und oropharyngealen Muskulatur
- **Mimische Automatismen:** Grimassieren, Lächeln, Ausdruck von Angst
- **Gestische Automatismen:** Nesteln, Klopfen, Reiben, Zupfen, Wedeln mit den Händen, Stampfen oder Strampeln mit den Beinen
- **Szenisch-ambulatorische Automatismen:** Suchbewegungen, Rücken von Stühlen, Ausziehen, Anklammern etc.
  Diese Automatismen können entweder undramatisch oder auch hoch dramatisch verlaufen; Letzteres v. a. dann, wenn sich die Umgebung furchtsam verhält und das Kind gewaltsam in seinen Handlungen behindert wird. Dies muss unbedingt vermieden werden! Nur bei Gefahr von Selbstschädigung ist vorsichtiges Schützen des Kindes angebracht.
- **Verbale Automatismen:** ungeformte Lautgebungen, Einfachvokalisationen, Murmeln, Zischeln, Kauderwelsch, Singen, Lachen, oder gut verständliche Sprache ohne Bezug zur Situation, meist in Form von Wort- und Satzwiederholungen, gelegentlich auch obszöne Ausdrücke.

Komplex-fokale (psychomotorische) Anfälle können diffus über den ganzen Tag verteilt auftreten, sowohl im Wachen als auch im Schlaf.

! Die Symptomatologie komplex-fokaler (psychomotorischer) Anfälle ist außerordentlich bunt und vielgestaltig und von Patient zu Patient sehr unterschiedlich (interindividuelle Heterogenität). Bei ein und demselben Patienten ist die Symptomatologie jedoch sehr einheitlich und die Sequenz der Anfallssymptome bleibt konstant (intraindividuelle Homogenität – Herpin-Gesetz). Wandelt sich bei einem Patienten das Anfallsbild, so ist dies immer verdächtig in Hinblick auf einen Hirntumor, z. B. einen Temporallappentumor!

Diagnose und Differenzialdiagnose

Psychomotorische Anfälle sind in erster Linie von Absencen abzugrenzen. Klinisch unterscheiden sie sich durch die Aura, die längere Dauer, die unscharfe Begrenzung der Bewusstseinsstörung, die ausgeprägten Automatismen und vegetativen Störungen. Im Zweifelsfall erlaubt das EEG die endgültige differenzialdiagnostische Zuordnung. Im interiktalen EEG finden sich in 60–90% der Fälle fokale Veränderungen mit und ohne hypersynchrone Aktivität (◘ Tabelle 11.3).

Genese

Die Ursache bleibt häufig ungeklärt, mindestens bei 30–40% der Kinder. In 20% findet sich auch pathologisch-

Tabelle 11.3. Abgrenzung psychomotorischer Anfälle gegenüber Absencen. (Nach Kruse 1993)

	Psychomotorische Anfälle	Typische Absencen
Anfallsbeginn	Unscharf	Scharf
Aura	Häufig, auch isoliert	Nicht vorhanden
Automatismen	Häufig	Häufig
Kloni	Vereinzelt, fokal	Häufig, bilateral
Anfallsende	Unscharf	Scharf
Postiktale Störung	Häufig	Nicht vorhanden
Anfallsdauer	Oft >60 s Seltener <30 s	Meist <15 s Selten >30 s

anatomisch und histologisch keine Läsion. In 10% der Fälle lassen sich kleinere oder größere **Hirntumoren** nachweisen, insbesondere Gliome, Astrozytome, Mikroangiome und Hamartome mit und ohne Verkalkungen sowie kleine Fehlbildungen. Die Tumoren bzw. Fehlbildungen sind überwiegend, aber nicht ausschließlich im Temporallappen lokalisiert, dort insbesondere im Bereich des Nucleus amygdalae sowie im Hippocampus, aber auch im lateralen temporalen Kortex.

11

Eine wichtige ätiologische Rolle spielen iktale Hirnschädigungen im Bereich des Temporallappens, z. B. durch Status epilepticus bei Grand-mal-Epilepsie oder nach gehäuften und lang anhaltenden Fieberkrämpfen im Kleinkindesalter. Weiterhin spielen perinatale, postenzephalitische und hypoxämische Hirnschädigungen eine Rolle.

Histologisch findet man in neurochirurgisch entferntem Gewebe häufig den Befund einer mesialen temporalen Sklerose, wahrscheinlich als Folge einer hypoxämischen Schädigung nach prolongierten großen und Halbseitenanfällen, nach Status epilepticus sowie nach prolongierten Fieberkrämpfen. Es ist inzwischen gesichert, dass nach prolongierten oder unilateralen Fieberkrämpfen mit und ohne postiktuale Parese in etwa 10–20% der Fälle komplex-fokale Anfälle auftreten. Etwa 20% der komplex-fokalen Anfälle gehen von der mesialen oder orbitalen Frontalregion oder vom Gyrus cingularis anterior aus.

Therapie und Prognose

Mittel der Wahl sind Carbamazepin (Dosierung: 30 mg/kg KG) und Hydantoin; bei generalisierten EEG-Veränderungen in Kombination mit Valproat oder Clonazepam. Bei Therapieresistenz ist nach stereoelektroenzephalographischer Herdlokalisation unter Zuhilfenahme moderner bildgebender Verfahren (CT, MRT, PET, SPECT) die Indikation zu mikrochirurgischer Herdentfernung (»selektive Amygdala-Hippokampektomie«) sorgfältig zu prüfen, die nur an bestimmten neurochirurgischen Zentren durchgeführt wird (Näheres ▶ s. Abschn. 11.5.2).

! Psychomotorische Anfälle können generalisieren und in symmetrische oder asymmetrische tonische Krampfanfälle (Adversivbewegungen des Kopfes und des Rumpfes, Versteifungen der Extremitäten) oder in Grand-mal-Anfälle (Schlaf-Grand mal, diffuses Grand mal) einmünden. Dann verschlechtert sich auch die Prognose.

Die Prognose ist ungünstig bei ausgedehnter Hirnschädigung, Epilepsiebeginn vor dem 2. Lebensjahr, hoher Anfallsfrequenz (mehr als ein Anfall pro Tag), Kombination mit großen Anfällen und insbesondere nach Grand-mal-Status und bei Intelligenzminderung. Die Prognose ist günstig, wenn der Erkrankungsbeginn mit komplex-fokalen Anfällen zwischen dem 2. und 7. Lebensjahr liegt, wenn eine Ätiologie nicht nachweisbar ist, d. h. keine Hinweise für eine vorbestehende Hirnschädigung, neurologische Ausfälle, Intelligenzdefekte oder strukturelle Hirnläsionen vorliegen, wenn die Anfallsfrequenz niedrig (weniger als ein Anfall pro Monat) und die Verlaufsform homogen ist (reine Verlaufsform mit ausschließlich komplex-fokalen Anfällen, kein Status epilepticus mit großen Anfällen). Prognostisch günstig ist weiterhin, wenn unter Carbamazepin-Monotherapie, eine Anfallsfreiheit innerhalb der ersten 1–2 Jahre eintritt.

! Bei Pharmakoresistenz muss eine neurochirurgische Intervention in Betracht gezogen werden.

Sekundär generalisierte, fokale epileptische Anfälle

Zu diesem Anfallstyp gehören
- die sekundär-generalisierten Grand-mal-Anfälle mit Herdzeichen,
- die Blitz-Nick-Salaam-(BNS-)Anfälle (West-Syndrom) und
- die myoklonisch-astatischen Anfälle fokaler Genese (Lennox-Gastaut-Syndrom).

Typischerweise beginnen die Anfälle fokal, z. B. mit einer Aura, worauf dann der symmetrisch oder asymmetrisch ablaufende tonisch-klonisch generalisierte Anfall folgt, der in einer Umdämmerung ausklingt. Die Generalisierung kann so rasch verlaufen, dass die fokale Symptomatik klinisch unbemerkt bleibt. Das Bewusstsein ist aufgehoben.

Epilepsie mit Grand-mal-Anfällen und fokaler Symptomatik

Symptomatik

Klinisch ähneln Grand-mal-Anfälle mit fokaler Symptomatologie primär generalisierten Grand-mal-Anfällen. Die fokale Symptomatik äußert sich in verschiedenen Weisen und ist unterschiedlich deutlich ausgeprägt: Sie können als fokaler motorischer Herdanfall beginnen oder sich aus einem psychomotorischen Anfall entwickeln, oder die fokale Genese ist nur an der Aura ablesbar. Initiale fokale Hinweiszeichen können aber auch fehlen und stattdessen im Ablauf des Anfalls selbst zum Ausdruck kommen: Seitenbetonung des ansonsten generalisiert ablaufenden Anfalls oder konstante Seitwendung des Kopfes. Bei anderen Fällen ist die fokale Natur des Anfalls nur in postiktalen mehr oder weniger diskreten neurologischen Herdzeichen nachweisbar (einseitige Reflexasymmetrien, einseitige Pyramidenbahnsymptome, diskret umschriebene postiktale Muskelschwächen, Paresen oder Sensibilitätsstörungen).

Diagnose und Differenzialdiagnose

Im Gegensatz zu den primär generalisierten Grand-mal-Anfällen, die konstant an die morgendliche Aufwachphase gebunden sind, treten Grand-mal-Anfälle fokaler Genese vorwiegend im Schlaf (1–2 h vor dem Erwachen) oder ohne tageszeitliche Bindung auf. Letztere sind etwa doppelt so häufig wie Grand-mal-Anfälle ohne Herdzeichen. Es muss differenziert werden, ob die fokale Symptomatik schon von Anfang an besteht oder ob sie sich erst im Laufe der Epilepsie in Form einer sekundären Fokalisierung entwickelt, als Folge epilepsiebedingter (hypoxämischer?) umschriebener funktioneller oder organischer Läsionen.

Genese, Therapie und Prognose

Im Unterschied zu primär generalisierten Grand-mal-Anfällen sind zerebrale Anfälle in der Familienanamnese eher selten, zerebrale Vorschädigungen dagegen häufig.

Therapie der 1. Wahl bei fokalen Grand-mal-Anfällen sind Carbamazepin und Phenytoin, bei primär generalisiertem Grand mal dagegen Valproat.

Die Prognose der Grand-mal-Epilepsie mit Herdzeichen ist schlechter als bei der primär generalisierten Form: Anfallsfreiheit ist bei primär generalisierten Grand-mal-Anfällen leichter zu erzielen als bei Grand-mal-Anfällen mit fokaler Symptomatologie.

Eine Gegenüberstellung primär generalisierter und fokaler klonischer Anfälle zeigt ◘ Tabelle 11.4.

◘ Tabelle 11.4. **Gegenüberstellung primär generalisierter und fokaler tonisch-klonischer Epilepsien.** (Nach Doose 1998)

	Primär generalisiert	Fokale Genese
Neurologische Symptome	Selten	Häufig
Fokale Anfallssymptome	Selten	Häufig
Staten	Selten	Häufiger
Aura	Selten	Häufig
Tageszeit	nach dem Erwachen	Tags und/oder nachts
EEG	Generalisierte Spike waves	Fokale Veränderungen
Therapie	Valproat	Carbamazepin Phenytoin

Blitz-Nick-Salaam-Krämpfe

Symptomatik

Die Epilepsie mit BNS-Anfällen zeigt eine enge Alters- und Reifungsbindung: Sie manifestiert sich vorzugsweise im 4.–6. Lebensmonat, kann aber im Verlauf des gesamten 1. Lebensjahres auftreten; Knaben sind häufiger betroffen als Mädchen. In der Literatur finden sich verschiedene Bezeichnungen für diese Anfallsform: West-Syndrom, Propulsiv-Petit-mal, »infantile spasms«, maligne Säuglingsepilepsie. Das BNS-Leiden ist als generalisierte Form einer ursprünglich multifokalen Epilepsie aufzufassen.

Die Anfälle treten serienmäßig vorzugsweise nach dem Erwachen auf. BNS-Anfälle lassen sich in 3 verschiedene Grundtypen unterteilen:

- **Blitzanfälle**, blitzartiges Zusammenzucken des Rumpfes und der Extremitäten;
- **Nickanfälle**, ruckartige Beugung des Kopfes und des Halses;
- **Salaam-Anfälle**, Vorwärtsbeugung von Kopf und Rumpf und ruckartiges Anziehen der gebeugten Beine an den Körper, dabei werden die gebeugten Arme vor die Brust geführt.

Myoklonisch-astatische und Grand-mal-Anfälle können häufig dazukommen, bzw. das BNS-Leiden mündet in diese Anfallsformen ein.

Das EEG zeigt interiktal eine diffuse, amplitudenhohe Verlangsamung der Grundaktivität und multifokale hypersynchrone Aktivität mit Generalisation, d. h. eine diffuse, gemischte Krampfaktivität unter dem Bild einer Hypsarrhythmie.

Diagnose und Differenzialdiagnose

Der typische EEG-Befund (Hypsarrhythmie) sichert die Diagnose. Fehldeutungen bei harmlosem schreckhaftem Zusammenzucken des Säuglings können ebenso ausgeschlossen werden wie Verkennungen der Diagnose als »komische Reaktion« des Säuglings. Unter den epileptischen Anfällen sind differenzialdiagnostisch die selten vorkommenden primär generalisierten myoklonischen Anfälle des Säuglings- und Kleinkindesalters abzugrenzen; diese Anfallsform weist im EEG keine Hypsarrhythmie, sondern typischerweise zunächst eine diffuse τ-Rhythmisierung und später gruppierte bilateral synchrone irreguläre Spikes und Waves und Poly-spike-waves auf. Ebenfalls mit Hilfe des EEG gelingt die differenzialdiagnostische Abgrenzung zu den prognostisch gutartigen nichtepileptischen Myoklonien des Säuglingsalters, bei denen das EEG normal ist.

Genese

Ätiologisch werden zwei Gruppen der BNS-Anfallsleiden unterschieden: die idiopathische und die symptomatische Form.

Bei der **idiopathischen Form** sind die Kinder altersgemäß entwickelt und haben anamnestisch keine Hinweise auf eine zerebrale Vorschädigung. Beim **symptomatischen BNS-Leiden** finden sich dagegen Zeichen einer prä- oder perinatalen Hirnschädigung, es liegen neurokutane Syndrome (insbesondere tuberöse Hirnsklerose, vgl. Abschn. 14.10.6.2), Stoffwechselstörungen (PKU) oder postinfektiöse oder postvakzinale (Pertussis) Hirnschädigungen vor. Die Kinder sind psychomotorisch retardiert und neurologisch auffällig (z. B. Tetraspastik).

Therapie und Prognose

> **!** **Wichtig ist eine eingehende Diagnostik einschließlich Blutuntersuchungen, Leberstatus, Hormonspiegel, Sonographie von Herz, Niere und Nebennieren, Computertomographie.**

Es gibt verschiedene Behandlungsmöglichkeiten: ACTH, Nebennierenrindenhormone (Dexamethason 0,5–1,5 mg/kg KG), Vigabatrin, Topiramat, Valproat, Pyridoxin, Clonazepam und Sultiam.

> **!** **Von besonderer Bedeutung ist der frühestmögliche Beginn der Therapie und eine engmaschige Kontrolle bei Neugeborenenkrämpfen!**

Bevorzugt wird eine **Low-dosis-ACTH-Therapie** (Beginn mit 15 I.E./m² Körperoberfläche Synacthen-Depot). Bei zusätzlichem Auftreten von Grand-mal-Anfällen ist die Gabe von Barbituraten (Phenobarbital oder Primidon), Vigabatrin oder Valproat indiziert.

Die Prognose der BNS-Anfälle ist ungünstig. Auch bei früh einsetzender Therapie ist nur in etwa 30% der Fälle ein einigermaßen befriedigender Erfolg zu erzielen. Die symptomatische Form hat eine schlechtere Prognose als die idiopathische. Günstig sind unauffällige Entwicklung vor Einsetzen der Anfälle, gutes Ansprechen der Medikation und früh einsetzende Therapie. Ungünstige Faktoren sind früh auftretende Hypsarrhythmie, vorausgehende Neugeborenenkrämpfe (Zerebralschädigung!), Embryo-Feto-Pathien, Stoffwechselstörung, Chromosomenaberrationen. Nur etwa 10% der betroffenen Kinder entwickeln sich psychomotorisch normal weiter. In etwa 50% der Fälle entwickelt sich ein Lennox-Syndrom.

Epilepsie mit myoklonisch-astatischen Anfällen fokaler Genese (Lennox-Gastaut-Syndrom)

Symptomatik

Auch bei diesem Anfallssyndrom handelt es sich um einen polyätiologischen altersgebundenen Epilepsietyp des Kindesalters. Er umfasst eine bunte Vielzahl von Anfallsformen; neben tonischen Anfällen (36%) kommen atonische Anfälle (45%) und einfache oder komplexe Absencen (30%) vor in Kombination mit Grand-mal-Anfällen, myoklonisch-astatischen oder Blinzelanfällen.

Die Anfälle treten häufig statusartig auf. Der Status epilepticus kann Stunden, u. U. Wochen lang andauern, am häufigsten als atypischer Absencestatus, der zu einem Dämmerzustand führt. Der einzelne Anfall ist von myoklonisch-astatischen Anfällen ohne fokale Symptomatik klinisch nicht zu unterscheiden (vgl. Abschn. 4.2.4).

Das Lennox-Syndrom manifestiert sich vorwiegend im 2. bis 7. Lebensjahr, bei Knaben häufiger als bei Mädchen. Etwa ein Drittel der betroffenen Kinder litt vorher an BNS-Krämpfen. Das EEG ist iktal und interiktal durch eine Verlangsamung der Grundaktivität und multifokaler hypersynchroner Aktivität mit generalisierten und paroxysmalen Sharp waves und Sharp slow waves gekennzeichnet.

Diagnose und Differenzialdiagnose

Abzugrenzen sind primär generalisierte myoklonisch-astatische Anfälle (ohne fokale Symptomatik). Dies gelingt durch das EEG, das beim Lennox-Syndrom fokale bzw. häufiger multifokale Sharp waves und Slow waves mit ausgeprägter Generalisierungstendenz, bei primär generalisierten myoklonisch-astatischen Anfällen τ-Rhythmen oder irreguläre Spike-wave- und Spike-wave-variant-Muster aufweist.

Beim Lennox-Gastaut-Syndrom besteht meist schon vor dem Epilepsiebeginn eine häufig sehr schwere Hirnschädigung im Gegensatz zur Epilepsie mit myoklonisch-astatischen Anfällen, bei der die Kinder meist normal entwickelt sind.

> **!** **Auch Kinder mit einem sog. Pseudo-Lennox-Syndrom (»atypische benigne Partialepilepsie«) sind meist normal entwickelt, leiden aber häufig unter multiplen Teilleistungsschwächen. Sie zeigen typischerweise generalisierte kleine Anfälle fokaler Genese und im EEG entsprechend generalisierende multifokale, insbesondere frontale Sharp waves. Im Non-REM-Schlaf kommt es zu einer deutlichen Aktivierung der hypersynchronen Aktivität, was differenzialdiagnostisch bedeutsam ist. Die Anfälle sistieren vor oder während der Pubertät, und die EEG-Veränderungen bilden sich bis dahin zurück.**

Wenn es zu klinisch sichtbaren oder auch nur bioelektrischen Staten kommt, stellen sich kognitive Leistungseinbüßen ein in Form von zunehmenden Teilleistungsstörungen oder sogar einer globalen Demenz, sodass zunächst psychomental normal entwickelte Kinder als geistig behindert imponieren. Es kommt vor allem zu Störungen in der zeitlichen und räumlichen Orientierung, zur sprachlichen Regression mit Dysarthrie, Wortfindungsstörungen und Beeinträchtigung des Sprachverständnisses. Klinisch bestehen Ähnlichkeiten mit dem Landau-Kleffner-Syndrom!

Wegen der Bedeutung des Krankheitsbildes folgt eine kurze Übersicht in Anlehnung an Doose (1998).

Pseudo-Lennox-Syndrom

Krankheitsbeginn:	2.–7. Lebensjahr
Symptomatik:	psychomotorische Entwicklung meistens unauffällig
Anfallsform:	kleine gereralisierte Anfälle (atypische Absencen, atonisch-astatische Anfälle, myoklonische Anfälle), nonkonvulsive Staten , **keine** tonischen Anfälle!
Neurologie:	häufig Konzentrationsstörungen, orale Dyspraxien, Sprachentwicklungsstörungen, andere Teilleistungsstörungen
EEG:	multifokale, häufig frontale Sharp waves, Generalisation mit symmetrischen und asymmetrischen Sharp slow waves und Spike-wave-Varianten, Aktivierung im Non-REM-Schlaf (bioelektrische Staten!)
Prognose:	Rezidivneigung, Remission vor oder während der Pubertät, mentale, sprachliche Defizite mit Teilleistungsstörungen möglich, bei klinischen-bioelektrischen Staten demenzielle Entwicklung

Genese, Ätiologie und soziale Bedeutung

Ätiologisch sind genetisch-metabolische und andere prä- und perinatale Hirnschädigungen bedeutsam; die Mehrzahl der betroffenen Kinder ist erheblich zerebral geschädigt, ähnlich wie beim West-Syndrom. Insbesondere sind eine tuberöse Hirnsklerose oder neurometabolische Störungen ätiologisch abzuklären. Eine hereditäre Anfallsbereitschaft spielt beim Lennox-Syndrom im Gegensatz zu primär generalisierten myoklonisch-astatischen Anfällen nur eine geringe Rolle.

Therapie und Prognose

Therapeutisch wird entweder mit Valproat (bis zu 100 mg/kg KG) oder mit Primidon begonnen. Eine weitere Möglichkeit ist Topiramat oder Vigabatrin. Letzteres ist besonders wirksam bei tuberöser Hirnsklerose (hier Mittel der 1. Wahl!). Valproat kann mit geringen Dosen Clobazam oder Clonazepam sowie Ethosuximid kombiniert werden. Bei der Anwendung von Clonazepam ist auf eine Aktivierung von tonischen Anfällen zu achten! Auch Lamotrigin kann mit Valproat kombiniert werden. Bei Nichterfolg sollte eine ACTH-Behandlung analog zu BNS-Krämpfen versucht werden.

Die Prognose ist ähnlich schlecht wie beim BNS-Leiden. Nur in maximal 50% der Fälle ist eine gute medikamentöse Einstellung erreichbar. Mit zunehmendem Alter treten die kleinen Anfälle in den Hintergrund und komplexe fokale und große Anfälle fokaler Genese in den Vordergrund. Die geistige Entwicklung der betroffenen Kinder ist in der Mehrzahl der Fälle schon aufgrund der zerebralen Vorschädigung erheblich beeinträchtigt; das Anfallsleiden selbst führt dann außerdem zu einer rasch fortschreitenden Demenz.

Die ungünstige Prognose des Lennox-Gastaut-Syndrom ist durch eine multizentrische Verlaufsuntersuchung an 101 Patienten bestätigt worden: Nur 4% der Kinder waren nach durchschnittlich 16 Jahren anfallsfrei, 38% konnten nicht sprechen, 21% konnten nicht gehen. Aufgrund einer multivarianten Analyse konnten vier unabhängige Risikofaktoren für eine schwere geistige Behinderung identifiziert werden: In abnehmender Reihenfolge sind das ein nonkonvulsiver Status epilepticus (Odds Ratio 25,2), die vorausgegangene Diagnose eines BNS-Leidens (OR 11,6), eine symptomatische Ätiologie (OR 9,5) und ein früher Erkrankungsbeginn (OR 4,7) (Hoffman-Riem et al. 2000).

Landau-Kleffner-Syndrom

Symptomatik

Seit der Erstbeschreibung des Syndroms im Jahre 1957 (Landau u. Kleffner 1957) sind etwa 150 Fälle bekannt geworden. Da es aber sicher häufig nicht oder nur fehlerhaft diagnostiziert wird, kommt das Syndrom wohl häufiger vor, als bisher angenommen. Die Hauptsymptome sind eine erworbene auditive Agnosie, eine aphasische Sprachstörung mit Stammeln und/oder Mutismus, schwere, vorwiegend aggressive Verhaltensstörungen, Pseudodemenz und dramatische EEG-Veränderungen mit fokalen und multifokalen, häufig temporal betonten Spikes, Sharp waves und Slow waves mit und ohne Generalisierungstendenz. Etwa 75% der betroffenen Kinder haben schon vor Beginn der Aphasie oder im weiteren Verlauf epileptische Anfälle, es handelt sich meistens um einfache oder um komplexe Partialanfälle und/oder atypische Absencen. Klinisch bestehen starke Ähnlichkeiten mit dem Pseudo-Lennox-Syndrom (»atypische benigne Partialepilepsie«).

Die Kinder sind bis dato psychomotorisch und geistig normal entwickelt, bei einigen besteht jedoch eine verzögerte Sprachentwicklung. Bevorzugtes Manifestationsalter: 2–7 Jahre. Knaben sind häufiger betroffen als Mädchen (Ratio etwa 2:1). Die Aphasie ist zunächst sensorisch (auditorisch-verbale Agnosie), entwickelt sich dann zu einer gemischten sensorisch-motorischen Aphasie und schließlich zu einer mehr oder weniger vollständigen sensorisch-motorisch-amnestischen Aphasie.

Zusätzlich können eine Dyslexie, Dysgraphie oder Dyskalkulie sowie eine orale Dyspraxie (unsauberes Essen, Kauschwierigkeiten u. a.) vorkommen, ansonsten zeigen sich keine neurologischen Auffälligkeiten außer u. U. leichte Koordinationsstörungen.

Bildgebende Verfahren (CT, MNR) normal, PET- und SPECT-Untersuchungen haben Störungen der Glukoseaufnahme und der zerebralen Perfusion im Bereich der Temporallappen ergeben (Mantovani 2000).

! Aufgrund der verbalen-auditorischen Agnosie erscheinen die betroffenen Kinder klinisch als schwerhörig oder gar taub. Sekundär entwickeln sie ausgeprägte Verhaltensstörungen einschließlich Hyperaktivität, oppositionelles Verhalten, sozialer Rückzug, aggressive Wutausbrüche.

Diagnose und Differenzialdiagnose

Kennzeichnend ist die Kombination von aphasischer Sprachstörung mit fokalen komplexen Partialanfällen und/oder atypischen Absencen. Diagnostisch hinweisend ist das Schlaf-EEG: Spikes und Spike-wave-Komplexe und temporal oder temporoparietal betonte Sharp waves, teilweise aktive Sharp-slow-wave-Foci über der linken Hemisphäre.

Magnetenzephalographisch zeigt sich eine bilaterale epileptiforme Aktivität mit Betonung in der linken perisylvischen Region. Interessanterweise können zu Beginn der Erkrankung im Wach-EEG isolierte oder unilaterale Spikes und Spike-wave-Komplexe in der perisylvischen Region auftreten. Bei mehr als 85% der betroffenen Kinder kommt es im Schlaf-EEG zu einer kontinuierlichen, bilateralen Spike-wave-Aktivität, analog zum bioelektrischen Status von Sharp-slow-waves beim ESES-Syndrom.

! Es besteht die große Gefahr der Fehldiagnose einer Schwerhörigkeit oder einer Sprachstörung und entsprechend langer logopädischer oder HNO-ärztlicher Fehlbehandlung! Eine späte Diagnosestellung verschlechtert jedoch die Prognose! Diese ist nur günstig bei Früherkennung und Einsetzen einer rechtzeitigen Therapie!

Die zunehmende sensorisch-expressive Aphasie und die reaktiven Verhaltensstörungen, insbesondere Mutismus und Autismus führen leicht zur Fehldiagnose eines demenziellen Abbaus. Nicht selten wird wegen der genannten Verhaltensauffälligkeiten und des dazu im Gegensatz stehenden intelligenten Gesichtsausdrucks die Diagnose einer Dementia infantilis Heller oder eines Kramer-Pollnow-Syndroms, evtl. auch eines frühkindlichen Autismus Kanner gestellt. Gegen eine autistische Störung spricht jedoch das normale Spielinteresse und Spielverhalten und das Erhaltenbleiben guter nonverbaler Funktionen.

! Bei Vorliegen eines Sprachverlusts in Form einer sensorisch-expressiven Aphasie mit Störungen des Wortverständnisses und fokalen oder generalisierten Anfällen, evtl. in Form atypischer Absencen muss an ein Landau-Kleffner-Syndrom gedacht werden. EEG und Schlaf-EEG müssen abgeleitet werden!

Genese, Ätiologie und soziale Bedeutung

Die Pathogenese des Landau-Kleffner-Syndrom ist bis heute ungeklärt. Die Erstbeschreiber vermuten eine funktionelle Desintegration der Sprachregion infolge der bioelektrischen Aktivität (Landau u. Kleffner 1957; Mantovani u. Landau 1980). Inzwischen wird die Hypothese vertreten, dass die bioelektrischen epileptiformen Entladungen zu einer Beeinträchtigung synaptischer Um- und Abbauvorgänge in kritischen Stadien der Hirnentwicklung führen (Gordon 1997). Letztlich bleibt aber die Beziehung zwischen den EEG-Veränderungen und der Ätiologie des Landau-Kleffner-Syndroms noch ungeklärt. Es wurden jedoch zeitliche Korrelationen zwischen Verbesserungen und/oder Verschlechterungen der aphasischen Symptomatik und entsprechenden EEG-Veränderungen gefunden (Lanzi et al. 1994; Ming et al. 1996). Außerdem besteht ein Zusammenhang zwischen klinischer Besserung und Unterdrückung der epileptiformen bioelektrischen Aktivität durch eine antikonvulsive Therapie (Mantovani 2000).

! Die schwere sensorische und expressive Sprachstörung führt zu einer Beeinträchtigung des Wortverständnisses und der verbalen Ausdrucks- und Kommunikationsfähigkeit, was sekundär eine erhebliche Verunsicherung des Kindes zur Folge hat, da dessen Kommunikationsmöglichkeit mit der Umgebung dadurch gravierend beeinträchtigt ist. Die sozialen Konsequenzen der Störung sind also einschneidend. Deshalb sind eine frühzeitige korrekte Diagnosestellung und daraus abzuleitende prognostische Schlussfolgerungen und therapeutische Maßnahmen dringend notwendig.

Therapie und Prognose

Therapeutisch stehen die logopädische Behandlung der Sprachstörung und die antiepileptische Therapie im Vordergrund. Zunächst wird eine Therapie mit Sultiam

(Mittel der 1. Wahl), evtl. in Kombination mit Clobazam, empfohlen. Auch kann Valproat mit Ethosuximid oder Clonazepam kombiniert werden. Bei atonisch-astatischen Anfällen ist Ethosuximid wirksam.

! Carbamazepin sollte vermieden werden, weil es darunter zu Verschlechterungen kommen kann.

Bei ausbleibender Besserung innerhalb von wenigen Tagen und weiter bestehenden statenhaften bioelektrischen Veränderungen im EEG wird zusätzlich Depot-ACTH (Synacthen) in einer Dosierung von 15 I.E./m² Körperoberfläche morgens oder alternativ Dexamethason 0,3 mg/kg KG oder Prednison 2 mg/kg KG dringend empfohlen. Auch bei eindeutiger Besserung der bioelektrischen und klinischen Befunde ist diese Behandlung über weitere Wochen fortzusetzen! Bei ausbleibendem Effekt muss die Dosis der ACTH- bzw. Steroidtherapie nach ca. 14 Tagen verdoppelt werden. Kontinuierliche Schlaf-EEG- und Langzeit-EEG-Ableitungen sind erforderlich zur Überwachung der Therapieeffekte. In der Pubertät oder evtl. auch früher können die Antikonvulsiva vorsichtig und langsam ausgeschlichen werden.

Die Prognose des Landau-Kleffner-Syndroms ist unterschiedlich. Prognostisch ungünstig ist ein Krankheitsbeginn vor dem Alter von 5 Jahren und ein später Behandlungsbeginn. In einer Minderzahl kommt es zu einer weitgehenden Besserung der Symptomatik. Es gibt aber auch sehr schwere Verläufe mit ungünstiger Prognose. Häufig ist ein wechselhafter Verlauf mit Remissionen und Rückfällen. Die Prognose der Epilepsie ist günstig, sie verschwindet vor oder während Pubertät, ebenfalls die EEG-Veränderung. Die Sprachstörungen können voll remittieren, häufig bleiben jedoch eine schwere Störung der expressiven Sprache oder gar eine vollständige Aphasie, Dyslexie und auditorische Agnosie zurück. Auch psychomentale Entwicklungsrückstände sind möglich.

ESES-Syndrom (Epilepsie mit kontinuierlichen Spikes und Waves im langsamen Schlaf)

Symptomatik

Das ESES-Syndrom (»electrical status epilepticus during slow sleep syndrome«) ist gekennzeichnet durch eine schlafinduzierte paroxysmale Spike-wave-Aktivität im Non-REM-Schlaf. Das Syndrom tritt typischerweise im Alter zwischen 3 und 14 Jahren auf.

Es beginnt mit einem uncharakteristischen kinderpsychiatrischen Störungsbild: oppositionelles Verhalten bis hin zu dissozialen Verhaltensweisen, Schulunlust, Aufmerksamkeits- und Konzentrationsstörungen, Hyperaktivität und unterschiedliche Teilleistungsstörungen, insbesondere Rechtschreibschwächen, Dyslexie, Apraxie, Wortfindungs- und Gedächtnisstörungen, Störungen der räumlichen Orientierung, Sprachentwicklungsstörungen, aber auch psychosomatische Störungen wie Schlafstörungen, Kopf- und Bauchschmerzen. Ein Teil der Kinder weist psychomotorische Entwicklungsstörungen auf, vor allem sprachliche Retardierungen, die übrigen Kinder sind psychomotorisch normal entwickelt.

Auch psychotiforme Bilder können vorkommen (De Negri 1997). Die Verhaltensauffälligkeiten und kognitiven Störungen können nach Normalisierung des EEG fortbestehen. Ausprägung und Dauer der klinischen Symptomatik scheinen der Dauer und Schwere der EEG-Veränderungen und der Manifestation epileptischer Anfälle zu entsprechen.

Wenn epileptische Anfälle auftreten, handelt es sich meistens um atypische Absencen im Wachzustand oder um fokale motorische und/oder generalisiert tonisch-klonische Anfälle im Schlaf. Die Anfälle gehen in der Regel dem charakteristischen EEG-Befund mit kontinuierlicher Spike-wave-Aktivität voraus. Sie sistieren meist in der Pubertät, wobei sich auch die bioelektrische Aktivität normalisiert.

! Unzureichend oder gar unbehandelt führt der bioelektrische Status epilepticus zu erheblichen psychomotorischen Beeinträchtigungen!

Diagnose und Differenzialdiagnose

Voraussetzung für die Diagnose ist der charakteristische Befund im Schlaf-EEG (bioelektrischer Status im non-REM-Schlaf; ◻ Abb. 11.5). Es handelt sich um generalisiert auftretende Sharp waves und Slow waves bzw. Spike-wave-variant-Komplexe mit Poly-spikes oder Poly-spikes und -waves.

Im Wach-EEG kann die Grundaktivität altersgerecht oder nur leicht allgemein verändert sein, häufig kommen mehr oder weniger generalisierte, unregelmäßige, teilweise auch fokale Spike-wave-Komplexe vor. Typisch sind frontale Sharp-slow-wave-Foci mit ausgeprägter Generalisierungstendenz.

In der Regel kommt es 1–2 Jahre nach Beginn der Anfälle zur Entwicklung einer kontinuierlichen Spike-wave-Aktivität im Schlaf-EEG. Differenzialdiagnostisch ist an die benigne Epilepsie des Kindesalters mit zentrotemporalen Spikes (Rolando-Epilepsie, ▸ s. S. 313), an das Pseudo-Lennox-Gastaut-Syndrom (▸ s. S. 318) und an das Landau-Kleffner-Syndrom zu denken. Heute wird vielfach die Ansicht vertreten, dass es sich bei den genannten Krankheitsbildern um eine Krankheitseinheit handelt (De Negri 1997). Doose et al. (1996) rechnen die benigne Partialepilepsie (Pseudo-Lennox-Syndrom), die gutartige Partialepilepsie mit okzipitalen Foci, das Landau-Kleffner-Syndrom und das ESES-Syndrom zu den hereditären zerebralen Maturationsstörungen (»hereditary impairment of brain maturation«).

! Bei Vorliegen von uncharakteristischen Verhaltensstörungen mit Teilleistungsstörungen, Hyperakti-

▼

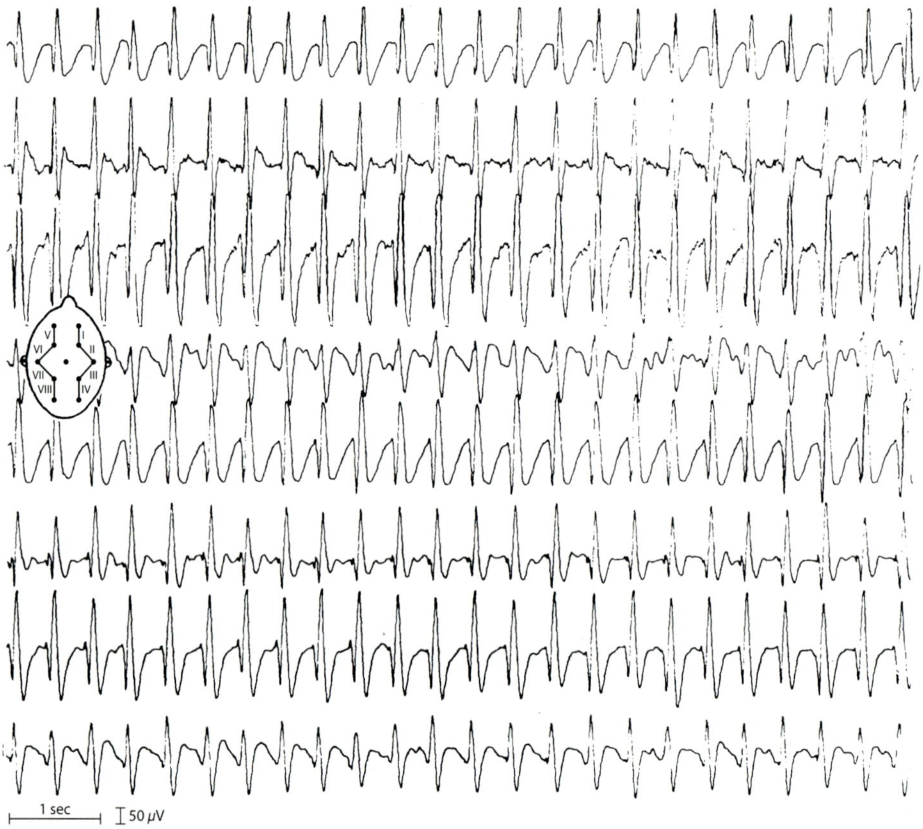

Abb. 11.5. **Kontinuierlicher bioelektrischer Status im Non-REM-Schlaf bei einem 8 Jahre alten Mädchen.** (Aus Doose 1998)

vität und Entwicklungsverzögerungen vor allem im Bereich der Sprache muss an ein ESES-Syndrom gedacht werden! Die Ableitung eines Schlaf-EEG ist unbedingt notwendig!

Genese, Ätiologie und soziale Bedeutung

Die Ätiologie des ESES-Syndroms ist ungeklärt. Vermutet wird eine genetisch bedingte zerebrale Maturationsstörung. Die betroffenen Kinder können bis zum Beginn der Erkrankung normal entwickelt, aber auch primär psychomental retardiert sein. Die Kinder sind zunächst durch die motorische Hyperimpulsivität, die Konzentrations- und Aufmerksamkeitsstörungen sowie durch die vorliegenden Teilleistungsschwächen beeinträchtigt. Bei verzögerter Diagnosestellung und zu spätem Beginn mit der antikonvulsiven Behandlung besteht die Gefahr einer demenziellen Entwicklung, was die Lebensqualität der betroffenen Kinder in erheblichem Maße beeinträchtigt.

Therapie und Prognose

Die Therapie ist grundsätzlich identisch mit der des Landau-Kleffner-Syndroms. Mittel der 1. Wahl ist Sultiam; bei unzureichendem Erfolg zusätzlich Clobazam, sonst Valproat. Bei Nichtansprechen ist die Gabe von Kortikoiden oder ACTH zu erwägen.

! Wichtig ist eine Frühbehandlung, möglichst noch vor Auftreten der bioelektrischen Befunde im EEG!

Die Prognose ist um so günstiger, je früher die antikonvulsive Therapie begonnen hat. Die Anfälle sistieren vor und während der Pubertät. Wenn bereits vor Erkrankungsbeginn eine psychomotorische Retardierung bestand, ist die weitere intellektuelle Entwicklung ungünstig. Bei psychomotorisch unauffälligen Kindern bessern sich jedoch nach Sistieren der kontinuierlichen Spike-wave-Aktivität im Schlaf die intellektuellen Funktionen wieder. Dabei sind jedoch intensive heilpädagogische, motopädische und sensorisch-integrative Maßnahmen erforderlich.

Reflexepilepsien

! Die sog. Reflexepilepsien sind eine für die Kinderpsychiatrie besonders relevante Anfallsform.

Es handelt sich dabei um exogen durch sensorische, sensible oder komplexe Reize ausgelöste zerebrale Anfälle, wobei die Variabilität auslösender Faktoren sehr groß ist. Reflektorisch ausgelöste Anfälle können im Rahmen einer Epilepsie auftreten oder sie stellen ein eigenes Krankheitsbild dar.

Die häufigste reflektorische Epilepsie ist die **photogene Epilepsie.** Ihr liegt eine hereditäre Photosensibilität zu-

Tabelle 11.5. Photogene Epilepsie

Ätiologie	Auslöser
Genetische Disposition	Lichtreize, Wechsel von Helldunkelkontrasten (Fernsehen, Bildschirmspiele, Vorbeifahren an baumbestandener Allee, kontrastreiche Muster, fächelnde Handbewegungen vor den Augen)
Situative Disposition	Schlafentzug, lang andauernde konzentrative Anspannung
Alter	Präpubertät, Pubertät
Klinik	Primär generalisierte Anfälle (Grand-mal, Absencen, myoklonische Anfälle; seltener komplexe Partialanfälle)
EEG	Hochgradige Photosensibilität mit paroxysmalen irregulären Spikes und Waves, dysrhythmische Gruppen
Therapie	Vermeidung von anfallsauslösenden visuellen Reizen und Schlafentzug, Verordnung von Sonnenbrille (Umbramatik), Valproat, Primidon

grunde. Diese manifestiert sich unter Photostimulation im EEG in Form von paroxysmal auftretenden generalisierten irregulären Spikes und Waves. 8% hirngesunder Kinder zeigen eine solche nicht behandlungsbedürftige Photosensibilität. Bei Epilepsie tritt eine Photosensibilität in 25% der Fälle auf. Nur bei etwa 1–2% aller epileptischen Kinder werden Anfälle durch alltägliche Lichtreize ausgelöst, sodass hier eine photogene Epilepsie vorliegt (Einzelheiten ► s. Tabelle 11.5).

! Außer durch Lichtreize können reflektorische Anfälle auch durch somatosensorische, auditorische, vestibuläre und komplexe (Musik, Lesen, kognitive Belastungen, Schreck) Reize ausgelöst werden.

11.3 Differenzialdiagnose der Anfallskrankheiten

! Epileptische Anfälle sind einerseits von nichtepileptischen Anfällen abzugrenzen.

Nichtepileptische Anfälle verlaufen phänomenologisch zwar ähnlich und gehen ebenfalls mit Bewusstseinsverlust einher, sind aber pathogenetisch verschieden und nichtzerebraler Natur. Hierzu gehören dissoziative Krampfanfälle, respiratorische Affektkrämpfe und synkopale Anfälle (sie werden in Abschn. 11.4 besprochen).

! Andererseits ist differenzialdiagnostisch zu klären, ob ein epileptiformer Anfall primär zerebraler oder sekundärer Natur ist (vgl. auch Abschn. 11.1).

Zu den sekundären zerebralen Anfällen gehören solche, die primär nichtzerebralen Ursprungs sind, dann aber sekundär zu einer zerebralen Störung führen und eigendynamisch unter dem Bild eines zerebralen Anfalls ablaufen und sogar u. U. in ein epileptisches Anfallsleiden einmünden können. So kann ein hypoglykämischer Anfall unter dem Bild eines Grand-mal-Anfalls ablaufen, wobei es sich eindeutig nicht um einen epileptischen Anfall handelt. Insbesondere bei jungen Kindern kann die Hypoglykämie jedoch neuronale Entladungen auslösen und zu weiteren, jetzt zerebral bedingten Anfällen führen. Auch der hypokalzämische Anfall, z. B. im Rahmen einer rachitogenen Tetanie, ist primär kein zerebraler Anfall, hypokalzämische Anfälle gehen jedoch in etwa 70% der Fälle in epileptische Grand-mal-Anfälle über.

Sekundär zerebrale Anfälle können bei den in folgender Übersicht aufgelisteten extrazerebralen Grundstörungen auftreten.

Extrazerebrale Grundstörungen, bei welchen sekundär zerebrale Anfälle auftreten können

- Elektrolytstörungen (Natrium, Kalium, Kalzium, Magnesium)
- Hydratationsstörungen
- Hypoglykämie
- Aminosäurestoffwechselstörungen
- Neurometabolische Lipidspeicherstörungen
- Vitamin-B_6-Mangel-Abhängigkeit
- Kreislaufregulationsstörungen
- Fieberhafte Erkrankungen (extrazerebral)

! Neben der Abgrenzung nichtepileptischer Anfälle und der Differenzierung zwischen primären und sekundären zerebralen Anfällen ist zudem die Klassifikation des epileptischen Anfalls und seine differenzialdiagnostische Einordnung notwendig.

Die Notwendigkeit einer differenzialdiagnostischen Einordnung betrifft ganz besonders **myoklonische Anfälle**, die Symptom zahlreicher hirnorganischer Prozesse mit demenziellem Abbau sein können. Im Kindesalter können myoklonische Anfälle typisches Symptom der infantilen myoklonischen Enzephalopathie (Synonyme: »dancing eyes and feet syndrome«, infantile Polymyoklonie, Kinsbourne-Syndrome) sein. Kennzeichnend sind akut einsetzende irregulär generalisierte oder lokalisierte Myoklonien und Opsoklonien (rasche, konjugierte unkoordinierte Myoklonien der Bulbi in alle Richtungen). Neben den Myoklonien ist eine zerebelläre Ataxie vorherrschend. EEG und Liquor sind normal; es bestehen pathologisch-anatomische Veränderungen in den Purkinje-Zellen und im Nucleus dentatus des Kleinhirns, ebenso wie in der weißen Substanz des Großhirns. Pathogenetisch werden immunologische Störungen vermutet, bei etwa 50% der Fälle wird das Syndrom paraneoplastisch bei Neuroblastomen beobachtet.

Exkurs

Myoklonien können auch im Rahmen von Lipidspeicherkrankheiten vorkommen, wie z. B. der myoklonischen Variante der spätinfantilen amaurotischen Idiotie (GM2-Gangliosidose). Zu den Mukolipidosen gehört das Cherry-red-spot-Myoklonussyndrom, eine bei Jugendlichen und Erwachsenen auftretende progrediente Erkrankung mit Myoklonien, Oligophrenie, kirschrotem Fleck in der Macula, vermehrter Oligosaccharidausscheidung im Urin und verminderter Aktivität von β-Galaktosidase und α-Neuraminidase. Im peripheren Nerven besteht eine segmentale Entmarkung, in der Skelettmuskulatur eine neurogene Atrophie.

Myoklonien, die mit großen Anfällen, zerebellärer Ataxie und mit Störungen des Zusammenspiels von Agonisten und Antagonisten einhergehen, kennzeichnen das klinische Bild der Dyssynergia cerebellaris myoclonica. Es handelt sich dabei um ein polyätiologisches Syndrom mit Atrophien im Bereich des Nucleus dentatus des Kleinhims und seiner neuronalen Verbindungen. Myoklonien kommen darüber hinaus im Beginn der subakuten sklerosierenden Leukenzephalitis und im Schulalter bei der früh beginnenden progressiven Myoklonuskörperchenepilepsie (Unverricht) vor. Diese autosomal-dominant vererbte Erkrankung geht mit Demenz, Grand-mal-Anfällen und Myoklonien einher.

11.4 Nichtepileptische Anfälle

11.4.1 Respiratorische Affektkrämpfe

Respiratorische Affektkrämpfe sind psychogen ausgelöste Pseudoanfälle mit Apnoe, Bewusstlosigkeit und verändertem (meist hypotonem) Muskeltonus. Sie stellen unlustbetonte Reaktionen des Kleinkindes auf als frustrierend empfundene Reize dar (▶ s. auch S. 325).

Symptomatik

Die Kinder weinen oder schreien lang anhaltend und atmen dabei nicht ein (»Wegschreien«). Schließlich geht das Weinen in Bewusstlosigkeit mit Apnoe, Zyanose und eine allgemeine Erschlaffung der gesamten Körpermuskulatur über. Meistens kommt es dann wieder zur Spontanatmung bzw. zu tiefen juchzenden Inspirationen. Bleibt diese aus, kann es zur Opisthotonushaltung und zum Strecktonus der Arme und Beine kommen, es können einzelne Myoklonien hinzukommen, und es kann sich ein kurz dauernder Grand-mal-Anfall entwickeln; somit wäre dann aus einem nichtepileptischen Anfall ein akuter epileptischer Gelegenheitskrampf geworden. Das EEG zeigt eine hypoxämisch bedingte allgemeine Verlangsamung, aber keine hypersynchrone Aktivität.

Respiratorische Affektkrämpfe treten bei 4–5% der Kinder auf, bevorzugt in der Trotzphase. Bei 90% der betroffenen Kinder tritt der erste Affektkrampf schon vor dem 2. Geburtstag auf.

! Der respiratorische Affektkrampf ist ein alterstypisches Symptom des Kleinkindesalters, insbesondere der Trotzphase, mittels dessen das Kind versucht, seinen Willen durchzusetzen.

In einer Entwicklungsphase, in der Selbstbehauptung, Ich-Findung, Selbst-Umwelt-Abgrenzung und Erkundung, Entdecken, Eroberung und Beherrschen eigener erwachender Ich-Kräfte sowie kognitive Akkomodations- und Assimilationsprozesse in der Interaktion mit der Umwelt bedeutsame Reifungsschritte darstellen, hat der respiratorische Affektkrampf einen besonderen phasenspezifischen Stellenwert im Rahmen der psychischen Entwicklung des Kindes. Respiratorische Affektkrämpfe deuten allerdings, vor allem bei gehäuftem und verstärktem Auftreten (lange Dauer, Übergang in Grand-mal-Anfälle) auf einen verschärften Machtkampf zwischen dem Kind und seinen Bezugspersonen hin, sodass zu überprüfen ist, ob pathologische Beziehungsmuster und abnorme Erziehungsstile in den betroffenen Familien anzutreffen sind, die dann Grundlage einer entsprechenden Therapie sein müssen.

Diagnose und Differenzialdiagnose

Die Diagnose ist aufgrund des gesamten Ablaufs leicht zu stellen. Das interiktale EEG ist normal.

Genese

Pathogenetisch sind für das Zustandekommen eines Affektkrampfes die Hyperventilation und die durch lang anhaltendes Schreien bedingte Hypokapnie sowie die vasokonstriktorische Hypoxie mit erschwerter Sauerstoffabgabe aus der Hämoglobinbindung bei Alkalose (Bohr-Effekt) bedeutsam. Es besteht auch eine familiäre Häufung: Bei 20–25% der betroffenen Kinder hatten auch die Eltern respiratorische Affektkrämpfe.

Therapie und Prognose

Wichtig ist, den Zustand raschmöglichst zu unterbrechen, um die Gefahr eines Grand-mal-Anfalls oder einer länger dauernden Bewusstlosigkeit zu vermeiden. Mit den Eltern sollte gemeinsam überlegt werden, welche Signalfunktion dem jeweiligen Affektkrampf zukommt. Davon hängt die Art des therapeutischen Vorgehens bei Eltern und Kind ab. Eine antiepileptische Therapie ist natürlich kontraindiziert. Die Prognose ist gut.

11.4.2 Psychogene Anfälle

Psychogene Anfälle sind nicht organisch bedingt; sie stellen körperliche Erscheinungsformen eines unbewussten seelischen Konflikts dar und haben appellativen Charakter. Sie werden in der ICD-10 unter der Rubrik »dissoziative Krampfanfälle« entsprechend F44.5 rubriziert. Im DSM-III-R werden sie den hysterischen Syndromen mit vorwiegend körperlicher Symptomatik (Konversionssyndrome) zugeordnet. Psychogene Anfälle gehören zu den häufigsten Manifestationsformen hysterischer Konversionssymptome im Kindes- und Jugendalter. Etwa 20–25% psychogener Anfälle werden fälschlicherweise als Epilepsie diagnostiziert und antiepileptisch behandelt (Stefan et al. 2000).

Symptomatik

Psychogene Anfälle können sich in verschiedener Weise manifestieren. Der klassische hysterische Anfall geht mit Ausbildung eines Arc de cercle und Opisthotonushaltung einher. Der ganze Ablauf ist dramatisch; die motorischen Phänomene äußern sich häufig in einem heftigen Bewegungssturm mit ausfahrenden Schleuderbewegungen oder einem rhythmischen Schütteln und Zittern. Die Patienten reagieren nicht oder vermindert auf äußere Reize und zeigen ein substuporöses bis stuporöses Verhalten, evtl. mit herabgesetzter oder gar fehlender Schmerzempfindlichkeit. Die Augen sind starr, weit geöffnet oder aber krampfhaft verschlossen. Erscheinungsmäßig kann es zu großen Anfällen kommen mit Hinstürzen, tonischer Verkrampfung, klonischen Zuckungen der Extremitäten, Dämmerzustand, nachfolgender Erschöpfung, evtl. sogar Nachschlaf. Zungenbiss und Einnässen oder Einkoten sind sehr selten. Dissoziative Ausnahmezustände haben in der Regel den Charakter des Inszenierten. Sekundäre Anfallsverletzungen sind selten.

Pathologische klinisch-neurologische Befunde oder radiologische, szintigraphische und elektrophysiologische Auffälligkeiten finden sich in der Regel nicht. Unter den klinischen Zeichen ist insbesondere die Pupillenreaktion auf Licht normal. Wichtig ist jedoch zu beachten, dass im dissoziativen Stupor die Pupillenreaktion auf Licht und die Reagibilität auf sensorische und sensible (Schmerz-) Reize ausbleiben kann.

Psychogene Anfälle, werden meistens erst ab dem Schulalter beobachtet. Die typische Prädilektionszeit ist die Pubertät und Postpubertät. Mädchen sind sehr viel häufiger betroffen als Knaben, dies gilt für histrionische Symptome ganz allgemein (Verhältnis etwa 4:1). Verlässliche und konstante Angaben über die Häufigkeit des Vorkommens psychogener Anfälle im Kindes- und Jugendalter gibt es nicht.

Genese, Ätiologie und soziale Bedeutung

! Psychogene Anfälle sind ebenso wie andere psychopathologische Symptome Ausdruck einer gestörten Individuation des Kindes.

Die störenden Einflüsse sind in der Regel, wie bei den respiratorischen Affektkrämpfen, zu denen pathogenetische Beziehungen bestehen, häufig im Kleinkindesalter wirksam, in der Übergangsphase vom Stadium des physiognomisch-magisch-animistischen Welterlebens in die Phase der kritischen Realitätsprüfung. Dieses Entwicklungsstadium ist mit der sog. phallisch-narzisstischen (ödipalen) Phase identisch. Sie ist von entscheidender Bedeutung für die Elaboration eines adäquaten Realitätsbezuges, hier vollzieht sich normalerweise der Übergang vom egozentrisch-subjektivistischen und magisch-phänomenistischen Erleben und Erfassen der Welt zum begrifflichen Denken, das das Erkennen der objektiven kausalen Beziehungen, die die Dinge der Umwelt zueinander haben, ermöglicht (präoperationale Periode nach Piaget). Damit einher geht die Anpassung der eigenen inneren Triebbedürfnisse an die äußeren Gegebenheiten, z. B. das Akzeptieren des Inzesttabus und die Aufgabe ödipaler Wünsche.

Verfügt das Kind in dieser Phase der Realitätsanpassung und der Begrenzung eigener Triebansprüche nicht über Elternpersönlichkeiten, die eine gute und affirmative Beziehung sowohl zueinander als auch zum Kind unterhalten, so kann die Leistung der Realitätsprüfung, Realitätsfindung und Realitätsannahme vom Kind nicht adäquat vollzogen werden. Eine physiologische Lösung des Ödipuskomplexes gelingt nur, wenn das Kind erfährt, dass beide Eltern einander liebevoll akzeptieren und es selbst von seinen Eltern als das, was es ist, bejaht wird. Nur in einer solchen Atmosphäre der Sicherheit und des Vertrauens kann sich das Kind mit seinen Elternfiguren positiv identifizieren und genügend Energiepotenziale freisetzen, die es zu einer reifen Ich-Umwelt-Auseinandersetzung benötigt.

Inzwischen kann als belegt gelten, dass bei konversionsneurotischen bzw. dissoziativen Störungen ödipale und präödipale Konflikte miteinander interagieren und dass frühe Individuationsprozesse erheblich beeinträchtigt sind, da häufig die »trianguläre Hilfsfunktion« des »dritten Objekts« (des Vaters) ausbleibt. Dies erweist sich dann als verhängnisvoll, wenn die primäre Mutter-Kind-

Beziehung gestört ist, sodass die Entwicklung von Selbstsicherheit, Verlässlichkeit und Vertrauen beim Kind gefährdet wird. Können in dieser frühen Entwicklungsphase existentielle Trennungs- und Verlustängste des noch weitgehend dual gebundenen Kindes durch den Vater nicht abgemildert bzw. neutralisiert werden, so entsteht eine Prädisposition für das spätere Auftreten dissoziativer Krampfanfälle (Eggers 1998; Rupprecht-Schampera 1995).

Unsichere Eltern neigen dazu, eine schroff ablehnende, autoritär-dominante oder aber im Gegenteil eine weiche, verwöhnende und gewähren lassende Erziehungshaltung ihrem Kind gegenüber einzunehmen, die es selbst in eine weitgehende Unsicherheit hineintreibt.

! Gerade bei Kindern mit psychogenen Anfällen werden häufig überprotektive, ängstliche und verwöhnende Mütter beobachtet. Aber auch erhebliche Vernachlässigungen durch beide Elternteile kommen vor (Eggers 1983). Häufig sind inzestuöse Beziehungen, sexueller Missbrauch und/oder körperliche Misshandlungen in der Vorgeschichte zu eruieren (Bowman u. Markland 1996; Eggers 1987; Gross 1983; Lowman u. Richardson 1987).

11

Diagnose und Differenzialdiagnose

Sind die motorischen Phänomene atypisch, dramatisch und offensichtlich inszeniert, werden Sturzverletzungen sorgfältig vermieden und fehlen typische epileptische Symptome wie Zyanose, Hypersalivation, Einnässen, Bewusstlosigkeit und Pupillenstarre, so ist die Differenzialdiagnose relativ einfach. Jedoch können abortive Grand-mal-Anfälle und psychomotorische Anfälle mit nur leichten Bewusstseinstrübungen klinisch oft schlecht von psychogenen Anfällen abgegrenzt werden.

! Besonders schwierig ist die Differenzierung von Frontallappenanfällen, die mit tonischen Verkrampfungen des Rumpfes oder bizarren Schleuderbewegungen einhergehen, die durchaus an inszenierte Abläufe bei psychogenen Anfällen erinnern.

Im Allgemeinen gestattet das im Anfall abgeleitete EEG eine differenzialdiagnostische Zuordnung, bei epileptischen Anfällen zeigt es in der Regel typische hypersynchrone Potenziale, während das EEG bei psychogenen Anfällen, abgesehen von Bewegungsartefakten, normal ist. Allerdings können komplexe und vor allem einfache Partialanfälle auch elektroenzephalographisch stumm verlaufen. Interiktale EEG-Befunde haben wenig Beweiskraft, da sie auch bei einer Epilepsie normal sein und umgekehrt nichtepileptische Anfälle krampfpotenzialverdächtige Abläufe im EEG aufweisen können. Sinnvoller sind **Langzeit-EEG-Ableitungen mit Videoüberwachung**. Die Aufklärungsquote bei Video-EEG-Ableitung ist erstaunlich hoch: Sie liegt zwischen 20 und 30% (Bowman u. Markand 1996). Wichtig ist die Eruierung situativer Begleitumstände, die dem Anfall unmittelbar vorausgehen; jedoch können auch epileptische Anfälle situationsgebunden auftreten.

Eine wichtige Differenzierungsmethode ist die **postiktale Prolaktinbestimmung** im Serum, wobei die Interpretation der Befunde jedoch im Einzelfall schwierig sein kann (individuelle Unterschiede, zirkadiane Veränderungen des Prolaktinspiegels, zu späte Blutabnahme nach dem Anfall). Am besten gelingt die Differenzierung bei generalisierten tonisch-klonischen Anfällen, wo es bis zu einer 10fachen Erhöhung der Prolaktinspiegel kommt, am geringsten ist sie bei einfachen Partialanfällen. Im Übrigen sind bei komplexen Partialanfällen falsch negative Befunde beschrieben worden.

Ein weiteres Hilfsmittel ist die Bestimmung der **Kreatinkinase**, die ebenfalls gut zwischen generalisierten tonisch-klonischen und psychogenen Anfällen differenziert (Stores 1999).

Hinweise für das Vorliegen psychogener Anfälle
- Dramatischer und inszenierter Ablauf
- Sehr variables Anfallsmuster unter Einbeziehung unterschiedlicher Körperteile
- Vermeidung von Verletzungen
- Auftreten der Anfälle nur in Anwesenheit von wichtigen Bezugspersonen
- Orientierungsstörungen in Bezug auf die eigene Person nach einem Anfall, untypische amnestische Symptome
- Imitationen von Anfallsmustern von anderen epilepsiekranken Patienten
- Fehlende Krampfaktivität im iktalen EEG
- Abrupter Beginn und vor allem abruptes Ende eines Anfalls ohne postiktale Verwirrtheit oder Schläfrigkeit
- Fehlen von postiktalen EEG-Veränderungen
- Fehlender Prolaktinanstieg vor allem nach einem tonisch-klonisch generalisierten Anfall
- Fehlender Anstieg der Kreatininkinase vor allem nach einem tonisch-klonischen Krampfanfall
- Auslösung eines Anfalls durch suggestive Bemerkungen

Therapie und Prognose

Oft ist bereits die Herausnahme aus dem konfliktbesetzten Milieu durch die stationäre Aufnahme therapeutisch wirksam. Wichtig ist, dass man das Symptom des Kindes ernst nimmt und nicht etwa als »hysterisch«, »gespielt«, »unecht« oder »theatralisch« verurteilt und sich vom Kind distanziert. Im Gegenteil, aktive emotionale Zuwendung des Therapeuten ist notwendig, um die gefühlshaft-erlebnismäßige Vertrauensbasis für eine behutsame gemeinsame Konfliktbearbeitung zu schaffen. Wenn möglich, müssen familiäre und außerfamiliäre Bezugspersonen in die Therapie einbezogen werden.

Eine antiepileptische Behandlung ist auch bei pathologischem EEG-Befund kontraindiziert. Symptomatische Maßnahmen wie Gymnastik, Kreislauftraining, Schwimmen, Sauna können jeweils die Therapie unterstützen. Im stationären Rahmen ist die Einbeziehung des Kindes bzw. des Jugendlichen in Gruppenaktivitäten der Station wie Schule, Koch-, Film-, Tanz-, Turn-, Bastel-, Sport-Arbeitsgemeinschaften anzustreben. Ziel aller therapeutischen Maßnahmen sollte die individuelle Förderung der Reifung des Kindes sein, sodass das Kind in die Lage versetzt wird, auf sein Symptom zu verzichten. Die Prognose ist dann als günstig einzuschätzen.

11.4.3 Synkopale Anfälle

Synkopale Anfälle sind plötzlich auftretende Störungen des Bewusstseins von meist kurzer Dauer. Es kommt zum Verlust des Haltungstonus mit Hinfallen. Gelegentlich gehen die synkopalen Anfälle auch mit kurzen Kloni und Muskeltonuserhöhung einher.

Den synkopalen, anfallsartigen Bewusstseinsstörungen liegen vorübergehende Funktionsausfälle der Hirnstammstrukturen zugrunde, von denen aus das Bewusstsein gesteuert und der Muskeltonus kontrolliert wird (via Feedback zwischen Kortex und Hirnstammregionen). Ursache ist eine mangelnde Sauerstoffversorgung des Hirnstamms, insbesondere der Formatio reticularis infolge von Störungen des Herz-Kreislauf-Systems oder vegetativ-emotionaler Störungen. Mögliche Ursachen sind angeborene Herzfehler (Aorten-, Pulmonalstenose, Mitralstenose, Mitralklappenprolaps, zyanotische Herzfehler), Herzrhythmusstörungen (Tachy-, Bradykardie), akute Myokarditis; Gefäßanomalien (Anomalien des Aortenbogens, zerviko-kraniale Gefäßerkrankungen; gestörte Vasoregulation (Hyper-, Hypotonie, Orthostase); emotionale Reaktionen mit vegetativen Begleiterscheinungen (Angst, Schreck, Wut, Erwartung, Schmerz). Die Therapie ist abhängig vom Grundleiden.

11.5 Therapie der Anfallskrankheiten

Eine verantwortungsvolle Therapie zerebraler Anfallsleiden hat die exakte diagnostische und differenzialdiagnostische Abklärung des jeweiligen Anfallsgeschehens und der Ätiologie zur Voraussetzung. Die Therapie hat sich grundsätzlich nach der Ätiologie zu richten. Die Behandlung darf sich nicht auf die Verordnung von Antiepileptika beschränken. Auch bei der antiepileptischen Therapie geht es in erster Linie um die Entwicklung des Kindes in seiner speziellen Lebenssituation.

! Wichtig ist die Betreuung der ganzen Familie, die durch das epilepsiekranke Kind in vielerlei Hinsicht belastet ist. Auch hiervon hängt die Prognose des Anfallsleidens beim Kind ab.

Retrospektive Studien haben zeigen können, dass zwischen 50 und 70% der Patienten mit Epilepsie anfallsfrei werden, etwa 30% bessern sich, in etwa 20% tritt keine Besserung oder gar Verschlechterung ein. Die Prognose der verschiedenen Anfallstypen wurde in den entsprechenden Unterkapiteln besprochen. Ganz allgemein gilt jedoch, dass die Prognose entscheidend von der Qualität der Behandlung abhängt, die auch bei der Epilepsie eine ganzheitliche sein und vor allem psychosoziale Aspekte beachten muss.

11.5.1 Medikamentöse Behandlung

Voraussetzungen einer antiepileptischen Therapie

Die medikamentöse Therapie der Epilepsie setzt neben Kenntnissen der Ätiologie, Einzelprognose und Anfallsklassifikation auch genaue Kenntnisse der Eignung des Antiepileptikums in Bezug auf den zu behandelnden Anfallstyp, mögliche Nebenwirkungen und Interaktionen mit anderen Pharmaka sowie molekulare Wirkungsgrundlagen des jeweiligen Antiepileptikums voraus.

! Die Beurteilung der Ätiologie und die Klassifikation eines Anfallsleidens sind wichtige Voraussetzungen für die adäquate Einstellung auf wirksame Antiepileptika. Stets muss das Grundleiden behandelt werden, insbesondere bei Gelegenheitskrämpfen.

Bei der Klassifikation ist die Differenzierung zwischen primär generalisierten Anfällen (mit genetischer Disposition) und Anfällen mit fokaler Symptomatik wichtig (partielle Anfälle mit elementarer oder komplexer Symptomatik, partielle Anfälle mit sekundärer Generalisation).

Standardtherapie

Bei den primär generalisierten Anfällen ohne fokale Symptomatik hat das **Na-Valproat** (Natriumsalz der Valproinsäure; Handelsname u. a. Ergenyl, Convulex, Orfiril) seine Hauptindikation; bei Absencen und beim Impulsiv-Petit-mal ist neben Valproat auch das **Ethosuximid** (Handelsnamen u. a. Petnidan, Pyknolepsinum, Suxinutin) Mittel der 1. Wahl.

Bei fokalen Anfällen sind diese Mittel weniger oder gar nicht wirksam, hier sind dagegen **Carbamazepin** (Tegretal, Timonil) oder **Hydantoine** (Zentropil, Phenhydan, Epanutin) indiziert. Bei psychomotorischen Anfällen ist das Carbamazepin Mittel der 1. Wahl. **Phenobarbital** (Luminal, Phenaemal, Maliasin) ist sowohl bei primär generalisierten als auch bei Herdanfällen, nicht aber bei Absencen indiziert. Primidon (Mylepsin, Liskantin) hat sich ebenso wie Phenobarbital – Cyclohexylmethylaminopropan-phenobarbital = Barbexaclon (Maliasin) – auch beim juvenilen Impulsiv-Petit-mal und bei primär generalisierten Grand-mal-Anfällen bewährt (jeweils als Mittel der 2. Wahl, Mittel der 1. Wahl: Valproat). Vigabatrin, ein GABA-Transaminasehemmer, wird derzeit v. a. als Mittel der 2. Wahl bei therapieresistenten partiellen Anfällen, bei generalisiertem Grand-mal sowie beim Lennox-Gastaut-Syndrom eingesetzt.

Einen Überblick über die antiepileptische Therapie in Abhängigkeit vom Anfallstyp geben die Tabellen 11.6 und 11.7.

Tabelle 11.7. Antiepileptische Therapie bei primär und sekundär generalisierten tonisch-klonischen Anfällen im Kindesalter

Anfallstyp	1. Wahl	2. Wahl
Primär generalisierte Grand-mal-Anfälle	**Valproat** Phenobarbital	Primidon Bromide
Sekundär generalisierte Grand-mal-Anfälle	**Carbamazepin** Phenytoin Sultiam	Primidon Valproat Phenobarbital Oxcarbazepin Vigabatrin Lamotrigin Gabapentin Clobazam

Tabelle 11.6. Antikonvulsive Therapie in Abhängigkeit vom Anfallstyp

Anfallstyp	1. Wahl	2. Wahl
Primär generalisierte Grand-mal-Anfälle		
Säuglings- und frühes Kleinkindalter	Phenobarbital	Valproat
Schul- und Jugendalter	Valproat	Barbexaclon Phenobarbital Primidon
Absencen	Valproat Ethosuximid	Clobazam Mesuximid
Myoklonisch-astatisches Petit mal	Valproat	Clonazepam Ethosuximid Barbexaclon
Impulsives Petit mal	Valproat	Phenobarbital Primidon Ethosuximid
Fokale Anfälle mit einfacher Symptomatik	Carbamazepin Vigabatrin	Primidon Barbexaclon
Fokale Anfälle mit komplexer Symptomatik	Carbamazepin Phenytoin	Primidon Valproat
Sekundär generalisierte Anfälle fokaler Genese		
Säuglings- und frühes Kleinkindalter	Barbexaclon Phenobarbital Primidon	Carbamazepin
Schulalter	Carbamazepin	Primidon
Jugendalter	Phenytoin Valproat	Barbexaclon Phenobarbital
BNS-Anfälle	Clonazepam Vigabatrin Valproat	Dexamethason oder ACTH
Lennox-Gastaut-Syndrom	Clobazam	Dexamethason oder ACTH
Myoklonisch-astatische Anfälle fokaler Genese	Valproat Carbamazepin Phenobarbital Vigabatrin Lamotrigin Primidon	

Valproinsäure ist das Medikament der 1. Wahl bei der Behandlung von idiopathischen, primär generalisierten Epilepsien, die in Abschn. 11.2.2 aufgeführt worden sind, also primär generalisierte Grand-mal-Anfälle, Absencen, myoklonisch-astatische Anfälle, Impulsiv-Petit-mal.

Carbamazepin ist dagegen bei den übrigen Anfallsformen 1. Wahl, insbesondere bei den in Abschn. 11.2.3 aufgeführten fokalen epileptischen Anfällen. Wenn bei fokalen Anfällen die Wirksamkeit von Carbamazepin nachlässt oder aufhört, ist eine Weiterbehandlung mit Phenytoin oder Valproat oder die Zugabe von Vigabatrin, Clobazam oder Phenobarbital angezeigt.

Bei fokal eingeleiteten, sekundär generalisierten tonisch-klonischen Anfällen sind Carbamazepin und Valproinsäure etwa gleich wirksam. Valproinsäure hat jedoch im Vergleich zu Carbamazepin den Vorteil, dass es nicht zu einer Enzyminduktion und dadurch zu einer Wirkungsabschwächung anderer Medikamente kommt!

Behandlung mit sog. neuen Antiepileptika

Besonders therapierefraktär sind im Kindesalter fokale bzw. multifokale Epilepsien mit und ohne sekundäre Generalisierung (BNS-Krämpfe, Lennox-Gastaut-Syndrom, maligne myoklonische Epilepsien). Wenn sich eine Standardtherapie als unzureichend erweist, sind die sog. neuen Antiepileptika (Vigabatrin, Lamotrigin, Gabapentin und Felbamat) einzusetzen, die erst ab dem 12. Lebensjahr oder mit der speziellen Indikationsbeschränkung auf das Lennox-Gastaut-Syndrom ab dem 4. Lebensjahr (Felbamat, Lamotrigin) zugelassen sind.

Topiramat (Topamax) kann inzwischen bei Kindern ab dem 2. Lebensjahr als Add-on-Therapie (z. B. zusammen mit Valproat) bei fokalen Epilepsien, insbesondere BNS-Anfällen, Lennox-Gastaut-Syndrom und bei der atypischen benignen Partialepilepsie eingesetzt werden. Die Dosierung liegt zunächst bei 0,5 mg–1 mg/kg KG, Steigerung in 1- bis 2-wöchigen Abständen um jeweils

0,5–1 mg/kg bis 6 mg/kg KG als Erhaltungsdosis, bei BNS-Leiden bis 24 mg/kg KG.

Unter den neuen Antiepileptika hat **Lamotrigin** das weiteste Wirkungsspektrum und ist sowohl geeignet zur Behandlung von fokalen als auch primär generalisierten Anfällen und Myoklonien. Lamotrigin ist kein Enzyminduktor und beeinflusst somit nicht die Plasmakonzentrationen anderer Medikamente. Ähnlich wie beim Carbamazepin kommt es in etwa 10% der Fälle zu Exanthemen der Haut; deshalb niedrige Dosierung zu Beginn mit 12,5 bzw. 25 mg. Diese Dosis kann als Monotherapie bereits ausreichend sein. Sonst erfolgt eine Dosissteigerung nach 14 Tagen auf 2-mal 25 mg. Innerhalb von weiteren 4–6 Wochen kann dann auf insgesamt 100 mg gesteigert werden. Wurde zuvor mit Valproat behandelt, sollte dies abgesetzt oder Lamotrigin zur Vermeidung von Nebenwirkungen sehr langsam aufdosiert werden (zunächst nur mit 0,2 mg/kg KG/Tag).

Ein besonderer Vorteil für Kinder ist die gute zentralnervöse Verträglichkeit von Lamotrigin: keine negative Beeinflussung von Vigilanz und kognitiven Funktionen! Stimmung und Verhalten werden günstig beeinflusst. Während Lamotrigin als Monotherapie zur Erstbehandlung fokaler und sekundär generalisierter Anfallsformen geeignet ist, werden die übrigen neuen Antiepileptika (u. a. Vigabatrin, Felbamat, Gabapentin) als Zusatzmedikation verwandt.

Felbamat hat sich als Kotherapie bei therapieresistentem Lennox-Gastaut-Syndrom bei Kindern über 4 Jahren bewährt, es wirkt über eine indirekte Verstärkung der GABA-Rezeptor-Aktivität und eine Blockierung glutamaterger NMDA-Rezeptoren (► s. Tabelle 11.8 u. S. 330). Felbamat hat jedoch gravierende Nebenwirkungen wie aplastische Anämie (Häufigkeit 1:4000) und Leberversagen (Häufigkeit 1:30000).

Bedeutung der Prognose

Die Beurteilung der Prognose des jeweiligen Anfallsleidens beim Kind ist entscheidend für die Behandlungsindikation, Therapiedauer und Medikamentenwahl.

So ist zu beachten, dass fokale epileptische Anfälle mit elementarer Symptomatik eine bessere Prognose haben als solche mit komplexer Symptomatik; kommt es zu einer Generalisation (Auftreten sekundär generalisierter Grand-mal-Anfälle), so verschlechtert sich die Prognose, und eine früh einsetzende Therapie ist unbedingt indiziert.

Eine gutartige Form fokaler Epilepsien ist die Rolandische Epilepsie: Hier dürfen die fokalen EEG-Veränderungen (Rolandischer Sharp-wave-Fokus zentro-temporal ► s. Abb. 11.4) nicht zu einer forcierten Therapie und eingehenden diagnostischen Maßnahmen verleiten! So ist es falsch, bei bestehender Anfallsfreiheit, trotz weiter vorhandener EEG-Veränderungen, die Dosierung zu erhöhen.

Bedeutung von EEG-Veränderungen

Die Bedeutung von EEG-Veränderungen für das Einleiten, Fortsetzen oder Abbrechen der Therapie und für Dosissteigerungen oder -reduktionen ist ebenfalls differenziert zu sehen.

So ist das Auftreten einzelner irregulärer Spikes und Waves kein Grund, bei der Absenceepilepsie eine abgesetzte Behandlung wieder aufzunehmen oder eine solche bis über das 17. Lebensjahr hinaus weiterzuführen. Andererseits ist bei der Absenceepilepsie auf die okzipitale α-Aktivität zu achten: Ist sie bis zum 15. Lebensjahr gut ausgeprägt, so ist bei gut eingestellter Therapie die Weiterentwicklung als günstig anzusehen, während bei verlangsamter Grundaktivität und Vorherrschen von 5–7/s-Wellen äußerste Vorsicht geboten ist.

Auch bei anderen Epilepsieformen ist die Beurteilung der Grundaktivität wichtig und prognostisch bedeutsam, z. B. beim frühkindlichen myoklonisch-astatischen Petit mal. Besteht in der Präpubertät ein gut ausgeprägter Alpha-Rhythmus, so ist auch hier die Prognose gut, während sonst mit weiteren Anfällen gerechnet und die Therapie fortgesetzt werden muss.

> **!** **Auch bei der Indikationsstellung haben EEG-Veränderungen eine wichtige Funktion als Entscheidungshilfe.**

So sind nach einem ersten primär generalisierten Grand-mal-Anfall vereinzelt auftretende irreguläre Spikes und Waves noch kein Grund zur medikamentösen Einstellung, bei ausgeprägter Krampfaktivität ist aber die Notwendigkeit zur Therapie eindeutig gegeben, da dann die Rezidivgefahr auf über 50% ansteigt.

Ein anderes Beispiel: Liegt eine Hypsarrhythmie vor (► s. S. 317), so ist auch bei Fehlen klinisch manifester Anfälle die Einleitung einer antiepileptischen Therapie indiziert.

Bei Herdanfällen wiederum ist die Beurteilung der Klinik wesentlich bedeutsamer in Bezug auf die Therapie als der EEG-Befund. Häufig bleiben die fokalen EEG-Befunde trotz gut eingestellter Therapie bestehen, sodass sie keinen Grund zu Medikationsänderungen darstellen! Bei primär generalisierten Epilepsien dagegen bilden sich die EEG-Veränderungen unter der Therapie in der Regel mit der Anfallsbesserung ebenfalls zurück.

Wirkungsgrundlagen der Antiepileptika

Die Wirkungsgrundlagen von Antikonvulsiva sind 4fach determiniert:

1. Beeinflussung der Neurotransmitterfunktion,
2. Wirkung auf neuronale Entladungsmechanismen,
3. Wirkung auf neuronale Netzwerke und
4. Beeinflussung des neuronalen Ionentransports (■ Abb. 11.6).

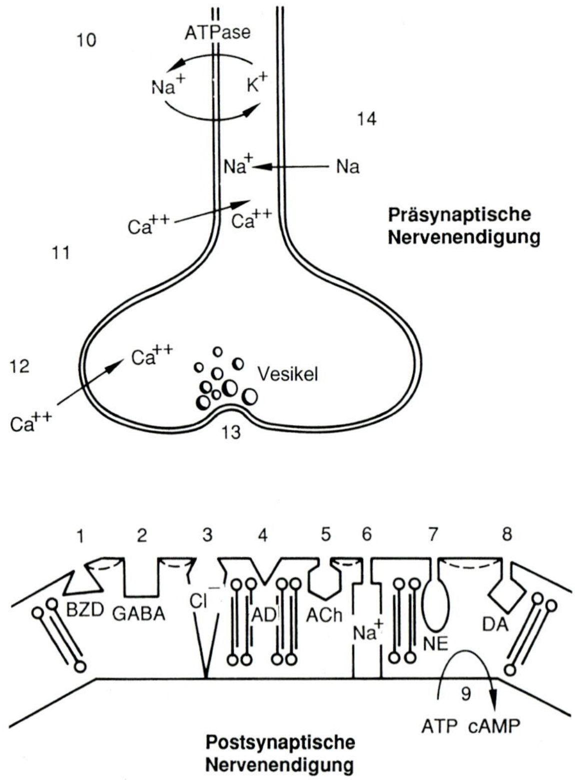

■ Abb. 11.6. **Schematische Darstellung potenzieller Einwirkungsmöglichkeiten von Antikonvulsiva auf der neuronalen Ebene (mod. nach Faingold u. Browning 1986).** **1** Benzodiazepinrezeptor (BZD); **2** GABA-Rezeptor; **3** Chloridionenkanal; **4** Adenosinrezeptor (AD); **5** Azetyleholinrezeptor (ACh); **6** Natriumionenkanal; **7** Noradrenalinrezeptor (NE); **8** Dopaminrezeptor (DA); **9** Adenylatzyklase (Umwandlung von ATP in cAMP); **10** Adenosintriphosphatase (ATPase) an den Natrium- und Kaliumtransport gekoppelt (beeinflusst durch Phenytoin); **11** Kalziumtransport (beeinflusst durch Phenytoin); **12** Kalziumtransport in Verbindung mit der Freisetzung von Neurotransmittern (beeinflusst von Phenytoin); **13** präsynaptischer Neurotransmitterrezeptor; **14** Natriumtransport (beeinflusst durch Phenytoin)

Um die Wirkungsweise der Antiepileptika zu verstehen, sind die Ausführungen in Abschn. 11.1 zu beachten. Antikonvulsiva greifen in die Balance zwischen inhibitorischen und exzitatorischen neuronalen Mechanismen ein, die bei der Epilepsie gestört ist. Die meisten Antiepileptika blockieren den Natriumkanal und reduzieren damit den Natriumeinstrom in das Innere der Nervenzelle. Auf diese Weise wird die Entstehung repetitiver Aktionspotenziale gebremst. Dies gilt u. a. für Phenytoin, Carbamazepin, Oxcarbazepin, Lamotrigin, Topiramat und Felbamat. Felbamat hemmt die für die Funktion des NMDA-Rezeptors notwendige Glyzinbindung an diesen Rezeptor. Dadurch wird dieser Rezeptor blockiert und es kommt nicht zu der Öffnung der Natrium- und Kalziumkanäle. Außer durch die Natriumkanalblockade entfaltet Topimarat seine antiepileptische Wirkung durch Stimulation der GABA-Rezeptoren (→ Verstärkung der inhibitorischen GABA) und durch Blockierung der Kainat-AMPA-Rezeptoren (→ Hemmung exzitatorischer Glutamatagonisten).

Die wichtigsten Wirkungsgrundlagen der neuen Antiepileptika sind in ■ Tabelle 11.8 dargestellt.

Die Wirkungsgrundlagen der Standardantiepileptika werden im Folgenden beschrieben:

Phenytoin. Diphenylhydantoin wird nach oraler Verabreichung langsam resorbiert, sodass maximale Blutspiegel erst nach 4–8 h erzielt werden; die Resorption ist nahezu vollständig. Phenytoin ist zu 90% an Plasmaproteine gebunden, die Konzentration im Gehirn beträgt etwa das 1- bis 3fache der Plasmakonzentration. Phenytoin beeinflusst den neuronalen Ionentransport und führt zu einer Abnahme des Natriumeinstroms in das Neuron. Dadurch wird die natriumabhängige Generierung des neuronalen Aktionspotenzials gedämpft und damit die Ausbreitung neuronaler Erregungen gehemmt. Außerdem beeinflusst Phenytoin den Transport von Kalziumionen, die eine wichtige Rolle bei der neuronalen Erregbarkeit spielen. Darüber hinaus hat Phenytoin eine wichtige Wirkung auf den Neurotransmitterstoffwechsel: Es beeinflusst die Speichervesikel und hemmt die Neurotransmitterfreisetzung. Die inhibitorische Wirkung der GABA wird durch Phenytoin verstärkt. Außerdem verstärkt es die hemmende Wirkung von Adenosin auf die neuronale elektrische Aktivität, indem es die Wiederaufnahme von Adenosin in die präsynaptische Nervenendigung hemmt. Phenytoin vermindert die neuronale Feuerungsrate und hat vielfache Effekte auf neuronale Netzwerke: Es hemmt die segmentalen Erregungsabläufe der Neurone und erleichtert segmentale Hemmprozesse. Phenytoin verstärkt die Hemmung kortikaler Pyramidenbahnzeichen und hat einen erregungshemmenden Einfluss auf den Hirnstamm, der ja bei der Entstehung der Epilepsie eine große Rolle spielt.

Carbamazepin. Carbamazepin reduziert die Ionenpermeabilität für Natrium und Kalium und fördert die Wirkung von Noradrenalin durch Wiederaufnahmehemmung. Carbamazepin hat auch Effekte auf die repetitiven neuronalen Feuerungsraten; die Wirkung von Carbamazepin auf den Hirnstamm ähnelt derjenigen von Phenytoin. Carbamazepin hat eine spezifische Affinität für limbische Strukturen und setzt u. a. die elektrische Erregbarkeit der Amygdalae herab.

Phenobarbital. Phenobarbital wird rasch und vollständig nach oraler Gabe resorbiert und erreicht maximale Serumspiegel innerhalb von 1–3 h. Es wird zu 40–50% an Plasmaproteine gebunden. Die Eliminationshalbwertszeit ist extrem lang (bei Kindern etwa 50 h, bei Erwachsenen über 96 h!). Somit sind 23 Wochen nötig, um bei gleichbleibender täglicher Barbituratmedikation stabile Plasmaspiegel (»steady state plasma levels«) zu erreichen. Die Hauptwirkung der Barbiturate ist postsynaptisch; sie er-

■ Tabelle 11.8. **Wirkmechanismen der neuen Antiepileptika**

Substanz	Wirkungsgrundlage
Lamotrigin	Blockade der NA^+-Kanäle (→ Membranstabilität), Hemmung exzitatorischer Neurotransmitter (Glutamat, Aspartat)
Vigabatrin	Inhibition der GABA-Transaminase (→ verminderter Abbau von inhibitorischer GABA)
Gabapentin	Noch ungeklärt. Indirekte Verstärkung der GABA-Funktion durch Hemmung der Glutamintransferase (→ weniger Glutamat verfügbar)
Felbamat	Hemmung der glutaminergen Exzitation durch Blockierung des NMDA-Rezeptors
Tiagabin	Selektive Hemmung der Wiederaufnahme von GABA
Topiramat	Blockade der Na^+-Kanäle, Stimulation der GABA-Rezeptoren, Blockade der Kainat-/AMPA-Rezeptoren

leichtern 1. die inhibitorische Wirkung der GABA, antagomsieren 2. die exzitatorischen Effekte von Glutamat und fördern 3. die Membranpermeabilität für Chlorionen, was zur Hyperpolarisation führt.

Ethosuximid. Ethosuximid führt zu einer Blockade des T-Kalzium-Ionenkanals an thalamischen Neuronen.

Valproinsäure. Valproinsäure wird als Natriumsalz verordnet, es wird rasch und vollständig resorbiert, Plasmaspitzenwerte sind nach 1–3 h erreicht. Valproat wird zu 90% an Plasmaproteine gebunden, die Eliminationshalbwertszeit liegt etwa zwischen 8 und 16 h, bei Kombination mit anderen Antikonvulsiva dürfte sie beträchtlich niedriger sein. Valproinsäure erleichtert die GABA-Aktivität und führt zu einer Konzentrationszunahme von GABA im Gehirn, indem sie eine Aktivierung des GABA synthetisierenden Enzyms Glutamatdekarboxylase induziert. Sie vermindert die neuronale Feuerrate durch Hemmung exzitatorischer Neurotransmitter (Glutamat) und reduziert die Membranpermeabilität für Natrium.

Benzodiazepine. Benzodiazepine werden rasch resorbiert, sie sind stark lipidlöslich. Sie fördern in starkem Maße die Aktivität von GABA. Im Gehirn gibt es spezifische Bindungsstellen für Benzodiazepine, die häufig eng an GABA-Rezeptoren gebunden sind; zwischen ihnen bestehen enge Beziehungen. GABA verstärkt die Bindungsaffinität von Benzodiazepinen, und Benzodiazepine verstärken ihrerseits die inhibitorische Aktivität der GABA durch Förderung der Bindungsaffinität von GABA an die GABAergen Rezeptoren. Heute besteht die Auffassung, dass die Benzodiazepinrezeptoren Teil eines supramolekularen Komplexes sind, bestehend aus GABA- und Benzodiazepinrezeptoren und dem Chloridkanal. GABA-Agonisten wie Benzodiazepine verstärken die Chloridpermeabilität durch Öffnung des Chlorionenkanals, was zu einer Hyperpolarisation der postsynaptischen Membran führt.

Wegen der großen Bedeutung von Valproinsäure und Carbamazepin für die Behandlung zerebraler Anfallsleiden wird eine Zusammenstellung der wichtigsten pharmakologischen Eigenschaften, Wirkungsgrundlagen, Indikationen und Kontraindikationen gegeben (■ Tabelle 11.9).

Zusammenfassend lässt sich feststellen, dass die antikonvulsive Wirkung der Antiepileptika auf den in der folgenden Übersicht aufgeführten drei Hauptmechanismen beruht (▶ s. auch Abb. 11.7):

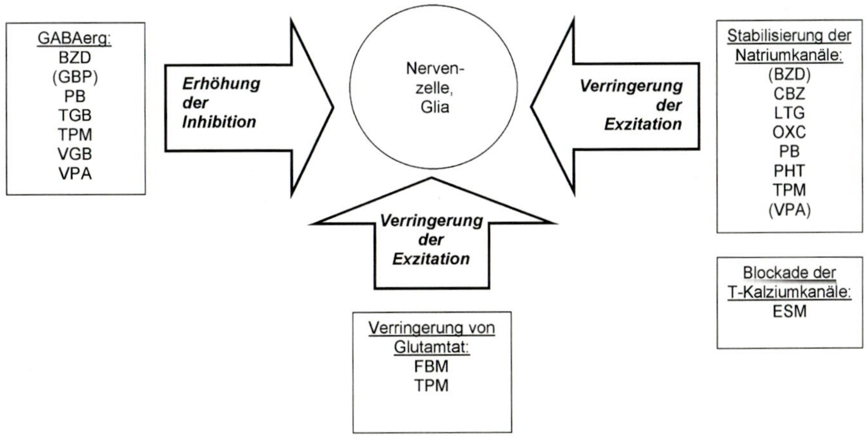

■ Abb. 11.7. **Schema der neurobiologischen Wirkungsgrundlagen von Antiepileptika (Aus Stefan u. Kerling 2001). BZD** Benzodiazepine; **CBZ** Carbamazepin; **ESM** Ethosuximid; **FBM** Felbamat; **GBP** Gabapentin; **LTG** Lamotrigin; **OXC** Oxcarbazepin; **PB** Phenobarbital; **PHT** Phenytoin; **TGB** Tiagabin; **TPM** Topiramat; **VGB** Vigabatrin; **VPA** Valproat; **TGB** Tiagabin

Tabelle 11.9. **Wirkungsgrundlagen von Carbamazepin und Valproinsäure im Vergleich.** (Nach Schmidt et al. 1992)

	Carbamazepin	Valproinsäure
Beurteilung	Mittel der 1. Wahl zur Behandlung von fokalen Anfällen und von (sekundär) generalisierten tonisch-klonischen Anfällen mit fokalem Beginn	Mittel der 1. Wahl zur Behandlung von generalisierten Anfällen, besonders bei idiopathischen und kryptogenen Epilepsien
Wirkungsmechanismus	Verringerung repetitiver Entladungen neuronaler Membranen	Verstärkt die synaptische GABAerge Inhibition, vermindert die Wirkung exzitatorischer Neurotransmitter, verringert repetitive Entladungen neuronaler Membranen
Relevante Interaktionen	Carbamazepin wirkt enzyminduzierend und kann somit die Biotransformation anderer Medikamente wie Phenytoin, Valproinsäure, Phenobarbital, oraler Steroide inklusive Kontrazeptiva, Theophyllin und einiger Antibiotika beschleunigen	Valproinsäure verdrängt andere ebenfalls stark an Plasmaeiweiße gebundene Medikamente wie Phenytoin; Valproinsäure wirkt kaum enzyminduzierend, daher keine Wirkungsabnahme oraler Kontrazeptiva; Valproinsäure erhöht die Plasmakonzentration von Phenobarbital
Indikationen	Fokale Anfälle und generalisierte tonisch-klonische Anfälle sowie unklassifizierte Anfälle bei allen Epilepsien mit Ausnahme idiopathischer generalisierter Epilepsien	Generalisierte Anfälle und fokal eingeleitete generalisierte Anfälle sowie unklassifizierbare Anfälle bei allen Epilepsien inklusive idiopathischer generalisierter Epilepsien
Kontraindikationen	Kleine generalisierte Anfälle bei idiopathischen oder kryptogenen Epilepsien; Carbamazepinüberempfindlichkeit	Lebererkrankungen in der eigenen oder familiären Anamnese, Valproinsäureüberempfindlichkeit
Schwerwiegende, seltene unerwünschte Wirkungen	Stevens-Johnson-Syndrom, Lyell-Syndrom, aplastische Anämie, Hepatitis, teratogene Wirkungen	Teratogenität mit Neuralrohrdefekt (2–5%)

11

Hauptmechanismen der Antiepileptikawirkung

- Beeinflussung von Ionenströmen an der Zellmembran
  - via Stabilisierung der Natriumkanäle (Carbamazepin, Phenytoin, Valproat, Phenobarbital, Benzodiazepine, Lamotrigin, Topimarat, Felbamat, Oxcarbazepin)
  - via Blockade von T-Kalziumkanälen (Ethosuximid)
- Verstärkung GABAerger Rezeptoren (Benzodiazepine, Valproat, Phenobarbital, Vigabatrin)
- Blockade glutamaterger (NMDA-)Rezeptoren (Felbamat, Phenobarbital)

! Ein zukunftsweisender Weg der Epilepsiebehandlung scheint in der Entwicklung von Medikamenten zu liegen, die hemmend auf die Funktion exzitatorischer Rezeptoren wirken.

Ein wichtiger Vertreter exzitatorischer Rezeptoren ist der glutamaterge N-Methyl-D-Aspartat-(NMDA)-Rezeptor. N-Methyl-Aspartat ist ein **Glutaminsäureagonist**, ebenso wie die Kainsäure (KA) und die Amino-3-hydroxy-5-methyl-isoxazol-4-Propionsäure (AMPA). NMDA, KA und AMPA aktivieren den Glutamatrezeptor. Die Aktivierung des NMDA-Rezeptors bewirkt z. B., dass ein erregtes Neuron durch Austritt von Magnesiumionen und Einströmen von Natrium- und Kalziumionen in das Zellinnere eine weitere Depolarisation des Neurons verursacht. Dieses wiederum wird unter dem Einfluss exzitatorischer Neurotransmitter weitergeleitet und führt zu raschen hochfrequenten Entladungen umliegender Nervenzellen.

Die direkte Abschwächung überaktiver exzitatorischer Glutamatrezeptoren ist derzeit über folgenden Mechanismus möglich: Blockierung von Glyzin (Koenzym von Glutamat). Dies ist die Wirkungsgrundlage des Felbamat. Ein anderer Weg wäre eine immunulogische Bekämpfung von Auto-Antikörpern, die Glutamatrezeptoren aktivieren bzw. überstimulieren, wie dies u. a. bei Kindern mit einer Rasmussen-Enzephalitis nachgewiesen wurde (Rogers et al. 1994; Twyman et al. 1995). Bei der Rasmussen-Enzephalitis handelt es sich um eine progressive therapierefraktäre Form eines organisch bedingten Anfallsleidens des Kindesalters.

Einen Überblick über die Wirkungsgrundlagen der Antiepileptika gibt Tabelle 11.10.

Tabelle 11.10. Wirkungsgrundlagen der Antiepileptika

Substanz	Na+-Kanal	T-Ca++-Kanal	GABA-Rezeptor	Glutamatrezeptor
Carbamazepin	++	–	+/–	+/–
Benzodiazepine	+	–	++	–
Barbiturate	+	–	+	+
Ethosuximid	–	++	–	–
Phenytoin	++	–	+/-	+/-
Primidon	+	?	–	–
Valproat	++	–	+	+/–
Lamotrigin	++	–	–	+/–
Felbamat	+	–	(+)	++
Gabapentin	+/–	–	+	+/–
Vigabatrin	?	?	++	?
Topiramat	++	(+)	+	+

++ starke Wirkung; + deutliche Wirkung; +/– geringe Wirkung; – keine Wirkung

Akuttherapie

Jeder epileptische Anfall sollte raschmöglichst unterbrochen werden. Dies geschieht am besten durch Verabreichung einer Diazepam Desitin rectal tube (Dosierung: 5 mg bei Kindern zwischen 6 Monaten und 3 Jahren; darüber: 10 mg). Diazepamrektiolen werden sehr schnell resorbiert (Spitzenwerte im Serum schon nach 10–20 Minuten!), während Diazepamsuppositorien nur in geringem Ausmaß und erratisch resorbiert werden, sie sind deshalb bei der Anfallstherapie kontraindiziert. Die rasche Resorption mit Erzielung maximaler Blutspiegelwerte kurze Zeit nach Verabreichung von Diazepam-Desitin-Rektiolen wird nur durch die intravenöse Applikation übertroffen. Wenn ein Arzt zugegen ist, ist deshalb die intravenöse Verabreichung vorzuziehen: langsame i. v.-Injektion von Clonazepam (Rivotril) bis zum Sistieren des Anfalls (Dosierung: Säugling: 0,5–1 mg; Kleinkind: 1 mg; Schulkind: 1–1,5 mg). Bei intravenöser Gabe von Diazepam (Valium) ist jeweils die 10fache Dosis notwendig (5, 10 und 10–15 mg).

! Wenn der zerebrale Anfall länger als 10 min dauert, wenn es sich um den ersten Anfall handelt und wenn noch keine ätiologische und differenzialdiagnostische Abklärung erfolgt ist, ist die Klinikeinweisung erforderlich! Dies gilt natürlich auch für den Fall, dass Anfallserien oder ein Status epilepticus vorliegen.

Therapie des Status epilepticus

Nach Lowenstein et al. (1999) wird ein Status epilepticus definiert als

1. ein kontinuierlich auftretender Anfall, der länger als 5 Minuten dauert oder
2. als 2 oder mehrere Anfälle, zwischen denen das Bewusstsein nicht vollständig wiedererlangt wird (kontinuierlicher bzw. diskontinuierlicher Status epilepticus).

Pathophysiologisch liegt dem Status epilepticus ein Übergewicht exzitatorischer Aminosäuren (Glutamat, Aspartat) bzw. eine Defizienz inhibitorischer Aminosäuren (GABA) zugrunde.

! Wichtigster Auslöser für einen Status epilepticus ist die unsachgemäße Reduktion von Antiepileptika.

Die Klassifikation (s. folgende Übersicht) eines Status epilepticus geschieht analog zu den im Abschn. 11.1 und 11.2 dargelegten Gesichtspunkten.

Klassifikation eines Status epilepticus

- Generalisierter tonisch-klonischer (Grand-mal-) Status
  - primär generalisiert
  - sekundär generalisiert (fokal mit sekundärer Generalisierung)
- Absencenstatus (Petit-mal-Status)
  - primär generalisiert (generalisiertes 3–4/s-Spike-wave-Muster)
  - atypischer (symptomatisch-fokaler) Absencenstatus (fokale, häufig temporal generierte Spike-wave-Aktivität)
- Partieller Status epilepticus
  - einfach-partieller Status epilepticus
  - Epilepsia partialis continua Koshewnikow

Die Therapie des Grand-mal-Status erfolgt nach einem bestimmten Schema: Beginn mit Benzodiazepinen (Clonazepam, Lorazepam oder Diazepam). Anschließend falls notwendig Phenytoin oder Valproat. Begonnen wird mit Clonazepam i.v. (0,01–0,07 mg/kg KG) oder Lorazepam i. v. (0,07–0,1 mg/kg KG). Der Vorteil des Lorazepam ist der im Vergleich zu den anderen Benzodiazepinen länger anhaltende antikonvulsive Effekt aufgrund der geringeren Lipophilie. Die Prozedur sollte nach 5 min wiederholt werden. Danach ggf. Übergang zu Phenytoin oder Valproat i. v., jeweils als Infusionslösung mit Ringer-Lösung. Die Akuttherapie des Status epilepticus erfordert Intubations- und Beatmungsbereitschaft.

! Grundsätzlich darf die Statustherapie nur unter klinischen Bedingungen durchgeführt werden!

Nähere Einzelheiten u. a. bei Beyenburg et al. (2000), Doose (1998), Schmidt u. Elger (1999), Pohlmann-Eden (2000).

Langzeittherapie

Zur Langzeittherapie ist bei der Besprechung der einzelnen Anfallsformen und in den vorausgegangenen Unterkapiteln einiges gesagt worden, was von großer Wichtigkeit ist, aber nicht wiederholt werden soll. Es sind jedoch folgende zusätzliche Anmerkungen zu beachten:

1. Grundsätzlich sollte eine Monotherapie angestrebt werden.

Kombinationstherapien sind nur dann sinnvoll, wenn die jeweiligen Medikamente verschiedene Wirkungsansätze haben, sodass ein »supra-additiver Effekt« entsteht (verbesserter therapeutischer Index), wobei auf entsprechende pharmakodynamische Interaktionen mit Erhöhung der Nebenwirkungsrate zu achten ist (vgl. Wieser 1996). Bei 60–70% aller Epilepsien reicht eine Monotherapie aus. Eine Mehrfachtherapie kann zu unübersichtlichen Verhältnissen führen, da es zu störenden Interaktionen der Substanzen kommt, und auch dadurch, dass sie sich gegenseitig aus der Plasmaproteinbindung verdrängen und es dadurch zu unberechenbar hohen Anteilen freier Substanzen kommt, die dann toxische Wirkungen ausüben. Zu beachten ist, dass gleichzeitige Barbituratgabe zu einer Plasmaspiegelsteigerung von Phenytoin, Carbamazepin und Valproat führt, da Barbiturate eine Inhibition abbauender mikrosomaler Leberenzyme zur Folge haben. Umgekehrt haben manche Substanzen eine induzierende Wirkung auf diese Leberenzyme, wodurch es z. B. in Gegenwart von Phenytoin zu einer Senkung des Valproat- und Carbamazepinspiegels kommt. Phenytoin kann darüber hinaus den enzymalen Primidonstoffwechsel sowohl induzieren als auch inhibieren. Valproat kann die Konzentration von Phenobarbital und Ethosuximid erhöhen. Die Valproatspiegel reagieren vor allem bei Kindern empfindlich auf eine Kombinationsbehandlung! Aber nicht nur die Plasmaspiegel verändern sich, sondern auch die Halbwertszeiten. Die **Neurotoxizität** der Antiepileptika pflegt sich unter Kombinationstherapie zu addieren! Infolgedessen bedarf eine antiepileptische Kombinationstherapie strengster und sorgfältigster Überwachung!

Ein weiterer wichtiger Grundsatz ist, dass man seine Erfahrungen mit wenigen Antiepileptika machen sollte. Im Allgemeinen wird man mit folgenden Substanzen (»Antiepileptika 1. Ordnung«) auskommen: Phenobarbital (Luminal, Phenaemal, Maliasin), Primidon (Liskantin, Mylepsin), Phenytoin (Epanutin, Phenhydan, Zentropil), Carbamazepin (Tegretal, Timonil), Valproat (Convulex, Ergenyl, Orfiril), Ethosuximid (Petnidan, Pyknolepsinum, Suxinutin), Clonazepam (Rivotril) und Diazepam (Valium, Diazepam Desitin rectal tube).

2. Blutspiegeluntersuchungen sind nützliche Hilfsmittel bei der Langzeittherapie. Allerdings sind Blutspiegelkontrollen nicht bei allen Medikamenten sinnvoll!

Gute Korrelationen zwischen Blutspiegel und klinischem Erfolg bestehen bei Carbamazepin, Phenytoin, Primidon und Phenobarbital, nicht aber bei Clonazepam, Valproat und Ethosuximid, sodass Blutspiegeluntersuchungen bei den letztgenannten Substanzen wenig aussagekräftig sind. Grundsätzlich sind Blutspiegeluntersuchungen aus folgenden Gründen zu empfehlen: Ermittlung der optimalen Dosis, frühzeitiges Erkennen von Intoxikationen, Kontrolle der Compliance des Patienten, Beurteilung einer etwaigen Therapieresistenz.

Folgende Serumwerte können als Richtschnur für die Einstellung mit den verschiedenen Medikamenten gelten. Phenobarbital: 15 bis max. 25 µg/ml, Carbamazepin: 4–10 µg/ml, Diphenylhydantoin: 7–17 µg/ml. Daraus ist ersichtlich, dass die therapeutische Breite für Phenobarbital und insbesondere für Hydantoin im Kindesalter sehr gering ist. Für Valproat ist ein therapeutischer Serumspiegel von 40–100 µg/ml effektiv.

3. Begonnen wird mit dem Medikament der 1. Wahl, zunächst in niedriger Dosierung und vorsichtig steigernd bis zum Sistieren der Anfälle. Dabei ist es wichtig, dass das Medikament jeweils voll ausgereizt wird.

Tritt trotzdem keine Anfallsfreiheit ein oder kommt es zu Unverträglichkeitserscheinungen, ist überlappend eine Umstellung auf ein anderes Medikament der 1. oder 2. Wahl vorzunehmen. Eine Kombinationstherapie ist erst dann anzustreben, wenn die Möglichkeiten einer Monotherapie ausgeschöpft sind. Die Therapie kann frühestens nach einem anfallsfreien Zeitraum von mindestens 3 Jahren langsam reduziert werden, vorausgesetzt, dass das EEG stabil bleibt; in einzelnen Fällen ist sogar eine 5-jährige Anfallsfreiheit Voraussetzung für eine allmähliche Dosisreduktion.

Etwa 60–70% der behandelten Kinder mit einer Epilepsie bleiben nach Absetzen der antiepileptischen Therapie weiterhin anfallsfrei (Waltz u. Pohlmann-Eden 1999).

Faktoren, die das Rezidivrisiko nach Absetzen der antiepileptischen Medikation erhöhen können

- Pathologisches EEG vor dem Absetzen
- Auffälliger neurologischer Untersuchungsbefund
- Symptomatische Ätiologie
- Komplex-fokale Anfälle
- Juvenile myoklonische Epilepsie
- Koinzidenz verschiedener Anfallsformen

Bei der juvenilen myoklonischen Epilepsie liegt das Rezidivrisiko auch nach mehrjähriger Anfallsfreiheit bei 80%, während die Absenceepilepsie und die Rolando-Epilepsie des Schulalters ein sehr geringes Absetzrisiko haben (Shinnar et al. 1994).

Einen Überblick über Dosierungsrichtlinien bei der antiepileptischen Langzeittherapie gibt ◘ Tabelle 11.11. Die darin aufgelisteten Dosierungshinweise sind nur als An-

Tabelle 11.11. **Dosierungsrichtlinien für Antiepileptika im Kindesalter.** (Mod. nach Waltz u. Pohlmann-Eden 1999)

Freiname	Initialdosis [mg/kg KG]	Steigerungsdosis [mg/kg KG]	Steigerungsintervall [Tage]	Erstes Dosisziel [mg/kg KG/Tag]
Carbamazepin[a]	2–4	2–4	3–4	15
Clobazam	0,1	2–4	3–4	0,3–0,5
Clonazepam	0,01 (1 Tr.)	0,01	3–5	0,02–0,03
Ethosuximid	2–5	2–5	5–7	10–20
Felbamat[b]	7,5	7,5	14	30
Lamotrigin				
mit Valproat	0,2	0,2–0,5	14	1
mit Enzyminduktoren[c]	2	2	14	5
Phenoparbital	0,5–1	0,5–1	4–7	2–4
Phenytoin[d]	4–7	–	–	4–7
Primidon	1–2	1–2	4–7	10–15
Sultiam	1–3	1–3	2	5
Valproat	5	5	3–4	15–20
bei BNS-Anfällen	20	20	1–2	60
Vigabatrin	20	20	3	40
bei BNS-Anfällen	50	–	–	50
Gabapentin[e]	5–10	5–10	1	0,4
Topiramat[f]	0,5–1	0,5–1	7–14	5–6

[a] Als Retardform 2, sonst 3 Einzeldosen.
[b] Nur Zugelassen bei therapieresistentem Lennox-Gastaut-Syndrom ab dem 4. Lebensjahr.
[c] Enzyminduktoren: Carbamazepin, Phenobarbital, Primidon, Phenytoin.
[d] Höhe der Erhaltungsdosis etwa proportional zum Lebensalter.
[e] Zugelassen ab 12 Jahren.
[f] Zugelassen ab 2 Jahren.

haltspunkte zu sehen, da die Pharmakokinetik der Antiepileptika im Kindesalter altersabhängig sehr unterschiedlich ist (insbesondere große Variabilität der Absorptions- und Metabolisierungsraten). Wegen der rascheren Elimination und Metabolisierung benötigen Kinder i. Allg., bezogen auf das Körpergewicht, höhere Dosen als Jugendliche und Erwachsene (Waltz u. Pohlmann-Eden 1999).

Ob die **Pubertät** tatsächlich eine verschlechternde Wirkung auf die Anfallsaktivität ausübt, ist aufgrund neuerer prospektiver Untersuchungen fraglich geworden, weitere prospektive Studien über den Zusammenhang von Pubertät und Anfallsfrequenz sind notwendig. Vorerst sollte eine antiepileptische Dauertherapie, sofern sie nicht vor Einsetzen der Pubertät beendet werden konnte, über die Pubertät hinaus fortgeführt werden. Die Reduktion der Therapie sollte ebenfalls sehr langsam und äußerst vorsichtig erfolgen: Absetzen von $^1/_2$ Tbl. in halbjährlichen bzw. von $^1/_4$ Tbl. in vierteljährlichen Abständen.

Es ist zu bedenken, dass die Rezidivrate auch bei vorsichtiger Reduktion in einem Zeitraum von 5–12 Jahren immerhin bei 25% liegt. Besonders hoch ist die Rezidivrate bei fokal-motorischen Anfällen (53%), bei Kombination verschiedener Anfallsformen (40%) und bei psychomotorischen Anfällen (25%). Auf die schlechte Prognose von Grand-mal-Epilepsien mit fokalen Symptomen ist bereits mehrfach hingewiesen worden.

Nebenwirkungen

Es gibt zahlreiche Nebenwirkungen, die unter der antiepileptischen Therapie auftreten können. Sie hängen von der verordneten Substanz, der Dosierung und davon ab, ob eine Interaktion mit anderen Pharmaka vorliegt. Zu Beginn der Therapie kann es zu Müdigkeit, Übelkeit, Erbrechen, Unruheerscheinungen und zu allergischen Exanthemen der Haut kommen. Makulopapulöse Hauteffloreszenzen treten vor allem unter Phenytoin auf (5%), und zwar in Abhängigkeit vom Plasmaspiegel! Bei Carbamazepintherapie können Hautreaktionen auch noch Wochen nach Beginn auftreten. Etwa ein Fünftel der antiepileptisch behandelten Kinder entwickelt eine Hypokalzämie und Hyperphosphatämie; etwa 5% leiden an einer antiepileptisch bedingten Osteomalazie infolge einer durch Antikonvulsiva hervorgerufenen Behinderung der Hydroxylierung des Vitamins D in der Leber.

! Regelmäßige Kontrollen von Kalzium, Phosphor und Phosphatase und gelegentliche röntgenologische Kontrollen der Handwurzel sind bei antikonvulsiver Langzeitbehandlung notwendig.

Antikonvulsiva können zu einer Aktivitätssteigerung der Leberenzyme als Folge einer Enzyminduktion führen, klinisch ablesbar an erhöhten Serumwerten, insbesondere der γ-GT. In der Regel sind die Veränderungen reversibel und haben keine Änderung der Therapie zur Folge. Tolerierbare Leukopenien treten gelegentlich unter Phenytoin- und Carbamazepingabe auf.

Die schwerwiegendsten Nebenwirkungen weist das Phenytoin auf: Gangataxie, Nystagmus, Tremor, Somnolenz, Gingivahyperplasie, Hypertrichose. Thrombo- und Leukopenien sind ebenfalls möglich.

Unerwünschte Nebenwirkungen nach Valproatgabe sind Appetit- und Gewichtszunahme; etwa bei 0,5% der Patienten tritt eine passagere lokale Alopezie auf. Neben diskreten Lymphopenien können bei Kindern Thrombozytopenien und selten Blutungen auftreten, deshalb sind Thrombozytenzählungen und Untersuchungen des Gerinnungsstatus notwendig.

! Sehr selten kann es unter Medikation mit Valproat zu schweren und lebensbedrohlichen Leberschädigungen – und noch seltener zu Pankreopathien kommen. Deshalb sind neben der Überwachung des Gerinnungsstatus auch regelmäßige Untersuchungen der Leber- und Pankreasfunktionen unbedingt erforderlich.

Da diese Störungen so gut wie ausschließlich innerhalb der ersten 6 Monate auftreten, sind Transaminasen (SGOT, SGPT, γ-GT), α-Amylase, Gesamteiweiß, Bilirubin, Blutbild mit Thrombozyten, Quick-Test und Fibrinogen jeweils vor und alle 2–3 Wochen nach Behandlungsbeginn regelmäßig bis zum Ende des 6. Monats zu bestimmen. Bei bereits vor Therapiebeginn bestehenden Störungen der Gerinnung und der Leber- und Pankreasfunktion ist eine Valproatbehandlung kontraindiziert. In einer Konsensuskonferenz sind die Richtlinien zum diagnostischen und therapeutischen Vorgehen bei Verdacht auf ein Valproat-assoziiertes Leberversagen festgelegt worden (König et al. 1998).

Bei Vorliegen der in der folgenden Übersicht aufgeführten Symptome muss an ein beginnendes Leberversagen gedacht werden.

Hinweise auf ein beginnendes Leberversagen
- Apathie
- Somnolenz
- Abneigung gegen gewohnte Speisen und/oder VPA
- Übelkeit
- Erbrechen
- Bauchschmerzen
- Blutungsneigung
- Gelegentlich Ikterus
- Vermehrt Anfälle

Die neuen Antiepileptika sind i. Allg. gut verträglich. Dies gilt insbesondere für Vigabatrin, Lamotrigin und Gabapentin. Unter Vigabatrin kann es bei Kindern zu hyperkinetischen Störungen kommen. Lamotrigin und Felbamat können zu Überempfindlichkeitsreaktionen (Hautexantheme, Stevens-Johnson-Syndrom, anaphylaktischer Schock) und Felbamat zu aplastischen Anämien und zu Leberversagen führen. Bei Topimarat können zu Beginn Parästhesien auftreten. Ausführliche Hinweise über früh und später auftretende Nebenwirkungen der einzelnen Antiepileptika finden sich bei Schmidt u. Elger (1999).

Wirkungen von Antiepileptika auf die psychischen und kognitiven Fähigkeiten

! Antikonvulsiva haben vor allem bei sehr hoher Dosierung und bei Kombinationstherapie ungünstige Wirkungen auf die psychomotorische und kognitive Leistungsfähigkeit von epileptischen Kindern und Jugendlichen.

Vor allem Phenytoin und Phenobarbital beeinträchtigen kognitive Funktionen bei Kindern in stärkerem Maße, während dies für Valproinsäure nicht gilt. Phenobarbital und Primidon haben außerdem noch ungünstige Wirkungen auf das Verhalten der Kinder (vermehrte Reizbarkeit, emotionale Instabilität und Aggressivität). Carbamazepin hat keine negativen Auswirkungen auf psychomotorische und kognitive Leistungen, hat aber positive Effekte auf Affektivität und Antriebsverhalten. Dies gilt auch für das Lamotrigin. Die Einflüsse von Ethosuximid auf die kognitive und psychomotorische Leistungsfähig-

Tabelle 11.12. Mögliche kognitive Beeinträchtigungen bei verschiedenen Antikonvulsiva. (Mod. nach Lux 1999)

Substanz	Kognitive Beeinträchtigung
Phenobarbital	Psychomotorische Geschwindigkeit, verbales Lernen, Vigilanz, Aufmerksamkeit
Phenytoin	Gedächtnis, psychomotorische Funktionen, Konzentration, geschwindigkeitsbedingtes Problemlösen
Primidon	Psychomotorische Geschwindigkeit, verbales Lernen, Vigilanz, Aufmerksamkeit
Valproat	Antwortgeschwindigkeit
Carbamazepin	Positive Wirkung auf Affektivität und Motivation
Gabapentin	Kaum kognitive Nebenwirkungen
Lamotrigin	Keine Effekte, wirkt positiv auf Stimmung und Verhalten
Topiramat	Vigilanz, Sprache

keit von Kindern ist nicht eindeutig, es gibt darüber hinaus einige Fallberichte über die Induktion von Psychosen (Blank 1990).

Einen Überblick über mögliche kognitive Beeinträchtigungen verschiedener Antiepileptika gibt ◻ Tabelle 11.12.

11.5.2 Operative Behandlung pharmakoresistenter Epilepsien

Die operative Behandlung pharmakoresistenter fokaler Anfälle hat in der letzten Zeit zunehmende Bedeutung erlangt. Das Ziel der operativen Behandlung ist die Entfernung des epileptogenen Herds und die Verhütung der Ausbreitung fokaler epileptischer Aktivität, sodass es zu Anfallsfreiheit oder zumindest zu einer erheblichen Anfallsreduktion kommt. Voraussetzung für den operativen Eingriff ist die exakte Lokalisation der fokalen epileptischen Aktivität. Hierzu stehen heute geeignete diagnostische Verfahren zur Verfügung:

Verfahren zur exakten Lokalisation der fokalen epileptischen Aktivität
- Simultane Video-Langzeit-EEG-Untersuchung mit Doppelbildaufzeichnung
- Neuropsychologische Testuntersuchungen
- MRT, evtl. SPECT, PET
- WADA-Test (intrakarotidaler Amobarbitaltest)

Mit der Kernspintomographie ist es möglich, auch kleine morphologische Veränderungen nachzuweisen.

Durch die Positronenemissionstomographie (PET) kann das Ausmaß umschriebener Stoffwechselstörungen im epileptischen Herd festgestellt werden. Mit der Single-Photonen-Emissions-Computertomographie (SPECT) können regionale Durchblutungsänderungen sowohl interiktal als auch iktal, d. h. zwischen den Anfällen und während eines epileptischen Anfalls, zur Darstellung gebracht werden. Besonders bei extratemporalen, bitemporalen oder multifokalen Herden sind elektrokortikographische Ableitungen sinnvoll.

Durch den intrakarotidalen Amobarbitaltest (WADA-Test) können bei bestimmten Erkrankungen ein epileptogenes Areal besser eingegrenzt und indirekt Sprach- und Gedächtnisfunktionen untersucht werden. Der WADA-Test ist vor allem in der prächirurgischen Diagnostik des Landau-Kleffner-Syndroms ein wichtiges Untersuchungsverfahren. Dabei wird Natriumamitat durch die Femoralarterie in die beiden Karotisarterien injiziert. Die Untersuchung ist geeignet zur präoperativen Bestimmung der Sprachdominanz und u. U. zur Abklärung von Gedächtnisleistungen.

! Durch eine sorgfältige prächirurgische Diagnostik mit den genannten Verfahren ist auch bei malignen multifokalen Epilepsien des Säuglings- und Kleinkindalters eine Linderung des Anfallsleidens durch operative Beseitigung umschriebener resezierbarer Veränderungen möglich!

Aufgrund der großen Plastizität des Gehirns sind postoperative kognitive Defizite im Kindesalter seltener als bei Erwachsenen.

Wesentliche Voraussetzung für eine operative Herdresektion ist eine eindeutige Pharmakoresistenz des Anfallsleiden. Das bedeutet, dass mindestens zwei Antiepileptika der 1. Wahl in jeweils hoch dosierter Monotherapie und, wenn dadurch keine genügende Besserung eintritt, auch die Durchführung einer Kombinationstherapie über einen Beobachtungszeitraum von 2–3 Jahren erfolglos war.

Spezielle Indikationen für prächirurgische Diagnostik und daraus u. U. folgende neurochirurgische Eingriffe
- Fokale Natur der Anfälle (einfache, komplexe, sekundär generalisierte Anfälle)
- Zu erwartende Verbesserung der Prognose
- Neuronale Migrationsstörungen
- Temporallappenepilepsie
- Anfallsfreiheit in etwa 70% !
- Atonisch-astatische Anfälle fokaler Genese (Sturzanfälle)
- Erfolgsquote ca. 60%
- Therapieresistentes Landau-Kleffner-Syndrom
- Phakomatosen
- Hirntumore
- Hemimegalenzephalie
- Rasmussen-Enzephalitis

Operationsverfahren

Grundsätzlich unterscheiden sich die epilepsiechirurgischen Verfahren nicht von denen des Erwachsenenalters. Für das Kindesalter relevant sind insbesondere
- die Hemisphärektomie,
- die Kallosotomie,
- die selektive Amygdala-Hippokampektomie und
- subpiale Transsektionen (◻ Abb. 11.8).

Hemisphärektomie und Kallosotomie. Die Kallosotomie ist die Methode der Wahl bei der postoperativen Behandlung von Sturzanfällen, wird aber auch bei sekundär generalisierten tonisch-klonischen Anfällen fokaler Genese angewandt. Die Kallosotomie wird als anteriore Zweidritteldurchtrennung durchgeführt, ein Drittel des Corpus

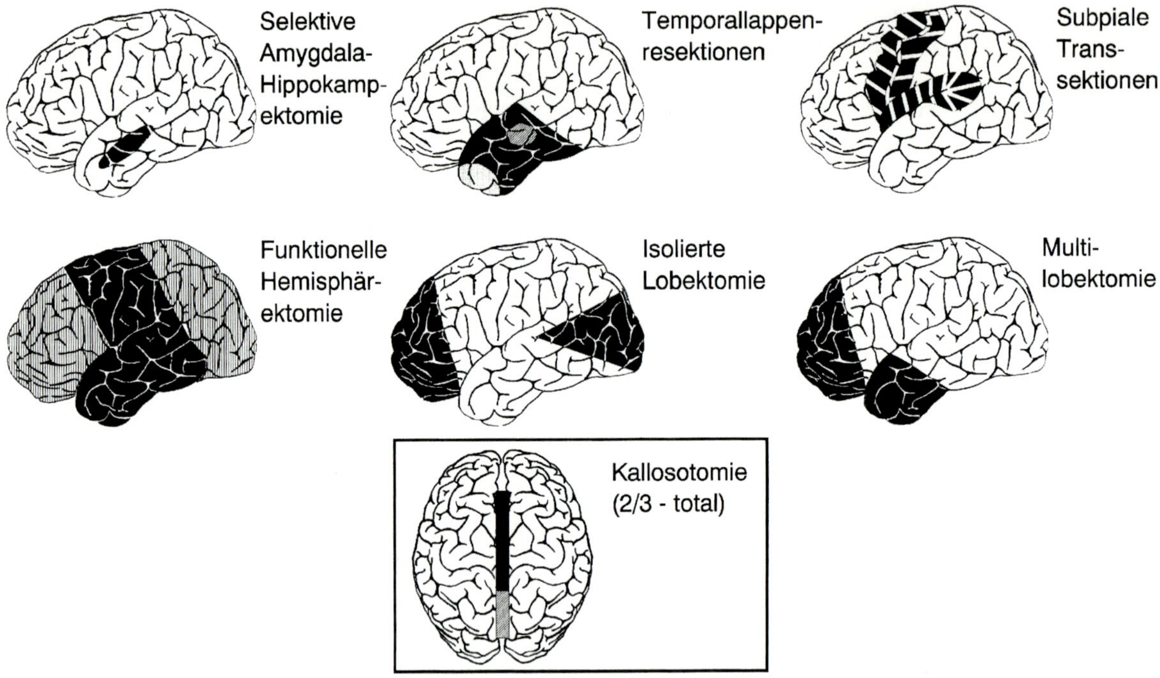

Abb. 11.8. **Übersicht über die verschiedenen epilepsiechirurgischen Eingriffe.** (Aus Lun et al. 1999)

callosum bleibt bestehen, damit es nicht zu einem Diskonnektionssyndrom kommt. Durch die Durchtrennung der Kommissurfasern wird eine Ausbreitung der epileptischen Aktivität zur Gegenseite verhindert; die sekundäre Generalisation eines Anfalls ist damit unterbunden. Für die Durchführung einer Kallosotomie oder einer Hemisphärektomie ist die genaue Kenntnis über sprachrelevante Hirnareale und die zerebrale Sprachdominanz von Bedeutung. Hier ist der erwähnte intrakarotidale Amobarbitaltest (WADA-Test) indiziert. Er ermöglicht über eine kurzfristige barbituratinduzierte Hemisphärenanästhesie die Bestimmung der jeweiligen zerebralen Sprachdominanz.

Selektive Amygdala-Hippokampektomie. Die selektive Amygdala-Hippokampektomie ist bei der therapierefraktären Temporallappenepilepsie indiziert. Elger et al. (1997) beobachteten bei Kindern mit therapierefraktären temporalen Anfällen eine erhebliche Verbesserung des Sozialverhaltens nach Temporallappenresektion.

Multiple subpiale Transsektionen. Die multiplen subpialen Transsektionen können bei therapieresistenten Formen des Landau-Kleffner-Syndroms zu einschneidenden Verbesserungen der EEG-Veränderungen führen, die mit einer Verbesserung des klinischen Krankheitsbildes einhergehen (Morell et al. 1995). Dabei werden feine parallele Unterbrechungen der grauen Substanz eines Gyrus vorgenommen, die die horizontale Ausbreitung einer epileptogenen Aktivität unterbinden sollen.

Der Erfolg epilepsiechirurgischer Maßnahmen wird von Elger (2000) als hoch eingeschätzt. Bei pharmakoresistenten Patienten würde in der Regel bei 60–70% Anfallsfreiheit und bei weiteren 20% eine erhebliche Verbesserung der Anfallssituation erreicht.

11.6 Psychopathologie der kindlichen Epilepsie

Es ist zu differenzieren zwischen akuten Verhaltensauffälligkeiten, die prä- oder postparoxysmal auftreten oder Anfallsäquivalente darstellen und chronischen Verhaltensänderungen, die im Verlauf einer Epilepsie sichtbar werden und teils primäre Folge des Anfallsgeschehens selbst, teils reaktiver Natur und teils medikationsbedingt sind.

11.6.1 Akut-episodische Verhaltensstörungen

Sie lassen sich in Dämmerzustände, epileptische Verstimmungszustände und epileptische Psychosen unterscheiden.

Dämmerzustände

Sie treten als postparoxysmale Dämmerzustände nach einem epileptischen Anfall oder als stuporöse Dämmerzustände im Rahmen eines Petit-mal-Status auf. Das Bewusstsein ist getrübt oder ganz aufgehoben, die Kinder sind verlangsamt, desorientiert und kontaktgestört, »umdämmert«. Der postparoxysmale Dämmerzustand ist kennzeichnend für die Reorientierungsphase nach großen Anfällen und vor allem nach Grand-mal-Staten; er dauert Minuten bis Stunden. Bei zerebral geschädigten Kindern kann solch ein Dämmerzustand sogar tagelang anhalten. Stuporöse Dämmerzustände kommen meistens bei Absencen und myoklonisch-astatischen Anfällen vor (Status).

Differenzialdiagnostisch bestehen Schwierigkeiten, u. U. ist das EEG hilfreich, es zeigt bei postparoxysmalen Dämmerzuständen eine diffuse Verlangsamung unterschiedlicher Ausprägung und bei stuporösen Dämmerzuständen generalisierte hypersynchrone Aktivität, meist in Form von generalisierten Spikes und Waves oder Spike-wave-Varianten.

Eine Therapie des postparoxysmalen Dämmerzustandes ist in der Regel nicht erforderlich; bei tagelanger Dauer ist eine forcierte Diurese zur Beseitigung eines begleitenden Hirnödems hilfreich. Beim stuporösen Dämmerzustand ist die antikonvulsive Therapie des Petit-mal-Status bis zum Abklingen der Symptomatik indiziert.

Verstimmungszustände

Hierbei handelt es sich um dysphorische Verstimmungen mit Gereiztheit, Unruhe, Aggressivität, Traurigkeit, die als Vorboten von psychomotorischen Anfällen, von Serien großer Anfälle oder selten auch myoklonisch-astatischen Anfällen fokaler Genese (Lennox-Syndrom) auftreten.

Vincent van Gogh, der nach den Recherchen von H. Gastaut (1956) in seinen letzten zwei Lebensjahren eine **Temporallappenepilepsie** entwickelt hatte, Folge seines Absinth-Konsums und einer frühkindlichen limbischen Läsion, litt unter rezidivierenden interiktalen dysphorischen Verstimmungszuständen mit abnormer Reizbarkeit, depressiven oder euphorischen Stimmungsschwankungen, Angst- und Panikattacken, Zuständen von Adynamie, Apathie und Schlaflosigkeit, somatoformen Missempfindungen und psychotischen (halluzinatorischen und wahnhaften) Symptomen (Näheres s. bei Blumer 2002).

Episodische Psychosen

Im Verlauf einer Epilepsie kann es zum Auftreten episodischer Psychosen kommen, die nosologisch zum Formenkreis der exogenen (somatogenen) Psychosen gehören. Das Bewusstsein ist in der Regel erhalten oder nur leicht getrübt; die Symptomatologie ist schizophrenieform (Wahnvorstellungen, Halluzinationen, Entfremdungserlebnisse). Auch depressive Verstimmungen kommen vor, u. U. mit suizidalen Krisen. Das EEG ist normal. Psychosen können auch im Rahmen einer »forcierten Normalisierung« (Landolt) auftreten, vor allem im Rahmen der Temporallappenepilepsie.

Unter der antiepileptischen Therapie kommt es zur Normalisierung des zuvor pathologischen EEG und gleichzeitig zum Auftreten der »Alternativpsychose«. Auch unter Vigabatrin kann es bei Kindern zu psychotischen Episoden kommen, die ein Absetzen der Medikamente notwendig machen.

Über die Beziehungen zwischen **Schizophrenie** bzw. schizophrenieähnlichen Psychosen und Epilepsie gibt es in der traditionellen psychopathologischen Literatur zahlreiche Abhandlungen (Übersicht bei Prüter u. Pohlmann-Eden 2002). Die Koinzidenz ist zumindest z. T. durch eine **gemeinsame entwicklungsneurobiologische Vulnerabilität** bedingt, insbesondere durch neuroanatomische Veränderungen im Bereich medialer Strukturen des Temporallappens (Amygdala, Hippocampus, Parahippocampus).

Die Mehrzahl der **iktalen Psychosen** geht mit einem Herdbefund in dieser Region einher, etwa ein Drittel der Patienten weisen einen extratemporalen Herd auf, in der Regel im Cingulum oder in der Frontalregion (Sachdev 1998). Klinisch handelt es sich um zeitlich begrenzte, nur Stunden oder Tage anhaltende psychotische Zustände. **Postiktale Psychosen** treten meistens bei Patienten auf, die jahrelang, häufig mehr als 10 Jahre, an sekundär generalisierenden komplexen Partialanfällen leiden. Ätiologisch dürften funktionelle oder anatomische Veränderungen im Bereich des Temporallappens, z. B. hippocampale oder amygdaloidale Sklerosen, eine Rolle spielen (Kanemoto et al. 1996; Umbricht et al. 1995).

Therapeutisch sind Psychopharmaka (Neuroleptika) indiziert. Zu beachten ist, dass die meisten Neuroleptika die Reizschwelle senken. Bei der Alternativpsychose ist zusätzlich eine Reduktion der Antikonvulsiva erforderlich.

11.6.2 Chronische Wesens- und Verhaltensänderungen

Hier sind verschiedene Formen zu differenzieren. Im Wesentlichen äußern sich die epilepsiebegleitenden Wesens- und Verhaltensauffälligkeiten im kognitiven und affektiven Bereich.

Aufgrund epidemiologischer Untersuchungen kann davon ausgegangen werden, dass die **Prävalenzrate** psychischer Störungen bei 5- bis 14-jährigen Kindern mit einer Epilepsie u. a. davon abhängt, ob eine hirnorganische Grunderkrankung vorliegt oder nicht. So leiden knapp 30% der Kindern mit idiopathischen Anfällen an relevanten Verhaltensstörungen, wohingegen dies bei knapp 60% der Kinder der Fall ist, die sowohl an zerebralen Krampfanfällen als auch Erkrankungen des ZNS leiden (Dunn u. Austin et al. 1999).

Kognitive Störungen

Kognitive Störungen betreffen entweder die Gesamtintelligenz oder Teilfunktionen der Intelligenz. Etwa 70% der epileptischen Kinder verfügen über eine durchschnittliche oder überdurchschnittliche Intelligenz, etwa 30% sind unterdurchschnittlich begabt und müssen sonderbeschult werden; 3–5% sind bildungsunfähig. Lernstörungen können auch durch Teilleistungsstörungen bedingt sein (Störungen der visuomotorischen Koordination, akustische, optische und gnostische Erfassungsstörungen, Dyslexien, Dyskalkulien, Konzentrations- und Aufmerksamkeitsstörungen, mangelnde Ausdauer, vermehrte Ablenkbarkeit bei beeinträchtigter Zielgerichtetheit von gedanklichen und Handlungsabläufen, Gedächtnisstörungen). Entsprechend sind Klassenwiederholungen bei anfallskranken Kindern häufiger als bei gesunden.

Die kognitiven Beeinträchtigungen und Intelligenzeinbußen können durch vorbestehende prä-, peri- oder postnatale Hirnschädigungen unterschiedlichen Ausmaßes bedingt oder aber Folge der Epilepsie selbst sein. Besonders ungünstig wirken sich Grand-mal-Staten aus. BNS-Krämpfe, aber auch eine klinisch stumme Hypsarrhythmie und gehäufte multifokale myoklonisch-astatische Anfälle (Lennox-Gastaut-Syndrom) gehen in der Regel mit erheblichen Intelligenzstörungen einher (90%). Auch Epilepsien mit Grand-mal- und Halbseitenanfällen führen häufig zu intellektuellen Leistungseinbußen (40–50%); dies gilt auch für ein Drittel der Absenceepilepsien! Kinder mit Absencen haben eine schlechte Schulprognose, insbesondere wenn zusätzliche Grand-mal-Anfälle auftreten. Jedes siebte Kind mit einer reinen Absenceepilepsie besucht die Sonderschule oder den Sonderkindergarten, bei Kindern mit gleichzeitigen Grand-mal-Anfällen und Absencen ist jedes zweite Sonderschüler (Scheffner 1985). Kinder mit primär generalisierten Grand-mal-Anfällen ohne fokale Symptomatik weisen bessere Schulleistungen auf als Kinder mit fokalem Grand mal (Herdepilepsie, sekundär generalisiertes Grand mal) (Bulteau et al. 2000).

! Je häufiger Anfälle auftreten, je schlechter sie therapeutisch beeinflussbar sind (lange Anfallsdauer) und je früher sie sich manifestieren, desto ausgeprägter ist die Wahrscheinlichkeit kognitiver Dysfunktionen und intellektueller Beeinträchtigungen.

Im Rahmen paroxysmal auftretender hypersynchroner Aktivität bei primär oder sekundär generalisierter Epilepsie können **kurz dauernde kognitive Beeinträchtigungen** auftreten (»transient cognitive impairment«; TCI). Sie verweisen darauf, dass in der Tat eine abnorme neuronale Synchronisation mit entsprechenden Hirnfunktionsstörungen einhergeht. Je nach zeitlicher Dauer sind die begleitenden kognitiven Störungen mehr oder weniger stark ausgeprägt.

Epileptische Demenz

Als epileptische Demenz im eigentlichen Sinne wird die morbogene, d. h. die durch das zerebrale Anfallsleiden selbst verursachte Intelligenzminderung bezeichnet. Der Pathomechanismus dieser Demenzform ist letztlich noch ungeklärt, er ist sicher komplex, uneinheitlich und durch mehrere Faktoren determiniert; der iktale bzw. postiktale Sauerstoffmangel ist nur einer von ihnen. Eine zusätzliche Rolle spielen der Sauerstoffdruck, die zerebrale Durchblutung, Blutdruck und Blutzuckerspiegel. Es ist bekannt, dass es nach lang anhaltenden und statusartigen Grand-mal-Anfällen zu Großhirnrindenatrophien, lobulären Kleinhirnveränderungen und zu Ammonshornsklerosen kommen kann.

! Entgegen früherer Annahmen ist die Häufigkeit (Frequenz) der Anfälle von geringerer pathogenetischer Bedeutung als deren Dauer. Klinisch stumme bioelektrische Staten ohne begleitende klinisch manifeste Anfälle können ebenfalls zur demenziellen Veränderungen unterschiedlichen Grades führen, auch bei Kindern, die prämorbid geistig völlig unauffällig waren!

Neuere Untersuchungen legen den Schluss nahe, dass eine langdauernde hirnelektrische Aktivität auch ohne begleitende Hyperpyrexie, Hypotension und Hypoglykämie zu bleibenden neuronalen Schädigungen führt.

Von großer Bedeutung für das Entstehen einer sog. epileptogenen Demenz ist das Ausmaß des durch die epileptische Erregung ausgelösten Kalziumioneneinstroms in die Nervenzelle. Der dadurch hervorgerufene neurozytotoxische Effekt ist abhängig vom Gehalt der Zelle an protektiv wirkenden kalziumbindenden Proteinen. Ein weiterer pathogenetisch bedeutsamer Faktor ist das sog. »sprouting«, bei dem es unter Einwirkung exzitatorischer Aminosäuren zur Bildung erratischer Synapsen kommt (Bulloch 1989; Baier u. Doose 1991; Represa et al. 1989).

Ein besonderes bioelektrisches demenzielles Syndrom des Kindesalters ist der elektrische Status epilepticus während des Schlafes (Electrical Status epilepticus during slow sleep = ESES), das sog. **ESES-Syndrom**.

Es bestehen topologische Beziehungen zwischen dem Ort (»Herd«) der epileptogenen Hirnschädigung und der Art der kognitiven Teilleistungsstörungen. So wurden bei epileptischen Kindern mit links-temporalen EEG-Veränderungen Beeinträchtigungen der verbalen Lern- und Gedächtnisfunktionen und bei entsprechenden Kindern mit rechts-temporalen EEG-Befunden Störungen beim Reproduzieren von visuellen Inhalten aus dem Gedächtnis beobachtet. Bei bilateralen und generalisierten EEG-Veränderungen zeigten epileptische Kinder beeinträchtigte Aufmerksamkeitsleistungen.

! Zu beachten ist weiterhin, dass vor allem bei hoch dosierter antikonvulsiver Therapie eine zusätzliche Beeinträchtigung kognitiver Leistungen zu konstatieren ist, insbesondere bei Primidon, Barbexaclon, Phenobarbital und Phenytoin (► s. Abschn. 11.5.1).

Affektiv-intentionale Störungen

Neben kognitiven Beeinträchtigungen werden im affektiv-intentionalen Bereich immer wieder Auffälligkeiten beschrieben wie Umständlichkeit, Rigidität, Verlangsamung, Gereiztheit, Störbarkeit, Ängstlichkeit, Empfindsamkeit, Explosivität, Distanzlosigkeit, Affektlabilität, Aggressivität, Unzuverlässigkeit, Leichtsinn. Keines dieser Symptome ist epilepsiespezifisch. Sie sind mehrfach determiniert u. a. durch den hirnorganischen Prozess (hirnorganisches Psychosyndrom), durch Therapiefolgen, durch die prämorbide Persönlichkeitsstruktur und durch psychoreaktive, familiendynamische und milieureaktive Variablen.

In den Familien epileptischer Kinder wurden gehäuft psychopathologische Auffälligkeiten gefunden. Die Mütter erwiesen sich häufig als ängstlich und überprotektiv, die epileptischen Kinder werden infolgedessen übertriebenen Restriktionen unterworfen. Hodes et al. (1999) konnten ein signifikant erhöhtes Ausmaß an mütterlichen »expressed emotions« (EE) in Familien mit Kindern, die an einer chronischen Epilepsie litten, nachweisen, teils in Form einer ängstlichen Überfürsorglichkeit, teils in Form einer kritischen Ablehnungshaltung.

! Es bestehen Beziehungen zwischen der mütterlichen emotionalen Einstellung und potenziellen Verhaltensauffälligkeiten beim Kind.

Kinder von Müttern, die eine sehr kritische und evtl. sogar feindselige, wenig warmherzige und ermunternde Einstellung haben, zeigen ein höheres Ausmaß an Verhaltensauffälligkeiten teils in Richtung antisozialer Verhaltensstörungen, teils in Richtung depressiver Symptome, auch ist die Compliance bei solchen Kindern erniedrigt (Otero u. Hodes et al. 2000).

Die Familienmitglieder, Eltern und Geschwister, reagieren ihrerseits auf die chronische Erkrankung des epileptischen Kindes; im Gegensatz zu Geschwistern akut erkrankter epileptischer Kinder weisen Geschwister von Kindern mit länger dauernder Epilepsie in verstärktem Maße Verhaltensstörungen auf (Hoare u. Kerley 1991).

! Epileptische Kinder sind häufig zurückgezogener und sozial isolierter als ihre gesunden Geschwister.

11.6.3 Therapie und Beratung

Die Behandlung von anfallskranken Kindern mit Verhaltensauffälligkeiten hat zwei Schwerpunkte:
- die individuelle Psychotherapie, insbesondere Verhaltenstherapie, und
- die Familientherapie bzw. -beratung.

Verhaltenstherapeutische Techniken sind geeignet, das Kind beim Erwerb adäquater Coping-Strategien zu unterstützen. Dazu gehören gewissenhafte Durchführung der antiepileptischen Therapie, Vermeidung von Stressoren wie Schlafentzug, Reizüberflutung, schulische und sonstige Überforderung etc.

Mit dem Einsatz von Psychopharmaka sollte äußerst vorsichtig umgegangen werden: Vermeidung von Medikamenten, die die Krampfschwelle herabsetzen.

! Wichtig ist die Einbeziehung der Familie und der Abbau entsprechender Ängste und Unsicherheiten bei den Eltern.

Notwendig ist die Aufklärung über Natur, Verlauf und Behandlungsmöglichkeiten der jeweiligen Anfallsform und die Betreuung der Familienangehörigen nach dem **psychoedukativen Modell**, wozu auch die Erarbeitung von adäquaten Problemlösungs- und Konfliktbewältigungsstrategien innerhalb der Familie gehört (s. auch Kapitel 4.9.6 »Familientherapie«). Bei verleugnenden, überbehütenden, überfordernden oder gar ablehnenden Haltungen der Eltern ist eine respektvolle und wertschätzende Aufklärung und Beratung erforderlich. Entsprechende Ängste, Schuldgefühle und narzisstische Kränkungen auf Seiten der Eltern müssen behutsam erarbeitet werden.

Auch benötigen die Eltern Unterstützung bei einer u. U. notwendig werdenden Eingliederung des Kindes in Sonder- und Fördereinrichtungen (Sonderkindergärten, Förderschule, Körperbehinderten- oder Sprachheilschule). Je nach Störungsbild sind mototherapeutische, heilpädagogische, logopädische und beschäftigungstherapeutische Angebote zu empfehlen. Nach Beendigung der Schule sind Hilfen bei der Berufswahl und der Berufsausbildung sinnvoll. Berufe mit Nachtschichtarbeit oder einem erhöhten Unfallrisiko sind z. B. für Epilepsiekranke ungeeignet. Neigung und Begabung sollten bei der Berufswahl, wie bei Gesunden, an erster Stelle stehen.

! Wichtig ist, dass ärztlicherseits mit den Schulen und zukünftigen Ausbildungs- und Lehrstellen die individuelle Problemlage des betreffenden Patienten besprochen und vor allem Verständnis für das vorliegende Leiden geweckt wird.

Die negativen Einstellungen und Voreingenommenheiten sind leider immer noch sehr groß, wie sich u. a. in den Umfrageergebnissen der Deutschen Sektion der Internationalen Liga gegen Epilepsie widerspiegelt (vgl. Doose 1998, S. 367 ff).

Bei häufig rezidivierenden, die schulische und berufliche Ausbildung erheblich belastenden Anfällen und bei Vorliegen schwerer geistiger Behinderung ist die Förderung in **beschützenden Werkstätten** oder auch schon früher eine institutionelle Unterbringung mit entsprechenden Fördermöglichkeiten anzustreben.

Das Thema »**Heimunterbringung**« sollte bei schwerer behinderten Kindern frühzeitig und besonders einfühlsam mit den Eltern angesprochen werden. Dies ist vor allem auch dann notwendig, wenn sie, was häufig geschieht, alle verfügbaren Kräfte auf das behinderte Kind konzentrieren und zunehmend in eine teufelskreisartige Erschöpfung geraten. Hier geduldig und mit großem Fingerspitzengefühl beratend tätig zu sein, ist eine vordringliche Aufgabe bei der kinder- und jugendpsychiatrischen Betreuung von Familien mit anfallskranken Kindern und Jugendlichen! Hilfreich ist dabei die Vermittlung von Adressen entsprechender Elternverbände und Hilfsorganisationen wie Epilepsie-Liga, Informationszentrum Epilepsie, Stiftung Michael, Deutsche Epilepsie-Vereinigung und Lebenshilfe (Doose 1998, S. 399 ff).

Fazit für die Praxis

Zerebrale Anfallsleiden sind mit einer Prävalenz von 0,5–1,0 % und einer Inzidenz von 30–50: 100.000 eine der häufigsten chronischen Erkrankungen. Das Kindes- und Jugendalter ist besonders betroffen: 50% der Erkrankten sind unter 16 Jahre alt, und über 75% der Epilepsien manifestieren sich vor dem 18. Lebensjahr.

Die Klassifikation epileptischer Anfallsformen unterliegt einem stetigen Wandel. Sinnvoll ist die Unterscheidung zwischen generalisierten und fokalen (partiellen) Anfallsformen, nicht zuletzt unter therapeutischen Gesichtpunkten. Bei fokalen einfachen oder komplexen Anfällen mit oder ohne sekundäre Generalisierung sind in erster Linie Carbamazepin oder Valproat und an zweiter Stelle Phenytoin oder Phenobarbital indiziert. Bei primär generalisierten Anfällen (Absencen, primär generalisierte tonisch-klonische Anfälle, myoklonisch-astatische Anfälle) ist Valproat das Mittel der 1. Wahl. Der Kliniker muss sich der Gefahr einer Fehleinschätzung scheinbar generalisiert ablaufender Anfälle bewusst sein, da sie durchaus primär fokal beginnen und eine fokale Ursache haben können. Hinweisend für eine fokale Genese ist eine dem Anfall vorausgehende Aura!

Einer exakten Anfallsbeobachtung und -beschreibung kommt somit auch in therapeutischer Hinsicht eine entscheidende Bedeutung zu. Die korrekte diagnostische Zuordnung eines Anfallstyps ist deshalb von ganz besonderer Wichtigkeit, weil sich durch die Verordnung eines ungeeigneten Medikaments die Behandlungsprognose erheblich verschlechtern kann, z. B. durch Gabe von Carbamazepin oder Phenytoin bei primär generalisierten Anfällen! Differenzialdiagnostisch bedeutsam ist die Tatsache, dass bei primär generalisierten tonisch-klonischen Anfällen bereits von Beginn an eine Bewusstlosigkeit vorhanden ist und es postiktal zu einem Nachschlaf kommt. Abweichungen von diesem Ablauf müssen Anlass sein für weitere differenzialdiagnostische Schritte.

Grundsätzlich ist eine Monotherapie vor allem zu Beginn der Behandlung anzustreben. Bei Versagen einer Monotherapie, z. B. Valproat bei primär generalisierten Epilepsien, kann alternativ auf eine zweite Monotherapie ausgewichen werden, vorausgesetzt das erste Medikament war ausreichend hoch dosiert. So bietet sich für die myoklonisch-astatische Epilepsie als zweite Monotherapie Lamotrigin, bei der Absenceepilepsie Ethosuximid, bei der juvenilen Absence-epilepsie und der juvenilen myoklonischen Epilepsie Lamotrigin als Mittel der 2. Wahl an. Erst wenn 3 Monotherapien unzureichend wirksam waren, sollte eine Polytherapie angestrebt werden, wobei Medikamente mit gleichen Wirkungsmechanismen unbedingt vermieden werden sollten (keine Verbesserung des Therapieerfolgs, aber Steigerung der Nebenwirkungsrate!).

Bei den idiopathischen fokalen Epilepsien mit zentrotemporalen oder okzipitalen Foci ist Sultiam das Mittel der 1. Wahl. Diese Epilepsieformen, wozu die Rolando-Epilepsie, das Pseudo-Lennox-Syndrom, das Landau-Kleffner-Syndrom und das ESES-Syndrom gehören, gehen in der Regel mit kognitiven und mentalen Defiziten oder Teilleistungsstörungen (ADS) einher. Mit Ausnahme der prognostisch günstigen Rolando-Epilepsie korrelieren die kognitiven Beeinträchtigungen mit den EEG-Veränderungen, woraus folgt, dass eine sorgfältige und regelmäßige Begleitung der EEG-Diagnostik durchgeführt und ein möglichst vollständiges Verschwinden der EEG-Symptome angestrebt werden muss!

Neben den aufgezeigten diagnostischen und therapeutischen Problemfeldern hat der Kinder- und Jugendpsychiater sein Augenmerk auf epilepsiebegleitende intellektuelle, kognitive und psychopathologische Beeinträchtigungen der betroffenen Kinder zu lenken, und er muss die jeweiligen besonderen psychosozialen und situativen Bedingungen der Patienten und ihrer Familien beachten. Behutsame, empathische und respektvolle Beratung der Angehörigen ist von großer, auch prognostischer Bedeutung! Diese muss auch die weitere schulische, berufliche und soziale Entwicklung des Kindes mit einbeziehen und dessen Lebensqualität im Auge haben.

Literatur

Baier WK, Doose H (1991) Epileptogene Hirnleistungsstörungen im Kindesalter. In: Scheffner D (Hrsg) Epilepsie 90. Einhorn, Reinbek, S 79–87

Beaumanoir A (1985) The Landau-Kleffner-Syndrome. In: Roger J, Dravet C, Bureau M et al. (eds) Epileptic syndromes in infancy, childhood and adolescence. John Libbey, London

Beyenburg S, Bauer J, Elger CE (2000) Therapie des generalisierten tonisch-klonischen Status epilepticus im Erwachsenenalter. Nervenarzt 71:65–77

Blank R (1990) Antikonvulsiva und ihre psychischen Wirkungen – eine Übersicht. Fortschr Neurol Psychiatr 58:19–32

Blumer D (2002) The illness of Vincent van Gogh. Am J Psychiatry 159:519–526

Bowman ES, Markand ON (1996) Psychodynamics and psychiatric diagnoses of pseudoseizure subjects. Am J Psychiatry 153:57–63

Bulloch AG (1989) Sprouting by intact Helisoma neurons: role for glutamate. J Neurosci Res 23:384–395

Bulteau C, Jambaque I, Viguier D et al. (2000) Epileptic syndromes, cognitive assessment and school placement: a study of 251 children. Dev Med Child Neurol 42:319–327

Cole AJ, Andermann F, Taylor L et al. (1988) The Landau-Kleffner syndrome of acquired epileptic aphasia: Unusual clinical outcome, surgical experience, and absence of encephalitis. Neurology 38:31–38

De Negri M (1997) Electrical status epilepticus during sleep (ESES). Different clinical syndromes: towards a unifying view? Brain Dev 19:447–451

Doose H (1998) Epilepsien im Kindes- und Jugendalter, 11. Aufl. Desitin Arzneimittel GmbH, Hamburg

Doose H, Neubauer B, Callson G (1996) Children with benign fokal sharp waves in EEG – developmental disorders and epilepsy. Neuropediatrics 27:227–241

Dunn DW, Austin JK (1999) Behavioral issues in pediatric epilepsy. Neurology 53 [Suppl 2]:96–100

Eggers C (1981) Die Bedeutung limbischer Funktionsstörungen für die Ätiologie kindlicher Schizophrenien. Fortschr Neurol Psychiatr 49:101–108

Eggers C (1983) Psychogene Anfälle, ihre Ursachen und Differenzialdiagnose. Z Kinder Jugendpsychiatr 11:340–348

Eggers C (1987) Konversionssymptome und -syndrome bei Kindern und Jugendlichen. In: Beland H, Eickhoff FW, Loch W et al. (Hrsg) Jahrbuch der Psychoanalyse. Frommann-Holzboog, Stuttgart

Eggers C (1998) Konversionssymptome im Kindes- und Jugendalter. Prax Kinderpsychol Kinderpsychiatr 47:144–156

Elger CE (2000) Epilepsien: Welche therapeutischen Optionen bieten moderne Behandlungskonzepte? Extracta Psychiatr 6:10–18

Elger CE, Brockhaus A, Lendt M et al. (1997) Behavior and cognition in children with temporal lobe epilepsie. In: Tuxhorn I, Holthausen H, Boenigk H (eds) Paediatrics epilepsy syndromes and their surgical treatment. John Libbey, London, pp 311–325

Elger CE, Schmidt D (1999) Praktische Epilepsiebehandlung. Thieme, Stuttgart New York

Faingold CL, Browning RA (1986) Mechanisms of anticonvulsant drug action. Eur J Pediatr 830:1–6

Gastaut H (1956) La maladie de Vincent van Gogh envisagée à la lumière des conceptions nouvelles sur l'épilepsie psychomotrice. Ann Méd Psychol (Paris) 114:196–238

Goodwin J, Simms M, Bermann R (1979) Hysterical seizures: a sequel to incest. Am J Orthopsychiatry 49:698–703

Gordon N (1997) The Landau-Kleffner-Syndrome: increased understanding. Brain Dev 19:311–316

Gross M (1983) Hysterical seizures: a sequel of incest. In: Gross M (ed) Pseudoepilepsy: the clinical aspects of false seizures. Lexington Books, Lexington/MA

Hoare P, Kerley S (1991) Psychosocial adjustment of children with chronic epilepsy and their families. Dev Med Child Neurol 33: 201–215

Hodes M, Garralda ME, Rose G, Schwartz R (1999) Maternal expressed emotion and adjustment in children with epilepsy. J Child Psychol Psychiatry 40:1083–1093

Hoffmann-Riem M, Diener W, Benninger C et al. (2000) Nonconvulsive status epilepticus – possible case of mental retardation in patients with Lennox-Gastaut Syndrome. Neuropaediatrics 31:169–174

Jackson JH (1873) On the anatomical, physiological and pathological investigation of epilepsies. West Riding Lunatic Asylum Medical Reports III 315. [Repr. In: Taylor J (ed) (1958) Selected writings of Jackson. Basic Books, New York, pp 1, 90–111]

Johnson EW, Dubovsky J, Rich SS et al. (1998) Evidence for a novel gene for familial febrile convulsions, FFB2, linked to chromosome 19p in an extended family from the Midwest. Hum Mol Genet 7:63–67

Kanemoto K, Takenchi J, Kawasaki J, Kawai I (1996) Characteristics of temporal lobe epilepsy with mesial temporal sclerosis, with special reference to psychotic episodes. Neurology 47:1199–1203

Karbowski K (1995) Elektroenzephalograpie und Epileptologie im 20. Jahrhundert. Schweiz Rundsch Med Prax 84:1465–1473

König STA, Elger CE, Vassella F et al. (1998) Empfehlungen zu Blutuntersuchungen und klinischer Überwachung zur Früherkennung des Valproat-assoziierten Leberversagens. Nervenarzt 69:835–840

Kruse R (1993) Epilepsien mit komplex-fokalen Anfällen im Kindesalter. Monatsschr Kinderheilkd 141:85–93

Landau W, Kleffner F (1957) Syndrome of acquired aphasia with convulsive disorder in children. Neurology 7:523–530

Landau WM, Kleffner FR (1957) Syndrome of acquired aphasia with convulsive disorder in children. Neurology 7:523–530

Lanzi O, Veggiotti HR, Conte S et al. (1994) A correlated fluctuation of language and EEG abnormalities in a case of Landau-Kleffner syndrome. Brain Dev 16:239–234

Lopez Da Silva FH, Kamphuis W, Wadman WJ (1992) Epileptoenesis as a plastic phenomenon of the brain, a short review. Acta Neurol Scand Suppl 140/86:34–40

Lowenstein DH, Bleck T, MacDonald RL (1999) It's time to revise the definition of status epilepticus. Epilepsia 40:120–122

Lowman RL, Richardson LM (1987) Pseudoepileptic seizures of psychogenic origin: a review of the literature. Clin Psychol Rev 7:363–389

Lun S, Kurthen M, Elger CE (1999) Operative Therapie der Epilepsie bei Erwachsenen. Psycho 25:385–397

Lux S (1999) Neuropsychologie der Epilepsie. Psycho 25:402–405

Mantovani JF (2000) Autistic regression and Landau-Kleffner syndrome: progress or confusion? Dev Med Child Neurol 42:349–353

Mantovani JF, Landau WM (1980) Acquired aphasia with convulsive disorder: course and prognosis. Neurology 30:524–529

Ming L, Xiao-Yu H, Jiong I, Xi-Vu W (1996) Correlation between CSWS and aphasia in Landau-Kleffner syndrome: a study of 3 cases. Brain Dev 18:197–200

Morell F, Whisler WW, Smith MC et al. (1995) Landau-Kleffner syndrome: treatment with subpial intracortical transection. Brain 118: 1529–1546

Otero S, Hodes M (2000) Maternal expressed emotion and treatment compliance of children with epilepsy. Dev Med Child Neurol 42:604–608

Pohlmann-Eden B (2000) Antanfallstherapie im Status epilepticus. Irrtümer, Gesichertes und Perspektiven. Nervenheilkunde 19: 106–111

Práwdicz-Neminski WW (1925) Zur Kenntnis der elektrischen und der Innervationsvorgänge in den funktionellen Elementen und Geweben des tierischen Organismus. Electrocerebrogramm bei Säugetieren. Pflügers Arch Physiol 209:362–382

Prüter C, Pohlmann-Eden B (2002) Die Epilepsiepsychosen. Fortschr Neurol Psychiatr 70:303–312

Represa A, Le-Gall-La-Salle G, Ben Ari Y (1989) Hippocampal plasticity in the kindling model of epilepsy in rats. Neurosci Lett 99:345–350

Rogers SW, Andrews PJ, Gahring LC et al. (1994) Antibodies to glutamate receptor GluR3 in Rasmussen's encephalitis. Science 256:648–651

Ruprecht-Schampera U (1995) The concept of »early triangulation« as a key to a unified model of hysteria. Int J Psychoanal 76:457–473

Sachdev P (1998) Schizophrenia-like psychosis and epilepsy: the status of association. Am J Psychiatry 3:325–336

Scheffner D (1985) Epilepsie. In: Remschmidt H, Schmidt MH (Hrsg) Entwicklungsstörungen, organisch bedingte Störungen, Psychosen, Begutachtung. Kinder- und Jugendpsychiatrie in Klinik und Praxis. Thieme, Stuttgart

Schmidt D, Elger CE (1999) Praktische Epilepsiebehandlung. Thieme, Stuttgart New York

Schmidt D, Fröscher W, Krämer G (1992) Medikamentöse Standardtherapie der Epilepsien des Jugendlichen- und Erwachsenenalters. Nervenheilkunde 11:408–416

Shinnar S, Vining EPG, Mellits ED et al. (1985) Discontinuing antiepileptic medication in children with epilepsy after two years without seizures. N J Med 313:976–980

Shinnar SA, Berg AT, Moshé SL et al. (1994) Discontinuing antiepileptic drugs in children with epilepsy: a prospective study. Ann Neurol 35:534–545

Stefan H (1999) Epilepsien, 3. Aufl. Thieme, Stuttgart New York

Stefan H, Fröscher W, Krämer G, Schmidt D (2000) Pharmakotherapie vor und nach epilepsiechirurgischen Eingriffen. Nervenarzt 71:451–458

Stefan H, Kerling F (2001) Therapietabellen. Westermayer, Gauting

Stores G (1999) Practitioner review: recognition of pseudoseizures in children and adolescents. J Child Psychol Psychiatry 40:851–857

Twyman RE, Gahring LC, Spiess J, Rogers SW (1995) Glutamate receptor antibodies activate a subset of receptors and reveal an agonist binding site. Neuron 14:755–762

Umbricht D, De Greef G, Barr WB et al. (1995) Postictal and chronic psychoses in patients with temporal lobe epilepsy. Am J Psychiatry 152:224–231

Waltz S, Pohlmann-Eden B (1999) Antiepileptische Pharmakotherapie bei Kindern und Erwachsenen. Fortschr Neurol Psychiatr 67: 122–130

Wasterlain CG (1974) Inhibition of cerebral protein synthesis by epileptic seizures without motor manifestations. Neurology 24: 175–180

Wieser HG (1996) Behandlung der Epilepsien: Wo stehen wir heute? Schweiz Rundsch Med Prax 85:74–79

Organische Psychosyndrome

J. Buchmann, J. M. Fegert

Das menschliche Gehirn ist in steter Wechselwirkung mit dem übrigen Körper und der Umwelt Träger der psychischen Entwicklung und aller psychischen Leistungen. Organische Noxen, die nun das Hirn treffen, werden sowohl in somatischer als auch in psychischer Hinsicht gewisse Wirkungen hinterlassen. Im Gegensatz zum Erwachsenen muß man beim Kind die jeweilige Entwicklungsstufe, in der diese Noxe einwirkte und in der sich das Kind gegenwärtig befindet, berücksichtigen und weiterhin natürlich die Schwere der Noxe und die besondere Lokalisation am Gehirn.

...Die Beschränkung auf das nur Psychopathologische bedeutet aber die Gefahr eines Einseitigwerdens ... Die wirkliche Analyse der für das Kind schädlichen Umwelteinwirkungen ist erst dann wirksam möglich, wenn ... die psychopathologischen Auffälligkeiten erkannt und – wo berechtigt – auf neuroanatomische, neurophysiologische und neurochemische Vorgänge zurückgeführt werden können.

Neuropsychiatrie des Kindes- und Jugendalters (Göllnitz 1992).

12.1 Historischer Hintergrund und Klassifikation

Bleuler prägte den Begriff des hirnorganischen Psychosyndroms, der sich bis heute erhalten hat. Damit waren psychische Veränderungen gemeint, die als Folge einer nicht näher bezeichneten Hirnschädigung auftreten. Bonhoeffer (1917) sprach vom »exogenen Reaktionstypus«, worauf sich noch heute die Unterteilung von endogenen und exogenen Psychosen bezieht. Zu den »exogenen Psychosen« werden alle Zustandsbilder gezählt, die durch eine definierte Substanz (z. B. Drogen) oder ein bestimmtes Ereignis (z. B. Schädel-Hirn-Trauma) zu psychischen Symptomen führen. Endogen bedeutet »aus sich selbst heraus«, d. h. ohne Nachweis eines äußeren Ereignisses. Diese Trennung ist klinisch oftmals nicht sicher möglich.

Es sind immer alle Anteile der Persönlichkeit betroffen. Göllnitz (1992) inaugurierte diesem Rechnung tragend den Begriff des »hirnorganischen Achsensyndroms«. Poeck (1982) lehnt den Begriff »Psychosyndrom« ab mit der Begründung, dass Art und Ausprägung der psychischen und neuropsychologischen Symptome infolge einer Hirnschädigung abhängig sind von Lokalisation und Ausmaß der zugrunde liegenden Störung. Der Begriff des »Durchgangssyndromes« (Wieck 1967) zielt auf den zeitlich befristeten Verlauf vieler organischer Psychosyndrome auch im Kindesalter, z. B. nach schweren Operationen. Die Ausprägung der Symptome ist immer abhängig vom Entwicklungsstand des betroffenen Kindes (Lempp 1970).

> **! Die ICD-10 unterscheidet organische amnestische Syndrome, die nicht durch psychotrope Substanzen bedingt sind (F04); Delir, nicht durch psychotrope Substanzen bedingt (F05); psychische Störungen aufgrund einer Schädigung oder Funktionsstörung des Gehirns oder einer körperlichen Krankheit (F06) und Persönlichkeits- und Verhaltensstörungen aufgrund einer Krankheit, Schädigung oder Funktionsstörung des Gehirns (F07).**

Für den Kinder- und Jugendpsychiater ergibt sich aus praktischen Gesichtspunkten sinnvollerweise eine Einteilung der organischen Psychosyndrome in akute und chronische. Meist wird er zur Diagnostik und Behandlung chronischer Psychosyndrome konsultiert. Im Konsiliardienst oder in der Notaufnahme (Drogenpsychosen!) werden jedoch auch akute organische Psychosyndrome differenzialdiagnostisch und -therapeutisch zu beurteilen sein. Die Unterscheidung akuter und chronischer Psychosyndrome erfolgt willkürlich anhand des zeitlichen Verlaufes. Es herrscht keine Einigkeit darüber, wann von akut, subakut oder chronisch gesprochen werden kann. Klinisch gerechtfertigt erscheint die Unterteilung in ◘ Tabelle 12.1.

Unter einem Delir (lat. delirare = verrückt sein) wird eine reversible organische Psychose vom exogenen Reaktionstyp mit Bewusstseinsstörungen, Orientierungsstörungen, Denkstörungen, Wahrnehmungsstörungen in Form von Illusionen und akustischen/optischen Halluzinationen, vegetativen Störungen in Form von Hyperhidrose und Tachykardie sowie motorischen Störungen verstanden. Stupor (lat., Erstarrung) meint Akinese, Amimie und Mutismus bei wachem Bewusstsein (Begriffserklärungen Somnolenz–Sopor–Koma ▶ s. Abschn. 12.2.1).

> **! Prinzipiell kann im Kindesalter jede akute Erkrankung, sei sie infektiöser, intrakraniell raumfordernder, traumatischer oder metabolisch-toxischer Genese, ein organisches Psychosyndrom hervorrufen.**

Die Diagnose eines organischen Psychosyndroms erfordert streng genommen den Nachweis eines exogenen verursachenden Faktors, was jedoch mitunter schwierig ist. Befinden sich die Kinder in der Phase des magischen Denkens, sind illusionäre Verkennungen (Pareidolien) oder optische Halluzinationen im Rahmen eines hoch fieber-

■ Tabelle 12.1. **Zeitlicher Verlauf organischer Psychosyndrome**

	Beginn und zeitlicher Verlauf	Bewusstseinsstörung	Typische Symptome
Akut (z. B. Hirnblutung oder Drogenintoxikation)	Innerhalb von Minuten bis 3 Tage	Eher quantitativ	Somnolenz-Sopor-Koma Hirnnervenstörungen Delir Massive Halluzinationen Störung der Psychomotorik
Subakut (z. B. Enzephalitis oder zerebrale Vaskulitis)	Entwicklung innerhalb von 4–7 Tagen; Dauer bis ca. 4 Wochen	Quantitativ und qualitativ	Somnolenz Optische Halluzinationen Denkzerfall Desorientierung Antriebsmangel
Chronisch (z. B. posttraumatisch)	Mehr als 4 Wochen	Eher qualitativ	Antriebsstörungen Konzentrations- und Merkfähigkeitsstörungen Akustische Halluzinationen Umstellungserschwernis Affektlabilität Reizbarkeit

haften Infektes schwer abzugrenzen. Wahrscheinlich werden viele akute psychotische Zustandsbilder im Kindesalter nicht diagnostiziert, da sich die Kinder wegen der zugrunde liegenden körperlichen Erkrankung in den entsprechenden Einrichtungen befinden. Somit erfordert die Diagnose des organischen Psychosyndromes im Kindes- und Jugendalter die differenzialdiagnostische Abklärung von kinder- und jugendpsychiatrischer, pädiatrischer und kinderchirurgischer sowie neuroradiologischer Seite.

Bei der psychopharmakologischen Indikationsstellung ist zu beachten, dass eine Vielzahl gerade von neueren Medikamenten für den Kinder- und Jugendbereich nicht zugelassen sind. Das darf aber nicht davon abhalten, sie bei gegebener Indikation einzusetzen, evtl. dann im Rahmen eines therapeutischen Heilversuches. Kinder und Jugendliche sind altersgerecht aufzuklären, die Aufklärung und das Einverständnis der Eltern sowie der Hinweis auf zugelassene Behandlungsalternativen sind notwendig (Fegert 2000).

12.2 Akute organische Psychosyndrome

! Leitsymptom akuter organischer Psychosyndrome ist die plötzliche quantitative und qualitative Einschränkung bzw. Veränderung des Bewusstseinszustandes.

12.2.1 Traumatische akute organische Psychosyndrome

Epidemiologie und Pathogenese

Das Schädel-Hirn-Trauma (SHT) ist die häufigste Ursache traumatischer Psychosyndrome, gefolgt von spontanen intrazerebralen Blutungen. Die Inzidenz des SHT liegt im Alter von 15–25 Jahren bei 600/100.000 (Kraus et al. 1994; Kraus u. McArthur 1996; Kraus et al. 1984). Stürze und Verkehrsunfälle stehen an erster Stelle der auslösenden Ereignisse. Ältere Klassifikationen wie die von Tönnies u. Loew (1953) oder Lange-Cosack u. Tepfer (1973) werden heute abgelöst durch die klinische Einteilung der SHT in leicht, mittelschwer und schwer nach dem Schweregrad der traumatischen Hirnschädigung, der Dauer der Bewusstlosigkeit und dem neurologischen Defizit (■ Tabelle 12.2).

Die Quantifizierung des Schweregrades erfolgt mit der »Glasgow Coma Scale« (GCS; ■ Tabellen 12.3 und 12.4). Aus den 3 Komponenten Augen öffnen, motorische Reaktion und verbale Reaktion errechnet sich der Score. Je niedriger der Score, desto schwerer ist die Hirnschädigung. Auch der Kinder- und Jugendpsychiater sollte diese Einteilung kennen, da der initiale GCS-Score die rasche Orientierung hinsichtlich der Schwere des SHT ebenso wie Rückschlüsse auf das evtl. folgende Psychosyndrom erlaubt.

Die akute Symptomatik umfasst je nach Lokalisation und Schwere des Traumas ausgeprägte Störungen der Vigilanz (► s. Tabellen 12.1 und 12.2), neurologische Symptome wie Halbseitenparesen und Hirnnervenlähmungen oder Dämmerzustände. Unter Somnolenz wird eine vermehrte Schläfrigkeit verstanden, der Patient ist aber im-

Tabelle 12.2. **Einteilung der SHT.** (Nach Keidel u. Poremba 1998)

Schweregrad	Klinische Kriterien	Wert auf der »Glasgow Coma Scale«
Leicht	Bewusstlosigkeit und Bewusstseinstrübung ≤1 h Komplette Remission Kein fokales neurologisches Defizit	14–15
Mittelschwer	Bewusstseinstrübung bis zur Bewusstlosigkeit ≤24 h Fokales neurologisches Defizit möglich	9–13
Schwer	Bewusstseinstrübung bis zur Bewusstlosigkeit <24 h mit Zeichen der Hirnstammdysfunktion oder Bewusstseinstrübung bis zur Bewusstlosigkeit >24 h ohne Zeichen der Hirnstammdysfunktion oder traumatisches exogenes Psychosyndrom >24 h	5–8

Tabelle 12.3. **»Glasgow Coma Scale« für Kinder ab 5 Jahre**

Kategorie	Reaktion	Punktwert
Augen öffnen	Spontan	4
	Auf Aufforderung	3
	Auf Schmerzreize	2
	Fehlen	1
Motorische Reaktionen	Auf Aufforderung	6
	Auf Schmerzreiz gezielt	5
	Normale Beugeabwehr	4
	Beugesynergismen	3
	Strecksynergismen	2
	Keine Bewegung	1
Sprachliche Reaktionen	Orientiert	5
	Verwirrt	4
	Einzelne Wörter	3
	Unartikulierte Laute	2
	Keine	1

mer ansprechbar. Sopor bedeutet Nichtansprechbarkeit, aber motorische Reaktion auf Schmerzreize. Koma ist die komplette Bewusstlosigkeit. Regelhaft sind nach Vigilanzstörungen anterograde und retrograde Amnesien zu beobachten. Darunter wird das Unvermögen verstanden, sich an die Vorgänge nach dem Erwachen aus einer Bewusstlosigkeit (anterograde Amnesie) oder vor Eintreten der Bewusstlosigkeit zu erinnern (retrograde Amnesie).

Tabelle 12.4. **Altersadaptierte »Glasgow Coma Scale« auch für Kinder unter 5 Jahren.** (Nach Lenard 1997)

Kategorie	Reaktion	Punktwert
Augenöffnen	Spontan	4
	Auf Anruf	3
	Auf Schmerzreize	2
	Keine Reaktion	1
Beste verbale Reaktion bei Schulkindern	Patient orientiert	5
	Patient verwirrt	4
	Unangemessene Reaktionen	3
	Unverständliche Laute	2
	Keine Reaktionen	1
Beste »verbale« Reaktion bei Kleinkindern und Säuglingen	Patient »orientiert«	5
	Einzelne Worte	4
	Einzelne Laute	3
	Schreien	2
	Keine Reaktion	1
Bestmöglicher Gesamtscore	<6 Monate	9
	>6–12 Monate	11
	>1–2 Jahre	12
	>2–5 Jahre	13
	>5 Jahre	14

Pathogenetisch werden beim SHT heute primäre von sekundären Hirnschädigungen unterschieden. Erstere sind meist Folge von Kontaktverletzungen oder Beschleunigungen des Kopfes einschließlich des massenträgen Gehirns relativ zum Körper. Die primären Schädigungen treten direkt zum Unfallzeitpunkt auf und bestehen in Verletzungen der Kopfschwarte, Kalottenfrakturen, Hirnquetschungen, Kontusionen oder einer diffusen axonalen Schädigung (Graham 1996). Sekundäre Hirnschäden treten in zeitlichem Abstand zum Trauma infolge von Hypoxie, Freisetzung exzitatorischer Aminosäuren, erhöhtem intrakraniellem Druck, Infektionen oder subakuten intrakraniellen Blutungen (symptomfreies Intervall!) auf. Zerebrale Läsionen nach einem schweren Hirntrauma im Kindesalter sind häufig noch Stunden bis Tage progredient, der zugrunde liegende Pathomechanismus dieser Neurodegeneration ist unbekannt. Im Tierversuch konnte gezeigt werden, dass es nach der Entwicklung akuter exzitotoxischer Läsionen zu einer verspäteten neuronalen Degeneration mit besonders starker Ausprägung in kortikalen Bezirken, Striatum und Thalamus kommt, die apoptotischer Natur ist (Pohl et al. 1997).

Typischerweise liegen zerebrale Kontusionsherde frontopolar, in den orbitalen Gyri sowie in den Temporallappen. Unter einer Coup-Kontusion versteht man die strukturelle Hirnverletzung am Ort der Energieeinwirkung, bei einer Contre-Coup-Kontusion tritt die Hirnverletzung in den der Gewalteinwirkung gegenüberliegenden Hirnanteilen auf (oft parietal oder als Herniationskontusion). Eine diffuse axonale Hirnschädigung nach SHT ist die häufigste Ursache bleibender schwerer Hirnschäden. Sie tritt meist infolge von solchen Verkehrsunfällen auf, bei denen das Gehirn starken Scherkräften ausgesetzt ist. Im kranialen Computertomogramm (CCT) lässt sich lediglich eine leichte Hirnschwellung nachweisen.

Diagnose und Differenzialdiagnose

Die Diagnose und die differenzialdiagnostische Beurteilung des akuten SHT im Kindesalter selbst obliegen der Kindertraumatologie und Neuroradiologie. Kinder- und Jugendpsychiater werden zunehmend hinzugezogen zur Beurteilung und Therapie akuter Psychosyndrome. Die fachspezifische Untersuchung sollte die Erhebung der genauen Unfallanamnese enthalten, weiterhin eine altersbezogene neurologisch-neuropädiatrische Untersuchung, die Orientierung über applizierte Medikamente (Halbwertszeiten von Sedativa und Narkotika!) sowie die kinder- und jugendpsychiatrisch fachgebietsspezifische Einordnung des Psychosyndroms. Am häufigsten sind Vigilanzminderungen oder psychomotorische Unruhezustände (»Durchgangssyndrom«), gefolgt von Intoxikationen, Delirien und Entzugserscheinungen.

! Unbedingt ist an massive Angstzustände kleinerer Kinder zu denken, die plötzlich in einer Klinik aufwachen.

Eine Unterbrechung des Bewusstseinszustandes bedeutet für Kinder nach dem »Aufwachen« eine erhöhte affektive Belastung. Sie haben es sehr viel schwerer als Erwachsene, sich wieder in der realen Welt zurechtzufinden. Der Erwachsene hat prätraumatisch eine feste Ordnung, ein festes inneres Abbild der Umwelt, in das er den Unfall und seine Folgen einordnen kann. Ein kleineres Kind, das sich vielleicht gerade in der Phase des magischen Denkens befindet, hat das nicht und kann mit Angst und Weglaufen oder mit Verweigerung bis hin zum Stupor auf die ungewohnte Umgebung reagieren.

Eine kurze Übersicht zur Differenzialdiagnostik ausgewählter akuter Psychosyndrome gibt ▫ Tabelle 12.5.

Die Hirnstammkontusion ist keine sichere Entität, meist wird darunter die Kombination fluktuierender fokaler neurologischer Defizite mit Vigilanzschwankungen verstanden. In der zerebralen Bildgebung finden sich keine oder nur ungenügende Korrelate.

Das **zentrale anticholinerge Syndrom** (ZAS) ist eher selten, bereitet differenzialdiagnostisch jedoch die meis-

▫ Tabelle 12.5. **Ausgewählte akute Psychosyndrome**

Symptome	Verdachtsdiagnose	Differenzialdiagnose
Apathie »Nicht ansprechbar«, folgt Aufforderungen nicht Kontaktverweigerung Nahrungsverweigerung Kaum oder keine motorische Reaktionen	Psychogener Stupor	Angstreaktion Lokale Hirnblutung Medikamentennachwirkung, z. B. Benzodiazepine (Dormicum) Epileptischer Dämmerzustand »Locked-in-Syndrom« Mediofrontale Läsion Zentrales anticholinerges Syndrom Beginnendes apallisches Syndrom
Massives Schreien und Jammern Starke motorische Unruhe Fluchtreaktionen im Sinne von Weglaufen Kontaktaufnahme kaum möglich	Psychomotorischer Erregungszustand, akute Angstreaktion	Hirnstammkontusion Orbitofrontale Läsion Zentrales anticholinerges Syndrom
Fieber, jüngere Kinder Halluzinationen Angst, motorische Unruhe Evtl. Krampfanfälle	Fieberhalluzinose	Meningitis/Enzephalitis
Starke motorische Unruhe, Hin- und Herwerfen im Bett Halluzinationen Massive Angst, paranoide Reaktionen Pupillomotorikstörungen	Drogenintoxikation	Hirnstammkontusion Delir oder Entzug Zentrales anticholinerges Syndrom
Optische und akustische Halluzinationen Psychomotorische Unruhe Tachykardie und Hyperhidrose	Delir	Drogenintoxikation bzw. Überdosierung Hirnstammkontusion Zentrales anticholinerges Syndrom

ten Schwierigkeiten. Beweisend ist das Verschwinden der Symptome nach der Gabe von Physostigmin (Link et al. 1997). Klinisch werden zentrale von peripheren Symptomen unterschieden. Die zentralen Symptome können einerseits in Erregbarkeit, Krampfanfällen, Schwindel, zentraler Hyperpyrexie und Halluzinationen bestehen (Plusvariante), andererseits in Schläfrigkeit, Koma, Gedächtnisstörungen, Desorientierung und Amnesie (Minusvariante). An peripheren Symptomen treten Tachycardie, Mydriasis, Hyperthermie, verminderte Schleim- und Schweißsekretion und trockene rote Haut auf. Ausgelöst wird es durch eine Blockade zerebraler m-(Muskarin-)Cholinrezeptoren. Triggersubstanzen sind viele in der Intensivmedizin (Neuroleptanalgesie!), aber auch der Pädiatrie und Kinderpsychiatrie gebräuchliche Medikamente (Garza et al. 2000). Das sind z. B. Belladonnaalkaloide, trizyklische Antidepressiva, Neuroleptika oder Antihistaminika. Bei Überdosierung von Pharmaka mit Bindung an cholinerge Rezeptoren, z. B. in suizidaler Absicht, sollte differenzialdiagnostisch immer an das ZAS gedacht werden.

Neuropsychologische und apparative Diagnostik

! Die neuropsychologische Testung der verschiedenen Hirnfunktionen und die kinder- bzw. jugendpsychiatrische Untersuchung sollte immer im Anschluss an eine Hirnblutung oder ein mittelschweres bzw. schweres SHT erfolgen.

Damit sind traumatisch bedingte Veränderungen der intellektuellen und psychischen Funktionen von primär persönlichkeitsbedingten Veränderungen besser zu trennen, was sowohl prognostisch als auch forensisch von Bedeutung ist.

Eine neuropsychologische Diagnostik empfiehlt sich bei Kindern und Jugendlichen immer dann nach einem SHT, wenn

- eine neuroradiologische Untersuchung bei einem SHT für notwendig erachtet wurde,
- lang anhaltende Lernstörungen vorliegen,
- nach dem Trauma plötzlich emotionale und Verhaltensstörungen auftreten oder
- es nach dem Trauma zu plötzlichen mnestischen, kognitiven, schulleistungsbezogenen Störungen kommt (Heubrock u. Petermann 2000).

Die generelle neuropsychologische Testung nach einem SHT ist nicht notwendig.

An apparativer Zusatzdiagnostik ist für den Kinder- und Jugendpsychiater das EEG sinnvoll. Schwere Allgemeinveränderungen weisen auf eine diffuse axonale Schädigung oder auf schwere Hirnstammkontusionen hin, leichtere Allgemeinveränderungen oder temporale Herde eher auf einen Dämmerzustand. Epilepsietypische Potenziale können für einen (evtl. nichtkonvulsiven) Status sprechen, ausgeprägte β-Aktivität für eine Medikamentenüberdosierung, frontale intermittierende rhythmische δ-Aktivität (FIRDA) für Hirnstammkontusionen.

Es ist nicht notwendig, nach einem leichten SHT regelhaft ein EEG durchzuführen (Schreck et al. 1992). Für die genaue elektroenzaphalographische Differenzialdiagnostik sei auf die entsprechenden Lehrbücher verwiesen (Neundörfer 1995). Liquorpunktionen sollten beim Verdacht einer Meningitis oder Enzephalitis möglichst früh erfolgen. Lässt sich das Psychosyndrom nicht sicher einordnen oder treten nach zunächst erfolgter Stabilisierung plötzlich neue psychotische Symptome auf, kann die zerebrale Bildgebung wiederholt werden. Überhaupt empfiehlt es sich, nach Stabilisierung der Patienten, frühestens aber 5 Tage nach dem Trauma, bei den mittelschweren und schweren SHT ein zerebrales MRT durchzuführen (Grados et al. 2001). Oftmals demarkieren sich dann Kontusionsherde, die im primären CCT nicht sichtbar wurden. Das kann erhebliche Bedeutung für die Einordnung des Psychosyndroms, für die neuropsychologische Rehabilitation und für eventuelle forensische Fragen haben. Bei jüngeren Kindern erfordert das jedoch evtl. eine erneute Narkose. In diesen Fällen ist die Indikation schärfer zu fassen.

Fallbeispiel

Ein 11-jähriger Junge wird in der Kinderchirurgie nach einer Rangelei auf dem Schulhof stationär zur Beobachtung aufgenommen. Er hätte danach Kopfschmerzen bekommen und 2-mal erbrochen. Eine Bewusstlosigkeit oder eine Amnesie sei nicht aufgetreten. Am Aufnahmetag war der Junge lediglich schläfrig und verlangsamt. Am Tag nach der Aufnahme kam es zunächst zu leichten Vigilanzschwankungen, dann imponierten wechselnde Zustände mit Erregung und Angst, gefolgt von Phasen vermehrter Schläfrigkeit. Im durchgeführten Not-CCT fand sich kein Blutungsnachweis. Das kinderneuropsychiatrische Konzil erbringt neben dem klinisch führenden hirnorganischen Psychosyndrom eine leichte sensomotorische Hemiparese links. Das angeregte MRT bleibt ohne diagnostischen Gewinn, in der MR-Angiographie stellt sich die rechte A. vertebralis nur schwach dar (▣ Abb. 12.1b) und bricht dann ab – Verdacht auf traumatische Dissektion, duplexsonographisch bestätigt sich der Befund. In den folgenden Tagen klart der Junge zunächst auf, wird unruhig, ein wenig angstbesetzt. Die sensomotorische Hemiparese bleibt bestehen. Über Gesprächsführung unter Einbeziehung der Eltern ist er gut führbar. Am 5. posttraumatischen Tag wird das MRT wiederholt, es zeigt jetzt einen Herd im Thalamusgebiet rechts (▣ Abb. 12.1a). Nach Kostaufbau und Mobilisierung wird der Junge in unsere Einrichtung zur weiteren Betreuung übernommen. Er ist nun hypermobil, kaum im Bett zu halten, übt Kopfstand im

▼

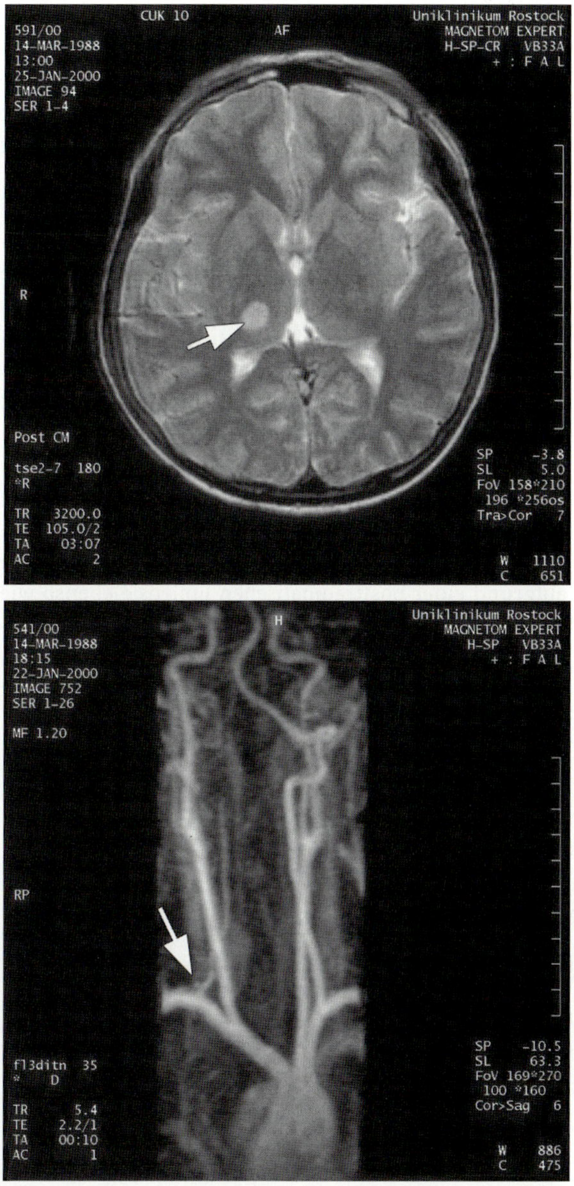

Abb. 12.1. **a** T2-gewichtetes zerebrales MRT (nach Kontrastmittelgabe) eines 12-jährigen Jungen. Der Pfeil weist auf die Läsion hin. **b** MR-Angiographie desselben. Der Pfeil weist auf den Abgang der rechten A. vertebralis, die sich im Seitenvergleich deutlich schmaler darstellt und dann abbricht – V.a. Dissektion (duplexsonographisch bestätigt). (Mit freundlicher Genehmigung Dr. Großmann/Prof. Hauenstein, Institut für Diagnostische und Interventionelle Radiologie, Universität Rostock)

Bett, spricht überstürzt und hastig, hört kaum zu. Nach Meinung der Eltern sei er vor dem Trauma nicht so gewesen. Im neurologischen Befund ist noch eine leichte Unsicherheiten im Zeigeversuch links nachweisbar, die Muskeleigenreflexe sind seitengleich, keine Sensibilitätsstörungen, keine Paresen. Die neuropsychologischen Testverfahren zeigen 14 Tage nach dem Trauma keine
▼

Auffälligkeiten. Unter konsequenter Grenzsetzung ist er führbar, eine medikamentöse Therapie ist nicht notwendig. Drei Wochen nach dem Trauma ist er bei aller Lebhaftigkeit angepasst, konzentrationsfähig und belastbar. Im EEG ließen sich keine Herdstörungen oder steilen Potenziale nachweisen. Eine Rehabilitationsmaßnahme war nicht notwendig.
Diagnose: Mittelschweres SHT mit Blutung (in einen Infarkt?) im Thalamus rechts (ICD-10 S6.3) bei traumatischer Dissektion der A. vertebralis rechts und begleitendem passageren hirnorganischen Psychosyndrom.

Therapie des akuten posttraumatischen hirnorganischen Psychosyndroms

Medikamentöse Therapie

Kinder im Alter unter 8–9 Jahren reagieren oft mit Angst, Rückzug und Regression, wenn sie im Krankenhaus aus der Bewusstlosigkeit erwachen. Das heute praktizierte »rooming in« der Bezugspersonen wirkt an sich angstlösend und erleichtert die Führung dieser Kinder. Meist verhalten sie sich 2–3 Tage nach dem Erwachen wieder entsprechend ihrer Primärpersönlichkeit. Prinzipiell stehen Angstlösung und Beruhigung des Kindes an erster Stelle. Sollte dies durch psychotherapeutische Intervention unter Einbeziehung der Eltern nicht erfolgreich sein, bietet sich der kurzzeitige Einsatz eines Benzodiazepines mit betont anxiolytischer Wirkung (z. B. Lorazepam) an. Die Dosierung erfolgt nach Körpergewicht und richtet sich nach dem Ausprägungsgrad der Symptome. Die orale oder rektale Gabe ist zu bevorzugen.

! Eine kinder- und jugendpsychiatrische Intervention ist bei leichten SHT jedoch nur selten notwendig.

Anders bei Psychosyndromen im Rahmen mittelschwerer oder schwerer SHT. Die Kinder liegen auf traumatologischen oder sogar Intensivtherapiestationen, also in völlig unbekannter und ängstigender Umgebung. Unabhängig vom Bewusstseinszustand oder der Sedierung muss immer verbaler Kontakt zu den Kindern gehalten werden. Dazu ist das ganze Team einzubeziehen. Die propriozeptive Stimulation ist durch eine intensive Physiotherapie zu gewährleisten. Tonträger mit den Stimmen der Eltern oder Geschwister können heute problemlos den Kindern vorgespielt werden. Der ständige Kontakt mit den Eltern erleichtert den Kindern die Orientierung in der Aufwachphase. Die Eltern sollten über das Krankheitsbild aufgeklärt sein und die ungefähre Prognose kennen. Wenn irgend möglich, gilt es die Eltern in die Pflege des Kindes einzubeziehen. Gelegentlich muss Ihnen das Verhalten der Kinder, welches sie als abnorm und unverständlich erleben, erklärt werden. Es ist immer hilfreich, auf die zeitliche Befristung solcher akuter »Durchgangssyndrome« hinzuweisen. Sind die Kinder psychomotorisch sehr unruhig oder massiv angstbesetzt, oder delirieren sie im

Rahmen sekundärer hochfieberhafter Entzündungen, ist von kinder- und jugendpsychiatrischer Seite der Einsatz von Neuroleptika, evtl. in Kombination mit Benzodiazepinen zu überdenken. Vorher ist mit den primär behandelnden Kollegen abzuklären, ob die Kinder aufgrund von Schmerzen unruhig sind. Dann steht die Analgesierung im Vordergrund. In allen Fällen ist vorher das Einverständnis der Eltern nach adäquater Aufklärung und, soweit möglich, auch der Kinder einzuholen (Laufs 2000).

Systematische Studien zum Einsatz von Psychopharmaka bei akuten hirnorganischen Psychosyndromen im Kindes- und Jugendalter fehlen. Ging eine längere Analgosedierung unter Einbeziehung von Benzodiazepinen voraus, sollte versucht werden, mit schwach bis mittelpotenten Neuroleptika allein oder mit Hydroxybuttersäure (Somsanit, cave: Natriumanstieg) auszukommen. Eine Sedierungskomponente ist dann ausdrücklich erwünscht. Bei massiven Halluzinationen oder Drogenintoxikationen mit paranoidem Erleben und Halluzinationen sind höher potente Neuroleptika indiziert.

Einige ausgewählte Beispiele zeigt ◘ Tabelle 12.6. Die angegebenen Dosierungen sind Richtlinien und müssen dem Ausprägungsgrad der Symptome und dem Körpergewicht angepasst werden. Oft werden kurzzeitig höhere Dosen benötigt, als in der Tabelle angegeben.

! Die Applikation von Medikamenten sollte so kurz wie möglich und so lang wie notwendig erfolgen.

Länger als 5–7 Tage ist der Einsatz höher potenter Neuroleptika selten indiziert. Auch Benzodiazepine sollten nicht länger als 10–14 Tage gegeben werden. Die Umstellung auf atypische Neuroleptika empfiehlt sich so früh wie möglich, wenn ihr primärer Einsatz nicht möglich oder eine längere neuroleptische Therapie notwendig ist. Das Risiko der Spätdyskinesien ist wahrscheinlich geringer. Viele Medikamente sind für Kinder und Jugendliche nicht zugelassen, sodass ihr Einsatz derzeitig nur im Rahmen eines therapeutischen Heilversuches möglich ist.

Bei strukturellen Hirnschädigungen ist die Inzidenz eplieptischer Anfälle erhöht, Neuroleptika senken die Krampfschwelle weiter. Deshalb ist die gleichzeitige antiepileptische Abschirmung zu überdenken. Valproinsäure, die auch intravenös applizierbar ist, bietet sich auch im Hinblick auf eine evtl. notwendige längere Applikation aufgrund einer posttraumatischen Epilepsie ebenso wie Carbamazepin an. Von beiden Medikamenten ist ein stimmungsstabilisierender Effekt bekannt (Walden et al. 1997), von Lamotrigin (Calabrese et al. 1998) und Topiramat (McElroy et al. 2000) wird dies zunehmend angenommen.

◘ Tabelle 12.6. **Vorschläge zur medikamentösen Behandlung akuter hirnorganischer Psychosyndrome**

Leitsymptom	Alter	Empfehlung	Alternative
Halluzinationen	<6 Jahre >6–14 Jahre >14 Jahre	Möglichst keine Medikation Amisulpirid bis 400 mg Amisulpirid 400 – 800 mg	Amisulpirid 50–100 mg/Tag Promethazin bis 25 mg Haloperidol bis 3 mg/Tag Promethazin bis 75 mg/Tag Haloperidol bis 5 mg/Tag Promethazin bis 150 mg/Tag Haloperidol bis 10 mg/Tag Ciatyl Acuphase 50 mg
Angst	<6 Jahre >6–14 Jahre >14 Jahre	möglichst keine Medikation Lorazepam bis 3 mg/Tag Lorazepam bis max. 6 mg/Tag	Lorazepam bis 1 mg/Tag Promethazin bis 50 mg Promethazin 100 mg/Tag Buspiron bis 15 mg/Tag
Delir Entzug	<14 Jahre meist bei Fieber >14 Jahre	Möglichst keine Medikation Haloperidol bis 15 mg/Tag plus Lorazepam bis 6 mg/d	Promethazin bis 50 mg/Tag Lorazepam bis 3 mg/Tag Levomepromazin bis 150 mg/Tag Clonidin bis 0,8 mg/Tag (**cave:** in Kombination mit Haloperidol → QT-Verlängerung, Kammerflimmern)
Psychomotorischer Erregungszustand	<14 Jahre >14 Jahre	Dipiperon bis 6 mg/kg KG Amisulpirid bis 800 mg/Tag Beides in Kombination mit Lorazepam bis 6 mg/Tag	Promethazin bis 150 mg/Tag Levomepromazin bis 150 mg/Tag Hydroxybuttersäure bis 10 mg/kg KG (**cave:** Na^+ Anstieg)

Nichtmedikamentöse Therapie

Wesentlich für die Prognose schwerer und mittelschwerer SHT ist der frühe Einsatz übender Verfahren, bereits auf der Intensivtherapiestation oder in der Kindertraumatologie. Dies sind Physiotherapie, Ergotherapie, Logotherapie genauso wie Verhaltens- und Mototherapie.

! Welcher Methode wann der Vorzug gegeben wird, richtet sich neben Lokalisation und Schwere der Schädigung nach dem psychischen Zustand des Kindes sowie wie nach seinem aktuellen intelektuellen Leistungsvermögen.

Insofern ist der immer wieder zu erlebende »Methodenstreit« unsinnig. Primär kann auch nicht das Ausmaß der Hirnschädigung beeinflusst werden, sondern es gilt den sekundären reaktiven Schäden auf motorischem, psychischem und intelektuellem Gebiet vorzubeugen. Zum frühest möglichen Zeitpunkt sind die Familienangehörigen einzubeziehen. Mit der familiennahen interdisziplinären Frühförderung wird nicht nur die im Vergleich zum Erwachsenen größere kindliche Kompensationsfähigkeit des Nervensystems ausgenutzt, sondern auch der Entstehung und Verfestigung reaktiver Störungen am besten begegnet (Neuhäuser u. Heubruck 2000).

Lag ein leichtes SHT vor, sind kinder- und jugendpsychiatrische Interventionen meist nicht notwendig. Es empfiehlt sich jedoch, die Traumabewältigungsstrategien des betroffenen Kindes und der Familie zu eruieren, um spätere vegetative Störungen oder Schmerzsyndrome besser einordnen zu können. Auch die kognitive Rehabilitation kann ambulant erfolgen (Pothmann et al. 1995).

12.2.2 Entzündliche akute organische Psychosyndrome

Auch wenn entzündliche Ursachen psychotischer Zustandsbilder in der Kinder- und Jugendpsychiatrie eher selten sind, zählen sie zu den entscheidenden Differenzialdiagnosen und müssen jedem Psychiater gegenwärtig sein (Hess et al. 1999). Wer einmal ein Residualstadium einer zu spät erkannten schweren Herpesenzephalitis gesehen hat, wird die Notwendigkeit einer frühen neuroradiologischen und gegebenfalls liquorologischen Diagnostik bei akuten psychotischen Ersterkrankungen nicht in Frage stellen.

Akute hirnorganische Psychosyndrome bei viralen Entzündungen des ZNS

Häufigster Erreger ist das Herpesvirus (Herpesenzephalitis). Als weitere Erreger kommen Adenoviren (subakute Enzephalitis), Arboviren (FSME oder »tick borne encephalitis«), Paramyxoviren (Mumps-, Masernenzephalitis), Rubellaviren (progressive Rubellapanenzephalitis; »slow virus infection«), Rhabdoviren (Tollwut) sowie Vakzine (akute demyelinisierende Enzephalomyelitis; ADEM) in Frage. Unter den Slow-virus-Erkrankungen ist neben der seltenen progressiven Rubellapanenzephalitis die subakute sklerosierende Panenzephalitis von Bedeutung.

! Allen viralen Infektionen des ZNS ist gemeinsam, dass sie im Prodromalstadium der Erkrankung mit Vigilanzeinschränkungen oder mit halluzinatorischen bzw. deliranten Zustandsbildern einhergehen können.

Fast regelmäßig treten später Fieber und neurologische Herdsymptome auf und führen zur Diagnose. Der therapeutische Erfolg hängt jedoch entscheidend vom möglichst frühen Einsetzen der Therapie ab, weswegen der frühen Diagnose große Bedeutung zukommt.

Alle Krankheits- und Todesfälle an Virusmeningoenzephalitiden sind entsprechend § 3 Abs. 2 BseuchG meldepflichtig.

Die häufigeren und die differenzialdiagnostisch bedeutsamen Virusinfektionen im Kindes- und Jugendalter mit zerebraler Beteiligung in Form von akuten Psychosyndromen werden im Folgenden kurz besprochen.

Reye-Syndrom

Die mittlere Häufigkeit des Reye-Syndroms wird bei Kindern und Jugendlichen mit 0,6–0,7/100.000 angegeben (Prange 1995). Das typische Erkrankungsalter liegt zwischen 5 und 15 Jahren.

! Das Reye-Syndrom ist eine infolge einer viralen Infektion auftretende akute, nichtinflammatorische Enzephalopathie, die durch die zwei Hauptsympmptome Vigilanzstörung und Leberdysfunktion gekennzeichnet ist.

Für die Diagnose wird eine bioptisch zu bestätigende fettige Metamorphose der Leber und ein mindestens 3facher Anstieg der Transaminasen und des Serumammoniaks gefordert. In den letzten Jahren sind eine Reihe genetisch-metabolischer Erkrankungen beschrieben worden, die ähnlich einem Reye-Syndrom verlaufen und früher darunter subsumiert wurden (Orlowski 1999). Eine Assoziation des Syndroms mit länger dauernder Einnahme von Azetylsalizysäure ist beschrieben (Kauffman 1980).

Am häufigsten tritt das Reye-Syndrom im Zusammenhang mit Influenza-A- und -B-Infektionen auf. Andere das Syndrom auslösende Viren sind Adeno-, Coxsackie-, Zytomegalie-, Ebstein-Barr-, Herpes-, Varizella-, Masern-, Mumps- und Rubellaviren. Die Pathogenese des Syndroms ist nicht geklärt.

Die Klinik läuft in 6 Stadien ab, allerdings nicht regelhaft (s. folgende Übersicht).

Klinische Stadien des Reye-Syndroms (mod. nach Prange 1995)

Stadium 0: Erbrechen, Transaminasenanstieg
Stadium I: heftiges Erbrechen, gelegentlich Lethargie
Stadium II: delirantes Bild mit motorischer Unruhe, Aggressivität, Desorientierung, Halluzinationen; vegetative Dysregulationen; Muskeleigenreflexe gesteigert; klassischerweise dauert dieses Bild maximal 1–2 Tage
Stadium III: Koma, Pyramidenbahnzeichen, beginnendes Papillenödem
Stadium IV: Dezerebration, unregelmäßige Atmung, okulozephaler Reflex verschwindet
Stadium V: allgemeine Muskelhypotonie, langsames Erlöschen der Hirnstammreflexe und der Muskeleigenreflexe.

Im Serum imponiert der starke Transaminasenanstieg, weiter kommt es zur Hpyerammoniämie, Laktazidose, Prolaktinerhöhung, Aminoazidämie, Abfall des Cholesterins und pH-Abfall. Die Liquorzellzahl ist wenn dann nur sehr gering erhöht (<10 Mpt/l), die Katecholamine sind im Liquor erhöht. Im EEG findet sich früh eine leichte Allgemeinveränderung, die an Schwere zunimmt und ab Stadium III in eine »Burst-suppression«-Aktivität übergeht. Triphasische Komplexe wie beim Leberkoma werden normalerweise nicht gesehen. Im CCT zeigt sich ein generalisiertes Hirnödem mit Hypodensitäten der weißen Substanz. Beweisend ist im Zusammenhang mit der Klinik die bioptisch nachgewiesene fettige Metamorphose der Leber. Differenzialdiagnostisch muss an Pilzvergiftungen und Valproinsäureintoxikationen gedacht werden. Die Behandlung sollte immer auf einer Intensivtherapiestation erfolgen.

Das organische Psychosyndrom tritt klassischerweise nur kurzzeitig (Stadium II) auf und wird symptomatisch mit hochpotenten Neuroleptika, kurzzeitig und hochdosiert (z. B. 3-mal 3–10 mg Haloperidol, altersadaptiert) behandelt. Die gleichzeitige Gabe von Benzodiazepinen oder GABA sollte möglichst vermieden werden, da die Vigilanzminderung im Stadium III aufgrund der Halbwertszeit dann schwer von der Medikamentenwirkung zu trennen ist.

Herpesenzephalitis

Durch die beiden Herpes-simplex-Viren Typ 1 und 2 (HSV 1 und 2) werden verschiedene neurologische Erkrankungen verursacht. Das HSV-1-Virus ruft bei Erwachsenen und älteren Kindern eine gefürchtete Enzephalitis mit typischem klinischem Verlauf hervor. HSV Typ 2 führt zu einer gutartigen Meningitis. Bei Neugeborenen kommt es durch HSV 2 zu einer hämorrhagisch nekrotisierenden Enzephalitis.

Die durch das Herpes-simplex-Virus verursachte Enzephalitis des Kindes- und Erwachsenenalters ist die häufigste Form einer akuten hämorrhagisch-nekrotisierenden Enzephalitis. Die Inzidenz wird in Mitteleuropa auf $2–5/10^6$ geschätzt (Siever u. Prange 1995). Die Infektion mit HSV 1 erfolgt furch Tröpfchen- oder Schmierkontakt. Schleimhautläsionen stellen Eintrittspforten dar. Bei etwa einem Drittel der Erkrankungsfälle handelt es sich um eine Primärinfektion, bei zwei Dritteln um eine Virusreaktivierung.

! 50% der gesamten Letalität an Enzephalitiden geht zu Lasten der HSV-Enzephalitis (Typ 1).

Die Infektion erfolgt wahrscheinlich über eine transaxonale Viruspenetration, meist über den I. Hirnnerven. Zunächst erreicht das Virus orbitofrontale und temporale Hirnstrukturen. Die weitere Erregerausbreitung erfolgt von Zelle zu Zelle in das gesamte Hirn mit Bevorzugung von Gyrus cinguli, Stammganglien, Thalamus und Corpora mamillaria. Seltener erfolgt die Infektion über den V., VI. oder X. Hirnnerven. Es kommt dann zu einer Rhombenzephalitis mit meist letalem Ausgang.

Die **Klinik** verläuft regelmäßig in 4 Phasen. In der unspezifischen Prodromalphase treten Symptome eines fieberhaften Infektes wie Fieber, Appetitlosigkeit, Abgeschlagenheit und Kopfschmerz auf. Gelegentlich werden diese Symptome aber von Angehörigen nicht ernst genommen und anamnestisch auch nicht berichtet. Allerdings kann diese Prodromalphase auch fehlen bzw. die Symptome können so gering ausgeprägt sein, dass sie gar nicht wahrgenommen werden. Nach Entfieberung und ca. 4–10 Tagen kommt es im sog. psychotischen Stadium zu plötzlichen Verhaltensänderungen, die genau erfragt werden müssen. Die dann möglicherweise auftretenden Halluzinationen, Situationsverkennungen, Verwirrtheit, Geruchsmissempfindungen oder aphasischen Symptome führen zur Verdachtsdiagnose, vor allem wenn wieder Fieber und ein Meningismus hinzukommen. Oft erfolgt die Klinikeinweisung erst nach einem typischerweise komplex-fokal beginnenden Anfall, der sekundär generalisiert (konvulsives Stadium). Der Übergang in Sopor und Koma (komatöses Stadium) ist dann kaum noch aufzuhalten, die Patienten sterben 8–14 Tage nach Krankheitsbeginn unter den Zeichen einer intrakraniellen Drucksteigerung mit transtentorieller Herniation (Ito et al. 1998).

Im EEG zeigen sich typischerweise temporale Herdbefunde, steile Potenziale oder Allgemeinveränderungen. Das CCT ist noch 3 Tage nach Auftreten neurologischer Herdsymptome normal, eignet sich also nicht für die Akutdiagnostik. Die Magnetresonanztomographie zeigt zeitgleich zum Auftreten neurologisch-psychiatrischer Symptome Läsionen in typischer Lokalisation (»rhinenzephale Herdenzephalitis«) temporobasal und ist das

Mittel der Wahl für die Frühdiagnostik. Da immer mit einer intrakraniellen Drucksteigerung zu rechnen ist, kann eine Lumbalpunktion nur unter gleichzeitigen Maßnahmen zur Verhinderung einer transtentoriellen Herniation vorgenommen werden.

Die Kombination Infekt (»Grippe«) vor einer Woche und plötzliche Verhaltensänderung (»mein Kind ist plötzlich so komisch«) sollte immer die »Alarmglocke HSV-Enzephalitis« klingeln lassen.

Die **Therapie** erfolgt antiviral mit Aciclovir (Zovirax), evtl. mit Interferonen (Yuasa et al. 1999; Geiger et al. 1997), möglichst auf einer Intensivtherapiestation und in einer mit dem Krankheitsbild vertrauten Einrichtung. Bei starker psychomotorischer Unruhe oder schweren halluzinatorischen Zustandsbildern sind hochpotente Neuroleptika unter antiepileptischem Schutz und Benzodiazepine indiziert. Kurzzeitige Fixierungen sind gelegentlich notwendig.

EBV-Enzephalitis

Der Epstein-Barr-Virus ist der Verursacher der infektiösen Mononukleose (Pfeiffer'sches Drüsenfieber), die hauptsächlich Jugendliche betrifft. Am Nervensystem kann das Virus eine Vielzahl von Erkrankungen auslösen (z. B. Guillain-Barré-Syndrom, autonome Neuropathien, Querschnittsmyelitiden), von denen hier nur Reye-Syndrom (s. oben) und die Meningoenzephalitis interessieren. Ein spezifisches durch EBV ausgelöstes Krankheitsbild am Nervensystem gibt es nicht.

Die Meningoenzephalitis kann sich als diffuse oder lokale Entzündung in jedem Hirnabschnitt manifestieren. Leitsymptome sind Photophobie, Vigilanzstörungen, Kopfschmerzen und plötzliche Verhaltensänderungen bis hin zu halluzinatorischen Zustandsbildern. Beschrieben sind auch Metamorphopsien (»Alice in wonderland syndrome«; Liaw u. Shen 1991). Seltener sind neurologische Herdsymptome wie Aphasien oder Hemianopsien. Die typischen Blutbildveränderungen mit Lymphozytose, atypischen Lymphozyten und relativer Neutropenie sind bei neuropsychiatrischen Manifestationen nicht immer nachweisbar. Die Liquorveränderungen sind unspezifsch, gelegentlich finden sich leichte Pleozytosen. Spezifische Antikörper sollen sich bei Kindern nachweisen lassen (Imai et al. 1993). Das EEG zeigt eine diffuse irreguläre langsame Aktivität, evtl. periodisch und mit Herdbefunden. Auch die bildgebende Diagnostik, anzustreben ist ein zerebrales MRT mit Kontrastmittel, erbringt keinen erregerspezifischen Hinweis. Für die Diagnose einer ZNS-Infektion ist der Nachweis einer spezifischen intrathekalen Antikörperproduktion mit Hilfe eines Antikörperspezifitätsindex notwendig (Felgenhauer u. Reiber 1992). Der Nachweis heterophiler Antikörper (Paul-Bunell-Reaktion) spielt heute keine Rolle mehr (Bitsch 1995).

Eine spezifische **Therapie** EBV-induzierter Erkrankungen gibt es nicht. Körperliche Anstrengungen sollten vermieden werden aufgrund der Gefahr einer Milzruptur. Werden auf entzündeten Tonsillen Streptokokken nachgewiesen, sollte zur Vermeidung von Poststreptokokkenkomplikationen eine antibiotische Therapie erfolgen. Ampicillin ist dazu kontraindiziert, da es bei infektiösen Mononukleosen fast immer zu einem Arzneimittelexanthem führt (Bitsch 1995). Die psychiatrischen Symptome sind selten behandlungsbedürftig. Die Wahl eines Neuroleptikums richtet sich nach Art und Ausprägung der psychotischen Symptome.

Frühsommermeningoenzephalitis (FSME)

Die FSME ist die bedeutendste Arbovirose und endemische Virusenzephalitis in Mitteleuropa. Erreger ist ein Flavivirus, der verschiedene Subtypen aufweist. Die Übertragung erfolgt durch Schildzecken. In Deutschland sollen bis zu 1000 Infektionen pro Jahr auftreten (Stronegger et al. 1998). Das FSME-Virus kann eine Meningitis, eine Meningoenzephalitis oder eine Meningoradikulitis hervorrufen. Es besteht grundsätzlich eine Affinität zur grauen Substanz des Gehirns. Die Erkrankung soll im Kindesalter weniger schwer verlaufen als im Erwachsenenalter (Logar et al. 2000), es sind jedoch auch sehr schwere Verläufe beschrieben (Cizman et al. 1999).

Bei zwei Drittel der Infizierten kommt es nach einer Inkubationszeit von 7–12 Tagen im Stadium der Virämie zu sehr hohen Temperaturen, kombiniert mit Kopfschmerzen und gastrointestinalen Symptomen. Es schließt sich ein beschwerdefreies Intervall von 2–5 Tagen an. Bei einem Drittel der Infizierten entwickelt sich eine zweite Phase mit erneutem Fieber über 39°C, Kopfschmerzen, Lichtscheu und Übelkeit. In 50–70% der Fälle tritt eine Meningitis auf, die besonders bei Kindern eine gute Prognose hat (Bryant u. Marshall 2000). In rund 30% dieser Fälle entwickelt sich eine Meningoenzephalitis mit Vigilanzeinschränkungen, z. T. bis zum Koma. Es können extrpyramidalmotorische Störungen auftreten, Krampfanfälle sind häufiger. Hirnleistungsstörungen sind die Regel. Bei einem Drittel der Infizierten entwickelt sich die ZNS-Erkrankung aus völliger Gesundheit heraus und ohne Vorstadium, d. h. die Virämie verläuft inapparent.

Bei ca. 4% aller Fälle beginnt die Symptomatik mit einer Psychose, wobei depressive Bilder überwiegen (Börner 1995).

Die ZNS-Symptome bilden sich bei günstigen Verläufen nach 3 Tagen zurück, können jedoch auch über Wochen persistieren. Die Diagnosestellung der FSME gelingt im Frühstadium der FSME über den Antigen- oder Erregernachweis (z. B. PCR). In der Phase der Manifestation von ZNS-Symptomen ist der direkte Erregernachweis nur noch aus dem Liquor möglich, der serologische Nachweis zu diesem Zeitpunkt allerdings oft schon erfolgreich. Der Liquor zeigt eine mäßige Pleozytose, ein zerebrales MRT ist zum Ausschluss einer Herpesenzephalitis immer anzustreben.

Differenzialdiagnostisch ist bei Zeckenstich auch an eine Borreliose zu denken. Eine postexpositionelle Prophylaxe der FSME ist bis zum 4. Tag nach dem Zeckenstich möglich. Die symptomatische Therapie besteht aus Bettruhe, Analgetika, Antipyretika und gegebenfalls parenteraler Ernährung. Die Inzidenz der Restschäden liegt bei 5–15% der Patienten mit ZNS-Symptomen. Beschrieben sind Kopfschmerzen, Restlähmungen und chronische hirnorganische Psychosyndrome (»postenzephalitisch«).

Verschiedene Erreger

Eine Reihe von Viren kann im Rahmen von Enzephalomyelitiden zentralnervöse Symptome einschließlich akuter organischer Psychosyndrome verursachen. ◼ Tabelle 12.7 gibt einen kurzen Überblick über die möglichen psychischen Symptome, die zusammengefasst in Vigilanzstörungen und/oder psychotischen einschließlich dementiellen Bildern bestehen.

Regelmäßig finden sich neben den spezifischen Zeichen der Infektionserkrankung und psychischen Auffälligkeiten charakteristische neurologische Herdsymptome wie Krampfanfälle, Pyramidenbahnzeichen oder Hirnnervenstörungen. Genaueres ist in entsprechenden Lehrbüchern der Infektionserkrankungen nachzulesen (z. B. Prange 1995). Die spezifische psychiatrisch-medikamentöse Behandlung entspricht der der Psychosyndrome nach SHT.

12

Postvakzinale und postinfektiöse Enzephalomyelitis

Die akute demyelinisierende Enzephalomyelitis (ADEM) ist eine akute, monophasische verlaufende Erkrankung der weißen Substanz des Gehirns und des Rückenmarks, die nicht sicher von der multiplen Sklerose zu trennen ist (Schwarz et al. 2001). Die Exposition mit einer körperfremden Substanz (Viren, Vakzine, Medikamente) ist Voraussetzung. Am häufigsten tritt die ADEM im Kindesalter auf, wahrscheinlich weil die Häufigkeit der Erstinfektionen und der Impfungen in dieser Zeit am größten ist. Das klinische Erscheinungsbild ist unabhängig vom auslösenden Agens relativ einheitlich. Es kommt zu plötzlichen und oft dramatischen Symptomexazerbationen mit Kopfschmerzen, Vigilanzstörungen und fokalen neurologischen Ausfällen. Oft treten Krampfanfälle auf, Hirnnervenausfälle und spastische Paresen sind nicht ungewöhnlich. MRT und Liquor sind für die Diagnosestellung unabdingbar. Die ADEM kann im Kindesalter aber auch zunächst unter dem Bild einer Psychose ablaufen (Hahn et al. 2000; Nasr et al. 2000).

Nach Impfungen ist der Verlauf eher gutartig, die Letalität nach Infektionserkrankungen ist eher höher. Es bleiben bei den Überlebenden oft Epilepsien und postenzephalitische Psychosyndrome mit z. T. erheblicher geistiger Beeinträchtigung zurück.

Slow-virus-Erkrankungen – subakute sklerosierende Panenzephalitis (SSPE)

Die Inzidenz der SSPE wird mit $8{,}5/10^6$ Masernerkrankungen angegeben. Die Erkrankung betrifft hauptsächlich Kinder und Jugendliche im Alter zwischen 5 und 15 Jahren. Es handelt sich um eine langsam verlaufende Enzephalitis, die durch Einschlusskörper in kortikalen Neuronen gekennzeichnet ist und wahrscheinlich durch Reaktion auf persistierende Masernviren verursacht wird (Owens et al. 2000). Das männliche Geschlecht ist bevorzugt, die Erkrankung führt nach jahrelangem Verlauf zum Tod. Der Verlauf der SSPE wird in 3 Stadien unterteilt (s. folgende Übersicht), wobei der zeitliche Verlauf sehr variabel ist.

◼ Tabelle 12.7. **Durch verschiedene Viren verursachte hirnorganische Psychosyndrome**

Viraler Erreger	Psychische Symptomatik
Enteroviren	Agitiertheit, Halluzinationen, Desorientierung
Rubella	Vigilanzstörungen, psychotische Bilder, immer neurologische Symptome
Mumps	Desorientierung, Lethargie, amenziell-delirante Bilder; häufigster Erreger der aseptischen Meningitis
Masern	Desorientierung, immer neurologische Symptome
Rhabdoviren	»Tollwut«, fast pathognomonisch ist die Hydrophobie
Arenaviren	Vigilanzstörungen, Halluzinationen
HIV	Diaplazentar übertragene Enzephalopathie des Kindes

Verlaufsstadien der SSPE (mod. nach Prange et al. 1995)

- Stadium I: psychische Symptome wie Verhaltensstörungen, Gleichgültigkeit, Merkfähigkeitsstörungen, intellektueller Abbau; erstes Zeichen ist oft plötzliche Leistungsverschlechterung in der Schule
- Stadium II: neurologische Symptome wie Krampfanfälle, extrapyramidalmotorische Störungen; weiter Myoklonien mit einer Frequenz von 5–10/min, die im EEG von charakteristischen Potenzialen bestehend aus periodischen Deltakomplexen, überlagert von abortiven Spitzenpotenzialen (sog. Rademecker-Komplexe), begleitet werden
- Stadium III: Dezerebrationsstarre, Tetraspastik, apallisches Syndrom, Koma, Tod

Im Liquor lässt sich eine intrathekale Synthese von Masernantikörpern (Antikörperspezifitätsindex >1,5) bei stark erhöhtem IgG nachweisen, im Serum erhöhte Masernantikörpertiter. Das EEG zeigt die bereits erwähnten bi- oder triphasichen Rademecker-Komplexe, das zerebrale MRT periventrikuläre Läsionen. Das CCT ist im Stadium I noch normal.

Die wesentlichen Therapiemaßnahmen sind symptomatisch. Meist ist ab Stadium II eine Sedierung notwendig, um gleichzeitig Einfluss auf die Myoklonien zu nehmen, empfiehlt sich Clonazepam oder Clobazam. Gilt es gleichzeitig antiepileptisch zu behandeln, ist Valproinsäure das Mittel der 1. Wahl. Gute Erfolge hinsichtlich der Myoklonien sind auch mit Piracetam beschrieben.

Akute hirnorganische Psychosyndrome bei bakteriellen Entzündungen des ZNS

Die akut purulenten ZNS-Erkrankungen sind meistens durch das Symptom Fieber gekennzeichnet, der Kinder- und Jugendpsychiater sieht sie nur konsilarisch bei begleitenden schweren hirnorganischen »Durchgangssyndromen«. Ihre psychiatrisch-medikamentöse Behandlung ist symptomorientiert (Vorschläge ► s. Tabelle 12.6). Jedoch können verschiedene Erreger ein relativ gleichförmiges klinisches Syndrom verursachen, das differenzialdiagnostisch von Bedeutung ist, und zwar Hirnabszess und metastastatisch (oder septisch)-embolische Herdenzephalitis. Eher subakut verlaufende bakterielle Infektionen des ZNS können in der Anfangsphase nur mit psychischen Veränderungen auffallen, exemplarisch wird die tuberkulöse Meningitis im Folgenden kurz besprochen.

Infektionen mit Mykoplasmen und Rickettsien verlaufen in etwa einem Drittel der Fälle mit Beteiligung des zentralen Nervensystems, dann immer mit den Zeichen eines akuten hirnorganischen Psychosyndroms wie Halluzinationen, Desorientierung und Vigilanzstörungen. Sie sind in Mitteleuropa selten.

Tuberkulöse Meningitis

In Mitteleuropa befällt die Neurotuberkulose überwiegend Erwachsene. Häufiger ist sie in Entwicklungsländern, dort betrifft sie auch eher Kinder. Eine ZNS-Tuberkulose tritt immer als Folge eines Befalls anderer Organe auf, der sich allerdings manchmal schwierig nachweisen lässt. Bei Kindern erreichen die Erreger das ZNS meistens durch eine vom Primarkomplex ausgehende hämatogene Aussaat (Nau 1995a).

Die Neurotuberkulose beginnt mit einer etwa 2–3 Wochen andauernden Prodromalphase mit den Symptomen Apathie, Verhaltensänderungen, Kopfschmerzen, Appetitlosigkeit und innerer Unruhe. Schwerere Verläufe imponieren als depressive Verstimmung oder als Halluzinose. Es kommt danach zu typischen meningitischen Veränderungen wie Hirnnervenbefall (basale Meningitis!) und Fieber. Letzteres kann jedoch fehlen. Liquorpunktion (»buntes Zellbild« und intrathekale IgA-Synthese) mit Erregernachweis und die Bildgebung führen zur Diagnose. Die Therapie ist antibakteriell (Isoniazid, Rifampicin und Pyrazinamid). Oft entsteht ein Hydrocephalus occlusivus mit den typischen psychischen Symptomen. Bei Kindern treten nach tuberkulösen Meningitiden öfter Hörstörungen auf, auch Entwicklungsretardierungen und intellektueller Abbau sind beschrieben.

Hirnabszess

Neben zahlreichen Bakterien können Pilze und Protozoen ebenfalls Hirnabszesse verursachen. Meist kommen verschiedene Erreger in einem Abszess vor, in der Mehrzahl Anaerobier. Die Abszesse sind am häufigsten frontal lokalisiert, gefolgt vom Parietal- und Temporallappen. Zerebelläre Abszesse treten vor allem bei Kindern auf (Nau 1995b). Frontalhirnabszesse enstehen meist infolge einer Sinusitis oder traumatisch. Temporalhirnabszesse entstehen oft durch eine Mittelohrentzündung.

! Das häufigste Symptom aller Abszesse sind dumpfe und drückende Kopfschmerzen.

In über der Hälfte der Fälle kommt es zu Wesensveränderungen, im Spätstadium zu Vigilanzeinschränkungen. Abgekapselte Abszesse können jedoch jahrelang unbemerkt existieren. Für Frontalhirnabszesse sind Affektivitäts- und Antriebsstörungen typisch. Das Syndrom der orbitofrontalen Rinde ist durch Reizbarkeit, emotionale Labilität, Impulsivität, Distanzstörungen und Taktlosigkeit gekennzeichnet. Abszesse im mediofrontalen Bereich rufen eher geminderten Antrieb bis zur Lethargie und mutistische Verhaltensweisen hervor. Zerebelläre Abszesse führen zu typischen neurologischen Symptomen wie Ataxie und Gleichgewichtsstörungen.

Diagnostisch entscheidend ist das kraniale Computertomogramm. Phlegmonöse Herde lassen sich besser mit dem MRT nachweisen. Im Blut findet sich zu 90% eine erhöhte Blutsenkungsreaktion, in über der Hälfte der Fälle eine Leukozytose. Die Behandlung ist antibiotisch und antiödematös. Die Indikation zum neurochirurgischen Eingriff ist zu beurteilen.

Metastatisch-embolische Herdenzephalitis

Pathogenetisch unterschieden werden metastatische Herdenzephalitiden, die durch Verschleppung von Erregern in das ZNS verursacht werden, von embolischen Herdenzephalitiden, die durch Embolisation erregerhaltiger Thromben in intrazerebrale oder Rückenmarksgefäße entstehen. Bei der embolischen Herdenzephalitis liegt der Sepsisherd fast immer am Endokard. Bei der typischen Endokarditis lenta sind die Symptome vielgestaltig, treten apoplektiform auf und betreffen alle Hirnareale, bevorzugt aber das Stromgebiet der A. cerebri media. Passagere Vigilanzstörungen oder kurzzeitige halluzinatorische Zustandsbilder sind nicht selten. Ansonsten kann es zu ähnlichen Psychosyndromen wie beim Hirnabszess kommen.

Fast immer aber treten im Verlauf neurologische Symptome wie zentrale Werkzeugstörungen, sensomotorische Defizite oder Gesichtsfeldausfälle auf.

Diagnostisch wegweisend sind zerebrale Bildgebung, primär das CCT, und die Liquorpunktion. Immer sollte eine kardiologische Diagnostik erfolgen, bzw. der septische Streuherd gesucht werden.

Die Therapie ist antibiotisch, bei deliranten oder halluzinatorischen Zustandsbildern empfiehlt sich der kurzzeitige Einsatz höherpotenter Neuroleptika (z. B. Haloperidol), evtl. in Kombination mit Benzodiazepinen (z. B. Clonazepam). Zum primären Einsatz von atypischen Neuroleptika (z. B. Amisulpirid) liegen keine gesicherten Erfahrungen vor.

Neuroborreliose

Die ZNS-Manifestation einer systemischen Infektion mit Borrelia burgdorferi bezeichnet man als Neuroborreliose. Überträger sind Zecken. Das 2. Stadium (Organmanifestation an Herz, Gelenken und Auge; Meningitis, Meningoradikulitis) und das 3. Stadium (chronische Enzephalomyelitis, chronische Haut- und Gelenkmanifestation) dieser Spirochäteninfektion verlaufen mit ZNS-Beteiligung. Im 1. Stadium besteht das typische Erythema migrans. Die schmerzhafte Meningoradikulitis wird Bannwarth-Syndrom genannt. Typisch ist die Fazialisparese als Manifestation einer Neuroborreliose. In Einzelfällen kann die ZNS-Infektion auch mit rein organischen Psychosyndromen einhergehen (Fallon et al. 1998), die schizophreniform anmuten können (Hess et al. 1999). Diagnostisch beweisend sind serologische und Liquordiagnostik. Die Behandlung ist antibiotisch, die Psychopharmakologie symptomorientiert.

12

Andere zentralnervöse Infektionen

In Europa sind im Rahmen von Tularämie, Legionellose, Aktinomykose, nosokomialen Infektionen (Ventrikulitis), Candidamykosen, Toxoplasmose, Malariainfektionen, Zystizerkose, Echinokokkose (bei Kindern häufiger!), Toxocariasis und Trichinellose sowie von Neurosarkoidose und Neuro-Behçet hirnorganische Psychosyndrome mit deliranten, amenziellen, stuporösen oder halluzinatorischen Zustandsbildern beschrieben. Sie sind jedoch insgesamt selten und gehen fast immer mit wegweisenden neurologischen Symptomen einher.

Akute autoimmun induzierte hirnorganische Psychosyndrome

Kaposi (1872) war wahrscheinlich der erste, der das Auftreten psychiatrischer Symptome bei einer systemischen Autoimmunerkrankung beschrieb. 1939 veröffentlichte Bruetsch seine klinisch-anatomische Studie, in der er den Zusammenhang zwischen rheumatisch-entzündlicher Veränderung zerebraler Gefäße und psychopathologischer Symptomatik herstellte.

Lupus erythematosus (SLE) und zerebrale Vaskulitiden

Die typische auch bei Kindern (Turkel et al. 2001) mit Psychosyndromen einhergehende Autoimmunerkrankung ist der systemische Lupus erythematosus (SLE). Es ist oft schwierig, komorbide psychiatrische Erkrankungen wie Phobien oder generalisierte Angsterkrankungen von primär SLE-verursachten zu trennen. Soziale Phobien lassen sich ja auch als Reaktion auf das meist als entstellend erlebte Gesichtserythem interpretieren.

Das »American College of Rheumatology« publizierte 1999 eine standisierte Nomenklatur für die Definition neuropsychiatrischer Symptome bei SLE (genaue Definitionen s. unter http://www.rheumatology.org/ar/ar.html). Etwa die Hälfte aller Lupuspatienten entwickeln neuropsychiatrische Symptome (Bluestein 1993). Als hauptsächliche lupusassoziierte psychiatrische Störungen werden in der Literatur organische Psychosyndrome (halluzinatorische Zustandsbilder, Vigilanzstörungen, Konzentrations- und Merkfähigkeitsstörungen), affektive Syndrome (meist depressive Störungen) und schizophreniforme Syndrome angeführt (Rood et al. 1999; Sibbitt et al. 1999). Pathogenetisch werden entzündliche Vaskulopathien zerebraler Gefäße und Antikörper gegen neuronales Gewebe verantwortlich gemacht (Bosma et al. 2000; Lai u. Lan 2000; Lee et al. 2000).

Neben der serologischen Diagnostik kommt dem zerebralen MRT entscheidende diagnostische Bedeutung zu (Petropoulos et al. 1999). Die primäre Therapie beeinhaltet meistens Prednisolon oder Cyclophosphamid oder ihre Kombination, wobei es keinen sicheren Beleg dafür gibt, dass Cyclophosphamid dem Prednisolon überlegen ist (Trevisani et al. 2000). Problematisch ist, dass Prednisolon selbst psychotische Zustandsbilder provozieren kann (Swinburn et al. 1988).

Die isolierte Angiitis des ZNS ist im Kindes- und Jugendalter selten (Lanthier et al. 2001), ebenso granulomatöse Erkrankungen wie die Wegner-Granulomatose (Weddington et al. 1986) oder die Riesenzellarteriitis, die mit zerebralen Arteriiden einhergehen können. Anamnestisch findet man meist Kopfschmerzen in der Anamnese. Frühsymptome bestehen in plötzlichen Lernschwierigkeiten, abrupt auftretenden Verhaltensstörungen und plötzlichen Konzentrations- und Merkfähigkeitsstörungen (Moore 1993; Berlit u. Storch-Hagenlocher 1993).

Treten ischämische Insulte oder spontane Blutungen auf, führen Serologie (erhöhte Blutsenkungsreaktion), Autoimmundiagnostik, MRT und digitale Subtraktionsangiographie (DSA) zur Diagnose. In der DSA werden typischerweise streckenweise Verengungen, sog. »Kaliberschwankungen«, von zerebralen Gefäßen beschrieben (Fieschi 1998).

Die pharmakopsychiatrische Behandlung ist symptomorientiert. Atypischen Neuroleptika ist bei Bedarf auf jeden Fall der Vorzug zu geben, da extrapyramidale Bewegungsstörungen schon durch den Lupus selbst verursacht werden. Trizyklische Antidepressiva müssen z. T. eingesetzt werden trotz des Risikos, damit selbst Lupus zu induzieren (Rubin 1999). Es gibt erste Berichte, dass neuere Antidepressiva auch lupusähnliche Bilder provozieren können (Hill u. Hepburn 1998).

Schilder-Erkrankung

Die Schilder-Erkrankung ist eine Entmarkungskrankheit, deren eigenständige Entität umstritten ist (Leuzzi et al. 1999). Kennzeichnend für den morphologischen Befund sind bilaterale, zusammenhängende und scharf abgegrenzte Entmarkungen der Marklager des Gehirns, wobei die Fibrae arcuatae weitgehend verschont bleiben. Diese seltene Erkrankung kommt vor allem im Kindesalter vor und kann sich unter den verschiedensten psychopathologischen Symptomen bis hin zu schizophreniformen Verläufen manifestieren. Zunächst sind neurologische Symptome kaum nachweisbar, im weiteren Verlauf kommt es zu neurologischen Defiziten und zu Krampfanfällen. Mit zunehmendem Erkrankungsalter werden disseminierte Erkrankungsherde häufiger, weswegen manche Autoren die Schildersche Krankkheit als kindliche Form der multiplen Sklerose ansehen. Das ist auch der Grund dafür, sie hier unter den Autoimmunerkrankungen aufzuführen.

12.2.3 Andere Ursachen akuter hirnorganischer Psychosyndrome

Akute arzneimittelinduzierte hirnorganische Psychosyndrome

Viele pharmakologische Stoffgruppen können organische Psychosyndrome induzieren. Sie sind selten, aber differenzialdiagnostisch oft schwierig einzuschätzen. Meist verschwinden sie nach Absetzen des Medikamentes.

Bekannt sind die Prednisolon-induzierten psychischen Veränderungen (Sabharwal 1987). Sie sind nach Absetzen des Medikaments, sofern möglich, voll reversibel. Bei Kindern wurde bei hoch dosierter Glukokortikoidgabe über Erhöhung des Hirndruckes und Ausbildung eines Papillenödems berichtet (Kastrup et al. 2000).

Unter hormonellen Kontrazeptiva können sich depressive Syndrome entwickeln (Weckamine s. Abschn. »Akute drogeninduzierte Psychosyndrome und Intoxikationen«).

Delirante Psychosyndrome sind unter Antibiotika (Penicillin) und Sulfonamiden beschrieben, ebenso Verwirrtheitszustände und Psychosen unter Carbapenemen, Chinolonen, Antimykotika und Tuberkulostatika (Kastrup et al. 2000). Unter Ofloxacin kam es zu paranoiden Psychosen (Hollweg u. Kapfhammer 1996). Unter der Kombination von Carbamazepin und Erythromycin sind symptomatische Psychosen aufgetreten.

Die in der Transplantationsmedizin häufig angewendeten Immunsuppressiva Ciclosporin und Tacrolimus zeigen eine deutliche Neurotoxizität, die sich unter anderem in Schwindel, Kopfschmerzen, Anfällen und Psychosen äußern kann (Kastrup et al. 2000). Eine unter Ciclosporin berichtete schwere Nebenwirkung ist die toxische posteriore Leukenzephalopathie mit Krampfanfällen, Verwirrtheit und kortikaler Blindheit.

Clonidin (Adler et al. 1982) und β-Rezeptoren-Blocker (Golden et a. 1989) können zu schizophreniform anmutenden Psychosen führen.

Von den Antiepileptika sind es Phenobarbital (Iavanainen u. Savolainen 1983) und Phenytoin (Miller 1988), die angeschuldigt werden, Pseudodemenzen oder hirnorganische Syndrome zu verursachen. Auch Valproinsäure kann zu katatonen Psychosen führen (Lauterbach 1998). Diskutiert werden psychische Veränderungen durch GABAerge Antiepileptika, wie z. B. Vigabatrin (Levinson u. Devinsky 1999).

Überdosierungen von Antidepressiva verursachen hypomanische oder manische Bilder, alle anticholinerg wirkende Antidepressiva wie z. B. Imipramin oder Trazodon können zu deliranten Syndromen führen (Swinkels u. Jonghe 1995). Unter trizyklischen Antidepressiva sind in der Behandlung affektiver Störungen Rapid-cycling-Phänomene und plötzliche manische Phasen, sog. »Switch-Ereignisse«, häufiger als unter Serotoninwiederaufnahmehemmern oder Monoaminooxidasehemmern (Bottlender et al. 2000).

Serotoninsyndrome unter Serotoninwiederaufnahmehemmern sind beschrieben (Bastani et al. 1996). Auch Lithiumintoxikationen können zu psychotischen Zustandsbildern führen.

! Das maligne neuroleptische Syndrom, die Kombination von extrapyramidalmotorischer Störung, massivem Serumkreatinkinaseanstieg und Hyperthermie, kann prinzipiell auch bei Kindern und Jugendlichen nach Neuroleptikagabe (z. B. Haloperidol oder Clozapin) auftreten (Silva et al. 1999).

Die Behandlung des malignen neuroleptischen Syndroms erfolgt zunächst mit Amantadin oder Dantrolen, als Ultima Ratio wird die Elektrokrampftherapie eingesetzt (Kornhuber u. Weller 1994).

Antihistaminika und Antiarrhythmika können symptomatische Psychosen verursachen, ebenso Magen-Darm-Mittel (z. B. Metoclopramid oder Cimetidin/Ranitidin) und Laxanzien (Weddington u. Banner 1986).

Alle Benzodiazepine können Entzugspsychosen verursachen. In höherer Dosierung von Benzodiazepinen sind Paradoxphänomene bekannt (Benkert u. Hippius 1996).

Schwermetalle wie Blei, Thallium, Mangan und Quecksilber führen gelegentlich zu deliranten Bildern oder Vigilanzstörungen, was im Kindes- und Jugendalter aber selten vorkommt.

! Prinzipiell bedarf jedes psychotische Zustandsbild im Kindes- und Jugendalter der genauen Abklärung.

Die exakte Medikamentenanamnese, z. B. die Frage nach applizierten Lokalanästhetika beim kurz vorher stattgefundenen Zahnarztbesuch, führt oft zur Aufklärung.

Akute hirnorganische Psychosyndrome bei Allgemeinleiden, Stoffwechselstörungen, Endokrinopathien und Hirntumor

Leukämien verursachen Psychosyndrome ängstlich-depressiver Prägung, manchmal delirante Bilder, gelegentlich lange bevor leukämische Infiltrate im Hirn nachweisbar sind. Bestimmte Bluterkrankungen wie die Polyzythämie oder die Hämochromatose können zu paranoid-halluzinatorisch gefärbten Psychosyndromen führen (sog. erythrogene Enzephalopathie). Die thrombozytopenische Purpura kann affektive und kognitive Störungen verursachen, auch katatone Zustände sind beschrieben (Greenberg u. Carey 1984).

Mehr oder minder schwere Hungerdystrophien, wie man sie in Europa gelegentlich bei Flüchtlingskindern sehen kann, führen über ein Hirnödem zu hirnatrophischen Defektsyndromen. Kinder mir Herz- oder Lungenerkrankungen kennen Angst- und Unruhezustände aufgrund von Dyspnoe. Symptomatische Psychosen treten bei Entwässerung von chronisch nieren- oder herzkranken Kindern auf, haben aber meist »Durchgangscharakter«.

Psychosyndrome treten bei der sog. Shunt-Enzephalopathie Leberkranker auf, wie bei vielen hepatogenen Enzephalopathien kommt es zu typischen EEG-Veränderungen. Zunächst zeigen sich Allgemeinveränderungen, evtl. mit Herdsymptomen. Dann kommt es zur Ausprägung rhythmischer triphasischer Wellen, die immer den Verdacht auf eine hepatogene Ursache lenken. Als Ursache werden toxische Endprodukte des Eiweißstoffwechsels, vor allem Ammoniak, angenommen. Die Kontrolle des Serumammoniakwertes ist wesentlich sensitiver in der Verlaufsbeurteilung einer hepatogenen Enzephalopathie als z. B. ALAT oder γ-GT. Das gilt auch für antiepileptikainduzierte Leberstoffwechselstörungen, z. B. unter Valproinsäure oder Lamotrigin. Bei der hepatolentikulären Degeneration (Morbus Wilson) kommt es zu vermehrter Kupferspeicherung in Leber, Gehirn und Niere sowie in der Kornea (Kayser-Fleischer-Kornealring). Klinisch charakterisiert ist die Erkrankung durch zerebrale Symptomatik mit Sprachstörungen, zunächst leichten Bewegungsstörungen oft in Form von dystoniform anmutenden Abläufen und durch eine progrediente Leberzirrhose, dann durch einen demenziellen Abbau. Die Diagnose wird gesichert durch die quantitative Bestimmung des Zöruloplasmins und die Bestimmung der 24-h-Ausscheidung des Kupfers im Urin.

Symptomatische Psychosen bei Pankreaserkrankungen, wahrscheinlich infolge von Enzymeinwirkungen auf das Gehirn, können zu Verwirrtheitszuständen, Delirien, Stupor und agitiert-depressiven Bildern führen. Der Typhus abdominalis führt in mehr als 50% der Fälle zu akuten exogenen Psychosen mit Delirien, Wesensveränderungen, Apathie, hypomanischen oder schizophreniformen Bildern (Lang 1993). Psychosyndrome mit katatoner Hyper- und Hypokinese im Wechsel mit zeitweiligen Vigilanzstörungen sind bei Niereninsuffizienz bekannt, ebenso psychische Störungen bei Hämodialyse (sog. Dysäquilibriumssyndrom bei schneller Hämodialyse; Huffmann 1993). Bei akuter Niereninsuffizienz treten selten paranoid-halluzinatorische Bilder auf, bei chronischer Niereninsuffizienz eher Auffälligkeiten wie erhöhte Reizbarkeit, Schlafstörungen und Leistungsreduktion (Huffmann 1993).

<p1>Das sog. »Denver-Syndrom« oder »Dialyse-Enzephalopathie« wird auf eine Aluminiumintoxikation bei Dialyse zurückgeführt und tritt heute durch die verbesserten Dialyseverfahren nicht mehr auf. Paranoide Psychosen mit Verfolgungs- und Beobachtungserleben, aber auch delirante Psychosen sind bei der akuten intermittierenden Porphyrie beschrieben (Stibolt u. Thunell 1998). Sowohl Elektrolytstörungen wie z. B. Natriummangel, als auch Wasservergiftungen infolge zu schneller Aufnahme von Wasser, führen zu symptomatischen Psychosen mit Schläfrigkeit und Benommenheit. Die funikuläre Myelose zeigt gelegentlich schon im Kindesalter Durchgangssyndrome oder Vigilanzstörungen, lange vor der Anämie und der Spinalerkrankung.

! Bei unklaren Psychosen sollte ein Schilling-Test durchgeführt werden.

Stoffwechselstörungen

Das Lesch-Nyhan-Syndrom ist eine X-chromosomal rezessiv vererbte Purinstoffwechselstörung, die auf einem Mangel an Hypoxanthin-Guanin-Phosphoribosyl-Transferase mit konsekutivem Nukleotidsynthesemangel beruht. Die exzessive Produktion von Harnsäure führt zu Hyperurikämie. Es kommt zur psychomotorischen Retardierung der betroffenen Kinder, typisch sind Selbstverstümmelungen durch Beißen. Spastik und Choreoathetose gehören zum Krankheitsbild.

Zur Phenylketonurie wird auf Kap. 26 verwiesen, ebenso zur Hyperglyzinämie, Zystinurie und Zystinose. Die Ahorn-Sirup-Krankheit kann bei Infekten oder überdurchschnittlicher Leukinzufuhr zu psychotischen Symptomen führen (Yoshino et al. 1999).

Bei jugendlichen Patienten mit A-β-Lipoproteinämie (Bassen-Kornzweig-Syndrom) werden neben neurologischen selten auch psychopathologische Symptome beschrieben. Bei den Sphingolipidosen, Erkrankungen mit einem lysosomalen Enzymdefekt, stehen im höheren Lebensalter psychopathologische Symptome im Vordergrund, weniger im Kindes- und Jugendalter. Als erste

Symptome der Fabry-Erkrankung, einer Zerebrosidose, treten bei männlichen Patienten im Kindes- und Jugendalter krisenhafte Schmerzen in den Händen, Füßen und Gelenken auf. Eine andere Zerebrosidose ist der M. Krabbe, der jedoch neben der Demenz immer Spastik und Kleinhirnzeichen aufweist. Progrediente Persönlichkeitsveränderungen, meist ein demenzieller Abbau, sind oft erstes Symptom einer metachromatischen Leukodystrophie (Typ I spätinfantile Form, M. Greenfield und Typ II juvenile Form, M. Scholz). Neben Spastik, Rigidität, Athetose und Tremor weist der M. Niemann-Pick, eine Störung der Sphingomyelinaseaktivität, ein organisches Psychosyndrom auf. Auch die anderen Gangliosidosen (M. Landing und M. Tay-Sachs) weisen neben wegweisenden neurologischen Symptomen psychomotorische Retardierung und demenziellen Abbau auf (▶ s. Kap. 26). Beim M. Gaucher (Typ II, akut neuronopathische Form) kommt es nur selten zur ZNS-Beteiligung, wenn, dann imponiert der demenzielle Abbau. Einige Typen von Mukopolysaccharidosen führen zu einem im Jugendalter beginnenden Abbau von intellektuellen und mnestischen Funktionen.

Endokrinopathien

Nach Bleuler können Endokrinopathien zu einem »endokrinen Psychosyndrom« führen, das durch Veränderungen von Trieben, Antrieb und Stimmung gekennzeichnet ist (Bleuler 1954). Allerdings gilt auch hier die Regel der Unspezififtät psychopathologischer Symptome. Die Differenzialdiagnose ist nur anhand der somatischen Symptome möglich. Das endokrine Psychosyndrom ist als eigenständiges psychiatrisches Syndrom auch nicht unbestritten.

Prinzipiell führen Endokrinopathien auf drei Wegen zu psychopathologischer Symptomatik:

1. Die psychopathologische Symptomatik zeigt sich unmittelbar.
2. Über eine akute Stoffwechselkrise wie z. B. bei akuter Hypoglykämie kommt es zu einer akuten symptomatischen Psychose.
3. Es kommt zu depressiven oder schizophreniformen Verläufen, für die die Endokrinopathie nur einen Teilfaktor darstellt.

Akute endokrine Psychosyndrome im Sinne manischer und schizophrener Psychosen im Kindes- und Jugendalter können auftreten beim Cushing-Syndrom (z. B. ACTH-Behandlung einer Epilepsie), beim adrenogenitalen Syndrom und bei der juvenilen Verlaufsform der Addison-Erkrankung. Bei der erworbenen Hypothyreose kommt es zu Antriebsverarmung und Apathie, bei der Hyperthyreose zu agitierten und deliranten Psychosen bzw. manischen Zustandsbildern. Der Zusammenhang von Hypothyreoidismus und Depression wird immer wieder diskutiert. Im Vordergrund der Therapie aller Psychosyndrome bei Endokrinopathien steht immer die Behandlung der Grunderkrankung.

Hirntumor

Bei raumfordernden intrakraniellen Prozessen treten oft initial und noch vor den neurologischen Symptomen psychopathologische Veränderungen auf, die für die Frühdiagnose wichtig sind. Das sind Veränderung von Antrieb, Stimmung, Konzentration- und Merkfähigkeit oder auch depressive Zustände, die als Wesensänderung imponieren und über Monate und Jahre das einzig auffällige Symptomatik darstellen können (Mordecai et al. 2000). Gelegentlich findet man dem Tumorsitz zuordenbare Symptome im Sinne hirnlokaler Psychosyndrome. So werden depressive und schizophrene Symptome vorzugsweise bei Stammhirn-, Zwischenhirn- und Temporalhirntumoren beobachtet (Huber 1988). Brückengliome, Kraniopharyngeome und Hypothalamustumore können eine Anorexia nervosa imitieren. Bei Temporalhirntumoren sollen besonders häufig depressive Verstimmungen auftreten. Kritikfähigkeit, Stimmung und Affekt sowie Raumorientierung sind vor allem bei Stirnhirntumoren beeinträchtigt. Parietal- und Okzipitahirntumore fallen eher duch neurologische Symptomatik auf.

Die in früheren Jahren häufigeren Berichte über Langzeitverläufe von halluzinatorischen, depressiven oder schizophreniformen Erkrankungen, die letzendlich in eine Demenz übergingen und denen ein Hirntumor zugrunde lag, sind in den letzten Jahren aufgrund der besseren und überall verfügbaren neuroradiologischen Diagnostik kaum noch zu finden. Das sollte jedoch nicht davon abhalten, eine genaue Anamnese zu erheben und gegebenfalls selbst diagnostisch aktiv zu werden, wie das folgende Fallbeispiel verdeutlicht.

Fallbeispiel

Ein 9-jähriger Junge wird uns zur Diagnostik und Therapie einer Teilleistungsstörung mit konsekutiver Anpassungsstörung stationär eingewiesen. Er lebt bei der Großmutter, die berichtet, dass er sehr schnell ermüde, sich nicht konzentrieren könne, affektlabil und aggressiv sei. Das hätte in den letzten Monaten sehr zugenommen. Außerdem sei sein Schriftbild sehr schlecht geworden. Seit 3 Jahren hätte er gelegentlich Kopfschmerzen, manchmal mit Erbrechen, aber das selten. Prima vista fällt eine zentrale Fazialisparese rechts auf. Auf Nachfragen berichtet die Großmutter, dass diese Gesichtslähmung schon seit Jahren bestünde, wohl schon seit der Geburt. Sie war mehrmals wegen Mittelohrentzündungen mit dem Jungen in der Kinderklinik und in der HNO, die Kollegen führten die Parese auf mehrere durchgemachte Otitiden zurück. Ob eine Bildgebung des Gehirns durchgeführt worden sei, wisse sie nicht genau, sie glaube aber doch.

In der neurologischen Untersuchung zeigt sich neben der (alten?) zentrale Fazialisparese eine leichte Pronations- und Absinktendenz in den Halteversuchen links und eine geringe Dysdiadochokinese.

▼

Aufgrund des neurologischen Befundes wird ein MRT durchgeführt (◘ Abb. 12.2). In diesem zeigte sich eine basisnahe extraaxiale Raumforderung am Boden der mittleren und hinteren Schädelgrube mit Ausbreitung von der suprasellären Zistere bis zur Zisterne des Kleinhirnbrückenwinkels, die den 4. Ventrikel komprimiert und den Hirnstamm einschließlich der Medulla oblongata verlagert. Keine Zeichen einer Liquorabflussstörung. Unter der Verdachtsdiagnose eines Schwannoms oder eines primitiven neuroektodermalen Tumors (PNET) wird der Junge in eine neurochirurgische Klinik verlegt. In der histologischen Begutachtung des operativ gewonnenen Bioptats wird ein Astrozytom Grad I beschrieben.

Diagnose. Hirntumor (V. a. Astrozytom °I) mit konsekutivem hirnorganischen Psychosyndrom.

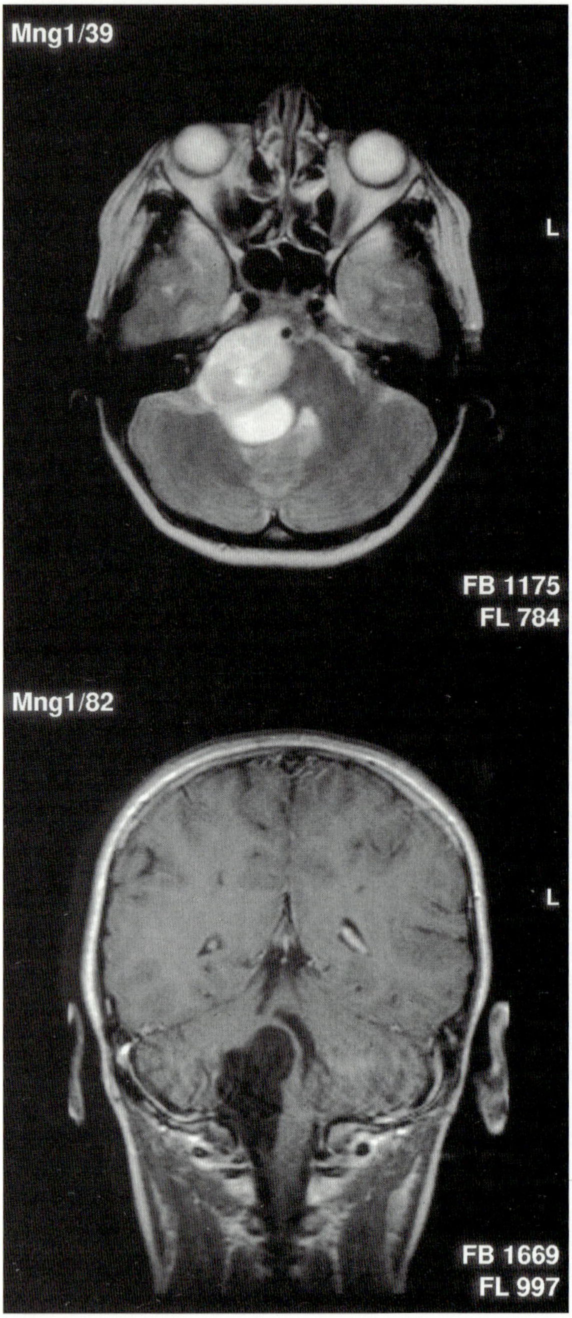

◘ Abb. 12.2. **Zerebrales MRT des 9-jährigen Jungen aus dem Fallbeispiel in verschiedenen Schnittebenen. Basisnahe, aus solidem und zystischem Anteil bestehende Raumforderung am Boden der hinteren Schädelgrube mit Ausbreitung von der suprasellären Zisterne bis zur Zisterne des Kleinhirnbrückenwinkels.** Kompression des IV. Ventrikels, Verlagerung des Hirnstammes einschließlich Medulla oblongata. Histologisch pilozystisches Astrozytom °I. (Mit mit freundlicher Genehmigung Dr. Großmann/Prof. Hauenstein, Institut für Diagnostische und Interventionelle Radiologie, Universität Rostock)

Akute postoperative Psychosyndrome

Für die postoperativen Psychosen oder Psychosyndrome gilt das bei den SHT gesagte. Kinder haben es sehr viel schwerer als Erwachsene, sich nach einer Bewusstlosigkeit (Narkose) wieder in der Realität zurechzufinden. Beim Aufwachen, z. B. im Aufwachraum, sollten Vertrauenpersonen anwesend sein. Kinder können sonst mit massiven Angstreaktionen reagieren, die entweder agitiert bis hin zum versuchten Weglaufen imponieren oder im Gegenteil stuporös anmuten. Oft reicht es, beruhigend mit dem Kind und den Eltern zu reden (»talking down«), gelegentlich genügt ein wenig Lorazepam.

Nach langen Operationen kann es zu akuten halluzinatorischen Bildern kommen, die mit einem schwankenden Serumnatriumwert in Verbindung gebracht werden. Sind diese kurzzeitig und tolerierbar, sollte die symptomatische Ursache gefunden und auf den Einsatz von Neuroleptika verzichtet werden, da die Gefahr von Spätdyskinesien auch bei kurzer Gabe von Neuroleptika nicht unterschätzt werden darf. Dazu gibt es bei Kindern allerdings noch keine sicheren Erkenntnisse (Demb u. Nguyen 1999). Eine milde Sedierung mit Benzodiazepinen ist jedoch meist ausreichend. Starke Schmerzen sollten Kindern und auch Erwachsenen schon aus ethischen Gründen erspart werden, nicht erst seitdem man weiß, dass Kinder mit einmal erlittenen starken Schmerzen mehr zu späteren Schmerzreaktionen neigen und niedrigere Schmerzschwellen aufweisen (Chefetz 2000).

Akute hirnorganische Psychosyndrome und Psychosen bei Epilepsie (s. auch Kap. 11)

Es werden drei akute Psychosyndrome unterschieden:
- Dämmerzustände,
- Verstimmungszustände und
- epileptische Psychosen.

Die Nomenklatur ist nicht einheitlich.

Dämmerzustände. Unter Dämmerzustand wird einerseits die Bewusstseinslage nach einem großen Anfall (postparoxysmal) verstanden, andererseits stupuröse Zustände im Rahmen eines Petit-mal-Status, z. B. einem Absencestatus oder im Rahmen eines Status myoklonisch-astatischer Anfälle. Der postparoxysmale Dämmerzustand nach einem Grand mal oder einer Serie großer Anfälle, oft fälschlicherweise Nachschlafphase genannt, kann Stunden bis Tage dauern. Gelegentlich werden passagere Hemiparesen in dieser Zeit sichtbar, die sog. Todd-Paresen. Das Bewusstsein ist beeinträchtigt, die Kinder wirken wie abwesend, desorientiert, antworten nicht und sind sehr verlangsamt. Es sollte immer ein EEG durchgeführt werden, charakteristischerweise zeigt es im postparoxysmalen Dämmerzustand eine diffuse Verlangsamung, bei anfallsbedingten Dämmerzuständen epileptische Aktivität in Form von Spikes oder Spike-waves. Wenn Letzteres der Fall ist, muss eine antikonvulsive Therapie eingeleitet werden. Dazu empfehlen sich Valproinsäure oder Benzodiazepine. Postparoxysmale Dämmerzustände sind bei kurzer Dauer nicht therapiebedürftig, der Nutzen der oftmals empfohlenen antiödematösen Therapie zur Verhinderung eines Hirnödems ist nicht belegt.

Verstimmungszustände. Viele Kinder mit Epilepsien berichten, dass sie ihre Anfälle schon Tage vorher kommen spüren. Es handelt sich oftmals um dysphorische Verstimmungen, Aggressionen, aber auch depressive Symptome können auftreten. Diese Verstimmungszustände sind oft schwer zu trennen von psychisch-reaktiven Veränderungen oder komorbiden psychiatrischen Störungen bei chronischer Epilepsie. Postiktale Psychosen können komplex-partiellen Anfällen folgen. Nach Beendigung der Anfälle tritt ein kurzes Intervall von 12–72 h auf, in dem die Kinder normal wirken. Dann verschlechtert sich der psychische Zustand, die Patienten sind desorientiert, zeigen affektive und schizophreniforme Basissymptome. Im EEG ist nur selten epileptische Aktivität zu sehen, meist ist der Grundrhythmus verlangsamt (Umbricht et al. 1995; Devinsky et al. 1995). Diese Episoden können Tage andauern. Wenn sie wiederhohlt auftreten, dann meistens mit ähnlicher Phänomenologie. Handelt es sich nicht um epileptische Aktivität, müssen je nach Ausprägung und Symptomatik der Psychose Neuroleptika gegeben werden. Handelt es sich um eher manisch-depressiv anmutende Psychosen, sind zunächst Valproinsäure oder Lamotrigin indiziert, da sie gleichzeitig einen antiepileptischen und einen stimmungsstabilisierenden Effekt haben. Differenzialdiagnostisch muss an antiepileptikainduzierte hepatische Enzephalopathien gedacht werden (Hamer et al. 2000).

Epileptische Psychosen. Epileptische Psychosen treten meist bei partiellen Epilepsien auf, hauptsächlich im Rahmen komplex-partieller Anfälle. Man nimmt heute an, dass die Psychose keine Anfallsaktivität darstellt (Toone 2000).

! **Unter forcierter Normalisierung (Landolt) versteht man das plötzliche Auftreten psychotischer Phänomene unter antiepileptischer Medikation, während die epileptische Aktivität im EEG sich »normalisiert« (Trimble 1996). Neuere Antiepileptika wie Vigabatrin und Zonisamide scheinen für ein solches Phänomen ein höheres Risiko aufzuweisen (Miyamoto et al. 2000).**

Akute drogeninduzierte Psychosyndrome und Intoxikationen

In diesem Kapitel zuletzt aufgeführt, aber klinisch sehr an Bedeutung zunehmend, sind die drogeninduzierten Psychosen. Sie stellen Präzedenzfälle des »exogenen Reaktionstypus« nach Bonhoeffer dar. Hier sollen die Intoxikationspsychosen und die atypischen Rauschverläufe abgehandelt werden. Es werden kurz systemische und psychische Symptome erläutert und Thereapieempfehlungen für den Akutfall gegeben.

Sowohl akute als auch rezidivierende oder chronisch-psychotische drogeninduzierte Zustandsbilder werden ebenso wie die Persönlichkeitsveränderungen bei Suchtkranken in Kap. 13 ausführlich beschrieben.

Zunächst müssen einige Begriffe erläutert werden:

»Psychodelic afterglow«. Unter einem »psychedelic afterglow« wird ein verlängerter Rauschzustand verstanden, der bei Haschisch-oder LSD-Konsum auftreten kann. Die weiter unten beschriebenen substanzinduzierten psychischen Veränderungen können über mehrere Tage fortbestehen, klingen aber in der Regel folgenlos ab.

»Horrortrip« oder »bad trip«. Eine häufigere Komplikation des Haschisch und Halluzinogenrausches stellt der »horror-« oder »bad trip« dar. Er kann aufgrund zu hoher Dosierungen entstehen, aufgrund äußerer Störfaktoren (Setting) oder persönlichkeitsbedingter intrapsychischer Konflikte (Set). Es kommt zu stark angstbesetzten paranoiden Erlebnissen, optischen Halluzinationen, deren Inhalte einem Gruselkabinett gleichen. Todesängste, Entfremdungserlebnisse, die Angst verrückt zu werden können zu unkontrollierbaren Reaktionen führen. Häufig werden suizidale Impulse freigesetzt. Diese »bad trips« können mehrmals hintereinander in größeren zeitlichen Abständen auftreten, weshalb eine stationäre Beobachtung günstig, aber nicht immer zu erreichen ist. Benzodiazepine sind für die Krisenintervention das medikamentöse Mittel der Wahl. Eigengesetzlich ablaufende Psychosen können durch diese Horrortrips ausgelöst und verstärkt werden.

»Flash back«. »Flash-back«-Phänomene sind komplexe Erlebnisse, die durch Haschisch oder Halluzinogene einmal ausgelöst worden sind und nach drogenfreiem Intervall wieder auftreten. Waren sie angenehmer Natur, werden sie oft gezielt wieder gesucht und provoziert. Sehr oft sind es jedoch »Bad-trip«-Phänomene mit Angst und Paranoia sowie optischen Halluzinationen. Bei ausgeprägten Störungen können dämpfende Neuroleptika (z. B. Levomepromazin) eingesetzt werden. Oft werden durch halluzinogene Drogen emotional bedeutsame Erlebnisse aus der frühen Kindheit reaktiviert, die mit Angstgefühlen und psychosomatischen Beschwerden assoziiert sind. Es kann zu akuten phobischen Symptomen, hypochondrischen Entwicklungen und Zwangssymptomen kommen. Auch stark depressive Reaktionen mit Suizidgefahr sind möglich. Gelegentlich wird dieser regressionsfördernde Effekt halluzinogener Drogen als »posthalluzinogener neurotischer Symptomkomplex« bezeichnet.

Alkohol

Im Alkoholrausch, d. h. der Intoxikation, kann es gerade bei Jugendlichen zu erheblichen Erregungszuständen kommen, begleitet von Tachykardie und Erweiterung des peripheren Gefäßbettes. Typisch sind **Distanzminderung, Impulskontrollstörung, Aggressivität** und **psychomotorische Unruhe**. Je nach Alkoholgehalt im Blut kommen Ataxie, verwaschene Sprache und Doppeltsehen hinzu. Als pathologischer Rausch wird ein durch geringe Alkoholmengen ausgelöster Dämmerzustand bezeichnet, der bei gestörter Orientierung und Bewusstheit durch persönlichkeitsfremde Verhaltensstörungen, besonders Aggressionen, imponiert. Für diesen Zusatnd besteht eine Amnesie. Nach Mann u. Günthner (1999) ist die empirische Evidenz zum pathologischen Rausch jedoch nicht überzeugend.

Sowohl aggressive Symptome bei Intoxikation als auch pathologischer Rausch werden mit Neuroleptika behandelt (z. B. 5–10 mg Haloperidol i. v.). Benzodiazepine sind wegen ihrer agonistischen Wirkung am $GABA_A$-Rezeptor kontraindiziert, da sie die disinhibitorische Wirkung des Alkohols verstärken. Die schwere Alkoholintoxikation mit Bewusstseinsverlust ist ein pädiatrischer bzw. internistischer Notfall und sollte in entsprechend ausgerüsteten Einrichtungen behandelt werden. Alkoholdelirien und Entzugserscheinungen sind im Jugendalter selten und unterscheiden sich symptomatologisch nicht von denen bei Erwachsenen (s. entsprechende Lehrbücher, z. B. Berger 1998).

Cannabis (Haschisch, Marihuana)

An systemischen Wirkungen sind **Mydriasis**, Tachykardie, Blutdruckerhöhung, Reflexsteigerung und Hypothermie bekannt. Psychisch kommt es zur Euphorie oder morosdysphorischer Verstimmung, Apathie oder Antriebssteigerung, Gedankenabreissen, panischen Angstzuständen, paranoiden Symptomen, illusionären Verkennungen und halluzinatorischen Symptomen, den sog. **Horror- und Flash-back-Phänomenen** (s. oben).

Eine Dysregulation des endogenen Cannabinoidsystem wird im Zusammenhang mit einer Reihe neuropsychiatrischer Krankheitsbilder wie z. B. der Schizophrenie diskutiert (Schneider et al. 2000). Es ist klinisch meist nicht zu differenzieren, ob der Cannabiskonsum eine schizophrene Psychose ausgelöst hat oder im Rahmen einer solchen beginnenden Psychose der Substanzmissbrauch erfolgte.

Oftmals reicht intensive Zuwendung (»talking down«), evtl. Benzodiazepine (Diazepam 10 mg i. v.). Phenothiazine sind nicht notwendig (weiterführende Literatur s. Longhurst et al. 1997; Schmidbauer u. von Scheidt 1996).

Halluzinogene (LSD, Meskalin)

Es treten zum Teil sympathikomimetische Effekte wie **Mydriasis**, Tachykardie, Schwindel, Brechreiz, Magen-Darm-Koliken, Blutdruckerhöhung, Reflexsteigerung und Hyperthermie auf. Krampfanfälle sind möglich. Psychopathologische Phänomene sind Derealisations- und Depersonalisationsphänomene, Veränderungen des Raum- und Zeiterlebens, halluzinatorische und wahnhafte Erlebnisse, Verlust der Ich-Kontrolle, Körperschemastörungen, Angstattacken und Panikstörungen, depressive Verstimmungen, Suizidimpulse meist im Rahmen von Horror- und Flash-back-Erlebnissen. Ganz typisch sind **bunte optisch-szenische Halluzinationen**, die Wand öffnet sich, Comicfiguren werden sichtbar usw.

Therapeutisch ist wiederum beruhigendes Zureden angezeigt, Diazepam 10 mg i. v. ist möglich. Bei Bedarf Schockbekämpfung und Antikonvulsiva, z. B. 300–600 mg Valproinsäure i. v. Bei persistierenden Halluzinosen werden Neuroleptika gegeben (weiterführende Literatur s. Schmidbauer u. von Scheidt 1996; Hermle et al. 1992).

Phencyclidin (PCP, »angel dust«)

Tachykardien und Hypertonie treten auf, dazu Nystagmus, wechselnde Pupillengröße, Par- und Dysästhesien an den Extremitäten, Muskelrigidität bis hin zu Crampi. Kommt es zu Krampfanfällen, Atemlähmung und Koma (rotes Gesicht mit Speichelfluss) besteht Lebensgefahr. Ein buntes Durcheinander von optischen, akustischen, haptischen und gustatorischen Halluzinationen ist typisch, dazu Depersonalisationsphänomene, Störungen des Ich-Erlebens, des Raum-Zeit-Erlebens, Sprunghaftigkeit des Denkens, Zerfahrenheit, Angst und Suizigedanken. PCP kann starke **Glücksgefühle** und **Omnipotenzfantasien** auslösen, es kommt zum Verlust der Selbstkontrolle. Im Gefühl der **Schmerzunempfindlichkeit** können schwere **Selbstverstümmelungen** oder **Gewalttaten gegen Fremde** auftreten.

Hochpotente Neuroleptika sind indiziert, wiederum Haloperidol, evtl. auch Ciatyl-Acuphase (nach Körpergewicht 50–100 mg i. m.). Kombinationen sind möglich (weiterführende Literatur s. Schmidbauer u. von Scheidt 1996; Rosse et al. 1994).

Weckamine (Amphetamine)

Hypertonie, Arrhythmie, Tachykardie und Ansteigen der Atemfrequenz kennzeichnen die kardiovaskulären Effekte der Amphetamine. Charakteristisch für die Psychopathologie sind **Beziehungs- und Verfolgungswahn**, optische und akustische Halluzinationen, Veränderungen des Körpererlebens und **Hyperaktivität mit stereotypen Bewegungen**. Desorientierung und Vigilanzeinschränkung fehlen oft. Bei intravenöser Applikation der Amphetamine kommt es zu einem »run« mit einem »flash«, damit ist eine orgiastische Euphorie mit Omnipotenzgefühl gemeint. Danach treten extremes Schlafbedürfnis, Hyperphagie, Apathie, depressive Syndrome und Suizidalität auf. **Zerebrovaskuläre Hämmorrhagien, Herzversagen und Hyperthermie** stellen lebensbedrohliche Komplikationen dar.

Diazepam i. v. oder i. m. stellt die Therapie der Wahl dar, bei starker halluzinatorischer Komponente auch Neuroleptika. Barbiturate sind aufgrund der kardialen Interaktionen relativ kontraindiziert (weiterführende Literatur s. Schmidbauer u. von Scheidt 1996; Thomasius et al. 1997).

Kokain

Typische systemische Symptome sind **Mydriasis**, Tachykardie, Schwitzen und Hypertonie. Der **Kokainschock** ist gekennzeichnet durch das Bild des anaphylaktischen Schockes: **extreme Blässe, Atemnot, kalter Schweiß und Kreislaufkollaps**. Bei der Kokainintoxikation folgt auf das anfänglich euphorische Stadium ein Rauschzustand mit ängstlicher Stimmung, Greiztheit, Wahnideen, akustischen, optischen und taktilen Halluzinationen. Nicht selten sind delirante Verläufe, Dämmerzustände (nicht epileptisch) und Erregungszustände mit Angst, paranoiden Reaktionen und aggressiven Verhaltensweisen. Es kann zu kritischen Körpertemperaturerhöhungen und Rhabdomyolysen kommen, weiterhin zu epileptischen Anfällen. Kokaininduzierte ischämische Insulte und Hirnblutungen werden in der Literatur kontrovers diskutiert (Scheid et al. 2000).

Die Therapie besteht in der Verabreichung von Diazepam, evtl. in einer Magenspülung. Bei ausgeprägter psychotischer Symptomatik sind hochpotente Neuroleptika, z. B. Butyrophenone in Kombination mit Phenothiazinen wirkungsvoll. **Lebensbedrohliche Komplikationen**, die zur Intubation und Beatmung zwingen, sind **zentrale Atemlähmung, Status epilepticus und Herzversagen**.

Kokain wird häufig in kristalliner Form geschnupft. Kombiniert mit Heroin wird die Mischung »speed ball« genannt. Dabei wird die erregende Wirkung des Kokains durch die zentrale Dämpfung des Heroins kontrastiert, was zu einer Summation der euphorisierenden Effekte beider Substanzen führt (weiterführende Literatur s. Schmidbauer u. von Scheidt 1996; Rosse et al. 1994).

Schnüffelstoffe (Dämpfe organischer Lösungs- und Verdünnungsmittel)

Unspezifische körperliche Symptome sind Ataxie, Dysarthrie, Nystagmus und **Mydriasis**. Die Patienten riechen nach den inhalierten Lösungsmitteln. Es kommt zu **Bewusstseinstrübungen, Delirien, psychomotrischer Agitiertheit**, illusionären Verkennungen, Halluzinosen und Wahnerlebnissen. Man gibt Diazepam, evtl. β-Blocker, Sauerstoffzufuhr. An akuten Komplikationen können Atemdepression, Kollaps, Herzrhythmusstörungen, Herzstillstand, und Krampfanfälle auftreten. Eher chronische Folgen sind Nierenschäden, Leberschäden, Polyneuropathien und Kleinhirndegeneration (weiterführende Literatur s. Schmidbauer u. von Scheidt 1996).

Anticholinergika (atropinhaltige Substanzen wie z. B. Nachtschattengewächse)

Atropin blockiert die körpereigenen Azetylcholinfunktionen, es resultieren Mundtrockenheit, Hautrötung, Tachykardie, Mydriasis, **fehlende Lichtreflexe**, Harnverhalt, Atemdpression. Psychopathologisch sind **maniforme und delirante Unruhezustände** mit optisch-szenischen Halluzinationen und wahnhaften Erlebnissen typisch.

Die Therapie besteht in einer Magenspülung, bei zentralen Intoxikationserscheinungen sollte das Antidot Physostigmin gegeben werden. Anschließend wird meist eine Intensivtherapie notwendig (weiterführende Literatur s. Schmidbauer u. von Scheidt 1996).

Opioide

Die Allgemeinwirkungen bestehen in z. T. parasympathikomimetischen Effekten, also Miosis, Bradypnoe, Bradykardie, Bronchokonstriktion, Darmspasmen. Viele Konsumenten berichten von **starkem Erbrechen**, wenn sie spritzen. Es kann zu Kreislaufversagen, Lungenödem und Krampfanfällen kommen. Die typische Trias der **akuten Opiatintoxikation** besteht aus: **stecknadelkopfgroßer Pupille, Atemdepression und Koma**.

Diese Konstellation zwingt immer zu Intubation und Beatmung. Das Antidot ist Naloxon (Narcanti, 1 Ampulle langsam i.v., evtl. wiederhohlen). Eine Intensivüberwachung ist angezeigt. Es ist zu beachten, dass bei Antidotgabe ein plötzliches Entzugssyndrom provoziert werden kann, in dessen Rahmen die Patienten aggressiv reagieren können. Methadon ist im akuten Notfall nicht indiziert (weiterführende Literatur s. Schmidbauer u. von Scheidt 1996; Chen et al. 1999).

Allgemeine Vorgehensweisen bei drogenbedingten Intoxikationssyndromen

Eine eindeutige Zuordnung der Intoxikationssyndrome ist oft nicht möglich, da die Drogen häufig unter falschem

Ettikett oder verunreinigt genommen werden. Dazu kommt der Hang zur Politoxikomanie auch schon vieler jugendlicher Konsumenten.

! Bei bekannter Droge lassen sich leichte Intoxikationserscheinungen meist gut mit Benzodiazepinen behandlen, was für Halluzinogene, Weckamine, Kokain und Schnüffelstoffe gilt.

Bei Opiatintoxikationen ist die Indikation zum Einsatz von Morphinantagonisten zu erwägen. Bei Horror-Trip-Erlebnissen, Erregungszuständen nichtalkoholischer Natur und akuten Angst- bzw. Panikzuständen ist neben der gesprächstherapeutischen Zuwendung wiederum der Einsatz von Diazepam oder Lorazepam zu erwägen. Bei deliranten Syndromen ist zu beachten, dass neben Rauschdrogen andere Substanzen eingenommen worden sein können. Clomethiazol kann eingesetzt werden, aber auch die Kombination von Haloperidol und Benzodiazepinen.

! Immer sollte der Akutbehandlung eine Entgiftung mit anschließender Entwöhnung und die Entwicklung eines langfristigen Therapieplanes folgen.

Immer öfter kommt es zur Entwicklung eigengesetzlicher Psychosen, die in ihrem Verlauf schizophrenen Psychosen entsprechen und es gelegentlich unmöglich machen, zu entscheiden, ob ein Jugendlicher im Rahmen einer sich entwickelnden Schizophrenie Drogen genommen hat oder die konsumierte Droge eine schizophreniforme Psychose ausgelöst hat. Unter pragmatischen Gesichtspunkten betrachtet ist das auch ohne Belang, da die Therapie dieselbe ist. Generell scheint das Risiko psychotischer Entgleisungen bei dem gleichzeitigen Abusus mehrerer Drogen (Politoxikomanie) zu steigen, besonders aber beim gleichzeitigen Konsumieren von Cannabis und Amphetaminen sowie Alkohol (Dalmau et al 1999).

! Für den Kinder- und Jugendpsychiater ist von Belang, dass der Substanzmissbrauch viele kinder- und jugendpsychiatrische Störungsbilder, wie z. B. das hyperkinetische Syndrom, die Störungen des Sozialverhaltens, affektive Störungen und einige Untergruppen der Essstörungen in ihrem Verlauf deutlich beeinflusst (Schulz u. Remschmidt 1999).

12.3 Chronische hirnorganische Psychosyndrome

Wie bereits erwähnht, ist die Unterteilung in akute und chronische Psychosyndrome willkürlich. Viele der unter »akut« aufgeführten Psychosyndrome in diesem Kapitel, wie z. B. die Psychosyndrome bei Stoffwechselstörungen oder Endokrinopathien, haben natürlich chronische Verläufe. Sie wurden unter differenzialdiagnostischen Gesichtspunkten im vorherigen Abschnitt schon besprochen.

Unter klinischen Gesichtspunkten lohnt sich eine Einteilung in die drei großen, im Weiteren besprochenen, chronischen organischen Psychosyndrome, von denen das Erste am häufigsten auftritt.

12.3.1 Chronisches posttraumatisches Psychosyndrom

Ein spezifisches posttraumatisches Psychosyndrom des Kindes- und Jugendalters gibt es nicht (Lehmkuhl u. Thoma 1989), wenn sich auch ein typisches Syndrommuster oftmals abzeichnet (Lehmkuhl u. Melchers 2001). Eine Frontalhirnschädigung wird andere psychiatrische Symptome verursachen als eine Schädigung des Temporallappens. Oft liegen jedoch Schädigungen mehrerer Hirnanteile vor, weshalb neurologische, neuropsychologische und psychiatrische Symptome nebeneinander bestehen und überlappen.

Die schwerste Form stellt das apallische Syndrom (Coma vigile, vegetative state) dar, in dem zwar Basisfunktionen wie Atmung und Ausscheidung erhalten sind, der Kranke jedoch keinen Kontakt, weder emotional noch anderweitig, mit der Umwelt mehr aufnehmen kann. Posttraumatische Epilepsien sind nicht selten im Kindes- und Jugendalter. Posttraumatische Frühanfälle haben hohe prognostische Relevanz für die Entwicklung einer posttraumatischen Epilepsie bei Kindern und beeinflussen den Outcome nachhaltig negativ (Kieslich u. Jacobi 1995).

! Völlig gleiche und spezifische psychische Symptome sind bei Zustand nach SHT nicht zu erwarten. Wohl aber kann man bestimmte psychische Symptomkonstellationen spezifischen geschädigten Hirnanteilen zuordnen.

Eine Schädigung des dorsolateralen Präfrontalkortex führt auch bei Kindern zu erschwerter Umstellungsfähigkeit, gestörter Aufmerksamkeit und verminderter Sprachproduktion. Orbitofrontale Läsionen verursachen erhöhte Reizbarkeit und emotionale Labilität, Impulskontrollstörungen, Distanzstörungen bis hin zur Selbst- und Fremdgefährdung. Eine mediofrontale Läsion ist gekennzeichnet von Apathie, fehlender Motivierbarkeit bis hin zu akinetisch mutistischen Bildern (Berger 1998). Ob es ein klassisches »Frontalhirnsyndrom« wie bei Erwachsenen auch bei Kindern gibt, wird immer wieder bezweifelt, da die Entwicklung des kindlichen – auch des geschädigten – Gehirns viele Symptome modifiziert. Eine affektive Steuerungsschwäche fanden jedoch auch Kleinpeter et al. (1992) (s. unten).

Schädigungen des Temporalhirns, insbesondere des Hippocampus, führen zu psychomotorischer Verlangsamung und Störungen der zentralen Informationsverarbeitung. Die Symptomkombination ausgeprägter oraler Tendenzen mit Hypersexualität, verlangsamten motorischen Abläufen und Gedächtnisstörungen tritt bei beidseitiger Temporalhirnschädigung z. B. nach SHT oder nach Enzephalitis auf und wird Klüver-Bucy-Syndrom genannt.

Zerebelläre und parietale Schädigungen können sich in neurologischen Ausfallsymptomen äußern. Insofern ist eine umfassende neurologische, neuropsychologische und kinder- und jugendpsychiatrische Bestandsaufnahme des betroffenen Kindes erforderlich. Für die kinder- und jugendpsychiatrische Beurteilung empfiehlt sich die »Child Behavior Check List« (Achenbach; Belter et al. 1996). Ein zeitaufwendiger, aber aussagekräftiger neuropsychologischer Test ist der »Tübinger Luria-Christensen-Inventar« (TÜKI; neuropsychologische Untersuchungsreihe für Kinder mit 9 Untertestbereichen für Motorik, Wahrnehmung, mnestischen und Denkprozessen, Sprache usw.).

Die neuropsychologische Leistungsdiagnostik im Rahmen neuropsychologischer Untersuchungen umfasst drei große Bereiche (s. folgende Übersicht).

Bereiche der neuropsychologischen Leistungsdiagnostik (Heubrock u. Petermann 1996)

- Aufmerksamkeit: Aufmerksamkeitskontrolle, kognitive Verarbeitungsgeschwindigkeit; selektive, geteilte und Daueraufmerksamkeit
- Gedächtnis: Informationsaufnahme, Behalten neuer Informationen, Abruf neuer und alter Gedächtnisinhalte
- Denken: induktives und divergentes Denken, Planen, Problemlösen

Es scheint so zu sein, dass bestimmte kinder- und jugendpsychiatrische Erkrankungen eine höhere Inzidenz nach einem SHT aufweisen. So stellt eine traumatische Hirnschädigung für Kinder und Jugendliche ein hohes Risiko für eine spätere psychiatrische Erkrankung dar (Max et al. 1998a), meistens eine organische Persönlichkeitsstörung (ICD-10). Kinder mit einem hyperkinetischen Syndrom (»attention deficit hyperactivity disorder«; ADHD) erleiden häufiger SHT im Vergleich zu anderen, eine ADHD nach SHT entwickeln mehr Kinder aus schlechten psychosozialen Verhältnissen (Gerring et al. 1998). Dabei korreliert die Ausprägung der Symptome mit der Schwere des Hirntraumas. Eine komplette posttraumatische Belastungsstörung (PTSD) entwickelten 2 von 46 untersuchten Kindern nach traumatischer Hirnschädigung, ein Symptom der PTSD zeigten 3 Monate nach Trauma 69%, 2 Jahre danach noch 12%. Eine internalisierende Störung zzt. des SHT war der aussagekräftigste Prädiktor für die Entwicklung von PTSD-Symptomen (Max et al. 1998b).

In Rostock wurden in den 70er und 80er-Jahren 224 Kinder, die ein mittelschweres oder schweres Hirntrauma erlitten hatten, 157 davon im Vorschulalter, bis ins Erwachsenenalter hinein in ihrer Entwicklung verfolgt, und zwar mit Querschnittsuntersuchungen alle 5 Jahre (Kleinpeter 1992). Zehn Jahre nach dem Unfall fanden sich neurologische Symptome bei 38%, eine subjektive Behinderung bestand bei 8%. Dauerte die Bewusstlosigkeit von Kindern im Alter unter 5 Jahren länger als eine Woche, erreichte keines mehr normale Intelligenzwerte. Je jünger die Kinder waren, desto schwerer die Retardierung. Ein Drittel der Kinder, die 1–7 Tage bewusstlos waren, zeigte eine Retardierung, jedes Zehnte derer mit einer Bewusstlosigkeit unter 24 h. Jüngere Kinder zeigten nach schwerem SHT vorrangig Störungen im intellektuellen Bereich, während sich neurologische Symptome besser zurückbildeten. Bei Schulkindern war das umgekehrt. Deren Leistungsfähigkeit wurde eher durch das hirnorganische Psychosyndrom beeinträchtigt. Dabei fallen Aufmerksamkeits- und Konzentrationsschwäche und vermehrte Reizbarkeit am meisten ins Gewicht. Nach 10 Jahren war diese Symptomatik noch bei 23% der Patienten mit mittelschwerem Trauma zu beobachten (leichtes Trauma 11%). Die Prognose der sozialen Integration war in dieser Gruppe bei den temporobasal verletzten Kindern ungünstig. Die stirnhirnverletzten Kinder waren jedoch deutlich weniger sozial integriert nach der Pubertät, wurden z. T. auch forensisch auffällig. Im Gegensatz zu Kleinpeter (1992) fanden Lange-Cosack et al. (1979) und Remschmidt (1979) keine sicheren Zusammenhänge zwischen Schwere der Initialsymptome nach dem Unfall und den folgenden Symptomen.

Fallbeispiel

Ein 10-jähriges Mädchen wird nach einem schweren Verkehrsunfall in die Chirurgie eingewiesen, dort intubiert und beatmet. Im initialen CT wird ein links temporoparietales subdurales Hämatom, eine Mittellinienverlagerung um 5 mm nach rechts und ein generelles Hirnödem sichtbar (◻ Abb. 12.3a). Das nach 5 Tagen durchgeführte Folge-CT zeigt beidseit frontale, links temporobasale und temporoparietale Kontusionsblutungen sowie Blut im Interhemisphärenspalt (◻ Abb. 12.3b). Der linke Seitenventrikel wird komprimiert. In mehreren Folge-MRT wird zusätzlich eine ischämische Schädigung im rechten Thalamusgebiet deutlich, ebenso im rechten Temporallappen; das Hirnödem nimmt ab, ebenso die Mittellinienverlagerung (◻ Abb. 12.3c). Nach Extubation ist sie wechselnd weinerlich und affektinkontinent oder stuporös-mutistisch. Die Impulskontrollstörung überwiegt jedoch, sie ist nur schwer mobilisierbar, wehrt ab, ist teilweise fremdaggressiv. Sie wird konsilarisch kinderneuropsychiatrisch betreut, die Mutter früh in die Pflege und die Beübung eingebunden. Einer psychopharmakologischen Behandlung außer einer milden Sedierung mit Benzodiazepinen zur Nacht steht die Mutter ablehnend gegenüber.

▼

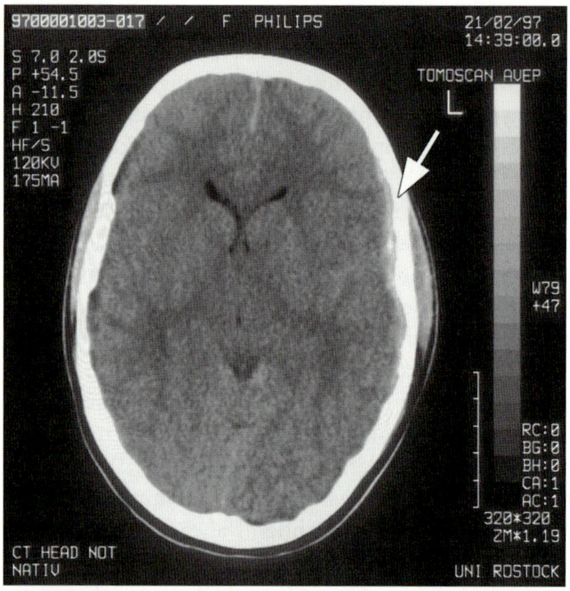

a

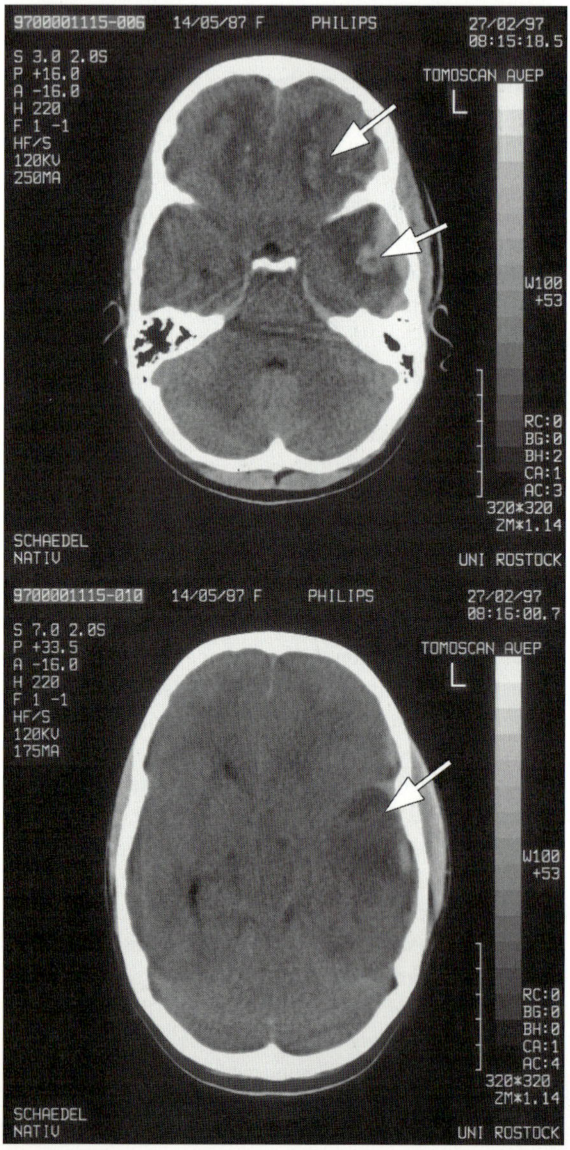

b

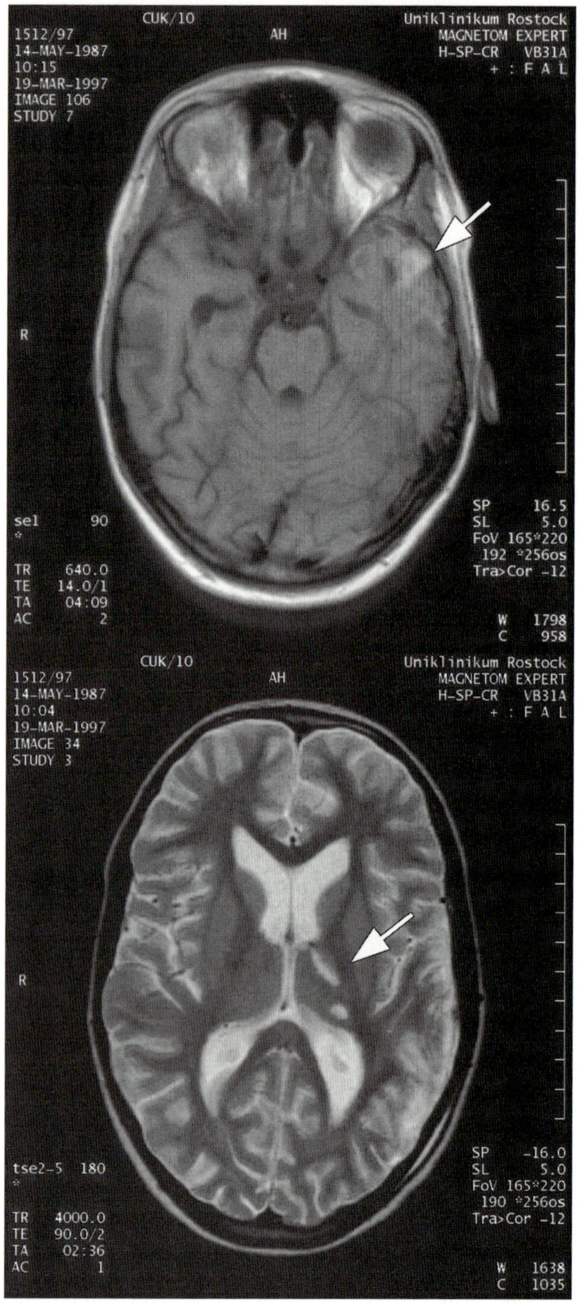

c

Abb. 12.3. **a** Not-CT des 10-jährigen Mädchens aus dem Fallbeispiel. Der Pfeil weist auf das subdurale Hämatom. Beachte die generelle Hirnschwellung. **b** CT 5 Tage nach dem Unfall. Die Pfeile weisen auf die Kontusionsherde. **c** MRT 4 Wochen nach dem Unfall. Die Pfeile weisen auf den Thlamus und den rechten Temporallappen. (Mit freundlicher Genehmigung Dr. Großmann/Prof. Hauenstein, Institut für Diagnostische und Interventionelle Radiologie, Universität Rostock)

Die Diagnose lautete auf schweres SHT mit intrakraniellen Blutungen und akutem hirnorganischem Psychosyndrom. Nach der kinderneurologischen Rehabilitation in einer spezialisierten Einrichtung bleibt letztendlich ein chronisches hirnorganisches Psychosyndrom mit erhaltener allgemeiner Intelligenz und ausgestanzten Schwächen der Merkfähigkeit und der Aufmerksamkeit zurück. Weiter imponieren eine ständige Gereiztheit und Verstimmtheit, das Mädchen ist antriebsschwach, reagiert auf unangenehme Anforderungen aber gelegentlich mit massiven Aggressionen. Aufgrund eines (anmanestisch nicht ganz sicher zu beurteilenden) generalisierten epileptischen Anfalles und neu auftretender steiler Potenziale im EEG wird sie auch unter der Vorstellung der Behandlung der affektiven Steuerungsschwäche auf Carbamazepin eingestellt. Sie besucht die Realschule, hat große soziale Schwierigkeiten, fühlt sich in der Gruppe der Gleichaltrigen abgelehnt und verspottet wegen ihrer Umstellungserschwernis. Eine stationäre kinder- und jugendpsychiatrische Behandlung lehnt sie ab, die Betreuung erfolgt ambulant über die Institutsambulanz.

12.3.2 Chronisches postenzephalitisches Psychosyndrom

Durch die intensive Betreuung der Neugeborenen und Säuglinge, den regelmäßigen Untersuchungen in den ersten Lebensmonaten und Lebensjahren, werden Entzündungen des zentralen Nervensystems in diesem Alter meist früh erkannt und früh behandelt. Gleiches gilt für das Kleinkind- und das Kindesalter. Wahrscheinlich ist deswegen die Inzidenz chronischer postenzephalitischer Psychosyndrome deutlich rückläufig, verglichen mit der älteren Literatur. Man denke nur an die vielen Patienten mit chronischen postentzündlichen Hirnveränderungen nach der »asiatischen Grippe« – Epidemie 1918. Auch postvakzinale Enzephalitiden oder Enzephalopathien sind glücklicherweise selten geworden. Bakterielle Entzündungen des ZNS, deren Folgezustände in diesem Abschnitt mit besprochen werden sollen, sind doch etwas häufiger, haben aber aufgrund der meist früh einsetzenden Diagnostik und der suffizienten und differenzierten therapeutischen Möglichkeiten eine sehr viel bessere Prognose als früher. Insofern sehen die Kinder- und Jugendpsychiater im klinischen Alltag eher weniger solche Patienten, es sei denn, sie betreuen eine Heim für geistig und körperlich behinderte Menschen oder sie müssen gutachterlich Stellung nehmen.

Im deutschsprachigen Sprachraum wird immer noch gerne der Begriff der postenzephalitischen Wesensänderung gebraucht, drückt er doch ein Charakteristikum dieses Psychosyndroms aus. Im Gegensatz zum posttraumatischen chronischem Psychosyndrom, das eher »hirnlokalen« Charakter hat, ist oft das ganze Wesen des Betroffenen im Residualzustand nach einer schweren Enzephalitis oder Meningoenzephalitis verändert. Es gibt jedoch keine typischen und für alle Fälle zutreffenden postenzephalitischen Veränderungen. Wir wissen heute, dass die Erreger im ZNS bestimmte Hirnanteile bevorzugen, siehe die Bevorzugung des Temporallappens durch die Herpesviren. Generalisierte Entzündungen des ZNS, die alle Hirnanteile erreichen, treten noch im Rahmen einer generalisierten Sepsis, bei stark immungeschwächten Kindern oder, wenn die Diagnose verschleppt wird, auf. Insofern sind klinisch postenzephalitische kaum von schweren posttraumatischen Wesensveränderungen oder schweren Oligophrenien anderer Ursache zu unterscheiden. Das bunte Durcheinander neurologischer und psychopathologischer Symptome sowie die Gefühlsverarmung, die emotionale Unerreichbarkeit weisen auf ein postenzephalitisches Psychosyndrom hin.

Das Ausmaß der geistigen Behinderung ist bei Kindern wahrscheinlich größer als das der körperlichen. Außerdem ist es bei früh mit Aciclovir behandelten Kindern tendenziell geringer, bei jüngeren Kindern generell größer und abhängig von der Schwere des begleitenden epileptischen Syndroms (Kluger et al. 1999).

Gelegentlich finden sich schizophreniforme Bilder, sog. »Propfschizophrenien«. Häufige Folgeerscheinungen sind Epilepsie (Koelfen et al. 1994) oder extrapyramidale Störungen, wobei die postenzephalitische Parkinson-Erkrankung nur im Erwachsenenalter klinisch in Erscheinung tritt (Pramstaller et al. 1996).

! Es ist zu beachten, dass aufgrund der lokalisatorischen Vorliebe bestimmter Erreger im Hirn durchaus auch »lokal« gefärbte chronische Psychosyndrome auftreten.

Neben möglichen meist spastischen Paresen, dystonen und athetoiden Bewegungen, Hinnervenstörungen und Krampfanfällen kommt es zur Entwicklungsretardierung und auch zum demenziellen Abbau. Bei schweren Folgezuständen resultiert immer eine Intelligenzminderung.

! Die Kinder sind mimisch starr, emotional oft schwer erreichbar, ihre Stimmung wechselt abrupt. Es kann zu schweren aggressiven Durchbrüchen kommen, dann wieder sind sie monatelang ruhig und apathisch. Charakteristisch sind ständige schaukelnde Bewegungen, sog. Jaktationen, und plötzliche laute Schreie.

Diese Verhaltensweisen können sie stunden- und tagelang durchhalten. Dazu kommt bei vielen Patienten eine erethische Unruhe, sie sind immer in Bewegung, werfen sich im Bett hin und her, schlagen bisweilen unmotiviert zu oder laufen plötzlich weg, reißen oder drehen sich die Haare heraus (Trichotillomanie). Gelegentlich sind kurzzeitige Fixierungen notwendig. Viele sind stuhl- und harninkontinent. Das Verhalten wirkt ungehemmt und triebgesteuert (z. B. exzessive Nahrungsaufnahme, Onanie). Die Kinder sind oft nur sehr begrenzt lernfähig, brauchen feste Strukturen und Grenzen, sie sind außerordentlich umstellungserschwert. Genauso finden sich aber auch ruhige, zurückgezogene Kinder mit teilweise mutistischen Verhaltensweisen, die oft Scheu vor anderen Menschen haben. Manche wirken wie langzeitkranke Schizophrene, sie sind kaum motivierbar, es imponiert eine »Negativsymptomatik«.

Leichtere Verlaufsformen sind häufiger (Marton et al. 1995). Von 20 nachuntersuchten Kindern, die eine virale Enzephalitis unabhängig von der Ätiologie des Erregers durchgemacht hatten, zeigten 10% ein schweres Residualsyndrom, 35% entwickelten eine Epilepsie, alle im Zeitraum von 6 Monaten bis 5 Jahren nachuntersuchten Kinder waren in den testpsychologischen Untersuchungen in einem oder mehrenen Teilbereichen unterhalb der Altersnorm (Koelfen et al. 1994). Die neuropsychologischen Auffälligkeiten betreffen oft Konzentration und Aufmerksamkeit. Ob sich infolge einer durchgemachten Entzündung des ZNS gehäuft hyperkinetische Syndrome mit Konzentrations- und Aufmerksamkeitsstörungen entwickeln, ist nicht bekannt.

! Neuropsychologische Ausfälle nach bakteriellen Meningitiden sind sehr viel weniger schwer und wesentlich seltener als nach viralen Enzephalitiden.

Von Erwachsenen ist bekannt, dass sie nach einer bakteriellen Meningitis häufiger psychomotorisch verlangsamt sind und mehr Gedächtnisstörungen aufweisen (Merkelbach et al. 2000).

Die Prognose der schweren Residualzustände ist meistens schlecht, man sollte sich jedoch davor hüten, sich zu früh festzulegen. Es ist erstaunlich, was schwer hirnorganisch geschädigte Kinder noch lernen können. Manchmal kommt nach Jahren der Stagnation plötzlich doch noch ein Entwicklungssprung, oft nach der Pubertät.

12.3.3 Chronisches Psychosyndrom bei Epilepsie

Genausowenig wie es eine spezifisches postraumatisches Psychosyndrom gibt, lässt sich ein typisches epileptisches Psychosyndrom abgrenzen (▶ s. auch Kap. 11). Kinder mit einer Epilepsie weisen aber oftmals begleitende affektive und kognitive Störungen auf, die einerseits als durch die Epilepsie bedingt aufgefasst werden, andererseits reaktiver Natur sind. Daneben gehen bestimmte Epilepsiesyndrome generell mit einem intellektuellen Abbau (z. B. Lennox-Gastaut-Syndrom) oder anderen Störungen einher (z. B. Landau-Kleffner-Syndrom mit Aphasie).

Die Epilepsie ist im Kindes- und Jugendalter eine häufigere Erscheinung, es werden also Komorbidäten mit kinder- und jugendpsychiatrischen Erkrankungen zu erwarten sein. Als nächstes ist der Einfluss der Antieplieptika zu nennen, die ja über lange Zeit appliziert werden.

Bekannt ist seit längerem von Erwachsenen, dass bestimmte Epilepsieformen (hauptsächlich Temporallappenepilepsien) einen Risikofaktor darstellen, an einer chronischen interiktalen Psychose zu erkranken, die phänomenologisch am ehesten einer Schizophrenie gleicht (Toone 2000). Diese Kombination wird von einigen Autoren schizophrenieähnliche Epilepsiepsychose genannt (»schizophrenia like epilepsy«; SLPE; Perez u. Trimble 1980; Toone et al. 1982). Als Entität ist sie nicht anerkannt. Sie verläuft ähnlich wie eine Schizophrenie, spricht auf Neuroleptika an und ist weitestgehend unbeeinflusst von der Anfallsfrequenz. Es wird vermutet, dass eine pathogenetisch enge Verbindung zwischen beiden Erkrankungen besteht (Suckling et al. 2000). Diese Vermutung wird gestützt durch die Tatsache, dass die Inzidenz der Schizophrenien bei Epilepsiekranken zwischen 3 und 7% beträgt, in einer Normalpopulation jedoch nur etwa 1% (Toone 2000). Andere Studien bestätigen diese Häufung von Psychosen bei Epilepsiekranken (Bredkjaer et al. 1998), eine beweisende epidemiologische Untersuchung steht jedoch noch aus. Eine mögliche Erklärung wäre, dass Läsionen im Temporallappen, wie sie z. B. bei Geburtskomplikationen durch Sauerstoffmangel o. Ä. enstehen, sowohl die Entwicklung von Schizophrenien als auch von Epilepsien begünstigen (Roberts et al. 1990). Daten von Kindern und Jugendlichen zu epileptischen Psychosen sind spärlich (Suckling et al. 2000; Mouridsen et al. 1999; Kyllerman et al. 1996; Minns u. Valentine 1994). Die differenzialdiagnostische Unterscheidung Temporallapenepilepsie oder Psychose kann im Jugendalter außerordentlich schwierig sein (Minns u. Valentine 1994). Das wird durch das folgende Fallbeispiel illustriert.

Fallbeispiel

Ein 15-jähriger Junge wird in der Institusambulanz mit der Bitte um Behandlung von Panikattacken vorgestellt. Eine fast einjährige ambulante Diagnostik und Betreuung einschließlich medikamentöser Therapie sei erfolglos geblieben. Das EEG sei unauffällig. Der Junge berichtet über plötzliche Angstanfälle, »plötzlich sei alles so komisch, das kommt aus dem Bauch«. Der Vater berichtet, der Junge werde plötzlich bleich und laufe dann ziellos umher. Das hätte in letzter Zeit zugenommen. Manchmal würde er dabei unverständliche Wörter murmeln und komische Gesichtsbewegungen haben. Auf gezieltes Nachfragen hin erinnert der Vater eine Episode, in der der Junge eigenartig drehende Fingerbewegungen während einer Attacke getätigt hätte.

Die nach sofortiger stationärer Aufnahme durchgeführten EEG-Ableitungen zeigen einmalig monomorphe τ-Wellen rechts temporal über mehrere Sekunden (Abb. 12.4a), das zerebrale MRT einen im rechten Tem-

▼

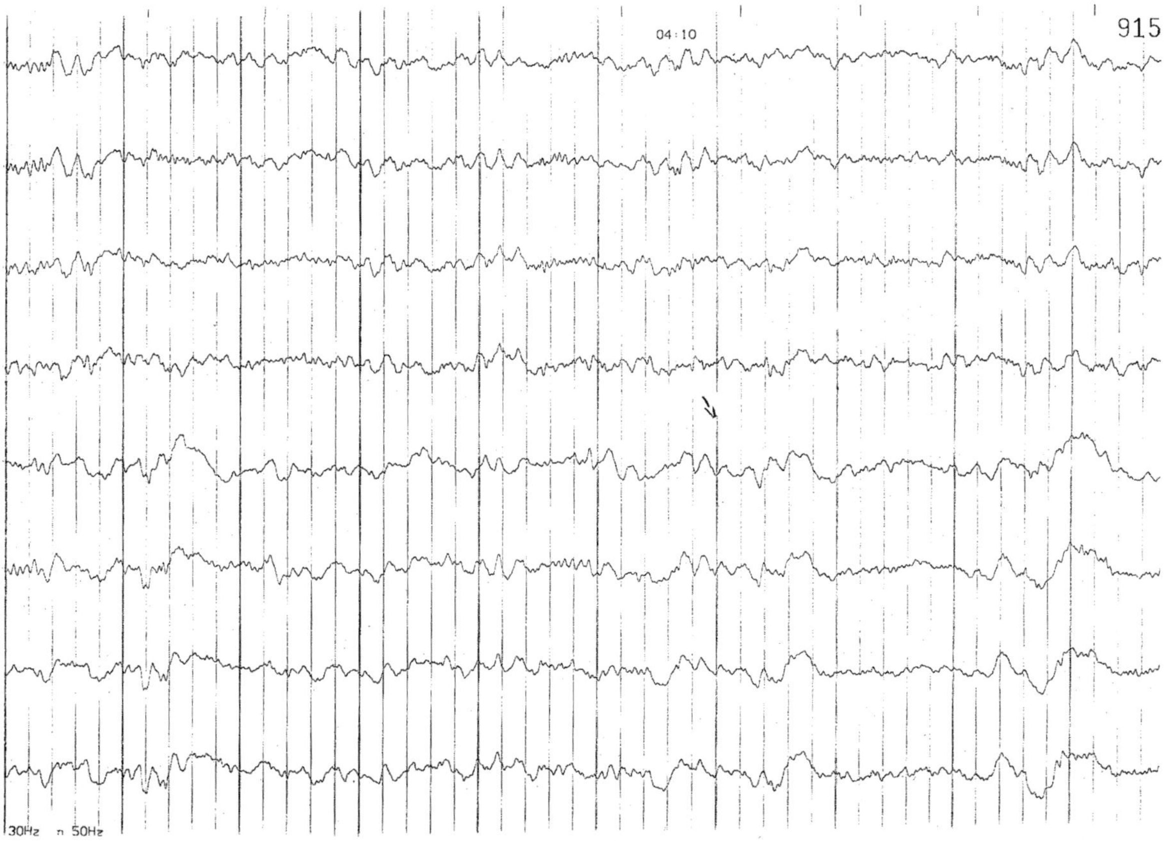

a

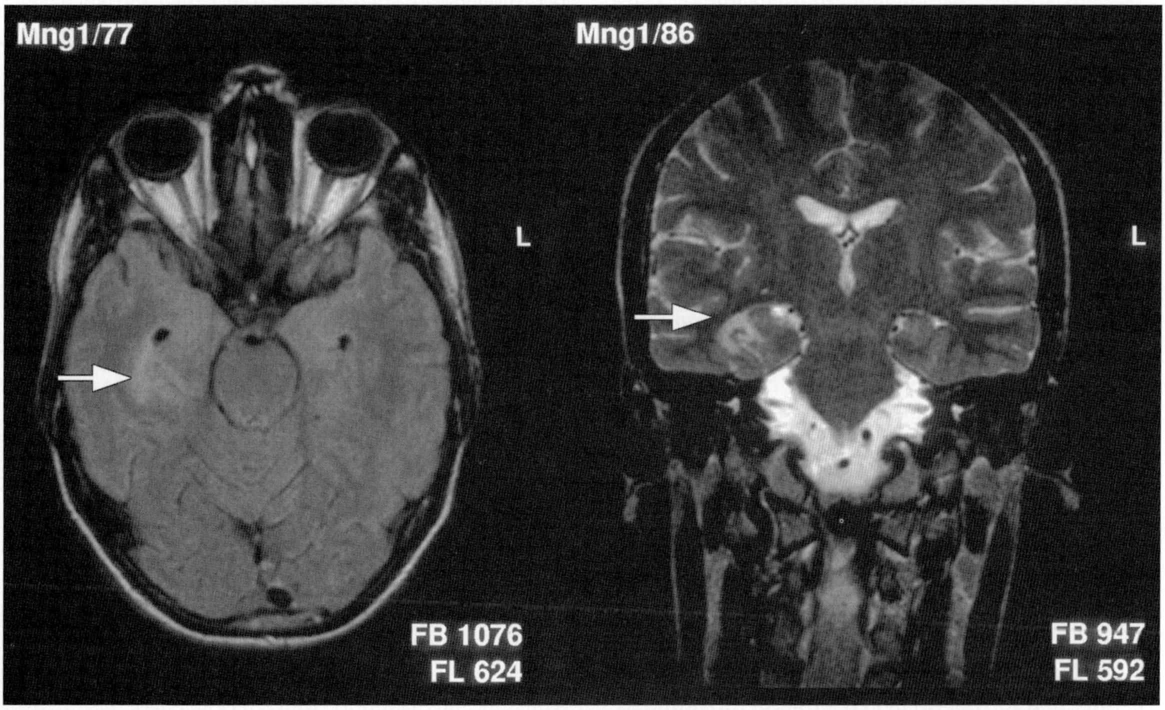

b

■ Abb. 12.4. **a** EEG eines 15-jährigen Jungen mit rechts temporalem Herdbefund (**Pfeil**). Ableitung gegen F7 (obere 4 Reihen – Fp1, F3, C3, P3) und gegen F8 (untere 4 Reihen – Fp2, F4, C4, P4). **b** Zerebrales MRT desselben Jungen in verschiedenen Schnittebenen. Die Pfeile weisen auf den Tumor im rechten Temporallappen (Gyrus temporalis inferior). (Mit freundlicher Genehmigung Dr. Großmann/Prof. Hauenstein, Institut für Diagnostische und Interventionelle Radiologie, Universität Rostock)

porallappen gelegenen Tumor (Abb. 12.4b). Somit sind die geschilderten »Angstattacken« als Anfallsäquivalente zu werten. Nach Einstellung auf Valproinsäure sistierten sie vollständig, ebenso die motorischen Anfallsäquivalente. Der Junge wurde in die Neurochirurgie zur operativen Intervention überwiesen.

Kinder mit Epilepsien zeigen deutlich höhere Scores für depressive und Angstsymptome [gemessen mit dem »Child Depression Inventory« (CDI); Ettinger et al. 1998]. Die Risikofaktoren dafür liegen in einer Kombination neurologischer, anfallsbedingter, familiärer und persönlichkeitsbedingter Faktoren. Aufmerksamkeitsstörungen und depressive Symptome werden oft übersehen (Dunn u. Austin 1999). Ob subklinische epileptiforme Entladungen neuropsychologische und psychosoziale Funktionen beeinträchtigen und deswegen therapiert werden sollten, wird derzeit diskutiert.

Komorbiditäten psychiatrischer Erkrankungen bei Epilepsie

Von Erwachsenen sind Komorbiditäten psychiatrischer Erkrankungen bei chronischer Epilepsie wohlbekannt. Die Inzidenzen liegen zwischen 20 und 70%. Es sind in der Mehrzahl Depressionen und Dysthymien (zitiert aus Hermann et al. 2000). Dabei ist es nicht die Epilepsie selbst, die Depressionen verursacht, also z. B. Anfallshäufigkeit oder -frequenz, sondern soziodemographische und psychosoziale Probleme sind die Prädiktoren. Die Epilepsie ist also nur erschwerender Kofaktor. In neueren Studien finden sich auch vermehrte Depressionssymptome bei Jugendlichen mit Epilepsie (Dunn et al. 1999). Dabei scheinen Einstellung zur Erkrankung, Krankheitsattribuierung und familiäre Bedingungen die entscheidenden Faktoren zu sein [gemessen mit CDI und »Youth Self Report« (YSR); Dunn et al. 1999]. Als Konversionssymptom auffassbare nichtepileptische Anfälle (Pseudoanfälle) haben zwischen 10 und 25% der Kinder und Jugendlichen, die in Epilepsiezentren zur videogestützten Diagnostik aufgenommen wurden (Andriola u. Ettinger 1999). Nichtepileptische und epileptische Anfälle können auch nebeneinander bestehen. Es ließen sich eine Vielzahl anderer komorbider Störungen aufführen, deren nosologische Trennung von der Epilepsie oft klinisch schwer, unter pragmatischen Gesichtspunkten aber auch nicht immmer notwendig ist. Die kinder- und jugendpsychiatrische Therapie folgt den Richtlinien für die psychiatrische Erkrankung.

! Kinder mit einer Epilepsie haben, abhängig vom Alter und von der Art der Epilepsie, Befürchtungen und Ängste in Bezug auf ihre Erkrankung (▶ s. Kap. 11). Verhaltensprobleme und kognitive Störungen treten bei Kindern mit Epilepsien häufiger auf als bei solchen mit anderen chronischen Erkrankungen oder in der Normalpopulation.

Lennox-Gastaut-Syndrom

Bestimmte Epilepsieformen gehen per se mit intellektueller Retardierung einher. Das bekannteste, wohl aber auch überdiagnostizierteste, ist das Lennox-Gastaut-Syndrom (▶ s. auch Kap. 11). Das Syndrom ist charakterisiert durch (Hirt 1996):
1. diffuse Spike-slow-wave-Komplexe im EEG,
2. tonische Anfälle,
3. mentale Retardierung (nicht von allen anerkannt; Aicardi u. Levy Gomes 1992),
4. atypische Absencen,
5. episodische rasche Rhythmen im NREM-Schlaf,
6. epileptische Staten,
7. atonische Anfälle.

Die ersten fünf Symptome sind für die Diagnosestellung notwendig. Die psychomotorische und mentale Entwicklung ist vor Beginn der Anfälle je nach Autor zwischen 27 und 66% normal (durchschnittlich 45% nach Hirt 1996). Bei den kryptogenen Fällen ist die mentale Entwicklung prämorbid normal. Nach Einsetzen der Anfälle und der typischen EEG-Veränderungen verlangsamt sich die psychomotorische Entwicklung, danach kommt es zum demenziellen Abbau. Acht Jahre nach Krankheitsbeginn sind mehr als drei Viertel der Patienten mental stark beeinträchtigt. Das gilt auch für die Fälle, in denen sich die Epilepsie aus vorheriger Gesundheit heraus entwickelt (kryptogen). Bei den sekundären Fällen mit vorheriger organischer Hirnschädigung ist die mentale Retardierung stärker ausgeprägt. Früher Beginn führt ebenfalls zu stärkerer Schädigung. Die antiepileptische Therapie steht im Vordergrund, sie ist oft sehr schwierig. Ultima Ratio ist die Einstellung auf Felbamat.

Landau-Kleffner-Syndrom

Das Landau-Kleffner-Syndrom ist eine aus normaler Entwicklung heraus entstehende aphasische Störung (s. Kap. 11), die begleitet wird von Spike-slow-wave-Paroxysmen im EEG und generalisierten Anfällen. Die Anfälle können klinisch sehr spät oder auch gar nicht auftreten. Ob die Aphasie als epileptische Aktivität aufzufassen ist (Deonna 1991) oder als gestörte auditorische phonologische Diskrimination (Korkman et al. 1998), kann derzeitig nicht abschließend beantwortet werden. Das Syndrom gehört zur Differenzialdiagnose der Entwicklunsstörungen. Die Behandlung kann mit Kortikostoiden erfolgen (Paquier et al. 1992), kombiniert mit Antiepileptika, bevorzugt wird Valproinsäure, möglich ist aber auch Lamotrigin (Häßler et al. 1999). Als Ultima Ratio wird eine subpiale Transsektion diskutiert (Morrell et al. 1995).

Wirkungen antiepiletptischer Medikamente

Antiepileptische Medikamente greifen generell in den Hirnstoffwechsel ein und haben die verschiedensten Wirkungen. Die stimmungsstabilisierende Wirkung von Valproinsäure, die inzwischen zur Behandlung von Affektpsychosen bei Erwachsenen in Deutschland zugelassen ist, wurde bereits genauso erwähnt wie die valproatinduzierten Enzephalopathien oder der valproatinduzierte Lupus erythematosus. Barbiturate sedieren stark, Gabapentin kann aggressives Verhalten fördern. Einen generellen Überblick zu unerwünschten Wirkungen der Antiepileptika gibt Tabelle 12.8. Von den neueren, vor allem GABAergen Antiepileptika werden die unterschiedlichsten kognitiven Effekte berichtet, die Daten sind allerdings schon für Erwachsene dürftig, für Kinder sind generelle Empfehlungen aufgrund der Datenlage für den Einsatz als Psychopharmaka derzeitig nicht möglich.

Vom Lamotrigin werden bei Kindern mit mentaler Retardierung und Epilepsie sowohl positive als auch negative psychotrope Effekte beschrieben (Ettinger et al. 1998). Die Substanz befindet sich derzeitig in der klinischen Erprobung (Erwachsene) hinsichtlich ihrer stimmungsstabilisierenden Wirkung. Topiramat soll Spastik günstig beeinflussen können.

12.3.4 Andere Ursachen chronischer hirnorganischer Psychosyndrome

Bekannt sind chronische psychische Auffälligkeiten bei vielen chronischen Erkrankungen des Kindes- und Jugendalters. Sie sind jedoch nicht unbedingt spezifischer, oftmals aber reaktiver Natur. Kinder und Jugendliche mit Hirntumoren entwickeln nach Operation und eventueller Bestrahlung und Chemotherapie kognitive und psychosoziale Langzeitfolgen, die spezifischer Diagnostik und Therapie bedürfen. Besonders die schulische Reintegration gestaltet sich oft schwierig (Konrad u. Gauggel 2001). Für den Kinder- und Jugendpsychiater gelegentlich von Bedeutung sind Hypophysenfunktionsstörungen mit Minderwuchs, Schilddrüsenfunktionsstörungen (M. Basedow) und Nebennierenrindenfunktionsstörungen im Sinne eines chronischen endokrinen Psychosyndroms. Diese Kinder weisen aber keine spezifischen psychopathologischen Symptome auf, nur müssen Verhaltensauffälligkeiten oder Entwicklungsretardierungen differenzialdiagnostisch auch unter diesen Gesichtspunkten beurteilt werden.

Morbus Cushing

Unter den Nebennierenrindenfunktionsstörungen ist es der M. Cushing, bei dem bei Erwachsenen, evtl. bei Jugendlichen, kaum aber bei Kindern Störungen des Antriebes und der Stimmung gefunden werden. Das kongenitale adrenogenitale Syndrom geht mit einer genitalen Entwicklungsstörung und Minderwuchs einher, bei Knaben mit einer Pseudopubertas praecox. Im adrenogenitalem Syndrom mit angeborener Nebennierenhypoplasie steigt das Ausmaß reaktiver psychischer Störungen in dem Maße, in dem äußerer Genitalbefund und sekundäre Geschlechtsmerkmale dem »anerzogenen« Geschlecht widersprechen. Bei testikulären Feminisierungen kommt

Tabelle 12.8. **Unerwünschte Wirkungen von Antiepileptika.** (Mod. nach Greenwood 2000)

Medikament	Unerwünschte Wirkung
Phenytoin	Zahnfleischhyperplasie, Hirsutismus, periphere Neuropathie, Hypersensivitätsreaktionen
Barbiturate	Verhaltensstörungen, kognitive Störungen, Dupytren-Kontrakturen, periphere Neuropathien
Suximide	Schluckauf, gastrointestinale Störungen, Sehstörungen
Carbamazepin, Oxcarbamazeoin	Leukopenien, Hauterscheinungen, Mundtrockenheit, Akkomodationsstörungen (in der Einstellungsphase)
Benzodiazepine	Sedierung, Hypersalivation
Valproinsäure	Gewichtsanstieg, endokrinologische Störungen, Tremor, Haarverlust, Thrombozytopenie, hepatische Enzephalopathie, Pankreatitis
Felbamat	Gewichtsverlust, Schlafstörungen, aplastische Anämien (!), Leberstörungen
Gabapentin	Hyperaktivität, Impulskontrollstörungen, fördert aggressives Verhalten bei Kindern
Lamotrigin	Lycll-Syndrom, Stevens-Johnson-Syndrom
Topiramat	Sprachstörungen, Verhaltensstörungen, Nierensteine, Parästhesien, Gewichtsverlust, fraglich kognitive Beeinträchtigungen
Tiagabin	Tremor, emotionale Störungen
Vigabatrin	Gesichtsfelddefekte, Verhaltensstörungen, Schlafstörungen, Depression, Psychosen (Landolt), Hyperaktivität
Zonisamid	Nierensteine, Landolt-Reaktion

es oft zu Störungen der Geschlechtsidentität in oder nach der Pubertät, da die hormonell männlich geprägten Kinder als Mädchen aufgezogen werden.

Klinefelter-Syndrom

Beim Klinefelter-Syndrom handelt es sich um eine relativ häufige Form des primären, hypergonadotropen, männlichen Hypogonadismus. Zytologisch werden typischerweise die Gonosomen XXY gesehen, das Kerngeschlecht ist einfach X-Chromatin-positiv und einfach Y-Chromatin-positiv. Chromosomale Varianten (XXXY, XXYY, XXXYY) gehen mit schwereren Intelligenzminderungen und morphologischen Anomalien z. B. des Skelettsystems einher. Die Träger sind aufgrund des Y-Chromosoms (XXY) phänotypisch männlich, meist überdurchschnittlich groß und mit eunuchoiden Körperproportionen. Die Pubertät kann verspätet einsetzen und geht mit geringeren Ausprägung der sekundären Geschlechtsmerkmale einher. Typisch sind Gynäkomastie und kleine Testes. Überdurchschnittlich häufig sind leichte Intelligenzminderungen, Störungen der Sprachentwicklung und EEG-Veränderungen. Schon in der frühen Kindheit fallen Verhaltensstörungen wie Kontaktscheu, Initiativlosigkeit und aggressive Durchbrüche auf. Primär wirken die Patienten antriebsarm, ängstlich und scheu. Auch ein nicht voll ausgeprägtes Klinefeldter Syndrom kann bei Jugendlichen als vermeintliche Asexualität mit impulsiven Durchbrüchen in Erscheinung treten, was bei der forensischen Begutachtung jugendlicher Sexualstraftäter zu bedenken ist. Therapeutisch empfiehlt sich bei schwerer Ausprägung der psychischen Symptomatik etwa ab dem 14. Lebensjahr eine Behandlung mit Testosteron zur äußeren Virilisierung. Eine ausgeprägte Gynakomastie kann operativ beseitigt werden.

12

12.3.5 Therapie des chronischen hirnorganischen Psychosyndroms nach Entzündung oder Trauma des ZNS

In der Symptomatologie der chronischen Psychosyndrome bei traumatisch und entzündlich geschädigten kindlichen Gehirnen bestehen aufgrund derselben geschädigten Strukturen keine Unterschiede, was eine gemeinsame Abhandlung der Therapie rechtfertigt. In diesem Abschnitt sollen deshalb die spezifischen Symptome und Krankheitsbilder nach SHT oder Entzündung des ZNS besprochen werden, die die speziellen Kenntnisse und Fähigkeiten des Kinder- und Jugendpsychiater verlangen.

! Die Therapie des chronischen Psychosyndroms nach ZNS-Schädigung muss immer drei Bereiche umfassen: Einflussnahme auf die Entwicklung des Kindes, Einflussnahme auf die schulische und berufliche Entwicklung und Einflussnahme auf die familiäre Situation.

Beim Kind kann die Wiederherstellung des prätraumatischen Entwicklungsstandes, die »Rehabilitation«, nicht wie beim Erwachsenen das Ziel der Behandlung, sondern nur eine Durchgangsphase sein. Das Kind soll und muss sich nach einem Unfall weiterentwickeln. Umschriebene neuropsychologische Funktionsstörungen, z. B. solche, die sich aus der Lokalisation der Schädigung ergeben, behindern den Entwicklungsverlauf des betroffenen Kindes in spezifischer Weise. Ohne Therapie stellt sich ein immer deutlicher werdendes Leistungsdefizit ein. Es kommt zu Schwierigkeiten im schulischen, sozialen und emotionalen Bereich, die häufig nicht mehr mit dem mehr oder minder leichten SHT in Verbindung gebracht werden (Benz u. Ritz 1992).

Die Rehabilitation von Kindern und Jugendlichen umfasst immer auch eine Förderung der bis dahin noch nicht entfalteten Entwicklungspotenziale. Es ist also eine »Entwicklungsrehabilitation« (Neuhäuser u. Heubrock 2000) notwendig. Diese Rehabilitation hat folgende Ziele (Weber 1996):

- Erweiterung aktueller Fähigkeiten und Fertigkeiten durch Neulernen,
- Erlernen oder Umlernen behindernder oder schädigender Verhaltensweisen.

Dazu sind verschiedene Ansätze entwickelt worden, eine Übersicht gibt Weber (1996). Inwiefern verhaltensmedizinische Ansätze (Oepen 1999) oder die Anfallsunterbrechung (Dahl 1992), bei der die ersten Vorboten eines Anfalles wahrgenommen werden sollen und versucht wird mit Entspannungsverfahren dagegen anzugehen, wirklich zur Anfallreduzierung führen bzw. einen rehabilitativen Effekt haben, bleibt kontrollierten Studien vorbehalten. Sinnvoll erscheinen verhaltensmedizinische Ansätze wie operante Konditionierung, Selbstkontrolltechniken und externe Verhaltenskontrolle in der Behandlung lokaler Psychosyndrome wie dem Frontalhirnsyndrom, die mit mangelnder Affektkontrolle und Störungen komplexerer Hirnfunktionen einhergehen (Heubrock u. Petermann 1997). Aber auch hier fehlen noch ausreichende empirische Belege.

Zeigen die Kinder vegetative oder somatische Störungen wie z. B. Kopfschmerzen, sind diese verhaltenstherapeutisch und nur selten pharmakologisch zu therapieren. Neuropsychologische Einschränkungen sind mit entsprechenden Trainingsprogrammen zu beüben, was oftmals auch ambulant erfolgen kann.

Den Kinder- und Jugendpsychiater interessieren vor allem affektive, soziale und Verhaltensstörungen, die entweder durch die Hirnschädigung selbst oder durch die Reaktion des Kindes auf die Schädigung und seine diesbezüglichen Verarbeitungsstrategien entstehen. Diese Trennung ist in der Praxis oft nicht möglich, aber auch nicht notwendig. Emotionale oder Anpassungsstörungen infolge von ZNS-Schädigungen leichterer Natur folgen den allgemeinen Behandlungsprinzipien, wie in den entsprechenden Kapiteln dieses Buches beschrieben. Da es kein einheitliches Psychosyndrom nach SHT oder Enzephalitis gibt, richtet sich die Therapie nach der vorgefundenen psychischen Störung oder den neuropsychologischen Ausfällen, also nach der individuellen Störung des Geschädigten.

Affektive Störungen bei Frontalhirnsymptomen verlangen eher eine stimmungsstabilisierende Medikation und soziales Kompetenztraining, depressive Symptome eine stimmungsaufhellende Therapie. Kinder mit neuropsychologischen Störungen bedürfen des spezifischen Trainings oder besonderer Beschulungsformen.

Oft bestehen neben den psychischen Symptomen Werkzeugstörungen wie Aphasien und Apraxien, oder spastische Paresen und Hirnnervenstörungen. Im Sinne eines störungsspezifischen Gesamtkonzeptes steht neben pädagogischen, psychoedukativen, motorisch- und neuropsychologisch-rehabilitativen sowie psychotherapeutischen Interventionen auch die Psychopharmakotherapie. Häufig ist eine »medikamentös unterstützte Psychotherapie« notwendig.

Psychopharmakotherapie und Psychotherapie bzw. Heilpädagogik schließen einander nicht aus, sondern ihr differenzierter Einsatz muss für jeden Patienten ständig kritisch geprüft werden.

Behandlungsmöglichkeiten bei chronischer zerebraler Schädigung (geistiger Behinderung) nach Trauma oder Entzündung

Der Kinder- und Jugendpsychiater wird meist zur Therapie von Unruhezuständen, Jaktationen, Depressivität oder selbst- und fremdverletzendem Verhalten befragt.

Er sollte die modernen Psychopharmaka gezielt verwenden und einen Überblick haben über die psychotherapeutischen Möglichkeiten, die bei schwer organisch hirngestörten Kindern und Jugendlichen eingesetzt werden können.

Medikamentöse Therapieansätze

Auto- und fremgaggressives Verhalten bei Menschen mit geistiger Behinderung, wie auch immer verursacht, stellt in seiner Häufigkeit [aggressives Verhalten 62%, selbstverletzendes Verhalten 25%, aggressives Verhalten 30–55%, davon selbstverletzendes Verhalten (SVV) bei 10–20% aller institutionalisierten Betroffenen; nach Baumeister et al. 1993] und Dramatik nicht nur eine therapeutische Herausforderung dar, sondern oft auch eine Überforderung, auf die restriktiv, bis hin zu freiheitsentziehenden Maßnahmen, reagiert wird. In solch einem Klima können dann Verwahrung und Schadensbegrenzung pflegerisches Handeln dominieren.

Bisherige psychopharmakologische Behandlungen blieben aus pädagogischer Sicht den Beweis ihrer längerfristigen Effizienz hinsichtlich selbstverletzendem Verhalten (SVV) schuldig (Mühl u. Neukäter 1998), auch wenn einzelne Studien durchaus positive Langzeiteffekte mit klassischen Neuroleptika hinsichtlich der Beeinflussung expansiver Verhaltensstörungen nachweisen konnten (Häßler 1998). Wohl wissend um die Unspezifität von Neuroleptika bei der Behandlung von SVV gibt es immer wieder Berichte, die deren Wirksamkeit bestätigen (Hassler u. Fegert 1999). Insbesondere Zuclopenthixol, ein mittelpotentes Neuroleptikum aus der Thioxanthengruppe mit einem Piperazinring als Seitenkette, erwies sich, insbesondere auch hinsichtlich seiner Langzeitwirkung auf expansive Verhaltensstörungen bei Menschen mit geistiger Behinderung, als äußerst wirksam (Häßler 1998). Es liegen auch positive Erfahrungsberichte zum Einsatz von Risperidon und Pipamperon vor (Häßler u. Fegert 1999).

Besteht gleichzeitig neben expansiven Verhaltensstörungen mit selbst- und fremdverletzendem Verhalten eine Epilepsie, ist die Indikation für die Einstellung auf Valproinsäure oder Lamotrigin, deren verhaltensmodifizierende und stimmungsstabilisierende Potenzen bekannt sind, zu prüfen. Für Erwachsene beschrieben Kant et al. (1998) einen günstigen Effekt von Sertralin auf aggressives Verhalten von Patienten nach SHT und bezogen die Einflussnahme auf den serotoninergen Stoffwechsel.

Tabelle 12.9 schlägt Psychopharmaka für bestimmte Indikationen vor. Die meisten Depotneuroleptika sind für Kinder unter 12 Jahren nicht zugelassen, alle Neuroleptika setzen die Krampfschwelle herab. Sie machen müde, verursachen extrapyramidalmotorische Störungen (EPMS), einige auch depressive Symptome. Die Langzeiteinnahme von Risperidon führt bei vielen Kindern zu Gewichtszunahmen.

Die selektiven Serotoninwiederaufnahmehemmer haben deutlich weniger Nebenwirkungen im Vergleich zu den trizyklischen Antidepressiva.

Die angegebenen Dosierungen sind wiederum nur Richtwerte, sie müssen dem Alter und dem Körpergewicht angepasst werden. Die Aufklärungspflicht ist eine Selbstverständlichkeit (Fegert 2000).

Nichtmedikamentöse Therapieansätze

Die Grundsätze nichtmedikamentöser Therapieformen schwerer Residualzustände nach SHT oder Enzephalitis entsprechen denen geistiger Behinderungen anderer Genese (Stoffwechselstörungen, genetische Defekte, idiopathisch). Oftmals befinden sich die schwer geschädigten Kinder in entsprechenden Pflegeeinrichtungen, weshalb der Arbeit mit dem Team große Bedeutung zukommt. Kinder mit nur leichten posttraumatischen Störungen sind selbstverständlich zu Hause integriert, ihre psychischen Störungen nach dem Trauma, ob primär oder reak-

Tabelle 12.9. **Psychopharmakotherapie bei chronischem hirnorganischen Psychosyndrom**

Indikation	Psychopharmakotherapie
Impulskontrollstörungen mit fremdaggressivem Verhalten; erethische Unruhe	**Akut:** Zuclopenthixol (Ciatyl-Z Acuphase 50–100 mg i. m.) oder Fluphenazin (Dapotum acutum 10–20 mg i.m.) **Chronisch:** Pipamperon (Dipiperon 3-mal täglich 1–6 mg/kg KG Saft) Risperidon (Risperdal bis 3-mal 2 mg/Tag) Depotneuroleptika, z. B. Zuclopenthixoldecanoat (50–100 mg i. m. alle 14 Tage)
Selbstverletzendes Verhalten (SSV)	Zuclopenthixol (Ciatyl-Z 2–40 mg/Tag) Risperidon (Risperdal bis 3-mal 2 mg/Tag)
Jaktationen, repetitives stereotypes Verhalten	Risperidon (Risperdal bis 3-mal 2 mg/Tag) Levomepromazin (Neurocil 30–50 mg/Tag) Zuclopenthixol (Ciatyl-Z 2–40 mg/Tag)
Gereiztheit, Affektlabilität, Impulskontrollstörungen	Carbamazepin (z. B. Timonil bis 600 mg/Tag) Risperidon (Risperdal bis 3-mal 2 mg/Tag) Lamotrigin (Lamictal bis 150 mg/Tag) Lithium (Hypnorex retard 1–2 Tbl. /Tag)
Depressive Symptome	Citalopram (Cipramil 20 mg/Tag) Sertralin (z. B. Zoloft bis 100 mg/Tag)

tiv, werden mit denselben Verfahren behandelt. Die kognitive neuropsychologische Rehabilitation kann durchaus auch ambulant erfolgen (Pothmann et al. 1995).

In den nächsten Abschnitten wird jedoch mehr auf die schweren Defektzustände im Sinne einer resultierenden geistigen Behinderung eingegangen, da die neuropsychologischen Ausfälle Gegenstand der spezifischen Rehabilitation sind und andere kinder- und jugendpsychiatrische Entitäten nach SHT wie z. B. ADHD in den entsprechenden Kapiteln dieses Buches nachzulesen sind.

Sonder- und Heilpädagogik

In erster Linie kommt es auf die Lebens- und Entwicklungsbedürfnisse der jeweils betroffenen Kinder an, wobei die Tendenz weg von einer defizit- und hin zu einer entwicklungsorientierten Sichtweise geht. Dabei stellen Schule, Wohnen, Freizeit und Beschäftigung die jeweiligen Lebensfelder dar, die wiederum nicht ohne Einfluss auf das situative und persistierende individuelle Verhalten sind. In ein Gesamtbetreuungskonzept sollten somit institutskritische Reflexionen, auch in Bezug auf Beziehungsqualitäten einfließen.

Die Förderung basiert sowohl auf pädagogischen Konzepten, als auch auf Anteilen, die in der Förderpflege realisiert werden. Die Erkenntnisse einer basalen Pädagogik auf die Bereiche der Förderpflege und der ästhetischen Erziehung werden bei schwerst geistig Geschädigten angewendet (Tabelle 12.10).

Je nach Bedarf lassen sich die Ansätze der basalen Pädagogik um spielerisch kreative, sensomotorische und logopädische Förderung erweitern bzw. ergänzen.

! Als ein Grundprinzip gilt, dass Maßnahmen umso effektiver sind, je eher sie einsetzen. Damit beugt man dem Einschleifen inadäquater Verhaltensmuster vor, vermittelt positive Lernerfahrungen und gibt sowohl den Eltern als auch dem betroffenen Kind das Gefühl einer kompetenten Unterstützung.

Angepasst an Alter und Entwicklungsstand sollten also so früh wie möglich Fördermaßnahmen und Früherziehung

Tabelle 12.10. **Basale Pädagogik**

	Form	Ziel	Methode
Basale Stimulation	Der Sinnesempfindungen, der Motorik	Entfaltung der Wahrnehmungs möglichkeiten, der sinnlichen Erkenntnis	Kreativtherapie, Ergotherapie
Basiskommunikation	Intensive Zuwendung, Körperkontakt- nonverbale Kommunikation, Sprache	Selbsterfahrung, Sozialerfahrung, emotionale Fundierung, Beziehungsgestaltung	Bewegungstherapie, Snoozeln

in enger Kooperation mit den Eltern nach entsprechender Aufklärung zum Zuge kommen. Lernziele, die den individuellen Voraussetzungen des Geschädigten und den Sozialisationsbedingungen in seiner Familie bzw. seinem Umfeld nach dem Trauma Rechnung tragen, sollten sich auf alle Lernfelder, wie Häuslichkeit bzw. Familie, Institution, Schule, Fördereinrichtung, Freizeit bzw. Spiel erstrecken, um Handlungs- und Alltagsbezogenheit zu garantieren. In einem Gesamtbehandlungsplan muss auch die künftige Lebensgestaltung berücksichtigt werden. Eine Hierarchisierung der angestrebten Lernziele wird dabei unumgänglich sein.

Zahlreiche Lernprogramme beziehen sich auf Selbsthilfefertigkeiten, Essverhalten, Konzentration, einfache und komplexe soziale Fähigkeiten, Sprache, Sexualität etc. Psychotherapeutische Bemühungen zielen dagegen auf die Behandlung von psychopathologischen Symptomen und Verhaltensstörungen, von denen aggressives selbstverletzendes sowie stereotypes und destruktives Verhalten die höchsten Prävalenzraten aufweisen.

Verhaltenstherapie

In der Praxis sind die durchaus berechtigten, meistens theoretisch begründeten Unterschiede zwischen sonderpädagogisch geprägtem Neulernen und verhaltenstherapeutisch ausgerichtetem Umlernen bzw. Verlernen (Verhaltensmodifikation) von geringer Relevanz, da es einerseits fließende Übergänge gibt, pädagogisches Handeln kann auch therapeutisch sein, wenn es um das Neulernen alternativer Verhaltensmuster bei Stereotypien und fremd- bzw. autoaggressiven Tendenzen geht, und andererseits sowohl pädagogische als auch therapeutische Arbeitstechniken auf lerntheoretischen Gesetzen des klassischen und operanten Konditionierens basieren. Für hirngeschädigte Kinder ist es wichtig, dass sie basale Alltagsdinge wie Toilettengang, Anziehen und Ausziehen, selbstständiges Essen oder selbstständiges Waschen behrrschen. Aggressives und selbstverletzendes Verhalten muss notfalls unter medikamentöser Stützung mit Dekonditionierung bis hin zu Aversionstherapien behandelt werden.

Kreativtherapien

Bei geistiger Behinderung, egal welcher Ursache, bestimmen oftmals pflegerische Maßnahmen weitestgehend die betreuerischen Aktivitäten, was einer Aufbewahrung näher kommt als einer entwicklungsfördernden Atmosphäre. Um den von Essenszeiten dominierten Alltag zu durchbrechen und ihn um ein Stück Lebensqualität zu erweitern, eignen sich besonders kreativtherapeutische Ansätze, da sie jeder individuellen Voraussetzung angepasst werden können.

Kreativtherapie umfasst verschiedene Gebiete, in denen der einzigartige, individuelle kreative Prozess, der gekennzeichnet ist durch die Widerspiegelung und die Auseinandersetzung mit der Realität therapeutisch, d. h. zur Veränderung in Hinblick auf ein bestimmtes zu erreichendes Ziel genutzt wird. Zu diesen Gebieten gehören Kunst, Drama/Theater, Spiel, Musik und Tanz. Es kommt dabei nicht immer und vor allem nicht vordergründig auf Verhaltensänderung, sondern auch auf Bewusstmachung und kognitive Umstrukturierung des Erlebten an. Kreativität darf nicht mit Kunst gleichgesetzt werden und nicht Kunst als Ziel haben, auch wenn künstlerische und ästhetische Elemente einfließen.

Kunsttherapie

In der Kunsttherapie geht es um den Einsatz von bildnerischem Material: Bleistift und Papier, Tinte, Farbe, Holz, Metall, Ton etc., d. h. Material mit dem man sich ausdrücken kann, indem man damit Formen gestaltet. Materialgebrauch und Formgebung stehen in unmittelbarem Zusammenhang mit dem Akteur, seinen Fähigkeiten und Fertigkeiten, seiner Stimmung, seinen Konflikten etc.

Gegenüber anderen Therapien besitzt die Kunsttherapie durch die geschaffenen Produkte den Vorteil einer objektiveren Prozessbeurteilung, der wiederholbaren Identifikation mit der eigenen Kreativität bzw. Leistung und damit der vorzeigbaren Selbstbestätigung und Selbstaufwertung. Nicht selten ist »Kunst« die Brücke in die außerinstitutionelle Welt, ein integrierendes Medium, durch welches Aufmerksamkeit und Verständnis erzielt werden kann.

Tretter berichtete 1995, dass durch den Einsatz der Kunsttherapie u. a. eine Reduktion der Medikamentendosis, prosoziales Verhalten im unmittelbaren Anschluss an die Kunstprojekte, eine Abnahme des mittleren Aggressionsniveaus, mehr Eigeninitiative und eine psychische Stabilisierung erzielt werden konnten. Alle diese Wirkeffekte lassen sich auch uneingeschränkt als Ziele in der Betreuung und Behandlung von Menschen mit geistiger Behinderung formulieren.

Dramatherapie

Drama hat seinen Ursprung im Griechischen und bedeutet frei übersetzt »handeln«. Eine Therapie, die auf »Handeln« basiert, ist eine Therapie der Aktion, des aktiven Gestaltens bzw. Ausdrückens. Im täglichen Leben drücken wir uns nicht nur mit Worten aus, sondern auch durch Mimik, Gestik, Körperhaltung, Bewegung bzw. Bewegungsabläufe = Aktion. Die Dramatherapie nutzt jegliche Art von Aktion und Aktivität im Interesse eines diagnostischen und therapeutischen Prozesses. Sie ist somit eine enorm alltagsnahe, flexible und kreative Methode und hat einen festen Platz im psychotherapeutischen und auch pädagogisch orientierten Behandlungs- und Förder- bzw. Trainingsrepertoire erobert. Auch wenn Dramatherapie bei Menschen mit geistiger Behinderung ein noch randständiges Spezialgebiet ist, scheint diese Therapieform gerade für diese Klientel, welche Schwierigkeiten in der verbalen Kommunikation hat und sich größtenteils über nicht sprachgebundene Mittel ausdrückt, prädestiniert zu sein. Andererseits muss in der Dramatherapie geistig Geschädigter berücksichtigt werden, dass diese häufig in ihrer Wahrnehmung eingeschränkt sind und herausfordernde Verhaltensmuster wie Stereotypien, Unruhe, impulsive und aggressive Durchbrüche bieten.

Musiktherapie

Musiktherapie ist eine lustbetonte psychotherapeutische Behandlungsform, die sich am ehesten symptom- bzw. störungsspezifisch einsetzen lässt.

Nach Brückner (1992) können vier allgemeingültige Ziele formuliert werden.

1. Aktivierung und Auslösung sozialkommunikativer Prozesse durch nonverbale Handlungen. Die nonverbalen Handlungsabläufe werden durch das anschließende Gespräch bzw. Spiel zur Ermöglichung einer Verhaltenskorrektur bewusst gemacht.
2. Aufbau von Verhaltensweisen, die das Umgehenlernen mit psychovegetativen Fehlspannungen und psychischen Fehlverhaltensweisen beinhalten.
3. Aktivieren und Auslösen von Emotionen und deren Bewusstmachung durch die Auseinandersetzung mit inneren und äußeren Konflikten.
4. Entwicklung von ästhetischer Erlebnisfähigkeit und Anbahnung von musischen Interessen, die eine harmonische Persönlichkeitsentfaltung fördern.

Diese allgemeinen Ziele sind natürlich nur bedingt auf die Behandlung von Menschen mit geistiger Behinderung anwendbar. Bei Menschen mit einer geistigen Behinderung sollte ein handlungsorientiertes Musiktherapiekonzept bevorzugt werden. Signifikante Verhaltensänderungen spiegeln sich insbesondere in einer allgemeinen Abnahme der Aggressivität, deren Verschiebung von der tätlichen auf die verbale Ebene, in verbesserten, d. h. alternativen Lösungsvorschlägen, in der Spannungsregulierung, einer gestiegenen Selbstreflexion und einem gewachsenen Selbstvertrauens wider.

Auswahl eines geeigneten Verfahrens

Zusammenfassend kommt es nicht darauf an, möglichst viele Verfahren bei einem Patienten einzusetzen, sondern nach dessen Fähigkeiten eine Auswahl zu treffen, die im Verlaufe der Therapie kritisch hinterfragt werden sollte und evtl. erweitert werden kann. Alle Verfahren sind nach lerntheoretischen Prinzipien aufgebaut, d. h. es erfolgt ein hierarchisches Stufensystem vom geringen bis zum erheblichen Schwierigkeitsgrad.

Jede Behandlungsintervention bedarf einer klaren Indikationsstellung, einer umfassenden, in der Regel mehrzeitigen Diagnostik unter Einbeziehung des Umfeldes und sollte störungsspezifisch unter Berücksichtigung entwicklungsdynamischer Aspekte auf Zielsymptome ausgerichtet sein. Bei einem mehrdimensionalen multiprofessionalen Ansatz kommt es auch auf das kritische Hinterfragen der Effektivität einzelner Behandlungsbausteine im Sinne einer Therapieevaluierung an.

> **Fazit für die Praxis**
> Hirnorganische Psychosyndrome treten häufiger auf als angenommen wird. Ihre Ursachen können offensichtlicher Natur sein, aber auch eine intensive Diagnostik verlangen. Auch bei Fällen, die auf den ersten Blick kaum therapierbar erscheinen, sollten wir nie die Hoffnung verlieren. Immer wieder wird man überrascht von der Reorganisationsfähigkeit des kindlichen Gehirns.

Literatur

Adler LE et al. (1982) Psychosis associated with clonidine withdrawal. Am J Psychiatry 139/1:110–112

Aicardi J, Levy Gomes A (1992) Clinical and electroencephalographic symptomatology of the 'genuine' Lennox-Gastaut syndrome and its differentiation from other forms of epilepsy of early childhood. Epilepsy Res Suppl 6:185–193

Andriola MR, Ettinger AB (1999) Pseudoseizures and other nonepileptic paroxysmal disorders in children and adolescents. Neurology 53/5:S89–S95

Bastani JB, Troester MM, Bastani AJ (1996) Serotonin syndrome and fluvoxamine: a case study. Nebr Med J 81/4:107–109

Baumeister AA, Todd ME, Sevin JA (1993) Efficacy and specificity of pharmacological therapies for behavioral disorders in persons with mental retardation. Clin Neuropharmacol 16/4:271–294

Belter RW, Foster KY, Imm PS (1996) Convergent validity of select scales of the MMPI and the Achenbach Child Behavior Checklist-Youth Self-report. Psychol Rep 79(3, Pt 2):1091–1100

Benkert O, Hippius H (1996) Psychiatrische Pharmakotherapie. Springer, Berlin Heidelberg New York

Benz B, Ritz A (1992) Neuropsychologische Spätfolgen bei Kindern und Jugendlichen nach zerebralen Läsionen. In: Lischka A, Bernet G (Hrsg) Aktuelle Neuropädiatrie. Ciba-Geigy, Wehr, S 125–131

Berger M (Hrsg) (1998) Psychiatrie und Psychotherapie. Urban & Schwarzenberg, München Wien Baltimore

Berlit P, Storch-Hagenlocher B (1993) Giant cell arteritis. In: Berlit P, Moore PM (eds) Vasculitis, rheumatic disease and the nervous system. Springer, Berlin Heidelberg New York, pp 33–40

Bitsch A (1995) Epstein-Barr-Virus. In: Prange H (Hrsg) Infektionskrankheiten des ZNS. Chapman & Hall, London Glasgow Weinheim New York Tokyo Melbourne Madras, S 47–52

Bleuler M (1954) Endokrinologische Psychiatrie. Thieme, Stuttgart

Bluestein HG (1993) Neuropsychiatric disorders in systemic lupus erythematosus. In: Berlit P, Moore PM (eds) Vasculitis, rheumatic disease and the nervous system. Springer, Berlin Heidelberg New York, pp 59–64

Bonhoeffer K (1917) Die exogenen Reaktionstypen. Arch Psychiatr Nervenkr 58 (Heft 1–3)

Börner T (1995) Arboviren. In: Prange H (Hrsg) Infektionskrankheiten des ZNS. Chapman & Hall, London Glasgow Weinheim New York Tokyo Melbourne Madras, S 61–74

Bosma GP et al. (2000) Evidence of central nervous system damage in patients with neuropsychiatric systemic lupus erythematosus, demonstrated by magnetization transfer imaging. Arthritis Rheum 43/1:48–54

Bottlender R et al. (2000) Maniforme Switchereignisse als komplizierende Aspekte der antidepressiven Therapie. Psychopharmakotherapie 3:125–129
Bredkjaer SR, Mortensen PB, Parnas J (1998) Epilepsy and non-organic non-affective psychosis. National epidemiologic study. Br J Psychiatry 172:235–238
Brückner J (1992) Musiktherapie für Kinder. Springer, Berlin Heidelberg New York
Bruetsch WL (1939) Chronische und rheumatische Gehirnerkrankung als Ursache von Geisteskrankheiten. Eine klinisch-anatomische Studie. Z Neurol 166:4
Bryant KA, Marshall GS (2000) Clinical manifestations of tick-borne infections in children. Clin Diagn Lab Immunol 7/4:523–527
Calabrese JR et al. (1998) Clinical studies on the use of lamotrigine in bipolar disorder. Neuropsychobiology 38/3:185–191
Chefetz RA (2000) Memory, pain, agitation, and dissociation [In Process Citation]. Psychiatry 63/1:18–22
Chen CC et al. (1999) Psychiatric co-morbidity among male heroin addicts: differences between hospital and incarcerated subjects in Taiwan. Addiction 94/6:825–832
Cizman M et al. (1999) Severe forms of tick-borne encephalitis in children. Wien Klin Wochenschr 111/12:484–487
Dahl J (1992) Epilepsy. A behavior medicine approach to assessment and treatment in children. Hogrefe & Huber, Seattle
Dalmau A, Bergman B, Brismar B (1999) Psychotic disorders among inpatients with abuse of cannabis, amphetamine and opiates. Do dopaminergic stimulants facilitate psychiatric illness? Eur Psychiatry 14/7:366–371
Demb HB, Nguyen KT (1999) Movement disorders in children with developmental disabilities taking risperidone [letter]. J Am Acad Child Adolesc Psychiatry 38/1:5–6
Deonna TW (1991) Acquired epileptiform aphasia in children (Landau-Kleffner syndrome). J Clin Neurophysiol 8/3:288–298
Devinsky O et al. (1995) Postictal psychosis: a case control series of 20 patients and 150 controls. Epilepsy Res 20/3:247–253
Dunn DW, Austin JK (1999) Behavioral issues in pediatric epilepsy. Neurology 53/5: S96–S100
Dunn DW, Austin JK, Huster GA (1999) Symptoms of depression in adolescents with epilepsy. J Am Acad Child Adolesc Psychiatry 38/9:1132–1138
Ettinger AB et al. (1998) Positive and negative psychotropic effects of lamotrigine in patients with epilepsy and mental retardation. Epilepsia 39/8:874–877
Ettinger AB et al. (1998) Symptoms of depression and anxiety in pediatric epilepsy patients [see comments]. Epilepsia 39/6:595–599
Fallon BA et al. (1998) The underdiagnosis of neuropsychiatric Lyme disease in children and adults. Psychiatr Clin North Am 21/3: 693–703, viii
Fegert JM (2000) Erweiterte Aufklärungspflicht. Dtsch Ärztebl 97/1–2: B25–B27
Felgenhauer K, Reiber H (1992) The diagnostic significance of antibody specificity ndices in multiple sclerosis and herpes virus induced diseases of the nervous system. Clin Investig 70/1:28–37
Fieschi C et al. (1998) Central nervous system vasculitis. J Neurol Sci 153/2:159–171
Garza MB, Osterhoudt KC, Rutstein R (2000) Central anticholinergic syndrome from orphenadrine in a 3 year old. Pediatr Emerg Care 16/2:97–98
Geiger KD et al. (1997) Interferon-gamma protects against herpes simplex virus type 1-mediated neuronal death. Virology 238/2: 189–197
Gerring JP et al. (1998) Premorbid prevalence of ADHD and development of secondary ADHD after closed head injury. J Am Acad Child Adolesc Psychiatry 37/6:647–654
Golden RN et al. (1989) Psychoses associated with propranolol withdrawal. Biol Psychiatry 25/3:351–354
Göllnitz G (1992) Neuropsychiatrie des Kindes- und Jugendalters, 5. Aufl. Fischer, Jena
Grados MA et al. (2001) Depth of lesion model in children and adolescents with moderate to severe traumatic brain injury: use of SPGR MRI to predict severity and outcome. J Neurol Neurosurg Psychiatry 70/3:350–358
Graham ID (1996) Neuropathology of head injury. In: Narayan RK, Wilberger JE, Povlishock JT (eds) Neurotrauma. McGraw-Hill, New York, pp 43–59
Greenberg DB, Carey RW (1984) The cost of surviving thrombotic thrombocytopenic purpura: case report. J Clin Psychiatry 45/11:477–479
Greenwood RS (2000) Adverse effects of antiepileptic drugs. Epilepsia 41 [Suppl 2]:S42–S52
Hahn CD et al. (2000) Acute disseminated encephalomyeltis: clinical features, response to steroid therapy and associated infectious pathogens in 15 children. Neurology 54 [Suppl 3]:A431–A432
Hamer HM et al. (2000) Valproate-induced hyperammonemic encephalopathy in the presence of topiramate. Neurology 54/1: 230–232
Häßler F (1998) Psychopharmakotherapie bei geistig Behinderten. Psychopharmakotherapie 5:76–80
Häßler F et al. (1999) Treatment of Landau-Kleffner syndrom with lamotrigine – two cases. (Vortrag gehalten auf der X. Tagung Biologische Kinder- und Jugendpsychiatrie, Jena)
Häßler F, Fegert JM (1999) Psychopharmacological therapy of self-injurious behavior in mentally retarded individuals. Nervenarzt 70/11:1025–1028
Hermann BP, Seidenberg M, Bell B (2000) Psychiatric comorbidity in chronic epilepsy: identification, consequences, and treatment of major depression. Epilepsia 41 [Suppl 2]: S31–S41
Hermle L et al. (1992) Mescaline-induced psychopathological, neuropsychological, and neurometabolic effects in normal subjects: experimental psychosis as a tool for psychiatric research. Biol Psychiatry 32[11]:976–991
Hess A et al. (1999) Borrelia burgdorferi central nervous system infection presenting as an organic schizophrenialike disorder. Biol Psychiatry 45/6:795
Heubrock D, Petermann F (1996) Psychometrische Diagnostik von Entwicklungsstörungen. Kindh Entw 5:19–23
Heubrock D, Petermann F (1997) Verhaltenstherapie in der Klinischen Neuropsychologie.2 Verhaltensanalyse und Verhaltensmodifikation eines Patienten mit traumatisch erworbenem Frontalhirn-Syndrom. Verhaltenstherapie 7:204–215
Heubrock D, Petermann F (2000) Lehrbuch der Klinischen Kinderneuropsychologie. Hogrefe, Göttingen Bern Toronto Seattle
Hill VA, Hepburn NC (1998) Sertraline associated discoid lupus erythematosus-like eruption [letter]. J R Army Med Corps 144/2:109–110
Hirt HR (1996) Nosology of Lennox-Gastaut syndrome. Nervenarzt 67/2:109–122
Hollweg M, Kapfhammer MP (1996) Paranoid psychosis after treatment with the antibiotic ofloxacin. Psychiatr Prax 23/5:251
Huber G (1988) Körperlich begründbare psychische Störungen bei Hirntumoren. In: Kisker KP et al. (Hrsg) Psychiatrie der Gegenwart, Bd 6. Springer, Berlin Heidelberg New York , S 233–238
Huffmann G (1993) Neuropsychiatrische Syndrome bei nephrologischen Erkrankungen. Nervenheilkunde 12:121–123
Iivanainen M, Savolainen H (1983) Side effects of phenobarbital and phenytoin during long-term treatment of epilepsy. Acta Neurol Scand Suppl 97:49–67
Imai S et al. (1993) Epstein-Barr virus genomic sequences and specific antibodies in cerebrospinal fluid in children with neurologic complications of acute and reactivated EBV infections. J Med Virol 40/4:278–284
Ito Y et al. (1998) Polymerase chain reaction-proved herpes simplex encephalitis in children. Pediatr Infect Dis J 17/1:29–32

Kant R, Smith-Seemiller L, Zeiler D (1998) Treatment of aggression and irritability after head injury. Brain Inj 12/8:661–666

Kaposi MK (1872) New findings in lupus erythematosus. Arch Dermatol Syph 4:36

Kastrup O, Maschke M, Diener HC (2000) Arzneimittel-Nebenwirkungen am Zentralnervensystem. Arzneimitteltherapie 8:240–249

zKauffman RE (1980) Reye's syndrome and salicylate use. By Karen M, Starko MD et al. Pediatrics 66:859–864; and National patterns of aspirin use and Reye syndrome reporting, United States, 1980 to 1985. By Janet B. Arrowsmith et al. Pediatrics 1987, 79:858–863. Pediatrics 1998, 102(1, Pt 2):259–262

Keidel M, Poremba M (1998) Schädel-Hirn-Traumata. In: Brandt T, Dichgans J, Diener HC (Hrsg) Therapie und Verlauf neurologischer Erkrankungen. Kohlhammer, Stuttgart Berlin Köln, S 569–586

Kieslich M, Jacobi G (1995) Posttraumatische zerebrale Frühanfälle – Inzidenz, Ausprägung und Bedeutung. In: Gross-Selbeck G (Hrsg) Aktuelle Neuropädiatrie. Ciba-Geigy, Wehr, S 392–396

Kleinpeter U (1992) Langzeitverläufe nach Schädel-Hirn-Trauma im Kindesalter. In: Lischka A, Bernert G (Hrsg) Aktuelle Neuropädiatrie. Ciba-Geigy, Wehr, S 151–158

Kluger G et al. (1999) Spätfolgen nach Herpesenzephalitis: neuroradiologische, neurologische und neuropsychologische Befunde bei 20 Kindern. In: Millner M (Hrsg) Aktuelle Neuropädiatrie. Novartis, Nürnberg, S 67–72

Koelfen W et al. (1994) Langzeitprognose von Kindern mit einer viralen Enzephalitis – Neurologische, neuropsychologische und kernspintomographische Befunde. In: Rating D (Hrsg) Aktuelle Neuropädiatrie. Ciba-Geigy, Wehr, S 467–472

Konrad K, Gauggel S (2001) Eine Übersicht über kognitiv, behaviorale und psychosoziale Langzeitfolgen nach pädiatrischen Hirntumoren. Kindh Entw 10/2:78–86

Korkman M et al. (1998) Neuropsychological characteristics of five children with the Landau-Kleffner syndrome: dissociation of auditory and phonological discrimination. J Int Neuropsychol Soc 4/6:566–575

Kornhuber J, Weller M (1994) Neuroleptic malignant syndrome. Curr Opin Neurol 7/4:353–357

Kraus JF et al. (1984) The incidence of acute brain injury and serious impairment in a defined population. Am J Epidemiol 119/2:186–201

Kraus JF, McArthur DL (1996) Epidemiologic aspects of brain injury. Neurol Clin 14/2:435–450

Kraus JF, McArthur DL, Silberman TA (1994) Epidemiology of mild brain injury. Semin Neurol 14/1:1–7

Kyllerman M et al. (1996) Transient psychosis in a girl with epilepsy and continuous spikes and waves during slow sleep (CSWS). Eur Child Adolesc Psychiatry 5/4:216–221

Lai NS, Lan JL (2000) Evaluation of cerebrospinal anticardiolipin antibodies in lupus patients with neuropsychiatric manifestations [In Process Citation]. Lupus 9/5:353–357

Lang C (1993) Neurologische und psychiatrische Manifestationen bei gastroenterologischen Erkrankungen. Nervenarzt 12:104–109

Lange-Cosack H et al. (1979) Spätfolgen nach Schädel- Hirntraumen im Säuglings- und Kleinkindalter (1.–5. Lebensjahr). Neuropädiatrie 10:105–127

Lange-Cosack H, Tepfer G (1973) Das Hirntrauma im Kindes- und Jugendalter. Springer, Berlin Heidelberg New York

Lanthier S et al. (2001) Isolated angiitis of the CNS in children. Neurology 56/7:837–842

Laufs A (2000) Nicht der Arzt allein muss bereit sein, das Notwendige zu tun. zNJW 24:1757–1769

Lauterbach EC (1998) Catatonia-like events after valproic acid with risperidone and sertraline. Neuropsychiatry Neuropsychol Behav Neurol 11/3:157–163

Lee HS et al. (2000) Red ear(s) syndrome associated with child neuropsychiatric systemic lupus erythematosus. Lupus 9/4:301–303

Lehmkuhl G, Melchers P (2001) Psychische und neuropsychologische Folgen von Schädel-Hirn-Traumen im Kindesalter. Kindh Entw 10/2:70–77

Lehmkuhl G, Thoma W (1989) Is there a specific cerebral organic psychosyndrome following craniocerebral trauma in childhood and adolescence? Neuropsychological and psychopathologic results. Nervenarzt 60/2:106–114

Lempp R (1970) Frühkindliche Hirnschädigung und Neurose. Huber, Bern Stuttgart Wien

Lenard HG (1997) Traumatische Schäden am zentralen Nervensystem. In: Reinhardt D (Hrsg) Therapie der Krankheiten im Kindes- und Jugendalter. Springer, Berlin Heidelberg New York

Leuzzi V et al. (1999) Childhood demyelinating diseases with a prolonged remitting course and their relation to Schilder's disease: report of two cases [letter]. J Neurol Neurosurg Psychiatry 66/3:407–408

Levinson DF, Devinsky O (1999) Psychiatric adverse events during vigabatrin therapy. Neurology 53/7:1503–1511

Liaw SB, Shen EY (1991) Alice in Wonderland syndrome as a presenting symptom of EBV infection. Pediatr Neurol 7/6:464–466

Link J et al. (1997) Distinct central anticholinergic syndrome following general anaesthesia. Eur J Anaesthesiol 14/1:15–23

Logar M et al. (2000) Comparison of the epidemiological and clinical features of tick-borne encephalitis in children and adults [see comments]. Infection 28/2:74–77

Longhurst JG, Boutros NN, Bowers MB (1997) Cannabis-induced chronic psychosis: an underacknowledged disorder? [letter; comment]. Aust N Z J Psychiatry 31/2:304–305

Mann K, Günthner A (1999) Suchterkrankungen. In: Berger M (Hrsg) Psychiatrie und Psychotherapie. Urban & Schwarzenberg, München Wien Baltimore, S 345–403

Marton R et al. (1995) Mild form of acute herpes simplex encephalitis in childhood. Brain Dev 17/5:360–361

Max JE et al. (1998a) Traumatic brain injury in children and adolescents: psychiatric disorders at one year. J Neuropsychiatry Clin Neurosci 10/3:290–297

Max JE et al. (1998b) Posttraumatic stress symptomatology after childhood traumatic brain injury. J Nerv Ment Dis 186/10:589–596

McElroy SL et al. (2000) Open-label adjunctive topiramate in the treatment of bipolar disorders. Biol Psychiatry 47/12:1025–1033

Merkelbach S, Sittinger H, Müller M (2000) Cognitive outcome after bacterial meningitis. Acta Neurol Scand 102:118–123

Miller WI (1988) Phenytoin chronic toxicity and associated psychosis [letter]. Drug Intell Clin Pharm 22/12:1003–1004

Minns RA, Valentine D (1994) Psychosis or epilepsy–a diagnostic and management quandary. Seizure 3 [Suppl A]:37–39

Miyamoto T, Kohsaka M, Koyama T (2000) Psychotic episodes during zonisamide treatment. Seizure 9/1:65–70

Moore PM (1993) Isolated angiitis of the CNS. In: Berlit P, Moore PM (eds) Vasculitis, rheumatic disease and the nervous system. Springer, Berlin Heidelberg New York, pp 52–58

Mordecai D et al. (2000) Case study: suprasellar germinoma presenting with psychotic and obsessive-compulsive symptoms. J Am Acad Child Adolesc Psychiatry 39/1:116–119

Morrell F et al. (1995) Landau-Kleffner syndrome. Treatment with subpial intracortical transection. Brain 118(Pt 6):1529–1546

Mouridsen SE, Rich B, Isager T (1999) Epilepsy in disintegrative psychosis and infantile autism: a long-term validation study. Dev Med Child Neurol 41/2:110–114

Mühl H, Neukäter H (1998) Pädagogoische Umgang bei Menschen mit selbstverletzendem Verhalten und geistiger Behinderung. Kindh Entw 7:93–98

Nasr JT, Andriola MR, Coyle PK (2000) ADEM: literature review and case report of acute psychosis presentation. Pediatr Neurol 22/1:8–18

Nau R (1995a) Tuberkulöse Meningitis. In: Prange H (Hrsg) Infektionskrankheiten des ZNS. Chapman & Hall, London Glasgow Weinheim New York Tokyo Melbourne Madras, S 205–220
Nau R (1995b) Hirnabszess. In: Prange H (Hrsg) Infektionskrankheiten des ZNS. Chapman & Hall, London Glasgow Weinheim New York Tokyo Melbourne Madras, S 221–225
Neuhäuser G, Heubrock D (2000) Neuropsychologische Störungen. In: Petermann F (Hrsg) Lehrbuch der Klinischen Kinderpsychologie und -psychotherapie. Hogrefe, Göttingen Bern Toronto Seattle
Neundörfer B (1995) EEG Fibel. Gustav Fischer, Stuttgart Jena New York
Oepen J (1999) Stationäre Rehabilitation in der Neuropädiatrie. In: Petermann F, Warschburger P (Hrsg) Kinderrehabilitation. Hogrefe, Göttingen
Orlowski JP (1999) Whatever happened to Reye's syndrome? Did it ever really exist? Crit Care Med 27/8:1582–1587
Owens GP et al. (2000) Cloning the antibody response in humans with chronic inflammatory disease: immunopanning of subacute sclerosing panencephalitis (SSPE) brain sections with antibody phage libraries prepared from SSPE brain enriches for antibody recognizing measles virus antigens in situ. J Virol 74/3:1533–1537
Paquier PF, Van Dongen HR, Loonen CB (1992) The Landau-Kleffner syndrome or 'acquired aphasia with convulsive disorder'. Long-term follow-up of six children and a review of the recent literature [see comments]. Arch Neurol 49/4:354–359
Perez MM, Trimble MR (1980) Epileptic psychosis–diagnostic comparison with process schizophrenia. Br J Psychiatry 137:245–249
Petropoulos H, Sibbitt WL Jr, Brooks WM (1999) Automated T2 quantitation in neuropsychiatric lupus erythematosus: a marker of active disease. J Magn Reson Imaging 9/1:39–43
Poeck K (1982) Das sog. psychoorganische Syndom, »hirnlokales Psychosyndrom«, »endokrines Psychosyndrom«. In: Poeck K (Hrsg) Klinische Neuropsychologie. Thieme, Stuttgart New York, S 204–223
Pohl D et al. (1997) Pathophysiologie und Pharmakotherapie der sekundären Schäden nach mechanischem Hirntrauma. In: Förster C, Merkenschläger A (Hrsg) Aktuelle Neuropädiatrie. Novartis, Nürnberg, S 140–147
Pothmann R, Sartory G, Koehler A (1995) Ambulante kognitive Rehabilitation nach Schädelhirntrauma. In: Gross-Selbeck G (Hrsg) Aktuelle Neuropädiatrie. Ciba-Geigy, Wehr
Pramstaller PP, Lees AJ, Luxon LM (1996) Possible clinical overlap between postencephalitic parkinsonism and progressive supranuclear palsy [letter]. J Neurol Neurosurg Psychiatry 60/5: 589–590
Prange H (1995) Reye-Syndrom. In: Prange H (Hrsg) Infektionskrankheiten des ZNS. Chapman & Hall, London Glasgow Weinheim New York Tokyo Melbourne Madras, S 147–150
Prange H (1995) slow-virus-Erkrankungen. In: Prange H (Hrsg) Infektionskrankheiten des ZNS. Chapman & Hall, London Glasgow Weinheim New York Tokyo Melbourne Madras, S 136–139
Prange H (Hrsg) (1995) Infektionserkrankungen des ZNS. Chapman & Hall, London Glasgow Weinheim New York Tokyo Melbourne Madras
Remschmidt H et al. (1979) Neuropsychologische Störungsmuster bei Kindern und Jugendlichen mit Zustand nach Schädelhirntraumen. In: Lempp R (Hrsg) Teilleistungsstörungen im Kindesalter. Huber, Bern, S 92–114
Roberts GW et al. (1990) A »mock up« of schizophrenia: temporal lobe epilepsy and schizophrenia-like psychosis. Biol Psychiatry 28/2:127–143
Rood MJ, Breedveld FC, Huizinga TW (1999) The accuracy of diagnosing neuropsychiatric systemic lupus erythematosus in a series of 49 hospitalized patients. Clin Exp Rheumatol 17/1:55–61
Rosse RB et al. (1994) Phenomenologic comparison of the idiopathic psychosis of schizophrenia and drug-induced cocaine and phencyclidine psychoses: a retrospective study. Clin Neuropharmacol 17/4:359–369
Rubin RL (1999) Etiology and mechanisms of drug-induced lupus. Curr Opin Rheumatol 11/5:357–363
Sabharwal RK (1987) Acute psychosis following single dose of prednisolone in Sheehan's syndrome [letter]. J Assoc Physicians India 35/11:806
Scheid R, Schindler E, Biniek R (2000) Kokaininduzierte akute ZNS-Erkrankungen. Nervenarzt 70:315–321
Schmidbauer W, Scheidt J von (1996) Handbuch der Rauschdrogen. Fischer, Frankfurt
Schneider U et al. (2000) Die Bedeutung des endogenen Cannabinoidsystems bei verschiedenen neuropsychiatrischen Krankheitsbildern. Fortschr Neurol Psychiatr 68:433–438
Schreck J et al. (1992) Die prognostische Relevanz somatischer und psychopathologischer Parameter bei leichtem Schädel-Hirn-Trauma. In: Lischka A, Bernert G (Hrsg) Aktuelle Neuropädiatrie. Ciba Geigy, Wehr, S 197–200
Schulz E, Remschmidt H (1999) Substanzmissbrauch und Drogenabhängigkeit im Kindes- und Jugendalter. Dtsch Ärztebl 96/7:B328–B332
Schwarz S et al. (2001) Akute disseminierte Enzephalomyelitis (ADEM). Nervenarzt 72:241–254
Sibbitt WL Jr, Jung RE, Brooks WM (1999) Neuropsychiatric systemic lupus erythematosus. Compr Ther 25/4:198–208
Siever A, Prange H (1995) Herpes-simplex-Virus. In: Prange H (Hrsg) Infektionkrankheiten des ZNS. Chapman & Hall, London Glasgow Weinheim New York Tohyo Melbourne Madras, S 17–27
Silva RR et al. (1999) Neuroleptic malignant syndrome in children and adolescents. J Am Acad Child Adolesc Psychiatry 38/2:187–194
Stibolt O, Thunell S (1998) [Paranoid psychosis in acute intermittent porphyria treated with perphenazine]. Ugeskr Laeger 160(45): 6529–6531
Stronegger WJ et al. (1998) Representative early summer meningoencephalitis vaccination rates of school children in Styria. Wien Klin Wochenschr 110/12:434–440
Suckling J et al. (2000) Temporal lobe epilepsy with and without psychosis: exploration of hippocampal pathology including that in subpopulations of neurons defined by their content of immunoreactive calcium-binding proteins. Acta Neuropathol (Berl) 99/5:547–554
Swinburn CR et al. (1988) Evidence of prednisolone induced mood change ('steroid euphoria') in patients with chronic obstructive airways disease. Br J Clin Pharmacol 26/6:709–713
Swinkels JA, Jonghe de F (1995) Safety of antidepressants. Int Clin Psychopharmacol 9 [Suppl 4]:19–25
The American College of Rheumatology nomenclature and case definitions for neuropsychiatric lupus syndromes (1999) Arthritis Rheum 42/4:599–608
Thomasius R, Schmolke M, Kraus D (1997) MDMA (»Ecstasy«)-Konssum – ein Überblick zu psychiatrischen und medizinischen Folgen. Fortschr Neurol Psychiatr 65:49–61
Tönnies W, Loew F (1953) Einteilung der gedeckten Hirnschädigungen. Ärztl Prax 5:13–14
Toone BK (2000) The psychoses of epilepsy. J Neurol Neurosurg Psychiatry 69:1–4
Toone BK, Dawson J, Driver MV (1982) Psychoses of epilepsy: a radiological evaluation. Br J Psychiatry 140:244–248
Tretter F (1995) Kunst, Psychiatrie und Therapie. In: Tretter F, Bender W (Hrsg) Kunsttherapie in der Psychiatrie. Richter, Köln
Trevisani VF et al. (2000) Cyclophosphamide versus methylprednisolone for the treatment of neuropsychiatric involvement in systemic lupus erythematosus (Cochrane review). Cochrane Database Syst Rev 3:CD002265
Trimble MR (1996) Anticonvulsant-induced psychiatric disorders. The role of forced normalisation. Drug Saf 15/3:159–166

Turkel SB, Miller JH, Reiff A (2001) Case series: neuropsychiatric symptoms with pediatric systemic lupus erythematosus. J Am Acad Child Adolesc Psychiatry 40/4:482–485

Umbricht D et al. (1995) Postictal and chronic psychoses in patients with temporal lobe epilepsy. Am J Psychiatry 152/2:224–231

Walden J et al. (1997) Behandlung psychischer Erkrankungen mit dem Antiepileptikum Valproat. Nervenheilkunde 16:12–18

Weber G (1996) Neuropsychologische Ansätze in Diagnostik und Therapie bei geistiger Behinderung. Verhaltensmod Verhaltensmed 17:311–330

Weddington WW Jr, Banner A (1986) Organic affective syndrome associated with metoclopramide: case report. J Clin Psychiatry 47/4:208–209

Weddington WW Jr, Cook EH, Denson MW (1986) Periarteritis nodosa mimicking an affective disorder. Psychosomatics 27/6:449–451

Wieck HH (1967) Lehrbuch für Psychiatrie. Schattauer, Stuttgart

Yoshino M et al. (1999) Management of acute metabolic decompensation in maple syrup urine disease: a multi-center study. Pediatr Int 41/2:132–137

Yuasa T et al. (1999) Overproduction of gamma interferon in B/Jas inbred rabbits with herpes simplex virus encephalitis. Microbiol Immunol 43/4:365–371

Schädlicher Gebrauch und Abhängigkeit

J. M. Fegert, F. Häßler

> Die Empfehlung des Kokains, die 1885 von mir ausging, hat mir auch schwerwiegende Vorwürfe eingetragen. Ein teurer, 1895 schon verstorbener Freund hatte durch den Missbrauch dieses Mittels seinen Untergang beschleunigt.
> Die Traumdeutung (Freud 1900).
>
> Die Wirkung, welche die Einnahme des Kokains auf den gesunden menschlichen Organismus ausübt, habe ich in wiederholten Versuchen an mir und anderen studiert [...] Es fehlt gänzlich das Alterationsgefühl, das die Aufheiterung durch Alkohol begleitet, es fehlt auch der für die Alkoholwirkung charakteristische Drang zur sofortigen Betätigung. ... Es macht den Eindruck, als ob die Kokainstimmung bei solchen Dosen hervorgebracht würde nicht so sehr durch direkte Erregung als durch den Wegfall deprimierender Elemente des Gemeingefühls. Es wird vielleicht gestattet sein anzunehmen, dass auch die Euphorie der Gesundheit nichts anderes ist als die normale Stimmung der gut ernährten Hirnrinde, die von den Organen ihres Körpers „nichts weiß".
> Über Coca (Freud 1885).

13.1 Begriffsbestimmungen und Klassifikationen

Die Spannbreite psychischer und Verhaltensstörungen, die auf den Gebrauch einer oder mehrerer psychotroper Substanzen zurückgeführt werden können, reicht von der akuten Intoxikation über den schädlichen Gebrauch bis zu eindeutigen hirnorganischen und/oder psychotischen Störungen.

Akute Intoxikation (ICD-10: F1x.0)

Nach der Einnahme psychotroper Substanzen kann es zu vorübergehenden akuten Rauschzuständen mit und ohne die in der folgenden Übersicht beschriebenen psychotischen und somatischen Begleiterscheinungen kommen.

Mögliche Begleiterscheinungen der akuten Intoxikation

- Primär qualitative, weniger quantitative Bewusstseinsveränderungen
- Verzerrte Sinneswahrnehmungen, Halluzinationen (Delir)
- Wahnhafte Situationsverkennungen
- Koordinationsstörungen bis hin zur Ataxie
- Epileptiforme Anfälle

Die Grenze zwischen Berauschung und Intoxikation ist bei Kindern und Jugendlichen, speziell bei Unerfahrenen unscharf. Im Vordergrund akuter Rauschzustände stehen meistens eine eingeschränkte Wahrnehmungs- und Kritikfähigkeit, psychomotorische Verlangsamung oder Erregung, wobei Letztere nicht selten aggressiv ausgestaltet ist, und das Auftreten suizidaler Impulse. Treten rauschartige Zustände und Enthemmungen bei geringen Mengen psychotroper Substanzen auf, kann ein pathologischer Rausch vorliegen.

Schädlicher Gebrauch (ICD-10: F1x.1)

Von schädlichem Gebrauch spricht man, wenn das Konsumverhalten zu psychischen, sozialen und/oder organischen Schäden führt. Die Palette reicht dabei von depressiven dysthymen Symptomen über neurotoxische, z. B. Polyneuropathien, Enzephalopathien, zerebrale Krampfanfälle, bis hin zum sozialen Abstieg (Arbeitsplatzverlust etc.).

Abhängigkeitssyndrom

Abhängigkeit ist kein einheitliches Erscheinungsbild (Uchtenhagen 2000). Die frühere Differenzierung in körperliche und psychische Abhängigkeit ist aufgrund der erschwerten und unscharfen klinischen Unterscheidung aufgegeben worden. In den unterschiedlichen Diagnosesystemen ICD-10 und DSM-IV sind entweder 8 oder 9 Kriterien enthalten, von denen 3 mindestens einen Monat oder mehrfach in den vergangenen 12 Monaten bestanden haben müssen.

Diagnosekriterien für das Abhängigkeitssyndrom gemäß ICD-10 und DSM-IV

- Starker Wunsch oder eine Art Zwang, Substanzen oder Alkohol zu konsumieren
- Verminderte Kontrollfähigkeit bezüglich des Beginns, der Beendigung und der Menge des Substanz- oder Alkoholkonsum

▼

- Substanzgebrauch mit dem Ziel, Entzugssymptome zu mildern und der entsprechenden positiven Erfahrung
- Körperliches Entzugssyndrom
- Nachweis einer Toleranz; um die ursprünglich durch niedrige Dosen erreichten Wirkungen der Substanz hervorzurufen, sind zunehmend höhere Dosen erforderlich (eindeutige Beispiele hierfür sind die Tagesdosen von Alkoholikern und Opiatabhängigen, die Konsumenten ohne Toleranzentwicklung schwer beeinträchtigen würden oder bei diesen sogar zum Tode führen würden)
- Ein eingeengtes Verhaltensmuster im Umgang mit Alkohol oder der Substanz wie z. B. die Tendenz, Alkohol an den Werktagen wie an Wochenenden zu trinken und die Regeln eines gesellschaftlich üblichen Trinkverhaltens außer acht zu lassen
- Fortschreitende Vernachlässigung anderer Vergnügungen oder Interessen zugunsten des Substanzkonsums
- Anhaltender Substanz- oder Alkoholkonsum trotz Nachweis eindeutiger schädlicher Folgen; die schädlichen Folgen können körperlicher Art sein, wie z. B. Leberschädigung durch exzessives Trinken oder sozial, wie Arbeitsplatzverlust durch eine substanzbedingte Leistungseinbuße, oder psychisch, wie bei depressiven Zuständen nach massivem Substanzkonsum

Im DSM-IV wird der »starke Wunsch«, eine Substanz zu konsumieren, nicht erwähnt. Hingegen findet ein weiteres Kriterium Berücksichtigung:

- Anhaltender Wunsch oder erfolglose Versuche, den Substanzgebrauch zu verringern oder zu kontrollieren

Entzugssyndrom (ICD-10: F1x.3)

In Abhängigkeit von der Dauer des Suchtmittelmissbrauchs treten mehr oder minder schwere substanzspezifische Symptome auf, die bei Jugendlichen nicht selten aggraviert werden. Unspezifische Symptome sind am ehesten innere Unruhe, ängstliche oder depressive Verstimmungen bis hin zu suizidalen Krisen, Schlafstörungen und vegetativer Labilisierung. Beim Opiatentzug stehen neurovegetative Symptome im Vordergrund, während beim Alkohol-und Hypnotikaentzug eher delirante Zustandsbilder die Symptomatik kennzeichnen. Letztere werden in der ICD-10 unter F1x..4 klassifiziert.

Psychotische Störungen (ICD-10: F1x.5)

Da akute psychotische Zustandsbilder im Rahmen einer Intoxikations- oder Entzugspsychose in Kap. 12 bereits abgehandelt wurden, beschränken sich die folgenden Ausführungen auf länger dauernde, nach Abstinenz remittierende oder chronische Psychosen. Die durch psychotrope Substanzen verursachten psychischen Syndrome ähneln oder gleichen nicht organisch bedingten psychotischen (schizophrenen bzw. affektiven) oder wahnhaften Störungen (www.uni-duesseldorf.de/WWW/AWMF/ll/kjpp-002.htm). Differenzialdiagnostisch von herausragender Relevanz ist die Überlegung, ob bei bestehender blander bzw. auch ausgeprägter psychotischer Symptomatik Drogen im Sinne einer Selbstmedikation bzw. zur Symptomkaschierung konsumiert werden oder ob der Substanzmissbrauch die psychotische Symptomatik triggert, verstärkt oder fixiert.

Amnestische Syndrome und Demenzen (ICD-10: F1x.6, F1x.73)

Unabhängig von der Dauer des Substanzmissbrauchs können sowohl bei aktueller Substanzeinwirkung als auch bei länger dauerendem Substanzmissbrauch kognitive Störungen auftreten. In der Regel sind Kurzzeit-und Langzeitgedächtnis, Konzentration, Lernfähigkeit, kognitive Flexibilität und Antrieb beeinträchtigt. Demenzielle Zustandsbilder werden am ehesten bei langjährigem Alkoholmissbrauch (Korsakow-Syndrom) gesehen.

Residualzustände (ICD-10: F1x.7)

Trotz Abstinenz können Störungen der kognitiven Fähigkeiten, des Antriebes, des Affektes und/oder des Verhaltens fortbestehen. Dazu zählen Nachhallzustände (Flashbacks), persistierende Wesensveränderung und Suchtverlagerungen in nicht stoffgebundene Abhängigkeit. Da bei Jugendlichen die Konsumdauer meistens kurz ist, ist die Wahrscheinlichkeit des Auftretens einer »süchtigen Wesensveränderung« eher gering. Ob solch eine Wesensveränderung nur durch die psychotropen Substanzen verursacht wird, erscheint zweifelhaft. Eher verstärken und modulieren sich intraindividuelle somatische und psychische, substanzspezifische und situative Faktoren. Die Symptomatik prägen Interessenverlust, Merkfähigkeitsstörungen, Impulsivität, Frustrationsintoleranz, Affektlabilität sowie defizitäre Kritik- und Einsichtsfähigkeit.

Alternative Klassifikationsmöglichkeiten

Weitere mögliche Klassifizierungen sind die nach sozialen Folgeerscheinungen, nach Stadien (Phasen oder Verlaufstypen), nach Schweregrad und nach Behandlungsbedürftigkeit (Uchtenhagen 2000).

Häufig wird auch eine Klassifikation nach Substanzen vorgenommen (Geschwinde 1998).

- Alkohol,
- Tabak,
- Stimulanzien inklusive Kokain,
- Sedativa und Hypnotika,
- Schnüffel- und Inhalationsstoffe,
- Psychodysleptika (Cannabis, natürliche und synthetische Halluzinogene inklusive Anticholinergika),
- Narkotika.

13.2 Psychodynamische Aspekte des Substanzmissbrauchs im Kindes- und Jugendalter

In Deutschland weisen 13–18% aller Kinder und Jugendlichen psychische Auffälligkeiten auf (Schulz u. Remschmidt 1999). Unter den kinderpsychiatrischen Störungsbildern mit besonderer Stabilität über mehrere Entwicklungsphasen hinweg dominieren hyperkinetische und dissoziale Störungen, wobei Erstere oft mit dissozialen Störungen kombiniert sind und auch häufiger in diese einmünden.

! Hyperkinetische Jugendliche und junge Erwachsene, insbesondere die mit einer koexistenten Störung des Sozialverhaltens, sind besonders vulnerabel bezüglich eines Missbrauchs illegaler Drogen.

Dieses Risiko kann aber durch rechtzeitige Stimulanzientherapie um das 6- bis 7fache gesenkt werden (Biederman et al. 1999). Neben diesen externalisierenden Störungen kommt es nicht selten auch bei internalisierenden Störungen zu einem vermehrten Substanzmissbrauch. Dabei ist zu berücksichtigen, dass Kinder mit Symptomen einer primär externalisierenden Störung später häufig Symptome einer internalisierenden Störung entwickeln können. In der Adoleszenz manifestieren sich nicht nur depressive Syndrome, Angststörungen und somatoforme Störungen, sondern in diesem Entwicklungsabschnitt liegt auch das Maximum für die Erstmanifestation von Suchterkrankungen. Einerseits greifen depressive Jugendliche leichter zu Drogen, andererseits begünstigt ein Substanzmissbrauch das Auftreten depressiver Symptome. Dabei wächst die Gefahr von Suizidversuchen. Alkohol oder illegale Drogen senken die Hemmschwelle für suizidale Handlungen.

Psychodynamisch von Bedeutung für einen späteren Suchtmittelmissbrauch ist auch ein emotionales Mangelmilieu sowie eine häufig darauf fußende Bindungsunsicherheit (Battegay 1998). Erwartungen und Anforderungen, die vom Elternhaus, der Schule und der Peergroup gestellt werden, verkennen die individuellen narzisstischen Bedürfnisse bzw. befriedigen diese nicht und führen zu Kränkungen, worunter die Betroffenen leiden. Auf ihrer Suche nach Objekten, die bedingungslos zu ihnen stehen, werden sie meistens enttäuscht. Wenn sich die Hoffnung nach »Hungerstillung« nicht erfüllt, dienen die Drogen dann der vermeintlichen Selbststärkung.

13.3 Genetik des Substanzmissbrauchs

! In neueren Studien konnten genetische Risikofaktoren für eine individuelle Prädisposition hinsichtlich Substanzmissbrauch und Abhängigkeit nachgewiesen werden (Cloninger 1999).

Im Rahmen von Adoptions-, Zwillings- und Familienstudien verstärkte sich das wissenschaftliche Interesse an familiären Übertragungen substanzgebundener Abhängigkeitserkrankungen. Als Bedingungsfaktoren werden neben kausalen oder risikomodifizierenden Genen Umgebungsfaktoren und Interaktionen zwischen den einzelnen Bedingungen genannt (Franke u. Maier 1998). Die Datenlage zu familiären und/oder genetischen Faktoren, die zur Alkoholabhängigkeit prädisponieren, spricht für eine bis zu 5fach höhere Konkordanzrate bei monozygoten Zwillingen und die Relevanz dieser Faktoren bei Männern. Das Risiko ist insbesondere für Söhne alkoholkranker Männer erhöht. Kopplungsstudien beschreiben positive Kopplungen auf den Chromosomen 1, 4, 7 und 11p (Reich et al. 1998). Aufgrund der Ergebnisse von Tsuang et al. (1996) ist auch von einem genetischen Einfluss bei der Entwicklung einer Drogenabhängigkeit auszugehen. Die Konkordanzrate zwischen monozygoten (26,2%) und dizygoten (16,5%) Zwillingen zeigte einen signifikanten Unterschied. Genetische Faktoren hatten aber eine ähnliche Varianz wie individuumspezifische und familiäre Umgebungsfaktoren. Aus Familienstudien ist bekannt, dass die Häufigkeit eines Drogenabusus bei Angehörigen 1. Grades Opiatabhängiger 5–14% für Geschwister und 1–9% für Eltern beträgt (Rounsaville et al. 1991). Erste Befunde hinsichtlich genetischer Varianten von an der Suchtentstehung beteiligter Transmittersysteme bei Opiatabhängigen bedürfen noch der Replizierung.

! Keinen Zweifel gibt es, dass psychotrope Substanzen selbst zur Veränderung der Expression von Genen, die für Transkriptionsfaktoren kodieren, sog. »immediate early genes« (IEG), führen (Nestler u. Aghajanian 1997).

Diese Transkriptionsfaktoren aktivieren Zielgene, die für nachhaltige Veränderungen der neuronalen Erregbarkeit verantwortlich sind. Eine herausragende Bedeutung kommt derzeit dem Transkriptionsfaktor CREB (»cyclic AMP responsive element binding protein«) zu.

13.4 Historische Betrachtungen

Viele der heute gängigen legalen und illegalen Drogen haben in Europa eine lange Tradition und fielen, je nach kultureller, politischer, ökonomischer und nicht zuletzt medizinischer Bewertung unterschiedlichsten Bedeutungszuschreibungen anheim. Auf außereuropäische Traditionen soll nur marginal eingegangen werden.

Je mehr das Universelle dem Individuellen wich und in der Entwicklung weichen musste, desto mehr wird der durch Drogen hervorgerufene »altered state of consciousness« als Bedrohung erlebt (Legnaro 2000). Die ökonomischen und sozialpsychologischen Gegebenheiten des frühen Mittelalters determinierten eine völlig andere Akzeptanz des Verlustes der Selbst- und Affektkontrolle.

Sowohl Alkohol als auch Haschisch wurden vielfältigst therapeutisch eingesetzt. Alkohol galt als Lebenswasser, wobei auch dem durch Alkohol erzeugten Rausch eine heilende Wirkung zugeschrieben wurde. Hieronymus Brunschwig und Hildegard von Bingen empfahlen Haschisch bei Gelbsucht und depressiven Störungen. Darüber hinaus hatte speziell Alkohol auch eine Bedeutung als Nahrungsmittel (Biersuppe), damals wie heute als Genussmittel und als magisches sowie zeremonielles Getränk. Opium wurde trotz der Empfehlung von Paracelsus skeptisch betrachtet, während epidemische Auswirkungen des Mutterkornalkaloids durch minderwertiges Getreide, dem LSD ähnlich, an der Tagesordnung waren (»ignis sacer«).

Im 15. Jahrhundert setzte ein Gesinnungswandel ein. Zahlreiche Schriften gegen Trunksucht und »Wider den Sauffteufel« erschienen, Mäßigkeitsvereine gründeten sich und übermäßiges Trinken wurde als Laster und Luxus, d. h. als Sünde angesehen und mit Verdammnis bedroht oder geahndet (Spode 1996). Alkohol und Rausch dienten in Zeiten strengerer Sitten und tugendhafter Selbstkontrolle der Entlastung, der Enthemmung.

Entdeckung und Kolonialisierung brachten neue Laster und Räusche nach Europa. Im 16. und 17. Jahrhundert beginnt, von Spanien und Holland ausgehend, die Verbreitung von Tabak, Tee und Kaffee. Alle drei Drogen werden zunächst als Therapeutika gegen eine Fülle von Krankheiten und Leiden empfohlen. Nüchternheit, Wachheit, Konzentrationserhöhung und bedingt Beruhigung entsprechen dem Zeitgeist und dessen Anforderungen. Trotz auch hier vorhandener, teils politischer Widerstände ist der Siegeszug dieser drei Drogen nicht mehr aufzuhalten. Alkohol wird hinsichtlich seiner Wirkungen differenzierter gesehen und so lange erlaubt und geduldet, wie eine akzeptable Selbstkontrolle nicht zu störendem exzesshaftem Verhalten führt. Ein kleines Räuschchen erscheint nach wie vor ehrenwert und mannhaft. Die Beachtung, die der Dosierung zukommt, trifft uneingeschränkt auch auf Haschisch und Opium zu.

Erst im 19. Jahrhundert findet der schon 1784 von Benjamin Rush geäußerte Gedanke der Entwicklung von der Gewohnheit zur Notwendigkeit Eingang in den sich herauskristallisierenden Suchtbegriff, wobei Sucht mit Krankheit gleichgesetzt wird. Als Gegenpol zum proletarischen Alkoholkonsum bildet sich eine künstlerische Bewegung, die in der Gründung des Pariser »Club des Haschischins« 1844 ihren Ausdruck findet. Erste wissenschaftliche Arbeiten über Haschischrausch und Geisteskrankheiten erscheinen (Geschwinde 1998). Kokain und Opium nehmen an Bedeutung zum Ende des 19. Jahrhunderts zu. Zu einer internationalen Ächtung und Illegalisierung von Opium, seinen Derivaten und Kokain kam es durch das Internationale Opiumabkommen von Den Haag 1912, welches 1925 ergänzt und 1929 von Deutschland ratifiziert wurde. 1937 versuchten die USA fiskalisch mit dem »Marihuana Tax Act« den Konsum einzudämmen (Schmidbauer u. von Scheidt 1996). Cannabis wurde den anderen illegalen Drogen weitestgehend gleichgestellt, auch wenn Teillegalisierungen in einigen Ländern Europas praktiziert werden.

Seit der Mitte des 20. Jahrhunderts kommen immer neue Drogen bzw. Kombinationen auf den Markt, von denen einige, wie das LSD, zunächst als Heilmittel Verbreitung fanden. Aktuell ist besonders die Diskodroge Ecstasy, deren Wirkstoff MMDA bereits 1912 synthesiert wurde, auf dem Vormarsch.

13.5 Prävalenzangaben und Trends zum Sucht- und Drogenproblem

Die folgenden Angaben basieren auf der »Repräsentativerhebung zum Konsum und Missbrauch von Alkohol, Medikamenten, Tabakwaren und illegalen Drogen« (Bundesstudie), die seit 1982 bei den 18- bis 59-Jährigen der Wohnbevölkerung durchgeführt wird und der seit 1973 im 3- bis 4-jährigen Abstand laufenden Drogenaffinitätsstudie (DAS) zum Konsum von Tabak, Alkohol und illegalen Drogen von Jugendlichen im Alter von 12–25 Jahren. Das letze erfasste Jahr war 1997/98. Während die Repräsentativerhebung den Schwerpunkt in der Erfassung von Konsumverhalten und Folgen sieht, geht es in der DAS eher um Einstellungen zum Thema (Simon et al. 1999). Des Weiteren werden Angaben der Europäischen Beobachtungsstelle für Drogen und Drogensucht (EBDD; European Monitoring Centre for Drugs and Drug Addiction) berücksichtigt.

13.5.1 Alkohol

Obwohl Alkohol von Jugendlichen und Erwachsenen übereinstimmend als geselligkeitsfördernd, beruhigend und stressabbauend eingeschätzt wird, wird dieser bis zum Alter von 13 Jahren kaum konsumiert, ab 14 Jahre über gelegentliches Anstoßen zu Feierlichkeiten und am Wochenende häufiger getrunken, ehe er ab Mitte 20 zur Normalität wird. Erste Erfahrungen fallen also in die Altersgruppe zwischen 14 und 17 Jahren, wobei der Anteil der Jugendlichen, die einmal pro Woche Bier trinken, von 1973 zu 1997 um 13% zurückging. 15% aller befragten Jugendlichen zwischen 18 und 21 Jahren in den neuen Bundesländern (5% in den alten Bundesländern) konsumierten täglich 40 g und mehr reinen Alkohol. 40 g bei Männern und 20 g bei Frauen gelten als kritische Grenze für einen problematischen Alkoholkonsum, der möglicherweise in eine Alkoholabhängigkeit einmündet.

13.5.2 Tabak

Jungen Rauchern geht es um den Aspekt Genuss (»es schmeckt«) und den geselligen Effekt des gemeinschaftlichen Rauchens.

Im Rahmen der DAS bekannten sich 41% der jugendlichen Raucher, unabhängig vom Geschlecht als ständige oder gelegentliche Raucher. Jugendliche in den neuen Bundesländern, insbesondere junge Frauen rauchen bedeutend mehr als die Gleichaltrigen in den alten Bundesländern. Der Beginn der ersten Raucherfahrungen hat sich speziell in den neuen Bundesländern immer mehr in Altersbereiche unter 14 Jahre vorverlagert.

13.5.3 Arzneimittel (Medikamente)

Arzneimittel sind Stoffe und Zubereitungen, die insbesondere dazu bestimmt sind, Krankheiten zu lindern, zu verhüten oder zu erkennen, sowie die Beschaffenheit, den Zustand oder die Funktionen des Körpers oder seelische Zustände zu beeinflussen (§ 2 Abs. 1, Arzneimittelgesetz). Arzneimittelmissbrauch und -abhängigkeit haben ihre Spezifika gegenüber anderen psychotropen Substanzen, weil die Einnahme fast aller psychotrop wirkenden Medikamente (verschreibungspflichtig) nicht vollkommen in der Eigenverantwortung des Konsumenten liegt und Abstinenz nicht erklärtes Therapieziel bei notwendiger Behandlung sein kann. Die Grenzen zwischen therapeutischer Dosis, Behandlungsdauer und damit gewolltem Effekt einerseits und Missbrauch sowie Abhängigkeit andererseits sind unscharf. Insbesondere bei jugendlichen Drogenkonsumenten (illegale Drogen) spielen Medikamente in nicht vertretbaren Dosierungen eine große Rolle als Ersatzdrogen bzw. zur Selbstmedikation bei negativen Drogenwirkungen. Hinsichtlich der Substanzgruppen dominieren Benzodiazepine und Opioide, was in oben genanntem Zusammenhang stehen dürfte. Frauen dürften doppelt so häufig hinsichtlich Missbrauch und Abhängigkeit betroffen sein wie Männer.

13.5.4 Cannabis

Für den 12-Monats-Zeitraum 1996–1997 gaben 11,9% der 18- bis 20-Jährigen in den alten und 7,9% in den neuen Bundesländern Erfahrungen mit Cannabis zu. Die ideelle Probierbereitschaft liegt dagegen bei 25%. Cannabis dürfte somit die nach wie vor am häufigsten gebrauchte illegale Droge sein. Problematisch wird der Beikonsum von Tabak (Beeinträchtigung der Bronchialfunktion), Alkohol (Herabsetzung der Konzentrations-und Kritikfähigkeit) und Heroin gesehen. Cannabis ist hinsichtlich seiner Substanzwirkung nicht die Einsstiegsdroge, wie oft fälschlicherweise behauptet wird; 30% aller Konsumenten nahmen Cannabis 6- bis 60-mal, 16% häufiger als 100-mal in ihrem Leben. Cut-off-Werte für einen schädlichen Gebrauch gibt es weder in Hinblick auf die Konsumhäufigkei noch auf die konsumierte Menge. Je jünger der Konsument und je exzessiver konsumiert wird, desto höher ist das Risiko gesundheitlicher Schäden (Schmidbauer u. von Scheidt 1996).

13.5.5 Ecstasy

Von allen jugendlichen Befragten (12- bis 25-Jährige) verfügten 1997 rund 5% über Erfahrungen mit Ecstasy. Davon hatten 2% die Droge öfter als 100-mal eingenommen. 1997 lag die Zahl der polizeilich registrierten Erstkonsumenten höher als 1998 und 1999. Das Interesse Jugendlicher an Ecstasy stieg seit 1989 (2%) kontinuierlich auf 13% 1997 an. Das Geschlechterverhältnis beträgt 5:1 zugunsten der Männer. Es handelt sich um eine männlich dominierte Droge ohne deutliche Ost-West-Unterschiede. Nach vorliegenden Statistiken scheint der Konsum eher sporadisch und gekoppelt an Musikveranstaltungen und Diskobesuche zu sein.

13.5.6 Amphetamine und LSD

Der Anteil jugendlicher, erstmalig auffälliger Amphetaminkonsumenten ist von 1985 bis 1997 auf das 25fache gestiegen, fiel dann aber 1999 deutlich ab, obwohl die Zahl derer, die Erfahrungen mit dieser Droge angeben zwischen 1 und 2% schwankt. Die aktuellen Statistiken lassen den Rückschluss zu, dass Amphetamine keine Drogen für »immer« sind. Viele Exkonsumenten negierten eine Amphetamineinnahme in den letzten 12 Monaten. Sowohl die Akzeptanz von LSD und Amphetaminen als auch die damit korrelierende Probierbereitschaft liegen auf einem insgesamt niedrigen Niveau (4–7% der Befragten).

13.5.7 Kokain

Hinsichtlich der Kokainerfahrenen liegt der Altersgipfel zwischen dem 21. und 39. Lebensjahr. Auch wegen des hohen Preises dürfte Kokain in jugendlichen Szenen keine besondere Rolle spielen. Vielkonsumenten mit über 100fachem Konsum gibt es in nennenswerten Größenordnungen ausschließlich in den alten Bundesländern (8% der Kokainkonsumenten). Auch hier überwiegen die Männer um das 3fache.

13.5.8 Heroin

Das Konsuminteresse liegt bei rund 1%, der Anteil derjenigen, die tatsächlich über einschlägige Erfahrungen verfügen bei 0,6% in den alten und 0,1% in den neuen Bundesländern. Obwohl Jugendliche Heroin stark ablehnen, werden die Erstkonsumenten im Osten immer jünger. Heroinkonsumenten neigen verstärkt zum Beikonsum von Alkohol und illegalen Drogen. Berücksichtigt man opiathaltige Medikamente wie Methadon und Kodein, auf die Heroinkonsumenten häufig im Sinne einer Substitutionstherapie eingestellt werden, dürften die Zahlen für Opiatmissbräuchler und -abhängige weit höher liegen.

Auf Angaben hinsichtlich anderer Drogen kann aufgrund ihrer geringen Verbreitung verzichtet werden, auch wenn sie im Einzelfall sowohl eine medizinische Herausforderung als auch ein gravierendes individuelles Gefährdungspotenzial darstellen.

Da alle erwähnten Statistiken auf Selbstbeurteilungen beruhen, kann man von einer hohen Fehlerquote ausgehen. Stuart u. Price (2000) kontrollierten Selbstreports mit haartoxikologischen Werten. Letztere lagen bei Kokainkonsumenten um das 4,8fache und bei Heroinkonsumenten um das 3,6fache höher als die auf den eigenen Angaben beruhenden Prävalenzen.

13.6 Störungsspezifische Diagnostik

Zur Erfassung der störungsspezifischen Symptomatik kommt es sowohl auf eigenanamnestische als auch auf fremdanamnestische Angaben an. Da es sich in der Regel um ältere Kinder oder Jugendliche handelt, erscheint es sinnvoll, zuerst die Betroffenen selbst zu befragen und dann ergänzend die Eltern, Freunde, Lehrer etc.

Im Rahmen der Suchtanamnese sollten die konsumierten Suchtstoffe, die ersten Kontakte zu diesen, diesbezügliche Erfahrungen, Räusche, »Filmriss«, Dauer und Intensität der Einnahme, individuelle Wirkungen, Entzugserscheinungen, Abstinenzphasen, Kontext des Gebrauchs, Einstellungen des Betroffenen und seines Umfeldes, schulische, berufliche und soziale Karriere, Freizeitverhalten, Interessen, Neigungen, Delinquenz, Vorstrafen und Einbindung in familiäre Strukturen sowie Gleichaltrigengruppen eruiert werden. Nicht zuletzt gehört auch das Erfassen von Sexualverhalten und gesundheitlichen Schäden zu einer vollständigen Exploration. Mit Einverständnis des Betroffenen können die Angaben dann durch die Eltern, Schule, Freunde etc. ergänzt bzw. evaluiert werden. Bei der Exploration der Eltern sollte das Hauptaugenmerk neben ihren eigenen Konsummustern und Einstellungen auf dem Entwicklungsverlauf, Komorbiditäten, biologischen und psychosozialen Risiken des betroffenen Kindes liegen. Dabei geht es auch um das Aufdecken von Ressourcen. Zeugnisse, Gespräche mit Lehrern und/oder standardisierte Instrumente wie die Lehrer-Version der CBCL vervollständigen die Informationsquellen. Allgemeinkörperlicher, neurologischer und psychopathologischer Befund komplettieren die Diagnostik.

! Am Ende des diagnostisches Prozesses sollte eine Klassifizierung in »Probierer«, Missbräuchler, Abhängige und Suchtgefährdete stehen, um entsprechende therapeutische Maßnahmen fundiert einleiten zu können.

Bei dieser Graduierung helfen nicht selten labordiagnostische Methoden. Als Screeningverfahren stehen Methoden zur Bestimmung der Atemalkoholkonzentration, der Blutalkoholkonzentration und des Nachweises illegaler Drogen im Urin zur Verfügung. Um falsch postiven bzw. falsch negativen Ergebnissen vorzubeugen, sollten Bestimmungen von Vergleichsproben zum Standard gehören. In begründeten Ausnahmefällen, meistens im Rahmen gerichtsmedizinischer Untersuchungen und gutachterlicher Fragestellungen kann man die Palette um Haar-, Schweiß- und Serumanalysen erweitern. Laborparameter sind in der Regel nur Hinweis auf einen bestimmten Drogenkonsum, sagen aber wenig über die Dauer, die Höhe

Tabelle 13.1. Nachweismöglichkeiten von Drogen und Medikamenten (www.uni-duesseldorf.de/WWW/AWMF/ll/kjpp-002.htm)

Substanz	Nachweisdauer	Halbwertzeit	Wirkungsdauer
Opiate	2–3 Tage	1,3–6,7 h	3–6 h
Kokain	2–3 Tage	2–5 h	1–2 h
Cannabinoide	Gelegenheitskonsum bis 10 Tage, chronischer Gebrauch über 30 Tage	14–38 h	2–4 h
Amphetamine	1–4 Tage	7–34 h abhängig vom pH-Wert	2–4 h
Methadon		15–55 h	12–24 h
Phencyclidin	3–8 Tage	7–46 h	2–4 Tage
Barbiturate	3 Tage	2–6 Tage	3–24 h
Benzodiazepine	bis zu 2 Wochen	2–97 h	4–12 h

des Konsums oder gar eine vorliegende Abhängigkeit aus. Für einen längerfristigen Alkoholkonsum sprechen eine erhöhte gGT (γ-Glutamat-Transferase), ein erhöhtes CDT (Carbohydriertes Deficienten-Transferrin) und/oder das erhöhte MCV (mittleres korpuskuläres Volumen). Solche Parameter existieren für einen längerfristigen Drogenkonsum nicht.

Tabelle 13.1. gibt eine Übersicht zu Nachweismöglichkeiten verschiedener Drogen und Medikamente.

13.7 Wirkung und Wirkungsweise – medizinische Relevanz

13.7.1 Alkohol

Pharmakokinetik

Alkohol (Äthylalkohol) wird im Magen-Darm-Trakt absorbiert, teils schon in der Magenschleimhaut metabolisiert und erreicht nach rund 1 h seine höchste Konzentration im Blut (Blutalkoholkonzentration; BAK). Nicht vollständig metabolisierter Alkohol wird unverändert über die Niere oder die Lunge eliminiert. Das im menschlichen Körper weit verbreitete Enzym Alkoholdehydrogenase (ADH) wandelt hauptsächlich Alkohol zu Azetaldehyd um. Rechtsmediziner gehen von einer Metabolisierungsrate von 0,15 Promille/h aus. Azetaldehyd wird dann weiter durch die Aldehyddehydrogenase (AIDH) zu Essigsäure verstoffwechselt und in den Zitronensäurezyklus eingespeist.

13

Pharmakodynamik

Alkohol in niedrigen Konzentrationen hat selektive Wirkungen auf neuronale Mechanismen. So vertärkt er die hemmende Wirkung von GABA, wirkt hemmend auf glutamaterge synaptische Übertragungsvorgänge, reduziert akut von NMDA (N-Methyl-D-Aspartat) vermittelte Ionenströme in der postsynaptischen Membran, erhöht bei chronischem Missbrauch die Anzahl der Bindungsstellen für unterschiedliche NMDA-Rezeptorliganden, verändert deren pharmakologische Sensitivität und beeinflusst darüber hinaus die spannungsabhängigen Kalziumkanäle vom L-Typ sowie 5-HT_3-Rezeptoren (Rommelspacher 2000).

Akute Intoxikation

Von der Konstitution, den Trinkgewohnheiten und natürlich der konsumierten Alkoholmenge hängt die körperliche und psychische Symptomatik der akuten Intoxikation ab. Im Vordergrund stehen Dysregulationen der Hemmmechanismen, Stimmungslabilität, Suggestibilität, Minderung der Einsichts- und Kritikfähigkeit, Denkverlangsamung, rigidere Informationsverarbeitung, Koordinationsstörungen bis hin zur Veränderung des Sprachflusses, Bewusstseinsveränderung, Tachykardie, arterieller Hypertonus und oberflächliche Gefäßdilatation. In letaler Dosierung, die umso geringer sein kann, je jünger der Intoxikierte ist, kommt es zum Bewusstseinsverlust und zur Atemlähmung. Allgemein bekannte Nachwehen (»Kater«) sind Kopfschmerzen, Übelkeit, vegetative Labilität, raschere Erschöpfbarkeit und erhöhte Erregbarkeit durch Sinnesreize.

Pathologischer Rausch

Die unter der akuten Intoxikation aufgeführten psychischen Symptome, vor allem situative Verkennungen, Erregungs- und Dämmerzustände treten bei den Betroffenen bereits bei geringen Alkoholmengen, bei durchschnittlich 0,8–1,0 Promille BAK auf, ohne dass sichere Anhaltspunkte für eine höhergradige Alkoholbeeinträchtigung wie unsicheres Gangbild und lallende Sprache vorliegen müssen. Der Rausch endet meistens abrupt und der Betroffene kann sich an das Geschehen total oder partiell nicht erinnern. Der pathologische Rausch spielt bei der forensischen Begutachtung von Straftaten eine besondere Rolle, da Einsichts- und Steuerungsfähigkeit in der Regel aufgehoben sein dürften.

Chronische Intoxikation und Folgeerkrankungen

Während der Schwangerschaft führt eine chronische Alkoholintoxikation zu einer Alkoholembryopathie. Für diese Diagnose sprechen die 3 folgenden zentralen Kriterien.
- eine prä- und/oder postnatale Dystrophie (unterhalb der 10. Gewichtsperzentile),
- eine ZNS-Störung funktioneller (Entwicklungsstörung, Intelligenzminderung) und/oder struktureller Art (Mikrozephalus, Hirnfehlbildung),
- eine kraniofaziale Dysmorphie.

Fakultativ sind Fehlbildungen an anderen Organen bzw. Organsystemen (Schöneck et al. 1992; Tabelle 13.2).

Alkoholdelir

Auch wenn das Hauptmanifestationsalter zwischen dem 4. und 5. Lebensjahrzehnt liegt, kann ein Alkoholdelir schon im Jugend- und Kindesalter auftreten. Gekennzeichnet durch zeitliche und örtliche Desorientiertheit, psychomotorische Unruhe, illusionäre Verkennungen, in der Regel optische Halluzinationen, gesteigerte Suggestibilität, grobschlägigen Tremor, Schlafstörungen, Tachykardie, arteriellen Hypertonus, vegetative Labilität (Hyperhidrosis) und erhöhte Körpertemperatur gehört es zu den psychiatrischen Notfällen und bedarf einer intensivmedizinischen Überwachung und Therapie. Im Vorfeld kann die prädelirante Symptomatik durch Angst geprägt sein.

Alkoholhalluzinosen

Auf dem Boden eines häufig jahrelangen Alkoholmissbrauchs oder extremer Alkoholexzesse kann sich eine metalkoholische Psychose manifestieren. Angst und akus-

■ Tabelle 13.2. Somatische Folgen der chronischen Alkoholintoxikation (Ernst u. Dottger 1990)

Organsystem	Krankheit
Verdauungssystem und Bauchorgane	Stomatitis, Gingivitis, Paradontose, Zungenkarzinom, vermehrter gastroösophagealer Reflux, Refluxösophagitis, Varizen, Ösophaguskarzinom, Änderungen der Magensäuresekretion, Gastritis, Duodenitis, Durchfall, Obstipation, Mallory-Weiss-Syndrom, Pankreatitis, Leberfunktionsstörungen, Hepatitis, Fettleber, Leberzirrhose, Leberkarzinom
Herz-Kreislauf-System	Belastungsdyspnoe bei Linksherzinsuffizienz, Kardiomyopathie, arterieller Hypertonus
Atemwegssystem	Luftwegskatarrh, Bronchitis, Pneumonie
Neuromuskuläres System	Alkoholtoxische Polyneuropathien, Myopathien und Thermodysregulation bis hin zu Rhabdomyolysen
Blutbildendes System	Makrozytose mit Hyperchromie der Erythrozyten, Anämie, Leukozytose mit Linksverschiebung, toxische Thrombozytopenien
Stoffwechselstörungen	Hypoglykämie, Hyperurikämie (Gicht), Erhöhung von Plasmatriglyzeriden und Cholesterin, Thiamindefizit (Wernicke-Enzephalopathie), Einfluss auf Geschlechtshormone und Fertilität

tische Halluzinationen, auch elementaren Charakters, bestimmen das klinische Bild. Differenzialdiagnostisch schwierig ist es, eine Alkoholhalluzinose von einem Alkoholwahn zu unterscheiden, der oft als Eifersuchtswahn bzw. sensitiver Beziehungswahn anmutet.

13.7.2 Tabak

Pharmakokinetik

Die durchschnittliche Nikotinaufnahme schwankt zwischen 0,3 und 3,0 mg pro Zigarette. Abhängig vom pH-Wert wird es in nichtionisierter Form über die Mundschleimhaut (pH 7–8,5) resorbiert oder als Salz (pH 5,8–6,2) über die Lunge. Andere Aufnahmewege sind die Haut und die intestinale Resorption, wobei Nikotin beim Verschlucken rasch von der Leber abgebaut wird. Eine maximale Blutkonzentration wird nach 10–15 s erreicht. Sehr schnell verteilt sich Nikotin in fast allen Geweben, auch im Gehirn, wo es intrazellulär aufgenommen wird. Hauptsächliches Stoffwechselprodukt ist das Cotinin, aus dem dann inaktive Metaboliten gebildet werden, die im Urin nachweisbar sind.

Pharmakodynamik

Nikotin depolarisiert die postsynaptische Membran und wirkt in geringeren Dosen ähnlich ganglienerregend wie Azetylcholin, in höherer Konzentration und bei längerer Depolarisation dann blockierend. Neuronale nikotinische Azetylcholinrezeptoren bestehen aus bisher 8 nachgewiesenen Untereinheiten, wobei desensibilisierte Rezeptoren eine höhere Affinität für Nikotin als aktivierte haben. Aus seiner Aktivierung verschiedener Neurotransmitter, bedingt durch die akute Depolarisation der Nervenendigungen, erklärt sich die komplexe vielgestaltige Wirkung. Gedächtnissteigerung und Vasokonstriktion der Hautgefäße lassen sich am ehesten mit der gesteigerten Vasopressinfreisetzung erklären. Die Katecholamine Noradrenalin und Adrenalin sind für Anstieg der Herzfrequenz, des Blutdrucks, Konstriktion der Koronargefäße und myokardiale Kontraktilität verantwortlich. Serotonin hemmt einerseits den Appetit, verbessert andererseits aber die Stimmung. Das Ansprechen des mesolimbischen Dopaminsystems stellt eine Aktivierung des belohnenden Systems dar. Über β-Endorphine kommt es zu einer Angst- und Stressminderung (Benowitz 1995; Domino 1998).

Akute Intoxikation

Im Vordergrund stehen Kopfschmerzen, Übelkeit, Brechreiz, Schwindel, Schweißausbruch und Hitzegefühl (■ Tabelle 13.3). Die tödliche Dosis liegt zwischen 60 und 600 Zigaretten. Der Tod tritt durch Atemlähmung ein.

Chronische Intoxikation und Folgeerkrankungen

Tabak macht psychisch und körperlich abhängig. Der Entzug ist gekennzeichnet durch dysphorische oder depressive Stimmung, motorische Unruhe, Schlafstörungen, gesteigerten Appetit, Angst und verminderte Konzentrationsfähigkeit. Das Rauchverlangen (Craving) ist Ausdruck der psychischen Abhängigkeit und teilweise unabhängig von der Nikotinaufnahme. Ähnlich wie bei anderen psychotropen Substanzen besteht eine Toleranzentwicklung.

13.7.3 Medikamente: Sedativa und Hypnotika

Hierbei handelt es sich um keine scharf abgegrenzte Arzneimittelgruppe, da es eine Frage der Dosierung ist, ob ein Arzneimittel Schlaf erzeugt oder zum Hypnotikum bzw.

Tabelle 13.3. **Somatische Folgen der chronischen Tabakintoxikation** (Sherman 1992; McBride 1992)

Organsystem	Krankheit
Atemwegssystem	Chronische obstruktive Ventilationsstörung, Bronchitis, Pneumonie, Lungenemphysem, Lungenkarzinom
Herz-Kreislauf-System	Arteriosklerose, Herzinfarkt, akute zerebrale Ischämie, Thrombose, Thrombangiitis obliterans, Aortenaneurysma
Schwangerschaftskomplikationen	Erhöhte Fehlbildungs- und Mortalitätsrate, Risikofaktor für eine hyperkinetische Störung
Andere	Ösophagitis, Ösophaguskarzinom, Blasen- und Nierenerkrankungen

Narkotikum wird. Die Einteilung der Hypnotika in Tabelle 13.4 ist eher der Anwendungshäufigkeit und damit der Missbrauchshäufigkeit geschuldet als der Klassifikation nach Wirkmechanismen oder pharmakologischen Daten, die noch nicht vollständig für alle Substanzen vorliegen.

Pharmakokinetik

Benzodiazepine unterscheiden sich hinsichtlich ihrer Pharmakokinetik erheblich. Die Halbwertszeiten schwanken zwischen 2 und 40 h, was bedeutsam für »Hang-over«-Phänomene und Kumulationseffekte ist. Hinsichtlich der Verstoffwechslung muss die Bildung pharmakologisch aktiver Metaboliten berücksichtigt werden. Einige Benzodiazepine fungieren als Präkursoren (»pro drugs«), andere, insbesondere die, die einem oxidativen Abbau unterliegen, werden bei Leberfunktionsstörungen und älteren Menschen langsamer metabolisiert. Für die Wirkung der einzelnen Substanzen ist aber deren Konzentration am Benzodiazepinrezeptor von ausschlaggebender Bedeutung. Plasmaspiegel stellen insofern nur indirekte Parameter dar.

Tabelle 13.4. **Hypnotika** (Laux 2000)

Stoffgruppe	Wirkstoff
Benzodiazepine	Brotizolam, Diazepam, Flunitrazepam, Fluazepam, Loprazolam, Lormetazepam, Nitrazepam, Oxazepam, Temazepam, Triazolam
Imidazopyridin	Zolpidem
Cyclopyrrolon	Zopiclon
Pyrazolopyrimidin	Zaleplon
Chloralhydrat	
Antihistaminika	Diphenhydramin, Doxylamin
Clomethiazol	
Sonstige	Bromid, Meprobamat, Barbiturate (Phenobarbital, Aprobarbital, Heptabarbital, Cyclobarbital, Pentobarbital, Secobarbital)

Die meisten Benzodiazepine verfügen über einen Phenylsubstituenten, wobei die pharmakodynamische Wirksamkeit durch Methylgruppe, Halogenisierung und anders positionierte Substituenten modifiziert wird (Allgaier u. Illes 2000).

Zopiclon, Zolpidem und das neuere Zaleplon wirken benzodiazepinartig, besitzen einen schnellen Wirkungseintritt und eine kurze Halbwertzeit. Sie werden in der Leber metabolisiert. Ob die Abhängigkeitsgefahr geringer als bei den Benzodiazepinen ist, muss erst durch längere Erfahrungen und entsprechende Untersuchungen bestätigt werden.

Der Aldehydabkömmling Chloralhydrat wird nach oraler Applikation schnell aus dem Magen-Darm-Trakt resorbiert und in der Leber zum aktiven Metaboliten Trichlorethanol reduziert. Dieser, der hauptsächlich für die hypnotische Wirkung verantwortlich ist, kann nach erfolgter Glukuronidierung über die Nieren ausgeschieden werden. Ebenso wie bei den Antihistaminika kann es zu einer Toleranzentwicklung kommen.

Clomethiazol ist mit Thiamin, dem Vitamin B1, verwandt. Der längerfristige Einsatz, über 14 Tage, erhöht das Risiko einer sekundären Abhängigkeitsentwicklung.

Barbiturate gehen über die Enzyminduktion des Zytochrom-P450-System der Leber zahlreiche Arzneiwechselwirkungen ein.

Pharmakodynamik

Benzodiazepine wirken vorwiegend über eine Aktivierung von postsynaptisch lokalisierten $GABA_A$-Rezeptoren. Sie binden nur an die $GABA_A$-Rezeptoren, die über eine α-Untereinheit verfügen. Diese sind vor allem im Kortex, im limbischen System und im Mesenzephalon lokalisiert. Eine Hyperpolarisation der Nervenzellmembran und damit eine Reduktion der zellulären Erregbarkeit erfolgt durch die Diffusion von Cl^- entsprechend des Konzentrationsgradienten.

Zopliclon, Zolpidem und Zaleplon binden an die gleiche Untereinheit des $GABA_A$-Rezeptors wie Benzodiazepine.

Trichlorethanol, der aktive Metabolit des Chloralhydrats, erzeugt Barbiturat-ähnliche Effekte am $GABA_A$-Rezeptor.

Tabelle 13.5. **Akute Medikamentenintoxikation und chronische Toxizität von Medikamenten**

	Akute Intoxikation	Chronische Toxizität
Benzodiazepine	Ataxie, verminderte kognitive Leistungsfähigkeit, verlängerte Schlafperiode, bei Wechselwirkung mit anderen ZNS-wirksamen Substanzen Atemdepression	Gefahr eines Entzugssyndroms beim Absetzen bzw. beim Einsatz des Antagonisten Flumazenil
Cyclopyrrolone	Wie bei Benzodiazepinen	
Chloralhydrat	Übelkeit, Erbrechen	Bei Entzug Delirien und Krämpfe
Antihistaminika	Mundtrockenheit, Miktionsstörungen, Tachykardie, Diarrhoe, Verwirrtheit, delirante Zustandsbilder	Sekundäre Abhängigkeit
Clomethiazol	Atemdepression	
Barbiturate	Zentrale Atemdepression, Herz-Kreislauf-Versagen, Verwirrtheit, Obstipation, Hautreaktionen	Depressive Symptomatik

Barbiturate selbst binden an eine andere Untereinheit des $GABA_A$-Rezeptors.

Akute Intoxikation und chronische Toxizität

Tabelle 13.5 gibt einen Überblick zur akuten Intoxikation und chronischen Toxizität verschiedener Medikamentengruppen.

13.7.4 Cannabis

Pharmakokinetik

Die folgenden Ausführungen beziehen sich ausschließlich auf den psychoaktiven Hauptbestandteil der Hanfpflanze, das Delta-9-trans-Tetrahydrocannabinol (THC) und nicht auf die rund 80 Cannabinoide, die aber auch synergistische oder antagonistische Wirkungen auf somatische und psychische Funktionen haben können.

THC besteht im wesentlichen aus einer Benzopyran- und einer Phenolstruktur, ist fettlöslich, sammelt sich somit primär im Fettgewebe an und wird in der Leber zu wasserlöslichen nierengängigen Metaboliten umgebaut. Bei oraler Aufnahme tritt nach 30–120 min, beim Rauchen (Kiffen) bereits nach wenigen Minuten die entsprechende Wirkung ein. Während die Wirkung bei oraler Aufnahme nach ca. 3–12 h, je nach Dosis, abgeklungen ist, geschieht dies beim Rauchen bereits nach 2–3 h. Die Halbwertzeit liegt bei 52 h, was die relativ lange Nachweisbarkeit, bis zu mehreren Wochen bei chronischem Gebrauch, erklärt. Als wirksame Dosis werden 2–20 mg beim Rauchen und 10 mg bei oraler Zufuhr angesehen, was in 0,3–1 g Haschisch oder 1–5 g Marihuana enthalten ist (Geschwinde 1998).

Pharmakodynamik

Neben zwei bekannten Cannabinoidrezeptoren (CB1 und CB2), die in großer Dichte in den Basalganglien, im Kleinhirn, im Hippokampus und im Frontalhirn vorkommen, besteht vermutlich eine Kolokalisation von Rezeptoren für Cannabinoide und Steroidhormone.

Die Aktivierung des Cannabinoidrezeptors hemmt einerseits das intrazelluläre Enzym Adenylatzyklase und andererseits spannungsgesteuerte Ca^{2+}-Kanäle. Gleichzeitig wird die Leitfähigkeit bestimmter K^{+}-Ionenkanäle erhöht. Somit kommt es zu einer Erniedrigung der Transmitterfreisetzung, indirekt auch der dopaminergen D_1- und D_2-Rezeptor-mediierten Effekte und zu einer Abnahme der neuronalen Erregbarkeit, darunter einer Hemmung glutamaterger synaptischer Übertragungsvorgänge (Krausz u. Lambert 2000). Die physiologischen Funktionen endogener Cannabinoide, darunter Anandamid, bedürfen noch weiterer Klärung.

Während eine physische Abhängigkeit nicht zu erwarten ist, kann es bei lang andauerndem Missbrauch von hohen Dosen oder bei jüngeren Konsumenten zu einer spezifischen psychischen Abhängigkeit kommen.

Typischer Haschischrausch

In der Regel läuft der Cannabisrausch 3-phasig ab, wobei es fließende Übergänge gibt. Nach anfänglicher Unruhe kommt es zu einer euphorischen Stimmungsaufhellung und gelegentlich zu Halluzinationen. Die 3. Phase ist durch kontemplative Stimmung bei Antriebsverminderung gekennzeichnet. Physische Nebenwirkungen lassen sich am ehesten durch eine zentrale Sympathicusstimulation erklären (Tabelle 13.6).

Cannabisintoxikation

Eine Intoxikation, die bei höheren und ungewohnten Dosierungen auftritt, unterscheidet sich in der Regel nur graduell von der normalen Rauschwirkung. Auch die psychische Gestimmtheit hat Einfluss auf die individuelle Toleranz.

Tabelle 13.6. Psychische und physiologische Effekte bei Haschischrausch

Psychische Effekte (positive und negative)	Physiologische Effekte
Zeitdehnung	Appetitveränderung
Wohlgefühl	Mundtrockenheit
Entspanntheit	Bronchialerweiterung
Mehr Gefühlsintensität	Tachykardie
Illusionen/Halluzinationen	Konjunktivitis
Katharsis	Gelegentlich Übelkeit
Verlangsamung nervöser Vorgänge	
Vermehrte Außenreizwahrnehmung	
Gestörte Assoziationsgeschwindigkeit	
Verlangsamtes Sprechen	
Körperlich-seelische Wechselspiele	

Symptomatik der Cannabisintoxikation

- Desorientiertheit
- Verworrenes Denken
- Depersonalisations- und Derealisationsphänomene
- Halluzinationen
- Erschöpfung
- Ataxie
- Dysarthrie

Spezifische Merkmale:

- Tritt auf bei toxischen Dosen
- Klingt nach 2–3 h ab
- Endet mit Sedierung bzw. Schlaf

Pathologischer Cannabisrausch

Die Symptome des pathologischen Cannabisrausches sind in folgender Übersicht zusammengestellt.

Symptomatik des pathologischen Cannabisrausches

- Depersonalisations- und Derealisationserleben mit daraus folgenden Panikzuständen
- Wahnhafte Befürchtungen mit Angst
- Depressive Zustandsbilder mit Insuffizienzgefühlen und Entfremdung

Spezifische Merkmale:

- Tritt auf bei atoxischen Dosen
- Tritt auf bei unerfahrenen oder vorbelasteten Konsumenten
- Klingt nach wenigen Stunden ab
- Es zeigt sich keine Amnesie

Als Flashback wird ein rauschähnlicher Zustand beschrieben, der noch Monate nach dem letzten Konsum auftreten kann. Dafür wird am ehesten das endogene Anandamid verantwortlich gemacht.

Cannabispsychosen

Ob Psychosen allein durch Cannabis hervorgerufen werden können, wird kontrovers diskutiert. Nicht selten handelt es sich um labile vulnerable Individuen, bei denen die Psychose durch Cannabis getriggert werden kann. Cannabis dient bei entsprechender mehr oder minder bland einlaufender psychotischer Symptomatik auch der Selbstmedikation. Darüber hinaus existiert eine nicht unerhebliche Komorbidität zwischen Psychosen und Drogenabhängigkeit. Ein Mischkonsum unterschiedlicher Rauschdrogen erhöht das Risiko des Auftretens von psychotischen Phänomenen.

Symptomatik bei Cannabispsychosen

- Orientierungsstörungen
- Konzentrationsstörungen
- Auffassungsstörungen
- Gedächtnisstörungen
- Konkretistisches Denken
- Größen- und Verfolgungswahn
- Halluzinationen
- Lethargie
- Regression
- Erregung und Aggressivität

Unter zeitlichem Aspekt erfolgt die Einteilung in akute und chronische Psychosen. Zu den akuten zählen alle psychotischen Zustände, die nach Cannabiskonsum auftreten und nicht länger als 14 Tage anhalten.

Da Cannabiswirkungen auf das sich entwickelnde ZNS offenbar ausgeprägter sind, besteht bei jugendlichen Konsumenten die Gefahr der psychischen Abhängigkeit in einem größeren Maße als bei Erwachsenen. Darüber hinaus kann insbesondere bei Jugendlichen ein chronischer Cannabismissbrauch zu einer Störung des Sozialisationsprozesses führen und einen Umstieg zu härteren Drogen leichter bahnen. Gewohnheitsbildung, Lustgewinn und Gruppenzwänge spielen dabei auch eine bedeutende Rolle.

13.7.5 Ecstasy

Pharmakokinetik

Ecstasy ist ein Sammelbegriff für verschiedene Substanzen, die auf den Prototyp, das Amphetamin, zurückgeführt werden. Die Methylendioxyamphetamine, wozu als wichtigste Vertreter Methyldioxymethamphetamin

(MDMA), Methyldioxyethylamphetamin (MDEA) und Methoxymethylendioxyamphetamin (MMDA) zählen, besitzen vorwiegend entaktogene Wirkungen (Herstellen einer inneren Berührung), während die methoxylierten Phenylalkanamine, deren Stammsubstanz das Meskalin ist, halluzinogene Effekte aufweisen.

Bei oraler Aufnahme setzt die Wirkung nach 20–60 min ein und hält 2 h (Amphetamin) bis 12 h (Methylendioxyamphetamin) an. Die sympathikomimetischen Effekte halten am längsten an.

Durch fehlende Hydroxylgruppen am aromatischen Ring oder der Seitenkette erhöht sich die Lipophilie und damit die Penetration durch die Blut-Hirn-Schranke. Die Metabolisierung erfolgt in der Leber. Teilweise kommt es zur unveränderten renalen Ausscheidung.

Pharmakodynamik

Während Amphetamin und Metamphetamin indirekte Noradrenalin- und Dopaminagonisten sind und somit zu einer erhöhten Freisetzung und Wiederaufnahmehemmung dieser Transmitter führen, beeinflussen Entaktogene wie MDMA eher das serotonerge System, indem sie die Serotoninkonzentration im synaptischen Spalt serotonerger Neurone steigern. Auch halluzinogene Phenylalkanamine wirken als Agonisten auf das serotonerge System, insbesondere auf den 5-HT_{2A}-Rezeptor (Thomasius et al. 1997).

Psychotrope Effekte

Amphetamine führen zu einer größeren Leistungssteigerung als MDMA. MDMA hat dagegen eine vorrangige Wirkung auf das interpersonale Erleben und die Introspektionsfähigkeit. Halluzinatorische Effekte fehlen bei reinen Entaktogenen. Die Selbstkontrolle bleibt in der Regel erhalten. Halluzinogene Phenylalkanamine führen dagegen zu Depersonalisations- und Derealisationsphänomenen. Es kann zu einem entfremdeten Körper- und Ich-Erleben kommen. Die Selbstkontrolle geht verloren (◻ Tabelle 13.7).

Psychiatrische Befunde

Die in ◻ Tabelle 13.8 beschriebenen psychiatrischen Phänomene können remittieren oder auch chronifizieren. Als ein wichtiger Faktor ist die kumulative MDMA-Gesamtdosis anzusehen. Eine konstante Überdosierung erhöht ebenso wie eine vorbestehende Vulnerabilität, familiäre Belastung signifikant das Risiko psychiatrischer Komplikationen.

Amphetamine und Entaktogene haben ein mittleres psychisches Abhängigkeitspotenzial, während halluzinogene Phenylalkanamine eher über ein hohes Abhängigkeitspotenzial verfügen.

Medizinische Folgen und Komplikationen

Unabhängig von der Dosis, aber nicht von der Flüssigkeitszufuhr, treten vital bedrohliche Komplikationen wie Hyperpyrexie, disseminierte intravasale Koagulation und Rhabdomyolyse auf. Für das akute Nierenversagen werden unter anderem auch die nephrotoxischen Eigenschaften des MDMA verantwortlich gemacht (◻ Tabelle 13.9).

Zu den »Designerdrogen« zählen neben den beschriebenen auch noch die Tryptamine, Phencyclidine, Fentanyle und Prodine. Unter Phencyclidinen kann sich auch eine physische Abhängigkeit entwickeln. Wirkungen und Nebenwirkungen wie auch Komplikationen entsprechen weitestgehend den Amphetaminen und Entaktogenen.

◻ Tabelle 13.7. **Positiv und negativ erlebte psychotrope Effekte von Psychostimulanzien und Entaktogenen** (Thomasius u. Jarchow 1997)

Positiv	Negativ
Empathie Gehobene Stimmungslage	Konzentrationsstörung Eingeschränktes Urteilsvermögen
Erhöhte Kontaktbereitschaft	Appetitverlust
Verbesserte Introspektion	Visuelle Halluzinationen
Stimulation	Auditorische Wahrnehmungsstörung
Aufmerksamkeitsfokussierung	Visuelle Wahrnehmungsstörung
Erhöhte Emotionalität	Angst
Verminderte Ich-Abgrenzung	Motorische Unruhe
Herabgesetzte Aggressivität	Depressive Verstimmung
Intensivierung visueller Wahrnehmungen	Antriebslosigkeit
Veränderte Zeitwahrnehmung	Herabgesetzte Libido Orgasmusverzögerung

◻ Tabelle 13.8. **Psychiatrische Folgen des MDMA-Konsums**

Syndrom	Störungsbild/Symptome
Akutsyndrome	Panikstörung bzw. Angst, Desorientierung, motorische Unruhe, Depressivität bzw. Suizidalität, Dysthymie
Intoxikationspsychosen	Paranoide Psychose mit und ohne Zwangssymptomatik, affektive Psychose
Anhaltende Folgeerkrankungen	Atypische Psychose, paranoide Psychose, depressives Syndrom, Panikstörung, Verhaltensauffälligkeiten, Depersonalisationsphänomen
Flashbacks	Wahn- und Psychosephänomene

Tabelle 13.9. Internistische und neurologische Komplikationen bei MDMA-Konsum

Vegetativ/internistisch	Neurologisch
Tachykardie Hypertension Hypotension Hitze-(Hyperthermie-) und Kälteanwallungen Nausea Vomitus Mundtrockenheit Harndrang Bruxismus Hepatitis Nierenversagen	Mydriasis Nystagmus Hyperreflexie Myalgien Trismus Tremor Parästhesien Gangunsicherheit Konvulsion Zerebrovaskulärer Infarkt Intrakranielle Blutung Subarachnoidalblutung Zerebrale Sinusvenenthrombose Logophthalmus

13.7.6 Kokain

Pharmakokinetik

Kokain, ein Alkaloid des Kokastrauches (Benzoylecgoninmethylester), kann oral, nasal, intravenös oder durch Inhalation konsumiert werden. Beim Rauchen setzt durch die vollständige Resorption über die Lunge die Wirkung schlagartig ein und hält nur kurz, d. h. 5–10 min an (Preuß et al. 2000). Bei oraler Gabe oder beim Schnupfen verläuft die Resorption über 30–60 min. Kokain wird durch hydrolytische Spaltung fast vollständig in der Leber und im Plasma metabolisiert. Die Plasmahalbwertzeit beträgt 30–90 min.

Pharmakodynamik

Kokain setzt vermehrt Dopamin frei und hemmt bzw. behindert gleichzeitig die Wiederaufnahme mehrerer Neurotransmitter wie Dopamin, Serotonin und Noradrenalin. Es fungiert als Dopaminagonist, vorrangig der D_1- und D_2-Rezeptoren. Die agonistische Wirkung wird durch ein Serotonindefizit verstärkt (Woolverton u. Johnson 1992).

Akute psychische Wirkungen und Effekte bei chronischem Gebrauch

Kokain hat sowohl periphere als auch zentrale Wirkungen (Tabelle 13.10).

Kokain besitzt ein hohes psychisches Abhängigkeitspotenzial, insbesondere eine enorme Toleranzentwicklung. Eine Entzugssymptomatik ist weniger bis gar nicht körperlich-vegetativ ausgeformt; sie geht eher mit psychischen Phänomenen einher, wie sie oben beschrieben wurden.

Tabelle 13.10. Psychotrope Effekte bei akutem und chronischem Kokaingebrauch

Akute psychische Wirkungen	Effekte bei chronischem Gebrauch
Euphorie Omnipotenzgefühl Erhöhte Erregbarkeit Gesteigerte sexuelle Potenz Halluzinationen Angstzustände Depressionen Fehlendes Hungergefühl Reizbarkeit/Aggressivität	Paranoide Reaktionen Delirante Zustandsbilder Depressionen

Somatische Folgen

Tachykardie, arterieller Hypertonus und Mydriasis gehören zu den akuten Wirkungen nach Kokainkonsum. Bei chronischem Gebrauch kann es zu Unterernährung, Immunschwäche, zur Kokainlunge (Bronchospasmen mit pulmonalen Infiltraten) und Myokardinfarkten kommen (Scheid et al. 1999). Bei vorwiegend nasaler Aufnahme führen ischämische Nekrosen der Nasenschleimhaut zu Septumperforationen und Knochendestruktionen. Im Vordergrund der neurologischen Komplikationen stehen zerebrovaskuläre Ereignisse (intrazerebrale und subarachnoidale Blutungen sowie zerebrale Territorialinfarkte) und epileptische Anfälle.

13.7.7 Heroin

Pharmakokinetik

Die verschiedenen Opiatagonisten, zu denen auch therapeutisch eingesetzte wie Morphin-HCl, Hydromorphin, Levo-Methadon, Piritramid, Tilidin und Tramadol zählen, unterscheiden sich durch die Art ihrer Aufnahme und ihrer Metabolisierung. Im Gegensatz zu synthetischen Opiatagonisten wird Morphin nach rascher Aufnahme im Magen-Darm-Trakt bereits in der Mukosa und in der Leber konjugiert, bevor es über die Niere ausgeschieden wird. Der analgetische Wirkeffekt tritt bei i. v.-Applikation nach rund 30–40 min ein und hält 3–5 h an. Die Resorptionshalbwertzeit bei oraler Gabe liegt bei 4–60 min (Zieglgänsberger u. Höllt 2000). Heroin wird erst aktiv, nachdem es zu Morphin metabolisiert wurde. Es besitzt eine höhere Lipophilie als Morphin und damit eine höhere Penetration in das ZNS. Bei i. v.-Injektion tritt der euphorisierende Effekt (»rush«) unmittelbar ein, während es beim Rauchen oder Schnupfen erst nach 5–10 Minuten dazu kommt.

Pharmakodynamik

Opiatagonisten binden an spezifische Rezeptoren mit 7 Transmembranregionen, von denen bis dato 4 Typen unterschieden werden- μ-, δ-, κ- und Orphan-(ORL-1-)Rezeptoren. Für die euphorisierende Wirkung sind nur μ- und δ-Agonisten verantwortlich. Opiatagonisten haben eine Reduktion der neuronalen Erregung zur Folge, wobei sie einerseits den transmembranen Kalziumstrom und andererseits die Freisetzung von L-Glutamat und Azetylcholin hemmen. Über den NMDA-Rezeptor verstärken Opiate die neuronale Plastizität und Lernprozesse, was unter anderem die Entwicklung und Konstanz psychischer und physischer Abhängigkeit erklären würde.

Opiatintoxikation

Während die antizipierte Wirkung von Euphorie, Gleichgültigkeit, Reizabschirmung und einer fließenden Leichtigkeit der Gedanken geprägt ist, stehen bei Überdosierung Verwirrtheitszustände, Bewusstlosigkeit, respiratorische Dämpfung und kardiovaskulärer Kollaps im Vordergrund.

Entzugssymptome

Entzugssymptome können wenige Stunden nach der letzten Opiateinnahme eintreten und rund einen Tag anhalten. Als besonders negativ werden subjektiv Muskel- und Knochenschmerzen erlebt. Daneben dominieren Ruhelosigkeit, Schlaflosigkeit, Durchfall, Erbrechen und Kälteschauer die Symptomatik.

Opiatabhängige weisen eine hohe Prävalenz von psychiatrischen Begleiterkrankungen wie Persönlichkeitsstörungen, depressiven Störungen (35%) und Angstzuständen (14%) auf (Krausz et al. 1998). Inwieweit diese prämorbid schon zu diagnostizieren waren oder auf den Opiatmissbrauch bzw. die Polytoxikomanie zurückzuführen sind, ist im Einzelfall schwer zu klären. Auch internistische Begleiterkrankungen spielen bei Opiatabhängigen eine nicht zu vernachlässigende Rolle. Hepatitiden, Nieren- und Atemwegserkrankungen sind insbesondere bei der Therapie mit zu berücksichtigen (Groß u. Soyka 1997).

Aus kinder- und jugendpsychiatrischer wie auch aus pädiatrischer Sicht gewinnt der Risikokomplex hinsichtlich der Entwicklung von Kindern opiatabhängiger Mütter zunehmend an Bedeutung. Postpartal zeigen solche Kinder ein neonatales Abstinenzsyndrom mit Hyperexzitabilität, Tremor, Schwitzen, Tachypnoe, gastrointestinalen Störungen und zerebralen Krampfanfällen und wachsen insbesondere bei nicht substituierten Müttern mit erheblichen psychosozialen Risiken (Deprivation, emotionales Mangelmilieu) auf (Ziegler et al. 2000). Die Ausprägung der Symptomatik korreliert mit der Dauer des mütterlichen Opiatkonsums.

13.7.8 Halluzinogene einschließlich biogener Suchtstoffe

Halluzinogene stellen eine Gruppe von Rauschdrogen unterschiedlichster Herkunft dar, denen aber als Wirkung tiefgreifende psychische Veränderungen ohne Bewusseinsstörungen und Amnesie gemeinsam sind. Chemisch stimmen sie zumindest in molekular gebundenem Stickstoff überein. Die wichtigsten Vertreter der zwei großen Wirkstoffgruppen Indolalkylamine und Phenylalkylamine sind in ◘ Tabelle 13.11 aufgeführt.

Eine eher an der Praxis orientierte Einteilung unterscheidet halbsynthethische Halluzinogene wie LSD von denen in der einheimischen Natur vorkommenden, wie Fliegenpilz und Nachtschattengewächse und außereuropäisch verbreiteten Halluzinogenen wie Windengewächse, Meskalin, Psilocybin, und letztendlich rein synthethischen Stoffen wie Phencyclidin, 1-(3,4-Methylenedioxyphenyl)-2-aminopropane (MDA)und N,N-Dimethyltryptamin (DMT). Als psychoaktive Substanzen fungieren beim Fliegenpilz das Scopolamin, das Muscazon und das Muscimol. Die psychoaktiven Solanaceen-Alkaloide der Nachtschattengewächse sind Atropin, Scopolamin und Hyoscyamin.

In der Symtomatologie unterscheiden sich die Halluzinogene kaum voneinander. Sie rufen anfänglich vegetative adrenerge Reaktionen hervor, die denen durch Stimulanzien ausgelösten entsprechen. Die anschließenden Verzerrungen von Wahrnehmungen, Gedanken und Emotionen bis hin zu vorwiegend visuellen Sinnestäuschungen treten nach rund 30 min auf und führen häufig zu krankhafter Selbstüberschätzung mit völliger Realitätsverkennung. Motorische Unruhe, Aggressivität, Angstzustände und Psychosen gehören zu den psychischen Wirkungen bei längerfristigem Gebrauch von Psilocybin und Phencyclidin.

◘ Tabelle 13.11. **Halluzinogene.** (Glennon 1999)

Wirkstoffgruppe	Vertreter
Lysergsäureamide[a]	LSD-25
β-Carboline[a]	Harmalin
Tryptamine[a]	N,N-Dimethyltryptamin (DMT) N,N-Diethyltryptamin (DET) 4-Hydroxy-DMT (Psilocin)
α-Alkyltryptamine[a]	α-Methyltryptamin
Phenylethylamine	Meskalin
Phenylisopropylamine	α-Methylmeskalin 1-(3,4-Methylenedioxyphenyl)-2-aminopropane (MDA)

[a] Gehört zur Gruppe der Indolalkylamine.

Vermutlich entfalten alle Halluzinogene ihre Wirkung als Agonisten des 5-HT_2-Rezeptor im Gehirn. Sie binden an alle 3 Subtypen A, B und C, präferieren aber den Subtyp A (Fiorella et al. 1995).

13.7.9 Schnüffelstoffe

Beim Missbrauch inhalierbarer Substanzen (Tabelle 13.12) treten ähnliche mentale Veränderungen wie bei Halluzinogenen und Narkotika auf. Nach einem anfänglichen Erregungsstadium kommt es gewöhnlich zu optischen und akustischen Halluzinationen, Entspannung, Euphorie und Omnipotenzgefühlen bis ein schlafähnlicher Zustand eintritt, der in einen Bewusstseinsverlust bis hin zum tödlichen Koma übergehen kann.

Das Spektrum der missbrauchten Substanzen umfasst pharmakologisch gesehen die unterschiedlichsten Stoffgruppen.

Aufgrund ihrer hohen Lipidlöslichkeit werden Inhalanzien nach der Resorption in lipidreiche Organe, speziell das ZNS transportiert. Dort entfalten sie neben dem narkotischen Effekt, wobei die Wirkmechanismen noch weitestgehend unklar sind, eine Blutgefäßerweiterung. Inhalanzien besitzen ein starkes psychisches Abhängigkeitspotenzial. Sowohl bei akuter Intoxiaktion als auch bei chronischem Missbrauch sind die Folgen fatal und häufig irreversibel (Tabelle 13.13).

13

Tabelle 13.12. »Schnüffelstoffe«

Wirkstoffgruppe	Vertreter
Halonierte aliphatische Kohlenwasserstoffe	Chloroform, Halothan, Di-, Tri- und Tetrachlormethan, 1,2-Dichlorethylen
Aliphatische Kohlenwasserstoffe	Benzin, Butan, Propan, Petroleum
Aromatische Kohlenwasserstoffe	Benzol, Toluol
Alkohole	Methanol, Butanol, Ethanol
Ether	Diethylether
Ketone	Azeton
Ester	N,N-Dimethylformamid, Ethylazetat
Nitrite	Amylnitrit, Isobutylnitrit

Tabelle 13.13. Folgen der Inhalanzienexposition

Akut	Bei chronischem Gebrauch
Übelkeit, Erbrechen	Leukozyturie, Hämaturie, Proteinurie, Nierenversagen
Wadenkrämpfe	Hyperchrome Anämie, Anisozytose
Kopfschmerzen	Periorale und nasale Reizerscheinungen, Rhinitis, Tracheitis
Atemnot, Atemlähmung	Lungenkarzinome
Herzarrhythmien, Herzstillstand	Toxische Hepatitis, fettige Leberdegeneration, Leberkarzinom
	Kardiale Rhythmusstörungen, Herzstillstand
	Zerebelläre Ataxie, Koordinationsstörungen, Dyarthrie, vertikaler Nystagmus, epileptische Anfälle, Enzephalopathie, zerebelläre und/oder kortikale Atrophien, Gehörverlust, periphere Neuropathien, Parkinsonismus, Myopathien

13.8 Interventionen

Die Interventionen unterscheiden sich im Wesentlichen nicht von allgemein in der Medizin gültigen Behandlungsprinzipien. Dabei sollte die Prävention Vorrang vor der Therapie haben (Reymann 2000).

! Da Abhängigkeitsentwicklungen zur Chronifizierung neigen und frühe Behandlungsinterventionen effektiver sind, ist eine qualifizierte kinder- und jugendpsychiatrische Diagnostik und Therapie möglichst frühzeitig anzustreben (Frühintervention).

Das Angebot in der Frühintervention sollte so zugeschnitten sein, dass es den Betroffenen zum Zeitpunkt seiner Hilfesuche erreicht. Dabei kommt es nicht in erster Linie auf eine zu diesem Zeitpunkt ausreichende Therapiemotivation an, weil ein Warten darauf wertvolle Zeit verstreichen lässt. Als praktikabel und effizient erweist sich das Prinzip der »Niederschwelligkeit«, d. h., dass die Zugangsbedingungen zur Beratung, Diagnostik und Therapie für die Mehrheit der Hilfesuchenden akzeptabel sind und mehrfach in Anspruch genommen werden können. Komplexe multiprofessionelle Angebote unter einem Dach erhöhen dabei die Akzeptanz. In solchen Spezialsprechstunden sind medizinische und psychologische Diagnostik ebenso wie soziale Unterstützung bei der Bewältigung von Alltagsschwierigkeiten und umfassende individuell zugeschnittene Therapieangebote personell und örtlich gebündelt. Neben Frühintervention und Niederschwelligkeit entspricht solch eine Spezialambulanz, wie sie in Rostock existiert und als Modellprojekt »Designerdrogensprechstunde« bundesweite Beachtung und Resonanz findet, auch dem dritten Behandlungsgrundsatz »ambulant vor stationär«.

Verbindliche Absprachen bis hin zu Therapieverträgen und konkrete Behandlungspläne strukturieren die Intervention, erhöhen die Transparenz und setzen Grenzen fest, bei deren Nichteinhaltung weitere Behandlungsschritte erforderlich werden – stationäre Entzugsbehandlung oder rehabilitative Maßnahmen (Entwöhnungsbehandlung).

! Als oberstes Gebot für eine tragfähige effektive Behandlung ist die Freiwilligkeit anzusehen.

Therapeuten sind gut beraten, sich so wenig wie nötig repressiv zu verhalten. Zwangsmaßnahmen bei akuter Eigen- und/oder Fremdgefährdung (Psych-KG, § 1631b BGB, § 43 KJHG) sollten eine Ausnahme darstellen. Kontrovers wird der Umfang und der Zeitpunkt der Einbeziehung der Eltern diskutiert. Der Behandler ist dem Neutralitätsprinzip verpflichtet und darf sich nicht einseitig mit Eltern oder dem Patienten identifizieren. Dennoch ist eine Stützung des familiären Subsystems als sozialer Empfangsraum außerordentlich wichtig. Die anzustrebenden Behandlungsziele orientieren sich an der von Schwoon (1992) aufgestellten Hierarchie (s. folgende Übersicht).

Zielhierarchie bei der Behandlung der Suchtmittelabhängigkeit

- Maßnahmen, die das Überleben sichern (Entgiftung, Überwachung des Entzugs unter intensivmedizinischen Bedingungen, Aufklärung und Beratung bei hochriskanten Konsumformen)
- Eingrenzung der durch die Suchtstoffe hervorgerufenen Gesundheitsschäden (»harm reduction« – Kontaktcafes, Übernachtungsstellen, Substitutionstherapien, Spritzentauschprogramme)
- Ausbau der Suchtmittelabstinenz (kontrollierter Konsum oder Totalabstinenz)

Zum Erreichen dieser Ziele stehen vielfältigste psycho- und soziotherapeutische Maßnahmen bis hin zu Selbsthilfegruppen zur Verfügung, die auch miteinander kombiniert sein können. Eine Überlegenheit der einen oder anderen Therapieform konnte bisher nicht nachgewiesen werden.

Der therapeutische Problemlösungsprozess bei Drogenabhängigkeit untergliedert sich in mehrere Stufen bzw. Etappen (Petry 1996).

Problemlösungsprozess bei Drogenabhängigkeit

- Behandlungsmotivierung (Aufbau der therapeutischen Beziehung, Klärung der motivationalen Ambivalenz)
- Problemdefinition (Analyse der auslösenden und verstärkenden Bedingungen, Erfassung von Bewältigungskompetenzen)
- Problemlösung (Verbesserung von Selbstreflexion, Modifikation von Bewältigungsmustern)
- Veränderung des Selbstschemas (Veränderung irrationaler Einstellungen und kognitiver Verzerrungen, Selbstwertstärkung, soziale Integration)
- Praxiskontrolle (therapeutische Belastungserprobung)

Soziales Kompetenztraining, Selbstkontrolltechniken, motivationale Beratung, Stressmanagementtraining, verhaltenstherapeutische Familientherapie und gemeindeorientierte Verstärkersysteme zeigten eine sehr hohe Effizienz (Holder et al. 1991).

! Besonders im Kinder- und Jugendbereich müssen mehrere Helfersysteme mit den ihnen eigenen Konzepten auf der Basis verbindlicher gesetzlicher Grundlagen kooperieren – Medizin, Jugendhilfe, Pädagogik, Justiz und Familie (Fegert 2001 a,b).

Die Behandlung komorbider oder sekundärer psychiatrischer Störungen und Erkrankungen orientiert sich an den für diese Störungen vorliegenden Leitlinien. Nach den Leitlinien »Psychotrope Substanzen« (www.uni-duesseldorf.de/WWW/Awmf/ll/kjpp-002.htm) gibt es aber keine Indikation für eine Substitutionsbehandlung im Kindes- und Jugendalter. Diese Position sollte bei immer jüngerem Einstiegsalter und häufiger Polytoxikomanie mit all ihren vitalen Risiken sowie der zunehmenden Beschaffungskriminalität unter Kindern und Jugendlichen kritisch hinterfragt werden.

Fazit für die Praxis

Da die Erstkonsumenten legaler und illegaler Drogen immer jünger werden und die gesundheitlichen Folgeschäden somit gravierender sind, kommt einer umfassenden Aufklärung, beginnend in den Familien und fortgesetzt in Kindertagesstätten und Schulen, eine zunehmende Bedeutung zu. Dazu bedarf es differenzierter Präventionsprogramme, die flächendeckend Risikokinder erfassen und einer multimodalen Diagnostik sowie einer multiprofessionellen Begleitung und Therapie zuführen. Wünschenswert wäre eine Vernetzung von Kindertagesstätten, Schulen,

▼

Eltern, Jugendhilfe, Pädiatrie und Kinder-und Jugendpsychiatrie, wobei aufeinander abgestimmte mehrstufige Therapieangebote, angefangen von der akuten Entgiftung bis hin zur Rehabilitation regional vorgehalten werden müssen.

Literatur

Allgaier C, Illes P (2000) Sedativa/Hypnotika. In: Uchtenhagen A, Zieglgänsberger W (Hrsg) Suchtmedizin. Urban & Fischer, München, S 63–71

Battegay R (1998) Psychodynamische Aspekte der Genese und des Verlaufs der Drogenabhängigkeit bei Jugendlichen. Schweiz Arch Neurol Psychiatr 149:194–200

Benowitz NL (1995) Acute biological effects of nicotine and its netabolites. In: Clarke PBS, Quik M, Adlkofer F, Thurau K (eds) Effects of nicotine on biological systems II. Birkhäuser, Basel

Biederman J, Wilens T, Mick E, Spencer T, Faraone SV (1999) Pharmacotherapy of attention-deficit/hyperactivity disorder risk for substance use disorder. Pediatrics 104/2:e20

Cloninger CR (1999) Genetics of substance abuse. In: Galanter M, Kleber HD (eds) Textbook of substance abuse treatment. American Psychiatric Press, Washington, pp 59–67

Domino EF (1998) Tobacco smoking and nicotine neuropsychopharmacology: some future research directions. Neuropsychopharmacology 18:456–468

Ernst K, Döttger S (1990) Behandlung und Betreuung Alkoholkranker. Verlag Gesundheit, Berlin

Fiorella D, Rabin RA, Winter JC (1995) The role of 5-HT_{2A} and 5-HT_{2C} receptors in the stimulus effects of hallucinogenic drugs, I: antagonist correlation analysis. Psychopharmacology 121:347–356

Fegert JM (2001a) Blick aus der Kinder- und Jugendpsychiatrie auf die Kooperation von Jugendhilfe und Drogenhilfe. In: IGfH (Hrsg) Dialog und Kooperation von Jugendhilfe und Drogenhilfe. IGfH-Eigenverlag, Frankfurt am Main, S 60–67

Fegert JM (2001b) Jugendhilfe, Sucht- und Drogenhilfe und Suchtkrankenbehandlung: Können aus Spannungsfeldern und Schnittstellen funktionale Nahtstellen und Synergien werden? In: IGfH (Hrsg) Dialog und Kooperation von Jugendhilfe und Drogenhilfe. IGfH-Eigenverlag, Frankfurt am Main, S 81–92

Franke P, Maier W (1998) Genetik von substanzgebundenen Abhängigkeitserkrankungen. Med Gen 10:398–401

Freud S (1885) Über Coca. Perles, Wien

Freud S (1900) Die Traumdeutung. Deuticke, Leipzig Wien

Geschwinde T (1998) Rauschdrogen: Marktformen und Wirkungsweisen. Springer, Berlin Heidelberg New York

Glennon RA (1999) Neurobiology of hallucinogens. In: Galanter M, Kleber HD (eds) Textbook of substance abuse treatment. American Psychiatric Press, Washington, pp 33–37

Groß A, Soyka M (1997) Pharmakotherapie bei Methadon-substituierten Opiatabhängigen. Psychopharmakotherapie 4:101–104

Holder H, Longabaugh R, Miller WR, Rubonis AV (1991) The cost effectiveness of treatment for alcoholism: a first approximation. J Studies Alcohol 52:517–540

Krausz M, Lambert M (2000) Cannabis. In: Uchtenhagen A, Zieglgänsberger W (Hrsg) Suchtmedizin. Urban & Fischer, München, S 77–83

Krausz M, Vertheim U, Degkwitz P (1998) Prävalenz psychischer Störungen bei Opiatabhängigen mit Kontakt zum Drogenhilfesystem. Nervenarzt 69:557–567

Laux G, Dietmaier O, König W (2000) Pharmakopsychiatrie. Urban & Fischer, München, S 308–332

Legnaro A (2000) Rausch und Sucht in der Sozial-und Kulturgeschichte Europas. In: Uchtenhagen A, Zieglgänsberger W (Hrsg) Suchtmedizin. Urban & Fischer, München, S 8–21

McBride PE (1992) The health consequences of smoking. Cardiovascular diseases. Med Clin North Am 76/2: 333–353

Nestler EJ, Aghajanian GK (1997) Molecular and cellular basis of addiction. Science 278:58–63

Petry J (1996) Suchtbehandlung. Psychomed 8:143–150

Preuß UW, Bahlmann M, Koller G, Soyka M (2000) Die Behandlung der Kokainabhängigkeit. Fortschr Neurol Psychiatr 68:224–238

Reich et al. (1998) Genome-wide search for genes affecting the risk for alcohol dependence. Am J Med Genet 81:207–215

Reymann G (2000) Prinzipien der Intervention. In: Poehlke T, Flenker I, Follmann A, Rist F, Kremer G (Hrsg) Suchtmedizinische Versorgung. Grundlagen der Behandlung. Springer, Berlin Heidelberg New York, S 65–71

Rommelspacher H (2000) Alkohol. In: Uchtenhagen A, Zieglgänsberger W (Hrsg) Suchtmedizin. Urban & Fischer, München, S 30–39

Rounsaville BJ, Kosten TR, Weissman MM et al. (1991) Psychiatric disorder in relatives of probands with opiate addiction. Arch Gen Psych 48:33–42

Scheid R, Schindler E, Biniek R (1999) Kokaininduzierte akute ZNS-Erkrankungen. Nervenarzt 70:315–321

Schmidbauer W, Scheidt J von (1996) Handbuch der Rauschdrogen. Fischer, Frankfurt am Main

Schöneck U, Spohr HL, Willms J, Steinhausen HC (1992) Alkoholkonsum und intrauterine Dystrophie. Monatsschr Kinderheilkd 140: 34–41

Schulz E, Remschmidt H (1999) Substanzmissbrauch und Drogenabhängigkeit im Kindes- und Jugendalter. Dtsch Ärztebl 96:328–332

Schwoon DR (1992) Motivation-ein kritischer Begriff in der Behandlung Suchtkranker. In: Wienberg G (Hrsg) Die vergessene Mehrheit-Zur Realität der Versorgung alkohol-und medikamentenabhängiger Menschen. Psychiatrie-Verlag, Bonn

Sherman CB (1992) The health consequences of cigarette smoking. Pulmonary diseases. Med Clin North Am 76/2: 355–375

Simon R, Tauscher M, Pfeiffer T (Hrsg) (1999) Suchtbericht Deutschland 1999. Schneider, Hohengehren

Spode H (1996) Thematisierungskonjunkturen des Problems »Alkohol«. Psychomed 8/3:163–171

Stuart GL, Price LH (2000) Recent developments in populations at risk for substance abuse. Curr Opin Psychiatry 13: 315–320

Thomasius R, Jarchow C (1997) »Ecstasy«. Dtsch Ärztebl 94:309–312

Thomasius R, Schmolke M, Kraus D (1997) MDMA (»Ecstasy«) – Konsum – ein Überblick zu psychiatrischen und medizinischen Folgen. Fortschr Neurol Psychiatr 65:49–61

Tsuang MT, Lyons MJ, Eisen SA et al. (1996) Genetic influences on DSM-III-R drug abuse and dependence: a study of 3372 twin pairs. Am J Med Genet 67:473–477

Uchtenhagen A (2000) Störungen durch psychotrope Substanzen: ein Überblick. In: Uchtenhagen A, Zieglgänsberger W (Hrsg) Suchtmedizin. Urban & Fischer, München, S 3–7

Woolverton WL, Johnson KM (1992) Neurobiology of cocaine abuse. TIPS 13:192–200

Ziegler M, Poustka F, von Loewenich V, Englert E (2000) Postpartale Risikofaktoren in der Entwicklung von Kindern opiatabhängiger Mütter. Nervenarzt 71:730–736

Zieglgänsberger W, Höllt V (2000) Opiate und Opioide. In: Uchtenhagen A, Zieglgänsberger W (Hrsg) Suchtmedizin. Urban & Fischer, München, S 87–97

Schizophrene Psychosen

C. Eggers, B. Röpcke

Schizophrenien und affektive Störungen werden traditionell als »endogene Psychosen« bezeichnet im Unterschied zu den nachweisbar organisch bedingten »exogenen Psychosen« und den psychoreaktiven oder »psychogenen« Störungen. Es wurde angenommen, dass endogene Störungen eine (erb)genetische oder organische Ursache hätten, also von »innen heraus« entstünden und weniger psychoreaktiv seien. In Ermangelung konkreter somatischer Befunde behalf man sich mit dem Begriff »endogen«.

Mit der Einführung der ICD-10 im Jahre 1991 wurde dann bei der Klassifikation, wie vorher schon im DSM III-R, konsequent auf alle Begriffe verzichtet, die Implikationen über die Pathogenese dieser Störungen enthielten. Im Interesse einer schulenübergreifenden einheitlichen Klassifizierung psychopathologischer Phänomene wurden weitgehend theoriefreie, deskriptive Benennungen gewählt. Begriffe wie »Endogenität« oder auch »Hysterie« entfielen, statt »Psychose« oder »Neurose« wurde der übergeordnete Begriff der »Störung« eingeführt.

14.1 Zentrale Merkmale

Die Schizophrenie ist gekennzeichnet durch eine tiefgreifende Störung des Realitätsbezuges. Die Grenzen zwischen Ich und Außenwelt sind gestört. Die Patienten fühlen sich in ihren Bewegungen und ihren Gedanken durch telepathische Kräfte oder Strahlen von außen gesteuert. Sie haben das Gefühl, ihre eigenen Gedanken würden laut und verbreiteten sich wie Radiowellen, fremde Gedanken würden den eigenen eingefügt oder eigene Denkinhalte würden von außen entzogen. Bei einigen Patienten entwickeln sich eigenartige Geruchs- und Geschmacksmissempfindungen und sie fürchten, vergiftet zu werden. Andere halluzinieren Stimmen, die über sie reden oder ihre Handlungen kommentieren, oder sie entwickeln komplizierte Wahnsysteme, die von außen nicht korrigierbar sind.

Alle diese Symptome sind subjektiv und können von der Umgebung nur erkannt werden, wenn die Betroffenen darüber reden. Objektiv, von außen beobachtbar, ist häufig eine ziellose, konfuse, vage, ständig vom Thema abweichende, assoziativ gelockerte Sprache ohne roten Faden. Die Affekte sind kaum moduliert, oft reduziert oder dem Geprächskontext nicht zuzuordnen (parathym). Der Antrieb ist vermindert oder schwankend, die Kommunikations- oder Kontaktfähigkeit ist beeinträchtigt.

! Im Unterschied zu den körperlich begründbaren psychotischen Störungen, die in der Regel von Desorientierung, Deliranz oder Verwirrung begleitet werden, bleibt bei schizophrenen Patienten das Bewusstsein klar. Die intellektuelle Leistungsfähigkeit ist anfangs meist nicht beeinträchtigt. Erst im weiteren Verlauf können sich kognitive Defizite ausbilden, die aber auch schon vorauslaufend bestehen können.

Die Symptomatik kann innerhalb weniger Tage akut einsetzen (ca. 35%) oder sich über Monate und Jahre schleichend ausbilden (ca. 65%). Die Störung beginnt meist im frühen Erwachsenenalter, erste Anzeichen sind jedoch häufig schon im Jugendalter erkennbar. Allgemein wird angenommen, dass eine sichere Diagnose vor dem 7. Lebensjahr nicht möglich ist.

Die derzeit gültigen Klassifikationssysteme DSM-IV und ICD-10 unterscheiden in der Symptomatik nicht zwischen adulten (Erkrankungsalter ab 18 Jahre), juvenilen (Erkrankungsalter 14–18 Jahre) oder kindlichen Schizophrenien (Erkrankungsalter vor dem 14. Lebensjahr). Verlaufsuntersuchungen (Eggers 1973; Eggers u. Bunk 1997) deuten jedoch darauf hin, dass die Symptomatik bis etwa zum 14. Lebensjahr altersabhängig ist. Im frühen Schulalter überwiegen unproduktive Symptome wie Antriebsmangel, Verlust an alterstypischen Interessen, sozialer Rückzug, ängstlich-misstrauische Grundstimmung mit Neigung zu eruptiven Gefühls- und Wutausbrüchen, Affektverflachung und Abnahme von altersgemäßen intentionalen Willensstrebungen. Es werden zwar vereinzelt Wahnideen sowie optische und akustische Halluzinationen beschrieben, eher typisch für das Kindesalter sind jedoch koenästhetische Halluzinationen, sowie abnorme Leibempfindungen. Voll ausgebildete Wahnsysteme oder katatone Symptome treten meist später, erstmals etwa mit dem 13. oder 14. Lebensjahr auf, kommen aber gelegentlich schon vor dem 10. Lebensjahr vor.

Bei Erkrankungen im Kindesalter beträgt das Verhältnis Jungen zu Mädchen 2:1, im Jugendalter überwiegt das männliche Geschlecht nur noch wenig. Über alle Altersgruppen betrachtet gibt es eine Gleichverteilung zwischen den Geschlechtern.

Im Kindesalter beginnt die Störung meist schleichend mit langsam deutlicher werdenden Symptomen. Mehr als die Hälfte aller kindlichen und juvenilen Schizophrenien werden zudem als prämorbid auffällig beschrieben (Eggers u. Bunk 1997; Röpcke u. Eggers 2000). Meist werden eigenartiges Verhalten, sozialer Rückzug oder Isolation als Auffälligkeiten angegeben. Hinweise auf Zusammenhänge zwischen kognitiven und neurologischen Defiziten und Erkrankungsrisiko konnten bisher nicht eindeutig verifiziert werden. Zusammenhänge zwischen Erkrankungsrisiko und sozialer Schichtzugehörigkeit gelten als unwahrscheinlich. Das immer wieder berichtete höhere Risiko einer Schizophrenieerkrankung in den unteren sozialen Schichten wird von Häfner (1995a,b) zwar bestätigt, aber im Wesentlichen auf eine soziale Stagnation oder auf einen sozialen Abstieg im Verlauf von prodromalen Krankheitsphasen zurückgeführt.

! Der Verlauf schizophrener Psychosen ist außerordentlich heterogen, häufig rezidivierend oder chronisch mit bleibenden Residuen. Der Anteil der Vollremissionen liegt unter 20%. Die Ursachen der Schizophrenie sind bis heute unbekannt, eine kausale Therapie gibt es nicht.

Zwillings- und Adoptionsstudien konnten eine starke Beteiligung erbgenetischer Komponenten nachweisen, allgemein wird aber eine multifaktorielle Ätiopathogenese angenommen, wie sie durch die Vulnerabilitäts-Stress-Hypothese von Zubin u. Spring (1977) formuliert wurde. Danach kann eine spezifische biologische Vulnerabilität in Verbindung mit mehr oder weniger unspezifischen psychosozialen Stressoren den Ausbruch einer schizophrenen Psychose begünstigen. Sichere Indikatoren für eine solche Vulnerabilität konnten bisher jedoch nicht nachgewiesen werden.

! Die Diagnose wird heute noch genauso gestellt wie vor 100 Jahren, nämlich aufgrund der vom Patienten berichteten und der beobachteten psychopathologischen Symptome. Definitive neurophysiologische oder neuroanatomische Kriterien zur Diagnose einer Schizophrenie gibt es ebensowenig wie ein sicheres testpsychologisches Verfahren.

Die auf neurobiologischen Grundlagen basierende Therapie ist die Behandlung mit Neuroleptika. Alle anderen Verfahren wie die supportive Einzel- oder Gruppenpsychotherapie, die psychoedukative Förderung, die Familientherapie oder die Angehörigenarbeit sind unspezifisch und dienen in erster Linie der Verbesserung der Krankheitsbewältigung, der Senkung der Rehospitalisierungsraten sowie der psychosozialen Reintegration.

14.2 Häufigkeit

Die Auftretenshäufigkeit der Schizophrenie ist über Länder und Kulturen gleichverteilt (Jablensky 1995). Die Inzidenz, also die Zahl der Neuerkrankungen in einem Jahr, und die Prävalenz, also die Rate der zu einem bestimmten Zeitpunkt lebenden Schizophreniepatienten, ist in Deutschland genauso groß wie in Indien, Dänemark, Japan oder in den USA. Diese Gleichverteilung stellt eine epidemiologische Anomalie dar. Es gibt keine andere Erkrankung, die eine vergleichbare Verteilung aufweist.

! Die jährliche Inzidenzrate ist mit 10–40 auf 100.000 relativ gering, die Prävalenzrate liegt jedoch wegen des meist chronischen oder rezidivierenden Verlaufes je nach Diagnosekriterium zwischen 0,6 und 1%.

Das bedeutet, dass einer von Hundert im Laufe seines Lebens an einer Schizophrenie erkranken kann. In Deutschland sind ca. 800.000 Menschen davon betroffen. Wegen der langen Behandlungszeiten gilt die Schizophrenie als die volkswirtschaftlich teuerste psychische Erkrankung überhaupt (Andreasen et al. 1994). Etwa 10–15% der Patienten sterben durch Suizid (Gottesmann 1993).

Der **Häufigkeitsgipfel** für die Ersterkrankung von Männern liegt bei 25 Jahren, der von Frauen bei 28 Jahren (Häfner u. Nowotny 1995). Erkrankungen vor dem 13. Lebensjahr gelten als seltenes Ereignis, etwa ab dem 15. Lebensjahr steigt die Rate steil an. Thomsen (1996) hat im nationalen Psychiatrie-Register von Dänemark (5 Mio. Einwohner) 312 Patienten gefunden, die in den Jahren 1970 bis 1993 vor dem 18. Lebensjahr erstmals stationär aufgenommen worden sind. Davon waren 28 jünger als 15 Jahre und 4 jünger als 13 Jahre. Gottesmann (1993) schätzt, dass man durch die Zählung der Krankenhausaufnahmen ca. 80% aller Neuerkrankungen erfasst. Die von Thomsen angegebenen Patientenzahlen entsprechen dann 390 Neuerkrankungen vor dem 18. Lebensjahr, 35 vor dem 15. Lebensjahr und 5 vor dem 13. Lebensjahr bei einer Bevölkerung von 5 Mio. in einem Zeitraum von 24 Jahren. Übertragen auf Deutschland mit etwa 80 Millionen Einwohnern entspräche das auf 1 Jahr bezogen etwa 266 Neuerkrankungen vor dem 18. Lebensjahr, 23 vor dem 15. Lebensjahr und 3–4 vor dem 13. Lebensjahr. Die jährliche Inzidenzrate für diese Altersgruppe wäre damit außerordentlich gering.

! Die Prävalenz schizophrener Psychosen vor dem 15. Lebensjahr wird von McKenna et al. (1994) auf etwa 0,14 auf 1000 geschätzt.

Erste Anzeichen für eine Erkrankung treten allerdings schon lange Zeit vor der ersten stationären Aufnahme auf. Häfner u. Nowotny (1995) berichten, dass in 41% aller Fälle schon vor dem 20. Lebensjahr und in 4% vor dem 10. Lebensjahr (!) erste, allerdings noch unspezifische Anzeichen einer schizophrenen Störung erkennbar sind.

14.3 Klinische Symptomatik

Die schizophrene Symptomatik ist außerordentlich vielfältig in Art und Schweregrad sowie schwankend im Verlauf. Die Zusammenfassung der phänotypisch unterschiedlichen klinischen Bilder einer hebephrenen Störung mit Affektverflachung und Antriebsverlust, einer Katatonie mit einem Wechsel von Stupor und katatonen Erregungszuständen und einer paranoiden Störung mit komplexem Wahn und blühenden Halluzinationen zu einer Krankheitseinheit »Dementia praecox« gilt als herausragende wissenschaftliche Leistung von Kraepelin (1913). Allerdings war bei ihm der Defekt »Dementia« ein notwendiger Bestandteil der Diagnose, quasi das verbindende Merkmal, mit dem man die völlig verschiedenen klinischen Bilder zu einer Einheit zusammenfassen und vom zyklisch und günstig verlaufenden »manisch-depressiven Irresein« unterscheiden konnte. Da ein solcher Defekt erst im Laufe der Zeit auftrat, konnte eine sichere Diagnose nur retrospektiv gestellt werden. Wurde ein Defekt nicht beobachtet, handelte es sich per definitionem nicht um eine Dementia praecox. Leonhard (1968) übernahm von Kraepelin die Einschätzung, dass die Prognose das entscheidende Merkmal bei der Diagnoseerstellung bildet. Auch bei ihm hat eine »systematische Schizophrenie« keinen günstigen Ausgang. Allerdings glaubt Leonhard nachweisen zu können, dass die Prognose schon zu Beginn der Erkrankung erkennbar ist.

! Aus heutiger Sicht gibt es keine einzelnen Symptome, die spezifisch für die Schizophrenie wären. Es gibt vielmehr Symptomcluster, die wie ein Menü sowohl zur Diagnose der Schizophrenie als auch zur Bestimmung eines Subtyps zusammengestellt werden.

Im Laufe der Psychiatriegeschichte wurde die Vielfalt der Symptome nach unterschiedlichen Gesichtspunkten gruppiert.

14

14.3.1 Gruppierungskonzepte

Konzepte zur Gruppierung schizophrener Psychosen

- Elementare und akzessorische Störungen (Bleuler 1908)
- Symptome 1. und 2. Ranges (Schneider 1921)
- Systematische und unsystematische Schizophrenien (Leonhard 1968)
- Typ-I- und Typ-II-Schizophrenie (Crow 1985)
- Positive und negative Symptome (Andreasen u. Olsen 1982)
- Positive Symptome, negative Symptome und Desorganisation (Liddle 1987a,b)

Während die ursprüngliche Einteilung in hebephrene, paranoid-halluzinatorische, katatone und andere Schizophrenien rein deskriptiv nach klinischen Beobachtungen erfolgte, wurde von E. Bleuler, K. Schneider, T.J. Crow, N. Andreasen eine dichotome Gewichtung der Symptome vorgenommen, die später von Liddle zu einer Gruppierung in drei Bereiche erweitert wurde.

Symptomeinteilung nach Bleuler

Bleuler unterschied als **Grundsymptome** die Störungen des Denkens, der Affektivität, des Ich-Erlebens sowie die Ambivalenz und den Autismus von den daraus resultierenden **akzessorischen Symptomen** des Wahns, der Halluzinationen sowie der Störungen der Motorik und der Sprache. Die Grundsymptome betrachtete er als spezifische Folge eines elementaren (hypothetischen) Krankheitsprozesses, während die akzessorischen Symptome auch in anderen Zusammenhängen auftreten könnten. Für Bleuler war mithin die psychopathologische Symptomatologie wesentliches Leitmerkmal für die Diagnose und nicht, wie bei Kraepelin, der Verlauf.

Der Vorteil der Bleuler'schen Konzeption bestand darin, dass damit eine Diagnose nicht nur retrospektiv gestellt werden konnte. Allerdings ergab sich durch die Vielfalt der Querschnittssymptomatiken das Problem der Abgrenzung von den affektiven Störungen, ein Problem, das bis heute besteht und durch die Hinzufügung der schizoaffektiven Störungen nur unzureichend gelöst ist.

Rangordnung nach Schneider

Schneider unterteilte die Symptomatik in zwei Rangordnungen:

- **Erstrangsymptome:**
  - Gedankenlautwerden, Gedankenausbreitung, Gedankenentzug, Gedankenbeeinflussung;
  - leibliche Beeinflussungserlebnisse und Gefühle des Gemachten bezogen auf Gedanken, Bewegungen und Empfindungen;
  - Hören von Stimmen in Form von Rede und Gegenrede (dialogische Stimmen);
  - Hören von Stimmen, die das eigene Tun mit Bemerkungen begleiten (kommentierende Stimmen) und
  - Wahnwahrnehmung.
- **Symptome 2. Ranges:**
  - übrige Sinnestäuschungen;
  - Wahneinfall;
  - Ratlosigkeit;
  - depressive oder gehobene, euphorische Verstimmung und
  - erlebte Gefühlsverarmung.

Das Besondere dieser Einteilung ist, dass nach Schneider nur ein einziges deutliches Erstrangsymptom notwendig, aber auch hinreichend ist für die Diagnose einer Schizophrenie.

Das Gruppierungskonzept von Schneider ist sowohl inhaltlich als auch in der Form weitgehend von den heutigen Klassifikationssystemen zur Diagnose der Schizophrenie übernommen worden (► s. Abschn. 14.5).

Typisierung nach Crow und darauf aufbauende Konzepte

Eine andere Dichotomisierung der Symptomatik ist die auf Crow (1980) zurückgehende Unterscheidung von Andreasen u. Olsen (1982) in **Negativ- und Positivsymptome** der Schizophrenie. Positivsymptome sind die Merkmale, die nur bei Erkrankten auftreten, nicht aber bei Gesunden (Wahn, Halluzinationen, Denkstörungen), Negativsymptome sind Verarmungen des Affektes, des Denkens, der Sprache oder des Antriebs sowie sozialer Rückzug, Denkhemmung und Interessenverlust.

Crow beschrieb die Schizophrenie vom Typ I (ca. 30%) und vom Typ II (ca. 70%). Die Typ-I-Schizophrenie ist gekennzeichnet durch eine positive Symptomatik. Die Störung beginnt meist akut, die Intelligenz ist in der Regel nicht beeinträchtigt, die Symptome sind durch Neuroleptika gut zu beeinflussen und reversibel. Beim Typ I vermutet Crow eine Neurotransmitterstoffwechselstörung als Ursache. Der Typ II wird von ihm auch als chronische Schizophrenie bezeichnet. Vorherrschend sind Negativsymptome, das Ansprechen auf Neuroleptika ist gering, die Intelligenz ist meist irreversibel beeinträchtigt und zwar, wie Crow annimmt, aufgrund hirnstruktureller Veränderungen mit Zellverlust vor allem im temporalen Bereich.

Andreasen u. Olsen (1982) gebührt das Verdienst der Operationalisierung dieses Konzeptes. Sie entwickelten Fragebögen zur Erfassung der Negativ- und der Positivsymptomatik (»Scales for the Assessment of Negative Symptoms/Scales for the Assessment of Positive Symptoms«; SANS/SAPS). Die damit mögliche empirische Überprüfung der dichotomen Typisierung der Schizophrenie ergab, dass nur etwa 65% aller schizophrenen Patienten eindeutig der Gruppe der positiven oder der negativen Symptomatik zugeordnet werden konnten. Die übrigen ca. 35% der Patienten wiesen Mischsymptome auf, die sich keiner Gruppe zuordnen ließen. Eine Faktorenanalyse der von ihnen untersuchten Symptome erbrachte 4 Faktoren, von denen nur der erste Faktor theorieentsprechend als Negativsymptom zu interpretieren war. Die positiven Symptome hingegen verteilten sich inkonsistent auf die übrigen drei Faktoren.

Kay et al. (1989) modifizierten die SANS/SAPS. Statt der 34 Positiv- und der 30 Negativsymptome von Andreasen u. Olsen enthielt die von Kay entwickelte PANSS (»Positive and Negative Syndrom Scale«) nur noch 7 eindeutig positive und 7 eindeutig negative Symptome, die durch 16 globale psychopathologische Merkmale ergänzt wurden. Kay et al. kamen nach einer empirischen Überprüfung mit der PANSS zu dem Schluss, dass 2 Faktoren zur Beschreibung der Heterogenität der Symptomatik nicht ausreichend seien und die Negativ- und Positivsymptome in den Krankheitsepisoden nicht dichotom, sondern meist gemeinsam in unterschiedlicher Gewichtung auftreten.

Liddle (1987a,b) schlug aufgrund eigener Untersuchungen an 40 Patienten mit der DSM-III-Diagnose Schizophrenie eine Gruppierung der Symptome in 3 Bereiche vor, die er als »psychomotor poverty« (Negativsyndrom), »reality distortion« (Positivsyndrom) und »disorganisation« (Desorganisation) bezeichnete. Allerdings können selbst mit einer Dreifaktorenlösung nicht mehr als 60% der Patienten sicher klassifiziert werden. Liddle (1987a) nimmt daher an, dass die schizophrene Symptomatik nicht Ausdruck einer einheitlichen Erkrankung ist, sondern dass die Symptome das Ergebnis unterschiedlicher pathologischer Prozesse sind.

! Die Typologie von Crow wurde teilweise durch Untersuchungen mit der Magnetresonanztomographie (MRT) bestätigt.

Knoll et al. (1998) konnten zeigen, dass Negativsymptome häufiger mit atrophischen Substanzveränderungen im Neokortex verbunden sind. Das gilt vor allem dann, wenn es sich um sog. primäre Negativsymptome im Sinne von Carpenter et al. (1988a,b) handelt, die nicht auf Medikamente oder Deprivationen zurückzuführen sind. Eine kürzlich von Okubo et al. (1997) publizierte PET-Studie erbrachte den Nachweis einer Reduktion präfrontaler D_1-Rezeptoren bei schizophrenen Patienten, ein Befund, der mit dem Schweregrad negativer Symptome und mit kognitiven Leistungseinbußen im »Wisconsin Card Sorting Test« korrelierte. Diese Befunde stehen mit der Hypothese einer verminderten mesokortikalen dopaminergen Aktivität in Einklang.

! Längsschnittuntersuchungen ergaben allerdings, dass eindeutig identifizierbare stabile Positiv- und Negativsyndrome nicht die Regel sind.

Marneros et al. (1989) berichten, dass nach einem Verlauf von ca. 20 Jahren 76% der von ihnen untersuchten Patienten einen Wechsel des Subtyps aufwiesen und nur bei 24% stabile Positiv- oder Negativsyndrome vorlagen.

Auch bei einem Erkrankungsbeginn im Kindes- oder Jugendalter ist eine prägnante Symptomatik, die sich in eindeutig positive oder negative Subtypen einteilen ließe, in den ersten Episoden die Ausnahme. In der von Eggers u. Bunk (1997) untersuchten Gruppe kindlicher Schizophrenien (Erkrankungsbeginn vor dem 14. Lebensjahr) waren in den ersten Krankheitsepisoden eher unspezifische kognitive Auffälligkeiten und sozialer Rückzug zu beobachten sowie Störungen der Affekte und des Realitätsbezugs. Eine von Bunk et al. (1999) durchgeführte Faktorenanalyse der PANSS-Symptome führte zwar zu einer interpretierbaren Fünf Faktoren-Lösung, diese wich jedoch erheblich von vergleichbaren Symptombeschreibungen des Erwachsenenalters ab (Übersicht siehe Andreasen et al. 1995). Erst im weiteren Verlauf der Erkrankung ergaben sich die für das Erwachsenenalter typischen Symptomstrukturen mit Positiv-und Negativsymptomatik, psychomotorischer Erregtheit sowie affektiven und kognitiven Störungen.

Bei den von Röpcke u. Eggers (1998) untersuchten schizophrenen Patienten mit einer Erstmanifestation im Jugendalter trat die klassische Positivsymptomatik mit akustischen Halluzinationen und strukturiertem Wahn in der ersten psychotischen Episode nur bei weniger als 10% der Patienten auf. Bei den mit der PSE (Present State Examination) erfassten Hauptsymptomen handelte es sich vor allem um unspezifische Merkmale wie Konzentrationsschwierigkeiten, sozialer Rückzug, Auffälligkeiten des sprachlichen Ausdrucks sowie um Affektreduktionen oder Parathymien.

! Crow et al. (1994) und Andreasen et al. (1994) gehen mittlerweile davon aus, dass zur Beschreibung der schizophrenen Symptomatik mindestens 3 Faktoren notwendig sind. Crow et al. beschreiben neben den Negativ- und Positivsymptomen die formalen Denkstörungen als eigenständigen dritten Faktor, Andreasen und Mitarbeiter bezeichnen den dritten Faktor als »Desorganisation«.

14.3.2 Beschreibung einzelner Symptome

Wahn

! Der Wahn ist das häufigste Symptom der Schizophrenie. Im Krankheitsverlauf tritt er bei 70–80% aller Patienten auf. Es gibt auch eine isolierte Wahnsymptomatik ohne weitere psychopathologische Symptome (Paranoia), die ein Leben lang bestehen kann, deren Bezug zur Schizophrenie aber bisher ungeklärt ist.

Bei einem Wahn im Rahmen einer schizophrenen Erkrankung handelt es sich um eine **inhaltliche Denkstörung**. Die Patienten entwickeln **unkorrigierbare Überzeugungen** über die Bedeutung bestimmter Umgebungsmerkmale, die von anderen weder geteilt noch durch Rückmeldung oder Erfahrung verändert werden können. Entscheidend ist dabei, dass der Kranke sein kognitives Bezugssystem nicht mehr wechselt. Er kann die »kopernikanische Wende« (Conrad 1971) nicht mehr vollziehen und ist damit gefangen in seiner isolierten Sicht der Dinge, die er nicht verändern und nicht mit anderen teilen kann. Die »Überstiegsfähigkeit« (Conrad 1971) von subjektivem Erleben, Denken und Fühlen und objektiver Erfassung der Realität (Realitätsbezug) ist verloren gegangen. Die subjektive Überzeugung von der Richtigkeit der eigenen Sichtweise ist so evident, dass der Wahnkranke auch kein Bedürfnis zeigt, die eigene Wahrnehmung kritisch zu überprüfen oder auch nur argumentativ zu belegen. Er handelt, im Gegenteil, seinem Wahn entsprechend sehr überzeugt, versteckt sich z. B., weil er sich verfolgt fühlt oder weigert sich zu essen, weil er glaubt, er solle vergiftet werden.

! Bei Kindern wird ein systematisierter Wahn, im Sinne eines ausgestalteten Wahnsystems, nur selten beobachtet. Wenn überhaupt Wahnideen bestehen, dann sind diese flüchtig und beziehen sich häufig auf körpernahe Phänomene.

Unter 57 von Eggers (1973) nachuntersuchten Patienten mit einer gesicherten Schizophrenie des Kindesalters und der Präpubertät (Erkrankungsalter vor dem 14. Lebensjahr) war das jüngste Kind, das eindeutige Wahnsymptome zeigte, 7;9 Jahre alt. Es äußerte »ich habe so Bauchweh, ganz schrecklich ist das, da ist eine Schlange drin, ich bin vergiftet«. Es glaubte, das Essen sei vergiftet und beroch deshalb sein Gericht vor jeder Mahlzeit. Ein 10-jähriger schizophrener Junge fragte mit ängstlichem Affekt: »Sind meine Pulsadern noch ganz?«, »Hier riecht es so nach Gas, ist das giftig?«, »Wollt ihr mich mit Gas vergiften?«. Wahnsymptome in diesem Alter äußern sich typischerweise in Form von **koenästopathischen Wahnvorstellungen**, die sich noch nicht eindeutig von leibbezogenen Sinnestäuschungen trennen lassen.

Mit zunehmendem Alter werden die Wahninhalte kindlicher Psychosen vielfältiger. In der Präpubertät herrschen paranoide und hypochondrische Themen vor. Vereinzelt treten auch religiöse, depressive Sendungs- und Größenideen auf. Einen Überblick über die Häufigkeitsverteilung der verschiedenen Wahnformen in Abhängigkeit vom Erkrankungsalter bei wahnhaft-halluzinatorischen Psychosen gibt ■ Tabelle 14.1.

Die Tabelle zeigt, dass transitivistische Depersonalisationserlebnisse, koenästhopathische Interpretationen und Beziehungs- sowie Vergiftungsideen bei den Patienten von Eggers am häufigsten auftraten. Koenästhopathien sind bei den 11 im oder vor dem 10. Lebensjahr erkrankten Kindern der Untersuchungsgruppe besonders stark repräsentiert. Im Alter zwischen 12 und 14 Jahren dagegen sind paranoide und hypochondrische Wahninhalte vorherrschend. Nur bei 4 der 57 Patienten kamen im Gesamtverlauf überhaupt keine Wahnsymptome vor.

Zu einer Systematisierung des Wahns kommt es in der Altersperiode bis zum 10. Lebensjahr noch nicht. Die ersten Systematisierungen der Wahninhalte hat Eggers im Alter zwischen 11 und 14 Jahren beobachtet und zwar vor allem bei überdurchschnitlich intelligenten, feinsinnigen und empfindsamen Kindern, die schon frühzeitig religiösen und philosophisch-metaphysischen Fragen nachgegangen waren. So berichtet Eggers von einem Kind, das im Alter von 11–12 Jahren erkrankt war und schon mit 5 und 6 Jahren den Eltern gegenüber ganz unkindliche Äußerungen getan hatte, wie: »Man muss an den Herbst des Lebens denken«, »Ich betrachte dieses Leben nur als Übergangszeit«.

Grundsätzlich lassen sich verschiedene Wahnthemen unterscheiden, die im Folgenden dargestellt werden sollen.

Tabelle 14.1. **Häufigkeit der verschiedenen Wahnformen in Abhängigkeit vom Lebensalter bei 57 kindlichen und präpuberalen Schizophrenien.** (Nach Eggers 1987)

Wahninhalte	Häufigkeit in verschiedenen Altersgruppen			
	7–8 Jahre	9–10 Jahre	11–12 Jahre	13–14 Jahre
Gesamtzahl	3	8	14	32
Transitivistische Depersonalisationserlebnisse	1	1	–	–
Zönästhopathische Interpretationen	1	5	3	3
Beziehungsideen	1	1	14	17
Vergiftungsideen	1	1	6	10
Minderwertigkeitsideen	–	2	4	5
Bedrohtheitserlebnisse	–	3	5	5
Märchenhafte Inhalte	–	1	1	1
Beeinflussungsideen	–	1	6	11
Hypochondrische Ideen	–	–	7	15
Verfolgungsideen	–	–	6	14
Größen- und Sendungsideen	–	–	2	8
Beeinträchtigungen	–	–	2	2
Religiöse Ideen	–	–	1	4
Eingebildete Schwangerschaften	–	–	–	6

Beziehungswahn

In der Frühphase der Erkrankung ist der Beziehungswahn eine der häufigsten Formen des Wahnerlebens. Die Kranken beziehen das Geschehen um sich herum in abnormer Weise auf sich. Sie meinen z. B., dass in Radio- oder Fernsehsendungen persönliche Botschaften an sie enthalten sind oder glauben, in einer Geste, einem Blick, einem Lachen von Passanten eine spezielle Bedeutung für sich zu erkennen.

Der Beziehungswahn in Form eines abnormen Bedeutungsbewusstseins ist bei früh erkrankten schizophrenen Patienten etwa ab dem Alter von 12–13 Jahren die häufigste Form des Wahnerlebens.

Beeinträchtigungswahn

Beginnt der Patient, das Geschehen nicht nur auf sich zu beziehen, sondern als gegen sich gerichtet zu erleben, spricht man von einem Beeinträchtigungswahn. Dabei fühlt sich der Kranke von übler Nachrede herabgesetzt und von Lehrern oder Behörden systematisch benachteiligt. Im gewissen Sinne ist dieser Beeinträchtigungswahn die Folge eines negativ gefärbten Beziehungswahns.

Verfolgungswahn

Der Verfolgungswahn bildet eine weitere Steigerung des Beeinträchtigungswahns. Häufig besteht zu Beginn eine Wahnstimmung in Form eines dunklen Gefühls, dass etwas Unheimliches im Gange sei, ein Komplott geschmiedet werde, mit dem der oder die Betreffende vernichtet werden solle. Menschen in der Umgebung werden als Mitwisser und Drahtzieher verdächtigt, verbunden mit der Angst, er oder sie solle durch Strahlen oder Gift umgebracht werden. Oft wird ein solcher Verdacht nicht ausgesprochen.

Der Verfolgungswahn scheint im Erwachsenenalter die häufigste Form des Wahnerlebens zu sein (Deister u. Möller 1997). Bei Kindern wird dagegen das Gefühl, durch andere absichtlich beeinträchtigt oder verfolgt zu werden, kaum beschrieben. Vor dem 12. Lebensjahr überwiegen beim Wahn gegenstandslose, diffuse Bedrohtheitserlebnisse wie z. B. »die Sonne fällt vom Himmel«, »der Regen wird nie mehr aufhören, und wir werden alle ertrinken« (Eggers 1987).

Weitere Wahnthemen

Der **Liebeswahn** bezieht sich auf flüchtige Bekanntschaften oder auch auf Popstars, zu denen nie ein persönlicher Kontakt bestanden hat. Der Liebeswahn tritt erstmals im Jugendalter auf und ist bei Frauen häufiger als bei Männern. Allerdings treten bei Kindern in der (Prä-)Pubertät wahnhafte Schwangerschaftsideen auf.

Beim **Eifersuchtswahn** ist der oder die Betreffende in unkorrigierbarer Weise von der Untreue des Partners oder der Partnerin überzeugt. Dieses Wahnthema tritt bei Männern häufiger auf als bei Frauen und wird erst für das Erwachsenenalter beschrieben.

Im **Größenwahn** überschätzt der Kranke seine Fähigkeit oder seine Bedeutung weit über das Mögliche hinaus. Er sieht sich z. B. als Retter der Menschheit, als von Gott gesandter Welterlöser oder als Obergott. Diese Wahnform geht häufig einher mit manischen Affekten und wäre dann als schizoaffektive Störung oder auch als affektive Störung mit psychotischen Symptomen einzuordnen.

Bei Kindern können zwar wahnhaft wirkende Größenideen vorkommen, diese sind jedoch meist deutlich als kompensatorische Phantasien in Phasen von Verunsicherung und Angst zu erkennen. Auch im frühen Jugendalter ist der Größenwahn ausgesprochen selten.

Ein **hypochondrischer Wahn** bezieht sich auf die nicht korrigierbare, unrichtige Überzeugung, schwer krank zu sein. Wahnhafte Ängste dieser Art gibt es auch bei einem sehr frühen Erkrankungsalter, bereits vor dem 11. Lebensjahr, z. B. »mein Herz bleibt stehen«, »mein Nabel platzt«, »das Geschlecht geht entzwei«, »ein Blitz geht durch mich durch«. Eggers (1987) hat in einer Übersicht die häufigsten Wahnthemen bei den von ihm untersuchten 57 schizophrenen Kindern aufgelistet. In Tabelle 14.2 gibt er für dieses Erkrankungsalter in über 50% der Fälle paranoide Themen an, gefolgt von hypochondrischen Themen, Verfolgungs- und Vergiftungsideen, Beeinflussungserlebnissen und Minderwertigkeitsideen. Größenideen und Beeinträchtigungsideen traten jeweils bei weniger als 10% seiner Fälle auf.

Die Wahnthematik war bei 12 seiner 57 Patienten relativ konstant, bei 7 Patienten wechselte das Wahnthema innerhalb einer Krankheitsphase.

Halluzinationen

Halluzinationen sind Wahrnehmungen, die nicht durch äußere Sinnesreize ausgelöst werden, sondern vermutlich eine innere Erregungsquelle haben, wie McGuire et al. (2000) mittels funktioneller Magnetresonanztomographie (fMRT) und Copolew et al. (2000) mit der Positronenemissionstomographie (PET) für die akustischen Halluzinationen nachgewiesen haben. Genau genommen handelt es sich damit nicht um Wahrnehmungen im engeren Sinne, sondern um »Erlebnisse von wahrnehmungsähnlichem Charakter« (Tölle 1996). Die häufigsten Halluzinationen bei erwachsenen Schizophrenen sind akustische Halluzinationen, wobei das Stimmenhören mit 29,7% überwiegt (Deister u. Möller 1997).

Tabelle 14.2. **Häufigkeit der verschiedenen Wahnthemen bei 57 schizophrenen Kindern.** (Nach Eggers 1987)

Themen	%
Paranoide Themen	58
Hypochondrische Themen	39
Verfolgungsideen	35
Vergiftungsideen	32
Beeinflussungserlebnisse	32
Bedrohtheitserlebnisse	23
Minderwertigkeitsideen	19
Größenideen	9
Sendungsideen	9
Beeinträchtigungsideen	7
Märchenhafte Inhalte	5

Stimmenhören

Für die Diagnose einer Schizophrenie ist das Stimmenhören dann von besonderer Bedeutung, wenn die Stimmen im Sinne eines Erstrangsymptoms von Schneider in Form von Rede und Gegenrede, als kommentierende oder imperative Stimmen oder als Gedankenlautwerden wahrgenommen werden. Es gibt jedoch auch affektkongruente Stimmen, die im Rahmen anderer psychischer, vor allem affektiver Störungen auftreten und nicht als Hinweis auf eine Schizophrenie verstanden werden können. Schließlich gibt es Stimmenhören auch bei dafür prädisponierten, psychisch gesunden Menschen. Diese Stimmen werden zwar auch »gehört«, deren Herkunft wird jedoch nicht in die Außenwelt verlagert. Sie können meist als laut gewordene innere Stimmen identifiziert werden. Die Abgrenzung von einer echten akustischen Halluzination kann schwierig sein, weil es sich um subjektive, von außen nicht wahrnehmbare Phänomene handelt.

! Wenn Kinder unter 10 Jahren von einer Stimme berichten, die sie hören, dann handelt es sich meist um einen inneren Gesprächspartner, mit dem sie sich in Rede und Gegenrede unterhalten können, und zu der nicht selten eine phantasierte Gestalt gehört. Solche »**Phantasiegefährten**« sind häufig Anzeichen einer psychischen Belastung oder einer sozialen Isolation und sollten daher nicht als belanglos übergangen werden. Als Hinweis auf eine kindliche Schizophrenie sind sie jedoch in aller Regel nicht zu werten.

Etwa ab dem 12. oder dem 13. Lebensjahr treten akustische Halluzinationen häufiger auf. In der von Eggers (1987) untersuchten Gruppe von 57 Patienten mit einer kindlichen Schizophrenie waren in Übereinstimmung mit der sonstigen Literatur akustische Halluzinationen am häufigsten (72%), gefolgt von optischen (44%) und zönästhetischen Halluzinationen (30%). Haptische und olfaktorische Halluzinationen waren demgegenüber selten (12% bzw. 0,9%). Zu ähnlichen Zahlen bei psychotischen Kindern kam Garralda (1984).

Bei den akustischen Halluzinationen handelt es sich meistens um Stimmen teilweise imperativer Natur. Ein 12-jähriger Junge hörte beispielsweise die »Stimme des Teufels«, die ihm Anweisungen gab und ihm alles mögliche Obszöne sagte. Häufiger werden Stimmen von Nachbarn, Freunden oder Bekannten gehört, die Handlungen kommentieren oder Drohungen (»Ich bringe dich um«), Beschimpfungen oder Beleidigungen ausstoßen. Es werden auch wispernde Stimmen wahrgenommen oder Musik aus dem Fußboden oder an den Wänden gehört. Zwei der von Eggers (1987) beschriebenen 57 Kinder hörten die Stimme Gottes bzw. himmlische Stimmen religiösen Inhalts. Interessant sind kindliche Versuche, sich gegen die akustischen Halluzinationen und quälenden Stimmen zu wehren. Ein im Alter von 10 Jahren erkranktes Mädchen sagt dazu: »Am besten wird man das los, wenn man nicht antwortet oder quasselt« (Eggers 1987).

Optische Halluzinationen

Die optischen Halluzinationen sind bei Kindern vielfältiger und bunter als die akustischen. Während die optischen Halluzinationen bei schizophrenen Störungen des Erwachsenenalters eine untergeordnete Rolle spielen, ist die Bedeutung der optischen Halluzinationen im Kindesalter noch nicht ausreichend geklärt. Eggers (1987) beschreibt schizophrene Kinder, die Gestalten halluzinierten (weiße Gestalt auf dem Flur, Hexe, Engel, Schlange, Teufel, kleine Männchen, toter Kopf auf der Straße). Teilweise wurden sogar ganze Szenen halluziniert, die sonst nur im Zusammenhang mit exogenen Psychosen auftreten und für die Schizophrenie des Erwachsenenalters absolut untypisch sind. Ein 11-jähriger schizophrener Junge sah z. B. einen »Riesen aus Rauch, der sich um einen Apfel ringelte und den Menschen in die Münder kriecht«. Ein 12-jähriges Mädchen **sah** Vater und Mutter an der Decke in einer Unterhaltung begriffen und **hörte** dann das »Welttelefon« sprechen. Bei einigen Kindern hatten die optischen Halluzinationen bedrohlichen Charakter oder eine Beziehung zum Tode; die Kinder sahen beispielsweise Totenköpfe, einen Totenkranz im Garten, einen Friedhof und einen Sarg darin, »ein Bild an der Decke, von wo das Unheil kommt«.

! Es gibt jedoch auch eine Reihe organischer Erkrankungen, die beim Kind ähnlich wie bei Erwachsenen halluzinatorische Symptome hervorrufen können. Dazu gehören bei Kindern insbesondere die sog. Fieberhalluzinosen und die intoxikationsbedingten »akuten optischen Halluzinosen des Kindesalters« (Eggers 1975).

So halluzinierte ein 5–6-jähriger Junge, der an einem hochfieberhaften Infekt mit Temperaturen um 40°C erkrankt war, lebhaft optisch, er sah Schlangen, Frösche, Hasen, Schiffe, Ringe und Bälle. Diese Dinge sah er auf seinem Bett und zeigte mit der Hand darauf. Außerdem hörte er Stimmen, z. B. von Nachbarskindern, mit denen er sich unterhielt. An der Wand sah er eine nicht vorhandene Uhr und las von ihr die Zeit ab. Die Stimmung des Jungen war ängstlich erregt, das Bewusstsein war nicht getrübt. Am Tag darauf (Temperatur 38°C) sagte der Junge: »Jetzt ist alles weg«.

Vergiftungen sind bei Kindern relativ häufig, die damit verbundenen halluzinatorischen Phänomene können einige Tage andauern. Eggers (1975) hat eine Reihe von sehr unterschiedlichen Substanzen beschrieben, die im Kindesalter optische Halluzinationen auslösen können (s. folgende Übersicht).

Pharmaka, die optische Halluzinosen bei Kindern induzieren können (nach Eggers 1975)

- Belladonnaalkaloide
- Antihistaminika
- Psychotomimetika
- Hypnotika
- Tranquilizer
- Antipsychotika (Neuroleptika, Antidepressiva)
- Analgetika
- Anthelminthika
- Organische Lösungsmittel

Als Hauptunterscheidungsmerkmal gegenüber anderen exogenen Psychosen ist das Fehlen von Bewusstseins- und Orientierungsstörungen herauszuheben. Neben den bildbeherrschenden optischen Halluzinationen fehlen bei der akuten optischen Halluzinose des Kindesalters weitere psychotische, depressive, expansive, amnestische oder konfabulatorische Symptome, wie sie bei anderen exogenen Psychosen oder deliranten Syndromen vorkommen.

! Die intoxikationsbedingte optische Halluzinose des Kindesalters tritt stets akut auf, dauert einige Stunden bis wenige Tage, ist reversibel und prognostisch günstig.

Störungen des Ich-Erlebens

Störungen des Ich-Erlebens zeigen sich in Form von **Derealisations-** (die Umwelt erscheint dem Patienten unwirklich und fremdartig) und **Depersonalisationserlebnissen** (der Patient kommt sich selbst unwirklich, fremdartig oder verändert vor). Beide Symptome sind nicht schizophreniespezifisch, sondern können auch im Rahmen von Angststörungen oder bei extremen Belastungen auftreten. Eggers (1973) beschreibt bei schizophrenen Kindern vereinzelt sog. **transitivistische Depersonalisationserlebnisse**. Ein 7-jähriges schizophrenes Mädchen identifizierte sich z. B., dabei stundenlang vor dem Spiegel stehend, mit einer Spielkameradin.

! Bei Störungen des Ich-Erlebens scheinen die Grenzen zwischen dem Ich und der Umwelt durchlässig zu sein.

Der Patient hat z. B. das Gefühl, dass ihm seine Gedanken von außen eingegeben oder entzogen werden, beziehungsweise, dass sich seine Gedanken ausbreiten und von anderen ebenfalls wahrgenommen werden können. Diese und andere Fremdbeeinflussungserlebnisse treten fast ausschließlich bei einer Schizophrenieerkrankung auf, allerdings nicht bei allen.

Auch bei Kindern werden Beeinflussungserlebnisse beschrieben. In der Untersuchung von Eggers (1973) hatte ein 10-jähriges Mädchen »eine Beeinflussung aus der elektrischen Leitung gemerkt«, aus ihr seien »Strahlen herausgekommen, die es am Kopf, an den Armen, an der Brust und überhaupt überall hin« getroffen hätten. Meist werden erste Symptome dieser Art erst ab dem 13. oder 14. Lebensjahr beobachtet (► s. Tabelle 14.1).

Denk- und Sprachstörungen

Neben den inhaltlichen Denkstörungen (Wahnideen) erschweren vor allem die formalen Denkstörungen die Kommunikationsfähigkeit schizophreniekranker Menschen. Das Denken wirkt oft zusammenhanglos, unlogisch und zerfahren (inkohärent). Beispiel: »Die Eltern sind Menschen, die einen erziehen. Alle Dinge, die einen erziehen, können Eltern sein. Eltern können alles sein – Stoffe, Gemüse, Mineralien – die einen etwas gelehrt haben. Eltern können die Welt der Dinge sein, die leben, die hier sind. Steine – ein Mensch kann einen Stein betrachten und daraus etwas lernen; so wäre er also ein Elternteil.«

! Die Gedankengänge sind nicht unbedingt sinnlos, bei schweren Denkstörungen jedoch fast unverständlich.

Beispiel:

Interviewer:

Was halten sie von der Energiekrise?

Patient:

Sie zerstören zu viel Vieh und Öl, um Seife herzustellen. Wenn wir Seife brauchen, wenn man doch ins Wasser springen kann und wenn sie dann ihr Benzin kaufen, meine Leute haben immer geglaubt, sie sollten Limonade bekommen, aber das beste Ding, das man bekommt, ist Motoröl und Geld. Ich könnte auch dort hingehen; Handel betreiben, Limonadenflaschenverschlüsse und, hm, Reifen und Traktoren gruppieren, Autogaragen, sodass die Wagen von den Wracks weggezogen werden.

Die Inkohärenz kann bis zur Denkzerfahrenheit und zu Wortneubildungen (Neologismen) führen.

! Kennzeichnend für das schizophrene Denken ist, dass zerfahrenes und geordnetes Denken nebeneinander im Wechsel auftreten können.

In einem Gespräch, das durch den Interviewer strukturiert wird, können Denken und die Sprache relativ geordnet wirken, bei längeren, freien Ausführungen verliert der Patient dann oft den roten Faden, weicht über freie Assoziationen immer weiter vom Thema ab und verliert sich in belanglose Bereiche. Solche nur über Wortassoziationen verbundenen Sätze können ganz witzig sein, wenn z. B. ein 17-jähriger Patient beim Zähneputzen sagt: »Ohne Fleiß kein Verschleiß«. Mitunter sind die Gedankengänge jedoch schwer nachzuvollziehen. Derselbe Patient sagte an anderer Stelle: »Tierquälerei – ein Wolf ist auch ein Tier, Wolfquälerei, Rolfquälerei, ich bin auch gequält worden, als ich nicht raus durfte«.

Dabei kann der Gedankengang plötzlich mitten im Satz abreissen, wobei der Patient das Gefühl hat, der Gedanke sei ihm von außen entzogen worden (**Gedankenentzug**) oder der Patient hat das Gefühl, die Gedanken seien gar nicht seine Gedanken, sondern sie seien durch eine äußere Kraft gemacht und ihm ohne sein Zutun **eingegeben** worden. Der Gedankengang kann beschleunigt sein. Die Patienten fühlen sich von den Gedanken bedrängt, können sie nicht mehr fassen und sinnvoll ordnen und es kommt zu einem Rededrang. Die Sprache dient jedoch nicht der Kommunikation, weil der Patient kaum auf äußere Stimuli reagiert und mehr oder weniger zusammenhanglos und wirr erzählt. Denkprozesse und Sprachproduktion können auch verlangsamt sein. Fragen werden verzögert oder gar nicht beantwortet, die Patienten sprechen nur wenig und stockend, zeitweise kann das Sprechen vollständig versiegen (Mutismus).

Störungen der Motorik

Bewegungsstörungen können als Bewegungsstarre (**Stupor**) oder motorische Hyperaktivität und Haltungsstereotypien. auftreten. Bei der **Katalepsie** können die Gliedmaßen in beliebige auch unbequeme Stellungen gebracht werden und verharren dort. Es können sich katatone Erregungszustände entwickeln mit einer starken psychomotorischen Unruhe, mit Bewegungsstereotypien wie Händereiben, Grimassieren oder mit Manierismen.

! Schizophrene Kinder bewegen sich häufig disharmonisch gestelzt, manieristisch. Mitunter treten bizarre, automatenhafte Bewegungen auf. Manierismen können sich auch im Schriftbild oder in Zeichnungen äußern.

14.4 Diagnostische Leitlinien

Grundsätzlich erfolgt die Diagnose der Schizophrenie durch Beobachtung und Beschreibung charakteristischer psychopathologischer Symptome. Apparative oder testpsychologische Verfahren dienen eher dem Ausschluss anderer Störungen.

! Viele der entscheidenden Symptome sind subjektiv, d. h., sie werden nur von dem Patienten selbst wahrgenommen. Wahn und Halluzinationen sind nur sicher diagnostizierbar, wenn der Patient darüber berichtet. Auch Denkstörungen können meist nur indirekt aus einer gestörten Sprache erschlossen werden.

Die erstmals von der amerikanischen Gesellschaft für Psychiatrie im DSM-III (1980) als A-Kriterien beschriebenen

Symptome entsprechen im Wesentlichen den Erstrangsymptomen von Schneider. Hinzugekommen sind lediglich sog. »Negativsymptome« wie Affektverflachung, Sprachverarmung und Apathie sowie das Zeitkriterium, wonach die Symptome über einen Zeitraum von mindestens 6 Monaten bestehen müssen, bevor die Diagnose einer Schizophrenie gestellt werden darf. Diese rein deskriptive und weitgehend theoriearme Form der Klassifizierung psychiatrischer Störungen im Allgemeinen und der Schizophrenie und ihrer Unterformen im Besonderen wurde später von der Weltgesundheitsorganisation (WHO) übernommen. Die heute gültigen Klassifikationssysteme DSM-IV (American Psychiatric Association; APA) und ICD-10 (WHO) unterscheiden sich nur noch wenig (▣ Tabelle 14.3). Die stärkste Abweichung ergibt sich noch bei der Einordnung der schizotypen Störungen. Die ICD-10 zählt diese Störung zu den Schizophrenien, die DSM-IV ordnet sie bei den Perönlichkeitsstörungen ein.

Die Klassifikationssysteme unterscheiden in ihren diagnostischen Kriterien nicht nach Erkrankungsalter. Untersuchungen an Kindern und Jugendlichen haben ergeben, dass in diesem Alter bei einer Schizophrenie im Wesentlichen dieselben Symptome auftreten wie im Erwachsenenalter (Eggers 1973; Eggers u. Klapal 1997; Jacobsen u. Rapoport 1998). Allerdings scheinen bei Kindern und Jugendlichen die charakteristischen Symptome des Wahns und der Halluzinationen noch nicht so prägnant ausgebildet zu sein wie bei einem späteren Erkrankungsalter. Besonders in der Frühphase der Erkrankung treten vor allem unspezifische Störungen des Denkens, Konzentrationsschwächen und Beziehungsideen mit sozialem Rückzug auf. Wegen der fehlenden Prägnanz der Symptomatik kommt es daher bei frühem Erkrankungsalter häufig zu Fehlklassifizierungen, wobei es einen Bias in Richtung der Schizophrenie zu geben scheint: Schizophrene Symptome werden über-, affektive Symptome unterschätzt. Retrospektive Überprüfungen der Eingangsdiagnose haben bei einem Erkrankungsalter in der Adoleszenz bis zu 40% Fehldiagnosen ergeben (Werry u. McClellan 1992). Statt einer affektiven oder schizoaffektiven Störung wird eher eine Schizophrenie diagnostiziert, umgkehrt wird mitunter eine schizophrene Psychose als affektive oder schizoaffektive Störung verkannt.

Zur besseren Übersicht werden die diagnostischen Kriterien der ICD-10 und des DSM-IV für die Schizophrenie gegenübergestellt. (▣ Tabelle 14.4)

In der ICD-10 wird gefordert, dass nur eines der besonders charakteristischen Symptome oder zwei der weniger charakteristischen für einen Zeitraum von mindestens einem Monat gegeben sein müssen, damit die Diagnose gestellt werden kann.

Das DSM-IV fordert von den Kriterium-A-Symptomen in der Regel mindestens zwei für einen Zeitraum von mindestens 6 Monaten, wobei ein bizarrer Wahn oder die schon von Schneider beschriebenen Erstrangsymptome der kommentierenden oder dialogischen Stimmen auch einzeln als Diagnosekriterium ausreichen. Übereinstimmend schließen beide Systeme die Diagnose Schizophrenie aus, wenn eine schizoaffektive Störung vorliegt oder wenn die Symptome auf körperliche oder toxische Ursachen zurückgeführt werden können.

Unterformen der Schizophrenie in ICD-10 und DSM-IV

Beide Systeme unterscheiden übereinstimmend die in der folgenden Übersicht zusammengestellten Unterformen.

▣ Tabelle 14.3. **Klassifikation schizophrener und wahnhafter Störungen**

ICD-10	DSM-IV
Schizophrenie (F20)	Schizophrenie (295.xx)
Paranoide Schizophrenie (F20.0)	Paranoider Typus (295.30)
Hebephrene Schizophrenie (F20.1)	Desorganisierter Typus (295.10)
Katatone Schizophrenie (F20.2)	Katatoner Typus (295.20)
Undifferenzierte Schizophrenie (F20.3)	Undifferenzierter Typus (295.90)
Postschizophrene Depression (F20.4)	
Schizophrenes Residuum (F20.5)	Residualer Typus (295.60)
Schizophrenia simplex (F20.6)	
Sonstige Schizophrenie (F20.8)	
Schizotype Störung (F21)	
Anhaltende wahnhafte Störung (F22)	
Wahnhafte Störung (F22.0)	Wahnhafte Störung (297.1)
Akute vorübergehende psychotische Störung (F23)	Kurze psychotische Störung (298.2)
Akute schizophrenieforme psychotische Störung (F23.2)	Schizophrenieforme Störung (295.40)
Induzierte wahnhafte Störung (F24)	Gemeinsame psychotische Störung (297.3)
Schizoaffektive Störung (F25)	Schizoaffektive Störung (295.70)
Nicht näher bezeichnete nichtorganische Psychose (F29)	Nicht näher bezeichnete psychotische Störung (298.9)

Tabelle 14.4. **Allgemeine diagnostische Kriterien für Schizophrenie.** (Nach Möller u. Deister 2000)

ICD-10	DSM-IV
1. Mindestens eines der folgenden Kriterien	Charakteristische Symptome, mindestens zwei der folgenden, jedes bestehend für einen erheblichen Teil einer Zeitspanne von 1 Monat (oder weniger, wenn erfolgreich behandelt): (Kriterium-A-Symptome)
a) Gedankenlautwerden, Gedankeneingebung, Gedankenentzug oder Gedankenausbreitung	1. Wahn
b) Kontrollwahn, Beeinflussungswahn, Gefühl des Gemachten, deutlich bezogen auf Körper- oder Gliederbewegungen oder bestimmte Gedanken, Tätigkeiten oder Empfindungen, Wahnwahrnehmungen	2. Halluzinationen
c) Kommentierende oder dialogische Stimmen, die über die Person reden, oder andere Stimmen, die aus bestimmten Körperteilen kommen	3. Desorganisierte Sprache
d) Anhaltender, kulturell unangemessener bizarrer Wahn	4. Massiv desorganisiertes Verhalten oder katatone Symptome
	5. Negative Symptome, d. h. Affektverflachung, Sprachverarmung oder Apathie
2. Oder mindestens zwei der folgenden Merkmale	Nur eines der obigen Symptome ist erforderlich, wenn der Wahn bizarr ist oder wenn Halluzinationen aus einer Stimme bestehen, die einen fortlaufenden Kommentar über das Verhalten oder die Gedanken des Betroffenen abgibt, oder wenn 2 oder mehrere Stimmen sich miteinander unterhalten. Für eine bedeutende Zeitspanne seit dem Beginn der Störung sind ein oder mehrere Funktionsbereiche wie Arbeit, zwischenmenschliche Beziehungen oder Selbstfürsorge deutlich unter dem Niveau, das vor dem Beginn erreicht wurde.
a) Anhaltende Halluzinationen jeder Sinnesmodalität, täglich oder während mindestens eines Monats, begleitet von flüchtigen oder undeutlich ausgebildeten Wahngedanken ohne deutliche affektive Beteiligung oder begleitet von langanhaltenden überwertigen Ideen b) Neologismen, Gedankenabreissen oder Einschiebungen in den Gedankenfluss, was zu Zerfahrenheit oder Danebenreden führt c) Katatone Symptome wie Erregung, Haltungsstereotypien oder wächserne Biegsamkeit, Negativismus, Mutismus, Stupor d) Negative Symptome wie auffällige Apathie, Sprachverarmung, verflachte oder inadäquate Affekte	
Zeitkriterien: Während der meisten Zeit innerhalb eines Zeitraumes von **mindestens 1 Monat** sollte eine psychotische Störung mit entweder mindestens einem der unter 1. aufgezählten Symptome oder mit mindestens zwei der unter 2. aufgezählten Symptome bestehen.	Zeichen des Krankheitsbildes halten für **mindestens 6 Monate** an. Diese 6-monatige Periode muss mindestens 1 Monat mit Symptomen umfassen, die das Kriterium A (d. h. floride Symptome) erfüllen und kann Perioden mit prodromalen oder residualen Symptomen einschließen.

Unterformen der schizophrenen Psychose in ICD-10 und DSM-IV

- Paranoider Typus
- Hebephrener (ICD-10) oder desorganisierter Typus (DSM-IV)
- Katatoner Typus
- Undifferenzierter Typus
- Residualer Typus

Die Unterformen der Schizophrenia simplex und der postschizophrenen Depression in der ICD-10 sind im DSM-IV nicht enthalten.

Die diagnostische Einschätzung der jeweiligen Unterform erfolgt ausschließlich aufgrund der aktuellen Querschnittssymptomatik. Nur bei der residualen Form werden nicht nur die gegenwärtigen, sondern auch die ehemals vorhandenen Symptome bewertet. Ansonsten wird nur die jeweilige Krankheitsepisode und nicht der Gesamtverlauf klassifiziert.

Grundsätzlich müssen bei der Einteilung in eine der Unterformen die allgemeinen Kriterien der Schizophrenie erfüllt sein.

Paranoider Typus. Die paranoide Form mit im Vordergrund stehenden Wahnideen und vor allem akustischen Halluzinationen ist die bekannteste und wohl auch häufigste Untergruppe. Bei dieser Form werden zwar auch Denkstörungen oder katatone Bewegungsstörungen beobachtet, gegenüber dem Wahn und den Halluzinationen sind sie jedoch von untergeordneter Bedeutung.

Hebephrener oder desorganisierter Typus. Die in der ICD-10 als hebephrene Form beschriebene Untergruppe wird im DSM-IV als desorganisierter Typus bezeichnet. Diese Form der schizophrenen Störung beginnt in der Regel im Jugendalter und ist gekennzeichnet durch verflachte oder inadäquate Affekte und formale Denkstörungen, die sich vor allem in einer weitschweifigen, verschrobenen oder zerfahrenen Sprechweise bemerkbar machen. Wahn und Halluzinationen treten gar nicht oder nur in abgeschwächter Form auf.

Katatoner Typus. Beim katatonen Typus stehen Bewegungsstörungen im Vordergrund der Symptomatik. Es können Bewegungsstarre (Stupor) oder motorische Hyperaktivität, Haltungsstereotypien, Manierismen, Grimassieren, Echolalie und Echopraxie auftreten.

Undifferenzierter Typus. Die undifferenzierte Form bildet im Grunde eine Restkategorie. Die allgemeinen Bedingungen für eine Schizophrenie sind erfüllt, es fehlen jedoch die Kriterien für die Zuordnung zu einer Untergruppe (DSM-IV), oder es sind die Kriterien für mehrere Untergruppen gleichzeitig erfüllt, ohne dass die Symptome für eine spezielle Untergruppe eindeutig im Vordergrund stehen (ICD-10).

Residualer Typus. Das schizophrene Residuum (ICD-10) wird im DSM-IV als residualer Typus bezeichnet. Diese Diagnose wird vergeben, wenn bekannt ist, dass zu einem früheren Zeitpunkt die Symptome einer Schizophrenie gegeben waren, zum Zeitpunkt der Diagnosestellung aber nur noch Negativsymptome nachweisbar sind.

Unterschiedliche Kategorisierungen in ICD-10 und DSM-IV

In einigen Kategorien unterscheiden sich ICD-10 und DSM-IV:

Postschizophrene Depression. Nach der ICD-10 wird eine postschizophrene Depression diagnostiziert, wenn im Anschluss an eine schizophrene Episode depressive Symptome auftreten. Voraussetzung ist jedoch, dass noch schizophrene Symptome vorhanden sind, ohne dass die Kriterien für die Diagnose einer Schizophrenie erfüllt sind. Diese Kategorie ist von einer schizodepressiven Störung nur schwer zu unterscheiden. Der Unterschied besteht nur darin, dass bei einer postschizophrenen Depression die Kriterien für eine Depression erfüllt sein müssen, bei der schizoaffektiven Störung hingegen nicht. Im DSM-IV fehlt eine entsprechende Kategorie.

Schizophrenia simplex. Ähnliches gilt für die ICD-10-Diagnose Schizophrenia simplex. Auch diese Kategorie fehlt im DSM-IV und ist nur schwer zu diagnostizieren. Im Grunde werden für die Diagnose dieselben Symptome gefordert wie für das schizophrene Residuum. Der Unterschied besteht nur darin, dass die geforderten Negativsymptome sich schleichend einstellen, ohne dass in der Vorgeschichte produktive schizophrene Symptome nachweisbar sind.

Zur Diagnose der schizoaffektiven Störung

Für die Diagnose einer schizoaffektiven Störung verlangen beide Systeme übereinstimmend, dass während einer Krankheitsepisode gleichzeitig affektive und schizophrene Symptome bestehen müssen. Das DSM-IV fordert jedoch darüber hinaus, dass sowohl die charakteristischen Symptome für eine Schizophrenie als auch die für eine affektive Störung vollständig erfüllt sein sollen. Das gilt für die ICD-10 nicht. Wenn nach der ICD-10 die Kriterien für eine depressive oder manische Störung vollständig vorliegen, dann soll diese Diagnose auch gegeben werden und zwar unabhängig davon, ob auch schizophrene Symptome bestehen oder nicht. Im klinischen Alltag ist die Abgrenzung von den schizophrenen Störungen mit affektiven Symptomen und den affektiven Störungen mit schizophrenen Symptomen jedoch für beide Systeme schwierig. Das DSM-IV verlangt, dass innerhalb einer Krankheitsperiode die Kriterien für beide Diagnosen gleichzeitig erfüllt sein müssen, d. h., es muss in einer Krankheitsperiode eine schizophrene Episode getrennt von einer affektiven Störung auftreten. Die ICD-10 bestimmt die Wertigkeit der Symptome nach der zeitlichen Reihenfolge ihres Auftretens. Beginnt die Krankheitsepisode mit schizophrenen Symptomen und affektive Symptome kommen erst später hinzu, wird diese Episode als schizophrene Störung klassifiziert. Als schizoaffektiv gilt eine Krankheitsepisode nur dann, wenn die affektiven und schizophrenen Symptome gleichzeitig und in etwa gleichrangig auftreten.

! ICD und DSM klassifizieren einzelne Episoden und keine Krankheitsverläufe.

In Verlaufsuntersuchungen gibt es daher das Problem der Klassifikation von Patienten, die im Verlauf abwechselnd schizophrene, affektive und schizoaffektive Episoden aufweisen, wie es das folgende Fallbeispiel aus der Untersuchungsgruppe schizophrener Kinder von Eggers u. Bunk (1997) zeigt:

Fallbeispiel: Patient H.St

Alter	Diagnose (ICD-10, DSM-IV)
12 Jahre	Depressive Episode mit psychotischen Symptomen (F32.3, 296.24) Dauer: 3 Monate, vollständige Remission
14 Jahre	Depressive Episode mit psychotischen Symptomen (F32.3, 296.24) Dauer: 3 Monate, vollständige Remission
15–26 Jahre	Rezidivierende katatone Episoden (F20.2, 295.2) Dauer: jeweils 5 Monate, jeweils vollständige Remissionen
27–35 Jahre	Paranoide Episoden (F20.0, 295.3) Dauer: jeweils 6–10 Monate, jeweils partielle Remissionen
37–46 Jahre	Chronische paranoide Schizophrenie (F20.0, 295.3)
46 Jahre	Tod (Pneumonie, Herzversagen)

Marneros et al. (1998) stellen zu Recht die Frage, ob diese Patienten mehrere unterschiedliche Erkrankungen haben. Die Autoren schlagen neben der rein deskriptiven Klassifizierung einzelner Episoden eine »empirisch-klinische« Definition der schizoaffektiven Störung vor, bei der gleichzeitig oder abwechselnd schizophrene und affektive Symptome vorkommen. Das würde zwar die Unterscheidung zwischen affektiven und schizophrenen Störungen weiter erschweren, jedoch der klinischen Beobachtung Rechnung tragen, dass es in längeren Krankheitsverläufen häufig zu einem Syndromwechsel kommt (Eggers 1989).

14.5 Differenzialdiagnose

Da ICD-10 und DSM-IV ihre Kriterien an Erwachsenen ausrichten, gibt es bei Kindern und Jugendlichen einige Besonderheiten, die die Diagnose erschweren können. Problematisch ist vor allem die Differenzierung von nichtpsychotischen Denk- und Wahrnehmungsstörungen aufgrund von unspezifischen Entwicklungsverzögerungen. Wegen des meist schleichenden Beginns im Kindesalter kann die Unterscheidung zwischen dem prämorbiden und dem psychotischen Status im Einzelfall schwierig sein, vor allem dann, wenn eine psychomentale Retardierung und eine damit verbundene Beeinträchtigung der sprachlichen und motorischen Entwicklung vorliegen. Produktive Symptome wie Wahnideen und Halluzinationen reichen in diesen Fällen zur Diagnose einer Schizophrenie nicht aus. Es muss gleichzeitig eine deutliche Veränderung im Funktionsniveau des Kindes gegenüber dem prämorbiden Status erkennbar sein.

! Kinder und Jugendliche mit psychotischen Symptomen sollten sorgfältig pädiatrisch und neurologisch untersucht werden, inklusive EEG und EKG, bildgebender Verfahren wie Magnetresonanztomographie (MRT), Blutbildkontrolle und Drogenscreening.

Vor allem bei Kindern mit Halluzinationen sind Intoxikationen auszuschließen mit Amphetaminen, Antihistaminika, Analgetika oder Psychopharmaka. Auszuschließen sind auch Infektionen wie Enzephalitis und Meningitis, Temporallappenepilepsie oder andere neurologische Störungen, sowie Läsionen, degenerative Erkrankungen oder Endokrinopathien. Bei Jugendlichen ist auch an durch Drogen hervorgerufene psychotische Symptome (Drogenpsychose) oder durch Drogen ausgelöste Psychosen (drogeninduzierte Psychosen) zu denken.

! Die meisten Kinder mit Halluzinationen sind nicht schizophren.

Auch formale Denkstörungen lassen sich im Kindesalter nur schwer von Entwicklungs- und Sprachstörungen unterscheiden. Solche Entwicklungsstörungen unterscheiden sich von der Schizophrenie durch das Fehlen von Wahn, Halluzinationen und anderen Symptomen.

Schizoaffektive Störungen werden für das Kindesalter zwar beschrieben, sind aber wegen des großen Überschneidungsbereiches mit der Schizophrenie und den affektiven Störungen schlecht definiert (Eggers 1989).

Beim **frühkindlichen Autismus** fehlen im Unterschied zur Schizophrenie produktive Symptome wie Wahn und Halluzinationen. Es überwiegen Störungen im Bereich der emotionalen Bezüge und der sozialen Beziehungen. Der Beginn der Störung liegt im frühen Kindesalter, ein Entwicklungsknick ist in der Regel nicht zu beobachten. Jedoch ist bei Vorliegen von motorischen Stereotypien, von Sprachstörungen (Echolalie, Neologismen), Antriebsarmut und sonderlinghaftem Verhalten die diagnostische Abgrenzung von frühkindlichen Schizophrenien mit vorherrschender Negativsymptomatik schwierig.

Patienten mit **Zwangsstörungen** realisieren, dass ihre Ängste und Zwänge Produkte des eigenen Denkens sind, und sie wehren sich dagegen (vgl. Kap. 16). Psychotische Symptome werden erlebt als würden sie unabhängig von den eigenen kognitiven Prozessen bestehen. Schwere Zwangssymptome können jedoch mit psychotischen Symptomen verwechselt werden. Umgekehrt können Kinder und Jugendliche mit schizophrenen Symptomen gleichzeitig Zwangssymptome entwickeln. Von den 57 schizophrenen Kindern, die Eggers (1973) nachuntersucht hat, wiesen 10% Zwangssymptome auf in Form von Zwangsgedanken, Zwangshandlungen, Zwangsbefürchtungen, Gedankenketten oder Zwangsritualen.

14.6 Verlauf und Prognose

Langzeituntersuchungen haben gezeigt, dass die Schizophrenie nicht nur in der Querschnittssymptomatik, sondern auch im zeitlichen Verlauf sehr unterschiedlich sein kann. Die unterschiedlichen Verläufe sind in den älteren Untersuchungen von Bleuler (1972), Eggers (1973), Ciompi u. Müller (1976) oder Huber et al. (1979) vermutlich auf unterschiedliche diagnostische Kriterien bei der Zusammenstellung der Untersuchungsgruppen zurückzuführen. Aber auch die Untersuchungen der letzten Jahre, die von eng definierten ICD-9- oder DSM-III-Schizophrenien ausgehen, haben nach 10 oder mehr Jahren Krankheitsverlauf von Vollremissionen bis zu schwersten Residuen und psychosozialen Behinderungen alle möglichen Zustandsbilder gefunden (Marneros et al. 1989; Johnstone et al. 1990; Eggers u. Bunk 1997; Eggers u. Klapal 1997).

! Bei der Suche nach Prädiktoren hat sich herausgestellt, dass prämorbide Merkmale, die mit der Primärpersönlichkeit oder der sozialen Situation der Patienten in Verbindung stehen, den Verlauf besser vorhersagen, als es die Initialsymptomatik ermöglicht.

Es hat sich auch gezeigt, dass multivariate Verfahren erforderlich sind, um die vielfältig verknüpften Einflussgrößen in ihren Auswirkungen auf den Krankheitsverlauf angemessen untersuchen zu können (Bartko et al. 1988). Als besonders relevant haben sich bei multivariaten Analysen bisher die in folgender Übersicht aufgeführten Prädiktoren erwiesen.

Prädiktoren schizophrener Psychosen
- Prämorbide soziale Anpassung (Bailer et al. 1996)
- Erkrankungsalter
- Dauer der unbehandelten Psychose (McGorry et al. 1995; Birchwood et al. 1997)
- Akuität des Erkrankungsbeginns (Wiersma et al. 1998; Röpcke u. Eggers 1998)

Es scheint zwar keinen einheitlichen prämorbiden Persönlichkeitstyp zu geben (Tölle 1996), bei einer guten prämorbiden sozialen Anpassung und einem akuten Beginn der Symptomatik zeigt sich allgemein jedoch ein besserer Verlauf, als wenn sich bei einem schon prämorbid sozial auffälligen Menschen schleichend eine schizophrene Symptomatik ausbildet. Alle bisher bekannten Prädiktoren zusammen erklären jedoch nicht mehr als 40% der Outcome-Varianz (Marneros et al. 1989).

Es gibt nur sehr wenige Arbeiten, die sich speziell mit dem Langzeitverlauf kindlicher und jugendlicher Schizophrenien beschäftigt haben und die einen Zeitraum von mehr als 5 Jahren überblicken (Eggers 1973; Werry u. McClellan 1992; Asarnow et al. 1994; Russell 1992; Schmidt et al. 1995; Eggers u. Bunk 1997; Eggers u.d Klapal 1997; Lay et al. 2000). Dabei ist gerade die Altersgruppe der sehr früh beginnenden Schizophrenien von besonderem Interesse für die Schizophrenieforschung.

Erkrankungsalter

! Die bisherigen Ergebnisse sprechen dafür, dass der Krankheitsverlauf juveniler Schizophrenien generell vergleichbar ist mit den Verläufen später beginnender Erkrankungen. Bei einem sehr frühen Beginn der Erkrankung (vor dem 11. Lebensjahr) werden jedoch eine Reihe von Besonderheiten beschrieben, die sowohl für die Behandlung, als auch für das Verständnis der Schizophrenie von Bedeutung sein könnten.

Eggers u. Klapal (1997) haben 13 vor dem 10. Lebensjahr erkrankte schizophrene Patienten nach einer durchschnittlichen Katamnesezeit von 36,1 Jahren nachuntersucht. Von diesen 13 Patienten hatten 8 einen schleichenden Beginn und einen meist ungünstigen Verlauf (eine Vollremission, eine mäßige Remission und 6 schlechte bis sehr schlechte Remissionen). Ähnliche Verläufe berichten Werry u. McClellan (1992), Russell (1994) und Asarnow et al. (1994). Außerdem scheinen sehr früh erkrankte Patienten meist auch schon vor der Erkrankung sozial auffällig zu sein (Werry 1992). Die Untersuchungsgruppe von Eggers u. Klapal (1997) setzte sich aus 7 Mädchen und 6 Jungen zusammen, die meisten Autoren berichten jedoch ein Überwiegen des männlichen Geschlechts bei schizophrenen Psychosen des Kindesalters. Dies könnte dadurch begründet sein, dass bei sehr jungen Kindern die Abgrenzung einer Schizophrenie von autistischen und autistiformen Symptomen und tiefgreifenden Entwicklungsstörungen schwierig ist. Rapoport et al. (1998) berichten in diesem Zusammenhang, dass in ihrer Untersuchungsgruppe bei ca. 35% der Kinder Symptome eines frühkindlichen Autismus oder einer tiefgreifenden Entwicklungsstörung vorlagen. Beide Störungsbilder treten bekanntlich bei Jungen wesentlich häufiger auf als bei Mädchen.

Rapoport et al. (1998) differenzieren daher zwischen Kindern mit Frühschizophrenie und solchen mit »nicht anders zu klassifizierenden Störungen«. Letztere werden als »multidimensional beeinträchtigt« bezeichnet, sie zeigen neben flüchtigen psychotischen Symptomen in ausgeprägtem Maße Symptome einer tiefgreifenden Entwicklungsstörung. In der Restgruppe der kindlichen Schizophrenien war, wie bei Eggers und Klapal, das Geschlecht gleichverteilt.

Erkrankungsalter und Remission

! Ein sehr frühes Erkrankungsalter geht einher mit einer schlechteren Remission (Eggers 1973; Asarnow et al. 1994).

Werry u. McClellan (1992) geben 17% Vollremissionen bei einem Erkrankungsalter von durchschnittlich 13 Jahren an. Eggers et al. (2000) beschreiben in einer Teilgruppe von 11 extrem früh Erkrankten (bis 10 Jahre) nach 42 Jahren 8 chronische Verläufe (73%) und nur eine Vollremission. 10 dieser 11 Kinder waren prämorbid auffällig und bei 8 Kindern begann die Symptomatik schleichend.

! Ein Erkrankungsbeginn im Adoleszentenalter scheint sich vor allem auf die soziale Remission negativ auszuwirken.

Schmidt et al. (1995) haben bei 58% der Patienten, die im Mittel mit 16 Jahren erkrankt sind, nach einer Katamnesefrist von 15 Jahren eine mindestens mittlere soziale Behinderung festgestellt. In einem Vergleich mit einer Gruppe von im Erwachsenenalter Erkrankten erweist sich diese Rate als statistisch signifikant erhöht. Eaton et al. (1992) haben in einer Übersicht festgestellt, dass in Dänemark innerhalb von 500 Tagen nach einer Erstbehandlung ca. 70% der schizophrenen Patienten rehospitalisiert worden sind, nach 3 Jahren waren es 80%, und die Wahrscheinlichkeit, nach der ersten Entlassung nie wieder wegen einer schizophrenen Phase stationär behandelt zu werden, lag bei 15%. Dabei war das Alter der wichtigste Prädiktor für den Verlauf. Eine Ersthospitalisation im Alter zwischen 10 und 19 Jahren verdoppelte das Risiko der Rehospitalisierung.

Röpcke u. Eggers (1998) haben die Verläufe von 44 im Jugendalter erkrankten schizophrenen Patienten untersucht. Das Erkrankungsalter lag im Mittel bei 16,6 Jahren, die Katamnesfrist betrug 15,5 Jahre. Die Kombination der dichotomisierten Merkmale »prämorbid auffällig/unauffällig, Krankheitsbeginn akut/schleichend und Ausgang günstig/ungünstig« ergab für 40 der 44 Patienten die in Tabelle 14.5 aufgeführten Verlaufstypen.

Außerdem zeigte sich, dass 89% der Verläufe mit schleichendem Beginn einen ungünstigen Verlauf nahmen und zwar unabhängig davon, ob sie als prämorbid auffällig oder unauffällig eingestuft worden waren.

Wie schon erwähnt, findet sich in der Regel kein Zusammenhang zwischen der Symptomatik in der Frühphase und dem Ausgang (Shepherd et al. 1989). Wenn ein solcher Zusammenhang gefunden wird, dann in der Regel bei Untersuchungen, die von einem weiten Schizophreniebegriff ausgehen und affektive und schizoaffektive Psychosen einschließen (Marneros et al. 1989). Es gibt jedoch Hinweise, dass die Negativsymptomatik im Verlauf stabiler ist als die Positivsymptomatik (Häfner u. Nowotny 1995, Eggers u. Bunk 1997).

Die Rate der Vollremissionen betrug bei Bleuler (1972) 30%, bei Ciompi u. Müller (1976) 27%, und bei Huber et al. (1979) 22%. Eggers (1973) hat in seiner Gruppe präpuberaler Psychosen eine Rate von 19% Vollremissionen gefunden und weicht damit nur unwesentlich von den anderen Ergebnissen ab. Bei der Definition der Remission scheint jedoch eine Unterscheidung in »psychopathologische Symptomatik« und »psychosoziales Funktionsniveau« erforderlich zu sein. Die Untersuchungen von Röpcke u. Eggers (1998) und Lay et al. (2000) zeigen übereinstimmend, dass bei einem frühen Erkrankungsalter (unter 18 Jahren) die Beschäftigungssituation der Patienten 15 Jahre nach Erkrankungsbeginn wesentlich schlechter ist als bei adulten Psychosen, obwohl der psychopathologische Remissionsgrad vergleichar ist (Abb. 14.1).

Initialsymptomatik

Die Analyse der Initialsymptomatik der kindlichen Psychosen hat ergeben, das meist schon zu Psychosebeginn positive Symptome auftreten. Eggers u. Klapal (1997) haben bei 77% der Kinder ihrer Untersuchungsgruppe bei Psychosebeginn positive Symptome gefunden, mehr als 50% zeigten schon zu Beginn Halluzinationen. Bei Asarnow et al.(1994) wiesen über 90% der 21 untersuchten schizophrenen Kinder bei Psychosebeginn Halluzinationen auf. Russell (1994) stellte bei 80% der von ihm untersuchten 35 schizophrenen Kinder akustische Halluzinationen fest.

! Insgesamt scheint sowohl die Symptomatik als auch die diagnostische Zuordnung der Störungen sehr vielgestaltig und im Verlauf instabil zu sein. Das ist vermutlich auch der Grund dafür, dass die Initialsymptomatik als Prädiktor für den Langzeitverlauf wenig geeignet ist.

Wie Eggers u. Klapal (1997) zeigen konnten, sind schleichend einsetzende, chronische Verläufe bei einem frühen Erkrankungsalter zwar am häufigsten, aber nur die Hälfte der Patienten weist einen einfachen Verlaufstyp auf mit kontinuierlich zunehmenden, jahrelang anhaltenden Wesens- und Verhaltensänderungen bis zur Ausgestaltung positiver Symptome. Bei den anderen Patienten ergibt sich

Tabelle 14.5. **Verläufe von 44 im Jugendalter erkrankten schizophrenen Patienten.** (Röpcke u. Eggers 1998)

Verlaufstyp	Merkmalskombination	Anzahl	Prozentuale Verteilung
Verlaufstyp I:	prämorbid unauffällig/akuter Beginn/günstiger Verlauf	11	25%
Verlaufstyp II:	prämorbid unauffällig/akuter Beginn/ungünstiger Verlauf	5	11%
Verlaufstyp III:	prämorbid unauffällig/schleichender Beginn/ungünstiger Verlauf	13	30%
Verlaufstyp IV:	prämorbid auffällig/schleichender Beginn/ungünstiger Verlauf	11	25%

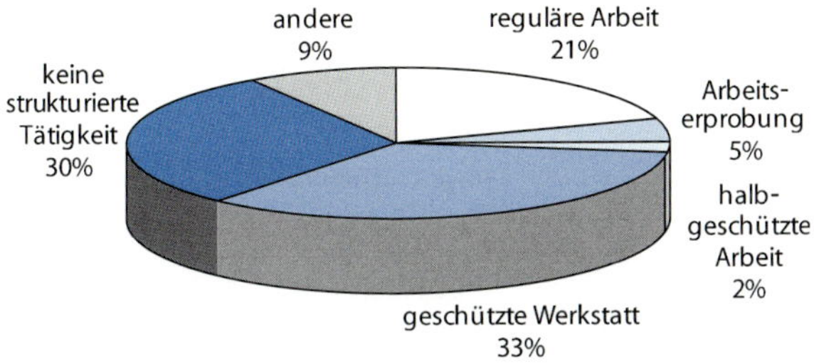

Abb. 14.1. **Beschäftigungssituation von schizophrenen Patienten 15 Jahre nach der Ersterkrankung im Jugendalter; Alter bei der Nachuntersuchung: MW = 30,8 Jahre.** (Nach Röpcke u. Eggers 2000)

ein atypischer Verlauf mit einfach progredientem Beginn, der nach mehreren Jahren in einen wellenförmigen Verlauf mit produktiven Krankheitsperioden übergeht und insgesamt einen besseren Ausgang zeigt.

Dauer der unbehandelten Psychose und Akuität des Erkrankungsbeginns

Als ein möglicher Prädiktor zur Vorhersage des Verlaufes gilt die Dauer der unbehandelten Psychose (DUP). Je kürzer der Zeitraum zwischen dem Psychosebeginn und dem Beginn der Behandlung, desto besser war der Verlauf (Johnstone et al. 1990; McGorry et al. 1995; Birchwood et al. 1997). In einer multivariaten Analyse von Wiersma et al. (1998) erwies sich diese Variable zur Vorhersage des Remissionsgrades nach 15 Jahren allerdings als nicht signifikant. In einer Langzeituntersuchung jugendlicher Schizophrenien konnten Röpcke u. Eggers (1998) ebenfalls keinen Zusammenhang finden zwischen DUP und dem Remissionsgrad nach 15 Jahren Krankheitsverlauf. Der bivariate Zusammenhang dieser beiden Variablen wurde weitgehend durch die Art des Krankheitsbeginns (akut oder schleichend) aufgeklärt. Akut Erkrankte begaben sich in der Untersuchung von Röpcke u. Eggers (1998) zwar eher in Behandlung, und sie zeigten auch eine bessere Remission als die Patienten mit einem schleichenden Beginn. Eine Kausalität zwischen dem früheren Behandlungsbeginn und der besseren Remission ließ sich jedoch nicht herstellen, da akut einsetzende schizophrene Störungen ohnehin einen besseren Verlauf zeigten.

14.7 Ätiopathogenese

14.7.1 Genetische Faktoren

Das Risiko einer schizophrenen Erkrankung steigt mit dem Ausmaß der erbgenetischen Belastung (Tabelle 14.6).

Diese Daten weisen auf die Bedeutung erbgenetischer Faktoren für die Verursachung der Schizophrenie hin. Da die Konkordanzrate für erbgleiche (monozygote) Zwillinge bei ca. 50% liegt, sind nichtgenetische (Umwelt-)Faktoren ebenfalls von erheblicher Bedeutung. Einen Hinweis auf die Zusammenhänge zwischen Geno- und Phänotyp ergeben **Zwillingsstudien**, und hier insbesondere der Vergleich zwischen monozygoten und dizygoten Zwillingen, die in Bezug auf Schizophrenie diskordant sind. Gottesmann u. Bertelsen (1989) haben Kinder dieser Zwillinge daraufhin untersucht, ob sie unter einer Schizophrenie oder unter einer schizophreniformen Störung leiden (Tabelle 14.7).

Tabelle 14.6. **Durchschnittliches Erkrankungsrisiko für Schizophrenie.** (Nach Gottesmann 1993)

Verwandtschaftsgrad	%
Allgemeinbevölkerung	1
Vettern	2
Neffen /Nichten	4
Enkel	5
Halbgeschwister	6
Geschwister	9
Kinder (ein Elternteil krank)	13
Kinder (beide Elternteile krank)	46
Dizygote Zwillinge	17
Monozygote Zwillinge	48

Bei den Kindern monozygoter Zwillinge, die genetisch identisch sind, ist das Risiko für das Auftreten einer Schizophrenie unabhängig davon, ob der Elternteil selbst schizophren ist oder nicht. Die Kinder des schizophreniekranken Zwillings erkranken in 16,8%, die des gesunden Zwillings in 17,4%. Bei den Kindern der dizygoten Zwillinge ist das Erkrankungsrisiko nur dann erhöht (17,4%), wenn ihr Elternteil selbst auch krank ist. Die Kinder der nichterkrankten dizygoten Zwillinge tragen nur das geringfügig erhöhte Erkrankungsrisiko von ca. 2,1%. Damit wird deutlich, dass der Genotyp »Schizophreniedisposition« auch dann das Erkrankungsrisiko erhöht, wenn der Träger selbst phänotypisch gesund ist.

Hinweise auf das Zusammenwirken zwischen erbgenetischen und psychosozialen Faktoren lieferte Tienari durch seine Adoptionsstudien in Finnland (Tienari 1992). Er untersuchte frühadoptierte Kinder schizophrener Eltern und fand ein erhöhtes Erkrankungsrisiko vor allem bei den Kindern, die von Familien mit einem ungünstigen Kommunikationsverhalten adoptiert worden waren. Kinder eines schizophrenen Elternteils, die sehr früh in eine Adoptionsfamilie mit günstigem Kommunikationsklima gekommen waren, erkrankten kaum häufiger als Kinder von gesunden Eltern.

! Ein günstiges familiäres Kommunikationsklima scheint nach den vorliegenden Untersuchungen das Erkrankungsrisiko bei erblich vorbelasteten Kindern zu verringern.

Tabelle 14.7. **Risiko für das Auftreten schizophrener und schizophrenieformer Störungen bei Kindern von Zwillingen, die für die Schizophrenie diskordant waren.** (Nach Gottesmann 1993)

	Monozygote Zwillinge (Eltern; n=17)		Dizygote Zwillinge (Eltern; n=30)	
	Schizophren	Gesund	Schizophren	Gesund
Zwillinge als Eltern	11	6	10	20
Kinder der Zwillinge	42	24	27	52
Schizophren	6	4	4	1
Erkrankungsrisiko für Schizophrenie (alterskorrigiert)	16,8%	17,4%	17,4%	2,1%

Eine der umfangreichsten Untersuchungen zur familiären Häufung schizophrener und verwandter Störungen wurde von Kendler et al. (1995) durchgeführt. Sein Team hat das Fallregister des gesamten Roscommon County in Irland seit 1930 erfasst und dabei unter anderem untersucht, ob die Häufigkeit der verschiedenen psychiatrischen Störungen in den Familien übereinstimmt mit der Annahme einer einzigen zugrundeliegenden Schizophrenie-Spektrumstörung, die gleichmäßig in der Bevölkerung verteilt ist. Dazu haben sie die familiäre Häufigkeit von 5 hierarchisch geordneten Störungen untersucht: »Schizophrenie«, »schizoaffektive Störung«, »schizotype/paranoide Persönlichkeitsstörung«, »andere nichtaffektive psychotische Störungen« und »andere psychotische affektive Störungen«. Eine statistische Analyse der Kontingenztabellen dieser Störungen mit dem »multiple threshhold model« ergab eine Übereinstimmung von Schizophrenie-Spektrumstörungen bei den Probanden und deren Verwandten 1. Grades von 0,36. Die Autoren konnten mit diesem Verfahren die »Schizophrenie« und »andere psychotische affektive Störungen« deutlich als die beiden Extreme einer nach dem Schweregrad der Erkrankung hierarchisch geordneten Spektrumstörung identifizieren, die übrigen drei Störungen jedoch nicht ganz sicher einordnen. Ihre Befunde stimmen gut überein mit dem Kontinuitätsmodell von Häfner (1989).

! Häfner (1989) hat darauf hingewiesen, dass die epidemiologisch nachgewiesene Gleichverteilung schizophrener Störungen in verschiedenen Ländern und Kulturen bedeutet, dass die Schizophrenie keine klassische Krankheit ist, wie z. B. Infektionen, einfach mendelnde Erbleiden und Immunkrankheiten, die beträchtlich über Zeit und Raum hinweg variieren.

Ähnliche Verteilungen wie für die Schizophrenie ergeben sich z. B. für das Merkmal »geistige Behinderung«, die definiert ist als der untere Bereich einer in allen Bevölkerungen normal verteilten Dimension »Intelligenz«. Aus der Analogie dieser Gleichverteilung hat Häfner ein **Kontinuitätsmodell** der Schizophrenie entwickelt. Es besagt, dass die Schizophrenie die extreme Ausprägung einer in der Bevölkerung normalverteilten hypothetischen »Schizophreniedisposition« darstellt. Ähnlich wie bei der intellektuellen Behinderung könnte das Syndrom »Schizophrenie« die gemeinsame Endstrecke genetischer, traumatischer, entzündlicher oder toxischer Faktoren sein. Auch wenn dieses Modell viele Fragen offen lässt, würde es doch die geringe Variabilität des Erkrankungsrisikos über Länder und Kulturen besser erklären, als die Krankheitseinheit »Dementia praecox« (Kraepelin 1913) oder »Schizophrenie« (Bleuler 1908).

Neuere Befunde von Kendler et al. (1998) deuten darauf hin, dass das Modell einer Einheitspsychose der Komplexität der epidemiologischen Befunde nicht gerecht wird. So hat sich gezeigt, dass in den Familien depressiver und schizodepressiver Patienten gehäuft Depressionen auftreten. In den Familien von Patienten mit bipolaren Störungen treten gehäuft bipolare Störungen auf. Das Risiko einer Schizophrenieerkrankung war jedoch bei Familienangehörigen aller Patientengruppen erhöht, die an schizophrenen, schizodepressiven und manisch-depressiven Störungen litten. Das Erkrankungsrisiko war am höchsten bei den Angehörigen von Patienten mit einer Hebephrenie, etwas geringer bei einer schizophreniformen oder schizodepressiven Erkrankung und nur wenig erhöht bei Angehörigen von Patienten mit einer bipolaren Störung. Nur bei den Familienangehörigen der depressiven Patienten wurden keine überzufällig häufigen Schizophrenieerkrankungen gefunden. Nach Kendler et al. (1998) stützen diese Befunde weder das Einheitsmodell der Psychose noch die Kraepelin'sche Dichotomie, die eine strikte Unterscheidung zwischen der Dementia praecox und dem manisch-depressiven Irresein postuliert.

! Die erbgenetisch bedingte, biologische Vulnerabilität für psychotische Erkrankungen scheint sich über mehrere Syndrome zu erstrecken, wobei sie bei schizophrenieartigen Symptomen am stärksten ausgeprägt ist. Die familiäre Vulnerabilität für depressive und manische Störungen scheint jedoch spezifisch zu sein.

Kendler et al. (1996) haben auch geprüft, ob es zwischen dem Erkrankungsalter und dem Grad der familiären Belastung mit psychiatrischen Störungen einen Zusammenhang gibt. Sie hatten angenommen, dass bei einem früheren Erkrankungsalter die biologische Vulnerabilität und damit auch die Anzahl psychiatrischer Störungen bei Familienangehörigen erhöht ist. Wie sich dann gezeigt hat, besteht ein solcher Zusammenhang nicht und zwar weder für die Schizophrenie im engeren Sinne, noch für schizoaffektive und andere nichtaffektive psychotische Störungen.

Asarnow et al. (2001) haben die Art und die Häufigkeit psychiatrischer Störungen von Angehörigen schizophrener Kinder verglichen mit der Art und der Häufigkeit psychiatrischer Störungen von Angehörigen schizophrener Erwachsener. Der Vergleich hat ergeben, dass das Erkrankungsrisiko von Angehörigen schizophrener Kinder zwar höher ist als das von Angehörigen gesunder oder hyperaktiver Kinder (ADHD), sich aber nicht unterscheidet vom Erkrankungsrisiko der Angehörigen erwachsener Schizophrener. Asarnow et al. (2001) haben dieses Ergebnis als Bestätigung der Hypothese angesehen, dass es eine ätiologische Kontinuität gibt zwischen der Schizophrenie im Kindes- und im Erwachsenenalter.

14.7.2 Neuropathologische Befunde

In den letzten Jahren sind durch bildgebende Verfahren hirnorganische Veränderungen bei Schizophrenen festgestellt worden. DeLisi et al. (1995) berichten, dass die **Ventrikel** bei den von ihnen untersuchten Patienten mit der Erstmanifestation einer Schizophrenie gegenüber einer Kontrollgruppe linksseitig um das 2,4fache vergrößert waren.

Bei Patienten, die im Adoleszentenalter erkrankten, haben Matsumoto et al. (2001) mit MRT-Untersuchungen ein im Vergleich zu einer Kontrollgruppe generell reduziertes **Gehirnvolumen** gefunden. Außerdem haben die Autoren festgestellt, dass bei den schizophrenen Jugendlichen die Dauer der Erkrankung und die Schwere der Negativsymptomatik negativ mit dem Volumen des linken Hippocampus korrelierten. Sie schlossen daraus, dass die Reduktion des Hippocampus nicht vor der Erkrankung auftritt, sondern sich erst in der Frühphase der Erkrankung entwickelt.

Knoll et al. (1998) haben 44 schizophrene Patienten im Abstand von 2 Jahren mit dem MRT-Verfahren untersucht und jeweils das Verhältnis zwischen Ventrikelgröße und Gehirn berechnet (»ventricel-brain-ratio«; VBR). Mit einer Clusteranalyse konnten sie 3 Untergruppen identifizieren. Bei 12 Patienten (28%) vergrößerte sich das VBR in den 2 Jahren signifikant, bei 20 weiteren (44%) waren die Ventrikel bereits bei der Eingangsmessung gegenüber der Norm vergrößert, sie blieben jedoch über den Beobachtungszeitraum von 2 Jahren konstant. In der dritten Gruppe von 12 Patienten (28%) wich das VBR bei der Eingangsmessung nicht von der Norm ab und vergrößerte sich in den 2 Jahren auch nicht. Knoll et al. schlossen daraus, dass es in der ersten Gruppe einen fortschreitenden neurodegenerativen Prozess gebe, anders wäre die Veränderung des VBR nicht zu erklären. In der zweiten Gruppe vermuten sie eine entwicklungsneurologische Störung als Ursache der Ventrikelvergrößerung und damit der Schizophrenie. Die dritte Gruppe umfasst nach ihrer Meinung die sog. »Dopaminpsychosen«, die auf eine Störung des Neurotransmitterstoffwechsels zurückzuführen seien.

! Ventrikelvergrößerungen wurden vor allem bei den kindlichen Schizophrenien (»childhood onset schizophrenia«; COS) festgestellt, also bei den Patienten, die vor dem 12. Lebensjahr erkrankten (Übersicht bei Sowell et al. 2000). Dabei handelt es sich um eine seltene, klinisch schwere Form der Schizophrenie, die meist schleichend beginnt und einen ungünstigen, häufig chronischen Verlauf nimmt (Eggers et al. 2000).

Jacobsen u. Rapoport (1998) haben 16 dieser Kinder im Abstand von 2 Jahren mit der MRT untersucht und mit 24 nach Alter und Geschlecht parallelisierten Kindern einer Kontrollgruppe verglichen. Sie konnten feststellen, dass sich die Ventrikel der COS-Gruppe gegenüber der Kontrollgruppe in dem Beobachtungszeitraum signifikant vergrößert hatten und dass diese Vergrößerungen mit der Symptombelastung (»Brief Psychiatric Rating Scale«; BPRS) korrelierten. Im Vergleich mit den im Erwachsenenalter Erkrankten wiesen diese sehr früh erkrankten Kinder mehr Entwicklungsauffälligkeiten auf.

Jacobsen u. Rapoport (1998) vermuten daher eine kontinuierliche entwicklungsneurologische Ätiologie. Allerdings ist durch die große Heterogenität der Schizophrenie eine Bewertung der MRT-Befunde schwierig. Trotz der statistisch signifikanten Abweichung der Gruppenmittelwerte liegen viele der schizophrenen Patienten mit ihren Messwerten im Normbereich.

! Asarnow et al. (1995) haben bei schizophrenen Kindern vor allem Entwicklungsverzögerungen des Spracherwerbs und der visuell-motorischen Koordination beschrieben.

Auch die Arbeitsgruppe um Alaghband-Rad (1995) konnte zeigen, dass sehr früh beginnende Schizophrenien (Beginn vor dem Alter von 12 Jahren) häufiger Sprachentwicklungsverzögerungen aufweisen als später beginnende, ein Befund, der durch die prospektive Kohortenstudie von Jones et al. (1994) an über 5000 Probanden bestätigt worden ist. Nicolson et al. (2000) haben darüber hinaus festgestellt, dass es eine positive Korrelation gibt zwischen den Sprachentwicklungsverzögerungen von Kindern mit einer Schizophrenie und der familiären Belastung mit Störungen aus dem schizophrenen Formenkreis. Sie vermuten daher, dass die Pathophysiologie der Schizophrenie auch die sprachrelevanten Hirnbereiche betrifft. In der von Eggers et al. (2000) untersuchten Gruppe kindlicher Schizophrenien hatten die sehr früh erkrankten Patienten einen ungünstigeren Verlauf.

Die beschriebenen Entwicklungsauffälligkeiten dürften mit neuronalen Entwicklungsstörungen zusammenhängen, die zu strukturellen und lokalisatorischen Veränderungen bestimmter Hirnstrukturen führen wie Corpus callosum, N. caudatum, Cingulum und Thalamus. Durch voxel-based volumetrische Untersuchungen sowohl bei Schizophrenien des Kindes- als auch des Erwachsenenalters konnten in diesen Bereichen Veränderungen nachgewiesen werden (Sowell et al. 2000). Die Befunde sind allerdings bislang noch recht inkonsistent.

14.7.3 Biochemische Befunde

Dopamin

Ausgehend von der Beobachtung, dass Amphetamin schizophrenieähnliche Symptome auslösen kann und es sich beim Amphetamin um einen Agonisten des Neurotransmitters Dopamin (DA) handelt, entwickelte der schwedische Nobelpreisträger Carlsson schon vor 50 Jahren die Dopaminhypothese der Schizophrenie (Carlsson u. Lindqvist 1963). Er vermutete, dass bei Schizophrenen ein Dopaminüberangebot oder eine Hypersensitivität der Dopaminrezeptoren vorliege. Diese Hypothese wurde unterstützt durch den antipsychotischen Effekt von Dopaminantagonisten und durch die Korrelation zwischen der klinischen Dosis der antipsychotisch wirksamen Medikamente und dem Grad der Blockierung von D_2-Rezeptoren.

Aufgrund neuerer Befunde wird heute eher ein Ungleichgewicht in der Dopaminkonzentration angenommen. Die Hypoaktivität dopaminerger D_1-Rezeptoren im dorsolateralen präfrontalen Kortex (DLPFC) korrespondiert mit einer Hyperaktivität dopaminerger Rezeptoren im mesolimbischen System. Die Bahnen für den Neurotransmitter Dopamin (DA), die vom Mittelhirn aufsteigen und die den Beitrag des Frontalhirns an der Kognition, der Motivation und der Organisation der Motorik modifizieren, laufen über das mesokortikale dopaminerge System. Der Neurotransmitter Dopamin spielt bei folgenden drei Neuronensystemen eine entscheidende Rolle:

1. dem **nigrostriatalen System**, welches für die Steuerung von Bewegungsabläufen verantwortlich ist,
2. dem **tuberoinfundibulären System**, welches die Ausschüttung von Prolaktin regelt und
3. dem **mesokortikalen System**, welches kortikale Funktionen beeinflusst und für sog. Gating-Prozesse verantwortlich ist, d. h. für die adäquate Bedeutungszumessung von externen und internen sensorischen Signalen. Letzteres spielt somit eine basale Rolle bei der Informationsverarbeitung.

Die Blockade dopaminerger nigrostriataler Neurone z. B. durch Neuroleptika, führt zu einer motorischen Bewegungseinschränkung (Parkinsonoid), die Blockade dopaminerger Fasern des tuberoinfundibulären Systems zu einer vermehrten Prolaktinausschüttung mit Prolaktinämie. Beide Mechanismen erlauben eine Einschätzung des Ausmaßes der neuroleptischen Wirkung (Potenz) eines klassischen Dopamin-D_2-Blockers.

> **!** **Die Vorstellung einer schlichten Hyper- oder Hypofunktion dopaminerger Strukturen als wesentlicher ätiologischer Faktor der Schizophrenie besitzt inzwischen keine Gültigkeit mehr.**

Die Verhältnisse sind sehr viel komplizierter. Neben Dopamin spielen auch andere Neurotransmitter bei der Schizophrenie eine wichtige Rolle, insbesondere Serotonin, Glutamat und GABA. Zur Zeit vermutet man eine Dysfunktion des frontalen Kortex und anderer Regionen des heteromodalen Assoziationskortex (oberer Temporalgyrus, unterer Parietallappen, Planum temporale und die Area 44 (Broca-Zentrum)), welche zu einer Beeinträchtigung der homöostatischen Regulationsmechanismen subkortikaler dopaminerger Systeme (s. oben) führt, insbesondere der mesolimbischen Region (u. a. Hippokampus, Amygdala, Septum, Cingulum, N. accumbens). Dabei ist davon auszugehen, dass Glutamat, das von präfrontalen neuronalen Afferenzen ausgeschüttet wird, die basale Hintergrundaktivität des extrazellulären Dopamins in subkortikalen Regionen reguliert und damit den Dopaminrezeptortonus bestimmt (Race 2000; Laruelle 1999). Änderungen in der tonischen Dopaminrezeptorstimulation verändern wiederum das Ausmaß der Responsivität des subkortikalen Dopaminsystems. Ein erniedrigter dopaminerger Tonus geht klinisch mit Denkstörungen im Sinne gelockerter und indirekter Assoziationen bis hin zur Denkzerfahrenheit einher.

> **!** **Dem Glutamat kommt somit eine wichtige regulierende Funktion auf das Dopaminsystem zu.**

In diesem Zusammenhang ist der von Bartha et al. (1997) bei unbehandelten Schizophrenen mittels der Protonmagnetresonanzspektroskopie erhobene Befund einer herabgesetzten glutamatergen Aktivität im medialen präfrontalen Kortex interessant. Hierzu passt das Ergebnis einer ebenfalls mit der Protonmagnetresonanzspektroskopie durchgeführten Untersuchung bei Kindern mit Psychosen aus dem schizophrenen Formenkreis. Bei diesen Kindern war N-Acetyl-Aspartat als Marker für Glutamataktivität im Frontallappen herabgesetzt (Brooks 1998).

Neueste Forschungsergebnisse haben die glutamaterge Unterfunktion im präfrontalen Kortex bei schizophrenen Patienten bestätigt: So konnten Hashimoto et al.

(2003) bei 42 schizophrenen Patienten im Alter zwischen 16 und 65 Jahren im Vergleich zu gesunden Kontrollprobanden signifikant erniedrigte D-Serin-Spiegel im Serum feststellen. D-Serin ist ein endogener Agonist des glutamatergen N-Methyl-D-Aspartat-(NMDA-)Rezeptors. In Post-mortem-Untersuchungen bei schizophrenen Patienten wurden im präfrontalen Kortex erniedrigte D-Serin-Konzentrationen gefunden (Kumashiro et al 1995), was ebenfalls eine glutamaterge Unterfunktion in dieser Region widerspiegelt. Erniedrigte D-Serin-Spiegel im Blut stehen in einem Zusammenhang mit entsprechenden erniedrigten Konzentrationen im Hirngewebe. Im Übrigen führt eine Behandlung mit D-Serin bei psychopharmakologisch behandelten schizophrenen Patienten zu signifikanten Besserungen positiver, negativer und kognitiver Symptome (Tsai et al 1998). Möglicherweise könnte sich der D-Serin-Spiegel im Blut als biologischer Marker für schizophrene Psychosen erweisen.

Strukturelle Veränderungen im Bereich des Assoziationskortex

! Für die Schizophrenie von besonderer Bedeutung sind Dysfunktionen neokortikaler glutamaterger Afferenzen des präfrontalen und heteromodalen Assoziationskortex zu limbischen Strukturen, wie u. a. Hippocampus, Amygdala, N. accumbens und das ventrale Tegmentum.

In diesen Bereichen wurden bei schizophrenen Patienten strukturelle oder funktionelle Veränderungen gefunden (Übersicht bei Ross u. Pearlson 1996). Dysfunktionen in verschiedenen Teilen des heteromodalen Assoziationskortex, insbesondere aber des dorsolateralen präfrontalen Kortex äußern sich in einer Beeinträchtigung der Hypothesengenerierung und Etablierung der Aufrechterhaltung hierarchisch strukturierter Reiz-Antwort-Konfigurationen, die bei schizophrenen Kindern und Erwachsenen u. a. im »Wisconsin Card Sorting-Test« nachweisbar sind.

In tierexperimentell herbeigeführten Läsionen im Bereich limbisch-kortikaler Neuronenverbindungen konnte eine Abnahme des glutamatergen Inputs auf den N. accumbens nachgewiesen werden, was mit einer Verminderung der präsynaptischen Dopaminfreisetzung und mit einer Dichtezunahme von D_2-Rezeptoren einherging, ein Befund, der auch bei schizophrenen Patienten nachgewiesen werden konnte. Csernansky u. Bardgett (1998) ziehen daraus den Schluss, dass primäre Läsionen im Bereich des limbisch-kortikalen Neuronensystems und entsprechende Defizite im glutamatergen Input zum ventralen Striatum eine besondere Bedeutung für die Ätiologie schizophrener Psychosen haben.

Bei den erwähnten strukturellen Veränderungen im Bereich des heteromodalen Assoziationskortex könnte es sich um einen vermehrten Untergang von Neuronen oder um angeborene Störungen der Zellmigration an den richtigen Ort im Kortex handeln oder auch um angeborene oder erworbene Störungen der korrekten Verdrahtung von Neuronen. Für solche Migrations- und Verdrahtungsstörungen und Neuronenverluste können u. a. prä- und perinatale Noxen, wie z. B. Infektionen oder Sauerstoffmangelzustände verantwortlich gemacht werden. Individuen mit einem genetischen Defekt neurotropher Faktoren sind möglicherweise besonders sensibel gegenüber den genannten exogenen Noxen, die in vulnerablen Perioden der Hirnentwicklung wirksam sind.

Funktionsstörungen neurotropher Faktoren

Es ist bekannt, dass neurotrophe Faktoren (NTF) direkt in neuronale Migrationsprozesse involviert sind. Zu den neurotrophen Faktoren gehören die sog. **Neurotrophine** (u. a. der »nerve growth factor« NGF) und die **Zytokine** (u. a. das Interleukin 6). Außer ihrem Einfluss auf die neuronale Zellmigration regulieren die neurotrophen Faktoren (NTF) die Zuordnung der verschiedenen Neurone zu bestimmten Neurotransmittern, und sie beeinflussen die Ausbildung interneuraler Verbindungen, und zwar sowohl von axonalen Kollateralen als auch von Synapsen (Thome et al. 1998). Neurotrophe Faktoren sind somit verantwortlich sowohl für die synaptische Organisation als auch für die Etablierung und Aufrechterhaltung der neuralen Plastizität.

Thome et al. (1998) haben die Hypothese aufgestellt, dass eine Funktionsstörung im Bereich neurotropher Faktoren von ätiologischer Bedeutung für die Entstehung der Schizophrenie ist.

Läsionen im Bereich des dorsolateralen präfrontalen Kortex

Eine besondere ätiologische Bedeutung für die Schizophrenie kommt der neuroanatomischen Verbindung zwischen limbischen Strukturen und dem dorsolateralen präfrontalen Kortex zu, deren Myelinisation beim Menschen erst relativ spät einsetzt (Yakovlev u. LeCours 1964) und zwar zwischen der 2. und 3. Lebensdekade, also einer für die Schizophreniemanifestation besonders vulnerablen Periode. Darüber hinaus haben Post-mortem-Untersuchungen ergeben, dass in dieser Lebensphase die Aktivität mesolimbischer dopaminerger Rezeptoren am höchsten ist. So würde verständlich, dass bis dahin klinisch mehr oder weniger stumm gebliebene frühkindliche Läsionen in dieser Region erst später zu klinisch manifesten Symptomen führen, wie etwa Symptome ersten und zweiten Ranges nach K. Schneider.

! Frühkindliche Läsionen im Bereich des dorsolateralen präfrontalen Kortex könnten auch prämorbide Verhaltensauffälligkeiten vor allem im Bereich des Sozialverhaltens und prämorbid fassbare kognitive Dysfunktionen erklären, die dem sich später, etwa der 2. oder 3. Lebensdekade entwickelnden Vollbild einer schizophrenen Psychose vorausgehen.

Eine funktionell-anatomische Erklärung für diese Altersbezogenheit psychopathologischer Symptome geben verhaltensphysiologische Primatenversuche, die gezeigt haben, dass Affen mit experimentell gesetzten Läsionen im Bereich des dorsolateralen präfrontalen Kortex bis zur Postpubertät und Adoleszenz völlig unauffällig waren und Lernaufgaben (»delayed response tasks«) gut bewältigten, während dies im Erwachsenenalter nicht mehr möglich war (Goldmann u. Alexander 1977).

Multiplizität entwicklungsneurobiologischer Determinanten

Die beschriebenen neurobiologischen Befunde bei schizophrenen Psychosen deuten auf eine ätiologisch bedeutsame Störung wichtiger neuraler Reifungsprozesse hin, sowohl in den erwähnten Arealen des heteromodalen Assoziationskortex als auch im Bereich subkortikaler, speziell limbischer, thalamischer, hypothalamischer und striärer Strukturen und ihrer wechselseitigen neuralen Verbindungen.

Intensiver Forschungsbedarf besteht für zwei Problemfelder: den Zeitpunkt des Wirksamwerdens entwicklungsneurobiologischer Läsionen und die Beziehung zwischen Lokalisation und Ausmaß dieser Läsionen einerseits und klinischen Variablen der Schizophrenie andererseits. So spielen die genannten kortikalen Assoziationsareale und subkortikale, speziell mesolimbische Strukturen eine zentrale Rolle bei der Analyse komplexer Reizkonfigurationen und beim Vergleich relevanter und irrelevanter Informationen. Gerade hierin weisen sowohl manifest erkrankte schizophrene Patienten als auch entsprechende Risikoprobanden Defizite auf. Es spricht viel dafür, dass negative Symptome und kognitive Defizite vorwiegend mit einer Störung im Bereich des DLPFC, insbesondere mit einer Reduktion dopaminerger D_1-Rezeptoren korrelieren, während positive Symptome, insbesondere akustische Halluzinationen und Aufmerksamkeitsstörungen, Denk- und Sprachstörungen sowie desorganisiertes Verhalten mit Läsionen in temporolimbischen Regionen einhergehen (Berman et al. 1997; Bogerts 1997; Goldman-Rakic u. Selemon 1997).

! Es spricht alles für eine Multiplizität entwicklungsneurobiologischer Determinanten der Frühschizophrenie. Darin mag ein Grund für die Heterogenität sowohl der klinischen Bilder als auch der Verlaufsweisen früher Manifestationsformen schizophrener Psychosen liegen.

Diese Tatsache hat aber auch therapeutische Konsequenzen, insbesondere für die Pharmakotherapie der Schizophrenien. Schon allein aus der Multiplizität neurobiologischer Vulnerabilitätsfaktoren lässt sich folgern, dass die Pharmakotherapie schizophrener Psychosen ebenfalls unterschiedliche Ansatzpunkte umfassen muss und sich nicht auf homogene Substanzgruppen, z. B. dopaminblockierende Pharmaka beschränken sollte (sog. D_2-Blocker = klassische Neuroleptika). So ist zu bedenken, dass eine akute psychotische Aktivität mit vorwiegend positiven Symptomen neurophysiologisch mit einer dopaminergen Aktivitätssteigerung im Bereich des mesolimbischen Systems einhergeht, welche sich gut durch klassische D_2-Blocker beeinflussen lässt. Negative Symptome, vor allem psychosetypische Motivationseinbußen und kognitive Dysfunktionen stehen dagegen mit einer Hypostimulation der präfrontalen Kortexregion im Einklang (verminderte D_1-Rezeptoren-Dichte), welche sich durch traditionelle D_2-blockierende Neuroleptika eher verstärken dürfte, was sich klinisch auch beobachten lässt. Gerade bei jungen Patienten wirkt sich dies besonders verhängnisvoll aus, weshalb für diese Altersgruppe der Einsatz atypischer Neuroleptika (D2-/5-HT-Blocker) vielversprechend sein wird.

14.7.4 Psychosoziale Faktoren

! Bisher ist es nicht gelungen, Annahmen über spezifische psychosoziale Auslöser der Schizophrenie empirisch zu bestätigen.

Das mag teilweise ein methodisches Problem sein. Theorien über die Psychodynamik haben es schwer, die hypothetischen komplexen Zusammenhänge mit naturwissenschaftlichen Verfahren nachzuweisen.

Frühkindliche Traumatisierungen

So gelten z. B. in einigen tiefenpsychologisch orientierten Psychotherapieschulen frühkindliche Traumatisierungen unterschiedlicher Art, gestörte Mutter-Kind-Beziehungen oder ungünstige Erziehungs- und Kommunikationsstile als psychosoziale Determinanten der Schizophrenie. Es wird angenommen, dass die grenzüberschreitenden und widersprüchlichen Eigenschaften der Mütter die Individuation der Kinder behindern und ihnen nur den Ausweg des schizophrenen Verhaltens lassen. Abgesehen davon, dass diese Annahmen keine wissenschaftliche Grundlage haben, werden ohnehin vorhandene Schuldgefühle bei den Müttern verstärkt (Neill 1990).

»Doublebind«

Bateson et al. (1956) haben unter dem Begriff »Doublebind-Hypothese« eine Interaktionsform beschrieben, nach der in engen emotionalen Beziehungen durch auf der Beziehungs- und der Inhaltsebene sich widersprechende Botschaften z. B. zwischen einem Elternteil und dem Kind, schizophrenes Verhalten ausgelöst werden kann. In der Folge wurden verschiedene Familientherapieformen entwickelt, die alle darauf abzielen, den schizophrenogenen Kommunikationsstil in den Familien zu beeinflussen.

! Eine genauere Überprüfung des Konzeptes ergab, dass die Doublebind-Kommunikation ein allgemeines Phänomen menschlicher Interaktion darstellt, dessen spezifischer Zusammenhang mit der Schizophrenie definitiv widerlegt werden konnte.

Im übrigen ist dieses Konzept nur schwer mit den epidemiologischen Befunden der interkulturellen Gleichverteilung der Schizophrenie in Übereinstimmung zu bringen. Es ist kaum vorstellbar, dass ein schizophreniespezifischer psychosozialer Faktor über die verschiedenen Gesellschaftsschichten und Kulturen hinweg völlig gleichverteilt ist.

»High expressed emotions«

In etwas anderer Form wurde das Konzept einer pathogenen Kommunikation in Großbritannien entwickelt. Vaughn u. Leff (1976) beschrieben einen als »high expressed emotions« (HEE) bezeichneten Kommunikationsstil von Angehörigen, der zwar keine Schizophrenie auslösen, wohl aber den Verlauf erheblich beeinflussen könne. HEE in diesem Sinne bezeichnet entweder eine »emotionale Überinvolviertheit« oder eine kritische bis feindselige Ablehnung. Gegenüber der Doublebind-Hypothese hatte dieses Konzept zwei wesentliche Vorteile. Erstens legten die Autoren ein Instrument vor, mit dem die beschriebenen Merkmale operationalisert und damit empirisch überprüfbar wurden, das »Camberwell Family Interview« (CFI), und zweitens geriet dieses Konzept nicht in Widerspruch zu den zahllosen Befunden einer genetisch angelegten biologischen Vulnerabilität.

! Ein durch »high expressed emotions« gekennzeichneter Kommunikationsstil löst keine Schizophrenie aus, sondern beeinflusst nur ihren Verlauf.

Die genannten Autoren führten Untersuchungen durch, nach denen die Rezidivraten innerhalb von 9 Monaten bei niedrigem EE 13% betrugen und bei HEE 55%. Diese Ergebnisse konnten durch kontrollierte Studien zum großen Teil repliziert werden (Leff et al. 1982, 1989; Falloon et al. 1985; Hogarty et al. 1986).

Goldstein (1987) hat die Familien von 64 Adoleszenten mit Verhaltensstörungen untersucht und ihre Entwicklung über einen Zeitraum von 15 Jahren verfolgt. Zu Beginn erfasste er die Art der Verhaltensstörungen der Jugendlichen sowie den Kommunikationsstil der Familie (»communication deviance«; CD), ihren Umgang mit Affekten (»affective style«; AS) und die emotionale Involviertheit der Familienmitglieder (»expressed emotions«; EE). Nach 15 Jahren konnte er 54 der ursprünglich 64 Familien nachuntersuchen. Dabei stellte er fest, dass die Art der Verhaltensstörung zu Beginn der Untersuchung nur einen geringen Vorhersagewert hatte für die Entwicklung einer Schizophrenie. Die beste Vorhersage war möglich durch eine Kombination aus CD und AS. Die Vorhersagegenauigkeit war noch größer, als er die Schizophrenie-Spektrumstörung aller Kinder der Familie (also nicht nur des ursprünglichen Patienten) als abhängige Variable wählte.

Allerdings mussten in der EE-Forschung in den letzten Jahren auch einige Einschränkungen der Interpretationen vorgenommen werden. Zunächst ergaben sich Hinweise, dass auch HEE keineswegs spezifisch ist für die Angehörigen eines Schizophreniepatienten. Ähnliche Verhaltensweisen fanden sich bei Angehörigen von depressiv Erkrankten (Hooley et al. 1986). Außerdem war das Merkmal »emotionale Überinvolviertheit« vor allem zu Beginn der Erkrankung und die kritisch ablehnende Haltung der Angehörigen erst im späteren Verlauf zu beobachten. Letztere Einstellungen bezog sich dann vor allem auf die Negativsymptomatik, also z. B. der Antriebsschwäche und dem sozialen Rückzug (Stirling et al. 1991; Röpcke 1996).

! King (2000) hat in einer methodisch überzeugenden Arbeit den dadurch entstandenen Verdacht bekräftigt, dass HEE nicht die Ursache, sondern eher die Folge einer Symptomverschlechterung darstellt. Wechselwirkungen sind allerdings nicht ausgeschlossen.

Einige Autoren (Köttgen 1988; Stirling et al. 1991) konnten einen Zusammenhang zwischen HEE und Rezidivraten nicht nachweisen.

14.8 Therapie

14.8.1 Allgemeine Richtlinien

Die Schizophrenie ist nach heutigem Erkenntnisstand multifaktoriell bedingt und erfordert dementsprechend eine multimodale Behandlung, deren möglichst frühzeitiger Beginn sich als günstig erwiesen hat.

Eine kausale Behandlung gibt es bislang nicht. Es ist jedoch möglich, spezifische Behandlungsmethoden, die auf die eigentlichen psychotischen Symptome gerichtet sind, von allgemeinen Verfahren zur Verbesserung der Krankheitsbewältigung und zur Senkung der Rezidivraten zu unterscheiden.

! Die einzige bekannte relativ spezifische Behandlung der Schizophrenie ist die Pharmakotherapie mit Neuroleptika.

Es besteht jedoch hinreichende Sicherheit, dass eine Kombination von medikamentöser Behandlung mit multimodalen psychosozialen und psychotherapeutischen Verfahren effektiver ist als der Einsatz eines einzigen Verfahrens. Eine medikamentöse Therapie unter Einbeziehung psychoedukativer Behandlungprogramme ist geeignet, die Rezidivraten zu senken (▶ s. hierzu Abschn. 6.9.7).

Spezielle Literatur zur Behandlung kindlicher oder jugendlicher Schizophrenie ist kaum veröffentlicht. Die bisher bekannten Untersuchungen unterstützen jedoch die Annahme, dass die Erfahrungen aus der Erwachsenenbehandlung übertragbar sind, jedenfalls dann, wenn die besonderen Entwicklungsbedingungen der Kinder und Jugendlichen berücksichtigt werden.

In der akuten Phase einer schizophrenen Psychose ist in der Regel eine stationäre Aufnahme erforderlich. Das ist abhängig von der Schwere der Symptomatik und der potenziellen Gefahr, die mit dieser Symptomatik verbunden ist. Die Hospitalisierung mag auch wegen der besseren diagnostischen Möglichkeiten einer Klinik erforderlich sein.

Resch (1994) unterscheidet in der Behandlung 3 Phasen:

1. Phase: Reduktion psychophysischer Irritation;
2. Phase: Stabilisierung der Kommunikation – Wiederherstellung des Bedeutungsgefüges;
3. Phase: Erwerb von Kompetenz und Selbstverfügbarkeit – Verbesserung des Selbstkonstruktes und Stabilisierung des Selbstwertes.

Ensprechend dieser 3 Phasen sollte nach Resch das therapeutische Milieu zunächst protektiver und im weiteren Verlauf dann zunehmend progressiver gestaltet werden. Während in der Anfangsphase stützende Gespräche und medikamentöser Schutz im Vordergrund der Behandlung stehen, können in der 2. Phase zunehmend Übungen und Trainingseinheiten zur Verbesserung der Kognitionen und der Problemlösefertigkeiten eingesetzt werden. Investigative Verfahren zur Aufdeckung familiärer Stressoren oder zum Abbau psychodynamischer Konflikte sind erst nach hinreichender Remission und emotionaler Stabilisierung zu empfehlen.

14.8.2 Pharmakotherapie

Merkmale verschiedener Neuroleptika

! Für Kinder und Jugendliche, die sich noch in der Ausbildung befinden, ist es wichtig, Medikamente zu verwenden, die einerseits die kognitiven Funktionen möglichst wenig beeinträchtigen und andererseits bei Psychosen mit Negativsymptomatik wie Antriebsarmut, psychomotorische Gehemmtheit, Negativismus und Autismus eine bessere Wirksamkeit zeigen.

So genannte Nonresponder auf traditionelle Neuroleptika profitieren von den atypischen Neuroleptika wie z. B. Clozapin, Olanzapin, Risperidon und Amisulpirid. Diese Medikamente wirken antidopaminerg und antiserotonerg. Die **Vorteile atypischer Neuroleptika** gegenüber den traditionellen Neuroleptika wie z. B. Haloperidol sind

1. eine geringere Rate extrapyramidaler Nebenwirkungen,
2. eine bessere Beeinflussung der schizophrenen Negativsymptomatik und
3. eine mindestens ebenbürtige Wirksamkeit bei produktiven Symptomen.

Bei der Verwendung atypischer Neuroleptika sind jedoch zwei Aspekte zu berücksichtigen. Erstens haben auch diese Substanzen **Nebenwirkungen.** Clozapin führt in der Regel zu einer erheblichen Gewichtszunahme und senkt die Krampfschwelle. Clozapin und in abgeschwächter Form auch Olanzapin erfordern wegen einer möglichen Agranulozytose eine hochfrequente Kontrolle des Blutbildes. Risperidon und Olanzapin können dosisabhängig extrapyramidalmotorische Nebenwirkungen auslösen. Risperidon kann auch zu Erektionsstörungen führen, die für Jugendliche und Heranwachsende sehr unangenehm sind.

Zweitens sind diese atypischen Neuroleptika für Jugendliche nicht zugelassen. Das verbietet zwar nicht deren Verwendung, erfordert jedoch eine besonders sorgfältige Aufklärung der Patienten und ihrer Angehörigen, wobei insbesondere auf zugelassene Behandlungsalternativen hinzuweisen ist (► s. Abschn. 6.9.6).

Ansonsten sind bei produktiven (positiven) Symptomen mit Wahn, Halluzinationen und Denkstörungen sowie kataton-stuporösen Symptomen hoch bis mittel potente Neuroleptika indiziert. Dazu gehören insbesondere die Butyrophenonderivate Haloperidol, Bromperidol, Benperidol, die Phenothiazine Perazin, Fluphenazin und die Thioxanthene wie Flupenthixol und Zuclopenthixol.

Niedrig potente Neuroleptika wie Levomepromazin, Promethazin und Chlorprothixen sind als Zusatzmedikation bei psychomotorischer Unruhe und bei Schlafstörungen geeignet (■ Tabelle 14.8), ebenso Benzodiazepine, wie Diazepam, Lorazepam oder Bromazepam, die gut mit höher potenten Neuroleptika kombiniert werden können.

Ablauf der medikamentösen Behandlung

Informierte Einwilligung

Der Patient und seine Angehörigen sollten hinreichend über Wirkung und Nebenwirkungen der Neuroleptika informiert sein und ihre Einwilligung zur Behandlung geben. Die Aufklärung muss die folgenden Punkte enthalten (s. Übersicht).

Patientenaufklärung vor Beginn einer Pharmakotherapie (aus Fegert 1999)

1. Aufklärung über Risiken, Nebenwirkungen, Wirkungen etc.

▼

2. Aufklärung darüber, dass das Arzneimittel nicht bestimmungsgemäß im Sinne der Zulassung eingesetzt werden soll
3. Aufklärung darüber, dass atypische Neuroleptika für Minderjährige noch nicht abschließend erprobt und nach dem AMG für diese Altersgruppe nicht zugelassen sind
4. Aufklärung über alternative erprobte und zugelassene Medikamente sowie deren Wirkungen und Nebenwirkungen und insbesondere der Hinweis darauf, dass diese Medikamente uneingeschränkt zur Verfügung stehen
5. Aufklärung darüber, dass weder der Arzt noch der Medikamentenhersteller bei einer Einwilligung in den Behandlungsversuch haftet, sondern das Haftungsrisiko bei den einwilligenden Personen liegt

Der Inhalt dieser Aufklärung ist zu dokumentieren. Fegert (1999) schlägt vor, den Jugendlichen und ihren Eltern einen Fragenkatalog zur Verfügung zu stellen, wie er von der amerikanischen Fachgesellschaft für Kinder- und Jugendpsychiatrie (AACAP) als Elterninformation herausgegeben wurde (s. folgende Übersicht).

Fragenkatalog der Amerikanischen Fachgesellschaft für Kinder- und Jugendpsychiatrie (AACAP) zur Medikamententherapie (aus Fegert 1999)

1. Wie ist der Name des Medikamentes? Gibt es noch andere Bezeichnungen für dieses Medikament?
2. Was ist über die Wirksamkeit dieses Medikamentes bei anderen Kindern, die eine vergleichbare Problematik wie mein Kind haben, bekannt?
3. Wie wird das Medikament meinem Kind helfen? Wie lange muss ich warten, bis ich eine positive Wirkungen sehe? Was ist ein Kriterium dafür, wann und ob es erfolgreich wirkt?
4. Was sind die üblichen Nebenwirkungen dieser Behandlung?
5. Was sind seltene oder ernste Nebenwirkungen, welche auch immer vorkommen können?
6. Kann man von der Medikation abhängig werden? Besteht eine Suchtgefahr?
7. Wie ist die empfohlene Dosierung? Wie oft am Tag muss die Medikation eingenommen werden?
8. Gibt es Routineuntersuchungen wie EKG, Blutwerte usw., die zunächst durchgeführt werden müssen, bevor das Kind das Medikament nehmen

▼

Tabelle 14.8. Einteilung der Neuroleptika nach Stoffklassen und neuroleptischer Potenz: Regeldosierung in der Kinder- und Jugendpsychiatrie

Stoffklasse	Potenz	Wirkstoff	Handelsname z. B.	Dosierung täglich
Typische Neuroleptika				
Phenothiazine und Thioxanthene	Hoch	Flupentixol	Fluanxol	3–15 mg
		Fluphenazin	Dapotum Lyogen Omca	4–6 mg
		Perphenazin	Decentan	4–6 mg
	Mittel	Perazin	Taxilan	75–450 mg
		Chlorprothixen	Truxal	45–300 mg
	Niedrig	Levomepromazin	Neurocil	50–300 mg
		Promethazin	Atosil	25–200 mg
Butyrophenone	Hoch	Benperidol	Glianimon	2–6 mg
		Bromperidol	Impromen	5–10 mg
		Haloperidol	z. B. Haldol	3–10 mg
	Niedrig	Pipamperon	Dipiperon	40–360 mg
Sonstige	Mittel	Sulpirid	Dogmatil	300–1000 mg
Atypische Neuroleptika				
		Risperidon	Risperdal	2–4 mg
		Clozapin	Leponex	75–600 mg
		Olanzapin	Zyprexa	5–20 mg
		Amisulpirid	Solian	200–800 mg
		Zotepin	Nipolept	75–300 mg

kann? Müssen ähnliche Laborkontrollen während der Einnahme der Medikation erfolgen?
9. Dokumentiert ein Kinder- und Jugendpsychiater die Reaktionen meines Kindes auf die Medikation und nimmt er im Zweifelsfall eine Veränderung der Dosierung vor, wenn dies nötig ist? Wie oft wird der Fortschritt evaluiert und wer tut dies?
10. Gibt es andere Medikamente oder Nahrungsmittel, die mein Kind vermeiden muss, solange es die Medikation nimmt?
11. Gibt es Aktivitäten, die mein Kind vermeiden muss, während es die Medikation nimmt? Wird hinsichtlich bestimmter Aktivitäten zur Vorsicht geraten?
12. Wie lange wird mein Kind die Medikation einnehmen müssen? Wie kommt es zu der Entscheidung, die Behandlung zu beenden?
13. Was kann ich machen, wenn sich ein Problem herausstellt (z. B. wenn mein Kind körperlich krank wird, wenn eine Medikamentengabe vergessen wurde, wenn sich Nebenwirkungen zeigen)?
14. Was sind die Kosten der Behandlung (gibt es Unterschiede zwischen Markenmedikamenten und Generika)?
15. Müssen Lehrer, Schulsozialarbeiter, Hortbetreuer oder ähnliche Personen über die Behandlung informiert werden?

Das Ziel solcher Aufklärungen sollte eine kooperative Pharmakotherapie sein. Der Gesamtbehandlungskontext ist auch bei einer stationären Pharmakotherapie von entscheidender Bedeutung. Bei guter und vertrauensvoller Zusammenarbeit zwischen Arzt, Patient und Angehörigen wird nicht nur die Behandlungscompliance erhöht, ein ruhiges therapeutisches Milieu im Sinne des »Soteria«-Projektes von Mosher (1999) scheint auch eine Dosisreduktion der erforderlichen Neuroleptika zu ermöglichen. McGorry et al. (1995) berichten von erfolgreichen Akutbehandlungen bei ausgewählten schizophrenen Patienten mit durchschnittlich 1,5 bis 2 mg Haldol-Äquivalenten. Die erforderliche neuroleptische Dosis kann als Maßstab für die Güte des psychosozialen Angebotes dienen. Naber et al. (2000) weisen darauf hin, dass die Neuroleptika vorsichtig dosiert werden sollen, damit die Affekte erträglicher, aber nicht ausgelöscht werden und das Risiko einer postschizophrenen Depression nicht erhöht wird.

Körperliche Untersuchung

Vor der neuroleptischen Behandlung erfolgt eine sorgfältige körperliche Untersuchung mit EEG, EKG und Blutbild.

! Die Zielsymptomatik sollte möglichst zusammen mit dem Patienten erarbeitet und dokumentiert werden. Eventuell vorher bestehende Bewegungsanomalien und neurologische »soft-signs« sollten vermerkt werden, um sie nicht später fälschlich für Nebenwirkungen zu halten.

Wahl des Medikaments

Die Wahl des Medikamentes ist abhängig von der Symptomatik, den potenziellen Nebenwirkungen und den Vorerfahrungen des Patienten mit Neuroleptika. Die Wirksamkeit ist individuell unterschiedlich. Zeigt sich nach 4–6 Wochen unter ausreichendem Plasmaspiegel kein hinreichender Effekt, sollte ein Medikament aus einer anderen Stoffklasse eingesetzt werden. Erweisen sich zwei traditionelle Neuroleptika als unwirksam, ist der Einsatz eines atypischen Neuroleptikums zu erwägen, wobei Clozapin wegen des Agranulozytoserisikos als Mittel 2. Wahl gilt (Wahlbeck et al. 1999).

Kennzeichen verschiedener Behandlungsphasen

In der Frühphase der neuroleptischen Behandlung können an schwerwiegenden Komplikationen das maligne neuroleptische Syndrom und Leukopenien bis hin zur Agranulozytose auftreten. Nach einigen Wochen ist besondere Aufmerksamkeit auf das mögliche Auftreten tardiver Dyskinesien zu richten (▶ s. hierzu Abschn. 6.9.7).

In der Anfangsphase der Behandlung wird durch eine Hochdosierung eine Verbesserung erfahrungsgemäß nicht beschleunigt, es steigt jedoch die Gefahr von Nebenwirkungen. In der akuten Phase kann bei sehr agitierten Patienten die Neuroleptikabehandlung kurzzeitig durch Benzodiazepine ergänzt werden (z. B. Lorazepam). Allerdings besteht bei einer i.v.-/i.m.-Applikation eines typischen Neuroleptikums (z. B. Haloperidol) kombiniert mit einem Benzodiazepin ein erhöhtes Nebenwirkungsrisiko. Mittlerweile wurde mit der intramuskulären Darreichungsform von Olanzapin eine Alternative für die Akuttherapie schizophrener Psychosen entwickelt. Wright et al. (1999) hat in einer Übersicht multizentrischer doppelblinder Vergleichsstudien gezeigt, dass i.m. appliziertes Olanzapin bei stark agitierten Patienten ebenso effektiv, aber wesentlich rascher wirksam war als Haloperidol.

In der postakuten Phase (i. Allg. nach ca. 4–12 Wochen) bestehen häufig noch formale Denkstörungen und andere Symptome. Das Medikament wird in dieser Zeit in verringerter Dosis weiter gegeben, auch um ein Wiederaufleben der produktiven Symptomatik zu verhindern.

! In der Remissions- oder Residualphase kommt der Rezidivprophylaxe eine besondere Bedeutung zu. Durch eine adäquate Langzeitbehandlung mit Neuroleptika und psychoedukativer Familienbetreuung kann die Rehospitalisierungsrate signifikant gesenkt werden.

■ Tabelle 14.9. **Mindestdosen der neuroleptischen Rezidivprophylaxe (bei Unterschreiten dieser Dosen steigt die Rezidivrate an)**

Medikament	Dosis	Zeitraum
Fluphenazindecanoat (Dapotum D, Lyogen-Depot)	12,5 mg	Alle 2 Wochen
Flupentixoldecanoat (Fluanxol Depot) Lösung 2%, 10%	20 mg	Alle 2 Wochen
Haloperidoldecanoat (Haldol-Janssen-Decanoat)	50–60 mg	Alle 4 Wochen
Fluphenazin (oral) (Dapotum, Lyogen)	2,5 mg	Täglich
Haloperidol (oral) Haldol-Janssen, Sigaperidol	2,5 mg	Täglich

Die erforderliche Dosierung zur Prophylaxe von Rezidiven ist häufig geringer als die Dosierung gegen Ende der Akutbehandlung. Im Verlauf des ersten Jahres der Langzeitmedikation kann, wenn alles gut läuft, die Entlassungsdosis meist um 50%, im folgenden Jahr um weitere 25% reduziert werden (■ Tabelle 14.9).

Bei der Umstellung von Akut- auf Langzeittherapie ist es ratsam, bei dem gleichen Medikament zu bleiben, wobei insbesondere bei unsicherer Compliance bei früh erkrankten Patienten die Depotgabe einer oralen Applikation vorzuziehen ist. Der Vorteil ist, dass bei intramuskulärer Verabreichung der First-pass-Effekt und die intestinale Resorption umgangen werden, sodass sich sowohl die Bioverfügbarkeit als auch die Wahrscheinlichkeit konstanter neuroleptischer Wirkspiegel erhöht. Wegen der großen interindividuellen Schwankung der Bioverfügbarkeit bei oraler Gabe können Angaben zu Äquivalenzdosierungen von oralen zu Depotneuroleptika nur grobe Anhaltspunkte sein. Anzustreben ist ein überlappender Übergang von der oralen auf die Depotmedikation.

! Für das Kindesalter sind Depotneuroleptika nicht hinreichend untersucht. Sie sind bei sehr früh Erkrankten nicht zu empfehlen.

Bei jedem Patienten stellt sich die Frage, wie lange er neuroleptisch behandelt werden muss und ab wann eine Rezidivprophylaxe begonnen werden kann. Natürlich hängt die Dauer der Akutbehandlung auch von der Schwere und der Dauer der Symptomatik ab. Empfohlen wird eine Niedrigdosierung, die ausreichend ist, eine möglichst geringe Symptombelastung zu erreichen, ohne dass relevante Nebenwirkungen auftreten. Depotpräparate führen zu signifikant niedrigeren Rückfallraten.

Auch bei Kindern und Jugendlichen sollten unter Neuroleptika verschiedene Untersuchungen in regelmäßigen Abständen durchgeführt werden. Der empfohlene Umfang der notwendigen Routinekontrollen ist allerdings bisher nicht empirisch abgesichert (■ Tabelle 14.10).

Unter einer Therapie mit Olanzapin (Zyprexa) sollte regelmäßig in 2- bis 4-wöchigen Abständen das Blutbild kontrolliert werden analog zum Clozapin. Analog zum Clozapin sind auch unter Olanzapin Fallberichte über Agranulozytosen, Neutropenien und Leukopenien bekannt geworden.

! Patientenkontakte sollten mindestens einmal im Monat stattfinden. Sie dienen nicht nur der Routineuntersuchung, sondern auch der Einschätzung der Symptomatik und der Nebenwirkungen, der Erhöhung der Compliance und der Implementierung psychosozialer Interventionen.

14.8.3 Psychosoziale Therapie

Allgemeine Vorgehensweise

Multimodale Behandlungspläne, die langfristig angelegt sind und die medikamentöse Therapie mit supportiver Psychotherapie, Training kognitiver Funktionen und sozialer Fertigkeiten sowie psychoedukativer Familienbetreuung kombinieren, haben bisher die besten Therapieerfolge ergeben (Übersicht bei Mueser et al. 2001).

Individuelle Psychotherapie, Gruppentherapie und Familientherapie sollten eher unterstützend als konfliktaufdeckend und vor allem auf die Bearbeitung psychosozialer Stressoren und die Krankheitsbewältigung gerichtet sein.

! Der Therapieplan muss individuell auf die Bedürfnisse des einzelnen Patienten angepasst werden und darf nicht pauschal auf die Behandlung der Schizophrenie ausgerichtet sein.

Dabei muss die Behandlung auch komorbide Störungen einbeziehen, wie z. B. Drogenmissbrauch oder Suizidalität. Psychosoziale Stressoren, die Rezidive auslösen oder die Remission gefährden könnten, müssen diagnostiziert und reduziert werden.

Die individuelle Psychotherapie bei schizophrenen Patienten sollte realitätsorientiert, pragmatisch und eklektisch sein. Sie sollte nicht engstirnig an Therapieschulen orientiert sein. Der Psychotherapeut sollte immer die individuellen Bewältigungsmöglichkeiten seines Patienten im Auge haben. Insbesondere während aktiv prozesshafter Phasen der Psychose sollte eine investigative, konfliktorientierte Psychotherapie unterbleiben. Stets sollte sich der Therapeut bewusst sein, dass er sich nicht intrusiv-einengend, aber auch nicht überinvolviert und ebensowenig rigide gegenüber seinen Patienten verhält.

Ziel der Psychotherapie bei jugendlichen Psychosen sollte die behutsame Loslösung des/der Jugendlichen aus

Tabelle 14.10 Empfehlungen für Routineuntersuchungen unter Neuroleptika. (Nach Benkert u. Hippius 1996)

Kontrollen	Vorher	Monate						Monatlich	4-mal jährlich	2-mal jährlich
		1	2	3	4	5	6			
Blutbild										
trizyklische Neuroleptika außer Thioridazin[a]	x	xx	xx	xx	x	x	x		x	
Clozapin, Olanzapin	x	xxxxxxxxxxxxxxxxxxxxxxx						x[b]		
andere Neuroleptika	x	x					x			x
RR/Puls	x	x	x	x	x	x	x		x	
Harnstoff/Kreatinin	x			x			x			x
GOT, GPT, γ-GT										
trizyklische Neuroleptika	x	x	x	x			x		x	
andere Neuroleptika	x	x					x			x
EKG										
trizyklische Neuroleptika	x	x[c]					x			x
andere Neuroleptika	x	x								
EEG	x	x								

x = Anzahl der Kontrollen.
[a] Für Thioridazin empfehlen die Hersteller in den ersten Behandlungsmonaten wöchentliche Blutbildkontrollen.
[b] In den USA werden auch über die 18. Woche hinaus wöchentliche Kontrollen des Blutbildes durchgeführt.
[c] Unter Clozapin sind in seltenen Ausnahmefällen – z. T. im Zusammenhang mit clozapininduzierten Temperatursteigerungen – toxisch allergische Myokarditiden beschrieben; daher empfehlen sich unter Clozapin zusätzliche EKG-Kontrollen bei Auftreten von Fieber bzw. nach 14 Tagen Behandlungsdauer.

allzu engen Bindungen an den meist gegengeschlechtlichen Elternteil sein. Die Psychotherapie eines schizophrenen Jugendlichen stellt allerhöchste Anforderungen an den Therapeuten, der in der Psychosetherapie fundierte Erfahrungen aufweisen muss, um nicht in Gefahr zu geraten, Schaden anzurichten.

! Die Therapeut-Patienten-Beziehung ist bei Psychosen besonderen Gefahren ausgesetzt.

So, wie der Patient in der Mutter-Kind-Symbiose die drohende Auflösung seines Selbst befürchtet, befürchtet er eine Verschmelzung mit dem therapeutischen Gegenüber. Unbewusste Wünsche nach Nähe und Intimität und unter Umständen entsprechende Verschmelzungsphantasien stehen in einem diametralen Verhältnis zu Ängsten des Aufgesogenwerdens einerseits oder des feindlichen Zurückgewiesenwerdens andererseits. Spielt bei der **Übertragung** des Patienten das Dilemma von Verschmelzungsängsten einerseits und Befürchtungen vor feindlicher Ablehnung durch den Therapeuten andererseits eine große Rolle, so kann sich dies auch in der **Gegenübertragung** widerspiegeln: Teilnahmslosigkeit, Negativismus, möglicherweise auch feindselige Ablehnung, Desinteresse, albern-läppisches Gebaren, unfruchtbare Rationalisierungen und ewige Wiederholungen seitens des Patienten können den Therapeuten dazu verleiten, ihn seinerseits abzulehnen, als untherapierbar anzusehen und sich narzisstisch gekränkt zurückzuziehen.

Umgekehrt kann sich aber auch eine intensive symbiotische Beziehung zwischen Therapeut und Patient mit überstarker Identifizierung des Therapeuten mit dem Patienten entwickeln, wobei der Therapeut unbewusst vom Patienten in die Mutter- bzw. Vaterrolle gedrängt werden kann, indem er eine überprotektiv dominierende Rolle einnimmt und damit die infantilisierende Beziehung zwischen Elternteil und Kind wiederholt. Allmachtsphantasien des Patienten und ein verzweifelter Kampf um Autonomie können ein Grund dafür sein, dass junge Schizophrene sich oft mit aller Macht gegen die Therapie wehren bzw. die Notwendigkeit therapeutischer Hilfe verleugnen (Eggers 1995).

Ablauf der psychosozialen Therapie

Ein Gruppenprogramm zur Verbesserung kognitiver und sozialer Fertigkeiten bei schizoprenen Patienten haben Roder et al. (1988) entwickelt. Das integrierte psychologische Therapieprogramm für schizophrene Patienten (IPT) wird in Gruppen von 5–7 Patienten durchgeführt. Es besteht aus 5 Unterprogrammen, die in aufsteigender Schwierigkeit die in folgender Übersicht zusammengestellten Komponenten enthalten.

Komponenten eines Gruppenprogramms zur Verbesserung kognitiver und sozialer Fertigkeiten (Roder et al. 1988)

- Training kognitiver Differenzierung (Konzeptbildung, Abstraktionsfähigkeit, Merkfähigkeit)
- Training der sozialen Wahrnehmung (Reizerkennung, Reizinterpretation, Wahrnehmung und Einschätzung sozialer Situationen)
- Kommunikationstraining (aktives Zuhören, direkte Ansprache von Gefühlen)
- Soziales Verhaltenstraining (Techniken und Inhalte aus Selbstsicherheitstrainings)
- Problemlösetraining (Bewältigung von potenziellen Stressoren)

Dieses Programm wurde zwar ursprünglich für Erwachsene entwickelt, Kienzle (1994) hat jedoch Modifikationen speziell für Jugendliche vorgeschlagen, mit denen z. B. die Verbesserung der kognitiven Differenzierung durch die Bearbeitung kurzer literarischer Texte erfolgt und die soziale und emotionale Wahrnehmung durch die Bearbeitung kurzer Videosequenzen gefördert wird.

Die psychoedukative Therapie kann getrennt für Eltern und Patient, aber auch gemeinsam durchgeführt werden. Die Entscheidung darüber sollte abhängig sein von der Krankheitsphase, dem Grad der Beeinträchtigung des Patienten, der Eltern-Kind-Beziehung und der Bereitschaft zur Mitarbeit von Patient und Eltern.

Allgemein haben sich die in folgender Übersicht aufgeführten Elemente als hilfreich erwiesen (Falloon et al. 1985).

Elemente der psychoedukativen Therapie (Falloon et al. 1985)

- Informationsvermittlung zum Krankheitsbild der Schizophrenie
- Erfassung des bisherigen Wissens
- Beschreibung der Krankheitssymptome allgemein und speziell für den jeweiligen Patienten

▼

- Erklärungsmodelle für die Entstehung der Krankheit (Vulnerabilitäts-Stress-Modell)
- Identifikation von Umgangsmöglichkeiten mit patientenspezifischen Frühwarnzeichen
- Information über die Wirkung und Nebenwirkung der antipsychotischen Medikamente
- Kommunikationstraining
- Problemlösetraining
- Training sozialer Fertigkeiten
- Training kognitiver Strategien

! Die Wirksamkeit dieser psychosozialen Therapieansätze bei schizophrenen Psychosen ist mittlerweile unbestritten.

Wunderlich et al. (1996) haben in einer Metaanalyse die Effektstärken der verschiedenen Ansätze gegenübergestellt. Alle Verfahren waren einer rein medikamentösen Therapie überlegen. Die besten Ergebnisse erzielten die kognitive Therapie und die psychoedukative Familientherapie mit jeweils 64% Verbesserung gegenüber 36% in den Kontrollgruppen. Das verhaltenstherapeutisch orientierte Sozialtraining in Gruppen ergab im Mittel 60% Verbesserung gegenüber 40% in den Vergleichsgruppen und die psychoanalytische Therapie erbrachte 54% Verbesserung gegenüber 46% bei den Kontrollpersonen. Bei diesen Zahlen ist jedoch zu berücksichtigen, dass ein direkter Vergleich der verschiedenen Verfahren durch unterschiedliche Erfolgskriterien erschwert wird.

In einer Metaanalyse kontrollierter randomisierter Studien von Mueser et al. (2001) wird deutlich, dass spezifische Behandlungsansätze auch nur spezifische Effekte haben. Kognitive Therapien verbessern die kognitiven Leistungen, reduzieren aber nicht unbedingt die Rezidivraten. Umgekehrt werden durch psychoedukative Familieninterventionen die Rückfallraten deutlich gesenkt, ohne dass gleichzeitig die kognitiven Funktionen oder die sozialen Fertigkeiten verbessert werden.

! Insgesamt sprechen diese Befunde für die eingangs erwähnten multimodalen Ansätze, die gezielt auf die individuellen Bedürfnisse der Patienten eingehen, wobei wegen des komplizierten und häufig chronischen Verlaufes der Frühschizophrenie klinische und außerklinische Maßnahmen koordiniert werden müssen.

Ein sinnvolles Therapieprogramm integriert eine möglichst kontinuierliche Einzelbetreuung mit therapeutischen Angeboten im häuslichen Umfeld sowie spezialisierten Wohn-, Förderungs- und Betreuungsmodellen. Dazu ist eine gemeindenahe Infrastruktur mit einem abgestuften Betreuungsangebot von voll- über teilstationäre Behandlung, Rehabilitation und einem ausreichenden Wohn-, Arbeits- und Freizeitangebot erforderlich.

Böker (2000) hat ein differenziertes Therapiekonzept zur Langzeitbehandlung Schizophrener aufgestellt. Für ihn sollte die Psychosentherapie vor allem vier **Ziele** haben:

- Rückfallprophylaxe,
- Verhütung chronifizierter Residualstörungen,
- Wiedereingliederung langfristig Erkrankter in die Gesellschaft (Rehabilitation),
- Behandlung resignativ-depressiver Krankheitsfolgen (Suizidprävention).

Um diese Ziele zu erreichen, sollten in der Schizophreniebehandlung die folgenden Schwerpunkte berücksichtigt werden (s. Übersicht):

Hauptansatzpunkte einer Schizophreniebehandlung (nach Böker 2000)

1. Psychopharmaka (Neuroleptika)
2. Erarbeitung einer Vertrauensbeziehung
3. Kognitive Therapie
4. Training von Problemlösefertigkeiten
5. Familientherapien, Angehörigenarbeit »Trialog«
6. Stärkung von Selbstheilungsversuchen
7. Episodenprophylaxe
8. Wiedereingliederung in die Gesellschaft – »Rehabilitation«
9. Förderung von Selbsthilfegruppen

Fazit für die Praxis

Die einzelnen Punkte des zuletzt dargestellten Programms von Böker (2000) sind gut geeignet als **Leitfaden für das praktische Vorgehen bei der Schizophreniebehandlung:**

1. Psychopharmaka. In der akuten Phase steht die medikamentöse Beruhigung der meist hoch erregten Patienten im Vordergrund. Die floriden Symptome wie Halluzinationen, Wahn, Ich-Störungen etc. werden mit Neuroleptika reduziert. Diese Medikamente sind zwar nicht geeignet, die biologischen Grundlagen der schizophrenen Störungen zu beseitigen, durch die Senkung des Erregungsniveaus schaffen sie jedoch die Voraussetzung für eine weitergehende Psycho- oder Soziotherapie.

2. Erarbeitung einer Vertrauensbeziehung. Gleichzeitig sollte ein Vertrauensverhältnis zwischen Therapeut, Patient und Angehörigen aufgebaut werden. In dieser ersten Behandlungsphase entscheidet sich häufig die langfristige Bereitschaft der Patienten zur Zusammenarbeit in der Therapie. Das traditionelle paternalistische Arzt-Patienten-Verhältnis sollte durch eine partnerschaftliche Zusammenarbeit zwischen Therapeut, Patient und Angehörigen ersetzt werden.

3. Kognitive Therapie. Schizophrenietypische Störungen der Konzentrationsfähigkeit, des Erkennens zwischenmenschlicher Signale, der genauen Wahrnehmung, der Reaktionsgeschwindigkeit etc. können durch kognitive Therapieprogramme beeinflusst werden (Überblick bei Hodel u. Brenner 1997). Diese Programme bauen auf lerntheoretischen Prinzipien auf und müssen zur hinreichenden Stabilisierung dieser Funktionen monatelang durchgeführt werden.

4. Training von Problemlösefertigkeiten. Der Umgang mit komplexeren sozialen Konfliktsituationen lässt sich durch spezielle Trainingsprogramme zur Verbesserung von Problemlösefertigkeiten vermitteln (Übersicht bei Roder et al. 1997). Mit diesen Programmen werden Alltagssituationen wie Arbeitssuche, Vorstellungsgespräch, Umgang mit Behörden, Haushaltsführung etc. trainiert.

5. Familientherapie. Gerade bei jungen Patienten spielt die Familientherapie und die Zusammenarbeit mit den Angehörigen eine zentrale Rolle in der Behandlung. Die Eltern der psychotischen Jugendlichen sind meist in mehrfacher Hinsicht überlastet. Sie müssen in einem langen und schmerzhaften Prozess die Erwartungen an die Entwicklungsmöglichkeiten ihrer Kinder an die krankheitsbedingten Beeinträchtigungen anpassen. Die Verständigung mit ihrem Kind ist erschwert, sie verstehen nicht, was in ihrem Kind vorgeht, und sie fühlen sich nicht mehr verstanden. Es kommt zu familiären Beziehungskonflikten, die zusätzlichen Stress erzeugen und in einer Art Rückkopplungsprozess die psychotische Symptomatik noch verschlimmern. In dieser Situation erleben die Familien in ihrer Umgebung oft Misstrauen und Ablehnung. Unterstützung und Hilfestellung kann durch Angehörigenarbeit und Familientherapie gegeben werden. Es ist durch kontrollierte und randomisierte Untersuchungen vielfach belegt, dass familienorientierte Interventionsprogramme geeignet sind, die Rezidivraten deutlich zu senken (Überblick bei Mueser et al. 2001).

6. Stärkung von Selbstheilungsversuchen. Schizophrene Menschen sind oft sehr empfindsam und

▼

verletzlich. Sie neigen aus Selbstschutzgründen zum sozialen Rückzug, der jedoch im Sinne einer positiven Rückkopplung die Empfindsamkeit und Verletzlichkeit noch verstärkt. Dieser Mechanismus kann ohne Gegenregulation bis zur autistischen Isolation führen. Mit Hilfe problemlösungsorientierter Selbsthilfeversuche können kompensatorische Anstrengungen der Patienten ausgelöst und verstärkt werden. Ein solches Training der Selbstregulationsfähigkeit führt bei den Patienten in der Regel auch zu einem Gefühl wachsender Autonomie.

7. Episodenprophylaxe. Psychoedukative Maßnahmen sind eine gute Rezidivprophylaxe. Der Patient und seine Angehörigen werden umfassend über die Symptomatik einer Psychose aufgeklärt, über Behandlungsmöglichkeiten und insbesondere über die Frühwarnzeichen einer erneuten Episode. Mit individuellen Krisenplänen kann in vielen Fällen ein neuerlicher psychotischer Zusammenbruch vermieden werden (Hahlweg et al. 1995).

8. Wiedereingliederung in die Gesellschaft. Ein wichtiger Bestandteil der Langzeitbehandlung Schizophrener ist die nachstationäre Wiedereingliederung in Schule, Ausbildung und Beruf. Hier ist gerade bei der Behandlung junger schizophrener Patienten eine Kaskade aufeinanderfolgender und in der Intensität langsam abgestufter Behandlungsangebote erforderlich. Dazu gehören Tageskliniken, Übergangswohnheime, Ambulatorien, Rehabilitationswerkstätten, Arbeitsplätze für Behinderte, Selbsthilfefirmen, Kontakt- und Beratungsstellen. Wachsende Bedeutung gewinnen auch »Psychoseseminare«, in denen ein sog. Trialog geführt wird zwischen Patienten, Angehörigen und Psychiatriemitarbeitern. Die Veranstaltungen sind öffentlich, tragen auch Informationen über psychische Erkrankungen in die Bevölkerung und bilden damit eine Gegenbewegung zur Stigmatisierung psychisch kranker Menschen.

9. Förderung von Selbsthilfegruppen. Selbsthilfegruppen von Psychoseerfahrenen und von Angehörigen psychisch Kranker dienen dem Austausch authentischer Erfahrungen mit psychischen Erkrankungen. Auch diese Gruppen treten in der Öffentlichkeit zunehmend offensiv auf, bauen damit Vorurteile in der Bevölkerung ab und fordern über politische Aktivitäten dringend notwendige Unterstützungen für die Betroffenen.

Insgesamt hat sich durch diese Aktivitäten die Lebensqualität schizophrener Menschen in unserer Gesellschaft wesentlich verbessert.

Literatur

Alaghband-Rad J, McKenna K, Gordon CT et al. (1995) Childhood onset schizophrenia: The severity of premorbid course. J Am Acad Child Adolesc Psychiatry 34:1273–1283

American Psychiatric Association (1994) DSM IV: Diagnostic and statistical manual of mental disorders, 4th edn. Ellason & Ross, Washington, DC

Andreasen NC, Olsen S (1982) Negative v positive schizophrenia. Definition and validation. Arch Gen Psychiatry 39:789–794

Andreasen NC, Nopoulos P, Schultz S et al. (1994) Positive and negative symptoms of schizophrenia: past, present, and future. Acta Psychiatr Scand 90 [Suppl 384]:51–59

Asarnow JR, Tompson MC, Goldstein MJ (1994) Childhood-onset schizophrenia: a followup study. Schizophr Bull 20:599–617

Asarnow RF, Brown W, Strandburg R (1995) Children with a schizophrenic disorder: neurobehavioral studies Eur Arch Psychiatry Clin Neurosci 245:70–79

Asarnow RF, Nuechterlein KH, Fogelson D et al. (2001) Schizophrenia and schizophrenia-spectrum personality disorders in the first-degree relatives of children with schizophrenia. Arch Gen Psychiatry 58:581–588

Bailer J, Bräuer W, Rey ER (1996) Premorbid adjustment as predictor of outcome in schizophrenia: results of a prospective study. Acta Psychiatr Scand 93:368–377

Bartha R, Williamson PC, Drost DJ et al.(1997) Measurement of glutamate and glutamine in the medial prefrontal cortex of never-treated schizophrenic patients and healthy controls by proton magnetic resonance spectroscopy. Arch Gen Psychiatry 54:959–965

Bartko JJ, Carpenter WT Jr, McGlashan TH (1988) Statistical issues in long-term follow-up studies. Schizophr Bull 14:575–587

Bateson G, Jackson DD, Haley J, Weakland JW (1956) Towards a theory of schizophrenia. Behav Sci 1:251–264

Benkert O, Hippius H (1996) Psychiatrische Pharmakotherapie, 6. Aufl. Springer, Berlin Heidelberg, New York

Beratis S, Gabriel J, Hoidas S (1994) Age at onset in subtypes of schizophrenic disorders. Schizophr Bull 20:287–296

Berman I, Viegner B, Merson A et al. (1997) Differential relationships between positive and negative symptoms and neuropsychological deficits in schizophrenia. Schizophr Res 25:1–10

Birchwood M, McGorry P, Jackson H (1997) Early intervention in schizophrenia. Br J Psychiatry 170:2–5

Bleuler E (1908) Die Prognose der Dementia Praecox (Schizophreniegruppe). Allg Z Psychiatr 65:436–464

Bleuler M (1972) Die schizophrenen Geistesstörungen im Lichte langjähriger Kranken- und Familiengeschichten. Thieme, Stuttgart

Böker W (2000) Review. Langzeitbehandlung Schizophrener und Möglichkeiten ihrer Wiedereingliederung in die Gesellschaft. Z Klin Psychol Psychiatr Psychother 48:95–104

Bogerts B (1997) The temporolimbic system theory of positive schizophrenic symptoms. Schizophr Bull 23:423–435

Brooks WM, Hodde-Vargas J, Vargas LA et al. (1998) Frontal lobe of children with schizophrenia spectrum disorder: a proton magnetic resonance spectroscopic study. Biol Psychiatry 43:263–269

Bunk D, Eggers C, Klapal M (1999) Symptom-dimensions in the course of childhood-onset schizophrenia. Eur Child Adolesc Psychiatry 8 [Suppl 1]:21–28

Cannon-Spoor HE, Potkin SG, Wyatt RJ (1982) Measurement of premorbid adjustment in chronic schizophrenia. Schizophr Bull 8:470–484

Carlsson A, Lindqvist M (1963) Effect of chlorpromazine or haloperidol on formation of 3-methoxytyramine and normetanephrine in mouse brain. Acta Pharmacol Toxicol 20:140–144

Carpenter WT Jr, Kirkpatrick B (1988a) The heterogeneity of the long-term course of schizophrenia. Schizophr Bull 14:645–652
Carpenter WT Jr, Heinrichs DW, Wagman A (1988b) Deficit and nondeficit forms of schizophrenia: The concept. Am J Psychiatry 145:578–583
Ciompi L, Müller C (1976) Lebensweg und Alter der Schizophrenen. Springer, Berlin Heidelberg New York
Conrad K (1971) Die beginnende Schizophrenie. Thieme, Stuttgart
Copolew DL, Seal ML, Maruff P et al. (2000) A PET study of brain activation in response to auditory hallucinations and external speech in schizophrenic patients. Biol Psychiatry 47:122
Cornblatt BA, Lenzenweger MF, Dworkin RH, Erlenmeyer-Kimling L (1992) Childhood attentional dysfunctions predict social deficits in unaffected adults at risk for schizophrenia. Br J Psychiatry 161:59–64
Crow TJ (1980) Positive and negative schizophrenic symptoms and the role of dopamine. Br J Psychiatry 137:383–389
Crow TJ (1985) The two syndrome concept: origins and current status. Schizophr Bull 11:471–486
Csernansky JG, Bardgett ME (1998) Limbic-cortical neuronal damage and the pathophysiology of schizophrenia. Schizophr Bull 24: 231–248
Deister A, Möller HJ (1997) Schizophrenie und verwandte Psychosen. Wissenschaftliche Verlagsgesellschaft, Stuttgart
DeLisi LE (1995) First-episode schizophrenia and depression. Am J Psychiatry 152:476–477
Eaton WW, Motensen PB, Herrman H et al. (1992) Long-term course of Hospitalization for schizophrenia. Part I: Risk for rehospitalization. Schizophr Bull 1:217–228
Eggers C (1973) Verlaufsweisen kindlicher und präpuberaler Schizophrenien. Springer, Berlin Heidelberg New York
Eggers C (1975) Die akute optische Halluzinose im Kindesalter. Fortschr Neurol Psychiatr 43:441–470
Eggers C (1987) Halluzination und Wahn im Kindes- und Jugendalter. In: Olbrich (Hrsg) Halluzination und Wahn. Springer, Berlin Heidelberg New York, S 57–76
Eggers C (1989) Die schizoaffektiven Psychosen im Kindesalter. In: Marneros A (Hrsg) Tropon-Symposium, Bd IV: Schizoaffektive Psychosen. Springer, Berlin Heidelberg New York
Eggers C (1995) Das Dilemma der Macht – zur Psychotherapie jugendlicher Psychosen. Jahrb Psychoanal 34:206–238
Eggers C, Bunk D (1997) The long term course of childhood-onset schizophrenia: A 42-year follow-up. Schizophr Bull 73:105–117
Eggers C, Klapal M (1997) Diagnostische und verlaufstypologische Besonderheiten der Frühschizophrenie. Fortschr Neurol Psychiatr 65/4:154–170
Eggers C, Bunk D, Krause D (2000) Schizophrenia with onset before the age of eleven. J Autism Dev Disord 30:29–38
Falloon IRH, Boyd JL, McGill CW (1982) Family management in the prevention of exerbations of schizophrenia: a controlled study. N Engl J Med 306:1437–1440
Falloon IRH, Boyd JL, McGill CW et al. (1985) Family management in the prevention of morbidity of schizophrenia. Clinical outcome of a two-year longitudinal study. Arch Gen Psychiatry 42:887–896
Fegert JM (1999) Patienten- und Elternaufklärung beim Einsatz atypischer Neuroleptika in der Jugendpsychiatrie. In: Fegert JM, Häßler F, Rothärmel S (Hrsg) Atypische Neuroleptika in der Jugendpsychiatrie. Schattauer, Stuttgart New York, S 195–206
Frazier JA, Giedd JN, Hamburger SD et al. (1996) Brain anatomic magnetic resonance imaging in childhood-onset schizophrenia. Arch Gen Psychiatry 53:617–624
Garralda ME (1984) Hallucinations in children with conduct and emotional disorder: I. The clinical phenomena. Psychol Med 14: 589–596
Goldmann PS, Alexander GE (1977) Maturation of prefrontal cortex in the monkey revealed by local reversible cryogenic depression. Nature 267:613–615
Goldman-Rakic PS, Selemon LD (1997) Functional and anatomical aspects of prefrontal pathology in schizophrenia. Schizophr Bull 23:437–458
Goldstein MJ (1987) The UCLA High-Risk Project. Schizophr Bull 13:505–514
Gottesmann II (1993) Schizophrenie. Spektrum, Heidelberg Berlin Oxford
Gottesmann II, Bertelsen A (1989) Confirming unexpressed genotypes for schizophrenia: risks in the offspring of Fischer's danish identical and fraternal discordant twins. Arch Gen Psychiatry 46:867–872
Grace AA (1993) Cortical regulation of subcortical dopamine systems and its possible relevance to schizophrenia. J Neural Transm 91:111–134
Grace AA (2000) Gating of information flow within the limbic system and the pathophysiology of schizophrenia. Brain Res Rev 31: 330–341
Hahlweg K, Dürr H, Müller U (1995) Familienbetreuung schizophrener Patienten. Beltz Psychologie Verlags Union, Weinheim
Häfner H (1989) Ist Schizophrenie eine Krankheit? Epidemiologische Daten und spekulative Folgerungen. Nervenarzt 60:191–199
Häfner H (1995a) Special Issue: Schizophrenia in childhood and adolescence. Eur Arch Psychiatry Clin Neurosci 245:57–60
Häfner H (1995b) Epidemiology of schizophrenia. The disease model of schizophrenia in the light of current epidemiological knowledge. Eur Psychiatry 10:217–227
Häfner H, Nowotny B (1995) Epidemiology of early-onset schizophrenia. Eur Arch Psychiatry Clin Neurosci 245:80–92
Hashimoto K, Fukushima T, Shimizu E et al. (2003) Decreased serum levels of d-serine in patients with schizophrenia. Evidence in support of the N-methyl-D-aspartate receptor hypofunction hypothesis of schizophrenia. Arch Gen Psychiatry 60:572–576
Hegarty JD, Baldessarini RJ, Tohen M et al. (1994) One hundred years of schizophrenia: A meta-analysis of the outcome literature. Am J Psychiatry 151:1409–1415
Hodel B, Brenner HD (1997) Kognitive Therapieverfahren bei schizophren Erkrankten. In: Böker W, Brenner HD (Hrsg) Behandlung schizophrener Psychosen. Enke, Stuttgart, S 90–110
Hogarty GE, Anderson CM, Reiss DJ et al. (1986) Family psychoeducation, social skills training, and maintenance chemotherapy in the aftercare treatment of schizophrenia. Arch Gen Psychiatry 43:633–642
Hooley JM, Orley J, Teasdale JD (1986) Levels of expressed emotion and relapse in depressed patients. Br J Psychiatry 148:642–647
Huber G (1957) Pneumencephalographische und psychopathologische Bilder bei endogenen Psychosen. Monographien aus dem Gesamtgebiete der Psychiatrie und Neurologie. Springer, Berlin Göttingen Heidelberg
Huber G (1983) Das Konzept substratnaher Basis-Symptome und seine Bedeutung für Theorie und Therapie schizophrener Erkrankungen. Nervenarzt 54:23–32
Huber G, Gross G, Schüttler R (1979) Schizophrenie. Verlaufs- und sozialpsychiatrische Langzeituntersuchungen an den 1945–1959 in Bonn hospitalisierten schizophrenen Kranken. Springer, Berlin Heidelberg New York
Jablensky A (1995) Schizophrenia: Recent epidemiologic issues. Epidemiol Rev 17:10–20
Jacobsen LK, Rapoport JL (1998) Research Update: Childhood-onset schizophrenia: Implications of clinical and neurobiological research. J Child Psychol Psychiatry 39:101–113
Jones P, Rodgers B, Nurray R, Marmot M (1994) Child development risk factors für adult schizophrenia in the British 1946 birth cohort. Lancet 344:1398–1402
Johnstone EC, MacMillan JF, Frith CD et al. (1990) Further investigation of the predictors of outcome following first schizophrenic episodes. Br J Psychiatry 157:182–189

Kay SR, Opler LA, Lindenmayer JP (1989) The Positive and Negative Syndrome Scale (PANSS): Rationale and standardisation. Br J Psychiatry 155:59–65

Kendler KS, Neale MC, Walsh D (1995) Evaluating the spectrum concept of schizophrenia in the Roscommon Family Study. Am J Psychiatry 152:749–754

Kendler KS, Karkowski-Schumann L, Walsh D (1996) Age at onset of schizophrenia and risk of illness in relatives. Results from the Roscommon Family Study. Br J Psychiatry 169:213–218

Kendler KS, Karkowski LM, Walsh D (1998) The structure of psychosis: latent class analysis of probands from the Roscommon Family. Arch Gen Psychiatry 55:492–499

Kienzle N (1994) Kognitive Verhaltenstherapie bei schizophrenen Jugendlichen. In: Martinius (Hrsg) Schizophrene Psychosen in der Adoleszenz. Quintessenz, Berlin

King S (2000) Is expressed emotion cause or effect in the mothers of schizophrenic young adults? Schizophr Res 45:65–78

Knoll IV. JL, Garver D, Ramberg J et al. (1998) Heterogeneity of the psychosis: Is there a neurodegenerative psychosis? Schizophr Bull 24:365–379

Koettgen C (1988) Schizophrenie – Wider die Wahngewissheit der Psychiatrie (Eine 4-Jahres-Katamnese nach ambulanter Gruppenarbeit mit Angehörigen und Patienten). In: Pfäfflin F (Hrsg) Der Mensch in der Psychiatrie. Springer, Berlin Heidelberg New York, S 298–310

Kraepelin E (1913) Psychiatrie, 8. Aufl, Bd 3. Barth, Leipzig

Laruelle M (1999) Modelling: when and why? Eur J Nucl Med 26: 571–572

Kumashiro S, Hashimoto A, Nishikawa T (1995) Free d-serine in postmortem brains and spinal cords of individuals with and without neuropsychiatric diseases. Brain Res 681:117–225

Lay B, Blanz B, Hartmann M, Schmidt MH (2000) The psychosocial outcome of adolescent-onset schizophrenia: a 12-year followup. Schizophr Bull 26/4:801–816

Leff J, Kuipers L, Berkowitz R et al. (1982) A controlled trial of social intervention in the families of schizophrenic patients. Br J Psychiatry 141:121–134

Leff J, Berkowitz R, Shavit N et al. (1989) A trial of family therapy versus a relative group for schizophrenia. Br J Psychiatry 154:58–66

Leonhard K (1968) Differenzierte Diagnostik der endogenen Psychosen, abnormen Persönlichkeitsstrukturen und neurotischen Entwicklungen. VEB, Berlin

Liddle PF (1987a) Schizophrenic syndromes, cognitive performance and neurological dysfunction. Psychol Med 17:49–57

Liddle PF (1987b) The symptoms of chronic schizophrenia. Are-examination of the positive-negative dichotomy. Br J Psychiatry 151:145–151

Marneros A, Deister A, Rohde A et al. (1989) Long-term outcome of schizoaffective and schizophrenic disorders: a comparative study. Eur Arch Psychiatr Neurol Sci 238:118–125

Marneros A, Rohde A, Deister A (1998) Frequency and phenomenology of persisting alterations in affective, schizoaffective and schizophrenic disorders: a comparison. Psychopathology 31: 23–28

Matsumoto H, Simmons A, Williams S et al. (2001) Structural magnetic imaging of the hippocampus in early onset schizophrenia. Biol Psychiatry 49:824–831

McClellan JM, Werry JS (1993) A Follow-up study of early onset psychosis: comparison between outcome diagnoses of schizophrenia, mood disorders, and personality disorders. Autism Dev Disord 23:243–262

McGorry PD, McFarlane C, Patton GC et al. (1995) The prevalence of prodromal features of schizophrenia in adolescence: a preliminary survey. Acta Psychiatr Scand 92:241–249

McGuire PK, Shergill S, Brammer M et al. (2000) Functional MRI studies of auditory hallucinations. Biol Psychiatry 47 (Suppl):122

McKenna K, Gordon CT, Rapoport JL (1994) Childhood-onset schizophrenia: timely neurobiological research. J Am Acad Child Adolesc Psychiatry 33:771–781

Möller HJ, Deister A (2000) Schizophrenie. In: Möller HJ, Laux G, Kapfhammer HP (Hrsg) Psychiatrie und Psychotherapie. Springer, Berlin Heidelberg New York, S 1026

Mosher LR (1999) Soteria and other alternatives to acute psychiatric hospitalization: a personal and professional review. J Nerv Ment Dis 187:142–149

Mueser KT, Bond GR, Drake RE (2001) Community base treatment of schizophrenia and other severe mental disorders. (Medscape Mental Health 6 (1) Medscape, Inc; http://www.medscape.com/Medscape/psychiatry/journal/2001/v06.n01/mh3418.mues/mh3418.mues-01.html)

Naber D, Lambert M, Krausz M, Haasen C (Hrsg) (2000) Atypische Neuroleptika in der Behandlung schizophrener Patienten. UniMed, Bremen

Neill J (1990) Whatever became of the schizophrenogenic mother? Am J Psychotherapy 44:499–505

Nicholson R, Lenane M, Singaracharlu S et al. (2000) Premorbid speech and language impairments in childhood-onset schizophrenia: association with risk factors. Am J Psychiatry 157:794–800

Okubo Y, Suhara T, Suzuki K et al. (1997) Decreased prefrontal dopamine D1 receptors in schizophrenia revealed by PET. Nature 385:634–636

Rapoport JL, Giedd J, Kumra S et al. (1998) Childhood-onset schizophrenia. Progressive ventricular change during adolescence. Arch Gen Psychiatry 54:897–903

Resch F (1992) Therapie der Adoleszentenpsychosen. Psychopathologische, psychobiologische und entwicklungspsychobiologische Aspekte aus therapeutischer Sicht. Thieme, Stuttgart New York

Resch F (1994) Psychotherapeutische und soziotherapeutische Aspekte bei schizophrenen Psychosen des Kindes- und Jugendalters. Z Kinder Jugendpsychiatr Psychother 22:275–284

Röpcke B (1996) Familienbetreuung und Psychoedukation zur Rezidivprophylaxe bei schizophrenen Jugendlichen. Psychiatr Prax 23:74–78

Röpcke B, Eggers C (1998) Schizophrene Psychosen des Kindes- und Jugendalters, Klinisches Erscheinungsbild und Verlauf. Verlauf und Prognose jugendlicher Schizophrenien. Nervenarzt 69:79

Röpcke B, Eggers C (2000) Jugendliche Schizophrenie und Lebensqualität: Eine 15-Jahres-Katamnese. Nervenarzt 71:11

Roder V, Brenner HD, Kienzle N, Hodel B (1988) Integriertes psychologisches Therapieprogramm für schizophrene Patienten IPT. Psychologie Verlags Union, Weinheim

Roder V, Zorn P, Brenner HD (1997) Verhaltenstherapeutische Ansätze zu sozialen Fertigkeiten und Problemlösefertigkeiten schizophrener Patienten: Ein Überblick. In: Böker W, Brenner HD (Hrsg) Behandlung schizophrener Psychosen. Enke, Stuttgart, S 111–135

Ross CA, Pearlson GD (1996) Schizophrenia, the heteromodal association neocortex and development: potential for a neurogenetic approach. Trends Neurosci 19:171–176

Sartorius N, Jablenski A, Ernberg G et al. (1987) Course of schizophrenia in different countries: some results of a WHO international comparative 5-year follow-up study. In: Häfner H, Gattaz WF, Janzarik W (eds) Search for the causes of schizophrenia. Springer, Berlin Heidelberg New York, pp 107–113

Schmidt M, Blanz B, Dippe A et al. (1995) Course of patients diagnosed as having schizophrenia during first episode occuring under age 18 years. Eur Arch Psychiatry Clin Neurosci 245:93–100

Schneider K (1921) Klinische Psychopathologie. Thieme, Stuttgart

Shepherd M, Watt D, Falloon I, Smeeton N (1989) The natural history of schizophrenia: a five-year follow-up study of outcome and prediction in a representative sample of schizophrenics. In: Shepherd M (ed) Psychological medicine. Monograph Suppl 15. Cambridge Univ Press, Cambridge

Sowell ER, Toga AW, Asarnow R (2000) Brain abnormalities observed in childhood-onset schizophrenia: a review of the structural brain resonance imaging literature. Ment Retard Dev Disabil Res Rev 6:180–185

Stirling J, Tantam D, Thomas P et al. (1991) Expressed emotion and early onset schizophrenia: a one year follow-up. Psychol Med 21: 675–685

Thome J, Foley P, Riederer P (1998) Neurotrophic factors and the maldevelopmental hypothesis of schizophrenic psychoses. Review article. J Neural Transm 105:85–100

Thomsen PH (1996) Schizophrenia with childhood and adolescent onset – a nationwide register-based study. Acta Psychiatr Scand 94:187–193

Tienari P (1992) Implications of adoption studies on schizophrenia. Br J Psychiatry 161:52–58

Tölle (1996) Psychiatrie, 11. Aufl. Springer, Berlin Heidelberg New York

Tsai G, Yang P, Chung LC et al. (1998) d-Serine added to antipsychotics for the treatment of schizophrenia. Biol Psychiatry 44:1081–1089

Vaughn CE, Leff J (1976) The measurement of expressed emotion in the families of psychiatric patients. Br J Soc Clin Psychol 15:157–165

Wahlbeck K, Cheine M, Essali A, Adams C (1999) Evidence of Clozapine's effectiveness in schizophrenia: a systematic review and meta-analysis of randomized trials. Am J Psychiatry 156:990–999

Werry JS, McClellan JM (1992) Predicting outcome in child and adolescent (early onset) schizophrenia and bipolar disorder. J Am Acad Child Adolesc Psychiatry 31:147–150

White L, Harvey PD, Opler L, Lindenmayer JP (1997) Empirical assessment of the factorial structure of clinical symptoms in schizophrenia. A multisite, multimodel evaluation of the factorial structure of the Positive and Negative Syndrome Scale. The PANSS Study Group. Psychopathology 30:263–274

Wiersma D, Nienhuis FJ, Sloof CJ et al. (1998) Natural course of schizophrenic disorders. A 15-year follow-up of a dutch incidence cohort. Schizophr Bull 24:75–85

Wright P, Tollefson GD, Beasley CM et al. (1998) A blinded, controlled, long-term study of the comparative incidence of treatment-emergent tardive dyskinesia with olanzapine or haloperidol. Schizophr Res 29:206–218

Wunderlich U, Wiedemann G, Buchkremer G (1996) Sind psychosoziale Interventionen bei schizophrenen Patienten wirksam? Eine Metaanalyse. Verhaltenstherapie 6:4–13

Yakovlev PI, LeCours AR (1964) The myelogenetic cycles of regional maturation of the brain. In: Minkowski A (ed) Regional development of the brain in early life. Blackwell, Boston, S 3–70

Zubin J, Spring B (1977) Vulnerability – a new view of schizophrenia. J Abnorm Psychol 86:103–126

Affektive Psychosen

C. Eggers, B. Röpcke

Affektive Störungen sind krankhafte Veränderungen der Stimmungslage, meist zur Depression hin, begleitet von einem Wechsel des Aktivitätsniveaus. Man unterscheidet monopolare Depressionen, die durch eine oder mehrere depressive Episoden gekennzeichnet sind, und bipolare Störungen mit einer oder mehreren manischen Episoden, die sich mit depressiven oder gemischten Episoden abwechseln.

Mit dem Begriff »affektive Störung« des DSM-IV und der ICD-10 wurde die traditionelle Unterteilung in endogene oder psychotische Depression einerseits und der psychogenen, neurotischen Depression andererseits aufgegeben. Die Unterscheidung basierte auf der Annahme, dass die beiden Depressionsformen völlig unterschiedliche Ursachen hätten und demzufolge auch völlig unterschiedlich behandelt werden müssten. Diese Annahme konnte bisher jedoch nicht bestätigt werden. In den letzten Jahren sprechen Forschungsergebnisse eher dafür, dass bei allen Depressionsformen somatogene und psychogene Faktoren in unterschiedlicher Gewichtung bedeutsam sind und die Behandlung dementsprechend multimodal konzipiert sein sollte.

Zur Diagnose einer depressiven oder bipolaren Störung wird zunächst geprüft, ob eine depressive oder manische Episode vorliegt. Diese Episoden werden dann nach der ICD-10 gemäß den vorliegenden Kriterien als manische oder bipolare Episoden bzw. als rezidivierende oder bipolare Störungen verschlüsselt. Das DSM-IV sieht für die einzelnen Episoden keine eigenständig kodierbaren Diagnosen vor, sondern ordnet diese der entsprechenden affektiven Störung zu. Leichtere Formen der früheren neurotischen Depression sind separat unter »dysthyme Störung« zu verschlüsseln (► s. Abschn. 15.1.4.).

15.1 Depressive Episoden und rezidivierende depressive Störungen

15.1.1 Allgemeine Kennzeichen und Häufigkeit

Innerhalb der affektiven Störungen kommt der Depression die weitaus größte Bedeutung zu.

Zuverlässige Zahlen sind nur schwer zu ermitteln, weil leichtere Fälle von depressiven oder hypomanischen Fällen epidemiologisch nicht erfasst werden. Tölle (1996) gibt an, dass depressive Episoden etwa 3-mal häufiger auftreten als manische, wobei unipolar-manische Verläufe nur ca. 5–10% aller affektiven Störungen ausmachen und einmalige Manien nur sehr selten auftreten.

Bei Erwachsenen ist die depressive Episode gekennzeichnet durch gedrückte Stimmung, Freudlosigkeit, Interessenverlust, Minderung von Aktivität und Antrieb, erhöhte Ermüdbarkeit bei gleichzeitig bestehenden Schlafstörungen. Die Konzentrationsfähigkeit ist herabgesetzt, Unruhe und Angstgefühle treten auf, Selbstwertgefühl und Selbstvertrauen nehmen ab, oft werden Schuldgefühle geäußert, das Denken ist negativ und pessimistisch gefärbt, häufig entwickeln sich Selbstverletzungs- oder Suizidtendenzen. Begleitet werden diese psychischen Symptome von körperlichen Beeinträchtigungen wie Libido- und Appetitverlust mit Gewichtsabnahme.

Bei jüngeren Kindern im Vorschul- oder früheren Schulalter zeigt sich die depressive Episode durch Appetitlosigkeit, Trennungsängste, Jaktationen (Selbststimulation) oder Spielunlust. Erst im späteren Schulalter benennen Kinder und Jugendliche ihre depressiven Verstimmungen, es werden jedoch auch zunehmend Stimmungsschwankungen deutlich: Wechsel von abnormer Heiterkeit und resignativer Traurigkeit mit sozialem Rückzug.

! Typisch für kindliche Depressive ist, dass sie ihre Befindlichkeit noch nicht oder nur schlecht verbalisieren können und ihre depressive Herabgestimmtheit hinter pseudofröhlicher Munterkeit und u. U. hektischer Aktivitätssteigerung zu verbergen trachten.

Entscheidend für die Diagnose ist, dass die depressiven Symptome mindestens 2 Wochen bestehen müssen. Sie können Tagesschwankungen unterliegen – morgens meist stärker als abends –, werden aber von sonstigen Lebensumständen wenig beeinflusst

Die **Lebenszeitprävalenz** depressiver Erkrankungen wird mit 12–17% angegeben (Wittchen et al. 1994), wobei Frauen doppelt so häufig erkranken wie Männer. Für die Gruppe der 12- bis 17-Jährigen geben Essau et al. (1998) eine Prävalenz von 14% an, das Verhältnis weiblich zu männlich ist in dieser Altersgruppe ebenfalls 2:1. Diese Geschlechtsunterschiede scheinen zum großen Teil sozialisationsbedingt zu sein. Mädchen im Alter zwischen 12 und 17 Jahren zeigen bei Belastungen eine höhere Reaktivität als Jungen (Noelen-Hoeksema u. Girgus 1994). Wittchen et al. (1998) berichten für die Altersgruppe von 14–24 Jahren eine Prävalenz von 9,3% für eine einzelne depressive Episode und 2,5% für die rezidivierende depressive Störung. Lewinsohn u. Clarke (1999) geben an, dass adoleszente Jugendliche (14–18 Jahre) in 2–5% der Fälle von einer Major Depression gemäß DSM-IV betroffen sind mit in der Regel ernsten psychosozialen Defiziten und Funktionsstörungen im frühen Erwachsenenalter.

Im Vorschulalter treten depressive Episoden vermutlich nur selten auf. Kashani u. Carlson (1987) haben eine Häufigkeit von weniger als 1% gefunden, wobei diese Altersgruppe wenig untersucht worden ist. Im frühen Schulalter liegt die Prävalenz bei 2% (Anderson et al. 1987).

15.1.2 Klinische Symptomatik

Bei der Klassifikation depressiver Episoden, wie bei den affektiven Störungen überhaupt, wird zwischen Kindern, Jugendlichen und Erwachsenen nicht unterschieden, weil sich gezeigt hat, dass die DSM-Kriterien für alle Altersgruppen anwendbar sind (Roberts et al. 1995). Es gibt jedoch Besonderheiten der Symptomausprägung, die alters- und entwicklungsabhängig sind. Eggers und Stage (1994) differenzieren die depressiven Symptome im Kindes- und Jugendalter nach Emotionalität, Verhalten und nach den somatischen Befunden (▪ Tabelle 15.1).

Die Autoren heben hervor, dass der emotionale Ausdruck im **Vorschulalter** noch relativ undifferenziert ist. Depressive Kinder schreien, jammern anhaltend, klammern sich an, werden besonders umtriebig oder ziehen sich apathisch zurück. Ihr Verhalten ist gekennzeichnet durch Spielunlust und psychomotorische Verlangsamung. Somatisch äußert sich die Depression in diesem Alter durch Appetitmangel und Gewichtsabnahme. Die Kinder sind infektanfälliger, sie schlafen schlecht, häufig besteht eine Enuresis oder Enkopresis.

Im **Schulalter** fallen die Kinder durch eine reduzierte emotionale Steuerungsfähigkeit und geringe Frustrationstoleranz auf. Es kommt zu Impulsdurchbrüchen, die zu auto- oder heterodestruktivem Verhalten führen können. Die Schulleistungen nehmen ab. Es werden psychosomatische Beschwerden geäußert, häufig in Form von unklaren Schmerzzuständen (Bauch- oder Kopfweh).

In der **Adoleszenz** wird das Gefühl der inneren Leere und die Freudlosigkeit während einer Depression deutlicher wahrgenommen und benannt, oft verbunden mit einer schwer einschätzbaren Suizidalität (Suizidgedanken, -versuche). Die Jugendlichen verlieren das Interesse an sozialen Kontakten oder überhaupt an zielgerichteter Aktivität. Sie sind freudlos, entmutigt und klagen über ständige Müdigkeit, können jedoch nicht schlafen und sich nicht entspannen.

In den Leitlinien der Deutschen Gesellschaft für Kinder- und Jugendpsychiatrie werden für die verschiedenen Altersstufen folgende Symptome angegeben (▪ Tabelle 15.2):

- **Kleinkinder (1–3 Jahre)** zeigen ein trauriges, ausdrucksarmes Gesicht, der Schlaf ist gestört, sie neigen zu selbststimulierendem Verhalten wie Jactatio capitis, exzessivem Daumenlutschen und genitalen Manipulationen sowie Spielunlust.
- Im **Vorschulalter (3–6 Jahre)** kommen dann Stimmungslabilität und erhöhte Irritierbarkeit hinzu.

▪ Tabelle 15.1. **Depressive Symptome in Abhängigkeit von Alter und Entwicklung.** (Nach Eggers u. Stage 1994)

Altersgruppe	Symptome
	Emotionalität
Vorschulalter	Undifferenzierte Ausdrucksformen wie Schreien, anhaltendes Jammern, Reizbarkeit, Anhänglichkeit, Appetitmangel, Umtriebigkeit oder Apathie
Schulalter	Impulsdurchbrüche, Frustrationsintoleranz, nächtliche Angstzustände
Adoleszenz	Gefühl innerer Leere, Freudlosigkeit, Selbstunsicherheit, Müdigkeit, diffuse, schwer einschätzbare Suizidalität
	Verhalten
Vorschulalter	Spielunlust, gestörtes Essverhalten, psychomotorische Verlangsamung
Schulalter	Schulversagen, sozialer Rückzug, autodestruktives Verhalten, Autostimulation (exzessive Masturbation)
Adoleszenz	Antriebsmangel oder ungerichtete Steigerung des Antriebs, Verlust von Interesse, zielgerichteter Aktivität, Konzentration und Aufmerksamkeit, Verlangsamung der Denk- und Handlungsabläufe
	Somatische Befunde
Vorschulalter	Allgemeine Entwicklungsverzögerung, Gewichtsverlust, somatische Korrelate bedrohter Vitalität: Infektanfälligkeit, Schlafstörungen, Enuresis, Enkopresis
Schulalter	Enuresis, Enkopresis, Störungen des Ernährungs- oder Sexualverhaltens, unklare Schmerzzustände
Adoleszenz	Druckgefühl in Brust und Magen, Appetitverlust, Libidoverlust, Kopf- und Rückenschmerzen, Schlafstörungen mit frühem Erwachen und Schlaflosigkeit, Unfähigkeit zu Entspannung und Erholung

Tabelle 15.2. Veränderungen depressiver Symptome im Entwicklungsverlauf

Altersgruppe	Symptome
Kleinkindalter (1–3 Jahre)	Wirkt traurig Ausdrucksarmes Gesicht Erhöhte Irritabilität Gestörtes Essverhalten Schlafstörungen Selbststimulierendes Verhalten: Jactatio capitis, exzessives Daumenlutschen Genitale Manipulationen Auffälliges Spielverhalten: reduzierte Kreativität und Ausdauer Spielunlust Mangelnde Phantasie
Vorschulalter (3–6 Jahre)	Trauriger Gesichtsausdruck Verminderte Gestik und Mimik Leicht irritierbar und äußerst stimmungslabil Mangelnde Fähigkeit, sich zu freuen Introvertiertes, aber auch aggressives Verhalten Vermindertes Interesse an motorischen Aktivitäten Essstörungen bis zu Gewichtsverlust/-zunahme Schlafstörungen: Alpträume, Ein- und Durchschlafstörungen
Schulalter	Verbale Berichte über Traurigkeit Suizidale Gedanken Befürchtungen, dass Eltern nicht genügend Beachtung schenken Schulleistungsstörungen
Pubertäts- und Jugendalter	Vermindertes Selbstvertrauen Apathie, Angst, Konzentrationsmangel Leistungsstörungen Zirkadiane Schwankungen des Befindens Psychosomatische Störungen Kriterien der depressiven Episode

Schulkinder fühlen sich vernachlässigt und äußern evtl. suizidale Gedanken.

- Im **Pubertäts- und Jugendalter** tritt gehäuft Alkoholmissbrauch auf, in bis zu 25% der Fälle auch Drogenkonsum (Nottelmann u. Jensen 1999). Bei Jugendlichen drücken Mimik, Gestik und Sprache Entschluss- und Hoffnungslosigkeit aus, sie neigen zu Weinkrämpfen, sind reizbar, grübeln viel und leiden unter hypochondrischen Ängsten und Phobien.

Komorbide Störungen

! Komorbide Störungen sind häufig. Bei Depressionen des Kindes- und Jugendalters ist die Wahrscheinlichkeit weiterer psychopathologischer Auffälligkeiten um das 20fache erhöht (Angold u. Costello 1993).

Häufig sind Angst und Depression miteinander kombiniert, wobei sich meist erst die Angst und dann die Depression bemerkbar macht (Lewinsohn et al. 1997; Essau u. Petermann 1999).

Kusch u. Petermann (1997) beschreiben im Rahmen depressiver Störungen bei Kindern und Jugendlichen 21–50% Verhaltensstörungen, wobei komorbide aggressive Störungen oder delinquente Verhaltensweisen (Stehlen), die vor allem bei Jungen auftreten, häufig erhebliche psychosoziale Folgen haben und die Suizidgefahr erhöhen. Von 12 Kindern im Alter zwischen 5 und 12 Jahren, die in der Klinik für Psychiatrie und Psychotherapie des Kindes- und Jugendalters in Essen wegen einer chronischen Depression stationär behandelt worden sind, wiesen 8 Kinder Enuresis auf, bei 3 Patienten bestand eine Enkopresis und in jeweils 4 Fällen wurden Wutausbrüche, Zerstörungsdrang und Stehlen beobachtet.

Im Jugendalter führen vor allem Essstörungen (häufiger bei Mädchen) sowie der erhöhte Alkohol- und Drogenkonsum (häufiger bei Jungen) zu diagnostischen und therapeutischen Problemen. Essau u. Petermann (1998) haben in ihrer Bremer Jugendstudie herausgefunden, dass von allen untersuchten depressiven Jugendlichen 44,2% nur depressive Symptome zeigten, 40,1% wiesen eine und 17,9% mindestens zwei weitere der erwähnten Störungen auf.

Bei den schweren depressiven Störungen können auch zusätzlich psychotische Symptome auftreten, wie Wahnideen und Halluzinationen. Die häufigsten Wahnthemen sind Schuld- und hypochondrische Ideen. Der Wahn ist, anders als bei der Schizophrenie, affektkongruent, d. h., die Wahnthematik entspricht der depressiven Grundstimmung. Die Kranken befürchten z. B., am Elend der Welt schuld zu sein oder den Tod eines nahen Verwandten verursacht zu haben.

Suizid und Suizidversuch

Zu den schwerwiegendsten Folgen der Depression gehören Suizidversuche oder vollendete Suizide. Die Mortalitätsrate durch Suizid im Rahmen einer depressiven Störung liegt im Erwachsenenalter bei 15%. Im Jugendalter ist die Rate der vollendeten Suizide zwar deutlich niedriger (etwa 18:100.000), Suizidgedanken und Suizidversuche im Rahmen depressiver Störungen sind jedoch sehr viel häufiger, und sie sind im Jugendalter besonders schwer zu erkennen (Eggers u. Stage 1994). Eindeutige Zeichen für Suizidalität gibt es nicht, jedoch verschiedene Hinweise auf ein erhöhtes Suizidrisiko. Kerns (1997) hat die bei Kindern und Jugendlichen erkennbaren Signale, die einen Suizid oder einen Suizidversuch ankündigen, zusammengestellt (s. folgende Übersicht).

Warnzeichen für ein erhöhtes Suizidrisiko bei Kindern und Jugendlichen (nach Kerns 1997)

1. Deutliche Verhaltensänderungen (ein geselliges Kind zieht sich zurück)
2. Vernachlässigung des eigenen Aussehens: Ein Jugendlicher, der bislang sehr auf sein Äußeres achtete, vernachlässigt sich nun (z. B. die Kleidung)
3. Sozialer Rückzug, Isolation
4. Verschenken von persönlichen Wertgegenständen und Regelung persönlicher Angelegenheiten
5. Starke Beschäftigung mit dem Thema »Tod«, z. B. in Zeichnungen, Briefen, Gedichten und Aufsätzen
6. Offene oder verhüllte Suizidabsichten, z. B.: »Ohne mich wärt ihr besser dran!«
7. Vorangegangene Suizidversuche
8. Gedankliche Auseinandersetzung mit Suizidmethoden oder Anschaffung geeigneter Mittel (Tabletten, Waffen)
9. Übermäßiger Konsum von Alkohol und Drogen
10. Schulversagen
11. Plötzlich gehobene Stimmung bei einem bis dahin depressiven Kind. Dies kann darauf hinweisen, dass es in Suizidabsichten eine Lösung für seine Probleme gefunden hat
12. Häufige Unfälle oder körperliche Beschwerden ohne medizinische Erklärungen

Alarmierend ist es, wenn primär kontaktfreudige Kinder oder Jugendliche sich plötzlich zurückziehen, ihr Äußeres vernachlässigen, persönliche Wertgegenstände verschenken, und wenn sie sich in Zeichnungen oder Briefen verstärkt mit dem Thema Tod auseinandersetzen. Die Beschäftigung mit Suizidmethoden oder versteckte Äußerungen entsprechender Absichten sollten vor allem dann hellhörig machen, wenn aus der Vergangenheit bereits Suizidversuche bekannt sind.

15.1.3 Diagnostische Leitlinien

Die Diagnose der depressiven Störungen bei Kindern und Jugendlichen erfolgt nach denselben Kriterien wie bei Erwachsenen, die DSM-IV gibt jedoch einige kinder- und jugendspezifische Besonderheiten an. Kinder und Jugendliche neigen mehr zu Externalisierungen emotionaler Probleme. Das Hauptsymptom einer Depression bei einem Kind oder Jugendlichen kann dementsprechend in erhöhter Reizbarkeit oder Hyperaktivität bestehen.

Die Klassifikationssysteme ICD-10 und DSM-IV unterscheiden zwischen Depression und Dysthymie bzw. **dysthymen Störungen**. Der Hauptunterschied zwischen beiden Entitäten besteht darin, dass die Symptome der Dysthymie zwar schwächer ausgeprägt sind, dafür aber länger anhalten. Während die Symptome einer Major Depression (DSM-IV) und einer depressiven Episode (ICD-10) mindestens 2 Wochen durchgehend vorliegen müssen, gilt als Zeitkriterium für die Diagnose einer dysthymen Störung bei Erwachsenen 2 Jahre und bei Kindern und Jugendlichen ein Jahr (DSM-IV). Abweichend zum DSM-IV beginnt die Dysthymie gemäß ICD-10 erst im frühen Erwachsenenalter, sodass ein spezifisches Zeitkriterium für ein jüngeres Erkrankungsalter nicht angegeben wird. Die ICD-10 geht davon aus, dass die Symptome der depressiven Verstimmung einige Jahre, mitunter lebenslang anhalten und dass es immer nur einige Tagen oder wenige Wochen ohne Symptome gibt.

In ▫ Tabelle 15.3 werden die Klassifikationen depressiver Störungen nach DSM-IV und ICD-10 im Überblick dargestellt.

Sowohl die ICD-10 als auch das DSM-IV unterscheiden bei den depressiven Episoden leichte, mittelgradige und schwere Episoden, wobei Letztere noch einmal differenziert werden in schwere Episoden mit oder ohne psychotische Symptome.

Die Diagnose einer Major Depression (DSM-IV) oder einer depressiven Episode (ICD-10) darf gestellt werden, wenn die in ▫ Tabelle 15.4 aufgeführten Kriterien erfüllt sind.

Nach DSM-IV ist es für die Diagnose einer Major Depression erforderlich, dass mindestens 5 der in ▫ Tabelle 15.4 genannten Symptome über einen Zeitraum von mindestens 2 Wochen bestehen, eine deutliche Änderung gegenüber der vor Erkrankungsbeginn bestehenden Leistungsfähigkeit vorliegt und die Symptome in klinisch bedeutsamer Weise Leiden und Beeinträchtigungen hervor-

Tabelle 15.3. **Klassifikationen depressiver Störungen nach DSM-IV und ICD-10**

DSM-IV		ICD-10	
296.2	Major Depression mit einer einzelnen Episode	F32	Depressive Episode
296.3	Rezidivierende Major Depression mit 2 oder mehr Episoden	F33	Rezidivierende depressive Störung mit mindestens 2 Episoden
Zeitkriterium: Episoden – mindestens 2 Wochen Intervalle – 2 oder mehr symptomfreie Monate			
300.4	Dysthyme Störung	F34.1	Dysthymia
311	Nicht näher bezeichnete depressive Störung	F32.9	Nicht näher bezeichnete depressive Episode
		F33.9	Nicht näher bezeichnete depressive Störung

Tabelle 15.4. **Kriterien für die Diagnose der Major Depression oder einer depressiven Episode**

DSM-IV	ICD-10
Symptomatologie	
Depressive Stimmung, Freudlosigkeit, Interessenverlust, bei Kindern auch gereizte Stimmung	Gedrückte-depressive Stimmung, Freudlosigkeit, Interessenverlust
Erhöhte Ermüdbarkeit Verminderung des Antriebs, der Energie Psychomotorische Hemmung/Agitiertheit	Müdigkeit Energieverlust Psychomotorische Hemmung/Unruhe
Verminderte Konzentration	Denkhemmung, verminderte Konzentration Entscheidungsunfähigkeit
Vermindertes Selbstwertgefühl	Gefühl der Wertlosigkeit
Schuldgefühle	Schuldgefühle
Suizidale Gedanken	Gedanken an den Tod, Suizidideen
Schlafstörungen (frühmorgendliches Erwachen) Libidoverlust	Schlaflosigkeit oder vermehrter Schlaf
Appetitmangel/Gewichtsverlust, bei Kindern auch: Ausbleiben der zu erwartenden Gewichtszunahme	Appetitstörungen, Gewichtsverlust
Schweregrade	
Leichte depressive Episode Mittelgradige depressive Episode Schwere depressive Episode ohne psychotische Merkmale (Major Depression, Melancholie, endogene Depression)	Leicht Mittel Schwer, ohne psychotische Merkmale
Schwere depressive Episode mit psychotischen Symptomen (Wahnideen, depressiver Stupor) (psychotische Depression)	Schwer, mit psychotischen Merkmalen
Mindestdauer	
2 Wochen	2 Wochen

rufen. Dabei scheiden Symptome aus, die eindeutig durch eine somatische Erkrankung bedingt oder als stimmungsinkongruente Wahnideen oder Halluzinationen anzusehen sind.

Weiterhin dürfen nach DSM-IV die Symptome nicht die Kriterien einer gemischten Episode erfüllen, sie dürfen nicht die direkte körperliche Wirkung einer Droge oder eines Medikamentes sein und nicht lediglich eine Trauerreaktion auf den Verlust einer geliebten Person darstellen.

15.1.4 Differenzialdiagnosen

Anpassungsstörung mit depressiven Symptomen. Depressive Symptome als Reaktionen auf psychosoziale Belastungen, z. B. den Verlust eines engen Angehörigen oder Freundes werden allgemein als Anpassungsstörung mit depressiven Symptomen verschlüsselt. Diese Symptome erreichen meist nicht das Kriterium für eine Major Depression, sollten aber in der Regel auch dann nicht als solche kodiert werden. Erst wenn die Kriterien für eine Major Depression länger als 2 Monate erfüllt sind und mit deutlichen Funktionsbeeinträchtigungen, Suizidgedanken oder psychotischen Symptomen einhergehen, soll die Diagnose einer Major Depression gegeben werden.

Gemischte affektive Episode. Depressive Episoden mit ausgeprägt gereizter Stimmung sind mitunter von hypomanischen oder manischen Störungen schwer zu differenzieren. Eine Unterscheidung ist oft nur durch eine sorgfältige anamnestische Erhebung früherer manischer Phasen möglich. In diesen Fällen wäre dann eine gemischte affektive Episode zu diagnostizieren. Bei Kindern sind Konzentrationsschwächen, Schlafstörungen und Reizbarkeit häufig nicht Anzeichen einer depressiven Episode, sondern eines **Aufmerksamkeitsdefizitsyndroms (ADS).**

Dysthymie. Die Abgrenzung von der Dysthymie erfolgt durch eine Bestimmung des Schweregrades und der Dauer der depressiven Symptome. Bei der Dysthymie erreichen die Symptome nicht den Schweregrad einer Major Depression, sie bleiben aber mindestens über einen Zeitraum von 2 Jahren bestehen.

Affektive Störung aufgrund einer somatischen Erkrankung. Schließlich ist der Ausschluss einer affektiven Störung aufgrund einer somatischen Erkrankung erforderlich. Diese Diagnose ist zu stellen, wenn die Affektstörung die direkte Folge einer spezifischen körperlichen Erkrankung ist (z. B. Hypothyreose, Schädel-Hirn-Trauma, Meningoenzephalitis etc.) oder dann, wenn die Depression als psychische Folge einer schweren somatischen Erkrankung anzusehen ist. Die Differenzierung erfolgt durch eine sorgfältige körperliche Untersuchung mit Erhebung der Laborbefunde sowie aufgrund der Anamnese.

15.1.5 Verlauf und Prognose

Der Manifestationsgipfel der Ersterkrankung liegt zwischen dem 20. und dem 40. Lebensjahr, wobei das mittlere Ersterkrankungsalter nur wenig höher liegt als bei der Schizophrenie (25–28 Jahre). Die ersten manischen Phasen treten früher auf als die ersten depressiven Episoden, in 20% der Fälle vor dem 20. Lebensjahr. Erste depressive Episoden werden für die späte Kindheit oder für die frühe Adoleszenz beschrieben. Lewinsohn et al. (1993) haben bei den von ihnen untersuchten Jugendlichen ein mittleres Ersterkrankungsalter für eine Major Depression von 14,3 Jahren beobachtet.

! Ähnlich wie bei der Schizophrenie gilt ein frühes Erkrankungsalter auch bei der Depression als Risikofaktor für den weiteren Verlauf. Das mag an einer höheren biologischen Vulnerabilität liegen, könnte aber auch damit zusammenhängen, dass der frühe Beginn der Erkrankung eine besonders wichtige Phase der psychomentalen Entwicklung unterbricht.

Insgesamt ist der Verlauf bei einem frühen Erkrankungsalter ungünstiger. Bei McCauley et al. (1993) waren bei Nachuntersuchungen früh erkrankter depressiver Patienten nach 1 Jahr noch 41% depressiv, nach 2 Jahren waren es noch 8–10%, wobei Verlaufszeiten von mehr als 2 Jahren als chronische Verläufe angesehen werden. Die Dauer der Episoden ist im Mittel höher beim weiblichen Geschlecht und korreliert außerdem mit dem Schweregrad der Depression (Lewinsohn et al. 1994) sowie mit Substanzkonsum und Angststörungen (Sanford et al. 1995).

Die **Rezidivrate** ist bei unipolaren Depressionen ausgesprochen hoch. Bei Erwachsenen liegt sie nach der 1. Episode bei 50%, nach der 2. Episode bei 80–85% und insgesamt nach 25 Jahren bei 89% (Angst et al. 1996). Bei Kindern und Jugendlichen werden Rezidivraten von 54% innerhalb von 3 Jahren angegeben (McCauley et al. 1993). In der Untersuchung depressiver Jugendlicher von Lewinsohn et al. (1994) ergaben sich innerhalb von 6 Monaten 5% Rückfälle und innerhalb eines Jahres 12%. Rao et al. (1995) haben nach 7 Jahren eine Rückfallrate von 69% angegeben.

In einer Übersichtsarbeit haben Essau u. Petermann (1999) die im Folgenden genannten Riskofaktoren für einen ungünstigen Verlauf der depressiven Störung zusammengestellt.

Riskofaktoren für einen ungünstigen Verlauf der depressiven Störung (nach Essau u. Petermann 1999)

- Früher Beginn der Major Depression
- Hoher Schweregrad der Depression
- Suizidgedanken
- Komorbide Störungen
- Behandlungen wegen affektiver Störungen
- Starker Emotionsdruck
- Elterliche Depression, insbesondere Depression der Mutter
- Probleme mit Sozialkontakten
- Niedriger sozioökonomischer Status

15.1.6 Ätiopathogenese

Bei den affektiven Störungen ist von einer **genetischen Prädisposition** auszugehen. In den Familien von Patienten mit affektiven Störungen kommen mehr gleichartige affektive Störungen vor als in der Durchschnittsbevölkerung. Die Konkordanzrate für homologe Erkrankungen liegt bei monozygoten Zwillingen bei 70% (also höher als bei Schizophrenien), bei dizygoten Zwillingen nur bei 20%. Gleichzeitig treten im familiären Umfeld affektiver Erkrankungen auch andere psychische Störungen gehäuft auf, wobei das Erkrankungsrisiko für Schizophrenie nur bei den bipolaren, nicht aber bei den depressiven Störungen erhöht zu sein scheint (Kendler et al. 1998).

Ähnlich wie bei der Schizophrenie, wird auch bei den affektiven Störungen eine **Dysbalance verschiedener Neurotransmitter** angenommen, wobei durch die Untersuchungen der Metaboliten vor allem eine Reduktion des Dopamin- und Serotoninstoffwechsels festgestellt wurde. Bezüglich Noradrenalin sind die Ergebnisse uneinheitlich, abhängig davon, ob es sich um eine monopolare oder bipolare Störung handelt (Groen u. Petermann 1998). Die Neurotransmitterhypothese wird auch durch die therapeutische Wirksamkeit von Antidepressiva unterstützt (Anand u. Charney 1997). Es ist allerdings bis heute nicht bekannt, wodurch die Neurotransmitterstörung hervorgerufen wird.

> **!** **Neben genetisch bedingten Faktoren existieren mit großer Wahrscheinlichkeit auch unspezifische psychosoziale Auslöser für affektive Störungen.**

Bei diesen unspezifischen psychosozialen Auslösern kann es sich um schwere psychische Belastungen wie sexuellen Missbrauch, körperliche und seelische Misshandlung, Partnerschaftskonflikte und andere kritische Lebensereignisse handeln, wie z. B. den Verlust einer liebevollen Bezugsperson (Bruce et al. 1991; Brown 1997; Goodyer 1999). Chronische Belastungen aus der Vorgeschichte können zu einem Gefühl der Hilf- und Mutlosigkeit führen, wie von Seligmann (1995) in seinem Konzept der »erlernten Hilflosigkeit« beschrieben. Solche Gefühle erhöhen die Wahrscheinlichkeit für depressive Reaktionen.

> **!** **Lewinsohn et al. (1994) vermuten, dass depressive Personen zu wenig durch positive Erfahrungen bestärkt werden und sie stattdessen negative Erfahrungen überbewerten (Verstärker-Verlust-Hypothese).**

In ihrem integrativen Modell gehen Lewinsohn et al. (1994) davon aus, dass die Depression das Ergebnis dispositioneller und psychosozialer Faktoren ist.

Diese Annahme wird durch Befunde von van Os u. Jones (1999) gestützt. Van Os u. Jones haben die kognitive Leistungsfähigkeit (»cognitive ability«) und die Ausprägung von Angst und Depression bei 5362 Kindern einer nationalen britischen Geburtskohorte (Geburt zwischen dem 3. und 9. März 1946) sowie die Neurotizismuswerte dieser Kinder und deren Mütter verglichen mit der psychischen Gesundheit (»mental health«) der Probanden im Alter von 36 und 43 Jahren. Außerdem haben sie nach belastenden Lebensereignissen (»stressful life events«; SLE) gefragt, die mit einer etwaigen psychischen Störung in einem zeitlichen Zusammenhang stehen.

Ihre Untersuchung ergab, dass die Auswirkung von SLE auf die psychische Gesundheit größer war bei Frauen und bei den Individuen, die schon in der Kindheit psychisch auffällig waren und einen höheren Neurotizismuswert aufwiesen. Interessant ist, dass die Auswirkung der SLE auch erhöht war bei einem höheren mütterlichen Neurotizismuswert, unabhängig von dem Neurotizismuswert der Probanden selbst. Van Os u. Jones (1999) nehmen deswegen an, dass die Vulnerabilität gegenüber SLE auch familiär übertragen werden kann. Außerdem stellten sie fest, dass bei einem höheren kindlichen Neurotizismuswert auch die Wahrscheinlichkeit erhöht war, dass belastende Lebensereignisse berichtet wurden und zwar unabhängig davon, ob psychische Störungen erkennbar waren oder nicht.

Die Untersucher leiten aus ihren Ergebnissen die Annahme ab, dass frühe Risikofaktoren für affektive Störungen dadurch wirksam werden, dass sie die Individuum-Umwelt-Relation zum Zeitpunkt des Beginns der affektiven Störung im Erwachsenenalter verändern. Die lebenslange Kontinuität nichtpsychotischer psychopathologischer Symptome scheint zumindest teilweise auf bleibende Veränderungen der Sensibilität gegenüber belastenden Lebensereignissen zurückführbar zu sein.

15.1.7 Therapie

Die Auswahl einer geeigneten Therapie ist abhängig vom Schweregrad der Symptomatik, den psychosozialen Lebensbedingungen der Betroffenen, von evtl. bestehenden akuten Belastungen und der Art und Schwere der komorbiden Störungen. Vor Beginn möglicher Interventionen ist daher eine sorgfältige Anamnese, eine vollständige Diagnosestellung und die Auswahl eines geeigneten Interventionssettings erforderlich.

Kutcher (1999) gibt für die Behandlung von Kindern und Jugendlichen 3 Behandlungsphasen an. In der 1. Phase erfolgt die genaue Symptomerfassung, die Diagnosestellung und insbesondere die Einschätzung des Suizidrisikos. Außerdem sollte das psychosoziale Funktionsniveau eingestuft werden. Patient und Eltern werden über die Art der Störung und mögliche Behandlungsformen informiert. In der 2. Phase wird die eigentliche Behandlung durchgeführt, die dann in der 3. Phase evaluiert und evtl. modifiziert wird. (s. folgende Übersicht).

Behandlungsphasen bei Depressionen im Kindes- und Jugendalter (nach Kutcher 1999)

Phase 1: Diagnostik und Behandlungsplanung
- Diagnose und Symptomerfassung
- Aufklärung des Patienten und seiner Familie im Hinblick auf die Störung sowie mögliche Formen einer Behandlung
- Erfassung des psychosozialen Funktionsniveaus (sozialer, schulischer und familiärer Bereich)
- Erfassung des Suizidrisikos

Phase 2: Durchführung der Behandlung
- Pharmakotherapie:
  trizyklische Antidepressiva (TCA)
  selektive Serotoninwiederaufnahmehemmer (SSRI)
  Psychotherapeutische Interventionen
  kognitiv-behaviorale Strategie
  Familientherapie
- Kombination von Psychotherapie mit medikamentöser Behandlung

Phase 3: Evaluation, Modifikation der Behandlung, Festlegung des weiteren Vorgehens
Möglichst 8–10 Wochen nach Behandlungsbeginn Erfassung der Symptome und der damit verbundenen Schwierigkeiten

In der Regel kann die Behandlung ambulant durchgeführt werden. Bei einer schweren depressiven Symptomatik mit Suizidalität oder mit psychotischen Symptomen ist jedoch eine stationäre Behandlung notwendig, vor allem dann, wenn ausgeprägte komorbide Störungen des Sozialverhaltens mit akuten Krisen in der Schule oder maligne familiendynamische Konflikte hinzukommen. In diesen Fällen ist auch fast immer eine medikamentöse Therapie erforderlich, die unter stationären Bedingungen eingeleitet werden sollte.

Generell setzt sich eine Depressionsbehandlung immer aus mehreren Elementen zusammen, die entsprechend dem individuellen Störungsbild unterschiedlich zu gewichten sind. Neben der Pharmakotherapie mit tri- oder tetrazyklischen Antidepressiva ist eine kognitive Verhaltenstherapie sowie in vielen Fällen eine psychodynamisch-tiefenpsychologische Therapie und/oder eine Familientherapie sinnvoll. Die verschiedenen Verfahren werden in mehr oder weniger komplexen Therapieprogrammen zusammengestellt (▶ s. Abschn. 6.9.6).

Pharmakotherapie

! Die Pharmakotherapie sollte bei Kindern und Jugendlichen nur bei sehr ausgeprägter Symptomatik oder bei einem unkalkulierbaren Suizidrisiko durchgeführt werden und auch dann nur in Begleitung mit enger psychotherapeutischer Betreuung.

Vor Beginn der Therapie ist eine informierte Einwilligung (»informed consent«) erforderlich, die eine umfassende Aufklärung der Patienten und Eltern über die Art der Therapie und mögliche unerwünschte Nebenwirkungen der Medikamente voraussetzt.

Mittel der 1. Wahl sind bei Kindern und Jugendlichen **trizyklische Antidepressiva (TCA)**, wobei die Wirkung bei Jugendlichen geringer ist als bei Erwachsenen. Gute Ergebnisse wurden bei Erwachsenen auch mit **selektiven Serotoninwiederaufnahmehemmern (SSRI)** erreicht. Für Kinder und Jugendliche liegen allerdings nur sehr wenige Studienergebnisse vor (▶ s. Abschn. 6.9). Kontrollierte Studien aus den letzten Jahren belegen die Wirksamkeit des **Johanniskrautextraktes** bei Erwachsenen (Linde et al. 1996). Auch hier liegen jedoch nur sehr wenige placebokontrollierte Vergleichsstudien vor.

◘ Tabelle 15.5 zeigt eine Übersicht über gebräuchliche antidepressive Medikamente (zur Dosierung ▶ s. Abschn. 6.9.7)

Da unipolare Depressionen durch eine hohe Rückfallrate gekennzeichnet sind, ist eine Fortsetzung der Therapie auch nach Besserung der Symptomatik als **Rezidivprophylaxe** erforderlich, wobei allgemein ein Zeitraum von 6 Monaten für ausreichend gehalten wird.

Psychologische Interventionen

Die psychologischen Interventionen zielen zum einen darauf ab, die Problemlösekompetenz zu verbessern sowie die Selbstsicherheit zu stärken. Zum anderen geht es darum, depressive Wahrnehmungs- und Denkverzerrungen rechtzeitig zu erkennen und zu modifizieren sowie symptomauslösende bzw. symptomerhaltende Konflikte und Belastungen im familiären und sozialen Umfeld der depressiven Patienten abzubauen. Dabei verlangen die multifaktoriellen Entstehungsbedingungen der Depression

◘ Tabelle 15.5. **Antidepressive Medikamente**

Antidepressiva (Auswahl)	Wirkstoff	Handelsname (u. a.)
Trizyklische Antidepressiva	Amitriptylin Amitriptylinoxid Clomipramin Doxepin Imipramin Trimipramin	Saroten Equilibrin Anafranil Aponal Tofranil Stangyl
Tetrazyklische Antidepressiva	Maprotilin	Ludiomil
Selektive Serotonin-wiederaufnahme-hemmer (SSRI)	Fluoxetin Fluvoxamin Paroxetin	Fluctin Fevarin Seroxat
Pflanzliches Antidepressivum	Johanniskraut	Helarium

ein multimodales, individuumzentriertes Vorgehen, ausgerichtet auf die individuelle Störung und nicht auf die diagnostische Klassifizierung.

Spielzentrierte Behandlung

Bis etwa zum 12. Lebensjahr ist das Mittel der Wahl eine spielzentrierte Behandlung, entweder als nondirektive oder klientenzentrierte Spieltherapie oder als kinder- und jugendpsychotherapeutisches Verfahren. Mit diesen Techniken können belastende Erlebnisse oder anhaltende Konflikte spielerisch im geschützten Raum dargestellt und damit erlebbar gemacht, das Selbstwertgefühl gestärkt und neue Verhaltensmöglichkeiten erprobt werden (► s. Abschn. 6.9.1).

Kognitive Verhaltenstherapie

Im Jugendalter haben sich kognitiv-verhaltenstherapeutische Konzepte bewährt, sowie ein Training zur Verbesserung der Problemlösekompetenz und der sozialen Fertigkeiten. Man geht dabei davon aus, dass bei depressiven Kindern und Jugendlichen eine Einschränkung der sozialen Fertigkeiten besteht, entweder weil sie diese Fertigkeiten durch Passivität verloren haben oder weil sie sie nie erwerben konnten. Mit teilweise komplexen Interventionsprogrammen werden in 14–16 Therapiesitzungen kognitive Umstrukturierungen angestrebt und negative Einstellungen und Handlungsschablonen hinterfragt (Hautzinger 1997).

Kognitiv-verhaltenstherapeutische Programme gibt es ebenfalls in modifizierter Form für Kinder und für Jugendliche (vgl. Abschn. 6.9.1).

Die »Interpersonal Family Therapy for Childhood Depression« (IFT; Schwartz et al. 1998) ist für das Grundschulalter geeignet und zielt darauf ab, das soziale Zusammenspiel in der Familie und damit positive Familieninteraktionen zu fördern. In insgesamt 16 Sitzungen wird mit den Familien eine Behandlungsstrategie erarbeitet (▣ Tabelle 15.6).

▣ Tabelle 15.6. Komponenten der »Interpersonal Family Therapy for Childhood Depression« (IFT; Schwartz et al. 1998). (Aus Petermann 2000)

Sitzungen	Ziele/Strategien
1 und 2	Diagnose des depressiven Kindes und seiner Familie
3	Informationsvermittlung über Depression Ausarbeitung eines Behandlungsplans mit der Familie
4	Vermittlung von Strategien zur Linderung depressiver Symptome Identifizierung von Verstärkern depressiver Reaktionen Aufzeigen geeigneter Wege, mit Stressoren umzugehen
5 und 6	Erkennen, Hinterfragen und Änderung depressiver kognitiver Muster
7 und 8	Benennung und Ausdruck negativer und positiver Muster
9 und 10	Förderung von Problemlösungsfähigkeiten und positiver Kommunikation in der Familie Unterstützung bei der Entwicklung sozialer Fähigkeiten Verbesserung der Beziehung zu Gleichaltrigen Förderung angenehmer Aktivitäten mit Altersgenossen
11	Erlernen und Praktizieren altersangemessenen Verhaltens
12 und 13	Erkennen von dysfunktionalen familiären Interaktionsmustern Strukturelle Veränderungen des Familiensystems
14 bis 16	Zusammenfassung und Einschätzung von Therapiefortschritten

Der Patient und seine Familie werden ausführlich über die Art der Störung sowie über depressive Verhaltens- und Reaktionsmuster informiert. Lösungsmöglichkeiten werden aufgezeigt und positives altersangemessenes Verhalten eingeübt. Die jeweiligen Symptomverbesserungen und Therapiefortschritte werden gemeinsam von Therapeut und Familie eingeschätzt.

Ähnliche Programme gibt es auch für Jugendliche, allerdings mit einem für Jugendliche angemesseneren Therapiesetting. Es werden hier weniger Familientherapiesitzungen und mehr Einzel- oder Gruppentherapien durchgeführt.

Hautzinger (1997) hat für depressive Jugendliche unter dem Namen »Adolescent Coping with Depression Course« (CWD-A) verschiedene kognitiv-verhaltenstherapeutische Ansätze miteinander integriert und daraus ein Gruppenprogramm für jeweils 3–8 Jugendliche pro Gruppe zusammengestellt. In 16 jeweils 2-stündigen Gruppensitzungen werden insbesondere Selbstkontroll- und Selbstmanagementfertigkeiten trainiert. Mit protokollierten Selbstbeobachtungen, Kommunikationsübungen und Gruppendiskussionen sollen ein besseres Verständnis für die eigene emotionale Befindlichkeit erreicht sowie negative, unangemessene Kognitionen ab- und ein verbessertes Kommunikations- und Sozialverhalten aufgebaut werden.

Begleitendes Elterntraining

Neben dieser Arbeit mit dem Jugendlichen ist auch ein begleitendes Elterntraining vorgesehen. Die Eltern werden zum einen über die Symptome einer depressiven Störung und die Arbeit mit dem Jugendlichen informiert, zum anderen werden ihnen dieselben Strategien zur Krisenbewältigung vermittelt. Dadurch werden die neu erlernten Interaktions- und Kommunikationsfertigkeiten in der

Familie verankert. Weisz et al. (1999) konnten in einer systematischen Gegenüberstellung verschiedener Therapieformen zeigen, dass solche verhaltensorientierten Ansätze einen positiveren Effekt haben als z. B. die Gesprächspsychotherapie.

15.2 Anhaltende, manische und bipolare affektive Störungen

15.2.1 Allgemeine Kennzeichen und Häufigkeit

Anhaltende affektive Störungen: Dysthymie und Zyklothymie

Die anhaltenden affektiven Störungen werden unterteilt in dysthyme und zyklothyme Störungen. Die Dysthymie ist gekennzeichnet durch eine anhaltende depressive Verstimmung, die jedoch nicht schwer genug ist, um die Kriterien einer depressiven Störung zu erfüllen. Bei der Zyklothymie besteht eine andauernde Instabilität der Stimmung mit zahlreichen Phasen leichter depressiver oder manischer Verstimmung, die sich abwechseln, aber nur in Ausnahmefällen die Kriterien für eine hypomanische oder leichte depressive Episode erfüllen.

Beide Störungen halten mehrere Jahre an und verlaufen meist sogar chronisch. Die Auftretenshäufigkeit ist nicht leicht zu bestimmen wegen der häufig subklinischen Ausprägung der Symptomatik. Wittchen et al. (1994) geben für die dysthyme Störung eine Lebenszeitprävalenz zwischen 3,1 und 3,9% an, Angst (1996) findet in einer Literaturübersicht Prozentwerte zwischen 1,1 und 20,6%. Frauen erkranken deutlich häufiger als Männer (Kessler et al. 1994). Die Auftretenshäufigkeit zyklothymer Störungen scheint wesentlich geringer zu sein, man rechnet mit einer Lebenszeitprävalenz von 0,4–1%, wobei das Risiko eines späteren Übergangs in eine bipolare Störung mit 15–50% angegeben wird. Dysthymie und Zyklothymie beginnen meist in einem frühen Lebensalter, die Dysthymie mitunter sogar schon in der Kindheit, die Zyklothymie im Jugend- oder frühen Erwachsenenalter.

Manische Episoden

Die manischen Episoden sind vor allem gekennzeichnet durch eine abnorme und situationsinadäquate gehobene oder reizbare Stimmung mit übersteigertem Selbstwertgefühl, Größenideen, Rededrang und erhöhter Ablenkbarkeit. Aktivität und Antrieb sind gesteigert, das Schlafbedürfnis ist reduziert, die schulische und soziale Leistungsfähigkeit ist je nach Schweregrad beeinträchtigt oder vollständig unterbrochen. Es werden drei Schweregrade unterschieden. In einer **hypomanischen Episode** ist eine soziale Integration in der Regel noch möglich. Eine **Manie ohne psychotische Symptome** geht einher mit einem Mangel oder einem Verlust sozialer Hemmungen, und bei einer **Manie mit psychotischen Symptomen** treten Wahnvorstellungen und Größenideen hinzu.

! Einzelne manische Episoden sind selten. In mehr als 90% der Fälle erleben die Patienten weitere Episoden, oft in einem zeitlichen Zusammenhang mit einer depressiven Phase.
Die Abgrenzung von einer Schizophrenie kann dann erschwert sein, wenn im Rahmen der manischen Episode Wahn und Halluzinationen hinzukommen.

Vor dem 10. Lebensjahr sind manische Episoden ausgesprochen selten und eher durch eine gesteigerte Aktivität, risikofreudiges Verhalten sowie eine erhöhte Labilität gekennzeichnet. Besonders schwierig scheint die Klassifizierung im Jugendalter zu sein. Zum einen können in diesem Alter bei manischen Störungen massive Verhaltensauffälligkeiten auftreten mit antisozialem Verhalten, Schuleschwänzen und vor allem auch mit Drogenkonsum, die nur schwer von allgemeinen Sozialisationsstörungen zu unterscheiden sind. Zum anderen treten bei einem Beginn im Jugendalter auch häufiger psychotische Symptome auf als im Erwachsenenalter, wodurch eine Abgrenzung gegenüber der Schizophrenie erschwert wird. Katamnestische Untersuchungen haben ergeben, dass bis zu 40% der manischen oder bipolaren Störungen im Jugendalter als Schizophrenie oder andere psychotische Störungen verkannt werden (Werry u. McClellan 1992; Carlson et al. 1994).

Bipolare Störung

Bei einer bipolaren Störung treten mehrere Episoden auf, in denen Stimmung und Aktivitätsniveau deutlich gestört sind. Das können Phasen mit gehobener Stimmung, vermehrtem Antrieb und Aktivität sein (Manie oder Hypomanie), die sich mit Episoden einer Stimmungssenkung und vermindertem Antrieb und Aktivität (Depression) abwechseln. Es kann sich auch um Phasen handeln, in denen täglich ein schneller Wechsel zwischen manischen und depressiven Zuständen auftritt (gemischte Episode).

Das Ersterkrankungsalter für die bipolare Störung liegt zwischen 15 und 30 Jahren, die Lebenszeitprävalenz wird mit 1–1,6% angegeben (DSM-IV).

15.2.2 Klinische Symptomatik

Dysthymie

Die Dysthymie besteht vor allem in einer anhaltenden depressiven Verstimmtheit, die sich bei Kindern und Jugendlichen auch in einer chronischen Gereiztheit zeigen kann. Im Unterschied zu den depressiven Störungen sind die Symptome einer Dysthymie jedoch schwächer ausgeprägt, und sie halten länger an, mindestens 1–2 Jahre. Neben der niedergeschlagenen oder traurigen Gestimmtheit sind die in der folgenden Übersicht aufgeführten Merkmale typisch.

Typische Merkmale der Dysthymie
- Energielosigkeit oder Erschöpfung
- Reduziertes Selbstwertgefühl
- Schlafstörungen (Schlafbedürfnis erhöht oder erniedrigt)
- Konzentrationsschwierigkeiten und Leistungsstörungen
- Gefühl von Hoffnungslosigkeit und Verzweiflung
- Interessenverlust, sozialer Rückzug
- Appetitlosigkeit oder gesteigertes Essbedürfnis
- Gereizte Stimmung (bei Jugendlichen)

Diese Symptome führen in aller Regel zu Schwierigkeiten in der Schule oder im Beruf. Die Beziehungen zu Familienangehörigen oder in den Bezugsgruppen werden beeinträchtigt, was zu einer Reduzierung sozialer Aktivitäten führt. Kleinere Kinder weinen oft, ältere ziehen sich sozial zurück, Jugendliche sind ständig gereizt.

Um die Diagnose einer dysthymen Störung zu rechtfertigen, müssen diese Symptome einerseits zu einer erkennbaren Funktionsbeeinträchtigung führen, andererseits dürfen sie aber nicht im Zusammenhang mit einer depressiven Störung (DSM-IV: Major Depression) oder einer Schizophrenie auftreten.

Zyklothymie

Bei einer Zyklothymie wechseln sich Phasen dysthymer Störungen mit Phasen hypomanischer Symptome ab. Kriterium zur Abgrenzung von der Depression und der bipolaren Störung ist wiederum die schwächere Ausprägung der Symptome, die nicht die Voraussetzungen für die Diagnose einer Depression oder einer Manie erfüllen.

Die Phasen der hypomanischen Symptomatik weisen die in der folgenden Übeersicht zusammengestellten Merkmale auf.

Merkmale der Phasen mit hypomanischer Symptomatik
- Gesteigerter Antrieb und vermehrte Aktivität
- Vermindertes Schlafbedürfnis
- Gesteigertes Selbstwertgefühl
- Rededrang
- Überschwenglicher Optimismus
- Erhöhte Ablenkbarkeit
- Kritiklosigkeit

Die Instabilität der Stimmungen hält bei der Zyklothymie in der Regel mehrere Jahre an und geht vor allem bei Jugendlichen häufig mit Substanzmittelmissbrauch einher.

Manische Episode und bipolare Störung

Manische Episoden sind deutlich abgrenzbare Phasen einer gehobenen oder reizbaren Stimmung, verbunden mit einer Aktivitäts- und Antriebssteigerung. Einzelne manische Episoden treten nur selten auf, in über 90% der Fälle kommt es zu Rezidiven oder zu einem Wechsel zwischen manischen und depressiven Phasen. Aus diesem Grund wird die kennzeichnende Symptomatik für die manische Episode und die bipolare Störung gemeinsam dargestellt.

Die Hauptmerkmale einer manische Episode sind neben der erwähnten Aktivitäts- und Antriebssteigerung in der folgendenÜbersicht aufgeführt.

Hauptmerkmale einer manischen Episode
- Ideenflucht, Rededrang
- Konzentrationsstörungen
- Übersteigertes Selbstwertgefühl
- Vermindertes Schlafbedürfnis
- Verlust sozialer und sexueller Hemmungen
- Größenideen, evtl. Halluzinationen

Die einzelnen Phasen können rasch wechseln, wie am Beispiel der folgenden Fallbeschreibungen aus Eggers (1973) deutlich wird.

Fallbeschreibung

Bei einem Patienten trat erstmals mit 13 Jahren eine schizoaffektiv-bipolare Krankheitsepisode auf mit depressiven und manischen Phasen, die sich teilweise innerhalb von Stunden abwechselten. An einem Tag machte er sich Selbstvorwürfe, er sei ein Dieb, habe Autos gestohlen, er sei der Teufel und solle in den USA auf den elektrischen Stuhl gebracht werden, dann wieder war die Stimmung bestens, vorübergehend glaubte er, das sei alles Einbildung. Kurz darauf wollte er sich Fußballschuhe kaufen, weil er an einem großen Spiel teilnehmen müsste. In dieser Phase hielt er sich für den Stationsarzt und behauptete beim Schachspiel, die eine Spielfigur sei Pélé. In den Jahren danach traten bei diesem Patienten über 20 meist manische Phasen auf. Im Alter von 45 Jahren wurde bei einer Nachuntersuchung eine Teilremission festgestellt. Der Patient hatte mehrere Ausbildungen abgeschlossen, war verheiratet, hatte einen kleinen Freundeskreis, spielte in seiner Freizeit mehrere Musikinstrumente und komponierte Trios und Quartette, die publiziert wurden. Allerdings traten etwa im Abstand von 2 Jahren immer noch Phasen mit motorischer Unruhe, Schlaflosigkeit und erhöhter Reizbarkeit auf.

Fallbeschreibung

Ein 16-jähriger Patient der Essener Klinik für Psychiatrie und Psychotherapie des Kindes- und Jugendalters zeigte in seinen manischen Phasen neben gesteigertem Redefluss und Ideenflüchtigkeit eine erhebliche Impulsivität. Auf der Station lief er plötzlich los und sprang aus vollem Lauf mit beiden Füßen gegen die Tür. Im Eingangsbereich sprang er ebenso plötzlich hoch an den dort hängenden Adventskranz und riss ihn herunter. Dieser Patient wurde bei einer Nachuntersuchung 15 Jahre später als voll remittiert eingeschätzt. Er hatte ein Theologiestudium erfolgreich abgeschlossen, ist als Gemeindepfarrer tätig und verheiratet.

Die soziale Anpassungsfähigkeit ist in den manischen Episoden je nach Schweregrad der Symptomatik mehr oder weniger beeinträchtigt. Während leichte Formen der Hypomanie vor allem in Künstlerkreisen noch als Phasen besonderer Kreativität angesehen werden können, ist die Lebensführung bei einer schweren Manie in der Regel stark beeinträchtigt, vor allem dann, wenn psychotische Störungen der Realitätserfassung hinzutreten. Bei Jugendlichen besteht durch die erhöhte Reizbarkeit und die zusätzliche Gefährdung durch Drogenkonsum eine erhebliche Störung des sozialen Funktionsniveaus.

15.2.3 Diagnostische Leitlinien

Dysthymie und Zyklothymie

Die Diagnosekriterien der ICD-10 und des DSM-IV für die Dysthymie und die Zyklothymie werden in den ◻ Tabellen 15.7 und 15.8 gegenübergestellt.

Das DSM-IV sieht für Jugendliche eine Modifikation vor, die in der ICD-10 keine Entsprechung hat. Die Dauer dieser Störung muss nur 1 Jahr betragen und die Stimmung kann auch gereizt sein.

Manische Episoden

Auch bei der Klassifikation der manischen Episoden wird zwischen Erwachsenen, Kindern und Jugendlichen nicht unterschieden. Zwischen der ICD-10 und der DSM-IV bestehen in der Klassifikation der Manien jedoch konzeptionelle Unterschiede. Mit der ICD-10 ist es möglich, eine einzelne manische Episode als solche zu klassifizieren (F30.0/F30.1). Die DSM-IV beschreibt zwar die Kriterien einer manischen Episode, klassifiziert sie jedoch nur als Element der bipolaren Störung (296.X), wobei eine einzelne Episode mit 296.0 verschlüsselt wird. In der Tabelle 15.9 werden die Merkmale einer manischen Episode nach ICD-10 und DSM-IV dargestellt.

Bipolare Störung

Nach der ICD-10 wird die Diagnose einer bipolaren Störung auch dann vergeben, wenn nur wiederholte manische Episoden auftreten. Die DSM-IV unterscheidet die Bipolar-I- und die Bipolar-II-Störungen. Bei einer Bipolar-I-Störung treten manische Episoden auf, entweder einzeln, rezidivierend oder abwechselnd mit depressiven oder gemischten Phasen. Bei der Bipolar-II-Störung treten keine manischen Phasen auf, sondern nur depressive und allenfalls eine einzelne hypomane Episode.

15.2.4 Differenzialdiagnosen

Dysthyme Störungen sind abzugrenzen von einfachen Trauerreaktionen, die zum einen einen erkennbaren Auslöser haben und zum anderen weniger als 2 Jahre andauern, und von einer depressiven Episode, in der für einen begrenzten Zeitraum dieselben Symptome auftreten können wie in einer Dysthymie, nur stärker ausgeprägt.

Die **Zyklothymie** wiederum muss abgegrenzt werden von der bipolaren Störung. Die Zyklothymie stellt eine dauernde Stimmungslabilität dar, ohne dass die Kriterien einer auch nur leichten depressiven Episode oder einer Hypomanie erreicht werden. Die Abgrenzung ist jedoch nur quantitativ und kann in Einzelfällen schwierig sein.

Bei **manischen Episoden** und **bipolaren Störungen** sind eine Schizophrenie oder eine schizoaffektive Störung auszuschließen, was vor allem dann schwierig sein kann, wenn psychotische Symptome im Sinne von Wahn und Halluzinationen beteiligt sind (▶ s. Abschn. 14.6).

15.2.5 Verlauf und Prognose

Die anhaltenden affektiven Störungen haben einen frühen und meist schleichenden Beginn. Die **Dysthymie** beginnt oft schon im Kindes-, die **Zyklothymie** eher im Jugendalter. Die Prognose ist ungünstig, der Verlauf oft chronisch. Etwa 40% der anhaltenden affektiven Störungen sind auch 10 Jahre nach dem Beginn nachweisbar, etwa 20% der **Dysthymien** gehen in eine Depression über. Die **Zyklothymien** gehen mit ähnlicher Wahrscheinlichkeit in bipolare Störungen über. Genaue Untersuchungen zum Langzeitverlauf liegen nicht vor.

Das durchschnittliche Ersterkrankungsalter für die **manische Episode** liegt bei etwa 20 Jahren. Die Erkrankung beginnt oft akut innerhalb weniger Tage, meist im Zusammenhang mit psychosozialen Belastungen. Die manischen Episoden sind kürzer als die depressiven und enden abrupter. In 50–70% der Fälle steht die manische Episode in einem unmittelbaren zeitlichen Zusammenhang mit einer depressiven Störung und wird dann als bipolare Störung (DSM-IV: Bipolar-I-Störung klassifiziert).

Bipolare Störungen beginnen in der Mehrzahl der Fälle mit einer depressiven Episode, an die sich eine manische Phase anschließt. Bipolare Erkrankungen haben eine Rezidivrate von über 90%, wobei die Rate bei Bipolar-I-Störungen etwas höher liegt als bei Bipolar-II-Störungen. In

Tabelle 15.7. Diagnosekriterien für die Dysthymie nach ICD-10 und DSM-IV

ICD-10	DSM-IV
A. Konstante oder konstant wiederkehrende Depression über einen Zeitraum von mindestens 2 Jahren. Dazwischenliegende Perioden normaler Stimmung dauern selten länger als einige Wochen, hypomanische Episoden kommen nicht vor	A. Depressive Verstimmung, die die meiste Zeit des Tages an mehr als der Hälfte aller Tage, entweder vom Patienten berichtet oder von anderen beobachtet, über einen mindestens 2-jährige Zeitraum andauert **Beachte:** Bei Kindern und Heranwachsenden kann reizbare Verstimmung vorliegen und die Dauer muss mindestens 1 Jahr betragen
B. Keine oder nur sehr wenige der einzelnen depressiven Episoden während eines solchen Zweijahreszeitraums sind so schwer oder dauern so lange an, dass sie die Kriterien für eine rezidivierende leichte depressive Störung (F33.0) erfüllen	B. Während der depressiven Verstimmung bestehen mindestens 2 der folgenden Symptome: (1) Appetitlosigkeit oder übermäßiges Bedürfnis zu essen (2) Schlaflosigkeit oder übermäßiges Schlafbedürfnis (3) Energiemangel oder Erschöpfung (4) Geringes Selbstwertgefühl (5) Konzentrationsstörungen oder Entscheidungserschwernis (6) Gefühl der Hoffnungslosigkeit
C. Wenigstens während einiger Perioden der Depression sollten mindestens 3 der folgenden Symptome vorliegen: 1. Verminderter Antrieb oder Aktivität 2. Schlaflosigkeit 3. Verlust des Selbstvertrauens 4. Konzentrationsschwierigkeiten 5. Neigung zum Weinen 6. Verlust des Interesses oder der Freude an Sexualität oder anderen angenehmen Aktivitäten 7. Gefühl von Hoffnungslosigkeit und Verzweiflung 8. Erkennbares Unvermögen mit den Routineanforderungen des täglichen Lebens fertig zu werden 9. Pessimismus im Hinblick auf die Zukunft oder Grübeln über die Vergangenheit 10. Sozialer Rückzug	C. In der betreffenden Zweijahresperiode (1 Jahr bei Kindern und Heranwachsenden) gab es keinen Zeitraum von mehr als 2 Monaten ohne Symptome wie unter A und B beschrieben D. In den ersten 2 Jahren der Störung (1 Jahr bei Kindern und Heranwachsenden) bestand keine Episode einer Major Depression, d. h. das Störungsbild wird nicht besser durch eine chronische oder teilremittierte Major Depression erklärt E. Zu keinem Zeitpunkt ist eine manische Episode, eine gemischte Episode oder eine hypomane Episode aufgetreten, und die Kriterien für eine zyklothyme Störung waren niemals erfüllt F. Die Störung tritt nicht ausschließlich im Verlauf einer chronischen psychotischen Störung wie Schizophrenie oder wahnhafte Störung auf G. Die Symptome gehen nicht auf die direkte Wirkung einer Substanz (z. B. Droge, Medikament) oder eines medizinischen Krankheitsfaktors (z. B. Hypothyreose) zurück H. Die Symptome verursachen in klinisch bedeutsamer Weise Leiden oder Beeinträchtigungen in sozialen, beruflichen oder anderen wichtigen Funktionsbereichen
Beachte: Wenn gewünscht, kann ein früher (in der Adoleszenz oder in den 20ern) oder ein später Beginn (meist zwischen dem 30. und 50. Lebensjahr, im Anschluss an eine affektive Episode) näher gekennzeichnet werden	Bestimme, ob: – mit frühem Beginn: Beginn der Störung vor Vollendung des 21. Lebensjahres – mit spätem Beginn: Beginn der Störung im Alter von 21 Jahren oder später

den krankheitsfreien Intervallen erreichen die meisten Patienten (70–80%) wieder ihre volle Leistungsfähigkeit.

15.2.6 Ätiopathogenese

Bei anhaltenden affektiven Störungen und bei Depressionen gibt es eine familiäre Häufung affektiver Erkrankungen. Das Risiko einer schizophrenen Erkrankung ist in diesen Familien jedoch nicht erhöht (Kendler et al. 1998). Im familiären Umfeld von Patienten mit manischen und bipolaren Störungen hingegen findet sich ein weites Spektrum anderer psychiatrischer Störungen, u. a. treten auch gehäuft Schizophrenien auf. Diese Befunde der Roscommon-Studie (Kendler et al. 1995) deuten auf eine komplexere Ätiologie psychotischer Störungen hin, als es durch die Dichotomie von Kraepelin (1913) zwischen der Dementia praecox und dem manisch-depressiven Irresein nahegelegt worden ist.

Zusammenhänge mit psychosozialen Auslösern konnten bisher für die Dysthymie und die Zyklothymie nicht gefunden werden (Hirschfeld et al. 1989). Neurobiologische Befunde bei anhaltenden affektiven Störungen deuten auf ähnliche Neurotransmitterstörungen hin wie bei depressiven Störungen (Rowland u. Thase 1991). Zwillings- und Adoptionsstudien belegen für die manischen und bipolaren Störungen den Einfluss genetischer Faktoren (Simpson u. De Paulo 1998).

Tabelle 15.8. **Diagnosekriterien für die Zyklothymie nach ICD-10 und DSM-IV**

ICD-10	DSM-IV
A. Stimmungsinstabilität mit mehreren Perioden von Depression und Hypomanie, mit oder ohne normale Stimmung im Intervall über mindestens 2 Jahre	A. Für die Dauer von mindestens 2 Jahren bestehen zahlreiche Perioden mit hypomanen Symptomen und zahlreiche Perioden mit depressiven Symptomen, die nicht die Kriterien einer Episode einer Major Depression erfüllen **Beachte:** Bei Kindern und Heranwachsenden muss die Dauer 1 Jahr betragen
B. Während einer solchen Zweijahresperiode war keine depressive oder hypomanische Stimmungsschwankung so schwer oder so lang anhaltend, dass sie die Kriterien für eine manische, eine mittelgradige oder schwere depressive Episode erfüllte. Manische oder depressive Episoden können jedoch vor oder nach einer solchen Periode länger anhaltender Stimmungslabilität auftreten	B. Während dieser Zweijahresperiode (1 Jahr bei Kindern und Heranwachsenden) bestand nicht länger als 2 Monate Symptomfreiheit gemäß Kriterium A
C. Wenigstens während einiger depressiver Episoden sollten mindestens 3 der folgenden Symptome vorhanden sein: 1. Verminderter Antrieb oder Aktivität 2. Schlaflosigkeit 3. Verlust des Selbstvertrauens oder Gefühl von Unzulänglichkeit 4. Konzentrationsschwierigkeiten 5. Sozialer Rückzug 6. Verlust des Interesses oder der Freude an Sexualität und anderen angenehmen Aktivitäten 7. Verminderte Gesprächigkeit 8. Pessimismus im Hinblick auf die Zukunft oder Grübeln über die Vergangenheit	C. Während der ersten 2 Jahre der Störung bestand keine Episode einer Major Depression, manische Episode oder gemischte Episode **Beachte:** Wenn nach den ersten 2 Jahren einer zyklothymen Störung (1 Jahr bei Kindern und Heranwachsenden) manische oder gemischte Episoden die Störung überlagern, kann zusätzlich eine Bipolar-I-Störung diagnostiziert werden. Bei überlagernden Episoden einer Major Depression nach dem ersten Zweijahreszeitraum kann zusätzlich eine Bipolar-II-Störung diagnostiziert werden
D. Wenigstens während einiger Perioden mit gehobener Stimmung sollten 3 der folgenden Symptome vorhanden sein: 1. Vermehrter Antrieb oder Aktivität 2. Herabgesetztes Schlafbedürfnis 3. Überhöhtes Selbstgefühl 4. Geschärftes oder ungewöhnlich kreatives Denken 5. Mehr Geselligkeit als sonst 6. Gesprächiger oder witziger als sonst 7. Gesteigertes Interesse und Sicheinlassen in sexuelle oder andere angenehme Aktivitäten 8. Überoptimistisch oder Übertreibung früherer Erfolge	D. Die Symptome aus A können nicht besser durch eine schizoaffektive Störung erklärt werden und überlagern nicht eine Schizophrenie, schizophreniforme Störung, wahnhafte Störung oder nicht näher bezeichnete psychotische Störung
	E. Die Symptome gehen nicht auf die direkte körperliche Wirkung einer Substanz (z. B. Droge, Medikament) oder eines medizinischen Krankheitsfaktors zurück Die Symptome verursachen in klinisch bedeutsamer Weise Leiden oder Beeinträchtigungen in sozialen, beruflichen oder anderen wichtigen Funktionen

15.2.7 Therapie

Dysthymie

Dysthyme Störungen können meist ambulant behandelt werden. Eine stationäre Behandlung wird in der Regel nur erforderlich bei besonders ausgeprägten komorbiden Störungen oder bei Suizidalität.

Die Therapie findet mit vergleichbaren komplexen Interventionsprogrammen statt, wie sie auch zur Behandlung der Depression eingesetzt werden (s. Übersicht S. 443, Tabellen 15.5 und 15.6). Der Einsatz von Medikamenten wird wegen der in der Regel schwächer ausgeprägten Symptomatik nur in Ausnahmefällen erforderlich sein. In der Mehrzahl der Fälle werden dysthyme Patienten psychotherapeutisch behandelt, wobei kognitiv-verhaltenstherapeutisch orientierte Ansätze die höchsten Erfolgsraten nachweisen konnten.

Zyklothymie

Zur medikamentösen Behandlung der Zyklothymie von Jugendlichen liegen bisher keine kontrollierten Studien vor. Es gibt einige Hinweise, dass Lithium stimmungssta-

Tabelle 15.9. Diagnosekriterien für die Manie nach ICD-10 und DSM-IV. (Nach Laux 2000)

ICD-10	DSM-IV
Symptomatologie	
Situationsinadäquate, anhaltende gehobene Stimmung (sorglos-heiter bis erregt)	Eine mindestens einwöchige abgegrenzte Periode abnormer und anhaltend gehobener, expansiver oder reizbarer Stimmung
Selbstüberschätzung	Übersteigertes Selbstwertgefühl oder Größenideen
Vermindertes Schlafbedürfnis	Vermindertes Schlafbedürfnis
Gesprächigkeit/Rededrang	Rededrang, Ideenflucht
Störungen der Aufmerksamkeit und Konzentration, Ablenkbarkeit	Erhöhte Ablenkbarkeit
Hyperaktivität	Gesteigerte Betriebsamkeit/Aktivität (sozial, sexuell, vermehrte/unsinnige Geldausgabe)
Schweregrad	
Mittelgradig: Manie ohne psychotische Symptome Zusätzlich: berufliche/soziale Funktionsfähigkeit unterbrochen **Schwer:** Manie mit psychotischen Symptomen Zusätzlich: Wahn	**Hypomane Episode:** Die Störung ist nicht schwer genug, um eine deutliche Beeinträchtigung der beruflichen oder sozialen Funktionen zu verursachen oder eine Hospitalisierung erforderlich zu machen
Mindestdauer	
1 Woche	1 Woche

bilisierend wirkt. In den hypomanischen Phasen werden auch niedrigpotente Neuroleptika eingesetzt.

Psychotherapeutische Ansätze erfordern wegen der Stimmungslabilität der Patienten ein stärker strukturiertes Vorgehen als bei der Dysthymie. Besonders bei jüngeren Patienten ist dabei eine enge Einbeziehung und Beratung der Eltern oder sonstiger Bezugspersonen erforderlich.

Bipolare Störungen und manische Episoden

Bipolare Störungen und vor allem manische Episoden sind wegen der meist fehlenden Krankheitseinsicht und der daraus resultierenden niedrigen Compliance schwer zu behandeln. Schon aus diesem Grund ist zu Beginn der Therapie häufig eine stationäre Aufnahme erforderlich, die aber auch bei vitaler Selbstgefährdung und bei gravierender Beeinträchtigung im sozialen Bereich indiziert sein kann. Ambulante Behandlungen sind nur möglich bei schwächerer Ausprägung der Symptome, hinreichender Compliance und günstigen familiären oder psychosozialen Bedingungen.

! **In der Regel ist eine medikamentöse Therapie erforderlich, die bei gegebenen Voraussetzungen kombiniert werden sollte mit einer Psychotherapie sowie einer engen Einbeziehung und Unterstützung der engsten Bezugspersonen.**

Die Pharmakotherapie zielt darauf ab, die Affekte zu stabilisieren und evtl. vorhandene psychotische Symptome abzubauen.

Zu Beginn ist das informierte Einverständnis von Patient und Angehörigen einzuholen. **Mittel der 1. Wahl** zur Behandlung manischer Symptome und zur Rezidivprophylaxe ist **Lithium.** Es wird vor allem eingesetzt bei einer geringen komorbiden Belastung und stimmungskongruenten psychotischen Symptomen. Die Dosierung richtet sich nach dem Lithiumspiegel, der in der Akuttherapie zwischen 0,8 und 1,2 mval/l liegen sollte.

Nach Abklingen der akuten Symptomatik sollte Lithium etwa 12 Monate zur Rezidivprophylaxe weiter gegeben werden, wobei bei der Behandlung von Kindern und Jugendlichen bisher keine eindeutigen Kriterien für die Durchführung der Rezidivprophylaxe vorliegen. Der Lithiumspiegel während der Rezidivbehandlung sollte zwischen 0,6 und 0,8 mval/l liegen. Der Serumlithiumspiegel ist 2-mal monatlich zu kontrollieren, Schilddrüsen- und Nierenfunktionen, Harnbefund sowie EKG sollten alle 3–6 Monate überprüft werden. Die wichtigsten Nebenwirkungen der Lithiumbehandlung sind Gewichtszunahme, Sedierung, Polyurie und Tremor. Außerdem können Schilddrüsen- und Nierenfunktionsstörungen sowie Arrhytmien, EEG-Veränderungen und Störungen des Kalziumstoffwechsels auftreten.

Als **Mittel 2. Wahl** gilt **Carbamazepin.** Es wird als Alternative betrachtet bei bestehender Lithiumunverträglichkeit und bei atypischen bipolaren Störungen mit stimmungsinkongruenter Symptomatik und psychiatrischer Komorbidität. In diesen Fällen ist auch eine Kombination mit Neuroleptika sinnvoll zur Behandlung der psychotischen Symptomatik (Kafantaris et al. 2001; ▶ s. Abschn. 6.9.7)

Fazit für die Praxis

Die Behandlung bipolarer Störungen birgt besondere Schwierigkeiten, deshalb werden nachfolgend einige Vorschläge für die Praxis gemacht.

1. Der Verlauf der bipolaren Erkrankung ist sehr unregelmäßig. Deshalb ist es oft schwierig zu entscheiden, ob eine Veränderung in der Symptomatik ein Behandlungseffekt ist oder dem natürlichen Verlauf entspricht.
   Lösung: Systematische Dokumentation der Häufigkeit und der Intensität der Stimmungsschwankungen. Die Dokumentation sollte auch Selbstbeschreibungen der Patienten enthalten.
2. Die Unterscheidung zwischen Episode und Intervall ist nicht immer einfach. Dementsprechend kann die Entscheidung über eine Fortsetzung oder Veränderung der Therapie schwierig sein.
   Lösung: Der Therapeut sollte in dieser Frage eng mit dem Patienten und dessen Angehörigen zusammenarbeiten. Auch wenn das Risiko einer Fehleinschätzung damit nicht beseitigt wird, kann die Übereinstimmung mit dem Patienten und seinen Eltern bei der Entscheidung über die Fortsetzung oder die Veränderung eines Behandlungskonzeptes dieses Risiko verringern.
3. Während des Behandlungsverlaufes gibt es in der Regel keine einzelne Maßnahme, die allen therapeutischen Erfordernissen genügt.
   Lösung: Die Integration von medikamentöser Therapie, psychosozialen Interventionen, Psychotherapie, Familientherapie und Selbsthilfegruppen erhöht die Wahrscheinlichkeit für positive Synergieeffekte in der Therapie. Spezielle Therapieansätze für bipolare Störungen sollten kombiniert werden mit unspezifischen psychoedukativen Elementen.
4. Auch eine effektive Therapie kann mit belastenden Nebenwirkungen verbunden sein. Die Beachtung und Dokumentation unerwünschter Nebenwirkungen ist unbedingt erforderlich, weil sie die Compliance entscheidend beeinflussen. Eine der häufigsten Gründe für Noncompliance ist die Gewichtszunahme, die als Nebenwirkung der affektstabilisierenden Medikation auftritt. Bowden (2000) berichtet von einer Gewichtszunahme bei 16% der Patienten mit Lithium und bei 4% mit Placebo. Guille et al. (2000) haben festgestellt, dass die Gewichtszunahme nach 3 Monaten Behandlung mit Risperidon signifikant geringer war als in der Behandlung mit Olanzapin.
   Lösung: Generell sollten die Patienten über Behandlungsalternativen informiert werden, wobei mit der für den Patienten attraktivsten Form begonnen werden sollte. Im Falle der unerwünschten Gewichtszunahme sollte zunächst eine Kontrolle über eine Diät oder körperliche Aktivitäten versucht werden. Wenn das nicht gelingt, muss auch an einen Wechsel des Medikamentes gedacht werden.
5. Auch diejenigen Patienten, die die Behandlung zunächst akzeptiert hatten, sind dann häufig noncompliant, wenn sich ihr Zustand im Krankheitsverlauf wieder verschlechtert.
   Lösung: Es sollte ein Therapiekontrakt zwischen Therapeut, Patient und Angehörigen geschlossen werden. Damit wird die Kontinuität der Behandlung auch während der Phasen der Symptomverschlechterung gefördert.
6. Häufig benötigen die Patienten Behandlungen für mehrere Störungen.
   Lösung: Eine sorgfältige Diagnose unter Einbeziehung der Angehörigen ist die Voraussetzung für eine angemessene Therapie aller Aspekte der Erkrankung. Begonnen wird mit der am meisten akuten Störung. Die Therapieziele können dann nach den individuellen Besonderheiten des jeweiligen Patienten neu bestimmt werden.
7. Die Behandlung einer Störung kann eine andere Störung verstärken.
   Lösung: Bei der Behandlung der bipolaren Störung ist die Interaktion zwischen verschiedenen Medikamenten besonders wichtig. Es muss bedacht werden, dass ein antidepressives Medikament zu einem Umschlag der Stimmung führen kann. Antidepressive Medikamente sind daher kontraindiziert, wenn aus der Anamnese eine besondere affektive Instabilität bekannt ist.

Literatur

Anand A, Charney DS (1997) Catecholamines and depression. In: Honig A, Van Praag HM (eds) Depression: neurobiological, psychopathological and therapeutic advances. Wiley, Chichester, pp 147–178

Anderson JC, Williams S, McGee R, Silva PA (1987) DSM-III disorders in preadolescent children. Prevalence in a large sample from the general population. Arch Gen Psychiatry 44:69–76

Angold A, Costello EJ (1993) Depressive comorbidity in children and adolescents: Empirical, theoretical and methodological issues. Am J Psychiatry 150:1779–1791

Angst J, Kupfer DJ, Rosenbaum JF (1996) Recovery from depression: Risk or reality? Acta Psychiatr Scand 93:413–419

Angst J (1995) The epidemiology of depressive disorders. Eur Neuropsychopharmacol 5 [Suppl]:95–98

Beck AT (1976) Cognitive therapy and the emotional disorders. International Univ Press, New York

Bowden CL (2000) Efficacy of lithium in mania and maintenance therapy of bipolar disorder. J Clin Psychiatry 61 [Suppl 9]:35–40

Brown GW (1997) A Psychosocial perspective and the aetiology of depression. In: Honig A, Van Praag HM (eds) Depression: neurobiological, psychopathological and therapeutic advances. Wiley, Chichester, pp 343–364
Brown GW, Harris TO, Hepworth C (1994) Life-events and endogenous depression. Arch Gen Psychiatry 51:525–534
Bruce ML, Takeuchi DT, Leaf PJ (1991) Poverty and psychiatric status. Arch Gen Psychiatry 48:474–479
Carlson GA, Fenning S, Bromet EJ (1994) The confusion between bipolar disorder and schizophrenia in youth: where does it stand in the 1990s? J Am Acad Child Adolesc Psychiatry 33:453–460
Eggers C (1973) Verlaufsweisen kindlicher und präpuberaler Schizophrenien. Springer, Berlin Heidelberg New York
Eggers C, Stage A (1994) Kinder- und jugendpsychiatrische Ansätze bei Depression: Ein integratives Modell. Kindh Entw 3:178–184
Essau CA, Petermann F (1998) Life events and coping: Their association to depressive disorders among adolescents. Seventh International Conference on Social Stress Research, Budapest
Essau CA, Petermann F (eds) (1999) Depressive disorders in children and adolescents: Epidemiology, risk factors, and treatment. Aronson, New Jersey
Essau CA, Karpinski NA, Petermann F, Conradt J (1998) Häufigkeit, Komorbidität und psychosoziale Beeinträchtigung von depressiven Störungen bei Jugendlichen: Ergebnisse der Bremer Jugendstudie. Z Klin Psychol Psychiatr Psychother 46:319–329
Goodyer IM (1999) The influence of recent life events on the onset and outcome of major depression in young people. In: Essau CA, Petermann F (eds) Depressive disorders in children and adolescents: Epidemiology, risk factors, and treatment. Aronson, New Jersey, pp 237–260
Groen G, Petermann F (1998) Depression. In: Petermann F, Kusch M, Niebank K (Hrsg) Entwicklungspsychopathologie. Ein Lehrbuch. Psychologie Verlags Union, Weinheim, S 327–361
Guille C, Sachs GS, Ghaemi SN (2000) A naturalistic comparison of clozapine, risperidone, and olanzapine in the treatment of bipolar disorder. J Clin Psychiatry 61:638–642
Hautzinger M (1997) Depression. In: Petermann F (Hrsg.) Fallbuch der Klinischen Kinderpsychologie. Hogrefe, Göttingen, S 147–158
Hirschfeld RMA, Klerman GL, Lavori P (1989) Premorbid personality assessments of first onset of major depression. Arch Gen Psychiatry 46:345–350
Kafantaris V, Coletti DJ, Dicker R et al. (2001) Adjunctive antipsychotic treatment of adolescents with bipolar psychosis. J Am Acad Child Adolesc Psychiatry 40:1448–1456
Kashani JH, Carlson GA (1987) Seriously depressed preschoolers. Am J Psychiatry 144:348–350
Kendler KS, Neale MC, Walsh D (1995) Evaluating the spectrum concept of schizophrenia in the Roscommon Family Study. Am J Psychiatry 152:749–754
Kendler KS, Karkowski LM, Walsh D (1998) The structure of psychosis: latent class analysis of probands from the Roscommon Family. Arch Gen Psychiatry 55:492–501
Kerns LL (1997) Hilfen für depressive Kinder. Ein Ratgeber. Huber, Bern
Kessler RC, McGonagle KA, Zhao S et al. (1994) Lifetime and 12-month prevalence of DSM-III-R psychiatric disorders in the United States. Results from the National Comorbidity Survey. Arch Gen Psychiatry 51/1:8–19
Kraepelin E (1913) Psychiatrie, 8. Aufl, Bd 3. Barth, Leipzig
Kusch M, Petermann F (1997) Komorbidität von Aggression und Depression. Kindh Entw 6:212–223
Kutcher S (1999) Pharmacotherapy of depression: A review of current evidence and practical clinical directions. In: Essau CA, Petermann F (eds) Depressive disorders in children and adolescents: Epidemiology, risk factors, and treatment. Aronson, New Jersey, pp 437–458
Laux G (2000) Anhaltende, manische und bipolare Störungen. In: Möller HJ, Laux G, Kapfhammer HP (Hrsg) Psychiatrie und Psychotherapie. Springer, Berlin Heidelberg New York
Lewinsohn PM, Clarke GN (1999) Psychosocial treatments for adolescent depression. Clin Psychol Rev 19:329–342
Lewinsohn PM, Hops H, Roberts RE et al. (1993) Adolescent psychopathology: I. Prevalence and incidence of depression and other DSM–III–R disorders in high school students. J Abnorm Psychol 102:133–144
Lewinsohn PM, Rohde P, Hautzinger M (1994) Kognitive Verhaltenstherapie depressiver Störungen im Jugendalter. Forschungsergebnisse und Behandlungsempfehlungen. Psychotherapeut 39:353–359
Lewinsohn PM, Zinbarg R, Seeley JR et al. (1997) Comorbidity among anxiety disordes and other mental disorders in adolescents. J Anxiety Disord 11:377–394
Linde K, Ramirez G, Mulrow CD et al. (1996) St John's wort for depression – an overview and meta-analysis of randomized clinical trials. Br Med J 313 [7052]:253–258
McCauley E, Myers K, Mitchell J et al. (1993) Depression in young people: Initial presentation and clinical course. J Am Acad Child Adolesc Psychiatry 32:714–722
Nolen-Hoeksema S, Girgus JS (1994) The emergence of gender differences in depression in children during adolescence. Psychol Bull 115:424–443
Nottelman ED, Jensen PS (1999) Comorbidity of depressive disorders in children and adolescents: Rates, temporal sequencing, course, and outcome. In: Essau CA, Petermann F (eds) Depressive disorders in children and adolescents: Epidemiology, risk factors, and treatment. Aronson, New Jersey, pp 137–191
Petermann F (2000) (Hrsg) Lehrbuch der klinischen Kinderpsychologie und -psychotherapie. Hogrefe, Göttingen
Rao U, Ryan ND, Birmaher B et al. (1995) Unipolar depression in adolescents: clinical outcome in adulthood. J Am Acad Child Adolesc Psychiatry 34:566–578
Roberts RE, Lewinsohn PM, Seeley JR (1995) Symptoms of DSM III-R major depression in adolescence: evidence from an epidemiological survey. J Am Acad Child Adolesc Psychiatry 34:1608–1617
Rowland RH, Thase ME (1991) Biological studies of dysthymia. Biol Psychiatry 30:283–304
Sanford M, Szatmari P, Spinner M et al. (1995) Predicting the one-year-course of adolescent major depression. J Am Acad Child Adolesc Psychiatry 34:1618–1628
Schwartz JA, Kaslow NJ, Racusin GR, Carton ER (1998) Interpersonal family therapy for childhood depression. In: Van Hasselt VB, Hersen M (eds) Handbook of psychological treatment protocols for children and adolescents. Erlbaum, New Jersey, pp 109–151
Seligman MEP (1995) Erlernte Hilflosigkeit, 5. Aufl. Psychologie Verlags Union, Weinheim
Simpson SG, De Paulo JR (1998) Genetics. In: Goodnick PJ (ed) Mania. Clinical and research perspectives. American Psychiatric Press, Washington, DC, pp 81–102
Tölle (1996) Psychiatrie, 11. Aufl. Springer, Berlin Heidelberg New York
Ustün TB, Sartorius N (1995) Mental illness in primary care: an international study. WHO, Wiley, Chichester
van Os J, Jones PB (1999) Early risk factors and adult person-environment relationships in affective disorder. Psychol Med 29:1055–1067
Werry JS, McClellan JM (1992) Predicting outcome in child and adolescent (early onset) schizophrenia and bipolar disorder. J Am Acad Child Adolesc Psychiatry 31:147–150
Weisz JR, Valeri SM, Mc Carty CA, Moore PS (1999) Interventions for child and adolescent depression: Features, effects and future directions. In: Essau CA, Petermann F (eds) Depressive disorders in children and adolescents: Epidemiology, risk factors, and treatment. Aronson, New Jersey, pp 384–435
Wittchen HU, Knauper B, Kessler RC (1994) Lifetime risk of depression. Br J Psychiatry 26:16–22
Wittchen HU, Nelson CB, Lachner G (1998) Prevalence of mental disorders and psychosocial impairments in adolescents and young adults. Psychol Med 28:109–126

Zwangsstörungen

C. Eggers

Im Vergleich mit anderen psychiatrischen Erkrankungen ist die Zwangsstörung mit einer Prävalenz von 2–4% kein seltenes Ereignis im Kindes- und Jugendalter. Im Kindesalter sind im Verhältnis 3:2 mehr Jungen als Mädchen betroffen, später gleicht sich die Geschlechtsverteilung aus. Zirka 80% der Erkrankungen manifestieren sich vor dem 18. Lebensjahr.

Die Zwangsstörung stellt in mehrfacher Hinsicht ein besonders facettenreiches Krankheitsbild dar. Besonders zu erwähnen sind dabei

- die Variabilität des symptomatologischen Erscheinungsbildes,
- die Heterogenität des Verlaufs und der Prognose,
- die Mehrdimensionalität ätiopathogenetischer Bedingungsfaktoren,
- eine enge Verflechtung von Psyche und Soma bzw. von »mind and brain«, deren Interaktionen hier paradigmatisch studiert werden können, sowie
- die multimodalen Behandlungsmöglichkeiten.

Ätiopathogenetisch spielen bei der Zwangsstörung erbgenetische, hirnorganische, lerntheoretische, lebensgeschichtlich-erlebnisreaktive und familien- und psychodynamische Faktoren eine Rolle. Von zentraler Bedeutung scheint eine kortikosubkortikale Dysfunktion zu sein, die u. a. in einem funktionalen Ungleichgewicht zwischen direkter (exzitatorischer) und indirekter (inhibitorischer) orbitofronto-striato-pallido-thalamo-kortikaler Neuronenschleife begründet ist.

Dieser Zusammenhang ist offenbar auch von großer therapeutischer Bedeutung: Sowohl durch psychotherapeutische Techniken als auch durch Serotoninwiederaufnahmehemmer konnte eine positive Beeinflussung der gestörten Interaktion zwischen aktivierenden und hemmenden orbitofronto-striato-thalamo-kortikalen Neuronenschleifen und eine Normalisierung pathologischer Stoffwechselprozesse in den beteiligten kortikalen (orbitofrontaler Kortex) und subkortikalen (Basalganglien, Thalamus) Strukuren nachgewiesen werden.

16.1 Definition und Klassifikation

Der Begriff »Zwang« (»obséssion«) wurde schon im Jahr 1838 von dem berühmten französischen Psychiater Esquirol eingeführt. In der deutschen Psychiatrie waren es vor allem Krafft-Ebing (1867) und Westphal (1877), die eine sorgfältige psychopathologische Beschreibung von Zwangsphänomenen vorlegten. Die immer noch gültige Definition des Zwangs stammt von K. Schneider (1967, S. 105):

> Zwang ist, wenn jemand Bewusstseinsinhalte nicht loswerden kann, obwohl er sie gleichzeitig als inhaltlich unsinnig oder wenigstens als ohne Grund beherrschend oder beharrend beurteilt.

! Zwangsinhalte werden als unsinnig erkannt und als persönlichkeitsfremd, ich-dyston und quälend erlebt. Der Patient wehrt sich dagegen, allerdings ohne Erfolg. Hierin unterscheidet sich der Zwang grundsätzlich vom Wahn.

Zwangsgedanken und **Zwangsvorstellungen** (»obsessions«) sind von **Zwangsimpulsen** und **Zwangshandlungen** (»compulsions«) zu unterscheiden, kommen aber häufig, vor allem bei schweren Zwangserkrankungen, gemeinsam vor. Zwangsstörungen mit vorherrschenden Zwangsgedanken werden in der ICD-10 unter F42.0, bei vorherrschenden Zwangshandlungen unter F42.1 und bei gemischtem Vorkommen unter F42.2 klassifiziert.

Das Unterlassen von Zwangshandlungen und Zwangsgedanken oder die Nichteinhaltung einer bestimmten Reihenfolge führt beim Patienten in der Regel zu schweren Angstzuständen, bis hin zu Panikattacken.

Die Klassifikation von Zwangsphänomenen entsprechend ICD-10 und DSM-IV berücksichtigt die bisher beschriebene Psychopathologie. Beide Schemata unterscheiden sich im Wesentlichen hinsichtlich der geforderten Zeitdauer des Symptomatik: Gemäß ICD-10 ist eine Zeitdauer von mindestens 2 Wochen mit (fast) täglich auftretenden Zwangssymptomen notwendig, gemäß DSM-IV müssen die Zwangsgedanken bzw. -handlungen mindestens 1 h pro Tag anhalten (s. folgende Übersichten).

Diagnosekriterien der Zwangsstörung nach ICD-10 (gekürzte Fassung nach Zaudig et al. 1998)

A. Zwangsgedanken und/oder Zwangshandlungen bestehen mindestens 2 Wochen lang.

▼

B. Zwangsgedanken/-handlungen erfüllen die Punkte 1–4
   1. Zwangsgedanken/-handlungen werden als eigene Gedanken/Handlungen angesehen und nicht als von anderen Personen oder Einflüssen eingegeben.
   2. Sie wiederholen sich dauernd, werden als unangenehm empfunden und meist als übertrieben und unsinnig anerkannt.
   3. Die Betroffenen versuchen, Widerstand zu leisten.
   4. Die Ausführung eines Zwangsgedankens bzw. einer Zwangshandlung ist unangenehm.

C. Zwangsgedanken/-handlungen führen zu einer massiven psychosozialen Beeinträchtigung.

D. Häufigste Ausschlusskriterien stellen die Schizophrenie und die affektiven Störungen dar.

Diagnosekriterien der Zwangsstörung nach DSM-IV (gekürzte Fassung nach Zaudig et al. 1998)

A. Entweder Zwangsgedanken oder Zwangshandlungen

   Zwangsgedanken (1–4 müssen vorliegen)
   1. Wiederkehrende und anhaltende Gedanken, Impulse oder Vorstellungen, die als aufdringlich und unangemessen empfunden werden und ausgeprägte Angst oder großes Unbehagen hervorrufen.
   2. Die Gedankenimpulse oder Vorstellungen sind nicht nur übertriebene Sorgen über reale Lebensprobleme.
   3. Die Person versucht, diese Gedankenimpulse oder Vorstellungen zu ignorieren oder zu unterdrücken oder sie mit Hilfe anderer Gedanken oder mit Tätigkeit zu neutralisieren.
   4. Die Person erkennt, dass die Zwangsgedanken/-impulse oder -vorstellungen eigene Gedanken darstellen.

   Zwangshandlungen (1 und 2 müssen erfüllt sein)
   1. Wiederholte Verhaltensweisen (waschen, ordnen, kontrollieren) oder gedankliche Handlungen (beten, zählen, Wörter wiederholen), zu denen sich die Person gezwungen fühlt.
   2. Die Verhaltensweisen oder gedanklichen Handlungen dienen dazu, Unwohlsein oder Angst zu verhindern oder zu reduzieren oder gefürchteten Ereignissen und Situationen vorzubeugen.

▼

B. Die Zwangsgedanken oder Zwangshandlungen werden von Betroffenen als übertrieben oder unbegründet angesehen.

C. Die Zwangsgedanken oder Zwangshandlungen verursachen eine erhebliche psychosoziale Beeinträchtigung und sind zeitaufwendig (mehr als 1 h pro Tag)

D. Andere psychische Störungen müssen ausgeschlossen werden. Medizinische Krankheitsfaktoren und Drogen sowie Medikamente müssen als Verursachung der Zwangsstörung ebenfalls ausgeschlossen werden.

16.2 Epidemiologie und Erkrankungsalter

Die Häufigkeit von Zwangserkrankungen wurde bis vor kurzem noch weit unterschätzt. Inzwischen wird von einer Lebenszeitprävalenz bei Erwachsenen von 2% ausgegangen (Black 1996; Sasson et al. 1997); d. h. die Häufigkeit der Zwangskrankheit ist doppelt so hoch wie die der Schizophrenie!

! Für das Kindes- und Jugendalter liegen nach neuesten epidemiologischen Befunden die Prävalenzzahlen etwas höher als bei Erwachsenen, und zwar zwischen 2% und 4% (Thomsen 1998).

Es gibt allerdings auch Studien, die zu einem niedrigeren Prozentsatz kommen, z. B. haben Heyman et al. (2001) im Rahmen einer britischen landesweiten epidemiologischen Studie zur Prävalenz psychiatrischer Störungen (1999 British Child Mental Health Survey) bei Kindern und Jugendlichen im Alter von 5–15 Jahren eine Prävalenz für Zwangsstörungen von 0,25% gefunden; interviewt wurden insgesamt 10.438 Kinder dieser Altersgruppe. Die Rate an Zwangsstörungen steigt mit zunehmendem Alter an und erreicht in der Pubertät Raten, die auch bei Erwachsenen bekannt sind. Die Prävalenzzahlen sind allerdings nur bedingt mit anderen Studien zu vergleichen, da die meisten Studien Jugendliche bis einschließlich 18 Jahre mit einschließen.

! Während im Erwachsenenalter das Vorkommen von Zwangsstörungen bei Männern und Frauen annähernd gleich verteilt ist, sind im Kindesalter Jungen häufiger betroffen als Mädchen, und zwar im Verhältnis 3:2.

In der Adoleszenz ist das Geschlechterverhältnis dann ebenfalls ausgeglichen (Flament et al. 1990; Thomsen 1998). Eine befriedigende Erklärung für die Unterschiede zwischen Jungen und Mädchen im Kindesalter gibt es nicht, allerdings ist die Ausprägung der Zwangssymptomatik bei Jungen stärker, und sie ist häufiger mit anderen Störungen kombiniert; einige Autoren fanden darüber hinaus Hinweise für eine stärkere familiäre Belastung mit homologen Erkrankungen bei Jungen gegenüber Mädchen (Pauls et al. 1995).

Erwachsene mit einer Zwangsstörung erkranken in 80% der Fälle vor dem 18. Lebensjahr (Pauls et al. 1998). In dem bereits erwähnten 1999 British Child Mental Health Survey (Heyman et al. 2001) wurde bei Kindern mit Zwangssymptomen häufiger eine niedrigere Intelligenz und ein niedriger sozioökonomischer Status gefunden. Die Mehrzahl der identifizierten Kinder war bis dahin weder diagnostiziert noch behandelt worden.

Vor allem jüngere Kinder und solche mit schweren, psychosenahen Zwangsstörungen beziehen ihre Familienangehörigen in ihre Zwangshandlungen mit ein, indem sie sie z. B. auffordern, unsinnige Handlungsabfolgen wie das Öffnen oder Schließen einer Tür so lange zu wiederholen, bis das Kind kundtut, dass es nun gut sei (Eggers 1968; Riddle 1998; Thomsen 1998). Widersetzen sich die Angehörigen dieser Prozedur oder versuchen sie, diese abzukürzen, so gerät das Kind in heftigste Erregungs- und panische Angstzustände mit Schreien, Toben, Beißen, Treten oder Autoaggressionen.

Die Lebenszeitprävalenz der Zwangskrankheit liegt bei 2–3 %, für einzelne Zwangssymptome ist sie allerdings höher. Apter et al. (1996) fanden die in folgender Übersicht aufgeführten Prävalenzzahlen für verschiedene Zwangssymptome unter 861 israelischen Adoleszenten im Alter von 16 Jahren. Von den untersuchten Probanden schätzten 70% ihre Symptome als sinnlos ein und 8% verbrachten mehr als 1 h täglich damit.

Prävalenz verschiedener Zwangssymptome (nach Apter et al. 1996)

- Sich aufdrängende Vorstellungen (Zwangsbilder) 6%
- Störende Gedanken 8%
- Zwanghaftes Sammeln 29%
- Wiederholungszwang 30%
- Repetetive Handlungen 27%
- Ritualisierungen 34%
- Extreme Ordentlichkeit 49%
- Extreme Sauberkeit 72%

Da Zwangsgedanken und -handlungen in unterschiedlichen Formen und Schweregraden vorkommen, weisen epidemiologische Daten über Zwangssymptome eine entsprechende Variationsbreite auf. Man schätzt, dass leichtere »subklinische« Formen von Zwangsstörungen in einer Häufigkeit von 4–19% auftreten (Apter et al. 1996; Flament et al. 1985). Das durchschnittliche Alter bei Manifestationsbeginn von Zwangsstörungen liegt bei klinisch vorgestellten Kindern und Jugendlichen bei 10 Jahren (Geller et al. 1996; Hanna 1995).

16.3 Ätiopathogenese

Es gibt kein einheitliches ätiopathogenetisches Modell der Zwangsstörung. Statt dessen existiert eine Vielzahl von Hypothesen über die Bedeutung ätiologisch bedeutsamer Faktoren wie genetische, biologisch-hirnorganische, nichtgenetische, lerntheoretische und psychodynamische Ursachen.

16.3.1 Erbgenetische Befunde

Seit der grundlegenden Untersuchung zur Genetik von Zwangskrankheiten von Lewis (1936) sind zahlreiche weitere Arbeiten publiziert worden, die eine Beteiligung erbgenetischer Faktoren nahelegen. So berichten Carey u. Gottesman (1981) bei je 15 mono- und dizygoten Zwillingen über eine Konkordanzrate von 33% bei monozygoten versus 7% bei heterozygoten Zwillingen. Familiengenetische Untersuchungen u. a. von Black (1996) und von Pauls et al. (1995) erbrachten uneinheitliche Ergebnisse, was damit zusammenhängt, ob eng oder weiter gefasste Diagnosekriterien zugrunde gelegt wurden. Bei einer breiter gefassten Diagnose sind die Unterschiede in Bezug auf die familiäre Häufung von homologen Erkrankungen bei Verwandten 1. Grades zwischen Index- und Kontrollpatienten größer als bei eng definierten Diagnosekriterien. Auch das Erkrankungsalter spielt eine Rolle: Patienten, die vor dem 19. Lebensjahr erkrankten, weisen eine höhere familiäre Belastung auf, als Patienten mit einem späteren Erkrankungsbeginn (Pauls et al. 1995).

Das gleichzeitige Vorkommen von Zwangssymptomen und Tics oder eines Tourette-Syndroms geht mit einer höheren familiären Belastung bei Verwandten 1. Grades einher sowie mit einem früheren Manifestationsbeginn der Zwangssymptomatik, ein Befund, der von Leonard et al. (1992) dahingehend interpretiert wird, dass beide Erkrankungen in manchen Fällen Ausdruck ein- und derselben Grundstörung darstellen (► s. auch Abschn. 16.4).

! Insgesamt ist festzustellen, dass die bisher vorliegenden Studien für eine Mitbeteiligung erbgenetischer Faktoren bei der Ätiopathogenese von Zwangsstörungen sprechen. Eine endgültige Beurteilung der quantitativen Gewichtung erbgenetischer Komponenten ist jedoch noch nicht möglich, da entsprechende spezifische humangenetische Untersuchungen wie z. B. Segregationsanalysen noch nicht vorliegen.

16.3.2 Hirnorganische Hypothesen

Infektionen mit β-hämolysierenden Streptokokken und Störungen der Basalganglienfunktion

Für die Ätiopathogenese von Zwangsstörungen dürften neben genetischen und biologischen auch Umweltfaktoren eine Rolle spielen wie Infektionen, Hirnerkrankungen, intrauterine Wachstumsstörungen etc. Bei akutem Beginn bzw. akuter Exazerbation von Zwangssymptomen (und/oder Tics – vgl. Abschn. 16.4) können Infektionen mit β-hämolysierenden Streptokokken ursächlich verantwortlich sein (»group A β-hemolytic streptococci«; GABHS). Die neuropsychiatrischen Erkrankungen, die auf solche Streptokokkenerkrankungen zurückzuführen sind, wie u. a. Tics, GTS, Zwangsstörungen und Chorea, werden unter der Bezeichnung PANDAS (»pediatric autoimmune neuropsychiatric disorders associated with streptococcal infections«; Lougee et al. 2000) zusammengefasst. Möglicherweise haben Kinder und Jugendliche, die im Zusammenhang mit einer ubiquitären Infektion durch β-hämolysierenden Streptokokken Zwangssymptome und/oder Tics entwickeln, eine genetische Prädisposition, die durch die Infektion getriggert wird, eine Hypothese, die durch familiengenetische Untersuchungen von Lougee et al. (2000) gestützt wird. Die Autoren fanden eine Häufung von Zwangserkrankungen bei Verwandten 1. Grades von PANDAS-Patienten analog zu den Befunden, die von Lenane et al. (1990) und Pauls et al. (1995) bei biologischen Verwandten von Kindern und Jugendlichen mit einer Zwangsstörung gefunden worden sind (▶ s. auch Abschn. 16.4).

Es ist zu vermuten, dass Infektionen mit β-hämolysierenden Streptokokken bei entsprechend disponierten Kindern und Jugendlichen zur Bildung von antineuralen Antikörpern führen, die sekundär eine neuroimmunologische Dysfunktion hervorrufen, welche u. a. in einem ursächlichen Zusammenhang mit dem Entstehen von Zwangs- oder Tic-Störungen steht (Swedo et al. 1994).

Bei Kindern mit einer Chorea minor (Sydenham-Chorea) sind immunologisch antineurale Antikörper gegen β-hämolysierende Streptokokken nachgewiesen und klinisch ausgeprägte Zwangssymptome beschrieben worden (Kiessling et al. 1993; Swedo et al. 1993). Die Zwangssymptome traten bei Kindern erstmals wenige Tage bis Wochen vor Erstmanifestation der choreatischen Bewegungsstörungen auf. Umgekehrt wurden bei Kindern mit einer schweren Zwangsstörung antineurale Antikörper und β-hämolysierende Streptokokken im Rachenabstrich nachgewiesen, der Rückgang der Zwangssymptome unter einer Behandlung mit Penizillin ging mit einer Normalisierung der Antikörpertiter einher (Swedo et al. 1994).

! Aus diesen Befunden kann geschlussfolgert werden, dass bei Kindern und Jugendlichen mit einer Zwangsstörung antineurale Antikörper, die im Rahmen einer Infektion mit β-hämolysierenden Streptokokken auftreten, möglicherweise aber auch Störungen der Basalganglienfunktion ätiologisch bedeutsam sein können. Letztere stehen vermutlich bei einigen kindlichen Patienten mit Zwangssymptomen in einem Zusammenhang mit gegen Basalgangliengewebe gerichteten antineuralen Antikörpern.

Strukturelle und funktionelle magnetresonanztomographische Untersuchungen haben Belege dafür erbracht, dass die Basalganglien und ihre neuralen Verbindungen insbesondere zu präfrontalen, thalamischen und limbischen Regionen ursächlich an der Pathogenese von Zwangsstörungen beteiligt sind (Giedd et al. 2000; Insel 1992; Rauch u. Savage 1997; Stein 2000).

! Vermittels PET- und fMRI-Studien hat sich eine Überaktivität (gesteigerter Metabolismus) im orbitofrontalen Kortex, Gyrus cinguli anterior und im ventromedialen Caudatum nachweisen lassen, welche sich nach medikamentöser oder verhaltenstherapeutischer Besserung der Zwangssymptomatik zurückbildete (Kordon u. Hohagen 2000, Saxena et al. 1998).

Kortikostriatothalamische Dysfunktion

Neuropsychologische Untersuchungen deuten auf eine Beeinträchtigung frontostriataler Funktionen hin. Eine neurochirurgische Unterbrechung frontostriataler Neurone führt bei therapieresistenten Fällen zu einer Besserung der Zwangssymptomatik (Jenike 1998).

Saxena et al. (1998) leiten aus diesen und anderen Befunden die Hypothese einer kortikostriatothalamischen Dysfunktion ab, die sich bei Patienten mit einer Zwangsstörung in einem Ungleichgewicht zwischen direkten und indirekten kortikostriatothalamischen Regelkreisen und einer daraus resultierenden Disinhibition des Thalamus niederschlägt (Kordon u. Hohagen 2000). Für eine thalamische Dysfunktion sprechen auch Untersuchungen mit der Protonmagnetresonanzspektroskopie (^{1}H MRS), die von Fitzgerald et al. (2000) bei Kindern mit einer Zwangsstörung im Alter zwischen 8 und 15 Jahren durchgeführt wurden. Dabei ergab sich eine signifikante Reduktion von N-Acetyl-Aspartat im Bereich des dorsomedialen N. thalamicus, rechts mehr als links. Die Autoren vertreten die Hypothese, dass möglicherweise ein verminderter N-Acetyl-Aspartat-Spiegel im Thalamus mit einer Beeinträchtigung der tonisch-striatalen inhibitorischen Kontrollfunktion einhergeht, was dann bei Zwangspatienten zu einem vermehrten kortikalen Output führt.

Der frontosubkortikale Regelkreis (»circuit«) hat seinen Ursprung im vorderen Frontalhirn und verläuft zum Striatum, die »**direkte Schleife**« führt von dort zum Globus pallidus internus und zur Substantia nigra und von dort über den Thalamus zurück zum orbitofrontalen Kortex. Dieser frontokortiko-striato-pallido-thalamo-frontale Regelkreis enthält je zwei exzitatorische und inhibitorische Projektionen und stellt eine »positive Feedbackschleife« dar.

Die »**indirekte Schleife**« führt vom orbitofrontalen Kortex zum Striatum und von dort zum Globus pallidus externus und zum N. subthalamicus und über den Globus pallidus internus und den Thalamus zurück zum Frontalhirn. Die indirekte Schleife enthält drei inhibitorische Projektionen und stellt eine »negative Feedbackschleife« dar. Die neurale Verbindung zwischen Striatum, Globus pallidus externus und N. subthalamicus (»indirekte Schleife«) wird auch als »indirektes Basalganglien-Kontrollsystem« bezeichnet. Es übt einen inhibitorischen Einfluss auf den Thalamus aus. Die Zusammenhänge sind in Abb. 16.1 schematisch dargestellt.

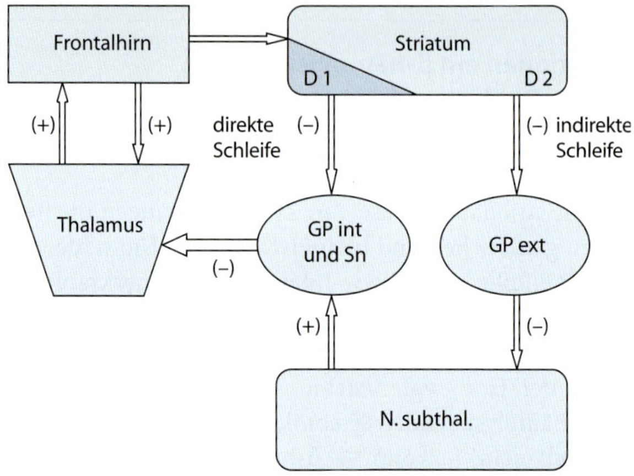

Abb. 16.1. **Schema des fronto-striato-pallido-thalamo-frontalen Circuits mit direkter und indirekter Basalganglienschleife.** **D_1** D_1-Rezeptoren (dopaminerg); **D_2** D_2-Rezeptoren (dopaminerg); **GP int** Globus pallidus internus **GP *ext*** Globus pallidus externus; **Sn** Substantia nigra; **N. subthal.** Nucleus subthalamicus. (Mod. nach Saxena et al. 1998)

Die in Abb. 16.1 dargestellten neuralen Verbindungen zwischen dem orbitofrontalen Kortex und subkortikalen Strukturen und Kernkomplexen sind in Wirklichkeit wesentlich komplexer und vielseitiger als in diesem vereinfachten Übersichtsschema dargestellt.

Der jeweilige Aktivitätstonus der direkten und der indirekten frontokortiko- und subkortikalen Schleife wird vorwiegend vom **dopaminergen System** bestimmt, wobei normalerweise ein Gleichgewicht zwischen erregenden und inhibitorischen Einflüssen der beiden Schleifen besteht. Die reziproken neuralen Verbindungen zwischen Kortex und Striatum sind von Nauta (1989) als »gemeinsames Substrat für Bewegungen und Gedanken« bezeichnet worden. In der Tat spielt das Striatum, insbesondere der N. caudatus und seine neuralen Verbindungen zum präfrontalen Kortex (OFC u. DLPFC), eine wichtige Rolle beim prozeduralen Gedächtnis und insofern beim Erlernen neuer Fertigkeiten und deren Integration in das bereits vorhandene und vertraute Verhaltensrepertoire (► s. auch Kap. 1.2.3 und Abb. 16.2).

Vom harmonischen Zusammenwirken der direkten und indirekten frontokortikostriatothalamischen Neuronenschleife hängt ab, ob der Wechsel von einem Gedanken zum anderen und von einer Verhaltensweise zur nächsten reibungslos verläuft, d. h. ohne in einer »Rille« stetiger und ineffizienter Wiederholungen zu verharren – eine Tendenz, die typisch für Zwangspatienten ist (»Wiederholungszwang«, »repetetives Verhalten«).

16

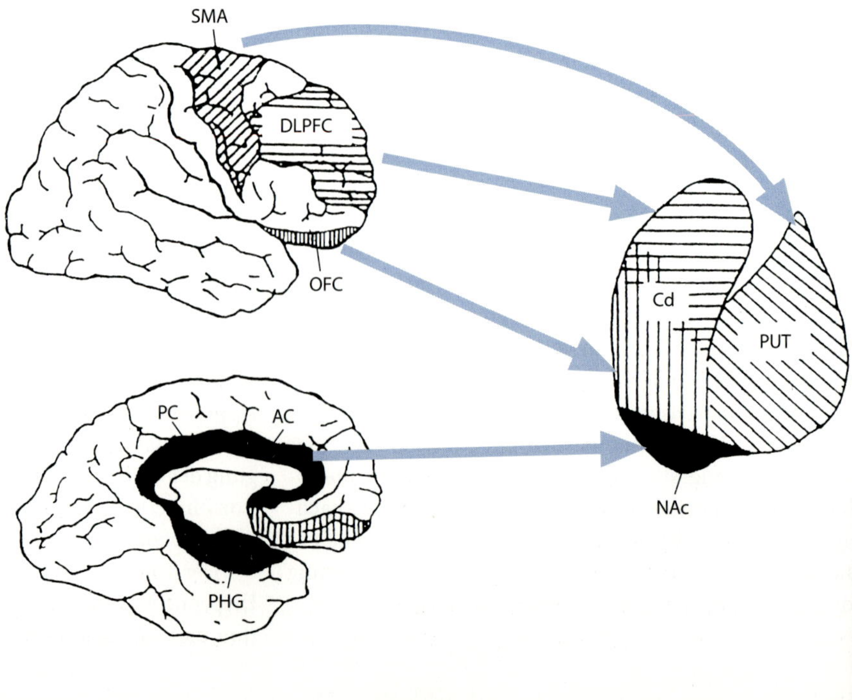

Abb. 16.2. **Schematische Darstellung der wichtigsten Verbindungen zwischen dem orbitofrontalen (OFC) und dorsolateralen präfrontalen Kortex (DLPFC) zum Striatum.** Aus dem Schema ist ersichtlich, dass der DLPFC neurale Projektionen zum dorsolateralen Caudatum und der OFC neurale Verbindungen zum ventromedialen Caudatum hat, während der anteriore Gyrus cinguli (AC) auf den N. accumbens (NAc) projiziert. **SMA** prämotorische und supplementäre motorische Region; **PC** posteriorer Gyrus cinguli; **PHG** Gyrus parahippocampalis; **Cd** N. caudatus; **PUT** Putamen. (Mod. nach Saxena et al. 1998)

Im Übrigen haben Tierversuche ergeben, dass Sammeltätigkeit – beim Menschen ein Verhalten, das zur Symptompalette der Zwangsstörungen gehört – via ventromediales Striatum, Globus pallidus und dorsomedialen Thalamusbereich vermittelt wird. Es sind also wichtige Schaltstellen des orbitofrontosubkortikalen Neuronenkreises involviert.

! Die bisher dargelegten Befunde und Hypothesen zusammenfassend, kann festgestellt werden, dass dem Zusammenspiel zwischen direkter und indirekter Basalganglienschleife und ihren neuralen Interaktionen mit dem Thalamus und dem vorderen Frontalhirn bei der Entstehung von Zwangsstörungen aus neurobiologischer Sicht eine entscheidende Bedeutung zukommt.

Es spricht viel dafür, dass bei der Zwangskrankheit ein Übergewicht der direkten (exzitatorischen) zu Ungunsten der indirekten (inhibitorischen) Basalganglienschleife vorliegt. Dadurch werden sowohl striäre als auch thalamische Hemmfunktionen negativ beeinflusst.

Im Falle der Zwangsstörung würde dieses mit einer mangelhaften Unterdrückung gedanklicher und motorischer Impulse einhergehen, sodass sie trotz willentlicher (kortikal gesteuerter) Anstrengung nicht oder nicht hinreichend zurückgedrängt werden können.

Für diese Sichtweise sprechen auch neuropharmakologische Befunde, die zeigen, dass therapeutisch wirksame **serotonerge Substanzen** (Serotoninwiederaufnahmehemmer) die Wiederherstellung eines ausgewogenen Aktivitätstonus zwischen direkter und indirekter Basalganglienschleife bewirken und das Gleichgewicht zwischen aktivierenden und hemmenden orbitofrontosubkortikalen Neuronenschleifen wiederherstellen (Saxena et al. 1998).

! Mit der Hypothese einer frontostriatothalamischen Dysfunktion im Einklang stehen PET-, SPECT- und fMRI-Befunde, die eine erhöhte Glukoseutilisation (als Hinweis für einen gesteigerten Metabolismus) und eine verstärkte regionale Hirndurchblutung im Bereich des orbitofrontalen Kortex sowie im N. caudatus, Gyrus cinguli anterior, Thalamus, Hippocampus und Pallidum belegen (Lucey et al. 1997; Rubin et al. 1992; Saxena et al. 1998).

Einige Autoren konnten solche Aktivitätsänderungen bei Zwangspatienten unter Symptomprovokation (z. B. Darbietung schmutziger Wäsche bei Vorliegen eines Waschzwangs) hervorrufen (Breiter et al. 1994, McGuire et al.1994, Rauch et al. 1994). Der Hypermetabolismus in dieser Region könnte Ursache für die durch MRI-Untersuchungen bei Zwangspatienten nachgewiesene vermehrte neuronale Densidität im Bereich des orbitofrontalen Kortex einschließlich Thalamus und Hypothalamus sein (Kim et al. 2001). Die neuronalen Veränderungen sind nach Ansicht der Autoren möglicherweise auch entwicklungsneurobiologisch bedingt und können auf fehlerhaften Rückbildungsprozessen (»pruning«) juveniler Projektionen in dieser Region beruhen, welche sich nur unvollständig zurückbilden.

Besonderheiten bei Kindern und Jugendlichen

Bei Kindern und Jugendlichen mit Zwangsstörungen [»early onset obsessive compulsive disorder (OCD)«] wurden durch MRI-Untersuchungen Volumenerweiterungen des Thalamus (Gilbert et al. 2000) und im Bereich des orbitofrontalen Kortex (Rosenberg u. Keshavan 1998) sowie symptomabhängige Volumenminderungen des Putamen (Rosenberg u. Keshavan 1998) nachgewiesen. Protonmagnetresonanztomographisch ließ sich bei Kindern mit OCD eine bilaterale, rechtsbetonte Verminderung von N-Azetyl-Aspartat im Thalamus als Zeichen einer herabgesetzten neuronalen Funktionsfähigkeit nachweisen (s. oben). Bei einem Vergleich zwischen kindlichen und erwachsenen Zwangspatienten fanden Busatto et al. (2001) bei den jungen Patienten eine gegenüber den erwachsenen Patienten signifikante Reduktion der regionalen Durchblutungsrate im rechtsseitigen Thalamus. Möglicherweise sind die Funktionseinbußen des orbitofrontostriatothalamischen Neuronenkreises bei frühem Erkrankungsbeginn im Kindes- und Jugendalter (»early onset OCD«) stärker ausgeprägt als bei späterem Krankheitsbeginn im Erwachsenenalter.

! Die Beeinträchtigung der inhibitorischen Thalamusfunktion scheint bei kindlichen Zwangspatienten besonders gravierend zu sein!

Da der Thalamus besonders reich an serotonergen Neuronen ist, sind die genannten Befunde mit der Serotoninhypothese der Zwangsstörung vereinbar. Darüber hinaus bieten sie eine Erklärung für die therapeutische Wirksamkeit von serotonergen Pharmaka (SRI; vgl. Abschn. 8.4 und 4.9.7).

16.3.3 Neurochemische Hypothesen

Aufgrund positiver Erfahrungen bei der medikamentösen Therapie von Zwangsstörungen mit trizyklischen Antidepressiva, die vor allem die Wiederaufnahme von Serotonin in die präsynaptische Nervenendigung hemmen und der später entwickelten selektiven Wiederaufnahmehemmer (SSRI) wurde die **Serotoninhypothese** der Zwangskrankheit aufgestellt (Blier u. de Montigny 1998). Diese Hypothese wird unterstützt durch Studien, die eine Symptomprovokation durch Serotoninagonisten wie Fenfluramin oder Meta-Chlorphenyl-Piperazin (mCPP) nachweisen konnten – die Ergebnisse sind allerdings uneinheitlich. Auch wurden im Liquor von Zwangspatienten erhöhte Konzentrationen des wichtigsten Abbauprodukts von Serotonin, 5-Hydroxyindol-azetat (5-HIAA), nachgewiesen. Serotonin (= 5-Hydroxy-Tryptamin; 5-HT) ist ein Neurotransmitter, der das Gleichgewicht zwischen der direkten und der indirekten Basalganglienschleife reguliert.

Die verschiedenen Subtypen von Serotoninrezeptoren und die entsprechenden Bindungsstellen sind auf die jeweiligen Kernkomplexe des orbitofrontalen Kortex und der mit ihm verbundenen Glieder der Basalganglienschleife verteilt. 5-HT_{1D}-Rezeptoren finden sich z. B. besonders zahlreich im Globus pallidus. Das ventromediale Caudatum und der N. accumbens, die ihre wesentlichen Inputs vom orbitofrontalen Kortex und vom Gyrus cinguli anterior erhalten, weisen die höchste Dichte von Citaprolam-Bindungsstellen auf (Citaprolam ist ein potenter Serotoninwiederaufnahmehemmer; ▶ s. auch Abb. 16.2).

Neben Serotonin spielen aber auch der Neurotransmitter **Dopamin** sowie **Glutamat** und andere Neuromodulatoren bei der Zwangsstörung ätiologisch eine besondere Rolle. Dies ergibt sich allein daraus, dass Dopaminrezeptoren blockierende Substanzen die Zwangssymptomatik verbessern, vor allem bei Patienten, die zusätzlich Tic-Symptome aufweisen. Durch Dopaminagonisten (L-DOPA, Amphetamin) können Stereotypien und Zwangshandlungen ausgelöst oder verstärkt werden, welche sich nach Neuroleptikagabe zurückbilden. Wahrscheinlich kommt es bei Zwangsstörungen zu einem beeinträchtigten Zusammenwirken der Neurotransmitter Serotonin und Dopamin, insbesondere auf der Ebene des orbitofrontostriatothalamischen Neuronenkreises (▶ s. Abschn. 16.3.2), der besonders reich sowohl an serotonergen als auch dopaminergen Neuronen ist. So mag eine serotonerge Unterfunktion im Bereich der genannten Neuronenschleife mit einem relativen Übergewicht des dopaminergen »Gegenzügels« einhergehen.

16.3.4 Kognitiv-behaviorales Modell

Das kognitiv-behaviorale Modell der Zwangsstörung fußt auf der Vorstellung, dass Zwangsgedanken und Zwangshandlungen im Dienst der **Angstvermeidung** stehen, ausgehend von der Tatsache, dass z. B. ein Wasch- oder Kontrollzwang kurzfristig zu einer Entlastung von Ängsten führt. Diese Entlastung wirkt dabei als negativer Verstärker, der zur Aufrechterhaltung der Zwangssymptomatik beiträgt. Ebenso wie Angst und Furcht hängen Zwangssymptome von der inneren Bewertung kritischer Lebensereignisse ab. Salkovskis et al. (1998) legen dementsprechend großen Wert auf die Unterscheidung von solchen Zwangsvorstellungen, die ängstigend und solchen Zwangsgedanken, die angstentlastend wirken. Entsprechende interne Zuschreibungen hängen von den frühen Lebenserfahrungen, z. B. Traumatisierungen des Kindes ab.

! Frühe angstauslösende Erfahrungen können als Vulnerabilitätsfaktoren für das Auftreten von Zwangssymptomen aufgefasst werden, welche, wenn sie eine Aktivierung durch aktuelle kritische Lebensereignisse erfahren, zum Ausgangspunkt von Zwangsgedanken, -vorstellungen und -handlungen werden können.

Bei entsprechender Disposition erhalten ubiquitäre intrusive Einfälle, Gedankeninhalte und Vorstellungen eine abnorme Bedeutung und werden entsprechend fehlinterpretiert und als besonders bedeutsam bewertet. So kann z. B. die Vorstellung entstehen, wenn ich diesen oder jenen Gedanken nicht beachte oder eine daraus sich ergebende Handlungsfolge nicht durchführe, würde etwas Schlimmes passieren, was zu schweren Befürchtungen führt, die wiederum die Zwangsgedanken und -handlungen weiter dranghaft perpertuieren, u. U. bis zur völligen Erschöpfung und Verzweiflung.

Gleichzeitig werden alle Anstrengungen unternommen, um Herr über die Zwangsgedanken und Impulse zu werden, sodass die ganze Aufmerksamkeit nur noch darauf konzentriert wird (»focussed attention«). Ebenso teufelskreisartig werden negative Affekte wie Ängste, Verzweiflung, Depressionen oder Ohnmachtsgefühle verstärkt (◘ Abb. 16.3).

16.3.5 Tiefenpsychologisch-triebdynamisches Modell

! Aus psychoanalytisch-entwicklungspsychologischer Sicht liegt der Zwangskrankheit ein Konflikt zwischen einander widerstrebenden Tiebkräften zugrunde.

So stehen z. B. anal-aggressive und sexuelle Triebimpulse in diametralem Gegensatz zu rigorosen Gewissensforderungen. Die verpönten Triebregungen können anal-erotische (Schmutz- und Schmuddellust) oder anal-sadistische Wünsche (Stänkern, Rebellieren, Unterdrücken, Quälen, Zerstören) zum Inhalt haben. Libidinöse (zärtlich-liebevolle) und sadistische (hasserfüllt-aggressive) Impulse können vom Zwangskranken nicht durchmischt, differenziert und miteinander integriert werden, sie bleiben intrapsychisch stattdessen in ständigem kräftezehrenden, konflikthaften Widerstreit bestehen. Dieser kann beispielsweise in einem ständigen Kampf zwischen Autonomie- und Dominanzstreben und Durchsetzung von Herrschaftsansprüchen einerseits und der Neigung zu passiver Duldsamkeit und Unterwerfung andererseits ausgefochten werden.

Die **Ursprünge** des Konfliktgeschehens werden entwicklungspsychologisch in einer misslungenen Bewältigung der **Trotzphase** (2.–3. Lebensjahr) gesehen, die einen bedeutsamen Krisenpunkt in der Entwicklung des Kindes

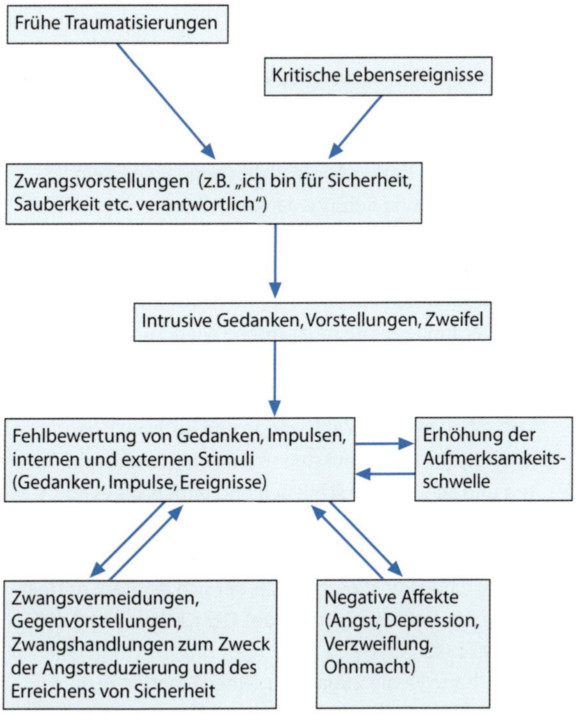

Abb. 16.3. **Schematische Darstellung einiger wichtiger, an der Entstehung von Zwangssymptomen beteiligter Faktoren.** (Nach Salkovskis et al. 1998)

darstellt, insofern als es in diesem kritischen Stadium um die Auseinandersetzung des Kleinkindes mit eigenen anal-aggressiven und retentiven Strebungen, um Durchsetzung und Austesten der durch die Bezugspersonen gesetzten Grenzen und damit um wichtige Schritte der eigenen Autonomie und Individuation und die Erfahrung von Selbstmächtigkeit geht. Sind die entscheidenden Bezugspersonen rücksichtsvoll, empathisch und wertschätzend dem Kleinkind gegenüber, kommt es zu einer harmonischen Integrationslösung widerstreitender Impulse (zwischen Gehorsam, Fügsamkeit, Bravheit auf der einen und trotzig-rücksichtsloser Selbstbehauptung auf der anderen Seite). Bei rigoros-strengen, uneinfühlsamen und u. U. hart strafenden Eltern wird das kindliche Streben nach Eigenmächtigkeit rücksichtslos unterbunden, die reaktive Enttäuschungsaggression und Gefühle von Wut und Hass müssen vom Kind abgewehrt werden, um die Liebe der Eltern nicht zu verlieren. Eine mögliche Form der Abwehr ist die Identifikation mit dem Aggressor mit Ausbildung einer strengen, rigiden, evtl. sadistischen Gewissensinstanz (Über-Ich). Es ist ein verbietendes, unreifes, chondrodystrophes Über-Ich, welches die einengend-kontrollierende, Eigenständigkeit, Neugier und Entdeckerfreude des Kleinkindes behindernde Haltung der Eltern widerspiegelt.

Im Verlauf der weiteren Entwicklung des Kindes kann es typischerweise dazu kommen, dass die kontrollierend-einengende Haltung der Eltern vom Kind übernommen (»internalisiert«) wird, was sich in mangelnder Durchsetzungsfähigkeit, ängstlicher Selbstunsicherheit, zaudernder Intentionshemmung, willfähriger Nachgiebigkeit, passiver Duldsamkeit und hölzerner Unlebendigkeit äußern kann. Denn solche Eltern missachten Verselbstständigungs- und Autonomiewünsche bei ihrem Kind und behindern entsprechende Strebungen. Die Kinder bleiben quasi in einer eigenen Zwangsjacke stecken. Gegenläufige Impulse müssen vom Kind im Verborgenen gehalten, d. h. verdrängt und verleugnet werden, was aber nicht durchgehend gelingt.

Anal-erotische und anal-sadistische Impulse der Trotzphase bleiben virulent und können in überfordernden Stress- und Belastungssituationen aktiviert werden, z. B. bei der Bewältigung ödipal-libidinöser Wünsche.

! **Zwangssymptome können unter diesem Aspekt als Abwehrmanöver gegen andrängende sexuelle und/oder aggressive Impulsdurchdurchbrüche interpretiert werden, sie stehen unter diesem Aspekt im Dienste der Selbsterhaltung. Der Abwehrmechanismus ist die Regression, nämlich von der ödipalen auf die anal-sadistische Entwicklungsstufe. Zwangshandlungen wie z. B. ein Wasch- und Wiederholungszwang können verbotene und verpönte Triebregungen (z. B. Onanie) verhindern.**

Durch Kontrollzwänge und Zwangsrituale versucht der Patient (Handlungs-) Unsicherheit, Ohnmacht, Gehemmtheit und das Erleben passiven Ausgeliefertseins zu überwinden oder aber das eigene Selbst und seine Umgebung vor seinen sadistischen Impulsen zu schützen. Zwangshandlungen können Versuche darstellen, Kastrations- (Versagens-) oder Trennungsängste durch eigene Anstrengung in Schach zu halten – im Gegensatz zum Patienten mit einer Angststörung, der sich einer anderen Person »bedienen« muss, um Sicherheit erfahren zu können.

16.4 Symptomatologie

! **Kinder mit einer Zwangsstörung zeigen ein breites Spektrum von Zwangssymptomen, die außerdem im Krankheitsverlauf mehr oder weniger stark variieren.**

Am häufigsten sind **Zwangsbefürchtungen** (z. B. vor Ansteckung, Krankheit, Beschmutzung etc.), sie gehen häufig mit entsprechenden **Zwangshandlungen** einher (stundenlanger Wasch- oder Duschzwang, zwanghaftes Vermeiden von »kontaminierten Gegenständen«, Ritualbildungen), die zu einer zunehmenden Einschränkung altersgemäßer Aktivitäten beim Kind führen. Ein anderes häufiges Zwangssymptom, das in etwa 50% der Fälle vorkommt, ist der **Kontrollzwang**. Immer wieder müssen diese Kinder z. B. kontrollieren, ob die Tür geschlossen ist, der Herd ausgemacht wurde, sie müssen an Plätze zurückkehren, um zu kontrollieren, ob sie z. B. mit dem Fahrrad keinen Unfall provoziert haben, etc. **Zwangsvorstellungen** beziehen sich häufig auf Verletzungen, drohendes Unheil, obszöne oder blasphemische Gedanken in der Kirche oder darauf, dass die betroffenen Kinder glauben, dass sie andere Kinder verletzt oder ihnen Schaden zugefügt hätten.

Manche Kinder entwickeln **Beschwörungsformeln** und **Bannsprüche** wie z. B. ein 11jähriger Junge, der nach seinem ersten Orgasmus unter Einfluss eines strengen Religionslehrers starke Schuldgefühle entwickelt und unter seiner körperlichen Frühreife gelitten hatte. Er musste immer in derselben Reihenfolge der Wörter, die schlimmste Bedeutung zuerst, Satzsequenzen hersagen wie: »Kein Beinbruch, kein Armbruch, keine Verletzung« oder »kein Mord, kein Raub, kein Diebstahl«. Diese Zwangsvorstellungen und Ritualbildungen hinderten ihn daran, sich zu konzentrieren und auch kleinere Arbeiten zu beenden, ja, überhaupt einen Satz zu Ende zu lesen. Immer wieder musste er zwischendurch seine »Sprüchlein« vor sich hinmurmeln. Infolgedessen konnte er kein Buch lesen und lernte im Unterricht nur durch Zuhören.

Tabelle 16.1 fasst die wichtigsten Symptombildungen und die geschätzte Häufigkeit des Vorkommens zusammen.

Tabelle 16.1. **Zwangssymptome und ihre geschätzte Häufigkeit bei Kindern und Jugendlichen.** (Nach Thomsen 1998)

Symptom	Geschätzte Häufigkeit (Zirkaangabe)
Zwangsgedanken und -befürchtungen bzgl. Angst vor Schmutz und Ansteckung	40%
Angst vor drohendem Unheil	20%
Angst vor Krankheit	20%
Angst vor Tod	20%
Obszöne, sexuelle Inhalte	10%
Blasphemische religiöse Gedanken	10%
Angst, sich selbst oder andere verletzt zu haben	8%
Zwangshandlungen	
Waschzwang	50%
Kontrollzwang	40%
Wiederholungszwang	40%
Ordnungszwang	30%
Ritualbildungen	25%
Zählzwang	20%
Berührungszwang	30%
Vermeidungszwänge (z. B. Ritzen auf Bürgersteigen)	40%

Fallbeispiel 1 (ICD-10: F42.2)

Der 10-jährige L. wurde notfallmäßig wegen starker Angst- und Unruhezustände verbunden mit plötzlichen Schreiattacken, Verfolgungsängsten (er würde von »Außerirdischen« bedroht, die ihm »die Seele aus dem Leib reden«), starker Aggressivität gegen die Eltern, Schluck-Tics und Suizidgedanken aufgenommen. Mittels seiner **Zwangshandlungen** und **Zwangsrituale** versuchte er, Macht über die Eltern zu gewinnen, die er auch in seine Symptomatik einbezog.

Der Junge zeigte ritualistische Wiederholungszwänge, wie andauerndes, wiederholtes Auftippen mit dem rechten Fuß, Hüpfen, Berührungszwänge, zwanghaftes Luftanhalten sowie Zählzwänge und Rückversicherungszwänge. Die Eltern mussten so lange hintereinander Türen und Schubladen schließen und öffnen, bis es »gut« war. Bei der stationären Aufnahme erreichte er in der »Children's Yale-Brown Obsessive Compulsive Scale« (CY-BOCS) einen Punktwert von 26, der sich langsam normalisierte (bei Entlassung: 0 Punkte). Der IQ-Wert im HAWIK lag bei 139.

L. hatte wenig Zugang zu seinen Emotionen, sein emotionales Selbst war unterentwickelt. Durch die äußerst ehrgeizige und leistungsbetonte Erziehung der Eltern war es zu einer unzeitigen und überaus einseitigen Förderung der geistig-intellektuellen Fähigkeiten mit entsprechender intellektueller Frühreife gekommen, zu Ungunsten der emotionalen Reife.

In **familiendynamischer Hinsicht** kam es zu einer Hierarchieumkehr, bedingt durch eine hochgradig selbstunsichere, depressive, hilflose und wenig authentische Mutter und einen physisch und psychisch nur wenig präsenten Vater, der eher als Kumpel und Spielkamerad mit seinem Sohn »herumbubelte« und die Rolle eines älteren Freundes einnahm. Der Erziehungsstil war sehr inkonsequent und inkonsistent, der Vater entsprechend seiner Rolle eher weich und nachgiebig, kumpelhaft, die Mutter härter, kontrollierend, ohne spürbare Identität als Mutter. Ihre Berufs- und Mutterrolle waren wenig voneinander differenziert, emotional war sie kaum verfügbar, vorwiegend rational orientiert. Sie hatte nur ein geringes Empathie-, Wahrnehmungs- und Reflexionsvermögen bezüglich der Bedürfnisse ihres Kindes. Es wurde deutlich, dass der Junge u. a. auch zur Amplifizierung ihres eigenen schwachen Selbst diente, und es gab Hinweise für verborgene, schuldbesetzte inzestuöse Wünsche seitens der Mutter gegenüber ihrem Sohn, dessen Triangulierung bisher nicht gelungen ist. Er war immer noch präödipal an seine Mutter gebunden.

Zwischen den Eltern bestand ein latenter Ehekonflikt, der nicht offen gemacht werden konnte mit unklarer elterlicher Rollenzuschreibung und -differenzierung. Der Sohn befand sich in einer pseudomächtigen Position des Strippenziehers, der die Fäden in der Hand hielt und u. a.

▼

durch seine Zwänge Macht und Kontrolle über die Eltern ausübte, eine Rolle, die ihn zusätzlich verunsicherte und ängstigte.

Die bislang noch ausgebliebene Bewältigung des Triangulierungsschrittes ging mit Gefühlen von Angst, Hilflosigkeit und Ohnmacht einher, Gefühlen, mit denen der 10-Jährige sich »alleingelassen fühlte«. Sie waren mit unbewussten aggressiven und phallischen Impulsen verbunden, die u. a. durch Zwänge abgewehrt, aber in Zeichnungen zur Darstellung gebracht wurden (◘ Abb. 16.4). Allerdings konnten Wut und Zorn, die der Junge gegen den wenig präsenten und häufig abwesenden Vater hegte, der Hochschullehrer in Ostdeutschland ist, in der Familientherapie verbalisiert werden (»Scheiß-Studenten da drüben, die mich einen Scheißdreck interessieren«). Im Szeno-Test wurde die zwanghafte Inkludenz, die einen Schutz gegen herandrängende aggressive und phallische Impulse darstellt, durch burgähnliche Mauern symbolisiert. Der Junge betitelt seine Bauten als »Palast«, der erste (◘ Abb. 16.5a) lässt fast gar keinen Freiraum für Lebendigkeit, im anderen sitzt das verlorene Kleinkind einsam und abgeschirmt von der Welt brav auf seinem Kinderstühlchen (◘ Abb. 16.5b). In einer Einzeltherapiestunde äußerte er seine Angst, »dass irgendwas von meinem Körper oder meiner Seele hängenbleibt, dass ich nicht mehr ganz bin«. Der Zwang diente also auch zur Bekämpfung einer drohenden Desintegration von Körper und Seele und seiner Furcht vor dem Verlust seines Selbst bzw. dem Zerfall seines Ichs (→ Psychose).

Die eingeleitete **Therapie** bestand in intensiver tiefenpsychologisch orientierter Einzeltherapie, kognitiver Verhaltenstherapie, Familientherapie und Heilpädagogik, weiterhin Fluvoxamin 200 mg/Tag.

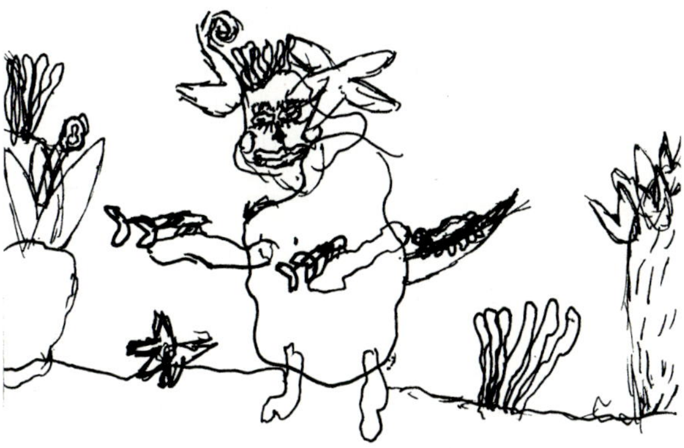

◘ Abb. 16.4. **Zeichnung eines 10-jährigen Jungen mit schwerer Zwangsstörung**

Fallbeispiel 2

Im Alter von 8 Jahren entwickelte M. zunehmend Zwangsrituale, in die auch die Familie, insbesondere die Mutter einbezogen wurde (ICD-10: F 42.1). Das klinische Bild begann mit einem Rückgang sozialer und sportlicher Interessen, oppositionellem Verhalten mit erethischen Zuständen und eigenwilligem Trotzverhalten. Schließlich beherrschten die **Zwangsrituale** das Bild. Das Mädchen bevorzugte nur ganz bestimmte Kleiderstücke, die jeweils von der Mutter bereit gehalten werden mussten. Während des abendlichen Waschens, das sich über einen Zeitraum von über einer $^{3}/_{4}$ Stunde hinzog, musste die Mutter in der Diele sitzen und Blickkontakt halten. Wenn der jüngere Bruder dazwischenkam, begann das gesamte Ritual von vorne – gegenüber dem Bruder bestand eine erhebliche Eifersuchtsproblematik. Während des Waschrituals strich M. mit den Händen über Oberkörper und Extremitäten, vor allem über sämtliche Körperöffnungen. Ihre Mutter musste jeweils zuschauen und ihr bestätigen, dass »alles sauber« sei. Auch das Bett musste sehr sauber sein, Verunreinigungen oder vermutliche Verunreinigungen

◘ Abb. 16.5. **Szeno eines 10-jährigen Jungen mit schwerer Zwangsstörung;** a Palast, b Kinderstühlchen

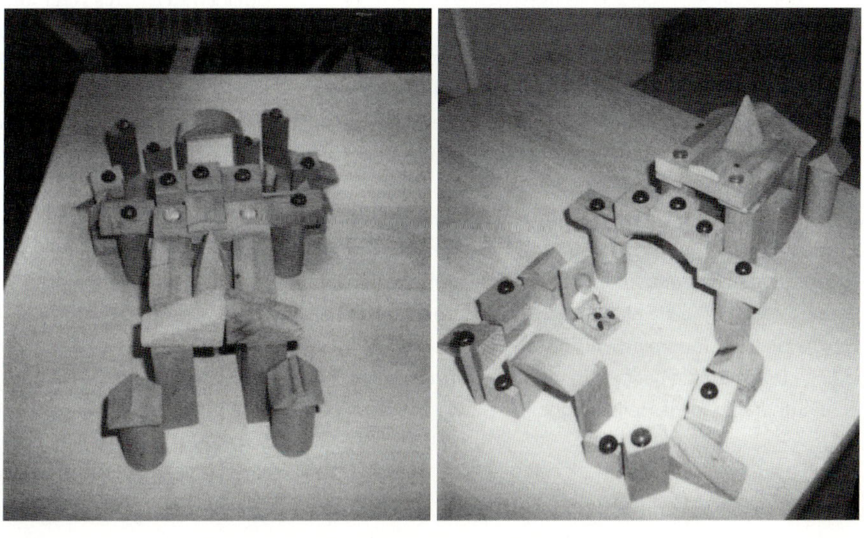

a b

etwa durch einen hereingereichten Telefonhörer führten zu heftigsten aggressiven Ausbrüchen. Bei Ortswechsel betastete M. Boden und Wände. Auch morgens bestand ein regelmäßiges Verabschiedungsritual. Dadurch und durch das vorausgehende Waschritual versäumte M. häufig den Bus, um in die Schule zu kommen. In der Schule war das Mädchen völlig symptomfrei.

Die Mutter war am Rande der Erschöpfung und Verzweiflung, sie fühlte sich durch die Zwangsrituale **tyrannisiert**, und sie war häufig Opfer verbaler und körperlicher Attacken ihrer Tochter. M. äußerte häufig, sie wolle nicht in die Pubertät kommen, sie wolle nicht größer werden und sie klammerte regelrecht an der Mutter. Erst wenn sie, ihre Mutter und andere Familienangehörige völlig erschöpft am Boden lagen, konnte sie Frieden geben und ihr Zwangsritual beenden. Wenn die Mutter die Teilnahme an den abendlichen und morgendlichen Zwangsritualen verweigerte, wurde M. hochgradig aggressiv und sogar tätlich ihr gegenüber. Die Mutter ihrerseits hatte starke Schuldgefühle darüber entwickelt, dass sie mit ihrer Tochter nie zurecht gekommen war und vielmehr das Gefühl hatte, M. nicht mehr annehmen zu können. Sie hatte Angst, dass M. ihr dieses auch zum Vorwurf mache.

M. zeigte weitere Zwangsrituale, so musste die Ordnungsabfolge während der Hausaufgaben strikt eingehalten werden, bei einer Unterbrechung litt sie sehr, weinte heftig und klagte darüber, von vorne beginnen zu müssen. Außerdem litt sie unter Berührungszwängen, sie musste nicht nur Wände und Fußboden, sondern auch das Straßenpflaster betasten, wenn ein Fahrradfahrer auf dem Fußweg fuhr. M. wurde zunehmend mürrisch und unfroh, des Lebens überdrüssig und depressiv, zu Freundinnen nahm sie schließlich überhaupt keinen Kontakt mehr auf. In ihrem emotionalen Erleben war M. äußerst modulations- und ausdrucksarm und spröde.

In **familiendynamischer Hinsicht** bestand eine hochambivalente, symbiotische Mutter-Tochter-Beziehung mit Enthierarchisierung der Mutter, an die M. kleinkindliche Bindungs- und oral-regressive Verwöhnungswünsche hatte. Einerseits demütigte und entwertete sie permanent ihre Mutter, die in einem Zustand fortgesetzter Hilflosigkeit verharrte und ihrerseits depressiv wurde (es war eine antidepressive Medikation notwendig!). Die Vater-Tochter-Beziehung war auffallend distanziert mit Idealisierungstendenzen seitens der Tochter.

Es handelte sich letztlich um einen gravierenden Abhängigkeits- und Loslösungskonflikt mit erheblichen versorgenden Bindungsansprüchen an die Mutter einerseits und gleichzeitig kleinkindlichen, extrem trotzigen und aggressiven Autonomiebedürfnissen andererseits.

Die **Therapie** bestand in intensiver Einzel- und Familientherapie sowie Heilpädagogik.

16.5 Differenzialdiagnose und Komorbidität

Zwangsstörungen bei Kindern und Jugendlichen können ohne andere begleitende psychopathologische Symptome auftreten. Es gibt aber eine Reihe verwandter bzw. komorbider Symptome und Krankheitsbilder, die häufig im Zusammenhang mit Zwangsstörungen bei Kindern und Jugendlichen zu beobachten sind.

Angststörungen und Depressionen

Bei etwa 30–50% der Kinder und Jugendlichen mit einer Zwangsstörung kommen im Verlauf Angststörungen vor, meistens in Form einer generalisierten Angststörung, einer Panikstörung oder spezifischer Phobien (Geller et al. 1998; Leonard et al. 1993, Thomsen 1994). Ebenfalls häufig sind komorbid auftretende Depressionen, die bei 20–50% der Zwangspatienten im Kindes- und Jugendalter auftreten (Flament et al. 1990; Geller et al. 1996; Thomsen 1998). Auch in der Verwandtschaft 1. Grades von erwachsenen Zwangspatienten kommen gehäuft depressive und Angststörungen vor, wie dies Nestadt et al. (2001) in einer großen Familienstudie speziell für generalisierte Angststörungen, Trennungsängste, Agoraphobie und Panikstörungen sowie für rezidivierende unipolare Depressionen festgestellt haben. Für die generalisierte Angststörung und die Agoraphobie vermuten die Autoren aufgrund ihrer Befunde sogar eine gemeinsame Ätiologie mit der Zwangsstörung.

Tic-Störungen

Mindestens 50% der Kinder und Jugendlichen, die an einer Tic-Störung leiden, entwickeln auch Zwangssymptome (Leckman 1993). Die im Rahmen einer Tic-Störung vorkommenden Zwangssymptome unterscheiden sich von denen einer reinen Zwangsstörung. Bei Tic-Störungen kommen vorwiegend Berührungs-, Zähl-, Blinzel-, Sammel-, Ordnungs- und Wiederholungszwänge sowie zwanghaft-symmetrisches Ordnen von Gegenständen oder zwanghaftes Nachfahren von Linien vor.

Das gehäufte Vorkommen von Zwangssymptomen in der Verwandtschaft 1. Grades von Patienten mit Tic-Störungen und umgekehrt von Tic-Störungen in der nahen Verwandtschaft von Zwangspatienten hat zur **Hypothese einer gemeinsamen genetischen Wurzel beider Störungen** geführt (Pauls et al. 1995). Bei Kindern mit einem frühen Manifestationsbeginn der Zwangsstörung scheint eine höhere Komorbiditätsrate mit Tic-Störungen vorzuliegen (Swedo et al. 1998).

In differenzialdiagnostischer Hinsicht wird inzwischen empfohlen zwischen Tic-bezogener Zwangsstörung und nicht Tic-bezogener Zwangsstörung zu unterscheiden (King et al. 1998). Mit Tic-Symptomen kombinierte Zwangsstörungen bei Kindern und Jugendlichen weisen nicht nur ein früheres Erkrankungsalter auf, sondern sind auch bei Jungen häufiger als bei Mädchen (Leonard et al.

1992; Pauls et al. 1995). Zwangsbefürchtungen, Wasch- und Kontrollzwänge scheinen bei Tic-bezogenen Zwangsstörungen nicht vorzukommen, sind also in der Regel nicht mit Tic-Symptomen kombiniert. Auch scheint es so, dass Tic-bezogene Zwangsstörungen pharmakologisch schlechter auf eine Behandlung mit SSRI ansprechen als reine Zwangsstörungen ohne Tics (McDougle et al. 1994)

Trichotillomanie

Bei Kindern mit einer Trichotillomanie (ICD-10 F 63.3) kann der Eindruck einer repetetiven Zwangshandlung entstehen. Beide Störungen können bei jungen Kindern auch miteinander vergesellschaftet sein. In der Regel tritt die Trichotillomanie jedoch unabhängig von Zwangssymptomen als eigenständiges Krankheitsbild auf (Hanna 1997).

Essstörungen

Zwangsstörungen kommen häufig im Rahmen von Essstörungen vor. Dies gilt insbesondere für die **Anorexia nervosa**, aber auch für die **Bulimie** (Thiel et al. 1995). Bei den Zwangssymptomen handelt es sich meistens um pathologisches Zweifeln, Zähl-, Ordnungs- und Kontrollzwänge sowie Zwangsbefürchtungen (Furcht vor Ansteckung) und Zwänge, eine symmetrische Ordnung aufrechtzuerhalten. Es gibt besondere zwanghafte Ausprägungsformen der Anorexia nervosa. Anorektische Symptome können einer Zwangsstörung vorausgehen oder sich im Verlauf einer Zwangsstörung entwickeln. Bei beiden Krankheitsbildern spielt ein gestörter Serotoninstoffwechsel eine Rolle.

Frühkindlicher Autismus

Zwangssymptome können, z. T. in sehr ausgeprägter Form, bei Kindern mit tiefgreifenden Entwicklungsstörungen (PDD) auftreten, insbesondere beim frühkindlichen Autismus (Kanner-Syndrom), für den zwanghafte Repetitionen und Ritualbildungen, Ordnungszwänge und ein zwanghaftes Bestreben nach Aufrechterhaltung sowohl der räumlichen Anordnung von Gegenständen im jeweiligen Umfeld als auch der immer gleichen zeitlichen Abfolge von Verfahrensabläufen des alltäglichen Lebens, die ein streng zeremoniell-ritualistisches Gepräge haben, typisch sind.

Schizophrene Psychosen

Über das Vorkommen von Zwangssymptomen bei schizophrenen Psychosen gibt es umfangreiche Abhandlungen in der älteren Literatur, die sich allerdings vorwiegend auf Erwachsene beziehen (Übersicht bei Eggers 1968). Berichte über das Auftreten von Zwangssymptomen im Verlauf von schizophrenen und affektiven Psychosen des Kindes- und Jugendalters sind selten. Entsprechende Beobachtungen deuten darauf hin, dass das Vorkommen von Zwangssymptomen mit einer eher ungünstigen Prognose der psychotischen Grunderkrankung einhergeht (Fenton u. McGlashan 1986), allerdings sind schwere defektuöse Verläufe selten.

In differenzialdiagnostischer Hinsicht ist darauf hinzuweisen, dass bei Zwangsstörungen die Ich-Funktionen weitgehend intakt bleiben, und die Zwangsinhalte als Ichfremd und unsinnig erlebt werden im Gegensatz zu Wahnvorstellungen und nicht wie diese auf externe Kräfte zurückgeführt werden. Außerdem kämpft der Zwangskranke im Gegensatz zum Psychotiker gegen seine Zwangsgedanken und -handlungen mit aller Kraft an.

! Im Rahmen einer psychotischen Erkrankung auftretende Ritualbildungen können gelegentlich denjenigen eines Zwangspatienten ähneln, sie sind aber ziellos und nicht funktionaler Natur, wie dies bei einer Zwangsstörung der Fall ist.

Im Rahmen schizophrener Psychosen können bei Kindern »Zwangshalluzinationen« (»hallucinations obsessionelles«; Séglas 1892) auftreten. Typisch für Zwangshalluzinationen ist die Entsprechung von halluzinatorischem Inhalt und Zwangssymptomatik und die völlige Einbeziehung des halluzinatorischen Geschehens und Erlebens in die Thematik der Zwangsgedanken und -befürchtungen (Eggers 1973, S. 136). So sah ein Mädchen, das später eine rezidivierende paranoid-halluzinatorische Psychose entwickelte im Alter von 9 Jahren Gesichter von Frauen: »Die gucken mich so böse an, die haben so große schreckliche Augen und kommen immer näher, als wollten sie mich packen«. Sie raunten ihm leise zu: »Du musst sterben«. Auch fühlte sich das Mädchen von jemandem angefasst, der zu ihm sagte: »Du musst sterben«. Das war auch die Thematik seiner Zwangshandlungen und -befürchtungen: Es musste auf alle Steine treten, sonst müsse es sterben, es musste seiner Mutter alles sagen, damit es nicht sterben müsse. Es litt unter der Idee, eine Nadel verschluckt zu haben und musste sich u. a. vorstellen, dass Knochen in den Speisen seien, an denen es ersticken könne, oder dass es einen Gehirnschlag bekomme, verunglücke oder blind werde.

Allgemeine differenzialdiagnostische Merkmale

In differenzialdiagnostischer Hinsicht sind Zwangssymptome in Bezug auf den Schweregrad und ihre Krankheitswertigkeit zu differenzieren. So sind zwanghaft anmutende Gewohnheitsbildungen vor allem im Kleinkindesalter und frühen Schulalter ubiquitäre Entwicklungsphänomene (z. B. Einschlafzeremonielle) und kommen bei ca. zwei Dritteln aller Kinder im Vorschulalter vor (Evans et al. 1997).

! Passagere zwanghafte Symptombildungen sind im Kleinkindes- und Schulalter ohne Krankheitswert und stehen im Zusammenhang mit Trennungsängsten, besonderen Leistungsanforderungen und Stresssituationen.

Sie entsprechen magischen Vorstellungen des Kindes. Es vermeidet z. B. auf Pflasterbegrenzungen zu treten, oder es tritt immer mit dem linken oder dem rechten Fuß zuerst auf eine Stufe, um eine schlechte Note oder anderes »Unheil« für sich oder für die Familie zu verhindern.

! Eindeutig pathologische Zwangssymptome sind dagegen andauernd und immer wiederkehrend und sie sind für das Kind mit starkem Leid, Kummer und Verzweiflung verbunden.

16.6 Diagnostik

! Das rechtzeitige Erkennen einer Zwangsstörung bei Kindern ist nicht immer einfach, zumal sie sich ihrer Symptomatik wegen schämen und ihre Zwangssymptome zu verbergen trachten.

Die Evaluation von Zwangssymptomen bei Kindern und Jugendlichen bedarf daher besonderer Sorgfalt, auf jeden Fall sollten auch Eltern und ggf. Lehrer in die Exploration mit einbezogen werden. Entsprechend den Darlegungen im vorherigen Abschnitt sollte auch auf das Vorhandensein von depressiven und Angstsymptomen sowie auf Tics und Essstörungen geachtet werden. Erscheinungsbild, Häufigkeit, Dauer des Auftretens und der Intervalle sollten behutsam erfragt werden.

Wichtig ist eine Schweregradbeurteilung durch Bewertung der Intensität und der Gefühle von Angst und Kummer, die die Auseinandersetzung des Kindes mit den Zwangsinhalten begleiten. Dies gilt auch für die Abwehrstrategien, vermittels derer das Kind gegen die als fremd erlebten Vorstellungen und Handlungsimpulse ankämpft. Hilfreich bei der Bewertung und Skalierung der Zwangssymptome ist die »Children's Yale-Brown Obsessive Compulsive Scale« (CY-BOCS; Scahill et al. 1997). Es handelt sich um ein semistrukturiertes Interviewinstrument, das sich als reliabel und valide erwiesen hat. Es erlaubt die Einschätzung der Schwere der Zwangssymptomatik in einer Abstufung von 0–4, separat für Zwangsgedanken und -handlungen anhand von Items zu folgenden Merkmalen:
- Zeitaufwand,
- Grad der Beeinträchtigung,
- Leidensdruck,
- Widerstand und
- Ausmaß der Kontrolle.

16.7 Therapie, Verlauf und Prognose

Für Zwangsstörungen des Kindes- und Jugendalters gibt es nur wenige längerfristige Verlaufsstudien. Tabelle 16.2 gibt eine Übersicht für diese Altersgruppe. 30–50% der untersuchten Populationen weisen nach mehrjährigem Verlauf noch die Diagnose einer OCD auf, und bis zu 70% leiden an einer psychiatrischen Störung (unterschiedliche Persönlichkeitsstörungen, affektive Störungen, phobische Störungen, Angststörungen, Anorexie, Tic-Störungen).

! Chronische Verläufe sind prognostisch ungünstiger als intermittierende Verläufe, dies gilt auch für das Erwachsenenalter.

Es gibt bisher nur eine prospektive Studie mit einer Verlaufsdauer von über 40 Jahren, die aufgrund der langen Beobachtungszeit und der hohen Patientenzahl (bei der ersten Katamnese n=251, bei der zweiten Nachuntersuchung n=122) valide Ergebnisse erbracht hat (Skoog u. Skoog 1999). 83% der Patienten waren gebessert, davon 20% voll und weitere 28% unter Bestehenbleiben subklinischer Symptome geheilt. Bei 48% persistierte die Zwangssymptomatik mehr als 30 Jahre lang. Ein frühes Erkrankungsalter (vor dem 20. Lebensjahr), die Kombination von Zwangsgedanken und Zwangshandlungen, ein chronischer Verlauf und soziale Einbußen [niedrige GAF-Scores (»Global Assessment of Functioning«)] bereits zu Erkrankungsbeginn, erwiesen sich als prognostisch ungünstig, ebenso magische Zwangsinhalte und Zwangsrituale.

16.7.1 Psychoedukative Maßnahmen

Wichtig ist die Aufklärung der Familie über die Art der Störung, u. a. auch darüber, dass Zwänge ein weit verbreitetes Verhalten des frühen Schulalters und der Pubertäts-

Tabelle 16.2. Verlaufsstudien bei OCD im Kindesalter

Autor	Patientenzahl	Katamnesefrist	Remissionsquote
Leonard et al. (1993)	54	2–7 Jahre	43% OCD 11% symptomfrei
Thomsen (1994)	55	5–22 Jahre	50% OCD
Wewetzer et al. (2001)	55	Durchschnittlich 11,2 Jahre	36% OCD 71% psychiatrisch auffällig 29% symptomfrei

phase sind. Des Weiteren sollten Angehörige über das informiert werden, was heute über mögliche (Teil-)Ursachen, Verlauf und Prognose der Zwangsstörung bekannt ist und welche Therapiemöglichkeiten es gibt. Sinnvoll ist es, sich Klarheit zu verschaffen über die in der folgenden Übersicht zusammengestellten Punkte.

Zentrale Merkmale bei der Beurteilung von Zwängen

- Ausprägung und Schweregrad der Zwangssymptome
- Begleitumstände ihres Auftretens
- Komorbide psychopathologische Auffälligkeiten
- Auswirkungen auf die familiäre Interaktion
- psychophysischer Entwicklungsstand des Kindes bzw. Jugendlichen
- eigene Bewältigungsversuche und Coping-Strategien

Diese Gegebenheiten berücksichtigend, sollte mit dem jungen Patienten und seiner Familie ein individueller Behandlungsplan erarbeitet werden.

Ziel familientherapeutischer Interventionen sind die behutsame Reduzierung der emotionalen Überinvolviertheit von Eltern und die vorsichtige Entflechtung gegenseitiger emotionaler Verstrickungen einzelner Familienmitglieder, die oft mit in die Zwangshandlungen des Kindes bzw. Jugendlichen mit einbezogen werden. Gemeinsam mit dem Patienten und seinen Angehörigen können effizientere Konfliktlösungsstrategien und praktikable Umgangsweisen mit den Zwangssymptomen erarbeitet werden, die zu einer Entspannung der Familienatmosphäre führen. Hilfreich kann die Vermittlung von Selbsthilfe- und Angehörigengruppen sein, z. B. über die Deutsche Gesellschaft für Zwangserkrankungen e.V.

16.7.2 Kognitive Verhaltenstherapie

Die kognitive Verhaltenstherapie von Zwangsstörungen im Kindes- und Jugendalter umfasst drei methodische Ansätze (Rapoport u. Inoff-Germain 2000):

- Exposition und Responseprävention,
- kognitive Therapie und
- Entspannungstraining.

Das **Expositionstraining** mit gleichzeitiger Verhinderung von Zwangshandlungen, die vom Patienten zur Angstentlastung eingesetzt werden, hat bei Kindern und Jugendlichen günstige Resultate erbracht (Rapoport u. Inoff-Germain 2000; Thomsen 1996), allerdings fehlen kontrollierte Therapiestudien für diese Altersgruppe. Das Prinzip der Expositionsbehandung besteht darin, dass der Patient in abgestufter Form einer Stresssituation, die normalerweise Zwangsverhalten auslöst (z. B. Schmutz), ausgesetzt und gleichzeitig daran gehindert wird, Zwangshandlungen (z. B. Waschzwang) auszuüben. Dadurch kann der Patient die Erfahrung machen, dass die befürchteten Konsequenzen ausbleiben, und er konsequenter Weise auf seine Symptome auch verzichten oder sie zumindest abmildern kann. Voraussetzung für das Expositionstraining sind eine vertrauensvolle, den Patienten und seine Gefühle (Angst, Verzweiflung) respektierende Arzt-Patient-Beziehung und der feinfühlige und verständnisvolle Umgang mit ihm.

! Auf gar keinen Fall darf das Kind bzw. der Jugendliche das Gefühl bekommen, allein gelassen, nicht ernst genommen oder sogar gequält zu werden!

Begleitend sollte eine **kognitive Umstrukturierung** angestrebt werden, die es dem jungen Patienten ermöglicht, seinen Zwangsvorstellungen, -gedanken und -impulsen eine andere, benignere Bedeutung zuzuschreiben als zuvor und die entsprechenden Ängste und Befürchtungen besser aushalten zu können (Habituation; ► s. auch Abschn. 6.9.1).

Es ist interessant und spricht für die ätiologische Bedeutung der im Abschn. 3.3 beschriebenen Dysbalance im Zusammenspiel von orbitofrontalem Kortex und Basalganglien, dass nach erfolgreich durchgeführter kognitiver Verhaltenstherapie mit Expositions-/Präventionstraining bei Erwachsenen eine Normalisierung des Gukosemetabolismus im orbitofronto-striato-thalamo-kortikalen Neuronenkreis durch entsprechende PET-Studien nachgewiesen werden konnte (Schwartz 1998).

Als hilfreich haben sich körperentspannende Verfahren erwiesen, wie das **autogene Training**, die **progressive Muskelrelaxation** oder die konzentrierte Bewegungstherapie. Solche Verfahren sind dem Kind bzw. Jugendlichen dabei behilflich, loslassen zu können und eine gelassenere Haltung gegenüber der »Zwangsherrschaft« einzunehmen.

16.7.3 Tiefenpsychologisch orientierte Therapie

Die tiefenpsychologisch orientierte Therapie zielt auf eine behutsame Bearbeitung des Grundkonflikts. Beim Kind sind Spieltherapie und gestaltende Verfahren sinnvoll (z. B. Malen, Modellieren, Sandspiel, Matschraum), um etwas über mehr oder weniger bewusste Konflikte zu erfahren und in spielerischem Umgang mit anal-sadistischen und expansiven Impulsen und Trieben alternative und reifere Bewältigungsmöglichkeiten zu erproben. Wichtig ist es, von Anfang an die Eltern mit in die Behandlung einzubeziehen, z. B. zunächst als getrennte Elterntherapie, schließlich als gemeinsame Familientherapie. Bei älteren

Kindern und Jugendlichen stehen die Gespräche im Vordergrund, welche ebenfalls die Erarbeitung und Überwindung von Identifikations- und Autonomiekonflikten und entsprechender Abwehrprozesse zum Gegenstand haben.

Die Vorrangstellung des Über-Ichs soll zugunsten des Ich abgemildert werden: Statt Beherrschtwerden durch ein unreifes, restriktiv-verbietendes Über-Ich stehen als Ziel zunehmend autonomere Ich-Funktionen und eine Erweiterung der Entscheidungsräume mit Stärkung der selbstverantwortlichen Ich-Kräfte.

16.7.4 Pharmakotherapie

Unter pharmakologischen Gesichtspunkten stellen – entsprechend den in Abschn. 3.2 dargelegten Befunden – **Serotoninwiederaufnahmehemmer** (SRI) das Mittel der Wahl dar.

Unter den klassischen SRIs liegen zu **Clomipramin** die meisten Erfahrungen vor, das sich in placebokontrollierten Doppelblind-Cross-over-Studien als eine wirksame Substanz erwiesen hat, welche z. B. gegenüber Desimipramin (selektiver Noradrenalinwiederaufnahmehemmer) und anderen trizyklischen Antidepressiva überlegen ist (Greist et al. 1995; King et al. 1998). Clomipramin ist zugelassen ab dem Alter von 5 Jahren. Die Dosierung liegt vor dem 12. Lebensjahr bei 10–50 mg, ab 12 Jahren bei 50–150 mg (max. 200 mg) pro Tag.

In einer placebokontrollierten, randomisierten, multizentrischen Doppelblind-Studie bei 120 Kindern und Jugendlichen im Alter von 8 und 17 Jahren konnten die Wirksamkeit und Nebenwirkungsarmut des selektiven Serotoninwiederaufnahmehemmers **Fluvoxamin** nachgewiesen werden (Riddle et al. 2001). Fluvoxamin ist bislang der einzige SSRI, der für das Kindesalter ab dem 8. Lebensjahr sowohl in den USA als auch in Deutschland zugelassen ist. Die Dosierung sollte zunächst mit 25 mg (max. 50 mg) begonnen und dann langsam in Schritten von 25 mg alle 3–4 Tage hochgesetzt werden, bis ein anhaltender Effekt eintritt (Maximaldosis 200 mg täglich). Geller et al. (2001) konnten bei 103 Kindern und Jugendlichen im Alter zwischen 7 und 17 Jahren mit einer Zwangsstörung in einer placebokontrollierten Doppelblindstudie einen signifikant positiven Effekt von **Fluoxetin** in einer Dosierung von 20–60 mg nachweisen.

! Die pharmakologische Wirksamkeit der SSRIs scheint u. a. darauf zu beruhen, dass es durch sie zu einer Down-Regulation präsynaptischer 5-HT$_{1D}$-Autorezeptoren und dadurch zu einer vermehrten Serotoninfreisetzung im Bereich des orbitofrontalen Kortex kommt (El Mansari et al. 1995).

Bei nicht ausreichender Wirksamkeit einer Monotherapie sollte eine Kombination von **Fluoxetin** und **Clomipramin** in der Dosierung 25–50 mg Clomipramin und 20–40 mg Fluoxetin erwogen werden.

Durch Protonmagnetresonanztomographie konnte bei 11 Kindern mit OCD im Alter zwischen 8 und 17 Jahren nach 12-wöchiger Behandlung mit dem selektiven Serotoninwiederaufnahmehemmer **Paroxetin** eine Normalisierung der erhöhten Glutamatkonzentration im linken Caudatum erreicht werden (Rosenberg et al. 2000), was mit einer Besserung der Zwangssymptomatik einherging.

Eine erhöhte Glutamataktivität geht einher mit einem verstärkten Glukosemetabolismus im orbitofrontalen Kortex und im benachbarten Striatum, und Glutamat übt eine starke inhibitorische Wirkung auf die Serotoninfreisetzung im N. caudatus aus, während serotonerge Neurone ihrerseits die glutamaterge Neurotransmission beeinflussen (Edwards et al. 1996). Das Caudatum erhält sowohl serotonerge als auch glutamaterge Neurone aus dem orbitofrontalen Kortex, SSRI fördern die Serotoninfreisetzung in diesem Kortexareal und reduzieren auf diese Weise die Aktivität glutamaterger kortikostriataler Projektionen und führen entsprechend zu einer Verminderung der Glutamataktivität sowie des Glukosestoffwechsels im Caudatum. Beides ist bei unbehandelten Kindern und Erwachsenen mit OCD erhöht.

16.7.5 Kombinationstherapien

Reicht eine Behandlung mit SSRIs bzw. SRIs (Clomipramin) nicht aus, so kann, vor allem dann, wenn gleichzeitig Tics oder psychotische Symptome bestehen, eine zusätzliche Behandlung mit Neuroleptika erfolgreich sein (beim Tic mit Tiaprid und/oder Pimozid).

! Bei unzureichendem Behandlungserfolg mit einem Serotoninwiederaufnahmehemmer sollte nach etwa 10–12 Wochen zunächst auf einen anderen SSRI bzw. SRI zurückgegriffen werden, bevor ein Wechsel zu einer anderen Stoffklasse erwogen wird. Auch bei erfolgreicher Behandlung mit einem SSRI bzw. SRI sollte die Behandlung wegen der großen Rückfallgefahr in niedriger aber ausreichender Dosierung längerfristig (mehrere Monate) fortgeführt werden. Im Kindes- und Jugendalter sollte nie eine medikamentöse Therapie allein, sondern stets eine Kombination mit individueller Psycho- und Familientherapie einschließlich Psychoedukation durchgeführt werden.

Zur Erleichterung der Diagnosestellung und zur Auswahl einer optimalen Therapie mag der in ▪ Abb. 16.6. dargestellte Entscheidungsbaum hilfreich sein.

16

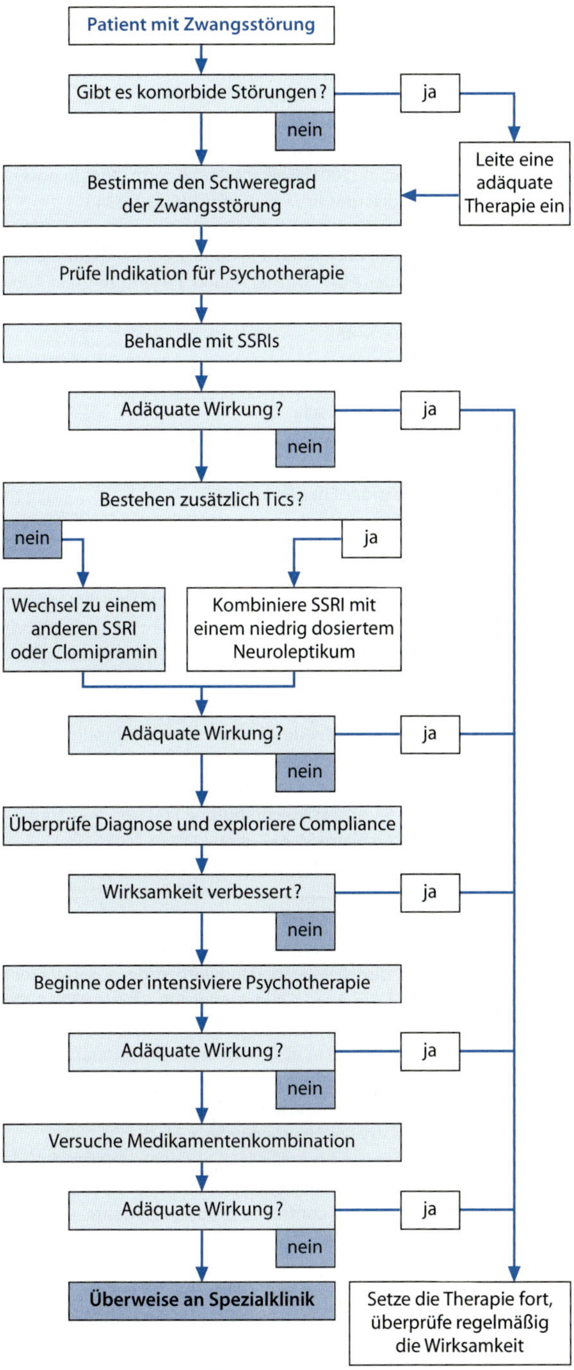

Abb. 16.6. **Entscheidungsbaum zur Behandlung von Kindern und Jugendlichen mit Zwangsstörungen**

Fazit für die Praxis

Zwangspatienten im Kindes- und Jugendalter werden hauptsächlich auf Initiative der Eltern vorgestellt. Hinter einer gehemmt aggressiven, verschlossenen, depressiv wirkenden Stimmungslage versuchen die Patienten schamhaft das Ausmaß und die Intensität der Symptome zu verbergen. Elterliche Schilderungen des Zwangsverhaltens lösen seitens der Patienten oft eine aggressive Abwehr mit Bagatellisierung des Zwangsverhaltens aus. Der erfahrene Therapeut ist sich des dahinter verborgenen Leidensdrucks bewusst. Wenn der Patient für seine Zwangsrituale Angehörige instrumentalisiert, findet sich bei diesen ein gehemmt aggressiver, verzweifelter Gefühlszustand, der meist hinter dem zur Schau gestellten überfürsorglichen Engagement verborgen ist. Das Hilfeersuchen geht in der Regel von den Angehörigen aus, die sich auch als Opfer der Zwangsrituale erleben.

Eine differenzialdiagnostische Exploration und der Aufbau einer vertrauensvollen Beziehung zum Patienten sind schwierig, wenn der Diagnostiker nicht versucht, sich in die Erlebniswelt des Patienten einzufühlen. Auch sollte er sich besonders der Bedeutung von Übertragungs- und Gegenübertragungsprozessen bewusst sein. Da die Eltern unter einer durch Schuldgefühle angetriebenen Überbesorgtheit leiden, und die Patienten erhebliche Veränderungsängste erkennen lassen, sollte der Behandlungsplan und die damit verbundenen Belastungen für Patienten und Angehörige ausführlich besprochen werden. Im Falle einer stationären Aufnahme leiden meist die Eltern mehr unter der Trennung als der Patient. Damit der Therapeut selbst nicht in Zugzwang gerät, sollte er dem Patienten nach Erläuterung des Therapieplans eine Bedenkzeit ermöglichen. Diese Maßnahmen dienen dem Aufbau einer tragfähigen Arzt-Patient-Kooperation, ohne die eine multimodale psychiatrische Behandlung der Zwangserkrankung aussichtslos ist.

Allzu großer Behandlungsoptimismus ist zu vermeiden. Die Wirklatenz psychopharmokologischer Behandlungen muss angesprochen werden. Den angstvollen Bedenken der Eltern ist insbesondere im stationären Behandlungsfall besonders Sorge zu tragen. Der subjektive Leidensdruck sollte im Einzelgespräch mit dem Patienten bearbeitet werden, um die Wirkung kognitiv-verhaltenstherapeutischer Maßnahmen zu unterstützen.

Literatur

Apter A, Fallon TJ, King RA et al. (1996) Obsessive-compulsive characteristics: from symptoms to syndrome. J Am Acad Child Adolesc Psychiatry 35:907–912

Black DW (1996) Epidemiology and genetics of OCD: a review and discussion of future directions and research. CNS Spectrums 1:10–16

Blier P, de Montigny C (1998) Possible serotonergic mechanisms underlying the antidepressant and anti-obsessive-compulsive disorder responses. Biol Psychiatry 44:313–323

Breiter HC, Rauch SL, Kwong KK et al. (1996) Functional magnetic resonace imaging of symptom provocation in obsessive-compulsive disorder. Arch Gen Psychiatry 53:595–606

Busatto GF, Buchpiguel CA, Zamignani DR et al. (2001) Regional cerebral blood flow abnormalities in early-onset obsessive-compulsive disorder: an exploratory SPECT-study. J Am Acad Child Adolesc Psychiatry 40:347–354

Carey G, Gottesman II (1981) Twin and family studies of anxiety, phobic and obsessive disorders. In: Klein DF, Rabkin JG (eds) Anxiety: New research and changing concepts. Raven Press, New York

Edwards E, Hampton E, Ashby CR et al. (1996) 5-HT_3-like receptors in the rat medical prefrontal cortex: further pharmacological characterization. Brain Res 733:21–30

Eggers C (1968) Zwangszustände und Schizophrenie. Fortschr Neurol Psychiatr 36:576–589

Eggers C (1973) Verlaufsweisen kindlicher und präpuberaler Schizophrenien. Springer, Berlin Heidelberg New York

El Mansari M, Bouchard C, Blier P (1995) Alteration of serotonin release in guinea pig orbito-frontal cortex by selective serotonin reuptake inhibitors: relevance to treatment of obsessive compulsive disorder. Neuropsychopharmacology 13:117–127

Esquirol JED (1838) Des maladies mentales, II. vol. Lafayette, Paris

Evans DW, Leckman JE, Carter A et al. (1997) Rituals, habit, and perfectionism: the prevalence and development of compulsive-like behavior in normal young children. Child Dev 68:58–68

Fenton WS, McGlashan TH (1986) The prognostic significance of obsessive-compulsive symptoms in schizophrenia. Am J Psychiatry 143:437–441

Fitzgerald KD, Moore GJ, Paulson LA et al. (2000) Proton spectroscopic imaging of the thalamus in treatment-naive pediatric obsessive-compulsive disorder. Biol Psychiatry 47:174–182

Flament MF, Rapoport JL, Berg CJ et al. (1985) Clomipramine treatment of childhood obsessive compulsive disorder. A double-blind controlled study. Arch Gen Psychiatry 42:977–983

Flament MF, Koby E, Rapoport JL et al. (1990) Childhood obsessive-compulsive disorder: A prospective follow-up study. J Child Psychol Psychiatry 31:353–380

Geller D, Biederman J, Griffin S, Jones J, Lefkowitz TR (1996) Comorbidity of juvenile obsessive-compulsive disorder with disruptive behavior disorders: a review and a report. J Am Acad Child Adolesc Psychiatry 35:1637–1646

Geller D, Biederman J, Jones J et al. (1998) Is juvenile obsessive-compulsive disorder a developmental subtype of the disorder? A review of the pediatric literature. J Am Acad Child Adolesc Psychiatry 37:420–427

Geller D, Hoog SH, Heiligenstein JH et al. (2001) Fluoxetine treatment for obsessive-compulsive disorder in children and adolescents: A placebo-controlled clinical trial. J Am Acad Child Adolesc Psychiatry 40:773–779

Giedd JN, Rapoport JL, Garvey MA et al. (2000) MRI assessment of children with obsessive-compulsive disorder or tics associated with streptococcal infection. Am J Psychiatry 157:281–283

Gilbert AR, Moore GJ, Keshavan MS et al. (2000) Decrease in thalamic volumes of pediatric patients with obsessive-compulsive disorder who are taking paroxetine. Arch Gen Psychiatry 57:449–456

Greist JH, Jefferson JW, Kobak KA et al. (1995) Efficiacy and tolerability of serotonin transport inhibitors in obsessive-compulsive disorder. A meta-analysis. Arch Gen Psychiatry 52:53–60

Hanna GL (1995) Demographic and clinical features of obsessive – compulsive disorder in children and adolescents. J Am Acad Child Adolesc Psychiatry 34:19–27

Hanna GL (1997) Trichotillomania and related disorders in children and adolescents. Child Psychiatry Hum Dev 27:255–268

Heyman I, Frombone E, Simmons H et al. (2001) Prevalence of obsessive-compulsive disorder in the British nationwide survey of child mental health. Br J Psychiatry 179:324–329

Insel TR (1992) Torward a neuroanatomy of obsessive-compulsive disorder. Arch Gen Psychiatry 49:739–744

Jenike MA (1998) Neurosurgical treatment of obsessive-compulsive disorder. Br J Psychiatry 173 [Suppl 35]:79–90

Kiessling LS, Marcotte AC, Culpepper L (1993) Antineuronal antibodies in movement disorders. Pediatrics 92:39–43

Kim JJ, Lee MC, Kim J et al. (2001) Grey matter abnormalities in obsessive-compulsive disorder. Br J Psychiatry 179:330–334

King RA, Leonard H, March J (1998) Practice parameters for the assessment and treatment of children and adolescents with obsessive-compulsive disorder. ACAP Official Action. J Am Acad Child Adolesc

Psychiatry [Suppl 10]:27S–45S

Kordon A, Hohagen F (2000) Neurobiologische Aspekte zur Ätiologie und Patholophysiologie der Zwangsstörung. Psychother Psychosom Med Psychol 50:428–434

Krafft-Ebing R von (1867) Beiträge zur Erkennung und richtigen forensischen Beurteilung krankhafter Gemützustände für Ärzte, Richter und Verteidiger. Enke, Erlangen

Leckman JF (1993) Tourette's syndrome. In: Hollander E (ed) Obsessive-compulsive related disorders. American Psychiatric Press, Washington, DC, pp 113–138

Lenane MC, Swedo SE, Leonard HL et al. (1990) Psychiatric disorders in first degree relatives of children and adolescents with obsessive compulsive disorder. J Am Acad Child Adolesc Psychiatry 29: 407–412

Leonard HL, Lenane MC, Swedo SE et al. (1992) Tics and Tourette's disorder: A 2- to 7-year follow-up of 54 obsessive-compulsive children. Am J Psychiatry 149:1244–1251

Leonard HL, Swedo SE, Lenane MC et al. (1993) A two to seven year follow-up study of 54 obsessive compulsive children and adolescents. Arch Gen Psychiatry 50:429–439

Lewis A (1936) Problems of obsessional illness. Proc R Soc Med 29: 325–336

Lougee L, Perlmutter SJ, Nicolson R et al. (2000) Psychiatric disorders in first-degree relatives of children with pediatric autoimmune neuropsychiatric disorders associated with streptococcal infections (PANDAS). J Am Acad Child Adolesc Psychiatry 39:1120–1126

Lucey JV, Costa DC, Busatto G et al. (1997) Caudate regional cerebral blood flow in obsessive-compulsive disorder, panic disorder and healthy controls on single photon emission computerised tomography. Psychiatry Res Neuroimag Sect 74:25–33

McDougle CJ, Goodman WK, Leckman JF et al. (1994) Haloperidol additiion in fluvoxamine-refractory obsessive compulsive disorder: a double-blind, placebo-controlled study in patients with and without tics. Am Gen Psychiatry 51:302–309

McGuire PK, Bench CJ, Frith CD et al. (1994) Functional anatomy of obsessive-compulsive phenomena. Br J Psychiatry 164:62–70

Nauta WJH (1989) Reciprocal links of the corpus striatum with cortex and limbic system: a common substrate for movement and thought? In: Mueller J (ed) Neurology and psychiatry: a meeting of minds. Karger, New York, pp 43–63

Nestadt G, Samuels J, Riddle MA et al. (2001) The relationship between obsessive-compulsive disorder and anxiety and affective disorders: results from the Johns Hopkins OCD family study. Psychol Med 31:481–487

Pauls DL, Alsobrook JP II, Goodman W et al. (1995) A family study of obsessive-compulsive disorder. Am J Psychiatry 152:76–84

Rapoport JL, Inoff-Germain G (2000) Practitioner Review: Treatment of obsessive-compulsive disorder in children and adolescents. J Child Psychol Psychiatry 41:419–431

Rauch SL, Savage CR (1997) Neuroimaging and neuropsychology of the striatum. Psychiatr Clin North Am 20:741–768

Rauch SL, Jenike MA, Alpert NM et al. (1994) Regional cerebral blood flow measured during symptom provocation in obsessive-compulsive disorder using oxygen 15-labeled carbon dioxide and positron emission tomography. Arch Gen Psychiatry 51:62–70

Riddle M (1998) Obsessive-compulsive disorder in children and adolescents. Br J Psychiatry 173 (Suppl 35):91–96

Riddle MA, Reeve EA, Yaryura-Tobias JA et al. (2001) Fluvoxamine for children and adolescents with obsessive-compulsive disorder: a randomized, controlled, multicenter trial. J Am Acad Child Adolesc Psychiatry 40:222–229

Rosenberg DR, Keshavan MS (1998) Toward a neurodevelopmental model of obsessive-compulsive disorder. Biol Psychiatry 43: 623–640

Rosenberg DR, MacMaster FP, Keshavan MS et al. (2000) Decrease in caudate glutamatergic concentrations in pediatric obsessive-compulsive dsorder patients taking paroxetine. J Am Acad Child Adolesc Psychiatry 39:1096–1103

Rubin RT, Villanueva-Meyer J, Ananth J et al. (1992) Regional xenon-133 cerebral blood flow and cerebral technetium 99 m-HMPAO uptake in unmedicated patients with obsessive-compulsive disorder and matched normal control subjects: deetermination by high-resolution single-photon emission computed tomography. Arch Gen Psychiatry 49:695–702

Sasson Y, Zohar J, Chopra M et al. (1997) Epidemiology of obsessive-compulsive disorder: a word view. J Clin Psychiatry 58 (Suppl 12):7–10

Salkovskis PM, Forrester E, Richards C (1998) Cognitive-behavioral approach to understanding obsessional thinking. Br J Psychiatry 173 [Suppl 35]:53–63

Saxena S, Brody AL, Schwartz JM, Baxter LR (1998) Neuroimaging and frontal-subcortical circuitry in obsessive-compulsive disorder. Br J Psychiatry 173 (Suppl 35):26–37

Scahill L, Riddle MA, McSwiggan-Hardin MT et al. (1997) The Children's Yale-Brown Obsessive Compulsive Scale: preliminary report of reliability and validity. J Am Acad Child Adolesc Psychiatry 36: 844–853

Schneider K (1967) Klinische Psychopathologie, 8. Aufl. Thieme, Stuttgart

Schwartz JM (1998) Neuroanatomical aspects of cognitive-behavioural therapy response in obsessive-compulsive disorder. Br J Psychiatry 173 [Suppl 35]:38–44

Séglas MJ (1892) De l'obsession hallucinatoire et de l'hallucination obsédante. Ann Med Psychol 50:119

Skoog G, Skoog I (1999) A 40-year follow-up of patients with obsessive-compulsive disorder. Arch Gen Psychiatry 56:121–127

Stein DJ (2000) Neurobiology of the obsessive-compulsive spectrum disorders. Biol Psychiatry 47:296–304

Swedo SE, Leonard HL, Garvey et al. (1998) Pediatric autoimmune neuropsychiatric disorders associated with streptococcal infections: clinical description of the first fifty cases. Am J Psychiatry 155:264–271

Swedo SE, Leonard HL, Kiessling LS (1994) Speculations on antineuronal antibody-mediated neuropsychiatric disorders of childhood. Pediatrics 93:323–326

Swedo SE, Leonard HL, Schapiro MB et al. (1993) Sydenham's chorea: physical and psychological symptoms of St. Vitus Dance. Pediatrics 91:706–713

Thiel A, Broocks A., Ohlmeier M et al. (1995) Obsessive-compulsive disorder among patients with anorexia nervosa and bulimia nervosa. Am J Psychiatry 152:72–75

Thomsen PH (1994) Obsessive-compulsive disorder in children and adolescents. A 6–22 year follow-up study. Clinical descriptions of the course and continuity of obsessive-compulsive symptomatology. Eur Child Adolesc Psychiatry 3:82–96

Thomsen PH (1996) Treatment of obsessive-compulsive disorder in children and adolescents. Eur Child Adolesc Psychiatry 5: 55–66

Thomsen PH (1998) Obsessive-compulsive disorder in children and adolescents. Clinical guidelines. Europ Child Adolesc Psychiatry 7:1–11

Westphal C (1877) Über Zwangsvorstellungen. Arch Psychiatr Nervenkr 8:734–750

Wewetzer C, Jans T, Müller B et al. (2001) Long-term outcome and prognosis of obsessive-compulsive disorder with onset in childhood or adolescence. Eur Child Adolesc Psychiatry 10:37–46

Zaudig M, Hauke W, Hegerl U (1998) Die Zwangsstörung. Schattauer, Stuttgart New York

Zohar A, Ratzoni G, Pauls D et al. (1992) An epidemiological study of obsessive compulsive disorder and related disorders in Israeli adolescents. J Am Acad Child Adolesc Psychiatry 31:1057–1061

Angststörungen

S. Schneider

Laut einer repräsentativen Befragung des R+V Infocenters aus dem Jahr 2001 berichten 53% der 6- bis 14-jährigen Kinder in Deutschland über starke Ängste (R+V Infocenter 2001). Die häufigsten Inhalte solch starker Ängste sind »Schicksalsschlag in der Familie« und »Sittlichkeitsverbrechen«. Kinder in Australien und USA gaben in einer Befragung durchschnittlich 14 verschiedene Ängste an, unter denen sie leiden (King et al. 1989).

Ängste unter Kindern sind also sehr weit verbreitet und dies scheint auch schon früher der Fall gewesen zu sein. Während die frühe psychiatrische und klinisch-psychologische Forschung sich noch den Kinderängsten widmete, kam dieser Forschungszweig jedoch schon bald zum Erliegen. 1909 publizierte Freud (1989) die Fallgeschichte des »kleinen Hans«, der eine ausgeprägte Furcht vor Pferden zeigte. Kurze Zeit danach berichteten Watson u. Rayner (1920) über die Konditionierung einer Rattenphobie bei dem einjährigen Albert. Wenige Jahre später beschrieb Watsons Schülerin Mary Cover Jones (1924) die systematische Anwendung verhaltenstherapeutischer Techniken bei der Behandlung der Pelztierphobie des 3-jährigen Peter. Danach waren über viele Jahre Kinderängste selten im Fokus von klinisch-psychologischen und kinderpsychiatrischen Forschungsfragestellungen. Erst in jüngster Zeit scheint sich dies zu ändern, nachdem deutlich wird, dass Angst im Kindesalter nicht nur großes, aktuelles Leid für das Kind bedeutet, sondern auch eine Schrittmacherfunktion für psychische Störungen des Erwachsenenalters hat.

17.1 Definition und Klassifikation

Angst oder Furcht ist eine normale Reaktion höherer Lebewesen auf akute oder vorgestellte Gefahr, die sich im Verhalten sowie als inneres Gefühl äußert und von physiologischen Veränderungen begleitet wird (Marks 1987).

! Insbesondere im Kindesalter sind Ängste weit verbreitet und gehören zur normalen Entwicklung eines Kindes. Typischerweise sind diese Ängste vergleichsweise mild, altersspezifisch und vorübergehend. Zudem scheint es so zu sein, dass sie zu der kognitiven Entwicklung des Kindes in Beziehung stehen.

Das bedeutet, dass die Angstinhalte sich mit dem Alter und der kognitiven Entwicklung der Kinder ändern. Die meisten Kinder haben mehrere Ängste gleichzeitig. Während z. B. gegen Ende des 1. Lebensjahres Ängste vor fremden Menschen, fremden Gegenständen, lauten Geräuschen und Höhen besonders häufig auftreten, haben 2- bis 4-Jährige oft Angst vor Tieren, vor der Dunkelheit und vor dem Alleinsein. Bei den 4- bis 6-Jährigen kommt es zu einer besonderen Zunahme der Angst vor Fantasiegestalten wie z. B. Gespenstern, Monstern oder Geistern und Naturereignissen wie Stürme und Blitze. Bei den 7- bis 10-Jährigen beziehen sich die Ängste immer häufiger auf die Schule, auf mögliches oder vermeintliches Versagen und auf negative Bewertungen durch andere, sowie auf die Gesundheit, wie etwa die Angst vor Verletzungen, Krankheiten, Tod und vor medizinischen Eingriffen. Insgesamt nehmen mit dem Schulalter die Ängste vor Fantasiegestalten und Dunkelheit sowie vor Fremden und vor kleinen Tieren ab. Soziale Ängste, Ängste vor negativer Bewertung und Ängste bezüglich der Gesundheit werden dagegen häufiger. ■ Tabelle 17.1 gibt einen Überblick über die typischen Ängste von Kindern und Jugendlichen in Abhängigkeit vom kognitiven Entwicklungsverlauf.

Aufgrund der weiten Verbreitung von Ängsten im Kindesalter stellt sich für den klinischen Kinderpsychologen und Kinderpsychiater häufig die schwierige Frage, welche Ängste in diesem Alter als krankhaft klassifiziert und einer Behandlung unterzogen werden sollten. In der ICD-10 und im DSM-IV wird versucht, diese Frage über das Ausmaß der Beeinträchtigung zu klären. So werden hier Ängste als klinisch relevant eingeordnet, wenn sie starke und anhaltende Beeinträchtigungen für das Kind bedeuten, langfristig die normale Entwicklung des Kindes verhindern und Probleme in der Familie oder in anderen Lebensbereichen (z. B. Schule) auslösen. Ängste, die hingegen zeitweise auftreten und für die jeweilige Entwicklungsphase normal sind, sollten entsprechend nicht behandelt werden und ihren normalen Verlauf nehmen.

! Klinisch relevante Ängste sind besonders stark, halten über mehrere Monate an und führen zu einer Beeinträchtigung der normalen Entwicklung des Kindes.

Tabelle 17.1. Ängste und Angststörungen von Kindern und Jugendlichen im Entwicklungsverlauf. (Nach Scarr 1999)

Alter	Psychologische/ soziale Kompetenz	Quelle entwicklungs-typischer Angst	Alterstypische klinisch relevante Angst
0–6 Monate	Sensorische Fähigkeiten dominieren, kleinkindliche Anpassung	Intensive sensorische Reize, Verlust von Zuwendung, laute Geräusche	
6–12 Monate	Sensumotorische Schemata, Ursache und Wirkung, Objektkonstanz	Fremde Menschen, Trennung	
2–4 Jahre	Präoperationales Denken, Fähigkeit zu Imaginieren, aber unfähig Fantasie und Realität zu trennen	Fantasiekreaturen, potenzielle Einbrecher, Dunkelheit	Trennungsangst
5–7 Jahre	Konkret-operationales Denken, Fähigkeit, konkret-logisch zu denken	Naturkatastrophen (Feuer, Überschwemmung), Verletzungen, Tiere, medienbasierte Ängste	Tierphobie, Blutphobie
8–11 Jahre	Selbstwert basiert auf akademischen und sportlichen Leistungen	Schlechte schulische und sportliche Leistungen	Schulphobie
12–18 Jahre	Formal-operationales Denken, Fähigkeit, Gefahr zu antizipieren, Selbstwert durch Alterskameraden bestimmt	Ablehnung durch Alterskameraden	Soziale Phobie, Agoraphobie, Panikstörung

17.2 Angststörungen im Kindes- und Jugendalter

Die häufigsten klinisch relevanten Ängste im Kindes- und Jugendalter sind die Trennungsangst, Phobien und die generalisierte Angststörung.

17.2.1 Trennungsangst

Fallbeispiel

T. ist 12 Jahre alt und hat noch nie außerhalb der elterlichen Wohnung übernachtet. Wenn ihr Vater, der als Busfahrer in einem Reiseunternehmen häufig über mehrere Tage unterwegs ist, nachts nicht zu Hause ist, übernachtet das Mädchen im Bett der Eltern bei der Mutter. Ist der Vater zu Hause, kommt es regelmäßig zu Streit in der Familie, da der Vater auf keinen Fall dulden möchte, dass T. im elterlichen Bett übernachtet. Das Mädchen entwickelt dann ausgeprägte Wutanfälle, bei denen sie um sich schlägt und manchmal sogar Kleidungsstücke oder auch Gegenstände beschädigt. T. schläft unter Weinen in ihrem Bett ein, während die Mutter am Bettrand sitzt und sie zu beruhigen versucht. In der Nacht schleicht T. oft in das Bett der Mutter, ohne dass es der Vater merkt. T. hatte im Alter von 2 und 3 Jahren 3 epileptische Anfälle, die danach aber nie mehr auftraten. Die Mutter sorgt sich häufig über die Gesundheit ihrer Tochter und versucht, starke Belastungen von ihr fernzuhalten. T. gibt im strukturierten Interview an, dass sie nicht gerne bei Freundinnen übernachten möchte, auch gibt sie an, nur sehr ungern in große Kaufhäuser und Supermärkte zu gehen. Kinobesuche fallen ihr schwer, obwohl sie dies eigentlich gerne häufiger mit ihren Freundinnen machen möchte.

Symptomatik

Kinder mit einer emotionalen Störung mit Trennungsangst (F93.0) zeigen eine übermäßig starke Angst in Erwartung oder unmittelbar bei einer Trennung von den Eltern oder anderen engen Bezugspersonen. Sie befürchten, den Eltern oder ihnen selbst könnte in solchen Situationen etwas Schlimmes zustoßen, was sie dauerhaft voneinander trennen würde (z. B. Autounfall der Eltern, Entführung des Kindes). Häufig vermeiden diese Kinder, abends alleine, ohne Licht oder bei geschlossener Tür einzuschlafen, alleine zu Hause zu bleiben, bei Freunden zu übernachten oder zum Kindergarten bzw. zur Schule zu gehen. Die Kinder können eine gereizte, aggressive oder auch apathische Stimmung aufweisen, wenn eine Vermeidung der Trennungssituation nicht möglich ist. So kann das Kind weinen, schreien, um sich schlagen oder sich an die Bezugsperson klammern, mit dem Ziel, die anstehende Trennung zu verhindern.

Körperliche Symptome treten ebenfalls auf und umfassen typischerweise Bauch- oder Kopfschmerzen, Übelkeit oder Erbrechen. Wiederkehrende körperliche Symptome machen eine ausführliche medizinische Untersuchung notwendig, um organische Ursachen der Beschwerden auszuschließen. Meist sind die körperlichen Symptome im Kontext der Trennungsangst zu verstehen: So lassen etwa die körperlichen Symptome nach, wenn die Eltern entscheiden, dass das Kind nicht in den Kindergarten oder die Schule geht oder sie selbst nicht das Kind verlassen und statt dessen bei ihm bleiben.

Gerade die körperlichen Symptome des Kindes, verunsichern viele Eltern. Aus dem Wunsch heraus, das Kind zu schützen, unterstützen sie das Bedürfnis des Kindes nach Vermeidung, was kurzfristig die Angst des Kindes reduziert, aber mittel- und langfristig zur Aufrechterhaltung und Generalisierung der Trennungsangst beiträgt. Viele Eltern beschreiben, dass sie kaum noch etwas unternehmen und schon gar nicht mehr versuchen, das Kind an andere Betreuungspersonen (wie etwa den abendlichen Babysitter) zu gewöhnen. Bei Vorschulkindern wird häufig auf einen regelmäßigen Kindergartenbesuch verzichtet. Weitere Symptome der Trennungsangst sind Träume, von den Eltern getrennt zu sein, oder bei jüngeren Kindern das Bedürfnis, immer in unmittelbarer Nähe der Bezugsperson zu sein. Häufig erst wenn der Schulbesuch des Kindes gefährdet ist, wird professionelle Hilfe in Anspruch genommen.

! Trennungsangst ist durch eine starke, über einen langen Zeitraum anhaltende Angst vor einer dauerhaften Trennung von engen Bezugspersonen charakterisiert. Trennungen von Bezugspersonen werden nur unter starker Angst ertragen bzw. vermieden.

Ist Trennungsangst die kindliche Version der Panikstörung und Agoraphobie?
Verschiedene Autoren vermuten, dass die Störung mit Trennungsangst in der Kindheit in enger Verbindung zur Panikstörung und Agoraphobie steht. Klein (1980) postulierte, dass das Vorhandensein von Trennungsängsten in der Kindheit bzw. der Verlust von wichtigen Bezugspersonen in der Kindheit eine spezifische prädisponierende Bedingung für Panikstörung und Agoraphobie im Erwachsenenalter sei (Trennungsangsthypothese), zumindest bei einer Teilpopulation der Patienten. Klein vermutete, dass sowohl bei Kindern mit Trennungsangst als auch bei Erwachsenen mit Panikstörung die Schwelle zur Auslösung des von Bowlby (1969) postulierten angeborenen biologischen Kontrollmechanismus zur Regulation von Trennungsangst pathologisch erniedrigt sei. Dies würde erklären, warum es immer wieder zur Auslösung von »falschem Alarm«, d. h. zur Aktivierung des Alarmmechanismus ohne die reale Gefahr einer Trennung, kommt. Die Sichtweise, dass klinisch relevante Trennungsängste oder der reale Verlust von wichtigen Bezugspersonen mit Panikstörung und Agoraphobie assoziiert seien, wurde ab der 3. Auflage in das DSM übernommen (DSM-IV-TR; American Psychiatric Association 2000, S. 435).

Die Trennungsangsthypothese wurde in der Vergangenheit mit unterschiedlichen Methoden untersucht. Die Ergebnisse aus Studien, die diese Fragestellung retrospektiv untersuchten, ergeben jedoch eher uneindeutige Befunde, während zwei prospektive Längsschnittstudien Trennungsangst in der Kindheit als Prädiktor für Panikstörung und Agoraphobie belegen konnten (Schneider u. Nündel 2002).

Diagnostische Leitlinien

Für die Diagnose einer emotionalen Störung mit Trennungsangst des Kindesalter werden in der ICD-10 die in folgender Übersicht zusammengestellten Kriterien angegeben.

Diagnosekriterien für die emotionale Störung mit Trennungsangst des Kindesalters (F93.0) gemäß ICD-10

- Anhaltende, unrealistische Sorgen, von den Eltern oder anderen wichtigen Bezugspersonen dauerhaft getrennt zu werden (z. B. aufgrund eines Unfalls der Eltern, Entführung des Kindes), über mindestens 4 Wochen
- Ablehnung oder Vermeidung von Trennungssituationen bzw. während Trennungssituationen leidet das Kind sehr stark
- Schwierigkeiten, tagsüber allein, ohne Bezugsperson, zu Hause zu sein; Trennungsschwierigkeiten am Abend (Weigerung alleine einzuschlafen; häufiges nächtliches Aufstehen; Weigerung, auswärts zu schlafen) oder Alpträume zu Trennungssituationen
- Bei drohender bzw. während Trennungssituation wiederholt somatische Symptome (Übelkeit, Bauchschmerzen, Kopfschmerzen, Erbrechen)

Die Störung muss vor dem 6. Lebensjahr beginnen und darf nicht im Rahmen einer umfassenderen Störung der Emotionen, des Sozialverhaltens oder der Persönlichkeit auftreten. Auch müssen eine tiefgreifende Entwicklungsstörung sowie eine psychotische oder substanzbedingte Störung ausgeschlossen werden.

17.2.2 Phobien

Fallbeispiel
S. ist 7 Jahre alt. Ihre Eltern stellen das Mädchen in einer schulpsychologischen Beratungsstelle wegen einer ausgeprägten Angst vor Wespen vor. S. spielt seit mehreren Monaten nicht mehr im Freien, sie weigert sich, auf einer

17

Wiese zu spielen oder im Freien Essen oder Getränke zu sich zu nehmen, da hier Wespen sein könnten. Sie befürchtet, gestochen zu werden. Sobald sie ein Summen hört oder einer Wespe sieht, fängt sie an, wild um sich zu schlagen, sie weint, schreit und läuft schnell ins Haus. Ihre Spielkameraden wenden sich zunehmend von ihr ab, da sie nicht immer zum Spielen zu S. nach Hause gehen wollen. Die Angst vor Wespen begann, nachdem S. beobachtet hatte, wie ein befreundetes Mädchen von einer Wespe gestochen wurde und laut schreiend davonlief.

Fallbeispiel

R. ist 12 Jahre alt und geht in die 5. Klasse der Mittelschule. Die Mutter berichtet, dass ihre Tochter in verschiedenen Situationen große Ängste zeigt. Insbesondere wenn sie öffentliche Verkehrsmittel wie Bus oder Zug oder Fahrstuhl benutzen soll, klage sie über starke Bauchschmerzen und schnelles Herzklopfen. Sie befürchtet, dass ihr in der Situation etwas zustoßen könnte, wie etwa, dass der Bus einen Unfall baut oder der Fahrstuhl stecken bleibt. Diese Ängste begannen als R. 10 Jahre alt war. Etwa ein Jahr später traten die Ängste auch auf dem Weg in die Schule auf. Auch hier befürchtet sie, dass ihr auf dem Weg in die Schule etwas passieren könnte. R. begann mit der Zeit, alle Situationen zu vermeiden, in denen sie zuvor Ängste erlebt hatte. Sowohl R. als auch die Eltern sind durch dieses Vermeidungsverhalten mittlerweile in ihrem Alltag deutlich eingeschränkt. Sie können kaum mehr etwas in der Freizeit unternehmen, durch die vielen Fehltage in der Schule werden die schulischen Leistungen des Mädchens immer schlechter und ihre Freundinnen distanzieren sich von ihr, da sie sie so selten besuchen kommt. Die Mutter ist selbst auch eine ängstliche Frau. Sie ist daher sehr empfänglich für die Ängste ihrer Tochter und begünstigt das Vermeidungsverhalten ihrer Tochter, indem sie ihr schon bei kleinen Beschwerden Entschuldigungen für die Schule schreibt (nach Schneider 2001).

Allgemeine Symptomatik

Kinder mit einer Phobie zeigen eine unangemessene, dauerhafte und starke Angstreaktion gegenüber bestimmten Objekten, Situationen oder Tieren, von denen keine reale Gefahr ausgeht. Die Angst tritt in der Regel unmittelbar durch die Konfrontation mit dem phobischen Stimulus (z. B. Hund) auf. Üblicherweise beginnen die betroffenen Kinder mit der Zeit, die gefürchtete Situation zu vermeiden bzw. aus ihr zu flüchten.

Klassifikation einzelner Phobieformen

In der ICD-10 werden verschiedene Formen von phobischen Störungen unterschieden. Die Unterscheidung der einzelnen Phobieformen wird dabei in Abhängigkeit von dem gefürchteten Inhalt der Phobie getroffen.

Für entwicklungsphasenspezifische Ängste (z. B. Angst vor Fantasiegestalten, Dunkelheit), die anhaltend oder wiederkehrend auftreten, ein abnormes Ausmaß angenommen haben und zu einer deutlichen sozialen Beeinträchtigung geführt haben, steht in der ICD-10 die Kategorie »phobische emotionale Störung des Kindesalters« (F93.1) zur Verfügung. Handelt es sich um eine eng umgrenzte Furcht (z. B. enge Räumen), die nicht entwicklungsphasenspezifisch ist, kann die Diagnose »spezifische Phobie« (F40.2) gegeben werden (vgl. Fallbeispiel S.).

Treten die Ängste immer in sozialen Situationen auf (z. B. vor der Schulklasse sprechen) wird eine »Störung mit sozialer Ängstlichkeit des Kindesalters« (F93.2) oder auch eine »soziale Phobie« (F40.1) diagnostiziert.

Bei Ängsten, die in verschiedenen Situationen wie Menschenmengen, öffentliche Orte oder Entfernung von zu Hause auftreten, wird eine »Agoraphobie ohne Panikstörung« (F40.0) (vgl. Fallbeispiel R.) oder »Agoraphobie mit Panikstörung« (F40.01) diagnostiziert. Eine Agoraphobie mit Panikstörung bedeutet hierbei, dass neben den phobischen Ängsten plötzliche und unerwartete Angstanfälle auftreten, die mit einer Reihe als unangenehm erlebter Symptome einhergehen. Die Agoraphobie ist jedoch eine Angststörung, die weniger im Kindesalter, sondern vielmehr im Jugend- und jungen Erwachsenenalter erst auftritt.

Ein Problem der verschiedenen phobischen Störungen in der ICD-10 ist, dass keine eindeutigen Angaben darüber gemacht werden, wann es angemessen ist, die Diagnose phobische emotionale Störung des Kindesalters anstatt der Diagnose spezifische Phobie oder die Diagnose Störung mit sozialer Ängstlichkeit des Kindesalters anstelle der Diagnose soziale Phobie zu vergeben.

Merkmale und Inhalte

Kennzeichen von Phobien ist die unmittelbare Angstreaktion bei Auftreten des phobischen Reizes (z. B. Hund, Spritze, vor anderen reden). Das Kind versucht, den phobischen Reiz zu vermeiden.

Die häufigsten Inhalte der phobischen emotionalen Störung des Kindesalter bzw. der spezifischen Phobie sind bei Vorschulkindern die Angst vor Fremden, Dunkelheit und Tieren, bei Grundschulkindern kommen Ängste vor Stürmen, Gewitter und um die eigene Sicherheit hinzu. Bei den 12- bis 17-Jährigen sind die häufigsten Inhalte die Angst vor Blut, Tieren, Naturkatastrophen und vor spezifischen Situationen wie engen Räumen, Höhen etc.

Bei der sozialen Phobie bzw. der Störung mit sozialer Ängstlichkeit des Kindesalters befürchten die Kinder und Jugendlichen in bestimmten Situationen zu versagen, sich lächerlich zu machen oder gedemütigt zu werden. Aus diesem Grund versuchen sie, den gefürchteten Situationen ganz aus dem Wege zu gehen. Sie vermeiden häufig die Schule, aus Angst sich in der Schule zu blamieren oder zu versagen. Dieser Zusammenhang bedeutet im Umkehrschluss aber nicht, dass jedes Nichtaufsuchen der Schule dem Vorliegen einer sozialen Phobie gleichzusetzen ist. Stattdessen muss in einem solchen Fall geklärt werden, ob das Kind oder der Jugendliche den Schulbesuch verweigert.

Von Schulverweigerung spricht man, wenn Kinder oder Jugendliche im Rahmen einer Störung des Sozialverhaltens die Schule nicht aufsuchen, um sich z. B. in einer Bande oder Clique zu treffen. In diesem Kontext wird die Schule also nicht aufgrund starker Angst vermieden, sodass diese Form der Schulverweigerung auch nicht als soziale Phobie gewertet werden kann.

In der Regel ist durch die soziale Phobie die soziale Kontaktfähigkeit des Kindes eingeschränkt, und es besteht ein erheblicher Leidensdruck. Insbesondere bei jüngeren Kindern kann es sein, dass die Einsicht bezüglich der Unangemessenheit ihrer Ängste noch nicht vorhanden ist. Bei ihnen steht eine ausgeprägte und anhaltende Scheu und Angst bei Kontakten mit unbekannten, vor allen Dingen auch gleichaltrigen Personen, im Vordergrund. Dagegen besteht zu Familienmitgliedern häufig ein recht inniges Verhältnis.

Bei der Agoraphobie ohne und mit Panikstörungen werden von den Jugendlichen Situationen wie Kaufhäuser, große Einkaufsstraßen, öffentliche Verkehrsmittel, Fahrstühle etc. vermieden. Das Gemeinsame agoraphobischer Situationen ist dabei nicht ein bestimmtes Merkmal der Situation an sich, sondern dass im Falle ausgeprägter Angst die Situation nur schwer zu verlassen wäre oder keine Hilfe zur Verfügung stünde und es sehr peinlich wäre, die Situation zu verlassen. Die Jugendlichen befürchten typischerweise, dass ihnen in der gefürchteten Situation eine akute Gefahr droht, wie etwa ohnmächtig zu werden, umzufallen, einen Herzinfarkt zu erleiden etc. Meist führen sie sog. Sicherheitssignale (z. B. Beruhigungstropfen, Handy) mit sich, die Ihnen schnell Hilfe im Falle eines Panikanfalls verschaffen sollen.

! Bei allen Formen der Phobien kommt es bei den Kindern zu körperlichen (z. B. Herzklopfen, Schwitzen), kognitiven (»Ich kann das nicht«, »Ich werde erbrechen«) und Verhaltensveränderungen (z. B. Flucht).

Das Kind reagiert häufig in Form von Schreien, Wutanfällen, Gelähmtsein oder Anklammern an eine Bezugsperson. Stark ausgeprägte Phobien führen zu erheblichen Beeinträchtigungen des Kindes im familiären, schulischen und Freizeitbereich. Die Phobie kann zur Isolierung des Kindes führen, wenn es beispielsweise nicht mehr die Schule aufsuchen oder an bestimmten Aktivitäten seiner Alterskameraden nicht teilnehmen kann.

Gibt es Panikstörung bei Kindern?

Nelles u. Barlow (1988) diskutieren in einem viel beachteten Artikel unter entwicklungspsychologischen Gesichtspunkten die interessante Frage, inwieweit Kinder die Fähigkeit besitzen, spontane Angstanfälle zu erleben. Basierend auf der Theorie Piagets nehmen sie an, dass kleine Kinder aufgrund mangelnder kognitiver Kapazitäten nicht internal attribuieren können. Dadurch könnten sie körperliche Empfindungen nur externalen Auslösern zuordnen. Dies würde bedeuten, dass das für die Diagnose einer Panikstörung entscheidende Kriterium der Spontaneität bei einem Panikanfall von Kindern nicht erfüllt werden könnte.

Heute liegen eine Reihe von Studien vor die zeigen, dass Panikanfälle bis zum Alter von 10 Jahren in der Tat äußerst selten sind. Erst danach treten spontane Panikanfälle auf und erreichen einen ersten Gipfel im Jugend- bzw. jungen Erwachsenenalter. Die Prävalenz für Panikstörung liegt in dieser Altersgruppe bei 0,5–0,8%. Weiterhin machen diese Studien deutlich, dass Jugendliche mit spontanen Panikanfällen und Panikstörung über das typische Cluster von körperlichen und kognitiven Symptomen berichten, wie es auch für erwachsene Patienten beschrieben wird (Schneider u. Hensdiek 2003).

Diagnostische Leitlinien

In der ICD-10 werden verschiedene Formen der Phobie unterschieden: phobische emotionale Störung des Kindesalters, spezifische Phobie, soziale Phobie bzw. Störung mit sozialer Ängstlichkeit des Kindesalters und Agoraphobie. Exemplarisch werden in der folgenden Übersicht die Leitlinien für die Diagnose einer spezifischen Phobie dargestellt. Mit kleinen Abweichungen werden die gleichen Kriterien auch den anderen Phobiekategorien zugrunde gelegt.

Diagnosekriterien für die spezifische Phobie (F40.2) gemäß ICD-10

- Das Kind bzw. der Jugendliche muss über eine deutliche Furcht vor einem bestimmten Objekt bzw. einer bestimmten Situationen oder deutliche Vermeidung solcher Objekte und Situationen berichten
- Seit Beginn der Störung müssen Angstsymptome (z. B. Herzklopfen, Schwitzen) in den gefürchteten Situationen mindestens einmal aufgetreten sein
- Deutliche emotionale Belastung durch die Symptome oder das Vermeidungsverhalten; Einsicht, dass die Angst übertrieben und unvernünftig ist
- Die Symptome sind auf die gefürchtete Situation oder Gedanken an diese beschränkt
- Die Angst und Vermeidung sind nicht nur durch eine andere psychische Störung bedingt (wie etwa Wahn, affektive Störungen, Zwangsstörung)

17.2.3 Generalisierte Angststörung des Kindesalters

Fallbeispiel

P. ist 10 Jahre alt und kommt mit seiner Mutter zum Erstgespräch. Die Mutter erzählt, dass die Familie lange überlegt hat, ob sie mit dem Jungen zum schulpsychologischen Dienst kommen sollte. Sie sei froh, dass sie sich jetzt endlich dazu entschieden hätten. P. sei sehr ernsthaft und stresse sich wegen Kleinigkeiten. Dies hätte schon im Kindergarten angefangen. Er hetze die ganze Familie, da er sich ständig darüber sorge, unpünktlich bzw. nicht rechtzeitig fertig zu sein. Er grüble über vieles, über Kleinigkeiten, seine schulischen Leistungen, seine Freunde etc., obwohl alles eigentlich gut liefe. Ihr Sohn sei gut in der Schule und bei seinen Alterskameraden gut akzeptiert. Bis vor kurzem habe er große Einschlafprobleme gehabt. Das sei jetzt besser geworden, aber er kaue intensiv an den Fingernägeln. Die Mutter wünscht sich mehr Ruhe für ihren Sohn, damit die Familie nicht mehr so gehetzt sei.
P. wünscht sich wieder längere Fingernägel, und Ruhe möchte er auch gerne haben.

Symptomatik

Kinder oder Jugendliche mit einer generalisierten Angststörung des Kindesalters (F93.80) machen sich übermäßig starke oder unbegründete und nicht kontrollierbare Sorgen über verschiedene Situationen und Lebensbereiche: Sorgen über Kleinigkeiten wie Unpünktlichkeit, Sorgen darüber, sich richtig verhalten zu haben, gut genug in der Schule oder im Sport zu sein oder genug Freunde zu haben. Viele dieser Kinder haben ein starkes Bedürfnis nach Anerkennung und Rückmeldung über erbrachte Leistungen und ihr sonstiges Verhalten. Kennzeichnend für diese Störung ist weiterhin das Auftreten körperlicher Symptome der Nervosität und Anspannung. So klagen diese Kinder häufig über Ein- und Durchschlafprobleme, Konzentrationsschwierigkeiten in der Schule oder bei den Hausaufgaben, Muskelverspannungen, Müdigkeit und Reizbarkeit. Des Weiteren kommt es häufig zu Nägel kauen oder Haare drehen, insbesondere während das Kind sich sorgt oder grübelt.

In folgender Übersicht werden die Beschwerden von 58 Kindern mit einer generalisierten Angststörung aufgelistet, die über eine klinische Einrichtung rekrutiert und zu ihren typischen Symptomen befragt wurden (dargestellt sind relative Häufigkeiten).

Häufige Symptome, die von Kindern und Jugendlichen mit generalisierter Angststörung berichtet werden

- Gefühl der Anspannung – 98%
- Ängstliche Erwartung – 95%
- Bedürfnis nach Rückversicherung – 83%
- Reizbarkeit – 81%
- Negatives Selbstbild – 74%
- Körperliche Beschwerden – 72%
- Müdigkeit – 67%
- Grübeln – 64%
- Konzentrationsprobleme –57%
- Schlafstörungen – 53%
- Sorgen über eigene Person – 53%
- Sorgen über Eltern – 52%

Im Durchschnitt wurden 9–10 Symptome berichtet. Während Kinder (7–12 Jahre) das Symptom »Wunsch nach Rückversicherung« häufiger berichteten als Jugendliche (12–18 Jahre; 100% vs. 74%), nannten Jugendliche das Symptom »Grübeln« häufiger (42% vs. 74%). Systematische Geschlechterunterschiede in der Nennung der Symptome wurden nicht beobachtet (Lyneham u. Rapee, in Druck).

Kinder und Jugendliche mit generalisierter Angststörung zeigen eine Reihe kognitiver Auffälligkeiten wie die Tendenz zu katastrophisieren, mehrdeutige Ereignisse als bedrohlich zu interpretieren, negative Konsequenzen eines Ereignisses zu überschätzen, eigene Bewältigungsmöglichkeiten hingegen zu unterschätzen sowie die eigenen Einflussmöglichkeiten auf Ereignisse zu unterschätzen. Insgesamt weisen diese Kinder wenig Selbstvertrauen und Selbstwirksamkeitsüberzeugung auf.

Häufig leidet auch die Familie des betroffenen Kindes unter den Ängsten und Sorgen des Kindes. Aus dem Bedürfnis heraus, dem Kind keinen Anlass zur Sorge zu geben, herrscht in der Familie Druck und Anspannung, alle Aktivitäten perfekt zu planen und durchzuführen. Die Eltern und auch die Lehrpersonen berichten, viel Zeit damit zu verbringen, das Kind immer wieder zu beruhigen und ihm Fragen bezüglich anstehender Ereignisse oder seiner eigenen Leistung zu beantworten. Es kommt auch zu Vermeidungsverhalten aufseiten des Kindes, wenn z. B. in der Schule Tests, Lehrerwechsel, Sportwettbewerbe etc. anstehen. Hierdurch versucht das Kind, schlechten Leistungen oder unvertrauten Situationen aus dem Weg zu gehen.

! Die generalisierte Angststörung ist gekennzeichnet durch anhaltende unkontrollierbare bzw. übermäßige Sorgen in mehreren Lebensbereichen. Diese Sorgen sind jedoch nicht Bestandteil einer anderen gleichzeitig bestehenden psychischen Störung. Zu den häufigsten Symptomen gehören Gefühle der Anspannung, ängstliche Erwartungshaltung und Bedürfnis nach Rückversicherung. Weitere Symptome sind kognitive Verzerrungen, Vermeidungsverhalten und geringes Selbstvertrauen.

Diagnostische Leitlinien

Die Diagnose einer generalisierten Angststörung des Kindesalters (F93.80) nach ICD-10 folgt den in folgender Übersicht genannten Kriterien.

Diagnosekriterien für die generalisierte Angststörung des Kindesalters (F93.80) gemäß ICD-10

- Intensive Ängste und Sorgen , die die meiste Zeit vorhanden sind und sich auf mehrere Bereiche beziehen, über mindestens 6 Monate
- Schwierigkeit, die Sorgen zu kontrollieren
- Vorliegen von mindestens zwei der folgenden Symptome, die anhaltend auftreten
  - Ruhelosigkeit
  - Gefühl, überdreht, nervös zu sein
  - Müdigkeit
  - Erschöpfung
  - Konzentrationsschwierigkeiten
  - Reizbarkeit
  - Muskelverspannung
  - Schlafstörung
- Es gibt mindestens zwei Situationen, in denen die Ängste oder Sorgen auftreten
- Die Ängste oder Sorgen dürfen sich nicht auf Sorgen beziehen, die durch eine andere Angststörung bedingt sind (z. B. Sorge über Trennung bei Trennungsangst) und sie sind nicht Folge einer Substanzaufnahme (z. B. Medikamente, Drogen) oder einer organischen Erkrankung
- Es muss ausgeschlossen werden, dass die Sorgen nicht ausschließlich während einer affektiven oder psychotischen Störung oder tiefgreifenden Entwicklungsstörung auftreten
- Die Ängste und Sorgen müssen vor dem 18. Lebensjahr begonnen haben

Die differenzialdiagnostische Abgrenzung der einzelnen Angststörungen des Kindes- und Jugendalters kann manchmal schwierig sein. ◘ Tabelle 17.2 gibt einen Überblick über die zentralen Symptome und differenzierenden Merkmale der einzelnen Angststörungen.

17.3 Epidemiologie

In den letzten 10 Jahren wurden in mehreren Studien systematische Informationen über die Verbreitung von klinisch relevanten Angststörungen im Kindes- und Jugendalter erhoben (Überblick bei Essau et al. 2003). Diesen Studien zufolge gehören Angststörungen zu den häufigsten psychischen Störungen des Kindes- und Jugendalters. Daten zur Verbreitung von Angststörungen im Kindesalter liegen auch aus Deutschland und der Schweiz vor (Essau et al. 1998; Federer et al. 2000; Steinhausen et al. 1998, Wittchen et al. 1998). In diesen Studien wurden in repräsentativen Stichproben mit Hilfe von strukturierten Interviews

◘ Tabelle 17.2. **Angststörungen bei Kindern und Jugendlichen: zentrale Symptome und differenzialdiagnostische Merkmale**

Angststörung	Zentrale Symptome	Differenzierende Symptome
Trennungsangst	Unrealistische/anhaltende Sorge über Trennung von Eltern/Bezugspersonen	Schulvermeidung nicht aufgrund von Angst vor bestimmten Ereignissen in der Schule, sondern aus Angst, dem Kind selbst oder der Bezugsperson könnte etwas zustoßen
	Starke Abneigung oder Vermeidung von Trennungssituationen	
Spezifische Phobie	Übermässige/anhaltende Angst vor bestimmten Tieren, Objekten oder Situationen Starke Abneigung oder Vermeidung der gefürchteten Situation	Angst bezieht sich auf eine oder nur wenige spezifische Situationen
Soziale Phobie/ Ängstlichkeit	Angst/übertriebene Sorge vor Blamage und Peinlichkeit in sozialen Situationen (gegenüber fremden Erwachsenen und Kindern) Starke Abneigung/Vermeidung sozialer Situationen	Befriedigende soziale Beziehungen zu vertrauten Personen bestehen
Generalisierte Angststörung	Angst und Sorge um verschiedene Lebensbereiche; Sorgen können gar nicht oder nur schwer kontrolliert werden Großes Bedürfnis nach Rückversicherung	Sorge bezieht sich nicht auf Inhalt einer anderen psychischen Störung (z. B. Sorge von Eltern getrennt zu sein)

17

■ Tabelle 17.3. **Prävalenzraten der Angststörungen in Prozent**

	Federer et al. (2000)	Steinhausen et al. (1998)	Essau et al. (1998)		Wittchen et al. (1998)	
Alter (Jahre)	8	7–16	12–17	14–24		
Stichprobengröße	826	1964	1035	3021		
Prävalenzzeitraum	6 Monate	6 Monate	1 Jahr	LZ	1 Jahr	LZ
Angststörungen gesamt	9,5	11,4	11,3	18,6	9,3	14,4
Trennungsangst	2,8	0,8	–	–	–	–
Spezifische Phobie	5,2	5,8	2,7	3,5	1,8	2,3
Soziale Phobie	0,4	4,7	1,4	1,6	2,6	3,5
Generalisierte Angststörung	1,4	0,6	0,2	0,4	0,5	0,8

LZ Lebenszeit; – Prävalenzangaben liegen nicht vor.

die Prävalenzen von Angststörungen über verschiedene Zeiträume hinweg untersucht. ■ Tabelle 17.3 gibt einen Überblick über die beobachteten Prävalenzen der hier behandelten Angststörungen.

Bereits im Alter von 8 Jahren geben ca. 10% der Kinder an, im letzten halben Jahr eine Angsterkrankung gehabt zu haben oder aktuell zu haben. Übereinstimmend zeigen die verschiedenen Studien, dass spezifische Phobien im Kindes- und Jugendalter am häufigsten auftreten. Interessanterweise ist bei der Gruppe der 8-Jährigen die zweithäufigste Diagnose die Trennungsangst, während dies bei der im Durchschnitt älteren Stichprobe von Steinhausen et al. (1998) deutlich abnimmt und hier die Sozialphobie die zweithäufigste Diagnose ist. Auch kommt es im Jugend- und jungen Erwachsenenalter zu einem Anstieg der Agoraphobie. Die generalisierte Angststörung gehört insgesamt zu den selteneren Angststörungen.

! Moderne epidemiologische Studien zeigen, dass Angststörungen eine hohe Komorbidität untereinander aufweisen.

So haben beispielsweise Kinder mit Trennungsangst häufiger auch eine spezifische Phobie oder eine Sozialphobie. Darüber hinaus entwickeln sich mit zunehmender Chronifizierung der Angststörungen auch depressive Störungen. Ein Teil der Kinder zeigt ein Komorbiditätsmuster mit externalisierenden Störungen (z. B. Aufmerksamkeits-Hyperaktivitäts-Störungen, Störung mit oppositionellen Trotzverhalten). Insgesamt scheinen Mädchen häufiger unter Angststörungen und insbesondere Phobien zu leiden als Jungen.

Der Beginn von Angststörungen ist je nach Art der Störung unterschiedlich. Den frühesten Beginn zeigen Trennungsängste und spezifische Phobien, die bereits im Kleinkindalter auftreten können. Im Kindesalter treten erste generalisierte Angststörungen auf und die soziale Phobie zeigt einen Auftretensgipfel in der Adoleszenz. Agoraphobien sind nach der Adoleszenz zu beobachten mit einem Erstauftretensgipfel im jungen Erwachsenenalter.

Neue Forschungsarbeiten belegen, dass Angststörungen in der Kindheit stabil sind (Keller et al. 1992) bzw. ein Risikofaktor für die Ausbildung psychischer Störungen, wie Angststörungen, Depressionen oder Substanzabhängigkeit im Erwachsenenalter sind (z. B. Woodward u. Fergusson 2001).

! Etwa 10% der Kinder und Jugendliche weisen Angststörungen auf, die ohne Behandlung einen chronischen Verlauf nehmen. Angststörungen im Kindesalter erhöhen das Risiko einer psychischen Störung im Erwachsenenalter.

17.4 Ätiologie

Im Folgenden werden die wichtigsten Ätiologiemodelle für das Kindes- und Jugendalter dargestellt, die jeweils unterschiedliche ätiologische Aspekte kindlicher Angststörungen thematisieren. Vorgestellt werden

- das integrierte Verhaltenshemmungs-Bindungs-Modell (»behavioral inhibition-attachment model«; Manassis u. Bradley 1994; Manassis 2002),
- die Zwei-Faktoren-Theorie (Mowrer 1960) und
- das kognitive Modell (Kendall u. Ronan 1990).

Während sich das kognitive Modell vorwiegend der Erklärung der Aufrechterhaltung von Angststörungen widmet, konzentriert sich das integrierte Verhaltenshemmungs-Bindungs-Modell auf die Entstehung von Angststörungen. Die Zwei-Faktoren-Theorie hingegen formuliert Hypothesen für die Entwicklung und Aufrechterhaltung von Angststörungen. Die Modelle können somit komplementär zueinander betrachtet werden und bilden gemeinsam eine erste Basis für die Erklärung der Ätiologie kindlicher Angststörungen.

17.4.1 Das integrierte Verhaltenshemmungs-Bindungs-Modell

Manassis u. Bradley (1994) formulierten ein Erklärungsmodell zur Entstehung von Ängsten bei Kindern, in dem sie die verschiedenen Annahmen des Verhaltenshemmungskonzepts von Kagan (vgl. hierzu Abschn. 17.5) mit denen des Bindungskonzepts verbinden. So gehen die Autoren davon aus, dass Verhaltenshemmung (»behavioral inhibition«) einen initialen prädisponierenden Faktor für Angststörungen darstellt, der aber erst in der Kombination mit einem unsicheren Bindungsstil zur Entwicklung einer Angststörung führt.

! Demnach kann durch die Art der Bindung des Kindes zu seiner primären Bezugsperson die bestehende Prädisposition für Angst weiter verstärkt oder aber auch reduziert werden.

So nehmen die Autoren etwa an, dass ein sicher gebundenes Kind mit einer hohen Ausprägung des Merkmals Verhaltenshemmung eher über ein realistisches, adaptives internales Arbeitsmodell in fremden, unvertrauten Situationen verfügt, dass durch wenig Vermeidungsverhalten und adaptive Coping-Strategien und adaptive soziale Fertigkeiten gekennzeichnet ist. Ein solches Kind würde erst durch ein traumatisches Erlebnis eine Angststörung, z. B. in Form einer posttraumatischen Belastungsstörung oder einer spezifischen Phobie entwickeln. Umgekehrt würde aber ein Kind, das keine ausgeprägte Verhaltenshemmung zeigt, aber von einem schwer depressiven, hochgradig unverhersagbaren oder einem missbrauchenden Elternteil betreut wird, einen desorganisierten Bindungsstil und in der Folge chronische Angst entwickeln.

Empirische Unterstützung erfährt dieses Modell aus Forschungsarbeiten zu Verhaltenshemmung, Bindungsforschung und Erziehungsstil, die in Abschn. 17.5 dargestellt werden. Diese Studien unterstützten wichtige Annahmen des integrierten Verhaltenshemmungs-Bindungs-Modells und können wie folgt zusammengefasst werden:

1. Es besteht ein bedeutender Zusammenhang zwischen Verhaltenshemmung und Angststörungen des Kindes- und Jugendalters.
2. Es besteht ein Zusammenhang zwischen unsicherem Bindungsstil und Angststörungen des Kindes- und Jugendalters.
3. Ein unsicherer Bindungsstil erlaubt möglicherweise eine bessere Vorhersage von Angststörungen des Kindes- und Jugendalters als mütterliche Angst und Temperament des Kindes.
4. Eltern von Kindern mit Angststörungen scheinen in der Interaktion mit ihren Kindern weniger feinfühlig und stärker kontrollierend zu sein als Eltern von Kindern ohne Angststörung.

17.4.2 Zwei-Faktoren-Theorie

Der einflussreichste lerntheoretische Ansatz zur Ätiologie von Angststörungen und insbesondere von Phobien war lange Zeit die sog. Zwei-Faktoren-Theorie (Mowrer 1960). Bei den beiden Faktoren handelt es sich um die klassische und die operante Konditionierung. Mowrer nahm an, dass bei Phobien ursprünglich neutrale Reize aufgrund traumatischer Ereignisse mit einem zentralen motivationalen Angstzustand assoziiert werden (klassische Konditionierung) und die darauf folgende Vermeidung dieser Reize durch den Abbau dieses unangenehmen Zustandes verstärkt wird (operante Konditionierung).

Obwohl diese Theorie im Einklang mit vielen tierexperimentellen Befunden steht (vgl. Marks 1987; Barlow 2002), ist sie als Erklärung für klinisch relevante Phobien nicht ausreichend. So kann sich ein großer Teil der Phobiker nicht an traumatische Ereignisse zu Beginn der Störung erinnern (Ollendick u. King 1991b; Rachman 1991). Auch wenn Personen ihr Verhalten nicht immer korrekt mit den relevanten Reizen in Bezug setzen, widerspricht dies der Hypothese der einfachen klassischen Konditionierung phobischer Ängste. Es ist allerdings möglich, wenn nicht sogar wahrscheinlich, dass bei Phobikern vergleichsweise harmlose Erfahrungen traumatisch verarbeitet worden sind.

! Während heute für den ersten Teil der Zwei-Faktoren-Theorie zahlreiche Studien vorliegen, die zeigen, das die Annahme einer klassischen Konditionierung alleine nicht genügt, um die Entstehung von Phobien zu erklären, gilt der zweite Teil der Theorie, die operante Konditionierung, noch immer als zentraler Mechanismus für die Aufrechterhaltung der phobischen Symptomatik.

Daher stellt die Zwei-Faktoren-Theorie in der therapeutischen Praxis noch immer die zentrale Basis für die Herleitung und Erklärung der Wirkungsweise der Konfrontationstherapie dar. Abhängig von der individuellen Entwicklungsgeschichte der Phobie wird dieser Erklärungsansatz mit Erläuterungen zum Modelllernen und kognitiven Aspekten von Phobien ergänzt.

Vorbereitetes Lernen: ein evolutionstheoretischer Ansatz

Eine Ergänzung der klassischen Konditionierungstheorie stellt die Theorie des »evolutionsbiologisch vorbereiteten Lernens« dar. Aus evolutionstheoretischer Sicht stellen Angst und die damit verbundenen physiologischen, kognitiven und behavioralen Reaktionsmuster eine sinnvolle Emotion dar, die das Überleben bzw. die erfolgreiche Weitergabe der eigenen Gene sicherstellen soll. Bereits Charles Darwin, der Begründer der Evolutionstheorie, wies in seinen Schriften darauf hin, dass Kinderängste die ererbte Folge wirklicher Ängste »auf der Stufe der Wildheit« seien.

Viele Kinderängste erscheinen heute als unangepasst, übertrieben und irrational. Aber aus evolutionstheoretischer Perspektive betrachtet ergeben sie durchaus Sinn.

Wer sich in früher Vergangenheit als Kind vor der Dunkelheit, vor realen Monstern wie Löwen, Leoparden etc., Fremden und vor dem Verlassenwerden fürchtete, hatte eine eindeutig höhere Überlebenschance.

Insbesondere für die Inhalte klinisch relevanter Phobien fällt auf, dass nicht alle Reize mit gleicher Wahrscheinlichkeit als phobische Auslöser auftauchen, sondern die auslösenden Reize für Phobien eine charakteristische und über verschiedene Kulturen hinweg stabile Verteilung zeigen, die weder der Häufigkeit dieser Reize im täglichen Leben noch der Wahrscheinlichkeit unangenehmer (traumatischer) Erfahrungen entspricht.

Diese Beobachtung führte zu der Formulierung der sog. Preparedness-Theorie. Seligman (1971) nahm daher an, dass bestimmte Reiz-Reaktions-Verbindungen leichter gelernt werden, weil sie biologisch »vorbereitet« (»prepared«) sind. Vorbereitetes Lernen bedeutet in diesem Kontext, dass im Laufe der Evolutionsgeschichte Angstreaktionen auf bestimmte Objekte, Situationen oder auch körperliche Symptome, die eine Bedrohung für das Überleben der Menschheit darstellten, besonders schnell und überdauernd gelernt wurden. Vorbereitete Angstreaktionen sind nach Seligman dadurch gekennzeichnet, dass sie irrational, stabil und nicht bewusst sind und schon durch eine einmalige Lernerfahrung erworben werden können. Mehrere Laborexperimente (z. B. Cook u. Mineka 1989) und die Verteilung klinisch relevanter Phobien sprechen für die Annahmen der Preparedness-Theorie.

Ein klinisches Beispiel für die Entwicklung einer »vorbereiteten« Phobie gibt Marks (1987): Ein Kind spielt im Sandkasten, das Auto der Eltern ist etwa 40 m entfernt geparkt. Plötzlich sieht es eine kleine Schlange, die sich in 2 m Entfernung am Sandkasten vorbei bewegt. Das Kind erschreckt sich, rennt zum Auto, schlägt die Tür zu und klemmt sich dabei sehr schmerzhaft die Hand ein. In der Folge entwickelt das Kind eine ausgeprägte Phobie, jedoch nicht vor Autotüren, sondern vor Schlangen. Eine ausführliche Darstellung dieses evolutionstheoretischen Ansatzes zur Erklärung von Kinderängsten ist bei Paul (2003) zu finden.

17.4.3 Kognitive Modelle

Kognitionen spielen eine wichtige Rolle bei der Entstehung von Angststörungen und in der letzten Dekade wurde diesem Aspekt in der Forschung intensiv nachgegangen. Während für die Angststörungen im Erwachsenenalter gut ausgearbeitete kognitive Modelle zur Erklärung spezifischer Angststörungen vorliegen, existieren für das Kindes- und Jugendalter kaum solche Ansätze.

Ein allgemeines kognitives Modell zur Entstehung und Aufrechterhaltung von Angststörungen im Kindes- und Jugendalter wurde von Kendall u. Ronen (1990) formuliert.

Das kognitive Modell enthält zwei zentrale Elemente für die Entstehung und Aufrechterhaltung von Angststörungen: die Überaktivierung sog. Gefahrenschemata (im Gedächtnis verankerte Informationsnetzwerke) und das Vorliegen kognitiver Defizite und Verzerrungen.

So nimmt dieses Modell an, dass klinisch relevante Ängste durch eine chronische Überaktivierung von Gefahren- und Bedrohungsschemata charakterisiert sind. Diese Überaktivierung führt zu einer Informationsverarbeitung bei der bedrohliche Informationen chronisch und unangemessen fokussiert werden. Des Weiteren vermuten Kendall u. Ronen, dass Kinder und Jugendliche mit Angststörungen kognitive Defizite und kognitive Verzerrungen aufweisen. Unter kognitiven Defiziten wird der Mangel oder der unzulängliche Gebrauch von angemessenen kognitiven Fertigkeiten oder Aktivitäten verstanden. Kognitive Verzerrungen beziehen sich auf Informationsverarbeitungsprozesse, die einseitig oder falsch sind und dadurch zu dysfunktionalem und fehlangepasstem Verhalten führen.

Diesem Modell zufolge wird angenommen, dass ängstliche Kinder:
- Gefahren höher einschätzen,
- mehr katastrophisierende Gedanken berichten,
- ihre Coping-Möglichkeiten unterschätzen,
- ihre Kontrollmöglichkeiten bzgl. der Gefahr unterschätzen und
- negative Selbstverbalisationen aufweisen.

Empirische Belege für die Bedeutung kognitiver Aspekte zur Erklärung von Angststörungen bei Kindern und Jugendlichen wurden in verschiedenen Studien gesammelt und zeigen, dass Kinder und Jugendliche mit Angststörungen eine verzerrte und fehlerhafte Informationsverarbeitung aufweisen (Überblick bei Daleiden u. Vasey 1997). So weisen sie eine selektive Aufmerksamkeitszuwendung und starke Fokussierung auf Gefahreninformationen sowie eine erhöhte Ablenkbarkeit durch Gefahrenreize auf. Ängstliche Kinder interpretieren mehrdeutige Informationen als bedrohlich, weisen einen negativen Attributionsstil (internal, stabil und global) auf, erwarten negative Ergebnisse und schreiben einem erfolgreichen Umgang mit bedrohlichen Situationen und ängstlichen Gefühlen eine geringe Wahrscheinlichkeit zu. Aufgrund dieser kognitiven Defizite und Verzerrungen kommt es dann dazu, dass ängstliche Kinder eher Vermeidungs- und Fluchtstrategien wählen, um sich sicher zu fühlen. Interessanterweise scheint es aber so zu sein, dass ängstliche Kinder nicht ein Wissensdefizit bzgl. proaktiver, nichtvermeidender Coping-Strategien aufweisen, sondern vielmehr dieses Wissen nicht anwenden. Warum sie dies jedoch nicht tun, kann auf dem momentanen Stand der Forschung nicht geklärt werden.

Wenig Wissen liegt auch darüber vor, wie es zu der Ausbildung dieser kognitiven Stile bzw. verzerrten Informationsverarbeitung kommt. Zwei Studien weisen darauf hin, dass kognitive Stile familiär weitergegeben werden. So konnte gezeigt werden, dass elterliche Modelle ängstliche Interpretationen mehrdeutiger Situationen bzw. die Auswahl vermeidender Bewältigungsstrategien in als bedrohlich eingeschätzten Situationen begünstigen (Barrett et al. 1996b; Schneider et al. 2002).

! Ein elterlicher Erziehungsstil, der durch ein hohes Ausmaß an Kontrolle und ein geringes Ausmaß an Feinfühligkeit geprägt ist, kann zur Entwicklung angstrelevanter Kognitionen beitragen.

Insbesondere Eltern, die selbst eine Angststörung aufweisen, scheinen einen solchen Erziehungsstil aufzuweisen (Schneider et al., in Vorbereitung). Es ist gut denkbar, dass ängstliche Eltern, die selbst ihre Umwelt als bedrohlich erleben, aus dem Bedürfnis heraus, ihre Kinder vor dieser bedrohlichen Umwelt zu beschützen, ein überbehütendes und wenig feinfühliges Verhalten gegenüber ihrem Kind insbesondere in bedrohlichen Situationen zeigen. Dadurch jedoch lernt das Kind nicht, angemessene Bewältigungsstrategien in neuen und bedrohlich eingeschätzten Situationen zu entwickeln.

Möglich wäre auch, dass kognitive Stile genetisch vermittelt sind, wobei die bisherige humangenetische Forschung eher darauf hindeutet, dass weniger spezifische, sondern vielmehr globale Vulnerabilitäten für die Ausbildung beispielsweise von Angststörungen und Depressionen vermittelt werden.

17.5 Risikofaktoren

Bevor im Folgenden Risikofaktoren für die Entstehung von Angststörungen des Kindes- und Jugendalters vorgestellt werden, soll zunächst eine Definition des Risikobegriffs vorgenommen werden. Mit dem Begriff des Risikos, der vor allem in der epidemiologischen Forschung und Biostatistik Verwendung findet, soll die empirische und nicht unbedingt theoretische Evidenz eines Zusammenhangs zwischen einem bestimmten Merkmal und einer Erkrankung betont werden (Kraemer et al. 1997). Als Risiko wird die Wahrscheinlichkeit bezeichnet, dass eine Person innerhalb eines bestimmten Zeitraums an der zu untersuchenden Krankheit erkranken wird.

17.5.1 Familiäre Häufung von Angststörungen

Eine familiäre Häufung von Angststörungen kann heute als gut belegt betrachtet werden (Überblick bei Schneider 1995). Weibliche Angehörige tragen dabei ein Risiko, das im Vergleich zu Männern um das Doppelte erhöht ist. Weiterhin ist eine erhöhte Prävalenz von Depression und Alkoholismus unter Angehörigen von Personen mit Angststörung zu finden. Eine besondere Form der Familienstudie sind die sog. »Top-down«-Studien, bei denen ausschließlich die Kinder von Personen mit einer psychischen Erkrankung untersucht werden. Ein Vorteil dieser Studien ist, dass sie die Basis für die Durchführung von Risikostudien legen, in denen die Kinder über mehrere Jahre hinweg beobachtet werden.

! Den »Top-down«-Studien zufolge muss davon ausgegangen werden, dass Kinder von Personen mit Angststörung im Vergleich zu Kindern von Eltern ohne psychische Störung bereits im Kindes- und Jugendalter ein erhöhtes Risiko für die Ausbildung einer Angststörung haben (Unnewehr et al. 1998).

Während die familiäre Häufung von Angsterkrankungen zunächst als bedeutsamer Hinweis auf die genetische Verankerung dieser Störungsbilder interpretiert wurde, weisen neuere Befunde aus der Zwillingsforschung darauf hin, dass wahrscheinlich von einer gemeinsamen genetischen Vulnerabilität für Angsterkrankungen und affektive Störungen ausgegangen werden kann (z. B. Andrews et al. 1990).

Seit dem Ende der 1980er Jahre wurden mehrere methodisch sorgfältige Zwillingsstudien durchgeführt, bei denen große Zwillingsstichproben aus der Allgemeinbevölkerung untersucht wurden. In diesen Studien wurden multivariate Analysestrategien angewandt, die es erlauben, den Anteil gemeinsamer und spezifischer genetischer Faktoren sowie gemeinsamer und spezifischer Umwelteinflüsse auf die Ausbildung psychischer Störungen abzuschätzen (vgl. Schneider 1995). Diesen Studien zufolge kann von einem gemeinsamen genetischen Faktor für Agoraphobie, Sozialphobie und spezifische Phobie ausgegangen werden, der etwa 35–39% der Varianz aufklärt (Kendler et al. 1992). Je nach Autorengruppe wird diese allgemeine Vulnerabilität als genetisch vermittelte »Trait«-Angst bzw. Neurotizismus (Eysenck 1967) oder auch negative Affektivität (Clark u. Watson 1991) konzeptualisiert.

! Es scheint vor allem von nichtgenetischen Faktoren abzuhängen, welche spezifische Angststörung sich ausbildet (Kendler et al. 1995).

Die neuen verhaltensgenetischen Arbeiten betonen hierbei insbesondere die Rolle individuumsspezifischer Umweltfaktoren (»nonshared environmental factors«) für die Entwicklung psychischer Störungen (Pike u. Plomin 1996).

17.5.2 Temperament

Unter Temperament wird ein konstitutioneller Faktor verstanden, der vererbt ist und für spezifische Reaktionen gegenüber Situationen und Personen prädisponiert. Individuelle Unterschiede in der Reaktivität und Selbstregulation von Kleinkindern wurden in den letzten 30 Jahren von verschiedenen Autorengruppen untersucht (Buss u. Plomin 1975; Thomas u. Chess 1977). Temperamentseigenschaften werden dabei als Basis für die Persönlichkeitsentwicklung betrachtet, die schon früh im Leben aufteten, stabil über die Zeit bestehen bleiben und durch biologische Faktoren stark beeinflusst werden.

Der Impuls, die Temperamentseigenschaft »**Verhaltenshemmung**« (»behavioral inhibition«) als potenziellen Risikofaktor für Angststörungen zu untersuchen, ging von den Längsschnittstudien des Harvard Infant Study Laboratory aus. Kagan und Kollegen beobachteten dort über mehrere Jahre zwei unabhängige Kohorten von Kindern, die erstmals mit 21 oder 31 Monaten untersucht wurden und als verhaltensgehemmt oder nicht verhaltensgehemmt eingeteilt wurden (Garcia-Coll et al. 1984). Kagan (1994) versteht unter Verhaltenshemmung eine Temperamentseigenschaft, die ein zurückgezogenes, vorsichtiges, vermeidendes und schüchternes Verhalten in neuen, unvertrauten Situationen wie etwa fremde Personen, Objekte, Umgebungen beschreibt. Dieses Verhalten kann schon ab dem Alter von 8 Monaten beobachtet werden.

Im Säuglingsalter äußert sich Verhaltenshemmung als leicht auslösbare Irritierbarkeit (z. B. Weinen, Schreien), im Kleinkindalter als schüchternes und ängstliches Verhalten und im Schulkindalter als sozial zurückgezogenes Verhalten. Die Stabilität dieser Temperamentseigenschaft konnte in mehreren Studien bis ins junge Erwachsenenalter nachgewiesen werden (Biederman et al. 1995; Gest 1997; Matheny 1989). Kagan (1994) schätzt, dass etwa 10–15% der amerikanischen Kinder extrem gehemmtes Verhalten aufweisen. Kagan et al. (1988) nehmen weiterhin an, dass verhaltensgehemmte Kinder im Vergleich zu nicht verhaltensgehemmten Kindern eine erniedrigte Erregungsschwelle in der Amygdala und dem Hypothalamus insbesondere gegenüber unvertrauten Situationen aufweisen. Des Weiteren liegen Hinweise für eine erhöhte sympathische Aktivität vor, die vor allem aus einer hohen Herzrate, einer geringen Herzschlagvariabilität und einem Anstieg des Herzschlags bei mildem Stress geschlossen wird. Da Merkmale erhöhter sympathischer Erregung nach Ansicht der Autoren eine zentrale Rolle bei Angststörungen spielen, stellten sie die Hypothese auf, dass Verhaltenshemmung ein Marker für die Ausbildung von Angststörungen sein könnte.

Die Arbeitsgruppe um Kagan hat in mehreren Studien interessante Befunde zusammengetragen, die Verhaltenshemmung als einen Risikofaktor für Angststörungen nahelegen: So waren Kinder von Personen mit Panikstörung und Agoraphobie im Vergleich zu Kindern von Eltern ohne Panikstörung häufiger verhaltensgehemmt (Rosenbaum et al. 1988, 2000). Dieser Effekt wurde besonders deutlich, wenn ein oder beide Elternteile der Kinder gleichzeitig eine Depression aufwiesen. Zwei prospektive Studien erbrachten den Befund, dass verhaltensgehemmte Kinder ein höheres Risiko für die Ausbildung kindlicher Angststörungen tragen (Biederman et al. 1990, 1993), insbesondere dann, wenn die Verhaltenshemmung über mehrere Jahre hinweg stabil blieb (Hirshfeld et al. 1992). Des Weiteren konnte die Arbeitsgruppe nachweisen, dass Angststörungen in Familien von verhaltensgehemmten Kindern gehäuft auftreten (Rosenbaum et al. 1991a).

Neben den Arbeiten aus der Arbeitsgruppe um Kagan liegen in jüngerer Zeit Untersuchungen zur Verhaltenshemmung vor, die anhand von Fragebogen das Merkmal retrospektiv erfassen. Reznick et al. (1992) entwickelten einen Fragebogen, der es erlaubt, reliabel und valide retrospektiv verhaltensgehemmtes Verhalten in der Kindheit zu erfassen. Mit Hilfe dieses Fragebogens wurden in verschiedenen Studien Befunde gesammelt, die die Spezifität der Assoziation von Verhaltenshemmung und Angststörungen in Frage stellen.

! Neuere Befunde weisen darauf hin, dass Verhaltenshemmung ein Risikofaktor für ein breiteres Spektrum psychischer Störungen, nämlich Angststörungen und Depressionen, ist.

17.5.3 Bindungsstil

Bowlby (1969) weist in seinem viel beachteten Buch »Attachment« auf die zentrale Bedeutung der Bindung eines Kindes an seine primäre Bezugsperson hin. Er nimmt an, dass Kinder ein angeborenes Bindungsverhalten aufweisen, das dazu dient, Nähe zu der Bezugsperson herzustellen. Die Bezugsperson reagiert dazu reziprok. Im Laufe des ersten Jahres bildet sich so ein spezifisches Interaktionsmuster zwischen Bezugsperson und Kind aus.

Anhand standardisierter Verhaltensbeobachtungen (»strange situation procedure«) untersuchten Ainsworth et al. (1978), das Bindungsverhalten zwischen Bezugsperson und Kind. Aufgrund ihrer Beobachtungen unterscheiden sie zwischen 3 Typen von Bindungsstilen: »sicher«, »unsicher-vermeidend«, »unsicher-ambivalent/widersetzend«. In späteren Arbeiten wurde noch ein weiterer Bindungsstil identifiziert, der als »unsicher-desorganisierter« Bindungstyp bezeichnet wurde. Bezugspersonen von sicher gebundenen Kindern sind diesen Studien zufolge dadurch charakterisiert, dass sie emphatisch und für das Kind vorhersagbar auf seine Bedürfnisse eingehen, während Bezugspersonen von unsicher gebundenen Kindern dies nicht tun. Weiterhin nehmen Bindungstheoretiker an, dass infolge des jeweiligen Bindungsstils das Kind zentrale Kognitionen über zwischenmenschliche Beziehungen und Möglichkeiten zur Gefühlsregulation ausbildet, die in einem »internalen Arbeitsmodell« verankert werden. Dieses Arbeitsmodell enthält mentale Repräsentationen über die eigene Person, vertraute Personen und die Welt, die die Einschätzung von Situationen und das zwischenmenschliche Verhalten des Kindes organisieren. Ist dieses Arbeitsmodell etabliert, so funktioniert es automatisch (unbewusst) und ist nur schwer veränderbar.

Bisher liegen erst wenige Studien vor, die die Frage untersuchten, inwieweit ein spezifischer Bindungsstil mit unterschiedlichen Ausprägungsgraden von Angst in Verbindung steht (Überblick bei Manassis 2001).

! Die wenigen Studien sprechen dafür, dass eine unsichere Bindung mit Angst bzw. Angststörungen einhergeht, vor allem dann, wenn das Kind gleichzeitig verhaltensgehemmt ist.

Als besonders risikobehaftet erwies sich der »unsicher-ambivalente/widersetzende« Bindungstyp. Darüber hinaus zeigte sich in einer Studie, dass der Bindungsstil eine bessere Vorhersage bezüglich des Auftretens einer Angststörung erlaubte als die mütterliche Ängstlichkeit oder das Temperament des Kindes. Ein sicherer Bindungsstil zeigte sich hingegen als protektiver Faktor für die Ausbildung von Angststörungen. Jedoch müssen diese Ergebnisse aufgrund der wenigen prospektiven Studien zu dieser Fragestellung und aufgrund verschiedener methodischer Einschränkungen (z. B. unterschiedliche Definition von Angststörungen) noch mit Vorsicht interpretiert werden. Replikationsstudien sind dringend erforderlich.

17.5.4 Elterlicher Erziehungsstil

Besonderheiten im Erziehungsstil wurden schon früh als eine Erklärung für das Auftreten von Angststörungen herangezogen (Marks 1969). Bereits die ersten Publikationen weisen dabei auf die Rolle elterlicher Zuwendung (»affection«), Überbehütung und Kritik für die Entwicklung von Angststörungen hin (Überblick bei Rapee 1997). Grundlage dieser Arbeiten ist die Überlegung, dass die ständige Präsenz eines überbehütenden Elternteils zwar einerseits Angst in neuen unvertrauten Situationen reduziere, gleichzeitig aber das Kind dabei behindere, adäquate Bewältigungsmöglichkeiten zur Angstreduktion zu entwickeln. Goldstein u. Chambless (1978) spekulieren darüber hinaus, dass häufige Bestrafung und Kritik von Gefühlsäußerungen des Kindes durch die Eltern, das Kind lernen lässt, generell die Wahrnehmung von Gefühlen als beängstigend zu erleben. Des Weiteren könnte das Beobachten von wiederkehrenden unkontrollierten Gefühlsausdrücken der Eltern dazu führen, generell Gefühle mit Angst zu verbinden.

In mehreren Studien wurde der Zusammenhang von elterlichem Erziehungsstil und dem Auftreten von Angststörungen des Kindesalters untersucht. Neben zahlreichen Fragebogenstudien liegen hierzu auch Beobachtungsstudien vor, die das aktuelle Interaktionsverhalten zwischen Eltern und Kindern untersuchten. Während die Befunde der Beobachtungsstudien mit nichtklinischen Stichproben keinen klaren Zusammenhang zwischen elterlichem Erziehungsstil und dem Ausmaß allgemeiner Ängstlichkeit des Kindes fanden (Krohne u. Hock 1991), sind die Ergebnisse eindeutig, wenn Kinder mit Angststörungen und deren Eltern untersucht wurden: So finden Studien, die mit der »Five Minute Speech Sample« das Ausmaß von »expressed emotion« bei Eltern von Kindern mit Angststörungen erhoben, signifikant erhöhte Werte bzgl. Kritikäußerung und emotionalem Überengagement aufseiten der Eltern (Hibbs et al. 1991; Stubbe et al. 1993).

Weitere Hinweise auf die Rolle des elterlichen Erziehungsstils für die Entwicklung von Angststörungen stammen aus Untersuchungen an Erwachsenen mit Angststörungen, bei denen retrospektiv das Erziehungsverhalten der Eltern untersucht wurde. Die Befunde dieser Studien weisen in die gleiche Richtung wie die Ergebnisse der Studien mit Kindern mit Angststörungen. So erinnern Personen mit Angststörungen beide Elternteile als weniger emotional warm als Probanden ohne psychische Störungen. Weniger einheitlich sind die Befunde zur Überbehütung: Hier halten sich Studien, die eine stärkere Überbehütung beider Elternteile bzw. der Mutter bei Probanden mit Angststörungen im Vergleich zu Probanden ohne psychische Störung belegen, mit Studien, die diesen Zusammenhang nicht finden, in etwa die Waage (Überblick bei Schneider 2003).

! Die bisherige Forschungslage deutet darauf hin, dass ein elterlicher Erziehungsstil, der durch ein hohes Ausmaß an überbehütendem bzw. kontrollierendem Verhalten sowie wenig emotionale Wärme bzw. Feinfühligkeit gegenüber dem Kind gekennzeichnet ist, als Risikofaktor für die Entwicklung von Angststörungen in Frage kommt.

Jedoch sind die bisherigen Befunde alle retrospektiv erhoben und korrelativer Natur. Prospektive Längsschnittstudien sind notwendig, um den Einfluss des elterlichen Erziehungsverhaltens auf das Kind angemessen prüfen zu können.

17.6 Diagnostik und Differenzialdiagnose

Für eine sorgfältige Differenzialdiagnostik sowie eine genaue Analyse der konkreten auslösenden und aufrechterhaltenden Bedingungen für das Problemverhalten des Kindes sind neben der Exploration im Gespräch Selbstbeobachtungsmethoden, Verhaltensbeobachtungen und Elterngespräche geeignete Hilfsmittel.

Bei der Diagnostik von Angststörungen im Kindes- und Jugendalter müssen jedoch folgende Besonderheiten beachtet werden:

- Es muss bei der Diagnose einer Angststörung immer beurteilt werden, inwieweit die Angst des Kindes altersgemäß oder übermäßig ist.
- Es kann sein, dass das ängstliche Verhalten nicht generell, sondern nur in bestimmten Situationen (z. B. Schule) auftritt.
- Es zeigen sich häufig große Unterschiede zwischen Eltern und Kind bezüglich ihrer Angaben zur Art und Häufigkeit von Symptomen beim Kind. Am schlechtesten stimmen Eltern und Kinder dann überein, wenn sie über die innere Befindlichkeit des Kindes befragt werden.

Es ist daher dringend angeraten, bei emotionalen Störungen wie den Angststörungen mehrere diagnostische Methoden miteinander zu kombinieren und gemäß den im Folgenden dargestellten einzelnen Schritte vorzugehen.

Allgemeiner Eindruck

Im ersten Gespräch mit Eltern und Kind geht es darum, einen Überblick über den Behandlungsanlass zu gewinnen. Dabei sollten sowohl die Eltern als auch das Kind befragt werden. Insbesondere bei trennungsängstlichen Kindern ist damit zu rechnen, dass das Kind in dieser Situation äußert gehemmt erscheint und der Therapeut große Anstrengungen unternehmen muss, eine möglichst angstfreie Situation zu schaffen.

Organische Differenzialdiagnose

Eine sorgfältige Diagnostik beinhaltet immer den Ausschluss bzw. die Beachtung organischer Faktoren für die Entstehung und Aufrechterhaltung der Beschwerden des Kindes oder des Jugendlichen. Daher sollte in jedem Fall vor Beginn einer psychotherapeutischen Behandlung eine medizinische Differenzialdiagnostik durch den zuständigen Kinderarzt oder Facharzt erfolgen.

Differenzialdiagnostische Abklärung mit strukturierten Interviews

Die spezifische Diagnose des Kindes oder Jugendlichen sollte mit Hilfe eines strukturierten Interviews gestellt werden. Hierbei werden anhand vorgegebener Interviewleitfäden sowohl vom Kind als auch von den Eltern systematisch Informationen über das Vorliegen bestimmter psychischer Störungsbilder erfasst. Für den deutschen Sprachraum liegt mit dem »Diagnostischen Interview bei psychischen Störungen im Kindes- und Jugendalter« (Kinder-DIPS; Unnewehr et al. 1998) ein solches strukturiertes Interviewverfahren vor. Das Kinder-DIPS erlaubt eine differenzierte Diagnostik nach DSM-IV und ICD-10. Es erfragt alle Angststörungen der Kindheit und Adoleszenz und erlaubt darüber hinaus eine detaillierte Ausschluss- und Differenzialdiagnostik weiterer typischer psychischer Beschwerden im Kindes- und Jugendalter.

! Mit Hilfe eines strukturierten Interviews soll geklärt werden, welche konkrete Form der Angststörung das Kind aufweist. Anhand der ICD-Diagnose kann dann entschieden werden, welche therapeutische Maßnahme bei dem jeweiligen Kind durchgeführt werden muss.

Ein weiteres Verfahren, das für die Differenzialdiagnostik der Angststörungen eingesetzt werden kann ist das »Diagnostik-System für psychische Störungen im Kindes- und Jugendalter nach ICD-10 und DSM-IV (Döpfner u. Lehmkuhl 1998)

Fragebogen

Zusätzlich zu dem Gespräch ist bei Kindern ab 9 Jahren auch der Einsatz spezieller klinischer Fragebogen sinnvoll. Tabelle 17.4 enthält eine Auflistung deutschsprachiger Fragebogen, die für die Diagnostik der verschiedenen Angststörungen des Kindes- und Jugendalters geeignet sind.

Verhaltensbeobachtungen

Verhaltensbeobachtungen geben Aufschluss über die aufrechterhaltenden Bedingungen der Angststörungen, daneben erlauben sie eine Validierung der von dem Kind und den Eltern berichteten Verhaltensauffälligkeiten. Ein Beispiel hierfür ist der »Behavioral Avoidance Test«, der speziell für die Beobachtung phobischer Verhaltensweisen geeignet ist. Typischerweise wird hierzu das Kind in einen Raum mit dem phobischen Stimulus geführt. Es werden nun verschiedene Verhaltensaspekte des Kindes beobachtet: die Zeitdauer, die das Kind in der Nähe des phobischen Stimulus verbringt, der räumliche Abstand, den das Kind zum phobischen Stimulus hält, Anzahl und Latenz des Annäherungsverhaltens.

Familiendiagnostik

Eine besondere Rolle für das Verständnis von Ängsten im Kindes- und Jugendalter scheint das Ausmaß der elterlichen Angst zu spielen. Es ist daher für die Therapieplanung äußerst sinnvoll, das Ausmaß der elterlichen Angst z. B. durch Fragebogen oder im Gespräch zu klären und darüber hinaus den Umgang der Eltern mit den ggf. vorliegenden eigenen Angstsymptomen sowie denen des Kindes zu explorieren. Falls bei den Eltern eine Angststörung diagnostiziert wird, sollte den Eltern eine eigene Angstbehandlung zur Unterstützung der Angstbehandlung des Kindes empfohlen werden.

Weiterhin können den Familien gemeinsame Aufgaben gegeben werden, deren Durchführung vom Therapeuten beobachtet werden. Zum Beispiel können Eltern mit phobischen Kindern gebeten werden, gemeinsam einen vom Kind gefürchteten Ort aufzusuchen. Diese Beob-

Tabelle 17.4. **Deutschsprachige Fragebogen zur Erfassung spezifischer Angststörungen bei Kindern und Jugendlichen**

Fragebogen	Beschreibung	Altersbereich	Zeitaufwand
Trennungsangst			
CASI – »Childhood Anxiety Sensitivity Index« (Schneider u. Silverman, in Vorbereitung)	Umfasst 18 Items Erfasst Konstrukt der Angstsensitivität	8–18 Jahre	10 min
Spezifische Phobien			
PHOKI – »Phobiefragebogen für Kinder und Jugendliche« (Döpfner et al., in Druck)	Umfasst 96 Items Erfasst Ängst vor verschiedenen Objekten und Situationen	8–18 Jahre	15–30 min
Soziale Phobie			
SPAIK – Sozialphobie und -angstinventar für Kinder (Melfsen et al., in Druck)	Erfasst kognitive, somatische und behaviorale Aspekte der Sozialen Phobie; 26 Items	8–16 Jahre	10–15 min
SASC-R-D – »Social Anxiety Scale for Children-Revised«, dt. Version (Melfsen et al. 1997)	Besteht aus 2 Subskalen: »Fear of Negative Evaluation« und »Social Avoidance and Distress« mit je 9 Items	8–16 Jahre	10 min
Generalisierte Angststörung			
KAT-II – »Kinder-Angst-Test II« (Thurner u. Tewes 2000)	Besteht aus 3 Fragebogen: »Ängstlichkeitsfragebogen« mit 18 Items, »Angstzustandsfragebogen« zum einen mit Erwartungsangst und zum anderen als erinnerte Angst, jeweils 10 Fragen	9–15 Jahre	10–20 min
STAIK-T –»State-Trait-Angstinventar für Kinder« (Unnewehr et al. 1990)	Umfasst 20 Items Misst das relativ stabile Ängstlichkeitsniveau	9–12 Jahre	10 min

achtung gibt wertvolle Hinweise darüber, inwieweit das elterliche Verhalten das Vermeidungsverhalten des Kindes unterstützt. In der späteren Behandlung sollte dann gegenbenenfalls angstreduzierendes Erziehungsverhalten mit den Eltern konkret eingeübt werden.

17.7 Therapie

Seit dem Bericht der Arbeitsgruppe zur Förderung und Verbreitung psychologischer Verfahren (1995) der Division Klinische Psychologie der American Psychological Association hat eine rege Diskussion um empirisch belegte Therapien zur Behandlung psychischer Störungen eingesetzt. Für den Bereich psychischer Störungen des Kindesalters fassen Kazdin u. Weisz (1998) in einer Überblicksarbeit die aktuell vorliegende Forschungssituation zusammen. Sie kommen zu dem Schluss, dass insbesondere die kognitive Verhaltenstherapie bei Angststörungen im Kindesalter als empirisch fundierte Therapie bezeichnet werden kann. Für andere psychotherapeutische Verfahren hingegen stehen solche Nachweise noch aus.

Für die individuelle kognitive Verhaltenstherapie (KVT) konnte belegt werden, dass zwischen 64 und 82% der Kinder mit einer Angststörung nach Abschluss der KVT nicht mehr die Diagnosekriterien erfüllten (Überblick bei Silverman u. Berman 2001). Des Weiteren zeigten diese Studien, dass durch den Einbezug der Eltern der Therapieerfolg des Kindes noch weiter verbessert werden konnte, insbesondere dann, wenn die Eltern selbst eine Angststörung aufwiesen. Zentrale Elemente kognitiv-verhaltenstherapeutischer Behandlungsprogramme sind Psychoeduktion, Veränderung der Bewertung von Angstauslösern und Abbau von Vermeidungsverhalten. Die eingesetzten Interventionen umfassen die Reizkonfrontationsverfahren (synonym: Exposition) und kognitive Techniken zur Veränderung von Fehlannahmen über die gefürchtete Situation, Person oder das gefürchtete Objekt. Im Folgenden sollen diese verhaltenstherapeutischen Methoden dargestellt werden.

! Lediglich für die kognitive Verhaltenstherapie existieren empirische Belege für ihre Wirksamkeit. Zirka drei Viertel der Kinder, die mit dieser Methode behandelt werden, zeigen signifikante Verbesserungen.

17.7.1 Reizkonfrontationsverfahren

Zentrales Therapieelement der kognitiven Verhaltenstherapie sind die sog. Reizkonfrontationsverfahren. Mit dem Begriff der Reizkonfrontation werden Verfahren zusammengefasst, bei denen Kinder mit Ängsten dem angstauslösenden Stimulus (z. B. Hund, Dunkelheit) ausgesetzt werden. Dabei können zwei Klassen von Verfahren unterschieden werden. Bei der einen Verfahrensklasse werden die Kinder angeleitet, bei Auftreten der Angst sofort angstreduzierende Strategien wie etwa Entspannung oder bestimmte Atemtechniken einzusetzen. Zu dieser Klasse von Verfahren gehören die **systematische Desensibilisierung** und das **Angstbewältigungstraining**.

Bei der zweiten Klasse von Reizkonfrontationsmethoden soll das Kind die Angst so lange ertragen, bis es zu einem Rückgang der Angst kommt, ohne dabei jedoch angstreduzierende Techniken einzusetzen. Diese Verfahren werden im Weiteren Konfrontationsverfahren genannt. Sie können wiederum unterteilt werden in Methoden, bei denen der Angststimulus ausschließlich in der Vorstellung dargeboten wird (»Konfrontation in sensu«), und solche, bei denen der Angststimulus in der Realität dargeboten wird (»Konfrontation in vivo«). Beide Konfrontationsformen können so angewandt werden, dass in hierarchisch langsam aufsteigender Angstintensität die einzelnen Angststimuli vorgegeben werden. Man spricht dann von einem graduellen Vorgehen im Unterschied zum massierten Vorgehen, bei dem das Kind gleich zu Beginn mit stark angstauslösenden Situationen konfrontiert wird.

Gemeinsam ist den Konfrontationsverfahren, dass die Konfrontationsübungen erst dann beendet werden, wenn die angstauslösenden Situationen weitgehend angstfrei ertragen werden. Ein weiteres wichtiges Prinzip ist, dass das Flucht- und Vermeidungsverhalten des Kindes verhindert wird.

! Dem Kind soll die Erfahrung vermittelt werden, dass angstauslösende Situationen ertragen werden können, ohne dass die von ihm erwarteten Folgen eintreten.

Die Konfrontationstherapie ohne Einsatz von angstreduzierenden Strategien beruht auf der Annahme der **Habituation**. Darunter wird ein Prozess verstanden, bei dem die Reaktion eines Organismus auf den gleichen Reiz bei wiederholter Darbietung abnimmt und somit eine Gewöhnung stattfindet. Darüber hinaus wird vermutet, dass durch die Konfrontation mit den angstauslösenden Situationen Veränderungen in den semantischen Netzwerken des Gedächtnisses stattfinden, in denen die phobischen Objekte und die eigene Furchtreaktion repräsentiert sind. Physiologische Habituation während der Konfrontationsübung führt zu einer Lockerung der Assoziation zwischen den Auslöser- (z. B. Hund) und Reaktionselementen (z. B. Herzklopfen). Die Integration korrektiver Information über die Bedeutung der gefürchteten Elemente in das Netzwerk (z. B. Hund hat nicht gebissen, also sind nicht alle Hunde gefährlich) wird dadurch erleichtert. Diese Erfahrung führt dazu, dass das Kind bei der nächsten Konfrontation geringere physiologische Reaktionen zeigt.

Ganz zentral für die erfolgreiche Durchführung einer Reizkonfrontation ist die Vorbereitung des Kindes und der Eltern auf die Übungen. Anhand von Beispielen aus der Anamnese wird dem Kind und den Eltern auf der Grundlage der Zwei-Faktoren-Theorie der Angst (vgl. hierzu ◘ Abb. 17.1a,b) ein Erklärungsmodell für die Angstproblematik vermittelt. Es muss hierbei deutlich werden, dass das Vermeidungsverhalten zentral für die Aufrechterhaltung der Ängste ist und diese letztendlich stabilisiert: Vermeidungsverhalten verschafft kurzfristig eine Angstreduktion, verstärkt jedoch langfristig die Angst, da mit jedem Verlassen einer gefürchteten Situation erneut bestätigt wird, dass diese Situation gefährlich geworden wäre, wäre das Kind länger in dieser Situation verblieben. Diese Theorie wird auf die individuellen Symptome, Verhaltensweisen, Befürchtungen und »naiven« Erklärungsschemata des Kindes und der Eltern zugeschnitten. Als sehr hilfreich hat sich hierbei die graphische Darstellung des Angstverlaufs in den phobischen Situationen erwiesen (vgl. hier zu ◘ Abb. 17.1a). Am Ende dieses Gespräches muss für das Kind und die Eltern nachvollziehbar sein, dass das Verbleiben in der gefürchteten Situation, die beste Strategie ist, sich davon zu überzeugen, dass die Situa-

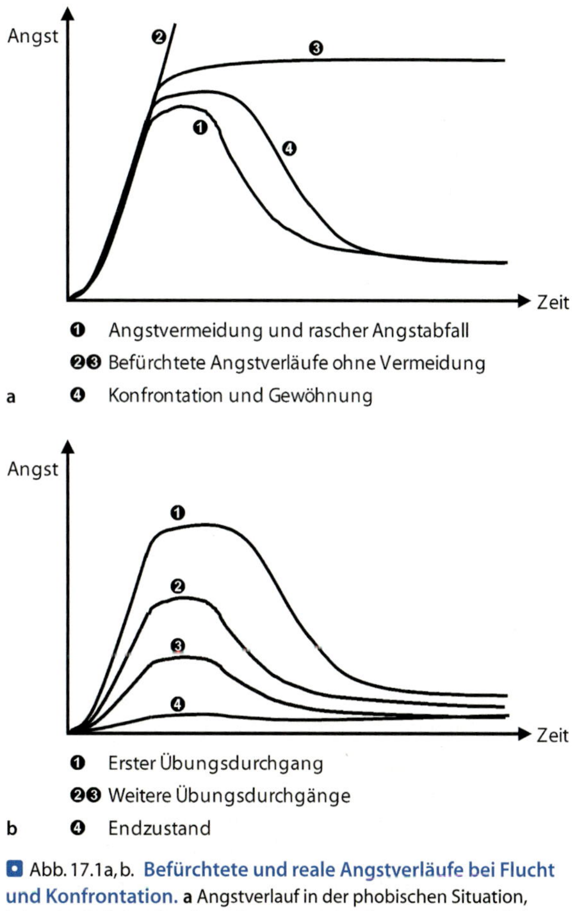

◘ Abb. 17.1a,b. **Befürchtete und reale Angstverläufe bei Flucht und Konfrontation.** **a** Angstverlauf in der phobischen Situation, **b** kontinuierliche Abnahme der Angst, je häufiger ein Angstabfall in der Situation erfahren wird

tion oder auch die Angst nicht gefährlich ist. Die Angst nimmt kontinuierlich ab, je häufiger ein Angstabfall in der Situation erfahren wird (vgl. ◘ Abb. 17.1b).

! Vermeidungsverhalten reduziert nur kurzfristig die Angst, mittel- und langfristig verstärkt sie jedoch die Angst. Die Konfrontationstherapie hat zum Ziel, das Vermeidungsverhalten abzubauen und dadurch eine Reduktion der Angst zu erreichen.

17.7.2 Kognitiv-verhaltenstherapeutische Behandlungsprogramme

Die »kognitive Wende« in der Verhaltenstherapie hat auch in der Behandlung von Angststörungen im Kindesalter zur stärkeren Beachtung kognitiver Faktoren für die Entstehung und Aufrechterhaltung von Angststörungen geführt. Hierbei wird angenommen, dass zentrale kognitive Konstrukte und Interpretationsmuster zum Entstehen einer Angstreaktion beitragen. So lassen sich auch bei Kindern mit Angststörungen typische »phobische« Kognitionen explorieren (z. B. »der Hund wird mich anspringen«; »meine Eltern werden einen Unfall haben, wenn sie heute abend weggehen«), die alle gemeinsam haben, dass die gefürchtete Situation oder das gefürchtete Objekt oder Tier als bedrohlich bewertet werden. Kognitive Modelle gehen davon aus, dass durch die Bewertung der phobischen Stimuli als gefährlich die eigentliche Angstreaktion hervorgerufen wird, indem die physiologischen Angstreaktionen in Gang gesetzt werden. Ungeklärt ist hierbei jedoch, wie solche phobischen Kognitionsmuster entstehen und ob es wirklich so ist, dass zuerst die Kognition da ist und dann die Angst entsteht oder umgekehrt.

! Kognitive Therapieansätze zielen darauf ab, die angstfördernden Gedanken des Kindes abzubauen. Das Kind lernt seine angstfördernden Gedanken zu identifizieren, zu überpüfen und zu modifizieren.

Durch gezielte Verhaltensexperimente (z. B. was passiert tatsächlich, wenn meine Eltern weggehen) wird zudem das Kind dazu angeleitet, seine Befürchtungen während der Angst auf ihren Realitätsgehalt zu überprüfen. Ein weiterer wichtiger Bestandteil kognitiver Therapien ist die Informationsvermittlung über Angst. Das Kind wird dabei über die drei Komponenten der Angst (Körpersymptome, Gedanken, Verhalten) und über die evolutionsgeschichtliche Bedeutung menschlicher Angstreaktionen aufgeklärt (eine kindgerechte Aufarbeitung hierzu findet sich bei Schneider u. Borer 2002).

Typischerweise werden kognitive Interventionen mit Konfrontationsübungen und operanten Methoden kombiniert. Ein Beispiel für ein solches Programm stammt von Kendall et al. (1997) und enthält die folgenden 4 Komponenten:

1. Identifikation von Angstsymptomen und Aufklärung über körperliche Reaktionen infolge von Angst
2. Identifikation von Angstgedanken in angstauslösenden Situationen (unrealistische oder negative Erwartungen)
3. Entwicklung von Bewältigungsstrategien (Veränderung angstfördernder in angstbewältigende Gedanken, Identifikation effektiver Bewältigungsstrategien)
4. Verhaltensübungen (Konfrontationsübungen) und Anleitung zu Selbstverstärkung

Eine Modifikation dieses Programms wurde von Barrett et al. (1996a) vorgenommen. Zusätzlich zu der kognitiv-verhaltenstherapeutischen Behandlung des Kindes wurde mit den Eltern ein **Familienmanagementtraining** durchgeführt. Hier wurden den Eltern folgende unterstützende Verhaltensweisen vermittelt:

- Die Eltern wurden darin trainiert, wie sie angstbewältigendes Verhalten verstärken und ängstliches Verhalten des Kindes löschen können. Dieser Teil stellte den Schwerpunkt des Familienmanagementtrainings dar.
- Die Eltern wurden darin geschult, eigene übermäßige Angstreaktionen abzubauen.
- Mit den Eltern wurden Fertigkeiten für eine verbesserte Kommunikation und Problemlösung eingeübt.

Ein Vergleich der Kombination von kognitiv-verhaltenstherapeutischer Behandlung und Familienmanagement mit einer reinen kognitiv-verhaltenstherapeutischen Behandlung und einer Wartelistegruppe brachte eine deutliche Überlegenheit der Kombinationsbehandlung. 96% der Kinder, die kombiniert behandelt wurden, im Vergleich zu 70% der Kinder, die eine reine kognitiv-verhaltenstherapeutische Behandlung bekommen hatten, erfüllten bei Therapieende nicht mehr die Diagnosekriterien einer Angststörung.

! Kognitive Interventionen haben zum Ziel, Fehlannahmen über die Bedrohlichkeit der gefürchteten Situationen zu hinterfragen und durch angemessene, realistische Bewertungen zu ersetzen.

17.7.3 Psychopharmakologische Behandlung

Zur Behandlung von Trennungsängsten, generalisierten Angststörungen und Phobien werden in der klinischen Praxis Benzodiazepine, Buspiron (ein in Deutschland für Kinder und Jugendliche nicht zugelassenes Anxiolytikum), trizyklische Antidepressiva und selektive Serotoninwiederaufnahmehemmer (SSRI) eingesetzt. Bislang liegen jedoch kaum kontrollierte Gruppenvergleiche für die Wirksamkeit dieser Substanzen bei Angststörungen im Kindes- und Jugendalter vor (Überblick bei Herpertz-Dahlmann 2003). Lediglich für die Gruppe der SSRI konnten Hinweise auf die Wirksamkeit bei der Behandlung von Angststörungen im Kindes- und Jugendalter gesammelt werden. Für alle anderen Medikamentengruppen stehen die Belege noch aus. Daher sollte die kognitive Verhaltenstherapie die Methode der 1. Wahl sein.

! **Erst wenn die kognitive Verhaltenstherapie keine sichtbaren Erfolge zeigt, kann nach sorgfältiger Abwägung eine psychopharmakologische Behandlung indiziert sein. Aufgrund der geringen und wenig gravierenden Nebenwirkungen empfiehlt sich dann der Einsatz von SSRI.**

Jedoch sollte aufgrund des geringen Wissens um die kurz- und langfristigen Konsequenzen einer psychopharmakologischen Angstbehandlung im Kindesalter diese Strategie nur kurzfristig eingesetzt werden.

17.7.4 Besonderheiten der Angstbehandlung bei Kindern

Bei der Durchführung von Angstbehandlungen mit Kindern sollten die im Folgenden aufgeführten Punkte besondere Berücksichtigung finden.

Konfrontationsbehandlung: graduiertes statt massiertes Vorgehen?

Bei jugendlichen und erwachsenen Angstpatienten scheint die massierte Konfrontation, bei der von Anfang an die Patienten mit sehr stark angstauslösenden Situationen konfrontiert werden, besonders gute Erfolge zu zeigen. Inwieweit diese Befunde auf das Kindesalter übertragbar sind, ist bislang nicht geklärt. Aufgrund der ungeklärten Forschungslage und klinischer Erfahrungen scheint es daher bei Kindern sinnvoll zu sein, zunächst mit leicht angstauslösenden Konfrontationsübungen zu beginnen und sich Schritt für Schritt den stark angstauslösenden Situationen zu nähern (»graduiertes Vorgehen«).

! **Bei der Auslösung von sehr starken Angstreaktionen während der Konfrontationsübung besteht die Gefahr, dass das Kind für seine Angstreaktionen empfindlicher statt unempfindlicher wird.**

So kann es sein, dass ein Kind eine starke Angstreaktion in einer gefürchteten Situation überstanden hat, das Kind jedoch dieses Erlebnis nicht im Sinne des Habituationsmodells verarbeitet. Es erinnert nicht so sehr, dass die Angst im Laufe der Zeit abnahm, sondern dass es einfach nur schrecklich war und es nie wieder in eine ähnliche Situation geraten möchte. Hier sind möglicherweise aufgrund der kognitiven Entwicklung des Kindes Grenzen einer adäquaten Verarbeitung von Konfrontationen mit stark angstauslösenden Situationen gesetzt, die es zu berücksichtigen gilt.

Einsatz von Verstärkern

! **Um die Motivation des Kindes zur Angstbehandlung zu stärken, ist der Einsatz von Verstärkern notwendig, seien es soziale oder materielle, wenn das Kind beispielsweise Fortschritte in der Konfrontation mit Angststimuli macht oder aktives Bewältigungsverhalten einsetzt.**

Die Auswahl und Dosierung der Verstärker muss dabei aber wohlüberlegt geschehen (Basisinformationen über Gesichtspunkte, die bei operanten Vorgehensweisen zu berücksichtigen sind, geben Florin u. Tunner 1970). So muss der Verstärker individuell für jedes Kind passend ausgewählt werden. Er muss zeitlich sofort und konsequent nach dem erwünschten Verhalten (z. B. angstfreiem Verhalten) erfolgen und einem großen Fortschritt muss ein entsprechend großer Verstärker folgen, während für kleine Fortschritte nur kleine Anreize gesetzt werden sollten.

Bei Kindern, die während der Angstreaktion ausgeprägtes aggressives Verhalten in Form von Wutanfällen aufweisen, kann es sinnvoll sein, sog. Cost-Response-Pläne einzusetzen. Hierbei wird mit dem Kind vorab vereinbart, dass einem bestimmten aggressiven Verhalten (wie etwa Zerreißen von Kleidungsstücken während der Angst) ein Entzug von Privilegien folgt (z. B. wird die tägliche Fernsehzeit um 10 min verkürzt). Wichtig ist hierbei den Eltern zu vermitteln, dass der Entzug von Privilegien ohne weiteren Kommentar erfolgen soll und umgekehrt das Kind beim Ausbleiben des aggressiven Verhaltens unbedingt gelobt werden muss.

Einbezug der Eltern

Aufgrund der familiären Häufung von Angststörungen, ist es für eine erfolgreiche Behandlung des Kindes oft notwendig, die Eltern in die Angstbehandlung einzubeziehen.

! **Es konnte eindrücklich belegt werden, dass die Angstbehandlung des Kindes signifikant verbessert werden konnte, wenn die Eltern zum einen ihre eigenen Ängste bewältigen lernten und zudem gezielt in Umgang mit den Ängsten des Kindes geschult wurden.**

So reagieren beispielsweise die Eltern mit eigenen Angststörungen häufig panisch statt beruhigend, wenn das Kind starke Angstreaktionen in Form von Schreien oder Wutanfällen zeigt. Hier ist es notwendig, den Eltern genaue Verhaltensregeln vorzugeben und diese mit Ihnen konkret einzuüben. Beispielsweise kann mit den Eltern eines Kindes mit Dunkelangst eingeübt werden, dass sie jedes Mal, wenn das Kind abends schreiend aus dem eigenen Bett flüchtet, das Kind wortlos wieder zum Bett zurückführen und dann das Zimmer verlassen. Wichtig ist hierbei, die Eltern darauf vorzubereiten, dass sich dieses Szenario an einem Abend mehrmals wiederholen wird. Des

Weiteren werden den Eltern durch Informationsvermittlung und Rollenspiele operante Techniken (Verstärkung von angstfreiem Verhalten, Löschung von ängstlichem, grübelndem Verhalten) zum Aufbau von angstbewältigendem Verhalten ihres Kindes vermittelt.

17.8 Prävention

Die spezifische Primärprävention von Angststörungen steht noch am Anfang. Während mehrere allgemeine Primärpräventionsprogramme zur Förderung psychischer Gesundheit bei Kindern und Jugendlichen vorliegen (Überblick bei Röhrle, in Druck), gibt es bisher vor allem in Australien spezifische Primärpräventionsprogramme für Angststörungen (»Friends – A Life-Skills Enhancement Program Promoting Psychological Resilience«, Barrett et al. 2000; »The Coping Koala«, Barrett et al. 1996a).

Diese Programme richten sich im Sinne einer universellen Prävention an alle Kinder und Jugendlichen einer Population oder im Sinne einer selektiven bzw. indizierten Prävention an Risikogruppen für Angststörungen (z. B. Kinder mit hoher Ausprägung des Merkmals Verhaltenshemmung oder mit subklinischer bis mittlerer Ausprägung von Angststörungen). Das Alter der Zielgruppen reicht von 4,7–14 Jahren. Alle Programme beziehen die Eltern mit ein, um sie anzuleiten, adäquat mit der Angst des Kindes umzugehen und ggf. eigene Ängste angemessen zu bewältigen. Inhalte der Programme sind Psychoedukation, Exposition und Vermittlung von Bewältigungsstrategien (z. B. positive Selbstverbalisation, kognitive Umstrukturierung). Einige beinhalten auch Entspannungstechniken. In den Programmen für junge Kinder wird explizit auf die Rolle elterlichen Erziehungsverhaltens hingewiesen. Die Programme zeigten Erfolge auf verschiedenen Ebenen, indem sie bestehende Angststörungen und Inzidenzen verringerten, Angstsymptome reduzierten und Vermeidungsverhalten abbauten (Überblick bei Junge et al. 2001).

Derzeit wird das erste deutschsprachige Programm zur Vorbeugung von Angststörungen und Depressionen (»Angst und Depression im Jugendalter vorbeugen. Go! – Ein Programm für Gesundheit und Optimismus«, Junge et al. 2002) evaluiert. In einem Zeitraum von 8 h werden mit den Jugendlichen ähnliche Inhalte wie in den australischen Programmen erarbeitet und zusätzlich ein soziales Kompetenztraining durchgeführt. Es konnte nachgewiesen werden, dass mit diesem Programm die dysfunktionalen Bewertungen der Angstauslöser und das Angst aufrechterhaltende Vermeidungsverhalten vermindert sowie die sozialen Kompetenzen der Jugendlichen verbessert werden (Junge et al. 2001).

! Psychoedukative Informationsbroschüren für Kinder und Jugendliche, die über Angst und Angststörungen informieren, scheinen ein vielversprechender Präventionsansatz zu sein, da auf diese Weise mit vergleichsweise geringem zeitlichem und finanziellem Aufwand wichtige Informationen über Angst an Kinder und Jugendliche vermittelt werden können.

Hierdurch kann eine frühzeitigere Auseinandersetzung mit der Thematik stattfinden, was zu einer Primärprävention von Angststörungen beiträgt. Die Präventionsbroschüre »Nur keine Panik« für Kinder und Jugendliche im Alter von 8–14 Jahren verfolgt einen solchen Ansatz (Schneider u. Borer 2002; s. unten). Die Broschüre wurde bezüglich Validität und Akzeptanz überprüft. Die Ergebnisse zeigten, dass die Broschüre inhaltlich valide ist und eine hohe Akzeptanz bei den untersuchten Probanden fand. Auch berichten die Kinder durch die Broschüre ihr Wissen über Angst deutlich verbessert zu haben (Schneider u. Borer 2003). Die Broschüre eignet sich für den Einsatz in öffentlichen Einrichtungen des Gesundheitswesens, in Schulen, Kinderarztpraxen, schulpsychologischen Diensten etc. Aber auch ihr Einsatz im Rahmen von Therapien mit Kindern und Jugendlichen mit Angststörungen erscheint äußerst sinnvoll.

Inhalte der Broschüre »Nur keine Panik«

Die Broschüre wurde für Kinder im Alter zwischen 8 und 14 Jahren konzipiert. Informationen über Angst werden in kindgemäßer Form dargeboten und wechseln sich mit interaktiven Seiten ab, auf denen das Kind Wissen über Angst einbringen kann. Im Einzelnen werden dem Kind Informationen über die folgenden Themen gegeben (in Klammern werden die Kapitelüberschriften aus der Broschüre zitiert):

- Erscheinungsbild und Abgrenzung von normalen vs. klinisch relevanten Ängsten (»Angst kennt jeder«, »Angst hat viele Gesichter«, »Angst trifft Mut«)
- Erklärung und Entstehung von normalen und klinisch relevanten Ängsten (»Was soll denn diese Angst bloß?«, »Angst kann auch zu viel sein«, »Wie bekommt man Angstkrankheiten?«)
- Bewältigung und Umgang mit klinisch relevanten Ängsten (»Die Angst besiegen«)
- Buchempfehlungen für Kinder und Eltern (»Buchempfehlungen«)
- Kontaktstellen für weitere Hilfe (»Wo bekomme ich Hilfe?«)

▼

Die interaktiven Seiten haben folgende Inhalte (in Klammern werden die Kapitelüberschriften aus der Broschüre zitiert):

- Intuitives Wissen des Kindes über Angst allgemein (»Was weißt du über Angst?«)
- Individuelle Körperempfindungen des Kindes bei Angst (»Wo spürst du Angst?«)
- Screeningfragebogen zu klinisch relevanten Ängsten (»Wie stark sind deine Ängste?«)
- Fallvignetten von Kindern mit verschiedenen Ängsten (»Was meinst du dazu?«)
- Wissenstest am Ende der Broschüre (»Das Angst-Quiz«)

Fazit für die Praxis

Angststörungen (Trennungsangst, Phobien und generalisierte Angststörung des Kindes- und Jugendalters) gehören zu den häufigsten psychischen Störungen des Kindes- und Jugendalters. Entwicklungspsychologische Untersuchungen weisen darauf hin, dass sich in Abhängigkeit von der kognitiven Entwicklung des Kindes der Inhalt der Angst über die Zeit hinweg verändert. Als Risikofaktoren für die Entwicklung von Angststörungen werden Temperament (»Verhaltenshemmung«), Bindungsstil, Erziehungsstil und Angehöriger einer Person mit Angststörung zu sein diskutiert. In der Behandlung von Angststörungen stellen kognitiv-verhaltenstherapeutische Verfahren die Methode der 1. Wahl dar. Diese Verfahren sind insbesondere dann effektiv, wenn sie durch ein Familienmanagementtraining ergänzt werden. Erst wenn verhaltenstherapeutische Verfahren keinen Erfolg zeigen, sollten als psychopharmakologische Therapie SSRI zum Einsatz kommen. In der Prävention von Angststörungen haben sich ebenfalls kognitiv-verhaltenstherapeutische Ansätze bewährt.

Literatur

Ainsworth MS, Blehar MC, Waters E, Wall S (1978) Patterns of attachment. Erlbaum, Hillsdale, NJ

American Psychiatric Association (2000) Diagnostic and statistical manual of mental disorders, 4th edn. American Psychiatric Association, Washington, DC

Andrews G, Stewart G, Allen R, Henderson AS (1990) The genetics of six neurotic disorders: A twin study. J Affect Disord 19:23–29

Arbeitsgruppe zur Föderung und Verbreitung psychologischer Verfahren (»Task Force on Promotion and Dissemination of Psychological Procedures«) (1995) Training in and dissemination of empirically-validated psychological treatments: report and recommendations. Clin Psychol 48:3–23

Barlow DH (2002) Anxiety and its disorders. The nature and treatment of anxiety and panic, 2nd edn. Guilford, New York

Barrett PM, Dadds MR, Rapee RM (1996a) Family treatment of childhood anxiety: A controlled trial. J Consult Clin Psychol 64:333–342

Barrett PM, Rapee RM, Dadds MM, Ryan SM (1996b) Family enhancement of cognitive style in anxious and aggressive children. J Abnorm Child Psychol 24:187–203

Barrett P, Webster H, Turner C (2000) Introduction to friends. Prevention of anxiety and depression. A life-skills enhancement program promoting psychological resilience. Australian Academic Press, Bowens Hill

Biederman J, Rosenbaum JF, Hirshfeld DR et al. (1990) Psychiatric correlates of behavioral inhibition in young children of parents with and without psychiatric disorders. Arch Gen Psychiatry 47:21–26

Biederman J, Rosenbaum JF, Bolduc-Murphy EA et al. (1993) A 3-year follow-up of children with and without behavioral inhibition. J Am Acad Child Adolesc Psychiatry 32:814–821

Biederman J, Rosenbaum JF, Chaloff J, Kagan J (1995) Behavioral inhibition as a risk factor for anxiety disorders. In: Anxiety disorders in children and adolescents. Guilford, New York, pp 61–81

Bowlby J (1969) Attachment, vol 1. Basic Books, New York

Bregman EO (1934) An attempt to modify the emotional attitudes of infants by the conditioned response technique. J Gen Psychol 45:169–198

Buss AH, Plomin R (1984) Temperament: Early developing personality traits. Erlbaum, Hillsdale, NJ

Clark LA, Watson D (1991) Tripartite model of anxiety and depression: Psychometric evidence and taxonomic implications. J Abnorm Psychol 100:316–336

Cook M, Mineka S (1989) Observational conditioning of fear to fear-relevant versus fear-irrelevant stimuli in rhesus monkeys. J Abnorm Psychol 98:448–459

Daleiden EL, Vasey MW (1997) An information-processing perspective on childhood anxiety. Clin Psychol Rev 17:407–429

Döpfner M, Lehmkuhl G (1998) Diagnostik-System für psychische Störungen im Kindes- und Jugendalter nach ICD-10 und DSM-IV (DISYPS-KJ). Huber, Bern

Döpfner M, Schnabel M, Ollendick T (in Druck) Phobiefragebogen für Kinder und Jugendliche (PHOKI). Hogrefe, Göttingen

Essau CA, Karpinski NA, Petermann F, Conradt J (1998) Häufigkeit und Komorbidität von Angststörungen bei Jugendlichen: Ergebnisse der Bremer Jugendstudie. Verhaltenstherapie 8:180–187

Essau C, Conradt J, Reiss B (2003) Klassifikation, Epidemiologie und diagnostisches Vorgehen. In: Schneider S (Hrsg) Angststörungen bei Kindern und Jugendlichen. Springer, Berlin Heidelberg New York

Eysenck HJ (1967) The biological bias of personality. Thomas, Springfield, IL

Federer M, Margraf J, Schneider S (2000) Leiden schon Achtjährige an Panik? Z Kinder Jugendpsychiatr Psychother 28:205–214

Florin I, Tunner W (1970) Behandlung kindlicher Verhaltensstörungen. Goldmann, München

Freud S (1989) Analyse der Phobie eines fünfjährigen Knaben – Falldarstellung »Der kleine Hans«. Fischer, Frankfurt am Main

Garcia-Coll CG, Kagan J, Reznick JS (1984) Behavioral inhibition in young children. Child Dev 55:1005–1019

Gest SD (1997) Behavioral inhibition: stability and associations with adaption from childhood to early adulthood. J Pers Soc Psychol 72:467–475

Goldstein AJ, Chambless DL (1978) A reanalysis of agoraphobia. Behav Ther 9:47–59

Herpertz-Dahlmann B (2003) Psychopharmakologische Behandlung. In: Schneider S (Hrsg) Angststörungen bei Kindern und Jugendlichen. Springer, Berlin Heidelberg New York

Hibbs ED, Hamburger SD, Lenane M et al. (1991) Determinants of expressed emotion in families of disturbed and normal children. J Child Psychol Psychiatry 32:757–770

Hirshfeld DR, Rosenbaum JF, Biederman J et al. (1992) Stable behavioral inhibition and its association with anxiety disorder. J Am Acad Child Adolesc Psychiatry 31:103–111
Jones MC (1924) A laboratory study of fear: The case of Peter. Ped Sem J Gen Psychol 31:308–315
Junge J, Bittner A (2003) Prävention. In: Schneider S (Hrsg) Angststörungen bei Kindern und Jugendlichen. Springer, Berlin Heidelberg New York
Junge J, Manz R, Neumer S, Margraf J (2001) GO! – »Gesundheit und Optimismus«. Ein Programm zur primären Prävention von Angst und Depression bei Jugendlichen. In: Manz R (Hrsg) Prävention und Gesundheitsförderun, Bd III: Psychologische Programme für die Praxis. DGVT, Tübingen, S 41–76
Junge J, Neumer S, Manz R, Margraf J (2002) Gesundheit und Optimismus (GO). Ein Programm zur primären Prävention von Angst und Depression bei Jugendlichen. Trainingsprogramm für Jugendliche. Beltz, Weinheim Basel Berlin
Kagan J (1994) Galen's prophecy. Basic Books, New York
Kagan J, Reznick JS, Snidman N (1988) Biological bases of childhood shyness. Science 240:167–171
Kazdin AE, Weisz JR (1998) Identifying and developing empirically supported child and adolescent treatments. J Consult Clin Psychol 66:19–36
Keller MB, Lavori PW, Wunder J, Beardslee WR, Schwartz CE, Roth J (1992) Chronic course of anxiety disorders in children and adolescents. J Am Acad Child Adolesc Psychiatry 31:595–599
Kendall PC, Ronan K (1990) Assessment of children's anxieties, fears and phobias: Cognitive-behavioral models and methods. In: Reynolds CR, Kamphaus RW (eds) Handbook of psychological and educational assessment of children, vol 2: Personality, behavior and context. Guilford, New York
Kendall PC, Flannery-Schroeder E, Panichelli-Mindel SM, Southam-Gerow M, Henin A, Warman M (1997) Therapy for youths with anxiety disorders: A second randomized clinical trial. J Consult Clin Psychol 65:366–380
Kendler KS, Neale MC, Kessler RC, Heath AC, Eaves LJ (1992) Major depression and generalized anxiety disorder. Same genes, (partly) different environments? Arch Gen Psychiatry 49:716–722
Kendler KS, Walter EE, Neale MC, Kessler RC, Heath AC, Eaves LJ (1995) The structure of genetic and environmental risks factors for six major psychiatric disorders in women. Phobia, generalized anxiety disorder, panic disorder, bulimia, major depression, and alcoholism. Arch Gen Psychiatry 52:374–383
King NJ, Ollier K, Iacuone R et al. (1989) Fears of children and adolescents: A cross-sectional australian study using the revised-fear survey schedule for children. J Child Psychol Psychiatry 30:775–784
Klein DF (1980) Anxiety reconceptualized. Compr Psychiatry 21:411–427
Kraemer HC, Kazdin AE, Offord DR, Kessler RC, Jensen PS, Kupfer DJ (1997) Coming to terms with the terms of risk. Arch Gen Psychiatry 54:337–343
Krohne HW, Hock M (1991) Relationships between restirictive mother-child interactions and anxiety of the child. Anxiety Res 4:109–124
Lyneham H, Rapee R (in Druck) Generalisierte Angststörung. In: Schneider S (Hrsg) Angststörungen bei Kindern und Jugendlichen. Springer, Berlin Heidelberg New York
Manassis K (2001) Child-parent relations: Attachment and anxiety disorders. In: Silverman WK, Treffers PDA (eds) Anxiety disorders in children and adolescents. Cambridge Univ Press, New York, pp 255–272
Manassis K, Bradley SJ (1994) The development of childhood anxiety disorders: Toward an integrated model. J Appl Dev Psychol 15:345–366
Marks IM (1969) Fears and phobias. Academic Press, New York
Marks IM (1987) Fears, phobias, and rituals. Oxford Univ Press, New York
Matheny AP (1989) Children's behavioral inhibition over age and across situations: genetic similarity for a trait during change. J Pers 57:215–235
Melfsen S, Florin I (1997) Die Social Anxiety Scale for Children Revised. Deutschsprachige Version (SASC-R-D) ein Fragebogen zur Erfassung sozialer Angst bei Kindern. Kindh Entw 6:224–229
Melfsen S, Florin I, Warnke A (in Druck) Das Sozialphobie und -angstinventar für Kinder (SPAIK). Hogrefe, Göttingen
Mowrer OH (1960) Learning theory and behavior. Wiley, New York
Nelles WB, Barlow DH (1988) Do children panic? Clin Psychol Rev 8:359–372
Ollendick TH, King NJ (1991a) Fears and phobias of childhood. In: Herbert M (ed) Clinical child psychology. Wiley, Chichester, pp 309–329
Ollendick TH, King NJ (1991b) Origins of childhood fears: An evaluation of Rachman's theory of fear acquisition. Behav Res Ther 29: 117–123
Paul A (2003) Evolutionsbiologische Grundlagen. In: Schneider S (Hrsg) Angststörungen bei Kindern und Jugendlichen. Springer, Berlin Heidelberg New York
Pike A, Plomin R (1996) Importance of nonshared environmental factors for childhood and adolescent psychopathology. J Am Acad Child Adolesc Psychiatry 35:560–570
R+V (Raiffeisen- und Volksbanken) Infocenter für Sicherheit und Vorsorge (2002) Die Ängste der Kinder 2001. (Verfügbar unter: http://www.ruv.de/press)
Rachman S (1991) Neo-conditioning and the classical theory of fear acquisition. Clin Psychol Rev 11:155–173
Rapee RM (1997) Potential role of childrearing practices in the development of anxiety and depression. Clin Psychol Rev 17:47–67
Reznick JS, Hegeman IM, Kaufman ER, Woods SW, Jacobs M (1992) Retrospective and concurrent self-report of behavioral inhibition and their relation to adult mental health. Dev Psychopathol 4:301–321
Röhrle B (in Druck) Prävention. In: Schlotke PF, Silbereisen RK, Schneider S, Lauth GW (Hrsg) Enzyklopädie der Psycholgie, Serie II: Klinische Psychologie, Bd 5: Störungen im Kindes- und Jugendalter.
Rosenbaum JF, Biederman J, Gersten M et al. (1988) Behavioral inhibition in children of parents with panic disorder and agoraphobia. Arch Gen Psychiatry 45:463–470
Rosenbaum JF, Biederman J, Hirshfeld DR et al. (1991a) Further evidence of an association between behavioral inhibition and anxiety disorders: results from a family study of children from a non-clinical sample. J Psychiatr Res 25:49–65
Rosenbaum JF, Biederman J, Hirshfeld DR, Bolduc EA, Chaloff J (1991b) Behavioral inhibition in children: a possible precusor to panic disorder or social phobia. J Clin Psychiatry 52 [Suppl 11]:5–9
Rosenbaum JF, Biederman J, Hirshfeld-Becker DR et al. (2000) A controlled study of behavioral inhibition in children of parents with panic disorder and depression. Am J Psychiatry 157:2002–2010
Scarr A (1999) The handbook of child and adolescent clinical psychology. Routledge, London
Schneider S (1995) Psychologische Transmission des Paniksyndroms. Auer, Donauwörth
Schneider S (2001) Phobien. In: Lauth GW, Brack UB, Linderkamp F (Hrsg) Verhaltenstherapie mit Kindern und Jugendlichen. Beltz PVU, Weinheim, S 162–171
Schneider S (2003) Risikofaktoren für die Entwicklung von Angststörungen. In: Schneider S (Hrsg) Angststörungen bei Kindern und Jugendlichen. Springer, Berlin Heidelberg New York
Schneider S, Borer S (2002) Nur keine Panik! Was Kinder über Angst wissen sollten. Pro Juventute, Zürich
Schneider S, Borer S (2003) Primäre Prävention von Angststörungen: Evaluation einer Broschüre für Kinder und Jugendliche. Kindh Entw 12/2:111–118
Schneider S, Hensdiek M (2003) Panikanfälle und Angstsensitivität im Jugendalter. Z Klin Psychol Psychother 32/3:219–227

17

Schneider S, Nündel B (2002) Familial transmission of panic disorder: The role of separation anxiety disorder and cognitive factors. Eur Neuropsychopharmacol 12:149–150

Schneider S, Silverman WK (in Vorbereitung) Angstsensitivitätsindex bei Kindern (CASI). Hogrefe, Göttingen

Schneider S, Unnewehr S, Florin I, Margraf J (2002) Priming panic interpretations in children of patients with panic disorder. J Anx Disord 16:605–624

Schneider S, Gommlich-Schneider S, Ficker C, Nündel B, Wolke D (in preparation) Does maternal panic disorder influence mother-child interaction?

Seligman MEP (1971) Phobias and preparedness. Behav Ther 2: 307–320

Silverman WK, Berman SL (2001) Psychosocial interventions for anxiety disorders in children: Status and future directions. In: Silverman WK, Treffers PDA (eds) Anxiety disorders in children and adolescents: Research, assessment and intervention. Cambridge Univ Press, New York

Spielberger CD (1973) State-Trait Anxiety Inventory for Children (STAIC). Consulting Psychologists, Palo Alto

Steinhausen H-C, Metzke CW, Meier M, Kannenberg R (1998) Prevalence of child and adolescent psychiatric disorders: the Zurich epidemiological study. Acta Psychiatr Scand 98:262–271

Stubbe DE, Zahner GE, Goldstein MJ, Leckman JF (1993) Diagnostic specifity of a brief measure of expressed emotion: a community study of children. J Child Psychol Psychiatry 34:139–154

Thomas A, Chess S (1977) Temperament and development. Brunner & Mazel, New York

Thurner F, Tewes U (2000) Kinder-Angst-Test-II (KAT-II). Hogrefe, Göttingen

Turner SM, Beidel DC, Wolff PL (1996) Is behavioral inhibition related to the anxiety disorders? Clin Psychol Rev 16:157–172

Unnewehr S, Schneider S, Margraf J (1990) Das State-Trait-Angstinventar für Kinder (STAIK)? (Deutsche Übersetzung des »State-Trait-Anxiety Inventory for Children (STAIC)«? Unveröffentlichtes Manuskript, Philipps-Universität Marburg)

Unnewehr S, Schneider S, Margraf J (Hrsg) (1995) Diagnostisches Interview bei psychischen Störungen im Kindes- und Jugendalter (Kinder-DIPS). Springer, Berlin Heidelberg New York

Unnewehr S, Schneider S, Florin I, Margraf J (1998) Psychopathology in children of patients with panic disorder or animal phobia. Psychopathology 31:69–84

Watson JB, Rayner R (1920) Conditioned emotional reactions. J Exp Psychol 3:1–15

Wittchen HU, Nelson CB, Lachner G (1998) Prevalence of mental disorders and psychosocial impairments in adolescents and young adults. Psychol Med 28:109–126

Woodward LJ, Fergusson DM (2001) Life course outcomes of young people with anxiety disorders in adolescence. J Am Acad Child Adolesc Psychiatry 40:1086–1093

Kindesmisshandlung und sexueller Missbrauch

J. M. Fegert

Wer sein Kind liebt, der züchtigt es.

Die Vertragsstaaten treffen alle geeigneten Gesetzgebungs-, Verwaltungs-, Sozial- und Bildungsmaßnahmen, um das Kind vor jeder Form körperlicher oder geistiger Gewaltanwendung, Schadenszufügung oder Misshandlung, vor Verwahrlosung oder Vernachlässigung, vor schlechter Behandlung oder Ausbeutung einschließlich des sexuellen Missbrauchs zu schützen, so lange es sich in der Obhut der Eltern oder eines Elternteils, eines Vormunds oder anderen gesetzlichen Vertreters oder einer anderen Person befindet, die das Kind betreut.
Artikel 19 Abs. 1 UN-Kinderrechtkonvention

Kinder haben ein Recht auf gewaltfreie Erziehung. Körperliche Bestrafungen, seelische Verletzungen und andere entwürdigende Maßnahmen sind unzulässig.
§ 1631 Abs. 2 BGB in der Fassung des Gesetzes zur Ächtung der Gewalt in der Erziehung vom 6.7.2000

»Vom langsamen Sterben des elterlichen Züchtigungsrechts« betitelt Ludwig Salgo (2001) einen Beitrag in einem Band zur Gewalt in sozialnahen Beziehungen. Er unterstreicht die relative Fortschrittlichkeit des allgemeinen preußischen Landrechts von 1794, in dem in Teil II § 86 festgestellt wird: »Die Aeltern sind berechtigt, zur Bildung der Kinder alle der Gesundheit derselben unschädliche Zwangsmittel zu gebrauchen.« Zirka 100 Jahre später wird in der ersten Fassung des § 1631 Abs. 2 BGB und der Fassung von 1896 festgestellt: »Der Vater kann kraft des Erziehungsrechts angemessene Zuchtmittel gegen das Kind anwenden. Auf seinen Antrag hat das Vormundschaftsgericht ihn durch geeignete Zuchtmittel zu unterstützen.« Zwar ändert der Gesetzgeber 1957 die Formulierung leicht ab – anstelle des Vaters treten die Eltern und aus Zuchtmitteln werden Maßregeln – doch bleibt der gleiche Tenor erhalten. Erst 1979 scheint sich die Haltung zu wandeln: »Entwürdigende Erziehungsmaßnahmen sind unzulässig« (Sorgerechtsgesetz vom 18.7.1979). 1997 werden dann im Rahmen des Kindschaftsrechtsreformgesetzes körperliche und seelische Misshandlungen explizit genannt. Es bestehen zwar berechtigte Zweifel, ob per Gesetz eine Reduktion von Misshandlungen herbeigeführt werden kann, dennoch ist es zu begrüßen, dass diejenigen, die unbedacht über den Klaps reden, der noch keinem geschadet habe, oder die wie die Richter am Bundesgerichtshof das Schlagen mit einem Gartenschlauch auf das nackte Gesäß nicht für eine prinzipiell entwürdigende Erziehungsmaßnahme hielten, sich nicht mehr auf einen gesellschaftlichen Konsens, der schon auf biblische Tradition zurückzuführen sei, berufen können. Eine Übersicht von Larzelere u. Johnson (1999) über ein entsprechendes Gesetz, welches in Schweden 1979 körperliche Bestrafungen untersagte, erfasste 7 Zeitschriftenartikel zu den möglichen Folgen des Züchtigungsverbots. Da die epidemiologische Basis unklar bleibt, sind auch die Aussagen nicht zuverlässig. Offensichtlich bewirken solche deklaratorischen Normveränderungen mehr grundsätzliche Einstellungsänderungen bei Eltern, ändern aber nicht gerade die extrem problematischen Formen physischer Bestrafung bis zur Misshandlung.

Der Verfall der Sitten wird von konservativen Autoren ohne reale Datenbasis als Grund für einen scheinbaren Anstieg von Missbrauchshandlungen angeführt. Heinrich Zille brachte 1913 in Berlin einen pornographischen Privatdruck unter dem Pseudonym W. Pfeifer mit dem Titel »Hurengespräche« heraus. Trotz des eindeutig pornographischen Zwecks enthält der Band sozialdokumentarische realistische Lebenslaufschilderungen. Kinder kauerten im Berlin der Jahrhundertwende unter Kneipentischen, um gegen Bezahlung die Wirtshauskunden oral zu befriedigen. Im »Lebenslauf der Rosa« lesen wir:

> Det is' nich blos bei arme Leute so, det kommt in die feinsten Familien vor ... [Mein Vater] »er hat mir uff'n Jewissen, er hat sitzen müssen wejen mir und weiß Gott, ick will auf der Stelle erblinden, wenn ich Schuld war. Ick war zwölf Jahr, da hat er mir schon beklaut... Wie Mutter krank wurde und se hat lange gelegen, brauchte sie ihr Bett alleene und ick musste beim Vater schlafen, da hat er mir jleich nen verpasst, Mutter is' in 'Urban' gestorb'n, sie hat alles jewusst, aber nischt verraten. Durchs Kind ist's rausjekomm, wie se mir in die Schariteh entbunden haben, in's Milchfieber hab icks ausjequatscht.
> In Moabit, uff's Jericht, hab'n se den Oll'n ausjelacht wie er jebrüllt hat: Das ist mein irdisches Recht, ich kann die Frucht, die ich gesäet habe, auch genießen! Vor een Jahr hat er sich erst erseeft, nacht's von die Brücke wo ick nach zwölf immer stehe. An det eiserne Jeländer hat er mitjearbeet, er war Kunstschmied.

18.1 Häufigkeit

In der öffentlichen Debatte um Kindesmisshandlung und sexuellen Missbrauch bieten immer wieder wechselnde Häufigkeitsangaben Anlass für Auseinandersetzungen. Die großen Unterschiede in den Zahlen hängen neben den Stichproben und Kontexten, in denen die jeweiligen Daten erhoben wurden, vor allem mit den Definitionen zusammen. Der oben dargestellte Wertewandel in Bezug auf die elterliche Züchtigung zeigt gut auf, dass die Grenz- und Schwellensetzungen, wann körperliche Erziehungsmaßnahmen enden und wann Misshandlung anfängt, auch von kulturellen Rahmenbedingungen abhängig sind. Medizinische Definitionen, die vor allem auf die Traumata und Schädigungen abheben, lassen sich von strafrechtlichen Definitionen wie Misshandlung von Schutzbefohlenen im § 225 StGB und breiter angelegten sozialwissenschaftlichen Definitionen unterscheiden. Eine solche Definition ist die des Kinderschutzzentrums Berlin (2000, S. 26):

> Kindesmisshandlung ist ein das Wohl und die Rechte eines Kindes (nach Maßgabe gesellschaftlich geltender Normen und begründeter professioneller Einschätzung) beeinträchtigendes Verhalten oder Handeln bzw. ein Unterlassen einer angemessenen Sorge durch Eltern oder andere Personen in Familien oder Institutionen (wie z. B. Kindertagesstätten, Schulen, Heime oder Kliniken), das zu nicht zufälligen, erheblichen Verletzungen, zu körperlichen und seelischen Schädigungen und/oder Entwicklungsgefährdungen eines Kindes führt, die die Hilfe und evtl. das Eingreifen von öffentlicher Jugendhilfe und Gerichten in die Rechte der Inhaber der elterlichen Sorge im Interesse der Sicherung der Bedürfnisse und des Wohls eines Kindes notwendig machen.

Münder et al. (2000) fanden in ihrer Aktenanalyse zu Eingriffen in das elterliche Sorgerecht 12% Misshandlungsfälle, 18% Missbrauchsfälle und 32% Vernachlässigungsfälle. In den restlichen Fällen handelte es sich um Autonomiekonflikte, Verwahrlosung und andere nichtkategorisierbare Rahmenbedingungen. Die Kriminalstatistik des Bundeskriminalamts erfasst nur »die Spitze des Eisberges«, weil sich das Prinzip »Hilfe statt Strafe« in weiten Bereichen der Jugendhilfe und der medizinischen Intervention durchgesetzt hat.

Mitte der 90er-Jahre (BKA 1995) wurden 1915 Fälle von Misshandlung von Kindern unter 14 Jahren in den alten Bundesländern und Gesamt-Berlin angezeigt. Der Anteil der Kinder unter 6 Jahren betrug dabei 41%. Der Anteil der Jungen war mit 56% leicht erhöht. Das tatsächliche Ausmaß der Kindesmisshandlung kann nur geschätzt werden (man schätzt ca. 1,5 Mio. Fälle körperlicher Kindesmisshandlungen pro Jahr in der Bundesrepublik).

Johns (1999) meint, dass insgesamt etwa 20% aller Erwachsenen in ihrer Kindheit mit schwerwiegenden bzw. häufigen Formen der körperlichen oder sexuellen Gewalt konfrontiert waren. Die Studie von Wetzels (1997) operationalisierte einzelne Handlungen und ist damit in Bezug auf die Schwellensetzung klarer definiert. Er kommt zu dem Ergebnis, dass in Deutschland jährlich rund 150.000 Kinder von ihren Eltern körperlich misshandelt werden.

Mitte der 90er-Jahre erbrachte eine Befragung von 2400 Jugendlichen aus Ost und West nach körperlichen Züchtigungen, dass 81,5% in ihrer Kindheit schon einmal geohrfeigt worden waren. 30,6% hatten auch eine »Tracht Prügel« bekommen. Parallel zu ihrem Erziehungsverhalten befragte Erwachsene berichteten in 61,2%, ihre Kinder zu ohrfeigen. Zirka 20% gaben an, ihre Kinder auch schon mindestens einmal verprügelt zu haben.

! Körperliche Misshandlung geschieht häufig in Stresssituationen und umfasst neben Schlägen auch die Folgen des Schüttelns, Festhaltens, Würgens, Verletzungen mit Gegenständen, Verbrennungen, z. B. mit Zigaretten, Herdplatten, Verbrühungen etc.

18.2 Definitionen

18.2.1 Sexueller Missbrauch

Die gebräuchlichste sozialwissenschaftliche Definition des sexuellen Missbrauchs ist die von Schechter u. Roberge (1976), der sich auch Kempe u. Kempe (1980) und Mrazek u. Kempe (1981) angeschlossen haben:

> Unter sexuellem Missbrauch von Kindern und Jugendlichen versteht man ihre Beteiligung an sexuellen Handlungen, die sie aufgrund ihres Entwicklungsstandes nicht verstehen, dazu kein wissentliches Einverständnis geben können, die sexuelle Tabus der Familie in der Gesellschaft verletzen und zur sexuellen Befriedigung eines Nichtgleichaltrigen oder Erwachsenen dienen.

Diese Definition beruht also auf dem zentralen Konzept des »informed consent«, der wissentlichen Zustimmung. Hieran wird deutlich, dass Kinder bei sexuellem Missbrauch doppelt in eine Falle geraten, denn sie können nicht wie Erwachsene über hinreichende Informationen, über die Bedeutung sexueller Kontakte und deren Folgen verfügen und sie befinden sich gleichzeitig in einer massiven Abhängigkeitsbeziehung zu den erwachsenen Tätern. Für den klinisch-therapeutischen Bereich kann man stärker auf die Traumatisierung abheben (vgl. Fegert u. Fey 1988, S. S. 297):

> Sexueller Missbrauch ist ein traumatisches Erlebnis (eine Noxe), das auch mit konkreten körperlichen Traumata verbunden sein kann und psychische Sofort-, Früh- oder Spätfolgen zeitigen kann. Zu diesen psychischen Folgen können eine große Zahl von Symptomen gehören, wobei eine lineare Kausalität (sexueller Missbrauch – Krankheitsbild) [– bei aller subjektiven Evidenz –] wissenschaftlich oft nicht aufzuzeigen sein wird.

Die Weltgesundheitsorganisation definiert sexuellen Missbrauch in der Achse V der psychosozialen Belastungsumstände und unterscheidet intrafamiliären und extrafamiliären sexuellen Missbrauch.

Intrafamiliärer sexueller Missbrauch

Sexueller Missbrauch innerhalb der Familie schließt sowohl inzestuöse sexuelle Beziehungen (weil sie zwischen Familienmitgliedern, die von Gesetzes wegen nicht heiraten dürfen, stattfinden) als auch nichtinzestuöse Beziehungen zwischen dem Kind und einem erwachsenen Haushaltsmitglied ein. Daher bezieht sich dieser Missbrauch auf sexuelle Handlungen mit biologischen Eltern, Adoptiveltern, älteren Geschwistern, anderen im Haushalt lebenden Verwandten, Untermietern oder Freunden der Eltern.

Ein sexueller Missbrauch, der innerhalb der Familie oder des Haushaltes stattfindet, ist in der Regel mit ernsthaften Beziehungsstörungen innerhalb der Familie oder des Haushaltes verbunden . Allerdings sollte sexueller Missbrauch nur auf der Grundlage sexueller Handlungen (und nicht aufgrund vermuteter gestörter Beziehungen) diagnostiziert werden.

Kulturen unterscheiden sich darin, inwieweit Kinder ihre Eltern nackt sehen dürfen, wie lange sie von den Eltern gewaschen, wie lange sie im Elternbett schlafen dürfen und ab welchem Alter ihnen von ihren Eltern eine eigene Intimsphäre zugestanden wird. Es sollte jedoch als sexueller Missbraucht betrachtet werden, wenn die in der folgenden Übersicht aufgeführten Kriterien gegeben sind.

Kriterien für die Feststellung von intrafamiliärem sexuellem Missbrauch

- Es hat irgendein Genitalkontakt zwischen Erwachsenem und Kind stattgefunden.
- Es wurden irgendwelche Manipulationen an Brüsten oder Genitalien des Kindes durch einen Erwachsenen vorgenommen, ausgenommen das kulturell bedingte Baden eines jungen Kindes.
- Das Kind wurde genötigt, Brüste oder Genitalien des Erwachsenen zu berühren.
- Der Erwachsene entblößte mit Absicht Brüste oder Genitalien vor dem Kind, außer es geschah beim Baden oder Anziehen.
- Das Kind wurde genötigt, Brüste oder Genitalien zu entblößen, ausgenommen beim Baden oder Ankleiden.
- Es hat irgendeine andere Form von physischem Kontakt oder Entblößung zwischen Erwachsenem und Kind stattgefunden, die zu sexueller Erregung führte. Dabei ist irrelevant, ob das Kind in sexuelle Handlungen eingewilligt hat oder nicht.

Extrafamiliärer Missbrauch

Aufgrund epidemiologischer Forschungsergebnisse kann man annehmen, dass sexuelle Handlungen mit Kindern eine extrem häufige Erscheinung darstellen, und zwar so häufig, dass die psychische Gefährdung durch kleinere Vorkommnisse dieser Art als eher gering eingeschätzt werden kann. Letztlich ist nicht bekannt, welche Art von Missbrauch zu einer Schädigung führt. Man kann jedoch davon ausgehen, dass das Ausmaß der psychischen Gefährdung von folgenden Faktoren beeinflusst wird:

- vom Grad, in dem das Kind direkt einbezogen wird oder Mittelpunkt und Ziel ist;
- von Ausmaß und Richtung der persönlichen (sexuellen) Aufgeklärtheit und Entwicklung,

- durch den Missbrauch, der sich unter Ausnützung des Alters, der Autoritätsstellung der der persönlichen/beruflichen Beziehung herleitet und
- durch das Ausmaß der physischen Gewalt oder des Traumas.

In folgender Übersicht sind die Kriterien dafür aufgeführt, wann sexuelle Handlungen als Missbrauch bezeichnet werden sollten.

Kriterien für die Feststellung von extrafamiliärem sexuellem Missbrauch

1. Die andere Person ist wesentlich älter als das Kind (d. h. es handelt sich nicht um eine gleichrangige Liebesbeziehung, bei der die eine Person eigentlich ein Erwachsener ist, in Wirklichkeit aber vom Kind als gleichrangiger Partner angesehen wird).
2. Die sexuelle Handlung hat entweder durch ein Ausnutzen der Autoritätsstellung des Erwachsenen stattgefunden (z. B. er oder sie war der Arzt des Kindes, sein Pfarrer oder eine professionelle Bezugsperson außerhalb der Familie).
3. Oder das Kind nahm an der Handlung gegen seinen Willen teil (gleichgültig, ob es aktiven Widerstand geleistet hat oder nicht).

Weiterhin ist für die Feststellung bzw. Kodierung eines Missbrauchs erforderlich, dass

a) eine Berührung oder der Versuch einer Berührung von Brust oder Genitalien des Kindes stattgefunden hat;
b) eine Berührung oder der Versuch einer Berührung der Brüste oder der Geschlechtsteile des Erwachsenen stattgefunden hat;
c) ein Erwachsener sich zur Schau stellte mit dem Ziel, eine Berührung oder einen engen Kontakt mit dem Kind zu versuchen;
d) eine andere Person versuchte, in sozial unangemessenen Situationen das Kind auszuziehen (oder dazu zu bringen, es selbst zu tun);
e) eine andere Person das Kind verführte oder versuchte, es zu verführen, mit ihm zu kommen (z. B. in ein Fahrzeug oder an einen anderen Ort) unter Umständen, die mit einer psychischen Bedrohung für das Kind verbunden waren.

Die entsprechenden strafrechtlichen Definitionen finden sich in den §§ 173, 174, 176, 179, 180 und 184 StGB (vgl. Kap. 10).

18.2.2 Körperliche Kindesmisshandlung

Körperliche Kindesmisshandlung betrifft alle Handlungen, bei denen dem Kind durch eine erwachsene Bezugsperson medizinisch relevante Verletzungen oder andere Traumata zugefügt werden. Wichtig ist dabei der Bezug zur jeweiligen Subkultur, in der z. B. Schläge noch als akzeptabel angesehen werden können. Als Misshandlung wird man immer eine Form der Gewalt ansehen müssen, die selbst für die jeweilige Subkultur über die dort üblichen Erziehungsmaßnahmen hinausgeht.

! Misshandlung ist entweder das Ergebnis eines impulshaften Kontrollverlustes oder teilweise auch eine vorsätzliche Handlung im Rahmen besonders sadistischer Erziehungspraktiken.

Kriterien für eine sichere Kindesmisshandlung sind Platzwunden, Knochenbrüche, Ausrenkungen von Gliedmaßen oder ausgeprägte Blutergüsse infolge von impulshaften oder strafenden Handlungen, Schlagen mit Stöcken, Gürteln oder Schütteln des Kleinkindes bzw. Verbrühen, Verbrennen des Kindes, Fesseln etc.

Der weiter gefasste Begriff der emotionalen Misshandlung schließt auch die in der Achse V der WHO zusammengefassten Kategorien Mangel an Wärme und feindliche Ablehnung und Sündenbockzuweisung mit ein.

Für den Bereich der Vernachlässigung – also der Erziehung, die unzureichende Erfahrung vermittelt, der unzureichenden elterlichen Aufsicht und Steuerung, der unwirksamen elterlichen Steuerung und des Mangels an Fürsorge – sowie einer unangemessenen Forderung und Nötigung etc. sei verwiesen auf Kap. 32.

18.2.3 Münchausen-by-Proxy-Syndrom

Das im deutschen Sprachraum teilweise auch »Münchhausen-Stellvertreter-Syndrom« genannte Misshandlungsbild ist eine extrem selten vorkommende Kombination physischer und psychischer Misshandlung, die unter Einbeziehung medizinischer Institutionen geschieht.

! Beim Münchausen-by-Proxy-Syndrom simulieren in der Regel die Eltern, meist alleinerziehende Mütter aus medizinischen Berufen (Ärztinnen, Krankenschwestern etc.), bei ihrem Kind eine schwere Erkrankung.

Entweder wird durch simulierte falsche anamnestische Berichte und Vorbefunde eine medizinische Intervention induziert, die dann einer Misshandlung gleichkommt. Häufig werden aber auch durch Manipulation Krankheitssymptome herbeigeführt. So können Spritzen und Katheter verunreinigt werden und dann zu sekundären Infektionen führen etc. Die betroffenen Kinder werden zahlreichen wiederholten schmerzhaften medizinischen

Eingriffen und Behandlungen unterzogen. Ärzte und Krankenhäuser werden, ohne dies aktiv zu beabsichtigen, quasi zu den ausführenden Personen bei dieser Form von Kindesmisshandlung. Gerade die unklaren simulierten Krankheitsbilder führen dazu, dass meist hochrangige Ärzte, meist Chefärzte, Professoren etc., in die Behandlung dieser Kinder involviert werden und dass die meist explizit psychisch kranken oder doch auf jeden Fall persönlichkeitsgestörten Mütter dadurch massive Expertenzuwendung und Teamzuwendung erhalten. Diese emotionalen Faktoren tragen zur Aufrechterhaltung des Münchausen-by-Proxy-Syndroms bei.

18.3 Risikofaktoren und Einschätzung der Gesamtsituation

Psychosoziale und materielle Situation

Schone (1997) spricht von unterschiedlichen Risikofaktoren, die er als Hypothesen zu Gründen und Ursachen der Vernachlässigung und Kindesmisshandlung anführt. Auf der Basis einer Literaturübersicht nennt er die finanzielle und materielle Situation der Familie, insbesondere Armut, geringes oder gar kein Einkommen, Sozialhilfebezug, Schulden, Arbeitslosigkeit, beengte oder schlechte Wohnverhältnisse, Obdachlosigkeit.

In eigenen Untersuchungen (z. B. Elpers et al. 1995) zeigten wir in einer kinder- und jugendpsychiatrischen Inanspruchnahmepopulation, dass die Kombination von Mangel an Aufsicht und dem eher ablehnungstypischen Risiko Mangel an Wärme nach den Kriterien der Achse V der WHO gerade bei Eltern aus der untersten sozioökonomischen Schicht kumulieren. Eine logistische Regressionsgleichung, die diese beiden Variablen als abhängige Variablen und die übrigen Variablen der Achse V der WHO sowie Schicht und Alter als unabhängige Variablen annahm, machte deutlich, dass massive Not, d. h. nach den WHO-Kriterien Lebensbedingungen mit direkter psychosozialer Gefährdung, hochsignifikant (Odds Ratio von 3,1) ein relativ höheres Vernachlässigungsrisiko mit sich bringt. Deutlich wurde dabei auch, dass je besser die materiellen Ressourcen sind, desto mehr können eventuelle Mängel an Basisbedürfnissen offensichtlich durch Einsatz fremder Hilfe kompensiert werden. Dennoch behalten psychische und Suchterkrankungen eines Elternteils auch bei höherer Schicht ein erhöhtes Gefährdungsrisiko für Vernachlässigung und Misshandlung der Kinder. Typisch ist die Kombination dieser Risiken. In derselben Inanspruchnahmepopulation war die Hälfte der Kinder, die sexuell missbraucht worden war, auch körperlich misshandelt worden.

Frank (1995) und Berger-Sallawitz (1995) fanden in zwei unterschiedlichen Kinderkliniksinanspruchnahmepopulationen, dass 2% der aufgenommenen Kinder Misshandlungs- und Vernachlässigungssymptome zeigten, bei weiteren 10% fanden sie abklärungsbedürftige unspezifische Symptome. Schone (1997) verweist auch auf die Bedeutung der sozialen Situation und spricht insbesondere Integrationsprobleme, Isolation gegenüber der Nachbarschaft, schwierige Wohnmilieus, in denen Vernachlässigung akzeptiert oder toleriert wird, sowie fehlende Hilfe von außen, d. h. auch schlechte soziale Infrastruktur als Indikatoren an. Zur familiären Situation nennt er Isolation in der eigenen Familie und von der Verwandtschaft, Familienkonflikte, Trennung, Scheidung und gewalttätige Umgangsformen.

In Bezug auf das dort noch genannte Risiko des Alleinerziehens konnten wir in einer Literaturübersicht und Datenanalyse in unserer Rostocker Inanspruchnahmepopulation (Fegert 2000) aufzeigen, dass ganz unterschiedliche Familienformen prinzipiell mit einem psychisch gesunden Aufwachsen von Kindern verbunden sein können. Während Alleinerziehen bis in die 70er Jahre durch die Stigmatisierung der betroffenen sog. »illegitimen Kinder« noch tatsächlich ein psychosoziales Vernachlässigungsrisiko darstellte, hat die veränderte Realität familiärer Lebenswelten hier einige korrigierende Einschränkungen dringend erforderlich gemacht. Als Risiko für Vernachlässigung bis hin zur Kindesmisshandlung ist Alleinerziehen vor allem bei sehr jungen unerfahrenen Teenagermüttern anzusehen. Überall da, wo die alleinerziehende Mutter durch eine psychische Erkrankung und/oder eine Suchterkrankung an der Empathie und Wahrnehmung kindlicher Bedürfnisse gehindert ist, stellt das Alleinerziehen auch ein erhöhtes Risiko dar. Die meisten Studien, die generell von einem leicht erhöhten Risiko für Verhaltensauffälligkeiten durch Alleinerziehen ausgehen, führen diesen Effekt auf sozioökonomische und Schichtvariablen zurück.

! Zentraler Prädiktor für Vernachlässigung und Kindesmisshandlung ist die psychosoziale Situation, die Not und nicht die Beziehungsform Ehe, eheähnliche Beziehung, Alleinerziehen, gleichgeschlechtliche Partnerschaft etc. Umso mehr sind Elternvariablen und Kindvariablen zu betrachten.

Unerwünschte Schwangerschaft, sehr frühe Elternschaft, geringes Bildungsniveau der Eltern, fehlende Perspektive der Erziehungsperson, mangelnde Leistungsfähigkeit aufgrund Krankheit und Behinderung der Eltern oder des Geschwisterteils, Suchtprobleme und nicht zuletzt eigene Deprivationserfahrungen der Eltern werden hier genannt (vgl. Schone 1997).

Vernachlässigung kindlicher Grundbedürfnisse

In der Evaluation unklarer Situationen hat sich die Beschreibung von Basisbedürfnissen (»basic needs« als Einschätzungskriterien, vgl. Fegert 1997) bewährt. Auch die Metapher der Bedürfnispyramide (vgl. Maslow 1978) macht deutlich, dass Kinder, je kleiner sie sind, umso stärker von der direkten Bedürfnisbefriedigung in den Bereichen Versorgung, Ernährung, Gesundheitsfürsorge abhängen, wenngleich natürlich Liebe und Zuwendung, d. h. die emotionale Seite, in der Interaktion mit dem Kind der Beurteilung von Gedeihstörungen sowie körperlichen und psychischen Deprivationsfolgen nie zu vernachlässigen sind. Häufig sind die Versorgungsdefizite nicht von einem Empathiedefizit zu trennen. Steele (1998) spricht davon, dass dieses Empathiedefizit verhindert, dass die Pflegeperson tatsächlich die Hungerschreie der Kinder »hören«. Es fehlen innere Maßstäbe und das Empathiedefizit verhindert, dass sie »sehen«, dass Kinder nicht zunehmen etc. Cantwell (1998) beschreibt wie andere (vgl. Übersicht in Schone 1997) Grundbedürfnisse, deren Befriedigung ein kleines Kind, von denen es umgebenden Versorgungspersonen erwarten darf.

Ernährung. Essen und Flüssigkeit muss in hinreichendem Ausmaß zur Verfügung stehen. Konsistenz und Nährwert der Nahrung muss altersangemessen sein. Frühkindliche Gedeihstörungen sind häufig hinweisend auf unzureichende Ernährung oder Schwierigkeiten in der Eltern-Kind-Interaktion. Gemäß Cantwell (1998) kann die Wachstums- und Gewichtskurve des Kindes als Zollstock für die richtige Versorgung genommen werden. Das Untersuchungsheft für Kinder verzeichnet Perzentilenkurven. Werden regelmäßige ärztliche Untersuchungen wahrgenommen, lässt sich der Gewichtsverlauf gut dokumentieren. Liegt das Gewicht des Säuglings bzw. Kleinkindes unter der dritten Perzentile und steigt nach Aufnahme angemessener Ernährung und unter positiven emotionalen Anregungsverhältnissen an, liegt der Verdacht nahe, dass vorher keine ausreichende Ernährung stattfand. Solche Situationen sind häufig nach der Aufnahme in eine Kinderklinik zu beobachten und sind in der Regel auch in Arztbriefen und Entlassungsberichten dokumentiert. Gleichzeitig werden in der Kinderklinik häufig unspezifische Entwicklungsverzögerungen festgestellt, die sich im stationären Milieu durch die dort vorhandene Anregung, z. B. durch das Pflegepersonal und durch spezifische Maßnahmen wie Ergotherapie, Logopädie etc. rasch zurückbilden. Differenzialdiagnostisch müssen organisch begründete Krankheiten ausgeschlossen werden.

Psychosozialer Minderwuchs
Eine Extremform solcher Gedeihstörungen ist der psychosoziale Minderwuchs, welcher im Gegensatz zu den relativ häufigen Gedeihstörungen (zwischen 1–5% der Aufnahmen in Kinderkliniken) ein relativ seltenes aber in diesem Kontext relevantes Phänomen darstellt (vgl. Steinhausen 1981). Kriterien sind ausgeprägte Wachstumsverzögerungen mit einer Körpergröße unterhalb der dritten Perzentile und verzögerte Epiphysenreifung, schwere psychische Störungen mit hochgradig abnormem Essverhalten, Störungen des Schlaf-Wach-Rhythmus, herabgesetzte Schmerzempfindlichkeit und ausgeprägte Entwicklungsverzögerung. Die beschriebenen Symptome sind in der Regel durch Aufhebung der deprivierenden Bedingungen reversibel. Endokrine Funktionen, Serumbefunde, radiologische Zeichen können auffällig sein. In der stationären Beobachtung fällt auf, dass diese Kinder, obwohl normale Nahrung zugänglich ist, große Mengen Wasser, z. T. auch aus dem Waschbekken oder Toilettenbecken etc., zu sich nehmen (Polydipsie; andere Ursachen derselben müssen ausgeschlossen werden, z. B. Diabetes insipidus). Auch wird bisweilen ein ungesteuertes Essverhalten, Sammeln von Essensresten etc. wahrgenommen.

Schlaf. Die Sicherstellung eines hinreichenden Schlaf-Wach-Rhythmus ist für die Entwicklung eines Kindes unbedingt erforderlich.

Kleidung und Hygiene. Kinder brauchen eine adäquate Bekleidung, die sie weder zu starker Wärme oder Kälte aussetzt und sie somit vor Witterungsbedingungen schützt. Die Kleidung muss hinreichend sauber sein, Hygiene und Körperpflege sind wichtige Kriterien für die Einschätzung des Pflegezustandes eines Säuglings und können z. B. beim Wickeln gut beobachtet werden. Regelmäßiges Wickeln eines Säuglings verhindert Infektionen im Windelbereich. Solche Infektionen sind aber nicht selten. Ein zentrales Kriterium ist eher der Umgang mit diesen Infektionen (also z. B. Was wird z. B. gegen einen Windelsoor getan? Wird in einem solchen Fall auf besondere Hygiene geachtet? Wird der Kinderarzt aufgesucht? etc.). Lebt eine Mutter mit ihrem Kind auf der Straße oder in anderen extremen Notverhältnissen, dann kann auch ausreichende Kleidung keinen hinreichenden Wärmeschutz, z. B. in einem strengen Winter oder bei starker Nässe, bieten. Auch lebensnotwendige Wärme gehört zu den Grundbedürfnissen.

Generelle Schutzbedürfnisse. Schutz vor Gefahren, z. B. Kampfhunde in der Wohnung, offenes Feuer, ungesicherte Treppen, Schutz vor Witterungsbedingungen (vgl. Kleidung), Schutz vor Reizüberflutung, d. h. z. B. die Bereitstellung eines Schlafplatzes, in dem das Kind in Ruhe einschlafen kann, ohne z. B. gleichzeitig dem Fernsehprogramm und Zigarettenrauch ausgesetzt zu sein. Das Schutzbedürfnis geht aber noch dahingehend weiter, dass von den erwachsenen Bezugspersonen auch beschützende, in Schutz nehmende Handlungen verlangt werden, die Gefahren für das Kind antizipieren. Gerade wenn Kinder durch Krabbeln oder Laufen einen größeren Bewegungsradius entwickelt haben, benötigen sie eine Fülle von elterlichen Hinweisen, um selbst ein Verhalten zu entwickeln, was einerseits ihre Neugier befriedigt und andererseits ihrer persönlichen Sicherheit Rechnung trägt. Immer wieder müssen Kinder darauf hingewiesen werden, dass Herdplatten heiß sind. Begrifflichkeiten, wie heiß, kalt etc. müssen eingeübt und auch emotional verstanden werden.

Empathiefähigkeit und »nurturance«. »Nurturance« bezeichnet im Englischen aufmerksames und reaktionsbereites Verhalten, welches Eltern ihren Kindern gegenüber zeigen, um damit eine gedeihliche Entwicklung und den Aufbau positiver Bindungen zu den primären Beziehungspersonen zu unterstützen. Die Befriedigung solcher Bedürfnisse durch Verständnis ist zentral für den Aufbau von Selbstwertgefühl, Interesse und damit auch für die kognitive Entwicklung.

Anregung zur Entwicklung von Kindern. Anregung zur Entwicklung von Kindern bedeutet auch unbedingt eine Anregung durch Interaktion und durch Spielmaterialien. Von Eltern wird dabei die Meisterung der Aufgabe von Grenzziehungen gefordert. Solche Grenzziehungen müssen einerseits hinreichend flexibel sein, sodass sie durch ihre Starrheit nicht unnachvollziehbar sind, andererseits müssen sie hinreichend zuverlässig sein, sodass sie eine Orientierung im Leben für das Kind ermöglichen. Die ersten zentralen Aufgaben in der Erziehung und Grenzsetzung sind die Füttersituation, die Schlafsituation sowie später die Sauberkeitserziehung. Um diese zentralen Interaktionen kann sich eine Fülle von Konflikten ranken; deshalb ist es sehr hilfreich sowohl während der Säuglingsphase oder später retrospektiv, diese ersten Entwicklungsaufgaben zwischen Eltern und Kindern und ihre Bewältigung näher unter die Lupe zu nehmen. Selbstverständlich ist Kommunikation eine zentrale Voraussetzung für die sprachliche Entwicklung. Eine reziproke Kommunikation, ein sprachliches Vorbild gehört zur Anregung von Kindern. Dasselbe gilt für die Gewährleistung motorischer Bedürfnisse. Hier sind grobmotorische und feinmotorische Bedürfnisse zu unterscheiden, die beide adäquat gefördert werden müssen. Kinder müssen sich austoben können und ihre Kraft spüren und dosieren lernen können. Sie müssen Erschöpfung lernen und dabei auch lernen, wie sie sich erholen und zur Ruhe kommen können. Die Feinmotorik wird vor allem durch Spielzeug, durch Malen etc. angeregt. Auch hier sind vor allem durch die primären Bezugspersonen zentrale Entwicklungsanreize zu geben.

Gesundheitsfürsorge. Gesundheitsfürsorge ist eine der zentralen Aufgaben einer guten Versorgung von Kindern. Hierzu gehört die regelmäßige Wahrnehmung der entwicklungsdiagnostischen Routineuntersuchungen ebenso wie der zuverlässige Aufbau eines Impfschutzes für das Kind. Wichtig ist, dass die entsprechenden Unterlagen, Untersuchungsheft und Impfpass aufbewahrt werden und im Zweifelsfall zur Verfügung stehen. Der Gesundheitszustand des Kindes muss aufmerksam erfasst werden. Infektionskrankheiten, Fieber etc. müssen wahrgenommen werden, entsprechende Pflegemaßnahmen ergriffen bzw. bei Ausbleiben von entsprechendem Erfolg muss ein Arztbesuch erfolgen. Verschleppte Vorstellungen führen zu besonders schweren Verläufen und teilweise vermeidbaren Folgeerkrankungen, z. T. mit Defektheilungen. Eine notwendige Medikamenteneinnahme muss sichergestellt werden, Verbände müssen hygienisch hinreichend vorgenommen bzw. gewechselt werden.

! Zentral für die Anwendung der Basisfürsorgekriterien ist ihre Entwicklungsabhängigkeit. Das heißt, je älter und fortgeschrittener Kinder in ihrer Entwicklung sind, desto eher werden sie in der Lage sein, sich Grundbedürfnisse selbst zu sichern bzw. einige Tage ohne elterliche Aufsicht und Versorgung zu überleben.

Bei einem 10-jährigen Kind ist also, z. B. wenn die Mutter durch Alkohohlexzesse für mehrere Tage als Versorgerin ausfällt, in der Regel nicht zu befürchten, dass eine Lebensgefahr durch Unterernährung oder Verdursten besteht. Vielmehr wird wahrscheinlich das Kind quasi »parentifiziert«, sich um den suchtkranken Elternteil kümmern und emotional stark Not leiden und auch in seinen intellektuellen Bedürfnissen sowie seinen Autonomiebedürfnissen keine hinreichende Förderung erhalten.

Die Notwendigkeit schnellen Einschreitens ist je nach Entwicklungsstand und in Abhängigkeit von der Gefährdung im elementaren Bedürfnisbereich bei kleinen Kindern und Schulkindern völlig unterschiedlich, denn die gleiche eben skizzierte Situation könnte für einen Säugling schon lebensbedrohlich werden. Deshalb können auch für Maßnahmen des Kinderschutzes und für Interventionen durch Erwachsene in Garantenpositionen keine generellen Regeln oder Schwellen des Einschreitens definiert werden. Grundkenntnisse über die absolute Hilfsbedürftigkeit von Säuglingen sollten aber von allen Personen, die in diesem Bereich Verantwortung tragen, erwartet werden (vgl. Fieseler 2000)

18.4 Diagnostik

Generelle Vorgehensweise

Die medizinische Diagnostik und Differenzialdiagnostik setzt z. T. hoch spezialisierte Fachkenntnisse über Verletzungsmuster und weitergehende apparative Diagnostik voraus. In einem Lehrbuch für Kinder- und Jungendpsychiater und -psychotherapeuten kann es hier nicht darum gehen, rechtsmedizinische Detailkenntnisse zu vermitteln, sondern Sensibilität dafür zu wecken, welche Fragen vom Arzt mit welchen Mitteln beantwortet werden können, um zu verhindern, dass wesentliche Erkenntnisse zum Schutz von Kindern nicht erhoben oder in Entscheidungen miteinbezogen werden. Gerade bezüglich des Einsatzes apparativer Diagnostik z. B. Röntgen, Szintigraphie, Computertomographie, Magnetresonanztomographie bestehen teilweise irrationale kritische Einstellungen bei Helfern, die die verständlichen Ängste misshandelter Kinder vor apparativer Diagnostik noch verstärken können.

Es ist deshalb nicht nur historisch wichtig zu wissen, dass einer der Väter der modernen Kinderschutzbewegung, Henry Kempe, pädiatrischer Radiologe war. Gerade in einem Feld, wo häufig große Unsicherheit besteht, weil im intimen Nahbereich der Familie keine Zeugenaussagen außer den Schilderungen der Kinder zur Verfügung stehen, bekommen medizinische Befunde von stark hinweisendem oder beweisendem Charakter eine besondere Bedeutung. Ohne bildgebende Verfahren sind manche Misshandlungsformen, die schwerste Entwicklungsbeeinträchtigungen nach sich ziehen können wie z. B. Schütteltraumen bei Babys, kaum nachzuweisen.

! Indizierte apparative Diagnostik stellt keine weitere unnötige Belastung ohnehin schwer geschädigter Kinder dar, sondern ist absolut notwendige Befunderhebung, Befundsicherung und Ausgangspunkt für therapeutische Interventionen.

Neben medizinischem Spezialwissen gehört zur Diagnostik bei Kindesmisshandlungen aber auch die einfache Wahrnehmung von Verletzungen und Veränderungen am Körper bzw. am körperlichen Zustand des Kindes und die Beschreibung der Vorgeschichte. Feldman (1997) nennt 5 einfache Fragen, die hier zu stellen sind:

- **Was** ist vorgefallen?
  (Verletzungsart, Schädigungsvorgang etc.)
- **Wie?**
  (Misshandlung, Schädigungsmechanismus, d. h. welche Typen von Verletzungen treten auf?, Wie stark ist das Ausmaß, wie stark ist die Gefährdung etc.?)
- **Wann,**
- **wer** und
- **warum?**

Ganz typisch ist der Widerspruch zwischen unerklärten Befunden und den zur Erklärung von den Eltern dargestellten Geschichten. Immer wieder muss deshalb die Frage überprüft werden, ob die zu einer Verletzung oder zu einem bestimmten Zustand eines Kindes angebotenen Erklärungsansätze plausibel sind. Charakteristischerweise werden viele Verletzungen, die Folge von Misshandlungen sind, verzögert wahrgenommen oder einer Behandlung zugeführt. Insofern ist die Frage nach dem Zeitpunkt des Auftretens ebenfalls von großer Bedeutung.

! Ärztliche Untersuchungen sind gerade für misshandelte oder stark vernachlässigte Kinder häufig angstbesetzte Situationen.

Ist es dem Arzt gelungen, eine vertrauensvolle Beziehung zum Kind aufzubauen, kann er die notwendige Diagnostik dadurch unterstützen, dass er das Kind zur Untersuchung begleitet bzw. die Begleitung des Kindes durch eine Vertrauensperson sicherstellt. Diese Vertrauensperson kann dafür sorgen, dass gerade bei solchen irritablen und meist stark geängstigten Kindern Grundprinzipien des ärztlichen Umgangs eingehalten werden. So sollte z. B. vor einer Untersuchung dem angezogenen Kind der bevorstehende Untersuchungsgang erläutert werden und auch die eingesetzten Instrumente bzw. Apparate gezeigt werden. Selbstverständlich ist es im Kontext von Misshandlungsfragen notwendig, das Kind am ganzen Körper zu untersuchen, da Misshandlungsspuren, wie z. B. Brandnarben von Zigaretten, nicht selten im Bereich des Höschens zu finden sind, da sie dann nicht andernorts, z. B. beim Sportunterricht oder in der Kindertagesstätte, auffallen.

! Massiv geängstigte Kinder werden in dieser Situation steuernde, hilfreiche, als sichere Unterstützung erlebte Erwachsene brauchen, um Untersuchungen nicht als zusätzliches Trauma zu erleben.

Bisweilen kann es nötig werden, Wunden auch fotografisch zu dokumentieren. Auch dies sollte Kindern erklärt werden, nicht zuletzt weil nicht auszuschließen ist, dass manche Kinder auch Opfer von Video- oder fotografischen Aufnahmen im Rahmen pädophiler sexueller Ausbeutung geworden sind. Der untersuchende Arzt sollte unaufgefordert über die Ergebnisse seiner Untersuchung berichten und dem Kind erklären, ob nun alles in Ordnung sei oder was zur Heilung unternommen werden müsse.

! Wichtig ist es, in solchen Untersuchungen entsetzte Bemerkungen und große Betroffenheit zu vermeiden, weil sie den Kindern wiederum häufig noch mehr Scham zumutet und sie in starke Loyalitätskonflikte stürzen können.

Es ist schädlich, sich vor den Kindern ausfallend oder negativ über die Handlung missbrauchender oder misshandelnder Eltern auszulassen. Solche emotionalen Bewertungen müssen den Kindern überlassen bleiben, da sie meist auch eine positive Beziehung oder wenigstens Beziehungshoffnung mit den misshandelnden Elternteilen verbinden.

18.4.1 Kindesmisshandlung

Kinder mit Misshandlungserfahrungen haben meist Angst vor der Untersuchung und zeigen in der Untersuchungssituation deutliche Stresssymptome. Wichtig ist es,

z. B. ein ängstliches Zusammenzucken bei der Untersuchung der Reflexe mit dem Reflexhammer oder bei anderem einfachen Instrumenteneinsatz zu beobachten und zu dokumentieren.

! Zentral ist die gründliche Inspektion der Haut.

Hämatome und Hautwunden sind generell die häufigsten Befunde, die bei Misshandlungen beobachtet werden können. Striemen, insbesondere Doppelstriemen, z. B. bei Stockschlägen oder Gürtelschlägen, lassen häufig Rückschlüsse auf das Misshandlungswerkzeug zu. Auch Hämatome können eindeutig geformt sein, sodass z. B. Schlagringe, Gürtelschnallen etc. im Hämatom zu erkennen sind. Generell ist die Lokalisation von Hämatomen, Striemen und Narben zu beachten, da Misshandlungsspuren häufig an nicht exponierten Körperstellen zu finden sind. So sind z. B. Hämatome an den Schienenbeinen gerade bei Jungs im Vorschul- und Grundschulalter eher ein Normalbefund, für den Stürze, Keilereien, Fouls beim Fußball etc. auch hinreichende Erklärungen bieten. Hämatome in verschiedenen an unterschiedlicher Verfärbung erkennbaren Stadien im Gesicht, am Rücken, am Gesäß, an den Innenseiten der Oberarme, im Brustbereich oder auf dem Bauch deuten eher auf Misshandlung hin. Bei der Abwehr von Schlägen finden sich Hämatome an den Streckseiten der Unterarme, sog. »Parierverletzungen«.

Differenzialdiagnostisch muss natürlich bei Hämatomen unterschiedlichen Alters auch an Blutgerinnungsstörungen etc. gedacht werden. Insofern muss eine ärztliche Untersuchung wenigstens bei einem scheinbaren Missverhältnis von Gewalteinwirkung und wahrnehmbaren Hämatomen auch Blutuntersuchungen, insbesondere Gerinnungsuntersuchungen miteinbeziehen (Deutsche Gesellschaft für Kinder- und Jugendpsychiatrie und Psychotherapie 2003; Berufsverband der Ärzte für Kinderheilkunde und Jugendmedizin, Landesverband Bayern 1998).

Auch **Verbrennungen und Verbrühungen** betreffen üblicherweise typische Lokalisationen wie Hals, Brust, Schultern und Gesicht, wenn z. B. ein kleines Kind sich einen Topf vom Herd oder vom Tisch herabzieht und die heiße Flüssigkeit über sich gießt. Beim Baden in einem viel zu heißen Bad verletzt sich ein Kind, was alleine in die Badewanne steigt, höchstens an der Hand oder an einem Fuß. Befinden sich die Verbrühungsspuren am ganzen Körper oder an ausgedehnten Körperflächen, ist das Kind absichtlich in ein zu heißes Bad gedrückt worden. Charakteristisch sind große runde Verbrennungsmuster am Gesäß, die dadurch entstehen, dass Kinder auf die heiße Herdplatte gesetzt werden. Über Jahre und Jahrzehnte hinaus noch sichtbar sind kreisförmige Verbrennungsspuren, die durch das Ausdrücken von Zigaretten auf der Haut von Kindern verursacht werden, welche an allen denkbaren und undenkbaren Körperstellen, wie z. B. Innenseiten der Oberschenkel etc., gefunden werden können.

Im Gegensatz zu den USA und z. B. der Schweiz wurde in Deutschland bislang recht wenig zur Information der Allgemeinbevölkerung über Schütteltraumata unternommen. **Schütteltraumata** bei kleinen Kindern führen durch das Hin- und Herschwingen des Kopfes zu einem Abriss der Blutgefäße unter der harten Hirnhaut (Dura mater). Man spricht in der Folge von einem subduralen Hämatom. Akut können die Kinder nach dem Schütteln schläfrig sein, sie wirken benommen oder werden bewusstlos, z. T. kommt es zum Erbrechen oder es treten Krampfanfälle auf. Äußerlich ist häufig am Kopf überhaupt nichts zu sehen. Bisweilen sind am ehesten Griffmarken an der Brustwand zu beobachten. Hinweisend sind bei der Untersuchung der Augen Retinablutungen. Die entwicklungsneurologischen Folgen sind häufig fatal. Viele Kinder leiden ihr Leben lang unter einer deutlichen Intelligenzminderung, starken Störungen der motorischen Entwicklung und der Sprachentwicklung etc. Häufig entwickeln sich Anfallsleiden.

Unterschiedliche **Frakturen** verschiedenen Alters deuten abgesehen von differenzialdiagnostisch in Betracht zu ziehenden seltenen Erkrankungen der Knochendichte fast immer auf Misshandlung hin. Auf dieser quasi beweisenden radiologischen Befundlage beruhte die Beschreibung des »battered-child-syndrome«. Jedes Auftreten von Knochenbrüchen ohne klare Erklärungsansätze bei Säuglingen und Kleinkindern ist hochverdächtig und muss die Untersuchung nach weiteren anderen alten Frakturen unbedingt nach sich ziehen. Zum Ausschluss innerer Blutungen sollte wenigstens eine Sonographie durchgeführt werden. Gerade in unklaren Fällen wird man nicht um ausgedehnte Laboruntersuchungen und im Zweifelsfall eine radiologische Abklärung des Skeletts sowie eine bildgebende Darstellung des Schädels und Gehirns herumkommen.

Laboruntersuchungen sind auch zum Ausschluss von **Intoxikationen** unabdingbar. Während der Nachweis mancher Substanzen im Urin oder im Blut nur relativ kurzzeitig möglich ist, können bestimmte rechtsmedizinische Institute aus Haaren bestimmte Substanzen, insbesondere auch Drogen, noch lange später nachweisen.

18.4.2 Sexueller Missbrauch

Körperliche Untersuchung

Häufig wird in Zusammenhang mit dem Verdacht des sexuellen Missbrauchs viel zu schnell an eine gynäkologische Untersuchung der Kinder gedacht. Dabei wird von falschen Voraussetzungen ausgegangen, wie z. B. der Annahme, dass sich eine Penetration eindeutig nachweisen ließe. Die Variabilität des Hymens ist aber groß und auch andere früher als scheinbar sichere Hinweiszeichen angesehene Befunde, wie z. B. der sog. »anale Dilatationsreflex«, sind zwar zu beachten, aber haben sicher keinen Beweischarakter. Jede Infektion mit Geschlechtserkrankungen bei Säuglingen, Kleinkindern oder vorpubertären Kindern oder das Auftreten von Kondylomen im Genitalbereich bei diesen Kindern bedarf einer gründlichen Abklärung. In den meisten Fällen kann das Kind aber ohne Eile auf die körperliche Untersuchung vorbereitet werden. Es muss nicht in einer Nacht-und-Nebel-Aktion z. B. in der Begleitung der Polizei gynäkologisch »überrumpelt« werden. Eile ist nur geboten, wenn sich direkt nach einer Tat möglicherweise noch Sperma asservieren lässt, innerhalb von 48, maximal 72 h nach der Tat (auch auf das Höschen oder andere evtl. beschmutzte Kleidungsstücke achten!). Durch moderne genetische Methoden wie den sog. »genetischen Fingerabdruck« ist im Gegensatz zu allen anderen Untersuchungsbefunden nicht nur eine Erörterung der Tat, sondern eine Identifizierung des Täters mit hoher Sicherheit möglich. Dies erspart dem Kind unnötige lange Verhöre und eine unklare Beweissituation.

! Immer dann, wenn ein sexueller Missbrauch unmittelbar vorausgegangen ist oder wenn akute Verletzungen zu versorgen sind, sollte selbstverständlich eine sofortige Untersuchung mit hinreichender Befunddokumentation und Asservierung von Abstrichen in forensisch hinreichender Qualität erfolgen. In jedem anderen Fall sollte das Kind aber auf die Untersuchung vorbereitet werden!

In größeren Städten gibt es spezielle Kindergynäkologinnen, die sich auch in ihrer Untersuchungsmethodik auf Bedürfnisse und Ängste von Kindern eingestellt haben und z. B. zur Inspektion des Genitales häufig auf den Untersuchungsstuhl verzichten und die Kinder in einer Seitenlage von hinten inspizieren. Auch der Einsatz von Spekula kann teilweise durch andere Instrumente vermieden werden. Bei der Inspektion des Genitales müssen Verletzungen im Bereich von Klitoris, großen und kleinen Labien, Vulvarändern, Urethralbereich, Hymenalbereich, Inguinal- und Analbereich beschrieben und beurteilt werden. In vielen Fällen werden sich aber keine eindeutigen ärztlichen Befunde erheben lassen, sodass der »Königsweg« in der Diagnostik des sexuellen Missbrauchs das Zuhören bleibt.

Gespräch

Manche Kollegen fürchten, aus Angst vor Vorwürfen z. B. die Kinder suggestiv befragt zu haben, überhaupt die Unterhaltung über diese Thematik. Beachtet man einige wichtige Grundregeln, kann gar nicht so viel falsch gemacht werden und grundsätzlich ist sehr viel größerer Schaden für das Kind zu befürchten, wenn wichtige Mitteilungen nicht respektiert und in Entscheidungen einbezogen werden.

! Ganz wichtig ist es Kinder frei erzählen zu lassen und diesen Bericht möglichst wörtlich, gleichzeitig oder gleich im Anschluss an das Gespräch aus der Erinnerung zu dokumentieren.

Rebernig (1999) konnte in ihrer experimentellen Arbeit zeigen, dass schon 3- und 4-jährige Kinder mit gut ausgeprägtem Wortschatz detailreich über Ereignisse berichten können. Die Kinder berichteten in dieser Untersuchung mehr als bei geschlossenen Fragestellungen. Spielrequisiten wurden von 3- und 4-jährigen Kindern zur Vervollständigung ihrer Berichte kaum herangezogen. Gleichzeitig verfälschten aber auch Spielrequisiten kaum die Berichte der Kinder.

Besonders kritisch in Bezug auf Suggestionseffekte sind Ja-Nein-Antworten zu bewerten. Solche Vorhaltfragen beeindrucken vor allem Kleinkinder und Kinder im Grundschulalter, die von der Autorität des Befragers auf die scheinbare Richtigkeit seiner Vorhalte schließen. Insofern sollte, wenn eine Vertiefung oder Nachfragen notwendig sind, eher das vom Kind gesagte kurz resümiert und eine Verständnisfrage gestellt werden. Müssen Nachfragen nach Personen gestellt werden, sollte nie die primär in Verdacht stehende Person als Erste genannt werden. Die Frageformulierung sollte nicht als Ja-Nein-Frage, sondern eher wie in der Form der Multiple-choice-Fragen gewählt werden.

! Wichtig ist, dass auch die Entstehungsgeschichte der Aussage hinreichend dokumentiert wird, sodass deutlich wird, in welcher Situation sich das Kind dem Verfahrenspfleger anvertraut hat und ob das Kind dies spontan oder auf Nachfrage getan hat.

Bei der Protokollierung der Aussage eines Kindes sollte auf keinen Fall interpretiert oder in Erwachsenensprache übersetzt werden. Gerade die bildhaften Darstellungen von Kindern und die Beschreibungen, die zeigen, dass sie die Bedeutung mancher Vorgänge noch gar nicht verstanden haben etc., sind wichtige diagnostische Kriterien zur Bewertung der Kinderaussage (vgl. Köhnken u. Wegener 1982; Köhnken 1997; Fegert 1993).

18.4.3 Münchausen-by-Proxy-Syndrom

Die Kinder, bei denen ein Münchausen-by-Proxy-Syndrom vermutet werden muss, befinden sich meistens schon in ärztlicher, häufig in stationärer Behandlung. Regelhaft werden bei ihnen schwere Krankheitsbilder vermutet. Verschiedenste medizinische Experten sind schon involviert. Eine Unzahl von differenzialdiagnostischen und apparativen Untersuchungen war auch schon Teil der Belastungen und Schädigungen, die dieses Krankheitsbild kennzeichnen. Da sich der Zustand dieser Kinder teilweise so zuspitzt, dass eine direkte lebensbedrohliche Situation eintreten kann, muss bisweilen massiv für ihren Schutz gesorgt werden, z. B. durch kontinuierliche Videoüberwachung (auch zur Überführung des Täters, durch Eingipsen und Beschriften intravenöser Zugänge, sodass nicht an ihnen unkontrolliert manipuliert werden kann etc.).

Zentral ist der klinische und toxikologische Nachweis von Vergiftungen.

Da die scheinbar zum Wohle des Kindes entfaltete diagnostische Aktivität der Ärzte kausaler Faktor bei der Misshandlung ist, löst allein die Unterstellung des Verdachts des Münchausen-by-Proxy-Syndrom auch bei den behandelnden Ärzten häufig massive emotionale Reaktionen aus. Deshalb ist es diagnostisch sehr wichtig, die Vorgeschichte minutiös zu dokumentieren und den häufigen Arztwechsel sowie das wiederholte Auftreten neuer seltener unbekannter Erkrankungen und Komplikation zu beschreiben. Erst dann wird plausibel, dass diese »Expertenkiller« keine narzisstische Herausforderung an die speziellen Leistungen des nächsten Experten darstellen und dass nicht nach noch selteneren Krankheitsbildern, sondern nach einfachen Außeneinwirkungen gesucht werden muss.

18.5 Psychische Folgen

Über kurzfristige, mittel- und langfristige Folgen von körperlicher Misshandlung und sexuellem Missbrauch ist in den letzten Jahren sehr viel geschrieben und auch spekuliert worden. Problematisch ist vor allem die retrospektive Auswertung der Angaben von Erwachsenen, da es hierbei sowohl zu Überattributionen wie zu Unterschätzungen in der Erinnerung kommen kann.

Kumulative Folgen unterschiedlicher Belastungen

Charakteristisch sind sowohl im Feld (vgl. Wetzels 1997) als auch in Inanspruchnahmepopulationen (vgl. Fegert et al. 2001) die hochsignifikanten Zusammenhänge unterschiedlicher Misshandlungsformen.

Man muss davon ausgehen, dass viele später als Langzeitfolgen zu bezeichnende Zustandsbilder eine kumulative Folge unterschiedlicher Belastungen darstellen.

Die Verarbeitung eines einzelnen Traumas erfolgt vor dem Hintergrund unterschiedlicher Schutz- und Risikofaktoren und ist völlig anders zu bewerten, wenn z. B. das sexuelle Missbrauchstrauma auf ein durch Vernachlässigung und Misshandlung vorgeschädigtes Kind trifft. Gerade der Begriff »sequentielle Traumatisierung« hat hier zur Erklärung der Tatsache beigetragen, dass manchmal relativ geringfügig wirkende Traumata zu schweren psychischen Folgen und Dekompensationen führen können, während Kinder gleicher Altersklassen entsprechende Schädigungen scheinbar relativ symptomfrei verarbeiten.

Jumper (1995) zeigte in einer Metaanalyse von 63 Studien zu psychopathologischen Folgen des sexuellen Missbrauchs, dass ein signifikanter Effekt auf die spätere Psychopathologie aufzuzeigen war. Allerdings war die Folgenstruktur inhomogen. Die deutlichsten Effekte betrafen spätere Depressionen im Erwachsenenalter ($p = 0{,}022$) und Selbstwertprobleme ($p = 0{,}017$).

Mögliche Folgeerkrankungen

In der neuseeländischen Prospektivkohorte von Fergusson et al. (1996) gelang es aufgrund des Designs, zentrale Aussagen über das Risiko späterer psychischer Folgen abzugeben. In der Stichprobe, bei der die Probanden ab der Geburt kontinuierlich immer wieder untersucht worden waren, wurde dann zum 16. Lebensjahr eine intensive Befragung zu körperlicher Misshandlung und sexuellem Missbrauch durchgeführt. Insgesamt hatten bis zum 16. Lebensjahr 17,3% der Mädchen und 3,4% der Jungen einen sexuellen Missbrauch erlitten. Betrachtet man nur Missbrauchshandlungen mit Penetration waren dies 5,6% der Mädchen und 1,4% der Jungen. Das Risiko, an Depression zu erkranken, war bei den missbrauchten Probanden um das 3,6fache (mit Penetration um das 5,4fache) erhöht. Ebenfalls erhöhte Risiken ergaben sich für Alkoholabhängigkeit und anderen Substanzmissbrauch. Das Risiko für Suizidversuche war um das 5fache erhöht, das Risiko für Angsterkrankungen um das 3fache. Betrachtet man alle möglichen Verhaltensauffälligkeiten, die in dieser Kohorte über den Untersuchungszeitraum auf der Basis von DSM-IV-Diagnosen beschrieben wurde, so steigt das Risiko, an irgendeiner Verhaltensauffälligkeit zu leiden, auf das 12fache.

Missbrauchs- und Misshandlungstraumata gehen demnach mit einer erheblichen Erhöhung von Verhaltensfolgen einher. Allerdings sind diese Verhaltensfolgen nicht spezifisch und schon gar nicht beweisend.

Sieht man einmal von der Diagnose posttraumatische Belastungsstörung (vgl. Kap. 19) ab, welche schon implizit ein Wissen um die Ursache der Traumatisierung enthält, gibt es im kinder- und jugendpsychiatrischen Bereich kein Verhaltenssyndrom, welches die Diagnostik einer Kindesmisshandlung oder eines sexuellen Missbrauchs allein aufgrund des beschriebenen Verhaltens ermöglichen würde. Allerdings haben verschiedene Autoren darauf hingewiesen, dass sich psychiatrisch behandlungsbedürftige Kinder ohne Misshandlung oder sexuellen Missbrauch und andere psychiatrisch behandlungsbedürftige Kinder nicht aufgrund ihrer Verhaltensauffälligkeit, sondern aufgrund spezifischer beobachtbarer Komponenten vor allem im stationären Setting unterscheiden.

Friedrich (1993) hat hier auf unterschiedliche Ebenen des sog. »**sexualisierten Verhaltens**« hingewiesen. Er beschrieb bei verhaltensauffälligen sexuell missbrauchten Kindern das zusätzliche Auftreten von Generationsgrenzen überschreitenden Handlungen, aggressiven sexuellen Handlungen sowie auffallende sexualisierte Verbalisierungen.

Zu unterscheiden sind kurzfristige Folgen von Langzeitfolgen. Bei akut durch Misshandlung oder sexuellem Missbrauch traumatisierten Kindern lässt sich meistens eine Anpassungsreaktion (vgl. Kap. 19) diagnostizieren. Abhängig von den Ressourcen des Kindes von den Ausgangsbedingungen und von der Gestaltung der schützenden Intervention kann sich auch eine posttraumatische Belastungsstörung (vgl. Kap. 19) entwickeln. Gerade bei Kindern, welche früh massiv vernachlässigt und misshandelt wurden und die deshalb verschiedene Wechsel von Betreuungsmilieus verarbeiten mussten, zeigt sich häufig das Bild der reaktiven Bindungsstörung mit Enthemmung.

! Moderierend auf die Ausprägung einer Krankheitssymptomatik wirken Variablen wie Dauer und Häufigkeit der Misshandlung oder des Missbrauchs, Brutalität der Gewaltanwendung, Beziehungsqualität zwischen Verursacher und Kind, Täterzahl, Alter bei Beginn der Misshandlungen etc. Zentral ist die Frage der vorangegangenen kognitiven oder emotionalen Entwicklung bzw. Vernachlässigung.

Gerade in Bezug auf die Folgen sexueller Übergriffe gibt es auch Untersuchungen, die den nachgewiesenen Einfluss der mütterlichen Unterstützung auf das Ausmaß von Folgeproblemen belegen (Adams et al. 1995; McClellan 1997).

Einschätzung anfänglicher Symptomarmut

Während chronisch misshandelte kleine Kinder häufig ein typisches Zustandsbild von gesteigerter Ängstlichkeit mit einer typischen Blickkontaktaufnahme (»frozen watchfulness«) zeigen, erstaunt den Kinder- und Jugendpsychiater bei kleinen sexuell missbrauchten Kindern häufig die Symptomarmut der z. T. schwersten Misshandlungen fortgesetzt ausgesetzten Kindern. Dies hängt u. a. auch damit zusammen, dass diese Kinder häufig den Charakter dieser Sexualstraftaten noch nicht ein- bzw. zuordnen können. Finkelhor u. Berliner (1995) fanden in ihrer Übersicht, dass in bis zu 40% der Fälle Kinder kurz nach der Tat eher asymptomatisch wirkten. Langzeituntersuchungen zeigen aber, dass sich diese Kinder, welche in der frühen Kindheit geschädigt wurden, kumulativ als die am schwersten traumatisierten Personen erweisen.

! Die Feststellung der Symptomarmut zum Erstvorstellungszeitrahmen darf gerade bei kleinen Kindern nicht dazu führen, dass man annimmt, dass die Tat psychisch quasi folgenlos geblieben sei.

Erst wenn die Kinder die Tragweite des Geschehenen allmählich verstehen, reagieren sie teilweise mit weitergehenden Symptomen. Insofern werden klassische Schwellensituationen und Entwicklungsaufgaben zu neuen Belastungsrisiken. Die Einschulung, der Eintritt in die Pubertät, die erste Freundschaft etc. können Auslöser für erneute Verhaltensauffälligkeiten und insbesondere auch eine gesteigerte Scham bei diesen Kindern darstellen.

Opfer werden Täter?

Insbesondere in Bezug auf männliche Opfer sexuellen Missbrauchs wurde hinsichtlich der Langzeitfolgen immer wieder über die These, dass aus Opfern später Täter werden können, diskutiert. Die Häufigkeit solcher Verläufe zyklischer Viktimisierung wurde zunächst aufgrund von Untersuchungen an hochselegierten Klientelen in Strafanstalten überschätzt. Hinzu kommt, dass im Hinblick auf den Ausgang forensischer Begutachtung Sexualstraftäter auch ein besonderes Interesse haben, Erklärungsmodelle für das Entstehen ihrer Auffälligkeiten zu bieten. Seit einigen Jahren liegen aber auch zuverlässigere Untersuchungen aus dem Feld vor.

Bagley et al. (1994) zeigten bei einer Untersuchung an 750 Männern aus Calgary, dass 25% der missbrauchten Männer versus 0,3% der Nichtmissbrauchten sexuelle Kontakte zu Jungen unter 15 Jahren gehabt hatten. Sie führten in ihrer Stichprobe eine multiple logistische Regressionsanalyse durch und fanden, dass eigene Missbrauchserfahrungen den wesentlichsten Prädiktor für späteres Missbraucherverhalten bildeten. Dennoch muss man sich davor hüten, diese Ergebnisse falsch zu interpretieren. Denn die Daten zeigen auch eindeutig, dass die Mehrzahl der betroffenen Jungen später keine solchen Delikte zeigt.

! Der Weg in eine spätere aktive Täterschaft scheint nur einer der möglichen Verarbeitungswege zu sein.

Aufgrund von ausführlichen Tiefeninterviews mit betroffenen Männern hatten Küssel et al. (1993) Mitte der 90er Jahre andere Verarbeitungsmöglichkeiten, insbesondere sexuelle Partnerschaftsprobleme im Erwachsenenalter, bei diesen Männern beschrieben. Dabei war u. a. eine Untergruppe aufgefallen, welche in ihren ansonsten relativ harmonischen Partnerschaften keine befriedigte Sexualität leben konnten, sondern bewusst Sexualbeziehungen z. B. zu Prostituierten aufsuchte, welche Verhaltensmuster aus den erlebten Missbrauchssituationen zitierten. In ähnlicher Weise war es auch zu fetischistischen Fixierungen etc. gekommen.

Eine Zwillingsuntersuchung aus Australien (Dinwiddie et al. 2000) versuchte, die Bedeutung familiärer und spezifisch individueller Faktoren in Bezug auf die Folgen des sexuellen Missbrauchs zu untersuchen. Zunächst wurden 5995 australische Zwillinge in einem Telefoninterview nach psychopathologischen Auffälligkeiten und Drogenkonsum befragt. Zwillinge, die sexuellen Missbrauch berichteten, wurden mit der Restpopulation verglichen. 5,9% der befragten Frauen, 2,5% der Männer berichteten über sexuellen Missbrauch. Das Risiko, an Depression, an Verhaltensauffälligkeiten, an Angststörungen und an Alkoholismus zu erkranken, war in der Opferkohorte erhöht. Missbrauchte Frauen hatten im Gegensatz zu den missbrauchten Männern auch ein höheres Risiko für soziale Ängste. Beim Vergleich mit nicht missbrauchten Zwillingen fanden sich allerdings keine signifikanten Unterschiede mehr in der Psychopathologie. Allerdings waren die Auffälligkeitsraten in Bezug auf Depression, Verhaltensstörungen und auch Selbstmordgedanken am höchsten, wenn beide Zwillinge in der Familie missbraucht worden waren. Diese Studie unterstreicht den Einfluss anderer familiärer Faktoren wie z. B. Vernachlässigung und Misshandlung für die psychischen Folgen des sexuellen Missbrauchs. Ein gewisser Teil der Auffälligkeiten lässt sich nicht allein kausal auf die Missbrauchstaten attribuieren.

Einflüsse von Misshandlungsbeginn und -dauer

Insgesamt ist es sehr schwer, die verschiedenen Formen der Kindesmisshandlung und der Vernachlässigung isoliert auf ihren jeweiligen traumatischen Einfluss zu untersuchen (vgl. Cichetty u. Manly 2001). Um dieses Problem empirisch zu lösen, hatte dieselbe Autorengruppe (Manly et al. 2001) 814 Kinder in ein spezielles Summercamp eingeladen. 492 dieser Kinder waren nachweislich misshandelt worden. 322 Kinder gehörten der Kontrollgruppe an und stammten aus einem sozial belasteten familiären Hintergrund, sodass die globale soziale Belastung nicht für Unterschiede verantwortlich gemacht werden konnte. Erfasst wurde nun die Häufigkeit und Altersverteilung der Misshandlungsformen. Mehrfachnennungen waren möglich, um die Kombination von Misshandlung zu erfassen. Emotional misshandelt waren 65% der Kinder, vernachlässigt 79% der Kinder, körperlich misshandelt 42% und sexuell missbraucht 13%. Neben Selbstreports der Kinder und Fremdangaben wurden während des Zeltlagers auch Berichte der Betreuer einbezogen. Die Betreuer waren blind für den Misshandlungsstatus der Kinder. Die Studie bestätigte ganz klar, dass jede Misshandlungsform mit negativen Verhaltensfolgen verbunden war.

! Besonders interessant sind die Befunde, die zeigen, dass früh beginnende Misshandlung mit dem höchsten Risiko für spätere schwere Verhaltensfolgen verbunden ist. Dies ist im Zusammenhang mit der Bindungsentwicklung zu sehen.

Die Autoren fanden aber auch bei Kindern, bei denen die Misshandlung im Vorschulalter begann, und die die ersten 3 Lebensjahre ohne Misshandlung durchleben konnten, nachhaltige Verhaltenseffekte. Zentral ist auch in dieser Studie die Feststellung der Häufigkeit kombinierter Misshandlungsformen. Nur 8% der körperlich misshandelten Kinder war nur körperlich misshandelt worden. Nur 5% der sexuell Missbrauchten hatten keine andere Misshandlungs- oder Vernachlässigungsform erdulden müssen. In hoher Übereinstimmung mit vielen anderen Studien fand diese methodisch besonders ausgeklügelte Untersuchung, dass körperliche Misshandlung vor allem mit externalisierenden Verhaltensauffälligkeiten wie Aggression verbunden ist. Dies galt vor allem für schwere Misshandlungen im Vorschulalter.

Physiologische und neuropsychologische Veränderungen

An einer Subpopulation dieser Untersuchungsgruppe nahmen Cichetty u. Rogosch (2001) auch hormonelle Untersuchungen vor. Die misshandelten Kinder mit einem erhöhten Durchschnittswert für sog. internalisierende Probleme hatten höhere morgendliche, nachmittägliche und tägliche Durchschnittswerte von Kortisol. Nicht misshandelte aggressive Jungen, die in dem Feriencamp waren, hatten, wie zu erwarten, niedrige Kortisolspiegel. Dies galt aber nicht für die misshandelten aggressiven Jungen. Kinder mit kombinierten internalisierten und externalisierten Störungen als Folge von Misshandlung und Missbrauch zeigten entgegen dem üblichen Verlauf einen Kortisolabfall im Lauf des Tages. Dies bestätigt die primär bei Erwachsenen gefundenen Ergebnisse in Bezug auf eine sog. »Kortisolnarbe« bei traumatisierten Patienten zum ersten Mal auch direkt für das Kindes- und Jugendalter.

Insgesamt sind in den letzten Jahren verschiedene Untersuchungen erschienen, die den Einfluss von Misshandlung und Missbrauch auf Gehirnstrukturen und vor allem auf Erinnerungsaufgaben und auf exekutive Funktionen untersuchten. Man geht davon aus, dass früher Stress die Entwicklung der Hypothalamus-Hypophysen-Nebennierenrindenachse beeinflusst (vgl. Kaufman et al. 2000). McEwen berichtet darüber, dass wiederholter Stress, vermittelt über Glucokortitoide, zu einer strukturellen Remodelierung des Hypokampus durch Verkürzung und Entknüpfung von Dendriten führt.

Bremner et al. (1999) fanden bei einer Untersuchung von 22 Frauen, die in der Kindheit sexuell missbraucht waren, mit Positronenemissionstomographie Unterschiede zwischen den untersuchten Frauen, abhängig davon, ob sie in der Folge des Missbrauchs eine posttraumatische Belastungsstörung entwickelt hatten oder nicht. Bei den Frauen mit posttraumatischer Belastungsstörung nach sexuellem Missbrauch in der Kindheit zeigte sich, wenn während der Untersuchung Erinnerungen an diese Handlung evoziert werden, ein stärkerer Blutfluss in Bereichen des anteriolateralen und präfrontalen Kortex, im hinteren Cingulum und im Motorkortex. Gleichzeitig fanden sie eine Verringerung des Blutflusses im rechten Hypokampus und im visuellen Assoziationskortex.

! Ergebnisse aus PET-Untersuchungen legen die Vermutung nahe, dass Erinnerungen und Erinnerungsmöglichkeiten bei Opfern von schwerer Misshandlung und sexueller Gewalt verändert sind und dass z. B. Flashback-Erinnerungen und andere auffällige Erinnerungsphänomene durch solche strukturellen und funktionellen Veränderungen mit erklärt werden können.

Mezzacappa et al. (2001) untersuchten 126 Jungen im Alter von 6–16 Jahren, um Unterschiede in der Bewältigung neuropsychologischer Aufgabenstellungen zu belegen. Ihre Untersuchungsgruppe bestand aus 25 schwer misshandelten, 52 nicht misshandelten Kindern aus speziellen Behandlungsklassen sowie einer Kontrollgruppe von 48 Kindern aus öffentlichen Schulen. Eine Vergleichsgruppe wurde auf IQ-Differenzen, medikamentöse Behandlung etc. kontrolliert. Die Autoren zeigten, dass Kinder, die misshandelt worden waren, sich weniger gut in der Fähigkeit entwickelten, Reaktionen zu unterdrücken, welche mit negativen Konsequenzen verbunden sind. Sie nehmen an, dass Kindesmisshandlung, die normalerweise zu erwartende Entwicklung exekutiver Funktionen vor allem im Bereich der Selbstkontrolle schädigt. Dies könnte wiederum mit dem verstärkt in dieser Gruppe auftretenden aggressiven Verhalten verbunden sein. Wekerle et al. (2001) fanden für die jungen Männer in ihrer Untersuchungsstichprobe von 1329 Jugendlichen, dass frühe Misshandlungserfahrungen gewalttätige Übergriffe bei den ersten Sexualkontakten (»dating violence«) vorhersagten.

Interessant ist die Untersuchung des Selbstwertes und der sich selbst gemachten Vorwürfe in Bezug auf die Verarbeitung von Misshandlungserfahrungen. McGee et al. (2001) zeigten interaktive Zusammenhänge zwischen der Schwere der Misshandlungsform und dem affektiven Ausmaß der Selbstvorwürfe. Schwer misshandelte Jungen mit wenig Selbstvorwürfen zeigten dabei starke externalisierende Auffälligkeiten. Leicht misshandelte Jungen mit starken Selbstvorwürfen zeigten noch höhere externalisierende Auffälligkeiten. Hier fand sich offensichtlich die Gruppe kombinierter, externalisierter und internalisierter Störungen in einem allgemein gewalttätigen Familienumfeld. Es ist das Verdienst solcher Studien, genauer darauf hingewiesen zu haben, dass häufig keine linearen Zusammenhänge zwischen Ausmaß der Misshandlung und der intrapsychischen Verarbeitung vorliegen.

Unumstritten ist mittlerweile die Häufung von sexuellen Missbrauchstaten in der Vorgeschichte von Frauen mit einer Sucht- und Drogenproblematik. Insofern müssen Behandlungsansätze für jugendliche Mädchen mit Drogenkonsumproblemen auch auf die Traumabearbeitung eingehen können.

18.6 Intervention und Behandlung

Alle schweren Formen der Kindesmisshandlung, des sexuellen Missbrauchs und des Münchausen-by-Proxy-Syndroms lösen in der Regel auch beim behandelnden Arzt oder bei anderen zuständigen Berufsgruppen massive Gefühle wie Wut, Angst, Strafbedürfnis, Hilflosigkeit etc. aus. Insofern besteht bei jeder Intervention die Gefahr der sog. »sekundären Viktimisierung« durch die Helfer.

! Blinder Aktionismus kann häufig noch weiteren Schaden anrichten!

Deshalb sollte gerade wenn bestimmte Handlungsweisen starke Emotionen auslösen, der Kinder- und Jugendpsychiater und -psychotherapeut dazu beitragen, dass Interventionen und Hilfen strategisch geplant und angemessen umgesetzt werden. Eine solche adäquate Planung setzt eine fundierte Diagnostik und darauf aufbauende Risiko- und Ressourcenabschätzung unbedingt voraus.

! In jedem Falle sollte die Dokumentation forensischen Anforderungen genügen, da es der Arzt oder Psychotherapeut nicht in der Hand hat, ob in diesen Fällen irgendwann von irgendjemandem ein Strafverfahren initiiert wird.

Unsere Untersuchung zum institutionellen Umgang mit sexuellem Missbrauch (Fegert et al. 2001) zeigte sehr deutlich, dass trotz genereller Ablehnung strafrechtlicher Interventionen im Helferfeld im Verlauf von 2 Jahren bei mehr als der Hälfte der Fälle eine Strafanzeige erfolgt war. Hat der Arzt seine Ausgangsbefunde nicht mit hinreichender Qualität dokumentiert, ist er dann später trotz der vorliegenden Schweigepflichtsentbindung durch die Sorgeberechtigten des betroffenen Kindes oder durch einen Ergänzungspfleger, wenn mindestens ein Elternteil der Straftat bezichtigt ist, nicht in der Lage, durch eine präzise Aussage dem Kind im Strafverfahren beizustehen.

Vielerorts haben sich Kinderschutzgruppen gebildet oder es gibt Dienstanweisungen für den Umgang mit Misshandlungs- und Missbrauchsverdachtsfällen. Gerade wegen der beschriebenen Affekte sollte, wann immer möglich, eine Rücksprache im Team und eine hierarchische Abklärung und Absicherung des Handelns erfolgen.

Strafrechtliche Rahmenbedingungen

Ohne eine Grundkenntnis der rechtlichen Rahmenbedingungen, unter denen einzelne Professionen handeln, ist eine sog. »Vernetzung« und eine interdisziplinäre Zusammenarbeit nicht erfolgreich möglich. Das Strafverfahren folgt ganz anderen Prämissen als helferische Interventionen im Rahmen des Kinder- und Jugendhilfegesetzes oder wiederum die Krankenbehandlung. Insofern sollte man sich zunächst einmal einen Überblick über die unterschiedlichen teilweise parallel ablaufenden Verfahrensstränge machen (◘ Abb. 18.1). Jeder Beteiligte muss wissen, dass eine Strafanzeige primär nicht zurückgenommen werden kann. Bei Kindesmisshandlung und sexuellem Missbrauch handelt es sich um Offizialdelikte, d. h. die Kriminalpolizei muss ermitteln. Erst die Staatsanwaltschaft kann hier Einstellungsbeschlüsse fassen.

Für Ärzte und Psychotherapeuten stellt sich häufig die Frage des Konflikts mit der ärztlichen **Schweigepflicht**. Dabei ist die ärztliche Schweigepflicht nicht als eine absolute nie zu brechende Norm anzusehen. Vielmehr gilt es

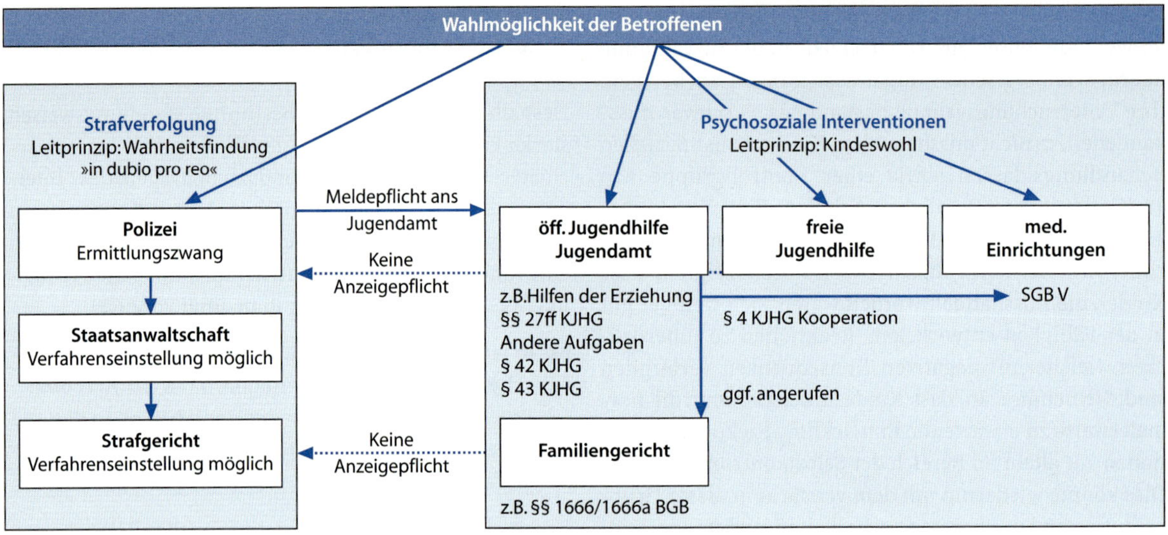

Abb. 18.1. **Das deutsche Interventionssystem im Falle eines Missbrauchs**

bei Notstandssituationen, entsprechende Rechtsgüterabwägungen zu treffen und diese aber auch ausführlich zu dokumentieren. Besteht eine akute Gefahr, dass das Kind ohne ein Brechen der ärztlichen Schweigepflicht weiterhin misshandelt oder missbraucht wird, muss im Sinne des Kindeswohls z. B. das Jugendamt oder das Familiengericht informiert werden, auch wenn die evtl. tatverdächtigen Sorgeberechtigten hierzu ihre Einwilligung nicht erteilen.

! Der Arzt muss die Argumente, die für das Brechen der Schweigepflicht aus Schutzgründen sprechen, genauso dokumentieren wie die schutzwürdigen Interessen, welche z. B. zum Erhalt der Beziehung mit den Kindeseltern etc. gegen eine Veröffentlichung zu diesem Zeitpunkt sprachen.

Erfolgt eine solche sorgfältige Güterabwägung und wird diese hinreichend in der Krankenakte dokumentiert, so muss der verantwortungsvoll handelnde Arzt oder Psychotherapeut nicht mit negativen Folgen rechnen. Verhindert werden soll das unabsichtliche oder absichtliche fahrlässige oder unüberlegte Brechen der Schweigepflicht, welches selbst wiederum eine Gefährdung für das Kind darstellt.

Während gerade bei schweren Taten sehr viele Leute primär an die Strafanzeige denken, muss man sich vor Augen halten, dass unser Strafrecht Normverletzung durch Strafe ahndet und nicht **Opferschutz** als zentrales Ziel hat. Hinreichender Opferschutz kann nur durch entsprechende zivilrechtliche Maßnahmen und Hilfen bewerkstelligt werden. In extremen Fällen ist über Einschränkungen der elterlichen Sorge (§ 1666 BGB bzw. § 1666a BGB) nachzudenken. Das akut misshandelte oder missbrauchte Kind kann im Krankenhaus oder in der Praxis wie auch in jeder Beratungsstelle mit oder gegen seinen Willen (dann nur wegen Fremd- oder Selbstgefährdung) nach § 42 SGB VIII in Obhut genommen werden. Diese Inobhutnahme hat den großen Vorteil, dass das Jugendamt diesen hoheitlichen Schritt vollziehen muss und gleichzeitig die Eltern informieren muss und bei Bedarf z. B. bei mangelnder Kooperationsbereitschaft der Sorgeberechtigten das zuständige Familiengericht einschalten muss.

Vermeidung zusätzlicher Belastungen

Während in Bezug auf den strafrechtlichen Umgang in den letzten Jahren unterschiedliche Belastungen ausführlich untersucht und kommentiert wurden (vgl. z. B. Busse et al. 1996 oder Hille et al. 1996 sowie Fastie 1997) ist immer noch vielen Helfern nicht klar, dass bei den besten Absichten ihr Handeln nicht nur positive Folgen, sondern z. T. auch erneute Belastungen für das Kind entstehen können. In Bezug auf den Umgang mit sexuell missbrauchten Kindern (Fegert 2001) konnten wir bei einer prospektiv angelegten Untersuchung zeigen, dass Kinder vor allem durch die Vielzahl der mit ihnen befassten Erwachsenen und entsprechende Delegationsketten zwischen Personen und Institutionen zusätzlich belastet werden. Deutlich wurde, dass den Kindern zwar recht erfolgreich Beziehungsangebote gemacht werden, dass sie aber über das Vorgehen nicht hinreichend informiert werden und ihnen häufig viel zu komplexe Fragen gestellt werden. Dies ist auch in Hinblick auf die später evtl. notwendige aussagepsychologische Begutachtung von Kindern ein erhebliches Problem (vgl. Fegert 2001 und Kap. 10).

Für den Behandler besteht keine Anzeigepflicht gegenüber Polizei oder Justiz. Allerdings befinden sie sich in einer Garantenposition, d. h. sie haben eine Verpflichtung, Schritte einzuleiten, die das Kind vor weiterem Schaden bewahren. Entsprechende Rechtsgüterabwägungen müssen dokumentiert werden.

18

Da die Inobhutnahme in der Regel die niedrigschwelligste Intervention sein wird, sollten Ärzte und Psychotherapeuten eine gute Zusammenarbeit mit entsprechenden Inobhutnahmeeinrichtungen aufbauen und sollten hier auch speziell sehr kurzfristig für die Bearbeitung diagnostischer Fragestellungen etc. zur Verfügung stehen.

Früher wurden vielfach Konfrontationen der angeschuldigten Misshandler oder Missbraucher durch Ärzte z. B. im Krankenhaus empfohlen, um eine Intervention anderer Stellen vermeiden zu können. In einem entsprechenden Leitfaden zum koordinierten Vorgehen betont z. B. die über langjährige Erfahrung verfügende Kinderschutzgruppe des Kantons Zürich, dass solche unkontrollierten Konfrontationen in der Regel nur zur Verdeckung von Beweismitteln und zur Verunmöglichung einer strafrechtlichen Abwicklung aber auch zur Verhinderung von Hilfe führen.

Gerade wenn die Kinder zu einer Krankenbehandlung in eine Klinik aufgenommen sind, erklären sich Eltern, wenn auch unter Druck, oft bereit, einer weiteren Hilfeplanung und einer Zusammenarbeit mit der Jugendhilfe zuzustimmen. Werden Interessenskonflikte zwischen den Eltern- und Kinderinteressen deutlich sichtbar, empfiehlt es sich immer, dafür zu sorgen, dass das zuständige Familiengericht eingeschaltet wird und dass es im Weiteren zur Bestellung eines Verfahrenspflegers für das Kind kommt. Fast schon zu häufig wird bei allen Misshandlungs- und Missbrauchsfällen sofort eine Psychotherapie gefordert. Dies ist angesichts der Symptomarmut und der Coping-Strategien vieler Kinder nicht unbedingt immer sinnvoll. Gerade in ungeklärten Situationen werden die Therapeuten auch mit multiplen Aufträgen, die überhaupt nichts mit Therapie, sondern mit sozialer Kontrolle etc. zu tun haben, konfrontiert (vgl. Thurn und Wills 1998).

Umgang mit sexualisiertem Verhalten

Ein zentrales Problem bei der psychotherapeutischen Behandlung sexuell missbrauchter Kinder ist der Umgang mit sexualisiertem Verhalten.

Unsere Untersuchungen an Berliner Kinder- und Jugendlichenpsychotherapeuten unterschiedlicher Schulenorientierung zeigte, dass zwar sexualisiertes Verhalten in der Psychotherapie eher die Regel ist und es auch beim Therapeuten entsprechende Gefühle und Reaktionen auslöst, es aber selten zentraler Gegenstand des therapeutischen Prozesses ist. Finkelhor u. Berliner (1995) fanden bei der Analyse von 29 Therapieerfolgsstudien, dass gerade die Behandlung ausagierender externalisierender Symptome und insbesondere die Behandlung sexualisierten Verhaltens derzeit weniger gute Resultate bringt als die Angstreduktion und die Besserung depressiver Stimmungslagen nach der Tat. Die Autoren betonten, dass auch in spezifisch auf die Behandlung sexuell missbrauchter Kinder ausgelegten Programmen offensichtlich zu wenige verhaltensspezifische Trainings und Maßnahmen zur Reduktion sexualisierten Verhaltens durchgeführt werden. Weder Finkelhor u. Berliner noch unsere eigene Untersuchung (Fegert et al. 2001) fanden therapiespezifische Effekte in Bezug auf die Verbesserung der psychischen Gesamtsituation der Kinder.

Erfolge psychotherapeutischer Interventionen

Generell ist zwar von einem positiven Therapienutzen auszugehen, es gibt aber keine exakt belegten messbaren Einzelbereiche mit nachgewiesen Behandlungserfolgen. Insofern kann derzeit nicht von einer gut gesicherten Evidenzbasis für die psychotherapeutische Intervention bei misshandelten oder sexuell missbrauchten Kindern ausgegangen werden.

In dieser Situation haben traumatherapeutische Ansätze u. a. das EMDR (»eye-movement-desensitisation and reprocessing«) auch in Deutschland zunehmend Anhänger gefunden. Trotz erster Befunde (van der Kolk 1998) kann für das Kindes- und Jugendalter noch nicht von einer gesicherten Evidenz ausgegangen werden.

Ein zentrales Problem im therapeutischen Umgang mit den Folgen von Misshandlung und Missbrauch ist der Umgang der betroffenen Kindern und Jugendlichen mit ihren eigenen (auto-)aggressiven Impulsen. Gerade hierbei scheint das EMDR teilweise hilfreich und unterstützend erlebt zu werden. In der Zwischenzeit ist in Deutschland aber auch ein neueres atypisches Neuroleptikum (Risperidon) ab dem Alter von 5 Jahren zur Behandlung impulsgesteuerter aggressiver oder autoaggressiver Verhaltensweisen zugelassen worden.

! Die besten Wirknachweise gibt es bislang für verhaltenstherapeutische Interventionen.

Manualisierte kognitiv-behaviorale Interventionen für betroffene Kinder und ihre Angehörige (Celano et al. 1996; Mannarino u. Cohen 1986; Deblinger u. Helfin 1996; Deblinger et al. 1996) zeigten deutliche Verbesserungen. In einer neueren Untersuchung von King et al. (2000) wurden die Unterschiede direkt kindbezogener verhaltenstherapeutischer Interventionen mit familienbezogenen Interventionen und einer Kontrollgruppe aus einer Warteliste verglichen. Die behandelten Kinder zeigten im Vergleich zur Kontrollgruppe signifikante Verbesserungen, die sie auch in den elterlichen Einschätzungen des globalen Zurechtkommens der Kinder objektivieren ließen. Entgegen der Erwartung der Autoren, die den familienbasierten Ansatz für den effektivsten hielten, zeigten aber die familienbasierten Interventionen keinen Vorteil gegenüber den Interventionen, die sich allein auf die betroffenen Kinder konzentrierten. Eine Nachuntersuchung nach 12 Wochen ergab, dass die Behandlungseffekte auch nach diesem Zeitraum stabil blieben.

Die multimodale Behandlung von akuten, mittelfristigen und Spätfolgen von Kindesmisshandlung und sexuellem Missbrauch wird ausführlich bei den einzelnen Störungsbildern besprochen. Leider wird sich dennoch nicht verhindern lassen, dass gerade frühgeschädigte multipel belastete Kinder längerfristig trotz intensiver Hilfsmaßnahmen Persönlichkeitsstörungen entwickeln. Insofern ist es auch eine wichtige therapeutische Aufgabe für den Kinder- und Jugendpsychiater und -psychotherapeuten, Pflegeeltern, Heimerzieher etc. bei der schwierigen Aufgabe der Alltagsbegleitung diese im frühen Kindesalter schwerstgeschädigten Kinder und Jugendlichen zu begleiten und unterstützen.

Fazit für die Praxis

Trotz aller aufgeregten Diskussionen um den Umgang mit Vernachlässigungs-, Misshandlungs- und vor allem Missbrauchsfällen sollte nie vergessen werden, dass Überlegung nie schadet, während übereiltes Agieren auch von wohlmeinenden Helfern sehr viel Schaden anrichten kann. Generell gilt es die Tendenz zu berücksichtigen, dass lang andauernde Vernachlässigung eher unterschätzt oder übersehen wird und damit die Grundlage für schwere psychische Störungen gelegt werden. Während also insbesondere bei Verdacht auf sexuellen Missbrauch bisweilen eher überreagiert wird, steht zu befürchten, dass auch schwere Vernachlässigung zum Beispiel bei Kindern, die mit suchtkranken oder psychisch kranken Eltern aufwachsen immer wieder bagatellisiert wird und die Kinder damit einem neuen Risiko ausgesetzt werden. Eine vernünftige Risikoabschätzung und ein konsequentes Fallmanagement ist deshalb gerade in Zusammenhang mit Vernachlässigungs-, Misshandlungs- und Missbrauchsfragen dringend erforderlich. Diese Fälle sind für jeden kinder- und jugendpsychiatrisch und psychotherapeutisch Arbeitenden stets emotional belastende und aufwühlende Fälle. Um hier über längere Zeit eine ausgewogene Haltung und eine qualitätsvolle Arbeit gewährleisten zu können, ist eine kontinuierlich Supervision dringend anzuraten. Schwierige, weitreichende Entscheidungen, gerade auch von rechtlicher Bedeutung, sollten als hierarchisch abgesicherte Teamentscheidungen gefällt werden.

Literatur

Adams J, McClellan J, Douglass D et al. (1995) Sexually inappropriate behaviours in seriously mentally ill children and adolescents. Child Abuse Negl 19:555–568

Bagley C, Wood M, Young L (1994) Victim to abuser: mental health and behavioral sequels of child sexual abuse in a community survey of young adult males. Child Abuse Negl 18:683–697

Berger-Sallawitz et al. (1995) »Kindesmisshandlung« – eine der häufigsten Diagnosen in Kinderkliniken? (XXIV. Wissenschaftliche Tagung der Deutschen Gesellschaft für Kinder- und Jugendpsychiatrie und Psychotherapie. Würzburg, 26. bis 29.4.1995) Z Kinder Jugendpsychiatr 23, Abstracts (Suppl 1):207–208

Berufsverband der Ärzte für Kinderheilkunde und Jugendmedizin, Landesverband Hamburg und Behörde für Arbeit, Gesundheit und Soziales, Amt für Gesundheit (1995) Beobachtungen in Hamburgs Kinderarztpraxen. Atemwegs- und Hautbeschwerden. Gewalt gegen Kinder. Freie und Hansestadt Hamburg. Behörde für Arbeit, Gesundheit und Soziales, Hamburg

Berufsverband der Ärzte für Kinderheilkunde und Jugendmedizin, Landesverband Bayern (1998) Gewalt gegen Kinder und Jugendliche. Leitfaden für Kinderarztpraxen in Bayern. Berufsverband der Ärzte für Kinderheilkunde und Jugendmedizin, München

Bremner JD, Narayan M, Staib LH et al. (1999) Neural correlates of memories of childhood sexual abuse in women with and without posttraumatic stress disorder. Am J Psychiatry 156/11:1787–1795

Bründel H, Hurrelmann K (1994) Gewalt macht Schule. Wie gehen wir mit aggressiven Kindern um? Droemer Knaur, München

Bundeskriminalamt (BKA) (Hrsg) Polizeiliche Kriminalstatistik 1995 – Bundesrepublik Deutschland. z

Busse D, Volbert R, Steller M (1996) Belastungserleben von Kindern in Hauptverhandlungen. Abschlussbericht eines Forschungsprojekts im Auftrag des Bundesministeriums der Justiz. Bundesministerium der Justiz, Bonn

Cantwell HB (1998) The neglect of child neglect. In: Helfer ME, Kempe RS, Krugman RD (eds) The battered child. University of Chicago Press, Chicago, pp 347–373

Celano M, Hazzard A, Webb C, McCall C (1996) Treatment of traumagenic beliefs among sexually abused girls and their mothers: an evaluation study. J Abnorm Child Psychol 24:1–17

Cichetty D, Manly JT (2001) Editorial: Operationalizing child maltreatment: Developmental processes and outcomes. Dev Psychopathol 13:755–757

Cichetty D, Rogosch FA (2001) The impact of child maltreatment and psychopathology on neuroendocrine functioning. Dev Psychopathol 13:783–804

Deblinger E, Heflin AE (1996) Treating sexually abused children and their nonoffering parents. Sage, Thousand Oaks/CA

Deblinger E, Lippmann J, Steer R (1996) Sexually abused children suffering posttraumatic stress symptoms: initial treatment outcome findings. Child Maltreat 1:310–321

Deutscher Kinderschutzbund, Landesverband NRW e. V. und Institut für Soziale Arbeit e. V. (2000) Kindesvernachlässigung. Erkennen, Beurteilen, Handeln. Münster (Die Broschüre kann kostenlos über die Herausgeber bezogen werden)

Deutsche Gesellschaft für Kinder- und Jugendpsychiatrie und Psychotherapie (Hrsg) (2003) Leitlinien zur Diagnostik und Therapie von psychischen Störungen im Säuglings-, Kindes- und Jugendalter. Vernachlässigung, Misshandlung, sexueller Missbrauch. Deutscher Ärzte Verlag, Köln

Dinwiddie S, Heath AC, Dunne MP et al. (2000) Early sexual abuse and lifetime psychopathology: a co-twin-control study. Psychol Med 30/1:41–52

Elpers M, Lenz K, Eichholz S, Fegert JM (1995) Sexueller Missbrauch und Kindesmisshandlungen als Ursache für Behandlungsabbrüche. Eine statistische Risikoanalyse unter besonderer Berücksichtigung psychosozialer Belastungsfaktoren (Life Events). Kindh Entw 4:227–230

Fastie F (1997) Ich weiß Bescheid. Sexuelle Gewalt: Rechtsratgeber für Mädchen und Frauen. Donna Vita, Ruhnmark

Fegert JM (1987a) Sexueller Missbrauch von Kindern. Prax Kinderpsychol Kinderpsychiatr 36:164–170

Fegert JM (1987b) Sexueller Missbrauch von Mädchen und Jungen. In: Arbeitskreis »Sexuelle Gewalt« beim Komitee für Grundrechte und Demokratie (Hrsg) Gewaltverhältnisse. Komitee für Grundrechte und Demokratie, Sensbachtal

Fegert JM (1993) Sexuell missbrauchte Kinder und das Recht. Ein Handbuch zu Fragen der kinder- und jugendpsychiatrischen und psychologischen Untersuchung und Begutachtung, Bd 2. Volksblatt Verlag. Köln

Fegert JM (1997a) Die Bedeutung des Vorwurfs des sexuellen Missbrauchs im Sorgerechtsverfahren. In: Warnke A, Trott G-E, Remschmidt H (Hrsg) Forensische Kinder- und Jugendpsychiatrie. Ein Handbuch für Klinik und Praxis. Huber, Bern, S 70–81

Fegert JM (1997b) Interventionsmöglichkeiten bei sexuellem Missbrauch an Kindern. Sexuologie 2/2:108–123

Fegert JM (2000) Kindeswohl – Definitionsdomäne der Juristen oder der Psychologen? Deutscher Familiengerichtstag, Brühler Schriften zum Familienrecht. Dreizenter Deutscher Familiengerichtstag vom 22. bis 25. September 1999 in Brühl, Bd 11, S 33–58

Fegert JM (Hrsg) (2001) Qualität der Begutachtung sexuell missbrauchter Kinder. Fachliche Standards in juristischen Verfahren. Luchterhand, Neuwied

Fegert JM, Fey E (1988) Sexueller Missbrauch. (K)ein Thema für Schulpsychologinnen und Schulpsychologen. In: z Alte Schule – Neue Medien. Berichte aus Schulpsychologie und Bildungsberatung. Deutscher Psychologen Verlag, z

Fegert JM, Berger C, Klopfer U et al. (2001) Umgang mit sexuellem Missbrauch. Institutionelle und individuelle Reaktionen. Forschungsbericht. Votum, Münster

Feldman KW (1997) Evaluation of physical abuse. In: Helfer ME, Kempe RS, Krugman RD (eds) The battered child, 5th edn. University of Chicago Press, Chicago London, pp 175–220

Fergusson DM, Lynskey MT, Horwood LJ (1996) Childhood sexual abuse and psychiatric disorders in young adulthood: I. Prevalence of sexual abuse and factors associated with sexual abuse. II. Psychiatric outcomes of childhood sexual abuse. J Am Acad Child Adolesc Psychiatry 34/10:1355–1374

Fieseler G (2000) Staatliches Wächteramt und Garantenstellung von Mitarbeitern der Jugendhilfe. Bemerkungen zum Kindeswohl. Sozialextra 14–23

Finkelhor D, Berliner L (1995) Research on the treatment of sexually abused children: A review and recommendations. J Am Acad Child Adolesc Psychiatr 34/11:1408–1423

Frank R (1995) Kinderärztlich-kinderpsychiatrische Untersuchungen an misshandelten und vernachlässigten Kindern und deren Familien. Medizinische Habilitation, Universität München

Friedrich WN (1993) Sexual victimization and sexual behaviour in children: A review of recent literature. Child Abuse Negl 17:59–66

Helfer R, Kempe C (1998) The battered child, 4th edn. University of Chicago Press, Chicago

Hille P, Eipper S, Dannenberg U, Claussen B (1996) Klara und der kleine Zwerg. Ein Buch für Kinder, die Zeugen beim Gericht sind. Rathmann, Raisdorf

Johns I (1999) Gewaltfreie Erziehung – geht das überhaupt? Z Frühe Kindh 4:20–25

Jumper S (1995) A meta-analysis of the relationship of child sexual abuse to adult psychological adjustment. Child Abuse Negl 19/6:715–728

Kaufman J, Plotsky PM, Nemeroff CB, Charney DS (2000) Effects of early adverse experiences on brain structure and function: clinical implications. Biol Psychiatry 48:778–790

Kempe RS, Kempe CH (1980) Kindesmißhandlung. Das Kind und seine Entwicklung. Klett-Cotta, Stuttgart

Kinderschutzzentrum Berlin e. V. (Hrsg) (2000) Kindesmisshandlung. Erkennen und Helfen, 8. Aufl. Berlin (Die Broschüre kann kostenlos über das Bundesministerium für Familie, Senioren, Frauen und Jugend bezogen werden)

King NJ, Tonge BJ, Mullen P et al. (2000) Treating sexually abused children with posttraumatic stress symptoms: a randomized clinical trial. J Am Acad Child Adolesc Psychiatry 39:1347–1355

Köhnken G, Wegener H (1982) Zur Glaubwürdigkeit von Zeugenaussagen: Experimentelle Überprüfung ausgewählter Glaubwürdigkeitskriterien. Z Angew Exp Psychol 29:92–111

Köhnken G (1990) Glaubwürdigkeit. Psychologie Verlags Union, München

Köhnken G (1997) Suggestive Prozesse in Zeugenbefragungen: Formen und theoretische Erklärungsansätze. Monatsschr Kriminol Strafrechtsref 80:290–299

Köhnken G (2001) Methodik der Glaubwürdigkeitsbegutachtung. In: Fegert JM (Hrsg) Begutachtung sexuell missbrauchter Kinder. Fachliche Standards im juristischen Verfahren. Luchterhand, Neuwied, S 29–51

Kolk BA van der (1998) Zur Psychologie und Psychobiologie von Kindheitstraumata. Prax Kinderpsychol Kinderpsychiatr 47:19–35

Küssel M, Nickenig L, Fegert JM (1993) »Ich hab' auch nie etwas gesagt«. Eine retrospektiv biographische Untersuchung zum sexuellen Missbrauch an Jungen. Prax Kinderpsychol Kinderpsychiatr 42:278–284

Landesärztekammer Baden-Württemberg (2001) Gewalt gegen Kinder. Leitfaden für Ärztinnen und Ärzte. z

Larzelere RE, Johnson B (1999) Evaluations of the effects of Sweden's spanking ban on physical child abuse rates: a literature review. Psychol Rev 85/2:381–392

Manly JT, Jungmeen EK, Rogosch FA, Cichetti D (2001) Dimensions of child maltreatment and children's adjustment: Contributions of developmental timing and subtype. Dev Psychopathol 13:759–782

Mannarino AP, Cohen JA (1986) A clinical-demographic study of sexually abused children. Child Abuse Negl 10:17–23

Maslow AH (1978) Motivation und Persönlichkeit, 2. Aufl. Walter, Freiburg im Breisgau

McClellan J, McCurry C, Ronnei M et al. (1997) Relationship between sexual abuse, gender and sexually inappropriate behaviours in seriously mentally ill youths. J Am Acad Child Adolesc Psychiatry 36/7:959–965

McEwen BS (2000) Effects of adverse experiences for brain structure and function. Biol Psychiatry 48:721–731

McGee R, Wolfe D, Olson J (2001) Multiple maltreatment, attribution of blame, and adjustment among adolescents. Dev Psychopathol 13:827–846

Mezzacappa E, Kindlon D, Earls F (2001) Child abuse and performance task assessments of executive functions in boys. J Child Psychol Psychiatr 42/8:1041–1048

Mrazek PB, Kempe CH (1981) Sexually abused children and their families. Pergamon, Oxford

Münder J, Muthke B, Schone R (2000) Kindeswohl zwischen Jugendhilfe und Justiz. Professionelles Handeln in Kindeswohlverfahren. Votum, Münster

Rebernig E (1999) Kleine Zeugen vor Gericht – Erinnerungsvermögen und Suggestibilität drei- und vierjähriger Kinder unter besonderer Berücksichtigung ihres Wortschatzes. Dissertation, Universität Salzburg

Salgo L (2001) Vom langsamen Sterben des elterlichen Züchtigungsrechts. In: Kohl H, Landau H (Hrsg) Gewalt in sozialen Nahbeziehungen; Luchterhand, Neuwied, S 55–69

Schechter MD, Roberge L (1976) Sexual exploitation. In: Helfer RE, Kempe CH (eds) Child abuse and neglect: the family and the community. Ballinger, Cambridge

Schone R (1997) Was braucht ein Kind? Kriterien der Basisfürsorge und Folgen der Vernachlässigung von Kindern. In: Institut für soziale Arbeit e. V. (Hrsg.) Familien in Krisen, Kinder in Not. Eigenverlag, Münster, S 74–88

Steele BF (1998) Psychodynamic and biological factors in child maltreatment. In: Helfer ME, Kempe RS, Krugman RD (eds) The battered child. Univeristy of Chicago Press, Chicago, pp 73–103

Steinhausen HCh (1981) Psychosomatische Störungen und Krankheiten bei Kindern und Jugendlichen. Kohlhammer, Stuttgart

Thurn C, Wils E (1998) Therapie sexuell missbrauchter Kinder. Spitz, Berlin (Berlin Forschung Bd 32)

Wekerle C, Wolfe DA, Hawkins DL et al. (2001) Childhood maltreatment, posttraumatic stress symptomatology, and adolescent dating violence: Considering the value of adolescent perceptions of abuse and a trauma mediational model. Dev Psychopathol 13:847–871

Wetzels P (1997) Zur Epidemiologie physischer und sexueller Gewalterfahrungen in der Kindheit. Forschungsbericht Nr. 59 des Kriminologischen Forschungsinstituts Niedersachsen, Hannover

Wetzels P (1997) Prävalenz und familiäre Hintergründe sexuellen Kindesmissbrauchs in Deutschland: Ergebnisse einer repräsentativen Befragung. Sexuologie 2/4:89–107

Posttraumatische Belastungsstörung, Anpassungsstörungen und Selbstbeschädigungserkrankungen

F. Resch, R. Brunner

Kinder und Jugendliche reagieren wie Erwachsene auf schwer belastende Lebensereignisse mit akuten oder verzögert einsetzenden psychischen Störungen, die nicht selten in eine chronifizierte Form übergehen. Kinder und Jugendliche sind in einem ungeheuren Ausmaß leichten bis extremen Traumatisierungen unterschiedlichster Qualität ausgesetzt. Von inner- oder außerfamiliären Gewalterfahrungen (körperliche Misshandlung, sexueller Missbrauch, emotionale Vernachlässigung) über die Erfahrung von Krieg und Flucht bis hin zu vielfältigen Belastungen in Form von Naturkatastrophen, technischen Katastrophen, Verkehrsunfällen, schwerwiegenden Verlusterlebnissen oder schweren körperlichen Erkrankungen reichen die Erlebnisse, von denen Millionen von Kindern und Jugendlichen betroffen sind. Ein erheblicher Teil dieser Kinder und Jugendlichen reagiert auf diese Belastungen mit einer klinischen Leitsymptomatik, die von quälenden Wiedererinnerungen an die traumatischen Erlebnisse und häufig von ausgeprägten vegetativen Reaktionen begleitet sind. Reize, die an das Trauma oder den Traumakontext erinnern, werden vermieden und ein schwerwiegendes phobisch anmutendes Rückzugsverhalten kann auftreten.

Bei einem substanziellen Anteil betroffener Kinder und Jugendlicher chronifiziert der posttraumatische Symptomenkomplex und ist therapeutischen Bemühungen nur schwer zugänglich. Auch geringe Stressoren, die die Anpassungsfähigkeit von Kindern und Jugendlichen überfordern wie Scheidungskonflikte, kulturelle Entwurzelungen oder das Erleiden akuter oder chronich körperlicher Erkrankungen, können zu psychischen Störungen führen. Depression und Angst, aber auch Verhaltensstörungen stellen die Leitsymptomatik dieser sog. Anpassungsstörungen dar. Ein Großteil der Selbstbeschädigungserkrankungen wie das sichtbare wiederholte Zufügen von Verletzungen (z. B. Schnittverletzungen, Verbrennungen) oder das heimliche produzieren von Krankheitssymptomen (z. B. Herbeiführen von Blutverlusten, Manipulation von Wunden) treten häufig vor dem Hintergrund schwerwiegender biographischer Belastungen auf. Auch hier stehen Therapiekonzepte im Mittelpunkt, die auf die Bewältigung der lang anhaltenden biographischen wie auch der plötzlich einsetzenden akuten Belastungen ausgerichtet sind.

19.1 Posttraumatische Belastungsstörung (PTSD)

19.1.1 Definition und allgemeine Merkmale

Ein erheblicher Teil von Kindern und Jugendlichen, die schwerwiegenden Belastungen ausgesetzt waren, entwickelt ein klinisches Syndrom mit emotionalen, verhaltensmäßigen, kognitiven, somatischen und biologisch-körperlichen Symptomen, die den nosologischen Kriterien einer PTSD entsprechen (s. folgende Übersicht).

19

Kernsymptomatik der PTSD

1. Wiedererleben des traumatischen Ereignisses in Form von wiederkehrenden, intrusiven Gedanken, Erinnerungen und Träumen
2. Emotionaler und sozialer Rückzug mit ausgeprägtem Vermeidungsverhalten
3. Zustand der vegetativen Übererregtheit

Das Auftreten der Symptomatik wird als Reaktion auf eine außerhalb der üblichen menschlichen Erfahrungen liegenden Belastung angesehen, deren Erleben mit Gefühlen von intensiver Furcht bis Horror verbunden ist und die bei fast jedem eine tiefe Verzweiflung hervorrufen würde (ICD-10; Dilling et al. 1993). Da nicht alle Kinder und Jugendliche sowie Erwachsene nach einer Traumaexposition eine PTSD entwickeln, führt dieser Befund zwangsläufig zur Frage nach prädisponierenden Faktoren und Bewältigungsmöglichkeiten von traumatischen Lebenserfahrungen.

Die Etablierung der Diagnose einer PTSD ist eng verbunden mit Untersuchungen an Vietnam-Veteranen in den USA, die zu einer ersten Konzeptualisierung geführt hatten. Seit der Aufnahme der Diagnose 1980 in das amerikanische Klassifikationssystem DSM-III gab es mehrfache Revisionen der Kriterien. Während in den ersten Definitionsversuchen der PTSD eine mögliche Symptomatik bei Kindern und Jugendlichen nicht berücksichtigt wurde, erfolgte 1987 die Anerkennung der Diagnose auch für das Kinder- und Jugendalter, wobei die z. T. für Kinder spezifischen Reaktionsweisen und Symptomausgestaltungen in den Revisionen der DSM-Klassifikationen Berücksichtigung fanden (Saß et al. 1996).

Untersuchungen bei Erwachsenen konnten belegen, dass der Schweregrad des Traumas allein die Entwicklung einer PTSD nicht vorhersagen kann und dass damit der subjektiven Verarbeitung und anderen Mediatoren ebenso ein bedeutsamer Stellenwert zukommt (Breslau u. Davis 1987). Auch wenn weiterhin eine Betonung der schweren Stressoren in der Genese der PTSD im Mittelpunkt steht, anerkennt die jüngste Revision der Klassifikationskriterien im DSM-IV, dass nicht alleine die Schwere der Bedrohung, sondern das subjektive Erleben maßgeblich bedeutsam ist.

Zweifel an der Sensitivität der Kriterien für junge Entwicklungsalter (wie z. B. im Vorschulalter) gaben Anstoß zur Entwicklung alternativer Kriterien speziell für dieses Entwicklungsalter (Scheeringa et al. 1995). Außerdem wurden immer wieder grundsätzliche Zweifel an der Diagnosestellung erhoben, mit dem Argument, dass die PTSD eine normale Reaktion auf ein abnormales Ereignis darstelle und keine »Psychiatrisierung« verdiene. Auch wenn die PTSD eine häufige uniforme Reaktion auf ein belastendes Ereignis darstellt, erscheint es erklärungsbedürftig, warum in epidemiologischen Untersuchungen zwischen 1–14% eine Lebenszeitdiagnose einer PTSD erhielten, aber gleichzeitig gezeigt werden konnte, dass 40–70% der Allgemeinbevölkerung Belastungen erfahren hatten, die den oben genannten Klassifikationskriterien eines schwerwiegenden Traumas entsprachen (vgl. Breslau et al. 1987).

! Das Trauma ist zwar eine notwendige, jedoch keine hinreichende Voraussetzung für die Entwicklung einer PTSD (Perrin et al. 2000).

Unabhängig von den Klassifikationsproblemen, bilden die Intrusion, das Vermeidungsverhalten und die vegetative Übererregtheit den zentralen Symptomkomplex der PTSD, der sich über verschiedene Kulturen und demographischen Faktoren hinweg als Reaktion auf die Konfrontation mit Krieg, Flucht, Naturkatastrophen, Unfällen, Gewalterfahrungen, Verlusterlebnissen und schweren körperlichen Erkrankungen ausbildet.
Terr (1987) hat eine Differenzierung in zwei unterschiedliche Traumatypen vorgenommen, die diesen Problemen Rechnung tragen:

- **Typ-I-Traumen** sind singuläre kurz dauernde traumatische Ereignisse (z. B. Verkehrsunfällen, Naturkatastrophen, technische Katastrophen, Opfer oder Beobachter krimineller Gewalttaten), die häufig durch akute Lebensgefahr, Plötzlichkeit und Überraschung gekennzeichnet sind.
- **Typ II-Traumen** sind definiert durch lang anhaltende, wiederholte traumatische Ereignisse (z. B. intra- der extrafamiliäre Gewalt in Form von wiederholten körperlichen oder sexuellen Misshandlungen, Geiselhaft, Folter, Kriegsgefangenschaft), die durch eine Kumulation multipler traumatischer Ereignisse und durch geringe Vorhersagbarkeit der weiteren traumatischen Belastungen gekennzeichnet sind.

19.1.2 Häufigkeit

Epidemiologische Studien zur Häufigkeit des Auftretens der PTSD bei Kindern (9–12 Jahre) in Nordamerika geben ein Lebenszeitrisiko von 9,2% (Lonigan et al. 1994) an, während bei Jugendlichen ein Lebenszeitrisiko von 3,1–6% (Giaconia et al. 1995) und bei jungen Erwachsenen ein Risiko von 9% (Breslau et al.1998) ermittelt wurde. Die Bremer Jugendstudie an 1035 Jugendlichen im Alter von 12–17 Jahren fand ein deutlich niedrigeres Risiko von 1,6%, obwohl die Lebenzzeitprävalenz traumatischer Ereignisse bei 22,5% lag (Essau et al. 1999).

Stichproben aus Hochrisikopopulationen wie z. B. Jugendliche, die in sozialen Brennpunkten leben und alltäglich massive Gewalterfahrungen machen bzw. von Gewalt bedroht sind oder Zeuge von Gewaltanwendung werden, weisen Raten zwischen 24 und 34,5% an posttraumatischen Belastungsstörungen auf (Berman et al.1996; Breslau et al.1991; Lipschitz et al. 2000).

Hinsichtlich geschlechtsspezifischer Effekte in der Entwicklung der PTSD zeigen Studien (Giaconia et al. 1995; Essau et al. 1999), dass Mädchen gegenüber Jungen schwerere und länger andauernde PTSD-Symptomatiken entwickeln, Jungen jedoch traumatischen Ereignissen häufiger ausgesetzt waren (zumeist körperliche Angriffe, Verletzungen und schwerwiegende Unfälle). Altersbedingte Reifungsunterschiede beeinflussen, Qualität und Imtensität der Reaktion, die Bewältigungsmöglichkeiten und die Erinnerung an das Ereignis.

19.1.3 Klinische Symptomatik

Fallbeispiel: Typ-I-Trauma

Ein 12-jähriges Mädchen wurde Opfer eines schweren Verkehrsunfalls, bei dem der Kindesvater verstarb und die Kindesmutter eine Querschnittslähmung erlitt. Das Mädchen selbst trug nur leichtgradige Schnittverletzungen am Kopf davon und war im weiteren körperlich unversehrt geblieben.

Das Mädchen wirkte apathisch, antriebsgemindert, zeigte Durchschlafstörungen und eine reduzierte Nahrungsaufnahme. Im Kontakt mit Angehörigen wirkte sie abweisend, zum Teil raptusartig aggressiv. Episodisch zeigte sich eine Desorientiertheit; so fand sie ihr Stationszimmer nicht, verwechselte Pflegepersonal und Angehörige, nannte sie bei einem falschen Namen. Keine einzige Frage wurde von dem Mädchen hinsichtlich des Verbleibs

▼

seiner Eltern gestellt. Im Aufklärungsgespräch über den Tod des Vaters und die schwere Verletzung der Mutter trat schlagartig eine Art Betäubtheit des Mädchens auf. Bewegungslos erstarrt folgte sie dem Gespräch, stand plötzlich auf, lief wie in Trance den Stationsflur hinunter, nahm ihre mit in das Krankenhaus gebrachten persönlichen Gegenstände und verteilte diese unter den anderen Mitpatienten der Kinderklinik. Nachdem sie wieder in ihr Zimmer zurückgekehrt war, fragte sie, wann sie ihren Vater besuchen könne. Beim ersten Besuch ihrer Mutter, die zu diesem Zeitpunkt noch komatös war, löste sich die »Empfindungslosigkeit« und wurde durch Gefühle tiefer Trauer und Verzweiflung abgelöst. Erstmalig konnte sie auch Trost und Unterstützung durch die Angehörigen annehmen und erste Planungen für die Aufnahme in einer Ersatzfamilie vornehmen. Während sie den Schulbesuch bei guten Leistungen zügig wieder aufnehmen konnte, richtete sie zum Teil extreme regressive Versorgungswünsche an die Ersatzfamilie und zeigte ein ausgeprägtes soziales Rückzugsverhalten. Auch ein Jahr nach dem Unfall vermied sie es, mit dem Auto zu fahren oder öffentliche Verkehrsmittel zu benutzen und zeigte heftige vegetative Reaktionen mit Übelkeit und zum Teil Erbrechen, wenn ein Martinshorn ertönte, oder in den Medien über Verkehrsunfälle berichtet wurde. Der Schlaf war anhaltend durch immer wiederkehrende Alpträume belastet, die den Unfall und den Tod des Vaters zum Inhalt hatten.

Fallbeispiel: Typ-II-Trauma

Eine 15-jährige Patientin wurde nach einem Suizidversuch stationär aufgenommen. Im Vordergrund standen eine schwer depressive Affektlage sowie ausgeprägt regressive Verhaltensmuster, die sich mit einer Anklammerung an die Stofftiere ihrer Kindheit sowie in einer kindlichen Sprech- und Ausdrucksweise äußerten. Ohne Angabe von Gründen hatte die Patientin ein halbes Jahr vor der Einweisung ihr Elternhaus verlassen und aus eigener Initiative die Aufnahme in eine Jugendwohngruppe bewirkt. Neben Schlafstörungen, einem abrupten Wechsel in ihren Stimmungen und ihrem Verhalten war auch ein Vermeidungsverhalten aufgefallen, insbesondere vermied sie, sich alleine in geschlossenen Räumen aufzuhalten. Sexuelle Annäherungen von männlichen Jugendlichen auf Partys hatten zweimal akute Symptome einer plötzlichen Verwirrtheit, Starrheit und nahenden Bewusstlosigkeit hervorgerufen, was zu einer notfallmäßigen Einweisung in die Klinik Anlass gab. Neurologische Grunderkrankungen wurden ausgeschlossen und der Verdacht eines dissoziativen Stupors geäußert. Allein wenn sie verbale Aggressionen zwischen Jugendlichen beobachtete, löste dies diffuse Angst- und Spannungszustände aus. Die Patientin entwickelte Ängste, sich nicht kontrollieren zu können, ihre Sprache sowie ihre Bewegungen nicht mehr steuern zu können. Eine Entlastung empfand sie durch das Zufügen von Schnittverletzungen an den Unterarmen, wobei sie angab, beinahe keinen Schmerz zu spüren. Sie berichtete, dass Selbstverletzungen ihr helfen, die Angst »verrückt« zu werden, einzudämmen. Ein Jahr nach Aufnahme in die Wohngruppe berichtete die Patientin in der Psychotherapie über jahrelang andauernde sexuelle Übergriffe durch ihren Stiefvater.

! Kinder und Jugendliche zeigen eine dem Erwachsenenalter vergleichbare Symptomatik, die sich den drei Clustern Intrusion, Vermeidung und Übererregtheit zuordnen lässt.

Wiedererinnerungssymptome äußern sich in Form von intrusiven Gedanken und Alpträumen; Gespräche über das traumatische Ereignis, aber auch Plätze oder Personen, die mit dem Ereignis in Verbindung gebracht werden, werden vermieden. Erinnerungslücken für wichtige Aspekte des Traumas treten typischerweise auf. Soziale Kontakte oder alltägliche Aktivitäten werden eingeschränkt, Schlafstörungen und verstärkte Schreckhaftigkeit kennzeichnen die Übererregungssymptomatik. Auch aggressive Impulse gegenüber Eltern und Gleichaltrigen werden berichtet. Jugendliche mit einer chronischen PTSD, die kumulativen, lang andauernden Traumatisierungen ausgesetzt waren (häufig intrafamiliäre Gewalt) zeigen eine Symptomatik mit dissoziativen Phänomenen, ausgeprägtem Entfremdungserleben (Derealisation und Depersonalisation), Selbstverletzungsverhalten, Substanzmissbrauch oder episodisch auftretenden Impulskontrollverlusten (Cohen et al. 1998).

Spezifische Symptomatik in unterschiedlichen Alterskohorten

Traumatische Ereignisse sowie die Reaktionen des Kindes darauf können die normale Entwicklung erheblich beeinträchtigen. Die kognitive Entwicklung, die Entwicklung sozialer Kompetenzen, sogar die Persönlichkeitsentwicklung selbst können in Mitleidenschaft gezogen werden (Nader et al. 1990). Alters- und entwicklungsbedingte Einflüsse auf die Ausbildung der PTSD-Symptome wurden beschrieben, die Befunde sind jedoch uneinheitlich (Pfefferbaum 1997). Nach einer Studie von Schwarz u. Kowalski (1991) schien ein ängstliches Vermeidungsverhalten bei jüngeren Kindern vorherrschend, während bei älteren häufiger intrusive Wiedererinnerungen und Übererregbarkeit auftraten.

Junge Kinder zeigen im unmittelbaren Anschluss an das traumatische Ereigniss nicht selten Betäubtheitssymptome (»numbing«). Neben regressiven Symptomen wie Mutismus, Bettnässen und Nahrungsverweigerung finden sich ausgeprägt agitierte Panikzustände, die durch bestimmte Schlüsselreize, die an das Trauma oder an den Traumakontext erinnern, ausgelöst werden. Schlafstörungen, Alpträume, Dunkelängste und Ängste allein zu sein werden regelhaft beschrieben. Auch vom Verlust bereits erworbener Entwicklungsniveaus wurde bei Kindern nach traumatischen Erfahrungen berichtet.

Im **Schulalter** kommt es zu Konzentrationsstörungen mit z. T. erheblichen negativen Auswirkungen auf die Entwicklung von Schulfertigkeiten. Wiederholte intrusive Gedanken und Bilder an das traumatische Ereignis treten auf. Das Wiederauftauchen solcher traumatischer Erinnerungen kann durch Umgebungseinflüsse stimuliert werden, die an das Trauma oder traumaassoziierte Stimuli anknüpfen. Amnesien und Flashbacks mit detaillierten Erinnerungen werden seltener berichtet, hingegen werden repetitive Neu- bzw. Wiederinszenierungen des traumatischen Ereignisses im Spiel häufiger beobachtet. Diese Wiederinszenierungen wurden als ein Versuch des Kindes, Kontrolle über seine Umgebung und seine Gefühle zu gewinnen, interpretiert.

Hervorzuheben ist die Entwicklung von Omina (Terr 1984). Damit sind schwer korrigierbare Überzeugungen von Kindern gemeint, die als »Zeichensehen« zu interpretieren sind: Bestimmte »Zeichen« warnen vor einem herannahenden Unglück oder lassen eine Katastrophe in der Zukunft voraussagen. Auffällig erschien bei vielen Kindern, dass sie ihre Zukunft ausgesprochen pessimistisch beurteilten und davon Abstand nahmen, langfristige Planungen vorzunehmen – bis hin zu Äußerungen nie erwachsen werden zu wollen (vgl. Terr 1984).

Bei **Adoleszenten** können sich auch Lebensprioritäten durch die Konfrontation mit einem Trauma ändern, d. h. dass zielgerichtete Lebensplanungen aufgegeben werden oder sich Wertveränderungen zugunsten immaterieller Lebenseinstellungen entwickeln können. In Analogie zu Erwachsenen zeigt sich auch das sog. »Überleben-Schuld-Syndrom« (»survival-guilt-syndrome«). Damit ist das Schuldgefühl gemeint, überlebt zu haben, während andere starben, oder das Gefühl, anderen nicht genug in der Krisensituation geholfen zu haben und nur das eigene Leben oder den eigenen Vorteil gesichert zu haben.

! Die Konfrontation mit traumatischen Lebensereignissen führt – trotz einer initialen PTSD-Symptomatik – nicht immer zu klinisch sichtbaren Funktionseinschränkungen. Unterschwellige Störungen, die nicht die Kriterien einer PTSD vollständig erfüllen, können dennoch zu Entwicklungsbeeinträchtigungen führen oder sich später zu einem klinischen Vollbild ausweiten (vgl. Giaconia et al. 1995).

Dissoziative Symptome

Dissoziative Symptome als Reaktion auf traumatische Lebenserfahrungen nehmen bei den traumabezogenen Krankheitsbildern einen zentralen Stellenwert ein. Der dissoziative Symptomenkomplex umfasst Amnesien und Gedächtnissymptome (Amnesien und Blackouts, Fugueepisoden, überraschenden Wechsel in Fähigkeiten, Gewohnheiten und Wissen, fragmentarische autobiographische Erinnerung und dissoziative Flashbacks) und anderweitige Prozesssymptome (Depersonalisation, Derealisation, tranceartige Zustände, Identitätsalterationen, -konfusionen und einen schnellen Wechsel der Stimmungen und Verhaltenstendenzen). Hinzugesellen können sich auch die dissoziativen Störungen vom Konversionstypus (dissoziative Krampfanfälle, dissoziative Bewegungsstörungen, dissoziative Empfindungs- und Sensibilitätsstörungen etc.).

Das häufige Vorkommen sexueller Traumatisierungen bei Patienten mit dissoziativen Störungen hatte Forschungen über die möglicherweise spezifische Rolle sexueller Missbrauchserfahrungen in der Genese dieser Störungen angestoßen (Putnam 1997). Anhaltende dissoziative Erlebnismuster über die Lebensspanne hinweg erschienen auch mit einer erhöhten Inzidenz vielfältiger psychopathologischer Störungsbilder einherzugehen (Irwin 1994). Je schwerer, chronischer und früher in der Kindheit ein nachgewiesener Missbrauch war, desto ausgeprägter schien eine dissoziative Symptomatik im Erwachsenenalter vorzuliegen (Chu u. Dill 1990; Sanders u. Giolas 1991).

Nach eigenen Untersuchungsergebnissen (Resch et al. 1998; Brunner et al. 1999) zeigen dissoziative Phänomene keine diagnosespezifische Erlebnisbereitschaft – trotz einer erhöhten Auftrittswahrscheinlichkeit im Bereich der Persönlichkeitsentwicklungssstörung vom Borderlinetypus und affektiven Störungen. Jedoch stellten sexuelle Traumatisierungen und emotionale elterliche Vernachlässigungen die bedeutsamsten Prädiktoren für die Ausbildung eines pathologischen Ausmaßes an dissoziativen Erlebnissen bei jugendlichen Patienten dar (Brunner et al. 2000).

! Bei chronischer Traumatisierung kann sich ein dissoziatives Muster mit Amnesien, tranceartigen Zuständen, schnellem Wechsel von Stimmungen und Verhaltensweisen, Störungen der Affektregulation, Aufmerksamkeits- und Gedächtnisbeeinträchtigungen als ein Abwehr- und Bewältigungsstil entwickeln (Resch et al. 1999).

Anhaltende Konflikte und Traumata führen schließlich zur Ausbildung einer vulnerablen Persönlichkeit mit den sog. externalen Dimensionen der Dissoziation (Steinberg 1995): einer erhöhten Dissoziationsbereitschaft, amnestischen Episoden, depressiven Verstimmungen, Depersonalisations- und Derealisationsphänomenen, Somatisierungstendenzen, Neigung zu Selbstverletzungen, suizidalen Impulsen und Suchtmittelmissbrauch. Bei weiteren Traumatisierungen – oder auch unspezifischen Belastungen bereits geringfügiger Art – kann es zur Dekompensation und zum Eskalieren der oben genannten psychopathologischen Phänomene kommen.

19.1.4 Diagnostische Leitlinien

Die PTSD ist in der ICD-10 in die Gruppe der Belastungs- und Anpassungsstörungen eingeordnet, wohingegen das DSM-IV eine Eingruppierung unter die Angststörungen vornimmt und damit die besondere Nähe zu den Angst- und Panikstörungen verdeutlicht.

Auch bei der Definition der Stressorkriterien unterscheiden sich die Klassifikationsschemata. Die ICD-10 fordert eine Traumaexposition von außergewöhnlicher Bedrohung oder mit katastrophalem Ausmaß, das bei nahezu jedem eine tiefgreifende Verzweiflung hervorrufen würde. Das DSM-IV fordert zusätzlich eine beobachtbare Reaktion der betroffenen Personen im Sinne eines massiven Angsterlebens, mit Hilflosigkeitsgefühlen oder Horrorempfindungen. Ergänzt wird, dass Kinder in der unmittelbaren Konfrontation mit einem Trauma auch mit einem desorganisierten oder agitierten Verhalten reagieren können.

Gemäß ICD-10 handelt es sich beim Auftreten der posttraumatischen Kernsymptomatik um eine verzögerte oder protrahierte Reaktion auf traumatische Ereignisse, die in den letzten 6 Monaten vor der Exazerbation der Symptomatik nachweisbar vorgelegen haben müssen.

Das DSM-IV nimmt eine Differenzierung von Subtypen anhand der Dauer und dem Auftretenszeitpunkt der Symptomatik vor. Bei der **akuten posttraumatischen Belastungsstörung** ist die Dauer der Symptomatik auf weniger als 3 Monate begrenzt. Bei der **chronischen posttraumatischen Belastungsstörung** ist eine Dauer der Symptomatik von mindestens 3 Monaten und länger gefordert. Bei der **posttraumatischen Belastungsstörung mit verzögertem Beginn** ist der Beginn der Symptomatik frühestens 6 Monate nach Konfrontation mit dem Stressor als Definitionskriterium festgelegt. Zudem wird die akute PTSD durch eine Prädominanz vegetativer Erscheinungen und die Wiedererinnerungssymptomatik charakterisiert, während der chronische Subtyp eher durch dissoziative Symptome, eingeschränkte Affektmodulation, Empfindungslosigkeit und Traurigkeit gekennzeichnet ist (Famularo et al. 1996). Nach Terr (1991) resultieren aus Typ I-Traumen (Verkehrsunfälle, singuläre Ereignisse) mehr klassische Symptome der PTSD, während Typ-II-Traumen (multiple, lang anhaltende Traumen wie intrafamiliäre Gewalt) eher mit Leugnung, Betäubtsein, dissoziativen Symptomen und Impulsstörungen einhergehen.

Die Kernsymptomatik besteht bei beiden Klassifikationsschemata aus drei ähnlich beschriebenen Symptomclustern:

1. **Intrusion:** wiederholte unausweichliche Erinnerung oder Wiederinszenierung der Ereignisse im Gedächtnis, Tagträumen, Träumen
2. **Vermeidung:** deutlicher emotionaler Rückzug, Gefühlsabstumpfung, Vermeidung von Reizen, die eine Wiedererinnerung an das Trauma hervorrufen könnten
3. **Hyperarousal:** Zustand vegetativer Übererregtheit mit Vigilanzsteigerung, einer übermäßigen Schreckhaftigkeit und Schlaflosigkeit.

Während das DSM-IV das Vorliegen aller drei Cluster zur Diagnosesicherung fordert, stellt die Erfüllung des Vermeidungsclusters in der ICD-10 nur ein fakultatives Kriterium dar. Das DSM-IV betont außerdem, dass nicht nur externale, sondern auch internale Hinweisreize (z. B. Vorstellungen), die einen Aspekt des traumatischen Ereignisses symbolisieren oder an Aspekte desselben erinnern, die für die PTSD typischen psychologischen und körperlichen Reaktionen auslösen können. Damit wird auch der Bedeutung der inneren Verarbeitung in Form von Gedanken und Gefühlen eine besondere Aufmerksamkeit geschenkt.

Diagnostische Kriterien für die posttraumatische Belastungsstörung nach DSM-IV (Saß et al. 1996)

Intrusion

1. Wiederkehrende und eindringliche belastende Erinnerungen an das Ereignis, die Bilder, Gedanken oder Wahrnehmungen umfassen können
2. Wiederkehrende, belastende Träume von dem Ereignis
3. Handeln oder Fühlen, ob das traumatische Ereignis wiederkehrt (beinhaltet das Gefühl, das Ereignis wiederzuerleben, Illusionen, Halluzinationen und dissoziative Flashback-Episoden)
4. Intensive pychische Belastung bei der Konfrontation mit internalen oder externalen Hinweisreizen, die einen Aspekt des traumatischen Ereignisses symbolisieren oder an Aspekte desselben erinnern
5. Körperliche Reaktionen bei Konfrontation mit internalen oder externalen Hinweisreizen, die einen Aspekt des traumatischen Ereignisses symbolisieren oder an Aspekte desselben erinnern

Vermeidungsverhalten

1. Bewusstes Vermeiden von Gedanken, Gefühlen oder Gesprächen, die mit dem Trauma in Verbindung stehen
2. Bewusstes Vermeiden von Aktivitäten, Orten oder Menschen, die die Erinnerung an das Trauma wachrufen
3. Unfähigkeit, einen wichtigen Aspekt des Traumas zu erinnern
4. Deutlich vermindertes Interesse oder keine Teilnahme an wichtigen Aktivitäten
5. Das Gefühl der Losgelöstheit oder Entfremdung von anderen

▼

6. Eingeschränkte Bandbreite des Affektes (z. B. Unfähigkeit, zärtliche Gefühle zu empfinden)
7. Gefühl einer eingeschränkten Zukunft (z. B. keine Erwartung, Karriere, Ehe, Kinder oder normal langes Leben zu haben)

Vegetative Übererregtheit

1. Schwierigkeiten beim Ein- oder Durchschlafen.
2. Reizbarkeit oder Wutausbrüche
3. Konzentrationsschwierigkeiten
4. Übermäßige Wachsamkeit (Hypervigilanz)
5. Übertriebene Schreckreaktion

19.1.5 Komorbidität

Eine breite komorbide Symptomatik findet sich häufig als Ausdruck einer umfassenden Beeinträchtigung der psychischen Entwicklung der Betroffenen.

! Das Vorliegen einer PTSD-Diagnose im Jugendlichenalter stellt ein erhebliches Risiko für den weiteren Lebenslauf dar; eine depressive Störung, Angststörungen oder eine Drogen- oder Alkoholabhängigkeit können sich entwickeln (Giacona et. al. 1995).

Kinder und Jugendliche zeigen komorbide Symptome im Bereich der internalisierten und externalisierten Störungen (McClosky u. Walker 2000). Traumatische Belastungen können zu einer Exazerbation zuvor bestehender Aufmerksamkeitsdefizite oder eines Hyperaktivitätssyndroms beitragen (McClosky u. Walker 2000). Oppositionell-aggressives Verhalten oder andere Störungen des Sozialverhaltens können auch direkter Ausdruck eines erhöhten Ausmaßes an Irritabilität, Übersensitivität und Vermeidungsverhalten sein.

In einer epidemiologischen Studie fanden McClosky u. Walker(2000) bei Kindern (im Durchschnittsalter 9 Jahre) eine signifkant erhöhte Rate an geschlechtsübergreifenden depressiven Symptomen, Trennungsängstlichkeit und generalisierten Angstsyndromen. In der Bremer Studie dominierten bei Jugendlichen depressive und somatoforme Störungen sowie Störungen durch Substanzkonsum als komorbide Leitsymptomatik (Essau et al. 1999). Lipschitz et al. (1999) fanden bei männlichen adoleszenten Patienten in stationärer psychiatrischer Behandlung mit der Diagnose einer PTSD signifikant häufiger Essstörungen, Angststörungen und Somatisierungsstörungen, wohingegen geschlechtsübergreifend Suizidversuche und depressive Symptome vermehrt beobachtet wurden.

Auf eine Vergesellschaftung der Borderlinepersönlichkeitsstörung mit einer PTSD weisen mehrere Studien hin, insbesondere bei Jugendlichen mit einer Vorgeschichte an sexuellen und körperlichen Misshandlungserfahrungen (Hermann et al. 1991; Stone 1990). Van der Kolk (1999) postuliert, dass die Borderlinepersönlichkeitsstörung eine sehr schwere und chronifizierte Form einer PTSD reflektiert. Damit wird die These der persönlichkeitsformenden Konsequenzen intrafamiliärer Gewalterfahrungen unterstützt (Resch et al. 1998).

! Untersuchungen zeigen, dass ungefähr ein Drittel der Patienten mit einer Borderlinestörung auch die Kriterien der chronischen posttraumatischen Belastungsstörung erfüllt (Gunderson et al. 1993).

Aber ob die Symptome eher im Sinne einer Komorbidität zu werten sind und wie die eine Störung zur Entwicklung der anderen beiträgt, bleibt offen (Gunderson et al. 1993). Das sexuelle und/oder körperliche Trauma ist als alleiniger Ätiologiefaktor in der Genese der Borderlinestörung weder spezifisch noch ausreichend (Resch et al. 1999). Studien weisen insbesondere bei weiblichen Jugendlichen auf eine hohe Assoziation der PTSD-Diagnosen mit einem Substanzmissbrauch (Alkohol oder Drogen) hin (Lipschitz et al. 1999). Dieses Verhalten könnte im Sinne eines Selbstheilungsversuches zur Dämpfung intrusiver Gedanken (Dämpfung des Hyperarousals, emotionale Abgestumpftheit überwinden) verstanden werden (Resch et al. 1999; van der Kolk u. Fisler 1994).

Die in folgender Übersicht aufgeführten psychiatrischen Störungen können komorbid mit einer PTSD auftreten oder müssen vorrangig differenzialdiagnostisch abgegrenzt werden (Cohen et al. 1998).

Komorbide oder differenzialdiagnostisch abzugrenzende Störungen bei PTSD

- Panikstörung
- Generalisierte Angststörung
- Zwangsstörung
- Manisch-depressive Erkrankung
- Hyperkinetisches Syndroms
- Substanzmissbrauch
- Dissoziative Störung
- Verhaltensstörung
- Borderlinestörung oder andere Persönlichkeitsstörung
- Schizophrene Störung oder anderweitige psychotische Störung

19.1.6 Risikofaktoren

Bestimmte Faktoren vor und nach der Konfrontation mit einem schweren Stressor beeinflussen die Ausbildung bzw. den Schweregrad einer PTSD bei Kindern und Jugendlichen. Wie die Transformation der traumatischen Erfahrung in eine PTSD von diesen vielfältigen Einflüssen abhängt, ist jedoch unklar, da viele Studien vorausgegangene Traumaerfahrungen, psychiatrische Erkrankungen oder Auffälligkeiten und familiäre oder konstitutionelle Faktoren, die die Vulnerabilität eines Kindes zum Zeitpunkt der Stressorexposition bestimmt haben könnten, nicht mituntersucht haben. Jüngere Studien (Silva et al. 2000), die die prämorbide Entwicklung miterfasst hatten, konnten das höchste Risiko zur Ausbildung einer PTSD bei Kindern mit ängstlich-vermeidendem Verhalten feststellen, die familiärer Gewalt (Beobachtung und Erleben von Gewalt) ausgesetzt waren. Auch schien sich eine höhere kognitive Kompetenz als protektiver Faktor auszuwirken. Intellektuelle Kompetenzen bieten aber keinen Schutz vor einer Abnahme der schulischen bzw. akademischen Leistungen im Rahmen des PTSD-Syndroms (Pynoos u. Nader 1993).

! Die Entwicklung der PTSD-Symptomatik und ihre Remission hängen auch vom Schweregrad der subjektiv empfundenen Belastung und der emotionalen Reaktion während des traumatischen Ereignisses ab.

Das Ausmaß peritraumatischer dissoziativer Symptome stellt einen deutlichen Prädiktor für die Ausbildung einer späteren posttraumatischen Belastungsstörung dar (Feeny et al. 2000). Die Beziehung zwischen der initialen Reaktion und der späteren Symptomentwicklung reflektiert eine Interaktion zwischen dem Schweregrad des Traumas und den konstitutionellen Charakteristiken des Kindes (Pfefferbaum 1997). Ein besonderes Risiko stellt die Stressbelastung der Eltern dar, da Eltern als Modell für ein mögliches Coping-Verhalten dienen.

! Eine Trennung von den Eltern während oder nach dem traumatischen Ereignis, weiterbestehende Belastungen bei den Eltern sowie Beeinträchtigungen der familiären Funktionen stellen im posttraumatischen Verlauf bedeutsame Prädiktoren für eine Symptomentwicklung dar (Goenjian et al. 1997).

19.1.7 Verlauf und Prognose

Der natürliche Verlauf der PTSD bei Kindern ist in kontrollierten Untersuchungsdesigns bisher nicht erforscht worden, sodass die Frage nach den Ursachen für eine Persistenz oder Spontanremission der Störung bisher nicht beantwortet werden kann. Während es bei einem Teil der Kinder zu einer Spontanremission der PTSD kommt, besteht die Symptomatik bei einem substanziellen Anteil der Kinder über längere Zeiträume hinweg. Typ II-Traumen weisen eine höhere Persistenz der Symptomatik als Typ-I-Traumen auf, die im kurz- und mittelfristigen Verlauf (Monate bis wenige Jahre) deutlich größere Remissionsraten zeigen.

! Insbesondere bei intrafamiliärer Gewalt und Konfrontation mit Kriegserlebnissen neigt die PTSD zu einer hohen Persistenz (Hubbard et al. 1995), während bei einer Konfrontation mit Naturkatastrophen und technischen Unglücken (Yule et al. 2000; La Greca 1996 die PTSD) rascher remittiert.

Die umfassendste Längstschnittstudie wurde an Kindern und Jugendlichen durchgeführt, die ein Schiffsunglück (Untergang der »Jupiter«) überlebt hatten (Yule et al. 2000). Die Hälfte aller Betroffenen hatten eine PTSD entwickelt, 90% von ihnen akut, die übrigen mit einem verzögerten Beginn. 30% zeigten eine Vollremission innerhalb eines Jahres, während ein weiteres Drittel nach 5 oder 8 Jahren immer noch eine PTSD aufwiesen. Der Verlauf entspricht einer Schätzung von Raphael (1996), der eine Remissionsrate von 40% im ersten Jahr nach der Exposition und weiteren 20–30% nach 5 Jahren im mittelfristigen Verlauf der PTSD annimmt.

Zusammenfassend können nach Schepker (1997) 4 Faktoren als wesentliche Verlaufsprädiktoren isoliert werden.

- Art des Traumas
  Das heißt, vom Menschen ausgehende traumatogene Handlungen sind im Vergleich zu Effekten durch Naturkatastrophen oder Unfällen deutlich pathogener in ihrer Wirkung.
- Dosis-Wirkungs-Beziehung
  Das heißt, je höher die eigene Bedrohung, desto ausgeprägter die initiale Reaktion und das spätere Ausmaß der Symptomatik im Rahmen der PTSD.
- Stärke der initialen Angstreaktion
- Auswirkungen des traumatischen Geschehens auf den Lebensalltag der Betroffenen
  So konnten beispielsweise Untersuchungen zu den Folgen für den sozialen und familiären Lebenskontext wie z. B. nach Erdbebenkatastrophen zeigen, dass Kinder, die nicht von ihren Eltern getrennt waren und den Wiederaufbau ihrer Stadt erlebten, deutlich weniger Stresssymptome zeigten als Kinder, die aufgrund des Erdbebens eine soziale Verpflanzung erlebten (Goenjian et al. 1997).

Drei wesentliche Mediatoren der Entwicklung der PTSD-Symptomatik bei Kindern und Jugendlichen konnten in zahlreichen Studien (Foy et al.1996) herauskristallisiert werden (s. folgende Übersicht).

Mediatoren der Entwicklung der PTSD-Symptomatik bei Kindern und Jugendlichen

1. Schweregrad der Traumakonfrontation
2. Traumabedingte Beeinträchtigungen der elterlichen Bezugspersonen
3. Zeitliche Nähe zum traumatischen Ereignis

Auf die Bedeutung einer Akkumulation multipler Stressoren in der Genese überdauernder Entwicklungsstörungen wurde wiederholt hingewiesen (Rutter 1987; Resch et al. 1999). Die elterliche emotionale Reaktion auf das traumatische Ereignis beeinflusst die Entstehung der PTSD-Symptomatik ganz wesentlich (Pfefferbaum 1997).

! Ein bedeutendsamer Prädiktor für eine positive Entwicklung und Verarbeitung eines Traumas bei Kindern liegt in der Fähigkeit der elterlichen Bezugspersonen selbst das Trauma zu bewältigen.

19.1.8 Ätiopathogenese

Bei der Entwicklung der modernen Konzepte der Stressverarbeitung standen anfänglich rein physiologische Modelle für Alarm-, Adaptations- und Erschöpfungsprozesse bei Belastungen des Organismus im Vordergrund. Die Arbeitsgruppe um Lazarus (Lazarus u. Follkman 1984) konnte nachweisen, dass belastende Ereigninsse nicht nur als solche wirken, sondern dass sie kognitiv vermittelt werden, und dass die Belastungsgröße auch von der kognitiven Bewertung des Bedrohungsaspektes sowie von der Einschätzung der eigenen Coping-Möglichkeiten abhängt. Neuere Stresstheorien lösen sich von den früheren Modellen einfacher linearer Verursachungen und präferieren heute ein Vulnerabilitätsmodell, das den sozialen Faktoren und den persönlichen Prädispositionen Bedeutung beimisst (vgl. Steil u. Ehlers 1996).

Verhaltensorientierte Ansätze

Verhaltensorientierte Ansätze konzentrieren sich auf eine Konditionierung der Angst durch assoziierte Stimuli. Die konditionierte Angstreaktion kann auf benachbarte Stimuli generalisieren, sekundär bildet sich ein operant verstärktes Vermeidungsverhalten aus. Das heißt, es kommt zu einem sekundären Vermeidungsverhalten, womit die Reduktion angstauslösender Situationen und Stimuli gemeint ist. Aus verhaltenstheoretischer Sicht wird letztlich ein lerntheoretisches Modell zur Entstehung phobischer Ängste für die PTSD-Entwicklung herangezogen.

Psychoanalytische Konzeptionen

Die Bedeutung von Reaktualisierungen früher traumatischer Erfahrungen und Konflikte durch die Einwirkung des rezenten Traumas wird in den psychoanalytischen Konzeptualisierungen immer wieder betont. Wenn die Abwehrmechanismen und – hier vor allem der der Verdrängung – versagen, könne es zu einer manifesten psychischen Desorganisation kommen. Nach Mertens (1992) wird bei der traumatischen Neurose das Ich durch ein Trauma überwältigt, die Abwehrmechanismen kommen nicht oder nicht ausreichend zum Tragen. In der Konzeptualisierung der traumatischen Neurose spielen nicht nur einmalige schwere Belastungen, sondern sog. Entwicklungstraumata eine besondere Rolle, bei denen interpersonelle Konflikte mit wichtigen Bezugspersonen wesentlich erscheinen. Mertens (1992) weist darauf hin, dass im Falle einer traumatischen Entwicklungsinterferenz ein Teil der Persönlichkeit nur auf der Ebene des Wiederholungszwangs unter weitgehendem Ausschluss symbolisierungsfähiger Einnerungsspuren funktioniert.

In Anlehnung an das Freud'sche Modell der Reizüberflutung werden aus psychoanalytischer Sicht die Regression und die Affektisolierung als die zwei wesentlichen posttraumatischen psychodynamischen Mechanismen beschrieben. In einer traumatischen Situation kommt es zu einer erzwungenen Regression, d. h., es kommt zu einer Reaktivierung infantiler Ängste, die das Individuum längst glaubte, verarbeitet zu haben (vgl. Öri 1995). So erscheint die Reinfantilisierung als eine Notfallreaktion oder als Ausdruck des Versuches durch den Rückgriff auf Verhaltensweisen aus früheren Entwicklungsphasen Sicherheit zu erlangen.

Nach Mertens (1992) dient die Isolierung des Affektes dem Opfer als Schutz gegen andrängende Überschwemmungen durch panische Ängste und hält das Funktionieren in einer traumatischen Situation aufrecht. An diese Vorstellung knüpft das Bewältigungsmuster der sog. »disaffection« an, d. h. traumatisierte Kinder reduzieren alle affektiven Verbindungen mit anderen Menschen auf ein Minimum, um eine psychische Homöostase aufrechterhalten zu können. Auf diese Weise verhindern sie die Wiederkehr jener Gefühle von Hilflosigkeit und Hoffnungslosigkeit, die sie zum Zeitpunkt des Traumas erlitten haben (Mertens 1992).

Neurobiologische Ansätze

In den neurobiologischen Ätiologiemodellen zur Entstehung einer PTSD werden überwiegend funktionell neuroendokrinologische und strukturell neuroanatomische Veränderungen verantwortlich gemacht. Untersuchungen (De Bellis et al. 1999a,b; Glaser 2000) an chronisch traumatisierten Kindern mit der Diagnose einer PTSD konnten massive Veränderungen biologischer Stressregulationssysteme diagnostizieren, die die Hirnreifung bzw. -entwicklung beeinträchtigen. Stress führt zu zentralen Veränderungen der Stresshormonregulation (Vargas u. Davidson 1993). So sind im neuroendokrinologischen Bereich manifeste Störungen im Hypothalamus-Hypophysen-Nebennierenrinden-Systems (HPA-Achse) und der parasympathischen und katecholaminergen Reaktion beschrieben worden (van der Kolk et al. 1996).

Die neurobiologischen Effekte von Traumatisierung wurden zumeist bei erwachsenen Patienten mit einer PTSD untersucht. Eine Übereinstimmung mit den Befunden bei Kindern konnte für die neuroendokrinen Mechanismen bestätigt, jedoch keine Übereinstimmung in den neuroanatomischen Befunden gefunden werden. Eine Reduktion des Hippocampusvolumens, die bei erwachsenen Patienten feststellbar war, konnte bei Kindern nicht nachgewiesen werden (De Bellis et al. 1999b). Der Hippocampus und umliegende Regionen spielen eine zentrale Rolle für Lern- und Gedächtnisleistungen und wurden mit der gestörten Gedächtnisfunktion bei dissoziativen Phänomenen (Amnesien) in Verbindung gebracht (vgl. Fiedler 1999). Neuropsychologische Defizite können ohne schwerwiegende strukturelle Störungen, die morphometrisch nachweisbar wären, bereits deutliche Ausmaße annehmen. Die posttraumatische Aktivität der stressabhängigen Hormone (wie z. B. die Kortisolsekretion) beeinflusst die Konsolidierungsleistungen des Gedächtnisses und die Bildung von konditionierten Reaktionen (Kapfhammer 2001).

Hierarchie der Pathogenese der PTSD nach Pitman (1988)

1. Ein extrem traumatisches Ereignis überstimuliert die endogenen stressabhängigen Hormone und Neuromodulatoren.
2. Diese Substanzen interferieren mit der Gedächtnisspeicherung und führen eine Überkonsolidierung von Erinnerungsleistungen an das Ereignis herbei (»Superkonditionierung«).
3. Dadurch kommt es zu einer tiefen Verwurzelung traumatischer Erinnerungen
4. Zudem kommt es zu einer posttraumatischen Manifestation, die sich in intrusiven Wiedererinnerungen und konditionierten emotionalen Antworten äußert.

19.1.9 Therapie

In Abhängigkeit von der Natur und der Schwere des Stressors sowie dem Alter des Kindes und den Ressourcen der elterlichen Bezugspersonen erfolgt eine differenzielle Indikationsstellung für unterschiedliche Therapieansätze, die kombiniert oder sequenziell zum Einsatz kommen. Psychodynamische Psychotherapien, verhaltenstherapeutische Techniken zur Angstbewältigung, kognitiv-verhaltenstherapeutische Ansätze zur Bewältigung von Missattributionen und psychoedukative Methoden zur Aufklärung bezüglich der Genese, Symptomatik und Verlauf posttraumatischer Symptome kommen zur Anwendung.

19

! Akute Interventionen können in Abhängigkeit von der Natur des Stressors von medizinischer Hilfe bis hin zu Fremdplazierung aus der familiären Umgebung bei Vorliegen familiärer Gewalt reichen.

Bei technischen Katastrophen wird die Methode des **Debriefing** (Yule 1993) empfohlen, wobei keine systematischen Untersuchungen zu deren Effektivität vorliegen. Debriefing beinhaltet das Gespräch über das traumatische Ereignis, die Reaktion darauf, Klärung von eventuellen Fehlwahrnehmungen bezüglich des traumatischen Ereignisses, Identifizierung von Coping-Möglichkeiten und Etablierung einer Unterstützung für die Mitbetroffenen sowie Überweisung zu weiterführenden diagnostischen und therapeutischen Maßnahmen.

Das Vermeidungsverhalten der Betroffenen und deren Eltern kann sich auch auf die therapeutische Beziehung erstrecken. Ängste, sowohl der Eltern als auch von Therapeuten durch eine direkte Exploration eine Aggravierung der Symptomatik zu provozieren, können jedoch einen therapeutischen Zugang behindern und das Kind in eine doppelte Tabuisierung führen (gegenüber den Eltern und dem Therapeuten).

Eine behutsame **Exploration** sollte im Kontext anderer Maßnahmen stehen und sich dem Therapieprozess anpassen; sie stellt jedoch auch nach empirischen Befunden eine notwendige Voraussetzung für einen erfolgreichen Therapieprozess dar (Perrin et al. 2000). Während ältere Kinder und Jugendliche einem direkten Gespräch zugänglich sind, sollten indirekte Verfahren bei jüngeren Kindern zur Anwendung kommen, z. B. projektive Verfahren wie exploratives Spiel, Malen und Geschichtenerzählen. Wiedererinnerungen im Therapieprozess können Ängste provozieren, ohne dass dem Kind die Ursache hierfür bewusst ist, sodass ohne Interpretation eine weitere Desorientierung des Kindes verursacht werden kann. Ein Therapieprozess, der eine Konfrontation zulässt, jedoch die Selbststeuerungs- und Bewältigungsfähigkeiten des Kindes nicht überfordert, erscheint notwendig.

! Der Wunsch der Eltern, ihr Kind zu schützen, kann dazu führen, dass Eltern die Belastung und Symptomatik ihres Kindes verleugnen oder bagatellisieren.

Auch wenn Kinder nach dem traumatischen Ereignis symptomfrei geblieben sind, sollten sie aufgrund des »Sleeper-Effektes« (Symptomauftritt nach einer Latenz) in Verlaufsuntersuchungen eingeschlossen werden. Dies kann auch für Kinder mit einer Vollremission einer PTSD-Symptomatik gelten. Bei einem verspäteten Auftreten oder Wiederauftreten der Symptomatik kann in Form einer Intervalltherapie eine an den aktuellen Bedürfnissen des Kindes und der Familie ausgerichtete Intervention stattfinden.

Kognitiv-behaviorale Therapie

Jüngste empirische Evaluationen konnten zeigen, dass sich spezifische Behandlungsprogramme mit einem kognitiv-behavioralen Therapieprogramm als effektiv sowohl beim Typ-I- als auch beim Typ-II-Trauma erwiesen haben (Perrin et al. 2000).

Der kognitiv-behaviorale Therapieansatz zur Behandlung der PTSD basiert auf einer Kombination klassischer und operanter Konditionierung und kognitiven Modellen der Angstverarbeitung. Zentrale Behandlungsziele sind die Reduktion der PTSD-Symptomatik, die Entwicklung von Coping-Fähigkeiten und ein Zuwachs an Selbstkontrolle im Bereich der Emotionsregulierung.

Nach Perrin et al. (2000) sind 4 Hauptkomponenten zentral:
1. Zielsetzung und psychoedukative Elemente,
2. Entwicklung von Coping-Strategien,
3. Expositionstherapie,
4. Beendigung der Therapie und Rückfallprophylaxe.

Zielsetzung und psychoedukative Elemente. Eltern wie Kinder sollten über die Folgen traumatischer Ereignisse auf sämtliche Bereiche psychosomatischer Funktionen aufgeklärt werden.

Entwicklung von Coping-Strategien. Ziel ist das frühzeitige Erkennen des Kindes von Triggern, die Angstzustände provozieren, um das Gefühl der Selbstkontrolle zu stärken und den Einsatz von Vermeidungsstrategien zu mindern. Das Kind sollte jedoch nicht aller Vermeidungsstrategien beraubt werden, bevor nicht kompensatorische Methoden zur Affektregulation entwickelt wurden. Die Vermittlung von Coping-Strategien kann Entspannungsverfahren (z. B. progressive Muskelrelaxation), Problemlösestrategien, Gedankenstop und Imaginationstechniken beinhalten.

Expositionstherapie. Expositionsverfahren innerhalb des kognitiv-behavioralen Ansatzes beinhalten die Verwendung von imaginierten oder In-vivo-Konfrontationen, die die emotionale Verarbeitung traumatischer Ereignisse erleichtern.

Beendigung der Therapie und Rückfallprophylaxe. Nach der aktiven Therapiephase und der Vermittlung von Techniken soll das Kind die eigenständige Anwendung üben, reflektieren und ihre Wiederanwendung bei einem Wiederauftreten (z. B. bei erneuten Belastungssituationen) antizipieren.

Desensibilisierung durch Augenbewegung

Bei der Desensibilisierung durch Augenbewegung (»eye movement desensitization and reprocessing«; EMDR) nach Shapiro (1989) wird der Patient instruiert mit den Augen wiederholt dem vom Therapeuten gleichmäßig hin und her bewegten Finger zu folgen, während der Patient gleichzeitig angehalten ist, das traumatische Geschehen mit den damit verbundenen Gedanken und Gefühlen wiederzuerinnern. Diese Prozedur wird so lange wiederholt, bis der Patient eine Entlastung von seinen gefühlsbeladenen Erinnerungen erfahren hat (vgl. Steil u. Ehlers 1996).

Der spezifische Wirkmechanismus ist unklar, ebenso ist die Effektivität dieser Methodik unzureichend nachgewiesen. Dieses Verfahren wird den Hypnosetechniken zugeordnet und wird sowohl in psychoanalytischen als auch in verhaltenstherapeutischen Psychotherapie eingesetzt. Nach Fiedler (1999) begünstigt die EMDR-Methode eine kognitive Neustrukturierung der Traumaverarbeitung. Seine Wirkung werde jedoch nicht allein aus der Augenbewegungstechnik erzielt, sondern sollte im Kontext einer psychotherapeutischen (narrativen) Nachbereitung der Traumaerinnerung durchgeführt werden.

Psychoanalytische Verfahren

Aus psychoanalytischer Sicht (vgl. Öri 1995) wird die Hilfe für das Individuum betont, die traumatische Erfahrung in sein gegenwärtiges Leben zu integrieren. Ein Fokus in der Behandlung posttraumatischer Störungen liegt im dosierten Wiedererleben des traumatischen Ereignisses und der damit verbundenen Gefühle. Damit soll eine Stärkung der Ich-Funktionen, ein Wiedererlangen der Steuerungsfähigkeit und die Verfügbarkeit der Innenwahrnehmung erreicht werden.

Es wird zu einer besonderen Vorsicht bei kathartischen Methoden gemahnt, da diese auch zu einer Verstärkung der Gefühle von Traurigkeit, Schuld, Scham oder Ärger führen könnten. Dieses Verfahren sollte nur in Abwägung der Schwere des Traumas, der Bewältigungsmöglichkeiten des Patienten und des Vorhandenseins assoziierter psychiatrischer und psychosozialer Faktoren durchgeführt werden (Öri 1995).

Pharmakotherapie

Für den Einsatz spezifischer Psychopharmaka als Adjuvanz zu den anderen oben genanten Verfahren in der Behandlung der PTSD bei Kindern und Jugendlichen liegt bisher keine empirische Evidenz vor, sodass in Anlehnung an Erfahrungen im Bereich erwachsener Patienten nur sehr eingeschränkte Empfehlungen gegeben werden können.

Einen günstigen Einfluss, insbesondere auf die vegetative Übererregtheit, wurde einem kardioselektiven β-Blocker (Propanolol) zugeschrieben (Famularo et al. 1988), da ein erhöhtes Arousal im Zusammenhang mit einer erhöhten adrenergen Aktivität gesehen wird. Eine Reduktion intrusiver Wiedererinnerungen sowie der Arousalsymptomatik schien besser auf eine psychopharmakologische Behandlung anzusprechen als die Symptome des Betäubtseins und des Vermeidungsverhaltens (Marmar et al. 1994; Sutherland u. Davidson 1994).

Bei Kindern mit einer Prädominanz depressiver Zustände und Panikattacken schien der Einsatz von Antidepressiva hilfreich zu sein (Brent et al. 1995). Psychopharmakologische Interventionen richten sich auch nach den komorbiden Symptomatiken. Aufgrund des geringgradigen Nebenwirkungsprofils und der nachgewiesener Effektivität in der Behandlung von depressiven Störungen und Angststörungen gelten Serotoninwiederaufnahmehemmer als Medikation 1. Wahl innerhalb der Substanzklasse der Antidepressiva.

19.2 Akute Belastungsstörung

Im Gegensatz zur PTSD ist die akute Belastungsreaktion als eine vorübergehende Störung definiert, die sich bei einem psychisch unauffälligen Menschen als Reaktion auf eine außergewöhnliche physische oder psychische Belastung entwickelt und i. Allg. innerhalb von Stunden oder Tagen abklingt (ICD-10, Dilling et al. 1993).

! Akute Belastungsreaktionen treten unmittelbar (Sekunden bis Minuten) nach der Konfrontation mit einem massiv traumatisierenden Ereignis auf und sind durch das Auftreten von Angstsymptomen, dissoziativen Symptomen und anderweitigen Symptomen gekennzeichnet.

Charakteristische überwältigende traumatische Ereignisse stellen Verkehrsunfälle, schwere Naturkatastrophen, Verbrechen, Vergewaltigung oder auch plötzliche und unerwartete Veränderungen sozialer Beziehungen (z. B. Tod einer emotional bedeutsamen Beziehungsperson) dar. Typischerweise tritt unmittelbar nach dem Erleben eines solchen Traumas eine Art »Betäubung« auf, die mit einer Bewusstseinseinengung, eingeschränkter Aufmerksamkeit, einer Unfähigkeit, Reize zu verarbeiten und einer Desorientiertheit einhergeht.

Symptomatik

Die klinische Symptomatik zeigt ein gemischtes und oft wechselndes Bild an Depression, Angst, Ärger, Verzweiflung, Überaktivität oder sozialem Rückzug. Vegetative Zeichen der Angstreaktion mit Tachykardie, Schwitzen und Erröten treten zumeist parallel auf.

Der dissoziative Symptomenkomplex wird nach jüngsten Studien (Feeny et al. 2000; Harvey et al. 1998) als psychopathologische Leitsymptomatik angesehen:

1. subjektives Gefühl von emotionaler Taubheit, von Losgelöstsein oder Fehlen emotionaler Reaktionsfähigkeit,
2. Beeinträchtigung der bewussten Wahrnehmung der Umwelt (z. B. wie »betäubt« sein),
3. Derealisationserleben,
4. Depersonalisationserleben,
5. dissoziative Amnesie (z. B. Unfähigkeit, sich an einen wichtigen Aspekt des Traumas zu erinnern).

Merkmale aus dem Symptomencluster der PTSD (Intrusion, Vermeidungsverhalten und Übererregtheit) sind mit einer akuten Belastungsreaktion häufig vergesellschaftet und werden im DSM-IV als Definitionskriterien mit einbezogen.

Entstehung und Verlauf

Systematische Untersuchungen zu Entstehung und Verlauf akuter Belastungsreaktionen bei Kindern und Jugendlichen stellen eine Seltenheit dar und konzentrieren sich insbesondere auf Kinder, die von Verkehrsunfällen betroffen waren. So zeigt nach einer Studie von Daviss et al. (2000) nur ein geringer Anteil der betroffenen Kinder das Vollbild einer akuten Belastungsreaktion, jedoch ein substanzieller Anteil eine subsyndromale Symptomatik. Das Ausmaß der Symptomatik erschien insbesondere auch durch das Ausmaß der elterlichen Stressreaktion und der prämorbiden psychopathologischen Auffälligkeiten der Kinder bestimmt und weniger durch den Schweregrad der eigenen Verletzung und durch das Ausmaß der Gefährdung der am Unfall beteiligten Personen (Familienmitglieder, Freunde).

! Die Symptomtrias der PTSD kennzeichnet den Übergang von einer akuten Belastungsreaktion in die PTSD (Harvey u. Bryant 2000) und verdient deswegen im diagnostischen und therapeutischen Prozess besondere Beachtung.

19.3 Anpassungsstörungen

Die Anpassungsstörung ist eine diagnostische Restkategorie zur Erfassung klinischer Bilder, die eine Reaktion auf einen identifizierbaren Belastungsfaktor darstellen und nicht die Kriterien für eine andere spezifische Störung erfüllen (DSM-IV).

! Im Gegensatz zur akuten Belastungsreaktion und PTSD stellen die Belastungsfaktoren keine Extremerfahrungen dar, sondern bedrückende Lebensereignisse wie z. B. Trennungs- und Verlusterlebnisse, Emigration, Flucht und schwere körperliche Erkrankungen.

Hauptmerkmale der Störung sind kurze oder längere depressive Reaktionen oder eine Störung anderer Gefühle (z. B. Angst) und des Sozialverhaltens (ICD-10; Dilling et al. 1993). Die Diagnose der Anpassungsstörung steht im Zusammenhang mit unterschiedlichen psychosozialen Funktionseinschränkungen und bezeichnet vor allem den gestörten Anpassungsprozess nach einschneidenden Lebensveränderungen oder nach belastenden Lebensereignissen. Als Zeitkriterium gilt, dass die Symptome innerhalb eines Monats beginnen und nicht länger als 6 Monate nach Ende der Belastung andauern soll – mit Ausnahme einer bis zu 2 Jahre anhaltenden längeren depressiven Reaktion.

Häufigkeit

Epidemiologische Untersuchungen gehen von einer Krankheitshäufigkeit in der Allgemeinbevölkerung von 5–20 % (DSM-IV) aus. In Risikopopulationen oder im

Klientel kinder- und jugendpsychiatrischer Stichproben wird die Prävalenz deutlich höher geschätzt (Newcorn et al. 1992) und nicht selten ein Übergang in schwere psychopathologische Krankheitsbilder – insbesondere bei einem Andauern der Belastung oder deren Folgen für die Betroffenen – beobachtet.

Symptomatik und Diagnose

Die Leitsymptomatik kann aus unterschiedlichen Einzelsymptomen oder einer Kombination aus internalisierenden (depressiver Störung, Angst, Sorge, Anspannung) oder externalisierenden (aggressiven oder dissozialen Verhalten) Symptomen bestehen. Kinder können auch mit einem regressiven Verhalten wie Bettnässen oder Daumenlutschen auffallen. Eine sorgfältige diagnostische Abgrenzung gegenüber depressiven Störungen und Angststörungen ist erforderlich, um nicht schwere psychische Krankheitsbilder zu übersehen, die eine intensivere therapeutische Betreuung benötigen. Die Beziehung zwischen einem Belastungsfaktor und der Symptomatik sollte individuell plausibel sein, die vorgenannten Zeitkriterien eines möglichen Zusammenhangs verdienen daher besondere Beachtung.

Therapie

Bestehende Belastungen aufzuheben bzw. zu mindern, wird zur zentralen therapeutischen Aufgabe. Insbesondere bei lang anhaltenden Belastungen (schweren chronischen körperlichen Erkrankungen) stellt die Vermittlung von Coping-Strategien unter Einbeziehung des sozialen und familiären Umfeldes einen wesentlichen Therapiebaustein dar.

19.4 Selbstbeschädigungserkrankungen

Selbstbeschädigungserkrankungen zeigen eine weite Spannbreite klinischer Phänomenologie von wiederholtem Zufügen oberflächlicher oder tiefer gehender Schnittverletzungen bis hin zur absichtlichen Erzeugung oder Vortäuschung körperlicher und/oder psychischer Krankheitssymptome. Diese Krankheitsbilder sind in einem hohen Ausmaß von Chronizität, Komorbidität und Mortalität gekennzeichnet und nur schwer therapeutischen Einflussnahmen zugänglich. Die Motive selbstverletzender Handlungen erscheinen kaum verständlich und die Vielfalt der Überschneidungen innerhalb der Selbstbeschädigungserkrankungen, aber auch mit anderen psychischen Störungen erschweren eine exakte Diagnosestellung, Klassifikation und Etablierung spezifischer therapeutischer Strategien.

! In der Ätiopathogenese spielen traumatische Lebenserfahrungen eine zentrale Rolle.

Eine hohe intrapsychische und interpersonelle Funktionalität dieser Störung fördert die Aufrechterhaltung der Symptomatik und begrenzt therapeutische Einflussnahmen.

Die Selbstbeschädigungserkrankungen können aufgrund bestimmter klinischer und ätiopathogenetischer Merkmale in drei unterschiedliche Syndrome aufgetrennt werden:

1. Offene Selbstbeschädigung
   Selbstverletzungshandlungen bei jugendlichen Patienten in Form von Schnittverletzungen, Verbrennungen, Sich-Schlagen, provozierten Wundheilungsstörungen usw., sind durch eine große Wiederholungsneigung gekennzeichnet und erscheinen nicht durch ein bewusstes suizidales Motiv intendiert. Diese Handlungen dienen vorrangig der Affektregulation im Sinne einer Entlastung von Gefühlen der Anspannung, Verzweiflung, Depression oder Selbstentfremdung.
2. Artifizielle Störung
   Bei der artifiziellen Störung wird die Selbstschädigung verheimlicht und dient insbesondere der Einnahme und Aufrechterhaltung einer Patientenrolle. Im Mittelpunkt steht die künstliche Erzeugung, Aggravation oder Vortäuschung von körperlich und/oder psychischen Krankheitssymptomen (Anämien, Wundheilungsstörungen, unklares Fieber, Krampfanfälle oder psychiatrische Störungen wie z. B. psychotische Symptome).
3. Artifizielle Störung by proxy
   Stellvertretend (by proxy) für den Verursacher nimmt das Opfer die Krankenrolle ein. Hauptmerkmal ist die intendierte Erzeugung oder Vortäuschung von körperlichen oder psychischen Zeichen oder Symptomen bei einer anderen Person, für die der Betroffene Sorge trägt. Typischerweise erzeugen, aggravieren oder täuschen Mütter bei ihren Kindern Krankheitssymptome vor (Blutungen, Sepsis, heimliche Vergiftungen, Hämaturie, Durchfälle etc.), um die Krankenhausaufnahme ihrer Kinder und in deren Folge zahllose, meist invasive medizinische Eingriffe inklusive Operationen zu erreichen.

19.4.1 Offene Selbstbeschädigung

Definition

Selbstverletzungshandlungen bei jugendpsychiatrischen Patienten in Form von Schnittverletzungen, Verbrennungen, Sich-Schlagen, Manipulation von Wunden etc. stellen ein häufiges und dramatisches Phänomen dar, das in seiner Intention nur schwer verständlich erscheint.

Selbstverletzendes Verhalten ist durch eine große Wiederholungsneigung gekennzeichnet und stellt eine besondere Belastung und Herausforderung für das therapeutische Team dar.

In Abgrenzung zur suizidalen Handlung ist die Selbstverletzung definiert als ein »Zufügen einer Verletzung am eigenen Körper, die mit einer Gewebeschädigung einhergeht, wobei keine bewusste suizidale Intention vorliegt (Simeon et al., 1992)«. Die Phänomenologie, Ätiopathogenese sowie Behandlungsmöglichkeiten variieren in Bezug auf die jeweilige psychiatrische (bzw. neuropsychiatrische) Grunderkrankung, bei der selbstverletzendes Verhalten als komorbide Symptomatik auftritt.

Differenzialdiagnose und Komorbidität

Differenzialdiagnostische Überlegungen können ein weites Spektrum psychiatrischer und somatischer Erkrankungen betreffen (s. folgende Übersicht).

Differenzialdiagnose der Selbstbeschädigungserkrankungen (nach Eckhardt-Henn 1999)

1. Offene Selbstbeschädigung
   a) leichte Formen (»delicate self cutting«: oberflächliches Ritzen der Haut mit Rasierklingen etc.)
   b) schwere Formen (»deliberate self harm syndrom«; DSHS: tiefe Schnittverletzungen, Verbrennungen etc.)
2. Selbstbeschädigung bei Gefängnisinsassen
3. Hirnorganische Erkrankungen mit selbstverletzendem Verhalten: Lesh-Nyhan-Syndrom, Cornelia-de-Lange-Syndrom, Rett-Syndrom, chronische Enzephalitis, Neurosyphilis, mentale Retardierung, Tourette-Syndrom, Temporallappen-Epilepsie, adrenokortikale Insuffizienz, 4-SXXXXY-Syndrom, 47-XYY-Syndrom
4. Selbstbeschädigung bei psychotischen Störungen
5. Selbstbeschädigung bei tiefgreifenden Entwicklungsstörungen (z. B. Autismus)
6. Chronische taktile Halluzinose (Dermatozoenwahn)
7. Somatoforme Störungen: körperdysmorphe Störung, Dysmorphophobie, hypochondrische Störungen, anhaltende somatoforme Schmerzstörung
8. Artifizielle Störungen
9. Trichotillomanie
10. Neurotische Exkoriationen (z. B. Acne excorieé, Nagelbettreißen, exzessives Nägelkauen)
11. Simulation

Formen autoaggressiven Verhaltens finden sich auch bei anderweitigen umschriebenen psychiatrischen Störungsbildern (Zwangsstörung, Trichotillomanie, Tourette-Syndrom, autistische Syndrome und weitere tiefgreifende Entwicklungsstörungen). Repetitive autoaggressive Stereotypien können auch bei geistig behinderten Kindern und Jugendlichen, hirnorganischen Störungen oder schweren Stoffwechselstörungen (Lesh-Nyhan-Syndrom) vor allem in Formen von Schlagen, Beißen, Kratzen, Haareausreißen auftreten. Dagegen treten autoaggressive Handlungen im Rahmen psychotischer Störungen häufig nur vereinzelt und zumeist mit schweren Ausprägungsgraden auf. Diese Handlungen können bis zu erheblichen Selbstverstümmelungen reichen und finden sich gehäuft im Zusammenhang mit Sinnestäuschungen und/oder Wahnideen religiösen oder sexuellen Inhalts (Herpertz u. Saß 1994).

Formen offener Selbstbeschädigungshandlungen treten insbesondere bei jugendpsychiatrischen Patienten auf, die eine Persönlichkeitskonfiguration vom emotional instabilen Typus (Borderlinetypus) aufweisen. Nach empirischen Studien im Klientel jugendpsychiatrischer (Resch 1998) sowie erwachsener Patienten (Sachsse 1996) ist insbesondere bei der Borderlinepersönlichkeitsstörung die häufigste Vergesellschaftung mit einem selbstschädigenden Verhalten zu finden. Es überwiegen Formen offener Selbstbeschädigungshandlungen, wobei leichte Formen (»delicate selfcutting«) – wie oberflächliches Ritzen der Haut mit einer Rasierklinge oder anderen spitzen Gegenständen, z. T. weitflächige Kratzspuren, heftiges Schlagen des Kopfes oder der Extremitäten oder Manipulation von Wunden – und schwere Formen (»deliberate selfharm syndrom«) – wie tiefe Schnittverletzungen, Verbrennungen, Bisswunden, Verletzungen im Genital- und Analbereich – unterschieden werden (Herpertz u. Saß 1994).

Die Studien im Bereich erwachsener Patienten (Sachsse 2000) und der Befunde der mittleren Adoleszenz (Resch 1998) belegen neben der hohen Assoziation zur Borderlinepersönlichkeitsstörung die Vergesellschaftung mit Essstörungen (häufig der Bulimie) sowie affektiven Störungen und Störungen, die im Gefolge eines Missbrauchs psychotroper Substanzen auftreten können.

Hinsichtlich kultureller bzw. transkultureller Aspekte selbstverletzenden Verhaltens ist das Thema von einem extremen Piercing in jugendlichen Subkulturen bis hin zu Initiationsriten bei Naturvölkern weit gespannt. In diesem Zusammenhang sei auf die umfangreiche Darstellung bei Sachsse (2000) verwiesen.

Im Gegensatz zu den heimlichen Formen der Selbstbeschädigung (► s. Abschn. 19.4.2) erscheint die Offenlegung der selbstzugefügten Verletzungen charakteristisch, eine Verleugnung der Handlungen findet insbesondere gegenüber dem Arzt nicht statt (Herpertz u. Saß 1994).

Häufigkeit

Schätzungen zur Prävalenz offener Selbstschädigungen gehen von 0,6–0,75% der Allgemeinbevölkerung aus, während der Anteil von Selbstverletzungen bei psychiatrischen Patienten auf ca. 4,3% geschätzt wird (Herpertz u. Saß 1994). Eine Untersuchung im stationären jugendpsychiatrischen Klientel (Wewetzer et al. 1997) ergab eine Prävalenzrate von 3,8%. Die Untersuchung basierte auf einer Auswertung von 10 Jahrgängen stationär behandelter Kinder u. Jugendlicher, wobei das Zufügen oberflächlicher Schnittverletzungen (»Ritzen«) mit 64% die häufigste Form selbstverletzenden Verhaltens in Übereinstimmung mit den Befunden von Resch (1998) darstellte.

Das Geschlechterverhältnis wird divergierend je nach Untersuchungen (Sachsse 2000) zwischen 2:1 bis 9:1 zugunsten weiblicher Patienten angegeben. Es besteht ein typischer Gipfel der Altersverteilung (in der Pubertät und im jungen Erwachsenenalter) mit dem Befund, dass nicht selten erste selbstverletzende Handlungen bereits vor dem 12. Lebensjahr begannen (Herpertz u. Saß 1994).

Ätiopathogenese

Psychodynamische Erklärungsmodelle

Bei den ätiologischen Hypothesen dominieren psychodynamische Entstehungsmodelle (Favazza 1998; Sachsse 1996; van der Kolk et al. 1991; Walsh u. Rosen 1988), die Zusammenhänge zwischen traumatischen Lebenserfahrungen der Patienten und späteren Aktionen selbstschädigenden Verhaltens herstellen. Empirische Untersuchungen weisen insbesondere auf familiäre Vernachlässigungen und/oder Gewalterfahrungen mit einer Betonung körperlich und/oder sexuellen Missbrauchserfahrungen hin (u. a. Resch 1998; Zlotnick et al. 1995).

! Schuldgefühle und Selbstbestrafungsimpulse als Folge von Missbrauchserfahrungen mit konsekutiver Kumulation in Akten der Automutilation stellen nach Shapiro (1987) einen zentralen Aspekt in der Vermittlung von Traumaerfahrung und späteren selbstverletzenden Handlungen dar.

Aus entwicklungspsychopathologischer Sicht kommt es durch eine frühe Deprivation und kumulative Traumen zu einer Störung der Körperwahrnehmung beim Kind, einer unzureichenden Ausgestaltung eines integrativen Körperbildes, das im Weiteren eine Störung der Persönlichkeitsentwicklung begünstigt. Wenn Erwachsene einen instrumentalisierenden Umgang mit dem kindlichen Körper pflegen, führt dies zu einer mangelnden Ausdifferenzierung der körperlichen und seelischen Bedürfnisse beim Kind mit der Folge, dass Körpersensationen nicht mehr geordnet werden können und einen ängstigenden überschwemmenden Charakter gewinnen (Sachsse 1996). Schmerzerfahrungen, Affekte, Emotionen, sexuelle Impulse sind dabei vorrangig gemeint. Die mangelnde Integration des Körperbildes führt zu einer ausgeprägten Ich-strukturellen Schwäche, die wiederum zu Impulshandlungen und zu Störungen in der Affektregulation prädisponiert (Resch 1998; Sachsse 1996).

Neurobiologische Ansätze

In neurobiologischer Hinsicht wird zunehmend die Bedeutung des endogenen Opiatsystems für die Repetition selbstverletzenden Verhaltens diskutiert (Winchel u. Stanley 1991; Coid et al. 1983). Die »Endorphinhypothese« besagt, dass es durch die Selbstverletzungen zu einer erhöhten Ausschüttung körpereigener Opiate (Endorphine) kommt und auf diese Weise eine Repetition des Verhaltens gebahnt wird.

Biologische Erklärungsmodelle sehen einen besonderen Vulnerabilitätsfaktor zur Ausbildung selbstverletzenden Verhaltens in einer Störung des Serotoninstoffwechsels. Befunde einer reduzierten zentralen Serotoninaktivität wurden als ein biologischer Parameter gewertet, der in engem Zusammenhang mit suizidalen, auto- und fremdaggressiven Verhaltensweisen sowie Störungen der Impulskontrolle steht (Herpertz u. Saß 1994).

Lerntheoretische Annahmen

Lerntheoretische Annahmen werden insbesondere für die Aufrechterhaltung selbstverletzenden Verhaltens herangezogen. Die wiederholte Selbstverletzung wird als Folge operanten Lernens im Zusammenhang mit der interaktionellen Potenz dieses Verhaltens aufgefasst. So kann die Reaktion der Bezugspersonen bzw. des medizinischen Personals eine positive Verstärkung hervorrufen. Durch die Besorgnis, Mitleid und Zuwendung wird der Betroffene als Opfer gesehen, wobei dies die Wünsche des Selbstverletzers nach Versorgung und Nähe erfüllt (Herpertz u. Saß 1994).

Interpersonale Funktionalität selbstverletzenden Verhaltens

Im Sinne einer interpersonalen Funktion kann selbstverletzendes Verhalten als präverbaler Appell wirken und durch die Angebote einer beziehungs- und konfliktzentrierten Therapie einen ausgeprägten demonstrativ-interaktionellen Charakter gewinnen (Sachsse, 2000). Die Selbstverletzung kann als Signal wirken, welches unsagbare Konflikte und Belastungen aktional symbolisiert, was auch als Anklage gegen ein nicht ausreichendes therapeutisches Milieu verstanden werden kann. Therapeuten entwickeln widersprüchliche Empfindungen, die zwischen intensiver Hilfezuwendung und abwertender, strafender Überreaktion hin- und herpendeln können, sodass Patienten im Sinne eines masochistischen Triumphes bei einer strafenden Reaktion ihr Weltbild von nichthelfenden, abweisenden Bezugspersonen bestätigt sehen (Sachsse 2000). Wenn Patienten die manipulative und interaktionelle Wirkung der Symptomatik erst einmal erfahren haben, kann ein sekundärer Krankheitsgewinn entstehen, der die Mobilisierung und den Therapiefortschritt erschwert, wenn Selbstverletzungen als Flucht vor sozialer Überforderung entwickelt wurden (Sachsse 2000).

Im Mittelpunkt der intrapersonalen Funktion selbstverletzenden Verhaltens steht das Symptom als Mittel zur Affektregulation. Dabei erscheint die Selbstverletzung als paradoxe selbstfürsorgliche Handlung (Sachsse, 1996).

! Die Selbstverletzung als Coping-Mechanismus trägt so zum Abbau unerträglicher innerer Spannungen bei, sie dient der Abfuhr narzisstischer Wut, der Unterbrechung depressiver Leeregefühle sowie dem Abbau suizidaler Impulse.

Auch wenn die Selbstverletzung in diesem Kontext als Suizidprophylaxe angesehen werden kann, zeigen empirische Studien (Resch 1998), dass in der Vorgeschichte von Selbstverletzungen Suizidideen und Suizidhandlungen häufig vorkommen.

Selbstverletzung zur Beendung dissoziativer Zustände und zur Symptomentlastung

Selbstverletzung kann auch als ein Versuch verstanden werden, dissoziative Zustände zu beenden, die sich in Form von ausgeprägten Depersonalisations- und Derealisationsgefühlen, Störungen des Körperempfindens (Hypoanästhesien oder Hyperalgesien), amnestischen Zuständen oder Gefühlen des Betäubtseins (»numbing«) äußern. Patienten berichten häufig im Vorfeld von Selbstverletzungen von quälenden Entfremdungserlebnissen, die von einer massiven Angst vor einer psychotischen oder psychosenahen Desintegration ihres Selbstgefühls und Wahrnehmungen der äußeren Realität begleitet waren. Darüber hinaus berichten Patienten im Vorfeld selbstverletzender Handlungen von nicht mehr kontrollierbaren Affektüberschwemmungen und einer verloren gegangenen Fähigkeit zur Selbstberuhigung.

Integration verschiedener pathogenetischer Modellvorstellungen

Auf dem Boden dieser Selbstberichte der Patienten wird ein Spannungsbogen erkennbar, der das Ineinandergreifen der verschiedenen oben diskutierten pathogenetischen Modellvorstellungen beschreibt: Internale (z. B. intrusive Gedanken) und externale (z. B. aktuelle Belastungssituationen) Stressoren können gerade vor dem Hintergrund einer Affektregulationsstörung zu einer schnell anwachsenden Verzweiflung, Enttäuschung oder eskalierenden Wut führen, die in einen extremen Anspannungszustand mündet – die Fähigkeit zur Selbstberuhigung geht verloren. Diese Stressbelastung aggraviert die häufig zuvor bestehende Dissoziationsneigung. Es kommt zu einer Zunahme des Entfremdungserlebens, das wiederum als eine Belastung – im Sinne einer Angst vor dem Verrücktwerden – erlebt werden kann und die Anspannung weiter verstärkt.

19

! Angst und Dysphorie steigern sich zu einem quälend erlebten Spannungsgefühl, das nicht nur das Ausbreiten von dissoziativen Erlebnisweisen begünstigt, sondern auch mit einer Veränderung des Schmerzempfindens verbunden ist (Herpertz 1995). Durch den Akt der Selbstverletzung kommt es zu einer Spannungslösung, die z. T. mit einem nachfolgenden euphorischen Gefühl verbunden ist.

Die Entlastungserfahrung, vermutlich weiter begünstigt durch die endogene Opiatausschüttung, wird zum Ansatzpunkt einer Repetition des selbstverletzenden Verhaltens, das einem Suchtmechanismus gleichkommt (Resch et al. 1993). Die Wiederholungsneigung wird jedoch auch bei ca. einem Drittel der Patienten mit repetitiver Automutilitation beobachtet, die subjektiv keine Entlastung berichten (Briere u. Gil 1998). Dass das Hauptmotiv der Wiederholung der Handlungen in deren interaktioneller Funktionalität liegt, erscheint als Erklärung nicht ausreichend. Nach einer Phase der Erleichterung beginnt aufgrund der Reaktionen der Bezugspersonen und der eigenen negativen Selbstbewertung, dem Impuls zur Selbstverletzung nachgegeben zu haben, ein neuer Spannungsbogen mit Scham- und Schuldgefühlen, die zu einer erneuten Belastung kulminieren.

Psychodynamische und neurobiologische Funktionen legen einen Suchtmechanismus nahe, der ausführlich bei Resch et al. (1993) beschrieben wurde. Auch die hohe Assoziation selbstverletzender Verhaltensweisen mit anderen stoff- oder nichtstoffgebundenen Süchten sowie die nicht seltene Weiterentwicklung in spätere manifeste Suchterkrankungen unterstützen diese Sichtweise.

Verlauf und Prognose

Die Prognose selbstverletzender Handlungen bei Patienten mit Persönlichkeitsstörungen vom Borderlinetypus ist unzureichend untersucht. Eine prospektive Studie (Sabo et al. 1995) konnte belegen, dass Selbstverletzungsimpulse über viele Jahre hinweg stabil bleiben, dass sich jedoch das Ausmaß der Selbstdestruktivität veränderte und eine Typisierung von drei unterschiedlichen Verlaufsformen zu finden war:

- ein flukturierender Typus, bei dem es episodisch im Zusammenhang mit akuten Belastungen zu einer Wiederaufnahme selbstverletzender Verhaltensweisen kommt,
- ein Typus mit seltenen einzelnen selbstverletzenden Handlungen und
- ein Typus mit kontinuierlich abnehmenden Selbstverletzungen.

Bei Patienten mit selbstverletzenden Handlungen wurden die in folgender Übersicht zusammengestellten Faktoren als unmittelbare Auslöser identifiziert (vgl. Sachsse 1996).

Auslöser selbstverletzenden Verhaltens bei jugendlichen Patienten
- Enttäuschende Beziehungserfahrungen
- Kränkungen und Zurückweisungen
- Soziale Isolation
- Nichtbewältigung von Selbstständigkeitsanforderungen
- Aufnahme sexueller Beziehungen.

! Eine Ausbreitung selbstverletzender Handlungen wird nicht selten unter jugendlichen Patienten im stationären Setting beobachtet.

Unterschiedliche Motive zur »Ansteckung« auch von Patienten ohne Vorerfahrungen mit selbstverletzendem Verhalten lassen sich beschreiben: Ausdruck eines Zusammengehörigkeitsgefühls unter überwiegend weiblichen Patientinnen, als solidarischer Akt einer formierten Patientengruppe gegen das Behandlungsteam oder ausgelöst durch die Überidentifikation mit anderen Patienten. Jugendliche Patienten mit einer Borderlinepersönlichkeitskonfigurationen zeigten das höchste »Ansteckungsrisiko« nach einer empirischen Studie von Taiminen et al. (1998).

Therapeutische Aspekte

In der Behandlung selbstverletzenden Verhaltens (bei Patienten mit einer Borderlinestörung) haben sich kombinierte psychodynamisch und kognitiv-verhaltenstherapeutische Behandlungsmethoden als günstig erwiesen (Briere u. Gil, 1998; Linehan, 1993).

! Zentrales Anliegen ist die Steigerung der Affekttoleranz, durch die eine differenzierte Wahrnehmung und Verbalisierung von Gefühlszuständen und deren Bewertung erreicht werden soll.

Psychodynamische und kognitiv-verhaltenstherapeutische Behandlungsmethoden

Eine durch kognitive Strategien gelenkte Emotionsregulierung zur Verbesserung des Umgangs mit Stresserfahrungen nimmt in der verhaltenstherapeutischen Vorgehensweise einen besonderen Stellenwert ein. In der Situationsanalyse mit dem Patienten soll die Selbstverletzung als falsches Problemlösungsverhalten erkennbar werden, wobei Auslöser und aggravierende Faktoren (z. B. Alkoholkonsum) identifiziert werden. Im Gespräch mit dem Patienten sollen auch die verschiedenen Funktionen der Selbstverletzung identifiziert werden. Diese können sehr unterschiedlich sein und sollten nicht simplifizierend als Teil der Borderlineproblematik aufgefasst werden (Conners 1996).

Wenn man sich die Selbstverletzung als kompensatorische Affektregulation in Erinnerung ruft, wird die Notwendigkeit der Entwicklung und Erprobung alternativer Affektregulationsmechanismen als Voraussetzung zur therapeutischen Beeinflussung bzw. Begrenzung selbstverletzenden Verhaltens deutlich. Anderweitig bestünde die Gefahr einer Eskalation selbstverletzenden Verhaltens, wenn durch massive Druck-, Kontroll- oder Zwangsmaßnahmen die oberflächliche Selbstverletzung unterdrückt bzw. verhindert wird. In solchen Fällen ist eine Symptomatik mit erhöhter Spannung und Angstzuständen beschrieben worden, die sich zu massiven Irritationssymptomen bis hin zum Auftreten von psychotischen Reaktionen steigern können (Favazza 1987; Resch et al. 1993) und an »Entzugssymptome« erinnern.

Effektive Interventionen, wobei insbesondere körperbezogene, selbstfürsorgliche Verhaltensweisen in Krisensituationen an die Stelle von Selbstbeschädigungen treten sollen, lassen sich im Folgenden zusammenfassen (Briere u. Gil 1998; Herpertz u. Saß 1994; Linehan 1993):

Effektive Interventionen zur Veränderung selbstbeschädigender Verhaltensweisen
1. Entwickeln und Erlernen alternativer Stressreduktionsmethoden entwickeln und erlernen (z. B. körperliche Aktivitäten, körperliche Sensationen erzeugen z. B. durch Kältereize, Umgebung wechseln, Kontakte zu Freunden oder Therapeuten herstellen, Symbolisierungen von Selbstverletzungshandlungen)
2. Erlernen kognitiv-verhaltenstherapeutischer Strategien im Umgang mit externalen oder internalen Stressoren
3. Stärkung der internalen Affektregulationsmöglichkeiten, damit externale Methoden, wie die der Selbstverletzung weniger erforderlich werden
4. Verminderung der Dissoziationsneigung, die der Selbstverletzung zumeist vorangeht und ein zentrales Motiv darstellt

Zur therapeutischen Beeinflussung der Dissoziationsneigung sowie im therapeutischen Beziehungskontext psychodynamischer Aufarbeitung der traumatischen Lebenserfahrungen sei auf die weiterführende Literatur verwiesen (Brunner et al. 1996; Resch et al. 1998; Sachsse 1996). Primär geht es darum die Patienten in der aktuellen Situation vor weiterer Traumatisierung zu schützen, andernfalls macht eine Aufarbeitung von traumatischen Erfahrungen keinen Sinn, eine Verstärkung aktueller Spannungszustände wäre die Folge. Unter geschützen Rahmenbedingungen (z. B. im stationären Behandlungssetting) sollte die Rückschau zur Restrukturierung und emotionalen Neubewertung der traumatischen Erinnerungen beginnen.

Pharmakotherapie

Affektspannungen zu reduzieren, um nicht dissoziative Zustände oder Kontrollverluste zu provozieren, ist auch eine Aufgabe der Psychopharmakotherapie. Bei schweren Borderlinepersönlichkeits(entwicklungs)störungen mit selbstverletzendem Verhalten kann bei einer im Vordergrund stehenden präpsychotischen oder dissoziativen Symptomatik der Einsatz niedrigpotenter Neuroleptika, bei einer Dominanz einer affektiven Instabilität Carbamazepin sich günstig erweisen. Insbesondere Antidepressiva vom Serotonintypus bei Patienten mit einer Borderlinepersönlichkeitsstörung können sich günstig auf eine Verbesserung der Affekt- und Impulskontrolle auswirken, auch wenn die Intensität und Frequenz selbstschädigenden Verhaltens nicht explizit mit untersucht wurde (Coccaro u. Kavoussi 1991).

Neuere Untersuchungen konnten die Abnahme dissoziativer Symptome durch die Gabe von Opiodrezeptorantagonisten nachweisen (Bohus et al. 1999). An dieser Stelle setzen auch therapeutische Bemühungen ein, die durch den Einsatz von Opiatantagonisten (Naltrexon) die Repetition selbstverletzenden Verhaltens verringern können (Roth et al. 1996). Die Indikation zur psychopharmakologischen Adjuvanstherapie sollte gerade bei jugendlichen Patienten im Einzelfall nach strengen Indikationskriterien je nach Schweregrad gestellt werden.

19.4.2 Artifizielle Störungen und Münchhausen-Syndrom

Defintionen

Die **artifizielle Störung** bei Jugendlichen ist die am wenigsten untersuchte Störungsgruppe in der Reihe der Selbstbeschädigungserkrankungen. Die der Erkrankung innewohnende Verheimlichung der selbstschädigenden Handlungen führt zu einer nicht näher bestimmbaren Dunkelziffer.

! Artifizielle Störungen sind durch körperliche oder psychische Symptome charakterisiert, die absichtlich erzeugt oder vorgetäuscht werden, um eine Krankenrolle einzunehmen.

Das vorrangige Ziel ist die Aufnahme in eine medizinische Behandlung, die Hospitalisierung oder die Durchführung insbesondere invasiver Maßnahmen wie Operationen oder weitreichender diagnostischer Eingriffe. Manche Patienten täuschen Symptome vor, indem sie über Schmerzen klagen oder Fieberthermometer manipulieren, andere erzeugen leichte Symptome, z. B. oberflächliche Hautläsionen, und wieder andere erzeugen gefährliche Symptome, wie schwere Anämien durch Selbstabnahme von Blut oder septische Zustandsbilder durch Selbstinjektion kontaminierter Lösungen (Eckhardt-Henn 1999).

Eine Untergruppe der artifiziellen Störungen ist das sog. **Münchhausen-Syndrom** (Asher 1951), das eine Patientengruppe kennzeichnet, die neben den heimlichen Selbstbeschädigungshandlungen, insbesondere durch einen häufigen Arzt- bzw. Krankenhauswechsel, ausgeprägte Beziehungsstörungen und soziale Entwurzelung auffällt. Phantasiereiche Schilderungen von Beschwerden mit falschen anamnestischen Angaben können das Ausmaß einer Pseudologica fantastica annehmen.

In der ICD-10 (F68.1) wird die artifizielle Störung ohne eine Einteilung in Subgruppen aufgeführt. Das DSM-IV unterscheidet körperliche, psychische oder kombinierte artifizielle Störungen.

Das **Münchhausen-Stellvertretersyndrom** (Synonyme: artifizielle Störung by proxy, »Munchausen by proxy syndrome« oder »factitious disorder by proxy«) wurde in Anlehnung an den von Asher (1951) eingeführten Begriff erstmalig durch Meadow (1977) definiert und ist durch die Vortäuschung von Krankheitssymptomen gekennzeichnet, die zumeist von Müttern an ihren Kindern »stellvertretend« erzeugt werden. Nach den Forschungskriterien des DSM-IV erhält die Diagnose der Verursacher, die Handlung selbst wird berechtigterweise als Kindesmisshandlung klassifiziert.

Häufigkeit

Artifizielle Störungen werden zumeist bei jungen Erwachsenen mit einem überwiegenden Anteil an weiblichen Patienten beobachtet, während das Münchhausen-Syndrom vorrangig bei Männern im fortgeschrittenen Lebensalter anzutreffen ist. Basierend auf Statistiken psychiatrischer Konsiliardienste ist von einer Prävalenz von 0,5–2% allgemeinmedizinisch betreuter Patienten auszugehen (Eckhardt-Henn 1999; Kapfhammer et al. 1998). Auch wenn das durchschnittliche Erkrankungsalter zwischen 20 und 25 Jahren liegt, so war der Beginn der Störung bei der Hälfte der Betroffenen bereits in der Adoleszenz festzustellen (Sutherland u. Rodin 1990).

Verlässliche Zahlen zum Auftreten artifizieller Störungen im Kindes- und Jugendlichenalter existieren nicht. Eine Literaturauswertung von Fallberichten aus den vergangenen 30 Jahren bei Patienten unter 18 Jahren konnte folgende Charakteristiken feststellen (Libow 2000). Das mittlere Alter der Patienten betrug 14 Jahre bei einem jüngsten Lebensalter von 8 Jahren. 71% waren weibliche Jugendliche bei einem noch deutlicheren Überwiegen des weiblichen Geschlechts in der Spätadoleszenz. Selbstinduziertes Fieber, Ketoazidosen, Purpuraninfektionen sowie aktive Injektionen, Ingestionen, Prellungen und Blutergüsse waren die häufigsten selbstinduzierten Symptome bzw. Handlungen. Die selbstschädigenden Handlungen bestanden vor der Diagnosestellung durchschnittlich 16 Monate. Eine Indifferenz gegenüber der Schwere der produzierten Symptomatik, depressive Störungen und eine besondere Affinität zum Gesundheitssystem war in

Übereinstimmung mit Patienten des Erwachsenenalters zu finden gewesen.

Artifizielle Symptomkomplexe

Die häufigsten artifiziellen Symptome bei Kindern und Jugendlichen sind dermatologische Symptome, Schmerzzustände, Fieber; jedoch können insbesondere bei älteren Jugendlichen mit den im Erwachsenenalter typischen Symptomen und Methoden der Selbstmanipulation vergleichbare Syndrome vorkommen (Eckhardt-Henn 1999; s. folgende Übersicht).

Symptome und Methoden der Selbstmanipulation

1. Artifizielle Hauterkrankungen:
   Aufbringen von Säuren und Laugen oder anderen schädigenden Substanzen; Kneten, Reiben, Quetschen der Haut; Strangulieren von Extremitäten; subkutanes Einspritzen von infizierten Lösungen
2. Artifizielle Internerkrankungen:
   Artifizielles Fieber durch Einnahme pyrogen wirkender Substanzen, Thermometermanipulationen, Fälschung des Krankenblattes, Selbstentnahme von Blut zur Erzeugung von Anämien, selbstherbeigeführtes Bluten, Manipulationen durch Medikamenteneinnahmen. Artifizielle Stoffwechselerkrankungen, z. B. Hypoglykämie durch Injektion von Insulin, Hyperthyreose durch Einnahme von Schilddrüsenhormonen. Artifizielle kardiologische Symptome und pulmonologische Symptome: v. a. Hämoptysis durch vorher geschlucktes Eigen- oder Tierblut
3. Artifizielle gynäkologische Symptome:
   Abdominale Schmerzen, vaginale Blutungen durch Eigen- oder Fremdblut
4. Artifizielle chirurgische Symptome:
   Vortäuschen abdomineller Beschwerden, Manipulation an Wunden und Operationsnarben, Selbstinjektionen von Fremdkörpermaterial zur Erzeugung von Abszessen
5. Artifizielle urologische Symptome:
   Einbringen von Eigen- oder Fremdblut durch die Harnröhre in die Blase zur Erzeugung einer Hämaturie, Kontamination des Urins mit Fäkalien oder Blut
6. Psychiatrische Symptome:
   Vortäuschen von Verwirrtheitszuständen, halluzinatorischen Erlebnissen, deliranten Zuständen, psychotischen Symptomen, posttraumatischen Belastungsreaktionen

Komorbidität und Verlauf

Verschiedene Schweregrade und Formen bestimmen auch einen günstigen bzw. ungünstigen Verlauf der Störung (Eckhardt-Henn 1999). Leichtere vorgetäuschte oder künstlich erzeugte Symptome, die nur einmal oder über einen kurzen Zeitraum hinweg »produziert« werden und in deutlichem Zusammenhang zu akuten Belastungen gesehen werden, haben i. Allg. bei entsprechender Therapiemotivation eine gute Prognose. Diese Symptomatik steht häufig im Kontext von Konversionsstörungen, depressiven Störungen oder Adoleszenzkrisen und weist sowohl bei Kindern und Jugendlichen als auch bei Erwachsenen eine gute Prognose auf (Berg u. Jones 1999; Eckhardt-Henn 1999).

Mittelschwere Formen gehen unbehandelt zumeist in schwere Formen über, die regelhaft Folgeschäden bis hin zu Verstümmelungen aufweisen oder nicht selten in einen letalen Ausgang münden. Diese schwerwiegenderen Formen sind regelhaft mit gravierenden Persönlichkeitsstörungen vergesellschaftet. Dabei erscheinen Persönlichkeitsstörungen bzw. eine Konfiguration vom histrionischen, narzisstischen und Borderlinetypus vorherrschend.

Im Bereich der assoziierten Psychopathologie sind Störungen der Impulskontrolle, der Affektregulation, depressive Störungen, suizidale Impulse und weitere selbstschädigende Verhaltensweisen zu nennen. Ein Nebeneinander von heimlichen und offenen Selbstbeschädigungshandlungen sowie fließende Übergänge zwischen beiden Formen wird beobachtet (Eckhardt-Henn 1999).

Ätiopathogenese

Eine frühe Störung in der Entwicklung des Körperselbst, der Selbstwert- und Affektregulation sowie der zwischenmenschlichen Beziehungsfähigkeit wird auf das Erleben schwer traumatischer Erlebensereignisse in der Vorgeschichte der Patienten zurückgeführt. Patienten mit mittel- oder schwergradigen artifiziellen Störungen weisen – analog zu den Patienten mit offenen Selbstbeschädigungshandlungen – häufig eine Vorgeschichte an chronischen Traumatisierungen – wie körperliche und sexuelle Misshandlungen, elterliche emotionale Vernachlässigung und häufige Verlusterlebnisse mit mangelnder Konstanz in der elterlichen Fürsorge – auf (Eckhardt-Henn 1999).

Aus psychodynamischer Sicht wird die pathologische Interaktion zwischen Patient und Arzt als Ausdruck des frühen gestörten Eltern-Kind-Beziehungsmusters angesehen (Plassmann 1997). Ärzte werden von Patienten vorschnell dazu verleitet, diagnostische oder operative Eingriffe durchzuführen, wobei gerade die Fürsorge und die Vorsicht von Ärzten dabei in den Dienst der Störung gestellt wird. Es besteht eine komplexe Psychodynamik, an deren Ende durch das ärztliche Personal (stellvertretend für die misshandelnden Eltern) die Selbstmisshandlungen des Patienten durch medizinische Maßnahmen erst vollzogen bzw. begünstigt werden. Im Gegensatz zu den häufig in ritueller Weise durchgeführten offenen Selbstbeschädigungshandlungen fügen sich diese Patienten nicht nur selbst Schmerzen zu, sondern provozieren außenstehende Personen (ärztliches Personal) schmerzhafte Handlungen an ihnen vorzunehmen.

! Durch die aktive Induktion von Krankheitszuständen (Abszesse etc.) und darauffolgend notwendig werdenden ärztlichen Maßnahmen werden Schmerzerfahrungen im Körper induziert, mit dem psychischen Ziel eine Ganzheit zu erfahren und Gefühle von Leere und Betäubtheit zu beenden oder überschießende Affekte einzudämmen (vgl. Eckhardt-Henn 1999).

Therapeutischer Zugang

Ob die Selbstbeschädigungshandlungen absichtlich oder unter eingeschränkter oder fehlender Willenskontrolle durchgeführt werden, ist eine nur unzureichend beantwortbare Frage. Übereinkunft besteht in der Annahme, dass die Induktion und Geheimhaltung der Ursache der Symptome mit einer hohen intellektuellen Leistung verbunden ist und einer bewussten Kontrolle unterstehen muss (DSM-IV; Eckhardt-Henn 1999). Nachträglich wird den Patienten die Absichtlichkeit ihrer Handlungen durch den Mechanismus der Verleugnung/Abspaltung nicht bewusst. Der zwanghafte Impuls immer wieder neue Krankheitssymptome zu erzeugen, deutet jedoch an, dass sie ihre Motive und Ziele nicht verstehen und ihr Verhalten nicht kontrollieren können (Eckhardt-Henn 1999).

Die **Aufdeckung und Konfrontation** des Patienten mit seinen artifiziellen Handlungen führen nicht selten zu aggressiv-ablehnenden Haltungen durch das Klinikpersonal und einer sukzessiven (Selbst-)Entlassung oder bahnen erneute autoaggressive Handlungen bis hin zur Suizidhandlung (Eckhardt-Henn 1999). 50% der Betroffenen reagieren auf die Aufdeckung und Konfrontation mit ihren artifiziellen Handlungen mit einem Abbruch der Behandlung (Libow 2000). Um die Möglichkeit eines therapeutischen Zugangs zu wahren und einen Fortgang der selbst- und iatrogenbedingten Schädigungen zu vermeiden, sollte die Konfrontation »nie in verurteilender oder moralisierender Weise geschehen und immer mit einem gleichzeitigen Behandlungsangebot verknüpft sein« (Eckhardt-Henn 1999, S. 84).

Bei den leichteren und z. T. mittelschweren Formen erscheint der Aufbau eines therapeutischen Bündnisses vielversprechender als bei schweren Formen, bei denen eine absolute Verleugnung besteht. Nicht selten werden zur Abwendung vitaler Bedrohungen richterliche Unterbringungen erforderlich.

Medizinisch-ethische Fragen ergeben sich beispielsweise durch die Nichtwahrung der Schweigepflicht, um bei dem Verdacht auf das Vorliegen einer artifiziellen Störung die nachbehandelnden Ärzte zu informieren bzw. Informationen von vorbehandelnden Ärzten einzuholen (vgl. Eckhardt-Henn 1999).

Differenzialdiagnose

Artifizielle Störungen sind strikt von einer zweckgerichteten, intendiert durchgeführten Simulation abzugrenzen (Fiedler, 1999). Bei intendierten Simulationen (»malingering«) liegt die Motivation für die Symptomerzeugung in einem äußeren Anreiz (wie z. B. finanzielle Entschädigung; der Strafverfolgung zu entgehen).

Artifizielle Störungen werden häufig als somatoforme Störungen fehldiagnostiziert mit weitreichenden negativen Konsequenzen für den Krankheitsverlauf. Bei den somatoformen Störungen (► s. Kap. 20) bestehen ebenfalls körperliche Beschwerden, die nicht oder nur eingeschränkt auf medizinische Krankheitsursachen zurückzuführen sind, sie werden aber nicht absichtlich erzeugt (DSM-IV).

19.4.3 Andere Störungen

Weitere Selbstbeschädigungshandlungen stellen im Kindes- und Jugendalter das Ausreißen der Haare (Trichotillomanie), das Nägelkauen (Onychophagie) sowie das habituelle Nagelbettreißen (Perionychophagie) dar. Allen drei Verhaltensweisen ist gemeinsam, dass z. T. die Hautstücke, die zerstörten Fingernägelteile und die ausgerissenen Haare in den Mund aufgenommen oder heruntergeschluckt werden.

Trichotillomanie

Die Trichotillomanie ist gekennzeichnet durch einen ständigen Impuls, Haare auszureißen, mit dem Erfolg eines sichtbaren Haarverlustes. Dem Ausreißen der Haare geht häufig ein ritualisiertes Drehen und Ziehen voraus, wobei von betroffenen Kindern betont wird, dass dieses bestimmte Haar »nicht richtig gestimmt habe«, es falsch lokalisiert gewesen sei, zu strähnig, zu gelockt etc. (Swedo u. Rapoport 1991).

Es lassen sich zwei Subtypen der Trichotillomanie differenzieren, wobei der eine Typ gutartig und zeitlich begrenzt vor allem zwischen dem 2. und 6. Lebensjahr auftritt und der andere Typ in der Adoleszenz beginnt und von größeren psychopathologischen Phänomenen begleitet ist. Betroffen sind auch hier überwiegend Mädchen, wobei Schätzungen ein Geschlechterverhältnis zugunsten der Mädchen von 4:1 vermuten (Swedo u. Rapoport 1991).

Die Trichotillomanie bei Kindern ist häufiger assoziiert mit Lernstörungen, geistigen Behinderungen und Eisenmangelzuständen, während bei Jugendlichen sich diese Symptomatik mit Angststörungen, depressiven Störungen, Essstörungen, Zwangsstörungen und schizophrenen Erkrankungen zeigt. Eine Häufung von affektiven Störungen und insbesondere von Zwangsstörungen zeigte sich bei Untersuchungen hinsichtlich des Vorliegens psychiatrischer Erkrankungen in den Herkunftsfamilien.

Psychodynamische Erklärungsansätze sahen die Trichotillomanie als pathogenen Versuch der Angstreduktion durch einen narzisstisch autoerotischen Mechanismus, wobei auch der Umgang mit den Haaren im Sinne eines Übergangsobjektes interpretiert wurde (Swedo u. Rapoport 1991). Vorrangig wurden vor allem pathogene Elternkonstellationen und emotionale Störungen in der Mutter-Kind-Beziehung berichtet.

19.4.4 Onychophagie und Perionychophagie

Die **Onychophagie** ist charakterisiert durch ein Beißen, Abnagen, Kauen und z. T. Essen der Fingernägel. Nach Nissen (1994) liegt der Häufigkeitsgipfel zwischen dem 8. und 11. Lebensjahr.

Das Verhalten kann in Druck- und Spannungssituationen ausgelöst und verstärkt werden. Als typische Spannungssituationen beschreibt Nissen (1994) vor allem Zeiten vermehrten Anpassungsdrucks auf die Kinder durch erhöhte soziale, emotionale und intellektuelle Anforderungen in bestimmten Lebensphasen.

Psychodynamisch kann die Onychophagie als mögliche Selbstberuhigung oder Abfuhr für verbotene oder nicht gewagte Aggressionen angesehen werden.

Die **Perionychophagie** ist in Anlehnung an die Onychophagie als das Beißen der den Nagel umgebenden Haut definiert (Hirsch 1991). Bei diesen Formen der Selbstschädigung der Haut überwiegt auch das weibliche Geschlecht. Nach Hirsch wird die Selbstbeschädigung oft durch zufällige kleine Verletzungen oder Risse gebahnt, von denen eine starke Anziehungskraft auszugehen scheint. Die in der Anamnese häufig berichtete zeitliche Aufeinanderfolge von Daumenlutschen, Nägelkauen und Perionychophagie lässt nach Hirsch (1991) auf eine innere Verbindung der Symptome schließen.

Das Verhalten wird wiederum als eine selbstberuhigende Körperaktivität interpretiert, vom ersten quasi reflektorischen Daumenlutschen bis zum beabsichtigten Gebrauch des Daumens in Abwesenheit der Bezugspersonen als Ersatz und Übergangsobjekt (Hirsch 1991).

! Auch hier wird ein Ineinandergreifen von Beruhigungsaspekten und autoaggressiven Handlungen deutlich.

Nissen (1994) weist jedoch darauf hin, dass Deutungen des Phänomens als Selbstbestrafung mit starken Schuld- und Angstgefühlen oder als Ausdruck gegen sich selbst gerichteter sadomasochistischer Tendenzen als überzeichnet erscheinen.

Fazit für die Praxis

Schwerwiegende posttraumatische Reaktionen von Kindern und Jugendlichen werden von Angehörigen und professionellen Helfern wahrgenommen, während bei stillen Reaktionen in Form von Depressivität und ängstlich-vermeidendem Rückzugsverhalten adäquate Hilfen häufig ausbleiben oder verzögert einsetzen. Zu bedenken ist, dass bereits unterschwellige Symptome zu ausgeprägten psychosozialen Funktionseinschränkungen führen. Beachtet werden muss auch ein verspätetes Einsetzen des posttraumatischen Symptomenkomplexes nach einer anfänglich scheinbar gelungenen Bewältigung traumatischer Lebensumstände. Schamgefühle oder Gefühle, die Eltern vor zusätzlichen Belastungen zu schützen, sind häufig ein Motiv von Kindern und Jugendlichen ihre Anspannung, Ängste und Verzweiflung nicht offen mitzuteilen. Eine Tabuisierung fördert die Isolation des Kindes und erschwert den Bewältigungsprozess. Nicht nur akute, sondern auch z. T. weit in die Lebensgeschichte zurückreichende biographische Belastungen in Form von Vernachlässigung, Misshandlung oder Missbrauch äußern sich in einer posttraumatischen Störung, die häufig mit weiteren psychopathologischen Auffälligkeiten assoziiert ist (Störung der Affektregulation und Impulskontrolle, selbstschädigende Handlungen). Akut einsetzende sowie lang anhaltende kumulative Belastungen führen häufig zu gravierenden Folgen in der Entwicklung von Kindern und Jugendlichen, die einer umfassenden Therapie und des Schutzes vor weiteren Belastungen bedürfen.

Literatur

Asher R (1951) Munchausen syndrome. Lancet 10:339–341

Berg B, Jones DPH (1999) Outcome of psychiatric intervention in factitious illness by proxy (Munchausen's syndrome by proxy). Arch Dis Childhood 81:465–472

Berman SL, Kurtines WM, Silverman WK, Serafini LT (1996) The impact of exposure to crime and violence on urban youth. Am J Orthopsychiatry 66:329–336

Bohus MJ, Landwehrmeyer GB, Stiglmayr CE et al. (1999) Naltrexone in the treatment of dissociative symptoms in patients with borderline personality disorder: an open label trial. J Clin Psychiatry 60:598–603

Brent DA, Perper JA, Moritz G et al. (1995) Posttraumatic stress disorder in peers of adolescent suicide victims. J Am Acad Child Adolesc Psychiatry 34:209–215

Breslau N, Davis CG, Andeski P, Peterson E (1991) Traumatic events and posttraumatic stress disorder in an urban population of young adults. Arch Gen Psychiatry 48:216–222

Breslau N, Davis GC (1987) Post-traumatic stress disorder: The stressor criterion. J Nerv Ment Dis 175:255–264

Breslau N, Kessler RC, Chilcoat HD et al. (1998) Trauma and posttraumatic stress disorder in the community. The 1996 Detroit Area Survey of Trauma. Arch Gen Psychiatry 55:626–632

Briere J, Gil E (1998) Self-mutilation in clinical and general population samples: Prevalence, correlates, and functions. Am J Orthopsychiatry 68:609–620

Brunner R, Resch F, Parzer P, Koch E (1996) Dissoziation und Trauma: Psychotherapeutische Gesichtspunkte. In: Hofmann P, Lux M, Probst C et al. (Hrsg) Klinische Psychotherapie. Springer, Wien New York, S 312–318

Brunner R, Resch F, Parzer P, Koch E (1999) Heidelberger Dissoziations-Inventar (HDI) Instrument zur dimensionalen und kategorialen Erfassung dissoziativer Symptomatologie bei Jugendlichen und Erwachsenen. Swets Test Services, Frankfurt am Main

Brunner R, Parzer P, Schuld V, Resch F (2000) Dissociative symptomatology and traumatogenic factors in adolescent psychiatric patients. J Nerv Ment Dis 188:71–77

Chu JA, Dill DL (1990) Dissociative symptoms in relation to childhood physical and sexual abuse. Am J Psychiatry 147:887–892

Coccaro EF, Kavoussi RJ (1991) Biological and pharmacological aspects of borderline personality disorder. Hosp Comm Psychiatry 42:1029–1033

Cohen JA et al. (1998) Practice parameters for the assessment and treatment of children and adolescents with posttraumatic stress disorder. J Am Acad Child Adolesc Psychiatry 37 [Suppl 10]:45–265

Coid J, Allolio B, Rees LH (1983) Raised plasma metenkephalin in patients who habitually mutilate themselves. Lancet 2:545–546

Conners R (1996) Self-injury in trauma survivors: 2. Levels of clinical response. Am J Orthopsychiatry 66:207–216

Daviss WB et al. (2000) Acute stress disorder symptomatology during hospitalization für pediatric injury. J Am Acad Child Adolesc Psychiatry 39:569–575

De Bellis et al. (1999a) Developmental traumatology, part I: Biological stress systems. Biol Psychiatry 45:1259–1270

De Bellis et al. (1999b) Developmental traumatology, part II: Brain development. Biol Psychiatry 45:1271–1284

Dilling H, Mombour W, Schmidt MH (1993) Internationale Klassifikation psychischer Störungen: ICD-10, Kapitel V (F); Klinisch-diagnostische Leitlinien der WHO. Huber, Bern

Eckhardt A (1992) Artifizielle Krankheiten (Selbstmanipulierte Krankheiten) – Eine Übersicht. Nervenarzt 63:409–415

Eckhardt-Henn A (1999) Artifizielle Störungen und Münchhausen Syndrom. Psychother Psychosom Med Psychol 49:75–89

Essau CA, Conradt J, Petermann F (1999) Häufigkeit der posttraumatischen Belastungsstörung bei Jugendlichen: Ergebnisse der Bremer Jugendstudie. Z Kinder Jugendpsychiatr 27:37–45

Famularo R, Kinscheiff R, Fenton T (1988) Propranolol treatment for childhood posttraumatic stress disorder, acute type: a pilot study. Am J Dis Child 142:1244–1247

Favazza AR (1987) Bodies under siege. Self-mutilation in culture and psychiatry. John Hopkins Univ Press, Baltimore London

Favazza AR (1998) The coming of age of self-mutilation. J Nerv Ment Dis 186:259–268

Feeny NC, Zoellner LA, Fitzgibbons LA, Foa EB (2000) Exploring the roles of emotional numbing, depression, and dissociation in PTBS. J Trauma Stress 13:489–498

Fiedler P (1999) Dissoziative Störungen und Konversion. Beltz PVU, Weinheim

Foy DW, Madrig BT, Pynoos RS, Camilleri AJ (1996) Etiologic factors in the development of post-traumatic stress disorder in children and adolescents. J School Psychol 34:133–145

Giaconia RM, Reinherz HZ, Silverman AB et al. (1995) Traumas and posttraumatic stress disorder in a community population of older adolescents. J Am Acad Child Adolesc Psychiatry 34:1369–1380

Glaser D (2000) Child abuse and neglect and the brain – a review. J Child Psychol Psychiatry 41:97–116

Goenjian AK et al. (1997) Outcome of psychotherapy among early adolescents after trauma. Am J Psychiatry 154:536–542

Gunderson JG, Sabo A (1993) The phenomenological and conceptual interface between borderline personality disorder and posttraumatic stress disorder. Am J Psychiatry 150:19–27

Harvey AG, Bryant RA (1998) The relationship between acute stress disorder and posttraumatic stress disorder: A prospective evaluation of motor vehicle accident survivors. J Consult Clin Psychol 66:507–512

Harvey AG, Bryant RA (2000) Two-year prospective evaluation of the relationship between acute stress disorder and posttraumatic stress disorder following mild traumatic brain injury. Am J Psychiatry 157:626–628

Heemann A, Schulte-Markwort M, Ruhl U, Knölker U (1998) Posttraumatische Belastungsstörung bei Kindern und Jugendlichen. Kindh Entw 7:129–142

Herman JL, Perry JC, Kolk BA van der (1989) Childhood trauma in borderline personaltiy disorder. Am J Psychiatry 146:490–495

Herpertz S (1995) Phänomenologie, Genese und Psychodynamik selbstverletzenden Verhaltens und psychotherapeutische Schlussfolgerungen. Fund Psychiatr 9:115–124

Herpertz S, Saß H (1994) Offene Selbstbeschädigung. Nervenarzt 65:296–306

Hirsch M (1991) Perionychomanie und Perionychophagie oder »habituelles Nagelbettreißen«. Zur Psychodynamik eines häufigen Selbstbeschädigungsverhaltens. Forum Psychoanal 7: 127–135

Hubbard J et al. (1995) Comorbidity of psychiatric diagnoses with posttraumatic stress disorder in survivors of childhood trauma. J Am Acad Child Adolesc Psychiatry 9:1167–1173

Irwin HJ (1994) Proneness to dissociation and traumatic childhood events. J Nerv Ment Dis 182:456–460

Joseph S, Brewin CR, Yule W, Williams R (1993) Causal attributions and posttraumatic stress in adolescents. J Child Psychol Psychiatry 34:247–253

Kapfhammer HP (2001) Trauma und Dissoziation – eine neurobiologische Perspektive. Persönlichkeitsstörungen 5:4–27

Kapfhammer HP, Rothenhäusler HB, Dietrich E, Dobmayer PC (1998) Artifizielle Störungen – Zwischen Täuschung und Selbstschädigung. Konsiliarische Erfahrungen an einem Universitätsklinikum. Nervenarzt 69:401–409

Kazak AE et al. (1998) Predicting posttraumatic stress symptoms in mothers and fathers of survivors of childhood cancers. J Am Acad Child Adolesc Psychiatry 37:823–831

Kolk BA van der (1999) Das Trauma in der Borderline-Persönlichkeit. Persönlichkeitsstörungen 3:21–29

Kolk BA van der, Greenberg MS, Orr SP, Pitman RK (1989) Endogenous opioids, stress induced analgesia, and posttraumatic stress disorder. Psychopharmacol Bull 25:417–421

Kolk BA van der, Perry JC, Herman JL (1991) Childhood origins of self-destructive behavior. Am J Psychiatry 148:1665–1671

Kolk BA van der, Fisler RE (1994) Childhood abuse and neglect and loss of self-regulation. Bull Menninger Clin 58:145–168

Kolk BA van der, McFarlane AC, Weisaeth L (1996) Traumatic stress. The effects of overwhelming experience on mind, body, and society. Guilford, New York

La Greca A, Silvermann WK, Kernberg EM, Prinstein MJ (1996) Symptoms of posttraumatic stress in children after Hurricane Andrew: a prospective study. J Consult Clin Psychol 64:712–723

Lazarus RS, Folkman S (1984) Stress, appraisal, and coping. Springer, New York

Libow JA (2000) Child and adolescent illness falsification. Pediatrics 105:336–342

Linehan MM (1993) Cognitive-behavioral treatment of borderline personality disorder. Guilford, New York

Lipschitz DS, Winegar RK, Hartwick E et al. (1999) Posttraumatic stress disorder in hospitalized adolescents: psychiatric comorbidity and clinical correlates. J Am Acad Child Adolesc Psychiatry 38:385–392

19

Lipschitz DS, Rasmusson AM, Cromwell P et al. (2000) Clinical and functional correlates of posttraumatic stress disorder in urban adolescent girls at a primary care clinic. J Am Acad Child Adolesc Psychiatry 39:1104–1111
Lonigan CJ, Shannon MP, Taylor CM et al. (1994) Children exposed to disaster: Risk factors for the development of post-traumatic symptomatology. J Am Acad Child Adolesc Psychiatry 33:80–93
Marmar CR, Foy D, Kagan B, Pynoos RS (1994) An integrated approach for treating posttraumatic stress. In: Pynoos RS (ed) Posttraumatic stress disorder: a clinical review. Sidran, Lutherville/MD, pp 99–132
McCloskey LA, Walker M (2000) Posttraumatic stress in children exposed to family violence and single-event trauma. J Am Acad Child Adolesc Psychiatry 39:108–115
Meadow R (1977) Munchausen syndrome by proxy: The hinterland of child abuse. Lancet 2:343–345
Mertens W (1992) Kompendium psychoanalytischer Grundbegriffe. Quintessenz, München
Nader K, Pynoos RS, Fairbanks L, Frederick C (1990) Children's posttraumatic stress disorder reactions one year after a sniper attack at their school. Am J Psychiatry 147:1526–1530
Newcorn JH, Strain J (1993) Adjustment disorder in children and adolescents. J Am Acad Child Adolesc Psychiatry 31:318–326
Nissen G (1994) Die normale psychische Entwicklung und ihre Varianten. In: Eggers C, Lempp R, Nissen G, Strunck P (1994) Kinder- und Jugendpsychiatrie, 7. Aufl. Springer, Berlin Heidelberg New York
Öri C (1995) Posttraumatische Störung. In: Rudolf G et al. (Hrsg) Psychotherapeutische Medizin. Ein einführendes Lehrbuch auf psychodynamischer Grundlage. Enke, Stuttgart, S 218–228
Perrin S, Smith P, Yule W (2000) Practitioner Review: The assessment and treatment of post-traumatic stress disorder in children and adolescents. J Child Psychol Psychiatry 41:277–289
Pfefferbaum B (1997) Posttraumatic stress disorder in children: a review of the past 10 years. J Am Acad Child Adolesc Psychiatry 36:1503–1511
Pitman RK (1988) Posttraumatic stress disorder, conditioning, and network theory. Psychiatr Ann 18:182–189
Plassmann R (1997) Münchausen Syndrom und artifizielle Erkrankungen. In: Ahrens S (Hrsg) Lehrbuch der psychotherapeutischen Medizin. Schattauer, Stuttgart New York, S 302–312
Prohl J, Brunner R, Parzer P, Resch F (2000) Relationship between dissociative symptomatology and declarative and procedural memory in adolescent psychiatric patients. J Nerv Ment Dis 189:602–607
Putnam FW (1997) Dissociation in children and adolescents. A developmental perspective. Guilford, New York
Pynoos RS, Nader K, (1993) Illness in the treatment of posttraumatic stress. In: Wilson J, Raphael B (eds) International handbook of traumatic stress syndroms. Plenum Press, New York, pp 441–454
Raphael B (1986) When disaster strikes. Hutchinson, London
Resch F (1998) Hilft Selbstverletzung dem verletzten Selbst? Analyt Kinder Jugendl Psychother 24:71–85
Resch F et al. (1999) Entwicklungspsychopathologie des Kindes- und Jugendalters. Ein Lehrbuch, 2. Aufl. Beltz & PVU, Weinheim
Resch F, Brunner R., Parzer P (1998) Dissoziative Mechanismen und Persönlichkeitsentwicklung. In: Klosterkötter J (Hrsg) Frühdiagnostik und Frühbehandlung. Springer, Berlin Heidelberg New York, S 125–141
Resch F, Karwautz A, Schuch B, Lang E (1993) Kann Selbstverletzung als süchtiges Verhalten bei Jugendlichen angesehen werden? Z Kinder Jugendpsychiatr 21:253–259
Roth AS, Ostroff RB, Hoffman RE (1996) Naltraxone as a treatment for repetitive self-injurious behavior: an open-label trial. J Clin Psychiatry 57:233–237
Rutter M (1987) Continuities and discontinuities from infancy. In: Osofsky J (ed) Handbook of infant development, 2nd edn. Wiley, New York
Sabo AN, Gunderson JG, Najavits LM, Chauncey D, Kisiel C (1995) Changes in self-destructiveness of borderline patients in psychotherapy. J Nerv Ment Dis 183:370–376
Sachsse U (1996) Selbstverletzendes Verhalten. Psychodynamik – Psychotherapie. Das Trauma, die Dissoziation und ihre Behandlung. Vandenhoek & Ruprecht, Göttingen Zürich
Sachsse U (2000) Selbstverletzendes Verhalten – somatopsychische Schnittstelle der Borderline-Persönlichkeitsstörung. In: Kernberg OF et al. (Hrsg) Handbuch der Borderline-Störungen. Schattauer, Stuttgart, S 347–370
Sanders B, Giolas MH (1991) Dissociation and childhood trauma in psychologically disturbed adolescents. Am J Psychiatry 148:50–54
Saß H, Wittchen HU, Zaudig M (1996) DSM-IV: Diagnostisches und Statistisches Manual psychischer Störungen (dt. Bearbeitung). Hogrefe, Göttingen
Scheeringa MS, Zeanah CH, Drell MJ, Larrieu JA (1995) Two approaches to diagnosing post-traumatic stress disorder in infancy and early childhood. J Am Acad Child Adolesc Psychiatry 34:191–200
Schepker R (1997) Posttraumatische Belastungsstörungen im Kindesalter – Diagnose, Verlaufsprädiktoren und therapeutische Strategien. Z Kinder Jugendpsychiatr 25:46–56
Schützwohl M (1997) Diagnostik und Differentialdiagnostik. In: Maercker A (Hrsg) Therapie der posttraumatischen Belastungsstörungen. Springer, Berlin Heidelberg New York, S 75–101
Schwarz ED, Kowalski JN (1991) Posttraumatic stress disorder after a school shooting: effects of symptom threshold selection and diagnosis by DSM-III, DSM-III-R, or proposed DSM-IV. Am J Psychiatry 148:592–597
Shapiro F (1989) Eye movement desensitization. A new treatment for posttraumatic stress disorder. J Behav Ther Exp Psychiatry 20:211–217
Shapiro S (1987) Self-mutilation and self-blame in incest victims. Am J Psychother 41:46–54
Silva RR et al. (2000) Stress and vulnerability to posttraumatic stress disorder in children and adolescents. Am J Psychiatry 157: 1229–1235
Simeon D, Stanley B, Frances A, Mann JJ, Winchel R, Stanley M (1992) Self mutilation and personality disorders: Psychological and biological correlates. Am J Psychiatry 149:221–226
Steil R, Ehlers A (1996) Die posttraumatische Belastungsstörung: Eine Übersicht. Verhaltensmod Verhaltensmed 3:169–212
Steinberg M (1995) Handbook for the assessment of dissociation. A clinical guide. American Psychiatric Press, Washington, DC
Stoppelbein L, Greening L (2000) Posttraumatic stress symptoms in parentally bereaved children and adolescents. J Am Acad Child Adolesc Psychiatry 39:1112–1119
Sutherland AJ, Rodin GM (1990) Factitious disorders in a general hospital setting: Clinical features and a review of the literature. Psychosomatics 31:392–399
Sutherland SM, Davidson RT (1994) Pharmacotherapy for post-traumatic stress disorder. Psychiatr Clin North Am 17:409–423
Swedo SE, Rapoport JL (1991) Annotation: Trichotillomania. J Child Psychol Psychiatry 3:401–409
Taiminen TJ, Kallio-Soukainen K, Nokso-Koivisto H, Kaljonen A, Helenius H (1998) Contagion of deliberate self-harm among adolescent inpatients. J Am Acad Child Adolesc Psychiatry 37: 211–217
Terr LC (1984) Time and trauma. Psychoanal Study Child 39:633–666
Terr LC (1991) Childhood trauma: an outline and overview. Am J Psychiatry 148:10–20
Vargas MA, Davidson J (1993) Post-traumatic stress disorder. Psychiatr Clin North Am 16:737–748
Walsh BW, Rosen PM (1988) Self-mutilation. Theory, research and treatment. Guilford, New York London

Wewetzer G, Friese HJ, Warnke A (1997) Zur Problematik offenen selbstverletzenden Verhaltens unter besonderer Berücksichtigung der Kinder- u. Jugendpsychiatrie. Z Kinder Jugendpsychiatr Psychother 25:95–105

Winchel RM, Stanley M (1991) Self-injurious behaviour: A review of the behaviour and biology of self-mutilation. Am J Psychiatry 148: 306–317

Yule W et al. (2000) The long-term psychological effects of a disaster experienced in adolescence: I: The incidence and course of PTBS. J Child Psychol Child Psychiatry 41:503–511

Zlotnick C, Shea MT, Pearlstein T, Simpson E, Costello E, Begin A (1995) The relationship between dissociative symptoms, alexithymia, impulsivity, sexual abuse, and self-mutilation. Compr Psychiatry 37:12–16

Dissoziative und somatoforme Störungen

F. Resch, R. Brunner, R. Oelkers-Ax

Die dissoziativen Störungen sind charakterisiert durch eine Störung der integrativen Funktionen der Identität, des Gedächtnisses und des Bewusstseins sowie der unmittelbaren Empfindungen und Kontrolle von Körperbewegungen (Dilling et al. 1993). Störungen im Bereich der Gedächtnisfunktionen können sich z. B. als retrograde Erinnerungsdefizite (dissoziative Amnesien) an wichtige biographische Informationen äußern und Störungen des Identitätsgefühls durch angstinduzierende Entfremdungserlebnisse (Depersonalisations- und Derealisationsphänomene) bedingt sein. Bei den dissoziativen Bewegungsstörungen wie z. B. Lähmungen von Extremitäten stehen Störungen der Selbststeuerung im Vordergrund, die mit einem vollständigen oder partiellen Kontrollverlust über Körperbewegungen und einer eingeschränkten Willensbildung einhergehen. Biographische Belastungen und aktuelle seelische Konflikte wurden früher wie heute als pathogenetisch bedeutsam erachtet. Während bis zum Beginn der modernen Traumaforschung psychodynamische Erklärungsmodelle vorherrschend waren, gewinnen neurobiologische Modelle zur Stressbewältigung zunehmend Bedeutung (Kapfhammer 2001; Resch u. Brunner 2002).

Somatoforme Beschwerden bei Kindern und Jugendlichen sind häufig polysymptomatisch und mit Schmerzsensationen verbunden. Rekurrierende oder chronifizierte Störungen in Form von Bauch- oder Kopfschmerzen stellen typische Beschwerden dar, die häufig mit ausgeprägten psychosozialen Funktionseinschränkungen einhergehen. Das somatische Krankheitskonzept der Betroffenen und ihrer elterlichen Bezugspersonen führt sowohl bei den somatoformen als auch dissoziativen Störungen vom körpersymptomatischen Typus häufig zu inadäquaten Inanspruchnahmen medizinischer Dienste vor allem der Primärversorgung.

Die ehemals als hysterisch bezeichneten psychiatrischen Krankheitsbilder sind in der modernen Nosologie und Klassifikation psychischer Störungen in die Gruppe der dissoziativen und somatoformen Störungen aufgetrennt worden. Die hysterische Charakterneurose wird heute unter dem Begriff der histrionischen Persönlichkeitsstörung im Bereich der Persönlichkeitsstörungen geführt (s. Kap. 24). Die als Konversionsstörungen bezeichneten Erkrankungen wie z. B. psychogene Lähmungen und Krampfanfälle werden von der ICD-10 in der Gruppe der dissoziativen Störungen geführt, wohingegen das DSM-IV diese Störungen in die Gruppe der somatoformen Störungen einordnet.

Um begriffliche und klassifikatorische Verwirrungen zu vermeiden, wird in der hier vorgenommene Beschreibung der einzelnen Störungen die Hauptgruppe der dissoziativen Störungen in zwei Untergruppen aufgetrennt:

1. dissoziative Störungen vom Bewusstseinstypus (einschließlich des Depersonalisations- und Derealisationssyndroms) und
2. dissoziative Störungen vom körpersymptomatischen Typus (Konversionsstörungen).

20.1 Dissoziative Bewusstseinsstörungen

20.1.1 Definition und Klassifikation

Bei den dissoziativen Bewusstseinsstörungen stehen Störungen des Gedächtnisses, der Selbstwahrnehmung und des Identitätsbewusstseins im Vordergrund. Retrograde Erinnerungsdefizite an wichtige biographische Ereignisse kennzeichnen dissoziative Amnesien. Vielfältige Entfremdungserlebnisse im Sinne von Depersonalisations- und Derealisationserfahrungen stellen Störungen der Selbst-, Körper- und Umwelterfahrung dar. Identitätskonfusionen und -alterationen sind charakteristisch für dissoziative Identitätsstörungen. Die Symptomatik kann fluktuierend oder überdauernd sein und steht häufig im Zusammenhang mit singulären oder kumulativen biographischen Belastungen.

Für einen Gesamtüberblick wird die Klassifikation der dissoziativen und somatoformen Störungen gemäß ICD-10 in ◘ Tabelle 20.1 wiedergegeben.

Bei den dissoziativen Störungen vom Bewusstseinstypus werden folgende Störungsbilder unterschieden:

Tabelle 20.1. **Klassifikation der dissoziativen und somatoformen Störungen in der ICD-10**

Kennziffer	Störung
F44 Dissoziative Störungen	
F44.0	Dissoziative Amnesie
F44.1	Dissoziative Fugue
F44.2	Dissoziativer Stupor
F44.3	Dissoziative Trance- und Besessenheitszustände
F44.4	Dissoziative Bewegungsstörungen
F44.5	Dissoziative Krampfanfälle
F44.6	Dissoziative Sensibilitäts- und Empfindungsstörungen
F44.7	Dissoziative Störungen, gemischt
F44.8	Sonstige dissoziative Störungen
F44.80	Ganser-Syndrom
F44.81	Multiple Persönlichkeit
F44.82	Vorübergehende dissoziative Störungen in der Kindheit und Jugend
F44.9	Nicht näher bezeichnete dissoziative Störungen
F45 Somatoforme Störungen	
F45.0	Somatisierungsstörung
F45.1	Undifferenzierte Somatisierungsstörung
F45.2	Hypochondrische Störung
F45.3	Somatoforme autonome Funktionsstörung
F45.4	Anhaltende somatoforme Schmerzstörung
F48 Sonstige neurotische Störungen	
F48.0	Neurasthenie
F48.1	Depersonalisations-/Derealisationsyndrom
F60 Persönlichkeitsstörungen	
F60.4	Histrionische Persönlichkeitsstörung

- dissoziative Amnesie (F44.0),
- dissoziative Fugue (F44.1),
- dissoziativer Stupor (F44.2),
- Trance- und Besessenheitszustände (F44.3),
- Ganser-Syndrom (F44.8),
- multiple Persönlichkeitsstörung (dissoziative Identitätsstörung) (F44.81),
- Depersonalisations- und Derealisationssyndrom (F48.1).

Dissoziative Amnesie. Die dissoziative Amnesie wird als Kernsymptomatik dissoziativer Störungen betrachtet, die häufig auch Bestandteil anderweitiger dissoziativer Störungen oder der Belastungsstörungen darstellt. Patienten mit einer dissoziativen Amnesie sind sich i. Allg. ihrer Gedächtniseinbußen bewusst; die Lücken beziehen sich zumeist auf Details ihrer persönlichen Lebensgeschichte. Fünf unterschiedliche Formen amnestischer Zustände werden beschrieben (Saß et al. 1996): Die **generalisierte Form von Gedächtniseinbußen** bezüglich der gesamten Lebensgeschichte tritt sehr selten auf, häufig in Verbindung mit einer dissoziativen Fugue. **Selektive Amnesien** (z. B. werden einige Personen oder bestimmte Ereignisse nicht erinnert) und **lokalisierte Amnesien** (Erinnerungsdefizite an Personen oder Ereignisse während umschriebener Zeitabschnitte) werden häufiger beobachtet. Eine **kontinuierliche Amnesie** bezieht sich auf den Zeitraum zwischen einem häufig mit einem Trauma koinzidierenden Zeitpunkt bis in die Gegenwart; die **systematisierte Amnesie** wird als Erinnerungsverlust für bestimmte Inhaltskategorien (z. B. der Herkunftsfamilie) beschrieben. Die letzten zwei Formen stehen häufig in Verbindung zu komplexen dissoziativen Störungen wie der dissoziativen Identitätsstörung.

Dissoziative Fugue. Die dissoziative Fugue ist gekennzeichnet durch eine plötzliche, unerwartete Entfernung von zu Hause oder vom Arbeitsplatz oder durch eine Unterbrechung der allgemeinen Aktivität, wobei die Patienten als völlig normal ohne Anzeichen von psychopathologischen Auffälligkeiten oder kognitiven Defiziten erscheinen (Saß et al. 1996). Patienten mit einer dissoziativen Fugue reisen häufig an für sie emotional bedeutsame Orte, sind zum Teil tagelang unterwegs ohne Anzeichen für Probleme bei der Selbstversorgung oder Reiseorganisation. Ein Teil der Betroffenen zeigt einen Verlust seiner Identität und nimmt eine neue Identität an, gleichzeitig besteht eine teilweise oder vollständige Amnesie für den Fuguezustand. Als auslösende Faktoren wurden plötzlich eintretende extreme Belastungserfahrungen (Kriegserlebnisse, Naturkatastrophen, Vergewaltigung, Verkehrsunfälle) berichtet (Dilling et al. 1993).

Ganser-Syndrom. Das Ganser-Syndrom stellt eine von Ganser (Ganser 1898) beschriebene »eigentümliche hysterische« Störung dar, bei der Betroffene durch ein »Vorbeiantworten« auffallen. Antworten auch auf einfachste Fragen werden verdreht in kindlich anmutender Form gegeben, obwohl sie verstanden wurden (Fiedler 1999). Das Ganser-Syndrom, stuporöse oder Trancezustände treten häufig in Kombination mit anderweitigen dissoziativen Störungen auf.

Dissoziative Identitätsstörung. Bei der dissoziativen Identitätsstörung treten unterschiedliche Persönlichkeitszustände auf, die jeweils als eigenständige Identitäten – zumeist mit unterschiedlichen Namen versehen – imponieren können. Die einzelnen Identitäten können sich unterscheiden im berichteten Alter und Geschlecht, in der Sprache, im kognitiven Niveau oder im Affektausdruck (Saß et al. 1996). Die unterschiedlichen Persönlichkeiten sind sich häufig der Existenz der anderen nicht oder nur sehr eingeschränkt bewusst.

Depersonalisations- und Derealisationssyndrom. Obwohl die ICD-10 das Depersonalisations- und Derealisationssyndrom getrennt von der Gruppe der dissoziativen Störungen bei den anderweitigen neurotischen Störungen der Gruppe F4 aufführt, stellt das Depersonalisations- und Derealisationserleben eine Kernsymptomatik dissoziativer Symptomatologie dar und wird daher im Folgenden aus inhaltlichen Gründen innerhalb der Gesamtgruppe der dissoziativen Bewusstseinsstörungen beschrieben. Das Depersonalisations- und Derealisationssyndrom ist gekennzeichnet durch persistierende oder wiederkehrende Episoden von Entfremdungserleben, die sich sowohl auf das Selbst (autopsychische Depersonalisation), den Körper (somatopsychische Depersonalisation) oder die Umwelt (Derealisation) beziehen können (Dilling et al. 1993; Klosterkötter 1988). Betroffene erleben ihr eigenes Denken, ihre Vorstellungen oder Erinnerungen als fremd und unbekannt. Auch wird ein Gefühl der Trennung von Teilen des Körpers (»losgelöst«) oder eine Entfremdung von Emotionen berichtet, was zu roboterhaftem Empfinden führen kann. Der Verlust bzw. die Einschränkung der willentlichen Kontrolle über die eigenen Gefühle, Gedanken, Impulse und Handlungen wird als passives Beeinflussungserlebnis bzw. als Interferenzerfahrung beschrieben (Putnam 1997). Die Realitätsprüfung bleibt jedoch intakt, die angstinduzierende Qualität von Depersonalitätserfahrungen führt zur Sorge der Patienten »verrückt« zu sein (Hoffmann u. Eckhardt-Henn 2001). Derealisationsphänomene treten häufig gemeinsam mit Depersonalisationsphänomenen auf und werden von Betroffenen als eine Entfremdung von der Umwelt beschrieben, die sie plötzlich als fremd, unbekannt oder verändert wahrnehmen.

20.1.2 Häufigkeit

Die Prävalenz dissoziativer Bewusstseinsstörungen kann aufgrund unzureichender epidemiologischer Studien bisher nur sehr eingeschränkt beurteilt werden (Maldonado et al. 1998; Putnam 1997). Dimensionale Erhebungsmethoden weisen auf eine hohe Prävalenz einzelner Symptome aus dem Gesamtspektrum dissoziativer Bewusstseinsstörungen sowohl in der Allgemeinbevölkerung als auch in klinischen Stichproben hin (Brunner et al. 1999); jedoch erfüllen nur wenige die kategoriale Zuordnung zu einer Diagnose nach der ICD-10 oder dem DSM-IV.

In der bevölkerungsrepräsentativen Stichprobe 14- bis 24-Jähriger von Lieb et al. (1998) wiesen 0,28% eine dissoziative Störung (Lebenszeitprävalenz) auf, wobei ausschließlich die Häufigkeit von Schwäche-/Ohnmachtsanfällen, Bewusstseinsverlusten und Amnesien erhoben wurde. Prävalenzraten innerhalb erwachsenenpsychiatrischer Inanspruchnahmepopulationen lagen zwischen 5 und 8% (Friedl u. Draijer 2000; Gast et al. 2001). Die Prävalenz dimensional erfasster dissoziativer Symptome wurde überwiegend unter dem Einsatz von Screening-Fragebögen (»Dissociative Experiences Scale«) sowohl in umfangreichen klinischen als auch nichtklinischen Stichproben bestimmt (Brunner et al. 1999; Putnam et al. 1996).

In jugendpsychiatrischen Populationen zeigten bis zu 20% der Patienten ein diagnoseübergreifendes klinisch bedeutsames Ausmaß an dissoziativen Erlebens- und Verhaltensmustern (Armstrong et al. 1997; Brunner et al. 1999). Untersuchungen an Jugendlichen der Allgemeinbevölkerung zeigten einen Anteil von 10–15% pathologischer dissoziativer Symptome (Brunner et al. 1999). In erwachsenenpsychiatrischen Populationen wurde ebenso eine diagnoseübergreifende Häufigkeit bei ca. 20% des Patientengutes gefunden, in der Allgemeinbevölkerung bis zu 10% (Brunner et al. 1999; Freyberger et al. 1998; Putnam et al. 1996).

Bei der dimensionalen Untersuchungsmethodik konnten sowohl im Jugendalter als auch im jungen Erwachsenenalter keine geschlechts-, alters- oder bildungsabhängige Einflüsse auf das Ausmaß der dissoziativen Erlebens- und Verhaltensmuster erhoben werden (Armstrong et al. 1997; Brunner et al. 1999; Putnam 1997).

20.1.3 Klinische Symptomatik

Dissoziative Bewusstseinsphänomene sind auch dann klinisch bedeutsam, wenn sie nicht den Schweregrad erreichen, der eine kategoriale Diagnosezuordnung ermöglicht.

! Gerade im Kindesalter kann die Zuordnung dissoziativer Symptome und Verhaltensmuster in den physiologischen oder pathologischen Bereich Probleme bereiten.

So gelten exzessive Fantasietätigkeit oder imaginäre Spielgefährten als physiologische entwicklungsbedingte Phänomene, die keinen pathologischen Charakter besitzen. Ähnliche Phänomene beim Erwachsenen jedoch müssten als Hinweis für einen drohenden Realitätsverlust eingestuft werden (Putnam 1996). Im Kindesalter können imaginäre Spielgefährten und exzessive Tagträume jedoch auch eine pathologische Bedeutsamkeit erreichen, wenn sie so intensiv ausgelegt werden, dass sie mit psychosozialen Funktionseinschränkungen einhergehen. Insbesondere in der Altersperiode von 5–6 Jahren finden sich bei 30–60% aller normalen Kinder vorübergehend imaginäre Begleiter, wobei der Anteil der Mädchen den der Jungen übersteigt (Sanders 1992).

Tranceartige Zustände, aber auch das völlige Aufgehen in einem Spiel oder einer anderwertigen Beschäftigung sowie lebhafte systematisierte Fantasietätigkeit finden sich im Spektrum physiologischer kindlicher und jugendlicher Verhaltensweisen. Auch das vorübergehende Auftreten von Depersonalisationserfahrungen wird im Jugendalter als ein entwicklungstypisches Phänomen betrachtet (Putnam 1997; Resch 1999). Das Auftreten von dissoziativen Amnesien, Fuguezuständen oder Trance- und Besessenheitszuständen wurde im Jugendalter sehr selten beobachtet. Amnesien betreffen zumeist biographisch bedeutsame oder traumatische Ereignisse, die nur zum Teil oder gänzlich nicht erinnert werden können. Die Spannbreite der Erinnerungsdefizite kann sich auf einige Stunden oder Tage beziehen oder ganze Zeiträumen (Jahresabschnitte) umfassen. Das Ausmaß der Amnesien kann von Tag zu Tag variieren und bei verschiedenen Untersuchern unterschiedlich ausgeprägt ausfallen (Remschmidt et al. 2001).

Eine vermehrte Selbstbeobachtung, die als Versuch zu werten ist, im Rahmen der Bewältigung von Entwicklungsaufgaben unterschiedliche Selbstaspekte zu integrieren, kann vorübergehend zu Identitätskonfusion oder Identitätsalteration im Jugendalter führen (Harter 1986; Resch 1999). Überdauernde Identitätskonfusionen nehmen schließlich den Charakter einer dissoziativen Identitätsstörung an. Solche Identitätskonfusionen sind durch das subjektive Gefühl von Unsicherheiten und Konflikten hinsichtlich der eigenen Identität der betroffenen Person gekennzeichnet. Menschen mit Identitätskonfusion beschreiben einen ständigen inneren Kampf um die eigene innere Ordnung. Ihnen schweben Bilder von Wut, Konflikten oder Gewalt vor. Demgegenüber ist die Identitätsalteration durch einen Wechsel der Identität der Person gekennzeichnet, der nicht nur von innen fühlbar, sondern auch von außen erkennbar wird, da sich das Verhalten der betroffenen Person plötzlich verändert. Man spricht heute nach einem modifizierten Konzept der »multiplen Persönlichkeit« von einer dissoziativen Identitätsstörung, die durch ein »switching behavior« zwischen Persönlichkeitsanteilen gekennzeichnet ist, wobei jedoch entgegen früheren Auffassungen die Kernidentität erhalten bleibt (Putnam 1997).

Komorbidität

Dissoziative Symptome und Syndrome aus der Gruppe der dissoziativen Bewusstseinsstörungen sind häufig vergesellschaftet mit anderweitigen stressbezogenen psychiatrischen Krankheitsbildern.

Die peritraumatische dissoziative Symptomatik bildet neben den physiologischen Reaktionen auch die Kernsymptomatik der **akuten Belastungsreaktion,** wie sie in der ICD-10 und im DSM-IV definiert wird (Dilling et al. 1994; Saß et al. 1996). Anhaltende dissoziative Erlebens- und Verhaltensmuster sind ebenso charakteristisch bei Patienten mit einer posttraumatischen Belastungsstörung (van der Kolk 1994). Eine besonders hohe Assoziation mit dissoziativen Symptomen zeigt die **Borderlinepersönlichkeitsstörung** sowohl im Erwachsenen- als auch im Jugendalter, sie gilt in diesem Zusammenhang auch als Prädiktor für das Auftreten selbstschädigender Verhaltensweisen, insbesondere des repetitiven selbstverletzenden Verhaltens (Brunner et al. 2001; Shearer 1994; Zanarini et al. 2000; s. auch Abschn. 19.4). Erwachsene Patienten mit dissoziativen Störungen vom körpersymptomatischen Typus wiesen im Vergleich mit einer Gruppe anderweitiger psychiatrischer Störungen auch ein vermehrtes Ausmaß an dissoziativen Erlebnismustern auf (Spitzer et al. 1999).

20.1.4 Diagnostische Leitlinien und Differenzialdiagnosen

Die diagnostische Erfassung der häufigsten Störungen in der Reihe der dissoziativen Bewusstseinsstörungen – der Amnesien und der Depersonalisations- und Derealisationsstörung – basiert auf dem subjektiven Bericht des Patienten. Hingegen sind die dissoziative Fugue und die dissoziative Identitätsstörung auch durch abnorme Verhaltensmuster gekennzeichnet, die zusammen mit dem Selbstbericht des Patienten zur Diagnosesicherung führen können. Während im Bereich einzelner Störungen aus dem Spektrum der dissoziativen Bewusstseinsstörungen (Fugue- und stupuröse Zustände) der abrupte Wechsel zwischen Beginn und Ende der Symptomatik charakteristisch erscheint, stellen die Gedächtnissymptome, das Entfremdungserleben und die Identitätskonfusionen bzw. -alterationen häufig eine überdauernde belastungsunabhängige Dissoziationsneigung dar, die unter Stresserfahrungen weiter aggravieren kann.

Als allgemeine Kriterien für die Diagnosestellung gelten in der ICD-10 der Ausschluss des Vorliegens einer die Symptomatik verursachenden körperlichen Erkrankung sowie der Nachweis eines überzeugenden zeitlichen Zusammenhangs zwischen der dissoziativen Symptomatik und belastenden Ereignissen, Problemen oder Bedürfnissen (Dilling et al. 1993). Im DSM-IV stellt die Depersonalisationsstörung eine eigenständige Diagnose in der Gruppe der dissoziativen Störungen dar, während die ICD-10 eine gemeinsame Diagnose für das Depersonalisations- und Derealisationserleben bildet und sie in die Kategorie der sonstigen neurotischen Störungen (F48) eingruppiert.

Die wichtigsten somatischen und psychiatrischen Differenzialdiagnosen der dissoziativen Bewusstseinsstörungen sind in folgender Übersicht aufgeführt.

Differenzialdiagnosen der dissoziativen Bewusstseinsstörungen

- Aufmerksamkeits-/Hyperaktivitätsstörungen
- Störung des Sozialverhaltens
- Depressiver Stupor
- »Rapid cycling« bei bipolaren Störungen
- Schizophrenie und andere psychotische Störungen

▼

- Borderlinepersönlichkeitsstörung
- Posttraumatische Belastungsstörung
- Akute Belastungsstörung
- Substanzmissbrauch
- Simulation

Die differenzialdiagnostische Abgrenzung gegenüber psychotischen Störungen – insbesondere wenn die dissoziative Symptomatik mit einer Borderlinepersönlichkeitsstörung assoziiert ist – ist nicht selten schwierig und kann zu weitreichenden therapeutischen Fehlentscheidungen führen (Brunner et al. 2000a; Ross et al. 1990). Das Fehlen formaler Denkstörungen und die »Ich-dystone« Wahrnehmung der Symptomatik sind für eine dissoziative Störung charakteristisch. Auch stellt die affektive Instabilität gegenüber der Negativsymptomatik bei schizophrenen Störungen ein wichtiges differenzialdiagnostisches Kriterium dar (Brunner u. Resch 2002; Steinberg 1995).

20.1.5 Ätiopathogenese

Psychodynamische Einflüsse

Die Entwicklung des dissoziativen Symptomenkomplexes wurde ausführlich im entwicklungspsychopathologischen Paradigma interpretiert (Resch 1999; Resch et al. 1998). Durch wiederholte Traumata und das Fehlen von protektiven Faktoren und sozialer Unterstützung erlebt das Kind Symptome einer posttraumatischen Stressverarbeitung, die bei anhaltender Traumatisierung in ein komplexes dissoziatives Muster mit Amnesien, tranceartigen Zuständen, schnellem Wechsel von Stimmungen und Verhaltensweisen, Störungen der Affektregulation, Aufmerksamkeits- und Gedächtnisbeeinträchtigungen als Abwehr- und Bewältigungsstil münden (Abb. 20.1).

! Dissoziative Phänomene in der Kindheit zeigen sich mehr als normative Reaktionen auf Trennungen und Stresserfahrungen, während eine dissoziative Symptomatologie in der Adoleszenz und im jungen Erwachsenenalter eher als Ausdruck einer manifestierten Psychopathologie anzusehen ist (Ogawa et al. 1997).

Kinder mit dem Bindungstyp D (disorganisierter Bindungstyp) wachsen gehäuft bei Müttern auf, die selbst dissoziative Erlebens- und Verhaltensmuster aufweisen (Main u. Morgan 1996). Die dissoziativen Muster der Eltern scheinen das Kind mit sprunghaften und unberechenbaren Handlungen und affektiven Zuständen zu konfrontieren, in deren Folge ein erlebnisbezogenes Lernen aus kontingenten Interaktionen mit den Eltern erschwert ist. Diese Anpassungsmechanismen an das Verhalten der Eltern führen dann zu einer Störung in der Entwicklung metakognitiver Funktionen, durch die der Aufbau des Selbstkonzeptes erschwert und die Entwicklung dissoziativer Mechanismen beim Kind begünstigt wird (Resch 1999).

Neurobiologische Mechanismen

Forschungsergebnisse zum Zusammenhang von Stress und Gedächtnis stehen im Mittelpunkt der aktuellen ätiopathogenetischen Modelle der dissoziativen Störungen vom Bewusstseinstypus (Fiedler 1999). Neben strukturellen morphologischen Veränderungen, insbesondere in den gedächtnisrelevanten Hirnarealen, werden insbesondere auch die Auswirkungen von Neurotransmittern und Neuropeptiden im Rahmen von Stressreaktionen auf die Gedächtnisfunktionen diskutiert (Kapfhammer 2001). Auch können bereits in der frühen Kindheit einsetzende Belastungserfahrungen (Gewalterfahrungen, pathologische Bindungserfahrungen) zu einer chronischen Fehlregulation von Stressantwortsystemen (z. B. Überproduk-

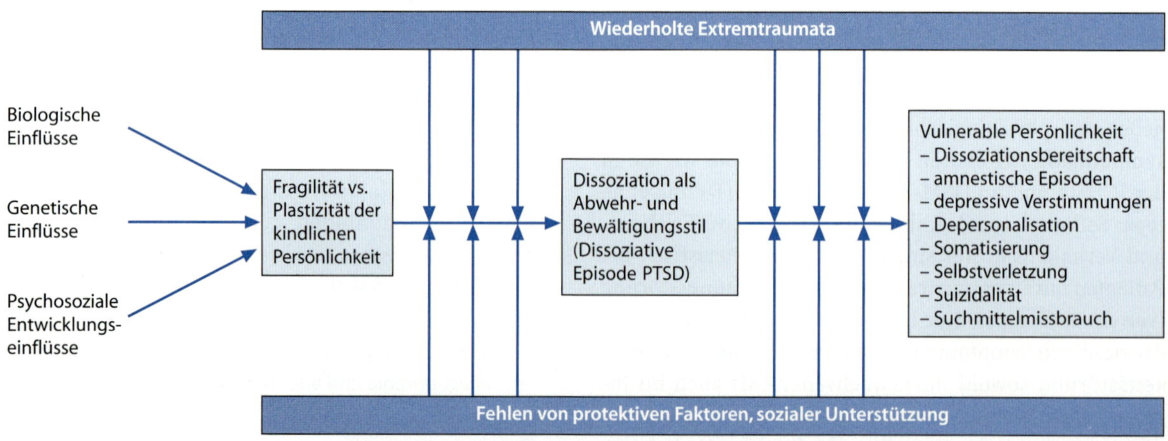

Abb. 20.1. **Auswirkungen von Extremtraumata und Fehlen von protektiven Faktoren und sozialer Unterstützung auf Kinder**

tion von Katecholaminen und Steroiden) führen, die über eine Störung der Hirnreifung auch überdauernde strukturelle kortikale Schädigungen verurachen können (De Bellis et al. 1999; Glaser 2000).

Dissoziative Symptome der Wahrnehmung wie Veränderungen im Zeiterleben, in der visuellen Wahrnehmung, der Kontextwahrnehmung, der Popriozeption und Schmerzwahrnehmung stehen in einer engen Verbindung mit funktionellen Störungen des Thalamus (Kapfhammer 2001). Diese Störungen können ausgelöst werden durch Schlafentzug, eine gesteigerte affektive Anspannung bei Stresserfahrungen oder auch durch epileptische Erkrankungen. Bei Patienten mit einer Temporallappenepilepsie sind insbesondere dissoziative Symptome im Sinne ausgeprägter Depersonalisations- und Derealisationssymptomatiken sowie auch akustische und visuelle Halluzinationen berichtet worden.

! Ausgeprägte affektive Anspannungen können dazu führen, dass eine kohärente Integration sensorischer Informationen nicht mehr gelingt und nicht nur dissoziative Phänomene im Sinne von Depersonalisationserfahrungen generiert werden, sondern auch grundlegende Veränderungen im Selbst- und Identitätsgefühl entstehen können (Kapfhammer 2001; Krystal et al. 1998).

Eine mit Hilfe eines bildgebenden Verfahrens (PET) durchgeführte Untersuchung bei Patienten mit einer Depersonalisationsstörung zeigte im Vergleich mit gesunden Probanden eine funktionale Abnormalität sensorischer Ariale des Kortex (visuell, akustisch, somatosensorisch) und weiterer Areale, die für die Wahrnehmung eines integrierten Körperschemas verantwortlich sind. Diese Ergebnisse könnten das neurale Substrat der subjektiven Erfahrung von Patienten mit Depersonalisationserlebnissen darstellen (Simeon et al. 2000).

Genetische Einflüsse

Genetische Einflüsse auf den Zusammenhang zwischen einer Dissoziationsneigung und spezifischen Persönlichkeitsfaktoren (kognitive Dysregulation unter Stress und Affektlabilität) konnten nachgewiesen werden, sodass möglicherweise die den spezifischen Persönlichkeitsfaktoren zugrunde liegenden genetischen Faktoren ebenso die Dissoziationsneigung beeinflussen könnten (Jang et al. 1998).

20.1.6 Risikofaktoren

Die Bedeutung traumatischer Lebenserfahrungen in der Genese dissoziativer Störungen ist bei Kindern, Jugendlichen und Erwachsenen mit dissoziativen Störungen umfangreich untersucht worden, während entwicklungspsychologische Faktoren im Zusammenhang mit Alter, Geschlecht und kognitiver Entwicklung sowie mögliche genetische, kulturelle oder familiäre Einflüsse nur unzureichend erforscht wurden (Putnam 1997).

! Die ätiologische Bedeutung traumatischer Erlebnisse in der Genese dissoziativer Störungen ist evident (Putnam 1995).

Sexuelle Traumatisierungen und emotionale, elterliche Vernachlässigungen stellen nach mehreren Studien (Brunner et al. 2000b; Chu u. Dill 1990; Sanders u. Giolas 1991) die bedeutsamsten Prädiktoren für die Ausbildung eines pathologischen Ausmaßes an dissoziativen Reaktionsmustern bei jugendlichen Patienten dar; jedoch wurde die Bedeutung umschriebener oder chronischer sexueller Traumatisierungen überschätzt (Merckelbach u. Muris 2001). Durch jüngere Untersuchungen (Brunner et al. 2000b; Irwin 1999; Simeon et al. 2001), die das weite Spektrum potenziell traumatogener Faktoren wie z. B. emotionale Vernachlässigung und andere Life events mit einschlossen, konnte das Ausmaß an dissoziativem Erleben nicht eindeutig auf den Schweregrad der traumatischen Erfahrungen bezogen werden. Insbesondere der Risikofaktor der emotionalen Vernachlässigung und das Ausmaß des psychischen Beschwerdedruckes durch eine psychiatrische Erkrankung selbst schien für die Entwicklung einer dissoziativen Symptomatik ebenso pathogenetisch bedeutsam (Mulder et al. 1998; Prohl et al. 2001).

20.1.7 Prognose und Verlauf

Der Verlauf dissoziativer Bewusstseinsstörungen im Kindes- und Jugendalter ist beinahe unbekannt, auch fehlen bisher Verlaufsstudien, die Veränderungen im Ausmaß dissoziativer Erlebens- und Verhaltensmuster im spontanen Verlauf oder in Abhängigkeit von Therapieeinflüssen untersucht haben. Im Bereich der Bewusstseinsstörungen wird der Verlauf nur aus wenigen deskriptiven Fallstudien berichtet, zumeist bei Kindern mit einer dissoziativen Identitätsstörung (Putnam 1997). Als gesicherte Erkenntnis gilt, dass das Ausmaß an dissoziativen Erfahrungen zum Zeitpunkt des Erlebens des Traumas (die sog. peritraumatische Dissoziation) einen starken Prädiktor für die Entwicklung und Aufrechterhaltung einer posttraumatischen Belastungsstörung darstellt (Bremner u. Brett 1997; Ehlers et al. 1998). Nicht nur das unmittelbare Ausmaß des peritraumatischen dissoziativen Erlebens, sondern insbesondere ein nach der Konfrontation mit dem Trauma anhaltendes dissoziatives Erleben scheint einen wesentlichen Prognosefaktor für die Ausbildung einer posttraumatischen Belastungsstörung darzustellen (Murray et al. 2002).

20.1.8 Therapie

Bei den dissoziativen Bewusstseinsstörungen nimmt vor allem der Umgang mit akuten oder zurückliegenden dramatischen Lebenserfahrungen einen zentralen Stellenwert ein (Eckhardt u. Hoffmann 1997). Leider ist keine der Behandlungsmethoden für dissoziative Bewusstseinsstörungen bisher einer empirischen Überprüfung unterzogen worden (Maldonado et al. 1998). Häufig ist die dissoziative Bewusstseinsstörung in einem Gesamtkomplex einer posttraumatischen Symptomatik mit Affektregulationsproblemen eingebettet, daher scheint es schwierig, eine auf die dissoziative Symptomatik isoliert ausgerichtete spezifische Behandlung zu etablieren.

! Eine Reduktion der Dissoziationsneigung ist vor allem deswegen ein wichtiges therapeutisches Ziel, da diese häufig zum Ausgangspunkt behavioraler Dysregulation mit selbstschädigenden Verhaltensweisen werden kann.

Im Bereich des psychotherapeutischen Zugangs haben sich kombinierte psychodynamische und kognitiv verhaltenstherapeutische Behandlungsmaßnahmen als erfolgreich erwiesen – wie sie vor allem in der Behandlung von Patienten mit Borderlinepersönlichkeitsstörungen zur Anwendung kommen (Bohus u. Schmahl 2001; Linehan 1993). Zu Beginn der Behandlung stehen Maßnahmen zur Stressreduktion im Mittelpunkt, wodurch eine Reduktion der Dissoziationsbereitschaft erzielt werden soll. In der darauffolgenden Stabilisierungsphase wird im Rahmen der dialektisch-behavioralen Therapie auf die Steigerung der Affekttoleranz besonderer Wert gelegt. Dies soll durch eine differenziertere Wahrnehmung und Verbalisierung von Gefühlszuständen und deren Bewertung ermöglicht werden.

! Durch kognitive Strategien gekennzeichnete Verfahren zur Emotionsregulierung und Verbesserung der Stressbewältigung nehmen im verhaltenstherapeutischen Zugang einen besonderen Stellenwert ein.

Häufig werden selbstschädigende Verhaltensweisen zur kompensatorischen Affektregulation eingesetzt. Daher erscheinen Stärkungen der internalen Affektregulationsmechanismen als wichtige Voraussetzung zur Behandlung derselben. Solche Affektmanagementstrategien (Bohus u. Schmahl 2001; Wolfsdorf u. Zlotnick 2001) beinhalten das Erlernen von Konfliktlösungskompetenzen wie sozialem Kompetenztraining, Entspannungsverfahren, Stimulusprävention und -desensibilisierung, kognitive Umstrukturierung, Krisenplanung und allgemeine Maßnahmen der Selbstfürsorge. Im einzeltherapeutischen Setting wird versucht einen Rahmen zu schaffen, der angstmindernd wirkt und auf diese Weise auch beim affektdysregulierten Patienten eine emotionale Balance ermöglicht.

Zu Beginn der Therapie sollte auf eine Konfrontation mit biographischen traumatischen Erlebnissen vorerst verzichtet werden, da diese vor Etablierung einer sicheren Beziehung mehr zu Hilflosigkeitsgefühlen und Affektüberflutungstendenzen Anlass geben und die Gefahr in sich bergen, erneut dissoziative Zustände zu induzieren (Brunner et al. 1996). Häufig führen Gefühle des Kontrollverlustes zum Rückzug aus der Therapie, wodurch nicht selten ein genereller Rückzug auf pathogene familiäre Bindungen erfolgt.

! Die Behandlung primärer dissoziativer Symptome sowie des assoziierten Symptomenkomplexes bei Kindern und Jugendlichen kann ohne Bezugnahme auf die familiären Lebensumstände nicht gelingen.

Die empirischen Ergebnisse zeigen, dass betroffene Kinder und Jugendliche häufig mit vernachlässigenden oder misshandelnden Familienmitgliedern weiterhin konfrontiert sind oder aber zum Teil Eltern oder Geschwistern mit ausgeprägten psychopathologischen Symptomen gegenübergestellt sind (Putnam 1997). Wenn das familiäre Umfeld als überdauernder Stressor wirkt, kann dies dissoziative Erlebens- und Verhaltensmuster weiter unterhalten. Vor dem Hintergrund solcher kumulativer familiärer Belastungen sind dissoziative Störungen häufig mit schweren Beeinträchtigungen der Emotionsregulation und des Sozialverhaltens vergesellschaftet, sodass über die individuellen Hilfen hinaus nicht selten umfassende Behandlungsangebote mit institutionellen Hilfestellungen notwendig werden.

20.2 Dissoziative Störungen vom körpersymptomatischen Typus

20.2.1 Definition und Klassifikation

Bei den dissoziativen Störungen vom körpersymptomatischen Typus (Konversionsstörungen) sind Störungen der Selbststeuerung charakteristisch, die sich in einem Kontrollverlust über Körperbewegungen und einer eingeschränkten Willensbildung äußern. Typisch ist das Auftreten von Symptomen oder Ausfällen, die willkürliche, motorische oder sensorische Funktionen betreffen und neurologische (»pseudoneurologische«) oder andere medizinische Krankheitsfaktoren nahe legen (Saß et al. 1996).

Die dissoziativen Störungen vom körpersymptomatischen Typus umfassen folgende Störungen (▶ s. auch Tabelle 20.1):

- dissoziative Bewegungsstörungen (F44.4),
- dissoziative Krampfanfälle (F44.5),
- dissoziative Sensibilitäts- und Empfindungsstörungen (F44.6),
- dissoziative Störungen (Konversionsstörungen) gemischt (F44.7).

Dissoziative Bewegungsstörung. Die dissoziative Bewegungsstörung ist gekennzeichnet durch einen vollständigen oder partiellen Verlust der Bewegungsfähigkeit, zumeist der oberen oder unteren Extremitäten. Es können verschieden stark ausgeprägt oder wechselnde Grade von Koordinationsstörungen (Ataxie) auftreten oder es kann eine Unfähigkeit bestehen, ohne Hilfe zu stehen (Astasie) oder zu gehen (Abasie). Auch die psychogene Dysarthrie und Aphonie wird den dissoziativen Bewegungsstörungen zugeordnet.

Dissoziative Krampfanfälle. Dissoziative Krampfanfälle können epileptischen Anfällen sehr ähnlich sein, jedoch sind epilepsietypische Merkmale wie Zungenbiss, Urininkontinenz oder Verletzung beim Sturz sehr selten. Statt eines Bewusstseinsverlustes sind stuporöse Zustände charakteristisch.

Dissoziative Sensibilitäts- und Empfindungsstörungen. Dissoziative Sensibilitäts- und Empfindungsstörungen sind gekennzeichnet durch einen teilweisen oder vollständigen Verlust aller normalen Hautempfindungen an Körperteilen oder am ganzen Körper (Hypo-, Hyper- oder Parästhesien). Seh-, Hör- oder Riechverluste sind typischerweise selten vollständig, bei Sehbeeinträchtigungen wird von Patienten häufig eine Gesichtsfeldeinschränkung im Sinne eines »Tunnelsehens« angegeben (Dilling et al. 1993).

Dissoziative Störung, gemischt. Da häufig eine Kombination aus mehreren körpersymptomatischen dissoziativen Störungen vorliegt wurde eine eigenständige Diagnose »dissoziative Störung, gemischt« gebildet.

20.2.2 Häufigkeit

Nach den Ergebnissen einer bevölkerungsrepräsentativen Stichprobe weisen 0,35% der 14- bis 24-Jährigen eine dissoziative Störung vom konversionsneurotischen Typus auf (Lieb et al. 1998). Das Auftreten der Konversionssymptome und der dissoziativen Symptome zeigt eine signifikante Geschlechtsverteilung zugunsten eines vermehrten Auftretens bei weiblichen Jugendlichen und jungen Erwachsenen. Ein Auftreten von körpersymptomatischen dissoziativen Störungen vor dem 9. Lebensjahr wird selten beobachtet. Untersuchungen in kinder- und jugendpsychiatrischen Populationen wiesen ein Geschlechterverhätnis von 4/5:1 zugunsten der Mädchen auf, es dominieren im Gesamtspektrum der Konversionsstörungen die dissoziativen Bewegungsstörungen (v. a. Lähmungen und Gangstörungen) und Krampfanfälle (Lehmkuhl et al. 1989; Steinhausen et al. 1989).

20.2.3 Klinische Symptomatik

Dissoziative Störungen vom körpersymptomatischen Typus können sich auf vielfältige Weise manifestieren. Typischerweise umfassen sie Symptome, die im Bereich der Bewegung und der Sinnesempfindungen liegen und eine neurologische Erkrankung nahe legen.

Paresen. So treten Paresen zumeist als Para- oder Hemisymptomatik auf, sie können jedoch auch Mono- oder Tetrasymptomatiken bilden. Der Grad der Lähmung reicht von partieller Schwäche bis zu vollständiger Schlaffheit, die Symptomatik kann mit Zittern oder Schütteln der betroffenen Extremitäten verbunden sein. Das Auftreten von einer **Astasie** bzw. **Abasie** sowie anderer Gangstörungen ist charakteristisch, wobei nicht selten choreatische oder athetotische Bewegungsmuster vorherrschen können. Um eine Unterstützung für ihre Schwäche oder Gleichgewichtsstörung zu erhalten, lehnen sich die Patienten gerne an eine Bezugsperson an (Egle u. Ecker-Egle 1998). Die Remission der Symptomatik ist häufig zügig, jedoch können schwere Formen von Astasie oder Abasie in vorübergehender Immobilität mit Rollstuhlpflichtigkeit aufgehen. Symptomverstärkungen und Fluktuationen der Symptomatik in emotional belastenden Situationen sind charakteristisch, wobei es unter Anwesenheit von Publikum zur Verstärkung, unter Ablenkung jedoch zu einer Abschwächung der Symptomatik kommt (Egle u. Ecker-Egle 1998).

Aphonie und psychogene Dysphonie. Auch die Aphonie und die psychogene Dysphonie zählen zu den dissoziativen Bewegungsstörungen, wobei es zumeist plötzlich zu einem vollständigen Verlust der Stimme kommen kann. Neben einer Kommunikation in Form von Flüstern (hypofunktionelle Dysphonie), mühsamen Artikulationen mit gequält wirkender stöhnender Stimme (hyperfunktionelle Dysphonie) wird auch ein mutistisches Sprachverhalten (Aphonie) beobachtet, typischerweise unternimmt der Patient keine Anstrengung sich sprachlich zu äußern (Egle u. Ecker-Egle 1998).

Dissoziative Krampfanfälle. Dissoziative Krampfanfälle zeigen eine große Bandbreite zwischen Ohnmachten, tonisch-klonischer Symptomatik, die einen Grand-mal-Anfall imitieren bis hin zu sehr dramatischen Ausdrucksformen wie dem »Arc de cercle« (massives Überstrecken des ganzen Körpers mit nach oben gerichteten Körperbogen). Diese und ähnliche dissoziative Krampfanfälle imitieren in ihrem Ausdruck nicht selten einen Sexualakt bzw. die Abwehr eines Sexualaktes. Typisch sind jedoch auch Ohnmachtsanfälle, bei den die Patienten auf den Boden »gleiten«, sich zumeist keine Verletzungen zuziehen und keine konvulsiven Bewegungen zeigen. Die Patienten zeigen zumeist eine vollständige oder partielle Amnesie für die Dauer des Anfalls, dieser geht auch in Abgrenzung zu einem epileptischen Anfall nicht mit einem Bewusstseinsverlust einher und zeigt eher das Bild eines dissoziativen Stupors. Anfälle können jedoch auch durch ein initial heftiges Atmen bis hin zur Hyperventilation oder auch durch eine als Wutanfall imponierende Symptomatik mit Schreien oder abwehrenden/sich verteidigenden Bewegungen gekennzeichnet sein (Egle u. Ecker-Egle 1998).

Hautempfindungsstörungen und Visusbeeinträchtigungen. Hautempfindungsstörungen und Visusbeeinträchtigungen dominieren im Bereich dissoziativer Sensibilitäts- und Empfindungsstörungen. Häufig geben die Patienten anästhetische Hautareale an, die jedoch typischerweise nicht den neurologisch definierten Segmenten entsprechen. Über abwechselnde oder zusätzlich auftretende Parästhesien wird geklagt. Bei Kindern und Jugendlichen wurde ein vollständiger Verlust der Sehfähigkeit nur selten beschrieben, häufiger wurden tunnelartige Gesichtsfeldeinschränkungen, ein verschwommenes Sehen und ein Verlust der Sehschärfe berichtet (Wynick et al. 1997). Das Phänomen der »belle indifférence« ist dadurch gekennzeichnet, dass bei körpersymptomatischen Störungen häufig nur ein geringer Leidensdruck im Kontrast zur Schwere der Symptomatik besteht. Trotz einer häufig schnellen Remission oder Teilremission der Symptomatik finden sich chronifizierende Formen oder Übergänge in andere Symptombilder innerhalb der Gruppe der dissoziativer Störungen.

Komorbidität

Nach einer Übersicht verschiedener Studien zum Verlauf dissoziativer Störungen vom körpersymptomatischen Typus weisen 11,5–37,8% eine komorbide psychiatrische Störung auf, wobei Angststörungen dominieren (Jans u. Warnke 1999). Studien bei erwachsenen Patienten (Spitzer et al. 1994) mit dissoziativen Störungen vom körpersymptomatischen Typus zeigen eine hohe Komorbidität mit Angststörungen, depressiven Störungen und somatoformen Störungen sowie eine ausgeprägte Komorbidität mit Persönlichkeitsstörungen vom Cluster B (emotionale Instabilität) und C (ängstlich vermeidende) (vgl. Jans u. Warnke 1999). Bei Patienten mit dissoziativen Krampfanfällen und Sehstörungen sind gehäuft zwanghafte Persönlichkeitszüge berichtet worden (Lancman et al. 1994; Wynick et al. 1997). Das komorbide Auftreten schwerer depressiver Störungen bei dissoziativen Krampfanfällen steht nach einer Studie von Wyllie et al. (1999) in einem engen Zusammenhang mit dem Erleben schwerer Belastungen (meist sexueller Missbrauch), während sich für das komorbide Auftreten von Trennungsängstlichkeit und Schulvermeidung ein Zusammenhang mit geringeren psychosozialen Stressoren nachweisen lässt.

20.2.4 Diagnostische Leitlinien und Differenzialdiagnosen

Das DSM-IV fasst im Gegensatz zur ICD-10-Klassifikation alle Störungen vom körpersymptomatischen Typus (F44.4–44.6) in der Gruppe der somatoformen Störungen (300.11) zusammen. Der Ausschluss einer der Symptomatik zugrunde liegenden körperlichen Erkrankung und der Nachweis eines Zusammenhanges der Exazerbation der Symptomatik im Zusammenhang mit belastenden Ereignissen und Konflikten wird in beiden Klassifikationssystemen als allgemeines Diagnosekriterium gefordert.

In der klinischen Untersuchung lassen sich dissoziative Störungen bereits häufig von neurologischen Erkrankungen dadurch abgrenzen, dass sie sich nicht an den morphologischen oder funktionellen anatomischen Bedingungen orientieren (z. B. nicht den Dermatomen entsprechende Sensibilitätsstörungen; Lähmungen erstrecken sich häufig nur über ein Gelenk, Schutzreflexe sind erhalten). Da alle Formen der körpersymptomatischen dissoziativen Störungen auch Ausdruck einer organischen Erkrankung sein können, ist häufig eine umfassende körperlich-neurologische Diagnostik erforderlich (s. auch Wewetzer u. Warnke 1999). Die wichtigsten somatischen Differenzialdiagnosen der körpersymptomatischen dissoziativen Störungen sind in folgender Übersicht aufgeführt.

Differenzialdiagnosen der körpersymptomatischen dissoziativen Störungen

- Myasthenia gravis, multiple Sklerose, Guillain-Barré-Syndrom
- Degenerative Erkrankungen der Basalganglien
- Polyneuropathien
- Myopathien
- Medikamentös bedingte extrapyramidale Symptome
- Zerebraler Insult, zerebelläre Störungen
- Anfallserkrankungen
- Tumoröse Erkrankungen

Insbesondere muss differenzialdiagnostisch das Vorliegen einer Temporallappenepilepsie bedacht werden. Die Durchführung von Video-EEG-Ableitungen sind häufig erforderlich (► s. Kap. 11). Bei Verdacht auf Vorliegen einer dissoziativen Störung sollte frühzeitig im Sinne einer Einstatt Ausschlussdiagnostik an eine Einbeziehung positiver Diagnosekriterien (s. folgende Übersicht), die für die Diagnose einer dissoziativen Störung sprechen, gedacht werden (Maisami u. Freeman 1987; Resch 1999; Strunk 1985).

Positive Kriterien für die Diagnose einer dissoziativen Störung (Resch 1999)

- Übernahme von Symptomen in Anlehnung an ein Modell
- »Belle indifférence«
- Gehäuftes Auftreten von psychosomatischen bzw. psychiatrischen Erkrankungen in der Herkunftsfamilie
- Coping-Verhalten bei früheren vorangegangenen organischen Erkrankungen
- Frühe Somatisierungsphänomene
- Organische Erkrankungen am, vor oder während des Beginns der dissoziativen Symptomatik
- Symptomwechsel, -ausdehnung oder -veränderung im Rahmen der medizinischen Untersuchungen
- Primärer und sekundärer Krankheitsgewinn
- Symbolgehalt bzw. Ausdrucksgehalt der Symptomatik
- Körperliche Belastungen durch Deformitäten oder bleibende Krankheitsfolgen
- Manipulative Handlungen bis hin zu selbstschädigenden Handlungen
- »Doctorshopping«
- Persönlichkeitsentwicklungsstörungen (vor allem emotional instabiler Typus)
- Traumatische Lebensereignisse

Die nicht seltene Koinzidenz einer neurologischen und dissoziativen Störung, z. B. bei einer Mischung von dissoziativen Krampfanfällen mit organisch bedingten epileptischen Anfällen (Hystero-Epilepsie) oder nur unzureichend erklärbare Schmerzsymptome und Funktionsausfälle nach initialen Minimaltraumen machen eine umfassende diagnostische Einschätzung erforderlich.

20.2.5 Ätiopathogenese

Psychoanalytische Ansätze

Bis zum Beginn der neuzeitlichen Traumaforschung, die sich in den vergangenen 20 Jahren unter Rückgriff auf das Dissoziationskonzept von Janet (1889) und Forschungen auf dem Gebiet der posttraumatischen Belastungsstörung zu einem psychobiologischen Ätiologiemodell dissoziativer Störungen entwickelt hat, stand ein psychoanalytisches Verständnismodell vor allem auch für die dissoziativen Störungen vom körpersymptomatischen Typus im Vordergrund (Fiedler 1999; Kapfhammer 2000). Freud sah die (hysterischen) Störungen vor allem im Zusammenhang mit motorischen, sensorischen und/oder charakterlichen Symptomen und fokussierte auf sein Konversionskonzept, in dem die Umkehrung eines seelischen Konfliktes in ein körperliches Symptom im Mittelpunkt stand. Frühere Hypothesen (McHugh 1995), die die Symptomatik als Ausdruck eines rein sekundären Krankheitsgewinnes – oder als vom Kliniker iatrogen induziert – betrachteten, konnten im Zuge der neuzeitlichen klinischen und grundwissenschaftlichen Forschungen im Bereich der dissoziativen Störungen endgültig verworfen werden.

Neurobiologische Mechanismen

Im Bereich der körpersymptomatischen dissoziativen Störungen konnten kürzlich erstmalig funktionale neuroanatomische Korrelate bei Patienten mit einer Pseudoparalyse ihrer Extremitäten erhoben werden (Spence et al. 2000; Vuilleumier et al. 2001). Als neuronale Korrelate dissoziativer Bewegungsstörungen konnten mit Hilfe bildgebender Verfahren (PET, fMRT) Störungen im Bereich der Basalganglien und des Thalamus identifiziert werden. Dissoziative Lähmungen könnten danach durch eine selektive Hemmung von motorischen Aktionen durch die Modulation spezifischer Systeme der Basalganglien und des Thalamus verursacht sein. Diese Hemmung wird möglicherweise durch außerhalb des Bewusstseins liegende bestimmte emotionale Stressoren (prozedurales emotionales Gedächtnis), die durch limbische Einflüsse von der Amygdala oder vom orbitofrontalen Kortex vermittelt sind, hervorgerufen (Vuilleumier et al. 2001). Eine verminderte Aktivität in den Basalganglien-Thalamus-Schaltkreisen könnte das motorische System in einen funktionalen Zustand versetzen, in dem durch eine Verschlechterung motorischer Handlungsbereitschaften ein abnormes, der normalen Willensbildung entzogenes Verhalten (wie z. B. Lähmungen der Extremitäten) resultiert (Vuilleumier et al. 2001).

Diese neurobiologischen Untersuchungsansätze könnten unter Einbeziehung der Erkenntnisse aus der Stressforschung die »unerklärliche« Störung zunehmend erklärbar machen und zu einer Entstigmatisierung dieser Patientengruppe beitragen (Resch u. Brunner 2002; Ron 2001).

20.2.6 Risikofaktoren

Die ätiologische Bedeutung von belastenden Lebensereignissen und Formen schwerwiegender Belastungen wie körperliche Misshandlungen und sexuelle Missbrauchserfahrungen sind auch in der Genese dissoziativer Störungen vom körpersymptomatischen Typus immer wieder hervorgehoben worden (Egle u. Ecker-Egle 1998; Shapiro u. Rosenfeld 1987). Insbesondere bei Patienten mit dissoziativen Krampfanfällen findet sich ein hoher Anteil von Patienten mit sexuellen Missbrauchserfahrungen (Campo u. Fritsch 1994).

Jedoch können für die Exazerbation dissoziativer Störungen auch chronisch überfordernde Umgebungseinflüsse (z. B. psychische Erkrankungen der elterlichen Bezugspersonen, Scheidungskonflikte, schulische Leistungsprobleme etc.) verantwortlich sein. Kurze Episoden dissoziativer Reaktionen stehen häufig im Zusammenhang mit Belastungen in entwicklungsspezifischen Schwellensituationen (Trennungen, Schulbeginn etc.). Elterliche Zurückweisungen und emotionale Vernachlässigungen schienen nach einer Studie von Binzer u. Eiseman (1998) einen besonderen Risikofaktor in der Pathogenese dissoziativer Bewegungsstörungen darzustellen. Untersuchungen bei erwachsenen Patienten mit dissoziativen Bewegungsstörungen zeigten eine hohe Vergesellschaftung mit depressiven Störungen, Persönlichkeitsstörungen und einer Vorgeschichte an mangelndem Schulerfolg (Binzer u. Eiseman 1998).

20.2.7 Prognose und Verlauf

Trotz hoher Raten an kurzfristigen Vollremissionen körpersymptomatischer dissoziativer Störungen erscheint die Langzeitprognose deutlich ungünstiger (Jans u. Warnke 1999). Nach kurz- bis mittelfristigen (1–3 Jahre) Katamneseintervallen zeigten nach einer Auswertung von zahlreichen Verlaufsstudien (Jans u. Warnke 1999) 14–54% der Patienten eine bei der Nachuntersuchung bestehende dissoziative Symptomatik oder Syndromatik. Auch nach einem langfristigen Katamneseintervall von 12 Jahren zeigten 22,2% der ehemals in der Frühadoleszenz behandelte Patienten mit einer Störung aus dem Gesamtspektrum der dissoziativen Störungen weiterhin eine dissoziative Störung (Schneck et al. 2002). Dreiviertel der Nachuntersuchten dieser Studie wiesen eine psychische Störung mit einem Schwerpunkt im Bereich der Angststörungen, somatoformen Störungen und Persönlichkeitsstörungen auf.

! Eine kürzere Symptomdauer bis zur Aufnahme einer fachspezifischen Behandlung scheint sowohl bei Kindern als auch bei erwachsenen Patienten mit einem günstigeren Krankheitsverlauf einherzugehen.

Ob Patienten mit einer Polysymptomatik gegenüber Patienten mit einer Monosymptomatik einen schlechteren Behandlungserfolg aufweisen, ist strittig (Goodyer u. Mitchell 1989; Jans u. Warnke 1999). Akut einsetzende dissoziative Reaktionen und umschriebene identifizierbare stressbesetzte Auslösesituationen scheinen als günstige Faktoren für den Behandlungserfolg zu gelten, während Behandlungsabbrüche sowie lange Anamnesen mit medizinischen und zum Teil chirurgischen Interventionen sich als ungünstige Prognosefaktoren erweisen (Jans u. Warnke 1999).

20.2.8 Therapie

Typischerweise werden dissoziative Störungen vom körpersymptomatischen Typus und somatoforme Beschwerdebilder initial in pädiatrischen bzw. neuropädiatrischen Abteilungen gesehen. Häufig erschwert das somatische Krankheitsverständnis der Eltern und/oder Patienten die Inanspruchnahme von kinder- und jugendpsychiatrischen Diensten.

Die Etablierung und Aufrechterhaltung eines therapeutischen Arbeitsbündnisses bildet die Voraussetzung für eine effektive Behandlung (Simon 1998). Ein solches therapeutisches Bündnis wird immer wieder durch unterschiedliche Krankheitsvorstellungen bei den Betroffenen bzw. ihren Eltern einerseits und dem ärztlich-psychotherapeutischen Team andererseits bedroht.

! Von fundamentaler Bedeutung erscheint die Anerkennung der vorgetragenen Symptomatik als real – unterschiedliche Auffassungen von der Genese der Symptome als somatisch oder psychisch stellen eine Barriere für eine erfolgreiche Behandlungsaufnahme dar (Campo u. Fritz 2001; Eminson 2001; Garralda 1999; Simon 1998).

Die körperliche Untersuchung sollte Prioritäten setzen. Bei Verdacht auf Vorliegen einer dissoziativen Störung ist eine frühzeitige Einbeziehung auch psychologischer Hypothesen erforderlich, da es nicht selten nach lang anhaltenden, z. T. invasiven Untersuchungen und der Mitteilung eines somatischen Negativbefundes bei den Eltern und Patienten zu einem berechtigten Zweifel bezüglich der Qualität und Intensität der körperlich-neurologischen Diagnostik kommt. Gerade der Verlust der Glaubwürdigkeit beim somatischen Mediziner als auch beim Psychiater bahnt Behandlungsabbrüche und die Wiederaufnahme von Untersuchungen bei anderen medizinischen Diensten.

Es ist wichtig, das somatische Krankheitskonzept der Eltern zu respektieren, jedoch ein Erklärungsmodell anzubieten, das auf Analogien bei anerkannten stressbezogenen körperlichen Störungen verweist (z. B. Magenschmerzen oder Kopfschmerzen) (Eminson 2001; Maisami u. Freeman 1987). Die gemeinsame diagnostische Einschätzung von Pädiatern und Kinderpsychiatern im Rahmen einer Feedback-Konferenz kann zur Vermeidung von Missinterpretationen oder verzerrten Darstellung über diagnostische Einschätzungen oder therapeutische Maßnahmen sinnvoll sein.

! Handelt es sich um chronifizierte Störungen mit z. T. erheblichen psychosozialen Funktionseinschränkungen, bleibt oft nur noch der stationäre Behandlungsrahmen.

Bei dissoziativen Bewegungsstörungen bewährt sich ein integratives Behandlungskonzept, das eine symptomorientierte Therapie, konfliktaufarbeitende Psychotherapie und milieutherapeutische Maßnahmen zu einem Ganzen zusammenführt (Campo u. Negrini 2000; Maisami u. Freeman 1987; Trott et al. 1996). Dem Kind soll durch das stationäre Setting einerseits Schutz, Zuwendung und ein Ausleben regressiver Bedürfnisse gestattet werden. Das Behandlungsteam soll schrittweise Anforderungen an den Patienten herantragen, um den sekundären Krankheitsgewinn zu minimieren. Ein ausgeprägtes Rückzugsverhalten verbunden mit einem primären oder sekundären Krankheitsgewinn macht verhaltenstherapeutische Maßnahmen im Sinne von Verstärkerplänen unerlässlich.

! Besonders günstig erscheint die Verbindung von aktiven und passiven symptomorientierten Behandlungsformen.

Als aktive Formen werden Bewegungsübungen (z. B. sukzessive Belastungen durch das Laufen an Krücken), Krankengymnastik und Körpertherapie angesehen. Diese zielen auf eine Symptomreduktion unter der Selbstkontrolle der Patienten unter Wahrung ihres Gesichtes (»escape with honour«) (Maisami u. Freeman 1987). Passive Therapieformen umfassen Massagen, Wärmebehandlungen, Reizstimulationen etc. und tragen einen zum Teil suggestiven Charakter, der auch teilweise regressiven Bedürfnissen Rechnung trägt.

Die angstmindernde konfliktaufarbeitende und stützende Psychotherapie in Form einer Einzel-, Familien- und Gruppentherapie dient dem Erkennen von auslösenden und krankheitsaufrechterhaltenden Faktoren, um Rezidive und Symptomverschiebungen vermeiden zu können.

Jene Konzepte, die im Bereich der dissoziativen Bewegungsstörungen erarbeitet wurden, sind in Abwandlung auch auf einen guten Teil der somatoformen und anderweitigen dissoziativen Störungen vom körpersymptomatischen Typus übertragbar.

20.3 Somatoforme Störungen

! Das gemeinsame Kennzeichen der somatoformen Störungen ist die wiederholte Präsentation von körperlichen Krankheitssymptomen, die eine medizinische Ursache nahe legen, aber nicht oder nicht vollständig durch ein organisches Korrelat das Ausmaß an körperlichen und seelischen Funktionseinschränkungen erklären können (Dilling et al. 1993).

Das Ausmaß und die Schwere der somatoformen Beschwerdebilder treten entlang eines Kontinuums von unerklärten, vorübergehenden Symptomen bis hin zu lang anhaltenden schweren Schmerzsyndromen auf. So ist auch die Abgrenzung von rekurrierenden Schmerzen wie z. B. Bauch- oder Kopfschmerzen und einer »kindlichen Schmerzstörung« unscharf; Übergänge sind fließend. Auch bei kindlichen rekurrierenden Bauch- oder Kopfschmerzen findet sich in den meisten Fällen kein im engeren Sinne organisches Korrelat. Die Diagnose »Migräne« geht zwar wahrscheinlich mit einer veränderten zerebralen Reagibilität im Sinne einer – wahrscheinlich genetisch mitbedingten – Vulnerabilität einher, hat aber auch kein mit Routineuntersuchungsmethoden einfach nachzuweisendes »organisches Korrelat«. So entscheidet letzlich das Ausmaß der sozialen und interaktionellen Folgen – wiederholte Arztbesuche trotz der Versicherung, dass keine »schlimme« Erkrankung zugrunde liegt, veränderte Familieninteraktionsmuster, die Schonung und Rückzug über Gebühr favorisieren etc. – sowie die Bedeutung psychischer Faktoren für Aufrechterhaltung und Wiederauftreten der Schmerzen darüber, ob ein rezidivierender Kopfschmerz noch als reine »Migräne« oder schon als »Schmerzstörung« auf dem Boden einer Migräne aufzufassen ist. Klare Kriterien zur Abgrenzung fehlen bisher.

Zahlreiche Untersuchungen der allgemeinmedizinischen Versorgung weisen auf hohe Prävalenzraten von somatoformen Beschwerden bzw. Störungen bei Kindern und Jugendlichen und Erwachsenen hin. Eine hohe Chronifizierungsneigung führt zusammen mit einem störungsspezifischen Krankheitsverhalten der Betroffenen (und ihrer elterlichen Bezugspersonen) zu einer wiederholt inadäquaten Inanspruchnahme medizinischer Dienste, die nicht nur hohe Kosten verursacht, sondern nicht selten auch mit iatrogenen Schädigungen einhergehen kann.

! Die mangelnde Krankheitseinsicht und die schwierige Arzt-Patient-Beziehung erschweren eine adäquate Diagnostik und die Einleitung fachspezifischer Behandlungen.

Somatoforme Störungen weisen eine ausgeprägte **Komorbidität** mit depressiven und Angststörungen auf. Für vorübergehende somatoforme Beschwerden können Belastungen wie entwicklungsspezifische Schwellensituationen ätiologisch bedeutsam sein, schwerwiegende und überdauernde Störungen sind häufig begleitet von ausgeprägten akut aufgetretenen oder chronifizierten belastenden Lebenserfahrungen. Im Kindes- und Jugendalter dominieren somatoforme Beschwerden, die mit Schmerzsensationen verbunden sind, sodass im Mittelpunkt dieses Kapitels die kindlichen Schmerzstörungen stehen.

20.3.1 Definition und Klassifikation

Fünf Hauptdiagnosen werden gemäß ICD-10 im Bereich der somatoformen Störungen klassifiziert (▶ s. auch Tabelle 20.1):
- Somatisierungsstörung (F45.0),
- undifferenzierte Somatisierungsstörung, (F45.1),
- hypochondrische Störung und körperdysmorphophobe Störung (F45.2),

- somatoforme autonome Funktionsstörung (F45.3),
- anhaltende somatoforme Schmerzstörung (F45.4).

Somatisierungsstörung. Die Somatisierungsstörung ist gekennzeichnet durch ein anhaltendes Muster von multiplen, wiederkehrenden und häufig wechselnden körperlichen Symptomen, für die keine medizinische Ursache trotz wiederholt durchgeführter Untersuchungen gefunden wurde. Die diagnostischen Kriterien der ICD-10 (Remschmidt et al. 2001) fordern das Vorhandensein von mindestens 6 Symptomen aus mindestens 2 verschiedenen Gruppen und insgesamt 4 Symptombereichen (gastrointestinale, kardiovaskuläre, urogenitale sowie Haut- und Schmerzsymptome). Eine lang anhaltende Vorgeschichte der Symptomatik von mindestens 2 Jahren, mehrfach durchgeführte ärztliche Konsultationen sowie die Nichtakzeptanz, dass keine ausreichende körperliche Ursache für die Beschwerden vorliegen, sind weitere Hauptkriterien dieser Störung.

Undifferenzierte Somatisierungsstörung. Die Diagnose einer undifferenzierten Somatisierungsstörung wird vergeben, wenn die Zeitdauer (mindestens 6 Monate), die Symptomvielfalt und die Häufigkeit der Arztbesuche nicht im für eine Somatisierungsstörung erforderlichen Ausmaß ausgepägt sind.

Hypochondrische Störung. Die hypochondrische Störung ist charakterisiert durch die übermäßige Beschäftigung mit der Angst, an einer ernsthaften körperlichen Erkrankung zu leiden. Die Befürchtung, an einer oder mehreren schweren und fortschreitenden körperlichen Erkrankungen zu leiden, hält trotz gegenteiliger medizinischer Befunde beharrlich an. Typisch ist häufig eine nur vorübergehende Akzeptanz des fehlenden Nachweises einer körperlichen Erkrankung, meistens im unmittelbaren Anschluss an ärztliche Konsultationen (Remschmidt et al. 2001). Grundlagen für die Befürchtung stellen üblicherweise Missinterpretationen von normalen Körpersensationen dar, wie dem Herzschlag, der Magen-Darm-Peristaltik oder Erkältungsanzeichen. Eine Untergruppe der hypochondrischen Störung stellt die **Körperdysmorphophobie** dar. Das Hauptmerkmal dieser Störung besteht in einer übermäßigen Beschäftigung und Überzeugung, dass ein Mangel oder eine Entstellung im körperlichen Erscheinungsbild besteht. Es besteht ein häufig (verheimlichter) ausgeprägter Leidensdruck, der nicht selten zu kosmetisch-chirurgischen Eingriffen führt.

Somatoforme autonome Funktionsstörung. Die somatoforme autonome Funktionsstörung ist gekennzeichnet durch ein Klagen der Patienten über fehlerhafte Organe oder Organsysteme, die überwiegend oder vollständig vegetativ innerviert sind. Typisch sind das Beklagen kardiovaskulärer (»Herzneurose«), respiratorischer (z. B. Singultus, Hyperventilation) oder gastrointestinaler (nervöser Durchfall) Probleme. Die Kombination einer objektiven vegetativen Symptomatik mit zusätzlich nicht spezifischen subjektiven Klagen und einem Beharren auf einem besonderen Organ oder Organsystem als Ursache der Störung ist charakteristisch (Remschmidt et al. 2001).

Somatoforme Schmerzstörung. Die somatoforme Schmerzstörung ist definiert durch die Beschwerden des Patienten über andauernde, schwere und quälende Schmerzen, die nicht oder zumindest nicht in ihrer Intensität durch einen physiologischen Prozess oder eine körperliche Störung erklärt werden können. Während die ICD-10 nur die Diagnose für eine Schmerzstörung bei einer über 6 Monate anhaltenden Schmerzsymptomatik vergibt, unterscheidet das DSM-IV einen akuten Typus (Dauer der Symptomatik unter 6 Monaten) und einen chronischen Typus (länger als 6 Monate). Unter der Rubrik »**sonstige somatoforme Störungen**« werden Störungen wie der Globus hystericus (Kloßgefühl im Hals) und die Schluckstörungen (Dysphagien) klassifiziert.

20.3.2 Häufigkeit

Somatisierungstörungen, somatoforme Beschwerden und somatoforme Schmerzstörungen werden häufig in der wissenschaftlichen Literatur und in Studien weder voneinander getrennt noch exakt definiert und klassifiziert, sodass insbesondere eine exakte Beschreibung der epidemiologischen Verteilung dieser Störungen nur sehr eingeschränkt möglich ist. Im Kindes- und Jugendalter dominieren somatoforme Beschwerden, die weder die kategoriale Zuordnung zu einer Somatisierungsstörung noch zu einer anhaltenden somatoformen Schmerzstörung erreichen.

Eine Untersuchung an einer bevölkerungsrepräsentativen Stichprobe von 14- bis 24-Jährigen in der Bundesrepublik ergab eine Prävalenzrate von 2,7% nach den im DSM-IV operationalisierten Kriterien einer somatoformen Störung (Lieb et al. 1998). Als häufigste somatoforme Störung wurde die anhaltende Schmerzstörung (F45.4) ermittelt. Unterschwellige Störungsbilder lagen zu etwa 11% vor. Die Somatisierungsstörung als kategoriale Diagnose gemäß ICD-10 bzw. DSM-IV liegt sehr selten bei Jugendlichen und noch seltener bei präpubertären Kindern vor (Offord et al. 1987) Untersuchungen bei Kindern im Schulalter wiesen eine Prozentrate von ca. 1% auf. Die seltene Diagnosestellung ist vermutlich Ausdruck der für das Kindesalter unzureichenden spezifischen diagnostischen Kriterien (Fritz et al. 1997).

> **!** **Im Kindes- und Jugendalter dominieren vor allem Kopf- und Bauchschmerzen, Übelkeit, Muskel- und Gliederschmerzen (»Wachstumsbeschwerden«), Rückenschmerzen sowie Müdigkeit und Erschöpfung.**

Dabei handelt es sich um Symptome, die fast alle Kinder irgendwann einmal erleben, z. B. bei Infekten, schulischen Belastungen oder psychischen Schwierigkeiten. Bei einem bedeutenden Teil der Kinder kehren einzelne Beschwerden oder Symptomkombinationen jedoch immer wieder oder persistieren ständig und werden so zu einem gesundheitlichen Problem.

Häufige (mindestens wöchentlich auftretende) **Kopfschmerzen** haben eine Prävalenz von 10–30% im Kindes- und Jugendalter (Egger et al. 1998) und sind damit das häufigste Problem, auf das im Folgenden genauer eingegangen werden soll. Die Kopfschmerzprävalenz hat sich in den letzten Jahrzehnten etwa verdoppelt, das Manifestationsalter verschiebt sich nach unten. Schon 8% der Einschulungskinder zeigen Kopfschmerzen in behandlungsbedürftigem Ausmaß, nach Ende der ersten Grundschulklasse hat sich die Prävalenz verdoppelt (Haffner et al. 1998; Sillanpaa u. Anttila 1996).

Rezidivierende Bauchschmerzen betreffen 10–25% der Kinder- und Jugendlichen (Alfven 1993), sie können gemäß mancher Autoren Ausdrucksformen einer Migräne darstellen (Symon u. Hockaday 1992). In nur 5–10% der Fälle finden sich für rekurrierende Bauchschmerzen »organische« Ursachen wie z. B. Colitis ulcerosa (Apley u. Naish 1958).

Wiederholte **muskuloskelettale Schmerzen** finden sich schließlich bei 5–20% (Abu-Arafeh u. Russell 1996). Ab der Pubertät klagen Mädchen häufiger über körperliche Beschwerden als Jungen, diese Differenz setzt sich ins Erwachsenenalter hinein fort. Bei 10–15% der Kinder und Jugendlichen treten verschiedene körperliche Beschwerden gemeinsam täglich oder beinahe täglich auf (sog. »Somatisierer«; Garrick et al. 1988), dennoch sind die von der ICD-10 oder vom DSM-III-R klassifizierten »Somatisierungsstörungen« (F45.0) im Kindes- und Jugendalter selten (unter 1%) und werden insbesondere vor der Pubertät kaum gefunden (Offord et al. 1987).

20.3.3 Klinische Symptomatik

Körperliche Beschwerden können vielfältig sein und die unterschiedlichsten Körpersysteme betreffen, z. B. den Magen-Darm-Trakt (z. B. Bauchschmerzen), das respiratorische System (z. B. Atembeschwerden, Hyperventilation), das Herz-Kreislauf-System (z. B. Herzbeschwerden, Schwindel), die Haut (z. B. Brennen, Jucken, Ausschlag, Taubheitsgefühl) oder das Zentralnervensystem (z. B. Kopfschmerzen).

! Viele körperliche Beschwerden verschwinden nach kurzer Zeit von selbst oder mit Hilfe von Beruhigung oder leichten symptomatischen Maßnahmen. Die Übergänge zu einem Krankheitsbild mit rezidivierenden Beschwerden sind dabei fließend.

Bei der Symptomausprägung spielt das Alter eine wichtige Rolle. Rezidivierende Bauchschmerzen finden sich bevorzugt im Vor- und Grundschulalter, mit steigendem Alter treten Kopf- und Muskelschmerzen in den Vordergrund, wobei Bauchschmerzen oft einer späteren Kopfschmerzerkrankung vorausgehen. Überhaupt sind im Entwicklungsverlauf Symptomshifts körperlicher Beschwerden recht häufig. Somatisierung mit multiplen Beschwerden hat ihre stärkste Ausprägung in späteren Jugendjahren (Achenbach et al. 1989). Kopfschmerzen im Kindesalter sind meist »primär«, d. h. ohne zugrunde liegende Erkrankungen wie Kopftraumen, Missbildungen etc. und gehören fast immer zum Formenkreis der Migräne oder der Spannungskopfschmerzen.

Migräne

Bei der Migräne kommt es attackenweise zu heftigen, häufig einseitigen, pulsierend-pochenden Kopfschmerzen, die bei körperlicher Betätigung an Intensität zunehmen. Normale Tagesaktivitäten können nur eingeschränkt oder gar nicht weitergeführt werden. Die einzelnen Attacken sind begleitet von Appetitlosigkeit (fast immer), Übelkeit (80%), Erbrechen (40–50%), Lichtscheu (60%) und Lärmempfindlichkeit (50%) und Überempfindlichkeit gegenüber bestimmten Gerüchen (10%). Die Dauer der Attacken beträgt unbehandelt zwischen 4 und 72 h, bei Kindern unter 15 Jahren zwischen 2 und 48 h (IHS 1988).

Bei Kindern sind die Kriterien Einseitigkeit und pulsierender Schmerzcharakter nur selten erfüllt, der Migränekopfschmerz ist häufig beidseitig und wird als drückend beschrieben. Gerade für das Kindesalter sind die Kriterien der IHS vielfach kritisiert worden, da sie eine gute Spezifität, jedoch eine schlechte Sensitivität aufweisen (Wober-Bingol et al. 1996), kindliche Migränen also u. U. nicht erkennen. Bisher stehen jedoch keine besseren Kriterien zur Verfügung, eine Revision der IHS-Kriterien ist geplant. 10–15% der Migränepatienten erleben zumindest bei einem Teil ihrer Attacken sog. »Auren«, d. h. reversible neurologische Symptome, die über mehrere Minuten progredient sind und meist das visuelle System (Verschwommensehen, »blinde Flecken«, Lichtblitze und gezackte Lichtlinien, sog. Fortifikationen) betreffen, seltener sensorischer oder motorischer Art sind (Taubheitsgefühle, Gefühlsstörungen, Lähmungen). Zusätzlich zu den Sehstörungen kann es zu Sensibilitätsstörungen, Paresen, Sprech- oder Sprachstörungen, Schwindel und Gleichgewichtsstörungen kommen. Früher wurde diese Migräneform als Migraine accompagnée oder klassische Migräne bezeichnet. Es scheint, dass Migräne mit Aura im Kindesalter nicht seltener ist als im Erwachsenenalter, jedoch häufig nicht diagnostiziert wird, da die Kinder die aus ihrer Sicht »merkwürdigen« Symptome fast nie spontan, häufig jedoch auf gezielte Nachfrage berichten.

Kopfschmerzen vom Spannungstyp

Der Kopfschmerz vom Spannungstyp ist nach den Kriterien der International Headache Society (IHS 1988) charakterisiert durch einen meist bilateralen, dumpf drückenden bis ziehenden, nicht pulsierenden Schmerz leichter bis mittlerer Intensität, der durch körperliche Aktivitäten nicht verstärkt wird und Tagesaktivitäten maximal behindert, nicht jedoch unmöglich macht. Die Patienten beschreiben häufig ein Schraubstock-, Helm- oder Bandgefühl um den Kopf. Vegetative Symptome fehlen bzw. spielen im Gegensatz zur Migräne nur eine untergeordnete Rolle. Es wird zwischen episodischem (an weniger als 15 Tagen im Monat bzw. 180 Tagen im Jahr) und chronischem Spannungskopfschmerz (an mehr als 15 Tagen im Monat bzw. 180 Tagen im Jahr) unterschieden.

20.3.4 Diagnostische Leitlinien und Differenzialdiagnosen

! Beim Auftreten körperlicher Beschwerden sollte immer eine zugrunde liegende »organische« Erkrankung ausgeschlossen werden.

Dabei ist es wichtig, die pädiatrischen, internistischen und chirurgischen Differenzialdiagnosen mit zu bedenken (z. B. Infekte, entzündliche Prozesse, Hirntumore, Angiome, Temporallappenepilepsie), andererseits aber unnötige und unsinnige Untersuchungen (insbesondere apparative und invasive Verfahren) zu vermeiden. Als Grundlage der Diagnostik genügt in vielen Fällen eine umfassende Anamnese und eine gründliche körperliche Untersuchung mit neurologischem Status. Nur bei begründetem Verdacht auf bestimmte organische Störungen sollten weiterführende Untersuchungen eingeleitet werden.

Kopfschmerzdiagnostik

Die Diagnose erfolgt nach den Kriterien der International Headache Society (IHS 1988) und berücksichtigt Kopfschmerzdauer, -stärke, -qualität und -lokalisation, Beeinflussung der Tagesaktivitäten sowie vegetative und neurologische Begleitsymptome.

! Die Diagnose von Migräne oder Spannungskopfschmerzen ist eine rein klinische Diagnose und beruht vor allem auf einer gründlichen Anamnese (inklusive Familien- und Sozialanamnese), am besten unter Berücksichtigung eines über 8 Wochen geführten Kopfschmerztagebuchs (Pothmann 1992).

Eltern unterschätzen die Kopfschmerzen ihrer Kinder häufig in Frequenz und Stärke. Grundlage für den Ausschluss einer organischen Grunderkrankung bildet eine gründliche klinische Ganzkörperuntersuchung mit neurologischem Status. Eine weiterführende apparative Diagnostik – Elektroenzephalographie(EEG), Computertomographie (CT), Kernspinresonanztomographie (MRT) etc. – ist nur bei Verdacht auf symptomatische Kopfschmerzen notwendig. Indikationen hierfür sind heftigste, bisher nicht bekannte Kopfschmerzen, Fieber und Nackensteifigkeit als Begleitsymptome, vorausgehende epileptische Anfälle, Persönlichkeitsveränderungen, fokalneurologische Symptome, Änderung der bisherigen Kopfschmerzcharakteristik oder ein Trauma in der Vorgeschichte (Diener et al. 1997).

Im CT können fast alle symptomatischen Ursachen von Kopfschmerzen wie Tumoren, Blutungen, Liquorzirkulationsstörungen oder Gefäßfehlbildungen sichtbar gemacht werden. Das EEG zeigt bei vielen Migränepatienten eine paroxysmale oder generalisierte Dysrhythmie. Diese Veränderungen finden sich auch im beschwerdefreien Intervall und sind nicht spezifisch oder beweisend. Im Kindes- und Jugendalter sind häufige Ursachen für symptomatische Kopfschmerzen Entzündungen im HNO-Bereich (z. B. Sinusitiden) und Fehlsichtigkeit. Bei Verdacht sollte daher ggf. eine Augen- oder HNO-ärztliche Untersuchung erfolgen.

Differenzialdiagnose

Die differenzialdiagnostischen Überlegungen sollten immer neben den organischen Erkrankungen den psychischen Zustand und mögliche seelische Erkrankungen im Blick haben, zumal die Komorbidität zwischen redizivierenden körperlichen Beschwerden und psychiatrischen Erkrankungen im Kindes- und Jugendalter sehr groß ist (s. unten). Somatoforme Beschwerden sind insbesondere auch gegenüber hypochondrischen Ängsten, Simulationen sowie einem Münchhausen-by-Proxy-Syndrom abzugrenzen (Deutsche Gesellschaft für Kinder- und Jugendpsychiatrie 2000).

Eine wichtige Differenzialdiagnose ist die somatoforme Schmerzstörung, die sich häufig aus rezidivierenden körperlichen Beschwerden, wie z. B. einer Kopfschmerzerkrankung, entwickelt. Sie ist gekennzeichnet durch einen überwiegend permanent andauernden, als quälend erlebten Schmerz (meist Kopf oder Rücken), der durch eine parallel mögliche Störung nicht völlig erklärbar ist und in Verbindung mit emotionalen Konflikten und/oder akuten psychischen Belastungen verstärkt auftritt.

Trotz negativer Befunde und Versicherung der Ärzte, dass die Symptome körperlich nicht ausreichend begründbar sind, werden – im Kindes- und Jugendalter meist durch die Eltern – weitere medizinische Untersuchungen hartnäckig gefordert. Im Allgemeinen besteht ein ausgeprägter Widerstand gegen eine psychische Erklärungsursache, die Arzt-Patient-Beziehung ist belastet, was oft zu Konsultationen verschiedenster Ärzte führt (»Doctorshopping«).

! Neben einer organischen (Ausschluss-)Diagnostik sollte eine ausreichende psychische Diagnostik erfolgen.

Die psychische Diagnostik sollte dabei über die Zählung von Beschwerden hinausgehen und gegenwärtige Affekte, psychische Konflikte, Aspekte der psychischen Struktur sowie biographische Belastungen und soziale und kulturelle Faktoren berücksichtigen, auch im Sinne aufrechterhaltender Bedingungen. Als sehr hilfreich erwiesen hat sich auch bei diesem Krankheitsbild eine enge Zusammenarbeit zwischen Pädiater und Kinder- und Jugendpsychiater mit z. B. der Einführung regelmäßiger Feedback-Konferenzen (s. oben).

20.3.5 Ätiopathogenese

Psychologische Mechanismen

Das Phänomen der Somatisierung wird meist mittels psychologischer Mechanismen erklärt. Verschiedene Formen des Lernens scheinen dabei eine entscheidende Rolle zu spielen, so soziales Lernen oder Modelllernen, operante und klassische Konditionierung. Wesentlich erscheint dabei, dass Unangenehmes durch Somatisierung vermieden werden kann, z. B. Klassenarbeiten (»sekundärer Krankheitsgewinn«). Eine verstärkte Aufmerksamkeit gegenüber Körpersymptomen tritt häufig hinzu. Somatisierung kann auch im Dienste der Abwehr stehen, emotionale Konflikte werden körperlich ausgedrückt, so treten Konflikte, unangenehme Affekte oder Gedächtnisinhalte nicht mehr ins Bewusstsein (Simon u. VonKorff 1991). Der Beitrag psychischer Faktoren zur Pathogenese primärer Kopfschmerzen ist bisher unklar. Psychosozialer Stress, Angststörung und Depression werden in der Klassifikation als potenzielle »Ursachen« für Spannungskopfschmerzen aufgeführt, für Migräne fehlen solche Vorschläge. Ein erhöhtes Risiko für psychiatrische Komorbidität (vor allem mit Angststörungen und Depressionen) ist jedoch durch viele Studien belegt (s. unten).

Neurobiologische Mechanismen und genetische Einflüsse

Physiologisch orientierte Vorstellungen zur Pathogenese und Pathophysiologie existieren bislang vor allem für die primären Kopfschmerzen, sie sind trotz umfangreicher Forschung bisher lückenhaft geblieben. Eine Unterscheidung zwischen Migräne und Kopfschmerzen vom Spannungstyp ist erforderlich.

Bei der Migräne verdichten sich in der letzten Zeit die Hinweise, dass es sich um eine genetisch vermittelte Erkrankung handelt, dafür sprechen die kürzliche Entdeckung einer Genmutation bei der familiären hemiplegischen Migräne (Ophoff et al. 1997) sowie Zwillingsstudien (Honkasalo et al. 1995).

! Zumindest eine Anfälligkeit (Vulnerabilität) für Migräneattacken scheint vererbt zu werden, wobei es sich wahrscheinlich nicht um einen einfachen Erbgang handelt.

In der gegenwärtigen Forschung wird Migräne als zerebrale Informationsverarbeitungsstörung beschrieben, die mit – vermutlich zumindest teilweise angeborener – kortikaler Hypersensitivität (visuell, akustisch, Schmerzverarbeitung, allgemein) assoziiert ist und durch erlernte Verhaltensmuster transformiert und aufrechterhalten wird (Gerber u. Schoenen 1998). Dafür sprechen sowohl Verhaltensstudien bei Kindern mit Migräne als auch neurophysiologische Untersuchungen (evozierte und ereigniskorrelierte Potenziale). Vaskuläre und neuronale Mechanismen sind in einem komplexen Zusammenspiel am Ablauf einer Migräneattacke beteiligt, wobei dem serotonergen System eine zentrale Rolle zugesprochen wird. Das erklärt die gute Wirksamkeit der spezifischen Migränemedikamente (Triptane), die Agonisten an 5-$HT_{1B/D}$-Rezeptoren sind. Auch ein Teil der psychiatrischen Komorbidität (vvor allem Angststörungen und Depressionen) lässt sich mit einer möglichen gemeinsam zugrunde liegenden Affektion des serotonergen Systems erklären (Glover et al. 1993).

Bei Kopfschmerzen vom Spannungstyp ist über die Pathophysiologie noch recht wenig bekannt. Immer wieder wurden myogene Faktoren diskutiert, gegenwärtig werden Spannungskopfschmerzen vor allem mit einer Störung der Schmerzdämpfungssysteme im Hirnstamm (Raphe-Kerne, periaquäduktales Grau) und der regionalen Regulation des Muskeltonus in Verbindung gebracht (Göbel et al. 1996).

20.3.6 Risikofaktoren

Die Neigung zur Somatisierung hat eine ausgeprägte familiäre Komponente, das »somatisierende« Kind teilt gewöhnlich eine ganze Reihe seiner Symptome mit Familienmitgliedern (Apley 1975) und die Eltern leiden häufiger unter psychosomatischen Krankheiten.

Dabei scheint diese Reaktion eher erlernt als genetisch vermittelt zu sein (Torgensen 1986), sodass man von »Somatisierung als Familienstil« sprechen kann. Körperlichen Symptomen kommt dabei eine kommunikative Funktion zu, diese Art von »Körpersprache« oder »Bitte um Hilfe« (Maisami u. Freeman 1987) erhält dabei möglicherweise die Funktionsfähigkeit der Familie und vermeidet Konflikte (Mullins u. Olson 1990). Eltern von Kindern mit multiplen körperlichen Symptomen neigen zu Überbehütung und Trennungsängstlichkeit (Lehmkuhl et al. 1989).

Die Familien werden als weniger unterstützend, weniger zusammenhängend und weniger anpassungsfähig beschrieben, häufig finden sich Partnerschaftskonflikte (Mullins u. Olson 1990). Über soziale und kulturelle Faktoren, die die Ausbildung körperlicher Beschwerden fördern, weiß man bisher noch wenig. Somatisierung scheint etwas häufiger in Familien mit niedrigem sozioökonomischem Status aufzutreten (Steinhausen et al. 1989).

Psychiatrische Komorbidität

Eine sehr wichtige Rolle spielt ein durch viele Studien belegter Zusammenhang zwischen körperlichen Beschwerden und psychiatrischen Störungen.

> **! Die Richtung des Zusammenhangs zwischen körperlichen Beschwerden und psychiatrischen Störungen ist bisher unklar, es scheint eine bidirektionale Beziehung zu bestehen: Körperliche Beschwerden erhöhen die Auftretenswahrscheinlichkeit für psychiatrische Störungen und umgekehrt.**

Besonders deutlich ist dieser Zusammenhang zwischen Kopf- oder/und Bauchschmerzen auf der einen und Angststörungen oder/und Depressionen auf der anderen Seite. Bei bis zu 70% der Kinder mit rezidivierenden Bauchschmerzen findet sich eine Trennungsangstsymptomatik (Wasserman et al. 1988). Die Wahrscheinlichkeit für psychiatrische Komorbidität steigt steil an, wenn unterschiedliche somatische Beschwerden vorliegen.

So ist bei Mädchen mit Kopfschmerzen die Prävalenz einer Angststörung um das 2,6fache erhöht, bei Vorliegen von Kopf- und Bauchschmerzen um das 100fache (Egger et al. 1999). Dabei erhöht ein körperliches Symptom die Auftretenswahrscheinlichkeit für weitere; Kopf-, Bauch- und Muskelschmerzen treten häufig in Kombination auf. Ausgeprägte und chronifizierte somatoforme Beschwerden können (insbesondere bei älteren Jugendlichen und jungen Erwachsenen) auf familiäre Konflikte, elterliche emotionale Vernachlässigung sowie körperlichen und sexuellen Missbrauch hinweisen (Brunner et al. 1996).

Vor Schulbeginn geht die Neigung zu körperlichen Beschwerden mit Verhaltensauffälligkeiten (externalisierende Störungen) einher (Stevenson et al. 1988). Später entwickeln Kinder mit Kopf- oder Bauchschmerzen häufiger »Schulstörungen« (Hockaday 1988), umgekehrt findet sich bei überproportional vielen Patienten mit einer Schulverweigerung (Schulangst oder Schulphobie) eine Kopf-/Bauchschmerzstörung mit vermehrten Fehltagen bei Symptombeginn. Möglicherweise dient der Kopf- oder Bauchschmerz als Modell für »schulvermeidende« körperliche Beschwerden. Auch Schlafstörungen finden sich häufiger, vor allem bei Kindern mit Kopfschmerzen.

Die Kopfschmerzsubtypen unterscheiden sich im Kindesalter hinsichtlich der beobachteten Komorbidität nur wenig, dabei gibt es zwei Ausnahmen:

1. Es besteht ein sehr deutlicher Zusammenhang zwischen Migräne und Angststörungen.
2. Chronischer Kopfschmerz vom Spannungstyp ist schon im frühen Kindesalter durch eine erhöhte psychiatrische Komorbidität (in fast allen Fällen!) gekennzeichnet und persistiert häufiger ins Erwachsenenalter (Guidetti u. Galli 1998; Guidetti et al. 1998). Dabei kann der chronische Kopfschmerz sowohl Ursache als auch Ausdruck oder Folge einer Depression sein.

Insgesamt findet sich bei multiplen körperlichen Beschwerden im Kindes- und Jugendalter eine deutliche psychiatrische Komorbidität (so z. B. bei 60% der Inanspruchnahmepopulation eines Kopfschmerzzentrums, ein Drittel davon weist multiple Störungen auf (Guidetti et al. 1998)). Umgekehrt finden sich Kopfschmerzen und andere somatische Beschwerden bei mehr als einem Drittel der kinder- und jugendpsychiatrischen Patienten als Begleiterscheinung (Livingston et al. 1988).

> **! Es ist unbedingt zu empfehlen, bei Kindern und Jugendlichen mit rezidivierenden körperlichen Beschwerden nach einer evtl. bestehenden psychiatrische Komorbidität zu suchen und diese ggf. ausreichend zu behandeln.**

Umgekehrt sollten auch z. B. die als »Begleiterscheinungen« auftretenden Kopfschmerzen bei kinder- und jugendpsychiatrischen Patienten angemessen diagnostiziert und therapiert werden.

20.3.7 Prognose und Verlauf

Zur Prognose von Schmerzphänomenen im Kindes- und Jugendalter gibt es bisher nur wenige systematische Untersuchungen. Rekurrierender kindlicher Bauchschmerz scheint bei 25–50% der Betroffenen im Erwachsenenalter fortzubestehen, bei einem Teil der Fälle geht er in eine Migräne über (Christensen u. Mortensen 1975). Auch zur Prognose von kindlichen Kopfschmerzen gibt es kaum Untersuchungen. Kindliche Migräne chronifiziert in etwa 60% ins Erwachsenenalter hinein, wobei es zwischendurch häufiger zu mehrjährigen beschwerdefreien Intervallen kommen kann (Bille 1981). Im natürlichen Verlauf nimmt die Häufigkeit und Schwere von Migräneattacken nach dem 45. Lebensjahr bei beiden Geschlechtern langsam ab. Kindlicher Kopfschmerz vom Spannungstyp scheint etwas seltener zu persistieren, besteht aber 8 Jahre nach Erstauftreten immerhin noch bei 45% der Kinder. Kopfschmerzsubtypen sind dabei nicht stabil, aus Migräne kann sich ein Kopfschmerz vom Spannungstyp entwickeln und umgekehrt. Vor der Pubertät leiden Jungen und Mädchen etwa gleich häufig an Kopfschmerzen, nach der Pubertät sind etwa 2-mal mehr Frauen als Männer betroffen, was wahrscheinlich auf hormonelle Faktoren zurückzuführen ist. Bei Jungen kommt es während der Pubertät 2- bis 3-mal häufiger als bei Mädchen zu einer spontanen Remission der Kopfschmerzen (Guidetti u. Galli 1998).

> **! Kopfschmerzen im Kindes- und Jugendalter persistieren eher bis ins Erwachsenenalter, wenn eine psychiatrische Komorbidität besteht.**

Dabei steigt das Chronifizierungsrisiko mit der Anzahl der psychiatrischen Störungen. In einer größeren Untersuchung blieb bei 85% der Kinder und Jugendlichen mit multiplen psychiatrischen Störungen der Kopfschmerz bestehen, dagegen nur bei 60% der psychiatrisch unauffälligen Patienten. Alle Kinder, bei denen der Kopfschmerz verschwand, waren frei von psychiatrischen Störungen (Guidetti et al. 1998a).

! Es ist also dringend geboten, psychiatrische Komorbidität bei Kindern mit Kopfschmerzen (von jungem Alter an) frühzeitig zu erkennen und ausreichend zu behandeln.

Auch beim Bestehen multipler körperlicher Beschwerden ist das Risiko einer Chronifizierung der somatischen Beschwerden insgesamt erhöht

Soziale Bedeutung und psychische Auswirkungen

Obwohl Somatisierungsstörungen im von diagnostischen Manualen (DSM-IV bzw. ICD-10) definierten Sinne im Kindes- und Jugendalter selten sind, führt Somatisierung in diesem Lebensalter oft zu funktionellen Einschränkungen und massiver Inanspruchnahme medizinischer Dienste. Häufig sind Schulschwierigkeiten und Schulabwesenheit, dies führt nicht selten zu nachlassenden Schulleistungen und sogar Schulabbrüchen. Es besteht weiter die Gefahr der iatrogenen Schädigung durch medizinisch unnötige Untersuchungen und Behandlungen, bei bis zu 20% der Kinder und Jugendlichen mit rezidivierenden Bauchschmerzen erfolgen invasive medizinische Interventionen von zweifelhafter Notwendigkeit (Stickler u. Murphy 1979). Hohe sozioökonomischen Kosten entstehen nicht nur durch die hohen Kosten für medizinische Versorgung, sondern auch durch mögliche Chronifizierung ins Erwachsenenalter, den Ausfall des Patienten und die Verminderung der Produktivität seiner Familie.

20.3.8 Therapie

Die meisten Kinder und Jugendliche mit körperlichen Beschwerden tauchen in der Praxis des Allgemeinmediziners oder Pädiaters auf, schon dort sollte früh das Vorliegen einer psychischen Störung mit in Betracht gezogen werden.

! Es ist grundsätzlich wichtig anzuerkennen, dass das Kind eine Störung hat und die Sorgen der Eltern berechtigt sind.

Die organische Diagnostik sollte prioritätenorientiert erfolgen und alle nicht streng indizierten apparativen und invasiven diagnostischen Prozeduren vermeiden, um dadurch weitere Chronifizierung und somatische Fixierung zu verhindern. Mit der Familie zusammen sollte ein Therapieplan ausgearbeitet werden. Hierbei sind die Art des vorliegenden Symptoms bzw. die Symptomkombination, die Ausprägung und die eventuelle Funktionseinschränkung zu beachten.

Die Therapie verfolgt im allgemeinen zwei verschiedenen Schienen: Symptomspezifische Therapien wie Krankengymnastik, evtl. Suggestion, Biofeedback etc. erleichtern es dem Patienten, das Symptom aufzugeben, während eine psychotherapeutische Behandlung ihn bei einer altersgerechte Bewältigung von Entwicklungsaufgaben unterstützen kann. Auch wurden der Anwendung des autogenen Trainings bei Kindern und Jugendlichen günstige Effekte zur Symptomreduktion bei somatoformen Beschwerdebildern zugeschrieben (Goldbeck u. Schmid 2002).

! Oft steht eine mehr symptomzentrierte Therapie am Beginn, während die Motivation für eine psychotherapeutische Behandlung erst nach und nach entsteht und selbst schon als ein erstes und wichtiges Therapieziel angesehen werden kann.

Meist gehen die betroffenen Patienten und ihre Eltern von einem organischen Krankheitskonzept aus. Es hat sich als hilfreich und Compliance-fördernd erwiesen, dieses nicht vollständig abzulehnen, sondern ein interaktives Erklärungsmodell der Beschwerdeentstehung anzubieten (z. B. Rückenschmerzentstehung durch anhaltende muskuläre Verspannungen aufgrund chronischer psychischer Anspannung), das die organische Kausalattribution zu einem stärker psychosomatisch orientierten Krankheitsverständnis erweitern kann.

! Es sollte ein Ziel sein, dem Patienten und der Familie zu helfen, dass sie das Symptom als weniger bedrohlich erleben.

Dadurch lässt häufig die anfangs zu beobachtetende Überbesorgtheit der Eltern nach und in der Folge lassen sich vielfach auch gemeinsam Therapieziele jenseits der Schmerzsymptomatik formulieren. Eine stationäre Behandlungsindikation ist gegeben, wenn sich die Diagnose anders nicht klären lässt, ausgeprägte funktionelle Einschränkungen bestehen oder vorangegangene Interventionen erfolglos blieben (Campo u. Fritsch 1994).

In der Therapie primärer Kopfschmerzen stehen heute verschiedene gut verträgliche medikamentöse und nichtmedikamentöse Optionen zur Verfügung, die bisher jedoch in der täglichen Praxis bei Kindern leider viel zu selten eingesetzt werden. Auch hier sollten zwei Schienen beachtet werden: die Akuttherapie der Attacke und die Prophylaxe.

Akuttherapie der Migräne

Bei einer Migräneattacke sollte, wenn möglich, eine Reizabschirmung in einem abgedunkelten, geräuscharmen Raum erfolgen. Bei vielen Patienten ist Schlaf hilfreich, insbesondere jüngere Kinder können die Migräneattacke häufig einfach »wegschlafen«. Lokale Eisbehandlung (Eisbeutel) ist analgetisch wirksam.

Leichte bis mittelschwere Attacke

Bei der medikamentösen Behandlung ist zu beachten, dass einige der für Erwachsene von der Deutschen Migräne- und Kopfschmerzgesellschaft empfohlenen Medikamente für Kinder und/oder Jugendliche (noch) nicht zugelassen sind.

! Ab dem Alter von 14 Jahren kann eine leichte bis mittelschwere Attacke wie im Erwachsenenalter behandelt werden, nämlich durch Kombination eines prokinetischen Antiemetikums und eines ausreichend dosierten Analgetikums.

Die meisten Patienten leiden während der Migräneattacke unter gastrointestinalen Symptomen. Die Gabe von Antiemetika wie Metoclopramid oder Domperidon bessert nicht nur die vegetativen Begleitsymptome, sondern führt über eine Wiederanregung der zu Beginn der Migräneattacke zum Erliegen gekommenen gastrointestinalen Motilität zu einer besseren Resorption und Wirkung der anschließend gegebenen Analgetika (Volans 1975). Metoclopramid hat darüber hinaus auch eine therapeutische Wirkung auf die Kopfschmerzen (Ellis et al. 1993; Volans 1975).

Metoclopramid (Gastrosil, Paspertin) sollte 20 min vor dem Analgetikum in einer Dosierung von 10–20 mg p. o. bzw. 20 mg rektal verabreicht werden, unter 14 Jahren besteht eine Anwendungsbeschränkung wegen erhöhtem Auftreten von Dyskinesien (in Einzelfällen). Auch für **Domperidon** (Motilium) besteht wegen extrapyramidaler Reaktionen für Kinder eine Anwendungsbeschränkung, solche Reaktionen sind jedoch seltener als unter Metoclopramid, sodass Domperidon (20–30 mg p. o.) von der Deutschen Migräne- und Kopfschmerzgesellschaft ab dem Alter von 10 Jahren empfohlen wird. Bei den Analgetika sollten Monopräparate bevorzugt werden, **Azetylsalizylsäure** (ASS) (Limmroth et al. 1999; Pradalier 1999), **Ibuprofen** (Havanka-Kanniainen 1989; Nebe et al. 1995) und **Paracetamol** sind 1. Wahl. Die optimale Dosis beträgt für ASS und Paracetamol (zugelassen ohne Altersbeschränkung) mindestens 1000 mg (bzw. 20–30 mg/kg), für Ibuprofen 400–600 mg (bzw. 10 mg/kg). Analgetika sollten bevorzugt in Form einer Brause- oder Kautablette eingenommen werden (schnellere Resorption). Paracetamol wird besser nach rektaler als nach oraler Gabe resorbiert und hat sich besonders bei initialer Übelkeit und Erbrechen als günstig erwiesen. Nichtsteroidale Antirheumatika wie **Naproxen** und **Diclofenac** sind ebenfalls wirksam (The Diclofenac- K/Sumatriptan Migraine Study Group 1999; Andersson et al. 1989; Treves et al. 1992), der Wirksamkeitseintritt ist jedoch langsamer. Naproxen ist für Kinder ab 1 Jahr zugelassen, unter 11 Jahren jedoch anwendungsbeschränkt. Für Diclofenac gilt eine Anwendungsbeschränkung bis zum Alter von 6 Jahren.

! Bei Migräneattacken im Vor- und Grundschulalter kann Schlaf eine ausreichende Therapie sein.

Unter den medikamentösen Optionen ist Paracetamol, rektal verabreicht, Mittel der 1. Wahl (20–30 mg/kg). Alternativ kommen Azetylsalicylsäure (20–30 mg/kg) als Brausetablette oder Ibuprofen (10 mg/kg) in Frage. Die Anwendungsbeschränkung für Aspirin gilt im Kindesalter nur für fieberhafte Erkrankungen, bei Kindern mit Migräne ohne Fieber besteht keine Gefahr eines Reye-Syndroms. Ibuprofen ist für Kinder ab 6 Jahren zugelassen.

Schwere Attacke

Mittelschwere und schwere Migräneattacken werden im Erwachsenenalter nach Empfehlung der Deutschen Migräne-und Kopfschmerzdesellschaft mit den modernen 5-$HT_{1B/D}$-Rezeptoragonisten (**Triptane**) behandelt. Die Vertreter dieser Gruppe (Sumatriptan, Zolmitriptan, Naratriptan und Rizatriptan) sind spezifische Migränemittel, die beim Spannungskopfschmerz unwirksam sind. Bisher ist noch kein Triptan im Kindes- und Jugendalter zugelassen. Alle Triptane haben ihre Wirkung in großen placebokontrollierten Studien belegt. Triptane wirken zu jedem Zeitpunkt innerhalb der Attacke, müssen also nicht unbedingt unmittelbar zu Beginn der Attacke genommen werden. Da sie auch auf die typischen Begleiterscheinungen der Migräne wie Übelkeit und Erbrechen wirken, ist eine antiemetische Vorbehandlung in der Regel nicht erforderlich. Sumatriptan, Zolmitriptan und Naratriptan können zu medikamenteninduzierten Kopfschmerzen führen (Evers et al. 1999; Limmroth et al. 1999) und sollten an nicht mehr als 10 Tagen im Monat eingesetzt werden. Triptane sind derzeit bei Kindern nicht zugelassen. Sumatriptan als Nasenspray (10–20 mg) wird in manchen Zentren bei schweren Migräneattacken ab dem Schulalter eingesetzt (Ueberall u. Wenzel 1999). Ergotaminpräparate haben im Kindesalter weitgehend an Bedeutung verloren, bis zum Alter von 12 Jahren sollte auf ihren Einsatz verzichtet werden (Diener et al. 1997).

Medikamentöse Migräneprophylaxe

! Medikamentöse Migräneprophylaxe spielt im Kindes- und Jugendalter eine untergeordnete Rolle, im Vordergrund sollten nichtmedikamentöse Verfahren stehen (z. B. Verhaltenstherapie).

Nur nach erfolgloser Ausschöpfung der unten angeführten Maßnahmen sollte eine medikamentöse Prophylaxe erfolgen bei

- Auftreten von mindestens 3 Migräneattacken pro Monat, die auf eine Akuttherapie entsprechend den oben gegebenen Empfehlungen nicht ansprechen und/oder bei nicht tolerierbaren Nebenwirkungen der Akuttherapie,
- Migräneattacken, die länger als 48 h anhalten,
- Migräneattacken, die subjektiv als unerträglich empfunden werden und

- komplizierten Migräneattacken (manifeste neurologische Ausfälle, die länger als sieben Tage anhalten).

Das Führen eines Kopfschmerzkalenders ist zur Verlaufsbeobachtung und Abschätzung des Effekts therapeutischer Maßnahmen unerlässlich. Eine medikamentöse Prophylaxe sollte im Kindesalter mit β-Blockern erfolgen, alle anderen Prophylaktika sind kontraindiziert. Wirksam sind der nicht selektive β-Blocker Propranolol und der β-1-selektive β-Blocker Metoprolol (z. B. 1,5 mg/kg), beide sind im Kindesalter zugelassen. Der Wirkungsmechanismus ist nicht bekannt, es haben sich aber nur β-Blocker ohne intrinsische sympathomimetische Aktivität als wirksam erwiesen. Eine prophylaktische Wirkung von Magnesium und Riboflavin wird diskutiert, ist aber bisher nicht gesichert.

Akuttherapie des Kopfschmerzes vom Spannungstyp

Kopfschmerzen vom Spannungstyp haben zumeist eine geringere Intensität als der Migränekopfschmerz, sodass bei Kindern häufig Allgemeinmaßnahmen wie Ruhe, evtl. Hinlegen und lokale Kälteanwendung zur Schmerzbekämpfung ausreichen. Lokale Applikation von Pfefferminzöl kann unterstützend wirken (Göbel et al. 1994). Falls diese Maßnahmen nicht ausreichen, so sollten Monoanalgetika (Azetylsalizylsäure, Paracetamol, Ibuprofen) verwendet werden. Kombinationspräparate haben gegenüber Monopräparaten keine Vorteile, oft aber ungünstigere Nebenwirkungsprofile. Die Dosierung kann zumeist niedriger sein als bei einer Migräneattacke (Azetylsalizylsäure und Paracetamol 10–15 mg/kg, Ibuprofen ca. 5 mg/kg). Von großer Wichtigkeit bei Kopfschmerzen vom Spannungstyp sind nichtmedikamentöse Verfahren im Intervall zur Bewältigung von Stress- und Überforderungssituationen.

Nichtmedikamentöse Kopfschmerzprophylaxe

Die nichtmedikamentösen Prophylaxeverfahren unterscheiden bezüglich des therapeutischen Vorgehens im Kindes- und Jugendalter zumeist nicht zwischen Migräne und Kopfschmerzen vom Spannungstyp.

! In jedem Fall ist es sinnvoll, mithilfe eines Kopfschmerzkalenders nach persönlichen Triggerfaktoren oder Auslösern zu suchen, die sich u. U. vermeiden oder einschränken lassen.

Bei Triggerfaktoren handelt es sich um biologische Faktoren oder Umwelteinflüsse, die bei entsprechender innerer Reaktionsbereitschaft eine Attacke auslösen können (aber nicht müssen), sie sollten nicht mit Ursachen verwechselt werden. Migräneattacken werden häufig getriggert durch Schwankungen der Geschlechtshormone bei Mädchen und Frauen, Wetterumschwünge, Änderungen des Schlaf-Wach-Rhythmus, Licht, Lärm, Stress oder Entlastung von Stress, Schwankungen des Koffeinspiegels, seltener durch Rotwein, Käse oder Schokolade. Bei Vorliegen der entsprechenden Triggerfaktoren im Einzelfall kann u. U. durch z. B. Einführen eines regelmäßigen Schlaf-Wach-Rhythmus (auch am Wochenende zur gewohnten Zeit aufstehen) oder Meiden von direkter Lichtexposition (Sonnenbrille, Aufenthalt im Schatten) die Attackenfrequenz gesenkt werden. Sowohl bei Migräne als auch bei Spannungskopfschmerzen findet sich oft ein Zusammenhang zu Stress- und Überforderungssituationen, die sich in Schule, Elternhaus und Freizeit finden können. Viele Kinder haben einen regelrechten »Freizeit-Terminkalender«, in diesen Fällen kann es hilfreich sein, täglich bewusst unstrukturierte Zeit für freies Spiel und Entspannung einzuplanen.

! Für die Prophylaxe sind nichtmedikamentöse Verfahren (Entspannungsverfahren, Biofeedback, psychologische Therapie etc.) im Kindesalter Medikamenten gleichwertig oder überlegen (Kröner-Herwig u. Ehlert 1992).

Für die progressive Muskelrelaxation nach Jacobson, die kognitive Verhaltenstherapie und das thermale Biofeedback ist die Wirksamkeit wissenschaftlich nachgewiesen. Besonders zu empfehlen sind multimodale Therapieansätze, die diese Elemente mit Stress- und Reizverarbeitungstraining und Schmerzbewältigungstechniken verbinden. An manchen Zentren werden solche Programme für Kindergruppen angeboten. Insgesamt haben diese psychologischen Interventionen bei Kindern und Jugendlichen einen größeren Effekt als bei Erwachsenen mit schon chronifizierten Kopfschmerzen.

! Durch frühzeitige Modifikation der Bewältigungsmuster für Stress und Schmerzen kann u. U. eine Chronifizierung der Kopfschmerzen ins Erwachsenenalter hinein vermindert oder verhindert werden.

Das Phänomen »Somatisierung« ist nicht nur zwischen Psychiatrie und Pädiatrie angesiedelt, es betrifft auch den interessanten und unklaren Raum zwischen Geist und Körper sowie zwischen Gesundheit und Krankheit. Dabei sind die betroffenen Patienten eine sehr heterogene Gruppe, mit einer Fülle verschiedener Symptommuster und noch mehr dazu beitragenden Faktoren. Zwischen Somatisierung, psychiatrischer Störung und »körperlichen« Erkrankungen mit reversiblen pathophysiologischen Veränderungen (z. B. Migräne oder Magenulkus) sind die Übergänge fließend (Campo u. Fritsch 1994).

20.3.9 Besonderheiten einzelner somatoformer Störungsbilder

Hypochondrische Störungen

Das Vollbild einer hypochondrischen Störung wird i. Allg. erst ab dem jungen Erwachsenenalter beobachtet.

! Die Befürchtung, an einer Krankheit zu leiden, steht zumeist im Zusammenhang mit einer Missinterpretation oder einer übertriebenen Beschäftigung mit körperlichen Sensationen oder kleinen körperlichen »Deformitäten«.

Trotz zum Teil exzessiver ärztlicher Konsultationen führt der Ausschluss organischer Krankheitsursachen für den Patienten zu keiner Entlastung. Das Vorhandensein einer körperlichen Erkrankung schließt eine Diagnosestellung nicht aus; auch schwankt das Ausmaß an Einsicht in die Erkrankung zwischen einer weitreichenden Akzeptanz des Vorliegens einer psychischen Problematik bis hin zur völligen Verleugnung (Simon 1998). Einzelne Studien (Simon et al. 2001) zeigen, dass ca. die Hälfte der Patienten gleichzeitig eine Angststörung oder depressive Störung aufweisen. Während die Patienten mit einer hypochondrischen Störung häufig ebenso anderweitige multiple somatoforme Beschwerden beklagen, weisen Patienten mit einer somatoformen Störung selbst nur begrenzt hypochondrische Züge auf (Leibbrand et al. 2000).

Systematische empirische Untersuchungen zu ätiologischen Aspekten fehlen, vermutet wird eine Überschneidung mit ätiologischen Aspekten der anderweitigen somatoformen Störungen. Die hypochodrische Störung tritt bei beiden Geschlechtern auf, im Gegensatz zur Somatisierungsstörung lassen sich keine spezifischen Familienauffälligkeiten finden (Remschmidt et al. 2001). Differenzialdiagnostisch müssen hypochondrische Befürchtungen gegenüber Wahnideen und einer schizophrenieformen Störung (häufig mit Zoenästhesien) abgegrenzt werden. Untersuchungen in der ärztlichen Primärversorgung zeigen eine moderate Stabilität der Störung. Die Störung persistiert jedoch eher, wenn eine komorbide Angststörung oder depressive Störung vorliegt (Simon et al. 2001).

! Psychotherapeutisch wird der Einsatz einer kognitiven Verhaltenstherapie empfohlen (Simon 1998).

Aufgrund der häufigen Überschneidung von depressiven Angst- und Zwangssymptomen wird zur psychopharmakologischen Intervention der Einsatz von Antidepressiva (SSRI) empfohlen. Zu beiden therapeutischen Verfahren liegen bisher keine im kontrollierten Studiendesign durchgeführte Wirksamkeitsstudien vor.

20

Körperdysmorphophobe Störung

Obwohl die körperdysmorphophobe Störung typischerweise in der Adoleszenz beginnt, ist sie von kinder- und jugendpsychiatrischer Seite bis vor kurzem nur sehr eingeschränkt Gegenstand wissenschaftlicher Aufmerksamkeit gewesen (Phillips et al. 1995; Sobanski u. Schmidt 2000).

! Typisch ist eine befürchtete Entstellung der körperlichen Erscheinung, insbesondere werden einzelne Körperteile (Kopf, Gesicht, Nase, Haarwuchs) beklagt.

Körperdysmophophobe Störungen sind verbunden mit zeitkonsumierenden, andauernden zwanghaften Beschäftigungen mit der Wahrnehmung der beklagten Körperteile sowie dem Versuch einer Kontrolle über diese quälenden Wahrnehmungen (z. B. im Spiegel kontrollieren) (Albertini u. Phillips 1999). Eine Krankheitseinsicht ist häufig nicht oder nur sehr begrenzt vorhanden. Die befürchteten Defizite führen nicht selten zu Konsultationen und Eingriffen bei Hautärzten und kosmetischen Chirurgen. Chirurgische Rekonstruktionen der betroffenen Körperteile führen zu keiner Entlastung, sondern häufig zu wiederholten oder erneuten Interventionen. Kinder und Jugendliche ziehen sich häufig von sportlichen Aktivitäten aus der Peergroup zurück, schulvermeidendes Verhalten sowie Schulabbrüche sind charakteristisch (Albertini u. Phillips 1999).

Neue Forschungsergebnisse weisen auf eine hohe Prävalenzrate körperdysmorpher Störungen im Klientel stationär psychiatrisch behandelter Jugendlicher und Erwachsener hin (Grant et al. 2001). Systematische Untersuchungen im Kindes- und Jugendalter zur Prävalenz der körperdysmorphophoben Störung einschließlich der hypochondrischen Störung liegen nicht vor. Die Notwendigkeit auch Eltern bei der Inanspruchnahme medizinischer Leistungen/Untersuchungen einzubeziehen sowie Schamgefühle und die immanente Verheimlichungstendenz vor allem der körperdysmorphophoben Symptomatik könnten für eine Unterschätzung des Ausmaßes dieser Störungsbilder verantwortlich sein (Grant et al. 2001).

Das Hauptmanifestationsalter der körperdysmorphophoben Störung liegt im Durchschnitt bei 16 Jahren; ein Beginn der Störung in einem Alter von 12 Jahren erscheint typisch; ein Auftreten unter 10 Jahren ist nur sehr selten beschrieben worden (Phillips et al. 1995). Das Auftreten der Störung im Adoleszenzalter wurde überwiegend bei Mädchen beobachtet, während im Erwachsenenalter eine annähernd gleiche Verteilung des Geschlechts vorzuliegen schien (Albertini u. Phillips 1999).

Komorbide psychiatrische Störungen stellen depressive Störungen, soziale Phobien sowie Zwangs- und Essstörungen dar (Simon 1998). Als ätiologisch bedeutsam werden adoleszenztypische Befürchtungen in Bezug auf die alterspezifischen körperlichen Veränderungen angenommen; aufgrund des Schweregrades der Störung wird dies jedoch als begrenzter Erklärungsversuch angesehen (Albertini u. Phillips 1999).

! Vermutet wird eine multifaktorielle Genese, die genetische, temperamentsmäßige und Umweltfaktoren einschließt.

Eine enge Beziehung zur Zwangsstörung wird postuliert (Phillips et al. 1995). Die Störung erscheint in manchen Fällen schwer abgrenzbar gegenüber wahnhaften Störungen. Patienten mit wahnhaftem Charakter ihrer Störungen scheinen jedoch ebenso von den präferierten therapeutischen Regimen zu profitieren.

Fallstudien im Jugendalter (El-khatib u. Dickey 1995) und Untersuchungen an größeren klinischen Stichproben im Erwachsenenalter (Phillips et al. 1998) sahen eine hohe Ansprechbarkeit auf Antidepressiva (SSRI) mit einer deutlichen Reduktion der Symptomatik. Der Einsatz einer kognitiven Verhaltenstherapie schien auch deutliche Effekte zu erzielen (Veale et al. 1996). Viele Störungen bleiben aufgrund der Verheimlichung über viele Jahre unentdeckt, eine erst nach 10 bis 15 Jahre andauerndem Krankheitsverlauf erfolgte Inanspruchnahme professioneller Hilfen ist nicht selten (Veale et al. 1996). Eine Subgruppe von Patienten wird im Verbund mit ausgeprägten suizidalen Impulsen bzw. Suizidversuchen häufig wiederholt psychiatrisch hospitalisiert.

20.4 Neurasthenie (Chronisches Erschöpfungssyndrom)

Die Neurasthenie als eigenständige nosologische Entität wird heute in Zweifel gezogen. Die hohe Assoziation und Überlappung mit Symptomen der depressiven Störung und Angststörung hatte zu einer Einordnung der Störung in den Bereich der affektiven Störungen bzw. Angststörungen geführt und so zum Rückgang der Diagnosestellung beigetragen. Neuere Initiativen zur Reformierung der diagnostischen Kriterien (Royal College of Physicians 1996) haben jedoch die Störung unter dem Begriff des chronischen Erschöpfungssyndroms (chronisches Müdigkeitssyndrom) erneut in die Diskussion gebracht.

Die Prävalenz des chronischen Erschöpfungssyndroms wird bei Kindern unter 18 Jahren auf ca. 0,05% geschätzt. Die Einschätzung der Häufigkeit unterliegt jedoch auch kulturspezifischen Einflüssen (Fegert 1989). Befunde aus klinischen Stichproben weisen auf einen Beginn der Störung zwischen dem 12. und 15. Lebensjahr und ein vermehrtes Auftreten bei Mädchen hin (Wright et al. 2000).

Das klinische Erscheinungsbild bei Kindern, Jugendlichen und Erwachsenen ist insbesondere durch die aus der Inaktivität resultierenden Konsequenzen charakterisiert.

! Neben den physiologischen Folgen der Inaktivität erhalten Missattributionen zur Genese der Störung, emotionale sowie soziale Faktoren den Teufelskreis mit aufrecht (Wright et al. 2000).

Häufig geht dem Beginn der Entwicklung der Störung eine körperliche Erkrankung voraus (überwiegend eine virale Infektion wie z. B. Influenzavirus oder Epstein-Barr-Virus). Es liegen derzeit keine Befunde vor, dass die initiale Erkrankung die psychische Störung als ein wesentlicher pathogenetischer Faktor unterhält. Kinder und Jugendliche fühlen sich erschöpft, körperlich schwach und zeigen ein ängstlich vermeidendes Verhalten, sie sind häufiger demotiviert Angebote zur Reaktivierung anzunehmen. Soziale Isolierung und schulvermeidendes Verhalten treten ein, was häufig über das Abklingen des Syndroms hinausreicht (Wright et al. 2000).

Ein erheblicher Teil der Betroffenen erfüllt gleichzeitig die Kriterien für das Vorliegen einer depressiven Störung oder Angststörung, auch nach einer Remission der Störung haben sehr viele Betroffene persistierende Angststörungen (Garralda et al. 1999). Jugendliche zeigen eine hohe Rate an undifferenzierten Persönlichkeitsmustern bzw. -störungen (Rangel et al. 2000). Selbstwerteinbußen, emotionale Labilität und hohe Perfektionsansprüche stellen häufige Persönlichkeitsmerkmale dar. Drei Viertel aller Kinder und Jugendlichen erleben innerhalb von 2 Jahren eine Remission der Störung (Garralda et al. 1999; Wright et al. 2000), jedoch halten Selbstwerteinbußen und eingeschränkte soziale Kompetenzen darüber hinaus an.

Ein wichtiges therapeutisches Ziel ist – wie bei den somatoformen Störungen auch – eine Vermeidung wiederholter und u. U. sogar invasiver organischer Abklärungen, die bei den Betroffenen und Angehörigen die Kausalattribution einer organischen Ursache nur weiter begünstigen würden.

! Neben einer Linderung der Symptome ist entscheidend, die psychosozialen Folgen der Erkrankung so gering wie möglich zu halten.

Dafür sollten trotz ausgeprägter körperlicher Erschöpfbarkeit die Tagesaktivitäten (Schule, Hobbys, Treffen mit Freunden etc.) so weit wie irgend möglich beibehalten werden. Ständige Bettruhe ist zu vermeiden, da sie zu einer weiteren Abnahme der Belastbarkeit führt.

Fazit für die Praxis

Dissoziative und somatoforme Störungen manifestieren sich typischerweise mit körperlichen Symptomen, die auf den ersten Blick an eine organische Erkrankung denken lassen. So wird als erste Anlaufstelle meist ein Arzt mit primär »organischer« Ausrichtung aufgesucht (z. B. Kinderarzt, Neurologe etc.). In der Primärversorgung ist es daher wichtig, dissoziative und somatoforme Störungen in die differenzialdiagnostischen Überlegungen einzubeziehen.

Die organische Diagnostik sollte gut überlegt und zügig erfolgen – dabei ausreichend sein, wiederholte und unnötige Prozeduren jedoch vermeiden. Dazu ist ein enger Austausch zwischen allen am diagnostischen Prozess beteiligten Ärzten empfehlenswert, weil die betroffenen Patienten und ihre Familien bei »negativen« organischen Befunden dazu neigen, im Sinne eines »Doctorshoppings« immer weitere Ärzte aufzusuchen. Durch zuviel Diagnostik besteht zum

▼

einen (v. a. bei invasiven Prozeduren) die Gefahr einer iatrogenen Schädigung, zum anderen wird das meist somatisch orientierte Krankheitskonzept von Patient und Familie eher fixiert. Um die Compliance zu fördern oder überhaupt erst aufzubauen, sollte dieses Krankheitsmodell nicht völlig abgelehnt werden, sondern allmählich durch ein »psychosomatisch« orientiertes Interaktionsmodell z. B. zwischen Stress und Körperfunktionen ersetzt werden. Auch der Leidensdruck sollte ernst genommen und nie die Botschaft vermittelt werden, das Kind »habe ja nichts«. Hilfreich können dazu gemeinsame diagnostische Einschätzungen und eine Planung der Therapie im Rahmen von multidisziplinären Feedbackkonferenzen der beteiligten Ärzte (Pädiater, Kinder- und Jugendpsychiater etc.) sein.

Literatur

Abu-Arafeh I, Russell G. (1996)Recurrent limb pain in schoolchildren. Arch Dis Child 74:336–339

Achenbach TM, Conners CK, Quay HC et al. (1989) Replication of empirically derived syndromes as a basis for taxonomy of child/adolescent psychopathology. J Abnorm Child Psychol 17:299–323.

Albertini RS, Phillips KA (1999) Thirty-three cases of body dysmorphic disorder in children and adolescents. J Am Acad Child Adolesc Psychiatry 38:453–459

Alfven G (1993) The covariation of common psychosomatic symptoms among children from socio-economically differing residential areas. An epidemiological study. Acta Paediatr 82:484–487

Andersson PG, Hinge HH, Johansen O et al. (1989) Double-blind study of naproxen vs placebo in the treatment of acute migraine attacks. Cephalalgia 9:29–32

Apley J (1975) The child with abdominal pain. Blackwell, Oxford

Apley J, Naish J (1958) Recurrent abdominal pain: a field of survey of 1000 school children. Arch Dis Child 33:165–170

Armstrong JG, Putnam FW, Carlson EB et al. (1997) Development and validation of a measure of adolescent dissociation: The Adolescent Dissociative Experiences Scale. J Nerv Ment Dis 185:491–495

Bille B (1981) Migraine in childhood and its prognosis. Cephalalgia 1:71–75

Binzer M, Eiseman M (1998) Childhood experiences and personality traits in patients with motor conversion symptoms. Acta Psychiatr Scand 98:288–295

Bohus M, Schmahl C (2001) Therapeutische Prinzipien der Dialektisch-Behavioralen Therapie für Borderline-Störungen. Persönlichkeitsstörungen 5:91–102

Bremner JD, Brett E (1997) Trauma-related dissociative states and long-term psychopathology in posttraumatic stress disorder. J Trauma Stress 10:37–50

Brunner R, Resch F (2002) Dissoziative Störungen des Bewusstseins im Kindes- und Jugendalter. In: Eckhardt-Henn A, Hoffmann SO (Hrsg) Dissoziative Störungen des Bewusstseins. Schattauer, Stuttgart

Brunner R, Resch F, Parzer P, Koch E (1996) Dissoziation und Trauma: Psychotherapeutische Gesichtspunkte. In: Hofmann P, Lux M, Probst C et al. (Hrsg) Klinische Psychotherapie. Springer, Wien New York, S 312–318

Brunner R, Resch F, Parzer P, Koch E (1999) Heidelberger Dissoziations-Inventar (HDI). Swets Test Services, Frankfurt am Main

Brunner R, Parzer P, Resch F (2000a) Dissociative symptomatology in borderline personality disorder and schizophrenia: a comparative analysis. II. Early Psychosis Conference (IEAPA), New York

Brunner R, Parzer P, Schuld V, Resch F (2000b)Dissociative symptomatology and traumatogenic factors in adolescent psychiatric patients. J Nerv Ment Dis 188:71–77

Brunner R, Parzer P, Resch F (2001) Dissoziative Symptome und traumatische Lebensereignisse bei Jugendlichen mit einer Borderline-Störung. Persönlichkeitsstörungen. Theorie Ther 5:4–12

Campo JV, Fritsch SL (1994) Somatization in children and adolescents. J Am Acad Child Adolesc Psychiatry 33:1223–1235

Campo JV, Fritz GK (2001) A management model for pediatric somatization. Psychosomatics 42:467–476

Campo JV, Negrini BJ (2000) Case study: negative reinforcement and behavioral management of conversion disorder. J Am Acad Child Adolesc Psychiatry 39:787–790

Christensen MF, Mortensen O (1975) Long-term prognosis in children with recurrent abdominal pain. Arch Dis Child 50:110–114

Chu JA, Dill DL (1990) Dissociative symptoms in relation to childhood physical and sexual abuse. Am J Psychiatry 147:887–892

De Bellis MD, Baum AS, Birmaher B et al. (1999) Developmental traumatology, part I: biological stress systems. Biol Psychiatry 45: 1259–1270

Deutsche Gesellschaft für Kinder- und Jugendpsychiatrie und Psychotherapie (Hrsg) (2003) Leitlinien zur Diagnostik und Therapie von psychischen Störungen im Säuglings-, Kindes- und Jugendalter, 2. Aufl. Deutscher Ärzte-Verlag, Köln

Diener HC, Brune K, Gerber WD et al. (1997) Behandlung der Migräneattacke und Migräneprophylaxe. Dtsch Ärztebl 94: A3092– A30102

Dilling H, Mombour W, Schmidt MH (Hrsg) (1993) Internationale Klassifikation psychischer Störungen: ICD-10, Kapitel V (F); Klinisch-diagnostische Leitlinien der WHO, 2. Aufl. Huber, Bern

Dilling H, Mombour W, Schmidt MH, Schulte-Markwort E (Hrsg) (1994) Internationale Klassifikation psychischer Störungen: ICD-10, Kapitel V (F); Forschungskriterien. Huber, Bern

Eckhardt A, Hoffmann SO (1997) Dissoziative Störungen. In: Egle U, Hoffmann SO, Joraschky P (Hrsg) Sexueller Mißbrauch, Mißhandlung, Vernachlässigung. Schattauer, Stuttgart, S 225–236

Egger HL, Angold A, Costello EJ (1998) Headaches and psychopathology in children and adolescents. J Am Acad Child Adolesc Psychiatry 37:951–958

Egger HL, Costello EJ, Erkanli A, Angold A (1999) Somatic complaints and psychopathology in children and adolescents: stomach aches, musculoskeletal pains, and headaches. J Am Acad Child Adolesc Psychiatry 38:852–860

Egle UT, Ecker-Egle M-L (1998) Psychogene Störungen in der Neurologie. Dissoziative und Konversionsstörungen. Psychotherapeut 43:247–261

Ehlers A, Mayou RA, Bryant B (1998) Psychological predictors of chronic posttraumatic stress disorder after motor vehicle accidents. J Abnorm Psychol 107:508–519

El-khatib HE, Dickey TO (1995) Sertraline for body dysmorphic disorder. J Am Acad Child Adolesc Psychiatry 34:1404–1405

Ellis GL, Delaney J, DeHart DA, Owens A (1993) The efficacy of metoclopramide in the treatment of migraine headache. Ann Emerg Med 22:191–1915

Eminson DM (2001) Somatising in children and adolescents. 2. Management and outcomes. Adv Psychiatr Treatm 7:388–398

Evers S, Gralow I, Bauer B et al. (1999) Sumatriptan and ergotamine overuse and drug-induced headache: a clinicoepidemiologic study. Clin Neuropharmacol 22:201–206

Fegert JM (1989) Bias-Faktoren bei der Übersetzung von Fragebögen und Klassifikationssystemen in der internationalen Forschung. Acta Paedopsychiatr 52:279–286

Fiedler P (1999) Dissoziative Störungen und Konversion. PVU Beltz, Weinheim

Freyberger HJ, Spitzer C, Stieglitz RD et al. (1998) Fragebogen zu dissoziativen Symptomen (FDS). Psychother Psychosom Med Psychol 48:223–229

Friedl MC, Draijer N (2000) Dissociative disorders in Dutch psychiatric inpatients. Am J Psychiatry 157:1012–1013

Fritz GK, Fritsch S, Hagino O (1997) Somatoform disorders in children and adolescents: a review of the past 10 years. J Am Acad Child Adolesc Psychiatry 36:1329–1338

Ganser S (1898) Ein eigenthümlicher hysterischer Zustand. Arch Psychiatr Nervenkr 30:630–633

Garralda ME (1999) Practitioner review: assessment and management of somatisation in childhood and adolescence: a practical perspective. J Child Psychol Psychiatry 40:1159–1167

Garralda ME, Rangel L, Levin M, Roberts H, Ukoumunne O (1999) Psychiatric adjustment in adolescents with a history of chronic fatigue syndrome. J Am Acad Child Adolesc Psychiatry 38: 1515–1521

Garrick T, Ostrov E, Offer D (1988) Physical symptoms and self-image in a group of normal adolescents. Psychosomatics 29:73–80

Gast U, Rodewald F, Nickel V, Emrich HM (2001) Prevalence of dissociative disorders among psychiatric inpatients in a German university clinic. J Nerv Ment Dis 189:249–257

Gerber WD, Schoenen J (1998) Biobehavioral correlates in migraine: the role of hypersensivity and information-processing dysfunction. Cephalalgia 21:5–11

Glaser D (2000) Child abuse and neglect and the brain: A review. J Child Psychol Psychiatry 41:97–116

Glover V, Jarman J, Sandler M (1993) Migraine and depression. J Psychiatr Res 2:223–231

Göbel H, Schmidt G, Soyka D (1994) Effect of peppermint and eucalyptus oil preparations on neurophysiological and experimental algesimetric headache parameters. Cephalalgia 14:228–234

Göbel H, Dworschak M, Kropp P et al. (1996) Exteroceptive suppression of activity of the temporal muscle in analysis of pain mechanisms. Schmerz 10:121–129

Goldbeck L, Schmid K (2002) Autogenes Training mit Kindern und Jugendlichen: Eine Therapiestudie. XXVII. Kongress der DGKJPP, Berlin

Goodyer IM, Mitchell C (1989) Somatic emotional disorders in childhood and adolescence. J Psychosom Res 33:681–688

Grant JE, Kim SW, Crow SJ (2001) Prevalence and clinical feature of body dysmorphic disordered adolescent and adult psychiatric inpatients. J Clin Psychiatry 62:517–522

Guidetti V, Galli F (1998) Evolution of headache in childhood and adolescence: an 8-year follow-up. Cephalalgia 18:449–454

Guidetti V, Galli F, Fabrizi P et al. (1998) Headache and psychiatric comorbidity: clinical aspects and outcome in an 8-year follow-up study. Cephalalgia 18:455–462

Haffner J, Esther C, Münch H et al. (1998) Veränderte Kindheit – Neue Wirklichkeiten. Verhaltensauffälligkeiten im Einschulungsalter. Ergebnisse einer epidemiologischen Studie. Gesundheitsamt Rhein-Neckar-Kreis, Heidelberg

Harter S (1986) Cognitive developmental processes in the integration of concepts about emotions and the self. Social Cognition 4:119–151

Havanka-Kannlainen H (1989) Treatment of acute migraine attack: ibuprofen and placebo compared. Headache 29:507–509

Hockaday J (1988) Migraine in childhood and other non-epileptic paroxysmal disorders. Butterworth, London

Hoffmann SO, Eckhardt-Henn A (2001) Angst und Dissoziation – zum Stand der wechselseitigen Beziehung der beiden psychischen Bedingungen. Persönlichkeitsstörungen 5:28–39

Honkasalo ML, Kaprio J, Winter T et al. (1995) Migraine and concomitant symptoms among 8167 adult twin pairs. Headache 35:70–78

IHS (1988) Classification and diagnostic criteria for headache disorders, cranial neuralgias and facial pain. Headache Classification Committee of the International Headache Society. Cephalalgia Suppl 7:1–96

Irwin HJ (1999) Pathological and nonpathological dissociation: The relevance of childhood trauma. J Psychol 133:157–164

Janet P (1889) L'automatisme psychologique. Alcan, Paris

Jang KL, Paris J, Zweig-Frank H, Livesley WJ (1998) Twin study of dissociative experience. J Nerv Ment Dis 186:345–351

Jans T, Warnke A (1999) Der Verlauf dissoziativer Störungen im Kindes- und Jugendalter – Eine Literaturübersicht. Z Kinder Jugendpsychiatr 27:139–150

Kapfhammer HP (2000) Dissoziative Störungen. In: Möller HJ, Laux G, Kapfhammer HP (Hrsg) Psychiatrie und Psychotherapie. Springer, Berlin Heidelberg New York, S 1273–1302

Kapfhammer HP (2001) Trauma und Dissoziation – eine neurobiologische Perspektive. Persönlichkeitsstörungen 5:4–27

Klosterkötter J (1988) Basissymptome und Endphänomene der Schizophrenie. Springer, Berlin Heidelberg New York

Kolk BA van der (1994) The body keeps the score: memory and the evolving psychobiology of posttraumatic stress. Harv Rev Psychiatry 1:253–256

Kröner-Herwig B, Ehlert U (1992) Relaxation und Biofeedback in der Behandlung von chronischem Kopfschmerz bei Kindern und Jugendlichen: Ein Überblick. Schmerz 6:171–181

Krystal JH, Bremner JD, Southwick SM, Charney DS (1998) The emerging neurobiology of dissociation: Implications for treatment of posttraumatic stress disorder. In: Bremner JD, Marmar CR (eds) Trauma, memory and dissociation. American Psychiatric Press, Washington, DC, pp 321–364

Lancman ME, Asconape JJ, Graves S, Gibson PA (1994) Psychogenic seizures in children: Long-term analysis of 43 cases. J Child Neurol 9:498–502

Lehmkuhl G et al. (1989) Conversion disorder (DSM-III 300.11): symptomatology and course in childhood and adolescence. Eur Arch Psychiatry Neurol Sci 238:155– 160

Leibbrand R, Hiller W, Fichter MM (2000) Hypochondriasis and somatization: two distinct aspects of somatoform disorders. J Clin Psychol 56:63–68

Lieb R, Mastaler M, Wittchen H-U (1998) Gibt es somatoforme Störungen bei Jugendlichen und jungen Erwachsenen? Erste epidemiologische Befunde der Untersuchung einer bevölkerungsrepräsentativen Stichprobe. Verhaltenstherapie 8:81–93

Limmroth V, Kazarawa Z, Fritsche G, Diener HC (1999) Headache after frequent use of serotonin agonists zolmitriptan and naratriptan. Lancet 353–378

Linehan MM (1993) Cognitive-behavioral treatment of borderline personality disorder. Guilford, New York

Livingston R, Taylor JL, Crawford SL (1988) A study of somatic complaints and psychiatric diagnosis in children. J Am Acad Child Adolesc Psychiatry 27:185–187

Main M, Morgan H (1996) Disorganization and disorientation in infant strange situation behavior: Phenotypic resemblance to dissociative states. In: Michaelson LK, Ray WJ (eds) Handbook of dissociation: Theoretical, empirical, and clinical perspectives. Plenum Press, New York, pp 107–138

Maisami M, Freeman JM (1987) Conversions reactions in children as body language: a combined child psychiatry/neurology team approach to the management of functional neurologic disorders in children. Pediatrics 80:46–52

Maldonado JR, Butler LD, Spiegel D (1998) Treatments for dissociative disorders. In: Nathan PE, Gorman JM (eds) A guide to treatments that work. Oxford Univ Press, New York, pp 423–446

McHugh PR (1995) Resolved: Multiple personality disorder is an individually and socially created artifact. J Am Acad Child Adolesc Psychiatry 34:957–963

Merckelbach H, Muris P (2001) The causal link between self-reported trauma and dissociation: A critical review. Behav Res Ther 39:245– 254

Mulder RT, Beautrais AL, Joyce PR, Fergussson DM (1998) Relationship between dissociation, childhood sexual abuse, childhood physical abuse, and mental illness in a general population sample. Am J Psychiatry 155:806–811

Mullins L, Olson R (1990) Familial factors in the etiology, maintenance, and treatment of somatoform disorders in children. Family Systems Medicine 8:159–175

Murray J, Ehlers A, Mayou RA (2002) Dissociation and post-traumatic stress disorder: two prospective studies of road traffic accident survivors. Br J Psychiatry 180:363–368

Nebe J, Heier M, Diener HC (1995) Low-dose ibuprofen in self-medication of mild to moderate headache: a comparison with acetylsalicylic acid and placebo. Cephalalgia 15:531–535

Offord DR, Boyle MH, Szatmari P (1987) Ontario Child Health Study: II. Six-months prevalence of disorder and rates of service utillization. Arch Gen Psychiatry 44:832–836

Ogawa JR, Sroufe LA, Weinfeld NS et al. (1997) Development and the fragmented self: Longitudinal study of dissociative symptomatology in a nonclinical sample. Dev Psychopathol 9:855–879

Ophoff RA, Terwindt GM, Vergouwe MN et al. (1997) Familial hemiplegic migraine: involvement of a calcium neuronal channel. Neurologia 12 [Suppl 5]:31–37

Phillips KA, Atala KD, Albertini RS (1995) Body dysmorphobic disorder in adolescents. J Am Acad Child Adolesc Psychiatry 34:1216–1220

Phillips KA, Dwight MM, McElroy SL (1998) Efficacy and safety of fluvoxamine in body dysmorphic disorder. J Clin Psychiatry 59: 165–171

Pothmann R (1992) Dokumentation von Kopfschmerzen durch ein Migraenetagebuch. Documentation of headaches with a migraine diary. Kindh Entw 1:36–40

Pradalier A (1999) NSAIDs. Cephalalgia 19:199–200

Prohl J, Resch F, Parzer P, Brunner R (2001) The relationship between dissociative symptomatology and declarative and procedural memory in adolescent psychiatric patients. J Nerv Ment Dis 189:602–607

Psychotherapie DGfK-uJu (Hrsg) (2000) Leitlinien zu Diagnostik und Therapie von psychischen Störungen im Säuglings-, Kindes- und Jugendalter. Deutscher Ärzte-Verlag, Köln

Putnam FW (1995) Development of dissociative disorders. In: Cicchetti D, Cohen DJ (eds) Developmental psychopathology, vol 2. Wiley, New York, pp 581–608

Putnam FW (1996) Child development and dissociation. Child Adolesc Psychiatr Clin North Am 5:285–301

Putnam FW (1997) Dissociation in children and adolescents. A developmental perspective. Guilford, New York London

Putnam FW, Carlson EB, Ross CA et al. (1996) Patterns of dissociation in clinical and nonclinical samples. J Nerv Ment Dis 11:763–679.

Rangel L, Garralda ME, Levin M, Roberts H (2000) Personality in adolescents with chronic fatigue syndrome. Eur Child Adolesc Psychiatry 9:39–45

Remschmidt H, Schmidt MH, Poustka F (2001) Multiaxiales Klassifikationsschema für psychische Störungen des Kindes- und Jugendalters nach ICD-10 der WHO, 4. Aufl. Huber, Bern Göttingen Toronto Seattle

Resch F (1999) Entwicklungspsychopathologie des Kindes- und Jugendalters, 2. Aufl. PVU, Weinheim

Resch F, Brunner R (2002) Dissoziative Mechanismen und Persönlichkeitsentwicklung. In: Eckhardt-Henn A, Hoffmann SO (Hrsg) Dissoziative Störungen des Bewusstseins. Schattauer, Stuttgart

Resch F, Brunner R, Parzer P (1998) Dissoziative Mechanismen und Persönlichkeitsentwicklung. In: Klosterkötter J (Hrsg) Frühdiagnostik und Frühbehandlung psychischer Störungen. Springer, Berlin Heidelberg New York, S 125–140

Ron M (2001) Explaining the unexplained: understanding hysteria (editorial). Brain 124:1065-1066

Ross CA, Miller SD, Reagor P et al. (1990) Schneiderian symptoms in multiple personality disorder and schizophrenia. Compr Psychiatry 31:111–118

Royal College of Physicians (1996) Chronic fatigue syndrome. Report of a Joint Working Group of the Royal Colleges of Physicians, Psychiatrists and General Practioners, London

Sanders B (1992) The imaginary companion experience in multiple personality disorder. Dissociation 5:159–162

Sanders B, Giolas MH (1991) Dissociation and childhood trauma in psychologically disturbed adolescents. Am J Psychiatry 148:50–54

Saß H, Wittchen H-U, Zaudig M (Hrsg) (1996) Diagnostisches und Statistisches Manual Psychischer Störungen DSM-IV. Deutsche Bearbeitung des Diagnostic and Statistical Manual of Mental Disorders der American Psychiatric Association. Hogrefe, Göttingen

Schneck S, Ellgring H, Warnke A (2002) Der Verlauf dissoziativer Störungen im Kindes- und Jugendalter. XXVII. Kongress der Deutschen Gesellschaft für Kinder- und Jugendpsychiatrie und Psychotherapie, 3.-6. April, Berlin

Shapiro EG, Rosenfeld AA (1987) The somatizing child. Diagnosis and treatment of conversion and somatizing disorders. Springer, Berlin Heidelberg New York

Shearer SL (1994) Dissociative phenomena in women with borderline personality disorder. Am J Psychiatry 151:1324–1328

Sillanpaa M, Anttila P (1996) Increasing prevalence of headache in 7-year-old schoolchildren. Headache 36:466–470

Simeon D, Guralnik O, Hazlett E et al. (2000) Feeling unreal: a PET study of depersonalization disorder. Am J Psychiatry 157:1782–1788

Simeon D, Guralnik O, Schmeidler J et al. (2001) The role of childhood interpersonal trauma in depersonalization disorder. Am J Psychiatry 158:1027–1033

Simon GE (1998) Management of somatoform and factitious disorders. In: Nathan PE, Gorman JM (eds) A guide to treatments that works. Oxford Univ Press, Oxford New York, pp 408–422

Simon GE, VonKorff M (1991) Somatization and psychiatric disorder in the NIMH Epidemiologic Catchment Area study. Am J Psychiatry 148:1494–1500

Simon GE, Gureje O, Fullerton C (2001) Course of hypochondriasis in an international primary care study. Gen Hosp Psychiatry 23:51–55

Sobanski E, Schmidt MH (2000) »Everybody looks at my pubic bone« – a case report of an adolescent patient with body dysmorphic disorder. Acta Psychiatr Scand 101:80–82

Spence SA, Crimlisk HL, Cope H et al. (2000) Discrete neurophysiological correlaters in prefrontal cortex during hysterical and feigned disorder of movement. Lancet 355:1243–1244

Spitzer C, Freyberger HJ, Kömpf D, Kessler C (1994) Psychiatrische Komorbidität dissoziativer Störungen in der Neurologie. Nervenarzt 65:680–688

Spitzer C, Spelsberg B, Grabe H-J et al. (1999) Dissociative eperiences and psychopathology in conversion disorders. J Psychosom Res 46:291–294

Steinberg M (1995) Handbook for the assessment of dissociation: A clinical guide. American Psychiatric Press, Washington, DC

Steinhausen HC, von Aster M, Pfeiffer E, Gobel D (1989) Comparative studies of conversion disorders in childhood and adolescence. J Child Psychol Psychiatry 30:615–621

Stevenson J, Simpson J, Bailey V (1988) Research note: recurrent headaches and stomachaches in preschool children. J Child Psychol Psychiatry 29:897–900

Stickler GB, Murphy DB (1979) Recurrent abdominal pain. Am J Dis Child 133:486–489

Strunk P (1985) Konversionssyndrome. In: Remschmidt H, Schmidt MH (Hrsg) Kinder- und Jugendpsychiatrie in Klinik und Praxis, Bd 3. Thieme, Stuttgart, S 147–156

Symon D, Hockaday J (1992) Is there a place for »abdominal migraine« as a separate entity in the IHS classification? Cephalalgia 12:345–348

The Diclofenac-K/Sumatriptan Migraine Study Group (1999) Acute treatment of migraine attacks: efficacy and safety of a nonsteroidal anti-inflammatory drug, diclofenac-potassium, in comparison to oral sumatriptan and placebo. Cephalalgia 19:232–240
Torgensen S (1986) Genetics of somatoform disorders. Arch Gen Psychiatry 43:502–505
Treves TA, Streiffler M, Korczyn AD (1992) Naproxen sodium versus ergotamine tartrate in the treatment of acute migraine attacks. Headache 32:280–282
Trott GE, Friese HJ, Wirth S, Nissen G (1996) Somatoforme und konversionelle Syndrome bei Kindern und Jugendlichen und ihre Therapie. Monatsschr Kinderheilkd 144:544–551
Ueberall MA, Wenzel D (1999) Intranasal sumatriptan for the acute treatment of migraine in children. Neurology 52:1507–1510
Veale D, Gournay K, Dryden W, Boocock A, Shah F, Willson R, Walburn J (1996) Body dysmorphic disorder: a cognitive behavioural model and pilot randomised controlled trial. Behav Res Ther 34:717–729
Volans GN (1975) The effect of metoclopramide on the absorption of effervescent aspirin in migraine. Br J Clin Pharmacol 2:57–63
Vuilleumier P, Chicherio C, Assal F et al. (2001) Functional neuroanatomical correlates of hystericla sensorimotor loss. Brain 124:1077–1090
Wasserman AL, Whitington PF, Rivara FP (1988) Psychogenic basis for abdominal pain in children and adolescents. J Am Acad Child Adolesc Psychiatry 27:179–184
Wewetzer C, Warnke A (1999) Differentialdiagnose einer »Konversionsstörung«. Z Kinder Jugendpsychiatr 27:221–226
Wober-Bingol C, Wober C, Wagner-Ennsgraber C et al. (1996) IHS criteria for migraine and tension-type headache in children and adolescents. Headache 36:231–238
Wolfsdorf BA, Zlotnick C (2001) Affect management in group therapy for women with posttraumatic stress disorder and histories of childhood sexual abuse. Psychother Practice 57:169–181
Wright B, Partridge I, Williams C (2000) Management of chronic fatigue syndrome in children. Adv Psychiatr Treatm 6:145–152
Wyllie E, Glazer JP, Benbadis S et al. (1999) Psychiatric features of children and adolescents with pseudoseizures. Arch Pediatr Adolesc Med 153:244–248
Wynick S, Hobson RP, Jones RB (1997) Psychogenic disorders of vision in childhood (»Visual conversion reactions«): perspectives from adolescence: a research note. J Child Psychol Psychiatry 38: 375–379
Zanarini MC, Ruser T, Frankenburg FR, Hennen J (2000) The dissociative experiences of borderline patients. Compr Psychiatry 41:223

Essstörungen

R. Brunner, F. Resch

Medizinische Beschreibungen des Krankheitsbildes der Anorexia nervosa gehen bereits auf das 17. Jahrhundert zurück (Habermas 1990). Als eigenständiges Krankheitsbild wurde die »Anorexia hysterica« erstmalig 1873 durch Gull und Lasègue beschrieben. Die erste umfassende Beschreibung der spezifischen Essstörungspsychopathologie geht auf Bruch (1973) zurück, die als Kernsymptome Störungen des Körperbildes, des Selbstwertes und der Wahrnehmung innerer Reize in den Mittelpunkt ihrer Beschreibungen stellte.

Auch die Bulimia nervosa wurde von Bruch (1973) bereits frühzeitig als eigenständiges Syndrom in Abgrenzung gegenüber anderweitig gestörten Essverhaltens betrachtet, dennoch fand sie erst 1980 nach einer ersten Typisierung des Krankheitsbildes von Russell (1979) Aufnahme in die Klassifikation der American Psychiatric Association (DSM-III). Aufgrund der verspäteten Anerkennung der Bulimia nervosa als eigenständige nosologische Einheit, basieren die wissenschaftlichen Erkenntnisse auf Studien, die in den vergangenen zwei Dekaden durchgeführt wurden. Auch wurden diese Studien überwiegend bei Frauen im jungen Erwachsenenalter durchgeführt, sodass eine direkte Übertragbarkeit der Befunde auf das Kindes- und Jugendalter mit Vorsicht zu betrachten ist.

21.1 Gemeinsamkeiten und Unterschiede der Störungsbilder

Die Anorexia nervosa (Magersucht) sowie die Bulimia nervosa (»Ess-Brech-Sucht«) stellen die wesentlichen Krankheitsbilder innerhalb der Reihe der Störungen des Essverhaltens dar. Die Anorexia nervosa ist charakterisiert durch einen intendierten, selbst herbeigeführten Gewichtsverlust, während die Bulimia nervosa durch wiederholte Episoden von Fressanfällen gekennzeichnet ist. Die Durchführung von der Gewichtszunahme entgegensteuernden Maßnahmen (selbstinduziertes Erbrechen, Missbrauch von Abführmitteln oder anderweitigen Medikamenten, Fasten oder exzessive körperliche Betätigung) tritt bei beiden Störungen auf, jedoch mit unterschiedlichen Schwerpunktsetzungen.

! Ein wesentliches Merkmal sowohl der Anorexia nervosa als auch der Bulimia nervosa ist eine Störung der Wahrnehmung von Figur und Gewicht.

Auch wenn bei der Anorexia nervosa die Körperschemastörung und ein restriktives Essverhalten im Vordergrund stehen, kann begleitend auch eine bulimische Symptomatik auftreten. Übergänge und Kombinationen zwischen beiden Essstörungen sind häufig.

Das Hauptmanifestationsalter der Anorexia nervosa liegt in der frühen bis späteren Adoleszenz, während die Bulimia nervosa insbesondere in der fortgeschrittenen Adoleszenz und im jungen Erwachsenenalter auftritt. Nach jüngsten Untersuchungen ist von einem Zuwachs beider Krankheitsbilder insbesondere in jüngeren Altersgruppen auszugehen. Nach epidemiologischen Untersuchungen leiden ca. 1% aller weiblichen Jugendlichen und jungen Frauen im Alter zwischen 14 und 25 Jahren an einer Anorexia nervosa. Doppelt so häufig wird das Auftreten einer Bulimia nervosa in dieser Altersgruppe geschätzt. Betroffen ist bei beiden Erkrankungsbildern überwiegend das weibliche Geschlecht. Der Krankheitsverlauf ist von einer hohen Chronizität, Rückfallrate und Mortalität gekennzeichnet.

Eine ausgeprägte psychiatrische und somatische Komorbidität erschwert die therapeutische Einflussnahme. Zirka die Hälfte aller Patienten, die an einer Anorexia nervosa oder Bulimia nervosa litten, erreichen häufig nach einem mehrjährigen Krankheitsverlauf eine vollständige Heilung, annäherungsweise 30% erreichen nur eine partielle Besserung und 20% zeigen keine substanzielle Besserung der Symptomatik. Ätiologisch bedeutsam ist eine Kombination aus soziokulturellen Einflüssen, entwicklungs- und familienpsychologischen Faktoren sowie genetischer und neurobiologischer Mechanismen. Starvationsbedingte gestörte Regulationskreisläufe im Bereich der Neuroendokrinologie und des Neurotransmitterstoffwechsel tragen zentral zur Aufrechterhaltung der Störung bei. Trotz eines enormen Erkenntniszuwachses über die neuroendokrinologischen Mechanismen zur Regulation von Appetit und Nahrungsaufnahme ist die Entwicklung effektiver therapeutischer und präventiver Strategien unzureichend vorangeschritten.

21.2 Anorexia nervosa

21.2.1 Definition und Häufigkeit

Die Hauptkennzeichen der Anorexia nervosa bestehen in einer vom Patienten herbeigeführten Gewichtsabnahme bzw. einer mangelnden Zunahme oder einem Festhalten an einem unterhalb der Norm liegenden Körpergewicht.

Der Begriff »Anorexie« kann missverständlich sein, da dieser übersetzt Appetitverlust meint, eine Veränderung des Appetits steht jedoch nicht im Vordergrund einer magersüchtigen Symptomatik. Es besteht vielmehr eine massive Angst vor einer Gewichtszunahme und eine gestörte Wahrnehmung von Figur und Körperumfang. Bei postmenarchalen Mädchen und jungen Frauen besteht eine sekundäre Amenorrhoe. Bei Beginn der Erkrankung vor der Pubertät ist eine Verzögerung der pubertären Entwicklungsschritte (u. a. mit einer primären Amenorrhoe) charakteristisch.

In der Hauptrisikogruppe der weiblichen Jugendlichen und jungen erwachsenen Frauen im Alter zwischen 15 und 25 Jahren wird eine Punktprävalenz von 0,8–1,5% angenommen. Auf doppelt so häufig wird das Auftreten einer Bulimia nervosa in dieser Altersgruppe geschätzt (American Psychiatric Association 2000). Ein erheblicher Teil dieser Altersgruppe zeigt eine klinisch bedeutsame Symptomatik (ca. doppelt so hoch wie die wahren Prävalenzraten für die Anorexia nervosa und Bulimia nervosa gemeinsam), so dass die Behandlungsbedürftigkeit für an Essstörungen leidenden Jugendliche und junge Frauen weit über die Prävalenzzahlen für das Vollbild einer Anorexia oder Bulimia nervosa hinaus reicht (Becker et al. 1999).

Während der Altersgipfel der Bulimia nervosa in das 18./19. Lebensjahr fällt, liegt das Hauptmanifestationsalter der Anorexia nervosa bei 15/16 Jahren. Die Häufigkeit der Magersuchtserkrankung mit einem Krankheitsbeginn vor dem Eintreten der Menarche (die in mitteleuropäischen Ländern bei ca. 12,5 Jahren liegt), wird auf 5–10% geschätzt. Die Anorexia nervosa tritt 8- bis 12-mal häufiger beim weiblichen als beim männlichen Geschlecht auf. Desto jünger das Erkrankungsalter, desto höher ist jedoch der Anteil der Jungen (Bryant-Waugh u. Lask 1995; Lucas 1996).

Die Prävalenz in bestimmten Risikogruppen (Hochleistungssportlerinnen, Balletttänzerinnen) ist gegenüber der Allgemeinbevölkerung deutlich erhöht. Jüngste Veröffentlichungen (Lucas et al. 1999) bestätigen einen Anstieg der Neuerkrankungen der Anorexia nervosa in den vergangenen 50 Jahre in der Altersgruppe zwischen 15 und 24 Jahren. Untersuchungen in den USA (Lucas et al. 1999) gehen von 15 Neuerkrankungen pro Jahr pro 100.000 Einwohner beim weiblichen Geschlecht aus im Vergleich zu 1,5 Neuerkrankungen beim männlichen Geschlecht (an das Alter angepasste Inzidenzraten).

Die Anorexia nervosa tritt überwiegend in industrialisierten Gesellschaften auf, wobei eine Bindung der Erkrankung an höhere soziale Schichten sich nicht zu bestätigen scheint (Card u. Freeman 1996). Während das Diätverhalten deutlich höheren sozialen ökonomischen Schichten zugeordnet werden konnte, zeigte ein klinisch bedeutsames gestörtes Essverhalten im Sinne einer Diagnosezugehörigkeit keine Schichtspezifität (Rogers et al. 1997).

21.2.2 Klinische Symptomatik

Typischerweise ist die Anorexia nervosa gekennzeichnet durch ein restriktives Diätverhalten, das bis zu einer völligen Verweigerung der Nahrungsmittelaufnahme reichen kann, in deren Folge es zu einer z. T. lebensbedrohlichen Gewichtsabnahme kommt. Das auffällige Essverhalten zeichnet sich häufig durch eine Vermeidung hochkalorischer Nahrungsmittel (häufig kontrolliert durch einen Kalorienplan), ein langsames Esstempo und/oder exzessives Zerkleinern von Speisen aus. Eine ständige Beschäftigung mit dem Themenbereich Essen, Gewicht und Figur beherrschen die Patienten. Neben der ständigen Sorge vor einer Gewichtszunahme besteht eine Störung der Körperwahrnehmung (Körperschemastörung). Diese zeigt sich in einer Überschätzung des Körperumfanges sowie in beständigen Klagen und Fehleinschätzungen bezüglich bestimmter Körperregionen (Hüfte, Bauch, Oberschenkel).

Neben der Nahrungsmittelrestriktion versuchen die Patienten auch mit vielfachen anderen Methoden die Gewichtsabnahme zu forcieren bzw. ihr niedriges Gewicht aufrechtzuerhalten:

- selbstinduziertes Erbrechen,
- Missbrauch von Laxanzien (Abführmitteln),
- exzessive körperliche Betätigungen (exzessive Gymnastik, Hin- und Herlaufen, sportliche Aktivitäten, ständiges Bewegen von Körperteilen oder isometrische Übungen).

Das Ausmaß der exzessiven körperlichen Aktivität geht zumeist mit einer zunehmenden Gewichtsabnahme einher und trägt zwanghafte, schwer durch therapeutische Intervention unterbrechbare Züge.

Psychopathologische Merkmale

Mit den spezifischen Kernsymptomen der anorektischen Essstörung gehen i. Allg. psychopathologische Auffälligkeiten einher. Insbesondere zeigen sich eine z. T. massive depressive Symptomatik mit Interessenverlust und thematischer Einengung auf den Bereich Körper und Essen, Schlafstörungen, eine deutliche Irritabilität und Reizbarkeit sowie schnelle Stimmungswechsel. Trotz erheblicher Gewichtsabnahmen erzielen anorektische Patienten z. T.

anhaltend gute Schulleistungen, jedoch häufig verbunden mit einer erheblichen Ausweitung des Zeitaufwandes zur Vorbereitung und Bewältigung der Leistungsanforderungen. Während Patienten auch häufig ihre außerschulische Aktivität (Sport, Hobbys häufig mit »akademischen Inhalten«) beibehalten, kommt es zu einem sozialen Rückzug aus der Peergroup.

! Das Symptombild einer Anorexia nervosa vom restriktiven Typus ist insbesondere mit depressiven, ängstlich-phobischen Symptomen, Zwangsphänomenen, perfektionistischen Zügen, einem rigiden kognitiven Stil sowie auch psychosexuellen Reifungsängsten verbunden.

Patienten werden von den Eltern häufig ohne prämorbide Auffälligkeiten und mit einem eher übermäßig angepassten Verhalten beschrieben. Charakteristisch erscheint ein konformes Verhalten gegenüber den elterlichen Erwartungen und eine hohe Leistungsorientierung. Trotz einer großen Spannbreite an unterschiedlichen Persönlichkeitseigenschaften (Temperament, soziale Kompetenzen etc.) wird anorektischen Patienten häufig ein ernster Charakter, eine soziale Feinfühligkeit und ein hohes Anspruchsniveau bezüglich ihrer eigenen Leistungen und Wertmaßstäbe zugeschrieben (Lucas 1996). Eltern nehmen häufig sehr spät das Ausmaß eines schon länger bestehenden Gewichtsverlustes wahr, und nicht selten korrespondiert die Verleugnung über das Ausmaß der Abmagerung mit der ihrer Töchter.

! Insbesondere am Beginn der anorektischen Störung zeigen Patienten kein oder nur ein sehr eingeschränktes Krankheitsverständnis und erleben ihre Symptome als Ich-synton.

Diese Faktoren erscheinen als die zentralen Gründe für eine fehlende oder unzureichende Behandlungsmotivation. Verzögerte Inanspruchnahme professioneller Hilfen sind die Folge. Spezifische Hilfen werden häufig auf Druck der Eltern oder bestimmter Institutionen (Schule, Jugendamt etc.) erst nach lang anhaltenden Krankheitsverläufen und/oder bei dramatischen Gewichtsverlusten in Anspruch genommen. Die unrealistische Einschätzung des Körperbildes und die »Unkorrigierbarkeit« in der Einstellung hatte wiederholt die Frage aufgeworfen, ob diese Einschätzung im Sinne einer »Wahngewissheit« einer psychotischen Erkrankung zuzurechnen sei.

Körperliche Merkmale

Auf körperlicher Seite besteht – auch als Diagnosekriterium für die Anorexia nervosa verankert – insbesondere eine endokrine Störung auf der Hypothalamus-Hypophysen-Gonaden-Achse mit der Folge einer Amenorrhoe beim weiblichen Geschlecht sowie eines Libido- und Potenzverlustes beim männlichen Geschlecht. Die Anorexia nervosa ist vergesellschaftet mit zahlreichen körperlichen Folgen des Hungerzustandes, insbesondere im Bereich des Herz-Kreislauf-Systems (u. a. Bradykardie, Herzrhythmusstörungen, Hypotonus), der Haut (Lanugobehaarung, Haarverlust etc.). Neben einer erniedrigten Körpertemperatur bestehen vielfältige blutchemische Veränderungen. Schmerzen des Stützapparates (vor allen im Bereich der Wirbelsäule und der Hüfte) sind durch Ausbildung einer Osteoporose bedingt, die sich bereits nach kurzem Krankheitsverlauf entwickeln kann. Anzeichen, typische Symptome und klinische Komplikationen der Anorexia und Bulimia nervosa sind in in folgender Übersicht aufgelistet.

Zeichen, Symptome und medizinische Komplikationen der Anorexia und Bulimia nervosa (nach Becker et al. 1999)

1. **Orofaziale Symptome**
   - Zahnschäden (Karies)
   - vergrößerte Speicheldrüsen (Sialose)
2. **Kardiovaskuläre Symptome**
   - Kreislaufregulationsstörungen mit Schwindel (orthostatische Dysregulation)
   - niedriger Blutdruck (Hypotonie)
   - langsamer Puls (Bradykardie)
   - Herzrhythmusstörungen (z. B. arterielle oder ventrikuläre Arrhythmien)
   - elektrokardiologische Abnormalitäten (z. B. verlängertes QT-Intervall)
   - Linksherzbelastung (Vitralklappenprolaps, Kardiomyopathie)
   - Durchblutungsstörungen mit kalten Händen und Füßen (Akrozyanose)
3. **Hämatologische Symptome**
   - Anämie, Leukopenie, Thrombozytopenie
   - Ödeme und Hämoptoe (einschließlich des Mallory-Weiss-Syndrom)
   - Mineral- und Vitaminmangelzustände und Störungen des Säure-Basen-Haushaltes (z. B. metabolische Alkalose)
4. **Gastrointestinale Symptome**
   - Verdauungsstörungen (z. B. Obstipation)
   - Sodbrennen (Reflux-Ösophagitis bei Kardiainsuffizienz)
   - Magenfunktionsstörungen und Völlegefühl (verzögerte Magen-Darm-Passage)
   - Abnahme der intestinalen Motilität und Dilatation und Ruptur des Magens
   - Geschwüre im Magen oder Zwölffingerdarm (Ulcera)
   - Leberfunktionsstörungen (erhöhte Amylase im Serum)

▼

5. **Endokrinometabolische Symptome**
   - Elektrolytstörungen (z. B. Hypokaliämie, Hyponatriämie, Hypomagnesiämie, Hyperphosphatämie, Hyperglykämie)
   - Gicht (Hyperurikämie)
   - Hypothermie
   - Hormonstörungen [z. B. erniedrigte Schilddrüsenhormonwerte (T3), niedrige Noradrenalin-und Adrenalinspiegel, erhöhtes Wachstumshormon (STH) und Kortisolspiegel]
   - Menstruationsstörungen bis hin zur Amenorrhoe (häufig pathologische LH-Progesteron- oder Östradiolspiegel, erniedrigter Testosteronspiegel)
   - verzögerte Pubertätsentwicklung (Wachstumsstopp)
   - Knochenstoffwechselstörungen (Osteoporose, Osteomalazie)
   - Nierenfunktionsstörungen bis hin zur chronischen Niereninsuffizienz
6. **Reproduktionsstörungen**
   - Infertilität
   - insuffizienter Gewichtszuwachs während der Schwangerschaft (untergewichtiger Säugling)
7. **Dermatologische Symptome**
   - trockene, schuppige Epidermis
   - Haarverlust
   - Lanugo (Flaumhaar)
   - Handaberrasionen (»Russell's sign«)
8. **Neurologische Symptome**
   - periphere Neuropathie
   - Hirnatrophien der weißen und grauen Substanz
   - Ventrikelerweiterung

21.2.3 Diagnostische Leitlinien und Differenzialdiagnosen

Die spezifische Essstörungssymptomatik tritt entlang eines Kontinuums zwischen der Anorexia nervosa und Bulimia nervosa auf. Die andauernde Beschäftigung mit Figur und Gewicht und Störungen der Körperwahrnehmung sind Hauptkriterien beider Erkrankungsbilder.

! Viele Patienten zeigen eine Kombination von anorektischem und bulimischem Verhalten.

Bis zu 50% der Patienten mit einer Anorexia nervosa entwickeln bulimische Symptome und einige Patienten, die ursprünglich eine Bulimia nervosa aufwiesen, entwickeln anorektische Symptome (American Psychiatric Association 2000). Der Anteil atypischer Essstörungen, bei denen die Angst vor einer Gewichtszunahme und eine Körperwahrnehmungsstörung nicht prominent erscheint, wird als hoch eingeschätzt. Für diesen Essstörungstypus, dem ein oder mehrere Kernsymptome fehlen, hält die ICD-10 eine gesonderte Kategorie bereit (F50.1: atypische Anorexia nervosa, F50.3: atypische Bulimia nervosa).

Während die ICD-10 die Restkategorie »nicht näher bezeichnete Essstörung« (F.50.9) nicht definiert, schlägt das DSM-IV Ordnungskriterien vor, wenn beispielsweise sämtliche Kriterien (mit Ausnahme der Gewichtsdefinition) der Anorexia nervosa erfüllt sind und das Körpergewicht der Person sich trotz erheblichen Gewichtsverlustes noch im Normalbereich befindet. Die Kategorie »nicht näher bezeichnete Störung« dient der Einordnung von Essstörungen, die die Kriterien für eine spezifische Essstörung nicht erfüllen.

Die ICD-10 gibt keine klaren Richtlinien im Falle einer Überschneidung von Anorexia nervosa und Bulimia nervosa vor, sodass beispielsweise bei einer Anorexia nervosa mit bulimischer Symptomatik, die beide die spezifischen Diagnosekriterien erfüllen, nur eine Doppeldiagnose möglich ist. Das DSM-IV entgeht dieser Klassifikationsproblematik durch die Erfassung von Subtypisierungen. Bei der Diagnose einer Anorexia nervosa wird in einen restriktiven Typus und in einen »Bingeeating/purging«-Typus unterschieden (s. die folgende Übersicht).

Diagnostische Kriterien der Anorexia nervosa gemäß ICD-10

1. Tatsächliches Körpergewicht mindestens 15% unter dem erwarteten (entweder durch Gewichtsverlust oder nie erreichtes Gewicht) oder Quetelett-Index [W/H^2 (W=Körpergewicht in kg; H=Körpergröße in m)] von 17,5 oder weniger. Bei Patienten in der Vorpubertät kann die erwartete Gewichtszunahme während der Wachstumsperiode ausbleiben.
2. Der Gewichtsverlust ist selbst herbeigeführt durch Vermeidung von hochkalorischen Speisen und eine oder mehrere der folgenden Möglichkeiten: selbstinduziertes Erbrechen; selbstinduziertes Abführen; übertriebene körperliche Aktivitäten; Gebrauch von Appetitzünglern und/oder Diuretika.
3. Körperschemastörung in Form einer spezifischen psychischen Störung: Die Angst, zu dick zu werden, besteht als eine tief verwurzelte überwertige Idee; die Betroffenen legen eine sehr niedrige Gewichtsschwelle für sich selbst fest.
4. Eine endokrine Störung auf der Hypothalamus-Hypophysen-Gonaden-Achse. Sie manifestiert

▼

sich bei Frauen als Amenorrhoe und bei Männern als Libido- und Potenzverlust. Eine Ausnahme stellt das Persistieren vaginaler Blutungen bei anorektischen Frauen mit einer Hormonsubstitutionstherapie zur Kontrazeption dar. Erhöhte Wachstumshormon- und Kortisolspiegel, Änderungen des peripheren Metabolismus von Schilddrüsenhormonen und Störungen der Insulinsekretion können gleichfalls vorliegen.
5. Bei Beginn der Erkrankung vor der Pubertät ist die Abfolge der pubertären Entwicklungsschritte verzögert oder gehemmt (Wachstumsstopp; Fehlen der Brustentwicklung und primäre Amenorrhoe bei Mädchen; bei Knaben bleiben die Genitalien kindlich). Nach Remission wird die Pubertätsentwicklung häufig normal abgeschlossen, die Menarche tritt aber verspätet ein.

Subtypen der Anorexia nervosa gemäß DSM-IV
1. Restriktiver Typus (»restricting type«): Heißhungerattacken, Erbrechen, Laxanzien- oder Diuretikamissbrauch treten während einer anorektischen Periode nicht regelmäßig auf.
2. Bulimischer Typus (»binge-eating/purging type«): regelmäßiges Auftreten von Heißhungerattacken, Erbrechen, Laxanzien- oder Diuretikamissbrauch während der anorektischen Episode.

Psychiatrische Differenzialdiagnosen

Im Bereich der psychiatrischen Differenzialdiagnosen muss eine Abgrenzung gegenüber Essstörungssymptomen, die bei Belastungsstörungen, dissoziativen Störungen, hypochondrischen Störungen, Borderlinepersönlichkeitsstörungen, Angst- sowie Zwangsstörung, depressiven Störungen und psychotischen Störungen vorgenommen werden. Wiederholtes Erbrechen und Übelkeit bei Belastungsstörungen, dissoziativen Störungen und Hypochondrie wird als »psychogenes Erbrechen« bezeichnet. Wenn hauptsächlich emotionale Faktoren das psychogene Erbrechen hervorrufen, kann diese Symptomatik in der Kategorie F50.5 (Erbrechen bei sonstigen psychischen Störungen) klassifiziert werden.

Im Rahmen der Störung der Vitalsphäre (u. a. Appetitminderung bzw. -verlust) kann es bei schwer depressiven Patienten (zumeist mit einer Major Depression) zu erheblichen Gewichtsverlusten kommen. Bei der schizophrenen Störung oder anderen wahnhaften Störungen kann ein bizarres Essverhalten vorliegen oder z. B. aus Vergiftungsideen eine anhaltende Nahrungsmittelrestriktion resultieren. Bei der sozialen Phobie können Betroffene vor Schamgefühlen ihr Essen in der Öffentlichkeit reduzieren; Patienten mit einer körperdysmorphophoben Störung aus dem Gefühl über einen angenommen Mangel an ihrer körperlichen Erscheinung ihr Essverhalten pathologisch verändern. Da Zwangsphänomene und anankastische Persönlichkeitszüge häufig mit einer Anorexia nervosa vergesellschaftet sind, ist hier insbesondere eine sorgfältige psychopathologische Differenzialdiagnostik erforderlich.

! Auch wenn die positiven Kriterien für das Vorliegen einer Anorexia nervosa (insbesondere die Körperschemastörung pathognomonisch erscheinen und die entscheidenden Kriterien zur Abgrenzung gegenüber anderen psychiatrischen Erkrankungen darstellen, sollte grundsätzlich eine umfassende psychopathologische Befunderhebung erfolgen.

Somatische Differenzialdiagnosen

Hinsichtlich der somatischen Differenzialdiagnosen müssen neben Störungen des ZNS (z. B. Tumore der Hypophyse oder anderweitige Hirntumore) insbesondere internistische Erkrankungen ausgeschlossen werden. Die wichtigsten Differenzialdiagnosen zeigt folgende Übersicht (vgl. Jacobi et al. 1996).

Internistische Differenzialdiagnosen der Anorexia und Bulimia nervosa
- Malabsorptionssyndrome (z. B. Sprue)
- Maldigestionssyndrome (z. B. chronische Pankretitis)
- Dysphagie (neuromuskulär oder mechanisch bedingt, v. a. Achalasie)
- Funktionelle Störungen des Magen-Darm-Traktes
- Gastritis
- Ulcus Duodeni
- Maligne Erkrankungen des Magen-Darm-Traktes
- Hepatitis
- Diabetes mellitus
- Colitis ulcerosa
- Morbus Crohn
- Hypophysen-Vorderlappen-Insuffizienz (Morbus Simmonds)
- Hypo- oder Hyperthyreose
- Nebenniereninsuffizienz (Morbus Eddison)
- Hyperparathyreodismus
- Tumoren des zentralen Nervensystems (z. B. im Bereich des Hypothalamus)
- Unerwünschte Wirkung von Medikamenten oder Drogen (z. B. Alkohol, Appetitzüngler, Zytostatika, zentral wirksame Medikamente etc.)
- Tuberkulose
- Aids

21.2.4 Ätiopathogenese

Bei der Entstehung und Aufrechterhaltung der Anorexia nervosa wird eine multifaktorielle Genese angenommen. Es besteht ein komplexes Zusammenspiel prädisponierender Faktoren (wie biologische Mechanismen, individuelle psychologische Faktoren und soziokulturelle Einflüsse) mit starvationsbedingten psychischen und körperlichen Faktoren.

! Krankheitsauslösende Faktoren stellen umgebungs- und entwicklungsbedingte Stressoren dar, jedoch auch das Diätverhalten selbst kann am Beginn einer anorektischen Störung stehen (▣ Abb. 21.1).

Genetische Einflüsse

Auch wenn psychosoziale Faktoren eine kausale Rolle in der Genese der Anorexia nervosa spielen, haben Forschungsarbeiten der letzten Jahre biologische Mechanismen, die wesentlich zur Aufrechterhaltung der Störung beitragen, identifizieren können: Aufgrund der augenfälligen psychosozialen Faktoren wurden genetischen Vulnerabilitäten in der Entstehung einer Anorexia nervosa bislang wenig Beachtung geschenkt. Ergebnisse aus Zwillings- und Familienstudien haben jedoch die potenzielle Rolle der genetischen Transmission bei der Pathogenese der Anorexia nervosa neu bewertet. Zwillingsstudien fanden eine höhere Konkordanzrate bei monozygoten gegenüber dizygoten Zwillingen (Bulik et al. 2000b).

Unklar ist jedoch, welche Marker als Vulnerabilitätsfaktoren für die Entwicklung einer Anorexia nervosa zu gelten haben. Denn Familienstudien zeigen, dass bei Verwandten von Patienten mit Essstörungen nicht nur Essstörungen selbst, sondern auch Zwangssymptome und eine übermäßige Beschäftigung mit Nahrung, Essen und Gewicht überzufällig häufig auftreten (Vitiello u. Lederhendler 2000). Jüngste Studien, die die familiäre Aggregation von Essstörungen untersuchten (Lilenfeld et al. 1998; Strober et al. 2000) fanden ein gegenüber der Normalbevölkerung ein 10fach erhöhtes Risiko für Verwandte 1. Grades (von Patienten mit einer Anorexia nervosa) an einer Anorexia nervosa zu erkranken. Für Verwandte 1. Grades von Bulima-nervosa-Patienten besteht ebenso eine substanzielles Risiko an einer Bulimia nervosa oder Anorexia nervosa zu erkranken (diese Risiko besteht in beide Richtungen). Dieses Risiko besteht jedoch nur für weibliche Angehörige, für Angehörige männlicher Patienten mit einer Anorexia oder Bulimia nervosa konnte kein einziger Fall beschrieben werden (Strober et al. 2000).

Aktuelle molekulargenetische Untersuchungen konzentrieren sich bei der Untersuchung genetischer Transmissionen von Essstörungen auf die Untersuchung des Genoms und einzelner Kandidatengene unter Einbeziehung von Essstörungen erkrankter Verwandtschaftspaare (Geschwister oder biologische Eltern) (Kaye et al. 2000). Die genetische Transmission scheint sich jedoch auch auf einen breit definierten subklinischen Phänotyp mit einer extrem auf Gewicht und Figur bezogenen Ängstlichkeit zu beziehen, ebenso wie auf Persönlichkeitsfaktoren, die typisch für essgestörte Patienten sind: Verhaltenshemmung, ebenso wie Perfektionismus und Rigidität (Lilenfeld et al. 1998).

Auch nach der Bewältigung einer Anorexia nervosa und Bulimia nervosa persistieren häufig ein gestörtes Körperbild, Vermeidungsverhalten (»harm avoidance«), ein dysphorisch-negativer Affekt sowie zwanghafte, perfektionistische Persönlichkeitszüge (Kaye et al. 1999).

Neurobiologische Mechanismen

In neurobiologischer Hinsicht wurde einem gestörten zerebralen Serotoninstoffwechsel eine ätiologische Relevanz unterstellt (Kaye et al. 1998). Erhöhte Werte des Hauptme-

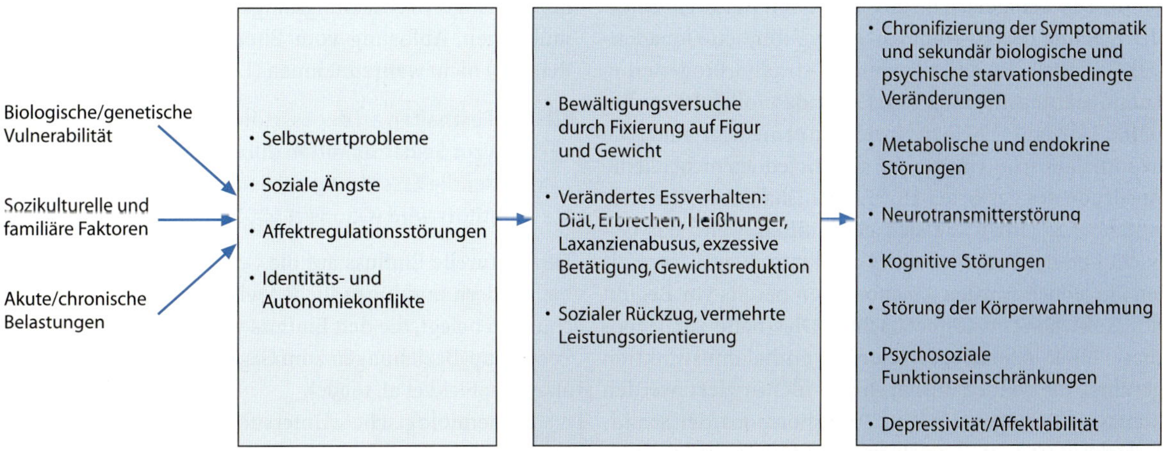

▣ Abb. 21.1. **Multifaktorielle Genese der Anorexia nervosa.** (Nach Brunner u. Resch 2001; Jacobi et al. 1996)

taboliten des Serotonins (CSF 5-HIAA) wurden auch nach längerer klinischer Gesundung der Patienten mit einer Anorexia oder Bulimia nervosa gefunden. Es wurde angenommen, dass das gestörte Serotoninsystem zur Verhaltenshemmung, Zwanghaftigkeit und Appetitstörung beiträgt und damit einen spezifischen Vulnerabilitätsfaktor zur Ausbildung einer Essstörung darstellt. Jedoch erscheint es unwahrscheinlich, dass die spezifische Dysfunktion eines einzelnen Neurotransmittersystems die Pathogenese der Essstörung insgesamt erklären kann (Vitiello u. Lederhendler 2000). Neben einer Involvierung des Dopaminsystems sind weitere gestörte neuroendokrinologische Mechanismen zu berücksichtigen.

Es bestehen komplexe endokrinologisch-metabolische Störungen, wobei Dysfunktionen des Hypothalamus einen zentralen Stellenwert bei der Anorexia nervosa einnehmen. Der Hypothalamus spielt eine zentrale Rolle als Mediator für die Regulation von Nahrungsaufnahme und Sättigung (neben der Regulation von Verhalten und Emotionen). Hypothalamische Monoamine (Serotonin, Neuropeptide, Neuropeptid Y und Cholezystokinin) und Leptin sind in die Appetitsregulierung involviert und weisen vielfältige Störungen bei Patienten mit einer Anorexia nervosa auf. Störungen des Hypothalamus-Hypophysen-Nebennierenrindenmark-(HPA-)Systems führen zu einer erhöhten Kortisolsekretion und nachfolgender Verminderung der CRH-Sekretion (Kortikotropin-releasing-Hormon). Ein veränderter Glukortikoidstoffwechsel beeinflusst nicht nur die Regulation des Stoffwechsels von Kohlenhydraten bzw. Proteinen und Fetten, sondern beeinflusst auch das Immunsystem, psychische Funktionen (Depression, Schlafregulation, sexuelles Verhalten) und die Geschlechtshormone (vgl. Kaye et al. 1999; Vitiello u. Lederhendler 2000).

Die gesteigerte körperliche Aktivität, die in der Regel bei Essstörungen zu finden ist, erscheint neuesten Erkenntnissen zufolge jedoch nicht nur durch die Intention abzunehmen motiviert, sondern darüber hinaus emtionsregulierende Effekte zu besitzen (Davis et al. 1999). Die Mangelernährung führt im Weiteren zu einer Störung des Hypothalamus-Hypophysen-Gonaden-(HPG-)Systems, in deren Folge das Östradiol, Progesteron, Luteinisierungshormon (LH) und das follikelstimulierende Hormon (FSH) nachweisbar erniedrigt sind. Die hypothalamische Amenorrhö scheint jedoch nicht alleine Ausdruck des gestörten Hormonhaushaltes zu sein. Die Amenorrhö entwickelt sich gewöhnlich, wenn das Gewicht und der Fettanteil unter den kritischen Wert gefallen ist; jedoch wurden Amenorrhöen bereits vor Beginn des Gewichtsverlustes beobachtet. Dies hatte zur Hypothese einer primär gestörten Hypothalamusfunktion geführt, die jedoch bisher nicht identifiziert werden konnten. Störungen des Wachstumshormons, der Schilddrüsenhormone und der Insulinproduktion reflektieren ebenso die Anpassung an die Mangelernährung.

! Da ein Großteil der endokrin-metabolischen und neurochemischen Störungen im Falle einer Gewichtsrestitution vollständig reversibel sind, ist den beschriebenen biologischen Veränderungen eher eine pathophysiologische als ätiologische Wertigkeit zuzuschreiben (Kaye et al. 1999).

Ob der auch über eine Gesundung der Patienten hinaus gehenden Störung des Serotoninstoffwechsels und der Verhaltensmuster eine ätiologische Relevanz zukommt oder persistierende kompensatorische Effekte auf die häufig lang anhaltende Erkrankung darstellt, bleibt bislang unbeantwortet – unabhängig von einer primären oder sekundären Verursachung kann die Störung des Serotoninstoffwechsels jedoch einen zentralen Faktor darstellen, der mit der Entwicklung einer Behandlungsintoleranz im Zusammenhang stehen könnte (Kaye et al. 1999).

21.2.5 Risikofaktoren

Soziokulturelle Faktoren

Soziokulturelle Einflüsse und Erwartungen haben Voraussetzungen geschaffen, die die Entwicklung von Essstörungen begünstigen. Aufgrund der kulturellen Norm des Schlankheitsidee führt nicht selten auch eine moderate Übergewichtigkeit bei Mädchen und jungen Frauen zur sozialen Diskriminierung, zu Isolation und einem niedrigen Selbstwertgefühl. Junge Mädchen und Frauen sind mit zum Teil widersprüchlichen Rollenerwartungen konfrontiert. Vor dem Hintergrund kultureller Erwartungen und hoher Leistungsorientierung scheinen die Überbetonung des Schlanksein und eine Vermeidung von Übergewichtigkeit eine konkrete Handlungsmöglichkeit darzustellen, durch die auch eine Selbstwertstabilisierung erfahren werden kann (Lucas 1996). Aus psychodynamischer Sicht erlauben die Fokussierung auf das Gewicht und das Festhalten an pathologischen Gewichtsmaßen angstmachende Lebensbereiche auszugrenzen und kurz- und mittelfristige Entwicklungsaufgaben (Individuationsbemühungen, Ablösung vom Elternhaus, psychosexuelle Reifung) nicht wahrzunehmen (Leibl 1994).

! Das Festhalten an der Essstörung stellt einen Versuch zur Selbstdefinition durch Selbstkontrolle dar, bei der die Essstörung zur »einzigen Quelle innerer Identität« wird (Goodsitt 1985).

Der kulturelle Einfluss auf die Genese von Essstörungen bei Kindern und Jugendlichen wird auch durch Untersuchungen belegt, die den Einfluss von Massenmedien und Peergroup-Beziehungen zum Gegenstand hatten (Field et al. 1999a; Field et al. 1999c).

Epidemiologische Untersuchungen zeigen, dass gegenüber 20% der Jungen annähernd die Hälfte aller Mädchen zeitweilig eine Diät durchführt (45%) und dass ein gestörtes Essverhalten 13% der Mädchen und 7% der Jungen aufweisen (Patton et al. 1997). Mädchen, die eine Diät durchführen, weisen ein erheblich höheres Risiko zur Entwicklung einer Essstörung auf als Mädchen ohne Diätversuche. Jedoch lag die Prävalenzrate von 1% im Bereich der Bevölkerungserwartung, wobei jedoch 10% an einer klinisch bedeutsamen oder partiellen Essstörung litten (Patton et al. 1999). Dieses letztgenannte Klientel ist auch durch ein erhöhtes Ausmaß an depressiven Symptomen, negativen Selbstwertgefühlen und Angstsymptomen charakterisiert (Neumark-Sztainer u. Hannan 2000; Patton et al. 1997).

Entwicklungs- bzw. reifungsbedingte Faktoren

Die physiologischen und psychologischen Reifungsaspekte in der Pubertät stellen Risikofaktoren dar, die das Hauptmanifestationsalter in der Pubertät aus entwicklungspsychopathologischer Sicht verständlich erscheinen lassen. Mehrere Untersuchungen (Attie u. Brooks-Gunn 1995; de Castro u. Goldstein 1995) konnten zeigen, dass sich eine Veränderung von Körperbild und Essverhalten als Reaktion auf pubertäre Veränderungen entwickelt. Der Anteil an Körperfett wächst von der Präpubertät bis zum Abschluß der Pubertät im 16. Lebensjahr bei Mädchen auf ca. 27%. Mädchen um das 12./13. Lebensjahr herum beklagen nicht nur den Gewichtszuwachs, sondern auch die Veränderungen ihrer Figur. Die Unzufriedenheit wächst kontinuierlich an und erreicht ihr höchstes Ausmaß durchschnittlich im 16. Lebensjahr, wobei insbesondere die Veränderungen im Bereich der Hüfte beklagt werden.

! Mädchen mit großer Unzufriedenheit bezüglich ihres veränderten körperlichen Erscheinungsbildes zeigen ein hohes Risiko, eine manifeste Essstörung zu entwickeln (de Castro u. Goldstein 1995).

Familiäre Konflikte

Die Bewältigung der körperlichen Reifungsaspekte gehen mit der Bewältigung adoleszentärer Entwicklungsaufgaben einher, die insbesondere durch die Peergroup-Integration, Individuationsbemühungen und Ablösungsversuche aus dem elterlichen Milieu gekennzeichnet sind. Spezifische familiäre Interaktionen oder Konflikte für die Pathogenese einer Anorexia nervosa wurden überwiegend in den 70er Jahren postuliert (Lucas 1996). Jüngste empirische Studien zeigen, dass ein Großteil der gestörten familiären Interaktionen jedoch nicht als primäre Ursache für das gestörte Essverhalten anzusehen ist (Gowers u. North 1999).

Familientherapeuten mit systemtheoretischer Ausrichtung sahen die Genese der Anorexie weniger als Ausdruck individueller Probleme als vielmehr infolge familiärer Interaktionsprobleme (Minuchin 1981; Selvini Palazzoli 1982). Als charakteristische familiäre Beziehungsmuster beschrieben sie Überinvolviertheit, Überbehütung, Rigidität und Konfliktvermeidung. Die Vermeidung innerfamiliärer Konflikte erschwerten die Ablösungsprozesse von Jugendlichen und gefährdeten deren Individuation.

! Die Häufung familiärer Konflikte wird als generelles Risiko anerkannt, nicht jedoch spezifische Interaktionsstile der Familie (Gowers u. North 1999).

Sexueller Missbrauch

Die hohe Prävalenz sexueller Missbrauchserfahrungen in der Vorgeschichte von Patienten mit Essstörungen hatte die Frage zur Spezifität dieser traumatischen Lebensereignisse zur Folge gehabt. Sexuelle Missbrauchserfahrungen stellten nach mehreren Studien (u. a. Wonderlich et al. 2000) einen bedeutsamen Risikofaktor für die Entwicklung einer Bulimia nervosa, insbesondere wenn diese Störung mit weiteren psychiatrischen Symptomen vergesellschaftet war. Ein möglicher Zusammenhang zur Anorexia nervosa wird widersprüchlich beurteilt (Smolak u. Murnen 2002). Studien, die weitere Traumafaktoren (körperliche Misshandlung, emotionale Vernachlässigung, familiäre psychosoziale Faktoren) miteinbezogen, konnten nachweisen, dass sexuelle Missbrauchshandlungen wie auch körperliche Misshandlungen voneinander unabhängige Risikofaktoren für die Entwicklung gestörten Essverhaltens bei adoleszenten Mädchen und Jungen darstellten (Smolak u. Murnen 2002).

Körperliche Erkrankungen

Spezifische körperliche Erkrankungen wie der juvenile Diabetes (Diabetes mellitus Typ I) weisen nach neuesten Untersuchungen kein erhöhtes Risiko für die Ausbildung einer Anorexia nervosa, jedoch für subklinische Essstörungen im Jugendalter auf (Engstrom et al. 1999; Jones et al. 2000). Bei Diabetespatienten mit einer Übergewichtigkeit finden sich jedoch häufiger bulimische Symptome (Vila et al. 1995). Diabetespatienten mit einer Kombination aus einer manifesten Essstörung (Anorexia oder Bulimia nervosa) mit und ohne selbstschädigende Verhaltensweisen im Rahmen von Persönlichkeitsentwicklungsstörungen weisen hohe Mortalitätsraten auf (Hillgard u. Hillgard 1984; Nielsen et al. 2002).

Pränatale Schädigungen und Frühgeburtlichkeit wurden jüngst als mögliche Risikofaktoren für die Genese einer Anorexia nervosa postuliert (Cnattingius et al. 1999). Ob hierbei subtile Hirnschädigungen in Verbindung mit individuellen und Umgebungseinflüssen jedoch als kausale Faktoren zu bewerten sind, bleibt fraglich.

Frühkindliche Temperamentsfaktoren und Persönlichkeitsmerkmale

Den Einfluss frühkindlicher Temperamentsfaktoren auf die Entwicklung späteren gestörten Essverhaltens in der

Pubertät konnte eine prospektive Längsschnittstudie von Martin et al. (2000) belegen. So schienen die Temperamentscharakteristiken »negative Emotionalität« und »Persistenz« die stärksten Prädiktoren darzustellen. Persönlichkeitsmerkmale und affektive Vulnerabilitäten wie Perfektionismus, Rigidität, Impulsivität und depressiver Affekt stellen häufig replizierte Korrelate subklinischer oder klinischer Formen von Essstörungen dar (Klump et al. 2000). Ob diese jedoch Ursache oder Ergebnis der Essstörungen sind, bleibt bisher unbeantwortet. Ob bestimmte Faktoren wie depressiver Affekt, Selbstwertprobleme, Life-events, Persönlichkeitsmerkmale, introzeptive Wahrnehmung oder familiäres Interaktionsverhalten als spezifische Risikofaktoren zu gelten haben, bleibt unklar, da die Untersuchungsergebnisse auf Querschnittsuntersuchungen basieren, bzw. auf Längsschnittuntersuchungen, die ihren ersten Messzeitpunkt häufig erst in der Präpubertät oder Pubertät hatten (Bulik et al. 2000a).

21.2.6 Prognose und Verlauf

Ein substanzieller Anteil aufgrund einer Anorexia nervosa stationär behandelter Jugendlicher zeigt zum Zeitpunkt der Durchführung katamnestischer Studien nach 4–15 Jahren eine anhaltende Essstörung, begleitende psychiatrische Störungen oder einen Wechsel zu einer anderweitigen psychiatrischen Erkrankung. Trotz guter Gewichtsrestitution und Wiedereintritt der Menses, bestehen häufig weiterhin psychiatrische Auffälligkeiten in Form affektiver Störungen, Angststörungen (zumeist in Form einer sozialen Phobie), Zwangsstörungen oder eines Missbrauchs psychotroper Substanzen (American Psychiatric Association 2000; Herpertz-Dahlmann et al. 2001; Steinhausen 2002).

! Häufig sind das Essverhalten und die Einstellung zum Körper und Gewicht über mehrere Jahre trotz einer Gewichtsrestitution gestört.

Im Durchschnitt vergehen 5–6 Jahre bis zu einer vollständigen Heilung einer Anorexia nervosa, eine vollständige Gesundung vor diesem Zeitraum ist selten (American Psychiatric Association 2000; Vitiello u. Lederhendler 2000). Neueren Studien zufolge lagen die Heilungsraten adoleszenter Anorexiepatienten zwischen 68 und 83% in mittleren oder langfristigen Katamnesezeiträumen (Herpertz-Dahlmann et al. 2001; Steinhausen et al. 2000; Wentz-Nilsson, 1999). Nachuntersuchungen von Patientenkollektiven, die im erwachsenpsychiatrischen bzw. psychotherapeutischen Setting behandelt wurden, zeigen jedoch deutlich schlechtere Behandlungserfolge (Deter u. Herzog 1994; Zipfel et al. 2000).

! Der Heilungserfolg früh erkrankter Patienten (13 Jahre oder früher) scheint sich nicht wesentlich von dem der in der mittleren oder späteren Adoleszenz an einer Magersucht erkrankten Patienten zu unterscheiden (Schulze et al. 1997).

Die auf umschriebene Stichproben (erwachsene Patienten, die im stationären Setting behandelt wurden) bezogenen prozentualen Mortalitätsraten betragen 6–18% (American Psychiatric Association 2000). Die Anorexia nervosa weist neben den Suchterkrankungen das höchste Mortalitätsrisiko aller psychiatrischer Erkrankungen bei jungen Frauen auf (Harris u. Barraclough 1998). Annähernd die Hälfte der Todesfälle geht auf Suizidhandlungen, die andere Hälfte auf die direkten oder indirekten Folgen des Hungerzustandes zurück (Deter u. Herzog 1994). Die Auswertung von 31 Verlaufsstudien bei adoleszenten anorektischen Patienten erbrachte eine mittlere Mortalitätsrate von 2,2% (Steinhausen 1997a). Eine jüngst publizierte 10-Jahres-Katamnese konnte sogar gar keinen einzigen Todesfall verzeichnen (Müller et al. 2000). Die hohe Mortalitätsrate bei erwachsenen Patienten ist vermutlich auf die verspätete Inanspruchnahme professioneller Hilfen bzw. den chronifizierten Verlauf zurückzuführen.

! Als den wichtigsten Prognosefaktor für den Heilungserfolg konnten Zipfel et al. (2000) die Zeitdauer zwischen dem Beginn der Erkrankung und der erstmaligen Behandlung in einer spezialisierten Klinik ermitteln.

Dieser Zusammenhang konnte auch in Verlaufsuntersuchungen der adoleszenten Anorexia nervosa bestätigt werden (Müller et al. 2000; Steinhausen 1997a). Während dieser prognostische Faktor unumstritten scheint, konnten weitere Faktoren nicht konsistent in anderen Studien repliziert werden. Mit einem negativen Behandlungsergebnis – bei eingeschränkter empirischer Überprüfung – schienen folgende Prädiktoren verbunden zu sein: ausgeprägter Gewichtsverlust zu Beginn der stationären Behandlung (Hebebrand et al. 1997; Herpertz-Dahlmann et al. 1996; Remschmidt et al. 1990; Steinhausen u. Seidel 1993) sowie ungenügende Gewichtszunahme während der stationären Behandlung (Herzog et al. 1999). Ebenso schienen familiäre Beziehungsschwierigkeiten vor Beginn der Essstörung zu einem schlechten Heilungsergebnis beizutragen (Bryant-Waugh et al. 1988; Hsu 1990; North et al. 1997).

Prämorbide Auffälligkeiten

Einen zentralen Stellenwert bei den prämorbiden Auffälligkeiten nimmt die Adipositas ein (Steinhausen 1997a). Auch zeigen Patienten vom Purging-Typus (mit bulimischer Symptomatik oder Laxanzien-Abusus) gegenüber dem restriktivem Typus einen deutlich schlechteren Behandlungserfolg; in dieser Patientengruppe treten darüber hinaus die häufigsten Todesfälle auf (American Psychiatric Association 2000; Zipfel et al. 2000). Soziale Isolierung, geringer Selbstwert, zwanghaft-ängstlich vermeidendes Verhalten, gestörtes Körperbild und prämorbide Übergewichtigkeit wurden ebenso im Zusammenhang mit einem schlechten Behandlungsergebniss bei der Anorexia nervosa mehrfach repliziert (u. a. van der Ham et al. 1998). Das Ausmaß der Depressivität zu Beginn der Behandlung scheint im Gegensatz zu früheren Studien (Bryant-Waugh et al. 1988; Smith et al. 1993) keinen negativen Prädiktor darzustellen, vielmehr erschien dies überwiegend starvationsbedingt (Herpertz-Dahlmann et al. 1995). Initial auftretenden komorbide Zwangsstörungen schienen nicht zu einer schlechteren Prognose beizutragen (Thiel et al. 1998).

Komorbidität

Mindestens 10–20% der ehemals anorektischen Patienten entwickeln im Krankheitsverlauf eine Bulimia nervosa (Herpertz-Dahlmann et al. 2001; Strober et al. 1997). Angststörungen und affektive Störungen stellen die Leitsymptomatik der psychiatrischen Komorbidität auch im Langzeitverlauf bei nicht gesundeten Patienten dar (wie bereits in der Initialepisode) (Finzer et al. 1998; Müller et al. 2000). Unter den Angststörungen stellt die soziale Phobie die häufigste Erkrankung dar (Müller et al. 2000). Ein hoher Prozentsatz (ca. 50%) weist jedoch unabhängig von der Essstörung eine psychiatrische Erkrankung im Langzeitverlauf auf, mit einer Dominanz der Angststörungen vor einer Suchterkrankung oder depressiven Störung (Müller et al. 2000). Auch wenn hohe Lebenszeitprävalenzraten für schwere depressive Störungen (u. a. Herzog et al. 1999) wiederholt bestätigt erden konnten, stellen nach Herpertz-Dahlmann et al. (1995) die affektiven Störungen am ehesten eine Begleitsymptomatik des Hungerzustandes und des gestörten Essverhaltens dar. Diejenigen jedoch, die eine Persönlichkeitsstörung zum Nachuntersuchungszeitpunkt aufwiesen, hatten signifikant häufiger eine anhaltende Essstörung und wiesen sämtlich eine Störung im Bereich der Achse-I-Diagnosen auf (Müller et al. 2000). Der überwiegende Anteil der Persönlichkeitsstörungsdiagnosen fällt in das Cluster C des DSM-IV (ängstlich-vermeidend und zwanghafte Persönlichkeitsstörungen) und steht damit in Zusammenhang mit den oben beschriebenen charakteristischen prämorbiden Merkmalen (Herzog et al. 1992; Wentz-Nilsson et al. 1999).

Rückfallrisiko

Überwiegend in den ersten 2 Jahren nach Entlassung erleiden 30–60% der in psychiatrischen Kliniken behandelten anorektischen Patienten einen Rückfall, der nicht selten eine Rehospitalisierung nach sich zieht (Lay u. Schmidt 1999). Neben einer langfristigen nachstationären therapeutischen Behandlung scheint auch die Dauer der stationären Behandlung über die Erreichung des Zielgewichtes hinaus zu einer deutlichen Senkung des Rückfallrisikos zu führen (Lay u. Schmidt 1999).

21.2.7 Therapie

Das komplexe Zusammenspiel von körperlichen und psychischen Symptomen bei der Anorexia nervosa erfordert ein multimodales Therapiekonzept. Unterschiedliche Therapien, mit unterschiedlichen Schwerpunktsetzungen in Abhängigkeit von individuellen Faktoren des Krankheitsverlaufes und des Behandlungssettings kommen zum Einsatz. Neben der Gewichtsrestitution, der Veränderung des gestörten Essverhaltens und der Körperwahrnehmung stehen die Lösungen intra- und interpersoneller Probleme im Vordergrund.

Zentrale Behandlungsziele bei Anorexia nervosa (American Psychiatric Association 2000)

- Wiederherstellung eines gesunden Körpergewichtes
- Behandlung somatischer Komplikationen
- Förderung motivationaler Aspekte zur Verbesserung der Krankheitseinsicht und der Behandlungskooperation
- Beratung über gesundes Ernährungs- und Essverhalten
- Korrektur dysfunktionaler Kognitionen, Einstellungen und Gefühle in Bezug auf die Essstörung
- Behandlung assoziierter psychiatrischer Symptome (Störung der Emotionsregulierung, des Selbstwertes, Verhaltensprobleme etc.)
- Einbeziehung der Familie (Stützung, Beratung und Therapie)
- Verhütung von Rückfällen

Die Indikation zur stationären Behandlung basiert auf der Beurteilung psychiatrischer und medizinischer Faktoren. Der Gewichts-, kardiale und metabolische Status sowie der psychiatrische Status bilden die entscheidende Bewertungsgrundlage. Als Bewertungsrichtlinien zur stationären Indikation gelten ein rapider oder kontinuierlicher Gewichtsverlust, weitere Gewichtsreduktion trotz intensiver ambulanter oder teilstationärer Behandlungsmaßnahmen, die Belastung durch weitere, z. B. körperliche Erkrankungen (z. B. rekurrierende Infekte) sowie das Ausmaß der psychiatrischen Komorbidität und der psychosozialen Funktionseinschränkungen.

Indikationen für eine stationäre Aufnahme (American Psychiatric Association 2000)

- Ausgeprägte Kachexie (weniger als 75% des durchschnittlichen Körpergewichtes oder ein extremer Gewichtsverlust sowie totale Essverweigerung)
- Kardiale Arrhythmien, Dehydration, Hypotension, Herzfrequenz unter 40 s, Blutdruck unter 80/50 mmHg, Hypokaliämie oder Hypophosphatämie
- Hepatische, kardiovaskuläre oder renale Organstörungen
- Geringe oder keine Krankheitseinsicht und Behandlungsmotivation, extreme Ich-syntone Gedanken
- Zusätzliche oder essstörungsbezogene psychiatrische Störungen (v. a. Depression, Zwang, Suizidalität, Suchterkrankungen)
- Mangelnde Eingrenzung körperlicher exzessiver Aktivitäten sowie Erbrechen oder anderweitiges »Purging«-Verhalten (z. B. Laxanzienabusus)
- Entmutigte, demoralisierte Familien oder unkooperative Familien sowie schwere familiäre Konfliktsituation

Laborparameter können trotz ausgeprägter Kachexien im Normwertebereich liegen und können darüber hinwegtäuschen, dass trotz z. B. normaler Serumelektrolyte niedrige Ganzkörpernatriumspiegel vorliegen, in deren Folge unvorhersehbare kardiale Arrhythmien mit plötzlicher Todesfolge auftreten können.

! Eine Hospitalisierung sollte vor dem Sichtbarwerden einer Störung der Vitalparameter erfolgen (Steinhausen 1976).

Ambulante Behandlungen sollten dagegen Patienten vorbehalten sein, die bereits zu Beginn ihrer Erkrankung professionelle Hilfen aufsuchen, kein selbstinduziertes Erbrechen und/oder »Purging«-Verhalten zeigen sowie krankheitseinsichtig und behandlungsmotiviert sind (vgl. Steinhausen 1997b).

Medizinische Therapie

Die medizinische Behandlung der Anorexia nervosa zielt auf die Gewichtsrestitution sowie die Verhinderung von Komplikationen aufgrund des reduzierten Ernährungszustandes und des »Purging«-Verhaltens. Eine Überwachung des Gewichtes (Bilanzierung der Ess- und Flüssigkeitsaufnahme und -ausscheidung), der Vital- (Herzfrequenz, Blutdruck, Temperatur) und Blutparameter ist erforderlich. Wenn ein »Purging«-Verhalten oder ein exzessives Trinkverhalten vorliegt, ist inbesondere eine Kontrolle der Serumelektrolyte erforderlich. Aus physiologischen und psychologischen Gründen sollte auf eine enterale oder eine parenterale Ernährung verzichtet werden. Einer Ernährung mit Hilfe einer gastronasalen Sonde sollte einer parenteralen Ernährung in den Fällen, bei denen auf eine Ernährung über die Sonde nicht verzichtet werden kann, Vorrang gegeben werden.

! Eine parenterale Ernährung sollte nur bei schwerer Unterernährung oder bei ausbleibendem Erfolg der routinemäßig anzuwendenden Verfahren angewandt werden, da schwerwiegende Komplikationen (Infektionsgefährdung, Manipulation des Zugangs, Überwässerung etc.) eintreten können.

Eine besondere Aufsicht ist erforderlich bzgl. der Entwicklung von Ödemen, eine schnelle Gewichtszunahme ist häufig auf eine Überwässerung zurückzuführen, kongestive Herzfehler können resultieren, ebenso kann sich eine gastrointestinale Symptomik (u. a. Obstipation, Blutungen) entwickeln. Ein kardiales Monitoring über Nacht ist bei Patienten mit schwerem Gewichtsverlust zu empfehlen.

Als Zielgewicht sollte die 25. BMI-Altersperzentile definiert werden (Steinhausen 2000). Angestrebt wird ein kontinuierlicher Gewichtszuwachs von ca. 500–1000 g/ Woche. Der Ernährungsplan sollte bei Behandlungsaufnahme 30–40 kcal/kg/Tag (annährungsweise 1000–1600 kcal) Nahrungsaufnahme betragen und im weiteren Behandlungsverlauf auf 40–60 kcal/kg/Tag gesteigert werden. Manipulationen vonseiten der Patienten und ein anhaltendes »Purging«-Verhalten können eine höhere Nahrungszufuhr erforderlich machen bzw. durch eine vermehrte Aufsicht entgegnet werden. Vitamin- und Mineralstoffsubstitutionen können indiziert sein, Schildddrüsenfunktionsstörungen bei häufig insgesamt kompensatorischer Stoffwechsellage können durch erniedrigte T3- und T4-Spiegel sichtbar werden, sind jedoch mit der Gewichtsrestritution reversibel und bedürfen allgemein keiner Substitution.

Bei Patienten mit bulimischen Episoden können Elektrolytstörungen inbesondere zu Hypokaliämien und einer hypochlorämische Alkalose führen. Neben einem Anstieg der Serumamylase treten Hypomagnesiämien und potenziell vital gefährdende Hypophosphatämien insbesondere bei Patienten mit einem Laxanzienabusus hinzu, können jedoch auch in der Phase der Realimentierung auftreten.

! Über den Einsatz einer Hormonsubstitutionstherapie besteht derzeit kein Konsens.

Eine medikamentös induzierte Menses kann negative psychologische Effekte nach sich ziehen, auch ist durch eine Östrogensubstitution eine Osteoporose oder Osteopenie nicht umkehrbar. Eine Gewichtsnormalisierung stellt eine grundsätzliche Vorraussetzung dar (American Psychiatric Association 2000). Ein weitergehender Verlust der Knochendichte ist ebenso durch eine Östrogentherapie kaum zu verhindern, in Einzelfällen ist eine positive Beeinflussung der Knochendichte beobachtet worden. Nach einer Gewichtsrestitution muss individuell über eine mögliche Indikation zur Östrogentherapie entschieden werden.

In seltenen Fällen kann im Rahmen einer totalen Ess- und Trinkverweigerung eine erzwungene Nahrungszufuhr durchgeführt werden (z. B. Anorexia nervosa in Kombination mit einem Diabetes mellitus und Suizidalität), die häufig jedoch nur kurzfristig im stationären Behandlungsrahmen erforderlich ist. Neben intensiven psychotherapeutischen Bemühungen um die Kooperation des Patienten und Beratungen mit den Eltern sind rechtliche sowie ethische Aspekte zu beachten (Brunner et al. 2000).

Psychotherapeutische Behandlung

In der Akutphase der stationären Behandlung steht die Behandlung der somatischen Komplikationen und der Gewichtsaufbau im Vordergrund. Psychoedukative Behandlungselemente kommen bei der Durchführung der Ernährungsberatung und der Aufstellung eines Essensplanes und in der Beratung der Eltern zum Tragen. Verhaltenstherapeutische Methoden werden eingesetzt zur kontingenten Verstärkung beim Aufbau eines »normalen« Essverhaltens und der therapeutisch intendierten Gewichtszunahme. Das Ausmaß der verordneten Bettruhe (berücksichtigt werden muss auch der protektive Faktor Bewegung im Hinblick auf die Entwicklung der Knochendichte) und des Aktivitätsradius ist eingebettet in den mit dem Patienten vereinbarten Behandlungsplan. Bei zunehmenden Behandlungsfortschritt wird stufenweise die Selbstverantwortung der Essensaufnahme an den Patienten zurückgegeben.

! Bei der individuellen Therapie steht eine psychodynamische Psychotherapie im Vordergrund, jedoch erscheinen kognitiv-behaviorale Strategien insbesondere in der Frühphase der Therapie erforderlich, um eine Kontrolle über die akute Kernsymptomatik der Essstörung zu erreichen.

Die kognitiven Methoden zielen auf die Veränderung der Einstellung der Patienten bzgl. Nahrung und Körpergewicht sowie auf eine Veränderung der gestörten Selbstwahrnehmung (s. nähere Ausführungen bei der Bulimia nervosa). Die psychodynamische Therapie berücksichtigt insbesondere auch familiendynamische Aspekte, die bei der Einbeziehung der Familie im Rahmen einer Familienberatung bzw. -therapie aufgegriffen werden. Entwicklungsfördernde und konfliktaufarbeitende Behandlungsstrategien werden im stationären Rahmen wirkungsvoll eingesetzt (u. a. Körpertherapie, Musiktherapie, Ergotherapie, Gruppentherapie, Besuch der Klinikschule).

! Im Rahmen der verhaltenstherapeutischen Interventionen zur Gewichtsrestitution nimmt ein Stufenprogramm einen zentralen Schwerpunkt im stationären Behandlungskonzept ein.

Diese Programme orientieren sich an dem von Vandereycken u. Meermann (1984) entwickelten Konzept und basieren auf der kontingenten Verstärkung eines normalen Essverhaltens und der Gewichtszunahme durch Anreize wie auch Entzug von z. B. sozialen Bedürfnissen (Zugang zu Gruppenaktivitäten, Ausgang, Schulbesuch etc.) (vgl. auch Steinhausen 2000). Die Patienten werden vor Beginn der Therapie über das Stufenprogramm informiert. Dies soll eine hohe Transparenz und maximale Autonomie im Rahmen des Gesamtkonzeptes sicherstellen (Jacobi et al. 1996). Bewährt hat sich ein aus 5 Phasen bestehendes Stufenprogramm (s. folgende Übersicht), das in Abhängigkeit vom Gewichtszuwachses durch ein Einschränkungs- und Selbstkontrollprogramm flexibel gestaltet werden kann (Jacobi et al. 1996; Steinhausen 2000).

Stufenprogramm im Rahmen der verhaltenstherapeutischen Intervention

- **Phase 0:** Vorbereitungs- und Beobachtungsphase
  Patient isst unter Beobachtung ohne verstärkten Nachdruck, ohne negative Konsequenzen
  Patient führt Esstagebuch zur Selbstbeobachtung, Vorbereitung des Behandlungsvertrages mit Festlegung des Zielgewichtes und Einstufung in das Normalprogramm in Abhängigkeit vom Gewicht
- **Phase 1:** Gewichtsaufbau (Normalprogramm)
  Vorgeschriebene Kalorienzahl, Beaufsichtigung beim Essen, Einhalten der Esszeiten, Einhalten der Ruhezeiten (z. T. in Begleitung von Teammitgliedern), kein Schulbesuch, keine Außenaktivitäten
- **Phase 2:** Integration (Normalprogramm)
  Eingeschränkter Schulbesuch und Außenaktivitäten, Verkürzung der Ruhezeiten etc.
- **Phase 3:** Freies Essen (Normalprogramm)
  Uneingeschränkter Schulbesuch, Teilnahme an allen Aktivitäten, keine Ruhezeiten
  Einbeziehen der Patienten in die Verhaltenssteuerung (z. B. Selbstverantwortung bei der Zusammenstellung der Mahlzeiten)
- **Phase 4:** Gewicht halten
  Kein Vertrag mehr, zurückhaltende Interventionen bzgl. Essverhalten, Patientin übernimmt Selbstveranwortung, Vorbereitung der Rückfallprophylaxe

Der Übergang zwischen den einzelnen Phasen des Normalprogrammes erfolgt bei Erreichung des Zielgewichtes, das für jede Phase festgelegt wurde. In jeder Phase des Normalprogrammes erfolgen wöchentliche Vertragstermine und eine Bilanzierung des Verlaufes. Wenn das Körpergewicht abnimmt, stagniert oder nicht ausreichend zunimmt erfolgen größere Einschränkungen (z. B. verlängerte Liegezeiten, definiert in einem Einschränkungsprogramm). Eine Rückstufung in frühere Phasen erfolgt bei Nichterreichung der vertraglich festgelegten Ziele innerhalb der einzelnen Phasen. In einem Selbstkontrollprogramm haben Patienten eine weitgehendste Selbstbestimmung, wenn die vereinbarte Gewichtszunahme unter regelmäßigen Gewichtskontrollen gelingt. Die Gewichtskontrollen werden in allen Phasen mindestens 2-mal wöchentlich durchgeführt.

Bisher wurden nur sehr wenige kontrollierte Therapiestudien bei jugendlichen Patienten mit einer Anorexia nervosa durchgeführt (Eisler et al. 2000; Eisler et al. 1997; Le Grange et al. 1992; Robin et al. 1999). Von familientherapeutischen Interventionen schienen insbesondere Kinder und Jugendliche in der frühen und mittleren Adoleszenz zu profitieren. Häufig wurde jedoch nur nur ein kurzfristiger Behandlungverlauf untersucht, auch schien der Behandlungserfolg sich nur auf die Gewichtszunahme, aber nicht im Hinblick auf die pathologischen Einstellungen in Bezug auf Figur, Körper und das Essverhalten selbst ausgewirkt zu haben (Robin et al. 1999).

! Die Indikation für eine psychopharmakologische Adjuvanztherapie wird kontrovers beurteilt.

Die Indikation zum Einsatz von Serotoninwiederaufnahmehemmern wird allgemein für Patienten mit einer Anorexia nervosa erwogen, die eine komorbide, depressive und/oder zwanghaft-impulsive Symptomatik besitzen, die trotz oder bei einem Ausbleiben einer Gewichtszunahme persistieren (American Psychiatric Association 2000). Es gibt jedoch bislang keinen überzeugenden empirischen Nachweis, dass der Einsatz von Antidepressiva vor Erreichen der 85%-Marke des erwarteten Gewichtes einen günstigen Effekt erzielt. Es liegen Studien vor, dass durch den Einsatz von Serotoninwiederaufnahmehemmern ein positiver Effekt für die Aufrechterhaltung des Gewichtes erzielt werden konnte. Eine niedrig dosierte neuroleptische oder angstlösende Medikation kann im Sinne einer symptomatischen Behandlung massiver antizipatorischer Ängste, Zwanghaftigkeit oder wahnähnlich gesteigerter Ängste im Rahmen der Essenseinnahme vorübergehend indiziert sein.

21.3 Bulimia nervosa

21.3.1 Definition und Häufigkeit

! Die Kernsymptomatik der Bulimia nervosa besteht in rezidivierenden Essanfällen und einer der Gewichtszunahme entgegensteuernde Maßnahmen vor dem Hintergrund einer gestörten Wahrnehmung von Figur und Körpergewicht.

Charakteristisch sind wiederkehrende Heißhungerattacken, bei denen es zu einem anfallsartigen Herunterschlingen großer Nahrungsmengen – insbesondere hochkalorischer Nahrung – kommt. Im Anschluss an die Essanfälle wird zumeist ein Erbrechen durch Auslösen des Würgereflexes provoziert. Der Wechsel zwischen übermäßigem Essen und zeitweiligen Hungerperioden führt zum Teil zu beträchtlichen Gewichtsschwankungen. Häufig ist in der Vorgeschichte vom Patienten mit einer Bulimia nervosa die Symptomatik einer Anorexia nervosa anzutreffen. Depressive Störungen, Angststörungen, Suchterkrankungen und Persönlichkeitsstörungen stellen die häufigsten komorbiden Störungen dar.

Das Auftreten einer Bulimia nervosa bei weiblichen Jugendlichen und jungen Erwachsenen im Alter von 15–30 Jahren wird auf 1,1–4,2% geschätzt (American Psychiatric Association 2000). In der Adoleszenz dürfte die Häufigkeit bei 1–2% liegen (Flament et al. 1995), wobei jüngere Studien von deutlich größeren Prozentzahlen ausgehen (Walsh et al. 2000). Die Ermittlung einer realitätsgerechten Prävalenz zur Bulimia nervosa ist erschwert durch eine vermutlich erhebliche Dunkelziffer, bedingt durch die typische Verheimlichung der Erkrankung und durch den Umstand, dass aufgrund häufig vorhandener Normalgewichtigkeit die Störung in vielen Fällen verborgen gehalten werden kann. Klinischen Stichproben zufolge fällt der Altersgipfel in das 18./19. Lebensjahr (Lucas 1996), wobei in den retrospektiven Befragungen betroffener junger Erwachsener das Alter bei Beginn der Symptomatik weit in das Adoleszenzalter hineinreicht. Auch zeigten jüngste epidemiologische Untersuchungen bei Mädchen und jungen Frauen im Alter zwischen 8 und 23 Jahren einen Häufigkeitsgipfel im 16./17. Lebensjahr (Lewinsohn et al. 2000).

Eine bulimische Symptomatik, die nicht das Ausmaß einer Diagnosestellung erreicht, wurde bei Mädchen insbesondere zu Beginn der Pubertätsentwicklung beobachtet (Field et al. 1999b).

! Ein großer Anteil jugendlicher Mädchen ist mit dem Gebrauch von Diätpillen, Abführmitteln und selbstinduziertem Erbrechen vertraut.

Das Auftreten einer Bulimia nervosa ist bei jungen weiblichen Erwachsenen gegenüber dem männlichen Geschlecht 6- bis 10fach erhöht (American Psychiatric Association 2000); wobei nach Untersuchungen in Adoleszentenstichproben eine Häufigkeit von 5:1 zugunsten der Mädchen beschrieben wurde (Flament et al. 1995). Vielfach höhere Prävalenzraten werden in bestimmten Risikopopulationen gefunden wie Hochleistungssportlern analog den Befunden bei der anorektischen Essstörung (Walsh et al. 2000).

21.3.2 Klinische Symptomatik

Die bulimische Symptomatik beginnt häufig nach erfolglosen Versuchen, das Körpergewicht zu reduzieren, oder wenn die Betroffenen entdecken, dass Erbrechen, Fasten oder extreme körperliche Betätigungen der Kalorienaufnahme durch die Essanfälle entgegenwirken können (Walsh et al. 2000). Eine Periode des Diäthaltens, zum Teil verbunden mit bedeutsamen Gewichtsverlusten und ausgeprägten Gewichtsschwankungen, geht dem Beginn eines bulimischen Essverhaltens zumeist voraus (Brewerton et al. 2000). 25% der Patienten mit einer Bulimia nervosa hatten bereits zuvor das Vollbild einer Anorexia nervosa entwickelt (Kaye et al. 1999).

Bei den wiederholten Anfällen von Heißhungerattacken werden in kurzer Zeit große Mengen an zumeist hochkalorischen Nahrungsmitteln konsumiert.

! Die andauernde Beschäftigung mit Essen, die Suchprozesse und Gier nach Nahrungsmitteln wird von den Patienten häufig als so sehr quälend empfunden, dass die Belastungen auch in suizidale Krisen münden können.

Das Erbrechen geht häufig kurzfristig mit einer Erfahrung von Entlastung einher; jedoch führt die Wahrnehmung des Kontrollverlustes (den Essanfällen nachgegeben zu haben) zu ausgeprägten Scham- und Schuldgefühlen, die die bereits zuvor bestehende Selbstwertkrise im Sinne eines Circulosus vitiosus weiter verstärkt. Die übertriebene Furcht zu dick zu werden führt zu einer übertriebenen Beschäftigung mit der Kontrolle des Körpergewichtes. Diese zieht wiederum ein Verhaltensmuster mit Essanfällen und Erbrechen oder Gebrauch von Abführmitteln nach sich (Remschmidt et al. 2001). Um dem dick machenden Effekt der Nahrung entgegensteuern zu können, kommt es zu einem selbstinduzierten Erbrechen, Missbrauch von Abführmitteln oder Diuretika oder dem Gebrauch von Appetitzüglern. Charakteristisch sind auch zeitweilige Hungerperioden, die zu extremen Gewichtsschwankungen führen können. Auch wenn im Rahmen des Normalgewichts Amenorrhoen selten auftreten, sind Menstruationsstörungen typisch.

In der Bandbreite bulimischen Essverhaltens wurde wiederholt auch eine Subgruppe von adoleszenten Mädchen und jungen Frauen gefunden, bei denen trotz eines »Purging«-Verhaltens mit Heißhungerattacken und Erbrechen keine extremen Gewichtsschwankungen auftraten, und auch keine bedeutsame komorbide Psychopathologie beobachtbar schien (Lucas 1996).

Psychopathologische Merkmale

In der klinischen Versorgung ist insbesondere eine Subgruppe bulimischer Patienten anzutreffen, die zusätzlich Störungen der Impulskontrolle aufweisen, wie z. B. einen Alkohol-, Tabletten- oder Drogenabusus, unkontrolliertes Geldausgeben, Ladendiebstähle, vor allem in Bezug auf Nahrungsmittel, sowie selbstschädigende Verhaltensweisen (DGKJP 2000). Diese komplexe Symptomatik steht zumeist im Zusammenhang einer emotional instabilen Persönlichkeit (vorrangig vom Borderlinetypus).

! Depressive Störungen, Angststörungen und Substanzmissbrauch sind häufig mit einer bulimischen Erkrankung assoziiert.

Die psychiatrische Familienanamnese weist häufig ein Vorkommen von Persönlichkeitsstörungen, Suchterkrankungen und affektiven Erkrankungen in der Herkunftsfamilie von Patienten mit bulimischen Störungen auf (American Psychiatric Association 2000). Chronische Unzufriedenheit mit sich selbst, das Bestehen einer dysphorischen Stimmungslage sowie starke Stimmungsschwankungen sind häufig anzutreffen.

Körperliche Merkmale

Ein charakteristisches körperliches Erscheinungsbild sind runde, geschwollene Wangen im Kontrast zu einer dünnen oder normgewichtigen Figur. Die Gesichtsschwellungen sind z. T. auf die vergrößerten Speicheldrüsen (Parotiden) oder auch eine Anschwellung der submandibulären und sublingualen Drüsen zurückzuführen. Die Flüssigkeitsretention gibt dem Gesicht ein aufgedunsenes Aussehen. Zahnschäden durch Erodierung des Zahnschmelzes aufgrund des gehäuften Erbrechens sind typisch. Hypertrophierte Handknöchel oder Aberassionen (»Russell's sign«) sind Folge wiederholten induzierten Erbrechens durch Kontakte der Hände mit den Zähnen (Walsh et al. 2000).

Die körperliche Untersuchung bei der Bulimia nervosa umfasst auch die gesamte Bandbreite der bei der Anorexia nervosa beobachtbaren Symptome und medizinischen Komplikationen (s. Übersicht); jedoch stehen gastrointestinale und metabolische Störungen im Vordergrund. Gastrointestinale Komplikationen können den gesamten Trakt von Mund bis Darm erfassen; typisch ist ein Reflux infolge einer chronischen Relaxation der Speiseröhre. Eine akute gastrale Dilatation mit Ruptur ist selten, findet jedoch fast immer einen tödlichen Ausgang. Entzündungen der Bauchspeicheldrüse sind weiter typisch sowie Obstipationen durch den Abführmittelmissbrauch. Kardiale Arrythmien sind auf die durch das Erbrechen induzierten Elektrolytverschiebungen zurückzuführen (Hypokaliämie, Hyponatriämie, Hypochloriämie) (Becker et al. 1999). Menstruationsstörungen treten häufig auf, auch bei normalem Gewicht ist häufig ein hypothalamischer Hypogonadismus zu befunden.

Neben der Erhebung des allgemeinen psychopathologischen Befundes sollte bei Verdacht auf Vorliegen einer Bulimia nervosa in der klinischen Untersuchung auch nach dem höchsten sowie niedrigsten Körpergewicht sowie nach Gewichtsschwankungen gefragt werden. Ebenso sind Fragen nach Menstruationsstörungen, gesteigerten körperlichen Aktivitäten, Drogen-/Alkoholgebrauch, Erbrechen, Essanfällen, Gebrauch von Abführmitteln und Diättabletten sowie entwässernden Medikamenten essenziell.

21.3.3 Diagnostische Leitlinien und Differenzialdiagnosen

Für eine Diagnosestellung nach ICD-10 ist eine Erfüllung von folgenden vier Kriterien erforderlich: Die Kernsymptomatik umfasst häufige Episoden von Essanfällen sowie Maßnahmen, die der Gewichtszunahme entgegensteuern (z. B. selbstinduziertes Erbrechen). Eine andauerde Beschäftigung mit dem Essen und das Vorliegen einer gestörten Wahrnehmung bzgl. Figur und Gewicht sind für eine Diagose nach der ICD-10 zwingend (s. folgende Übersicht). Die ICD-10 hat für Patienten mit einer Bulimia nervosa, die nicht sämtliche Kriterien erfüllen, die Kategorie der atypischen Bulimia nervosa (F50.3) vorbehalten. Das DSM-IV unterscheidet bei der Bulimia nervosa – im Gegensatz zur ICD-10 – einen Subtyp mit selbstinduziertem Erbrechen oder regelmäßigem Laxanzienabusus (Purging-Typ) von einem Subtyp ohne diese Verhaltensweisen (Non-purging-Typ). Das Auftreten von selbst herbeigeführtem Erbrechen ist damit für die Diagnose einer Bulimia nervosa nicht erforderlich.

Diagnostische Kriterien der Bulimia nervosa gemäß ICD-10

1. Eine andauernde Beschäftigung mit Essen, eine unwiderstehliche Gier nach Nahrungsmitteln; die Patientin hat Essattacken, bei denen große Mengen Nahrung in sehr kurzer Zeit konsumiert werden
2. Die Patientin versucht dem dick machenden Effekt der Nahrung durch verschiedene Verhaltensweisen gegenzusteuern: selbstinduziertes Erbrechen, Missbrauch von Abführmitteln, zeitweilige Hungerperioden, Gebrauch von Appetitzüglern, Schilddrüsenpräparaten oder Diuretika
3. Die psychopathologische Auffälligkeit besteht in einer krankhaften Furcht davor, dick zu werden; die Patientin setzt sich eine scharf definierte Gewichtsgrenze weit unter dem prämorbiden, vom Arzt als optimal oder »gesund« betrachteten Gewicht
4. Häufig lässt sich in der Vorgeschichte mit einem Intervall von einigen Monaten bis zu mehreren Jahren eine Episode einer Anorexia nervosa nachweisen. Diese frühere Episode kann voll ausgeprägt gewesen sein oder war eine verdeckte Form mit mäßigem Gewichtsverlust und/oder einer vorübergehenden Amenorrhoe

Subtypen der Bulimia nervosa (DSM-IV Klassifikation)

1. Mit Erbrechen (Purging-Typus): mit selbstinduziertem Erbrechen oder Laxanzien- oder Diuretikamissbrauch
2. Ohne Erbrechen (Nicht-Purging-Typus): bulimische Episode mit Fasten oder Hyperaktivität, aber ohne selbstinduziertes Erbrechen und ohne Laxanzien- oder Diuretikamissbrauch

Differenzialdiagnose der Binge-eating-Störung

Endgültige diagnostische Kriterien für die sog. Binge-eating-Störung sind bisher nicht erstellt; jedoch hat das DSM-IV Forschungskriterien definiert (s. folgende Übersicht).

DSM-IV-Forschungskriterien für die Binge-eating-Störung

1. Wiederholte Episoden von Fressanfällen (»binge eating«) mit Kontrollverlust, bei denen in einem abgrenzbaren Zeitraum (z. B. in einem zweistündigen Zeitraum) eine deutlich größere Menge gegessen wird, als die meisten Menschen in einem ähnlichen Zeitraum unter ähnlichen Umständen essen würden
2. Die Episoden von Fressanfällen treten gemeinsam mit mindestens drei der folgenden Symptome auf:
   a) wesentlicher schneller essen als normal
   b) essen bis zu einem unangenehmen Völlegefühl
   c) essen großer Nahrungsmengen ohne Hungergefühl
   d) allein essen aus Verlegenheits- und Schamgefühlen über die Menge, die gegessen wird
   e) Ekelgefühle gegenüber sich selbst
   f) Deprimiertheit oder große Schuldgefühle nach dem übermäßigen Essen
3. Deutliches Leiden wegen der Fressanfälle
4. Die Fressanfälle treten im Durchschnitt an mindestens 2 Tage in der Woche seit 6 Monaten auf
5. Die Fressanfälle gehen nicht mit dem regelmäßigen Einsatz von unangemessenen kompensatorischen Verhaltensweisen einher (z. B. fasten, körperliche exzessive Betätigung, Abführmittelgebrauch) und treten nicht ausschließlich im Verlauf einer Anorexia oder Bulimia nervosa auf

In Abgrenzung zur Bulimia nervosa treten keine regelmäßigen kompensatorischen Maßnahmen wie z. B. selbstinduziertes Erbrechen oder Abführmittelmissbrauch infolge der Heißhungerattacken auf. Ein erheblicher Anteil adipöser Personen erfüllt die Kriterien für eine Binge-eating-Störung; jedoch geht das Binge-eating in den meisten Fällen der Adipositasentwicklung voraus. Beide Geschlechter sind gleichhäufig betroffen. Systematische Untersuchungen im Jugendalter fehlen bislang. Nach Studien im Erwachsenenalter erscheint die Störung bezüglich Phänomenologie, Pathogenese und Verlauf deutlich abgrenzbar gegenüber einer anderweitigen Essstörung. Übergänge in eine Anorexia nervosa wurden nicht beschrieben, häufigere Übergänge in ein partiell gestörtes bulimisches Essverhalten sind wiederholt berichtet worden (Dingemans et al. 2002; Fairburn et al. 2000).

Im Bereich der psychiatrischen Differenzialdiagnosen müssen gegenüber der Abgrenzung zu den anderweitigen Störungen des Essverhaltens insbesondere bulimische Symptome im Rahmen stressbezogener Störungen wie Anpassungsstörungen oder dissoziativen Störungen (»psychogenes Erbrechen«) bedacht werden. Bulimische Symptome können jedoch auch im Rahmen depressiver Syndrome, wahnhafter oder hypochondrischer Störungen auftreten. Die bulimische Symptomatik im Kontext einer Borderlinestörung erreicht häufig das Ausmaß im Sinne eines Diagnoseranges (Dulit et al. 1994). Bei den somatischen Differenzialdiagnosen müssen vorrangig internistische Erkrankungen beachtet werden (s. Übersicht).

21.3.4 Ätiopathogenese

Der Entstehung und Aufrechterhaltung der Bulimia nervosa wird ebenso wie der Anorexia nervosa ein multifaktorieller Erklärungsansatz zugrunde gelegt (s. Abb. 21.1).

! Soziokulturelle Faktoren, biologische Mechanismen, familiäre Belastungen und Interaktionen sowie Persönlichkeitsfaktoren und äußere Einflüsse in Form von belastenden Lebensereignissen stellen die Hauptdomänen innerhalb der Gruppe der Risikofaktoren dar.

Diese tragen jedoch nicht voneinander unabhängig zur Genese und zum Verlauf der Erkrankung bei (Vitiello u. Lederhendler 2000). Selbstwertprobleme verbunden mit einer depressiven Symptomatik und Probleme in der Regulation von Affekten und Impulsen (häufig mit einem Muster von weiterem selbstschädigendem Verhalten verbunden) nehmen einen besonderen Stellenwert ein.

Im Hinblick auf biologische Mechanismen gelten ein gestörter Serotoninstoffwechsel sowie genetische Einflüsse als besonders relevant. Untersuchungen zu biologischen Mechanismen und zum genetischen Einfluss in der Genese der Bulimia nervosa blieben allerdings bisher widersprüchlich (Fairburn et al. 1999). Ein erhöhter genetischer Einfluss wird jedoch auf der Basis von Zwillingsstudien (Bulik et al. 2000b) angenommen. Neurobiologische Untersuchungsansätze konnten auch bei der Bulimia nervosa Störungen des hormonellen, neurohormonellen und Neurotransmitterstoffwechsels nachweisen. Hierbei bleibt unklar, ob diese Veränderung durch den akuten Krankheitsprozess bedingt sind oder aber spezifische Risikofaktoren für die Pathogenese der Störungen darstellen. Eine Störung des Serotoninstoffwechsels bei bulimischen Patienten wurde mehrfach repliziert und mit der häufig gleichzeitig bestehenden Störung der Emotionsregulierung und der Impulskontrolle bei dieser Patientengruppe in Verbindung gebracht (Vitiello u. Lederhendler 2000).

Auch wenn ein Großteil der betroffenen Systeme analog der Anorexia nervosa bei Gesundung reversibel ist, deuten Veränderungen der Serotoninaktivität über die Remission einer bulimischen Essstörung hinaus auf einen psychobiologischen »Trait« hin, der zur Pathogenese der Bulimia nervosa beitragen könnte (Kaye et al. 1998). Der Fortbestand problematischer Einstellungen gegenüber Figur und Gewicht, Probleme mit der Affektregulation, soziale Beziehungsprobleme und Persönlichkeitszüge im Sinne eines Perfektionismus wurden auch nach langer Gesundung von einer Bulimia nervosa gefunden und könnten für eine psychobiologische Konstellation sprechen, die die Genese einer Bulimia nervosa begünstigt (Stein et al. 2002).

21.3.5 Risikofaktoren

Das soziokulturell vorgegebene Schlankheitsideal begünstigen – analog der Anorexia nervosa – ein diätetisches Verhalten sowie das Purging-Verhalten (Field et al. 1999a,c). Als Risikofaktor gilt auch das diätetische Essverhalten der mütterlichen Bezugspersonen. Frühe Formen gestörten Essverhaltens im Sinne von Essensverweigerung sowie familiäre Konfliktsituationen sind ebenfalls mit einem späteren Auftreten bulimischer Essstörungen in Verbindung gebracht worden (Marchi u. Cohen 1990). Die Störungen des Essverhaltens resultieren aus einer Unzufriedenheit und einer übermäßigen Beschäftigung mit Figur und Gewicht, die als Reaktion auf die pubertäre Entwicklung, insbesondere bei Mädchen, entsteht.

Insbesondere zeigen Selbstwertprobleme und eine affektive Labilität eine ausgeprägte Assoziation mit einem bulimisch gestörten Essverhalten (Killen et al. 1992). Jugendliche, die ein niedriges Selbstwertgefühl und andere entwicklungsbedingte Konflikte aufweisen, sind insbesondere gefährdet, durch eine übermäßige Anpassung an das Schlankheitsideal ihre Probleme zu kompensieren (Fichter 2000). Die Wahrnehmung von Scham, Verletzlichkeit und Ineffektivität sind zentral bei bulimieerkrankten Patientinnen. Die eingeschränkte Essensaufnahme begünstigt das Auslösen von Heißhungerattacken zur Bewältigung der Hungergefühle.

! Überwertige Idealvorstellungen (Perfektionismus, Leistungsorientierung, Bewertung von Figur und

▼

Körpergewicht) scheinen deutlich assoziiert mit einem gestörten Essverhalten, wobei ein negativer Selbstwert als der bedeutsamste Mediator erschien (Wade u. Lowes 2002).

Patienten mit einer Bulimia nervosa leiden häufig unter einem »Schwarz-weiß-Denken« (dichotomes Denken) im Hinblick auf die eigene Person sowie auf die Bedeutung von Körper und Gewicht für die Bewertung der eigenen Person (Jacobi et al. 1996).

Als Risikogruppen zur Entwicklung einer bulimischen Symptomatik gelten an Diabetes mellitus erkrankte Jugendliche und junge Erwachsene. Ebenso weist ein hoher Anteil von weiblichen wie auch männlichen Hochleistungssportlern ein bulimisches Essverhalten auf, auch wenn die Körperschemawahrnehmung zum Teil nur diskret gestört erscheint (Walsh et al. 2000).

! Als familiäre Risikofaktoren wurden wiederholt elterliche Vernachlässigung, Verletzungen der Intimssphäre, Impulshandlungen sowie intrusive elterliche Reaktionen bezüglich Figur und Gewicht beschrieben (Walsh et al. 2000).

In der Mehrgenerationsperspektive wurden gehäuft heftige Konflikte zwischen den Generationen beschrieben; diese waren geprägt von Kontaktabbrüchen, Trennungen, Scheidungen und anderen Formen des Beziehungsverlustes (Reich 1992). Die Konfrontation der Patienten mit familiärer Gewalt oder Suchterkrankungen – häufig im Kontext einer Persönlichkeitsstörung der elterlichen Bezugsperson – ist bei den chronischen Verlaufsformen der Bulimia nervosa häufig anzutreffen. Erfahrungen von intrafamiliärer Gewalt (körperlich und sexuell) ist in einer Subgruppe von bulimischen Patienten, die eine Komorbidität mit Suchterkrankungen sowie anderweitigen selbstschädigende Handlungen im Rahmen einer Persönlichkeitsstörung zeigen, häufig anzutreffen (American Psychiatric Association 2000; Dulit et al. 1994; Walsh et al. 2000). Im Gegensatz zur ängstlich, gehemmten und kontrollierten Persönlichkeitszügen bei anorektischen Patienten, weisen bulimische Patienten mehr affektiv labile, ungehemmte und aktive Persönlichkeitszüge auf (Shaw u. Steiner 1997).

21.3.6 Prognose und Verlauf

Nach einer Auswertung von 24 Verlaufsuntersuchungen durch Steinhausen (1997b) zur Bulimia nervosa hatten annähernd die Hälfte der der Patienten eine vollständige Heilung erreicht, während ca. ein Viertel eine partielle Besserung aufwiesen und die übrigen einen chronischen Verlauf zeigten. Zum Zeitpunkt der Nachuntersuchung ließ sich bei 25% der Patienten eine affektive Störung, bei 15% eine Suchterkrankung nachweisen. Diese Befunde entsprechen weitgehend denen zur Anorexia nervosa. Hervorzuheben ist jedoch ein deutlich geringerer Anteil (ca. 13%) von Angststörungen bei den ehemals an einer Bulimie erkrankten Patienten (Steinhausen 1997b).

! Als Prognosefaktor für einen schlechten Behandlungsverlauf wurde das Vorliegen von Borderlinesymptomen, Suizidversuchen und Alkoholmissbrauch ermittelt.

Patienten, die im ambulanten Setting mit einer weniger schweren Symptomatik behandelt wurden, zeigten deutlich bessere Behandlungsergebnisse als Patienten mit ausgeprägter Symptomatik und Funktionseinschränkungen, die zumeist zu stationären Behandlungen geführt hatten (American Psychiatric Association 2000). Das Vorliegen einer Persönlichkeitsstörung sowie das Ausmaß der psychosozialen Funktionseinschränkungen sind sowohl bei der Anorexia nervosa als auch bei der Bulimia nervosa mit der häufigsten Inanspruchnahme professioneller Hilfen verbunden (Keel et al. 2002).

! Die häufigsten Rückfälle verzeichneten Patienten mit einer Bulimia nervosa, die ein frühes Erkrankungsalter und eine hohe Frequenz von selbstinduziertem Erbrechen aufwiesen (Olmsted et al. 1994).

Eine verspätete Inanspruchnahme professioneller Hilfen schien mit einem deutlich ungünstigeren Krankheitsverlauf assoziiert (Reas et al. 2000). Zwei Drittel der Patienten zeigten einen Rückfall innerhalb eines Jahres nach einer umschriebenen Behandlungsepisode (Keller et al. 1992). Die Mortalitätsrate ist im Vergleich zur Anorexia nervosa mit einem Anteil von ca. 1% deutlich geringer (American Psychiatric Association 2000). Während Störungen der Menstruation häufig mit der Bulimia nervosa einhergehen, zeigen Untersuchungen im Langzeitverlauf keine Beeinträchtigung der Fertilität (Crow et al. 2002).

21.3.7 Therapie

Die Komplexität der bulimischen Essstörung erfordert in Analogie zum anorektischen Krankheitsbild einen multimodalen Behandlungsansatz. Grundzüge des oben beschriebenen Therapiekonzeptes sind auch in Abwandlungen auf die Bulimia nervosa übertragbar. Im Gegensatz zur Anorexia nervosa sind jedoch psychotherapeutische und pharmakologische Therapien empirisch evaluiert und als effektiv beurteilt worden (Kotler u. Walsh 2000). Empirische Studien wurden bisher nur bei jungen erwachsenen Frauen durchgeführt, sodass eine Übertragbarkeit der Ergebnisse auf das Jugendalter nur zurückhaltend erlaubt ist.

Die Therapie der Bulimia nervosa wird überwiegend im ambulanten Setting durchgeführt, jedoch stellen Elektrolytenentgleisungen, schwere depressive Symptome, Suizidalität und die Notwendigkeit zum Abhalten von der Einnahme von Medikamenten (Abführmittel, Diät, Tabletten etc.) und ein Suchtmittelmissbrauch die Kriterien für eine stationäre Behandlungsindikation dar (Walsh et al. 2000). Auch erscheint zur Unterbrechung des Kreislaufes von Essanfällen, Erbrechen, Hungerperioden häufig eine stationäre Behandlung unumgäglich (Steinhausen 1997b).

Individuelle Psychotherapie

In der individuellen Psychotherapie stehen psychoedukative (Ernährungs- und Elternberatung) und kognitiv-verhaltenstherapeutische Therapieansätze im Vordergrund (Lennerts 1996; s. folgende Übersicht).

Psychoedukative und kognitiv-verhaltenstherapeutische Therapieansätze bei Bulimia nervosa

- Selbstbeobachtung des Essverhaltens sowie von Gedanken und Gefühlen, die mit der Exazerbation der bulimischen Symptomatik einhergehen. Tagesprotokolle, Ernährungsgedanken-, Stimmungsgedanken-, Aktivitätstagebücher, Gewichtskurven
- Informationsvermittlung über biologische Zusammenhänge bei der Bulimia nervosa
- Normalisierung des Essverhaltens über Einhalten vorgeschriebener Mahlzeiten und Diätpläne
- Verhaltensanalyse mit Reiz- und Selbstkontrolle (Aufbau von Alternativverhalten und Erlernen von Problemlösestrategien)
- Kognitive Umstrukturierung dyfunktionaler Einstellungen (bezüglich Ernährung, Figur und Gewicht, aber auch zur Bewertung der eigenen und anderer Personen)
- Therapieverträge zum Einhalten der therapeutischen Maßnahmen mit Verstärkerprogrammen: Belohnungen bzw. Wegfall von Restriktionen für erreichte Therapieziele
- Förderung sozialkommunikativer Fähigkeiten und verbesserter Selbstsicherheit durch gruppentherapeutische Interventionen
- Förderung der Gefühlswahrnehmung und Diskrimination (z. B. Erkennen von Ärger) und Interozeption (z. B. Hunger, Sättigung) durch körperorientierte Übungen, Wahrnehmungs- und Genusstraining
- Verstärkungsprogramme: Maßnahmen zur Reaktionsverhinderung (»response prevention«)

Die Identifikation, Überprüfung und Korrektur der dysfunktionalen Gedanken sind zentrale Bestandteile der kognitiven Therapien, die sich am theoretischen Modell von Fairburn (1985) zur Genese der Bulimia nervosa orientieren. Ziel der kognitiven Therapie ist die Stärkung des Selbstbewusstseins der Patienten durch die Korrektur irrationaler Einstellungen und der Aufbau alternativer selbstwertsteigender Bereiche, sodass das Essverhalten, Gewicht und Äußere nicht die entscheidende Rolle für das Selbstwertgefühl mehr spielen müssen (Jacobi et al. 1996). Darüber hinaus erforderlich sind die Bearbeitung der zugrunde liegenden Konflikte (die bei Jugendlichen häufig im Zusammenhang familiärer Belastungen stehen) und Methoden zur Rückfallprophylaxe.

! Kognitiv-verhaltenstherapeutischen Interventionen werden nach mehreren Studien die höchste Wirksamkeit sowohl im Kurzzeit- als auch im Langzeitverlauf zugeschrieben (de Zwaan et al. 1996; Wilson u. Fairburn 1998).

Diese Interventionsmethoden wurden bisher jedoch nicht an jugendlichen Patienten systematisch untersucht. Familientherapeutischen Interventionen kommt auch im Jugendalter eine besondere Bedeutung in der Behandlung der Bulimia nervosa zu (Wells u. Sadowski 2001).

Die kognitive Verhaltenstherapie schien zur Reduktion der bulimischen Symptomatik einem medikamentösen Behandlungsregime überlegen, wenn eine der beiden Interventionen verwendet wurde. Die Kombination von kognitiv-verhaltenstherapeutischer Therapie mit einem Antidepressivum schien gegenüber einer ausschließlich medikamentösen Behandlung bessere Erfolge zu erzielen. Eine Kombination beider Verfahren dürfte jedoch zu einem deutlicheren Behandlungserfolg beitragen (Fairburn et al. 1995; Kotler u. Walsh 2000).

Medikamentöse Behandlung

Aufgrund des geringeren Nebenwirkungsspektrums gelten Serotoninwiederaufnahmehemmer (SSRI) gegenüber den klassischen Antidepressiva als Medikamente der 1. Wahl. Fluoxetin in einer Dosierung von 60 mg erwies sich gegenüber einer niedrigen (20 mg) oder mittelgradigen (40 mg) Dosierung deutlich effektiver in der Reduktion der bulimischen Kernsymptomatik sowie der begleitenden Symptome von Angst und Depression (Wilson u. Fairburn 1998). Die Gabe von Serotoninwiederaufnahmehemmern erzielte die günstigsten Effekte unabhängig vom Vorliegen einer komorbiden depressiven Störung. Dies führte zu der Schlussfolgerung, dass die Medikation einen auf die bulimische Essstörung (bzw. deren zugrunde liegenden biologischen Kodeterminanten) spezifisch wirksamen Effekt entfalten könnte.

! Die Durchführung einer psychotherapeutischen Intervention gilt als Therapiemethode 1. Wahl, die bei Persistieren der Störung durch eine Pharmakotherapie ergänzt werden sollte.

Eine antidepressive Medikation für die Dauer von mindestens 6 Monaten wird empfohlen (Kotler u. Walsh 2000). Die Wirksamkeit von Selbstbehandlungsmanualen wurde bei jungen erwachsenen Frauen, die überwiegend mit leichteren Störungen ohne ausgeprägte psychiatrische Komorbidität litten, nachgewiesen (Thiels et al. 1998). Sinnvoll könnten sich diese Selbstbehandlungsmanuale auch zur Ergänzung der Methoden zur Rückfallprophylaxe erweisen (Hay u. Bacaltchuk 2001).

21.4 Fütter- und Essstörungen im Säuglings- und Kleinkindalter

Fütterschwierigkeiten weisen 6–25% aller normal entwickelten Kinder auf und bis zu 35% der jüngeren Kinder mit Entwicklungsverzögerungen (Lindberg et al. 1991). Als spezifische psychiatrische Störungen werden die Ruminationsstörung, Pica und die Fütterstörung nosologisch definiert. Für die Fütterstörung bestehen keine einheitlichen Diagnose- und Klassifikationskriterien. Hierdurch wird die wissenschaftliche Untersuchung des Störungsbildes erschwert. Jüngst wurde zusätzlich eine sog. posttraumatische Fütterstörung definiert (Chatoor et al. 2001). Diese Fütter- und Essstörung tritt insbesondere bei Kindern auf, die belastenden oder schmerzvollen Erfahrungen im Mund-Nase-Rachen-Raum ausgesetzt waren, häufig infolge von intrusiven diagnostische Methoden und Interventionen. Schmerzen und Beschwerden können auch von anatomischen oder physiologischen Störungen (z. B. Ösophagitis als Folge eines gastroösophagalen Refluxes) herrühren, aber auch durch aversive Fütterungserfahrungen oder schweres Erbrechen ausgelöst sein (Benoit et al. 1997).

21.4.1 Ruminationsstörung

Die Ruminationsstörung ist definiert durch ein wiederholtes Heraufwürgen und Wiederkauen von Nahrung ohne den Nachweis einer zugrunde liegenden körperlichen Erkrankung. Während das DSM-IV eine eigenständige Diagnose (307.53) für die Ruminationsstörung bereithält, erfasst die ICD-10 die Rumination als Symptom im komplexen Krankheitsbild der Fütterstörung (s. folgende Übersicht).

Diagnostische Kriterien der Fütterstörung im frühen Kindesalter gemäß ICD-10

A. Anhaltende Unfähigkeit, adäquat zu essen oder anhaltende Rumination oder Regurgetation von Speisen
B. Mangelnde Gewichtszunahme, Gewichtsverlust oder andere eindeutige Gesundheitsstörungen über einen Zeitraum von mindestens 1 Monat
C. Beginn der Störung vor dem 6. Lebensjahr
D. Keine anderen psychischen oder Verhaltensstörungen in der ICD-10 (außer Intelligenzminderung)
E. Keine organische Krankheit, die die Essstörung erklären könnte

Die Ruminationsstörung ist selten und scheint bei Jungen häufiger aufzutreten. Die Rumination tritt überwiegend bei Säuglingen und Kleinkindern auf, bei einem Auftreten im späteren Lebensalter ist die Störung zumeist mit einer geistigen Behinderung verbunden. Kinder mit einer Ruminationsstörung sind häufig in den Perioden zwischen den Phasen des Heraufwürgens der Nahrung reizbar und hungrig, nehmen aber auch große oder angemessene Nahrungsmengen zu sich (Saß et al. 1996). Das Ruminieren verbunden mit Saug- und Kaubewegungen erscheint bei den Kindern eine Befriedigung/Beruhigung auszulösen. Die Störung führt häufig zu einem mangelnden Gewichtszuwachs oder zu Gewichtsverlust, da auf das Füttern ein sofortiges Heraufwürgen der Nahrung erfolgt.

! Tödliche Verläufe aufgrund der Unterernährung sind keine Seltenheit.

Zu den typischen **körperlichen Begleiterscheinungen** zählen Dehydration, Karies und Hämatomesis. Zwei unterschiedliche Formen werden beschrieben (Mayes u. Volkmar 1993): Die Rumination bei Kleinstkindern und Kindern mit normaler Entwicklung scheint eng verbunden mit einer gestörten Mutter-Kind-Beziehung oder fehlenden Bindungserfahrungen bis hin zur Vernachlässigung/Deprivation durch die mütterlichen bzw. elterlichen Bezugspersonen, die häufig ebenfalls eine psychiatrische Störung aufweisen. Der selbststimulierende Aspekt der Rumination scheint insbesondere bei geistig Behinderten im Vordergrund zu stehen. Hier ist die Remissionsrate deutlich geringer; die Symptomatik kann vom Kindes- bis zum Erwachsenenalter anhalten.

Bei den somatischen **Differenzialdiagnosen** müssen neben angeborenen Anomalien (wie z. B. Pylorusstenose und gastroösophagaler Reflux) insbesondere Infektionserkrankungen des Magen-Darm-Traktes bedacht werden. Die passagere Reurgitation tritt überwiegend nur bis zum 18. Lebensmonat auf und ist gegenüber der Rumination abzugrenzen. Mit ausgeprägten Ruminationsstörungen im Kontext von Deprivationserfahrungen sind häufig auch ausgeprägte emotionale Störungen, Jaktationen, autoerotische Stimulierungen und Kotschmieren assoziiert (Steinhausen 1993).

Die **therapeutischen Interventionen** richten sich nach dem Schweregrad und dem zugrunde liegenden Bedingungsgefüge und können neben verhaltenstherapeutischen Interventionen umfassende ambulante oder stationäre kinderpsychiatrische Hilfen erforderlich machen.

21.4.2 Pica

Die Pica ist gekennzeichnet durch einen anhaltenden oder wiederholten Verzehr nicht essbarer Substanzen (wie z. B. Schmutz, Haare, Stoffe). Die Diagnose kann dann gestellt werden, wenn sich die Störung als abgrenzbares, psychopathologisches Phänomen manifestiert und nicht im Kontext einer anderweitigen psychiatrischen Störung (tiefgreifende Entwicklungsstörung, Schizophrenie) steht (s. folgende Übersicht).

Diagnostische Kriterien der Pica im Kindesalter gemäß ICD-10

A. Anhaltender oder wiederholter Verzehr nicht essbarer Substanzen mit einer Häufigkeit von mindestens 2-mal pro Woche
B. Dauer von mindestens 1 Monat
C. Keine anderen psychischen oder Verhaltensstörungen gemäß ICD-10 (außer Intelligenzminderung)
D. Chronologisches und geistiges Alter von mindestens 2 Jahren
E. Das Essverhalten ist nicht Teil eines kulturell akzeptierten Brauches

Da Kinder häufig bis um das 2. Lebensjahr herum aus explorativer Absicht viele Gegenstände in den Mund nehmen und auch gelegentlich nicht essbare Substanzen essen, wird die Diagnose nur gestellt, wenn es zu einem wiederholten Essen ungenießbarer Stoffe kommt und dieses Verhalten der Entwicklungsstufe des Kindes nicht angemessen ist (Saß et al. 1996). Während junge Kinder häufig Bindfäden, Haare und Stoffe essen, beobachtet man bei älteren Kindern das Essen von Exkrementen, Sand, Insekten, Blättern und Steinen. Grundsätzlich besteht keine Aversion gegenüber Nahrungsmitteln (Saß et al. 1996).

Die Pica erscheint mit zunehmenden Schweregrad der geistigen Behinderung häufiger vorzukommen und kann sich vom Kindes- bis ins Erwachsenenalter fortsetzen. Kinder, die nicht geistig behindert sind, zeigen häufig eine ausgeprägte Bindungsstörung und Deprivationszeichen im Rahmen von elterlicher Vernachlässigung, mangelnder Fürsorge oder auch Misshandlung (Wright 2000).

Das Essen von ungenießbaren Substanzen kann zu vielfältigen körperlichen Komplikationen führen. Charakteristisch sind Bleivergiftungen durch die Ingestion von Farbe, Darmverstopfungen durch Ingestion von Haaren und Stoffen, und Infektionen (z. B. Toxoplasmose) durch die Aufnahme von Fäkalien und Schmutz.

21.4.3 Fütterstörung

Die Fütterstörung im Säuglings- oder Kleinkindalter ist gekennzeichnet durch eine kontinuierliche, mangelnde Nahrungsaufnahme ohne eine deutliche Gewichtszunahme bzw. verbunden mit einem deutlichen Gewichtsverlust, ohne dass eine körperliche Erkrankung der Störung zugrunde liegt (Saß et al. 1996). Der Beginn der Störung muss nach den Klassifikationsschemata vor dem 6. Lebensjahr liegen. Jungen und Mädchen sind von dieser Essstörung gleich häufig betroffen. Probleme bei der Gewichtsentwicklung des Säuglings oder Kleinkindes stellen 1–5% aller Einweisungen in Kinderkliniken dar, wobei die Hälfte der Fälle auf Fütterschwierigkeiten basieren, ohne dass eine wesentliche körperliche Störung nachweisbar wäre (Saß et al. 1996). Fütterprobleme können jedoch auch ohne Gedeihstörungen einhergehen und erscheinen vor allem im Säuglingsalter vorübergehend.

! Fütterstörungen sind häufig Ausdruck interaktioneller Probleme oder von Beziehungsproblemen zwischen Eltern und Säugling bzw. Kind.

Infolge von lang anhaltenden Fütterstörungen können Wachstumsverzögerungen und Beeinträchtigungen der kognitiven und emotionalen Entwicklung auftreten. Die Fütterstörung zeigt sich in Form einer totalen oder partiellen Nahrungsverweigerung oder eines ausgeprägt wählerischen Essverhaltens. Während des Fütterns erscheinen die Säuglinge und Kleinstkinder häufig gereizt und lassen sich nur schwer beruhigen. Zustände von Apathie und Irritabilität können bereits Folge der Unter- bzw. Mangelernährung sein, jedoch auch im Zusammenhang mit grundlegenden psychophysiologischen Temperamentsfaktoren, dem allgemeinen Gesundheitszustand oder als Folge der affektiven Interaktionen mit den elterlichen Bezugspersonen gesehen werden (Woolstoon 1996).

Während ein erheblicher Teil der Mütter von Säuglingen über Ernährungsprobleme (Verweigerung der Nahrung, ausgeprägt wählerisches Essverhalten) oder Spucken ihrer Kinder klagen und sich durch eine ärztliche Beratung im Rahmen der Primärversorgung bewältigen lassen, erscheint nur ein geringer Anteil von ca. 2–4% behandlungsbedürftig (Süss-Burghart 2000). Ein charakteristischer Circulus vitiosus wird beobachtet (DGKJP 2000): Trotz eines kompetenten Betreuungsverhaltens der Eltern und fehlender Hinweise auf einen organischen Krankheitsfaktor kann sich ein eskalatorischer Prozess in der Interaktion zwischen Kind und Eltern entwickeln, der in einer ausgeprägten Störung des Essverhaltens münden kann. Die zeitliche Ausdehnung der Nahrungsaufnahme oder ablehnende/abwehrende Haltung des Kindes kann von den Eltern als provokative Ablehnung interpretiert werden. Dies führt u. U. im Sinne einer Enttäuschungsreaktion zu unangemessenem, z. T. aversivem Handeln gegenüber dem Säugling oder Kind. Weitere Regulationsstörungen wie z. B. Probleme im Schlaf- Wach-Rhythmus oder bereits bestehende Entwicklungsdefizite können die Problematik darüber hinaus verstärken.

Differenzialdiagnose

In der Diagnostik ist die Erfassung funktionaler und dysfunktionaler Kommunikationsmuster zwischen Mutter-Eltern-Säugling/Kind sowie eine Beurteilung der selbstregulatorischen Fähigkeiten des Kindes unerlässlich (s. DGKJP 2000). Ein Protokollieren der zugeführten Nahrung und des kindlichen Essverhaltens mit Hilfe eines Tagebuches durch die Eltern werden zur Verhaltensbeobachtung eingesetzt und in der Beratung genutzt. Neben der anamnestischen Erfassung von entwicklungsneurologischen Defiziten (z. B. Hirnschädigungen, oral-motorische Störungen) ist der aktuelle Ausschluss bzw. die Berücksichtigung von organisch bedingten Störungen unabdingbar. Die in folgender Übersicht aufgeführten Störungen sollten insbesondere bedacht werden (DGKJP 2000).

Mögliche organische Ursachen kindlicher Essstörungen

- Nahrungsmittelallergien
- Neurologische Auffälligkeiten
- Perinatale Hirnschädigung
- Gastrointestinale Erkrankungen (v. a. gastroösophagaler Reflux)
- Chronische Nieren- und Lebererkrankungen
- Stoffwechselstörungen
- Endokrine Störungen
- Fehlbildungssyndrome
- Somatische Störungen, die mit rezidivierenden Schmerzen und Unruhezuständen einhergehen können

Risikofaktoren

Unsichere Bindungen bzw. Bindungsstörungen zwischen Kind und Eltern stehen in einem engen Zusammenhang mit der Manifestation und Genese von Fütterstörungen (Chatoor et al. 1998). Aber auch Trennungsängste, Störungen der Autonomie, Separation, häufig von Wutanfällen begleitet, sowie frühe hyperkinetische Störungen sollten bedacht werden (DGKJP 2000). Da Regulationsstörungen nicht selten mit einer Kindesvernachlässigung und -misshandlung vergesellschaftet sind, sollte dies auch in der Diagnostik der Fütterstörungen berücksichtigt werden.

Als besonderer Risikofaktor für die Genese einer Fütterstörung gelten ausgeprägt verzerrte elterliche Interpretationen kindlicher Verhaltenssignale und -bedürfnisse (DGKJP 2000). Diese Verzerrungen basieren häufig auf den psychiatrischen Erkrankung der elterlichen Bezugspersonen, wobei depressive Stimmungen der Mutter einschließlich der postnatalen Depression sowie Persönlichkeitsstörungen im Mittelpunkt stehen. Beeinträchtigungen der kognitiven Entwicklung sind nur im Rahmen lang anhaltender, schwerer Fütterstörungen und Gedeihstörungen berichtet worden (Boody et al. 2000). Das Ausmaß der sozial-kognitiven Entwicklung auf frühere Fütterstörungen zu beziehen erscheint hier jedoch schwierig, da diese Kinder vermehrt unter ungünstigen sozialen Bedingungen aufwachsen, und die Entwicklung durch andere Faktoren nachteilig beeinflusst sein könnte (Wolke et al. 1995).

Therapie

Folgende therapeutische Aspekte sind zu brücksichtigen (s. DGKJP 2000, S.327/328): Das therapeutische Vorgehen richtet sich danach, ob eine unkomplizierte Regulationsstörung ohne Beziehungsstörung vorliegt, oder eine ausgeprägte Störung im Zusammenhang von Beziehungsstörungen steht. Im Fall einer organischen Mitverursachung muss die medizinische Therapie berücksichtigt werden; bei ausgeprägten psychiatrischen Störungen der elterlichen Bezugspersonen ist die Einleitung und Sicherstellung einer individuellen Therapie der Bezugspersonen erforderlich.

Behandlungselemente beinhalten die Beobachtung der Füttersituation und eine direkte Verhaltensmodifikation sowie das psychotherapeutische Gespräch über die elterliche Wahrnehmung und Interpretation der Füttersituation. Bei einer Bedrohung des Kindes durch die Mangelernährung und die seelische Belastung durch die pathologische Interaktion zwischen Eltern und Kind oder aber bei Erschöpfungszuständen der Bezugspersonen werden vollstationäre Hilfen erforderlich, die nicht selten weiterführende institutionelle Hilfen einschließen.

Fazit für die Praxis

Präventive Maßnahmen sowie eine verbesserte Früherkennung und -intervention erscheinen dringend geboten, um die hohe Morbidität und Chronizität der Essstörungen im Kindes- und Jugendalter wirksam senken zu können. Eine wichtige Rolle kommt auch der ärztlichen Primärversorgung beim Erkennen und Einleiten fachspezifischer Behandlungen zu. Eine umfassende Aufklärung und Beratung von Betroffenen, Eltern und Lehrern ist erforderlich, um eine Verzögerung in der Inanspruchnahme professioneller Hilfen zu verringern. Die Bereitstellung umfassender Therapieangebote, die neben den psychotherapeutischen Bemühungen auch die Behandlung der medizinischen Komplikationen beinhaltet, ist essenziell.

Ein frühzeitiges Erkennen vitaler Gefährdungen der Patienten durch die starvationsbedingten körper-

▼

lichen Veränderungen ist ebenso wichtig wie die Reaktion auf die psychiatrische Begleitsymptomatik (Depressivität, Suizidalität). Grundsätzlich sollte eine Therapie vor einer möglichen vitalen Bedrohung initiiert werden. Um Rückfälle und Chronifizierungen zu vermeiden sind langfristig angelegte Therapiekonzepte erforderlich, die multidimensionale Therapieansätze im stationären, teilstationären und ambulanten Behandlungssetting bereithalten. Nicht nur bei der Anorexia und Bulimia nervosa, sondern insbesondere bei den kindlichen Essstörungen und Regulationsstörungen müssen organische Differenzialdiagnosen oder Begleiterkrankungen bedacht werden.

Literatur

American Psychiatric Association (2000) Practice guideline for the treatment of patients with eating disorders (revision). Am J Psychiatry 157 (Suppl)

Attie I, Brooks-Gunn J (1995) The development of eating regulation across the life span. In: Cicchetti D, Cohen D (eds) Developmental psychopathology. Wiley, New York, pp 332–368

Becker AE, Grinspoon SK, Klibanski A, Herzog DB (1999) Eating disorders. N Engl J Med 340:1092–1097

Benoit D, Green D, Arts-Rodas D (1997) Posttraumatic feeding disorders. J Am Acad Child Adolesc Psychiatry 36:577–578

Boody J, Skuse D, Andrews B (2000) The developmental sequelae of nonorganic failure to thrive. J Child Adolesc Psychiatr Ment Health Nurs 4:1003–1014

Brewerton TD, Dansky BS, Kilpatrick DG, O'Neil PM (2000) Which comes first in the pathogenesis of bulimia nervosa: dieting or bingeing? Int J Eat Disord 28:259–264

Bruch H (1973) Eating disorders: Obesity disorders, anorexia nervosa and the person within. Basic Books, New York

Brunner R, Resch F (2001) Anorexia nervosa bei Kindern und Jugendlichen. Paediatr Paedol 3: 22–28

Brunner R, Parzer P, Resch F (2000) Ethische Aspekte in der Behandlung schwer erkrankter Anorexia-nervosa-Patienten. Fund Psychiatr 1:12–17

Bryant-Waugh R, Knibbs J, Fosson A, Kaminski Z, Lask B (1988) Long-term follow-up of patients with early onset anorexia nervosa. Arch Dis Child 63:5–9

Bryant-Waugh R, Lask B (1995) Annotation: Eating disorders in children. J Child Psychol Psychiatry 36:191–202

Bulik CM, Sullivan PF, Fear JF, Pickering A (2000a) Outcome of anorexia nervosa: eating attitudes, personality, and parental bonding. Int J Eat Disord 139–147:139–147

Bulik CM, Sullivan PF, Wade TD, Kendler KS (2000b) Twin studies of eating disorders: a review. Int J Eat Disord 27:1–20

Card MCE, Freeman CP (1996) The dismantling of a myth: a review of eating disorders and socioeconomic status. Int J Eat Disord 20:1–12

Castro JM de, Goldstein SJ (1995) Eating attitudes and behaviors of pre- and postpubertal females: Clues to the etiology of eating disorders. Physiol Behav 58:15–23

Chatoor I, Ganiban J, Colin V, Plummer N, Harmon RJ (1998) Attachment and feeding problems: a reexamination of nonorganic failure to thrive and attachment insecurity. J Am Acad Child Adolesc Psychiatry 37:1217–1224

Chatoor I, Ganiban J, Harrison J, Hirsch R (2001) Observation of feeding in the diagnosis of posttraumatic feeding disorder of infancy. J Am Acad Child Adolesc Psychiatry 40:595–602

Cnattingius S, Hultman C, Dahl M, Sparén P (1999) Very preterm birth, birth trauma, and the risk of anorexia nervosa among girls. Arch Gen Psychiatry 56:634–638

Crow SJ, Thuras PD, Keel PK, Mitchell JE (2002) Long-term menstrual and reproductive function in patients with bulimia nervosa. Am J Psychiatry 159:1048–1050

Davis C, Katzman DK, Kirsh C (1999) Compulsive physical activity in adolescents with anorexia nervosa. A psychobehavioral spiral of pathology. J Nerv Ment Dis 187:336–342

Deter HC, Herzog W (1994) Anorexia in a long-term perspective: results of the Heidelberg-Mannheim Study. Psychosom Med 56:20–27

DGKJP (Hrsg) (2000) Leitlinien zu Diagnostik und Therapie von psychischen Störungen im Säuglings-, Kindes- und Jugendalter. Deutscher Ärzte-Verlag, Köln

Dingemans AE, Bruna MJ, van Furth EF (2002) Binge eating disorder: a review. Int J Obes 26:299–307

Dulit RA, Fyer MR, Leon AC, Brodsky BS, Frances AJ (1994) Clinical correlates of self-mutilation in borderline personality disorder. Am J Psychiatry 151:1305–1311

Eisler I, Dare C, Russell GF, Szmukler G, le Grange D, Dodge E (1997) Family and individual therapy in anorexia nervosa. Arch Gen Psychiatry 54:1025–1030

Eisler I, Dare C, Hodes M, Russell G, Dodge E, le Grange D (2000) Family therapy for adolescent anorexia nervosa: The results of a controlled comparison of two family interventions. J Child Psychol Psychiatry 41:727–736

Engstrom I, Kroon M, Arvidsson CG, Segnestam K, Snellman K (1999) Eating disorders in adolescent girls with insulin-dependent diabetes mellitus: a population-based case-control study. Acta Paediatr 88:175–180

Fairburn CG (1985) Cognitive-behavioral treatment for bulimia. In: Garner DM, Garfinkel PE (eds) Handbook of psychotherapy for anorexia nervosa and bulimia. Guilford, New York, pp 160–192

Fairburn CG, Cowen PJ, Harrison PJ (1999) Twin studies and the etiology of eating disorders. Int J Eat Disord 26:349–358

Fairburn CG, Cooper Z, Doll HA, Norman P, O'Connor M (2000) The natural course of bulimia nervosa and binge eating disorder in young women. Arch Gen Psychiatry 57:659–665

Fairburn CG, Norman PA, Welch SL, O'Connor M, Doll HA, Peveler RC (1995) A prospective study of outcome in bulimia nervosa and the long-term effects of three psychological treatments. Arch Gen Psychiatry 52:304–312

Fichter MM (2000) Eßstörungen. In: Möller HJ, Laux G, Kapfhammer HP (Hrsg) Psychiatrie und Psychotherapie. Springer, Berlin Heidelberg New York, S 1403–1422

Field AE, Camargo CA, Barr TC, Berkey CS, Colditz GA (1999a) Relation of peer and media influence to the development of purging behaviors among preadolescent and adolescent girls. Arch Pediatr Adolesc Med 153:1184–1189

Field AE, Camargo CA, Taylor CB et al. (1999b) Overweight, weight concerns, and bulimic behaviors among girls and boys. J Am Acad Child Adolesc Psychiatry 38:754–760

Field AE, Camargo CA, Taylor CB, Berkey CS, Roberts SB, Colditz GA (2001) Peer, parent, and media influences on the development of weight concerns and frequent dieting among preadolescent and adolescent girls and boys. Pediatrics 107:54–60

Finzer P, Haffner J, Müller-Küppers M (1998) Zu Verlauf und Prognose der Anorexia nervosa: Katamnese von 41 Patienten. Prax Kinderpsychol Kinderpsychiatr 47:302–313

Flament MF, LeDoux S, Jeammet P, Choquet M, Simon Y (1995) A population study of bulimia nervosa and subclinical eating disorders in adolescence. In: Steinhausen HC (ed) Eating disorders in adolescence. de Gruyter, Berlin New York, pp 21–36

Goodsitt A (1985) Self psychology and the treatment of anorexia nervosa. In: Garner DM, Garfinkel PE (eds) Handbook of psychotherapy for anorexia nervosa and bulimia. Guilford, New York, pp 55–82

Gowers S, North C (1999) Difficulties in family functioning and adolescent anorexia nervosa. Br J Psychiatry 174:63–66

Habermas T (1990) Heißhunger. Historische Entstehungsbedingungen der Bulimia nervosa. Fischer, Frankfurt am Main

Harris EC, Barraclough B (1998) Excess mortality of mental disorder. Br J Psychiatry 173:11–53

Hay PJ, Bacaltchuk J (2001) Psychotherapy for bulimia nervosa and binging. The Cochrane Library, Oxford

Hebebrand J, Himmelmann GW, Herzog W et al. (1997) Prediction of low body weight at long-term follow-up in acute anorexia nervosa by low body weight at referral. Am J Psychiatry 154:566–569

Herpertz-Dahlmann B, Wewetzer C, Remschmidt H (1995) The predictive value of depression in anorexia nervosa. Results of a seven-year follow-up study. Acta Psychiatr Scand 91:114–119

Herpertz-Dahlmann B, Wewetzer C, Schulz E, Remschmidt H (1996) Course and outcome in adolescent anorexia nervosa. Int J Eat Disord 19:333–345

Herpertz-Dahlmann B, Müller B, Herpertz S, Heussen N, Hebebrand J, Remschmidt H (2001) Prospective 10-year follow-up in adolescent anorexia nervosa-coures, outcome, psychiatric comorbidity, and psychosocial adaptation. J Child Psychol Psychiatry 42:603–612

Herzog DB, Keller MB, Lavori PW, Kenny GM, Sacks NR (1992) The prevalence of personality disorders in 210 women with eating disorders. J Clin Psychiatry 53:147–152

Herzog DB, Dorer DJ, Keel PK et al. (1999) Recovery and relapse in anorexia and bulimia nervosa: A 7.5-year follow-up study. J Am Acad Child Adolesc Psychiatry 38:829–837

Hillgard JR, Hillgard PJ (1984) Bulimia, anorexia, and diabetes. Psychiatr Clin North Am 7:367–379

Hsu LKG (1990) Eating disorders. Guilford, New York

Jacobi C (2000) Beeinträchtigungen des Selbstkonzepts bei Eßstörungen. Z Klin Psychol Psychother 29:75–96

Jacobi C, Thiel A, Paul T (1996) Kognitive Verhaltenstherapie bei Anorexia und Bulimia nervosa. PVU, Weinheim

Jones JM, Lawson ML, Daneman D, Olmsted MP, Rodin G (2000) Eating disorder in adolescent females with and without type 1 diabetes: cross sectional study. Br Med J 320:1563–1566

Kaye WH, Greeno CG, Moss H et al. (1998) Alterations in serotonin activity and psychiatric symptoms after recovery from bulimia nervosa. Arch Gen Psychiatry 55:927–935

Kaye W, Strober M, Stein D, Gendall K (1999) New directions in treatment research of anorexia and bulimia nervosa. Biol Psychiatry 45:1285–1292

Kaye WH, Lilenfeld LR, Berrettini WH et al. (2000) A search for susceptibility loci for anorexia nervosa: methods and sample description. Biol Psychiatry 47:794–803

Keel PK, Dorer DJ, Eddy KT et al. (2002) Predictors of treatment utilization among women with anorexia and bulimia nervosa. Am J Psychiatry 159:140–142

Keller MB, Herzog DB, Lavori PW, Bradburn IS, Mahony EM (1992) The natural history of bulimia nervosa. Int J Eat Disord 12:1–9

Killen JD, Hayward C, Litt I et al. (1992) Is puberty a risk faktor for eating disorder? Am J Dis Child 146:323–325

Klump KL, Bulik CM, Pollice C et al. (2000) Temperament and character in women with anorexia nervosa. J Nerv Ment Dis 188:559–567

Kotler LA, Walsh BT (2000) Eating disorders in children and adolescents: pharmacological therapies. Eur Child Adolesc Psychiatry 9:108–116

Lay B, Schmidt MH (1999) Rückfälle im Krankheitsverlauf der Anorexia nervosa. Z Kinder Jugenpsychiatr 27:207–219

Le Grange D, Eisler I, Dare C, Russell GFM (1992) Evaluation of family treatments in adolescent anorexia nervosa: a pilot study. Int J Eat Disord 12:347–357

Leibl C (1994) Bulimie und Anorexie – Therapeutische Probleme. In: Nissen G (Hrsg) Abhängigkeit und Sucht. Prävention und Therapie. Huber, Bern, S 122–133

Lennerts W (1996) Bulimia nervosa. Verhaltenstherapie. In: Senf W, Broda M (Hrsg) Praxis der Psychotherapie: Ein integratives Lehrbuch für Psychoanalyse und Verhaltenstherapie. Thieme, Stuttgart New York, S 384–397

Lewinsohn PM, Striegel-Moore RH, Seeley JR (2000) Epidemiology and natural course of eating disorders in young women from adolescence to young adulthood. J Am Acad Child Adolesc Psychiatry 39:1284–1292

Lilenfeld LR, Kaye WH, Greeno CG et al. (1998) A controlled family study of anorexia nervosa and bulimia nervosa: psychiatric disorders in first-degree relatives and effects of proband comorbidity. Arch Gen Psychiatry 55:603–610

Lindberg I, Bohlin G, Hagekull B (1991) Early feeding problems in a normal population. Int J Eat Disord 10:395–405

Lucas AR (1996) Anorexia nervosa and bulimia nervosa. In: Lewis M (ed) Child and adolescent psychiatry: a comprehensive textbook. Williams & Wilkins, Baltimore, pp 586–593

Lucas AR, Crowson CS, O'Fallon WM, Melton LJ (1999) The ups and downs of anorexia nervosa. Int J Eat Disord 26:397–405

Marchi M, Cohen P (1990) Early childhood eating behaviors and adolescent eating disorders. J Am Acad Child Adolesc Psychiatry 29:112–117

Martin GC, Wertheim EH, Prior M, Smart D, Sanson A, Oberklaid F (2000) A longitudinal study of the role of childhood temperament in the later development of eating concerns. Int J Eat Disord 27:150–162

Mayes LC, Volkmar FR (1993) Nosology of eating and growth disorders in early childhood. Child Adolesc Psychiatr Clin North Am 2:15–35

Minuchin S (1981) Psychosomatische Krankheiten in der Familie. Klett-Cotta, Stuttgart

Müller B, Herpertz S, Heussen N et al. (2000) Persönlichkeitsstörungen und psychiatrische Morbidität im Verlauf der adoleszenten Anorexia nervosa. Z Kinder Jugendpsychiatr 28:81–91

Neumark-Sztainer D, Hannan PJ (2000) Weight-related behaviors among adolescent girls and boys: results from a national survey. Arch Pediatr Adolesc Med 154:569–577

Nielsen S, Emborg C, Molbak A-G (2002) Mortality in concurrent type 1 diabetes and anorexia nervosa. Diabetes Care 25:309–312

North C, Gowers S, Byram V (1997) Family functioning and life events in the outcome of adolescent anorexia nervosa. Br J Psychiatry 171:545–549

Olmsted MP, Kaplan AS, Rockert W (1994) Rate and prediction of relapse in bulimia nervosa. Am J Psychiatry 151:738–743

Patton GC, Carlin JB, Shao Q et al. (1997) Adolescent dieting: healthy weight control or borderline eating disorder. J Child Psychol Psychiatry 38:299–306

Patton GC, Selzer R, Coffey C, Carlin JB, Wolfe R (1999) Onset of adolescent eating disorders: population based cohort study over 3 years. Br Med J 318:765–768

Reas DL, Williamson DA, Martin CK, Zucker NL (2000) Duration of illness predicts outcome for bulimia nervosa: a long-term follow-up study. Int J Eat Disord 27:428–434

Reich G (1992) Identitätskonflikte bulimischer Patientinnen. Forum Psychoanal 8:121–133

Remschmidt H, Wienand F, Wewetzer C (1990) The long-term course of anorexia nervosa. In: Remschmidt H, Schmidt MH (Hrsg) Anorexia nervosa. Hogrefe & Huber, Göttingen, S 127–136

Remschmidt H, Schmidt MH, Poustka F (2001) Multiaxiales Klassifikationsschema für psychische Störungen des Kindes- und Jugendalters nach ICD-10 der WHO, 4 Aufl. Huber, Bern Göttingen Toronto Seattle

Robin AL, Siegel PT, Moye AW, Gilroy M, Baker DA, Sikand A (1999) A controlled comparison of family versus individual therapy for

adolescents with anorexia nervosa. J Am Acad Child Adolesc Psychiatry 38:1482–1489
Rogers L, Resnick MD, Mitchell JE, Blum RW (1997) The relationship between socioeconomic status and eating-disordered behaviors in a community sample of adolescent girls. Int J Eat Disord 22:15–23
Russell GFM (1979) Bulimia nervosa: An ominous variant of anorexia nervosa. Psychol Med 9:429–448
Saß H, Wittchen HU, Zaudig M (Hrsg) (1996) Diagnostisches und Statistisches Manual Psychischer Störungen DSM-IV. Deutsche Bearbeitung des Diagnostic and Statistical Manual of Mental Disorders der American Psychiatric Association. Hogrefe, Göttingen
Schulze U, Neudörfl A, Krill A, Warnke A, Remschmidt H, Herpertz-Dahlmann B (1997) Verlauf und Heilungserfolg der frühen Anorexia nervosa. Z Kinder Jugendpsychiatr 25:5–16
Selvini Palazzoli M (1982) Magersucht: Von der Behandlung einzelner zur Familientherapie. Klett-Cotta, Stuttgart
Shaw R, Steiner H (1997) Temperament in juvenile eating disorders. Psychosomatics 38:126–131
Smith C, Feldman S, Nasserbakht A, Steiner H (1993) Psychological characteristics and DSM-II-R diagnoses at 6-year follow-up of adolescent anorexia nervosa. J Am Acad Child Adolesc Psychiatry 32:1237–1245
Smolak L, Murnen SK (2002) A meta-analytic examination of the relationship between child sexual abuse and eating disorders. Int J Eat Disord 31:136–150
Stein D, Kaye WH, Matsunaga H et al. (2002) Eating-related concerns, mood, and personality traits in recovered bulimia nervosa subjects: a replication study. Int J Eat Disord 32:225–229
Steinhausen HC (1993) Psychische Störungen bei Kindern und Jugendlichen. Urban & Schwarzenberg, München Wien Baltimore
Steinhausen HC (1997a) Annotation: Outcome of anorexia nervosa in the younger patient. J Child Psychol Psychiatry 38:271–276
Steinhausen HC (1997b) Clinical guidelines for anorexia nervosa and bulimia nervosa. Eur Child Adolesc Psychiatry 6:121–128
Steinhausen HC (2000) Multimodale Verhaltenstherapie der Anorexia nervosa im Kindes- und Jugendalter. Verhaltenstherapie 10: 110–116
Steinhausen HC (2002) The outcome of anorexia nervosa in the 20th century. Am J Psychiatry 159:1284–1293
Steinhausen HC, Seidel R (1993) Outcome in adolescent eating disorders. Int J Eat Disord 14:487–496
Steinhausen HC, Seidel R, Winkler-Metzke C (2000) Evaluation of treatment and intermediate and long-term outcome of adolescent eating disorders. Psychol Med 30:1089–1098
Strober M, Freeman R, Lampert C, Diamond J, Kaye WH (2000) Controlled family study of anorexia nervosa and bulimia nervosa: evidence of shared liability and transmission of partial syndromes. Am J Psychiatry 157:393–401
Strober M, Freeman R, Morrell W (1997) The long-term course of severe anorexia nervosa in adolescents: survival analysis of recovery, relapse, and outcome predictors over 10–15 years in a prospective study. Int J Eat Disord 22:339–360
Süss-Burghart H (2000) Fütter- und Gedeihstörungen bei kleinen und/oder behinderten Kindern. Z Kinder Jugenpsychiatr 28: 285–296
Thiel A, Züger M, Jacoby GE, Schüßler G (1998) Thirty-month outcome in patients with anorexia or bulimia nervosa and concomitant obsessive-compulsive disorder. Am J Psychiatry 155:244–249
Thiels C, Schmidt U, Treasure J, Garthe R, Troop N (1998) Wie wirksam und akzeptabel ist ein Selbstbehandlungsmanual mit begleitender Kurztherapie bei Bulimia nervosa? Nervenarzt 69:427–436
van der Ham T, van Strien DC, van Engeland H (1998) Personality characteristics predict outcome of eating disorders in adolescents: a 4-year prospective study. Eur Child Adolesc Psychiatry 7:79–84
Vandereycken W, Meermann R (1984) Anorexia nervosa: a clinician's guide to treatment. de Gruyter, New York
Vila G, Robert JJ, Nollet-Clemencon C et al. (1995) Eating and emotional disorders in adolescent obese girls with insulin-dependent diabetes mellitus. Eur Child Adolesc Psychiatry 4:270–279
Vitiello B, Lederhendler I (2000) Research on eating disorders: Current status and future prospects. Biol Psychiatry 47:777–886
Wade TD, Lowes J (2002) Variables associated with disturbed eating habits and overvalued ideas about the personal implications of body shape and weight in a female adolescent population. Int J Eat Disord 32:39–45
Walsh JME, Wheat ME, Freund K (2000) Detection, evaluation, and treatment of eating disorders. J Gen Intern Med 15:577–590
Wentz-Nilsson EW, Gillberg C, Gillberg IC, Rastam ME (1999) Ten-year follow-up of adolescent-onset anorexia nervosa. J Am Acad Child Adolesc Psychiatry 38:1389–1395
Wells LA, Sadowski CA (2001) Bulimia nervosa: an update and treatment recommendations. Curr Opin Pediatr 13:591–597
Wilson GT, Fairburn CG (1998) Treatments for eating disorders. In: Nathan PE, Gorman JM (eds) A guide to treatments that work. Oxford Univ Press, New York Oxford, pp 501–530
Wolke D, Sohne B, Ohrt B, Riegel K (1995) Follow-up of preterm infants: important to document drop-outs. Lancet 345:447–453
Wonderlich SA, Crosby RD, Mitchell JE et al. (2000) Relationship of childhood sexual abuse and eating disturbance in children. J Am Acad Child Adolesc Psychiatry 39:1277–1283
Woolstoon JL (1996) Eating and growth disorders in infants and children. In: Lewis M (ed) Child and adolescent psychiatry. A comprehensive textbook. Williams & Wilkins, Baltimore, pp 577–586
Wright CM (2000) Identification and management of failure to thrive: a community perspective. Arch Dis Child 82:5–9
Zipfel S, Löwe B, Reas DL, Deter H-C, Herzog W (2000) Long-term prognosis in anorexia nervosa: lessons from a 21-year follow-up study. Lancet 355:721–722
Zwaan M de , Karwautz A, Strnad A (1996) Therapie von Eßstörungen. Überblick über befunde kontrollierter Psycho- und Pharmakotherapiestudien. Psychotherapeut 41:275–287

Weitere psychische Störungen mit körperlicher Symptomatik

F. Resch, A. Richterich

Das folgende Kapitel behandelt eine Reihe weiterer Störungen von vegetativ-somatischen Funktionsbereichen, die nicht unmittelbar psychisch bedingt sind, sondern das Ergebnis von Wechselwirkungen organbezogener, neurovegetativer und psychischer Prozesse darstellen, die sowohl die Entstehung wie den Verlauf der somatischen Funktionsabweichungen beeinflussen.

Schlafstörungen, Enuresis, funktionelle Störungen des Gastrointestinaltraktes inklusive Enkopresis, Ulcus pepticum und entzündliche Darmerkrankungen stellen allesamt keine emotionalen – oder emotional bedingten – Erkrankungsbilder im engeren Sinne dar, wenngleich sie primär und sekundär mit emotionalen Spannungszuständen verknüpft sind und durch emotionale Faktoren in ihrem Verlauf mitbestimmt werden können. Während dissoziative und somatoforme Störungen (▶ s. Kap. 20) direkte kognitive, somatische und vegetative Ausdrucksformen emotionaler Fehlregulation darstellen, spielen entwicklungs- und reifungsbedingte Organvariablen bei den folgenden Störungsbildern eine fundamentale kausalgenetische Rolle.

22.1 Schlafstörungen

Der Schlaf ist ein physiologischer, hochstrukturierter Zustand der neuronalen Netzwerke, der eine zur normalen Wachheit des Tages komplementäre umschriebene Gehirnaktivität umfasst.

! Der Schlaf ist als wichtige Lebensäußerung für die normale Entwicklung des Kindes und die Balance der seelischen Prozesse – wie Erlebnisverarbeitung und Gedächtnisfunktion – von entscheidender Bedeutung.

Der Schlaf kann deutlich von Beeinträchtigungen der Vigilanz bei Bewusstseinsstörungen unterschieden werden. Während des Schlafes besteht eine psychische Aktivität, die sich von der Informationsverarbeitung und dem selbstreflektierten Erleben im Wachzustand unterscheidet, wobei nach dem Wachwerden nur eine unvollständige Erinnerung möglich ist. Einer hochgradigen Abschirmung gegenüber Sinnesreizen von außen steht eine starke Aktivität von emotionsbezogenen und gedächtnisbezogenen Hirnstrukturen gegenüber.

Schlafstadien

Beim Übergang vom Wachzustand bis zum Tiefschlaf kann eine regelhafte Abfolge bestimmter EEG-Muster beobachtet werden, wobei man folgende Schlafstadien unterscheidet: Dem aktiven Wachzustand mit niedrigamplitudiger β-Aktivität (»desynchronisiertes EEG«) und der entspannten Ruhe mit dominierender α-Aktivität werden im Rahmen des Schlafes Stadien mit sog. »rapid eye movements« (REM) und »Non-REM«-Zyklen gegenübergestellt. Der REM-Schlaf ist durch rasche Augenbewegungen gekennzeichnet und ist als Traumschlafstadium in Bezug auf die EEG-Aktivität dem Einschlafstadium (Non-REM-Stadium 1) vergleichbar. Im Einschlafstadium (Non-REM 1) finden wir eine weitgehend zerfallene α-Aktivität bei vorherrschend flacher τ-Aktivität. Im leichten Schlaf (Non-REM 2) ist das EEG durch langsame Aktivität und Schlafspindeln sowie K-Komplexe gekennzeichnet. Im mitteltiefen Schlaf (Non-REM 3) findet sich in 20–50% eine langsame höher gespannte δ-Aktivität, die schließlich im Tiefschlafstadium (Non-REM 4) in über 50% als vorherrschende Aktivität nachweisbar ist.

! Es gibt eine charakteristische altersbezogene Periodizität und Dauer der einzelnen Schlafphasen.

So verbringen drei Monate alte Säuglinge etwa 50% der Schlafzeit im REM-Schlaf und nur 50% im Non-REM-Schlaf. Bis zum Erwachsenenalter nimmt der REM-Anteil auf ca. 20% ab und der Non-REM-Anteil auf 80% zu. Die Periodik der Schlafzyklen liegt im Säuglingsalter bei 50–60 min, im Erwachsenenalter bei 90–100 min. Während die Schlafzyklen zunächst über die Nacht gleich verteilt sind, liegt die Non-REM-Dominanz der Schlafstadien 3 und 4 mit zunehmender Reifung im ersten Drittel der Nacht, die der REM-Phasen dagegen im letzten Drittel (Fröhlich u. Lehmkuhl 1998).

Schlafdauer

Während Neugeborene fast 70% des Tages schlafen, sinkt die Schlafdauer in den ersten 5 Lebensjahren von 16 auf 11 h ab. Im Schulalter reduziert sich die Dauer des Nachtschlafs nochmals auf 8 bis 9 h bis zur Adoleszenz. Während der Pubertät scheint durch hormonelle Veränderungen und eine Verlängerung des zirkadianen Zeitgebers mehr Schlaf benötigt zu werden, wobei aber aufgrund schulischer und sozialer Aktivitäten weniger Schlafzeit zur Verfügung steht. Jugendliche schlafen daher in der Folge vor allem an Wochenenden mehr und zeigen eine erhöhte Tagesmüdigkeit.

22.1.1 Symptomatik und Epidemiologie

Schlafstörungen im Kindes- und Jugendalter sind häufig, werden aber in der Regel als harmlos eingeschätzt und bedürfen keiner spezifischen Behandlung. Die Prävalenzangaben im Vorschul- und Schulalter betragen zum Teil bis über 40%. In einer Untersuchung von Lehmkuhl et al.(1998) fanden sich bei Kindern im Alter von 4–10 Jahren Schlafmangelsyndrome in mehr als 10% und erhöhtes Schlafbedürfnis in etwa 4% der untersuchten Fälle. Knaben scheinen bei allen Formen von Schlafstörungen ein erhöhtes Risiko gegenüber Mädchen aufzuweisen (Lehmkuhl et al.1998). Erhöhte Schlafneigung findet sich bei etwa 5% der Erwachsenen und kann im Kindes- und Jugendalter mindestens auf dieselbe Häufigkeit geschätzt werden (Stores 1996).

! Als behandlungsbedürftig gelten Schlafprobleme, die länger als 6 Monate anhalten und häufiger als 2- bis 3-mal pro Woche auftreten (Schmidt 1992).

Schlafstörungen im Kindesalter können nach der internationalen Klassifikation der Schlafstörungen (ICSD 1990) in 3 große Gruppen gegliedert werden (s. folgende Übersicht).

Schlafstörungen im Kindesalter (mod. nach der internationalen Klassifikation der Schlafstörungen ICSD)

I. Dyssomnien

A. Intrinsische Schlafstörungen: z. B. Hypersomnie, Insomnie
B. Extrinsische Schlafstörungen: z. B. umgebungsbedingt, alkoholbedingt
C. Störungen der zirkadianen Schlafrhythmik: z. B. »jet-lag«, Tag-Nacht-Umkehr

II. Parasomnien

A. Aufwach-(Arousal-)Störungen
B. Störungen des Schlafwachübergangs
C. REM-Schlaf-assoziierte Parasomnien
D. Andere Parasomnien

III. Schlafstörungen bei körperlichen und psychiatrischen Erkrankungen

A. Bei psychiatrischen Erkrankungen, z. B. affektiven Störungen, hyperkinetischen Syndromen
B. Bei neurologischen Erkrankungen, z. B. schlafbezogenen Epilepsien, schlafgebundenen Kopfschmerzen
C. Bei anderen körperlichen Erkrankungen, z. B. gastroösophagealem Reflux, schlafgebundenem Asthma

Wir unterscheiden Dyssomnien, die sich als intrinsische oder extrinsische Schlafstörungen oder als Veränderungen der zirkanianen Schlaftrhythmik manifestieren können. Davon werden die Parasomnien abgegrenzt, die Unterbrechungen des Schlafs in unterschiedlichen Schlafstadien kennzeichnen und Äußerungsformen einer spezifischen Aktivierung des zentralen Nervensystems sind. Schließlich können Schlafstörungen bei verschiedenen psychiatrischen, neurologischen und anderen körperlichen Erkrankungen als Begleitsymptomatik auftreten.

Dyssomnien

Zu den intrinsischen Schlafstörungen gehören beispielsweise die **Hypersomnie** (erhöhte Schlafneigung) sowie die **Insomnie** (Schlafmangelsyndrome). Extrinsische Schlafstörungen können durch störende Umwelteinflüsse (z. B. Lärm oder beim regelmäßigen Gebrauch von Alkohol und/oder Drogen auftreten). Demgegenüber stellen Störungen der zirkanianen Schlafrhythmik Beeinträchtigungen des Schlafes durch Wechsel der Zeitzonen (z. B. bei langen Flugreisen, die den sog. »jetlag« hervorrufen), durch Schichtarbeit oder durch bewusstes Aufbleiben während mehrerer Nächte im Rahmen von adoleszenten Verhaltensweisen dar.

Parasomnien

Im Folgenden findet sich eine Übersicht der Parasomnien bezogen auf unterschiedliche Schlafstadien.

Parasomnien bezogen auf Schlafstadien (nach Stores 1996)

- Einschlafphase
  - Einschlafmyoklonien
  - hypnagoge Halluzinationen
  - rhythmische Bewegungsstörungen
- Leichter Non-REM-Schlaf (Stadium 3 und 4)
  - Bruxismus
  - periodische Bewegungen der Gliedmaßen
  - Panikattacken
- Tiefer Non-REM-Schlaf: (Stadium 3 und 4)
  - Schlafwandel
  - Pavor nocturnus [→ Aufwach-(Arousal-)Störungen]
- REM-Schlaf
  - Alpträume
  - Verhaltensstörungen im REM Schlaf
- Aufwachphase
  - hypnopompe Halluzinationen
  - Schlaflähmungen
- Alle Schlafstadien
  - Enuresis nocturna
  - nächtliche Anfälle
  - Sprechen im Schlaf

Tabelle 22.1. **Differenzialdiagnose wichtiger Parasomnien.** (Nach Fröhlich u. Lehmkuhl 1998)

Somnambulismus (F51.3)	Pavor nocturnus (F51.4)	Alpträume (F51.5)
Komplexe Verhaltensmuster mit Aufstehen und Herumgehen	Plötzliches Erwachen mit gellendem Schrei, intensive Angst	Angstträume, die das Kind aus REM-Schlaf wecken
Schwere Erweckbarkeit und Desorientierung	Schwere Erweckbarkeit und Desorientierung, vegetative Symptome, Amnesie	Nur geringe Desorientierung, sofortiges Wachsein, gute Erinnerungsfähigkeit
Sprechen, Schreien, vegetative Symptome, Amnesie		
1. Nachtdrittel	1. Nachtdrittel	Letztes Nachtdrittel
Non-REM 3–4	Non-REM 3–4	REM

Während des Einschlafens können myoklonische Zuckungen sowie rhythmische Bewegungsstörungen auftreten. Rhythmische stereotype Bewegungen oder Einschlafmyoklonien werden als normale Phänomene angesehen, können jedoch Kinder und Eltern beunruhigen, wenn sie bis in höhere Lebensalter persistieren. Die meisten rhythmischen Bewegungsstörungen sistieren spontan im 3.–4. Lebensjahr.

! Hervorzuheben sind hypnagoge Halluzinationen, die Trugwahrnehmungen beim Übergang vom Wachzustand in den Schlafzustand darstellen. Solche Trugwahrnehmungen können fälschlicherweise als psychotische Phänomene verkannt werden.

Hypnagoge Halluzinationen treten nicht nur bei Narkolepsiepatienten auf, sondern können auch sonst völlig unbelastete Patienten betreffen. Typischerweise handelt es sich um traumartige Zustände mit illusionären Verkennungen und halluzinatorischen Erlebnissen auf akustischem und optischem Sinnesgebiet. Üblicherweise kennzeichnen sie nicht eine psychiatrische Störung. In der Aufwachphase werden solche Phänomene hypnopompe Halluzinationen genannt.

Im leichten Non-REM-Schlaf werden Bruxismus, periodische Bewegungen der Gliedmaßen und Panikattacken als Parasomnien beschrieben. Bruxismus kennzeichnet das Zähneknirschen. Periodische Bewegungsstörungen der Gliedmaßen können mit myoklonisch epileptischen Attacken verwechselt werden. Nächtliche Panikattacken im Schlaf sind bei Kindern und Adoleszenten beschrieben worden (Bradley 1990). In der Regel finden sich auch im wachen Zustand ähnliche Attacken. Vor allem bei entwicklungsretardierten Kindern können als Instrument zur Abfuhr von Erregung vermehrte stereotype Kopf- und Körperbewegungen beobachtet werden.

Als seltene Störung gilt die sog. REM-Schlaf-Verhaltensstörung. Sie ist dadurch gekennzeichnet, dass die üblicherweise in dieser Schlafphase auftretende Muskelatonie außer Kraft gesetzt ist und damit oft in dramatischer und selbstgefährdender Weise Träume körperlich ausagiert werden. Bislang wurden nur einige Fälle im Kindesalter beschrieben (Fröhlich u. Lehmkuhl 1998).

! Die wichtigsten Parasomnien des Kindes- und Jugendalters sind Somnambulismus (Schlafwandeln), Pavor nocturnus und Alpträume.

Tabelle 22.1 zeigt die Differenzialdiagnose der drei wichtigsten Parasomnien.

Während Somnambulismus (F51.3) und Pavor nocturnus (F51.4) eher im ersten Nachtdrittel im tiefen Non-REM-Schlaf auftreten, finden sich Alpträume (F51.5) in REM-Phasen des letzten Nachtdrittels gehäuft. Bei Somnambulismus und Pavor nocturnus sind die Kinder schwer weckbar und stark desorientiert. Demgegenüber sind die Kinder bei Alpträumen nur gering desorientiert, sofort wach und können sich an schreckliche Trauminhalte gut erinnern.

Bei psychiatrischen Erkrankungen wie Depression, Angsterkrankungen, schizophrenen Psychosen und hyperkinetischen Syndromen finden wir ebenso Beeinträchtigungen des Schlafes wie bei neurologischen Erkrankungen, die sich in Form schlafbezogener Epilepsien oder schlafgebundener Kopfschmerzen manifestieren. Auch chronisch obstruktive Lungenerkrankungen, schlafgebundenes Asthma und gastroösophagealer Reflux können Beeinträchtigungen des Schlafes nach sich ziehen.

22.1.2 Genese, Ätiologie und soziale Bedeutung

Genese unterschiedlicher Schlafstörungen

Schlafstörungen können durch körperliche Anspannung, erhöhte Erregung und schlafverhindernde Gedanken zur **Insomnie** führen. In der Regel ist die Leistungsfähigkeit des Kindes am nächsten Tag beeinträchtigt. Bei manchen Kindern findet sich auch eine Schlafwahrnehmungsstörung, die sich durch Klagen über Schlaflosigkeit bei entsprechend normalen objektiven Schlafbefunden darstellt. Die Insomnie ist sicherlich die häufigste Schlafstörung.

Die **Narkolepsie** gehört zu den Schlafstörungen mit persistierender exzessiver Schläfrigkeit. Sie tritt in einem von 2000 Fällen auf und ist durch das Eindringen von REM-Schlaf-Phänomenen in den Wachzustand gekennzeichnet. Narkolepsie ist mit einem bestimmten HLA-Typ (HLA-DR-2) verknüpft und kann nach erfolgter Diagnose im Schlaflabor mit Stimulanzien erfolgreich behandelt werden.

Tagesmüdigkeit resultiert in der Regel aus ungenügendem Nachtschlaf. Auch Fernsehkonsum, vor allem abends vor dem Schlafengehen, kann vermehrte Schlafstörungen hervorrufen. So zeigt sich, dass vor allem Schulkinder, die ein eigenes Fernsehgerät in ihrem Schlafzimmer haben, vermehrt Schlafprobleme aufweisen (Owens et al. 1999). Oft merken die Eltern die Schlafdefizite ihrer Kinder nicht, während die Auswirkungen vor allem in der Schule zu Tage treten (Aronen et al. 2000).

Somnambulismus kommt meistens zwischen dem 4. und 8. Lebensjahr vor. **Pavor nocturnus** kommt mit 1–4% vor allem im Vorschulalter zur Ausprägung. Jungen sind stärker betroffen als Mädchen. Übergänge in Somnambulismus sind beschrieben. Eine genetische Belastung wird ätiologisch diskutiert. Das Schlafwandeln wird als zentralnervöse Entwicklungsvariante mit lang andauerndem ausgeprägtem Tiefschlaf ebenso wie Pavor nocturnus aufgefasst. Auslöser für beide Syndrome sind Schlafentzug, Schlafphasenverzögerung, familiäre Belastungsfaktoren sowie somatische Risiken (z. B. Fieber oder das obstruktive Schlafapnoesyndrom). **Alpträume** demgegenüber scheinen in der Ätiologie mehr einem posttraumatischen Stressgeschehen zu entsprechen. Als Auslöser sind belastende Tagesereignisse, aber auch das Absetzen REM-Schlaf unterdrückender Substanzen (z. B. Tranquilizer und Antidepressiva) zu nennen.

Alterabhängigkeit einzelner Schlafstörungen

Schlafstörungen mit vermehrtem nächtlichen Erwachen können bei Säuglingen und Kleinkindern als Ausdruck von Fütterstörungen, infantilen Koliken oder anderen somatischen Problemen (z. B. Otitis media) vorkommen. Im Vorschul- und Schulalter haben Einschlafstörungen oft mit Beziehungs- und Erziehungsproblemen im Familiensystem zu tun. Vor allem Eltern, die keine Grenzen setzen können, oder emotional vernachlässigende Rahmenbedingungen können das Risiko zu Schlafstörungen erhöhen. Nächtliche Ängste sind in dieser Altersgruppe als physiologisch anzusehen und können ebenfalls Schlafstörungen hervorrufen. Im Adoleszenzalter findet sich das bereits einleitend beschriebene relative Schlafdefizit häufig, da einem vermehrten Schlafbedürfnis eine verringerte Schlafgelegenheit durch schulische und soziale Aktivitäten gegenübersteht. Nicht selten stehen Schlafstörungen im Jugendalter mit psychologischen Problemen in Zusammenhang (Morrison et al.1992), und rühren daher, dass die Jugendlichen abends unangenehme Inhalte des Tages immer wieder gedanklich umwälzen und »nicht abschalten« können. Davon abzugrenzen sind Einschlaf- und Durchschlafprobleme als Ausdruck beginnender psychiatrischer Störungen (z. B. depressiver oder schizophrener Syndrome).

Symptomatische Schlafstörungen bei psychiatrischen Erkrankungen

Hervorzuheben bleiben die symptomatischen Schlafstörungen bei hyperkinetischem Syndrom, wobei Kinder mit dieser Störung einen höheren Anteil an δ-Tiefschlaf und REM-Schlaf sowie einen rascheren Wechsel zwischen REM- und Non-REM-Schlaf aufweisen. Es findet sich ein Zusammenhang zwischen einem chronischen Schlafdefizit bei hyperkinetischen Kindern und verminderten kognitiven Leistungen, die sich in einer verminderten Aufmerksamkeitsfähigkeit sowie gestörter Affekt- und Impulsregulation äußern (Dahl 1996). Einen wichtigen weiteren Aspekt kann die Auswirkung einer Psychostimulanzienbehandlung auf den Schlaf darstellen. Vergleichende Studien zwischen behandelten und nichtbehandelten hyperkinetischen Kindern ergaben eine Einschlafverzögerung von 15–20 min sowie nur gering signifikante Unterschiede bezüglich der Gesamtschlafzeit (Zusammenfassung bei Fröhlich u. Lehmkuhl 1998). Störungen des Schlafbeginns, Beeinträchtigungen der Schlafdauer und Schlafeffektivität konnten in einer rezenten Studie an hyperkinetischen Kindern gegenüber normalen Kontrollen nachgewiesen werden (Gruber et al. 2000).

Auch bei Störungen aus dem depressiven Formenkreis finden wir Ein- und Durchschlafstörungen. Schlafstörungen können die Prodromalphase einer schizophrenen Entwicklung ebenso kennzeichnen wie die erhöhte Irritabilität einer posttraumatischen Stressreaktion.

Das Landau-Kleffner-Syndrom ist eine Störung bei der ein Kind mit normaler Sprachentwicklung seine Sprachfertigkeiten – sowohl rezeptiv wie expressiv – wieder verliert. Es handelt sich dabei um ein Geschehen, das durch epileptische Anfallstätigkeit mit deutlichen paroxysmalen Auffälligkeiten im EEG – vor allem in temporalen Regionen – gekennzeichnet ist. Grundsätzlich ist zu sagen, dass alle epileptischen Anfälle zu Schlafveränderungen führen können.

! Letztlich können nahezu alle psychischen Störungen mit Schlafstörungen wechselnder Intensität einhergehen.

Obstruktive Schlafapnoe

Vermehrte Aufmerksamkeit muss schlafbezogenen Atemstörungen gewidmet werden (speziell der obstruktiven Schlafapnoe bei Kindern, da diese die Schlafqualität beeinträchtigen und Tagesmüdigkeit nach sich ziehen kann). Das wesentliche Zeichen besteht im Schnarchen und anderen Hinweisen auf Atemstörungen. Bei 10% der Kinder finden sich Symptome des Schnarchens, welche in der Regel gutartig zu interpretieren sind. 2% aller Kinder leiden jedoch unter obstruktiver Schlafapnoe, die auch körperliche Komplikationen aufweist: so finden sich häufig Reduktionen des Blutsauerstoffspiegels und erhöhte CO_2-Spiegel. Gelegentlich ist auch eine Schlafzyanose klinisch erkennbar. Der Schlaf ist sehr unruhig, es tritt profuses Schwitzen auf und ein plötzliches Erwachen mit negativen Gefühlen kennzeichnet die Schlafstörung. Vor allem vergrößerte Tonsillen und adenoide Wucherungen müssen als Atemhindernisse in diesen Fällen erkannt und operativ entfernt werden. Die psychischen Folgen des »Obstructive-sleep-apnoe-Syndroms« (OSAS) sind emotionale Störungen, Verhaltensstörungen und mangelnder Schulerfolg. In schweren Fällen kann es zu Entwicklungsverzögerungen kommen, kardiopulmonale Komplikationen bis hin zum plötzlichen Tod werden berichtet.

22.1.3 Diagnose

Neben der Anamnese, die die Mehrzahl der Schlafstörungen im Kindesalter aufzuklären hilft, ist auch die körperliche Untersuchung und die polysomnographische Ableitung hervorzuheben. Im Hinblick auf das Vorliegen schlafbezogener Atemstörungen sollten einer eventuell vorliegenden Adipositas, Spaltbildungen des weichen und harten Gaumens, adenotonsillären Hyperplasien, Schilddrüsen- und Lymphknotenvergrößerungen im Zervikalbereich besonderere Beachtung zuteil werden. Indikationen zur näheren Untersuchung im Schlaflabor bilden Verdachtsmomente auf obstruktives Schlafapnoesyndrom, nächtliche zerebrale Anfälle, Schlafwandeln, exzessive Tagesmüdigkeit und unklare Aufmerksamkeitsdefizite sowie Entwicklungsverzögerungen und -rückschritte, die Hinweise auf ein Landau-Kleffner-Syndrom oder auf die eine Epilepsie mit kontinuierlichen diffusen Spike- und Spike-wave-Komplexen während des Schlafs (ESES) liefern.

22.1.4 Therapie und Prognose

Genuine Schlafstörungen im Kindes- und Jugendalter haben in der Regel keine pathologische Bedeutung und gelten erst als behandlungsbedürftig, wenn sie länger als 6 Monate anhalten und häufiger als 2- bis 3-mal in der Woche auftreten (Schmidt 1992). Die Therapie richtet sich nach etwaigen körperlichen und psychiatrischen Begleiterkrankungen, die vordringlich einer Behandlung bedürfen.

! Parasomnien sollten je nach Schweregrad zu einer Überwachung des Schlafes und einer Sicherung der Umgebung führen.

Vor allem beim Schlafwandeln und Pavor nocturnus sollten die Eltern beraten werden, das Kind nicht zu wecken, nur das Risiko von Verletzungen zu reduzieren und zu warten bis die Episode vorbei ist, sodass das Kind beschützt wieder in den ruhigen Schlaf zurück findet. In der Regel besteht Amnesie. Eltern müssen aufgeklärt werden, dass trotz der Dramatik und Beängstigung, die von solchen Ereignissen ausgeht, ein Sistieren mit zunehmenden Alter abzuwarten ist. Im Falle von Alpträumen ist das Kind rasch wach und sollte durch die Bezugsperson beruhigt werden.

! Dyssomnien können in der Regel durch Veränderung des Tag-Nacht-Rhythmus, besondere Abendaktivitäten, Veränderung der Nahrungsgewohnheiten, Rituale der Zubettgehsituation und Veränderungen der unmittelbaren Schlafsituation günstig beeinflusst werden.

Es gilt vor allem, Eltern mit überhöhten Ansprüchen an die Schlafqualität des Kindes zu beraten und eskalierende Zyklen vermeiden. Wenn Kinder mit mangelnden Fähigkeiten zur Selbstregulation und Selbstberuhigung auf Eltern treffen, deren Fähigkeit, auf das unruhige Kind einzugehen, durch Selbstwertprobleme und eigene Befindlichkeitsstörungen beeinträchtigt ist, kann es zu vielfältigen erfolglosen Beruhigungsversuchen kommen, die beim Kind die Unruhe weiter steigern, da es erfährt, von seinen geliebten Bezugspersonen nicht beruhigt werden zu können. Auf Seiten der Eltern sinkt die Zuversicht helfen zu können, und sie fühlen sich überfordert, was sie daran hindert, kindliche Signale noch differenzierter wahrzunehmen. Dadurch führen hektische Beruhigungsversuche eher zu einer Verstärkung der Schlafproblematik.

Bei Kindern in höheren Lebensaltern können stützende psychotherapeutische Maßnahmen angezeigt sein. Eine medikamentöse Therapie kindlicher und jugendlicher Schlafstörungen ohne begleitende psychiatrische Erkrankung ist nicht primär angezeigt. In seltenen Fällen können in der Adoleszenz sedierende Neuroleptika (z. B. Pipamperon), Antihistaminika oder Benzodiazepine verabreicht werden (Pitzer et al.2000). Bei Schlafstörungen als Ausdruck einer depressiven Erkrankung vom Charakter einer majoren Depression können im Jugendalter Antidepressiva hilfreich sein.

22.2 Enuresis und funktionelle Harninkontinenz

Die Kontrolle der Ausscheidungsorgane stellt eine wichtige Entwicklungsaufgabe des Kindes im Vorschulalter dar. Ein unwillkürlicher Harnabgang ab einem chronologischen Alter von 5 Jahren und einem Intelligenzalter von 4 Jahren wird als Einnässen bezeichnet.

Die Enuresis definiert sich durch ein mindestens 2-maliges Auftreten pro Monat unter dem Alter von 7 Jahren, und einmal pro Monat bei älteren Kindern.

Von Gontard (2000) unterscheidet zwischen **Enuresis** als normaler vollständiger Blasenentleerung am falschen Ort zur falschen Zeit einerseits, und **Harninkontinenz** andererseits, die durch einen ungewollten Harnabgang mit Blasendysfunktion gekennzeichnet ist. Enuresis gilt als eine der häufigsten Störungen im Kindesalter, wobei die Prävalenzraten von 4–16% bei Kindern über 5 Jahren angegeben werden (Steinhausen 1993). 10% aller 7-Jährigen nässen bei Nacht ein und 3% bei Tag (Hellström et al. 1990). Sekundäre Enuresis findet sich in 3,7–5,1% der Kinder.

Das nächtliche Einnässen stellt die häufigste Form dar (70–80% aller enuretischen Kinder); am Tage nässen nur etwa 20–30% der betroffenen Kinder ein; ca. 25% der Enuresispatienten zeigen ein kombiniertes Einnässen.

Unterschiedliche Erscheinungsformen der Enuresis können wie folgt eingeteilt werden: Einnässen in der Nacht (Enuresis nocturna) wird dem Einnässen tagsüber gegenüber gestellt (Enuresis diurna). Eine weitere Unterteilung erfolgt in primäre und sekundäre Enuresis.

Bei der primären Enuresis hat das Kind niemals eine längere Periode von Trockenheit erreicht. Die sekundäre Enuresis gilt als Rückfall nach einem trockenen Zeitraum. Die Länge der geforderten Trockenperiode variiert in der Literatur von 1–12 Monaten (von Gontard 1998). Weitere Unterteilungen erfolgen nach der Häufigkeit als permanentes und gelegentliches Einnässen. Die folgende Übersicht gibt die derzeit gültige Einteilung der Enuresisformen wieder.

Formen der Enuresis (nach von Gontard 1998)

Enuresis nocturna
1. Primäre monosymptomatische Enuresis nocturna
2. Primäre symptomatische Enuresis nocturna
3. Sekundäre Enuresis nocturna

Enuresis diurna
1. Idiopathische Dranginkontinenz
2. Harninkontinenz mit Miktionsaufschub
3. Detrusor-Sphinkter-Dyskoordination

Enuresis nocturna

Die primäre monosymptomatische Enuresis nocturna ist durch einen tiefen Schlaf mit schwerer Erweckbarkeit trotz normaler Schlafarchitektur gekennzeichnet. Es besteht eine hohe Einnässfrequenz und Polyurie, tagsüber bestehen keine Miktionsauffälligkeiten, die zirkadiane Produktion des antidiuretischen Hormons Vasopressin variiert in dieser Gruppe. Die primäre symptomatische Enuresis nocturna ist durch Miktionsauffälligkeiten wie Drangsymptome oder einen Aufschub der Miktion tagsüber gekennzeichnet. Die sekundäre Enuresis nocturna definiert sich als Rückfall nach einer trockenen Periode (von durchschnittlich 6 Monaten), sie ist durch eine erhöhte Rate von psychiatrischen Begleitsymptomen verkompliziert.

Enuresis diurna

Die idiopatische Dranginkontinenz ist die häufigste Form des Einnässens am Tage. Sie ist durch eine verminderte Blasenkapazität, starken Harndrang und ungewollten Harnabgang gekennzeichnet. Typisch ist der Einsatz von »Haltemanövern«. Bei der Harninkontinenz mit Miktionsaufschub handelt es sich um ein Verweigern, bzw. Verzögern der Miktion bis es zum ungewollten Harnabgang kommt. Kinder nässen bei Tätigkeiten, die sie nicht unterbrechen wollen (z. B. Spielen oder Fernsehen) vermehrt ein. Die Detruser-Sphinkter-Dyskoordination ist durch fehlende Relaxation und unkoordinierte Kontraktion des Sphinkter externus während der Miktion gekennzeichnet. Dadurch kommt es zu einer Verlängerung der Miktionszeit und einer Verminderung der maximalen Harnflussrate.

22.2.1 Genese, Ätiologie und soziale Bedeutung

Während in alter Sicht Enuresis als psychosomatisches Problem gekennzeichnet wird, muss anhand der neuesten Befunde doch eine differenziertere Perspektive eingenommen werden. Die primären Enuresis nocturna wird inzwischen eher mit genetischen und entwicklungsbezogenen Faktoren in Verbindung gebracht.

Während sich bei der primären Enuresis nocturna keine erhöhte Komorbidität mit psychiatrischen Störungen nachweisen lässt, findet sich bei Kindern mit einer sekundären Enuresis nocturna eine erhöhte Rate an traumatisierenden Lebensereignissen und psychiatrischen Störungen (Übersicht bei von Gontard 1998).

Bei primärer Enuresis nocturna wurde in einigen Studien eine Störung der zirkadianen Rhythmik von antidiuretischem Hormon (Vasopressin; AVP) gefunden. Der nächtliche AVP-Anstieg wird bei diesen Kindern vermisst. Es kommt zur nächtlichen Polyurie mit erhöhtem Risiko des Einnässens. Nicht zuletzt wird diese Störung von anderen Autoren als Parasomnie bezeichnet. Nächtliches Einnässen kann als eine Entwicklungsverzögerung oder -beeinträchtigung aufgefasst werden. Es finden sich Zusammenhänge mit motorischen Entwicklungsverzögerungen und Verlangsamung der Sprachentwicklung. Auch die Knochenreifung ist verspätet. Neurologische »soft signs« finden sich häufig. In formalgenetischen Studien zeigte sich eine hohe Rate an betroffenen Verwandten 1. Grades, die zwischen 60 und 80% liegt (von Gontard u. Lehmkuhl 1997). Die Konkordanzrate für Enuresis bei monozygoten Zwillingen liegt mit 68% signifikant über der dizygoter Zwillinge mit 36%. Molekulargenetische Untersuchungen zeigen hochpositive Koppelungen mit Markern auf dem langen Arm von Chromosom 13, Chromosom 12 und Chromosom 8 (von Gontard 1998). Eine klinische und genetische Heterogenität muss angenommen werden.

Bei der Enuresis diurna haben Studien zur Dranginkontinenz gezeigt, dass Verhaltenssymptome eher sekundären Charakter aufweisen und nicht als Grund für die Inkontinenz anzusehen sind.

! Ursache einer Enuresis diurna sind vor allem Interaktionsprobleme zwischen den Eltern und ihren Kindern.

Häufig tritt Pollakisurie auf. Urodynamisch zeigen sich bei der schon erwähnten verminderten Blasenkapazität unkontrollierbare Kontraktionen des Detrusors während der Füllungsphase.

Harninkontinenz mit Miktionsaufschub ist eine psychogen verursachte Störung. Das Harnverhalten ist Teil einer Verweigerung, wobei in der Regel die Kinder angenehme Tätigkeiten nicht unterbrechen wollen. Schließlich kommt es zum unwillkürlichen Harnabgang. Über 50% dieser Kinder zeigen kinderpsychiatrische Diagnosen, mehr als ein Drittel hat deutliche klinische Probleme. Hyperkinetische Syndrome und Verhaltensstörungen dominieren das Bild.

Die Detrusor-Sphinkter-Dyskoordination ist nicht selten mit Obstipation und Enkopresis vergesellschaftet. Es wird diskutiert, ob es sich dabei um eine erworbene, funktionell reversible nichtneurogene Dyskoordination handelt, einige Autoren finden keine Zusammenhänge mit emotionalen Problemen und psychosozialen Störungen (Übersicht bei von Gontard 1998).

! Die soziale Bedeutung der Enuresis ist vor allem in Beeinträchtigungen der familiären Interaktion zu sehen.

Weiters erscheinen die Kinder auf Schullandwochen, Skikursen oder im Rahmen von Übernachtungen bei Freunden vermehrt unter Druck. Soziale Vermeidungsstrategien und mangelnde Anerkennung in der Peergroup können die Folge sein.

22.2.2 Diagnose und Differenzialdiagnose

Die Diagnose wird durch Exploration der Eltern und des Kindes gesichert. Es gibt auch spezielle Fragebögen zur Einnäss- und Miktionsproblematik (von Gontard 2000).

! Wichtig ist die Klärung der psychiatrischen Komorbidität und möglicher Begleitstörungen wie Obstipation, Enkopresis und expansiver sowie ängstlich-depressiver Symptombildungen.

Neben Anamnese, Exploration und körperlicher Untersuchung sind folgende Methoden als unabdingbar anzusehen:
- Urinstatus bei Verdacht auf Harnwegsinfekt (inklusive Urinbakteriologie),
- Sonographie der Nieren, der ableitenden Harnwege und der Blase zum Ausschluss von strukturellen Fehlbildungen,
- Messung einer eventuellen Blasenwandverdickung und der Resturinmenge als funktionelle Zeichen einer Blasendysfunktion sowie
- Durchführung eines 24-stündigen Miktionsprotokolls.

Als fakultative Diagnostik kann die Uroflowmetrie mit Beckenboden-EMG angesehen werden. Sie ist zur Diagnose einer Detrusor-Sphinkter-Dyskoordination unerlässlich. Bei Verdacht auf einen vesikourethralen Reflux muss eine Miktionszystourethrographie durchgeführt werden. Invasive urologische Untersuchungen erscheinen nicht routinemäßig indiziert.

Auf die Identifizierung möglicher Teilleistungsschwächen und spezifischer Entwicklungsdefizite ist zu achten, da diese nicht selten vergesellschaftet vorkommen.

22.2.3 Therapie und Prognose

Die spontane Remissionsrate bei der Enuresis nocturna ist hoch. Pro Jahr werden von den nichtbehandelten 5- bis 9-jährigen Patienten 14% trocken. Nach 20 Lebensjahren nässen nur noch 3% der Patienten ein.

! Kinder und ihre Eltern, die wegen einer Einnässproblematik kinderpsychiatrische Hilfe suchen sollten erst einmal beruhigt und entlastet werden.

Immer noch gilt das Einnässen für viele Familien als Schande und unterliegt einer Tabuisierung. Die Maßnahmen beginnen in der Regel mit der Führung eines Miktionskalenders, mit dem sich die Grundrate des Einnässens erheben lässt. Auf einem derartigen Kalender wird an jedem trockenen Tag eine Sonne, an jedem nassen Tag eine Regenwolke und das entsprechende Datum gemalt. Diese Art der Kalenderführung führt nach von Gontard u. Lehmkuhl (1997) bei fast 20% der Patienten schon zur Trockenheit. Andere einfache Maßnahmen sind eine Strukturierung des Einschlafrituals, ein Bereitstellen eines Nachttopfes oder das Anbringen eines Nachtlichtes, um dem Kind den Gang zur Toilette zu erleichtern. Elterliche Zuwendung vor dem Schlafengehen und eine abendliche entspannte Einschlafsituation haben positive Auswirkungen.

Verhaltestherapeutische Maßnahmen bei Enuresis nocturna

Verhaltenstherapeutische Behandlungsmethoden stehen im Vordergrund. Neben Blasentraining und Strukturieren des Toilettenganges – eine Maßnahme, die vor allem bei Enuresis diurna mit Miktionsaufschub sinnvoll ist – kann die Technik des **progressiven Weckschemas** bei Enuresis nocturna zur Anwendung kommen. Steinhausen beschreibt diese Technik (1993): Der Wecktermin sollte jeweils vor dem ermittelten Einnässzeitpunkt stattfinden und systematisch in kleinen Schritten vorverlegt werden. Das Kind kann schließlich routinemäßig von selbst vor dem Schlafengehen die Blase entleeren. Dieses Vorgehen setzt eine hohe Motivation von Kindern und Bezugspersonen voraus.

Die erfolgreichste Therapiemethoden stellt die **apparative Konditionierung** dar, die schon auf Pfaundler u. Schlossmann (1906) zurückgehende Idee für einen Klingelapparat wird heute als apparative Neuentwicklung in Form einer Klingelhose oder Klingelmatte angeboten. Es besteht eine Verbindung zwischen dem Feuchtwerden eines Kissens und einem Wecksignal. Wird der Kontakt geschlossen, ertönt das Wecksignal und das Kind erwacht. Das Gerät soll so lange jede Nacht angewendet werden, bis das Kind 14 Nächte hintereinander trocken ist. Dieses Kriterium erreichen behandelte Kinder in der Regel im 2. Monat der Behandlung (Steinhausen 1993). Die Erfolgsrate liegt bei rund 75%.

Bei Nichtwirksamkeit der Klingelhose bzw. -matte allein sollte die Methode des **Dry-bed-Trainings** zur Anwendung kommen. Dieses besteht aus einer Kombination verschiedener Übungen. Das Wahrnehmungs- und Verhaltenstraining umfasst 3 Phasen: Intensivphase, Nachtüberwachungsphase und Routinephase. Hierbei muss das Kind am Abend vor dem Zubettgehen eine Verhaltenskette einüben, die es bei nächtlichem Harndrang ausführen soll (Aufwachen, zur Toilette gehen, Wasser lassen und wieder ins Bett gehen). Beim Sauberkeitstraining muss das Kind selbst das nasse Schlaf- und Bettzeug wechseln. Aufweckpläne und Einhaltetraining stellen ergänzende Verhaltensübungen dar. Bei 90% der Kinder zeigt dieses Vorgehen nach einer Behandlungszeit von 6 Wochen Erfolge, wobei diese nicht immer stabil sind. Der Aufwand der Durchführung ist relativ hoch.

Pharmakotherapie der Enuresis nocturna

Eine Pharmakotherapie ist nur indiziert, wenn andere Methoden nicht erfolgversprechend waren. Desmopressin (1-deamino-8-d-arginin-Vasopressin; DDAVP) ist ein synthetisches Analogon des antidiuretischen Hormons. Bei den meisten Patienten kann eine Reduktion der nassen Nächte dadurch erreicht werden. DDAVP wird intranasal appliziert. Die individuelle Dosierung muss über 4 Wochen titriert werden. Spätestens nach 12 Wochen sollte ein Absetzversuch unternommen werden. Imipramin hat einen eindeutig antidiuretischen Effekt, aufgrund von kardialen Nebenwirkungen (es wurden Todesfälle unter therapeutischen Dosen von Trizyklika beschrieben) wird die Indikation zunehmend zurückhaltender gestellt. Bei Gabe von Tofranil sollten folgende Empfehlungen berücksichtigt werden (Leitlinien 2000): genaue Familienanamnese und körperliche Untersuchungen, 3 EKG-Ableitungen vor und während der Aufsättigungsphase und während des »steady state«. Bei verlängerten QT-Zeit sollten keine Trizyklika verschrieben werden . Ansonsten ist mit einer niedrigen Dosierung von 10–25 mg abends (1 mg/kg Körpergewicht) zu beginnen.

Behandlung der Tagesinkontinenz

Die Tagesinkontinenz wird durch kognitiv-verhaltenstherapeutisches Vorgehen behandelt. Neben Wahrnehmungs-Training für die Blasenfülle und Harndrang wird eine Kalenderführung mit regelmäßigen Schickzeiten zur Toilette empfohlen. Die Detruser-Sphinkter-Dyskoordination kann auch durch ein spezifisches Training mit Biofeedbackmethoden behandelt werden. Familientherapeutische Maßnahmen sind dann angezeigt, wenn sich sekundär das Kind belastende Vorwurfshaltungen aufgebaut haben. Tiefenpsychologisch orientierte Therapieverfahren sind nur bei begleitenden emotionalen Störungen und anderen psychiatrischen Auffälligkeiten mit entsprechender Indikation indiziert.

22.3 Funktionelle gastrointestinale Störungen

Funktionelle gastrointestinale Störungen des Kindesalters umfassen eine Reihe von altersabhängigen chronisch oder wiederholt auftretenden Beeinträchtigungen der Nahrungsaufnahmne und Verdauung, für die keine anatomisch-strukturellen oder biochemischen Normabweichungen gefunden werden können (s. Rasquin-Weber et al. 1999).

> **!** **Funktionelle gastrointestinale Störungen finden sich als Begleitphänomene der normalen Entwicklung (z. B. Regurgitation oder Säuglingsdiarrhoe), können aber auch Ausdruck von emotionalen Konflikten oder Beeinträchtigungen im Rahmen maladaptativer Anpassungsprozesse sein.**

Es wird eine genetische Vulnerabilität als »gastrointestinale Reaktivität gegenüber Stress« diskutiert, die im Zusammenhang mit unterschiedlichen Temperamentseigenschaften und Besonderheiten der Affektregulation (Überreaktion des autonomen Nervensystems) zu sehen ist. Weiterhin werden belastende Lebensumstände des psychosozialen Umfeldes für die Entwicklung funktioneller gastrointestinaler Störungen als bedeutsam erachtet.

Im Folgenden sollen die einzelnen Störungsbilder beschrieben und Therapievorschläge gemacht werden. Die Bauchschmerzsyndrome werden in Kap. 20 gemeinsam mit anderen Schmerzsymptomatiken abgehandelt. In folgender Übersicht findet sich eine Einteilung der funktionellen gastrointestinalen Störungen im Kindesalter.

Funktionelle gastrointestinale Störungen im Kindesalter (nach Rasquin-Weber et al. 1999)

- Erbrechen
  - Regurgitation
  - Rumination
  - zyklisches Erbrechen
- Bauchschmerzen
  - funktionelle Dyspepsie
  - irritables Colon (»irritable bowel syndrome« IBS)
  - funktioneller Abdomenschmerz
  - abdominelle Migräne
  - Aerophagie
- Funktionelle Diarrhoe
- Defäkationsstörungen
  - Säuglingsdyschezie
  - funktionelle Obstipation
  - funktionelle Stuhlretention
  - Enkopresis

22.3.1 Kindliches Erbrechen

Infantile Regurgitation

Infantile Regurgitation ist durch das umwillkürliche Heraufwürgen von vorher geschluckten Flüssigkeiten oder festen Nahrungsbestandteilen (mit oder ohne Ausspucken) definiert. Regurgitation wird insofern von klassischem Erbrechen unterschieden, als bei diesem über einen zentralnervösen Reflex durch Beteiligung von Skelettmuskeln eine heftige Ausstoßung des Mageninhalts bewirkt wird. Treten durch die Regurgitation Folgestörungen auf wie z. B. Aspiration oder Gedeihstörungen, spricht man auch von **gastroösophagealer Refluxerkrankung**.

Diagnose. Diagnostisch müssen metabolische gastrointestinale und zentralnervöse somatische Erkrankungen ausgeschlossen werden, typischerweise besteht keine Hämatemesis.

Therapie und Prognose. In der Regel ist die kindliche Regurgitation ein vorübergehendes Problem, möglicherweise durch eine Unreife der gastrointestinalen Motilität. Die Behandlung ist symptomatisch, Familien sollten beraten und beruhigt werden. In der Regel wird die Empfehlung zur Verabreichung geringerer Nahrungsmengen gegeben.

Ruminationssyndrom

Rumination ist durch eine willkürliche habituelle Regurgitation von Mageninhalt gekennzeichnet, wobei diese manchmal der Selbststimulation dient. Die heraufgewürgten Nahrungsbestandteile werden entweder ausgespuckt oder wiedergekäut und neuerlich verschluckt.

Diagnose. Typischerweise ist Rumination nicht von Übelkeit oder Unruhesymptomen begleitet. Rumination kommt nicht im Schlaf vor und nur selten wenn Kinder in Gesellschaft sind. Manchmal kann es zu Zeichen der Mangelernährung kommen. In der Regel findet man sensorische und/oder emotionale Deprivation.

Therapie. Die Behandlungsbemühungen sollten sich sowohl an die Bezugspersonen wie an das Kind richten. Familienberatung und verhaltensorientierte Maßnahmen werden empfohlen.

Zyklisches Erbrechen

Das zyklische Erbrechen besteht typischerweise aus stereotypen wiederkehrenden Episoden intensiver Übelkeit mit Erbrechen, wobei diese über Stunden anhalten können. Die Frequenz solcher Episoden kann von 1–70 pro Jahr variieren.

Diagnose. In der Regel finden sich in 80% Auslösefaktoren, die sowohl emotional wie somatisch (z. B. Infektionen) sein können. Die Differenzialdiagnose sollte Hirnstammtumoren, Verdauungsstörungen, Pankreatitis und andere metabolische und endokrine Störungen ausschließen. Vor allem Phäochromozytome, Diabetis mellitus und Porphyrie können zyklisches Erbrechen hervorrufen. Im psychiatrischen Bereich ist die wichtigste Differenzialdiagnose die Bulimia nervosa, bei der das Erbrechen einen genuinen Bestandteil einer Essstörung darstellt (▶ s. Kap. 21).

Therapie. Wenn emotionale Auslösesituationen gefunden werden und organische Faktoren ausgeschlossen wurden, sollten psychotherapeutische und familienbezogene Maßnahmen erfolgen. Symptomatische Behandlung mit antihistaminisch/antiemetisch wirksamen Präparaten ist in schweren Fällen angezeigt.

22.3.2 Funktionelle Diarrhoe

Die funktionelle Diarrhoe wird als Störung definiert, die mit der Absetzung von großen Mengen ungeformten Stuhls mehrmals täglich für mehr als 4 Wochen einhergeht. Der Beginn ist typischerweise im Kleinkind- und

Vorschulalter. Sofern für eine ausreichende Kalorienzufuhr gesorgt ist, findet sich keine Gedeihstörung.

Diagnose. Die Anamnese der Essgewohnheiten und die Abklärung von somatischen Störungen sowie allergischen Diathesen ist angezeigt. Eine Abgrenzung zu anderen Malabsorptionssyndromen ist in der Regel wegen des normalen Wachstums nicht notwendig.

Therapie und Prognose. Funktionelle Diarrhoen sistieren üblicherweise im Schulalter. Es gilt Beunruhigungen bei den Eltern abzubauen. Verhaltensorientierte Maßnahmen wie ein Defäkationstagebuch, in dem die Art und Menge der Nahrung sowie die Häufigkeit der Stuhlgänge beschrieben sind, können hilfreich sein.

22.3.3 Säuglingsdyschezie

Säuglinge mit Dyschezie schreien während des Defäkationsaktes. Unruhe und frustrane Versuche, Stuhl abzusetzen, können bis zu 20 min persistieren, wobei schließlich ein dünner oder flüssiger Stuhl erscheint. Pathogenetisch wird eine Koordinationsstörung zwischen abdominalem Druck und Entspannung des Beckenbodens diskutiert. In der Behandlung sollten die Eltern beruhigt werden, da in der Regel die Erscheinungen spontan mit zunehmender Entwicklung sistieren. Rektale Stimulationen werden von pädiatrischer Seite nicht empfohlen.

22.3.4 Funktionelle Obstipation

Die funktionelle Obstipation ist durch kieselsteinartige, harte Stühle gekennzeichnet, die nur 2-mal oder seltener pro Woche abgesetzt werden. Diagnostisch bedeutsam ist die Abklärung einer Hirschsprung-Erkrankung sowie andere anatomische, endokrine oder metabolische Störungen des Gastrointestinaltraktes. Im Säuglingsalter kann die Umstellung von brustgefütterten Kindern auf andere Nahrungsangebote zu funktionellen Obstipationen führen. Nicht selten bahnt die funktionelle Obstipation die Entwicklung einer funktionellen Stuhlverhaltung. Die Behandlung ist symptomatisch und schließt Substanzen wie Lactulose und Sorbitol ein, die einer Erweichung des Stuhls dienen.

22.3.5 Funktionelle Stuhlretention

Die funktionelle Stuhlretention definiert sich durch wiederholte willentliche Versuche, die Defäkation zu vermeiden. Häufig hat das Kind Ängste vor der Stuhlabsetzung. Auf diese Weise finden sich fäkale Massen im Rektum. Ein Begleitsymptom der funktionellen Retention kann die Enkopresis sein, weiterhin finden sich abdominelle Krämpfe und verminderter Appetit. Diagnostisch muss in diesen Fällen ein Grund für die Schmerzhaftigkeit des Stuhlganges abgeklärt werden, auch eine neurologische Untersuchung ist angezeigt, um spinale dysraphische Störungen auszuschließen. Sphinkterultraschall und anorektale Manometrie werden als unnotwendig bezeichnet (Rasquin-Weber et al. 1999). Die Behandlung kann durch Laxanzien und Einläufe erfolgen. Dadurch entsteht bei dem Kind eine plötzliche Erleichterung. Im Anschluss sollte ein verhaltenstherapeutisch orientiertes Toilettentraining erfolgen.

22.3.6 Enkopresis

Die Enkopresis (F98.1) ist durch das wiederholte unwillkürliche – in seltenen Fällen auch willkürliche – Absetzen der Fäzes an hierfür nicht vorgesehenen Stellen gekennzeichnet. Die Störung kann eine abnorme Verlängerung der normalen infantilen Inkontinenz widerspiegeln, dann spricht man von primärer Enkopresis. Wenn bereits einmal Darmkontrolle vorhanden war, spricht man von sekundärer Enkopresis. Meistens tritt die Symptomatik bei Tag auf. In manchen Fällen kommt es auch zum Kotschmieren, wobei derselbe über den Körper oder die äußere Umgebung verteilt wird. Begleitende anale Manipulationen oder Masturbation können auftreten. Nicht selten verstecken die Betroffenen ihre verschmutzte Wäsche. 10–25% der Kinder, die in eine gastroenterologisch-pädiatrische Praxis überwiesen werden, leiden an Defäkationsstörungen.

Genese, Ätiologie und soziale Bedeutung. Die Störung kann im Zusammenhang mit Stuhlretention auftreten (retentive Enkopresis), bei mangelndem Toilettentraining kann ein nur ungenügendes Erlernen der Darmkontrolle die Ursache sein (nichtretentive Enkopresis). Nicht selten aggravieren psychische Konflikte und emotionale Störungen die Beeinträchtigungen der Darmkontrolle. Es kann zu aktivem Widerstand kommen, den sozialen Normen bezüglich der Defäkationskontrolle nachzukommen (Trott et al. 2000). Die sozialen Folgen der Enkopresis sind erheblich, es kommt aufgrund der massiven Geruchsbelästigung zu Ablehnung vonseiten der Peergroup, die Patienten werden gehänselt und reagieren dann mit Rückzug oder durch aggressive Verhaltensweisen, die nicht selten als Überkompensation der massiven Schamgefühle und einer Beeinträchtigung des Selbstwertes aufzufassen sind.

Diagnose und Differenzialdiagnose. Organische Erkrankungen wie Megakolon (Hirschsprung-Erkrankung) oder Spina bifida müssen ausgeschlossen werden. Auch Analfissuren oder gastrointestinale Infekte können Ausgangspunkt vor allem einer retentiven Enkopresis sein. Bei Obstipationen kann es zur sog. Überlaufenkopresis kommen. In etwa einem Viertel der Fälle findet sich neben der Enkopresis auch eine Enuresis. Andere psychiatrische Begleitstörungen sind hyperkinetische Störungen, Zwangsstörungen oder inzipiente schizophrene Psychosen. Die apparative Diagnostik sollte nach einem ersten Ausschluss organischer Faktoren in Form der abdominellen Sonographie durchgeführt werden, wenn nach 2 Monaten Therapie keine Verbesserung der Symptomatik erzielt werden konnte. Die Sphinktermanometrie sollte nur über spezifische Indikation erfolgen, wenn die abdominelle Sonographie keinen pathologischen Befund erbringt. Kernspintomographische Untersuchungen des Beckenbodens sind ebenfalls erst nach einem erfolglosen Therapieversuch anzuwenden.

Therapie. Die Therapie hat primär eine Reduktion der psychischen Belastung des Familiensystems und des Kindes zum Ziel. Psychoedukative Ansätze mit Elternberatung und Aufklärung sollen zur Entängstigung und Reduktion von Schuldgefühlen und Schamgefühlen beitragen. Aktive Trainingsmaßnahmen schließen ein Toilettentraining ein. Psychotherapeutische Maßnahmen im engeren Sinne dienen einer Reduktion der emotionalen Belastung. Der Einsatz von Psychopharmaka ist spezifischen Indikationsgebieten komorbider psychiatrischer Störungen vorbehalten. Wenn die Maßnahmen nicht erfolgreich sind, kann durch Beckenbodengymnastik und Biofeedback des Sphinktertonus eine Ergänzung des Therapieprogrammes erfolgen. In den Leitlinien werden die genannten Maßnahmen in einem Fünf-Stufen-Programm operationalisiert (Trott et al. 2000; s. folgende Übersicht).

Fünf-Stufen-Therapie bei Enkopresis

- **Stufe 1:** Belastungsreduktion, psychoedukative Familieninterventionen, Toilettentraining
- **Stufe 2:** psychotherapeutische Maßnahmen, Verhaltenstherapie, abführende Maßnahmen
- **Stufe 3:** nach 6–8 Wochen erfolgloser Therapie:
  - Intensivierung der Einzeltherapie,
  - Intensivierung des Elterntrainings,
  - Beckenbodengymnastik
- **Stufe 4:** nach weiteren 4–6 Wochen:
  - zusätzlich Sphinkterkoordinationsübungen und Perzeptionstraining gemäß der sphinktermanometrischen Befunde
- **Stufe 5:** stationäre Aufnahme

22.4 Ulcus pepticum

Die Behandlung der Ulkuserkrankung hat sich in den letzten Jahren durch einen Paradigmenwechsel grundsätzlich verändert. Die Einschätzung der Ulkuskrankheit als psychosomatische Störung wurde durch die Erkenntnis einer infektiösen Genese revolutioniert. Erst langsam hatte sich die Hypothese von der bakteriellen Genese der Ulzera von 1988 – nach der Publikation im »Lancet« – bis in die 90er Jahre durchgesetzt (Leiß 2001). Heute werden entzündliche Prozesse, die mit einer Infektion durch Helicobacter pylori hervorgerufen sind, als pathogenetisch bedeutsam erachtet.

! Entgegen älteren psychosomatischen Annahmen zeigt auch das Ulcus pepticum keine alleinige Psychogenese. Vielmehr werden auch entzündliche Prozesse, die mit einer Infektion durch Helicobacter pylori hervorgerufen sind als pathogenetisch bedeutsam erachtet.

Da jedoch die meisten Helicobacterbesiedelungen des Magens asymptomatisch bleiben, muss ein zusätzlicher Faktor zur Auslösung der Ulkusbildung angenommen werden. Im Sinne eines Mehrebenenmodells der Entstehung des Ulkus werden stressbedingte Aktivierungen von Sympathikus und Parasympathikus als bedeutsame Kofaktoren erachtet.

Die psychotherapeutische Begleitung und Unterstützung von Kindern mit Ulkuserkrankung findet in der Regel im Liaisondienst statt. Es gibt Hinweise, dass rezidivierende Schmerzen im oberen Gastrointestinaltrakt durch psychotherapeutische Intervention gemildert werden (Thomson u. Walker-Smith 1998). Bei unklarer Bauchschmerzsymptomatik sollte das Ulkus immer differenzialdiagnostisch in Erwägung gezogen werden. Kinder in außergewöhnlichen Stresssituationen, Kinder mit chronischen Erkrankungen, die Kortikoide erhalten, sowie polytoxikomane Jugendliche erscheinen besonders gefährdet.

Fallbeschreibung

Eine 12-jährige Patientin wird in der Ambulanz vorgestellt. Leitsymptomatik ist eine unklare Essstörung mit Gewichtsverlust. Das Mädchen wirkt freundlich, aber verunsichert und schüchtern, beteiligt sich nur zögernd am Gespräch, wobei die Mutter ihm immer wieder ins Wort fällt und es unterbricht. Bei Fragen zur Essproblematik wirkt sie bedrückt, ansonsten ist der Affektausdruck kaum differenziert. Bezüglich der Gewichtsabnahme sagt sie, dass sie nicht genau wisse, warum es dazu gekommen sei, sie vermute wegen der Bauchschmerzen, denn eigentlich wolle sie nicht dünn sein und auch nicht abnehmen. Die Gewichtsreduktion hatte sich schleichend über Monate entwickelt, es bestand kein Erbrechen. Eine Köperschemastörung war nicht fassbar. Formale und inhaltliche Denkstörungen bestanden nicht, ebenso keine suizidale Neigung. Das Mädchen wies deutliche Zeichen der Vernachlässigung auf. Fremdanamnestisch ergab sich der Verdacht auf einen sexuellen Missbrauch. Bei der körper-

▼

lichen Untersuchung fand sich das Mädchen in leicht ungepflegt wirkendem Allgemeinzustand und stark reduziertem Ernährungszustand, bei 144 cm Größe bestand eine Gewicht von 26 kg (10. Größenperzentile, unter der 3. Gewichtsperzentile, BMI 13,0). Grob neurologisch und internistisch fanden sich keine weiteren behandlungsbedürftigen Befunde. Im Epigastrium war ein Druckschmerz fassbar, keine Menarche.

Das Mädchen wurde in die Ambulanz der Universitätskinderklinik zur Abklärung einer organischen Erkrankung bei Verdacht auf Gastritis überwiesen. Dort wurde eine Helicobacter-positive Antrumgastritis mit großen Ulzera diagnostisch gesichert. Therapeutisch erfolgte die Keimeradizierung und ein Kostaufbau. In der konsiliarischen Mitbetreuung im Liaisondienst eröffnete die Patientin dem Untersucher, sie würde regelmäßig durch den Kindsvater sexuell missbraucht. In Kooperation mit dem Mädchen und seiner Mutter wurde das Jugendamt eingeschaltet und weitere Maßnahmen zum Schutz des Mädchens eingeleitet. Die anschließende stationäre Betreuung erfolgte in der Kinder- und Jugendpsychiatrie. Eine stützende psychotherapeutische Behandlung wurde begonnen.

Die Essproblematik war eindeutig auf die vorliegende Schmerzsymptomatik bei Antrumgastritis mit weitreichenden Ulzerationen zurückzuführen. Das Essverhalten normalisierte sich quantitativ und qualitativ rapide. In den Folgemonaten konnte ein Größenwachstum um 5 cm und eine Gewichtszunahme um 7 kg erreicht werden (15. Größenperzentile, 10. Gewichtsperzentile, BMI 14,8). Die Behandlung der psychischen Traumatisierung wurde auch über den stationären Aufenthalt hinaus fortgeführt. Die Patientin lebt heute in einer Einrichtung der Jugendhilfe.

22.4.1 Häufigkeit und Epidemiologie

Mit einer Prävalenz des Ulcus pepticum duodeni von ca. 2% und des Ulcus ventriculi von ca. 1% gilt die Erkrankung im Erwachsenenalter als häufig. Mehr als ein Drittel aller Kinder klagt über abdominelle Schmerzen, die 2 Wochen und länger anhalten können. Abdomineller Schmerz ist daher eine häufige Ausdrucksform kindlicher Spannungszustände und es bedarf einer differenziellen Anamnese, um Ulkusbeschwerden von unspezifischen Bauchschmerzen abzugrenzen (Gross et al. 1996).

22.4.2 Ätiopathogenese und Risikofaktoren

Das Ulcus pepticum ist auf eine erhöhte Magensaftsekretion und die Helicobacter-pylori-Infektion zurückzuführen (Riddell 1999). Genetisch findet sich eine familiäre Häufung, Blutgruppe 0 und das HLA-Antigen B5 können vermehrt nachgewiesen werden (Overbeck 1997). Innerhalb der multifaktoriellen Genese werden verschiedene pathogenetische Strecken angenommen: Es gilt als erwiesen, dass die Helicobacter-pylori-Infektion der Magenmukosa chronische Gastritis und Ulcus pepticum – sowie Magenkarzinome – begünstigt (Vandenplas u. Blecker 1998).

Die Helicobacter-pylori-Infektion beginnt in der Regel in der Kindheit. Ihre Prävalenz bei Kindern liegt bei 10% in den entwickelten Ländern und kann bis auf 40% bei Kindern mit geringerem sozioökonomischen Status ansteigen. In den Entwicklungsländern wird die Prävalenz mit 80–100% angenommen (Rowland u. Drumm 1998). In der Regel verläuft die Infektion bei Kindern asymptomatisch. Die Helicobacter-Infektion ist also keine hinreichende Bedingung für Gastritis und Ulcus, vielmehr

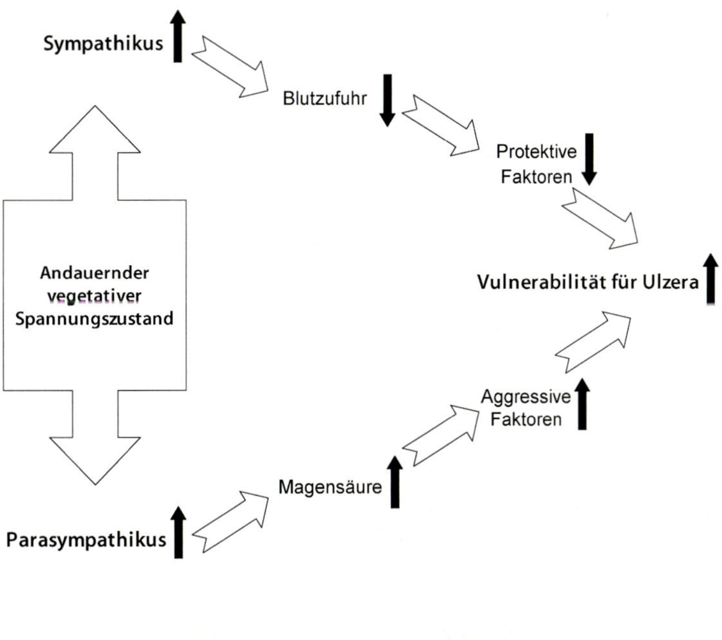

Abb. 22.1. **Folgen eines anhaltenden vegetativen Erregungszustandes für die Vulnerabilität gegenüber Magenulzera.** Eine gleichzeitige Aktivierung von Sympathikus und Parasympathikus führt über Zwischenschritte zu einer Zunahme aggressiver und einer Abnahme protektiver Faktoren an der Magenschleimhaut

scheint eine vegetative Übererregung, die mit gleichzeitiger Aktivierung von Sympathikus und Parasympathikus einhergeht, durch erhöhte HCL-Produktion und gleichzeitige Vasokonstriktion jenes aggressive Mukosamilieu zu bewirken, in dem in Wechselwirkung mit dem infektiösen Agens schließlich das Ulkus entsteht (◘ Abb. 22.1).

22.4.3 Symptomatik und Diagnose

Ulcus ventriculi und Ulcus duodeni sind durch unspezifische Schmerzen im Oberbauch, Neigung zu Übelkeit, Völlegefühl, Inappetenz und Nahrungsmittelunverträglichkeit gekennzeichnet.

Die Diagnose wird endoskopisch gestellt, wobei die Helicobacter-Infektion nachzuweisen ist. Die Therapie des Ulcus pepticum erfolgt einerseits durch H_2-Blocker und andererseits durch Eradikation von Helicobacter pylori.

22.4.4 Therapie

Die Therapie wird auf pädiatrischen Abteilungen durchgeführt. Psychotherapeutische Maßnahmen, die durch eine Konsiltätigkeit des Kinderpsychiaters oder nach der Akuttherapie erfolgen zielen einerseits auf eine Stressreduktion im Lebensumfeld des kindlichen Patienten ab und andererseits auf eine Verbesserung der Bewältigungsmöglichkeiten. Familientherapeutische und einzeltherapeutische Maßnahmen können angezeigt sein.

22.5 Entzündliche Darmerkrankungen

Entzündliche Darmerkrankungen zählen heute immer noch zu den schweren chronischen Erkrankungen im Kindesalter. Daran haben auch einige Verbesserungen im Bereich der Therapie noch nichts grundlegend ändern können. Neueste Entwicklungen auf dem Gebiet der chirurgischen Techniken und der medikamentösen Therapien und neue Erkenntnisse zur Pathophysiologie der Colitis ulcerosa und des Morbus Crohn haben die Sichtweise gegenüber diesen früher als psychosomatische Erkrankungen bezeichneten Krankheitsbildern verändert.

Entzündliche Darmerkrankungen stellen keine primär kinder- und jugendpsychiatrischen Krankheitsbilder dar. Entsprechende Patienten werden in pädiatrischen Kliniken und im Fachbereich der Gastroenterologie behandelt. Über Konsil- und Liaisondienste werden aber wegen begleitender und aggravierender psychischer Probleme häufig auch Kinder- und Jugendpsychiater in Anspruch genommen.

! Die Bedeutung entzündlicher Darmerkrankungen als somatopsychisches Problem hat in den letzten Jahren zugenommen.

Epidemiologische Untersuchungen zeigen, dass in den wirtschaftlich einwickelten Nationen Europas und Nordamerikas die Inzidenz von Morbus Crohn und Colitis ulcerosa zugenommen hat. Beim Morbus Crohn gab es in den 50er- und 60er-Jahren einen deutlichen Anstieg der Inzidenz, der seit den 80er-Jahren zunehmend abflacht. Gerade in der Gruppe der 10- bis 14-Jährigen stieg die Inzidenz von 30 pro 1 Mio. auf 50 pro 1 Mio. in neuester Zeit an. In der Altersgruppe der 15- bis 19-Jährigen jedoch ist die Inzidenz abgesunken. Die Häufigkeitsanstiege im Kindesalter werden daher als Resultat der Frühdiagnostik und nicht als genereller Anstieg der Inzidenz bei Kindern und Jugendlichen angesehen. Die Inzidenz der Colitis ulcerosa hat sich in den letzten Jahrzehnten nur geringfügig erhöht. Auch hier scheinen verbesserte diagnostische und therapeutische Maßnahmen die wahrscheinlichste Ursache für den Häufigkeitsanstieg zu sein. Traditionell findet sich ein Häufigkeitsgipfel des Erkrankungsbeginns im Alter zwischen 15 und 25 Jahren (Logan 1998).

! Entzündliche Darmerkrankungen führen zu Entwicklungsverzögerungen, die sich sowohl körperlich als auch psychisch äußern können.

So kommt es zu Verzögerungen der Pubertätsentwicklung, aber auch zu Beeinträchtigungen bei der Erfüllung adoleszenter Entwicklungsaufgaben: Jugendliche zeigen eine höhere Abhängigkeit von der Primärfamilie und Beeinträchtigungen in der Regulation des Selbstwertes. Im Folgenden sollen nun die beiden Erkrankungsbilder Morbus Crohn und Colitis ulcerosa detailliert besprochen werden.

22.5.1 Morbus Crohn

Der Morbus Crohn gilt als chronisch entzündliche Erkrankung des Darmes, die grundsätzlich alle Abschnitte des Gastrointestinaltraktes betreffen kann. Das terminale Illeum ist in immerhin 70% der Fälle mitbetroffen und gilt daher als hauptsächlicher Manifestationsort. Da alle Schichten der Darmwand betroffen sein können, sind Fistelbildung und Stenosierung oft lebensgefährliche Komplikationen. Psychische Störungen begleiten häufig die Erkrankung, wobei in Phasen der akuten Verschlechterung bei 20–30% der Patienten depressive Syndrome beschrieben werden.

Patienten mit Morbus Crohn entsprechen keinem einheitlichen Persönlichkeitstypus. Jene Subgruppen, die auch einen Befall des Colons zeigen, scheinen eher unreife Elternbeziehungen zu haben. Sie zeigten sich auch im Verhalten kindlich konkreter und stärker alexithym als

Patienten mit andern Verlaufsformen (Smith et al. 1995). Von alten psychosomatischen Ätiopathogenesemodellen, die eine psychische Verursachung der Erkrankung ins Auge fassten, hat man sich mittlerweile verabschiedet. Vielmehr gelten entzündliche und immunologische Mechanismen derzeit als verursachende Prozesse.

Häufigkeit und Epidemiologie

Die mittlere Inzidenz des Morbus Crohn bei unter 15-Jährigen wird in Skandinavien mit 0,2 pro 100.000 Einwohner jährlich angegeben (Langholz et al. 1997). In Kanada beträgt die jährliche Inzidenz 14,6 pro 100.000, wobei die Prävalenz 1994 mit 198,5 pro 100.000 angegeben wird (Bernstein et al. 1999). In der Slowakei wurde 1994 die Prävalenz mit 6,75 pro 100.000 angegeben. Die Übersicht von Logan (1998) macht einen Anstieg der Inzidenz in den 50er- und 60er-Jahren des 20. Jahrhunderts deutlich, wobei seit den 80er-Jahren kein weiterer Anstieg zu verzeichnen ist. Wie bereits beschrieben, werden verbesserte diagnostische und therapeutische Möglichkeiten für die Inzidenzsteigerung verantwortlich gemacht.

Ätiopathogenese und Risikofaktoren

Die ätiopathogenetischen Mechanismen der entzündlichen Darmerkrankungen sind noch nicht vollständig entschlüsselt. Es werden jedoch immunologische Prozesse gegenüber Antigenen im Lumen des Darms bei genetisch suszeptiblen Individuen als grundsätzliche Entstehungsmechanismen diskutiert. Vor allem Makrophagen der Lamina propria und T-Zellen vom CD4+-Typ (Neurath 2000) scheinen bei der Entstehung und Aufrechterhaltung der intestinalen Entzündung eine wichtige Rolle zu spielen. Tumornekrosefaktor α wurde in mehreren Studien als pathogenetisch bedeutsam im Sinne eines proinflammatorischen Zytokins erkannt (Sandborn u. Hanauer 1999, van Deventer 1999). Zwischen Masernvirusinfektionen und der Entstehung eines Morbus Crohn konnten keine Zusammenhänge hergestellt werden (Thompson et al. 1995). Zigarettenrauchen und Nikotingenuss scheinen einen negativen Effekt auf den Verlauf des Morbus Crohn auszuüben (Thomas et al. 2000).

! An einer genetischen Prädisposition für die Entstehung des Morbus Crohn wird nicht mehr gezweifelt.

Neuere Arbeiten zu diesem Thema spannen ein weites Feld auf, in dem verschiedene Theorien angesprochen werden, eine abschließende Klärung bleibt jedoch abzuwarten. Am konsistentesten mit bekannten epidemiologischen Daten erscheinen Modelle, die Morbus Crohn und Colitis ulcerosa als unterschiedliche, aber verwandte polygenetische Erkrankungen betrachten, in deren Entstehung und Verlauf genetischen Faktoren eine hohe Rolle zukommt (Ahmad 2001). Entgegen früheren Annahmen ist kein Zusammenhang zwischen Morbus Crohn und Traumatisierungen insbesondere sexuellen Missbrauchserlebnissen der Kindheit herzustellen (Reilly et al. 1999). In einer weiteren Untersuchung über frühe Determinanten entzündlicher Darmerkrankungen zeigte sich, dass kein signifikanter Zusammenhang zwischen mütterlichen Infektionen in der Schwangerschaft, kindlichen Infektionen, Masern, Mumps oder Keuchhusten, Appendektomie, Stillverhalten oder verwahrlosendem Lebensmilieu in der Kindheit und Morbus Crohn gefunden werden kann (Thompson et al. 2000).

Symptomatik

Der Morbus Crohn kann als die häufigste chronisch entzündliche Darmerkrankung in den mitteleuropäischen und westlichen Ländern angesehen werden. Die Diagnose wird oft erst nach einer mehrere Jahre dauernden Latenzperiode gestellt, die mit uncharakteristischen Beschwerden wie Appetitlosigkeit, Durchfall und Wachstumsverzögerung einhergeht. Diagnostisch bedeutsam sind rezidivierend auftretende Abdominalschmerzen und Durchfälle sowie Flatulenz; wiederholt werden kolikartige Schmerzen im rechten Unterbauch berichtet. An extraintestinalen Symptomen werden Erythema nodosum, Uveitis und Arthritiden beschrieben (Burdelski 1995). Auch ein Malabsorbtionssyndrom mit Gewichtsverlust kann hinweisend sein. Die Resorptionsstörung von Vitamin B_{12} kann megaloblastäre Anämie hervorrufen. Analfisteln können in 40% der Fälle ein erstes Symptom eines Morbus Crohn darstellen. Spätkomplikationen sind das kolorektale Karzinom und die Amyloidose (Gross et al. 1996).

Diagnose

Die Diagnose ist nicht klinisch-chemisch zu stellen (Burdelski 1995). Eine endoskopisch histologische Untersuchung kann die Diagnose erhärten. Histologisch handelt es sich um eine diskontinuierlich segmental auftretende Entzündung der gesamten Wandschichten des Gastrointestinaltraktes. Die transmurale Entzündung führt zu ödematöser und fibrotischer Verdickung der Darmwand mit Ausbildung segmentaler Stenosen. Solche Stenosen können im schlimmsten Falle Ileussymptome hervorrufen. Wenn die Diagnose Morbus Crohn gestellt wurde, muss der ganze Verdauungstrakt nach weiteren Manifestationen abgesucht werden.

Differenzialdiagnostisch müssen infektiöse Enterokolitiden, Adenome und das irritable Kolon ausgeschlossen werden.

Therapie und Prognose

Im Kindesalter ist die Behandlung des Morbus Crohn in erster Linie medikamentös. 5-Aminosalicylsäure und Salazosulfapyridin gelten als Mittel der Wahl. Steroide und Immunsuppressiva sind nur sekundär bedeutsam. Die Betreuung von Kindern in einer pädiatrischen Spezialambulanz erscheint empfehlenswert. Chirurgische Maßnahmen sind bei Fistelbildung und lokaler Abszessbildung indiziert (Burdelski 1995). Prognostisch ist hervorzuheben, dass etwa 50% der Patienten in den 10 Jahren nach dem Jahr der Erstdiagnose eine Remission aufweisen (Langholz et al. 1997). Häufigste Komplikation sind Wachstumsretardierung und psychische Begleitstörungen. Psychotherapeutische Interventionen dienen der Stützung der Familie und der Behandlung vor allem depressiver Symptome.

Die Therapie chronisch entzündlicher Darmerkrankung ist eine primär somatische, zusätzlich kann jedoch aufgrund der Belastungen durch die Erkrankung oder einer komorbiden psychischen Störung eine intensivere psychotherapeutische Behandlung notwendig werden.

22.5.2 Colitis ulcerosa

Die Colitis ulcerosa zählt wie der Morbus Crohn zu den entzündlichen Darmerkrankungen, denen keine primäre Psychogenese unterstellt werden kann.

Häufigkeit und Epidemiologie

Die Inzidenz wird in einer skandinavischen Studie mit 2 pro 100.000 Einwohner jährlich angegeben (Langholz et al. 1997). In der Gruppe der unter 18-Jährigen ist die Inzidenz mit 1,5–2 Fällen pro 100.000 Einwohner jährlich in den letzten Jahrzehnten annähernd konstant geblieben (Ferguson 1997). In Kanada wird die Gesamtprävalenz mit 169,7 pro 100.000 Einwohner angegeben (Bernstein et al. 1999)

Ätiopathogenese und Risikofaktoren

Wie beim Morbus Crohn gelten inflammatorische und immunologische Mechanismen als pathogenetisch bedeutsam. Auch für die Colitis ulcerosa werden TNF α (Sandborn u. Hanauer 1999) sowie T-Zellen vom CD4+-Typ (Neurath 2000) als bedeutsame pathogenetische Faktoren erachtet. Im Gegensatz zum Morbus Crohn scheinen sich Rauchen und Nikotingenuss eher positiv für den Gesamtverlauf auszuwirken. Manche Arbeiten betonen den protektiven Effekt einer Appendektomie: Es besteht eine deutliche inverse Beziehung zwischen Appendektomie und der Entwicklung einer Colitis ulcerosa in den Folgejahren (Duggan et al. 1998). Genetische Faktoren scheinen für die Disposition und Suszeptibilität in Richtung einer Colitis ulcerosa von besonderer Bedeutung.

Definition und Symptomatik

Die Colitis ulcerosa gilt als chronische und in Schüben verlaufende entzündliche Erkrankung des Dickdarms, wobei die Ausdehnung von rektal nach proximal erfolgt. Die Colitis ulcerosa ist eine auf die Mukosa des Darms beschränkte Erkrankung.

Leitsymptome sind blutiger Durchfall oder Blutauflagerungen auf Stuhl, die in der Regel schon früh von den Patienten beobachtet werden. An extraintestinalen Symptomen werden Erythema nodosum, Uveitis sowie Arthritissymptome angegeben. Massive Blutungen und eine toxische Kolondilatation können Komplikationen hervorrufen. Das Karzinomrisiko korreliert mit dem Ausmaß der Kolonbeteiligung und der Dauer der Erkrankung (Burdelski 1995).

Die Diagnose lässt sich sonographisch durch Hinweise einer verstärkten Wanddicke im Verlauf des Colons erhärten. Endoskopisch (in Form einer Rektoskopie oder Koloskopie) kann ein entzündlicher Bereich festgestellt werden.

Therapie und Prognose

Die Behandlung der Colitis ulcerosa wird heute in der Regel mit 5-Aminosalizylsäure und Salazosulfapyridinen durchgeführt. Initial kann die Gabe von Steroiden indiziert sein. Die Therapie ist in erster Linie somatisch, in den ersten 10 Jahren nach der Diagnosestellung befanden sich 60–70% der Patienten in Remission (Langholz et al. 1997). Wie beim Morbus Crohn beschränken sich psychologische und psychiatrische Diagnostik auf psychische Begleiterkrankungen, ein Kausalzusammenhang zwischen Stressbelastungen und entzündlichen Darmerkrankungen kann nicht postuliert werden. In der Regel sind stützende Maßnahmen, Familienberatung und Verbesserung der Bewältigungsstrategien bei chronifiziertem Verlauf angezeigt.

22.6 Respiratorische Affektkrämpfe

22.6.1 Symptomatik

Als respiratorische Affektkrämpfe werden psychogen ausgelöste Apnoeanfälle mit nachfolgender Hautverfärbung (Zyanose oder ausgeprägte Blässe) und Bewusstlosigkeit bezeichnet (ICD 10: R06.8 Sonstige und nicht näher bezeichnete Störungen der Atmung). Zumeist nach heftigem Schreien oder Weinen, aber auch bei anderen starken affektiven Reizen (Schreck, Schmerz) sistiert die Atmung in der Expirationsphase (bei wahrscheinlichem Glottisschluss), die Kinder werden zyanotisch, strecken nicht selten den Kopf nach hinten, rudern mit den Armen und verlieren das Bewusstsein. Hinzu tritt ein Erschlaffen des Körpers oder auch Myoklonien, seltener kurze tonische Anspannungsphasen. Nach einer Atempause von 10–20 s löst eine tiefe Einatmung den Zustand; die Kinder erscheinen nun ängstlich oder verwirrt oder sie weinen.

Seit der klassischen Beschreibung von Lombroso u. Lerman (1967) können respiratorische Affektkrämpfe (»breath holding spells«) in zyanotische und azyanotische (blasse) Formen unterteilt werden, wobei die Begriffe »cyanotic« bzw. »pallid infantile syncope« Anwendung finden.

22.6.2 Ätiopathogenese und Pathophysiologie

Es finden sich in der Pathophysiologie viele Faktoren, die den Ablauf eines Anfalls bestimmen. So bewirkt die vorhergehende Hyperventilation im Schreianfall eine Hypokapnie mit folgender Verschiebung des Säure-Basen-Haushaltes in den Bereich der Alkalose, die wiederum gemeinsam mit der vasokonstriktorisch wirkenden Hypoxie die Sauerstoffabgabe aus oxygeniertem Hämoglobin erschwert (Bohr-Effekt). Weiterhin wird durch forcierte Expiration der intrathorakale Druck gesteigert, es kommt zu einem vermindertem venösen Rückstrom und einer verminderten Sauerstoffsättigung. Zusätzlich können Bradykardie und zwischenzeitliche Asystolie (Herzstillstand) auftreten. Bei der acyanotischen Form, die z.B. auch durch leichte Schmerzreize (Blutabnahme) oder geringe vagale Reize (Augenmassage) ausgelöst werden kann, kommt es ebenfalls zu Bradykardie und Verminderung des venösen Rückstroms durch Vasodilatation. All diese Prozesse führen zu einer Minderversorgung des Gehirns mit Sauerstoff. Die zerebrale Hypoxämie wiederum führt zu kurzzeitigem Bewusstseinsverlust mit beobachtbaren motorischen Folgen (Erschlaffung und Myoklonien).

Die wesentlichen pathogenetischen Faktoren lassen sich in zwei Gruppen zusammenfassen.

Biologische Einflüsse

Zu den biologischen Einflussfaktoren gehören die familiäre Belastung mit vergleichbaren Krankheitsbildern (bei Erwachsenen häufig vasovagale Synkopen) sowie eine allgemeine Übererregbarkeit des vegetativen Nervensystems und das Vorliegen einer Anämie, meist einer Eisenmangelanämie. Zur Vererblichkeit der Vulnerabilität für Affektkrämpfe vermuten DiMario u. Sarafarazi (1997) eine autosomal dominant vererbte Prädisposition mit unvollständiger Penetranz bzw. Expression; hier bleibt anzumerken, dass zumindest ein Teil der betroffenen Kinder aus Familien stammt, in denen Affektkrämpfe oder verwandte Symptome ansonsten unbekannt sind.

Entwicklungspsychologische, psychosoziale und familiäre Einflüsse

Wesentlicher noch als die biologischen Faktoren erweisen sich entwicklungspsychologische, psychosoziale und familiäre Einflüsse, welche die Entstehung begünstigen und die Auftretenswahrscheinlichkeit von Affektkrämpfen erhöhen. Hierzu zählt insbesondere das erste Auftreten in einer spezifischen Entwicklungsperiode, nämlich dem Kleinkindalter zwischen dem 2. und dem 3. Lebensjahr. Die Selbstbehauptung und Abgrenzung von der Umwelt sind hier wesentliche Entwicklungsaufgaben, die in Form der »Trotzphase« in Erscheinung treten. Heftiges Schreien und auch Weinen sind bekannte Begleitumstände, die bei entsprechender Disposition zu einem ersten, evtl. leichten Auftreten der Symptomatik führen können.

> **!** **Lernprozesse fördern das Wiederauftreten , wenn beispielsweise das Kind merkt, wie es über die Symptomatik die Eltern beeinflussen kann.**

Insbesondere Überfürsorglichkeit und übertriebene Zuwendung nach einem Anfall sowie die Neigung der Bezugspersonen, dem Willen des Kindes nachzugeben, um nicht einen weiteren Anfall zu riskieren, können die Wahrscheinlichkeit eines erneuten Auftretens erhöhen. Wird kein Weg gefunden, die emotionale Abgrenzung zwischen Eltern und Kind sowie die notwendige erzieherische Grenzsetzung im Alltag erträglich und nachvollziehbar zu gestalten, kann ein sich verschärfender Machtkampf zwischen Bezugspersonen und Kind entstehen.

Es gibt keine Hinweise dafür, dass eine für Affektkrämpfe spezifische Konstellation von Beziehungsmustern oder Erziehungsstilen existiert; es ist vielmehr notwendig, die für die jeweilige Familie entscheidenden Problemfelder zu identifizieren, wobei Rolle und Funktion der Familienmitglieder und Bedeutungsgehalt des Anfalles sowie die Reaktion der Familie auf den Anfall Beachtung finden sollten.

22.6.3 Komplikationen

In selteneren Fällen kann sich aus einem längeren respiratorischen Affektkrampf ein generalisierter tonisch-klonischer Anfall entwickeln mit einem Bild ähnlich dem der Grand-mal-Anfälle. In einzelnen Fällen (Kuhle et al. 2000) kann dies bis zu einem Status epilepticus führen, der dann nur noch medikamentös unterbrochen werden kann. Eine medikamentöse Dauerbehandlung mit Antiepileptika bringt hier nicht die erwünschte Remission, da – trotz des ähnlichen Bildes – keine epileptische Erkrankung vorliegt. Betroffene Kinder sind jedoch ansonsten zumeist normal entwickelt, auch im Verlauf finden sich keine kognitiven Einschränkungen durch die auftretende zerebrale Hypoxämie (Haverkamp et al. 1998).

22.6.4 Epidemiologie

Bis zu 4% aller Klein- und Vorschulkinder sind betroffen (Kuhle et al. 2000), ältere Zahlen liegen teilweise erheblich höher (27% bei Bridge et al. 1943). Das Manifestationsalter liegt zwischen dem 6. Lebensmonat und dem 3. Lebensjahr. 65% der respiratorischen Affektkrämpfe treten erstmals vor dem 1. Lebensjahr auf, nur 3% erstmals nach dem 3. Lebensjahr (Mattie-Luksic et al. 2000).

22.6.5 Diagnose und Differenzialdiagnose

Die Diagnose erfordert eine ausführliche Anamnese und wird anhand des Ablaufes des Anfalls gestellt. Typischerweise folgt auf einen umschriebenen Affekt die sichtbare Erregung des Kindes mit Weinen und Schreien, was dann über die oben ausgeführten Mechanismen zum Atemstillstand führt. Die äußerst bedrohlich wirkende Symptomatik verunsichert die Eltern ebenso wie die Kinder, häufig wird im Nachhinein ein Arzt konsultiert. Schwierig wird die Diagnostik, wenn die Bewusstlosigkeit schon nach kurzem Schreien auftritt und die sonst deutlich geschilderte affektive Seite des Anfalls wenig in Erscheinung tritt.

Werden nach einem Affektkrampf Symptome eines epileptischen Anfalls gefunden (Zungenbiss, Urinabgang oder Ähnliches) ist dringend der Ausschluss einer epileptischen Grunderkrankung durchzuführen; beim Affektkrampf ist das interiktale EEG unauffällig. Neben Störungen des epileptischen Formenkreises muss an Asthma, Pertussis, und Spasmophilie gedacht werden; im akuten Anfall, vor allem beim ersten Auftreten, müssen Fremdkörperaspiration, allergische Reaktion, Vergiftung, Krupp, Epiglottitis und evtl. Malformationen der Atemwege ausgeschlossen werden.

22.6.6 Therapie und Prognose

Die Prognose ist ausgesprochen gut. Der Verlauf der Anfälle ist zumeist selbstlimitierend, nach dem 4. Lebensjahr treten sie kaum noch auf. Folgeschäden sind – bei Ausbleiben von Komplikationen – nicht zu erwarten.

! Therapeutisch steht die Beratung der Eltern im Vordergrund.

Mattie-Luksic et al.(2000) untersuchten die Stressbelastung von Müttern mit Kindern, die unter schweren Affektkrämpfen leiden. Im Vergleich zu einer Kontrollgruppe fanden sich deutlich erhöhte Probleme in der Mutter-Kind-Beziehung sowie in der Selbstbeurteilung der elterlichen Kompetenz. Hier ist es notwendig, die Eltern zu beruhigen, sie aufzuklären und klare Handlungsanweisungen zu geben. So ist es beispielsweise dringend notwendig, das Kind im Anfall hinzulegen um eine Kreislaufstabilisierung zu erleichtern, und nicht in aufrechter Position auf den Arm zu nehmen.

Die Anamnese sollte eine Analyse der Auslöser für und Reaktionen auf den Anfall einschließen, um elterliches Verhalten, insbesondere mangelndes Verständnis für Verselbstständigung und Entfaltung des Kindes, lieblos-rigide Erziehungshaltung sowie die allgemeine Lebenssituation beurteilen zu können. Auch eine Überforderung der Kindsmutter, beispielsweise durch zu große Konzentration auf das Kind und fehlende Erholungsmöglichkeit, kann vorliegen. Affektiv überfordernde Situationen sollten erkannt und vermieden werden, ohne dabei in verwöhnender Weise allen Wünschen des Kindes nachzukommen. Bei erregtem Schreien kann Ablenkung hilfreich sein, kaum aber aversive Reize, die die Situation weiter eskalieren.

! Es sollte dabei darauf geachtet werden, nicht durch übertriebenes Verhalten Eskalationsschleifen in Gang zu setzen, die darin gipfeln, dass das Kind die Eltern mit den Anfällen erpressen kann. Dabei muss stets daran gedacht werden, dass bei längeren und dramatischen Verläufen das Kind vielleicht keine andere Möglichkeit hat, auf seine Not hinzuweisen.

Hier kann eine stationäre Aufnahme, unter der es meist zu spontaner Besserung kommt, abhelfen. Es müssen dann grobes elterliches Fehlverhalten, Bindungsstörungen oder weitere pathogenetisch wirksame Faktoren der Umwelt identifiziert werden.

Daoud et al. (1997) zeigten in einer placebokontrollierten Doppelblindstudie, dass Eisensubstitution die Anfallshäufigkeit drastisch senkt; auf jeden Fall sollte eine Blutbildkontrolle durchgeführt werden, um eine Anämie auszuschließen und nach Notwendigkeit Eisen oral substituiert werden. Eine spezifische Medikation der vasovagalen Reaktion wird nicht empfohlen.

Fazit für die Praxis

Wesentlich für alle beschriebenen Störungen mit körperlicher Symptomatik ist der Ausschluss einer organischen Ursache. So sollte beispielsweise bei der spontan auftretenden Enuresis ein Harnwegsinfekt ausgeschlossen werden, bei Schlafstörungen eine Hyperplasie der Rachenmandeln. Die Basistherapie ist häufig somatisch. Eine Beratung, Begleitung und Unterstützung des Patienten und der Familie reichen häufig aus oder sind – zum Beispiel bei den chronisch-entzündlichen Darmerkrankungen – die eigentliche Aufgabe des Kinder- und Jugendpsychiaters. Psychotherapeutische Überlegungen sollten stets mit einfachen Maßnahmen zur Verhaltensänderung beginnen, weiterreichende Interventionen sollten unbedingt mit den behandelnden Pädiatern abgesprochen werden. Deutungen und Aussagen zur Pathogenese der Erkrankung sind nur mit der gebotenen Vorsicht zu treffen. Es ist auch weiterhin mit einer Zunahme des Verständnisses der beschriebenen Störungen im Sinne integrativer Modelle zu rechnen. Aber auch eine noch so genaue somatische Diagnostik und Therapie macht die seelische Betreuung eines subjektiv schwer kranken Kindes oder Jugendlichen nicht überflüssig, sondern stellt eine besondere Aufgaben in der Kinder- und Jugendpsychiatrie dar.

Literatur

Aronen ET, Paavonen EJ, Fjallberg M, Soininen M, Torronen J (2000) Sleep and psychiatric symptoms in school-age children. J Am Acad Child Adolesc Psychiatry 39/4:502-508

Barth N, Ziegler A, Himmelmann GW et al. (1997) Significant weight gains in a large clinical sample of extremely obese children and adolescents between 1985 and 1995. Int J Obesity 21:122-126

Bernstein CN, Blanchard JF, Rawsthorne P, Wajda A (1999) Epidemiology of Crohn's disease and ulcerative colitits in a central Candadian province: a population-based study. Am J Epidemiol 149/10:916–924

Bradley SJ (1990) Panic disorders in children and adolescents: a review with examples. Adolesc Psychiatry 17:433–450

Bridge EM, Livingston S, Tietze C (1943) Breath-holding spells: their relationship to syncope, convulsions and other phenomena. J Pediatr 23:539–561

Burdelski M (1995) Morbus Crohn. In: Niessen KH (Hrsg) Pädiatrie. Chapman & Hall, Weinheim

Dahl RE (1996) The regulation of sleep and arousal: Development and psychopathology. Dev Psychopathol 8:3–27

Daoud AS, Batieha A, Al-Sheyyab M, Abuekteish F, Hijazi S (1997) Effectiveness of iron therapy on breath-holding spells. J Pediatr 130/4:547–550

DiMario FJ Jr, Sarfarazi M (1997) Family pedigree analysis of children with severe breath-holding spells. J Pediatr 130/4:647–651

Duggan AE, Usmani I, Neal KR, Logan RF (1998) Appendicectomy, childhood hygiene, Helicobacter pylori status, and risk of inflammatory bowel disease: a case control study. Gut 43/4:494–498

Ferguson A (1997) Assessment and management of ulcerative colitis in children. Eur J Gastroenterol Hepatol 9/9:858–863

Fröhlich J, Lehmkuhl G (1998) Diagnostik und Differenzialdiagnostik von Schlafstörungen im Kindesalter. Fortschr Neurol Psychiatr Grenzgeb 66:553–569

Gontard A von (1998) Annotation: day and night wetting in children – a paediatric and child psychiatric perspective. J Child Psychol Psychiatry 39/4:439–451

Gontard A von, Lehmkuhl G (1997a) »Enuresis diurna« ist keine Diagnose – neue Ergebnisse zur Klassifikation, Pathogenese und Therapie der funktionellen Harninkonsistenz im Kindesalter. Prax Kinderpsychol Kinderpsychiatr 46:92–112

Gontard A von, Lehmkuhl G (1997b) Enuresis nocturna – neue Ergebnisse zu genetischen, pathophysiologischen und psychiatrischen Zusammenhängen. Prax Kinderpsychol Kinderpsychiatr 46: 709–726

Gontard A von, Lehmkuhl G (2000) Enuresis und funktionelle Harninkontingenz. In: Deutsche Gesellschaft für Kinder- und Jugendpsychiatrie und Psychotherapie (Hrsg) Leitlinien zu Diagnostik und Therapie von psychischen Störungen im Säuglings-, Kindes- und Jugendalter. Deutscher Ärzteverlag, Köln, S 293–307

Gruber R, Sadeh A, Raviv A (2000) Instability of sleep patterns in children with attention- deficit/hyperactivity disorder. J Am Acad Child Adolesc Psychiatry 39/4:495–501

Haverkamp F, Noeker M (1998) Traditional view empirically revisited: normal intellectual functioning in breath holding spells. Eur J Pediatr 157/4:354

Hebebrand J, Hinney A (2000) Zur Erblichkeit der Adipositas im Kindes- und Jugendalter. Kindh Entw 9/2:71–77

Hellström AL, Hanson E, Hansson S, Hjälmas K, Jodal U (1990) Micturition habits and incontinence in 7-year old Swedish school entrants. Eur J Pediatr 149:434–437

Hüther G (1996) The central adaptation syndrome: psychosocial stress as a trigger for adaptive modifications of brain structure and brain function. Progr Neurobiol 48:596–612

Hüther G (1997) Biologie der Angst. Vandenhoeck & Ruprecht, Göttingen

Huether G, Doering S, Ruger U, Ruther E, Schussler G (1996) [Psychological stress and neuronal plasticity. An expanded model of the stress reaction process as the basis for understand central nervous system adaptation processes]. Z Psychosom Med Psychoanal 42/2:107–127

Kuhle S, Tiefenthaler M, Seidl R, Hauser E. (2000) Prolonged generalized epileptic seizures triggered by breath-holding spells. Pediatr Neurol 23/3:271–273

Langholz E, Munkholm P, Krasilnikoff PA, Binder V (1997) Inflammatory bowel diseases with onset in childhood. Clinical features, morbidity, and mortality in a regional cohort. Scand J Gastroenterol 32/2:139–147

Lehmkuhl G, Doepfner M, Plueck J et al. (1998) Häufigkeit psychischer Auffälligkeiten und somatischer Beschwerden bei vier- bis zehnjährigen Kindern in Deutschland im Urteil der Eltern – ein Vergleich normorientierter und kriterienorientierter Modelle. Z Kinder Jugendpsychiatr Psychother 26:83–96

Leiß O (2001) Heliobacterisierung psychosomatischer Konzepte? Dtsch Ärztebl 98/14:A886–890

Logan RFA (1998) Inflammatory bowel disease incidence: up, down or unchanged? Gut 42:309–311

Lombroso CT, Lerman P (1967) Breathholding spells (cyanotic and pallid infantile syncope). Pediatrics 39/4:563–581

Mattie-Luksic M, Javornisky G, DiMario FJ (2000) Assessment of stress in mothers of children with severe breath-holding spells. Pediatrics 106:1–5

Mocan H, Yildiran A, Orhan F, Erduran E (1999) Breath holding spells in 91 children and response to treatment with iron. Arch Dis Child 81/3:261–262

Morrison DN, McGee R, Stanton WR (1992) Sleep problems in adolescence. J Am Acad Child Adolesc Psychiatry 31/1:94–99

Neurath MF (2000) Immunotherapy of inflammatory bowel diseases: current concepts and future perspectives. Arch Immunol Ther Exp 48/2:81–84

Overbeck G (1997) Ulcus duodeni und Ulcus ventriculi. In: Ahrens S (Hrsg) Lehrbuch der psychotherapeutischen Medizin. Schattauer, Stuttgart New York, S 465–470

Owens J, Maxim R, McGuinn M, Nobile C, Msall M, Alario A (1999) Television-viewing habits and sleep disturbance in school children. Pediatrics 104/3:e27

Perry BD, Pollard RA, Blakley TL, Baker WL, Vigilante D (1998) Kindheitstrauma, Neurobiologie der Anpassung und »gebrauchsabhängige« Entwicklung des Gehirns: Wie »Zustände« zu »Eigenschaften« werden. Analyt Kinder Jugendl Psychother 99:277–307

Pfaundler M, Schlossmann A (1906) Handbuch der Kinderheilkunde. Vogel, Leipzig

Pitzer M, Schmidt MH, Rabenschlag U (2000) Nichtorganische Schlafstörungen. In: Deutsche Gesellschaft für Kinder- und Jugendpsychiatrie und Psychotherapie (Hrsg) Leitlinien zu Diagnostik und Therapie von psychischen Störungen im Säuglings-, Kindes- und Jugendalter. Deutscher Ärzteverlag, Köln, S 139–149

Rasquin-Weber A, Hyman PE, Cucchiara S et al. (1999) Childhood functional gastrointestinal disorders. Gut 45 [Suppl 2]:II60–68

Reilly J, Baker GA, Rhodes J, Salmon P (1999) The association of sexual and physical abuse with somatization: characteristics of patients presenting with irritable bowel syndrome and non-epileptic attack disorder. Psychol Med 29/2:399–406

Resch F, Parzer P, Brunner M et al. (1999) Entwicklungspsychopathologie des Kindes- und Jugendalters. Ein Lehrbuch, 2. Aufl. PVU, Weinheim

Riddell RH (1999) Pathobiology of Helicobacter pylori infection in children. Can J Gastroenterol 13/7:599–560

Rothenberger A, Hüther G (1997) Die Bedeutung von psychosozialem Stress im Kindesalter für die strukturelle und funktionelle Hirnreifung: neurobiologische Grundlagen der Entwicklungspsychopathologie. Prax Kinderpsychol Kinderpsychiatr 46/9:623–644

Rowland M, Drumm B (1998) Clinical significance of Helicobacter infection in children. Br Med Bull 54/1:95–103

Sandborn WJ, Hanauer SB (1999) Antitumor necrosis factor therapy for inflammatory bowel disease: a review of agents, pharmacology, clinical results, and safety. Inflam Bowel Dis 5/2:119–133

Schmidt MH (1992) Schlafstörungen in Kindheit und Adoleszenz. In: Berger M, Riemann D, Steiger A (Hrsg) Handbuch des normalen und gestörten Schlafs. Springer, Heidelberg Berlin New York, S 357–379

Smith GJ, Meer G van der, Ursing B, Prytz H, Benoni C (1995) Psychological profile of patients suffering from Crohn's disease and ulcerative colitis. Acta Psychiatr Scand 92/3:187–192

Steinhausen HC (1993) Psychische Störungen bei Kindern und Jugendlichen, 2. Aufl. Urban & Schwarzenberg, München

Stores G (1996) Practitioner review: assessment and treatment of sleep disorders in children and adolescents. J Child Psychol Psychiatry 37/8:907–925

Thomas GA, Rhodes J, Green JT, Richardson C (2000) Role of smoking in inflammatory bowel disease: implications for therapy. Postgrad Med J 76/895:273–279

Thompson NP, Pounder RE, Wakefield AJ (1995) Perinatal and childhood risk factors for inflammatory bowel disease: a case-control study. Eur J Gastroenterol Hepatol 7/5:385–390

Thompson NP, Montgomery SM, Wadsworth ME, Pounder RE, Wakefield AJ (2000) Early determinants of inflammatory bowel disease: use of two national longitudinal birth cohorts. Eur J Gastroenterol Hepatol 12/1:25–30

Thomson M, Walker-Smith J (1998) Dyspepsia in infants and children. Baillieres Clin Gastroenterol 12/3:601–624

Trott GE, Badura F, Warnke A (2000) Enkopresis. In: Deutsche Gesellschaft für Kinder- und Jugendpsychiatrie und Psychotherapie (Hrsg) Leitlinien zu Diagnostik und Therapie von psychischen Störungen im Säuglings-, Kindes- und Jugendalter. Deutscher Ärzteverlag, Köln, S 309–317

Vandenplas Y, Blecker U (1998) Helicobacter pylori infection in children. Acta Paediatr 87/11:1105–1112

van Deventer SJ (1999) Review article: targeting TNF alpha as a key cytokine in the inflammatory processes of Crohn's disease – the mechanisms of action of infliximab. Aliment Pharmacol Ther 13 [Suppl 4]:3–8

Wabitsch M (2000) Adipositas im Kindes- und Jugendalter: Empfehlungen einer US-amerikanischen Expertengruppe zur Diagnostik und Therapie. Klin Pädiatr 212:287–296

Walther BW, Schulz H (2001) Therapie der neurologischen Schlafstörungen – Restless legs Syndrom und Narkolepsie. Z Ärztl Fortbild Qualitatssich 95/1:23–26

Warschburger P, Petermann F (2000) Adipositas – Einführung in den Themenschwerpunkt. Kindh Entw 9/2:71–77

Chronische Krankheiten und psychische Beteiligung

M. Günter

Pausanias: Den Tod, ich kenn' ihn wenig nur, Denn wenig dacht' ich seiner.
Empedokles: Allein zu sein, Und ohne Götter, ist der Tod.
Der Tod des Empedokles (Friedrich Hölderlin)

Für manche schwer oder lebensbedrohlich erkrankte Kinder sind die Götter das, was Freud als die andere der himmlischen Mächte bezeichnete, der ewige Eros, die liebevolle Bindung an die Eltern und die Geschwister. Für einige ist es die Religion, die gemeinsam mit der Familie Halt und Trost spendet. Für andere ist es die Fluchtfantasie eines Deus ex machina, der alles zum Guten wendet, etwa in Form einer Fantasiereise in ferne Länder. Oder die Kinder finden, wie die 12-jährige Wiebke, die ihr durch die Chemotherapie schütteres Haar grell grün färbte, noch ganz andere Ausdrucksformen. Wir Therapeuten können nur versuchen, offen zu sein für die Fantasien unserer Patienten und das behutsam aufzugreifen, was ihnen selbst in der Situation zu thematisieren möglich ist und richtig erscheint.

23.1 Besonderheiten im Umgang mit chronischen Erkrankungen

Der Rückgang akuter Erkrankungen im Kindesalter und die verbesserten Therapiemöglichkeiten für schwere und chronische Erkrankungen haben dazu geführt, dass die Beschäftigung mit den psychosozialen Folgen chronischer Erkrankungen für das betroffene Kind und die Familie mehr und mehr ins Blickfeld gerät. Es wird angenommen, dass in den industrialisierten Ländern etwa 10–20% aller Kinder von einer ernsten und chronischen körperlichen Erkrankung (Boekaerts u. Röder 1999; Newacheck et al. 1991; Blanz 1996) betroffen sind.

Das chronisch kranke und behinderte Kind und seine Familie bedürfen einer umfassenden psychosozialen Betreuung im Rahmen der Kinderheilkunde (Steinhausen u. Dörner 1975). Dies betrifft sowohl akute Phasen der Erkrankung mit besonderen Belastungen bei der Aufnahme ins Krankenhaus, bei der Mitteilung der Diagnose, bei Unklarheiten hinsichtlich des Verlaufs und der Prognose (Biermann 1969; Bierich 1992), als auch die verschiedenen Phasen der Rehabilitation, in denen Kind und Familie eine langfristig angelegte psychosoziale Betreuung benötigen (Michels 1996). Die Prävention und Behandlung psychischer Folgeerkrankungen ist aber auch eine genuin kinderpsychiatrische Aufgabe, die meist eine Einbeziehung der Eltern erforderlich macht (Steinhausen 1984).

Spezifische Belastungen für Kind und Eltern

Eine chronische Erkrankung stellt eine erhebliche Belastung sowohl für die betroffenen Kinder, als auch für ihre Familien dar. Die Kinder selbst müssen sich zunächst einmal mit der mehr oder weniger großen Bedrohung durch die Erkrankung auseinandersetzen, was in akuten Phasen häufig zunächst einmal über eine Verleugnung der Gefährlichkeit geschieht. Im Weiteren müssen die Kinder mit den Einschränkungen durch die Erkrankung, mit der Veränderung ihres Selbstkonzeptes und insbesondere ihres Körpererlebens zurechtkommen. Eine große Rolle spielt die Wahrnehmung der elterlichen Sorgen und die Auseinandersetzung mit und Anpassung an die Notwendigkeiten der medizinischen Behandlung.

! Die chronische Erkrankung beeinträchtigt nicht nur die psychosoziale Entwicklung des Kindes und seine Peergroup-Integration, sondern sie hat häufig auch erhebliche Einflüsse auf die gesamte familiäre Situation.

Die Eltern sind nachhaltig psychisch belastet, was bei ihnen zu unterschiedlichen, oft auch die Krankheit oder Behinderung des Kindes zusätzlich beeinträchtigenden Reaktionsweisen führt. Die Reaktionsweise der Eltern kann von einer überprotektiven und einengenden Zuwendung zum Kind und der Fixierung auf das Kind und dessen Erkrankungen bis zu einer Ablehnung oder zur völligen Verdrängung der Krankheit und Behinderung reichen. Die Tendenz vieler Eltern zur Entwicklung von Schuldgefühlen bei einer Erkrankung ihrer Kinder, die z. T. irrationalen Charakter haben, aber auch eine seelisch stabilisierende Funktion entwickeln können (Riedesser und Wolff 1985), stellt besondere Anforderungen an die betreuenden Kinderärzte und Kinderpsychiater, zumal sie die Gefahr mit sich bringen, dass im Zuge der Abwehr dieser Schuldgefühle eine weitere Behandlung des Kindes abgelehnt wird.

Der Arzt darf hier nicht in einseitiger Identifizierung mit dem kranken Kind die oft schwierigen und die Behandlung störenden Verhaltensweisen der Eltern abqualifizieren.

! Im Umgang mit den Eltern muss sich der Arzt dessen bewusst sein, dass die unbedingt notwendige Aufklärung der Eltern und die Diskussion medizinischer Alternativen in der Regel deren Ängste und Schuldgefühle nicht erreicht.

Er muss seine Aufgabe in der Einbeziehung der Eltern in seine therapeutische Funktion sehen, was oft genug eine enge Kooperation zwischen Pädiater und Kinderpsychiater erforderlich macht.

Eltern sind darüber hinaus auch damit konfrontiert, dass ihr eigenes Selbstwerterleben, ihre durchaus positiv zu sehende narzisstische Besetzung des Kindes durch die Erkrankung erheblich in Frage gestellt wird. Außerdem haben sie je nach der Erkrankung ganz erhebliche alltägliche Schwierigkeiten und Probleme zu bewältigen (häufige Abwesenheiten von Beruf und Familie aufgrund von Krankenhausaufenthalten, finanzielle Probleme, Versorgung der Geschwister) und sie erleben unter Umständen eine Reduzierung sozialer Kontakte

Bei der Betrachtung der Zusammenhänge zwischen chronischer Erkrankung und individuellen, familiären und sozialen Faktoren sind Compliance bzw. Empowerment als wichtige Einflussgrößen auf den Verlauf der Erkrankung zu nennen. Sie werden aber ihrerseits stark durch psychosoziale Faktoren beeinflusst. Es können sich so in ungünstigen Fällen Rückkopplungsschleifen im Sinne von Circuli vitiosi einstellen (Abb. 23.1).

Protektive und Risikofaktoren für psychische Erkrankungen

Die Belastung durch eine chronische Erkrankung oder Behinderung führt dazu, dass sich das Risiko psychischer Erkrankungen und sozialer Integrationsprobleme deutlich erhöht, insbesondere dann, wenn die Erkrankung mit einer erheblichen funktionellen Einschränkung im alltäglichen Leben einhergeht (Cadman et al. 1987; Pless u. Nolan 1991; Wallander u. Varni 1998). Besonders ausgeprägt ist dieses Risiko, wenn die Erkrankung auch eine Beteiligung des zentralen Nervensystems mit einschließt (Weiland et al. 1992). Chronisch kranke Kinder haben insbesondere häufiger unter Depressionen und sozialem Rückzug, insgesamt unter emotionalen Problemen zu leiden, während die Schulleistungen trotz höherer Fehlzeiten in der Schule wohl nicht beeinträchtigt sind, es sei denn die Störung betrifft direkt die kognitive Leistungsfähigkeit. Man erklärt sich dies damit, dass ein Teil der Kinder womöglich kompensatorisch besonders ehrgeizig und pflichtbewusst den schulischen Anforderungen zu entsprechen sucht.

! Risikofaktoren und protektive Faktoren stehen im Einzelnen in einem äußerst komplexen Interaktionsverhältnis und sind daher individuell zu bewerten.

Damit wird zunehmend klar, dass bestimmte Coping-Muster und Bewältigungsstrategien nicht global als günstig oder ungünstig angesehen werden können, sondern sehr detailliert hinsichtlich der damit verfolgten Ziele, der zugrunde liegenden Situation und der Möglichkeiten des Kindes betrachtet werden müssen.

Erhebliche, z. T. auch spezifische Risiken für die psychosoziale Entwicklung bringt die Art und Schwere der Erkrankung mit sich. Dabei zeigt die Erfahrung, dass einerseits sehr schwere, andererseits aber auch nicht nach außen hin sichtbare Behinderungen besonders zu Fehlentwicklungen disponieren, bei den letzteren wohl, weil die Umwelt eine volle Kompensation erwartet. Unsicherheit in der Prognose, wechselnder Verlauf, komplexe Therapieschemata und chronische Schmerzen gelten ebenfalls als Risikofaktoren in Bezug auf die psychosoziale Entwicklung (Patterson u. Blum 1996).

Protektive Faktoren sind vor allem in einer guten Bewältigung der chronischen Erkrankung durch die Familie und in einer sozialen Unterstützung der Familie von außerhalb zu sehen (s. folgende Übersicht).

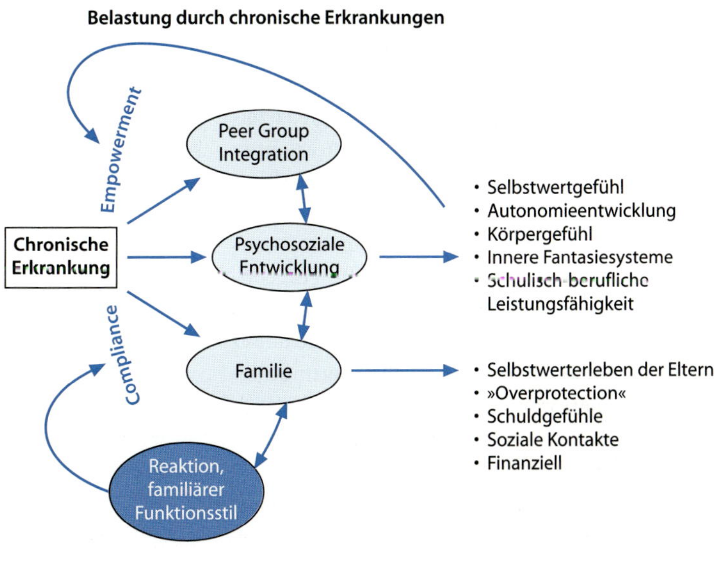

Abb. 23.1. Schematische Darstellung der Zusammenhänge zwischen chronischer Erkrankung und individuellen, familiären und sozialen Faktoren

Risikofaktoren und protektive Faktoren bei chronischer Erkrankung im Kindes- und Jugendalter

Risikofaktoren

- Krankheitscharakteristika
  - schlechte Prognose
  - rezidivierender Verlauf
  - nicht sichtbare Beeinträchtigung
  - komplexe Therapien
  - chronische Schmerzen
- Risikofaktoren beim Kind
  - männliches Geschlecht
  - Temperamentsfaktoren
  - kognitive Beeinträchtigung

Protektive Faktoren

- Familiäre Faktoren
  - familiäre Flexibilität
  - adaptive Coping-Mechanismen
  - soziale Integration
  - positive Zuschreibungen
  - gute Kommunikation
- Soziale Unterstützung

Notwendigkeit einer differenziellen Betrachtung

Insgesamt darf aber nach den Ergebnissen aller Untersuchungen bei chronisch kranken Kindern, wie auch bei den Eltern kein spezifisches Krankheits- oder Persönlichkeitsbild erwartet werden. Auch die Reaktionsweisen von Kindern und Familien sind sehr heterogen und hängen von vielen Faktoren ab. Die verschiedenen Formen der Behinderung und Krankheit rufen ebenfalls deutlich unterschiedliche Verhaltens- und Reaktionsweisen hervor. Dies um so mehr, als häufig die bewusste Reaktion der Kinder gerade in Belastungssituationen sehr der Adaptation an die Notwendigkeiten der Therapie dient, sodass die Kinder sich in solchen Akutsituationen oft dahingehend äußern, dass sie überhaupt nicht belastet seien, dass es ihnen sehr gut gehe und dass sie keinerlei Probleme hätten. Dies darf den behandelnden Arzt nicht dazu verleiten zu übersehen, dass die Kinder sich mit einer solchen Haltung zwar in die Lage versetzen zu kooperieren, gleichzeitig aber innerlich sozusagen auf Hochtouren arbeiten müssen, um die dennoch vorhandenen Ängste und bedrohlichen Fantasien integrieren zu können (Günter et al. 1999). Dies schränkt doch erheblich die Aussagekraft neuerdings vielfach angewandter »Quality-of-Life-Fragebogen« zur Erfassung der Belastung von Kindern ein, da diese im Wesentlichen auf dem bewussten Erleben und damit auf Anpassungsprozessen beruhen und den zugrunde liegenden psychischen Aufwand regelmäßig unterschätzen.

Umgang mit der Erkrankung

Die Beeinträchtigung der seelischen Reifung, der psychosozialen Entwicklung insgesamt, der Integration in die Peergroup und der Belastung der familiären Situation interagieren nicht nur miteinander, sondern sie haben auch erhebliche Rückwirkungen auf den Umgang mit der Erkrankung. In letzter Zeit hat sich diesbezüglich eine gewisse Veränderung der Haltung ergeben. Man spricht weniger von Compliance, also dem Befolgen ärztlicher Anordnungen und Ratschläge, sondern ersetzt diesen Begriff mehr und mehr durch den des Empowerment. Gemeint ist hiermit, dass die Patienten in die Lage versetzt werden sollen, selbstverantwortlich mit ihrer Erkrankung umzugehen, wobei man sich auch hier selbstverständlich am Entwicklungsstand des Kindes orientieren muss.

! Über weite Strecken müssen die Eltern viel an Verantwortung übernehmen, auf der anderen Seite ist es im Zuge der pubertären Verselbstständigungsentwicklung notwendig, dass die Patienten zunehmend mehr Eigenverantwortung für den Umgang mit ihrer Erkrankung entwickeln können.

Hier hat oft der Pädiater gemeinsam mit dem Patienten eine Gratwanderung zu vollziehen: Die pubertäre Autonomieentwicklung bringt es mit sich und fordert es in gewisser Weise, dass auch gegen Behandlungsvorschriften rebelliert wird. Auf der anderen Seite würde ein stures Festhalten am medizinisch Notwendigen die notwendige Kooperation gefährden. Insofern hat der Kinderarzt gerade bei lebensbedrohlichen Erkrankungen oft die Wahl zwischen Scylla und Charybdis, zwischen noch vertretbarer Einschränkung der Zuverlässigkeit in der Behandlung auf der einen Seite und nicht mehr hinnehmbarer Lebensgefährdung auf der anderen Seite. In solchen Situationen empfiehlt es sich, die Verantwortung auf mehrere Schultern zu verteilen und als behandelnder Kinderarzt psychotherapeutisch erfahrene »neutrale« Kollegen hinzuzuziehen.

Auf der anderen Seite können Empowerment- bzw. Compliance-Störungen vielfältige Ursachen haben und es ist sehr wichtig, diese im Einzelfall zu klären, denn die Prognose vieler chronischer Erkrankungen entscheidet sich auch daran, wie weit sich der Patient die oft komplexen medizinischen Behandlungsregimes dauerhaft zu eigen machen kann. Viel zu selten werden Probleme in diesen Bereichen erkannt, angesprochen und angemessen behandelt (s. folgende Übersicht).

Ursachen für Störungen der Compliance und des Empowerment

- Autonomiestreben (v. a. bei Jugendlichen)
- Psychische Vorerkrankung
- Krankheitsbedingte Depression
- Familiäre/soziale Situation
- Akute psychosoziale Krisen

▼

- Prognose
- Ausdruck eines Anliegens/Problems (Hilferuf)
- Berechtigte Kritik am Behandlungssetting (informierte Patienten)
- Probleme im Management seitens der Zentren
  - mangelnde Konstanz der ärztlichen Ansprechpartner
  - Haltung der Ärzte
  - Kooperation zwischen den Ärzten

Einfluss der Erkrankung auf die Geschwister

Der häufig befürchtete negative Einfluss des körperlich chronisch kranken Kindes auf gesunde Geschwister spielt bei entsprechender elterlicher Haltung eine untergeordnete Rolle. Im Allgemeinen entstehen bei den gesunden Kindern keine Anpassungsstörungen. Dennoch können schwere Erkrankungen oder Behinderungen bei einem Kind, das die ganze Kraft, Zuwendung und Liebe eines Elternteiles oder beider Eltern auf sich zieht, gelegentlich zum alles beherrschenden Faktor in einer Familie werden und dann auch die Entwicklung der gesunden Kinder erheblich beeinträchtigen.

Eine schwere, bedrohliche oder gar tödliche Erkrankung eines Kindes in der Familie bedeutet für die übrigen Geschwister eine enorme Belastung, die eine begleitende Betreuung notwendig machen kann. Insbesondere die aus der Rivalität und der Hilflosigkeit resultierenden Schuldgefühle bedürfen manchmal einer therapeutischen Bearbeitung.

! Die Eltern müssen darin unterstützt werden, dass auch die gesunden Kinder ihr Maß an Zuwendung weiterhin bekommen. Ebenso müssen die Eltern in akuten Phasen lebensbedrohlicher Erkrankungen häufig sehr vehement unterstützt werden, nicht jede freie Minute dem kranken Kind zu widmen, sondern für sich selbst noch Räume zur Erholung und Regeneration vorzusehen.

23.2 Chronische Körperbehinderung

Die Persönlichkeitsstruktur des Kindes wird durch die Erfahrung, dass ein angeborener oder erworbener körperlicher Defekt (z. B. nach einem Unfall oder bei Lähmungen) bleibend sein wird, fast immer beeinflusst. Dabei kann gezeigt werden, dass das Ausmaß der funktionellen Einschränkungen im Alltag (»disability«, Fähigkeitsstörungen) und der sozialen Beeinträchtigungen (»handycap«) nicht ausschließlich von dem Ausmaß der körperlichen Schädigung (»impairment«) abhängen (Matthesius et al. 1995), sondern dass sie bei vielen körperlichen Behinderungen wesentlich auch von psychischen und sozialen Faktoren mitbestimmt werden (Shurtleff u. Sousa 1977).

Das Erleben des Kindes selbst, insbesondere unverarbeitete Ängste und Spannungen können zu Fehlhaltungen führen. Es kann zum Durchbruch von Aggressionen und affektiven Entladungen, aber auch zum sozialen Rückzug kommen, was den Angehörigen und dem Klinikpersonal manchmal erhebliche Führungs- und Erziehungsprobleme aufgibt.

Familiäre Bewältigungsstrategien

Auch die Familie kann in ihrer Fähigkeit zur Bewältigung unterschiedliche Wege einschlagen, die ihrerseits wieder mehr oder weniger stabil sein können.

Friedrich et al. (1992) beschrieben bei Kindern mit Spina bifida 4 Typen familiärer Bewältigung (s. folgende Übersicht).

Familiäre Bewältigungsstile am Beispiel der Spina bifida

1. Sozial und emotional stabile Familien mit emotionalem Austausch und gegenseitiger Verantwortlichkeit
2. Leistungsorientierte Familien, bei denen Gefühle von Überforderung und Beschämung, aber auch Anerkennung und Stolz auf vollbrachte Leistungen auftreten können
3. Familien, die auf Schutz und Abwehr von erlebter Bedrohung bauen und damit einhergehend erhebliche Veränderungsängste haben können
4. In Leid und Trauer verhaftete Familien mit teilweise ambivalenten Beziehungen und der Gefahr einer Erstarrung in ritualisierten Umgangsweisen

! Häufig sind die Eltern erheblich mit Schuldgefühlen, vielleicht wegen vermeintlich nicht rechtzeitig hinzugezogener ärztlicher Hilfe oder mit Schamgefühlen behaftet, von nun an ihr Kind im Rollstuhl oder mit einem orthopädischen Gerät leben zu sehen.

Diese können entweder zu einer starken Leistungsorientierung oder zu einer ebenfalls nicht erwünschten Überbehütung und Verwöhnungshaltung führen. Die Überbehütung wiederum verhindert die gerade in einer solchen Situation wichtige Verselbstständigung des Kindes. Hinter einer Überbehütung versteckt sich nicht selten eine unbewusste Ablehnung und die uneingestandene Auflehnung dagegen, ein chronisch körperbehindertes Kind zu haben. Es ist notwendig, Eltern in dieser Hinsicht zu beraten und ihnen bei der Erziehung der Kinder Hilfen an die Hand zu geben.

Bei körperbehinderten Kindern sind Versagensängste nach Möglichkeit zu vermeiden, Strafen und Strafandrohungen sind als besonders inadäquat anzusehen, dem Kind müssen entlang seiner Möglichkeiten echte Erfolgserlebnisse vermittelt werden, die der Verselbstständigung und Stabilisierung dienen. Die Leistungsanforderungen und die Erziehung zu äußerer Anpassung sind immer wieder kritisch auf die Möglichkeiten des Kindes hin zu überprüfen (Kunert u. Schmid 1971).

Besondere Belastungen für das Kind

Für das Kind selbst bedeutet die Bewegungseinschränkung und die damit verbundene Herabsetzung der Möglichkeiten, sich motorisch zu betätigen, eine erhebliche Belastung.

! Die verhinderte oder eingeschränkte motorische Expansion wirkt sich in den frühen Lebensphasen besonders negativ aus, weil diese sich normalerweise durch vermehrte motorische Betätigung und Entladung auszeichnen.

Wahrscheinlich wird die schmerzliche Selbsterkenntnis der bleibenden Behinderung erst um das 10. Lebensjahr in ihrer vollen sozialen Bedeutung reflektiert, zu einer Zeit, in der üblicherweise die Freude am Körper als Höhepunkt des Lebensgefühls erlebt wird. Bekanntlich ist sowohl in den frühen Lebensphasen, als auch in der Adoleszenz die Identitätsentwicklung eng an das Körpererleben gekoppelt (Günter 1995). Betontes Leistungsstreben oder schulischer Ehrgeiz können dabei die Kompensation eines erheblich geminderten Selbstwertgefühls darstellen.

Bei Körperbehinderten, insbesondere bewegungseingeschränkten Kindern, wird das übliche Gleichgewicht zwischen Schutz und Geborgenheit einerseits und Offenheit und Risiko bei der Exploration der Umwelt andererseits gestört. Auch die für die Einstellung zur Umwelt wichtige Sicherheit in der Beurteilung der eigenen Grenzen und Möglichkeit hängt eng mit der Körpererfahrung zusammen und kann daher beeinträchtigt sein. Projektive testpsychologische Untersuchungen bei körperbehinderten Kindern zeigten, wie langsam und oft unvollständig der Prozess des Sichabfindens mit der bleibenden motorischen Beeinträchtigung abläuft, obwohl sich hierfür sowohl im Gespräch mit den Angehörigen als auch mit den Kindern selbst zunächst keine Hinweise ergeben.

! Es können sich wie bei vielen anderen chronischen Erkrankungen Abwehrmechanismen entwickeln, die eine gute Adaptation ermöglichen, jedoch nicht dazu verleiten sollen anzunehmen, dass die Kinder problemlos mit den erheblichen Einschränkungen insbesondere auch des Selbstwertgefühls zurechtkämen.

So können Kinder beispielsweise um so gefügiger werden, je intensiver sie ihre Bewegungseinschränkungen erleben, die Erleichterung solcher Einschränkungen kann sogar zu aggressiven Ausbrüchen führen. Auch zeigen viele bewegungseingeschränkte Kinder ein Übermaß an Angst, weniger vor realen Gefahren, als vielmehr vor Irrationalem. Auf der anderen Seite ist häufig festzustellen, dass langfristig, insbesondere im frühen Erwachsenenalter, eine Gewöhnung an die Behinderung, die dann als normaler Zustand erlebt wird, eintritt. Dies ist vor allem dann der Fall, wenn die Behinderung nicht entstellend ist und keine negativen Reaktionen der Umwelt auslöst. Je distaler die Behinderung ist, desto besser sind die Aussichten hierfür.

Die erwünschte Anpassung wird in bestimmten Altersstufen auch durch die Haltung Gleichaltriger erschwert , die ein motorisch behindertes Kind nicht ohne Weiteres akzeptieren, sondern es durch Rücksichtslosigkeit vermehrt in die Isolierung drängen. Körperbehinderte Kinder und Jugendliche können so, soweit sie in Normalschulen verbleiben und dort keine entsprechende Rücksicht erfahren, benachteiligt werden und Verhaltensstörungen entwickeln. Andererseits rufen die Sonderschulen für Körperbehinderte, wohin die Kinder zusammengeführt werden, eine gewisse Gettosituation hervor, welche den Kontakt der körperbehinderten Kinder mit den Altersgenossen erschwert, was sich insbesondere dort, wo die Begabung eine Beschulung in einer Regelschule ermöglichen würde, nachteilig auswirkt. Auch Vorurteile und Wissenslücken bei nichtbehinderten Menschen stellen eine Belastung dar. Sie führen zu Einstellungen, die von Ablehnung bis Mitleid reichen, während eine sachlich orientierte Umgangsweise mit den Einschränkungen häufig ausgespart bleibt. Hier bedarf es kontinuierlicher Aufklärung.

Psychische Folgeerkrankungen

Das Risiko einer psychischen Fehlentwicklung ist aufgrund der geringen emotionalen Stabilität, der Selbstwertproblematik und der Kontaktschwierigkeiten je nach Schweregrad der Behinderung und Einschränkung erhöht. Ein zusätzliches Risiko ergibt sich aus der Beteiligung des zentralen Nervensystems. Allerdings kann auch eine nicht sichtbare Behinderung oder leichte Körperbehinderung zu einem größeren Risiko seelischer Fehlentwicklung führen, da der Defekt nicht wahrgenommen wird und damit die Kinder häufig unter einem größeren Erwartungsdruck stehen, die Funktionseinschränkungen zu kompensieren, bzw. diese gar nicht als relevanter Faktor wahrgenommen werden.

Ein besonderes Problem stellt die bereits im späten Grundschulalter einsetzende Auseinandersetzung mit der Beeinträchtigung bezüglich Sexualität und Partnerschaft dar. Hier wirken das beeinträchtigte Selbstwertgefühl, insbesondere das Körpererleben und die mögliche soziale Isolierung und Kontaktscheu ungünstig zusammen. Daher ist eine Beratung und sexuelle Aufklärung der Patienten, die häufig weniger erfolgt, als bei gesunden Adoleszenten, heute unabdingbar (Arnold 1992).

Besonderheiten bei isolierten körperlichen Fehlbildungen

Neben den chronischen Krankheiten im engeren Sinne mit ihren Auswirkungen auf die Erziehungshaltung der Umgebung und auf die intellektuell-emotionale Reifung der Kinder spielen Selbstwertkonflikte auch bei isolierten körperlichen Fehlbildungen eine erhebliche Rolle (»Thersiteskomplex«, Stutte 1962/63; zur Dysmorphophobie ▶ s. Kap. 20). Es gibt eine große Zahl von Missbildungen oder körperlichen Symptomen (z. B. Kyphoskoliose, Lippen-Kiefer-Gaumen-Spalte, Wachstumsverzögerungen, abstehende oder zu große Ohren, Hautveränderungen wie Akne vulgaris oder Muttermale oder auch zu spät operierte Phimosen), die zu beeinträchtigenden Selbstwertkonflikten führen können. Dies trifft besonders für die Individuationsphase in der Adoleszenz zu, in der sowohl das Selbstwertempfinden als auch die Anerkennung durch den andersgeschlechtlichen Partner hohe Bedeutung gewinnen. Auch auf die kriminogene Bedeutung von Selbstwertkonflikten in dieser empfindsamen Altersphase wird zu Recht immer wieder hingewiesen. Man wird aus all diesen Gründen unter Umständen die Behebung früher nur als kosmetisch störend angesehener Symptome befürworten.

23.3 Asthma bronchiale

Das Asthma bronchiale ist eine meist anfallsweise auftretende Atemwegsobstruktion, die von einer Hyperreagibilität des Bronchialsystems begleitet wird. Die Verlegung der Atemwege erfolgt durch Spasmen der Bronchialmuskulatur, ödematöse Schwellung der Schleimhaut sowie eine vermehrte Produktion von Schleim. Die wesentlichen Symptome des Asthmaanfalls sind die mehr oder weniger akut einsetzende Atemnot (Ruhedyspnoe) mit verlängertem und erschwertem Expirium, pfeifende Geräusche und ein fädiges, durchsichtiges Sputum.

Die starke Beeinträchtigung des Patienten ist sehr eindrucksvoll: Gesichtsblässe, gequälter, angestrengter Gesichtsausdruck, Schleimhautzyanose. Die stark erschwerte Atmung führt zum Einsatz der Auxiliarmuskulatur, oft unter Abstützung der Arme, mit halb aufrechter Haltung. Der Thorax ist überbläht. Die Patienten leiden unter einem Beengungsgefühl, haben Angst, oft kommt es zu Schmerzen im Bereich des Brustkorbes. Im Intervall ist meist keine wesentliche Beeinträchtigung der Atemfunktion, manchmal aber auch eine abgeschwächte Symptomatik, wie sie beim Anfall auftritt, zu beobachten. Diese asthmoide Atmung kann schon bei leichten Anstrengungen, auch bei Lachen oder Weinen, verstärkt in Erscheinung treten und zum voll ausgebildeten Anfall führen.

Häufigkeitsschätzungen gehen von einer Punktprävalenz bei Kindern und Jugendlichen von 2–4% und einer kumulativen Prävalenz von bis zu 12% (von Mutius et al. 1992) aus. Asthma bronchiale ist damit eine der häufigsten chronischen Erkrankungen im Kindes- und Jugendalter.

Psychosomatische Ätiopathogenese

Das Asthma bronchiale nimmt im Rahmen der in diesem Kapitel behandelten Erkrankungen insofern eine Sonderstellung ein, als es nach wie vor unumstritten ist, dass psychische Faktoren bei einem Teil der Kinder erhebliche Bedeutung für die Auslösung von Asthmaanfällen haben. Insofern ist das Asthma bronchiale auch als psychosomatische Erkrankung zu betrachten. Damit soll keineswegs veralteten, einseitig psychogenetisch orientierten Vorstellungen das Wort geredet werden.

! Die modernen psychosomatischen Konzepte gehen im Sinne einer somatopsychosomatischen Erkrankung dahin, dass sich psychische Konflikte an eine somatische Vulnerabilität, einen schwachen Punkt anheften können und dort organisiert werden.

Im Weiteren kann es zu einer Verfestigung sowohl der somatischen Reaktionsweisen, als auch psychischer Folgeerscheinungen kommen, die sich bei gehäuften Anfällen oft einstellen. Insofern kann man die Grundsatzdiskussionen früherer Jahrzehnte über Psychogenese und Somatogenese derartiger Erkrankungen getrost als für die klinische Praxis weitgehend irrelevant bezeichnen, zumal sich eine spezifische Asthmapersönlichkeit im engeren Sinne nie hat bestätigen lassen und andererseits zunehmend Übereinstimmung besteht, dass auf der Basis einer suffizienten somatischen Therapie auch psychosozialen Aspekten erhebliches Gewicht in der Behandlung zukommen muss.

Allergien und Infektionen

Pädiatrischerseits wird heute zwischen einem extrinsischen Asthma (ausgelöst durch eine allergische Reaktion) bei etwa 15–20% der Kinder, einem intrinsischen Asthma, bei dem sich Allergene als ätiologischer Faktor nicht nachweisen lassen (bei etwa 10–15% der Kinder) und einer Mischform (75% aller Kinder), bei der zwar Allergene eine ursächliche Rolle zu spielen scheinen, jedoch andere Faktoren wie Infektionen oder Schadstoffe zu einer Verstärkung der Symptome führen, unterschieden. Bezüglich der pathophysiologischen Vorgänge konsultiere man die entsprechenden Kapitel pädiatrischer Lehrbücher.

! Insgesamt werden heutzutage Allergene und die damit in Zusammenhang stehende Hyperirritabilität der Bronchialschleimhaut als wichtigster ätiologischer Faktor angesehen, der bei Kindern noch größere Bedeutung als bei Erwachsenen für die Auslösung von Anfällen hat.

Zu nennen sind vor allem Inhalationsallergene wie Hausstaub und Hausstaubmilben, Pollen (Gräser, Roggen, Frühblüher), Tierhaare oder Federn und Schimmelpilze. Auch

Nahrungsmittelallergien spielen bei Kindern offenbar eine größere Rolle als bei Erwachsenen. Die Hyperreagibilität des Bronchialsystems bedingt auch, dass neben den Allergien weitere Faktoren einen Asthmaanfall auslösen können. Hierzu zählen insbesondere Infektionen, die vor allem bei kleineren Kindern eine erhebliche Rolle spielen, Rauch (vor allem Tabakrauch in den Wohnräumen, in denen das Kind sich aufhält) und andere chemische Dämpfe, körperliche Anstrengungen (besonders bei Dauerlauf und kalten Lufttemperaturen), Witterungsumschwünge, hormonelle Faktoren und emotionale Belastungen.

Emotionale Belastungen

Der Einfluss der emotionalen Belastungen scheint wie der somatischer Faktoren sehr stark durch die bronchiale Hyperreagibilität vermittelt zu sein (Pearlman 1984). Typischerweise kommt es bei einer Auslösung durch emotionale Erregung innerhalb einer halben Stunde zum Anfall, wobei es vor allem auf die subjektive Bewertung der Konfliktsituation ankommt. Bei erwachsenen Asthmatikern konnte nachgewiesen werden, dass diese auf das Ansprechen für sie spezifischer Konflikte mit einer symptomatischen Erhöhung des Atemwegswiderstandes reagieren. Oppermann et al. (1990) stellt ebenfalls bei Erwachsenen fest, dass bei 67% der Anfälle psychische Faktoren gesichert werden konnten, während Rees (1964) fand, dass bei Kindern in 71% Anfälle durch psychologische Faktoren ausgelöst waren, davon bei 41% als Hauptfaktor anzusehen waren.

Kombination verschiedener Einflussfaktoren

Angesichts der Vielzahl pathogenetischer Faktoren ist es nicht sinnvoll, von einer einheitlichen Krankheitsverursachung auszugehen. Es hat daher immer wieder Versuche gegeben, Untergruppen zu bilden. Block et al. (1964) hatten aus verschiedenen Faktoren eine »Allergic Potential Scale« (APS) gebildet und konnten zeigen, dass Kinder mit niedrigem allergischen Potenzial bei gleicher Schwere des Krankheitsbildes psychopathologisch auffälliger waren als solche mit hohem APS-Wert. Weitere Untersuchungen zeigten, dass Kinder mit schnellerer und dauerhafterer Symptomremission nach Krankenhausaufenthalten mehr psychische und familiäre Probleme aufwiesen, was dahingehend interpretiert wurde, dass die klinische Symptomatik als Bewältigungsversuch von Konflikten und Belastungen in der Familie anzusehen war, der bei Trennung von der Familie durch den Krankenhausaufenthalt nicht mehr notwendig war. Spätere Untersuchungen konnten diese Zusammenhänge nur teilweise bestätigen, sodass es wohl nicht richtig ist, ein reziprokes Verhältnis zwischen Allergiebereitschaft einerseits, psychopathologischen oder familiären Auffälligkeiten andererseits als regelhaft anzunehmen.

Auf der anderen Seite folgt aber auch die allergische Genese eines Asthmaanfalls nicht einem einfachen Kausalitätsprinzip. Unter anderem wird dies daraus deutlich, dass bereits die Vorstellung einer Inhalation bronchokonstriktiver Substanzen einen Asthmaanfall auslösen kann und andererseits Experimente zeigen, dass der Anfall trotz Allergenexposition ausbleiben kann, wenn der Patient eine solche nicht erwartet.

Konfliktdynamik

Die Diskussion um spezifische Konfliktdynamiken bei kindlichen und jugendlichen Asthmapatienten wird bis heute z. T. sehr kontrovers geführt, vor allem auch, weil sie sehr oft mit Auseinandersetzungen um die Ätiologie vermischt wird. Während psychoanalytische Autoren eher dazu neigen, Ambivalenzkonflikte gegenüber einem versorgenden mütterlichen Objekt mit der Suche nach größtmöglicher Nähe einerseits und Ringen um Autonomie andererseits als etwas anzusehen, was in frühen Kindheitsjahren im Umgang mit der Mutter erlernt wurde, sehen verhaltenstherapeutisch orientierte Autoren dies eher als Folge der für Eltern und Kind ängstigenden Erfahrungen im Zuge zum Teil lebensbedrohlicher Anfälle an. Sie argumentieren, dass ablehnende, perfektionistische oder überprotektive elterliche Einstellungen und korrespondierend dazu emotional instabile kindliche Persönlichkeitszüge sich erst mit der Dauer der Erkrankung entwickeln.

Bedeutung der Mutter-Kind-Bindung

Einig ist man sich darüber, dass Angststörungen (Vila et al. 1999) und ein anhängliches, kleinkindliches, abhängiges und forderndes Verhalten (Eksi et al. 1995) gehäuft auftreten. Auch die immer wieder beschriebenen Kontaktstörungen gegenüber anderen Kindern können sowohl auf Einschränkungen durch die Erkrankung, als auch durch eine besonders enge Mutter-Kind-Beziehung, durch die die Kinder leicht in eine Isolierung oder eine besonders herausgehobene Rolle geraten können, erklärt werden. Weiter findet man eine erhöhte emotionale Ansprechbarkeit, z. T. sogar Reizbarkeit, mangelndes Selbstvertrauen, forderndes, mitunter egozentrisches Verhalten und eine versteckte Aggressivität bei vordergründiger Folgsamkeit und ordentlichem angepasstem Verhalten. Es sei allerdings in diesem Zusammenhang nochmals explizit darauf hingewiesen, dass eine einheitliche Persönlichkeitsstruktur trotz jahrzehntelanger Forschungen nicht nachzuweisen ist.

Lässt man also die Frage nach Ursache und Folge offen, so findet man doch in der klinischen Arbeit mit Asthmapatienten immer wieder besonders enge Mutter-Kind-Bindungen, bei der die Mutter aus Angst um das Kind, aus eigener Unsicherheit, manchmal auch aus Dominanzstreben eine besonders enge Bindung an das Kind entwickelt und meint ständig »helfend« einzugreifen zu müssen. Die Kinder werden dadurch häufig in einer unselbstständigen Rolle gehalten. Manchmal findet man auch eine ambivalente Haltung dem Kind gegenüber mit nicht verarbeiteter Ablehnung.

Entsprechend kann bei manchen Patienten, insbesondere von dem Beginn der Pubertät ab korrespondierend eine starke Abhängigkeit von der Mutter mit gleichzeitigem passiven Widerstand gefunden werden.

Dieser Ambivalenzkonflikt führt in schwierigen Fällen zu einer deutlichen Beeinträchtigung der Persönlichkeitsentwicklung, insbesondere der Selbstakzeptanz und der Beziehungsfähigkeit, die von ähnlichen widersprüchlichen Impulsen bestimmt sein können. Er wirkt sich häufig aber auch dahingehend aus, dass die notwendigen Medikamente entweder in unverantwortlicher Weise bei jeder ängstlichen Irritation eingenommen werden, ohne dass eine medizinische Notwendigkeit dazu bestünde, oder dass die notwendigen Vorkehrungen hinsichtlich Vermeidung von Allergenexposition, von anderen Noxen und die Medikamenteneinnahme vernachlässigt werden. Dies kann z. B. dazu führen, dass Jugendliche mit Asthma trotz des Wissens um die Schädlichkeit stark zu rauchen anfangen und damit den Protest gegen die mütterliche Kontrolle zum Ausdruck bringen. In der Pubertät kann das Gefühl der Bevormundung durch die Mutter zu forcierten Ablösungsversuchen führen, die mit erheblichen Selbstwertkrisen und dissozialen Handlungen einhergehen können.

Therapie

Beim kleineren Kind sind die Eltern immer im Dilemma, einerseits die notwendigen hygienischen Maßnahmen zu treffen, um möglichst Asthmaanfälle zu vermeiden, andererseits aber das Kind nicht allzu sehr einzuengen und alles der Krankheit unterzuordnen. In dieser Hinsicht ist eine Beratung der Eltern, ggf. auch eine therapeutische Arbeit an konflikthaften Beziehungen sehr wesentlich. So ist es wichtig, als Arzt eine zuverlässige Einschätzung der häuslichen Situation zu haben, um notwendige Maßnahmen immer wieder anzumahnen, gleichzeitig aber darauf hinzuweisen, was alles weiterhin möglich sein sollte. Insbesondere sollte darauf hingewirkt werden, dass das Kind nicht vom Sport und vom Spiel mit anderen ferngehalten wird, der Bewegungsraum nicht unnötig eingeengt wird und im Gegenteil das Kind darin unterstützt wird, Kontakte nach außen zu pflegen und durch ein angemessenes sportliches Training seine Möglichkeiten erweitert.

Schulungen

Die Behandlung des Asthma bronchiale im Kindes- und Jugendalter sollte in jedem Falle, auch bei psychisch unkompliziertem Verlauf, neben der somatischen Therapie Schulungen beinhalten. Diese zielen zunächst darauf, die jungen Patienten entsprechend ihrer Entwicklung über die Erkrankung und ihre Behandlung zu informieren, im Weiteren auch Einstellungs- und Verhaltensänderungen zu bewirken, insbesondere hinsichtlich der Verbesserung der Fähigkeiten zum eigenverantwortlichen Umgang mit der Erkrankung. Dazu gehören die Bewältigung von psychischen Belastungen, der angemessene Umgang mit Anfallsauslösern, der Umgang mit Symptomen und der verantwortliche Umgang mit Medikamenten (Neumann 1996). Ziel ist es darüber hinaus, die Selbstsicherheit zu stärken und damit ängstlich vermeidende Grundhaltungen zu reduzieren, die ein erhebliches Risiko für den Verlauf der Erkrankungen darstellen.

Entspannungsverfahren und körperorientierte Therapieformen

In ähnliche Richtung wirken Entspannungsverfahren, insbesondere das autogene Training, das mit Erfolg zur Reduzierung der Anfallshäufigkeit eingesetzt werden kann. Erhebliche Störungen des Körpererlebens bei Asthmapatienten (Breitenöder-Wehrung et al. 1998) legen nahe, zusätzlich körperorientierte Therapieformen anzuwenden. Unsere eigenen Forschungen haben ergeben, dass unabhängig von der sonstigen psychopathologischen Belastung deutliche Zusammenhänge zwischen Körpererleben und Schwere der Erkrankung zu konstatieren sind. Bei Erwachsenen konnten mit funktioneller Entspannung, ebenso wie mit autogenem Training signifikante Verbesserungen der Atemfunktion und der Krankheitsschwere erzielt werden, die den Verbesserungen bei medikamentöser Behandlung gleichzusetzen waren (Loew et al. 1996). Dagegen wird die Anwendung eines reinen muskulären Entspannungstrainings kontrovers diskutiert. Auch Biofeedbackmethoden haben sich bisher nicht ausreichend bewährt, um in der klinischen Praxis Verbreitung zu finden.

Psychotherapeutische Interventionen

Psychotherapeutische Interventionen sind vor allem angezeigt, wenn es zu schwerwiegenden psychischen Auffälligkeiten und Entwicklungsstörungen kommt. Insbesondere ausgeprägte symbiotische Tendenzen und eine mangelnde Verselbstständigungsentwicklung können eine psychotherapeutische Behandlung des Kindes unter Einschluss der Familie notwendig machen. Dies gilt auch, wenn es zu ausgeprägten Fehlhaltungen gegenüber der Erkrankung mit übertriebener Schonung, Ängstlichkeit, einem suchtartigen Anwenden der Medikation oder aber einer völligen Gleichgültigkeit gegenüber notwendigen Maßnahmen gekommen ist. Ebenso sind gravierende psychoreaktive schulische Probleme und Kontaktstörungen als Indikation für eine Psychotherapie anzusehen. Der Versuch sollte darüber hinaus gemacht werden, wenn es eindeutige psychische Auslöser für Asthmaanfälle gibt, teilweise wird eine Psychotherapie bei therapieresistentem Asthma empfohlen.

23.4 Diabetes mellitus

Die Diagnose eines Typ-1-Diabetes im Kindes- und Jugendalter bringt für die Patienten und ihre Familie eine erhebliche Lebensumstellung mit sich. Die Kontrolle der Blutzuckerwerte und die Anpassung der Insulininjektionen an die konkrete Situation und die verschiedenen Einflussgrößen stellt eine komplexe Aufgabe dar. Hinzu kommen die diätetischen Vorschriften, die von vielen Patienten insbesondere in der Adoleszenz als schwerwiegende Einschränkung ihrer Autonomie, sozialen Integration und Lebensqualität erlebt werden. Auf der anderen Seite hängt die Langzeitprognose und das Auftreten von Folgeerkrankungen sehr eng mit einer schlechten Stoffwechseleinstellung zusammen.

! Wesentlich für eine gute Stoffwechseleinstellung ist, wie Blanz (1994) zeigen konnte, das erkrankungsbezogene Verhalten, das wesentlich vom elterlichen Unterstützungsverhalten und von der Vorbildwirkung der Eltern, aber auch von der Zufriedenheit der Patienten mit der medizinischen Versorgung abhängt.

Psychische und soziale Einflussfaktoren auf die Stoffwechselwerte

Dagegen hat das Krankheitswissen keine wesentliche Bedeutung, sodass die auf Wissensvermittlung ausgerichteten Schulungsprogramme gerade bei Problempatienten wenig Änderung bewirken können. Eine schlechte Stoffwechseleinstellung bei Jugendlichen kann durch Stress bedingt sein (Kemmer et al. 1986). Eine grüblerische, vergangenheitsbezogene Krankheitsbewältigung, ein niedriges Selbstkonzept sowie eine belastete familiäre Situation sind mit schlechteren Stoffwechselwerten assoziiert. Unsere eigenen Untersuchungen konnten wie andere Studien unabhängig davon auch die Bedeutung eines negativen Körpererlebens für die Stoffwechseleinstellung nachweisen (Landolt et al. 1997; Boeger u. Seiffge-Krenke, 1994) Man ist sich heute allerdings einig darin, dass es ein für den Diabetes mellitus im Kindes- und Jugendalter typisches psychisches Persönlichkeitsbild nicht gibt (Johnson 1988). Man nimmt an, dass bei einer Erstmanifestation des Diabetes vor dem 5. Lebensjahr manche der betroffenen Kinder leichte Hirnschädigungen durch Hypoglykämien erleiden, bei den anderen Kindern ist die kognitive Entwicklung und damit die schulische Entwicklung in der Regel weitgehend unauffällig (Ryan et al. 1985).

Beim Vorschulkind und im frühen Schulalter wird die Kontrolle der Stoffwechsellage und der Diät noch weitgehend von den Eltern übernommen, sodass in den meisten Fällen ein relativ stabiler Blutzucker erreicht werden kann. Wichtig ist es, Kinder und Eltern wiederholt umfassend zu schulen und im Rahmen dessen nicht nur den kognitiven Informationsstand zu berücksichtigen, sondern ebenso andere Aspekte wie die soziale Integration in die Gleichaltrigengruppe, ein positives Körpererleben und die familiäre Kompetenz zu fördern.

! Es ist darauf zu achten, dass das Kind nicht durch Überbehütung und eine kontrollierend einengende Erziehungshaltung unnötig eingeschränkt wird. Auf der anderen Seite ist selbst bei Jugendlichen davor zu warnen, die Eigenverantwortlichkeit und Kompetenz zu überschätzen.

Selbst Jugendliche sind in der Regel noch auf eine erhebliche emotionale Unterstützung und darüber hinaus auf konkrete Hilfe beim Management der Erkrankung etwa in Form von Erinnerung an Blutzuckerkontrollen, gelegentlicher Durchführung der Kontrollen durch die Eltern, Entscheidungshilfe bei schlechten Blutzuckerwerten u. Ä. angewiesen. Zu warnen ist vor einer zu frühen Übernahme der alleinigen Verantwortung ebensosehr, wie vor einer zu starken Behinderung des Autonomiestrebens. Es wird oftmals sowohl für die Eltern als auch für den behandelnden Arzt und ggf. für den hinzugezogenen Jugendpsychiater schwierig sein, hier einen gangbaren Mittelweg zu finden. Generell ist damit zu rechnen, dass Jugendliche weniger Compliance zeigen und von daher zumindest vorübergehend eine Verschlechterung der Stoffwechsellage eintritt.

Psychische Probleme

Die seelische Führung diabeteskranker Kinder und Jugendlicher sollte versuchen, eine möglichst spannungs- und angstfreie Atmosphäre zu schaffen. Weder eine verwöhnende Haltung, die dem Kind alles abnimmt, um es vielleicht damit zu »entschädigen«, noch ein zu großer Ehrgeiz vor allem im schulischen Bereich sind dienlich. Auf dem Wege zur gefährdeten Eigenentfaltung und Selbstständigkeit sollte Wissen und sachliche Information vermittelt werden. Allerdings muss dabei im Auge behalten werden, dass die Kinder häufig eine sehr starke Tendenz zur Anpassung und zur sozialen Erwünschtheit zeigen und schwierige emotionale Probleme im Zusammenhang mit der Erkrankung, die z. T. bis weit hinein in ein magisches Denken reichen, oft kaum formulieren können und diese auch durch noch so intensive Information nicht angesprochen und gelöst werden können. Es sollte versucht werden, gegen den Trend zum Rückzug und zur Isolierung zu arbeiten.

Die Familien reagieren häufig mit einem beträchtlichen Engagement, einem anfänglichen Gefühl von Optimismus und Gemeinsamkeit und stärkerer Zusammenarbeit. Dies aber bedingt auf der Seite der Jugendlichen häufig, dass unangenehme Gefühle wie Trauer, Wut und Schuld wenig Ausdruck finden können (Hauser et al. 1993).

Behandlungsbedürftige psychische Störungen

Daneben gibt es aber, vor allem bei Jugendlichen, behandlungsbedürftige psychische Störungen. Gerade in der

Pubertätszeit kann sich die natürliche Protesthaltung bei den über Jahre frustrierten und sich beeinträchtigt fühlenden diabetischen Jugendlichen zu einer Ablehnung aller Behandlungsvorschriften, ja bis zu einer manchmal suizidal anmutenden Ablehnung jeder Behandlung überhaupt steigern, die dann eine stationäre jugendpsychiatrische Behandlung notwendig machen kann. Es kommen immer wieder Suizide oder Suizidversuche (nicht selten durch Insulinüberdosierung) vor, die sehr viel Angst, Hilflosigkeit und Enttäuschung bei den behandelnden Ärzten und bei den Eltern auslösen. Familiäre Belastungen oder negative soziale Bedingungen sind bei derartigen schweren Anpassungsstörungen häufig zu beobachten.

Psychosoziale Entwicklung

Bei Ausbleiben solcher schwerwiegenden Anpassungsstörungen stellt sich die psychosoziale Entwicklung letzten Endes eher günstig dar: Die anfänglich bestehenden Verzögerungen in der emotionalen Reifungsentwicklung und in der Verselbstständigung werden in der späteren Adoleszenz in der Regel aufgeholt, das Selbstkonzept gleicht sich dem gesunder Jugendlicher an, allerdings scheint eine Tendenz zur sozialen Anpassung und Erwünschtheit bestehen zu bleiben, die wohl am ehesten mit Verleugnungstendenzen wie sie bei vielen chronisch kranken Jugendlichen beobachtet werden können, zu erklären sind.

23.5 Angiokardiopathien

Etwa 1% aller Neugeborenen leidet an einem angeborenen Herzfehler. Die großen Fortschritte der Herzchirurgie und der pädiatrischen Kardiologie haben dazu geführt, dass mehr als vier Fünftel der Patienten das Erwachsenenalter erreichen (Kaemmerer et al. 1994). Die individuell verzögerte körperliche Entwicklung (Gewicht, Länge, Behinderung durch zusätzliche andere körperliche Anomalien und Dysplasien) und der kognitive Entwicklungsrückstand hängen im wesentlichen mit dem Ausmaß der Zyanose zusammen (Aram et al. 1985).

Vermehrt vorkommende neurologische Befunde, vor allem Störungen in der Koordination, legen den Verdacht nahe, dass besonders in der Gruppe mit klinisch fassbaren Zyanosen neben den gestörten Umweltbeziehungen zerebral-hypoxische Störungen für Auffälligkeiten verantwortlich gemacht werden müssen. Sekundär entstehende Enzephalopathien mit ihrem begleitenden leichten organischen Psychosyndrom sind jedoch aufgrund der verbesserten Behandlungsmöglichkeiten selten geworden. Die Korrektur des Herzfehlers führt in der Regel zur Normalisierung des Wachstums. Herabgesetztes intellektuelles Leistungsvermögen findet sich auch beim Williams-Beuren-Syndrom, einer Mikrodeletion auf Chromosom 7 (7q11), die mit einer supravalvulären Aortenstenose und einer geistigen Behinderung einhergeht.

! Die Einschränkung der körperlichen Leistungsfähigkeit und die durch die Operation oft verspätete Einschulung können die Integration in die Peergroup und das Selbstwertgefühl deutlich beeinträchtigen (Resch et al. 1996).

Häufig findet sich eine erhöhte Ängstlichkeit (Kramer et al. 1989). Herzkranke Mädchen sollen sich in ihrer sozialen Rolle i. Allg. besser als Knaben behaupten können. Der Erfolg einer gelungenen Operation mit ihren sich plötzlich neu ergebenden Aktionsmöglichkeiten kann zunächst ebenfalls zu gewissen Anpassungsschwierigkeiten führen.

Es besteht allerdings keine absolute Abhängigkeit der emotionalen Beeinträchtigung von der Schwere der Fehlbildung, dagegen scheint schon im frühen Kindesalter die emotionale Anpassung eher in Beziehung zu starker mütterlicher Ängstlichkeit, Überbehütung und Verwöhnung zu stehen. Eltern, die mit der Herzerkrankung ihres Kindes konfrontiert sind, üben häufig eine besonders ängstlich behütende Erziehungshaltung aus, für die wiederum die Verunsicherung durch die eingeschränkte körperliche Leistungsfähigkeit und auf der anderen Seite Schuldgefühle verantwortlich zu machen sind. Diese zu behütende Einstellung führt zu zahlreichen Verboten und Einschränkungen, in der altersentsprechenden Kindergruppe mitzuagieren, was Kontaktschwierigkeiten und Regressionssymptome nach sich ziehen kann. Dagegen zeigt sich aktiv aggressives Verhalten bis zur Pubertät in dieser Krankheitsgruppe kaum. Schulischer Misserfolg und schulisches Versagen sind zumeist auf derartige emotionale Probleme zurückzuführen.

! Das Kind sollte sowohl in der Schule als auch im Elternhaus so normal wie möglich behandelt werden, wobei sowohl Eltern als auch Lehrer hierbei eine Unterstützung und Beratung erhalten sollten.

Zur Entlastung der Familie und zur Prophylaxe überbehütender Erziehungshaltungen haben sich stationäre Rehabilitationsangebote unter Einschluss der gesamten Familie bewährt.

Auf Erkrankungen des Herzens reagieren die betroffenen Patienten generell mit existenziellen Ängsten und einer erheblichen emotionalen Beunruhigung. Dies gilt in manchen Fällen sogar, wenn irgendwann einmal ein funktionelles, d. h. harmlos bleibendes »Herzgeräusch« festgestellt wird. Manchmal kann eine solche Auffälligkeit hypochondrische Einstellungen bis ins Erwachsenenleben hinein befördern.

23.6 Mukoviszidose

Die Mukoviszidose (zystische Fibrose; CF) darf als Beispiel einer schweren generalisierten Erkrankung mit langfristiger negativer Prognose gelten, durch die Haltung und Erziehungseinstellung der Umgebung erheblich beeinflusst werden.

Bei einer Häufigkeit von 1:2000 Geburten ist sie eine der häufigsten angeborenen Stoffwechselerkrankungen. Die Lokalisation des Gendefektes auf Chromosom 7 ist mittlerweile identifiziert. In ihrer klassischen Form äußert sie sich durch pulmonale und intestinale Symptome. Dabei treten vor allem bronchopulmonale Infekte und eine Verdauungsinsuffizienz auf. Bei Progredienz kommt es zu bedrohlichen asphyktischen Anfällen. Wenn auch nur symptomatisch, erweisen sich eine hochkalorische Diät, Pankreasenzymsubstitution, konsequente Bekämpfung der Pseudomonasinfektionen und die Physiotherapie für die Langzeitprognose umso günstiger, je früher sie einsetzen. Durch diese Maßnahmen liegt die mittlere Lebenserwartung inzwischen bei 29 Jahren.

Belastungen durch die tägliche intensive Therapie

Die Chance, bei der bisher noch unheilbaren Mukoviszidose eine erhebliche Lebensverlängerung zu erreichen, ist nur durch eine erhebliche physische und psychische Belastung des Kindes und der Umgebung im Rahmen der umfangreichen und das Alltagsleben erheblich beeinträchtigenden Therapiemaßnahmen gegeben. Dennoch bleibt dabei den Angehörigen – meist auch den Patienten – ab der späten Kindheit das Bewusstsein lediglich symptomatischen Tuns.

! Adoleszente wissen, wie auch ihre Familien, um die frühe Terminierung ihres Lebens. Dieses Bewusstsein wird durch die tägliche intensive Therapie mit einem durchschnittlichen Therapieaufwand von 90 min pro Tag und durch zahlreiche Krankenhausaufenthalte wach gehalten.

Es gibt bereits junge Kinder, die aus Angst vor den immer wieder notwendig werdenden Klinikaufnahmen zur Dissimulation neigen. Es verwundert deshalb nicht, dass sich Adoleszente trotz ihres Wissens um die lebenserhaltende Bedeutung der Therapie besonders gegen die Physiotherapie wehren und gegenüber der zur Therapie mahnenden Umgebung mit Aggression, Feindseligkeit und Misstrauen reagieren. Das Aufgeben der Therapie ist im Extremfall wahrscheinlich auch Ausdruck der Selbstaufgabe und damit indirekt der Ausdruck suizidaler Absichten. Die Weigerung, weiterhin die intensive Therapie durchzuführen, ist in den meisten Fällen jedoch als Versuch einer »Normalisierung« zu verstehen, die das emotionale Gleichgewicht aufrechterhalten soll, indem ein sozial weitgehend normales Leben ohne Einschränkungen verwirklicht wird (Wadell 1982, Ullrich et al. 1996).

Normalisierungsbestrebungen und krisenhafte Zuspitzungen

Dieses Ringen um Normalität und der hoffnungsvolle Glaube an entscheidende medizinische Fortschritte prägt oft die Haltung der gesamten Familie gegenüber der Erkrankung. Häufig werden die behandelnden Ärzte, insbesondere in krisenhaften Zuspitzungen, sehr stark mit einbezogen, sodass sie manchmal große Mühe haben, mit den Eltern den Stand der Erkrankung realistisch zu erörtern. Es ist immer wieder zu beobachten, dass sich gerade in Endstadien der Erkrankung dieser Konflikt zuspitzt. Die Adoleszenten verweigern mehr und mehr die Behandlung, während die Eltern jeden Gedanken an den herannahenden Tod des Kindes von sich weisen müssen. Der behandelnde Arzt oder hinzugezogene Kinderpsychiater benötigt in solchen Situationen sehr viel Taktgefühl, um den Eltern dann zu ermöglichen, ihr Kind in einer Weise zu begleiten, die den Tod nicht aus der Beziehung ausklammert.

Demgegenüber ist es zu anderen Zeiten sicherlich sinnvoll, diese Normalisierungsbestrebungen als Teil einer adäquaten Bewältigungsstrategie anzuerkennen und nicht in Frage zu stellen, was die Familie eher destabilisieren würde. Man sollte seine therapeutischen Bemühungen darauf einstellen und sehr zurückhaltend mit einer aufdeckenden Arbeit an den erheblichen emotionalen Belastungen der Familie sein. Auch die Verbalisierung persönlicher Erfahrungen mit der CF bei gruppentherapeutischen Angeboten mit dem Ziel einer wechselseitigen emotionalen Unterstützung wird zumindest bei Kindern und jüngeren Jugendlichen skeptisch gesehen (Steinhausen 1981), während sie bei älteren Jugendlichen und Erwachsenen ebenso wie thematisch orientierte Elterngruppen als hilfreich betrachtet werden (Schmitt 1991).

Psychische Belastung durch körperliche Einschränkungen

Die körperliche Retardierung, die durch die unzureichende Verwertung der Nahrung und den erhöhten Energiebedarf mukoviszidosekranker Kinder entsteht, stellt häufig die Patienten selbst und auch die Familie vor erhebliche Probleme. Die Kinder leiden stark unter ihrer körperlichen Retardierung einerseits durch Beeinträchtigung des körperlichen Eigengefühls beim Vergleich mit Gleichaltrigen, andererseits unter den Folgen der erschwerten Kontaktaufnahme.

! Die Mehrzahl dieser Patienten fühlt sich isoliert, ist mit dem eigenen Körperbild unzufrieden und leidet nicht nur unter rascher Ermüdbarkeit, sondern auch unter dem in Gesellschaft nur mühsam unterdrückbaren Husten.

Dies verschärft sich häufig mit der Adoleszenz, wenn altersgerechte sexuelle Beziehungen kaum erreichbar erscheinen.

Andererseits belastet die aus der Appetitlosigkeit resultierende Unwilligkeit des Kindes, größere Nahrungsmengen zu sich zu nehmen, die Essenssituationen, die zu Machtkonflikten ausarten können und die Eltern hilflos und verzweifelt machen, da sie genau wissen, wie sehr die Prognose von einer hochkalorischen Ernährung abhängt. Es verwundert daher nicht, dass die emotionale Reifung und Ablösungsentwicklung häufig erheblich beeinträchtigt ist, sodass etwa ein Drittel der erwachsenen Mukoviszidosekranken noch als extrem unselbstständig beschrieben werden. Steinhausen et al. (1983) wiesen für die zystische Fibrose die höchste Prävalenzrate an psychischer Störung nach, vor allem in Form von emotionalen Störungen, aber auch von Enuresis nocturna. Wie bei anderen chronischen Erkrankungen sind jedoch keine spezifischen Verhaltensstörungen und Reaktionsweisen im Sinne einer typischen Persönlichkeit zu erwarten.

Belastungen für die Familie

Die im Zuge der notwendigen Therapiemaßnahmen sich einstellenden ausgeprägten häuslichen Belastungen führen in Familien immer wieder zu erheblichen Spannungszuständen. Dies betrifft die konkurrierenden Versorgungsbedürfnisse des mukoviszidosekranken Kindes und der anderen Kinder, was dazu führt, dass die Eltern, insbesondere die Mütter, unter dem Gefühl leiden, beiden Teilen ungenügend gerecht zu werden. Die chronische Alltagsbelastung führt aber auch nicht selten zu Störungen der Beziehungen zwischen den Ehepartnern. Viele Väter entziehen sich schon früh der Mithilfe, z. T. durch Flucht in außerhäusliche oder berufliche Aktivitäten. So sehen sich Mütter in der täglichen Last der Therapie (Kochsalzinhalation, Thorax-Klopfmassage, Unterstützung des Kindes bei der autogenen Drainage, Diät) und der damit verbundenen Konfrontation mit der Erkrankung von ihrem Ehepartner im Stich gelassen. Die Verarbeitung der bei Erbkrankheiten immer auftretenden Schuldgefühle, wie das hohe Risiko, dass ein weiteres Kind ebenfalls krank wäre, können die Partnerschaft erheblich belasten.

Für Mukoviszidosekranke haben sich, wie für andere schwere chronische Krankheiten im Kindes- und Jugendalter, Elternvereinigungen gebildet, die für alle Beteiligten, auch für die behandelnden Ärzte, eine große Hilfe sein können.

23.7 Malabsorptionssyndrom

Unter den Magen-Darm-Erkrankungen mit gestörter Resorption bei normalen Enzymverhältnissen (Malabsorptionssyndrom) spielt vor allem die Zöliakie, eine vermutlich immunologisch vermittelte zytotoxische Reaktion der Entererozyten auf Gluten, eine Rolle. Bei dieser chronischen Ernährungsstörung der ersten Lebensjahre entwickelt sich bei schwerer Ausprägung und längerer Krankheitsdauer ein typisches psychopathologisches Bild.

Die Kinder zeigen neben ihren Körpersymptomen (übelriechende, voluminöse Stühle, aufgetriebenes Abdomen, Gewichtsstillstand, Minderwuchs) eine missmutige, verdrießliche Grundeinstellung. Sie sind ängstlich, reizbar, spielunlustig und stimmungslabil. Gelegentlich ist bei langer Krankheitsdauer ein mäßiger Rückstand der intellektuellen Entwicklung festzustellen.

Es ist bisher umstritten, ob diese Symptomatik neben Krankheitszeichen wie Mattigkeit und Missempfindungen im Darmbereich unmittelbare Beziehungen zur Enteropathie aufweist. Wie bei anderen chronischen Darmerkrankungen sind auf den Bauchraum und den Kot bezogene negative Körperfantasien von Bedeutung, die die Entwicklung des Selbstwertgefühls beeinträchtigen können. Die emotionale Wesensveränderung der Kinder ist sicher auch durch die mit der Krankheit verbundene Belastung und das Unwohlsein bedingt. Trotz Rezidivneigung bessern sich die psychischen Symptome unter erfolgreicher somatischer Therapie.

23.8 Juvenile chronische Arthritis

Die juvenile chronische Arthritis ist eine wahrscheinlich auf autoimmunologischer Basis entstehende entzündliche Erkrankung vor allem der Gelenke und ist bei Kindern in einer Häufigkeit von ca. 1:1000 zu diagnostizieren. Die Subtypen der Erkrankung verlaufen in ihrer Schwere außerordentlich unterschiedlich, im Einzelfall ist der Verlauf nur schwer vorherzusagen. Im Vordergrund stehen bei schweren Verläufen erhebliche Einschränkungen der Beweglichkeit und der Möglichkeit zu sozialen Aktivitäten. Daneben erfordert die Therapie eine radikale Umstellung der Lebensgewohnheiten. Der Lebensalltag wird durch die physikalischen Anwendungen und die Krankengymnastik sowie durch die Einschränkung sozialer Aktivitäten bestimmt. Der Bewegungsdrang des Kindes muss zur Vermeidung von Schädigungen bei aktivem Verlauf der Erkrankung eingeschränkt werden. Häufig sind Hilfsmittel erforderlich, die die Erkrankung und Behinderung nicht nur nach außen hin deutlich machen, sondern darüber hinaus zu einer Belastung des eigenen Körperempfindens führen. Insbesondere bei weiblichen Jugendlichen spielt dies eine Rolle und die Compliance von Jugendlichen in Bezug auf Hilfsmittel ist oft schlecht.

So verwundert es nicht, dass erhebliche Stimmungsschwankungen bei jugendlichen Rheumatikern mit depressiven Verstimmungen (Schwind 1996) ähnlich wie bei Erwachsenen häufig sind. Ansonsten scheint die psychosoziale Anpassung von Kindern mit juveniler chronischer Arthritis relativ gut zu sein, wobei Verleugnungsprozesse hinsichtlich der Angst einer dauerhaften Behinderung oder körperlichen Entstellung möglicherweise hilfreich für die Bewältigung der Erkrankung sind. Bezüglich der erheblichen Einschränkung der sozialen Aktivität sollten alle Hilfsmöglichkeiten ausgeschöpft werden. Insbesondere sollte eine intensive Beratung der Schule bezüglich organisatorischer Veränderungen, Hilfsmittelversorgung und sozialer Integration erfolgen.

23.9 Leukämien und Tumoren

Die Prognose kindlicher Neoplasien hat sich in den letzten 20 Jahren durch die Einführung neuer Therapieschemata überzeugend verbessern lassen. Dies gilt insbesondere für die meisten Leukämien, die etwa 50% der kindlichen Malignome ausmachen. Man muss heute von einer Neuerkrankungsrate von ca. 15 pro 100.000 Kindern und Jugendlichen pro Jahr rechnen, wovon knapp 50% auf die ersten 5 Lebensjahre entfällt. Insgesamt muss in Deutschland im Kindes- und Jugendalter jedes Jahr mit etwa 2000 Neuerkrankungen an Malignomen, davon etwa 750 an Leukämien gerechnet werden. Die entscheidende Verbesserung der Prognose mit 5-Jahres-Überlebenswahrscheinlichkeiten zwischen 43 und 94% bringt es allerdings mit sich, dass häufig über Jahre hinweg körperlich, psychisch und sozial sehr belastende und eingreifende Therapiemaßnahmen durchgeführt werden müssen. Darüber hinaus ist zumindest für diesen Zeitraum unklar, ob es nicht doch zu einem Rückfall der dann oft mit schlechter Prognose behafteten Erkrankung kommt, sodass die psychosoziale Belastung des Kindes und der Familie über Jahre hinweg als außerordentlich stark anzusehen ist.

Aufklärung und Unterstützung der vom Tode bedrohten Kinder

Die Einstellung zu den vom Tode bedrohten Kindern hat sich mit zunehmender Erfahrung mit derart einschneidenden Behandlungsmethoden grundlegend geändert (Klemm et al. 1989; Bruns 1992; Quack-Klemm et al. 1994).

! Es hat sich gezeigt, dass auch relativ kleine Kinder im Grundschulalter einer offenen Information und Aufklärung über die Art und die Prognose ihrer Krankheit bedürfen und dass diese Kinder sehr viel klarere Vorstellungen über das Sterben und die Einstellung dazu entwickeln können, als früher angenommen wurde.

Während eine umfassende, altersgerecht gestaltete Information des Kindes heute selbstverständlich sein sollte, ist die Sprachlosigkeit zwischen den Eltern und dem vom Tode bedrohten Kind häufig nach wie vor ein erhebliches Problem. Die Kinder haben oft eine sehr klare Wahrnehmung der Belastung der Eltern und haben das Gefühl, dass sie diese nicht noch weiter belasten dürfen. Insofern verschonen sie die Eltern gerade in Akutsituationen, bei bedrohlichen Entwicklungen und während sehr einschneidender Therapien davor, mit ihnen ihre Ängste, ihre Wut und ihre Verzweiflung zu teilen.

Es hängt sehr stark von der Belastbarkeit der Eltern, von deren sozialer Unterstützung, aber auch von der gesamten familiären Situation ab, wie weit sich Kinder in derartigen Extrembelastungssituationen, wenn nicht verbal, so durch ihr Verhalten an die Eltern wenden können und bei ihnen Halt und Unterstützung erfahren.

! Generell scheinen Kinder im Vergleich mit Erwachsenen bei guter sozialer Unterstützung des Kindes und der Familie sowohl die Akutsituation, als auch die Langzeitfolgen einer solchen lebensbedrohlichen Erkrankung tendenziell besser zu bewältigen.

Dies dürfte damit zusammenhängen, dass sie häufig besser in der Lage sind, regressive Verhaltensweisen zu reaktivieren und sich an die Eltern und das Pflegepersonal vertrauensvoll anzulehnen. Daher ist es entscheidend, die Eltern über die gesamte Zeit der Behandlung unterstützend zu begleiten. Ebenso aber kommt einer möglichst hohen Kontinuität der Bezugspersonen in der Klinik, sowohl auf Schwesternseite bei längeren intensiven Behandlungen, als auch ärztlicherseits bei der langfristigen Kontrolle der Erkrankung eine hohe Bedeutung zu, was nicht immer ausreichend berücksichtigt wird.

Adaptation an Extremsituationen durch Verleugnung

Während der Zeiten höchster psychischer Belastung (bei Diagnosestellung, während intensiver Therapieeinheiten, bei schweren Komplikationen oder Rückfällen oder während Stammzelltransplantation) zeigt die Mehrzahl der Kinder eine außerordentlich große Fähigkeit zur Adaptation an die Notwendigkeiten der Therapie mit einer milden depressiven Reaktion und leicht regressiven Tendenzen, wobei nach außen hin, vor allem auch den Eltern und Schwestern gegenüber eine positive Sicht der Dinge aufrechterhalten wird. Die Kinder mögen etwa sagen »mir geht es gut, es ging mir nie besser und im Übrigen mag ich nicht darüber reden.« Diese verleugnenden Tendenzen dienen in solchen Akutsituationen der Aufrechterhaltung des psychischen Gleichgewichts und der Kooperationsfähigkeit, dürfen aber nicht darüber hinwegtäuschen, dass auf tieferen Ebenen der Persönlichkeit intensivste Verarbeitungsprozesse aktiv sind, die die Bewältigung tiefreichender Ängste, depressiver und aggressiver Affekte und die Mitarbeit in der Behandlung erst ermöglichen (Günter et al. 1997, Bürgin 1978).

Unsere eigenen Untersuchungen zeigten, dass bei einer guten psychosozialen Betreuung selbst bei extremer Belastung wie bei Stammzelltransplantationen nur wenige Kinder eine schwere Belastungsreaktion entwickeln, meist in Form eines depressiven Rückzugs mit Verweigerung der Kooperation, teilweise aber auch in Form raptusartiger aggressiver Durchbrüche oder in Form ausgeprägter regressiver Verhaltensweisen mit aggressiv tyrannischer Komponente den Eltern gegenüber. Häufig sind diese Kinder bereits vor der Erkrankung in ihrer emotionalen Entwicklung belastet gewesen oder es zeigen sich derartige schwere Belastungsreaktionen bei familiären Problemen.

Behandlung in der Akutsituation

Die Behandlung in Akutsituationen ist häufig recht erfolgreich, wenn es gelingt, den Kindern auf die eine oder andere Weise Gelegenheit zu geben, sich über ihre tiefen Ängste, über ihre Hilflosigkeit, ihre Wut und Verzweiflung zu äußern. Dabei hat sich das therapeutische Angebot sehr daran auszurichten, dass dem Kind einerseits ein Raum für diese Affekte zur Verfügung gestellt wird, andererseits aber zu jedem Zeitpunkt vom Kind bestimmt werden kann, wie weit es gehen möchte, da sonst unter Umständen schwere depressive Reaktionen verschärft werden können. Als hilfreich haben sich nonverbale therapeutische Zugänge zum Kind erwiesen [beispielsweise Winnicotts Squiggle-Spiel (Winnicott 1971; Günter 2003), künstlerische Therapieformen (Günter 2000)], da sie dem Kind ermöglichen, nicht allzu direkt über seine Situation sprechen zu müssen und sich dennoch mitteilen zu können.

Fallbeispiel

Ein Beispiel für die Möglichkeit, sich zunächst im Bild zu äußern, mag eine Zeichnung (Abb. 23.2) aus dem Squiggle-Interview eines 8–9 Jahre alten Jungen sein, der wegen einer aplastischen Anämie 2 Wochen zuvor stammzelltransplantiert worden war und sich noch in Einzelzimmerbehandlung unter Isolationsbedingungen befand. Projektive Mechanismen herrschen vor; es ist der Untersucher, der in seiner äußeren Erscheinung verändert erscheint, nicht der Patient selbst. Die intensive Beschäftigung mit dem Tod ist in Form des Kreuzes repräsentiert. Wie in anderen Bildern des Patienten fehlt der Mund. Dies stellt in einer Verdichtung sowohl die somatischen Probleme mit der schmerzenden Mundschleimhaut, als auch die emotionale Situation, dass er nämlich mit niemandem sprechen konnte, dar. Statt dessen zeigte der Junge raptusartige Erregungszustände, in denen er das »Life Island« verwüstete und verließ und Ärzte und Schwestern mit Kanülen und anderen Gegenständen bewarf. Nach einer psychotherapeutischen Sitzung, in der wir über seine Trauer, seine Wut und seine Angst sprachen, beruhigte er sich.

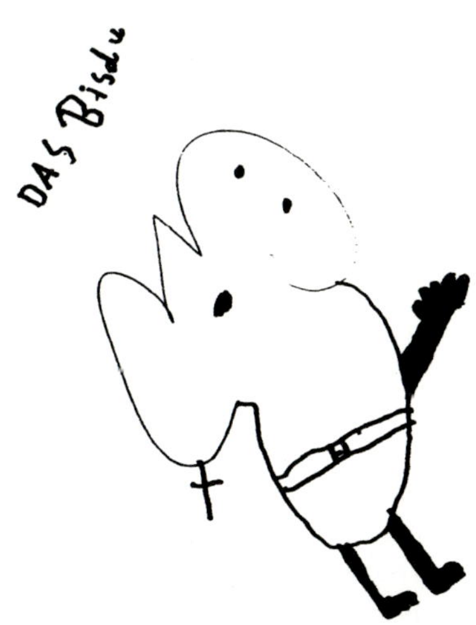

Abb. 23.2. **Zeichnung aus dem Squiggle-Interview eines 8–9 Jahre alten Jungen mit aplastischer Anämie nach Stammzelltransplantation**

Daneben können in Einzelfällen je nach dem, ob bei genauer Untersuchung die ängstliche oder die depressive Seite mehr im Vordergrund steht, Tranquilizer oder Antidepressiva unterstützend eingesetzt werden.

! Die psychotherapeutische Intervention während der akuten Belastung hat sich in der Regel auf die Stabilisierung der aktuellen emotionalen Situation auszurichten.

Gleichwohl werden auch bei derartigen durch die akute Situation ausgelösten Belastungsreaktionen, Anpassungsstörungen und neurotischen Auffälligkeiten lebensgeschichtliche Bezüge zu früheren Belastungen und Störungen der psychosozialen Entwicklung oft sehr deutlich erkennbar. Bei genauer Untersuchung wird erkennbar, wie sich aktuelle und aus der Vorgeschichte stammende Themen und Konflikte vermischen und miteinander interagieren. Die Behandlung einer länger bestehenden neurotischen Fehlentwicklung oder Verhaltensstörung muss jedoch in der Regel zurückgestellt werden, bis die Bedrohung durch die Krankheit und die Belastungen durch die Behandlung reduziert sind und wieder eine äußerlich stabile Lebenssituation hergestellt ist. Gleichwohl hat natürlich jede Behandlung auch in der Akutsituation zu berücksichtigen, dass die Aktivierung bereitliegender Konflikte sehr stark das aktuelle Geschehen bestimmt, sodass man es im oben erwähnten Sinne immer mit einem hochkomplexen System zu tun hat.

Die Behandlung findet auf einer pädiatrischen Station statt und wirkt auf diese zurück, während gleichzeitig die Therapiemaßnahmen und die Beziehungen zu den Ärzten und Schwestern auf der Station erheblichen Einfluss auf die psychotherapeutische Behandlung haben. Gleichzeitig sind hohe Erwartungen vorhanden, dass es rasch zu einer Besserung kommen soll und tatsächlich hängt in solchen Fällen oft die Mitarbeit des kleinen Patienten und damit die Prognose der Erkrankung davon ab, dass rasch eine Entlastung erreicht werden kann (Emanuel et al. 1990; Judd 1994).

Bewältigungsstrategien

Die Bewältigungsstrategien bei Kindern und Jugendlichen sind je nach Persönlichkeit, familiären Beziehungen und Vorerfahrungen außerordentlich unterschiedlich.

! Man weiß heutzutage, dass verleugnende Bewältigungsstrategien in Akutsituationen oft sehr günstige Resultate ergeben und daher in der Regel nicht durchbrochen werden sollten.

Andererseits gibt es aber, gerade bei den älteren Jugendlichen auch Patienten, die sich sehr aktiv mit der Erkrankung auseinandersetzen, oder Patienten, die sich stark an die Eltern anlehnen und dadurch die Belastung zu bewältigen suchen. Demgegenüber erscheint es für Eltern günstiger zu sein, sie darin zu unterstützen, sich aktiv mit der Erkrankung auseinanderzusetzen und auch soziale Unterstützung innerhalb der Familie und in Elterngruppen zu suchen.

Langfristige psychosoziale Adaptation

Die langfristige psychosoziale Adaptation erscheint überwiegend günstig, wenngleich auch hier, wie bei anderen chronischen Erkrankungen vermehrt Probleme in der emotionalen Entwicklung festzustellen sind. Dabei ist es aber nicht so, dass die Schwere der Erkrankung verantwortlich ist für die Qualität der Langzeitadaptation (Fritz et al. 1988). Für die kognitive Entwicklung ist vor allem entscheidend, wie weit durch Bestrahlung Schäden am ZNS hervorgerufen wurden, die Ursache für Lern- und Aufmerksamkeitsstörungen sein können.

! Die Reintegration in die Heimatschule nach einer Krebserkrankung sollte beratend begleitet werden.

Denn häufig besteht zwar eine große Bereitschaft, das Kind wieder in den Klassenverband zu integrieren, aber es sind erhebliche Ängste und Unsicherheiten sowohl bei den Lehrern als auch bei den Mitschülern vorhanden, denen durch eine gute Information begegnet werden kann.

Oft findet sich eine Tendenz zur Übernormalisierung, die leicht als soziale und emotionale Reife missverstanden werden kann (Schwarz et al. 1996) und die bei Adoleszenten häufiger einhergeht mit einem gewissen Verzicht auf Autonomieentwicklung. Es ist sicherlich eines der schwierigen Probleme sowohl für Eltern als auch für den betroffenen Jugendlichen selbst, nach einer solchen Erkrankung wieder zur Normalität des Alltagslebens zurückzufinden und nicht durch Überängstlichkeit auf Seiten der Eltern sowie durch hypochondrische Ängste auf Seiten der Jugendlichen die notwendige Verselbstständigungsentwicklung zu beeinträchtigen. Auf der anderen Seite gibt es bei krebskranken Patienten, häufiger allerdings noch bei Transplantationspatienten Einzelfälle, in denen im Zuge eines unbewältigten Autonomiekonfliktes die notwendige Kooperation und insbesondere die Medikamenteneinnahme vernachlässigt wird und dadurch ein ungünstiger Verlauf eingeleitet wird.

! Die Gratwanderung zwischen notwendiger Autonomieentwicklung und notwendiger Unterwerfung unter die manchmal rigiden Therapieschemata verlangt vom behandelnden Pädiater sehr viel Fingerspitzengefühl und Kenntnis der Entwicklungsprozesse.

Krisenbewältigung

Selbstverständlich ist bei vielen Patienten trotz guter Adaptation immer wieder auch mit Krisen und erheblichen psychischen Belastungen im Zusammenhang mit körperlich beeinträchtigenden Langzeitfolgen der Erkrankung, vor allem aber mit Komplikationen und Rückfällen zu rechnen. Manchmal treten selbst bei banalen Infekten verstärkt wieder Ängste in den Vordergrund, dass es zu einem Rezidiv gekommen sein könnte. Viele Kinder sind in ihrem Körpererleben sehr beeinträchtigt, vor allem aber beschäftigen sich sehr viele Kinder bereits lange vor der Pubertät damit, dass sie möglicherweise aufgrund der Chemotherapie oder der Bestrahlung zeugungsunfähig sein könnten. Immer wieder beobachtet man in diesem Zusammenhang deutliche Probleme hinsichtlich der Peergroup-Integration und erhebliche Unsicherheiten und Probleme im Aufbau altersgerechter sexueller Beziehungen und Partnerschaften.

Wenn Kinder und Jugendliche mit einer malignen Erkrankung vor dem Tod stehen, ist es häufig für die Eltern sehr schwer, mit ihren Kindern in angemessener Weise darüber zu reden, da sie nur sehr schwer selbst damit zurechtkommen. Man hört in solchen Situationen immer wieder, dass man den Kindern doch nicht die letzte Hoffnung rauben wolle. Es ist dann eine oft schwierige ärztliche Aufgabe, den Eltern und dem Kind dabei zu helfen, über diese entscheidenden Dinge sprechen zu können. Manchmal ist es hilfreich, den Eltern mit Einverständnis des Kindes Zeichnungen aus einem psychotherapeutischen Gespräch zeigen zu können und ihnen anhand dessen das Bedürfnis des Kindes nach Unterstützung und Offenheit in einer solchen Situation aufweisen zu können (Abb. 23.3).

Fallbeispiel

Bedrohliche Todesfantasien können auch durch eine narzisstisch überhöhte Darstellung des eigenen Selbst abgewendet werden. Ein 9-jähriges Mädchen, das an einer Leukämie erkrankt war und daher vor einer Stammzelltransplantation stand, begann ihre »Menschzeichnung« (Abb. 23.3) zunächst mit der schattenhaften Gestalt unten am Rand des Weges. Als ihr diese nicht gefiel, ließ sie sie auf dem Blatt stehen, ohne sie auszuradieren, oder ein neues Blatt zu nehmen und malte sich statt dessen farbig als strahlende Prinzessin mit Krönchen und Blumen in der

▼

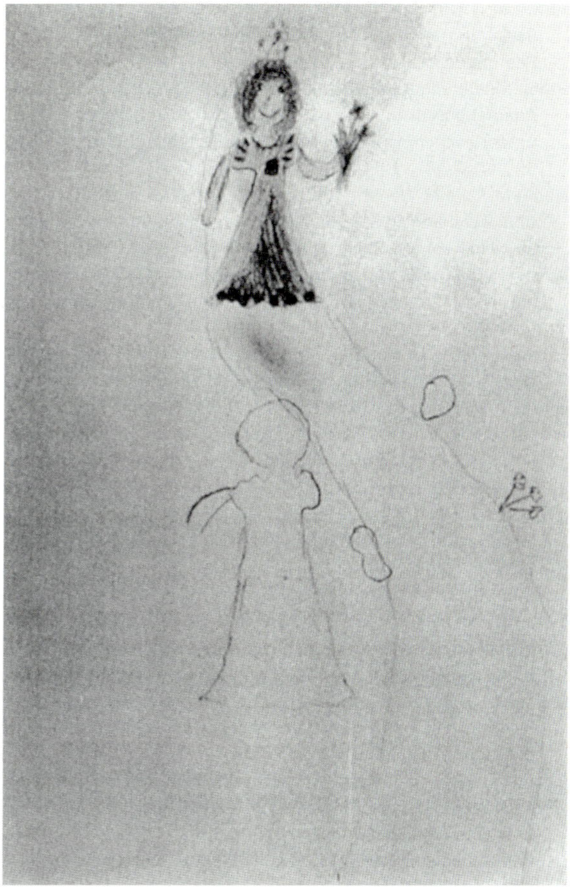

Abb. 23.3. **»Menschzeichnung« eines 9-jährigen, an Leukämie erkrankten Mädchens**

Hand. Es erscheint nachvollziehbar – und eine solche Symbolik ist bei vom Tode bedrohten Patienten in den Bildern bekanntlich häufiger anzutreffen – dass dieses Bild auch den Schatten des Todes am Wegesrand zum Thema hatte.

Fazit für die Praxis

Chronische und schwer lebensbedrohliche Erkrankungen stellen für die betroffenen Kinder und ihre Familien eine Belastung dar, die von den meisten relativ gut bewältigt werden kann. Eine äußerlich gute Adaptation sagt jedoch nichts aus über das Ausmaß an innerer Anstrengung und Arbeit, die das Kind aufbringen muss, um diese Anpassungsleistung dauerhaft aufrechtzuerhalten. Störungen der Compliance und des Empowerment können ebenso sehr auf psychische Konflikte und psychosoziale Belastungen hinweisen, wie sie Ausdruck von Betreuungs- und Beziehungsproblemen aufseiten der behandelnden Institutionen sein können. Die persönliche Kontinuität der Betreuung spielt hier eine große Rolle. Im klinischen Alltag der somatischen Behandlung chronisch kranker Kinder droht aufgrund der häufig guten psychosozialen Adaptation und unter den Routinen das Bewusstsein für die anhaltende Belastung der Kinder und ihrer Familien verloren zu gehen. Dies sollte nicht zum Dauerthema gemacht werden, aber ihre Bedeutung als Auslöser für Krisen und dauerhafte Entwicklungsbeeinträchtigungen sollte im Auge behalten werden. Insbesondere Pubertät und Adoleszenz bringen chronisch kranke Kinder, ihre Eltern und die behandelnden Ärzte in schwierige Konflikte, da die adoleszente Autonomieentwicklung und die Unterwerfung unter ein manchmal rigides Behandlungsregime austariert werden müssen. Normale pubertäre sexuelle und Beziehungsängste führen durch die Erkrankung und die dadurch bedingte Beeinträchtigung des Körper- und Selbstbildes manchmal zu schweren psychischen Beeinträchtigungen.

Eine altersgerechte Aufklärung über die Erkrankung, die Behandlung, bestehende Chancen und Risiken im Sinne eines »informed consent« ist heute auch bei jungen Kindern zu fordern, trägt zur Kooperation der Kinder bei und verringert ihre seelische Belastung. Es ist allerdings zu berücksichtigen, dass gerade belastende und ängstigende Fakten im Zusammenhang mit der Erkrankung häufig rasch aus dem bewussten Denken und Fühlen entfernt werden und daher wiederholt besprochen werden müssen. Gleichwohl bleiben sie unbewusst wirksam. Tiefe Ängste, Wut und Verzweiflung können die Kinder oft nicht mitteilen. Insbesondere tun sich viele Kinder schwer, diese Gefühle mit ihren Eltern zu besprechen, da sie deren Belastung spüren und sie schonen möchten. Eine therapeutische Begleitung hat offen zu sein für das, über was die Kinder zum jeweiligen Zeitpunkt zu sprechen in der Lage sind. Sie hat dabei dem Kind in der Regel die Führung zu überlassen.

Bei schweren Belastungsreaktionen können zusätzlich zur psychotherapeutischen Arbeit auch Medikamente hilfreich sein. Bei länger anhaltenden neurotischen Entwicklungen ist eine reguläre psychotherapeutische Behandlung zu empfehlen, sobald die somatische Situation so weit stabilisiert ist, dass Kind und Familie sich dem öffnen können. Besonderes Augenmerk ist auf die oft gefährdete und konflikthafte Autonomieentwicklung, die Selbstwertproblematik und chronifizierte depressive Ängste sowie unbearbeitete Wut zu legen.

Bei unkomplizierten Verläufen können Schulungsmaßnahmen eine wichtige Hilfe bieten. Daneben ist im psychosozialen Bereich auf eine gute Inte-
▼

gration in die Peergroup zu achten, um Entwicklungsbeeinträchtigungen möglichst gering zu halten. Insgesamt bleibt allerdings sowohl im stationären als auch im ambulanten Sektor der durchschnittliche Standard der kinderpsychiatrisch-psychotherapeutischen Betreuung in Deutschland noch weit hinter den Erfordernissen zurück.

Literatur

Aram DM, Ekelman BL, Ben-Shachar G, Levinsohn MW (1985) Intelligence and hypoxemia in children with congenital heart disease: fact or artifact? J Am Coll Cardiol 6:889–893
Arnold PB (1992) Rehabilitation of patients with spinal cord injury. In: Piepmeier JM (ed) The outcome following traumatic spinal cord injury. Futura, Mount Kisko/NY, pp 89–118
Bierich JR (1992) Kind im Krankenhaus. In: Bierich JR (Hrsg) Arzt und Kranker. Ethische und humanitäre Fragen in der Medizin. Attempto, Tübingen, S 111–118
Biermann G (1969) Die psychologische Situation des Kindes im Krankenhaus. In: Opitz H, Schmid F (Hrsg) Handbuch der Kinderheilkunde. Springer, Berlin Heidelberg New York, S 1014–1027
Blanz B (1994) Diabetes mellitus im Jugendalter – Die psychosozialen Folgen einer chronischen Erkrankung, ihre Hintergründe und ihre Bewältigung. Barth, Heidelberg
Blanz B (1996) Psychische Störungen bei chronischen körperlichen Erkrankungen im Kindes- und Jugendalter. In: Lehmkuhl G (Hrsg) Chronisch kranke Kinder und ihre Familien. Quintessenz, München, S 34–48
Block J, Jennings PH, Harvey E, Simpson E (1964) Interaction between allergic potential and psychopathology in childhood asthma. Psychosom Med 26:307–320
Boeger A, Seiffge-Krenke I (1994) Body image im Jugendalter: Eine vergleichende Untersuchung an gesunden und chronisch kranken Jugendlichen. Prax Kinderpsychol Kinderpsychiatr 43:119–125
Boekaerts M, Röder I (1999) Stress, coping, and adjustment in children with a chronic disease: a review of the literature. Disability Rehab 21:311–337
Breitenöder-Wehrung A, Kuhn G, Günter M, Neu A (1998) Vergleich des Körperbildes bei gesunden und psychisch bzw. körperlich chronisch kranken Kindern mit Hilfe des KBMT-K. Psychosom Psychother Med Psychol 48:483–490
Bruns I (1992) »Ich hab' dich doch so lieb...« Wenn ein Kind an Krebs erkrankt. Attempto, Tübingen
Bürgin D (1978) Das Kind, die lebensbedrohende Krankheit und der Tod. Huber, Bern Stuttgart Wien
Cadman D, Boyle M, Szatmari P, Offord DR (1987) Chronic illness, disability, and mental and social well-being: findings of the Ontario child health study. Pediatrics 79:805–813
Fritz GK, Williams JR, Amylon M (1988) After treatment ends: psychosocial sequelae in pediatric cancer survivors. Am J Orthopsychiatry 58:552–561
Eksi A, Molzan J, Savasir I, Guler N (1995) Psychological adjustment of children with mild and moderately severe asthma. Eur Child Adolesc Psychiatry 4:77–84
Emanuel R, Colloms A, Mendelsohn A, Muller H, Testa R (1990) Psychotherapy with hospitalised children with leukaemia: is it possible? J Child Psychother 16:21–37
Friedrich H, Spoerri O, Stemann-Acheampong (Hrsg) (1992) Missbildung und Familiendynamik. Kinder mit Spina bifida und Hydrocephalus in ihren Familien. Vandenhoeck & Ruprecht, Göttingen
Günter M (1995) »Ich bin ich« – Das Bild des eigenen Körpers als Beziehungsangebot: Affirmation der Identität angesichts ihrer Bedrohung. Kinderanalyse 4:201–219
Günter M, Werning A, Karle M, Klingebiel T (1997) Abwehrprozesse als Adaptationsleistung. Ein psychoanalytischer Zugang zu Kindern unter Knochenmarktransplantation im Life Island. Kinderanalyse 5:124–152
Günter M, Karle M, Werning A, Klingebiel T (1999) Emotional adaptation of children after bone marrow transplantation. Can J Psychiatry 44:77–81
Günter M (2000) Art therapy as an intervention to stabilize the defenses of children undergoing bone marrow transplantation. Arts Ther 27:3–14
Günter M (2003) Therapeutische Erstinterviews mit Kindern. Winnicotts Squiggletechnik in der Praxis. Klett-Cotta, Stuttgart
Hauser ST, DiPlacido J, Jacobson AM et al. (1993) The family and the onset of ist youngster's insulin-dependent diabetes: ways of coping. In: Cole RE, Reiss D (eds) How do families cope with chronic illness? Lawrence Erlbaum, Hillsdale/NJ London, pp 25–55
Johnson SB (1988) Diabetes mellitus in childhood. In: Routh DK (ed) Handbook of pediatric psychology. Guilford, New York/NY, pp 9–31
Judd D (1994) Life threatening illness as psychic traume: psychotherapy with adolescent patients. In: Erskine A, Judd D (eds) The imaginative body. Psychodynamic therapy in health care. Whurr, London, pp 87–112
Kaemmerer H, Tintner H, König U, Fritsch J, Sechtem U, Hopp HW (1994) Psychosoziale Probleme Jugendlicher und Erwachsener mit angeborenen Herzfehlern. Z Kardiol 83:194–200
Kemmer FW, Bisping R, Steingruber HJ et al. (1986) Psychological stress and metabolic control in patients with type I diabetes mellitus. N Engl J Med 314:1078–1084
Klemm M, Hebeler G, Häcker W (Hrsg) (1989) Tränen im Regenbogen. Attempto, Tübingen
Kramer HH, Awiszus D, Sterzel U, van Halteren A, Classen R (1989) Development of personality and intelligence of children with congenital heart disease. J Child Psychol Psychiatry 30:299–308
Kunert S, Schmidt M (1971) Die psychische Situation körperbehinderter Kinder. Henn, Ratingen
Landolt M, Nüssli R, Schoenle D, Schoenle EJ (1997) Psychosoziale Faktoren und metabolische Kontrolle bei Jugendlichen mit Typ-I-Diabetes. Z Klin Psychol 26:13–20
Loew TH, Siegfried W, Martus P, Tritt K, Hahn EG (XXXX) »Functional relaxation« reduces acute airway obstruction in asthmatics as effectively as inhaled terbutaline. Psychother Psychosom 65: 124–128
Matthesius RG, Jochheim KA, Barolin GS, Heinz C (Hrsg) (1995) Internationale Klassifikation der Schädigungen, Fähigkeitsstörungen und Beeinträchtigungen (ICIDH). Ullstein, Berlin Wiesbaden
Michels HP (Hrsg) (1996) Chronisch kranke Kinder und Jugendliche. Psychosoziale Betreuung und Rehabilitation. DGVT, Tübingen
von Mutius E, Fritsch C, Weiland SK, Roll G, Magnussen H (1992) Prevalence of asthma and allergic disorders among children in united Germany: a descriptive comparison. Br Med J 305:1395–1399
Neumann H (1996) Psychosoziale Aspekte der Rehabilitation asthmakranker Kinder und Jugendlicher. In: Michels HP (Hrsg) Chronisch kranke Kinder und Jugendliche. Psychosoziale Betreuung und Rehabilitation. DGVT, Tübingen, S 69–102
Newacheck PW, McManus MA, Fox HB (1991) Prevalence and impact of chronic illness among adolescents: Am J Dis Child 145:1367–1373
Nordmark-Lindberg I, Lindberg T (1979) A child's experience of imminent death. Acta Paediatr Scand 68:645–648
Oppermann M, Dahme B, Leplow B, Richter R (1990) Zur Auslösung asthmatischer Anfälle durch psychologische Faktoren. Prax Psychother Psychosom 36:148–159
Patterson J, Blum RW (1996) Risk and resilience among children and youth with disabilities. Arch Pediatr Adolesc Med 150:692–698

Pearlman DS (1984) Bronchial asthma: a perspective from childhood to adulthood. Am J Dis Child 138: 459–466

Pless IB, Nolan T (1991) Revision, replication and neglect – research on maladjustment in chronic illness. J Child Psychol Psychiatry 32:347–365

Quack-Klemm M, Kerstin-Wilmsmeyer A, Klemm M (Hrsg) (1994) Lebenskandidaten. »Wir lassen uns nicht begraben, ehe wir tot sind«. Grenzerfahrungen und Alltagsleben junger kranker und behinderter Menschen. Attempto, Tübingen

Raimbault G (1981) Children talk about death. Acta Paediatr Scand 70:179–182

Rees L (1964) The importance of psychological, allergic, and infective factors in childhood asthma. J Psychosom Res 7:253

Resch F, Salzer-Muhar U, Mutschlechner R, Wimmer M (1996) Kognitive und psychosoziale Risikofaktoren der Selbstentwicklung bei Kindern mit angeborenen Herzfehlern. In: Lehmkuhl G (Hrsg) Chronisch kranke Kinder und ihre Familien. Quintessenz, München, S 240–249

Riedesser P, Wolff G (1985) Elterliches Schulderleben bei Erkrankungen ihrer Kinder. Monatsschr Kinderheilkd 133:657–662

Ryan C, Vega A, Drash A (1985) Cognitive deficits in adolescents who developed diabetes early in life. Pediatrics 75:921–927

Schmitt GM (1991) Cystische Fibrose. Leben mit einer chronischen Krankheit. Hogrefe, Göttingen Toronto Zürich

Schwarz R, Kredel, J, Peitner-Horn, M, Häberle H (1996) Jugendliche nach einer Krebserkrankung im Kindesalter. In: Lehmkuhl G (Hrsg) Chronisch kranke Kinder und ihre Familien. Quintessenz, München, S 210–217

Schwind H (1996) Aspekte rheumatischer Erkrankungen bei Kindern und Jugendklichen. In: Michels HP (Hrsg) Chronisch kranke Kinder und Jugendliche. Psychosoziale Betreuung und Rehabilitation. DGVT, Tübingen, S 165–186

Shurtleff DB, Sousa JC (1977) The adolescent with myelodysplasia: development, achievement, set and deterioration. Delaware Med J 49:631–638

Steinhausen HC (1981) Familiäre Adaptation bei Cystischer Fibrose. In: Angermeyer MC, Döhner O (Hrsg) Chronisch kranke Kinder und Jugendliche in der Familie. Enke, Stuttgart, S 50–58

Steinhausen HC (1984) Chronisch kranke Kinder und Jugendliche. In: Steinhausen HC (Hrsg) Risikokinder. Kohlhammer, Stuttgart, S 55–72

Steinhausen HC, Dörner S (1975) Das chronisch kranke und behinderte Kind: Eine psychologische Aufgabe der Kinderheilkunde, Teil I–III. Klin Pädiatr 187:407–431

Steinhausen HC, Stephan H, Stephan HZ, Schindler-Lembenz H-P (1983) Vergleichende Studien zur Psychopathologie bei Asthma bronchiale und cystischer Firose. Monatsschr Kinderheilkd 131: 145–149

Stutte H (1962/63) Der Thersiteskomplex, ein phasenspezifischer Konfliktfaktor der Adoleszenz. Crianca Port 21:451–460

Ullrich G, Hellmann-Backhaus U, Bartig HJ (1996) Behandlung und Rehabilitation? Überlegungen zum Stellenwert und zur Eigenart psychosozialer Versorgung bei Mukoviszidose/cystischer Fibrose (CF). In: Michels HP (Hrsg) Chronisch kranke Kinder und Jugendliche. Psychosoziale Betreuung und Rehabilitation. DGVT, Tübingen, S 125–144

Vila G, Nollet-Clemencon C, Vera M et al. (1999) Prevalence of DSM-IV disorders in children and adolescents with asthma versus diabetes. Can J Psychiatry 44:562–569

Waddell C (1982) The process of neutralisation and the uncertainties of cystic fibrosis. Sociol Health Illness 4:221

Wallander JL, Varni JW (1998) Effects of pediatric chronical physical disorders on child and family adjustment. J Child Psychol Psychiatry 39:29–46

Weiland SK, Pless IB, Roghmann KJ (1992) Chronic illness and mental health problems in pediatric practice: results from a survey of primary care providers. Pediatrics 89:445–449

Winnicott DW (1971) Therapeutic consultations in child psychiatry. Hogarth, London

Persönlichkeitsstörungen

K. Schmeck, F. Resch

> Natur in Zwietracht mit des Schicksals Gaben
> Gerät wie jeder andere Samen schlecht,
> den abseits seines Umfelds man vergraben.
> Und achtete die Welt dort unten recht
> aufs Fundament, das die Natur gesetzt,
> geriete gut infolge das Geschlecht.
> La Divina Commedia (Dante Alighieri, 14. Jahrhundert)
>
> Es bildet ein Talent sich in der Stille,
> sich ein Charakter in dem Strom der Welt.
> Johann Wolfgang Goethe

24.1 Konzeptuelle Überlegungen

Die Diagnose einer Persönlichkeitsstörung im Kindes- und Jugendalter ist umstritten und stellt den kinder- und jugendpsychiatrischen Diagnostiker vor ein Paradoxon: Einerseits wird in der Definition einer Persönlichkeitsstörung verlangt, dass sich die Störungssymptome schon in Kindheit und Adoleszenz gezeigt haben (und somit ein durchgehender Entwicklungsverlauf zu beobachten ist), andererseits sollte die Diagnose erst im Erwachsenenalter oder frühestens ab dem 16. Lebensjahr gestellt werden (ICD-10).

Während manche Autoren aus einer psychoanalytischen Sicht heraus die Diagnose von z. B. Borderlinepersönlichkeitsstörungen schon im Kindesalter befürworten (Kernberg 1990; Kernberg et al. 2000; Bürgin u. Meng 2000), stellen andere (z. B. Shapiro 1990) den Entwicklungsaspekt der Persönlichkeit von Kindern und Jugendlichen in den Vordergrund, weshalb eine stabile Persönlichkeitsentwicklung als Voraussetzung für die Diagnose einer Persönlichkeitsstörung im Kindes- und Jugendalter noch nicht gegeben sei.

Befürchtet wird von den Gegnern der Diagnosestellung vor allem, dass durch die Vergabe der Diagnose einer Persönlichkeitsstörung im Kindes- und Jugendalter ein Label vergeben wird, sodass im Sinne einer sich selbst erfüllenden Prophezeiung die Veränderung der weiteren Persönlichkeitsentwicklung behindert wird.

Die wissenschaftliche Datenlage zu Persönlichkeitsstörungen im Kindes- und Jugendalter ist bisher außerordentlich dünn, sodass empirisch abgesicherte Aussagen nicht einfach zu treffen sind. Dies hat vor allem damit zu tun, dass eine Diagnose, die nicht existiert, auch nicht Gegenstand wissenschaftlicher Forschung sein kann. Von daher ist zu fordern, dass das Konzept einer Persönlichkeitsstörung im Kindes- und Jugendalter als Arbeitsdiagnose verwendet werden sollte (z. B. unter dem Namen »Persönlichkeitsentwicklungsstörung«), die empirische Untersuchungen zur Stabilität dieses Konstrukts über den Entwicklungsverlauf hinweg anregen kann.

Die Verwendung dieser Arbeitsdiagnose kann auch dazu dienen, wirksame Behandlungskonzepte zu entwickeln und ihre Effektivität zu überprüfen.

! Nach den Richtlinien des ICD-10 darf die Diagnose einer Persönlichkeitsstörung vor dem 16. Lebensjahr nur gestellt werden, wenn die geforderte Mindestzahl an Kriterien erfüllt ist, die Verhaltensstörungen sich als andauernd, durchgehend und situationsübergreifend dargestellt haben und nicht auf andere psychiatrische Störungen zurückzuführen sind (Deutsche Gesellschaft für Kinder- und Jugendpsychiatrie und Psychotherapie 2000).

Zum besseren Verständnis von Persönlichkeitsstörungen besteht vor allem im Jugendalter noch ein erheblicher Forschungsbedarf, da nach wie vor eine Entwicklungspsychologie der Persönlichkeitsstörungen fehlt. So stellt Fiedler (1998, S. 513) fest, »dass es bis heute kaum substantielle Bemühungen gibt, die beiden Forschungsbereiche der Entwicklungs-(Patho-)Psychologie und der Persönlichkeitsstörungen miteinander zu verbinden«.

24.2 Grundlagen der Persönlichkeitsentwicklung

Der Persönlichkeitsbegriff hat über die Jahrhunderte eine grundlegende Wandlung erfahren. Mit dem Begriff »persona« wurde ursprünglich von den Römern eine Theatermaske bezeichnet, die das »Typische« darstellt, hinter dem das »Individuelle« verschwindet. In den folgenden Jahrhunderten wurden im christlich-theologischen Sprachgebrauch mit »personae« getaufte Christen bezeichnet, und schließlich wurde der Begriff »personalitas« für den rational nicht voll erfassbaren, nicht zur messbaren Natur gehörigen Teil des Menschen verwendet (Herrmann 1972). Mit der Entwicklung der empirischen Psychologie im 19. Jahrhundert wurden erste Versuche unternommen, die individuellen Merkmale von Menschen, durch die sie sich von anderen unterscheiden, messbar zu machen. Im

20. Jahrhundert hatte sich dann der Persönlichkeitsbegriff als eines der zentralen Konstrukte der Psychologie etabliert, unter dem die stabile und überdauernde Organisation von Verhalten, Temperament, kognitiven Fähigkeiten und körperlichen Merkmalen eines Menschen verstanden wird, durch die seine einzigartige Anpassung an die Umwelt ermöglicht wird (Eysenck 1953).

! Wesentlich ist (im Sinne der zentralen Annahme der Gestalttheorie), dass Persönlichkeit als Ganzes mehr ist als die Summe ihrer Teile, dass also zum Verständnis eines Menschen seine Persönlichkeitsstruktur als individuelle Organisation und Aufeinanderbezogenheit der einzelnen Elemente von entscheidender Bedeutung ist.

Das Konstrukt »Persönlichkeit« gibt uns also Aufschluss über die Individualität, die Einzigartigkeit eines Menschen. Dass sich Menschen in vielfältiger Weise unterscheiden, ist eine grundlegende Erfahrung des menschlichen Seins. Woher diese individuellen Unterschiede stammen, ist schon seit langem eine zentrale Frage von erheblicher Brisanz, die im angelsächsischen Sprachraum auf die kurze Formel »nature« (angeborene Unterschiede) oder »nurture« (durch Umwelteinflüsse erworbene Unterschiede) gebracht wurde.

Persönlichkeit und Temperament

Wenn Kinder auf die Welt kommen, unterscheiden sie sich bereits in einer Reihe von Merkmalen wie z. B. der Rhythmizität ihrer biologischen Funktionen (Schlaf-Wach-Rhythmus, Fütterintervalle etc.), der Reaktion auf fremde und unvertraute Reize, der sensorischen Reizschwelle oder der Intensität ihrer Reaktionen. Diese Beobachtungen an Neugeborenen und Kleinkindern veranlasste das amerikanische Forscherpaar Alexander Thomas und Stella Chess, das lange ignorierte Temperamentskonzept wieder in die Forschung einzuführen (Thomas u. Chess 1977).

Temperamentsmerkmale werden verstanden als »relativ konsistente, grundlegende und dem Individuum eigene Dispositionen, welche dem Ausdruck von Aktivität, Reaktivität, Emotionalität und Soziabilität zugrunde liegen und diesen modulieren.« (McCall in Goldsmith et al. 1987)

Wesentliche Elemente des Temperaments (und damit der Individualität und Einzigartigkeit) sind bereits zu einem frühen Lebenszeitpunkt zu erkennen, so dass man davon ausgeht, dass diese Elemente durch biologische Faktoren beeinflusst sind. Untersuchungen zur Heritabilität von Temperaments- oder Persönlichkeitsmerkmalen (»nature«) ergeben aber selten eine höhere Erblichkeit als 40 oder 50% (Asendorpf 1996), sodass in der Persönlichkeitsentwicklung Umwelteinflüssen (»nurture«) eine bedeutsame Rolle zukommen muss. Im Einklang damit zeigen entwicklungspsychologische Forschungen auch, dass die Stabilität von früh zu beobachtenden Persönlichkeitsmerkmalen nicht sehr hoch ausgeprägt ist. Es ist von daher Konsens, dass die Ausprägung des Temperaments auch durch Erfahrungen und Umgebungseinflüsse (mit-) bestimmt wird (Goldsmith et al. 1987).

Entwicklungspsychologische Persönlichkeitstheorien

Entwicklungspsychologische Theorien können danach unterschieden werden, welchen Einfluss sie im Entwicklungsprozess dem Individuum und/oder der Umwelt zuordnen (Oerter u. Montada 1998). Wenn weder Individuum noch Umwelt einen aktiven Beitrag zur Entwicklung leisten, spricht man von dem endogenen Prozess der »Reifung«. Demgegenüber steht der Begriff der »Prägung« für ein Entwicklungsgeschehen, bei dem das Individuum ohne eigenes Zutun durch bedeutsame Umwelteinflüsse verändert wird. »Selbstgestaltung« charakterisiert das Individuum als treibende Kraft und Gestalter seiner eigenen Entwicklung, die als weitgehend selbstgestalteter Konstruktionsprozess angesehen wird (s. folgende Übersicht). Alle diese Theorieansätze greifen allerdings letztendlich nur Ausschnitte aus dem tatsächlichen Entwicklungsgeschehen heraus.

Einflüsse von Individuum und Umwelt im Entwicklungsprozess

	Individuum passiv	Individuum aktiv
Umwelt passiv	**endogenistisch** »Reifung«	**konstruktivistisch** »Selbstgestaltung«
Umwelt aktiv	**exogenistisch** »Prägung«	**interaktionistisch** »wechselseitige Beeinflussung«

Nach Sameroff (1975), der den Begriff einer transaktionalen Sichtweise von Entwicklung einführte, zeigt sich als zentrales Merkmal interaktionistischer Entwicklungstheorien, dass dem Individuum eine aktive Rolle bei der Gestaltung seiner Umwelt zuzuschreiben ist, sodass der sich entwickelnde Mensch in gleichem Ausmaß seine Umgebung formt, wie er von ihr geformt wird. In einem transaktionalen Modell wird der formende Charakter sowohl der Umwelt als auch des Individuums in ihrer aktiven Rolle beim Wachstum unterstrichen. Das sich entwickelnde Kind ist aktiv damit beschäftigt, seine Welt zu organisieren und zu strukturieren. Solche interaktionistischen oder transaktionalen Entwicklungsmodelle erscheinen auch für die Konzeption der Entwicklung der Persönlichkeit angemessen.

! In Wechselwirkung zwischen biologischen und psychosozialen Einflussfaktoren entwickeln sich aus

▼

einer genetisch determinierten Matrix Verhaltens- und Erlebensdispositionen, die als Persönlichkeitsstruktur bezeichnet werden.

Diese Dispositionen entstehen in der frühen Entwicklung als Internalisierung von Interaktionen, durch die Erfahrungen von außen nach innen transportiert werden. Biologische Faktoren üben ihren Einfluss durch eine Veränderung der neuronalen Plastizität aus, psychosoziale Einflüsse wirken auf affektive Steuerungsprozesse. Durch Vernachlässigung oder Traumatisierungen entstehen affektive Unter- oder Übersteuerungen, die vor allem bei wiederholtem oder chronischem Auftreten Verhaltens- und Erlebensdispositionen nachhaltig verändern (Resch u. Möhler 2001).

24.3 Epidemiologie

Persönlichkeitsstörungen gehören zu den häufigsten psychischen Störungen im Erwachsenenalter. Prävalenzschätzungen gehen von einer Rate von 5–10% in der Allgemeinbevölkerung und von bis zu 50% in klinischen Populationen aus (Tress et al. 2002). Die Diagnosehäufigkeiten hängen dabei vom diagnostischen Vorgehen und dem gewählten Klassifikationssystem ab. In der ICD-10 werden Persönlichkeitsstörungen gemeinsam mit anderen psychischen Störungen auf der 1. Achse klassifiziert. Unter dem Bemühen, das Störungsbild mit einer Diagnose abzubilden, wurden Persönlichkeitsstörungen beim gleichzeitigen Vorliegen einer anderen psychiatrischen Störung häufig nicht klassifiziert. Im amerikanischen DSM-IV werden Persönlichkeitsstörungen demgegenüber eigenständig auf der 2. Achse klassifiziert, sodass der Behandler in jedem Fall gezwungen ist, über das Vorhandensein einer Persönlichkeitsstörung nachzudenken. Eine Häufigkeit von 50% Persönlichkeitsstörungen in klinischen Populationen ergibt sich in der Regel nicht im Rahmen der Routinediagnostik, sondern nur beim gezielten Einsatz von klinischen Interviews, mit deren Hilfe ein systematisches Screening durchgeführt wird.

Zur Prävalenz von Persönlichkeitsstörungen im Kindes- und Jugendalter gibt es keine verlässlichen Zahlen. In groß angelegten epidemiologischen Untersuchungen zu psychischen Störungen im Kindes- und Jugendalter werden Persönlichkeitsstörungen in der Regel nicht erfasst, da sie auch nicht Teil der diagnostischen Interviews für diesen Altersbereich sind. In einer Längsschnittuntersuchung von 733 per Zufall ausgewählten Jugendlichen aus einer Bevölkerungsstichprobe (Bernstein et al. 1993) wurde im Altersbereich von 11–21 Jahren (mittleres Alter 16,4 Jahre) eine Prävalenz von ausgeprägten Persönlichkeitsstörungen von 17,2% beschrieben (DSM-III-R-Kriterien). In einer Nachuntersuchung von Brieger et al. (2001) an 164 jungen Erwachsenen (mittleres Alter 24,8 Jahre), die in ihrer Kindheit oder Jugend in psychiatrischer Behandlung waren, wiesen 39% zum Katamnesezeitpunkt eine ICD-10-Diagnose auf. Am weitaus häufigsten zeigten sich dabei Persönlichkeitsstörungen, die ein Drittel aller Diagnosen ausmachten.

! Generell gilt: Solange die systematische Erfassung von Persönlichkeitsstörungen kein grundlegender Bestandteil von epidemiologischen Untersuchungen im Kindes- und Jugendalter ist, sind Aussagen zur Prävalenz und auch zum Langzeitverlauf kaum möglich.

24.4 Diagnostik

Stärker als bei anderen psychischen Störungen wird der Untersucher bei der Erfassung von Persönlichkeitsstörungen damit konfrontiert, dass Störungssymptome vom Patienten selbst nicht ausreichend wahrgenommen werden und somit auch nicht umfassend berichtet werden können. Eine Störungsdiagnose ist von daher mit ausreichender Sicherheit nur durch Einsatz von ausführlichen klinischen Interviews wie dem IPDE (»International Personality Disorder Examination«; Loranger 1996) oder dem SCID-II (»Structured Clinical Interview for DSM-IV Personality Disorders«; deutsche Fassung SKID-II von Wittchen et al. 1997) möglich. Beide Verfahren sollten von geschulten Interviewern oder mit dem Störungsbild vertrauten Klinikern durchgeführt werden. Außeninformationen werden in den diagnostischen Prozess mit e inbezogen. Entwickelt wurden beide Verfahren für die Untersuchung von Erwachsenen. Eine systematische Überprüfung der Testkriterien für die Anwendung im Jugendalter ist bisher nicht durchgeführt worden.

Entwickelt wurden ebenfalls Checklisten wie das IDCL-P (»International Diagnostic Checklists«; Bronisch et al. 1992) und Selbstbeurteilungsverfahren wie das »Persönlichkeits-Stil- und Störungs-Inventar« (PSSI; Kuhl u. Kazén 1997), das schon im Jugendalter (ab dem 14. Lebensjahr) eingesetzt werden kann. Mit Hilfe des von Cloninger et. al. (1999) entwickelten »Temperament und Charakter Inventars« (TCI) lassen sich Persönlichkeitsstörungen anhand spezifischer Kombinationen von Temperaments- und Charaktermerkmalen zuordnen (Svrakic et al. 2002). Dieses Verfahren liegt auch in einer Fassung für Jugendliche vor (JTCI; Schmeck et al. 2000). Auch in dieser Altersgruppe konnte ein Zusammenhang zwischen den mit dem JTCI erfassten grundlegenden Persönlichkeitsmerkmalen und Persönlichkeitsstörungen gezeigt werden (Schmeck 2001).

Welchen Stellenwert die neu entwickelte »Operationalisierte Psychodynamische Diagnostik im Kindes- und Jugendalter« (OPD-KJ; Bürgin et al. 2003) für die Erfassung von Persönlichkeitsstörungen im Kindes- und Jugendalter haben wird, muss sich bei der zukünftigen Anwendung dieses neuen diagnostischen Instrumentariums erweisen.

24.5 Klassifikation

Auch im Erwachsenenalter stellt die Klassifikation von Persönlichkeitsstörungen eine große Schwierigkeit dar. Es werden zwar in den Klassifikationssystemen voneinander abgegrenzte Störungsbilder beschrieben, die sich jedoch im klinischen Alltag häufig dimensional überlappen. Wenn eine Persönlichkeitsstörung diagnostiziert wurde, ist die Wahrscheinlichkeit, dass auch die Kriterien einer oder mehrerer anderer Persönlichkeitsstörungen zutreffen, deutlich erhöht. Von daher ist davon auszugehen, dass die gegenwärtigen Klassifikationssysteme gerade im Bereich der Persönlichkeitsstörungen bei zukünftigen Revisionen deutliche Veränderungen erfahren werden.

Die beiden konkurrierenden Klassifikationssysteme ICD-10 und DSM-IV unterscheiden sich bei der Einteilung der Persönlichkeitsstörungen in einigen Punkten (Tabelle 24.1):

1. Die schizotypische Persönlichkeitsstörung des DSM-IV wird im ICD-10 als schizotype Störung den Psychosen zugeordnet.
2. Die Borderlinepersönlichkeitsstörung des DSM-IV ist im ICD-10 als emotional-instabile Persönlichkeitsstörung aufgeführt mit den beiden Unterformen »impulsiver Typ« und »Borderlinetyp«.
3. Sowohl die narzisstische als auch die passiv-aggressive Persönlichkeitsstörung werden im ICD-10 nicht als eigenständige Persönlichkeitsstörungen geführt, sondern unter »andere Persönlichkeitsstörungen« gefasst, da nach Meinung der Autoren der ICD-10 keine ausreichende nosologische Klarheit besteht.

Auf der Grundlage von multivariaten Analysen wurden 3 Cluster definiert, in denen Persönlichkeitsstörungen zusammengeführt werden: Cluster A (»merkwürdige« Persönlichkeitsstörungen) enthält paranoide, schizoide und schizotype Störungen, Cluster B (»dramatische« Persönlichkeitsstörungen) Borderline-, histrionische, dissoziale und narzisstische Persönlichkeitsstörungen und Cluster C (»ängstliche« Persönlichkeitsstörungen) zwanghafte, selbstunsichere und abhängige Persönlichkeitsstörungen.

Alternative psychoanalytische Klassifikation

Kernberg (2000) beschreibt eine von den gängigen Systemen abweichende Klassifikation von Persönlichkeitsstörungen aus psychoanalytischer Sicht. Er nimmt dabei seine Einteilung anhand von 3 Kriterien vor:

- dem Schweregrad der Störung,
- den zugrunde liegenden Temperamentsmerkmalen (Introversion vs. Extraversion) und
- dem Niveau der Persönlichkeitsorganisation.

Auf einem Niveau neurotischer Persönlichkeitsorganisation (leichter Schweregrad) liegen danach die zwanghafte Persönlichkeitsstörung (introvertiertes Temperament) und die depressive Persönlichkeitsstörung (ausgeglichenes Temperament). Auf einem hohen Niveau von Borderlinepersönlichkeitsorganisation (leichter bis mittlerer Schweregrad) sind abhängige, histrionische und narzisstische Persönlichkeitsstörung (eher extravertiertes Temperament) angeordnet. Einen nach dieser Einteilung höheren Schweregrad weisen die paranoiden, schizotypischen, schizoiden (eher introvertiert) sowie Borderline-, maligne narzisstischen und antisozialen Persönlichkeitsstörungen (eher extravertiert) auf einem niedrigen Niveau von Borderlinepersönlichkeitsorganisation auf.

Tabelle 24.1. **Überblick über die Klassifikation von Persönlichkeitsstörungen.** (Prävalenzangaben nach Tress et al. 2002)

ICD-10-Kategorie	ICD-10	DSM-IV	Prävalenz
F60.0	Paranoide PS	Paranoide PS	0,4–1,8%
F60.1	Schizoide PS	Schizoide PS	0,5–0,9%
			Schizotypische PS
F60.2	Dissoziale PS	Antisoziale PS	1,5–3,7%
	Emotional-instabile PS	Borderline-PS	1,3–1,8%
F60.30	–	impulsiver Typ	
F60.31	–	Borderlinettyp	
F60.4	Histrionische PS	Histrionische PS	2,1–3%
F60.5	Anankastische PS	Zwanghafte PS	1,7–6,4%
F60.6	Ängstlich-vermeidende PS	Selbstunsichere PS	0,4–1,3%
F60.7	Abhängige PS	Abhängige PS	1,6–6,7%
F60.8	Andere PS	Narzistische PS	0,4–1 %
			Passiv-aggressive PS

PS Persönlichkeitsstörung.

24.6 Ätiologie

Persönlichkeitsstörungen manifestieren sich vor allem als interpersonelle Störungen, da sich ihr Störungscharakter in der Regel vor allem in Auffälligkeiten der Interaktion mit anderen Menschen zeigt. Es wäre jedoch verfehlt, von dieser Tatsache ausgehend zu glauben, dass sich Persönlichkeitsstörungen ausschließlich als Beziehungsstörungen verstehen lassen und die Person selber nicht auch Träger einer Störung ist. Moderne ätiologische Konzepte tragen dem Rechnung, indem sie aus dem Wechselspiel von biologischen Prädispositionen und psychosozialen Belastungen (Diathese-Stress-Modelle) die Entwicklung einer Vulnerabilität zur Entstehung einer Störung ableiten (Resch 1996). Solche Vulnerabilitäten finden sich bei Persönlichkeitsstörungen vor allem im Bereich der Selbstregulation.

Biologische Prädispositionen

Es gibt inzwischen eine Vielzahl von Hinweisen dafür, dass interindividuelle Unterschiede in Persönlichkeitsmerkmalen zu einem bedeutsamen Teil auf einer unterschiedlichen genetischen Ausstattung beruhen (Heath et al. 1999; Benjamin et al. 2002). Heritabilitätsschätzungen liegen in der Regel zwischen 30% und 60% (abhängig vom untersuchten Merkmal und der untersuchten Population). Auch für Persönlichkeitsstörungen gibt es inzwischen eine Reihe von Studien zur Abschätzung der Heritabilität, nach denen ca. 40–60% der Varianz von Persönlichkeitsstörungen auf genetische Variablen zurückgeführt werden können (Jang et al. 1996). Ein Versuch, genetische Faktoren bei beginnenden Persönlichkeitsstörungen im Kindes- und Jugendalter zu erfassen, führte sogar zu noch höheren Heritabilitätsschätzungen von 50–81% (Coolidge et al. 2001), wobei solche Schätzungen bei den in diesem Altersbereich bekanntermaßen großen Schwierigkeiten der genauen Beschreibung des Phänotyps mit großem Vorbehalt betrachtet werden müssen. Vor allem zeigen die Erfahrungen der letzten Jahre, dass die Ergebnisse von molekularbiologischen und genetischen Studien häufig nicht repliziert werden können und sehr anfällig für Stichprobenunterschiede sind.

! Genetische Faktoren bestimmen die Ausbildung grundlegender Reaktionsmuster, ohne dass daraus die starren Reaktionsmuster, wie sie für Persönlichkeitsstörungen typisch sind, direkt ableitbar wären.

Vielmehr zeigen die Ergebnisse der modernen Neurobiologie immer deutlicher, dass genetische Einflüsse auf die konstitutionelle Entwicklung eines Menschen nicht unabhängig gesehen werden können von den Lebensbedingungen, unter denen ein Mensch aufwächst. Es kann nicht genug betont werden, dass biologische Prädispositionen nicht als eindimensionale Folge einer genetischen Ausstattung gesehen werden können, sondern sich bei genauerer Analyse als das Ergebnis eines Interaktionsprozesses darstellen, der zwischen Genetik und Umwelteinflüssen abläuft und sich als neurobiologische Struktur manifestiert (die weiterhin plastisch bleibt).

Abnorme psychosoziale Lebensumstände

Empirische Studien zeigen, dass sich eine Persönlichkeitsstörung mit größerer Wahrscheinlichkeit entwickelt, wenn in der Vorgeschichte schwerwiegende psychosoziale Belastungen wie chronische negative Beziehungserfahrungen oder gravierende und wiederholt auftretende traumatische Erfahrungen zu verzeichnen sind (Tress et al. 2002). Vernachlässigung, Misshandlung und Missbrauch in der Vorgeschichte sind überdurchschnittlich häufig bei Patienten mit Persönlichkeitsstörungen zu finden. In einer Studie von Johnson et al. (1999) wiesen junge Erwachsene, die in ihrer Kindheit missbraucht oder vernachlässigt wurden, 4-mal häufiger die Diagnose Persönlichkeitsstörung auf als diejenigen, bei denen keine solchen Belastungen stattgefunden hatten.

Ebenfalls als schwerwiegende psychosoziale Belastung kann gesehen werden, wenn eine der primären Beziehungspersonen selber an einer Persönlichkeitsstörung leidet. Dadurch kommt es häufig zu massiv verzerrten Beziehungserfahrungen der Kinder, denen diese dann über einen langen Zeitraum und häufig auch sehr schutzlos ausgeliefert sind.

Da abnorme psychosoziale Lebensbedingungen als pathogener Faktor für die Mehrzahl psychischer Störungen anzusehen sind, stellt sich die Frage, welchen spezifischen Stellenwert (neben der generell zu verzeichnenden Belastung) solche Erfahrungen für die Persönlichkeitsentwicklung haben. In einer Untersuchung von James et al. (1996) zeigte sich z. B., dass jugendliche Patienten mit Borderlinepersönlichkeitsstörungen weitaus häufiger als vergleichbare Patienten mit anderen psychischen Störungen aus Elternhäusern kamen, die durch eine aggressiv-feindselige Atmosphäre gekennzeichnet war. Sexueller Missbrauch scheint zu einer besonders starken Beeinträchtigung der Persönlichkeitsentwicklung führen, ebenso die Zuweisung einer Sündenbockrolle (Schmeck 2001).

! Multiple traumatisierende Erfahrungen während der kindlichen Entwicklung bis hin zum Erwachsenenalter erhöhen das Risiko zur Entwicklung einer Persönlichkeitsstörung vor allem dann, wenn sie auf spezifische Vulnerabilitäten treffen (Paris 2000).

Psychodynamische Grundannahmen

Einen zentralen Stellenwert für das Verständnis von Persönlichkeitsstörungen aus psychodynamischer Sicht hat der Strukturbegriff. Unter psychischer Struktur wird ein ganzheitliches Gefüge von Dispositionen verstanden, die sich in einem biographischen Prozess aus der Interaktion von neurobiologischen Bereitschaften und psychosozialen Entwicklungseinflüssen herausbilden und als Handlungsbereitschaften manifestieren (Resch 2002). Rudolf (1999, S. 44) definiert Struktur als »das übergeordnete Ganze, in dem die Funktionen in ihrer Verfügbarkeit eingebettet sind und auch als ein persönlich gewachsener Stil des Funktionierens... Der Kern der Persönlichkeit, das Selbst, ist ständig damit befasst, sich zu konstituieren, aus vielen Ansätzen und Selbstentwürfen ein ganzheitliches Selbst zu verwirklichen, welches gleichzeitig das Gefühl vermittelt, mit sich selbst übereinstimmend zu sein, also Identität zu besitzen und sich zugleich in einer lebendigen Fortentwicklung zu befinden«.

! Persönlichkeitsstörungen können vor diesem Hintergrund als Störungen der Struktur aufgefasst werden, die sich sowohl in Beeinträchtigungen der Fähigkeit zur Selbstregulation als auch in Problemen der Beziehungsregulierung zeigen.

Selbst-Objekt-Differenzierungen und die Fähigkeit zum empathischen Objekterleben sind gestört, sodass eine realistische Einschätzung anderer Menschen erschwert ist. Während bei den leichteren Formen von Persönlichkeitsstörungen das Selbstwertgefühl beeinträchtigt ist und Schwierigkeiten bestehen, Affekte zu differenzieren und mitzuteilen, bestehen bei den schwerwiegenderen Persönlichkeitsstörungen Probleme darin, überhaupt ein kohärentes Selbstbild und ein Identitätsgefühl zu entwickeln und die Fähigkeit zur Selbststeuerung auszubilden (Rudolf et al. 2002).

Kernberg (2000) sieht in der von ihm so benannten Borderlinepersönlichkeitsorganisation ein Grundmerkmal der meisten Persönlichkeitsstörungen. Charakteristisch für dieses Niveau der Persönlichkeitsentwicklung sind danach Identitätsdiffusion, unreife Abwehrmechanismen, Über-Ich-Pathologien in unterschiedlichem Ausmaß, Verzerrungen in den zwischenmenschlichen Beziehungen mit Beeinträchtigung des Sexuallebens, Unsicherheit und Richtungslosigkeit in vielen Lebensbereichen sowie mangelnde Ausprägung von Angsttoleranz und Impulskontrolle.

Da es sich bei Persönlichkeitsstörungen neben einer Reihe von gemeinsamen Merkmalen eher doch um eine heterogene Gruppe von Erkrankungen handelt, gibt es neben den allgemeinen auch spezifische psychodynamische Erklärungsansätze, die nach Störungstyp differenziert sind und weiter unten ausführlicher dargestellt werden.

24.7 Pathogenese

Die Entwicklung der kindlichen Persönlichkeit kann als ein teilweise von innen gesteuerter Reifungsprozess verstanden werden, der maßgeblich durch Umgebungseinflüsse in seinem Verlauf modifiziert werden kann. Dabei sind vor allem grundlegende Beziehungserfahrungen von entscheidender Bedeutung, welche dem auf Schutz und Orientierung angewiesenen Kind vermitteln, ob die umgebende Welt und die darin lebenden Menschen eher als unterstützend oder feindlich gesonnen zu betrachten sind. Auch die Entwicklung des kindlichen Selbstwertgefühls benötigt eine ausreichende Spiegelung, um stabile und konsistente Konzepte über das eigene Selbst aufbauen zu können.

! Für eine pathogene Entwicklung sind in der Regel multiple Traumatisierungen oder ein chronisches Einwirken von psychosozialen Belastungsfaktoren notwendig, wodurch sich eine überdauernde Veränderung neurobiologischer Strukturen manifestiert.

So konnten Carrey et al. (1995) z. B. zeigen, dass traumatisierende Umwelteinflüsse sich auch in veränderten physiologischen Reaktionen niederschlagen können. Sie untersuchten 18 Kinder mit einem lang dauernden physischen oder sexuellen Missbrauch in der Vorgeschichte (in 79% mehr als 1 Jahr andauernd) 3–36 Monate nach Ende des Missbrauchs und verglichen sie mit einer nach Alter, Geschlecht und Status parallelisierten Kontrollgruppe. In allen Untersuchungssituationen zeigten die missbrauchten Kinder signifikant weniger Hautleitfähigkeitsreaktionen als die Kontrollgruppe.

Modellhaft (Abb. 24.1) kann eine Störung der kindlichen Persönlichkeitsentwicklung folgendermaßen beschrieben werden: Individuelle genetische Prädispositionen führen in Interaktion mit von außen kommenden abnormen psychosozialen Belastungen in einem dynamischen Prozess zu Beeinträchtigungen in neurobiologischen und psychischen Dispositionen. Entwicklungsaufgaben (wie Kindergartenbesuch mit Trennung von der primären Bezugsperson, schulische Leistungsanforderungen, Aufbau von Freundschaften, Partnerwahl, Auseinandersetzung mit Autoritäten etc.) und belastende Lebensereignisse treffen auf unflexible und dysfunktionale Bewältigungsmuster, die sich in Beeinträchtigungen von Affektregulation, Impulssteuerung und Bindungsfähigkeit sowie mangelhaftem Selbstwertgefühl äußern. Es kommt daraufhin zu einer zunehmenden Überforderung in psychosozialen Situationen und zu interpersonellen Krisen, wodurch die psychische Struktur weiter geschwächt wird, sodass sowohl die Selbst- als auch die Beziehungsregulation zunehmend mehr gestört werden. Im Dienste des Selbstschutzes kommt es zu vermehrtem Rückzug und Zurückweisungen mit immer starreren Reaktionen auf Anforderungen aus der Umwelt und beim Streben nach Bedürfnisbefriedigung. Wenn aus der Umgebung keine Kompensationsmöglichkeiten angeboten werden, kann es dann bei einem weiteren Einwirken von Stressoren zur Manifestation einer Persönlichkeitsstörung kommen.

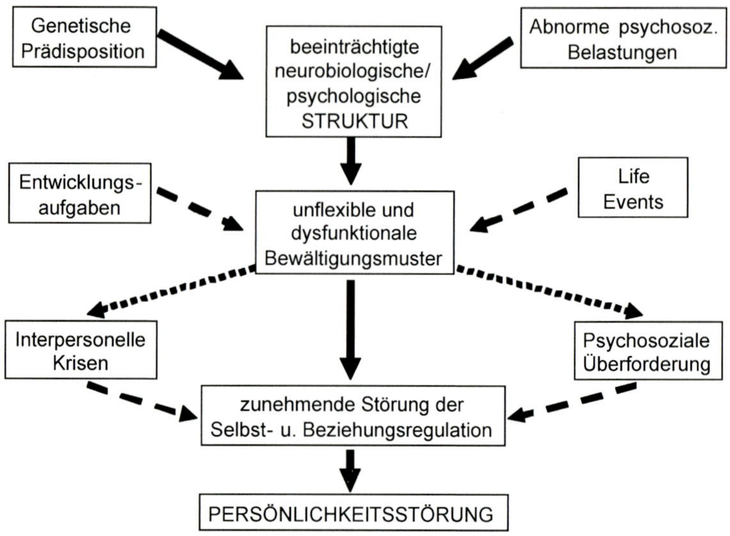

Abb. 24.1. **Störung der Persönlichkeitsentwicklung**

24.8 Klinik, Behandlung und Prognose

Da Persönlichkeitsstörungen im Kindes- und Jugendalter nur sehr zurückhaltend oder gar nicht diagnostiziert werden, gibt es bisher auch keine kontrollierten Therapiestudien zur Behandlung von Persönlichkeitsstörungen in dieser Altersgruppe, sodass auf die Ergebnisse von Erwachsenenstudien zurückgegriffen werden muss. Von Kernberg et al. (2000) werden Hinweise zur Behandlung von Persönlichkeitsstörungen im Kindes- und Jugendalter gegeben, die aus der reichhaltigen klinischen Erfahrung der Autoren abgeleitet sind.

Für einige allgemeine therapeutische Prinzipien gibt es ausreichende empirische Belege, dass sie bei der Behandlung von Persönlichkeitsstörungen im Erwachsenenalter erfolgreich eingesetzt werden können (Bateman u. Fonagy 2000). Danach sollten therapeutische Maßnahmen

- auf dem Boden einer tragfähigen Beziehung zwischen Patient und Therapeut ablaufen,
- langfristig angelegt sein,
- einen klaren Behandlungsfokus haben und
- einen aktiven und strukturierenden Ansatz wählen.

Am weitesten entwickelt sind psychodynamische Behandlungsansätze (z. B. O. Kernberg) sowie interpersonelle bzw. kognitiv-verhaltenstherapeutische Verfahren (M. Linehan, A. Beck).

Allgemeine Therapieprinzipien der Behandlung von Persönlichkeitsstörungen aus psychodynamischer Sicht (nach Tress et al. 2002)

- Verbesserung der Beziehungsfähigkeit durch verbesserte Selbst- und Fremdwahrnehmung
- Verbesserung der Selbststeuerung
- Aufbau reiferer Abwehrmechanismen durch korrigierende Erfahrungen in der therapeutischen Beziehung

24.9 Spezifische Persönlichkeitsstörungen

Aus den Clustern A und C wird jeweils ein Beispiel herausgegriffen, wegen der hohen Bedeutung werden aus dem Cluster B zwei Störungen dargestellt, die dissoziale und die Borderlinepersönlichkeitsstörung.

24.9.1 Cluster A – Schizoide Persönlichkeitsstörung

Fallbeispiel: Schizoide Persönlichkeitsstörung

Ein 16-jähriger Junge wurde mit der Diagnose »akute Suizidalität bei depressivem Syndrom« in die Klinik gebracht. Bei der Aufnahme wirkte er dysphorisch und negativistisch. Seine allein erziehende Mutter berichtete, dass sich ihr Sohn in den letzten Monaten und Jahren immer mehr von ihr und seiner Schwester zurückgezogen hatte. Mahlzeiten habe er häufig alleine in seinem Zimmer eingenommen und auch sonst wenig Kontakt zu Mutter und Schwester gesucht. Die Verdachtsdiagnose einer schleichenden psychotischen Entwicklung bestätigte sich nicht, da zu keinem Zeitpunkt formale oder inhaltliche Denkstörungen zu beobachten waren. Der überdurchschnittlich intelligente Junge hatte leistungsmäßig auf dem Gymnasium keinerlei Probleme, war aber sozial weitgehend isoliert, worunter er jedoch nicht zu leiden schien.

Der Aufenthalt auf der jugendpsychiatrischen Akutstation schien ihm nach kurzer Zeit zu gefallen, da er mit Interesse das Treiben um ihn herum und die Psychopathologie seiner Mitpatienten beobachtete, was für ihn nach eigenen Aussagen so spannend wie das Betrachten eines Films im Kino war. Er gefiel sich in der Rolle des distanzierten Beobachters, ohne dass ihn das Leid der Mitpatienten weitergehend berührte. Depressive Gefühle berichtete er nicht. Die Gedanken an einen Suizid stellten sich als eine emotionslose Abwägung der Vor- und Nachteile seiner Lebenssituation heraus. Vor allem das wiederholte Drängen seiner Mutter nach mehr Kontakt zu ihm habe ihn nachhaltig gestört. Interesse an sexuellen Kontakten oder einer engeren Beziehung zu einem Mädchen waren nicht vorhanden. Die Beschäftigung mit dem Computer war wie so oft bei kontaktgestörten Jugendlichen das zentrale Hobby. Eine Veränderungsmotivation war nur sehr eingeschränkt zu erkennen.

Diagnosekriterien der schizoiden Persönlichkeitsstörung gemäß DSM-IV

Allgemein: durchgehender Rückzug von sozialen Beziehungen, eingeschränkte Bandbreite des Erlebens und Ausdrückens von Gefühlen.
Mindestens 4 der folgenden 7 Kriterien müssen erfüllt sein:

1. Weder Wunsch nach noch Freude an engen menschlichen Beziehungen (inkl. Familie)
2. Generelle Bevorzugung von Einzelaktivitäten
3. Wenig oder kein Interesse an sexuellen Kontakten
4. Freude nur an wenigen oder keinen Aktivitäten
5. Mangel an engen Freunden oder Vertrauten (außer Verwandten 1. Grades)
6. Gleichgültigkeit gegenüber Lob oder Kritik
7. Kalter, unnahbarer Eindruck und eingeschränkter Affekt

Auffälligkeiten dürfen nicht ausschließlich im Verlauf einer Schizophrenie, einer anderen psychotischen Störung oder im Rahmen einer tiefgreifenden Entwicklungsstörung auftreten.

Schizoide Persönlichkeitsstörungen sollen in der Allgemeinbevölkerung mit einer Prävalenz von 0,5–0,9% auftreten. Komorbiditäten treten vor allem mit den anderen Cluster-A-Persönlichkeitsstörungen und mit der ängstlich-vermeidenden Persönlichkeitsstörung auf. Differenzialdiagnostisch müssen (vor allem in Kindheit und Jugend) autistische Störungen ausgeschlossen werden. Frühere Vorstellungen, dass schizoide Persönlichkeitsstörungen als potenzielle Vorstufen von schizophrenen Psychosen gesehen werden können, wurden mit der Differenzierung zwischen schizoiden und schizotypischen Persönlichkeitsstörungen revidiert.

! Schizoide Persönlichkeitsstörungen gehen nicht gehäuft in schizophrene Psychosen über, sondern sind eher als davon unabhängiges Störungsbild zu sehen (Fiedler 1998).

Die Ätiologie der schizoiden Persönlichkeitsstörung ist noch ungeklärt. Diskutiert werden neben neurobiologischen Enstehungsgrundlagen auch frühkindliche Erfahrungen wie mangelnde Wärme oder das Fehlen einer freundlichen Atmosphäre vonseiten der primären Bezugspersonen (Wöller et al. 2002).

Für die Frage der Behandlungsbedürftigkeit ist der Leidensdruck des Patienten von entscheidender Bedeutung. Da der eigene Stil des Verhaltens und Erlebens in der Regel nicht als auffällig oder abweichend wahrgenommen wird, ist in den meisten Fällen keine Veränderungsmotivation vorhanden und eine Behandlung wird nicht aufgesucht. Vor allem begleitende depressive Störungen (aus dem Erleben der Reaktionen anderer auf den eigenen Persönlichkeitsstil) können jedoch zu einem Leidensdruck führen, der eine ausreichende Therapiemotivation ergibt.

! Angstsymptome können entstehen, wenn schizoide Menschen zu sozialen Interaktionen gezwungen werden (Wöller et al. 2002).

Von daher ist bei der therapeutischen Behandlung darauf zu achten, dass der Therapeut dem Patienten seinem spezifischen Persönlichkeitsstil entsprechend entgegenkommt, d. h. die Tendenzen des Patienten zur Distanzierung und zum Selbstschutz akzeptiert, die therapeutische Beziehung von daher nicht zu eng gestaltet und selber aktiv und stützend in den Therapieprozess eingreift (Fiedler 2000; Wöhler et al. 2002). Nach dem üblichen Vorgehen sehr ungewöhnliche Therapieformen werden als durchaus hilfreich beschrieben (längere Pausen zwischen den Sitzungen, kürzere Kontakte, Verwendung von Tagebuchaufzeichungen, briefliche Kontakte oder Ähnliches). Wenn sich Behandlungserfolge eingestellt haben, kann sich eine einsichtsorientierte Gruppentherapie parallel zur weitergehenden Einzelbehandlung anschließen (Fiedler 2000).

24.9.2 Cluster B – Dissoziale Persönlichkeitsstörung

Die im Cluster B zusammengefassten dissozialen, emotional-instabilen, histrionischen und narzisstischen Persönlichkeitsstörungen werden auch als »dramatische« Persönlichkeitsstörungen bezeichnet; bei denen eine übermäßig starke Verhaltensaktivierung im Vordergrund steht. Als Beispiele sollen im Folgenden die dissoziale und die Borderlinepersönlichkeitsstörung dargestellt werden.

Fallbeispiel: Dissoziale Persönlichkeitsstörung

P., ein 15-jähriger Junge, wurde von den Mitarbeitern einer Jugendhilfeeinrichtung in die Klinik gebracht. P. hatte einen Abschiedsbrief geschrieben und sich aus der Einrichtung entfernt, nachdem er erfahren hatte, dass ein von ihm seit langem erwarteter Kontakt zu seiner leiblichen Mutter nach einer langjährigen Trennung nicht zustande kam. Aufgewachsen war P. bei seinem Vater und dessen zweiter Frau, von denen er über einen langen Zeitraum vernachlässigt und geschlagen worden war. In der Schule fiel P. durch ausgeprägte Impulsivität auf, wodurch er ständig in Konflikte geriet. Er verließ schließlich die Hauptschule ohne Abschluss.

Schon vor dem 6. Lebensjahr war P. sehr häufig in aggressive körperliche Auseinandersetzungen mit anderen Kindern verwickelt, wozu er später auch Waffen (Stöcke, Steine) einsetzte. Er gab an, auch schon Tiere getötet zu haben. Im frühen Jugendalter schloss er sich einer organisierten Jugendbande an und lebte eine Zeitlang auf der Straße. Wegen wiederholter delinquenter Handlungen (Diebstahl, schwere Körperverletzung, räuberische Erpressung) waren strafrechtliche Verfahren anhängig. Im SKID-II-Interview erfüllte P. die Kriterien sowohl für eine antisoziale Persönlichkeitsstörung als auch für eine Borderlinepersönlichkeitsstörung.

Nach den ICD-10-Kriterien soll eine dissoziale Persönlichkeitsstörung vor dem 18. Lebensjahr nicht diagnostiziert werden, da die Diagnose einer Störung des Sozialverhaltens als ausreichend erachtet wird.

Diagnosekriterien der dissozialen Persönlichkeitsstörung gemäß ICD-10

1. Herzloses Unbeteiligtsein gegenüber den Gefühlen anderer
2. Überdauernde Verantwortungslosigkeit und Missachtung sozialer Normen, Regeln und Verpflichtungen
3. Unfähigkeit zur Beibehaltung längerfristiger Beziehungen bei leichtem Eingehen von neuen Beziehungen
4. Sehr geringe Frustrationstoleranz, niedrige Schwelle für aggressives und gewalttätiges Verhalten
5. Unfähigkeit zum Erleben von Schuldbewusstsein, kein Lernen aus Erfahrung (v. a. nicht aus Bestrafung)
6. Neigung, andere zu beschuldigen; vordergründige Rationalisierung des eigenen Verhaltens
7. Andauernde Reizbarkeit

Prävalenzangaben zur dissozialen (oder nach DSM-IV-Nomenklatur antisozialen) Persönlichkeitsstörung schwanken in verschiedenen Untersuchungen (insgesamt 7 Studien aus USA, Kanada und Neuseeland) zwischen 1,5 und 3,7%, wobei in anderen, nichtwestlichen Kulturkreisen (wie z. B. Taiwan) die Raten sehr viel niedriger liegen sollen (Hartkamp et al. 2002).

Es ist ein weit verbreiteter Irrtum zu glauben, dass eine dissoziale Persönlichkeitsstörung immer mit delinquentem Verhalten einhergehen müsse.

Es gilt stattdessen: Nicht alle dissozialen Persönlichkeiten sind kriminell – nicht alle Kriminellen sind dissoziale Persönlichkeiten. Es gibt durchaus nicht wenige dissozial-persönlichkeitsgestörte Menschen, die vordergründig angepasst sind und durch ihren oberflächlichen Charme zunächst ihre Umgebung beeindrucken. Auch die mangelnde Angst vor Gefahren wird in einem nichtdelinquenten Kontext (z. B. bei Extremsportlern, Entdeckungsreisenden, Finanzjongleuren, Sprengstoffexperten etc.) durchaus bewundert. Ein gewisses Ausmaß an Missachtung sozialer Normen und Regeln kann durchaus mit gesellschaftlichem Erfolg und Macht verknüpft sein.

Historische Entwicklung des Konzepts

Cleckley (1941) (und in neuerer Zeit Hare 1970) verwendete in diesem Zusammenhang die Bezeichnung »Psychopathie« und damit einen Begriff mit einer sehr problematischen Vergangenheit. Zum Ende des 19. Jahrhunderts wurde er ursprünglich als psychiatrischer Oberbegriff für Persönlichkeitsstörungen (auch mit dem abwertenden Begriff »psychopathische Minderwertigkeiten« bezeichnet) verwendet (Fiedler 1998) und auch von Kurt Schneider in seinem grundlegenden Werk »Die psychopathischen Persönlichkeiten« (mit deutlich weniger abwertenden Tendenzen) wieder aufgegriffen. In Schneiders Typologie von zehn unterschiedlichen psychopathischen Persönlichkeiten entspricht der »Gemütslose« am ehesten dem Bild, das in der heutigen Zeit mit dem Begriff »Psychopathie« im Sinne von Robert Hare verbunden ist. Dieses Konzept beschreibt zwei grundlegende Störungsdimensionen: zum einen charakteristische Persönlichkeitszüge auf der interpersonellen Ebene (oberflächlicher Charme, keine dauerhaften Beziehungen, keine Empathie) und der emotionalen Ebene (keine Schuldgefühle, keine Angst, oberflächliche Emotionen), zum anderen einen charakteristischer Lebensstil, der durch Instabilität (mehrfache Ehen, wechselnde Arbeitsplätze) und antisoziale Verhaltensweisen (wiederholte Verhaftungen, Aggressionen) gekennzeichnet ist.

Ätiopathogenese

Da sich eine Persönlichkeitsstörung im Gegensatz zu anderen psychischen Störungen nicht erst im Erwachsenenalter neu manifestiert, müssen bei der dissozialen Persönlichkeitsstörung schon im Kindes- und Jugendalter (vor dem 15. Lebensjahr) Auffälligkeiten vorhanden gewesen sein, wie sie in der diesem Altersbereich vorbehaltenen Diagnose »Störung des Sozialverhaltens« zusammengefasst sind. Nicht alle diese Störungen nehmen allerdings einen solch fatalen Verlauf. Nur wenn schon vor dem 6. Lebensjahr sehr schwerwiegende Störungen des Sozialverhaltens zu bemerken waren, findet man im Langzeitverlauf eine deutliche Häufung der Diagnose einer antisozialen Persönlichkeitsstörung (z. B. bei 71% dieser Kinder in der Untersuchung von Robins 1991).

Ätiologisch werden sowohl hereditäre als auch familiäre Faktoren beschrieben (Hartkamp et al. 2002).

Symptomatik

Aus psychodynamischer Sicht sind antisoziale Persönlichkeitsstrukturen mit schwerwiegender narzisstischer Pathologie, einer gestörten inneren Objektbeziehungswelt und einer extremen Über-Ich-Pathologie verbunden (Kernberg 1996). Das zentrale intrapsychische Defizit von dissozialen Kindern, Jugendlichen oder Erwachsenen besteht im Fehlen von Gewissensstrukturen und damit einhergehend dem Fehlen von Scham- und Schuldgefühlen sowie mangelnder Empathie. Die Ausübung von Macht, die durch Einschüchterung anderer oder die Verbreitung von Angst und Schrecken gekennzeichnet ist, dient der Stabilisierung und Überhöhung des eigenen Selbstwertgefühls, wobei andere Menschen zur Erreichung eigener Interessen benutzt werden. Wenn eine emotionale Beteiligung zu erkennen ist, hat diese mehr mit der Wahrnehmung eigener Bedürfnisse und Gefühlszustände zu tun als mit einem empathischen Sicheinfühlen in die Situation anderer. Da die Integrität des eigenen Körpers häufig ebenso gering geschätzt wird wie die körperliche Unversehrtheit anderer, können sowohl fremdaggressives Verhalten als auch autoaggressive Verhaltensweisen bis hin zum Suizid beobachtet werden.

Therapie

Obwohl es sich bei der dissozialen Persönlichkeitsstörung um eine sehr schwerwiegende und tiefgreifende psychische Störung handelt, wird die Indikation für eine stationäre Behandlung (wenn überhaupt) nur unter großem Vorbehalt gesehen. Dabei muss vor allem darauf geachtet werden, dass Mitpatienten oder Personal durch wiederkehrendes antisoziales Verhalten nicht massiv geschädigt werden. So besteht z. B. die Gefahr, dass sehr rasch die Strukturen der Institution durchschaut und in manipulativer Weise ausgenützt werden. Auch bei familien- oder gruppentherapeutischen Interventionen sollte immer an die Gefahr gedacht werden, dass Informationen, die andere Familien- oder Gruppenmitglieder über sich selbst Preis geben, von Patienten mit antisozialer Persönlichkeit nicht selten gegen diese Personen verwendet werden.

Kernberg et al. (2000) beschreiben ein Vorgehen, bei dem zunächst durch verwirrende Strategien die Struktur der dissozialen Patienten erschüttert werden solle, damit diese ihr Gefühl von Macht und Überlegenheit verlieren, sich unwohl fühlen und dadurch erst eine Therapiemotivation entwickeln können.

! Bei stationärer Behandlung sind feste und klare Grenzen und Regeln sowie Nichtkorrumpierbarkeit von essenzieller Bedeutung.

Anderenfalls drohen (im Extremfall) Zustände wie in einem englischen forensisch-psychiatrischen Krankenhaus, in dem de facto eine Reihe von Patienten mit dissozialer Persönlichkeitsstörung die Leitung der Klinik übernommen hatten, wobei sie die offizielle Krankenhausleitung bestochen hatten mit Geld, das sie in einem schwunghaften Handel mit illegalen Drogen und (im Krankenhaus hergestelltem!) pornographischem Material verdienten (Warden 1999). Auch wenn es sich dabei sicher um ein Extrem handelt, zeigt dieses Beispiel jedoch auf, dass ohne geeignetes Behandlungssetting eine stationäre Behandlung die Symptome der dissozialen Störung eher verfestigt als behebt und somit kontraindiziert ist.

Allgemein ist festzuhalten, dass es zum gegenwärtigen Zeitpunkt noch kein Behandlungskonzept für dissoziale Persönlichkeitsstörungen mit nachgewiesener Wirksamkeit gibt (Hartkamp et al. 2002). Im Kindes- und Jugendalter sollte möglichst frühzeitig an langfristig angelegte Jugendhilfemaßnahmen mit begleitender ambulanter Behandlung gedacht werden, um neue Beziehungserfahrungen machen zu können, die von den in der Regel dysfunktionalen Beziehungsmustern der Herkunftsfamilie abweichen. Auch hier sind wiederum klare und stabile Grenzsetzungen und Nichtkorrumpierbarkeit grundlegende Voraussetzungen, um Verbesserungen der Bindungsfähigkeit, Förderung der Gewissensbildung sowie emotionale Nachreifung erreichen zu können. Ein möglicherweise erfolgversprechender Ansatz ist in dem von Henggeler et al. (1998) entwickelten multisystemischen Behandlungsansatz für antisoziale Kinder und Jugendliche zu sehen, für den inzwischen eine Reihe von Wirksamkeitsnachweisen auch bei schwer ausgeprägten dissozialen Verhaltensstörungen im Jugendalter geliefert wurden.

Pharmakotherapeutische Maßnahmen sind für die Kernsymptomatik des Störungsbilds wenig erfolgversprechend. Wenn Hinweise für impulsive aggressive Durchbrüche zu finden sind, kann eine die anderen Maßnahmen begleitende Medikation mit dem atypischen Neuroleptikum Risperidon hilfreich sein.

24.9.3 Cluster B – Borderlinepersönlichkeitsstörung

Fallbeispiel: Borderlinepersönlichkeitsstörung

J. wurde im Alter von 9 Jahren zur tagesklinischen Behandlung überwiesen, nachdem sowohl 2 Jahre ambulanter psychodynamischer Psychotherapie als auch 2 Jahre ambulanter Verhaltenstherapie keine grundlegenden Veränderungen seiner psychischen Störungen erbracht hatten.

J. zeigte sehr bald auch im tagesklinischen Milieu multiple Symptome. Anderen Kindern gegenüber verhielt er sich aggressiv-sadistisch, wobei er vor allem im Verborgenen agierte. So versuchte er z. B. gezielt, jüngere Mitpatienten unter Druck zu setzen und zu schädigen (v. a. gegenüber einem autistischen Jungen, der wegen seiner extrem eingeschränkten verbalen Fähigkeiten und seiner Kommunikationsstörungen nicht darüber berichten konnte). Auch Tieren gegenüber zeigte sich J. grausam. Gleichzeitig waren bei ihm multiple Ängste zu erkennen wie Phobien, Überängstlichkeit und Trennungsängste. Zwanghafte Verhaltensweisen traten phasenweise ebenfalls auf. Eine Fähigkeit zum Aufbau von vertrauensvollen Beziehungen war kaum vorhanden. Auf den Unterrichtsstoff der Klinikschule konnte er sich selbst im Einzelunterricht nur selten einlassen, da ihm immer andere Dinge durch den Kopf gingen, sodass seine Leistungen trotz gut durchschnittlicher Intelligenz schlecht waren.

Die Gegenübertragungsgefühle der Mitarbeiter schwankten zwischen heftiger Ablehnung bzw. Wut und Mitleid. Die Vorgeschichte und der familiäre Hintergrund des Jungen waren durch multiple Traumatisierungen gekennzeichnet. Beide Eltern waren alkoholabhängig, seit der mittleren Kindheit von J. aber trocken. Nach der Geburt von J. erlebte die Mutter eine längere psychotische Episode. Während des 1. Lebensjahres trug die Mutter ihren Sohn den ganzen Tag mit sich herum. Wenn der Vater abends nach Hause kam, legte sie ihren Sohn in ein abgedunkeltes Zimmer, wo er bis zum nächsten Morgen blieb. J. lernte somit den Wechsel von absoluter Nähe und grenzenloser Einsamkeit kennen, der nicht durch seine kindlichen Bedürfnisse, sondern durch die Bedürfnisse der Mutter geprägt war. Beide Eltern wirkten sehr freundlich, aber gleichzeitig außerordentlich empathiegestört.

Diagnosekriterien der Borderlinepersönlichkeitsstörung gemäß DSM-IV

Allgemein: durchgehendes Muster von Instabilität in zwischenmenschlichen Beziehungen, Selbstbild und Gefühlen; ausgeprägte Impulsivität

Weiterhin müssen mindestens 5 der folgenden Kriterien erfüllt sein:

1. Verzweifeltes Bemühen, Alleinsein zu verhindern
2. Intensive, aber instabile zwischenmenschliche Beziehungen; Wechsel zwischen Überidealisierung und Entwertung
3. Identitätsstörung
4. Impulsivität bei mindestens zwei potenziell selbstschädigenden Aktivitäten
5. Wiederholte Suiziddrohungen oder -versuche, Selbstverletzungen
6. Affektive Instabilität
7. Chronisches Gefühl der Leere
8. Übermäßig starke Wut; Unfähigkeit, Wut zu kontrollieren
9. Dissoziative Symptome; stressabhängige paranoide Fantasien

Symptomatik und Häufigkeit

Borderlinepersönlichkeitsstörungen sind charakterisiert durch schwerwiegende Probleme von Impuls- und Affektregulation, die sich in rasch wechselnden Stimmungen, Gefühlen tiefer Leere oder explosiven aggressiven Durchbrüchen manifestieren können, sowie deutliche Auffälligkeiten in der Gestaltung von Beziehungen, die häufig sehr intensiv, in der Regel aber auch sehr unbeständig ablaufen. Diese Symptomkonstellation kann bei stationären Behandlungen zu einer erheblichen Belastung von Mitpatienten und Stationspersonal führen, wodurch Patient und Symptomatik häufig in den Fokus der Aufmerksamkeit gelangen. Dies mag einer der Gründe dafür sein, dass Borderlinepersönlichkeitsstörungen auch schon im Jugendalter keine seltene klinische Diagnose darstellen, während andere Formen von Persönlichkeitsstörungen, die mit weniger Dramatik verbunden sind, in der Regel nur dann diagnostiziert werden, wenn ein systematisches Screening, z. B. mit klinischen Interviews, durchgeführt wird.

In der Allgemeinbevölkerung werden Prävalenzraten von 1,6–1,8% beschrieben, bei stationär behandelten psychiatrischen Patienten soll die Prävalenz jedoch erheblich höher liegen (die Angaben schwanken zwischen 6% und mehr als 60%) (Hartkamp et al. 2002). Angaben zur Prävalenz im Kindes- und Jugendalter liegen nicht vor. McManus et al. (1984) fanden in einer Population von 71 delinquenten Jugendlichen eine Rate von 26 (=38%), welche die DSM-III-Kriterien für eine Borderlinepersönlichkeitsstörungen erfüllten.

Während in der Klassifikation des DSM-IV Borderlinestörungen als eigenständige Diagnose aufgeführt werden, werden sie in der ICD-10 als Unterform der emotional-instabilen Persönlichkeitsstörungen beschrieben, die in den impulsiven Typus und den Borderlinetypus unterteilt werden.

Ätiopathogenese

Nach psychodynamischen Vorstellungen (Tress et al. 2002) wurzeln die zentralen Borderlinesymptome Impulsivität und Instabilität in einem konstitutionell oder traumatisch bedingtem Übermaß an Aggression und Angst. Es gelingt den Patienten nicht, eine konstante innere Vorstellung von emotional bedeutsamen Menschen aufrechtzuerhalten, die alternierend als gut, sicher und versorgend oder als gefährlich, versagend oder hasserfüllt wahrgenommen werden. Eine Integration dieser verschiedenen Anteile gelingt nicht, sodass es immer wieder zu Spaltungen, Idealisierungen und Entwertungen kommt.

Aus kognitiv-verhaltenstherapeutischer Sicht heraus entwickelte Marsha Linehan (1989) ein »affektives Vulnerabilitätskonzept« der Borderlinepersönlichkeitsstörungen, wonach die grundlegende Störung in einer dysfunktionalen Affektregulation liegen soll mit hoher Sensitivität gegenüber emotionalen Reizen, heftigen Reaktionen auch auf schwache Reize und einer verzögerten Rückkehr der Affektlage zum Ausgangsniveau. Pathogenetisch bedeutsam sollen die »invalidierenden Ursprungsfamilien« mit gehäuft auftretendem physischem und/oder sexuellem Missbrauch sein, in denen Kinder eine emotionale Fehlregulation entwickeln, sodass sie emotionale Erregungen weder richtig wahrnehmen noch steuern oder aushalten können.

Auch in der interpersonellen Theorie von Benjamin (1993) werden traumatisierende Erlebnisse wie physischer oder sexueller Missbrauch oder Erfahrungen traumatischen Verlassenwerdens als wesentlicher pathogenetischer Faktor bei der Entwicklung einer Borderlinepersönlichkeitsstörungen gesehen. Die Internalisierung der Erfahrungen von Ablehnung, Hass und Verlassenwerden soll dann im weiteren Verlauf der Entwicklung zum vermehrten Auftreten von autoaggressiven Verhaltensweisen und Selbsthass führen, wie sie bei Borderlinepersönlichkeitsstörungen gehäuft zu finden sind.

Misshandlung und Missbrauch treten in der Vorgeschichte von Patienten mit Borderlinepersönlichkeitsstörungen sehr viel häufiger auf sowohl im Vergleich zur Allgemeinbevölkerung als auch im Vergleich zu Patienten mit anderen psychischen Störungen.

Erfahrungen von emotionalem, physischem und sexuellem Missbrauch stellen ein allgemeines pathogenetisch wirksames Risiko für die Entwicklung einer Vielzahl von psychischen Störungen dar. Damit sich eine Borderlinepersönlichkeitsstörungen entwickelt, ist zusätzlich eine spezifische Vulnerabilität notwendig, die vermutlich auch eine konstitutionelle Komponente hat, wie sie z. B. von Linehan für die dysfunktionale Affektregulation beschrieben wird. Nach den Vorstellungen der psychobiologischen Persönlichkeitstheorie von Cloninger liegt die konstitutionelle Grundlage von Borderlinepersönlichkeitsstörungen in einem permanenten Annäherungs-Vermeidungs-Konflikt, der auf der gleichzeitigen Aktivierung von zwei gegensätzlichen Systemen beruht, dem Verhaltenshemmungs- (Schadensvermeidung) und dem Verhaltensaktivierungssystem (Neugierverhalten) (Schmeck 2001).

Therapie

Da bei keiner anderen Persönlichkeitsstörung so elaborierte und auch zum Teil empirisch überprüfte Therapiekonzepte erarbeitet worden sind wie bei der Borderlinepersönlichkeitsstörung soll diesen Konzepten an dieser Stelle auch breiterer Raum gegeben werden als bei den anderen Persönlichkeitsstörungen.

Behandlungsmöglichkeiten von Borderlinepersönlichkeitsstörungen sind von verschiedenen therapeutischen Schulen entwickelt worden, wobei grundlegende Modifikationen des üblichen therapeutischen Vorgehens notwendig waren, um mit den speziellen Störungsmustern von Borderline-gestörten Patienten umgehen und diese behandeln zu können. Am bekanntesten sind gegenwärtig die manualisierten Therapieverfahren »Übertragungsfokussierte psychodynamische Therapie« (»transference focused psychotherapy«; TFP) von Clarkin et al. (1999) sowie die »Dialektisch-behaviorale Therapie« (DBT) von Linehan (1989), für die sehr gute Wirksamkeitsnachweise vorliegen. Modifikationen ergaben sich in dem Sinne, dass die psychodynamischen Ansätze wie die TFP in ihrem Vorgehen auch Strukturierung und Grenzsetzung betonen, während die verhaltenstherapeutisch orientierten Ansätze wie die DBT der Arbeit an der Beziehung auch Beachtung schenken. Letztendlich bedeutet dies, dass sich diese beiden so weit auseinander liegenden Therapieschulen beim Vorgehen zur Behandlung von Borderlinestörungen ein deutliches Stück aufeinander zu bewegt haben.

Therapiestudien zeigen, dass langfristige stationäre Therapien eher für die weniger gestörten Borderlinepatienten hilfreich zu sein scheinen, während bei den schwerer gestörten Patienten mit Borderlinestörungen ein kürzeres stationäres Vorgehen sinnvoller ist, da ansonsten maligne Regressionen zu befürchten sind, bei deren Auftreten die Patienten unter der Behandlung mehr Symptome zeigen, statt gesünder werden.

Dulz et al. (2000) differenzieren Behandlungsindikationen für Patienten mit Borderlinestörungen nach 5 Kategorien:

1. Bei Fehlen ausgeprägter Impulsdurchbrüche und ausreichender Beziehungsfähigkeit ist eine ambulante Psychotherapie indiziert.
2. Bei Patienten mit gestörterer Beziehungsfähigkeit und drohenden oder realen Impulsdurchbrüchen ist eine stationäre Behandlung erforderlich, welche die Stufen »geschlossen – offen – tagesklinisch – ambulant« durchlaufen kann.

3. Bei sehr Ich-schwachen Patienten wird eine eher stützende und strukturierende stationäre Behandlung von kürzerer Dauer empfohlen.
4. Wenn zusätzlich delinquente Verhaltensweisen auftreten, werden Einrichtungen mit einem spezifischen Setting benötigt.
5. Keine Behandlung bei fehlender Motivation oder mangelnder Introspektionsfähigkeit.

Gerade der letzte Punkt ist bei jugendlichen Patienten mit Borderlinestörungen kritisch zu sehen, denn Motivation und Einsicht in die Notwendigkeit von Behandlungsmaßnahmen sind bei Jugendlichen häufig nicht sehr stark ausgeprägt. Um grundlegende Entwicklungsschritte nicht langfristig zu gefährden, kann deshalb in Einzelfällen eine Behandlung auch gegen den Willen der Betroffenen durchgeführt werden, wenn eine solche Behandlung nach einem Antrag der Eltern nach § 1631b BGB familienrichterlich genehmigt wird. Zu beachten ist dabei jedoch, dass durch eine solche Maßnahme in der Regel eine nicht unerhebliche Dynamik im meist ohnehin schon schwer belasteten Familiensystem entstehen kann. Wenn es nicht bald gelingt, ein therapeutisches Arbeitsbündnis mit dem jugendlichen Patienten unabhängig vom Willen der Eltern herzustellen, sind die therapeutischen Bemühungen zum Scheitern verurteilt.

Allgemeine Prinzipien der Behandlung von Borderlinepersönlichkeitsstörungen (Hartkamp et al. 2002)

1. Ein Hauptfokus sollte auf die Stärkung von Ich-Funktionen gelegt werden, damit Impulse besser kontrolliert und Angst besser toleriert werden kann.
2. Um ein kohärenteres Selbstbild und stabilere Objektbeziehungen zu erreichen, sollte ein weiterer Behandlungsfokus auf der Integration von bisher abgespaltenen Selbst- und Objektrepräsentanzen liegen.
3. Die dazu notwendige konstante und tragfähige therapeutische Beziehung soll weiterhin in ihrer beruhigenden und haltenden Funktion dazu führen, dass Trennungen nicht mehr als potenziell vernichtend erlebt werden, sondern besser ertragen werden können.

Dulz et al. (2000) haben in ihrer Arbeit mit Borderlinepatienten ein stationäres Behandlungssetting entwickelt, das auf einer Abfolge verschiedener Stufen basiert: Zunächst wird der Schwerpunkt auf den Aufbau von vertrauensvollen und tragfähigen Beziehungen zu den Mitgliedern des therapeutischen Teams gelegt (»Phase der haltenden Funktion«). Daran schließt sich die »Phase der äußeren Strukturierung« an, in der dem Patienten vom Behandlungsteam zunehmend Grenzen und (zunächst von außen kommende) Strukturen gesetzt werden. Wenn diese äußeren Strukturen mit fortschreitender Behandlungsdauer vom Patienten zunehmend internalisiert werden, können sie gelockert und durch wachsende Anforderungen an die innere Struktur des Patienten ersetzt werden.

Besonderheiten der dialektisch-behavioralen Therapie

Marsha Linehan (1998) hat ein modifiziertes verhaltenstherapeutisches Konzept zur Behandlung von Borderlinepersönlichkeitsstörung vorgelegt, das von ihr als dialektisch-behaviorale Therapie (DBT) bezeichnet wird.

Das verhaltenstherapeutische Standardverfahren wurde in 3 zentralen Punkten modifiziert:

1. Aus östlichen Zen-Praktiken und westlichen kontemplativen Techniken wurden Verfahren abgeleitet, dem Patienten Akzeptanz und Wertschätzung gegenüber seinen Kapazitäten und seinem Verhalten entgegenzubringen.
2. Die Behandlung wird in verschiedene Komponenten aufgesplittet, welche die Arbeit an der Behandlungsmotivation, das Erlernen neuer Fähigkeiten und die Anwendung der neu erworbenen Fähigkeiten im Alltagsleben umfassen.
3. Die Therapeuten bekommen ebenfalls eine spezielle Unterstützung durch kontinuierliche Supervision (»treat the therapist«), um ihre Behandlungsmotivation zu stärken und die Einhaltung der Therapievorgaben zu verbessern.

Zentrale Elemente der dialektisch-behavioralen Therapie nach Linehan (1998)

- Hochstrukturierte Gruppentherapie (zum Erlernen von sozialen Fertigkeiten)
- Individuelle Psychotherapie
- Telefonkontakte mit dem Therapeuten
- Supervision der Therapeuten

Linehan integriert in ihr DBT-Konzept Elemente aus psychodynamischen, klientenzentrierten und gestalttherapeutischen Verfahren sowie Elemente aus Zen-Buddhismus und westliche kontemplative Techniken.

Folgende Therapieziele werden (in hierarchischer Weise) angestrebt:

1. Verminderung hochriskanter suizidaler oder parasuizidaler Verhaltensweisen,
2. Verminderung unerwünschten Verhaltens sowohl bei Patienten als auch bei Therapeuten, durch welche der Fortgang der Therapie gestört wird,
3. Modifikation von Verhaltensweisen, welche die Lebensqualität der Patienten erheblich einschränken,

4. Erwerb von Fähigkeiten durch den Therapeuten, mit deren Hilfe das Erreichen von Zielen für den Patienten erleichtert wird.

Die therapeutischen Techniken sollen sowohl die Vermittlung von Akzeptanz als auch das Herbeiführen von Veränderungen ermöglichen. Es wird viel Energie darauf verwendet, sowohl die Motivation des Patienten als auch die des Therapeuten hochzuhalten.

24.9.4 Cluster C – Ängstlich-vermeidende Persönlichkeitsstörungen

Während bei den Cluster-B-Persönlichkeitsstörungen ein Übermaß an Verhaltensaktivierung zu erkennen ist, imponiert bei den Cluster-C-Störungen (anankastisch, ängstlich-vermeidend, abhängig) vor allem ein Übermaß an Verhaltenshemmung. Der Entwicklungspsychologe J. Kagan führte umfangreiche Untersuchungen durch zur Entwicklung von gehemmt-schüchternem Verhalten bei Kindern in der Reaktion auf unvertraute Situationen und Menschen.

Bei seiner Untersuchung von 2-jährigen Kindern fand Kagan (1989), dass sich ca. 10–15% der Kinder bei der Konfrontation mit einer unvertrauten Situation ängstlich zurückziehen oder Schutz bei ihrer Mutter suchen, während wiederum 10–15% der Kinder sich der unvertrauten Situation freudig und interessiert zuwandten. Untersuchungen bei 16 Wochen alten Kleinkindern zeigten, dass ca. 20% von ihnen deutlich motorisch aktiv und aufgeregt wurden, wenn ein farbiges Spielzeug vor ihrem Gesicht hin und her bewegt wurde oder von einem Tonband eine Stimme erklang, die kurze Sätze sprach. Ungefähr 40% der Kinder (mit vergleichbarem familiärem Hintergrund) blieben auf die gleichen Reize hin sichtlich motorisch entspannt und zeigten keinerlei Aufregung. Bei Nachuntersuchungen im Alter von 14 und 21 Monaten waren von den hoch reaktiven Babys ca. ein Drittel sehr ängstlich und nur 3% zeigten fast keine Ängste. Im Gegensatz dazu waren von den zum ersten Untersuchungszeitpunkt niedrig reaktiven Babys nur 4% sehr ängstlich, während ein Drittel weiterhin keine Ängste zeigte (Kagan 1997). Langzeituntersuchungen zwischen dem 21.Lebensmonat und dem 7. Lebensjahr erbrachten hohe Stabilitätskoeffizienten von .50–.70 (Zentner 1993).

Schüchterne und gehemmte Kinder versuchen, soziale Interaktionen zu vermeiden. Dadurch haben sie weniger Möglichkeiten als ungehemmte Kinder, Erfahrungen mit fremden Menschen zu machen, wodurch ihre soziale Kompetenz sich nicht weiterentwickeln kann, was in einem sich negativ verstärkenden Circulus vitiosus ihre Schüchternheit weiter verstärkt. Dieses Übermaß an Vermeidungsverhalten in Konfrontation mit subjektiv erlebter Bedrohung ist ein zentrales Kennzeichen der Cluster-C-Persönlichkeitsstörung. Die Welt wird als bedrohlich erlebt, und um die dadurch immer wiederkehrende Angst zu binden, werden unflexible und rigide Strategien eingesetzt: zwanghafte Verhaltensweisen (anankastische Persönlichkeitsstörung), ausgeprägtes Vermeidungsverhalten (ängstlich-vermeidende Persönlichkeitsstörung) oder ein sich Anklammern an als stark erlebte andere Personen (dependente Persönlichkeitsstörung).

Als Beispiel für die Cluster-C-Persönlichkeitsstörungen soll die ängstlich-vermeidende Persönlichkeitsstörung näher beschrieben werden.

Fallbeispiel:
Ängstlich-vermeidende Persönlichkeitsstörung

C., ein 17-jähriger Junge, wurde von seinen verzweifelt wirkenden Eltern in die Klinik zur stationären Behandlung gebracht. Während C. deutlich zu Verstehen gab, nicht zu wissen, was er in der Klinik eigentlich solle, beklagten sich seine Eltern darüber, dass ihr einziger Sohn seit Monaten nicht mehr das Haus verlasse. Er halte sich weitgehend im Keller des elterlichen Hauses in seinem Zimmer auf. Soziale Kontakte zu anderen Menschen außer seinen Eltern habe er gar nicht mehr. Die Schule habe C. ohne Abschluss abgebrochen, da er sich geweigert habe, dorthin zu gehen. Manchmal verlasse er nachts das Haus, um sich an einem Automaten Zigaretten zu holen. Er achte dann sehr darauf, möglichst niemandem zu begegnen.

C., ein sehr blasser, aber ansonsten gepflegt wirkender Jugendlicher, fühlte sich im direkten Kontakt mit anderen Menschen auf der Station sichtlich unwohl. Er versuchte, alle Interaktionen und Anforderungen so weit wie eben möglich zu vermeiden. Falls dies nicht möglich war, geriet er in deutliche Anspannung, die sich auch in erhöhter vegetativer Erregung manifestierte (verstärktes Schwitzen, Palpitationen). Nach seiner eigenen Einschätzung hatte er eigentlich gar kein Problem, wenn man ihn alles so machen lassen würde, wie er sich das vorstelle. Wenn er nur wolle, könne er selbstverständlich auch in eine Schule gehen, aber er wolle nun einmal nicht mehr, was die Umgebung endlich einmal akzeptieren solle. Auf therapeutische Gespräche ließ er sich fast gar nicht ein, an Gruppentherapieangeboten wollte er nicht teilnehmen. Von den Mitarbeitern des Pflege- und Erziehungsdienstes und auch von den Mitpatienten hielt er sich so weit wie möglich fern.

Diagnostische Kriterien der ängstlich-vermeidenden Persönlichkeitsstörungen gemäß ICD-10

Mindestens 3 der folgenden Merkmale müssen erfüllt sein:

1. Andauernde und umfassende Gefühle von Anspannung und Besorgtheit

▼

2. Überzeugung, selbst unbeholfen, unattraktiv und minderwertig zu sein
3. Ausgeprägte Sorge, in sozialen Situationen kritisiert oder abgelehnt zu werden
4. Abneigung, sich auf persönliche Kontakte einzulassen, wenn keine ausreichende Sicherheit da ist, gemocht zu werden
5. Eingeschränkter Lebensstil wegen des Bedürfnisses nach körperlicher Sicherheit
6. Vermeidung sozialer oder beruflicher Aktivitäten mit zwischenmenschlichen Kontakten aus Angst vor Kritik, Missbilligung oder Ablehnung

Ängstlich-vermeidende Persönlichkeitsstörungen sollen mit einer Prävalenz von 0,4–1,3% in der Normalbevölkerung und mit ca. 10% in der Gruppe der ambulanten psychiatrischen Patienten zu finden sein. Gekennzeichnet ist dieses Störungsbild durch andauernde Gefühle von Anspannung und Besorgtheit, Unsicherheit und Minderwertigkeit. Der Sehnsucht nach Zuneigung und Akzeptiertwerden steht die Angst vor Zurückweisung und Kritik gegenüber, woraus sich ein immer weiter zunehmendes Vermeidungsverhalten zur Angstreduktion entwickelt.

Zur Ätiologie des Störungsbilds gibt es zurzeit kaum empirisch überprüfte Konzepte. Als bedeutsam angesehen werden dispositionelle Faktoren (übermäßige Ängstlichkeit), gestörte Bindungsmuster und ein eher überprotektiver Erziehungsstil der primären Bezugspersonen. Diskutiert als pathogener Faktor wird ebenfalls eine von den Eltern forcierte Autonomieentwicklung, die zu einer massiven kognitiven und affektiven Überforderung führen soll mit daraus sich ableitender Selbstunsicherheit und einer übersteigerten Empfindlichkeit für Kritik (Langenbach et al. 2002)

In verhaltenstherapeutischen Ansätzen wird versucht, das Vermeidungsverhalten schrittweise zu reduzieren, in dem die Patienten sich wiederholt den angstauslösenden Situationen stellen (Exposition). Gruppentherapeutischen Verfahren (Training zur sozialen Kompetenz) kommt ein besonders hoher Stellenwert zu, da dort ein besonders gutes Übungsfeld für die Veränderung von sozialen Ängsten z. B. im Umgang mit vermeintlicher oder realer Kritik besteht.

Auch pharmakotherapeutische Behandlunsgsmaßnahmen (wie z. B. der Einsatz von SSRI) können den Behandlungsverlauf positiv beeinflussen.

Fazit für die Praxis

Die Persönlichkeit von Kindern und Jugendlichen ist noch in der Entwicklung begriffen, sodass eine Zuschreibung von starren und langfristig bestehenden Mustern problematisch erscheint. Dies gilt jedoch, wenn auch in abgeschwächtem Ausmaß, auch für die Persönlichkeit von jungen Erwachsenen. Wenn man bedenkt, dass z. B. bei der Borderlinepersönlichkeitsstörung die Stabilität der Diagnose über einen Zeitraum von 10 Jahren nicht höher als 50% liegt, kann eine dauerhafte Stabilität der Symptome nicht als grundlegende Voraussetzung der Diagnosestellung gelten. Veränderungen in der Persönlichkeitsentwicklung sollten also nicht gegen das Konzept einer Persönlichkeitsstörung (zumindest im Jugendalter) sprechen.

Notwendig erscheint aber, dem hartnäckigen Vorurteil entgegenzuwirken, dass Persönlichkeitsstörungen kaum behandelbar sind und als lebenslanges Schicksal gelten können, so dass therapeutische Aktivitäten eher reduziert als verstärkt werden. Die Zuschreibung der Störung als lebenslanges Schicksals kann für den Betroffenen zu einem stigamtiserenden Label werden, wodurch seine weitere Persönlichkeitsentwicklung behindert wird. Diese Vorbehalte treffen jedoch für die Diagnose einer Persönlichkeitsstörung im Erwachsenenalter in vergleichbarer Weise zu (Fiedler 1998). Eine Möglichkeit, die größere Veränderbarkeit in der Persönlichkeit von Kinder und Jugendlichen im diagnostischen Vorgehen angemessener zu berücksichtigen, kann in der Verwendung des Begriffs »Persönlichkeitsentwicklungsstörung« bestehen, wie er schon von Spiel u. Spiel (1987) ins Gespräch gebracht wurde. Die Validität solcher nosologischer Konzepte kann allerdings nur dann überprüft werden, wenn, zumindest im Forschungskontext, eine solche Diagnose vergeben und im Langzeitverlauf überprüft wird.

Nur so kann auch die Behandlung von Störungen der Persönlichkeitsentwicklung im Kindes- und Jugendalter vorangetrieben werden. Für die Behandlung von Erwachsenen entwickelte Therapiekonzepte müssen adaptiert werden an die Bedürfnisse und die andersartige soziale Situation von Kindern und Jugendlichen und im Anschluss daran auf ihre Wirksamkeit empirisch überprüft werden.

Wegen der außerordentlich negativen Konnotation des Psychopathiekonzepts und der dissozialen oder antisozialen Persönlichkeitsstörung sollten diese diagnostischen Kategorien nur mit äußerster Zurückhaltung verwendet werden, vor allem auch deshalb, da mit der Diagnose »Störung des Sozialverhaltens« in der Regel eine adäquate Beschreibung der Symptomatik möglich ist. Gerade beim Verlauf dieser Störungsgruppe sollten wir uns jedoch auch vergegen-

▼

wärtigen, dass nur die Akzeptanz der Hartnäckigkeit und Stabilität dieser Störungen dazu führen kann, ausreichende Bemühungen zur Entwicklung therapeutischer Strategien zu initiieren.

Wir haben als klinisch tätige Kinder- und Jugendpsychiater die Chance, Persönlichkeitsstörungen in Statu nascendi zu beobachten, womit wir auch die Möglichkeit haben, zu einem frühen Zeitpunkt der Entwicklung therapeutisch einzugreifen und somit (zumindest in einem Teil der Fälle) die Ausbildung einer manifesten Persönlichkeitsstörung im Erwachsenenalter zu verhindern. Dies wird jedoch nur dann möglich sein, wenn wir auch schon im Kindes- und Jugendalter bereit sind, schwerwiegende und komplexe psychische Störungen entsprechend zu konzeptualisieren und zu diagnostizieren, um adäquate Behandlungsmaßnahmen einleiten zu können.

Literatur

Asendorpf JB (1996) Psychologie der Persönlichkeit. Grundlagen. Springer, Berlin Heidelberg New York

Bateman AW, Fonagy P (2000) Effectiveness of psychotherapeutic treatment of personality disorder. Br J Psychiatry 177:138–143

Beck AT, Freeman A (1990) Cognitive therapy of personality disorders. Guilford, New York

Benjamin J, Ebstein RP, Belamker RH (eds) (2002) Molecular genetics and the human personality. American Psychiatric Publishing, Washington DC

Bernstein D, Cohen P, Velez N, Schwab-Stone M, Siever L, Shinsato L. (1993) Prevalence and stability of the DSM-III personality disorders in a community-based survey of adolescents. Am J Psychiatry 150:1237–1243

Brieger P, Bloink R, Sommer S, Marneros A (2001) A catch-up study of former child and adolescent psychiatric inpatients: psychiatric status in adulthood. Psychopathology 34/1:43–49

Bronisch T, Hiller W, Mombour W, Zaudig M (1992) Internationale Diagnosen Checkliste für Persönlichkeitsstörungen (IDCL-P). Hogrefe, Göttingen

Bürgin D, Meng H (2000) Gibt es Borderline-Störungen bei Kindern und Jugendlichen? In: Kernberg OF, Dulz B, Sachsse U (Hrsg) Handbuch der Borderline Störungen. Schattauer, Stuttgart, S 755–792

Bürgin D, Schulte-Markwort M, Resch F (2003) Operationalisierte Psychodynamische Diagnostik im Kindes- und Jugendalter OPD-KJ. Huber, Bern

Carrey NJ, Butter HJ, Persinger MA, Bialik RJ (1995) Physiological and cognitive correlates of child abuse. J Am Acad Child Adolesc Psychiatry 34:1067–1075

Clarkin JF, Yeomans FE, Kernberg O (1999) Psychotherapie der Borderline-Persönlichkeit. Manual zur psychodynamischen Therapie. Schattauer, Stuttgart

Cleckley HM (1941) The mask of sanity. Mosby, St. Louis

Cloninger CR, Przybeck TR, Svrakic DM, Wetzel RD (1999) Das Temperament und Character-Inventar TCI: Manual. Swets & Zeitlinger, Frankfurt am Main

Coolidge FL, Thede LL, Jang KL (2001) Heritability of personality disorders in childhood: a preliminary investigation. J Pers Dis 15: 33–40

Deutsche Gesellschaft für Kinder- und Jugendpsychiatrie und Psychotherapie (Hrsg) (2000) Leitlinien zu Diagnostik und Therapie von psychischen Störungen im Säuglings-, Kindes- und Jugendalter. Deutscher Ärzteverlag, Köln

Dulz B, Schreyer D, Nadolny A (2000) Stationäre Psychotherapie: von haltender Funktion, technischer Neutralität und persönlicher Sympathie. In: Kernberg OF, Dulz B, Sachsse U (Hrsg) Handbuch der Borderline Störungen. Schattauer, Stuttgart, S 483–504

Eysenck HJ (1953) The structure of human personality. Methuen, London

Fiedler PA (1998) Persönlichkeitsstörungen, 4. Aufl. PVU, Weinheim

Fiedler PA (2000) Integrative Psychotherapie bei Persönlichkeitsstörungen. Hogrefe, Göttingen

Goldsmith HH, Buss AH, Plomin R et al. (1987) Roundtable: What is temperament? Four approaches. Child Dev 58:505–29

Hare RD (1970) Psychopathy: theory and research. Wiley, New York

Hartkamp N, Ott J, Wöller W, Langenbach M (2002) Dissoziale Persönlichkeitsstörung (ICD-10: F60.2) In: Tress W, Wöller W, Hartkamp W, Langenbach M, Ott J (Hrsg) Persönlichkeitsstörungen – Leitlinie und Quellentext. Schattauer, Stuttgart New York

Heath AC, Madden PA, Cloninger CR, Martin NG (1999) Genetic and environmental structure of personality. In: Cloninger CR (ed) Personality and psychopathology. American Psychiatric Press, Washington, DC

Henggeler SW, Schoenwald SK, Borduin CM, Rowland MD, Cunningham PB (1998) Multisystemic treatment of antisocial behavior in children and adolescents. Guilford, New York London

Herrmann T (1972) Lehrbuch der empirischen Persönlichkeitsforschung, 2. Aufl. Hogrefe, Göttingen

James A et al. (1996) Borderline personality disorder: a study in adolescence. Eur Child Adolesc Psychiatry 5:11–17

Jang KL, Livesley WJ, Vernon PA, Jackson DN (1996) Heritability of personality disorder traits: a twin study. Acta Psychiatr Scand 94:438–444

Johnson JG et al. (1999) childhood maltreatment increases risk for personality disorders during early adulthood. Arch Gen Psychiatry 56:600–606

Kagan J (1989) Unstable ideas. Harvard Univ Press, Cambridge

Kagan J (1997) Temperament and the reactions to unfamiliarity. Child Dev 68:139–143

Kernberg OF (1996) Schwere Persönlichkeitsstörungen. Theorie, Diagnose und Behandlungsstrategien. Klett-Cotta, Stuttgart

Kernberg OF (2000) Borderline Persönlichkeitsorganisation und Klassifikation der Persönlichkeitsstörungen. In: Kernberg OF, Dulz B, Sachsse U (Hrsg) Handbuch der Borderline Störungen. Schattauer, Stuttgart, S 45–56

Kernberg PF (1990) Resolved: borderline personality exists in children under twelve. Affirmative. J Am Acad Child Adol Psychiatr 29:478–480

Kernberg PF, Weiner AS, Bardenstein KK (2000) Personality disorders in children and adolescents. Basic Books, New York

Kuhl J, Kazén M (1997) Persönlichkeits-Stil- und Störungs-Inventar (PSSI). Hogrefe, Göttingen

Langenbach M, Wöller W, Hartkamp N, Ott J, Tress W (2002) Diagnostik von Persönlichkeitsstörungen. In: Tress W, Wöller W, Hartkamp W, Langenbach M, Ott J (Hrsg) Persönlichkeitsstörungen – Leitlinie und Quellentext. Schattauer, Stuttgart New York

Linehan MM (1989) Dialektische Verhaltenstherapie bei Borderline-Persönlichkeitsstörungen. Prax Klin Verhaltensmed Rehab 2:220–227

Linehan MM (1998) An illustration of dialectical behavior therapy. Session Psychother Pract 4/2:21–44

Loranger AW, Sartorius N, Andreoli A et al. (1994) The International Personality Disorder Examination: The World Health Organization/Alcohol, Drug Abuse, and Mental Health Administration international pilot study of personality disorders. Arch Gen Psychiatry 51:215–224

24

McManus M, Alessi NE, Grapetine WL, Brickman A (1984) Psychiatric disturbance in serious delinquents. J Am Acad Child Adolesc Psychiatry 23:602–615

Nissen (Hrsg) (2000) Persönlichkeitsstörungen. Kohlhammer, Stuttgart

Oerter R, Montada L (1998) Entwicklungspsychologie. Ein Lehrbuch, 4. Aufl. PVU, Weinheim

Paris J (2000) Kindheitstrauma und Borderline-Persönlichkeitsstörung. In: Kernberg OF, Dulz B, Sachsse U (Hrsg) Handbuch der Borderline Störungen. Schattauer, Stuttgart, S 159–166

Resch F (2002) Struktur und Strukturveränderungen im Kindes- und Jugendalter. In: Rudolf G, Grande T, Henningsen P (Hrsg) Die Struktur der Persönlichkeit. Vom theoretischen Verständnis zur therapeutischen Anwendung des psychodynamischen Strukturkonzepts. Schattauer, Stuttgart New York

Resch F, Möhler E (2001) Wie entwickelt sich die kindliche Persönlichkeit? Beiträge zur Diskussion um Vererbung und Umwelt. In: Wink M (Hrsg) Vererbung und Umwelt. Springer, Berlin Heidelberg New York

Robins LN (1991) Conduct disorder. J Child Psychol Psychiatry 32/1:193–212

Rudolf G (1999) Persönlichkeitsstörung und Persönlichkeitsstruktur. Persönlichkeitsstörungen 3:240–248

Rudolf G, Grande T, Henningsen P (Hrsg) (2002) Die Struktur der Persönlichkeit. Vom theoretischenVerständnis zur therapeutischen Anwendung des psychodynamischen Strukturkonzepts. Schattauer, Stuttgart New York

Sameroff AJ (1975) Early influences on development: fact or fancy? Merrill-Palmer Q 20:275–301

Schmeck K (2001) Die Bedeutung von Temperamentsmerkmalen für die Entstehung von Persönlichkeitsstörungen im Jugendalter. Persönlichkeitsstörungen 5:189–198

Schmeck K (2001) Die Bedeutung von Temperamentsmerkmalen für die Entstehung von Persönlichkeitsstörungen im Jugendalter. Persönlichkeitsstörungen 5:189–198

Schmeck K, Goth K, Meyenburg B, Poustka F (2000) Persönlichkeitsfragebogen für Jugendliche – JTCI/12–18. Klinik für Psychiatrie und Psychotherapie des Kindes- und Jugendalters, JW Goethe-Universität, Frankfurt am Main

Shapiro T (1990) Resolved: Borderline personality exists in children under twelve. Negative. J Am Acad Child Adolesc Psychiatry 29: 480–482

Svrakic DM, Svrakic S, Hill K, Bayon C, Przybeck TR, Cloninger CR (2002) Temperament, character, and personality disorders: etiologic, diagnostic, treatment issues. Acta Psychiatr Scand 106:189–195

Thomas A, Chess S (1977) Temperament and development. Brunner, New York

Tress W, Wöller W, Hartkamp W, Langenbach M, Ott J (2002) Persönlichkeitsstörungen – Leitlinie und Quellentext. Schattauer, Stuttgart New York

Warden J (1999) Ashworth report confirms problems with special hospitals. Br Med J 318:211

Wittchen HU, Zaudig M, Fydrich T (1997) Strukturiertes Klinisches Interview für DSM-IV. Achse II: Persönlichkeitsstörungen. Hogrefe, Göttingen

Wöller W, Langenbach M, Ott J, Hartkamp N (2002) Schizoide Persönlichkeitsstörung. In: Tress W, Wöller W, Hartkamp W, Langenbach M, Ott J (2002) Persönlichkeitsstörungen – Leitlinie und Quellentext. Schattauer, Stuttgart New York, S 83–91

Zentner MR (1993) Die Wiederentdeckung des Temperaments – Die Entwicklung des Kindes im Licht moderner Temperamentforschung und ihrer Anwendungen. Jungfermann, Paderborn

Sexualität und Geschlechtsidentität – Entwicklung und Störungen

K. M. Beier

Für die Entwicklung von Kindern und Jugendlichen sind Merkmale der sozialen Lebensumwelt und der gesellschaftlich-kulturellen Rahmenbedingungen einschließlich des Zugangs zu technischen Neuerungen (Internet!; s. unten) von großer Bedeutung. Unterschätzt wird bisher der Einfluss dieser Merkmale auf das sexuelle Erleben und Verhalten mit ihrer erheblichen Dynamisierungswirkung insbesondere auf Jugendliche. Zur Abschätzung von (phasen)spezifischen Vulnerabilitäten und der Ätiologie von Störungen bedarf es dabei der Kenntnis normaler Entwicklungsabläufe, die in einer sicheren Geschlechtsidentität und einer erfüllten Sexualität münden können, sofern die Grundsteine hierfür in Kindheit und Jugend gelegt wurden.

Im Folgenden ein Auszug aus einem Chatprotokoll zwischen einer 13-Jährigen und einem 24-Jährigen (innerhalb einer Internet-Kontaktbörse eines großen Providers); anlässlich eines später zustande gekommenen ersten Treffens kam es zur Vergewaltigung des bis dahin koital unerfahrenen Mädchens.

«Beautynights«: Ich fand Deinen Steckbrief echt nett und irgendwie cool☺☺. Vielleicht bist Du aber schon zu alt? Ich bin 13 und suche einen verständnisvollen Freund, der mich auch mal in den Arm nimmt, wenn ich mal traurig bin.

»Schatzi«: Dein Steckbrief hat mich auch am meisten angesprochen. Ich finde Deinen Text sehr natürlich, ehrlich und inhaltlich genau auf mich zutreffend. Außer bei den Interessen, denn Schreiben gehört nicht zu meinen Stärken, da muss ich mich verbessern. Klar bin ich älter als Du, aber das muss ja nichts heißen, denn ich teile Deine Vorlieben und Abneigungen vollkommen. Bin mal sehr gespannt, wie Du wirklich aussiehst. Auf dem Foto und dem Text nach zu urteilen, bist Du sehr natürlich☺. Ich finde, Du schreibst so wenig und sagst so viel damit aus, was bei mir sicherlich genau umgekehrt der Fall ist.

»Beautynights«: Wenn Du 24 bist, hast Du doch sicher schon eine Freundin gehabt?

»Schatzi«: Bisher nicht die Richtige. Die waren nicht so offen wie Du, fressen viel mehr die Dinge in sich hinein und eines Tages gibt es dann den großen Krach.

«Beautynights«: Unehrlichkeit mag ich auch nicht, genauso wenig wie Untreue und Machos.

»Schatzi«: Das find ich jetzt richtig toll. Aber ich will kein Süßholz raspeln, ich sage die Dinge immer so, wie ich sie empfinde und verhalte mich auch generell so. Hast Du eigentlich Geschwister? Was findest Du an Männern interessant? Warum hast Du gerade mir geantwortet?

»Beautynights«: Na ich find dich eben nett und ich seh es ziemlich eng, wenn mich Leute nicht ernst nehmen und nehme nur Leute ernst, die alles nicht so eng sehen (hi hi) ☺☺

»Schatzi«: Ich freu mich schon darauf, Dich persönlich kennen zu lernen.

25.1 Biopsychosoziales Verständnis menschlicher Geschlechtlichkeit

Sexualität entzieht sich einem einseitigen definitorischen Zugriff. Sie ist eine biologisch, psychologisch und sozial determinierte Erlebnisdimension des Menschen und in ihrer individuellen Ausgestaltung von biologischen Faktoren und der lebensgeschichtlichen Entwicklung abhängig.

Sexualität meint sowohl die geschlechtliche Identität des Menschen als Frau- und Mannsein wie auch die Genitalität im engeren Sinn (die Funktionen der Genitalorgane) und die damit verknüpften Erlebnisabläufe und sozialen Aspekte.

Sexualität weist unterschiedliche Dimensionen auf und kann verschiedene Funktionen erfüllen, die allerdings in enger Wechselbeziehung stehen. Zu unterscheiden sind (vgl. Beier et al. 2001):

1. die Lustdimension, d.h. ihre Bedeutung für alle Möglichkeiten des Lustgewinns durch sexuelles Erleben,
2. die reproduktive Dimension, d. h. ihre Bedeutung für die Fortpflanzung,

3. die beziehungsorientierte Dimension, d. h. ihre Bedeutung für die Befriedigung biopsychosozialer Grundbedürfnisse des Menschen nach Akzeptanz, Nähe, Sicherheit und Geborgenheit durch sexuelle Kommunikation in Beziehungen (man könnte auch von der sozial-kommunikativen oder der Bindungsfunktion der Sexualität sprechen).

Reproduktive Dimension. Von diesen Dimensionen ist die reproduktive die phylogenetisch älteste. Sie ist beim Menschen auf die Zeit der Fortpflanzungsfähigkeit (von der Pubertät bis zur Menopause) beschränkt und zudem von biographischen Entscheidungen abhängig, also fakultativ. Durch die Verfügbarkeit zuverlässiger Kontrazeptionsmethoden einerseits und durch die Entwicklung der Reproduktionsmedizin andererseits ist heute erstmalig eine weitestgehende Entkopplung der beziehungsorientierten und der Lustdimension von der reproduktiven Dimension der Sexualität möglich geworden.

Sexuelle Lustdimension. Die sexuelle Lustdimension gibt der Sexualität durch das einzigartige sinnliche Erleben von sexueller Erregung und Orgasmus eine Qualität, die sie von anderen menschlichen Erfahrungsmöglichkeiten abhebt. Die sexuelle Lust begründet die motivationale Eigenschaft der Sexualität und stellt gleichsam den Antrieb und die Belohnung sexuellen Verhaltens dar. Die Lustdimension kann im subjektiven Erleben, in Autoerotik und in der Erfahrung von erotischer Anziehung, Leidenschaft und Ekstase ganz im Vordergrund stehen, lässt sich aber dennoch schwer isoliert betrachten, weil sie mit den anderen Funktionen eng verbunden ist: die genitale Lust an sich, die Lust und Freude an der Beziehung und an der Fähigkeit, Eltern werden zu können, verleihen ihr eine sehr komplexe Qualität.

Beziehungsorientierte Dimension. Die beziehungsorientierte Dimension tritt in der stammesgeschichtlichen Entwicklung später auf, ist aber für den heutigen Menschen ohne Zweifel ein integraler und wesentlicher Bestandteil der Sexualität. Ihre große Bedeutung resultiert aus der Tatsache, dass der Mensch ein Beziehungswesen ist und seine von Beginn des Lebens an bestehenden Grundbedürfnisse nach Annahme, Geborgenheit etc. nur in Beziehungen erfüllt werden können. Dies geschieht im Kindesalter durch körperliche Erfahrungen des Angenommenwerdens, z. B. das schützende Halten des Säuglings beim Stillen. Die interaktionelle und körpersprachliche Vermittlung von Gefühlen bestimmt von Geburt an die menschliche Entwicklung und bleibt ein Kernmerkmal der Beziehungsgestaltung. Sie ist zunächst nicht auf die Genitalien angewiesen, ermöglicht aber trotzdem eine tiefe Zufriedenheit, die sich durch Haut- und Blickkontakt, überhaupt Sinneseindrücke, ergibt. Darum ist sie – unter Berücksichtigung der nichtgenitalen Anteile der Sexualität – die erste »sexuelle« Erlebnisdimension, die später durch die Möglichkeiten der genital-sexuellen Kommunikation erweitert wird. Auch die genital-sexuellen Erfahrungsmöglichkeiten sind Teil interaktioneller körpersprachlicher Kommunikation, die durch Einbeziehung der Genitalien und der daraus resultierenden spezifischen sinnlichen Erfahrungsmöglichkeiten dieselben Grundbedürfnisse nach Annahme, Nähe und Geborgenheit verwirklichen und erfüllen kann.

! Es ist erforderlich, grundsätzlich alle drei Dimensionen der Sexualität und ihre vielfältigen, individuellen und überindividuellen Funktionen in den Blick zu nehmen, wenn man die menschliche Geschlechtlichkeit und ihre Störungen verstehen möchte.

25.2 Die Entwicklung von Beziehungs- und Liebesfähigkeit

Säuglingsalter

Im Phasenmodell der psychoanalytisch orientierten Entwicklungspsychologie und ihrer Deutungen wird im 1. Lebensjahr die »Welteroberung durch Mund und Haut« in den Mittelpunkt der Betrachtungen gestellt, die 1. Phase daher als **orale** oder **oral-kutane Phase** bezeichnet (obwohl auch andere Sinnesorgane wie Auge und Ohr Kontakt zur Welt vermitteln). Diese Betrachtungsweise vermag viele Beobachtungen bzw. Phänomene plausibel und schlüssig zu interpretieren, bleibt aber zunächst im Bereich von Hypothesen, die für den konkreten Einzelfall auf ihre Bedeutung zu prüfen sind.

In diesem Sinne geht es in der oralen Phase mit ihren narzisstischen Anteilen um entscheidende Weichenstellungen für die Erwachsenensexualität. So bildet z. B. die Art der Bewältigung des phasenspezifischen Hauptthemas von »Urvertrauen versus Misstrauen« (Erikson 1976) die Basis für Selbstannahme und Selbstwertgefühl, für die Fähigkeit zur Selbstkommunikation bzw. Autoerotik, für Selbstvertrauen und Vertrauen in andere.

! In der oralen Phase werden die Fundamente für Beziehungs- und Kontaktfähigkeit bzw. -freudigkeit an sich gelegt, für einen grundsätzlichen Optimismus, der auch den Glauben an das Gelingen von Beziehungen einschließt.

Selbstwertgefühl und Ich-Stärke werden bei der Partnerwahl, beim Annehmen und Geltenlassen des Partners in seiner »Fremdheit«, beim Vertrauen in die eigene sexuelle Potenz, bei der Fähigkeit zur orgastischen Regression (d. h. zur Aufgabe ängstlicher Selbstkontrolle) eine entscheidende Rolle spielen. Konkrete orale Verhaltens- und Erlebensweisen der Erwachsenensexualität wie die Lust am Küssen, Saugen, Lutschen, Schlecken, Beißen, Schmecken, Riechen leiten sich aus der frühen Oralität her und haben dort ihre emotionale Tönung erhalten. Es geht also um wesentlich mehr als um »oralen Sex« (Fellatio, Cunnilingus), es geht im weitesten Sinn um die oralen Elemente der Erotik. Zu diesen gehört wesentlich die sog. **Hauterotik**, also das via Tastsinn vermittelte Erleben.

Auch in der Erwachsenensexualität geht es um Nähe, Wärme, Gehaltensein, Feinfühligkeit, Angstabbau durch Körperkontakt, um Vertrautwerden, Zärtlichkeit, »Streicheleinheiten« im weiten extragenitalen und im engeren genitalen Bereich zur sexuellen Erregung bzw. Lusterfahrung, um Nacktheit als Möglichkeit unverstellt-authentischer Begegnung. Somit spielt Hauterotik nicht nur im Vor- und Nachspiel und in der sexuellen Vereinigung, sondern als Zartheit und Zärtlichkeit in der Gesamtatmosphäre der Beziehung eine unverzichtbare Rolle.

Kleinkindalter

Im psychoanalytischen Ansatz der Entwicklungspsychologie wird die nächste Phase nach der durch die Reifung der quergestreiften Muskulatur ermöglichten willentlichen Betätigung der Schließmuskeln von Darm und Blase als **anale Phase** bezeichnet. Nach Erikson (1976) bildet die Spannung zwischen Autonomie versus Zweifel und Scham das zentrale Thema. Autonomie ist gewissermaßen die Weiterführung des Urvertrauens, sie wird um das 2. Lebensjahr herum durch Selbstbeherrschung ohne Verlust des Selbstwertgefühls und durch den Stolz auf die eigene Leistung erreicht bzw. gefördert.

Zweifel und Scham beziehen sich auf die (Selbst-)Zweifel am eigenen Können, am Erbringen der geforderten oder angestrebten Leistung und auf die Geltungsscham, das Sichschämen wegen seines Versagens: »Es ist wieder in die Hose gegangen«. Zahlreiche Themen, die in dieser Phase wichtig sind, haben Auswirkungen auf die Erwachsenensexualität.

Zunächst geht es um die **Analerotik** als die Entdeckung einer neuen Lustquelle und – durch die Verbindung von Lust und Schmerz (bei der Defäkation) – einer neuen Lustqualität. Dabei ist die anale Sexualität (Analmasturbation, Analverkehr) wesentlich stärker tabuiert als die genitale. Hier liegen wohl auch die Wurzeln des Sadomasochismus und von Paraphilien (Perversionen) wie Koprophilie, Koprolalie, Analfetischismus etc.

Eng damit verbunden sind die Themen **Macht und Aggression**, die via destruktive Sexualität (Unterwerfung, Missbrauch, Belohnung und Bestrafung) ausgelebt werden können, aber zugleich auch Bestandteile der normalen Sexualität darstellen: Potenz (bei beiden Geschlechtern!) hat mit Macht, Impotenz mit Ohnmacht zu tun; Aggression im ursprünglichen Sinn von »angehen«, Zupacken, in Angriff nehmen, Anfassen, Eindringen, Entgegenkommen ist unverzichtbar – eine in diesem Sinne »aggressionslose« Sexualität wäre zugleich eine leidenschafts- und leblose, sofern sie überhaupt denkbar ist.

Mit der Kulturanforderung des Sauberwerdens in der analen Phase wird es erstmals nötig oder möglich, sich die bis dahin »gratis« gewährte Liebe der Mutter/Eltern durch eine Gegenleistung verdienen zu müssen oder zu können.

! Ausgehend von der Anforderung des Sauberwerdens in der analen Phase können verhängnisvolles Leistungsdenken und Leistungsdruck bzw. »vorauseilender Gehorsam« und Unterwürfigkeit in die Erwachsenensexualität Eingang finden, sie zum Leistungssport oder zur Prüfungssituation schlechthin werden lassen.

Dieser Leistungsdruck, z. B. als Potenz- und Orgasmuszwang, mobilisiert seinerseits entsprechende (Potenz-)Ängste und könnte eine Mitursache der zunehmend verbreiteten sexuellen Inappetenz und Lustlosigkeit sein. Versagensängste können auch aus den Anforderungen der Sauberkeitserziehung resultieren, wenn zu früh und zu streng zu viel verlangt wurde: Misslungene Leistung führt in der Regel zu Unsicherheit und Zweifel am eigenen Können, vertieft die Geltungsscham. Zwar scheint diese Gefahr heute durch die Verwendung von »Pampers« anstelle von Windeln wesentlich geringer zu sein, doch sind je nach Milieu und Umwelt auch andere Kulturanforderungen hinzugekommen (z. B. das Verbot zu lärmen, zu rennen oder zu springen, auf der Straße zu spielen, den Rasen zu betreten etc.). Welche Auswirkungen die »Pampers-Kultur« mit ihrer Entlastung der Mütter und einer großzügigen »Laissez-faire«-Haltung einerseits, möglicherweise aber auch mit weniger Zuwendung und Hautkontakt als beim herkömmlichen Wickeln andererseits auf die Sexualität haben wird, ist noch nicht untersucht worden.

! Eng mit dem Reinheitsaspekt verbunden ist die Tabuierung der Sexualität.

Diese Tabuierung ergibt sich daraus, dass das anale Tabu und »Pfui« auf die Genitalsphäre überspringen kann, weil Kinder nicht zwischen Ausscheidungs- und Geschlechtsorganen unterscheiden: »Da unten« ist Pfui. Dasselbe gilt für Ekel und Scham, die auf diese Weise auch die Sexualität unsauber, unappetitlich, unrein, schmutzig, ekelhaft werden lassen. Schmutzige oder dreckige Witze handeln nicht von Kot, sondern von Sexualität. Ganz allgemein ist zu fragen, inwieweit die Kardinaltugenden unserer anal geprägten Leistungsgesellschaft wie z. B. Sauberkeit, Ordnungsliebe, Pflichtbewusstsein, Pünktlichkeit, Strenge und Disziplin, Normen- und Gesetzestreue, Berechenbarkeit, Absicherung etc. nicht (potenzielle) Gegenspieler von kreativer Natürlichkeit, Fantasie, Spontanität, Risikobereitschaft, Zeitlosigkeit etc. darstellen, die aus Erotik und Liebe nicht wegzudenken sind. Ähnliches gilt für die verhängnisvollen Gleichungen von sauber = rein = brav und lieb(enswert) = gut (mit ihrer Fortführung: = oben = heilig) und für ihr Gegenteil, die in dieser Phase ihre Wurzeln haben und als sog. anales Gewissen am Beginn der Gewissensbildung stehen können.

Vorschulalter

In der nach psychoanalytischer Terminologie nun folgenden **primär genitalen** oder **phallischen (auch ödipalen) Phase** besteht nach Erikson (1976) ein Spannungsfeld zwischen Initiative und Schuldgefühl. Zurückgeholte, abgewertete oder verbotene Initiative fördert lähmende Schuldgefühle, Schüchternheit, Selbstunsicherheit und Ängste, besonders was die Sexualität betrifft, die nun ins Zentrum des Interesses tritt. Das Verbieten von Zeigelust, Schaulust, Neugier bzw. der kindlichen »Sexualforschung« (Borneman 1981) kann eine bereits in der analen Phase angelegte Tabuierung des Sexuellen verstärken. Die Situation kann sich in der Pubertät durch Aktualisierung der Masturbationsproblematik drastisch verschärfen und die Isolierung und Abspaltung der Sexualität fördern bzw. verfestigen. Hiermit können u. U. spätere sexuelle Funktionsstörungen, aber auch Verhaltensabweichungen wie z. B. Exhibitionismus oder Voyeurismus, angebahnt werden.

! Entscheidende Themen der phallischen Phase, die z. T. in der Pubertät (und im weiteren Leben) fortgeführt werden, betreffen die spätere Partnerfähigkeit und Geschlechtsidentität. Das Freiwerden für spätere Partner setzt die Aufgabe des gegengeschlechtlichen Elternteils als »Liebespartner« voraus.

Im genitalen Bereich der späteren Erwachsenensexualität kommt noch die **Inzestschranke** – das Verbot sexueller Kontakte mit den Eltern – hinzu und kann zu sexuellen Funktionsstörungen beitragen. Die eigene **Geschlechtsidentität** soll durch Identifikation mit dem geliebten und zugleich störenden Rivalen erreicht werden. In diesem Zusammenhang muss auch das Thema des Neides, u. U. sogar des Hasses auf das andere Geschlecht (Penisneid, Gebär- und Stillneid) und damit verbunden der Entmächtigung (Depotenzierung) oder »Kastration« des Partners erwähnt werden, ebenso der Begriff der »ödipalen Schuld« gegenüber dem »verwünschten Rivalen« und der entsprechenden **Bestrafungsängste** (Kastrationsangst) – schließlich geht es um die Entwicklung des sog. »Über-Ich« zum persönlichen Gewissen. Alle diese Themen sind im alltäglichen Umgang (oder eben Kampf) der Geschlechter von größter Bedeutung.

Wichtig ist in diesem Zusammenhang das Austragen früherer Konflikte bzw. die Wiederholung früherer Beziehungen mit dem gegen- und gleichgeschlechtlichen Elternteil in der Partnerschaft, ebenso das »Dreiecksverhältnis« bzw. die Faszination durch »unerreichbare« Partner. Dabei geht es eigentlich um den Sieg über den Rivalen, um das Erlangen des Unmöglichen, weshalb der faszinierende Reiz mit der Erreichung des Zieles schlagartig erlöschen kann. Die Gefahr solcher (neurotischen) Wiederholungen wird besonders dort gegeben sein, wo die ödipale Situation nicht befriedigend durchlebt und aufgelöst worden ist. Diese Auflösung kann erschwert oder verunmöglicht werden durch »verführerische« Elternteile, die ein Kind in die Rolle des Ersatzpartners bringen, durch den Verlust eines Elternteils (Tod, Trennung oder Scheidung) oder durch Familienstrukturen, welche von vornherein die ödipale Liebe und ihre Auflösung nicht zulassen. Borneman (1981) spricht von einer »präödipalen Sozialisation«, die Ich- und beziehungsschwache Menschen hervorbringt.

Der Zusammenhang zwischen den Entwicklungsphasen des Kindes und der Erwachsenensexualität ist in Tabelle 25.1 noch einmal dargestellt.

Tabelle 25.1. **Entwicklungsphasen des Kindes mit Bezug zur sexuellen Organisation im Erwachsenenalter**

Entwicklungsphasen und -konflikte	Anteile in der Sexualität des Erwachsenen
Orale Phase (ca. 1. Lebensjahr) Konflikt: Urvertrauen gegen Urmisstrauen Im Erleben des Kindes werden alle Bedürfnisse automatisch und wie von selbst befriedigt.	Hauterotik: Nestwärme (Nähe, Gehaltensein) Sexuelle Erfahrungen über den Mund (Küssen, Saugen etc.) Vertrauen in andere (Vertrauen in das Gelingen von Beziehungen)
Anale Phase (ca. 2.–3. Lebensjahr) Konflikt: Autonomie gegen Abhängigkeit Das Kind registriert, was es alles (auch zerstören) kann und worüber es Kontrolle hat (Ausscheidungsfunktion).	Aggressive Komponenten im Sinne von Anfassen, Eindringen, Entgegenkommen Sauberkeits-/Reinheitsaspekt; Ekel und Scham (Genitalien und Sexualität = unsauber) Analerotik, Lust-/Schmerzambivalenz bei Analmasturbation und -verkehr
Phallische Phase (ca. 3.–6. Lebensjahr) Konflikt: Initiative gegen Schuldgefühl Konflikt: Das Kind wendet seinen Genitalien ein besonderes Interesse zu und muss seine Zuneigung gegenüber Mutter und Vater mit seinen Ängsten in Einklang bringen.	Sexuelle Initiative: Neugierde, Schaulust, Zeigelust, Experimentierfreudigkeit Potenz im Sinne von Vordringen, Eindringen, Gestalten, Dominanzstreben Freiwerden für einen eigenen Partner (versus »Muttersöhnchen« oder »Vatertochter«)

25.3 Geschlechtsidentitätsentwicklung

Betrachtet man die psychosexuelle Entwicklung bis zum Vorschulalter, so fällt auf, dass diese von der frühen Geborgenheit (oral-kutane Phase) über eine zunehmende Tabuisierung (anale Phase) bis hin zur Orientierung an Kodierungen für männliche bzw. weibliche Geschlechtsrollen (genitale oder ödipale Phase) verläuft. Dies erfolgt parallel zur kognitiven Entwicklung des Menschen, die im Säuglingsalter noch ganz auf die »sensomotorische Intelligenz« abhebt, bis dann im 2. Lebensjahr die Möglichkeit zur »Symbolisierung« und zu einem »vorbegrifflichen Denken« auftritt, die ab dem 4.–5. Lebensjahr um das anschauliche Denken ergänzt wird (entspricht den ersten drei Intelligenzstufen nach Piaget). Kinder in der genitalen/ödipalen Phase können sich also ein Vorverständnis über die Geschlechterrollen bilden und tun dies nach den Möglichkeiten ihrer kognitiven Entwicklung ganz »anschaulich« (und nicht abstrakt).

Komponenten der psychischen Geschlechtsidentitätsentwicklung

Vor diesem Hintergrund sind vor allem 4 Komponenten der psychischen Geschlechtsidentitätsentwicklung hervorzuheben, die phasenübergreifend wirksam werden (s. hierzu auch Mertens 1996):

Körperempfindungen und psychosexuelle Erfahrungen

Körperlich-genitale Empfindungen und körperbezogene Fantasien sind für den Aufbau eines differenzierten Körperbildes eminent bedeutsam. Erst wenn sich ein Mensch selbst annehmen kann, ist er in der Lage, andere anzunehmen und sexuelle Interaktionen einzugehen. Er benötigt also ein sicheres Konzept über die eigene genitale Funktionalität und genügend Selbstvertrauen, um sich der weniger vertrauten Genitalität des Sexualpartners zuzuwenden.

Interaktionen mit Mutter und Vater bzw. mütterlichen und väterlichen Kodierungen

In der familiären Realität kommt es zu vielfältigen verbalen und körpersprachlichen Interaktionen zwischen Eltern und Kind, die diesem auf mehr oder weniger subtile Weise mütterliche und väterliche (bewusste und unbewusste) Erwartungen auch bezüglich seiner Geschlechtsidentität/Geschlechtsrolle vermitteln. Eine große Rolle spielt dabei zweifellos

- die Einstellung des Vaters zu sich selbst und zur Männlichkeit seines Sohnes bzw. die Einstellung der Mutter zu sich selbst und zur Weiblichkeit ihrer Tochter;
- die Einstellung der Mutter zu sich selbst als Frau und zur Männlichkeit ihres Sohnes bzw. die Einstellung des Vaters zu sich selbst als Mann und zur Weiblichkeit seiner Tochter;
- die Einstellung der Eltern zu sich selbst als Paar und zur Männlichkeit ihres Sohnes bzw. zur Weiblichkeit ihrer Tochter.

! Insbesondere die Auseinandersetzung mit der »Paardimension« der Eltern prägt die Vorstellungen über Mann-Frau-Beziehungen sowie die Geschlechtsstereotypien über Männer und Frauen.

Identifikation mit Mutter- und Vater(-bild)

Diese dienen dem Kind vor allem dazu, sich die begehrten, bewunderten und für die Selbstregulierung dringend benötigten Verhaltensweisen und Einstellungen der Eltern anzueignen. Gleichzeitig werden diese Identifizierungsprozesse auch benötigt, um sich von den Elternfiguren abzugrenzen. Auch die Einstellung des Vaters zur Mutter bzw. der Mutter zum Vater ist bedeutsam, um ein Konzept über Männlichkeit und Weiblichkeit zu erhalten, das dann in die Selbstkategorisierung und in das Lernen der Geschlechtsrolle eingeht.

Selbstkategorisierungsprozesse und Lernen der Geschlechtsrolle

Durch die genannten Identifizierungsprozesse werden Jungen und Mädchen auch normative Konzepte im Hinblick auf ihr eigenes geschlechtsspezifisches Erleben und Verhalten erlernen. Die Elternfiguren vermitteln **Geschlechtsrollenkonstruktionen**, die maßgeblich Einfluss auf die Selbstdefinitions- und Selbstkategorisierungsprozesse des Kindes nehmen. Es benützt diese Rollenzuschreibungen, um zu kodieren, was es ist oder sein möchte (ein Mann oder eine Frau), und um Sicherheit darüber zu erlangen, was es nicht ist und nicht sein möchte (eine Frau oder ein Mann). Das Erlernen der Geschlechtsrolle induziert auch ein Programm oder Schema darüber, was sexuell von einem Inhaber dieser Geschlechtsrolle erwartet werden kann oder von diesem selbst erwartet wird.

! Es muss an dieser Stelle deutlich hervorgehoben werden, dass Selbstdefinitions- und Selbstkategorisierungsprozesse in hohem Maße kulturabhängig sind.

Während der primäre »Bindungstrieb« wohl kulturübergreifend die Anfangsphase der menschlichen Individuation bestimmt, sind Interaktionsprozesse mit Männern und Frauen bzw. Identifizierungsprozesse mit Müttern und Vätern bis hin zur Selbstkategorisierung in den vorfindlichen Geschlechtsrollen durch **kulturbedingte Ausformungen** geprägt. Man wird daher kaum über die allgemeine (kulturübergreifende) Aussage hinauskommen, dass es im Wesentlichen um die Interaktion bzw. Identifizierung mit Kodierungen des männlichen bzw. weiblichen Prinzips geht und dass es vermutlich keine Kultur gibt, in der diese Kodierungen nicht vorzufinden wären. Dann ist allerdings die im westeuropäischen Kulturraum vorherrschende Familienkonstellation (Vater-Mutter-Kind) mit dem (selten erreichten) Ideal einer gleichberechtigten Verteilung von Elternaufgaben, in der sich die Kinder mit Vater und Mutter in gleichem Maße identifizieren können, nur eine von vielen Kodierungen für Männlichkeit und Weiblichkeit. In anderen Ethnien sind andere Formen entwickelt. Damit ist zugleich gesagt, dass eine andere Erziehungskonstellation (z. B. alleinerziehende Mütter oder Väter) ebenfalls dazu führen kann, Identifizierungsmaterial mit gleich- und gegengeschlechtlichen Kodierungen (ggf. über andere Bezugspersonen) zu vermitteln. Dies ist etwa dann der Fall, wenn alleinerziehende Mütter ihren Kindern ein negatives Vaterbild als männliches Identifizierungsmuster anbieten.

Geschlechtsidentitätsentwicklung in verschiedenen Altersgruppen

Kindesalter

Hinsichtlich der Geschlechtsrollensozialisation im Kindesalter ist davon auszugehen, dass das Kind wahrscheinlich spätestens bis zum 18. Lebensmonat in dem interaktionalen Gefüge von Selbst- und Fremdsozialisation lernt, zu welchem Geschlecht, d. h. auch zu welcher Geschlechtsgruppe, es gehört und von welcher Geschlechtergruppe es sich »abzusetzen« hat. Daten aus der Untersuchung von Vorschulkindern (Bosinski 1986) zeigen jedenfalls, dass die Mehrheit der Kinder in Wahlversuchen nicht bereit ist, ihr Geschlecht freiwillig zu wechseln, sondern diese vielmehr darauf bestehen, dem eigenen Geschlecht weiterhin anzugehören. Die im weiteren Verlauf immer mehr übernommene Geschlechtsrolle geht dann vermutlich zurück auf eine Nachahmung von Verhalten sowie auch die verbale/nonverbale Belehrung und Erziehung hinsichtlich dessen, was für einen Jungen bzw. ein Mädchen als typisch betrachtet wird, einschließlich der damit verbundenen Identifizierungsprozesse. Vor diesem Hintergrund sind Geschlechtsrollenvorstellungen für Kinder möglicherweise basale Orientierungen und haben eine funktionale Bedeutung, weshalb eine Relativierung von Geschlechtsstereotypen erst später erfolgt, nämlich dann, wenn die Sozialisation abgeschlossen und die Geschlechtsidentität gefestigt ist.

Schulalter

Zwischen dem 6. und 11. Lebensjahr (Schulalter) erwirbt das Kind zunehmendes Selbstvertrauen durch Lernerfolge und praktisches Können. Es wird jetzt mehr und mehr außerhalb der Familie sozialisiert (z. B. in Sportvereinen), beschäftigt sich in seiner Fantasie aber intensiv weiter mit den Elternfiguren (einschließlich ihrer Geschlechtlichkeit), weshalb die klassisch-psychoanalytische Auffassung von der »Latenzperiode« wenig zutreffend erscheint. Vermutlich findet auch der Ödipuskomplex erst in dieser Phase eine Auflösung, indem sich das Kind mehr mit dem gleichgeschlechtlichen Elternteil identifiziert. Es hat seine Position in der Familie nun meist gefunden (Abschluss der primären Sozialisation) und ist weniger mit den Körperfunktionen beschäftigt bzw. bekommt diesbezüglich weniger sinnliche Gratifikation durch die Eltern. Es verlegt sein Interesse auf die Bewältigung der Realität und die Entwicklung seiner Fähigkeiten und verschafft sich auf diesem Wege durch erfolgreiches und sinnvolles Handeln elterliche Gratifikationen. Das Bedürfnis, in einer Gruppe integriert zu sein und dort akzeptiert zu werden (sekundäre Sozialisation) fällt ebenfalls in diese Phase. In gleicher Weise werden die moralischen Urteile ausgereifter.

Jugendalter

Eine der wichtigsten Entwicklungsziele des Jugendalters liegt in der Festlegung der endgültigen sexuellen Organisation, einer Organisation, zu der – was die Körperrepräsentationen angeht – jetzt auch der zur Reife gelangte Genitalapparat gehören muss. Dabei umfasst der Entwicklungsabschnitt der »Pubertät« – in seinem Zusammenspiel von biologischen, psychologischen und sozialen Prozessen – unterschiedliche Subphasen, die bei weiblichen Jugendlichen etwa 1 Jahr vor den Jungen durchlebt werden: Präadoleszenz, frühe Adoleszenz und späte Adoleszenz (■ Tabelle 25.2).

Bedeutung biologischer Veränderungen

Neben den biologischen Veränderungen mit Auftreten der Schambehaarung (Pubarche bei Jungen in der Präadoleszenz), dem ersten Samenerguss (in der frühen Adoleszenz) bis zum »Epiphysenschluss« (späte Adoleszenz) werden erste soziosexuelle Erfahrungen gemacht (»dating« und »kissing« in der frühen Adoleszenz) bis hin zu aktivem und passivem Genitalpetting und schließlich dem Geschlechtsverkehr, den im Alter von 18 Jahren etwa 50% der männlichen Jugendlichen hatten.

Mittlerweile gibt es allerdings neuere empirische Daten (Kluge 1998), die eine Vorverlegung des Menarchealters (Medianwert: 12,2 Jahre) sowie des Ejakularchealters (Medianwert: 12,6 Jahre) und damit auch eine Annäherung zwischen den Geschlechtern hinsichtlich des Zeitpunktes der sexuellen Reife anzeigen; diese »Annäherungsthese« gilt auch für die Aufnahme sexueller Kontakte (vgl. Kluge 1998), wonach also weibliche und männliche Jugendliche zunehmend altersgleich soziosexuelle Erfahrungen machen.

! In der Pubertät müssen die Jugendlichen ein neues Verhältnis zum eigenen Körper definieren, im Ablösungsprozess von den Eltern eine neue Einstellung zu diesen finden und sich an außerfamiliäre Bezugspersonen adaptieren können.

Jugendliche sind daher sowohl in ihrer psychosexuellen als auch in ihrer psychosozialen Selbst- und Fremdwahr-

Tabelle 25.2. **Stadien der Entwicklung im Jugendalter**

	Präadoleszenz		Frühe Adoleszenz		Späte Adoleszenz	
	Mädchen: ~10–12 Jahre	Jungen: ~11–13 Jahre	Mädchen: ~12–14 Jahre	Jungen: ~13–15 Jahre	Mädchen: ~14–17 Jahre	Jungen: ~15–18 Jahre
Biologische Prozesse	Wachstumsschub		Auftreten der Axillarbehaarung (Adrenarche)		Epiphysenschluss	
	Aufreten der Schambehaarung (Pubarche)		Apokrine Schweißdrüsensekretion		Ausbildung der Akne möglich	
	Vergrößerung der Brüste	Vergrößerung des Penis, der Testes, des Skrotums	Erste Monatsblutung (Menarche)	Erste Ejakulation (Ejakularche)	Erste Ovulation	Reife Spermatozoen
	LH und Östradiol im Blut steigen	LH und Testosteron im Blut steigen	Pigmentation der Brustwarzen	Prostataaktivität	Abschluss der weiblichen Beckenformung	Zunahme der Körperbehaarung
Psychologische Prozesse	Bedürfnis nach interpersonaler Intimität (bei Mädchen größer als bei Jungen) Homophile Objektwahl Erfahrung der Einsamkeit und deren Kompensation		Schwerpunktverlagerung im Intimitätsbedürfnis:		Ausgestaltung des Intimitätsbedürfnisses	
	Gemeinsame Aktivitäten mit Gleichaltrigen (»Peergroup«) Gemeinsame Verarbeitung des neuen Körpergefühls		Heterophile Objektwahl »Dating«, »Kissing« Ausbildung des Selbstkonzeptes im »sozialen Netzwerk«		Aufnahme genitalsexueller Aktivitäten multiple Gleichaltrigen-Beziehungen: Unabhängigkeit wird angestrebt	

nehmung verunsichert und verunsicherbar. Sie befinden sich in einem Prozess der Reorganisation und schließlich der Integration der bisherigen psychischen Entwicklung in den neuen Kontext der physisch-sexuellen Möglichkeiten. Durch die körperlichen Veränderungen müssen nun die neu hinzugekommenen Funktionen (Ejakularche, Menarche) der Genitalorgane auch psychisch integriert werden.

In diesem Zusammenhang ist es schon hervorhebenswert, dass sich das Erleben der Ejakularche bei Jungen und der Menarche bei Mädchen insofern sehr deutlich unterscheidet, als dass ein weitaus größerer Anteil von Mädchen zumindest diesen körperlichen Aspekt der Sexualreife als unangenehm (33%) oder ambivalent (»gute und schlechte Gefühle«: 22%) erlebt, während lediglich 21% der Jungen durch das Ereignis überrascht oder verunsichert sind und nicht mehr als 4% Unangenehmes assoziieren (»schlechtes Gewissen«; vgl. Kluge 1998). Orgasmuserfahrungen sammeln Mädchen erst im weiteren Verlauf der Pubertät oder des frühen Erwachsenenalters (manchmal noch später) und diese sind eben nicht – wie bei den Jungen – Kennzeichen der körperlichen Sexualreife. Hierin äußern sich also deutliche Geschlechtsunterschiede, die bei der Einschätzung der psychosexuellen Entwicklung Jugendlicher berücksichtigt werden müssen und auch für das Verständnis vieler Störungsbilder von Bedeutung sind (vgl. Abschn. 25.9).

! Für beide Geschlechter gilt aber, dass die vorpubertären Wünsche und Fantasien vor Eintritt der physisch-sexuellen Reife gefahrlos zu durchleben waren (da körperlich kaum umsetzbar), von nun an jedoch diese gleichen Wünsche und Fantasien mit einer neuen Bedeutung befrachtet sind.

Mit den physisch (zunehmend) ausgereiften Genitalien wird der Körper zum Träger von Bedürfnissen und Wünschen, die aktiv realisierbar werden. Dadurch bekommen auch »Über-Ich«-Forderungen eine neue Dimension: Der Kompromiss zwischen Erwünschtem und Zulässigem muss für diese »hinzugekommene« Körperlichkeit neu festgelegt werden.

Soziale Bedeutung und gesellschaftliche Veränderungen der Sexualität

Hinzu kommt noch, dass wohl gerade bei Jugendlichen gesellschaftliche Veränderungen der Sexualität besonders schnell und unmittelbar in Erscheinung treten, weil neue soziale Einflüsse weniger mit alten Strukturen und Vorerfahrungen konkurrieren müssen. In einer Vergleichsuntersuchung (vgl. Schmidt et al. 1992; Schmidt 1993) zeigten Jugendliche der 90er-Jahre eine stärkere Betonung von Liebe und Treue im Vergleich zu den Jugendlichen der 70er-Jahre, und dies ist im Übrigen gekoppelt mit einer deutlichen Ablehnung traditioneller Geschlechtsrollen,

d. h., die herkömmliche Arbeitsteilung in der Familie findet heute kaum noch Anhänger. Entsprechend gehen Mädchen davon aus, dass die Ehe bzw. eine Mutterschaft ihre diesbezüglichen Entwicklungsmöglichkeiten schwächen könne. Auffällig ist aber auch, dass Jungen und Mädchen der 90er-Jahre ihre Sexualität als weniger drang- und impulshaft erleben als die Jugendlichen noch vor 20 Jahren. Mädchen übernehmen häufiger die Kontrolle in heterosexuellen Situationen und fordern überhaupt mehr Autonomie in Beziehungen.

! Nach den empirischen Daten wird die Schlussfolgerung nahegelegt, dass eine lohnende Beziehung für Jugendliche beiderlei Geschlechts eine gewisse Verbindlichkeit aufweisen muss, d. h. Vertrauen, Sicherheit und Zuverlässigkeit gegeben sein sollen, bevor intime Nähe gesucht wird.

Mit anderen Worten: Auch den Jugendlichen geht es um die Erfüllung der psychosozialen Grundbedürfnisse nach Vertrauen, Angenommenfühlen, Sicherheit und Nähe, und es ist eher anzunehmen, dass die Befunde aus den 70er-Jahren dem Zeitgeist geschuldet waren (»Wer einmal mit derselben pennt, gehört schon zum Establishment«), aber nicht die Beziehungssehnsüchte der Menschen wiedergaben.

Letztere werden aber auch für die spätere Aufnahme und Gestaltung von Intimbeziehungen im Erwachsenenalter von entscheidender Bedeutung sein. Jeder Mensch sucht seine »Beziehungen« so zu gestalten, dass sie für sein persönliches Schicksal möglichst angenehm verlaufen, auch wenn vielfach doch gegenteilige Erfahrungen gemacht werden müssen. So können »Beziehungen« zwischen Menschen mit großem beidseitigen Glück beginnen, um schon nach kurzer Zeit an bindender Kraft zu verlieren; sie können umgekehrt langsam wachsen und für lange Zeit Zufriedenheit und Zuversicht spenden.

Tatsächlich scheint es gerade um diese Zufriedenheit zu gehen, die Menschen in Beziehungen suchen – und möglicherweise unter den gesellschaftlichen Bedingungen unseres Kulturraumes immer weniger finden oder zu finden meinen.

So wurde von Deneke (1999) in einer empirischen Untersuchung ein Motivinventar erstellt, um die Strebungen der Menschen verschiedenen Grunddimensionen zuordnen zu können. In seiner Analyse bat er die Probanden ebenfalls, für die verschiedenen Bedürfnisse anzugeben, wie wichtig es ihnen ist, dass dieser Wunsch in Erfüllung geht, und ob dieser Wunsch in der Vergangenheit tatsächlich in Erfüllung gegangen ist. Seine Untersuchungsergebnisse machen deutlich, dass das Streben nach erotisch-sexueller Befriedigung mit Rang 12 von 21 nur einen Mittelplatz einnimmt und dieses Motiv eher übererfüllt ist, d. h. im subjektiven Erleben der Menschen eher kein Defizit besteht. Ganz anders sieht es dagegen bei den drei wichtigsten Motiven aus, die bei den befragten Probanden gerade unerfüllt geblieben sind: Der Wunsch nach einer vertrauensvollen und verlässlichen Beziehung, in der man sich geborgen und aufgehoben fühlt, die Wünsche nach einem Leben in Sicherheit und ohne Angst sowie der Wunsch, einmal klar und eindeutig sagen zu können, wann einem etwas gegen den Strich geht (also Akzeptanz zu finden). Dies sind die drei großen Enttäuschungserfahrungen der Menschen, nicht die sexuelle Befriedigung.

Psychoneuroendokrinologische und -immunologische Erkenntnisse zur Bedeutung von Bindung

Auch neuere Forschungsergebnisse aus der Psychoneuroendokrinologie und Psychoneuroimmunologie unterstreichen die Bedeutung von Bindung und Beziehung für die menschliche Entwicklung sowie für die körperliche und seelische Gesundheit (Schedlowski u. Tewes 1997). Diese noch relativ jungen Forschungsrichtungen demonstrieren, dass Emotionen und Affektzustände in vielfältiger Weise und auf verschiedenen Ebenen die physiologischen Abläufe, das Immunsystem und das Endokrinium beeinflussen. Soziale Unterstützung stärkt das Immunsystem und beim Vorhandensein liebevoller, tragfähiger Intimbeziehungen schaltet der menschliche Organismus gleichsam auf eine »physiologische Dauerstimmung, die wir als »Glück« oder Zufriedenheit erfahren« (Pert 1999).

Andere Studien belegen die protektive und kurative Kraft von menschlicher Nähe, sozialer Bindung und Intimität. So gehören zu den empirisch gesicherten »Schutzfaktoren« vor der Entstehung psychischer und psychosomatischer Störungen u. a. ein »sicheres Bindungsverhalten«, eine »dauerhafte, gute Beziehung zu mindestens einer primären Bezugsperson«, »soziale Förderung« und »verlässlich unterstützende Bezugsperson/en im Erwachsenenalter« (Egle et al. 1997).

! In großen internationalen Untersuchungen wurde eindrucksvoll belegt, dass Mangel an menschlicher Nähe, Einsamkeit und soziale Introversion unabhängig von Alter, Geschlecht und sozioökonomischem Status die Entwicklung der verschiedensten Krankheiten fördert, während Nähe, Bindung und Liebe mächtige schützende Faktoren sind (Ornish 1999).

Auch in seinem Entwurf zu einer an neurobiologischen Grundlagen orientierten neuen Strukturtheorie der Persönlichkeit hebt Deneke (1999) die Bedeutung emotionaler Grunderfahrungen für die Selbstregulation und Selbstorganisation der Persönlichkeit und der ihr zugrunde liegenden neurobiologischen Strukturen hervor. So wirken Erlebnisse und Erfahrungen, die intensive Bedürfnisse und Gefühle mobilisieren, in besonderer Weise strukturbildend, weil sie übergeordnete Modulationssysteme beeinflussen. Strukturbildende Persönlichkeitsmerkmale sind geronnene Erfahrung, und zwar vor allem Erfahrung aus signifikanten Beziehungen, deren Einfluss keineswegs auf die Kindheit und Jugendzeit begrenzt ist.

25.4 Geschlechtsunterschiede

Beachtung finden sollten allerdings auch die (typischen, nicht spezifischen!) Unterschiede zwischen den Geschlechtern. Bedeutsam ist dabei insbesondere das derzeitige Wissen über die Neurobiologie sexueller Erregung und sexueller Lust, welche auf sehr komplexe Steuerungsmechanismen von hypothalamischen, limbischen und neokortikalen Hirnanteilen hinweist. Dabei ist die zentrale Rolle, welche die Geschlechtshormone (oder Steroidhormone) hier spielen, erst in den letzten Jahren in ihrer ganzen Tragweite klar geworden. Sie induzieren über den Hypothalamus und das limbische System weitere Gehirnsysteme, welche zum einen die sexuelle Erregung fördern und zum anderen hemmende Einflüsse des Großhirns reduzieren. Sie erhöhen also die Erregung und hemmen die Hemmung. Bei der Ratte ist die sexuelle Reaktionskette wohl am besten erforscht worden, wobei sich gezeigt hat, dass nicht nur motorische Systeme aktiviert werden (Annäherung, Werbeverhalten), sondern durch Enkephaline die Schmerzempfindlichkeit gesenkt, das Immunsystem beeinflusst und Messsysteme in Gang gesetzt werden, welche überprüfen, ob die Rahmen- und Umgebungsbedingungen stimmen (Messung von Glukose, Noradrenalin und Oxytozin), um sich auf einen sexuellen Kontakt einzulassen (vgl. Pfaff 1999). Interessanterweise ist dieses System bei weiblichen Tieren stärker ausgeprägt, d. h. die Überprüfung erfolgt kritischer, was vor dem Hintergrund des weitaus höheren reproduktiven Investments der weiblichen Tiere aus biologischer Sicht äußerst sinnvoll erscheint und möglicherweise auch die höhere Kontextabhängigkeit der weiblichen Sexualität beim Menschen erklären könnte.

Hierzu passt die auch durch empirische Studien belegte Tatsache, dass Männer deutlich eher bereit sind als Frauen, Sexualkontakt in einer nicht personal geprägten, anonymen Begegnung aufzunehmen. Beispielhaft ist dafür die empirische Untersuchung von Clark u. Hatfield (1989): Diese sandten Studenten bzw. Studentinnen aus, die auf dem Campus ihnen unbekannte Studenten ansprachen, die der jeweils anderen Geschlechtlichkeit zugehörten (»Ich habe Dich schon vor einer Weile hier auf dem Campus bemerkt, ich finde Dich sehr attraktiv«) und ihnen dann eines von drei verschiedenen Angeboten machten: (a) »Würdest Du heute abend mit mir ausgehen?« oder (b) »Würdest Du mit auf mein Zimmer kommen?« oder (c) »Würdest Du heute nacht mit mir schlafen?« Bezüglich der ersten Anfrage ergaben sich keine Unterschiede: Sowohl 50% der Männer als auch 50% der Frauen stimmten einer Verabredung zu. Lediglich 6% der Frauen, aber 69% der Männer stimmten dem zweiten Angebot, auf das Zimmer mitzukommen, zu. Keine einzige Frau, aber 75% der Männer stimmten der dritten Offerte zu, nämlich mit den Unbekannten ins Bett zu gehen. Bisher hat keine Studie das Gegenteil – also größere, wahllosere Akzeptanz und/oder Suche von anonymen Sexualpartnern bei Frauen als bei Männern – gefunden.

! Das stärkere Interesse von Männern an okkasionellen Sexualkontakten mit nicht oder nur flüchtig bekannten Personen, ist im Übrigen eine der wenigen Verhaltensweisen des Menschen, für die geschlechtstypische Unterschiede nachweisbar sind.

Zu den belegten geschlechtstypischen Unterschieden zählen zudem:
- Räumliche Wahrnehmungsfähigkeit (vgl. Voyer et al. 1995).
- Aggressivität: Männer zeigen durchschnittlich mehr unprovoziertes fremdverletzendes Verhalten als Frauen (Knight et al. 1996; Bettencourt et. al. 1996).
- Prosoziales Verhalten: In Gruppenkooperationstests weisen Frauen durchschnittlich ein stärker gruppenzentriertes und »demokratisches«, Männer hingegen ein stärker aufgabenzentriertes und »autokratisches« Verhalten auf (Eagly 1993).
- Verbalisationsfähigkeit: In Tests, welche die Sprachproduktion und die Sprachflüssigkeit untersuchen, erzielen Frauen durchschnittlich bessere Ergebnisse als Männer (Halpern 1992).
- Sexuelle Orientierung: Typischerweise fühlen sich Frauen durch Männer und Männer durch Frauen sexuell-erotisch angezogen.

25.5 Sexuelle Verhaltensabweichungen

Definition

Es gibt eine Vielzahl von Begriffen, die zur Bezeichnung sexueller Verhaltensabweichungen, des sexuell Anstößigen, des individuell oder kollektiv Störenden sowie auch der sexuellen Übergriffe – mehr oder weniger korrekt – Verwendung finden. Im Zentrum der Aufmerksamkeit stehen dabei sicherlich die nichteinverständlichen sexuellen Handlungen, die im Sinne eines sexuellen Fehlverhaltens zunächst eine gestörte soziale Dimension von Sexualität zum Ausdruck bringen. Zur – soweit wie möglich moralisch neutralen – Kennzeichnung dieses Aspektes bietet sich der Begriff »**Dissexualität**« an als ein »sich im Sexuellen ausdrückendes Sozialversagen«, welches verstanden wird als Verfehlen der (zeit- und soziokulturell bedingten, damit veränderlichen) durchschnittlich erwartbaren Partnerinteressen (vgl. Beier 1995). Die sprachliche Analogie zum Begriff der **Dissozialität** als einem »fortgesetzten und allgemeinen Sozialversagen« (vgl. Hartmann 1970; Rauchfleisch 1981) ist beabsichtigt: Dissexualität und Dissozialität können sich überlappen (indem dissexuelle Verhaltensweisen, wie z. B. Vergewaltigung, Teil der Dissozialität sind), können aber auch für sich alleine stehen.

Während der Begriff **Sexualdelinquenz** eingeengt ist auf die juristische Perspektive (zum Delinquenten wird man eigentlich erst durch einen juristischen »Zuweisungsprozess«), gehen die im psychowissenschaftlichen Sprachgebrauch verbreiteten Begriffe **Devianz** (oder **Deviation**) und **Perversion** (nicht alle perversen Symptombildungen sind zugleich auch deviant, z. B. beim Don-Juanismus) über das zu Bezeichnende weit hinaus: Sowohl der auf eine äußere Beschreibung des Verhaltens zielende Devianz- als auch der neurosenpsychologischen Gesichtspunkten verpflichtete Perversionsbegriff umfassen auch sexuelles Verhalten, das kein Sozialversagen ist (z. B. bei Einverständnis des Partners oder bei autoerotischen Praktiken ohne die Beeinträchtigung von Partnererwartungen).

Klassifikation

Gleiches gilt für die Bezeichnungen in den internationalen Klassifikationssystemen, die sich im Übrigen inhaltlich weitgehend decken: In der ICD-10 (WHO 1993) lautet der Oberbegriff **Störung der sexuellen Präferenz** und im DSM-IV (APA 1994) **Paraphilie**.

Unter die Paraphilien fallen nach Kriterium A des DSM-IV »über einen Zeitraum von mindestens 6 Monaten wiederkehrende intensive sexuell erregende Fantasien, sexuell dranghafte Bedürfnisse oder Verhaltensweisen«, die sich beziehen können

- auf nichtmenschliche Objekte (Fetischismus, Sodomie),
- auf Leiden oder Demütigung, Schmerz oder Erniedrigung seines Partners oder seiner selbst (Masochismus, Sadismus),
- auf Kinder (Pädophilie) oder nicht einwilligende oder nicht einwilligungsfähige Personen.

Tabelle 25.3 gibt einen Überblick über die wichtigsten »Paraphilien« bzw. »Störungen der Sexualpräferenz« nach DSM-IV und ICD-10.

Hervorhebenswert in in diesem Zusammenhang insbesondere, dass paraphile Erlebensmuster üblicherweise im Jugendalter – nämlich mit Beginn der Pubertät – ihren Anfang nehmen und dann als unabänderlicher Teil der Sexualstruktur eines Menschen imponieren oder diese sogar vollständig kennzeichnen; es können sowohl Intensität der paraphilen Neigung als auch der Anteil an der gesamten Sexualstruktur außerordentlich variieren. Nicht selten treten auch mehrere Paraphilien nebeneinander auf und es sind eine Vielzahl von speziellen Neigungen bekannt, die in den internationalen Klassifikationssystemen unter »nicht näher bezeichneten Paraphilien« oder »sonstigen Störungen der Sexualpräferenz« subsumiert werden. Über Einzelheiten der Diagnostik und der Symptomatik auch dieser speziellen Neigungen, die ebenfalls im Jugendalter ihren Anfang nehmen, sei auf weiterführende Literatur verwiesen (Beier et al. 2001).

> **!** **Für die häufigen wie für die seltenen Formen paraphilen Erlebens gilt jedoch, dass sie nach allen empirischen Daten eine Domäne männlicher Sexualität sind und darum insbesondere in der Pubertät männlicher Jugendlicher eine Rolle relevant werden.**

Paraphilie und Dissexualität

Nicht alle Paraphilien sind allerdings als dissexuell einzustufen und mit einem Sozialversagen verbunden (z. B. die mit partnerschaftlichem Einverständnis praktizierte Kopro- oder Urophilie – sexuelle Erregung in Verbindung mit Urin oder Kot), wobei das DSM-IV das Ausmaß der partnerbezogenen Dysfunktionalität unbestimmt lässt. Fantasien und Impulse gelten dann als paraphil, wenn unübliche sexuelle Aktivierungsmuster im Erleben soviel Raum einnehmen, dass die Person entsprechend handelt oder unter ihnen leidet – das Leid der anderen ist hierin nicht enthalten. Nach Kriterium B (für die Diagnose »Paraphilie« entsprechend DSM-IV) wird lediglich gefordert, dass »das Verhalten, die sexuell dranghaften Bedürfnisse

Tabelle 25.3. **Überblick über die »Paraphilien« bzw. »Störungen der Sexualpräferenz« nach DSM-IV und ICD-10**

ICD-10: »Störungen der Sexualpräferenz«		DSM-IV: »Paraphilien«	
F65.0	Fetischischmus	302.81	Fetischismus
F65.1	Fetischistischer Transvestitismus	302.3	fetischistischer Transvestitismus
F65.2	Exhibitionismus	302.4	Exhibitionismus
F65.3	Voyeurismus	302.82	Voyeurismus
F65.4	Pädophilie	302.2	Pädophilie
F65.5	Sadomasochismus	302.83	Sexueller Masochismus
		302.84	Sexueller Sadismus
		302.89	Frotteurismus
F65.6	Multiple Störungen der Sexualpräferenz		
F65.8	Sonstige Störungen der Sexualpräferenz	302.9	nicht näher bezeichnete Paraphilie
F65.9	Nicht näher bezeichnete Störungen der Sexualpräferenz		

oder Fantasien in klinisch bedeutsamer Weise zu Leiden oder Beeinträchtigungen in sozialen, beruflichen oder anderen wichtigen Funktionsbereichen« führen müssen.

Mit dem Begriff Dissexualität hingegen sind gerade diejenigen Handlungen gemeint, welche durch den sexuellen Übergriff auf einen anderen Menschen dessen Integrität und Individualität direkt verletzen – Handlungen überdies, für die keine Zustimmung des Betroffenen vom Täter vorausgesetzt werden kann, weshalb sie (und das ist die soziale Beeinträchtigung) ein Verfehlen der kollektiven Partnererwartungen zum Ausdruck bringen. Die mögliche Strafbarkeit dieser Handlungen ist dabei sekundär: So gibt es dissexuelle Handlungen, die nicht pönalisiert sind (z. B. Masturbation vor einer schlafenden Frau), aber eben auch pönalisierte Handlungen, die nicht dissexuell sind (z. B. einverständliche sexuelle Kontakte zwischen einer körperlich früh entwickelten 13-Jährigen und ihrem 19-jährigen Freund).

! In dem gesamten Spektrum der paraphilen Symptombildungen ist der größte Teil nicht mit sexueller Übergriffigkeit, also Dissexualität verbunden (s. dazu die schematische Darstellung in ◻ Abb.25.1).

So gibt es beispielsweise Männer, die sexuelle Erregung nur erleben können, wenn sie sich vorstellen, ihre Sexualpartner/innen würden Verstümmelungen aufweisen und/oder durch Amputationen behindert sein (sog. Amputophilie), verbinden dieses Erregungsmuster jedoch nicht mit dem Wunsch, bei ihren realen Partnern/innen Amputationen auch durchzuführen – allenfalls kommt es bei einverständlichen Sexualkontakten zur Simulation von Behinderung des einen Partners, um zur Reizsteigerung bei dem anderem (amputophilen) Partner beizutragen. Daneben gibt es aber auch Männer mit sadistischen Impulsen, denen eine Eingrenzung ihrer Wünsche auf einverständliche Sexualkontakte gerade nicht möglich ist und die darum mit dissexuellen Handlungen ihre Neigung ausleben. Schließlich gibt es unter den pädophil orientierten Männern diejenigen, die in der Lage sind, ihre Wünsche nach Sexualkontakten mit Kindern auf die Fantasieebene zu beschränken, sowie andere, die deutlich merken, dass diese Fantasiewelt nicht ausreicht und die Impulse in zunehmendem Maße auf die Verhaltensebene drängen (i. e. potenzielle Täter, die – wenn sie diesen Impulsdurchbruch vermeiden wollen – zum Teil therapeutische Hilfe suchen) und wieder andere, die bereits Kinder sexuell missbraucht haben, darunter solche, die diese dissexuellen Verhaltensabweichungen bedauern und andere die sie bejahen.

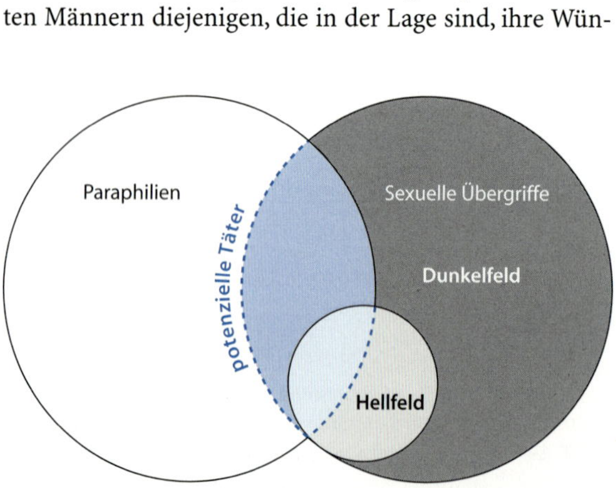

◻ Abb. 25.1. **Schematische Darstellung des Zusammenhangs zwischen Paraphilien und Dissexualität mit Bezug zu Hell- und Dunkelfeld**

Insbesondere innerhalb der Deliktgruppen Vergewaltigung/sexuelle Nötigung und sexueller Missbrauch von Kindern machen sexuell unerfahrene (männliche) Jugendliche etwa 10–20% der Täter aus und rechtfertigen eine eigene tätertypologische Beschreibung; neben der adoleszenten Reifungskrise sind differenzialtypologisch vor allem die erhebliche Intelligenzeinschränkung sowie Dissozialität zu nennen – schließlich aber auch die biographisch überdauernden dissexuellen Verhaltensbereitschaften im Sinne struktureller Persönlichkeitsmerkmale, die sich auf die sexuelle Präferenz (z. B. bei einer Pädophilie) beziehen und das Verhalten bestimmen können (vgl. Beier 1995).

25.5.1 Tätertypologie bei Vergewaltigung bzw. sexueller Nötigung

Diese beiden Delikte stehen in der öffentlichen Diskussion stellvertretend für ein zentrales gesellschaftliches Thema unserer Zeit: die Aggression in der Geschlechterbegegnung. Nach der neuen Strafrechtsreform sind Vergewaltigung und sexuelle Nötigung im § 177 StGB jetzt zusammengefasst; darüber hinaus wurde das Tatbestandsmerkmal »außerehelich« gestrichen.

Unter sexueller Nötigung (§ 177 Abs. 1 StGB) versteht der Gesetzgeber alle sexuellen Handlungen, die einem anderen durch Gewalt oder Drohung mit Gewalt abgenötigt oder deren Duldung so erzwungen wurde – strafrechtsdogmatisch also der Grundtatbestand, der durch den erzwungenen Koitus (Vergewaltigung nach § 177 Abs. 2 StGB) dann qualifiziert wird. Lassen sich die von der Rechtssprechung detailfreudig entwickelten tatbestandlichen Voraussetzungen des Koitus (achsengerechte Einführung der Gliedspitze über den Vorhof hinaus etc.) nicht mit der forensisch notwendigen Sicherheit nachweisen und bestreitet der Angeklagte die Koitusabsicht, so fällt eine revisionssichere Unterscheidung zwischen versuchter Vergewaltigung und vollendeter sexueller Nötigung schwer, sodass das Gericht im Zweifel auf den Grundtatbestand des § 177, Abs. 1 StGB ausweichen wird.

! Es gibt eine Reihe von Typologien aggressiver Sexualstraftäter, wobei übereinstimmend die Autoren

▼

von einer hohen Variabilität hinsichtlich der kindlichen und jugendlichen Entwicklung, der psychiatrischen Diagnosen, der kriminellen Vorgeschichte und der Tatcharakteristika der Täter ausgehen.

Damit wird aber eine Heterogenität innerhalb dieser Gruppe angenommen, die sich auch durch hochdifferenzierte Typologien (vgl. z. B. Knight u. Prentky 1990) nicht abbilden lässt. Für derartige klassifikatorische Versuche sind drei unterschiedliche Bezugssysteme auszumachen: klinisch orientierte Einteilungsversuche, clusteranalytische Verfahren und Fokussierung diskriminierender Dimensionen im Rahmen multivariater Modelle.

Aufgrund der beobachteten Unterschiedlichkeit haben klinische Forscher Typologien entwickelt, die ihre Entscheidungen für Diagnostik, Prognose und Therapie erleichtern sollten (vgl. die Übersicht bei Rehder 1990). Diese klinischen Typologien zeigen Unterscheidungsdimensionen auf, denen es aber weitgehend an empirischer Fundierung hinsichtlich Reliabilität und Validität mangelt.

Eine Verbindung zwischen klinisch orientierten Einteilungen und empirisch fundierten Taxonomien stellen Versuche dar, klinische Typologien an großen Fallzahlen zu überprüfen und vor allem durch Längsschnittuntersuchungen mit Blick auf einzelne Merkmale (z. B. weitere sexuelle Übergriffigkeit) unterscheidbar zu machen. Im deutschen Sprachraum sind derartige klinische Typologien an großen Fallzahlen von Wille (1968), Schorsch (1971) und Beier (1995) vorgelegt worden, wobei die Untersuchung von Beier als katamnestische Studie konzipiert war und den weiteren Verlauf von Tätern unterschiedlicher typologischer Beschreibung zu ermitteln suchte. Hiernach lassen sich die in folgender Übersicht zusammengestellten Tätertypen voneinander abgrenzen:

Tätertypologie bei Vergewaltigung bzw. sexueller Nötigung

- Jugendliche, sexuell unerfahrene Täter:
  - intakter familiärer Hintergrund
  - Auffälligkeiten erst im Rahmen der Pubertätsentwicklung
  - erschwerte Verarbeitung neuer Körpererfahrungen in der Adoleszenz; nicht selten Bild des schüchternen Einzelgängers
- Dissoziale Täter:
  - frühe soziale Randständigkeit
  - niedriges Bildungsniveau, unstete Arbeitsanamnese
  - viele, wenig dauerhafte Intimbeziehungen
  - Dissexualität ist Teil der Dissozialität, die auch durch Eigentums- und/oder andere (nicht sexuelle) Aggressionsdelikte (nicht selten unter Alkohol) zum Ausdruck kommt
- Symbolisch agierende Täter:
  - sozial gut integriert
  - keine Auffälligkeiten in der frühen kindlichen und pubertären Entwicklung
  - stets vorhandene Partnerschaftserfahrungen sind emotional höchst ambivalent besetzt
  - langfristige projektive Verkennung des eigenen Anteils an einer (als sehr unbefriedigend erlebten) Beziehungskonstellation mit starker Feindseligkeit gegenüber der aktuellen oder einer ehemaligen Partnerin
  - Tat ist sexueller Ausdruck von Aggressionen gegenüber »der« (symbolisch gemeinten) Frau
- Stark intelligenzgeminderte (schwachsinnige) Täter:
  - Intelligenzeinschränkung von erheblichem Ausprägungsgrad (mindestens Debilität)
  - eingeschränkte psychosoziale Kompetenz

Die typologischen Beschreibungen des dissozialen und des stark intelligenzgeminderten Täters spielen für Jugendliche und Heranwachsende eine gewisse Rolle (wobei insbesondere disszosiale Entwicklungsverläufe bei Jugendlichen zunehmen), während symbolisch agierende Täter nur unter Erwachsenen zu finden sind.

Eine sehr kleine Gruppe (max. 5%) umfasst den psychisch und psychosexuell abnormen Gewalttäter (also den unheimlichen und gefährlichen »Triebtäter«) mit sadistischen Strebungen. Gerade seine nach außen unauffälligen Persönlichkeitszüge, deren Risse lange Zeit sogar vor dem familiären Umfeld überspielt werden können, führen Ermittler und Ärzte in die Irre. Die Serientaten zeichnen sich durch eine zunehmende Gefährlichkeit aus, weil die ritualisierte Gewalt immer mehr den Vorrang gegenüber den mehr und mehr ausbleibenden sexuellen Satisfaktionen erhält. Nur bei wenigen dieser Täter allerdings kommt es zu einer progredienten Entwicklung der Symptomatik, die soweit führt, dass sogar der Tod des Opfers in Kauf genommen wird.

! Um eine progrediente Entwicklung der Symptomatik zu verhindern, ist es von besonderer Bedeutung, schon ganz frühzeitig – nämlich in der Adoleszenz – tatphänomenologische Besonderheiten bei aggressiven Sexualdelikten (Beißen, Brennen, Stechen, Schneiden, quälende Probierschnitte, angedrohte Amputationen usw.) als höchste Alarmzeichen wahrzunehmen, um eine engmaschige forensisch-sexualmedizinische Betreuung sicherzustellen.

Fallbeispiel: Jugendlicher, sexuell unerfahrener Täter

Der 17-jährige S. O. hatte in vier Fällen Frauen im Alter zwischen 16 und 19 Jahren sexuell genötigt. Der übergewichtige (110 kg), 1,85 m große Jugendliche war in Parks und schwer einsehbaren Häuserecken auf die jeweils unbegleiteten Frauen von hinten zugesprungen, warf ihnen eine Jacke über das Gesicht und drückte sie in ein Gebüsch oder an eine schwer einsehbare Örtlichkeit (Mauervorsprung). Dort bedrohte er die Opfer massiv (»ganz still, dann passiert nichts«, »leise, wenn du am Leben bleiben willst«, »ich habe eine Waffe«) und nahm verschiedene sexuelle Handlungen vor (Betasten der Brüste und des Genitals – alle Taten fanden in den Sommermonaten statt). In zwei Fällen versuchte er, sein erigiertes Glied im Stehen zwischen die Beine der Frauen zu bringen, wobei der Höhepunkt in allen Fällen durch Masturbation selbst herbeigeführt wurde und sich S. O. bei der Ejakulation vom Opfer abwandte.

Der Jugendliche stammte aus äußerlich geordneten Familienverhältnissen und war im 5-Personen-Haushalt der Eltern aufgewachsen (die Mutter war als Verwaltungsangestellte, der Vater als Handwerker tätig). Die beiden älteren Brüder (11 und 8 Jahre älter) aus der ersten Ehe der Mutter führten inzwischen einen eigenen Haushalt. Bei weitgehend unproblematischer Kindheit bis hin zur Präadoleszenz (etwa ab dem 12. Lebensjahr) war die weitere soziale Entwicklung ab diesem Zeitpunkt vor allem durch schulische Unregelmäßigkeiten gekennzeichnet. Da die älteren Brüder sich mittlerweile vom Elternhaus abgelöst hatten, war S. O. er in dieser Phase weitgehend auf sich allein gestellt, zumal er in der Gleichaltrigengruppe (wohl vornehmlich aufgrund seiner Körperfülle) kaum akzeptiert wurde; insbesondere die Kontaktaufnahme zu gleichaltrigen Mädchen aus dem schulischen Umkreis gelang nicht. Bei der täglichen Selbstbefriedigung ab dem 13. Lebensjahr habe er sich zunächst Pettingkontakte mit gleichaltrigen Mädchen vorgestellt, später dann Geschlechtsverkehr mit Frauen in unterschiedlichen Koituspositionen.

Die relativ konkrete Ausgestaltung sexueller Fantasien während der Masturbation stand in großem Missverhältnis zu den bisherigen (auch nicht annäherungsweise gelungenen) Versuchen einer realen Verwirklichung dieser Wünsche mit gleichaltrigen Mädchen, die ihm stets bedeuteten, dass er als Partner für sie nicht infrage käme. Die Tatserie ließ sich verstehen als eine verfehlte psychische Verarbeitung von normalen körperlichen Entwicklungvorgängen während der altersgerecht eingetretenen Pubertät. Insofern war sie im Rahmen einer massiven adoleszenten Reifungskrise erklärbar, während Hinweise auf eine beginnende Persönlichkeitsstörung oder eine strukturelle Abweichung der sexuellen Präferenz (etwa im Sinne einer sadistischen Orientierung) nicht erkennbar wurden. Der psychiatrische Befund warunauffällig und eine Intelligenzminderung lag nicht vor.

Aus forensisch-sexualmedizinischer Sicht waren deshalb hier die Eingangsmerkmale der §§ 20/21 StGB alle nicht erfüllt, weshalb sich Schlussfolgerungen zur Einsichts- und Steuerungsfähigkeit (im Sinne der §§ 20/21 StGB) erübrigten. Eine strafrechtliche Verantwortlichkeit im Sinne des § 3 JGG war allerdings gegeben, da S. O. im Sinne einer entwicklungspsychologisch zu definierenden Allgemeinverfassung ausreichendes Wissen über Recht und Unrecht hatte.

Die therapeutisch angeregte psychagogische Begleitung der weiteren Entwicklung von S. O. mit sexualpädagogischem Schwerpunkt war sowohl unter den Bedingungen der Jugendstrafanstalt (Verurteilung zu 2 Jahren Freiheitsstrafe ohne Bewährung) als auch nach Entlassung durch die Jugendgerichtshilfe nicht darzustellen.

Fallbeispiel: Aggressiver Sexualstraftäter mit sadistischer Perversion

Der 39-jährige P. F. war zum Zeitpunkt der Begutachtung seit 14 Jahren im Maßregelvollzug nach § 63 StGB untergebracht. Die Strafvollstreckungskammer hatte einen externen Sachverständigen hinzugezogen, um zu prüfen, ob »eine positive Persönlichkeitsentwicklung« eingetreten sei und »inwieweit seine Gefährlichkeit noch fortbesteht«.

P. F. hatte im Alter zwischen 22 und 25 Jahren vier Frauen getötet, nachdem er sie zuvor über Zeiträume zwischen 1 und 20 Stunden auf verschiedene Weise gequält und sexuell missbraucht hatte. Es kam zu Knebelungen, Auspeitschen, Verbrennungen der Brustwarzen, an denen darüber hinaus mit Messern, Nadeln und Seitenschneidern herumgeschnitten bzw. gestochen wurde, er brachte Clips und Wäscheklammern in die Haut im Bauch-, Brust- und Genitalbereich an, führte verschiedene Gegenstände in die Scheide der Frauen ein (bis hin zu Eisenrohren), führte immer wieder auch seinen Penis in Mund, Scheide oder Anus ein, sofern dies nicht durch eine mangelnde Erektion verunmöglicht war. Bei diesen stundenlangen sexuell motivierten Quälereien hatte P. F. mehrfach Orgasmen und tötete die Opfer schließlich entweder durch Erstechen oder Erwürgen. Überführt wurde er, weil sein letztes Opfer, eine 25-jährige Frau, die er ebenfalls 2 Stunden lang missbraucht und misshandelt hatte, zu ihm eine Gesprächsbeziehung aufbauen konnte, ihn zu überreden vermochte, sie freizulassen, und auch auf das Versprechen, ihn nicht anzuzeigen, schließlich freikam.

P. F. war einziges Kind seiner Eltern und erkrankte im Alter von 16 Monaten an einer Hirnhautentzündung. In der Folgezeit hatte er krampfartige Anfälle und blieb ab da ständig unter ärztlicher Kontrolle. Bereits in der Schulzeit rieten die Ärzte, das Kind nicht ohne Aufsicht zu lassen, weil er Impulsstörungen habe und anderen Kindern etwas antun könne. Mit 9 Jahren begann er, die Schule zu

▼

schwänzen, von zu Hause wegzulaufen und fiel ferner durch Lügen, Stehlen und Tierquälereien auf. Er war dann ab dem 11. Lebensjahr mehrfach in stationärer kinder- und jugendpsychiatrischer Behandlung, ohne dass sich die Verhaltensauffälligkeiten änderten. Dort terrorisierte er andere Patienten, schrieb Erpresserbriefe, legte Kothaufen in Schränke und beging mit 15 Jahren eine erste Vergewaltigung; der betroffenen 13-jährigen Mitpatientin wurden dabei auch bereits Brandwunden an der Brust zugefügt, für deren Entstehung von P. F. zufällige Umstände angegeben wurden (ihm sei die Zigarette aus dem Mund gefallen). Die Eltern waren mit ihm vollkommen überfordert; der Vater neigte zu schwersten Prügelstrafen, um den Sohn zu einer Verhaltensänderung zu bewegen, die Mutter hatte ihn bald aufgegeben und war über die Inhaftierung sichtlich erleichtert, gleichwohl schockiert über die derart gravierenden Straftaten.

Bei der Begutachtung gab er an, seit dem 14. Lebensjahr während der Selbstbefriedigung sadistische Fantasieinhalte zu kennen, bei denen es vor allem darum ginge, Frauen direkt Schaden zuzufügen. Er habe sich jedoch nie getraut, in seine späteren drei zwischen 6 Monaten und 2 Jahre dauernden partnerschaftlichen Beziehungen sadistische Elemente zu integrieren. Er sei beim »normalen Sex« durchaus erlebnisfähig gewesen, aber es habe ihm immer etwas gefehlt. Er habe etwa 5 vollendete Vergewaltigungen und weitere 5 Vergewaltigungsversuche vorgenommen, bevor es zu den Tötungshandlungen kam. Zweifelsohne sei es zu einer Steigerung seiner sadistischen Wünsche gekommen, die zunehmend auf Realisierung drängten. Nach der ersten Tötungshandlung habe er sich wie ausgebrannt gefühlt, innerlich tief ruhig, wie erlöst. Einverständliche Sexualkontakte, bei denen auch sadistische Elemente vorkommen konnten (etwa mit Prostituierten), seien für ihn wenig interessant gewesen, weil für ihn ja gerade dadurch der sexuelle Reiz entstünde, dass der andere ihm völlig hilflos ausgeliefert sei und nicht etwa Einwände erheben könne.

Aus diagnostischer Sicht lag bei P. F. ein Borderlineorganisationsniveau der Persönlichkeit (d. h. eine mangelhaft integrierte Objektbeziehung), eine narzisstische Persönlichkeitsstörung (vor allem ein grandioses Größenselbst mit dem tief verwurzelten Gefühl, etwas Besonderes, Einzigartiges zu sein), antisoziale Verhaltensweisen, die bereits im Kindesalter einsetzten (Diebstähle, Lügen, Schuleschwänzen etc.) und ein Ich-syntoner Sadismus, d. h. eine vor sich selbst akzeptierte, im Charakter verankerte sexuelle Aggression, vor.

Im Laufe der Behandlung im Maßregelvollzug war die antisoziale Komponente in den Hintergrund getreten. Er hatte zunehmend gelernt, auch Schuldgefühle gegenüber Mitpatienten und Betreuern zu entwickeln. Weiterhin bestand allerdings die schwere Charakterpathologie mit der narzisstischen und sadistischen Komponente, in der das Erleben totaler Kontrolle eine wichtige Rolle spielte. Erkennbar waren weiterhin die in der Kindheit angelegten sadistischen Zerstörungsimpulse, die völlige Identifizierung mit dem pathologischen Größenselbst und die Idealisierung der spezifischen Perversion, von der P. F. unbewusst ahnte, welch hohe Bedeutung sie für den Zusammenhalt seines Persönlichkeitsgefüges besaß. Hierzu passte, dass er sich unter keinen – fiktiv vorgegebenen – Umständen bereit erklären konnte, auf seine sadistischen Fantasieinhalte zu verzichten: Einer Veränderung seiner Bedürfnisstruktur würde er nie zustimmen, auch wenn er lebenslang im Maßregelvollzug verbleiben müsse. Er habe die Hoffnung, die sadistischen Fantasien nun kontrollieren zu können und jetzt in der Lage zu sein, eine gleichberechtigte Partnerschaft aufzubauen, auch wenn ihm auf der bewussten Ebene klar wurde, dass sein favorisiertes Beziehungsmodell einer egalitären Partnerschaft konkurrieren musste mit seinem unbewussten Modell eines grandiosen Selbst, dem absolute Macht und Kontrolle zukommt. P.F. war zutiefst und restlos innerlich davon überzeugt, dass die Lust an sadistischer Kontrolle die einzige Alternative dazu ist, als der Schwächere zu leiden und vernichtet zu werden (bzw. damit verbundene Ängste und Ohnmachtsgefühle aushalten zu müssen).

Aus forensisch-sexualmedizinischer Sicht musste hier eine ungünstige Krankheits- und Gefährlichkeitsprognose abgegeben werden.

▼

25.5.2 Tätertypologie bei sexuellem Missbrauch von Kindern

In der Bundesrepublik Deutschland wird sexueller Kindesmissbrauch nach § 176 StGB strafverfolgt, der sexuelle Handlungen an unter 14-Jährigen (Kind), die Duldung sexueller Handlungen durch Kinder, die Bestimmung eines Kindes dazu, sexuelle Handlungen an einem Dritten oder von einem Dritten an sich vornehmen zu lassen, die sexuelle Handlung vor einem Kind sowie das Einwirken auf das Kind, um dieses sexuell zu erregen, mit Strafe bedroht. In der letzten Reform des Sexualstrafrechts hat der Deutsche Bundestag 1997 eine Reihe von Gesetzesänderungen »zur Bekämpfung von Sexualdelikten und anderen gefährlichen Straftaten« beschlossen, in dem unter anderem auch die Strafverschärfungsgründe bei sexuellem Kindesmissbrauch ausgeweitet wurden und in neue Strafrechtsparagraphen (§§ 176a, 176b) gefasst wurden. Dadurch ergibt sich bei Veränderung der qualifizierenden Tatbestandsmerkmale (neben dem vollzogenen Beischlaf nun auch die Penetration von Körperöffnungen, die gemeinschaftliche Tatbegehung durch mehrere Täter, die schwere Gesundheitsschädigung des Kindes, die Tatbegehung zum Zwecke der Herstellung pornographischer Schriften) eine Mindeststrafe von 1 Jahr, bei gleichzeitiger schwerer körperlicher Misshandlung oder Todesgefährdung eine

Mindeststrafe von 5 Jahren (§ 176a), bei leichtfertiger Tötung des Kindes die lebenslange Freiheitsstrafe oder die Mindeststrafe von 10 Jahren (§ 176b).

Differenzialtypologisch lassen sich die wegen sexuellen Missbrauchs von Kindern begutachteten Täter zunächst in zwei große Gruppen einteilen, welche sich durch die Art der Beziehung zum Opfer (die »Partnerbezogenheit«, s. oben) unterscheiden:

1. Täter, bei denen der sexuelle Übergriff auf das Kind eine »Ersatzhandlung« für die eigentlich gewünschte sexuelle Beziehung zu einem altersentsprechenden Partner ist,
2. Täter, bei denen ein (genuines, strukturelles) und eben kein »ersatzweises« Interesse am Kind (als einem spezifischen sexuell-erotischen Stimulus) besteht, wobei der sexuelle Kontakt zum Kind nur ein Aspekt des Wunsches ist, mit Kindern in partnerschaftlicher Weise (quasi auf gleicher Ebene) verbunden zu sein:

Differenzialtypologie der Täter, die sexuelle »Ersatzhandlungen« an Kindern begehen

- Jugendliche, sexuell unerfahrene Täter:
  - meist aus unauffälligen familiären Verhältnissen stammend
  - in die Gleichaltrigengruppe wenig integrierter Einzelgänger
  - ohne ausreichende Kontaktmöglichkeiten bei starken Kontaktwünschen und in der Regel intellektuell ausreichender Ausstattung für die Beziehungsaufnahme zum weiblichen Geschlecht
  - gehen in der psychosexuellen Erfahrungsbildung den Weg des geringsten Widerstandes, indem mit Kindern sexuelle Kontakte versucht werden
  - dissexuelle Kontakte mit Kindern sind Ersatz für ersehnte sexuelle Beziehungen mit gleichaltrigen Mädchen
- Dissoziale Täter:
  - sozial randständig und in der Lebensführung unstet
  - häufig niedrige Schul- und fehlende Berufsausbildung
  - verfügen über sexuelle Vorerfahrung und zeigen in der Lebensgestaltung ein Muster instabiler Beziehungen (zu Partnerinnen im Erwachsenenalter)
  - dissexuelle Handlungen an Kindern sind Teil der Dissozialität und Ersatzhandlungen für eigentlich gewünschte, aber aktuell nicht erreichbare sexuelle Vollzüge mit einer altersentsprechenden Frau

▼

- Stark intelligenzgeminderte Täter (vgl. hierzu Fallbeispiel A. M. in Abschn. 25.13):
  - intellektuelle Schwachbegabung von erheblichem Ausprägungsgrad (mindestens Debilität)
  - entsprechend geringe psychosoziale Kompetenz
  - dissexuelle Handlungen an Kindern sind »Ersatzhandlungen« für (gewünschte, aber nur schwer erreichbare) sexuelle Vollzüge mit erwachsenen Partnern

Differenzialtypologie der Täter, bei denen ein genuines (und eben kein »ersatzweises«) sexuelles Interesse am Kind besteht

- Täter mit pädophiler Nebenströmung:
  - stammen aus einem unauffälligen sozialen Milieu mit ausreichender Schul- und Berufsausbildung
  - in allen Lebensbereichen gut integriert, z. T. verheiratet
  - genuines (kein ersatzweises) Interesse am Kind; neben den pädophilen (personalen und sexuellen) Wünschen aber auch befriedigendes sexuelles Erleben mit erwachsenen Partnern möglich
- Täter mit pädophiler Hauptströmung (häufig sexuelle Orientierung auf Jungen):
  - nach den Grunddaten (Familie, Elternhaus, Kindheit, sozialer Werdegang, Intelligenz etc.) sehr heterogene Gruppe
  - Sexualanamnestisch keine oder nur brüchige Beziehungen zu erwachsenen Sexualpartnern
  - personale und sexuelle Interessen sind ausschließlich auf Partner kindlichen Alters gerichtet.

Fallbeischreibung: 18-jähriger mit pädophiler Hauptströmung

Der 18-jährige Patient stellte sich zum Erstgespräch in der sexualmedizinischen Ambulanz vor, weil er die Befürchtung hatte, »pädophil« zu sein. Er berichtete von starkem sexuellen Interesse für Jungen zwischen 8 und 12 Jahren. In diesem Zusammenhang sei auch eine angewachsene Sammlung an FKK-Filmen und -Heften zu sehen, die er »wegen der Jungen« anschaue. Auch Begleitfantasien bei der Selbstbefriedigung enthielten ausschließlich Szenen pädophilen Inhalts – nur Jungen im genannten Alter. Gleichzeitig bestünden keinerlei Inte-

▼

ressen an sexuellen Kontakten mit erwachsenen Frauen oder Männern.

Der Patient ist überdurchschnittlich intelligent und stammt aus einem äußerlich geordneten Elternhaus. Der Vater ist von Beruf Geschäftsführer eines kleineren Unternehmens und die Mutter Musikerin. Als er 10 Jahre alt war, ließen sich die Eltern scheiden, was ihn mehr traf als den 12 Jahre älteren Bruder. Durch den bald folgenden Auszug des Bruders war der Patient ausschließlich auf die Mutter bezogen, mit der er Warmherzigkeit verbindet.

Den Vater hat der Patient hingegen als entwertend in Erinnerung, weil er außereheliche Beziehungen einging und sich nicht zu seiner Mutter (»sie weinte oft«) und auch nicht zu ihm bekannte. Er kann sich gut erinnern, wie er sich zunehmend wünschte, dass der Vater die Familie verlassen möge.

Der Patient war ein ausgesprochen guter Schüler und wurde von vielen Lehrer bevorzugt. Ein hübsches Äußeres mit freundlichen Gesichtszügen, hoher Aufgeschlossenheit und rascher Auffassungsgabe machten ihn zu einem beliebten Mitschüler, der allerdings ab der Pubertät zunehmend dadurch auffiel, dass er keinerlei Kontakte mit gleichaltrigen Mädchen einging, obschon sich viele Mädchen für ihn interessierten.

Zur Psychodynamik ist vorstellbar, dass der Patient unbewusst auf den Vater fixiert ist und sich nach einer liebevollen Vater-Sohn-Beziehung sehnt. Schließlich fällt auf, dass der Patient bei den ersehnten Beziehungen zu Jungen mit einem »idealen Alter« von 10 Jahren damit genau das eigene biographische Alter, in dem er vom Vater verlassen wurde, zum Beziehungsthema macht und erotisiert. So stellt er sich Szenen vor, in denen er sich fürsorglich-liebevoll um den Jungen kümmert, ihm Geborgenheit und Sicherheit vermittelt – all das, was er in der Beziehung zum eigenen Vater vermisst hat.

Dennoch muss die beim Patienten unzweifelhaft bestehende homopädophilen Hauptströmung in ihrer Ausrichtung als Persönlichkeitsmerkmal angesehen werden, welches biographisch überdauernd und als solches durch keine therapeutische Maßnahme veränderbar ist.

Therapeutisch war es erforderlich, das »Coming-out« des Patienten zu begleiten, um über die Stärkung von Verantwortungsbewusstsein und Gewissensinstanzen sowohl potenzielle Opfer als auch das eigene Wohl des Patienten vor den andrängenden Triebwünschen zu schützen. Dabei würde es für den Patienten nicht ausreichend sein zu erkennen, dass die pädophilen Wünsche einen Zusammenhang mit seiner lebensgeschichtlichen Entwicklung aufweisen und dass die von ihm intendierte Beziehung zum Kind »reparative« Funktionen haben könnte. Zusätzlich ist ihm das Gefährdungspotenzial der von ihm ersehnten exklusiven Zweierbeziehung zu einem 10-jährigen Jungen zu verdeutlichen, einschließlich der vielfältigen projektiven Mechanismen, die dazu führen, dass er glaubt, die Wünsche eines (bisher nur fantasierten) 10-Jährigen könnten den eigenen weitgehend entsprechen. Schließlich geht es um einen Zuwachs an verhaltenskontrollierenden Ich-Funktionen, welche ihm die nötige Sicherheit geben, die Beziehung zum Kind nicht zu erotisieren.

Dies war besonders nötig, nachdem der Patient ein Studium der Grundschulpädagogik (sic!) begann und erste Praktika absolvierte.

Die pädophile Hauptströmung kommt besonders häufig in homosexueller Ausrichtung vor, d. h., die Täter sind an sexuellen Kontakten mit Jungen interessiert. Auch bemühen diese sich um eine gewaltfreie, möglichst sogar personal getragene Beziehung zu den oft idealisierten Jungen, mit denen sie sich in altersentsprechenden Spielen vertiefen und diese ihrerseits durch die eigene kindlich-naive Verhaltensunbefangenheit für sich einnehmen. Dabei suchen sie die Nähe des kindlichen Körpers, von dem für sie ein ganz spezifischer Reiz ausgeht. Vom Tatgeschehen her überwiegen genitale Berührungen und der Wunsch nach Oralstimulierung des kindlichen Genitales bzw. umgekehrt die Aufforderung, vom Kind manuell oder oral stimuliert zu werden. Versuchter oder vollendeter Koitus werden zwar mitunter auch bei sehr jungen Opfern beobachtet, sind aber eher Ausnahmen und deuten darauf hin, dass gerade eine Ersatzhandlung vorgelegen haben könnte, weil dies nicht zu der pädophilen »gewaltfreien Inszenierung« passen würde.

Durch die pädophile Neigung kann bei den Betroffenen bereits die Berufswahl beeinflusst werden: Berufe, die sie in die Nähe von Kindern oder Jugendlichen bringen und in denen ganz arglos oder sogar scheinbar objektiv geboten auch die körperliche Nähe zu den Kindern positiv bewertet wird (»Lehrer mit Leib und Seele«, Sozialarbeiter, Chorleiter, Jugendpfarrer, Sporttrainer etc.).

25.5.3 Ätiologie sexueller Verhaltensabweichungen

Lerntheoretische Erklärungsansätze

Etablierte lerntheoretische Ätiologiemodelle zur Erklärung sexuell abweichenden Verhaltens fehlen; insbesondere gibt es kein Konzept, das sowohl die Entstehung »normaler« Heterosexualität als auch ihrer Abweichungen erklären würde. Einige Arbeiten lassen jedoch vermuten, dass die Ursachen für sexuelles Verhalten nicht unbedingt in einem intrapsychischen Konflikt zu suchen sind, sondern auf ein erlerntes Verhalten zurückgehen könnten.

Aus der Verhaltensbiologie ist bekannt, dass neugeborene Tiere durch Prägungsvorgänge in einem bestimmten kritischen Zeitraum anstelle der eigenen Mutter an ein unbelebtes Objekt, ein anderes Tier oder an einen Menschen gebunden werden können. Unter Laborbedingungen lassen sich bei Tieren auch sexuelle Orientierungen und Präferenzen prägen, wobei aber unklar bleibt, inwieweit dies in der natürlichen Umwelt eine Entsprechung haben könnte – von der Übertragbarkeit auf die Ausbildung menschlicher Sexualverhaltensweisen ganz zu schweigen. Näher liegen da schon primatologische Befunde, die darauf hinweisen, dass ein emotionales Mangelmilieu (Affen, die bei unbelebten Attrappenmüttern aufwuchsen) tiefgreifende Störungen in der Sozialisation und im Sexualverhalten zur Folge haben kann (de Waal 1991).

Konditionierungsversuche, die das menschliche Sexualverhalten beeinflussen, wurden selten unternommen. Bei einem derartigen Experiment konnte z. B. eine reversible und milde Form von Fetischismus dadurch erzeugt werden, dass sexuell stimulierende Bilder mit Schuhen kombiniert wurden (Rachman 1966). Derartige Modelle, die sich an der klassischen oder operanten Konditionierung orientieren, greifen aber vermutlich zu kurz: Wenn der determinierende Ausgangspunkt für die Entstehung einer sexuellen Deviation ein erstes Erlebnis ist, bei dem ein neutraler Reiz (z. B. ein Wäschestück) zufällig mit sexueller Erregung zusammentrifft und beide Reize also miteinander gekoppelt werden, dann ist damit noch nicht erklärt, warum nicht viel mehr Menschen ungewöhnliche sexuelle Stimuli ausbilden, da in der kindlichen Entwicklung spontan auftretende sexuelle Erregung mit allen möglichen Reizen zusammenfallen kann. Merkel (1972) hält sogar aufgrund seiner empirischen Befunde Prägung als Erklärungsprinzip von Paraphilien für widerlegt.

! Paraphilien lassen sich nicht allein über lerntheoretische Prinzipen erklären, es müssen weitere kognitive und emotionale Faktoren (Einstellungen, Erwartungen, Haltungen) hinzukommen, die jedoch in eine lerntheoretische Konzeption des Entstehens menschlicher Sexualität bislang noch keinen Eingang gefunden haben.

Dies wird auch daran erkennbar, dass verhaltenstherapeutische Techniken zur Behandlung von Störungen des soziosexuellen Verhaltens lange Zeit symptomzentriert eingesetzt wurden – z. B. eine aversive Konditionierung zur Auslöschung des devianten Verhaltens. Mehrmodale und von der kognitiven Wende der Verhaltenstherapie inspirierte Vorgehensweisen sind noch nicht systematisch etabliert, abgesehen von neueren, breit angelegten und pragmatisch orientierten Ansätzen, insbesondere der intramuralen Behandlung von Sexualdelinquenten (Marshall u. Barbaree 1990; Marshall et al. 1998).

Psychodynamische Erklärungsansätze

Hinsichtlich psychodynamischer Erklärungsansätze ist zu nächst darauf zu verweisen, dass die Sexualwissenschaft die »sexuellen Abirrungen« oder »Perversionen« bereits vor Freud in den größeren Zusammenhang der psychosexuellen Entwicklung stellte (Ellis 1903) bzw. ihr Augenmerk auf die Normalität der kindlichen Sexualentwicklung richtete; so geht der Begriff »Libido sexualis« auf die gleichnamige Veröffentlichung von Albert Moll (1896) zurück und wurde später von Freud aufgegriffen.

Sigmund Freud erklärte die Perversion als eine radikale Betonung von sexuellen Wünschen, die prinzipiell in der Entwicklung eines jeden Menschen vorkommen und im Regelfall symptomfrei verarbeitet werden, hier jedoch als nicht integriertes Sexualverhalten imponieren.

! Das perverse Symptom ist nach Freud nur ein abgewandeltes »normales«. Es entsteht aus einer – wodurch auch immer – verfehlten Verarbeitung normaler, obligatorisch (bei jedem) vorkommender Entwicklungskonflikte (Freud 1905).

Freud nahm an, dass die kindlichen Äußerungen des Sexualtriebs eine Reihe von »Partialtrieben« umfasst, die zunächst noch nicht integriert sind (»polymorph perverses« Kind), erst allmählich eingebunden werden und dann in die genitale Sexualität des Erwachsenen eingehen.

Sachs (1923) hat später ausgeführt, dass möglicherweise nicht nur ein Partialtrieb, sondern eine viel größere und stark bedrohlich empfundene Problematik durch die Neurose im Unbewussten gehalten werden müsse, wofür Freud die Abwehr der Kastrationsangst in den Mittelpunkt gerückt hatte. Erst deutlich später haben vor allem Bak (1953) und Gillespie (1956) präödipale Ängste als maßgeblich angeführt.

Ein ebenfalls über den Ansatz Freuds hinausreichendes und in der klinischen Arbeit sehr verbreitetes Konzept ist das Konstrukt der »perversen Plombe« von Morgenthaler (1987), der die Perversion unter funktionalen Aspekten als eine Art Reparaturmechanismus verstand.

Wenn in der psychischen Entwicklung das Selbstsystem strukturelle Mängel aufweist, lassen sich die damit verbundenen Ängste der brüchigen Identität über eine forcierte Sexualisierung erfolgreich abwehren. Dieser Abwehrmechanismus der forcierten Genitalbesetzung ist aber lediglich die Übersteigerung einer normalen Funktion. Denn grundsätzlich gilt: Genitale Erregung und sexuelle Befriedigung sind selbststabilisierend, stärken die Geschlechtsidentität und fördern die Autonomie (Mentzos 1990).

! Nach psychoanalytischer Lesart sind die ausgeformten perversen Fantasien und Handlungen ein Erlebensanteil, auf den der Betroffene in Zeiten seelischer Not zurückgreift, um sonst unterdrückte Gefühle im Schutze eines sexualisierten Rituals zum Ausdruck zu bringen.

Die auf andere Weise nicht ausdrückbaren Gefühle stammen wiederum aus den typischen Konfliktsituationen der kindlichen Entwicklungsphasen: So die Befürchtung aus der oralen Phase, durch hungriges Saugen die Mutter und damit – aufgrund der existenziellen Angewiesenheit auf sie – sich selber zu verletzen oder gar zu zerstören; so die Angst in der anal-sadistischen Phase, wegen analer Beschmutzungslust die Macht über die Mutter und deren Liebe zu verlieren; so die Sorge aus der ödipalen Phase, in seiner Liebessehnsucht nicht beachtet oder zurückgewiesen zu werden bzw. Vergeltungswünsche beim Rivalen zu induzieren (Kastrationsangst).

Das psychoanalytische Konzept Morgenthalers basiert auf der Überlegung, dass diese Gefühle (bzw. ein Gemisch von Gefühlen) infolge einer gestörten Entwicklung von Selbst und Selbstwertgefühl verkapselt werden und später in sexualisierter Form eine Ausdrucksmöglichkeit gefunden wird. Dies macht auch verständlich, warum die perversen Inszenierungen so starr wirken; unbewusst ist vor allem intendiert, einen Weg abzusichern, um die Gefühle auslebbar zu machen. So ist einem Mann mit sadistischer Perversion die Realitätsferne seiner Inszenierung absolut klar (selbst dann, wenn er sie mit einer masochistischen Komplizin weitgehend umsetzen kann), was deutlich macht, dass vornehmlich auf der Fantasieebene eine Art »Nebenrealität« hergestellt werden soll, um das Erleben von Gefühlen auf diese (definierte und abgegrenzte) Weise überhaupt möglich zu machen.

Biomedizinische Erklärungsansätze

Biomedizinische Erklärungsmodelle legen zugrunde, dass sexuelles Erleben und Verhalten von einer Vielzahl von Faktoren bestimmt wird, von denen einige auch eine physiologische Basis haben. Insofern sind sie von vornherein im Rahmen eines biopsychosozialen Modells menschlicher Geschlechtlichkeit zu sehen (Grubin u. Mason 1997).

Androgene

Hingewiesen wird in diesem Zusammenhang vor allem auf die Bedeutung der Androgene für die fetale Maskulinisierung während der körperlichen Sexualentwicklung, für die Ausbildung der männlichen Genitalien, für den Beginn der Pubertät, die Spermatogenese und die Konturierung der sekundären Geschlechtsmerkmale (Wilson u. Foster 1983), ferner auch darauf, dass Rezeptoren für Androgene in verschiedenen Arealen des Gehirns einschließlich des limbischen Systems und des vorderen Hypothalamus gefunden wurden (Liang et al. 1977). Vor allem die mediale präoptische Region des Hypothalamus wird mit dem Sexualverhalten in Verbindung gebracht (Davidson et al. 1977).

Die Tatsache jedoch, dass sich Annahmen über Zusammenhänge zwischen »sexueller Hirndifferenzierung« und postpuberalem Sexualverhalten nach wie vor im Hypothetischen bewegen, war – neben den teilweise erheblichen Nebenwirkungen derartiger Eingriffe – die Grundlage dafür, dass stereotaktische Operationen, wie sie z. B. in Deutschland bis Mitte der 70er-Jahre in den neurochirugischen Abteilungen von Göttingen, Hamburg und Homburg/Saar durchgeführt wurden (Dieckmann et al. 1975), inzwischen als obsolet betrachtet werden.

Es wird angenommen, dass die Verhaltenseffekte von Androgenen Ausdruck ihrer neurobiologischen Wirkungsweise sind, auch wenn die grundsätzlichen Mechanismen – insbesondere hinsichtlich der Aromatisierung von Testosteron zu Östrogen im Gehirn und damit die Einflussnahme auf Östrogenrezeptoren (Naftolin et al. 1972) – nach wie vor ungeklärt sind. Viele Studien haben ergeben, dass auch aggressive Verhaltensweisen mit Androgenen assoziiert sind (im Überblick s. Bradford 1997). Dies ist der rationale Hintergrund des Einsatzes von Antiandrogenen wie Cyproteronacetat (CPA) oder auch Medroxyprogesteronacetat (MPA; v. a. in den USA) sowie Östrogenen und LHRH-Analoga bei der Behandlung von sexuellen Verhaltensabweichungen.

Neurotransmitter

Ein weiteres biomedizinisches Erklärungskonzept betrifft die komplexen Zusammenhänge zwischen Sexualhormonen, Neurotransmittern und sexuellem Verhalten. Insbesondere die zerebralen Amine Dopamin und Serotonin sind mit ihren Wirkungen auf das sexuelle Erleben und Verhalten auf Interesse gestoßen, wobei das Serotonin mit Blick auf therapeutische Einflussnahmen besondere Beachtung findet (Bradford 1997). Dies hängt auch damit zusammen, dass die Paraphilien insbesondere von amerikanischen Klinikern zunehmend in den Kontext der Zwangsstörungen (»obsessive-compulsive disorders«) gestellt werden (Bradford 1991, 1994; Stein et al. 1992). Dabei wird der Suchtcharakter hervorgehoben und darauf verwiesen, dass bei Zwangsstörungen in vielen pharmakologischen Behandlungsstudien die Effektivität von Serotoninwiederaufnahmehemmern nachgewiesen wurde, wogegen aber einzuwenden ist, dass deren Einsatz bei Patienten mit paraphiler Symptombildung nicht durchgängig Erfolge zeigt (vgl. Gijs u. Gooren 1996).

! Alle biomedizinischen Denkmodelle bergen die Gefahr, schnelle und scheinbar effektive Machbarkeit zu suggerieren. Bei therapeutischen Anwendungen entsteht deshalb die besondere arztethische Verpflichtung, in jedem Einzelfall die personale Würde des Patienten zu wahren.

Biomedizinische Auffälligkeiten bei Sexualstraftätern

Andererseits ist der Hinweis geboten, dass es einige (allerdings nicht systematisch einzuordnende) biomedizinische Auffälligkeiten bei Sexualstraftätern gibt, wie z. B. die immer wieder beschriebenen linkstemporalen EEG-Auffälligkeiten bzw. Ausfälle in neuropsychologischen Testverfahren (Langevin 1990).

Hierzu passen auch die Ergebnisse von Ponseti et al. (2001), welche inhaftierte Kindesmissbraucher und Vergewaltiger hinsichtlich ihrer Raumverarbeitungsleistung (»Mental Rotation Test«), Impulskontrolle (Modell des »tolerierten Belohnungsaufschubs«) und anamnestischer Inzidenz kindlicher Aufmerksamkeits-/Hyperaktivitätsstörungen (ADHD; DSM-IV: 314.00, 314.01) mit Straftätern ohne Sexualdelikt verglichen. Die Sexualstraftäter (n=44; 20 Vergewaltiger – darunter keiner mit einer Paraphilie; 23 Kindesmissbraucher – darunter 18 Pädophile; 1 Exhibitionist) unterschieden sich von den anderen Straftätern (n=81) in Bezug auf Raumverarbeitung und Impulsivität, nicht jedoch in Bezug auf die Inzidenz der ADHD. Ferner gab es keine Unterschiede in der Raumverarbeitung zwischen Kindesmissbrauchern und Vergewaltigern. Die Ergbnisse stimmen am besten mit den Annahmen des Modells zur ontogenetischen (bzw. neurobiologischen) Labilität überein, d.h. einer entwicklungspsychologisch bedingten Disposition zur Impulsivität.

Daher sollten die biomedizinischen Befunde nicht nur unter dem Aspekt ihrer Instrumentalisierung bzw. Utilisierung diskutiert werden; sie könnten nämlich auch erklären, warum nicht alle Sexualstraftäter mit gleichen sozialisatorischen Konstellationen gleiche Störungen entwickeln. Biopsychosozial gedacht: Es wird mutmaßlich je individuelles Biologisches »mitgebracht«.

25.6 Forensische Beurteilung (Begutachtung)

Im Zusammenhang mit Begutachtungen von Jugendlichen, die sexuell übergriffige Handlungen begangen haben, betreffen die Fragen an den Sachverständigen die strafrechtliche Verantwortungsreife (§ 3 JGG), die Anwendung des Jugendstrafrechts auf Heranwachsende (§ 105 JGG), die Schuldfähigkeit (§§ 20, 21 StGB) sowie ggf. die Unterbringung in einem psychiatrischen Krankenhaus (§ 63 StGB), aber implizit auch immer die Prognose und Behandlung der zugrunde liegenden Störung.

Die Untersuchung wird daher die lebensgeschichtliche Entwicklung genau so erfassen müssen wie mögliche konstitutionelle (Intelligenzminderung) oder konstellative (Alkohol, Drogen) Bedingungen, die zu den dissexuellen Handlungen geführt haben könnten. Dabei sind allerdings entwicklungsphasische Besonderheiten unbedingt zu beachten, die letztlich auch Auswirkungen auf die Prognose bzw. die Behandlung haben werden.

Im Jugendalter muss die sich ausbildende körperlich-sexuelle Reife einschließlich der neu hinzugekommenen Funktionen der Genitalorgane (Orgasmus mit Samenerguss) auch psychisch integriert werden. Daher kommt der sozialen Vernetzung der Jugendlichen in dieser Lebensphase – ihren Möglichkeiten zur Kommunikation über Sexualität innerfamiliär (Geschwister, Eltern) und außerfamiliär (Schule, Gleichaltrigengruppe) eine herausgehobene Bedeutung zu, weil sonst die Gefahr groß ist, dass ein »sexuelles Weltbild« konstruiert wird, das weitgehend ohne Korrekturmöglichkeiten eine Vielzahl von Fehlvorstellungen enthält, die einer Beziehungsaufnahme mit ersehnten Sexualpartnern gerade hinderlich sind. Hierzu zählen nicht nur nach wie vor in unserer Gesellschaft lebendige Mythen über Männlichkeit, sondern auch Fehlverarbeitungen eigener Körpererfahrung einschließlich der Entwicklung von Angst- und Schuldgefühlen bei der Erkundung des eigenen Körpers und der Selbstherbeiführung sexueller Erregung bis zum Orgasmus.

! Bei den Explorationen sexuell übergriffiger Jugendlicher sollte die Rekonstruktion der bisherigen psychosexuellen Entwicklung besonders differenziert erfolgen.

Die genaue Betrachtung der individuellen psychosexuellen Entwicklung ist deshalb von besonderer Wichtigkeit, damit im Gutachten Aufschluss gegeben werden kann über die konkreten sexuellen Erfahrungen von Beginn der Kindheit (Umgang mit Nacktheit in der Primärfamilie, präpubertäre Sexualerfahrungen) bis hin zu der psychischen Verarbeitung der körperlichen Sexualentwicklung in den verschiedenen Stadien der Pubertät (Präadoleszenz, frühe und Spätadoleszenz), den dabei bestehenden sozialen Bindungssystemen (bester Freund, gegenseitige Onanie etc.), des Bestandes an Wissen über sexuelle Aktivitäten, Fortpflanzung und Verhütung sowie Partnerschaft einschließlich der ersten soziosexuellen Erfahrungen über Kuss- und Pettingfreundinnen (aktives, passives, Brust-, Genitalpetting) und der dabei entstandenen Fantasiewelten. Viele sexuelle Übergriffe Jugendlicher lassen sich dann verstehen als verfehlte psychische Verarbeitung von »normalen« körperlichen Entwicklungsvorgängen während der altersgerecht eingetretenen Pubertät und sind noch im Rahmen einer adoleszenten Reifungskrise erklärbar, was sogar eine eigene typologische Beschreibung bei den Deliktgruppen »Vergewaltigung/sexuelle Nötigung« und »sexueller Missbrauch von Kindern« rechtfertigt (s. oben). Es handelt sich dann aber nicht um einen dauerhaften Zustand, sondern eine entwicklungsphasisch auftretende Störung und die alternative Betrachtungsweise, welche die dissexuellen Handlungen als Ergebnis einer fixierten und statischen Struktur betrachtet (etwa im Sinne einer pädophilen Bedürfnisstruktur) wären besonders sorgfältig zu prüfen und ggf. die Manifestation im frühen Erwachsenenalter abzuwarten.

! Aus forensisch-sexualmedizinischer Sicht bedeutsam sind vor allem strukturelle Abweichungen in der sexuellen Präferenz oder der sexuellen Praktik wie bei der Pädophilie oder dem sexuellen Sadismus bzw. auch früh auftretende Störungen des Sozialverhaltens, die befürchten lassen müssen, dass die sexuellen Übergriffe Teil einer sich ausbildenden Dissozialität sind.

Vor diesem Hintergrund verdienen die hyperkinetischen Störungen als mögliche Vulnerabilitätsfaktoren besondere Beachtung, obschon empirisch gesicherte Daten über die Koinzidenz mit dissexuellen Verhaltensbereitschaften derzeit noch fehlen. Sowohl die Störungen der sexuellen Präferenz als auch dissoziale Entwicklungsverläufe wären ggf. unter der »schweren anderen seelischen Abartigkeit« im Sinne der §§ 20/21 StGB subsumierbar, während eine starke Intelligenzminderung das Eingangsmerkmal des »Schwachsinns« im Sinne der §§ 20/21 StGB rechtfertigen würde. Eine starke Alkoholisierung oder auch psychische Veränderungen durch anderweitigen Substanzmissbrauch könnten hingegen die Annahme einer akuten »krankhaften seelischen Störung« im Sinne der §§ 20/21 StGB diskutieren lassen. In der Regel aber dürfte die Bejahung eines der Eingangsmerkmale nach § 20/21 StGB bei Jugendlichen und Heranwachsenden – ja sogar bei jungen Erwachsenen – eher den Ausnahmefall darstellen.

Ob bereits eine pädophile Haupt- oder Nebenströmung (bei der ja stets auch die Frage der Intensität des pädophilen Erlebens zu diskutieren ist) vorliegt oder ob die sexuelle Übergriffigkeit Teil einer Dissozialität ist, die bereits ein solches Ausmaß erreicht, dass man von einer (schweren!) antisozialen Persönlichkeitsstörung sprechen kann, wird für die jungen Täter meist erst der Verlauf zeigen können. Andererseits darf man sich in Einzelfällen auch nicht scheuen– insbesondere bei dem Aufbrechen einer sadistisch-perversen Symptombildung bereits im Jugendalter (s. oben den Fall P.F.) – trotz des immer zu berücksichtigenden Entwicklungsaspektes die Voraussetzungen der §§ 20/21 StGB sicher zu bejahen und auch zur Wiederholungsgefahr eindeutig Stellung zu nehmen.

Meist jedoch werden sich Überlegungen zur Einsichts- und Steuerungsfähigkeit zum Zeitpunkt der Tat deshalb erübrigen, weil diese ja bereits daran gekoppelt sind, dass eine der Eingangsvoraussetzungen der §§ 20/21 StGB – wie etwa die »schwere andere seelische Abartigkeit« – sicher vorliegt. Der umgekehrte Fall, dass eine solche Eingangsvoraussetzung angenommen wird, aber Unsicherheit besteht, ob diese tatsächlich zu einer erheblichen Verminderung der Einsichts- oder Steuerungsfähigkeit nach § 21 StGB geführt haben könnte, dürfte noch seltener sein, weil lebensaltersbedingt bei Jugendlichen und Heranwachsenden wiederum die Kontrollmechanismen noch nicht so ausgebildet sein können wie in der Phase des Erwachsenenalters.

25.7 Prognose und Therapie dissexueller Handlungen Jugendlicher

Prognose

Die Prognose jugendlicher Sexualdelinquenten richtet sich vor allem nach Hintergrundsproblematik und Ausgangsdelikt. Insgesamt eher günstig ist ihre Legal- und Sozialprognose, wenn die sexuellen Übergriffe Ausdruck einer fehlverarbeiteten Adoleszenzkrise sind; es ließen sich aber doch Unterschiede feststellen zwischen den sexuell unerfahrenen Jugendlichen, die erwachsene Frauen, und denen, die Kinder als Opfer wählten. Letztere zeigten in ihrer sozialen und soziosexuellen Integration im Katamnesezeitraum nicht so durchgängig positive Entwicklungen, wie die Jugendlichen, die Frauen vergewaltigt oder sexuell genötigt hatten.

Hierzu passen Befunde von Hummel u. Blessmann (1994), die eine Tätergruppe (von Jugendlichen und Heranwachsenden) untersuchten, bei der das Opfer älter als 14 Jahre (§§ 177, 178 StGB) war, und eine Gruppe, bei denen das Opfer jünger als 14 Jahre gewesen war (§§ 176 StGB). Für die Auswertung von Zwischenergebnissen ihrer Studie kamen die Autoren zu dem Schluss, dass vor allem die Gruppe der Täter, die Kinder als Opfer wählten, hinsichtlich Biographie- und Persönlichkeitsentwicklung besonders belastet sind; sie waren häufiger Zeugen von Situationen sexueller Gewalt im familiären Umfeld und Sexualität wurde dort häufiger tabuisiert (Ansprechen sexueller Themen, Freundin). Auch waren in dieser Gruppe sexuell aggressive Handlungen vor dem 14. Lebensjahr häufiger aufgetreten, was die Autoren zu der Vermutung veranlasste, dass bei ihnen die sexuell-aggressive Entwicklung möglicherweise früher einsetzt als sie offiziell registriert oder auch nur im familiären Umfeld bekannt wird.

! Gerade bei Jugendlichen wird sehr wahrscheinlich dissexuelles Verhalten häufig nicht oder erst zu einem sehr späten Zeitpunkt strafverfolgt, was insbesondere unter präventiven Gesichtspunkten Anlass zu verstärkter und rechtzeitiger sexualpädagogischer Intervention sein sollte.

Sozialpädagogische Begleitung

Insbesondere die sexuell unerfahrenen Jugendlichen, die sich als typologische Beschreibung immerhin bei der Deliktgruppe Vergewaltigung/sexuelle Nötigung als auch bei sexuellem Kindesmissbrauch finden, benötigen zumeist basale Kenntnisse über die Anatomie der Genitalorgane, über den sexuellen Reaktionszyklus bei Mann und Frau sowie auch über Fortpflanzung und Verhütung, um Fehlvorstellungen über Sexualität und Partnerschaft zu korrigieren. Dies setzt allerdings einen Behandler/eine Behandlerin voraus, die nicht nur atmosphärisch den Raum zu geben vermag, um offen über Sexualität zu sprechen (und damit gleichsam als Modell dient), sondern auch dem nach Orientierung suchenden Jugendlichen ein Konzept von Sexualität und Partnerschaft authentisch vermitteln kann. Das macht für den Behandler/die Behandlerin eine nähere Auseinandersetzung mit dem Thema zwingend erforderlich, was bisher in Deutschland aber nur in speziellen Ausbildungen möglich ist (Beier 1999) und der Hintergrund dafür sein dürfte, dass in vielen Fällen eine derartige sexualpädagogische Begleitung nicht angeboten wird.

! Eine sozialpädagogische Begleitung bietet gute Möglichkeiten, um die Selbstsicherheit der Jugendlichen und ihre soziale wie soziosexuelle Kompetenz zu stärken.

Darüber hinaus scheint – zumindest nach klinischem Eindruck aus einer forensisch-sexualmedizinischen Spezialambulanz – bei jugendlichen und heranwachsenden Sexualstraftätern ein Panoramawandel stattzufinden: Während noch bis vor 10 Jahren die sexuell unerfahrenen Jugendlichen häufiger vertreten waren, nehmen die Jugendlichen mit drohender dissozialer Fehlentwicklung (und entsprechend ungünstiger Prognose) stark zu. Außerdem haben immer mehr genuin pädophil strukturierte Männer ihr pädophiles »Coming-out« im Jugendalter. Dies macht um so mehr erforderlich, den weiteren Verlauf von sexuell übergriffigen Jugendlichen fachlich kompetent zu begleiten – weil dies letztlich Hilfestellung und Diagnosesicherung zugleich ist und schließlich auch den Einsatz weiterer therapeutischer Optionen wie psychotherapeutischer und ggf. auch zusätzlicher medikamentöser Behandlungsmaßnahmen (Antiandrogene, Serotoninwiederaufnahmehemmer) rechtzeitig möglich macht (vgl. hierzu im einzelnen Beier et al. 2001).

Pharmakotherapie

Antiandrogene sind allerdings eine therapeutische Option, die bei Jugendlichen mit noch nicht abgeschlossenem Knochenwachstum praktisch kaum eine Rolle spielt; sie müsste in denkbaren Einzelfällen besonders sorgfältig mit den Nachteilen abgewogen werden und kann in der Regel erst ab dem frühen Erwachsenenalter in Betracht gezogen werden .

Dies ist anders bei der Nutzung der eigentlich für die Behandlung von Depressionen und Angst entwickelten Serotoninwiederaufnahmehemmern zum Zwecke der Minderung sexueller Impulsivität, über die in der Literatur zunehmend berichtet wird (Übersicht bei Gijs u. Gooren 1996). Im Vordergrund steht dabei Fluoxetin (Handelsname Fluctin), das die Konzentration des Überträgerstoffes Serotonin im Gehirn an den Synapsen der Nervenzellen erhöht und dadurch modulierend in die Affektentwicklung eingreift. Durch die langsamere Anflutung von Gefühlszuständen – so die Überlegung – entsteht mehr Zeit, um (psychotherapeutisch aufgebaute) Bewältigungsstrategien in Gang zu setzen. Zudem vermindern sie (allerdings nicht in allen Fällen) sexuelle Appetenz, Erregbarkeit und Orgasmusfähigkeit.

In erfolgreichen Studien über Fluoxetin bei Männer mit Paraphilien (häufigste angewandte Dosierung: 40–60 mg/Tag) wurde die erste Verbesserung der Symptome nach 2–4 Wochen und eine maximale Reduktion nach 2–3 Monaten berichtet. Es fehlen jedoch Follow-up-Untersuchungen und es gibt auch Berichte über eine Wirkungslosigkeit von Fluoxetin auf die paraphile Symptomatik. Als weitere Serotoninwiederaufnahmehemmer sind in diesem Zusammenhang u. a. auch Fluvoxamin (Fevarin: 200–300 mg »/Tag) und Paroxetin (Seroxat: 20–40 mg/Tag) eingesetzt worden. Die Ergebnisse müssen aber bisher – aufgrund der geringen Fallzahlen bei unkontrolliert durchgeführten Studien – als vorläufig und unsicher gelten.

! Bei der Therapie mit Serotoninwiederaufnahmehemmern handelt es sich um eine mögliche Ergänzung im Gesamtbehandlungsplan, insbesondere, wenn man berücksichtigt, dass die Einflussnahme auf die sexuelle Appetenz, Erregbarkeit und die Orgasmusfähigkeit nicht so gravierend ist wie bei den Antiandrogenen, und, dass die antidepressive Wirkungskomponente in manchen Fällen zusätzlich sehr willkommen sein kann.

25.8 Opfer sexueller Traumatisierungen

Weder die Strafverfolgungsstatistik noch die polizeiliche Kriminalstatistik spiegeln das tatsächliche Ausmaß an strafbarer Sexualität wider, weil sie (zu) stark abhängen von so unterschiedlichen Parametern wie Anzeigefreudigkeit, öffentliche Sensibilisierung (Zeitgeist), juristischen Verfahrens- und statistischen Erfassungsvorschriften. Ohne Frage ergibt sich daraus das Dunkelfeldproblem der nicht angezeigten sexuellen Übergriffe – die gleichwohl in der Realität eine erhebliche Bedeutung haben.

25.8.1 Sexueller Missbrauch von Kindern

Als »Delikt« ohne Zeugen und allzu häufig ohne objektivierbare körperliche Befunde oder andere »stumme Tatzeugen« ereignet sich die Mehrzahl der sexuellen Missbrauchshandlungen im Verborgenen. Abhängig von gewählter Begriffsbestimmung (eng vs. weit), Erhebungsmethode (anonym vs. personal), Altersvorgabe (konkret vs. allgemein) sowie untersuchter Stichprobe (klinisch vs. nicht klinisch) werden in der Literatur extrem divergierende Prävalenzzahlen genannt, die von 5–40% reichen (Überblick bei Ernst 1997; Finkelhor 1997).

In Deutschland stammt die diesbezüglich umfassendste Studie von Wetzels (1997): Der Autor befragte 1992 mittels (vom Untersucher versiegelt abgeholter) Fragebögen (Rücklaufquote: 98,2%) 3.289 Personen im Alter zwischen 16 und 59 Jahren. Die Stichprobe war für die Bevölkerung der BRD repräsentativ und beinhaltete 1.604 Männer und 1.685 Frauen. 74,8% der Befragten kamen aus den alten und 25,2% aus den neuen Bundesländern. Der Autor befragte zu – genau definierten – sexuellen Missbrauchserfahrungen, weiterhin zum Erleben physischer Gewalt durch die Eltern sowie zur Konfrontation mit elterlicher Partnergewalt in der Kindheit.

Bei Anwendung einer **engen Definition sexuellen Missbrauchs** (nur Delikte mit Körperkontakt vor dem 16. Lebensjahr durch erwachsene Täter) fand Wetzels eine **Prävalenzrate von 8,6% für Frauen und 2,8% für Männer.** Bei Verwendung der weitesten Definition (einschließlich der Delikte ohne Körperkontakt) lagen diese Raten bei 7,3% für Männer und 18,1% für Frauen. Diese häufigere Viktimisierung von Mädchen als von Jungen (ca. 4:1) ist im Übrigen in allen einschlägigen Untersuchungen beschrieben worden, d.h., die Zahlenangaben entsprechen weitgehend jenen anderer Untersuchungen mit seriöser Methodik (s. dazu die Diskussion bei Wetzels 1997 sowie die Untersuchung von Lange 1998).

! Legt man die in verschiedenen Untersuchungen ermittelten Prävalenzzahlen zugrunde, so kann man bei einer jährlichen Geburtenzahl von ca. 800.000 Kindern pro Jahr von ca. 80.000 bis maximal 100.000 neuen Fällen sexuellen Kindesmissbrauchs ausgehen.

Eine erschreckend hohe Zahl, die zwar weit entfernt ist von den immer wieder in den Medien »gehandelten« 300.000 bis 400.000 Fällen (die jeglicher Grundlage entbehren), die aber eine Dunkelzifferschätzung von ca. 1:5 nahelegt, d. h. auf ein gemeldetes Delikt kommen fünf nicht gemeldete.

25.8.2 Vergewaltigung bzw. sexuelle Nötigung

Ebenso wie beim Delikt des sexuellen Kindesmissbrauchs fehlt es auch bei sexuellen Übergriffen im Erwachsenenalter – also Vergewaltigung und sexueller Nötigung entsprechend dem neugefassten §§ 177/178 StGB – an sicheren Zahlen zur tatsächlichen Häufigkeit. Fest steht allerdings, das Männer diese Taten begehen, aber nur höchst selten Opfer sexueller Übergriffe werden, sieht man einmal von besonderen Bedingungen (z. B. in Haftanstalten) ab.

Der lediglich das Hellfeld ausleuchtenden Kriminalstatistik ist zu entnehmen, dass es – im Unterschied zu angezeigten Missbrauchsdelikten im Kindesalter – seit 1971 (8606 erfasste Fälle) bis 1999 (13.060 erfasste Fälle) zu einer stetigen Zunahme von Anzeigen wegen sexueller Nötigung und/oder Vergewaltigung gekommen ist, die heute ca. ein Drittel der Sexualstraftaten ausmachen. Es muss allerdings unklar bleiben, ob diese Entwicklung auf einer tatsächlichen Zunahme beruht oder aber auf die gewachsene Bereitschaft zur Anzeige durch die Frauen zurückzuführen ist. Baurmann (1996) geht davon aus, dass bei sexuellen Aggressionsdelikten eine Dunkelziffer von 1:5 bis 1:10 anzunehmen ist und errechnet aus diesen Angaben eine tatsächliche Zahl von ca. 65.000–130.000 Vergewaltigungen bzw. sexuellen Nötigungen in der Bundesrepublik.

! Die in der Literatur referierten Daten von Prozentsätzen der Frauen, die im Laufe ihres Lebens Opfer eines sexuellen Übergriffs geworden sind, variieren von 10–35%.

So fanden Brener et al. (1999) in einem nationalrepräsentativen Studenten-Sample in den USA, dass 20% der per Fragebogen befragten Frauen (mindestens) eine Vergewaltigung (i.e. erzwungenen Geschlechtsverkehr) erlebt hatten. Noch höhere Zahlen (27,7%) teilten Koss et al. (1987) für die gleiche Population sowie Merrill et al. (1999) für weibliche Marinerekruten (35% von 1887) mit. Dagegen erhoben Dansky et al. (1997) bei Telefonbefragungen von 3006 US-amerikanischen Frauen mit einem Durchschnittsalter von 46,1 Jahren in 13,3% der Fälle Angaben zu einer erlebten Vergewaltigung.

In Deutschland fehlen bislang repräsentative Dunkelfelduntersuchungen. Allerdings fand Krahe (1998) bei der Befragung von 194 ost- und westdeutschen Frauen, dass 17% in der Vergangenheit Opfer sexueller Nötigung oder Vergewaltigung geworden waren – mithin eine Prävalenz, die in das Bild der aus den USA mitgeteilten Daten gut passt.

25.8.3 Früh- und Spätfolgen sexueller Traumatisierung

Sexueller Missbrauch im Kindesalter

Hinsichtlich der **Frühfolgen** sexuellen Missbrauchs von Kindern kommen sowohl Beitchman (1991) als auch Kendall-Tackett (1997) zu dem Schluss, dass es – außer dem empirisch äußerst schwer validierbaren »sexualisierten Verhalten« im Kindesalter – keine spezifischen verhaltensmäßigen Hinweise auf stattgehabten sexuellen Missbrauch gibt. Es kann letztlich nur festgestellt werden, dass Kinder auf sexuellen Missbrauch mit jenen unspezifischen Verhaltensauffälligkeiten reagieren, die sie auch als Reaktion auf andere psychische Traumata entwickeln (vgl. hierzu eingehend Beier et al. 2001).

Die Beurteilung von **Spätfolgen** sexuellen Kindesmissbrauchs ist noch problematischer, wobei auf Grundlage der bisherigen Untersuchungen folgende Faktoren benannt werden können, die das Risiko negativer, sich zumeist potenzierender Langzeitfolgen erhöhen.

! Je näher der Täter dem Opfer steht, je früher der Missbrauch beginnt und je länger er anhält, je massiver (penetrativer) und gewalttätiger die Übergriffe sind und je weniger Möglichkeiten das Opfer hat,

▼

sich dem Einwirken des Täters zu entziehen und/oder sich anderen zu offenbaren, um so gravierender werden die Spät- und Langzeitfolgen sein.

Für die Überwindung von Traumafolgen ist zu recht immer wieder auf die protektive Wirkung der Familienatmosphäre hingewiesen worden (Überblick bei Kinzl 1997). Gerade weil dieser protektive Effekt beim innerfamiliären Missbrauch fehlt, ist dann weitaus eher von Langzeitfolgen auszugehen als beispielsweise beim einmaligen Sehen eines Exhibitionisten.

Vergewaltigung im Erwachsenenalter

Auch bei der Vergewaltigung im Erwachsenenalter – die ja weibliche Jugendliche in hohem Maße betrifft – sind bedeutsame Faktoren für die Verarbeitung des Vergewaltigungstraumas herausgearbeitet worden:

1. Frauen aus emotional verunsichernden, durch Gewalterfahrung geprägten Familienbedingungen weisen stärkere Langzeitfolgen auf.
2. Entgegen häufig verbreiteter Mythen ist höheres Lebensalter ein eher negativer und sexuelle Vorerfahrung kein positiver Prädiktor für die Tatverarbeitung.
3. Frauen, die Opfer eines fremden, unvermittelt angreifenden Täters wurden, zeigen seltener Symptome einer posttraumatischen Belastungsstörung (DSM-IV: 309.81; ICD 10: F43.1), als diejenigen, bei denen der Täter eine zuvor bestehende Bekanntschaft (und damit ein Vertrauensverhältnis) ausnutzte.
4. Soziale Unterstützung und Qualität der Partnerschaft: Alle Untersuchungen stimmen darin überein, dass dies einer der wichtigsten Faktoren für die Überwindung der Traumatisierung durch Vergewaltigung darstellt. Die Qualität einer vorbestehenden Partnerschaft, das Einfühlungsvermögen des Partners und seine Fähigkeit, der Frau sowohl zurückhaltendes Verständnis als auch liebendes Angenommensein zu vermitteln, trägt wesentlich zur Überwindung der Traumafolgen bei (vgl. Beier et al. 2001).

25.9 Forensisch bedeutsame Störungsbilder bei weiblichen Jugendlichen

Aus forensisch-sexualmedizinischer Sicht unterliegt es keinem Zweifel, dass sexuelle Übergriffe bei Frauen wesentlich seltener vorkommen als bei Männern. Im klinischen Alltag fehlen weibliche Analogien zu den verschiedensten Erscheinungsformen dissexuellen Verhaltens fast gänzlich und auch im DSM-IV wird davon ausgegangen, dass paraphile Erlebensmuster bei Frauen nur in Ausnahmefällen aufzufinden wären – einzig beim Masochismus wird von einem Geschlechterverhältnis von 20 (Männer) zu 1 (Frauen) ausgegangen (vgl. APA 1994). Dies ist sehr verwunderlich, denn man würde auch bei Frauen prinzipiell mit der Möglichkeit einer defizitär verlaufenden Geschlechtsidentitäts- und Persönlichkeitsentwicklung rechnen müssen, die dann aber entsprechend mit Störungen der weiblichen Identität und des weiblichen Selbsterlebens verbunden wären. Es gäbe dann keinen einleuchtenden Grund, warum Störungen des weiblichen Selbsterlebens nicht auch einer »Reparatur« durch eine »Plombe« im Sinne Morgenthalers (s. oben) bedürfen sollten.

Eine innerpsychische Bewältigungsstrategie jedoch, welche sich über die Geschlechtlichkeit vermittelt, kann nur da ihre Wirkung entfalten, wo sie mit einem plausiblen »Ort« des Körpers, mit den biologischen Vorgegebenheiten korrespondiert.

Zu bedenken sind insofern zum einen die biologischen Geschlechtsunterschiede als solche sowie zum anderen die Tatsache, dass im Rahmen der Geschlechtsidentitätsentwicklung die Geschlechtsorgane und ihre Funktionen auch psychisch integriert werden müssen – eine Entwicklungsaufgabe, die gelingen, aber ebenso fehlgehen kann – und für die Frau in weit stärkerem Maße die Integration von Funktionen im reproduktiven Bereich beinhaltet – entsprechend wäre es naheliegender, eine dysfunktionale Konfliktverarbeitung bei weiblichen Jugendlichen und Frauen eher im reproduktiven Bereich zu vermuten.

Tatsächlich ist die These aufgestellt worden, dass es einen der Perversion vergleichbaren innerpsychischer Modus der Konfliktverarbeitung bei Frauen gibt: Während beim Mann das Thema aus dem sexuellen Bereich (und verknüpft mit den äußeren Genitalien) stammt, kommt es bei der Frau aus dem reproduktiven Bereich (verknüpft mit den inneren Genitalien). Es wurde vorgeschlagen entsprechend von einer **Reproversion** zu sprechen (vgl. Beier 1994), weil die »Plombenbildung« im Sinne von Morgenthaler bei Frauen entsprechend in erster Linie den Bereich der Reproduktion und nicht der Sexualität (wie bei Männern) betrifft – darum ist dieser Verarbeitungsmodus auch nicht pervers, sondern **reprovers**.

! Erste empirische Daten liegen für eine möglicherweise reproverse, in jedem Fall aber forensisch relevante Symptombildung bei Frauen vor: die Kindestötungen unter der Geburt.

Die Kindestötungen unter der Geburt als reproverser Verarbeitungsmechanismus kann der Endpunkt einer »negierten« (manche Autoren sprechen auch von der »verdrängten« Schwangerschaft) sein (vgl. hierzu Wille u. Beier 1994; Wessel 1998; Wessel u. Buscher 2002). In etwa der Hälfte der Fälle sind jugendliche oder heranwachsende Frauen die »Täterinnen«.

Fallbeispiel: Nicht wahrgenommene Schwangerschaft bei einer 18-Jährigen

Unter dem Verdacht, eine strafbare Handlung nach § 217 StGB begangen zu haben, wurde gegen eine 18-jährige ledige Gymnasiastin ermittelt, die sozial wie familiär gut integriert in einem 5-Personen-Haushalt bei den Eltern lebte und dem Abitur zustrebte. Sie hatte ohne fremde Hilfe aus Steißlage ein Kind zur Welt gebracht und etwa eine halbe Stunde nach der Geburt das mit allen Zeichen der Reife versehene Neugeborene in Tücher gewickelt nachts bei kalter Witterung vor der Tür einer Sozialstation abgesetzt, geklingelt und nach Angehen der Treppenbeleuchtung geglaubt, es würde dort aufgefunden. Tatsächlich starb das Kind aber an Unterkühlung (vom Gericht geprüft wurde deshalb insbesondere auch der § 221 StGB »Aussetzung mit Todesfolge«).

Bei den Explorationen bot sie keine psychischen oder psychosexuellen Auffälligkeiten. Mit 17 Jahren hatte sie eine erste koitale Beziehung zu einem 19-jährigen; hierbei ist es trotz Empfängnisverhütung mit Kondomen zur Konzeption gekommen. Zum Schwangerschaftsverlauf gab sie rückblickend an, nie Schwangerschaftszeichen, keine Übelkeit, kein Erbrechen, insbesondere keine Zunahme des Bauchumfanges oder gar Kindsbewegungen festgestellt zu haben, im Gegenteil: Bis zum Schluss hätte sie ihre Monatsblutung gehabt, ganz regelmäßig wie immer, vielleicht nicht ganz so stark. Noch in der 27.–30. Schwangerschaftswoche fuhr sie mit gleichaltrigen Mitschülern ans Mittelmeer und badete dort gänzlich unbekleidet wie die anderen auch. Nie sei sie auf den Gedanken zu kommen, schwanger zu sein, aber auch nie von anderen auf diese Möglichkeit angesprochen worden. Bis 2 Tage vor der Geburt nahm sie regelmäßig am Schul-, einschließlich Sportunterricht teil. Am Abend der Geburt ging sie mit »Magenverstimmung«, wie sie der Mutter sagte, ins Bett, verspürte etwa gegen Mitternacht ein »Rumoren im Bauch«, fasste sich zwischen die Beine und bemerkte Blut, tastete dann Hodensack und Gesäß des Kindes und begriff erst jetzt, dass sie dabei war, zu gebären.

Die detaillierte, mit Hilfe der Familie objektivierte Rekonstruktion von Schwangerschaft und Geburt ließ hier eigentlich nur den Schluss zu, dass eine intelligente, altersentsprechend entwickelte und sexuell aufgeklärte, über Möglichkeit und Anwendung von Empfängnisverhütungsmitteln gut informierte 18-Jährige mit durchschnittlichen Leistungen in der gymnasialen Oberstufe und geordnetem sozialen Hintergrund ihre Schwangerschaft nicht wahrgenommen hatte und von der Geburt überrascht wurde.

Gleichwohl bestand bei der jungen Frau eine starke Verunsicherung ihrer weiblichen Identität durch den Verlust des damaligen Freundes (und Kindesvaters), der anknüpfte an den Verlust des Vaters, den sie sehr geliebt hatte (dieser verstarb, als sie selbst 6 Jahre alt war, an Krebs). Interessanterweise hatte sie bereits als Kind als Abwehrmechanismus die »Verleugnung« in bemerkenswerter Intensität ausgebildet, indem sie über Jahre den Tod des Vaters leugnete und in der Schule über angebliche Urlaubsreisen mit ihm berichtete.

Die junge Frau lehnte eine angebotene Psychotherapie ab, weil sie diese nicht als erforderlich ansah – insofern war eine therapeutische Aufarbeitung der vermuteten Hintergrundproblematik nicht möglich. Allerdings zeigt die weitere Entwicklung der jungen Frau auf bedrückende Weise die konflikthafte Besetzung des reproduktiven Bereiches von Geschlechtlichkeit bei ihr: Sie hatte ziemlich genau ein Jahr nach dem tragischen Tod des ersten Kindes eine zweite Schwangerschaft über die ersten 7 Monate hin erneut nicht wahrgenommen, in den letzten Wochen dann verheimlicht und die Mutter erst anlässlich der Austreibungswehen eher beiläufig informiert (»Du, ich bekomme ein Kind«). Trotz der sofort herbeigerufenen ärztlichen Hilfe wurde es dann eine Hausgeburt mit Assistenz der Mutter, die bis heute das Enkelkind versorgt. Nur konstellative Bedingungen haben hier verhindert, dass es möglicherweise wieder zur strafrechtlichen Verfolgung kam. Die psychopathologische Dimension des Geschehens entsprach ganz dem Verlauf der ersten Schwangerschaft.

Für die forensische Beurteilung ist mit dem Konzept der reproversen Symptombildung ein psychodynamisches Erklärungsmodell gegeben, das beispielsweise bei einer »negierten« Schwangerschaft die Anwendung einer verminderten Schuldfähigkeit nach § 21 StGB (unter dem Eingangsmerkmal der »schweren anderen seelischen Abartigkeit«) plausibel machen könnte. Nachdem der § 217 StGB (Kindestötung unter der Geburt) gestrichen worden ist, entfällt die explizite Priviligierung des Deliktes (nach dem ehemaligen § 217 StGB auch nur bei der Tötung des nichtehelichen Kindes!), sodass nun vielmehr geprüft werden muss, ob ein »minder schwerer Fall des Totschlages« vorliegt (§ 213 StGB), wofür der peripartale Ausnahmezustand Anknüpfungspunkte liefern dürfte. Der Aufweis einer Überforderungssituation während der Geburt entfällt aber als Begründung für die Anwendung des § 21 StGB, sofern dies bereits für die Priviligierung nach § 213 StGB herangezogen wurde.

Im Übrigen ist davon auszugehen, dass der psychische Ausnahmezustand der Frau sich gerade nicht nur auf die Geburt, sondern eben auf die gesamte Schwangerschaft bezieht, sodass eine tieferliegende Hintergrundproblematik – möglicherweise im Sinne einer reproversen Symptombildung – immer zu diskutieren wäre. Auch in Fällen der »negierten« Schwangerschaft wird man sich aber – wie bei den dissexuellen Verhaltensbereitschaften des Mannes – vermehrt mit therapeutischen Fragen befassen müssen und erst über vertieftere Kenntnisse aus Behandlungsverläufen diese, wie andere Störungen der weiblichen Reproduktion, besser verstehen können.

25.10 Sexuelle Funktionsstörungen

Mit Aufnahme (sozio)sexueller Aktivitäten ist auch prinzipiell die Möglichkeit gegeben, dass Beeinträchtigungen der Sexualfunktionen auftreten können. Dem wird in der Diagnostik durch entsprechende Subtypen Rechnung getragen (primärer oder sekundärer Beginn; Letzteres, wenn zunächst eine Zeit lang keine Funktionsstörungen auftraten).

Tabelle 25.4 zeigt eine Übersicht über die verschiedenen sexuellen Funktionsstörungen nach ICD-10 und DSM-IV. Bei männlichen Jugendlichen spielen vor allem die primäre Orgasmusstörung und die primäre Erektionsstörung eine Rolle, bei weiblichen Jugendlichen die primäre Appetenz und die primäre Orgasmusstörung sowie auch Dypareunie und Vaginismus. Für Einzelheiten der Diagnstik und Therapie sei auf die einschlägige Literatur verwiesen (Beier et al. 2001).

! Hervorzuheben ist vor allem, dass sexuelle Funktionsstörungen dann eine gute Prognose haben, wenn sie frühzeitig behandelt werden, weil sonst die Gefahr der Chronifizierung groß ist.

Es ist daher in hohem Maße wünschenswert, dass ggf. eine entsprechende Diagnostik früh einsetzt und qualifizierte Therapieangebote auch rechtzeitig unterbreitet werden können. Curricular fundierte sexualmedizinische Qualifizierungsmöglichkeiten bestehen seit 1997 (vgl. Beier 1999).

25.11 Geschlechtsidentitätsstörungen im Kindes- und Jugendalter

Erwachsene Patienten mit transsexuellen Geschlechtsidentitätsstörungen berichten immer wieder, sie hätten sich schon in der Kindheit dem anderen Geschlecht zugehörig gefühlt und sich auch entsprechend verhalten, was in einer Vielzahl der Fälle auch durch die Mütter und/oder Väter rückblickend bestätigt wird. Die Ergebnisse der ersten Längsschnittstudie bei Knaben **mit geschlechtsatypischen Verhaltensweisen** wurden 1987 von Green vorgelegt. Diese und weitere Untersuchungen (Überblich bei Zucker u. Bradley 1995) konnten nachweisen, dass die überwiegende Mehrheit (ca. 75%) der Jungen mit effeminiertem Verhalten im Kindesalter im Erwachsenenalter eine homosexuelle Orientierung ohne Geschlechtsidentitätsstörung aufwies . Ca. 20% waren im Erwachsenenalter heterosexuell ohne Geschlechtsidentitätsstörung und maximal 5% zeigten massive Symptome einer transsexuellen Geschlechtsidentitätsstörung im Erwachsenenalter. Darüber hinaus zeigte sich, dass diese Jungen im Kindesalter besonders unter Ausgrenzung und Hänseleien durch Gleichaltrige litten und zusätzliche psychopathologisch relevante Symptome entwickelten.

Klassifikation

Im Gefolge dieser Diskussion wurde deshalb die »Geschlechtsidentitätsstörung im Kindesalter« als eigenständige Störung sowohl in die WHO-Klassifikation der Krankheiten (ICD) als auch in das DSM aufgenommen.

Da die Diagnosekriterien im DSM-IV (APA 1994) detaillierter sind, sollen diese in folgender Übersicht wiedergeben werden.

Tabelle 25.4. **Übersicht über die sexuellen Funktionsstörungen nach ICD-10 und DSM-IV**

ICD-10		DSM-IV	
F52.0	Mangel oder Verlust von sexuellem Verlagen	302.71	Störungen mit verminderter sexueller Appetenz
F52.10	Sexuelle Aversion	302.79	Störung mit sexueller Aversion
F52.11	Mangelnde sexuelle Befriedigung	302.70	Nicht näher bezeichnete sexuelle Funktionsstörung
F52.7	Gesteigertes sexuelles Verlangen		
F52.2	Versagen genitaler Reaktionen	302.72	Erektionsstörung beim Mann; Störung der sexuellen Erregung bei der Frau
F52.5	Vaginismus	306.51	Vaginismus (nicht aufgrund eines medizinischen Krankheitsfaktors)
F52.6	Nichtorganische Dyspareunie	302.76	Dyspareunie (nicht aufgrund eines medizinischen Krankheitsfaktors)
F52.3	Orgasmusstörung, Orgasmus gehemmt	302.73	Weibliche Orgasmusstörung
		302.74	Männliche Orgasmusstörung
F52.4	Ejaculatio praecox	302.75	Ejaculatio praecox
F52.8	Sonstige nichtorganische sexuelle Funktionsstörungen		
F52.9	Nicht näher bezeichnete nichtorganische sexuelle Funktionsstörungen	302.70	Nicht näher bezeichnete sexuelle Funktionsstörungen

Diagnosekriterien für die Geschlechtsidentitätsstörung gemäß DSM-IV

A. Eine starkes und andauerndes Zugehörigkeitsgefühl zum anderen Geschlecht (d. h. nicht lediglich das Verlangen nach irgendwelchen kulturellen Vorteilen, die als mit der Zugehörigkeit zum anderen Geschlecht verbunden empfunden werden).
Bei **Kindern** manifestiert sich das Störungsbild durch vier (oder mehr) der folgenden Merkmale:
   1. wiederholt geäußertes Verlangen oder Bestehen darauf, dem anderen Geschlecht anzugehören,
   2. bei Jungen Neigung zum Tragen der Kleidung des anderen Geschlechts oder Imitation weiblicher Aufmachung; bei Mädchen das Bestehen darauf, nur eine dem männlichen Stereotyp entsprechende Bekleidung zu tragen,
   3. starke und andauernde Neigung zum Auftreten als Angehöriger des anderen Geschlechts in Fantasie- und Rollenspielen oder anhaltende Fantasien über die eigene Zugehörigkeit zum anderen Geschlecht,
   4. intensives Verlangen nach Teilnahme an Spielen und Freizeitbeschäftigungen, die für das andere Geschlecht typisch sind,
   5. ausgeprägte Bevorzugung von Spielgefährten des anderen Geschlechts.
   Bei Jugendlichen und Erwachsenen manifestiert sich das Störungsbild durch Symptome wie geäußertes Verlangen nach Zugehörigkeit zum anderen Geschlecht, häufiges Auftreten als Angehöriger des anderen Geschlechts, das Verlangen, wie ein Angehöriger des anderen Geschlechts zu leben oder behandelt zu werden oder die Überzeugung, die typischen Gefühle und Reaktionsweisen des anderen Geschlechtes aufzuweisen.

B. Anhaltendes Unbehagen im Geburtsgeschlecht oder Gefühl der Person, dass die Geschlechtsrolle des eigenen Geschlechts für sie nicht die richtige ist.
Bei **Kindern** ist das Störungsbild durch eines der folgenden Merkmale gekennzeichnet:
   - bei Jungen die Behauptung, dass der Penis oder die Hoden abstoßend seien oder verschwinden werden, oder die Behauptung, dass es besser wäre, keinen Penis zu haben, oder eine Aversion gegen Rauf- und Tobespiele und eine Ablehnung von typischem Jungenspielzeug, Jungenspielen und Jungenbeschäftigungen;
   - bei Mädchen Ablehnung des Urinierens im Sitzen, die Behauptung, dass sie einen Penis haben oder ihnen ein solcher wachsen wird, oder die Behauptung, dass sie keine Brust bekommen möchten oder nicht menstruieren möchten, oder eine ausgeprägte Aversion gegen normative weibliche Bekleidung.

   Bei **Jugendlichen und Erwachsenen** manifestiert sich das Störungsbild durch Symptome wie das Eingenommensein von Gedanken darüber, die primären und sekundären Geschlechtsmerkmale loszuwerden (z. B. Nachsuchen um Hormone, Operation oder andere Maßnahmen, welche körperlich die Geschlechtsmerkmale so verändern, dass das Aussehen des anderen Geschlechts simuliert wird) oder der Glaube, im falschen Geschlecht geboren zu sein.

C. Das Störungsbild ist nicht von einem somatischen Intersex-Syndrom begleitet.

D. Das Störungsbild verursacht in klinisch bedeutsamer Weise Leiden oder Beeinträchtigungen in sozialen, beruflichen oder anderen wichtigen Funktionsbereichen.
Kodiere basierend auf dem aktuellen Alter:
   - 302.6 (ICD-10: F64.2) Geschlechtsidentitätsstörung bei Kindern
   - 302.85 (ICD-10: F64.0) Geschlechtsidentitätsstörung bei Jugendlichen oder Erwachsenen

   Bestimme, ob (für Personen nach Abschluss der sexuellen Entwicklung)
   - sexuell orientiert auf Männer
   - sexuell orientiert auf Frauen
   - sexuell orientiert auf beide Geschlechter
   - sexuell orientiert weder auf Männer noch auf Frauen

Häufigkeit

Geschlechtsidentitätsstörungen im Kindesalter scheinen ein **eher seltenes Phänomen** zu sein, genaue Zahlen zur Prävalenz und Inzidenz fehlen allerdings. Dieser Mangel an epidemiologischen Angaben mag damit zusammenhängen, dass Eltern vor dem Hintergrund der öffentlichen Diskussion über die Relativität von Geschlechterrollen in derartigen Verhaltensweisen kein therapeutisch relevantes Problem sehen, könnte aber auch daran liegen, dass die Diagnose, da sie gerade nicht im Kapitel für Störungen mit Beginn im Kindes- und Jugendalter aufgeführt ist, zugunsten anderer, spezifisch für Kinder vorgegebener Diagnosen seltener gestellt wird.

! Bosinski et al. (1996) konnten zeigen, dass im Kindesalter Jungen 3- bis 6-mal häufiger mit Geschlechtsidentitätsstörung bei Psychologen oder Ärzten vorgestellt werden als Mädchen.

Dies könnte zum einen durch die größere Toleranz gegenüber sich jungenhaft verhaltenden Mädchen (im Vergleich zur in unserer Kultur viel stärkeren Ablehnung mädchenhafter Verhaltensweisen bei Knaben) bedingt sein, zum anderen aber auch Ausdruck der Tatsache, dass sowohl die pränatale somatosexuelle als auch die postnatale psychosexuelle Entwicklung beim männlichen Geschlecht wesentlich komplizierter (und damit potenziell störanfälliger) ist als beim weiblichen Geschlecht.

Störungsbegünstigende intrafamiliäre Bedingungen

Zudem haben eine Reihe von Untersuchungen (Überblick bei Zucker u. Bradley 1995) Hinweise auf tendenziell begünstigende intrafamiliäre Bedingungen für diese Störung erbracht: So fand sich bei beiden Geschlechtern eine höhere Rate psychopathologischer Auffälligkeiten innerhalb der Familien. Insbesondere bei den Müttern von Knaben mit Geschlechtsidentitätsstörung waren häufiger Rollenunsicherheiten in der Vorgeschichte sowie höhere Raten an depressiven oder Persönlichkeitsstörungen nachzuweisen, sodass die Feminisierung des Verhaltens streckenweise dem Versuch des Jungen ähnelt, sich der Mutter durch Übernahme ihrer weiblichen Züge zu nähern, um sich so ihrer zu versichern und sie zugleich zu beschwichtigen.

Es verbietet sich jedoch die Annahme unilinearer Kausalzusammenhänge, da es bei anderen Kindern mit ähnlichen Sozialisationsbesonderheiten eben nicht zur Ausbildung einer Geschlechtsidentitätsstörung kommt.

Behandlung

Die Behandlungsnotwendigkeit bei Geschlechtsidentitätsstörung im Kindesalter ergibt sich u. a. aus folgenden Gründen:

- aus den regelhaft beschriebenen, teilweise massiven und traumatisierenden **Ausgrenzungserlebnissen**, denen diese Kinder zumal in der Peergroup, aber auch durch Erwachsene ausgesetzt sind;
- aus den – mutmaßlich damit zusammenhängenden – weiteren **psychopathologischen Auffälligkeiten**; hierbei handelt es sich vor allem um deutlich erhöhte Raten an Ängstlichkeit, Trennungsangst, Isoliertheit, Dysthymie und sozialer Kompetenzstörung;
- aus der prinzipiell möglichen Entwicklung einer **transsexuellen Geschlechtsidentitätsstörung** im Erwachsenenalter mit schwerwiegenden Konsequenzen für den Betroffenen.

! Wenn die geforderten diagnostischen Kriterien erfüllt sind (s. oben) – und nur dann! – sollte die Geschlechtsidentitätsstörung im Kindesalter möglichst früh behandelt werden.

Dabei kann es nicht darum gehen, dem Kind rollenatypisches Verhalten oder den Wunsch nach Zugehörigkeit zum anderen Geschlecht auszureden, sondern vielmehr darum, sein Zugehörigkeitsgefühl zum Geburtsgeschlecht zu bestärken. Detaillierte Ausführungen über Diagnostik und Therapie der Geschlechtsidentitätsstörungen im Kindesalter finden sich in der sexualmedizinischen Fachliteratur (Bosinski 2000; Beier et al. 2001).

Spezifische Symptome der Geschlechtsidentitätsstörung in der beginnenden Adoleszenz

In der Peripubeszenz und beginnenden Adoleszenz zeigen sich teilweise andere Symptome der Geschlechtsidentitätsstörung (s. Bosinski et al. 1996):

Realtive Fixierung. Zum einen kann es hier bereits zu einer relativen Fixierung der bereits in der Kindheit vorhandenen Abweichung des Geschlechtsrollenverhaltens und der Geschlechtsdysphorie, mithin zum Ausbruch einer transsexuellen Geschlechtsidentitätsstörung gekommen sein.

Psychosexuelle Verunsicherung bei Jungen. Bei Jungen kann es im Zusammenhang mit transvestitisch-fetischistisch gefärbten Masturbationspraktiken zu einer schwerwiegenden psychosexuellen Verunsicherung kommen. Es ist dann die Aufgabe einer sexualmedizinisch fokussierten jugendpsychotherapeutischen Behandlung, dem Jugendlichen zunächst zu vermitteln, dass derartige Konfusionen nicht gleichbedeutend sind mit einem Geschlechtsidentitätskonflikt. Zugleich wird mit ihm gemeinsam herauszuarbeiten sein, wo das für ihn Spezifische der sexuellen Befriedigung durch derartige Stimuli liegt, um das Verständnis für die eigene Sexualstruktur zu erhöhen. Dabei sollte stets im Auge behalten werden, dass transvestitisch-fetischistische Praktiken zwar »an sich« unproblematisch sein können, jedoch – neben dem allen Paraphilien eigenen Risiko der mangelnden soziosexuellen Integration in eine Paarbeziehung – die Tendenz zur Ausweitung in eine sekundäre (autogynäphile) transsexuelle Geschlechtsidentitätsstörung mit allen leidvollen Konsequenzen aufweisen können.

Konflikt von Alters- und Geschlechtrolle bei Mädchen. Bei Mädchen sind Symptome einer Geschlechtsidentitätsstörung nicht selten Ausdruck eines Konflikts von Alters- und Geschlechterrolle bei (noch) nicht verarbeiteter somatosexueller Reifung: Dem sich noch kindlich fühlenden Mädchen erscheint die körperliche Sexualreife als (noch) nicht angemessen, vor allem wenn es zu entsprechenden

»Bewertungen« durch die männliche Umwelt (sexualisierende Blicke und/oder Redensarten) kommt. Hier liegt der Schwerpunkt dann auf einer Stärkung des weiblichen Selbstbewusstseins, wodurch dem Mädchen Möglichkeiten zur Bejahung einer eigenen, »positiven« Weiblichkeit bei gleichzeitiger Überwindung eines (oft durch die soziale Umwelt vermittelten) submissiv-duldenden Rollenbildes eröffnet werden kann. Achtsamkeit sollte dabei insbesondere bestehen für Hinweise auf sexuelle Übergriffe, ohne dass dies zu einer unzweckmäßigen und potenziell schädigenden Einengung des diagnostisch-therapeutischen Blicks führen darf.

Homosexuelles Coming-out. Bei beiden Geschlechtern können Symptome der Geschlechtsidentitätsstörung in der Pubeszenz/Adoleszenz – auch und insbesondere dann, wenn es sich um eine seit der Kindheit fortbestehende Symptomatik handelt – Ausdruck eines sog. homosexuellen Coming-out sein: Eine sich evtl. mit der Geschlechtsidentitätsstörung ankündigende homosexuelle Orientierung sollte im beratenden Gespräch bearbeitet werden. Dabei sollte dem Jugendlichen signalisiert werden, dass auch über sexuelle Fragen gesprochen werden könne, ohne dass dieses Thema aufgedrängt wird (weiterführend hierzu Beier et al. 2001).

25.12 Gleichgeschlechtliche sexuelle Orientierung als Praxisproblem

Auch wenn sich zumindest in Fachkreisen die Erkenntnis durchgesetzt haben müsste, dass es sich bei der gleichgeschlechtlichen sexuellen Orientierung um eine **Normvariante menschlicher Liebesfähigkeit** handelt, resultieren doch aus ihrer Jahrhunderte währenden Pathologisierung und Kriminalisierung eine Reihe von teilweise gravierenden Problemen für die Betreffenden, die in der Regel bereits im Jugendalter beginnen und spezielle (sexualmedizinische) Beratungskompetenz erfordern.

Das **Coming-out** – d. h. die Entwicklung von der ersten Ahnung, »anders als die anderen« zu sein, bis hin zu der akzeptierenden Gewissheit, sexuell-erotisch auf Angehörige des eigenen Geschlechts (»homosexuell«) orientiert zu sein – ist trotz gestiegener Akzeptanz in der Bevölkerung immer noch ein schmerzhafter Prozess. Zu den Aufgaben professioneller Helfer gehört es daher, bereits den Jugendlichen dazu zu verhelfen, **ihre** sexuelle Orientierung zu finden und als integralen Bestandteil ihrer Individualität und Persönlichkeit zu akzeptieren.

! Aufgabe der Beratung ist es vor allem, den Ursprung von Befürchtungen im Zusammenhang mit einer homosexuellen Orientierung zu ergründen und im gemeinsamen Gespräch zu entkräften.

Gerade bei Adoleszenten ist es in hohem Maße sinnvoll, auch den Eltern Beratung anzubieten (Lautmann 1995). Nicht selten finden sich hier die allergrößten Sorgen um die Zukunft ihres Kindes sowie (mitunter massive) Selbstvorwürfe, »etwas falsch gemacht zu haben«. Die Vermittlung eines einfach verständlichen biopsychosozialen Entstehungsmodells (vgl. insbesondere Bosinski 1992), das von der Normvariation menschlicher Liebesfähigkeit ausgeht, ist hier ebenso hilfreich wie die Kontaktanbahnung zu Eltern-Selbsthilfegruppen für schwule/lesbische Jugendliche. Denn wenn schon für den Adoleszenten mit **heterosexuellem Coming-out** die tragfähige, auf Akzeptanz und Toleranz gegründete Beziehung zur Herkunftsfamilie eine wichtige Voraussetzung für eine gelungene Einfindung in die Welt der Erwachsenen ist, so kann dies für die Jugendlichen im schwulen oder lesbischen Coming-out überlebenswichtig werden: Wenn das Gefühl des »Andersseins«, des Ausgegrenztwerdens und die Schwierigkeiten bei der adäquaten Partnerfindung – die für exklusiv homosexuell orientierte Menschen schon aus statistischen Gründen nachvollziehbar schwerer ist – potenziert wird durch das Gefühl des Alleingelassenwerdens, trägt dies zur nach wie vor erhöhten Suizidalität Jugendlicher im homosexuellen Coming-out mit bei.

! Dem Jugendlichen (und oft zumal seinen Eltern) ist zu vermitteln, dass eine homosexuelle Orientierung eine normale Variante menschlicher Liebesfähigkeit ist, die mit einer ungestörten Identifikation mit dem Geburtsgeschlecht vereinbar ist, dass eine »Umpolung« also weder ethisch vertretbar noch möglich – und unnötig ist.

Zur Beratung gehört zudem – wie auch bei heterosexuellen Jugendlichen – eine Aufklärung über riskante und sichere Sexualpraktiken (Stichwort »safer sex«) zur Vermeidung einer HIV-Infektion. Hierauf ist insofern besonderer Nachdruck zu legen – ohne dass dies zu einer »Abschreckungspädagogik« verkommen darf –, als unter anderem die begrenzten Möglichkeiten für Partnerwahl und Partnerschaftsgestaltung tendenziell anonyme Kontakte favorisieren (vgl. Beier et al. 2001).

25.13 Auswirkungen geistiger Behinderung auf die psycho- und soziosexuelle Entwicklung

Es gibt eine Vielzahl von Ursachen geistiger Behinderung. Im DSM-IV (APA 1994) werden die in folgender Übersicht aufgeführten prädisponierenden Faktoren genannt.

Prädisponierende Faktoren für geistige Behinderung

- Erblichkeit (ca. 5%): angeborene Stoffwechselstörungen (z. B. Tay-Sachs-Krankheit), Chromosomenaberrationen (z. B. Down-Syndrom aufgrund von Nondisjunction).
- Frühe Alterationen der Embryonalentwicklung (ca. 30%): Zu diesen Faktoren gehören Chromosomenveränderungen oder pränatale Schäden durch toxische Stoffe (z. B. Alkoholkonsum der Mutter, Infektionen).
- Probleme während der Schwangerschaft und Geburt (ca. 10%): Hierzu gehören Mangelernährung des Fötus, Frühgeburt, Sauerstoffmangel während der Geburt, Virus- und andere Infektionen sowie Traumata.
- In der frühen (Kindheit) erworbene medizinische Krankheitsfaktoren (ca. 5%): Infektionen, Traumata, Vergiftungen.
- Umwelteinflüsse und andere psychische Störungen (ca. 15–20%): Hierzu gehören Mangel an Nahrung und an sozialen, sprachlichen und anderen Stimulationen sowie schwere psychische Störungen.

Daraus wird deutlich, dass bei einem Menschen mit geistiger Behinderung eine Vielzahl klinischer Syndrome gegeben sein kann und neben der Intelligenzbeeinträchtigung ein Entwicklungsrückstand oder -stillstand entweder hinsichtlich verschiedener Teilbereiche oder der Gesamtentwicklung vorliegen kann. Aus diesem Grunde ist die Entwicklungsdiagnostik von herausragender Bedeutung (vgl. Steinhausen 2000). Insbesondere die sog. »Meilensteine der Entwicklung« wie motorische Entwicklung, Sprachentwicklung, Sauberkeitsentwicklung, Kindergarten- und Schulbesuch bilden das Ausmaß der geistigen Behinderung ab, wobei gerade bei den häufigsten Fällen der leichten geistigen Behinderung weniger die körperliche und motorische als die psychische und kognitive Entwicklung beeinträchtigt sind und demzufolge auch die psychosexuelle Entwicklung verzögert verläuft.

! Bei geistiger Behinderung ergeben sich Probleme aus der Diskrepanz zwischen der postnatalen somatosexuellen Reifung und dem psychosexuellen Entwicklungsstand.

So ist davon auszugehen, dass der sog. erste kindliche Gestaltwandel (Zeller 1952; Grimm 1966), der dazu führt, dass aus dem füllig-rundlichen Kleinkind mit trudelnden Bewegungen das gestreckte Schulkind mit gezielteren und besser koordinierten Bewegungen wird (Mädchen im 5., Jungen im 6. Lebensjahr), bei geistig behinderten Kindern nicht im gleichen Maße mit einem Wandel im verhaltensmäßigen und kognitiven Bereich einhergeht (zur durchschnittlichen Entwicklung von Kindern, s. Schmidt 1970).

In diesem Zusammenhang ist nach den wenigen empirischen Untersuchungen zum Sexualwissen im Kindesalter (Überblick bei Volbert 1995) von Interesse, dass Kinder offensichtlich altersabhängig im Wesentlichen folgende Fragen zur Sexualität und Geschlechtlichkeit stellen:

- ab dem 3. Lebensjahr: »Wie und warum sehen Jungen und Mädchen nackt anders aus?«
- ca. ab dem 4. Lebensjahr: »Woher kommen die kleinen Babys?«
- ab dem 4./5. Lebensjahr: »Wie sind sie da (aus dem Bauch) herausgekommen?«
- ab ca. dem 5.–6. Lebensjahr: »Wo waren sie vorher/wie sind sie da hineingekommen?«

Zwar gibt es überhaupt keine Daten zum Sexualwissen geistig behinderter Kinder in den entsprechenden Altersabschnitten, aber wenn bereits durchschnittlich intelligente Kinder mit nachweislich erhaltener Information zur Rekapitulation diesbezüglicher Kenntnisse unfähig sein können (vgl. Bosinski 1986), sollte dies kein Anlass zur Entmutigung sein, wenn geistig behinderte Kinder diese Fragen auch im späteren Lebensalter stellen (weil sie aufgrund ihrer verzögerten kognitiven Entwicklung erst dann hierzu fähig sind) und im Übrigen entbinden auch nicht gestellte Fragen die Eltern und Erzieher nicht von ihrer Pflicht zur Aufklärung (bei sowohl den nicht behinderten als auch den geistig behinderten Kindern), wie dies ja auch in anderen Problembereichen (etwa der Verkehrserziehung) der Fall ist.

! Bei nicht behinderten wie auch bei geistig behinderten Kindern bietet gerade die Vermittlung von Sexualwissen im Kindesalter den Eltern und Erziehern die Gelegenheit, die beziehungsorientierte Dimension von Sexualität (wenn Mann und Frau sich sehr mögen, sich sehr achten und einander nahe sein wollen), die Achtsamkeit für die heranwachsende Leibesfrucht und die Mutter-(Vater-)Kind-Beziehung anzusprechen und damit ein Modell für spätere eigene Beziehung zu schaffen (vgl. Loewit 1998).

Spezifische Probleme geistig Behinderter in der Pubertät

Besonders drastisch wird die Diskrepanz zwischen somatosexueller und psychosexueller Entwicklung geistig Behinderter in der Pubertät: Während geistig Behinderte hinsichtlich des Zeitpunktes der puberalen Reifung bzw. dem Eintritt in die verschiedenen Pubertätsstadien von den nicht (geistig) Behinderten kaum abweichen (allerdings fehlen hierzu empirische Daten, insbesondere auch zur neuerlichen Vorverlagerung des Menarchealters und des Ejakularchealters sowie der zunehmenden Annäherung beider Geschlechter hinsichtlich des Eintritts in die

Pubertät, vgl. hierzu Kluge 1998), ist die psychischen Verarbeitung dieser Entwicklung erschwert – nämlich ein neues Verhältnis zum eigenen Körper zu definieren, in den Ablösungsprozess von den Eltern einzutreten und eine neue Einstellung zu diesen zu finden sowie sich stärker an außerfamiliäre Bezugspersonen zu adaptieren. Entsprechende Schwierigkeiten der geistig behinderten Jugendlichen dürften auch damit zusammenhängen, dass Eltern bzw. Erzieher oder sonstige Bezugspersonen sich weit weniger als sonst in der Lage fühlen, Hilfestellungen zu geben.

Sehr anschaulich beschreibt dies eine selbst betroffene Mutter, die sich sehr offensiv mit der Thematik befasst hat (Achilles 1990, S. 12):

> Wir haben in langen Jahren, unterstützt durch Therapeuten, Psychologen, Pädagogen gelernt, mit unserem Kind zurecht zu kommen. Wir kennen unser Kind, erwarten keine Wunder mehr, freuen uns über jeden kleinen Fortschritt in der Entwicklung. Wir erziehen unser Kind zur Selbstständigkeit. Und wenn es sich mal besonders ungeschickt anstellt, können wir sogar darüber lachen. Doch dann wird alles anders. Nichts läuft mehr so wie geübt, wie gewohnt. Das Kind ist in der Pubertät. Diese Zeit ist auch für Eltern nicht behinderter Kinder eine Phase voller Frust, Enttäuschung, Auseinandersetzung: Wegen der schrillen Kleidung, der Frisur, den nachlassenden Leistungen in der Schule, wegen Unordentlichkeit und Rücksichtslosigkeit. Mit diesen Schwierigkeiten haben die Eltern geistig behinderter Jugendlicher auch zu kämpfen. Dazu kommt aber noch mindestens eine weitere Sorge: Dass die Kinder sich in der Öffentlichkeit sexuell auffällig verhalten – weil sie weniger schamhaft, weniger zurückhaltend, zu gefühlvoll sind.

Wenn man bedenkt, dass im Rahmen der Geschlechtsidentitätsentwicklung Selbstkategorisierungsprozessen und dem »Lernen der Geschlechtsrolle« maßgebliche Bedeutung zukommen und dabei Identifikationsprozesse mit Mutter und Vater eine erhebliche Rolle spielen (s. oben), so lassen sich die Schwierigkeiten für Eltern bzw. elterliche Bezugspersonen genauso wie für die geistig Behinderten ermessen.

! Während nicht (geistig) behinderte Pubertierende ihre sexuelle Wunsch- und Impulswelt gegenüber anderen Menschen und insbesondere den Eltern tunlichst abschirmen, müssen geistig behinderte Jugendliche durch Erziehung nicht selten erst dazu gebracht werden, dass sie sich in der Öffentlichkeit nicht sexuell entfalten können, da sich hierdurch andere Menschen gestört fühlen können.

Auch kann es Anstoß erregen, wenn geistig behinderte Jugendliche (sowie später auch als Erwachsene) ihren Wunsch nach Nähe körpersprachlich zum Ausdruck bringen, weil ihnen die verbalen Kommunikationskompetenzen weniger zur Verfügung stehen. All dies ist in hohem Maße geeignet, die **Unsicherheit bei den Eltern** zu dynamisieren – eine Unsicherheit im Umgang mit sexuellem Erleben und Verhalten, die (kulturübergreifend) ausnahmslos alle Menschen aufweisen (weil die Entwicklung des Schamgefühls etwas spezifisch Menschliches darstellt).

Wie sehr dies bereits bei leichter geistiger Behinderung und sichtlich bemühten Eltern zu Problemen führen kann, zeigt das folgende Fallbeispiel.

Fallbeispiel: Diskrepanz zwischen somato- und psychosexueller Entwicklung

Der bis dahin strafrechtlich nicht in Erscheinung getretene 17-jährige A.M. hatte innerhalb eines Zeitraumes von 6 Monaten einen 13-jährigen Jungen und seinen 11-jährigen Bruder sexuell missbraucht.

A.M. war mit den beiden Jungen seit langem befreundet gewesen (die Eltern kannten sich sehr gut); zu den Tathandlungen war es nach Auskunft des geistig behinderten A.M. (IQ von 65; unbekannte Ätiologie) gekommen, weil er den beiden Jungen erklären wollte, »was onanieren ist«; er habe ihnen dazu »seinen Puller gezeigt«, sich vor sie hingestellt und »seinen Puller in die Hand genommen«. Nach Angaben der Geschädigten habe er diesen dann »immer hoch- und runterbewegt«. Dies sei im Tatzeitraum mehrfach vorgekommen. Der 11-Jährige beschreibt: »Er bekam immer einen großen Puller und dann kam da noch etwas raus. Er hat dann zu mir gesagt, ich soll das auch mal machen. Ich habe es dann auch bei mir gemacht. Ich habe aber keinen großen Puller bekommen und bei mir kam auch nichts raus«. Schließlich kam es auf Vorschlag von A.M. zu Ausweitungen der Tatphänomenologie, als er die Jungen veranlasste, seinen Penis in den Mund zu nehmen bzw. mit der Zunge daran »zu lecken«; erst als er den Analverkehr durchzuführen versuchte, lehnten die Jungen das Ansinnen ab und berichteten über das Vorgefallene ihren Eltern, weshalb es zur Anzeige kam.

Bei den Explorationen im Rahmen der Schuldfähigkeitsbegutachtung berichtete A.M., dass er mit 13 Jahren den ersten Samenerguss erlebt und sich fortan regelmäßig (etwa einmal die Woche) selbst befriedigt habe, wobei er sich ausschließlich die Kontaktaufnahme zu Gleichaltrigen oder sogar älteren Mädchen vorgestellt hätte. Allerdings habe er keine näheren Informationen über das Aussehen der Scheide besessen. Die weibliche Körpersilhouette und insbesondere der Busen der erwachsenen Frau seien für ihn jedoch sexuell sehr anziehend. Darüber hinaus sei ihm nicht entgangen, dass die 2 Jahre ältere (nicht behinderte) Schwester bereits mit ihrem 22-jährigen Freund Intimitäten austauschte, die bis zum Geschlechts-
▼

verkehr reichten. Ihm selber aber sei es bis heute nicht gelungen, eine altersentsprechende Freundin zu finden – im Gegenteil, er traue sich kaum, selbst jüngere Mädchen auf sich aufmerksam zu machen. Hinzu käme, dass er keine Freunde im gleichen Alter habe – auch nicht früher in der Sonderschule oder jetzt in der Geistig-Behinderten-Werkstatt. So habe er sich mehr mit jüngeren Kindern beschäftigt, die er aus dem Freundeskreis der Eltern kannte; darunter seien insbesondere die beiden geschädigten Jungen gewesen. Hinsichtlich der sexuellen Übergriffe ist A.M. peinlich berührt, räumt diese ein und beteuert, nun zu wissen, dass er dies nicht habe tun dürfen.

Die Eltern waren durch die Ereignisse sichtlich verstört. Sie hätten seine Entwicklung sehr eng begleitet und seien immer für ihn da gewesen. Da er in allem ein Spätentwickler sei, hätten sie nicht damit gerechnet, dass sich bei ihm schon »so früh« sexuelle Wünsche äußern könnten.

In der forensischen Beurteilung war davon auszugehen, dass bei A.M. die mit 13 Jahren eingetretene körperliche Sexualreife seinem psychomentalen Reifezustand gewissermaßen vorausgeeilt war. Nur im Umgang mit jüngeren Kindern fühlte er sich sicher und anerkannt, was auch so lange problemlos war, als mit Einsetzen der körperlichen Sexualentwicklung altersdiskrepante Wünsche auftauchten, die sich mit jüngeren Kindern eben nicht adäquat verwirklichen ließen. So kam es mit Eintritt in die Pubertät (erster Samenerguss im Alter von 13 Jahren) zu einer starken emotionalen Verunsicherung im Kontaktanbahnungsverhalten: Ihn drängte es zur Kontaktaufnahme mit gleichaltrigen Mädchen, aber es fehlten ihm die Umsetzungsstrategien, sodass alles in einer diffusen Spannung verblieb (die offenbar allerdings auch den Eltern nicht auffiel). Dies ist der motivationale Hintergrund für die sexuellen Übergriffe auf die ihm seit langem bekannten und ihm vertauenden Jungen, die er gewissermaßen als »Experimentierfeld« für die Umsetzung seiner Wünsche nach soziosexueller Erfahrungsbildung »nutzte«.

Die Tathandlungen ließen sich verstehen als eine verfehlte psychische Verarbeitung von »normalen« körperlichen Entwicklungsvorgängen während der altersgerecht eingetretenen Pubertät. So wies A.M. – bedingt durch seine geistige Behinderung – eine deutlich geringere psychosoziale Kompetenz auf als Gleichaltrige (von denen er sich zudem nicht akzeptiert fühlte) und hatte damit eher ungünstige Voraussetzungen für das Durchstehen der »normalen« Adoleszenzkrise.

Das Fallbeispiel verdeutlicht zusätzlich die Risiken mangelnder Integration sexueller Impulse bei (männlichen) Jugendlichen und Männern mit geistiger Behinderung. Dies kann zur Folge haben, dass soziale Netzwerke zerbrechen – keineswegs nur dann wenn das Sanktionensystem reagiert (und Haftstrafen oder die Unterbringung in einem psychiatrischen Krankenhaus verhängt werden); A. M. wurde in der Nachbarschaft lange Zeit offen als »Sexualverbrecher« bezeichnet und auch die Eltern überwiegend gemieden und teilweise beschimpft.

Nimmt man die vorliegenden Daten ernst, dass menschliche Nähe, soziale Bindung und Intimität einen »Schutzfaktor« vor der Entstehung psychischer und psychosomatischer Störungen darstellen (s. oben; vgl. Egle et al. 1997), dann sollte es nachdenklich machen, dass nur die wenigsten geistig behinderten Menschen über einen derartigen psychoemotional stabilisierenden Beziehungshintergrund verfügen, wobei in den allermeisten Fällen die Eltern noch als wichtigste Bezugspersonen fungieren und eine Beziehung zu Freund/in oder Partner/in eher die Ausnahme darstellt (vgl. Meins 1993).

Auch wenn bereits viele nicht (geistig) behinderte Menschen Schwierigkeiten haben können, partnerschaftliche Beziehungen zu etablieren, in denen alle drei Dimensionen der Sexualität (subjektiv adäquat) zur Geltung kommen, muss genau dies die Zielstellung der gesundheitlichen Versorgung geistig Behinderter sein, was bedeutet, ihre sexuelle und/oder partnerschaftliche Beziehungszufriedenheit in – bezogen auf das Ausmaß der Behinderung – angemessener Weise zu fördern, nicht zuletzt auch um ihrer erhöhten Vulnerabilität für koexistierende psychische Störungen und Erkrankungen Rechnung zu tragen.

Dabei gilt – wie für die Sexualerziehung nicht Behinderter –, dass die ersten Ansprechpartner in der Regel die Eltern sind und diese sich die Tragweite ihres Einflusses mitunter nicht immer klar gemacht haben, insbesondere, dass es unmöglich ist, »nicht zu erziehen«. Daher ist davon auszugehen, dass viele Eltern geistig Behinderter hinsichtlich der Sexualentwicklung ihrer Kinder frühzeitig (nämlich vor Eintritt in die Pubertät) Hilfestellung von außen benötigen und auch annehmen würden – was beispielsweise durch spezielle **Elternkurse oder Informationsabende** geschehen könnte.

Bedacht werden muss zudem, dass Jugendliche – auch bei geistiger Behinderung – eine Ablösung vom Elternhaus anstreben und hier die Gleichaltrigengruppe eine wichtige psychosoziale Funktion einnimmt, da die Heranwachsenden sich vor allem dort unabhängig vom Elternhaus entfalten und ihre Gedanken ungeschützter zum Ausdruck bringen können. Genau dies aber ist geistig behinderten Jugendlichen meist nicht möglich, weil sie mit Bussen in die Sonderschulen und heilpädagogischen Tagesstätten gefahren werden, dort ständig unter Aufsicht sind und auch ihre Freizeit weitgehend mit den Eltern verbringen – die sie ja auch meist viel mehr benötigen als die nicht (geistig) behinderten Jugendlichen, weil sie auf deren Betreuung und Hilfe stärker angewiesen sind.

! Aus sexualmedizinischer Sicht wäre es in hohem Maße sinnvoll, Sexualerziehungsprogramme für Jugendliche speziell im Gruppensetting vorzuhalten.

Gleichwohl gibt es bisher keine einzige Publikation zur Evaluation eines entsprechenden Sexualerziehungsprogrammes für geistig behinderte Jugendliche, sodass hier sehr viel abhängen dürfte von dem persönlichen Engagement einzelner Sonderschullehrer oder Heilpädagogen, die dem Thema in ihrer Arbeit nicht ausweichen (zur Sexualerziehung geistig Behinderter s. auch Beier 2003).

25.14 Sexualerziehung und Kontrazeption

Sexualerziehung im engeren Sinne einschließlich der Sexual- und Kontrazeptionsberatung bei Jugendlichen ist eine wichtige ärztliche Aufgabe, die auch in einem Lehrbuch für Jugendpsychiatrie nicht unerwähnt bleiben darf.

Sexualerziehung

Um die in der Regel noch sehr unbefriedigende Qualität der Sexualerziehung in der Familie zu verbessern, brauchen Eltern als die ersten Sexualerzieher ihrer Kinder Hilfestellung von außen. Hier können sexualmedizinisch kompetente Ärzte als Referenten bei den verschiedensten Formen von Elternbildung mitwirken, das Thema in der Schwangerenbetreuung, Geburtsvorbereitung, den Mutter-Kind-Pass-Untersuchungen usw. mit ansprechen und erst recht in ihrer hausärztlichen oder fachärztlichen Tätigkeit (z. B. Pädiatrie, Kinder- und Jugendpsychiatrie) zur Sprache bringen. Denkbar sind beispielsweise auch die Einrichtung spezieller Sprechstunden für Jugendliche und eine Zusammenarbeit mit den Erziehungs- und Bildungsinstitutionen einschließlich der entsprechenden Elternverbände.

Dabei ist anstelle der bisher primär somatisch-biologischen Fokussierung auf Anatomie und Physiologie der Geschlechtsorgane, auf Fortpflanzung bzw. Empfängnisverhütung und auf sexuell übertragbare Krankheiten, einschließlich Aids, ein wesentlich umfassenderer Zugang erforderlich: Es gibt mehr zu verhüten als unerwünschte Schwangerschaften oder sexuell übertragbare Krankheiten.

Auch hier sollte das Hauptaugenmerk auf das Ganze, auf die biopsychosoziale Einheit menschlicher Sexualität und ihre Entfaltung gerichtet sein. Jede individuelle Entwicklungsgeschichte ist von Anfang an eine Geschichte von Beziehungen, und Sexualität beginnt nicht erst in der Pubertät bzw. bei Geschlechtsverkehr und Fortpflanzung, sondern (prä- und postnatal) bei den Partialtrieben der sog. kindlichen Sexualität (s. oben). Das bedeutet konkret, Sexualität (auch) als Möglichkeit körpersprachlicher Kommunikation zu verstehen und zu leben.

! Sexualität kann in liebevollen Beziehungen die psychosozialen Grundbedürfnisse nach Akzeptanz, Nähe, Wärme und Geborgenheit in verlässlicher Beziehung – in Summe nach »lieben und geliebt werden« – sinnlich verwirklichen.

Sexualität und Erotik können also als körpersprachliche Verleiblichung der Grundbedürfnisse angesehen werden, welche ihrerseits den (ersehnten, aber nicht immer erreichten) Inhalt von Beziehungen ausmachen. Diese universellen menschlichen Grundbedürfnisse stellen über ihre unmittelbar evidente Bedeutung für das Individuum hinaus zugleich interindividuell den kleinsten gemeinsamen Nenner in zwischenmenschlichen Beziehungen dar. Speziell in einer zunehmend multikulturellen Gesellschaft kommt dieser gemeinsamen Basis größte Bedeutung als Ort bzw. Möglichkeit gegenseitigen Verstehens und gemeinsamer Lebensnotwendigkeiten zu.

Gerade heutige Jugendliche verstehen die dargelegten Zusammenhänge i. Allg. sehr gut. Sie verbinden in hohem Maße Sexualität und Liebe, wobei sich ein deutlicher Trend der Annäherung von traditionell als männlich und als weiblich geltenden Bedürfnissen zeigt (vgl. Schmidt et al. 1992). Jugendliche können also durch die skizzierte kommunikative Betrachtungsweise ein Rationale für ihre eigenen, noch unklaren Vorstellungen oder ein Korrektiv für ein durch Medien und Pornographie verzerrtes Bild von Sexualität und Geschlechtlichkeit erhalten. Solche Orientierungs- und »Anhalts-«Punkte erleichtern ihnen eigene Entscheidungen und können Anstöße für die Verwirklichung ihres Vorhabens einer partnerschaftlich gelebten Sexualität darstellen. Integriert in eine umfassende Sexualerziehung wird solche Hilfe vor allem in der (Umbruchs-)Zeit der Adoleszenz benötigt, besonders in einer pluralistischen Gesellschaft (s. Kluge 1998; Loewit 1998).

Das alles mag in einem Kapitel über Sexualerziehung von Jugendlichen weit hergeholt erscheinen. Es soll aber bewusst machen, in welche Richtung eine Sexualerziehung zielen muss, die sich nicht bloß auf die Vermittlung biologischer Vorgänge beschränken möchte. Allerdings sollte der Erzieher über ein plausibles Modell von Sexualität verfügen, weil er selbst als Modell wirkt.

Kontrazeption

Zu einem sensibleren und partnerschaftlicheren Umgang (allgemein und innerhalb von Paaren) gehört auch der Respekt vor der Person des Kindes. Diese Achtung vor einem eigenständigen neuen Leben muss bzw. müsste damit beginnen, ein Kind nicht voreilig, leichtfertig und vor der Zeit, in der es willkommen ist, zu zeugen bzw. auf die Welt zu bringen. So müssten Fragen der Familienplanung viel stärker auch aus der Sicht des zukünftigen Kindes, nicht nur aus der seiner potenziellen Eltern diskutiert werden – derzeit gewiss eine Utopie. Dennoch sei darauf hingewiesen, dass aus der Pflege und Entfaltung der beziehungsorientierten Dimension von Sexualität auch der verantwortliche Umgang mit ihrer reproduktiven Dimension erwächst. Die dann aus innerer Einsicht kommende Verantwortlichkeit ist die Voraussetzung bzw. liefert die Motivation, sich über Familienplanung und Kontrazeption nicht nur kundig zu machen, sondern dieses Wissen auch anzuwenden.

! Derzeit jedenfalls muss von gravierenden Unkenntnissen und mangelhafter Kommunikation über Fragen zu Empfängnisverhütung und Partnerschaft ausgegangen werden; dies umso mehr, je jünger die Paare sind.

So ergibt sich aus einer repräsentativen Jugend- und Elternstudie über Verhalten und Einstellungen zur Sexualität bei 14- bis 17-jährigen Jungen und Mädchen in Deutschland: »Zwischen vermeintlichem und tatsächlichem Wissen über reproduktive Tatbestände herrscht insbesondere zum Zeitpunkt der sexuellen Reife bei den Mädchen eine bemerkenswerte Diskrepanz. Die Jungen wissen ohnehin weniger, ja zu wenig über biologische Fakten« (Kluge 1998, S. 118). Nicht zu vergessen sind Jugendliche am Rande der Gesellschaft bzw. ohne ein familiäres/soziales Netz, welches sie auffangen kann. Sie können schon früh in besonderer Weise Gefahren ausgesetzt sein, die auch das Sexualverhalten betreffen (z. B. Alkohol- und Drogenkonsum, Promiskuität, hetero- und homosexuelle Prostitution, hohes Infektions-, Schwangerschafts- und Abtreibungsrisiko etc.). Dies hat sich auch aus Vergleichsstudien in verschiedenen europäischen Ländern ergeben (Creatsas 1995).

Das Folgende bezieht sich daher hauptsächlich (der Vollständigkeit halber aber nicht ausschließlich) auf die **Kontrazeptionsberatung junger Menschen**, wobei bezüglich methodischer Einzelheiten auf die jeweilige Fachliteratur verwiesen werden muss.

»Natürliche Methoden«. Bei Jugendlichen muss von der Anwendung einer sog. natürlichen Methode der Empfängnisverhütung abgeraten werden, denn deren Verlässlichkeit setzt stabile Zyklen und Beziehungen mit guter Paarkommunikation, einen einigermaßen geregelten Lebenswandel und gründliche methodische Detailkenntnisse voraus. Besonders Letztere sind bei Jugendlichen in der Regel nicht gegeben. Auch die immer mehr perfektionierten Computer zur Anzeige fruchtbarer und unfruchtbarer Zyklustage können auf diese Erfordernisse nicht gänzlich verzichten. Bei der Beratung Erwachsener können die notwendigen Voraussetzungen zu sachgerechter und damit sicherer Anwendung solcher Methoden bzw. Geräte durchaus gegeben sein, wenn auch die Akzeptanz in der Bevölkerung gering ist.

Traditionelle Methoden. Von den traditionellen Methoden der Kontrazeption (Hoffmann 1989) ist das Diaphragma (evtl. in Kombination mit Spermiziden) wohl nur in Einzelfällen annehmbar und zu verantworten. Abzuraten ist von der alleinigen Anwendung von Scheidenzäpfchen, Cremes oder Sprays und insbesondere vom immer noch verbreiteten unterbrochenen Verkehr (Aufpassen, Rückzieher), der speziell bei Jugendlichen viel zu unzuverlässig ist. Dasselbe gilt von (häufig noch dazu falsch verstandenen) Rechenregeln oder der Behauptung junger Mädchen oder Frauen, den Zeitpunkt ihres Eisprungs (ohne Basaltemperaturmessung) genau zu kennen.

Kondome. Hingegen ist vor allem in Zeiten von Aids die richtige Handhabung – und nicht nur der Besitz – von Kondomen als zugleich einem Kontrazeptivum und einem wirkungsvollen, wenn auch nur relativen Schutz vor sexuell übertragbaren Krankheiten ein unerlässliches Thema. Dabei geht es etwa um Fragen wie: Welche Hemmungen bestehen dabei, Kondome zu erwerben (cave: Automaten) und anzuwenden, welche Fehler können dabei gemacht werden, was sind die Gründe für ein Kondomversagen (Riss, Abgleiten, Verbleiben in der Scheide, Überfließen, zu spät übergezogen, zu früh abgestreift?), wovor können sie oder können sie nicht schützen (»safer sex«, nicht »safe sex«!), wie verhält man sich beim Verdacht auf ein Versagen etc.? Das »Femidom« oder Kondom für die Frau hat sich bei uns nicht in nennenswertem Ausmaß durchsetzen können.

Orale hormonelle Kontrazeptiva und Spirale. Ebenso muss ausführlich über orale hormonale Kontrazeption und die »Pille danach« bzw. postkoitale Kontrazeption (häufig nach Kondomversagen) informiert werden (Hammerstein u. Kuhl 1989). Dazu gehört heute auch der Hinweis, dass hormonale Kontrazeption zwar vor ungewollter Schwangerschaft, aber nicht vor Übertragung des HI-Virus schützt. Diaz et al. (1995) konnten in diesem Zusammenhagn zeigen, dass HIV-positive Frauen mit sicherer Antikonzeption (Sterilisation, Pille) weniger auf gleichzeitiger Kondomverwendung bestanden als solche mit weniger sicheren Verhütungsmethoden. Gerade für Jugendliche wurde die kombinierte Anwendung von oraler Kontrazeption und Kondomen gefordert, um jeweils die größtmögliche Sicherheit zu erreichen (Wirz 1997). Die »Spirale« (Intrauterinpessare, IUP) kommt nur in Sonderfällen in Betracht; jugendliches Alter und Nullparität gelten – trotz kontroverser Diskussion als relative Kontraindikation (Wagner 1989).

Abtreibung. Auch über Abtreibung muss in diesem Zusammenhang gesprochen werden, damit diese nicht zu einer Art »Reservefallschirm« wird, der die Mühen verlässlicher Kontrazeption erspart nach der Devise: Es wird schon nichts passieren, sonst kann »frau« ja immer noch … (z. B. Antiprogesteron einnehmen). Kluge (1998) fand in seiner Jugenduntersuchung, dass sich Mädchen in den ersten beiden Jahren nach der Geschlechtsreife bei der hypothetischen Frage nach einem Schwangerschaftsabbruch eher als Jungen dafür entscheiden würden, sich aber in den darauffolgenden Jahren vermehrt gegen eine Abtreibung wenden und das ungeplante Kind austragen möchten.

Jungen sind zur Hälfte in dieser Problemsituation ratlos. Es sollte daher alles unternommen werden, damit Jugendliche erst gar nicht vor diese Entscheidung gestellt werden. Bezeichnenderweise werden aus Ländern mit einer offenen schulischen Sexualerziehung, mit Kontrazeptionsberatung und entsprechendem Zugang zu Verhütungsmitteln in Verbindung mit einer problembewussten Einstellung der Gesellschaft niedrige Zahlen sowohl von Teenagerschwangerschaften als auch von Abtreibungen berichtet (Creatsas 1995).

Zusammenfassend geht es in allen Fragen von Sexualerziehung und verantwortlichem Umgang mit der Fruchtbarkeit darum, die nächste Generation ins Leben zu begleiten, also die Heranwachsenden in ihrer Persönlichkeitsentwicklung, ihrem Selbstwertgefühl und ihrer Kommunikationsfähigkeit zu fördern und zu stärken, ihnen ein menschengerechtes Bild von Sexualität als Ausdruck und gleichzeitig Erfüllung ihrer Grundbedürfnisse nach liebevoller Beziehung zu vermitteln, sie zu informieren und ihnen Entscheidungshilfen an die Hand zu geben. Das wird immer nur bruchstückhaft gelingen und erspart keiner Generation, selbst durch Versuch und Irrtum lernen zu müssen. Vor allem kann es nicht darum gehen, Entscheidungen abzunehmen oder aufzuzwingen.

! Sexualerziehung und Sexualberatung (insbesondere auch) Jugendlicher soll möglichst gute Voraussetzungen für die eigene Urteilsfähigkeit schaffen; entscheiden muss jeder selbst.

Fazit für die Praxis

Die Erfüllung psychosozialer Grundbedürfnisse nach Nähe, Geborgenheit, Akzeptanz und Sicherheit vollzieht sich auch in Kindheit und Jugend über die (intime) Bindung zu bedeutsamen anderen Bezugspersonen und geschieht dabei ganz konkret unter anderem durch körperliche Annahme. Unterschätzt wird bisher, dass bereits dies eine bedeutsame – nämlich die beziehungsorientierte – Dimension der Sexualität zum Ausdruck bringt. Sie ist der eigentliche Schlüssel zum Verständnis der Entwicklung von Beziehungs- und Liebesfähigkeit junger Menschen – und damit auch der Sexualität Erwachsener (die sich ja nicht auf das Erleben von Lust/Orgasmen und die Reproduktion beschränkt). Um so wichtiger ist die Kenntnis über mögliche Störfaktoren normaler Entwicklungsabläufe bei Kindern und Jugendlichen sowie die Entstehung und Behandlung von Störungen des sexuellen Erlebens und Verhaltens. Von besonderer Bedeutung aber ist – sofern der Auseinandersetzung mit der Thematik in der klinischen Arbeit nicht ausgewichen wird – neben fundiertem Wissen über menschliche Sexualität (und ihre Vielfalt »im Gesunden«) die Notwendigkeit von Selbsterfahrung und Supervision. Die Angewiesenheit auf Beziehung und das Thema Sexualität betreffen jeden unmittelbar selbst und sind wesentliche Parameter der eigenen Lebensqualität. Das kann authentische Empathie und Verstehen erleichtern, kann aber auch zur (Über-)Identifikation mit den Problemen des Patienten oder zu dessen Ablehnung führen – und dann von zweifelhaftem Wert für die Gesundung sein.

Literatur

Achilles I (1990) »Was macht Ihr Sohn denn da?« Geistige Behinderung und Sexualität. Piper, München Zürich

American Psychiatric Association (APA) (1994) Diagnostic and Statistical Manual of Mental Disorders, 4th edn (DSM-IV). APA, Washington/DC (dtsch: Saß H, Wittchen HU, Zaudig M (1996) Diagnostisches und Statistisches Manual Psychischer Störungen – DSM-IV. Hogrefe, Göttingen)

Bak RC (1953) Fetishism. J Am Psychoanal Assoc 1:285–298

Beier KM (1999) Sexualmedizin – Berufsbegleitende Fortbildung mit Zertifikat. Dtsch Ärztebl 96/33:A2075–1077

Beier KM (2003) Sexualität und geistige Behinderung. In: Häßler F, Fegert JM (Hrsg) Moderne Behandlungskonzepte für Menschen mit geistiger Behinderung, 2. Aufl. Schattauer, Stuttgart

Beier KM (1995) Dissexualität im Lebenslängsschnitt. Theoretische und empirische Untersuchungen zu Phänomenologie und Prognose begutachteter Sexualstraftäter. Springer, Berlin Heidelberg New York

Beier KM, Bosinski HAG, Hartmann U, Loewit K (2001) Sexualmedizin. Grundlagen und Praxis. Urban & Fischer, München

Beitchman JH, Zucker KJ, Hood JE, DaCosta G, Akman D (1991) A review of the short-term effects of child sexual abuse. Child Abuse Neglect 15:537–556

Bettencourt BA, Miller N (1996) Gender differences in aggression as a function of provocation: a meta-analysis. Psychol Bull 119:422–447

Borneman E (1981) Reifungsphasen der Kindheit. Sexuelle Entwicklungspsychologie, Bd 1. Jugend und Volk, Wien

Bosinski HAG (1986) Zum Stand der Geschlechtserziehung im Vorschulalter. Ergebnisse einer Befragung zum Sexualwissen und zu geschlechtsspezifischen Einstellungen bei Vorschulkindern. Medizinische Dissertation, Humboldt-Universität Berlin

Bosinski HAG (1992) Geschlechtlichkeit und Sexualität unter dem Aspekt der Biopsychosozialität des Menschen – Ein Versuch. In: Wessel J, Bosinski HAG (Hrsg) Interdisziplinäre Aspekte der Geschlechterverhältnisse in einer sich wandelnden Zeit. Kleine, Bielefeld, S 121–142

Bosinski HAG (2000) Geschlechtsidentitätsstörungen im Kindesalter. In: Lauth GW, Brack U, Linderkamp F (Hrsg) Praxishandbuch: Verhaltenstherapie bei Kindern und Jugendlichen. Beltz PVU, Weinheim

Bosinski HAG, Arndt R, Sippell WG, Wille R (1996) Geschlechtsidentitätsstörungen bei Kindern und Jugendlichen: Nosologie und Epidemiologie. Monatsschr Kinderheilkd 144:1235–1241

Bradford J (1991) The role of serotonin re-uptake inhibitors in forensic psychiatry. (Paper presented at the fourth Congress of European College of Neuro-psychopharmacology: The Role of Serotonin in Psychiatric Illness. Monte Carlo)

Bradford J (1994) Can pedophilia be treated? Harvard Mental Health Letter 10/8

Bradford J (1997) Medical interventions in sexual deviance In: Laws DR, O'Donohue W (eds) Sexual deviance theory. Assessment and treatment. Guilford, New York, pp 449–464

Brener ND, McMahon PM, Warren CW, Douglas KA (1999) Forced sexual intercourse and associated health-risk behaviors among female college students in the United States. J Consult Clin Psychol 67:252–259

Clark RD, Hatfield E (1989) Gender differences in receptivity to sexual offers. J Psychol Hum Sex 2:39–55

Creatsas G (1995) Adolescent sexual behaviour. In: Bitzer J, Stauber M (eds) Psychosomatic obstetrics and gynaecology. Monduzzi, Bologna, pp 405–410

Dansky BS, Brewerton TD, Kilpatrick DG, O'Neil PM (1997) The National Women's Study: Relationship of victimization and posttraumatic stress disorder to bulimia nervosa. Int J Eating Disord 21:213–228

Davidson JM, Smith ER, Damassa DA (1977) Comparative analysis of the roles of androgen in the feedback mechanisms and sexual behavior. In: Martini L, Motta M (eds) Androgens and antiandrogens. Raven Press, New York, pp 137–149

Deneke FW (1999) Psychische Struktur und Gehirn. Die Gestaltung subjektiver Wirklichkeiten. Schattauer, Stuttgart

Diaz T, Schable P, Chu SY et al. (1995) Relationship between use of condoms and other forms of contraception among human immunodeficiency virus-infected women. Obstet Gynecol 86:277–282

Dieckmann G, Hassler R, Horn HJ, Schneider H, Schneider-Jonietz B (1975) Die Behandlung sexueller Gewalttäter. Sexualmedizin 9:545–551

Eagly AH (1993) Sex differences in human social behavior: Meta-analytic studies of social psychological research. In: Haug M, Whalen RE, Aron C, Olsen KL (eds) The development of sex differences and similarities in behavior. Kluwer, Dordrecht Boston London

Egle UT, Hoffmann SO, Steffends M (1997) Psychosoziale Risiko- und Schutzfaktoren in Kindheit und Jugend als Prädisposition für psychische Störungen im Erwachsenenalter. Nervenarzt 168:683–695

Ellis H (1903) Das Geschlechtsgefühl. Kabitzsch, Leipzig

Erikson EH (1976) Identität und Lebenszyklus. Suhrkamp, Frankfurt am Main

Ernst C (1997) Zu den Problemen der epidemiologischen Erforschung des sexuellen Mißbrauchs. In: Amann G, Wipplinger R (Hrsg) Sexueller Missbrauch. Überblick zu Forschung, Beratung und Therapie. DGVT, Tübingen, S 55–71

Finkelhor D (1997) Zur internationalen Epidemiologie von sexuellem Mißbrauch an Kindern. In: Amann G, Wipplinger R (Hrsg) Sexueller Missbrauch. Überblick zu Forschung, Beratung und Therapie. DGVT, Tübingen, S 72–85

Freud S (1905) Drei Abhandlungen zur Sexualtheorie. Deuticke, Leipzig Wien

Gijs L, Gooren L (1996) Hormonal and psychopharmacological interventions in the treatment of paraphilias: an update. J Sex Res 33:273–290

Gillespie WH (1956) The general theory of sexual perversion. Int J Psychoanal 37:396–403

Green R (1987) The „Sissy Boy Syndrome" and the development of homosexuality. Yale Univ Press, New York

Grimm H (1966) Grundriß der Konstitutionsbiologie und Anthropometrie, 3. Aufl. Volk & Gesundheit, Berlin/DDR

Grubin D, Mason D (1997) Medical models of sexual deviance. In: Laws DR, O'Donohue W (eds) Sexual deviance theory. Assessment and treatment. Guilford, New York, pp 434–448

Halpern DF (1992) Sex differences in cognitive abilities, 2nd edn. Erlbaum, Hillsdale/NJ

Hammerstein J, Kuhl H (1989) Hormonale Kontrazeption. In: Schneider HPG (Hrsg) Klinik der Frauenheilkunde und Geburtshilfe, Bd 2: Sexualmedizin – Infertilität – Familienplanung. Urban & Schwarzenberg, München, S 171–282

Hartmann K (1970) Theoretische und empirische Beiträge zur Verwahrlosungsforschung. Springer, Berlin Heidelberg New York

Hoffmann KOK (1989) Traditionelle Methoden der Kontrazeption bei Frau und Mann. In: Schneider HPG (Hrsg) Klinik der Frauenheilkunde und Geburtshilfe, Bd 2: Sexualmedizin – Infertilität – Familienplanung. Urban & Schwarzenberg, München, S 141–170

Hummel P, Blessmann F (1994) Aggressive Handlungen jugendlicher und heranwachsender deutscher Einzeltäter im Vergleich: Sexualstraftaten und Körperverletzungsdelikte. Recht Psychiatr 12:154–161

Kendall-Tacket KA, Meyer-Williams L, Finkelhor D (1997) Die Folgen von sexuellem Mißbrauch bei Kindern: Review und Synthese neuerer empirischer Studien. In: Amann G, Wipplinger R (Hrsg) Sexueller Missbrauch. Überblick zu Forschung, Beratung und Therapie. DGVT, Tübingen, S 151–186

Kinzl H (1997) Die Bedeutung der Familienstruktur für die Langzeitfolgen von sexuellem Mißbrauch. In: Amann G, Wipplinger R (Hrsg) Sexueller Missbrauch. Überblick zu Forschung, Beratung und Therapie. DGVT, Tübingen, S 140–148

Kluge N (1998) Sexualverhalten Jugendlicher heute. Ergebnisse einer repräsentativen Jugend- und Elternstudie über Verhalten und Einstellungen zur Sexualität. Juventa, Weinheim München

Knight RA, Prentky RA (1990) Classifiying Sexual Offenders: The Development and Corrobaration of Taxonomic Models. In: Marshall WL, Barbaree HE (eds) Handbook of sexual assault. Plenum Press, New York, pp 23–54

Knight GP, Fabes RA, Higgins DA (1996) Concerns about drawing causal inferences from meta-analyses: An example in the study of gender differences in aggression. Psychol Bull 119:410–421

Koss MP, Gidycz KA, Wisniewski N (1987) The scope of rape: Incidence and prevalence of sexual aggression and victimization in a national sample of higher education students. J Consult Clin Psychol 55:162–170

Krahe B (1998) Sexual aggression among adolescents: Prevalence and predictors in a German sample. Psychol Wom Q 22:537–554

Lange C (1998) Sexuelle Gewalt gegen Mädchen. Ergebnisse einer Studie zur Jugendsexualität. Beitr Sexualforsch 75

Langevin R (1990) Sexual anomalies and the brain. In: Marshall WL, Barbaree HE (eds) Handbook of sexual assault. Plenum Press, New York , pp 103–113

Lautmann R (1995) Die Eltern als Begleiter beim Homosexuellwerden. Sexuologie 2:218–34

Liang T et al. (1977) Androgen action receptors and rapids responses. In: Martini L, Motta M (eds) Androgens and antiandrogens. Raven Press, New York, pp 77–89

Loewit K (1998) Damit Beziehung gelingt. Styria, Graz

Marshall WL et al. (1998) Sourcebook of treatment programs for sexual offenders. Plenum Press, New York

Marshall WL, Barbaree HE (1990) Outcome of comprehensive cognitive-behavioral treatment programs. In: Marshall WL, Barbaree HE (eds) Handbook of sexual assault. Plenum Press, New York, pp 363–388

Meins W (1993) Soziale Unterstützung bei geistig behinderten Erwachsenen: Auswirkungen von Behinderungsgrad und Heimtyp. Psychiatr Prax 20:106–108

Mentzos S (1990) Neurotische Konfliktverarbeitung. Einführung in die psychoanalytische Neurosenlehre unter Berücksichtigung neuer Perspektiven. Fischer, Frankfurt am Main

Merkel C (1972) Prägung bei sexuellen Deviationen. Medizinische Dissertation, Universität Kiel

Merrill LL, Newell Carol E et al. (1999) Childhood abuse and sexual revictimization in a female Navy recruit sample. J Trauma Stress 12:211–225

Mertens W (1996) Entwicklung der Psychosexualität und der Geschlechtsidentität, 2 Bde, 2. Aufl. Kohlhammer, Stuttgart
Moll A (1896) Untersuchungen über die Libido sexualis. Fischer, Berlin
Morgenthaler F (1987) Homosexualität – Heterosexualität – Perversion. Fischer, Frankfurt am Main
Naftolin F, Ryan KJ, Petro Z (1972) Aromatization of androstenediol in the anterior hypothalamus of adult male and female rats. Endocrinology 90:295–298
Ornish D (1999) Heilen mit Liebe. Mosaik, München
Pert C (1999) Moleküle der Gefühle. Körper, Geist und Emotion. Rowohlt, Reinbek
Pfaff DW (1999) Drive. Neurobiological and molecular mechanisms of sexual motivation. MIT, Cambridge
Ponseti J, Vaih-Koch SR, Bosinski HAG (2001) Zur Ätiologie von Sexualstraftaten: Neuropsychologische Parameter und Komorbidität. Sexuologie 8:65–77
Rachman S (1966) Sexual fetishism: an experimental analogue. Psychol Rev 16:293–296
Rauchfleisch U (1981) Dissozial. Entwicklung, Struktur und Psychodynamik dissozialer Persönlichkeiten. Vandenhoeck, Göttingen
Rehder U (1990) Aggressive Sexualdelinquenten. Kriminalpädagogischer Verlag, Linden
Sachs H (1923) Zur Genese der Perversionen. Int Z Psychoanal 9: 172–182
Schedlowski M, Tewes U (Hrsg) (1997) Psychoneuroimmunologie. Spektrum, Heidelberg
Schmidt G (Hrsg) (1993) Jugendsexualität. Sozialer Wandel, Gruppenunterschiede, Konfliktfelder. Beiträge zur Sexualforschung, Bd 69. Enke, Stuttgart
Schmidt G, Klusmann D, Zeitschel U (1992) Veränderungen der Jugendsexualität zwischen 1970 und 1990. Z Sexualforsch 5/3: 191–218
Schmidt HD (1970) Allgemeine Entwicklungspsychologie. Deutscher Verlag der Wissenschaften, Berlin/DDR
Schorsch E (1971) Sexualstraftäter. Enke, Stuttgart
Stein DJ, Hollander E, Anthony DT, Schneider FR, Fallon BA, Liebowitz MR (1992) Seroton-ergic medications for sexual obsessions, sexual addictions, and paraphilias. J Clin Psychiatry 53:267–271
Volbert R (1995) Zum Sexualverhalten und Sexualwissen von Kindern. Sexuologie 2:166–178
Voyer D, Voyer S, Bryden MP (1995) Magnitude of sex differences spatial abilities: A meta-analysis and consideration of critical variables. Psychol Bull 117:250–270
Waal FBM de (1991) Wilde Diplomaten. Versöhnung und Entspannungspolitik bei Affen und Menschen. Hanser, München
Wagner H (1989) Intrauterine Kontrazeption. In: Schneider HPG (Hrsg) Klinik der Frauenheilkunde und Geburtshilfe, Bd 2: Sexualmedizin – Infertilität – Familienplanung. Urban & Schwarzenberg, München, S 283–310
Weltgesundheitsorganisation (WHO) (1993) Internationale Klassifikation psychischer Störungen: ICD-10, Kapitel V(F); Klinisch-diagnostische Leitlinien. Huber, Bern
Wessel J (1998) Die nicht wahrgenommene (verdrängte) Schwangerschaft. Eine prospektive Untersuchung aus geburtsmedizinischer Sicht unter Berücksichtigung endokrinologischer, psychosomatischer und epidemiologischer Aspekte. Medizinische Habilitationsschrift, Humboldt-Universität Berlin
Wessel J, Buscher U (2002) Denial of pregnancy: population based study. Br Med J 324:458
Wetzels P (1997) Prävalenz und familiäre Hintergründe sexuellen Kindesmißbrauchs in Deutschland: Ergebnisse einer repräsentativen Befragung. Sexuologie 4/2:89–107
Wille R (1968) Die forensisch-psychopathologische Beurteilung der Exhibitionisten, Pädophilen, Inzest und Notzuchttäter. Medizinische Habilitationsschrift, Universität Kiel
Wille R, Beier KM (1994) »Verdrängte« Schwangerschaft und Kindestötung: Theorie – Forensik – Klinik. Sexuologie 2:75–100
Wilson JD, Foster DW (eds) (1983) Textbook of endocrinology. Saunders, Philadelphia
Wirz Chr (1997) Kondom und orale Kontrazeption. (Vortrag 7th European Congress on Pediatric and Adolescent Gynecology, Wien 12.–15.3)
Zeller W (1952) Konstitution und Entwicklung. Hogrefe, Göttingen
Zucker KJ, Bradley SJ (1995) Gender identity disorders and psychosexual problems in children and adolescents. Guilford, New York London

Intelligenzminderung

C. Eggers

Auf die Frage, was Intelligenz sei, ist auch heute noch keine letztlich befriedigende Antwort möglich. Die nach unserer Meinung beste Definition stammt von Karl Jaspers (1959): »Das Ganze aller Begabungen, aller Talente, aller Werkzeuge, die zu irgendwelchen Leistungen in Anpassung an die Lebensaufgaben brauchbar sind, nennen wir die Intelligenz.« Intelligenz ist ein Teil der Persönlichkeit. Beides sind für Jaspers »immer in hohem Maße unklare Begriffe«. In der Tat hat die Intelligenzforschung trotz unzweifelhafter Fortschritte auf den verschiedensten Teilgebieten bislang noch keine einheitliche und widerspruchsfreie Intelligenztheorie entwickeln können. Das gilt in besonderem Maße auch für die Zusammenhänge zwischen biologischen und milieureaktiven Bedingungen der Intelligenz.

26.1 Allgemeine Grundlagen und Begriffsbestimmungen

Oligophrenie als Funktionsstörung kognitiver Prozesse

Intelligenz setzt die intakte Funktion kognitiver (perzeptiv-integrativer und produktiv-expressiver) Prozesse voraus. In ihnen vollziehen sich aktive und selektive Formen der wahrnehmenden und reflektiven Auseinandersetzung mit der Realität, die in ihrer Synthese zur Erkenntnis führen.

! **Die Erkenntnistätigkeit ist abhängig von entsprechenden Motiven und basiert auf einem »hierarchischen System selbstregulierender Funktionsabläufe« (Luria 1976).**

Diese Hierarchie kognitiver Prozesse umfasst eine höchst komplexe Vielzahl von Funktionen, die in dynamischer Weise miteinander verwoben sind und einander bedingen. Hierzu gehören u. a. die multimodale Informationsaufnahme, -speicherung und -verarbeitung. Voraussetzung hierfür sind u. a. die korrekte Analyse von sinnesspezifischen und supramodalen Wahrnehmungen, die Überführung von einer Modalität in die andere, die Kodierung, Dekodierung und schließlich die Integration von Wahrnehmungen in komplexe kategoriale Systeme. Aufgenommene Informationen (Input) müssen ebenso zeitlich und räumlich geordnet werden wie Intentionen und auszuführende Handlungsprogramme (Output), sie müssen adäquat gespeichert und durch Entspeicherung zum richtigen Zeitpunkt wieder verfügbar gemacht werden können. Eine vollständige Erfassung und Aufzählung aller an dem »integralen dynamischen Akt« (Luria 1973) des Denkens beteiligten Funktionen ist so gut wie unmöglich.

Die Störung einer der vielzähligen Funktionen kognitiver Prozesse kann eine Minderung oder Beeinträchtigung perzeptiver, gnostischer, assoziativer, mnestischer und kognitiv-reflektiver Leistungen zur Folge haben; Wahrnehmung, Lernen, Gedächtnis, die Fähigkeit zur Konzeptbildung, zur Problemlösung und zum logisch-abstrakten Denken hängen eng miteinander zusammen. Ein physiologischer Vigilanztonus und eine intakte Aufmerksamkeitsbreite und -tiefe sind wiederum Grundvoraussetzung für den geordneten Funktionsablauf dieser Bereiche, die ein integratives Gesamtsystem bilden. Die moderne kinderanalytische und entwicklungspsychologische Forschung hat gezeigt, in welch hohem Maße motivationale und emotionale Faktoren an der Intelligenzentwicklung des Kindes beteiligt sind. Diese nun sind wiederum in starkem Ausmaß milieuabhängig, und ihre Entfaltung hat eine genügend gute und fördernde Umwelt zur Voraussetzung.

! **Intelligenzminderungen, vor allem wenn sie nur mittel- oder leichtgradig ausgeprägt sind, beruhen folglich nicht auf einer generellen Minderung sämtlicher Hirnleistungen. Sie sind vielmehr durch jeweils verschiedengradige Beeinträchtigungen des höchst komplizierten Gefüges neuraler Glieder und Funktionsketten in einem hierarchisch geordneten System zentralnervöser Funktionen und emotional-motivationaler Prozesse bedingt.**

Bei den Intelligenzminderungen handelt es sich um **komplexe Störungen** der intellektuellen Leistungsfähigkeit, die als solche ebensowenig als Ganzes definierbar und erklärbar sind wie die Intelligenz selbst. Die verschiedenen Formen und Grade der Intelligenzminderung werden heute unter dem Begriff Oligophrenie (griech. oligo = wenig, phren = Verstand) zusammengefasst.

Zusammenhänge zwischen Störungsbild und Schädigungsmerkmalen

Das Syndrom Oligophrenie kann eine **breite Palette kognitiver Störungen** umfassen, die sich im Einzelfall oft erst in mühsamer diagnostischer Detailarbeit herausdifferenzieren lassen.

So kann das verbal-logische Denken in verschiedener Weise gestört sein, je nach Lage der spezifischen Schädigung:

- Läsion in der dominanten Temporalregion:
  Hieraus ergibt sich eine Störung des auditiv-verbalen Gedächtnisses mit Schwierigkeiten, die einzelnen Be-

dingungen der verbal übermittelten und innersprachlich vorgestellten Probleme zu behalten, sowie eine Störung der Kodierung von nichtsprachlichen Klassifikationsprozessen durch sprachliche Etikettierung.

- Läsion der dominanten Parietookzipitalregion:
  Diese führt zur Beeinträchtigung der simultanen, räumlichen Synthese visueller und akustischer Reize und damit einer Störung der logisch-grammatikalischen und numerisch-operationalen Systeme mit Unfähigkeit, komplexe logisch-grammatikalische Strukturen zu verstehen und einfache arithmetische Operationen vorzunehmen.
- Läsion primär im Frontalbereich:
  Dadurch kommt es zu Schwierigkeiten bei der Problemerkennung und -lösung, der Hypothesenbildung, des Programmierens, des hierarchischen, zielorientierten Planens und Handelns, des Entscheidens, der Urteilsbildung und des kritischen Wertens trotz intaktem Verständnis logisch-grammatikalischer Strukturen und arithmetischer Operationen.

Mit entsprechend vorsichtiger Sorgfalt sind die Ergebnisse psychometrischer Testverfahren zu bewerten. Schlechte Leistungen im Mosaiktest können z. B. auf eine Erschwernis der räumlichen Synthese als Ausdruck einer Störung des parietookzipitalen Kortex zurückgehen. Die Arbeitsweise im gleichen Test kann aber auch bei Frontalhirngeschädigten gestört sein, die keine Schwierigkeiten im Erkennen räumlicher Beziehungen haben, sondern infolge einer Unfähigkeit zur Konzept- und Strategiebildung die Würfel ihren spontanen Eingebungen folgend in impulsiver, unkontrollierter und unüberlegter Weise zusammenlegen.

Die Komplexität intellektueller Minderleistungen, welche unter dem Begriff Oligophrenie zusammengefasst werden, ist ganz wesentlich durch die dynamische Wechselbeziehung bedingt, die zwischen den in der Ontogenese heranreifenden höheren mentalen Funktionen besteht. Wygotski (1971) spricht von einer »**interfunktionalen Organisation**« derselben. Dies führt u a. dazu, dass eine umschriebene Läsion in einem bestimmten Gebiet des ZNS Auswirkungen auf übergeordnete höher gelegene zentralnervöse Bereiche haben kann.

Die Ausfallerscheinungen sind außerdem abhängig von der Entstehungszeit der Läsion. So kann z. B. eine in früher Kindheit auftretende Schädigung im Bereich der sekundaren Area des visuellen Kortex eine systematische Unterentwicklung höherer Regionen der Okzipitalrinde zur Folge haben, die für das visuelle Denken verantwortlich sind, während sie beim Erwachsenen nur zu partiellen Beeinträchtigungen der visuellen Analyse und Synthese führen, und die komplexeren Formen des Denkens hier dagegen unberührt bleiben (Luria 1973).

Grundlegende funktionale Einheiten des ZNS

Luria (1973) hat drei grundlegende funktionale Einheiten des ZNS herausgearbeitet, die in ständiger Wechselwirkung miteinander stehen und deren Kenntnis für das Verständnis geistiger Behinderungen wichtig ist, denn die geistigen Prozesse des Menschen vollziehen sich unter der steten Beteiligung dieser drei Einheiten, von denen jede hierarchisch aufgebaut ist.

Die Funktionseinheiten sind für folgende Bereiche verantwortlich:

1. Regulation des Aktivitätstonus,
2. Informationsaufnahme, -verarbeitung und -speicherung,
3. Programmierung, Regulation und Ausführung von Denk- und Handlungsvollzügen.

Ein optimales kortikales Aktivierungsniveau, das durch die erste Einheit garantiert wird, ist Voraussetzung für die geistige Leistungsfähigkeit. Psychophysiologische Untersuchungen haben ergeben, dass eine »enge Korrespondenz zwischen dem Schwierigkeitsgrad komplexer Informationsverarbeitungsprozesse und dem psychophysiologischen Aktivitätsniveau besteht« (Klix 1973, S. 502). Letzteres wird bestimmt durch metabolische Prozesse, durch den Informationsfluss aus der Umwelt, auf den der Organismus mit einer Orientierungsreaktion in Form einer selektiven Aktivität reagiert, sowie durch »Intentionen, Pläne, Vorsätze und Handlungsprogramme« (Luria 1973), die im Laufe einer »vita activa« (Arendt 1967) vom Menschen entwickelt werden, und die eng zunächst an äußere, später auch an innere Sprache gebunden sind.

Neurale Repräsentanz dieses komplexen Aktivierungssystems sind – in aufsteigender Richtung – die Formatio reticularis, limbische Strukturen und deren Verbindung (MFB, Papez-Schleife) u. a. mit thalamisch-subthalamischem Kern, Striatum und kortikalen, insbesondere frontalen Rindenregionen. Ein fein aufeinander abgestimmtes Zusammenspiel insbesondere zwischen limbischer und kortikaler Aktivität ist Voraussetzung für den aktiven Such- und Selektionsprozess bei der Bewältigung der Informationsaufnahme und -verarbeitung in der jeweiligen und sich stets ändernden Augenblicksituation unter vergleichender Berücksichtigung des bereits erworbenen Erlebnis- und Erfahrungsschatzes. Dies gilt auch für die Ermöglichung von bewusster Wahrnehmung, die über die reine Datenaufnahme hinausgeht.

Diese ausgewogene Balance zwischen Hemmung (zu starke Abfilterung von Umweltreizen und damit Drosselung des Inputs) und Aktivierung (vermehrte Durchlässigkeit von Informationen) ist sowohl bei Oligophrenen, Dementen, Psychotikern und Kindern mit Teilleistungsstörungen gestört. Damit ist auch die Konsolidierung von Gedächtnisspuren und die Stabilisierung selbstregulierter Programmabläufe beeinträchtigt (Milner 1970; Luria 1976).

Auf das zweite und dritte funktionale zentralnervöse System kann aus Platzgründen hier nicht näher eingegangen werden, sodass diesbezüglich auf Luria (1973) verwiesen werden muss.

Definitionen

Trotz der Vielfalt neuraler Störungen, die das Erscheinungsbild Oligophrenie erzeugen können, ist eine Begriffsbestimmung dessen, was darunter zu verstehen ist, erforderlich, wobei notwendigerweise Vereinfachungen in Kauf genommen werden müssen. Es gibt gerade wegen der Komplexität der Oligophrenieproblematik zahlreiche Definitionen und vielfältige Namensgebungen für diese Behinderung, worin sich ebenfalls die Schwierigkeit widerspiegelt, zu einer einheitlichen Auffassung über das beim ersten Hinblick einfach erscheinende Konzept der intellektuellen Minderbegabung zu gelangen.

Der Gebrauch des Terminus **Schwachsinn** ist wegen seines globalen und wenig präzisen Charakters und durch seine historisch und umgangssprachlich bedingte sozial diskriminierende Tönung inzwischen in der wissenschaftlichen Literatur zu Recht weitgehend aufgegeben worden. Für angeborene oder früh erworbene Schwachsinnszustände wird der Begriff **Oligophrenie** verwandt. Im angloamerikanischen Schrifttum ist neben dem Terminus »oligophrenia« insbesondere die Bezeichnung »mental deficiency« bzw. »mental retardation« gebräuchlich. Es werden damit geistige Entwicklungsverzögerungen und Intelligenzdefekte infolge einer irreparablen Reifungsverzögerung zentralnervöser Strukturen oder Funktionen bezeichnet. Die damit hervorgerufene soziale Behinderung des Individuums wird durch den Begriff **geistige Behinderung** (engl.: »mental handicap«, frz.: »handicap mental«) zu fassen versucht, wodurch die Beeinträchtigung intellektueller Fähigkeiten anderen (körperlichen, sensorischen und sprachlichen) Behinderungen gegenübersteht und in sozialrechtlicher (BSHG) und schulpolitisch-pädagogischer Hinsicht entsprechend behandelt wird.

In der Definition der **geistigen Retardierung**, wie sie von R. Heber (1974) vorgeschlagen und von der American Association on Mental Deficiency (AAMD) angenommen wurde, sind beide Aspekte, die Minderung der intellektuellen Kapazität und der dadurch bedingte Mangel an sozialer Anpassungsfähigkeit, enthalten: »Geistige Retardation bezieht sich auf eine unterdurchschnittliche allgemeine intellektuelle Funktion, die im Verlauf der Entwicklung (bis zum Erwachsenenalter) auftritt und mit einer Störung des Anpassungsverhaltens einhergeht« (Heber 1974, S. 377). In dieser Definition werden in der Tat mehrere Kriterien angesprochen, die der Oligophrenie eigen sind: die Reifungsverzögerung, die Minderung der allgemeinen Intelligenz – spezielle und isolierte Fähigkeiten können durchaus entwickelt werden – und die Beeinträchtigung der Sozialisation. Die Oligophrenie ist von der **Demenz** abzugrenzen. Letzterer geht eine unauffällige intellektuelle Entwicklung voraus, wodurch sie sich von angeborenen Schwachsinnszuständen unterscheidet.

Intellektuelle Beeinträchtigung und soziale Fähigkeiten

Das Ausmaß eines geistigen Entwicklungsdefizits lässt sich nicht nur durch das Maß der intellektuellen Beeinträchtigung (ausgedrückt z. B. durch die Abweichung von Durchschnittswerten in psychometrischen Tests) definieren, sondern wird auch durch das Potenzial an sozialen Fähigkeiten bestimmt. Beide Dimensionen bedingen einander zwar bis zu einem bestimmten Grad, jedoch dürfte die Beziehung zwischen Intelligenzminderung und sozialer Desintegration erst bei hochgradiger geistiger Behinderung (schwere Imbezillität, Idiotie) eine lineare sein.

Weicht der Intelligenzquotient (IQ) weniger stark vom Durchschnittswert ab, so ist eine Voraussage der sozialen, beruflichen und bildungsmäßigen Entwicklung auch weniger sicher.

26.2 Klassifikation

Klassifikation durch Intelligenztests

Intelligenz wird als eine Kapazität verstanden, deren oberste Grenze durch einen »ceiling effect« (Deckeneffekt) bestimmt wird, der die Obergrenze dessen, was mit dem Test zu erfassen ist, festlegt. Die Klassifikation der Intelligenzvarianten erfolgt nach dem Ausmaß der intellektuellen Leistungsfähigkeit. Letztere wird durch Intelligenztests bestimmt. Man unterscheidet zwischen unterdurchschnittlicher, durchschnittlicher, überdurchschnittlicher, hoher Intelligenz und Hochbegabung.

! Intelligenztests geben das Leistungsverhalten eines Probanden gegenüber verschiedenen Aufgaben in einer standardisierten Situation wieder. Das Resultat wird in einem Quotienten (Intelligenzquotient; IQ) ausgedrückt. Damit wird der relative Leistungsstand eines Individuums definiert, den es im Vergleich zu einer repräsentativen Stichprobe Gleichaltriger erreicht hat.

Als unterdurchschnittliche allgemeine Intelligenz wird die Leistung angesehen, die mehr als eine Standardabweichung unter dem Mittelwert der Standardisierungsstichprobe eines allgemeinen Intelligenztests liegt. Beim HAWIK (Hamburg-Wechsler- Intelligenztest für Kinder) entspricht einer Standardabweichung (= Streuungsmaß der empirischen Verteilung) nach unten bzw. oben vom Mittelwert (IQ=100) ein IQ von 85 bzw. 115 (Abb. 26.1). Die Intelligenzquotienten verteilen sich gemäß der Gauß'schen Normalkurve, 50% der Stichproben liegen mit ihrem Intelligenzquotienten über 100 (rechts vom Mittelwert) und 50% unter 100 (links vom Mittelwert). Die

Abb. 26.1. Standardnormalverteilung der Intelligenz. Standardabweichungen (1.) und Abweichungs-IQ bei HAWIK bzw. HAWIE (2.). (Mod. nach Pauli u. Arnold 1972)

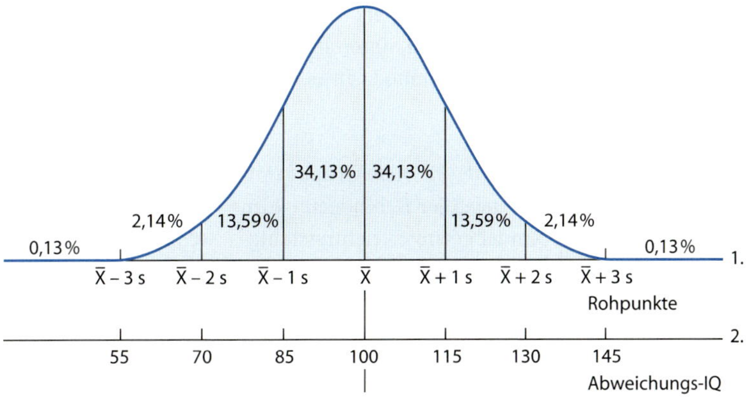

Punkteskala zwischen je einer Standardabweichung (s) unterhalb (–1 s) und oberhalb (+1 s) des Mittelwerts umfasst insgesamt die Intelligenzquotienten von etwa 68% der Standardisierungsstichprobe. Beim HAWIK und HAWIE (Hamburg-Wechsler- Intelligenztest für Erwachsene) liegt dieser Bereich zwischen einem IQ von 85 und 115. Zwischen –1 s und –2 s bewegen sich die IQ-Werte von etwa 13,6%, zwischen –2 s und –3 s (IQ 55–70) von etwa 2,14% und zwischen –3 s und –4 s liegen 0,13% der Stichprobe (▶ s. Abb. 26.1).

ICD-Klassifikation

In der ICD-10 werden Intelligenzminderungen unter der F7 rubriziert und je nach Schweregrad in verschiedene Stufen unterteilt:
- F70 – leichte Intelligenzminderung;
- F71 – mittelgradige Intelligenzminderung;
- F72 – schwere Intelligenzminderung;
- F73 – schwerste Intelligenzminderung;
- F78 – andere Intelligenzminderung;
- F79 – nicht näher bezeichnete Intelligenzminderung.

Mit der 4. Stelle kann das Ausmaß einer gleichzeitig bestehenden Verhaltensstörung klassifiziert werden:
- F7x.0 – keine oder geringfügige Verhaltensstörung;
- F7x.1 – deutliche Verhaltensstörung, die Beobachtung oder Behandlung erfordert;
- F7x.2 – andere Verhaltensstörung;
- F7x.9 – nicht näher bezeichnete Verhaltensstörung.

Tabelle 26.1. Klassifikation der Intelligenzstörungen nach ICD-10

Klassifikation nach ICD-10	ICD-10-Nr.	IQ-Werte
Leichte Intelligenzminderung	F70	IQ 50–69
Mittelgradige Intelligenzminderung	F71	IQ 35–49
Schwere Intelligenzminderung	F72	IQ 20–34
Schwerste Intelligenzminderung	F73	IQ <20

Die den verschiedenen Gruppierungen zugeordneten IQ-Werte sind in Tabelle 26.1 wiedergegeben.

Leichte Intelligenzminderung (F70). Diese Gruppe macht etwa 80% der Gesamtpopulation an Personen mit geistiger Behinderung aus. Der Spracherwerb ist verzögert. Die sozialen und kommunikativen Fähigkeiten reichen für die Bewältigung der Alltagsprobleme aus. Die betreffenden Personen sind unabhängig in der Selbstversorgung und in praktischen und häuslichen Tätigkeiten, benötigen aber Anleitung und Hilfe bei größeren sozialen oder ökonomischen Belastungen. Schwierigkeiten bestehen in der schulischen und beruflichen Ausbildung. Der Besuch einer Schule für Lernbehinderte bzw. u. U. einer Schule für geistig Behinderte ist in der Regel zu empfehlen. Die Berufswahl sollte praxisorientiert sein.

Mittelgradige Intelligenzminderung (F71). Aus dieser Gruppe rekrutieren sich etwa 12% der Gesamtpopulation an Personen mit geistiger Behinderung. Der Spracherwerb ist deutlich verzögert und bleibend beeinträchtigt. Das Ausmaß der Sprachentwicklung ist unterschiedlich und reicht von der einfachen Konversation bis zu knappen Mitteilungen unmittelbarer Bedürfnisse. Einige können sich nur durch Gesten verständlich machen. Im Schulalter lassen sie sich mit einigem Erfolg in sozialen und beruflichen Fertigkeiten anleiten, Fortschritte über das Niveau der 2. Klasse hinaus sind selten. Im Erwachsenenalter vermögen manche von ihnen mit einfacher Arbeit ihren Unterhalt unter Beaufsichtigung in geschützten Werkstätten zu verdienen. Bei leichter sozialer und ökonomischer Belastung benötigen sie Aufsicht und Anleitung. Ein vollständig unabhängiges Leben ist selten möglich. Eine organische Ursache ist häufig, ebenso eine Komorbidität mit anderen neuropsychiatrischen Störungen (u. a. Autismus, Epilepsie).

Schwere Intelligenzminderung (F72). Zu dieser Gruppe gehören 3–4% der geistig Behinderten. Sie sind im Vorschulalter schlecht motorisch entwickelt, die Sprachfähigkeit ist minimal, sie lernen gar nicht oder nur eingeschränkt sprechen. Im Schulalter können sie sprechen lernen und in der elementaren Hygiene trainiert werden. Im Erwachsenenalter können sie fähig sein, unter ständiger Aufsicht einfache Arbeiten zu verrichten. Organische Schädigungen des ZNS sind häufig.

Schwerste Intelligenzminderung (F73). Diese Gruppe umfasst ca. 1% der Personen mit geistiger Behinderung. Im Vorschulalter zeigen diese Kinder geringe Leistungsfähigkeit bei sensomotorischen Aufgaben. Das Sprachverständnis ist erheblich beeinträchtigt oder fehlt ganz. Die motorische Bewegungsfähigkeit ist eingeschränkt bis zur Immobilität. Eine organische Ursache ist in den meisten Fällen vorhanden, hohe Komorbidität mit anderen neuropsychiatrischen Erkrankung liegt vor. Eine hoch strukturierte Umgebung mit ständiger Hilfe und Aufsicht ist notwendig.

Andere Intelligenzminderung (F78). Diese Kategorie ist zu wählen, wenn mit großer Wahrscheinlichkeit eine geistige Behinderung vorliegt, eine Messung nach Standardintelligenztestung jedoch nicht möglich ist wegen begleitender hochgradiger sensorischer oder körperlicher Beeinträchtigungen. Diese Kategorie sollte nicht eingesetzt werden, wenn der Intelligenzquotient wahrscheinlich über 70 liegt.

Ein durch psychometrische Testwerte (Scores) bestimmtes Klassifikationssystem von Abstufungen intelligenten Verhaltens unterschiedlicher Grade ist nur als ein **grobes Modell** anzusehen, das der Wirklichkeit und Vielfalt geistiger Behinderung nicht gerecht werden kann. Es lässt nur eine ungefähre Einschätzung der verschiedenen Persönlichkeitsmerkmale Oligophrener, und hier noch am ehesten in den Bereichen Intelligenz, Sensomotorik und Sozialreife, zu.

Klassifikation nach lebenspraktischen Fähigkeiten

In sozialer bzw. lebenspraktischer Hinsicht kann ein Individuum mit einem IQ im Range von etwa 65–80 eine Sonderschule für Lernbehinderte besuchen und später einen leichteren (ungelernten bzw. Anlern-) Beruf ausüben, in einem IQ-Bereich um etwa 60 in einem beschützenden Rahmen. Personen mit einem IQ unter 60–65 werden i. Allg. nur noch in Sonderschulen für praktisch Bildbare (geistig Behinderte) und später in beschützenden Werkstätten gefördert werden können. Eine soziale und wirtschaftliche Selbstständigkeit ist hier in der Regel nicht erreichbar. Bei einer schweren Oligophrenie (IQ zwischen 40 und 25) ist die geistige Behinderung so beträchtlich, dass nur sehr begrenzte sprachliche Verständigungs- und Ausdrucksmöglichkeiten vorhanden sind, einfachste Gewohnheiten (Nahrungsaufnahme, Toilettentraining) können gelernt werden. Noch stärker geschädigte Individuen bedürfen dauernder Überwachung und Pflege, meistens bestehen zusätzlich erhebliche sensomotorische Behinderungen.

Ätiologische und zeitliche Klassifikation

Ähnlich problematisch wie die Definition und Klassifikation der Intelligenzstörungen, entsprechend der Schwere der Behinderung, ist der Versuch einer Einteilung nach **ursächlichen Faktoren**. Die Oligophrenie stellt keine Krankheitseinheit dar, sondern ein Syndrom, das in Verbindung mit sehr vielen anderen körperlichen und seelischen Krankheitserscheinungen aufzutreten pflegt. Auf diese Weise entsteht eine kaum überschaubare Vielfalt oligophrener Symptomkombinationen unterschiedlichster Ausprägung, deren Abhängigkeit von kausalen Faktoren häufig nicht klar erkennbar ist. Nur in etwa 20–30% ist eine ätiologische Abklärung möglich. Überdies schwanken die Schweregrade der Intelligenzminderung bei manchen Krankheitsbildern und -syndromen erheblich (von leichten Retardierungen bis zur Idiotie), z. B. bei der Phenylketonurie (PKU), der Histidinämie, dem Cornelia-de-Lange-Syndrom oder beim Marfan-Syndrom.

Am erfolgreichsten ist die Ursachenforschung in den letzten Jahrzehnten auf dem biomedizinischen Gebiet gewesen, wo es vor allem aufgrund von biochemischen und molekular-genetischen Forschungsergebnissen zu einer Ausweitung unseres bisherigen Wissens gekommen ist. So ist das Down-Syndrom ätiologisch abgeklärt, aber es ist z. B. nach wie vor unklar, in welcher Weise die Störung des Karyotyps die Hirnfunktionen beeinflusst.

Neben ätiologischen sind auch **zeitliche Faktoren** mit zu berücksichtigen, es sind demnach prä-, peri- und postnatale Schwachsinnsformen zu unterscheiden, wobei die postnatalen wiederum in frühkindliche (bis zum Abschluss des 2. Lebensjahres) und später erworbene Oligophrenien bzw. Demenzen zu unterteilen wären. Es sind damit folgende Zeiträume gemeint: pränatal (von der Empfängnis bis zur 28. Schwangerschaftswoche), perinatal (von der 28. Schwangerschaftswoche bis zum 1. Lebensmonat) und postnatal (vom 1. Lebensmonat bis nach der Pubertät).

Nach ätiologischen und zeitlichen Gesichtspunkten ist die in folgender Übersicht dargestellte Aufteilung möglich.

Einteilung der Oligophrenie nach ätiologischen und zeitlichen Gesichtspunkten

- Stoffwechselstörungen
- Chromosomenaberrationen
- Erbliche Syndrome mit Befall des ZNS, der Augen, Ohren und Haut
- Neurokutane Dysplasien und heredodegenerative Erkrankungen
- Gameto-, Embryo- und Fetopathien
- Multiple Missbildungssyndrome
- Durch EPH-Gestose der Mutter bedingte Hirnschädigungen

▼

- Geburtstraumatische Hirnschädigungen
- Durch Hyperbilirubinämie bedingte Hirnschädigungen
- Infektiöse, toxische, hypotoxische, traumatische, tumoröse und hormonelle Erkrankungen in der Postnatalperiode
- Psychotische Zustandsbilder mit Demenz
- »Genuine« Epilepsie mit Demenz
- Hirnatrophische Erkrankungen mit Demenz
- Arteriosklerotische und senile Demenz

26.3 Prävalenz

Die Prävalenzangaben in der Literatur weichen z. T. beträchtlich voneinander ab, was auf definitorische und methodologische Unterschiede zurückzuführen ist. Leichte intellektuelle Behinderungen sind doppelt so häufig wie schwere Oligophrenien. Schwedische Untersuchungen sprechen dafür, dass weniger als 1% der Schulkinder geistig behindert ist. Hagberg et al. (1981) fanden bei 0,7% schwedischer Kinder im Alter zwischen 10 und 13 Jahren einen IQ-Wert unter 70, knapp die Hälfte dieser Kinder hatten eine schwere geistige Behinderung mit einem IQ unter 50, bei der anderen Hälfte lag der IQ zwischen 50 und 70. Gillberg et al. (1986) fanden, dass 1% der Alterspopulation von 7- und 8-jährigen Kindern einen IQ von unter 73 aufwies und einer speziellen Sonderpädagogik bedurfte. Ein weiteres Prozent dieser Kinder hatte einen IQ von etwas über 73 Punkten und benötigten ebenfalls sonderpädagogische Förderung.

Zwei rezente schwedische Studien kamen übereinstimmend zu einer Prävalenz von 1,5% aller 7-jährigen Kinder mit einer **leichten** intellektuellen Behinderung mit einem IQ zwischen 50 und 70 (Fernell 1996; Landgren et al. 1996). Die Häufigkeit von **schweren** Intelligenzeinbußen lag in anderen Studien etwa bei 0,3–0,4% der Alterspopulation (Aicardi 1998, Tolmie 1998). Jungen sind im Verhältnis 1,3–1,8 zu 1 häufiger betroffen als Mädchen.

Intelligenzstörungen sind in niedrigen sozialen Schichten und auf dem Land häufiger als in städtischen Gebieten und in höheren sozialen Schichten. Die Prävalenz geistiger Behinderungen variiert auch in Abhängigkeit vom soziokulturellen Niveau der untersuchten Länder. Eine groß angelegte Pilotstudie in verschiedenen Entwicklungsländern ergab eine Prävalenzrate von 5–15 auf 1000 Kinder im Alter von 3–9 Jahren (Belmont 1986). Der Prozentsatz geistiger Behinderung liegt in den ersten 3 Lebensjahrzenten höher als in den übrigen Lebensabschnitten, was durch die gegenüber der Durchschnittsbevölkerung höhere Sterblichkeit zu erklären ist.

Die **Mortalitätsrate** aller Oligophreniegrade ist größer als die der Durchschnittsbevölkerung, wobei die Mortalität bei stark Schwachsinnigen erheblich höher ist als bei leichtgradig Oligophrenen; bei subnormaler Intelligenz liegt die Lebenserwartung dagegen nicht unterhalb der Norm.

26.4 Genese, Ätiologie und soziale Bedeutung

Ätiologisch liegen der Oligophrenie quasi als »gemeinsame Endstrecke« eine kaum zu überschauende Anzahl von Noxen zugrunde, die zur hypoxämischen oder toxischen Schädigungen zentralnervöser Strukturen führen können. Eine isolierte Beeinträchtigung intellektueller Kapazitäten, also eine Oligophrenie ohne körperliche Begleitsymptome, ist im Kindesalter relativ selten; in der Regel kommen motorische (infantile Zerebralparese; ICP), epileptische, zerebelläre und/oder sensorische Störungen hinzu. Eine Beteiligung der inneren Organe ist dann zu erwarten, wenn beispielsweise der Gendefekt den Lipidstoffwechsel betrifft und zu einer abnormen Speicherung von Lipiden außer im ZNS auch in anderen Organen wie Leber, Milz, Knochenmark und Lymphknoten führt (z. B. Morbus Gaucher).

Aussagen über die prozentuale Häufigkeit der verschiedenen Ursachen der Oligophrenie sind kritisch zu bewerten, da die in der Literatur mitgeteilten Zahlen nur bedingt miteinander vergleichbar sind (Unterschiede der diagnostischen Maßstäbe, der statistischen Auswahlverfahren und vor allem der untersuchten Patientenkollektive). Insofern weisen die entsprechenden Haufigkeitsangaben auch eine relativ große Streubreite auf (▣ Tabelle 26.2).

Bei leichten geistigen Behinderungen bleibt die Ursache in etwa 55% der Fälle ungeklärt, während dies bei schweren geistigen Behinderungen nur in etwa 20–25% der Fall ist. Aufgrund verschiedener, groß angelegter klinischer Studien kann festgestellt werden, dass insgesamt bei ca. 40–60% der geistigen Behinderungen eine ätiologische Abklärung möglich ist (Curry et al. 1997). ▣ Tabelle 26.2 gibt eine Übersicht über die prozentualen Häufigkeiten verschiedener Ursachen für geistige Behinderungen aufgrund entsprechender Literaturübersichten, die von der Konsensuskonferenz des American College of Medical Genetics zusammengestellt worden ist (Curry et al. 1997).

Chromosomale Läsionen und körperliche Ursachen

! Inzwischen ist es möglich, mehr als 120 Syndrome mit geistiger Behinderung auf spezifische genetische Läsionen zurückzuführen, wie partielle Deletionen, Duplikationen und Translokationen von Chromosomen bzw. Chromosomenbruchstücken.

26

Tabelle 26.2. **Häufigkeitsverteilung ätiologischer Ursachen der geistigen Behinderung.** (Nach Curry et al. 1997)

	Prozent
Chromosomenanomalien	4–28
Spezifische Syndrome	3–7
Bekannte monogene Ursachen	3–9
Strukturelle ZNS-Anomalien	7–17
Komplikationen durch Frühgeburtlichkeit	2–10
Toxische/teratogene Ursachen	5–13
»Kulturell-familiär« bedingte Behinderung[a]	3–12
Monogene Störungen	1–5
Metabolisch-endokrine Ursachen	1–5
Unbekannte Ätiologie	30–50

[a] Anderson et al. (1996).

Durch die Weiterentwicklung molekulargenetischer Untersuchungstechniken wird es in Zukunft möglich sein, in zunehmendem Maße Mikrodeletionen als Ursache von Intelligenzstörungen zu entdecken. Trotzdem ist noch wenig bekannt über die eigentlichen Faktoren und Mechanismen, die zu einer Intelligenzstörung führen. Das Ausmaß einer chromosomalen Läsion oder einer Über- oder Unterproduktion des genetischen Materials steht jedenfalls nicht in einer direkten oder linearen Beziehung weder zur Entstehung noch zum Ausprägungsgrad einer intellektuellen Beeinträchtigung. Etwa 10% aller Patienten mit schwerer geistiger Behinderung weisen kleine Mikrodeletionen an den Chromosomenenden auf.

Zahlreiche Syndrome mit geistiger Behinderung zeigen typische körperliche Befunde, sodass von spezifischen Syndromen gesprochen werden kann, ohne dass eine biologische bzw. organische Ursache im Einzelnen bekannt ist. In letzter Zeit sind jedoch durch molekulargenetische Untersuchungen bei manchen Syndromen Chromosomenveränderungen nachgewiesen worden (z. B. eine Deletion auf Chromosom 16 beim Rubinstein-Taybi-Syndrom oder auf Chromosom 15 beim Angelman- und beim Prader-Willi-Syndrom). Etwa zwei Drittel der schweren geistigen Behinderungen haben pränatale, je ein Sechstel peri- und postnatale Ursachen. Unter den pränatalen Ursachen sind Chromosomenanomalien am häufigsten, wobei das Down-Syndrom und das Fragile-X-Syndrom wiederum die am häufigsten vorkommenden Chromosomopathien darstellen.

Für einige chronisch-progrediente demenzielle Erkrankungen des Kindesalters konnte der Genlokus gefunden werden. So für die tuberöse Sklerose, die durch Mutationen in verschiedenen Genen verursacht wird: Bei einem Drittel der Krankheitsfälle liegt das betroffene Gen auf Chromosom 9q34; bei etwa der Hälfte der betroffenen Familien liegt der Genlokus auf Chromosom 16 (16p13). Bei der progredienten Myoklonusepilepsie (Typ Unverricht-Lundborg) wurde das krankheitsverursachende Gen auf Chromosom 22 lokalisiert. Bei der juvenilen Myoklonusepilepsie liegt es auf Chromosom 6.

Bei leichten Formen der geistigen Behinderung ist eine ätiologische Abklärung sehr viel schwieriger. Gendefekte oder Chromosomenstörungen machen etwa nur 5% leichter Intelligenzstörungen aus. Alkohol-, medikamenten- oder drogenbedingte Feto- und Embryopathien spielen dagegen eine größere Rolle.

Tabelle 26.3 zeigt eine Übersicht über verschiedene Syndrome mit typischen körperlichen Befunden, die alle mit einer geistigen Behinderung einhergehen. Aufgrund der typischen morphologischen Auffälligkeiten kann die Verdachtsdiagnose für eine Intelligenzminderung bei diesen Syndromen schon klinisch gestellt werden und Anlass geben für entsprechende diagnostische Untersuchungen (s. Abschn. 26.10).

Soziale, psychologische und kulturelle Faktoren

Neben biologisch-organischen Faktoren sind soziale, psychologische und kulturelle Faktoren für die Ätiologie von Intelligenzstörungen von großer Bedeutung. So kommen Intelligenzminderungen in niedrigen Sozialschichten häufiger vor (Cooper u. Lackus 1984), dies gilt vor allem für leichtgradige geistige Behinderungen. Kinder mit schweren geistigen Behinderungen sind in ländlichen Gegenden leicht überrepräsentiert, während leichte und mittelgradige Behinderungen in Städten häufiger vorkommen.

Die Einwirkungsmöglichkeiten umweltabhängiger, soziokultureller und psychologischer Faktoren auf die Intelligenzentwicklung des Kindes sind sehr komplex und differenziert. Es ist in der Kinderpsychologie lange bekannt, dass ein anregungsarmes Milieu bei Kindern zu einer Verkümmerung ihrer affektiv-emotionalen, intentionalen und intellektuellen Aktivität führt, ein Zustandsbild, das als geistige Retardierung imponiert.

! Experimentelle Befunde haben ergeben, dass die neuronalen Strukturen, die Grundlage des informationsverarbeitenden Systems und damit auch der Intelligenz sind, umweltabhängig sind.

Tierversuche

Durch Tierversuche konnte gezeigt werden, dass die Entwicklung der Dendritenfortsätze und damit der neuronalen Kontaktstellen auch umweltabhängig ist: In einem reizarmen Milieu aufwachsende Tiere haben signifikant weniger Dornfortsätze als in normaler Umgebung oder unter hohem Reizangebot aufwachsende Tiere (Braun et al. 2000, Comery et al. 1995, Poeggel et al. 1999).

Auch die Anzahl der Gliazellen ist umweltabhängig: Unter Anregungsbedingungen gehaltene Tiere weisen eine höhere Zahl von Gliazellen auf als in einem anregungsarmen Milieu aufwachsende Tiere. Dies deutet auf aktivere Kortexfunktionen hin, denn die Neuroglia ver-

Tabelle 26.3. **Spezifische Syndrome mit geistiger Behinderung und typischen körperlichen Symptomen**

Syndrom	Symptom
Rett-Syndrom	Handstereotypien, Gang- und Rumpf-Ataxie
Prader-Willi-Syndrom	Hypogenitalismus, Adipositas
Angelman-Syndrom	Auffallend freundliches Gesicht (»happy puppet«)
Noonan-Syndrom	Ähnlich wie Turner-Syndrom, Pterygium colli, Minderwuchs
Williams-Beuren-Syndrom	»Elfengesicht«
Tuberöse Hirnsklerose	Adenoma sebaceum
Hurler-Syndrom	»Wasserspeiergesicht«, Skelettdeformitäten, Klauenhände, Minderwuchs
Hunter-Syndrom	Ähnlich wie Hurler-Syndrom, Skelettdeformitäten, Gelenkkontrakturen, Zwergwuchs
Neurofibromatosis I (Morbus Recklinghausen)	Café-au-lait-Flecke, Lisch-Knötchen
Fragiles-X-Syndrom	Handstereotypien, längliche Gesichtsform, Makroorchismus
Lesch-Nyhan-Syndrom	Selbstverstümmelung, Tophi, Nephrolithiasis
Hallervorden-Spatz-Krankheit	Extrapyramidalsymptomatik, Augenmuskelparesen
Metachromatische Leukodystrophie	Frühe Ataxie, Muskelhypotonie, Entmarkungsspastizität
Adrenoleukodystrophie	Dyspigmentierungen der Haut

sorgt Neurone mit metabolischen Aufbausubstanzen (Renner u. Rosenzweig 1988). Ratten, die reichhaltigen Umweltstimuli ausgesetzt sind, haben ein höheres Hirngewicht und eine dickere Hirnrinde als unter reizärmeren Bedingungen aufgewachsene Tiere. Außerdem haben sie eine stärkere Aktivität an neuronalen Enzymen wie Azetylcholinesterase, Cholinesterase und Hexokinase, und sie schneiden in Lerntrainings besser ab als Kontrolltiere.

Bei Lernexperimenten im Tierversuch konnte gezeigt werden, dass glutamaterge NMDA-Rezeptoren (NMDA = N-Methyl-D-Aspartat) eine zentrale Rolle bei der Entwicklung von Lern- und Gedächtnisleistungen spielen, indem sie u. a. für einen optimalen Ablauf von synaptischen Organisations- und Reorganisationsprozessen verantwortlich sind (Bock u. Braun 1999). Außer Glutamat sind auch dopaminerge und serotonerge Mechanismen bei Lern- und Gedächtnisprozessen von großer Bedeutung (Braun et al. 2000, Poeggel et al. 1999, Reiser et al. 1999). Sowohl bei Ratten als auch bei Primaten kommt es nach wiederholten frühkindlichen Trennungen von der Mutter später zu einer erhöhten Sensitivität gegenüber Amphetamin, was eindeutig für eine Hypersensitivität des dopaminergen Systems als Deprivationsfolge spricht! Auch ist die präsynaptische Ausschüttung von Serotonin nach frühkindlicher Separation von der Mutter vermindert (Bickerdike et al. 1993).

Aus diesen Tierstudien kann auf die Bedeutung von Umweltfaktoren für die Intelligenzentwicklung ganz allgemein geschlossen werden, sie gestatten aber keine Aussagen über spezifische Zusammenhänge zwischen bestimmten milieuabhängigen Determinanten und Intelligenz.

Untersuchungen an Heimkindern

Dass die kognitive Entwicklung des Kindes in entscheidendem Maße auch von seiner Umwelt bestimmt wird, ist jedoch inzwischen allgemeines Erfahrungsgut; es braucht nur an die Untersuchungen an Heimkindern erinnert zu werden, die unter sozial und emotional unzureichenden Bedingungen aufgewachsen sind.

In einer prospektiven kontrollierten Studie an primär normal intelligenten 25 Heimkindern im Alter zwischen 7 und 30 Monaten konnte die Bedeutung einer stabilen emotionalen Beziehung für eine adäquate Entwicklung der sozialen und kognitiven Leistungsfähigkeit eindeutig belegt werden (Skeels 1966). Die Ausgangsgruppe der 25 Heimkinder wurde in zwei Gruppen unterteilt, die eine verblieb im Waisenheim, die andere wurde von debilen jungen Frauen jeweils in einer festen Eins-zu-Eins-Beziehung aufgezogen. Nach zwei Jahren konnte bei den unter kontinuierlicher und emotionaler Betreuung aufgewachsenen Kindern eine signifikant höhere intellektuelle Leistungsfähigkeit gegenüber den im Heim verbliebenen Kontrollkindern nachgewiesen werden. Nach weiteren 20 Jahren zeigten sich im Erwachsenenalter ebenfalls deutliche Unterschiede: Die im Heim verbliebenen Kinder wiesen eine verminderte geistige, berufliche und soziale Entwicklung auf, während die durch die »Pflegemütter« betreuten Kinder eine deutlich bessere schulische, berufliche und soziale Entwicklung genommen haben.

Die zitierte Untersuchung hat Befunde der modernen Bindungs- und Säuglingsforschung vorweggenommen, und es entspricht gesicherter wissenschaftlicher Erkenntnis und praktischer Erfahrung, wie sehr die intellektuelle Entwicklung eines Kindes auch von der Art seines frühkindlichen Bindungsverhaltens abhängt. Es besteht hier eine bemerkenswerte Konvergenz psychoanalytischer, sozialpsychologischer und entwicklungspsychologischer Forschungsergebnisse.

Erst eine bleibende, intensive affektive Bindung an entscheidende Bezugspersonen und bedeutsame
▼

persönliche Gegenstände, wie Übergangsobjekte, schafft die emotionale und kognitive Basis für die Internalisierung überdauernder sozialer Normen im Sinne eines moralischen Urteils und für die Fähigkeit zur Übernahme der »Perspektive des anderen« in der aktuellen Interaktion mit dem anderen (Keller 1998; Kohlberg 1995).

Umwelteinflüsse auf die Hirnreifung

Erfahrung, und damit Lernen, basiert auf einem komplizierten Filtermechanismus: Alle sensorischen Signale aus der inneren und äußeren Welt initiieren eine Kaskade von zellulären und molekularen Prozessen im ZNS, die wiederum neuronale Transmitterfunktionen, die Zytoarchitektur und schließlich die strukturelle Anatomie des ZNS beeinflussen. Auf diese Weise wird in einem langen ontogenetischen Entwicklungsprozess die morphologische und funktionelle Grundlage für Denken, Wahrnehmen, Fühlen, Gedächtnis, Motivation etc. geschaffen.

Die inneren Repräsentationen der externen Welt hängen von der Aufnahme, Verarbeitung und Speicherung sensorischer und emotionaler Informationen ab. Frühe sensorische und emotionale Erfahrungen des heranwachsenden Kindes bestimmen somit in weitreichendem Maße das feine interaktive Zusammenspiel zwischen intra- und intersystemischen neuralen Strukturen, sowohl auf der mirkroskopischen Ebene, z. B. der interneuralen synaptischen Verbindungen, als auch auf der makroskopischen Ebene subkortikaler Strukturen und kortikaler Regionen (Perry et al. 1995).

! Sensorische und emotionale Mangelsituationen haben tiefgreifende Auswirkungen auf die funktionelle und mikrostrukturelle Ausbildung von interneuronalen synaptischen Schaltstellen, die für das adäquate Funktionieren neuronaler Aktivitäten verantwortlich sind. Ein junges, noch in Entwicklung befindliches Gehirn ist weitaus sensibler für Umwelteinflüsse als z. B. das erwachsene Gehirn. Insofern ist die Art der Umwelteinflüsse von ganz besonderer Bedeutung für die Hirnreifung!

Weil das Gehirn des heranwachsenden Individuums ein hohes Maß an Plastizität aufweist und infolgedessen besonders sensibel auf umwelt- und erfahrungsabhängige Stimuli reagiert, ist das heranwachsende Kind höchst vulnerabel in Bezug auf emotionale und soziale Ereignisse in dieser kritischen Phase seiner Entwicklung. Denn ein Erleben mangelnder emotionaler Erfahrungen kann in dieser kritischen Phase zu schwerwiegenden Beeinträchtigungen von subtilen Hirnreifungsvorgängen führen, die sich nicht leicht erkennen lassen, weil sie z. B. nicht als Störungen der Intelligenzentwicklung erkennbar sind. Tiefgreifende emotionale Mangelerlebnisse in Form einer schweren Deprivation können allerdings auch zu intellektuellen Leistungseinbußen vom Grad einer Pseudodebilität führen. Weniger dramatische emotionale Mangelerlebnisse können aber in kritischen Perioden der Hirnentwicklung zu neuronalen Aktivitätsstörungen führen, welche sich auf der Verhaltensebene niederschlagen, z. B. in Beeinträchtigungen der Empathiefähigkeit, der Affektmodulation, der emotionalen Empfindungs- und Ausdrucksfähigkeit und des Bindungsverhaltens (Perry et al. 1995).

Erbgenetische Einflüsse

Neben soziokulturellen und psychologischen Faktoren spielen erbgenetische Determinanten für die Intelligenzentwicklung eine herausragende Rolle.

! Bei der Intelligenz handelt es sich um einen Phänotyp, insofern sie als das Ergebnis des Zusammenwirkens von genetischen Faktoren und Umwelteinflüssen, denen ein Individuum im Laufe seiner Entwicklung ausgesetzt ist, betrachtet werden kann.

Aufschlüsse über die erbgenetischen Determinanten der menschlichen Intelligenz ergeben Untersuchungen an Verwandten, insbesondere aber Paarstudien, also der Vergleich von Zwillings- und gewöhnlichen Geschwisterpaaren, die jeweils getrennt oder gemeinsam aufgewachsen sind. Inzwischen liegen Ergebnisse von Vergleichsuntersuchungen an über 3000 Zwillingspaaren aus 8 verschiedenen Ländern und 4 Kontinenten vor, die von Erlenmeyer-Kimling u. Jarvik (1963) zusammengefasst worden sind. Dabei hat sich gezeigt, dass bei erbgleichen (monozygoten) Zwillingen die Übereinstimmung (Korrelation) des Intelligenzniveaus am höchsten ist (◻ Tabelle 26.4).

Bei gemeinsam aufwachsenden monozygoten Zwillingen liegt die Korrelation zwischen IQ und Verwandtschaftsgrad im Durchschnitt bei 0,85. Getrennt aufgewachsene eineiige Zwillinge sind in ihrem Intelligenzniveau weniger ähnlich als zusammen aufgewachsene erbgleiche Zwillinge, die Übereinstimmung ist jedoch trotzdem recht hoch (mediane Korrelation 0,67). Auch die Tatsache, dass die Übereinstimmung bei getrennt aufwachsenden eineiigen Zwillingen wesentlich höher ist als bei zweieiigen Zwillingen, die zusammen aufwachsen (r=0,58), belegt die Bedeutung erbgenetischer Faktoren für die Intelligenz. Andererseits weisen die Unterschiede in den Korrelationen bei gemeinsam und getrennt aufge-

◻ Tabelle 26.4. **Korrelationen zwischen IQ und Verwandtschaftsgrad**

Verwandtschaftsgrad	Korrelation
Eineiige Zwillinge, gemeinsam aufgewachsen	0,85
Eineiige Zwillinge, getrennt aufgewachsen	0,67
Zweieiige Zwillinge, gemeinsam aufgewachsen	0,5
Geschwister, gemeinsam aufgewachsen	0,45
Geschwister, getrennt aufgewachsen	0,24

wachsenen mono- und heterozygoten Zwillingen und Nicht-Zwillingsgeschwistern auf das Mitwirken von Umwelteinflüssen auf den Intelligenzgrad hin!

Man kann also davon ausgehen, dass die Variabilität des Phänotyps Intelligenz (V_P) sich zusammensetzt aus der Variabilität des Genotyps (V_G) und der Variabilität der Umwelteinflüsse (V_E; E = »environment«), entsprechend der Formel $V_P = V_G + V_E$. Diese Grundformel ist natürlich zu einfach und wird der Komplexität zusätzlicher inter- und intraindividueller Teilkomponenten erbgenetischer und umweltbedingter Varianten nicht gerecht, wozu u. a. auch die Varianz durch Wechselwirkung verschiedener Gene und die Interaktion zwischen genetischen und umweltbedingten Faktoren gehören.

! Die Heritabilität der Intelligenz wird aufgrund von Eltern-Kind- und insbesondere von Zwillingsuntersuchungen auf 70–80% geschätzt.

Heritabilität bezeichnet den Anteil der phänotypischen Variabilität der Intelligenz, der auf genetischen Unterschieden beruht. Man kann somit davon ausgehen, dass die Varianz der Testintelligenz zu etwa 70–80% genetisch determiniert und zu 20–30% umweltbedingt ist. Diese Feststellung macht jedoch wichtige **Einschränkungen** notwendig:

1. Die durch Intelligenztests ermittelten Ergebnisse stellen im allgemeinen Durchschnittswerte verschiedener intellektueller Fähigkeiten dar, die aber in durchaus unterschiedlichem Ausmaß genetisch oder milieuabhängig determiniert sein können.
2. Die Heritabilität ist keine biologische Konstante, sondern ein Populationsmaß, d. h., sie gilt für die jeweils untersuchte Bevölkerung und kann sich ändern, wenn die Population sich ändert (Propping 1989).
3. Die Faktoren Umwelt und Erbe variieren nicht immer unabhängig voneinander, sondern greifen nicht selten ineinander. So wird ein begabtes Kind häufig auch in einem geistig anregenderen Milieu aufwachsen und eine bessere Schulausbildung erhalten als ein weniger begabtes.

! Man ist heute der Ansicht, dass die erbliche Grundlage der Intelligenz polygen bedingt ist. Eine besondere Stellung scheint nach neueren Befunden den X-Chromosomen zuzukommen.

So enthalten die X-Chromosomen eine außergewöhnlich hohe Zahl an Genen, die für die Ausbildung der Grundintelligenz beim Menschen verantwortlich sind, und die Rate der »Intelligenzgene« auf dem X-Chromosom ist etwa 3,5fach höher als auf den nicht geschlechtsgebundenen Chromosomen, den sog. Autosomen (Zechner et al. 2001). Entsprechend nachteilig wirken sich Mutationen der X-chromosomalen Gene auf die intellektuelle Leistungsfähigkeit aus. Zu den X-chromosomal vererbten Intelligenzstörungen gehören u. a. das Hunter-Syndrom (Mukopolysaccharidosis II), das Lesch-Nyhan-Syndrom (Hyperurikämie) und das Lowe-Syndrom (okulorenales Syndrom).

Zehn Prozent der Gene, die mit geistiger Behinderung assoziiert sind, liegen auf dem X-Chromosom, das Y-Chromosom trägt dagegen kein für die Intelligenz verantwortliches Gen, stattdessen ist es dicht besiedelt mit für die Fruchtbarkeit zuständigen Genen. Möglicherweise hängt damit zusammen, dass Lernstörungen und geistige Behinderungen bei Jungen häufiger vorkommen als bei Mädchen; die Inzidenz beim männlichen Geschlecht ist um etwa 30% höher als beim weiblichen.

26.5 Diagnose und Differenzialdiagnose

Vor jeder Psychodiagnostik sind eine genaue Entwicklungsanamnese (Befragung zum Schwangerschafts- und Geburtsverlauf und Erfassung der Entwicklungsdaten des Kindes durch Eltern und Angehörige) und eine sorgfältige körperliche Untersuchung vorzunehmen. Letztere muss vor allem eine Bewertung der sensomotorischen Entwicklung des Kindes und seiner Seh-, Hör-, Sprach- und Wahrnehmungsleistungen ermöglichen; auf besondere körperliche Stigmata wie Mikro- und Makrozephalie, physiognomische Auffälligkeiten, Hand-, Fuß-, Thorax- und sonstige Skelettdeformationen, Phänotyp der äußeren Geschlechtsmerkmale, Hautveränderungen, Augen-, Ohrenanomalien, Herzgeräusche, Leber-, Milzvergrößerungen etc. ist zu achten. Für die Beurteilung der neuromotorischen Entwicklung des Säuglings- und Kleinkindesalters sind altersabhängige Entwicklungsskalen erarbeitet worden, die bei Verdacht auf das Vorliegen einer Behinderung serienmäßig angewandt werden sollten.

26.5.1 Entwicklungsdiagnostik

Allgemeines Screening

Zur groben Orientierung eignet sich als gut handhabbares Screeningverfahren der »Denver-Entwicklungstest« (vgl. Flehmig 1979), der zur Durchführung einen Zeitaufwand von ca. 20 min erfordert. Der Test enthält Aufgaben, die den Entwicklungszeitraum vom 1. Lebensmonat bis zum Alter von 6 Jahren abdecken. Es werden 4 Teilbereiche untersucht:

- sozialer Kontakt (Fähigkeit, mit anderen Menschen zurechtzukommen und Bedürfnisse allein zu befriedigen),
- Feinmotorik (Wahrnehmen und Ergreifen kleinerer und größerer Gegenstände, Zeichnen),
- Sprache und
- Grobmotorik (Lage verändern, sich drehen, Sitzen, Stehen, Gehen, Treppenlaufen, Einbeinstand, Hüpfen

auf einer Stelle, Zehen-Hacken-Gang vorwärts und rückwärts).

Am oberen und unteren Rand des Testblattes befindet sich eine Altersskala (Altersstufen von 1–23 Monaten und von 2–6 Jahren, ◘ Abb. 26.2). Jede dieser 105 Aufgaben wird durch einen Balken dargestellt, dessen Lage innerhalb der Skala zeigt, in welchem Alter etwa 25%, 50%, 75% und 90% der normalen Kinder diese Aufgabe bewältigen können.

Neben dem »Denver-Entwicklungstest« sind die »Griffiths-Entwicklungsskalen« (Brandt 1983) ein in Deutschland gebräuchliches Screeningverfahren. Auch diese Skalen beinhalten Aufgaben zur Beurteilung der motorischen, kognitiven, sprachlichen und sozialen Entwicklung, sie sind entsprechend den verschiedenen Altersstufen eines gesunden Kindes gestaffelt, in denen es normalerweise diese Aufgaben bewältigen kann. Es wurden nur solche Aufgaben aufgenommen, die mit einer hohen Trennschärfe zwischen den verschiedenen Altersstufen unterscheiden. Der jeweilige Entwicklungsstand eines Kindes wird entweder global, gemäß der Gesamtzahl der vom Kind gelösten Aufgaben, oder getrennt nach Teilbereichen bewertet.

Skalen zum mentalen Entwicklungsstandes von Säuglingen und Kleinkindern

Für das 1. Lebensjahr und die Altersperiode zwischen 1 und 3 Jahren eignet sich gut die »**Münchner Funktionelle Entwicklungsdiagnostik**« (MFED; Hellbrügge et al. 1978). Es gibt eine ganze Reihe weiterer Entwicklungstests, die zur Diagnostik des mentalen Entwicklungsstandes eines Säuglings oder Kleinkinds geeignet sind (Übersicht u. a. bei Rauchfleisch 1991; Rennen-Allhoff u. Allhoff 1907).

Für das Neugeborene ist von Brazelton (1973) die »**Neonatal Behavioral Assessment Scale**« (BNBAS) entwickelt worden, die die Aufmerksamkeit, Reizbarkeit, Ansprechbarkeit sowie die neurologische und motorische Reife beurteilen hilft. Die postnatale Intelligenzentwicklung beginnt bereits unmittelbar nach Geburt, und der Säugling tritt schon in dieser Zeit aktiv mit seiner Umwelt in eine interaktionelle Wechselbeziehung ein. Durch exakte Eltern-Kind-Beobachtungen und entsprechende Ratings mit der BNBAS konnten diese aus der klinischen Erfahrung gewonnenen Erkenntnisse belegt werden: So fanden Penman et al. (1983) signifikante Korrelationen zwischen der Reaktionsfreudigkeit der Neugeborenen auf Stimuli und motorischer Reife, der Reizschrankenfunktion der Mutter (»maternal stimulus screening capacity«) und dem Niveau der Mutter-Kind-Interaktion im Alter von 3 Monaten.

Für das 1. und 2. Lebensjahr sind dem jeweiligen Lebensalter angepasste Entwicklungstests erarbeitet worden, wie die »**Bayley Scales of Infant Development**« (BSID), für das 2.–5. Lebensjahr hat sich das »Minnesota Child Development Inventory« als geeignet erwiesen (Sayler u. Brandt 1986).

Skalen zur sensomotorischen Entwicklung von Kleinkindern

Die erste Phase der Intelligenzentwicklung entspricht der Stufe der sensomotorischen Intelligenz (Piaget); sie reicht von der Geburt bis etwa zum Alter von 1 $^1/_2$–2 Jahren. Bereits in dieser Phase folgt die kognitive Entwicklung des Kindes einer gesetzmäßigen Stufenabfolge, von der Geburt bis zur Ausbildung symbolisch repräsentativer Fähigkeiten im Alter von 2 Jahren. Das kognitive Entwicklungsniveau des Kleinkindes wird zu dieser Zeit von verschiedenen, differenzierten Einzelfähigkeiten bestimmt, die sich strukturell parallel entwickeln:
1. Objektpermanenz,
2. Wahrnehmung von Mittel-Zweck-Verbindungen,
3. Laut- und Gestenimitation,
4. Wahrnehmung kausaler Zusammenhänge,
5. Wahrnehmung räumlicher Beziehungen,
6. Schemata im Umgang mit Objekten.

Diese 6 Teilbereiche der sensomotorischen Intelligenz sind Bestandteil der »**Ordinalskalen zur sensomotorischen Entwicklung**«, die von Uzgiris u. Hunt (1975; dtsch. Bearbeitung: Sarimski 1986) entworfen worden sind. Im Gegensatz zu den zuvor erwähnten Entwicklungstests wird der Entwicklungsstand eines Kindes nicht mehr in numerischen Ergebnissen im Vergleich zu Altersnormen festgelegt, sondern das individuelle Testergebnis wird auf eine theoretisch begründete Sequenz von Entwicklungsschritten projiziert. Auf diese Weise wird eine Beurteilung des Niveaus der kognitiven Verarbeitungsprozesse des Kindes in voneinander unabhängigen kognitiven Bereichen ermöglicht, ebenso wie die Erarbeitung von entsprechenden heilpädagogischen Therapiezielen.

! Die »Ordinalskalen zur sensomotorischen Entwicklung« haben sich als Untersuchungsmodell bei geistigen Behinderungen bewährt, bei denen das kognitive Entwicklungsalter deutlich unterhalb dem chronologischen und dem motorischen Alter liegt.

Während bei gesunden Kindern die motorische, kognitive und kommunikative Entwicklung parallel zum Entwicklungsalter verläuft, ist dies bei geistig behinderten Kindern nicht der Fall, hier korreliert das kognitive Entwicklungsniveau nicht mit dem Alter oder der motorischen Reife.

Tests zur kognitiven Entwicklung älterer Kinder

»Coloured Progressive Matrices«

Einen ersten Einblick in die allgemeine kognitive Entwicklung vermitteln die »Coloured Progressive Matrices« (CPM). Sie stellen eine Weiterentwicklung der in den 30er-Jahren des vergangenen Jahrhunderts von Raven entwickelten »Standard Progressive Matrizen« dar (Raven 1938) und sollten ursprünglich eine »reine« Messung des von

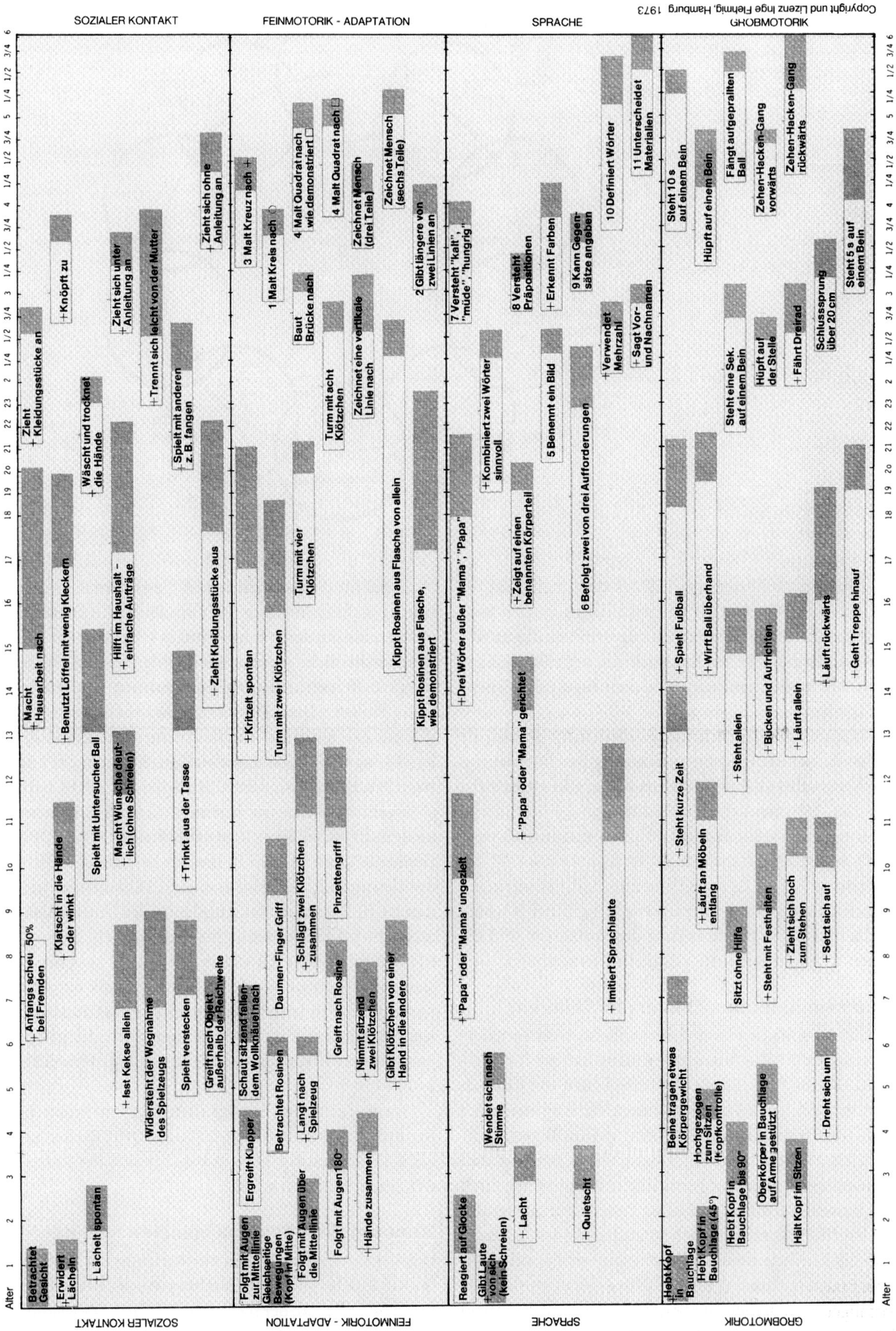

Abb. 26.2. Untersuchungsblatt des Denver-Entwicklungstests

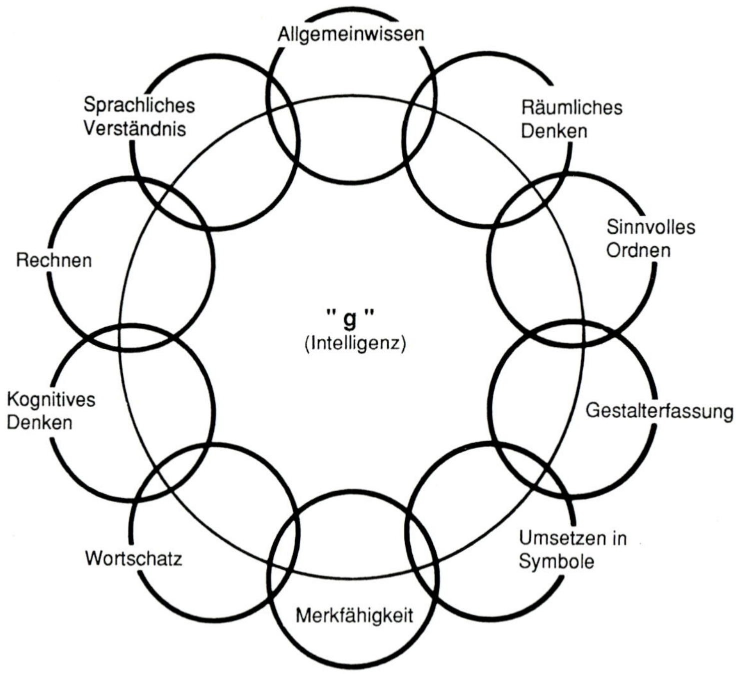

Abb. 26.3. Schematische Darstellung von einigen an der Allgemeinintelligenz beteiligten Faktoren. (Nach Spreen 1978)

Spearman postulierten »g«-Faktors der Intelligenz ermöglichen (Abb. 26.3). Wenngleich dieser Anspruch sicherlich nicht erfüllt werden konnte, vermittelt dieses Verfahren doch einen ersten Eindruck von der Fähigkeit zur Wahrnehmungsorganisation und dem Regel erschließenden Denken.

In insgesamt 3 Subtests von jeweils 12 Items müssen die Probanden eine Folge geometrischer Figuren oder Muster durch Auswahl aus einer Reihe von vorgegebenen Mustern ergänzen. Normen liegen für Kinder von 4,9–11,0 Jahren vor. Die Rohwerte können sowohl in Prozentränge als auch in IQ-Äquivalente transformiert werden. Der Vorteil des Verfahrens liegen in der Ökonomie und der geringen Sprachabhängigkeit des Verfahrens. Als größter Nachteil ist die inhaltliche Beschränkung des Verfahrens und die daraus folgende begrenzte Validität zu verzeichnen.

»Kaufman-Assessment Battery for Children«

Bedeutend umfassender und auch inhaltlich differenzierter erfasst die »Kaufman-Assessment Battery for Children« (K-ABC) Intelligenz und Fertigkeiten von Kindern im Alter zwischen 2,6 und 12,5 Jahren. Neuartig an diesem Verfahren ist die getrennte Messung der Intelligenz, definiert als Fähigkeit zur Informationsverarbeitung und Problemlösung, und der Fertigkeiten, definiert als durch die Umwelt vermitteltes Faktenwissen. Die insgesamt 16 Untertests werden je nach Alter des Kindes in unterschiedlichen Zusammenstellungen vorgegeben, wobei minimal 7 und maximal 13 Untertests bearbeitet werden. Die Leistungen werden auf insgesamt 5 Gesamtskalen abgebildet, 4 Skalen der Intelligenzfunktionen und eine undifferenzierte Fertigkeitenskala.

Basal für dieses Verfahren ist die Differenzierung der Intelligenzfunktionen in das einzelheitliche Denken, als Problemlösung durch folgerichtiges serielles Denken und das ganzheitliche Denken als Problemlösung durch simultane Reizverarbeitung, Organisation und analoges Schlussfolgern. Diese Dichotomie zwischen zwei grundlegenden Arten der Informationsverarbeitung und Problemlösung findet sich in vielen Konzeptionen der kognitiven Psychologie wieder: sei es als sequenziell vs. parallel (Neisser 1967), sukzessiv vs. simultan (Luria 1966) oder als analytisch vs. holistisch/gestalthaft (Levy 1972). Beide Denkstile konstituieren in diesem Test gleichberechtigt die Gesamtheit der intellektuellen Fähigkeiten, welche durch eine Zusammenfassung der beiden Unterskalen berechnet wird. Eine Besonderheit stellt schließlich noch die »sprachfreie Skala« dar, die aus Untertests zusammengestellt wird, die auch durch Gestik und Mimik dargeboten und von den Kindern durch motorische Reaktionen gelöst werden können. Hierdurch können auch die geistigen Funktionen von sprach- und hörgeschädigten Kindern geprüft werden.

Im Bereich der Fertigkeiten werden Wortschatz, Kenntnisse bekannter Personen oder Orte, Rechenfertigkeiten, Fähigkeit zur Lösung konkret-verbaler Rätsel sowie Lesefertigkeiten erfasst.

Hamburg-Wechsler-Intelligenztest für Kinder

Das bekannteste Verfahren zur Messung der Intelligenz im Kindesalter stellt der Hamburg-Wechsler-Intelligenztest für Kinder dar, der mittlerweile in der 3. Revision vorliegt (HAWIK III). Das Verfahren fußt weiterhin auf dem Intelligenzkonzept Wechslers als einer globalen Fähigkeit des Individuums zweckvoll zu handeln, vernünftig zu denken und sich mit seiner Umwelt wirkungsvoll auseinanderzusetzen. Wechsler unterschied schon sehr früh zwei Funktionen oder Mittel, mit welchen diese Ziele erreicht werden können: verbal-kognitive und motorisch-handlungsmäßige. Die daraus resultierende Unterscheidung zwischen Verbal- und Handlungsintelligenz, welche zusammen die Gesamtintelligenz bilden, stellt sich heute als »klassisches« Intelligenzkonzept dar.

Im Gegensatz zur K-ABC werden im HAWIK allen Kindern alle Untertest vorgegeben, wenngleich im altersentsprechenden Schwierigkeitsbereich. Die deutschsprachige Version ist für Kinder von 6,0 bis 16,11 Jahren normiert.

Spezifische Testverfahren für geistig Behinderte

All diesen bisher beschriebenen Verfahren gemeinsam ist jedoch der Umstand, dass sie zur Feststellung der Intelligenzfunktionen im durchschnittlichen bis überdurchschnittlichen Bereich entwickelt wurden. Sie eignen sich deshalb nur sehr bedingt zur Messung von Fähigkeiten im Bereich der niedrigen und sehr niedrigen Intelligenz. Deshalb sind speziell für geistig behinderte Kinder spezielle Testverfahren entwickelt worden wie z. B. die »**Testbatterie für geistig Behinderte**« (TBGB), die neben kognitiven Fähigkeiten (allgemeine Intelligenz, Wortschatz, Merkfähigkeit) den motorischen Entwicklungsstand (Fein- und Gesamtmotorik) und die soziale Reife beurteilt. Es werden keine Gesamtwerte für die ganze Testbatterie, sondern nur einzelne Testergebnisse ermittelt.

Ein spezielles Testverfahren zur Beurteilung der sozialen Reife stellt die »**Vineland Social Maturity Scale**« (VSMS) dar, als Kurzform ist sie Bestandteil der zuvor erwähnten TBGB. Zur speziellen Beurteilung von neuropsychologischen Leistungsdefiziten haben sich die »**Luria-Nebraska-Neuropsychological-Battery**« (LNNB) und die »**Halstead-Reitian-Neurological-Battery**« (HRNB) bewährt (Moses u. Johnson 1984). Diese Testverfahren haben sich als nützlich zur Erfassung von sog. Teilleistungsschwächen, minimalen zerebralen Dysfunktionen und funktionellen Hemisphärenasymmetrien erwiesen. Dies gilt auch für den »**Preschool Embedded Figures Test**« (PEFT) von Coates (1972) und die »**Columbia Mental Maturity Scale**« (CMMS) nach Eggert (1972).

Obwohl Tests nützlich sind, ist die Beurteilung der sozialen Anpassung und der schulischen Leistungsfähigkeit mindestens ebenso wichtig. Sorgfältige Explorationen der Bezugspersonen und Verhaltensbeobachtungen der betroffenen Kinder sind daher unabdingbar. Das Herstellen einer vertrauten Spielsituation (Puppen, Szenotest-Material) stellt eine wichtig Voraussetzung für eine Verhaltensbeobachtung der Kindes dar.

Bei schwerer geistig behinderten Kindern ist es notwendig, Informationen über folgende Bereiche zu erhalten: Umgänglichkeit, Kontaktverhalten, Grad der lebenspraktischen Fertigkeiten (An- und Ausziehen, Essverhalten, Körperpflege, Verkehrssicherheit, Körperbeherrschung, Wahrnehmungsleistungen, Aufmerksamkeitsspanne, Sprachentwicklung, Gemütsäußerungen, affektiv-emotionales Verhalten).

26.5.2 Labordiagnostik

Es ist stets kritisch abzuwägen, wann bestimmte Laboruntersuchungen indiziert sind oder zumindest Aussicht haben, diagnostisch weiterzuführen.

EEG und sensorisch evozierte Potenziale

EEG-Untersuchungen sind stets bei Verdacht auf Anfallsleiden indiziert, aber auch bei Verdachtsdiagnosen wie SSPE (subakute sklerosierende Panenzephalitis), Intoxikation, intrakranielle Raumforderungen, sensorische Beeinträchtigungen, neuronale Speicherkrankheiten und andere Stoffwechselstörungen, psychotische oder andere auffällige psychopathologische Symptome. Niederfrequente (2–3 s) Wellen im EEG unter Photostimulation verweisen auf einen Befall der grauen Substanz (z. B. GM_1- und GM_2-Gangliosidosen, Sphingomyelinose, M. Gaucher). Die EEG-Befunde bei zerebralen Speicherkrankheiten liefern nur einen Baustein zur Diagnose, sie sind stark verlaufsabhängig und können somit zur Bewertung des jeweiligen Krankheitsstadiums beitragen.

> **!** **Die Aussagekraft des EEG bei Störungen der Intelligenz ist gering.**

Spektralanalytische Befunde zeigen uncharakteristische Allgemeinveränderungen, die auf allgemeine Reifungsverzögerungen hindeuten. In die gleiche Richtung weisen Veränderungen im Bereich der sensorisch evozierten Potenziale: Amplitudenreduktionen und verlängerte Latenzen für N1, N2 und P3 (Zurron u. Diaz 1995). Die frühen und mittleren Komponenten auditorisch evozierter Potenziale sind dagegen nicht verändert, was auf eine normale Funktion subkortikaler Strukturen schließen lässt. Bei Patienten mit einem Fragilen-X-Syndrom fanden Ferri et al. (1994) vergrößerte Amplituden im Bereich frontaler N30-, N60- und P100-Wellen somatosensorisch evozierter Potenziale, was für kortikale Dysfunktionen im Bereich der Frontallappen spricht.

> **!** **Abnorme sensorisch-evozierte Potenziale (AEP, VEP) sind diagnostisch hinweisend bei degenerativen Speicherkrankheiten des ZNS bereits in einem frühen Stadium. Visuell evozierte Potenziale (VEP) können zur Differenzierung von neurodegenerativen Erkrankungen beitragen.**

So sind bei der GM_2-Gangliosidose VEP zu registrieren, nicht aber bei der infantilen und juvenilen Form der neuronalen Zeroidlipofuszinose, auch wenn es sich noch um ein frühes Krankheitsstadium handelt.

Ein Elektroretinogramm (ERG) ist diagnostisch hinweisend bei den Zeroidlipofuszinosen und den peroxisomalen Störungen, bei denen es erloschen ist.

Bildgebende Untersuchungen

Eine **Röntgenuntersuchung** des Schädels ist vor allem bei Verdacht auf intrazerebrale Missbildungen, Verkalkungen, erhöhten Hirndruck, Schädelmissbildungen, Kraniosynostosen, bei Verdacht auf pränatale Infektionen und bei Hautveränderungen, die auf eine tuberöse Hirnsklerose oder ein Sturge-Weber-Syndrom hinweisen, indiziert.

Eine **CT-Untersuchung** des Schädels ist vor allem bei progressiven Demenzen zu empfehlen, z. B. bei Verdacht auf intrazerebrale Speicher- und Demyelinisierungsprozesse. Weitere Indikationen für ein Schädel-CT sind fokale klinisch-neurologische Symptome, Verdacht auf erhöhten intrakraniellen Druck, unproportional wachsender Kopfumfang (Kreuzen der Perzentilen), Verdacht auf intrakranielle Verkalkungen, Missbildungen und Tumoren.

Eine Bestimmung der **Nervenleitgeschwindigkeit** sollte bei Verdacht auf Leukodystrophien und Mitochondriopathien durchgeführt werden.

Die **MRT-Untersuchung** des Gehirns ist geeignet zur Sichtbarmachung von kongenitalen Missbildungen, Ventrikelerweiterungen, raumfordernden Prozessen, Störungen der Myelinisation bei Stoffwechselstörungen, insbesondere Leukodystrophien und pränatalen Infektionen. CT und MRT sind hilfreich bei Diagnose und Verlaufsbeurteilung neurokutaner Syndrome wie der tuberösen Hirnsklerose, der Neurofibromatose (M. Recklinghausen) und dem Sturge-Weber-Syndrom. Bei magnetresonaztomographischen Untersuchungen konnten beim Down-Syndrom signifikante Volumenminderungen im Frontalhirn und im limbischen System nachgewiesen werden (Jernigan u. Bellugi 1994).

Bei progressiven kindlichen Demenzprozessen kann die **Single-Photon-Emissions-Computertomographie** (SPECT) einen wichtigen Schritt zur Diagnose beitragen, das gilt insbesondere für lysosomale Speicherkrankheiten.

Ventrikelerweiterungen, periventrikuläre Blutungen, Leukomalazien und intrazerebrale Missbildungen können in der Neonatal- und frühen Säuglingsperiode auch sonographisch diagnostiziert werden. Die seriell durchgeführte **Sonographie** erlaubt den Nachweis von intrazerebralen Parenchymveränderungen und in Einzelfällen auch eine Differenzierung von zerebralen Speicher- und Demyelinisierungsprozessen gegenüber anderen pathologischen intrazerebralen Veränderungen (Bosnjak et al. 1988).

Chromosomenuntersuchung

Chromosomenuntersuchungen in einem speziell dafür eingerichteten zytogenetischen Labor sind bei Verdacht auf eine Chromosomopathie indiziert, z. B. bei multiplen degenerativen Stigmata, insbesondere bei Kombination mit niedriger Intelligenz, bei gehäuftem Vorkommen von Tot- und Fehlgeburten sowie von bereits bekannten Chromosomopathien in der Familie, bei Makrorchie und familiärer Häufung von Minderbegabungen bei Knaben (Hinweis auf Fragiles-X-Syndrom).

Bei zahlreichen Erkrankungen ist es bereits möglich, einen direkten Mutationsnachweis zu erbringen, z. B. beim Rett-Syndrom, beim Lesch-Nyhan-Syndrom oder beim M. Huntington (nähere Einzelheiten s. bei den einzelnen Krankheitsbeschreibungen).

Stoffwechseluntersuchungen

Stoffwechseluntersuchungen spielen bei der Diagnostik einer geistigen Behinderung eine besondere Rolle, da entsprechende Stoffwechseldefekte teilweise behandelbar sind und sie wichtige genetische Konsequenzen für die Familie haben. Aminosäurestoffwechselstörungen lassen sich durch Aminosäurechromatogramme im Serum und Urin diagnostizieren. Für die Hyperphenylalaninämien, die Homozystinurie, Histidinämie und die Ahornsirupkrankheit ist der Guthrie-Test als Screeningmethode geeignet. Die Galaktosämie ist durch erhöhte Galaktosespiegel im Serum und vermehrte Urinausscheidung zu sichern infolge einer Abbaustörung von Galaktose (Galaktose kann nicht phosphoryliert werden). Als Screeningmethode hat sich der »Beutler-Test« bewährt; er erlaubt die semiquantitative Aktivitätsbestimmung der Gal-l-P-Uridiyltransferase.

Eine vermehrte Mukopolysaccharidausscheidung, eine positive Nitroprussidprobe im Urin sind hinweisend auf Mukopolysaccharidosen; bei der metachromatischen Leukodystrophie ist die Arylsulfatase A im Serum und Urin stark vermindert oder nicht nachweisbar. Die Screeningmethode für die kongenitale Hypothyreose ist der TSH-Immunoassay. Erhöhte Harnsäurekonzentrationen im Serum (>6 mg % bei Säuglingen, >8 mg % bei Kleinkindern) sind bei entsprechender klinischer Symptomatik neben dem Nachweis für den Enzymdefekt (HGPRT-Mangel) in Fibroblasten diagnostisch beweisend für ein Lesch-Nyhan-Syndrom.

Bei Verdacht auf das Vorliegen einer peroxisomalen Erkrankung (s. Abschn. 26.2.4), z. B. einer Kombination von Hepatopathie, Dysmorphie und Hornhauttrübung, von Nierenzysten und Nebennierenstörungen oder bei kombiniertem Auftreten von zerebellärer Ataxie, Neuropathie und Retinitis pigmentosa (M. Refsum), ist ein selektives Screening auf überlangkettige Fettsäuren (VLCFA) und Phytansäure (PA) in Serum bzw. in Fibroblasten und Amnionzellen indiziert.

Serologisch-immunologische Untersuchungen

Serologisch-immunologische Untersuchungen (Antikörpernachweis) dienen zur Diagnose pränataler Infektionen, die zu einer geistigen Behinderung führen, wie Röteln, Zytomegalie, Toxoplasmose, Lues, Aids. Wichtig ist die wiederholte Bestimmung der Antikörpertiter im zeitlichen Verlauf. Elektronenmikroskopische Untersuchungen von Hautbiopsien (Fibroblasten) und Blutzellen (Erythrozyten, Lymphozyten), Knochenmark, Leber und der peripheren Nerven (Schwann-Zellen), Perineurium oder Darmmukosa (glatte Muskulatur, Drüsenepithel) haben die morphologische Diagnose von Speicherkrankheiten erleichtert. Pathognomische Einschlusskörperchen, Vakuolisierungen und abnorme Granulierungen von Lympho- und Leukozyten geben diagnostische Hinweise bei lysosomalen Speicherkrankheiten. In Fibroblasten, Erythrozyten und Amnionzellkulturen lassen sich bei einem großen Teil der lysosomalen Speicherkrankheiten entsprechende Enzymdefekte nachweisen; häufig ist damit schon eine pränatale Diagnose möglich.

Vor einer Biopsie (Leber, Haut, Muskel, Nerv, Hirn) sollte sorgfältig überlegt werden, ob weitere, z. B. histochemische Untersuchungen sinnvoll sind. Es muss dann rechtzeitig Kontakt mit den entsprechenden dazu spezialisierten Instituten aufgenommen werden, um das genaue Procedere der Gewebsentnahme und -verarbeitung abzusprechen. Bei Verdacht auf eine neurale Speicherkrankheit vom zellständigen Typ (GM_1- und GM_2-Gangliosidose, Sphingomyelinose, Zerebrosidose) ist eine elektronenmikroskopische Untersuchung der Lymphozyten indiziert, wodurch eine Biopsie überflüssig werden kann. Eine Nervenbiopsie ist speziell indiziert bei Verdacht auf metachromatische Leukodystrophie, M. Krabbe, infantile neuroaxonale Dystrophie, M. Refsum.

Eine Hautbiopsie kann Hinweise geben für das Vorliegen einer neuronalen Zeroidlipofuszinose, einer progressiven Myoklonusepilepsie (Lafora), einer neuroaxonalen Dystrophie oder Mucolipidose IV. Leberbiopsien sind indiziert bei peroxisomalen Erkrankungen und Glykogenosen.

26.6 Neurobiologische Korrelate der Intelligenz

Es ist inzwischen eine weitgehend akzeptierte Tatsache, dass Intelligenzstörungen mit Beeinträchtigungen von Hirnfunktionen einhergehen oder durch sie bedingt sind.

! Es ist noch nicht gelungen, ein einheitliches pathologisch-anatomisches Substrat für Intelligenzstörungen zu finden, was auch unwahrscheinlich wäre, da es sich bei den Oligophrenien nicht um ein einheitliches Syndrom handelt.

Die Computertomographie hat verschiedene Ergebnisse erbracht, vom Normalbefund bis zu allen möglichen Varianten neuroanatomischer Strukturanomalien (Ventrikelerweiterungen, Hemisphärenasymmetrien, Balkenmangel, Porenzephalie, Gyrusanomalien, Kleinhirnatrophien etc.). Auch die neurophysiologischen Befunde sind unspezifisch: Normalbefunde, Frequenzminderung, unspezifische Herde schwach ausgeprägte α-Aktivität, asymmetrische Amplitudenerhöhungen und Latenzverlängerungen der späten Komponenten sensorisch evozierter Potenziale, unspezifische fokale oder multifokale Befunde im sog. »brain electrical activity mapping« (BEAM).

Auch neurochemische Untersuchungen haben kein typisches, einheitliches oder sogar pathognomonisches Bild ergeben, untersucht wurde in erster Linie der Noradrenalin-, Serotonin-und Dopaminstoffwechsel (MHPG, Homovanillinsäure und 5-Hydroxyacetessigsäure-Spiegel im Serum, Liquor und Urin). Es gibt Hinweise, dass bei Vorliegen hyperkinetischer Störungen der Dopaminstoffwechsel beeinträchtigt ist.

Neurale Reifungsprozesse

! Störungen der Intelligenzentwicklung beim Kind können letztlich nur verstanden werden, wenn die Kenntnisse über die Ontogenese des menschlichen Gehirns genügend gut und sicher sind.

Die neuralen Reifungsvorgänge sowohl auf der mikro- als auch auf der makroskopischen Ebene sind höchst komplex und können heute noch nicht annähernd verstanden werden. Fortschritte sind allerdings in Zukunft von modernen molekularbiologischen Techniken zu erwarten. Zum Beispiel haben Goldgaber et al. (1987) und Kang et al. (1987) mittels cDNS-Klonierung und Hybridisierung gegen Menschen-Mäuse-Hybride das Gen auf Chromosom 21 lokalisiert, das für die pathologischen Amyloidablagerungen bei der Alzheimer-Erkrankung und beim Down-Syndrom verantwortlich ist.

Die Amyloidablagerungen bei Down-Syndrom und Alzheimer-Erkrankung sind identisch, es handelt sich dabei um ein Polypeptid, A 4 genannt. Das hierfür verantwortliche Gen (»A-4-Gen«) ist auf dem Chromosom 21 gelagert. Dadurch wird die Tatsache verständlich, dass in Familien mit gesicherten Alzheimer-Erkrankungen gehäuft Down-Syndrome zu beobachten sind (Yatham et al. 1988).

Die Komplexität ontogenetischer zentralnervöser Reifungsvorgänge spiegelt sich schon allein in der Tatsache wider, dass der zerebrale Kortex mehr als 10 Mrd. (etwa 10^{10}) Neurone aufweist. Die Zahl der interneuronalen Synapsen wird auf 10^{13}–10^{14} geschätzt, d. h. jedes Neuron hat zwischen tausend und zehntausend Kontaktstellen, insgesamt verfügt die Großhirnrinde des Menschen somit über etwa 100 Billionen (10^{14}) Synapsen. Letztere sind für die Informationsvermittlung von einer Nervenzelle auf die andere verantwortlich. Die korrekte Ausbildung und Funktionsweise der Synapsen stellen somit eine wichtige Voraussetzung für Gedächtnis- und Lernprozesse dar. Das wird auch durch folgenden Vergleich deutlich: Moderne Supercomputer sind heute in der Lage, etwa 10^{10} Rechenschritte pro Sekunde zu vollziehen. Das liegt jedoch noch weit unterhalb der Leistungskapazität des menschlichen

Kortex, der pro Sekunde zu etwa 10^{14} Rechenoperationen in der Lage ist. Das menschliche Gehirn vollbringt also eine Rechenleistung, die hunderttausendmal größer ist als diejenige des schnellsten modernen Computers!

Konsequenzen von Hirnreifungsstörungen in verschiedenen Entwicklungsphasen

Störungen der menschlichen Hirnreifung können in den verschiedenen Phasen auftreten:
- der Proliferation (Bildung germinaler Matrixzellen, etwa bis zur 22. Schwangerschaftswoche),
- der Migration (8.–27. Schwangerschaftswoche),
- der Differenzierung (15. Schwangerschaftswoche bis 4. Lebensjahr),
- der Synaptogenese (ab 18. Schwangerschaftswoche) und
- der Myelinisation (14. Schwangerschaftswoche bis etwa 12.–15. Lebensjahr).

Während der Migrationsphase wandern die Nervenzellen an ihren endgültigen Bestimmungsort im ZNS, sie klettern entlang glialer Radiärfasern vom basalen Matrixlager hoch und wandern von einem oberflächlichen Matrixlager in die Tiefe. Migrationsstörungen sind genetisch bedingt, die Purkinje-Zellen erreichen dann nicht ihre Endposition und sind unregelmäßig verteilt, ihre Dendriten sind unterentwickelt und die Synapsenbildung ist entsprechend gestört (Abb. 26.4).

! Bei der Diskussion über Ätiologie und Genese von Intelligenzstörungen ist die Frage nach dem Zeitpunkt des Einwirkens einer Schädigung ebenso wichtig wie die Art der Noxe und die Lokalisation der Schädigung.

So ist das sich entwickelnde Gehirn in der kritischen Periode von der 8.–15. Schwangerschaftswoche besonders gefährdet gegenüber radioaktiver Strahlung, das Risiko einer späteren geistigen Behinderung ist in dieser Entwicklungsphase direkt proportional zur erhaltenen Strahlendosis. Vor dieser kritischen Periode, d.h. vor der 8. Schwangerschaftswoche, ist das Strahlenrisiko für das embryonale Gehirn gleich Null, nach der 15. Schwangerschaftswoche reduziert sich das Risiko auf weniger als ein Viertel.

Bedeutung des Dendritenwachstums

Obwohl nach der Geburt keine Zellvermehrung mehr erfolgt, erfährt das Gehirn bis zur Pubertät eine Volumenzunahme auf das 4fache seines ursprünglichen Volumens (Akert 1979). Sie ist vorwiegend durch eine starke Zunahme der Dornfortsätze mit den entsprechenden Synapsen bedingt, wodurch ein riesiges Verbindungsnetz neuraler

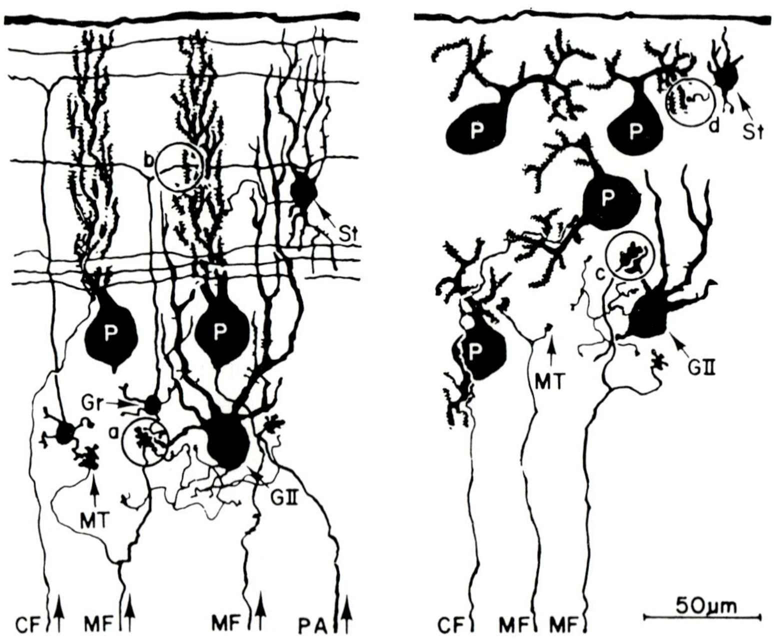

Abb. 26.4. **Rechts: Genetisch bedingte Störung der Migrationsphase.** Golgi-Präparat der Kleinhirnrinde bei der Weber-Maus (Mutante »weaver mouse«). Links: Normales Vergleichsbild. Bei der Mutante unterbleibt die Wanderung der Körnerzellen (**Gr**), und diese gehen fast vollständig zu Grunde. Dadurch werden auch keine Parallelfasern gebildet, welche für die Lokalisation und Orientierung der Purkinje-Zellen (**P**) maßgebend sind. Bei der Mutante sind die Purkinje-Zellen unregelmäßig lokalisiert, die Dendriten sind unterentwickelt und die Moosfasern (**MF**) machen »falsche« synaptische Kontakte mit den Golginen (*G*) statt mit den Körnerzelldendriten. Auch die Sternzellen (**St**) sind mangels Parallelfaserinput schwer gestört. **CF** »climbing fibers«; **GII** Golgi-Typ-II-Neurone; **PA** Purkinje-Zell-Axone. (Aus Rakic 1976; nach Akert 1979)

Kontaktstellen entsteht, das für die neurale Informationsübertragung verantwortlich ist.

Durch **histopathologische Untersuchungen** von Gehirnen schwer geistig behinderter Kinder konnte eine signifikante Reduktion der Dendritenlänge nachgewiesen werden (Schönheit u. Kuchinke 1994). Übereinstimmende Befunde sind von v. Bossanyi et al. (1992) im Bereich des frontalen Kortex von geistig Behinderten erhoben worden. In analoger Weise beschreibt Huttenlocher (1991) als typische histopathologische Veränderung bei geistiger Behinderung eine Dysgenesie dendritischer »spines« der kortikalen Pyramidenzellen und eine Wachstumseinschränkung der apikalen und basalen dendritischen Äste. Eine Beeinträchtigung des Dendritenwachstums und der Ausbildung von »spines« und somit eine geringere Synapsendichte kann auch Folge sozialer Deprivation sein (vgl. Abschn. 26.4).

! Da die Ausdehnung der Dendriten ganz wesentlich die »funktionale Kapazität« eines Neurons bestimmt (v. Bossanyi et al. 1992) und damit für die Qualität der neuralen Informationsübertragung verantwortlich ist, könnte deren Reduktion als neuroanatomisches Korrelat der geistigen Behinderung aufgefasst werden.

◘ Abbildung 26.5 zeigt einen typischen Dendritenbaum mit synapsenbesetzten Dornen (»spines«) einer CA1-Zelle des Hippocampus. Die hippocampalen CA1-Neuronen haben eine spezifische Funktion, das sog. »gating« (das »Toröffnen«), d. h., sie entscheiden auf der neuronalen Ebene, was an Information aufgenommen und was abgewiesen wird. Neben den hippocampalen CA3-Neuronen kommt ihnen eine besondere Bedeutung für die neurale Informationsverarbeitung zu, und es gibt Hinweise dafür, dass sowohl bei dem frühkindlichen Autismus als auch bei der Schizophrenie, aber auch bei unspezifischen Demenzprozessen die Funktion gerade dieser synapsenreichen Neuronen beeinträchtigt ist (Eggers 1981). Während die CA1-Neuronen für das »gating« zuständig sind, sind die CA3-Neuronen für »Missmatch«-Prozesse verantwortlich, stellen also das neurale Substrat für die Orientierungsreaktion dar, d. h., sie differenzieren zwischen vertrauten, bekannten und unvertrauten, unbekannten Reizen. Sie haben somit eine herausragende Bedeutung für das Orientierungsverhalten und den Aufbau des Gedächtnisses bzw. für die Erarbeitung eines Erfahrungsschatzes.

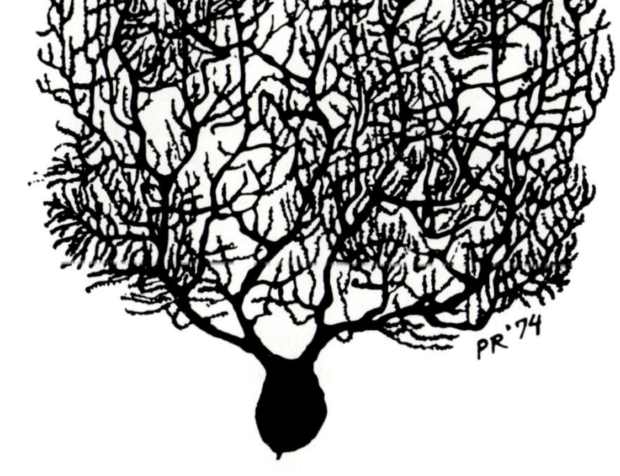

◘ Abb. 26.5. **Dendritenbaum mit spinalen Haftstellen (Synapsen) einer CA1-Zelle des Hippocampus.** (Aus Englisch et al. 1974; nach Akert 1979)

Das Zusammenwirken von **Anlage- und Umwelteinflüssen** auf die Intelligenz lässt sich gerade an der Entwicklung der Dornfortsätze und der zugehörigen Synapsen ablesen: Bei Verminderung des Reizangebotes kommt es zu einer deutlichen Reduktion der Zahl der Dornfortsätze, bei einem Reizüberangebot zu einer Vermehrung der Dornfortsätze. Die Ausbildung der Dendriten und entsprechend der spinalen Kontaktstellen ist jedoch nicht nur umweltabhängig, sondern zu einem großen Teil auch genetisch festgelegt. So kommt es bei Trisomien zu hochsignifikanten Abweichungen in Zahl und Ausprägung der Dendritenfortsätze (Marin-Padilla 1975; Purpura 1975).

◘ Abbildung 26.6 stellt die chromosomenbedingten Varianten der Dornenbildung bei Trisomie 13–15 (Pätau-Syndrom) und bei der Trisomie 21 (Down-Syndrom) schematisch dar.

Auch im Erwachsenenalter ist – entgegen bisheriger Meinung – ein neuronales Zellwachstum durch Zellteilung möglich, und zwar im **Hippocampus** (Eriksson et al. 1998). Darüber hinaus konnte im Tierversuch nachgewiesen werden, dass die neuronale Zellproliferation im adulten Hippocampus Lern- und Gedächtnisleistungen auch im Alter verbessert (Gould et al. 1999) und vermehrte soziale Interaktionen sowie motorische Aktivität die hippocampale Zellproliferation (Neurogenese) anregen (von Praag et al. 1999).

Bedeutung der Ausdifferenzierung des synaptischen Netzwerkes

Die kognitiven Funktionen und intellektuellen Leistungen des heranwachsenden Kindes sind jedoch nicht nur durch die anatomische Differenzierung der Dendritenbäume und die numerische Anzahl der synaptischen Kontaktstellen repräsentiert, sondern sie hängen in einem hohen Ausmaß auch von einem regelhaften Ablauf synaptischer Auf- und Abbauvorgänge ab (sog. »pruning«).

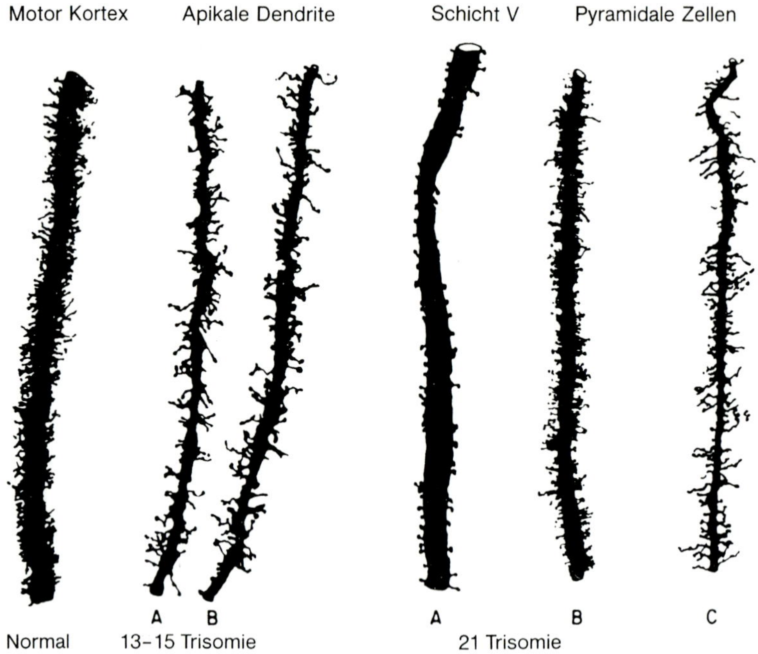

Abb. 26.6a–c. **Anomalie der Dornen bei Schwachsinn.** Golgi-Präparate von apikalen Dendriten aus der motorischen Hirnrinde (Schicht V: Pyramidenzellen) bei Normalen (a), bei Trisomie 13–15 (b) und bei Trisomie 21 (c). *A*, *B* und *C* bezeichnen Varianten der Dornenbildung. (Aus Marin-Padilla 1975; nach Akert 1979)

Tierexperimentelle Befunde der letzten Jahre haben Belege dafür erbracht, dass die Ausdifferenzierung eines synaptischen Netzwerkes eine wesentliche Vorbedingung für frühe Lernvorgänge darstellt (Braun 1996).

Überzählige, redundante, nicht benutzte Synapsen werden eliminiert zu Gunsten von häufig genutzten Synapsen, die erhalten bleiben. Durch diesen Selektionsprozess wird das für eine effiziente neurale Informationsverarbeitung zuständige synaptische Netzwerk so strukturiert, dass eine präzisere und effizientere Verarbeitung von Umweltreizen möglich wird, was wiederum eine Voraussetzung für die Elaboration eines adäquaten Realitätsbezugs und die Erarbeitung adäquater kognitiver Problemlösestrategien ist.

Braun (1996) verweist darauf, dass diese Restrukturierungsprozesse auf bestimmte »zeitlich begrenzte, sensible Lebensphasen beschränkt sind« und somit auch zu einem späteren Zeitpunkt nicht mehr in optimaler Weise nachgeholt werden können. Sie schlussfolgert daraus, dass unvollständig ablaufende synaptische Restrukturierungsprozesse zu bleibenden kognitiven Leistungseinbußen und zu Verhaltensstörungen führen, die später therapeutisch und pädagogisch nur noch schwer zu beeinflussen sind. Bei Experimenten zum akustischen Lernen konnte die Arbeitsgruppe um Braun zeigen, dass es während dieser Lernvorgänge vor allem in bestimmten assoziativen Hirnregionen (frontoparietal, frontal, temporoparietal) zu physiologischen, metabolischen und anatomischen Veränderungen des synaptischen Netzwerks kommt (Bock et al. 1996, Gruss u. Braun 1996).

Synaptische Reorganisationsvorgänge sind sowohl genetisch determiniert als auch umweltabhängig, d. h. sie werden auch von sozialen und emotionalen Erfahrungen beeinflusst (Perry et al. 1995).

Daraus folgt, dass es in der frühkindlichen Entwicklung wesentlich und unabdingbar ist, »während der entsprechenden sensiblen Phasen ein adäquates und ausgewogenes sensorisches, motorisches und emotionales Reizangebot zu schaffen« (Braun 1996), damit die erfahrungs- und lernabhängige synaptische Reorganisation optimal verläuft und sich ein leistungsfähiges synaptisches Informationssystem als Basis für eine normale geistige und soziale Entwicklung des Kindes etablieren kann.

26.7 Pränatale Diagnostik

Während der letzten 30 Jahre haben sich die Möglichkeiten der pränatalen Diagnostik, die Aufschluss über Stoffwechselerkrankungen, Chromosomenstörungen und Anatomie des Feten ermöglichen, stetig weiterentwickelt. Viele Eltern mit einem Kind, das an einer genetisch bedingten, schweren Erkrankung leidet, wählen eine solche Diagnostik, um die größtmögliche Sicherheit für ein weiteres gesundes Kind zu haben.

Es gibt unterschiedliche nichtinvasive und invasive Verfahren, die bei der pränatalen Diagnostik Verwendung finden (Tabelle 26.5).

Amniozentese

Durch die transabdominale Punktion der Gebärmutter (Amniozentese) in der 15.–16. Schwangerschaftswoche

Tabelle 26.5. Standardverfahren, die bei der pränatalen Diagnostik angewandt werden

Verfahren	Optimaler Zeitpunkt	Diagnostizierte Krankheitsbilder
Nicht-invasiv		
Screening im mütterlichen Serum: Bestimmung des fetalen DNA-Gehalts, des fetalen Rh-D-Status	1. Trimenon	Rh-Unverträglichkeit, genetische Erkrankungen
α-Fetoprotein Triple-Test	16. Woche	Neuralrohrstörungen, Down-Syndrom
Ultraschall	16. Woche	Strukturelle Auffälligkeiten (Gehirn, Herz, Nieren, Skelett etc.)
Invasiv		
Amniozentese (Amnionflüssigkeit, -zellen) Stoffwechselerkrankungen, molekulare Diagnostik	15.–16. Woche	Neuralrohrdefekte, Chromosomenstörungen
Chorionzottenbiopsie	11.–12. Woche	Chromosomenstörungen, Stoffwechselerkrankungen, molekulare Diagnostik
Fetale Biopsie		
Nabelschnurblut	ab 18. Woche	Chromosomenstörungen, hämatologische Erkrankungen, kongenitale Infektionen (Toxoplasmose, Zytomegalie)
Leber		Stoffwechselerkrankungen
Haut		Genetisch bedingte Hauterkrankungen

werden fetale Zellen aus der Amnionflüssigkeit gewonnen. Die Amnionzellkultur benötigt 2–3 Wochen bis zum Vorliegen des zytogenetisches Ergebnisses. Für die Gewinnung von DNA aus Fruchtwasserzellen ist meist noch ein längeres Zellwachstum notwendig.

Die Amnionflüssigkeit kann zur Bestimmung des α-Fetoproteins (AFP) genutzt werden. Hierbei handelt es sich um ein embryofetales Glykoprotein, das in das Fruchtwasser und das Blut der Schwangeren diffundiert. Eine erhöhte Konzentration des AFP im Fruchtwasser kann auf einen Neuralrohrdefekt hinweisen.

Es können u. a. folgende Enzymdefekte, die zur geistigen Behinderung führen, pränatal, meist durch molekulare Methoden, diagnostiziert werden:
- Phenylketonurie I, II, III,
- Homozystinurie,
- Ahornsirupkrankheit,
- Methylmalonazidurie,
- Galaktosämie,
- lysosomale Speicherkrankheiten (Shingolipidosen und Mukopolysaccharidosen),
- Lesch-Nyhan-Syndrom.

Wenn sich ein Elternpaar zur Amniozentese entschliesst, sollte es über ein Abortrisiko von 0,5–1% informiert werden. Die Fruchtwasseruntersuchung sollte einer strengen Indikation unterliegen und nur nach ausführlicher genetischer Beratung durchgeführt werden.

Chorionzottenbiopsie

Seit einigen Jahren hat sich die Untersuchung von Chorionzotten (CVS), die idealerweise in der 11.–12. Schwangerschaftswoche durchgeführt wird, etabliert. Unter Ultraschallsicht erfolgt entweder transzervikal oder transabdominal die Aspiration der Chorionzotten (Trophoblast). Die zytogenetische Untersuchung kann entweder durch eine Direktpräparation oder durch eine Langzeitkultur erfolgen. Bei der direkten Analyse ist es grundsätzlich möglich, ein Ergebnis innerhalb von 24 h zu erhalten. Für eine molekulargenetische oder biochemische Diagnostik kann das Material von unkultivierten Zellen benutzt werden.

Der größte Vorteil der Chorionzottenbiopsie liegt in der frühzeitigen Diagnostik und schnellen Gewinnung von DNA. Im Gegensatz zur Amniozentese muss allerdings ein etwas höheres Abortrisiko (2–3%) in Kauf genommen werden. Es gibt außerdem Hinweise, dass die CVS zu Extremitätenfehlbildungen führen kann, wenn sie vor der 10. Schwangerschaftswoche durchgeführt wird.

Ultraschall und Fetoskopie

Die Ultraschalluntersuchung ist insbesonders durch die verbesserte Auflösungsmöglichkeit der Geräte ein wichtiges Hilfsmittel bei der Fehlbildungsdiagnostik. Sie hat den Vorteil als nichtinvasive Methode praktisch risikolos zu sein. Organfehlbildungen, die durch eine Ultraschalluntersuchung nachgewiesen werden, sind häufig Anlass für eine Amniozentese, die dann eine ursächliche Chromosomenstörung aufdecken kann.

Die Fetoskopie mit Gewinnung von Hautbiopsien wird nicht häufig angewandt, ist jedoch besonders bei den erblichen Hauterkrankungen nützlich, bei denen noch keine molekulare Diagnostik möglich ist. Bei der Fetoskopie ist von einem 2–3%igen Risiko für Aborte auszugehen.

Mütterliches Serumscreening (Triple-Test)

In den meisten Zentren wird den schwangeren Frauen ein Serumscreening im Hinblick auf Neuralrohrdefekte und Down-Syndrom angeboten. Hierzu wird in der 16. Schwangerschaftswoche eine Blutprobe (AFP, freies Östriol, β-Choriongonadotropin) untersucht. Sind die Werte für diese 3 Parameter erniedrigt, kann dies auf ein Down-Syndrom hinweisen. Mehr als 2,5fach erhöhte Werte von AFP weisen auf einen evtl. vorliegenden Neuralrohrdefekt hin. Inzwischen ist eine pränatale DNA-Diagnostik durch Nachweis fetaler DNA im mütterlichen Plasma möglich. Die verbreiteteste Anwendung ist die Bestimmung des fetalen Rhesus-D-Status im mütterlichen Blut.

Gegenwärtig ist auch in der Öffentlichkeit eine breite und kontrovers geführte Debatte über die **Präimplantationsdiagnostik** (»preimplantation genetic diagnosis«; PGD) entstanden. Zu den ethischen Implikationen hat die Bundesärztekammer Richtlinien erlassen (vgl. Neidert 2000).

Bei der PGD handelt es sich um

1. die Erzeugung von max. drei jeweils 3 Tage alten Embryonen, die das 8- bis 14-Zell-Stadium erreicht haben (Stadium der Pluripotenz), dies geschieht durch In-vitro-Fertilisation (IVF),
2. die genetische Untersuchung von aspirierten Embryonalzellen und
3. den Transfer des nicht geschädigten Embryos in den mütterlichen Uterus (Nidation) oder das Absterbenlassen des geschädigten Embryos.

Es ist unzweifelhaft, dass die extrauterine Lebensfähigkeit (ab der 20. Schwangerschaftswoche) als zeitliches Limit für einen Schwangerschaftsabbruch anzusehen ist. Dieser Grundsatz rechtfertigt noch nicht die kritiklose Durchführung der PGD und der daraus möglicherweise resultierenden Verwerfung des jungen Embryos in vitro. Die Entscheidung zur PGD sollte sorgfältig abgewogen werden unter Einbeziehung einer Ethikkommission und nur bei einer genetischen Indikation durchgeführt werden, d. h. wenn ein erhebliches Risiko für eine schwere genetische Erkrankung besteht.

26.8 Verhaltensstörungen Oligophrener

Verhaltensstörungen bei oligophrenen Kindern sind relativ häufig, sie hängen nach Art und Ausprägung u. a. vom Schweregrad der geistigen Behinderung und von der Grunderkrankung ab. Die Prävalenzraten psychopathologisch relevanter Auffälligkeiten bei geistig behinderten Kindern und Jugendlichen liegen bei 30–40% der untersuchten Population, bei schweren geistigen Behinderungen liegen die Zahlen zwischen 60 und 70% (Borthwick-Duffy 1994; Bregman 1991). Bei leicht behinderten Jugendlichen liegt die Rate an Verhaltensauffälligkeiten bei 20–35% im Vergleich zu einer Rate von 15–18% bei nicht retardierten Jugendlichen. Identische Prävalenzzahlen liegen für Schulkinder mit einer leichten intellektuellen Behinderung vor: Unter 6000 Schulkindern im Alter von 8 Jahren lag die Rate an psychiatrischen Störungen bei 32,2% (Elternfragebogen) bzw. 34,2% (Lehrerfragebogen); bei 11% der Kinder wurden mit dem »Children's Depression Inventory« (CDI) depressive Störungen festgestellt (Linna et al. 1999). Die Verhaltensauffälligkeiten können u. U. erhebliche pädagogische und therapeutische Probleme bereiten.

! Grundsätzlich sind bei geistig Behinderten ähnliche Verhaltensstörungen zu beobachten wie bei nicht behinderten Kindern; dies ist vor allem bei Oligophrenien leichteren Grades der Fall.

Behinderte Kinder zeigen »konventionelle« Verhaltensstörungen wie Angst- und phobische Symptome, depressive Verstimmungen, Enuresis, Enkopresis, Störungen des Sozialverhalten, hyperkinetische und Aufmerksamkeitsstörungen. Kinder mit schwerer geistiger Behinderung zeigen dagegen häufiger schwere Verhaltensstörungen einschließlich selbstverletzendem Verhalten, Stereotypien, Polyphagie, Pica, aggressiven Durchbrüchen und autistischen Verhaltensweisen. Etwa 15% der Kinder mit einer leichten Intelligenzstörung zeigen autistische und/oder psychotische Symptome (Gillberg et al. 1986; Hagberg u. Kyllerman 1983). Dagegen weist jedes 3.–4. Kind mit einer schweren geistigen Behinderung Symptome eines frühkindlichen Autismus oder einer anderen tiefgreifenden Entwicklungsstörung (PDD; »pervasive developmental disorder«) auf (Gillberg et al. 1986).

Dekker u. Koot (2003) untersuchten bei 474 Kindern im Alter zwischen 7 und 20 Jahren mit einer leichten bis mittelgradigen intellektuellen Behinderung die Prävalenz von DSM-IV-Störungen. 75% der untersuchten Stichprobe wies einen IQ zwischen 60 und 80, 25% von unter 60 auf. 20% erfüllten die DSM-IV-Kriterien für eine Angststörung – 17,5% für Phobien –, 25% für das Vorliegen einer disruptiven Störung, 14,8% für ein ADHD und 14% für oppositionelles Verhalten. Auch diese Studie belegt somit, dass intellektuelle Beeinträchtigungen mit einer gegenüber der Alterspopulation erhöhten Prävalenzrate von psychiatrisch relevanten Störungen einhergehen.

Bis zu 40% stark geistig behinderter Kinder unter 16 Jahren zeigen auffallende **Stereotypien** (Wedeln mit den Händen, Jactatio capitis oder corporis, stereotypes Schlagen und Boxen gegen den eigenen Körper). Relativ leichte stereotype **Selbstbeschädigungen** kommen bei 13% geistig behinderter Kinder vor. Sehr schwere Selbstbeschädigungen und -verstümmelungen mit erheblichen Verletzungen und Verunstaltungen sind kennzeichnend für das Lesch-Nyhan-Syndrom (s. S. 727 ff), Automutilationen und Stereotypien sind ebenfalls typisch für das Cri-du-Chat-Syndrom (s. S. 734). Eine weitere relativ verbreitete Verhaltensauffälligkeit bei geistig behinderten Kindern ist die **Pica**, das Verschlucken nicht essbarer und unverdaulicher Dinge (Wolle, Stoffetzen, Haare, Papier, Knöpfe, Seife etc.). Auch dranghaftes, exzessives Trinken (**Polydipsie**) kommt bei oligophrenen Kindern mit starker geistiger Behinderung gehäuft vor, die Häufigkeitsangaben liegen zwischen 3 und 17%.

Typische Verhaltensauffälligkeiten bei bestimmten Oligophrenien

Die Frage, ob es für einzelne Oligophrenieformen typische Verhaltensauffälligkeiten gibt, lässt sich nur vorsichtig für bestimmte Syndrome und Krankheitsbilder beantworten.

Down-Syndrom. Kinder mit einem Down-Syndrom gelten als besonders freundlich, heiter, gut lenkbar, anhänglich und gutmütig, sie imponieren außerdem durch ihre erstaunliche Nachahmungsfähigkeit und Musikalität (man kann mit ihnen ein ganzes Orchester zusammenstellen und z. B. das Orff'sche Schulwerk üben). Dies gilt aber schon nicht mehr für schwere Formen; stark imbezille bis idiotische Kinder mit einem Down-Syndrom können aggressiv, erethisch und unbeherrschbar sein. 15– 30% der Kinder und Jugendlichen mit einem Down-Syndrom zeigen Verhaltensauffälligkeiten wie hyperkinetische und Aufmerksamkeitsstörungen, oppositionelles Verhalten und Angststörungen. Rückzugstendenzen, Angsstymptome und depressive Störungen nehmen im Alter zu. In etwa 60–70% kommen bei Kindern und Jugendlichen mit einem Down-Syndrom Persönlichkeitszüge wie Widerspenstigkeit, Eigensinn, Besserwisserei, Unaufmerksamkeit und sozialer Rückzug vor (Dykens 2000).

XYY-Syndrom. Bei Patienten mit einem XYY-Syndrom (»hypermales«) sind häufig dissoziale Züge anzutreffen (Murken 1976), bei ihnen sind auch schizophreniforme Psychosen beschrieben worden (Hashi et al. 1975).

Fragiles-X-Syndrom. Für Kinder mit einem Fragilen-X-Syndrom sind neben autistischen Verhaltensweisen Handstereotypien typisch. Kinder mit einem Fragilen-X-Syndrom können im Gegensatz zu autistischen Kindern den mimischen und emotionalen Ausdruck beim Gegenüber erkennen. In der Regel haben die Kinder ein freundliches und ausgeglichenes Temperament. Ein ängstlich-vermeidendes Verhalten ist gleichfalls typisch. Etwa drei Viertel der betroffenen Knaben zeigen eine ADHD-Symptomatik (»attention deficit hyperkinetic disorder«; Bregman 1991). Bei Mädchen mit einem Fragilen-X-Syndrom sind die Verhaltensauffälligkeiten weniger ausgeprägt und weisen eine höhere Variabilität auf: soziale Ängste, Blickvermeidung, Schüchternheit, Rückzugstendenzen, Aufmerksamkeitsstörungen, traurige Verstimmungszustände und Ungeschicklichkeiten im sozialen Umgang. Das Ausmaß sowohl der Verhaltensauffälligkeiten als auch der intellektuellen Beeinträchtigungen hängt vom Methylierungsgrad des CGG-Trinucleotid-Repeats und der Menge des produzierten FMR-1-Proteins (Fragile-X-Mental-Retardation-1-Protein) ab (Tassone et al. 1999).

Williams-Syndrom. Im Gegensatz zu Kindern mit einem Fragilen-X-Syndrom sind Kinder mit einem Williams-Syndrom sehr zugewandt, freundlich, charmant, extravertiert und empathisch (Dykens 2000). Dem Williams-Syndrom liegt eine Mikrodeletion des Chromosoms 7 (7q11.23) zugrunde. Aufgrund ihrer freundlichen und nach außen orientierten Wesensart sind Kinder mit einem Williams-Syndrom leicht verführbar und durchaus gefährdet, sexuell missbraucht zu werden. Sie bedürfen deshalb eines entsprechenden psychosozialen Trainings. Typisch sind auch hyperkinetische und Aufmerksamkeitsstörungen sowie ängstliche Verhaltensweisen, vor allem antizipatorische Ängste und phobische Symptome (Dykens 2000).

Rett-Syndrom. Handstereotypien in Form von waschenden Handbewegungen sind charakteristisch für Kinder mit einem Rett-Syndrom, es sind nur Mädchen betroffen.

Prader-Willi-Syndrom. Kinder mit einem Prader-Willi-Syndrom zeigen ein gestörtes Essverhalten: Hyperphagie, zwanghafte Suche nach Nahrung, Adipositas und häufig ein oppositionell-trotziges Verhalten, aber auch Wutausbrüche, Impulsivität, Widerspenstigkeit, Dickköpfigkeit, Hautzupfen (»skin picking«) und verstärkte Ordnungsliebe. Diese Verhaltenssymptome beim Prader-Willi-Syndrom werden mit erhöhten Oxytozinwerten im Liquor in Verbindung gebracht, die sowohl bei Patienten mit einer Zwangskrankheit als auch bei Patienten mit Prader-Willi-Syndrom gefunden wurden, die die beschriebenen Verhaltensauffälligkeiten aufweisen (Swaab 1997). Zwangssymptome sind typisch für Kinder mit einem Prader-Willi-Syndrom (Dykens 1998).

Alkoholembryopathie. Kinder mit einer Alkoholembryopathie leiden typischerweise an Gedächtnis- und Aufmerksamkeitsstörungen, Hyperaktivität, Impulsivität und später, als Erwachsene, an depressiven Verstimmungen.

Ursachen für Verhaltensstörungen bei Oligophrenien

Selbst bei Oligophrenien, die auf distinkten Gendefekten beruhen, spielen ätiologisch neben einer vorhandenen erbgenetischen Vulnerabilität multiple Ursachenbündel für das Entstehen von Verhaltensauffälligkeiten eine Rolle, wie u. a. biologische, familiäre und psychosoziale Faktoren. Eine zentrale Bedeutung kommt natürlich **hirnorganischen Komponenten** zu, insbesondere prä-, peri- und postnatal oder durch andere Noxen bedingten Hirnschädigungen oder dem Vorliegen eines zerebralen Anfallsleidens. Die Verhaltensstörungen gehen häufig weniger auf die Hirnläsion selbst als auf deren Rückwirkung auf intakte Hirnanteile zurück.

An der Genese psychiatrischer Auffälligkeiten Oligophrener sind auch **soziale Komponenten** beteiligt: Zurücksetzung durch Altersgenossen, Isolierung durch geringere Wettbewerbsfähigkeit in Spiel, Sport und Schule sowie verminderte Wertschätzung durch die Umgebung infolge sprachlicher Verständnis- und Ausdrucksschwierigkeiten. Insbesondere bei leichteren intellektuellen Einschränkungen spüren die betroffenen Kinder, dass sie nicht mithalten können und dass sie in der Bewältigung der Alltagsprobleme eingeschränkt sind, was zu Verzweiflung, Angst und reaktiv zu Wut und Zornesausbrüchen, aggressivem, destruktivem und/oder autoaggressivem Verhalten und erheblichen depressiven Verstimmungen mit sozialen Rückzugstendenzen führen kann. Die betroffenen Kinder haben ein geringes Selbstwerterleben, trauen sich nichts zu und fühlen sich oft minderwertig und ungeliebt. Letzteres kann durch unrealistische Größenvorstellungen und Selbstüberschätzung abgewehrt werden.

! Zu beachten ist, dass es zu teufelskreisartigen Missverständnissen und aversiven Gegenreaktionen seitens der Umgebung kommen kann.

Typische Verhaltenssymptome wie mangelnde Steuerungsfähigkeit eigener Impulse, verstärkte Reizbarkeit und Explosivität, erschwerte Einstellfähigkeit auf neue Situationen, Minderung des Taktgefühls, nervöse Unruhe, Ablenkbarkeit, Unkonzentriertheit, evtl. eine bis zur Getriebenheit gesteigerte motorische Unruhe, Mangel an Ausdauer oder mangelnde Teilnahmefähigkeit, Gleichgültigkeit und Apathie können die Umwelt Oligophrener irritieren, wodurch es dann wieder zu einer negativen Rückwirkung auf die Behinderten kommt. In diesem Zusammenhang ist jedoch darauf hinzuweisen, dass Familienmilieustörungen im Sinne eines »broken home« bei Oligophrenen nicht häufiger vorkommen als in der Durchschnittsbevölkerung. Dasselbe gilt für Neurosen bei Eltern oder Verhaltensstörungen bei Geschwistern Oligophrener (Hodapp et al. 1998; Minnes 1998; Rutter 1976).

26.9 Prävention und Therapie

! Eine allgemeine Therapie der Intelligenzstörungen gibt es nicht.

Die spezifischen therapeutischen Methoden, die bei einzelnen mit Oligophrenie einhergehenden Krankheitsformen sinnvollerweise angewandt werden können, werden jeweils bei den verschiedenen Krankheitsbildern dargestellt. Ansonsten ist die Therapie symptomatisch ausgerichtet, heil- und sonderpädagogische Maßnahmen stehen ganz im Vordergrund.

! Ziel aller therapeutischen und pädagogischen Bemühungen ist die Verbesserung der Lebensqualität des Patienten und seiner Angehörigen.

Dazu gehört auch die Integration des betroffenen Kindes in eine fördernde Umwelt, die auf das jeweilige Symptombild und Leistungsniveau sowie auf die individuelle psychische Situation des Patienten in möglichst optimaler Weise abgestimmt ist. Wichtig ist die empathische Begleitung und Führung der Eltern und Angehörigen, denen Zugang zu entsprechenden heil- und sonderpädagogischen Institutionen verschafft werden muss (Sonderkindergärten, Sonderschulen, Heil- und Sonderpädagogische Tagesstätten, Beschützende Werkstätten und Wohnheime). Voraussetzung für die adäquate Förderung für die betroffenen Kinder ist eine detaillierte Analyse der intellektuellen und kognitiven Funktionen und Fertigkeiten sowie der Art und des Ausmaßes vorliegender kognitiver und sensorischer Behinderungen. Dazu gehört auch eine sorgfältige Verhaltensbeobachtung und Beurteilung evtl. vorhandener psychopathologischer Phänomene (vgl. Abschn. 26.8).

Kausale Therapiemethoden gibt es bei der Oligophrenie nur in seltenen Fällen, bei einzelnen Stoffwechselstörungen sind diätetische Maßnahmen von größter therapeutischer Bedeutung, z. B. bei der Phenylketonurie. Beim M. Wilson bindet das D-Penizillamin das Kupfer, wodurch es zu einer therapeutisch wirksamen Entleerung der Speicher und zu einer Korrektur der Kupferbilanz kommt. Die Therapie der Oligophrenie beinhaltet in der Regel jedoch symptomatische Maßnahmen, sei es Beseitigung der Begleiterscheinungen, z. B. Anfallsbehandlung oder Besserung der motorischen und/oder sensorischen Handicaps, sei es die Durchführung einer Infektprophylaxe, die Behandlung von kardialen, gastrointestinalen, orthopädischen oder ophthalmologischen Problemen.

! Kinder und Jugendliche mit einer Oligophrenie sind besonders anfällig für gesundheitliche Störungen, und sie bedürfen mindestens in gleicher Weise medizinischer Vorsorge und Gesundheitsuntersuchungen wie Gesunde.

Dies gilt insbesondere für Herz-Kreislauf-Erkrankungen, Krebsvorsorge, sensorische Funktionen (regelmäßige Hör- und Sehtests!) und psychiatrische Erkrankungen. Da Behinderte oft besonders ängstlich sind, müssen Arztbesuche frühzeitig und regelmäßig immer wieder eingeübt werden.

Von besonderer Bedeutung ist die empathische Betreuung der betroffenen Familien. Ihnen ist nicht nur adäquate Information und Beratung zukommen zu lassen, sondern auch emotionale Hilfe und Beistand bei der psychischen Bewältigung der durch das behinderte Kind entstandenen Probleme Gefühlsreaktionen (Ängste, Schuldgefühle) und bei klimatischen Veränderungen im Bereich der intra- und extrafamiliären Beziehungs- und Kommunikationsweisen. Der Therapeut muss den Eltern auch dabei helfen, eine adäquate Balance zwischen den Bedürfnissen des behinderten Kindes und denjenigen der Restfamilie herzustellen und zu wahren. Auch muss dafür gesorgt werden, dass die Familie kurzfristige Entlastungen z. B. für Urlaub erhält, indem das betroffene Kind eine Zeitlang außerhalb der Familie untergebracht wird.

Behandlung kognitiver, sensorischer und psychischer Störungen

Bei der Behandlung kognitiver, sensorischer und psychischer Störungen sind die in Kap. 6 beschriebenen Verfahren grundsätzlich applizierbar. In erster Linie sind dies Psychomotorik, Ergotherapie, Logopädie und bei Vorliegen entsprechender psychiatrischer Symptome verhaltenstherapeutische Methoden sowie Psychopharmakotherapie, aber auch Einzel-, Gruppen- und Familientherapie. Wichtig ist die Information der Eltern über mögliche Frühförderprogramme, Sonderkindergärten, Sonderschulen und beschützte Wohngruppen und Werkstätten.

Psychotherapie

Die individuelle Psychotherapie hat wie bei Gesunden eine bessere Selbstwahrnehmung, Stabilisierung des Selbstwertes, Verbesserung der Wahrnehmungs- und Ausdrucksfähigkeit für negative und positive Gefühle, Stärkung sozialer Kompetenzen und der eigenen Abgrenzungsfähigkeit und eine Förderung der Autonomie und Eigenständigkeit zum Ziel. Bei intelligenzgestörten Kindern und Jugendlichen ist dabei ein eher direktives, strukturiertes und realitätsorientiertes Vorgehen angezeigt. Dies gilt insbesondere für die Erarbeitung von Konfliktlösungsstrategien bei Vorliegen von intrapsychischen oder interpersonellen Konflikten. Dazu gehört auch, dass das Kind bzw. der Jugendliche die Auswirkungen des Eigenverhaltens auf seine unmittelbare Umgebung besser verstehen lernt und zusammen mit dem Therapeuten adäquatere Handlungsalternativen entsprechend dem Niveau seiner sprachlichen, kognitiven und kommunikativen Fähigkeiten entwickelt.

Pharmakotherapie

! **Der Einsatz von Psychopharmaka muss streng indiziert sein, zumal bei geistig Behinderten ein erhöhtes Risiko für die Entwicklung einer tardiven Dyskinesie besteht. Außerdem muss darauf geachtet werden, dass die zerebrale Krampfschwelle nicht gesenkt wird, vor allem bei Vorliegen einer Begleitepilepsie.**

Psychopharmaka sind vor allem bei akuten und chronischen Unruhe- und Erregungszuständen und bei selbstverletzendem Verhalten indiziert. Keinesfalls sollten Psychopharmaka als Ersatz für pädagogische oder therapeutische Maßnahmen dienen!

Vor der Verordnung von Psychopharmaka müssen die in folgender Übersicht aufgeführten Richtlinien (AACAP 1999) beachtet werden.

Richtlinien für die Verordnung von Psychopharmaka (AACAP 1999)

- Evaluation medizinischer, psychosozialer und anderer potenzieller Ursachen für die Verhaltensauffälligkeiten
- Detaillierte Symptombeschreibung und Differenzialdiagnose
- Erstellung einer Verhaltensanalyse
- Auswahl der am wenigsten eingreifenden Therapiemaßnahme
- Psychopharmaka müssen Teil eines gesamten Spektrums therapeutischer und pädagogischer Maßnahmen sein
- Kognitive und Handlungskompetenzen sollten nicht eingeschränkt werden durch die Psychopharmaka
- Optimale Dosierung: so niedrig wie möglich; in periodischen Abständen sollte eine allmähliche Reduktion der Medikamente erwogen werden
- Dokumentation von Nebenwirkungen
- Sorgfältige Befunddokumentation mit Beurteilung der Ergebnisqualität.

Bei Angst- und depressiven Störungen sind selektive Serotoninwiederaufnahmehemmer (SSRI), z. B. Fluvoxamin, gegenüber trizyklischen Antidepressiva oder Benzodiazepinen wegen ihrer relativen Nebenwirkungsarmut zu bevorzugen. Das Gleiche gilt auch für die Behandlung von Zwangssymptomen und zwanghaften Automutilationen, bei denen ätiologisch serotonerge Dysfunktionen eine Rolle spielen, weshalb auch aus diesem Grund SSRI-Medikamente der 1. Wahl darstellen; dies gilt insbesondere auch für die entsprechenden Verhaltenssymptome beim Prader-Willi-Syndrom (Dykens 1998).

Infolge ihrer günstigen Wirkung auf Vigilanz und kognitive Funktionen und wegen geringer ausgeprägten extrapyramidalmotorischen Nebenwirkungen sollten **atypische Neuroleptika** gegenüber den klassischen Neuroleptika bevorzugt werden. Sie haben sich bei Aggressivität und Hyperimpulsivität erfolgreich gezeigt (Szymanski et al. 1998), ebenso bei selbstverletzendem Verhalten (King u. Lynn 1998).

Prävention

Wichtiger als die therapeutischen Maßnahmen sind präventive Maßnahmen. Hier spielt die genetische Beratung eine besondere Rolle, ebenso die pränatale Diagnostik (▶

s. Abschn. 26.7). Die pränatale Diagnostik ist vor allem bei bereits bekanntem Vorkommen metabolisch-genetischer Oligophrenien in der Familie indiziert, aber auch bei Schwangeren jenseits des 35. Lebensjahres wegen des erhöhten Risikos für Chromosomenstörungen. Die genetische Beratung von Familien mit einem behinderten Kind sollte Ärzten vorbehalten bleiben, die mit diesem Spezialgebiet vertraut sind und möglichst auch die Zusatzbefähigung »Arzt für medizinische Genetik« haben. Die betroffenen Familien sollen und wollen über das Risiko weiterer Behinderungen aufgeklärt werden.

Einen Überblick über das genetische Risiko bei drei relativ häufigen genetisch determinierten Oligophrenieformen gibt ◘ Tabelle 26.6.

Eine wichtige präventive Rolle spielt auch die Rötelnschutzimpfung von Mädchen vor dem fortpflanzungsfähigen Alter, um eine Rötelnembryopathie zu verhüten; weiterhin die Immunisierung von rhesusnegativen Müttern zur Vorbeugung bei Bildung von Rhesusantikörpern. Wichtig ist auch eine kontinuierliche und sorgfältige Betreuung der Schwangerschaft bis zur Geburt und eine differenzierte, moderne perinatale Medizin.

Die Postnatalperiode sollte von Gynäkologen und Pädiatern gemeinsam überwacht werden. Die postnatalen Screeningverfahren wie z. B. der »Guthrie-Test« oder der »Beutler-Test« und die unmittelbar nach Diagnosestellung eingeleiteten diätetischen Maßnahmen haben zu einer deutlichen Reduktion entsprechender Stoffwechselstörungen wie z. B. der Phenylketonurie oder der Galaktosämie geführt.

Umgang mit Sexualität, Kontrazeption und Sterilisation

Grundsätzlich haben geistig Behinderte das gleiche Recht auf Partnerschaft, zärtliche Zuneigung und Sexualität wie geistig Gesunde. Deshalb sollten auch Koedukation und gemischt-geschlechtliche Unterbringung in stationären und teilstationären Einrichtungen und Wohnheimen für geistig Behinderte möglich sein. Im Übrigen vollzieht sich die Sexualität zwischen geistig Behinderten vorwiegend im Bereich des sog. »Petting«, die genitale Sexualität steht keineswegs im Vordergrund. Trotzdem ist die Frage des Sexualverhaltens bei geistig Behinderten mit großen Ängsten vonseiten der Angehörigen und der Betreuer belastet. Dies betrifft vor allem die Angst vor Nachkommenschaft. Eine solche ist sowohl aus medizinischen als auch aus psychosozialen Gründen sehr zu diskutieren.

Die Sterilisation geistig behinderter Heranwachsender ist mit der Neufassung des Betreuungsgesetzes (§1905 BtG) geregelt, das am 1.1.1992 in Kraft trat. Eine Sterilisation darf grundsätzlich nur mit Einwilligung des Betroffenen durchgeführt werden.

! Es ist absolut notwendig, vor dem geplanten Eingriff dem Behinderten Tragweite und Bedeutung der Sterilisationsoperation zu vermitteln und sich ein Urteil darüber zu verschaffen, ob und inwieweit der Betroffene in der Lage ist, das Besprochene auch wirklich zu verstehen. Ist dies der Fall, so ist die Einwilligung oder Nichteinwilligung allein maßgebend für die Entscheidung, die Sterilisation durchzuführen oder nicht.

Die Einschätzung dessen, was der bzw. die Behinderte wirklich will und die Beurteilung der Fähigkeit zu einer hinreichend verlässlichen Willensäußerung bedarf wiederholter einfühlsamer Gespräche mit dem bzw. der Betroffenen, und zwar in längeren zeitlichen Abständen, um ihnen genügend Zeit für den Entscheidungsprozess zu ermöglichen. Solange Zweifel an der Einwilligungsfähigkeit der betreffenden Person bestehen, darf keine Sterilisation mit Einwilligung von Dritten durchgeführt werden. Es muss feststehen, dass der Behinderte auf Dauer einwilligungsunfähig bleiben wird, die Sterilisation bei vorübergehender Einwilligung ist unzulässig. Bringt die betroffene Person Ablehnung oder Gegenwehr zum Ausdruck, so ist eine Sterilisation nicht erlaubt.

! Minderjährige dürfen nicht sterilisiert werden.

§ 1905 des BtG (Betreuungsgesetz) legt in Abs. 1 fest, dass in eine Sterilisation des Betreuten, in die dieser nicht einwilligen kann, der Betreuer nur einwilligen darf, wenn

1. die Sterilisation dem Willen des Betreuten nicht widerspricht,
2. der Betreute auf Dauer einwilligungsunfähig bleiben wird,

◘ Tabelle 26.6. **Genetisches Risiko bei drei relativ häufigen genetisch determinierten Oligophrenieformen**

Krankheit	Risiko für Geschwister	Risiko für Geschwisterkinder
Trisomie 21 (Down-Syndrom)	1%	Wie in der Durchschnittsbevölkerung
Translokationsmongolismus	1–10%, wenn Vater oder Mutter Träger ist	Wie in der Durchschnittsbevölkerung
Fragiles-X-Syndrom	50% für Knaben, wenn Mutter Trägerin ist; 3–5% für Mädchen	50% für Knaben, wenn Mutter Trägerin ist, sonst wie in der Durchschnittsbevölkerung
Phenylketonurie	25%	Wie in der Durchschnittsbevölkerung

3. anzunehmen ist, dass es ohne die Sterilisation zu einer Schwangerschaft kommen würde,
4. infolge dieser Schwangerschaft eine Gefahr für das Leben oder die Gefahr einer schwerwiegenden Beeinträchtigung des körperlichen oder seelischen Gesundheitszustandes der Schwangeren zu erwarten wäre, die nicht auf zumutbare Weise abgewendet werden könnte, und
5. die Schwangerschaft nicht durch andere zumutbare Mittel verhindert werden kann. Ein Schwangerschaftsabbruch stellt keine zumutbare Alternative dar!

Absatz 2 legt fest, dass die Einwilligung der Genehmigung des Vormundschaftsgerichts bedarf, die Sterilisation darf erst 2 Wochen nach Wirksamkeit der Genehmigung durchgeführt werden. Bei der Sterilisation ist stets der Methode der Vorzug zu geben, die eine Refertilisierung zulässt. Der betroffenen Person soll ein Verfahrenspfleger, z. B. ein Rechtsanwalt, beigeordnet werden.

Die im BtG enthaltenen Bestimmungen betreffen nicht nur Frauen, sondern auch Männer!

Voraussetzung für die Entscheidung zu einer Sterilisation ist ein medizinisches Fachgutachten, das zur Diagnose und Prognose der vorliegenden Behinderung und zur Urteilsfähigkeit des Behinderten Stellung nimmt. Dabei muss auch geprüft werden, ob es sich um eine vorübergehende, partielle oder endgültige Unfähigkeit zur Willensbildung handelt oder ob eine möglicherweise eintretende Schwangerschaft nicht durch weniger einschneidende Maßnahmen verhindert werden kann. Ist kein Vormund vorhanden, so muss speziell für diese Entscheidung eine Pflegschaft eingerichtet werden. Der vorgesehene Eingriff darf nur durchgeführt werden, wenn diesem das zuständige Vormundschaftsgericht (Amtsgericht, Familiengericht) nicht widersprochen hat.

Von größerer Bedeutung als die Klärung der Rechtssicherheit ist im Einzelfall das Gespräch mit dem Betroffenen und den Angehörigen. Nicht selten stecken hinter Sterilisationswünschen der Angehörigen eigene Ängste und eine Scheu, sexualpädagogisch aktiv zu werden und das behinderte Kind entsprechend aufzuklären und zu führen. Im Übrigen sollte sorgfältig geprüft werden, ob bei Mädchen nicht übliche Methoden der Empfängnisverhütung ausreichen. Äußerste Zurückhaltung sollte gegenüber einer Verordnung von Sedativa oder Psychopharmaka geübt werden, ebenso wie gegenüber nicht klar indizierten Gaben von Cyproteronacetat (Androcur) zur Triebdämpfung bei männlichen geistig Behinderten.

Verlaufsuntersuchungen bei verheirateten Paaren aus intellektuell behinderten jungen Leuten rechtfertigen eine äußerst zurückhaltende Haltung gegenüber der Sterilisation! Stark behinderte Personen pflegen nicht zu heiraten, und bei leicht behinderten sind zwar vermehrt eheliche Probleme festzustellen (Frauen mehr als Männer), sie unterscheiden sich aber in ihrer Art nicht von denen der Durchschnittsbevölkerung (Koller et al. 1988).

26.10 Klinik der Intelligenzstörungen

Im Folgenden sollen nur die wichtigsten Krankheitsbilder, die zu einer Intelligenzstörung führen, besprochen werden. Eine ausführliche Darstellung unter Betonung differenzialdiagnostischer Gesichtspunkte findet sich bei Eggers u. Bilke (1994).

26.10.1 Stoffwechselstörungen

Stoffwechselstörungen sind bedingt durch Enzymopathien, die durch Gendefekte hervorgerufen werden (»inborn errors of metabolism«). Die Vererbung kann autosomal dominant, autosomal rezessiv und X-chromosomal rezessiv erfolgen. Am häufigsten sind die mutierten Gene in Autosomen lokalisiert, die Vererbung erfolgt meistens autosomal rezessiv. Das bedeutet, dass heterozygote Merkmalsträger klinisch gesund sind, da das allele Gen normal ist. Nur bei homozygot Kranken mit zwei abnormen allelen Genen wird die Störung der Katalysatorfunktion des Enzyms klinisch manifest. Die Heterozygoten (nur eines der beiden Gene ist krank) sind klinisch gesund, vererben aber das kranke Gen weiter. Wenn beide Eltern heterozygot sind, so liegt die Wahrscheinlichkeit, dass sie ein krankes (homozygotes) Kind bekommen, bei 25%, während das statistische Risiko, heterozygote Überträger zu zeugen, 50% beträgt. Bei X-chromosomal vererbten Stoffwechselleiden (das mutierte Gen ist im X-Chromosom lokalisiert) ist das Erkrankungsrisiko bei Söhnen heterozygoter Mütter (Überträgerinnen) 50%; z. B. beim Lesch-Nyhan-Syndrom, bei der Mukopolysaccharidose II Hunter, bei der kongenitalen Hyperammonämie Typ II oder beim okulozerebralen Lowe-Syndrom.

Der Enzymeffekt führt zu einem Stoffwechselblock mit Metabolitenansammlung vor dem Block und einer Verminderung des Stoffwechselproduktes hinter dem Block (▣ Abb. 26.7). Beides kann zu einer Schädigung des noch nicht ausdifferenzierten frühkindlichen Gehirns führen (sog. metabolisch-genetische Hirnschädigungen). Können die vor dem Enzymblock angehäuften Substrate nicht abgebaut werden, führt dies zu einer abnormen Speicherung dieser Substanzen im ZNS und in anderen inneren Organen (z. B. Leber, Milz, Lymphknoten, Knochenmark). Bei Speicherung im ZNS kommt es zur Hirnschädigung, z. B. bei den Sphingo- und Mukolipidosen, Mukopolysaccharidosen und beim M. Wilson (Kupferspeicherung). Ist jedoch ein – allerdings pathologischer – Abbau der durch den Enzymdefekt nicht regulär metabolisierbaren Substanz durch Nebenschlüsse möglich, so können evtl. auch die abnormen Metabolite das Gehirn

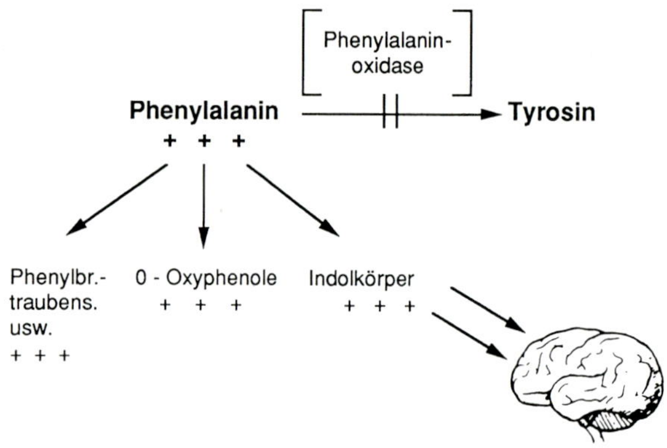

Abb. 26.7. Modell der metabolisch-genetischen Hirnschädigung am Beispiel der Phenylketonurie (PKU)

toxisch schädigen (bei der Phenylketonurie z. B. die Phenylbrenztraubensäure, O-Oxyphenole und Indolkörper (► s. Abb. 26.7).

> **Zum augenblicklichen Zeitpunkt sind bereits über 100 gut definierte Enzymopathien bekannt, über die Hälfte von ihnen haben Hirnschädigungen zur Folge. Besonders bedeutsam sind diese Stoffwechselstörungen, da einige von ihnen heute bereits therapierbar sind, wenn sie rechtzeitig erkannt werden.**

Zu den behandelbaren Stoffwechselstörungen zählen z. B. Phenylketonurie, Galaktosämie, Refsum-Syndrom, M. Wilson, Homozystinurie, Ahornsirupkrankheit, Histidinämie, Schilddrüsenhormonstoffwechselstörungen, Pseudohypoparathyreoidismus, Vitamin-B_6-Abhängigkeit und Ikterus Crigler-Najjar. Außerdem ist ein großer Teil hereditärer Enzymopathien heute pränatal diagnostizierbar, sodass in gesicherten Fällen eine Schwangerschaftsunterbrechung möglich ist.

Bis auf wenige Ausnahmen (z. B. Galaktosämie, kongenitale amaurotische Idiotie Norman-Wood), bei denen die Symptomatologie bereits in den ersten Lebenstagen beginnt, sind die an einem Stoffwechseldefekt leidenden Neugeborenen klinisch noch völlig erscheinungsfrei – im Gegensatz zu den noch zu besprechenden Chromosomopathien, die bereits unmittelbar nach der Geburt durch körperliche Stigmata und Zeichen der Hirnschädigung auffällig sind. In den meisten Fällen wird der Enzymmangel bei den Feten durch die diaplazentar aus dem mütterlichen Blut in den fetalen Kreislauf übergehenden Enzyme kompensiert, sodass sich der Enzymdefekt erst in den ersten Lebenswochen und -monaten klinisch bemerkbar macht.

> **Metabolische Enzymdefekte können alle am Humanstoffwechsel beteiligten organischen und nichtorganischen Nahrungs- und Aufbaustoffe sowie Biokatalysatoren betreffen: Aminosäuren, Fette, Kohlenhydrate, Hormone, Vitamine, Elektrolyte, Spurenelemente, Blutfarbstoffe.**

Es sind über 70 Aminosäurestoffwechselstörungen bekannt, von denen über die Hälfte zu einer Hirnschädigung unterschiedlichen Ausmaßes führt (von der leichten Minderbegabung bis zur schweren Idiotie). Es handelt sich dabei um Abbau- und Synthesestörungen essenzieller Aminosäuren. Die Häufigkeit der einzelnen Erkrankungen ist unterschiedlich, teilweise sind bislang nur Einzelfälle beschrieben (z. B. bei der Ornithinämie und der Hyperammonämie). Die häufigsten und bekanntesten Aminoazidopathien sind die Phenylketonurie (Inzidenz: etwa 1:10.000 Geburten) und die Homozystinurie (Inzidenz: in Irland 1:40.000 Geburten, sonst 1:200.000 Geburten).

Aminoazidopathien

Phenylketonurie

Die Phenylketonurie wird an dieser Stelle etwas ausführlicher besprochen, weil
1. sie eine häufige Stoffwechselstörung ist,
2. bei rechtzeitig einsetzender diätetischer Behandlung die Oligophrenie vermieden werden kann
3. und weil sie ein Paradebeispiel einer genetisch bedingten Stoffwechselstörung darstellt.

Symptomatik

Kinder mit einer Phenylketonurie (PKU) sind nach der Geburt zunächst klinisch unauffällig und gedeihen – wenn nicht krankheitsunspezifische Störungen hinzukommen – gut. Erst nach etwa 3–6 Monaten fällt eine psychomotorische Entwicklungsverzögerung auf, nach dem 5.–6. Lebensmonat entwickelt sich in 25–50% der Fälle ein zerebrales Anfallsleiden; bei etwa 30% bestehen therapieresistente Ekzeme der Haut. 90% der Kinder haben blondes Haar, häufig sind sie blauäugig. Nach einem Jahr ist in der Regel ein erheblicher geistiger und motorischer Entwicklungsrückstand festzustellen, die Weiterentwicklung verläuft stark verzögert.

> **Bei Ausbleiben der Behandlung kommt es bei etwa 50% der betroffenen Kinder zu einer Idiotie (IQ<35), bei den restlichen 50% kommt es zur Imbezillität (IQ<50).**

Lediglich etwa 5% der unbehandelten Kinder erreichen IQ-Werte von 70 und darüber, nur ausnahmsweise bleibt die Intelligenzentwicklung auch ohne Behandlung normal. Etwa mit Beginn der Pubertät ist mit einem Fortschreiten der Hirnschädigung nicht mehr zu rechnen, wahrscheinlich, weil die Hirnreifungsprozesse, insbesondere die Myelinisierung, weitgehend abgeschlossen sind und deshalb durch die Stoffwechselveränderungen nicht mehr beeinträchtigt werden können.

Neben der schweren Intelligenzstörung kommt es zu unspezifischen neurologischen Symptomen, wie muskuläre Hypertonie, Hyperreflexie, Diplegie, Athetosen und Hyperaktivität. Bei etwa 25% der unbehandelten Patienten entwickelt sich ein zerebrales Anfallsleiden. Auf der Verhaltensebene zeigen die Kinder aggressive, autistische und gelegentlich auch psychotische Symptome.

Genese und soziale Bedeutung

Der Phenylketonurie liegt ein rezessiv autosomal vererbter Enzymdefekt im Abbau von Phenylalanin zugrunde. Phenylalanin kann infolge eines Mangels an Phenylalaninhydroxylase nicht zu Tyrosin hydroxyliert werden. Genlokus ist Chromosom 12q22-q24.1. Infolgedessen kommt es im Serum und in den Körpersäften zu einem Anstieg an Phenylalanin, das über andere Wege abgebaut wird, wobei pathologische Stoffwechselprodukte entstehen: Über Para-Hydroxyphenylalanin entsteht durch Transaminierung Phenylbrenztraubensäure und daraus wiederum Phenylmilchsäure, Phenylessigsäure und Orthohydroxyphenylazetat.

Diese vier Phenylsäuren sind die Hauptmetaboliten, die neben Phenylalanin im Urin von Phenylketonurikern ausgeschieden werden. Sie geben dem Urin den typischen Geruch (»Pferdestallgeruch«, »Mäusekotgeruch«) und verursachen die positive Ferrichloridreaktion (Grünfärbung des Urins). Sie war früher als sog. Fölling'sche Probe zur Diagnostik der Phenylketonurie verwandt worden, ist jedoch relativ unspezifisch und nicht beweisend. Falschnegative Reaktionen werden beobachtet, wenn die Phenylbrenztraubensäurekonzentration im Urin unter 0,2 mg/ml liegt, positive Reaktionen können u. a. auch bei der Homozystinurie auftreten.

Der genaue neurochemische Schädigungsmechanismus, der zu der Hirnentwicklungsstörung führt, ist bislang nicht bekannt. Es spricht viel dafür, dass hierfür der hohe Phenylalaningehalt verantwortlich ist. Im Gegensatz zu früheren Annahmen ist die Konzentration der pathologischen Metabolitenansammlung nicht ausreichend, um eine toxische Wirkung auf das ZNS auszuüben. Durch Magnetresonanzspektroskopie konnte eine Korrelation zwischen der Höhe des Phenylalaninspiegels im Gehirn und dem schädlichen Einfluss auf die Hirnfunktionen nachgewiesen werden. Dabei kommt es in der Tat auf den Phenylalaninspiegel im Gehirn an, denn bei Patienten, die trotz eines hohen Phenylalaninserumspiegels einen niedrigen Phenylalaningehalt im Gehirn aufweisen, bleiben die Hirnfunktionen intakt.

Neuroanatomisch wurden eine Störung der Myelinisierung und eine sekundäre Gliose beobachtet, es liegt meistens eine Mikroenzephalie vor. Außerdem gibt es zahlreiche Hinweise dafür, dass es durch hohe Phenylalaninspiegel zu einem reversiblen Defekt der Serotonin-, Dopamin- und Noradrenalinsynthese kommt.

Die **soziale Bedeutung** der Früherkennung und der dadurch ermöglichten frühen diätetischen Behandlung ist allgemein anerkannt. Die Diät ist wenig schmackhaft und wird von vielen Kindern nicht gerne gegessen. Wichtig sind sorgfältig erarbeitete, schriftlich fixierte und den Bedürfnissen des heranwachsenden Kindes laufend angepasste Diätschemata. Eine psychologisch-pädagogische, evtl. sogar psychotherapeutische Betreuung der Familie wäre ideal, da es durch die Erkrankung des Kindes leicht zu überbehütenden Einstellungen, zu Ängsten und Schuldgefühlen kommen kann.

Diagnose und Differenzialdiagnose

Als diagnostische Maßnahmen sind die Eisenchloridprobe und der Phenistixtest zu unzuverlässig. Als Screeningmethode hat sich der auf einer genialen Idee basierende und einfach praktikable »**Guthrie-Test**« durchgesetzt; er wird seit 1968 in Deutschland routinemäßig im Rahmen der Geburtshilfe durchgeführt. Das Prinzip dieses Tests besteht darin, dass die durch Zugabe des Antimetaboliten β_2-Thienylalanin hervorgerufene Wachstumshemmung von Bacterium subtilis durch Phenylalanin aufgehoben wird. Aus der Wachstumsgeschwindigkeit des Bakteriums lässt sich die Höhe des Phenylalaningehalts im zugesetzten Serum erschließen. In praxi werden am 5.–6. Lebenstag vom Neugeborenen einige Tropfen Fersenblut entnommen und auf ein vorpräpariertes Kärtchen aus Filterpapier mit sechs Kreisen gegeben, die vollständig mit dem Blut ausgefüllt werden müssen. Die Kreise mit dem getrockneten Blut werden auf eine mit Bacterium subtilis beimpfte Agrarplatte gelegt, die mit dem Antimetaboliten β_2-Thienylalanin imprägniert ist (dieser verdrängt durch kompetitive Hemmung die lebenswichtige Aminosäure Phenylalanin). Das phenylalaninhaltige Blut bringt die Bakterien bei Bebrütung zum Wachsen, die Größe des Wachstumshofes ist direkt proportional mit dem Gehalt an Phenylalanin im Serum, aus dem Vergleich mit standardisierten Testplättchen lässt sich die Abweichung von der Norm (1–1,6 mg %) ersehen. Erreicht die Phenylalaninkonzentration im Serum am 5.–6. Lebenstag einen Wert über 4–6 mg %, so liegt der Verdacht auf eine Phenylketonurie vor. Dann sollte unbedingt ein Aminosäurechromatogramm im Serum und Urin des Neugeborenen durchgeführt werden (Papier-, Dünnschicht- und Säulenchromatographie), um die Diagnose abzusichern und ggf. die Behandlung einzuleiten.

Die klassische Phenylketonurie ist biochemisch durch einen Phenylalaninspiegel im Serum oberhalb von 1,2 mmol/l bei normaler Kost definiert, im Urin sind die beschriebenen Metaboliten nachweisbar, und der Tyrosinspiegel im Serum ist normal oder erniedrigt.

Insgesamt unterscheidet man 6 Formen der Phenylketonurie:

1. klassische Phenylketonurie mit totalem Defekt der Phenylalaninhydroxylase,
2. benigne Hyperphenylalaninämie mit begrenztem Defekt der Phenylalaninhydroxylase,
3. transiente Hyperphenylalaninämie mit passagerem Ausfall der Phenylalaninhydroxylase,

4. sog. atypische Phenylketonurie mit Dihydropteridinreduktasedefekt,
5. sog. atypische Phenylketonurie mit Dihydrobiopterinsynthetasedefekt,
6. maternale Hyperphenylalaninämie.

! Wichtig ist, dass es bei Hyperphenylalaninämien schwangerer Mütter zu Fetopathien kommen kann, die durch die Toxizität erhöhter Blutphenylalaninspiegel in der Frühschwangerschaft bedingt sind und mit verschiedenen Organfehlbildungen (Herzfehler, Mikrozephalie und Oligophrenie) einhergehen.

Diese Symptome können auch bei mäßiggradigen Hyperphenylalaninämien der Mütter auftreten. Deshalb muss bei Vorliegen eines Mikrozephalus und einer psychomotorischen Retardierung eines Kindes an eine Hyperphenylalaninämie der Mutter gedacht und diese durch ein Aminosäurechromatogramm im mütterlichen Serum ausgeschlossen werden.

Therapie und Prognose

Vor allem den Bemühungen von H. Bickel ist es zu danken, dass eine diätetische Behandlung dieser immerhin nicht allzu seltenen und in der Regel zu schwerem Schwachsinn führenden Stoffwechselkrankheit ermöglicht wurde. Das Prinzip dieser Diät besteht darin, dem Organismus so wenig Phenylalanin zuzuführen, dass keine Phenylalaninerhöhung über 1–4 mg/dl stattfindet, aber auch so reichlich, dass es nicht über einen Abbau von körpereigenem Eiweiß zu einem pathologischen Anstieg von Phenylalanin kommt. Es wird ein Aminosäuregemisch gegeben, das kein Phenylalanin enthält (Milupa-PKU 1, 2, 3 oder P-AM). Der biologisch notwendige Bedarf an Phenylalanin (im Säuglingsalter 50 mg/kg KG, später 10–15 mg/kg KG) wird in Form von natürlichem Eiweiß (Milchprodukte, Brot) zugeführt.

Inzwischen besteht Übereinstimmung darin, dass die Diät bis zum 12. Lebensjahr strikt durchgeführt werden soll, danach kann sie bei Knaben allmählich gelockert werden, wobei sehr hohe Phenylalaninspiegel vermieden werden sollen wegen möglicher toxischer Schäden auf das ZNS. Bei Mädchen sollte die Diät bis nach der Pubertät fortgesetzt werden. Die Diät macht eine sorgfältige Überwachung der Serumwerte notwendig, wobei die durchschnittlichen Phenylalaninspiegel im Serum unter 10 mg/dl liegen sollten. Bei höheren Spiegeln kann es zu kognitiven bzw. neuropsychologischen Leistungsausfällen kommen. Frauen sollten während der Schwangerschaft diätetisch behandelt werden, um eine Fetopathie bei ihrem Kind zu vermeiden. Junge Frauen müssen darauf aufmerksam gemacht werden, dass die Serumspiegel im Fall einer Schwangerschaft zu hoch sind und dass sie eine Konzeption erst dann planen dürfen, wenn der Phenylalaningehalt im Serum unter 4 mg/dl liegt.

Die Umstellung auf Normaldiät sollte vorsichtig erfolgen: eiweißbeschränkte Kost (Phenylalaninblutspiegel unter 15 mg/dl). Die psychosoziale und neurologische Entwicklung des Patienten muss weiterverfolgt werden. Eine genetische Beratung der betroffenen Familie ist selbstverständlich unbedingt erforderlich. In einigen Behandlungszentren wird den homozygoten Frauen geraten, Schwangerschaften zu vermeiden und Kinder zu adoptieren.

! Der Erfolg der phenylalaninarmen Diät ist um so größer, je früher die Diät begonnen und je besser sie überwacht worden ist.

Bei Beginn in den ersten beiden Lebensmonaten verläuft die weitere psychomotorische Entwicklung völlig normal, während es bei später einsetzender diätetischer Therapie zu zunehmend irreversiblen Hirnschädigungen kommt. Bei erfolgreicher diätetischer Behandlung ist sowohl die körperliche als auch die geistig-seelische Entwicklung normal.

Homozystinurie

Symptomatik

Die Homozystinurie ist durch folgende klinische Symptome gekennzeichnet: Gesichtsröte, feines blondes Haar, Linsenluxation, Linsenkatarakte, evtl. sekundäres Glaukom, Netzhautdegeneration. 50% der Kinder weisen einen extrem leposomen Habitus auf. Typische Knochendeformitäten sind Skoliose, Hühnerbrust, Genus valgus, Arachnodaktylie, zudem zeigt sich ein typischer Watschelgang; es besteht eine Osteoporose mit Frakturneigung. Außerdem kommt es zu gehäuften Thromboembolien mit zerebrovaskulären Infarkten, die im Schul- und Erwachsenenalter tödlich verlaufen können.

! Fokale zerebrale Symptome (Hirninfarkte, fokale Anfälle) in Kombination mit Oligophrenie müssen stets an das Vorliegen einer Homozystinurie denken lassen.

Genese

Der Homozystinurie liegt ein rezessiv autosomaler Defekt der Cystathioninsynthase-β-Synthase oder der Methioninsynthase zugrunde. Genlokus ist Chromosom 21q22.3. Die Inzidenz liegt bei etwa 1:350.000 Neugeborenen.

Diagnose

Das Vorliegen einer geistigen Retardierung mit zerebralen Anfällen, muskulären Dystonien und extrapyramidalen Hyperkinesen sollte den Verdacht auf eine Homozystinurie wecken. Etwa ein Drittel der Patienten zeigt ein diffusabnormes EEG. Die Diagnose wird gesichert durch ein Urinaminosäurechromatogramm (Dünnschicht- und Säulenchromatographie) und Plasmaaminochromatogramm (Homozystin- und Methioninvermehrung im Blut). Die Zyanid-Nitroprussid-Probe auf Homzystin ist im Urin positiv.

Therapie

Methioninarme Diät bei zusätzlicher Gabe von Zystein, Vitamin B_6 ist bei etwa der Hälfte der Patienten wirksam.

Rett-Syndrom

Symptomatik

Ursprünglich wurde von Rett (1966) ein zerebral-atrophisches Syndrom bei Hyperammonämie beschrieben. Das Vorliegen einer Hyperammonämie konnte jedoch **nicht** bestätigt werden. Das Rett-Syndrom kommt bei weiblichen Neugeborenen in einer Häufigkeit von 1:10.000 bis 1:15.000 vor. Da zu vermuten ist, dass sich hinter zahlreichen Fehldiagnosen eines frühkindlichen Autismus Kanner in Wirklichkeit dieses von Rett benannte Syndrom verbirgt, sei es hier kurz beschieben. Charakteristisch sind folgende Symptome:

1. Es ist nur das weibliche Geschlecht betroffen;
2. normale Prä- und Perinatalzeit, weitgehend normale psychomotorische Entwicklung während der ersten 6, häufig der ersten 12–18 Lebensmonate;
3. normaler Kopfumfang bei Geburt, Abnahme des Schädelwachstums zwischen dem 1. und 4. Lebensjahr und somit Ausbildung eines Mikrozephalus;
4. Stagnation psychomotorisch erworbener Fähigkeiten nach dem 7.–18. Lebensmonat und anschließende rasche Verschlechterung bereits erworbener sozialer und psychomotorischer Funktionen, Ausbildung einer Demenz mit autistischen Zügen;
5. Verlust erworbener, sinnvoller Handfunktionen zwischen dem 1. und 4. Lebensjahr;
6. charakteristische Handstereotypien (»waschende Bewegungen«; ◻ Abb. 26.8), stereotypes Handreiben, stereotypes Benetzen der Finger mit Speichel, stereotypes Aneinanderlegen der Hände in Brust- oder Kinnhöhe);
7. Gang-Rumpf-Ataxie, Amimie, Akinesie, breitbeiniges Stehen. Verlangsamung der allgemeinen, spontanen Motorik, Hyperaktivität.

Kinder mit einem Rett-Syndrom bewegen ihren Kopf häufig horizontal und scheinen auf etwas in der Ferne Gerichtetes zu schauen. Wenn sie ihren eigenen Körper oder in der Nähe befindliche Objekte betrachten, tun sie es in einer seltsam verlorenen Weise, welche an das Verhalten autistischer Kinder erinnert. Die visuomotorischen Leistungen von knapp 2-jährigen Kindern mit einem Rett-Syndrom entsprechen denjenigen von 10 Monate alten gesunden Säuglingen.

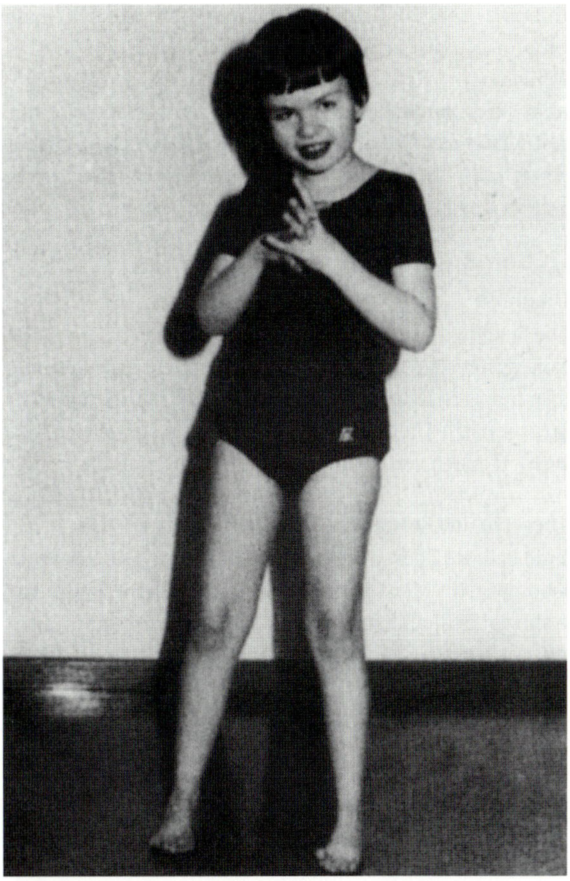

◻ Abb. 26.8. Handstereotypien (»waschende Bewegungen«)

Ätiopathogenese

Dem Rett-Syndrom liegt eine Mutation des auf dem X-Chromosom gelegenen MECP-2-Gens (»methyl-cytosin-binding protein 2«) zugrunde (Huppke et al. 2000; Xiang et al. 2000). Während der Embryogenese wird bei weiblichen Individuen normalerweise in jeder Körperzelle eines der beiden allelen X-Chromosomen inaktiviert, wodurch es zu einer erwünschten Reduktion des Genmaterials der auf dem X-Chromosom lokalisierten Gene kommt. Dieser Vorgang ist beim Rett-Syndrom gestört, hier bleibt in einigen Körperzellen sowohl das mutierte MECP-2-Gen als auch das zugehörige nicht mutierte Allel in seiner Funktionsfähigkeit erhalten, sodass bei den betroffenen Mädchen ein Mosaik von Körperzellen vorliegt, bei denen z. T. mutiertes MECP-2-Protein nicht oder nur unvollständig inaktiviert wurde und deshalb funktionstüchtig geblieben ist. Dadurch kommt es zu einer Fehlregulation der Gene, welche sich u. a. negativ auf die ZNS-Entwicklung während der Embryogenese auswirkt, wobei der Schweregrad der ZNS-Störung u. a. vom Ausmaß des aktiv gebliebenen mutierten Genmaterials abhängt.

Seit kurzem sind auch Mutationen im MEC-P-2-Gen bei Jungen nachgewiesen worden mit unterschiedlich ausgeprägter ZNS-Beteiligung – von schwerer Enzephalopathie bis zur mäßigen psychomentalen Retardierung ohne die typische klinische Symptomatik, wie sie bei Mädchen mit Rett-Syndrom beschrieben sind (Meloni et al. 2000; Villard et al. 2000). Inzwischen wurde ein Junge mit Klinefelter-Syndrom (Karyotyp 47,XXY) mit gleichzeitig manifestem Rett-Syndrom und nachgewiesenem Defekt des MECP-2-Gens beschrieben (Schwartzman et al. 2001).

Diagnose

Die Diagnose erfolgt molekulardiagnostisch durch molekulargenetische Untersuchungen. Der Genlokus befindet sich auf dem X-Chromosom (Xq28). Durch die molekulargenetische Untersuchung ist eine frühzeitige Diagnose bei den ersten verdächtigen Symptomen möglich.

Therapie und Prognose

Eine kausale Therapie gibt es bislang nicht. Die Prognose ist ungünstig. Meistens handelt es sich um eine Neumutation, wobei die Eltern selbst nicht betroffen sind und somit für weitere Kinder kein erhöhtes Wiederholungsrisiko besteht.

Die Behandlung beschränkt sich schwerpunktmäßig auf motopädische und heilpädagogische Maßnahmen. Wichtig ist die ärztlich-therapeutische Führung und Beratung der betroffenen Familien sowie die Vermittlung von Frühförderungsmöglichkeiten.

Verlauf

Der Verlauf der Erkrankung ist periodisch. Vier Stadien können herausgearbeitet werden:

1. **Frühe Stagnationsphase.** Dauer: einige Monate. Es kommt etwa nach 6 Monaten zu einem Entwicklungsstillstand bis zum Alter von 18 Monaten. Damit einher geht die Abnahme des Schädelwachstums und der Verlust des sinnvollen Gebrauchs der Hände.
2. **Rasch progrediente Phase** im Alter zwischen 1 und 4 Jahren. Dauer: Wochen bis Monate. Kennzeichen sind Regression, Stereotypien, autistische Züge, Verlust der Handfunktionen, Apraxie, Ataxie, Hyperventilation und zerebrale Anfälle (tonisch-klonisch generalisiert oder Partialanfälle).
3. **Pseudostationäres Stadium** im Schulalter. Dauer: über Jahre hinweg. Die Kinder sind retardiert, aber emotional stabil. Es zeigen sich eine ausgeprägte Rumpfataxie und zerebrale Anfälle.
4. **Späte motorische Regressionsphase** im Alter von 5 bis etwa 25 Jahren. Dauer: Dekaden. Die Kinder sind meistens rollstuhlpflichtig wegen einer starken Kyphoskoliose und einer sich entwickelnden Spastik, bei gleichzeitiger Abmagerung. Es bestehen multiple Handicaps, trophische Störungen, Kachexie, Kleinwuchs bei normaler Pubertätsentwicklung. Es zeigt sich eine Besserung der epileptischen Symptome. Im Alter zwischen 5 und 25 Jahren entwickeln sich paraplegische oder tetraplegische Symptome und trophische Störungen.

! Auch bei Jungen mit schwerer geistiger Retardierung sollte an das Vorliegen eines Rett-Syndroms gedacht und ein Screening des MECP-2-Gens durchgeführt werden.

Störungen des Zuckerstoffwechsels

Galaktosämie

Symptomatik

Die klinische Symptomatologie hängt vom zugrunde liegenden Enzymdefekt ab. Bei Vorliegen eines Galaktokinasemangels kommt es als einziges Symptom zur Ausbildung einer Katarakt, als Folge einer Anhäufung von Galaktit, eines Polyols, das durch Reduktion von Galaktose in hohen Konzentrationen entsteht.

Die Katarakt ist das einzige Symptom, das sowohl beim Galaktokinasemangel als auch bei der Transferasedefizienz vorkommt. Letztere geht mit Schädigungen an ZNS, Auge, Leber, Niere und Ovar und den entsprechenden klinischen Symptomen einher: Oligophrenie, zerebrale Krämpfe, Katarakt, Zirrhose, Ikterus, renal-tubuläre Azidose, Phosphaturie, Aminoazidurie, ovarielle Dysfunktion mit primärer oder sekundärer Amenorrhoe.

Die bis zur Laktosezufuhr asymptomatischen Säuglinge reagieren auf Galaktose oft dramatisch mit Ikterus, Hypoglykämie, Erbrechen, Lethargie, Diarrhoe und Hepatomegalie. Bei bis zu 30% der Neugeborenen kommt es zu einer schweren bakteriellen Infektion, die auf eine verminderte phagozytotische Aktivität der Granulozyten zurückgeführt wird. Die Krankheit kann aber auch ebensogut subakut beginnen, wobei neben Gedeihstörungen, Erbrechen, Diarrhoe eine Zirrhose mit Ikterus und Aszites sowie eine Katarakt beobachtet werden.

Bei unbehandelter Galaktosämie ist die Intelligenzentwicklung beeinträchtigt, IQ-Werte um 70 sind häufig. Trotz rechtzeitiger Behandlung kommt es zu Lernbehinderungen und kognitiven Teilleistungsstörungen, insbesondere visuellen Perzeptionsstörungen und Störungen der Sprachentwicklung. Häufig ist die soziale Anpassung beeinträchtigt, und es bestehen emotionale Auffälligkeiten wie Furchtsamkeit, Ängstlichkeit, Scheu, Empfindsamkeit und Feindseligkeit. Selten kommt es zur Ausbildung einer neurologischen Trias von Ataxie, Tremor und mentaler Retardation.

Genese und soziale Bedeutung

Der Galaktosämie liegt ein autosomal rezessiv vererbter Defekt des Galaktosestoffwechsels zugrunde. Die Enzymdefekte betreffen die Galaktokinase (Häufigkeit 1:100.000) und die Galaktose-l-Phosphat-Uridyltransferase (Häufigkeit 1:40.000) sowie äußerst selten – die UDP-(Uridyl-Disphosphat-)Galaktose-Epimerase. Lediglich beim Galaktose-l-Phosphat-Uridyltransferase-Defekt kommt es zu Intelligenzstörungen. Der Enzymmangel hat eine Akkumulation von Galaktose-l-Phosphat in der Zelle und infolgedessen Schädigungen an ZNS, Leber, Niere und Ovar zur Folge. Von sozialer Bedeutung ist die Häufigkeit der Erkrankung. Wichtig ist die Frühdiagnose, die eine frühe Behandlung erlaubt.

Diagnose

Die Diagnose wird gesichert durch den erhöhten Galaktosespiegel im Serum (>3 mg/dl) und vermehrte Galaktoseausscheidung im Urin. Alle drei Enzymdefekte können durch ein Neugeborenenscreening auf Galaktose und Galaktose-1-Phosphat aufgedeckt werden. Die Enzymaktivitäten können in Erythrozyten und Fibroblasten bestimmt werden. Eine pränatale Diagnose ist möglich. Milchunverträglichkeit beim jungen Säugling, schwere Ernährungsstörungen und eine zunehmende Gelbsucht sollten stets die Verdachtsdiagnose einer Galaktosämie stellen.

Therapie und Prognose

Die akuten und septischen Verlaufsformen bei der neonatalen Galaktosämie bedürfen einer symptomatischen Therapie. Die wichtigste Maßnahme bei der klassischen Galaktosämie und bei dem Galaktokinasemangel besteht in der Verabreichung einer galaktose- bzw. laktosefreien Diät, d. h. in einem vollständigen Entzug der Milch und anderer Milcherzeugnisse aus der Nahrung. Dadurch kommt es zu einer dramatischen Besserung des Krankheitsbildes. Die galaktosefreie Diät sollte ein Leben lang beibehalten werden. Der komplette Verzicht auf Milch, Schokolade, Kuchen etc. ist unumgänglich.

! Frühzeitige Diagnose und Therapie verhüten die meisten Erscheinungen der Galaktosämie. Die Hirnentwicklung scheint allerdings auch unter der Therapie nicht völlig normal zu verlaufen.

Bei normaler Intelligenz zeigen sich Lernschwächen und eine Disposition zu Sprach-und Teilleistungsstörungen. Die Therapie scheint auch die Entwicklung des hypergonadotropen Hypogonadismus mit Infertilität nicht verhüten zu können. Die Kataraktbildung ist bei Galaktoseentzug reversibel. Auch die übrigen klinischen Symptome sind reversibel bei galaktosefreier Ernährung. Ein Fünftel der Patienten stirbt in der Neonatalperiode; unbehandelt führt die Erkrankung immer zu vorzeitigem Tod.

Störungen des Lipid-, Mukolipid- und Mukopolysaccharidstoffwechsels

Diese Störungen gehören zu den sog. lysosomalen Speicherkrankheiten. Sie beruhen auf einem genetisch bedingten Defekt saurer Hydrolasen, die für den Abbau hochmolekularer Substanzen (Glykoproteine, Ganglioside) verantwortlich sind. Zu den lysosomalen Speicherkrankheiten zählen die Mukolipidosen, die Mukopolysaccharidosen, die Sphingolipidosen, Gangliosidosen und Zerebrosidosen.

Mukolipidosen

Als Mukolipidosen werden verschiedene autosomal rezessiv vererbte Störungen des Mukolipidstoffwechsels bezeichnet wie Mukolipidose I, II (»I-cell-disease«) und III (Pseudopolydystrophie Maroteaux), Fukosidose, Mannosidose, Mukosulfatidose und die progressiven Myoklonusepilepsien. Es handelt sich um verschiedenartige enzymatische Abbaustörungen des Lipomukopolysaccharidstoffwechsels mit Speicherung saurer Mukopolysaccharide und Glykolipide im Gehirn und in viszeralen Organen (Leber, Milz, Niere, Nebenniere, Herz u. a.).

Die Klinik ist durch Oligophrenie, multiple Skelettdeformitäten, gargoylähnliche Gesichtszüge, Leber- und Milzvergrößerung sowie verschiedene neuromuskuläre Störungen (Spastizität, Muskelhypotonie, Tremor, myoklonische Anfälle, extrapyramidale Bewegungsstörungen) verschiedener Ausprägung gekennzeichnet. Die Prognose ist jeweils ungünstig, eine spezifische Therapie gibt es nicht (nähere Einzelheiten s. Eggers u. Bilke 1994).

Mukopolysaccharidosen

Bei den Mukopolysaccharidosen (MPS) führen lysosomale Enzymdefekte des Bindegewebsstoffwechsels zu einer Anhäufung saurer Mukopolysaccharide in verschiedenen Organen und Geweben. Die Unterformen unterscheiden sich jeweils durch eine typische Symptomatologie (Gargoylismus) und die verschiedenen Enzymdefekte. Der Grad der geistigen Behinderung wird durch das Ausmaß des jeweiligen zentralnervösen Befalls bestimmt. Die Inzidenz liegt bei ca. 1:20.000. Die therapeutischen Möglichkeiten sind begrenzt, der Verlauf ist progredient. Eine pränatale Diagnose ist möglich, die genetische Beratung ist von großer Bedeutung.

Hurler-Syndrom

Symptomatik. Die bekannteste Mukopolysaccharidose ist das sog. Hurler-Syndrom, die Mukopolysaccharidose I/H, deren Inzidenz bei 1:100000 liegt. Es handelt sich um eine chronisch fortschreitende schwere Erkrankung mit ausgeprägter geistiger Behinderung, typischen Skelettdeformitäten und charakteristischen gargoylähnlichen Gesichtszügen (»Wasserspeiergesicht«, ▣ Abb. 26.9). Weitere klinische Symptome sind Hornhauttrübung, Hepatosplenomegalie, Schwerhörigkeit, Minderwuchs, lumbale Kyphose, Gelenkkontrakturen (»Klauenhände«) und Makrozephalus. Die Symptome beginnen im Alter von 6–10 Monaten, das Vollbild ist in der Regel im 4. Lebensjahr erreicht.

Genese. Ätiologisch liegt dem Hurler-Syndrom ein autosomal rezessiv vererbter Defekt des Enzyms α-L-Iduroni-

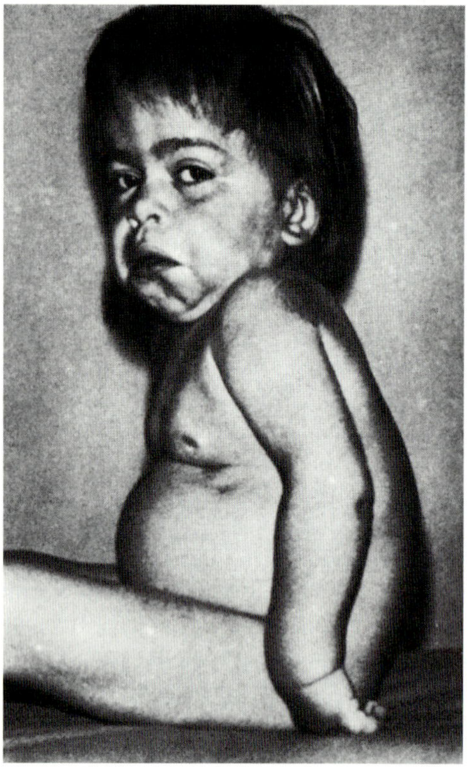

Abb. 26.9. **Fünfjähriges Mädchen mit Pfaundler-Hurler-Syndrom, gargoylähnliche Gesichtszüge (»Wasserspeiergesicht«)**

dase mit Speicherung saurer Mukopolysaccharide in Hirn, Leber, Milz, Herz und Knochenmark zugrunde. Genlokus ist Chromosom 4p16.3.

Diagnose. Die Diagnose stützt sich auf die klinische Symptomatologie, den Nachweis einer stark vermehrten Dermatan- und Heparansulfatausscheidung im Urin sowie auf die stark herabgesetzte Aktivität der α-L-Iduronidase. Eine pränatale Diagnose ist möglich.

Therapie und Prognose. Die Behandlung ist symptomatisch. Inzwischen gibt es Versuche mit Knochenmarktransplantationen im Kleinkindesalter, die offenbar zu einem Sistieren, z. T. auch zu einer Besserung der klinischen Symptome und der Demenz führt, ohne Beeinflussung der Deformierungen des Skeletts. Zurzeit wird eine Enzymtherapie mit gentechnisch hergestellter α-Iduronidase erprobt.

Hunter-Syndrom

Symptomatik. Die Mukopolysaccharidose II, das Hunter-Syndrom, weist klinisch große Ähnlichkeiten mit dem Hurler-Syndrom auf: grobe Gesichtszüge, Schwerhörigkeit, Intelligenzdefekt, Skelettdeformitäten, Zwergwuchs, Kurzsichtigkeit, Gelenkkontrakturen, Hernien, Hepatosplenomegalie, aber keine Hornhauttrübung. Die Inzidenz liegt bei 1:50.000, also doppelt so hoch wie beim Hurler-Syndrom.

Genese. Dem Hunter-Syndrom liegt ein X-chromosomal rezessiv vererbter Defekt der Sulfoiduronatsulfatase zugrunde; es sind nur Knaben betroffen. Genlokus ist Chromosom Xq28.

Diagnose. Im Gegensatz zum Hurler-Syndrom kommt beim Hunter-Syndrom eine Hornhauttrübung nicht oder erst sehr spät vor. Die endgültige Diagnose erfolgt über den Nachweis einer vermehrten Ausscheidung von Dermatansulfat und Heparansulfat im Urin sowie einer stark verminderten Aktivität der Sulfoiduronatsulfatase in den Hypoblasten und Fibroblasten.

Therapie und Prognose. Die Therapie ist symptomatisch. Nach dem 4.–5. Lebensjahr gibt es zwei Verlaufstypen: Typ A – schwer, rasch progredienter Verlauf, Tod vor dem 15. Lebensjahr; Typ B – langsamer Verlauf, geringe bis fehlende geistige Behinderung, Überleben bis ins Erwachsenenalter.

> **Mukopolysaccharidose III (Sanfilippo-Syndrom)**
> Auch von der Mukopolysaccharidose III gibt es 4 Formen: Typ A bis Typ D, die alle autosomal rezessiv vererbt werden. Typ A ist durch einen Heparansulfat-Sulfatase-Defekt, Typ B durch einen α-N-Azetyl-Glukoseaminidase-Defekt bedingt. Die beiden übrigen Formen sind durch einen Defekt der N-Azetyl-Transferase bzw. der N-Azetyl-Glukosamin-6-Sulfatsulfatase verursacht. Nach normaler frühkindlicher Entwicklung kommt es zum Entwicklungsstillstand im Kleinkindesalter und anschließendem raschen geistigen Zerfall bis zur Idiotie. Es zeigen sich Gangstörungen, Athetose, Zwergwuchs, abnorme Mukopolysaccharidspeicherungen mit Makrozephalie, Hepatoseplenomegalie und vergröberte Gesichtszüge, eine eingesunkene Nasenwurzel, sprödes, dichtes Haar, X-Beine, Kyphose, Gelenkkontrakturen und Schwerhörigkeit, aber keine Korneatrübung. Die Inzidenz liegt bei 1:50.000. Die Therapie erfolgt symptomatisch. Die Betroffenen sterben meist vor dem 20. Lebensjahr an interkurrenten Infekten.

Sphingolipidosen

Die Sphingolipidosen gehören ebenfalls zu den Lipidspeicherkrankheiten. Sie beruhen auf lysosomalen Enzymdefekten, die zu Abbaustörungen im Bereich verschiedener Neurolipide führen. Dadurch kommt es zur Ansammlung von Lipiden im Nervensystem und/oder in peripheren Organen. Die biochemische Diagnostik der lysosomalen Speicherkrankheiten gründet sich auf dem Nachweis des Enzymdefekts in Leukozyten, kultivierten Fibroblasten und Amnionzellen sowie im Serum und Urin. Bedeutsam ist die pränatale Diagnose (Amnionzellkultur,

Fruchtwasseruntersuchung) und die Erkennung klinisch unauffälliger heterozygoter Erbmalträger, bei denen eine herabgesetzte Enzymaktivität nachweisbar ist, was wiederum Grundlage für eine eugenische Beratung darstellt.

Zu den insgesamt selten vorkommenden Sphingolipidosen werden die **Gangliosidosen, Zerebrosidosen, Sphingomyelinosen** und die **Zeramidosen** gerechnet. Wegen der Seltenheit dieser Krankheitsbilder werden sie nur kurz dargestellt, im Übrigen wird auf die Monographie von Eggers u. Bilke (1994) verwiesen.

Wichtig ist die Differenzierung, ob vorwiegend die **graue** oder die **weiße Substanz** betroffen ist; d. h. die Unterscheidung, ob die Schädigung am Dendritensystem in der Nähe des Gliazellkerns (»zellständige Prozesse«) oder ob sie an den Markscheiden (»leukodystrophische Prozesse«) stattgefunden hat. Dies ist durch exakte und sorgfältige klinische Untersuchungen möglich.

Wenn die Lipidakkumulation bevorzugt in der Nähe des Zellkerns der Ganglienzelle erfolgt, so kommt es früh zu Symptomen der »amaurotischen Idiotie«: Visusverlust, Retinaveränderungen (»kirschroter Fleck«), Demenz, evtl. zerebrale Anfälle. Später kommt es zu motorischen Lähmungen der Extremitäten mit Reflexsteigerungen. Diese Symptomatologie ist typisch für die GM_1-und GM_2-Gangliosidosen, für die Sphingomyelinose Niemann-Pick und den M. Gaucher.

Im Gegensatz dazu sind die Leukodystrophien (globoidzellige Leukodystrophie, metachromatische Leukodystrophie, Adrenoleukodystrophie, M. Pelizaeus-Merzbacher) durch ausgedehnte Zerstörungen der Marklager, also der weißen Substanz, gekennzeichnet, wobei die Ganglienzellen der grauen Substanz weitgehend ausgespart bleiben. Sowohl die Axone als auch die Markscheiden sind betroffen. Entsprechend kommt es früh zu motorischen Störungen, sowohl zu spastischen Symptomen als auch zu Reflexverlust, da sowohl das erste als auch das zweite motorische Neuron geschädigt sind. Demenz und zerebrale Anfälle treten dagegen erst in späteren Krankheitsstadien auf.

Gangliosidosen

Ganglioside sind zuckerhaltige Lipide. Als Komponenten von Plasmamembranen sind sie vorwiegend im Hirn angereichert. Das Stammgangliosid ist das GM_1-Gangliosid, aus dem durch Abspaltung von Zuckerresten weitere Ganglioside (GM_2-, GM_3-Ganglioside) entstehen. Eine Abbaustörung dieser Substanzen führt zu einem breiten Spektrum von Erkrankungen, wie z. B. GM_1-Gangliosidose, GM_2-Gangliosidose. Aufgrund eines Defekts in einem der zuckerspaltenden Enzyme reichert sich ein bestimmtes Gangliosid, z. B. das GM_2-Gangliosid bei der Tay-Sachs-Krankheit, in den Lysosomen an. Die Speicherkrankheit führt immer zu einer schweren Intelligenzstörung.

Die Ursache dieser Intelligenzstörung ist noch nicht völlig aufgeklärt. Man weiß, dass verschiedene Ganglioside die Funktion von Ionenkanälen und -pumpen in der Zellmembran unterstützen. Sie modulieren die intrazelluläre Signalverarbeitung und spielen wahrscheinlich eine wichtige Vermittlerrolle bei der Bahnung von Gedächtnisspuren im Gehirn. Es spricht vieles dafür, dass Ganglioside in den Informationsfluss an den neuralen Synapsen modulierend eingreifen. So fördern sie das Freisetzen gebundener Kalziumionen, was zu einer Genaktivierung in der signalgebenden Nervenzelle führt. Dadurch kommt es zu einer Verstärkung der Rückkoppelung zwischen präsynaptischem und postsynaptischem Neuron. Dies wiederum scheint die neurophysiologische Grundlage für eine Verbesserung von Lern- und Gedächtnisprozessen zu sein.

Die Gangliosidosen stellen eine Gruppe verschiedener Gangliosidspeicherkrankheiten dar. Die Einteilung erfolgt aufgrund der Art des gespeicherten Materials und nach dem zugrunde liegenden Enzymdefekt (Tabelle 26.7).

GM_1-Gangliosidose Typ I (Morbus Landing)

Symptomatik. Von Geburt an kommt es zu einer progredienten schweren psychomotorischen Retardierung, zu Trinkproblemen mit Gedeihstörung, zu Ödemen und zu einer Hepatomegalie. Weitere Symptome sind Lumbalkyphose, eingeschränkte Beweglichkeit der Gelenke und tonisch-klonische Anfälle.

Genese und soziale Bedeutung. Es findet sich eine autosomal rezessiv vererbte Gangliosidspeicherung als Folge eines Defektes der β-Galaktosidase. Genlokus ist Chromosom 3p21.33. Da die Erkrankung auch pränatal diagnostizierbar ist, ist die medizinische Indikation zur Schwangerschaftsunterbrechung gegeben.

Diagnose und Differenzialdiagnose. Die Diagnose erfolgt über den Nachweis des β-Galaktosidase-Defekts in Fibroblasten, Leukozyten und Urin. Im Knochenmarkpunktat finden sich vakuolisierte histiozytäre Zellen. – Bei juvenilen und adulten Formen der GM_1-Gangliosidose (Typ II und III) stehen zerebelläre Ataxien und eine Dysarthrie, schließlich spastische Lähmungen, Tremor und myoklonische Anfälle im Vordergrund. Die Demenz setzt später und verzögert ein; auch die Überlebenszeiten sind

Tabelle 26.7. Einteilung der Gangliosidosen

Gangliosidose		Enzymdefekt
GM_1-Gangliosidose	Infantile Form Juvenile Form Adulte Form	β-Galaktosidase
GM_2-Gangliosidose	M. Sandhoff	Hexosaminidase A und B
	M. Tay-Sachs	Hexosaminidase A

länger, bei der juvenilen Form 3–10 Jahre, bei der adulten Form mehr als 20 Jahre.

Therapie und Prognose. Die Therapie ist symptomatisch. Die Überlebenszeit bei der infantilen Form ist etwa 1–2 Jahre.

GM_2-Gangliosidose Typ I (Tay-Sachs-Krankheit)

Symptomatik Die Inzidenz liegt bei 1:500.000; der Beginn im Alter von 3–6 Monaten mit Hyperakusis und Hypotonie. Zur Blindheit führende Retinaveränderungen (»kirschroter Fleck« in 95% der Fälle) und der Verlust bereits erworbener psychomotorischer Kompetenzen nach dem 1. Lebensjahr prägen das weitere Bild. Hinzu kommen fortschreitende Demenz, Tetraspastik, Myoklonien und epileptische Anfälle, häufig als BNS-(Blitz-Nick-Salaam-)Anfälle. Der Muskeltonus ist gesteigert, häufig zeigt sich eine Opisthotonushaltung.

Genese und soziale Bedeutung. Es liegt ein Defekt der Hexosaminidase A (β-N-Azetylgalaktosaminidase) vor. Genlokus ist Chromosom 15q23-q24. Da die Erkrankung pränatal diagnostiziert werden kann, ist die medizinische Indikation zum Schwangerschaftsabbruch gegeben. Insofern es sich um ein rezessives Erbleiden handelt, ist die Wahrscheinlichkeit, gesunde Kinder zu bekommen, 75%. Das Risiko dieser Kinder, selbst ein Kind mit einer Tay-Sachs-Krankheit zu bekommen, ist äußerst gering, wenn blutsverwandte Ehen vermieden werden.

Diagnose und Differenzialdiagnose. Die Diagnose erfolgt durch Nachweis des Enzymdefekts in Serum, Leukozyten und Fibroblasten. – Pränatale Diagnose aus den Amnionzellen ist möglich. Das EEG zeigt eine allgemeine Verlangsamung und hypersynchrone Aktivität. – Als Morbus Sandhoff (Typ II) wird bei nichtjüdischen Rassen eine ähnlich verlaufende Krankheit beobachtet, die allerdings eine maximale Überlebenszeit von bis zu 3 Jahren aufweist. Bei der im 2.–6. Jahr beginnenden juvenilen Form (Typ III) werden zunächst eine Ataxie, dann zunehmende Spastizität, Sprachverlust und Tod zwischen dem 5. und 15. Lebensjahr gesehen, während der Typ IV postpubertär bei normaler Intelligenz mit Ataxie und Beinkrämpfen eher blande verläuft.

Therapie und Prognose. Die Therapie ist symptomatisch. Die Tay-Sachs-Patienten sterben in Dezerebrationsstarre im 2.–5. Lebensjahr.

Zerebrosidosen

Globoidzell-Leukodystrophie (Morbus Krabbe)

Symptomatik. Etwa ab dem 4./5. Lebensmonat, manchmal auch schon früher, besteht eine Hyperexzitabilität. Auf Geräusche, Berührung und Lichteinfall reagieren die Kinder mit Schreiattacken. Es kommt zum Verlust bereits erworbener psychomotorischer Fertigkeiten, zu Ernährungsproblemen, Erhöhung des Muskeltonus mit Opisthotonushaltung; schließlich Spastik, Rigidität, Dystonie und Ataxie, Taubheit und Amaurose. Die Rigidität kann in eine hypotone Form der ICP (»floppy infant syndrome«) übergehen.

Genese und soziale Bedeutung. Der Globoidzell-Leukodystrophie liegt ein autosomal rezessiv vererbter Defekt der lysosomalen Galaktosylzeramid-β-Galaktosidase zugrunde, weshalb es u. a. zu einer Galaktosylzeramidspeicherung in den Schwann-Zellen der peripheren und zentralen Markscheiden und in den Gliazellen des Gehirns (Globoidzellen) kommt. Pathogenetisch spielt die Speicherung von Psychosin die entscheidende Rolle, es ist zytotoxisch und zerstört die Oligodendrozyten, was für die rasch fortschreitende Hirnatrophie verantwortlich zu machen ist. Der Genlokus ist auf Chromosom 14q24.3-q32.1. Da die Erkrankung auch pränatal diagnostiziert werden kann (Nachweis des Enzymdefekts in den Amnionzellen), ist die Indikation zur Schwangerschaftsunterbrechung aus medizinischen Gründen geben.

Diagnose und Differenzialdiagnose. Der Enzymdefekt ist im Serum, in den Leukozyten und in den Fibroblasten nachweisbar. Eine Hirnbiopsie (Globoidzellen = Oligodendrogliazellen, die das Zerebrosid speichern) ist heute zur Diagnose nicht mehr erforderlich. Differenzialdiagnostisch kann die metachromatische Leukodystrophie durch Bestimmung der Arylsulfatase A im Urin leicht ausgeschlossen werden.

Therapie und Prognose. Die Therapie ist symptomatisch. Bei spätem Krankheitsausbruch ist ein Versuch mit Knochenmarktransplantation möglich. Es gibt drei Verlaufsformen: infantile, spätinfantile und juvenile. Erstere beginnt im 1. Lebensjahr. Der Tod erfolgt nach 1–2 Jahren durch rezidivierende Infekte oder zentrale Atemlähmung. Die beiden anderen Formen beginnen zwischen 1 $^1/_2$ und 15 Jahren, der Verlauf ist entsprechend protrahierter.

Morbus Gaucher

Es handelt sich um eine autosomal vererbte Stoffwechselstörung, bei der ein Glukosylzeramid infolge eines Defektes der Glukozerebrosid-β-Glukosidase gespeichert wird. Der adulte Typ I ist die häufigste Sphingolipidose. Er geht ohne Beteiligung des Nervensystems einher. Die als Typ II beschriebene, infantile, akut neuropathische Form beginnt zwischen dem 3. und 18. Monat mit Hepatosplenomegalie und führt durch neurale Destruktion zu einer progredienten Demenz. Da auch die Lungen betroffen sind, kommt es frühzeitig zu Dyspnoe, Husten und entsprechenden Lungenveränderungen, die röntgenologisch nachweisbar sind. Der Typ III, der subakute juvenile neuropathische Typ, beginnt in der Adoleszenz und im frühen Erwachsenenalter.

Genese und soziale Bedeutung. Es liegt ein Defekt der Glukozerebrosid-β-Glukosidase vor, die auch in Amnionzellen nachweisbar ist. Somit ist also die pränatale Diagnose möglich. Genlokus ist Chromosom 1q21.

Diagnose und Differenzialdiagnose. In der Leber und im Knochenmark finden sich die für den M. Gaucher typischen Schaumzellen, die die gepeicherte Substanz enthalten. Der Nachweis des Enzymdefektes sichert die Diagnose.

Therapie und Prognose. Die Therapie ist symptomatisch. Seit einigen Jahren werden an einigen Zentren Knochenmarktransplantationen durchgeführt mit dem Ziel einer Leber- und Milzverkleinerung. Ein vielversprechender Fortschritt ist die **Enzymsubstitution**: Die Glukozerebrosidase wurde biochemisch so modifiziert, dass sie von den Makrophagen mit hoher Affinität inkorporiert wird, was zu einem Abbau der dort gespeicherten Glykolipide führt. Bei den bisher behandelten Patienten kam es innerhalb von wenigen Monaten zu einer Rückbildung der Leber- und Milzvergrößerung und zu einer Normalisierung des Blutbildes. Die empfohlene Dosis des Enzympräparates (Algluzerase) liegt bei 60 IE/kg KG in 2-wöchigen Abständen. Das Präparat wird aus menschlicher Plazenta gewonnen. Leider ist die Enzymersatztherapie nur bei Typ I, der adulten Form, erfolgreich. Vielversprechend ist auch eine **Gentherapie**: Bislang ist es bei einem Patienten mit M. Gaucher gelungen, das fehlende Gen in die defekten hämatopoetischen Stammzellen zu übertragen. Die Prognose ist sehr ernst. Die Überlebenszeit liegt zwischen 1 Monat und 2 Jahren.

Niemann-Pick-Krankheit

Bei der Niemann-Pick-Krankheit gibt es vier Unterformen, Typ A, B, C und D. Es handelt sich um autosomal rezessiv vererbte Lipidspeicherkrankheiten mit Hepatosplenomegalie und ohne Beteiligung des ZNS. Typ A und B liegt ein autosomal rezessiver Defekt der Sphingomyelinase zugrunde. Typ A geht mit einer schweren progredienten ZNS-Beteiligung im Säuglingsalter und rascher Progredienz einher. Beim Typ B fehlen gravierendere ZNS-Symptome.

Metachromatische Leukodystrophie

Symptomatik

Als **Morbus Greenfield** beginnt die spätinfantile Form Typ 1 im 1.-2. Lebensjahr mit Ataxie, Muskelhypotonie und progressivem Verlust bereits erworbener psychomotorischer Fähigkeiten; später führt das klinische Bild zur Demenz, Krämpfen, Entmarkungsspastizität und Bulbärparalyse bei infauster Prognose (Überlebenszeit 10 Jahre). Der seltene juvenile Typ II (**Morbus Scholz**) zeigt sich im Schulalter durch mangelnde Konzentration, bizarres Verhalten und Ataxie bei langsamer Verschlechterungstendenz. Die Persönlichkeitsveränderung einer postpubertären dritten Form ähnelt der bei schizophrener Psychose.

Genese und soziale Bedeutung

Die metachromatische Leukodystrophie (MLD-Sulfatidlipidosis) beruht auf einem Defekt der Arylsulfatase A (Sulfatidase) mit Speicherung eines Galaktozerebrosids. Eine pränatale Diagnose ist möglich, daher ist die medizinische Indikation zur Schwangerschaftsunterbrechung gegeben.

Diagnose und Differenzialdiagnose

Im Serum und Urin ist die Aktivität der Arylsulfatase A stark vermindert oder nicht mehr nachweisbar. Die Bestätigung der Diagnose erfolgt durch den Nachweis der verminderten oder fehlenden Aktivität der Arylsulfatase A in Leukozyten oder Fibroblasten. Die Diagnose wird weiter gesichert durch Kernspintomographie und den Nachweis der Akkumulation von Sulfatiden. Pränatal kann der Enzymdefekt in den Amnionzellen nachgewiesen werden.

Therapie und Prognose

Die Therapie ist symptomatisch. Die Prognose ist ungünstig. Die Kinder sterben zwischen dem 10. und 20. Lebensjahr.

Einen zusammenfassenden Überblick über die lysosomalen Speicherkrankheiten gibt ◘ Tabelle 26.8.

Störungen des Nukleotidstoffwechsels

Lesch-Nyhan-Syndrom

Symptomatik

Es handelt sich um eine seltene X-chromosomal rezessiv vererbte Stoffwechselkrankheit mit Hyperurikämie und vermehrter Harnsäureausscheidung im Urin. Es erkranken also nur Knaben. Die Inzidenz liegt bei 1:380.000. Der Krankheitsbeginn liegt etwa im 3.–4. Lebensmonat. Es macht sich eine psychomotorische Retardierung bemerkbar. Weitere Symptome sind Muskeldystonie, Spastik und Choreoathetose. Hervorstechendes klinisches Symptom sind die erheblichen Selbstverstümmelungen, die sich die Kinder zufügen: Sie beißen sich Teile der Lippen und Finger ab, zerstören sich Nase und Ohren durch Zerkratzen (◘ Abb. 26.10). Diese Automutilationen wirken dranghaft und zwanghaft. Die Schmerzempfindung scheint herabgesetzt. Häufig kommt es zusätzlich zu Aggressionen gegenüber anderen Personen. Ältere Kinder zeigen Tophi, eine Gichtarthritis und Harnsäuresteine.

Tabelle 26.8. Übersicht über lysosomale Speicherkrankheiten, die zur Demenz führen. (Mod. nach Beaudet 1989)

Krankheitsbezeichnung	Manifestationsalter	Enzymdefekt Genlokus	Gespeicherte Substanz	Neurologische Symptome	Leber und/oder Milzvergrößerung
GM_1-Gangliosidose	Infantil (Geburt) juvenil, (6–20 J.) adult	β-Galaktosidase 3p 21.33	GM_1-Gangliosid, Glykoprotein, Keratansulfat	Geistige Retardierung, epileptische Krämpfe, Erblindung, später bei den juvenilen Formen, unterschiedlich bei Erwachsenen	++++ Weniger bei der juvenilen, unterschiedlich bei der adulten Form
Tay-Sachs und Varianten, GM_2-Gangliosidose	Infantil (3–6 Mo.), juvenil, adulte Formen	Hexosaminidase A 15q 23-24	GM_2-Gangliosid	Geistige Retardierung, epileptische Krämpfe, Erblindung, später bei der juvenilen Form	0
Sandhoff GM_2-Gangliosidose	Infantil (3–6 Mo.)	Hexosaminidase A und B 5q11	GM_2-Gangliosid, Globosid	Geistige Retardierung, epileptische Krämpfe, Erblindung	0
M. Krabbe, Glaktosylzeramidzerebrosidase	Infantil (2–6 Mo.), Später Beginn	Galaktosylzeramid-β-Galaktosidase 14q 24.3-32.1	Galaktozerebrosid, Psychosin	Geistige Retardierung, Leukodystrophie; unterschiedlich bei spätem Beginn	0
Metachromatische Leukodytrophie, Sulfatlipidose	Spätinfantil (1–4 J.), juvenil (4–20 J.), adult	Acrylsulfatase A (Zerebrosidsulfatase) 22q13.31	Glaktosylsulfatide	Geistige Retardierung, Leukodystrophie; Psychose und Demenz bei Erwachsenen	0
M. Niemann-Pick, Sphingomyelinlipidose	Infantil – neuropathisch (1–4 Mo.), Später Beginn – neuropathisch, viszeral	Sphingomyelinase (Typ A, B) 11p15	Sphingomyelin (Typ A, B) Cholesterin (Typ C, D)	Geistige Retardierung, Ataxie und epileptische Krämpfe bei neuropathischen Formen	++++ Weniger ausgeprägt bei den Formen mit spätem Beginn
M. Gaucher, Glukosylzeramidlipidose	Infantil (1–12 Mo.), juvenil (2–6 J.), adult	Glukosylzeramidase 1q21	Glukozerebrosid	Geistige Retardierung, spastische, später schlaffe Ataxie bei der juvenilen, keine neurologischen Symptome bei der adulten Form	++++ Hypersplenismus häufig
Fukosidose	Infantil (3–12 Mo.), juvenil	α-L-Fucosidase	Glykopeptide, Glykolipide, Oligosaccharide	Demenz	++
Mannosidose	Infantil (6–18 Mo.), leichtere Form	α-Mannosidase	Oligosaccharide	Demenz ++	+++
M. Hurler, Mukopolysaccharidose I	Infantil (6–12 Mo.)	α-L-Iduronidase 4p16.3	Dermatansulfat, Heparansulfat	Geistige Retardierung	+++
M. Hunter, Mukopolysaccharidose II	Schwere infantile Form (6–12 Mo.), leichte juvenile Form	Iduronatsulfatase Xq28	Dermatansulfat, Heparansulfat	Geistige Retardierung geringer bei der leichten Form	+++

Skelett-dysplasie	Ophthalmologische Symptome	Hämatologische Symptome	Vererbung erbung	Besonders kennzeichnende Symptome
++++ Unterschiedlich bei juveniler und adulter Form	Kirschroter Fleck bei 50% der infantilen Formen, Hornhaut-trübung unter-schiedlich, aber aus-geprägter bei Erwachsenen	Schaumzellen, Vakuolosierte Lymphozyten	AR	Grobe Gesichtszüge, Ödeme, Makroglossie, frühe Erblindung bei der juvenilen Form; bei Erwachsenen oft spondylo-epiphyseale Dysplasie
0	Kirschroter Fleck bei der infantilen, selten bei der juvenilen Form	0	AR	Makrozephalie, Hyperakusis bei der infantilen Form; gehäuft bei Ashkenasi-Juden
0	Kirschroter Fleck	0	AR	Makrozephalie, Hyperakusus, viszerale Histiozytose
0	Optikusatrophie	0	AR	Extreme Reizbarkeit, Liquor-eiweiß↑, Fieber, »Globoidzell«-Neuropathologie
0	Optikusatrophie, weniger bei den juveni-len und adulten Formen	0	AR	Liquoreiweiß↑ und frühe Gangstörung bei spät-infantiler Form; periphere Neuropathie
0	Makuladegeneration und kirschroter Fleck bei neuropathischen Formen	Typische Schaum-zellen, Vakuolosierte Lymphozyten	AR	Lungeninfiltrate, bräunliche Haut, infantile neuropathische Form gehäuft bei Ashkenasi-Juden, »sea blue histiocytes«
++	Gewöhnlich normal	Typische Schaumzellen	AR	Zur adulten Form gehören erhöhte sau-re Phosphatase und pathologische Frak-turen; gehäuft bei Ashekenasi-Juden
++	Abnorme Retinagefäße	Vakuolosierte Lympho-zyten, Schaumzellen	AR	Grobe Gesichtszüge, erhöhte Schweißelektrolyte; Angiokeratom bei der juvenilen Form
++	Katarakte, Hornhaut-trübung	Vakuolosierte Lymphozyten, Granulierte Neurotrophile	AR	Grobe Gesichtszüge, ver-größerte Zunge
++++	Hornhauttrübung	Granulierte Lympho-zyten	AR	Grobe Gesichtszüge, kardiovaskulä-rer Befall, Gelenksteife
++++	Netzhautdegeneration, keine nennenswerte Hornhauttrübung	Granulierte Lypmho zyten	X X	Grobe Gesichtszüge, kardio-vaskulärer Befall, Gelenksteife

26

Tabelle 26.8 (Fortsetzung)

Krankheitsbezeichnung	Manifestationsalter	Enzymdefekt Genlokus	Gespeicherte Substanz	Neurologische Symptome	Leber und/oder Milzvergrößerung
Sanfilippo Mukopolysaccharidose III	Typ A	Heparan-N-sulfatase (Heparansulfat-sulfamidase) 17q25	Heparansulfat	Schwere Demenz, Krampfanfälle, Erethie, leichte Dysmorphie	+ +
Sialidose (Mukolipidose I)	Kongenital, infantil, juvenil	Glykoprotein-Neuraminidase (Sialidase)	Sialyloligosaccharide	Geistige Retardierung, Myoklonus, kirschroter Fleck in Makulagegend	++ Weniger bei der späten Form
Mukolipidose II (»I-cell-disease«)	Infantil (0–3 Mo.)	UDP-N-acetyl-glucosamin (GlcNAc-1-phosphotransferase 6p21.3	Glykoproteine, Glykolipide	Geistige Retardierung	0/+ ++++
Mukolipidose III (Pseudo-Hurler)	Spätinfantil (>2 J.)	4q21-23	Glykoproteine, Glykolipide	Leichte geistige Retardierung	0
Mukolipidose IV	Infantil	Gangliosid-neuramidase	Verschiedene Mukolipide	Geistige Retardierung	0
Neuronale Zeroidlipofuszinose	Spätinfantil, juvenil, adult	Unterschiedliche Enzymdefekte und Genloci	Zeroidlipofuszin	Schwere Demenz, epileptische Anfälle, Ataxie, Athetose, Pyramidenbahnzeichen	0

AR autosomal rezessiv; **X** X-chromosomal rezessiv; **0** nicht vorhanden.

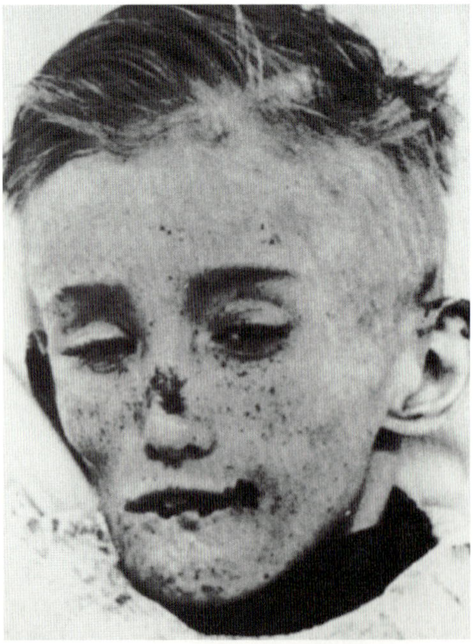

Abb. 26.10. **Selbstinduzierte Verletzungsfolgen im Gesicht eines 9-jährigen Jungen mit Lesch-Nyhan-Syndrom**

Genese und soziale Bedeutung

Ätiologisch liegt dem Lesch-Nyhan-Syndrom eine fehlende oder stark erniedrigte Aktivität der Hypoxantin-Guanin-Phosphoribosyl-Transferase (HGPRT) zugrunde. Durch diesen Enzymdefekt kommt es regulativ zu einer vermehrten Harnsäuresynthese mit konsekutiver Hyperurikämie und vermehrter Harnsäureausscheidung im Urin. Der HGPRT-Defekt hat negative Auswirkungen auf den Dopaminstoffwechsel in den Basalganglien. Der Enzymdefekt ist auch pränatal nachweisbar, sodass aus medizinischen Gründen die Schwangerschaftsunterbrechung möglich ist. Genlokus ist Xq26-26.2.

Diagnose und Differenzialdiagnose

Die Diagnose geschieht durch den Nachweis der erhöhten Harnsäurekonzentration im Serum (>6 mg % bei Säuglingen und >8 mg % bei älteren Kindern). Der Enzymdefekt der HGPRT lässt sich in Erythrozyten, Fibroblasten und Amnionzellen bestimmen. Eine pränatale Diagnose ist möglich.

Skelett-dysplasie	Ophthalmologische Symptome	Hämatologische Symptome	Vererbung	Besonders kennzeichnende Symptome
+	0	Granulierte Lymphozyten	X	Leicht vergröberte Gesichtszüge
++ Weniger oder fehlend bei später Form	Kirschroter Fleck	Vakuolisierte Lymphozyten	AR	MPS-Phänotyp außer beim »kirschroten Fleck-Myoklonussyndrom«
++++	Hornhauttrübung	Vakuolosierte und granulierte Neutrophile	AR	Grobe Gesichtszüge, Einschlüsse in kultivierten Fibroblasten, normale Mukopolysaccharidurie
+++	Hornhauttrübung	Vakuolosierte Plasmazellen	AR	Grobe Gesichtszüge, Einschlüsse in kultivierten Fibroblasten, Gelenkkontrakturen, Herzklappenerkrankung, normale Mukoploysaccharidurie
0	Hornhauttrübung, Netzhautdegeneration	0	AR	Diagnose fußt auf Elektronenmikroskopie, gehäuft bei ashkenasischen Juden
0	Optikusatrophie, Makuladegeneration, Retinopathia pigmentosa	Vakuolisierte Lymphozyten	AR	Elektronenmikroskopie: Nachweis von Lipofuscin in Fibroblasten

Therapie und Prognose

Eine erfolgreiche Behandlung der neurologischen Symptome ist bisher nicht möglich. Die Harnsäureabladungen lassen sich dagegen durch Allopurinol beeinflussen (Dosis: zwischen 150 und 250 mg/Tag). Dadurch lassen sich die Gelenkbeschwerden bessern, und es wird der Nierensteinbildung vorgebeugt. Die Selbstverstümmelungstendenzen sollten verhaltenstherapeutisch und medikamentös (atypische Neuroleptika) angegangen werden. Die Prognose wird durch das Auftreten sekundärer Faktoren bestimmt (Infektionen, Nierenkomplikation).

Peroxisomale Störungen

Symptomatik

Zu den häufigsten klinischen Bildern zählt die X-chromosomale Adrenoleukodystrophie (X-ALD; Inzidenz: 1:20.000 Jungen). Die klinisch relevanten Erkrankungen der Peroxisomen sind:

1. **peroxisomale Störungen mit Ausfall einzelner Enzyme:**
   - X-chromosomale Adrenoleukodystrophie (X-ALD),
   - klassischer Morbus Refsum,
   - Adrenomyeloneuropathie,
   - Pseudo-Zellweger-Syndrom;
2. **generalisierte peroxisomale Störungen**
   - Zellweger-Syndrom (zerebrohepatorenales Syndrom; CHRS),
   - neonatale Form der ALD,
   - rhizomele Form der Chondrodysplasia punctata,
   - infantiler Morbus Refsum.

Die X-chromosomale Adrenoleukodystrophie (X-ALD) beginnt im 3.–5. Lebensjahr mit Bauchschmerzen, Nebennierenrindenerscheinungen, Hyponatriämie, Hypoglykämie, Hyperkaliämie, Dyspigmentierungen der Haut und nachlassender geistiger Leistungsfähigkeit, schließlich treten Sprachstörungen und Demenz, später neurologische Ausfälle, Optikusatrophie, Hörstörungen hinzu. Genlokus ist Chromosom Xq28.

Der M. Refsum beginnt im 1. oder 2. Lebensjahrzehnt mit Nachtblindheit und Retinitis pigmentosa. Der Verlauf ist langsam progredient, es kommt zu einer zerebellären

Ataxie, zur Gesichtsfeldeinengung und zu einer Polyneuropathie.

Das Auftreten einer schweren Hypotonie, von Krampfanfällen ab der 1. Lebenswoche, Lebervergrößerung, Retinopathie und Katarakt, Innenohrschwerhörigkeit und kraniofazialen Dysmorphien bei progressiver psychomotorischer Retardierung sind typisch für ein Zellweger-Syndrom oder eine andere Peroxisomopathie.

Genese und soziale Bedeutung

Es handelt sich um Störungen der Peroxisomen (»microbodies«), subzellulärer Organellen, die u. a. für den Fettsäurestoffwechsel und die Gallensäuresynthese verantwortlich sind. Die oben unter 1. aufgeführten peroxisomalen Störungen beruhen auf einem Defekt der Oxidation langkettiger Fettsäuren, die unter 2. genannten Störungen sind multiple peroxisomale Funktionsstörungen (z. B. Störungen der Phytansäureoxidation beim M. Refsum).

Diagnose und Differenzialdiagnose

Hyperbilirubinämie, Transaminasenanstieg und Hypoprothombinämie sind laborchemisch hinweisende Parameter. Im Serum sind die Spiegel der sehr langkettigen Fettsäuren (VLCFA) erhöht, beim M. Refsum die Phytansäure. Pränatale Diagnosen sind möglich.

Therapie

Beim M. Refsum ist eine früh beginnende phytansäurearme Diät angezeigt. In frühen Stadien der X-chromosomalen Adrenoleukodystrophie ist eine Knochenmarkstransplantation erfolgversprechend.

Störungen des Metallstoffwechsels

Es gibt zwei Syndrome, die durch Störungen des Kupfertransports bedingt sind und mit einer Oligophrenie einhergehen: das Menkes-Syndrom und der Morbus Wilson.

Das **Menkes-Syndrom** ist eine sehr seltene (Häufigkeit: 1:350.000 Geburten), X-chromosomal vererbte Störung mit frühen schweren neurologischen Veränderungen, Hypopigmentierung, Haarveränderungen und Hypothermie. Genlokus ist Chromosom Xq12-13. Von größerer Bedeutung ist jedoch der M. Wilson, der autosomal rezessiv vererbt wird.

Hepatolentikuläre Degeneration (Morbus Wilson)

Symptomatik

Die Inzidenz wird auf 1: 30.000 geschätzt. Homozygote Patienten erkranken ab dem 2. Lebensjahr mit hepatischen, ab dem 5. Lebensjahr mit neuropsychiatrischen Symptomen; heterozygote Träger bleiben beschwerdefrei. Der Krankheitsbeginn ist in der Regel uncharakteristisch.

Die **klinischen Symptome** sind hinsichtlich Zeitpunkt und Ausmaß des Eintretens interindividuell unterschiedlich. Im Vordergrund stehen hepatische, neuropsychiatrische Symptome und der Kayser-Fleischer-Ring. Eine hämolytische Anämie kann ebenfalls Erstsymptom sein. Das durchschnittliche Manifestationsalter ist 16 Jahre. Die **Lebersymptome** umfassen das ganze Spektrum von der asymptomatischen Hepatomegalie bis zur akuten und chronischen Hepatitis oder gar bis zum fulminanten Leberversagen und Zirrhose. Im weiteren Verlauf kommt es zu Zeichen der Leberinsuffizienz (Spidernaevi, Aszites, Hepatosplenomegalie, Ösophagusvarizenblutung, hepatische Enzephalopathie, Hämatemesis, Anämie, Leukämie und Thrombopenie).

Auch das Spektrum der **neuropsychiatrischen Störungen** ist breit. Leistungsabfall, Konzentrationsschwächen, Koordinationsstörungen und Störungen des extrapyramidalen Systems sowie Schädigungen der Basalganglien können einzeln oder zusammen ebenso das Bild der Erkrankung prägen wie Erkrankungen, die von Schizophrenie und manisch-depressiver Psychose nicht zu unterscheiden sind. Eine der Manifestationsformen ist die Demenz. Einen Schwerpunkt der Manifestationen machen Bewegungsstörungen aller Art, z. B. Gangstörungen, Sprech- und Schluckstörungen, Ataxie und Rigidität, aus. Bei dem häufigen Auftreten der Erkrankung im Jugendalter wird oft zunächst ein Leistungsabfall in der Schule beobachtet, wozu Verhaltensstörungen und Änderungen der Persönlichkeit hinzukommen können.

Genese und soziale Bedeutung

Dem M. Wilson liegt eine autosomal rezessiv vererbte Störung der Kupferausscheidung und der Kupferspeicherung zugrunde. Infolgedessen kommt es zu einer exzessiven Speicherung dieses Metalls in parenchymalen Organen. Normalerweise werden über 90% des Serumkupfers an das Zäruloplasmin gebunden, das jedoch beim M. Wilson erniedrigt ist. Genlokus ist Chromosom 13q4.3-21.1.

Diagnose und Differenzialdiagnose

Pathognomonisch für den M. Wilson ist der Kayser-Fleischer-Ring, von grün-brauner Farbe. Er entsteht durch Einlagerung von Kupfer in die Descemet-Membran. Die Spaltlampenuntersuchung zeigt einen braun-gelben, braun-grünlichen Ring, der limbusnahe gelegen ist. Seine Anwesenheit bei neuropsychiatrischen Störungen beweist den M. Wilson. Im Blut ist der Zäruloplasminspiegel deutlich herabgesetzt, meist unter 10 mg/dl (Norm: 30 mg/dl). Das Kupfer im 24-h-Urin ist in 95% der Fälle höher als 40 µm und steigt auch wesentlich stärker an, unter Umständen bis zu Werten von 5000 µm/24 h. Die Kupferausscheidung in der Galle ist bei erkrankten Individuen auf die Hälfte des Normwertes herabgesetzt; dadurch kommt es zu einer Retention des Kupfers in der Leber und zu Ablagerungen in Gehirn, Auge und Erythrozyten.

Der Mechanismus, durch den Kupfer Leber und Hirn schädigt, ist nicht exakt bekannt, doch dürfte die Bindung des Kupfers an Proteine ausschlaggebend sein. Bei Hirnbeteiligung weist der pathologisch-anatomische Befund neuronale Nekrosen mit Bildung von Pseudozysten, insbesondere in den Basalganglien auf, was die Störungen des extrapyramidalmotorischen Systems erklärlich macht. Der Befall von Leber und Basalganglien führte auch zu der Bezeichnung »hepatolentikuläre Degeneration«.

Differenzialdiagnostisch ist zu bedenken, dass auch bei chronischen Hepatitiden und bei biliären Leberzirrhosen erniedrigte Zäruloplasminspiegel, eine vermehrte Kupferausscheidung im Urin und ein erhöhter Kupfergehalt der Leber vorkommen können. In differenzialdiagnostischer Hinsicht muss auch eine Hallervorden-Spatz-Erkrankung ausgeschlossen werden, die familiär gehäuft auftritt, selten ist, im Kindesalter oder in der Adoleszenz beginnt und durch extrapyramidalmotorische Störungen, Rigidität, Choreoathetose, Torsionsdystonie, gelegentlich Kleinhirnrindenataxie, Sprachzerfall und Demenz gekennzeichnet ist.

Therapie und Prognose

Das Mittel der Wahl ist oral verabreichtes D-Penizillamin in einer Dosierung von 1 g/Tag. D-Penizillamin muss lebenslang eingenommen werden, es bindet Kupfer und führt zu einer Entleerung der Speicher und Korrektur der Kupferbilanz. Nach Entleerung der Kupferspeicher kann die Dosis auf 0,75 g/Tag gesenkt werden, manchmal sind jedoch Dosen von 2 g täglich notwendig. Gleichzeitig sollte 10–25 mg Vitamin B6 verordnet werden, wegen der Antipyridoxinwirkung von D-Penizillamin. Bei fortgeschrittenem M. Wilson ist zusätzlich die Gabe von Zinksulfat (150 mg/Tag) zu erwägen, das die Kupferresorption im Darm hemmt und somit die Entkupferung des Organismus durch D-Penizillamin wirksam unterstützt. Unbehandelt verläuft die Krankheit stets tödlich. Setzt die Therapie rechtzeitig ein, lassen sich Organschäden verhindern.

Störungen des Hormonstoffwechsels

Hierzu gehören die Hypothyreose, der endemische Kretinismus, Störungen des Nebenschilddrüsenstoffwechsels und der Diabetes insipidus renalis und centralis. Wegen ihrer Bedeutung soll nur auf die ersten beiden Krankheitsbilder eingegangen werden.

Hypothyreose

Symptomatik

Die Hypotherose gehört mit einer Inzidenz von 1:3500 zu den häufigsten Stoffwechselstörungen des Neugeborenen. Unbehandelt führt sie über mehrere Stadien zu schweren neurologischen und psychomotorischen Behinderungen. Die Symptomatik ist gekennzeichnet durch einen Ikterus prolongatus, Makroglossie, vorgewölbtes Abdomen, Hautvergröberung, zentralnervöse Irritabilität, Makrozephalie, Minderwuchs, Skelettreifungsstörungen und Muskelhypotonie. Das Neugeborene fällt bereits durch Trinkschwäche, Müdigkeit, trocken-heiseres Schreien auf. Obstipation, struppiges Haar, Hypothermie, Bradykardie und klaffende Schädelnähte vervollständigen das Symptombild. Es kommt zu einer allgemeinen psychomotorischen Retardierung.

Genese und soziale Bedeutung

Die Ursachen sind vielfältig. Die **primäre Hypothyreose** ist durch eine Aplasie bzw. Hypoplasie der Schilddrüse, einen endemischen Kretinismus (Jodmangel), eine Störung des Hormonmetabolismus oder eine mütterliche pränatale Medikamenteneinnahme bedingt. Die **erworbene Hypothyreose** ist bedingt durch einen TSH-(Thyreoid-stimulation-Hormon-)Mangel (sekundäre Hypothyreose), postinfektiös (z. B. nach Hashimoto-Thyreoiditis), postoperativ oder durch einen TRH-(Thyreotropin-releasing-Hormon-)Mangel (tertiäre Hypothyreose). Der Hormonmangel führt offenbar unmittelbar nach der Geburt zu einer beeinträchtigten Dendritenausreifung der Hirnrinde mit entsprechender Störung der Synapsenbildung.

Diagnose und Differenzialdiagnose

Laborchemisch sind die entsprechenden Schilddrüsenhormonwerte zu untersuchen. Es besteht eine Anämie und Hypercholesterinämie. Röntgenologisch sind ein verringertes Knochenalter, eine verzögerte Epiphysenbildung, Hüftkopfanomalien, ein verspäteter Fontanellenschluss und eine Sellavergrößerung diagnostizierbar. Zum Ausschluss einer Athyreose bzw. Schilddrüsenektopie wird heute in erster Linie eine ^{99}Tc-Szintigraphie durchgeführt. Das EKG ist durch eine generalisierte Niederspannung, das EEG durch eine Abflachung der Potenziale, diffuse Dysrhythmien und das Fehlen sog. »Schlafspindeln« im 24-h-EEG gekennzeichnet. Differenzialdiagnostisch ist u. a. an eine Trisomie 21 zu denken.

Therapie und Prognose

Frühestmöglich sollten Substitutionen durch L-Thyroxin oral unter regelmäßiger Kontrolle der T4/T3-Spiegel im Serum vorgenommen werden. Hinweiszeichen für Überdosierungen sind Diarrhö, allgemeine Unruhe, Schlafstörungen, Wärmeintoleranz und Arrhythmien.

Die Prognose ist bei Früherkennung gut. Einmal eingetretene strukturelle Veränderungen sind allerdings irreversibel. Bei zu spät einsetzender Therapie kommt es zu unterschiedlich ausgeprägten psychomotorischen Retardierungen.

Endemischer Kretinismus

Symptomatik

Der endemische Kreatinismus kommt in Regionen mit sehr stark erniedrigten Jodwerten in Trinkwasser und Nahrung vor. In ausgeprägter Form kommt es zu schweren psychomotorischen Entwicklungsrückständen, zu Hör- und Sprechstörungen, Ataxie, Gangstörungen, Augenanomalien und Spastizität bei dysproportioniertem Minderwuchs.

Genese und soziale Bedeutung

Durch den schweren Jodmangel wird eine ausreichende fetale Thyroxinsynthese verhindert, sodass die betroffenen Kinder bereits bei der Geburt eine Struma aufweisen.

Diagnose und Differenzialdiagnose

Die Schilddrüsenhormone im Serum sind häufig normal, die T4-Spiegel können erniedrigt, das TSH erhöht sein. In differenzialdiagnostischer Hinsicht ist an eine Niemann-Pick- und eine Hallervorden-Spatz-Erkrankung zu denken.

Therapie und Prognose

Eine Hormonsubstitutionstherapie ist wegen der schweren pränatalen Schädigung nur bedingt erfolgreich. Die Prognose ist ungünstig, die psychomentale Entwicklung ist stark beeinträchtigt, die Lebenserwartung ist herabgesetzt.

26.10.2 Chromosomenstörungen

Chromosomenaberrationen gehen, soweit sie nicht zur Letalität führen, fast immer mit Intelligenzstörungen verschiedensten Ausmaßes einher. Zahlenmäßig spielen sie eine größere Rolle als die metabolischen Gendefekte. Die häufigsten Chromosomenaberrationen sind das Down-Syndrom (Trisomie 21; Häufigkeit 1:600 Geburten) und die Anomalien der Geschlechtschromosomen (bei männlichen Neugeborenen beträgt die Frequenz der X-chromosomalen Anomalien 1:300, bei weiblichen 1:700 bis 1:800).

Die **Anomalien** zeigen sich am häufigsten in Form von Änderungen der Chromosomenzahl (numerische Chromosomenaberration). Es kann der gesamte Chromosomensatz vervielfacht sein (Triploidie, Tetraploidie etc.), und es können einzelne Chromosomen oder Chromosomenteile überzählig sein (Trisomie) oder fehlen (Monosomie). Jede Körperzelle hat normalerweise 44 Körperchromosomen (Autosomen) und 2 Geschlechtschromosomen (weiblich XX, männlich XY); die eine Hälfte (je 23) des Chromosomensatzes stammt vom Vater, die andere von der Mutter. Beide Chromosomensätze sind also paarig vorhanden (Diploidie). Nur die reifen Keimzellen (Gameten), die aus den diploiden unreifen Geschlechtszellen bei der Reduktionsteilung entstehen, haben einen einfachen Chromosomensatz; sie sind also haploid. Die Chromosomen werden bei der Analyse der Größe nach paarweise geordnet und numeriert. Entsprechend der Numerierung spricht man dann beispielsweise von der Trisomie 21 (d. h., das Chromosom Nr. 21 ist 3fach vorhanden) oder von der Deletion des kurzen Arms vom Chromosom Nr. 5 (Kürzel: 5p).

Es kann auch zu einer **Änderung der Chromosomenstruktur** kommen, z. B. durch Translokation (Verschmelzung von Chromosomen oder Chromosomenteilen) oder durch Ringbildung (»Zusammenwachsen« von zwei Chromosomenenden). So sind Ringbildungen, z. B. des Chromosoms 1, 13–15 und 17–18, bekannt, die eine günstigere Lebenserwartung als die Trisomie der Gruppe 13-15 und 17–18 haben. Sie führen zu Schwachsinn wechselnden Grades mit Mikrozephalie, Mikrophthalmie und anderen Missbildungen von ZNS, Niere und Geschlechtsorganen. Autosomale Aberrationen sind etwa doppelt so häufig wie geschlechtschromosomale Aberrationen (etwa 0,2% aller Neugeborenen). Sie gehen jedoch mit sehr viel stärkeren körperlichen und geistigen Defekten einher, entsprechend höher ist auch die Letalität. So ist auch die Lebenserwartung der Trisomie 13–15 (Pätau-Syndrom) und der Trisomie 17–18 (Edwards-Syndrom) sehr niedrig, 90% der Fälle sterben vor Vollendung des 1. Lebensjahres. Sie gehen mit hochgradigen Hirnschädigungen und multiplen Missbildungen anderer Organe einher.

Autosomale Aberrationen

Cri-du-Chat-Syndrom

Ein charakteristisches Deletionssyndrom stellt die Monosomie 5p dar, das sog. Cri-du-Chat-Syndrom (Katzenschrei-Syndrom). Es stellt eine seltene autosomale Strukturaberration dar, die durch das Fehlen des kurzen Arms (oder eines Teiles desselben) des Chromosoms 5 (5p) gekennzeichnet ist. Die Häufigkeit liegt bei 1:10.000–50.000 Neugeborenen. Das typische Merkmal ist das katzenschreiähnliche, heisere Schreien des Neugeborenen, das durch eine Larynxanomalie bedingt ist. Weitere Kennzeichen sind rundes flaches Gesicht (»Mondgesicht«) mit Hypertelorismus, Epikanthus, niedrige, breite Nasenwurzel, Mikrozephalie, Mikrognathie, tief sitzende Ohren, präaurikuläre Anhänge (▣ Abb. 26.11), kurze Metakarpalia und Metatarsalia sowie Klinodaktylie. Im späteren Alter finden sich eine Skoliose und ein gespaltener hoher Gaumen. Bei der typischen Form besteht eine schwere geistige und körperliche Retardierung, es erfolgt keine Sprachentwicklung und das Laufenlernen ist verspätet. Die Lebenserwartung ist gesenkt, einige Patienten überleben bis zum Alter von 50–60 Jahren; die meisten sterben im 3.-4. Lebensjahrzehnt infolge einer Kachexie; bei zusätzlich bestehenden Herzfehlern schon früher.

Während Aberrationen im distalen Teil des Chromosoms 5p15.2 zu einer schweren geistigen Behinderung führen, gehen entsprechende Deletionen außerhalb des kritischen Bereichs zwar mit der typischen Katzenschrei-Symptomatik, nicht aber mit schweren intellektuellen Beeinträchtigungen einher, sodass hier die Prognose günstiger ist (Cornish u. Bramble 2002). Eine sorgfältige

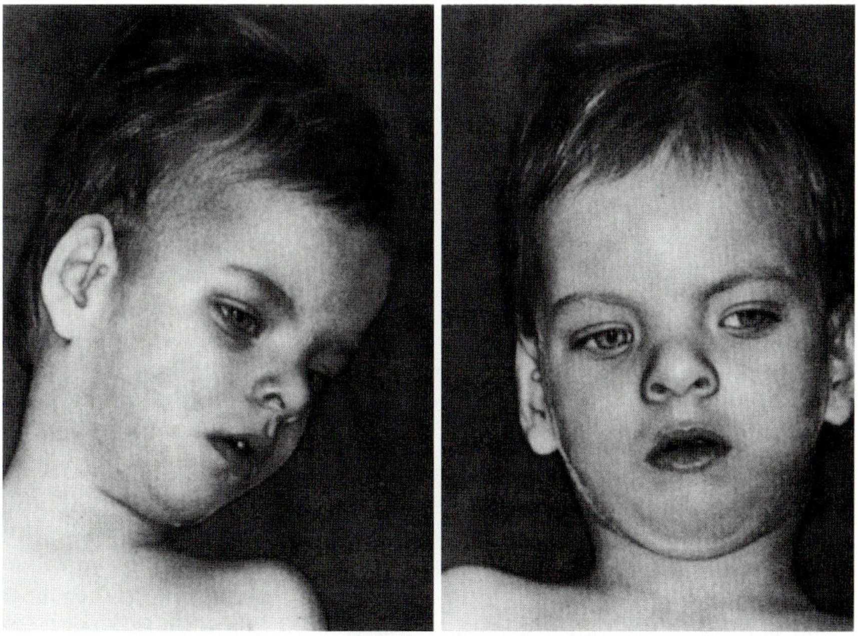

Abb. 26.11a,b. **Zweijähriges Mädchen mit Cri-du-Chat-Syndrom.** (Aus Stengel-Rutkowski 1978)

molekularbiologische Differenzierung der verschiedenen 5p-Deletionen ist also notwendig. So konnte inzwischen gezeigt werden, dass die typischen Katzenschrei-Symptome auf Aberrationen im proximalen Teil von Chromosom 5p15.3 zurückgehen, die Sprachverzögerung aber auf Veränderungen im distalen Teil von Chromosom 5p15.3 beruht. Bei den betroffenen Kindern ist vorwiegend die expressive Sprache betroffen, während die rezeptiven Sprachfertigkeiten (Sprachverständnis!) besser ausgeprägt sind!

Kinder mit der atypischen Form der Katzenschrei-Krankheit weisen leichtere intellektuelle Beeinträchtigungen auf, der IQ bewegt sich häufig sogar im Normbereich. Allerdings zeigen diese Kinder die beschriebenen Sprachstörungen, wenn auch in geringer Ausprägung.

Typische Verhaltensstörungen beim Katzenschrei-Syndrom sind: selbstverletzendes Verhalten, insbesondere Kopfschlagen und Sich-selbst-Beißen. Das stereotype und selbstverletzende Verhalten bleibt bis ins Erwachsenenalter bestehen.

Down-Syndrom

Symptomatik

Neben dem Fragilen-X-Syndrom stellt das Down-Syndrom, die Trisomie 21, die häufigste mit Oligophrenie einhergehende Chromosomenaberration dar.

Das Neugeborene zeigt folgende 10 **Kardinalsymptome:**

- fehlender Moro-Reflex,
- Muskelhypotonie,
- flaches Gesichtsprofil,
- schräg stehende Augenfalten,
- dysplastische Ohren,
- verdickte Nackenhaut,
- typische 4-Finger-Linie,
- Hyperflexibilität,
- dysplastisches Becken,
- dysplastische Mittelphalanx des 5. Fingers.

Typisch für das Down-Syndrom beim Kind sind folgende **Kennzeichen** (Abb. 26.12 und 26.13): charakteristischer Gesichtsausdruck mit schräg nach außen oben verlaufender Lidachse, sichelförmiger vertikaler Lidfalte über dem nasalen Augenwinkel (Epikanthus), Hypoplasie der Iris mit Brushfield-Flecken, große Zunge, Wangenrötung, kleine Nase, Bildungsanomalien der Ohrmuschel, Brachyzephalie, Vierfingerfurche der Hände. Die Hände sind plump, der 5. Finger ist im Mittelglied verkürzt, sehr charakteristisch sind die Überstreckbarkeit der Gelenke und der deutlich verminderte Muskeltonus; die Haut ist rauh und trocken. Häufig kommen Herzfehler vor. Bei Jungen sind die Genitale hypoplastisch, Mädchen weisen große Labia majora auf. Von Geburt an besteht eine Wachstumsverzögerung, deren Mechanismus unbekannt ist.

Kinder mit einem Down-Syndrom weisen **typische Persönlichkeitsmerkmale** auf. Es sind in der Regel sehr brave, liebe, freundliche und kontaktfreudige Kinder; typisch ist ein hohes Nachahmungsvermögen, die Kinder lieben es, alles zu imitieren. Pädagogisch bereiten sie i. Allg. wenig Schwierigkeiten. Häufig besteht ein besonderes Interesse an Musik, die Kinder haben ein gutes Gefühl für Rhythmik, sie sind deshalb gut für das Orff'sche Schulwerk geeignet. Kinder mit einem Down-Syndrom können gut in der Familie leben oder später in beschützenden Werkstätten und Wohnheimen.

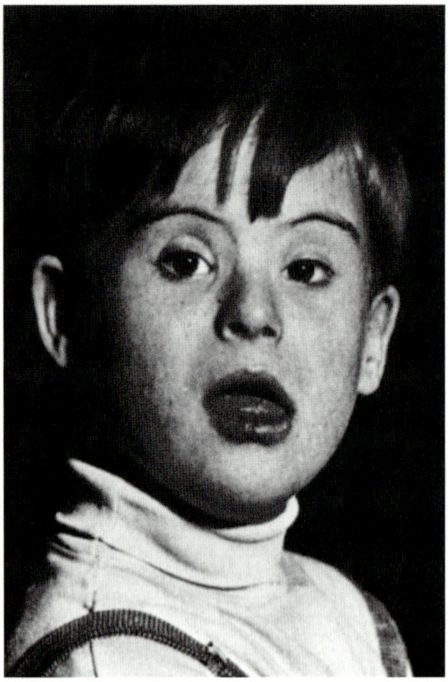

Abb. 26.12. **Down-Syndrom, Gesicht.** (Aus Fuhrmann 1977)

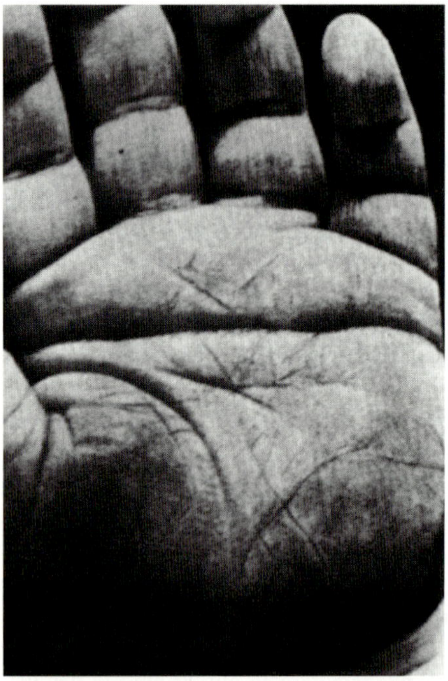

Abb. 26.13. **Down-Syndrom, 4-Finger-Furche.** (Aus Fuhrmann 1977)

Die Häufigkeit der Trisomie 21 ist regional unterschiedlich; Längsschnittuntersuchungen an mehr als 70.000 Neugeborenen zeigten in den USA eine Häufigkeit von 0,7 auf 1000 Geburten. In Europa liegt die Häufigkeit dagegen bei etwa 1:500–700 Geburten.

Genese und soziale Bedeutung

In 92% der Fälle liegt eine freie Trisomie 21 vor aufgrund meiotischer »non-disjunction« der beiden 21er Chromosomen (zu vier Fünftel mütterlich bedingt). Durch die ausbleibende Trennung der beiden 21er Chromosomen sind in der Eizelle statt einem zwei der 21er Chromosomen vorhanden (47, XX, +21 bzw. 47, XY, +21). Bei der Verschmelzung mit einer normalen (reifen) Keimzelle, wobei aus einem einfachen (haploiden) wieder ein zweifacher (diploider) Chromosomensatz entsteht, sind dann statt zwei drei 21er Chromosomen vorhanden (Trisomie). Das Risiko einer Trisomie 21 steigt mit zunehmendem Alter der Mutter; es liegt bei 0,3% vor dem 30. Lebensjahr, bei 3,8% zwischen dem 40. und 45. Lebensjahr der Mutter. Das mittlere Alter der Mütter mit betroffenen Kindern liegt bei ca. 34,5 Jahren.

Weist nur ein Teil der Zellen eine solche Trisomie des 21er Chromosoms auf, so spricht man von einer **Mosaiktrisomie 21**, sie kommt etwa in 2–3 % der zytologisch gesicherten Fälle mit Down-Syndrom vor. Liegt das überzählige Chromosom 21 nicht frei, sondern ist es auf einem anderen Chromosom (meistens D 5) aufgelagert, handelt es sich um einen sog. **Translokationsmongolismus** (Häufigkeit: etwa 5% der Fälle). Bei der reinen Translokation ohne Vermehrung der genetischen Substanz durch »non-disjunction« (sog. gesunde balancierte Translokationsträger) haben die in der Regel sehr jungen (!) Mütter ein erhöhtes Risiko, ein krankes Kind mit einem Down-Syndrom zu bekommen. Das Risiko liegt bei 10%, wenn die Mutter Translokationsträgerin ist, bei 1%, wenn dies beim Vater der Fall ist.

Die **Ätiologie** der »non-disjunction« des Chromosoms 21 ist noch unbekannt, ebenso wie der Pathomechanismus der Trisomie 21 (zusätzlicher Satz normaler Gene auf Chromosom 21) in Bezug auf die körperliche und geistige Entwicklung des Kindes. Das relativ kleine, beim Down-Syndrom betroffene Segment auf dem q-Arm des Chromosoms 21 steuert verschiedene Enzyme, wobei die Superoxyddismutase 1 (SOD 1) von besonderer Bedeutung für die Kontrolle sog. freier Radikale im Intrazellulärstoffwechsel ist, deren Überwiegen ein vorzeitiges Altern zellulärer Strukturen in Gang setzt. Neben einer veränderten Leberphosphofruktokinase ist durch eine Störung der Phosphorylosilglyzinamidsynthetase der zelluläre Membranstoffwechsel in seiner Dynamik behindert. Die typische Immunschwäche zeigt sich in erhöhter Autoantikörperanzahl, z. B. gegen Schilddrüsengewebe, sowie in einer Lymphozytenverarmung.

Diagnose und Differenzialdiagnose

Durch die typische klinische Symptomatologie ist die Diagnose leicht. Die zytogenetische Untersuchung (Chromosomenanalyse) sichert die Diagnose.

Therapie und Prognose

Vom Säuglingsalter ab ist Krankengymnastik, vom Kleinkindesalter ab Heilpädagogik indiziert. Die medizinische (insbesondere kardiologische) Betreuung erfolgt entsprechend den vorliegenden somatischen Befunden. Die Prognose ist recht günstig. Die Kinder können die Sonderschule für geistig Behinderte besuchen, später beschützende Werkstätten; sie sind in der Regel gut praktisch bildbar. Die visuelle Formerfassung ist gut. Durch intensive **Frühförderung** kann die intellektuelle Leistungsfähigkeit gesteigert werden (Anstieg der IQ-Werte).

Die Lebenserwartung ist infolge der modernen Herzchirurgie und der Behandlungsmöglichkeiten mit Herzglykosiden und Antibiotika gegenüber früher wesentlich angestiegen. Ab dem 30. Lebensjahr können neuropathologische, neurometabolische und neurochemische Hirnveränderungen analog zur Alzheimer-Demenz auftreten mit klinisch einhergehender Abnahme kognitiver Funktionen bis hin zur Demenz.

Prader-Labhart-Willi-Syndrom

Hierzu sei verwiesen auf Abschn. 1.5.3.

Gonosomale Aberrationen

Im Gegensatz zu den autosomalen Aberrationen gehen die Geschlechtschromosomen-Aberrationen normalerweise nicht mit geistiger Behinderung einher. Das XXXXY-Syndrom, das Syndrom mit der höchsten beim Menschen beschriebenen Chromosomenzahl (49!), geht allerdings mit erheblichem Schwachsinn einher, weiterhin mit Hochwuchs, Hypogenitalismus, Klinodaktylie, Mikrobrachyzephalie, Epikanthus, Hypertelorismus, Strabismus und Myopie. Der Schwachsinnsgrad ist bei den Geschlechtschromosomenaberrationen um so stärker, je größer die Zahl der X-Chromosomen ist. Patientinnen mit einer XO-Störung weisen in der Regel eine normale Intelligenz auf. Die Häufigkeit aller geschlechtschromosomalen Aberrationen liegt bei 4–5 pro Tausend.

! Das charakteristische Symptom geschlechtschromosomaler Aberrationen ist die Infertilität.

Klinefelter-Syndrom

Häufiger als das XO-Syndrom ist das XXY-Syndrom, das Klinefelter-Syndrom. Die Häufigkeit liegt bei 1:800 männlichen Geburten. Das Y-Chromosom führt trotz des überzähligen X-Chromosoms zur Entwicklung männlicher Geschlechtsmerkmale, die allerdings gering ausgeprägt sind. Bei der Geburt fällt bei den Jungen phänotypisch noch nichts auf. Die Pubertät setzt verspätet ein, die Hoden sind klein, fehlende Samenbildung; die Schambehaarung ist gering ausgeprägt und entspricht dem weiblichen Typ. Gelegentlich Gynäkomastie, häufig eunuchoider Hochwuchs; femininer Fettansatz. Die Konzentrationen des FSH (follikelstimulierendes Hormon) sind stark erhöht. Die Intelligenz ist unterdurchschnittlich oder auch normal. Die Kinder sind überangepasst, passiv, antriebsarm und oft stimmungslabil.

Differenzialdiagnose

Auch Männer mit XYY-Syndrom sind leicht unterdurchschnittlich intelligent, auch sie sind hochwüchsig (90% größer als 1,80 m). Es bestehen sowohl in somatischer als auch in psychischer Hinsicht große Gemeinsamkeiten mit dem Klinefelter-Syndrom. Die Prognose ist gut. Später muss auf eine Osteoporose geachtet werden.

Therapie

Die Behandlung besteht in Heilpädagogik. Der Entscheidung zu einer Substitution mit einem Depottestosteronpräparat hängt von der Steroidproduktion ab und ist meist erst im Erwachsenenalter zu erwägen.

Fragiles-X-Syndrom

Das Fragile-X-Syndrom ist eine X-chromosomal vererbte Oligophrenieform mit einer fragilen Stelle am distalen Ende des langen Arms des X-Chromosoms (Synonyme: Martin-Bell-Syndrom, Marker-X-Syndrom). Es ist nach dem Down-Syndrom die häufigste chromosomal bedingte Ursache für eine Oligophrenie und die häufigste (X-chromosomal) vererbte Intelligenzstörung überhaupt. Die geschätzte Häufigkeit in der Gesamtbevölkerung liegt bei 1:2000–5000 Lebendgeburten. Der Erbgang ist X-chromosomal gebunden, aber untypisch. Es gibt auch männliche Familienangehörige, die das Krankheitsbild weiter übertragen, selber aber klinisch unauffällig sind.

Molekulargenetisch weisen klinisch unauffällige weibliche oder männliche Anlageträger eine Prämutation auf (Froster 1999).

Die Prävalenz unter schwer geistig Behinderten variiert zwischen 2 und 6%. Unter leicht Oligophrenen weiblichen Geschlechts wurde eine Prävalenzrate von 7% gefunden (Chudley u. Hagerman 1987). Bei Kindern männlichen Geschlechts einer Mutter, die das brüchige X-Chromosom trägt, beträgt das Risiko einer X-chromosomalen Oligophrenie 50%; ebenfalls 50% ist das Risiko, dass Kinder weiblichen Geschlechts das brüchige X-Chromosom besitzen und damit Überträgerinnen sind.

Symptomatik

Die klinische Symptomatologie ist nicht sehr typisch. Charakteristisch sind aber die längliche Gesichtsform (Abb. 26.14 und 26.15), ein vergrößerter Kopfumfang, große, abstehende Ohren, prominente Supraorbitalwülste, ein breites Nasenseptum und breite Nasenflügel, volle Lippen, prominente Ober- und Unterkiefer, ein hoher Gaumen und eine auffallend blaue Iris. In über 80% der Fälle finden sich postpuberal vergrößerte Hoden (Makroorchismus) infolge eines interstitiellen Ödems; 20–60% ha-

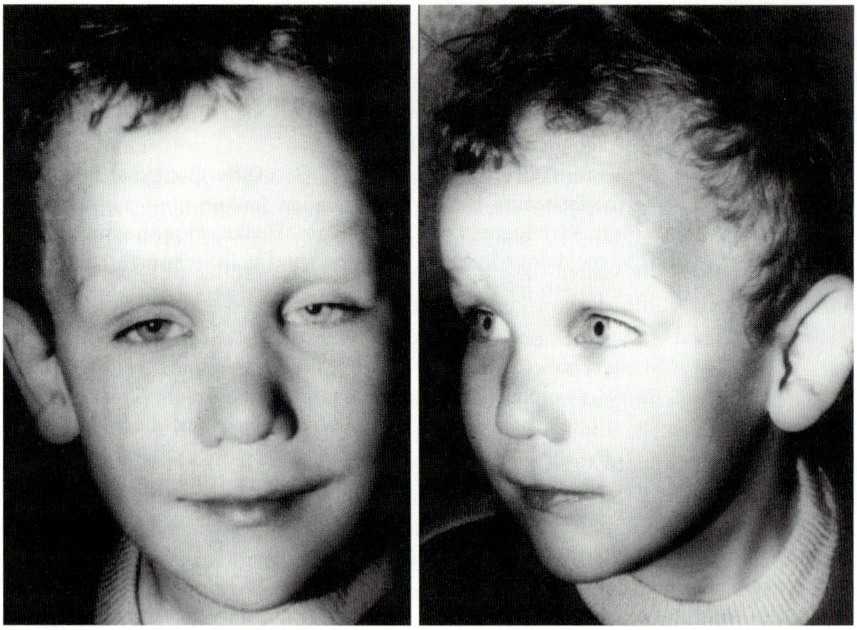

Abb. 26.14a,b. **Junge mit Fragilem-X-Syndrom, längliche, ovale Gesichtsform, hohe Stirn, breites Kinn, Epikantus, große Ohren.** (Aus Froster 1999)

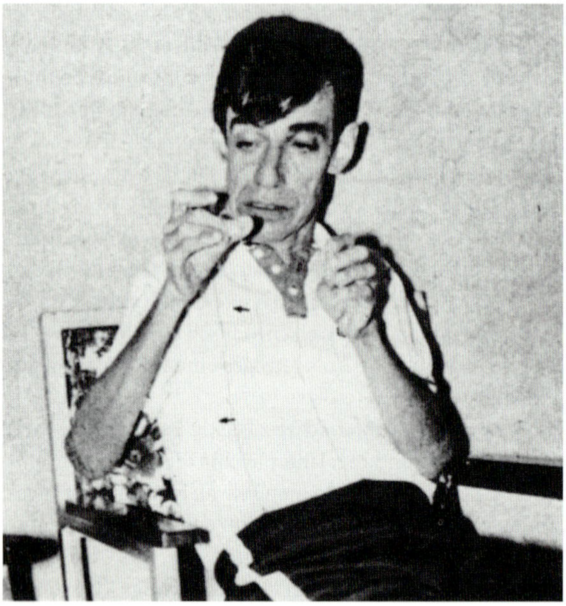

Abb. 26.15. **Autistischer, schwer retardierter Mann mit Fragilem-X-Syndrom (längliches, asymmetrisches Gesicht, große Ohren, hohe Stirn, Pragnathie).** Pfeile zeigen auf einen Faden, mit dem er ununterbrochen spielt. (Aus Chudley u. Hagerman 1987)

ben folgende Symptome: Überstreckbarkeit der Fingergelenke, Mitralklappenprolaps, Aortendilatation, Pectus excavatum und Myopie.

Zudem zeigen sich bestimmte **Verhaltensauffälligkeiten**: Kinder mit einem Fragilen-X-Syndrom sind in der Regel freundlich und ausgeglichen; typisch sind Handstereotypien: Händeklatschen, Fingerschnalzen, Wedeln mit den Händen, In-die-Hand-Beißen und Nägelkauen. Von den betroffenen Kindern haben 60–90% wenig Blickkontakt und zeigen autistische Züge. Die Sprache ist holprig, stotternd, stärker behinderte Kinder neigen zu repetitiven Wort- und Satzsalven und zur Echolalie, schwerbehinderte Kinder haben oft keinen Spracherwerb; sonst ist die Sprachentwicklung verzögert. Häufig sind die Kinder hyperaktiv und aufmerksamkeitsgestört. In 16% der Fälle kann ein autistisches Syndrom entsprechend den DSM-III-Kriterien diagnostiziert werden (Chudley u. Hagerman 1987). Die geistige Behinderung ist meistens mäßig ausgeprägt, das Spektrum reicht von subnormalen intellektuellen Leistungen bis zur schweren Oligophrenie. Heterozygote Merkmalsträger (Frauen) zeigen eine starke Variabilität kognitiver Leistungseinbußen vom Normalbefund über leichte bis zur schweren Beeinträchtigung; etwa $^1/_3$–$^2/_3$ der heterozygoten Mädchen sind leicht behindert. Weibliche Heterozygote zeigen häufig schizotypische Verhaltensmerkmale (schizoide Wesenszüge, eigentümliche Verhaltensweisen, inadäquater Affekt, ungewöhnliche Gedankengänge) und eine Neigung zu rezidivierenden depressiven Verstimmungen.

Genese und soziale Bedeutung

In jüngster Zeit ist es gelungen, an der brüchigen Stelle des X-Chromosoms einen Gendefekt zu identifizieren. Dieser Bereich enthält bei den Betroffenen jeweils unterschiedliche Mengen zusätzlichen Erbmaterials: Die 3er-Gruppe Cytosin-Guanin-Guanin (CGG) ist bei den Patienten mehr als 200fach, bei den Gesunden hingegen lediglich in 5–60 Kopien hintereinander vorhanden. Der Gendefekt wird als FMR 1 bezeichnet (»fragile-X-mental-retardation-l-gene«). Die Anzahl der CGG-Kopien scheint mit dem Schweregrad der Symptomatik parallel zu gehen.

Bei asymptomatischen Anlageträgerinnen bzw. Anlageträgern sind bis zu 200 Wiederholungen des CGG-Repeats möglich. Wenn dieser kritische Bereich überschritten wird (mehr als 200 Tripletts) fällt das FMR-1-Gen aus. Bei erkrankten Männern können weit mehr als 1000 CGG-Repeats vorkommen! Eine Verlängerung der Trinukleotidsequenz über den kritischen Wert von 200 CGG-Repeats (d. h. von mehr als 600 Basenpaaren) hinaus, kann mit der Methylierung von Zytosinsequenzen einhergehen, was zu einer Störung oder einem Stopp der Genexpression führt.

Die sozialen Auswirkungen hängen vom Schweregrad der geistigen Behinderung sowie der Ausprägung autistischer und/oder hyperkinetischer Verhaltensweisen ab. Entsprechend sind auch die pädagogischen und Förderungsmaßnahmen individuell auszurichten.

Diagnose und Differenzialdiagnose

Durch die Chromosomenanalyse lässt sich der typische Befund einer brüchigen Stelle (»fragile site«) am distalen langen Arm (q) eines X-Chromosoms in Region 2, Band 7, erheben (Xq27). Biochemisch kann diese brüchige Stelle an Lymphozyten-, Fibroblasten- und Amnionzellkulturen dargestellt werden, wenn diese in einem folsäurearmen Medium gezüchtet werden. Betroffene männliche Individuen zeigen diesen Befund in 5–50% (durchschnittlich 20%) der untersuchten Zellen.

! Heute wird die Diagnose mit molekulargenetischen Methoden gesichert durch den Nachweis der Trinukleotid-Repeat-Expansion infolge der Vermehrung des Cytosin-Guanin-Guanin-Repeats. Die Methode der Wahl ist das Southern-Blot-Verfahren.

Zur Diagnose einer Prämutation mit kürzeren CGG-Repeats ist die Polymerasekettenreaktion geeignet. Inzwischen wurde auch ein Antikörpertest entwickelt, wodurch es möglich ist, das FMR-Protein (FMRP) an Lymphozyten zu identifizieren. Patienten mit einem Fragilen-X-Syndrom fehlt die FMRP-Expression. Die genannten molekulargenetischen Verfahren ermöglichen den Nachweis von 99% aller Patienten mit Fragilem-X-Syndrom. Bei 1% handelt es sich um eine seltene Deletion im FMR-1-Gen, welche mit dem FMR-1-Protein-Antikörpertest diagnostiziert werden kann (Näheres bei Froster 1999).

Die differenzialdiagnostische Abgrenzung von anderen Oligophrenieformen ist i. Allg. nicht schwierig. Das Fragile-X-Syndrom ist vom ebenfalls X-chromosomal vererbten Renpenning-Syndrom leicht abzugrenzen, da bei diesem keine Hodenvergrößerung vorkommt und es mit einer Mikrozephalie einhergeht. Das Klinefelter-(47, Xyy-) Syndrom ist durch Mikroorchismus gekennzeichnet. Die Überstreckbarkeit der Fingergelenke kann gelegentlich eine Abgrenzung vom Marfan- bzw. Ehlers-Danlos-Syndrom notwendig machen, Letztere gehen allerdings in der Regel nicht mit einer Oligophrenie einher.

Es sind inzwischen gut über 70 verschiedene X-gebundene Syndrome mit Intelligenzstörung beschrieben worden, aber nur in ganz wenigen Fällen ist der Gendefekt bekannt. In den letzten Jahren wurde eine neue Form einer leichten mentalen Retardation ohne Dysmorphien beschrieben. Die betroffenen Knaben zeigen außer einer leichten Intelligenzminderung Verhaltensauffälligkeiten, insbesondere aggressive und impulsive Verhaltensstörungen. Der genetische Defekt liegt in der p11–p21-Region des X-Chromosoms und geht mit einem Defekt der Monoaminooxydase A (MAOA) einher (Brunner et al. 1993).

Therapie und Prognose

Die Therapie des Fragilen-X-Syndroms ist mehrgleisig: rechtzeitige Sprachtherapie, Heilpädagogik, Motopädie. Kontrollierte Studien mit einer Folsäuretherapie ergaben eine leichte Besserung der Verhaltensauffälligkeiten: eine Abnahme der Handstereotypien und autistischer Verhaltensweisen, eine Verbesserung der sprachlichen und intellektuellen Leistungen und eine Milderung der Hyperimpulsivität, Hyperaktivität, der Konzentrationsstörungen und der Merkschwäche (Dosierung der Folsäure: 1 mg/2 g KG bzw. 5–10 mg pro Tag). Etwa zwei Drittel der Patienten sprechen gut auf Stimulanzien (Methylphenidat) an. Die allgemeine Prognose ist abhängig vom Ausmaß der Behinderung. Etwa 15–20% der betroffenen Kinder leiden an Krampfanfällen, die einer antiepileptischen Behandlung bedürfen.

Neuere Untersuchungen sprechen dafür, dass vor allem bei Mädchen das kognitive Leistungsniveau vom elterlichen Intelligenzgrad abhängt und dass eine gute häusliche Förderung sehr wohl bei Mädchen als auch bei Jungen einen positiven Einfluss auf die kognitive Entwicklung hat (Dyer-Friedman et al. 2002).

26.10.3 Embryo- und Fetopathien

Rötelnembryopathie

Symptomatik

Die Rötelnembryopathie ist die häufigste Virusembryopathie. Ihre Inzidenz liegt bei 1:6000–10.000 Lebendgeburten. Allerdings führt die Rötelnembryopathie häufig zum Abort oder zur Totgeburt. Klinische Hauptsymptome sind die bekannte Trias: Innenohrtaubheit, Katarakt und Herzfehler. Typisch ist darüber hinaus eine Mikrozephalie. Herzfehler kommen bei etwa der Hälfte der betroffenen Kinder vor, meistens in Form eines offenen Ductus arteriosus und/oder einer Pulmonalstenose. Katarakte kommen etwa bei 40% der betroffenen Kinder vor, häufig mit einem Mikrophthalmus und seltener mit einem Glaukom. Hörschäden kommen bei etwa 50% der Kinder vor. Etwa 40% der Kinder weisen eine psychomotorische Retardierung auf, die unterschiedlich ausgeprägt sein kann und mit einer Mikrozephalie einhergehen kann.

Genese und soziale Bedeutung

Die Rötelnembryopathie wird durch die mütterliche Erkrankung im ersten Trimenon hervorgerufen. Besonders gefährdet sind Embryonen bei mütterlichen Infektionen im 1. Schwangerschaftsmonat, das Risiko für eine Embryopathie liegt hier bei 50–60%, bei Erkrankungen im 2. Schwangerschaftsmonat sinkt es auf 25% und im 3. Schwangerschaftsmonat auf 15% ab. Nach Infektionen im 3. und 4. Schwangerschaftsmonat wird vorwiegend eine isolierte Innenohrschwerhörigkeit beobachtet.

Diagnose und Differenzialdiagnose

Die typische klinische Symptomatik macht die Diagnose leicht. Serologisch kann die Diagnose durch Hämagglutinationshemmtest (HAH-Test) und durch Bestimmung der spezifischen IgM-Antikörper gesichert werden.

Therapie und Prognose

Die Therapie ist symptomatisch.

> **!** **Wichtig ist die Prophylaxe: Mädchen, die vor Erreichen des gebärfähigen Alters noch keine Rötelninfektion durchgemacht haben, sollten geimpft werden.**

Die Schutzimpfung während der Schwangerschaft ist kontraindiziert. Bei Kontakt mit Rötelnkranken sollten bei Schwangeren Gammaglobuline verordnet werden.

Toxoplasmose

Symptomatik

Toxoplasmoseinfektionen sind sehr häufig. Ihre Inzidenz liegt bei 2–7:1000 Lebendgeburten. Die Schwere der kongenitalen Toxoplasmoseinfektion hängt vom Zeitpunkt während der Schwangerschaft ab, zu dem der Parasit den Feten befällt. Das Risiko ist im 3. Trimenon am höchsten, die Schäden beim Kind sind jedoch am größten, wenn die Infektion der Mutter im 1. Trimenon erfolgt. Die klinische Symptomatologie ist gekennzeichnet durch Hepatomegalie, Ikterus, Mikrophthalmus, Chorioretinitis, Meningoenzephalitis mit nachfolgenden intrazerebralen Verkalkungen und Hydrocephalus internus. Häufig kommt es zu zerebralen Krampfanfällen, gelegentlich zu einer Myokarditis oder einer interstitiellen Pneumonie. Etwa 80% der Überlebenden sind geistig retardiert und leiden an einem zerebralen Anfallsleiden, bei etwa der Hälfte bestehen Beeinträchtigungen des Sehvermögens, bei 10% Schwerhörigkeit.

Genese und soziale Bedeutung

Zur kongenitalen Infektion kommt es, wenn sich die Mutter während der Schwangerschaft frisch mit Toxoplasmen infiziert. Die Übertragung erfolgt meist durch Haustiere, vor allem junge weibliche Katzen. Die soziale Bedeutung der Toxoplasmose liegt vor allem in der Bedrohung der geistigen Gesundheit des werdenden Kindes, besonders aber in der Gefahr des Auftretens eines Okklusionshydrozephalus. Deshalb ist die Prävention von besonderer Wichtigkeit.

Diagnose und Differenzialdiagnose

Antikörper bei Neugeborenen sind nicht beweisend für eine Toxoplasmoseinfektion, sie stammen meistens von der Mutter und sinken im Verlauf einiger Monate ab. Steigen sie an und lassen sich spezifische IgM-Antikörper nachweisen, so ist der Verdacht auf eine konnatale Toxoplasmoseinfektion gegeben. Die Absicherung der Diagnose erfolgt durch den Nachweis von Toxoplasmen im frischen Liquor.

Therapie und Prognose

Bei nachgewiesener Infektion ist ein Behandlungsversuch mit Sulfonamiden und Pyrimetamin (Daraprim) indiziert. Voraussetzung dazu ist, dass alle Schwangeren möglichst früh, möglichst schon gegen Ende des 2. Schwangerschaftsmonats, auf Antikörper untersucht werden. Sind die Antikörpertiter niedrig, so haben sich die Frauen lange vor der Schwangerschaft infiziert, und die Feten sind deshalb nicht in Gefahr, therapeutische Maßnahmen sind nicht notwendig. Wichtig ist die Erfassung der negativen Mütter, die sich während der Schwangerschaft erstmals infizieren können. Eine pränatale Infektion kommt nur bei Erstinfektion einer Schwangeren vor! Negativ reagierende Mütter sind deshalb im 6. und nochmals im 8. Monat zu kontrollieren. Fällt eine dieser Kontrollen positiv aus, so ist eine Erstinfektion eingetreten und die erwähnte Behandlung sofort einzuleiten. Ist es trotz der Behandlung bei den Feten zu einer Infektion gekommen, so ist möglichst bald nach der Geburt auch beim Säugling eine Therapie indiziert, und zwar unabhängig davon, ob das Kind Krankheitssymptome zeigt oder nicht.

> **!** **Prophylaktisch wichtig ist, dass Schwangere systematisch über das Toxoplasmainfektionsrisiko aufgeklärt werden, dass ihr Serumstatus bestimmt wird und dass im Falle einer Infektion sofort eine Behandlung eingeleitet wird.**

Durch diese Maßnahme ist inzwischen erreicht worden, dass viele kongenitale Toxoplasmainfektionen heute verhindert werden können und dass die Mehrzahl der gefährdeten Kinder gesund geboren wird.

Alkoholembryopathie

Symptomatik

Das symptomatologische Bild der Alkoholembryopathie ist sehr vielgestaltig. Folgende Kardinalsymptonie werden hervorgehoben: intrauterine und postnatale Dystrophie, Mikrozephalie, geistige Behinderung, Muskelhypotonie und Hyperexzitabilität, kraniofaziale Dysmorphien (Mikrozephalie, Mikrophthalmie, Ptosis, Mikrogenie, Nasenhypoplasie), innere Fehlbildungen (kardiovaskuläre

Missbildungen, genitoanale Fehlbildungen, renale Defekte), dysplastische Ohrmuscheln, Gelenk-, Hand- und Fußanomalien, Klinodaktylie.

Gradierung der Alkoholembryopathie

Majewski (1987) entwickelte aus der Bewertung der aufgeführten Symptome eine 3-schrittige Gradierung der Alkoholembryopathie, gemäß einem Punktesystem, das die objektive Zuordnung jedes Falles zu den Schweregraden ermöglicht; diese Einteilung erleichtert Verlaufskontrollen und Vergleichbarkeit von Patientenkollektiven, ist jedoch nicht als Diagnosesystem zu sehen.

- **Grad 1:** Betroffene Patienten mit der leichten Form der Alkoholembryopathie sind meist nur geringfügig auffällig und bieten neben Minderwuchs, Untergewicht und Mikrozephalie bei sorgfältiger neurologischer Untersuchung Zeichen einer zerebellären Ataxie; die Grenzen zum Normalbefund sind allerdings fließend.
- **Grad 2:** Bei Kindern mit der mittelschweren Form fallen zusätzlich zu den unter Grad 1 auftretenden Zeichen leichte faziale Dysmorphien wie Epikanthus, Nasolabialfalten, Mandibularhypoplasie und schmales Lippenrot auf. Neurologische Auffälligkeiten und die mentale Retardierung gewinnen größere Bedeutung, und die Zahl der Missbildungen innerer Organe ist erhöht.
- **Grad 3:** Die schwerste Ausprägung umfasst alle der aufgeführten Symptome; die intrauterine Hypotrophie ist gravierend, die kraniofazialen Anomalien fügen sich zur typischen Fazies zusammen und neben schwerster geistiger Retardierung treten die inneren Fehlbildungen in den Vordergrund.

Verhaltensmäßig sind Kinder mit einer Alkoholembryopathie häufig hyperaktiv, extrovertiert und impulsiv. Sie wirken dabei freundlich, kontaktfreudig, distanzlos, ohne Angst und Scheu gegenüber neuen sozialen Situationen. Mit zunehmendem Alter neigen sie zu Wutausbrüchen und Isolationstendenzen, ebenso tritt die Diskrepanz zwischen oft relativ beeindruckenden verbalen Ausdrucksfähigkeiten und dem Mangel an Gedächtnis- und Konzentrationsleistungen stärker zu Tage. Unter **psychomotorischem Aspekt** imponieren Störungen der Feinmotorik, Tremor, Ataxie, fehlerhafte Auge-Hand-Koordination.

In den Industrienationen hat die Alkoholembryopathie die Trisomie 21 als häufigste fassbare Ursache geistiger Behinderung abgelöst, wobei die Inzidenz zwischen 1:212 Neugeborenen in Frankreich und 1:750 Geburten in den USA variiert.

Genese und soziale Bedeutung

Während der Schwangerschaft wirken schon relativ geringe Mengen des plazentagängigen Alkohols als Zellteilungsgift, sodass es zu Störungen der embryonalen Organogenese kommen kann. Ein weiterer ätiologischer Faktor ist die sekundäre Mangelernährung des mütterlichen Organismus durch ungenügende Nahrungszufuhr der alkoholkranken Schwangeren. Der im Sinne einer Polytoxikomanie bei 25% der Mütter parallel bestehende Nikotin- und Medikamentenabusus stellt einen dritten ätiologischen Faktor dar.

Die **metabolische Basis** für die teratogene Wirkung des Alkohols liegt in der funktionellen Unreife der fetalen Leber, deren spezifische Enzymsysteme den Alkohol nur unvollständig metabolisieren können. Berücksichtigt man die bei dauerhaft Alkoholabhängigen auftretenden Mangelerscheinungen im Metabolismus der Proteine und Vitamine (vor allem B_1 und B_6) sowie des Zinks und der Glukose, so wird die Beobachtung verständlich, dass weder die absolute Menge noch die Frequenz, mit der Alkohol aufgenommen wird, eindeutig mit der Schwere des kindlichen Krankheitsbildes korrelieren; vielmehr entscheidet die Zugehörigkeit der Mutter zur chronischen Phase der Erkrankung im Sinne Jellineks über das Risiko einer Alkoholembryopathie 3. Grades, während Kinder mit Alkoholembryopathie 1. Grades eher von Müttern in der kritischen Phase des Alkoholabusus geboren werden.

Die jeweilige Erkrankungsphase bestimmt letztlich die sozialpsychologische Beziehungsstruktur, in der sich Konzeption, Schwangerschaft und Kindesentwicklung in einer häufig deprivierenden Umgebung vollziehen. Häufig ist die häusliche Situation durch Kontrollverluste, manchmal sogar Gewalttätigkeit und durch soziale Isolation gekennzeichnet. Entsprechend gestört ist die Mutter-Kind-, aber auch die Partnerbeziehung. Dies wirkt sich ungünstig auf die Perspektiven des Kindes aus.

Diagnose und Differenzialdiagnose

Da keine laborchemischen und humangenetischen Parameter vorhanden sind, ist die Diagnose im Wesentlichen auf klinischem Wege zu stellen. Die Evidenz der typischen klinischen Symptome einerseits und die positive mütterliche Alkoholanamnese andererseits bilden dafür die Grundlage. Ein sorgfältiges Eruieren der Abususproblematik spielt bei geringgradiger Manifestation der kindlichen Symptome auch in prognostischer Hinsicht eine bedeutendere Rolle als bei den ausgeprägten Fällen, die als augenfälliger Syndromkomplex zunächst eine Prima-vista-Diagnose erlauben.

Bei klinisch und anamnestisch erhärtetem Verdacht auf Alkoholembryopathie ist neben differenzierter neuropädiatrischer und ggf. kinderpsychiatrischer oder psychometrischer Abklärung die Suche nach inneren Fehlbildungen angezeigt, wobei auf Veränderungen des

Urogenitaltrakts, der Hüftgelenke, des Zahnapparates und besonders des Herzens zu achten ist.

In differenzialdiagnostischer Hinsicht ist in erster Linie an die Trisomie 18 (Edwards-Syndrom) zu denken sowie auch an ein Cornelia-de-Lange-Syndrom.

Therapie und Prognose

Eine spezifische Therapie gibt es nicht. Heilpädagogische und Frühförderungsmaßnahmen sind wichtig.

! Bedeutsam ist die Prophylaxe, dazu gehört auch die Alkoholkarenz bzw. ein erfolgreicher Alkoholentzug während der Schwangerschaft.

Ein schwerer mütterlicher Alkoholismus darf als Indikation zur Schwangerschaftsunterbrechung gelten. Nach bisherigen Erfahrungen bringen abstinent gewordene Mütter gesunde Kinder zur Welt.

Die Prognose ist vom Schweregrad der Symptomatologie abhängig. Während Patienten mit einer Alkoholembryopathie 1. Grades eine annähernd normale Entwicklung durchmachen können, stabile Umweltbedingungen vorausgesetzt, haben der 2. und 3. Grad der Alkoholembryopathie gravierendere Probleme zur Folge. Die fazialen Dysmorphien werden etwa bis zur Pubertät recht gut kompensiert, sodass sich abgesehen von den fakultativen inneren Missbildungen der somatische Befund in der Regel auf die kleineren Malformationen, z. B. der Hände, reduziert. Die Geschlechtsreifung setzt bei Jungen meist verspätet ein, bei Mädchen ist sie ebenso wie die Menarche regelrecht, jedoch mit starker Gewichtszunahme verbunden. Im Vordergrund stehen bei den schweren Formen die Veränderung des ZNS, insbesondere die geistige Retardierung und die pathologischen Charakterzüge. Die messbaren intellektuellen und kognitiven Fähigkeiten sind kaum zu verbessern.

Etwa zwei Drittel der betroffenen Kinder zeigen persistierende psychiatrische Auffälligkeiten, insbesondere hyperkinetische Störungen und Aufmerksamkeitsdefizite (ADHD), Stereotypien, emotionale, Sprach- und Essstörungen. Auch im Sozialverhalten zeigen sich häufig Auffälligkeiten (Steinhausen et al. 1993).

HIV-Embryopathie

Symptomatik

Die Symptomatologie ist zu Beginn uncharakteristisch: rezidivierende Pneumonien, Soor, chronische Diarrhö, Entwicklungsverzögerungen. Meningitiden, Pneumonien und Septikämien kommen in 45%, Myokardschädigungen in 34%, Hepatitiden zu 10% und ein nephrotisches Syndrom in 4% der Fälle vor. Atypische Verläufe zeigen ausschließlich neurologische Symptome und sind laborchemisch kaum diagnostizierbar. Einen Überblick über die Symptomatik einer kindlichen HIV-Infektion gibt Tabelle 26.9.

Das von Rubinstein (1986) beschriebene »**kraniofaziale Dysmorphiesyndrom**« umfasst Hypertelorismus, vorspringende flache Stirn, eingesunkene Nasenwurzel, blaue Skleren, kurze, platte Nase, zeltförmiges Philtrum und breite Lippen. Die Spezifität dieser Symptome ist allerdings fraglich, da die Kinder während der Schwangerschaft der Mütter meistens Drogen, Alkohol, Nikotin und anderen Giftstoffen ausgesetzt gewesen sind.

Die Seroprävalenz in Deutschland liegt bei 0,3–0,5‰, in Afrika und Südostasien jedoch bei 50%. Weltweit sind inzwischen fast 40 Mio. Menschen HIV-infiziert!

Genese und soziale Bedeutung

Die Übertragung des HI-Virus von der Mutter auf das Kind erfolgt in etwa 80% der Fälle perinatal, seltener pränatal oder postnatal. Man spricht von einer »vertikalen« Übertragung von einer Generation auf die nächste. Der Zeitpunkt bei pränataler Infektion liegt wohl in der frühen Embryonalzeit bis zur 20. Woche, wofür plazentare Fehlbildungen, insuffiziente Trophoblastzellen, der Virusnachweis bei einer 13-wöchigen Frucht und die kraniofazialen Dysmorphien sprechen (sog. Rötelnmodell der intrauterinen Übertragung).

Tabelle 26.9. **Symptome der kindlichen HIV-Infektion**

Infektionen	Zentralnervöse Entwicklungsstörungen	Internistische Symptome
Lymphozytäre, interstitielle, chronische Pneumonitis (Streptokokken, Pneumokokken, Haemophilus influenzae)	Psychomotorische Retardierung, Nichtgedeihen/Minderwuchs, Enzephalopathie, Mikrozephalie, Paraparese	Rezidivierende Fieberschübe, chronische Diarrhö, Lymphadenopathie, nephrotisches Syndrom
Septikämien	Krampfanfälle (ggf. als Erstsymptom)	Hepatomegalie, Kardiomyopathie, kraniofaziale Dysmorphie
Opportunistische Infektionen (Toxoplasmose, Pneumocystis carinii, Zytomegalie) Chronischer Soorbefall	Apathie, Sprachstörungen, gestörtes Anpassungsverhalten, Aufmerksamkeitsstörungen	Thrombozytopenie, Kaposi-Sarkom, B-Zell-Lymphom, Speicheldrüsenschwellung

Die typischen HIV-assoziierten Erkrankungen im Kindesalter werden durch eine frühzeitige Störung der humoralen, B-Lymphozyten-vermittelten Immunität bedingt, welche noch vor der T-Zell-Schädigung (zelluläre Immunität) nachweisbar ist. Die globalen neurologischen Defekte sind durch die besondere Vulnerabilität des sich entwickelnden kindlichen Gehirns gegenüber dem HIV-Erreger zu verstehen. Die neuropathologischen Veränderungen ähneln denen bei Defekten des Folsäurestoffwechsels. Bei Kindern mit subakuter HIV-Enzephalitis führt die chronische Stimulation der Makrophagen zu einem Neopterinüberschuss, der den Folatstoffwechsel hemmt. Hierdurch wird die zerebrale Methylierungskapazität, z. B. für einen Myelinscheidenaufbau, erheblich gestört.

Diagnose und Differenzialdiagnose

Wenn nicht schon bei der Geburt ein Risiko durch die mütterliche Anamnese bekannt ist, sollte bei einem Kind mit rezidivierenden Infekten wie Pneumonie, Soorbefall, chronischer Diarrhö an eine HIV-Infektion gedacht werden und eine Untersuchung auf Antikörper erfolgen. Der positive Ausfall kann allerdings beim Säugling sowohl auf einer kindlichen Infektion als auch einem passiven Transfer mütterlicher IgG-Antikörper beruhen. Er hat deshalb keine prospektive Krankheitsbedeutung und muss durch den Nachweis HIV-spezifischer IgM-Antikörper im Western-Blot-Test, durch direkte Virusanzucht oder durch Nachweis des HIV-Antigens p24 im Serum ergänzt werden. Alle diese Tests sind jedoch teuer, kompliziert und ermangeln zufriedenstellender Spezifität und Sensitivität. Hoch sensitiv ist die PCR (»polymerase chain reaction«). Bereits mit wenigen Lebenswochen kann bei über 90% der Fälle bei infizierten Kindern die HIV-Erkrankung nachgewiesen werden. Nach dem 18. Lebensmonat ist der wiederholte Nachweis von HIV-Antikörpern mittels ELISA und Western-Blot-Test beweisend für eine HIV-Infektion.

Differenzialdiagnostisch ist ein mütterlicher Genussmittel- und/oder Medikamentenabusus auszuschließen, der allerdings oft zusätzlich bestehen kann. Klinisch bestehen Ähnlichkeiten zur Alkoholembryopathie, insbesondere hinsichtlich der fazialen Dysmorphien.

Therapie und Prognose

Antiretrovirale Therapie entsprechend den jeweils aktuellen Behandlungsrichtlinien. Wichtig ist die Förderung des erkrankten Kindes durch Psychomotorik, Heilpädagogik, Sozial- und Familientherapie. Sinnvoll ist eine tagesklinische Betreuung. Von entscheidender Bedeutung ist die engmaschige Kontrolle HIV-infizierter Kinder, von denen etwa ein Drittel mit sehr hoher Wahrscheinlichkeit schon innerhalb eines halben Jahres manifest an Aids oder HIV-assoziierten Symptomen erkrankt (sog. »aids-related-complex«; ARC). Zwei Drittel überleben auch 5 Jahre oder mehr. Die Mortalität sinkt mit zunehmendem Erkrankungsalter.

Die Prognose wird im Übrigen durch das Auftreten opportunistischer Infektionen bestimmt. Eher günstig ist der Verlauf bei alleiniger lymphozytärer interstitieller Pneumonitis, prognostisch ernst ist jedoch die Pneumocystis-carinii-Pneumonie. Die neurologische Symptomatik ist teilweise langsam-progredient, teilweise verläuft sie aber dramatisch mit letalem Ausgang.

26.10.4 Intelligenzstörungen bei pränatalen Fehlbildungen des ZNS

Es gibt ganz verschiedenartige Fehlbildungen des ZNS unterschiedlichsten Ausmaßes, von der Anenzephalie über die Mikrozephalie bis zu unbedeutenden Zystenbildungen. Es ist selbstverständlich, dass die Auswirkungen auf die Intelligenzentwicklung umso stärker sind, je ausgeprägter die Missbildung ist. Am häufigsten ist der Hydrozephalus, der verschiedene Ursachen haben kann und bei 3–4 von 1000 Neugeborenen auftritt. Man unterscheidet den aktiven und den passiven Hydrozephalus. Der **aktive Hydrozephalus** ist durch eine partielle oder allgemeine Erweiterung der liquorführenden Räume infolge Erhöhung des Liquordrucks bedingt. Beim **passiven Hydrozephalus** (Hydrocephalus ex vacuo) handelt es sich um die Folge einer Ventrikelhemmungsmissbildung oder eines himatrophischen Prozesses, hier kommt es nicht zu einer Erhöhung des Liquordruckes.

Die Ursachen des aktiven Hydrozephalus sind Aquäduktfehlbildungen infolge Stenosen oder Atresien des Aquädukts; sie stellen die häufigste Ursache des angeborenen und frühkindlichen Hydrozephalus dar. Weitere Ursachen sind: angeborene Verschlüsse der Foramina Luschkae und Magendi; diese Verschlüsse kommen in Kombination mit einer Kleinhirnwurmdysplasie oder -aplasie vor und bilden dann das sog. **Dandy-Walker-Syndrom**. Charakteristisch hierfür ist eine zystische Erweiterung des IV. Ventrikels, der die ganze hintere Schädelgrube ausfüllen kann.

In 80% der Fälle sind dysraphische Fehlbildungen wie Meningomyelozelen, Meningozelen, Enzephalozelen mit einem Hydrozephalus kombiniert. Pathogenetisch liegt häufig eine Aquäduktstenose vor oder eine sog. **Arnold-Chiari-Fehlbildung**. Von dieser Fehlbildung gibt es 3 Formen: 1. Hernie einer oder beider Kleinhirntonsillen durch das Foramen occipitale magnum; 2. Hernie des Vermis und Teilen des IV. Ventrikels mit Kaudalverlagerung von Medulla und Pons und 3. Verlagerung von Medulla und Kleinhirnanteilen nach kaudal in eine zervikale Meningozele. Bei den zuletzt genannten Formen liegt der Hydrozephalus entweder schon bei der Geburt vor oder entwickelt sich innerhalb des 1. Lebensjahres. Bei der ersten Form manifestiert sich der Hydrozephalus erst in später Kindheit.

Häufig finden sich zusätzliche Missbildungen im Bereich des ZNS und des knöchernen Schädels. Die Intelligenzentwicklung hängt vom Ausmaß des Syndroms und von weiteren Missbildungen ab (zu weiteren, seltenen Fehlbildungen des ZNS und des knöchernen Schädels sei u. a. verwiesen auf Eggers u. Bilke 1994).

Zu erwähnen sind weitere Fehlbildungen des Gehirns, welche durch neuronale Migrationsstörungen bedingt sind und auf Gendefekten beruhen: die sog. **Lissenzephalien**. Die schwerste Form, die vor über 100 Jahren beschriebene klassische Lissenzephalie, geht mit einem völligen Fehlen (Agyrie) oder einer Vergröberung (Pachygyrie) der kortikalen Gyri einher. Die betroffenen Kinder sind psychomotorisch stark retardiert, sie leiden unter starken Fütterungsproblemen und schwer behandelbaren epileptischen Anfällen; es besteht eine ausgeprägte Muskelhypotonie, welche später in eine Tetraspastik übergeht. Neben der klassischen Form gibt es noch weitere Formen der Lissenzephalie, welche sich durch Ort und Ausmaß der neuronalen Migrationsstörungen unterscheiden (Übersicht bei Morris-Rosendahl u. Wolff 2003). Die klassische Lissenzephalie wird autosomal vererbt und beruht auf einem Defekt des LIS1-Gens auf Chromosom 17p13.1.

26.10.5 Intelligenzstörungen infolge perinataler Hirnschädigung

Die zu einer intellektuellen Minderbegabung führenden perinatalen Hirnschädigungen können durch Geburtstraumen mit konsekutiven Hirnblutungen (subdurale, epidurale Blutungen, Stauungsblutungen, Subarachnoidalblutungen, subependymale Blutungen mit Ventrikeldurchbruch, Sinus- und Venenblutungen bei Tentoriumriss) oder Rissverletzungen der Hirnhäute verursacht sein, weiter durch Sauerstoffmangel während der Geburt (lang andauernde Geburt, tonische Uteruskontraktion, Nabelschnurvorfall oder -umschlingung, Aspiration) oder kurz nach der Geburt (Atemnotsyndrom). Zu einem perinatalen Hirnschaden führen auch die Eklampsie der Mutter und die Hyperbilirubinämie durch Blutgruppenunverträglichkeit zwischen mütterlichem und kindlichem Blut (Kernikterus) bzw. die Frühgeborenen-Hyperbilirubinämie.

Die häufigste Ursache einer perinatalen Hirnschädigung ist der Sauerstoffmangel, der verschiedene Ursachen haben kann (Tabelle 26.10). Wichtig ist daher eine Analyse des Sauerstoffmangels in der Perinatalperiode, um entsprechend therapeutisch einwirken zu können. Besonders gefährdet sind dabei Frühgeborene. Ein spezieller Zweig der Gynäkologie, Geburtshilfe und Pädiatrie beschäftigt sich mit wissenschaftlichen und therapeutischen Problemen der Perinatalperiode. Eine an Frauenkliniken und geburtshilflichen Stationen bestehende enge Zusammenarbeit von Geburtshelfern und Pädiatern kann wesentlich zur Verhütung perinataler Hirnschäden beitragen.

Während früher das Augenmerk besonders auf geburtstraumatisch bedingte perinatale Sauerstoffmangelschädigungen des Neugeborenen gerichtet wurde, spielen diese aufgrund der Verbesserung der perinatalen Medizin heute nur noch eine untergeordnete Rolle. Heute nehmen dagegen pränatale Hypoxien im letzten Drittel der Schwangerschaft infolge einer **Plazentainsuffizienz** an Bedeutung zu. Diese chronischen Sauerstoffmangelzustände werden für eine verminderte intellektuelle Leistungsfä-

Tabelle 26.10. Ursachen der perinatalen Asphyxie

Zeit	Mutter/Kind	Komplikation
Pränatal (intrauterin)	Mutter	EPH-Gestosen Schock Schwere Anämie
	Plazenta	Vorzeitige Lösung Placenta praevia Degenerationen
Subpartual	Nabelschnur	Vorfall Umschlingung Quetschung
	Mutter	Tonische Uteruskontraktionen Wehensturm Protrahierte Geburt (Wehenschwäche, Lageanomalien)
	Kind	Unreife des Atemzentrums (Frühgeburt) Depression des Atemzentrums (Narkotikaeinnahme der Mutter)
Postnatal	Aspirationspneumonie, idiopathisches Atemnotsyndrom (besonders anfällig sind: Frühgeborene, Neugeborene mit perinataler Asphyxie, Sektio-Entbindungen, Kinder diabetischer Mütter)	

higkeit beim Kind, aber auch für epileptische Anfallsleiden, motorische Hyperaktivität und unspezifische Verhaltensstörungen verantwortlich gemacht.

26.10.6 Intelligenzstörungen infolge postnataler Hirnschäden und Phakomatosen

Postnatale Hirnschädigungen können durch alle das Zentralnervensystem befallenden Infektionskrankheiten (Meningitiden, Masern-, Rubeolen-, Mumps-, Varizellen- und anderen Virusenzephalitiden, Leukenzephalitiden) hervorgerufen werden, ferner durch die Pertussisenzephalopathie, durch Schädel-Hirn-Traumen und sonstige physikalische Einwirkungen, Tumoren, Phakomatosen (Sturge-Weber-Krankheit, M. Recklinghausen, M. Hippel-Lindau), durch Blutungen infolge Blutgerinnungsstörungen sowie zyanotische Herzfehler.

Zu den **Phakomatosen** gehören als wichtigste Vertreter die **Neurofibromatose** (M. Recklinghausen), die **tuberöse Hirnsklerose** (M. Pringle), die Sturge-Weber-Krankheit und die **Ataxia teleangiectatica** (Louis-Bar-Syndrom).

Morbus Recklinghausen (Neurofibromatose Typ 1; NF_1)

Symptomatik

Bei der Neurofibromatose Typ 1 (M. Recklinghausen) handelt es sich um eine autosomal dominant vererbte Phakomatose mit blastomatösen Wucherungen (perineurale Fibrome) im peripheren und zentralen Nervensystem. Ihre Häufigkeit liegt bei 1:3000. Der Genlokus befindet sich auf Chromosom 17q 11.2. Es handelt sich um eine Mutation des dort lokalisierten NF_1-Gens. Es gibt eine ganze Reihe von unterschiedlichen NF_1-Mutationen, die in etwa 50% der Fälle spontan entstanden sind.

Häufig sind geistige Entwicklungsstörungen, eine schwere Intelligenzminderung kommt jedoch nur in etwa 10% der Fälle vor. Im Kindesalter finden sich Pigmentanomalien der Haut (Café-au-lait-Flecke) sowie häufig eine sommersprossenähnliche Pigmentierungen der Achseln und der Leistengegend (»freckling«). Bei voll entwickelter Symptomatik kommen zusätzlich breitbasig aufsitzende oder gestielte Tumoren der Haut, Neurofibrome an peripheren Nerven (N. statoacusticus, N. medianus, N. tibialis, N. ulnaris, N. ischiadicus), auch an Hirnnerven, Rückenmarkwurzeln, intraspinal, am Sympathikus und im Gehirn, ferner an Retina, Niere und Nebenniere und anderen Organen vor. In etwa 5% der Fälle entwickeln sich diese maligne. In etwa 10% der Fälle entstehen skoliotische Veränderungen der Wirbelsäule, die typischerweise im Alter von 6–10 Jahren beginnen und häufig rasch progredient an Schweregrad zunehmen.

Diagnose und Differenzialdiagnose

Bei der Diagnose ist auf das Vorkommen der Erkrankung im Erbumkreis zu achten. Zu beachtende diagnostische Hinweise: Kleine Iris-Hamartome von ca. 1–2 mm Durchmesser, sog. **Lisch-Knötchen**.

> **Diagnosekriterien des Morbus Recklinghausen gemäß ICD-10**
>
> Mindestens zwei der folgenden Symptome müssen vorliegen:
> - 6 oder mehr Café-au-lait-Flecken mit einem Mindestdurchmesser von 5 mm in der Präpubertät und mehr als 15 mm postpubertär
> - 2 oder mehr Neurofibrome
> - sommersprossenartige Pigmentierung der Achselhöhlen oder der Leistengegend
> - Lisch-Knötchen (Iris-Hamartome)
> - typische Knochenläsionen (Skoliosebildungen, Keilbeinflügeldysplasien, Pseudoarthrosen der Tibia, Verkrümmungen der langen Röhrenknochen mit oder ohne Pseudarthrose)
> - ein Verwandter 1. Grades mit der Diagnose NF_1

Therapie und Prognose

Eventuell operative Entfernung der Tumoren. Die Prognose ist hinsichtlich der Lebenserwartung gut.

Tuberöse Hirnsklerose (Morbus Pringle)

Symptomatik

Bei der tuberösen Hirnsklerose (M. Pringle) handelt es sich um eine irregulär dominant vererbte Dysplasie mit blastomatösen Wucherungen an Nervensystem, Netzhaut, Herzmuskel und Nieren. Die Häufigkeit beträgt etwa 1:20.000. Erste Zeichen lassen sich bereits im Säuglingsalter feststellen: Depigmentierungen der Haut an Stamm und/-oder Extremitäten (»white spots«); in den ersten 2 Lebensjahren Einsetzen von zerebralen Anfällen, insbesondere BNS-Anfälle; im weiteren Verlauf schwere geistige Entwicklungsstörung mit Ausbildung einer Demenz. Typisch sind subunguale Fibrome an Finger und Zehen, Nageldystrophie, Pigmentnävi, verschiedene Symptome an den durch Tuberome erkrankten Organen. Um die Nase verteilt, meist in schmetterlingsförmiger Anordnung, finden sich gelblich bis rötlich gefärbte, etwa stecknadelkopfgroße Talgdrüsenfibrome, das sog. **Adenoma sebaceum**, das für den M. Pringle kennzeichnend ist (■ Abb. 26.16). Die Gehirnveränderungen bestehen aus Gliawucherungen (Astrogliose, Glioblastenbildungen), atypischen riesigen Ganglienzellen und subependymalen Gliaknötchen, die später verkalken.

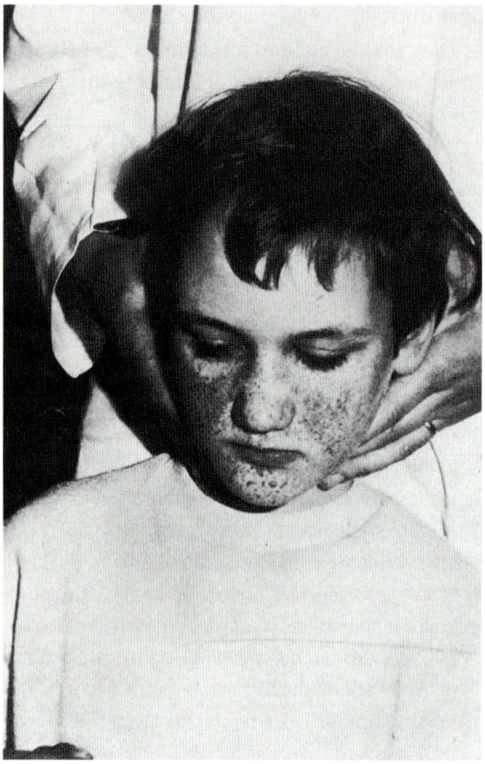

Abb. 26.16. Adenoma sebaceum bei tuberöser Sklerose (M. Pringle)

Über 50% der betroffenen Kinder zeigen psychotische bzw. autistische Verhaltensstörungen, 60% ein sog. hyperkinetisches Syndrom. Frühe Neugeborenenkrämpfe scheinen zu einem autistischen Syndrom zu prädestinieren.

Die tuberöse Sklerose wird durch Mutationen in verschiedenen Genen hervorgerufen: Bei ca. 50% der betroffenen Familien liegt der Genlokus auf Chromosom 16 (16p13), bei etwa einem Drittel befindet sich das betroffene Gen auf Chromosom 9p34.

Diagnose und Differenzialdiagnose

Das ausgeprägte Bild der tuberösen Sklerose zeigt die klassische Trias: Oligophrenie, hirnorganische Anfälle und Adenoma sebaceum. Intrakranielle Verdichtungen lassen sich durch die Computertomographie wesentlich früher und besser erkennen als durch die Röntgenuntersuchung des Schädels. Diagnostisch wichtig ist eine sorgfältige dermatologische Untersuchung des gesamten Integuments, evtl. mit Hilfe der Wood-Lampe im abgedunkelten Raum, sowie histologische Untersuchung von Hautbiopsien.

Therapie und Prognose

Die Therapie ist symptomatisch. Eine möglichst optimale antikonvulsive Einstellung ist notwendig, evtl. ist die operative Entfernung der Tumoren möglich. Die Prognose ist ungünstig, der Tod tritt meist vor dem 30. Lebensjahr ein. Wichtig ist eine genetische Beratung wegen der hohen Neumutationsrate. In betroffenen Familien besteht ein erhöhtes Risiko für eine homologe Erkrankung bei weiteren Kindern!

Sturge-Weber-Erkrankung

Symptomatik

Bei der Sturge-Weber-Erkrankung handelt es sich um eine kongenitale Gefäßmissbildung der kleinen Gehirngefäße, der Pia, der Chorioidea und der Haut. Wahrscheinlich ist eine autosomal dominante Vererbung, jedoch zeigt sich eine wechselnde Penetranz, am häufigsten ist ein sporadisches Auftreten. Der Genlokus ist bisher unbekannt. Die Häufigkeit liegt bei 1:50.000. Klinische Symptome sind Naevus vasculosus des Gesichts im Bereich eines Trigeminusastes, Buphthalmus bzw. Glaukom, Schwachsinn, Anfälle (fokale oder generalisiert), spastische Hemiplegien, Hemianopsien und Migräne. Naevi flammei sind bereits bei der Geburt vorhanden, okuläre und zerebrale Symptome treten erst später auf, meistens zwischen dem 1. und 14. Lebensjahr.

Diagnose und Differenzialdiagnose

Röntgenologisch fallen die durch Doppelkonturierung bedingten Verkalkungen besonders im Okzipitalbereich auf. Differenzialdiagnostisch sind andere Störungen mit Gefäßmissbildungen, meist ohne Oligophrenie, wie die Hippel-Lindau-Krankheit auszuschließen.

Therapie und Prognose

Die Therapie ist symptomatisch. Wichtig ist auch hier die antiepileptische Behandlung, wenn Krampfanfälle auftreten. Die Prognose wird durch das Ausmaß der durch die Angiomatose bedingten Hirnschädigung bestimmt.

Ataxia teleangiectatica (Louis-Bar-Syndrom)

Symptomatik

Bei der Ataxia teleangiectatica handelt es sich um eine progressive zerebrale Ataxie mit okulokutanen Teleangiektasien (Louis-Bar-Syndrom). Ihm liegt ein degenerativer Kleinhirnprozess mit progredienten Haut- und Schleimhautveränderungen zugrunde. Der Erbgang ist autosomal rezessiv. Der Genlokus befindet sich auf Chromosom 11q22.3.

Die klinische Symptomatik beginnt im 2. Lebensjahr mit Ataxie und extrapyramidalmotorischen Störungen, Muskelhypotonie, Hyperflexie, Myoklonien, Sprachverschlechterung, maskenhaftem Gesichtsausdruck und verstärktem Speichelfluss. Bis zum 5. Lebensjahr entwickeln sich Teleangiektasien der Konjunktivagefäße, kutane Teleangiektasien, vor allem im Bereich des Gesichts, Café-au-lait-Flecken, Angiome, Pigmentnävi und chronische Infekte infolge eines Immundefekts (Lymphozytopenie, IgA-Mangel, IgE-Mangel). Ab dem Schulalter zeigt sich ein progredienter Verlauf, der schließlich zu Abasie, Astasie, Sprachstörungen und Demenz führt. Es besteht eine erhöhte Disposition zu lymphoretikulären Malignomen.

Diagnose und Differenzialdiagnose

Die Diagnose ist durch die klinische Symptomatologie leicht. Pathologisch-anatomisch findet sich eine progrediente zerebelläre Degeneration mit Verminderung der Purkinje-Zellen und der Körperschicht; Venenerweiterung der Kleinhirnleptomeninx, der weißen Substanz und des Nucleus dentatus, außerdem eine pathologische Bruchtendenz der Chromosomen in der Chromosomenanalyse.

Therapie und Prognose

Die Therapie ist symptomatisch. Wichtig ist die Behandlung der rezidivierenden Infekte. Infektionen sollten intensiv antibiotisch und mit γ-Globulin behandelt werden. Weiterhin ist eine krankengymnastische Behandlung indiziert.

Die Prognose ist trotz der progressiven neurologischen und immunologischen Verschlechterung nicht infaust, manche Patienten können das Erwachsenenalter erreichen. Es besteht jedoch ein deutlich erhöhtes Risiko für lymphoretikuläre und epitheliale Malignome.

Fazit für die Praxis

Die Intelligenz ist ein zentraler Teil der menschlichen Persönlichkeit. Sie stellt eine wesentliche, wenn auch nicht die einzige Grundbedingung für ein glückendes Leben dar. Kinder und Jugendliche, die in die kinder- und jugendpsychiatrische Sprechstunde kommen, werden häufig zur Abklärung etwaiger intellektueller Leistungsstörungen, z. B. bei Schulversagen oder, im Säuglings- und Kleinkindesalter, bei offenkundigen Entwicklungsstörungen vorgestellt. Detaillierte Kenntnisse der biologischen und psychosozialen Ursachen intellektueller Beeinträchtigungen und deren Ineinandergreifen sind deshalb unabdingbar. Dies gilt auch für Verhaltensprobleme, die im Rahmen leichterer oder schwerer geistiger Behinderungen auftreten. Angehörige der betroffenen Kinder und Jugendlichen bedürfen einer taktvollen und umfassenden Beratung und Hilfestellung, nicht nur bei der ressourcenorientierten Entwicklung optimaler Förderperspektiven, sondern auch bei der Bewältigung und Verarbeitung der Behinderung ihres Kindes (»Trauerarbeit«, »Realitätsprüfung«).

Fortschritte der modernen biologischen Medizin haben vertiefte Kenntnisse über organische Ursachen intellektueller Entwicklungsstörungen erbracht. Durch die Verbesserung der biochemischen und endokrinologischen Diagnostik, der molekulargenetischen Techniken und durch die Verfeinerung der bildgebenden Verfahren sind die diagnostischen und therapeutischen Möglichkeiten erheblich erweitert worden. Die sich in rasantem Tempo entwickelnde molekularbiologische Forschung wird unsere Vorstellungen über das komplexe Wirkungsgefüge zwischen Genotyp und Phänotyp vertiefen, ein spannender Prozess, der für die Kinder- und Jugendpsychiatrie von erheblicher Bedeutung ist. Denn die Gewinnung neuer und präziserer Vorstellungen über die Entwicklungsbedingungen für das, was die Individualität eines Menschen ausmacht, stellt eine zentrale Motivation des kinder- und jugendpsychiatrischen Tuns dar.

Literatur

AACAP (1999) Practice parameters for the assessment and treatment of children, adolescents, and adults with mental retardation and comorbid mental disorders. J Am Acad Child Adolesc Psychiatry 39 [Suppl 12]:5S–31S

Aicardi J (1998) Diseases of the nervous system in childhood, 2nd edn. MacKeith, London

Akert K (1979) Probleme der Hirnreifung. In: Lempp R (Hrsg) Teilleistungsstörungen im Kindesalter. Huber, Bern

Anderson G, Schroer RJ, Stevenson RE (1996) Mental retardation in South Carolina KK: Causation. Proc Greenwood Genetic 14:32–44

Arendt H (1967) Vita activa oder vom tätigen Leben. Piper, München

Beaudet AL (1989) Lysosomale Speicherkrankheiten. In: Harrison TR (Hrsg) Prinzipien der inneren Medizin, Bd 2. Straub, Basel

Belmont L (1986) Screening for severe mental retardation in developing countries: The international pilot study and service in mental retardation. Methuen, London, pp 389–395

Bickerdike MJ, Wright IK, Marsden CA (1993) Social isolation attenuates rat forebrain 5-HAT release induced by KCl stimulation and exposure to novel environment. Behav Pharmacol 4:231–236

Bock J, Braun K (1999) Blockade of N-methyl-D-aspartate receptor activation suppresses learning-induced synaptic elimination. Proc Natl Acad Sci USA 96:2485–2490

Bock J, Wolf A, Braun K (1996) Influence of the N-methyl-D-aspartate receptor antagonist DL-2-amino-5-phosphono varleric acid on auditory filial imprinting in the domestic chick. Neurobiol Learn Memory 65:177–188

Borthwick-Duffy SA (1994) Epidemiology and prevalence of psychopathology in people with mental retardation. J Consult Clin Psychol 62:17–27

Bossanyi P von, Schmitt JA, Dietzmann K (1992) Dendriten-Morphometrie von Lamina-V-Pyramidenzellen bei frühkindlicher Hirnschädigung – eine Golgi-Studie. Acta Histochem Suppl XLII: 267–272

Brandt I (1983) Griffiths-Entwicklungsskalen (GES). Beltz, Weinheim

Braun K (1996) Synaptische Reorganisation bei frühkindlichen Erfahrungs- und Lernprozessen: Relevanz für die Entstehung psychischer Erkrankungen. Klin Psychol Psychiatr Psychotherapie 44:253–266

Braun K, Lange E, Metzger M, Poeggel G (2000) Maternal separation followed by early social deprivation affects the development of monoaminergic fiber systems in the medial prefrontal cortex of Octon degus. Neurosience 95:309–318

Brazelton TB (1973) Neonatal behavioral assessment scale (Clinics in Developmental Medicine, No 50). Lippincott, Philadelphia
Bregman JD (1991) Current developments in the understanding of mental retardation. Part II: Psychopathology. J Am Acad Child Adolesc Psychiatry 30:861–872
Brunner HG, Nelen M, Breakefield XO, Ropers HH, van Oost BA (1993) Abnormal behavior associated with a point mutation in the structural gene for monoamine oxidase A. Science 262:578–580
Chudley AE, Hagerman RJ (1987) Medical progress. Fragile X-syndrome. J Pediatr 110:821–831
Coates S (1972) Preschool Embedded Figures Test. Consulting Psychologists Press, Palo Alto/CA
Comery TA, Shah R, Greenough WT (1995) Differential rearing alters spine density on medium sized spiny neurons in the rat corpus striatum: evidence for association of morphological plasticity with early response to gene expression. Neurobiol Learn Memory 63:217–219
Cooper B, Lackus B (1984) The social-class background of mentally retarded children. A study in Mannheim. Soc Psychiatry 19:3–12
Cornish K, Bramble D (2002) Cri du chat syndrome: genotype-phenotype correlations and recommendations for clinical management. Dev Med Child Neurol 44:494–497
Curry CJ, Stevenson RE, Aughton D et al. (1997) Evaluation of mental retardation: Recommendations of a consensus conference. Am J Med Genet 72:468–477
Dekker MC, Koot MH (2003) DSM-IV Disorders in children with borderline to moderate intellectual diability. I: Prevalence and impact. J Am Acad Child Adolesc Psychiatry 42:915–922
Dyer-Friedman J, Glaser B, Hessl D et al. (2002) Genetic and environmental influences on the cognitive outcomes of children with fragile X syndrome. J Am Acad Child Adolesc Psychiatry 41:237–244
Dykens EM (1998) The neuropsychiatry of Prader-Willi syndrome. Curr Opin Psychiatry 11:519–522
Dykens EM (2000) Annotation: Psychopathology in children with intellectual disability. J Child Psychol Psychiatry 41:407–417
Eggers C (1981) Die kindliche Depression unter entwicklungspsychologischen Aspekten. Acta Paedopsychiatr 46:263–273
Eggers C, Bilke O (1994) Kindliche Schwachsinnsformen. Thieme, Stuttgart
Eggert D (1972) Die Columbia Mental Maturity Scale als Individualtest für normal entwickelte Kinder im Alter von 3–10 Jahren. In: Eggert D (Hrsg) Zur Diagnose der Minderbegabung. Beltz, Weinheim
Englisch HJ, Kunz G, Wenzel J (1974) Zur Spines-Verteilung an Pyramidenneuronen der CA-1-Region des Hippocampus der Ratte. Z Mikrosk Anat Forsch 88:85–102
Eriksson PS, Perfilieva E, Björk-Eriksson T et al. (1998) Neurogenesis in the adult human hippocampus. Nature Med 4:1313–1317
Erlenmeyer-Kimling L, Jarvik LF (1963) Genetics and intelligence: a review. Science 142:1477–1479
Fernell E (1996) Mild mental retardation in schoolchildren in a Swedish suburban municipality: prevalence and diagnostic aspects. Acta Paediatr 85:584–588
Ferri R, Musumeci SA, Elia M, Del Gracco S, Scuderi C, Bergonzi P (1994) BIT-mapped somato-sensory evoked potentials in fragile X syndrome. Neurophysiol Clin 24:413–426
Flehmig I (1979) Normale Entwicklung des Säuglings und ihre Abweichungen. Thieme, Stuttgart
Froster UG (1999) Das Fragile-X-Syndrom. Eine Übersicht. Sozialpädiatrie 21:390–397
Fuhrmann W (1977) Einführung in die Erblehre des Menschen (Humangenetik). In: Catel F, Dost FH, Kübler W, Oehme J (Hrsg) Das gesunde und das kranke Kind. Thieme, Stuttgart
Gillberg C, Persson E, Grufman M, Themner U (1986) Psychiatric disorders in mildly and severely mentally retarded urban children and adolescents: Epidemiological aspects. Br J Psychiatry 149: 68–74
Gillberg C, Svensson B, Carlström G, Waldström E, Rasmussen P (1986) Mental retardation in Swedish urban children: Some epidemiological considerations. Appl Res Ment Retardation 4: 207–218
Goldgaber D, Lerman MI, McBride OW, Saffiotti U, Gajdusek DC (1987) Characterization and chromosomal location of a cDNA encoding brain amyloid of Alzheimer's disease. Science 235:877–880
Gould E, Beylin A, Tanapat P, Reeves A, Shors T (1999) Learning enhances adult neurogenesis in the hippocampal formation. Nat Neurosci 2:260–265
Gruss M, Braun K (1996) Stiumulus-evoked glutamate in the mediorostral neostriatum/hyperstriatum ventrale of domestic chick after auditory filial imprinting: an in vivo microdialysis study. J Neurochemist 66:1167–1173
Hagberg B, Hagberg G, Lewerth A, Lindberg U (1981) Mild mental retardation in Swedish school children. 1. Prevalence. Acta Paediatr Scand 70:441–444
Hagberg B, Kyllerman M (1983) Epidemiology of mental retardation – a Swedish survey. Brain Dev 5:441–449
Hashi N, Tsutsumi S, Tsuda K, Usui S (1975) XYY-syndrome associated with schizophrenia-like symptoms. In: Mitsuda H, Fukada T (eds) Biological mechanisms of schizophrenia and schizophrenia-like psychoses. Thieme, Stuttgart
Heber R (1974) Geistige Retardierung: Begriff und Klassifikation. In: Weinert F (Hrsg) Pädagogische Psychologie. Kiepenheuer & Witsch, Köln, S 376–389
Hellbrügge T, Lajosi F, Menara F, Schamberger R, Rautenstrauch T (1978) Münchener funktionelle Entwicklungsdiagnostik. Erstes Lebensjahr. Urban & Schwarzenberg, München
Hodapp RM, Fidler DJ, Smith ACM (1998) Stress and coping in families of children with Smith-Magesis syndrome. J Intellect Disabil Res 42:310–340
Huppke P, Laccone F, Kramer N, Engel W, Hanefeld F (2000) Rett syndrome: analysis of MECP2 and clinical characterization of 31 patients. Hum Mol Genet 9:1369–1375
Huttenlocher PR (1991) Dendritic and synaptic pathology in mental retardation. Pediatr Neurol 7:79–85
Jaspers K (1959) Allgemeine Psychopathologie, 7. Aufl. Springer, Berlin Göttingen Heidelberg
Jernigan TL, Bellugi U (1994) Neuroanatomical distinctions between Williams and Down syndrome. In: Broman S, Grafman J (eds) Atypical cognitive deficits in developmental disorders – implications for brain function. Academic Press, Hillsdale, pp 57–66
Kang J, Lemaire HG, Unterbeck A (1987) The precursor of Alzheimer's disease amyloid A 4 protein resembles a cell-surface receptor. Nature 325:733–736
Keller H (1998) (Hrsg) Lehrbuch Entwicklungspsychologie. Huber, Bern Göttingen Toronto Seattle
King BH, Lynn D (1998): Self-injurious behavior in mental retardation. Curr Opin Psychiatry 11:523–526
Klein W, Strehl H, Epplen J (2001) Molekulargenetische Diagnostik beim Rett-Syndrom. Dtsch Ärztebl 98:A1395–1398
Klix F (1973) Information und Verhalten. VEB Deutscher Verlag der Wissenschaften, Berlin
Kohlberg L (1995) Die Psychologie der Moralentwicklung. Suhrkamp, Frankfurt
Koller H, Richardson SA, Katz M (1988) Marriage in a young adult mentally retarded population. J Ment Def Res 32:93–102
Landgren M, Pettersson R, Kjellman B, Gillberg Ch (1996) ADHD, damp and other neurodevelopmental / psychiatric disorders in 6-year-old children: epidemiology and co-morbidity. Dev Med Child Neurol 38:891–906
Levy J (1972) Lateral specialization of the human brain: Behavioral manifestations and possible evolutionary basis. In: Krieger JA (ed) Biology of behavior. Oregon State Univ Press, Corvallis/OR

Linna SL, Moilanen I, Ebeling H et al. (1999) Psychiatric symptoms in children with intellectual disability. Eur Child Adolesc Psychiatry 8 (Suppl 4):77–82

Luria AR (1973) The working brain. An introduction to neuropsychology. Penguin, London

Luria AR (1976) The neuropsychology of memory. Winston, Washington

Majewski F (1987) Die Alkoholembryopathie. Umwelt und Medizin, Frankfurt am Main

Marin-Padilla M (1975) Abnormal neuronal differenziation (functional maturation) in mental retardation. Birth defects. (Original Article Series, vol 11) The National Found, Washington, DC, pp 133–153

Meloni I, Bruttini M, Longo I et al.(2000) A mutation in the Rett syndrome gene, MeCP2, causes X-linked mental retardation and progressive spasticity in males. Am J Hum Genet 67:982–985

Milner B (1970) Memory and the medial temporal regions of the brain. In: Pribram KH, Broadbent DE (eds) Biology of memory. Academic Press, New York

Minnes P (1998) Mental retardation: The impact upon the family. In: Burrack JA, Hodapp RM, Ziegler E (eds) Handbook of mental retardation and development. Cambridge Univ Press, New York, pp 693–712

Morris-Rosendahl D, Wolff G (2003) Klinik, Genetik und Pathogenese der Lissenzephalien. Dtsch Ärztebl 100:1269–1282

Moses JA, Johnson GL (1984) The relative contributions of Wais and Luria-Nebraska neuropsychological battery variables to cognitive performance level: A response to Chelune. Int J Clin Neuropsychol 6/4:233–239

Murken J, Cleve H (1996) Humangenetik. Enke, Stuttgart

Murken JD (1976) XYY-Syndrom und Klinefelter-Syndrom. Klinische, genetische und psychologische Befunde. Fortschr Med 94:1361–1364

Neidert R (2000) Zunehmendes Lebensrecht. Genetische Untersuchungen am Embryo in vitro im medizinischen und juristischen Kontext. Dtsch Ärztebl 97:2927–2930

Neisser U (1967) Cognitive psychology. Appleton-Century-Crofts, New York

Pauli R, Arnold W (1972) Psychologisches Praktikum, I: Experimentelles Praktikum. Fischer, Stuttgart

Penman R, Meares R, Baker K, Milgrom-Friedman J (1983) Synchrony in mother-infant interaction: A possible neurophysiological base. Br J Med Psychol 56:1–7

Perry BD, Pollard RA, Blakley WL, Vigilante D (1995) Childhood trauma, the neurobiology of adaption, and »use-dependent« development of the brain: How »states« become »traits«. Infant Mental Health J 16:271–291

Poeggel G, Lange E, Hase C, Metzger M, Gulyaeva N, Braun K (1999) Maternal separation and early social deprivation in Octodon degus: quantitative changes of nicotinamide adenine dinucleotide phosphate-diaphorase-reactive neurons in the prefrontal cortex and nucleus accumbens. Neurosience 94:497–504

Praag van H, Kempermann G, Gage FH (1999) Running increases cell proliferation and neurogenesis in the adult mouse dentate gyrus. Nat Neurosci 2:266–270

Propping P (1989) Psychiatrische Genetik. Befunde und Konzepte. Springer, Berlin Heidelberg New York

Purpura DP (1975) Dendritic differenziation in human cerebral cortex: Normal and aberrant developmental patterns. Adv Neurol 12:91–116

Rakic P (1976) Synaptic specificity in the cerebellar cortex: Study of anomalous circuits induced by single gene mutations in mice. In: Cold Spring Harbor Symposia on Quantitative Biology, vol 40. The Cold Spring Harbor Laboratory, Cold Spring Harbor/NY, pp 333–346

Rauchfleisch U (1991) Kinderpsychologische Tests. Ein Kompendium für Kinderärzte. Bücherei des Pädiaters, Bd 95. Enke, Stuttgart

Raven JC (1938) Porgressive matrices. Lewis, London

Reiser M, Poeggel G, Schnabel R, Schröder H, Braun K (1999) Effect of social experience on dopamine-stimulated adenylyl cyclase activity and G protein compositions in chick forebrain. J Neurochem 73:1293–1299

Rennen-Allhoff B, Allhoff P (1987) Entwicklungstests für das Säuglings-, Kleinkind- und Vorschulalter. Springer, Berlin Heidelberg New York

Renner MJ, Rosenzweig MR (1988) Enriched and impoverished environment. Springer, Berlin Heidelberg New York Tokyo

Rett A (1966) Über ein cerebral-atrophisches Syndrom bei Hyperammonämie. Hollinek, Wien

Rubinstein A (1986) Pediatric AIDS. Probl Pediatr 16:365–409

Rutter M (1976) Research report. Institute of psychiatry, department of child and adolescent psychiatry. Psychol Med 6:505–516

Sarimski K (1986) Untersuchungen zur Entwicklung der sensomotorischen Intelligenz bei gesunden und behinderten Kindern. Prax Kinderpsychol Kinderpsychiatr 35:16-21

Sayler CF, Brandt BJ (1986) The Minnesota Child Development Inventory: A valid maternal-report form for assessing development in infancy. J Dev Behav Pediatr 7/5:308–311

Schönheit B, Kuchinke J (1994) Quantitative Untersuchungen an Lamina V-Pyramidenneuronen des Frontalhirns nach frühkindlicher Hirnschädigung. Zentralbl Pathol 140:723–734

Schwartzman JS, Bernardino A, Nishimura A, Gomes R, Zatz M (2001) Rett Syndrome in a Boy with a 47.XXY karyotype confirmed by a rare mutation in the MECP2 gene. Neuropediatrics 32:162–164

Skeels HM (1966) Adult status of children with contrasting early life experiences: a followup study. Monogr Soc Res Child Dev 31:1–65

Spreen O (1978) Geistige Behinderung. Springer, Berlin Heidelberg New York

Steinhausen HC, Willms J, Spohr HL (1993) Long-term psychopathological and cognitive outcome of children with fetal alcohol syndrome. J Am Acad Child Adolesc Psychiatr 32:990–994

Stengel-Rutkowski S (1978) Aberrationen der Autosomen. In: Bachmann KD, Ewerbeck H, Joppich G, Kleihauer E, Rossi E, Stalder GR (Hrsg) Pädiatrie in Praxis und Klinik. Thieme, Stuttgart

Swaab DF (1997) Prader-Willi syndrome and the hypothalamus. Acta Paediatr Suppl 423:50–54

Szymanski LS, Munir KM, Wiedhoff S (1998) Psychiatric and behavior disorders in mental retardation syndromes. Curr Opin Psychiatry 11:515–518

Tassone F, Hagerman RJ, Ikle D et al. (1999) FMRP expression as a potential prognostic indicator in fragile X syndrome. Am J Med Genet 84:250–261

Tolmie J (1998) The genetics of mental retardation. Curr Opin Psychiatry 11:507–513

Uzgiris IC, Hunt JMV (1975) Assessment in infancy: ordinal scales of psychological development. University of Illinois Press, Oxford

Villard L, Cardoso AK, Chelly PJ, Tardieu PM, Fontes M (2000) Two affected boys in a Rett syndrome family: clinical and molecular findings. Neurology 55:1188–1193

Wygotski LS (1971) Thought and language. New York London 1934. Deutsch: Denken und Sprechen. Fischer, Stuttgart

Xiang F, Buervenich S, Nicolao P, Bailey ME, Zhang Z, Anvret M (2000) Mutation screening in Rett syndrome patients. J Med Genet 37:250–255

Yatham LN, Mc Hale PA, Kinsella A (1988) Down's syndrome and its association with Alzheimer's disease. Acta Psychiatr Scand 77: 38–41

Zechner U, Wilda M, Kehrer-Sawatzki H, Vogel W, Fundele R, Hameister H (2001) A high density of X-linked genes for general cognitive ability: a run-away process shaping human evolution? Trends Gen 17:697–701

Zurron M, Diaz F (1995) Auditory and visual evoked potentials in individuals with organic and cultural-familial mental retardation. Am J Ment Retard 100:271–282

Umschriebene Entwicklungsstörungen und Sinnesstörungen

J. M. Fegert, J. Buchmann

In der heutigen »Kommunikationsgesellschaft« werden biologische Voraussetzungen dieser Kommunikation, z. B. die Entwicklung von Sprache und Sprechen, von Lesen und Schreiben sowie Rechnen, immer wichtiger. Die Eltern von Kindern, die in diesen Bereichen Entwicklungsstörungen aufweisen, sind sehr besorgt und informieren sich an vielen Stellen. Die genaue Einschätzung des Entwicklungsstandes, die sichere Diagnose von Sprachstörungen oder Teilleistungsstörungen sind Gegenstände dieses Kapitels.

27.1 Begriffsbestimmung und Grundlagen der Entwicklungsbeurteilung

Der Begriff der Entwicklung impliziert den Verlauf entlang einer Zeitachse unter der Vorstellung einer Funktionserweiterung oder, im negativen Sinne, einer Funktionsverminderung. In letzterem Falle wird in der Medizin meist von einem »Abbauprozess« gesprochen. Das setzt eine vorher stattgefundene Entwicklung voraus. Der Begriff der Retardierung beinhaltet eine langsamere Entwicklung im Vergleich zur Altersgruppe, oder auch eine »stehen gebliebene« Entwicklung, das heißt das Verharren auf einem bestimmten Niveau.

! Im Kindes- und Jugendalter ist mit dem Begriff Entwicklung die körperliche, geistige und psychische Reifung gemeint.

Unter dem Begriff Entwicklung wird sowohl die Reifung anatomisch-physiologischer Strukturen als auch die Funktionserweiterung, die damit möglich wird, subsumiert. Das sind allerdings zwei unterschiedliche Prozesse. Eine anatomisch-physiologische Reifung des motorischen Systems Pyramidenbahn bedeutet nicht, dass das betreffende Kind auch läuft. An Tierversuchen konnte gezeigt werden, dass Lernvorgänge in höheren assoziativen Hirnregionen mit dramatischen Veränderungen der metabolischen, physiologischen und anatomischen Eigenschaften von Neuronen und ihren synaptischen Verbindungen einhergeht (Gruss u. Braun 1997). In Abhängigkeit von der Intensität, Dauer, Komplexität und der emotionalen Qualität der angebotenen Umweltreize werden distinkte, durch die angebotenen Reize aktivierten Synapsen gefestigt und bleiben erhalten, während die wenig oder gar nicht aktivierten Synapsen abgeschwächt und schließlich ganz aufgelöst werden (Braun u. Bogerts 2001). Die Funktion, die durch das gereifte System ermöglicht wird, muss also geübt, d. h. es muss gelernt werden, was die weitere Reifung des Systems ermöglicht.

Das betrifft nicht nur motorische Prozesse wie z. B. Laufen und Sprechen, sondern auch Tätigkeiten wie Lesen, Schreiben und Rechnen oder das Erinnern (Luna et al. 2001; Ahmad et al. 2003). Störungen einer individuellen Entwicklung (= Ontogenese) können demzufolge die anatomisch-physiologische Basis, das Erlernen der möglichen Funktion, aber auch beides betreffen. Unvollständige oder verzögerte Reifung der anatomisch-physiologischen Voraussetzungen geht immer mit Funktionsstörungen einher. Demgegenüber kann ein physiologisch altersentsprechendes Gehirn eine Minderung aller Funktionen aufweisen, d. h. sowohl der motorischen, als auch der geistigen und psychischen. Demzufolge müssen Entwicklungsstörungen alters- und reifungsbezogen betrachtet werden.

Man unterscheidet die folgenden Entwicklungsstufen:
- Neugeborenenperiode: 1.–4. Lebenswoche
- Säuglingsalter: bis 1. Lebensjahr
- Kleinkindesalter: 2.–6. Lebensjahr
- Schulalter: 7.–16. Lebensjahr
- Adoleszenz: Zeitspanne vom Eintritt der Geschlechtsreife bis zum Abschluss des Körperlängenwachstums

Es ist wahrscheinlich, dass die kindliche Entwicklung in der Organisation ihrer morphologischen, biologischen, neurologischen und psychischen Basistrukturen weitgehend genetisch determiniert und hierarchisch strukturiert ist, die verschiedenen Entwicklungsabläufe jedoch adaptiv und individuell unterschiedlich auf die Umweltbedingungen reagieren.

! Wegen der hohen Variabilität der Entwicklungsverläufe ist es im Einzelfall oft schwierig zu entscheiden, ob eine pathologische Entwicklung vorliegt oder nicht.

Deshalb muss differenziert werden in:
- **Entwicklungsauffälligkeit:** eine Prognose kann noch nicht gestellt werden, Verlaufskontrollen sind erforderlich;
- **Entwicklungsgefährdung:** eindeutige Hinweise auf eine Schädigung, Prognose eher ungünstig, Verlaufskontrollen erforderlich;
- **Entwicklungverzögerung (-retardierung):** Entwicklung weicht vom Normalen ab, aber aufholbar, Prognose ungünstig, Dispensaire erforderlich;
- **Entwicklungsstörung:** bleibende Beeinträchtigung der Entwicklung; drohende oder bereits vorhandene Behinderung.

Für die Entwicklungsbeurteilung bis einschließlich des Säuglingsalters wird hauptsächlich, aber nicht ausschließlich, die Motorik herangezogen. Eingesetzt werden Entwicklungstests, Entwicklungsscreenings, Erfassung der Entwicklungsgefährdung nach Risikoanamnese und Risikobefunden, Spieltests und die Beurteilung der Entwicklung nach definierten Grenzsteinen. Für Letzteres sollten in der Entwicklungsdiagnostik die in ◘ Tabelle 27.1 aufgeführten Teilbereiche betrachtet werden (► s. auch Kap. 28).

! Eine Entwicklungsstörung muss nicht progredient sein, oft werden Entwicklungsdefizite bei steigender Anforderung nur deutlicher.

Neurologisch auffällige Kinder sollten immer einem Neuropädiater vorgestellt werden. Es werden transitorisch neurologische Symptome wie Tonusstörungen und persistierende Halte- und Stellreaktionen von auffälligen neurologischen Befunden wie stereotypen anhaltendenen Beuge- und Streckbewegungen und letztendlich von pathologischen neurologischen Befunden (Hirnnervenausfälle, Krampfanfälle, spastische Zerebralparese) unterschieden.

Die Entwicklungsdiagnostik stützt sich weiterhin wesentlich auf Testverfahren, die alterspezifisch eingesetzt. ◘ Tabelle 27.2 gibt einen Überblick über ausgewählte Testverfahren und ihre Indikation.

Die »Wechsler-Intelligenzskalen« (HAWIK), der »Culture Fair Intelligence Test« (CFT-Skalen) und der »d2 Aufmerksamkeitstest« sind in Deutschland weit verbreitet (Bölte et al. 2000). Nicht alle auf dem Markt erhältlichen Testverfahren entsprechen modernen Standards (Melchers u. Lehmkuhl 2000).

◘ Tabelle 27.1. **Altersbezogene Testung der Motorik und der Entwicklung bis zum Vorschulalter.** (Mod. nach Michaelis u. Niemann 1995)

Alter	Körpermotorik	Handmotorik	Kognitive Entwicklung	Sprache	Sozialisation
3. Monat	Kopfheben in Bauchlage	Zusammenbringen der Finger über Mittellinie	Verfolgung von Objekten mit den Augen (Fixation)	Differenziertes Schreien (Hunger, Unbehagen)	Anhaltender Blickkontakt, Lächeln
6. Monat	Armbeugung beim Hochziehen, dabei Kopfkontrolle	Gegenstände von einer Hand in die andere geben, radiales Greifen	Objekte werden in den Mund genommen	Spontanes und differenziertes Vokalisieren	Taktile Kontaktaufnahme, Freude an verbaler und nonverbaler Kommunikation
9. Monat	Freies Sitzen	Halten mit beiden Händen	Taktile, visuelle und orale Exploration	Spontanes Vokalisieren mit längeren Silben	Unterscheidung bekannter und fremder Personen
12. Monat	Sicheres Stehen mit Festhalten	Pinzettengriff mit Daumen und Zeigefinger	Vor den Augen des Kindes versteckte Objekte werden gefunden	Silbenverdopplung (Mama, Papa)	Selbsttständige Initiierung und Beendigung sozialer Interaktionen
15. Monat	Gehen mit Festhalten	Aufeinandersetzen von zwei Klötzchen	Manipulation von Objekten (z. B. Schütteln)	Mama und Papa in sinngemäßer Bedeutung	Kinderreime, Fingerspiele
18. Monat	Freies Gehen	Gegenstände werden aus Gefäß geholt	Bilderbücher, Rollenspiel mit sich selbst	Symbolsprache (»wauwau« für Hund)	Einfache Gebote und Verbote werden verstanden
2. Jahr	Sicheres Rennen	Bonbons auswickeln	Rollenspiele mit Puppen	Ein- bis Zweiwortsätze	Kind kann alleine spielen
3. Jahr	Beidbeiniges Abhüpfen	Greifen mit den vordersten Fingeranteilen (Kneifzangengriff)	Zeichnen von »Kopffüßlern«, Rollenspiele	Drei- bis Fünfwortsätze, »ich«, »du«, Pluralbildung	Ahmt Tätigkeiten nach, »hilft« bei Hausarbeiten
4. Jahr	Dreiradfahren	Malstift zwischen den ersten drei Fingern	W-Fragen (warum? wieso?)	Satzreihungen	Bereitschaft zu teilen
5. Jahr	Treppensteigen mit Beinwechsel	Ausmalen, Kinderschere	Konstruktives Spielen auch mit anderen Kindern	Fehlerfreie Aussprache	Versteht Emotionen, tröstet andere

Tabelle 27.2. Ausgewählte Testverfahren für die Entwicklungsdiagnostik

Testbereich	Testverfahren	Altersbereich	Zweck	Zeit
Allgemeiner Entwicklungsstand	Münchner Funktionelle Entwicklungsdiagnostik (Hellbrügge et al. 1978; Köhler et al. 1983)	1.–3. Lebensjahr	Erfassung lernbezogener Möglichkeiten und Defizite	45–120 min
	Bühler-Hetzer Kleinkindertest (Bühler u. Hetzer 1977)	0–5;9 Jahre	Erfassung des Gesamtent wicklungsstandes und der Entwicklungsstruktur (alte Normierung)	Je nach Alter 10–60 min
	Bailey Scales of Infant Development (Bailey 1993)	0– 40 Monate	Kognitiver und motorischer Entwicklungsstand	45–60 min
	Wiener Entwicklungstest (WET; Kastner-Koller u. Deimann 1998)	3–6 Jahre	Entwicklungsstanddiagnostik	60 min
	Entwicklungstest für Kinder im Alter von 6 Monaten bis 6 Jahren (ET 6–6; Petermann u. Stein 2000)	0;6–6 Jahre	7 Skalen: Körpermotorik, Handmotorik, kognitive Entwicklung, Sprachentwicklung, soziale Entwicklung, emotionale Entwicklung, Selbstständigkeit	k.A.
Screeningverfahren	Denver-Entwicklungsskalen (Frankenburg u. Dodds 1967; deutsch: Flehmig et al. 1973; Flehming 1972)	Bis 6 Jahre	Frühe Identifikation entwicklungsverzögerter Kinder	15–20 min
Motorische Entwicklung	Lincoln-Oseretzky-Skala KF 18 (Eggert 1971)	5–13 Jahre	Motorischer Entwicklungsstand bei normalen, lernbehinderten und geistig behinderten Kindern	ca. 30 min 5–14 Jahre
	Körperkoordinationstest für Kinder (Schilling u. Kiphard 1974)		Motorischer Entwicklungsstand, Identifikation hirngeschädigter Kinder	20 min
	Motoriktest für vier- bis sechsjährige Kinder (MOT 4–6; Zimmer u. Volkamer 1987)	4–6 Jahre	18 Aufgaben zur Motorik, Koordination und Reaktionsfähigkeit	15–20 min
Entwicklung der Wahrnehmung	Frostigs Entwicklungstests der visuellen Wahrnehmung (Frostig et al. 1961) deutsch: (Lockowandt 1996)	4–7 Jahre	Differenzierte Erfassung der Wahrnehmungsentwicklung; Diagnostik von Schulschwierigkeiten	40–60 min
Kognitive Entwicklung	Hannover-Wechsler-Intelligenztest für das Vorschulalter (HAWIVA; Eggert 1975)	4–6;6 Jahre	Frühdiagnostik der Intelligenz, frühe Erfassung geistiger Entwicklungsstörungen; Leistungsprofil; schlechte Normierung, Revision 2001	30–60 min
	Kaufmann-Assessment-Battery for Children (Melchers u. Preuss 1994)	2–12 Jahre	Intelligenzdiagnostik, zwei Skalen und 16 Untertests; mit sprachfreier Skala; Leistungsprofil	bis 45 min
	Raven-Matrizen-Test (CPM; Raven 1976; deutsch: Schmidtke et al. 1980)	4;9–11;0 Jahre	Sprachfreies Prüfinstrument für Allgemeinbefähigung, abstrakt-logisches Denken; Intelligenzniveau	20–30 min
	Grundintelligenzstest Skala 1 (Cattell et al. 1979)	5–9 Jahre	Intelligenzdiagnostik, nonverbales Problemlösungsvermögen; Intelligenzniveau	45–60 min
	Gundintelligenztest Skala 2 (Weiss 1987)	8–18 Jahre	Intelligenzdiagnostik, unabhängig von soziokulturellen Einflüssen; Intelligenzniveau	30–60 min
	Hamburg-Wechsler-Intelligenztest für Kinder (HAWIK-III; Tewes 1983; Tewes et al. 1999)	6–16;11 Jahre	Ermittlung eines allgemeinen Intelligenzfaktors (IQ); 11 spezifische Untertests; Leistungsprofil	60–90 min

Tabelle 27.2 (Fortsetzung)

Testbereich	Testverfahren	Altersbereich	Zweck	Zeit
Sprachliche Entwicklung	Lautbildungstest für Vorschulkinder (LBT; Shriberg u. Kwiatkowski 1994)	4–7 Jahre	Feststellung einer Lautbildungsstörung (Kurzform – LBT) und Quantifizierung (diagnostische Testform – DLBT)	5–15 min
	Heidelberger Sprachentwicklungstest (Grimm u. Schöler 1991)	3–9 Jahre	Entwicklungsstand sprachlicher Fähigkeiten	40–80 min
	Psycholinguistischer Entwicklungstest (PET; Angermaier 1977)	3–10 Jahre	Ermittlung spezifischer spachlicher Fertigkeiten von normalen und behinderten Kindern	ca. 60 min
Neuropsychologische Testverfahren	Tübinger Luria-Christensen Neuropsychologische Untersuchungsreihe für Kinder (TÜKI; Deegener et al. 1997)	5–16 Jahre	Testung von Motorik, Wahrnehmung, Denkprozessen und Sprache; 9 Untertests	bis 2 h

In diesem Zusammenhang muss der Begriff der **Intelligenz** kurz umrissen werden (► s. auch Kap. 26). Darunter werden alle kognitiven (geistigen) und psychischen Fähigkeiten eines Individuums verstanden. Der Begriff umfasst Konzentration, Vorstellung, Gedächtnis, (schlussfolgerndes) Denken, Lernen, Sprechen, Fähigkeiten im Umgang mit Zahlen und Symbolen etc. Operational kann Intelligenz als das bezeichnet werden, was ein Intelligenztest misst.

! Für die »Intelligenz« gibt es keine allgemein akzeptierte Definition oder Messmethode. Die Ausprägung ist von kulturellen, sozialen und genetischen Faktoren abhängig. Intelligenzdefizite im Kindesalter sind immer verbunden mit einer Entwicklungsverzögerung der kognitiven und psychischen Funktionen.

Man spricht von einer allgemeinen Entwicklungsverzögerung (Retardierung), die oft auch sekundär die motorischen Funktionen betrifft. Demgegenüber stehen sog. »umschriebene« Entwicklungsstörungen. Umschrieben meint dabei die »ausgestanzte« Störung wie z. B. eine Dyskalkulie bei sonst normalen kognitiven und psychischen Funktionen. Die umschriebenen Entwicklungsstörungen können also nur in engem Zusammenhang mit der biologischen Reifung des zentralen Nervensystems gesehen werden.

Lange Zeit wurde das Konzept der minimalen zerebralen Dysfunktion (»minimal cerebral dysfunction«; MCD) als wesentliche Erklärung für die Genese kinderpsychiatrischer Störungen angesehen. Anhand prospektiver Untersuchungen konnte gezeigt werden, dass umschriebene Entwicklungsstörungen einen wichtigen Risikofaktor für die Entwicklung psychischer Störungen im Kindes- und Jugendalter darstellen, weshalb sich das Konzept der MCD in der Diskussion befindet (Laucht et al. 1996; Esser u. Schmidt 1994; Esser et al. 2000a).

In drei großen deutschen Langzeitstudien, der Rostocker Längsschnittstudie, der Kurpfalzerhebung und der Mannheimer Risikokinderstudie, wurde deutlich, dass organische Risiken (prä- und perinatale Komplikationen) vor allem die motorische und kognitive Entwicklung beeinträchtigten, während psychosoziale Risiken (familiäre Belastungen) sich auf die kognitiven und sozial-emotionalen Funktionen auswirkten (Meyer-Probst u. Reis 2000; Laucht et al. 2000). Die Stabilität psychischer Störungen im Kindes- und Jugendalter ist dabei insgesamt hoch, für dissoziale (expansive) Störungen höher als für emotionale (Esser et al. 2000b).

Die Internationale Klassifikation der psychischen Störungen (ICD-10) unterscheidet umschriebene Entwicklungsstörungen des Sprechens und der Sprache (F80), umschriebene Entwicklungsstörungen schulischer Fertigkeiten (F81), umschriebene Entwicklungsstörungen motorischer Funktionen (F82), kombinierte umschriebene Entwicklungsstörungen (F83) und tiefgreifende Entwicklungsstörungen (F84). Zu den Sprechstörungen zählen das Stottern und Stammeln (F98.5) sowie das Poltern (F98.6), die in der ICD-10 jedoch unter den Verhaltens- und emotionalen Störungen mit Beginn in Kindheit und Jugend (F9xx) verschlüsselt werden. Im Folgenden werden die umschriebenen Entwicklungsstörungen des Sprechens und der Sprache sowie die umschriebenen Entwicklungsstörungen schulischer Fertigkeiten dargestellt.

27.2 Umschriebene Entwicklungsstörungen des Sprechens und der Sprache

27.2.1 Artikulationsstörungen

Artikulationsstörungen (F80.0) können erst ab etwa dem 4.–5. Lebensjahr sicher diagnostiziert werden, da alle

Sprachlaute von den Kindern zunächst erlernt werden müssen.

Symptomatik

! Leitsymptome sind Artikulationsfehler wie Auslassungen, Ersetzen oder Verzerren von Lauten.

Klinisch sind die meisten Kindern in diesem Alter mit Zischlaut-Artikulationsfehlern auffällig. Laute wie sch und ch, st und sp werden undeutlich gesprochen. Diese Dyslalie kann sich auch auf die Artikulation von g und k erstrecken oder auf andere Konsonantenkombinationen (bl, br, dr), was seltener vorkommt. Nach der Zahl der Lautbildungsfehler können Artikulationsstörungen in eine partielle, multiple und universelle Dyslalie eingeteilt werden. Betrifft die Artikulationsstörung nur einzelne Laute, so kann eine Einteilung nach den betroffenen Lauten sowie der Art des Fehlers (Auslassung versus Ersetzen) erfolgen (Sigmatismus, Rhotazismus etc.).

Häufig treten Artikulationsstörungen in Verbindung mit einem Dysgrammatismus auf. Das klinische Bild ist dann jedoch den expressiven oder rezeptiven Sprachentwicklungsstörungen und nicht den reinen Artikulationsstörungen zuzuordnen. Bei ausgeprägten Artikulationsstörungen können sich reaktiv eine Sprechhemmung bis hin zum Mutismus und emotionale Störungen bzw. Verhaltensstörungen entwickeln (von Suchodeletz u. Warnke 1999).

Prävalenz

Die Prävalenz wird sehr unterschiedlich angegeben, bei Einhaltung strenger Diagnosekriterien erscheint eine Prävalenz von 5–6% als realistisch (Esser u. Wyschkon 2000). Jungen sind deutlich überrepräsentiert. Eine familiäre Häufung ist nicht ungewöhnlich.

Diagnose und Differenzialdiagnose

Zur Diagnosestellung und Quantifizierung ist der »Lautbildungstest für Vorschulkinder« (Fried 1999) sehr praktikabel, allerdings sind die Altersnormierungen aller Lautbildungstests problematisch (andere Testverfahren ▶ s. Tabelle 27.2).

Die Diagnose einer Artikulationsstörung erfordert den Ausschluss von körperlichen Grunderkrankungen wie peripheren Hörstörungen, apraktischen und aphasischen Störungen, eines allgemeinen Entwicklungsrückstandes mit Intelligenzminderung, Anomalien der Sprechwerkzeuge und laut ICD-10 auch den Ausschluss einer rezeptiven oder expressiven Sprachstörung (▶ s. Abschn. 27.2.2.). Dabei soll die Artikulationsleistung des Kindes mindestens 1 $^1/_2$ Standardabweichungen hinter seiner Intelligenzleistung zurückbleiben.

Neben der normalen körperlichen Untersuchung sollte das betroffene Kind unter neurologischen Gesichtspunkten (infantile Zerebralparese?) untersucht und konsilarisch einem Pädaudiologen vorgestellt werden. Die Oralmotorik ist gesondert zu beurteilen. Eine elektroenzephalographische Untersuchung gehört zum Standard (zur Differenzialdiagnostik und -therapie s. auch http://www.uni-duesseldorf.de/WWW/AWMF/ll/ll_kjpp.htm; von Suchodeletz u. Warnke 1999).

Differenzialdiagnostisch ausgeschlossen werden müssen eine Beeinträchtigung der Artikulation durch Gaumenspalte oder andere organische Störungen der für das Sprechen notwendigen anatomischen Strukturen, die Folgen eines Hörverlustes (H91.9), eine Intelligenzminderung (F70–F79), neurologische Erkrankungen wie z. B. eine infantile Zerebralparese, Apraxien (R48.2) oder Aphasien (R47.0), falsche Sprachvorbilder (besonders bei partiellen Dyslalien) sowie Artikulationsstörungen in Verbindung mit einer Entwicklungsstörung der expressiven oder rezeptiven Sprache (F80.1, F80.2).

Therapie und Prognose

Die Therapie erfolgt ambulant und sollte möglichst bis zur Einschulung abgeschlossen sein. Voraussetzung für eine Behandlung ist eine ausreichende Motivation des Kindes und der Eltern.

! Die Therapie besteht aus dem Training oralmotorischer Fähigkeiten, Lautdiskriminationsübungen und Artikulationsübungen, Anleitung und Ermutigung zum Sprechen, Vermeiden negativer Rückmeldungen und Anleitung der Eltern.

Die Art der Therapie hängt wesentlich vom Entwicklungsstand des Kindes/Jugendlichen ab. Bei jüngeren Kindern stehen indirekte, in ein Spiel integrierte Übungen im Vordergrund. Bei älteren Kindern bzw. Jugendlichen können Bewusstmachen der/des Artikulationsfehler/s und der Einsatz von Spiegeln und Artikulationshilfen (Tonbandaufnahmen, audiovisuelle Sprachtrainer u. Ä.) sinnvoll sein. Eine logopädische Behandlung ist oft notwendig.

Therapiebegleitend sollte beim Vorliegen eines erheblichen Störungsbewusstseins mit Sprachhemmung oder psychoreaktiven emotionalen Störungen oder Verhaltensstörungen eine psychotherapeutische Behandlung erfolgen.

Die nonverbale und verbale Intelligenz von Kindern mit Artikulationsstörungen unterscheidet sich nicht von der normal entwickelter Kinder. Die Besserungsrate der Artikulationsstörungen ist hoch (Shriberg u. Kwiatkowski 1994; Shriberg et al. 1994a,b). Erfahrungsgemäß ist die **Prognose** günstiger, wenn nur die Zischlaute betroffen sind.

Kinder mit Artikulationsstörungen haben keine vermehrten Schulleistungsprobleme, ein Drittel der Kinder haben jedoch zusätzliche psychische Störungen wie hyperkinetische Syndrome, Einnässen oder Schlafstörungen (Laucht et al. 1992).

27.2.2 Expressive und rezeptive Sprachstörung

Symptomatik

Bei erhaltenem Sprachverständnis ist bei Kindern mit expressiver Sprachstörung (F80.1) die Fähigkeit, Gedankeninhalte sprachlich auszudrücken, deutlich unter ihrem Intelligenzniveau ausgebildet.

! Die Leitsymptome der expressiven Sprachstörungen bestehen in einem eingeschränkten aktivem Vokabular, im Fehlen passender Begriffe und im Auftreten vieler grammatikalischer Fehler.

Am auffälligsten sind dabei inkorrekte Wortstellungen im Satz. Die Kinder beginnen spät zu sprechen und ihre Sätze sind für die Altersnorm zu kurz (z. B. Ein- oder Zweiwortsätze bei 3-Jährigen). Die Sprachentwicklung setzt verspätet ein. Der Wortschatz nimmt sehr langsam zu, viele Wörter sind für Fremde völlig unverständlich. Wortendungen oder Präfixe werden weggelassen (Rice et al. 2000). Ältere Kinder haben große Schwierigkeiten, ein Erlebnis oder eine Geschichte verständlich darzustellen (Kaderavek u. Sulzby 2000). Ab dem Schulalter fällt auf, dass keine Nebensätze verwendet werden. Begleitende Artikulationsstörungen können vorhanden sein. Bei mehrsprachigen Kindern muss nach dem Spracherwerb in der Muttersprache gefragt werden.

Die Störung des Sprachverständnisses (rezeptive Sprachstörung; F80.2) zeigt sich in einer geringeren Zahl der zur Verfügung stehenden Begriffe im Vergleich zur Altersnorm. Inhaltsähnliche Begriffe werden häufig verwechselt. Im Alter von 2 Jahren können die Kinder einfachen Instruktionen nicht folgen. Später ist das Verständnis grammatikalischer Strukturen und besonders von Präpositionen beeinträchtigt (Montgomery 2000). Subtile Aspekte der Sprache wie Stimmlage, Sprachfluss (Prosodie) und begleitende Mimik und Gestik werden nicht oder nur unzureichend verstanden (Van Der Meulen et al. 1997).

! Anfangs stehen häufig Verhaltensstörungen mit geringem sozialen Kontakt, Rückzug, Depressivität, Schulverweigerung, autistischen Verhaltensweisen oder auch Aggressivität im Vordergrund der Symptomatik ; erst bei gezielter Beobachtung und Untersuchung wird die Sprachverständnisstörung deutlich.

Diagnose und Differenzialdiagnose

Die Diagnose einer expressiven Sprachstörung wird nur gestellt, wenn die Schwere der Entwicklungsverzögerung bezüglich der expressiven Sprache außerhalb der Grenzen der Normvarianz für das Alter des Kindes, die rezeptiven Sprachfertigkeiten jedoch innerhalb der normalen Grenzen liegen (ICD-10).

Die Diagnose einer rezeptiven Sprachstörung darf nur gestellt werden, wenn der Schweregrad der Entwicklungsverzögerung der rezeptiven Sprache außerhalb der Grenzen der Normvarianz für das Alter des Kindes liegt und wenn die Kriterien für eine tiefgreifende Entwicklungsstörung nicht erfüllt sind (ICD-10). Die Entwicklung der expressiven Sprache ist fast immer konsekutiv verzögert. Die Diagnose ergibt sich aus der Beobachtung des Kindes und in der ausführlichen Exploration der Eltern.

Die Differenzialdiagnose der expressiven Sprachstörung erstreckt sich auf den Ausschluss bzw. das gemeinsame Vorliegen einer rezeptiven Sprachstörung sowie auf den Ausschluss erworbener Aphasien, des Landau-Kleffner-Syndroms (► s. Abschn. 27.3.2), von Myelinisierungsstörungen, tiefgreifenden Entwicklungsstörungen, eines elektiven Mutismus und einer Intelligenzminderung.

Bei der rezeptiven Sprachstörung sind differenzialdianostisch der Autismus als tiefgreifende Entwicklungsstörung, der elektive Mutismus, das Landau-Kleffner-Syndrom, Myelinisierungsstörungen, Intelligenzminderungen mit begleitender Entwicklungsverzögerung und die Sprachentwicklungsverzögerung infolge von Taubheit abzugrenzen.

! Diskutiert werden muss immer eine unzureichende sprachliche Förderung oder ein unzureichender Kontakt mit der zu erlernenden Sprache.

Alle Sprachentwicklungsstörungen sind differenzialdiagnostisch hinsichtlich des Vorliegens eines ESES-Syndroms (»electrical status epilepticus in slow sleep«, ► s. auch Kap. 11) zu beurteilen. Das ESES-Syndrom wird durch den EEG-Befund definiert. Es handelt sich um einen bioelektrischen Status im Non-REM-Schlaf mit generalisiert auftretenden Sharp waves und Slow waves bzw. Spike-wave-variant-Komplexen (Patry et al. 1971). Unter einem bioelektrischen Status wird das Auftreten generalisierter epilepsietypischer Potenziale im EEG ohne klinische Anfallsäquivalente verstanden. Die EEG-Erscheinungen treten beim ESES im Wachzustand und im REM-Schlaf deutlich weniger auf. Entsprechend der ursprünglichen Definition müssen 85% der EEG-Ableitungen im Non-REM Schlaf einen bioelektrischen Status aufweisen. Diese Grenzziehung ist jedoch willkürlich. Gelegentlich wird der Begriff des partiellen ESES benutzt, wenn 50% des EEG mit Sharp-slow-wave-Komplexen durchsetzt sind (Jung et al. 2000).

Das ESES Syndrom wird unter »Epilepsie und Syndrome, die nicht als fokal oder generalisiert bestimmbar sind« klassifiziert und gehört zu den atypischen benignen Partialepilepsien. Klinisch fallen die Kinder durch motorische und Sprachentwickungsverzögerungen, Gedächtnisstörungen, Apraxie, Schlafstörungen, Teilleistungsstörungen sowie Hyperaktivitäts- und Aufmerksamkeitsstörungen auf (Kossmann et al. 1996). Der Krankheitsbeginn liegt zwischen dem 2. und 10. Lebensjahr. Anfälle sind kein obligates Symptom. Es können fokal-motorische und/oder generalisierte nächtliche Anfälle bis hin zum Vollbild der benignen atypischen Partialepilepsie (sog. »Pseudo-Lennox-Gastaut-Syndrom«) auftreten.

Der Übergang zur Rolando-Epilepsie und dem Landau-Kleffner-Syndrom ist fließend. Ein Genlokus für die zentrotemporalen Spikes von Familien mit Rolando-Epilepsie ist identifiziert (Neubauer et al. 1998). Das ESES wird auf eine Maturationsstörung des Gehirns zurückgeführt. Wenn klinisch Anfälle auftreten, sistieren diese bis auf wenige Ausnahmen (Mariotti 2000) in der Pubertät. Der bioelektrische Status kann aber unbehandelt zu erheblichen Entwicklungsverzögerungen führen. Die Therapieindikation wird anhand des EEG, nicht der Klinik gestellt. In Deutschland ist die unverzügliche Behandlung mit Sultiam (Ospolot) Methode der 1. Wahl (Rating et al. 2000; Gross-Selbeck et al. 1997). Clobazam und Valproinsäure können alternativ eingesetzt werden.

Komorbidität

Sprachstörungen gehen oft den Lese-Rechtschreib-Schwächen voraus (Scarborough 1990). Nach den bisher vorliegenden Studien haben 50–60% der Kinder mit einer Lesestörung auch eine Sprech- oder Sprachstörung (McArthur et al. 2000). In einer deutschen Untersuchung (Esser u. Schmidt 1994) waren 60% der rezeptiv sprachgestörten Kinder auch lese-rechtschreib-schwach, mehr als 90% hatten gravierende Schulleistungsprobleme.

Charakteristisch für diese Kinder ist eine insgesamt niedrige allgemeine Intelligenz bei einer hohen Differenz zwischen verbaler und nonverbaler Intelligenz (Esser u. Wyschkon (2000). Bei der Einschätzung der Intelligenz sollte auf nonverbale Testverfahren zurückgegriffen werden (z. B. K-ABC und Handlungsteil des HAWIK-III). Die klinische Untersuchung umfasst die Entwicklungsneurologie, eine pädaudiologische Vorstellung und eine intensive kinder- und jugendpsychiatrische Diagnostik. Bei familiärem Auftreten von Sprachstörungen ist die Differenzialdiagnostik auf Stoffwechselerkrankungen (Speicherkrankheiten) und genetische Syndrome auszudehnen. Ein EEG sollte immer durchgeführt werden.

! Besonders die rezeptive Sprachstörung geht mit einer hohen Rate an begleitenden sozialen, emotionalen und Verhaltensstörungen einher. Es finden sich häufig Hyperaktivitäts- und Aufmerksamkeitsstörungen, aber auch Ängstlichkeit und soziale Scheu oder Tics, Enuresis und Enkopresis.

Ätiologie

Neuere Untersuchungen zur **Neuroanatomie** der Sprachrezeption weisen auf die Verarbeitung von phonetischen Informationen im linken Sulcus temporalis superior hin, während anteriore Anteile nur aktiviert werden, wenn die Sprache auch »verständlich« ist, also Wörter mit Informationsgehalt besitzt (Binder 2000). Es gibt Hinweise auf eine stimmenselektive Aktivierung neuronaler Verbände im Sulcus temporalis superior, der funktionell zum auditorischen Kortex gehört (Belin et al. 2000). Es ist nicht sicher, dass eine gestörte auditorische Informationsverarbeitung zwingend zu einer Sprachstörung (Bishop et al. 1999) oder einer Lese-Rechtschreib-Störung führt (Schulte-Korne et al. 1998c).

Eine **genetische Disposition** für die Entstehung von Sprachentwicklungsstörungen scheint zu bestehen (Bishop u. Edmundson 1987).

Die Väter von Kindern mit umschriebenen Entwicklungsstörungen der Sprache weisen vermehrt selbst Sprach- oder Lernstörungen bis hin zu einer geistigen Behinderung auf (Tomblin et al. 1997).

Prävalenz

Die Prävalenz der spezifischen Sprachstörungen wird zwischen 4 und 8% angegeben (Weindrich et al. 2000). Oftmals besteht nicht nur eine Entwicklungsstörung im sprachlichen Bereich, sondern auch eine leicht verzögerte motorische Entwicklung im Vergleich zur Altersnorm und es treten vermehrt sog. »neurological soft signs« einschließlich auffälliger MRT-Befunde auf (Trauner 2000; s. Fallbeispiel).

Therapie und Prognose

Die **Prognose** sprachgestörter Kinder ist schlecht, sowohl die schulische Entwicklung als auch die zusätzlichen psychischen Probleme betreffend, was eine möglichst frühe Diagnostik notwendig macht (Weindrich et al. 2000) und im Vorschulalter bereits möglich ist (Tallal 1999) (▶ s. Tabelle 27.2). Die soziale Kognition und die soziale Kompetenz von Kindern mit spezifischen Sprachstörungen ist eingeschränkt (Farmer 2000). Sie haben im frühen Erwachsenenalter signifikant häufiger Angststörungen und soziale Phobien, die Jungen häufiger dissoziale Störungen (Beitchman et al. 2001).

Die **Therapie** besteht in der möglichst frühen Zuweisung in eine Sprachheiltherapie sowie in der Behandlung begleitender psychischer Störungen. Das ist meist ambulant möglich. Nur schwere Fälle bedürfen teilstationärer oder stationärer Therapie. Die Eltern müssen aufgeklärt und in die Therapie einbezogen werden.

! Es ist davor zu warnen, reine Nachsprechübungen mit den Kindern durchzuführen (Dannenbauer 1992). Das Kind soll nicht Wörter lernen, sondern die Regeln begreifen, nach denen Wörter und Sätze gebildet werden.

Beispiele für Übungen zur Vermittlung von Verben sind das Singen von Liedern mit Handlungen, Puppenspiele oder Pantomime in der Gruppe (Cooke u. Williams 1995). Da viele dieser Kinder auf mehreren Gebieten Entwicklungsverzögerungen aufweisen, hat der Kinder- und Jugendpsychiater und -psychotherapeut die Koordination seiner Therapie mit den notwendigen physiotherapeutischen, logopädischen, ergotherapeutischen und pädagogischen Maßnahmen zu übernehmen.

Fallbeispiel

Ein 4;3-jähriges Mädchen wurde wegen eines Entwicklungsrückstandes und sozialen Verhaltensauffälligkeiten sowie Konzentrationsschwierigkeiten vorgestellt. Sie ist das einzige Kind einer allein erziehenden Mutter. Erziehung und soziales Umfeld vermitteln keine ausreichenden Entwicklungsmöglichkeiten für das Kind. Kindesmutter und Kindesvater sind intelligenzgemindert. Die Familienanamnese ist ansonsten leer. Schwangerschaft und Geburt waren unauffällig. Das Mädchen hat(te) keine Krampfanfälle und keine sonstigen neurologischen oder neuropädiatrischen Grunderkrankungen. Ihre frühkindliche Entwicklung war nur im sprachlichen Bereich auffällig: Spricht mit 12 Monaten nicht; mit 2;2 Jahren vereinzelt Zweiwortsätze; mit 3;2 Jahren Sprachverständnis eines 1-jährigen Kindes, aktiver Wortschatz kaum weiterentwickelt; mit 4;2 Jahren nicht altersgerechter Wortschatz, Dreiwortsätze, Dysgrammatismus.

Klinische Untersuchung: bis auf extrem kariöse Zähne (Nursing-Bottle-Syndrom) unauffällig. Normakusis beidseits. **Neurologische Untersuchung:** Hirnnerven intakt. Motorische Koordinationsstörung im Sinne einer sensomotorischen Integrationsstörung, unterentwickelte Feinmotorik. Keine Tonusverteilungsstörungen, Muskeleigenreflexe seitengleich, keine Pyramidenbahnzeichen, keine persistierenden Reflexe. **Psychischer Befund:** leicht ablenkbar, unkonzentriert, psychomotorisch unruhig, hyperaktiv, perseverierend mit Echolalie und -praxie, expressive und rezeptive Sprachstörung mit Dyslalie. **Neuropsychologische Befunde:** Entwicklungsquotient (Test nach Bühler/Hetzer) = 0,73 (allgemeiner Entwicklungsrückstand von 1;2 J.); Sprachverständnis = Entwicklungsstand von 3;1 Jahren; produktiver Sprachgebrauch = Entwicklungsstand von 2 Jahren; reproduktives Sprachniveau = etwa altersentsprechend.

Im Routine-EEG finden sich Sharp- und Slow-wave-Komplexe (Abb. 27.1), im Schlaf-EEG Sharp- und Slow-wave-Komplexe und Spike- und Slow-wave-Komplexe (Abb. 27.2), unabhängig von Non-REM- oder REM-Phasen und ca. 30% der Ableitung ausmachend. Das zerebrale MRT zeigt eine rechtshemispherielle Reifungsstörung der Myelinisierung im Centrum semiovale. Auf den Bildern ist zu erkennen, dass die Gyrierung nicht altersgerecht ist (Abb. 27.3).

Differenzialdiagnose: Umschriebene Entwicklungsstörung des Sprechens und der Sprache, Landau-Kleffner-Syndrom, tiefgreifende Entwicklungsstörung, kombinierte umschriebene Entwicklungsstörung, ESES. **Diagnose:** Da klinisch keine Anfallsäquivalente vorlagen, die steilen Potenziale in den EEG deutlich unter 50% lagen, eine erworbene aphasische Störung nicht bestand und die Entwicklungsstörung nicht nur Sprechen und Sprache, sondern auch die motorischen Bereiche betraf, wurde die Diagnose einer kombinierten umschriebenen Entwicklungsstörung bei Myelinisierungsverzögerung (F83) gestellt (Bohne et al. 2000).

Therapie: Unter einer kombinierten kinder- und jugendpsychiatrisch/-psychotherapeutischen, logopädischen und physiotherapeutischen Behandlung konnte eine erhebliche Entwicklungsbeschleunigung erreicht werden.

27.2.3 Landau-Kleffner-Syndrom

Symptomatik und Prävalenz

Beim Landau-Kleffner-Syndrom (F80.3) kommt es bei zuvor normaler rezeptiver und expressiver Sprachentwicklung typischerweise innerhalb von Wochen bis Monaten zu einer Aphasie, d. h. zum Verlust bereits erworbener Sprachfertigkeiten. Die rezeptive Sprache ist meist eher und stärker betroffen. Die Erkrankung ist selten, Jungen sind etwa doppelt so häufig betroffen wie Mädchen. Der Erkrankungsbeginn liegt zwischen dem 18. Lebensmonat und dem 14. Lebensjahr, typischerweise aber zwischen 3. und 7. Lebensjahr (ICD-10). Die Kinder wirken oftmals zunächst wie Hörgeschädigte, sie sind nicht in der Lage, Gesprochenes zu verstehen. Ihr Kurzzeitgedächtnis ist beeinträchtigt (Robinson et al. 2001). Bei schweren Verläufen droht Stummheit (Eslava-Cobos J u. Mejia 1997).

Diagnose und Differenzialdiagnose

Die Diagnostik umfasst neben der klinisch-neurologischen und neuropädiatrischen Untersuchung eine ausführliche elektroenzephalographische Abklärung, ein zerebrales MRT und ggf. eine Liquorpunktion. Im EEG zeigen sich paroxysmale epilepsietypische Potenziale, bevorzugt im Temporalbereich (Lignac et al. 1997), oft aber auch unspezifisch (Aicardi 1999). Epileptische Anfälle können auftreten, sind aber nicht obligat. Bei etwa der Hälfte der betroffenen Kinder treten psychiatrische Symptome wie Aggressionen, Frustrationsintoleranz, Umstellungserschwernis und Stereotypien auf (Eslava-Cobos u. Mejia 1997).

Differenzialdiagnostisch sind Stoffwechselstörungen (Speichererkrankungen), das ESES-Syndrom und zentralnervöse Entzündungen (Enzephalitis!) auszuschließen.

Therapie

Die Behandlung ist antiepileptisch, z. B. mit Valproinsäure oder Lamotrigin (Nordbeck et al. 2000), alternativ auch Sultiam (Wakai et al. 1997). Darunter bessern sich die Sprachstörungen jedoch nicht immer. Eingesetzt werden weiterhin Immunglobuline und Kortikosteroide (Massa et al. 2000). Es gibt Hinweise dafür, dass sich die sprach-

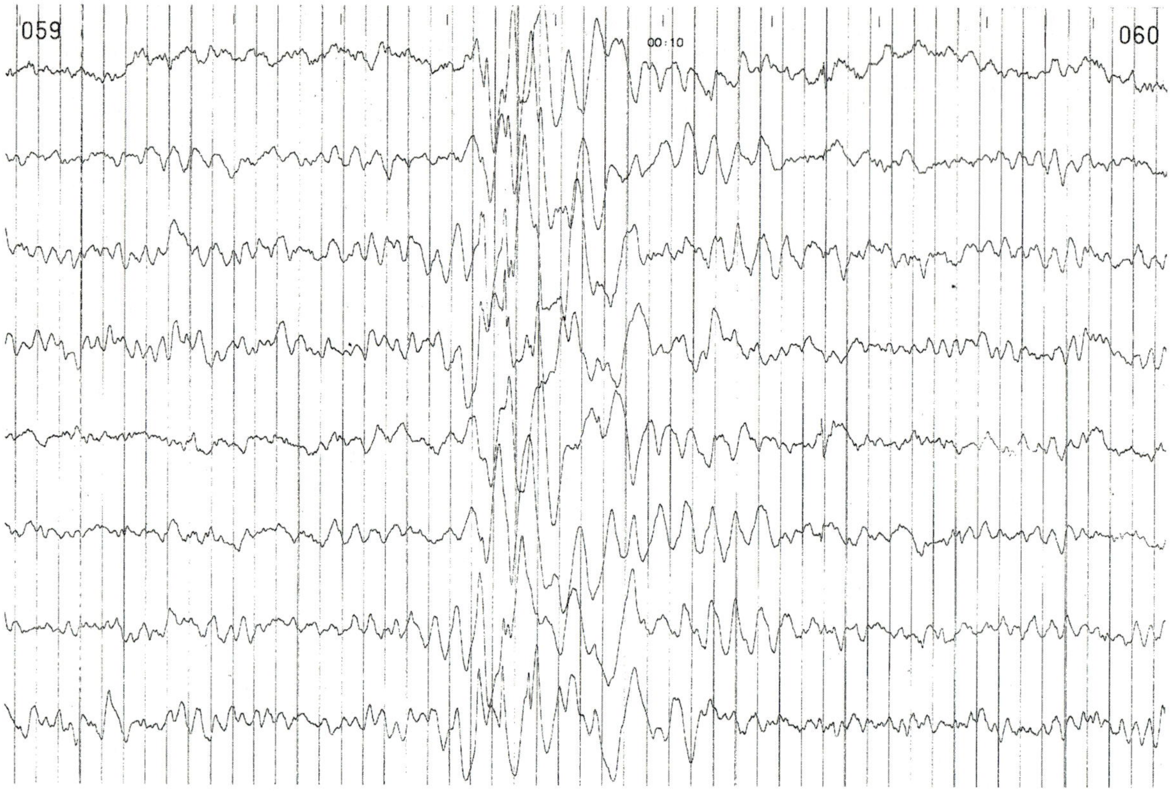

Abb. 27.1. **EEG des 4-jährigen Mädchens aus dem Fallbeispiel. Hochgespannte Thetagruppen mit eingelagerten steilen Wellen.** Schaltung: Längsreihen, obere 4 Reihen = linke Seite (Fp1-F3, F3-C3, C3-P3, P3-O1), untere 4 Reihen = rechte Seite (Fp2-F4, F4-C4, C4-P4, P4-O_2).

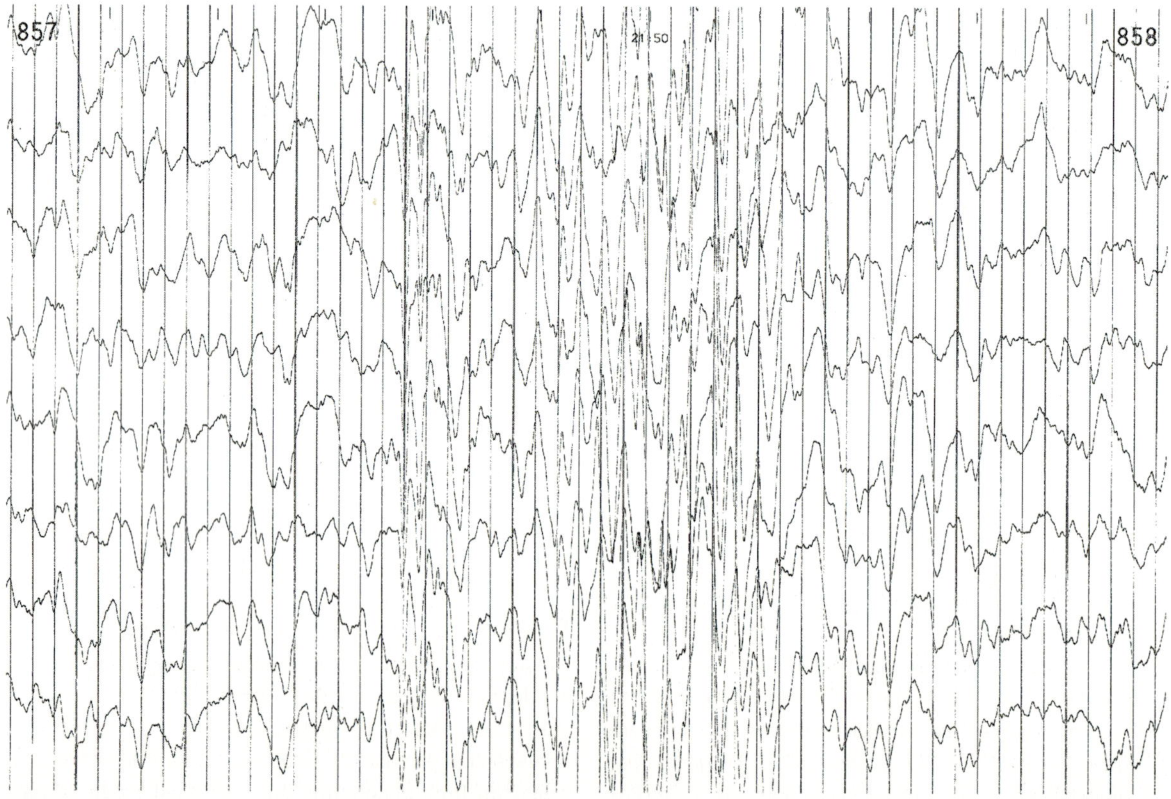

Abb. 27.2. **Schlaf EEG in Non-REM Phase desselben Mädchens wie in Abb. 27.1.** In der für den Schlaf typischen Deltarhythmus (linke Bildhäfte) plötzliches Auftreten steiler hoher Wellen. Im vorliegenden Fall in ca. 30% der Ableitung. Schaltung: obere 4 Reihen = linke Seite, gegen T5 (F3, C3, P3, O_2); untere 4 Reihen = rechte Seite, gegen T6 (F4, C4, P4, O_2).

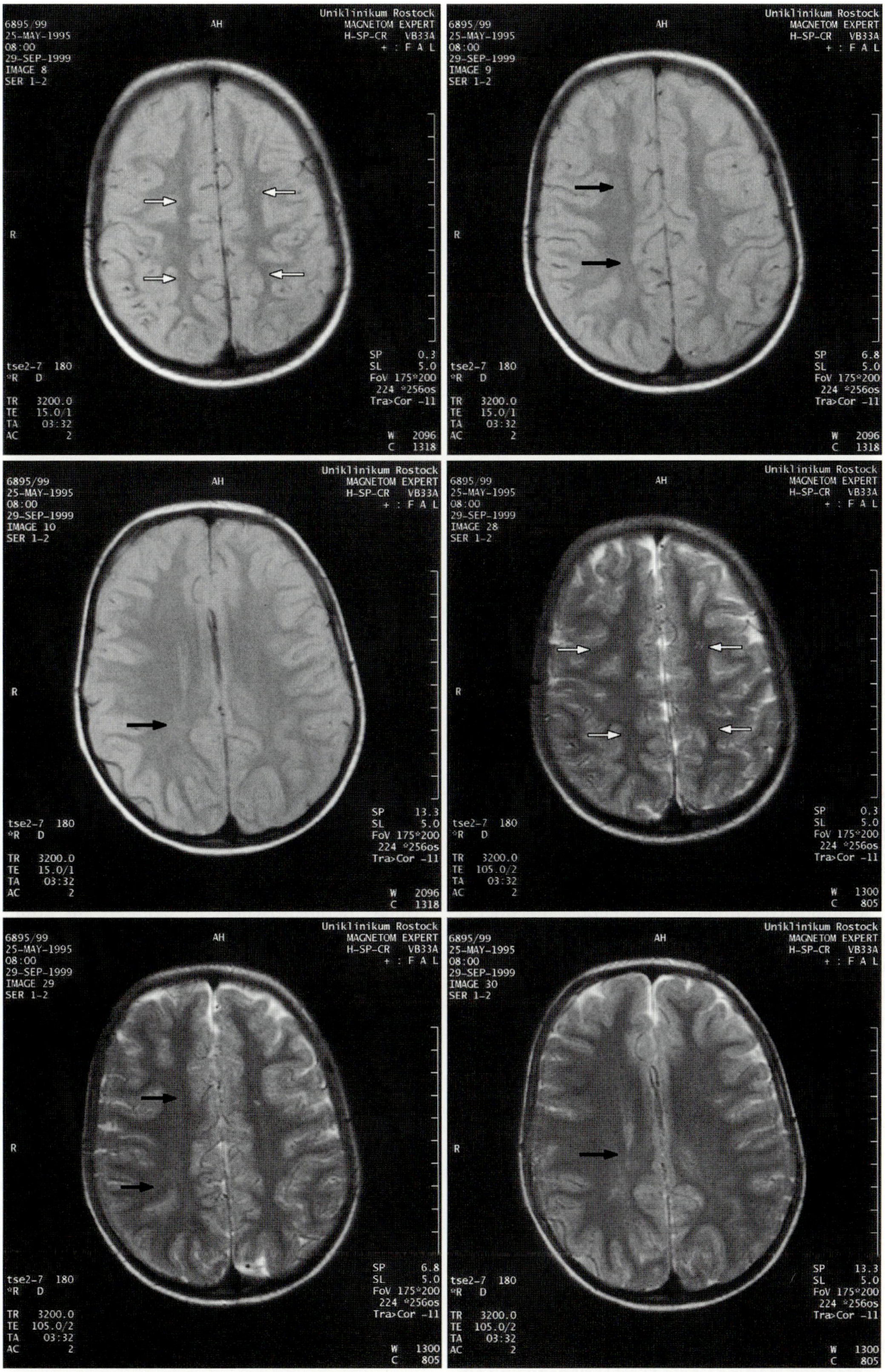

Abb. 27.3. **Zerebrales MRT desselben Mädchens wie in Abb. 27.1; obere Reihe (T2 gewichtet) und untere Reihe (Protonen gewichtet):** Die MRT-Bilder zeigen eine rechts-hemispherielle Reifungsstörung der Myelinisierung im Centrum semiovale. Das Centrum semiovale (**offene Pfeile**) ist ein großes Feld weißer Substanz oberhalb des Balkens, das außen von einer unregelmäßig gewundenen Schicht grauer Rinde umgeben wird. Auf den Bildern ist eine nicht altersgerechte Gyrierung zu erkennen. Bei fehlender Ausreifung des Myelins ist die Signalintensität stärker als normal (**schwarze Pfeile**) und das Marklager stellt sich heller dar als die umgebende graue Substanz. Die Verzweigung des Marklagers ist schwächer ausgeprägt als bei reifer Myelinisierung. (Mit freundlicher Genehmigung Dr. Großmann/Prof. Hauenstein, Institut für Diagnostische und Interventionelle Radiologie, Universität Rostock)

lichen Fertigkeiten unter Kortikosteroidgabe drastisch bessern können (Stefanos et al. 1995). Bei therapieresistenten Fällen ist eine subpiale Transsektion zu diskutieren (Irwin et al. 2001).

Eine differenzierte und individuelle Sprachtherapie ist unabdingbar, z. B. nach Chapman (Chapman et al. 1998) oder de Wijngaert (Wijngaert u. Gommers 1993). Das Prinzip besteht in der Verwendung visueller Hilfen und dem Nutzen nonverbaler Kommunikation. Die Sprache muss für das betroffene Kind vorhersagbar sein, Redundanzen und Wiederholungen müssen bewusst eingebaut werden. Eltern und Kindern sollte eine lautsprachbegleitende Gebärdensprache vermittelt werden. Die kinder- und jugendpsychiatrisch/-psychotherapeutische Behandlung richtet sich nach den begleitenden psychischen Störungen.

Prognose

Die Prognose ist uneinheitlich, ungefähr zwei Drittel der Kinder behalten unter einer suffizienten Therapie trotzdem einen rezeptiven Sprachdefekt. Voll- und Teilremissionen können sich auch noch nach Jahren einstellen (Baynes et al. 1998). Nach dem 15. Lebensjahr sollen keine Anfälle mehr auftreten (Morrell et al. 1995). Die Prognose ist hauptsächlich vom Erkrankungsalter und von der bestehenden Sprachentwicklung abhängig.

27.3 Umschriebene Entwicklungsstörungen schulischer Fertigkeiten

27.3.1 Lese- und Rechtschreibstörung

Die Lese- und Rechtschreibstörung (F81.0, F81.1) oder Legasthenie ist eine Erkrankung, die in den Ländern mit allgemeiner Schulpflicht eine große Bedeutung hat. Fehlerfrei lesen und schreiben zu können ist eine unabdingbare Voraussetzung für die Kommunikation in den technologisch hoch entwickelten Ländern. Menschen, deren Schriftsprache oder Lesen spezifisch gestört ist, sind gehemmt, unsicher, werden verspottet und scheuen sich selbst bei über dem Durchschnitt liegender Intelligenz vor Arbeiten und Berufen, die Ihnen diese gestörten Fähigkeiten abverlangen. Psychische Störungen von Kindern und Erwachsenen, die unter einer Lese- und Rechtschreibstörung leiden, sind häufig.

Symptomatik

! Das diagnostische Hauptmerkmal der Lese- und Rechtschreibstörung ist eine umschriebene und eindeutige Beeinträchtigung in der Entwicklung der Lese- und Schreibfertigkeiten, die nicht allein durch das Entwicklungsalter, durch Visusprobleme oder unangemessene Beschulung erklärbar ist.

Mit den Lesestörungen gehen häufig Rechtschreibstörungen einher. Die Leseleistungen des Kindes müssen unter dem durch Alter, Intelligenz und Beschulung bestimmten Niveau liegen (Schulte-Körne et al. 2001b). Am Anfang stehen Schwierigkeiten, Buchstaben korrekt zu benennen, Reime zu bilden und bei der Kategorisierung von Lauten. Dann zeigen sich Fehler beim Vorlesen wie z. B. Auslassungen oder Ersetzungen von Wörtern, eine niedrige Lesegeschwindigkeit und Vertauschen von Buchstaben und Wörtern. Defizite im Leseverständnis äußern sich in der Unfähigkeit, Gelesenes wiederzugeben und daraus Schlüsse zu ziehen (ICD-10).

In Abhängigkeit vom schulischen Entwicklungsstand häufig auftretende Fehler bei Lese- und Rechschreibstörung (mod. nach Warnke u. Roth 2000; Warnke 1999):
- »Reversionen«, d. h. Verdrehen von Buchstaben (p–q oder b–d)
- Reihenfolgefehler (Umstellungen von Buchstaben im Wort, die-dei)
- Auslassungen von Buchstaben (auch-ach)
- Einfügen falscher Buchstaben
- Wahrnehmungsfehler (Verwechslung von d-t oder g-k)
- Fehlerinkonstanz, d. h. das Wort wird immer wieder unterschiedlich falsch geschrieben
- Startschwierigkeiten beim Vorlesen, langes Zögern oder Verlieren der Zeile im Text
- Ungenaues Phrasieren

Unter therapeutischem Aspekt und aus ätiologischen Überlegungen heraus wurden verschiedene »Typologien von Fehlern« vorgeschlagen. Unter therapeutischen Gesichtspunkten erscheint eine Einteilung nach der Fehlerart hilfreich (Warnke 1999):
- **Phonemfehler** als Verstöße gegen die lautgetreue Schreibung (Phonem-Graphem-Zuordnungsprobleme sowie Probleme bei der Wortdurchgliederung: Auslassungen, Reversionen, Hinzufügungen, umgangssprachlich bedingte Schreibweisen)
- **Regelfehler** als Verstöße gegen die regelhaften Abweichungen von der lautgetreuen Schreibung (schwerpunktmäßig Ableitungsfehler und Groß-/Kleinschreibungsfehler)
- **Speicherfehler** oder Merkfehler als Verstöße gegen die regelhaften Abweichungen, da es sich hierbei vorwiegend um Ausnahmen handelt.

Restfehler treten vor allen Dingen beim Diktat und bei spontanem Schreiben (z. B. Aufsatz) auf, während das Abschreiben von Anfang an oder in späteren Klassenstufen weitgehend fehlerlos sein kann. Die Kinder können auch die Worte in aller Regel korrekt artikuliert aussprechen und dennoch das Wort fehlerhaft schreiben.

Kinder, die leicht auswendig lernen, kompensieren u. U. die Lese- und Rechtschreibstörung; sie versagen erst ab der 3. Klasse, wenn ungeübte Schriftsprachleistungen und Aufsätze gefordert werden. Schwerer betroffene Kinder sind meist nicht fähig, die Fehler beim Lesen und Rechtschreiben selbst zu erkennen und sich zu korrigieren (◘ Abb. 27.4).

Beim frühen Erlernen und auch bei den Lernvoraussetzungen im Vorschulalter lassen sich bei den lese-rechtschreib-gestörten Kindern Schwierigkeiten erkennen, das Alphabet aufzusagen, die Buchstaben korrekt zu benennen, einfache Wortreime zu bilden und – trotz normaler peripherer Hörfähigkeit – Laute zu unterscheiden (gestörtes Lautbewusstsein) (Warnke 1999).

Diagnose und Differenzialdiagnose

Die Anamnese sollte durch die Befragung des Deutschlehrers und durch Einsichtnahme in die Diktathefte komplettiert werden. Charakteristisch für die Schulmotivation ist eine zunächst normal motivierte Einschulungsphase, gefolgt von rasch einsetzender Enttäuschung des Kindes über das Versagen im Lesen und Rechtschreiben bzw. im Rechnen. Aus den Zeugnisnoten der 1. und 2. Grundschulklasse lassen sich die Diskrepanzen zwischen beeinträchtigter schriftsprachlicher Leistung bzw. mathematischer Leistung und alternativen Schulfächern erkennen. In späteren Zeugnissen ist oft eine Generalisierung des Lern-Leistungs-Versagens feststellbar.

Diagnostik der Lese- und Rechtschreibstörung (aus Hemminger et al. 2000; s. auch http://www.uni-duesseldorf.de/AWMF/II/index.html):

- Testung von Lesen und Rechtschreiben (Primärsymptomatik)
- Leseprüfung (z. B. »Züricher Lesetest«)
- Rechtschreibprüfung (z. B. standardisierte Rechtschreibtests: DRT 1–3, WRT 1–3, WRT 4/5, 6+) Eine kritische Übersicht der verwendeten Testverfahren im deutschsprachigen Raum findet sich bei Hemminger et al. (2000)
- Buchstabenlesen

▼

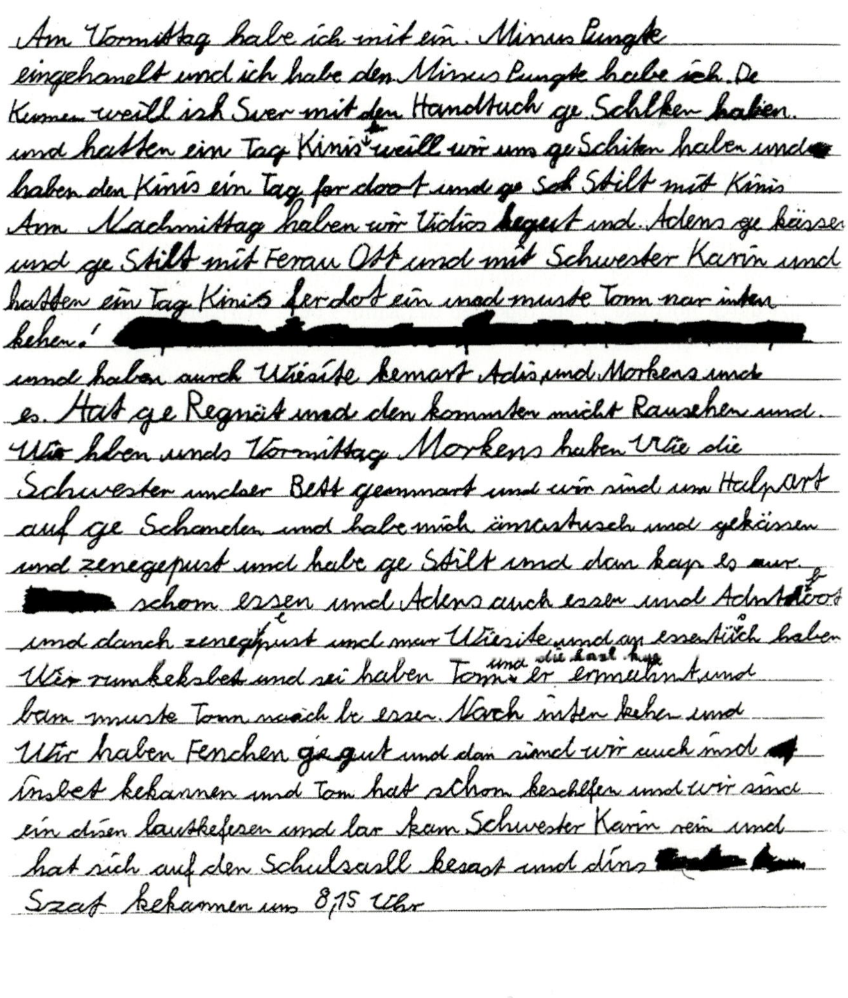
Am Vormittag habe ich mit ein. Minus Pungte
eingehanelt und ich habe den Minus Pungte habe ich. De
Kummen weill isch Swer mit den Handtuch ge Schlken haben.
und hatten ein Tag Kinis weill wir uns ge Schiten halen und [redacted]
haben den Kinis ein Tag fer doot und ge Sch Stilt mit Kinis
Am Nachmittag haben wir Violios kegest und. Adens ge kässen
und ge Stilt mit Ferau Ott und mit Schwester Karin und
hatten ein Tag Kinis ferdot ein und muste Tom nar inten
kehen.' [redacted]
und haben auch Wiesite kemart Adis und Morkens und
es. Hat ge Regnät und den konnten nicht Rauschen und.
Wir haben unds Vormittag Morkens haben Wie die
Schwester under Bett gemmart und wir sind um Halp Art
auf ge Schanden und habe mich ämastusch und gekässen
und zenegepust und habe ge Stilt und dan kap es aur.
[redacted] schom essen und Adens auch essen und Adntdoot
und danch zenegpust und mar Wiesite und an essentisch haben
Wir rumkeksbet und sei haben Tom und er ermahnt und
bam muste Tom nach be essen. Nach insten keher und
Wir haben Fenchen ge gut und dan sind wir auch insd [redacted]
Insbet kekannen und Tom hat schon keschlfen und wir sind
ein disen lautkefesen und lar kam Schwester Karin rein und
hat sich auf den Schulsaull kesast und dins [redacted]
Szat kekammen um 8,15 Uhr

◘ Abb. 27.4. **Schriftprobe eines 10-jährigen Legasthenikers, der wegen Schulverweigerung und »aggressivem Verhalten« in die Klinik eingewiesen wurde**

- Buchstabendiktat
- Abschreiben von Wörtern und Texten
- Zahlenlesen
- Intelligenzdiagnostik
  Sie ist aufgrund der Diskrepanzdefinition für die Diagnose, aber auch für die Behandlungskonzeption unverzichtbar. Als geeignete Verfahren bieten sich an: HAWIK-III, »Kaufman-Assessment Battery for Children«, »Adaptives Intelligenzdiagnostikum« (AID), CFT 1, CFT 20. Liegen die Testwerte bei CFT 1 bzw. CFT 20 im unteren Durchschnittsbereich (IQ 85–95), so empfiehlt sich eine Überprüfung mit HAWIK-III oder »Kaufman-Test« bzw. AID, um eine allgemeine Intelligenzminderung auszuschließen
- Sprachentwicklungsdiagnostik
  (orientierend z. B. phonologische Bewusstheit, auditive Wahrnehmung)
- Diagnostik weiterer Teilleistungsbereiche
  (orientierend: motorische Entwicklung, Visuomotorik, Konzentration)
- Fachärztliches Konsil
  Augenärztlicher Befund zur Sehtüchtigkeit; pädaudiologischer Befund zur Hörfähigkeit
- Bildgebende Diagnostik
  Ein EEG sollte immer durchgeführt werden, ein zerebrales MRT nur bei Vorliegen weiterer Symptome wie z. B. von »neurological soft signs«.

Die isolierte Rechtschreibstörung (F81.1) und die kombinierte Störung schulischer Fertigkeiten (F81.3) lassen sich als Untergruppen der Lese- und Rechtschreibstörung verstehen. Eine isolierte Rechtschreibstörung (F81.1) wird abgegrenzt durch normale Lesefertigkeiten des Kindes bei gestörten Rechtschreibfähigkeiten.

Die »Störung schriftlichen Ausdrucks« wird im DSM-IV (315.2) als Subgruppe der Störung der Schriftsprachentwicklung eingeführt. Diagnostisch entscheidend ist dabei die Störung des schriftlichen Ausdrucks, nicht die Lese- und Rechtschreibfehler oder graphomotorische Schwächen. Beim Niederschreiben kommt es zu grammatikalischen Fehlern, Fehlern der Interpunktion, Rechtschreibfehlern und graphomotorischen Unzulänglichkeiten. Im deutschen Sprachraum fehlt es hierzu an diagnostischen Instrumenten.

Die **Differenzialdiagnose** umfasst die erworbene Dyslexie (R48.0), die erworbene Leseverzögerung infolge emotionaler Störung (F93), Lese-Rechtschreib-Schwierigkeiten infolge eines unangemessenen Unterrichts (Z55.x) und die erworbene Rechtschreibstörung (R48.8). Weiter gilt es eine infantile Zerebralparese, Epilepsien (Absencen), Intelligenzminderungen (IQ<70) und Sinnesfunktionsstörungen auszuschließen. Kinder mit einer Lese- und Rechtschreibstörung haben häufig in der Anamnese eine umschriebene Entwicklungsstörung des Sprechens und der Sprache.

Begleitende psychische Störungen bestehen in emotionalen Störungen in der frühen Schulzeit, während Hyperaktivitätssyndrome und Störungen des Sozialverhaltens später auftreten (Willcutt et al. Pennington 2000). Viele Kinder haben Schulängste.

Erfragt werden sollten auch Bestrafungserfahrungen im Zusammenhang mit der Entwicklungsstörung bzw. Bloßstellung in der Schule oder Hänseleien.

Prävalenz

Die Prävalenz der Lese- und Rechtschreibstörung beträgt ca. 7,5%, das Geschlechterverhältnis von Jungen gebenüber Mädchen 1,8:1 (Pennington et al. 1991). Die Angaben schwanken zwischen 5% (Interagency Committee o.L.D. 1987) und 17% (Shaywitz 1998).

Ätiologie

Genetische Faktoren

Der »genetische Anteil« der Lesefähigkeit liegt Zwillingsstudien zufolge zwischen 2 und 60%, für die Rechtschreibung 60–70% (Shaywitz 1998). Dabei werden verschiedene Vererbungsmodi diskutiert. In einer der bisher größten Segregationsanalysen konnte ein Hauptgeneffekt mit reduzierter Penetranz bei weiblichen Familienmitgliedern nachgewiesen werden (Pennington et al. 1991). Unter der Annahme eines autosomal dominanten Erbganges wurden Kopplungen auf Chromosom 15 (Schulte-Korne et al. 1998b) und Chromosom 6 (Grigorenko et al. 1997) beschrieben. Dabei scheint der Lokus auf Chromosom 6 relevant für phonologische Prozesse zu sein, die wiederum hoch mit der Lese- und Rechtschreibfähigkeit korrelieren (Grigorenko 2001). Der Lokus 15 steht wahrscheinlich eher mit nicht phonologischen Anteilen der Lese- und Rechtschreibstörung in Zusammenhang, diskutiert wird z. B. die Verbindung mit visuellen Prozessen (Warnke et al. 1999).

Neuroanatomische Faktoren

Für die sprachliche Informationsverarbeitung ist das Planum temporale eine neuroanatomisch-funktionell wichtige Struktur. Post-mortem-Studien folgend (Galaburda et al. 1985) soll im Gegensatz zur Normalbevölkerung bei Legasthenikern das Planum temporale rechtshemispherisch größer sein als linkshemispherisch. MRT-Studien konnten diesen Befund nicht vollständig bestätigen, er trifft auch nicht auf alle Personen mit Lese- und Rechtschreibstörung zu (Warnke et al. 1999). Weitere Auffälligkeiten der Symmetrie wurden für die supratemporalen Ebenen das Planum temporale (Kushch et al. 1993) und den Gyrus angularis (Duara et al. 1991) beschrieben. Letzteres ist als »Lesezentrum« von großem

Interesse. Diese Befunde müssen allerdings noch repliziert werden.

In den bereits erwähnten Post-mortem-Studien (Galaburda et al. 1985) fanden sich auch anatomische und histologische Besonderheiten bei Legasthenikern, wie z. B. Ektopien, abnormale kortikale Gefäßverläufe und eine stellenweise veränderte Struktur der Hirnrinde. Alle diese Auffälligkeiten betrafen die sylvische Fissur und den Gyrus angularis der linken Hemisphere von Legasthenikern. Ebenso beschrieben ist eine Reduktion der grauen Substanz in den Temporallappen, betont im linken, allerdings nicht im primären auditorischen Kortex (Eliez et al. 2000).

Einen besonders interessanten Befund stellen Anomalien der neuronalen Migration in den sog. magnozellulären Schichten des lateralen Nucleus geniculatus (Stein u. Walsh 1997) dar. Diese Schichten verbinden die Netzhaut Punkt für Punkt mit der visuellen Hirnrinde, d. h. von diesem Bereich wird die Sehwahrnehmung beeinflusst. Es fanden sich auch Besonderheiten in der Funktion von Zellen dieses Kernbereiches bei Legasthenikern sowie in PET Studien nachgewiesene Hyperperfusionen des Thalamus (Warnke et al. 1999), weshalb derzeitig das wissenschaftliche Interesse bevorzugt dieser Region gilt (deutsche Übersichtsarbeit zum Stand der neurobiologischen Forschung zur Lese- und Rechtschreibstörung s. bei Breitenbach u. Lenhard 2001).

Neurophysiologisch-neurofunktionelleFaktoren

Die drei neurophysiologisch-neurofunktionellen Grundhypothesen der Legasthenie betreffen

- eine gestörte visuelle Informationsverarbeitung,
- eine gestörte sprachliche Informationsverarbeitung und
- gestörte »Übersetzungsvorgänge« zwischen beiden Informationsverarbeitungsvorgängen.

Die gestörte visuelle Verarbeitung von Legasthenikern äußert sich in verlängerten und ungezielteren Fixationszeiten, wahrscheinlich aber als Folge, nicht als Ursache der Legasthenie (Biscaldi et al. 1998). Etwa zwei Drittel leseschwacher Kinder sollen eine unzureichende Ausbildung der Augendominanz aufweisen, wobei durch eine monokulare Okklusion die binokulare Fixation stabilisiert und dadurch eine Verbesserung der Leseleistung erreicht wird (Stein et al. 2000). Neurophysiologische Befunde (EEG, visuell evozierte Potenziale, visuell endogen evozierte Potenziale) weisen auf Funktionsstörungen der Informationsverarbeitung im linken Temporallappen hin (Brandeis et al. 1994).

Eventuell unterscheiden sich Legastheniker in der funktionellen Organisation ihres kortikalen visuellen (magnozellulären) Systems von nicht legasthenischen Menschen (Eden et al. 1996).

Es existieren Hinweise auf eine gestörte Sprachlautwahrnehmung von Legasthenikern (Schulte-Korne et al. 1998a), ebenso wie für eine defezitäre Sprachwahrnehmung (Tallal et al. 1993) oder eine gestörte auditorische Frequenzdikrimination (Baldeweg et al. 1999).

! Es wird derzeitig davon ausgegangen, dass die Basisstörung der Legasthenie in der beeinträchtigten Segmentierung und Verarbeitung phonematischer Sprachanteile besteht (Ramus et al. 2003) und die Beeinträchtigung des magnozellulären Systems als zweite mögliche Störung dazu beitragen kann (phonologische und visuelle Hypothese der Legasthenie).

Dazu kommt, dass Legastheniker auch in der schnellen Verarbeitung kurzer Stimuli beeinträchtigt zu sein scheinen (sog. »temporal processing impairment«; Habib 2000). Umstritten ist die Auffassung, dass bei Legasthenikern die Verbindung zwischen motorischem und sensorischem Sprachzentrum gestört sein soll, also ein »Disconnection-Syndrom« vorliegt (PET-Untersuchungen; Rumsey et al. 1997). Bei legasthenen Kindern finden sich Defizite beim Speichern phonologischer Wortformen (z. B. Wiedererkennen von Wörtern) und ein verlangsamtes Tempo beim Abruf vertrauter Wörter. Im Gegensatz zu den Befunden aus dem englischsprachigen Raum war die phonologische Sensivität (z. B. Reime erkennen) deutscher Kinder nicht beeinträchtigt (Mayringer u. Wimmer 1999). Das liegt wahrscheinlich begründet in der unregelmäßigen Phonem-Graphem-Zuordnung im Englischen, die im Deutschen regelmäßig ist (Landerl 1996). Bei gleicher biologischer Grundlage ist die Ausprägung der Lese- und Rechtschreibstörung kulturell überformt, was sich mit fMRI-Untersuchungen belegen lässt (Paulesu et al. 2001).

Die meisten bisher vorliegenden Studien lassen sich im Sinne einer Störung der Übersetzung visuell vorgegebener alphabetischer in schriftsprachliche Information interpretieren (Warnke et al. 1999).

Therapie

Die Therapie umfasst die funktionelle Behandlung des Lesens und Rechtschreibens und die Unterstützung des Kindes bei der psychischen Bewältigung der Beeinträchtigungen infolge der Entwicklungsstörung schulischer Fertigkeiten. Es besteht jedoch nach wie vor ein Mangel an kontrollierten Studien zur Evaluation der verschiedenen Interventionsprogramme und zur Bestimmung weiterer spezifischer Wirkfaktoren (Roth et al. Warnke 2001). Die Förderung sollte in kleinen leistungshomogenen Gruppen, am Vormittag und nach einem strukturierten Programm erfolgen (Schulte-Körne u. Remschmidt 2003).

! Ziel der Hilfsmaßnahmen ist es immer auch, die Kooperation von Elternhaus und Schule zu gewinnen. Gegebenenfalls ist eine Behandlung der begleitenden psychischen Symptome notwendig und eine Unterstützung im Rahmen der Eingliederungshilfe sicherzustellen.

Die ambulante Therapie ist indiziert, wenn die innerschulischen Fördermöglichkeiten ausgeschöpft sind, ohne dass eine begabungsadäquate schulische Eingliederung sichergestellt werden konnte.

Teilstationäre und stationäre Interventionen sind im Rahmen kinder- und jugendpsychiatrischer Einrichtungen in den Fällen angezeigt, in denen eine schwere psychische Begleitsymptomatik (schwere Schulangst mit chronischer Schulverweigerung, Depression mit Suizidalität, dissoziale Entwicklung und drohende Ausschulung) besteht.

Stationäre Fördermöglichkeiten sind indiziert, wenn vor Ort die familiären, schulischen und auch ambulanten Hilfen nicht ausreichen, um eine adäquate schulische Integration zu gewährleisten. Bei Komorbidität oder schwergradiger Symptomatik ist eine stationäre Behandlung in einer Klinik für Kinder- und Jugendpsychiatrie angezeigt; im Übrigen spezielle Internate.

Die Hilfestellung für die Familie beinhaltet die Erklärung der Diagnose und die Erziehungsberatung insbesondere hinsichtlich der Hausaufgabensituation (evtl. Elterntraining). Eine sozialrechtliche Beratung der Schule (hinsichtlich § 35a KJHG), wenn die Voraussetzungen für eine drohende seelische Behinderung, also eine Gefährdung der schulischen Eingliederung, gegeben sind, ist ebenso angezeigt wie die Mitteilung der Diagnose an den verantwortlichen Fachlehrer (Warnke 1999).

! Die Behandlungsmaßnahmen sollten so früh wie möglich und möglichst in Einzeltherapie erfolgen. In der Therapiesituation stehen Lese- und Rechtschreibtraining im Mittelpunkt (z. B. Schulte-Körne et al. 2001a).

Praktisches Vorgehen beim Lese- und Rechtschreibtraining

Beim Lese- und Rechtschreibtraining hat sich in der Regel folgendes Programm bewährt: Erarbeitung der Laute und Buchstaben z. B. durch Sprech- und Hörübungen. Die Lese- und Rechtschreibübung beginnt mit dem Lesen und Schreiben der sog. lauttreuen Wörter. Danach werden mehr und mehr Rechtschreibregeln mit ihren Abweichungen eingeführt. Prinzipiell werden das Aufgliedern des gesprochenen Wortes in seine phonologischen Bestandteile, Lautbildung und Lautunterscheidung innerhalb des Wortes, die Analyse des Wortes in Laute und die Synthese des Wortes aus Einzellauten bzw. Einzelbuchstaben, die Assoziation zwischen Laut (Phonem) und Buchstaben (Graphem) geübt sowie eine Silbenschulung vorgenommen. Dies wird ergänzt durch Erlernen der Regeln der Groß- und Kleinschreibung und andere Rechtschreibregeln.

Bei der Übungsbehandlung kann die Verwendung von Symbolen und von Handzeichen (Lautgebärden) hilfreich sein.

Eine Überforderung ist durch ein Arbeiten entlang der »Null-Fehler-Grenze« zu vermeiden. Zunächst wird mit möglichst kurzen lautgetreuen Worten geübt. Die Übungen beinhalten eine Analyse und Korrektur der sich wiederholenden, individuellen Fehler, das Lesen und Schreiben von ganzen Sätzen, das sinnverstehende Lesen und Schreiben von Texten, die Vermittlung einer Einsicht für die Regeln und die Ausnahmen der Orthographie. Dabei ist das jeweilige Alter bzw. der schulische Stand des Kindes zu beachten.

Übungsmaterialien in Form von Übungsprogrammen lassen sich nutzen. Computerprogramme zur Förderung der Lese- und Rechtschreibfertigkeiten und Rechenfertigkeiten sind verfügbar (Warnke 1999), wobei der Erfolg begrenzt ist (Castell et al. 2000).

Prognose

Prognostisch bedeutsam ist das trotz Therapie hochgradig stabile Niveau der Lese- und Rechtschreibstörung (Klicpera et al. 1993). Die meisten Kinder bleiben schriftsprachlich beeinträchtigt, sie bleiben immer weiter im Vergleich zu ihren Mitschülern ohne Schriftsprachenstörung zurück; auch in ihrer beruflichen Entwicklung sind sie behindert (Strehlow 1998).

! Anhand epidemiologischer Studien ist nachweisbar, dass eine schlechte Rechtschreibleistung am Ende der Grundschule zu einer signifikanten Beeinträchtigung der weiteren schulischen Entwicklung führt (Strehlow 1998). Dieser Prozess ist unabhängig von der Intelligenz.

Gemäß der Mannheimer Längsschnittstudie (Esser 1991) waren mit 25 Jahren ein Viertel der Personen arbeitslos, die im Alter von 8 Jahren als legasthen diagnostiziert wurden. In der Kontrollgruppe war das nur bei 4% der Fall (Warnke u. Roth 2000). Auch die soziale Entwicklung kann beeinträchtigt sein. In der eben erwähnten deutschen repräsentativen Längsschnittstudie waren 18% der 18-jährigen Legastheniker wegen strafrechtlicher Delikte verurteilt worden. Wenn der familiäre Sozialstatus hoch ist, sind Schullaufbahn und Berufschancen weniger beeinträchtigt.

! Die Prognose eines Kindes mit Legasthenie hängt entscheidend von früher Diagnose und adäquater Therapie nicht nur der primären Störungen, sondern auch der begleitenden Probleme ab.

27.3.2 Rechenstörung

Symptomatik

Die umschriebene Beeinträchtigung von Rechenfertigkeiten (F81.2) umfasst Schwächen in den Grundrechenarten Addition, Subtraktion, Multiplikation und Division. Weniger relevant sind die höheren mathematischen Fertigkeiten, die für Algebra, Trigonometrie, Geometrie sowie

Differenzial- und Integralrechnung benötigt werden. Kinder mit Rechenstörungen haben Schwierigkeiten, mathematische Fakten aus dem Langzeitgedächtnis abzurufen (Geary 1993). Die Störung darf nicht durch eine allgemeine Intelligenzminderung oder eine unangemessene Beschulung erklärbar sein.

Es können in folgenden Bereichen **Schwierigkeiten** bestehen (Warnke 1999):
- Zahlensemantik: Rechenoperationen und die ihnen zugrunde liegenden Konzepte werden nicht ausreichend verstanden (z. B. mehr-weniger, ein Vielfaches, Teil-Ganzes), die Größe einer Menge kann unzureichend erfasst und zu einer anderen Menge in Beziehung gesetzt werden (vergleichen), schließlich ist der Aufbau gegliederter Zahlenstrahl- oder Zahlenraumvorstellungen und damit die Fähigkeit des Überschlagens und Schätzens von Mengen und Rechenergebnissen erschwert;
- sprachliche Zahlenverarbeitung wie Erwerb der Zahlwortsequenz und der Zählfertigkeiten sowie Speichern von Faktenwissen (Einmaleins);
- Erwerb des arabischen Stellenwertsystems und seiner syntaktischen Regeln sowie der hierauf aufbauenden Rechenprozeduren;
- Übertragen von Zahlen aus einer Kodierung in eine andere (Zahlwort – arabische Ziffer – analoge Mengenrepräsentation).

Dabei erscheint es nach heutigem Wissen am ehesten angebracht, zwischen zwei Arten von Störungen zu unterscheiden: zum einen solche, bei denen primär die Zahlensemantik betroffen ist, d. h. die Fähigkeit, Zahlen- und Mengenrelationen zu visualisieren und mentale Schemata einfacher Rechenprozeduren zu erzeugen; zum anderen treten Störungen auf, bei denen die Schwierigkeiten ihren Ursprung primär im sprachlichen und/oder Symbolisierungscharakter der (arabischen) Zahlen bzw. in der Merkfähigkeit für Zahlen haben. Im letzteren Fall ist die Wahrscheinlichkeit, dass auch Störungen im Bereich des Schriftspracherwerbs (F81.3) vorliegen, erhöht.

Prävalenz

Die Prävalenz der Rechenstörung wird aufgrund unterschiedlich strenger Diagnosekriterien von 1,3% (Lewis et al. 1994) bis 6,5% (Shalev et al. 2000) angegeben, mit einer leichten Bevorzugung des weiblichen Geschlechts (Shalev et al. 2000). Städtische Bereiche unterscheiden sich dabei nicht von ländlichen (6,6 versus 6,59%; Hein et al. 2000).

Diagnose und Differenzialdiagnose

Die Diagnostik entspricht dem Vorgehen bei den Lese- und Rechtschreibstörungen.

Bei der klinischen Prüfung sollten die in folgender Übersicht aufgeführten Fertigkeitenbereiche berücksichtigt werden.

Zu überprüfende Fertigkeiten zur Diagnose einer Rechenstörung
- Zählfertigkeiten (Abzählen und Rückwärtszählen)
- Transkodieren (Übertragen von Zahlen aus der Wortform in die arabische Form und umgekehrt)
- Vergleichen der Größe verschiedener Zahlen
- Perzeptive und kontextuelle Einschätzung von Mengen
- Zuordnen von Zahlen zu analogen Repräsentationen, wie einem Zahlenstrahl
- Lösen von Kopfrechenaufgaben in den Grundrechenarten sowie Lösen von Textaufgaben
- Schriftliches Addieren, Subtrahieren, Multiplizieren und Dividieren.

Spezifisch ist die Anwendung von standardisierten Rechentests. Diese sind je nach Klassenniveau des betroffenen Schülers auszuwählen: »Mathematiktest für zweite Klassen« (MT 2); »Diagnostischer Rechentest für dritte Klassen« (DRT 3); »Mathematische Sachzusammenhänge 3, 4«; »Mathematische Strukturen 4«; »Mengenfolgetest« (MFT); »Schweizer Rechentest 1.–3. Klasse«; »Rechentest 9+«. Ein Prozentrang unter 10 ist diagnostisch richtungsweisend (Warnke 1999). Für die Bestimmung der allgemeinen Intelligenzleistungen sollten Verfahren eingesetzt werden, die das sprachlich-schlussfolgernde Denken mit erfassen wie z. B. der »Psycholinguistische Entwicklungstest« (Untertest »Sätzergänzen«; Angermaier 1977). Die visuoräumliche Gedächtnisfunktion lässt sich mit dem Untertest »räumliches Gedächtnis« des K-ABC (Melchers u. Preuss 1994) gut prüfen (Esser u. Wyschkon 2000).

Die Lese- und Rechtschreibfertigkeiten des Kindes müssen in standardisierten Testverfahren im Normbereich liegen. Die Rechenschwierigkeiten dürfen nicht auf neurologische Erkrankungen oder Defizite in den Sinneswahrnehmungen Hören und Sehen zurückzuführen sein. Bei Kindern mit Rechenschwierigkeiten scheinen jedoch die visuell-räumlichen und optischen Wahrnehmungsfähigkeiten beeinträchtigt zu sein im Gegensatz zu den Kindern mit Lesestörungen (Rourke u. Conway 1997).

Begleitende psychische Störungen bestehen in externalisierenden und internalisierenden Auffälligkeiten bei Jungen, Aufmerksamkeitsproblemen sowie sozialen Problemen und Rückzugsverhalten.

Ätiologie und Pathophysiologie

Wahrscheinlich haben Kinder mit umschriebenen Rechenstörungen andere neuropsychologische Defizite als solche mit kombinierten Rechen- und Lese-Rechtschreibstörungen (Lewis et al. 1994).

Als Grundlage für die Rechenstörungen werden folgende **neuropsychologische Funktionsstörungen** angesehen (Grissemann u. Weber 1993):

- auditive Kurzzeitgedächtnisschwäche,
- Richtungsstörungen im Umgang mit den Ziffern,
- Fehlleistungen im Kodieren und Dekodieren mathematischer Symbole,
- Schwierigkeiten des Sprachverständnisses beim Übertragen von Textaufgaben in den praktischen Rechenvorgang,
- graphomotorische Behinderungen,
- Konzentrationsschwierigkeiten bei komplexen Rechenvollzügen.

Pathophysiologisch werden pre- peri- und postnatale Komplikationen im Sinne einer frühkindlichen Hirnschädigung diskutiert, d. h. die Freisetzung exzitatorischer Transmitter wie Glutamat und Aspartat bei transienter Hypoxie unter der Geburt soll zu zytotoxischen Effekten führen (Neumarker 2000). Dies kann zu einer Störung frontaler und parietookzipitaler Funktionsschleifen führen, von denen aufgrund von elektrophysiologischen, biochemischen und neuroradiologischen Untersuchungen sowie von Läsionsstudien bekannt ist, dass sie zusammen mit dem Gyrus angularis, Nucleus lentiformis und dem Thalamus bei arithmetischer Informationsverarbeitung aktiviert werden (Stanescu-Cosson et al. 2000). Da die räumlichen und die exakten verbalen Zahlenrepräsentationen ontogenetisch unterschiedlich alt sind und im menschlichen Hirn unterschiedlich lokalisiert zu sein scheinen (Lee 2000), können sie distinkt gestört sein, was vermutete klassifikatorische Untergruppen der Rechenstörungen erklären könnte (von Aster 2000).

Genetische Faktoren werden vermutet, entsprechende Studien fehlen jedoch. Es wird von einem primär angelegtem kognitiven System arithmetischer Fähigkeiten ausgegangen (Deloche u. Willmes 2000), dessen quantitative Ausprägung durch kulturspezifische oder pädagogische Gegebenheiten bestimmt wird (Dellatolas et al. 2000).

Therapie

Die Therapie der Rechenstörung ist neuropsychologisch-pädagogisch ausgerichtet und umfasst 4 Stufen (Grissemann u. Weber 1993):

1. Förderung anschaulisch praktischer Intelligenzleistungen, visuelles Wahrnehmungstraining, Sicherung des Zahlenbegriffes, Vermittlungsförderung des dekadischen Positionssystems;
2. Training des anschaulichen Gedächtnisses, um bildliche Darstellungen von Rechenoperationen zu ermöglichen;
3. Verständlichmachung von Ziffergleichungen unter Ausblendung der Vorstellung;
4. Festigung und Automatisierung arithmetischer Grundregeln.

Bisher sind die therapeutischen Angebote spärlich, es gibt vereinzelt private Therapiezentren. Zentren wie z. B. für die Lese- und Rechtschreibstörung existieren an Schulen kaum, spezifische Förderangebote sind selten. Es ist jedoch für die Betroffenen unbedingt notwendig, lang dauernde Therapieangebote zu installieren.

Prognose

Zur Langzeitprognose der Dyskalkulie liegen keine sicheren Daten vor. Bekannt ist aber, dass ca. die Hälfte der betroffenen Kinder die Störung ihr Leben lang aufweisen. Dabei ist zu berücksichtigen, dass die Dyskalkulie eine Entwicklungsstörung ist, die in eine Vielzahl neuropädiatrischer und neurologischer Erkrankungen wie z. B. Epilepsien, die Phenylketonurie oder das Fragile-X-Syndrom eingebunden sein kann (Shalev et al. 2000).

Fazit für die Praxis

Die Diagnose von Entwicklungsstörungen und Teilleistungsstörungen verlangt kinder- und jugendpsychiatrische, psychologische, neurophysiologische, neuroradiologische und pädagogische Verfahren. Ebenso multiprofessionell muss die Therapie ausgerichtet sein. Dem Kinder- und Jugendpsychiater obliegt die Behandlung der häufigen begleitenden psychischen Störungen und die Koordination der therapeutischen Anstrengungen.

Literatur

Ahmad Z, Balsamo LM, Sachs BC et al. (2003) Auditory comprehension of language in young children: neural networks identified with fMRI. Neurology 60:1598–1605

Aicardi J (1999) Landau-Kleffner syndrome. Rev Neurol 29/4:380–385

Angermaier M (1977) Psycholinguistischer Entwicklungs-Test. Manual, 2. Aufl. Beltz, Weinheim

Aster M von (2000) Developmental cognitive neuropsychology of number processing and calculation: varieties of developmental dyscalculia. Eur Child Adolesc Psychiatry 9 [Suppl 2]:II41–57

Bailey N (1993) Bailey Scales of Infant Development, 2nd edn. Hogrefe, Göttingen Bern

Baldeweg T et al. (1999) Impaired auditory frequency discrimination in dyslexia detected with mismatch evoked potentials. Ann Neurol 45/4:495–503

Baynes K et al. (1998) Chronic auditory agnosia following Landau-Kleffner syndrome: a 23 year outcome study. Brain Lang 63/3: 381–425

Beitchman J et al. (2001) Fourteen-year follow-up of speech/language-impaired and control-children: psychiatric outcome. J Am Acad Child Adolesc Psychiatry 40/1:75–82

Belin P et al. (2000) Voice-selective areas in human auditory cortex. Nature 403/6767:309–312

Binder J (2000) The new neuroanatomy of speech perception. Brain 123:2371–2372

Biscaldi M, Gezeck S, Stuhr V (1998) Poor saccadic control correlates with dyslexia. Neuropsychologia 36/11:1189–1202

Bishop DV, Edmundson A (1987) Specific language impairment as a maturational lag: evidence from longitudinal data on language and motor development. Dev Med Child Neurol 29/4:442–459

Bishop DV et al. (1999) Auditory temporal processing impairment: neither necessary nor sufficient for causing language impairment in children. J Speech Lang Hear Res 42/6:1295–1310

Bohne S et al. (2000) Eine Kasuistik zur Differentialiagnose der Entwicklungsstörungen. Vortrag am XXVI. Kongress der Deutschen Gesellschaft für Kinder- und Jugendpsychiatrie und Psychotherapie, Abstractband, S 97

Bölte S et al. (2000) Zur Praxis der psychologischen Testdiagnostik in der deutschen Kinder- und Jugendpsychiatrie: Ergebnise einer Umfrage. Z Kinder Jugendpsychiatr Psychother 28/3:151–161

Brandeis D, Vitacco D, Steinhausen HC (1994) Mapping brain electric micro-states in dyslexic children during reading. Acta Paedopsychiatr 56/3:239–247

Braun K, Bogerts B (2001) Erfahrungsgesteuerte neuronale Plastizität. Nervenarzt 73:3–10

Breitenbach E, Lenhard W (2001) Aktuelle Forschung auf der Suche nach neurobiologischen Korrelaten der Lese-Rechtschreib-Störung. Z Kinder Jugendpsychiatr 29/3:167–177

Bühler C, Hetzer H (1977) Kleinkindertests. Springer, Berlin Heidelberg New York

Castell R et al. (2000) Lese- und Rechtschreibförderung von Kindern durch Computerprogramme. Z Kinder Jugendpsychiatr Psychother 28/4:247–253

Cattell RB, Weiß R, Osterland J (1979) Grundintelligenztest Skala 1. CFT 1. Westermann, Braunschweig

Chapman T, Stormont M, McCathren R (1998) What every educator should know about Landau-Kleffner syndrome. Focus on autism and other Developmental Disabilities 13:39–44

Cooke J, Williams D (1995) Therapie mit sprachentwicklungsverzögerten Kindern. Fischer, Stuttgart

Dannenbauer FM (1992) Grammatik, in Sprachtherapie mit Kindern. In: Baumgartner S, Füssenich I (Hrsg) Grundlagen und Verfahren. Reinhardt, München, S 123–203

Deegener G et al. (1997) Tübinger Luria-Christensen Neuropsychologische Untersuchungsreihe für Kinder (TÜKI), 2. Aufl. Beltz, Weinheim

Dellatolas G et al. (2000) Number processing and mental calculation in school children aged 7 to 10 years: a transcultural comparison. Eur Child Adolesc Psychiatry 9 [Suppl 2]:II102–110

Deloche G, Willmes K (2000) Cognitive neuropsychological models of adult calculation and number processing: the role of the surface format of numbers. Eur Child Adolesc Psychiatry 9 [Suppl 2]:II27–40

Duara R et al. (1991) Neuroanatomic differences between dyslexic and normal readers on magnetic resonance imaging scans. Arch Neurol 48/4:410–416

Eden GF et al. (1996) The visual deficit theory of developmental dyslexia. Neuroimage 4:S108–117

Eggert D (1971) LOS KF 18, Lincoln Oseretzky Skala, Kurzform zur Messung des motorischen Entwicklungsstandes von normalen und behinderten Kindern im Alter von 5–13 Jahren. Manual. Beltz, Weinheim

Eggert D (1975) HAWIVA. Der Hannover-Wechsler-Intelligenztest für das Vorschulalter. Huber, Bern

Eliez S et al. (2000) Morphological alteration of temporal lobe gray matter in dyslexia: an MRI study. J Child Psychol Psychiatry 41/5:637–644

Eslava-Cobos J, Mejia L (1997) Landau-Kleffner syndrome: much more than aphasia and epilepsy. Brain Lang 57/2:215–224

Esser G (1991) Was wird aus Kindern mit Teilleistungsschwächen. Enke, Stuttgart

Esser G et al. (2000a) Der Verlauf psychischer Störungen vom Kindes- zum Erwachsenenalter. Z Klin Psychol Psychother 29/4:276–283

Esser G et al. (2000b) Die Kurpfalzerhebung – Ziele, Methoden und bisherige Ergebnisse. Z Klin Psychol Psychother 29/4:233–245

Esser G, Schmidt MH (1994) Children with specific reading retardation – early determinants and long-term outcome. Acta Paedopsychiatr 56/3:229–237

Esser G, Wyschkon A (2000) Umschriebene Entwicklungsstörungen. In: Petermann F (Hrsg) Lehrbuch der klinischen Kinderpsychologie und -psychotherapie. Hogrefe, Göttingen Bern Toronto Seattle

Farmer M (2000) Language and social cognition in children with specific language impairment. J Child Psychol Psychiatry 41/5: 627–636

Flehmig I et al. (1973) Denver-Entwicklungsskalen. Testanweisung. Hamburger Spastikerverein, Hamburg

Flehming I (1972) Der »Denver-Suchtest« als Screening Methode. Kinderarzt 2:61–63

Frankenburg WK, Dodds JB (1967) The Denver Developmental Screening Test. J Pediatr 71:181–191

Fried L (1999) Lautbildungstest für Vorschulkinder (LBT). Hogrefe, Göttingen Bern Toronto Seattle

Frostig M, Lefever DW, Whittlesey JRB (1961) A developmental test of visual perception for evaluating normal and neurologically handicapped children. Percept Motor Skills 12:383–394

Galaburda AM et al. (1985) Developmental dyslexia: four consecutive patients with cortical anomalies. Ann Neurol 18/2:222–233

Geary DC (1993) Mathematical disabilities: cognitive, neuropsychological, and genetic components. Psychol Bull 114/2:345–362

Grigorenko EL (2001) Developmental dyslexia: an update on genes, brains, and environments. J Child Psychol Psychiatry 42/1:91–125

Grigorenko EL et al. (1997) Susceptibility loci for distinct components of developmental dyslexia on chromosomes 6 and 15. Am J Hum Genet 60/1:27–39

Grimm H, Schöler H (1991) Heidelberger Sprachentwicklungstest (HSET), 2. Aufl. Hogrefe, Göttingen

Grissemann H, Weber A (1993) Grundlagen und Praxis der Dyskalkulietherapie: Diagnostik und Interventionen bei speziellen Rechenstörungen als Modell sonderpädagogisch-kinderpsychiatrischer Kooperation. Huber, Bern

Gross-Selbeck G, Löffler H, Diener W (1997) Therapie der benignen Partialepilepsien. Epilepsie Blätter 10:z

Gruss M, Braun K (1997) Distinct activation of monoaminergic pathways in chick brain in relation to auditory imprinting and stressful situations: a microdialysis study. Neuroscience 76/3:891–899

Habib M (2000) The neurological basis of developmental dyslexia: An overview and working hypothesis. Brain 123:2373–2399

Haffner J et al. (1998) Effects and significance of specific spelling problems in young adults–empirical studies in an epidemiologic patient sample. Z Kinder Jugendpsychiatr Psychother 26/2: 124–135

Hein J, Bzufka MW, Neumarker KJ (2000) The specific disorder of arithmetic skills. Prevalence studies in a rural and an urban population sample and their clinico-neuropsychological validation. Eur Child Adolesc Psychiatry 9 [Suppl 2]:II87–101

Hellbrügge T et al. (1978) Münchener Funktionelle Entwicklungsdiagnostik. Erstes Lebensjahr. Urban & Schwarzenberg, München

Hemminger U et al. (2000) Diagnostic testing methods for skill assessment in reading, writing, and arithmetic. A critical review. Z Kinder Jugendpsychiatr Psychother 28/3:188–201

Interagency Committee o.L.D. (1987) Learning disabilities: a report to the U.S. Congress. Government Printing Office, Washington DC

Irwin K et al. (2001) Multiple subpial transection in Landau-Kleffner syndrome. Dev Med Child Neurol 43/4:248–252

Jung M, Gabriel KH, Stolle D (2000) (ESES-syndrome in child- and adolescent psychiatry). Z Kinder Jugendpsychiatr Psychother 28/1: 17–24

Kaderavek JN, Sulzby E (2000) Narrative production by children with and without specific language impairment: oral narratives and emergent readings. J Speech Lang Hear Res 43/1:34–49

Kastner-Koller U, Deimann P (1998) Der Wiener Entwicklungstest. Hogrefe, Göttingen

Klicpera C, Schabmann A, Gasteiger-Klicpera B (1993) Learning to read and write in compulsory education: a longitudinal study of the incidence and stability of reading and writing difficulties in a Vienna school district. Z Kinder Jugendpsychiatr 21/4:214–225

Köhler G, Engelkraut H, Hellbrügge T (1983) Neufassung des Münchener Funktionellen Entwicklungsdiagnostik für das zweite und dritte Lebensjahr. Kinderarzt 14:1405–1407

Kossmann J et al. (1996) Kognitive Leistungsprofile bei Kindern mit benignen Partialepilepsien. Epilepsie Blätter 9:13–15

Kushch A et al. (1993) Temporal lobe surface area measurements on MRI in normal and dyslexic readers. Neuropsychologia 31/8: 811–821

Landerl K (1996) Legasthenie in Deutsch und Englisch. Lang, Frankfurt am Main

Laucht M, Esser G, Schmidt MH (1992) (Behavioral disorders in infants and young children: a contribution to psychopathology of early childhood). Z Kinder Jugendpsychiatr 20/1:22–33

Laucht M, Esser G, Schmidt MH (2000) Längsschnittforschung zur Entwicklungsepidemiologie psychischer Störungen: Zielsetzung, Konzeption und zentrale Befunde der Mannheimer Risikokinderstudie. Z Klin Psychol Psychother 29/4:246–262

Laucht M et al. (1996) 4 1/2 years later: Mannheim risk children of preschool age. Z Kinder Jugendpsychiatr Psychother 24/2:67–81

Lee KM (2000) Cortical areas differentially involved in multiplication and subtraction: a functional magnetic resonance imaging study and correlation with a case of selective acalculia. Ann Neurol 48/4:657–661

Lewis C, Hitch GJ, Walker P (1994) The prevalence of specific arithmetic difficulties and specific reading difficulties in 9- to 10-year-old boys and girls. J Child Psychol Psychiatry 35/2:283–292

Lignac L et al. (1997) Acquired aphasia in a child with epilepsy (Landau-Kleffner syndrome). Comments apropos of a case with 1-year follow-up. Encephale 23/2:142–145

Lockowandt O (1996) Frostigs Entwicklungstest der visuellen Wahrnehmung (FEW), 8. Aufl. Beltz, Weinheim

Luna B, Thulborn KR, Munoz DP et al. (2001) Maturation of widely distributed brain function subserves cognitive development. Neuroimage 13:786–793

Mariotti P et al. (2000) Is ESES/CSWS a strictly age-related disorder? Clin Neurophysiol 111/3:452–456

Massa R et al. (2000) Landau-kleffner syndrome: sleep EEG characteristics at onset. Clin Neurophysiol 111 [Suppl 2]:87–93

Mayringer H, Wimmer H (1999) Kognitive Defizite lese-rechtschreibschwacher Kinder. Kindheit und Entwicklung 8/3:141–146

McArthur GM et al. (2000) On the »specifics« of specific reading disability and specific language impairment. J Child Psychol Psychiatry 41/7:869–874

Melchers P, Lehmkuhl G (2000) Neuropsychologische Diagnostik im Kindes- und Jugendalter. Z Kinder Jugendpsychiatr Psychother 28/3:177–187

Melchers P, Preuss U (1994) Kaufmann-Assessment Battery for Children (K-ABC; deutschsprachige Fassung). Swets & Zeitlinger, Amsterdam

Meyer-Probst B, Reis O (2000) Risikofaktoren und Risikobewältigung im Kontext – Schlussfolgerungen aus der Rostocker Längsschnittstudie nach 25 Jahren. Frühförd Interdiszipl 19:109–118

Michaelis R, Niemann G (1995) Entwicklungsneurologie und Neuropädiatrie. Grundlagen und diagnostische Strategien. Hippokrates, Stuttgart

Montgomery JW (2000) Verbal working memory and sentence comprehension in children with specific language impairment. J Speech Lang Hear Res 43/2:293–308

Morrell F et al. (1995) Landau-Kleffner syndrome. Treatment with subpial intracortical transection. Brain 118/1:1529–1546

Neubauer BA et al. (1998) Centrotemporal spikes in families with rolandic epilepsy: linkage to chromosome 15q14. Neurology 51/6:1608–1612

Neumarker KJ (2000) Mathematics and the brain: uncharted territory? Eur Child Adolesc Psychiatry 9[Suppl 2]:II2–10

Nordbeck R et al. (2000) Lamotrigin und Landau-Kleffner Syndrom: Zwei klinische Fälle. Epilepsie Blätter 13:12–13

Patry G, Lyagoubi S, Tassinari CA (1971) Subclinical "electrical status epilepticus" induced by sleep in children. A clinical and electroencephalographic study of six cases. Arch Neurol 24/3:242–252

Paulesu E et al. (2001) Dyslexia: cultural diversity and biological unity. Science 291/5511:2165–2167

Pennington BF et al. (1991) Evidence for major gene transmission of developmental dyslexia. Jama 266/11:1527–1534

Petermann F, Stein IA (2000) Entwicklungstest ET 6–6. Swets, Frankfurt am Main

Ramus F, Rosen S, Dakin SC (2003) Theories of developmental dyslexia: insights from a multiple case study of dyslexic adults. Brain 126:841–865

Rating D, Wolf C, Bast T (2000) Sulthiame as monotherapy in children with benign childhood epilepsy with centrotemporal spikes: a 6-month randomized, double-blind, placebo-controlled study. Sulthiame Study Group. Epilepsia 41/10:1284–1288

Raven JC (1976) The Coloured Progressive Matrices. Lewis, London

Rice ML et al. (2000) Acquisition of irregular past tense by children with specific language impairment. J Speech Lang Hear Res 43/5: 1126–1145

Robinson RO et al. (2001) Landau-Kleffner syndrome: course and correlates with outcome. Dev Med Child Neurol 43/4:243–247

Roth E, Warnke A (2001) Therapie der Lese-Rechtschreibstörung. Kindh Entw 10/2:87–96

Rourke BP, Conway JA (1997) Disabilities of arithmetic and mathematical reasoning: perspectives from neurology and neuropsychology. J Learn Disabil 30/1:34–46

Rumsey JM et al. (1997) A magnetic resonance imaging study of planum temporale asymmetry in men with developmental dyslexia. Arch Neurol 54/12:1481–1419

Scarborough HS (1990) Very early language deficits in dyslexic children. Child Dev 61/6:1728–1743

Schilling F, Kiphard EJ (1974) Körperkoordinationstest für Kinder (KTK). Beltz, Weinheim

Schmidtke A, Schaller S, Becker P (1980) Raven-Matrizen-Test CPM (Coloured Progressive Matrices), 2. Aufl. Beltz, Weinheim

Schulte-Korne G et al. (1998a) Auditory processing and dyslexia: evidence for a specific speech processing deficit. Neuroreport 9/2:337–340

Schulte-Korne G et al. (1998b) Evidence for linkage of spelling disability to chromosome 15. Am J Hum Genet 63/1:279–282

Schulte-Korne G et al. (1998c) Role of auditory temporal processing for reading and spelling disability. Percept Mot Skills 86:1043–1047

Schulte-Körne G et al. (2001a) Das Marburger Rechtschreib-Training – Ergebnisse einer Kurzzeit-Intervention. Z Kinder Jugendpsychiatr Psychother 29:7–15

Schulte-Körne G, Deimel W, Remschmidt H (2001b) Zur Diagnostik der Lese-Rechtschreibstörung. Z Kinder Jugendpsychiatr 29/2:113–116

Schulte-Körne G, Remschmidt H, Hebebrandt J (1993) Zur Genetik der Lese-Rechtschreibschwäche. Z Kinder Jugendpsychiatr 21:242–252

Schulte-Körne G, Remschmidt H (2003) Legasthenie – Symptomatik, Diagnostik, Ursachen, Verlauf und Behandlung. Dtsch Ärztebl 7:350–356

Shalev RS et al. (2000) Developmental dyscalculia: prevalence and prognosis. Eur Child Adolesc Psychiatry 9 [Suppl 2]:II58–64

Shaywitz SE (1998) Dyslexia. N Engl J Med 338/5:307–312

Shriberg LD, Kwiatkowski J (1994) Developmental phonological disorders. I: A clinical profile. J Speech Hear Res 37/5:1100–1126

Shriberg LD, Gruber FA, Kwiatkowski J (1994a) Developmental phonological disorders. III: Long-term speech-sound normalization. J Speech Hear Res 37/5:1151–1177

Shriberg LD, Kwiatkowski J, Gruber FA (1994b) Developmental phonological disorders. II: Short-term speech-sound normalization. J Speech Hear Res 37/5:1127–1150

Stanescu-Cosson R et al. (2000) Understanding dissociations in dyscalculia: A brain imaging study of the impact of number size on the cerebral networks for exact and approximate calculation. Brain 123:2240–2255

Stefanos GA, Grover W, Geller E (1995) Case study: corticosteroid treatment of language regression in pervasive developmental disorder. J Am Acad Child Adolesc Psychiatry 34/8:1107–1111

Stein J, Walsh V (1997) To see but not to read; the magnocellular theory of dyslexia. Trends Neurosci 20/4:147–152

Stein JF, Richardson AJ, Fowler MS (2000) Monocular occlusion can improve binocular control and reading in dyslexics. Brain 123/27: 164–170

Strehlow U (1998) Der Verlauf der umschriebenen Lese-Rechtschreibstörung. Sprache Stimme Gehör 22:1–52

Suchodeletz W von, Warnke A (1999) Artikulationsstörungen. http://www.uni-duesseldorf.de/AWMF/II/index.html

Tallal P (1999) Children with language impairment can be accurately identified using temporal processing measures: a response to Zhang and Tomblin. Brain Lang 65:395–403

Tallal P, Miller S, Fitch RH (1993) Neurobiological basis of speech: a case for the preeminence of temporal processing. Ann N Y Acad Sci 682:27–47

Tewes U (1983) HAWIK-R. Hamburg-Wechsler-Intelligenztest für Kinder. Revision 1983. Huber, Bern

Tewes U, Schallberger U, Rossmann K (1999) Hamburg-Wechsler-Intelligenztest für Kinder (HAWIK-III). Hogrefe, Göttingen Bern

Tomblin JB, Smith E, Zhang X (1997) Epidemiology of specific language impairment: prenatal and perinatal risk factors. J Commun Disord 30/4:325–343

Trauner D et al. (2000) Neurological and MRI profiles of children with developmental language impairment. Dev Med Child Neurol 42/7:470–475

Van Der Meulen S, Janssen P, Den Os E (1997) Prosodic abilities in children with specific language impairment. J Commun Disord 30/3:155–169

Wakai S et al. (1997) Landau-Kleffner syndrome and sulthiame. Neuropediatrics 28/2:135–136

Warnke A (1999) Umschriebene Entwicklungsstörungen schulischer Fertigkeiten. http://www.uni-duesseldorf.de/AWMF/II/index.html

Warnke A, Roth E (2000) Umschriebene Lese-Rechtschreibstörung. In: Petermann F (Hrsg) Lehrbuch der Klinischen Kinderpsychologie und -psychotherapie, 4. Aufl. Hogrefe, Göttingen Bern Toronto Seattle, S 454–476

Warnke A et al. (1999) Neurobiologie der Legasthenie. Kindh Entw 8/3:135–140

Weindrich D et al. (2000) Epidemiology and prognosis of specific disorders of language and scholastic skills. Eur Child Adolesc Psychiatry 9/3:186–194

Weiss RH (1987) Grundintelligenztest, Skala 2 (CFT 20) mit Wortschatztest (WF) und Zahlenfolgestest (ZF), 3. Aufl. Hogrefe, Göttingen

Wijngaert ED, Gommers K (1993) Language rehabilitation in the Landau-Kleffner syndrome: Considerations and approaches. Aphasiology 7:475–480

Willcutt EG, Pennington BF (2000) Psychiatric comorbidity in children and adolescents with reading disability. J Child Psychol Psychiatry 41/8:1039–1048

Zimmer R, Volkamer M (1987) Motoriktest für vier- bis sechsjährige Kinder (MOT 4–6), 2. Aufl. Beltz, Weinheim

Störungen der Motorik

C. Eggers

Die Motorik eines Menschen ist Teil seines gesamten Ausdrucksverhaltens. Das »Bewegungsgesamt«, vor allem aber Mimik und Gestik, sind gleichsam Spiegel seiner Persönlichkeit. In der Gebärde scheint die Persona des Menschen wider. Die Motorik des Kindes ist einem differenzierten Entwicklungsprozess unterworfen, der zugleich Gradmesser der geistig-seelischen Entwicklung ist, die in der philosophischen Anthropologie auch als »Personalisation« bezeichnet wird.

28.1 Zur Bedeutung der Motologie

Die motorischen Bewegungsabläufe werden durch zentralnervöse Strukturen gesteuert. Die motorischen Fertigkeiten des heranwachsenden Kindes sind daher wichtige diagnostische Parameter für das Niveau des jeweiligen zentralnervösen Reifezustands.

! Störungen und Verzögerungen der motorischen Entwicklung weisen auf entsprechende Beeinträchtigungen der neuralen und somit kognitiven Entwicklung hin.

Man spricht deshalb treffenderweise von der neuro- bzw. psychomotorischen Entwicklung des Kindes, die auch die Sensomotorik mit einschließt; denn Bewegung, Wahrnehmung und die multimodale Reiz-Signal-Verarbeitung auf verschiedenen Sinnesgebieten bilden einen integrativen Zusammenhang und stehen in einer intensiven und komplexen Wechselbeziehung zueinander.

Da die Bewegungsfähigkeit des Kindes zumindest in den ersten Lebensjahren eng mit der psychophysischen Gesamtentwicklung verzahnt ist, muss der Kinder- und Jugendpsychiater Kenntnisse über die Motologie haben. Unter Motologie wird die Lehre von der menschlichen Bewegung verstanden. Man unterscheidet die theoretische und die angewandte **Motologie**. Zu letzterer gehört die **Motopädagogik** bzw. **Motopädie** und die **Mototherapie**. Die Motopädie umfasst den Wissensstand über die normale motorische Entwicklung und deren Störungen und über die Diagnostik und Therapie motorischer Behinderungen. Die Motologie umfasst also mehrere Teilbereiche, die in Abb. 28.1 schematisch dargestellt sind. Dieser Überblick zeigt auch, dass die Motologie zu einer eigenen Disziplin herangewachsen ist und in jeder ambulanten,

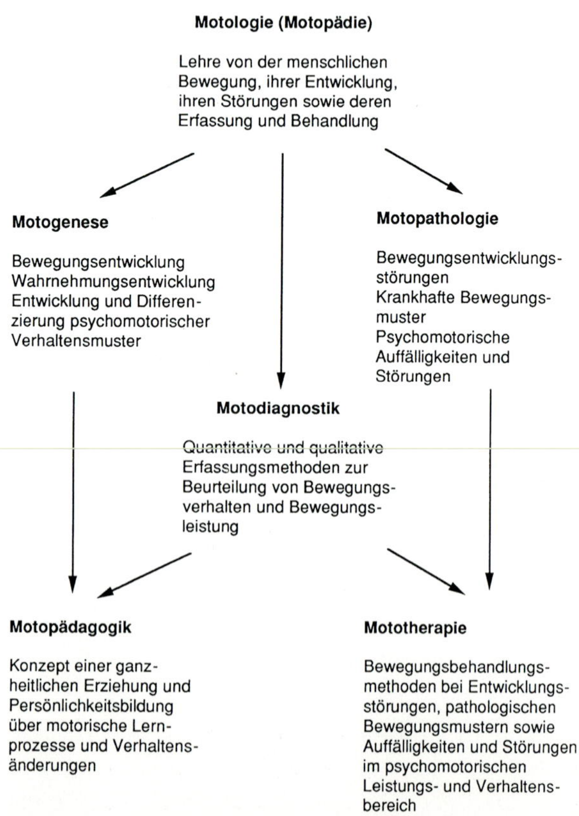

Abb. 28.1. **Übersicht über die verschiedenen motologischen Teilbereiche.** (Nach Eggert 1982)

teil- und vollstationären kinder- und jugendpsychiatrischen Einrichtung vertreten sein sollte.

Die in Abb. 28.1 dargestellten Komponenten der Motologie sind als jeweils aufeinander bezogene Teile einer Einheit zu verstehen. In der systemtheoretisch-konstruktivistischen Perspektive ist die Motologie als ein Beobachtungssystem aufzufassen, in dem der Motopäde als Beobachter fungiert, der dialogisch und selbstreflexiv auf das zu behandelnde Kind bezogen ist. Als Konsequenz dieser Sichtweise hat Hilbers (2000) in sehr feinsinniger Weise ein »verändertes psychomotorisches Selbstkonzept« entwickelt, »das sich der Möglichkeiten und Grenzen der intentionalen Einwirkung und des Verstehens bewusst ist«. Daraus folgt eine ganzheitlich orientierte, die jeweilige Individualität des Kindes und dessen spezifische sozioökonomischen und entwicklungsphysiologischen Bedingungen beachtende und wertschätzende pädagogische und therapeutische Haltung, die einen »Verzicht auf Interventions- und Steuerungsmacht« beinhaltet.

28.2 Entwicklung motorischen Verhaltens

Die motorische Entwicklung des Kindes beginnt intrauterin. Bereits in der 7./8. Schwangerschaftswoche sind komplexe Bewegungsmuster nachweisbar; die spontanen Bewegungen des Feten und Embryos sind zunehmend differenziert und koordiniert. Das Neugeborene verfügt über ein recht breites, schon pränatal nachweisbares Repertoire motorischer Fähigkeiten, die z. T. reflexhaft ablaufen (▶ s. Abschn. 1.2.2), aber schon von den ersten Lebensstunden an in einen sich allmählich zunehmend differenzierenden Austausch- und Integrationsprozess mit der Umwelt einbezogen und durch entsprechende Lernprozesse weiterentwickelt werden. Die ersten motorischen Reaktionen des Neugeborenen sind noch wenig koordiniert, und es bedarf längerer und durch immer wiederkehrende Wiederholungen kontingenter Reiz-Reaktions-Muster sich allmählich verfestigender Lernerfahrung, damit die motorischen Einzelleistungen des Neugeborenen und jungen Säuglings zu komplexeren Funktionsabläufen integriert werden können.

! Voraussetzung für einen regelrechten Verlauf der allgemeinmotorischen, visuomotorischen und sprachmotorischen Entwicklung des Säuglings ist nicht nur ein intaktes Zusammenspiel von zentralnervösen und peripheren Funktionen, sondern auch ein optimaler dialogischer Austausch des heranwachsenden Säuglings mit seiner unmittelbaren Bezugswelt (vgl. Kap. 1 und 2).

Denn die Ausgestaltung des Bewegungsverhaltens ist nicht nur genetisch vorprogrammiert, sondern sie wird von Anfang an durch die soziale Umwelt mit beeinflusst. Auf diese Weise wird die hohe Variabilität des motorischen Verhaltensrepertoires garantiert, die wiederum Grundlage für »Anpassungsfähigkeit, Ökonomie und Effizienz bei der Bewältigung von Anforderung« ist (Neuhäuser 2000).

Gegen Ende des 2. Lebensmonats erweitert sich das motorische Repertoire des Säuglings, und es kommt zu einer Zunahme der spontanen motorischen Aktivität. Die Entwicklung der willkürlichen Motorik geht über mehrere, immer differenzierter werdende Stufen, so z. B. für das Greifen in der zeitlichen Abfolge: Faustgriff, radialer Faustgriff, Scherengriff, unvollständiger Pinzettengriff, Pinzettengriff. Die Entwicklung der Fortbewegung aus der Bauchlage erfolgt über das Drehen in Bauchlage ohne Fortbewegung, das Robben (Fortbewegung mit Hilfe der Arme), das Kriechen (Fortbewegung mit Hilfe der Arme und Beine), das Kriechen mit Übergang in den Vierfüßlerstand, und schließlich kommt es zum Krabbeln, das wiederum die Weiterentwicklung zu den ersten Steh- und Gehversuchen ermöglicht.

! Die motorischen Entwicklungsabschnitte unterliegen ebenso wie die Entwicklung aller übrigen motorischen Funktionen einer großen inter- und intraindividuellen Variabilität.

Diese Variabilität wird noch dadurch erhöht, dass es auch im Verlauf der normalen motorischen Entwicklung zu zeitweiligen Regressionen kommt, was bei der Beurteilung der gesamtmotorischen Entwicklung stets zu beachten ist. Solche Regressionen treten vor allem vor dem Auftreten einer reiferen Entwicklungsstufe auf, sie sind also nicht ein Hinweis für eine Rückwärtsentwicklung, sondern lediglich ein Ausdruck für die Diskontinuität während der Entwicklung (Touwen 1984).

Eine gute Möglichkeit, der Komplexität der motorischen Entwicklung eines Kleinkindes gerecht zu werden, ist deren Beurteilung mit Hilfe des **Meilensteinkonzepts** (Michaelis u. Niemann 1999). Dieses Konzept basiert darauf, dass die motorische Entwicklung bei aller Variabilität bestimmte Knotenpunkte im Verlauf der Entwicklung erreicht, die unabdingbar sind für das Erlernen bestimmter motorischer Funktionen und schließlich des freien Gehens. Unerlässliche Voraussetzung für das Erlernen des freien Stehens und Gehens ist eine sichere Rumpf- und Kopfkontrolle, das sichere freie Sitzen, das Hochziehen zum Stehen und das Stehen mit Festhalten.

Ein Meilen- bzw. Grenzstein in der motorischen Entwicklung ist der Zeitpunkt, zu dem etwa spätestens 90–95% der gesunden Kinder einer Normpopulation eine bestimmte motorische Fähigkeit erworben haben. Durch das Meilen- bzw. Grenzsteinkonzept soll verhindert werden, dass vorschnell eine motorische Entwicklungsstörung diagnostiziert wird. Ein Kind wird dann erst als auffällig eingestuft, wenn ein bestimmter motorischer Entwicklungsschritt nicht bis zu einem Alter eingetreten ist, welches durch die 90. oder 95. Perzentile definiert wird.

Durch den Begriff »**Grenzstein**« wird andererseits aber zum Ausdruck gebracht, dass das Nichterreichen einer bestimmten motorischen Funktion zum Zeitpunkt des jeweiligen Meilen- bzw. Grenzsteins die absolute Notwendigkeit zu einer eingehenden Motodiagnostik zur Folge hat.

◻ Tabelle 28.1 fasst die Meilensteine der motorischen Entwicklung zusammen, die beobachtet oder erfragt werden müssen.

Nach dem 2. Lebensjahr ist eine Beurteilung der motorischen Qualität möglich, insbesondere die Beurteilung der Flüssigkeit motorischer Bewegungsabläufe, der motori-

◻ Tabelle 28.1. **Grenzsteine der Entwicklung.** (Aus Michaelis u. Niemann 1999)

Alter	Körpermotorik	Handmotorik	Kognitiv	Sprache	Sozialisation
3 Monate	Sicheres Kopfheben in Bauchlage, Abstützen auf die Unterarme	Hände, Finger werden über der Körpermittellinie zusammengebracht	Sich bewegende Objekte werden mit den Augen verfolgt	Differenziertes, intentionelles Schreien (Hunger, Unbehagen, Schmerz)	Anhaltender Blickkontakt; Versuch durch aktive Änderung der Kopflage Blickkontakt zu halten; Lächeln auf bekanntes und fremdes Gesicht
6 Monate	Beim langsamen Hochziehen zum Sitzen werden die Arme angebeugt, der Kopf wird in der Rumpfebene gehalten	Gegenstände, Spielzeug werden von einer Hand in die andere transferiert, palmares, radial betontes Greifen mit der ganzen Hand	Objekte werden von einer Hand in die andere transferiert und in den Mund gesteckt, Aktivitäten in nächster Umgebung werden aufmerksam verfolgt	Spontanes, variationsreiches Vokalisieren, für sich alleine und auf Ansprache (»Dialog«)	Zugewandtes Ansprechen, taktile Kontaktaufnahme, spielerischer rascher Lagewechsel löst vergnügliche Reaktionen aus; Freude an nonverbaler positiver Kommunikation
9 Monate	Sicheres, zeitlich nicht beschränktes freies Sitzen mit geradem Rücken und guter Kopfkontrolle	Gegenstände werden in einer oder in beiden Händen gehalten, taktil intensiv exploriert	Intensive Hand-Mund-Augen-Exploration von Objekten	Spontanes Vokalisieren mit längeren A-Lautreihungen (wa-wa-wa-ra-ra-ra)	Sicheres Unterscheiden bekannter und fremder Personen, mit und ohne Fremdeln
12 Monate	Stehen gelingt sicher mit Festhalten an Händen durch Erwachsene oder an Möbeln, Wänden	Pinzettengriff mit Daumen und Zeigefinger	Findet Objekt, das vor den Augen versteckt wurde, rasch wieder	Silbenverdoppelung mit »a« (mama, papa dada)	Fähig, selbst soziale Interaktionen zu initiieren, fortzuführen und zu beenden
15 Monate	Gehen mit Festhalten an Händen durch Erwachsene oder an Möbeln, Wänden	Zwei Klötzchen (Kantenlänge 2–3 cm) können nach Aufforderung (und Zeigen) aufeinander gesetzt werden	Objekte werden manipuliert, auf ihre einfachste Verwendbarkeit geprüft	Pseudosprache, Mama, Papa sinngemäß	Kinderreime, Fingerspiele, Nachahmspiele, rhythmische Spiele werden geschätzt
18 Monate	Freies Gehen mit sicherer Gleichgewichtskontrolle	Gegenstände, vom Kind in der Hand gehalten, werden auf Verlangen hergegeben, in ein Gefäß hineingetan oder herausgeholt	Baut Turm aus 2–4 Klötzen (Zeigen erlaubt), betrachtet gerne altersentsprechende Bilderbücher, zeigt auf Bekanntes, Rollenspiel mit sich selbst	Symbolsprache (wau-wau) mit »Überdehnungen« oder »Einenungen«	Einfache Gebote, Verbote werden ver standen und mehr oder weniger beachtet
2 Jahre	Kind rennt sicher, umsteuert dabei Hindernisse	Buchseiten werden einzeln umgedreht, Bonbons werden geschickt aus ihrer Umhüllung gewickelt	Kleine Rollenspiele (Puppe Bär), Ansätze zu eigeniniitiertem konstruktivem Spiel	Ein- bis Zweiwortsprache	Spielt für sich alleine im Raum, in dem Mutter sich nicht aufhält

Tabelle 28.1. (Fortsetzung)

Alter	Körpermotorik	Handmotorik	Kognitiv	Sprache	Sozialisation
3 Jahre	Beidbeiniges Abhüpfen von einer untersten Treppenstufe	Kleine Gegenstände werden präzise mit den vordersten Fingeranteilen ergriffen und an anderer Stelle wieder auf- oder eingesetzt	Zeichnet »Kopffüßler«; kommentiert was gemalt wurde; Objekte werden im Spiel in Bedeutung abstrahiert und so ge nützt; intensive »Als-ob-« und Rollenspiele	Drei- bis Fünfwort sätze; ich, du, Plural; redet für sich beim Spielen	Hilft gerne bei Haus-, Gartenarbeit; ahmt Tätigkeiten Erwachsener nach
4 Jahre	Wohlkoordiniertes Treten und Steuern eines Dreirades oder eines ähnlichen Fahrzeugs	Malstift wird korrekt zwischen den ersten 3 Fingern der Hand gehalten	W-Fragen; hört zu beim Vorlesen, bei Erklärungen; versteht Rollenspiele (Puppenstube, Kaufladen, Fahrzeuge) differenzierter, aber oft noch für sich alleine	Satzreihungen mit »und dann – und dann«; Erlebtes wird zeitlich und logisch in etwa richtig erzählt	Versteht, dass bei gemeinsamen Spielen auch andere Kinder an der Reihe sind; bereit zu teilen
5 Jahre	Treppen werden beim Auf- und Abgehen freihändig und mit Beinwechsel ohne Schwierigkeiten bewältigt	Kinderschere kann benutzt werden, Kleben und einfaches Basteln ist möglich, Vorlagen werden sauber ausgemalt	Intensives, detailliertes Rollenspiel auch mit anderen (Puppenstube, Bodenspiele, situatives Nachspielen); Konstruktionsspiele, mit und ohne Vorlagen	Praktisch fehlerfreie Aussprache; Erlebtes wird korrekt in logischer und zeitlicher Reihenfolge berichtet; richtige, aber oft noch einfache grammatikalische Strukturen	Kooperiert im Spiel mit anderen Kindern; versteht emotionale Äußerungen anderer Kinder, kann darauf eingehen (Trösten, Helfen)

schen Koordinationsfähigkeit und der Gleichgewichtskontrolle, also motorischer Qualitäten, die im Verlauf der folgenden Jahre weiter verfeinert und optimiert, aber nicht mehr grundsätzlich verändert werden (vgl. Tabelle 28.1).

Durch die sich differenzierende Motorik und parallel mit der Entwicklung motorischer Fertigkeiten wird das Kind in sich zunehmend optimierender Weise in die Lage versetzt, seine Umwelt zu erforschen und damit seinen Lebensraum zu erweitern. Die in wechselseitigen Assimilations- und Akkommodationsprozessen zwischen dem kindlichen Selbst und seiner Umwelt fortschreitende Differenzierung der motorischen Handlungsschemata ermöglicht es dem Kind, seine Vorstellungen über seine Umwelt und sein Verhältnis zu ihr immer weiter zu entfalten, und sie ist Voraussetzung für die wachsende Fähigkeit des Kindes, die Eigenschaften seiner Umwelt nicht nur zu entdecken, sondern sie auch zu erhalten oder zu verändern (Bronfenbrenner 1989).

! Aneignung von Weltwissen geschieht durch interaktives Handeln und nicht lediglich durch Aufnahme von Informationen. Motorik ist somit als »soziales Handlungsmuster« (Fischer 2000) zu verstehen, welches ein wesentlicher Bestandteil der Elaboration eines realitätsadäquaten Weltbezugs darstellt.
▼
Gleichzeitig ist sie grundlegend am Aufbau eines individuellen Selbstkonzepts und an der Identitätsbildung sowie am Erwerb von Ich-Kompetenz beteiligt.

Motorische, emotional-motivationale und kognitive Entwicklung sind letztlich als untrennbare Einheit zu verstehen, die jeweils nur aus didaktischen Gründen voneinander unterschieden werden, weil die Komplexität der kindlichen Entwicklung so schwer fassbar ist.

28.3 Störungen der motorischen Entwicklung

Im vorausgehenden Abschnitt wurde darauf hingewiesen, dass insbesondere im 1. Lebensjahr die motorische Entwicklung in einer engen Beziehung mit der kognitiven und psychischen Reifung steht, sodass letztere indirekt an motorischen Parametern abgelesen wird. Entwicklungsskalen in dieser Altersperiode bestehen deshalb im Wesentlichen aus motorischen Items. Bereits in Kap. 1 dieses Lehrbuchs wurde immer wieder auf die große Variabilität kindlicher Entwicklungspotenzen hingewiesen, Folge der herausragenden neokortikalen Evolution des Menschen und seiner »Weltoffenheit« (Scheler 1928).

Die in Tabelle 28.1 aufgelisteten Entwicklungsdaten sollen eine Hilfe bei der Bewertung motorischer Entwicklungsverzögerungen sein. Besteht der Verdacht auf eine solche, so sind genaue (entwicklungs-) neurologische und motologische Untersuchungen vorzunehmen, die unabdingbare Voraussetzungen für die ätiologische Beurteilung sind. **Ätiologisch** ist die gesamte Palette prä-, peri- und postnataler Hirnschädigungen zu berücksichtigen (vgl. auch Kap. 26). Zunächst ist jedoch zu klären, ob es sich lediglich um eine Reifeverzögerung handelt (Verlaufsbeobachtung), die durch eine kurzfristige krankengymnastische und mototherapeutische Behandlung behoben werden kann.

! Bei etwa 10–15% aller Kinder lässt sich eine verzögerte motorische Entwicklung feststellen, ohne dass immer eine organische Verursachung vorliegt oder nachweisbar ist.

Kinder mit prä- und perinatalen Komplikationen haben ein erhöhtes Risiko für eine motorische Entwicklungsverzögerung. Einen Überblick über Bewegungsstörungen bei Kindern gibt folgende Übersicht.

Synopse kindlicher Bewegungsstörungen
(aus Michaelis u. Niemann 1999, nach Berg 1994)

- Gesicht:
  - Blinzeln
  - Lidzittern
  - Oberlippentremor (»Rabbit-Syndrom«; feiner, schneller Tremor, der nur im Bereich der Oberlippenmuskulatur auftritt)
  - vorgeschobene Unterlippe
  - Lippenspitzen
  - Schmatzen
  - Saugbewegungen
  - Kaubewegungen
  - Zungenbewegungen bei geschlossenem Mund (»Bonbon-Zeichen«)
  - Herausstrecken der Zunge (klonische Form, tonische Form, »Fliegenfangen«)
  - Zungentremor
  - choreoathetoide Zungenbewegungen
  - Tics im Gesichtsbereich
  - Grimassieren
- Nacken und Rumpf:
  - Kopfnicken und -schütteln
  - Retrocollis
  - Torticollis spasticus
  - Drehbewegungen (Rumpf)
  - axiale Hyperkinese (ruckartiges Vor- und zurückbewegen der Hüften, das an Kopulierbewegungen erinnert; zu unterscheiden von Schaukelbewegungen, bei denen der Oberkörper vor- und zurückbewegt wird)
  - Schaukelbewegungen mit dem Oberkörper
- Obere Extremitäten:
  - ballistische Bewegungen
  - choreoathetoide Bewegungsstörungen
  - Pillendrehtremor
  - Streichen über Oberschenkel
- Untere Extremitäten:
  - Rotation und/oder Flexion in den Sprunggelenken
  - Bewegungen der Zehen
  - stampfende Bewegungen im Stehen
  - stampfende Bewegungen im Sitzen
  - Bewegungsunruhe der Beine (»restless legs«)
  - wiederholtes Übereinanderschlagen der Beine im Sitzen
- Körperhaltung:
  - Akathisie
  - abrupte zusammenhängende Bewegungsabläufe

Diagnostik

Die wichtigste Methode zur Beurteilung der motorischen Reife eines Kindes ist die exakte neurologische Untersuchung. Beim Kind ist die Beurteilung des psychomotorischen Entwicklungsstandes von zentraler Bedeutung. Sinnvoll ist die Anwendung möglichst standardisierter neuropädiatrischer Untersuchungsverfahren wie das von Touwen (1982) entwickelte Untersuchungsschema (Eggert 2000).

Zudem sind eine ganze Reihe von motorischen Entwicklungstests und Diagnoseverfahren zur Beurteilung der motorischen Fertigkeiten eines Kindes entwickelt worden (Eggert 2000).

Einen guten Überblick über das motorische Leistungsniveau eines Kindes geben neben anderen motometrischen Untersuchungsverfahren z. B. der »MOT 4–6« und der »Körperkoordinationstest für Kinder« (KTK). Er wurde von Kiphard u. Schilling (1974) entwickelt und ist für das 6.–14. Lebensjahr geeignet. Der jeweilige motorische Entwicklungsstand eines Kindes wird wie beim IQ in Form eines Motoquotienten (MQ) zusammengefasst.

Einige Aufgaben des KTK lassen sich gut ambulant durchführen, um einen ersten Eindruck über Körperkoordination, Lateralisation, Körperschema, Programmstabilität bzw. -instabilität, Reihenfolgestörungen (seriale Motorik), Dyspraxien, Metrik, Kraftdosierung, abnorme Mitbewegungen, Gleichgewichtsfunktionen, Feinmotorik und die visuomotorische Zielgenauigkeit zu erhalten (Eggert 2000).

Wichtig ist, dass nicht nur die motorische, sondern gleichzeitig auch die sprachliche, geistige und soziale Entwicklung des Kindes sowie die sensorischen und perzeptiven Fähigkeiten mit untersucht werden, da Störungen in diesen Bereichen mit motorischen Entwicklungsverzögerungen einhergehen können!

Therapie

Die Behandlung sollte individuell-ganzheitlich-integrativ ausgerichtet sein, d. h., sie muss dem jeweiligen psychophysischen Entwicklungsniveau des Kindes angepasst sein und sich an entwicklungspsychologischen Erfahrungen und Modellen orientieren. Bewährt hat sich dabei die Epistemologie von Piaget, die eine gute Basis für sensomotorische Übungsprogramme bietet. Sensorisch-integrative Trainingsprogramme sind von verschiedenen Autoren erarbeitet und beschrieben worden (Ayres 1979; Frostig 1980; Kiphard 1997), es sind dies grundlegende Werke der modernen Mototherapie, weshalb nachdrücklich auf sie verwiesen wird.

Bei allen mototherapeutischen und ergotherapeutischen Verfahren ist es wichtig, dass es zu einer dialogischen Beziehung zwischen dem Kind und seinem Therapeuten kommt in dem Sinne, dass das Kind in optimaler Aufnahme- und Handlungsbereitschaft möglichst selbst aktiv die Rolle des »Generators« übernimmt und der Therapeut sich empathisch auf Initiative, Signale und Gesten des Kindes einstellt und zum rechten Zeitpunkt die vom Kind gewünschten Ruhepausen toleriert, damit es die jeweils neue Information verarbeiten und sich ausruhen kann.

Es ist wichtig, die therapeutisch wirksamen Anregungen auf das jeweilige Niveau der Aufnahmebereitschaft und Belastbarkeit des Kindes abzustimmen und das Kind in eine optimale Aktiviertheit zu führen. Dies bedeutet, dass eine optimale Homöostase zwischen altvertrautem Erfahrungsschatz und anregender Neuheit der angebotenen Stimuli hergestellt wird.

28.4 Spezielle motorische Störungen

Motorische Störungen können sich in vielfältiger Form äußern. Bei Beeinträchtigungen des peripheren oder zentralen Neurons kommt es entsprechend zu schlaffen oder spastischen Paresen einzelner Muskeln, Muskelgruppen, Extremitäten und anderer Körperteile und, je nach Ausmaß der betroffenen zentralen Motoregion, zu Halbseitenlähmungen oder gar zu Paraplegien der unteren oder oberen Körperhälfte oder auch des gesamten Körpers.

Für die Kinderpsychiatrie relevant sind Störungen des Bewegungsverhaltens. Hier sind das zentrale und periphere motorische Neuron intakt, gestört dagegen ist das Bewegungsmuster. Für dessen Ausgestaltung sind in erster Linie das sog. extrapyramidalmotorische System und das Kleinhirn zuständig. Beeinträchtigungen der extrapyramidalen Motorik zeigen sich in verschiedenen Dyskinesien (Athetose, Chorea, Dystonie). Sie sind abzugrenzen von motorischen Tics, die nicht ausschließlich organisch bedingt sind und bei denen ätiologisch vermutlich dispositionell eine Funktionsschwäche im Bereich der Basalganglien eine Rolle spielt (► s. Abschn. 28.4.5). Zerebelläre Störungen äußern sich in Form von Ataxie, Apraxie und Dyspraxie.

28.4.1 Infantile Zerebralparese

Definition, Häufigkeit und Symptomatik

Zerebralparesen sind bleibende, nichtprogrediente Störungen der Motorik, die phänomenologisch wandelbar sind und mit unterschiedlich ausgeprägten Beeinträchtigungen der motorischen und sprachlichen Entwicklung einhergehen können. Komorbid können Intelligenzstörungen, zerebrale Anfälle und Verhaltensauffälligkeiten hinzukommen.

Die Häufigkeit der infantilen Zerebralparese bei neugeborenen Kindern wird auf 0,2–0,25% geschätzt.

Es gibt verschiedene Formen infantiler Zerebralparesen, je nach Vorherrschen neurologischer Symptome: spastisch-tetraplegische, spastisch-diplegische, spastisch-hemiplegische, hypotone, dyskinetische, ataktische Formen. Sie können miteinander kombiniert sein, z. B. hypoton-ataktische Form – hypotone und ataktische Symptome kommen häufig gemeinsam vor – oder hypoton-hypertone Mischformen einer Zerebralparese.

Einen Überblick über die klinische Symptomatologie bei den verschiedenen Formen der infantilen Zerebralparese gibt ◘ Tabelle 28.2.

Diagnose und Differenzialdiagnose

Zur Diagnose gehört eine exakte Erhebung der Vorgeschichte, insbesondere der Schwangerschafts- und Geburtsanamnese. Bei der neuropädiatrischen Untersuchung ist besonders auf das Bestehen von Reflexasymmetrien, Hyper- und Hyporeflexien, von Pyramidenbahnzeichen, ataktischen und extrapyramidalmotorischen Symptomen (choreatische und athetotische Bewegungsanomalien), auf den Nachweis noch bestehender, aber nicht mehr altersgerechter motorischer Reaktionen und Reflexe des Neugeborenen- und frühen Säuglingsalters (► s. Abschn 1.2.2), auf die Beurteilung des Muskeltonus (Hypotonie, Hypertonie), auf das Fehlen von Stütz- und Haltungsreaktionen und natürlich auf Verzögerungen der statomotorischen Entwicklung (► s. Tabelle 28.1) zu achten.

Tabelle 28.2. **Klinische Symptomatologie infantiler Zerebralparesen.** (Nach Hagberg u. Lundberg 1969)

Syndrom	Symptomatik
Spastische Tetraplegiesyndrome (bilaterale Hemiplegie)	Spastische Paresen an den oberen Extremitäten, ebenso oder stärker ausgeprägt an den Beinen, häufig Beugekontrakturen. Oft hochgradige geistige Behinderung, auch Epilepsie, schwere Sprachstörung (Pseudobulbärparalyse)
Spastische Diplegiesyndrome	Mehr oder weniger symmetrische spastische Paresen der Extremitäten. Beine und Füße stärker betroffen als Arme und Hände. Bei bevorzugtem Befall der Beine (Paraplegie) durch sorgfältige Untersuchung fast immer auch leichte Dysfunktion der Hände nachzuweisen. Mitunter hochgradige Behinderung an allen Extremitäten, Arme jedoch immer etwas weniger betroffen als Beine
Spastische Hemiplegiesyndrome	Spastische Halbseitenlähmung mit entsprechenden Symptomen: mitunter leicht dyskinetischer Charakter, nicht selten unterschiedlich starke Ausprägung an oberer und unterer Extremität
Hypotoniesyndrome	Allgemeine Verminderung des Muskeltonus mit Überstreckbarkeit der Gelenke bei meist normalen oder gesteigerten Muskeleigenreflexen; statische Funktionen oft stark beeinträchtigt (atonisch-astatisches Syndrom Foerster); häufig geistige Behinderung, mitunter zerebrale Anfälle
Dyskinetisches Syndrom (Syndrome des Tonuswechsels)	Schwere Tetraplegie, motorische Entwicklung auf neonataler oder frühkindlicher Stufe; abnormer Wechsel des Muskeltonus (Dystonie oder veränderliche Rigidität); deutliche Persistenz neonataler oder frühkindlicher Reflexmuster und Reaktionen; athetotische Hyperkinesie, jedoch nicht immer (mitunter auch choreatische, dystone oder ballistische Bewegungsstörung), häufig keine abnormen Pyramidenbahnzeichen
Kongenitale Ataxiesyndrome	Kongenitale zerebellare Ataxie; Unfähigkeit, Willkürbewegungen zu koordinieren (Dyssynergie), mit Gangunsicherheit, Dysmetrie, Intentionstremor; verzögerte statomotorische Entwicklung; Muskelhypotonie
Ataktische Diplegie	Dyssynergiesymptome hauptsächlich an den oberen Extremitäten; spastische Zeichen an den Beinen
Syndrome mit Gleichgewichtsstörung (Dysäquilibriumsyndrom)	Schwierigkeiten im Beibehalten der aufrechten Körperposition bei gestörter Lageempfindung des Körpers im Raum

! Besonders eine verzögerte psychomotorische Entwicklung kann erstes Hinweiszeichen für das Vorliegen einer infantilen Zerebralparese (ICP) sein, vor allem, wenn gleichzeitig Störungen des Muskeltonus nachweisbar sind.

Eine entsprechende Krankengymnastik nach Bobath oder Vojta sollte dann schon eingeleitet werden, auch wenn die übrigen Symptome einer ICP mit endgültiger Sicherheit häufig erst gegen Ende des 1. Lebensjahres oder im 2. Lebensjahr diagnostiziert werden können.

Differenzialdiagnostisch muss die ICP von progredienten neurometabolischen oder neurodegenerativen Erkrankungen, neuromuskulären Störungen und Entzündungen oder Tumoren des ZNS abgegrenzt werden.

Genese und soziale Bedeutung

Die Ursachen der infantilen Zerebralparese sind vielfältig; es kommt das ganze Spektrum prä-, peri- und postnataler Hirnschädigungen in Frage, die ausführlich in Kap. 26 abgehandelt worden sind. Pränatale Entwicklungsstörungen stehen dabei im Vordergrund. Bei der extrapyramidalen Form ist häufig ein sog. Kernikterus infolge einer perinatalen Hyperbilirubinämie die Ursache.

Für die Beurteilung der sozialen Auswirkungen infantiler Zerebralparesen ist es wichtig festzustellen, wie weitgehend die motorische Behinderung ist und ob und ggf. in welchem Ausmaß zusätzliche sensorische und/oder intellektuelle Beeinträchtigungen vorhanden sind. Dies ist von großer Bedeutung für eine multimodal ausgerichtete ganzheitliche Frühförderung.

Therapie und Prognose

Die Therapie hat sich nach der Art der motorischen Behinderung zu richten und auf den jeweiligen psychophysischen Entwicklungsstand Rücksicht zu nehmen. Krankengymnastische Maßnahmen nach Bobath und Vojta haben sich bewährt und sollten frühestmöglich eingeleitet werden. Die von Vojta entwickelte Methode ist sehr effektiv, aber auch für den betroffenen Säugling und seine Mutter sehr belastend und u. U. quälend, sodass darauf geachtet werden muss, ob sie der Mutter-Kind-Beziehung wirklich nicht schadet. Sie ist nur bei beidseitiger Akzeptanz zu empfehlen. Die Vojta-Behandlung wird als besonders wirksam zur Haltungsstabilisation und Muskelstimulation angesehen.

Die Bobath-Methode ist dagegen gut in der Lage, bewegungsarme und bewegungsträge Kinder zu stimulieren; ein großer Vorteil dieser Methode ist der aufbauende Charakter; die ganzheitliche Mutter-Kind-Interaktion (»handling«) ist elementarer Bestandteil der Übungsbehandlung nach Bobath. Sowohl die Methode nach Bobath als auch das Verfahren nach Vojta haben ein hohes Maß an Beobachtungsgabe und Einfühlungsvermögen zur Voraussetzung.

! Wichtig ist die Kooperation der Eltern, sie sind behutsam und sorgfältig über die vorliegende Störung aufzuklären und in die Behandlung mit einzubeziehen. Wichtig ist ebenfalls die adäquate Beratung in Bezug auf angemessene Frühförderungsprogramme und entsprechend geeignete und möglichst ortsnah gelegene Institutionen.

28.4.2 Extrapyramidalmotorische Störungen

Definition

Der Begriff »extrapyramidalmotorische Störung« ist unglücklich gewählt, weil auch die Pyramidenbahnen häufig mit einbezogen und an der Generierung abnorm-unwillkürlicher Bewegungen beteiligt sind. Das Bewegungsgesamt wird durch eine differenzierte und komplexe Interaktion verschiedener kortikaler und subkortikaler Systeme garantiert, wobei die zum extrapyramidalmotorischen System gehörenden Basalganglien eine entscheidende Rolle spielen. Sie sind für die Integration der verschiedenen Bewegungsprogramme des Menschen und damit für die Herstellung eines Bewegungsplans wesentlich mitverantwortlich. Eine schematische Darstellung der dabei beteiligten neuralen Strukturen gibt ◻ Abb. 28.2.

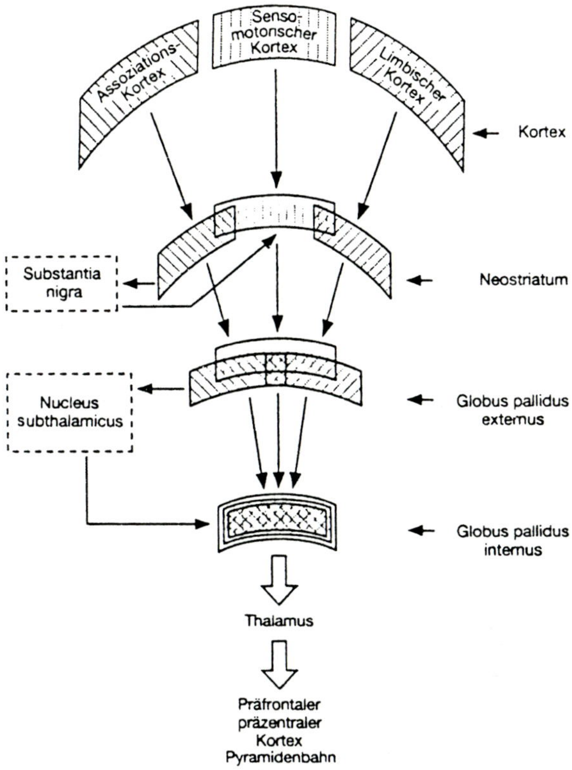

◻ Abb. 28.2. **Schematische Darstellung des anatomisch-funktionellen Zusammenspiels zwischen Kortex, Basalganglien, Thalamus und Pyramidenbahn.** (Aus Kolbe 1993, nach Delong et al. 1990)

Symptomatik

Extrapyramidalmotorische Störungen können sich unter verschiedenen Bewegungsanomalien äußern. Man kann sie in hyperkinetische und hypokinetische Formen unterteilen.

Zu den hyperkinetisch-hypotonen Formen gehört die Chorea. Sie kann einseitig oder doppelseitig auftreten. Sie manifestiert sich in Form rascher, plötzlich einsetzender, zielloser Bewegungen wechselnder Lokalisation. Sie sind nicht steuerbar und treten in der Kopfregion, im Rumpfbereich und in den Extremitäten gleichzeitig auf. Der Muskeltonus ist herabgesetzt. Das Kind ist bemüht, die störenden, unwillkürlich auftretenden Bewegungen durch Verlegenheitsgesten zu verdecken, was jedoch nur sehr unvollkommen gelingt. Auch die Willkürmotorik ist durch die einschießenden extrapyramidalmotorischen Bewegungsabläufe beeinträchtigt. Letztere werden durch Stresssituationen, exterozeptive Reize und effektive Erregungen verstärkt. Im Schlaf treten sie dagegen nicht oder nur stark gemildert auf. Die Schrift ist ausfahrend und verschmiert. Häufig ist die Chorea mit langsamen, wurmförmig ablaufenden athetoiden Bewegungen kombiniert.

! Die zwei Hauptformen einer choreatischen Bewegungsstörung sind die Huntington-Chorea und die Sydenham-Chorea (Chorea minor).

Huntington-Chorea

Der Morbus Huntington (Huntington-Chorea) ist eine progressiv verlaufende, degenerative Störung mit einer Häufigkeit von ca. 1:10.000. Der Erbgang ist autosomal dominant. Der Gendefekt liegt auf dem Chromosom 4p16 und kodiert ein Protein mit unbekannter Funktion, das sog. Huntingtin. Etwa 1–2% der Erkrankungsfälle manifestieren sich vor dem 10., 5% vor dem 14. und etwa 10–20% vor dem 20. Lebensjahr. Eine molekulargenetische Untersuchung an 155 Familien mit Huntington-Chorea ergab eine Erkrankungshäufigkeit von 1,9% im Alter vor 10 Jahren. Die Kinder zeigten eine ausgeprägte Trinukleotidexpansion (CAG) (Rasmussen et al. 2000). CAG-Expansionen von mehr als 55 Repeats korrelieren häufig mit einem jugendlichen Erkrankungsalter (Ho et al. 2001).

! Je höher die Zahl der CAG-Repeats, desto früher ist der Erkrankungsbeginn.

Typisch für die **kindliche Manifestationsform** sind akinetisch-hypokinetische Symptome: Rigidität, Armut der Gesichtsmotorik, Ausbleiben assoziierter Bewegungen, verminderte Willkürmotorik, zerebrale Anfälle, Lernstörungen und ein rascher Krankheitsverlauf. Auf der Verhaltensebene kommt es zu Schulunlust, kognitiven Beeinträchtigungen und uncharakteristischen Verhaltensauffälligkeiten mit Stimmungsschwankungen und schließlich zu einem zunehmenden Abbau der intellektuellen Leistungsfähigkeit. Die Sprache ist bei der Huntington-Chorea explosiv, zerhackt und wird zunehmend unverständlich. Neurologisch zeigt sich ein gesteigertes Reflexverhalten, die Pyramidenbahnzeichen sind positiv.

Zerebelläre Symptome kommen in etwa 50%, eine okulomotorische Apraxie in 20% der Fälle vor. 30–50% der juvenilen Choreatiker haben generalisierte, tonisch-klonische und/oder myoklonische Krampfanfälle, nicht selten tritt der Tod im Status epilepticus ein. Anfänglich choreatische Bewegungsabläufe sind im Gegensatz zur klassischen hyperkinetisch-choreatischen Form eher flüchtig und gehen in ein dyston-rigides Bild über. Der Patient nimmt eine bizarre, steife Körperhaltung ein, die mit Muskel- und Gelenkkontrakturen einhergeht. Schließlich bleibt er bis zu seinem Tod immobilisiert. CT- und MRT-Befunde zeigen eine Ventrikelerweiterung und eine Atrophie vor allem im Bereich des Caudatum-Kopfes.

! Der Verlauf der Huntington-Chorea ist im Kindes- und Jugendalter rasch progredient.
Bei Kindern mit diagnostisch unklarer Muskelrigidität mit oder ohne choreatische Bewegungsstörungen, epileptischen Anfällen und dementivem Abbau sollte eine molekulargenetische Untersuchung zur Klärung der Diagnose durchgeführt werden!

Sydenham-Chorea

Die Chorea minor (Sydenham-Chorea) ist nicht genetisch, sondern entzündlich bedingt und kommt im Rahmen akuter rheumatischer Infektionen oder auch anderer viraler und bakterieller Infekte vor. In pathogenetischer Hinsicht spielen streptokokkenbedingte Autoimmunprozesse im ZNS eine Rolle. Histopathologisch findet sich eine Vaskulitis der kortikalen Arteriolen mit Zellinfiltrationen in die graue und weiße Substanz. In erster Linie sind der zerebrale Kortex, das Caudatum und subthalamische Kerne betroffen. Die choreatische Bewegungsstörung geht auf eine funktionelle Überaktivität des dopaminergen Systems zurück.

Die klinischen Hauptsymptome sind Chorea, Hypotonie und emotionale Labilität. Die Chorea ist meistens beidseitig symmetrisch, obwohl bei Kindern auch nur eine Körperhälfte betroffen sein kann. Die choreatischen Bewegungen sind vorwiegend im Kopf- und Rumpfbereich und im Bereich der distalen Extremitäten ausgeprägt. Dysarthrische Sprachstörungen sind häufig, bis zur Unverständlichkeit. Typisch sind Perioden mit unkontrollierten Schreiattacken und extremen Stimmungsschwankungen.

Für die Chorea minor ist ein subakuter, regressiver Verlauf typisch. Sie kann mehrere Monate lang, bis 2 Jahre andauern, in etwa 20% der Fälle kommt es zu Rückfällen. Ein stationärer Verlauf kann auf perinatale Sauerstoffmangelschädigung hinweisen, ist aber auch nach Virusenzephalitiden, nach einer tuberkulösen Meningitis und bei Lues connata zu beobachten.

Athetose

Eine seltene Form einer extrapyramidalmotorischen Bewegungsstörung ist die **Athetose**. Dabei handelt es sich um distinkte, unregelmäßige, aber häufig kontinuierliche wurmförmige Bewegungen der Extremitäten, vor allem der distalen Abschnitte sowie des Rumpfes. Die Armbewegungen bestehen alternierend aus Supination und Pronation in Kombination mit Flexions- und Extensionsbewegungen. Häufig kommt es zu einer Überstreckung und anschließenden Beugung der Finger. Die Bewegungen werden durch Stress verstärkt.

Nichtepileptische paroxysmale Bewegungsstörungen

Ebenfalls selten, aber in differenzialdiagnostischer Hinsicht wichtig, sind nichtepileptische paroxysmale Bewegungsstörungen, die sich typischerweise im Kindes- und Jugendalter manifestieren und von fokalen Grand-mal Anfällen einerseits und extrapyramidalen choreatiformen Bewegungsstörungen andererseits abzugrenzen sind. Diese paroxysmalen Bewegungsstörungen treten sporadisch oder familiär gehäuft auf. Zu unterscheiden sind die

- paroxysmale dystone Choreoathetose (PDC) und die
- paroxysmale kinesiogene Choreoathetose (PKC).

Paroxysmale dystone Choreoathetose. Die paroxysmale dystone Choreoathetose (PDC) beginnt meistens im Säuglingsalter, sonst im Kindes- oder jungen Erwachsenenalter. Typisch sind Sekunden bis Minuten lang andauernde Auren: Müdigkeit, Engegefühl, Kribbeln, Taubheitsgefühle und andere Parästhesien. Anschließend kommt es zu paroxysmalen dystonen oder choreatischen Hyperkinesien, meistens unilateral oder zumindest asymmetrisch. Die Bewegungsstörung beginnt in der Regel proximal und geht dann auf die unteren Extremitäten über. Typisch sind langsame Streck- oder Spreizbewegungen der Finger und eine ipsilaterale Supination des Fußes. Manchmal sind vorwiegend oder ausschließlich die Extremitäten, manchmal nur Gesicht und Rumpf betroffen. Es kann zur Blickwendung nach oben und zu dysarthrischen Sprachstörungen kommen. Kognitive oder intellektuelle Einbußen kommen **nicht** vor. Die Dauer der dystonen bzw. choreatischen Episoden schwankt zwischen wenigen Minuten und mehreren Stunden. Die Häufigkeit liegt zwischen mehrfachen täglichen Attacken und nur wenigen Attacken innerhalb eines Jahres. Eine tageszeitliche Bindung besteht nicht, im Schlaf treten keine Attacken auf. Die paroxysmalen Bewegungsstörungen können durch psychische und physische Stresssituationen provoziert werden. Die PDC tritt überwiegend familiär auf, bei wahrscheinlich autosomal dominantem Erbgang.

Paroxysmale kinesiogene Choreoathetose. Die paroxysmale kinesiogene Choreoathetose (PKC) ist die häufigste Form einer paroxysmalen Dystonie bzw. Choreoathetose. Der Beginn liegt in der Regel im Schulalter, Jungen sind im Verhältnis 4:1 deutlich häufiger betroffen als Mädchen. Das klinische Bild ähnelt dem der paroxysmalen dystonen Choreoathetose (PDC). Die PKC tritt in der Regel jedoch unilateral auf. Typischerweise beginnt ein Paroxysmus mit einer einseitigen Anteversion des Arms aus der Schulter heraus und einer anschließenden Armbeugung im Ellenbogen, wobei die Finger sich verkrallen. Es können auch faziale Dyskinesien auftreten. Zum Teil setzen die Kinder ihre bisherige Tätigkeit fort, z. T. fallen sie zu Boden. Die Dauer der Attacken ist kürzer als bei der PDC und beträgt nur wenige Sekunden bis 5 Minuten. Die Häufigkeit ist dagegen sehr viel höher, mit bis zu 100 Attacken täglich und mehr. Typische Auslöser sind plötzliche Willkürbewegungen bei Schreck oder emotionaler Anspannung. Auch die PDC kommt wie die PKC idiopathisch-familiär (autosomal dominant vererbt?) oder idiopathisch-sporadisch vor.

Diagnose und Differenzialdiagnose

Choreatische Bewegungsstörungen

Choreiforme Bewegungen können im Kindesalter, vor allem vor dem 8. Lebensjahr, vorübergehend auftreten, sind inkonstant und im Gegensatz zur **Chorea** wenig ausfahrend. Die neurologische Untersuchung deckt bei der Chorea einen herabgesetzten Muskeltonus auf, der Patellarsehnenreflex ist tonisch verlängert (»Gordon-Reflex«). Beides ist differenzialdiagnostisch wichtig, z. B. bei der Abgrenzung vom Tic bzw. vom Gilles-de-la-Tourette-Syndrom. Tics gehen ohne die beschriebenen neurologischen Normabweichungen einher und sind in der Regel – so beim einfachen Tic – auf den Kopf-Schulter-Bereich beschränkt. Das **Gilles-de-la-Tourette-Syndrom** beginnt in der Regel früher.

Choreatische Bewegungsstörungen sind von den sog. **Frühdyskinesien** bei Neuroleptikatherapie abzugrenzen. Sie treten in der Regel in Form paroxysmaler dystoner Muskelverkrampfungen vorzugsweise im Kopf- und Schulterbereich auf (Tortikollis, Zungen-, Schlund- und Schluckkrämpfe, kloßige Sprache, Blickkrämpfe, Opisthotonushaltung, Hyperkinesien und tonische Verkrampfungen der mimischen Muskulatur, das als Grimassieren imponiert, sowie torsionsdystone Bewegungen der Nacken- und Halsgegend oder der oberen Extremitäten). Im Gegensatz zu den Frühdyskinesien sind die neuroleptikabedingten Parkinson-Symptome bei Kindern in der Regel milder ausgeprägt und lassen sich durch orale Anti-Parkinson-Mittel gut beeinflussen.

Die **Huntington-Chorea** ist im Kindesalter von Parkinson-Syndromen abzugrenzen, da sie in dieser Altersphase in etwa 50% der Fälle in der **akinetisch-rigiden Form** (Westphal) in Erscheinung tritt mit Akinese, Rigor und Tremor.

In differenzialdiagnostischer Hinsicht ist auch ein **Morbus Wilson** (hepatolentikuläre Degeneration, ► s. Abschn. 26.10.1) auszuschließen, der neurologisch durch die Trias: Tremor, Dysarthrie und Rigor/Dystonie gekennzeichnet ist. Als Folge der Dystonie kommt es später zu bizarren Bewegungs- und Haltungsmustern. Auch beim M. Wilson sind die Muskeleigenreflexe gesteigert, und die Pyramidenbahnzeichen sind in 20% der Fälle positiv. Die Differenzialdiagnose gelingt durch den Kayser-Fleischer-Kornealring und die Bestimmung des Zöruloplasmin- und Kupferspiegels im Serum (► s. Abschn. 26.10.1).

Die Huntington-Chorea ist differenzialdiagnostisch auch von der seltenen nichtprogressiven, benignen, erblichen Chorea abzugrenzen, die autosomal dominant vererbt wird, in früher Kindheit mit Chorea, Rumpfataxie und Tremor beginnt und sich mit zunehmendem Alter bessert.

Bei den **paroxysmalen Choreoathetosen** sind differenzialdiagnostisch eine Hyperglykämie, ein Diabetes mellitus und ein Hypoparathyreoidismus auszuschließen.

Athetose

Mit Choreoathetose und zunehmender Rigidität und Spastizität der unteren und schließlich der oberen Gliedmaßen geht die **Hallervorden-Spatz-Krankheit** einher, die auf einer autosomal rezessiv vererbten Pigmentdegeneration des Globus pallidus und der Substantia nigra beruht, gegen Ende des 1. Lebensjahres, im 2. Lebensjahr oder im Schul- oder im Erwachsenenalter beginnt, chronisch-progredient verläuft und mit Sprachabbau und Demenz einhergeht.

Parkinson-Symptome kennzeichnen weitere heredodegenerative Erkrankungen, die ebenfalls autosomal rezessiv vererbt werden wie die Fahr-Krankheit (familiäre idiopathische Verkalkung der Basalganglien) und die pallidonigrale Degeneration.

Dystonien

Die Dystonie ist gekennzeichnet durch simultane dystone Kontraktionen von Agonisten und Antagonisten, wodurch es zu vorübergehenden ungewöhnlichen, »verkrampften« Körperhaltungen kommt. Im Kindesalter kommen solche Dystonien in erster Linie bei der Dystonia musculorum deformans, beim Morbus Wilson, bei der Hallervorden-Spatz-Krankheit und bei der neuronalen Zeroidlipofuszione vor. Ein Überblick zur Differenzialdiagnostik choreatischer und dystoner Bewegungsstörungen findet sich in folgender Übersicht.

Ursachen differenzialdiagnostisch relevanter choreatischer und dystoner Bewegungsstörungen im Kindesalter

- M. Addison
- Hypokalzämie
- Hypoparathyreoidismus
- Kernikterus
- M. Wilson
- Phenylketonurie
- GM_2-Gangliosidose
- Metachromatische Leukodystrophie
- Glutarazidurie Typ I
- Segawa-Syndrom
- Lesh-Nyhan-Syndrom
- M. Fabry
- Ataxia teleangiectatica (Louis-Bar-Syndrom)
- Tuberöse Hirnsklerose
- Familiäre Basalganglienverkalkung
- Neuroaxonale Dystrophie
- Dystonia musculorum deformans
- Hallervorden-Spatz-Syndrom
- M. Friedreich
- M. Huntington
- Sturge-Weber-Syndrom
- M. Leigh
- Familiäre Choreoathetose
- Hirntumoren
- Gilles-de-la-Tourette-Syndrom
- Vergiftungen:
  - Kohlenmonoxid
  - Butyrophenone
  - Phenothiazine
  - Carbamazepin
  - Lithium
  - Quecksilber
  - Orale Kontrazeptiva

Neben den in der Übersicht genannten **sekundären Dystonien**, die im Rahmen familiärer Stoffwechselstörungen Speicherkrankheiten oder bei familiären neurodegenerativen Erkrankungen auftreten und die mit dementiven Entwicklungen einhergehen (▶ s. Kap. 26) gibt es eine Reihe von **primären Dystonien**, die zum großen Teil genetisch bedingt sind und autosomal dominant oder autosomal rezessiv vererbt werden. Bisher können mehr als 12 verschiedene Dystonieformen genetisch unterschieden werden.

Generalisierte Torsionsdystonie. Die generalisierte Torsionsdystonie mit Beginn in der Kindheit oder im Jugendalter ist durch eine Deletion dreier Basenpaare im DYT1-Gen auf Chromosom 9q34 bedingt (Klein et al. 2000). Das durchschnittliche Erkrankungsalter liegt bei 12,5 Jahren. Die Symptomatik beginnt in einer Extremität und greift dann auf andere Körperregionen über. **Ätiologisch** spielt möglicherweise eine bewegungsabhängige Überaktivität der Projektionen von den Basalganglien zu frontalen Assoziationsfeldern und gleichzeitig eine Unterfunktion des motorisch-exekutiven Kortex eine Rolle.

Segmentale Dystonien. Im Kindesalter kommen selten segmentale Dystonien vor, z. B. in Form eines Torticollis spasmodicus (TS). Es handelt sich dabei um wiederholte unwiderstehliche, ruckartige oder tonische Drehungen des Kopfes nach einer Seite. Ursächlich sind chronische Konflikt- und Spannungssituationen bei möglicherweise zusätzlich vorhandener Funktionsschwäche im Bereich der Basalganglien. Akut-dystone Reaktionen können vor allem in den ersten Behandlungstagen nach Beginn einer Neuroleptikatherapie auftreten in Form von Torticollis, Retrocollis, Torsionsdystonie, okulogyren Krisen, Zungen-Schlund-Krampf. Die Behandlung erfolgt mit Anticholinergika, z. B. Biperiden.

Dopa-sensitive Dystonie (Segawa-Syndrom). Eine in den letzten Jahren entdeckte und gut behandelbare Dystonieform des Kindesalters ist die Dopa-sensitive Dystonie (Segawa-Syndrom). Es handelt sich hierbei um eine idiopathische Dystonie mit einem typischen klinischen Bild, das in der Regel vor dem Alter von 5 Jahren auftritt und zunächst eine untere Extremität befällt mit sekundärer Generalisierung. Typisch sind Fluktuationen der dystonen Symptome im Tagesverlauf: Nach dem Erwachen sind die betroffenen Kinder üblicherweise symptomfrei, bevor nach etwa 30–40 min die Dystonie wieder auftritt mit weiteren tageszeitlichen Schwankungen. Die Symptomatik spricht gut auf niedrige Dosen L-Dopa an mit dramatischer Besserung bis zur völligen Symptomfreiheit! Unbehandelte Patienten entwickeln in der Adoleszenz oder im Erwachsenenalter ein Parkinson-Syndrom. Die Vererbung erfolgt dominant bei geringer Penetranz, der Gendefekt liegt auf Chromosom 14q. Es gibt auch andere rezessiv vererbte Gendefekte, die Enzyme betreffend, die an der Dopaminsynthese beteiligt sind, wie u. a. die Thyrosinhydroxylase.

! Bei allen im Kindesalter auftretenden Dystonien sollte die Diagnose einer Dopa-responsiven Dystonie (Segawa-Syndrom) in Betracht gezogen werden, da sie therapeutisch auf L-Dopa gut anspricht und molekulargenetisch diagnostizierbar ist. Bei ätiologisch ungeklärten Dystonieformen sollte probatorisch eine L-Dopa-Therapie erwogen werden.

Tardive Dyskinesie

Von besonderer differenzialdiagnostischer Bedeutung ist die tardive Dyskinesie. Es handelt sich dabei um eine extrapyramidalmotorische Spätwirkung neuroleptischer Therapie im Kindesalter, insbesondere nach der Gabe von Phenothiazinen, Butyrophenonen und von Diphenylbutylpiperidin (Pimozid). Die Manifestationshäufigkeit einer tardiven Dyskinesie im Kindesalter ist unbekannt. Es bestehen Überschneidungen mit dem sog. dyskinetischen Entzugssyndrom, das nach Absetzen vorwiegend hochpotenter Neuroleptika auftritt (► s. Abschn. 6.9.7).

Gekennzeichnet ist die tardive Dyskinesie durch orofaziale Dyskinesien sowie eine Reihe von anderen unwillkürlichen extrapyramidalen Bewegungen, wie Augenzwinkern, kauende Bewegungen der Kiefermuskulatur, unwillkürliche Bewegungen der Finger, Hände und Schultern. Auch Torsionsdystonien, ballistische Bewegungsabläufe und wellenförmige Bewegungen des Rumpfes kommen vor. Einen Überblick über die Bewegungsstörungen bei **tardiver Dyskinesie** gibt Tabelle 6.11.

Genese und Ätologie

Der **choreatischen Bewegungsunruhe** liegen in erster Linie degenerative Veränderungen im Striatum (Nucleus caudatus, Putamen) zugrunde. Es kommt zu diffusen Degenerationen und Zelluntergängen mit entsprechender Atrophie. Gleichzeitig bestehen häufig auch Schädigungen im Pallidum, im Thalamus und in der Großhirnrinde. Histologisch findet man herdförmige entzündliche Veränderungen, diffuse degenerative Schädigungen und sekundäre Gliosen.

Eine hereditäre, dominant vererbliche Störung des GABA-Stoffwechsels liegt der **Huntington-Chorea** zugrunde. Der hierfür verantwortliche Gendefekt liegt auf Chromosom 4, dem sog. Huntington-Gen. Betroffene Kinder erben die Krankheit in 90% der Fälle vom Vater, der Grund hierfür ist noch unbekannt. Die **Chorea minor (Sydenham)** ist dagegen entzündlich bedingt und kommt im Rahmen akuter rheumatischer Infektionen oder auch anderer viraler und bakterieller Infekte vor.

Die **Athetose** kann durch eine hypoxisch-ischämische Enzephalopathie und einen Kernikterus beim Neugeborenen bedingt sein und geht dann mit entsprechenden Läsionen des Putamen, des Nucleus caudatus und des Globus pallidus einher. Auch der Kortex, die Capsula interna und der Thalamus können befallen sein. Bei der sog. athetotischen Form der infantilen Zerebralparese sind abnorm myelinisierte Fasern im Bereich des Globus pallidus und des Putamen zu finden; mikroskopisch imponiert eine marmorähnliche Musterung (»Status marmoratus«).

Soziale Bedeutung

Bei der entzündlich bedingten reversiblen Form der Chorea minor sind die sozialen Auswirkungen gering. Die Huntington-Chorea macht sich zunächst unter uncharakteristischen schulischen Leistungseinbußen, Konzentrationsstörungen, depressiven Symptomen und einer Beeinträchtigung der Grob- und Feinmotorik mit Störungen der Koordination bemerkbar, bevor das Krankheitsbild dramatisch wird. Neben den beschriebenen gravierenden motorischen Veränderungen kommt es allmählich zu affektiver Verflachung und intellektueller Demenz. Bleibende choreatische Bewegungsstörungen gehen mit belastenden sozialen Schwierigkeiten einher – ähnlich wie bei ausgeprägten hyperkinetischen Störungen allgemein.

Therapie und Prognose

Die Therapie richtet sich nach dem Grundleiden. Bei der entzündlich bedingten **Chorea minor** sind Antibiotika und evtl. der Einsatz von Kortison indiziert. Die Prognose ist gut.

Bei der **Huntington-Chorea** hat sich in der frühen Phase der Erkrankung das Isoniazid als wirksam erwiesen, dessen therapeutische Effekte auf eine Erhöhung des GABA-Spiegels im Gehirn zurückgeführt werden (durch Hemmung des abbauenden Enzyms GABA-Transaminase; Stober et al. 1988). Vor allem, wenn zusätzlich zerebrale Anfälle vorkommen, ist Valproinsäure das Mittel der 1. Wahl. Bei starker Hyperkinese ist die Gabe von Tiapridex, ein Benzamidderivat mit antidyskinetischen Eigenschaften, indiziert.

! Wichtig sind krankengymnastische Maßnahmen und die Einleitung einer Sonderförderung in beschützender Umgebung.

Eine sorgfältige Aufklärung der Eltern über die Prognose der Chorea Huntington ist dringend erforderlich. Die Prognose der kindlichen und juvenilen Form ist sehr ungünstig, der Verlauf dramatisch. Die Überlebenschancen liegen in diesem Alter bei maximal 16 Jahren.

Die Spontanprognose der **paroxysmalen Choreoathetosen** ist günstig. Auslösende Faktoren und Stresssituationen sind zu vermeiden. Medikamentös stellt Carbamazepin das Mittel der 1. Wahl dar. Bei der paroxysmalen dystonen Choreoathetose (PDC) scheint Clonazepam das wirkungsvollste Medikament zu sein. Bei **neuroleptischen Frühdyskinesien** ist die Gabe von Biperiden (Akineton) indiziert (Dosierung: 0,04 mg/kg KG).

28.4.3 Zerebelläre Bewegungsstörungen

Symptomatik

Die Hauptsymptome zerebellärer Bewegungsstörungen sind Ataxie, Dysmetrie, Dysdiadochokinese und Dyssynergie. Weiterhin typisch sind Intentionsmyoklonien (rhythmische Bewegungen einer Extremität, des Kopfes oder des Rumpfes bei der Initiierung einer gezielten Bewegung), ein Nystagmus und eine skandierende Sprache.

Diese Symptome sind bedingt durch eine Störung der statischen und kinetischen Koordination infolge einer funktionellen oder organischen Schädigung des Kleinhirns und seiner afferenten und efferenten Bahnverbindungen.

! Die zerebelläre Ataxie ist bei weitem die häufigste Ataxieform des Kindesalters. Sie kann in jedem Alter auftreten.

Die normale statomotorische Entwicklung ist beeinträchtigt, besonders stark bei angeborenen zerebellären Läsionen. Im Säuglingsalter stehen eine allgemeine muskuläre Hypotonie und eine starke statomotorische Retardierung mit fehlender Kopfkontrolle, Sitz-, Steh- und Gangunfähigkeit im Vordergrund. Später äußert sich die zerebelläre Bewegungsstörung in Form einer beeinträchtigten Gehfähigkeit, der Gang ist breitspurig, unsicher, wackelig und das Kind fällt häufig hin. Weiterhin bestehen eine Koordinationsstörung der Extremitäten mit ausfahrenden, ataktischen Bewegungen und eine Dysmetrie beim Greifen. Später ist diese Bewegungsstörung der Extremitäten auf die feineren Bewegungen beschränkt.

! Ist die Kleinhirnläsion nicht progredient, so kommt es im weiteren Verlauf meistens zu einer Rückbildung der zerebellären Bewegungsstörungen, da andere Gehirnfunktionen, sofern sie intakt sind, kompensatorisch wirksam werden.

Die Statomotorik kann sich weitgehend normalisieren, sodass die Gang- und Stehataxie nur noch bei Augenschluss nachweisbar ist. Im Schulalter verbleibt häufig nur noch eine Störung der Feinmotorik in Form von graphomotorischen Beeinträchtigungen (Schrift, Zeichnen). Bei der neurologischen Untersuchung zeigen sich eine verlangsamte Diadochokinese und eine Unsicherheit beim Einbeinstand oder beim Romberg-Versuch.

Diagnose und Differenzialdiagnose

Die Diagnose gelingt aufgrund einer sorgfältigen klinisch-neurologischen Untersuchung. Zur diagnostischen Abklärung der Ätiologie sind die modernen bildgebenden Verfahren (Computertomographie mit und ohne Kontrastmittel, Kernspintomographie) hilfreich.

Im Gegensatz zu früher, als die Einteilung vorwiegend nach neuropathologischen Gesichtspunkten erfolgte, werden die Ataxien heute nach ätiologischen, klinischen und genetischen Kriterien klassifiziert.

Hereditäre Ataxien

Bei den hereditären Ataxien wird zwischen solchen mit bekannten und solchen mit unbekannten Stoffwechseldefekten differenziert. Die hereditären Ataxien mit bekanntem Stoffwechseldefekt sind sehr selten, sie werden meistens autosomal rezessiv vererbt. Dazu gehören die **neuronale Zeroidlipofuszinose**, die juvenile Form der **Niemann-Pick-Krankheit** (Typ C), der juvenile Typ des **M. Gaucher** (Typ III) und die juvenile GM_1-Gangliosidose und GM_2-Gangliosidose (Tabelle 28.3).

Ebenfalls autosomal rezessiv vererbt wird die **Friedreich-Ataxie**. Der Friedreich-Ataxie liegt ein Mangel an dem mitochondrialen Protein »Frataxin« zu Grunde, verursacht durch expandiertes Trinukleotidrepeat GAA (Guanin, Adenin, Adenin) im FRDA-Gen auf Chromosom 9q13 (Bürk et al. 1999). In den Mitochondrien kommt es zu einem Anstieg des Eisengehalts und damit zu einem vermehrten oxidativen Stress, der für den neuronalen Zelltod verantwortlich ist. Dies führt zu Degenerationen im Bereich der Spinalganglien, der Hinterstränge, von spinozellebelären und kortikospinalen Bahnen.

Es gibt drei ausgesprochen seltene Syndrome mit vorherrschender Ataxie und Oligophrenie, die im Jugendalter beginnen und autosomal rezessiv vererbt werden:
- das **Behr-Syndrom**: Kombination aus Ataxie, Optikusatrophie, Spastik und Oligophrenie;
- das **Hallgren-Syndrom**: Kombination aus pigmentärer Retinadegeneration, Ataxie, Taubheit und Oligophrenie;
- das **Marinesco-Sjögren-Syndrom**: Kombination von früh beginnender zerebellärer Ataxie mit Katarakt und Oligophrenie.

Der Stoffwechseldefekt ist auch bei diesen drei Syndromen bisher unbekannt.

Tabelle 28.3. **Vorwiegend autosomal rezessiv vererbte hereditäre Ataxien des Kindes- und Jugendalters mit bekanntem Stoffwechseldefekt**

Störungen des Aminosäurestoffwechsels	Störungen des Lipidstoffwechsels	Lyosomale Speicherkrankheiten
Hartnup-Krankheit Ornithin-Transkarbamylase-Mangel Zitrullinämie Argininämie Hyperammonämie	M. Refsum	Neuronale Zeroidlipofuszinose M. Niemann-Pick (Typ C) M. Gaucher (juveniler Typ III) Juvenile GM_1-Gangliosidose Juvenile GM_2-Gangliosidose

Zerebelläre und spinale Ataxien

Von den zerebellären Ataxieformen sind spinale Ataxien zu unterscheiden. Die spinalen Ataxien sind durch Läsionen der Hinterwurzeln (z. B. Polyneuritis) oder Hinterstränge (z. B. Tabes dorsalis) bedingt. Differenzialdiagnostisch lässt sich die spinale Ataxie durch den Ausfall somatosensorischer Funktionen leicht von der zerebellären Ataxie abgrenzen: Störung der Oberflächensensibilität für Berührung und Druck und der Tiefensensibilität für Lage und Bewegung. Die reine spinale Ataxie ist im Kindesalter selten und meistens durch eine Polyneuritis (postinfektiös, postvakzinal, toxisch) bedingt.

Häufiger ist eine spinozerebelläre Ataxie als Folge einer Läsion des Tractus spinocerebellaris, z. B. bei der Friedreich-Ataxie.

Bei der zerebellären Ataxie kann zwischen medialen und lateralen Störungen unterschieden werden, je nach Sitz der Läsion im Kleinhirn (medial: Kleinhirnwurm; lateral: Kleinhirnhemisphären, Bindearme). Bei der medialen zerebellären Ataxie herrscht die Rumpfataxie (Gleichgewichtsstörung beim Stehen und Gehen) vor, bei der lateralen zerebellären Ataxie stehen eine allgemeine Hypotonie, Extremitätenataxie, Asynergie, Dysmetrie, Intentionstremor und eine einseitige Fallneigung im Vordergrund.

Progrediente Ataxie

Bei progredienter Ataxie ist an intrakranielle raumfordernde Prozesse mit intrakranieller Drucksteigerung zu denken. Auch heredodegenerative Erkrankungen, sog. Heredoataxien gehen mit progredienten zerebellären Bewegungsstörungen einher (Familienanamnese!). Im Kindesalter sind es im wesentlichen die Friedreich-Ataxie (rezessiv vererbte spinozerebelläre Degeneration) und das Louis-Bar-Syndrom, die Ataxia teleangiectatica (► s. Abschn. 26.10.6). Charakteristisch für das Louis-Bar-Syndrom sind Teleangiektasien der Konjunktiven und teilweise auch der Ohrmuscheln. Aufgrund eines IgA-Mangels treten rezidivierende Infekte auf. Zytogenetisch finden sich vermehrte Chromosomenbrüche, insbesondere auf Chromosom 14. Die Krankheit wird autosomal rezessiv vererbt, der zu Grunde liegende Gendefekt liegt auf Chromosom 11q22. Im Serum ist das α-Fetoprotein erhöht. Das Risiko für lymphoretikuläre Tumore (Lymphome, Leukämie, M. Hodgkin) ist erhöht.

Differenzialdiagnostisch ist auch an das Refsum-Syndrom zu denken (Heredopathia atactica polyneuritiformis), dem degenerative Veränderungen vorwiegend der peripheren (motorischen und sensiblen) Nerven, des Kleinhirns und eines Teils seiner afferenten Bahnen sowie der Retina (Pigmentdegeneration) zugrunde liegen. Die zerebellären Symptome (Ataxie, Nystagmus) setzen in der Regel im 4.–7. Lebensjahr ein. Auch ist an einen **M. Wilson** zu denken.

Einen Überblick über die Differenzialdiagnose ataktischer Bewegungsstörungen gibt folgende Übersicht.

Differenzialdiagnose ataktischer Bewegungsstörungen unter Berücksichtigung des Verlaufs und des Erkrankungsalters (nach Neuhäuser 1987)

- Akute Ataxie:
  Intoxikation, Trauma, Infektion (Zerebellitis), Tumoren, Labyrinthitis, myoklonische Enzephalopathie
- Intermittierende Ataxie:
  Stoffwechselstörungen (Aminoazidopathien usw.), myoklonische Enzephalopathie, Tumoren, multiple Sklerose
- Langsam progrediente Ataxie:
  Tumoren, Heredoataxien, chronische Intoxikation, Stoffwechselstörung
- Nichtprogrediente Ataxie:
  Fehlbildung und Entwicklungsstörung, Geburtstrauma
- Ataxie seit dem Säuglingsalter (Muskelhypotonie, verzögerte statomotorische Entwicklung, Intentionstremor, Gleichgewichtsstörung)
  - Pränatale Läsion (Fehlbildungen, Dysplasien)
  - Perinatale Läsion (ataktische Zerebralparese)
  - Postnatale Läsion (z. B. Hydrozephalus)
    Eine Progredienz kann durch entwicklungsbedingten Wandel der Symptome vorgetäuscht werden!
- Ataxie mit akutem Beginn im Kindesalter (Schwindel, Übelsein, Erbrechen, Nystagmus, Intentionstremor, Gleichgewichts- und Gangstörung):
  - mit rascher Besserung: Intoxikation, akute (infektiöse) Ataxie
  - bei lang dauerndem oder intermittierendem Verlauf: Tumoren (bes. Medulloblastom), multiple Sklerose, myoklonische Enzephalopathie, Refsum-Syndrom u. a., Stoffwechselstörungen
- Ataxie mit allmählichem Beginn im Kindesalter:
  - bei langsamer Progredienz: Tumoren (bes. Spongioblastom), Heredoataxien
  - mit intermittierendem Verlauf oder stationären Symptomen: chronische Intoxikation, Stoffwechselstörungen, Heredoataxien

Genese

Die plötzlich auftretende zerebelläre Ataxie ist im Kindesalter häufig durch eine Intoxikation bedingt. Bei einer antiepileptischen Therapie mit Hydantoinen ist das Auftreten einer zerebellären Ataxie Folge einer Überdosierung oder einer erhöhten Sensibilität gegenüber dem Medikament. Eine akute Ataxie kann auch posttraumatisch (z. B. epidurales Hämatom der hinteren Schädelgrube) oder infektiös bedingt sein. Im letzteren Fall kommt es zu einer Zerebellitis im Rahmen einer akuten Infektion. Nach Hirt (1973) ist die akute zerebelläre Ataxie in etwa 50% der Fälle postinfektiös bedingt. Sie heilt in der Regel innerhalb weniger Wochen bis Monate folgenlos ab, nur in etwa 10–20% finden sich zerebelläre Restsymptome. Die postinfektiöse Zerebellitis ist jedoch relativ selten und tritt meistens im Kleinkindesalter (2.–5. Lebensjahr) auf. Stets ist ein raumfordernder Prozess der hinteren Schädelgrube auszuschließen.

Im Kindesalter gehen außerdem angeborene Missbildungen, z. B. Dandy-Walker-Syndrom, Arnold-Chiari-Syndrom und zahlreiche (meist progrediente) Demenzprozesse mit oder ohne Anfallsleiden, mit zerebellären Bewegungsstörungen einher (► s. Kap. 26). Auch unspezifische prä- oder perinatale Hirnschädigungen können mit zerebellären Bewegungsstörungen, vor allem auch in Kombination mit einer ICP einhergehen. Dies gilt auch für intoxikationsbedingte pränatale Fehlbildungen, wie z. B. das embryofetale Alkoholsyndrom.

Eine Übersicht über die Ursachen zerebellärer Bewegungsstörungen des Kindesalters gibt folgende Übersicht.

Ursachen der Ataxie bei Kindern

- Missbildungen und Entwicklungsstörungen:
  - Agenesie, Hypoplasie oder Dysplasie des Kleinhirns
  - Arnold-Chiari-Anomalie
  - Dandy-Walker-Syndrom
- Prä- oder perinatal erworbene Hirnschädigung:
  - ataktische Diplegie (ataktische Zerebralparese)
  - Dysäquilibriumsyndrom
  - atonisch-astatisches (Foerster)-Syndrom (hypotone Zerebralparese)
- Tumoren des ZNS:
  - Kleinhirntumoren (Spongioblastom, Medulloblastom, Hämangioblastom)
  - Ependymom, Plexuspapillom, Pinealom, Kraniopharyngeom
  - Hirnstammtumoren
  - frontale Tumoren
  - intrakranielle Drucksteigerung
- Intoxikationen:
  - Alkohol, Medikamente (z. B. Antikonvulsiva), Schwermetalle usw.
- Infektionen:
  - Enzephalitiden, Kleinhirnabszess
  - akute zerebelläre (infektiöse) Ataxie
- Traumen und ihre Folgen:
  - infratentorielles sub- oder epidurales Hämatom
  - Kleinhirnkontusion
  - Stirnhirnkontusion
- Hydrocephalus internus:
  - durch Missbildung (z. B. Aquäduktverschluss), Geburtstrauma, Tumor, Infektion
- Stoffwechselstörungen
- Systemdegenerationen (Heredoataxien)
- Nebenwirkungen von Medikamenten (Antikonvulsiva, v. a. Phenytoin)
- Bettataxie

Therapie und Prognose

Die Therapie und Prognose zerebellärer Bewegungsstörungen richten sich nach dem Grundleiden. Die infektiös bedingten Formen sind prognostisch günstig.

28.4.4 Hypokinetische Störungen

Symptomatik

Hypokinetische oder sogar akinetische Störungen sind im Kindes-und Jugendalter selten. Sie sind durch eine generalisierte Verminderung der spontanen Motilität gekennzeichnet. Hypokinesien gepaart mit einer allgemeinen motorischen Hypotonie können eine Form der infantilen Zerebralparese des Säuglingsalters sein als Folge einer prä- oder perinatalen Hirnschädigung (vgl. Abschn. 28.4.1).

Phänomenologisch eindrucksvoll ist die Akinese beim Parkinson-Syndrom, das auf einer degenerativen Verminderung dopaminerger Neurone des nigrostriären Systems beruht und beim sog. neuroleptischen Parkinsonoid durch die Blockade postsynaptischer dopaminerger Rezeptoren hervorgerufen wird.

Beim **neuroleptischen Parkinsonoid** handelt es sich um ein hypokinetisch-hypertones Syndrom. Es ist gekennzeichnet durch Tremor, Rigor, Bradykinesie, Amimie, Salbengesicht und Hypersalivation. Etwa 20–25% der neuroleptisch behandelten Kinder und Jugendlichen zeigen diese Form der Bewegungsstörung. Die Häufigkeit eines neuroleptischen Parkinsonoids ist abhängig von der neuroleptischen Potenz des verabreichten Präparates, von der Dosis und von der Disponibilität des Kindes bzw. Jugendlichen. Stark wirksame klassische Neuroleptika haben i. Allg. eine stärkere Tendenz zur Ausbildung eines Parkinsonoids als schwächer wirksame und sog. atypische Neuroleptika. Bei Kindern sind allerdings neuroleptisch bedingte Parkinson-Symptome neben stark potenten Präparaten wie Haloperidol, Thiothixin, Fluphenazin und Perphenazin auch nach Thioridazin beschrieben worden.

Eine besondere Form der Akinese ist das sog. **apallische Syndrom** (Pallium = Hirnmantel, Hirnrinde). Es ist durch das Fehlen sämtlicher Großhirnfunktionen (rezeptiv, mnestisch, assoziativ, expressiv) gekennzeichnet. Dagegen sind die Hirnstammfunktionen (nozizeptiver Blinkreflex, Husten-, Würg-, Schluckreflexe, Pupillenreflex und Kornealreflex) erhalten. Der Patient hält die Augen offen, er ist wach, nimmt aber keinen Anteil an seiner Umgebung; er blickt, aber erblickt nicht, d. h. er erkennt nicht, der Blick ist starr und leer.

Genese

Im Gegensatz zum Parkinson-Syndrom und zum neuroleptischen Parkinsonoid, die auf einer Störung des extrapyramidalmotorischen Systems beruhen, liegt dem **apallischen Syndrom** pathogenetisch eine diffuse schwere Schädigung der Hirnrinde zugrunde, sodass alle Großhirnfunktionen zum Erliegen kommen. Die Hirnrindenläsion ist Folge einer schweren Hypoxämie bzw. Anoxie (Herzstillstand, Ertrinken, Ersticken, Kohlenmonoxidvergiftung, posttraumatisches Hirnödem, Zustand nach schwerer Enzephalitis oder ausgedehnte Sinusthrombose).

Therapie und Prognose

Die Verordnung von Anti-Parkinson-Mitteln, die die Neuroleptikawirkung einschränken, sollte bei Ausbildung eines **neuroleptischen Parkinsonoids** nur nach sorgfältiger Überlegung erfolgen, und es muss jeweils abgewogen werden, ob der Wechsel zu einem atypischen Neuroleptikum die sinnvollere Alternative darstellt. Eine medikamentöse Beeinflussung durch Anti-Parkinson-Mittel kann einige Tage in Anspruch nehmen, während derer der betroffene Patient besonders liebevoll und geduldig betreut werden muss. Bei fortbestehender und insbesondere hochgradiger psychotischer Aktivität vor allem in Verbindung mit starker psychomotorischer Unruhe kann die Inkaufnahme eines neuroleptischen Parkinsonoids notwendig und sinnvoll sein, da der Patient durch seine Bewegungseinschränkung an der Ausübung seiner motorischen und aggressiven Impulse gehindert wird und sich eine neuroleptische Höherdosierung damit vermeiden lässt.

Beim **apallischen Syndrom** ist der Kontakt zur Umwelt unterbrochen. Trotzdem ist es notwendig, sich regelmäßig, konstant und mit großer Geduld um die Wiederherstellung dieses Kontaktes zu bemühen. Erste Zeichen einer Kontaktaufnahme müssen verstärkt und durch übende Wiederholung gefördert werden. Der apallisch-teilnahmslose Zustand kann über Jahre, u. U. Jahrzehnte fortbestehen und kann im Falle der Restitution zu unterschiedlich ausgeprägten hirnorganischen Beeinträchtigungen und Wesensänderungen führen. Wichtig ist die Eruierung des optimalen Zeitpunkts für das Einsetzen heilpädagogischer und rehabilitativer Maßnahmen, die sich über Jahre erstrecken können, um eine möglichst weitgehende Wiederherstellung kortikaler Funktionen zu erreichen, wozu auch ganz besonders die Motorik gehört. Eine enge Zusammenarbeit von neurologischen, kinder- und jugendpsychiatrischen sowie rehabilitativen Einrichtungen ist erforderlich und in der Regel auch sehr erfolgreich.

28.4.5 Tic-Störungen

Definition und Klassifikation

Unter motorischen Tics versteht man plötzliche, kurz dauernde, sich häufig wiederholende Bewegungen umschriebener Muskelgruppen, die nicht einem offensichtlichen Zweck dienen. Die zeitliche Abfolge der Bewegungen ist unregelmäßig. Vokale Tics äußern sich in einfachem Lautieren (Grunzen, Räuspern, Pfeifen, Brummen etc.) oder komplexen Satz- und Sprachfragmenten. Nach ICD-10 wird zwischen einer vorübergehenden Tic-Störung (F95.0), einer chronischen motorischen oder vokalen Tic-Störung (F95.1) und kombinierten vokalen und multiplen motorischen Tics (Gilles-de-la-Tourette-Syndrom, F95.2) unterschieden.

Unter Berücksichtigung des Erkrankungsalters und des Verlaufs lässt sich die in ◻ Tabelle 28.4 dargestellte Einteilung vornehmen.

Symptomatik

Vorübergehende Tics

Beim gewöhnlichen motorischen Tic ist in der Regel lediglich der Kopf- und Schulterbereich betroffen. Am häufigsten ist der Blinzel-Tic. Die Phänomenologie kann vielseitig und wechselnd sein, allein im Gesichtsbereich kommen Blinzeln, Augenaufreißen, Augenzusammenkneifen, Schnüffeln, Schnalzbewegungen, Rülpsen, Räuspern und verschiedene Ausprägungen des Grimassierens vor. Mit zunehmender Schwere der Tic-Symptomatik werden weitere Muskelgruppen einbezogen, es können auch vokale Tics hinzukommen. Letztere treten ca. 2–4 Jahre nach den motorischen Tics auf. Sowohl bei freudiger als auch ärgerlicher Erregung können die Tics an Intensität zunehmen. Im Schlaf sind sie dagegen nur abgeschwächt zu beobachten. Eine Unterdrückung der Tics gelingt dem Kind, wenn überhaupt, nur für kurze Dauer. Ab dem Alter von etwa 10 Jahren wird von den Kindern häufig ein sensomotorisches Vorgefühl (Spannungsgefühl) im Bereich der betroffenen Muskelgruppen wahrgenommen.

Entsprechend der klinischen Phänomenologie lassen sich einfache und komplexe Tics unterscheiden (◻ Tabelle 28.5).

Gilles-de-la-Tourette-Syndrom

Chronische motorische oder vokale Tic-Störungen, die länger als 1 Jahr anhalten, werden als Gilles-de-la-Tourette-Syndrom bezeichnet und können zu erheblichen psychosozialen Beeinträchtigungen führen. Das Gilles-de-la-Tourette-Syndrom ist durch Phonations-Tics, sehr

Tabelle 28.4. Untergruppen von Tic-Störungen

	Beginn	Dauer	Tics	Verlauf
Vorübergehende Tic-Störung (F95.0)	Vor dem 18. Lebensjahr	Mindestens 4 Wochen bis max. 1 Jahr	Einzelne oder komplexe muskuläre und/oder vokale Tics	Fluktuierend, Tics treten täglich auf und sind häufig
Chronisch-motorische oder vokale Tic-Störung (F95.1)	Vor dem 18. Lebensjahr	Länger als 1 Jahr	Multiple motorische und vokale Tics (getrennt vorkommend)	Tics treten mehrmals täglich auf oder intermittierend über einen Zeitraum von mehr als 1 Jahr
Gilles-de-la-Tourette-Syndrom (F95.2)	2.–18. Lebensjahr	Viele Jahre, häufig bis ins Erwachsenenalter andauernd	Multiple muskuläre und vokale Tics, getrennt oder zusammen auftretend	Fluktuierend, in frühen Stadien nicht von chronischen multiplen Tics zu unterscheiden

Tabelle 28.5. Klinische Phänomenologie der Tic-Störungen

Einfache motorische Tics	Komplexe motorische Tics	Einfache vokale Tics	Komplexe vokale Tics
Augenblinzeln, Augenzwinkern	Hüpfen	Pfeifen	Brummen
Stirnrunzeln	Stampfen	Räuspern	Schreien
Naserümpfen	Kniebeugen	Rülpsen	Pfeiffen
Grimassieren	Drehbewegungen	Hüsteln	Echolalie
Zähneknirschen	Rückwärtsgehen	Grunzen	Palilalie
Kopfschütteln, -nicken	Springen	Bellen	Koprolalie
Schulterzucken	Schleudern	Schniefen	
	Schlagen	Zischen	
	Kreisen	Schluchzen	
	Echopraxie	Glucksen	
	Kopropraxie	Schnäuzen	
		Lautes Atmen	

komplexe, verschiedene Körperregionen betreffende motorische Tics mit teilweise bizarren Bewegungsabläufen gekennzeichnet.

Zu Beginn beschränken sich die motorischen Tics in der Regel auf den Kopf-Schulter-Bereich und schließen erst im weiteren Verlauf der Erkrankung distale Muskelgruppen mit ein, indem sie auf obere und untere Extremitäten übergreifen. Auch die vokalen Tics zeigen meist eine progrediente Entwicklung. Anfangs werden undifferenzierte Laute und Töne (Grunzen, Schluchzen, Bellen, Räuspern) oder einfache Silben ausgestoßen. Später werden mitunter zusätzlich mehr oder weniger sinnlose Worte artikuliert, die schließlich blasphemischen Charakter annehmen können. In ca. 14% der Fälle treten beim Gilles-de-la-Tourette-Syndrom zwanghafte Automutilationen auf. Koprolalie, Kopropraxie, Echolalie und Echopraxie kommen in etwa 20–40% der Fälle vor. Die motorischen und vokalen Tics können kontinuierlich oder intermittierend und in wechselnder Intensität auftreten. Reiz- und Stresssituationen wirken verstärkend auf die Symptomatik.

! Typisch ist, dass die Tic-Symptome hinsichtlich Frequenz, Intensität und Lokalisation im Verlauf der Störung große Schwankungen aufweisen.

Prävalenz und Komorbidität

Die Angaben zur **Prävalenz** der Tic-Störung und des Gilles-de-la-Tourette-Syndroms im Kindes- und Jugendalter in der Literatur sind unterschiedlich. Sie schwanken je nach untersuchter Stichprobe zwischen 0,15 und 1,1% der Alterspopulation. Jungen sind im Verhältnis 4:1 bis 6:1 häufiger betroffen als Mädchen (Kadesjö u. Gillberg 2000).

Tic-Störungen kommen häufig zusammen mit anderen psychischen Störungsbildern vor: Aufmerksamkeits- und hyperkinetische Störungen (ADHD), Stottern, selbstverletzendes Verhalten, Zwangsstörungen, Schlafprobleme, Trichotillomanie, emotionale, insbesondere Angst-

und depressive Störungen (Coffey et al. 2000; Rothenberger 1991). Kinder mit einem frühkindlichen Autismus leiden überzufällig häufig gleichzeitig an einer Tic-Störung bzw. einem Gilles-de-la-Tourette-Syndrom (Baron-Cohen et al. 1999).

An einer weltweiten Stichprobe von 3500 Patienten mit einer Tic-Störung aus Europa, Kanada und Nordamerika mit einem durchschnittlichen Erkrankungsalter von 6,4 Jahren wurden die in ◘ Tabelle 28.6 zusammengestellten Prozentzahlen für **komorbide Störungen** ermittelt (Freeman et al. 2000).

Das durchschnittliche Alter bei Diagnosestellung der 3500 Probanden lag bei 13,2 Jahren. Die häufigste komorbide Störung war die Hyperaktivitäts-Aufmerksamkeitsdefizitstörung (ADHD). Sie kam ebenso wie Störungen des Sozialverhaltens, oppositionelles Verhalten, spezifische Lernstörungen und Ungeschicklichkeiten im Sozialverhalten gehäuft bei Jungen vor. Die Kombination von Tics, ADHD und Zwangsstörung korrelierte am höchsten mit Schlafstörungen und mit Problemen bei der Kontrolle von Wut, Ärger und Zorn. 12% der Probanden wiesen keine komorbiden Störungen auf.

Genese und Ätiologie

Genetische Faktoren

Ätiologie und Pathogenese des **Gilles-de-la-Tourette-Syndroms** sind noch nicht vollständig geklärt. Zwillings- und Familienstudien sprechen für die Bedeutung genetischer Faktoren, am wahrscheinlichsten ist ein autosomal dominanter Erbgang. Die Konkordanzraten bei eineiigen Zwillingen liegen zwischen 50 und 90%. Die Ergebnisse einer vom Tourette Syndrome Association International Consortium for Genetics im Jahr 1999 bei 116 Geschwisterpaaren und 76 betroffenen Familien durchgeführte Genomanalyse deuten darauf hin, dass Genorte auf dem Chromosom 4q und Chromosom 8p betroffen sind. [Es ist allerdings simplizistisch, von bestimmten Konkordanzzahlen oder von der Bekanntheit eines oder mehrerer Gene monokausal und linear-eindimensional auf **die** Ätiologie einer psychischen Störung schließen zu wollen. Im Übrigen kann der Ausfall eines bestimmten Gens zu komplexen und schwer voraussagbaren Veränderungen zahlreicher weiterer Gene führen: »Das Genom ist keine Liste von isolierten Einzelinstruktionen, sondern selbst bereits ein hoch interaktives Netzwerk« (Singer 1999).]

Nicht genetische Determinanten sind u. a. niedriges Geburtsgewicht, Stresssituation während der Schwangerschaft der Mutter, Erbrechen im ersten Trimenon, perinatale Hypoxie und durchgemachte Infekte mit β-hämolysierenden Streptokokken, die gegen striatale Strukturen (Putamen, Caudatum) gerichtete Antikörper generieren (Kiessling et al. 1993; Perlmutter et al. 1999; Swedo et al. 1998).

◘ Tabelle 28.6. **Prozentuale Verteilung komorbider Störungen bei Patienten mit Tic-Störung**

	Prozent
ADHD	60
Zwangsstörung	27
Zwanghaftes Verhalten	32
Störungen des Sozialverhaltens	15
Spezifische Lernstörungen	23
Depressive Verstimmungen	20
Angststörungen	18
Selbstverletzendes Verhalten	14
Stottern	8
Trichotillomanie	2,7
soziale Ungeschicklichkeit	20
Keine komorbide Störung	12

Neurobiologische und neurophysiologische Faktoren

Post-mortem-Studien und Rezeptorbindungsstudien haben übereinstimmend eine erhöhte Dichte von präsynaptischen Dopamintransportern und Dopaminbindungsstellen im Caudatum und Putamen ergeben (Ernst et al. 1999). Vermutet werden eine erhöhte Empfindlichkeit von Dopaminrezeptoren und eine mangelhafte motorische Hemmung im Bereich der Basalganglien. Die dopaminerge Überstimulation striataler Neuronen und die dadurch bedingten thalamokortikalen Stimulationen könnten die Grundlage mangelnder neuronaler Inhibition im motorischen System und damit für die Auslösung motorischer Bewegungsprogramme darstellen, die sich klinisch als motorische oder vokale Tics manifestieren (Moll u. Rothenberger 1999).

Auf der neurophysiologischen Ebene spiegelt sich dies in einer größeren Amplitude der P200 bei einer Reizdiskriminationsaufgabe wider (Oades 1998). PET-Untersuchungen bei Patienten mit Gilles-de-la-Tourette-Syndrom sprechen dafür, dass bei Tic-Störungen die Hemmfunktion kortiko-striato-pallido-thalamo-kortikaler Regelkreise beeinträchtigt ist (Stern et al. 2000), was auch durch Untersuchungen mit der transkraniellen Magnetstimulation gestützt wird (Ziemann et al. 1997).

Die genannten kortiko-subkortiko-kortikalen Regelkreise sind wesentlich an der Selektion, Programmierung, Initiierung und Kontrolle von Bewegungsabläufen beteiligt (Parent et al. 1995). Die Ausübung **motorischer Tics** korreliert mit einer abnormen Aktivität medialer und lateraler prämotorischer Kortexregionen, des anterioren Cingulum, des dorsolateralen und rostralen präfrontalen Kortex, des inferioren Parietallappens, des Striatum, der Inselregion und des primären motorischen Kortex, während **vokale Tics**, insbesondere **koprolale** Äußerungen, mit einer Aktivitätssteigerung im Broca-Sprachzentrum, in prä- und postrolandischen Regionen, in der Inselregion, im Caudatum, im Thalamus und im Zerebellum einhergehen, Regionen, die für die Generierung und Modulation von sprachlichen Äußerungen verantwortlich sind (Stern et al. 2000).

Psychodynamische Faktoren

Neben neurobiologischen Ursachen dürften bei der Genese von Tic-Störungen auch psychodynamische und familiendynamische Faktoren eine Rolle spielen, die im Einzelfall sehr ausgeprägt sein können.

! In psychodynamischer und psychopathologischer Hinsicht bestehen enge Beziehungen zur Zwangsstörung und insofern entwicklungspsychologisch zur anal-sadistischen Entwicklungsstufe.

Entsprechend definierten die klassischen Psychoanalytiker den Tic als »Konversionssymptom auf der sadistischen-analen Stufe« (Abraham 1921) bzw. als »prägenitale Konversion« (Fenichel 1975) – im Unterschied zur hysterischen Konversion, die sich auf der genitalen Entwicklungsstufe abspiele. Diese Auffassung ist inzwischen allerdings insofern zu relativieren, da bei beiden Störungen sowohl ödipale als auch präödipale Konflikte von Bedeutung sind.

Aus psychodynamischer Sicht können sich supprimierte Triebwünsche in motorischen oder vokalen Tics entladen, wobei koprolale und anal-sadistische Äußerungen im Dienste der unbewussten Abwehr entsprechender aggressiver und sexueller Impulse stünden. Kinder mit einfachen und multiplen Tics zeigen jedoch keine einheitliche psychopathologische Phänomenologie, wenn auch Zwangscharaktere bzw. zwangsneurotische Strukturen unter ihnen häufig anzutreffen sind.

Soziale Bedeutung

In den Familien von Kindern mit Tic-Störungen sind nicht selten chronische Konfliktsituationen zu beobachten, die allerdings nicht störungsspezifisch sind. Die Eltern, vor allem der gegengeschlechtliche Elternteil, werden von den Kindern als dominierend, einengend, überprotektiv oder überstreng erlebt, was auch in ihren Zeichnungen zum Ausdruck kommt (◘ Abb. 28.3). Auch testpsychologisch lassen sich entsprechende Auffälligkeiten der emotionalen

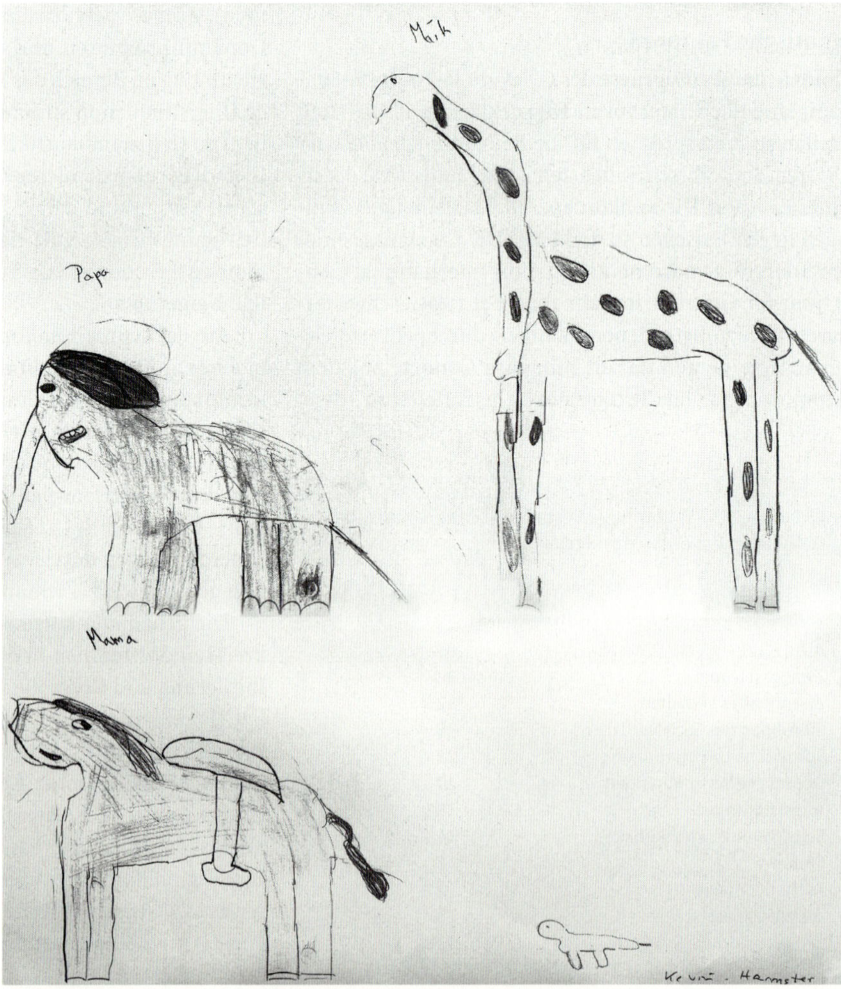

◘ Abb. 28.3. **Zeichnung »Familie in Tieren« eines 11-jährigen Jungen mit einem Gilles-de-la-Tourette-Syndrom.** Beide Eltern leben in einer disharmonischen Beziehung, der Vater neigt zu Aggressionen und körperlichen Übergriffen, die Mutter ist durchsetzungsfähig und dominant.

Familienbeziehungen objektivieren, z. B. im »Family-Relations-Test« (Bunk et al. 1988). Die Kombination von dominierenden, überstrengen Eltern und ängstlichen, zurückhaltenden, folgsamen Kindern scheint für Tic-Störungen recht typisch zu sein (Eggers 1986). Es muss allerdings geprüft werden, ob es sich hierbei um **primäre** Besonderheiten des elterlichen Kommunikationsstils oder vielmehr um **sekundäre**, reaktive Veränderungen des elterlichen Erziehungsverhaltens handelt.

Diagnose und Differenzialdiagnose

Die Diagnosestellung ergibt sich aus der sorgfältigen klinischen Beobachtung. Wichtig ist die Abgrenzung von komorbiden Störungen, insbesondere Zwangsstörungen (► s. Kap. 16). Auch die übrigen komorbiden Störungen bedürfen einer sorgfältigen diagnostischen Abklärung.

! Obligatorisch für die Diagnose eines Gilles-de-la-Tourette-Syndroms ist die Kombination von multiplen motorischen und vokalen Tics, die zusammen oder getrennt voneinander auftreten.

Im Anfangsstadium des Gilles-de-la-Tourette-Syndroms ist eine Unterscheidung von chronisch-multiplen Tics schwierig. Die Kombination von motorischen und vokalen Tics tritt oft erst nach Jahren auf. Typisch, jedoch nicht essenziell für die Diagnosestellung eines Gilles-de-la-Tourette-Syndroms sind die in folgender Übersicht aufgeführten Befunde.

Typische Befunde für die Diagnose des Gilles-de-la-Tourette-Syndroms

- Hyperaktivität und Perzeptionsstörungen in der Vorgeschichte
- Abnormes EEG ohne spezifische Muster
- Neurologische »soft signs«
- Nichtflüssiges Sprechen (»non-fluency«)
- Aufmerksamkeits- und Teilleistungsstörungen
- Zwangssymptome
- Autoaggressionen

Tics sind in erster Linie von extrapyramidalmotorischen Bewegungsstörungen unterschiedlicher Genese abzugrenzen (s. folgende Übersicht).

Krankheiten, Syndrome und Symptome, die von Tic-Störungen differenzialdiagnostisch abgegrenzt werden müssen

- Choreoathetoide Form der infantilen Zerebralparese
- Dystonia musculorum deformans
- Encephalitis lethargica (von Economo)
- Hallervorden-Spatz-Krankheit
- Huntington-Chorea
- Sydenham-Chorea
- Paroxysmale dystone Choreoathetose
- Paroxysmale kinesiogene Choreoathetose
- Generalisierte Torsionsdystonie
- Torticollis spasmodicus
- M. Wilson
- Lesch-Nyhan-Syndrom
- Pelizäus-Merzbacher Krankheit
- Myoklonusepilepsie
- Konversionsstörungen
- Spätdyskinesien
- Status dysmyelinatus
- Blepharospasmus
- Fazialisspasmus
- Jumping Frenchman of Main, Latah, Myriachit
- Chorea
- Hemiballismus
- Tremor
- Fibrillationen
- Faszikulationen

Von extrapyramidalmotorischen, choreatiformen Bewegungsanomalien sind Tics durch den plötzlich einschießenden, blitzartigen Charakter und den abrupten Bewegungsablauf zu unterscheiden. Auch sind sie in der Regel auf umschriebene Muskelgruppen beschränkt. Stereotype Bewegungen, wie sie bei autistischen Syndromen, schizophrenen Psychosen und vergiftungsbedingten exogenen Psychosyndromen vorkommen, können Tics sehr ähnlich sein. Sie sind aber im Bewegungsablauf langsamer, komplexer und variabler.

Klinisch besteht auch eine starke Ähnlichkeit des Gilles-de-la-Tourette-Syndroms mit »**Latah**«, »**Miryachit**« und dem »**Jumping Frenchman**«. Hier handelt es sich um dissoziative Bewegungsstörungen (F44.4), die nicht spontan auftreten, sondern durch schreckauslösende Reize und Situationen provoziert werden. Latah wird als Schreckreaktion mit Gilles-de-la-Tourette-Symptomatik einschließlich Echolalie, Echopraxie, Palilalie und seltener Koprolalie bei Malayen, Miryachit in Sibirien beobachtet. Das Jumping-Frenchman-Syndrom ist bei Frankokanadiern beschrieben worden, eine Schreckreaktion auf plötzliche, laute Befehle, wobei die Patienten ruckartig erschrocken in die Luft springen, sich fallen lassen

▼

und den Befehl echomäßig wiederholen. Gilles de la Tourette (1885) hat diese Krankheitsbilder ursprünglich in sein Syndrom mit einbezogen.

Therapie

Die Therapie der Tic-Störung und des Gilles-de-la-Tourette-Syndroms richtet sich nach Dauer und Ausprägung der Symptomatik sowie der damit verbundenen psychosozialen Belastung. Bei isoliert auftretenden, einfachen Tics können ein oder mehrere individuelle Gespräche mit entsprechender Beratung und Unterstützung ausreichen. Tic-Störungen, die mehrere Monate oder noch länger andauern, und das Gilles-de-la-Tourette-Syndrom bedürfen einer **multimodalen Therapie**; multimodal wegen der **multifaktoriellen Ätiologie** der Tic-Störung.

Vor Einleitung einer Therapie ist eine sorgfältige neurologische Abklärung notwendig, und es muss die psychodynamische Entwicklung des Kindes und das familiendynamische Interaktionsgefüge, in dem das Kind aufwächst, evaluiert werden. Entsprechend sind die therapeutischen Akzente zu gewichten.

Pharmakotherapie

! Wichtig ist, dass dem Kind rasch geholfen wird, weil es in der Regel durch die Symptomatik sozial stigmatisiert ist, und es dadurch sekundär zu neurotischen Reaktionsbildungen und Rollenverfestigungen kommen kann.

Daher ist eine wirksame medikamentöse Therapie sinnvoll. Bei der Behandlung motorischer und vokaler Tics stehen nach wie vor an erster Stelle Dopamin-2-Rezeptorenblocker. Aufgrund seiner Nebenwirkungsarmut ist **Tiaprid** (Tiapridex) das Mittel der 1. Wahl (Eggers et al. 1988). Die Dosierung liegt zwischen 5–6 mg/kg, max. 10 mg/kg KG. Die Behandlung sollte über mindestens 12 Monate durchgeführt werden. Das Absetzen von Tiaprid sollte langsam ausschleichend erfolgen, z. B. Reduktion von einer halben Tablette alle 4–6 Wochen. Bei ungenügendem Erfolg ist eine Dosisreduktion auf 3-mal 200 mg bzw. 3-mal 100 mg Tiaprid und die zusätzliche Gabe von 1–4 mg **Pimozid** zu empfehlen (Orap).

Bei komorbid auftretenden Zwangssymptomen ist eine Kombination von **Tiaprid** und **Fluvoxamin** empfehlenswert. Bei Tic-Störungen mit gleichzeitig bestehender ADHD-Symptomatik kann Tiaprid mit Methylphenidat kombiniert werden (zu den genannten Substanzen ► s. Abschn. 6.9.7).

Bei Koinzidenz von ADHD und Gilles-de-la-Tourette-Syndrom kann auch **Clonidin** in einer Dosierung von 0,05–3 mg/Tag, aufgeteilt in mehrere Einzeldosen, gegeben werden. Clonidin ist ein präsynaptischer α_2-adrenerger Autorezeptoragonist. Der Effekt von Clonidin bei Tic-Störungen wird durch dessen abschwächende Wirkung auf adrenerge Projektionen vom Locus coeruleus zur Substantia nigra und dem ventralen Tegmentum erklärt, wodurch es wiederum zu einer therapeutisch erwünschten Aktivitätsminderung dopaminerger Projektionen in die Basalganglien kommt (Peterson 1996).

Weitere medikamentöse Möglichkeiten sind die atypischen Neuroleptika, die neben ihrer D_2-Rezeptorblockierenden Wirkung auch 5-HT-2-Rezeptoren antagonisieren. Bei dem Nachweis einer Streptokokkeninfektion kann die Gabe von Antibiotika, bei Vorliegen von neuronalen Antikörpern die intravenöse Gabe von Immunglobulinen oder ein Plasmaaustausch indiziert sein (Perlmutter et al. 1999).

Familien- und Verhaltenstherapie

Bei Vorliegen entsprechender familiendynamischer Konflikte ist natürlich eine Familientherapie angezeigt.

An psychologischen Methoden haben sich **verhaltenstherapeutische Techniken** bewährt, wie z. B.:

- **»Massed negative practice«:** Der Patient wird angehalten, die Tic-Symptome willkürlich und bis zur Ermüdung durchzuführen, was zu einer reaktiven Hemmung der Symptome führen soll.
- **Stressmanagement:** Kombination von Entspannungstraining mit imaginativer Desensibilisierung.
- **Motorische Gegenregulation (»competing response«):** Es soll unmittelbar bei Auftreten des Tics ein motorisches Muster aufgebaut werden, welches die Ausführung der Tic-Bewegung verunmöglichen soll, z. B. eine isometrische Anspannung der antagonistischen Muskulatur.
- **»Habit reversal«:** Durch sorgfältige Selbstbeobachtung (»self-monitoring«) wird der Patient trainiert, auf Frühwarnzeichen seiner Störung zu achten und durch progressive Muskelentspannung eine motorische Gegenregulation einzuleiten (sog. »competing response«).

Prognose

Die Prognose der einfachen Tics im Kindesalter ist günstig. Bei etwa zwei Dritteln ist mit Symptomfreiheit zu rechnen, nur jeweils etwa 15% bleiben unverändert oder verschlechtern sich.

Die Prognose des Gilles-de-la-Tourette-Syndroms ist dagegen weniger günstig. Allerdings kommt es bei ca. 50% der Betroffenen zu einer deutlichen Besserung, bei 8–26% sogar zu einem Verschwinden der Symptomatik. Glücklicherweise sind heute extrem ungünstige Verläufe, wie sie noch vor einigen Jahren beschrieben worden sind, nur noch selten anzutreffen (Näheres bei Rothenberger 1991).

Fazit für die Praxis

Inzwischen hat sich ein modernes, integratives Verständnis von der kindlichen Motorik entwickelt, welches u. a. dazu führt, dass sich die Motologie aus dem früheren Schattendasein eines vergleichsweise randständigen diagnostisch-therapeutischen Fachgebiets befreit hat, und sie sollte in ihrer Bedeutung vom kinder- und jugendpsychiatrisch tätigen Arzt besonders wertgeschätzt werden. Motorik ist als »soziales Handlungsmuster« (Fischer 2000) des heranwachsenden Kindes aufzufassen, dem ein wichtiger Stellenwert bei der Elaboration sowohl eines realitätsbezogenen Weltbildes als auch von individueller Ich-Kompetenz zukommt. Durch gute Kenntnisse der Meilensteine der motorischen Entwicklung und deren Bandbreite beim Kind lassen sich vorschnelle Fehleinschätzungen in die eine (»wächst sich aus«, »noch normal«) oder die andere (»ist gestört«) Richtung vermeiden. Eine fachgerechte Beurteilung der neuromotorischen Entwicklung hat auch sensorische, perzeptive, intellektuelle und sprachliche Fähigkeiten einzubeziehen. Die sorgfältige Klärung der verschiedenen Formen extrapyramidalmotorischer, dyskinetischer Bewegungsstörungen bei Kindern und Jugendlichen ist kinder- und jugendpsychiatrisch schon allein im Hinblick auf die nicht immer einfache differenzialdiagnostische Abgrenzung gegenüber dem Gilles-de-la-Tourette-Syndrom sowie neuroleptisch bedingten Dyskinesien besonders wichtig.

Literatur

Abraham K (1921) Beitrag zur Tic-Diskussion. Int Z Psychoanal 7:392–395

Ayres AJ (1979) Lernstörungen. Springer, Berlin Heidelberg New York

Baron-Cohen S, Scahil VL, Izaguirre J, Hornsey H, Robertson MM (1999) The prevalence of Gilles de la Tourette syndrome in children and adolescents with autism: a large scale study. Psychol Med 29:1151–1159

Berg BO (1994) Child Neurology – A clinical manual. Lippincott, Philadelphia

Bronfenbrenner U (1989) Ökologie der Entwicklung. Fischer, Frankfurt am Main

Bunk D, Rothenberger A, Eggers C (1988) Familiäre Interaktion und Beziehungsmuster bei Kindern mit chronischen multiplen Tics. Acta Paedopsychiatr 51:156–163

Bürk K, Klockgehter T, Dichgans J (1999) Neue Erkenntnisse zur Molekulargenetik und Pathophysiologie der hereditären Ataxien. Nervenarzt 70:491–495

Coffey BJ, Biederman J, Smoller JW, Geller DA, Sarin P, Schwartz S, Kim GS (2000) Anxiety disorders and tic severity in juveniles with tourette's disorder. J Am Acad Child Adolesc Psychiatry 39: 562–568

Delong MR, Alexander GE, Miller WC, Crutcher MD (1990) Anatomical and functional aspects of basal ganglia-thalomocortical circuits. In: Franks AJ, Ironside JW, Mindham RH, Smith RJ, Spokes EG, Winlow W (eds) Function and dysfunction in the basal-ganglia. Manchester Univ Press, Manchester

Eggert D (1982) Psychomotorik. Eine Einführung in den Gegenstandsbereich und eine strukturierte und kommentierte Bibliographie. (Fachbereich Erziehungswissenschaften I der Universität Hannover, Lehrgebiet Psychologie der Behinderten)

Eggert D (2000) Theorie und Praxis der psychomotorischen Förderung. 4. Aufl. Borgmann, Dortmund

Eggers C (1984) Bindungen und Besitzdenken beim Kleinkind. Urban & Schwarzenberg, München

Eggers C (1986) Tic und Tic-Krankheit. In: Gross-Selbeck G (Hrsg) Das anfallskranke Kind, Bd. 4. edition m+p, Hamburg

Eggers C, Rothenberger A, Berghaus U (1988) Clinical and neurobiological findings in children suffering from tic disease following treatment with tiapride. Eur Arch Psychiatr Neurol Science 237: 223–229

Eggers C (1988) Konvergentes Zusammenwirken neurobiologischer und entwicklungspsychologischer Bedingungsfaktoren: Reizschutzmodell der Schizophreniegenese. In: Janzarik W (Hrsg) Persönlichkeit und Psychose. Enke, Stuttgart

Ernst M, Zametkin A, Jons P, Matochik J, Pscualvaca D, Cohen R (1999) High presynaptic dopaminergic activity in children with Tourette's disorder. J Am Acad Child Adolesc Psychiatry 38:86–94

Fenichel O (1975) Prägenitale Konversionsneurosen. In: Fenichel O (Hrsg) Psychoanalytische Neurosenlehre, Bd 2. Walter, Olten

Fischer K (2000) Psychomotorik und kindliche Entwicklung: Metatheoretische Perspektiven. Motorik 23:22–26

Freeman RD, Fast DK, Burd L, Kerbeshian J, Robertson MM, Sandor P (2000) An international perspective on Tourette syndrome: selected findings form 3500 individuals in 22 countries. Dev Med Child Neurol 42:436–447

Frostig M (1980) Bewegungserziehung. Neue Wege in der Heilpädagogik, 3. Aufl. Reinhardt, München

Hagberg B, Lundberg A (1969) Dissociated motor development simulating cerebral palsy. Neuropädiatrie 1:187–199

Hilbers M (2000) Zwischen Irritation und Transformation. Der Paradigmenwechsel und die Psychomotorik. Motorik 23:27–33

Hirt HR (1973) Motorik und Motilität. In: Matthes A, Kruse R (Hrsg) Neuropädiatrie. Thieme, Stuttgart

Ho LW, Carmichael J, Swartz J, Wyttenbach A, Rankin J, Rubinsztein DC (2001) The molecular biology of Huntington's disease. Psychol Med 31:3–14

Kadesjö B, Gillberg C (2000) Tourette's disorder: epidemiology and comorbidity in primary school children. J Am Acad Child Adolesc Psychiatry 39:548–555

Kiessling LS, Marcotte AC, Culpepper L (1993) Antineuronal antibodies in movement disorders. Pediatrics 92:39–43

Kiphard EJ (1983) Mototherapie – Teil 1. Psychomotorische Entwicklungsförderung, Bd 2. Modernes Lernen, Dortmund

Kiphard EJ (1997) Motopädagogik. 7. Aufl. Modernes Lernen, Dortmund

Kiphard EJ, Schilling F (1974) Der Körperkoordinationstest für Kinder (KTK), Manual. Beltz, Weinheim

Klein C, Mann M, Kis B, Pramstaller PP, Breakfield XO, Ozelius LJ, Vieregge P (2000) Genetik der Dystonien. Nervenarzt 72:431–441

Kolbe H (1993) Dyskinesien. Dtsch Ärztebl 90: 738–743

Kurth E (1978) Motometrische Entwicklungsdiagnostik. VEB, Berlin

Michaelis R, Edebol-Tysk K (1987/88) Cerebralparesen. Pädiatr Prax 36: 199–205

Michaelis R, Krägeloh-Mann I, Haas G (1989) Beurteilung der motorischen Entwicklung im frühen Kindesalter. In: Karch D, Michaelis R, Rennen-Allhoff B (Hrsg) Normale und gestörte Entwicklung: Kritische Aspekte zu Diagnostik und Therapie. Springer, Berlin Heidelberg New York

Michaelis R, Niemann G (1999) Entwicklungsneurologie und Neuropädiatrie. Grundlagen und diagnostische Strategien, 2. Aufl. Thieme, Stuttgart New York

Moll GH, Rothenberger A (1999) Nachbarschaft von Tic und Zwang. Nervenarzt 70:1–10

Neuhäuser G (1987) Gangstörungen bei Kindern. Z Allgemeinmed 63:192–197

Neuhäuser G (2000) Motorische Störungen. In:Steinhausen HC (Hrsg) Entwicklungsstörungen. Kohlhammer, Stuttgart

Oades RD (1998) Frontal, temporal and lateralized brain function in children with attention-deficit hyperactivity disorder: a psychophysiological and neuropsychological viewpoint on development. Behav Brain Res 94:83–95

Parent A, Hazrati LN (1995) Functional anatomy of the basal ganglia. I:The cortico-basal ganglia-thalamo-cortical-loop. Brain Res Rev 20:91–127

Perlmutter SJ, Leitman SF, Garvey MA, Hamburger S, Feldman, E, Leonard HL, Swedo SE (1999):Therapeutic plasma exchange and intravenous immunoglobulin for obsessive-compulsive disorder and tic disorders in childhood. Lancet 354:1153–1158

Peterson BS (1996) Considerations of natural history and pathophysiology in psychopharmacology of Tourette's syndrome. J Clin Psychiatry 57 [Suppl 9]:24–34

Rasmussen A, Macias R, Yescas P, Ochoa A, Davila G, Alonso E (2000) Huntington disease in children:genotype-phenotype correlation. Neuropediatrics 31:190–194

Rothenberger A (1991) Wenn Kinder Tics entwickeln. Fischer, Stuttgart New York

Scheler M (1928) Die Stellung des Menschen im Kosmos. Steinkopff, Darmstadt

Schlack HG (Hrsg) Normale und gestörte Entwicklung. Springer, Berlin Heidelberg New York, S 1–15

Singer W (1999) Ironische Züge im Gesicht der Wissenschaft. Frankf Allgem Z 232:53

Shapiro AK, Shapiro E (1980) Tics, Tourette-Syndrome and other movement disorders. Tourette Syndrome Association, New York

Stern E, Silbersweig DA, Chee K-Y, Holmes A, Robertson MM, Trimble M, Frith CD, Frackowiak RSJ, Dolan RJ (2000) A functional neuroanatomy of tics in Tourette Syndrome. Arch Gen Psychiatry 57:741–748

Stober T, Jacobi P, Steffen A, Zand KD, Reicke S (1988) Neue Aspekte der Huntingtonschen Krankheit. Nervenarzt 59: 255–259

Swedo SE, Leonard HL, Garvey M et al. (1998) Pediatric autoimmune neuropsychiatric disorders associated with streptococcal infections: clinical description of the first 50 cases. Am J Psychiatry 154:110–112

The Tourette Syndrome Association International Consortium for Genetics (1999) A complete genome screen in sib pairs affected by Gilles de la tourette syndrome. Am J Hum Genet 65:1428–1436

Tourette G de la (1885) Etude sur une affection nerveuse charactérisée par de l'incoordination motrice accompagnée d'echolalie et de coprolalie. Arch Neurologie 9:19–42, 158–200

Touwen BCL (1982) Die Untersuchungen von Kindern mit leichten neurologischen Funktionsstörungen. Thieme, Stuttgart

Touwen BCL (1984) Normale neurologische Entwicklung: Die nichtbestehenden Inter- und Intra-Item-Beziehungen. In: Michaelis R, Nolte R, Buchwald-Saal M, Haas GH (Hrsg) Entwicklungspsychologie. Kohlhammer, Stuttgart

Ziemann U, Paulus W, Rothenberger A (1997) Decreased motor inhibition in Tourette's disorder: evidence from magnetic stimulation. Am J Psychiatry 154:1277–1284

Zimmer R (1981) Motorik und Persönlichkeitsentwicklung bei Kindern im Vorschulalter. Hofmann, Schorndorf

Autistische Störungen

F. Poustka

Seit dem Film »Rain Man« ist die Kenntnis über das Zustandsbild des Autismus in seiner Kernausprägung geläufiger und fast schon populär geworden. Bekannt geworden sind auch die Selbstdarstellungen von einigen Hochbegabten mit autistischen Störungen wie in den Autobiographien von Temple Grandin oder von Donna Williams, um nur zwei unter mehreren zu nennen, in denen die äußerst schwierigen Anpassungsleistungen dieser Betroffenen an eine Umwelt geschildert werden, die auf sie in vielen sozial bedeutsamen Facetten so unverständlich wirkt.

29.1 Klassifikation und allgemeine Merkmale

Beschrieben wurde diese Störung erstmals von Leo Kanner (1943 als »Autistische Störungen des affektiven Kontakts«), dem Altösterreicher und Begründer der modernen amerikanischen Kinderpsychiatrie, und unabhängig davon vom Wiener Kinderarzt Hans Asperger (1944 als »Die autistischen Psychopathen im Kindesalter«). Im Wesentlichen sind diese Beschreibungen auch in den modernen Klassifikationssystemen beibehalten worden.

In der ICD-10 (Remschmidt et al. 2001) werden als Oberbegriff über autistische Störungen die »tiefgreifenden Entwicklungsstörungen« im Kapitel F84 abgehandelt. Sie sind Teil des Kapitels F8 (Entwicklungsstörungen), denen gemeinsam ist, dass ihr Beginn im Kleinkindalter oder in der Kindheit liegt, und bei denen eine vom Normalen abweichende Entwicklung von Funktionen vorliegt. Letztere ist eng mit der biologischen Reifung des zentralen Nervensystems verknüpft, und zeigt einen stetigen Verlauf, der nicht durch Remissionen und Rezidive gekennzeichnet ist, wie dies für viele anderen psychischen Störungen zutrifft.

Die tiefgreifenden Entwicklungsstörungen sind neben dem frühen Beginn in den ersten drei Lebensjahren durch bedeutsame Schwierigkeiten im Erkennen wie auch im Wiedergeben von komplexen Informationen und die dadurch sichtbaren Probleme in der reziproken sozialen Interaktion, der Kommunikation und im Bereich des eingeschränkten, stereotypen, sich wiederholenden Repertoires von Interessen und Aktivitäten gekennzeichnet.

Die Phänomenologie des Autismus selbst gehört zu den am besten charakterisierten kinderpsychiatrischen Störungen und seit den amerikanisch-europäischen Feldforschungen (Volkmar et al. 1994) ist diese Störung auch in den zwei großen Klassifikationsmanualen (ICD-10 bzw. DSM-IV) identisch abgehandelt. Das Erscheinungsbild des Autismus kommt in den Kernsymptomen weltweit in gleicher Weise vor ohne bedeutsame interkulturelle Unterschiede. Doch gibt es sehr wohl eine unterschiedliche, individuelle Ausprägung dieser Erkrankung und zwar nach Schweregrad wie auch nach den begleitenden Umständen. Wenn Autismus bei mehr als einem Kind in einer Familie (meist nur unter Geschwister) vorkommt, ist aber dabei – auch bei eineiigen Zwillingen –das Krankheitsbild häufig unterschiedlich ausgeprägt, vor allem bezüglich der intellektuellen Leistungsfähigkeit, der Sprachfähigkeit und eben im Schweregrad der Autismussymptome selbst.

29.2 Klinische Symptomatik

Soziale Interaktion und Kommunikation

! Kinder mit Autismus zeigen schon früh große Mängel in der sozialen Zuwendung und im Verstehen normaler sozialer Signale.

Sie hören auf den eigenen Namen kaum, hören nicht vertraute Stimmen der Eltern aus anderen Stimmen heraus, strecken nicht die Arme vertrauten Personen entgegen, lächeln sie nicht an, beherrschen die üblichen ersten wechselseitigen Gesten nicht, wie »bitte, bitte« sagen oder zum Abschied winken, wie das schon kleine Kinder, bevor sie sprechen können, gerne tun. Auch geistig retardierte Kinder können sich in dieser Hinsicht wesentlich besser sozial orientieren.

Später sind autistische Kinder kaum fähig andere teilnahmsvoll zu trösten, gehen nicht auf andere Kinder zu oder reagieren nicht angemessen auf die freundliche Annäherung anderer. Freundschaften und Gruppenspiele bleiben ihnen unbegreiflich und in der Adoleszenz leiden sie oft erheblich darunter, wenn sie sich dieser Defizite bewusst werden. Die Fähigkeiten eine soziale Konversation (auch einen »small talk«) führen zu können, ist ein Leben lang eingeschränkt wie auch die Fähigkeit, Gefühle anderer erkennen zu können aus dem Gesichtsausdruck, der Gestik oder dem Tonfall.

Auch das lebendige, modulierende Wiedergeben solcher Ausdrucksformen gelingt ihnen nicht. Sie können auch nicht etwa fehlendes Sprachvermögen, wenn es denn zusätzlich eingeschränkt sein sollte, durch den mimischen, gestischen oder den Tonfall ergänzen oder ersetzen. Schon im Lallalter fällt die Monotonie und Seltenheit des charakteristischen Singsangs auf, mit dem Kinder, bevor sie sprechen können, die variierenden Tonhöhen einer Satzmelodie so gut imitieren können. Auch das Imitieren von Handlungen selbst, schon sichtbar in Rollenspielen kleiner Kinder, gelingt nicht. Stattdessen werden Spielmaterialien eher perseverierend, nach Größe oder Farbe aneinandergereiht oder funktionslos herumgetragen.

Auch wenn die Sprache sich gut entwickelt hat, werden meist Monologe gehalten oder auf eine bestimmte Situation unangemessen reagiert. Daneben können charakteristische Probleme in der Sprachentwicklung auftreten mit Verwechslung der persönlichen Fürwörter (mein, dein, sein oder auch ich, du, er – sie werden unsystematisch gewechselt und unterschiedlich gebraucht). Auch einfache Späße, Ironie und tiefere Bedeutung werden nicht verstanden, Lügen nicht erkannt und auch nicht benutzt, zumindest nicht sozial »gekonnt«. Der Augenkontakt ist außerordentlich eingeschränkt und häufig auf irrelevante Ziele fixiert (wie auf den Körper des Gegenüber oder auf den Hintergrund – dieser Verhaltensmangel allein korreliert bereits erheblich mit der sozialen Dysfunktion; Klin et al. 2002).

Verhaltensstereotypien

Zu diesen enormen Mängeln, welche den Umgang mit den Betroffenen selbst bzw. zwischen ihnen und ihrer Familie und in einem noch größeren Ausmaß mit anderen Personen enorm beeinträchtigen und die sich auch auf die Beschulung bis hin zur Berufsausbildung dementsprechend negativ auswirken, kommt ein ungewöhnlich rigides, stereotypes Verhalten hinzu.

Das sterotype Verhalten kann sich dabei sehr unterschiedlich manifestieren:

- motorische stereotype Bewegungen (Handmanierismen, Flügelschlagen mit den Armen und Händen, Flickerbewegungen vor den Augen, repetitive Bewegungen verschiedener Körperteile, Hüpfen, Jaktationen),
- sensorische Rituale und zwanghafte Gewohnheiten (Beschnuppern, Ablecken von Gegenständen, auch wenn keine besonderen Gerüche oder Geschmacksempfindungen objektiv damit verbunden sind; dauerndes Hinhören auf verschiedene Geräusche – z. B. u. a. auch Türen zuschlagen) oder
- ungewöhnliche Vorliebe bzw. Haften an bestimmten Interessensgebieten, die immer wieder wiederholt werden (Beschäftigung mit Sauriern, Walen, Astronomie, technischen Themen, Reiseplänen bis hin zu verästelten Kleindetails; dabei wird eine starke Intensität mit häufigen Wiederholungen bei fehlenden sozialen, verbindlichen und sensiblen Darstellungsweisen deutlich).

Die zwanghaften Vorlieben sind so üblicherweise anders ausgeprägt als bei den Zwangskrankheiten. So fehlen meist Waschzwänge, Zählzwänge, das Steckenbleiben oder die magische Verknüpfung mit unheilvollen Folgerungen, wenn den Zwängen nicht nachgegeben wird.

! Kennzeichnend für den Autismus ist – im Unterschied zu Zwangssyndromen – auch, dass die Betroffenen gegen die den Alltag behindernden »Zwänge« nicht ankämpfen.

Diese eher rigiden Rituale sind dagegen mit einiger Lust verbunden, also eher Drangzuständen vergleichbar. Diese Stereotypien können deshalb auch – wiederum im Gegensatz zu Zwängen – als Belohnungsverhalten benutzt werden, wenn sinnvolle Tätigkeiten aufgenommen bzw. durchgeführt wurden. Die rigiden Gewohnheiten stehen auch im Zusammenhang mit dem starken Drang Veränderungen entgegenzuwirken und mit länger anhaltenden Irritationen und Rückzugsverhalten bei Konfrontation mit neuen Situationen oder Personen. Beispiele dafür sind Veränderungen im Kinderzimmer (das Verstellen von Möbeln kann bereits Auslöser unliebsamer Reaktionen sein) oder der Besuch eines Kindergartens, einer neuen Schule oder die Aufnahme in einer Tagesstation. Dieses Verhalten ist aber nicht durchgängig oder spezifisch, weil es auch bei Kinder mit geistiger Behinderung auftritt; andererseits fehlt es mitunter bei Kindern mit autistischen Zügen (Volkmar et al. 1994). Es tritt häufiger bei Kindern mit Autismus bei gleichzeitig bestehender geistiger Retardierung auf. Umschriebene Sonderinteressen (statt einfache Stereotypien) kommen hingegen häufiger bei Betroffenen mit guter Intelligenz und gutem Sprachvermögen vor (Rühl et al. 2000).

Klassifikationsrelevante Symptome

Die in folgender Übersicht geschilderten Störungsbilder dienen als Leitsymptome. Ihnen gemeinsam ist, dass für das Vollbild des Autismus die Symptome in allen Bereichen deutlich ausgeprägt erkennbar sein müssen, zusätzlich der Beginn in den ersten 3 Lebensjahren liegt, und ferner, dass die Qualität der Störung sich meist lebenslang nicht verändert.

Dies ist deswegen wichtig, weil einerseits autistische Verhaltensweisen in einer Art Kontinuum und nicht als streng vom Normalen abgegrenzte Kategorie vorkommen, andererseits gibt es einige Erkrankungen, bei denen autistische Verhaltensweisen häufiger sind (► s. Abschn. 29.2.2); der Verlauf der Störung ist dann eher durch die Grundkrankheit charakterisiert. Die Wahrscheinlichkeit, dass der Autismus durch keine andere Erkrankung begründet werden kann, ist dann recht hoch (in 75–90% der Fälle, Barton u. Volkmar 1998), wenn das intellektuelle Niveau einen mittleren Schweregrad einer geistigen Behinderung nicht unterschreitet und die Diagnose nicht vor allem nur durch das repetitive, restriktive und stereotype Verhalten gekennzeichnet ist – diese Konstellation gehört auch zu den häufigsten Quellen von Fehldiagnosen.

! In faktorenanalytischen Untersuchungen (Bölte u. Poustka 2001) sind die Symptombereiche der Kommunikationsschwierigkeiten und die verbalen wie averbalen Kommunikationsprobleme wesentlich gewichtiger als die Stereotypien, was die Bedeutung Ersterer unterstreicht.

Symptome und Symptombereiche zur Diagnostik des Autismus nach ICD-10

1. **Qualitative Auffälligkeit der gegenseitigen sozialen Interaktion**
   - Unfähigkeit, nichtverbales Verhalten zur Regulation sozialer Interaktionen zu verwenden (Mangel an direktem Blickkontakt, an sozialem Lächeln, eingeschränkte Mimik und Gestik)
   - Unfähigkeit, Beziehungen zu Gleichaltrigen aufzunehmen (keine Fantasiespiele mit Gleichaltrigen, fehlendes Interesse an anderen Kindern, fehlende Reaktion auf die Annäherungsversuche anderer Kinder, Mangel an Gruppenspiel mit Gleichaltrigen, Unfähigkeit Freundschaften eingehen zu können)
   - Mangel, Freude mit anderen zu teilen (das Kind zeigt kaum Aufmerksamkeit und nimmt kaum Angebote wahr, etwas mit jemandem zu teilen, teilt keine Bedürfnisse, Interessen oder Vergnügen mit anderen)
   - Mangel an sozioemotionaler Gegenseitigkeit (Unfähigkeit, jemandem trösten zu können, andere Personen werden wie Gegenstände benutzt)
   - Mangel in der Qualität der sozialen Kontaktaufnahme (Unangemessenheit des Gesichtsausdrucks, Unangemessenheit sozialer Reaktionen)
2. **Tiefgreifende Auffälligkeiten der Kommunikation und der Sprache**
   - Mangel oder Verzögerung der gesprochenen Sprache und fehlende Kompensation durch Gestik und Mimik (das Kind hat Schwierigkeiten, auf etwas zu deuten, um Interesse zu bekunden, zeigt kaum konventionelle, zielgerichtete Gesten wie Nicken oder Kopfschütteln)
   - Mangel an variierendem, spontanem »So-tun-als-ob«-Spiel oder Mangel an sozialem Imitationsspiel (kann nicht imitieren, weder Handlungen noch bei fantasievollem Spiel oder imitierendem sozialem Spiel)
   - Relative Unfähigkeit, einen sprachlichen Austausch zu beginnen und aufrechtzuerhalten (kaum soziales Lautieren oder Plappern als Kleinstkind, stark verminderte wechselseitige Konversation)
   - Stereotype und repetitive Verwendung der Sprache bzw. idiosynkratischer Gebrauch von Worten und Phrasen (verzögerte Echolalie, stereotype Lautäußerungen, unangemessene Fragen oder Fragestellungen, Pronominalumkehr, Neologismen und idiosynkratische Sprache)
3. **Repetitives, restriktives und stereotypes Verhalten**
   - Umfassende Beschäftigung mit stereotypen und begrenzten Spezialinteressen (bei besser Begabten: Spezialinteressen, ungewöhnliche und sehr häufige Beschäftigungen; bei geringerer intellektueller Begabung: reiht Gegenstände nach Größe oder Farbe anstatt sinnvollem, fantasievollem Spiel damit)
   - Offensichtlich zwanghaftes Festhalten an nichtfunktionellen Handlungen (extrem ängstliche oder beunruhigte Reaktion bei Unterbrechen dieser Handlung) oder Ritualen (Wortrituale, Zwangshandlungen)
   - Stereotype und repetitive motorische Manierismen (Hand- und Fingermanierismen, Drehen oder Flackern der Finger vor den Augen, Flügelschlagen, Schaukeln, Auf- und Abhüpfen)
   - Vorherrschende Beschäftigung mit Dingen ohne Funktion (repetitiver Gebrauch von Objekten, ungewöhnliche sensorische Interessen wie am Anblick, Berühren, an Geräuschen, am Geschmack oder Geruch von Dingen oder Menschen, Hypo- oder Hypersensitivität)

Die Entwicklung ist in diesen Bereichen vor dem vollendeten 3. Lebensjahr auffällig bzw. beeinträchtigt.

Das klinische Bild kann nicht durch andere Erkrankungen erklärt werden.

Komorbide Symptomatik

Die klinischen Symptome müssen durch die häufig mit dem Autismus vergesellschafteten, unspezifischen Problembereiche ergänzt werden. Es ist sinnvoll dazu die Prinzipien des multiaxialen Klassifizierens zu verwenden. Dies bedeutet, dass neben der Symptomatik der Achse 1 die Teilleistungsstörungen (Achse 2) – von Bedeutung für den Autismus: Sprachstörung und motorische Dysfunktion – und das intellektuelle Niveau (Achse 3) immer genau eingeschätzt werden müssen. Eine Verselbstständigung einer autistischen Person ist, unabhängig vom Schweregrad der autistischen Störung, beispielsweise dann nicht möglich, wenn gleichzeitig eine intellektuelle Behinderung besteht.

29.3 Diagnose und Differenzialdiagnose

29.3.1 Spezifische Diagnose des Autismus

Die präzise Diagnose wird mit Hilfe standardisierter Klassifikationsinstrumente gestellt. Üblicherweise werden Kinder und Jugendliche zu ihrer möglichen Psychopathologie direkt befragt, zusätzlich zu der Befragung von Eltern bzw. nahen Bezugspersonen. Da die direkte Befragung bei autistischen Personen wegen ihrer spezifischen Probleme nicht in dem notwendigen Maß, um die Kernsymptomatik zu klären, möglich ist, wird heute ein Beobachtungsinstrument neben einem Elterninterview eingesetzt und beides zur Diagnosenstellung verwendet (◘ Tabelle 29.1).

Elterninterview

Das Elterninterview (»Autismus Diagnostisches Interview«; ADI-R; Lord et al. 1994; deutsch: Schmötzer et al. 1994), ist ein standardisiertes, semistrukturiertes, untersuchergeleitetes Untersuchungsinstrument zur Diagnostik und Differenzialdiagnostik des Autismus. Zum Unterschied von Fragebögen sind hier sehr differenzierte Kodierungen zur Etablierung des Algorithmus angegeben mit vorgegebenen Fragen und vorangestellten kurzen Definitionen und Erläuterungen zu jedem erfragten Symptom. Die Fragen zum Symptom sollen solange weitergeführt werden, bis seitens des Untersuchers Klarheit über die eindeutige Ausprägung der Kodierung gewonnen worden ist. Daher sind klinische Kenntnisse der Untersuchers notwendig und auch eine gewisse Schulung in der Anwendung des Interviews.

Meist werden die Symptomausprägungen zum Zeitpunkt der Untersuchung und retrospektiv (Alter 4.–5. Lebensjahr) kodiert oder zum Zeitpunkt der stärksten Ausprägung. Diese Art der Kodierung dient dazu, eine relative Unabhängigkeit vom Alter des Probanden zu erreichen, was insbesondere zu Forschungszwecken günstig erscheint. Verschiedene testtheoretische Studien (englisch- wie deutschsprachige) zeigen eine hohe Verlässlichkeit und Validität an; ebenso für die retrospektiven Kodierungen (s. Übersicht in Poustka et al. 2003).

Ein erst vor kürzerem publiziertes Interview (trotz langer Tradition) ist das »Diagnostic Interview for Social and Communication Disorders« (DISCO; Wing et al. 2002). Es ist ein strukturiertes Interview zur Erfassung von Störungen des autistischen Spektrums und assoziierter Probleme und stellt vor allem eine Weiterentwicklung des »Handicaps Behavior and Skills Schedule« (HBS; Wing u. Gould 1979) dar. Im Unterschied zum ADI-R will das DISCO auch weitergehende Fragen zur Entwicklungsabweichung und -verzögerung beantworten. Da es sehr breit angelegt ist, können verschiedene Klassifikationsmanuale bedient werden.

Beobachtungsinstrumente

Die »Autismus Diagnostische Beobachtungsskala« (ADOS) (Lord et al. 2001; Rühl et al. 2003) ist ein strukturiertes Verfahren zur Erfassung von Kommunikation, sozialer Interaktion und Spielverhalten oder Fantasiespiel bei Menschen, bei denen das Vorliegen einer autistischen Störung vermutet wird. Das ADOS enthält unterschiedliche Inhalte mit deren Hilfe unabhängig von Entwicklungsstand und chronologischem Alter die Diagnose einer autistischen Störung gestellt werden kann. Je nach Alter und Sprachvermögen werden unterschiedliche Module verwendet (▶ s. Tabelle 29.1)

◘ Tabelle 29.1. **Diagnoseinstrumente zur Klassifikation des Autismus**

Test	Autoren	Beschreibung
ADI-R (»Autism Diagnostic Interwiew-Revised«)	Lord et al. (1994)	Strukturiertes, semistandardisiertes, untersuchergeleitetes Interview mit der Bezugsperson (vorgegebene Kodierung von 117 Items, davon 40 Items, die die Diagnose etablieren)
ADOS (»Autism Diagnostic Observational Schedule«)	Lord et al. (2001)	Strukturiertes Beobachtungsinstrument für verschiedenes Sprachvermögen und Alter 4 Module: Modul 1 – vorsprachlich Modul 2 – Sprechen in Sätzen Modul 3 – fließendes Sprechen (Kinder/Jugendliche) Modul 4 – fließendes Sprechen (Jugendliche/Erwachsene)
DISCO (»Diagnostic Interview for Social and Communication Disorders«)	Wing et al. (2002)	Erfasst breites Spektrum von Entwicklungsverzögerungen und -abweichungen jeden Alters; erlaubt Symptomzuschreibung, Algorithmus für verschiedene Klassifikationssysteme

So werden im **Modul 1** dem Kind folgende Abschnitte vorgegeben:
- freies Spiel (herausspringende Mickymäuse, Einbeziehung von Erwachsenen),
- funktionale und symbolische Imitation (zur Prüfung des imitativen Spiels mit angebotenen Gegenständen),
- Reaktion auf gemeinsame (gelenkte) Aufmerksamkeit (Hündchen, das bellen kann),
- Geburtstagsfeier (»so tun als ob«),
- Seifenblasenspiel (soziale Initiative),
- Antizipation einer Routinehandlung mit Gegenständen (Luftballon),
- Reaktion auf den Namen,
- Reaktives soziales Lächeln (Blickkontakt).

Im **Modul 4** (für Jugendliche bzw. Erwachsene mit gutem Sprachvermögen) sind auch sozioemotionale Fragen sowie zusätzliche Aufgaben und Fragen zur Alltagsgestaltung hinzugefügt. Da für jedes Modul rund 30 Items kodiert werden, um zur Diagnose zu kommen, stellt dies eine hohe Anforderung an die Rater dar. Die Symptome des Bereichs stereotypes, repetitives, restriktives Verhalten werden zwar ebenfalls kodiert, sie werden aber nicht zur Diagnosestellung verwendet, da sie meist nicht ausreichend häufig genug während des halbstündigen Beobachtungszeitraumes auftreten. Auch hier liegen umfangreiche Untersuchungen zur Reliabilität und Validität mit sehr befriedigenden Werten vor (Poustka u. Bölte 2003).

Das ADOS ist anwendbar, wenn Kinder gehen können und ist ab einem Entwicklungsalter von 12 Monaten einsetzbar. Für die Durchführung besonders wichtig ist es, dass der Testleiter die Interaktion mit dem Probanden aktiv betreibt und anstößt, also nicht »neutral« bleibt, wie es sonst bei Testungen üblich ist, damit hier eine optimale Kommunikation versucht wird (es soll ja der differenzierten Einschätzung einer adäquaten oder autistischen Beziehung dienen). Deshalb soll auch ein Elternteil anwesend sein.

! ADI-R und ADOS werden derzeit am häufigsten zur Diagnosestellung verwendet.

Erfassung komorbider Störungen

Um weitere zusätzliche Probleme zu erfassen, die häufig mit dem Autismus vergesellschaftet sind (► s. auch Abschn. 29.3.2), empfiehlt sich die zusätzliche Verwendung der »Vineland Adaptive Behavior Scales« (Carter et al. 1998), da die relative Schwäche in der Sozialization und in den sprachlichen Fähigkeiten zumindest in altersäquivalenten Punktwerten quantifizierbar ist. Des Weiteren kann zur Erfassung einer begleitenden Symptomatik die »Child Behavior Checklist« (CBCL) nach Achenbach (1991) angewandt werden, gerade weil hier Indikatoren für autismusunspezifische Symptome erfasst werden (Bölte et al. 1999).

Screeningverfahren und Frühdiagnostik

Zum Screening für autistische Störungen kann der aus dem ADI-R abgeleitete »**Fragebogen über Verhalten und soziale Kommunikation**« (VSK) (Bölte et al. 2000) verwendet werden [engl. Original: »Autism Screening Questionnaire« (ASQ); Berument et al. (1999)].

Darüber hinaus sind weitere Fragebögen unterschiedlicher Güte verfügbar [s. Übersicht in Poustka u. Bölte (2003) und in den Leitlinien »tiefgreifende Entwicklungsstörungen« (F84) (Leitlinien 2003)].

! Eine besondere Bedeutung kommt der Früherfassung des Autismus zu, da sie für den frühen Beginn einer Therapie und damit einer höheren Effektivität für eine Behandlung unerlässlich ist. Autistische Störungen werden immer noch viel zu spät erkannt (in England im Mittel bei 4,6 Jahren; Kay et al. 2001).

Es gibt verschiedene Verfahren zur Frühdiagnostik. Eine Möglichkeit besteht in der Anwendung von Fragebögen, so z. B. den Verfahren zur Früherkennung vor dem 2. Lebensjahr, die in folgender Übersicht aufgeführt werden.

Verfahren zur Früherkennung des Autismus
- »Checklist for Autism in Toddlers« (CHAT; Baron-Cohen et al. 2000),
- »Infant-Toddler Social and Emotional Assessment-Revised« (ITSEA; Carter et al. 1999, Carter u. Briggs-Gowan 2000) bzw. die Kurzform (Brief-ITESA; Briggs-Gowan u. Carter 2001),
- »Symptoms of Autism Before the Age of 2« (SAB-2; Dahlgren et al. 1989 – eigentlich ein Elterninterview),
- »Early Screening of Autistic Traits« (ESAT; Willemsen-Swinkels et al. 2002).

Eine weitere Möglichkeit besteht darin, **Heimvideos** von Kindern nach Diagnosekriterien für den Autismus auszuwerten (Osterling et al. 2002). Dabei diskriminieren die folgenden Symptome, die immer ein Anlass sind für weiterführende Untersuchungen und Beobachtungen, sehr gut, weil sie Frühwarnzeichen für einen möglichen Autismus darstellen: keine Orientierung (Reaktion) auf den eigenen Namen, kein Schauen auf dargebotene Objekte, repetitive motorische Aktionen, schaut nicht auf Personen, zeigt keine Gesten.

Eine weiterführende Untersuchung wäre die Checkliste nach Filipek et al. (1999). Sie dient der Überprüfung von Sozialisation und Kommunikation sowie weiteren ungewöhnlichen Verhaltens. Als Hinweiszeichen für notwendige weitere Untersuchungen werden dabei aufgeführt (s. auch Poustka u. Bölte 2003):
- keine Tonfolgen (»babbeln«) mit 12 Monaten;

- kein gerichtetes Zeigen, etwa kein: »Winke-Winke« mit 12 Monaten;
- sagt kein einziges Wort mit 16 Monaten;
- keine 2-Wort-Sätze mit 24 Monaten (außer Echolalie);
- irgendein Verlust von Sprache oder sozialen Fähigkeiten (jedes Alter).

Zur genaueren Diagnose kann hier ebenfalls 1. Modul der ADOS angewandt werden (ab einem Entwicklungsalter von 12 Monaten); das ADI-R ist nicht unter 18 Monaten (Entwicklungsalter) anzuwenden: Nach Angaben der Originalautoren (s. oben) überdiagnostiziert es bei jungen Kindern einen Autismus bei gleichzeitiger Entwicklungsverzögerung und unterdiagnostiziert Autismus in »high-functioning« bei 2 Jahre alten Kindern. – das klinische Urteil Erfahrener ist dann sicherer.

Frühere Versuche physische Stigmata als zusätzliche Kennzeichen zu verwenden, sind zu ungenau (s. auch Poustka 2003).

Verlaufsuntersuchung und Untersuchung spezifischer Entwicklungs- und Verhaltensdefizite

Zur Verlaufsuntersuchung des Autismus kann der »Adolescent and Adult Psychoeducational Profile« (»Entwicklungs- und Verhaltensprofil für Jugendliche und Erwachsene«; AAPEP; Mesibov et al. 2000) eingesetzt werden, aber auch die ADOS, obwohl letzteres Instrument dafür nicht entwickelt wurde. Das »Psychoeducational Profile« (»Entwicklungs- und Verhaltensprofil«; PEP-R; Schopler et al. 2000) ist ein Testinstrument, das speziell für die Untersuchung der Entwicklungs- und Verhaltensdefizite beim Autismus entwickelt wurde.

Neuropsychologische Untersuchungen

Nicht obligat sind neuropsychologische Untersuchungen, obwohl sie gute Einblicke in die Problematik beim Autismus vermitteln können. Sie leiten sich ab von den wesentlichen neuropsychologischen Theorien, die mit dem Autismus in Verbindung gebracht werden: der »Theory of mind«, den »exekutiven Funktionen« und jener der Defizite in der »zentralen Kohärenz der Intelligenz«.

Theory of mind. Defizite der »Theory of mind« bedeuten gestörte kognitive Fähigkeiten, die Vorstellungen, Gedanken, Gefühle, Pläne, Strategien und Intentionen eines anderen zu verstehen (Happé u. Frith 1995). Erraten können, was in anderen vorgeht, welche Gefühle ausgedrückt werden, ob jemand sich verstellt oder täuscht, interessiert ist, gelingt beim Autismus genauso schlecht, wie eigene Gefühle und Vorstellungen ausdrücken zu können. Tests zur Einschätzung solcher Defizite verwenden Aufgaben (»False-belief-Tests«), die das Erkennen von Täuschungen 1. Ordnung (eine fälschliche Annahme über einen Zustand) oder 2. Ordnung (eine fälschliche Annahme über die Annahme eines anderen) untersuchen und damit die Fähigkeit sich in die Perspektive eines anderen hinein versetzen zu können. Die Testergebnisse sind vom Alter, der Intelligenz, der Kommunikationsfähigkeit und auch von den exekutiven Fähigkeiten abhängig und nicht für den Autismus spezifisch, aber sie geben auch einen Schweregrad der sozialen Kommunikationsfähigkeit an, wenn die anderen Faktoren kontrolliert bzw. schwierigere Tests (für höhere intellektuelle Fähigkeiten) angewandt werden (Russell et al. 1999; Baron-Cohen et al. 1999a; Pilowsky et al. 2000).

Exekutive Funktionen. Exekutive Funktionen werden anhand von Aufgaben getestet, die die Fähigkeit zur Planung, Vorausschau, Flexibilität und Strategie untersuchen, z. B. mit Hilfe des »Wisconsin-Card-Sorting-Test« (WCST) bzw. des »Tower of Hanoi« etc. Sie leiten sich von den Untersuchungen an Frontalhirnschädigungen ab. Exekutive Funktionen werden von dem Ausmaß an Impulsivität, Ablenkbarkeit und Konzentration beeinflusst, aber beim Autismus nicht vom Arbeitsgedächtnis (Ozonoff u. Strayer 2001). Beim Autismus können ferner durch eine veränderte technisierte Anleitung (durch computerisierte Versionen etwa bei der Anwendung des WCST) die Ergebnisse verbessert werden (Ozonoff 1995).

Schwache zentrale Kohärenz. Eine sog. schwache zentrale Kohärenz (Happé 1999) zeigt sich bei Personen mit Autismus dadurch, dass Details wesentlich genauer erfasst werden als bei Gesunden. Die Gesamtheit einer Darstellung bzw. Zusammenhänge sind wesentlich beeinträchtigt (»lokale statt globale Informationsprozesse«). Hinweise für eine leichte Beeinträchtigung in dieser Hinsicht zeigen sich auch bei Verwandten 1. Grades mit Autismus (Briskman et al. 2001). Die Unterschiede im Profil einer entsprechenden Testung (z. B. im »Wechsler-Test«) als Indikatoren sind sich auch auf einem unterschiedlichen Gesamtniveau intellektueller Fähigkeiten sehr ähnlich: So zeigen sich signifikante Unterschiede zwischen dem Mosaik-Test bzw. dem Figurenlegen (besser beim Autismus) gegenüber dem Bilderordnen bzw. bei den gut sprechenden autistischen Personen auch beim allgemeinen Verständnis (beeinträchtigt beim Autismus) (Rühl et al. 1995). Norbury u. Bishop (2002) verwendeten in diesem Zusammenhang die »Story Comprehension Task« – Geschichten mit dem Ziel, das Verständnis der Texte zu prüfen. Auch gut begabte Personen mit Autismus hatten bedeutsame Schwierigkeiten im Gegensatz zur gesunden Kontrollgruppe im Textverständnis und auch schwerwiegendere als nicht autistische Probanden mit umschriebenen Sprachstörungen, obwohl sie den Text gut wiedergeben konnten.

29

29.3.2 Erfassung komorbider Störungen

Zur umfassenden Diagnose soll ferner auch beim Autismus die übliche Anamnese – so wie sonst auch in der Kinder- und Jugendpsychiatrie – erhoben werden. Dazu gehört insbesondere die Abklärung möglicher Problemfelder analog zum multiaxialen Klassifikationsschemas (MAS):

- Achse 1: zusätzliche Symptombereiche: bedeutsame Hyperaktivität, die in ca. der Hälfte der autistischen Störung vorkommt, die aber nicht mit den Einschränkungen für bestimmte visuelle Stimuli (Gesichtererkennen) gegenüber dem Haftenbleiben an einzelnen Sachdetails verwechselt werden darf; ferner automutilatives Verhalten (Poustka u. Lisch 1993) und Tics.
- Achse 2: Entwicklungsstörungen, insbesondere der expressiven und rezeptiven Sprache;
- Achse 3: Intelligenzminderung;
- Achse 4: ungeschickte Motorik, Epilepsie (s. unten), degenerative Erkrankungen.

Organische Störungen

Zur medizinischen Untersuchung gehört neben der Abklärung möglicher sensorischer Probleme (Hören, Sehen) auch der Ausschluss häufiger komorbider, organischer Störungen mit Hilfe von Karyotypisierung und molekulargenetischer Untersuchungen (Ausschluss von Fragilem-X-Syndrom, der unbehandelten Phenylketonurie, dem Williams-Syndrom, der Neurofibromatose und verschiedenen chromosomalen Aberrationen, dem Rett-Syndrom sowie der tuberöse Hirnsklerose) und eine enzephalographische Untersuchung, da EEG-Abnormitäten beim Autismus häufig sind und Epilepsie bei bis zu 20–30% der Fälle (mit zwei Ersterkrankungsgipfeln: im frühen Lebensalter auf der einen Seite und im späten Jugend- bzw. frühem Erwachsenenalter auf der anderen) vorkommt (Poustka 2003).

Intellektuelle Leistungsfähigkeit und Sprache

Zur Überprüfung der intellektuellen Leistungsfähigkeit dienen jene testpsychologischen Untersuchungen wie sonst auch üblich (Bölte et al. 2000). Die nonverbalen und verbalen Fähigkeiten sollten getrennt erhoben und auch dabei das beobachtbare Verhalten gesondert dargestellt bzw. mit erhoben werden. Insbesondere müssen auch die sprachlichen Fähigkeiten genau erhoben werden (z. B. mit Hilfe des »Peabody Picture Vocabulary Tests«; PPVT-III). Nicht testbare Kinder mit Autismus sollten zumindest mit Hilfe der »Vineland Adaptive Behavior Scale« (s. oben) eingeschätzt werden (Bölte u. Poustka 2002). Weitere neuropsychologische Untersuchungen können über spezifische Defizite Auskunft geben (▶ s. Abschn. 29.5).

Die klinisch-neurologische Untersuchung ist ebenfalls obligatorisch. Bei Auffälligkeiten und/oder bei gleichzeitig bestehender intellektueller Behinderung sollten ein bildgebendes Verfahren zur Beurteilung der zerebralen Morphologie und Stoffwechseluntersuchungen veranlasst werden.

29.3.3 Differenzialdiagnose

! Die Differenzialdiagnose ist besonders unter dem Einfluss von zwei Störungen schwierig: Zum einen sind frühkindlich schon bestehende Intelligenzminderungen von Autismus schwierig zu unterscheiden, zum anderen können Folgen einer sehr schweren und lange währenden Deprivation eine Autismussymptomatik erkennen lassen.

Die **schwere Intelligenzminderung** kann nach einiger Zeit im frühen Kindesalter positiv erst unterschieden werden, wenn deutliche Zeichen einer sozialen Kontaktaufnahme, auch minimaler Art mit Anzeichen von Reaktionen auf soziale, kommunikative Zuwendungen deutlich sichtbar werden, wie sie beim ausgeprägtem Autismus nicht vorkommen. Da auch hier die Grenzen fließend sind und eine behindernde Intelligenzminderung häufig begleitend beim Autismus vorkommt, ist eine Differenzialdiagnose oft exakt schwer möglich. Bei einer **Sprachentwicklungsstörung** gelten analoge Gesichtspunkte.

Deprivationsfolgen (mit erheblichen Bindungsstörungen) zeigen, wie am Beispiel der englischen Adoptionsstudien an rumänischen Waisenkindern, in einer normalen familiären Umgebung eine allmähliche Verbesserung der Symptomatik, die beim Autismus unüblich ist (Rutter et al. 2001)

Früh beginnende Schizophrenien zeigen einen späteren Beginn der Störung (kaum vor dem 10. Lebensjahr, nie vor dem 6.) und Wahnsymptome, Halluzinationen, schubförmiger Verlauf und sich verstärkende Negativsymptomatik kommen beim Autismus nicht vor. Wesentlich problematischer ist die Unterscheidung zwischen einer **schizoiden Persönlichkeitsstörung** und dem Asperger-Syndrom. Ist Letzteres ausgeprägt, findet sich dann im Unterschied zur schizoiden Persönlichkeitsstörung eine bedeutsamere Einschränkung in den sozialen und kommunikativen Fähigkeiten (s. Einschränkungen entsprechend der »Theory of mind«), die die soziale Reaktivität stärker reduziert.

Schließlich kann es im klinischen Alltag nicht ganz selten zu Problemen kommen, den **Mutismus** – besonders in Verbindung mit intellektueller Beeinträchtigung – vom Autismus zu unterscheiden. Beim Mutismus als Syndrom ist aber (wie auch bei den **sozialphobischen Ängsten**) die eigene soziale Ausdrucksfähigkeit insbesondere auch die averbale durch Gestik und Mimik in vertrauter Umgebung ebenso wenig beeinträchtigt wie die entsprechende Rezeptionsfähigkeit.

29.3.4 Diagnostische Untergruppen

Neben dem (frühkindlichen) Autismus als der Kernsymptomatik sind das Asperger-Syndrom, der atypische Autismus, das Rett-Syndrom, die sonstigen desintegrativen Störungen des Kindesalters und die hyperaktive Störung mit Intelligenzminderung und Bewegungsstereotypien als Untergruppen im Kapitel der tiefgreifenden Entwicklungsstörungen der ICD-10 aufgeführt.

Asperger-Syndrom

Das Asperger-Syndrom unterscheidet sich vom frühkindlichen Autismus durch das Fehlen einer klinisch eindeutigen und schwerwiegenden Verzögerung der gesprochenen oder rezeptiven Sprache und zeigt meist auch eine höhere kognitiven Entwicklung. Die Kommunikationsstörung stellt eine bedeutsame Beeinträchtigung dar und wird nicht durch die gute Sprachfähigkeit kompensiert, obwohl hier die Nomenklatur der ICD-10 etwas widersprüchlich ist. Wegen der guten sprachlichen Fähigkeiten wird die Beeinträchtigung der kommunikativen Fähigkeiten in den ersten drei Lebensjahren und auch später noch nicht gleich erkannt oder berichtet, sodass die Diagnose oft erst in der beginnenden adoleszenten Entwicklung gestellt wird, wenn es zu empfindlichen Problemen wegen der Isolation und dem bizarren Verhalten kommt.

Atypischer Autismus

Der atypische Autismus ist gekennzeichnet durch eine auffällige oder beeinträchtigte Entwicklung entsprechend den Autismuskriterien, jedoch kann das Manifestationsalter nach dem 3. Lebensjahr liegen und/oder nicht alle Störungsbereiche müssen der Definition des Autismus entsprechen (atypisches Erkrankungsalter und/oder atypische Symptomatik).

Als »**milder Phänotyp**« oder Autismusspektrumstörung werden dagegen Kombinationen in schwacher Ausprägungen von soziokommunikativen Defiziten, Sprachentwicklungsstörungen und Beeinträchtigungen durch rigides, repetitives Verhalten bezeichnet. Sie sind mitunter bei Verwandten mit Autismus gehäuft anzutreffen, aber es ist unklar, inwieweit es sich hierbei lediglich um Persönlichkeitsvarianten mit damit verbundenen sozialen Schwierigkeiten ohne klare Abgrenzung zu normalen Temperamentsvariationen handelt, da die Grenzen zu bedeutsamen Störungen unklar oder fließend (Bailey et al. 1998a; Starr et al. 2001) und wenig spezifisch für den Autismus sind (Bölte et al. 2002).

Rett-Syndrom

Nach eindeutig normaler Entwicklung kommt es zu einer Abnahme des Kopfwachstums zwischen dem 5. Lebensmonat und 4. Lebensjahr. Weiterhin wird ein Verlust der erworbenen zielgerichteten Handbewegungen zwischen dem 5. und 30. Lebensmonat deutlich, ebenso eine Kommunikationsstörung mit beeinträchtigter sozialer Interaktion und Störungen der Koordination beim Gang und den Rumpfbewegungen. Es zeigt sich eine Verlangsamung mit Störung der expressiven und rezeptiven Sprache, zudem stereotype Handbewegungen vor dem Körper. Nur das weibliche Geschlecht ist betroffen. Die Störung ist durch die Entdeckung des bis zu 80% der Rett-Syndrome verursachenden Gens (MECP2 am Ende des langen Arms des X-Chromosoms (Xq28), molekulargenetisch erkennbar; Amir u. Zoghbi 2000).

Sonstige desintegrative Störungen

Andere desintegrative Störungen sind gekennzeichnet durch den Verlust erworbener Fertigkeiten nach normaler Entwicklung in den ersten 2 Jahren, Auffälligkeiten der gegenseitigen sozialen Interaktion und der Kommunikation, Auftreten stereotyper Verhaltensmuster und Interessensverlust an der Umwelt. Weiterhin finden sich Störungen in der expressiven und rezeptiven Sprache, im Spiel und in den sozialen Fertigkeiten. Nicht alle Gebiete müssen gleichzeitig betroffen sein, wesentlich ist der Abbau erworbener Fähigkeiten.

Überaktive Störung mit Intelligenzminderung und Bewegungsstereotypien

Es zeigen sich motorische Ruhelosigkeit und exzessive Aktivitäten, oft in unangemessenen Situationen, sowie repetitives und stereotypes Verhalten. Die soziale Interaktionsfähigkeit, die Kommunikationsfähigkeit und die Kontaktaufnahme zu anderen Personen sind nicht beeinträchtigt. Die intellektuellen Fähigkeiten liegen im mittleren geistigen Behinderungsbereich oder darunter.

29.4 Epidemiologie

Die Vorkommenshäufigkeit des Autismus, erhoben anhand von meist europäischen Untersuchungen der 80er und 90er-Jahre, betrug 4,5–12,6 von 10.000 Kindern, wobei Jungen 3- bis 4-mal häufiger betroffen waren als Mädchen(Wing u. Gould, 1979; Bohman et al. 1983; Steffenburg u. Gillberg, 1986). Nach Steffenburg u. Gillberg (1986) waren 82% gleichzeitig geistig retardiert und rund die Hälfte hatte einen IQ unter 50. Neurologische Auffälligkeiten und Epilepsie findet sich bei allen diesen Untersuchungen als häufigste Begleitsymptomatik des Autismus. Auch norwegische und französische Untersuchungen standen damit im Einklang (Sponheim u. Skjeldal 1998; Fombonne et al. 1997).

Höhere Prävalenzzahlen von 9:10.000 wurden von Nordin u. Gillberg (1996) angegeben; ferner fanden Ehlers u. Gillberg (1993) eine relativ hohe Rate von 3,6:1000 für das Asperger-Syndrom. Höhere Raten aus Japan von 21,1:10.000, wobei die Hälfte der Probanden einen IQ von über 70 hatte, stießen bei Fombonne (1996) auf erhebliche

Zweifel. Jedoch stellt der Einschluss von autistischen Probanden mit höherem intellektuellem Leistungsvermögen ein vernachlässigtes Problemfeld früherer Feldstudien dar, insofern diese vor allem Angaben von Schlüsselpersonen und damit von Inanspruchnahmepopulationen verwendeten. Neuere Untersuchungen berücksichtigen diese Problematik und kommen unter Einschluss von Personen mit höherem IQ auch zu höheren Prävalenzangaben: 15–40:10.000 für den Autismus (Baird et al. 2000; Bertrand et al. 2001, Chakrabarti u. Fombonne 2001; Kielinen et al. 2000) und 40–60:10.000 für Autismusspektrumstörungen (Baird et al. 2000; Bertrand et al. 2001, Chakrabarti u. Fombonne 2001; Powell et al. 2000).

Nach Chakrabarti u. Fombonne (2001) beträgt die Prävalenz des Autismus bei Vorschulkindern 16,8:10.000, des Asperger-Syndroms 8,4:10.000. Die Häufigkeit des Rett-Syndroms und der anderen desintegrativen Störungen des Kindesalters liegt bei 0,6:10.000 und die der anderen bzw. die nicht näher bezeichneten tiefgreifenden Entwicklungsstörungen bei 36,1:10.000 (Gesamtprävalenz der tiefgreifenden Entwicklungsstörungen 62,6:10.000) der Geburtsjahrgänge, wobei wiederum Jungen 3- bis 4-mal häufiger betroffen sind als Mädchen.

! Bedeutsam ist die Aufdeckung der relativ großen Anzahl von autistischen Kindern mit höherem intellektuellem Leistungsvermögen, während die Anzahl derer, die an Autismus und gleichzeitig an einer intellektuellen Behinderung leiden gemäß neuerer Untersuchungsergebnisse nur mehr 30% beträgt (gegenüber 75% bis mehr als 80% in den älteren Untersuchungen).

29.5 Verlauf und Prognose

Autismus verändert sich meist ein Leben lang in seiner Struktur nicht. Es gibt wenige Fälle von regressiven Verschlechterungen, aber kaum welche, die von einer Gesundung berichten. Ausschlaggebend für die Sicherheit solcher Verlaufsuntersuchungen ist die exakte Diagnose. Da unter dem Einfluss präziser Untersuchungsmethoden die Anzahl autistischer Personen mit intellektueller Behinderung deutlich niedriger ist als vordem angenommen, ist wahrscheinlich die Verlaufsprognose in Bezug auf eine gewisse Verselbstständigung (Wohnen alleine oder halbgeschützt) in künftigen Nachuntersuchungen besser. Die Prognose ist darüber hinaus von einer Reihe weiterer Faktoren abhängig, mit ausschlaggebend ist der frühe Beginn und die Art der Therapie (▣ Tabelle 29.2).

Derzeit beträgt nach einer Metaanalyse von 15 Verlaufsstudien (Howlin u. Goode 1998) der Bereich von Verselbstständigungen und Verbesserungen 30–80%. Eine Verbesserung der Symptomatik ist laut einer eigenen Untersuchung nach retrospektiven Angaben von über 250 Patienten am ehesten um die Pubertät zu erwarten (unabhängig von einer Behandlung).

29.6 Ätiologie

29.6.1 Neurobiologie

Hirnelektrische Aktivität

Das Elektroenzephalogramm (EEG) ist bei Autismus häufig abnorm; zudem tritt eine Epilepsie bei geistiger Behinderung und perinataler Komplikation häufig auf (insgesamt in bis zu 30% der Fälle), eine Korrelation mit dem Schweregrad der Kernsymptome des Autismus besteht aber nicht (Poustka 2003). Ein typisches EEG-Muster für Autismus ist nicht zu erkennen.

Auffälligkeiten zeigen sich weiter in Untersuchungen zu ereigniskorrelierten Potenzialen (»event-related potentials«; ERP); sie sind aber kaum je replizierbar und zudem widersprüchlich. Einige Studien fanden abnorm kleine P3-Amplituden über dem Scheitel- und dem Hinterlappen des Gehirns, und zwar in verschiedenen Altersbereichen von der Kindheit bis zum Erwachsenenalter und für visuelle wie für auditive Reize. Kemner et al. (1995) fand höhere P3-Amplituden bei auditiven Reizen okzipital. Dies wurde derart interpretiert, dass beim Autismus die Kapazität in dieser Anordnung zur Messung der Kon-

▣ Tabelle 29.2. **Prognosefaktoren.** (Mod. nach Howlin 1997)

Günstigere Prognose	Ungünstigere Prognose
Wenigstens einfache Sprache im Alter von 5–6 Jahren	Kein Gebrauch von Worten (wenigstens 5 sinnvoll angewandte) im Alter von über 7 Jahren und keine averbale Kommunikation und Verständnis
IQ (nonverbal gemessen) wenigstens im Bereich einer leichten intellektuellen Behinderung oder höher	Mittlere intellektuelle Behinderung oder tiefer
Es bestehen spezielle Fähigkeiten oder Spezialinteressen Erfolgreiche, angemessene Erziehung und Bildung	Eine Vielzahl von sozialen und Verhaltensproblemen persistieren

zentration begrenzter ist als normal und das (auditive) Hörsystem sich vom visuellen System Kapazität »ausborgt«. Dagegen fand Hoeksma (2002) geringere P3-Amplituden unter Probanden mit Autismus bei einfachen Aufgabenstellungen. War die Aufgabe schwieriger, glichen sich die Amplituden denen der gesunden Kontrollgruppe an, als ob junge Personen mit Autismus ihre volle Kapazität bei einfachen Aufgaben nicht ausnützten. In der Kontrollgruppe ging die zunehmende Amplitude auf auditive Reize parallel zu einer Abnahme der Amplitude auf visuelle Reize. Bei der Autismusgruppe war dies aber nicht der Fall, d. h., in der Autismusgruppe war eine Art vorherrschende Auswahl von zu beachtenden Informationen eines bestimmten Sinneskanals nicht zu beobachten.

Anatomische Besonderheiten

Einige Untersucher gehen davon aus, dass in Kopfumfangmessungen und Strukturuntersuchungen mittels bildgebender Verfahren wie auch in post mortem untersuchten Gehirnen beim Autismus häufig eine Makrozephalie zu beobachten ist. Fidler et al. (2000) schlossen auf eine Makrozephalie bei 12,2% der Probanden mit Autismus und auf 15,5% bei Verwandten 1. Grades im Vergleich zu normativen Stichproben, was eine genetische Grundlage habe (h2=0,47 – moderat heritabel).

Piven et al. (1996) veranschaulichten in magnetresonanztomographischen Untersuchungen (MRI) eine Verbreiterung im Schläfen-, Scheitel und Hinterhauptbereich, nicht aber im Stirnbereich; Woodhouse et al. (1996) fanden eine Vergrößerung bei einem Drittel der Probanden mit tiefgreifenden Entwicklungsstörungen. Bailey et al. (1998b) konnten in Post-mortem-Untersuchungen an 4 von 6 Gehirnen makrozephalische Entwicklungsanomalien im Hirnstamm (inferiore Oliven) erkennen, die Purkinje-Zellen waren bei den erwachsenen Personen mit Autismus reduziert (Gliose).

! Gillberg u. de Souza (2002) gehen davon aus, dass Makrozephalie bei autistischen Störungen am konsistentesten bei Menschen mit Asperger-Syndrom auftritt.

Bauman u. Kemper (1994) fanden bisher als einzige mehr oder weniger systematische Veränderungen bei 6 post mortem untersuchten Gehirnen ohne grobe anatomische Veränderungen, und zwar verkleinerte und dichter gepackte Nervenzellen u. a. im Vorderhirn (Hippocampus und Subiculum), im Kortex des Riechhirns, in der Amygdala, in den Mammillen, im vorderen Zingulum und beidseits im Septum. Die Pyramidenzellen (CA1, CA4) des Hippocampus zeigen eine verminderte Komplexität und Ausbreitung der Dendriten. Diese neuroanatomischen Abnormitäten beziehen sich vor allem auf das limbische System, das Zerebellum und die Verbindungen zur unteren Olive. Die Autoren schlossen auf eine Unreife verschiedener Verbindungen im Gehirn zu den Kernen des Kleinhirns beim Autismus, da eine adäquate Anzahl der Purkinje-Zellen als Ziele für eine reife Projektion zur unteren Olive in der frühen Entwicklung fehle. Die Veränderungen deuten entwicklungsgeschichtlich auf eine Entstehung vor der 30. Schwangerschaftswoche hin.

In der erwähnten Untersuchung von Bailey et al. (1998b) fanden sich hingegen bei den 6 geistig behinderten Erwachsenen mit Autismus (die vorher schon mit standardisierten Interviews diagnostiziert worden waren) eine reduzierte Anzahl von Purkinje-Zellen und abnorme Befunde in der Entwicklung des Hirnstammes, aber keine systematische Lokalisation der Anomalien.

Casanova et al. (2002) konnten (ebenfalls in Post-mortem-Untersuchungen) kleinere und weniger kompakte Mikrokolumnen im Stirn- und Schläfenlappen als bei normalen Kontrollpersonen darstellen und deuteten dies als Hinweis für abnorme morphologische und strukturelle Einheiten der Informationsverarbeitung beim Autismus.

Befunde in funktionellen bildgebenden Verfahren

Mehrfach wurden unterschiedliche Anomalien in verschiedenen Hirnregionen beschrieben. Ältere Untersuchungen mit PET und SPECT zeigten eine geringere Stoffwechselaktivität temporal bzw. präfrontal bzw. eine geringere Durchblutungsaktivität des Gesamtgehirns, ebenso im rechten lateralen Temporalhirn, im mittleren Frontalhirn beidseits sowie eine linkshemisphärische Dysfunktion bzw. eine Dysfunktion in der rechten orbitofrontalen Hirnrinde (Shifter et al. 1994; Gillberg et al. 1993; George et al. 1992; Chiron et al. 1995; Baron-Cohen et al. 1994; s. Übersicht in Poustka 1998a).

Neuere Untersuchungen fanden im SPECT eine geringere Durchblutung als in der Kontrollgruppe, und zwar rechts temporal (basale und untere Areale), okzipital, im Thalamus und in den linksseitigen Basalganglien (Starkstein et al. 2000); ebenso konnte eine geringere Durchblutung der Kleinhirnhemisphären, der Thalami, der Basalganglien und der posterioren parietalen und temporalen Areale im SPECT, nicht jedoch im normalen MRT nachgewiesen werden (Ryu et al. 1999).

In weiteren PET-Studien konnten beim Autismus eine reverse Hemisphärendominanz während verbaler auditiver Stimulation gefunden werden und im Trend eine verminderte Aktivierung der auditiven Hirnrinde während der akustischen Stimulation, ferner eine verminderte Kleinhirnaktivität während nonverbaler auditiver Wahrnehmung (und möglicherweise expressiver Sprache; Muller et al. 1998).

Ergebnisse von weiteren PET-Untersuchungen unter Lernbedingungen zeigten Auffälligkeiten, die als Störungen in den limbischen Schaltkreisen interpretiert werden können. Haznedar et al. (2000) zeigten in seriellen verbalen Lerntests im PET in untersuchten Kernformationen der Amygdala, des Hippocampus und im Gyrus cinguli (untersucht mittels MRT, koregistriert mittels PET) verglichen mit einer Kontrollgruppe bei Patienten mit Autismus oder Asperger-Syndrom einen bedeutsam reduzierter Stoffwechsel im vorderen und hinteren Gyrus cinguli.

Untersuchungen mittels der funktionellen Magnetresonanztomographie (fMRT) zeigen ebenfalls kein einheitliches Muster, jedoch Abnormitäten in verschiedenen Hirnbereichen. Baron-Cohen et al. (1999b) konnten im fMRT nach der Aufgabe, Bilder von Augenpartien mit verschiedenem emotionalen Ausdrucksverhalten zu differenzieren, bei autistischen Probanden eine Aktivierung frontotemporal, nicht aber in der Amygdala beschreiben. Dagegen fand die gleiche Forschungsgruppe um Baron-Cohen und Ring eine Aktivierung in vorderen Regionen im hinteren Schläfenlappenbereich (ventrale okzipitotemporale Hirnbereiche) während einer Aufgabe (Gestaltwahrnehmungen mit dem »Embedded Figures Test«, also das Erkennen komplizierter Objekte während der Untersuchung mittels bildgebender Verfahren; Ring et al. 1999). Critchley et al. (2000), konnten keine Aktivierung der kortikalen »Gesichtsarea« (bei Einschätzung eines Gesichtsausdrucks) bzw. der linken Amygdalaregion und des linken Kleinhirns darstellen.

! Diese und weitere Untersuchungen weisen auf einen grundlegenden Defekt beim Autismus im Erkennen von basalen Gefühlen, die sich in Gesichtern widerspiegeln, hin.

Eine bedeutsame Untersuchungsserie zu diesem Komplex befasst sich mit dem direkten Vergleich der Gesichtererkennung und der Objekterkennung (Schultz et al. 2000). Während Gesunde beim Gesichtererkennen und beim Erkennen von Objekten jeweils andere, eng benachbarte Regionen im Schläfenlappen aktivieren, aktivieren Personen mit Autismus (und Asperger-Syndrom) immer die Region, die bei Gesunden mit dem Objekterkennen (Gyri rechts inferior-temporal) verbunden ist, auch beim Gesichterkennen. Hingegen ist die Region, die normalerweise beim Gesichtererkennen aktiviert wird, beim Autismus unteraktiviert (der für die Gesichtsperzeption relativ spezifische Gyrus fursiformis, Brodmann-Areal 19). In eigenen Untersuchungen (Hubl et al., in Druck) konnte die Überaktivierung beim Autismus in für die Gesichtererkennung irrelevanten Regionen deutlich dargestellt werden.

! Die Untersuchungen verweisen auf die biologischen Substrate eines erheblichen Defizits im sog. »sozialen Gehirn« beim Autismus.

Dies steht mit dem Mangel am Erkennen der (emotionalen) Mimik in Zusammenhang. Diese bedeutsame Schwierigkeit im Erkennen des emotionalen Ausdrucks anderer Gesichter ist wahrscheinlich die Ursache für die mangelnde Kommunikationsfähigkeit. Die biologische Grundlage dafür könnte in einem gestörten System der Ausbildung der zentralen neuronalen Vernetzung liegen (Happé u. Frith 1996; Happé et al. 1996). Dies betrifft u. a. auch die orbitofrontalen Rindengebiete, die Amygdala und den Gyrus fusiforme.

29.6.2 Neurochemie

Serotonin ist im Blutspiegel von etwa einem Drittel der autistischen Patienten (Cook 1990) und auch bei Verwandten mit ähnlichen Symptomen (Zwängen, Depressionen; Cook et al. 1993, 1994) erhöht. Zudem verschlechtert sich die Symptomatik bei Tryptophandepletionsuntersuchungen bei erwachsenen autistischen Patienten (McDougle et al. 1996). Genetische Untersuchungen dazu führten aber bislang zu keinen schlüssigen Ergebnissen (Übersicht in Poustka 2003). Dies gilt auch für die Beteiligung der Katecholamine im Gehirn sowie von Dopamin-D_2-Rezeptor-Genen. Auch die Rolle der Neuropeptide bzw. der endogenen Opioide bleibt unklar, da die Behandlung durch Naltrexone unwirksam zu sein scheint (Willemsen-Swinkels et al. 1995).

Auf die Bedeutung der Defekte von Chromosomen weisen unter anderem Wassink et al. (2001) hin; allerdings sind unter den Untersuchten dieser Studie 88% geistig behindert, was wieder die Allgemeingültigkeit dieser Untersuchungen für den Autismus selbst schmälert. Einige chromosomale Defekte sind für genetische Untersuchungen bedeutsam geworden, es wurden aber auch hier bislang keine Erkenntnisse gewonnen (s. Poustka 2003).

Die Bedeutung von anderen Ursachen und Impfungen

Eine Reihe anderer Ursachen wird von Zeit zu Zeit immer wieder propagiert, wie z. B. Lebensmittelunverträglichkeit (gegen Gluten und Kasein) oder einer Antibiotikamedikation. Insbesondere Impfungen gegen Mumps, Röteln, Masern oder Keuchhusten wurden als Verursacher einer erhöhten Rate von Autismus angeschuldigt. In Untersuchungen ließ sich dies aber nicht bestätigen. So legen Fombonne u. Chakrabarti (2001) aufgrund einer sehr sorgfältigen epidemiologischen Untersuchung dar, dass eine Verursachung von Autismus durch Impfstoffe – angeschuldigt wurden auch die Stabilisatoren der Impfstoffe gegen Mumps, Masern und Röteln (quecksilberhaltig) – unwahrscheinlich sei, da die Häufigkeit des Autismus vor und nach Einführung dieser Impfung unverändert blieb.

29.6.3 Genetik

Formalgenetische Untersuchungsergebnisse

Seit Ende der 70er-Jahre gilt es als gesichert, dass Autismus eine genetisch verursachte Erkrankung ist. Dafür sprechen die klassischen Untersuchungen der formalen Genetik an Zwillingen und in Familien. Eineiige Zwillinge zeigen eine 8- bis 9fach höhere Übereinstimmung als zweieiige (LeCouteur et al. 1996). Das Risiko für Geschwister, an Autismus zu erkranken, ist im Vergleich zur Allgemeinbevölkerung um mindestens das 50fache erhöht (Folstein u. Rutter 1977).

! Die Befunde deuten auf eine sehr hohe Erblichkeit hin, die einen Einfluss aus der Umwelt zwar nicht ausschließt, aber vergleichsweise gering erscheinen lässt.

Allerdings ist die Entdeckung der für den Autismus verantwortlichen Gene schwierig, weil schon der Umstand, dass Verwandte 2. Grades kein erhöhtes Risiko haben, an Autismus zu erkranken, bedeutet, dass mehrere Gene an der Erkrankung gemeinsam ursächlich beteiligt sind. Komplexe Erkrankungen »mendeln« nicht, weil diese Erbgesetze nur für ein Gen zutreffen, nicht aber für mehrere Gene, die die Krankheit bedingen und die wahrscheinlich am menschlichen Genom weit auseinander liegen. Weiter ist anzunehmen, dass diese Gene zusammenwirken (Epistase), aber jeweils nur mit einem geringen Effekt. Wahrscheinlich ist ein Geschehen, das epistatische Interaktionen zwischen mindestens 3–4 Genen einschließt (Pickles et al. 1995), obgleich bis zu 15 Gene oder mehr beteiligt sein können (Risch et al. 1999).

Eine familiäre »Belastung« auch Erwachsener in Familien mit einem zweiten oder mehreren Kindern mit Autismus (sog. Multiinzidenzfamilien) scheint höher zu sein als in Familien mit nur einem betroffenen Kind (Piven et al.1997, 1999), was für eine gewisse familiäre, genetische Disposition spricht. Auf deutliche Störungen bezogen fehlt aber ein Hinweis auf Stammbäume über Generationen oder wenigstens eine Generation hinweg. Weitere Fälle in Familien, in denen eine Person einen Autismus hat, sind nur unter Geschwistern bekannt und betreffen 3–5% der Geschwister.

In einigen Studien wird ein gewisses Ausmaß einer sehr »verdünnten« Symptomatik bei Verwandten 1. Grades beschrieben, die keinen Krankheitswert hat oder nur während der früheren Entwicklung im Kindesalter eine gewisse Rolle spielt und als milde Abweichung im neuropsychologischen Sinn erfassbar ist (Bolton et al. 1994; Bailey et al. 1998a; Hughes et al. 1997; Baron-Cohen u. Hammer, 1997, Happé et al. 2001).

Molekulargenetische Untersuchungsergebnisse

Molekulargenetische Untersuchungen sind bislang vor allem auf zwei Wegen durchgeführt worden: Zum einen als Untersuchungen an Kanditatengenen, zum anderen als Screening nach relevanten Genen am gesamten menschlichen Genom.

Untersuchungen von **Kandidatengenen** wurden wegen der entsprechenden Bedeutung des Serotonins beim Autismus (Therapie mit SSRI, Tryptophandepletionsstudien; s. oben und in Poustka 2003) in Genen, die mit dem serotonergen System in Zusammenhang stehen, durchgeführt (Serotoninrezeptorgene: 5-HT2C in Xq24; 5-HT5A in 7q36.1; Serotonintransporter-(5-HTT-)Gen in 17q11.2; Monoaminoxidase A in Xp11.23), aber auch in anderen möglicherweise interessanten Bereichen (dopaminerges System: Dopaminrezeptorgen: DRD4 in 11p15.5).

Weitere Untersuchungen betreffen solche, die von beobachteten **Veränderungen in den Chromosomen** ausgehen (Chromosomenaberrationen), die wenigstens wiederholt gleichzeitig mit Autismus, meist auch mit geistiger Behinderung oder anderen Entwicklungsstörungen parallel gehen. Solche Veränderungen sind selten. Von einiger Bedeutung erschien dabei die Aberration am Chromosom 15 (Lokus 15q11-q13), ähnlich für das Prader-Willi- und das Angelman-Syndrom. Bislang blieben diese Veränderungen ohne Bedeutung für den Autismus.

Ausgehend von einem Genomscreening weisen Folstein et al. (2001) in ihrer Übersicht darauf hin, dass die konsistentesten Ergebnisse am langen Arm des Chromosom 7 (7q) zu erkennen sind, ferner auch am langen Arm von Chromosom 2 und am kurzen Arm von Chromosom 16 (2q und 16p). Allerdings sind die Ergebnisse aus verschiedenen Untersuchergruppen inkonsistent und verweisen auf viele, nicht replizierte Bereiche am Genom, die wenige Gemeinsamkeiten hinsichtlich einer identischen Lokalisation am Genom erkennen lassen. Weiterführend wurden Gene untersucht, die nahe an anderen Koppelungsorten liegen oder an sog. chromosomalen Haltepunkten. Ferner wurden in diesen chromosomalen Regionen auch bekannte Gene gefunden, deren Funktion annähernd bekannt ist, weil sie schon im Zusammenhang z. B. mit Sprachproblemen oder Behinderungen untersucht wurden und daher mit dem Autismus im Zusammenhang stehen könnten. Diese Feinkartierungen durch verschiedene Untersuchergruppen, um ein Gen zu identifizieren, erbrachten bislang aber keine Ergebnisse.

So wurden eine Reihe von Genen weitgehend ausgeschlossen, die beispielsweise in Bereichen mit den stärksten Signalen am Chromosom 7 liegen. Dies betrifft z. B. das Protein Reelin bzw. das entsprechende Gen (RLN), das das Protein kodiert (Bonora et al. 2002a). Ein anderes Gen in dieser Region (7q31), das FOXP2, welches mit Sprach- und Sprechstörungen in Zusammenhang gebracht wurde, hat für den Autismus höchstwahrscheinlich keine Bedeutung (Newbury et al. 2002). Weitere andere Gene, die durch die Kollaborationsgruppe IMGSAC bisher als nicht für den Autismus relevant untersucht wurden und auf die hier nicht näher eingegangen werden soll, sind in 7q32: PEG1/MEST, COPG2, CPA1 und CPA5-a (Bonora et al. 2002b). Andere Kollaborationsgruppen haben auch das WNT2-Gen, das mit Wachstumsfaktoren zu tun hat, mit dem Autismus in Zusammenhang gebracht wurde und welches auch in der interessanten Region 7q31-q35 liegt, ausgeschlossen (McCoy et al. 2002). Weitere Untersuchungen betreffen die X-chromosomale Lokalisation (Xq13). Das Gen (HOPA) erbrachte keine Zusammenhänge mit dem Autismus (Beyer et al. 2002a). Desgleichen blieben auch weiter Untersuchungen der Gruppe am Deutschen Krebsforschungszentrum negativ wie die des Gens MeCP2 am Ende des langen Arms am X-Chromosom (Xq28), welches als Mutationen bei (weiblichen) Patienten mit Rett-Syndrom (ca. 84%) als X-chromosomal dominant vererbte Krankheit identifiziert wurde. In einer systematischen Mutationsanalyse des kodierenden Bereichs des Gens in unserem Autismuskollektiv (32 weibliche, 125 männliche Patienten) wurde eine Verbindung zum Autismus mit hoher Wahrscheinlichkeit ausgeschlossen (Beyer at al. 2002b; Vourc'h et al. 2001).

29.7 Therapie

! Eine Heilung der Kernsymptome des Autismus ist nicht möglich. Obwohl keine kausale Behandlung möglich ist, können jedoch wesentliche Erfolge in verschiedenen Problembereichen erreicht werden.

Allerdings gibt es eine Fülle von Therapievorschlägen mit mehr als fraglicher Güte. Howlin fasste 1997 die Prognose im Lichte therapeutischer Bemühungen folgendermaßen zusammen:

1. Es gibt – durch welche Therapie auch immer – keine dramatische Verbesserung.
2. Die meisten Erwachsenen mit Autismus verbleiben außerordentlich abhängig.
3. Je extravaganter die Versprechungen von Therapievorschlägen sind, desto eher begrenzt sind die Daten, die den Therapieerfolg nachweisen könnten, auch dann, wenn es zu kurzzeitigen Verbesserungen kommt.

Ziele therapeutischer Vorgehensweisen sind einerseits die Verbesserung der Interaktionsfähigkeit und der Kommunikation und der sprachlichen Ausdrucksfähigkeit sowie eine Verbesserung der Fähigkeit, Kontakte aktiv zu initiieren und durch soziales Imitieren eher erhalten zu können, das Erreichen einer optimalen Selbstständigkeit, aber auch mitunter die Verbesserung motorischer Fähigkeiten. Auf der anderen Seite soll überschüssiges Verhalten wie (Auto-)Aggression, Hyperaktivität und Rituale und Zwänge, aber auch motorische Stereotypien weitgehend vermindert werden.

! Die Behandlung des defizitären als auch des überschüssigen Verhaltens erfordert eine langfristige Ausrichtung der Therapie. Jede Therapie muss sich an den individuellen Ausprägungen und den komorbiden Störungen orientieren wie auch am Schweregrad des jeweiligen Störungsbereiches.

Da beim Autismus nur sehr allmählich und oft in einem zu geringen Ausmaß Fähigkeiten entwickelt werden, die das flexible Übertragen einer veränderten Verhaltensweise in einer bestimmten Situation auf eine andere ermöglichen, sind immer unterschiedliche Umstände gleichzeitig zu berücksichtigen. Die Behandlung in einer Institution (Schule, Tagesstätte, ambulante Einrichtung) sollte deshalb immer eine Ergänzung im häuslichen Rahmen finden. Darüber hinaus sind Angehörige oft die bestmöglichen Therapeuten. Dabei muss aber auch eine Entlastung der Familie als Zielsetzung eine Rolle spielen.

Zur Umsetzung solcher Prämissen gelten als effektive und damit sinnvolle Therapieansätze die Verhaltenstherapie (Shaping), verschiedene Instruktionssysteme (TEACCH) und Trainingsprogramme, die z. B. auf »social skills groups« sowie auf »Theory-of-mind«-Übungen aufbauen. Sie können eine sinnvolle Ergänzung finden durch eine begleitende Logopädie und Physiotherapie (evtl. auch ergänzt durch Musik- bzw. Reittherapie). Psychopharmaka können ebenfalls notwendige, auch längerfristige Behandlungsmittel sein. Derartige multimodale Therapiepläne zu erstellen, erfordert ein hohes Maß an Geduld, Umsicht und eine therapeutische Ausbildung, die auch wesentliche Teile psychoedukativer Elemente integrieren kann. Idealerweise sollte eine Therapie möglichst früh beginnen; dies setzt eine Frühdiagnostik voraus.

Zur Problematik konkreter Therapieempfehlungen

Zwei Probleme ergeben sich bei der Beschreibung konkreter Therapieempfehlungen: Zum einen sind verlässliche diagnostische Untersuchungsergebnisse bei Therapiestudien bislang sehr vernachlässigt worden, so dass oft nicht klar ist, wie sich eigentlich der Ausgangspunkt an Schwierigkeiten bei den Probanden beschreiben ließ, die mehr oder weniger erfolgreich behandelt wurden. Folgt man Wolery u. Garfinkle (2002), so sind insbesondere folgende Faktoren in Interventionsstudien meist kaum oder mangelhaft dargestellt: familiäre Charakteristika, Einbeziehung der Familien in der familiären Umgebung (statt Schule oder Therapieinstitution) – d. h., die Rolle von Familienmitgliedern bei der Förderung edukativer Lernprozesse und ihre Bedeutung bei der Gestaltung der Kommunikation in der natürlichen Umgebung des autistischen Kindes wurde weitgehend ignoriert.

Während bei der Darstellung der Ergebnisse diagnostische Instrumente häufig in ausreichendem Maße verwendet wurden, waren aber eine Reihe von bedeutsamen Bereichen von Fähigkeiten – wie Imitation, Spielverhalten oder teilnehmendes Engagement – kaum untersucht worden, obwohl diese zu den defizitären Kernbereichen autistischen Verhaltens zählen.

Zudem werden zwar die erreichten Therapieziele dargestellt wie auch ihre Generalisierung auf andere Situationen und Personen, aber nicht, ob die verbesserten Fähigkeiten flüssig (also bereitwillig, glatt und ausgeglichen) und andauernd (nach Therapieende) waren.

Goldstein (2002) hebt hervor, wie wichtig bestimmte Fähigkeiten einzelner behandelter Patienten sind, damit Erfolge greifbar werden: So war in einer Studie die Verbesserung in der sprachlichen Kommunikationsfähigkeit von der Imitationsfähigkeit der Betroffenen und weiter (in geringerem Ausmaß) vom intellektuellen Niveau und dem Alter abhängig. Deshalb ist die neuropsychologische Untersuchung und Beobachtung von individuellen Stärken und Schwächen für die Therapieprognose und -planung von großer Bedeutung.

29.7.1 Verhaltenstherapeutische Methoden

Mit dem verhaltenstherapeutisch ausgerichteten Programm von Lovaas (1987) können Kinder ab einem Alter von 2–3 Jahren behandelt werden. Es handelt sich um eine sehr kosten- und zeitaufwendige Methode, die jedoch meist zu einer signifikanten Reduktion des problematischen Verhaltens führt, was in einigen gut kontrollierten Nachfolgestudien belegt werden konnte (Horner et al. 2002).

Gemäß verschiedener Metaanalysen (McConnell 2002; Goldstein 2002) sind dabei die im Folgenden kursorisch angeführten Vorgehensweisen, insbesondere zur Verbesserung der Interaktions- und Kommunikationsfähigkeit von jungen Kindern, wirkungsvoll.

Komponenten verhaltenstherapeutischer Programme

Verbesserung der Fähigkeit zur sozialen Interaktion

Vorschulkinder mit Autismus engagieren sich in sozialen Interaktionen eher, wenn sie in Tätigkeiten mit anderen eingebunden werden, die sie selbst gerne durchführen, oder wenn sie diese Aktivitäten und die Spielmaterialien schon kennen bzw. sie damit sicher umgehen können. Eine höhere Beteiligung am Gruppengeschehen ist dann festzustellen, wenn den sehr strukturierten Therapiestunden eine Beruhigung der Kinder in einer möglichst reizarmen Umgebung vorangeht.

Kinder mit Autismus können eher Kontakte mit anderen Kindern in integrierten Spielgruppen aufnehmen, also in Gruppen mit normal entwickelten und autistischen gleichaltrigen Kindern, die Integration alleine ohne weitere Anleitung reicht aber dennoch nicht aus für die Entwicklung und Förderung sozialer Kompetenzen beim Autismus. Die soziale Interaktion nimmt dann zu, wenn die damit verbundenen Fähigkeiten exzessiv geübt werden und zwar mit den normalen Kindern gegenüber dem (einzelnen) autistischen Kind. Es scheint außerdem dafür günstiger zu sein, wenn die normalen Kinder (auch in einem 1:1-Verhältnis normales zu autistischem Kind) etwas älter sind (auch Geschwister könnten hier mit einbezogen werden). Dabei erweist sich auch die Einführung von typischen Liedern und Spielen für das betreffende Alter als hilfreich, wenn diese angenehme spielerische körperliche Kontakte und Affekte mit einschließen.

Wichtig ist zudem jede Aktivität, die eine große körperliche Nähe mit sich bringt und die gemeinsame Anstrengungen der Kinder erfordert wie gemeinsame Materialienbehandlung, ebenso die Teilnahme an (überschaubaren, einfachen) Theaterspielen, in denen etwas kindgerechtes gemeinsam dargestellt wird, sowie alle spielerischen, strukturierten kollaborative Handlungen.

Training verschiedener Fähigkeiten

Auch hier sind Anleitungen und das Beibringen von Spielen von großer Bedeutung. Dabei kann die Tendenz zu Perseverationen und ritualisiertem Verhalten in manchen Spielen durchaus als Verstärker für sinnvolles Mitspielen angewandt werden. Die Mitarbeiter aus dem erzieherischen oder pflegerischen Bereich müssen dabei direkt intervenieren können und die stufenweisen Fortschritte eng begleiten, registrieren und direkt (verbal oder z. B. mit Tokens) verstärken.

Dabei müssen zwei Komponenten direkt berücksichtigt werden:

1. Die Anweisungen sollten elementar und sozial unmittelbar bedeutsam sein und in kleinen Schritten spielerisch vermittelt werden.
2. Der Entwicklungsstand des betreffenden autistischen Kindes muss berücksichtigt werden, um es weder zu über- noch zu unterfordern.

Training sprachlicher Fertigkeiten

Schon Vorschulkindern mit Autismus kann beigebracht werden, angemessen Fragen im Spiel zu stellen, sodass sie dann auch imstande sind, diese Fragen auf andere analoge Situationen zu übertragen (Koegel et al. 1998) Auch hier sind entsprechend Anleitungen für normale Kinder in dyadischen Spielen mit autistischen Kindern hilfreich. Um bei Kindern mit Autismus langfristige Effekte zu erzielen, ist es generell wichtig, sprachliche Äußerungen in sinnvollen und einsehbaren Situationen zu erzielen und nicht auf eine automatisierte, zusammenhanglose Weise.

Erwerb von Problemlösungsstrategien

Der Erwerb von Problemlösungsstrategien bedarf allgemeiner Instruktionen mit Beispielen aus sozialen Geschichten, die auch in bestimmten Situationen souffliert (gestisch, verbal), bildlich festgehalten, nachgespielt oder einfach strukturiert erzählt werden. Danach müssen sie mehrmals geübte und wiederholt sowie das verstandene Nachvollziehen verstärkt und weiter geübt werden. Immer wieder wird dabei Wert darauf gelegt, dass solche erworbenen Reaktionen als bestimmte einfache Anforderungen auf andere Situationen und auch auf weitere Variationen des jeweiligen Verhaltens angewandt werden können. Schließlich sollte eine Selbstbeobachtung (in die richtige Richtung schauen, zuhören, reagieren) möglich werden.

Eine zunehmende Dichte der Verstärker ist dabei genauso wichtig für die Initialisierung des Kontakts wie des adäquaten Reagierens und bedingt eine große Intensität bei der Einübung auch kleiner Fortschritte. Verstärker sind auch später in schulischen oder Ausbildungssituationen notwendig als Art eines direkten Anleitens tagtäglich aufs Neue bei einzelnen Problemteilstücken (»on-job-coaching«).

Bewertung einzelner therapeutischer Verfahren

Bölte u. Poustka (2002) geben einen Überblick zur Evaluation verschiedener verhaltenstherapeutischer Methoden.

Therapie nach Lovaas. Die nach Lovaas (1987) benannten Therapiemethoden beruhen auf der systematischen Anwendung von Techniken der Verhaltensmodifikation, und zwar nach dem Prinzip der »Applied Behavior Analysis« (ABA; Wolery et al. 1988). Die Therapien verlaufen meist intensiv über 15–40 Wochenstunden in einem Zeitraum von Monaten bis Jahren. Wie oben geschildert, beginnt die Therapie mit dem Erlernen grundlegender sozialer und spielerischer Verhaltensweisen, danach gewinnt der Erwerb von sprachlichen Fähigkeiten mehr Gewicht und es werden autistische Kinder mit gesunden Kindern gleichen Alters in Kontakt gebracht. Gegen Ende der Therapie steht die Beschäftigung mit Emotionen, vorschulischen Fertigkeiten und die Fähigkeit zur Selbstregulation in fremder Umgebung im Vordergrund. Die so intensiv behandelten Kinder zeigten verglichen mit unbehandelten Kontrollkindern signifikante Verbesserungen, die auch langfristig stabil blieben.

Psychoedukative Frühinterventionsprogramme. Weitere psychoedukative Frühinterventionsprogramme zur Behandlung autistischer Störungen sind die teilweise auch lerntheoretisch ausgerichteten Programme wie TEACCH (»Treatment and Education of Autistic and Related Communication Handicapped Children«; Mesibov 1996) und weitere, die darauf aufbauen. Von den Loovas-Therapien unterscheidet sich das Programm durch ein Training in unterschiedlichen Umgebungen und durch unterschiedliche Personen, die das Programm durchführen. TEACCH verwendet bei der Behandlung von Sprachdefiziten und kommunikativen Verhaltensmängeln des Kindes ein Verfahren, bei dem visuelle Reize hinweisend und klar im Raum verteilt werden. Diese visuellen Reize sind von autistischen Personen leicht aufzufinden und können als ein Art Wegweiser, wann was und wo zu geschehen hat, verwendet werden. Solche visuellen Hinweise werden effektiver aufgenommen als verbale Anleitungen. Dabei wird das »Regelwerk«, d. h. die Strukturierung der Anforderungen, auf das individuelle Niveau der betreffenden Person mit Autismus genau abgestimmt. Auch hier ist der zeitliche Aufwand vergleichbar hoch wie in den anderen intensiven Vorgangsweisen. Evaluative Untersuchungen mit gutem Erfolg liegen hier seltener vor (z. B. bei Ozonoff u. Cathcart 1998).

Training sozialer Fertigkeiten. Das Training sozialer Fertigkeiten wird häufig bei Personen mit Autismus und auch mit einer intellektueller Begabung oberhalb der mentalen Retardierung und einer funktionalen Sprache angewandt. Vor allem die Beschäftigung mit der Theory of mind und anderen psychologischen Theorien bietet eine fundierte theoretische Grundlagen für die Entstehung der Auffälligkeiten der sozialen Interaktion und Kommunikation. Auf diese Programme wurde oben ausführlicher eingegangen.

Alternative Interventionen. Ferner werden alternative Interventionen angewandt wie das »Picture Exchange Communication System« (PECS) und die »gestützte Kommunikation« (FC; »Facilitated Communication«). Durch Hilfsmittel sollen hier schwerwiegende sprachliche und nonverbale Kommunikationsdefizite kompensiert werden. Bei der gestützten Kommunikation (Bundschuh u. Basler-Eggen 2000) fungiert eine Person als »Stützer«, indem sie z. B. den Ellbogen des Patienten beim Schreiben berührt oder anschiebt ohne zu führen, und erfüllt damit die Funktion einer Kommunikationshilfe, um so schrittweise die Fähigkeit zur Unabhängigkeit zu erweitern. Der »Stützer« soll außerdem als emotionaler und verbaler Begleiter dienen. Theoretischer Hintergrund für diese Vorgehensweise ist die Annahme einer globalen Apraxie als Ursache für den Autismus, wobei davon ausgegangen wird, dass diese neuropsychologische Bewegungsstörung es dem Betroffenen unmöglich macht, seine »wahren Fähigkeiten« zu zeigen. Leider konnte die Wirksamkeit dieser Methode jedoch trotz umfangreicher Untersuchungen nicht nachgewiesen werden (Paulus 2000; Thümmel u. Bober 2001; Jacobson et al. 1995).

Sonstige Ansätze

Es sind eine Fülle von verschiedenen Therapieprogrammen verfügbar, die nicht oder sehr schlecht abgesichert sind. Einige sind sicher unwirksam wie die Festhaltetherapie, die gestützte Kommunikation oder die sensorischen Stimulationstherapien, das auditive Integrationstraining (nach der Methode Tomatis, Berard), ebenso visuelle Therapien wie die obskure Irlen-Linsen-Behandlung oder weitere wie die Delphintherapie oder die sensomotorischen Behandlungen nach Delcato und eine Fülle anderer Verfahren (▶ s. auch Übersicht über Effizienzuntersuchungen in Baranek 2002). Eine solche Fülle gibt Auskunft darüber, wie verzweifelt die Bemühungen sind. Behandlungen, die erwiesenermaßen nicht wirksam sind, erfahren aber oft erhebliche Ausbreitung, weil das Leid der Angehörigen für viele Versprechungen empfänglich ist.

29.7.2 Pharmakotherapie

Obwohl die Kernsymptomatik des Autismus auch medikamentös nicht behandelbar ist (natürlich lässt sich auch das intellektuelle Niveau nicht direkt dadurch verändern), sind Psychopharmaka zur Verbesserung einzelner gravierender Symptome von Nutzen. Dazu gehören insbesondere die hyperaktive, zwanghaft-ritualisierende, die eigen- bzw. fremdaggressive und die depressive Symptomatik (■ Tabelle 29.3).

Zentral ist die Beachtung einer vorsichtigeren, länger dauernden »Einschleichphase« mancher Medikationen. Dies ist besonders wichtig, wenn man sich entschließt, Stimulanzien bei hyperkinetischen Symptomen (die bei der Hälfte der Fälle beim Autismus eine deutliche Rolle spielen) zu verwenden, weil sie motorische Stereotypien deutlich verschlechtern und aggressives Verhalten und eine gereizte Stimmung steigern können. Die Kombination mit Neuroleptika wie Risperidon, ebenfalls in geringer Dosierung, ist möglich. Risperidon ist auch bei bedeutsamen Aggressionen mit erhöhter Impulsivität hilfreich und bei Ängsten und Zwängen in Kombination mit selektiven Serotoninwiederaufnahmehemmern (SSRI) (King 2000; Buitelaar u. Willemsen-Swinkels 2000, McDougle et al. 1996, 1998).

Andere Medikamente werden ebenso propagiert, jedoch ohne gesicherte Wirkung. Dazu gehören Vitamine (Ascorbinsäure, Pyridoxin), Spurenelemente wie Zink oder Magnesium und eine Reihe anderer ähnlicher Zugaben (Ellis et al. 1999) oder das erwiesenermaßen unwirksame Hormon Sekretin (Roberts et al. 2001; Coniglio et al. 2001).

Fazit für die Praxis

Autismus ist im Wesentlichen gekennzeichnet durch einen Mangel an Kommunikationsfähigkeit, selbst bei jenen Betroffenen, die eine gutes Sprachvermögen erworben haben. Es ist daher wichtig, sich so weit es geht, in diese Welt hineinzuversetzen: an Autismus leiden heißt, die Welt in verwirrenden, manchmal sehr scharf gezeichneten Einzelheiten zu sehen, aber niemals in intuitiv erfassbaren sinnhaften und gefühlsmäßig stimmigen Ganzheitlichkeiten und Zusammenhängen.

Nur aus diesem Blickwinkel ist eine Diagnostik bewertbar und die Behandlung sinnvoll, d. h., sie muss aus vielen einzelnen Elementen bestehen, die sich das autistische Kind dann allmählich in einem sozialen Zusammenhang »merkt«.

Oft werden schnelle Wundermittel propagiert und die um die Kommunikation mit ihrem Kind ringenden Eltern ergreifen diese Mittel häufig wie einen letzten rettenden Strohhalm. Die wirklich nachhaltige Hilfe liegt aber in einem geduldigen, stetigen und beharrlichen Einsatz unter Mithilfe von Fachleuten. Eltern müssen daher gut beraten werden. Sie müssen auch lernen, an sich selbst zu denken, damit sie sich nicht völlig verausgaben. Sie und auch Geschwister von autistischen Kindern benötigen daher nicht selten auch eine therapeutische Unterstützung.

Sinnvoll ist es, therapeutische Erwartungen auf ein realistisches Maß zu begrenzen. Bewährt hat sich die gefühlvolle Kombination bestimmter verhaltensmodifikatorischer Vorgehensweisen, die oft in einem integrierten Rahmen mit Gleichaltrigen stattfinden und bereits in den Vorschuljahren beginnen. Auch der flankierende Einsatz von modernen Medikamenten sollte, wenn notwendig, nicht gescheut werden.

■ Tabelle 29.3. **Pharmakotherapie des Autismus und Zielsymptomatik**

Symptome	Psychopharmaka
Mangel an Kommunikation und an sozialer Interaktion	Keine Medikation wirksam
Zwänge, ritualisierte Gewohnheiten	Selektive Serotoninwiederaufnahmehemmer (SSRI)
Motorische Unruhe, Aufmerksamkeitsstörungen, Impulsivität	Stimulanzien
Aggressivität, Stimmungsstabilisierung	Neuroleptika, Lithium
Automutilation (Selbstverletzung)	SSRI, evtl. in Kombination mit geringen Dosen atypischer Neuroleptika, Lithium; Naltrexone
Depressionen, Ängste	SSRI, evtl. in Kombination mit atypypische Neutoleptika
Schlafstörungen	Melatonin, Benzodiazepine
Enuresis	Trizyklische Antidepressiva, Antidiuretika
Tic-Störungen	Atypische Neuroleptika
Sprachentwicklungsstörungen	Keine Medikation wirksam
Epilepsie	Antikonvulsiva, je nach Typ der Anfälle

Literatur

Achenbach TM (1991) Manual for the Child Behavior Checklist/4-18 and 1991 profile. University of Vermont, Department of Psychiatry, Burlington/VT

Amir RE, Zoghbi HY (2000) Rett syndrome: methyl-CpG-binding protein 2 mutations and phenotype-genotype correlations. Am J Med Genet 97:147–152

Asperger H (1944) Die autistischen Psychopathen im Kindesalter. Arch Psychiatr Nervenkr 117:76–136

Bailey A, Palferman S, Heavey L, Le Couteur A (1998a) Autism: the phenotype in relatives. J Autism Dev Disord 28:369–392

Bailey A, Luthert P, Dean A et al. (1998b) A clinicopathological study of autism. Brain 121:889–905

Baird G, Charman T, Baron-Cohen S et al. (2000) A screening instrument for autism at 18 months of age: a 6-year follow-up study. J Am Acad Child Adolesc Psychiatry 39:694–702

Baranek GT (2002) Efficacy of sensory and motor interventions for children with autism. J Autism Dev Disord 32/5:397–422

Baron-Cohen S, Ring H, Moriarty J, Schmitz B, Costa D, Ell P (1994) Recognition of mental state terms. Clinical findings in children with autism and a functional neuroimaging study of normal adults. Br J Psychiatry 165/5:640–649

Baron-Cohen S, Hammer J (1997) Parents of children with Asperger-syndrome: What is the cognitive phenotype? J Cogn Neurosci 9:548–554

Baron-Cohen S, O'Riordan M, Stone V, Jones R, Plaisted K (1999a) Recognition of faux pas by normally developing children and children with Asperger syndrome or high-functioning autism. J Autism Dev Disord 29/5:407–418

Baron-Cohen S, Ring HA, Wheelwright S, Bullmore ET, Brammer MJ, Simmons A, Williams SC (1999b) Social intelligence in the normal and autistic brain: an fMRI study. Eur J Neurosci 6:1891–1898

Baron-Cohen S, Wheelright S, Cox A et al. (2000) The early identification of autism: The Checklist for Autism in Toddlers (CHAT). J R Soc Med 93:521–525

Barton M, Volkmar F (1998) How commonly are known medical conditions associated with autism? J Autism Dev Disord 28/4: 273–278

Bauman ML, Kemper TL (1994) Neuroanatomical observations of the brain in autism. In: Bauman ML, Kempe TL (eds) The neurobiology of autism. John Hopkins Univ Press, Baltimore, pp 119–145

Bertrand J, Mars A, Boyle C, Bove F, Yeargin-Allsopp M, Decoufle P (2001) Prevalence of autism in a Uniited States population: The brick township, New Jersey, investigation. Pediatrics 108:1155–1161

Berument SK, Rutter M, Lord C, Pickles A, Bailey A (1999) Autism Screening Questionnaire: diagnostic validity. Br J Psychiatry 175:444–451

Beyer KS, Blasi F, Bacchelli E, Klauck SM, Maestrini E, Poustka A and the International Molecular Genetic Study of Autism Consortium (IMGSAC) (2002a) Mutation analysis of the coding sequence of the MECP2 gene in infantile autism. Hum Genet 111:305–309

Beyer KS, Klauck SM, Benner A. Poustka F, Poustka A (2002b) Association studies of the HOPA Dodecamer duplication variant in different subtypes of autism. Am J Med Genet 114:110–115

Bohman M, Bohman IL, Bjorck PO, Sjöholm E (1983) Childhood psychosis in a northern Swedish county: some preliminary findings from an epidemiological survey. In: Schmidt MH, Remschmidt M (eds) Epidemiological approaches in child psychiatry, vol 2. Thieme, Stuttgart, pp 164–173

Bölte S, Poustka F (2000) Diagnosis of autism: the connection between current and historical information. Autism 4/4:382–390

Bölte S, Poustka F (2001) Die Faktorenstruktur des Autismus Diagnostischen Interviews-Revision (ADI-R). Eine Untersuchung zur dimensionalen versus kategorialen Klassifikation autistischer Störungen. Z Kinder Jugendpsychiatr Psychother 29/3:221–229

Bölte S, Poustka F (2002) Intervention bei autistischen Störungen: Status quo, evidenzbasierte, fragliche und fragwürdige Techniken. Z Kinder Jugendpsychiatr Psychother 30:271–280

Bölte S, Dickhut H, Poustka F (1999) Patterns of parent-reported problems indicative in autism. Psychopathology 32/2:93–97

Bölte S, Crecelius K, Poustka F (2000) Der Fragebogen über Verhalten und soziale Kommunikation (VSK): Psychometrische Eigenschaften eines Autismus-Screening-Instruments für Forschung und Praxis. Diagnostica 46/3:149–155

Bolton P, MacDonald H, Pickles A et al. (1994) A case-control family history study of autism. J Child Psychol Psychiatry 35:877–900

Bonora E, Beyer KS, Lamb JA, Klauck SM, Poustka A, Bailey AJ (2002a) AP Monaco and the International Molecular Genetic Study of Autism Consortium (IMGSAC http://www.well.ox.ac.uk/~maestrin/iat.html). Analysis of Reelin in autism. Abstract, American Society of Human Genetics in Baltimore, 15th–19th October 2002

Bonora E, Bacchelli E, Levy ER et al. (2002b) International Molecular Genetic Study of Autism Consortium (IMGSAC). Mutation screening and imprinting analysis of four candidate genes for autism in the 7q32 region. Mol Psychiatry 7/3:289–301

Briggs-Gowan MJ, Carter AS (2002) The Brief Infant-Toddler Social and Emotional Assessment (BITSEA) – Version 2. Yale University, Department of Psychology, New Haven/CT

Briskman J, Happé F, Frith U (2001) Exploring the cognitive phenotype of autism: weak »central coherence« in parents and siblings of children with autism: II. Real-life skills and preferences. J Child Psychol Psychiatry 42(3):309–316

Buitelaar JK, Willemsen-Swinkels SHN (2000) Medication in subjects with autism spectrum disorders. Eur Child Adolesc Psychiatry 9 [Suppl 1]:I85–I97

Bundschuh K, Basler-Eggen A (2000) Gestützte Kommunikation bei Menschen mit schweren Kommunikationsbeeinträchtigungen. Bayerisches Staatsministerium für Arbeit und Sozialordnung, Familie, Frauen und Gesundheit, München

Carter AS Briggs-Gowan MJ (2000) Infant-Toddler Social and Emotional Assessment (ITSEA) – Manual. Yale University, Department of Psychology, New Haven/CT

Carter AS, Volkmar FR, Sparrow SS et al. (1998) The Vineland Adaptive Behavior Scales: supplementary norms for individuals with autism. J Autism Dev Disord 28/4:287–302

Carter AS, Little C, Briggs-Gowan M, Kogan N (1999) The Infant Toddler Social and Emotional Assessment (ITSEA): Comparing parent ratings to laboratory observations of task mastery, emotion regulation, coping behaviors, and attachment status. Inf Ment Health J 20:375–392

Casanova MF, Buxhoeveden DP, Switala AE, Roy E (2002) Neuronal density and architecture (Gray Level Index) in the brains of autistic patients. J Child Neurol 17/7:515–521

Chakrabarti S, Fombonne E (2001) Pervasive developmental disorders in preschool children. JAMA 285:3093–3099

Chiron C, Leboyer M, Leon F, Jambaque I, Nuttin C, Syrota A (1995) SPECT of the brain in childhood autism: evidence for a lack of normal hemispheric asymmetry. Dev Med Child Neurol 37/10: 849–860

Coniglio SJ, Lewis JD, Lang C et al. (2001) A randomized, double-blind, placebo-controlled trial of single-dose intravenous secretin as treatment for children with autism. J Pediatr 138/5:649–655

Cook EH (1990) Autism: review of neurochemical investigation. Synapse 6:292–308

Cook EH Jr, Arora RC, Anderson GM et al. (1993) Platelet serotonin studies in hyperserotonemic relatives of children with autistic disorder. Life Sci 52:2005–2015

Cook EH Jr, Charak DA, Arida J, Spohn JA, Roizen NJ, Leventhal BL (1994) Depressive and obsessive-compulsive symptoms in hyperserotonemic parents of children with autistic disorder. Psychiatry Res 52:25–33

Critchley HD, Daly EM, Bullmore ET et al. (2000) The functional neuroanatomy of social behaviour: changes in cerebral blood flow when people with autistic disorder process facial expressions. Brain 123:2203–2212

Dahlgren SO, Gillberg C (1989) Symptoms in the first two years of life. A preliminary population study of infantile autism. Eur Arch Psychiatry Clin Neurosci 238:169–174

Ehlers S, Gillberg C (1993) The epidemiology of Asperger syndrome. A total population study. J Child Psychol Psychiatry 34/8:1327–1350

Ellis CR, Singh NN, Ruane AL (1999) Nutritional, dietary, and hormonal treatments for individuals with mental retardation and developmental disabilities. Ment Retard Dev Disabil Res Rev 5/4:335–341

Fidler DJ, Bailey JN, Smalley SL (2000) Macrocephaly in autism and other pervasive developmental disorders. Dev Med Child Neurol 42:737–740

Filipek PA, Accardo PJ, Baranek GT et al.(1999) The screening and diagnosis of autistic spectrum disorders. J Autism Dev Disord 29:439–484

Folstein S, Rosen-Sheidley B (2001) Genetics of autism: complex aetiology for a heterogeneous disorder. Nat Rev Genet 2:943–955

Folstein S, Rutter M (1977) Genetic influences and infantile autism. Nature 265:726–728

Fombonne E (1996) Is the prevalence of autism increasing? J Autism Dev Disord:673–676

Fombonne E, Chakrabarti S (2001) No evidence for a new variant of measles-mumps-rubella-induced autism. Pediatrics 108:E58

Fombonne E, Du Mazaubrun C, Cans C, Grandjean H (1997) Autism and associated medical disorders in a French epidemiological survey. J Am Acad Child Adolesc Psychiatry 36/11:1561–1569

Gillberg C, de Souza L (2002) Head circumference in autism, Asperger syndrome, and ADHD: a comparative study. Dev Med Child Neurol 44:296–300

Goldstein H (2002) Communication intervention for children with autism: A review of treatment efficacy. J Autism Dev Disord 32/5:373–396

Grandin T (1994) Thinking in pictures and other reports from my life with autism. Vintage, z [Dtsch.: Grandin T, Scariano MM (1996) Durch die gläserne Tür. Lebensbericht einer Autistin. DTV, München]

Happé F (1999) Autism: cognitive deficit or cognitive style? Trends Cogn Sci 3/6:216–222

Happé F, Frith U (1995) Theory of mind in autism. In: Schopler E, Mesibov GB (eds) Learning and cognition in autism. Plenum Press, New York, pp 177–197

Happé F, Frith U (1996) The neuropsychology of autism. Brain 119:1377–1400

Happé F, Ehlers S, Fletcher P et al. (1996) 'Theory of mind' in the brain. Evidence from a PET scan study of Asperger syndrome. Neuroreport 20197–201

Happé F, Briskman J, Frith U (2001) Exploring the cognitive phenotype of autism: weak »central coherence« in parents and siblings of children with autism: I. Experimental tests. J Child Psychol Psychiatry 42:299–307

Haznedar MM, Buchsbaum MS, Wie TC et al. (2000) Limbic circuitry in patients with autism spectrum disorders studied with positron emission tomography and magnetic resonance imaging. Am J Psychiatry 157:1994–2001

Hoeksma MR (2002) Psychophysiological perspectives on autism. Dissertation, Universität Utrecht

Horner RH, Carr EG, Strain PS, Todd AW, Reed HK (2002) Problem behaviour interventions for young children with autism: a research synthesis. J Autism Dev Dis 32/5:423–446

Howlin P (1997) Prognosis in autism: do specialist treatments affect long-term outcome? Eur Child Adolesc Psychiatry 6/2:55–72

Howlin P, Goode S (1998) Outcome in adult life for people with autism and Asperger's syndrome. In: Volkmar F (ed) Autism and pervasive developmental disorders. Cambridge Univ Press, Cambridge, pp 209–241

Howlin P, Baron-Cohen S, Hadwin J (1998) Teaching children with autism to mind-read: A practical guide for teachers and parents. Wiley, New York

Hubl D, Bölte S, Feineis-Matthews S et al. (in press) Compensatory face-processing strategies in autism: differential activation of visual pathways by face and pattern stimulation. Neurology

Hughes C, Leboyer M, Bouvard M (1997) Executive function in parents of children with autism. Psychol Med 27:209–220

Jacobson JW, Mulick JA, Schwartz AA (1995) A history of facilitated communication. Am Psychol 9:750–765

Kanner L (1943) Autistic disturbances of affective contact. Nervous Child 2:217–250

Kaye JA, del Mar Merelo-Montes M, Jick H (2001) Mumps, measles, and rubella vaccine an the incidence of autism recorded by general practitioners: a time trend analysis. Br Med J 322:460–463

Kemner C, Verbaten MN, Cuperus JM, Camfferman G, van Engeland H. (1995) Auditory event-related brain potentials in autistic children and three different control groups. Biol Psychiatry 38/3: 150–165

Kielinen M, Linna SL, Moilanen I (2000) Autism in Northern Finland. Eur Child Adolesc Psychiatry 9:162–167

King BH (2000) Pharmacological treatment of mood disturbances, aggression, and self-injury in persons with pervasive developmental disorders. J Autism Dev Disord 30:439–445

Klin A, Jones W, Schultz R, Volkmar F, Cohen D (2002) Visual fixation patterns during viewing of naturalistic social situations as predictors of social competence in individuals with autism. Arch Gen Psychiatry 59/9:809–816

Koegel LK, Camarata SM, Valdes-Menchaca M, Koegel RL (1998) Setting generalization of question-asking by children with autism. Am J Ment Retard 102:346–357

LeCouteur A, Bailey A, Goode S et al. (1996) A broader phenotype of autism: The clinical spectrum in twins. J Child Psychol Psychiatry 37:785–801

Lord C, Rutter M, LeCouteur A (1994) Autism Diagnostic Interview – Revised: a revised version of a diagnostic interview for caregivers of individuals with possible pervasive developmental disorders. J Autism Dev Disord 24/5:659–685

Lord C, Risi S, Lambrecht L et al. (2000) The ADOS-G (Autism Diagnostic Observation Schedule-Generic): a standard measure of social-communication deficits associated with autism spectrum disorders. J Autism Dev Disord 30:205–223

Lord C, Rutter M, DiLavore P, Risi S (2001) Autism Diagnostic Observation Schedule (ADOS). Western Psychological Services, Los Angeles

Lovaas OI (1987) Behavioral treatment and normal educational and intellectual function in young autistic children. J Consult Clin Psychol 55:3–9

McConnell SR (2002) Interventions to facilitate social interaction for young children with autism: review of available research and recommendations for educational intervention and future research. J Autism Dev Disord 32/5:351–372

McCoy PA, Shao Y, Wolpert CM et al. (2002) No association between the WNT2 gene and autistic disorder. Am J Med Genet 114/1:106–109

McDougle CJ, Naylor ST, Cohen DJ, Aghajanian GK, Heninger GR, Price LH (1996) Effects of tryptophan depletion in drug-free adults with autistic disorder. Arch Gen Psychiatry 53:993–1000

McDougle CJ, Holmes JP, Carlson DC, Pelton GH, Cohen DJ, Price LH (1998) A double-blind, placebo-controlled study of risperidone in adults with autistic disorder and other pervasive developmental disorders. Arch Gen Psychiatry 55:633–641

Mesibov GB, Division TEACCH (1996) A collaborative model program for service delivery, training, and research for people with autism and related communication handicaps. In: Roberts MC (ed) Mod-

el programs in child and family mental health. Lawrence Erlbaum, Hillsdale/NJ, pp 215–230
Mesibov GB, Schopler E, Schaffer B, Landrus R (2000) AAPEP-Entwicklungs- und Verhaltensprofil für Jugendliche und Erwachsene. Verlag Modernes Lernen, Dortmund
Muller RA, Chugani DC, Behen ME et al. (1998) Impairment of dentatothalamocortical pathway in autistic men during language activation data from positron emission tomography. Neurosci Lett 245:1–4
Newbury DF, Bonora E, Lamb JA et al. (2002) International Molecular Genetic Study of Autism Consortium FOXP2 is not a major susceptibility gene for autism or specific language impairment. Am J Hum Genet 70/5:1318–1327
Norbury CF, Bishop DV (2002) Inferential processing and story recall in children with communication problems: a comparison of specific language impairment, pragmatic language impairment and high-functioning autism. Int J Lang Commun Disord 37/3:227–251
Nordin V, Gillberg C (1996) Autism spectrum disorders in children with physical or mental disability or both. II: Screening aspects. Dev Med Child Neurol 38/4:314–324
Osterling JA, Dawson G, Munson JA (2002) Early recognition of 1-year-old infants with autism spectrum disorder versus mental retardation. Dev Psychopathol 14/2:239–251
Ozonoff S (1995) Executive functions in autism. In: Schopler E, Mesibov GB (eds) Learning and cognition in autism. Plenum Press, New York, pp 199–219
Ozonoff S, Cathart K (1998) Effectiveness of a home program intervention for young children with autism. J Autism Dev Disord 28:25–32
Ozonoff S, Strayer DL (2001) Further evidence of intact working memory in autism. J Autism Dev Disord 31/3:257–263
Paulus J (2000) Ungestützte Hoffnungen in ein umstrittenes Verfahren. Psychol Heute 8:64–69
Pickles AR, Bolton P, Macdonald M et al. (1995) Latent class analysis of recurrence risks for complex phenotypes with selection and measurement error: a twin and family history study of autism. J Hum Genet 57:717–726
Pilowsky T, Yirmiya N, Arbelle S, Mozes T (2000) Theory of mind abilities of children with schizophrenia, children with autism, and normally developing children. Schizophr Res 42/2:145–155
Piven J, Palmer P (1997) Cognitive deficits in parents from multiple-incidence autism families. J Child Psychol Psychiatry 38:1011–1021
Piven J, Palmer P (1999) Psychiatric disorder and the broad autism phenotype: evidence from a family study of multiple-incidence autism families. Am J Psychiatry 156:557–563
Piven J, Arndt S, Bailey J, Andreasen N (1996) Regional brain enlargement in autism: a magnetic resonance imaging study. J Am Acad Child Adolesc Psychiatry 35/4:530–536
Poustka F (1997) Kurzer Überblick über die Neurobiologie des Autismus. Autismus Z Bundesverb Hilfe Autist Kind 44/97:23–30
Poustka F (1998a) Genetische Untersuchungen des Autismus. In: Bundesverband Hilfe für das autistische Kind (Hrsg) Mit Autismus leben. 9. Bundestagung, Tagungsbericht. Bundesverband Hilfe für das autistische Kind, Hamburg, S 136–149
Poustka F (1998b) Neurobiology of autism. In: Volkmar F (ed) Autism and pervasive developmental disorders, Cambridge Univ Press, Cambridge/MA, pp 130–168
Poustka F (1998c) Die genetische Erforschung des Autismus und häufige, damit in Zusammenhang stehende Fragen. Autismus Z Bundesverb Hilfe Autist Kind 46/98, 21–27
Poustka F (2003) Neurobiology of autism. In: Volkmar F (ed) Autism and pervasive developmental disorders, 2nd edn. Cambridge Univ Press, Cambridge/MA, pp 130–168
Poustka F, Bölte S (2003) Leitfaden Kinder- und Jugendpsychotherapie: Autistische Störungen. Hogrefe, Göttingen
Poustka F, Lisch L (1993) Autistic behavior domains and their relation to self injury behavior. Acta Paedopsychiatr 56:69–73
Powell JE, Edwards A, Edwards M, Pandit BS, Sungum-Paliwal SR, Whitehouse W (2000) Changes in the incidence of childhood autism and other autism spectrum disorders in preschool children from two areas of the West Midlands, UK. Dev Med Child Neurol 42:624–628
Remschmidt H, Schmidt MH, Poustka F (Hrsg) (2001) Multiaxiales Klassifikationsschema für psychische Störungen des Kindes- und Jugendalters nach ICD-10 der WHO Mit einem synoptischen Vergleich von ICD-10 mit DSM-IV, 4. Aufl. Huber, Bern
Ring HA, Baron-Cohen S, Wheelwright S et al. (1999) Cerebral correlates of preserved cognitive skills in autism: a functional MRI study of embedded figures task performance. Brain 122/7:1305–1315
Risch N, Spiker D, Lotspeich L et al. (1999) A genomic screen of autism: evidence for a multilocus etiology. Am J Hum Genet 65:493–507
Roberts W, Weaver L, Brian J et al. (2001) Repeated doses of porcine secretin in the treatment of autism: a randomized, placebo-controlled trial. Pediatrics 107/5:E71
Rühl D, Bölte S, Poustka F (2001) Sprachentwicklung und Intelligenzniveau beim Autismus. Wie eigenständig ist das Asperger Syndrom? Nervenarzt 72:535–540
Rühl D, Werner K, Poustka F (1995) Untersuchungen zur Intelligenzstruktur autistischer Personen. Z Kinder Jugendpsychiatr 23: 95–103
Rühl D, Bölte S, Feineis-Matthews S, Poustka F (2003) Autismus Diagnostische Beobachtungsskala (ADOS). Huber, Bern
Russell J, Saltmarsh R, Hill E (1999) What do executive factors contribute to the failure on false belief tasks by children with autism? J Child Psychol Psychiatry 40/6:859–868
Rutter ML, Kreppner JM, O'Connor TG and the English and Romanian Adoptees (ERA) study team (2001) Specificity and heterogeneity in children's responses to profound institutional privation. Br J Psychiatry 179:97–103
Ryu YH, Lee JD, Yoon PH, Kim DI, Lee HB, Shin YJ (1999) Perfusion impairments in infantile autism on technetium-99m ethyl cysteinate dimer brain single-photon emission tomography: comparison with findings on magnetic resonance imaging. Eur J Nucl Med 3:253–259
Schmidt MH, Poustka F (Hrsg) (2003) Leitlinien zu Diagnostik und Therapie von psychischen Störungen im Säuglings-, Kindes- und Jugendalter. Deutscher Ärzteverlag, Köln
Schmötzer G, Rühl D, Thies G, Poustka F (1994) ADI-R: Autismus: Diagnostische Interview-R Forschung, 3. Aufl. Eigendruck, Kinder- und Jugendpsychiatrie, Universitätsklinikum Frankfurt am Main; dtsch. Übersetzung von: Lord C et al. 1994
Schopler E, Reichler RJ, Brashford A, Lansing M, Marcus L (2000) PEP-R-Entwicklungs- und Verhaltensprofil. Verlag Modernes Lernen, Dortmund
Schultz RT, Gauthier I, Klin A et al. (2000) Abnormal ventral temporal cortical activity during face discrimination among individuals with autism and Asperger syndrome. Arch Gen Psychiatry 57:331–340
Sponheim E, Skjeldal O (1998) Autism and related disorders: epidemiological findings in a Norwegian study using ICD-10 diagnostic criteria. J Autism Dev Disord 28/3:217–227
Starkstein SE, Vazquez S, Vrancic D et al. (2000) SPECT findings in mentally retarded autistic individuals. J Neuropsychiatry Clin Neurosci 12/3:370–375
Starr E, Berument SK, Pickles A et al. (2001) A family genetic study of autism associated with profound mental retardation. J Autism Dev Disord 31/1:89–96
Steffenburg S, Gillberg C (1986) Autism and autistic-like conditions in Swedish rural and urban areas: a population study. Br J Psychiatry 149:81–87
Thümmel I, Bober A (2001) Aktuelle Trends in der Anwendung populärer pädagogischer Methoden. Neue Sonderschule 46:1–13

Volkmar FR, Klin A, Siegel B et al. (1994) DSM-IV – Autism/pervasive developmental disorders field trial. Am J Psychiatry 151:1361--1367

Vourch P, Bienvenu T, Beldjord C et al. (2002) No mutations in the coding region of the Rett syndrome gene MECP2 in 59 autistic patients. Eur J Hum Genet 9/7:556–558

Wassink TH, Piven J, Patil SR (2001) Chromosomal abnormalities in a clinic sample of individuals with autistic disorder. Psychiatr Genet 11/2:57–63

Willemsen-Swinkels SH, Buitelaar JK, Nijhof GJ, van England H (1995) Failure of naltrexone hydrochloride to reduce self-injurious and autistic behavior in mentally retarded adults. Double-blind placebo-controlled studies. Arch Gen Psychiatry 52/9:766–773

Willemsen-Swinkels SHN, Dietz C, Naber F, van Daalen E, van Engeland H, Buitelaar JK (2002) Early screening of autistic traits. IMFAR Symposium, Orlando/FL

Williams D (1992) Ich könnte verschwinden, wenn du mich berührst. Erinnerungen an eine autistische Kindheit. http://images-eu.amazon.com/images/P/3455084400.03.LZZZZZZZ.jpg Hoffmann & Campe, Hamburg

Williams D (1996) Wenn du mich liebst, bleibst du mir fern. Eine Autistin überwindet ihre Angst vor anderen Menschen. http://images-eu.amazon.com/images/P/3426772477.03.LZZZZZZZ.gif Droemer Knaur, München

Wing L, Gould J (1979) Severe impairments of social interaction and associated abnormalities in children: epidemiology and classification. J Autism Dev Disord 9:11–30

Wing L, Leekam SR, Libby SJ, Gould J, Larcombe M (2002) The Diagnostic Interview for Social and Communication Disorders: background, inter-rater reliability and clinical use. J Child Psychol Psychiatry 43/3:307–325

Wolery M, Garfinkle AN (2002) Measures in intervention research with young children who have autism. J Autism Dev Disord 32/5: 463–478

Wolery M, Bailey DB, Sugai GM (1988) Effective teaching: principles and procedures of applied behavior analysis with exceptional students. Allyn & Bacon, Boston

Woodhouse W, Bailey A, Rutter M, Bolton P, Baird G, Le Couteur A (1996) Head circumference in autism and other pervasive developmental disorders. J Child Psychol Psychiatry 37/6:665–671

Hyperkinetische Störungen

F. Häßler, J. M. Fegert

> Philipp deiht so wat he will! Is he hüüt an'n Disch woll still?
>
> De Struwwelpeter op Platt (A. Mandel 1990)

30.1 Historischer Exkurs

Das unübersehbare Phänomen der motorischen Überaktivität führte zu zahlreichen detaillierten Beschreibungen auf der Grundlage der Beobachtung des Verhaltens. Anfänglich handelte es sich dabei, von der eindrucksvollen, aber pädagogisch moralisch intendierten Darstellung des Zappelphilipps 1847 einmal abgesehen, um die vordergründig imponierende Unruhe erethischer, geistig behinderter und/oder unter Epilepsie leidender Kinder. So beschrieb Maudsley 1870 ein 8-jähriges anfallskrankes Mädchen wie folgt:

> Sie war eine höchst unartige kleine Maschine, die nie zur Ruhe kam und alles ergriff, was ihr zu Gesicht kam; doch gab sie sich damit nicht zufrieden, sondern warf alles sofort wieder zu Boden, um gleich wieder nach etwas anderem zu suchen ... Sie war einer automatischen Maschine vergleichbar, die durch Sinneseindrücke zu verderblicher und zerstörerischer Tätigkeit angeregt wurde.

Ursächlich wurden in jener Zeit Verhaltensauffälligkeiten, Anpassungs- und Erziehungsschwierigkeiten entweder auf anlagebedingte charakterliche Mängel oder zentrale Funktionsstörungen zurückgeführt. Letztere Betrachtungsweise hatte ihren Ursprung in der Aphasielehre (Hinshelwood 1895). Zerebrale Werkzeugstörungen wurden mittels neuropathologischer Untersuchungen mit der Schädigung bestimmter Hirnareale erklärt.

Dieses Konzept wurde dann auf neuropsychologische Funktionsstörungen erweitert. Still et al. beschrieben schon 1902 organische Erkrankungen wie Hirntumoren, Meningitiden und andere fieberhafte Infektionskrankheiten sowie Traumen als Ursachen für Verhaltensänderungen. Einen Durchbruch in der Anerkennung als organische Wesensveränderung erzielten Verhaltensauffälligkeiten wie Hyperaktivität, Impulsivität, antisoziale Äußerungen und Störungen der Emotionalität erst durch die Beobachtung der Folgen der Enzephalitisepidemie nach dem 1. Weltkrieg (Kirschbaum 1921; Bonhoeffer 1922; Hohman 1922). Homburger skizzierte 1926 treffend das Symptom Hyperkinese, ohne in seinem Werk eine generelle Abgrenzung von Formen der Bewegungsstörung bei schwer geistig Behinderten vorgenommen zu haben:

> Es wechseln… von dem Zufall der wechselnden Blickrichtung geleitet, die in dem abnormen Bewegungsdrang immer bereit liegenden Antriebe planlos Gegenstand und Richtung; in unverbundenen Einzelhandlungen wird ein augenblickliches Begehren befriedigt, ohne das irgendeine von ihnen in ihrem Erfolg Befriedigung gewehrte … Allen Bewegungen ist eine gewisse Heftigkeit eigen und das ganze Bewegungsbild ist durch den Mangel regelnder Abmessungen gekennzeichnet … in allem liegen weder Sinn noch Ordnung.

Aufgrund sorgfältiger Beobachtungen lieferten Kramer u. Pollnow (1932) typische Beschreibungen der mit der Hyperkinese assoziierten Symptome, wie Konzentrationsstörung, mangelnde Ausdauer, Störung der motorischen Sprachentwicklung, Stimmungslabilität, Reizbarkeit und erhöhte Ablenkbarkeit. Indem Lederer u. Ederer (1934) hinter den genannten Symptomen ein selbstständiges Krankheitsbild vermuteten, gingen sie bereits von einem eigenständigen hyperkinetischen Syndrom bei normal intelligenten 7- bis 12-jährigen Kindern aus. Die somit in den 30er-Jahren begründete diagnostische Einheit des hyperkinetischen Syndroms machte im Laufe der Zeit viele Entwicklungen durch. Sie unterlag Strömungen, die zu unterschiedlichen Gewichtungen einzelner Symptome führten, sodass zwischen der »hyperkinetic impulse disorder« von Laufer et al. (1957) und dem hyperkinetischen Syndrom (Steinhausen 1982; Brocke 1984) – wobei Letzteres mit dem Erscheinen der ICD-10 (Dilling et al. 1991) durch die Bezeichnung »hyperkinetische Störungen« (HKS) ersetzt wurde – eine Vielzahl von Konzepten, Theorien und Hypothesen stehen.

In den 60er-Jahren zielte die wissenschaftliche Bearbeitung der Thematik eher auf generelle übergreifende Begriffsbestimmungen ab. Zentrale Erkenntnisse zur Bedeutung ätiologischer Faktoren, wie der frühkindlichen Hirnschädigung wurden zu einer breiteren Beschreibung von Auffälligkeiten genutzt (frühkindliche Hirnschädigung und Neurose), unter die auch die hyperkinetischen Störungen heutiger Diktionen zu subsumieren wären. Als Clements u. Peters (1962) den Terminus »minimal brain dysfunction« (MBD) vorschlugen, wurde das Symptom Hyperaktivität nur als eine Subgruppe innerhalb ihres Konzeptes angesehen. Wender baute 1971 dieses Konzept aus. Der Begriff »minimale cerebrale Dysfunction« (MCD) (Focken 1978) vermeidet zwar eine Stigmatisierung, gibt sich ätiologisch neutral, ist aber unscharf und wurde ebenfalls zum diagnostischen Sammelbegriff. Er wurde später durch Hyperaktivität und in dem DSM-III durch die Terminologie »attention deficit disorder with hyperactivity« (ADD-H) ersetzt (Thorley 1984; Prendergast et al. 1988), wobei im DSM-III-R – durch Verlaufsstudien und überarbeitete prognostische Aussagen beeinflusst – die Hyperaktivität wieder einen höheren Stellenwert erhielt (Conners u. Kinsbourne 1990).

Es existieren aber auch Aufmerksamkeitsstörungen ohne Hyperaktivität (Lahey et al. 1984). Obwohl die psychischen Prozesse nicht so gesichert sind, wie der Terminus »attention deficit disorder« (ADD) vorgibt, wurden beide Hauptsymptome, entweder miteinander kombiniert oder einzeln, in der neuesten Klassifikation, dem DSM-IV (American Psychiatric Association 1994) verankert.

! Trotz der zahlreichen Wandlungen, der Vielzahl von Konzepten, Theorien und Hypothesen steht letztendlich das von Eltern und Lehrern gleichermaßen am schwersten aufzufangende Symptom der Hyperaktivität bei den Aufmerksamkeitsstörungen im Mittelpunkt (Häßler 1992).

Auch Schachar betonte 1991 ausdrücklich, dass die Hyperaktivität essenziell für die Definition des Syndroms ist. Konsens herrscht mit dem Erscheinen des DSM-IV auch darüber, dass es sich um eine situationsunabhängige, zeitstabile, d. h. pervasive Hyperaktivität handeln muss. Sowohl im DSM-IV als auch in der ICD-10 wird die Präsenz der Hyperaktivität in mindestens zwei Situationen, d. h. in der Häuslichkeit und in der Schule gefordert (Tripp u. Luk 1997). Diese Forderung wird durch neuere Untersuchungen untermauert, die eindeutige Hinweise für eine Unterscheidung zwischen pervasivem und situativem hyperaktiven Verhalten fanden (Tripp u. Luk 1997). Situativ hyperaktive Kinder weisen eine Hyperaktivität geringerer Ausprägung auf und haben weniger soziale Schwierigkeiten.

30.2 Epidemiologie

Prävalenzangaben unterliegen einer großen Schwankungsbreite, nicht nur weil die Symptomatik der hyperkinetischen Störung (HKS) zeit- und kulturabhängig ist, sondern auch weil das gewählte diagnostische Inventar, Komorbidität, Informationsquellen und die untersuchte Population an sich Einfluss auf die »gemessene« Häufigkeit haben. Die Ontario Child Health Study (Szatmari et al.1989) fand bei 10,1% der 4- bis 11-jährigen Jungen und 3,3% der gleichaltrigen Mädchen eine ADD-H-Symptomatik (»attention deficit disorder with/without hyperactivity«). Schmidt et al. sahen bei 4,2% ihrer untersuchten Jungen im Alter von 8-Jahren eine HKS. Gomez et al. (1999) untersuchten eine 1275 Schüler umfassende Population in Australien und fanden gestützt auf die Lehrer- bzw. Elterneinschätzung eine Prävalenz von 2,4%. Unabhängig von den oben genannten Einflussfaktoren zeigt sich aber über alle Studien ein deutliches Überwiegen des männlichen Geschlechtes, wobei das Verhältnis von Jungen zu Mädchen bei 4:1 in Feldstichproben und bei bis zu 9:1 in klinischen Kohorten liegt. Für den rein aufmerksamkeitsgestörten Typ beträgt dieses Verhältnis nur noch 2:1 (Dulcan u. Benson 1997).

30.3 Definition

Basierend auf den beiden Klassifikationssystemen ICD-10 und DSM-IV empfiehlt die Arbeitsgemeinschaft der Wissenschaftlichen Medizinischen Fachgesellschaften (AWMF 2000) in ihren Leitlinien folgende Definition.

Hyperkinetische Störungen sind durch ein durchgehendes Muster von Unaufmerksamkeit, Überaktivität und Impulsivität gekennzeichnet, das in einem für den Entwicklungsstand des Betroffenen abnormen Ausmaß situationsübergreifend auftritt. Die Störung beginnt vor dem Alter von 6 Jahren und sollte in mindestens zwei Lebensbereichen/Situationen (z. B. in der Schule, in der Familie, in der Untersuchungssituation) konstant auftreten.

! Leitsymptome der hyperkinetischen Störung sind Unaufmerksamkeit (Aufmerksamkeitsstörung, Ablenkbarkeit), Überaktivität (Hyperaktivität, motorische Unruhe) und Impulsivität.

Abhängig vom gewählten Klassifikationssystem lässt sich die in folgender Übersicht wiedergegebene Subgruppenunterteilung vornehmen.

Subgruppeneinteilung hyperkinetischer Störungen

Unterteilung gemäß DSM-IV
- Vorherrschend unaufmerksamer Typ
- Vorherrschend hyperaktiv-impulsiver Typ
- Gemischter Typ

Unterteilung gemäß ICD-10
- Einfache Aktivitäts- und Aufmerksamkeitsstörung (F90.0)
- Hyperkinetische Störung des Sozialverhaltens (F90.1)
- Andere hyperkinetische Störungen (F90.8)
- Nicht näher bezeichnete Störung (F90.9)

30.4 Mehrebenendiagnostik

Trotz des Konsensus bezüglich der diagnostischen Kriterien differieren die Meinungen über die Diagnostik hyperkinetischer Störungen an sich. In den Empfehlungen der

American Academy of Child and Adolescent Psychiatry (Dulcan u. Benson 1997) kommt dem Elterninterview, d. h. der Erhebung der Anamnese eine zentrale Bedeutung zu. Darüber hinaus werden von Eltern und Lehrern erhobene Beurteilungen mittels Schätzskalen als effektive und verlässliche Informationsquellen favorisiert. Als ebenso wichtig werden direkte klinische Beobachtungen im Unterricht und in weniger strukturierten Situationen angesehen. Eine ausführliche medizinische Untersuchung versteht sich von selbst und komplettiert die Diagnostik der ADD-H.

Somit setzt sich die Mehrebenendiagnostik der HKS aus den in folgender Übersicht aufgeführten Bausteinen zusammen, wobei Anamnese, medizinische und psychologische Untersuchungen sowie Fremdbeurteilungsskalen als essentiell angesehen wurden und teils auch noch werden:

Mehrebenendiagnostik der HKS (Häßler et al. 2000)

- Anamnese (von Eltern und/oder Lehrern, bei älteren Kinder auch Eigenanamnese)
- Medizinische Untersuchung (inklusive Entwicklungsneurologie, Hör- und Sehtest)
- Psychologische Testuntersuchung (Intelligenz, Persönlichkeit, Teilleistungsschwächen)
- Schätzskalen und Fragebögen
- Verhaltensbeobachtung
- Apparative Aktivitätsmessung
- Neurophysiologische, biochemische und bildgebende Untersuchungen (optional)

30.4.1 Anamnese

Die Anamnese sollte nicht nur die Kernsymptomatik (Hyperaktivität, Impulsivität und Aufmerksamkeitsstörung) erfassen, sondern auch die störungsspezifische Entwicklungsgeschichte, Begleitstörungen und störungsrelevante Rahmenbedingungen. Um diesen Anforderungen gerecht werden zu können, ist sowohl die Exploration der Eltern bzw. Sorgeberechtigten als auch die des betroffenen Kindes unerlässlich. Je älter das Kind ist, desto mehr ist es in die Exploration einzubeziehen, ja sogar als Erstes zu befragen. Ergänzt werden sollten diese Explorationen durch das Hinzuziehen von fremdanamnestischen Angaben, d. h. Informationen vom Kindergarten und/oder von der Schule. Das Einverständnis der Eltern und evtl. des älteren Kindes ist dazu erforderlich.

Der Untersucher sollte sich ein umfassendes Bild von der Häufigkeit, Intensität und Variabilität sowie des Verlaufes der Symptomatik machen und darüber hinaus Informationen zur frühkindlichen Entwicklung, Kindergarten- und Schulbewährung, zum häuslichem Milieu, Erziehungsverhalten der Eltern, innerfamiliären Kommunikationsstil, zur Emotionalität, zu Geschwisterinteraktionen, Bewältigungsstrategien der Eltern in schwierigen Erziehungssituationen, Störungskonzepten, Erwartungshaltungen und zur zu erwartenden Compliance sammeln.

Häufige Begleitstörungen wie Tic- und Angststörungen müssen ebenso wie Hinweise auf das Vorliegen einer Störung des Sozialverhaltens mit exploriert werden. Die Informationen aus dem Kindergarten bzw. der Schule und dem Hort ergänzen das Bild hinsichtlich Integrationsfähigkeit, Leistungsvermögen, Bewältigungsstrategien und Ressourcen sowie Störungskonzepten bzw. Therapieerwartungen der Erzieher und Lehrer.

30.4.2 Medizinische Untersuchung

Eine orientierende internistische und umfassende neurologische Untersuchung sollte durchgeführt werden, wobei auf Händigkeit, Seh- und Hörvermögen besonders geachtet werden muss. Ein Standard-EEG komplettiert die Basisuntersuchung, wobei hinsichtlich nicht selten auftretender entwicklungshemmender Staten im Schlaf ein Schlaf-EEG differenzialdiagnostisch weiterhelfen kann.

Bei entsprechenden Hinweisen und zur Bearbeitung weiterführender Fragestellungen, insbesondere der Erfassung von Defiziten in der Informationsverarbeitung, bei Teilleistungsstörungen und einem frühkindlichen Hirnschaden bieten sich neurophysiologische Untersuchungen (u. a. »event-related potentials«; ERP) und bildgebende Verfahren bis hin zur funktionalen Magnetresonanzuntersuchung an [im jüngeren Alter ist die Magnetresonanztomographie (MRT) der zerebralen Computertomographie wegen der fehlenden Strahlenbelastung vorzuziehen]. Zum Ausschluss einer Hyperthyreose und einer Glukoseintoleranz kommt es auf die Bestimmung der entsprechenden Parameter an. Ein Drogenscreening gibt in einzelnen Fällen, vorrangig im pubertären Alter, eine differenzialdiagnostische Antwort auf eine klinisch evidente motorische Unruhe.

30.4.3 Testpsychologische Diagnostik

Neben einer Intelligenzdiagnsotik, die bei allen (Vor-) Schulkindern empfohlen wird, haben sich Tests zur Erfassung der Konzentrationsfähigkeit bzw. Aufmerksamkeit bewährt. Hierbei handelt es sich meistens um einfache Rechen-, Durchstreich- und Sortiertests. Auf der Basis der damit gewonnenen Ergebnisse lassen sich computergestützte Verfahren, wie der »Continous Performance Test« (CPT), indiziert einsetzen. Bei Kleinkindern ist eine ausführliche Entwicklungsstanddiagnostik angezeigt.

30.4.4 Schätzskalen und Fragebögen

Fragebögen und Beurteilungsskalen gehören zu den verbreitetsten diagnostischen Werkzeugen und eine Reihe von ihnen hat sich zur Erfassung der hyperkinetischen Störungen bewährt. Sie dienen dem Ziel, die typische Symptomatik widerzuspiegeln. Über eine strukturierte Vorgabe möglichst valider Merkmale soll eine umfassende Abbildung des symptomatischen Verhaltens durch die Beobachter erreicht werden.

! Am häufigsten werden Eltern und/oder Lehrer befragt, deren Erwartungen, tradierte Erfahrungen, subjektive Einstellungen und kognitiv-intellektuelle Fähigkeiten in die Beurteilungen einfließen und somit für Artefakte mitverantwortlich sein können.

Eine weitere Artefaktquelle, welche die Validität der Frage- und Beurteilungsbögen einschränkt, ist methodenbedingt und liegt an der hohen Interkorrelation der Skalen zur Erfassung von Hyperaktivität, Unaufmerksamkeit und Störungen des Sozialverhaltens sowie der damit niedrigen Diskrimination zwischen den Diagnosen hyperkinetische Störung und Störung des Sozialverhaltens (Hinshaw 1987). Andererseits sind Fragebögen und Beurteilungsskalen leicht anwendbar und kostengünstig; sie weisen eine zufriedenstellende Test-Retest-Reliabilität auf und verfügen über eine konstante Faktorenstruktur hinsichtlich unterschiedlich zusammengesetzter Stichproben sowie variierender Informationsquellen.

Unter diesen haben sich international die Fragebögen für Eltern und Lehrer von Conners und Mitarbeitern (Conners 1973) durchgesetzt, die sowohl in Lang- als auch Kurzversionen zu Screeninguntersuchungen zur Verfügung stehen. Barkley et al. (1990) entwickelten Fragebögen zur häuslichen und schulischen Situation. Darüber hinaus können die von Achenbach (1993) entwickelten Fragebögen für Eltern (»Child Behaviour Checklist«; CBCL), Lehrer (»Teacher Rating Form«; TRF) und Jugendliche (»Youth Self Report«; YSR), für die auch Normen vorliegen, zur Anwendung kommen.

Neben den verschiedenen, ursprünglich aus dem angloamerikanischen Raum stammenden Fragebögen, liegt mit dem Enzephalopathiefragebogen von Meyer-Probst (1983) ein in Rostock entwickeltes Verfahren vor, in dessen Gesamtskala von 40 Fragen auch 7 Fragen einer Teilskala »Hyperkinese« einfließen.

Verhaltensfragebogen in der Kinderpsychiatrie eignen sich in der Regel für einen Altersbereich, der dem Pflichtschulalter entspricht und geben Aufschluss darüber, ob eine vermutete Störung vorliegt. Sie stärken bei entsprechend positivem Ergebnis die Verdachtsdiagnose, wobei die Informationsquelle (Eltern oder Lehrer) bzw. die gewählte Schätzskala eine nicht unbedeutende Rolle spielt. Neben der reinen Hyperaktivität werden, wie bereits erwähnt, auch andere Verhaltensdimensionen abgefragt, die dann abhängig vom Fragebogen unterschiedlich gewichtet in das Gesamturteil einfließen.

! Die Übereinstimmung zwischen verschiedenen Beurteilungsskalen hinsichtlich einer Verhaltensdimension ist geringer als erwartet (Holborrow et al. 1989), sodass der direkten Verhaltensbeobachtung eine zunehmende Bedeutung zukommt.

30.4.5 Verhaltensbeobachtung

Obwohl Fragebögen und Schätzskalen zu den am weitesten verbreiteten diagnostischen Instrumenten zählen und sich bei der Erfassung hyperkinetischer Störungen bewährt haben, insbesondere wenn die Informationsquelle Lehrer sind, scheint die direkte Beobachtung in Kombination mit klinischen Daten überlegen zu sein (Luk et al.1991).

Auch Lauth u. Schlottke (1999) forderten eine Verhaltensbeobachtung als Instrument der Diagnostik. Zu der Kritik an Fragebögen und Schätzskalen hinsichtlich ihrer Beeinflussung durch subjektive Faktoren auf Beurteilerseite und ihrer niedrigen Diskriminanz zwischen den Diagnosen hyperkinetische Störung und Störung des Sozialverhaltens, welche einen hohen Überlappungsbereich aber eine differierende Ätiologie, Prognose und Therapieeffektivität aufweisen, gesellt sich die der geringen Abbildung individueller Ausprägungsgrade mittels standardisierter Verfahren (Fröhlich u. Döpfner 1997). Die Autoren plädieren für eine behandlungsbezogene Diagnostik, die immer eine individualisierte Diagnostik sein müsse. Dazu schlagen sie individuelle Problemlisten vor, die entweder mit Eltern und/oder Lehrern gemeinsam erarbeitet werden. Hinsichtlich der Therapieevaluierung scheint dieses variabel nutzbare und ökonomische Instrument durchaus eine Bereicherung der standardisierten Verfahren zu sein, die im diagnostischen Vorgehen aber vorgeschaltet bleiben sollten.

Eine weitere Forderung in der Diagnostik expansiver Verhaltensstörungen geht von möglichst unterschiedlichen Perspektiven (verschiedene Beurteiler, verschiedene Situationen, unterschiedliche Methoden) aus (Lay et al.1996). Im Rahmen der Mehrebenendiagnostik erfüllt die Verhaltensbeobachtung all diese Forderungen. Sie setzt sich aus den in ▫ Tabelle 30.1 wiedergegebenen Komponenten zusammen, die für eine individuelle valide und reliable Diagnostik kombiniert werden können.

! Trotz oder gerade wegen dieses umfangreichen Methodeninventars der Verhaltensbeobachtung kommt es auf die Sensitivität, Spezifität, Validität und vor allem Praktikabilität der gewählten Kombination an.

Tabelle 30.1. **Komponenten der Verhaltensbeobachtung.** (Nach Häßler 2000)

Komponenten	Items
Wo (Beobachtungs setting)	Häuslichkeit, Klinik, Schule
Wen (Interaktion)	Kind alleine, in der Gruppe, mit Eltern(teil)
Wobei (Strukturiertheitsgrad)	Frei, Spielsituation, kognitive Anforderung
Wie	Direkt, indirekt
Was (Kategorien)	Motorik, Interaktionsmuster, Emotionalität, Vokalisation, Konzentration
Womit	Zeitstichproben- Ereignisstichprobenverfahren
Wie oft	Einmalig, mehrfach

Klinische Beobachtungssituation

Lay et al. (1996) kombinierten sowohl eine 120-minütige Spielsituation in der Gruppe am Nachmittag als auch eine 40-minütige Testsituation am Vormittag mit einer Aktometeraufzeichnung (Registrierung der Körperbewegungen durch Fixierung des Aktometers am Rücken) und fanden bei rein hyperkinetischen Kindern signifikante teils hochsignifikante Übereinstimmungen sowohl der Verhaltenseinschätzungen in beiden Untersuchungssituationen mit dem Schweregrad des klinischen Urteils als auch der Aktometeraufzeichnungen mit dem klinischen Urteil. Bei Kindern mit einer Störung des Sozialverhaltens konnte solch eine Übereinstimmung nicht erzielt werden. Bei ihrer Zweipunktmessung wiesen sie eine Zunahme der expansiven Verhaltensauffälligkeiten und der Hyperaktivität zum Zeitpunkt 2, d. h. nach 27 Tagen, im Vergleich zur Eingangsuntersuchung nach. Dieses Ergebnis stützt einerseits die Situationsunabhängigkeit der hyperkinetischen Störung und unterstreicht andererseits im Sinne einer Verbesserung der Praktikabilität die Möglichkeit nur einer Beobachtungssituation. Die Mehrfachmessung erweist sich in erster Linie zur Beurteilung von Therapieeffekten einer Einpunktmessung überlegen.

! Kritisch zu Verhaltensbeobachtungen in klinischen Untersuchungs- und Spielsituationen wurde bereits 1993 von Steinhausen angemerkt, dass die Zuwendung durch eine Einzelperson häufig selbst eine verhaltensregulierende Funktion bekommt.

Klassenraumbeobachtung

Imhof u. Meyerhöfer (1995) befürworten eine systematische Verhaltensbeobachtung in dem Umfeld, in dem das Problemverhalten auftritt. Ihre Hauptkritik gegen bereits vorliegende Ansätze zu Klassenraumbeobachtungen (Abikoff et al. 1977, Helmke u. Renkl 1992) richtet sich einerseits gegen die mangelhafte Spezifität und andererseits gegen die fehlende Berücksichtigung angemessenen Verhaltens. Hinzufügen lässt sich die oft verloren gegangene Praktikabilität aufgrund einer zu langen Beobachtungsdauer. Cammann u. Miehlke (1989) favorisierten eine Langzeitbeobachtung. Doch je länger dieser Zeitraum gewählt wird, desto weniger praktikabel ist die Methode, um als diagnostisches Screeningverfahren fungieren zu können.

Ein entscheidender Faktor für die Vergleichbarkeit der Ergebnisse, die Objektivität und Reliabilität ist die Anzahl und die eindeutige Definition der zur Beobachtung gelangenden Kategorien. So ließen sich bei verschiedenen beobachteten Bewegungsarten nur bei einigen signifikante Gruppenunterschiede zwischen hyper- und normokinetischen Kindern nachweisen, wie z. B. beim Grimassieren, Blinzeln, Kippeln, Kopf-auf-die Bank-Legen und Aufstützen . Auch das »Time-sampling-Verfahren« von Imhof u. Meyerhöfer beinhaltet 14 Kategorien, die innerhalb von 2 min Beobachtungsdauer in einem entsprechenden Protokollbogen registriert werden müssen. Der Aufwand der Direktregistrierung aller Kategorien, worunter die motorische Aktivität nur 3 von 14 belegt, ist sehr hoch und erfordert in der Regel mehrere Beobachter. Einflussfaktoren wie der Unterrichtsablauf, der Motiviertheitsgrad in Bezug auf das momentane Fach, die Sitzordnung der Schüler, die Person des Lehrers, der Wechsel zwischen Aufgabenbezogenheit und relativen Ruhephasen sowie die nur selektive Beobachtungsmöglichkeit einzelner Kinder aufgrund der Datenmenge und Konzentrationsfähigkeit des Beobachters lassen sich nicht hinreichend standardisieren bzw. parallelisieren und können somit als Störgrößen nicht vollständig eliminiert werden. Sie schränken die Validität und Reliabilität solcher Untersuchungen ein.

! Bei der Klassenraumbeobachtung handelt es sich in erster Linie um die Beobachtung und Registrierung von komplexen Verhaltensweisen und weniger um die Erfassung der Hyperaktivität, einem der Hauptsymptome der hyperkinetischen Störung.

Das trifft auch für die »School-Based Medication Evaluation« (SBME) von Gadow et al. (1991) und die »Direktbeobachtungsform« (DOF) der CBCL von Achenbach u. Edelbrock (1983) zu. Besonders in der CBCL-DOF werden gleichzeitig internalisierte Symptome erfasst. Andererseits können auf der Basis von Klassenraumbeobachtungen individuelle therapeutische Interventionen realisiert werden. Eine effektive Intervention im Unterricht wird als essenziell für den Leistungsfortschritt und das emotionale Wohlbefinden von Kindern mit einer hyperkinetischen Störung angesehen (Barkley 1998). Eines dieser verhaltenstherapeutisch ausgerichteten Interventionsprogramme ist das »ADHD Classroom Kit«, welches erfolgreich von Anhalt et al. (1998) angewandt wurde und auch angemessenes Verhalten berücksichtigt.

Häusliche Beobachtungssituation

Als dritte Möglichkeit eines zu wählenden Beobachtungssettings soll der häusliche Bereich nicht unerwähnt bleiben. Wenig Erfahrungen liegen bisher mit Direktbeobachtungen im häuslichen Milieu vor. Neben Organisations- und Kostengründen erschweren die unterschiedlichsten häuslichen Gegebenheiten sowie kaum zu vermeidende Beeinflussungen auf der Eltern-Kind- bzw. Geschwister-Kind-Ebene die Vergleichbarkeit der Ergebnisse. Unter dem Aspekt eines mehr qualitativen Forschungsansatzes birgt aber gerade die Beobachtung der Eltern- bzw. Mutter-Kind-Interaktion die Chance in sich, Kommunikations- und Beziehungsmuster aufzudecken, deren notwendige Modifikation dann in Verhaltenstrainingsprogramme einfließt (Barkley 1998).

Das »Inventar zur Verhaltensbeobachtung der motorischen Aktivität«

Trotz einer kaum überschaubaren Anzahl von Publikationen zum Thema HKS ist die Zahl der Versuche gering, die sich um die Entwicklung reliabler, valider und standardisierter Messungen hyperaktiven Verhaltens mit der Festlegung eines quantitativen Trennwertes bemühen. Mit dem in Rostock entwickelten »Inventar zur Verhaltensbeobachtung der motorischen Aktivität« liegt ein valides, interrater- und retestreliables sowie praktikables Verfahren vor, mit dem altersabhängige Aktivitätsnormen erarbeitet wurden und welches sich sowohl zur Diagnostik im Unterricht, in der häuslichen Umgebung und in der Klinik eignet als auch für die Evaluierung der Effektivität unterschiedlicher therapeutischer Interventionen (Häßler 2000). Bei Cut-off- Werten von 2 Standardabweichungen über dem Mittelwert der Kontrollgruppe (NK) sind alle Kinder zwischen 8;0 und 9;11 Jahre mit einer Armbewegungszahl von mehr als 5,3 pro Minute beim Stillsitzen und 6,5 beim Sitzen mit Lesen als hyperaktiv klassifiziert worden. Für die 10;0- bis 12;11-jährigen liegt der hyperaktive Bereich oberhalb von 4,7 Armbewegungen pro Minute beim Stillsitzen und 5,5 beim Sitzen mit Lesen. In der Gesamtuntersuchungssituation von 2-mal 5 min muss eine Armbewegungsaktivität von über 7,5 bei den 6;0- bis 8;11-jährigen als hyperaktiv angesehen werden.

30.4.6 Apparative Methoden

Technische Hilfsmittel wie Aktometer, Pedometer, sensitive Fußbodenplatten, Stabilimeterstuhl, Langzeitmonitoring in der Registrierungsphase sowie Computer in der Auswertphase haben mit unterschiedlichem Erfolg Eingang in die Verhaltensbeobachtung gefunden.

! Trotz zahlreicher kritischer Äußerungen über die Validität und Reliabilität von Aktometermessungen konnten sich diese im Forschungsbereich etablieren.

Eine Weiterentwicklung dieser Methode, die dann auch eine Langzeitaufzeichnung über 24 h ermöglichte, erfolgte durch den Einsatz von Mikrocomputern.

Porrino et al. (1983) maßen mit einem 75 g schweren Gerät, welches mittels eines Gürtels an der Taille befestigt war, Rumpfbewegungen kontinuierlich über 7 Tage. Sowohl an Schul- als auch an Wochentagen zeigten die hyperaktiven Jungen zwischen 6 und 12 Jahren ein signifikant höheres Aktivitätsniveau als die Kontrollkinder. Die höchsten Aktivitätswerte mit 30–40 Bewegungen pro Minute wurden in der Zeit zwischen 16:00 und 17:00 Uhr gemessen. Um 5–10 Bewegungen pro Minute niedriger lag das entsprechende Aktivitätsniveau der Kontrollkinder. In der Schule und dabei speziell im Muttersprache- und Mathematikunterricht konnten die größten Aktivitätsunterschiede zwischen den Gruppen nachgewiesen werden. Diese Langzeituntersuchung spricht gegen die Annahme eines nur situationsbezogenen Hyperaktivitätsverhaltens unruhiger Kinder.

Zeannah et al. (1985) registrierten über einen Mikrocomputer am dominanten Oberschenkel die motorische Aktivität bei 26 Mädchen und 20 Jungen im Alter von 4–8 Jahren kontinuierlich über 24 h. Sie fanden keine Übereinstimmung zwischen Elterneinschätzung und gemessener Aktivität und stellten sich kritisch die Frage, was man überhaupt unter Aktivitätsniveau versteht und was als solches gemessen wird.

! Keine der genannten apparativen Methoden kann das Gesamtbewegungsspektrum registrieren oder gar widerspiegeln und misst damit immer nur Facetten des individuellen Aktivitätsniveaus.

Die globale Aussagefähigkeit entsprechend gewonnener Untersuchungsergebnisse bleibt deshalb begrenzt, obwohl Aktometer nach wie vor häufig eingesetzt werden. Ein vielversprechenderer Ansatz, wenn auch mit einem die Praktikabilität limitierenden technischen Aufwand, scheinen die Untersuchungen von Huss et al. (1997) zu sein, die Radar einsetzten.

30.5 Differenzialdiagnostik

30.5.1 Komorbidität

Mit der differenzialdiagnostischen Abgrenzbarkeit der hyperkinetischen Störung von anderen kinderpsychiatrischen Störungen hängt letztendlich auch die Validität der Diagnose zusammen.

Störung des Sozialverhaltens

Die Abgrenzung der hyperkinetischen Störung bereitet Schwierigkeiten, da sie in 30–50% aller Fälle epidemiologischer und klinischer Populationen zusammen mit Symptomen einer Störung des Sozialverhaltens auftritt (Anderson et al.1987; Loney 1987). Allein der Überschneidungsbereich zwischen hyperkinetischem und aggressivem Verhalten liegt nach Hinshaw (1987) zwischen 30 und 90%.Trites u. Laprade (1983) gehen für die Inzidenz der Mischform (Kinder, deren HKS und Störung des Sozialverhaltens über einem Cut-off von 2 Standardabweichungen liegt) von 3,7% aus, fast doppelt so hoch wie die für eine reine HKS (2%).

! Ob eine gleichzeitige Störung des Sozialverhaltens ein Sekundärphänomen ist oder sich von einer hyperkinetischen Störung ohne Störung des Sozialverhaltens entitätisch unterscheidet, wird nach wie vor kontrovers diskutiert (Taylor et al. 1998).

Einen Überblick über die Komorbidität hyperkinetischer Störungen mit der Störung des Sozialverhaltens, mit Angststörungen, Depressivität und anderen Störungen geben Biederman et al. (1991). Faktorenanalytisch konnte die Eigenständigkeit des Syndroms der Störung von Aktivität und Aufmerksamkeit belegt werden (Achenbach et al. 1989). Die Ergebnisse von Laumann u. Poustka (1991) ergaben für die testmäßig erfassten Symptome Impulsivität und Aufmerksamkeitsstörung signifikante Unterschiede zwischen der Gruppe der Hyperkinetiker und der Gruppe der Kinder mit anderen kinderpsychiatrischen Diagnosen inklusive expansiver Störungen. Auch Halperin et al. (1990) zogen aus Verlaufsstudien die Schlussfolgerung, dass hyperkinetische Kinder sich von jenen mit einer Mischform insbesondere hinsichtlich der Änderung des impulsiven Verhaltens unterscheiden. Korrelationsstudien belegen, dass Hyperaktivität im Sinne einer hyperkinetischen Störung mit einem niedrigeren Intelligenzniveau, Unaufmerksamkeit in Labortests, neurologischen »soft signs« und einem niedrigeren Bildungsgrad assoziiert ist, während eine Störung des Sozialverhaltens eher mit psychosozialen Risikofaktoren korreliert und meistens persistiert.

Eine weitere Möglichkeit zur Abgrenzung beider Gruppen sehen Blank u. Remschmidt (1992) in der Aufdeckung und Bestimmung neuroimmunologischer Faktoren. Bei hyperkinetischen Kindern ohne soziale Auffälligkeiten berichteten Eltern in relativ spezifischer Weise von allergischen Reaktionen, aber nicht von Somatisierungstendenzen wie bei Kindern mit einer Störung des Sozialverhaltens.

Lernstörungen

Aber nicht nur von der Störung des Sozialverhaltens, sondern auch von anderen kinderpsychiatrischen Diagnosen muss die HKS differenzialdiagnostisch abgegrenzt werden.

McGee u. Share (1988) schätzen, dass 50 bis 80% aller Kinder mit einer ADHD Lernstörungen haben. Darunter sei die umschriebene Lese-Rechtschreib-Schwäche die häufigste. In Bezug auf Stimulanzienansprechbarkeit und Impulsivität unterscheiden sich rein hyperaktive Kinder nicht von hyperaktiven Kindern mit komorbiden Lernstörungen (Halperin et al. 1984). Ohlmer-Schreiber (1987) spricht eher von einer scheinbaren Legasthenie und scheinbaren Sprachstörung bei hyperkinetischen Kindern. Als Unterscheidungsvariable sieht sie die Fehlerinkonstanz bzw. das fehlende Defizitschema an. Chadwick et al. (1999) konnten die Annahme nicht bestätigen, dass eine hyperkinetische Störung zu einer Lesestörung bzw. zu deren Persistenz führt und umgekehrt, dass eine bestehende Lesestörung die Wahrscheinlichkeit des Auftretens einer hyperkinetischen Störung erhöht. Dagegen zeigten hyperkinetische Kinder mit einer Lesestörung nach durchschnittlich 9 Jahren häufiger eine Störung des Sozialverhaltens.

Emotionale Störung

Die Komorbidität zwischen Hyperaktivität und emotionalen Störungen ist nicht sehr groß, existiert aber zweifelsohne (Taylor et al.1998). Das Risiko für eine emotionale Störung ist bei hyperkinetischen Kindern um das 1,3fache erhöht.

30.5.2 Differenzialdiagnose und Entscheidungshierarchie

Bevor differenzialdiagnostische Überlegungen überhaupt angestellt werden, ist die Frage zu beantworten, ob die Kriterien einer HKS erfüllt sind und es sich um eine eindeutige pathologische Hyperaktivität bzw. Aufmerksamkeitsstörung handelt oder ob eine im Bereich der Normalvariabilität liegende Reifungsvariante vorliegt. Aktivitätsmessungen mit altersabhängigen Cut-off-Werten erleichtern diese Abgrenzung.

Neben hirnorganischen neurologischen Ursachen wie posttraumatischen und postenzephalitischen Zuständen geht es auch um den Ausschluss von Chorea minor, Hirntumoren und degenerativen Erkrankungen. Wie bereits erwähnt sollten epileptiforme Sensationen oder gar epileptische Anfälle selbst abgeklärt werden. Von internistischer Seite ist am ehesten an eine Hyperthyreose, hypoglykämische Attacken und paroxysmale Tachykardien zu denken. Medikamente an sich und nicht nur Psychopharmaka können eine HKS kopieren. Dabei sollte stets auch eine Intoxikation bzw. der Konsum von legalen und illegalen Drogen beachtet werden.

Psychiatrischerseits geht es primär um den Ausschluss von schizophrenen, depressiven, dysthymen und borderlineähnlichen Störungen. Auch generalisierte Angststörungen und Panikattacken können der Symptomatik einer HKS ähnlich sein.

> **Wichtig ist hinsichtlich der zu wählenden Therapiestrategie insbesondere die Abgrenzung bzw. Aufdeckung einer häufig koinzidenten Tic-Störung und die Unterscheidung von einer motorischen Unruhe bei geistig behinderten Kindern.**

Nicht zuletzt müssen auch die zurückliegenden und aktuellen psychosozialen Lebensumstände in die differenzialdiagnostischen Erwägungen einbezogen werden.

Wenn Anamnese, medizinische und psychologische Untersuchung den Verdacht auf eine HKS untermauert haben, gleichzeitig eine Intelligenzminderung, tiefgreifende Entwicklungsstörung, Psychose sowie eine emotionale, zwanghafte und medikamenten- bzw. drogeninduzierte Störung weitestgehend ausgeschlossen werden konnten, sollten bei begründeter Annahme laborchemische Untersuchungen, EEG und bildgebende Verfahren die Diagnostik ergänzen, ehe eine spezifische multimodale Therapie der HKS zum Einsatz kommt. Die oben genannten Koinzidenzen bzw. Komorbiditäten sind zu beachten, stellen aber für die spezielle HKS-Therapie weder eine absolute noch relative Kontraindikation dar.

30.6 Ätiopathogenese

30.6.1 Neurochemische Hypothesen

Katecholaminhypothese

Ohne Zweifel besitzen Dopamin, Noradrenalin und Serotonin (5-HT) die größte Bedeutung bei der Interaktion des Menschen mit seiner Umgebung, d. h. der Verhaltensregulation in Bezug auf äußere Reize (Depue u. Spoont 1986). Dabei scheint Dopamin der am meisten involvierte Transmitter im Hinblick auf expansive Verhaltensmuster zu sein (Rogeness et al. 1992; Pliszka et al. 1996). Somit besitzt das Dopamin einen nicht unbedeutenden Einfluss auf das individuelle motorische Aktivitätsniveau.

Verlaufsstudien an den von der Enzephalitisepidemie der Jahre 1914–1917 betroffenen Patienten zeigten, dass Erwachsene häufig einen Parkinsonismus und Kinder eine motorische Überaktivität entwickelten (Jensen u. Garfinkel 1988).

Mit Hilfe der Single-Photonen-Emissions-Computertomographie (SPECT) untersuchten Lou et al. (1989) eine kleine Gruppe hyperkinetischer Kinder und konnten bei ihnen im Vergleich zur Kontrollgruppe eine Hypoperfusion im Striatum nachweisen, was für eine geringere neuronale Aktivität in dieser Region sprechen könnte. Tierexperimentelle Läsionen des Striatum provozierten Hyperaktivität, Aufmerksamkeitsdefizite und Leistungseinbußen bei kognitiven Aufgabenanforderungen (Iverson 1977). Methylphenidat, dessen Effizienz in der Therapie des HKS weltweit erwiesen ist (Barkley 1977), aktiviert dopaminerge Neuronen mittels Dopaminwiederaufnahmehemmung. Diese Aktivierung konnte durch SPECT-Untersuchungen, speziell im linken Striatum, nachgewiesen werden (Lou 1990).

> **Es wird angenommen, dass das dopaminerge ebenso wie das noradrenerge System ursächlich an der Entstehung der HKS beteiligt ist.**

Dopaminerge Einflussfaktoren

Eine perinatale Hypoxämie, eine der Hauptursachen des frühkindlichen Hirnschadens (FKHS), führte tierexperimentell zu einem Untergang dopaminerger Zellen im Striatum. Dies hatte eine Abnahme des striatalen Dopaminniveaus bis zu 70% zur Folge (Silverstein u. Johnston 1984). Sagvolden u. Sergeant (1998) sprechen von einer funktionalen hypodopaminergen Ausgangsbasis bei hyperkinetischen Kindern.

Viele Einzelbefunde untermauern diese Annahme. Ein chronischer Missbrauch von Dopaminagonisten wie Kokain und Amphetaminen führt zu einer Downregulation der Dopaminsynthese. Nach Absetzen dieser Substanzen manifestiert sich bis zur Normalisierung der Dopaminfunktion ein HKS ähnliches Symptombild (Solanto 1998). Parallelitäten zu einer HKS lassen sich auch bei Nikotinabusus erkennen. Nikotin stimuliert die motorische Aktivität und verbessert die Aufmerksamkeit, was durch eine erhöhte Dopaminausschüttung in nigrostriatalen und mesolimbischen Neuronen bewirkt wird (Coger et al. 1996). Auch das Umweltgift PCB, welches bereits in subtoxischen Dosen bei Ratten Hyperaktivität und Impulsivität hervorruft, hemmt die Dopaminsynthese und auch die vesikuläre Speicherung bzw. Ausschüttung, was eine Abnahme des Dopaminniveaus zur Folge hat (Chishti et al. 1996).

Da eine direkte Messung biogener Amine nicht immer möglich ist, erfolgt diese peripher, wobei periphere Katecholamine durchaus einen zentralen Effekt haben (van Zijderveld et al.1993) und häufig indirekt über deren Metaboliten im Urin und Serum nachweisbar sind. Homovanillinsäure (HVA), der Hauptmetabolit des Dopamin, zeigte keine konstanten Unterschiede zwischen hyper- und normokinetischen Kindern (Zametkin u. Rapoport 1987).

> **Verschiedene Studien bestätigen damit die Annahme einer funktionalen hypodopaminergen Ausgangsbasis bei hyperkinetischen Kindern.**

Der hypodopaminergen Hypothese folgend, wäre ein therapeutischer Effekt beim Einsatz von L-Dopa oder Dopaminagonisten zu erwarten. Doch weder der Dopaminagonist Amantadin (Mattes u. Gittelman 1979), noch Carbidopa/Levodopa (Langer et al. 1982) bewirken eine signifikante Verbesserung der Hypermotorik, des Aufmerksamkeitsverhaltens oder der Impulsivität. Die Tatsache, dass sogar Dopaminantagonisten, wie Neuroleptika, in niedriger Dosierung in der Therapie der HKS effizient sind, muss aber nicht zwangsläufig die oben genannte Hypothese widerlegen, da ihre primäre Wirkung wohl eher auf einer α-adrenergen Blockierung beruht (Peroutka et al. 1977). Auch Desipramin als trizyklisches stimmungsaufhellendes Antidepressivum wirkt auf den α-adrenergen Rezeptor, der sowohl die Freisetzung von Dopamin im Nucleus accumbens als auch die Dopaminaufnahme beeinflusst (Nurse et al. 1985). Dopamin selbst bleibt nicht ohne Einfluss auf α- und β-adrenerge Neuronen. Eine Änderung im dopaminergen System hat somit auch Auswirkungen auf die mehr oder minder abhängigen anderen Transmittersysteme, da Dopamin als Vorstufe für die Noradrenalinsynthese fungiert.

Noradrenerge Einflussfaktoren

Die Ergebnisse von Klinteberg u. Magnusson (1989) sprechen bei hyperkinetischen Kindern für ein relativ erniedrigtes Adrenalinausgangsniveau und eine niedrige Aktivität/Reaktivität in Bezug auf die Adrenalinfreisetzung. Cederblad u. Höök (1984) gehen sogar von einem frühzeitig bzw. genetisch festgelegten habituellen Niveau der Katecholaminfreisetzung aus.

! Aufgrund eines relativ erniedrigtes Adrenalinausgangsniveaus verfügen hyperkinetische Kinder von vornherein über nicht genügend Ressourcen, sich an Stresssituationen adäquat adaptieren zu können, was abnorme Bewältigungsstrategien zur Folge hat.

Damit korreliert auch die Behauptung von Bergmann u. Magnusson (1979), dass überbeanspruchte Jungen eine höhere und unterforderte Jungen eine niedrigere Katecholaminausscheidung haben. In eigenen Untersuchungen scheint aber erst die Kombination von niedriger Intelligenz und psychischer Labilität in Stresssituationen zu einer Überbeanspruchung zu führen (Häßler et al. 1990). Eine niedrige sympathische Adrenalinreaktivität bei externalen Anforderungen stellt einen Vulnerabilitätsfaktor für hyperaktives Verhalten dar (Klinteberg u. Magnusson 1989).

Ob dagegen das noradrenerge System ebenfalls unteraktiv oder sogar überaktiv bei den HKS ist, wird bis dato kontrovers diskutiert. Die am häufigsten gemessenen Metaboliten des Noradrenalin sind 3-Methoxy-4-Hydroxyphenylglycol (MHPG), Vanillinmandelsäure (VMA) und Normethanephrin (NMET). Eine angenommene Überfunktion des noradrenergen Systems wird durch Ergebnisse gestützt, die belegen, dass d-Amphetamin eine Abnahme der MHPG-Exkretion bewirkt, die klinisch mit einer Symptomverbesserung korreliert (Yu-Cun und Yu-Feng 1984). Unter Methylphenidat konnte dagegen keine MHPG-Reduktion im Urin nachgewiesen werden (Rogeness et al. 1992). Methylphenidat scheint eher eine globale Noradrenalinzunahme auszulösen. D-Amphetamin als potenter Wiederaufnahmehemmer und Blocker der Monoaminooxidase-(MAO-)Hemmer reduziert das intrazellulär vorhandene NA, welches damit in nur geringem Umfang für die weitere Metabolisierung zu MHPG zur Verfügung steht.

Für eine maßgebliche Beteiligung des noradrenergen Systems bei HKS spricht auch die signifikante Reduktion von MHPG im Urin unter der Therapie mit Desipramin (Donelly et al. 1986) und die Effizienz von Clonidin, welches präsynaptische α_2-Rezeptoren aktiviert und den Locus coeruleus hemmt (Hunt et al. 1991). Medikamentöse Eingriffe in das noradrenerge System, die mit einer Senkung des MHPG-Niveaus im Urin oder Serum einhergehen, müssen aber nicht zwangsläufig eine klinische Symptomverbesserung nach sich ziehen, was am Beispiel des Fenfluramin belegt wurde.

Serotoninhypothese

Serotonin, dessen Metabolit 5-Hydroxyindolessigsäure (5-HIAA) ist, wird in die Thrombozyten aufgenommen, in ihnen gespeichert und gemessen, aber nicht dort synthetisiert. Das so gemessene 5-HT-Niveau sagt deshalb auch nur etwas über die Aufnahme- und Speicherfähigkeit der Thrombozyten aus. Die anfänglich euphorischen Ergebnisse von Coleman (1971), der erniedrigte 5-HT-Werte bei hyperkinetischen Kindern fand, konnten durch mehrere neuere Untersuchungen nicht bestätigt werden. Rogeness et al. (1992) fassten die Ergebnisse dahingehend zusammen, dass mittels 5-HT keine Unterscheidung zwischen hyper- und normokinetischen Kindern möglich ist.

Extrem aggressive, expansiv verhaltensgestörte Kinder und auch Erwachsene weisen dagegen ein erniedrigtes 5-HIAA-Niveau im Liquor auf (Kruesi et al. 1990). Umgekehrt proportional zum 5-HIAA-Niveau im Liquor verhält sich 5-HT im Blut. Rogeness et al. (1992) bestätigten anhand eigener Untersuchungen die Befunde von Pliszka et al. (1988), dass eine erhöhte 5-HT-Blutkonzentration positiv mit aggressiven Symptomen korreliert. Dies wiederum spricht für eine verminderte serotonerge Funktion.

Monoaminooxidasehypothese

Insgesamt sind die Ergebnisse peripherer Bestimmungen der Monoamine Dopamin, Noradrenalin und 5-HT sowie deren Metaboliten in Bezug auf eventuelle biochemische Unterscheidungsfaktoren zwischen hyper- und normokinetischen Kindern nicht gerade ermutigend. Eine Störung, Unter- oder Überfunktion eines einzelnen Transmittersystems als Ursache für eine HKS ist kaum wahrscheinlich. Alle drei genannten Systeme sind eher als Regulationseinheit aufzufassen, wobei dem Dopamin eine primäre Funktion zuzukommen scheint, die durch Noradrenalin und 5-HT moduliert wird.

Die Monoaminooxidase ist zweifelsohne das wichtigste Enzym für den Abbau monoaminerger Neurotransmitter. Sie katalysiert die oxidative Desaminierung primärer, sekundärer und tertiärer Amine. Ihre zwei Unterformen besitzen unterschiedliche Spezifitäten – der Typ A für Noradrenalin, Adrenalin und 5-HT und der Typ B für Dopamin. Der Vergleich von Thrombozyten-MAO (MAO-B) bei hyper- und normokinetischen Kindern erbrachte keine einheitlichen Ergebnisse. Shekim et al. (1982) berichteten über eine verminderte MAO-Aktivität bei hyperkinetischen Kindern.

! Generell scheint eine niedrige Aktivität der MAO in den Thrombozyten mit einer erhöhten Impulsivität und Expansivität assoziiert zu sein (Schalling et al. 1988).

Darüber hinaus weisen Verhaltenskorrelate einer niedrigen MAO-Aktivität in den Thrombozyten Ähnlichkeiten zu denen eines niedrigen 5-HIAA-Niveaus auf (Åsberg et al.1987). Eine einfache Verbindung zwischen Thrombozyten- und Hirn-MAO-Aktivität existiert nicht (Young et al. 1986). Klinteberg et al. (1990) fanden, dass ein Zusammenhang zwischen einer reduzierten MAO-Aktivität in den Thrombozyten und einer relativ höheren Aktivität der rechten Hirnhemisphäre sowie einer minimalisierten frontal inhibitorischen Aktivität besteht.

! Bei Überprüfungen der therapeutischen Wirksamkeit von drei MAO-Hemmern erwiesen sich alle drei in der Therapie der hyperkinetischen Störung als effizient.

Somit lassen sich über die MAO keine Rückschlüsse auf die vorrangige Bedeutung des einen oder anderen Transmittersystems bei der Entstehung der HKS ziehen (Zametkin u. Murphy 1985). Trott et al. (1993) fanden beim Einsatz des reversibel wirkenden MAO-A-Hemmers Moclobemid einen deutlichen Rückgang der Scores in den »Conners Rating-Skalen«. Darüber hinaus zeigten sich bei den 22 untersuchten hyperkinetischen Kindern eine Affektstabilisierung und eine signifikante Verbesserung der Aufmerksamkeit.

Lipidhypothese

Engelberg (1992) sah einen Zusammenhang zwischen einem niedrigen Plasmacholesterolspiegel und einer reduzierten 5-HIAA-Konzentration im Liquor, wobei letzterer Befund mit einer Impulskontrollstörung korreliert (Mann 1995).

! In einer eigenen Untersuchung ließen sich signifikante Unterschiede in den Lipidparametern zwischen hyper- und normokinetischen Kindern nicht finden.

Dagegen sind Ergebnisse von Fettsäurezusammensetzungen einiger Lipide vielversprechender als die Analyse der Lipide selbst (Irmisch et al. 1992). Während es in der stressfreien Baseline-Untersuchung keine signifikanten Unterschieden zwischen hyper- und normokinetischen Kindern gab, erlaubte die Veränderung der Lipidzusammensetzung nach dem computerisierten »d2-Aufmerksamkeitstest« eine Diskrimination mit hoher Reliabiliät zwischen den beiden Gruppen.

! Die Ergebnisse sprechen insgesamt für eine Erhöhung gesättigter und eine gleichzeitige Reduktion vielfach ungesättigter Fettsäuren bei hyperkinetischen Kindern.

Hibbeln et al. (1998) postulieren eine Abhängigkeit zwischen der Konzentration mehrfach ungesättigter Fettsäuren im Plasma und dem 5-HIAA-Spiegel im Liquor. Ein Mangel an n-3-Fettsäuren, wie er auch in der eigenen Untersuchung nachgewiesen wurde, führt zu einem Anstieg der Serotonin-2A-Rezeptor-Dichte im frontalen Kortex. Darüber hinaus bedingt ein Defizit an mehrfach ungesättigten n-3-Fettsäuren impulsives Verhalten, wie es hyperkinetische Kinder aufweisen (Stevens et al. 1995). Neben dem hohen Anteil von mehrfach ungesättigten Fettsäuren im Gehirn (20% des Trockengewichtes; Walker et al. 1999), entscheidet des Verhältnis von gesättigten zu mehrfach ungesättigten Fettsäuren in der Zellmembran über deren Fluidität und damit letztendlich über die Signaltransmission.

Andererseits besitzt speziell die Homo-γ-Linolensäure eine Funktion bei der Synthese des Prostaglandins PGE 1, welches wiederum indirekt über die T-Lymphozyten auf das Immunsystem wirkt. Als Ausgangspunkt für die Mittlersubstanzen Leukotriene und Prostaglandine fungiert die mehrfach ungesättigte Fettsäure Arachidonsäure, die eine Komponente der Zellmembranlipide darstellt und durch Phospholipasen freigesetzt wird. Unterschiede in der Konzentration der Arachidonsäure ließen sich aber bei den hyper- und normokinetischen Kindern nicht nachweisen. Prostaglandine wirken vasoaktiv, inflammatorisch und mukosaprotektiv und werden durch Salizylate gehemmt (Scheiffarth u. Benkler 1989). Aus dieser letzten Betrachtung eröffnet sich die Möglichkeit, einen Bogen bis zur Hypothese von Feingold (1973) zu spannen. Feingold machte Nahrungsadditive wie Farbstoffe, Konservierungsmittel und vor allem Salizylate für die Herausbildung von HKS verantwortlich. Die Erfolge seiner speziell entwickelten Diät werden kontrovers beurteilt (Taylor 1979; Prinz et al. 1980; Pollock 1991), wobei der Effizienznachweis in kontrollierten Studien bisher nicht gelang.

Glukosehypothese

Da die Phosphatkonzentration im Blut bei physischer Aktivität den Zuckerstoffwechsel, die Glykolyse, beeinflusst, bietet sich mit der Glukose ein weiterer Untersuchungsschwerpunkt an. Seit der Studie von Langseth u. Dowd (1978), in der 74% der 261 untersuchten hyperkinetischen Kinder flache Glukosetoleranzkurven, ähnlich denen bei einer Hypoglykämie, aufwiesen, wird ein Zusammenhang zur HKS vermutet. Über den hypoglykämischen Noradrenalinanstieg wäre der Kreis von Katecholamin-, Lipid- und

Glukosestoffwechsel simplifiziert geschlossen. Da die Ergebnisse von Langseth u. Dowd (1978) durch eine fehlende Kontrollgruppe in ihrer Aussage eingeschränkt waren, gingen Prinz et al. (1980) systematischer und methodisch weniger angreifbar der Glukosehypothese nach, indem sie neben 28 hyperkinetischen auch 26 normokinetische Kinder untersuchten. Sie fanden eine signifikante Beziehung zwischen der konsumierten Zuckermenge und unruhig agitiertem Verhalten, aber nicht generell zum Aktivitätsniveau. Aber auch sie blieben den Beweis für ein unterschiedliches Ernährungsverhalten in Bezug auf »Süßigkeiten« von hyper- und normokinetischen Kindern schuldig. Erst in jüngerer Zeit finden sich wieder mehr Hinweise auf eine gestörte Glykolyse bei hyperkinetischen Kindern (Di Battista u. Shepherd 1993, Wolraich et al. 1995).

Bleihypothese

Blei wird als ein möglicher Verursacher für HKS in den Guidelines der American Academy of Child and Adolescent Psychiatry (Dulcan u. Benson 1997) erwähnt. David et al. (1972) fanden bei über 50% ihrer 74 hyperkinetischen Kinder im Alter von 3,5–10 Jahren einen erhöhten Bleispiegel. Die meisten der bis 1979 veröffentlichten Arbeiten konzentrieren sich auf Untersuchungen von Kindern, die einer verstärkten Bleiexposition aus speziellen Quellen ausgesetzt waren. Rutter (1980) wies unter anderem eine Verbindung zwischen einem Blutbleispiegel über 60 µg/dl und einer Reduktion von 3–4 Intelligenzpunkten nach. Eine kritische Auseinandersetzung mit diesen zahlreichen Studien, beginnend mit Needleman et al. (1979) bis Yule et al. (1984) findet sich bei Smith (1985).

! Zusammenfassend stellt Smith (1985) in ihrer Metaanalyse fest, dass funktionelle Einflüsse von Blei auf Intelligenz, das Lernen oder das Verhalten bestenfalls nur gering sind und es wohl schwer fällt, sie aus der Fülle von sozialen Einflusskomponenten methodisch sauber herauszufiltern.

Lansdown (1986) verschärfte diese Kritik noch. So schlussfolgerte er, dass die meisten aktuellen epidemiologischen Studien den überzeugenden und konstanten Beweis für eine Verbindung zwischen einem bestimmten Bleispiegel und konkreten Verhaltensabweichungen generell schuldig geblieben sind.

Als wissenschaftliche Antwort darauf kann die Edinburgh-Blei-Studie betrachtet werden, die anhand von 501 Kindern eine dosisabhängige Beziehung zwischen dem Bleigehalt im Blut und entsprechenden Verhaltensmustern bei kontrollierten Kofaktoren nachwies (Fulton et al. 1987). Auch die Studie von Fergusson et al. (1993), die an einer Kohorte von 1265 Kindern in Neuseeland den Langzeiteffekt von schon frühzeitig mäßig erhöhten Zahnbleikonzentrationen untersuchte, lieferte einen gesicherten Zusammenhang zwischen den lang anhaltenden Defiziten kognitiver Fähigkeiten und des konzentrativen Verhaltens. Doch nach der Einschätzung von Forth (1992) sind solche Ergebnisse nicht auf deutsche Verhältnisse übertragbar, da eine Bleiexposition in größerem Umfang aufgrund fehlender Bleiquellen kaum anzunehmen ist.

30.6.2 Genetische Hypothesen

Studien zur Katecholaminhypothese der HKS haben, wie oben beschrieben, bis heute keine konsistenten und damit pathogenetisch eindeutigen Befunde geliefert (Pliszka et al. 1996; Faraone u. Biederman 1998), was in Anbetracht der Verknüpfung und gegenseitigen Modulation der verschiedenen Neurotransmittersysteme auch nicht erwartet werden konnte bzw. kann. Fortschritte zeichnen sich dagegen in molekulargenetischen Studien ab, nachdem insbesondere Zwillingsstudien auf eine genetische Komponente hinwiesen (Silberg et al. 1996). Wenn auch unspezifisch, so scheint dennoch eine Abweichung im Dopamintransportergen ein Risikofaktor für die Manifestation einer HKS zu sein (Gill et al. 1997; Thapar et al. 1999). Ein weiterer Zugang eröffnete sich mit der Analyse des DRD4-(Dopamin-D4-Rezeptor-)Gens, welches auf dem Chromosom 11p lokalisiert ist und als ein primäres Kandidatengen für die Assoziation mit einer HKS angesehen wird (Swanson et al. 1998). Beide Ergebnisse weisen auf eine Beteiligung dopaminerger Strukturen hin. Auch eine Anomalie am kurzen Arm von Chromosom 6 scheint von Bedeutung zu sein und das nicht nur bei hyperkinetischen Kindern mit einer Lese-Rechtschreib-Schwäche.

30.6.3 Hypothesen zu perinatalen Einflüssen

Neuere Untersuchungen scheinen die Annahme eines frühkindlichen Hirnschadens als einen Kofaktor für die Entstehung der HKS zu bestätigen. So hatten Kinder mit einem Geburtsgewicht unter 1500 g ein 4fach erhöhtes Risiko im Vergleich zu einer normalgewichtigen Geburtspopulation, eine hyperkinetische Störung auszubilden (Botting et al. 1997). Auch eine retrospektive Untersuchung in einer kinder- und jugendpsychiatrischen Inanspruchnahmepopulation (Fegert 2000) ergab einen statistisch signifikanten Häufungszusammenhang zwischen Frühgeburtlichkeit und dem Auftreten hyperkinetischer Störungen.

Aber auch pränatale Risikofaktoren bzw. Noxen spielen eine nicht unbedeutende Rolle. Exzessiver mütterlicher Nikotinkonsum während der Schwangerschaft korreliert signifikant mit der späteren Manifestation einer HKS bei dem betroffenen Kind (Schulze u. Trott 1996; Brennan et al. 1999). Kinder, deren Mütter während der Schwangerschaft exzessiv geraucht haben, besitzen ein 2,5fach höheres Risiko für die Manifestation einer HKS (Mick et al. 2002).

30.6.4 Neurophysiologische Hypothesen

Unter den zahlreichen EEG-Befunden, die Abweichungen bei hyperkinetischen Kindern nachwiesen, aber unspezifisch sind, scheint eine frontal betonte τ-Aktivität und eine okzipital erniedrigte β-Aktivität am konsistentesten zu sein (Clarke et al. 1998). Ausgefeiltere topographische Methoden wie die »steady-state« visuell evozierten Potenziale (SSVEP) bestätigten die Annahme eines präfrontalen Defizits bei hyperkinetischen Kindern, von welchem auch schon neuropsychologische und funktionell bildgebende Tests ausgingen (Silberstein et al. 1998). Insbesondere die rechts-präfrontale Aktivierung bei geforderter Aufmerksamkeit scheint eine dominierende Rolle bei der motorischen Vorbereitung und Kontrolle zu spielen. Dennoch ist die Befundlage vielschichtig und scheint nicht nur auf spezifische prämotorische Defizite hinzudeuten, sondern auch auf frühere Verarbeitungsstufen, wie deutliche Veränderungen vor dem Beginn der P3-Komponente zeigten (Brandeis 2000; Brandeis et al. 2002). In Zukunft wird es auf die Abgleichung der mit unterschiedlichen Verfahren gewonnenen Ergebnisse ankommen, da häufig differierende Aspekte der Hirnfunktion erfasst wurden.

30.7 Multimodale Behandlung

30.7.1 Hierarchie der Behandlungsentscheidung

In der Regel kann die multimodale Therapie ambulant durchgeführt werden. Bei besonders schwer ausgeprägtem Störungsbild und insbesondere drohender Schulsuspendierung, bei ausgeprägten komorbiden Störungen, ineffektiver ambulanter Therapie und mangelnden Ressourcen im sozialen Umfeld ist eine teilstationäre oder stationäre Therapie indiziert. Im Vorschulalter stehen Interventionen in den Familien sowie betreuenden Einrichtungen im Vordergrund, da bei medikamentösen Interventionen Zurückhaltung geboten scheint und kognitive Therapien altersbedingt kaum durchführbar sind.

30.7.2 Psychopharmakotherapie

Stimulanzien

Amphetamin, welches zu den ältesten und am weitesten verbreiteten Medikamenten in dieser Kategorie zählt, wurde 1887 durch Edeleano erstmalig synthetisiert. 1935 kam es bei der Behandlung der Narkolepsie medizinisch zum Einsatz (Verberg 1986). Während des Spanischen Bürgerkrieges (1936–1939) gehörte es zum Inhalt von »Überlebenspäckchen«.

Die Sternstunde der pädiatrischen Psychopharmakotherapie begann 1937 mit Bradleys Publikation über den Effekt von Amphetaminen bei Kindern mit postpneumenzephalographischen Kopfschmerzen sowie bei beschwerdefreien Kontrollkindern. Von anfänglich 30 mit Amphetamin behandelten Kindern zeigten 14 eine überraschende Wirkung in Bezug auf erhöhtes Aufgabenverständnis, schnellere und akkuratere Leistungen im Denkbereich und verbessertes Verhalten einschließlich adäquater emotionaler Reaktionen.

Der klinische Routineeinsatz wurde aber durch das damals vorherrschende psychotherapeutische Klima in der Kinderpsychiatrie verhindert.

1958 organisierte das Psychopharmacology Service Center (PSC) die erste formale Konferenz über die medikamentöse Therapie von Kindern mit psychiatrischen Problemen (Cole 1974).

1957 entwickelten die CIBA Laboratorien Methylphenidat (Ritalin), welches für die Stimmungsaufhellung bei Erwachsenen vorgesehen war (Angrist u. Sudilovsky 1978). In der zweiten Hälfte der 60er Jahre kam es zu einer Euphorie beim Einsatz von Stimulanzien bei Kindern mit Lern- und Verhaltensstörungen, die bis in die Mitte der 70er Jahre anhielt. Allein Barkley (1977) gab eine Übersicht über diesbezügliche Untersuchungen von 90 verschiedenen Autoren im Zeitraum von 1960–1975.

Fundierte Schätzungen gingen davon aus, dass für das Jahr 1981 rund 600.000–700.000 Kinder in den USA Methylphenidat erhielten (Elliger 1991). Das Gesamtaufkommen an Methylphenidat-Verordnungen in der BRD vor 1990 war mit ca. 39.000 Rezepten niedrig, d. h. dass schätzungsweise 2580 Kinder damit behandelt wurden (Elliger 1991). Mit hoher Wahrscheinlichkeit kann man davon ausgehen, dass bei etwa 60% der Fälle als primäre Indikation für den Einsatz des Methylphenidat die Diagnose HKS galt (Eichlseder 1977; Kind 1975). Im vergangenen Jahrzehnt (1991–1999) ist der Verbrauch in der BRD verzwanzigfacht worden, wobei bei einer Übertragung der epidemiologischen Daten aus den USA weit höhere Verbrauchszahlen zu erwarten gewesen wären (Schubert et al. 2001).

! Methylphenidat ist bisher unerreicht was Sicherheit und Effektivität in der Behandlung von Kindern mit HKS bzw. ADHD angeht (Barkley 1998).

Vor dem Hintergrund einerseits der angestiegenen Verordnungsmengen und der damit in der Laien- und Fachpresse kontrovers geführten Diskussionen und andererseits der Unverzichtbarkeit von Methylphenidat in der multimodalen Therapie der hyperkinetischen Störungen verfassten die Fachverbände für Kinder- und Jugendpsychiatrie und -psychotherapie in Deutschland (2003) eine Stellungnahme zur Behandlung hyperkinetischer Störungen im Kindesalter mit Methylphenidat. Grundtenor dieser Stellungnahme ist, dass eine Behandlung mit Methylphenidat nur auf der Basis einer qualifiziert gestellten Diagnose und unter Berücksichtigung der Gesamtsituation des Kindes im Rahmen eines multimodalen Gesamtkon-

30

Tabelle 30.2. **Stimulanzien und ihre Dosierungsbereiche**

Chemische Kurzbezeichnung	Medikament	Halbwertszeit [h]	mg/kg KG	Tagesdosis	Einzelgaben
Methylphenidat	Ritalin, Medikinet 10 mg Tbl. (Ritalin SR 20 mg in der BRD nicht erhältlich)	2,5	0,5–1,0	10–40 mg max. 60 mg	1–3 (zwei Drittel morgens, ein Drittel abends)
	Concerta 18, 36 und 54 mg	4		max. 54 mg	Einmalgabe
Fenetyllin	Captagon 50 mg Tbl.	5–8	0,5–1,5	12,5–100 mg	1–2
D-L-Amphetamin[a]	Amphetaminsaft	5–8	0,1–0,5	5–20 mg	1–3
Amfetaminil	AN 1 10 mg Tbl.	5–8	0,5–0,8	10–30 mg	1–2
Pemolin	Tradon 20 mg Tbl.	8–12	0,5–2,0 (3,0)	20–100 mg	1

[a] In der BRD nur über Rezeptur verschreibbar.

zeptes erfolgen sollte. Es wird darauf hingewiesen, dass eine Tageshöchstdosis von 1,0 mg/kg/Tag wegen des dann ungünstigeren Risiko-Nutzen-Verhältnisses nicht zu überschreiten ist.

Ein vergleichbares Medikament lag in der DDR mit dem Aponeuron (Amphetaminil) seit 1964 vor. Auch das 1970 in der damaligen Sowjetunion entwickelte Sydnocarb (Sydnoimin) war verfügbar und zeigte bei einer geringen Nebenwirkungsrate eine hohe Wirksamkeit.

Tabelle 30.2 gibt eine Übersicht über die zur Verfügung stehenden Stimulanzien.

Methylphenidat

Methylphenidat ist nicht nur das am besten untersuchte sondern zzt. auch das sicherste hoch wirksame zur Verfügung stehende Psychostimulans. Es liegt sowohl in unretardierter Form mit einer Wirkdauer von bis zu 4 h und in retardierter Form (Concerta) mit einer Wirkdauer von bis zu 12 h vor. Erste Ergebnisse einer multizentrischen Studie mit einem deutschen Methylphenidatpräparat mit einer zweistufigen Freisetzungsdynamik (Medikinet Retard 20 mg) zeigten eine deutlich positive Medikamentenwirkung über den gesamten Schulvormittag bei guter bis sehr guter Verträglichkeit (Döpfner et al. 2003).

Pharmakologie

Methylphenidat ist ein Piperidenderivat (indirektes Sympathomimetikum) und strukturell dem Amphetamin ähnlich. Es wurde 1944 von Panizzon entwickelt. Als amphetaminähnliches Stimulans wirkt Methylphenidat ebenfalls als indirekter Noradrenalin- und Dopaminagonist, hat aber deutlich weniger sympathomimetische Nebenwirkungen wie Blutdruckanstieg, Inappetenz und Schlafstörungen, was durch das Überwiegen der zentralen gegenüber den peripheren Wirkungen erklärbar ist (Trott 1998; Coper 2000). Trotz der chemischen Strukturverwandtschaft zu den Neurotransmittern Dopamin und Noradrenalin besitzen die stimulierenden Amphetamine keine Hydroxylgruppen am aromatischen Ring oder in der Seitenkette. Das erhöht aufgrund der verbesserten Lipophilie die Penetration durch die Blut-Hirn-Schranke.

Die katecholaminerge Aktivität beruht einerseits auf der Freisetzung von Dopamin aus Reserpin-sensitiven Granula, wobei die Dichte von Methylphenidatbindungsstellen im Striatum am höchsten zu sein scheint und andererseits auf einer Dopaminwiederaufnahmehemmung durch vermehrte Bindung an den Dopamintransporter (Seeman u. Madras 1998). Darüber hinaus hemmt Methylphenidat die Monoaminooxidase und auch die Serotoninwiederaufnahme.

Metabolisiert wird Methylphenidat durch hepatische lysozymale Enzyme. Es erfolgt auch aufgrund der geringen Plasmaproteinbindung eine schnelle Resorption und ein Abbau mittels Deesterasen zu Ritalinsäure, die rund 80% des oral eingenommenen Methylphenidats ausmacht. Eine weitere Metabolisierung findet zum schwach wirksamen Parhydroxy-Methylphenidat und zur kaum aktiven Oxoritaelinsäure statt (Trott 1995). Die renale Ausscheidung unterliegt erheblichen inter- und intraindividuellen Schwankungen.

Kurzzeiteffekte

Unter Kurzzeiteffekten muss man die subchronische klinische Wirkung bei einer maximalen Anwendungsdauer bis zu 6 Monaten verstehen. Diese Wirkung bezieht sich auf das intellektuelle Leistungsvermögen, das hyperaktive Verhalten, die Konzentrationsfähigkeit, die Motorik und die kognitiven Fähigkeiten (► s. folgende Übersicht). 96% aller mit Methylphenidat bzw. Dextroamphetamin behandelten Kinder verbesserten ihr Verhalten, wie Elia et al. (1991) herausfanden. Auch bei ähnlichen chemischen

Strukturen ist bei fehlendem Ansprechen auf ein Stimulans ein Wechsel zwischen den Stimulanzien möglich und sinnvoll.

Dokumentierte spezifische Effekte bei Stimulanzienrespondern (AACAP 1997)

Motorische Effekte
- Reduktion des Aktivitätsniveaus auf das der Altersnorm
- Abnahme von exzessivem Reden, Verursachen von Lärm und Geräuschen sowie Stören des Unterrichts
- Verbesserung der Schrift
- Verbesserung der feinmotorischen Kontrolle

Soziale Effekte
- Reduktion von nicht unterrichtsgebundenem Verhalten in der Klasse
- Verbesserung der Fähigkeiten zum selbstständigen Spielen und Arbeiten
- Reduzierung von Wut
- Abschwächung der Intensität von Verhalten
- Verbesserte Gruppenfähigkeit, Einhaltung von Spielregeln
- Reduzierung großspurigen Verhaltens Gleichaltrigen gegenüber
- Reduktion verbaler und physischer Aggression gegenüber Gleichaltrigen
- Verbesserung des sozialen Status unter Gleichaltrigen ohne sich zu normalisieren
- Reduzierung impulsiven Stehlens und Zerstörens fremden Eigentums (in Testsituationen)
- Reduktion trotzigen und oppositionellen Verhaltens gegenüber Erwachsenen
- Abnahme impulsiven Stehlens
- Verbesserung von Mutter-Kind- und Familieninteraktionen
- Abnahme der Kontrolle vonseiten der Eltern und Lehrer, mehr positive Beziehungen

Kognitive Effekte
- Erhöhung der Aufmerksamkeit, insbesondere bei monotonen Aufgaben bzw. Leistungsanforderungen
- Geringere Ablenkbarkeit
- Verbessertes Kurzzeitgedächtnis
- Abnahme impulsiver Verhaltensweisen
- Steigerung des Einsatzes bereist vorhandener kognitiver Strategien
- Zunahme der korrekt erledigten schulischen Aufgaben
- Zunahme akkurat und ordentlich erledigter schulischer Aufgaben

Sowohl Methylphenidat als auch d-Amphetamin zeigen keinerlei (auch nicht subchronischen) Effekt auf das intellektuelle Leistungsniveau bei hyperaktiven Kindern (Rapoport et al. 1974; Weiss et al. 1969; Conners 1971). Die Anwendungsdauer lag bei den Studien der drei angeführten Untersucherkollektive zwischen 6 und 8 Wochen und die individuelle Dosis zwischen 5 und 20 mg/Tag.

Langzeiteffekte

Diesbezügliche Aussagen unterliegen noch mehr der Möglichkeit einer Fehleinschätzung, da bei einer Langzeitbehandlung Entwicklungsfaktoren, das Milieu mit einer entsprechenden Compliance u. Ä. mit berücksichtigt werden müssen. Von Langzeiteffekten kann man bei einer Behandlungsdauer von über 6 Monaten und mehr sprechen.

! Das Verhalten einer nicht unbedeutenden Zahl von hyperaktiven Kindern bessert sich während einer längeren Therapie, sodass eine weitere Behandlung mit Stimulanzien nicht mehr indiziert ist (Charles et al. 1979; Riddle u. Rapoport 1976).

Charles et al. (1979) hoben hervor, dass die größte Leistungsverbesserung in den ersten Behandlungsmonaten erwartet werden kann und dass die Anwendung von Methylphenidat als Kurzzeitintervention gesehen werden sollte.

Taylor et al. (1987) untersuchten 48 hyperaktive Jungen in einer placebokontrollierten Doppelblind-Crossover-Studie und stellten fest, dass Methylphenidat über einen Zeitraum von 3 Wochen am effektivsten ist. 69% ihrer Probanden wurden als gebessert eingeschätzt, wobei die Reduktion des hyperaktiven Verhaltens im Schulrahmen dabei im Vordergrund stand.

Sleator et al. (1974) empfahlen aufgrund ihrer Untersuchungsergebnisse medikamentenfreie Perioden während eines Schuljahres. Geht es primär um die Verminderung von Hyperaktivität in der Schule, kann man die Gabe von Methylphenidat auf die Schultage beschränken. Bei situationsübergreifenden hyperkinetischen Auffälligkeiten ist in Einzelfällen auch eine Stimulanzienbehandlung in den Ferien indiziert.

Auch wenn Weiss et al. (1975) im 5-jährigen Beobachtungszeitraum eine statistisch gesicherte Abnahme der Hyperaktivität nachwiesen, so bleibt der reine Medikamenteneffekt durch Methylphenidat dabei fraglich. Da placebokontrollierte Studien über einen langen Zeitraum nicht durchführbar sind, bleiben die Aussagen hinsichtlich der (fehlenden) Langzeiteffizienz (Schachar et al. 1997) aufgrund methodischer Probleme eingeschränkt.

! Eine Langzeitbehandlung sollte nur angestrebt werden, wenn eine Kurzzeittherapie sehr effektiv war und eine sorgfältige Überwachung garantiert ist (Taylor et al. 1987).

Pemolin

Für die Bundesrepublik Deutschland hat das Bundesinstitut für Arzneimittel und Medizinprodukte das Risikoprofil von Pemolin im Rahmen eines Stufenplanverfahrens neu bewertet. Die wichtigsten Änderungen betreffen laut Mitteilung der Arzneimittelkommission der deutschen Ärzteschaft (Deutsches Ärzteblatt 97, 2000, B-291) folgende Punkte:

- Pemolin darf ab sofort nur durch Kinder- und Jugendpsychiater verordnet werden, und zwar nur dann, wenn eine Behandlung zuvor sowohl mit Methylphenidat als auch Amphetamin erfolglos war und andere Behandlungsmaßnahmen allein nicht ausreichend sind.
- Drei Wochen nach abgeschlossener Dosistitration muss der Behandlungserfolg beurteilt und bei Nonresponse der Behandlungsversuch beendet werden.
- Eine Behandlung mit Pemolin darf nur bei lebergesunden Patienten mit normalen Leberfunktionswerten begonnen werden. Die Kombination mit anderen Stimulanzien oder tri- und tetrazyklischen Antidepressiva ist kontraindiziert. Ebenso darf Pemolin nicht bei Muskelerkrankungen verordnet werden.
- Zweiwöchentlich sind unter der Behandlung SGPT, SGOT und γ-GT zu kontrollieren.
- Die Behandlung mit Pemolin muss abgebrochen werden, wenn klinisch bedeutsam erhöhte Leberenzymaktivitäten auftreten, spätestens bei Erhöhung der Werte auf das Doppelte des oberen Normalwertes, oder wenn andere Symptome einer Leberfunktionsstörung beobachtet werden.
- Eltern und andere Betreuungspersonen müssen auf die Frühsymptome einer Leberschädigung hingewiesen und ebenso wie die Patienten umfassend und verständlich aufgeklärt werden.

Nebenwirkungen der Stimulanzientherapie und Suchtgefahr

Die häufigsten Nebenwirkungen bei einer Stimulanzienbehandlung sind in der folgenden Übersicht aufgeführt.

Nebenwirkungen der Stimulanzientherapie

1. Inappetenz, Gewichtsabnahme, Anorexie (Groß-Selbeck 1983; Gillberg et al. 1997; NIH 2000)
   Die Medikamenteneinnahme nach den Mahlzeiten reduziert die Auftretenswahrscheinlichkeit einer Anorexie.
2. Schlafstörungen, besonders Einschlafstörungen (Kent et al. 1995)
   Der Gebrauch der unretardierten Form reduziert Einschlafprobleme.
3. Eingeschränktes Größenwachstum (Zeiner 1995; Dulcan u. Benson 1997)
4. Gastrointestinale Störungen (Schain u. Reynard 1975; Poustka 2000)
5. Dysphorische Reaktionen, Stimmungslabilität (Gadow 1992; Dulcan u. Benson 1997)
6. Zunahme der Herzfrequenz (Tannock et al. 1995)
7. Blutdruckanstieg (eher bei Erwachsenen; AACAP 1997)
8. Kopfschmerzen (AACAP 1997)
9. Tic-Symptomatik (Gadow et al. 1995; Castellanos et al. 1997)
   Eine bestehende Tic-Symptomatik ist eine relative Kontraindikation.

Nebenwirkungen nehmen generell mit steigender Dosis zu. Geistig behinderte Kinder besitzen ein höheres Risiko für das Auftreten von Nebenwirkungen (Handen et al. 1991). Beim Auftreten von Nebenwirkungen ist immer eine Entscheidung zu treffen, ob eine Dosisreduktion ausreicht, ein Medikamentenwechsel sinnvoll sein kann oder ob das Nutzen-Risiko-Verhältnis einer Psychopharmakotherapie ethisch und moralisch nicht zu verantworten ist.

Appetitlosigkeit und Schlafstörungen können bei bis zu 50% der behandelten Kinder auftreten, sind aber meistens temporär und dosisabhängig (NIH 2000). Bei Einhaltung der Dosierung (Methylphenidat 0,5–1,0 mg/kg/Tag, Amphetamin 0,1–0,5 mg/kg/Tag, Fenetyllin 0,5–1,5 mg/kg/Tag und Pemoline 0,5–2,0 mg/kg/Tag; AWMF 2000) und entsprechendem Monitoring ist auch bei einer Langzeittherapie nicht mit gravierenden Nebenwirkungen zu rechnen (Gross-Selbeck 1983).

Da die Stimulanzientherapie nicht vordergründig auf eine Verbesserung der schulischen Leistungen abzielt, ist von »drug weekend holidays« abzuraten. Ein Auslassversuch kann in den großen Ferien erfolgen, obwohl aus klinischen Erfahrungen eine Dosisreduktion in den Ferien zu favorisieren ist, wenn die Stimulanzientherapie mit Schulbeginn fortgeführt werden soll. Einnahmepausen im Verlauf dienen der Indikationsüberprüfung bzw. der Therapieevaluation und gehören zum Standard einer langfristigen Psychopharmakotherapie.

Derzeit spricht nichts, insbesondere bei Respondern, für die generelle Annahme eines direkten Zusammenhanges von Stimulanzientherapie und späterem illegalem Drogenmissbrauch (Schubiner et al. 1995; Biederman et al. 1999). Allerdings muss davon ausgegangen werden, dass Personen, die unter HKS leiden, ohnehin zu stärkerem Drogenmissbrauch neigen. Häufig divergieren die Angaben im Jugendlichenalter zwischen den betroffenen Jugendlichen und ihren Eltern enorm (vgl. O'Donnell et al. 1998).

Prädiktioren der Stimulanzienwirksamkeit

Da in einigen Studien nur 50% (Klicpera 1978) bis 60% (Remschmidt 1987) der hyperkinetischen Kinder eine po-

Tabelle 30.3. Prädiktoren für die Effizienz der Stimulanzienbehandlung

	Responder	Nonresponder
Taylor et al. (1987) (N=38)	Ausgeprägtere HKS, jüngeres Alter, niedrigerer IQ	Mehr emotionale Störungen
Barkley et al. (1990) Aman u. Turbott (1991)	Bessere Mutter-Kind-Interaktion, prädominierende Aufmerksamkeitsstörung	IQ unter 45
Buitelaar et al. (1995) (N=52)	Jüngeres Alter, weniger schwer gestört, weniger ängstlich, höhere Intelligenz	
Spencer et al. (1996)	Dosisabhängig	
Denney u. Rapport (1999)	Hoher Conners-Score, ausgeprägteres primäres Störungsbild, Grad der Leistungsverbesserung	

Ein Überblick zu medikamentösen Alternativen der Stimulanzientherapie findet sich bei Häßler et al. (2001).

sitive Verhaltensänderung unter einer Stimulanzienbehandlung zeigten, versucht man, Prädiktoren für die Medikamentenwirksamkeit zu finden.

In verschiedenen Studien wurden psychophysiologische, neurologische, familiäre und demographisch-soziologische Prädiktoren umfangreich untersucht (Tabelle 30.3). Denney u. Rapport (1999) üben eine generelle Kritik an empirischen Modellen, dem Homöostasemodell und dem Aufmerksamkeits-Enthemmungs-Modell, denen eine prädiktorische Aussage zugeschrieben wird.

Neuroleptika

Gegenüber den Stimulanzien steht der Neuroleptikaeinsatz bei hyperkinetischen Kindern viel weniger im Mittelpunkt wissenschaftlicher Untersuchungen. Um eine antriebsdämpfende, affektiv ausgleichende, aber nicht sedierende Wirkung hervorzurufen, müssen konventionelle Neuroleptika unterhalb der »neuroleptischen Schwelle« (Haase 1972) in tranquilisierenden Dosen eingesetzt werden. Im Vordergrund der klinisch angewandten Neuroleptika stehen Chlorpromazin, Haloperidol, Pipamperon, welches in den Leitlinien der AWMF insbesondere für das Vorschulalter empfohlen wird, und in jüngster Zeit auch Risperidon.

1952 setzte H. Laborit erstmalig das bereits 1950 synthetisierte Chlorpromazin klinisch ein. Er hatte es von der Firma »Rhone-Poulenc« erbeten, um Aggressionen mittels eines Medikamentes mit größerer zentraler Aktivität als bei den bis dato bekannten Antihistaminika zu behandeln (Deniker 1988).

Am 11.2.1958 wurde R 1625 (Haloperidol) durch B. Hermans in den Janssen-Laboratorien synthetisiert und bereits 2 Monate später bei einer Patientin mit einer hypermotorischen Krise klinisch angewandt (Niemeggers 1988).

Klinische Wirkungen bei hyperkinetischen Kindern

Über Effekte beider Medikamentengruppen (Stimulanzien vs. Neuroleptika) auf Verhaltensauffälligkeiten hyperkinetischer Kinder berichteten bereits Rapoport et al. (1971) und Weiss et al. (1971), wobei Weiss den Stimulanzien gegenüber Chlorpromazin den Vorzug gab. Haloperidol reduziert in erster Linie aggressives Verhalten (Barker u. Fraser 1968).

! Eine Verbesserung der Aufmerksamkeitsleistungen scheint abhängig von der Dosis zu sein, da höhere Dosen diese sogar herabsetzen.

Green et al.1995 bestätigten die Effektivität von Thioridazin auf die Kernsymptomatik der HKS.

Einige Autoren schildern generell bessere Effekte auf das störende Verhalten als bei einer Therapie mit Stimulanzien (Weiss et al. 1971; Remschmidt 1987). Die »neuen« Neuroleptika mit Dopamin D2 und minimaler cholinerger Blockade können sogar die kognitiven krankheitsbedingten Defizite verbessern (King 1994; Arnt 1998). Diskutiert wird, ob diese Wirkung auf serotonerge Effekte zurückzuführen ist. Green et al. (1997) begründen so ihre bei 59 Patienten untersuchten Verbesserungen im verbalen Gedächtnis.

Zu diesen »neuen« Neuroleptika zählt auch Risperidon, welches seine Wirksamkeit auf hyperkinetisches Verhalten, insbesondere bei Intelligenzgeminderten, in mehreren Studien unter Beweis stellte.

Risperidon, ein Benzisoxazolderivat, ist das am längsten auf dem Markt befindliche atypische Neuroleptikum. Da es sich um einen weitgehend selektiven D2-5-HT_2-Antagonisten mit einer Halbwertszeit der pharmakologisch aktiven Fraktion zwischen 3,2 und 24 h handelt, sind anticholinerge Wirkungen kaum vorhanden. Über eine kortikale 5-HT_2-Blockade kommt es einerseits zu einer höheren Dopaminfreisetzung und darunter zu einer Normalisierung der Funktion absteigender GABAerger und NMDAerger Neuronen und andererseits zu einer limbischen D2-Rezeptor-Blockade, was die dopaminerge Transmission in den Basalganglien, teils antagonisiert durch die 5-HT_2-Blockade, reduziert.

Sofern unter Risperidon Nebenwirkungen überhaupt auftreten, dominieren Schlaflosigkeit, Unruhe, Kopfschmerzen und Angstzustände (Möller 1998). Die empfohlene Dosis reicht je nach Indikation von 0,5 bis 4 mg pro Tag.

Da Kinder mit einer HKS auch häufig eine koexistente Störung des Sozialverhaltens aufweisen scheint eine Kombination von Neuroleptika, insbesondere atypischen Antipsychotika und Methylphenidat sinnvoll und wie erste Studien gezeigt haben auch besonders effektiv zu sein (Cosgrove 1996). In Großbritannien wird diese Kombination offiziell zur Behandlung der HKS empfohlen (Santosh u. Taylor 2000). Das Methylphenidat bremst oder verhindert auch die häufig unter Atypika zu beobachtende Gewichtszunahme.

Nebenwirkungen der Neuroleptika

Mögliche Nebenwirkungen sind eine begleitende Müdigkeit, subjektiv störende vegetative Symptome, wie Mundtrockenheit und Akkomodationsstörungen und bei höheren Dosiseinheiten Pigmentstörungen. Außerdem besteht bei Haloperidol, wie bei fast allen konventionellen Neuroleptika die Gefahr von extrapyramidalmotorischen Störungen, die mit Anticholinergika oder einer Dosisreduktion beherrscht werden können, aber trotzdem Spätdyskinesien zur Folge haben können. Deshalb erscheint der Einsatz atypischer Neuroleptika unter besonderer Berücksichtigung der Aufklärung im Rahmen eines individuellen Heilversuchs in der Risiko-Nutzen-Relation günstiger (Fegert et al. 2000).

Antidepressiva

Seit 1965 wird Imipramin in der Therapie von Verhaltensstörungen erfolgreich angewendet (Rapoport 1965). Nach den Stimulanzien gelten Antidepressiva als Mittel der 2. Wahl bei Hyperkinetischen Störungen (Dulcan u. Benson 1997). Die trizyklischen Antidepressiva hemmen in erster Linie die Wiederaufnahme von Noradrenalin und Serotonin. Somit scheint der Einsatz bei komorbiden Störungen mit Symptomen wie Angst, Depression und Dysphorie gerechtfertigt. Eine kombinierte Therapie mit Stimulanzien kann in dem einen oder anderen Fall erforderlich sein. Erste diesbezügliche Erfahrungen liegen vor (Pataki et al. 1993; Rapport et al. 1993).

Kardiovaskuläre Nebenwirkungen trizyklischer Antidepressiva scheinen eher gering zu sein (Spencer et al. 1994).

Ausgehend von der Erkenntnis, dass mit größter Wahrscheinlichkeit bei HKS nicht nur ein Neutransmittersystem involviert ist, gewann die Monoaminooxidasehypothese immer mehr an Bedeutung. Bei hyperkinetischen Kindern lässt sich aber der ansonsten deutliche Abfall der MAO-Aktivität zwischen Kindheit und Adoleszenz (Shekim et al. 1986) nicht nachweisen.

Erst mit dem reversiblen selektiven MAO-A-Hemmer Moclobemid, der gut verträglich und ohne diätetische Einschränkungen anwendbar ist, schienen MAO-Hemmer einen anerkannten Platz in der Therapie der hyperkinetischen Störung zu finden (Fritze 1998). Trott et al. (1991) berichteten bei 17 Patienten über vielversprechende Ergebnisse, die in erster Linie den nicht antidepressiven Effekt nachwiesen, indem Frustrationstoleranz und Zappeligkeit stärker als die abrupten Stimmungswechsel beeinflusst wurden. Die Nebenwirkungsrate war erstaunlich gering. Dennoch gibt es kaum Replikationsstudien und in den Leitlinien der AWMF tauchen nur trizyklische Antidepressiva auf.

Andere Pharmaka

Clonidin

Clonidin ist ein präsynaptischer α2-adrenerger Agonist und reguliert die Noradrenalinausschüttung aus dem Nucleus coeruleus herunter. Neben dem primären Einsatz in der Behandlung des arteriellen Blutdruckes steigen nicht nur die Publikationen hinsichtlich der Anwendung in der Pädiatrie bei psychiatrischen Diagnosen, sondern auch die Verschreibungszahlen (Connor et al. 1999). Diese stiegen in den USA von 20.000 im Jahr 1990 auf 150.000 im Jahr 1995 (Swanson et al. 1999). Die Effizienz in der Behandlung der HKS mit Clonidin ist ungefähr der der trizyklischen Antidepressiva vergleichbar, wobei die Clonidinbehandlung mit vielen Nebenwirkungen behaftet ist.

Abhängig davon, ob Eltern, Lehrer oder Kliniker die Wirksamkeit von Clonidin einschätzen, wobei Eltern am euphorischsten den Erfolg bewerten, liegt die Chance, unter Clonidin eine Verhaltenskorrektur zu erzielen, bei 66%. Reine Hyperkinetiker profitieren mehr von der Behandlung als solche mit einer komorbiden Störung. Über die in folgender Übersicht aufgeführten Nebenwirkungen wurde aus zahlreichen Studien berichtet (Connor et al. 1999).

Häufige Nebenwirkungen von Clonidin
- Müdigkeit (in 90% der Studien)
- Unruhe (in 60%)
- Blutdruckabfälle (in 40%)
- Hypotension (in 30%)
- Schlafstörungen (nächtliches Erwachen; in 30%)
- Mundtrockenheit (in 30%)
- Schwindel (in 20%)
- Depressive Verstimmungen (in 10%)
- EEG-Veränderungen (Bradykardie, PR-Intervall-Verlängerung) – EEG Kontrollen wurden nur in drei Studien durchgeführt

Aufgrund der relativ wenigen vorliegenden Studien, der nachgewiesenen Abhängigkeit des Effektes von der Stichprobengröße (je größer die Probandenzahl, desto niedriger die Effektstärke) und des limitierenden Nebenwirkungsprofils wird Clonidin bis auf weiteres nicht zu den Medikamenten der 1. Wahl in der Behandlung der HKS gehören (Wilens u. Spencer 1999; Connor et al. 1999).

Pindolol

Pindolol ist ein lipophiler, nicht selektiver, zentral aktiver β-Blocker. Er beeinflusst nicht nur das adrenerge System, sondern auch die Dopaminfreisetzung im limbischen Striatum. Die Plasmahalbwertszeit beträgt 3–4 h und rund 40% werden in unmetabolisierter Form durch die Nieren wieder ausgeschieden. In präklinischen Studien bewirkten β-Blocker bei Ratten sowohl eine Abnahme der Hyperaktivität als auch des aggressiven Verhaltens bei einem gleichzeitig verstärkenden Effekt auf die Bereitschaft zur sozialen Interaktion (Weinstock u. Speizer 1974). Erfahrungen mit β-Blockern als Psychopharmaka sind insbesondere im Kindes- und Jugendalter rar. Bei Menschen mit geistiger Behinderung, Entwicklungsstörungen sowie organischen Psychosyndromen führten β-Blocker durchaus zu einer Reduktion auto- und fremdaggressiven Verhaltens (Arnold u. Aman 1991; Connor 1993).

Buitelarr et al. (1996) verglichen an 52 7- bis 13-jährigen Kindern mit einer ADHD mittels einer prospektiv angelegten placebokontrollierten Doppelblindstudie die Wirksamkeit von Methylphenidat und Pindolol über einen Zeitraum von 4 Wochen. Die Tagesdosis für Pindolol lag bei 20 mg, die von Methylphenidat bei 10 mg. Bei vergleichbarer Effektivität beider Substanzen auf die Hyperaktivität musste die Behandlung mit Pindolol aufgrund gravierender Nebenwirkungen, insbesondere Parästhesien, Alpträume und Halluzinationen bei 32 Patienten vorzeitig abgebrochen werden.

Aufgrund dieser vorliegenden Erfahrungen ist von einem generellen Einsatz bei der Behandlung hyperkinetischer Störungen abzuraten.

Bupropion

Bupropion – das in Deutschland nicht zur Verfügung steht – ist ein indirekter Dopaminagonist und erhöht die noradrenerge Bioverfügbarkeit (Pliszka et al. 1996). Da bei HKS sowohl das noradrenerge als auch das dopaminerge System ätiopathogenetisch involviert ist, liegt der Einsatz von Bupropion nahe, zumal Hyperkinetiker auch verstärkt zu einem Substanzmissbrauch neigen, wie Längsschnittuntersuchungen gezeigt haben (Steinhausen 2000). In placebokontrollierten Doppelblindstudien konnten Conners et al. (1996) und Barrickman et al. (1995) bei Kindern und Jugendlichen mit einer ADHD einen dem Methylphenidat annähernden Effekt auf die Kernsymptome der Störung nachweisen. Wender u. Reimherr (1990) zeigten einen anhaltenden Effekt über 12 Monate bei 74% der Behandelten.

Riggs et al. 1998 präsentierten Daten einer offenen Studie über einen Zeitraum von 5 Wochen, in dem sie 13 Jugendliche im Alter von 14–17 Jahren mit Bupropion bis zu einer auftitrierten Dosis von 300 mg/Tag (3,9–5,6 mg/kg KG) behandelten. Alle Jugendliche wiesen neben den Symptomen einer ADHD auch solche einer Störung des Sozialverhaltens und eines Substanzmissbrauches auf. Bei einer geringen Nebenwirkungsrate, 5 Jugendliche berichteten über Kopfschmerzen, 4 über Müdigkeit, 2 über Schlafstörungen und einer über Angst und Gewichtsverlust, wobei bei einem Patienten eine temporäre Hypomanie auftrat, nahm die im Conners-Lehrerfragebogen eingeschätzte Hyperaktivität im Behandlungszeitraum signifikant ab. Insbesondere die Schwere der Störung (Clinical Global Impressions Severity – CGI-S) reduzierte sich im Prä-post-Vergleich auf signifikantem Niveau.

! Aufgrund der vorliegenden Erfahrungen scheint Bupropion eine Alternative bei der Behandlung der hyperkinetischen Störung zu sein, insbesondere dann, wenn eine komorbide Störung des Sozialverhaltens und die Gefahr eines Substanzmissbrauches vorliegen.

Buspiron

Buspiron, ein Anxiolytikum aus der Reihe der Azaspirodecandione, ist ein kompletter Agonist präsynaptischer 5-HT_{1A}-Rezeptoren und ein partieller Agonist postsynaptischer 5-HT_{1A}-Rezeptoren (Andrews u. File 1993). Darüber hinaus blockiert Buspiron präsynaptische Dopaminrezeptoren und fungiert als partieller Agonist α-adrenerger Rezeptoren (Castillo et al. 1993). Es wurde erstmalig 1972 durch Woo u. Raeburn synthetisiert.

Seit 1984 wird Buspiron erfolgreich in der Behandlung von Angststörungen und oppositionell auffälligem Verhalten bei Kindern und Jugendlichen eingesetzt (Zwier u. Rao 1994; Gross 1995). ◘ Tabelle 30.4 gibt eine Übersicht über Studien, in denen Buspiron zur Behandlung der HKS angewendet wurde.

Wenn überhaupt, dann werden geringe Nebenwirkungen wie Schwindel, Kopfschmerzen, Müdigkeit und Gewichtszunahme beschrieben.

! Der alternative Einsatz von Buspiron scheint besonders bei hyperkinetischen Kindern mit einer zusätzlichen emotionalen Störung erfolgversprechend zu sein (Häßler et al. 2001).

30.7.3 Diätbehandlungen

Der seit den 70er-Jahren propagierte Einfluss von Nahrungsadditiven, speziell des Phosphats auf die Manifestation bzw. den Ausprägungsgrad einer hyperkinetischen Störung (Feingold 1975) konnte in seriösen Studien nicht

Tabelle 30.4. Studien zu Buspiron in der Therapie der ADHD

	Anzahl (Alter)	IQ	Behandlungsdauer	Dosierung	Effekt
McCormick et al. (1994)	n=10 (13;7)	89	4 Wochen	2-mal 5mg/d	Positiv
Gross (1995)	n=48		6 Monate bis 2,6 Jahre	15–60 mg/Tag	8 Personen symptomfrei, 15 deutlich, 17 moderat, 4 leicht gebessert, 4 ohne Veränderung
Malhotra u. Santosh (1998)	n=12	86	6 Wochen	15–30 mg/Tag	Bei allen 12 Personen sigifikante Symptomreduktion
Häßler et al. (1999)	n=7	>85	6 Wochen	15 mg/Tag (von 2,5 mg auftitriert)	Bei 6 Personen signifikante Symptomreduktion

belegt werden. Barkley schrieb 1995 »No evidence has ever been provided that normal children develop ADHD by consuming such substances or that ADHD children are made considerably worse by eating them.«

! Sowohl die Deutsche Gesellschaft für Kinder- und Jugendpsychiatrie und -psychotherapie als auch die Deutsche Gesellschaft für Kinderheilkunde schätzten bereits 1986 ein, dass eine spezifische Wirksamkeit der Eliminationsdiät über Placeboeffekte hinaus nicht vorliegt.

Dennoch wurden in der Laienpresse und in den Medien diätetische Behandlungskonzepte missionarisch verbreitet. Preis (2000) untersuchte deshalb 24 hyperkinetische Kinder im Alter von 4;6–12;8 Jahren mit einer aufwendigen Versuchsdurchführung und konnte anhand seiner Ergebnisse die Phosphathypothese nicht bestätigen.

Parallel entfachten kontrollierte Studien die Diskussion über den Einfluss der Nahrung auf Verhaltensstörungen neu (Kaplan et al. 1989; Egger et al. 1985). In beiden Studien konnte die Wirksamkeit einer oligoantigenen Diät in einem selektiven Klientel nachgewiesen werden. Methodische Mängel schränken aber die generelle Aussage dieser Ergebnisse ein (Schmidt et al. 1997). In einer placebokontrollierten Crossover-Doppelblindstudie verglichen Schmidt et al. (1997) den Effekt einer oligoantigenen Diät mit der Wirksamkeit von Methylphenidat und fanden bei 24% mit der Diät behandelten Kinder eine signifikante Verhaltensverbesserung. Die Response-Rate unter Methylphenidat lag bei 44%. Sie schlussfolgerten, dass eine oligoantigene Diät aufgrund der vorliegenden Ergebnisse nicht gänzlich als therapeutische Alternative für eine spezielle Subpopulation der Kinder mit HKS verworfen werden sollte. Möglicherweise profitieren am ehesten die hyperkinetischen Kinder, die gleichzeitig an atopischen Störungen leiden. Zwischen beiden Störungsbildern gibt es psychoneuroimmunologische Verknüpfungen bzw. Kausalitäten. Allerdings zeigten sich solche Zusammenhänge nur in klinischen Inanspruchnahmeklienteln. Bei einer prospektiven Geburtskohorte fanden Fegert et al. (1997) im Kleinkind- und Vorschulalter nur bei Jungen eine reale Komorbidität im Sinne von gleichzeitig auftretender Irretabilität, Frustrationsintoleranz sowie atopischen Erkrankungen.

30.7.4 Psychotherapeutische Verfahren

Zwar empfehlen die entsprechenden Leitlinien der deutschen und amerikanischen Fachgesellschaft psychotherapeutische Interventionen stets begleitend zur medikamentösen Behandlung, dennoch scheint die »evidence base« hierfür eher schmal. Wenn in den amerikanischen Leitlinien von »klinischer Weisheit« gesprochen wird, die diese Kombination nahe lege, verbirgt sich hinter einer solchen Formulierung doch in der Regel das Fehlen ähnlich durchschlagender Effektivitätsnachweise wie sie für die Stimulanzienbehandlung vorliegen.

! Primär werden verhaltenstherapeutische Maßnahmen diskutiert, während nicht direktive spieltherapeutische Interventionen und psychoanalytische Kindertherapieformen bei hyperkinetischen Störungen als obsolet gelten müssen.

Dies betrifft jedoch nicht die Behandlung komorbider emotionaler Beeinträchtigungen, depressiver Störungen etc. Meichenbaum u. Goodman (1971) bzw. Douglas (1980) brachten in der Verhaltenstherapie im Rahmen der sog. kognitiven Wende Selbstinstruktionstrainings auf. Spezifische deutschsprachige Selbstinstruktionstrainings sind Teile der Behandlungsprogramme von Lauth u. Schlottke (1999) und Döpfner et al. (1998). Eisert et al. (2000) stellen aber resignierend fest, dass ein Nachweis der Generalisierung von Behandlungseffekten auf Alltagsproblemstellungen im angloamerikanischen Sprachraum nicht erbracht werden konnte. Direkte Verstärkermethoden scheinen vor allem in der Kombination mit vorausgehender Selbstbeobachtung wirksam zu sein (Barkley 1997). Hinshaw et al. (1984) beobachteten einen additiven positiven Effekt dieser verhaltenstherapeutischen Methoden zusätzlich zur Stimulanzienbehandlung.

! Jeder Versuch der operanten Konditionierung sollte allerdings berücksichtigen, dass die Kinder bei den entsprechenden Anforderungen nicht überfordert werden.

Es wird deshalb empfohlen, dass sich die Behandlung zunächst auf zwei besonders belastende Aspekte des Verhaltens beziehen sollte. Erwünschtes Verhalten in diesen Bereichen sollte belohnt werden, wobei die Belohnungen mit dem Kind vorher ausgehandelt werden müssen, unerwünschtes Verhalten sollte ignoriert werden. Taylor (1999) hat die bis zu diesem Zeitpunkt zur Verfügung stehende Literatur zu Interventionsstudien durchgesehen und kommt zu dem Schluss, dass sowohl verhaltenstherapeutische Interventionen im Schulsetting wie auch zu Hause sich in verschiedenen auch kontrollierten Studien als kurz- und mittelfristig erfolgreich gezeigt haben. Über Langzeiteffekte therapeutischer und psychosozialer Interventionen liegen im Gegensatz zur medikamentösen Behandlung aber keine Daten vor.

30.7.5 Elterntraining – Lehrerberatung

Döpfner et al. (2000b) betonen die Bedeutung von Elterntrainings. Zumindest in Bezug auf Kinder mit oppositonellem Verhalten seien sogar längerfristig stabile Effekte nachgewiesen (vgl. McMahon u. Wells 1989). Die große »Multimodal Treatment Study of Children with ADHD« (MTA Cooperative Group 1999), in die 579 Kinder mit hyperkinetischen Störungen eingeschlossen wurden, erbrachte zwar eine deutliche Reduktion der hyperkinetischen Symptomatik durch die Kombination von Elterntraining, Intervention in der Schule und kindzentrierten Maßnahmen, allerdings war die medikamentöse Behandlung wirkungsvoller. In Bezug auf die Verminderung von oppositionellem und aggressivem Verhalten sowie internalen Störungen und in Bezug auf die Verbesserung sozialer Kompetenzen sowie der Eltern-Kind-Beziehung zeigten sich die verhaltenstherapeutischen Effekte deutlicher.

Döpfner et al. (2000a) berichten über eine Evaluation ihres Therapieprogramms für Kinder mit hyperkinetischem und oppositionellem Problemverhalten (THOP) an einer Gesamtgruppe von 75 Kindern und stellen eine deutliche Reduktion der Verhaltensauffälligkeiten in der Familie fest. Nach ihren Angaben zeigten 50–60% der Kinder, die ausschließlich mit Elternberatung und Interventionen nach dem Therapieprogramm THOP behandelt wurden und keine medikamentöse Behandlung bekamen, nach dem Urteil der Eltern sehr gute Behandlungserfolge. Das Programm basiert auf Elterntraining in Verbindung mit Selbstinstruktions- und Selbstmanagementtraining.

! Zentral ist für die Beratung der Eltern die Information über die Symptomatik und die Behandlungsmöglichkeiten sowie eine Beratung über pädagogische Interventionen zur Bewältigung konkreter individueller Problemsituationen.

Insofern sollte im Elterngespräch individualisiert eine Strukturierung der Abläufe in Schule oder Kindergarten und im familiären Umfeld angestrebt werden. Eltern sollte die Verstärkung angemessenen Verhaltens und die Ignorierung bzw. der angemessene Einsatz negativer Konsequenzen bei auffälligen Verhalten nahe gebracht werden. Ziel ist, dass Eltern spezifische Problemsituationen zusammen mit dem Behandler erkennen können und in eine Hierarchie der Dringlichkeit einordnen können. Eltern sollten über positive und negative Konsequenzen nachdenken und eine Einheitlichkeit im Verhalten herzustellen versuchen . Da häufig hyperkinetische Probleme zu einer starken Belastung der Eltern-Kind-Beziehung geführt haben, muss zunächst wieder eine positive Beziehungsebene aufgebaut werden. Dies kann z. T. auch dadurch geschehen, dass Mütter sich aus belasteten Feldern, wie der Hausaufgabensituation etc., zurückziehen und diese Aufgaben z. B. dem Vater überlassen oder andere Personen einbezogen werden. Speziell geübt werden müssen effektive Grenzsetzungen.

! Für viele Eltern ist es auch hilfreich zu wissen, dass hier kein spezifisches elterliches Versagen vorliegt, sondern dass viele Familien von der hyperkinetischen Problematik betroffen sind.

Deshalb haben Selbsthilfegruppen und insbesondere Elterngruppen hier eine große Bedeutung. Auch Elternratgeber bieten erste Informationen und wirken häufig entlastend (z. B. Döpfner 2000c; Neuhaus 1999; Krause 1998).

Als zentrales Interventionsfeld bietet sich gerade bei hyperkinetischen Störungen die Schule an. In der »Multimodal Treatment Study of Children with ADHD« (MTA Cooperative Group 1999) wurde die Wirksamkeit schulbezogener verhaltenstherapeutischer Interventionen auf hyperkinetische, aggressive und internale Symptomatik im Unterricht belegt. Allerdings war die Veränderung der reinen Aufmerksamkeitsstörungen durch Stimulanzienbehandlungen effektiver als durch Verhaltenstherapie. Auch im Therapieprogramm THOP von Döpfner et al. zeigen sich nach dem Lehrerurteil gute Erfolge bei 35–40% der Kinder, die ausschließlich diese beratende und therapeutische Intervention erhielten. Bei weiteren 30% konnte eine zusätzliche Stimulanzienbehandlung zu den erwünschten Effekten führen.

! Vor jeder gezielten Intervention gehört zur Behandlung des HKS eine Lehrer- bzw. Erzieherberatung. Sie hat primär zum Ziel, Verständnis für das Krankheitsbild zu wecken.

30.7.6 Andere psychosoziale Hilfen – Zusammenarbeit mit der Jugendhilfe

Gerade weil Eltern mit Kindern, die von hyperkinetischen Störungen betroffen sind, nicht selten in speziellen Leistungssituationen, z. B. Hausaufgabensituation etc., an den Rand ihrer Möglichkeiten geraten, werden sie sich z. T. an die Jugendhilfe mit der Bitte um Hilfe zur Erziehung (§ 27 ff. SGB VIII = KJHG) wenden. Auch Eingliederungshilfemaßnahmen nach § 35a SGB VIII werden nicht selten in diesem Zusammenhang beantragt. Dabei gilt es zu berücksichtigen, dass nicht jedes hyperkinetische Syndrom automatisch in einer seelischen Behinderung resultiert. Vielmehr kommen viele Kinder trotz ihrer diagnostizierbaren Störung recht gut im Alltag zurecht und bleiben in ihren sozialen Gruppen integriert und sind auch nicht von einem Schulausschluss bedroht. Kommen allerdings spezifische familiäre oder psychosoziale Belastungen hinzu, gibt es wenige Ressourcen im häuslichen Umfeld oder treten belastende Komorbiditäten, z. B. mit Tic-Erkrankungen oder spezifischen Teilleistungsstörungen, wie z. B. der Lese-Rechtschreib-Schwäche, auf, ist die Wahrscheinlichkeit einer drohenden seelischen Behinderung im Einzelfall deutlich höher anzusetzen.

Bei einer ärztlichen Stellungnahme muss deshalb in zwei Feststellungsschritten vorgegangen werden. Zunächst muss die Diagnosestellung präzise erfolgen und in ihren Auswirkungen erläutert werden. Hierbei muss auf die unterschiedliche Bewertung reine Aufmerksamkeitsstörungen im Vergleich zu hyperkinetischen Störungen des Sozialverhaltens oder Kombinationen mit emotionalen Störungen geachtet werden. Anschließend kann dann diskutiert werden, ob angesichts der diagnostizierten Störung unter den obwaltenden Verhältnissen ein Risiko besteht, dass das Kind aus seinen sozialen Bezügen ausgegliedert wird. Dies wird sich im Wesentlichen an der schulischen Integration sowie an der Freizeitgestaltung und der Integration in die Gleichaltrigengruppe festmachen lassen. Entsprechend der Rechtssprechung des Bundesverwaltungsgerichts ist bei der Annahme einer drohenden seelischen Behinderung eine hinreichende Wahrscheinlichkeit (deutlich über 50%) für das Eintreten psychosozialer Beeinträchtigungen vorauszusetzen. Drohende Schulverweise, Ausschluss aus sozialen Gruppen, Ausschluss aus der Kinderbetreuung etc. bieten hier einen massiven Indikator und stellen gleichzeitig die Indikation für gezielte Hilfekonferenzen dar.

! Im Rahmen der Hilfeplanung nach § 36 sollte auf eine spezielle Unterstützung der betroffenen Kinder sowie auf eine Stärkung der familiären Ressourcen geachtet werden.

Einzelfallhelfer können in Ambulanzensettings dazu beitragen, dass durch die Übernahme gezielter pädagogischer Anforderungen eine neue Qualität der Eltern-Kind-Beziehung aufgebaut werden kann. Vielerorts haben sich auch teilstationäre Maßnahmen und gruppenbezogene Settings bewährt. Der Kinderpsychiater sollte seine Mitwirkung bei der Hilfeplanung nicht darauf beschränken, einmalig die Feststellung der Notwendigkeit dieser Hilfen zu treffen, sondern sollte in regelmäßigen Abständen (mindestens jährlich) den erwarteten Erfolg überprüfen und dokumentieren und gleichzeitig die Beteiligten über die Notwendigkeit medikamentöser Interventionen aufklären. Wichtig ist, dass der Hilfeplan alle von unterschiedlichen Seiten zum Wohle des Kindes ergriffenen Maßnahmen inklusive der medikamentösen Intervention transparent aufführt, sodass nicht mit dem besten Willen »aneinander vorbei behandelt« wird.

30.8 Prognose

Obwohl exakte epidemiologische Studien über die Prävalenz der HKS im Erwachsenenalter fehlen, liegen die geschätzten Prävalenzraten zwischen 0,3% (Shaffer 1994) und 6% (Wender 1995). Zu erwarten ist eine Persistenz der Symptomatik im Erwachsenenalter von ca. 30–50% (Groß et al. 1999), auch wenn Manuzza et al. (1993) dies nur in einer Größenordnung von 11% sahen. In vielen anderen älteren Studien (Hoy et al. 1978; Gittelmann et al. 1985; Barkley et al. 1990) zeigte sich ebenfalls eine deutlich erhöhte Rate von impulshaft destruktivem Verhalten auch im Erwachsenenalter. Insgesamt kann dennoch die alte Faustregel der Kliniker, dass sowohl die Aufmerksamkeit wie auch die Hyperaktivität sich mit der Pubertät generell etwas bessern, bestätigt werden. Deshalb ist das Jugendalter auch der Zeitpunkt, wo über das Absetzen einer Methylphenidatbehandlung nachgedacht werden kann, auch wenn gerade amerikanische Behandlungsempfehlungen heutzutage von einer Langzeitbehandlung bis ins Erwachsenenalter ausgehen. Da die verbleibende Impulsivität und Hyperaktivität auch Teil des »Soseins« der Adoleszenten ist, besteht die Frage, ob bei einer weniger stark ausgeprägten Restsymptomatik der erlernte Umgang mit diesen persönlichen Bedingungen prognostisch günstiger erscheint als eine kontinuierlich fortgesetzte Medikation.

Fischer et al. (1990) fanden, dass sowohl in der Normalbevölkerung wie auch bei hyperaktiven Kindern im Jugendalter sowohl hyperkinetische Symptome zurückgehen und die Aufmerksamkeitsspanne sich noch steigert.

Die Autoren identifizierten Risikofaktoren, die diesem generell günstigen Trend entgegenstehen und für die Entwicklung einer chronifizierten schweren hyperkinetischen Störung sprechen (s. folgende Übersicht).

Risikofaktoren für die Entwicklung einer chronifizierten schweren hyperkinetischen Störung
- Niedrige Intelligenz
- Früh einsetzende schwere und hartnäckige oppositionelle und aggressive Verhaltensweisen
- Schlechte Peergroup- oder Eltern-Kind-Beziehung
- Schlechte soziale Einbindung
- Psychische Störungen der Eltern
- Familiäre Instabilität
- Niedriger sozioökonomischer Status
- Strafender und inkonsistenter Erziehungsstil

Insbesondere in der Forensik und in der Suchtmedizin wird es viele Patienten mit einer HKS in der Anamnese geben. Die Gefahr der Entwicklung einer dissozialen Persönlichkeit sowie einer Abhängigkeitsproblematik liegt bei rund 30% (Manuzza et al. 1993). In einer prospektiv angelegten Studie (Beginn mit durchschnittlich 9 Jahren, Follow-up mit 26 Jahren) fanden Babinski et al. (1999) einen gesicherten Zusammenhang zwischen einer HKS alleine, einer Störung des Sozialverhaltens alleine und der Kombination beider Störungen mit einer späteren Delinquenz im Erwachsenenalter. Unaufmerksamkeit bzw. Konzentrationsstörungen sind kein Prädiktor für kriminelle Aktivitäten. Diese statistisch gesicherten Zusammenhänge gelten auch nur für Jungen mit den oben genannten Störungsbildern.

Kinder mit einer Störung des Sozialverhaltens neigen später eher zu Wiederholungstaten als Kinder mit einer reinen HKS. Lynam (1996) nannte diesen Subtyp der kombinierten Störung »fledgling psychopaths« – flügge werdende Psychopathen. Insbesondere die Kontinuität der HKS bzw. die Persistenz bis in das Erwachsenenalter und das erhöhte Risiko für eine dissoziale oder gar delinquente Entwicklung stellen eine enorme therapeutische Herausforderung dar, der sich vor allem die in den frühen Entwicklungsphasen Therapierenden verantwortungsbewusst stellen müssen.

Fazit für die Praxis

Sowohl die qualifizierte Diagnostik als auch das multimodale Behandlungskonzept sollten sich unter Einbeziehung maßgeblicher Bezugspersonen (Eltern, Lehrer, Geschwister) an den Leitlinien der Deutschen Gesellschaft für Kinder- und Jugendpsychiatrie und -psychotherapie (AWMF 2000) und der Stellungnahme der Fachverbände für Kinder- und Jugendpsychiatrie und -psychotherapie in Deutschland (2003) orientieren. Darüber hinaus muss eine fundierte Diagnostik immer auch somatisch orientiert sein und insbesondere EEG-Ableitungen beinhalten, da bioelektrische Staten im Schlaf (ESES-Syndrom) phänomenologisch als HKS imponieren können. Die alleinige Fokussierung auf Stimulanzien, wobei Retardpräparaten bei bisher mehrmaligen Verabreichungen vor unretardierten Präparaten am Tag der Vorzug einzuräumen ist, blendet ein breites Spektrum an wirksamen und nebenwirkungsarmen Alternativmedikamenten aus, welche insbesondere bei Nonrespondern auf Stimulanzien frühzeitig zum Einsatz kommen sollten.

Literatur

AACAP (1997) Practice parameters for the assessment and treatment of children, adolescents, and adults with ADHD. J Am Acad Child Adolesc Psychiatry 36 [Suppl]:85S–121S

Abikoff H, Gittelmann-Klein R, Klein DF (1977) Validation of a classroom observation code for hyperactive children. J Consult Clin Psychol 45:772–783

Achenbach TM (1993) Empirically based taxonomy: How to use syndromes and profile types derived from the CBCL-4–18, TRF, and YSR. University of Vermont, Burlington

Achenbach TM, Edelbrock CS (1983) Manual for the child behaviour checklist and revised child behaviour profile. Queen City Printer, Queen City

Achenbach TM, Conners CK, Quay HC, Verhulst FC, Howell CT (1989) Replications of empirically derived syndromes as a basis for taxonomy of child indolescent psychopathology. J Abnorm Child Psychol 17:299–324

Aman MG, Turbott SH (1991) Prediction of clinical response in children taking methylphenidate. J Autism Dev Disord 21:211–228

American Psychiatric Association (1994) DSM-IV: Diagnostic and Statistical Manual of Mental Disorders, 4th edn. American Psychiatric Association, Washington, DC

Anderson JC, Williams S, McGee R (1987) DSM-III disorder in preadolescent children: prevalence in a large sample from the general population. Arch Gen Psychiatry 44:69–74

Andrews N, File SE (1993) Increased 5-HAT release mediates the anxiogenic response benzodiazepine withdrawal: a review of supporting neurochemical and behavioral evidence. Psychopharmacology 112:21–25

Angrist B, Sudilovsky A (1978) Central nervous system stimulants: historical aspects and clinical effects. In: Inversen LL, Inversen SD, Snyder SH (eds) Handbook of psychopharmacology, vol 11: Stimulants. Plenum Press, New York, pp 99–165

30

Anhalt K, McNeil CB, Bahl AB (1998) The ADHD classroom kit: A whole-classroom approach for managing disruptive behavior. Psychology in the Schools 35:67–79

Arnt J (1998) Pharmacological differenziation of classical and novel antipsychotics. Int Clin Psychopharmacol 13 [Suppl 3]:7–14

Arnold LE, Aman MG (1991) Beta blockers in mental retardation and developmental disorders. J Child Adolesc Psychopharmacol 1:361–373

Åsberg M, Schalling D, Träskman-Bendz L, Oreland L (1987) Psychobiology of suicide, impulsivity, and related phenomena. In: Melzer H (ed) Psychopharmacology: the third generation of progress. Raven Press, New York, pp 655–668

AWMF (2000) Leitlinien der Deutschen Gesellschaft für Kinder- und Jugendneuropsychiatrie und -psychotherapie. Diagnose und Behandlung von hyperkinetischen Störungen. (http://www.uni-duesseldorf.de/WWW/AWMF/ll/kjpp-019.htm)

Babinski LM, Hartsough CS, Lambert NM (1999) Childhood conduct problems, hyperactivity-impulsivity, and inattention as predictors of adult criminal activity. J Child Psychol Psychiatry 40:347–355

Barker P, Fraser IA (1968) A controlled trial of haloperidol in children. Br J Psychiatry 114:855–857

Barkley RA (1995) Taking charge of ADHD. Guilford, New York

Barkley RA (1997) ADHD and the nature of self-control. Guilford, New York

Barkley RA (1998) Attention deficit hyperactivity disorder. A handbook for diagnosis and treatment, 2nd edn. Guilford, New York

Barkley RA, Jackson T (1977) Hyperkinesis autonomic nervous system activity and stimulant drug effects. J Child Psychol Psychiatry 18:247–258

Barkley RA, Fischer M, Edelbrock CS, Smallish L (1990) The adolescent outcome of hyperactive children diagnosed by research criteria. I. An 8 year prospective follow up study. J Am Acad Child Adolesc Psychiatry 29:546–557

Barrickman L, Perry P, Allen A (1995) Bupropion versus methylphenidate in the treatment of attention-deficit hyperactivity disorder. J Am Acad Child Adolesc Psychiatry 34:649–657

Bergman L, Magnusson D (1979) Overachievement and catecholamine excretion in an achievement demanding situation. Psychosom Med 41:181–188

Biedermann J, Newcorn J, Sprich S (1991) Comorbidity of attention deficit hyperactivity disorder with conduct, depressive, anxiety and other disorders. Am J Psychiatry 148:564–577

Biederman J, Wilens T, Mick E, Spencer T, Faraone SV (1999) Pharmacotherapy of attention-deficit/hyperactivity disorder risk for substunce use disorder. Pediatrics 104/2:e20

Blank R, Remschmidt H (1992) Subgruppen hyperkinetischer Störungen – explorative Untersuchungen unter Berücksichtigung von Fragebogenverfahren und immunologischen Parametern. Z Kinder Jugendpsychiatr 20:34–35

Bonhoeffer K (1922) Psychische Residuärzustände nach Encephalitis epidemica bei Kindern. Klin Wochenschr 1:1446

Botting N, Powls A, Cooke RWI (1997) Attention deficit hyperactivity disorders and other psychiatric outcomes in very low birthweight children at 12 years. J Child Psychol Psychiatry 38:931–941

Bradley C (1937) The behavior of children receiving benzedrine. Am J Psychiatry 94:577–585

Brandeis D (2000) Psychophysiologie der hyperkinetischen Störungen. In: Steinhausen CH (Hrsg) Hyperkinetische Störungen bei Kindern, Jugendlichen und Erwachsenen. Kohlhammer, Stuttgart, S 55–86

Brandeis D, Banaschewski T, Baving L et al. (2002) Multicenter P300 brain mapping of impaired attention to cues in hyperkinetic children. J Am Acad Child Adolesc Psychiatry 41:990–998

Brennan PA, Grekin ER, Mednick SA (1999) Maternal smoking during pregnancy and adult male criminal outcomes. Arch Gen Psychiatry 50:215–219

Brocke B (1984) Zur Diagnose, Ätiologie und Therapie des Hyperkinetischen Syndroms. Prax Kinderpsychol Kinderpsychiatr 33:222–233

Buitelaar JK, van der Gaag RJ, Swaab-Barneveld H, Kuiper M (1995) Prediction of clinical response to methylphenidate in children with attention-deficit hyperactivity disorder. J Am Acad Child Adolesc Psychiatry 8:1025–1032

Buitelaar JK, van der Gaag RJ, Swaab-Barneveld H, Kuiper M (1996) Pindolol and methylphenidate in children with attention-deficit hyperactivity disorder. Clinical efficacy and side-effects. J Child Psychol Psychiatry 37:587–595

Cammann R, Miehlke A (1989) Differenziation of motor activity of normally active and hyperactive boys in schools: Some preliminary results. J Child Psychol Psychiatry 30:599–906

Castellanos FX, Giedd JN, Elia J (1997) Controlled stimulant treatment of ADHD and comorbid Tourette's syndrome: effects of stimulant and dose. J Am Acad Child Adolesc Psychiatry 36:589–596

Castillo C, Ibarra M, Marquez JA (1993) Pharmacological evidence for interaction between 5-HT1 A receptor agonists and subtypes of alpha-1-adrenoreceptors on rabbit aorta. Eur J Pharmacol 24:141–148

Cederblad M, Höök B (1984) Catecholamine excretion in children in relation to behavior deviances and psychosocial background factors. Acta Paedopsychiatr 50:191–200

Chadwick O, Taylor E, Taylor A, Heptinstall E, Danckaerts M (1999) Hyperactivity and reading disability: a longitudinal study of the nature of the association. J Child Psychol Psychiatry 40:1039–1050

Charles L, Schain RJ, Guthrie D (1979) Long-term use and discontinuation of methylphenidate with hyperactive children. Dev Med Child Neurol 21:758–764

Chishti MA, Fisher JP, Seegal RF (1996) Aroclors 1254 and 1260 reduce dopamine concentrations in rat striatal slices. Neurotoxicology 17:653–660

Clarke AR, Barry RJ, McCarthy R, Selikowitz M (1998) EEG analysis in Attention-Deficit/Hyperactivity Disorder: a comparative study of two subtypes. Psychiatry Res 81:19–29

Clements SD, Peters JE (1962) Minimal brain dysfunctions in the school-age children. Arch Gen Psychiatry 6:185–179

Coger R, Moe KL, Serafenitides EA (1996) Attention deficit disorder in adults and nicotine dependence: Psychobiological factors in resistance to recovery? J Psychoact Drugs 28:229–240

Cole J (1974) Introduction. In: Conners CK (ed) Clinical use of stimulant drugs in children. Proceedings of a symposium hold at Key Biscayne, Florida, 5–8 March 1972. Excerpta Medica, Amsterdam

Coleman M (1971) Serotonin concentrations in whole blood of hyperactive children. J Pediatr 78:985–990

Conners CK (1971) Recent drug studies with hyperkinetic children. J Learn Disabil 4:476–483

Conners CK (1973) Rating scales for use in drug studies with children. Psychopharmal Bull 9:24–29

Conners CK, Kinsbourne M (1990) ADHD – Attention deficit hyperactivity disorder. MMV, München

Conners CK, Casat CD, Gualtieri CT (1996) Bupropion hydrochloride in attention deficit disorder with hyperactivity. J Am Acad Child Adolesc Psychiatry 35:1314–1321

Connor DF (1993) Beta blockers for aggression: A review of the pediatric experience. J Child Adolesc Psychopharmacol 3:99–114

Connor DF, Fletcher KE, Swanson JM (1999) A meta-analysis of clonodine for symptoms of attention-deficit hyperactivity disorder. J Am Acad Child Adolesc Psychiatry 38:1551–1559

Coper H (2000) Stimulanzien. In: Uchtenhagen A, Zieglgänsberger W (Hrsg) Suchtmedizin. Urban & Fischer, München, S 71–77

Cosgrove PVF (1996) Risperidone added to methylphenidate in attention deficit hyperactivity disorder. Eur Neuropsychopharmacol 6 [Suppl 3]:11–12

David O, Voeller K, Clark J (1972) Lead and hyperactivity. Lancet 28:900–903

Deniker P (1988) Die Geschichte der Neuroleptika. In: Linde OK (Hrsg) Pharmakopsychiatrie im Wandel der Zeit. Tilia, Klingenmünster, S 119–133

Denney CB, Rapport MD (1999) Predicting methylphenidate response in children with ADHD: Theoretical, empirical, and conceptual models. J Am Acad Child Adolesc Psychiatry 38:393–401

Depue RA, Spoont MR (1986) Conceptualizing a serotonin trait. A behavioral dimension of constraint. Ann NY Acad Sci 487:47–62

Di Battista D, Shepherd ML (1993) Primary school teachers belief and advice to parents concerning sugar consumption and activity in children. Psychol Rep 72:42–55

Dilling H, Mombour W, Schmidt MH (1991) Internationale Klassifikation psychischer Störungen, ICD-10, Kapitel V(F). Klinisch-diagnostische Leitlinien. Huber, Bern

Donelly M, Zametkin AJ, Rapoport JL (1986) Treatment of hyperactivity with desipramine: Plasma drug concentration, cardiovascular effects, plasma and urinary catecholamine levels, and clinical response. Clin Pharmacol Ther 39:72–81

Döpfner M, Schürmann S, Frölich J (1998) Therapieprogramm für Kinder mit hyperkinetischem und opositionellem Problemverhalten (THOP). PVU, Weinheim

Döpfner M, Banaschewski T, Schmidt J et al. (2003) Langzeitwirksames Methylphenidat bei Kindern mit Aufmerksamkeitsdefizit-Hyperaktivitätsstörungen. Nervenheilkunde 22:85–92

Döpfner M, Frölich J, Lehmkuhl G (2000a) Hyperkinetische Störungen. Leitfaden Kinder- und Jugendpsychiatrie. Hogrefe, Göttingen

Döpfner M, Frölich J, Lehmkuhl G (2000b) Elterntraining im Rahmen einer multimodalen Therapie hyperkinetischer Störungen. In: Steinhausen HC (Hrsg) Hyperkinetische Störungen bei Kindern, Jugendlichen und Erwachsenen. Kohlhammer, Stuttgart, S 178–207

Döpfner M, Schürmann S, Lehmkuhl G (2000c) Wackelpeter und Trotzkopf. Hilfen für Eltern bei hyperkinetischem und oppositionellem Verhalten. PVU, Weinheim

Dougls VI (1980) Treatment and training approaches to hyperactivity: establishing internal or external control. In: Whalen CK, Henker B (eds) Hyperactivity children. The social ecology of indentification and treatment. Academic Press, New York, pp 283–317

Dulcan MK, Benson RS (1997) Summary of the practice parameters for the assessment and treatment of children, adolescents, and adults with ADHD. J Am Acad Child Adolesc Psychiatry 36:1311–1317

Egger J, Carter CM, Graham PJ, Gumley D, Soothill JF (1985) Controlled trial of oligoantigenic treatment in the hyperkinetic syndrome. Lancet 1:540–545

Eichlseder W (1977) Behandlung hyperkinetischer Kinder mit D1-Amphetamine und Methylphenidate. Pädiatr Prax Suppl 18:101–114

Eisert HG (2000) Kognitiv-verhaltenstherapeutische Behandlung hyperaktiver Kinder. In: Steinhausen HC (Hrsg) Hyperkinetische Störungen bei Kindern, Jugendlichen und Erwachsenen. Kohlhammer, Stuttgart, S 158–177

Elia J, Ambrosini PJ, Rapoport JL (1999) Treatment of attention-deficit-hyperactivity disorder. N Engl J Med 340:780–788

Elliger TJ (1991) Methylphenidat – Aktuelle Verordungszahlen. Z Kinder Jugendpsychiatr 19:268–270

Engelberg H (1992) Low serum cholesterol and suicide. Lancet 339:727–729

Fachverbände für Kinder-und Jugendpsychiatrie und -psychotherapie in Deutschland (2003) Stellungnahme zur Behandlung hyperkinetischer Störungen im Kindesalter mit Methylphenidat (Ritalin). In: Warnke A, Lehmkuhl G (Hrsg) Kinder- und Jugendpsychiatrie und -psychotherapie in der Bundesrepublik Deutschland. Schattauer, Stuttgart, S 132–134

Faraone SV, Biederman J (1998) Neurobiology of attention-deficit hyperactivity disorder. Biol Psychiatry 44:951–958

Faraone SV, Biederman J, Weiffenbach B et al. (1999) Dopamine D4 gene 7-repeat allele and attention deficit hyperactivity disorder. Am J Psychiatry 156:768–770

Fegert JM, Bergmann R, Bauer CP et al. (1997) Atopisches Ekzem in den ersten 3 Lebensjahren. Ist diese Konstellation gleichbedeutend mit einer Störung der Mutter-Kind-Beziehung und Verhaltensauffälligkeiten. Pädiatr Prax 52:233–244

Fegert JM (2000) Die Geburt und Entwicklung des frühgeborenen Kindes aus kinderneuropsychiatrischer psychoterapeutischer Sicht. In: Friese K, Plath C, Briese V (Hrsg) Frühgeburt und Frühgeborenes. Eine interdisziplinäre Aufgabenstellung. Springer, Berlin Heidelberg New York, S 384–393

Feingold BF (1973) Food additives and child development. Hosp Pract 8:11–21

Feingold BF (1975) Why your child is hyperactive. Random House, New York

Fergusson DM, Horwood LJ, Lynskey MT (1993) Early dentine lead levels and subsequent cognitive and behavioral development. J Child Psychol Psychiatry 34:215–227

Fischer M, Barkley RA, Edelbrock CS, Smallish L (1990) The adolescent outcome of hyperactive children diagnosed by research criteria, II: academic, attentional and neuropsychologic status. J Consult Clin Psychol 58:580–588

Focken A (1978) Die Bedeutung der minimalen zerebralen Dysfunktion für die Entwicklung von Lern- und Verhaltensstörungen im Kindesalter. Med Welt 29:1349–1352

Forth W (1992) Blei – Umweltbelastung Nr.1? Münch Med Wochenschr 134:14–16

Fritze J (1998) Antidepressiva. In: Nissen G, Fritze J, Trott GE (Hrsg) Psychopharmaka im Kindes- und Jugendalter. Gustav Fischer, Ulm, S 133–192

Frölich J, Döpfner M (1997) Individualisierte Diagnostik bei Kindern mit hyperkinetischen Störungen. Prax Kinderpsychol Kinderpsychiatr 46:597–609

Fulton M, Raab GM, Thomson GOB, Laxen DPH, Hunter R, Hepburn W (1987) Influence of blood lead on the ability and attainment of children in Edinburgh. Lancet 279:1221–1226

Gadow KD, Nolan EF, Paolicelli LM, Sprafkin J (1991) A procedure for assessing the effects of methylphenidate on hyperactive children in public school settings. J Clin Child Psychol 20:258–276

Gadow KD (1992) Pediatric psychopharmacotherapy: a review of recent research. J Child Psychol Psychiatry 33:153–195

Gadow KD, Sverd J, Sprafkin J, Nolan EE, Ezor SN (1995) Efficacy of methylphenidate for attention-deficit hyperactivity disorder in children with tic disorder. Arch Gen Psychiatry 52:444–455

Gill M, Daly G, Heron S (1997) Confirmation of association between attention deficit hyperactivity disorder and a dopamine transporter polymorphism. Mol Psychiatry 2:311–313

Gillberg C, Melander H, Knorring AL von et al. (1997) Long-term stimulant treatment of children with attention-deficit hyperactivity disorder symptoms. Arch Gen Psychiatry 54:857–864

Gittelman R, Mannuzza S, Shenker R, Bonagura N (1985) Hyperactive boys almost grown up. I. Psychiatric status. Arch Gen Psychiatry 42:937–947

Gomez R, Harvey J, Quick C, Scharer I, Harris G (1999) DSM-IV AD/HD: Confirmatory factor Models, prevalence, and gender and age differences based on parent and teacher ratings of australian primary school children. J Child Psychol Psychiatry 40: 265–274

Green MF, Marshall BD, Wirshing WC et al. (1997) Does risperidone improve verbal working memory in treatment-resistant schizophrenia? Am J Psychiatry 154:799–812

Gross MD (1995) Buspirone in ADHD with ODD (letter). J Am Acad Child Adolesc Psychiatry 34:1260

Groß J, Blocher D, Trott GE, Rösler M (1999) Erfassung des hyperkinetischen Syndroms bei Erwachsenen. Nervenarzt 70:20–25

Groß-Selbeck G (1983) Hyperkinetische Kinder – Möglichkeiten und Grenzen einer medikamentösen Behandlung. Dtsch Ärztebl 80: 38–41

Haase HJ (1972) Therapie mit Psychopharmaka und anderen seelisches Befinden beeinflussenden Medikamenten. Schattauer, Stuttgart

Handen BL, Feldman H, Gosling A, Breaux AM, McAuliffe S (1991) Adverse side effects of methylphenidate among mentally retarded children with ADHD. J Am Acad Child Adolesc Psychiatry 30: 241–245

Halperin JM, Gittelman R, Klein DF (1984) Reading – disabled hyperactive children: a distinct subgroup of attention deficit disorder with hyperactivity. J Abnorm Child Psychol 12:1–14

Halperin JM, O'Brien JD, Newcorn JH et al. (1990) Validation of hyperactive, aggressive, and mixed hyperactive/aggressive childhood disorders: a research note. J Child Psychol Psychiatry 31: 455–459

Häßler F (1992) The hyperkinetic child, a historical review. Acta Paedopsychiatr 55:147–149

Häßler F (2000) Verhaltensbeobachtung bei hyperkinetischen Störungen. In: Steinhausen HC (Hrsg) Hyperkinetische Störungen bei Kindern, Jugendlichen und Erwachsenen. Kohlhammer, Stuttgart, S 38–54

Häßler F, Wiechert P, Langemann I (1990) Adrenalin – und Noradrenalin – Niveau bei 10–12-jährigen Jungen während eines Rechentestes. Pädiatr Grenzgeb 29:415–418

Häßler F, Irmisch G, Boysen A, Buchmann J, Fegert JM (1999) Buspirone – an alternative treatment of ADHD. Eur Child Adolesc Psychiatry 8 [Suppl 2]:223

Häßler F, Buchmann J, Jacobs K (2000) Das Rostocker Inventar zur Verhaltensbeobachtung bei hyperkinetischen Störungen. In: Skrodzki K, Mertens K (Hrsg) Hyperaktivität – Aufmerksamkeitsstörung oder Kreativitätszeichen. Borgmann, Dortmund, S 175–186

Häßler F, Buchmann J, Göhre C, Fegert JM (2001) Hyperkinetische Störungen – Pharmakotherapeutische Alternativen zu Stimulanzien. Psychopharmakotherapie 8:63–70

Helmke A, Renkl A (1992) Das Münchner Aufmerksamkeitsinventar (MAJ): Ein Instrument zur systematischen Verhaltensbeobachtung der Schüleraufmerksamkeit im Unterricht. Diagnostica 38:130–141

Hibbeln JR, Linnoila M, Umhau JC, Rawlings R, George DT, Salem N (1998) Essential fatty acids predict metabolites of serotonin and dopamine in cerebrospinal fluid among healthy control subjects, and early- and late-onset alcoholics. Biol Psychiatry 44: 235–242

Hinshaw SP, Henker B, Whalen CK (1984) Self-control in hyperactive boys in anger-induced situations: Effects of cognitive-behavioral training and of methylphenidate. J Abnorm Psychol 12:55–77

Hinshaw SP (1987) On the distinction between attention deficits/hyperactivity and conduct problems/aggression in child psychopathology. Psychol Bull 101:443–463

Hinshelwood J (1885) Word blindness and visual memory. Lancet II:1564–1570

Hohman LB (1922) Postencephalitic behavior disorder in children. Hopkins Hosp Bull 380:372–375

Holborow PL, Berry P, Elkins J (1989) Prevalence of hyperkinesis: A comparison of three rating scales. J Learn Disabil 17:411–417

Homburger A (1926) Psychophathologie des Kindesalters. Springer, Berlin Heidelberg New York

Hoy E, Weiss G, Minde K, Cohen N (1978) The hyperactive child of adolescence: cognitive, emotional and social functioning. J Abnorm Child Psychol 6:311–324

Hunt RD, Lau S, Ryu J (1991) Alternative therapies for ADHD. In: Greenhill LL, Osman BB (eds) Ritalin: Theory and patient management. Mary Ann Lieber, New York, pp 75–95

Huss M, Gantner M, Lehmkuhl U (1997) Three dimensional doppler radar assessment of global motor activity synchronized to EEG. Electroencephalogr Clin Neurophysiol 103/1:130

Imhof M, Meyerhöfer S (1995) Verfahren zur Beobachtung von hyperaktiven Kindern im Unterricht. Kindh Entw 4:167–170

Irmisch G, Wiechert P, Häßler F, Langemann I (1992) Fatty acid patterns of serum lipids and the hypermotoric syndrome. Neuroscience 18:77–80

Iverson SD (1977) Behavior after neostriatal lesions in animals. In: Divac I, Öberg RGE (eds) The neostriatum. Pergamon, Oxford, pp 125–210

Jensen JB, Garfinkel BD (1988) Neuroendocrine aspects of attention deficit hyperactivity disorder. Endocrinol. Metabol Clin North Am 17:11–129

Kaplan BJ, McNicol J, Conte RA, Moghadam HK (1989) Dietary replacement in preeschool-aged hyperactive boys. Pediatrics 83: 7–18

Kent JD, Blader JC, Koplewicz HS, Abikoff W, Foley CA (1995) Effects of late-afternoon methylphenidate administration on behavior and sleep in attention-deficit hyperactivity disorder. Pediatrics 96:320–325

Kind CR (1975) Methylphenidate (Ritalin) als Psychopharmakon bei Kindern mit leichter Hirndysfunktion und Epilepsie. Schweiz Med Wochenschr 105:213–219

King DJ (1994) Psychomotor impairment and cognitive disturbances induced by neuroleptics. Acta Psychiatr Scand 380 [Suppl]:53–58

Kirschbaum M (1921) Über Persönlichkeitsveränderungen bei Kindern infolge von epidemischer Encephalitis. Z Neurol 73:599–605

Klicpera C (1978) Die Stimulantienbehandlung bei Kindern. Z Kinder Jugendpsychiatr 6:177–196

Klinteberg BAF, Magnusson D (1989) Aggressiveness and hyperactive behaviour as related to adrenaline excretion. Eur J Personal 3:81–93

Klinteberg B, Oreland L, Hallman J, Wirsen A, Levander SE, Schalling D (1990) Exploring the connections between platelet monoamine oxidase activity and behavior: Relationship with performance in neuropsychological tasks. Neuropsychobiology 23:188–196

Kramer F, Pollnow H (1932) Über eine hyperkinetische Erkrankung im Kindesalter. Monatsschr Psychiatr Neurol 82:1–40

Krause J (1998) Leben mit hyperaktiven Kindern. BvdE, München

Kruesi MJP, Rapoport JL, Hamburger S (1990) Cerebrospinal fluid monoamine metabolites, aggression and impulsivity in disruptive behavior of children and adolescents. Arch Gen Psychiatry 47:414–426

Lahey BB, Schaugheney EA, Strauss CC, Frame CL (1984) Are attention deficit disorders with and without hyperactivity similar or dissimilar disorders? J Am Acad Child Psychiatry 23:302–309

Langer DH, Rapoport JL, Brown GL, Ebert MH, Bunney WE (1982) Behavioral aspects of carbidopa/levodopa in hyperactive boys. J Am Acad Child Adolesc Psychiatry 21:10–18

Langseth G, Dowd J (1978) Glucose tolerance and hyperkinesis. Food Cosmet Toxicol 16:129–133

Lansdown RG (1986) Lead intelligence attainment and behavior. In: Lansdown RG, Yle W (eds) Lead intelligence attainment and behavior. Crown – Helm, London, pp 235–270

Laufer M, Denhoff E, Solomons G (1957b) Hyperkinetic impulse disorder in childrens behaviour problems. Psychosom Med 19(a):38–49

Laumann A, Poustka F (1991) Differenzielle Diagnostik und Therapieerfolg beim Hyperkinetischen Syndrom. Z Kinder Jugendpsychiatr 19:231–239

Lauth GW, Schlottke PF (1999) Training mit aufmerksamkeitsgestörten Kindern. PVU, Weinheim

Lay B, Schmidt MH, Möcks P (1996) Beurteilung expansiver Verhaltensstörungen: Wie situationsspezifisch und zeitstabil sind Verhaltensbeobachtungen? Z Kinder Jugendpsychiatr 24:184–191

Lederer E, Ederer S (1934) Hypermotilitätsneurose im Kindesalter. Jahrbuch Kinderheilkd 143:257–268
Loney J (1987) Hyperactivity and aggression in the diagnosis of attention deficit disorder. In: Lahey BB, Kazdin AE (eds) Advances in clinical child psychology. Plenum Press, New York
Lou HC, Henriksen L, Bruhn P, Borner H, Nielsen JB (1989) Striatal dysfunction in attention deficit and hyperkinetic disorder. Arch Neurol 46:48–52
Lou HC (1990) Methylphenidate reversible hypoperfusion of striatal regions in ADHD. In: Conners K, Kinsbourne M (eds) ADHD. MMV, München, pp 137–149
Luk SL, Leung PWL, Yuen J (1991) Clinic observations in the assessment of pervasiveness of childhood hyperactivity. J Child Psychol Psychiatry 32:833–850
Lynam DK (1996) Early identification of chronic offenders: who is a fledgling psychopath? Psychol Bull 120:209–234
Malhotra S, Santosh PJ (1998) An open clinical trial of buspirone in children with attention-deficit/hyperactivity disorder. J Am Acad Child Adolesc Psychiatry 37:364–371
Mann JJ (1995) Violence and aggression. In: Bloom FE, Kupfer DJ (eds) Psychopharmacology: The fourth generation of progress. Raven Press, New York, pp 1919–1928
Mannuzza S, Klein RG, Bessler A, Malloy P, LaPadula M (1993) Adult outcome of hyperactive boys. Educational achievment, occupational rank, and psychiatric status. Arch Gen Psychiatry 50:565–576
Mattes JA, Gittelman R (1979) A pilot trial of amantadine in hyperactive children. Paper presented at the NCDEU meeting, Key Biscayne, Florida
Maudsley (1870) Psychologie und Pathologie der Seele. Deutschland, Würzburg
McCormick LH, Rizzuto GT, Khuckles HB (1994) A pilot study of buspirone in attention-deficit hyperactivity disorder. Arch Fam Med 3:68–70
McGee R, Share DL (1988) Attention deficit disorder – hyperactivity and academic failure: which comes first and what should be treated. J Am Acad Child Adolesc Psychiatry 27:318–325
McMahon RJ, Wells KC (1989) Conduct disorders. In: Mash EJ, Barkley RA (eds) Treatment of childhood disorders. Guilford, New York, pp 73–132
Meichenbaum D, Goodman J (1971) Training impulsive children to talk to themselves: A means of developing self-control. J Abnorm Psychol 77:115–126
Meyer-Probst B (1983) Enzephalopathie Fragebogen »Handanweisung«. Psychodiagnostisches Zentrum, Berlin
Mick E, Biedermann J, Faraone SV, Sayer J, Kleinman S (2002) Case-control study of attention-deficit hyperactivity disorder and maternal smoking, alcohol use, and drug use during pregnancy. J Am Acad Child Adolesc Psychiatry 41:378–385
Möller HJ (1998) Atypische Neuroleptika: Definitionsprobleme, Wirkungsmechanismen: In: Möller HJ, Müller N (Hrsg) Schizophrenie – Moderne Konzepte zu Diagnostik, Pathogenese und Therapie. Springer, Wien, S 207–227
MTA Cooperative Group (1999) A 14-month randomized clinical trial of treatment strategies for attention-deficit/hyperactivity disorder. Arch Gen Psychiatry 56:1073–1086
Needleman HI, Gunnoe C, Leviton A (1979) Deficits in psychologic and classroom performance of children with elevated dentine lead levels. N Engl J Med 300:679–695
Neuhaus C (1999) Das hyperaktive Kind und seine Probleme. Urania, Berlin
Niemegeers CJE (1988) Paul Janssen und die Entdeckung von Haloperidol sowie anderer Neuroleptika. In: Linde OK (Hrsg) Pharmakopsychiatrie im Wandel der Zeit. Tilia, Klingenmünster, S 155–169
NIH (2000) National Institutes of Health Consensus Development Conference Statement: Diagnosis and treatment of ADHD. J Am Acad Child Adolesc Psychiatry 39:182–193
Nurse B, Russel VA, Taljaard JJF (1985) Effect of chronic desipramine treatment on adrenoreceptor modulation of (3H) dopamine release from rat nucleus accumbens slices. Brain Res 334:235–242
O'Donnell D, Biederman J, Jones J (1998) Informativeness of child and parent reports on substance use disorder in a sample of ADHD probands, control probands, and their siblings. J Am Acad Child Adolesc Psychiatry 37:752–758
Ohlmer-Schreiber J (1987) Perzeptions- und Kommunikationsschwierigkeiten bei hyperaktiven Kindern. Kinderarzt 18:656–662
Pataki CS, Carlson GA, Kelly KL, Rapport MD, Biancaniello TM (1993) Side effects of methylphenidate and desipramine alone and in combination in children. J Am Acad Child Adolesc Psychiatry 32:1065–1072
Peroutka SJ, U'Prichard DC, Greenberg DA, Snyder SH (1977) Neuroleptic drug interactions with norepinephrine alpha binding sites in rat brain. Neuropharmacology 16:549–556
Pliszka SR, Renner P, Sherman J, Broussard T (1988) Plasma neurochemistry in juvenile offenders. J Am Acad Child Adolesc Psychiatry 27:588–594
Pliszka SR, McCracken JT, Maas JW (1996) Catecholamines in attention-deficit hyperactivity disorder: current perspectives. J Am Acad Child Adolesc Psychiatry 35:264–272
Pollock I (1991) Hyperactivity and food additives. In: Somogyi JC, Müler HR, Ockhuizen T (eds) Food allergy and food intolerance. Nutritional aspects and developments. Karger, Basel, pp 81–89
Porrino L, Rapoport JL, Behar D, Sceery W, Ismond D, Bunney W (1983) A naturalistic assessment of the motor activity of hyperactive boys. I. Comparison with normal controls. Arch Gen Psychiatry 40:681–687
Poustka F (2000) Zur Behandlung des Hyperkinetischen Syndroms (HKS) mit Stimulanzien. In: Skrodzki K, Mertens K (Hrsg) Hyperaktivität – Aufmerksamkeitsstörung oder Kreativitätszeichen. Borgmann, Dortmund, S 165–174
Preis H (2000) Zur Wirkung phosphatvariierter Ernährung auf das Verhalten von Kindern mit Aufmerksamkeitsdefiziten und Hyperaktivitätsstörungen. In: Skrodzki K, Mertens K (Hrsg) Hyperaktivität – Aufmerksamkeitsstörung oder Kreativitätszeichen. Borgmann, Dortmund, S 231–246
Prendergast M, Taylor E, Rapoport JL, Bartko J (1988) The diagnosis of childhood hyperactivity, a U.S./ U.K. crossnational study of DSM-III and ICD-9. J Child Psychol Psychiatry 29:289–300
Prinz RJ, Roberts WA, Hantman E (1980) Dietary correlates of hyperactive behavior in children. J Consult Clin Psychol 48:760–769
Rapoport JL (1965) Childhood behavior and learning problems treated with imipramine. Int J Neuropsychiatry 1:635–642
Rapoport JL, Abramson A, Alexander D, Lott I (1971) Playroom observation of hyperactive children on medication. J Child Psychol Psychiatry 10:524–534
Rapoport JL, Quinn PO, Bradbard G, Riddle KD, Brooks E (1974) Imipramine and methylphenidate treatments of hyperactive boys. Arch Gen Psychiatry 30:789–793
Rapport MD, Carlson GA, Kelly KL, Pataki CS (1993) Methylphenidate and desipramine in hospitalized children: Seperate and combined effects on cognitive function. J Am Acad Child Adolesc Psychiatry 32:333–342
Remschmidt H (1987) Das hyperkinetische Syndrom im Kindesalter. Dtsch Ärztebl 84:23–26
Riddle KD, Rapoport JL (1976) A 2-year follow-up of 72 hyperactive boys classroom behavior and peer acceptance. J Nerv Ment Dis 162:126–134
Riggs PD, Leon SL, Mikulich SK, Pottle LC (1998) An open trial of bupropion for adhd in adolescents with substance use disorders and conduct disorder. J Am Acad Child Adolesc Psychiatry 37:1271–1278
Rogeness AG, Javors MA, Pliszka SR (1992) Neurochemistry and child and adolescent psychiatry. J Am Acad Child Adolesc Psychiatry 31:765–781

Rutter M (1980) Raised lead levels and impairde cognitive/behavioral functioning: a review of the evidence. Dev Med Child Neurol [Suppl] 22:42

Sagvolden T, Sergeant JA (1998) Atention deficit/hyperactivity disorder – from brain dysfunction to behaviour. Behav Brain Res 94:1–10

Santosh PJ, Taylor E (2000) Stimulant drugs. Eur Child Adolesc Psychiatry 9:I/27-I/43

Schachar R (1991) Childhood hyperactivity. J Child Psychol Psychiatry 32:155–191

Schachar RJ, Tannock R, Cunningham C, Corkum PV (1997) Behavioral, situational, and temporal effects of treatment of ADHD with methylphenidate. J Am Acad Child Adolesc Psychiatry 36: 754–763

Schain RF, Reynard CL (1975) Observation on effects of a central stimulant drug in children with hyperactive behavior. Pediatrics 55: 709–716

Schalling D, Edman G, Åsberg M, Oreland L (1988) Platelet MAO activity associated with impulsivity and aggressivity. Person Indiv Diff 9:597–605

Scheiffarth F, Benkler HW (1989) Klinische Immunologie. Fischer, Stuttgart

Schmidt MH, Esser G, Moll GH (1991) Der Verlauf hyperkinetischer Syndrome in klinischen und Feldstichproben. Z Kinder Jugendpsychiatr 19:240–247

Schmidt MH, Möcks P, Lay B et al. (1997) Does oligoantigenic diet influence hyperactive/conduct-disordered children – a controlled trial. Eur Child Adolesc Psychiatry 6:88–95

Schubert I, Lehmkuhl G, Spengler A, Döpfner M, Ferber L von (2001) Methylphenidat bei hyperkinetischen Störungen. Verordnungen in den 90er-Jahren. Dtsch Ärztebl 98:B455–458

Schubiner H, Tzelepis A, Isaacson H, Waebasse LH, Zacharek M, Musial J (1995) The dual diagnosis of attention-deficit/hyperactivity disorder and substance abuse: case reports and literature reviwe. J Clin Psychiatry 56:146–150

Schulze U, Trott GE (1996) Perinatale Komplikationen bei Kindern mit hyperkinetischem Syndrom. Häufigkeit und Spezifität. Pädiatr Prax 50:383–393

Seeman P, Madras BK (1998) Anti-hyperactivity medication: methylphenidate and amphetamine. Mol Psychiatry 3:386–396

Shaffer D (1994) Editorial: attention deficit hyperactivity disorder in adults. Am J Psychiatry 151:633–638

Shekim WO, Davis LG, Byulund DB, Brunngraber E, Fikes L, Lanham J (1982) Platelet MAO in children with attention deficit disorder and hyperactivity. A pilot study. Am J Psychiatry 139:936–938

Shekim WO, Byulund DB, Alexon J (1986) Platelet MAO and measures of attention and impulsivity in boys with attention deficit disorder and hyperactivity. Psychiatry Res 18:179–188

Silberg J, Rutter M, Meyer J et al. (1996) Genetic and environmental influences on the covariation between hyperactivity and conduct disturbance in juvenile twins. J Child Psychol Psychiatry 37:803–816

Silberstein RB, Farrow M, Levy F, Pipingas A, Hay DA, Jarman FC (1998) Functional brain electrical activity mapping in boys with attention-deficit/hyperactivity disorder. Arch Gen Psychiatry 55:1105–1112

Silverstein F, Johnston MV (1984) Effects of hypoxia- ischemia on monoamine metabolism in the immature brain. Ann Neurol 15:342–347

Sleator EK, Neumann A, Sprague RL (1974) Hyperactive children : a continous long-term placebo controlled follow-up. JAMA 229:316–317

Smith M (1985) Recent works on low levels lead exposure and its impact on behavior, intelligence and learning: A review. J Am Acad Child Adolesc Psychiatry 24:24–32

Solanto MV (1998) Neuropsychopharmacological mechanisms of stimulant drug action in attention deficit hyperactivity disorder: a review and integration. Behav Brain Res 94:127–152

Spencer T, Wilens T, Biederman J (1994) Tricyclic antidepressant treatment of hyperactivity. Curr Opin Psychiatry 7:304–307

Spencer T, Biederman J, Wilens T, Harding M, O'Donnell D, Griffin S (1996) Pharmacotherapy of attention-deficit hyperactivity disorder across the life cycle. J Am Acad Child Adolesc Psychiatry 35:409–432

Steinhausen HC (1982) Das hyperkinetische Syndrom: Klinische Befunde und Validität der Diagnose. In: Steinhausen HC (Hrsg) Das konzentrationsgestörte und hyperaktive Kind. Kohlhammer, Stuttgart

Steinhausen HC (1993) Psychische Störungen bei Kindern und Jugendlichen. Urban & Schwarzenberg, München

Steinhausen HC (2000) Der Verlauf hyperkinetischer Störungen im Jugend- und Erwachsenenalter In: Steinhausen HC (Hrsg) Hyperkinetische Störungen bei Kindern, Jugendlichen und Erwachsenen. Kohlhammer, Stuttgart, S 228–238

Stevens LJ, Zentall SS, Deck JL, Abate ML, Watkins BA, Lipp SR (1995) Essential fatty acid metabolism in boys with attention – deficit hyperactivity disorder. Am J Clin Nutr 62:761–768

Still GF, Cantab MD, Lond FRC (1902) Some abnormal psychical conditions in children. Lancet 1:1077–1082

Swanson JM, Sunohara GA, Kennedy JL et al. (1998) Association of the dopamine receptor D4 (DRD4) gene with a refined phenotype of attention deficit hyperactivity disorder (ADHD): a famlily-based approach. Mol Psychiatry 3:38–41

Swanson JM, Connor DF, Cantwell D (1999) Debate: combining methylphenidate and clonidine: ill-advised. J Am Acad Child Adolesc Psychiatry 38:617–619

Szatmari P, Offord DR, Boyle MH (1989) Ontario Child Health Study: Prevalence of attention deficit disorder with hyperactivity. J Child Psychol Psychiatry 30:219–230

Tannock R, Ickowicz A, Schachar R (1995) Differenzial effects of methylphenidate onworking memory in ADHD children with and without comorbid anxiety. J Am Acad Child Adolesc Psychiatry 7:886–896

Taylor E (1979) Food additives, allergy and hyperkinesis. J Child Psychol Psychiatry 20:357–363

Taylor E, Schachar R, Thorley G, Wieselberg H, Everitt B, Rutter M (1987) Which boys respond to stimulant medication? A controlled trial of methylphenidate in boys with disruptive behavior. Psychol Med 17:121–143

Taylor E, Sergeant J, Doepfner M et al. (1998) Clinical guidelines for hyperkinetic disorder. Eur Child Adolesc Psychiatry 7:184–200

Taylor E (1999) Development of clinical services for attention deficit/ hyperactivity disorder. Arch Gen Psychiatry 56:1097–1099

Thapar A, Holmes J, Poulton K, Harrington R (1999) Genetic basis of attention deficit and hyperactivity. Br J Psychiatry 174:105–111

Thorley G (1984) Hyperkinetic syndromes of childhood: clinical characteristics. Br J Psychiatry 144:16–24

Tripp G, Luk SL (1997) The identification of pervasive hyperactivity: Is clinic observation necessary? J Child Psychol Psychiatry 38:219–234

Trites RL, Laprade K (1983) Evidence for an independent syndrome of hyperactivity. J Child Psychol Psychiatry 24:573–586

Trott GE, Menzel M, Friese HJ, Nissen G (1991) Wirksamkeit und Verträglichkeit des selektiven MAO-A-Inhibitors Moclobemid bei Kindern mit hyperkinetischem Syndrom. Z Kinder Jugendpsychiatr 19:248–253

Trott GE, Menzel M, Friese HJ, Nissen G (1993) Erfahrungen mit dem neuen Rima Aurorix (Moclobemid) in Kombination mit Verhaltenstherapie beim hyperkinetischen Syndrom. In: Nissen G (Hrsg) Psychotherapie und Psychopharmakotherapie. Huber, Bern, S 50–57

Trott GE (1998) Stimulanzien. In: Nissen G, Fritze J, Trott GE (Hrsg) Psychopharmaka im Kindes- und Jugendalter. Fischer, Ulm, S 115–133

Verberg GM (1986) The effects of psychopharmacological agents – especially stimulants – in hyperactive children, including some remarks on the use of the MBD concept. Kanters, Alblasserdam

Walker NP, Fox HC, Whalley LJ (1999) Lipids and schizophrenia. Br J Psychiatry 174:101–104

Weinstock M, Speizer Z (1974) Modification by propranolol and related compounds of motor activity and stereotyped behaviour induced in the rat by amphetamine. Eur J Pharmacology 25:29

Weiss G, Werry JS, Minde K, Douglas V, Sykes D (1969) Studies on the hyperactive child. 5. The effects of dextroamphetamine and chlorpromazine on behavior and intellectual functioning. J Child Psychol Psychiatry 9:145–156

Weiss G, Minde K, Douglas V, Werry J, Sykes D (1971) Comparison of the effect of chlorpromazine, dextroamphetamine and methyplphenidate on the behavior and intellectual functioning of hyperactive children. Can Med Assoc J 104:20–25

Weiss G, Kruger E, Danielson U, Elman M (1975) Effect of long-term treatment of hyperactive children with methylphenidate. Can Med Assoc J 112:159–165

Wender PH (1971) Minimal brain dysfunction in children. Wiley, New York

Wender PH (1995) Attention-deficit hyperactivity disorder in adults. Oxford Univ Press, New York

Wender PH, Reimherr FW (1990) Bupropion treatment of attention-deficit hyperactivity disorder in adults. Am J Psychiatry 147:1018–1020

Wilens TE, Spencer TJ (1999) Debate: combining methylphenidate and clonidine: a clinically sound medication option. J Am Acad Child Adolesc Psychiatry 38:614–616

Wolraich M, Wilson D, White W (1995) The effect of sugar on behavior or cognition in children. JAMA 274:1617–1621

Young WF, Laws ER, Sharbrough FW, Weinshilboum RM (1986) Human monoamine oxidase. Lack of brain and platelet correlation. Arch Gen Psychiatry 43:604–609

Yu-cun A, Yu-Feng W (1984) Urinary 3-methosy-4- hydroxyphenylglycol sulfate excretion in seventy-three school children with minimal brain dysfunction syndrome. Biol Psychiatry 19:861–870

Yule W, Urbanowicz MA, Landsdown RG, Miller IB (1984) Teacher ratings of childrens behavior in relation to blod lead levels. Br J Dev Psychol 2:295–305

Zametkin AJ, Murphy DL (1985) Treatment of hyperactive children with monoamine oxidase inhibitors. II. Plasma and urinary monoamine findings after treatment. Arch Gen Psychiatry 42:969–973

Zametkin AJ, Rapoport JL (1987) Neurobiology of attention deficit disorder with hyperactivity: Where have we come in 50 years? J Am Acad Child Adolesc Psychiatry 26:676–686

Zeannah CH, Korner AF, Berkowitz RJ, Linden J (1985) Activity level and behavioral style in young children. J Child Psychol Psychiatry 26:717–725

Zeiner P (1995) Body groth and cardiovascular function after extended treatment (1.75 years) with methylphenidate in boys with attention-deficit hyperactivity disorder. J Child Adolesc Psychopharmacol 5:129–138

Zijderveld GA van, Doornen LJP van, Fassen I van, Orlebeke JF, Dyck R van, Tilders FJH (1993) Adrenaline and the relationship between neurosomatism, aerobic fitness and mental task performance. Biol Psychol 36:157–181

Zwier KJ, Rao U (1994) Case study: buspirone use in an adolescent with socila phobia and mixed personality disorder (cluster A type). J Am Acad Child Adolesc Psychiatry 33:1007–1011

Störungen des Sozialverhaltens

K. Schmeck

Die Geschichte vom bösen Friederich
Der Friederich, der Friederich,
Das war ein arger Wüterich!
Er fing die Fliegen in dem Haus
Und riß ihnen die Flügel aus.
Er schlug die Stühl' und Vögel tot
Die Katzen litten grosse Not.
Und höre nur wie bös' er war:
Er peitschte seine Gretchen gar!
Der Struwelpeter (Heinrich Hoffmann 1871)

31.1 Entwicklung und Merkmale sozialen und dissozialen Verhaltens

Oppositionelles Trotzverhalten oder dissoziale Verhaltensweisen wie Lügen, kleinere Diebstähle oder aggressives Verhalten gegenüber anderen kommen bei einer großen Zahl von Kindern im Verlauf ihrer Entwicklung passager vor, ohne dass von einer schwerwiegenden Verhaltensstörung gesprochen werden kann. Beinahe 80% aller Kinder zeigen zum Endes des 2. Lebensjahres in der Interaktion mit Gleichaltrigen aggressive Verhaltensweisen wie Treten, Beißen oder Schlagen. Wenn Verhaltensweisen wie das Wegnehmen von Spielgegenständen hinzugenommen werden, erhöhen sich die Zahlen auf über 90% (Tremblay et al. 1999). Im Verlaufe der Entwicklung gelingt es der Mehrzahl dieser Kinder unter adäquater Anleitung durch kompetente Erziehungspersonen, ihre aggressiven und antisozialen Impulse zunehmend besser zu kontrollieren. Diese Verhaltenskontrolle über aggressive Impulse stellt einen zentralen Aspekt der Sozialisation und der intrapsychischen Reifung dar.

Einer kleineren Zahl von Kindern gelingt es im Verlauf ihrer Entwicklung jedoch nicht oder nur unzureichend, diese Impulse zu kontrollieren. Wenn es zu einem sich ständig wiederholenden und andauernden Muster von dissozialen, aggressiven oder oppositionell-aufsässigen Verhaltensweisen kommt, die vom Schweregrad her deutlich über denjenigen von Gleichaltrigen liegen, spricht man von einer Störung des Sozialverhaltens.

Fallbeispiel

Der 13-jährige M. wurde von zwei Polizeibeamten in die Klinik gebracht. In einer familiären Konfliktsituation hatte er seinen Vater mit einem Küchenmesser bedroht, das er anschließend auch gegen die von der Mutter herbeigerufenen Polizeibeamten richtete. Mit seinem Vater war der Junge in einer Hassliebe hochambivalent verbunden. Einerseits liebte er es, gemeinsam mit seinem Vater Fussballspiele zu besuchen oder mit ihm zu basteln, andererseits wurde er in der Vergangenheit von seinem impulsiven und gewalttätigen Vater wiederholt so heftig verprügelt, dass dieser auf familienrichterliche Anordnung für einen Zeitraum von einem Jahr nicht in der familiären Wohnung leben durfte. Die Mutter konnte sich nicht gegen ihren Mann durchsetzen und ihren Sohn beschützen. Sie fürchtete sich inzwischen nicht nur vor ihrem Mann, sondern auch vor ihrem Sohn, der sie schon wiederholt angegriffen und bedroht hatte. Die 5 Jahre ältere Schwester des Jungen hatte wegen andauernder Streitigkeiten mit dem Vater im Alter von 16 Jahren die Familie verlassen.

In der Schule war M. aufgefallen, da er schon einige Male Mitschüler bedroht und erpresst hatte und in den letzten Monaten zunehmend die Schule geschwänzt hatte. In dieser Zeit traf er sich mit Freunden oder fuhr schwarz mit Bussen durch die Stadt. Einige Male war er auch schon von der Polizei dabei erwischt worden, wie er Autos aufgebrochen und Autoradios gestohlen hatte. Da er mit 13 Jahren noch nicht strafmündig war (M. erklärte zu seinem Lebensprinzip: »Die erste Million musst Du vor dem 14. Lebensjahr machen, danach wird's gefährlich!«), wurde er dafür von seinem Vater verprügelt, aber ansonsten kam es zu keinen weiteren Konsequenzen.

Geld verdiente er auch damit, dass er kleineren Kindern für wenig Geld Figuren abkaufte, die er dann auf dem Flohmarkt für den zwanzigfachen Preis wieder verkaufte. Moralische Skrupel hatte er dabei ebenso wenig wie gegenüber einer Mitpatientin, der er eine Briefmarkensammlung von einigem Wert (den nur er, nicht aber die Patientin kannte) auf charmante Art und Weise »abschwatzte«, um sie anschließend teuer weiterzuverkaufen. Seine Gewissensbildung war auf dem Stand eines Kleinkinds (»so lange niemand merkt, was ich mache, ist es nicht schlimm«). In der Klinik zeigte er keinerlei Scheu vor den anderen Jugendlichen oder den ihm fremden Erwachsenen und hatte sich nach wenigen Stunden auf der Station eingelebt.

! Ausagierendes Verhalten wie Störungen des Sozialverhaltens oder hyperkinetische Störungen zählen zu den häufigsten Vorstellungsgründen in kinder- und jugendpsychiatrischen Kliniken oder Ambulanzen.

Die Beschäftigung mit aggressivem und dissozialem Verhalten ist sowohl aus klinischer als auch aus gesellschaftlicher Sicht von besonderer Bedeutung. Retrospektive und prospektive Langzeituntersuchungen beschreiben die schlechte Langzeitprognose vor allem derjenigen Störungen des Sozialverhaltens, die schon im Kindesalter beginnen. Ohne intensive Behandlungsanstrengungen besteht gerade bei dieser Art von Störung eine hohe Wahrscheinlichkeit des Übergangs in eine chronische Störung, die dann nicht nur für den Betroffenen oder sein näheres Umfeld, sondern durch die Verwicklung in delinquente Handlungen auch für die Gesellschaft ein großes Problem darstellen kann.

31.2 Klassifikation

Die Diagnose einer Störung des Sozialverhaltens setzt ein durchgehendes Muster von oppositionellem, aggressivem oder dissozialem Verhalten voraus, welches (auf dem Hintergrund des kindlichen Entwicklungsniveaus) deutlich normverletzend ist und nicht nur auf vereinzelten dissozialen (oder auch delinquenten) Verhaltensweisen beruht.

Während die Symptome, die einer Störung des Sozialverhaltens zugeordnet werden, weitgehend übereinstimmen, unterscheidet sich die Art der Klassifikation zwischen den beiden Systemen ICD-10 und DSM-IV (▶ s. Tabelle 31.1).

Zur Diagnose von **Störungen des Sozialverhaltens** müssen gemäß DSM-IV mindestens 3 Symptome der rechten Spalte von Tabelle 31.1 über einen Zeitraum von 12 Monaten (ICD-10: 6 Monate) und mindestens eines dieser Symptome während der letzten 6 Monate vorgelegen haben. Zur Feststellung einer **Störung mit oppositionellem Trotzverhalten** müssen mindestens 4 Symptome der linken Spalte von Tabelle 31.1 nachgewiesen werden.

Sowohl in der ICD-10 wie auch im DSM-IV wird nach der Ausprägung der Symptomatik eine Unterteilung der Störungen des Sozialverhaltens in drei Schweregrade vorgeschlagen: leicht, mittelgradig und schwer.

31.2.1 ICD-10

In der ICD-10 werden Störungen des Sozialverhaltens nach dem vorwiegenden Ort des Auftretens (familiär vs. generalisiert), der Beziehungsfähigkeit des Kindes oder Jugendlichen (mit vs. ohne soziale Bindungen) und dem Schweregrad (oppositionelle Störung ohne Verletzung der Gesetze oder Grundrechte anderer versus Vollbild der Störung) eingeteilt (Tabelle 31.2). Übereinstimmung besteht darin, dass es sich bei Störungen des Sozialverhaltens um eine heterogene Störungsgruppe handelt. Ob die von der ICD-10 vorgeschlagene Unterteilung in 4 Subgruppen va-

Tabelle 31.1. **Grundlegende Symptome von oppositionellem Trotzverhalten und Störungen des Sozialverhaltens**

Oppositionelles Trotzverhalten	Störungen den Sozialverhaltens
Wird schnell ärgerlich	**Aggressives Verhalten gegenüber Menschen und Tieren**
Streitet sich häufig mit Erwachsenen	Bedroht andere, schüchtert ein
Widersetzt sich häufig Anweisungen und Regeln von Erwachsenen	Beginnt häufig Schlägereien
Verärgert andere häufig absichtlich	Fügt anderen mit Waffen schwere körperliche Schäden zu
Gibt anderen Schuld für eigene Fehler	Körperlich grausam gegenüber Menschen
Häufig empfindlich, leicht verärgert	Quält Tiere
Häufig wütend und beleidigt	Erpressung, bewaffneter Raubüberfall
Häufig boshaft und nachtragend	Zwingt andere zu sexuellen Handlungen
	Zerstörung von Eigentum
	Begeht vorsätzliche Brandstiftung
	Zerstört fremdes Eigentum
	Betrug oder Diebstahl
	Bricht in Autos oder Gebäude ein
	Lügt zur Erlangung von Vorteilen
	Stiehlt wertvolle Gegenstände
	Schwere Regelverstöße
	Bleibt nachts ohne elterliche Erlaubnis von zu Hause weg (vor dem 13. Lebensjahr)
	Lief schon zweimal über Nacht von zu Hause weg
	Schwänzt häufig die Schule (vor 13. Lebensjahr)

Tabelle 31.2. Untergruppen von Störungen des Sozialverhaltens gemäß ICD-10

Kennziffer	Diagnose	Symptombild
F91.0	Auf den familiären Rahmen beschränkte Störungen des Sozialverhaltens	Symptome treten ausschließlich im häuslichen Rahmen auf
F91.1	Störungen des Sozialverhaltens bei fehlenden sozialen Bindungen	Neben den dissozialen Symptomen ist eine durchgängige Beeinträchtigung der Beziehung zu anderen zu erkennen
F91.2	Störungen des Sozialverhaltens bei vorhandenen sozialen Bindungen	Dissoziale Symptome bei Kindern und Jugendlichen, die in ihre Altersgruppe integriert sind
F91.3	Störungen des Sozialverhaltens mit oppositionellem und aufsässigem Verhalten	Weit überdurchschnittlich provokatives, negativistisches und trotziges Verhalten bei Fehlen schwerwiegender aggressiver oder dissozialer Verhaltensweisen, vor allem bei Kindern vor dem 9.–10. Lebensjahr

Tabelle 31.3. DSM-IV-Klassifikation von Störungen des Sozialverhaltens

	Beginn in der Kindheit (vor dem 10. Lebensjahr)	Beginn in der Adoleszenz (nach dem 10. Lebensjahr)
Geschlechterverhältnis	Vor allem Jungen	Jungen und Mädchen
Körperliche Aggressionen	Häufig	Seltener
Beziehung zu Gleichaltrigen	Gestört	Eher ungestört
Störungspersistenz	Hoch	Niedrig
Übergang in antisoziale Persönlichkeitsstörung	Häufig	Selten

lide ist und auf Dauer Bestand haben wird, werden zukünftige Forschungsergebnisse erweisen.

31.2.2 DSM-IV

Auf der Grundlage vielfältiger empirischer Studien wurde die Klassifikation der Störungen des Sozialverhaltens beim Übergang von DSM-III zu DSM-III-R und von DSM-III-R zu DSM-IV jeweils deutlich verändert. Statt einer Einteilung in vier Gruppen (DSM-III: nicht sozialisiert und aggressiv, nicht sozialisiert und nicht aggressiv, sozialisiert und aggressiv, sozialisiert und nicht aggressiv; DSM-III-R: Gruppentypus, aggressiver Einzelgängertypus, undifferenzierter Typus, Störung mit oppositionellem Trotzverhalten) wird im DSM-IV eine grundlegende Unterscheidung nach dem Störungsbeginn der Störung des Sozialverhaltens getroffen (Tabelle 31.3). Sowohl die vorherrschende Symptomatik als auch die Prognose unterscheiden sich deutlich danach, ob die Symptome vor oder nach dem 10. Lebensjahr erstmalig aufgetreten sind.

Neben dieser Differenzierung von Störungen des Sozialverhaltens werden wie bei der ICD-10 die oppositionellen Störungen als eigenständige Kategorie gesehen (313.81 Störung mit oppositionellem Trotzverhalten).

31.2.3 Subtypen von aggressivem und dissozialem Verhalten

Wie aus den Diagnosekriterien ersichtlich (▶ s. Tabelle 31.1) handelt es sich bei aggressiven und dissozialen Verhaltensweisen um komplexe Phänomene, die verschiedene Unterformen umfassen. Eine Unterscheidung dieser Subtypen hat bedeutsame Implikationen für die Bewertung (z. B. bei Begutachtungen) und für den Umgang mit diesem Verhalten im pädagogischen und klinischen Bereich. In verschiedenen Untersuchungen von sozial schädigendem Verhalten zeigt sich immer wieder als eine grundlegende Dichotomie die Unterscheidung von impulsiv-feindseligem und instrumentellem Verhalten (Vitiello u. Stoff 1997; Tabelle 31.4).

Instrumentell-dissoziales Verhalten

Der instrumentelle Subtyp, der delinquentem Verhalten (oder bei jüngeren Kindern Vorstufen von Delinquenz) entspricht, wird in reiner Form im klinischen Bereich in der Regel nicht angetroffen.

! Da (zumindest kurz- bis mittelfristig) Vorteile aus instrumentell-dissozialem Verhalten gezogen werden können und eine permanente operante Verstärkung

▣ Tabelle 31.4. **Subtypen von aggressiv-dissozialem Verhalten**

	Instrumentell	Impulsiv-feindselig
Handlungsmotivation	Sich einen Vorteil verschaffen	Ausführen von Impulsen ohne ausreichende Handlungskontrolle
Konsequenzen	Eher Vorteile (z. B. materieller Gewinn oder Macht)	Eher Nachteile
Auslöser	(Pro-)aktiv	Reaktiv (auf vermeintliche oder tatsächliche Bedrohung oder Provokation)
Offenheit	Verdeckt	Offen
Kontrolle	Kontrolliert	Unkontrolliert
Affektive Beteiligung	Niedrig (emotionslos)	Hoch
Leitaffekte	Selbstvertrauen, Machtgefühl	Ärger, Wut, Angst
Autonome Erregung	Niedrig	Aktivierung niedrig, Reaktivität hoch
Gewissensbildung	Nein	Beeinträchtigt
Vorherrschende Symptome	Delinquentes Verhalten (z. B. Diebstahl, Erpressung, Drogenhandel)	Aggressive körperliche Konflikte

vorliegt, zeigen diese Kinder und Jugendlichen keinen Leidensdruck und keine Veränderungsbereitschaft.

Dass es sich bei solchen Verhaltensweisen um Zeichen einer psychischen Störung handeln könnte, wird von den Betroffenen energisch zurückgewiesen. Richters u. Cicchetti (1993) weisen darauf hin, dass es sich dabei zwar um gesamtgesellschaftlich gesehen deviantes Verhalten handelt, dass dieses Verhalten aber in manchen Randgruppen der Gesellschaft als durchaus den Normen und dem Ehrenkodex dieser Subgruppen entsprechend angesehen werden kann und somit, bezogen auf diese Subgruppe, als normkonformes und nicht psychopathologisch auffälliges Verhalten zu werten wäre.

! Instrumentell-dissoziales Verhalten zeigt eine große Ähnlichkeit mit dem von Hare (1970) weiter entwickelten Psychopathiekonzept.

Psychopathie ist danach charakterisiert durch spezifische Persönlichkeitszüge (oberflächlicher Charme, keine dauerhaften Beziehungen, keine Empathie, keine Schuldgefühle, keine Angst, oberflächliche Emotionen) und einen instabilen (mehrfache Ehen, wechselnde Arbeitsplätze) sowie antisozialen Lebensstil (wiederholte Verhaftungen, Aggressionen). Kinder und Jugendliche, deren Störungen des Sozialverhaltens mit psychopathischen Wesenszügen kombiniert war, wiesen einen höheren Schweregrad auf (höhere Werte auf den »Child-Behavior-Checklist«-Aggressions- und Dissozialitätsskalen, mehr aggressive und oppositionelle Verhaltensweisen sowie mehr verdeckt ausgeführte destruktive und gegen das Eigentum anderer gerichtete Verhaltensweisen) als die Gruppe mit Störungen des Sozialverhaltens ohne psychopathische Züge (Christian et al. 1997).

Impulsiv-feindseliges Verhalten

Kinder und Jugendliche in klinischen Behandlungssettings zeigen in der Regel impulsiv-feindseliges Verhalten (oder eine Mischform aus impulsivem und instrumentellem Verhalten). Sie haben Schwierigkeiten in der Selbstkontrolle, eine geringe Frustrationstoleranz und kognitive Verzerrungen bei der Bewertung der Handlungen anderer.

! Die Handlungsweise impulsiv-feindseliger Kinder und Jugendlicher ist charakterisiert durch die Reaktion auf eine wahrgenommene Bedrohung oder Benachteiligung durch andere und führt durch ihren impulsiven und ungeplanten Charakter eher zu Nachteilen.

Dass dieses Verhalten trotz der negativen Konsequenzen dennoch so dauerhaft und beinahe unbeirrbar weiterverfolgt wird, unterstützt die Hypothese einer deutlichen Mitbeteiligung biologischer Prozesse bei der Entstehung und Aufrechterhaltung von impulsiv-feindseligem Verhalten. Auch wenn im klinischen Alltag häufig eine Mischung der beiden Subtypen von aggressiv-dissozialem Verhalten zu erkennen ist, weist diese Unterscheidung dennoch eine hohe Bedeutung auf, wenn nach den Ursachen aggressiven Verhaltens gesucht wird.

Ängstlich-aggressives Verhalten

Forensisch-psychiatrische Untersuchungen zeigen, dass für die Population von massiv straffällig gewordenen Jugendlichen (und Erwachsenen) eine solche Zweiteilung von aggressiv-dissozialem Verhalten nicht ausreichend ist.

! In den Extrembereichen des Verhaltens findet sich eine dritte Gruppe von gewalttätigen Menschen, die im Alltag eher überkontrolliert, ängstlich, depressiv und schüchtern sind und in Extremsituationen aggressive Durchbrüche erleben, deren Gewalttätigkeit die der anderen beiden Gruppen oft noch übersteigt.

Vergleichbar zu den Ergebnissen aus forensisch-psychiatrischen Untersuchungen bei Erwachsenen unterscheiden Steiner et al. (1997) zwei Gruppen von jugendlichen Gefängnisinsassen anhand des Konstrukts »restraint« (Beherrschtheit), definiert über die Merkmale Impulskontrolle, Rücksicht auf andere, Verantwortlichkeit und Unterdrückung von Aggression. Sie beschreiben einen kurvilinearen Zusammenhang zwischen Beherrschtheit und krimineller Aktivität: Sowohl sehr wenig beherrschte wie auch überstark beherrschte Jugendliche haben eine erhöhte Wahrscheinlichkeit, schwerwiegende Straftaten zu begehen. Überbeherrschte Jungen (38% der adoleszenten Gefängnispopulation in der Untersuchung von Steiner et al. 1997) begingen zwar deutlich weniger, aber dafür signifikant gewalttätigere Verbrechen gegen andere Menschen als die weniger kontrollierten jugendlichen Delinquenten. Diese ängstlich-gehemmte Variante aggressiven Verhaltens ist jedoch eher nicht zu den Störungen des Sozialverhaltens zu rechnen. Vielmehr zeigen solche Kinder und Jugendliche Symptome anderer Störungen wie posttraumatischer Belastungsstörungen oder Zwangsstörungen.

31

Unterschiedliche Symptomatik dissozialen Verhaltens bei Jungen und Mädchen

Aggressives und dissoziales Verhalten wird in der Regel eher dem männlichen Geschlecht zugeordnet. So sind auch die Kriterien für Störungen des Sozialverhaltens auf Jungen zugeschnitten. Das von Mädchen eher ausgeübte dissoziale Verhalten, welches durch indirektes, vor allem verbal aggressives Verhalten, Ausgrenzung oder rufschädigende Nachrede gekennzeichnet ist, wird in den Klassifikationskriterien nicht aufgeführt, sodass dies zu einer Unterschätzung der Prävalenz dissozialer Verhaltensweisen bei Mädchen führen kann. Auch die Unterscheidung zwischen Störungen des Sozialverhaltens mit frühem oder spätem Beginn entstand vor allem aus den Ergebnissen der Untersuchung des dissozialen Verhaltens von Jungen.

In der prospektiven longitudinalen Christchurch Health and Development Study von Fergusson und Mitarbeitern wurde der Langzeitverlauf von dissozialem Verhalten bei 1265 Kindern von der Kindheit bis ins frühe Erwachsenenalter kontinuierlich untersucht. Ein Vergleich zwischen Jungen (n=435) und Mädchen (n=461) im Verlauf bis zum 21. Lebensjahr macht deutlich, dass in allen Altersgruppen Mädchen ca. 50% weniger delinquente Verhaltensweisen zeigen wie Jungen. Ein Beginn vor dem 10. Lebensjahr war bei Mädchen sehr viel seltener als bei Jungen (2,1% vs. 9,4%). Bezogen auf die adoleszente Variante der Störungen des Sozialverhaltens unterschieden sich Mädchen ebenfalls sehr deutlich von Jungen. Sie waren am ehesten der Gruppe zuzuordnen, welche die größte Zahl an delinquenten Handlungen in der Zeit um das 13. Lebensjahr begingen (21,0% der Mädchen versus 14,7% der Jungen), während Jungen sehr viel häufiger der Gruppe angehörten, die im Altersbereich um das 17. Lebensjahr die meisten delinquenten Verhaltensweisen zeigten (2,4% der Mädchen vs. 24,9% der Jungen). Die Auswirkungen von Risikofaktoren, die das Auftreten von kriminellem Verhalten erhöhten, unterschieden sich nicht zwischen beiden Geschlechtern (Fergusson u. Horwood 2002).

! Untersuchungen zeigen übereinstimmend, dass zwar die Prävalenz von Störungen des Sozialverhaltens bei Mädchen niedriger ist. Wenn aber aggressive oder dissoziale Verhaltensweisen bei Mädchen vorliegen, ist die Stabilität dieses Verhaltens genauso hoch (oder sogar höher) wie bei Jungen.

31.3 Diagnose und Differenzialdiagnose

31.3.1 Spezifische Diagnostik

Kinder und Jugendliche mit Störungen des Sozialverhaltens haben nur eine unzureichende Wahrnehmung vom Schweregrad ihrer Störungen und oft die Tendenz, ihre Probleme zu bagatellisieren. Deshalb ist es dringend erforderlich, multiple Informationen von verschiedenen Personen (Patient, Eltern, Lehrer, Erzieher) aus unterschiedlichen Bereichen (zu Hause, Schule, Freizeit, Beziehungen zu anderen Menschen) und über verschiedene Funktionsbereiche einzuholen, um ein klares Bild der Probleme des Patienten und seines Umfelds zu gewinnen. Da die Kinder und Jugendlichen häufig eher widerwillig zur Untersuchung kommen, stellt die Herstellung eines tragfähigen Kontakts für Untersuchung und anschließende Behandlung eine Herausforderung an den Kliniker dar. Andererseits ist es zum Teil verblüffend, mit welcher Offenheit von den Kindern und Jugendlichen auch über schwerwiegende Delikte gesprochen wird, wenn kein schlechtes Gewissen und dementsprechend auch kein Schamgefühl vorhanden ist.

! In der Anamnese ist es außerordentlich wichtig, Informationen über den Beginn der Störung einzuholen, da eine Differenzierung zwischen frühem und spätem Beginn für Behandlungsplanung und Prognose von hoher Bedeutung ist.

Erhoben werden sollte auch, ob Schuldgefühle oder Reue nach Übertretung von Regeln auftreten und inwieweit Impulse kontrolliert werden können oder ungehemmt durchbrechen. Von besonderer Bedeutung ist bei diesen Kindern und Jugendlichen die Erfassung von abnormen psychosozialen Lebensbedingungen (Achse V des multiaxialen Klassifikationssystems), da Vernachlässigung, Misshandlung oder anderweitige Traumatisierungen in der Vorgeschichte häufig zu finden sind. Vorhandene oder nicht vorhanden familiäre Ressourcen können Behandlung und Prognose entscheidend beeinflussen. Ebenso sollten Stärken des Patienten in das Gesamtbild mit einbezogen werden (z. B. gute Einbindung in einen Sportverein, gute sportliche Leistungen etc.), da sie Ansatzpunkte für Behandlungsmaßnahmen sein können.

Störungen des Sozialverhaltens sind häufig mit Teilleistungsstörungen und allgemeinen Schulprobleme verbunden, weshalb die Intelligenzdiagnostik und die Erfassung von Teilleistungsstörungen wichtig sind.

31.3.2 Differenzialdiagnose

Aggressives und sozial unangepasstes Verhalten kann als Begleitsymptom bei einer großen Zahl anderer psychischer Störungen auftauchen. Das Vorliegen einer schizophrenen Psychose (F20), einer affektiven Störung (F30–F39) oder einer tiefgreifenden Entwicklungsstörung (F84) schließt die Diagnose einer Störung des Sozialverhaltens aus.

Eine **organische Persönlichkeitsstörung** sollte in Betracht gezogen werden, wenn es als Folge einer Hirnschädigung durch traumatische Ereignisse oder entzündliche Prozesse zu einer auffälligen Veränderung des prämorbiden Verhaltens kommt. So können Schädel-Hirn-Verletzungen im Frontalhirnbereich zu einer Verhaltensstörung führen, die (bei gleichzeitig erhaltenen intellektuellen Funktionen) mit emotionaler Labilität, Reizbarkeit und der Unfähigkeit zur Hemmung von aggressiven oder sozial unangemessenen Verhaltensweisen einhergehen kann. Auch postiktale Zustände (z. B. bei Temporallappenepilepsie) sind zum Teil mit gewalttätigem Verhalten verbunden.

Posttraumatische Belastungsstörungen als verzögerte oder protrahierte Reaktion auf ein belastendes Lebensereignis von katastrophenartigem Ausmaß sind neben dem Hauptsymptom quälender Flashbacks vor allem durch Furcht und Vermeidungsverhalten oder Stumpfheit und Teilnahmslosigkeit gekennzeichnet. Daneben kann es aber auch auf dem Boden eines deutlich erhöhten physiologischen Erregungsniveaus zu massiven und teilweise auch äußerst gewalttätigen aggressiven Durchbrüchen kommen, die prämorbid nicht zu beobachten waren.

Anpassungsstörungen als Folge von einschneidenden Lebensveränderungen (Emigration, Flucht, Trennungserlebnisse), die auch als abnorme Trauerreaktionen bezeichnet werden, können vor allem bei Jugendlichen mit aggressivem oder dissozialem Verhalten einhergehen, das in Abgrenzung zu den eigentlichen Störungen des Sozialverhaltens aber weniger schwer ausgeprägt ist und vor dem belastenden Lebensereignis nicht (oder deutlich schwächer) zu beobachten war.

Auf der Grundlage von emotionaler Instabilität und mangelnder Impulskontrolle sind **emotional instabile Persönlichkeitsstörungen** (besonders vom impulsiven Typ) gekennzeichnet durch die Tendenz zu Streitereien und Konflikten mit anderen und die Neigung zu Ausbrüchen von Wut und Gewalt, wobei das explosive Verhalten kaum oder nur unzureichend kontrolliert werden kann. Im Gegensatz zu Störungen des Sozialverhaltens und zur dissozialen Persönlichkeitsstörung werden soziale Normen und Konventionen aber eher unabsichtlich verletzt (Remschmidt et al. 2001).

Im Gegensatz zur ICD-10 wird im DSM-IV eine »**intermittierende explosible Störung**« (312.34) beschrieben, deren Hauptmerkmal umschriebene Episoden von schweren Gewalttätigkeiten oder Zerstörung fremden Eigentums sind, wenn aggressive Impulse nicht kontrolliert werden können. Gewalt und Zerstörungswut stehen dabei in deutlichem Missverhältnis zu auslösenden psychosozialen Belastungsfaktoren. Diese Diagnose darf nur dann gestellt werden, wenn die Kriterien für eine andere psychische Störung (wie Störungen des Sozialverhaltens, antisoziale Persönlichkeitsstörung, Borderlinepersönlichkeitsstörung oder psychotische Störung) nicht zutreffen.

31.3.3 Komorbidität

Eine Komorbidität mit hyperkinetischen und depressiven Störungen tritt gehäuft auf, sodass in der ICD-10 entgegen der sonst üblichen Vorgehensweise zwei Diagnosen geschaffen wurden, in denen die Komorbidität festgeschrieben ist.

Hyperkinetische Störung des Sozialverhaltens (F90.1)

Die Komorbidität von hyperkinetischen Störungen und Störungen des Sozialverhaltens liegt bei ca. 50%.

Noch nicht eindeutig geklärt ist die Frage, ob hyperkinetische Störungen auch unabhängig von früh auftretendem aggressivem Verhalten einen Risikofaktor für das Auftreten von antisozialem Verhalten in der Adoleszenz darstellen – eine Annahme, die z. B. von Moffitt (1993a) oder Taylor et al. (1996) vertreten wird. In anderen Studien waren früh auftretende Störungen des Sozialverhaltens der eigentliche Risikofaktor für späteres antisoziales Verhalten, da der prädiktive Wert der in der Kindheit diagnostizierten Hyperaktivität nur durch seine Assoziation zu den komorbiden Störungen des Sozialverhaltens bestand (Fergusson et al. 1994; Satterfield u. Schell 1997).

Übereinstimmung besteht darin, dass bei gleichzeitigem Auftreten von hyperkinetischer Störung und Störungen des Sozialverhaltens (und zwar auch bei nur schwacher Ausprägung der Sozialverhaltensstörung) das Risko für kriminelles Verhalten in der Adoleszenz und als Erwachsener deutlich erhöht ist.

Kinder mit einer hyperkinetischen Störung des Sozialverhaltens haben im Vergleich zu Kindern mit reinen Störungen des Sozialverhaltens einen deutlich früheren Beginn der Störung, zeigen mehr körperliche Aggressionen und die Störung nimmt eher einen chronischen Verlauf.

Störung des Sozialverhaltens und der Emotionen (F92)

Epidemiologische Untersuchungen zeigen übereinstimmend, dass bei einer großen Zahl (29–50%) von Kindern und Jugendlichen mit Störungen des Sozialverhaltens komorbide depressive Störungen und Angststörungen zu finden sind. In der Virginia Twin Study of Adolescent Behavioral Development war beim Vorhandensein einer oppositionellen Störung das Risiko, gleichzeitig an einer Depression zu leiden, um das 15fache erhöht, beim Vorhandensein einer Störung des Sozialverhaltens um das 11fache (Simonoff et al. 1997).

Entgegen der weit verbreiteten Meinung sind Störungen des Sozialverhaltens keine Folgezustände von emotionalen Störungen.

Es ist gegenwärtig allerdings noch nicht geklärt, ob Störungen des Sozialverhaltens und Depressionen parallel auftreten oder ob das Auftreten von Ängsten und Depressionen in der Folge schon vorher vorhandener Störungen des Sozialverhaltens zu sehen ist. Die zweite Vorstellung sieht die Entwicklung von Ängsten und Depressionen als Folge des andauernden emotionalen Stresses, dem Kinder und Jugendliche mit Störungen des Sozialverhaltens als Folge der negativen Umweltreaktionen auf ihr Verhalten ständig ausgesetzt sind. Gestützt wird diese Hypothese durch Beobachtungen aus Längsschnittuntersuchungen (z. B. Esser et al. 1992; Robins u. Price 1991), die keine Hinweise dafür fanden, dass komorbide Störungen sich in reine internalisierende Störungen verwandelten, wohl aber gehäuft in reine externalisierende Störungen. Auch Harrington et al. (1991) konnten zeigen, dass komorbide Störungen des Sozialverhaltens und depressive Störungen in der Langzeitperspektive bis ins Erwachsenenalter hinein einen Verlauf zeigen wie reine Störungen des Sozialverhaltens, d. h. für die ungünstige Prognose war das Vorhandensein der externalen Störung bedeutsam, nicht aber das Vorhandensein der internalen Störung.

Komorbide Angst- und Sozialverhaltensstörungen sind sowohl bei Kindern wie auch bei Jugendlichen durch eine chronischere und schwerer ausgeprägte Form von aggressiven Störungen gekennzeichnet. Abzugrenzen von Angststörungen sind die Persönlichkeitsmerkmale Ängstlichkeit, Furchtsamkeit oder Schüchternheit. Diese stellen protektive Faktoren für die Entwicklung von externalisierenden Störungen dar.

31.4 Prävalenz

Angaben zur Prävalenz von aggressivem oder dissozialem Verhalten variieren danach, ob einzelne Symptome oder Diagnosen angegeben werden, auf welches Alter und welches Geschlecht sie sich beziehen, wer befragt wurde und welche Instrumente dabei benutzt wurden.

Prävalenz von Symptomen versus Diagnosen

Epidemiologische Untersuchungen zeigen übereinstimmend, dass vereinzelte dissoziale Verhaltensweisen bei Kindern und Jugendlichen eher die Regel als die Ausnahme bilden. 60–80% der Jugendlichen haben wenigstens einmal in ihrem Leben eine delinquente Handlung (Sachbeschädigung, Eigentumsdelikt, Körperverletzung, Schwarzfahren) begangen. In der Dunedin Child Health Development Study waren es sogar 94% aller Jugendlichen, die angaben, irgendeine Form von illegalen Handlungen (z. B. Verwendung gefälschter Ausweise, unerlaubtes Trinken von Alkohol) begangen zu haben (Moffit 1993b). Nur 7,3% von ihnen erfüllten jedoch die Kriterien für eine Störungen des Sozialverhaltens, und nur 6% von ihnen waren in wirklich schwerwiegende delinquente Handlungen verwickelt, die zu einer Verhaftung durch die Polizei führten.

In einer repräsentativen epidemiologischen Untersuchung in Deutschland (Döpfner et al. 1998) wurden rund 3% aller Mädchen und rund 6% aller Jungen von ihren Eltern als ausgeprägt aggressiv eingeschätzt (häufige Raufereien oder Angreifen anderer, Bedrohen anderer, Zornesausbrüche, Zerstören von eigenen oder fremden Dingen). In Selbstbeurteilungen schätzen sich in der Gruppe der 11- bis 18-Jährigen ca. 6% aller Mädchen und ca. 7% aller Jungen als sehr aggressiv ein (Döpfner et al. 1996).

In einer Zusammenschau der Ergebnisse verschiedener epidemiologischer Studien (▣ Tabelle 31.5) werden die Prävalenzzahlen sowohl für oppositionelles Trotzverhalten wie auch für Störungen des Sozialverhaltens mit ca. 6–8% (bei einer Schwankung von 2–16%) angegeben (DSM-IV).

Alters- und Geschlechtsunterschiede in der Prävalenz

Da nur ein ein geringer Teil der sozialverhaltensgestörten Kinder schon in einem frühen Alter seine Auffälligkeiten zeigt, kommt es durch die größere Zahl von Jugendlichen mit späterem Störungsbeginn zu einer deutlichen Zunahme der Prävalenzzahlen für Störungen des Sozialverhaltens bis zum 17. Lebensjahr, wonach die Zahlen beim Über-

Tabelle 31.5. Prävalenz von oppositionellem Trotzverhalten und Störungen des Sozialverhaltens

Autoren	Studie	Anzahl	Alter	Messinstrument	Informant	Jungen		Mädchen	
						Opp	Ssv	Opp	Ssv
Lavigne et al. (1996)	Chicago	510	2–5	Interview	Eltern	7,1		2,6	
Feehan et al. (1994)	Dunedin	930	11	DISC	Kinder	3,6	2,6	2,1	0,8
Cohen et al. (1993)	New York State	975	10–13 14–16 17–21	DISC	Kinder + Eltern	14,2 15,4 12,1	16,0 15,8 9,5	10,4 15,6 12,5	3,8 9,2 7,1
Loeber et al. (1998)	Pittsburg	1517	7 11 13	DISC	Kinder + Eltern	2,2 4,8 5,0	5,6 5,4 8,3		
Rutter et al. (1970)	Isle of White-Study		10–11		Eltern		6,2		1,6
Kashani et al. (1987)	Columbia	150	14–16	DICA	Kinder + Eltern		9,3		8,0
Offord et al. (1987)	Ontario Child Health Study	2674	4–11 12–16	Rating	Eltern Kinder		6,5 10,4		1,8 4,1
Esser et al. (1990)	Mannheimer Längsschnitt-studie	399 356	8 13	Interview	Eltern Kinder + Eltern		1,9 6		0 5
Fergusson et al. (1993)	Christchurch Child Health Development	965	15	Rating	Eltern Kinder		1,8 5,1		3,3 1,8

Opp oppositionelles Trotzverhalten; **Ssv** Störungen des Sozialverhaltens; **DISC** Diagnostic Interview Schedule for Children; **DICA** Diagnostic Interview for Children and Adolescents.

gang ins Erwachsenenalter wieder abfallen. Dies trifft sowohl für Jungen wie auch für Mädchen zu (► s. z. B. die Untersuchung von Cohen et al. (1993) in Tabelle 31.4). Prävalenzschätzungen von Störungen des Sozialverhaltens liegen für Jungen i. Allg. 2- bis 4-mal so hoch wie für Mädchen (6–16% für Jungen, 2–9 % für Mädchen; DSM-IV), wobei die Differenz im Kindesalter größer ist (bei 4- bis 11-Jährigen: Jungen 6,5%, Mädchen 1,8%; Offord et al. 1987) und im Jugendalter in vielen Studien deutlich kleiner wird (z. B. Esser et al. 1990: bei 13-Jährigen: Jungen 6%, Mädchen 5% Störungen des Sozialverhaltens). Dies könnte einerseits bedeuten, dass Störungen des Sozialverhaltens bei Mädchen erst später beginnen, oder andererseits, dass frühe Anzeichen für Störungen des Sozialverhaltens nicht erkannt werden, da die Klassifikationskriterien vor allem auf das Verhalten von Jungen zugeschnitten sind.

Die Ergebnisse der Dunedin-Longitudinalstudie (McGee et al. 1990) geben Hinweise darauf, dass die Unterschiede zwischen den Geschlechtern vor allem auf die geringere Prävalenz von aggressiven Verhaltensweisen bei Mädchen zurückzuführen ist (Verhältnis von Jungen zu Mädchen: 3,1:0%), während die nichtaggressiven dissozialen Verhaltensweisen bei Mädchen im Alter von 15 Jahren gleich häufig oder sogar etwas häufiger zu finden sind (Verhältnis von Jungen zu Mädchen: 4,1:7,4%).

Veränderung der Prävalenz über die Zeit

Die Frage, ob es in den letzten Jahrzehnten eine Zunahme von Gewaltbereitschaft und gewalttätigem Verhalten unter Kindern und Jugendlichen gegeben hat, lässt sich nicht leicht beantworten. Steigende Prävalenzzahlen müssen dahingehend überprüft werden, inwieweit sie reale Zunahmen oder nur Veränderungen in der Registrierung solcher Delikte abbilden. Veränderungen in den juristischen Konsequenzen von Gewaltdelikten (z. B. häufigere oder seltenere Verhängung von Gefängnisstrafen) können ebenfalls Auswirkungen auf die Prävalenzahlen haben.

! Auch bei zurückhaltender Interpretation der Datenlage spricht Einiges für eine reale Zunahme von Gewalttaten unter Kindern und Jugendlichen.

In den USA sind die Verhaftungen von Jugendlichen wegen gewalttätiger Straftaten in den Jahren 1984–1994 deutlich gestiegen, ohne dass es im gleichen Zeitraum zu einem vergleichbaren Anstieg nichtaggressiver Straftaten gekommen wäre (Snyder u. Sickmund 1995).

Nach den Daten der deutschen Kriminalstatistik hat sich die polizeilich registrierte Gewaltkriminalität bei Jugendlichen zwischen den Jahren 1984 und 1997 in den alten Bundesländern um das 3,3fache erhöht, bei den Heranwachsenden um ca. vier Fünftel (Pfeiffer u. Wetzels

1999). Ein vergleichbarer Anstieg bei über 30-Jährigen war demgegenüber nicht zu finden. Auch bei Kindern im Altersbereich von 8–14 Jahren lässt sich eine Zunahme von Gewaltkriminalität zwischen den Jahren 1989 und 1995 um 35% feststellen (Wetzels u. Pfeiffer 1997). Nach der Kriminalstatistik wurden in Deutschland im Jahr 1995 insgesamt 4731 Kinder im Alter von 8–14 Jahren (= 0,112%) als Tatverdächtige einer Gewalttat (Raub, gefährliche bzw. schwere Körperverletzung, Vergewaltigung oder vorsätzliche Tötung) ermittelt (im Gegensatz zu 0,045% im Jahr 1989). Sowohl bei den Kindern wie auch den Jugendlichen und Heranwachsenden scheint es eine reale Zunahme von Gewalttaten zu geben.

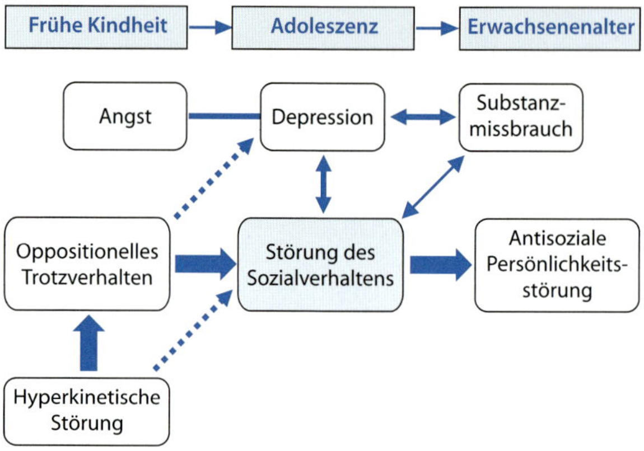

Abb. 31.1. **Entwicklungsverlauf von Störungen des Sozialverhaltens.** (Nach Loeber et al. 2000)

31.5 Verlauf und Prognose

Bei Vorschulkindern stehen zunächst oppositionelle Verhaltensstörungen im Vordergrund, welche in der Grundschulzeit bei einem Teil in aggressives Verhalten übergehen. Mit Übergang in die Adoleszenz folgen dann schwerwiegendere dissoziale Verhaltensweisen wie Grausamkeit gegenüber Menschen und Tieren, Diebstähle oder Einbrüche.

! Schon in der Grundschulzeit zu erkennendes aggressives Verhalten ist das stabilste aller frühzeitig erfassbaren Persönlichkeitsmerkmale.

In einer Metaanalyse von 16 Längsschnittstudien, welche die Stabilität aggressiven Verhaltens über einen Zeitraum von 0,5–21 Jahren erfassten, beschreibt Olweus (1979) mittlere Stabilitätskoeffizienten von .76 für einen 1-Jahres-Zeitraum, .69 für einen 5-Jahres-Zeitraum und .60 für einen 10-Jahres-Zeitraum, die damit fast die Höhe der Stabilität von IQ-Werten erreichen.

! Von hoher Bedeutung für den Langzeitverlauf dissozialer Verhaltensstörungen ist der Zeitpunkt ihres erstmaligen Auftretens.

Kinder, die z. B. erst im 13. Lebensjahr auffällig wurden, zeigten im Langzeitverlauf einen besseren Outcome. Kinder, die schon in der Grundschulzeit aggressives, oppositionelles und impulsives Verhalten zeigten, hatten in der Längsschnittstudie von Fergusson et al. (1996) ein 16fach erhöhtes Risiko, in der Adoleszenz unter einer Störung des Sozialverhaltens zu leiden im Vergleich zu Kindern ohne diese frühen Symptome. Wenn schon vor dem 6. Lebensjahr sehr schwerwiegende Störungen des Sozialverhaltens zu bemerken waren, wiesen 71% dieser Kinder im Langzeitverlauf als Erwachsene die Diagnose einer antisozialen Persönlichkeitsstörung auf (Robins 1991).

Längsschnittstudien der letzten 30 Jahre beschreiben weitgehend übereinstimmend den in folgender Übersicht sowie in Abb. 31.1 wiedergegebenen Verlauf von aggressiven und dissozialen Verhaltensstörungen (Robins u. Price 1991; Moffit 1993; Loeber et al. 2000; Moffit et al. 2002; Fergusson u. Horwood 2002).

Verlauf aggressiver und dissozialer Verhaltensstörungen

1. Je früher antisoziales Verhalten zu erkennen ist, desto problematischer ist die Langzeitprognose.
2. Kinder (fast ausschließlich Jungen), die schon vor dem 10. Lebensjahr massive dissoziale Störungen aufweisen, haben ein deutlich erhöhtes Risiko für einen chronifizierten Verlauf bis ins Erwachsenenalter hinein mit Übergang in eine antisoziale Persönlichkeitsstörung.
3. Kinder, bei denen erst nach dem 10. Lebensjahr erste dissoziale Symptome zu bemerken sind, zeigen eine Zunahme dieser Symptome bis zum 17. Lebensjahr mit einem deutlichen Abfall im Erwachsenenalter. Sie haben somit eine vergleichsweise bessere Langzeitprognose.
4. Abweichend von diesen Entwicklungswegen zeigen Mädchen, die im Kindesalter nicht durch dissoziales Verhalten aufgefallen waren und deren Störungsbeginn in der frühen Adoleszenz liegt (11.–13. Lebensjahr), einen ähnlich problematischen Störungsverlauf (mit gehäuftem Übergang in antisoziale Persönlichkeitsstörungen) wie Jungen mit frühem Störungsbeginn.

31.6 Ätiologie und Pathogenese

Die Genese von aggressiven und dissozialen Verhaltensstörungen kann nur verstanden werden in einem multifaktoriellen Konzept, in dem biologische, psychobiologische, psychologische, psychosoziale und soziologische Faktoren integriert sind. Dabei muss berücksichtigt werden, dass es bei diesem Störungsbild verschiedene Subtypen gibt, bei denen die ätiologischen Schwerpunkte unterschiedlich ausgeprägt sind.

! Allgemein gilt, dass kindbezogene (biologische oder psychobiologische) Variablen in der Erklärung von impulsiv geprägten aggressiven Verhaltensstörungen einen höheren Stellenwert haben, während dissozial-delinquente Verhaltensweisen einem vergleichsweise stärkeren Einfluss von psychosozialen und gesellschaftlich geprägten Faktoren unterliegen.

In beiden Fällen schlagen sich diese eher kind- oder eher umweltbezogenen Risiken in vulnerablen psychischen Strukturen nieder, die den Impulsen zur Ausführung von sozial schädigem Verhalten keinen ausreichenden Widerstand entgegensetzen können.

31.6.1 Vom Kind ausgehende Einflussfaktoren

Biologische Faktoren

Wenn über biologische Einflussfaktoren auf psychische Störungen gesprochen wird, wird dies oft mit einem deterministischen Konzept im Sinne eines unausweichlichen Schicksals verbunden. Dabei handelt es sich um ein grundlegendes Missverständnis, dem nachdrücklich zu widersprechen ist. Biologische Einflüsse auf Verhalten wirken nicht deterministisch, sondern probabilistisch (Rutter 1996a,b), was bedeutet, dass bestimmte biologische Merkmale die Wahrscheinlichkeit des Auftretens bestimmter Verhaltensweisen oder Störungen erhöhen oder senken können.

In der Regel wird bei Studien zu dissozialem und aggressivem Verhalten nicht zwischen verschiedenen Subtypen differenziert. Wird aber die sehr grundlegende Unterscheidung zwischen impulsiv-aggressivem und instrumentell-aggressivem Verhalten vorgenommen, stellen sich die Zusammenhänge verschiedener Einflussfaktoren mit diesen beiden Subtypen häufig unterschiedlich dar.

! Es ist davon auszugehen, dass biologische Einflussfaktoren bei der Genese von impulsiv-aggressivem Verhalten eine größere Rolle spielen als bei instrumentell-aggressivem oder delinquentem Verhalten, bei dem Umwelteinflüsse bedeutsamer sind (Edelbrock et al. 1995; Gjone u. Stevenson 1997b).

Genetische Einflüsse

In den letzten Jahren sind verstärkt Untersuchungen durchgeführt worden zur Bestimmung des relativen Anteils von genetischen versus Umwelteinflüssen auf psychopathologische Auffälligkeiten. Wenn über Delinquenz und Genetik gesprochen wird, ist es außerordentlich wichtig, sich vor Augen zu halten, dass nicht Delinquenz vererbt wird (Rutter 1996b, S. 266: »Genes do not, and cannot, code for socially defined behaviors.«), sondern die Bereitschaft, unterschiedliche Symptome leichter zu entwickeln, die die Wahrscheinlichkeit erhöhen, delinquente Verhaltensweisen zu zeigen. Es ist also davon auszugehen, dass es keinen direkten genetischen Einflüsse auf antisoziales Verhalten gibt, sondern dass solche Einflüsse indirekt über Temperamentsmerkmale und kognitive Variablen vermittelt werden.

! Bezogen auf aggressives Verhalten zeigt sich durchgängig ein deutlicher genetischer Einfluss, der höher liegt als bei delinquentem Verhalten, bei dem stärkere Umwelteinflüsse zu verzeichnen sind.

Edelbrock et al. (1995) verglichen die »Child-Behavior-Checklist«-Einschätzungen von Eltern über 99 monozygote und 82 dizygote Zwillingspaare. Aggressives Verhalten zeigte einen signifikanten genetischen Effekt von .60, einen Einfluss von .15 der gemeinsam erlebten Umwelt (»shared environment«) und von .25 der nichtgemeinsamen Umwelt (»nonshared environment«). Dissoziales Verhalten zeigte demgegenüber einen deutlich größeren Umwelteinfluss von .37 der gemeinsam erlebten Umwelt und von .28 der nichtgemeinsamen Umwelt gegenüber einem genetischen Anteil von .35. Auch in der Virginia Twin Study of Adolescent Behavioral Development zeigten sich bei Störungen des Sozialverhaltens Hinweise für bedeutsame Effekte der gemeinsam erlebten Umwelt, die ausgeprägter waren als bei anderen psychischen Störungen (Eaves et al. 1997).

! Je früher dissoziales Verhalten in der Entwicklung auftritt, um so stärker scheinen genetische Einflüsse vorzuliegen, je später es auftritt, desto bedeutsamer scheinen Umwelteinflüsse zu sein.

Bei einer Differenzierung dissozialer Verhaltensweisen in oppositionelles Trotzverhalten, aggressives Verhalten, Eigentums- bzw. Sachbeschädigungsdelikte und Verletzung sozialer Normen (Schule schwänzen, von zu Hause weglaufen) zeigten sich für opositionelles Trotzverhalten die höchsten Heritabilitätsschätzungen von .66, die für die anderen Verhaltensweisen kontinuierlich abfielen (aggressives Verhalten .49, Eigentums- bzw. Sachbeschädigungsdelikte .36 und Verletzung sozialer Normen .29). Umgekehrt waren die Einflüsse der gemeinsam erlebten Umwelt am niedrigsten für oppositionelle Verhaltensweisen (.16) und nahmen für die anderen Verhaltensweisen kontinuierlich zu (aggressives Verhalten .43, Eigentums- bzw. Sachbeschädigungsdelikte .52 und Verletzung sozialer Normen .55) (Lahey et al. 1999).

Neuroanatomische Befunde

Im Jahr 1848 wurde der Eisenbahnarbeiter Phineas Gage Opfer eines schweren Unfalls, bei dem eine Eisenstange die rechte Augenhöhle und das dahinterliegende Frontalhirn durchstieß. Er überlebte diese schwerwiegende Verletzung und zeigte zunächst erstaunlicherweise kaum Beeinträchtigungen. Seine intellektuellen Funktionen schienen vollkommen unversehrt geblieben zu sein. Im Anschluss kam es jedoch zu einer schleichenden Veränderung seiner Persönlichkeit. Aus dem gewissenhaften Arbeiter und fürsorglichen Familienvater wurde eine Person, die ihre Pflichten immer mehr vernachlässigte und sich kaum noch um seine Familie kümmerte. Ausgehend von dieser Krankengeschichte rekonstruierte eine Forschergruppe um die Neurobiologen Hannah und Antonio Damasio den genauen Ort der Hirnverletzung von Phineas Gage und untersuchte Patienten, die eine vergleichbare Hirnschädigung erlitten hatten.

Nach diesen Untersuchungen führen traumatische Schädigungen im Bereich des rechten Orbitofrontalhirns zu einem Verlust der Fähigkeit zur Hemmung sozial unerwünschter Verhaltensweisen. Obwohl die Intelligenz in keiner Weise vermindert ist und die Einsicht in die moralische Bewertung von Verhaltensweisen erhalten bleibt (Aufgaben zu moralischen Dilemmata werden korrekt gelöst), sind die Patienten nicht in der Lage, sich entsprechend dieser moralischen Bewertung zu verhalten (Damasio et al. 1990).

Bemerkenswert sind die Ergebnisse von zwei Einzelfalstudien an Patienten, die ihre Schädigung im rechten orbitofrontalen Bereich bereits im Alter von 3 bzw. 15 Monaten erlitten (Anderson et al. 1999), also in einer Zeit, in der noch keine Moralentwicklung oder Gewissensbildung stattgefunden hatte. Diese beiden Patienten, zum Zeitpunkt der Nachuntersuchung 20 bzw. 23 Jahre alt, hatten im Gegensatz zu den Patienten mit zeitlich späterer Schädigung nicht nur noch massivere Verhaltensauffälligkeiten, sondern waren im Verlauf ihrer Entwicklung auch nicht in der Lage gewesen, überhaupt eine Vorstellung von moralischen Kategorien zu entwickeln.

Patienten mit antisozialer Persönlichkeitsstörung ohne traumatische Hirnschädigungen scheinen ebenfalls Auffälligkeiten im präfrontalen Kortex aufzuweisen. Ihr präfrontaler Kortex war in einer Studie von Raine et al. (2000) im Vergleich zu Kontrollpersonen um 11% verkleinert, und sie zeigten in einer anderen Studie von Davidson et al. (2000) in diesem Bereich im Vergleich zu Kontrollpersonen einen abgeschwächten oder ausbleibenden Anstieg des Glukosemetabolismus nach Fenfluramin-Challenge.

! Neurobiologische Auffälligkeiten des präfrontalen Kortex können einen Beitrag zum Verständnis des psychopathologischen Befundes antisozialer Persönlichkeiten wie mangelnde Empathie, fehlende Gewissenbildung oder unzureichende Affekt- und Verhaltenskontrolle liefern.

Neurochemische und hormonelle Befunde

Untersuchungen bei Menschen und Tieren belegen eine dominierende Rolle von serotonerg kontrollierten neurochemischen Vorgängen bei der Modulation von aggressivem Verhalten und Impulskontrolle. Generell geht danach ein niedriger Funktionszustand serotonerger Bahnen mit einer mangelnden Hemmung von Impulsivität und Aggressivität einher. Raine (1993) berichtet als Ergebnis einer Metaanalyse zu Neurotransmitterspiegeln bei Patienten mit antisozialen Persönlichkeitsstörungen, dass aggressiv-antisoziale Personen signifikant niedrigere Spiegel des Hauptmetaboliten von **Serotonin** (5-HIAA) im Liquor aufwiesen als diejenigen mit nichtaggressiven antisozialen Störungen.

Von Coccaro et al. (1996) wurde über eine signifikante negative Korrelation zwischen der Dichte von Serotoninbindungsstellen an Thrombozyten (einem Modell für zentralnervöse serotonerge Aktivität) und der »life history of aggression« bei Patienten mit Persönlichkeitsstörungen berichtet.

Nach Tryptophandepletion, die zu einer konsekutiven Verminderung der Serotoninsynthese führt, wurde bei aggressiven Erwachsenen (nicht aber bei wenig aggressiven Erwachsenen) eine Zunahme von Ärger, Aggressivität und Feindseligkeit sowie eine Verschlechterung des subjektiven Befindens beobachtet (Clear u. Bond 1995). Badawy et al. (1995) beschreiben eine akute Verminderung von Plasmatryptophan nach Alkoholgenuss und vermuten, dass die Veränderungen in der serotonergen Neurotransmission eine mögliche Ursache für das Auftreten von aggressiven Verhaltensweisen nach Alkoholgenuss darstellt.

Da aggressives und dissoziales Verhalten bei Männern deutlicher häufiger auftritt als bei Frauen, wurden Zusammenhänge zwischen dem männlichen Geschlechtshormon **Testosteron** und dem Auftreten von impulsivem und aggressivem Verhalten vermutet, wobei die Ergebnisse uneinheitlich waren. Dabbs et al. (1988) untersuchten weibliche Strafgefangene und fanden die höchsten Testosteronwerte bei denjenigen, die wegen unprovozierter Gewalttaten verurteilt waren, keine erhöhten Werte aber bei denjenigen, die auf einen Angriff anderer gewalttätig reagiert hatten. Nach Virkkunen et al. (1996) hat Testosteron vor allem Einfluss auf verbale Aggressivität, Maskulinität und Dominanzverhalten. Bei Untersuchungen an Affen wiesen z. B. die Anführer einer Gruppe höhere Testosteronwerte auf als die anderen Gruppenmitglieder.

Psychophysiologische Befunde

Periphere psychophysiologische Maße wie Aktivierung oder Reaktivität kardiovaskulärer und elektrodermaler Parameter sind in einer großen Zahl von Untersuchungen in Verbindung zu psychopathologischen Auffälligkeiten gebracht worden. Weitgehend konsistent zeigt sich bei dissozialen Störungen eine erniedrigte psychophysiologische Aktivierung und **Reaktivität**, die an niedrigeren basalen

Herzfrequenzen und Hautleitfähigkeitswerten sowie an einer geringeren Zahl an Spontanfluktuationen der Hautleitfähigkeit zu erkennen ist. Hochaggressive hyperaktive Kinder weisen nach einer Provokation mehr aggressives Verhalten, aber im Vergleich zu niedrigaggressiven hyperaktiven Kindern keine erhöhte physiologische Reaktivität auf. Dissoziale oder delinquente Probanden zeigen eine elektrodermale Hyporeaktivität bei der Antizipation aversiver Reize, was die Schwäche des Verhaltenshemmungssystems verdeutlicht.

In einer prospektiv angelegten Studie auf der Insel Mauritius zeigte sich, dass Kinder, die im Alter von 3 Jahren einen erniedrigten **Ruhepuls** hatten, im Alter von 11 Jahren signifikant mehr aggressive Verhaltensweisen aufwiesen (Raine et al. 1997). Es handelte sich dabei um einen bidirektionalen Effekt: Kinder mit niedrigeren Herzfrequenzen waren aggressiver – aggressivere Kinder hatten niedrigere Herzfrequenzen. Diese Effekte waren unabhängig von Geschlecht und Ethnizität und von einer großen Zahl von möglichen konfundierenden Variablen (wie z. B. Körpergröße oder motorische Aktivität), die diesen Zusammenhang nicht beeinflussten. Von besonderer Bedeutung ist auch, dass ein niedriger Ruhepuls spezifisch nur mit aggressivem Verhalten, nicht aber mit allgemein dissozialem oder delinquentem Verhalten in Verbindung stand.

Zwei mögliche Erklärungen werden gegeben für diesen spezifischen Zusammenhang: Ein niedriger Ruhepuls könnte ein Marker für eine furchtlose Persönlichkeit darstellen, die dann zu antisozialem oder gewalttätigem Verhalten prädisponieren könnte. Ein andere Hypothese besagt, dass ein niedriges Arousal einen aversiven physiologischen Zustand darstellt, dem man durch die Suche nach gefährlichen (und damit auch) aktivierenden Reizen zu entkommen sucht.

Dass Veränderungen in psychophysiologischen Reaktionsmustern auch die Folge von Umwelteinflüssen sein können, zeigen die Untersuchungen von Carrey et al. (1995). Sie untersuchten 18 Kinder mit einem lang dauernden physischen oder sexuellen Missbrauch in der Vorgeschichte (in 79% über 1 Jahr andauernd) 3–36 Monate nach Ende des Missbrauchs und verglichen sie mit einer nach Alter, Geschlecht und Status parallelisierten Kontrollgruppe. Als psychophysiologische Parameter dienten Herzrate, Hauttemperatur, Hautleitfähigkeit und Elektromyogramm. Mit Hilfe von zwei kardiovaskulären Parametern (gemessen in drei unterschiedlichen Untersuchungssituationen) konnten 91,3% der Kinder (100% der Kontrollgruppe und 83,3% der missbrauchten Kinder) korrekt klassifiziert werden. In allen Untersuchungssituationen zeigten die missbrauchten Kinder signifikant weniger Hautleitfähigkeitsreaktionen als die Kontrollgruppe.

Psychobiologische Einflussfaktoren

Impulsivität

Impulsivität ist ein Symptom, das bei einer Vielzahl von psychiatrischen Störungen von hoher Bedeutung ist. Sie soll zu ca. 30% zur Varianzaufklärung aggressiven Verhaltens beitragen (bei Korrelationen von .50–.60 für diese beiden Merkmale).

! Farrington (1995) beschreibt Impulsivität in der Kindheit als einen der wesentlichen Prädiktoren späterer Delinquenz.

Eine mögliche Erklärung für die widersprüchlichen Ergebnisse zum Zusammenhang von hyperkinetischen Störungen und Störungen des Sozialverhaltens (s. oben) könnte darin liegen, dass nicht die hyperkinetische Störung an sich, sondern das darin enthaltene Kernsymptom Impulsivität den relevanten Risikofaktor darstellt. So fanden White et al. (1994) bei einer Nachuntersuchung von 430 delinquenten und nichtdelinquenten 10-jährigen Jungen, dass im Verhalten sichtbare Impulsivität (in schwächerer Ausprägung auch kognitive Impulsivität) signifikant assoziiert war mit stabilem und schwer ausgeprägtem delinquentem (einschließlich gewalttätigem) Verhalten, nicht aber mit instabilem und weniger schwer ausgeprägtem delinquentem Verhalten oder mit nichtdelinquentem Verhalten. Durch erhöhte Impulsivität schien also vor allem die besonders stark betroffene Gruppe von Jungen charakterisiert zu sein.

Dieser Zusammenhang wurde in ähnlicher Weise auch von Halperin et al. (1995) beschrieben: Die mit dem »Continous Performance Test« erfasste Impulsivität bei 7- bis 13-jährigen Patienten war spezifisch assoziiert mit dem gehäuften Auftreten von aggressiven körperlichen Auseinandersetzungen, und zwar unabhängig davon, ob gleichzeitig Züge von Hyperaktivität oder Aufmerksamkeitsstörungen bestanden oder nicht. Auch zur allgemeinen Diagnose von Störungen des Sozialverhaltens oder Trotzverhalten bestand kein Zusammenhang.

Kagan u. Zentner (1996) ziehen als Fazit aus ihrer Überblicksarbeit über die Bedeutsamkeit von Auffälligkeiten im Kindesalter zur Vorhersage der Psychopathologie von Jugendlichen oder Erwachsenen den Schluss, dass der konsistente Befund darin zu sehen sei, dass ausgeprägte Impulsivität im Vorschulalter Delinquenz im Jugendalter vorhersage.

Temperament

Temperament bezeichnet grundlegende Persönlichkeitsdimensionen, die schon zu einem frühen Zeitpunkt der Entwicklung zu beobachten sind und eine relative Stabilität im Entwicklungsverlauf besitzen. Temperamentsmerkmalen wird eine konstitutionelle Basis zugesprochen, wobei Umwelteinflüsse modifizierend einwirken. Sie werden auch als Verhaltensstile (Thomas u. Chess 1977) oder automatische Reaktionen beim Erleben (Cloninger 1987) bezeichnet.

Die meisten Untersuchungen zum Zusammenhang von Temperamentseigenschaften im Kleinkindalter und dissozialen bzw. aggressiven Verhaltensstörungen im Kindes- oder Jugendalter stützen sich auf das Konstrukt des »schwierigen Temperaments« (Thomas u. Chess 1977), worunter Verhaltensweisen wie Unregelmäßigkeit physiologischer Funktionen, leichte Irritierbarkeit, negative Reaktionen auf unvertraute Reize oder Situationen und vorwiegend negative Stimmungslage zu verstehen sind.

! Kinder, deren Temperament im Alter von 2–3 Jahren als schwierig eingeschätzt wurde, weisen in der Adoleszenz ein deutlich erhöhtes Risiko zur Entwicklung von externalisierenden Verhaltensstörungen auf.

Das »schwierige Temperament« steht dabei in einem engeren Zusammenhang zu aggressivem als zu dissozialem Verhalten,und zwar vor allem zum früh beginnenden aggressiven Verhalten, nicht aber zum aggressiven Verhalten, wenn es erst nach dem 10. Lebensjahr einsetzt. Von hoher Bedeutung ist die Interaktion zwischen Temperament und elterlicher Wahrnehmung. Je eher die Temperamentsmerkmale eines Kinds von seinen Eltern als schwierig angesehen werden (unabhängig davon, ob ein externer Beobachter diese Einschätzung teilt), desto eher sind im Verlauf der Entwicklung externalisierende Verhaltensstörungen der Kinder zu erwarten.

Ein grundlegendes Charakteristikum menschlichen Verhaltens besteht in der Art und Weise des Umgangs mit unvertrauten und neuen Situationen, welches durch die Ausprägung der beiden grundlegenden, sowohl aus Tierexperimenten als auch aus Beobachtungen von Menschen abgeleiteten und neurobiologisch fundierten Systemen der Verhaltensaktivierung und Verhaltenshemmung bestimmt wird (Gray 1987). Diese beiden Systeme sind in Cloningers psychobiologischem Persönlichkeitsmodell in den Temperamentsdimensionen Neugierverhalten (Verhaltensaktivierung) und Schadensvermeidung (Verhaltenshemmung) operationalisiert (Cloninger 1987).

Ein stark ausgeprägtes Verhaltensaktivierungssystem bei gleichzeitig schwachem Verhaltenshemmungssystem führt zu risikoreichem explorativem Verhalten ohne ausreichende Angst vor möglichen negativen Konsequenzen, wie es für Kinder und Jugendliche mit Störungen des Sozialverhaltens charakteristisch ist.

! Verschiedene Untersuchungen (Sigvardsson et al. 1987; Tremblay et al. 1994; Schmeck u. Poustka 2001) konnten belegen, dass Störungen des Sozialverhaltens assoziiert sind mit hohem Neugierverhalten (und zum Teil auch mit niedriger Schadensvermeidung).

Diese Temperamentsmerkmale können auch einen signifikanten Beitrag leisten zur Vorhersage von delinquentem Verhalten in Jugend- und Erwachsenenalter, und zwar vor allem bezogen auf aggressiv-gewalttätiges Verhalten.

Neuropsychologische Defizite

Schon 1944 bemerkte Wechsler, dass delinquente Erwachsene in seiner »Wechsler Intelligence Scale« (WISC; dtsch.: »Hamburg-Wechsler-Intelligenztest für Erwachsene«; HAWIE) im Handlungsteil besser abschnitten als im Verbalteil. Dieser Befund ist seitdem in einer Vielzahl von Studien immer wieder bestätigt worden.

! Kinder und Jugendliche mit Störungen des Sozialverhaltens weisen gehäuft eine unterdurchschnittliche Intelligenz auf, die sich vor allem in schlechteren verbalen Fähigkeiten ausdrückt.

Diese kognitiven Defizite sind vor allem bei denjenigen zu finden, deren Störung schon in der Kindheit anfing und die eher dem impulsiv-aggressiven und nicht dem instrumentell-aggressiven Typ zuzuordnen sind. Der Nachweis schlechterer Intelligenztestleistungen bleibt auch dann bestehen, wenn Intelligenz prospektiv erhoben wird, d. h. niedrige Intelligenz ist keine Folge von dissozialem Verhalten, sondern ist schon vorhanden vor Beginn der dissozialen Symptomatik und bleibt auch bestehen, wenn intervenierende Variablen wie sozioökonomischer Status, Ethnizität, Schulerfolg und Testmotivation mit erfasst werden.

Verschiedene **Hypothesen** wurden für den Zusammenhang zwischen dissozial-aggressivem Verhalten und niedrigerer Intelligenz aufgestellt (Moffit 1993a, Frick 1998):

1. Nach den Vorstellungen des Neuropsychologen Luria ist eine normale Sprachentwicklung notwendig für die Entwicklung von Selbstkontrollstrategien, sodass durch Defizite im verbalen Bereich prosoziale Fähigkeiten wie die Antizipation der Konsequenzen eigenen Handelns oder die Tolerierung von Belohnungsaufschub beeinträchtigt sein könnten.
2. Die Fähigkeit zur Generalisierung von Erfahrungen ist eng an verbale Fähigkeiten geknüpft. So könnte es sein, dass Kinder mit Schwierigkeiten in diesem Bereich ebenfalls Probleme damit haben, die elterlichen Rückmeldungen auf andere vergleichbare Handlungen zu übertragen.
3. Niedrige Intelligenz allgemein und schlechte verbale Fähigkeiten im Besonderen beeinträchtigen die Eltern-Kind-Interaktion und erhöhen die Wahrscheinlichkeit, dass Kinder von ihren Eltern bestraft werden.
4. Schwierigkeiten darin, eigene Wünsche und Bedürfnisse zu artikulieren, erhöhen die Wahrscheinlichkeit, in frustrierenden oder Konfliktsituationen körperlich aggressive Lösungsstrategien zu wählen.

Dieser letzte Punkt ist auch noch in einer anderen Hinsicht bedeutsam, da bei aggressiven Kindern nicht nur die Ausdrucksfähigkeit, sondern auch die Fähigkeit zur Verarbeitung sozialer Informationen gestört ist. So zeigen impulsiv-aggressive Kinder und Jugendliche signifikant schlechtere Werte im HAWIK-R-Untertest »Bilderordnen« (der u. a. auch die Fähigkeit zur Erfassung sozialer Abläufe erfasst) als diejeinigen mit instrumentell-aggressivem Verhalten oder ohne aggressive Verhaltensstörungen. Diese Störungen in der Verarbeitung sozialer Informationen führen bei reaktiv-aggressiven Kindern dazu, dass das Verhalten anderer eher feindseligen Motiven zugeschrieben wird, während sie den aggressiven und nichtadaptiven Charakter ihrer eigenen Handlungen nur schlecht wahrnehmen können.

Kinder, die im jungen Alter Schwierigkeiten beim Lesenlernen haben, weisen in der Adoleszenz eine höhere Rate an Störungen des Sozialverhaltens auf, weshalb Teilleistungsstörungen häufig als Risikofaktor in der Genese von aggressiven Verhaltensstörungen gesehen werden. Bei einer genaueren Analyse zeigt sich jedoch, dass der statistisch signifikante Zusammenhang zwischen den beiden Variablen »Lesestörung« und »Sozialverhaltensstörung« verschwindet, wenn andere konfundierende Variablen wie Verhaltensprobleme in der Kindheit und familiäre sowie demographische Faktoren in die Analyse mit einbezogen werden (Fergusson u. Lynskey 1997).

31.6.2 Von der Umgebung ausgehende Einflussfaktoren

Psychosoziale Risikofaktoren

Abnorme psychosoziale Lebensbedingungen sind empirisch abgesicherte Risikofaktoren für die Entwicklung von psychischen Störungen. Kinder und Jugendliche mit Störungen des Sozialverhaltens weisen in ihrer Vorgeschichte häufig ein vergleichbares Muster von Risikofaktoren auf, das oft schon zu einem sehr frühen Zeitpunkt der Entwicklung auf die Kinder eingewirkt hat. So beschreibt Schmidt (1998) als eines der Ergebnisse der Mannheimer Längsschnittstudie, dass bei expansiven Störungen bei der Einschulung schon die Hälfte der identifizierten Risikofaktoren aufgetreten sind (zu Beginn der Adoleszenz sogar schon drei Viertel), während bei internalisierenden Störungen drei Viertel der Risiokofaktoren erst während oder nach der Adoleszenz auftreten.

! Das schon sehr frühe Einwirken von aversiven Einflussfaktoren macht die grundlegenden Defizite in der psychischen Struktur und die hohe Stabilität aggressiven Verhaltens verständlich.

Als psychosoziale Faktoren, die mit erhöhter Delinquenz verbunden sind, zeigten sich neben durch Armut und schlechte Wohnverhältnisse geprägte Lebensbedingungen vor allem Misshandlung und Vernachlässigung, inadäquate Erziehungspraktiken, gehäufte elterliche Konflikte und Trennungen sowie Kriminalität oder psychische Störungen (vor allem antisoziale Persönlichkeitsstörungen) der Eltern (Farrington 1995; Raine 1993).

Bei einer Nachuntersuchung von Jugendlichen, die als Kinder diesen Risikofaktoren ausgesetzt waren, aber dennoch im Jugendalter keine ausgeprägten externalisierenden Störungen aufwiesen, waren folgende Faktoren von Bedeutung, um den Unterschied zu den Jugendlichen mit dissozialer Entwicklung zu erklären: Die resistenten Jugendlichen waren weniger stark den widrigen familiären Verhältnissen ausgesetzt gewesen, hatten einen höheren IQ, niedrigere Werte auf dem Temperamentsfaktor »Neugierverhalten« sowie weniger Kontakt zu delinquenten Gleichaltrigen (Fergusson u. Lynskey 1996).

Elterliches Erziehungsverhalten

Inkonsistentes und inadäquates elterliches Erziehungsverhalten zählt zu den am besten abgesicherten Risikofaktoren für die Entwicklung von externalisierendem Verhalten (Robins 1991; Farrington et al. 1990; Farrington 1995). Vor allem von Patterson (1982) wurden ausführlich die familiären Belastungsfaktoren beschrieben, die antisoziales Verhalten bei Kindern hervorrufen oder zumindest begünstigen sollen. Patterson unterscheidet dabei elterliche Verhaltensweisen, die mit nicht-aggressivem dissozialem Verhalten einhergehen wie z. B. Stehlen (distanziertes Verhalten der Eltern, wenig Einmischung, wenig Aufsicht und Steuerung, kaum Reaktionen auf geringfügigere Regelverletzungen), vom Verhalten, das Eltern mit aggressiven Kindern charakterisiert (sehr reizbar, Überreaktion bei noch altersadäquat-normalem Verhalten der Kinder, Drohgebärden bei kleinsten Provokationen).

! Bei Kindern, die sowohl Aggressionen wie auch delinquentes Verhalten zeigen, sind die negativen Aspekte elterlichen Verhaltens in besonders ungünstiger Weise kombiniert.

Diese Eltern zeigen weitgehend Desinteresse am Verhalten ihrer Kinder. Wenn sie aber ein Fehlverhalten bemerken oder darauf von außen aufmerksam gemacht werden, reagieren sie gereizt und mit überschießenden Reaktionen, wodurch ebenfalls keine effektive Verhaltenssteuerung möglich ist.

Petermann (1995) führt die in folgender Übersicht zusammengestellten Faktoren elterlichen Erziehungsverhaltens an, die bei der Entwicklung von aggressiven Verhaltensstörungen eine Rolle spielen.

Für die Entwicklung aggressiver Verhaltensstörungen bedeutsames elterliches Erziehungsverhalten

1. Eltern aggressiver Kinder stellen zu viele oder zu wenige soziale Regeln auf.

▼

2. Sie achten nicht konsequent auf die Einhaltung der Regeln.
3. Sie liefern selbst ein Modell für aggressives Verhalten.
4. Sie dulden stillschweigend dieses Verhalten.
5. Sie verstärken das aggressive Verhalten, indem sie ihren Kindern nach aggressivem Verhalten Aufmerksamkeit schenken (positive Verstärkung) oder sie von unangenehmen Aufgaben befreien (negative Verstärkung).

Einflüsse der Peergroup

Sozialverhaltensgestörte Kinder und Jugendliche fühlen sich geradezu magisch von anderen Kindern und Jugendlichen angezogen, die ähnliche Verhaltensprobleme aufweisen wie sie selbst. Aufgrund ihrer Unberechenbarkeit und Unbeherrschtheit werden aggressive Kinder häufig von der Teilnahme an eher prosozial orientierten Gruppen Gleichaltriger ausgeschlossen. Als Folge davon wenden sie sich (falls sie nicht der Untergruppe mit fehlenden sozialen Bindungen angehören und alleine bleiben) anderen Kindern oder Jugendlichen zu, die ebenfalls Schwierigkeiten in der Interaktion mit ihrer Umwelt haben (in der Untersuchung von Glueck u. Glueck 1950, hatten 98% aller Delinquenten, aber nur 8% der Nichtdelinquenten auch delinquente Freunde). Auf diese Weise werden sie der Möglichkeit beraubt, prosoziale Lernerfahrungen zu machen, und lernen stattdessen, durch Gewaltanwendung bis hin zur körperlichen Aggression ihre Ziele durchzusetzen (Frick 1998).

! Die wechselseitige Verstärkung antisozialen Verhaltens durch den Einfluss von Peergroups ist vor allem bei dissozialen Jugendlichen mit spätem Beginn und weniger schweren Straftaten (wie Diebstählen oder Vandalismus) zu finden.

Wenn sie im frühen Erwachsenenalter in eine Lebenssituation kommen, in der antisoziales Verhalten durch die Umgebung nicht mehr verstärkt, sondern geächtet wird, verliert sich häufig das offen sichtbare dissoziale Verhalten (was sich in allen kriminalpolizeilichen Statistiken durch einen kontinuierlichen Rückgang der Straftaten ab dem frühen Erwachsenenalter ausdrückt). Es bleibt jedoch fraglich, ob dies mit einer Gesundung der defizitären intrapsychischen Strukturen einhergeht.

Soziologische Einflussfaktoren

Extrafamiliäre gesellschaftliche Faktoren sind oft mit dem Auftreten von Aggression und Delinquenz in Verbindung gebracht worden und stellen seit den 70er Jahren eines der zentralen Paradigmen zur Erklärung dissozialen Verhaltens dar. Auch wenn neuere Forschungsergebnisse zunehmend biologischen und psychobiologischen Variablen eine wesentliche Bedeutung zumessen, darf dies nicht dazu führen, den hohen Stellenwert auch extrafamiliärer Einflussfaktoren in der Genese von Sozialverhaltensstörungen zu übersehen.

Medien

Der Einfluss von Medien wie Fernsehen, Video- oder Computerspielen auf aggressives Verhalten wird seit langem kontrovers diskutiert. Häufig wurde in Anlehnung an die Ausführung von Dollard et al. (1939) der Darstellung von aggressivem Verhalten ein kathartischer Effekt zugeschrieben, der sich jedoch weder in experimentellen Untersuchungen noch in Verhaltensbeobachtungen bestätigen ließ. Im Gegensatz zu den Vorhersagen der Katharsishypothese zeigte sich eher der gegenteilige Effekt: Nach der Beobachtung von aggressiven Filmen kam es zu einem Anstieg von aggressiven Verhaltensweisen.

Paik u. Comstock (1994) ziehen aus einer Metaanalyse von 217 Studien, die in den Jahren 1957–1990 zum Zusammenhang von Konsum gewalttätiger Fernsehsendungen und aggressivem Verhalten durchgeführt worden waren, die Schlussfolgerung, dass dieser Zusammenhang als gesichert angesehen werden kann. Den gleichen Schluss zieht auch Mummendey (1996) aus einer Metaanalyse von über 1000 Studien zu diesem Thema.

! Gewaltdarstellungen im Fernsehen haben sowohl kurzfristig wie auch langfristig verstärkende Auswirkungen auf das aggressive Verhalten der Zuschauer.

Centerwall (1992) verglich in seiner Studie die Entwicklung der Tötungsraten zwischen 1945 und 1975 innerhalb der weißen Bevölkerung der USA und Kanada mit derjenigen von Südafrika, wo aus politischen Gründen bis zum Jahr 1975 Fernsehen vollständig verboten war (im Gegensatz zu anderen Medien wie Radio, Zeitung, Büchern oder Kino). In den USA und Kanada kam es in diesem Zeitraum zu einem Anstieg der Mordraten um 93% (bzw. 92%) mit einem steilen Anstieg der Zahlen 10–15 Jahre nach Einführung des Fernsehens, während im gleichen Zeitraum die Mordrate unter den weißen Bewohnern Südafrikas um 7% abnahm. (Eine Analyse möglicher konfundierender Variablen wie Grad der Urbanisierung, ökonomische Bedingungen, Alkoholkonsum, Bestrafung für Kapitalverbrechen oder Zugang zu Schusswaffen konnte die Unterschiede nicht erklären.) 1987, 12 Jahre nach Einführung des Fernsehens in Südafrika, hatte sich die Mordrate im Vergleich zu 1974 um 130% erhöht.

In einer Längsschnittstudie über 22 Jahre (Eron 1995) konnte bei Mittelschichtskindern eine direkte positive Korrelation zwischen dem Ausmaß des Fernsehkonsum gewalttätiger Darstellungen und späterem aggressivem und antisozialem Verhalten gezeigt werden. Untersuchungen in einer kanadischen Kleinstadt (Joy et al. 1986), in der Fernsehen erst 1973 eingeführt wurde, zeigten, dass innerhalb von 2 Jahren aggressive Verhaltensweisen unter den

Grundschülern um 160% zunahmen. In zwei vergleichbaren Kleinstädten, in denen es zum damaligen Zeitpunkt schon längere Zeit Fernsehen gab, wurde im gleichen Zeitraum kein weiterer Anstieg verzeichnet.

Von Grossmann u. DeGaetano (1999) wird ausführlich dargestellt, welche Auswirkungen der Konsum von Gewaltdarstellungen in Fernsehen, Kinofilmen oder Videospielen auf Kinder und Jugendliche hat. Besonders interaktive Videospiele mit gewalttätigem Inhalt sind als besonders problematisch anzusehen, da seit langem bekannt ist, dass der Lerneffekt aus der passiven Beobachtung eines Geschehens deutlich geringer ist als der Lerneffekt, der sich aus der aktiven Beteiligung an diesem Geschehen ergibt. Mit zunehmender Weiterentwicklung der technischen Möglichkeiten nähert sich die virtuelle Realität des Computerspiels immer mehr der tatsächlichen Realität an, sodass moderne Computerspiele mit gewalttätigem Inhalt immer mehr den Simulatoren ähneln, die von Armeen zur effektiven Ausbildung ihrer Soldaten (d. h. zur Vorbereitung auf Tötungshandlungen im Rahmen von Gefechtssituationen) verwendet werden (Grossmann u. DeGaetano 1999).

Eine aktuelle Metanalyse von Anderson u. Bushman (2001) zu den Effekten von gewalttätigen Videospielen auf aggressives Verhalten kommt zu eindeutigen Schlussfolgerungen. Experimentelle und nichtexperimentelle Studien bei männlichen und weiblichen Probanden in Laborsettings und natürlichen Umgebungen zeigen einhellig, dass bei Kindern, Jugendlichen und jungen Erwachsenen der Konsum von gewalttätigen Videospielen aggressives Verhalten und aggressionsbezogene Gedanken und Gefühle verstärkt.

! Es ist davon auszugehen, dass ein exzessiver Konsum von Gewaltdarstellungen in Fernsehen oder Videospielen die Schwelle für aggressives Verhalten senkt, dass aber letzlich Unterschiede in der psychischen Struktur der Kinder und Jugendlichen und situative Faktoren darüber entscheiden, ob dieser Konsum in der Folge zu realem gewalttätigem Verhalten führt oder nicht.

Armut und Benachteiligung

Armut und damit assoziierte Probleme wie z. B. große Familien oder schlechte Wohnverhältnisse werden von Farrington (1995) und Fergusson u. Lynsky (1996) als wesentliche Risikofaktoren zur Vorhersage dissozialen oder delinquenten Verhaltens beschrieben.

! In der Klassifikation abnormer psychosozialer Lebensumstände wird Armut dann als Risikofaktor für die psychische Entwicklung von Kindern angesehen, wenn direkte Auswirkungen auf die Kinder zu erkennen sind.

Dies ist dann der Fall, wenn durch die Armut der Familie für die Kinder demütigende oder beschämende Situationen entstehen (z. B. aus finanziellen Gründen nicht an Klassenfahrten teilnehmen können) und es gehäuft zu akuten beängstigenden Erlebnissen oder psychosozialer Gefährdung kommt (z. B. durch Leben in Wohnvierteln mit hoher Gewalt- oder Drogenkriminalität). Arme Menschen leben häufiger in einer gewalttätigen Umgebung wie z. B. den Slums oder Trabantensiedlungen von Großstädten. Kinder und Jugendliche, die in solchen Umgebungen aufwachsen, richten ihre Problemlösestrategien an dem gewalttätigen Verhalten ihrer Umgebung aus und internalisieren Gewalt als wesentliche Überlebensstrategie in einer feindlichen Umgebung und somit akzeptables Mittel zur Lösung von Konflikten.

Durch das in den westlichen Industriegesellschaften (und seit neuerem auch in den osteuropäischen Ländern) zu beobachtende Auseinanderdriften der sozialen Klassen kann es auch bei ausreichender materieller Absicherung zum Phänomen der »relativen Deprivation« (Bierhoff u. Wagner 1998) kommen (eine Person fühlt sich schlechter gestellt als andere Personen in ihrer Umgebung). Aus der Einschätzung relativer Deprivation entsteht ein Gefühl der Benachteiligung, das aggressives Verhalten (vor allem Intergruppen-Aggressionen) wahrscheinlicher macht.

31.6.3 Defizite in der psychischen Struktur

Bindung

Bindung beschreibt eine besondere Art von sozialer Beziehung, in der die Beteiligten durch Gefühle miteinander verbunden sind. Das Bindungssystem liefert das Umfeld, in dem Säuglinge ihre Gefühle zu regulieren lernen. Bindungsstörungen können so zu Problemen in der Affektregulation führen, wodurch impulsives oder enthemmtes Verhalten verstärkt werden kann. Untersuchungen an nicht menschlichen Primaten zeigen, dass z. B. Rhesusaffen, die zu einem frühen Zeitpunkt ihrer Entwicklung von ihren Müttern getrennt wurden, mit größerer Wahrscheinlichkeit aggressives Verhalten entwickeln, das weniger vorhersehbar ist, häufiger auftaucht und länger anhält.

! Bindungsprozesse haben Auswirkung auf die Entwicklung von wesentlichen prosozialen Fähigkeiten wie Moral, Empathie, Fürsorge und dem Gefühl der Verpflichtung gegenüber anderen. Falls diese Fähigkeiten beeinträchtigt sind, kann es vor allem in der Adoleszenz, in welcher der elterliche Einfluss deutlich geringer wird und die Peergroup an Bedeutung gewinnt, zu einer massiven Zunahme von dissozialen Verhaltensweisen kommen, da keine hemmenden intrapsychischen Funktionen entwickelt werden konnten (Fonagy 1998).

Fonagy (1998), Greenberg et al. (1993) und Waters et al. (1993) beschreiben Zusammenhänge zwischen Bindungsstatus und externalisierendem Verhalten, wobei diese Beziehungen für Jungen deutlich stärker ausgeprägt zu sein scheinen als für Mädchen. Während unsicher gebundene Mädchen als überangepasst eingeschätzt werden, zeigen unsicher gebundene Jungen aggressives und unkooperatives Verhalten. Kinder mit sicherer Bindung zeigen dagegen signifikant weniger Störungen der Impulskontrolle, Konzentrationsstörungen und Feindseligkeit (Suess 1992).

In der High-risk-Studie »Minnesota Mother-Child Project« wurden Kinder von jungen allein erziehenden Müttern von der Geburt bis zur Adoleszenz kontinuierlich untersucht (Urban et al. 1991). Das Bindungsverhalten der Kinder wurde sowohl mit 12 als auch mit 18 Monaten erfasst. Über den gesamten Entwicklungsverlauf hinweg zeigten unsicher gebundene Kinder neben signifikant schlechteren Beziehungen zu Gleichaltrigen und verstärkter Depressivität auch mehr aggressives Verhalten.

Vor allem der neu in die Bindungsforschung eingeführte Typus der desorganisierten Bindungsqualität scheint einen engen Zusammenhang zu impulsiv-aggressivem Verhalten im Kindes- und Jugendalter zu haben. So fanden Lyons-Ruth et al. (1993) in einer Längsschnittuntersuchung, dass 71% der 5-jährigen Kinder, die in der Vorschule durch feindselig-aggressives Verhalten auffielen, im Alter von 18 Monaten in ihrer Bindungsqualität als desorganisiert klassifiziert worden waren. (Diese Bindungsqualität haben ansonsten nur ca. 10–15% aller Kinder.) Die im Alter von 18 Monaten erfasste Bindungsqualität zeigte sich in dieser Studie als stärkster einzelner Prädiktor für feindselig-aggressives Verhalten in der Vorschulklasse.

Von Bedeutung scheint auch die Bindungsfähigkeit der primären Bezugspersonen zu sein. Constantino (1996) verglich den mit dem »Adult Attachment Interview« (AAI) erfassten Bindungsstatus der Mütter von 10 überdurchschnittlich aggressiven Kindern mit dem der Mütter von 10 nach Alter, Geschlecht und Rasse parallelisierten wenig aggressiven Kontrollkindern. Alle aggressiven Kinder hatten Mütter, die im AAI als unsicher gebunden eingeschätzt wurden, während dies bei der Kontrollgruppe nur bei einer Mutter der Fall war.

Empathiedefizit

Unter Empathie ist das Sicheinfühlenkönnen in den seelischen Zustand einer anderen Person zu verstehen, wodurch die eigene Gefühlslage derjenigen der anderen Person entspricht. Abzugrenzen davon ist die Fähigkeit zur emotionalen Perspektivenübernahme, bei der Gefühle anderer Menschen kognitiv erschlossen werden.

! Vielfältige Untersuchungen bei Kindern, Jugendlichen und Erwachsenen mit dissozialem oder delinquentem Verhalten belegen immer wieder tiefgreifende Defizite in der Fähigkeit zur Empathie.

Besonders extrem ausgeprägt ist dieses Defizit bei Kindern und Jugendlichen mit instrumentell-dissozialem Verhalten und psychopathischen Wesenszügen. Nach den Untersuchungen von Christian et al. (1997) trifft dies für ca. 25% der Kinder mit frühem Beginn der Sozialverhaltensstörung zu, die sich durch mangelnde Schuldgefühle, Fehlen von Empathie sowie niedrige Emotionalität auszeichnen. Nach neueren Erkenntnissen scheinen funktionierende Strukturen im Bereich des rechten Orbitofrontalhirns notwendige Voraussetzungen zur Entwicklung von Empathie und Gewissen zu sein (aber sicher keine hinreichenden Bedingungen).

Vor dem Hintergrund einer stabilen Bindung können Kinder in der Interaktion mit primären Bezugspersonen die Grundlagen für einfühlendes Verstehen und Gewissensbildung entwickeln. Da der Entwicklungshintergrund der sozialverhaltensgestörten Kinder jedoch häufig durch wenig einfühlsame Erwachsene und gestörte Bindungen charakterisiert ist, verwundern die Defizite in Empathie und Gewissensbildung nicht. Darüber hinaus scheinen auch die temperamentsmäßigen Grundlagen dieser Kinder eine bedeutende Rolle zu spielen. Durch mangelnde Fähigkeit zur Verhaltenshemmung und geringe Angst vor gefährlichen Situationen oder Bestrafung reagieren sie weniger auf Strafandrohungen ihrer Eltern und lassen sich auch nicht dadurch von ihren verbotenen Handlungen abbringen, dass ihre Eltern deswegen betroffen oder traurig werden könnten (Kochanska et al. 1994).

Unzureichende Gewissensbildung

Der Aufbau von Aggressionshemmung (Erwerb von Kontrolle über aggressive Impulse) gilt als eins der wesentlichen Merkmale der Ich-Reifung in der Entwicklung der Persönlichkeit. Das gehäufte Auftreten von aggressivem Verhalten kann als Folge einer gestörten Balance zwischen aggressionsfördernden und aggressionshemmenden Prozessen gesehen werden, da bei einer gesunden Entwicklung Hemmungsmechanismen das direkte Umsetzen von aggressiven Impulsen verhindern. Solche Hemmungsprozesse können sowohl psychischer als auch somatischer Art sein. Zu den psychischen Hemmungsprozessen zählen neben Furcht auch internalisierte Normen, Gewissensbisse und Schuldgefühle. Eine Aggressionshemmung basiert auf negativen Erwartungen und Einstellungen bezüglich der Folgen, die bei Ausübung aggressiven Verhaltens entstehen. Wenn solch ein Verhalten gehemmt werden kann, auch wenn nicht sofortige negative Konsequenzen zu erwarten sind, ist es zu einer Ausbildung von Gewissensstrukturen gekommen. Eine gute Entwicklung von Gewissensstrukturen (Schuldgefühle bei Fehlern, aktiver Versuch der Wiedergutmachung, Internalisierung von Gesetzen und Regeln) ist verbunden mit niedriger Impulsivität und einem hohen Ausmaß an Verhaltenskontrolle (Kochanska et al. 1994).

Eine unreife oder fehlende Gewissensbildung (»Überich-Pathologie«) stellt eines der zentralen Merkmale von dissozialen und delinquenten Jugendliche dar.

Wiesnet u. Gareis (1976) berichten, dass in einer Gruppe von jugendlichen und heranwachsenden Straftätern, die in den ersten drei Lebensjahren nicht bei einer festen Bezugsperson gelebt hatten, von 58% erklärt wurde, dass sie bei früheren Taten, die von der Umwelt als schlecht angesehen wurden, noch nie ein schlechtes Gewissen gespürt hatten. Delinquente Jugendliche haben im Verlauf ihrer Entwicklung keine ausreichenden Fähigkeiten zur Verhaltenshemmung und Selbstbeherrschung (Verantwortungsbewusstsein, Berücksichtigung anderer, Impulskontrolle und Fähigkeit zur Unterdrückung von Aggressionen; Feldman u. Weinberger 1994) entwickeln können.

Attributionsfehler

Für die Auslösung von reaktiv-aggressivem Verhalten ist es von größerer Bedeutung, welche Intention einem Aggressor zugeschrieben wird, auf dessen Verhalten man reagiert, als z. B. der tatsächlich zugefügte Schmerz. Zwischen einen unangenehmen Reiz und der Reaktion ist also ein kognitiver Prozess geschaltet, in dem bewertet (attribuiert) wird, ob ein Schaden absichtlich oder unabsichtlich zugefügt wird. Solche Attribuierungsprozesse sind schon bei Kindern im Alter von 4–6 Jahren nachweisbar (Stadler et al. 1997). Aggressive und impulsive Kinder und Jugendliche verarbeiten weniger Hinweisreize bei der Bewertung einer Situation und legen ihr Augenmerk dabei bevorzugt auf als provozierend erlebte Hinweisreize (Dodge et al. 1990). Sie beurteilen von daher auch eine ihnen unabsichtlich zugefügte Schädigung eher als absichtlich oder feindselig. Eine solche Attributionsverzerrung kann die Folge von chronischen Gewalterfahrungen in der Vorgeschichte sein, durch die diese Kinder in einer Generalisierung ihrer schlechten Erfahrungen Menschen in ihrer Umgebung als ihnen gegenüber feindselig eingestellt erleben (Frick 1998).

31.6.4 Situative Einflussfaktoren

Die vorangegangenen Ausführungen haben gezeigt, dass es eine Vielzahl von dispositionalen und Umweltfaktoren gibt, die die Wahrscheinlichkeit deutlich erhöhen, dass ein Mensch in verschiedenen Situationen aggressiv reagiert. Ob eine Aggressionsbereitschaft persistierend und situationsübergreifend ist, ist bedeutsam für die Einschätzung des Schweregrads einer aggressiven oder dissozialen Verhaltensstörung. Aus forensischen Untersuchungen ist jedoch auch bekannt, dass besonders gravierende Gewalttaten zu einem nicht unerheblichen Teil von Menschen verübt werden, die in ihrer Vorgeschichte nicht durch aggressives Verhalten aufgefallen waren (Lempp 1970).

Schwerwiegende Aggressionen können auch aus spezifischen Situationen heraus entstehen, die für den Aggressor und sein Opfer eine individuelle Bedeutung haben, die dann nur aus der jeweiligen Lebensgeschichte nachvollziehbar sind.

Bierhoff u. Wagner (1998) beschreiben ein Prozessmodell aggressiven Verhaltens, in dem Aggression durch das Zusammenwirken von situativen Auslösern und Hintergrundvariablen (biologische und soziologische Variablen und Persönlichkeitsmerkmale wie Temperament oder Impulsivität) erklärt wird. Zu den situativen Auslösern zählen sie Normverletzungen, Frustrationen, Beleidigungen, interpersonelle Konflikte und Stressoren wie Hitze, Lärm oder Schmerz.

Zusätzlich sind auch aktueller Alkohol- oder Drogeneinfluss zu den situativen Auslösern zu zählen, wobei Alkohol die am häufigsten mit Aggression assoziierte psychoaktive Substanz ist. Solche Einflüsse können so-

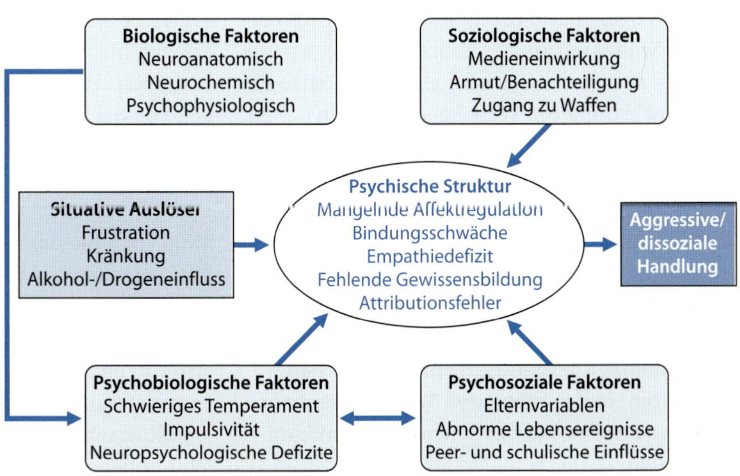

Abb. 31.2. Ätiologie aggressiver und dissozialer Verhaltensstörungen

wohl direkte aggressionssteigernde Auswirkungen haben (z. B. Konsum von Crack) oder indirekt wirken über eine Schwächung verhaltenshemmender Prozesse.

Abbildung 31.2 gibt noch einmal einen zusammenfassenden Überblick zur Ätiologie aggressiver und dissozialer Verhaltenstörungen.

31.7 Behandlung

31.7.1 Prävention

Aus der Erkenntnis, dass gerade die früh beginnenden Störungen des Sozialverhaltens eine besonders problematische Langzeitprognose aufweisen, ergibt sich notwendigerweise die Forderung, präventive Massnahmen möglichst früh zu beginnen. Primäre Prävention kann dabei schon vor der Geburt der Kinder beginnen, in dem z. B. schwangere Frauen mit problematischem sozialen Hintergrund (jung, allein erziehend, psychische Probleme, ausgeprägter Nikotin-, Alkohol- oder Drogenabusus) beraten werden, um ihnen die Folgen ihrer Verhaltensweisen für das ungeborene Kind zu verdeutlichen und sie in ihrer Erziehungskompetenz zu stärken.

Als präventive Maßnahme kann ebenfalls die Beratung von Familien mit sog. Schreibabys gesehen werden, die durch ihr schwieriges Temperament ein hohes Risiko haben, von ihren Eltern misshandelt zu werden. In diesen Familien kommt es ohne Unterstützung von außen oft zu tiefgreifenden Beziehungsstörungen zwischen Eltern und Kind, die dann auch nach Abklingen des Schreiens zu langfristig schädlichen Auswirkungen auf die Entwicklung der Kinder führen.

! Früh einsetzende präventive Maßnahmen zur Verhinderung von aggressiven und dissozialen Störungen sind vor allem auf das elterliche Erziehungsverhalten als zentralem Risikofaktor zugeschnitten.

Erfolgreiche Prävention setzt einerseits voraus, dass mit Hilfe eines Screeningverfahrens mit ausreichend hoher Sensitivität und Spezifität z. B. schon im Kindergartenalter diejenigen Kinder bestimmt werden, die bereits frühe Verhaltensstörungen aufweisen oder ein hohes Risiko für die spätere Entwicklung von Verhaltensstörungen haben. Andererseits können solche präventiven Maßnahmen aber nur erfolgreich sein, wenn die Eltern dieser Kinder mit hohem Risiko ausreichend motiviert sind, an Beratungen oder Elterntrainings regelmäßig teilzunehmen. Dies ist gerade bei dem oft schwierigen familiären Hintergrund von aggressiven Kindern häufig nicht der Fall.

! Eine eher auf das Kind zentrierte präventive Maßnahme besteht in der adäquaten Behandlung einer komorbiden oder vorher bestehenden hyperkinetischen Störung.

Wegen der hohen Bedeutung impulsiver Verhaltensweisen für die spätere Entwicklung von delinquentem Verhalten kann somit bei entsprechender Indikation auch eine Stimulanzienbehandlung als präventive Maßnahme zur Verhinderung schwerwiegender aggressiver und dissozialer Entwicklung angesehen werden.

31.7.2 Allgemeine Behandlungsrichtlinien bei dissozialen Störungen

Multimodale Therapie. Wegen der multifaktoriellen Genese und der hohen Stabilität von aggressiven und dissozialen Verhaltensstörungen kann letztendlich nur eine multimodale Therapie erfolgversprechend sein, die sowohl kindzentriert wie auch eltern- und umgebungszentriert (Schule, Peergroup) ist. Je schwerer die Störung ausgeprägt ist desto eher müssen verschiedene Behandlungsansätze kombiniert werden, die z. B. pädagogische Maßnahmen, Psychotherapie, Pharmakotherapie, Elternberatung und Schulberatung umfassen sollten. Es gibt keinen empirischen Beleg dafür, dass auf einzelne Maßnahmen beschränkte Interventionen bei schweren Störungen des Sozialverhaltens erfolgreich sind.

Behandlung komorbider Störungen. Wenn komorbide Störungen voranden sind, müssen diese ebenfalls Ziel der Interventionen sein. Es ist notwendig, gleichzeitig auf verschiedenen Ebenen anzusetzen. Begleitende hyperkinetische, depressive oder Angststörungen müssen entsprechend den jeweiligen Behandlungsrichtlinien mit geeigneten Therapiemaßnahmen (Psychotherapie, Verhaltenstherapie, Pharmakotherapie) angegangen werden. Teilleistungsstörungen oder allgemeine Schulleistungsstörungen erfordern spezifische Förderprogramme oder Schulwechsel.

Einsatz positiver Verstärker. Kinder und Jugendliche mit Störungen des Sozialverhaltens reagieren physiologisch und emotional deutlich weniger auf die Ankündigung aversiver Konsequenzen als andere Kinder. Strafandrohungen für unangemessenes Verhalten führen von daher in der Regel weniger zu erwünschten Verhaltensänderungen wie Belohnungen für prosoziales Verhalten. Verstärkerpläne sind gerade bei dissozialen Kindern häufig sehr hilfreich.

Möglichkeiten der stationären Therapie. Die Möglichkeiten stationärer Therapie sollten nicht überschätzt werden. Da es sich bei Störungen des Sozialverhaltens um eher chronische Störungen handelt, kann nur eine lang dauernde Behandlung auch langfristige Erfolge bringen. Nach einem stationären Aufenthalt sind weitere ambulante Behandlungsmaßnahmen unter Einschluss des sozialen Umfelds notwendig. Falls sich keine grundlegenden Veränderungen im elterlichen Erziehungsverhalten erzielen lassen, sollte vor allem bei schwer ausgeprägten Störungen des Sozialverhaltens nicht zu lange mit einer langfristigen stationären Jugendhilfemaßnahme gewartet werden.

Aufbau von tragfähigen Beziehungen. Wegen der häufig zu beobachtenden Bindungsstörungen ist der Aufbau von kontinuierlichen und tragfähigen Beziehungen, die zusätzlich kontingente pädagogische Maßnahmen ermöglichen, von hoher Bedeutung. Da solche kontinuierlichen Beziehungen im vollstationären Bereich wegen der Schichtwechsel nicht leicht zu realisieren sind (Wechsel in die Nachtschicht oder Wochenendarbeit mit anschließenden Freitagen führen immer wieder zu Unterbrechungen in der Betreuung), sind vor allem bei jüngeren Kindern tagesklinische Konzepte sinnvoll, die neben der kontinuierlichen Beziehungserfahrung durch die stärkere Einbindung der Eltern auch den Transfer in den häuslichen Bereich erleichtern.

Vorgabe klarer Strukturen. Offene und freiwillige Behandlungskonzepte setzen ein Mindestmaß an funktionierender psychischer Struktur voraus. Wenn keine ausreichende innere Struktur vorhanden ist, braucht es klare äußere Strukturen, damit sich innere Strukturen (Verantwortungsgefühl, Gewissen, Empathie, Steuerungsfähigkeit) bilden können. Vorübergehende geschlossene Unterbringung im Sinne einer intensivtherapeutischen Maßnahme kann deshalb für manche Kinder und Jugendliche mit aggressivem und dissozialem Verhalten eine Chance bedeuten. Wichtig sind dazu empirisch abgesicherte (und ständig überprüfte) Behandlungskonzepte, die nur sehr restriktiv eingesetzt werden sollten, damit sie nicht als ordnungspolitische Maßnahme missbraucht werden (Fegert 2001).

Supervision. Pädagogische und therapeutische Arbeit mit aggressiven und dissozialen Kindern und Jugendlichen ist außerordentlich belastend. Deshalb ist kontinuierliche Supervision dringend erforderlich. Bei nicht ausreichender Reflexion des Geschehens können ansonsten aggressive Gegenübertragungen leicht zur Entwicklung eines untherapeutischen Strafregimes führen, das den therapeutischen Prozess behindert oder sogar unmöglich macht.

31.7.3 Spezifische Behandlungskonzepte

Evaluierte Programme zur Behandlung von dissozialen Störungen liegen vor allem aus dem verhaltenstherapeutischen Bereich vor, wobei sich in einer Metaanalyse von Brestan u. Eyberg (1998) vor allem die Elterntrainings von Webster-Stratton sowie von Patterson erfolgreich zeigten. Für Kinder mit externalisierenden Störungen im Vorschul- und Grundschulalter wurde von Döpfner et al. (1998) in Anlehnung an diese bewährten amerikanischen Therapieverfahren das »Therapieprogramm für Kinder mit hyperkinetischem und oppositionellem Verhalten« (THOP) entwickelt.

Ein erfolgversprechendes Therapieprogramm für schwerwiegende aggressive und delinquente Störungen (»Multisystemic Treatment Approach«), für dessen Wirksamkeit es inzwischen auch empirische Belege gibt, wurde von Henggeler und Borduin vorgestellt (Henggeler et al. 1998). In diesem Ansatz werden die dissozialen Jugendlichen in ihrer gewohnten Umgebung behandelt, wobei neben (eher wenigen) individuumzentrierten Maßnahmen vor allem Interventionen in den Familien sowie Interventionen in der täglichen Lebenswelt der Jugendlichen (Peergroup, Schule, Lehrstelle) im Sinne eines »case management« durchgeführt werden.

Ein interessanter differenzieller Therapieansatz für Kinder und Jugendliche mit verschiedenen Unterformen von dissozialen Störungen wird von Dutschmann (2000) beschrieben. Unterschieden wird in Behandlungsverfahren für instrumentell-aggressives Verhalten (»instrumenteller Typ«), durch Erregung oder Emotionen hervorgerufenes aggressives Verhalten (»Emotionstyp«) und durch hohe Erregung hervorgerufenes ungesteuert-aggressives Verhalten (»Erregungstyp«). Eine Evaluation dieser Therapieansätze steht noch aus.

Behandlungsmaßnahmen bei instrumentell-dissozialem Verhalten

Instrumentell geprägtes dissoziales Verhalten dient in erster Linie dem Erreichen von materiellen oder immateriellen Vorteilen, wie sie sich z. B. in der Ausübung von Macht, der Einschüchterung anderer oder der Verbreitung von Angst und Schrecken ausdrücken können. Andere Menschen werden benutzt zur Erreichung eigener Interessen, wobei manipulatives Verhalten durch vordergründigen Charme maskiert sein kann. Kernberg et al. (2000) weisen auf die außerordentliche Fähigkeit antisozialer Kinder hin, die Absichten und Gedanken des Gegenüber zu erraten, sodass sie zum Teil in der Lage sind, vorübergehend eine Rollenumkehr im diagnostischen oder therapeutischen Prozess zu erreichen.

Das zentrale intrapsychische Defizit dieser Kinder und Jugendlichen besteht im Fehlen von Gewissenstrukturen und dem damit einhergehenden Fehlen von Scham- und Schuldgefühlen sowie mangelnder Empathie. Eine emotionale Beteiligung (Weinen, Traurigkeit) tritt auf bei der Wahrnehmung eigenen Leidens, aber in der Regel nicht beim Leiden anderer.

Solche Kinder und Jugendlichen haben Schwierigkeiten, aus Fehlschlägen zu lernen, und Strafandrohungen haben deutlich weniger verhaltenssteuernde Funktionen als Belohnungsanreize. Die Integrität des eigenen Körpers ist häufig ebenso wenig von Bedeutung wie die Integrität des Körpers von anderen, sodass neben fremdaggressivem Verhalten auch gehäuft autoaggressive Verhaltensweisen bis hin zum Suizid zu finden sind.

! Obwohl es sich bei instrumentell-dissozialem Verhalten um eine sehr schwerwiegende und tiefgreifende psychische Störung handelt, sollte die Indikation für eine stationäre kinderpsychiatrische Behandlung nur sehr restriktiv gestellt werden, da diese Kinder und Jugendlichen häufig mit ihrem antisozialen Verhalten Mitpatienten schädigen und in ihrer therapeutischen Entwicklung beeinträchtigen.

Sinnvoller und erfolgversprechender sind langfristig angelegte Jugendhilfemaßnahmen mit begleitender ambulanter Behandlung, um neue, von den bisherigen dysfunktionalen Beziehungsmustern abweichende Beziehungserfahrungen machen zu können. Verbesserung der Bindungsfähigkeit, Förderung der Gewissensbildung und emotionale Nachreifung sollten angestrebt werden.

Pharmakotherapeutische Maßnahmen sind in der Regel nicht indiziert und wenig erfolgversprechend für die Kernsymptome dieses Störungsbilds. Bei komorbiden Störungen können medikamentöse Behandlungsversuche jedoch hilfreich sein.

Behandlungsmaßnahmen bei impulsiv-aggressivem Verhalten

Kinder und Jugendliche mit impulsiv-aggressiven Störungen handeln sich durch ihr Verhalten häufig Nachteile und Ablehnung ein. Durch die lang anhaltende Erfahrung von negativen Reaktionen der Umgebung ist das Selbstwertgefühl häufig deutlich beeinträchtigt.

! Ziel der Behandlung muss sein, den Kreislauf negativer Erfahrungen zu durchbrechen.

Im Rahmen von stationären Behandlungen sollte den Kindern die Möglichkeit gegeben werden, Spannungs- und Erregungszustände rechtzeitig vor dem Zeitpunkt der Eskalation wahrzunehmen und zunehmend eigenständig zu regulieren. Dazu benötigen sie eine beruhigende Atmosphäre und ein Gefühl von Sicherheit und Beständigkeit in den Reaktionen ihrer Umgebung, das sie aus ihren früheren Beziehungserfahrungen häufig nicht kennen. Attributionsfehler im Sinne von »die anderen sind immer gegen mich und wollen mir etwas antun« müssen ebenso Ziel der Behandlung sein wie mangelnde soziale Kompetenzen und Problemlösedefizite. Zentral ist die Einbeziehung der Eltern in die Behandlung, um eine Änderung des häufig sehr impulsiven, abrupten und affektiv aufgeladenen Erziehungsstils zu bewirken.

Medikamentöse Behandlungsstrategien (s. unten) kommt bei dieser Form des dissozialen Verhaltens eine sehr wichtige Funktion zu.

Behandlungsmaßnahmen bei ängstlich-aggressivem Verhalten

Aggressionen sind bei diesem Subtyp in der Regel verbunden mit höchster emotionaler Erregung, wobei im Gegensatz zu den anderen Formen von Störungen des Sozialverhaltens nach Aggressionsdurchbrüchen sehr viel häufiger Scham- und Schuldgefühle zu finden sind. Fremd- und selbstdestruktives Verhalten sind oft miteinander kombiniert. In der Vorgeschichte sind gehäuft multiple und schwerwiegende Traumatisierungen zu finden, zu denen die Patienten selbst oft keinen Zugang haben.

! Es ist sehr wichtig, ein Verständnis für die Entstehungsgeschichte der Störungen zu gewinnen, um traumatische Reinszenierungen erkennen und überwinden zu können (Streek-Fischer 2000).

Ansonsten kann es immer wieder zu Situationen kommen, in denen die Patienten aufgrund gefährlicher selbst- oder fremdaggressiver Handlungen die Stationsmitarbeiter dazu zwingen, sie durch Festhalten, Fixierung oder medikamentöse Interventionen zu überwältigen, wodurch es zu erneuten Traumatisierungen und schließlich auch zum Beziehungsabbruch durch Beendigung der Behandlung kommen kann.

Da die Fähigkeit zur Regulation von Affekten gestört ist, kommt es immer wieder zu unerträglichen Spannungszuständen, die sich in selbst- oder fremdaggressivem Verhalten entladen.

! Hilfreich sind tragfähige und haltende Beziehungen sowie das Gefühl, dass das stationäre Milieu einen sicheren Ort darstellt, der anders als in den früheren Lebensumwelten der Kinder Schutz gegen Gefahren bietet.

Auch wenn systematische Evaluationen noch ausstehen, gibt es vielfältige klinische Hinweise dafür, dass tiefenpsychologische Behandlungsansätze bei dieser Form aggressiven Verhaltens wichtig sind.

Pharmakotherapeutische Behandlungskonzepte

Verdeckt-dissoziale oder delinquente Verhaltensweisen wie Lügen, Stehlen, Erpressung o. Ä. können medikamentös nicht beeinflusst werden. Die Hauptzielrichtung dieses Ansatzes liegt von daher vor allem beim impulsiv-aggressiven Verhalten. Die Wirksamkeit von Stimulanzien bei der Reduktion von aggressiven Verhaltensweisen ist inzwischen gut belegt (Connor et al. 2002), bezieht sich aber vor allem auf aggressives Verhalten, das im Rahmen einer hyperkinetischen Störung auftritt. Je ausgeprägter die Störungen des Sozialverhaltens sind, desto geringer ist der Effekt von Stimulanzien auf die Reduktion von offen-aggressivem Verhalten.

Lithium hat sich wiederholt als wirksam zur Behandlung von aggressiven Verhaltensstörungen gezeigt, jedoch setzt die Behandlung mit dieser Substanz wegen der geringen therapeutischen Breite eine hohe Compliance voraus, die bei Kindern und Jugendlichen mit Störungen des Sozialverhaltens in der Regel nicht gegeben ist. Valproinsäurederivate scheinen wirksam in der Behandlung von intermittierend-explosivem Verhalten zu sein, und auch andere Antikonvulsiva wie Carbamazepin sind in der Lage, extreme Erregungsschwankungen zu reduzieren. Niedrig potente Neuroleptika üben eine dämpfende Einfluss aus und werden von daher sysmptomatisch eingesetzt. Auch das hochpotente Neuroleptikum Haloperidol hat eine antiaggressive Wirkung, sollte aber wegen seiner vielfältigen Nebenwirkungen nur in akuten und anders nicht beherrschbaren Krisensituationen eingesetzt werden.

Trotz der Bedeutung des serotonergen Systems für die Entstehung von impulsivem und aggressivem Verhalten gibt es bisher nur wenige Hinweise dafür, dass selektive Serotoninwiederaufnahmehemmer eine positive Wirkung zur Reduktion dieser Verhaltensweisen bewirken können.

Ein vielversprechender Ansatz scheint der Einsatz des atypischen Neuroleptikums **Risperidon** in niedriger Dosierung von 0,5–1,5 mg pro Tag zu sein. Die Wirksamkeit für die Reduktion von aggressivem Verhalten bei Kindern und Jugendlichen mit intellektueller Minderbegabung konnte bereits gezeigt werden, die Überprüfung der antiaggressiven Wirkung bei normal intelligenten Kindern steht noch aus.

Fazit für die Praxis

Bei den Störungen des Sozialverhaltens handelt es sich um eine heterogene Gruppe von Störungen, die diagnostisch sorgfältig differenziert werden sollten, da sie sich sowohl in der Entstehung als auch in den Behandlungsmöglichkeiten unterscheiden. Vor dem 10. Lebensjahr beginnende aggressive und dissoziale Verhaltensauffälligkeiten haben ein hohes Risiko zu chronifizieren, während in der Adoleszenz beginnende Störungen häufiger einen passageren Verlauf nehmen.

Wegen der multifaktoriellen Ätiologie aggressiver und dissozialer Verhaltensweisen und der hohen Stabilität dieser Störungsmuster ist es notwendig, auf verschiedenen Ebenen gleichzeitig anzusetzen. Je nach Störungstyp sollte der Schwerpunkt der Behandlung auf psychotherapeutischen, pharmakotherapeutischen oder Jugendhilfemaßnahmen liegen. Auf das Individuum alleine zentrierte Therapiemaßnahmen sind in der Regel jedoch nur bedingt erfolgreich. Auch das Umfeld muss in die Behandlung mit einbezogen werden, wobei neben der Peergroup vor allem den Eltern eine hohe Bedeutung zukommt. Je früher Behandlungsmaßnahmen eingeleitet werden (z. B. schon im Vorschulalter), desto größer ist die Chance, dass eine Chronifizierung der Störung und ein späterer Übergang in eine dissoziale Persönlichkeitsstörung vermieden werden kann.

Literatur

Anderson SW, Bechara A, Damasio H, Tranel D, Damasio AR (1999) Impairment of social and moral behavior related to early damage in human prefrontal cortex. Nat Neurosci 2/11:1032–1037

Anderson CA, Bushman BJ (2001) Effects of violent video games on aggressive behavior, aggressive cognition, aggressive affect, physiological arousal, and prosocial behavior: a meta-analytic review of the scientific literature. Psychol Sci 12/5:353–359

Badawy AA-B et al. (1995) Decrease in circulating tryptophan availability to the brain after acute ethanol consumption by normal volunteers: implication for alcohol-induced aggressive behavior and depression. Pharmacopsychiatry [Suppl] 28:93–97

Bierhoff HW, Wagner U (1998) Aggression: Definition, Theorie und Themen. In: Bierhoff HW, Wagner U (Hrsg) Aggression und Gewalt. Phänomene, Ursachen und Interventionen. Kohlhammer, Stuttgart Berlin Köln

Brestan EV, Eyberg SM (1998) Effective psychosocial treatments of conduct-disordered children and adolescents: 29 years, 82 studies, and 5272 kids. J Clin Child Psychol 27:180–189

Carrey NJ, Butter HJ, Persinger MA, Bialik RJ (1995) Physiological and cognitive correlates of child abuse. J Am Acad Child Adolesc Psychiatry 34/8:1067–1075

Centerwall BS (1992) Television and violence: The scale of the problem and where to go from here. JAMA 267/22:3059–3063

Christian RE, Frick PJ, Hill NL, Tyler L, Frazer DR (1997) Psychopathy and conduct problems in children: II. Implications for subtyping children with conduct problems. J Am Acad Child Adolesc Psychiatry 36/2:233–241

Clear AJ, Bond AJ (1995) The effect of tryptophan depletion and enhancement on subjective and behavioural aggression in normal male subjects. Psychopharmacology 118:72–81

Cloninger CR (1987) A systematic method for clinical discription and classification of personality. Arch Gen Psychiatry 44:573–588

Coccaro EF (1996) Neurotransmitter correlates of impulsive aggression in humans. Ann NY Acad Sci 794:82–89

Cohen P, Cohen J, Kasen S et al. (1993) An epidemiological study of disorders in late childhood and adolescence I: age and gender-specific prevalence. J Child Psychol Psychiatry 34:851–867

Connor DF, Glatt SJ, Lopez ID, Jackson D, Melloni RH (2002) Psychopharmacology and aggression. I: A meta-analysis of stimulant effects on overt/covert aggression-related behaviors in ADHD. J Am Acad Child Adolesc Psychiatry 41:253–261

Constantino JN (1996) Attachment and aggression among children of the working poor. Ann NY Acad Sci 794:343–345

Dabbs JM, Ruback RB, Frady RL, Hopper CH, Sgoutas DS (1988) Saliva testosterone and criminal violence among women. Person Indiv Diff 9:269–275

Damasio AR, Tranel D, Damasio H (1990) Individuals with sociopathic behavior caused by frontal damage fail to respond autonomically to social stimuli. Behav Brain Res 41:81–94

Davidson RJ, Putnam KM, Larson CL (2000) Dysfunction in the neural circuitry of emotion regulation – a possible prelude to violence. Science 289:591–594

Döpfner M, Plück J, Lehmkuhl G (1996) Aggressivität und Dissozialität von Kindern und Jugendlichen in Deutschland. Arbeitsbericht, Universität Köln

Döpfner M, Plück J, Berner W et al. (1998) Psychische Auffälligkeiten und psychosoziale Kompetenzen von Kindern und Jugendlichen in den neuen und alten Bundesländern – Ergebnisse einer bundesweit repräsentativen Studie. Z Klin Psychol 27:9–19

Döpfner M, Schürmann S, Fröhlich J (1998) Therapieprogramm für Kinder mit hyperkinetischem und oppositionellem Verhalten (THOP). PVU, Weinheim

Dodge KA, Price JM, Bachorowski JA (1990) Hostile attributional biases in severely aggressive adolescents. J Abnorm Psychol 99:385–392

Dollard J, Miller NE, Doob LW, Mowrer OH, Sears RR (1939) Frustration and aggression. Yale Univ Press, New Haven
Dutschmann A (2000) Verhaltenssteuerung bei aggressiven Kindern und Jugendlichen. dgvt, Tübingen
Eaves LJ, Silberg JL, Meyer JM et al. (1997) Genetics and developmental psychopathology: 2. The main effects of genes and environment on behavioral problems in the virginia twin study of adolescent behavioral development. J Child Psychol Psychiatry 38/8:965–980
Edelbrock C, Rende R, Plomin R, Thompson LA (1995) A twin study of competence and problem behavior in childhood and early adolescence. J Child Psychol Psychiatry 36/5:775–785
Eron LD (1995) Media violence. Pediatr Ann 24/2:84–87
Esser G, Schmidt MH, Wörner W (1990) Epidemiology and course of psychiatric disorders in school-age children – results of a longitudinal study. J Child Psychol Psychiatry 32:243–263
Esser G, Schmidt MH, Blanz B et al. (1992) Prävalenz und Verlauf psychischer Störungen im Kindes- und Jugendalter – Ergebnisse einer prospektiven Längsschnittstudie. Z Kinder Jugendpsychiatr 20:232–242
Farrington DP (1995) The twelfth Jack Tizard memorial lecture. The development of offendig and antisocial behaviour from childhood: key findings from the Cambridge Study in Delinquent Development. J Child Psychol Psychiatry 36/6:929–964
Farrington DP, Loeber R, van Kammen WB (1990) Long-term criminal outcomes of hyperactivity-impulsivity-attention deficit and conduct problems in childhood. In: Rutter M, Robins L (eds) Straight and devious pathways from childhood to adulthood. Cambridge Univ Press, Cambridge
Feehan M, McGee R, Raja SN, Williams SM (1994) DSM-III-R disordersin New Zeeland 18-year-olds. Aust NZ J Psychiatry 28:87–99
Fegert JM (2001) Freiheitsentziehende Maßnahmen und die Kinder- und Jugendpsychiatrie und -psychotherapie. In: Fegert JM, Späth, K, Salgo, L (Hrsg) Freiheitsentziehende Maßnahmen in Jugendhilfe und Kinder- und Jugendpsychiatrie. Votum, Münster, S 173–183
Feldman SS, Weiberger DA (1994) Self-restraint as a mediator of family influences on boys« delinquent behavior: a longitudinal study. Child Dev 65:195–211
Fergusson DM, Horwood LJ (2002) Male and female offending trajectories. Dev Psychopathol 14:159–177
Fergusson DM, Lynskey MT (1996) Adolescent resiliency to family adversity. J Child Psychol Psychiatry 37/3:281–292
Fergusson DM, Lynskey MT (1997) Early reading difficulties and later conduct problems. J Child Psychol Psychiatry 38/8:899–908
Fergusson DM, Horwood LJ Lynskey MT (1993) Prevalence and comorbidity of DSM-III-R diagnoses in an birth cohort of 15 years old. J Am Acad Child Adolesc Psychiatry 32:1127–1134
Fergusson DM, Horwood LJ Lynskey MT (1994) The childhood of multiple problem adolescents: a 15-year longitudinal study. J Child Psychol Psychiatry 35:1077–1092
Fergusson DM, Lynskey MT Horwood LJ (1996) Factors associated with continuity and changes in disruptive behavior patterns between childhood and adolescence. J Abnorm Child Psychol 24/5: 533–553
Fonagy P (1998) Frühe Bindung und die Bereitschaft zu Gewaltverbrechen. In: Streek-Fischer A (Hrsg) Adoleszenz und Trauma. Vandenhoek & Ruprecht, Göttingen, S 91–127
Frick PJ (1998) Conduct disorders and severe antisocial behavior. Plenum Press, New York
Gjone H, Stevenson J (1997) A longitudinal twin study of temperament and behavior problems: common genetic or environmental influences? J Am Acad Child Adolesc Psychiatry 36/10:1484–1456
Glueck S, Glueck T (1950) Unraveling juvenile delinquency. Harvard Univ Press, Cambridge
Gray JA (1987) Perspectives on anxiety and impulsivity: a commentary. J Res Pers 21:493–509
Greenberg MT, Speltz ML, DeKlyen M (1993) The role of attachment in the early development of disruptive behavior problems. Dev Psychopathol 5:191–213
Grossmann D, DeGaetano G (1999) Stop teaching our kids to kill. Crown, New York
Halperin JM, Newcorn JH, Matier K, Bedi G, Hall S, Sharma V (1995) Impulsivity and the initiation of fights in children with disruptive behavior disorders. J Child Psych Psychiatry 36:1199–1211
Hare RD (1970) Psychopathy: theory and practice. Wiley, New York
Harrington R, Fudge H, Rutter M, Pickles A, Hill J (1991) Adult outcomes of childhood and adolescent depression: II. Links with antisocial disorders. J Am Acad Child Adolesc Psychiatry 30:434–439
Henggeler SW, Schoenwald SK, Borduin CM, Rowland MD, Cunningham PB (1998) Multisystemic treatment of antisocial behavior in children and adolescents. Guilford, New York London
Joy LA, Kimball MM, Zabrack ML (1986) Television and children's aggressive behavior. In: Williams TM (ed) The impact of television: a natural experiment in three communities. Academic Press, Orlando, pp 303–360
Kagan J, Zentner M (1996) Early childhood predictors of adult psychopathology. Harv Rev Psychiatry 3/6:341–350
Kashani JH, Daniel AE, Sulzberger LA, Rosenberg TK, Reid JC (1987) Conduct disordered adolescents from a community sample. Can J Psychiatry 32:756–760
Kernberg PF, Weiner AS, Bardenstein KK (2000) Personality disorders in children and adolescents. Basic Books, New York
Kochanska G, DeVet K, Goldmann M, Murray K, Putnam SP (1994) Maternal reports of conscience development and temperament in young children. Child Dev 65:852–868
Lahey BB, Waldman ID, McBurnett K (1999) The development of antisocial behavior: an integrative causal model. J Child Psychol Psychiatry 40:669–682
Lavigne JV, Gibbons RD, Christoffel KK et al. (1996) Prevalence rates and correlates of psychiatric disorders among preschool children. J Am Acad Child Adol Psychiatry 35:204–214
Lempp R (1970) Jugendliche Mörder. Huber, Bern Stuttgart Wien
Loeber R, Farrington DP, Stouthamer-Loeber M, Van Kammen WB (eds) (1998) Antisocial behavior and mental health problems: explanatory factors in childhood and adolescence. Erlbaum, New York
Loeber R, Burke JD, Lahey BB, Winters A, Zera M (2000) Oppositional defiant and conduct disorder: a review of the past 10 years, part I. J Am Acad Child Adolesc Psychiatry 39/12:1468–1484
Lyons-Ruth K, Alpern L, Repacholi B (1993) Disorganized infant attachment classification and maternal psychosocial problems as predictors of hostile-aggressive behavior in the preschool classroom. Child Dev 64:572–585
McGee R, Feehan M, Williams S, Partridge F, Silva PA, Kelly J (1990) DSM-III disorders in a large sample of adolescents. J Am Acad Child Adolesc Psychiatry 29:611–619
Moffit TE (1993a) Adolescence-limited and life-course persistent antisocial behavior: a developmental taxonomy. Psychol Rev 100:674–701
Moffit TE (1993b) The neuropsychology of conduct disorder. Dev Psychopathol 5:135–151
Moffit TE, Caspi A, Harrington H, Milne BJ (2002) Males on the life-course-persistent and adolescence-limited antisocial pathways: Follow-up at age 26 years. Dev Psychopathol 14:179–207
Mummendey A (1996) Aggressives Verhalten. In: Stroebe W (Hrsg) Sozialpsychologie. Eine Einführung. Springer, Berlin Heidelberg New York, S 421–452
Offord DR, Boyle MH, Szatmari P et al. (1987) Ontario Child Health Study, II: Six-month prevalence of disorder and rates of servile utilization. Arch Gen Psychiatry 44:832–836
Olweus D (1979) Stability of aggressive reaction patterns in males: a review. Psychol Bull 86:852–875

Paik H, Comstock G (1994) The effects of television violence on antisocial behavior: a meta-analysis. Commun Res 21:516–546

Patterson GR (1982) Coercive family process. Castalia, Eugene/OR

Petermann F (1995) Verhaltenstraining mit aggressiven Kindern und Jugendlichen. In: Nissen G (Hrsg) Aggressivität und Gewalt. Prävention und Therapie. Huber, Bern

Pfeiffer C, Wetzels P (1999) The structure and development of juvenile violence in Germany. Kriminologisches Forschungsinstitut Niedersachsen Forschungsbericht Nr 76

Raine A (1993) The psychopathology of crime. Criminal behavior as a clinical disorder. Academic Press, New York

Raine A, Venables P, Mednick SA (1997) Interaction between birth complications and early maternal rejection in predisposing individuals to adult violence: specificity to serious, early-onset violence. Am J Psychiatry 154/9:1265–1271

Raine A, Lencz T, Bihrle S, LaCasse L, Coletti P (2000) Reduced prefrontal gray matter volume and reduced autonomic activity in antisocial personality disorder. Arch Gen Psychiatry 57:119–127

Remschmidt H, Schmidt M, Poustka F (2001) Multiaxiales Klassifikationsschema für psychische Störungen des Kindes- und Jugendalters nach ICD-10 der WHO. Huber, Bern

Richters JE, Cicchetti D (1993) Mark Twain meets DSM-III-R: Conduct disorder, development, and the concept of harmful dysfunction. Dev Psychopathol 5:5–29

Robins LN (1991) Conduct disorder. J Child Psychol Psychiatry 32/1:193–212

Robins LN, Price RK (1991) Adult disorders predicted by childhood conduct problems: results form the NIMH Epidemiologic Catchment Area project. Psychiatry 54:113–132

Rutter M (1996a) Introduction: concepts of antisocial behavior, of cause, and of genetic influences. Ciba Found Symp 194:1–15

Rutter M (1996b) Concluding remarks. Ciba Found Symp 194:266

Rutter M, Tizard J, Whitmore K (1970) Education, health and behaviour. Longmans, London

Satterfield JH, Schell A (1997) A prospective study of hyperactive boys with conduct problems and normal boys: adolescent and adult criminality. J Am Acad Child Adolesc Psychiatry 36:1726–1735

Schmeck K, Poustka F (2001) Temperament and disruptive behavior disorders. Psychopathology 34:159–163

Schmidt MH (1998) Dissozialität und Aggressivität: Wissen, Handeln und Nichtwissen. Z Kinder Jugendpsychiatrie 26:53–62

Sigvardsson S, Bohman M, Cloninger CR (1987) Structure and stability of childhood personality: prediction of later social adjustment. J Child Psychol Psychiatry 28:929–946

Simonoff E, Pickles A, Meyer JM et al. (1997) The Virginia Twin Study of Behavioral Development. Arch Gen Psychiatry 54:801–808

Snyder HN, Sickmund M (1995) Juvenile offenders and victims: a national report. US Department of Justice, Washington, DC

Stadler C, Janke W, Schmidt-Atzert L (1997) Der Einfluß der Intentionsattribuierung auf aggressives Verhalten im Vorschulalter. Z Entwicklungspsychol Päd Psychol 24/1:43–61

Steiner H, Garcia I, Matthews Z (1997) PTSD in incarcerated juvenile delinquents. J Am Acad Child Adolesc Psychiatr 36:357–365

Streek-Fischer A (2000) Jugendliche mit Grenzenstörungen – Selbst- und fremddestruktives Verhalten in stationärer Psychotherapie. Prax Kinderpsychol Kinderpsychiatr 49:497–510

Suess GJ (1992) Effects of infant attachment to mother and father on quality of adaptation in preschool: from dyadic to individual organization of self. Int J Behav Dev 15/1:43–65

Taylor E, Chadwick O, Heptinstall E, Danckaerts M (1996) Hyperactivity and conduct problems as risk factors for adolescent development. J Am Acad Child Adolesc Psychiatry 35/9:1213–1226

Thomas A, Chess S (1977) Temperament and development. Brunner & Mazel, New York

Tremblay RE, Pihl RO, Vitaro F, Dobkin PL (1994) Predicting early onset of male antisocial behavior from preschool behavior. Arch Gen Psychiatry 51:732–739

Tremblay RE, Japel C, Perusse D et al. (1999) The search for the age of 'onset' of physical aggression: Rousseau and Bandura revisited. Crim Behav Mental Health 9:8–23

Urban J, Carlson E, Egeland B, Sroufe LA (1991) Patterns of individual adaptation across childhood. Dev Psychopathol 3:445–460

Vitiello B, Stoff DM (1997) Subtypes of aggression and their relevance to child psychiatry. J Am Acad Child Adoles Psychiatry 36:307–315

Waters E, Posada G, Crowell J, Lay KL (1993) Is attachment theory ready to contribute to our understanding of disruptive behavior problems? Dev Psychopathol 5:215–224

Wetzels P, Pfeiffer C (1997) Kindheit und Gewalt: Täter- und Opferperspektiven aus der Sicht der Kriminologie. Prax Kinderpsychol Kinderpsychiatr 46:143–152

White JL, Moffitt TE, Caspi A, Bartusch DJ, Needles DJ, Stouthamer-Loeber M (1994) Measuring impulsivity and examining its relationship to delinquency. J Abnorm Psychol 103/2:192–205

Wiesnet E, Gareis B (1976) Schuld und Gewissen bei jugendlichen Rechtsbrechern. Eine pastoraltheologische Untersuchung über Schuldfähigkeit, Gewissen und Schuldverarbeitung. Patmos, Düsseldorf

Frühkindliche Bindungsstörung

U. Ziegenhain, J. M. Fegert

> Das Schimpfen verstärktest Du mit Drohen, und das galt nun auch schon mir. Schrecklich war mir z. B. dieses: »ich zerreiße Dich wie einen Fisch«, trotzdem ich ja wußte, dass dem nicht Schlimmeres nachfolgte (als kleines Kind wußte ich das allerdings nicht), aber es entsprach fast meinen Vorstellungen von Deiner Macht, dass Du auch das imstande gewesen wärest. Schrecklich war es auch, wenn Du schreiend um den Tisch herumliefst, um einen zu fassen, offenbar gar nicht fassen wolltest, aber doch so tatest, und die Mutter einen schließlich scheinbar rettete. Wieder hatte man einmal, so schien es dem Kind, das Leben durch Deine Gnade behalten und trug es als Dein unverdientes Geschenk weiter.
>
> Brief an den Vater (Franz Kafka)

32.1 Einteilung der Bindungsstörungen

Nicht zuletzt durch die Etablierung einer eigenständigen entwicklungspsychopathologischen Perspektive an der Schnittstelle zwischen Kinderpsychiatrie und Entwicklungspsychologie (Cicchetti 1984; Sroufe u. Rutter 1984) wurde die Bedeutung sicherer bzw. unsicherer Bindungserfahrungen für die Selbst- und Persönlichkeitsentwicklung von Kindern zunehmend klinisch diskutiert (Rutter u. Sroufe 2000). Für die Erlebens- und Verarbeitungsweisen eines Kindes mit Bindungsstörung wird unterstellt, dass seine Bedürfnisse nach und seine Gefühle von emotionaler Sicherheit so nachhaltig gestört sind, dass das Risiko dauerhaften Leids bzw. der Entwicklung einer psychopathologischen Störung besteht (Wakefield 1992). Vor dem Hintergrund einer bindungstheoretischen Betrachtungsweise sind Bindungsstörungen dabei per definitionem beziehungsbezogene Störungen, die sich individuell manifestieren (Greenberg 1999).

Die Klassifikation von Bindungsstörungen wurde erstmalig im DSM-III in die kinderpsychiatrische Nosologie aufgenommen (Spitzer u. Cantwell 1980). Die Kriterien wurden in der darauffolgenden Version des DSM revidiert und, relativ zu den ursprünglichen Kriterien, nach denen beispielsweise der Beginn von Bindungsstörungen noch vor dem Beginn der Entwicklung persönlicher Bindungsbeziehungen festgelegt wurde, stärker mit den damaligen Befunden bindungstheoretischer Forschung abgeglichen (Zeanah 1996).

Derzeit lassen sich sowohl gemäß DSM-IV als auch ICD-10 zwei Typen von Bindungsstörungen klassifizieren, und zwar.

- reaktive Bindungsstörung im Kindesalter (F94.1) und
- Bindungsstörung des Kindesalters mit Enthemmung (F94.2).

Diese Störungsbilder beschreiben zum einen Kinder, die entweder ihren Bindungspersonen gegenüber ambivalent oder furchtsam reagieren oder enthemmt und distanzlos gegenüber verschiedensten Bezugspersonen.

Bindungsstörungen werden nach diesen Kriterien überwiegend bei Kindern diagnostiziert, die schwer vernachlässigt und/oder misshandelt werden bzw. die in Heimen leben (Zeanah 1996; Zeanah u. Emde 1994). Vor dem Hintergrund neuerer bindungstheoretischer Forschungen dürfte sich aber die Diagnose von Bindungsstörungen keinesfalls auf diese Gruppe von Kindern beschränken (Zeanah 1996; Rutter u. Sroufe 2000). Daher wird zunehmend diskutiert, die bestehenden DSM-IV- bzw. ICD-10-Diagnosekriterien entsprechend neuerer, insbesondere aus der klinischen Bindungsforschung stammender Befunde zu erweitern (Zeanah et al. 1993; Lieberman u. Zeanah 1995; Brisch 1999).

! Neuere Befunde betonen die Bedeutung eines weiteren beziehungsbezogenen Verhaltens von Kindern, das nach bindungstheoretischer Terminologie als hochunsicheres bzw. atypisches Bindungsverhalten zusammengefasst wird (Barnett u. Vondra 1999).

Hochunsicheres Bindungsverhalten unterscheidet sich von den traditionellen Bindungsstilen sicherer bzw. unsicherer Bindung (unsicher-vermeidend, unsicher-ambivalent), die, auch in ihren unsicheren Typen, klinisch nicht bzw. nur unter bestimmten Bedingungen und in Verbindung mit anderen Risikofaktoren entwicklungspsychopathologisch diskutiert werden (▶ vgl. Kap. 2.2). [Im Unterschied zur englischsprachigen Verwendung des Begriffes »atypical« wird hier im Folgenden der Begriff »hochunsicher« bevorzugt (Ziegenhain et al. 1996), da dieser auch inhaltliche Informationen transportiert.]

Zur hochunsicheren Bindung gehört der Bindungstyp desorganisierten Verhaltens (Typ D), über den derzeit die umfassendste Forschung vorliegt (Main u. Solomon 1990), aber auch Subtypen aus anderen Bindungsklassifikationssystemen (Cassidy u. Marvin 1987; Crittenden 1994b; Lyons-Ruth et al. 1987).

! Hochunsicheres Bindungsverhalten tritt gehäuft bei Kindern aus klinischen Untersuchungsgruppen bzw. bei Kindern mit ausgeprägt negativen Interaktionserfahrungen auf.

Neben Kindern mit Misshandlungs- und Vernachlässigungserfahrungen wurden hochunsichere Bindungen bisher insbesondere gehäuft bei Kindern mit psychisch kranken Eltern oder mit alkohol- oder drogenabhängigen Eltern gefunden. Vor dem Hintergrund der Ergebnisse aus der Schutz- und Risikofaktorenforschung lassen sich diese Erfahrungen und Lebensbedingungen als Risikokonstellationen für die Entwicklung psychiatrischer Störungen interpretieren, und zwar besonders dann, wenn sie in Kumulation und in Wechselwirkung mit anderen Risikofaktoren auftreten.

Diese letztgenannte Auffassung, nach der eine gestörte Bindungsbeziehung ein Risikofaktor für eine spätere pathologische Entwicklung darstellt (Sameroff u. Emde 1989), repräsentiert einen Zugang, Bindungsstörungen zu konzeptualisieren. Ein weiterer derzeit diskutierter Zugang ist die Auffassung von Abweichungen im Bindungsverhalten von Kindern, die so extrem sind, dass sie als Bindungsstörung identifiziert werden (Greenberg 1999). Diese Auffassung spiegelt sich in der Formulierung von Klassifikationskriterien in der kinderpsychiatrischen Nosologie.

32.2 Entwicklungspsychopathologische Vorannahmen – Störung oder gestörte Beziehung?

Die unterschiedlichen Auffassungen von gestörten Bindungsbeziehungen berühren auch die Frage danach, inwieweit sich psychiatrische Störungen dimensional oder kategorial auffassen lassen. Dies ist derzeit eines der zentralen Themen in der jüngeren entwicklungspsychopathologischen Diskussion (NIMH 2001; Sameroff 2000).

Danach werden Bindungsstörungen nach den derzeit gültigen kinderpsychiatrischen Diagnosekriterien ICD-10 und DSM-IV kategorial klassifiziert und damit deutlich umschrieben und vom Verhalten anderer Kinder unterschieden.

! Gemäß einer kategorialen Herangehensweise werden klinisch relevante und extreme Abweichungen im Bindungsverhalten von Kindern als Störung klassifiziert.

Demgegenüber steht die dimensionale Auffassung, nach der sich Verhaltensprobleme oder -störungen in Abhängigkeit von der Intensität oder dem Ausprägungsgrad eines spezifischen Verhaltens einschätzen lassen bzw. dem Ausmaß, mit dem das Kind bestimmten Risiken ausgesetzt ist (Sameroff u. Emde 1989; NIMH 2001). Der Störungsbegriff wird damit durch Kriterien ersetzt, die sich als Hinweise eines beginnenden entwicklungspsychopathologischen Prozesses oder als Risikofaktoren für spätere Pathologie interpretieren lassen. In diesem Zusammenhang wird dem Einfluss des Kontextes bei der Entwicklung eines Störungsbildes systematische Bedeutung beigemessen. Insofern stimmt diese Auffassung mit der zentralen bindungstheoretischen Annahme überein, nach der insbesondere Verhalten von Säuglingen und Kleinkindern immer im Kontext ihrer Beziehung mit relevanten Bezugspersonen zu betrachten ist.

! Entsprechend einer dimensionalen bindungstheoretischen Auffassung vollzieht sich Entwicklung in Beziehungen und wird in ihrer Qualität durch die gemeinsame Interaktion von Kind und Bezugsperson entscheidend beeinflusst (Bretherton u. Munholland 1999).

Die Folge dieser Auffassung ist, dass Verhaltensauffälligkeiten und -störungen nur im Kontext mit spezifischen Bezugspersonen oder von bestimmten Situationen auftauchen, zumindest dann, wenn das Kind nicht behindert und/oder organisch vorgeschädigt ist. Ein Kind kann eine Bindungsstörung mit klinischer Relevanz in der Beziehung mit einem Elternteil haben und in der Beziehung mit dem anderen Elternteil angemessen und positiv reagieren (Lieberman u. Zeanah 1995). Dementsprechend lassen sich zumindest frühe Verhaltens- bzw. Beziehungsprobleme von Kindern schwer individuell zuschreiben.

! Der Pathologiebegriff lässt sich überdies auch bindungstheoretisch abgeleitet danach diskutieren, dass sich Verhaltensstörungen als Ergebnis der Anpassung an eine sozial bedrohliche Umgebung interpretieren lassen (Crittenden 2000).

Dieser Annahme unterliegt die Auffassung, dass in Abhängigkeit von unterschiedlichen sozialen und kulturellen Kontexten auch psychopathologisches Verhalten von Kindern zumindest aktuell einen Anpassungsvorteil haben kann (Hinde u. Stevenson-Hinde 1990). In neueren diagnostischen Manualen wie »Zero to Three« wird dieser Beziehungskontext explizit berücksichtigt (National Center for Infants, Toddlers and Families 1999). Das Manual beinhaltet eine spezifische Achse für Störungen der Eltern-Kind- Beziehung sowie eine globale Skala zur Erfassung der Eltern-Kind-Beziehung.

In der klinischen Praxis hingegen finden sich gleichermaßen Kinder, deren Störungsbilder sich unter eine im beschriebenen Sinne dimensionale wie unter eine kategoriale Auffassung subsumieren lassen. Danach finden sich Kinder, die eine klinisch relevante Störung mit einem Elternteil und klar abgegrenzt von der Beziehung mit anderen Bindungspersonen haben, ebenso wie Kinder, die bindungsbezogene Verhaltensauffälligkeiten global und unspezifisch gegenüber verschiedenen Bezugspersonen zeigen, und zwar ausgeprägt und chronifiziert.

32.3 Diagnostische Leitlinien, Prognose und therapeutisches Vorgehen

Klassifikation gemäß ICD-10

Die Störungsbilder der reaktiven Bindungsstörung (F94.1) und der Bindungsstörung mit Enthemmung (F94.2), wie sie derzeit gemäß ICD-10 klassifiziert werden, setzen als klassifikationsrelevantes Kriterium voraus, dass die Störung vor dem 5. Lebensjahr des Kindes einsetzt. Sie geht häufig mit umschriebenen Entwicklungsstörungen einher. Primär organische Ursachen und/oder tiefgreifende Entwicklungsstörungen (F84) sind ausgeschlossen.

Reaktive Bindungsstörung

Kriterien der reaktiven Bindungsstörung sind widersprüchliche oder ambivalente Reaktionen in unterschiedlichen sozialen Situationen sowie emotionale Auffälligkeiten, wie sie sich in verminderter Ansprechbarkeit, furchtsamem oder Rückzugsverhalten oder aggressivem Verhalten gegenüber sich selbst oder gegenüber anderen als Reaktion auf das eigene Unglücklichsein beobachten lassen (Leitlinien der Deutschen Gesellschaft für Kinder- und Jugendpsychiatrie und -psychotherapie). Gegenüber Bindungspersonen sind die Symptome ambivalenter Reaktionen beispielsweise durch wechselnde Nähesuche und Vermeidung von Körperkontakt oder Trostversuchen gekennzeichnet, auch oder insbesondere in für das Kind belastenden Situationen. Kennzeichnend ist außerdem gleichermaßen aggressives wie stark zurückgenommenes Verhalten gegenüber Bindungspersonen. Dennoch lassen sich aber auch in der Interaktion mit gesunden Bezugspersonen soziale Gegenseitigkeit und Ansprechbarkeit beobachten. Die Interaktion mit Gleichaltrigen ebenso wie soziales Spiel ist eingeschränkt.

Bindungsstörung mit Enthemmung

Kriterien von Bindungsstörung mit Enthemmung sind diffuse bzw. mangelnde exklusive Bindungen während der ersten 5 Lebensjahre, situationsübergreifend wenig modulierte und distanzlose Interaktionen mit unvertrauten Personen sowie anklammerndes Verhalten oder Suche nach Aufmerksamkeit. Diffuse Bindungen mit Bezugspersonen zeigen sich darin, dass insbesondere Bindungsbedürfnisse, wie Suche nach Trost oder Nähe, unterschiedslos gegenüber Bezugspersonen und unvertrauten Personen gezeigt werden. Auch für den Typ Bindungsstörung mit Enthemmung sind aggressives Verhalten (gegen sich selbst und gegen andere) sowie eingeschränkte Interaktion mit Gleichaltrigen und eingeschränktes soziales Spiel kennzeichnend.

! In der kinder- und jugendpsychiatrischen Praxis werden die beiden Bindungsstörungsdiagnosen fast ausschließlich auf schwer vernachlässigte früh misshandelte Kinder angewandt. Es geht also um massive Deprivationsfolgen.

Prognose

Sowohl die reaktive Bindungsstörung wie auch die Bindungsstörung mit Enthemmung haben trotz intensiver Förderung, die diese Kinder meist später von professioneller Seite aber auch im häuslichen Milieu, z. B. durch Pflegefamilien, bekommen, eine eher ungünstige Prognose. Bei sehr vielen ursprünglich als Bindungsstörung mit Enthemmung diagnostizierten Kindern wird dann im späten Jugendalter oder jungen Erwachsenenalter die Diagnose einer Persönlichkeitsstörung gestellt. Ergebnisse aus einer Inanspruchnahmepopulation (Fegert 1998) zeigten, dass von Kindern, die bei ihrer leiblichen Mutter aufwuchsen, unter 1% an einer solchen Bindungsstörung nach ICD-10 litten, während mehr als ein Viertel aller Kinder aus Pflegefamilien und über 10% der im Durchschnitt älteren Heimkinder eine der beiden Diagnosen einer Bindungsstörung nach ICD-10 bekamen. Bei den Kindern, die im klinischen Alltag diese Diagnose bekommen, handelt es sich also um einen Patientenkreis mit hohem Förderbedarf, häufig kombinierten multiplen Entwicklungsstörungen.

Therapeutisches Vorgehen

Aufgrund des hohen Förderbedarfs gelten die Unterbringung in speziell ausgebildete Pflegefamilien und spezialisierte Sonderpflegeverhältnisse als einer der Lösungsansätze bei der Behandlung von Kindern mit reaktive Bindungsstörung oder Bindungsstörung mit Enthemmung. Reddy u. Pfeiffer (1997) zeigten bei einer Auswertung von 18 Studien zu solchen Sonderpflegeverhältnissen im angloamerikanischen Bereich, dass diese Pflegeverhältnisse hinsichtlich der Beziehungsstabilität insgesamt positiv zu bewerten sind. Beobachtet wurden auch in manchen Studien Verhaltensverbesserungen wie der Zuerwerb sozialer Fertigkeiten, während die Einschätzung zum Selbstwert der Kinder und zum emotionalen Befinden eher kritisch zu bewerten ist.

Für den Kliniker bedeutet dies, dass bei einem Kind mit einer frühen Bindungsstörung nach ICD-10 zunächst einmal umfassend durch eine hinreichende Diagnostik der Förderbedarf festgestellt werden muss, dass dann aber die Pflegeeltern dahingehend beraten werden sollten, nicht primär defizitorientiert das Kind und seine Leistungen zu sehen, sondern vor allem versuchen sollten, über eine Stärkung der emotionalen Beziehung dem Kind Selbstachtung und die Entwicklung eines Selbstwertgefühls zu ermöglichen. Während durch unterschiedliche Angebote in der Frühförderung und durch spezialisierte Fördereinrichtungen der Entwicklungsaspekt und viele kognitive Aspekte insgesamt recht gut gefördert werden können, wird diese emotionale Seite leider häufig zu lange vernachlässigt. Dies führt dann im Schulalter nicht selten zu eskalierenden Entwicklungen, z. T. auch mit Selbst- und Fremdgefährdung, im Fall der Bindungsstörung mit Enthemmung.

Erweiterte Klassifikation als Folge neuerer Forschungsbefunde

Vor dem Hintergrund von Bindungstheorie und neuerer Forschung haben Lieberman und Zeanah die Klassifikation frühkindlicher Bindungsstörungen erweitert. Dabei schlagen sie eine Taxonomie vor, die zwischen fehlender Bindung, Bindungsstörung sowie dem Verlust von Bindungen unterscheidet (Lieberman u. Zeanah 1995). In einer weiteren Version werden insbesondere unterschiedliche Typen von Bindungsstörungen definiert, die die derzeitigen Störungsbilder des ICD-10 ergänzen bzw. differenzieren (Zeanah et al. 1993; ◘ Abb. 32.1). Allerdings ist in dieser letztgenannten Version die Klassifikation Verlust von Bindungen nicht enthalten. Die Störungsbilder in beiden Versionen sind, in Anpassung an die traditionelle kinderpsychiatrische Nosologie, explizit kategorial definiert und bezogen auf Abweichungen kindlichen Verhaltens. Der Einfluss des Kontextes, wie er sich bindungstheoretisch und empirisch als Ergebnis von Beziehungsproblemen und -störungen ableitet, wird allerdings in Intervention und Therapie ausdrücklich berücksichtigt (Zeanah et al. 1993).

Fehlende Bindung

Die Unterscheidung zwischen fehlender Bindung und Bindungsstörung akzentuiert ein häufiges Missverständnis, fehlende Bindungen und unsichere bzw. hochunsichere Bindungen gleichzusetzen. Fehlende Bindungen liegen dann vor, wenn ein Kind kein persönlich bezogenes und bevorzugtes Verhalten gegenüber einem erwachsenen Menschen zeigt. Fehlende Bindungen lassen sich sehr selten und nur unter extrem ungünstigen Bedingungen beobachten, wie beispielsweise bei Kindern, die in Heimen leben (Tizard u. Rees 1975), bei extrem vernachlässigten Kindern und/oder Kindern mit häufigem Wechsel von Bezugspersonen, und zwar insbesondere dann, wenn diese Erfahrungen auch in der Folge nicht oder nur unzureichend durch dauerhafte und liebevolle Beziehungsangebote ausgeglichen werden (Crittenden, persönliche Mitteilung).

! Dieses Störungsbild dürfte überwiegend mit mangelnden Möglichkeiten und Erfahrungen zusammenhängen, Bindungen aufzubauen.

Als Ausschlusskriterium gilt, wenn ein Kind nicht über das kognitive Niveau von 10–12 Monaten verfügt, also über die kognitiven Voraussetzungen persönliche Beziehungen einzugehen, und sich selbst vom Erwachsenen und sein Verhalten von dem des Erwachsenen zu unterscheiden (Moore u. Corkum 1994).

Verlust von Bindungen

Demgegenüber beschreibt Verlust von Bindungen (Taxonomie gemäß fehlender Bindung, Bindungsstörung, Verlust von Bindungen; Lieberman u. Zeanah 1995), Trauerreaktionen von Kindern unter der Annahme, dass mit dem Verlust von Bindungspersonen bei Kindern unter 3 Jahren ein hohes Risiko pathologischer Entwicklung verbunden ist (Greenberg 1999).

Hochunsichere Bindung und Bindungsstörungen

Unsicher bzw. hochunsichere Bindungen oder Bindungsstörungen lassen sich hingegen für klinische Arbeitshypothesen als »Dysregulationen« einer bestehenden Beziehungsdynamik interpretieren (Downing u. Ziegenhain 2001). Diese Dysregulationen weichen von der Auffassung eines Gleichgewichtes zwischen Bindungs- und Erkundungsbedürfnissen ab, wie es bindungstheoretisch für eine positive sozial-emotionale Entwicklung vorausgesetzt wird. Dies entspricht der Annahme der »Bindungs-Explorations-Balance« und dem Konzept der »sicheren Basis« (Waters 1982; Bowlby 1988). Je nach Vertrautheit oder Unvertrautheit einer Situation und der damit verbundenen inneren Sicherheit oder Unsicherheit eines Kindes, so die bindungstheoretische Interpretation, hat sein Verhalten eine unterschiedliche Funktion. Danach ist kindliches Verhalten in verunsichernden und belastenden Situationen absichernd und dient der körperlichen Nähe oder psychologischen Intimität mit der Bindungsperson. In vertrauten oder anregenden Situationen verhalten sich Kinder eher neugierig und interessiert. Ihr Verhalten dient dann der Erkundung und Autonomie. Individuelle Abweichungen dieser Annahmen sind hinlänglich in den unterschiedlichen Strategien unsicherer Bindungstypen beschrieben (Ainsworth et al. 1978; Main u. Solomon 1990).

Als Bindungsstörungen im Sinne extremer Abweichungen unterscheiden Lieberman u. Zeanah (1995) 3 Typen:
- extreme Gehemmtheit,
- selbstgefährdendes Risikoverhalten und
- Rollenumkehr.

Extreme Gehemmtheit. Extreme Gehemmtheit lässt sich als Dysregulation zuungunsten der Erkundungs- und Autonomiebedürfnisse des Kindes beschreiben. Kinder mit Gehemmtheit sind in unvertrauten Situationen ängstlich und/oder emotional reduziert, selbst dann, wenn ihre Bindungsperson anwesend ist. Zwei Subtypen extremer Gehemmtheit, nämlich exzessiv klammernde Kinder und zwanghaft gehorsame Kinder werden unterschieden (Zeanah et al. 1993). Der letztgenannte Typ lässt sich häufig bei misshandelten Kindern beobachten (vgl. auch Crittenden 1994b; »compulsive compliance«).

Selbstgefährdendes Risikoverhalten. Selbstgefährdendes Risikoverhalten beschreibt Kinder, die ihre unterstellten

Bindungsstörungen – Klassifikationskriterien

Typ I: Fehlende Bindung

1. Kind zeigt keine spezifische Bindung an eine(n) Erwachsene(n), auch nicht in emotionalen Notsituationen (verletzt, ängstlich, krank o. Ä.)
2. Kind protestiert nicht oder protestiert undifferent (weint beim Weggang fast jedes Menschen)
3. Kind ist jedem gegenüber sozial aufgeschlossen, macht sozial keine Unterschiede zwischen Menschen
4. Kind hat ein kognitives Entwicklungsalter von mindestens 8 Monaten

Typ II: Undifferenzierte Bindung

1. Kind entfernt sich wiederholt von der Bindungsperson, ohne sich sozial rückzuversichern (läuft aus dem Haus auf die Straße)
2. Kind setzt sich regelmäßig (physisch) gefährlichen Situationen aus
3. Kind ist sozial promisk; gegenüber Fremden übermäßig freundlich, sucht Trost und Fürsorge von ihnen
4. Symptome entsprechen nicht ADHD (attention deficit hyperactivity disorder)
5. Zwei Subtypen:
   - sozial promisk
   - leichtsinnig/unfallgefährdet/risikofreudig

Typ III: Gehemmte Bindung

1. Kind zeigt andauerndes Widerstreben, sich Gegenständen in unvertrauter Umgebung zu nähern, sie zu berühren oder zu manipulieren, besonders wenn Fremde anwesend sind
2. Kind vermeidet aktiv, mit anderen Menschen als der Bindungsperson zu interagieren oder zieht sich zurück
3. Kind hat reduziertes Gefühlsrepertoire in sozialen Situationen, auch in Anwesenheit der Bindungsperson (vorherrschende Stimmung von nüchterner Kontrolle bis übermäßiger Wachsamkeit)
4. Zwei Subtypen:
   - Exzessives Klammern
   - bemüht/zwanghafte Anpassung

Typ IV: Aggressive Bindung

1. Kind bevorzugt klar eine Bindungsperson; unterbricht Suche nach Trost häufig durch aggressive Ausbrüche gegenüber der Bindungsperson oder sich selbst
2. Ärger ist durchgehendes Merkmal der Beziehung (mehr als entwicklungsangemessene Unnachgiebigkeit/Trotz und vorübergehende Frustration; Unnachgiebigkeit/Nichtgehorchen alleine reicht nicht zur Diagnose)
3. Angstsymptome (Trennungsangst, Schlafstörungen etc.) können auftreten, sind aber nicht Fokus der Diagnose

Typ V: Rollenumkehr

1. Eltern-Kind-Beziehung ist durch Umkehrung charakterisiert; Kind übernimmt Rollen/Verantwortung von Erwachsenen
2. Kind wirkt in unvertrauter Situation nicht ängstlich, sucht aber Nähe zur Bindungsperson
3. Kind ist überbesorgt, herrisch/despotisch, überfürsorglich oder kontrollierend in Interaktion mit der Bindungsperson
4. Kind kontrolliert/prüft in ungewöhnlichem Ausmaß die psychologische Befindlichkeit der Bindungsperson

■ Abb. 32.1. **Klassifikation von Bindungsstörungen.** (Nach Lieberman u. Zeanah 1995)

Bedürfnisse nach emotionaler Sicherheit nicht befriedigen bzw. ihre Bindungsperson nicht als sichere Basis nutzen. Diese Kinder entfernen sich häufig von der Bindungsperson, ohne sich sozial rückzuversichern und/oder setzen sich gefährlichen Situationen aus.

Rollenumkehr. Kinder mit Rollenumkehr übernehmen dahingegen die Funktion der sicheren Basis für die Bindungsperson und zeigen entwicklungsunangemessene Besorgnis und Fürsorge oder auch Anmaßung. Dabei wirken sie selbst in unvertrauten Situationen nicht ängstlich.

Aggressive Bindungsstörung. In der älteren der beiden Versionen (Zeanah et al. 1993) wird überdies noch aggressive Bindungsstörung als separater Typ definiert. Dieser Typ beschreibt Kinder mit einer dem ambivalenten Bindungstyp vergleichbaren, aber extremen und auffälligen emotionalen Regulation bzw. Verhaltensregulation. Dabei scheinen diese Kinder ihre Bindungsperson nicht als sichere Basis nutzen zu können. Ihr Verhalten gegenüber der Bindungsperson ist selbst in für sie verunsichernden und belastenden Situationen durchweg aggressiv. Umgekehrt weisen Symptome von Trennungsangst oder Schlafstörungen, wie sie bei einigen dieser Kinder auftreten, auch auf ausgeprägte Ängste hin, selbstständig mit Situationen zurechtzukommen.

32.4 Hochunsichere Bindung: Häufigkeit und Risikofaktoren

Die dem Konzept der Bindungsstörungen unterliegenden Diagnosekriterien, wie sie in der ICD-10 klassifiziert werden, sind auf dem derzeitigen Forschungsstand nicht bzw. unzureichend validiert (Zeanah 1996; Rutter u. O'Connor 1999; Rutter u. Sroufe 2000).

! Befunde aus der klinischen Bindungsforschung legen einen engen Zusammenhang zwischen Bindungsstörungen und hochunsicherer Bindung entsprechend bindungstheoretischen Klassifikationen nahe.

Diese beruhen für Kinder im Kleinkindalter auf der »Fremden Situation« von Ainsworth (Ainsworth et al. 1978; vgl. Kap. 2). Hochunsichere Bindung, wie sie im Kleinkindalter als desorganisierter Bindungstyp repräsentiert ist, wird dabei nach dem System von Main u. Solomon (1990) klassifiziert. Für Kindergartenkinder bzw. für Kinder im Vorschul- und frühen Schulalter gibt es entwicklungsangepasste, modifizierte Durchführungs- und Auswertungsverfahren der »Fremden Situation«, die auch die Klassifikation hochunsicherer Bindung einschließen (Cassidy u. Marvin 1987; Crittenden 1994b; Main u. Cassidy 1988; vgl. Kap. 2).

Häufigkeit

Zeanah (1996) schlägt vor, desorganisierte Bindung, als die derzeit am besten erforschte Gruppe hochunsicherer Bindung, mit klinischen Bindungsstörungen gleichzusetzen. In jedem Falle lassen sich die Befunde aus der bindungstheoretische Forschung als eine wesentliche Quelle zum Verständnis kindlicher Bindungsstörungen bzw. hochunsicheren Bindungsverhaltens anführen (Zeanah u. Emde 1994; Boris u. Zeanah 1999). Dabei liegt die Auftretenshäufigkeit desorganisierter Bindung in der frühen Kindheit in Abhängigkeit vom Auftreten und der Art der jeweiligen Risikofaktoren zwischen 13 und 82% (Lyons-Ruth u. Jacobwitz 1999). Entsprechend einer jüngeren Metaanalyse unterschied sich die Auftretenshäufigkeit desorganisierter bzw. hochunsicherer Bindungen in Mittelschichtpopulationen mit 15% statistisch bedeutsam von der Auftretenshäufigkeit in Unterschichtpopulationen mit 25% (Van Ijzendoorn et al. 1999). Die Auftretenshäufigkeit desorganisierter Bindung ist in den meisten klinischen Untersuchungsgruppen gegenüber nichtklinischen um das 2- bis 3fache erhöht (Van Ijzendoorn et al. 1999). Danach stehen insbesondere Misshandlung, psychische Erkrankung der Eltern oder hohe psychosoziale Risikofaktoren im Zusammenhang mit hochunsicherer bzw. desorganisierter Bindung beim Kind (Greenberg 1999; Lyons-Ruth u. Jacobwitz 1999).

! Untersuchungen bei misshandelten Kindern zeigten durchweg hohe Auftretenshäufigkeiten hochunsicherer Bindungen.

Diese lagen bei 82% (Carlson et al. 1989; Cicchetti u. Barnett 1991), bei 55% (Lyons-Ruth et al. 1990) oder bei 60% bei gleichermaßen misshandelten und vernachlässigten Kindern (Crittenden 1995, 1988). Über alle bisher vorliegenden Untersuchungen hinweg zeigten 46% der misshandelten Kinder hochunsicheres Bindungsverhalten gegenüber nur 9% der nicht misshandelten Kinder (Van Ijzendoorn et al. 1999).

Risikofaktoren

Psychische Erkrankungen der Eltern

Psychische Erkrankungen der Eltern wurden im Zusammenhang mit hochunsicherer Bindung insbesondere bei Kindern depressiv erkrankter Mütter untersucht. Die Untersuchungen führten zu unterschiedlichen Ergebnissen. Danach fanden sich bedeutsame Auftretenshäufigkeiten hochunsicherer Bindungen bei Kinder depressiver Mütter von 40% (bei jüngeren Kindern zwischen 16 und 21 Monaten) bzw. 29% (bei älteren Kindern zwischen 21 und 26 Monaten; Teti et al. 1995), von 50% bei Kindern von Müttern, die an bipolarer Depression erkrankt waren, gegenüber 25% der Kinder, deren Mütter an einer unipolaren Depression litten (DeMulder u. Radke-Yarrow 1991) bis hin zu 62% bei Kindern von chronisch depressiven

Müttern in psychosozial belasteten Lebensverhältnissen (Lyons-Ruth et al. 1990, 1991). Demgegenüber zeigten sich in anderen Untersuchungen keine empirisch bedeutsamen Zusammenhänge und die meataanalytische Überprüfung belegte nur einen mäßig bedeutsamen Effekt. Die Auftretenshäufigkeit über alle Untersuchungen hinweg betrug 21% (Van Ijzendoorn et al. 1999). Diese uneinheitlichen Ergebnisse werden auf unterschiedliche Ausprägungen des Krankheitsbildes in den verschiedenen Untersuchungen zurückgeführt.

Lyons-Ruth u. Jacobwitz (1999) vermuten empirisch nachweisbare Zusammenhänge zwischen hochunsicherer Bindung und elterlicher Depression nur bei schweren chronischen und klinisch relevanten Erkrankungen der Eltern.

Bisher nur auf der Grundlage vereinzelter Untersuchungen wird außerdem ein Zusammenhang zwischen hochunsicherer Bindung und Angststörungen (Manassis et al. 1994) bzw. dissoziativen Störungen der Mütter diskutiert (Liotti 1992; Main u. Morgan 1996; Van Ijzendoorn et al. 1999).

Schließlich standen unverarbeitete Trauerprozesse von Eltern über den (frühen) Verlust einer nahestehenden Bindungsperson im Zusammenhang mit desorganisierter Bindung ihrer Kinder (Main u. Hesse 1990). Danach ließen sich Auftretenshäufigkeiten in einzelnen Untersuchungen von 56% (Main u. Hesse 1990) oder 39% (Lyons-Ruth et al. 1991) auch metaanalytisch als bedeutsam absichern (Van Ijzendoorn 1995).

Psychosoziale familiäre Situation

Unter den psychosozialen elterlichen bzw. familiäre Risikofaktoren fanden sich Zusammenhänge zwischen hochunsicherer Bindung und mütterlichem Alkohol- (O'Connor et al. 1987; O'Connor et al. 1992) bzw. Drogenmissbrauch (Rodning et al. 1991), und zwar mit einer Auftretenshäufigkeit von 43% (Van Ijzendoorn et al. 1999). Andere psychosoziale Risikofaktoren, wie Partnerschaftskonflikten der Eltern oder Alleinerziehen bei jugendlichen Müttern zeigten uneinheitliche Ergebnisse. Beobachtungen von Gewalt, wie die zwischen Ehepartnern, stand in einigen Untersuchungen in empirischem Zusammenhang mit hochunsicherer Bindung beim Kind (Owen u. Cox 1997), auch dann, wenn das Kind selbst nicht misshandelt wurde (Zeanah et al. 1999) und die Gewalterfahrung der Mutter lange zurücklag (Lyons-Ruth u. Block 1996). In anderen Untersuchungen wurden hingegen keine Zusammenhänge gefunden (Shaw et al. 1996), ebenso wie die metaanalytische Überprüfung nur einen mäßigen Effekt zeigte (Van Ijzendoorn et al. 1999).

Unter einer klinischen Perspektive scheint Gewalt zwischen Eltern systematisch als möglichen Indikator für Bindungsstörungen bei Kindern in Frage zu kommen (Zeanah et al. 1999).

Dies gilt auch für den Zusammenhang hochunsicherer Bindungen mit anderen psychosozialen Risikokonstellationen, wie bei allein erziehenden und jugendlichen Müttern und ihren Kleinkindern. Auch hier zeigten sich in einzelnen Untersuchungen hohe Zusammenhänge mit hochunsicherer Bindung von bis zu 60% (Osofsky et al. 1993), während die Verteilung über alle bisherigen Studien hinweg betrachtet nur 23% betrug, und damit der Standardverteilung hochunsicherer Bindung in Unterschichtpopulationen entspricht (Van Ijzendoorn et al. 1999). Hier, wie auch bei Gewalt zwischen Eltern dürfte die grundsätzliche Schlussfolgerung aus der Risikoforschung zutreffen, nach der Probleme und Störungen insbesondere dann verstärkt auftreten, wenn mehrere Risiken in Kumulation und in Wechselwirkung miteinander auftreten. Dies aber ist gewöhnlich bei Familien mit Hochrisikokonstellationen der Fall.

Unter einer bindungstheoretischen Perspektive sind hierbei die Befunde von Interesse, nach denen die Metaanalyse nur einen schwachen statistischen Zusammenhang zwischen hochunsicherer Bindung und elterlicher Feinfühligkeit zeigte (Van Ijzendoorn et al. 1999). Danach dürfte elterliche Feinfühligkeit als der wesentliche Prädiktor für Bindungssicherheit bzw. Bindungsunsicherheit (DeWolff u. Van Ijzendoorn 1997) die Entwicklung hochunsicherer Bindung für sich alleine genommen nicht hinreichend aufklären. Vielmehr scheinen weitere Risikofaktoren beteiligt zu sein, die die extrem negative Interaktionserfahrungen mit beeinflussen, wie sie bei Kindern mit hochunsicherer Bindung unterstellt werden (Main u. Hesse 1990).

Merkmale des Kindes

Risikofaktoren auf Seiten des Kindes, wie neurologische Auffälligkeiten, Autismus oder Down-Syndrom standen mit einer Auftretenshäufigkeit von 35% im Zusammenhang mit desorganisierter Bindung (Capps et al. 1994; Vaughn et al. 1994; Van Ijzendoorn et al. 1999). Demgegenüber wurden bei Kindern mit schweren körperlichen Problemen keine erhöhten Auftretenshäufigkeiten hochunsicherer Bindung gefunden (Van Ijzendoorn et al. 1999).

Schließlich ließen sich in der erwähnten Metaanalyse auch keine statistisch bedeutsamen Zusammenhänge zwischen hochunsicherer Bindung und Temperamentsmerkmalen des Kindes oder seinem Geschlecht nachweisen.

Zusammenfassend lassen sich Bindungsstörungen auf dem derzeitigen Forschungsstand als frühe Form psychopathologischer Störungen diskutieren (Greenberg 1999). Hochunsichere Bindung gilt darüber hinaus, gewöhnlich in Kumulation und in Wechselwirkung mit anderen Risikofaktoren, aber auch als Hinweis für einen beginnenden psychopathologischen Prozess bzw. als Vorläufer späterer psychopathologischer Störungsbilder (Sameroff u. Emde 1989; Sroufe 1997).

Hochunsichere kindliche Bindung als Auslöser späterer Störungsbilder

Tatsächlich zeigt die bisher begrenzte längsschnittliche Forschung, dass hochunsichere Bindung unter den Typen unsicherer Bindung die häufigsten Zusammenhänge mit späteren Störungsbildern aufweist. Danach sagt frühe desorganisierte Bindung bei Kindern aggressiv auffälliges Verhalten im Kindergarten- und Vorschulalter voraus (Lyons-Ruth et al. 1993; Hubbs-Tait et al. 1994; Lyons-Ruth et al. 1997; Shaw u. Vondra 1995; Shaw et al. 1996). Auch in querschnittlich angelegten Untersuchungen bei Kindern im Kindergarten- und frühen Schulalter wurde dieser Zusammenhang belegt (Greenberg et al. 1991; Speltz et al. 1990; Moss et al. 1996, 1998). Dabei zeigten sich in einer Untersuchung die Zusammenhänge zwischen hochunsicherer Bindung und aggressivem bzw. externalisierendem Verhalten nur bei Jungen (Greenberg et al. 1991). In einer anderen Untersuchung zeigten die Kinder mit hochunsicherer Bindung außerdem neben externalisierendem auch internalisierendes Verhalten (Moss et al. 1998) und Kindergartenkinder mit früher hochunsicherer Bindung und Müttern mit depressiver Symptomatik waren gehäuft feindselig (Lyons-Ruth et al. 1989). Befunde zum Zusammenhang zwischen früher Bindungsqualität und psychopathologischen Störungsbildern im Jugendalter sind spärlich, weisen aber auf gehäuft dissoziative Symptome bei ehemals desorganisiert gebundenen Jugendlichen hin (Ogawa et al. 1997; Carlson 1998).

Diese bisherigen Forschungsbefunde, nach denen frühe hochunsichere Bindung mit dem Risiko späterer psychopathologischer Symptome verbunden ist, lassen sich derzeit nicht diagnosespezifisch interpretieren. Vielmehr dürfte der Zusammenhang eher im Sinne einer verstärkten Vulnerabilität für Verhaltensauffälligkeiten und Störungen zu sehen sein (Rutter u. O'Connor 1999; Lyons-Ruth u. Jacobwitz 1999)

Ebenso ist dieser Zusammenhang zwischen späterer Problematik und früher Bindungsproblematik nicht nur auf hochunsichere Bindung beschränkt, sondern wurde, wenn auch unsystematisch, im Zusammenhang mit den beiden Typen unsicherer Bindung, nämlich unsicher-vermeidender und unsicher-ambivalenter Bindung gefunden (Troy u. Sroufe 1987; Renken et al. 1989). Methodische Begründungen liegen darin, dass die Untersuchungen vor der Entdeckung atypischen Bindungsverhaltens durchgeführt wurden und die stärkere Vorhersage von klinisch relevanten Störungsbildern durch atypisches Bindungsverhalten gegenüber traditioneller unsicherer Bindung sich in späteren Studien belegen ließ (Lyons-Ruth u. Jacobwitz 1999). Zudem wird angenommen, dass sich bei Kumulation und Wechselwirkung von Risiken unter bestimmten Bedingungen auch das Risiko einer traditionell unsicheren Bindung extrem verstärken kann. Carlson (1998) führt hier das Beispiel des Zusammenbruchs einer gewöhnlich gut funktionierenden Abwehrstrategie bei unsicher-vermeidender Bindung im Zusammenhang mit einer traumatischen Erfahrung an. Dennoch ist hier anzumerken, dass unsichere Bindung für sich alleine genommen psychopathologische Störungsbilder nicht voraussagt.

Inwieweit spezifische Entwicklungsgänge zwischen unterschiedlichen Typen unsicherer Bindung und unterschiedlichen psychopathologischen Störungsbildern bestehen, bleibt noch zu erforschen. Zumindest vor dem Hintergrund der Auffassung von Bindungsverhaltensweisen als konsequente Strategien in Reaktion bzw. Anpassung an je spezifische Betreuungsumwelten ist die Hypothese spezifischer psychopathologischer Entwicklungsgänge plausibel.

! Hochunsichere Bindung lässt sich als ein wichtiger, aber nicht spezifischer Risikofaktor für die Entwicklung einiger psychopathologischer Störungsbilder beschreiben, und zwar insbesondere in Kombination mit Risikofaktoren, wie Misshandlung, psychische Erkrankung der Eltern oder psychosoziale Risikofaktoren (Greenberg 1999).

32.5 Beziehungsvorerfahrungen von Kindern mit hochunsicherem Bindungsverhalten

Entsprechend bindungstheroetischer Auffassung ist die Entwicklung hochunsicheren Bindungsverhalten per definitionem Ergebnis ausgeprägt negativer Beziehungserfahrungen von Kindern (für die traditionellen Typen sicherer bzw. unsicherer Bindung, vgl. Kap. 2). Tatsächlich belegen die bisherigen Forschungen keinen Zusammenhang zwischen hochunsicherer Bindung und konstitutionellen oder Temperamentsmerkmalen des Kindes, ebenso wenig wie bisher, zumindest im Kleinkindalter, Zusammenhänge mit dem Geschlecht des Kindes gefunden wurden (vgl. Van Ijzendoorn et al. 1999). Ausnahme waren lediglich neurologische Auffälligkeiten. Derzeit werden Hypothesen diskutiert, nach denen die Veränderungen in der Emotionsregulation von Kindern mit negativen Bindungserfahrungen sich auch auf die Entwicklung der neuronalen Verbindungen zwischen dem limbischen System und dem präfrontalen Kortex auswirkt (Schore 2001).

Während im Zusammenhang mit der Entwicklung hochunsicherer Bindung einhellig angenommen wird, dass die betroffenen Kinder extrem negativen Interaktionserfahrungen ausgesetzt sind, wird kontrovers diskutiert, inwiefern die bindungsbezogenen Reaktionen Zeichen aktiven Coping-Verhaltens oder aber Zeichen eines Zusammenbruchs der kindlichen Coping-Strategien sind (Main u. Hesse 1990; Crittenden 1994b).

Desorganisisertes Bindungsverhalten

Bei Kindern mit desorganisiertem/desorientiertem Bindungsverhalten (Typ D) als einer Form hochunsicherer

Bindung, wird interpretiert, dass ihnen, bei Aktivierung ihres Bindungssystems und des damit verbundenen Anstiegs ihres Kortisolniveaus, eine organisierte Verhaltensstrategie fehlt (Hertsgaard et al. 1995).

! Als desorganisiert klassifizierte Kleinkinder zeigen in Anwesenheit ihrer Bezugsperson bindungsbezogenes Konfliktverhalten.

Dieses lässt sich als bizarr anmutendes Verhalten beschreiben, wie beispielsweise starke Gehemmtheit in der Situation, körperliches Erstarren über mehrere Sekunden oder Furchtreaktionen. Main u. Hesse (1990) postulieren Furcht als die gemeinsame Beziehungserfahrung dieser Kinder, und zwar als Furcht **vor** der Bindungsperson oder als Furcht **der** Bindungsperson, im Sinne von Auswirkungen von Ängsten der Bindungsperson selbst. Danach resultiert die Furcht der Kinder aus der direkten Interaktionserfahrung mit einer aggressiven oder misshandelnden Bindungsperson oder indirekt aus den Auswirkungen (potenziell) traumatischer Beziehungsvorerfahrungen der Bindungsperson auf die aktuelle Beziehung mit dem Kind (Main u. Hesse 1990). Nach dieser Hypothese ist das Kind in einem unlösbaren Konflikt gefangen. Furcht aktiviert, biologisch vorprogrammiert, das kindliche Bindungssystem. Das Kind muss daher unweigerlich Nähe und Kontakt zur Bindungsperson suchen. Ist aber die Bindungsperson diejenige, bei der das Kind Schutz sucht, gleichzeitig und in Personalunion diejenige, die seine Furcht verursacht, dann kollabieren seine Verhaltensstrategien und seine Aufmerksamkeit (Lyons-Ruth u. Jacobwitz 1999).

Solomon u. George (1999b) heben dabei als den für das Kind besonders ängstigenden Aspekt die Bedrohung hervor, tatsächlich oder emotional verlassen zu werden. Vorhandene bindungsbezogenen Ängste des Kindes werden dadurch verstärkt, dass die Bindungsperson das Kind zurückweist oder noch weiter ängstigt. Dadurch aktiviert sie gleichzeitig das Bindungssystem des Kindes, also sein Bedürfnis nach Nähe und Trost, so die Interpretation. Als charakteristisch für diese Konfliktsituationen lässt sich die Unfähigkeit der Bindungsperson beschreiben, die Verstörung und Furcht des Kindes zu beenden bzw. zu mildern. Auf Seiten der Bindungsperson wird dabei unterstellt, dass sie die Furcht des Kindes nicht wahrnimmt oder sein Verhalten fehlinterpretiert.

! Sind solche konflikthaften Erfahrungen nachhaltig und/oder stark angstauslösend, beeinträchtigen sie offenbar die Bewältigungskompetenzen des Kindes und seine Fähigkeiten, seine Gefühle flexibel zu regulieren.

Dies dürfte insbesondere für Kleinkinder gelten, die mit den ihnen jeweils zur Verfügung stehenden Entwicklungskompetenzen nicht oder nur schwer strategisch und organisiert auf inkohärentes und/oder furchterregendes elterliches Verhalten reagieren können. Tatsächlich finden sich desorganisierte Verhaltensreaktionen häufiger bei jüngeren als bei älteren Kindern.

Kontrollierendes Bindungsverhalten

Im Kindergarten und frühen Schulalter wird »kontrollierendes« Bindungsverhalten als das dem frühen desorganisierten Typ entsprechend angenommen (Cassidy u. Marvin 1987; Main u. Cassidy 1988). Kontrollierendes Bindungsverhalten fand sich in statistisch bedeutsamer Weise bei Kindern, die im Kleinkindalter desorganisiert gebunden waren (Main u. Cassidy 1988; Wartner et al. 1994). Charakteristisches Kennzeichen für solcherart kontrollierendes Verhalten bei Kindern jenseits des Kleinkindalters ist eine Rollenumkehr in der Eltern-Kind-Beziehung. Diese manifestiert sich in zwei Formen, nämlich kontrollierend-fürsorglichem Verhalten des Kindes gegenüber der Bindungsperson und kontrollierend-bestrafendem Verhalten.

! Folgt man der empirischen Annahme eines Zusammenhangs von früher Desorganisation als Vorläufer späteren entwicklungsinadäquaten kontrollierenden Verhaltens, dann lässt sich dieses als Strategie interpretieren, eine unvorhersagbare und inkonsistente Beziehungssituation zu organisieren (Barnett u. Vondra 1999).

Nach dem Klassifikationssystem von Crittenden (1994b) wird kontrollierendes Verhalten im Kindergarten- und Vorschulalter als Ausdruck extremer und rigider Formen von sowohl unsicher-vermeidender als auch von unsicher-ambivalenter Bindung beschrieben.

Im Falle **vermeidender Bindung** lässt sich kontrollierendes Verhalten als (über-)fürsorgliches Verhalten des Kindes gegenüber der Bindungsperson charakterisieren, und zwar als eine Erweiterung der zugrunde liegenden Strategie, bindungsbezogene und negative Gefühle zu unterdrücken. Nach dieser Auffassung reagieren die Kinder auf eine Beziehungssituation, in der die Gefahr, von einer emotional sehr zurückgezogenen Mutter nicht beachtet zu werden, größer ist als die Gefahr, zurückgewiesen zu werden, wenn sie ihr Bedürfnis nach Nähe und Trost äußern. Solche Kinder beginnen, sich um die Bindungsperson zu bemühen, indem sie mit kleinen Albernheiten auf sich aufmerksam machen oder sich fürsorglich und liebevoll um sie kümmern. In besonders ausgeprägten Fällen kann dieses Verhalten in eine Übernahme der elterlichen Rolle münden. Eine andere extreme Form des vermeidenden Typs äußert sich in stark bemühtem und angepasstem Verhalten gegenüber der Bindungsperson und lässt sich als Reaktion auf ein aggressives oder feindseliges Beziehungsmilieu interpretieren. und im Falle ambivalenter Bindung als drohendes oder bestrafendes Verhalten gegenüber der Bindungsperson (Crittenden 1994b).

Im Falle **ambivalenter Bindung** lässt sich kontrollierendes Verhalten im Zusammenhang mit einer Interaktionssituation beobachten, in der Kinder wenig bzw. für sie kognitiv schwer nachvollziehbare und beliebige Rahmenbedingungen und Grenzen und/oder starke Überbehütung erleben. Solche Kinder verhalten sich entweder durchweg drohend und aggressiv gegenüber der Bindungsperson oder hilflos und passiv. Damit aber wirkt sich die unterstellte Funktion kontrollierenden Verhaltens, nämlich die, sich der Aufmerksamkeit einer schwer einschätzbaren Bindungsperson zu versichern, nachteilig auf das Kind aus. Ein aggressives Kind fordert dann zunehmend Aggressivität und vielleicht auch Gewalttätigkeit seitens der Bindungsperson heraus. Ein hilflos-passives Kind hingegen erfährt verstärkt Einschränkungen in der Entwicklung seiner Selbstständigkeit und kognitiven Kompetenzen (Crittenden 1994b, 1995).

Die hier beschriebenen Typen hochunsicherer Bindung, wie sie nach den beschriebenen Systemen klassifiziert werden, beziehen sich auf die grundlegenden bindungstheoretischen Annahmen, wie die des Konzeptes der sicheren Basis und dem der Bindungs-Explorations-Balance (vgl. Kap. 2). Systematische und empirische Vergleiche zwischen den unterschiedlichen Klassifikationssystemen fehlen bisher bzw. sind selten (Crittenden u. Claussen 1994; Solomon u. George 1999a; Rauh et al. 2000). Die Klassifikationen der beschriebenen Typen hochunsicheren Bindungsverhaltens folgen der bindungstheoretischen Auffassung, nach der sich bindungsrelevantes Verhalten von Kindern als Funktion ihrer jeweiligen Beziehung mit der relevanten Bezugsperson interpretieren lässt. Damit lassen sich mit der Klassifikation auch Rückschlüsse auf die Erlebens- und Verarbeitungsweisen eines Kindes ziehen. Aspekte der hier beschriebenen Typen hochunsicherer Bindung, wie beispielsweise extreme Furcht oder ausgeprägt aggressives Verhalten, Rollenumkehr oder zwanghaft gehorsames Verhalten, werden in den oben dargestellten alternativen Vorschlägen zur Klassifikation von Bindungsstörungen aufgegriffen (vgl. Abschn. 32.3).

32.6 Abgrenzung zu anderen Störungsbildern

An der derzeitigen Klassifikation von Bindungsstörungen gemäß ICD-10 wird kritisiert, dass sich die zugrunde liegenden Diagnosekriterien, insbesondere der reaktiven Bindungsstörungen, nur schwer von den Bedingungen von Misshandlung und/oder Vernachlässigung abgrenzen lassen (Zeanah 1996). Diese Kritik berührt die bisher fehlende bzw. unzureichende Validierung der Diagnose von Bindungsstörungen. Hinzu kommt, dass die Diagnosekriterien überwiegend und eingeschränkt auf diese Gruppe von Kindern angewendet werden. Demgegenüber legen die berichteten Befunde aus der Bindungsforschung nahe, dass das Kriterium einer Bindungsstörung bei einer weitaus größeren Gruppe von Kindern von klinischer Relevanz sein dürfte.

! Unsichere bzw. hochunsichere Bindung wurde im Zusammenhang mit einer Reihe von psychopathologischen Störungsbildern gefunden.

Unsichere bzw. hochunsichere Bindung wurde im Zusammenhang mit einer Reihe von psychopathologischen Störungsbildern gefunden. Ein Ergebnis dieser Befunde ist die Forderung nach einer Erweiterung der Diagnosekriterien (Zeanah et al. 1993). Mit der Diskussion um eine solche Erweiterung aber ist die Frage der Abgrenzung zu anderen Störungsbildern verbunden. Diese Abgrenzung wird insbesondere im Zusammenhang mit der mangelnden Diagnosespezifität von Bindungsstörungen problematisiert, die sich aus eben diesen Befunden über die Vielzahl psychopathologischer Störungsbilder bei Kindern mit hochunsicherer Bindung ableiten lässt (Rutter u. O'Connor 1999).

Im Falle der Abgrenzung zwischen hochunsicherer Bindung vom Typ Desorganisation (Main u. Solomon 1990) und neurologischen Auffälligkeiten bei Kindern lässt sich diese Schwierigkeit beispielhaft illustrieren. Tatsächlich ist ein Zusammenhang zwischen hochunsicherer Bindung und neurologischen Auffälligkeiten bei Kindern belegt (Van Ijzendoorn et al. 1999).

! Inwieweit ein Zusammenhang zwischen hochunsicherer Bindung und psychopathologsichen Störungsbildern (z. B. neurologischen Auffälligkeiten) bei Kindern besteht oder aber durch eine wenig präzise Abgrenzung in den Störungsbildern bedingt ist, ist derzeit unklar.

Danach ähneln Symptome bzw. Indikatoren, die für die Klassifikation desorganisierter Bindung herangezogen werden, Symptomen vorhandener neurologischer Störungen (Pipp-Siegel et al. 1999). Daher können in der klinischen Praxis neurologische Sypmtome von Kindern mit Down-Syndrom oder autistischen Kindern mit Symptomen hochunsicherer Bindung verwechselt werden (Vaughn et al. 1994; Van Ijzendoorn et al. 1999). Solche Symptome sind beispielsweise unvollständige, ungerichtete oder unterbrochene Bewegungen und Ausdrucksverhaltensweisen, Stereotypien und unsichere Bewegungen und Körperhaltungen, Bewegungsasymmetrien oder auch eingefrorene Bewegungen und Haltungen. Diese Indikatoren entsprechen einigen der Indikatoren, nach denen Main u. Solomon Bindungsdesorganisation klassifizieren (Main u. Solomon 1990; ◻ Tabelle 32.1).

Gewöhnlich dürften neurologische Symptome selten auftreten, sodass die Gefahr einer Verwechslung mit desorganisiertem Bindungsverhalten gering ist. In der klinischen Praxis wird eine systematische Abklärung bei Kindern mit besonderen Risiken empfohlen, wie bei frühgeborenen Kindern, bei Kindern, die teratogenen Substanzen ausgesetzt waren, oder bei Kindern mit Schädel-Hirn-Trauma nach Misshandlung oder Mangelernährung (Pipp-Siegel et al. 1999).

Tabelle 32.1. **Beispiele für Symptome bei Bindungsdesorganisation und bei neurologischen Störungen.** (Nach Pipp-Siegel et al. 1999)

Symptombeschreibung	Indikator desorganisierten Verhaltens	Indikator neurologischer Störung
Annäherungen an die Bindungsperson als wiederholte Stopps, gefolgt von erneuten Bewegungsansätzen	Ungerichtete, fehlgerichtete, unvollständige und unterbrochene Bewegungen	Chorea
Außergewöhnlich langsame oder hinkende/schleppende Bewegungen		Hypothomie oder Dyspraxie
Wiederholte rhythmische Bewegungen mit unklarer Funktion	Stereotypien, asymmetrische Bewegungen und atypische Körperhaltungen	Tiefgreifende Entwicklungsstörungen
Asymmetrische Bewegungen		Dyspraxie, Paralyse
Asymmetrien des Gesichtes		Muskelschwäche
Ungewöhnliche Körperhaltungen		Dystonie
Eingefrorene Bewegungen und Körperhaltungen	Erstarren, Regungslosigkeit, verlangsamte Bewegungen	Anfallsleiden
Desorientiertes Umherlaufen	Desorientierung	Geistige Behinderung

32

32.7 Therapie

Daniel Stern hat die Behandlung von Verhaltensproblemen im Säuglings- und Kleinkindalter unter dem Aspekt der Beziehungsabhängigkeit entscheidend konzeptualisiert (Stern 1995). Er charakterisiert die frühe Eltern-Kind-Therapie als ein neues klinisches Feld. Dies hängt nicht nur mit dem jungen Alter der Kinder zusammen, sondern auch mit den für die Behandlung dieser Altersgruppe qualitativ neuen therapeutischen und beraterischen Anforderungen (s. folgende Übersicht).

Besondere therapeutischen und beraterischen Anforderungen bei der Behandlung von Kleinkindern mit Bindungsproblemen

- Der Klient oder Patient darf nicht als Einzelperson betrachtet werden, sondern muss als Teil eines Beziehungssystems analysiert werden (Sameroff u. Emde 1998).
- Säuglinge und Kleinkinder durchlaufen aufeinanderfolgende Entwicklungsveränderungen besonders schnell, was eine kontinuierliche Anpassung der Behandlung notwendig macht.
- Problematisch ist oft auch der Zugang zu Familien. Eltern sind nicht zwangsläufig klinisch auffällig und haben nach ihrer eigenen Einschätzung bestenfalls ein »Problem«. In psychosozial belasteten Familien wird ein engagierter Helfer sich aber häufig mit den Familien nicht einmal darauf einigen können.

Vor dem Hintergrund solcher, bindungstheoretisch beeinflusster Überlegungen, lassen sich derzeit 3 Ansatzpunkte zusammenfassen, nach denen therapeutische Intervention konzeptualisiert wird.

- **Förderung feinfühligen Verhaltens der Eltern im Umgang mit dem Kind,** wie es entsprechend bindungstheoretischer Befunde als wesentliche Voraussetzung sicherer Bindung und damit als wichtiger Vorläufer späterer flexibler und kompetenter Bewältigungsstrategien und positiver Selbstentwicklung gilt (Troy u. Sroufe 1987; Cassidy 1990; Suess et al. 1992).
- **Veränderungen von Bindungsrepräsentationen der Eltern**; dieser Ansatz geht auf die von Selma Fraiberg begründete psychoanalytische Eltern-Säuglings-Therapie zurück (Fraiberg 1980; Lieberman u. Pawl 1993).
- **Verbesserung der sozialen Unterstützung der Eltern**; dabei wurden insbesondere für die Intervention in Familien mit psychosozialen Risiken, spezifische Ansätze vor bindungstheoretischem Hintergrund entwickelt.

Vielfach werden diese therapeutischen Ansatzpunkte auch kombiniert, wie beispielsweise in dem großangelegten Interventionsprogramm STEEP (Steps Toward Effective and Enyoable Parenting), das gleichermaßen Feinfühligkeitstraining, Zugang zu elterlichen Repräsentationen und psychosoziale Unterstützung zusammenfasst (Egeland et al. 2000).

! Ein gemeinsamer Aspekt aller bindungstheoretisch orientierter Ansätze liegt in der Betonung der Beziehung zwischen Eltern und Beratern oder Therapeuten.

In Analogie zum Konzept der »sicheren Basis« in der Eltern-Kind-Beziehung gilt eine vertrauensvolle Beziehung zwischen den Erwachsenen als wesentliches Kriterium erfolgreicher Intervention, Beratung oder Therapie (Bowlby 1988; Ziegenhain et al. 1999; Suess u. Pfeifer 1999; Dornes 2000). In solchen Prinzipien, wie denen der Betonung des Beziehungskontextes bzw. einer vertrauensvollen Beziehung zwischen Eltern und Therapeuten oder den erwähnten entwicklungspsychologischen Anforderungen bei der Therapie von Säuglingen und Kleinkindern, liegen die Besonderheiten bei der Therapie von Bindungsstörungen. Hier liegen außerdem die Vorteile eines bindungstheoretisch begründeten Vorgehens.

! Die Bindungstheorie ist kein in sich geschlossener Beratungs- oder Therapieansatz. Sie stellt vielmehr Annahmen und Befunde über Bedürfnisse, sowie Erlebens- und Verarbeitungsweisen von Kindern bereit.

Dadurch erst wird eine flexible und unmittelbare Umsetzung bindungstheoretischer Annahmen in die Praxis möglich. Zudem verbindet sich damit die Chance, bindungstheoretische Annahmen mit anderen Beratungs- und Therapieansätzen zu integrieren (vgl. Suess u. Pfeifer 1999). Beispielsweise werden derzeit Verknüpfungen zwischen bindungstheoretischen und systemtheoretischen Annahmen in der Therapie von Bindungsstörungen erprobt (Marvin 2001). Demgegenüber dürfte die Bevorzugung spezifischer Therapierichtungen oder -ansätze weniger relevant sein. In einer neueren Metaanalyse waren kurzzeitige und verhaltensorientierte Interventionen gesprächsorientierten Langzeitinterventionen überlegen (Bakermans-Kranenburg et al. 2003).

Erste Evaluationen belegen Verbesserungen in elterlicher Feinfühligkeit, und zwar auch in Familien mit schwierigen Säuglingen und/oder sozial benachteiligten Familien (Lyons-Ruth et al. 1990; Erickson et al. 1992; Van den Boom 1994; Van Ijzendoorn et al. 1995; Ziegenhain et al. 1999). Allerdings zeigten sich Einflüsse auf die Bindungssicherheit der Kinder nur schwach bzw. nicht in allen Untersuchungen (Lyons-Ruth et al. 1990; Erickson et al. 1992; Van den Boom 1994; Robert-Tissot et al. 1996). Ebenso konnte auch die Wirksamkeit eines repräsentativen Zugangs belegt werden (Robert-Tissot et al. 1996) bzw. des Einbezugs sozial unterstützender Hilfen (Erickson et al. 1992). Ungeklärt sind jedoch die Langzeitwirkungen früher Intervention. Hier fehlen systematische Folgeuntersuchungen (O'Connor u. Rutter 1999; Dornes 2000).

Fazit für die Praxis

Zusammenfassend dürfte der Vorteil von klinisch wirksamen Therapieansätzen für die Behandlung von Bindungsstörungen also in der Verknüpfung unterschiedlicher therapeutischer Ansätze unter Berücksichtigung bindungstheoretischer und entwicklungspsychologischer Annahmen liegen. Dabei ist die Berücksichtigung und der systematische Einbezug bindungstheoretischer Annahmen in der Praxis nicht nur für die Behandlung von Bindungsstörungen relevant. Bindungsorientiertes therapeutisches Vorgehen kann auch im Kontext anderer kinder- und jugendpsychiatrischer Störungsbilder wirksam sein. Die klinische Praxis belegt das gehäufte Auftreten von Bindungs- und Beziehungsproblemen bei unterschiedlichsten Störungsbildern. Gezieltes bindungsorientiertes therapeutisches Vorgehen kann daher gleichermaßen als primäre Theapie bei Bindungsstörungen als auch als begleitende sekundäre Therapie bei anderen Störungsbildern eingesetzt werden.

Literatur

Ainsworth MDS, Blehar MC, Waters E, Wall S (1978) Patterns of attachment: A psychological study of the strange situation. Erlbaum, Hillsdale/NJ
Bakermans-Kranenburg MJ, van Ijzendoorn MH, Juffer F (2003) Less is more: Meta-analyses of sensitivity and attachment interventions in early childhood. Psychol Bull 129:195–215
Barnett D, Vondra JI (1999) Atypical patterns of attachment: Theory, research, and current directions. Monogr Soc Res Child Dev 64/3:1–24
Bretherton I, Munholland KA (1999) Internal working models in attachment relationships. A construct revisited. In: Cassidy J, Shaver PR (eds) Handbook of attachment. Theory, research, and clinical applications. Guilford, New York, pp 89–111
Boris NW, Zeanah C (1999) Disturbances and disorders of attachment in infancy: An overview. Inf Ment Health J 20:1–9
Bowlby J (1988) A secure base. Basic Books, New York
Brisch KH (1999) Bindungsstörungen. Von der Bindungstheorie zur Therapie. Klett-Cotta, Stuttgart
Capps L, Sigman M, Mundy P (1994) Attachment security in children with autism. Dev Psychopathol 6:249–261
Carlson EA (1998) A prospective longitudinal study of attachment disorganization/ disorientation. Child Dev 69:1107–1128
Carlson V, Cicchetti D, Barnett D, Braunwald K (1989) Disorganized/disoriented attachment relationships in maltreated infants. Dev Psychol 25:525–531
Cassidy J (1990) Theoretical and methodological considerations in the study of attachment and the self in young children. In: Greenberg MT, Cicchetti D, Cummings EM (eds) Attachment in the preschool years. University of Chicago Press, Chicago, pp 87–119
Cassidy J, Berlin LJ (1994) The insecure-ambivalent pattern of attachment: Theory and research. Child Dev 65:971–991
Cassidy J, Marvin RS ([1]1987, [2]1990, [3]1991, [4]1992) Attachment organization in preschool children: Coding guidelines. (Unpublished manuscript, MacArthur Working Group on Attachment, Seattle/WA)
Cicchetti D (1984) The emergence of developmental psychopathology. Child Dev 55:1–7
Cicchetti D, Barnett D (1991) Attachment organization in maltreated preschoolers. Special issue: Attachment and developmental psychopathology. Dev Psychopathol 3:397–411

Cicchetti D, Toth S (1995) Dvelopmental psychopathology perspective on child abuse and neglect. J Am Acad Child and Adolesc Psychiatry 34:541–565

Crittenden PM (1985a) Maltreated infants: Vulnerability and resilience: J Child Psychol Psychiatry 26:85–96

Crittenden PM (1985b) Social networks, quality of parenting, and child development. Child Dev 56:1299–1313

Crittenden PM (1988) Relationships at risk. In: Belsky J, Nezworski T (eds) Clinical implications of attachment. Erlbaum, Hillsdale/NJ, pp 136–174

Crittenden PM (1994a) Peering into the black box: An exploratory treatise on the development of self in young children. In: Cicchetti D, Toth S (eds) Rochester symposium on developmental psychopathology, vol 5. The self and its disorders. University of Rochester Press, Rochester/NY

Crittenden PM (1994b) Preschool Assessment of Attachment: Coding manual. Unpublished manuscript. Family Relations Institute, Miami/FL

Crittenden PM (1995) Attachment and psychopathology. In: Goldberg S, Muir R, Kerr J (eds) Attachment theory: social, developmental, and clinical perspectives. Analytic Press, Hillsdale/NJ

Crittenden PM (2000) A dynamic-maturational exploration of the meaning of security and adaptation: Empirical, cultural, and theoretical considerations. In: Crittenden PM, Claussen AH (eds) The organization of attachment relationships. Maturation, culture, and context. Cambridge University Press, Cambridge, pp 358–383

Crittenden PM, Claussen AH (1994) Validation of two procedures for assessing quality of attachment in the preschool years. (Paper presented at the biennial meeting ot the International Conference on Infant Studies, Paris)

Crittenden PM, DiLalla D (1989) Compulsive compliance: The development of an inhibitory coping strategy in infancy. J Abnorm Child Psychol 16:585–599

DeMulder EK, Radke-Yarrow M (1991) Attachment with affectively ill and well mothers: Concurrent behavioral correlates. Dev Psychopathol 3:227–242

DeWolff MS, Van Ijzendoorn MH (1997) Sensitivity and attachment: A meta-analysis on parental antecedents of infant attachment. Child Dev 68:571–591

Dornes M (2000) Die emotionale Welt des Kindes. Fischer, Frankfurt am Main

Downing G, Ziegenhain U (2001) Besonderheiten der Beratung und Therapie bei jugendlichen Müttern und ihren Säuglingen. Die Bedeutung von Bindungstheorie und videogestützter Intervention. In: Suess GJ, Scheuerer-Englisch H, Pfeifer WKP (Hrsg) Bindungstheorie und Familiendynamik. Anwendung der Bindungstheorie in Beratung und Therapie. Edition Psychosozial, Gießen, S 271–295

Egeland B, Weinfield NS, Bosquet M, Cheng VK (2000) Remembering, repeating, and working through: Lessons from attachment-based interventions. In: Osofsky JD, Fitzgerald HE (eds) Infant mental health in groups of high-risk, vol 4. WAIMH handbook of infant mental health. Wiley, New York

Erickson MF, Korfmacher J, Egeland B (1992) Atachments past and present. Implications for therapeutic intervention with mother-infant dyads. Dev Psychpathol 4:495–507

Fegert JM (1998) Die Auswirkungen traumatischer Erfahrungen in der Vorgeschichte von Pflegekindern. In: Stiftung »Zum Wohl des Pflegekindes« (Hrsg) 1. Jahrbuch des Pflegekinderwesens. Schulz-Kirchner-Verlag, Idstein

Fraiberg S (1980) Clinical studies in infant mental health. Basic Books, New York

Greenberg MT (1999) Attachment and psychopathology in childhood. In: Cassidy J, Shaver PR (eds) Handbook of attachment. Theory, research, and clinical applications. Guilford, New York, pp 469–496

Greenberg MT, Speltz ML (1988) Attachment and the ontogeny of conduct problems. In: Belsky J, Nezworski T (eds) Clinical implications of attachment. Erlbaum, Hillsdale/ NJ, pp 177–218

Greenberg MT, Speltz ML, DeKlyen M, Endriga MC (1991) Attachment security in preschoolers with and without externalizing behavior problems: A replication. Dev Psychopathol 3:413–430

Heertsgaard L, Gunnar M, Erickson MF, Nachmias M (1995) Adrenocortical responses to the strange situation in infants with disorganized/disoriented attachment relationships. Child Dev 66: 1100–1106

Hinde RA, Stevenson-Hinde J (1990) Attachment: biological, cultural, and individual desiderata. Human Dev 33:62–72

Hubbs-Tait L, Osofsky J, Hann D, Culp A (1994) Predictiong behavior problems and social competence in children of adolescent mothers. Fam Rel 43:439–446

Lieberman AF, Pawl JH (1993) Infant-parent psychotherapy. In: Zeanah C (ed) Handbook of infant mental health. Guilford, New York, pp 427–442

Lieberman AF, Zeanah CH (1995) Disorders of attachment in infancy. Child Adolesc Psychiatr Clin North Am 4:571–687

Liotti G (1992) Disorganized/disoriented attachment in the etiology of the dissociative disorders. Dissociation. Progr Dissoc Disord 5:196–204

Lyons-Ruth K, Block D (1996) The disturbed caregiving system: Relationsa mong childhood trauma, maternal caregiving, and infant affect and attachment. Inf Ment Health J 17:257–275

Lyons-Ruth K, Jacobwitz D (1999) Attachment disorganization: Unresolved loss, relational violence, and lapses in behavioral and attentional strategies. In: Cassidy J, Shaver PR (eds) Handbook of attachment. Theory, research, and clinical applications. Guilford, New York, pp 520–574

Lyons-Ruth K, Connell D, Zoll D, Stahl J (1987) Infants at social risk: Relationships among infant maltreatment, maternal behavior, and infant attachment behavior. Dev Psychol 23:223–232

Lyons-Ruth K, Zoll D, Connell D, Grunebaum HU (1989) Family deviance and family disruption in childhood; Associations with maternal behavior and infant maltreatment during the first years of life. Dev Psychopathol 1:219–236

Lyons-Ruth K, Connell DB, Grunebaum HU, Botein S (1990) Infants at social risk: Maternal depression and familiy support services as mediators of infant development and scurity of attachment. Child Dev 61:85–98

Lyons-Ruth K, Repacholi B, McLeod S, Silva E (1991) Disorganized attachment behavior in infancy: Short-term stability, maternal and infant correlates, and risk-related subtypes. Dev Psychopathol 3:377–396

Lyons-Ruth K, Alpern L, Repacholi B (1993) Disorganized infant attachment classification and maternal psychosocial problems as predictors of hostile-aggressive behavior in the preschool classroom. Child Dev 64:572–585

Lyons-Ruth K, Easterbrooks A, Cibelli C (1997) Infant attachment strategies, infant mental lag, and maternal depressive symptoms: predictors of internalizing and externalizing problems at age 7. Dev Psychol 3:377–396

Main M, Cassidy J (1988) Categories of response to reunion with the parent at age six: Predictability from infant attachment classifications and stable across a one-month period. Dev Psychol 24:415–426

Main M, Hesse E (1990) Parents' unresolved traumatic experiences are related to infant disorganized attachment status: is frightened and/or frightening parental behavior the linking mechanism? In: Greenberg M, Cicchetti D, Cummings EM (eds) Attachment in the preschool years: theory, research, and intervention. University of Chicago Press, Chicago, pp 161–182

Main M, Morgan H (1996) Disorganization and disorientation in infant strange situation behavior. Phenotype resemblance to dissociative states? In: Michelson L, Ray W (eds) Handbook of dissociation: theoretical, empirical and clinical perspectives. Plenum Press, New York, pp 107–138

Main M, Solomon J (1990) Procedures for identifying infants as disorganized/ disoriented during the Ainsworth strange situation. In: Greenberg M, Cicchetti D, Cummings EM (eds) Attachment in the preschool years: Theory, research, and intervention. University of Chicago Press, Chicago, pp 121–160

Manassis K, Bradley S, Goldberg S, Hood J, Swinson RP (1994) Attachment in mothers with anxiety disorder and their children. J Am Acad Child Adolesc Psychiatry 33:1106–1113

Moore C, Corkum V (1994) Social understanding at the end of the first year of life. Dev Rev 14:349–372

Moss E, Parent S, Gosselin C, Rousseau D, St-Laurent D (1996) Attachment and teacher-reported behavior problems during the preschool and early school-age period. Dev Psychopathol 8:511–525

Moss E, Rousseau D, Parent S, St-Laurent D, Saintong J (1998) Correlates of attachment at school age: Maternal reproted stress, mother-child interaction, and behavior problems. Child Dev 69:1390–1405

National Center for Infants, Toddlers, and Families (Hrsg) (1999) Zero To Three. Diagnostische Klassifikation: 0–3. Springer, Wien

NIMH (2001) Mental health: a report of the surgeon general. Bethesda (www.nimh.nih.gov)

O'Connor MJ, Sigman MD, Brill N (1987) Disorganization of attachment in realtion to maternal alcohol consumption. J Clin Consult Psychol 55:831–836

O'Connor MJ, Sigman MD, Kasari C (1992) Attachment behaviors of infants exposed prenatally to alcohol: Mediating effects of infant affect and mother-infant interaction. Dev Psychopathol 4:243–256

O'Connor TG, Bredenkamp D, Rutter M (1999) Attachment disturbances and disorders in children exposed to early severe deprivation. Inf Ment Health J 20:10–29

O'Connor TG, Rutter M (2000) Attachment disorder behavior following early severe deprivation: Extension and longitudinal follow-up. J Am Acad Child Adolesc Psychiatry 39:703–712

Ogawa JR, Sroufe LA, Weinfield NS, Carlson EA, Egeland B (1997) Development and the fragmented self: longitudinal study of disociative symptomatology in a nonclinical sample. Dev Psychopathol 9:855–879

Osofsky JD, Hann DM, Peebles C (1993) Adolescent parenthood. Risks and opportunities for mothers and infant. In: Zeanah CH (ed) Handbook of infant mental health. Guilford, New York, pp 106–119

Owen MT, Cox MJ (1997) Marital conflict and the development of infant-parent attachment relationships. J Fam Psychol 11:152–164

Pipp-Siegel S, Siegel C, Dean J (1999) Neurological aspects of the disorganized/ disoriented attachment classification system: Differentiating quality of the attachment relationship from neurological impairment. Monogr Soc Res Child Dev 64/3:25–44

Radke-Yarrow M, Cummings EM, Kuczynski L, Chapman M (1985) Patterns of attachment in two- and three-year-olds in normal families and families with parental depression. Child Dev 56: 884–893

Rauh H, Ziegenhain U, Müller B, Wijnroks L (2000) Stability and change in infant-mother attachment in the second year of life: Relations to parenting quality and varying degrees of day-care experience. In: Crittenden PM, Claussen AH (eds) The organization of attachment relationships. Maturation, culture, and context. Cambridge University Press, Cambridge, pp 251–276

Reddy LA, Pfeiffer SI (1997): Effectiveness of treatment foster care with children and adolescents: A review of outcome studies. J Am Acad Child Adolesc Psychiatry 36(5):581–588

Renken B, Egeland B, Marvinney D, Mangelsdorf S, Sroufe LA (1989) Early childhood antecedents of aggression and passive withdrawal in early elementary school. J Pers 57:257–281

Robert-Tissot C, Cramer B, Stern DN (1996) Outcome evaluation in brief mother-infant psychotherapies: report on 75 cases. Inf Ment Health J 17/2:97–114

Rodning C, Beckwith L, Howard J (1991) Quality of attachment and home environments in children prenatally exposed to PCP and cocaine. Special issue: Attachment and developmental psychology. Dev Psychopathol 3:351–366

Rutter M, O'Connor TG (1999) Implications of attachment for child care policies. In: Cassidy J, Shaver PR (eds) Handbook of attachment. Theory, research, and clinical applications. Guilford, New York, pp 823–844

Rutter M, Sroufe LS (2000) Developmental psychopathology: concepts and challenges. Dev Psychopathol 12:265–299

Sameroff AJ (2000) Developmental systems and psychopathology. Dev Psychopathol 12:297–312

Sameroff AJ, Emde RN (1989) Relationship disturbances in early childhood: a developmental approach. Basic Books, New York

Shaw DS, Vondra JI (1995). Infant attachment security and maternal predictors of early behavior problems: a longitudinal study of low-income families. J Abnorm Child Psychol 23:335–357

Shaw DS, Owens EB, Vondra JI, Keenan K, Winslow EB (1996) Early risk factors and pathways in the development of early disruptive behavior problems. Dev Psychopathol 8:679–699

Schore AN (2001) The effects of early relational trauma on right brain development, affect regulation, and infant mental health. Inf Ment Health J 22:201–269

Solomon J, George C (1999a) The measurement of attachment security in infancy and childhood. In: Cassidy J, Shaver PR (eds) Handbook of attachment. Theory, research, and clinical applications. Guilford, New York, pp 287–316

Solomon J, George C (1999b) The place of disorganization in attachment theory: Linking classic observations with contemporary findings. In: Solomon J, George C (eds) Attachment disorganization. Guilford, New York, pp 3–32

Speltz ML, Greenberg MT, DeKlyen M (1990) Attachment in preschoolers with disruptive behavior: A comparison of clinic-referred and nonproblem children. Dev Psychopathol 2:31–46

Spitzer R, Cantwell D (1980) The DSM-III classification of the psychiatric disorders of infancy, childhood, and adolescence. J Am Acad Child Adolesc Psychiatry 19:356–370

Sroufe LA (1997) Psychopathology as an outcome of development. Dev Psychopathol 9:251–268

Sroufe LA, Rutter M (1984) The domain of developmental psychopathology. Child Dev 55:17–29

Stern DN (1995) The motherhood constellation. A unified view of parent-infant psychotherapy. Basic Books, New York, [Dtsch.: Stern D (1998) Die Mutterschaftskonstellation. Stuttgart: Klett-Cotta]

Suess GJ, Pfeifer WKP (Hrsg) (1999) Frühe Hilfen. Die Anwendung von Bindungs- und Kleinkindforschung in Erziehung, Beratung, Therapie und Vorbeugung. Psychosozial, Gießen

Suess GJ, Grossmann KE, Sroufe LA (1992) Effects of infant attachment to mother and father on quality of adaptation in preschool: From dyadic to individual organization of self. Int J Behav Dev 15:43–65

Teti DM, Gelfand DM, Messinger DS, Isabella R (1995) Maternal depressiuon and the quality of early attachment: An examination of infants, preschoolers, and their mothers. Dev Psychol 31:364–376

Tizard B, Rees J (1975) The effect of early institutional rearing on the behaviour problems and affectional relationships of four-year-old children. J Child Psychol Psychiatry 16:61–73

Troy M, Sroufe LA (1987) Victimazation among preschoolers: Role of attachment relationship history. J Am Acad Child Adolesc Psychiatry 26:166–172

Van den Boom DC (1994) The influence of temperament and mothering on attachment and exploration: an experimental manipulation of sensitive responsiveness among lower-class mothers with irritable infants. Child Dev 65:1457–1477

Van Ijzendoorn MJ (1995) Adult attachment representations, parental responsiveness, and infant attachment: A meta-analysis on the predictive validity of the Adult Attachment Interview. Psychol Bull 117:387–403

Van Ijzendoorn MH, Schuengel C, Bakermans-Kranenburg MJ (1999) Disorganized attachment in early childhood: Meta-analysis of precursors, concomitants and sequelae. Dev Psychopathol 11: 225–249

Vaughn BE, Goldberg S, Atkinson L, Marcovitch S (1994) Quality of toddler-mother attachment in children with Down syndrome: limits to interpretation of strange situation Behavior. Child Dev 65: 95–108

Wakefield JC (1992) The concept of mental disorder. Am Psychol 47:373–388

Wartner U, Grossmann K, Fremmer-Bombik E, Suess G (1994) Attachment patterns at age six in South Germany: Predictability from infancy and implications for preschool behavior. Child Dev 65:1014–1027

Waters E (1982) Persönlichkeitsmerkmale, Verhaltenssysteme und Beziehungen: Drei Modelle von Bindung zwischen Kind und Erwachsenem. In: Immelmann K, Barlow G, Petrinovich L, Main M (Hrsg) Verhaltensentwicklung bei Mensch und Tier. Parey, Berlin, S 722–749

Zeanah CH (1996) Beyond insecurity: A reconceptualization of attachment disorders of infancy. J Consult Clin Psychol 64:42–52

Zeanah CH, Emde RN (1994) Attachment disorders in infancy and childhood. In: Rutter M, Taylor E, Hersov L (eds) Child and adolescent psychiatry. Blackwell, Oxford, pp 490–504

Zeanah C, Mammen O, Lieberman A (1993) Disorders of attachment. In: Zeanah C (ed) Handbook of infant mental health. Guilford, New York, pp 490–504

Zeanah CH, Danis B, Hirshberg L, Benoit D, Miller D, Heller SH (1999) Disorganized attachment associated with partner violence: A research note. Inf Ment Health J z0:77–86

Ziegenhain U, Müller B, Rauh H (1996) Frühe Bindungserfahrungen und Verhaltensauffälligkeiten bei Kleinkindern in einer sozialen und kognitiven Anforderungssituation. Prax Kinderpsychol Kinderpsychiatr 45:95–102

Ziegenhain U, Wijnroks L, Derksen B, Dreisörner R (1999) Entwicklungspsychologische Beratung bei jugendlichen Müttern und ihren Säuglingen: Chancen früher Förderung der Resilienz. In: Opp G, Fingerle M, Freytag A (Hrsg) Was Kinder stärkt. Erziehung zwischen Risiko und Resilienz. Reinhardt, München, S 142–165

Suizidales Verhalten

G. Klosinski

Der versuchte oder vollzogene Suizid löst in der Umwelt Bestürzung, Ratlosigkeit und Nachdenklichkeit aus. Erscheint bei alten, leidenden und vereinsamten Menschen der Suizid als eine vorzeitige Beendigung eines gelebten nicht mehr lebenswerten Lebens gelegentlich im Sinne eines »Bilanzsuizids« noch nachvollziehbar, so erscheint die Selbsttötung von Kindern oder Jugendlichen, die den eigentlichen aktiven Teil des Lebens noch vor sich haben und mit dem suizidalen Akt zur Disposition stellen umso unerklärlicher.

33.1 Gesellschaftliche Rahmenbedingungen und Zeitgeist

Im Anschluss an das Buch von Jean Amery »Hand an sich legen – Diskurs über den Selbstmord« gab es in der öffentlichen Diskussion in den letzten zwei Jahrzehnten nicht wenige Stimmen, die der Meinung waren, jemandem, der zum Suizid entschlossen sei, und dies endgültig, solle man die Freiheit lassen, dies auch zu tun. Dies mag für sog. »Bilanzsuizide« erwachsener Menschen in einzelnen Fällen zutreffen, nicht aber für jene jungen Menschen, die in suizidaler Not stehen oder bereits einen Suizidversuch unternommen haben.

! Suizidale Jugendliche sind behandlungsbedürftig.

Über alle Altersstufen hinweg sind es in der Regel psychosoziale Krisen, die zur Selbsttötung führen, sieht man einmal von schizophrenen Erkrankungen und schweren endogenen Depressionen ab. Solche psychosozialen Krisen lassen sich unterteilen in einerseits solche, die sich aus der Lebensgeschichte ergeben, wie z. B. Verlassen des Elternhauses, Heirat, Geburt eines Kindes, Wohnungswechsel, Arbeitslosigkeit, Klimakterium, Pensionierung, erzwungener Altersheimaufenthalt und andererseits in traumatische Krisen, welche unerwartet und plötzlich auftreten, wie z. B. plötzlicher Tod eines Nahestehenden, Krankheit, Invalidität, Untreue, Kündigung, soziale Niederlagen und äußere Katastrophen (Culberg 1978).

Die psychiatrische Praxis lehrt, dass es Risikogruppen gibt, die besonders selbstmordgefährdet sind: Es sind dies vornehmlich Schizophrene, Depressive, Drogen- und Alkoholabhängige, Alte und Vereinsamte, Menschen, welche ihren Selbstmord ankündigen, sowie Menschen, die bereits einen Suizidversuch hinter sich haben.

! Mit Recht wurde darauf hingewiesen, dass es ein lebensgefährlicher Aberglaube ist anzunehmen, dass Menschen, die vom Suizid reden, es nicht wirklich tun werden, während die, die dies tun wollen, davon nicht reden.

Die Selbstmordsterblichkeit ist bei Männern gegenüber Frauen erhöht und auch je nach Beruf deutlich verschieden: Überdurchschnittlich hoch ist die Suizidrate bei Ärzten, Apothekern, Metzgern und Dachdeckern. Dabei wird gerade die hohe Suizidalität unter Ärzten in der Ärzteschaft selbst gerne verdrängt, selten diskutiert und hinterfragt. Weltweit fällt auf, dass die Suizidraten von Nation zu Nation unterschiedlich hoch sind: So haben etwa Ungarn, Finnland, die Schweiz und Neuseeland im internationalen Vergleich hohe Suizidraten. Im Allgemeinen finden sich niedrige Suizidraten in ärmeren Ländern und hohe Raten in wohlhabenden Ländern. Soziale Isolation und Desintegration der Familienstrukturen scheinen mit hohen Suizidraten verbunden zu sein. Der »Befund«, dass Männer häufiger »erfolgreiche Suizide« begehen als Frauen hängt damit zusammen, dass sie »härtere« Methoden (Erschießen, Erhängen etc.) anwenden, während Frauen dagegen überwiegend Medikamente einnehmen, sich »weicher« Methoden bedienen.

! Statistische Untersuchungen ergaben (Schmidtke et al. 1996), dass in der Bundesrepublik Deutschland die Suizidzahlen höher sind als die Zahlen der Verkehrstoten.

Auch steigen die Suizidziffern mit zunehmendem Alter an. (Die Suizidziffer ist die Zahl der Suizide pro 100.000 Einwohner.) Auch weisen die neuen Bundesländer höhere Suizidziffern auf als die alten, wobei die Unterschiede besonders die älteren Altersgruppen betreffen. Allerdings sind die Suizidversuchsraten insgesamt nach den Ergebnissen der »WHO-Euro-Multicenter-Study on Parasuicide« im Vergleich mit den 70er-Jahren auf etwa ein Drittel zurückgegangen.

Das Verhältnis Suizid zu Suizidversuch beträgt heute bei Männern 1:3,5, bei Frauen 1:15. Jüngere Altersgruppen, vor allem die weiblichen, haben höhere Suizidversuchsziffern. Die Suizidziffer hingegen betrug bei den Männern für das Jahr 1995 21,92 und für die Frauen 8,38, d. h., das Suizidrisiko liegt bei Männern um das 2,5fache höher. Bezüglich der Risikogruppen ist augenfällig, dass besonders männliche Alkoholiker etwa zu 24% Suizidversuche begehen. Die Angaben über Suizidversuche bei Drogenabhängigen variieren zwischen 19 und 67%. Junge Leute nehmen sich häufiger im Herbst und Winter das Leben, ältere hingegen überdurchschnittlich oft im Frühjahr und Sommer, dieser Unterschied konnte statistisch gesichert werden (Dannel 1975). Während Jugendliche und Erwachsene meist das Wochenende (Samstag bis Montag) bevorzugen, meiden geriatrische Patienten Sonn- und Feiertage, jüngere vor allem die Wochenmitte (Haberhauer et al. 1994).

Die Suizidforschung unterscheidet biologische, psychologische, soziologische und spirituelle Konzepte. Zu den biologischen gehören einerseits die Genetik, andererseits die Biochemie und der Begriff der Vulnerabilität.

Die meisten Religionen verbieten den Selbstmord und Pöldinger (1994) konnte in konfessioneller Hinsicht zeigen, dass bezüglich der Häufigkeit von Suiziden keine konfessionellen Unterschiede bestehen. Zahlreiche Untersuchungen zeigten (Downey 1984; Ochsmann 1984; Florian u. Kravetz 1983), dass zwischen Religiosität und der Angst vor Tod und Sterben eine kurvilineare bzw,. umgekehrt u-förmige Beziehung besteht: Personen mit einem mittleren Intensitätsgrad religiöser Überzeugungen zeigen die stärkste Angst vor Tod und Sterben. Schwach Religiöse weisen ebenso wie stark Gläubige geringe Angst vor Tod und Sterben auf.

Der wohl gravierendste und entscheidenste Befund bei vorliegender Suizidalität ist eine eingetretene Kommunikationsstörung. Jean Amery (1976) hat dies so formuliert: »Selbstmord ist … die Abwesenheit der anderen.«

33.2 Todeskonzepte bei Kindern in Abhängigkeit vom Alter

Dimensionen des Todeskonzeptes bei Kindern nach Hoffman u. Strauss (1985)

1. Tod als Stillstand bzw. Aufhören
   Die Unterscheidung zwischen den Konzepten »Leben« und »Tod« beinhaltet die Vorstellung vom Tod als dem Stillstand aller biologischen und psychischen Lebenszeichen, wie z. B. Veränderungen des biochemischen Milieus, Austauschprozesse mit der Umgebung, Bewegung, Fühlen und Bewusstseinsvorgänge.
2. Notwendigkeit des Todes
   Der biologische Tod ist grundsätzlich unvermeidlich.
3. Irreversibilität des Todes
   Nach dem Eintritt des Todes ist es unmöglich, ins Leben zurückzukehren.
4. Kausalität
   Stets sind die Ursachen des Todes physikalischer bzw. biologischer Art.
5. Universalität des Todes
   Früher oder später stirbt jedes Lebewesen.

Eine Überschneidung besteht zwischen den Dimensionen 2 und 5.

Nach Wittkowski (1990) lässt sich aufgrund der überwiegenden Mehrzahl der neueren Untersuchungen feststellen, dass den meisten Kindern im Alter zwischen 3 und 5 Jahren ein Verständnis des reifen Todeskonzepts einschließlich seiner Subkonzepte fehlt. In dieser Altersstufe geht dem Verständnis der Irreversibilität des Todes die Vorstellung vom Tod als vorübergehendem Zustand, als Schlaf oder Reise voraus. Bevor sie das Subkonzept der Nonfunktionalität richtig verstehen, stellen sich Kinder meist vor, das Todsein bestehe in einem reduzierten Leben; es ist den Kindern nicht möglich, klar zwischen tot und lebendig zu unterscheiden, sondern es gibt in ihren Gedanken nur ein graduell abgestuftes Lebendigsein.

In der Altersspanne zwischen 6 und 8 Jahren vollzieht sich nach Wittkowski (1990) ein entscheidender Fortschritt in der Entwicklung des Todeskonzeptes: Es habe den Anschein, als würden die Subkonzepte Universalität, Irreversibilität, Nonfunktionalität und Kausalität zwischen 6 und 8 Jahren annähernd gleichzeitig verstanden werden.

Im Alter von 9 und mehr Jahren verfügen die meisten Kinder über ein »richtiges« Todeskonzept, d. h., sie sind in der Lage, logisch und biologisch zutreffende Kennzeichen der einzelnen Subkonzepte des Todeskonzeptes zu geben.

Auch scheint grundsätzlich unstrittig zu sein, dass sowohl kognitive als auch emotionale Komponenten zusammen das Todeskonzept eines Menschen konstituieren. Nachvollziehbar sind die Untersuchungsergebnisse, dass jüngere und ältere Kinder unterschiedliche Gefühle in unterschiedlicher Intensität beim Denken an Sterben und Tod äußern. Jüngere Kinder bis etwa zum Alter von 6 Jahren zeigen keine oder nur sehr schwache Angst, wenn sie mit dem Gedanken an den Tod konfrontiert werden. Angst wird dann mit zunehmendem Alter bzw. kognitivem Entwicklungsstand stärker mit Tod und Sterben verknüpft.

Diese »Befunde« erklären, warum es in der Literatur so gut wie keine Publikationen über Suizidhandlungen vor dem 8. Lebensjahr gibt. Bei einem fraglichen Suizid vor der Altersspanne von 8–10 Jahren stellt sich stets die Frage, ob die Todesursache nicht ein Unfall gewesen ist oder ein »spielerisches Geschehen«, da in diesem Alter rationales Wissen um den Tod nicht gleichzusetzen ist mit der Auseinandersetzung oder Bewältigung einer Todeserfahrung. Kindergartenkinder und Kinder in den ersten Schuljahren erleben den Tod einer wichtigen Bezugsperson vor allem als ein Verlassenwerden, reagieren mit Enttäuschung und Vorwürfen. Ihre Suizidfantasien und -versuche sind dann vielfach eine Umkehrung dieses Erlebnisses: Sie antworten auf Liebesentzug mit dem Impuls zur suizidalen Handlung, als Vergeltung nun ihrerseits »wegzugehen«.

33.3 Epidemiologie und soziodemographische Variablen

Häufigkeit

Schmidtke et al. (1996), die im Rahmen einer 13 europäischer Länder umfassenden Verbundsstudie die Situation in Würzburg/Stadt und Würzburg/Landkreis untersuchten, konnten folgendes für die Gruppe der 15- bis 19-jährigen Jugendlichen und Heranwachsenden feststellen: Die Suizidziffer betrug bei den männlichen Jugendlichen 9 pro 100.000, bei den weiblichen 3 pro 100.000. Hingegen betrugen die geschätzten Suizidversuchsraten 127 pro 100.000 für männliche Jugendliche und 376 pro 100.000 für weibliche Jugendliche. Während die Raten der männlichen Jugendlichen und jungen Männer in Bezug auf Suizidversuche in etwa stabil geblieben sind, ist hingegen bei weiblichen Jugendlichen die Zahl der Personen mit behandelten Suizidversuchen insgesamt deutlich angestiegen.

Auffällig war in dieser Untersuchung auch der Unterschied bezüglich der Diagnosestellung bei jugendlichen Patienten mit Suizidversuchen, was das Geschlecht anging: Bei den männlichen Jugendlichen und Adoleszenten lag in 24% der Fälle eine affektive Psychose vor und in 53% eine akute Belastungsreaktion und/oder Anpassungsstörung. Bei den weiblichen Jugendlichen und Adoleszenten wurde hingegen keine Psychose diagnostiziert, sondern eine akute Belastungsreaktion und/oder eine Anpassungsstörung in etwa 50%.

Pfeffer (1996) gab für die Altersstufe der 15- bis 24-Jährigen in Bezug auf die USA folgende Suizidziffern an: 13,1 von 100.000. Über alle Altersstufen lag die Suizidziffer bei 12,2. Bei 13% aller Sterbefälle der 15- bis 24-Jährigen handelte es sich um Suizid. In der Altersgruppe der 5- bis 14-Jährigen lag die Suizidziffer bei 0,7. Zwischen 1960 und 1991 hatte sich in Amerika bei den 15- bis 24-Jährigen die Suizidrate um das 2,5fache gesteigert. Friedman et al. (1987) stellten in ihrer Studie fest, dass etwa 9% aller Adoleszenten mindestens einmal einen Suizidversuch in ihrem bisherigen Leben unternommen hatten. Bei den Präadoleszenten waren es laut Pfeffer et al. (1986) 1%. In Amerika wird das Verhältnis Suizidversuch zu erfolgreichem Suizid bei Kindern und Adoleszenten mit 10:1 angegeben (Andrus et al. 1991). Auch ist belegt, dass die Suizidversuchsrate bei psychiatrischen Patienten höher ist als bei nicht erkrankten Normalgruppen.

Einflussfaktoren auf das Suizidverhalten

Soziale Beziehungen und Familienstruktur

Bevölkerungspolitische und soziale Faktoren beeinflussen das suizidale Verhalten: Einer amerikanischen Studie zufolge (McClure 1984) bringen sich weiße Jungen und Mädchen unter 18 Jahren im Vergleich zu schwarzen oder hispanoamerikanischen Gleichaltrigen mit doppelter Häufigkeit um. Sobald die Grenze von 20 Jahren aber überschritten ist, verkehrt sich dieses Faktum in das Gegenteil. Dieses Ergebnis überrascht und könnte den Schluss nahe legen, dass soziale Faktoren wie Armut, Arbeitslosigkeit und Alkoholismus keine entscheidende Rolle für suizidales Verhalten unter Jugendlichen und Adoleszenten spielen. Dieses Ergebnis kann aber auch so interpretiert werden, dass es gerade zeigt, wie das Netz sozialer Beziehungen, das unter Farbigen viel dichter ist als bei Weißen, die wirkliche Trennlinie zwischen Jugendlichen und jungen Erwachsenen bildet (Crepet 1996).

Diese Interpretation wird gestützt durch eine geringe Verbreitung des Suizids unter weißen Jugendlichen in den Südstaaten der USA und in ländlichen Gebieten, wo das soziale Netz noch heute viel fester ist als unter den Bedingungen einer Großstadt (Shaffer u. Fisher 1981).

! Der enge Zusammenhalt in Großfamilien aus ländlichen Gebieten könnte ein unspezifischer schützender Faktor auch für suizidales Verhalten sein.

Dies könnte darin begründet sein, dass sich der Jugendliche im ländlichen Kontext mehr eingebunden, mehr gestützt und getragen weiß als jener, der in einer Kleinstfamilie oder mit allein erziehenden Elternteilen unter schwierigsten Großstadtbedingungen aufwachsen muss. Während unter Erwachsenen viel häufiger Singles einen Suizid begehen als solche, die verheiratet sind, verhält sich die Situation bei Jugendlichen genau umgekehrt (Petzel u. Clein 1978). Nach Crepet (1996) lässt sich dies damit erklären, dass eine Ehe unter Jugendlichen oft eine aufgenötigte Flucht aus einer belasteten sozialen Umgebung oder eine erzwungene Entscheidung aufgrund einer unerwünschten Schwangerschaft darstellt.

Vernachlässigung, Gewalterfahrung und Substanzmissbrauch

Vernachlässigung und Gewalterfahrung, sei es in der Familie oder außerhalb der Familie (insbesondere der sexuelle Missbrauch), scheinen ein späteres suizidales Verhalten Jugendlicher zu fördern.

! So konnten Roberts u. Hawton (1980) nachweisen, dass über 20% der untersuchten jugendlichen Suizidanten schwere Gewaltakte in der Kindheit erlitten hatten. Dass der Missbrauch von Alkohol und Drogen suizidale Tendenzen fördert, ist seit langem bekannt (Miles 1977): Nach dieser Untersuchung haben 70% der untersuchten suizidalen Jugendlichen Alkohol und Drogen missbräuchlich konsumiert.

Wandel der Familienstruktur

Unbestritten ist, dass der Wandel der Familienstruktur (Beschränkung familiäre Bindung auf Rumpf- und Kleinstfamilien) zu einer Schwächung von alternativen Beziehungsangeboten tragender Art geführt hat, insbesondere dann, wenn die verbliebenen Beziehungen zu Elternteilen problematisch sind und in Frage gestellt werden (wie dies im Ablösungsprozess der Adoleszenz per se und bei Jugendlichen in Adoleszentenkrisen insbesondere der Fall ist). In den USA entwickelte sich der Verkauf von Waffen parallel zu den Suiziden Jugendlicher, die mit Waffen ausgeführt wurden. Bereits 1985 gehörten Mord und Suizid unter Adoleszenten in den USA zu den bei weitem häufigsten Todesursachen (Moscicki u. Boyd 1985).

Dass sich die Auflösung von sozialen und kulturellen Strukturen gravierend auf ganze Bevölkerungsgruppen auswirken kann, ist am Beispiel der Indianer in Kanada und in USA zu sehen: Unter indianischen Jugendlichen, die mittlerweile seit Generationen in Nordamerika aufwachsen, ist die Suizidrate 5-mal höher als jene der weißen Gleichaltrigen (McAnarney 1979).

Erziehungsstil

Die Bedeutung des Erziehungsverhaltens in den Familien in Bezug auf selbstdestruktives Verhalten konnte Schmidtchen (1989) zeigen: Eine Befragung von 2200 repräsentativ ausgewählten Schweizer Jugendlichen ergab einen eindeutigen Zusammenhang zwischen falschem Erziehungsstil und der Tendenz zur Selbstschädigung: Der sog. paradoxe Erziehungsstil der Eltern – es werden Forderungen ohne emotionalen Rückhalt gestellt – und der gleichgültige Erziehungsstil – keine Forderungen und kein emotionaler Rückhalt durch die Eltern – haben einen maßgeblichen Einfluss auf die Entstehung selbstschädigenden Verhaltens. Fast die Hälfte der untersuchten Jugendlichen unter einem paradoxen Erziehungsstil tendierte stark zu selbstschädigendem Verhalten und mehr als die Hälfte litt unter den eigenen negativen Gefühlen. Man darf die Schlussfolgerung ziehen, dass der paradoxe Erziehungsstil eine latent misstrauisch-feindselige Lebensstimmung produziert. Je klarer hingegen der Erziehungsstil gleichzeitig emotional und normativ ist, desto geringer wird die Tendenz zur Selbstdestruktion.

! Eltern, die in der Lage sind, ihren Kindern emotionalen Rückhalt zu geben, und dabei gleichzeitig altersadäquate Forderungen stellen, bewirken bei ihren Kindern eine größere Lebenszufriedenheit.

33.4 Ätiologie und Pathogenese

33.4.1 Neurobiologische Faktoren

Als neurobiologische Hypothesen werden bei suizidalen Erwachsenen Störungen im serotonergen System mit Steigerung auto- und fremdaggressiver Handlungsbereitschaft angenommen. Bei Patienten nach Suizidversuchen konnte im Liquor ein niedriger Spiegel von 5-HIAA (Hydroxi-Indol-Essigsäure, Hauptmetabolit des Serotonin) festgestellt werden sowie eine erhöhte Aktivität von Serotoninrezeptoren im Gehirn bei Suizidpatienten (Ab-Regulation bei primär reduziertem Serotoninstoffwechsel). Diese Ergebnisse sind Anfang der 90er-Jahre auch bei Adoleszenten erhoben worden (Pfeffer 1996). Generell wird heute eine serotonerge Dysfunktion (die auch bei Schizophrenien ohne Depression gefunden wurde) bei vorliegender Suizidalität angenommen (Huber 1999). Weil niedrige 5-HIAA-Spiegel bei Fremdaggressivität gefunden wurden, könnte auch mangelnde Impulskontrolle das primäre Korrelat der serotonergen Dysfunktion sein.

! Ein serotonerges Defizit scheint mit impulsivem und (auto-) aggressivem Verhalten als Persönlichkeitsmerkmal zusammenzuhängen.

Verändertes Schlafverhalten zeigten in einer Untersuchung depressive Adoleszente, die kurz zurückliegende Suizidversuche aufwiesen, im Vergleich zu solchen depressiven Jugendlichen, die keine Suizide in ihrer Anamnese hatten (Dahl et al. 1990).

33.4.2 Bedeutung psychiatrischer Erkrankungen

Im Gegensatz zur Erwachsenenpsychiatrie fehlt im Kindes- und Jugendalter in der Regel die enge Korrelation zwischen psychiatrischer Diagnose und erhöhter Suizidalität (Kosky et al. 1986). Ein erhöhtes Suizidrisiko haben Erwachsene mit depressiven und schizophrenen Störungen und Patienten, bei denen ein chronischer Alkohol- und Drogenabusus vorliegt.

Zwar haben Myers et al. (1991) bei ambulant behandelten psychiatrisch auffälligen Kindern und Jugendlichen mit der Diagnose »major depressive disorder« bei mehr als 70% Suizidgedanken oder Suizidversuche angegeben. Andererseits haben De-Wilde et al. (1993) keine eindeutigen Unterschiede zwischen suizidalen Depressiven und nicht suizidalen Depressiven feststellen können. Betont wird auch (Shaffer 1974) die Bedeutung antisozialer Züge bei suizidalen Kindern und Jugendlichen. Insgesamt stimmten Forschergruppen in den letzten Jahren darin überein, dass depressive Bilder bei Kindern und Jugendlichen wesentlich seltener vorkommen als im Erwachsenenalter. Typisch ist hingegen im Kindes- und Jugendalter das gemeinsame Auftreten von verminderten Problemlösungskompetenzen und vorwiegend externalisierenden Zügen: Ärgerlichkeit, Kritikempfindlichkeit, Dysthymie, Impulsivität, Aggressivität und Dissozialität liegen gehäuft vor (Braun-Scharm 1991).

33.4.3 Entwicklungspsychopathologische Aspekte und Psychodynamik

Suizidauslösende äußere Faktoren und Bedeutung der Familie

Charakteristische Krisensituationen bei jugendlichen Suizidalen sind: Liebeskummer, langandauernde Belastungen, körperliche oder sexuelle Misshandlungen, auch Zeugnisangst. Von entscheidender Bedeutung für die Ausprägung der Suizidalität ist bei Jugendlichen der Grad des familiären Rückhaltes (Asarnow u. Carlson 1988).

Suizidale Jugendliche befinden sich in einer Krisensituation. Dabei kommen die in der Pubertät und Adoleszenz typischen drei sich überlappenden Problembereiche zum Tragen: Autoritätskrisen, Identitätskrisen und psychosexuelle Krisen.

! Jugendliche mit akuter Suizidalität befinden sich häufig in einer Identitätskrise.

Durch das Empfinden, zu wenig anerkannt zu werden (Aufkündigung einer Freundschaft oder Abwertung durch enttäuschte Eltern), kommt es häufig zu einem mangelnden Selbstbewusstsein und zu einer persönlichen Sinnkrise mit Nichtigkeitsgefühlen, die dann in einen Suizid einmünden können. In einer Untersuchung zu suizidauslösenden Faktoren bei 157 stationär oder ambulant behandelten Patienten zwischen 10 und 18 Jahren der Kinder- und Jugendpsychiatrie Marburg (Remschmidt u. Schwab 1978) ließen sich die in folgender Übersicht aufgeführten vier wichtigsten suizidauslösenden Faktoren eruieren.

Bedeutende suizidauslösende Faktoren
1. Familienkonflikte (Einengung durch die Eltern, Liebesentzug durch die Eltern und Disharmonie in der Familie) (31%)
2. Partnerverlust (Liebeskonflikt) (16%)
3. Schulschwierigkeiten und Ausbildungsprobleme (11,5%)
4. Entwicklungskrisen (8,9%)

Sexuelle Konflikte als suizidauslösende Faktoren lagen in 7% vor, psychische Erkrankungen lediglich in 3,8%. Die gebräuchlichsten Suizidmittel waren mit 69% Schmerz- und Schlaftabletten; 22% der Jugendlichen hatten wiederholt einen Suizidversuch begangen.

Wenn hier die Familienkonflikte an erster Stelle standen, so scheint dies Beweis dafür zu sein, dass es zu einem Autoritätskonflikt im Ablösungsprozess der Jugendlichen gekommen war. Viele Jugendliche mit suizidalem Verhalten stammen aus »Broken-home-Situationen«. Tishler u. McKenry (1982) konnten nachweisen, dass die Väter von jugendlichen Suizidanten gegenüber einer Kontrollgruppe häufiger an depressiven Verstimmungen litten, ein niedrigeres Selbstwertgefühl hatten und häufig Alkohol tranken. Die Mütter der Suizidanten unterschieden sich von jenen einer Kontrollgruppe durch vermehrte Ängstlichkeit, häufigeres Vorkommen von Suizidgedanken und höheren Alkoholkonsum. Das Suizidrisiko von Kindern und Jugendlichen steigt, wenn einer oder beide Elternteile an einer mit erhöhtem Suizidrisiko einhergehenden psychiatrischen Erkrankung (z. B. einer Depression oder einer schizophrenen Psychose) leiden (Remschmidt 1992).

Townsend (1993) hob als Risikofaktor für suizidales Verhalten bei neuseeländischen Jugendlichen antisoziales Verhalten und Arbeitslosigkeit hervor und Drummond (1997) fügte dieser Liste noch die folgenden Risikofaktoren hinzu: psychiatrische Erkrankung, belastendes Lebensereignis (z. B. Beendigung einer Intimfreundschaft), Instabilität und Dysfunktionalität der Familie, sexueller Missbrauch oder körperlicher Missbrauch, auffälliges Verhalten (Promiskuität) und sexuelle Probleme.

! Von manchen Autoren wird angenommen, der Selbstmordversuch bei Jugendlichen sei der letzte verzweifelte Versuch einer Begegnung mit den Eltern (Mangold u. Seidl 1974).

Dabei geht man davon aus, die zentrale Problematik des jugendlichen Suizidpatienten liege vorwiegend in einer tiefgreifenden Kommunikationsstörung zwischen Eltern und Kind, wobei sich 3 Gruppen unterscheiden lassen:

- Gruppe 1: »Verlust eines Liebesobjektes«
  Der Verlust eines Liebesobjektes soll dann zur Katastrophe führen, wenn der Patient nicht sein reales Ich entwickeln kann und mit dem Verlust des geliebten Objektes auch selbst nicht mehr existiert. Für diesen Jugendlichen wäre der Suizid die letzte Konsequenz der Depression und die Lösung eines Aggressionskonfliktes.
- Gruppe 2: »The bad me« (Mein schlechtes Ich)
  Die Jugendlichen dieser Gruppe empfinden: »Meine Eltern lieben mich nicht, weil ich böse und verdorben bin«. Dies soll Folge eines starren, rigiden Eltern-Ichs (Super-Ego) sein. Auch finden sich folgende Äußerungen: »Meine Eltern mögen mich nicht, ich bin böse, muss sterben.«
- Gruppe 3: »Cry for help«
  Bei dieser Gruppe sollen überwiegend äußere Stresssituationen vorliegen (chronische Erkrankungen, chaotische Familienzustände, evtl. materielle Sorgen). Der Suizidversuch oder der Suizid stellt in aller Regel das Ende eines längeren Prozesses dar.

Risikofaktoren für suizidales Verhalten in der Adoleszenz gemäß »Comittee on Adolescence« der American Academy of Paediatrics (1980)

- Depressive Adoleszentenkrisen
- Psychotische oder schizophrene Adoleszentenkrisen
- Sich selbst auferlegtes »Zusammenreißen« bei Jugendlichen, die impulsiv und hocherregbar sind
- Familiäre Unerwünschtheit des Jugendlichen
- Mit Suizid belastete Familiensituation
- Schwere Unfälle

Allgemeine psychodynamische Aspekte

Zum Verständnis auch jugendlicher suizidaler Entwicklungen als psychischen Prozess erwiesen sich tiefenpsychologische Untersuchungskenntnisse als besonders fruchtbar (Henseler 1974). Folgende zwei Motivationsketten lassen sich aus intrapsychischer Sicht häufig vorfinden, wobei diese »Kettenreaktion« auch bei jugendlichen suizidalen Patienten zu finden ist:

Motivationskette 1 beim Suizid (nach Ehebald 1966)

- Aggression der Umwelt gegen das Subjekt
- Aggressive Regungen des Subjektes gegen die Umwelt
- Unmöglichkeit, die Aggression in die Tat umzusetzen
- Wendung der Aggression gegen die eigene Person
- Selbstmord

Bei diesem Modell wäre der Suizid ein verhinderter Mord: Die aggressive Regung der Umwelt erzeugt reaktive Aggression, die aber nicht gezeigt werden darf oder nicht nach außen dringen kann, aus welchen Gründen auch immer, sodass sich dann der Affekt gegen die eigene Person richtet.

Bei Trennungskonflikten, die mit seelischen Verletzungen, insbesondere mit narzisstischen Kränkungen einhergehen, lässt sich eine weitere Motivationskette aufzeigen:

Motivationskette 2 beim Suizid (nach Ehebald 1966)

- Verlust der lebenswichtigen, geliebten Person
- Wunsch nach Wiedererlangung des verlorenen Partners
- Unmöglichkeit, den Partner wiederzuerlangen
- Identifizierung mit dem verlorenen Partner
- Selbstmord

Weil der durch den Verlust Enttäuschte auf den Partner nicht verzichten kann, muss er den Hass abwehren, regrediert auf eine frühe (orale) Phase, in der er in der Fantasie durch Einverleibung des verlorenen Objektes mit diesem verbunden ist (im Tod vereint).

Henseler (1974) konnte herausarbeiten, dass bei Suizidanten das Selbstwertgefühl auffallend verletzt und äußerst gefährdet ist. Er spricht von narzisstischen Störungen, die sich in einem übersteigerten Selbstwertgefühl oder einem übermäßigen Minderwertigkeitsgefühl manifestieren. Nach Henseler sind die in folgender Übersicht aufgeführten narzisstischen Störungen typisch beim Suizidanten.

Typische narzisstische Störungen von Suizidanten (nach Henseler 1974)

- Schnelle Verunsicherung des Selbstwerterlebens
- Strenges und rigides Über-Ich (Gewissen)
- Ambivalente, leicht störbare zwischenmenschliche Beziehungen
- Fehlen eines realitätsgerechten Umgangs mit Aggressionen
- Angst vor totaler Verlassenheit und Hilflosigkeit
- Verleugnung der Realität und Idealisierung der eigenen Person und der Umgebung
- Todesfantasien im Sinne von Harmonie, Ruhe und Geborgenheit
- Diskrepanz zwischen Todesfantasien und der Wirklichkeit des Todes

Psychische Risikofaktoren

Interessant erscheint, dass phasenspezifische, intrapsychische Faktoren der Pubertierenden eine Neigung zur Suizidhandlung begünstigen: In einer eigenen Untersuchung (Klosinski 1983) ließ sich feststellen, dass bei 122 Jugendlichen, die wegen Suizidversuchen in der Kinder- und Jugendpsychiatrie Tübingen vorgestellt und behandelt wurden – es handelte sich um 76 Mädchen und 46 Jungen – in der Altersstufe der 10- bis 12-Jährigen bei den Mädchen lediglich 13,2%, bei den 13- bis 15-Jährigen hingegen 59,2% und bei den 16 bis 20-Jährigen 27,6% zu finden waren. Das heißt, die »Hoch-Zeit« des Tablettensuizidversuchs bei Mädchen fällt zusammen mit der eigentlichen »Hoch-Pubertät« der Mädchen und ist gekennzeichnet durch ein zentrales Selbst-Unwerterleben, das sich in Selbst-Gefühlsstörungen und Ich-Einschränkungen äußert. Es ist dies eine Phase extremer und notwendiger Schwächung der psychischen Strukturen, der Regression sowohl in der Trieb- als auch in der Ich-Entwicklung, der Reaktivierung ödipaler und präödipaler Strebungen und Konflikte.

Unter tiefenpsychologischen Gesichtspunkten stellt sich als wichtigstes Problem der Pubertät die Frage: Wie wird die jeweilige Ich-Organisation dem neuen Reifungsschritt des Es begegnen? Der Jugendliche muss mit einer neu erworbenen Macht, zerstören oder gar töten zu können, umgehen lernen, einer Macht, die den Hassgefühlen des Kleinkindes noch unbekannt war. Winnicott (1980) drückt dies in folgendem Bild aus: »Es ist, als sollte neuer Wein in alte Schläuche gefüllt werden.«

Autonomie- und Identitätskrise

Die Umstrukturierung im psychischen Bereich bedingt eine Autonomie- und Identitätskrise, in deren Verlauf es zu einem Hin- und Herschwanken von regressiven und progressiven Strebungen kommt. Als typische Beispiele solcher »Extrempositionen« seien die Rückzugs- und Abkapselungstendenzen im Sinne einer zunehmenden Konzentration auf das eigene »Seelenleben« genannt, die im Gegensog affektive Zustände von ungewöhnlicher Intensität hervorrufen, die den Glauben an die Einzigartigkeit der eigenen Gefühle entstehen lassen und zu einer Entdeckung der eigenen, individuellen Persönlichkeit führen können. Im passiven Verhalten (z. B. »Null-Bock-Mentalität«) erzwingt der Jugendliche eine Triebregression, mit der das creszendoartige Anfluten triebhafter Spannungen zurückweist und abwehrt. Diese Passivität steht im Widerspruch zur progressiven Entwicklung des reifenden Körpers. Eine Stabilisierung des erschütterten und labilen Selbstwertgefühls wird durch Mechanismen der Realitätsverbiegung und der übersteigerten Idealisierung versucht.

Ich-Störungen

Die phasenhaft auftretende, relative Ich-Schwäche des Pubertierenden erfährt oft eine zusätzliche Schwächung durch die abnehmende Ich-Unterstützung durch die Eltern. Die Ich-Störungen werden sichtbar im Ausagieren (Acting-out-Verhalten), d. h. in unangemessenen, überschießenden, verbal aggressiven Äußerungen oder auch Handlungen, wenn frustrierende Ereignisse den Jugendlichen belasten; ferner in Lernstörungen, mangelnder Entschlusskraft, Aufschieben von Entscheidungen, Launenhaftigkeit und der Tendenz, alles negativ zu beurteilen. Diese Verhaltensweisen können als Zeichen eines nicht vollständig geglückten Lösungsversuches von noch infantilen, verinnerlichten Mutter- oder Vaterbildern angesehen werden, die z. B. für eine stets versorgende, liebevolle und verwöhnende Haltung stehen im Sinne einer »Schlaraffenlanderwartung«.

Neigung zum Egozentrismus

Allerdings ist hier daran zu erinnern, dass der Neigung zum Egozentrismus in der Pubertät ein stabilisierender Faktor zukommt. Dabei nimmt der Jugendliche in aktuellen und erwarteten Interaktionen die Reaktionen anderer auf sich selbst vorweg. Der Jugendliche unterstellt bei diesen Erwartungshaltungen und Vorannahmen, dass »andere ihn ebenso positiv oder negativ sehen, wie er sich selbst« (Elkind 1969). In gewisser Weise entwirft der Jugendliche ständig ein imaginäres Publikum und reagiert darauf. Eine nicht seltene Form des Entwurfs eines solchen imaginären Publikums ist die Vorstellung eines Pubertierenden, wie andere wohl auf sein eigenes Sterben reagieren würden. Dabei spielt auch die begleitende Vorstellung eine große Rolle, wie die anderen zu spät den eigenen Wert erkennen. Der Glaube an die persönliche Einzigartigkeit – bedingt durch den Egozentrismus – unterstützt die Überzeugung von der eigenen Unsterblichkeit. Gleichwohl schwankt beim Pubertierenden die gefühlsmäßige Einstellung zu sich selbst zwischen den Extremen, nichts und alles zu sein. Diese ambivalente Haltung betrifft auch die Frage der Autonomie: es ist eines der wesentlichen Merkmale der Pubertät, dass ein rascher Wechsel zwischen herausfordernder Unabhängigkeit und regressiver Abhängigkeit vorliegt, und nicht selten findet sich eine Koexistenz beider Extreme zur gleichen Zeit.

! Autonomie- und Identitätsprobleme, Ich-Störungen und Egozentrismus können in Pubertätskrisen eine Schrittmacherfunktion einnehmen, insofern sie zu einer Schwächung der Ich-Stabilität beitragen und damit eine Neigung zur Suizidhandlung begünstigen.

Zerbrochenes Weltbild und Vereinsamung

Noch mehr als beim Erwachsenen spielen beim suizidgefährdeten Jugendlichen folgende Komponenten eine entscheidende Rolle, welche die suizidale Haltung mit der ihr eigenen Logik und Dynamik erst ermöglicht:

1. das zerbrochene Weltbild und
2. der gestörte Dialog und die hierdurch bedingte Verstärkung der Vereinsamung und das Gefühl, emotional zu kurz zu kommen.

Das zerbrochene Weltbild. Die kognitive Entwicklung, die in der Pubertät zum Erwerb komplexer Denkprozesse führt, erlaubt es dem Jugendlichen nicht nur, »alle kombinatorischen Möglichkeiten in einem neuen System auszuschöpfen und kontrafaktische Hypothesen aufzustellen«, sondern auch das »eigene Denken zu denken«, seine eigenen Denkprodukte zum Gegenstand der Reflexion zu machen (Inhelder u. Piaget 1958). Neben der durch diese Fähigkeit des Denkens bewirkten Entwicklung zum Egozentrismus ermöglicht und erzwingt die neue Denkfähigkeit ein Hinterfragen von bislang Gültigem. Die Folge ist in der Pubertät eine mehr oder weniger ausgeprägte Krise des Weltbildes, besonders im Bereich der religiösen Überzeugung und der ethischen Wert- und Moralvorstellungen. Gelingt es dem Pubertierenden nicht, die eigene »neue Weltsicht« in die ihn umgebende Welt zu integrieren, verschieben sich die Akzente, und das Interesse drückt sich in der ausschließlichen Beschäftigung mit einer in sich zerbrochenen Identität aus. Die Umwelt des Jugendlichen verliert ihre Konturen, das Unbestimmte herrscht vor. Der Jugendliche läuft Gefahr, dass der immer neu zu entwerfende Lebensplan die Kluft zwischen den Welten – seiner persönlichen und der nicht persönlichen, fremden Welt – nicht mehr überbrückt.

Gestörter Dialog und Vereinsamung. Der Pubertierende ist in seinem Wesen ein »relativ isolierter«. Eine gewisse Isolierung im Zusammenhang mit der Konzentration auf die eigene Innenwelt in der Pubertät ist die notwendige Voraussetzung, um reife Beziehungen zwischen Individuen entstehen zu lassen und damit erforderlich für ein normales Sozialverhalten. Unsere heutige westliche Gesellschaftsordnung kann dem Pubertierenden keine funktionierende »institutionalisierte Initiation« anbieten, wie dies heute noch bei einigen Naturvölkern üblich ist (Klosinski 1991). So scheint die Rolle des temporären Außenseiters manchmal die einzige Lebensmöglichkeit zu sein, sich mit sich selbst auseinanderzusetzen. Der sich zunehmend vereinsamt fühlende Pubertierende erlebt das Leben unter dem Aspekt des Verlassen- und Verschlossenseins. Er glaubt, sich selbst am nächsten zu sein und ist sich dabei selbst ein Fremder. Er droht, sich selbst mehr und mehr in einen Zustand des Entrückten hinein zu manövrieren. Der vereinsamte, sich selbst als fremd erlebende Pubertierende ist ein »Heimatloser« geworden, sich im Aufbruch befindend und auf der Suche nach Sinn und Heimat.

Der Tabletten-Suizidversuch als Versuch der Auflösung der Pubertätskrise

Verschiedene Aspekte der Pubertätskrise

Vertrauenskrise, Autonomiekrise und Identitätskrise (einschließlich der sexuellen Identität), die beim suizidgefährdeten Pubertierenden mit jeweils unterschiedlicher Gewichtung eine bedrohliche Dimension angenommen haben, erfahren durch die suizidale Handlung eine neue Bewertung, die dem Betroffenen einen – wenn auch zeitlich begrenzten – Ausweg ermöglicht.

Lösungsversuch der Vertrauens- und Kommunikationskrise

Oft setzt der jugendliche Suizidgefährdete der Ohnmacht in der konkreten Vertrauenskrise (auf dem Hintergrund des unterbrochenen Dialogs mit den Eltern) ein imaginäres Publikum entgegen, begleitet von Rachegefühlen. Eine gewisse bittersüße Lust begleitet z. B. die Vorstellung, wie die anderen am Grab zu spät den eigenen Wert erkennen. Dies bedeutet, dass der Jugendliche eigentlich wünscht, der abgebrochene Dialog möge durch die suizidale Geste wieder aufgenommen werden. Insofern ist der Suizidversuch als dynamische Handlung sowohl ein Angriff auf die eigene Person als auch ein Angriff auf die Außenwelt.

! Seine Ohnmacht versucht der jugendliche Suizidale durch den Entschluss zurückzugewinnen, der Ohnmacht durch eigenes Handeln ein Ende zu setzen.

Das dabei vorhandene Zögern und die Ambivalenz, weder leben noch sterben zu können und die »Entscheidung« letztlich doch dem Schicksal zu überlassen, wird im Suizidversuch mittels Tabletten besonders deutlich demonstriert. Der Pubertierende weiß in aller Regel, dass die Quantität der Tabletteneinnahme über den »Ausgang« entscheidet. Er weiß bewusst oder unbewusst, dass er das Schicksal herausfordert und damit an den äußersten Rand des Abgrundes geht. Mit der suizidalen Handlung nimmt er Rache an der Vergangenheit unter »scheinbarem Verzicht« auf die Zukunft, dabei findet sich in grausamer Weise sein Mut zum Leben in der verklausulierten Form des Mutes zum Tod wieder (Klosinski 1999).

Das Besondere des jugendlichen Suizidversuchs mit Tabletten liegt ferner darin, dass sich der Betroffene der »bösen« oder »guten« Wirkung des Medikamentes anheim gibt. Welche Wirkung dabei letztlich im Augenblick der oralen Einnahme vorweggenommen wird, ist je nach Einzelfall verschieden. Die Tabletteneinnahme in fraglich suizidaler Absicht versetzt den aktiv Handelnden in einen extrem passiven und hilflosen Zustand, der an die Säuglingszeit erinnert, wobei die »Mutter Natur« durch die Aufnahme des Medikamentes unwillkürlich und geheimnisvoll die pharmakogene Wirkung »herbeizaubert«. Zu fragen wäre, ob pubertierende Mädchen u. a. deshalb häufiger als Jungen zum Tablettensuizid neigen, weil sie darin einen unmittelbaren Zugang zu den Wandlungen ihres Körpers erfahren (wenn die »Pille« über Tod und Leben des noch ungeborenen Lebens entscheiden kann, warum sollte dann das in suizidaler Absicht eingenommene Medikament nicht eine ähnliche Entscheidungsmacht besitzen?). Hinzukommt, dass die Tabletteneinnahme in suizidaler Absicht in der Regel keine Schmerzen bereitet und deshalb als Methode bevorzugt wird.

Unabhängig davon, wie tief der durch die Tabletteneinnahme ausgelöste Schlaf- oder Bewusstlosigkeitszustand jeweils ausgeprägt war, der Ausgang gleicht einer Wiedergeburt: Entweder kehrt der Jugendliche unversehrt ins bewusste Leben zurück in dem Gefühl, den Tod herausgefordert und das Leben bis an seine äußersten Grenzen durchschritten zu haben, oder er wäre gestorben, dann hätte er eine irgendwie anders geartete Wiedergeburt erlebt; denn »unter dem Bild des Todes versteht der typische Suizidant eigentlich etwas Lebendiges. Das Tragische daran ist, dass er diese Fantasie mehr oder weniger erfolgreich in eine tödliche Handlung umsetzt« (Henseler 1974).

Da der Mensch sich selbst die Grenze im Denken ist, kann er sich auch nicht den eigenen Tod vorstellen. Meist steht die Vorstellung vom Tod als endgültiger Vernichtung und vollkommenem Ende beim suizidgefährdeten Jugendlichen nicht im Vordergrund. Obgleich er Angst vor dem Sterben haben kann, vermittelt ihm der Gedanke an seine Selbstvernichtung ein Gefühl der Beruhigung. Seine Todessehnsucht bedeutet Sehnsucht nach Verlorenem oder nie Besessenem.

Lösungsversuch der Identitätskrise

Durch den Tabletten-Suizidversuch kommt es zum tiefen Schlaf, zur Bewusstlosigkeit oder zum Tod, d. h. psychologisch gesehen in jedem Falle zu einer Verschmelzung mit dem geliebten oder gehassten Objekt, in den meisten Fällen mit einem Elternteil oder mit dem Partner, der stellvertretend die Mutter oder den Vater als primäres Liebesobjekt repräsentiert. Der Versuch der äußersten Absonderung im Selbstmord führt letztlich zur Vereinigung, ähnlich dem Verhalten eines Ausreißers, der von »Heimweh« geplagt ist. Die Verschmelzung bahnt sich bereits in den Fantasien des »imaginären Publikums« an. Durch die in der Fantasie vorweggenommene und durch den Schlafzustand herbeigeführte Verschmelzung mit dem primären Liebesobjekt – meist Mutter, Vater, Freund oder Freundin –, die einer primären Identifikation entspricht, ist die Identitätskrise zeitweilig, d. h. für den Zeitraum der Suizidhandlung, »aufgehoben«.

Der Suizidversuch mit Tabletten hat als »Spiel mit dem Tod« einen grenzüberschreitenden Aspekt, der die Umkehr sämtlicher Werte beinhaltet: Tod und Leben, in den Gedanken des Suizidalen ohnehin dicht beieinander liegend, verlieren im ambivalenten Schwebezustand des Selbstmörders eher ihre Bedeutung als eindeutige Situation, ihr spezifischer Sinn verändert sich im wechselseitigen Vertauschen. Auf diese Weise kommt der gewünschte Tod dem Leben sinngemäß so nahe, dass die Qualität des Daseins, des Lebens, von ihm übernommen werden. Das Leben hingegen nimmt mit dem Tod verwandte Attribute an und verliert die bestimmte Eindeutigkeit des Existierens (Freye 1974).

! Durch das Inkaufnehmen einer möglicherweise selbstzerstörerischen Handlung durchbricht der Pubertierende das Konventionelle, das »Normale« seiner Existenz.

Die durch die Tabletteneinnahme fantasierte Veränderung und Verwandlung bedeutet eine »Gratwanderung mit verbundenen Augen«. Sie beinhaltet den Wunsch nach Auseinandersetzung mit den möglichen Unmöglichkeiten. Für den Pubertierenden, der eine Veränderung und Wandlung seines Körpers durch die Pubertät erfährt, kann die Verwandlung durch die Tabletten Aspekte der psychischen Wandlung, d. h. die Bedeutung der Initiation, gewinnen. Hierbei kommt der Alkohol- und Drogenerfahrung eine Schrittmacherfunktion zu.

Insbesondere bei Jugendlichen mit Drogenerfahrung zeigt sich, dass ihr Wunsch, Hochgefühle zu erleben oder außergewöhnliche Erlebnisse zu haben, den Wunsch nach dem Drogenrausch mit mystisch-religiösen Erfahrungen und nach Bewusstseinserweiterung fördert. Das »Himmelhoch-Jauchzen-zu-Tode-Betrübtsein« wird dann durch den Drogenrausch als Hinaufsteigen und, beim Nachlassen der Wirkung, als Hinabfallen erlebt. Durch das Drogenerlebnis glaubt der Jugendliche zu wissen, dass es immer wieder zur Rückkehr kommt, zu einer Heimkehr von einer Fahrt in unbekannte Räume. Insofern kommt dem Suizidversuch mit Tabletten auch ein gewisser Experimentiercharakter zu. (Auf manchen Partys gilt es als ein besonderer Nervenkitzel, dass man eine unbekannte Mischung aus unterschiedlichen Pillen und Designer-Drogen einnimmt, um neue Wirkungen auszuprobieren. Dass dies mit dem Risiko verbunden ist, sich lebensgefährlich zu vergiften, wird dabei in Kauf genommen.)

! Der Tabletten-Suizidversuch ist u. a. der Versuch, die Grenzen des eigenen Seins abzutasten, in ein persönliches Niemandsland vorzustoßen. Es mag auch der unbewusste Wunsch des Pubertierenden vorliegen, immer wieder zu erfahren, dass er »unzerstörbar« ist, dass er sich selbst in dem nicht akzeptierten Zustand »überleben« kann.

Die Pubertätsriten haben bei den Naturvölkern die Funktion einer Integration in die Welt der Erwachsenen herbeizuführen. Die Isolierung von den Eltern als erste Stufe dient zur Auflösung frühkindlicher Bindungen und zu einem Wiederaufbau des Ichs in der Welt der Erwachsenen. In Ermangelung derartiger institutionalisierter Initiationsriten in unserer Gesellschaft kommt gelegentlich dem Suizidversuch mit Tabletten in der Pubertät – ähnlich wie den Selbstverletzungen – die Bedeutung einer Selbstinitiation zu: Der Suizidversuch mit Tabletten stellt einen extremen Absonderungsversuch dar, der von Verschmelzungs- und Wiedergeburtsfantasien begleitet wird. Er kann mitunter als Versuch angesehen werden, die »psychologische Nabelschnur« zu den Eltern zu durchbrechen, die Abhängigkeit von ihnen zu überwinden.

Bildlich gesprochen kann man den Tabletten-Suizidversuch des Pubertierenden als »Nachtmeerfahrt des Helden« beschreiben. Er begibt sich in das Dunkel und die Untiefen seines Unbewussten, dem er aufgrund seines mangelnden Ichs mehr oder weniger ausgeliefert ist. Alle Gegensätze fallen auf dieser »Fahrt« zusammen, vereinigen sich. Dieser Zustand ist voller Paradoxien: In dem Akt der größtmöglichen Entfernung kommt es zur Verschmelzung, d. h. zur größtmöglichen Nähe, das Schweigen wird durch die suizidale Handlung zum furchtbaren Aufschrei, der Rückzug zum unübersehbaren Signal.

Bleibt der Suizidversuch »erfolglos«, gleicht der Jugendliche nach seiner Rückkehr« einem Wiedergeborenen, eben einem Initiierten. Die Reaktion der Eltern ist jedoch meist alles andere als »einem Initiierten angemessen«, der Jugendliche wird häufig mit Vorwürfen überschüttet. Eine oft andere Haltung wird einem Jugendlichen nach seinem überlebten Suizidversuch mit Tabletten seitens gleichaltriger Freunde entgegengebracht: Sie zeigen neben Betroffenheit Bewunderung, sie »prahlen« damit, jemanden aus ihrem Freundeskreis zu kennen, der »fast drüben« war, der eine außergewöhnliche Grenzsituation durchlebt hat, die etwas Einmaliges und Unheimliches an sich hat. Der Betreffende hat mit seinem Tabletten-Suizidversuch unter Beweis gestellt, dass er imstande ist, Konventionen über Bord zu werfen und den »Aus- und Überstieg« zu wagen.

33.4.4 Der Imitationssuizid

Der Entschluss zum Suizidversuch kann durch andere induziert, via Modelllernen gleichsam übertragen werden: In den 80er-Jahren konnte anhand der Folgen des Fernsehfilmes »Tod eines Schülers« (fiktives Modell eines Eisenbahnsuizids), sowohl nach der Erstausstrahlung als auch nach der Wiederholungssendung, nachgewiesen werden, dass eine deutliches Ansteigen der Suizidziffern, vor allem bei Gleichaltrigen, hervorgerufen wurde in Form von Suiziden durch ein »Sich-vor-den-Zug-Werfen« (Schmidtke u. Häfner 1986). Offenbar reicht die Dauer dieses »Modelling-Effektes« von wenigen Tagen bis hin zu Jahren (Schmidtke u. Häfner 1986).

! Unter lerntheoretischen Aspekten wird davon ausgegangen, dass das Ausmaß und die Persistenz dieser durch die Medien erzeugten Modellbildung vom Grad des physiologischen Arousals abhängen, das mit der medial vermittelten Beobachtung des Suizids verbunden ist (Biblarz et al. 1991).

Schreiber u. Krieg (1999) haben den im Klinikalltag besonders gefürchteten sog. »Werther-Effekt (in Anlehnung an die Selbstmordwelle nach der Publikation von Johann Wolfgang Goethes »Die Leiden des jungen Werther« im Jahre 1794) hervorgehoben, d. h. die Motivation gefährdeter Mitpatienten zu ähnlich gelagerten Suizidhandlungen in enger zeitlicher Korrelation zum Ausgangsereignis (s. auch bei Finzen 1988; Phillips 1974; Steinberg 1999). Bei diesem Modell- oder Imitationslernen sind vor allem die »modellnächsten« Alters- und Geschlechtsgruppen besonders gefährdet (Bronisch 1995; Taiminen et al. 1992).

Eine neue, erschreckende Dimension hat sich in den letzten Jahren durch das Internet ergeben, das entsprechende Suizidseiten gleichsam vorhält. Man spricht von »Cyber-Suiziden« (Baume et al. 1997). Auf diesen Suizidseiten werden Möglichkeiten und Risiken unterschiedlicher Suizidformen detailliert dargestellt und diskutiert. Darüber hinaus, und dies ist noch bedenklicher, werden auch Bekenntnisse und Vorankündigungen geplanter Suizidhandlungen öffentlich gemacht. Schreiber u. Krieg (1999) fanden bei einer suchmaschinengestützten Internetrecherche im Mai 1999 zum Begriff »suicide« insgesamt 596.750 Webpages. Als spezialisierte Suchgebiete wurden u.a. die Themenbereiche »suicide is painless« und »how to comit suicide«, »suicide-machines« und »suicide-methods« angegeben.

Schreiber u. Krieg (1999) plädieren in diesem Zusammenhang mit Recht für kommunikative Maßnahmen der Suizidprophylaxe durch Einflussnahme auf die öffentliche Berichterstattung gegenüber »strukturell präventiven« Maßnahmen im Sinne eines »closing the exits«, bei denen bestimmte Suizidformen erschwert oder unmöglich gemacht werden sollen. Dass solche Maßnahmen erfolgreich sein können zeigt folgendes Beispiel: Nach einer Einstellung der Berichte in den Massenmedien über U-Bahn-Suizide in Wien kam es zu einem dramatischen Absinken der Suizide bzw. Suizidhandlungen um 75%, die über einen Beobachtungszeitraum von 5 Jahren hinweg Bestand hatte (Sonneck et al.1994).

33.5 Diagnostik

Warnsignale und präsuizidales Syndrom

Als Warnsignale der Suizidgefährdung bei Kindern und Jugendlichen können genannt werden:
- subjektiver Eindruck, nicht ausreichend geliebt zu werden,
- Gefühl der Einsamkeit, Isolation und Verzweiflung,
- Ängste,
- Gefühle der Ausweg- bzw. Sinnlosigkeit,
- Grübelzwänge,
- Teilnahmslosigkeit,
- Sehnsucht »weg zu sein«,
- ausschlafen wollen,
- Leistungsabfall in der Schule,
- Weglauftendenzen,
- frühere Suizidversuche und
- Fantasien über das »Danach«.

Solche Warnsignale der Suizidgefährdung sind sehr allgemein gehalten und münden keineswegs immer in ein präsuizidales Syndrom.

In Anlehnung an das präsuizidale Syndrom, das vom Erwachsenenpsychiater Ringel bereits 1953 beschrieben wurde, wurde in den 80er Jahren in Analogie hierzu auch bei Jugendlichen ein solches Syndrom postuliert (Löchel 1984), das die in der folgenden Übersicht aufgeführten Merkmale aufweist.

Merkmale des präsuizidalen Syndroms bei Jugendlichen (Löchel 1984)

1. Konkrete Vorstellungen über die Durchführung eines Suizidversuchs

▼

2. Suizidgedanken in der Anamnese: intensive gedankliche Beschäftigung mit dem eigenen Suizid, während die Vorstellung, einen Suizid zu unternehmen, für den Betreffenden zunehmend an Vertrautheit gewinnt
3. Dysphorische Verstimmung: Gefühl des Traurigseins, Sich-nicht-mehr-freuen-Können, Niedergeschlagensein
4. Psychosomatische Äquivalente: z. B. Schlafstörungen, Veränderungen des Essverhaltens, Müdigkeit, Konzentrationsstörungen, vegetative Irritierbarkeit.

Auch bei Jugendlichen werden, wie bei Erwachsenen, nach einem Entschluss zum Suizid in einer sog. »präsuizidalen Pause«, in welcher der Patient nicht mehr vom Suizid spricht, ihn aber vorbereitet, besonnen erscheinendes Denken und Handeln, zukunftsbezogene Äußerungen und ruhige, ausgeglichene, nicht selten euphorische Stimmung leicht fehlgedeutet (Huber 1999). Pöldinger (1968) beschrieb Erwägung, Ambivalenz und Entschluss als die drei Stadien der präsuizidalen Entwicklung. Bei jugendlichen Suizidalen kann häufig eine ähnliche Abfolge festgestellt werden.

Checklisten und Skalen

Die sichere Erfassung einer vorhandenen akuten Suizidalität ist im Einzelfall schwierig oder gar unmöglich. Dies führte in den letzten Jahren, insbesondere in den USA, zu intensiven Bemühungen, geeignete Erhebungsinstrumente zur Erfassung von Suizidalität bei Kindern und Jugendlichen zu entwickeln. Zwei Skalen aus jüngster Zeit seien genannt:

1. Die »SEPI-Scale« (»Subjective Experience of Problem Irresolvability Scale«) von Orbach et al. (1999) soll zwischen suizidalen Adoleszenten einerseits und psychiatrisch auffälligen und »normalen Adoleszenten« andererseits gut diskriminieren.
2. Die »Child Suicide Potential Scale« von Ofek et al. (1998) ist ein Instrument, das für jüdische Jugendliche validiert wurde.

Ein hohes suizidales Risiko besteht auch dann, wenn bei hoher Autoaggression niedrige aggressive Hemmschwellen vorhanden sind. Dies lässt sich im »Fragebogen für Aggressionsfaktoren« (FAF) auch bei Jugendlichen gut erfassen: Ein erhöhter Wert in der Skala 4 (Selbstaggressivität) des FAF bei gleichzeitig deutlich erniedrigtem Wert in der Skala 5 (aggressive Hemmmechanismen) können auf eine akute Suizidalität hinweisen. Voraussetzung bei diesem Test ist, dass eine ausreichende »Offenheit« vorlag (Normalwerte in der sog. Offenheits-Skala; Klosinski 1997).

33.6 Therapie und Management suizidaler Krisen

Das Faktum, ob ein Suizidversuch gerade erfolgt ist oder kurz bevorsteht, entscheidet, wie dem Jugendlichen zu begegnen ist. In letzterem Fall wird die Art und das Ausmaß der Entwicklung suizidalen Verhaltens die vorbeugenden Maßnahmen bestimmen.

Suizidale Jugendliche bewirken ein Zuwendungsverhalten, das nach dem tatsächlichen Suizidversuch in der Regel aufgrund unserer tiefen Betroffenheit noch zunimmt. Befindet man sich im Dialog mit einem Jugendlichen in der präsuizidalen Phase, so lauern einige Gefahren im Umgang mit diesem Patienten. Es sind dies nach Sonneck (1988): vorschnelle Tröstung, Ermahnung, Ratschlag, Belehrung, Herunterspielen des Problems, Beurteilung und Kommentieren, Nachforschen, Ausfragen, Analysieren.

! Um angemessen reagieren, um wirklich helfen und intervenieren zu können, ist das Wissen um den eigentlichen Anlass der Krise wichtig.

Des Weiteren gilt es, die innere Bedeutung für den Betreffenden und die Frage, in welcher Krisenphase der Betreffende steht (Schock-, Reaktions-, Bearbeitungs- oder Neuorientierungsphase bzw. chronisches Verhalten) zu erkennen. Wenn es gelingt, etwas vom aggressiven emotionalen Potenzial »abzulassen«, dieses beim »Helfer« zu deponieren, ist oft eine entscheidende Entschärfung der Situation angestoßen. Schwierig ist das richtige Maß von Nähe und Distanz zu finden, läuft doch jeder Helfer Gefahr, sich entweder aus der Beziehung heraushalten zu wollen oder sich zu sehr in die Beziehung verwickeln zu lassen.

! Mit der Bereitschaft, eine Beziehung zum Suizidanten einzugehen, besteht grundsätzlich auch die Gefahr einer sich entwickelnden gegenseitigen Abhängigkeit.

In einer Krisensituation ist jeder Mensch von äußeren Hilfsmitteln besonders abhängig. Dies bedeutet, dass den Betroffenen diese Stütze nicht versagt werden darf. Die Hilfe darf aber nicht so weit gehen, dass sie die Selbsthilfemöglichkeit des Betroffenen einengt: Wenn immer möglich, muss die Hilfe Hilfe zur Selbsthilfe bleiben. Hole (1987) hat die in folgender Übersicht zusammengestellten Regeln für ein praktisches Vorgehen im Dialog mit Präsuizidalen vorgeschlagen.

Regeln für ein praktisches Vorgehen im Dialog mit Präsuizidalen (Hole 1987)

1. Offenes Ansprechen des Patienten auf seine Suizidgedanken (Entlastung durch Verbalisierung)

▼

2. Akzeptieren des Patienten (zur Stützung des Selbstwertgefühls)
3. Angstfreies Benennen der Suizidgedanken nach Art und Intensität (schafft Distanzierungshilfe)
4. Einbringung der eigenen Person des Helfers und/oder des Therapeuten:
   a. empathisches Verstehen
   b. stellvertretende Hoffnung (entspricht antisuizidaler Haltung)
5. Besprechung von Hilfs- und Therapiemöglichkeiten (entspricht Anregung von Kollaboration)
6. Festlegung der nächsten Zeitstrecke mit Kontaktvereinbarung (entspricht Brückenschlag)
7. Fragen und Benennen persönlicher Bezugspersonen (entspricht Bindung an Begleitpartner)
8. Absprache über Notrufmöglichkeiten in akuten Krisen (entspricht Krisenbewältigung)

Die Interventionsformen nach einem Suizidversuch richten sich nach dem weiter vorhandenen Risiko einer Suizidalität. Das heißt, es muss eine störungsspezifische Diagnostik erfolgen, die eine Abschätzung der Suizidalität vornimmt, die zu einer Identifikation von auslösenden Lebensereignissen und Hintergrundsfaktoren führt, welche die Beurteilung der psychischen Situation und des Wiederholungsrisikos vornimmt. Laut Pfeffer (1996) lassen sich Risikofaktoren der Suizidalität in ein hohes bzw. niedriges Risiko gewichten (Tabelle 33.1).

Risikofaktoren der Suizidalität in der Adoleszenz und Spätadoleszenz sind nach Berger (2000):

- Anhaltende Depersonalisations- und Verlassenheitsängste, soziale Isolation und die alles beherrschende Überzeugung, ungeliebt zu sein (hierbei kann es sich um die Aktualisierung frühkindlicher traumatischer Erfahrungen handeln)
- Körperliche Selbstwertkonflikte, insbesondere die Angst, sexuell nicht normal, lesbisch, homosexuell, pervers zu sein
- Selbstmordversuch und Selbstmord einer Elternperson und anderer naher Bezugspersonen, Freunde oder Idole
- Unkontrollierbarer Impuls, eine Elternperson gewaltsam anzugreifen
- Fehlen jeglichen Schuldgefühls gegenüber den Eltern im Zusammenhang mit der Intension sich zu töten

Das erste therapeutische Ziel ist die Reduktion oder Beendigung suizidaler Gedanken und Handlungen, es ist notwendig und erforderlich, die Motivationskette genau zu erfassen und zu verstehen, was zum Parasuizid geführt hat. Wenn immer möglich muss eine Situation herbeigeführt werden, in der frei über die Ereignisse der unmittelbaren Vergangenheit gesprochen werden kann.

! Um die Rückbildung suizidaler Gedanken zu ermöglichen, ist die Bearbeitung von erschütterten Selbstkonzepten, der Wiederaufbau eines Selbstwertgefühls und die Schuldgefühlreduktion von besonderer Bedeutung.

Allgemeines Ziel ist es, alternative Problemlösungsstrategien aufzufinden, die individuell festgelegt werden müssen (Karle 2001).

Ambulante Akutbehandlung

Bei der Entscheidung, ob eine ambulante Behandlung ausreichend ist oder ob eine stationäre Behandlung erforder-

Tabelle 33.1. **Risikofaktoren der Suizidalität.** (Nach Pfeffer 1996)

Faktoren	Hohes Risiko	Niedriges Risiko
Einschätzung	Schwer möglich	Gut möglich
Begleitumstände des Suizidversuchs	Allein Geplant Harte Methoden	Nicht allein Weniger sorgfältig geplant Weiche Methoden
Letalitätsabsicht	Hoch	Niedrig
Psychopathologie	Vorhanden und schwer	Nicht vorhanden oder leicht
Coping-Mechanismen (Bewältigungsstrategien)	Schlechtes Urteilsvermögen Geringe Impulskontrolle Stark ausgeprägte Hoffnungslosigkeit Stark ausgeprägte Hilflosigkeit	Gutes Urteilsvermögen Gute Impulskontrolle Geringe Hoffnungslosigkeit Geringe Hilflosigkeit
Kommunikation	Schlecht oder ambivalent	Gut und eindeutig
Familiäre Unterstützung	Fehlend oder unsicher	Durchgängig vorhanden
Zusätzliche Stressoren	Vorhanden und schwer	Keine oder leicht

lich wird, kann man sich an folgenden Überlegungen orientieren:

Eine ambulante psychotherapeutisch-psychiatrische Akutbehandlung kann gemäß Karle (2001) erfolgen,
- wenn keine bedeutsamen organischen oder psychiatrischen Grunderkrankungen vorliegen,
- wenn bei dem Betroffenen und dessen Familie eine gute Compliance und Motivation vorliegt,
- wenn es sich um den ersten Parasuizid handelt und
- wenn eine rasche Distanzierung von dem Parasuizid erfolgt.

Ferner ist es bei einer ambulanten Behndlung wichtig, klare Terminabsprachen bei einem zweiten Kontakt zu treffen. Ebenso sollte der Betroffene eine Telefonnummer bekommen, unter der er Tag und Nacht den Helfer oder einen Kollegen erreichen kann, bevor er erneut in eine subjektiv ausweglos erscheinende Situation geraten würde. Verhaltenstherapeutisch orientierte Autoren empfehlen, mit dem Patienten einen sog. Suizidvertrag abzuschließen oder eine suizidale Absprache zu treffen.

Stationäre Krisenintervention

Ist ein ambulantes Management nicht möglich, muss eine stationäre Aufnahme erfolgen. Gründe hierfür können sein:
- ein Fortbestehen der Suizidalität,
- ein wiederholter Parasuizid, möglicherweise mit harten Methoden und zusätzlichen Komplikationen,
- eine geringe Compliance und Motivation bei Patienten und Familie oder
- eine behandlungsbedürftige organische oder psychiatrische Grunderkrankung.

Bei einer Kurzzeit-Krisenintervention, z. B. nach einem Suizidversuch mit Tabletten und entsprechender Behandlung auf einer Intensivstation wird ein Facharzt für Kinder- und Jugendpsychiatrie und -psychotherapie in aller Regel mit herangezogen, um die Dauer der stationären Krisenintervention zu beurteilen und ggf. die notwendigen Maßnahmen in die Wege zu leiten.

Ein Krisenmanagement nach Suizidversuch im stationären Rahmen bedeutet ein aktives Vorgehen in Form von Gesprächen mit den Eltern, Lehrern, bisherigen Therapeuten, bzw. helfenden Institutionen (Jugendamt, Beratungsstellen, etc.). Gerade bei jugendlichen suizidalen Patienten ist es erforderlich, dass ihr Einverständnis zur Kontaktaufnahme mit den entsprechenden Erwachsenen (Eltern, Lehrer, Jugendamt-Mitarbeiter etc.) wenn immer möglich vorliegt.

Die stationäre Krisenintervention wird auch, falls die Diagnosestellung bei der betreffenden Person unklar ist, eine weitere diagnostische psychiatrische Abklärung beinhalten: Leidet der Jugendliche unter eine akuten Schizophrenie, einer endogenen Depression, unter eine neurotisch-reaktiven Störung, oder handelt es sich um eine akute Adoleszentenkrise in Form eines Autoritätskonfliktes, um eine psychosexuelle Krise oder um eine Identitätskrise? Das Ergebnis ist entscheidend dafür, ob eine längerfristige stationäre Behandlung erforderlich ist, oder ob eine ambulante Betreuung zur Vorbeugung eines Rückfalles sich bald anschließt.

Bedeutung des Gesprächsangebotes

Die wichtigsten Voraussetzungen für eine erfolgreiche Krisenbehandlung von jugendlichen Suizidgefährdeten sind das genaue Beobachten und die Möglichkeit zur Aussprache. Die in Not geratenen sollen das aussprechen können, was sie bewegt und quält. Oft ist es notwendig, dass das Thema Selbstmord vom Therapeuten aufgegriffen wird, da sich manche Jugendliche nicht spontan getrauen, dieses oft tabuisierte Thema anzuschneiden. Von großer Wichtigkeit wird es sein, dem Jugendlichen zu erklären, was in die Wege geleitet wird oder geleitet werden muss. Dadurch können unnötige Ängste abgebaut werden und der Suizidant hat nicht das Gefühl, dass Erwachsene über seinen Kopf hinweg entscheiden.

Psychotherapeutische Behandlung

Im Rahmen der stationären Krisenintervention wird man psychotherapeutisch stützend vorgehen, d. h. es ist nicht das primäre Ziel, in wenigen Tagen die verinnerlichten Konflikte des Jugendlichen zu beheben. Dies ist nur durch eine weitere Psychotherapie im Anschluss an die Krisenintervention möglich, sei es ambulant oder stationär. Bei der Krisenintervention jugendlicher suizidaler Patienten werden an den Therapeuten und das therapeutische Team erhebliche Anforderungen im Umgang mit den eigenen Gefühlen gestellt. Therapeuten werden versuchen, das Selbstbild der Suizidanten und die Art der zwischenmenschlichen Beziehungen, die sich immer auch in der Interaktion mit dem Therapeuten widerspiegeln, wahrzunehmen.

Die Erkenntnis spezifischer narzisstischer Konflikte hat nun vor allem praktisch-therapeutische Bedeutung. Besondere Widerstände, Fantasien und Probleme der Interaktion müssen rasch erkannt werden, damit sich der narzisstisch labile Mensch schneller verstanden und akzeptiert fühlen kann. Jeder Therapeut muss vor allem die leicht eintretende Verletzbarkeit und geringe Frustrationstoleranz jugendlicher suizidaler Patienten beachten. Gerade bei Jugendlichen erfolgen im therapeutischen Dialog Projektionen auf den Therapeuten, die oft stürmisch, fordernd und anspruchsvoll und damit schwer auszuhalten sind. Es wird darum gehen, insbesondere die erlebten Frustrationen zu wesentlichen Themen der Therapie zu machen.

Rückfallprophylaxe

Nach der Entlassung aus der akuten Krisenintervention werden die in folgender Übersicht aufgeführten Maßnahmen zur Rückfallprophylaxe empfohlen (Remschmidt 1992).

Maßnahmen zur Rückfallprophylaxe (Remschmidt 1992)
- Ständiges Aufrechterhalten eines therapeutischen Konzeptes
- Kooperation mit der Familie bzw. Umgebung des gefährdeten Adolezenten
- Feste Abmachung mit dem Patienten, im Falle ernsthafter Suizidimpulse sofort anzurufen oder den Therapeuten aufzusuchen
- Schaffung einer Behandlungskette unmittelbar nach dem ersten Suizidversuch
- Sorgfältige Planung des Übergangs von der stationären in die ambulante Behandlung
- Vorbereitung der Familie und der Umgebung auf die Reintegration des Patienten nach der stationären Krisenintervention
- Behandlung einer etwaigen Grundkrankheit und Beseitigung von Konflikten, die zum Suizidversuch geführt haben

! Damit ist das therapeutische Management suizidaler Krisen komplex und erfordert die gleichzeitige Anwendung verschiedener Strategien und Methoden. Unerlässlich erscheint eine flexible und interdisziplinäre Zusammenarbeit.

Derzeit gibt es noch keine spezifische Medikation des suizidalen Verhaltens. Erst wenn eindeutig eine biologische Grundlage für suizidales Verhalten gesichert wäre, könnte auch eine spezifische pharmakologische Intervention entwickelt werden. Um derzeit suizidales Verhalten zu mindern können Medikamente eingesetzt werden, die bei den entsprechenden komorbid auftretenden psychiatrischen Erkrankungen eingesetzt werden.

33.7 Prognose und Prävention

Prognose

Die Prognose ist abhängig von der Frage, inwieweit es gelingt, zugrunde liegende Konflikte und Belastungsfaktoren individueller und sozialer Art zu reduzieren und psychische Störungen erfolgreich zu behandeln (Karle 2001). Bezüglich eines Suizidrisikos bei Adoleszenten nach einem Suizidversuch stellten Hawton u. Catalan (1987) fest, dass dieses besonders hoch ist, wenn frühere stationär-psychiatrische Behandlungen angegeben wurden und ein Alkohol- oder Drogenmissbrauch besteht. Unter diesen Gesichtspunkten ist eine enge Zusammenarbeit von Therapeuten in der Suizidprophylaxe mit den Drogen- und Alkoholberatungsstellen für Jugendliche erforderlich.

Nachuntersuchungen zu versuchten Selbsttötungen haben 20 Jahre nach den Suizidversuchen zeigen können, dass 80% der Menschen, die einen Suizidversuch begangen hatten, noch lebten bzw. eines natürlichen Todes gestorben waren und dass, je nach Untersuchung, etwa 12% ihr Leben durch Suizid beendeten, während etwa 8% nicht mehr auffindbar waren (Pöldinger u. Holsboer-Drachsler 1988).

Hultén et al. (2001) konnten in einer Verbundstudie bei 1264 Jugendlichen und Adoleszenten zwischen 15 und 19 Jahren nachweisen, dass mehr als 10% innerhalb eines Jahres erneut einen Suizidversuch unternahmen. Zahlreiche Autoren (Goldacre u. Hawton 1985; Brent et al. 1993; Pfeffer et al. 1993; Spirito et al. 1994) konnten zeigen, dass ein neuerlicher Suizidversuch innerhalb der ersten Monate nach dem ersten erfolgt. Dies unterstreicht die Notwendigkeit einer umgehenden Psychotherapie. Allerdings ist die Motivation für eine Psychotherapie nach einem Suizidversuch bei Adoleszenten gering: 40– 60% lehnen ein Therapieangebot ab oder nehmen nur einen Termin wahr (Berger 2000).

Verhindert werden muss auch ein schneller Abbruch nach einer begonnenen Therapie nach Suizidversuch bei Adoleszenten: Granboulan et al. (1995) konnten in einer katamnestischen Untersuchung an Adoleszenten und jungen Erwachsenen nach 11,5 Jahren feststellen, dass ein sehr hoher Anteil ihrer Patientengruppe die Nachbetreuung nach einem Suizidversuch sehr bald abgebrochen hatte. Nur bei 32% der untersuchten Population, so die Autoren, konnte man von einer adäquaten Nachbetreuung sprechen.

! Generell darf festgestellt werden, dass vermehrte Suizidversuche in der Vergangenheit ein erhöhtes Risiko für neuerliche Suizidversuche darstellen.

Suizidprävention

Ziele von Suizidpräventionsporgrammen gemäß WHO (1969)
- Prävention des tödlichen Ausgangs suizidaler Handlungen
- Prävention der Wiederholung suizidaler Handlungen (Rezidiv-Prophylaxe)
- Prophylaxe gegenüber Suizidgedanken und Suizidwünschen

Suizidprävention bzw. Suizidprophylaxe kann unterteilt werden in:
- primäre Suizidprophylaxe (Kindererziehung im weitesten Sinne und Aufklärungsarbeit in der Öffentlichkeit);

- sekundäre Suizidprophylaxe:
  - aktiv: Verhindern der Selbsttötung bei Menschen in einer Krise,
  - passiv: Erschweren des Zugangs zu Hochbauten, Drogen, Schusswaffen etc.;
- tertiäre Suizidprophylaxe (Nachbetreuung von Menschen nach überlebtem Suizidversuch).

Im Rahmen der primären Vorbeugung sollen vor allem besondere Belastungs- und Risikofaktoren (z. B. chronische emotionale Vernachlässigung in der frühen Kindheit, belastende Familienverhältnisse, belastende Ereignisse vor dem Suizid etc.) verhindert werden.

! Durch eine adäquate, konsequente, liebevolle und auf das Kind eingehende Erziehung wird der wesentlichste und effektivste Beitrag zur primären Suizidverhütung geleistet.

Bei der sekundären aktiven Suizidprophylaxe geht es um den Dialog mit jener Person, die in die suizidale Krise geraten ist. Wie alle Suizidprävention ist auch die aktive sekundäre Prävention keine rein ärztliche Aufgabe, sondern in interdisziplinäres Anliegen. Bewährt haben sich Kriseninterventionszentren, Telefonseelsorge und interdisziplinär besetzte Suizid-Präventions-Zentren.

33

Rechtliche Grundlagen im Umgang mit Suizidgefährdeten

Es muss darauf hingewiesen werden, dass für Ärzte und Krankenhausträger volle Verantwortlichkeit für suizidgefährdete Patienten besteht. Kommt es zum Suizid des Patienten wird staatsanwaltschaftlich geprüft, ob alle unter juristischen Gesichtspunkten erforderlich erscheinende Sicherheitsvorkehrungen getroffen wurden, um diesen Suizid zu vermeiden, d. h. es geht um die Frage, ob eine Verletzung der Sorgfaltspflicht vorliegt. Bei akut suizidalen Patienten, die stationär aufgenommen werden müssen, muss sichergestellt werden, dass keine entsprechenden Objekte mitaufgenommen werden, mit Hilfe derer der Patient sich suizidieren kann. Generell haben Ärzte und Pflegepersonal die Aufgabe, den Patienten während der Behandlungszeit vor von ihm »gewollten« selbstschädigenden Handlungen zu bewahren (Huber 1999).

Fazit für die Praxis

Ein niedergelassener Arzt, der bei einem Patienten eine akute Suizidalität diagnostiziert, ist verpflichtet, ihn einer stationären psychiatrischen Behandlung zuzuführen. Beim Vorliegen einer fraglichen akuten Suizidalität ist der Allgemeinarzt auf der »rechtlich sicheren Seite«, wenn er den Patienten einem Facharzt für Psychiatrie und Psychotherapie vorstellt, damit dieser eine etwaige stationäre Behandlungsnotwendigkeit einschätzt.

Literatur

Andrus JK, Fleming DW, Heumann MA et al. (1991)Surveillance of attempted suicide among adolescents in Oregon 1988. Am J Public Health 81:1067–1069

Amery J (1976) Hand an sich legen – Diskurs über den Selbstmord. Klett-Cotta, Stuttgart

Asarnow JR, Carlson G (1988) Suicide attempts in preadolescent child psychiatry inpatients. Suicide Life Threat Behav 18:129–136

Baume P, Cantor CH, Rolfe A (1997) Cyber-suicide:the role of interactive suicide notes on the Internet. Crisis 18:73–79

Berger M (2000) Der letzte Hilfeschrei – Suizidalität in der Adoleszenz und Spätadoleszenz. Extr Psychiatr 7/8:16–20

Biblarz A, Brown RM, Biblarz DN, Pilgrim M, Baldree BF (1991) Media influence on attitudes toward suicide. Suicide Life Threat Behav 21:374–384

Braun-Scharm H (1991) Suizidalität bei Kindern und Jugendlichen. In: Martinius J (Hrsg) Kinder- und jugendpsychiatrische Notfälle. Quintessenz, München, S 9–19

Brent D, Kolko DJ, Wartella ME et al. (1993) Adolescent psychiatric inpatients' risk of suicide attempt at 6-month follow-up. J Am Acad Child Adolesc Psychiatry 32:95–105

Bronisch T (1995) Der Suizid. Beck, München

Crepet P (1996) Das tödliche Gefühl der Leere – Suizid bei Jugendlichen. Rowohlt, Reinbek bei Hamburg

Culberg J (1978) Krisen und Krisentherapie. Psychiatr Praxis 5:25–34

Dahl RE, Puig-Antich J, Ryan ND et al. (1990) EEG sleep in adolescents with major depression: The role of suicidality and inpatient status. J Affect Disord 19:63–75

Dannel R (1975) Jahreszeitlich bedingte Unterschiede der Selbstmordhäufigkeit bei jungen und alten Menschen. Arch Psychiatr Nervenkrankh 221:11–13

De-Wilde EJ, Kienhorst IC, Diekstra RF et al. (1993) The specificity of psychological characteristics of adolescent suicide attempters. J Am Acad Child Adolesc Psychiatry 32:51–59

Downey Ann M (1984) Relationship of religiosity to death anxiety of middle-aged-males. Psychol Rep 54:811–822

Drummond WJ (1997) Adolescents at risk: Causes of youth suicide in New Zealand. Adolescence 32/128:925–934

Ehebald U (1966) Über Konflikte selbstmordgefährdeter Menschen. Wege zum Menschen 18:283

Elkind D (1969) Egocentrism in adolescence. Child Dev 38:1025–1034

Finzen A (1988) Der Patientensuizid. Psychiatrie-Verlag, Bonn

Florian V, Kravetz S (1983) Fear of personal death: Attribution, structure, and relation to religious belief. J Pers Soc Psychol 44:600–607

Freye I (1974) Der Mensch in der Grenzsituation – Zur Psychologie des Suizids. Dissertation, Universität Zürich

Friedman JM, Asnis GM, Boeck M (1987) Prevalence of specific suicidal behaviour in a high school sample. Am J Psychiatry 144:1203– 1206

Goldacre M, Hawton K (1985) Repetition of self-poisoning and subsequent death in adolescents who take overdoses. Br J Psychiatry 146:395–408

Granboulan V, Rabain D, Basquin M (1995) The outcome of adolescent suicide attempts. Acta Psychiatr Scand 91:265–270

Haberhauer G et al. (1994) Beitrag zur Epidemiologie medikamentöser Suizidversuche in Wien. Wien Klin Wochenschr 106/3:69–74

Hawton K, Catalan J (1987) Attempted suicide: A practical guide to its nature and management, 2nd edn. Oxford Univ Press, Oxford

Henseler H (1974) Narzißtische Krisen. Zur Psychodynamik des Selbstmordes. Rowohlt, Reinbek bei Hamburg

Hoffman SI, Strauss S (1985) The development of children's concepts of death. Death Stud 9:469–482

Hole G (1987) Vorlesungstabellen Studenten-Unterricht. Weißenau (unveröffentlichtes Manuskript)

Huber G (1999) Psychiatrie – Lehrbuch für Studium und Weiterbildung, 6. Aufl. Schattauer, Stuttgart New York

Hultén A, Jiang GX, Wasserman D et al. (2001) Repetition of attempted suicide among teenagers in Europe:frequency, timing and risk factors. Eur Child Adolesc Psychiatry 10:161–169
Inhelder B, Piaget J (1958) The growth of logical thinking. Basic Books, New York
Karle M (2001) Management suizidaler Krisen bei Kindern und Jugendlichen. Kinder Jugendmed 1:44–48
Klosinski G (1983) Der Tabletten-Suizidversuch in der Pubertät – Versuch einer Autoinitiation? In: Jochmus I, Förster E (Hrsg) Suizid bei Kindern und Jugendlichen. Enke, Stuttgar, S 92–100
Klosinski G (Hrsg) (1991) Pubertätsriten – Äquivalente und Defizite in unserer Gesellschaft. Huber, Bern
Klosinski G (1997) Zur Problematik der Abschätzung suizidaler Tendenzen bei jugendlichen Straftätern zum Zeitpunkt der forensischen Begutachtung. In: Warnke A, Trott G-E, Remschmidt H (Hrsg) Forensische Kinder- und Jugendpsychiatrie: Ein Handbuch für Klinik und Praxis. Huber, Bern, S 256–264
Klosinski G (1999) Wenn Kinder Hand an sich legen – selbstzerstörerisches Verhalten bei Kindern und Jugendlichen. Beck, München
Kosky R, Silburn S, Zurbrick S (1986) Symptomatic depression and suicidal ideation. A comperative study with 628 children. J Nerv Ment Dis 174:523–528
Löchel M (1984) Das präsuizidale Syndrom bei Kindern und Jugendlichen. Acta Paedopsychiatr 31:214–221
Mangold B, Seidl E (1974) Der Suizidversuch als kinderpsychiatrischer Notfall. Praxis Kinderpsychol Kinderpsychiatr 23:233–240
McAnarney ER (1979) Adolescent and young adult suicide in the United States. A reflection of societal unrest? Adolescence 14:765–774
McClure GMG (1984) Recent trends in suicide amongst the young. Br J Psychiatry 144:134–138
Miles CP (1977) Conditions predisposing to suicide: A review. J Nerv Ment Dis 164:231–246
Moscicki EK, Boyd JH (1985) Epidemiologic trends in firearm suicides among adolescents. Pediatrician 12:52–62
Myers K, McCauley E, Calderon R et al. (1991) The 3-year longitudinal course of suicidality and predictive factors for subsequent suicidality in youths with major depressive disorder. J Am Acad Child Adolesc Psychiatry 30:804–810
Ochsmann R (1984) Belief in afterlife as a moderator of fear of death? Eur J Soc Psychol 14:53–67
Ofek H, Weizmann T, Apter A (1998) The Child Suicide Potential Scale: Inter-rater reliability and validity in Israeli in-patient adolescents. Isr J Psychiatry Relat Sci 35:253–261
Orbach I, Mikulincer M, Blumenson R, Mestr R, Stein D (1999) The subjective experience of problem irresolvability and suicidal behavior: dynamics and measurement. Suicide Life Threat Behav 29/2:150–164
Petzel SV, Clein DW (1978) Adolescent suicide: Epidemiological and biological aspects. Adolesc Psychiatry 6:239–266
Pfeffer CR (1996) Suicidal behavior in children and adolescents: causes and management. In: Lewis M (ed) Child and adolescent psychiatry. Williams & Wilkins, Baltimore
Pfeffer CR, Plutchik R, Mizruchi MS (1986) Suicidal behaviour in child psychiatric inpatients and outpatients and in nonpatients. Am J Psychiatry 143:733–738
Pfeffer CR, Klerman GL, Hurt SW, Kaukuma T, Peskin JR, Siefker CA (1993) Suicidal children grow up:rates an psychosocial risk factors for suicide attempts during follow-up. J Am Acad Child Adolesc Psychiatry 32:106–113
Phillips DP (1974) The influence of suggestion on suicide:substantive and theoretical implications of the Werther effect. Am Soc Rev 39:340–354
Pöldinger W (1994) Suizidalität ganzheitlich betrachtet. TW Neurol Psychiatr 8:497–498
Pöldinger W (1968) Die Abschätzung der Suizidalität. Huber, Bern Stuttgart Wien
Pöldinger W, Holsboer-Drachsler E (1988) Suizidalität – Erkennung und Abschätzung. Neurol Psychiatr 4:323–329
Remschmidt H (1992) Psychiatrie der Adoleszenz. Thieme, Stuttgart
Remschmidt H, Schwab T (1978) Suizidversuche im Kindes- und Jugendalter. Acta Paedopsychiatr 43:197–208
Ringel E (1953) Der Selbstmord – Abschluss einer krankhaften psychischen Entwicklung. Maudrich, Wien
Roberts J, Hawton K (1980) Child abuse and attempted suicide. Br J Psychiatry 137:319–323
Schmidtchen G (1989) Schritte ins Nichts. Selbstschädigungstendenzen unter Jugendlichen. Leske & Budrich, Opladen
Schmidtke A, Häfner H (1986) Die Vermittlung von Selbstmordmotivation und Selbstmordhandlung durch fiktive Modelle. Nervenarzt 57:502–510
Schmidtke A, Weinacker B, Fricke S (1996) Suizid- und Suizidversuchsraten bei Kindern und Jugendlichen in den alten Ländern der Bundesrebuplik und in der ehemaligen DDR. Kinderarzt 27/2:151–162
Schreiber W, Krieg J-Ch (1999) Der »veröffentlichte« Kliniksuizid: Die Massenmedien und der Werther-Effekt. Spektrum 28/5: 140–142
Shaffer D (1974) Suicid in childhood and early adolescents. J Child Psychol Psychiatry 15:275–291
Shaffer D, Fisher P (1981) The epidemiology of suicide in children and adolescence. J Am Acad Child Psychiatry 20:545–565
Sonneck G (1988) Krisenintervention bei Suizidalität und Lebenskrisen. Neurol Psychiatr 4:352–361
Sonneck G, Etzersdorfer E, Nagel-Kuess S (1994) Imitative suicide on the Viennese subway. Soc Sci Med 38:453–457
Spirito A, Lewander W, Levy S, Kurkjian J, Fritz G (1994) Emergency department assessment of adolescent suicide attempters: factors related to short-term follow-up outcome. Paediatr Emerg Care 10:6–12
Steinberg H (1999) Der Werther-Effekt. Psychiatr Prax 26:37–42
Taiminen T, Salmenpera T, Lehtinen K (1992) A suicide epidemic in a psychiatric hospital. Suicide Life Threat Behav 22:350–363
Tishler CL, Mc Kenry PC (1982) Parental negative self and adolescent suicide attempts. J Am Acad Child Psychiatry 21:404–408
Townsend S (1993) Adolescent health:Youth depression and suicide. New Zealand Pract Nurse 2:4–5
WHO (1969 Word health statistics annals. WHO, Geneva
Winnicott DW (1980) Kind, Familie und Umwelt, 3. Aufl. Reinhardt, München
Wittkowski J (1990) Psychologie des Todes. Wissenschaftliche Buchgesellschaft, Darmstadt

Anhang

J. Nützel

Anhang 1 – Leitlinien

1.1 Leitlinien zu Diagnostik und Therapie von psychischen Störungen im Säuglings-, Kindes- und Jugendalter

Herausgeber der Leitlinien

- Deutsche Gesellschaft für Kinder- und Jugendpsychiatrie und Psychotherapie
- Bundesarbeitsgemeinschaft leitender Klinikärzte für Kinder- und Jugendpsychiatrie und Psychotherapie
- Berufsverband der Ärzte für Kinder- und Jugendpsychiatrie

Leitlinien

- Persönlichkeits- und Verhaltensstörungen aufgrund einer Krankheit, Schädigung oder Funktionsstörung des Gehirns (F07)
- Psychische und Verhaltensstörungen durch psychotrope Substanzen (F1)
- Schizophrenie, schizotype und wahnhafte Störungen (F2)
- Manische und bipolare affektive Störungen (F30, F31)
- Depressive Episoden und rezidivierende depressive Störungen (F32, F33)
- Anhaltende affektive Störungen (F34)
- Zwangsstörungen (F42)
- Reaktionen auf schwere Belastungen und Anpassungsstörungen (F43)
- Dissoziative Störungen, Konversionsstörungen (F44)
- Somatoforme Störungen (F45)
- Essstörungen (F50)
- Nichtorganische Schlafstörungen (F51)
- Persönlichkeitsstörungen (F60, F61)
- Abnorme Gewohnheiten und Störungen der Impulskontrolle (F63)
- Störungen der Geschlechtsidentität (F64) sowie der sexuellen Entwicklung und Orientierung (F66)
- Intelligenzminderung (F7) und grenzwertige Intelligenz
- Umschriebene Entwicklungsstörungen der Sprache (F80.1, F80.2)
- Umschriebene Entwicklungsstörungen schulischer Fertigkeiten (F81)
- Tiefgreifende Entwicklungsstörungen (F84)
- Hyperkinetische Störungen (F90)
- Störungen des Sozialverhaltens (F91, F92)
- Phobische Störungen (F40) und emotionale Störungen des Kindesalters (F93.1, F93.2)
- Angststörungen (F41, F93.0)
- Elektiver Mutismus (F94.0)
- Bindungsstörungen (F94.1, F94.2)
- Tic-Störungen (F95)
- Enuresis und funktionelle Harninkontinenz (F98)
- Enkopresis (F98.1)
- Regulationsstörungen im Säuglingsalter (u. a. F98.2)
- Selbstverletzendes Verhalten (F68.1, F98.4)
- Artikulationsstörungen (F80.0), Stottern (Stammeln) (F98.5), Poltern (F98.6)
- Emotionale Störung mit Geschwisterrivalität (F93.3)
- Suizidalität im Kindes- und Jugendalter
- Vernachlässigung, Misshandlung, sexueller Missbrauch

Die Leitlinien sind über folgende Quellen zugänglich:

Buchform:
Deutsche Gesellschaft für Kinder- und Jugendpsychiatrie und Psychotherapie u. a. (Hrsg) (2003) Leitlinien zur Diagnostik und Therapie von psychischen Störungen im Säuglings-, Kindes- und Jugendalter; 2. überarb. Aufl. Deutscher Ärzte Verlag, Köln (ISBN 3-7691-0421-8)

Internet:
Homepage der Arbeitsgemeinschaft der Wissenschaftlichen Medizinischen Fachgesellschaften (AWMF): www.awmf-online.de

1.2 Kinder- und jugendpsychiatrisch relevante Leitlinien anderer Fachgesellschaften

Nachfolgend sind auszugsweise Leitlinien benachbarter Fachgesellschaften zusammengetragen. Thematische Überschneidungen hinsichtlich verschiedener Störungsbilder werden erkennbar.

Die Leitlinien sind ebenfalls zugänglich über das Internet: Homepage der Arbeitsgemeinschaft der Wissenschaftlichen Medizinischen Fachgesellschaften (AWMF): www.awmf-online.de

1.2.1 Sozialpädiatrie

Leitlinien der Deutschen Gesellschaft für Sozialpädiatrie und Jugendmedizin

- Auditive Wahrnehmungsstörung
- Störungen der frühen Eltern-Kind-Beziehungen
- Diagnostik und Therapie bei ADHS (Aufmerksamkeitsdefizit-Hyperaktivitäts-Störung)

1.2.2 Neuropädiatrie

Leitlinien der Gesellschaft für Neuropädiatrie

- Abklärung bei mentaler Retardierung
- Diagnostik und Therapie bei chronischem Kopfschmerz
- Motorische Koordinationsstörungen: umschriebene motorische Entwicklungsstörung

- Wahrnehmungsstörungen
- Diagnostisches Vorgehen bei Verdacht auf heredodegenerative oder neurometabolische Erkrankungen

1.2.3 Kinderheilkunde

Leitlinien der Deutschen Gesellschaft für Kinderheilkunde und Jugendmedizin

- Diagnostik angeborener Stoffwechselkrankheiten
- Adipositas im Kindes- und Jugendalter

1.2.4 Psychiatrie und Neurologie

Leitlinien der Deutschen Gesellschaft für Psychiatrie, Psychotherapie und Nervenheilkunde (DGPPN)

- Schizophrenie
- Angsterkrankungen
- Essstörungen
- Affektive Erkrankungen
- Demenz

1.2.5 Phoniatrie und Pädaudiologie

Leitlinien der Deutschen Gesellschaft für Phoniatrie und Pädaudiologie

- Näseln/Gaumenspaltensprache
- Aphasie
- Schluckstörungen
- Dysarthrophonie
- Hörstörung im Kindesalter
- Sprachentwicklungsstörung
- Stimmstörung
- Stottern
- Poltern

1.2.6 Psychotherapie

An der Erstellung der Leitlinien beteiligte Gesellschaften

- Deutsche Gesellschaft für Psychotherapeutische Medizin (DGPM),
- Deutsche Gesellschaft für Psychonanalyse, Psychotherapie, Psychosomatik und Tiefenpsychologie (DGPT),
- Deutsches Kollegium für Psychosomatische Medizin (DKPM),
- Allgemeine Ärztliche Gesellschaft für Psychotherapie (AÄGP),
- Deutschsprachige Gesellschaft für Psychotraumatologie (DeGPT)

Leitlinien

- Somatoforme Störungen
- Somatoforme Störungen im Überblick
- Somatisierungsstörung
- Undifferenzierte Somatisierungsstörung
- Hypochondrische Störung
- Somatoforme autonome Funktionsstörung
- Anhaltende somatoforme Schmerzstörung
- Dissoziative Störung der Bewegung und Empfindung bzw. Konversionsstörung
- Neurasthenie bzw. »chronic fatigue syndrome«
- Umweltbezogene Körperbeschwerden
- Posttraumatische Belastungsstörung
- Paranoide Persönlichkeitsstörung (F60.0)
- Schizoide Persönlichkeitsstörung (F60.1)
- Dissoziale Persönlichkeitsstörung (F60.2)
- Borderlinepersönlichkeitsstörung (F60.31)
- Histrionische Persönlichkeitsstörung (F60.4)
- Anankastische (zwanghafte) Persönlichkeitsstörung (F60.5)
- Ängstliche (vermeidende) Persönlichkeitsstörung (F60.6)
- Abhängige (asthenische) Persönlichkeitsstörung (F60.7)
- Narzisstische Persönlichkeitsstörung (F60.8)
- Psychotherapie der Depressionen
- Artifizielle Störungen
- Paar- und Familientherapie
- Konsiliar- und Liaisondienst in der Psychosomatischen und Psychotherapeutischen Medizin (psmCL) in Krankenhäusern der Akutversorgung
- Ärztliche Begutachtung in der Psychosomatik und Psychotherapeutischen Medizin – Sozialrechtsfragen
- Psychosomatische Dermatologie

Anhang 2 – Klassifikationen

2.1 ICD-10

Psychische und Verhaltensstörungen (F00-F99)

F00–F09	Organische, einschließlich symptomatischer psychischer Störungen
F10–F19	Psychische und Verhaltensstörungen durch psychotrope Substanzen
F20–F29	Schizophrenie, schizotype und wahnhafte Störungen
F30–F39	Affektive Störungen
F40–F48	Neurotische, Belastungs- und somatoforme Störungen
F50-F59	Verhaltensauffälligkeiten mit körperlichen Störungen und Faktoren
F60–F69	Persönlichkeits- und Verhaltensstörungen
F70–F79	Intelligenzminderung
F80–F89	Entwicklungsstörungen
F90–F98	Verhaltens- und emotionale Störungen mit Beginn in der Kindheit und Jugend
F99	Nicht näher bezeichnete psychische Störungen

Das multiaxiale Klassifikationsschema (MAS) ist u.a. über folgende Quellen erhältlich:

Buchform (ausführliche Version):
Remschmidt H, Schmidt MH, Poustka F (Hrsg) (2001) Multiaxiales Klassifikationsschema für psychische Störungen des Kindes- und Jugendalters nach ICD-10 der WHO: Mit einem synoptischen Vergleich von ICD-10 mit DSM-IV, 4. vollst. überarb. und erw. Aufl. Huber, Bern Göttingen Toronto Seattle (ISBN 3-456-83516-7)

Internet:
Homepage des Deutschen Instituts für Medizinische Dokumentation und Information (DIMDI): www.dimdi.de

2.2 DSM-IV

Buchform:
American Psychiatric Association (2000) Diagnostic and Statistical Manual of Mental Disorders, Fourth Edition Text Revision (DSM-IV-TR™) American Psychiatric Association, Washington DC (ISBN 0-89042-025-4)

2.3 ICF – International Classification of Functioning, Disability and Health

Die ICF wurde von der Vollversammlung der WHO im Mai 2001 verabschiedet und ist die Weiterentwicklung der International Classification of Impairment, Disability and Handicap (ICIDH-2). Die WHO fordert ihre Mitgliedsstaaten auf, die ICF als Rahmenbestimmung in Forschung und Gesetzgebung heranzuziehen.

Internet:
Klassifikation und WHO-Resolutionen sind auf den ICF-Seiten der WHO zu finden:
www3.who.int/icf/icftemplate.cfm

Anhang 3 – Für die Kinder- und Jugendpsychiatrie relevante Gesetzestexte

Gesetze unterliegen dem Wandel in Gesellschaft und Politik. Der Autor ist um Darlegung des aktuellen Standes der Gesetzeslage bemüht. Die folgende Übersicht kann aber lediglich die **Gesetzeslage zum Zeitpunkt der Drucklegung** dieses Buches abbilden. Die Leser bleiben aufgerufen, die Möglichkeit von Gesetzesänderungen im Blick zu behalten und die nachfolgenden Gesetzestexte auf ihre Aktualität hin zu prüfen.

3.1 Sozialgesetzbuch VIII (SGB VIII) – Kinder- und Jugendhilfegesetz (KJHG) (§§ 27–42 SGB VIII)

3.1.1 Hilfe zur Erziehung

§ 27 KJHG – Hilfe zur Erziehung

(1) Ein Personensorgeberechtigter hat bei der Erziehung eines Kindes oder eines Jugendlichen Anspruch auf Hilfe (Hilfe zur Erziehung), wenn eine dem Wohl des Kindes oder des Jugendlichen entsprechende Erziehung nicht gewährleistet ist und die Hilfe für seine Entwicklung geeignet und notwendig ist.

(2) Hilfe zur Erziehung wird insbesondere nach Maßgabe der §§ 28 bis 35 gewährt. Art und Umfang der Hilfe richten sich nach dem erzieherischen Bedarf im Einzelfall; dabei soll das engere soziale Umfeld des Kindes oder des Jugendlichen einbezogen werden.

(3) Hilfe zur Erziehung umfasst insbesondere die Gewährung pädagogischer und damit verbundener therapeutischer Leistungen. Sie soll bei Bedarf Ausbildungs- und Beschäftigungsmaßnahmen im Sinne des § 13 Abs. 2 einschließen.

§ 28 KJHG – Erziehungsberatung

Erziehungsberatungsstellen und andere Beratungsdienste und -einrichtungen sollen Kinder, Jugendliche, Eltern und andere Erziehungsberechtigte bei der Klärung und Bewältigung individueller und familienbezogener Probleme und der zugrunde liegenden Faktoren, bei der Lösung von Erziehungsfragen sowie bei Trennung und Scheidung unterstützen. Dabei sollen Fachkräfte verschiedener Fachrichtungen zusammenwirken, die mit unterschiedlichen methodischen Ansätzen vertraut sind.

§ 29 KJHG – Soziale Gruppenarbeit

Die Teilnahme an sozialer Gruppenarbeit soll älteren Kindern und Jugendlichen bei der Überwindung von Entwicklungsschwierigkeiten und Verhaltensproblemen helfen. Soziale Gruppenarbeit soll auf der Grundlage eines gruppenpädagogischen Konzepts die Entwicklung älterer Kinder und Jugendlicher durch soziales Lernen in der Gruppe fördern.

§ 30 KJHG – Erziehungsbeistand, Betreuungshelfer

Der Erziehungsbeistand und der Betreuungshelfer sollen das Kind oder den Jugendlichen bei der Bewältigung von Entwicklungsproblemen möglichst unter Einbeziehung des sozialen Umfelds unterstützen und unter Erhaltung des Lebensbezugs zur Familie seine Verselbstständigung fördern.

§ 31 KJHG – Sozialpädagogische Familienhilfe

Sozialpädagogische Familienhilfe soll durch intensive Betreuung und Begleitung Familien in ihren Erziehungsaufgaben, bei der Bewältigung von Alltagsproblemen, der Lösung von Konflikten und Krisen sowie im Kontakt mit Ämtern und Institutionen unterstützen und Hilfe zur Selbsthilfe geben. Sie ist in der Regel auf längere Dauer angelegt und erfordert die Mitarbeit der Familie.

§ 32 KJHG – Erziehung in einer Tagesgruppe

Hilfe zur Erziehung in einer Tagesgruppe soll die Entwicklung des Kindes oder des Jugendlichen durch soziales Lernen in der Gruppe, Begleitung der schulischen Förderung und Elternarbeit unterstützen und dadurch den Verbleib des Kindes oder des Jugendlichen in seiner Familie sichern. Die Hilfe kann auch in geeigneten Formen der Familienpflege geleistet werden.

§ 33 KJHG – Vollzeitpflege

Hilfe zur Erziehung in Vollzeitpflege soll entsprechend dem Alter und Entwicklungsstand des Kindes oder des Jugendlichen und seinen persönlichen Bindungen sowie den Möglichkeiten der Verbesserung der Erziehungsbedingungen in der Herkunftsfamilie Kindern und Jugendlichen in einer anderen Familie eine zeitlich befristete Erziehungshilfe oder eine auf Dauer angelegte Lebensform bieten. Für besonders entwicklungsbeeinträchtigte Kinder und Jugendliche sind geeignete Formen der Familienpflege zu schaffen und auszubauen.

§ 34 KJHG – Heimerziehung, sonstige betreute Wohnformen

Hilfe zur Erziehung in einer Einrichtung über Tag und Nacht (Heimerziehung) oder in einer sonstigen betreuten Wohnform soll Kinder und Jugendliche durch eine Verbindung von Alltagserleben mit pädagogischen und therapeutischen Angeboten in ihrer Entwicklung fördern. Sie soll entsprechend dem Alter und Entwicklungsstand des Kindes oder des Jugendlichen sowie den Möglichkeiten der Verbesserung der Erziehungsbedingungen in der Herkunftsfamilie

1. eine Rückkehr in die Familie zu erreichen versuchen oder
2. die Erziehung in einer anderen Familie vorbereiten oder
3. eine auf längere Zeit angelegte Lebensform bieten und auf ein selbstständiges Leben vorbereiten.

Jugendliche sollen in Fragen der Ausbildung und Beschäftigung sowie der allgemeinen Lebensführung beraten und unterstützt werden.

§ 35 KJHG – Intensive sozialpädagogische Einzelbetreuung

Intensive sozialpädagogische Einzelbetreuung soll Jugendlichen gewährt werden, die einer intensiven Unterstützung zur sozialen Integration und zu einer eigenverantwortlichen Lebensführung bedürfen. Die Hilfe ist in der Regel auf längere Zeit angelegt und soll den individuellen Bedürfnissen des Jugendlichen Rechnung tragen.

3.1.2 Eingliederungshilfe für seelisch behinderte Kinder und Jugendliche (§ 35a KJHG)

(1) Kinder oder Jugendliche haben Anspruch auf Eingliederungshilfe, wenn
   1. ihre seelische Gesundheit mit hoher Wahrscheinlichkeit länger als sechs Monate von dem für ihr Lebensalter typischen Zustand abweicht, und
   2. daher ihre Teilhabe am Leben in der Gesellschaft beeinträchtigt ist oder eine solche Beeinträchtigung zu erwarten ist.

(2) Die Hilfe wird nach dem Bedarf im Einzelfall
   1. in ambulanter Form,
   2. in Tageseinrichtungen für Kinder oder in anderen teilstationären Einrichtungen,
   3. durch geeignete Pflegepersonen und
   4. in Einrichtungen über Tag und Nacht sowie sonstigen Wohnformen geleistet.

(3) Aufgabe und Ziel der Hilfe, die Bestimmung des Personenkreises sowie die Art der Leistungen richten sich nach § 39 Abs. 3 und 4 Satz 1, den §§ 40 und 41 des Bundessozialhilfegesetzes, soweit diese Bestimmungen auch auf seelisch behinderte oder von einer solchen Behinderung bedrohte Personen Anwendung finden.

(4) Ist gleichzeitig Hilfe zur Erziehung zu leisten, so sollen Einrichtungen, Dienste und Personen in Anspruch genommen werden, die geeignet sind, sowohl die Aufgaben der Eingliederungshilfe zu erfüllen als auch den erzieherischen Bedarf zu decken. Sind heilpädagogische Maßnahmen für Kinder, die noch nicht im schulpflichtigen Alter sind, in Tageseinrichtungen für Kinder zu gewähren und lässt der Hilfebedarf es zu, so sollen Einrichtungen in Anspruch genommen werden, in denen behinderte und nichtbehinderte Kinder gemeinsam betreut werden.

■ Abbildung A1 gibt ein Beispiel für eine vertrauliche (gemäß § 203 StGB und § 76 SGB X) ärztliche Stellungnahme zur Planung einer Eingliederungshilfe nach § 35a SGB VIII (KJHG).

3.1.3 Gemeinsame Vorschriften für die Hilfe zur Erziehung und die Eingliederungshilfe für seelisch behinderte Kinder und Jugendliche

§ 36 KJHG – Mitwirkung, Hilfeplan

(1) Der Personensorgeberechtigte und das Kind oder der Jugendliche sind vor der Entscheidung über die Inanspruchnahme einer Hilfe und vor einer notwendigen Änderung von Art und Umfang der Hilfe zu beraten und auf die möglichen Folgen für die Entwicklung des Kindes oder des Jugendlichen hinzuweisen. Vor und während einer langfristig zu leistenden Hilfe außerhalb der eigenen Familie ist zu prüfen, ob die Annahme als Kind in Betracht kommt. Ist Hilfe außerhalb der eigenen Familie erforderlich, so sind die in Satz 1 genannten Personen bei der Auswahl der Einrichtung oder der Pflegestelle zu beteiligen. Der Wahl und den Wünschen ist zu entsprechen, sofern sie nicht mit unverhältnismäßigen Mehrkosten verbunden sind. Wünschen die in Satz 1 genannten Personen die Erbringung einer in § 78a genannten Leistung in einer Einrichtung, mit deren Träger keine Vereinbarungen nach § 78b bestehen, so soll der Wahl nur entsprochen werden, wenn die Erbringung der Leistung in dieser Einrichtung nach Maßgabe des Hilfeplanes nach Abs. 2 geboten ist.

(2) Die Entscheidung über die im Einzelfall angezeigte Hilfeart soll, wenn Hilfe voraussichtlich für längere Zeit zu leisten ist, im Zusammenwirken mehrerer Fachkräfte getroffen werden. Als Grundlage für die Ausgestaltung der Hilfe sollen sie zusammen mit dem Personensorgeberechtigten und dem Kind oder dem Jugendlichen einen Hilfeplan aufstellen, der Feststellungen über den Bedarf, die zu gewährende Art der Hilfe sowie die notwendigen Leistungen enthält; sie sollen regelmäßig prüfen, ob die gewählte Hilfeart weiterhin geeignet und notwendig ist. Werden bei der Durchführung der Hilfe andere Personen, Dienste oder Einrichtungen tätig, so sind sie oder deren Mitarbeiter an der Aufstellung des Hilfeplans und seiner Überprüfung zu beteiligen.

(3) Erscheinen *Hilfen nach § 35a* erforderlich, so soll bei der Aufstellung und Änderung des Hilfeplans sowie bei der Durchführung der Hilfe ein **Arzt, der über besondere Erfahrungen in der Hilfe für Behinderte verfügt**, beteiligt werden. Erscheinen *Maßnahmen der beruflichen Eingliederung* erforderlich, so sollen auch die Stellen der **Bundesanstalt für Arbeit** beteiligt werden.

Angaben zur Person:

- Name, Geburtsdatum: ______________________________
- Wohnort: ______________________________
- Schule: ______________________________
- Personensorgeberechtigte: ______________________________
- andere wesentliche Erziehungspersonen: ______________________________

Mit Einwilligung der Personensorgeberechtigten nehmen wir zur Hilfeplanung aufgrund unserer ambulanten/stationären Behandlung seit/

von ______________ bis ______________ Stellung.

1. **Anspruchsbegründende diagnostische Ergebnisse:**

Nach den in § 301 Abs. 2 Satz 1 SGB V genannten Kriterien der WHO (Weltgesundheitsorganisation) liegt bei dem o. g. Patienten

☐ keine Störung vor (Eingangskriterium für einen Rechtsanspruch nach § 35 a SGB VIII liegt nicht vor).
☐ Hilfe zur Erziehung für wird erforderlich gehalten (§ 27 ff. KJHG).
☐ ein diagnostizierbares Störungsbild/Erkrankung vor.

Die seelische Gesundheit

- weicht aufgrund dieses Störungsbildes länger als sechs Monate von dem für das Lebensalter typischen Zustand ab.
  ja/nein
- wenn »nein«, wird mit hoher Wahrscheinlichkeit länger als sechs Monate von dem für das Lebensalter typischen Zustand abweichen.
  ja/nein

1.1 Störungsbild /Erkrankung

1.1.1 Psychische Störungen

☐ F0 organische, einschließlich symptomatischer psychischer Störungen
☐ F1 psychische und Verhaltensstörungen durch psychotrope Substanzen
☐ F2 Schizophrenie, schizotype und wahnhafte Störungen
☐ F3 affektive Störungen
☐ F4 neurotische/Belastungs- und somatoforme Störungen
☐ F5 Verhaltensauffälligkeiten mit körperlichen Störungen oder Faktoren
☐ F6 Persönlichkeits- (erst ab 16. Lebensjahr) und Verhaltensstörungen
☐ F8 tiefgreifende Entwicklungsstörung (F84)
☐ F9 Verhaltens- und emotionale Störungen mit Beginn in der Kindheit und Jugend

1.1.2 Körperliche Erkrankungen:

____

1.1.3 Weitere Diagnosen (Komorbidität)

Dieses Krankheitsbild ist allein als psychische Störung ☐
allein als geistige Behinderung ☐
allein als körperliche Erkrankung ☐
als Mehrfachbeeinträchtigung ☐

einzuordnen.

Nur bei der Kombination *körperliche Erkrankung* und *psychische Störung* bzw. *geistige Behinderung* und *psychische Störung* zu beantworten: Resultiert die Beeinträchtigung der Teilhabe allein bzw. ganz überwiegend aus der psychischen Störung infolge der körperlichen Erkrankung bzw. der geistigen Behinderung?

ja/nein

1.2 Entwicklungsstand (F8)

☐ keine umschriebene Entwicklungsstörung
☐ umschriebene Entwicklungsstörungen des Sprechens und der Sprache (F 80)
☐ umschriebene Entwicklungsstörungen schulischer Fertigkeiten (Legasthenie, Rechenstörung etc.) (F 81)
☐ umschriebene Entwicklungsstörungen (F 82)
☐ kombinierte umschriebene Entwicklungsstörungen (F 83)

Abb. A1. **Vertrauliche (§ 203 StGB und § 76 SGB X) ärztliche Stellungnahme zur Planung einer Eingliederungshilfe nach § 35a SGB VIII (KJHG)**

1.3 Intelligenz (F 7)

☐ normal oder überdurchschnittlich

☐ Lernbehinderung

☐ geistige Behinderung

Beurteilungsquelle Eindruck ☐ Testung ☐

Als Grundlage für den Rechtsanspruch auf Eingliederungshilfe bei geistiger Behinderung ist/sind nur die Testung bzw. bei Nichttestbarkeit schulische Klärung und entsprechende Beschulung anspruchsbegründend.

1.4	Familiäre Belastungen	
1.4.0	Keine Angaben möglich	☐
1.4.1	Belastende intrafamiliäre Beziehungen	☐
1.4.2	Psychische Störungen, abweichendes Verhalten oder Behinderungen in der Familie	☐
1.4.3	Inadäquate oder verzerrte intrafamiliäre Kommunikation	☐
1.4.4	Belastende Erziehungsbedingungen	☐
1.4.5	Akute belastende Lebensereignisse	☐
1.4.6	Gefährdung möglicherweise durch Vernachlässigung, Misshandlung, sexuellen Missbrauch	☐
1.4.7	Chronische Belastungen im Zusammenhang mit Schule und Arbeit	☐

1.5	Schweregrad (globale Einschätzung)	
1.5.0	Hervorragende oder gute soziale Anpassung auf allen Gebieten	☐
1.5.1	Befriedigende soziale Anpassung mit vorübergehenden oder geringgradigen Schwierigkeiten in lediglich einem oder zwei Bereichen	☐
1.5.2	Leichte soziale Beeinträchtigung mit leichten Schwierigkeiten in mindestens einemoder zwei Bereichen	☐
1.5.3	Mäßige soziale Beeinträchtigung in mindestens einem oder zwei Bereichen	☐
1.5.4	Deutliche soziale Beeinträchtigung in mindestens einem oder zwei Bereichen	☐
1.5.5	Deutliche und übergreifende soziale Beeinträchtigung in den meisten Bereichen	☐
1.5.6	Tiefgreifende und schwerwiegende soziale Beeinträchtigung in den meisten Bereichen	☐
1.5.7	Braucht beträchtliche Betreuung	☐
1.5.8	Braucht ständige Betreuung (24-Stunden-Versorgung)	☐

2. Beschreibung der sozialen Beeinträchtigung bei der Teilhabe in der Schule und Gesellschaft, welche sich aus der beschriebenen Problematik ergibt. – Förderungsbedarf.

1. ______________________________

2. ______________________________

3. ______________________________

Es handelt sich somit aus ärztlicher Sicht um

☐ eine (drohende) seelische Behinderung

☐ eine wesentliche körperliche bzw. geistige Behinderung

☐ eine Mehrfachbehinderung

3. Vorschlag zur Umsetzung der Hilfen (Facilitation)

3.1 Eingliederungshilfe (gemäß § 40, 41 BSHG bzw. § 35a KJHG)

1. ______________________________

2. ______________________________

3. ______________________________

3.2 Andere Hilfen und Therapien sowie Heilmittel finanziert durch andere Kostenträger

1. ______________________________

2. ______________________________

3. ______________________________

3.3 <u>Bei über 18-Jährigen:</u>

Ist die beschriebene Beeinträchtigung und vorgeschlagene Hilfe »jugendtypisch«?

ja/nein

Ist das beschriebene psychische Störungsbild im Verlauf primär als chronifiziert einzuschätzen, so dass auch im Erwachsenenalter voraussichtlich auf längere Dauer Hilfe nötig sein wird?

ja/nein

4. Hilfekonferenz unter Teilnahme des Arztes aus ärztlicher Sicht erforderlich?

ja/nein

5. Wiedervorstellung zur Feststellung der Effektivität der Maßnahme empfohlen in

$^1/_2$ Jahr

1 Jahr

2 Jahren

Datum, Unterschrift und Funktion des/der Aussteller(s)

Abb. A1. (Fortsetzung)

3.1.4 Hilfe für junge Volljährige (§ 41 KJHG)

(1) Einem jungen Volljährigen soll Hilfe für die Persönlichkeitsentwicklung und zu einer eigenverantwortlichen Lebensführung gewährt werden, wenn und solange die Hilfe aufgrund der individuellen Situation des jungen Menschen notwendig ist. Die Hilfe wird in der Regel nur bis zur Vollendung des 21. Lebensjahres gewährt; in begründeten Einzelfällen soll sie für einen begrenzten Zeitraum darüber hinaus fortgesetzt werden.
(2) Für die Ausgestaltung der Hilfe gelten § 27 Abs. 3 sowie die §§ 28 bis 30, 33 bis 36, 39 und 40 entsprechend mit der Maßgabe, dass an die Stelle des Personensorgeberechtigten oder des Kindes oder des Jugendlichen der junge Volljährige tritt.
(3) Der junge Volljährige soll auch nach Beendigung der Hilfe bei der Verselbstständigung im notwendigen Umfang beraten und unterstützt werden.

3.2 Sozialgesetzbuch IX (SGB IX)

Grundlage des SGB IX ist das im Grundgesetz enthaltene Benachteiligungsverbot (»Niemand darf wegen seiner Behinderung benachteiligt werden.«; Art. 3 Abs. 3 Satz 2 GG). Das SGB IX trat am 1.7.2001 in Kraft und orientiert sich an der International Classification of Functioning, Disability and Health der WHO (ICF) (s. Abschn. 2.2).

§ 1 SGB IX – Selbstbestimmung und Teilhabe am Leben

Behinderte oder von Behinderung bedrohte Menschen erhalten Leistungen nach diesem Buch und den für die Rehabilitationsträger geltenden Leistungsgesetzen, um ihre Selbstbestimmung und gleichberechtigte Teilhabe am Leben in der Gesellschaft zu fördern, Benachteiligungen zu vermeiden oder ihnen entgegenzuwirken. Dabei wird den besonderen Bedürfnissen behinderter und von Behinderung bedrohter Frauen und Kinder Rechnung getragen.

§ 2 SGB IX – Behinderung

(1) Menschen sind behindert, wenn ihre körperliche Funktion, geistige Fähigkeit oder seelische Gesundheit mit hoher Wahrscheinlichkeit länger als sechs Monate von dem für das Lebensalter typischen Zustand abweichen und daher ihre Teilhabe am Leben in der Gesellschaft beeinträchtigt ist. Sie sind von Behinderung bedroht, wenn die Beeinträchtigung zu erwarten ist.
(2) Menschen sind im Sinne des Teils 2 schwerbehindert, wenn bei ihnen ein Grad der Behinderung von wenigstens 50 vorliegt und sie ihren Wohnsitz, ihren gewöhnlichen Aufenthalt oder ihre Beschäftigung auf einem Arbeitsplatz im Sinne des § 73 rechtmäßig im Geltungsbereich dieses Gesetzbuches haben.
(3) Schwerbehinderten Menschen gleichgestellt werden sollen behinderte Menschen mit einem Grad der Behinderung von weniger als 50, aber wenigstens 30, bei denen die übrigen Voraussetzungen des Abs. 2 vorliegen, wenn sie infolge ihrer Behinderung ohne die Gleichstellung einen geeigneten Arbeitsplatz im Sinne des § 73 nicht erlangen oder nicht behalten können (gleichgestellte behinderte Menschen).

§ 14 SGB IX – Zuständigkeitserklärung

(1) Werden Leistungen zur Teilhabe beantragt, stellt der Rehabilitationsträger innerhalb von zwei Wochen nach Eingang des Antrages bei ihm fest, ob er nach dem für ihn geltenden Leistungsgesetz für die Leistung zuständig ist; bei den Krankenkassen umfasst die Prüfung auch die Leistungspflicht nach § 40 Abs. 4 des Fünften Buches. Stellt er bei der Prüfung fest, dass er für die Leistung nicht zuständig ist, leitet er den Antrag unverzüglich dem nach seiner Auffassung zuständigen Rehabilitationsträger zu. Muss für eine solche Feststellung die Ursache der Behinderung geklärt werden und ist diese Klärung in der Frist nach Satz 1 nicht möglich, wird der Antrag unverzüglich dem Rehabilitationsträger zugeleitet, der die Leistung ohne Rücksicht auf die Ursache erbringt. Wird der Antrag bei der Bundesanstalt für Arbeit gestellt, werden bei der Prüfung nach den Sätzen 1 und 2 Feststellungen nach § 11 Abs. 2a Nr. 1 des Sechsten Buches und § 22 Abs. 2 des Dritten Buches nicht getroffen.
(2) Wird der Antrag nicht weitergeleitet, stellt der Rehabilitationsträger den Rehabilitationsbedarf unverzüglich fest. Muss für diese Feststellung ein Gutachten nicht eingeholt werden, entscheidet der Rehabilitationsträger innerhalb von drei Wochen nach Antragseingang. Wird der Antrag weitergeleitet, gelten die Sätze 1 und 2 für den Rehabilitationsträger, an den der Antrag weitergeleitet worden ist, entsprechend; die in Satz 2 genannte Frist beginnt mit dem Eingang bei diesem Rehabilitationsträger. Ist für die Feststellung des Rehabilitationsbedarfs ein Gutachten erforderlich, wird die Entscheidung innerhalb von zwei Wochen nach Vorliegen des Gutachtens getroffen.
(3) Die Absätze 1 und 2 gelten sinngemäß, wenn der Rehabilitationsträger Leistungen von Amts wegen erbringt. Dabei tritt an die Stelle des Tages der Antragstellung der Tag der Kenntnis des voraussichtlichen Rehabilitationsbedarfs.
(4) Wird nach Bewilligung der Leistung durch einen Rehabilitationsträger nach Abs. 1 Satz 2 bis 4 festgestellt, dass ein anderer Rehabilitationsträger für die Leistung zuständig ist, erstattet dieser dem Rehabilitationsträger, der die Leistung erbracht hat, dessen Aufwendungen nach den für diesen geltenden Rechtsvorschriften. Die Bundesanstalt für Arbeit leitet für die Klärung nach Satz 1 Anträge auf Leistungen zur Teilhabe am

Arbeitsleben zur Feststellung nach § 11 Abs. 2a Nr. 1 des Sechsten Buches an die Träger der Rentenversicherung nur weiter, wenn sie konkrete Anhaltspunkte dafür hat, dass der Träger der Rentenversicherung zur Leistung einer Rente unabhängig von der jeweiligen Arbeitsmarktlage verpflichtet sein könnte. Für unzuständige Rehabilitationsträger, die eine Leistung nach Abs. 2 Satz 1 und 2 erbracht haben, ist § 105 des Zehnten Buches nicht anzuwenden.

(5) Der Rehabilitationsträger stellt sicher, dass er Sachverständige beauftragen kann, bei denen Zugangs- und Kommunikationsbarrieren nicht bestehen. Ist für die Feststellung des Rehabilitationsbedarfs ein Gutachten erforderlich, beauftragt der Rehabilitationsträger unverzüglich einen geeigneten Sachverständigen. Er benennt den Leistungsberechtigten in der Regel drei möglichst wohnortnahe Sachverständige unter Berücksichtigung bestehender sozialmedizinischer Dienste. Haben sich Leistungsberechtigte für einen benannten Sachverständigen entschieden, wird dem Wunsch Rechnung getragen. Der Sachverständige nimmt eine umfassende sozialmedizinische, bei Bedarf auch psychologische Begutachtung vor und erstellt das Gutachten innerhalb von zwei Wochen. Die in dem Gutachten getroffenen Feststellungen zum Rehabilitationsbedarf werden den Entscheidungen der Rehabilitationsträger zugrunde gelegt. Die gesetzlichen Aufgaben der Gesundheitsämter bleiben unberührt.

(6) Hält der leistende Rehabilitationsträger weitere Leistungen zur Teilhabe für erforderlich und kann er für diese Leistungen nicht Rehabilitationsträger nach § 6 Abs. 1 sein, wird Abs. 1 Satz 2 entsprechend angewendet. Die Leistungsberechtigten werden hierüber unterrichtet.

§ 22 SGB IX – Gemeinsame Servicestellen

(1) Gemeinsame örtliche Servicestellen der Rehabilitationsträger bieten behinderten und von Behinderung bedrohten Menschen, ihren Vertrauenspersonen und Personensorgeberechtigten nach § 60 Beratung und Unterstützung an. Die Beratung und Unterstützung umfasst insbesondere,

1. über Leistungsvoraussetzungen, Leistungen der Rehabilitationsträger, besondere Hilfen im Arbeitsleben sowie über die Verwaltungsabläufe zu informieren,
2. bei der Klärung des Rehabilitationsbedarfs, bei der Inanspruchnahme von Leistungen zur Teilhabe und der besonderen Hilfen im Arbeitsleben sowie bei der Erfüllung von Mitwirkungspflichten zu helfen,
3. zu klären, welcher Rehabilitationsträger zuständig ist, auf klare und sachdienliche Anträge hinzuwirken und sie an den zuständigen Rehabilitationsträger weiterzuleiten,
4. bei einem Rehabilitationsbedarf, der voraussichtlich ein Gutachten erfordert, den zuständigen Rehabilitationsträger darüber zu informieren,
5. die Entscheidung des zuständigen Rehabilitationsträgers in Fällen, in denen die Notwendigkeit von Leistungen zur Teilhabe offenkundig ist, so umfassend vorzubereiten, dass dieser unverzüglich entscheiden kann,
6. bis zur Entscheidung oder Leistung des Rehabilitationsträgers den behinderten oder von Behinderung bedrohten Menschen unterstützend zu begleiten,
7. bei den Rehabilitationsträgern auf zeitnahe Entscheidungen und Leistungen hinzuwirken und
8. zwischen mehreren Rehabilitationsträgern und Beteiligten auch während der Leistungserbringung zu koordinieren und zu vermitteln.

   Die Beratung umfasst unter Beteiligung der Integrationsämter auch die Klärung eines Hilfebedarfs nach Teil 2 dieses Buches. Die Pflegekassen werden bei drohender oder bestehender Pflegebedürftigkeit an der Beratung und Unterstützung durch die gemeinsamen Servicestellen beteiligt. Verbände behinderter Menschen einschließlich der Verbände der Freien Wohlfahrtspflege, der Selbsthilfegruppen und der Interessenvertretungen behinderter Frauen werden mit Einverständnis der behinderten Men schen an der Beratung beteiligt.

(2) § 14 des Ersten Buches und § 8 des Bundessozialhilfegesetzes bleiben unberührt. Auskünfte nach § 15 des Ersten Buches über Leistungen zur Teilhabe erteilen alle Rehabilitationsträger.

§ 26 SGB IX – Leistungen zur medizinischen Rehabilitation

(1) Zur medizinischen Rehabilitation behinderter und von Behinderung bedrohter Menschen werden die erforderlichen Leistungen erbracht, um

1. Behinderungen einschließlich chronischer Krankheiten abzuwenden, zu beseitigen, zu mindern, auszugleichen, eine Verschlimmerung zu verhüten oder
2. Einschränkungen der Erwerbsfähigkeit und Pflegebedürftigkeit zu vermeiden, zu überwinden, zu mindern, eine Verschlimmerung zu verhüten sowie den vorzeitigen Bezug von laufenden Sozialleistungen zu vermeiden oder laufende Sozialleistungen zu mindern.

(2) Leistungen zur medizinischen Rehabilitation umfassen insbesondere

1. Behandlung durch Ärzte, Zahnärzte und Angehörige anderer Heilberufe, soweit deren Leistungen unter ärztlicher Aufsicht oder auf ärztliche Anordnung ausgeführt werden, einschließlich der Anleitung, eigene Heilungskräfte zu entwickeln,

2. Früherkennung und Frühförderung behinderter und von Behinderung bedrohter Kinder,
3. Arznei- und Verbandmittel,
4. Heilmittel einschließlich physikalischer, Sprach- und Beschäftigungstherapie,
5. Psychotherapie als ärztliche und psychotherapeutische Behandlung,
6. Hilfsmittel,
7. Belastungserprobung und Arbeitstherapie.

(3) Bestandteil der Leistungen nach Abs. 1 sind auch medizinische, psychologische und pädagogische Hilfen, soweit diese Leistungen im Einzelfall erforderlich sind, um die in Abs. 1 genannten Ziele zu erreichen oder zu sichern und Krankheitsfolgen zu vermeiden, zu überwinden, zu mindern oder ihre Verschlimmerung zu verhüten, insbesondere
1. Hilfen zur Unterstützung bei der Krankheits- und Behinderungsverarbeitung,
2. Aktivierung von Selbsthilfepotenzialen,
3. mit Zustimmung der Leistungsberechtigten Information und Beratung von Partnern und Angehörigen sowie von Vorgesetzten und Kollegen,
4. Vermittlung von Kontakten zu örtlichen Selbsthilfe- und Beratungsmöglichkeiten,
5. Hilfen zur seelischen Stabilisierung und zur Förderung der sozialen Kompetenz, unter anderem durch Training sozialer und kommunikativer Fähigkeiten und im Umgang mit Krisensituationen,
6. Training lebenspraktischer Fähigkeiten,
7. Anleitung und Motivation zur Inanspruchnahme von Leistungen der medizinischen Rehabilitation.

§ 30 SGB IX – Früherkennung und Frühförderung

(1) Die medizinischen Leistungen zur Früherkennung und Frühförderung behinderter und von Behinderung bedrohter Kinder nach § 26 Abs. 2 Nr. 2 umfassen auch
1. die medizinischen Leistungen der mit dieser Zielsetzung fachübergreifend arbeitenden Dienste und Einrichtungen,
2. nichtärztliche sozialpädiatrische, psychologische, heilpädagogische, psychosoziale Leistungen und die Beratung der Erziehungsberechtigten, auch in fachübergreifend arbeitenden Diensten und Einrichtungen, wenn sie unter ärztlicher Verantwortung erbracht werden und erforderlich sind, um eine drohende oder bereits eingetretene Behinderung zum frühestmöglichen Zeitpunkt zu erkennen und einen individuellen Behandlungsplan aufzustellen.

Leistungen nach Satz 1 werden als Komplexleistung in Verbindung mit heilpädagogischen Leistungen (§ 56) erbracht.

(2) Leistungen zur Früherkennung und Frühförderung behinderter und von Behinderung bedrohter Kinder umfassen des Weiteren nichtärztliche therapeutische, psychologische, heilpädagogische, sonderpädagogische, psychosoziale Leistungen und die Beratung der Erziehungsberechtigten durch interdisziplinäre Frühförderstellen, wenn sie erforderlich sind, um eine drohende oder bereits eingetretene Behinderung zum frühestmöglichen Zeitpunkt zu erkennen oder die Behinderung durch gezielte Förder- und Behandlungsmaßnahmen auszugleichen oder zu mildern.

(3) Zur Abgrenzung der in den Absätzen 1 und 2 genannten Leistungen und der sonstigen Leistungen dieser Dienste und Einrichtungen, zur Übernahme oder Teilung der Kosten zwischen den beteiligten Rehabilitationsträgern, zur Vereinbarung und Abrechnung der Entgelte sowie zur Finanzierung werden gemeinsame Empfehlungen vereinbart; § 13 Abs. 3, 4 und 6 gilt entsprechend. Landesrecht kann vorsehen, dass an der Komplexleistung weitere Stellen, insbesondere die Kultusverwaltung, zu beteiligen sind. In diesem Fall ist eine Erweiterung der gemeinsamen Empfehlungen anzustreben.

3.3 Bundessozialhilfegesetz (BSHG): Unterabschnitt 7 – Eingliederungshilfe für Behinderte

§ 39 BSHG – Personenkreis und Aufgabe

(1) Personen, die durch eine Behinderung im Sinne von § 2 Abs. 1 Satz 1 des Neunten Buches Sozialgesetzbuch wesentlich in ihrer Fähigkeit, an der Gesellschaft teilzuhaben, eingeschränkt oder von einer solchen wesentlichen Behinderung bedroht sind, ist Eingliederungshilfe zu gewähren, wenn und solange nach der Besonderheit des Einzelfalles, vor allem nach Art oder Schwere der Behinderung, Aussicht besteht, dass die Aufgabe der Eingliederungshilfe erfüllt werden kann. Personen mit einer anderen körperlichen, geistigen oder seelischen Behinderung kann Eingliederungshilfe gewährt werden.

(2) Von einer Behinderung bedroht im Sinne dieses Gesetzes sind Personen, bei denen der Eintritt der Behinderung nach fachlicher Erkenntnis mit hoher Wahrscheinlichkeit zu erwarten ist. Dies gilt für Personen, für die Hilfe bei Krankheit und vorbeugende Hilfe nach § 37 erforderlich ist, nur, wenn auch bei Durchführung dieser Leistungen eine Behinderung einzutreten droht.

(3) Aufgabe der Eingliederungshilfe ist es, eine drohende Behinderung zu verhüten oder eine Behinderung oder deren Folgen zu beseitigen oder zu mildern und die behinderten Menschen in die Gesellschaft einzugliedern. Hierzu gehört vor allem, den behinderten Menschen die Teilnahme am Leben in der Gemeinschaft zu ermöglichen oder zu erleichtern, ihnen die Ausübung eines angemessenen Berufs oder einer sonstigen an-

gemessenen Tätigkeit zu ermöglichen oder sie so weit wie möglich unabhängig von Pflege zu machen.

(4) Für die Leistungen zur Teilhabe gelten die Vorschriften des Neunten Buches Sozialgesetzbuch, soweit sich aus diesem Gesetz und den auf Grund dieses Gesetzes erlassenen Rechtsverordnungen nichts Abweichendes ergibt. Die Zuständigkeit und die Voraussetzungen für die Leistungen zur Teilhabe richten sich nach diesem Gesetz.

(5) Ein Anspruch auf Eingliederungshilfe besteht nicht, wenn gegenüber einem Rehabilitationsträger nach § 6 Nr. 1 bis 6 des Neunten Buches Sozialgesetzbuch ein Anspruch auf gleiche Leistungen besteht.

§ 40 BSHG – Maßnahmen der Hilfe

(1) Leistungen der Eingliederungshilfe sind vor allem
1. Leistungen zur medizinischen Rehabilitation nach § 26 des Neunten Buches Sozialgesetzbuch,
2. Versorgung mit Körperersatzstücken sowie mit orthopädischen oder anderen Hilfsmitteln,
3. Leistungen zur Teilhabe am Arbeitsleben nach § 33 des Neunten Buches Sozialgesetzbuch sowie sonstige Hilfen zur Erlangung eines geeigneten Platzes im Arbeitsleben,
4. Hilfen zu einer angemessenen Schulbildung, vor allem im Rahmen der allgemeinen Schulpflicht und zum Besuch weiterführender Schulen einschließlich der Vorbereitung hierzu; die Bestimmungen über die Ermöglichung der Schulbildung im Rahmen der allgemeinen Schulpflicht bleiben unberührt,
5. Hilfe zur schulischen Ausbildung für einen angemessenen Beruf einschließlich des Besuchs einer Hochschule,
6. Hilfe zur Ausbildung für eine sonstige angemessene Tätigkeit,
7. Leistungen in anerkannten Werkstätten für behinderte Menschen nach § 41 des Neunten Buches Sozialgesetzbuch oder in vergleichbaren sonstigen Beschäftigungsstätten (§ 41),
8. Leistungen zur Teilhabe am Leben in der Gemeinschaft nach § 55 des Neunten Buches Sozialgesetzbuch,
9. nachgehende Hilfe zur Sicherung der Wirksamkeit der ärztlichen und ärztlich verordneten Maßnahmen und zur Sicherung der Teilhabe der behinderten Menschen am Arbeitsleben.

   Die Leistungen zur medizinischen Rehabilitation und zur Teilhabe am Arbeitsleben nach diesem Gesetz entsprechen jeweils den Rehabilitationsleistungen der gesetzlichen Krankenversicherung oder der Bundesanstalt für Arbeit.

(2) Soweit es im Einzelfall gerechtfertigt ist, können Beihilfen an den behinderten oder von einer Behinderung bedrohten Menschen oder an seine Angehörigen zum Besuch während der Durchführung der Leistungen der Eingliederungshilfe in einer Anstalt, einem Heim oder einer gleichartigen Einrichtung gewährt werden.

3.4 Strafrecht

3.4.1 Schuldfähigkeit

§ 20 StGB – Schuldunfähigkeit wegen seelischer Störungen

Ohne Schuld handelt, wer bei Begehung der Tat wegen einer krankhaften seelischen Störung, wegen einer tiefgreifenden Bewusstseinsstörung oder wegen Schwachsinns oder einer schweren anderen seelischen Abartigkeit unfähig ist, das Unrecht der Tat einzusehen oder nach dieser Einsicht zu handeln.

§ 21 StGB – Verminderte Schuldfähigkeit

Ist die Fähigkeit des Täters, das Unrecht der Tat einzusehen oder nach dieser Einsicht zu handeln, aus einem der in § 20 bezeichneten Gründe bei Begehung der Tat erheblich vermindert, so kann die Strafe nach § 49 Abs. 1 gemildert werden.

§ 63 StGB – Unterbringung in einem psychiatrischen Krankenhaus

Hat jemand eine rechtswidrige Tat im Zustand der Schuldunfähigkeit (§ 20) oder der verminderten Schuldfähigkeit (§ 21) begangen, so ordnet das Gericht die Unterbringung in einem psychiatrischen Krankenhaus an, wenn die Gesamtwürdigung des Täters und seiner Tat ergibt, dass von ihm infolge seines Zustandes erhebliche rechtswidrige Taten zu erwarten sind und er deshalb für die Allgemeinheit gefährlich ist.

§ 64 StGB – Unterbringung in einer Erziehungsanstalt

(1) Hat jemand den Hang, alkoholische Getränke oder andere berauschende Mittel im Übermaß zu sich zu nehmen, und wird er wegen einer rechtswidrigen Tat, die er im Rausch begangen hat oder die auf seinen Hang zurückgeht, verurteilt oder nur deshalb nicht verurteilt, weil seine Schuldunfähigkeit erwiesen oder nicht auszuschließen ist, so ordnet das Gericht die Unterbringung in einer Entziehungsanstalt an, wenn die Gefahr besteht, dass er infolge seines Hanges erhebliche rechtswidrige Taten begehen wird.

(2) Die Anordnung unterbleibt, wenn eine Entziehungskur von vornherein aussichtslos erscheint.

3.4.2 Sexueller Missbrauch

§ 174 StGB – Sexueller Missbrauch von Schutzbefohlenen

(1) Wer sexuelle Handlungen

1. an einer Person unter sechzehn Jahren, die ihm zur Erziehung, zur Ausbildung oder zur Betreuung in der Lebensführung anvertraut ist,
2. an einer Person unter achtzehn Jahren, die ihm zur Erziehung, zur Ausbildung oder zur Betreuung in der Lebensführung anvertraut oder im Rahmen eines Dienst- oder Arbeitsverhältnisses untergeordnet ist, unter Missbrauch einer mit dem Erziehungs-, Ausbildungs-, Betreuungs-, Dienst- oder Arbeitsverhältnis verbundenen Abhängigkeit oder
3. an seinem noch nicht achtzehn Jahre alten leiblichen oder angenommenen Kind

vornimmt oder an sich von dem Schutzbefohlenen vornehmen lässt, wird mit Freiheitsstrafe bis zu fünf Jahren oder mit Geldstrafe bestraft.

(2) Wer unter den Voraussetzungen des Abs. 1 Nr. 1 bis 3

1. sexuelle Handlungen vor dem Schutzbefohlenen vornimmt oder
2. den Schutzbefohlenen dazu bestimmt, dass er sexuelle Handlungen vor ihm vornimmt,

um sich oder den Schutzbefohlenen hierdurch sexuell zu erregen, wird mit Freiheitsstrafe bis zu drei Jahren oder mit Geldstrafe bestraft.

(3) Der Versuch ist strafbar.

(4) In den Fällen des Abs. 1 Nr. 1 oder des Abs. 2 in Verbindung mit Abs. 1 Nr. 1 kann das Gericht von einer Bestrafung nach dieser Vorschrift absehen, wenn bei Berücksichtigung des Verhaltens des Schutzbefohlenen das Unrecht der Tat gering ist.

§ 174c StGB – Sexueller Missbrauch unter Ausnutzung eines Beratungs-, Behandlungs- oder Betreuungsverhältnisses

(1) Wer sexuelle Handlungen an einer Person, die ihm wegen einer geistigen oder seelischen Krankheit oder Behinderung einschließlich einer Suchtkrankheit zur Beratung, Behandlung oder Betreuung anvertraut ist, unter Missbrauch des Beratungs-, Behandlungs- oder Betreuungsverhältnisses vornimmt oder an sich von ihr vornehmen lässt, wird mit Freiheitsstrafe bis zu fünf Jahren oder mit Geldstrafe bestraft.

(2) Ebenso wird bestraft, wer sexuelle Handlungen an einer Person, die ihm zur psychotherapeutischen Behandlung anvertraut ist, unter Missbrauch des Behandlungsverhältnisses vornimmt oder an sich von ihr vornehmen lässt.

(3) Der Versuch ist strafbar.

§ 176 StGB – Sexueller Missbrauch von Kindern

(1) Wer sexuelle Handlungen an einer Person unter vierzehn Jahren (Kind) vornimmt oder an sich von dem Kind vornehmen lässt, wird mit Freiheitsstrafe von sechs Monaten bis zu zehn Jahren, in minder schweren Fällen mit Freiheitsstrafe bis zu fünf Jahren oder mit Geldstrafe bestraft.

(2) Ebenso wird bestraft, wer ein Kind dazu bestimmt, dass es sexuelle Handlungen an einem Dritten vornimmt oder von einem Dritten an sich vornehmen lässt.

(3) Mit Freiheitsstrafe bis zu fünf Jahren oder mit Geldstrafe wird bestraft, wer

1. sexuelle Handlungen vor einem Kind vornimmt,
2. ein Kind dazu bestimmt, dass es sexuelle Handlungen an sich vornimmt, oder
3. auf ein Kind durch Vorzeigen pornographischer Abbildungen oder Darstellungen, durch Abspielen von Tonträgern pornographischen Inhalts oder durch entsprechende Reden einwirkt.

(4) Der Versuch ist strafbar; dies gilt nicht für Taten nach Abs. 3 Nr. 3.

§ 176a StGB – Schwerer sexueller Missbrauch von Kindern

(1) Der sexuelle Missbrauch von Kindern wird in den Fällen des § 176 Abs. 1 und 2 mit Freiheitsstrafe nicht unter einem Jahr bestraft, wenn

1. eine Person über achtzehn Jahren mit dem Kind den Beischlaf vollzieht oder ähnliche sexuelle Handlungen an ihm vornimmt oder an sich von ihm vornehmen lässt, die mit einem Eindringen in den Körper verbunden sind,
2. die Tat von mehreren gemeinschaftlich begangen wird,
3. der Täter das Kind durch die Tat in die Gefahr einer schweren Gesundheitsschädigung oder einer erheblichen Schädigung der körperlichen oder seelischen Entwicklung bringt oder
4. der Täter innerhalb der letzten fünf Jahre wegen einer solchen Straftat rechtskräftig verurteilt worden ist.

(2) Mit Freiheitsstrafe nicht unter zwei Jahren wird bestraft, wer in den Fällen des § 176 Abs. 1 bis 4 als Täter oder anderer Beteiligter in der Absicht handelt, die Tat zum Gegenstand einer pornographischen Schrift (§ 11 Abs. 3) zu machen, die nach § 184 Abs. 3 oder 4 verbreitet werden soll.

(3) In minder schweren Fällen des Abs. 1 ist auf Freiheitsstrafe von drei Monaten bis zu fünf Jahren, in minder schweren Fällen des Abs. 2 auf Freiheitsstrafe von einem Jahr bis zu zehn Jahren zu erkennen.

(4) Mit Freiheitsstrafe nicht unter fünf Jahren wird bestraft, wer das Kind in den Fällen des § 176 Abs. 1 und 2

1. bei der Tat körperlich schwer misshandelt oder
2. durch die Tat in die Gefahr des Todes bringt.

(5) In die in Abs. 1 Nr. 4 bezeichnete Frist wird die Zeit nicht eingerechnet, in welcher der Täter auf behördliche Anordnung in einer Anstalt verwahrt worden ist. Eine Tat, die im Ausland abgeurteilt worden ist, steht in den Fällen des Abs. 1 Nr. 4 einer im Inland abgeurteilten Tat gleich, wenn sie nach deutschem Strafrecht eine solche nach § 176 Abs. 1 oder 2 wäre.

§ 176b StGB – Sexueller Missbrauch von Kindern mit Todesfolge

Verursacht der Täter durch den sexuellen Missbrauch (§§ 176 und 176a) wenigstens leichtfertig den Tod des Kindes, so ist die Strafe lebenslange Freiheitsstrafe oder Freiheitsstrafe nicht unter zehn Jahren.

§ 179 StGB – Sexueller Missbrauch widerstandsunfähiger Personen

(1) Wer eine andere Person, die
1. wegen einer geistigen oder seelischen Krankheit oder Behinderung einschließlich einer Suchtkrankheit oder wegen einer tiefgreifenden Bewusstseinsstörung oder
2. körperlich

zum Widerstand unfähig ist, dadurch missbraucht, dass er unter Ausnutzung der Widerstandsunfähigkeit sexuelle Handlungen an ihr vornimmt oder an sich von ihr vornehmen lässt, wird mit Freiheitsstrafe von sechs Monaten bis zu zehn Jahren bestraft.

(2) Ebenso wird bestraft, wer eine widerstandsunfähige Person (Abs. 1) dadurch missbraucht, dass er sie unter Ausnutzung der Widerstandsunfähigkeit dazu bestimmt, sexuelle Handlungen an einem Dritten vorzunehmen oder von einem Dritten an sich vornehmen zu lassen.

(3) Der Versuch ist strafbar.

(4) Auf Freiheitsstrafe nicht unter einem Jahr ist zu erkennen, wenn
1. der Täter mit dem Opfer den Beischlaf vollzieht oder ähnliche sexuelle Handlungen an ihm vornimmt oder an sich von ihm vornehmen lässt, die mit einem Eindringen in den Körper verbunden sind,
2. die Tat von mehreren gemeinschaftlich begangen wird oder
3. der Täter das Opfer durch die Tat in die Gefahr einer schweren Gesundheitsschädigung oder einer erheblichen Schädigung der körperlichen oder seelischen Entwicklung bringt.

(5) In minder schweren Fällen der Absätze 1, 2 und 4 ist auf Freiheitsstrafe von drei Monaten bis zu fünf Jahren zu erkennen.

(6) § 176a Abs. 4 und § 176b gelten entsprechend.

3.4.3 Jugendgerichtsgesetz (JGG)

Reifebeurteilung

§ 3 JGG – Verantwortlichkeit

Ein Jugendlicher ist strafrechtlich verantwortlich, wenn er zur Zeit der Tat nach seiner sittlichen und geistigen Entwicklung reif genug ist, das Unrecht der Tat einzusehen und nach dieser Einsicht zu handeln. Zur Erziehung eines Jugendlichen, der mangels Reife strafrechtlich nicht verantwortlich ist, kann der Richter dieselben Maßnahmen anordnen wie der Familien- oder Vormundschaftsrichter.

§ 105 JGG – Anwendung des Jugendstrafrechts auf Heranwachsende

(1) Begeht ein Heranwachsender eine Verfehlung, die nach den allgemeinen Vorschriften mit Strafe bedroht ist, so wendet der Richter die für einen Jugendlichen geltenden Vorschriften der §§ 4 bis 8, 9 Nr. 1, §§ 10, 11 und 13 bis 32 entsprechend an, wenn
1. die Gesamtwürdigung der Persönlichkeit des Täters bei Berücksichtigung auch der Umweltbedingungen ergibt, dass er zur Zeit der Tat nach seiner sittlichen und geistigen Entwicklung noch einem Jugendlichen gleichstand, oder
2. es sich nach der Art, den Umständen oder den Beweggründen der Tat um eine Jugendverfehlung handelt.

(2) § 31 Abs. 2 Satz 1, Abs. 3 ist auch dann anzuwenden, wenn der Heranwachsende wegen eines Teils der Straftaten bereits rechtskräftig nach allgemeinem Strafrecht verurteilt worden ist.

(3) Das Höchstmaß der Jugendstrafe für Heranwachsende beträgt zehn Jahre.

Erziehungsmaßregeln

§ 10 JGG – Weisungen

(1) Weisungen sind Gebote und Verbote, welche die Lebensführung des Jugendlichen regeln und dadurch seine Erziehung fördern und sichern sollen. Dabei dürfen an die Lebensführung des Jugendlichen keine unzumutbaren Anforderungen gestellt werden. Der Richter kann dem Jugendlichen insbesondere auferlegen,
1. Weisungen zu befolgen, die sich auf den Aufenthaltsort beziehen,
2. bei einer Familie oder in einem Heim zu wohnen,
3. eine Ausbildungs- oder Arbeitsstelle anzunehmen,
4. Arbeitsleistungen zu erbringen,
5. sich der Betreuung und Aufsicht einer bestimmten Person (Betreuungshelfer) zu unterstellen,
6. an einem sozialen Trainingskurs teilzunehmen,
7. sich zu bemühen, einen Ausgleich mit dem Verletzten zu erreichen (Täter-Opfer-Ausgleich),

8. den Verkehr mit bestimmten Personen oder den Besuch von Gast- oder Vergnügungsstätten zu unterlassen oder
9. an einem Verkehrsunterricht teilzunehmen.

(2) Der Richter kann dem Jugendlichen auch mit Zustimmung des Erziehungsberechtigten und des gesetzlichen Vertreters auferlegen, sich einer heilerzieherischen Behandlung durch einen Sachverständigen oder einer Entziehungskur zu unterziehen. Hat der Jugendliche das sechzehnte Lebensjahr vollendet, so soll dies nur mit seinem Einverständnis geschehen.

§ 11 JGG – Laufzeit von Weisungen; Folgen von Zuwiderhandlung

(1) Der Richter bestimmt die Laufzeit der Weisungen. Die Laufzeit darf zwei Jahre nicht überschreiten; sie soll bei einer Weisung nach § 10 Abs. 1 Satz 3 Nr. 5 nicht mehr als ein Jahr, bei einer Weisung nach § 10 Abs. 1 Satz 3 Nr. 6 nicht mehr als sechs Monate betragen.

(2) Der Richter kann Weisungen ändern, von ihnen befreien oder ihre Laufzeit vor Ablauf bis auf drei Jahre verlängern, wenn dies aus Gründen der Erziehung geboten ist.

(3) Kommt der Jugendliche Weisungen schuldhaft nicht nach, so kann Jugendarrest verhängt werden, wenn eine Belehrung über die Folgen schuldhafter Zuwiderhandlung erfolgt war. Hiernach verhängter Jugendarrest darf bei einer Verurteilung insgesamt die Dauer von vier Wochen nicht überschreiten. Der Richter sieht von der Vollstreckung des Jugendarrestes ab, wenn der Jugendliche nach Verhängung des Arrestes der Weisung nachkommt.

§ 12 JGG – Erziehungsbeistandschaft und Fürsorgeerziehung

Der Richter kann dem Jugendlichen nach Anhörung des Jugendamts auch auferlegen, unter den im Achten Buch Sozialgesetzbuch genannten Voraussetzungen Hilfe zur Erziehung

1. in Form der Erziehungsbeistandschaft im Sinne des § 30 des Achten Buches Sozialgesetzbuch oder
2. in einer Einrichtung über Tag und Nacht oder in einer sonstigen betreuten Wohnform im Sinne des § 34 des Achten Buches Sozialgesetzbuch

in Anspruch zu nehmen.

Zuchtmittel

§ 14 JGG – Verwarnung

Durch die Verwarnung soll dem Jugendlichen das Unrecht der Tat eindringlich vorgehalten werden.

§ 15 JGG – Auflagen

(1) Der Richter kann dem Jugendlichen auferlegen,

1. nach Kräften den durch die Tat verursachten Schaden wiedergutzumachen,
2. sich persönlich bei dem Verletzten zu entschuldigen,
3. Arbeitsleistungen zu erbringen oder
4. einen Geldbetrag zugunsten einer gemeinnützigen Einrichtung zu zahlen.

Dabei dürfen an den Jugendlichen keine unzumutbaren Anforderungen gestellt werden.

(2) Der Richter soll die Zahlung eines Geldbetrages nur anordnen, wenn

1. der Jugendliche eine leichte Verfehlung begangen hat und anzunehmen ist, dass er den Geldbetrag aus Mitteln zahlt, über die er selbstständig verfügen darf, oder
2. dem Jugendlichen der Gewinn, den er aus der Tat erlangt, oder das Entgelt, das er für sie erhalten hat, entzogen werden soll.

(3) Der Richter kann nachträglich Auflagen ändern oder von ihrer Erfüllung ganz oder zum Teil befreien, wenn dies aus Gründen der Erziehung geboten ist. Bei schuldhafter Nichterfüllung von Auflagen gilt § 11 Abs. 3 entsprechend. Ist Jugendarrest vollstreckt worden, so kann der Richter die Auflagen ganz oder zum Teil für erledigt erklären.

§ 16 JGG – Jugendarrest

(1) Der Jugendarrest ist Freizeitarrest, Kurzarrest oder Dauerarrest.

(2) Der Freizeitarrest wird für die wöchentliche Freizeit des Jugendlichen verhängt und auf eine oder zwei Freizeiten bemessen.

(3) Der Kurzarrest wird statt des Freizeitarrestes verhängt, wenn der zusammenhängende Vollzug aus Gründen der Erziehung zweckmäßig erscheint und weder die Ausbildung noch die Arbeit des Jugendlichen beeinträchtigt werden. Dabei stehen zwei Tage Kurzarrest einer Freizeit gleich.

(4) Der Dauerarrest beträgt mindestens eine Woche und höchstens vier Wochen. Er wird nach vollen Tagen oder Wochen bemessen.

Jugendstrafe

§ 18 JGG – Dauer der Jugendstrafe

(1) Das Mindestmaß der Jugendstrafe beträgt sechs Monate, das Höchstmaß fünf Jahre. Handelt es sich bei der Tat um ein Verbrechen, für das nach dem allgemeinen Strafrecht eine Höchststrafe von mehr als zehn Jahren Freiheitsstrafe angedroht ist, so ist das Höchstmaß zehn Jahre. Die Strafrahmen des allgemeinen Strafrechts gelten nicht.

(2) Die Jugendstrafe ist so zu bemessen, dass die erforderliche erzieherische Einwirkung möglich ist.

3.5 Familienrecht

3.5.1 Sorgerecht

§ 1671 BGB – Getrenntleben bei gemeinsamer elterlicher Sorge

(1) Leben Eltern, denen die elterliche Sorge gemeinsam zusteht, nicht nur vorübergehend getrennt, so kann jeder Elternteil beantragen, dass ihm das Familiengericht die elterliche Sorge oder einen Teil der elterlichen Sorge allein überträgt.
(2) Dem Antrag ist stattzugeben, soweit
1. der andere Elternteil zustimmt, es sei denn, dass das Kind das 14. Lebensjahr vollendet hat und der Übertragung widerspricht, oder
2. zu erwarten ist, dass die Aufhebung der gemeinsamen Sorge und die Übertragung auf den Antragsteller dem Wohl des Kindes am besten entspricht.

(3) Dem Antrag ist nicht stattzugeben, soweit die elterliche Sorge auf Grund anderer Vorschriften abweichend geregelt werden muss.

§ 1672 BGB – Getrenntleben bei elterlicher Sorge der Mutter

(1) Leben die Eltern nicht nur vorübergehend getrennt und steht die elterliche Sorge nach § 1626a Abs. 2 der Mutter zu, so kann der Vater mit Zustimmung der Mutter beantragen, dass ihm das Familiengericht die elterliche Sorge oder einen Teil der elterlichen Sorge allein überträgt. Dem Antrag ist stattzugeben, wenn die Übertragung dem Wohl des Kindes dient.
(2) Soweit eine Übertragung nach Abs. 1 stattgefunden hat, kann das Familiengericht auf Antrag eines Elternteils mit Zustimmung des anderen Elternteils entscheiden, dass die elterliche Sorge den Eltern gemeinsam zusteht, wenn dies dem Wohl des Kindes nicht widerspricht. Das gilt auch, soweit die Übertragung nach Abs. 1 wieder aufgehoben wurde.

3.5.2 Umgangsrecht

§ 1684 BGB – Umgang des Kindes mit den Eltern

(1) Das Kind hat das Recht auf Umgang mit jedem Elternteil; jeder Elternteil ist zum Umgang mit dem Kind verpflichtet und berechtigt.
(2) Die Eltern haben alles zu unterlassen, was das Verhältnis des Kindes zum jeweils anderen Elternteil beeinträchtigt oder die Erziehung erschwert. Entsprechendes gilt, wenn sich das Kind in der Obhut einer anderen Person befindet.
(3) Das Familiengericht kann über den Umfang des Umgangsrechts entscheiden und seine Ausübung, auch gegenüber Dritten, näher regeln. Es kann die Beteiligten durch Anordnungen zur Erfüllung der in Abs. 2 geregelten Pflicht anhalten.
(4) Das Familiengericht kann das Umgangsrecht oder den Vollzug früherer Entscheidungen über das Umgangsrecht einschränken oder ausschließen, soweit dies zum Wohl des Kindes erforderlich ist. Eine Entscheidung, die das Umgangsrecht oder seinen Vollzug für längere Zeit oder auf Dauer einschränkt oder ausschließt, kann nur ergehen, wenn andernfalls das Wohl des Kindes gefährdet wäre. Das Familiengericht kann insbesondere anordnen, dass der Umgang nur stattfinden darf, wenn ein mitwirkungsbereiter Dritter anwesend ist. Dritter kann auch ein Träger der Jugendhilfe oder ein Verein sein; dieser bestimmt dann jeweils, welche Einzelperson die Aufgabe wahrnimmt.

§ 1685 BGB – Umgang des Kindes mit anderen Bezugspersonen

(1) Großeltern und Geschwister haben ein Recht auf Umgang mit dem Kind, wenn dieser dem Wohl des Kindes dient.
(2) Gleiches gilt für den Ehegatten oder früheren Ehegatten sowie den Lebenspartner oder früheren Lebenspartner eines Elternteils, der mit dem Kind längere Zeit in häuslicher Gemeinschaft gelebt hat, und für Personen, bei denen das Kind längere Zeit in Familienpflege war.
(3) § 1684 Abs. 2 bis 4 gilt entsprechend.

§ 1686 BGB – Auskunft über die persönlichen Verhältnisse des Kindes

Jeder Elternteil kann vom anderen Elternteil bei berechtigtem Interesse Auskunft über die persönlichen Verhältnisse des Kindes verlangen, soweit dies dem Wohl des Kindes nicht widerspricht. Über Streitigkeiten entscheidet das Familiengericht.

§ 1687 BGB – Ausübung der gemeinsamen Sorge bei Getrenntleben

(1) Leben Eltern, denen die elterliche Sorge gemeinsam zusteht, nicht nur vorübergehend getrennt, so ist bei Entscheidungen in Angelegenheiten, deren Regelung für das Kind von erheblicher Bedeutung ist, ihr gegenseitiges Einvernehmen erforderlich. Der Elternteil, bei dem sich das Kind mit Einwilligung des anderen Elternteils oder auf Grund einer gerichtlichen Entscheidung gewöhnlich aufhält, hat die Befugnis zur alleinigen Entscheidung in Angelegenheiten des täglichen Lebens. Entscheidungen in Angelegenheiten des täglichen Lebens sind in der Regel solche, die häufig vorkommen und die keine schwer abzuändernden Auswirkungen auf die Entwicklung des Kindes haben. Solange sich das Kind mit Einwilligung dieses Elternteils oder auf Grund einer gerichtlichen Entscheidung bei dem anderen Elternteil aufhält, hat dieser die Befugnis

zur alleinigen Entscheidung in Angelegenheiten der tatsächlichen Betreuung. § 1629 Abs. 1 Satz 4 und § 1684 Abs. 2 Satz 1 gelten entsprechend.

(2) Das Familiengericht kann die Befugnisse nach Abs. 1 Satz 2 und 4 einschränken oder ausschließen, wenn dies zum Wohl des Kindes erforderlich ist.

3.5.3 Sorgerechtsentzug

Bei Anwendung der §§ 1666 und 1666a BGB sind auch die Vorgaben des § 50 FGG (Gesetz über die Angelegenheiten der freiwilligen Gerichtsbarkeit) zu berücksichtigen (insbesondere die Bestimmungen zur Verfahrenspflegschaft).

§ 1666 BGB – Gerichtliche Maßnahmen bei Gefährdung des Kindeswohls

(1) Wird das körperliche, geistige oder seelische Wohl des Kindes oder sein Vermögen durch missbräuchliche Ausübung der elterlichen Sorge, durch Vernachlässigung des Kindes, durch unverschuldetes Versagen der Eltern oder durch das Verhalten eines Dritten gefährdet, so hat das Familiengericht, wenn die Eltern nicht gewillt oder nicht in der Lage sind, die Gefahr abzuwenden oder die zur Abwendung der Gefahr erforderlichen Maßnahmen zu treffen.

(2) In der Regel ist anzunehmen, dass das Vermögen des Kindes gefährdet ist, wenn der Inhaber der Vermögenssorge seine Unterhaltspflicht gegenüber dem Kind oder seine mit der Vermögenssorge verbundenen Pflichten verletzt oder Anordnungen des Gerichts, die sich auf die Vermögenssorge beziehen, nicht befolgt.

(3) Das Gericht kann Erklärungen des Inhabers der elterlichen Sorge ersetzen.

(4) In Angelegenheiten der Personensorge kann das Gericht auch Maßnahmen mit Wirkung gegen einen Dritten treffen.

§ 1666a BGB – Grundsatz der Verhältnismäßigkeit; Vorrang öffentlicher Hilfen

(1) Maßnahmen, mit denen eine Trennung des Kindes von der elterlichen Familie verbunden ist, sind nur zulässig, wenn der Gefahr nicht auf andere Weise, auch nicht durch öffentliche Hilfen, begegnet werden kann. Dies gilt auch, wenn einem Elternteil vorübergehend oder auf unbestimmte Zeit die Nutzung der Familienwohnung untersagt werden soll. Wird einem Elternteil oder einem Dritten die Nutzung der vom Kind mitbewohnten oder einer anderen Wohnung untersagt, ist bei der Bemessung der Dauer der Maßnahme auch zu berücksichtigen, ob diesem das Eigentum, das Erbbaurecht oder der Nießbrauch an dem Grundstück zusteht, auf dem sich die Wohnung befindet; Entsprechendes gilt für das Wohnungseigentum, das Dauerwohnrecht, das dingliche Wohnrecht oder wenn der Elternteil oder Dritte Mieter der Wohnung ist.

(2) Die gesamte Personensorge darf nur entzogen werden, wenn andere Maßnahmen erfolglos geblieben sind oder wenn anzunehmen ist, dass sie zur Abwendung der Gefahr nicht ausreichen.

§ 50 FGG – Regelung u. a. zur Verfahrenspflegschaft

(1) Das Gericht kann dem minderjährigen Kind einen Pfleger für ein seine Person betreffendes Verfahren bestellen, soweit dies zur Wahrnehmung seiner Interessen erforderlich ist.

(2) Die Bestellung ist in der Regel erforderlich, wenn
1. das Interesse des Kindes zu dem seiner gesetzlichen Vertreter in erheblichem Gegensatz steht,
2. Gegenstand des Verfahrens Maßnahmen wegen Gefährdung des Kindeswohls sind, mit denen die Trennung des Kindes von seiner Familie oder die Entziehung der gesamten Personensorge verbunden ist (§§ 1666, 1666a des Bürgerlichen Gesetzbuchs), oder
3. Gegenstand des Verfahrens die Wegnahme des Kindes von der Pflegeperson (§ 1632 Abs. 4 des Bürgerlichen Gesetzbuchs) oder von dem Ehegatten, dem Lebenspartner oder Umgangsberechtigten (§ 1682 des Bürgerlichen Gesetzbuchs) ist.

Sieht das Gericht in diesen Fällen von der Bestellung eines Pflegers für das Verfahren ab, so ist dies in der Entscheidung zu begründen, die die Person des Kindes betrifft.

(3) Die Bestellung soll unterbleiben oder aufgehoben werden, wenn die Interessen des Kindes von einem Rechtsanwalt oder einem anderen geeigneten Verfahrensbevollmächtigten angemessen vertreten werden.

(4) Die Bestellung endet, sofern sie nicht vorher aufgehoben wird,
1. mit der Rechtskraft der das Verfahren abschließenden Entscheidung oder
2. mit dem sonstigen Abschluss des Verfahrens.

(5) Der Ersatz von Aufwendungen und die Vergütung des Pflegers bestimmen sich entsprechend § 67 Abs. 3.

3.6 Gesetze über Unterbringung und Inobhutnahme

Bei Anwendung der nachfolgend aufgeführten Paragrafen sind die Vorgaben des § 70 FGG (Gesetz über die Angelegenheiten der freiwilligen Gerichtsbarkeit) zu beachten.

3.6.1 Sofortige vorläufige geschlossene Unterbringung

Landesgesetze der Bundesländer über die Unterbringung psychisch Kranker

Die Unterbringungsgesetze der Bundesländer regeln insbesondere Anwendungsbereich, Zuständigkeit, Voraussetzungen und Dauer geschlossener Unterbringungen. Die Gesetze unterscheiden sich hinsichtlich der Beteiligung ärztlicher Fachgruppen (ärztliche, fachärztliche oder sozialpsychiatrische Stellungnahmen). Bei unmittelbarer Gefahr im Verzug (Selbstgefährdung, Fremdgefährdung) kann die Unterbringung durch die Polizei im Wege der sofortigen vorläufigen Unterbringung erfolgen.

Die Unterbringungsgesetze der Bundesländer können im Einzelnen der folgenden Übersicht entnommen werden:

Baden-Württemberg	Gesetz über die Unterbringung psychisch Kranker (Unterbringungsgesetz) – UBG
Bayern	Gesetz über die Unterbringung psychisch Kranker und deren Betreuung (Unterbringungsgesetz – UnterbrG)
Berlin	Gesetz für psychisch Kranke (PsychKG)
Brandenburg	Gesetz über Hilfen und Schutzmaßnahmen sowie über den Vollzug gerichtlich angeordneter Unterbringung für psychisch Kranke (BbgPsychKG)
Bremen	Gesetz über Hilfen und Schutzmaßnahmen bei psychischen Krankheiten (PsychKG)
Hamburg	Hamburgisches Gesetz über Hilfen und Schutzmaßnahmen bei psychischen Krankheiten (HmbPsychKG)
Hessen	Gesetz über die Entziehung der Freiheit geisteskranker, geistesschwacher, rauschgift- oder alkoholsüchtiger Personen
Mecklenburg-Vorpommern	Gesetz über die Hilfen und Schutzmaßnahmen für psychisch Kranke (PsychKG)
Niedersachsen	Niedersächsisches Gesetz über Hilfen und Schutzmaßnahmen bei psychisch Kranken (NPsychKG)
Nordrhein-Westfalen	Gesetz über Hilfen und Schutzmaßnahmen bei psychischen Krankheiten (PsychKG)
Rheinland-Pfalz	Landesgesetz für psychisch kranke Personen (PsychKG)
Saarland	Gesetz Nr. 1301 über die Unterbringung psychisch Kranker (Unterbringungsgesetz – UBG)
Sachsen	Sächsisches Gesetz über die Hilfen und die Unterbringung bei psychischen Krankheiten (SächsPsychKG)
Sachsen-Anhalt	Gesetz über Hilfen für psychisch Kranke und Schutzmaßnahmen des Landes Sachsen-Anhalt (PsychKG LSA)
Schleswig-Holstein	Gesetz für psychisch Kranke (PsychKG)
Thüringen	Thüringer Gesetz zur Hilfe und Unterbringung psychisch Kranker (ThürPsychKG)

3.6.2 Geschlossene Unterbringung eines Kindes oder Jugendlichen mit Einwilligung der Eltern bzw. des Vormundes

§ 1631b BGB – Mit Freiheitsentziehung verbundene Unterbringung

Eine Unterbringung des Kindes, die mit Freiheitsentziehung verbunden ist, ist nur mit Genehmigung des Familiengerichts zulässig. Ohne die Genehmigung ist die Unterbringung nur zulässig, wenn mit dem Aufschub Gefahr verbunden ist; die Genehmigung ist unverzüglich nachzuholen. Das Gericht hat die Genehmigung zurückzunehmen, wenn das Wohl des Kindes die Unterbringung nicht mehr erfordert.

§ 1906 BGB – Genehmigung des Vormundschaftsgerichts bei der Unterbringung

(1) Eine Unterbringung des Betreuten durch den Betreuer, die mit Freiheitsentziehung verbunden ist, ist nur zulässig, solange sie zum Wohl des Betreuten erforderlich ist, weil
   1. auf Grund einer psychischen Krankheit oder geistigen oder seelischen Behinderung des Betreuten die Gefahr besteht, dass er sich selbst tötet oder erheblichen gesundheitlichen Schaden zufügt, oder
   2. eine Untersuchung des Gesundheitszustands, eine Heilbehandlung oder ein ärztlicher Eingriff notwendig ist, ohne die Unterbringung des Betreuten nicht durchgeführt werden kann und der Betreute auf Grund einer psychischen Krankheit oder geistigen oder seelischen Behinderung die Notwendigkeit der Unterbringung nicht erkennen oder nicht nach dieser Einsicht handeln kann.

(2) Die Unterbringung ist nur mit Genehmigung des Vormundschaftsgerichts zulässig. Ohne die Genehmigung ist die Unterbringung nur zulässig, wenn mit dem Aufschub Gefahr verbunden ist; die Genehmigung ist unverzüglich nachzuholen.

(3) Der Betreuer hat die Unterbringung zu beenden, wenn ihre Voraussetzungen wegfallen. Er hat die Beendigung der Unterbringung dem Vormundschaftsgericht anzuzeigen.

(4) Die Absätze 1 bis 3 gelten entsprechend, wenn dem Betreuten, der sich in einer Anstalt, einem Heim oder einer sonstigen Einrichtung aufhält, ohne untergebracht

zu sein, durch mechanische Vorrichtungen, Medikamente oder auf andere Weise über einen längeren Zeitraum oder regelmäßig die Freiheit entzogen werden soll.

(5) Die Unterbringung durch einen Bevollmächtigten und die Einwilligung eines Bevollmächtigten in Maßnahmen nach Abs. 4 setzt voraus, dass die Vollmacht schriftlich erteilt ist und die in den Absätzen 1 und 4 genannten Maßnahmen ausdrücklich umfasst. Im Übrigen gelten die Absätze 1 bis 4 entsprechend.

§ 70 FGG – Unterbringungsmassnahmen

(1) Die folgenden Vorschriften gelten für Verfahren über Unterbringungsmaßnahmen. Unterbringungsmaßnahmen sind

1. die Genehmigung einer Unterbringung, die mit Freiheitsentziehung verbunden ist,
   a) eines Kindes (§§ 1631b, 1800, 1915 des Bürgerlichen Gesetzbuchs) und
   b) eines Betreuten (§ 1906 Abs. 1 bis 3 des Bürgerlichen Gesetzbuchs) oder einer Person, die einen Dritten zu ihrer Unterbringung, die mit Freiheitsentziehung verbunden ist, bevollmächtigt hat (§ 1906 Abs. 5 des Bürgerlichen Gesetzbuchs);
2. die Genehmigung einer Maßnahme nach § 1906 Abs. 4 des Bürgerlichen Gesetzbuchs und
3. die Anordnung einer freiheitsentziehenden Unterbringung nach den Landesgesetzen über die Unterbringung psychisch Kranker.

Für Unterbringungsmaßnahmen mit Ausnahme solcher nach § 1631b des Bürgerlichen Gesetzbuchs sind die Vormundschaftsgerichte zuständig.

(2) Für Unterbringungsmaßnahmen nach Abs. 1 Satz 2 Nr. 1 und 2 ist das Gericht zuständig, bei dem eine Vormundschaft oder eine Betreuung oder Pflegschaft, deren Aufgabenbereich die Unterbringung umfasst, anhängig ist. Ist ein solches Verfahren nicht anhängig, so finden § 65 Abs. 1 bis 3, § 65a Abs. 1 Satz 1, Abs. 2 Satz 1 entsprechende Anwendung. In den Fällen der Sätze 1 und 2 gilt für vorläufige Maßregeln § 65 Abs. 5 entsprechend.

(3) In den Fällen des Abs. 2 Satz 1 kann das Vormundschaftsgericht das Verfahren über die Unterbringungsmaßnahme aus wichtigen Gründen mit Zustimmung des gesetzlichen Vertreters nach Anhörung des Betroffenen an das Gericht abgeben, in dessen Bezirk der Betroffene untergebracht ist, wenn sich das Gericht zur Übernahme des Verfahrens bereit erklärt hat; § 46 Abs. 2 gilt entsprechend. Wird das gemeinschaftliche obere Gericht angerufen, so ist das Gericht, an das das Verfahren abgegeben werden soll, von dem Eingang der Akten bei ihm an bis zu der Entscheidung des gemeinschaftlichen oberen Gerichts für eine vorläufige Maßregel zuständig. Eine weitere Abgabe ist zulässig. Das nach der Abgabe zuständige Gericht ist auch für die Verlängerung einer Unterbringungsmaßnahme zuständig.

(4) Für Unterbringungsmaßnahmen nach Abs. 1 Satz 2 Nr. 1 und 2 gelten die §§ 35b und 47 entsprechend.

(5) Für eine Unterbringungsmaßnahme nach Abs. 1 Satz 2 Nr. 3 ist das Gericht zuständig, in dessen Bezirk das Bedürfnis für die Unterbringung hervortritt. Befindet sich der Betroffene bereits in einer Einrichtung zur freiheitsentziehenden Unterbringung, ist das Gericht zuständig, in dessen Bezirk die Einrichtung liegt.

(6) Die Landesregierungen werden ermächtigt, zur sachdienlichen Förderung oder schnelleren Erledigung die Verfahren über Unterbringungsmaßnahmen nach Abs. 1 Satz 2 Nr. 3 durch Rechtsverordnung einem Amtsgericht für die Bezirke mehrerer Amtsgerichte zuzuweisen. Die Landesregierungen können die Ermächtigung auf die Landesjustizverwaltungen übertragen.

(7) Ist für die Unterbringungsmaßnahme ein anderes Gericht zuständig als dasjenige, bei dem eine Vormundschaft oder eine die Unterbringung erfassende Betreuung oder Pflegschaft anhängig ist, so teilt dieses Gericht dem für die Unterbringungsmaßnahme zuständigen Gericht die Aufhebung der Vormundschaft, Betreuung oder Pflegschaft, den Wegfall des Aufgabenbereiches Unterbringung und einen Wechsel in der Person des Vormunds, Betreuers oder Pflegers mit; das für die Unterbringungsmaßnahme zuständige Gericht teilt dem anderen Gericht die Unterbringungsmaßnahme, ihre Änderung, Verlängerung und Aufhebung mit.

§ 70a – Verfahrensfähigkeit

Der Betroffene ist ohne Rücksicht auf seine Geschäftsfähigkeit verfahrensfähig, wenn er das vierzehnte Lebensjahr vollendet hat.

§ 70b – Verfahrenspflegschaft

(1) Soweit dies zur Wahrnehmung der Interessen des Betroffenen erforderlich ist, bestellt das Gericht dem Betroffenen einen Pfleger für das Verfahren. Die Bestellung ist insbesondere erforderlich, wenn nach § 68 Abs. 2 von der persönlichen Anhörung des Betroffenen abgesehen werden soll. § 67 Abs. 3 gilt entsprechend.

(2) Bestellt das Gericht dem Betroffenen keine Pfleger für das Verfahren, so ist dies in der Entscheidung, durch die eine Unterbringungsmaßnahme getroffen wird, zu begründen.

(3) Die Bestellung soll unterbleiben oder aufgehoben werden, wenn der Betroffene von einem Rechtsanwalt oder einem anderen geeigneten Verfahrensbevollmächtigten vertreten wird.

(4) Die Bestellung endet, sofern sie nicht vorher aufgehoben wird,

1. mit der Rechtskraft der das Verfahren abschließenden Entscheidung oder
2. mit dem sonstigen Abschluss des Verfahrens.

§ 70c – Persönliche Anhörung

Vor einer Unterbringungsmaßnahme hat das Gericht den Betroffenen persönlich anzuhören und sich einen unmittelbaren Eindruck von ihm zu verschaffen. Den unmittelbaren Eindruck verschafft sich das Gericht, soweit dies erforderlich ist, in der üblichen Umgebung des Betroffenen. Das Gericht unterrichtet ihn über den möglichen Verlauf des Verfahrens. Verfahrenshandlungen nach Satz 1 sollen nicht durch einen ersuchten Richter erfolgen. Im Übrigen gilt § 68 Abs. 1 Satz 5, Abs. 2 bis 5 entsprechend.

§ 70d – Gelegenheit zur Äußerung

(1) Vor einer Unterbringungsmaßnahme gibt das Gericht Gelegenheit zur Äußerung
   1. dem Ehegatten des Betroffenen, wenn die Ehegatten nicht dauernd getrennt leben,
   1a. dem Lebenspartner des Betroffenen, wenn die Lebenspartner nicht dauernd getrennt leben,
   2. jedem Elternteil und Kind, bei dem der Betroffene lebt oder bei Einleitung des Verfahrens gelebt hat,
   3. dem Betreuer des Betroffenen,
   4. einer von dem Betroffenen benannten Person seines Vertrauens,
   5. dem Leiter der Einrichtung, in der der Betroffene lebt, und
   6. der zuständigen Behörde.
   Das Landesrecht kann vorsehen, dass weiteren Personen und Stellen Gelegenheit zur Äußerung zu geben ist.

(2) Ist der Betroffene minderjährig, sind die Elternteile, denen die Personensorge zusteht, der gesetzliche Vertreter in persönlichen Angelegenheiten und die Pflegeeltern persönlich anzuhören.

§ 70e – Einholung eines Sachverständigengutachten

(1) Vor einer Unterbringungsmaßnahme nach § 70 Abs. 1 Satz 2 Nr. 1 und 3 hat das Gericht das Gutachten eines Sachverständigen einzuholen, der den Betroffenen persönlich zu untersuchen oder zu befragen hat. Der Sachverständige soll in der Regel Arzt für Psychiatrie sein; in jedem Fall muss er Arzt mit Erfahrungen auf dem Gebiet der Psychiatrie sein. Für eine Unterbringungsmaßnahme nach § 70 Abs. 1 Satz 2 Nr. 2 genügt ein ärztliches Zeugnis.

(2) § 68b Abs. 3 und 4 gilt entsprechend.

§ 70f – Bezeichnung der Maßnahme

(1) Die Entscheidung, durch die eine Unterbringungsmaßnahme getroffen wird, muss enthalten
   1. die Bezeichnung des Betroffenen,
   2. die nähere Bezeichnung der Unterbringungsmaßnahme,
   3. den Zeitpunkt, zu dem die Unterbringungsmaßnahme endet, wenn sie nicht vorher verlängert wird; dieser Zeitpunkt darf höchstens ein Jahr, bei offensichtlich langer Unterbringungsbedürftigkeit höchstens zwei Jahre nach Erlass der Entscheidung liegen,
   4. eine Rechtsmittelbelehrung.

(2) Die Entscheidung ist auch im Falle der Ablehnung zu begründen.

§ 70g – Bekanntmachung der Maßnahme

(1) Entscheidungen sind dem Betroffenen stets selbst bekanntzumachen. Von der Bekanntmachung der Entscheidungsgründe an den Betroffenen kann abgesehen werden, wenn dies nach ärztlichem Zeugnis wegen erheblicher Nachteile für seine Gesundheit erforderlich ist.

(2) Die Entscheidung, durch die eine Unterbringungsmaßnahme getroffen wird, ist auch den in § 70d genannten Personen und Stellen sowie dem Leiter der Einrichtung, in der der Betroffene untergebracht werden soll, bekannt zu machen. Der zuständigen Behörde sind die Entscheidungen stets bekannt zu machen, wenn ihr das Gericht im Verfahren Gelegenheit zur Äußerung gegeben hatte.

(3) Die Entscheidung, durch die eine Unterbringungsmaßnahme getroffen oder abgelehnt wird, wird erst mit Rechtskraft wirksam. Das Gericht kann jedoch die sofortige Wirksamkeit anordnen. In diesem Falle wird die Entscheidung in dem Zeitpunkt wirksam, in dem sie und die Anordnung der sofortigen Wirksamkeit dem Betroffenen, dem Pfleger für das Verfahren oder dem Betreuer bekannt gemacht, der Geschäftsstelle des Gerichts zur Bekanntmachung übergeben oder einem Dritten zum Zweck des Vollzugs der Entscheidung mitgeteilt werden; der Zeitpunkt ist auf der Entscheidung zu vermerken.

(4) Eine Vorführung auf Anordnung des Gerichts ist von der zuständigen Behörde durchzuführen.

(5) Die zuständige Behörde hat den Betreuer, die Eltern, den Vormund oder den Pfleger auf ihren Wunsch bei der Zuführung zur Unterbringung nach § 70 Abs. 1 Satz 2 Nr. 1 zu unterstützen. Gewalt darf die zuständige Behörde nur auf Grund besonderer gerichtlicher Entscheidung anwenden. Die zuständige Behörde ist befugt, erforderlichenfalls die Unterstützung der polizeilichen Vollzugsorgane nachzusuchen.

§ 70h – Vorläufige Unterbringung

(1) Durch einstweilige Anordnung kann eine vorläufige Unterbringungsmaßnahme getroffen werden. § 69f Abs. 1 und § 70g gelten entsprechend. § 70d gilt entsprechend, sofern nicht Gefahr im Verzug ist.

(2) Die einstweilige Anordnung darf die Dauer von sechs Wochen nicht überschreiten. Reicht dieser Zeitraum nicht aus, so kann sie nach Anhörung eines Sachverständigen durch eine weitere einstweilige Anordnung bis zu einer Gesamtdauer von drei Monaten verlängert werden. Eine Unterbringung zur Vorbereitung eines Gutachtens (§ 70e Abs. 2) ist in diese Gesamtdauer einzubeziehen.
(3) Die Absätze 1 und 2 gelten entsprechend, wenn gemäß § 1846 des Bürgerlichen Gesetzbuchs eine Unterbringungsmaßnahme getroffen werden soll.

§ 70i – Aufhebung der Maßnahme

(1) Die Unterbringungsmaßnahme ist aufzuheben, wenn ihre Voraussetzungen wegfallen. Vor der Aufhebung einer Unterbringungsmaßnahme nach § 70 Abs. 1 Satz 2 Nr. 3 gibt das Gericht der zuständigen Behörde Gelegenheit zur Äußerung, es sei denn, dass dies zu einer nicht nur geringen Verzögerung des Verfahrens führen würde. Die Aufhebung einer solchen Unterbringungsmaßnahme ist der zuständigen Behörde stets bekannt zu machen.
(2) Für die Verlängerung einer Unterbringungsmaßnahme gelten die Vorschriften für die erstmalige Maßnahme entsprechend. Bei Unterbringungen mit einer Gesamtdauer von mehr als vier Jahren soll das Gericht in der Regel keinen Sachverständigen bestellen, der den Betroffenen bisher behandelt oder begutachtet hat oder der Einrichtung angehört, in der der Betroffene untergebracht ist.

§ 70k – Aussetzung der Maßnahme

(1) Das Gericht kann die Vollziehung einer Unterbringung nach § 70 Abs. 1 Satz 2 Nr. 3 aussetzen. Die Aussetzung kann mit Auflagen verbunden werden. Die Aussetzung soll in der Regel sechs Monate nicht überschreiten; sie kann bis zu einem Jahr verlängert werden.
(2) Das Gericht kann die Aussetzung widerrufen, wenn der Betroffene eine Auflage nicht erfüllt oder sein Zustand dies erfordert.
(3) Für die Verfahren über die Aussetzung und ihren Widerruf gilt § 70d entsprechend.

§ 70l – Antrag auf gerichtliche Entscheidung zur Regelung einzelner Angelegenheiten bei freiheitsentziehender Unterbringung nach den Landesgesetzen über die Unterbringung psychisch Kranker

(1) Gegen eine Maßnahme zur Regelung einzelner Angelegenheiten im Vollzug der Unterbringung nach § 70 Abs. 1 Satz 2 Nr. 3 kann der Betroffene gerichtliche Entscheidung beantragen. Mit dem Antrag kann auch die Verpflichtung zum Erlass einer abgelehnten oder unterlassenen Maßnahme begehrt werden.
(2) Der Antrag ist nur zulässig, wenn der Betroffene geltend macht, durch die Maßnahme, ihre Ablehnung oder ihre Unterlassung in seinen Rechten verletzt zu sein.
(3) Der Antrag hat keine aufschiebende Wirkung. Das Gericht kann die aufschiebende Wirkung anordnen.
(4) Die Entscheidung des Gerichts ist unanfechtbar.

§ 70m – Beschwerde gegen Unterbringungsmaßnahmen

(1) Die sofortige Beschwerde findet gegen Entscheidungen statt, die erst mit Rechtskraft wirksam werden.
(2) Die Beschwerde gegen Unterbringungsmaßnahmen, vorläufige Unterbringungsmaßnahmen oder die Ablehnung der Aufhebung solcher Maßnahmen steht unbeschadet des § 20 den in § 70d bezeichneten Personen oder Stellen zu.

3.6.3 Vorläufige Maßnahmen zum Schutz von Kindern und Jugendlichen nach KJHG

§ 42 KJHG – Inobhutnahme von Kindern und Jugendlichen

(1) Inobhutnahme eines Kindes oder eines Jugendlichen ist die vorläufige Unterbringung des Kindes oder des Jugendlichen bei
1. einer geeigneten Person oder
2. in einer Einrichtung oder
3. in einer sonstigen betreuten Wohnform.

Während der Inobhutnahme sind der notwendige Unterhalt des Kindes oder des Jugendlichen und die Krankenhilfe sicherzustellen. Mit der Inobhutnahme ist dem Kind oder dem Jugendlichen unverzüglich Gelegenheit zu geben, eine Person seines Vertrauens zu benachrichtigen. Während der Inobhutnahme übt das Jugendamt das Recht der Beaufsichtigung, Erziehung und Aufenthaltsbestimmung aus; der mutmaßliche Wille des Personensorgeberechtigten oder des Erziehungsberechtigten ist dabei angemessen zu berücksichtigen. Es hat für das Wohl des Kindes oder des Jugendlichen zu sorgen, das Kind oder den Jugendlichen in seiner gegenwärtigen Lage zu beraten und Möglichkeiten der Hilfe und Unterstützung aufzuzeigen.

(2) Das Jugendamt ist verpflichtet, ein Kind oder einen Jugendlichen in seine Obhut zu nehmen, wenn das Kind oder der Jugendliche um Obhut bittet. Das Jugendamt hat den Personensorge- oder Erziehungsberechtigten unverzüglich von der Inobhutnahme zu unterrichten. Widerspricht der Personensorge- oder Erziehungsberechtigte der Inobhutnahme, so hat das Jugendamt unverzüglich
1. das Kind oder den Jugendlichen dem Personensorge- oder Erziehungsberechtigten zu übergeben

oder

2. eine Entscheidung des Familiengerichts über die erforderlichen Maßnahmen zum Wohl des Kindes oder des Jugendlichen herbeizuführen.

Ist der Personensorge- oder Erziehungsberechtigte nicht erreichbar, so gilt Satz 3 Nr. 2 entsprechend.

(3) Das Jugendamt ist verpflichtet, ein Kind oder einen Jugendlichen in seine Obhut zu nehmen, wenn eine dringende Gefahr für das Wohl des Kindes oder des Jugendlichen die Inobhutnahme erfordert. Freiheitsentziehende Maßnahmen sind dabei nur zulässig, wenn und soweit sie erforderlich sind, um eine Gefahr für Leib oder Leben des Kindes oder des Jugendlichen oder eine Gefahr für Leib oder Leben Dritter abzuwenden. Die Freiheitsentziehung ist ohne gerichtliche Entscheidung spätestens mit Ablauf des Tages nach ihrem Beginn zu beenden. Abs. 2 Satz 2 bis 4 gilt entsprechend.

§ 43 KJHG – Herausnahme des Kindes oder des Jugendlichen ohne Zustimmung des Personensorgeberechtigten

(1) Hält sich ein Kind oder ein Jugendlicher mit Zustimmung des Personensorgeberechtigten bei einer anderen Person oder in einer Einrichtung auf und werden Tatsachen bekannt, die die Annahme rechtfertigen, dass die Voraussetzungen des § 1666 des Bürgerlichen Gesetzbuchs vorliegen, so ist das Jugendamt bei Gefahr im Verzug befugt, das Kind oder den Jugendlichen von dort zu entfernen und bei einer geeigneten Person, in einer Einrichtung oder in einer sonstigen betreuten Wohnform vorläufig unterzubringen. Das Jugendamt hat den Personensorgeberechtigten unverzüglich von den getroffenen Maßnahmen zu unterrichten. Stimmt der Personensorgeberechtigte nicht zu, so hat das Jugendamt unverzüglich eine Entscheidung des Familiengerichts herbeizuführen.

(2) § 42 Abs. 1 Satz 2 bis 5 gilt entsprechend.

Ein Verfahrensschema zur Unterbringung von Kindern und Jugendlichen findet sich in ◻ Abb. A2.

3.7 Arzneimittelgesetz (AMG)

Zu beachten ist, dass bei Drucklegung dieses Werkes (Ende 2003) eine Novellierung des Arzneimittelgesetzes geplant war. Anzunehmen ist, dass unten stehende Paragraphen des Sechsten Abschnitts des Arzneimittelgesetzes von Änderungen betroffen sein werden.

Sechster Abschnitt – Schutz des Menschen bei der klinischen Prüfung

§ 40 AMG – Allgemeine Voraussetzungen

(1) Die klinische Prüfung eines Arzneimittels darf bei Menschen nur durchgeführt werden, wenn und solange

1. die Risiken, die mit ihr für die Person verbunden sind, bei der sie durchgeführt werden soll, gemessen an der voraussichtlichen Bedeutung des Arz-

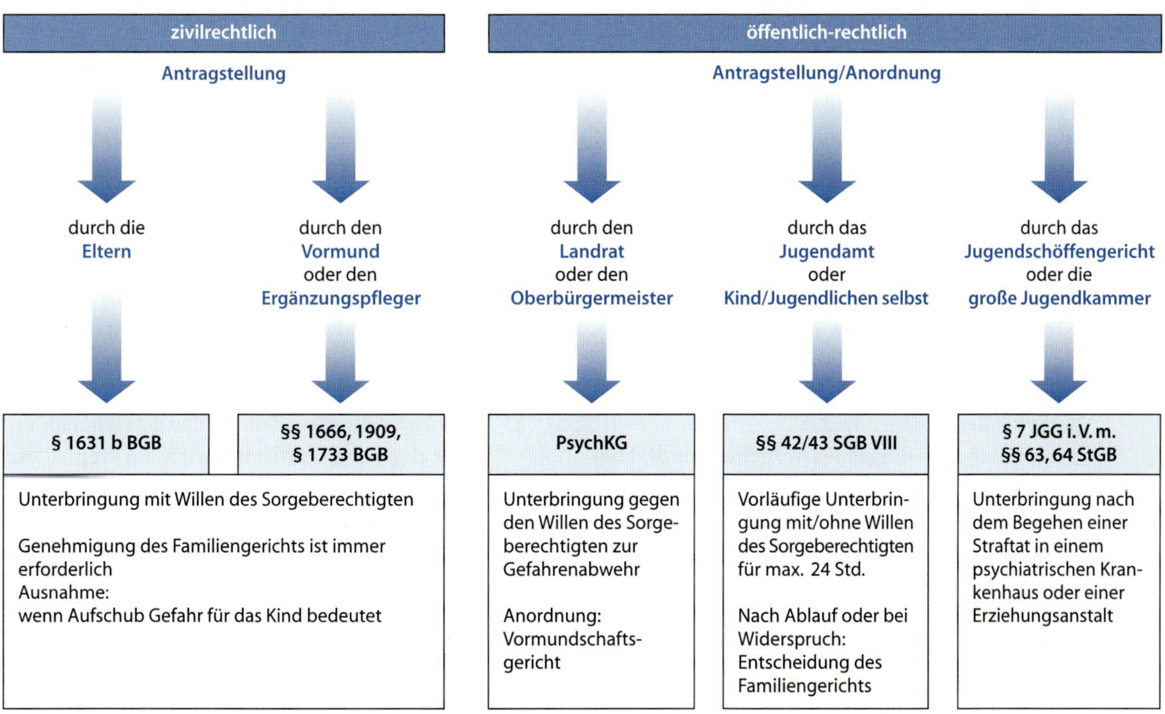

Abb. A2. Unterbringung von Kindern und Jugendlichen

neimittels für die Heilkunde ärztlich vertretbar sind,

2. die Person, bei der sie durchgeführt werden soll, ihre Einwilligung hierzu erteilt hat, nachdem sie durch einen Arzt über Wesen, Bedeutung und Tragweite der klinischen Prüfung aufgeklärt worden ist, und mit dieser Einwilligung zugleich erklärt, dass sie mit der im Rahmen der klinischen Prüfung erfolgenden Aufzeichnung von Krankheitsdaten, ihrer Weitergabe zur Überprüfung an den Auftraggeber, an die zuständige Überwachungsbehörde oder die zuständige Bundesoberbehörde und, soweit es sich um personenbezogene Daten handelt, mit deren Einsichtnahme durch Beauftragte des Auftraggebers oder der Behörden einverstanden ist,
3. die Person, bei der sie durchgeführt werden soll, nicht auf gerichtliche oder behördliche Anordnung in einer Anstalt untergebracht ist,
4. sie von einem Arzt geleitet wird, der mindestens eine zweijährige Erfahrung in der klinischen Prüfung von Arzneimitteln nachweisen kann,
5. eine dem jeweiligen Stand der wissenschaftlichen Erkenntnisse entsprechende pharmakologisch-toxikologische Prüfung durchgeführt worden ist,
6. die Unterlagen über die pharmakologisch-toxikologische Prüfung, der dem jeweiligen Stand der wissenschaftlichen Erkenntnisse entsprechende Prüfplan mit Angabe von Prüfern und Prüforten und das Votum der für den Leiter der klinischen Prüfung zuständigen Ethik-Kommission bei der zuständigen Bundesoberbehörde vorgelegt worden sind,
7. der Leiter der klinischen Prüfung durch einen für die pharmakologisch-toxikologische Prüfung verantwortlichen Wissenschaftler über die Ergebnisse der pharmakologisch-toxikologischen Prüfung und die voraussichtlich mit der klinischen Prüfung verbundenen Risiken informiert worden ist und
8. für den Fall, dass bei der Durchführung der klinischen Prüfung ein Mensch getötet oder der Körper oder die Gesundheit eines Menschen verletzt wird, eine Versicherung nach Maßgabe des Abs. 3 besteht, die auch Leistungen gewährt, wenn kein anderer für den Schaden haftet.

Die klinische Prüfung eines Arzneimittels darf bei Menschen vorbehaltlich des Satzes 3 nur begonnen werden, wenn diese zuvor von einer nach Landesrecht gebildeten unabhängigen Ethik-Kommission zustimmend bewertet worden ist; Voraussetzung einer zustimmenden Bewertung ist die Beachtung der Vorschriften in Satz 1 Nr. 1 bis 5, Nr. 6, soweit sie die Unterlagen über die pharmakologisch-toxikologische Prüfung und den Prüfplan betrifft, sowie Nummer 7 und 8. Soweit keine zustimmende Bewertung der Ethik-Kommission vorliegt, darf mit der klinischen Prüfung erst begonnen werden, wenn die zuständige Bundesoberbehörde innerhalb von 60 Tagen nach Eingang der Unterlagen nach Satz 1 Nr. 6 nicht widersprochen hat. Über alle schwerwiegenden oder unerwarteten unerwünschten Ereignisse, die während der Studie auftreten und die Sicherheit der Studienteilnehmer oder die Durchführung der Studie beeinträchtigen könnten, muss die Ethik-Kommission unterrichtet werden.

(2) Eine Einwilligung nach Abs. 1 Nr. 2 ist nur wirksam, wenn die Person, die sie abgibt
1. geschäftsfähig und in der Lage ist, Wesen, Bedeutung und Tragweite der klinischen Prüfung einzusehen und ihren Willen hiernach zu bestimmen und
2. die Einwilligung selbst und schriftlich erteilt hat. Eine Einwilligung kann jederzeit widerrufen werden.

(3) Die Versicherung nach Abs. 1 Nr. 8 muss zugunsten der von der klinischen Prüfung betroffenen Person bei einem im Geltungsbereich dieses Gesetzes zum Geschäftsbetrieb zugelassenen Versicherer genommen werden. Ihr Umfang muss in einem angemessenen Verhältnis zu den mit der klinischen Prüfung verbundenen Risiken stehen und für den Fall des Todes oder der dauernden Erwerbsunfähigkeit mindestens 500.000 Euro betragen. Soweit aus der Versicherung geleistet wird, erlischt ein Anspruch auf Schadensersatz.

(4) Auf eine klinische Prüfung bei Minderjährigen finden die Absätze 1 bis 3 mit folgender Maßgabe Anwendung:
1. Das Arzneimittel muss zum Erkennen oder zum Verhüten von Krankheiten bei Minderjährigen bestimmt sein.
2. Die Anwendung des Arzneimittels muss nach den Erkenntnissen der medizinischen Wissenschaft angezeigt sein, um bei dem Minderjährigen Krankheiten zu erkennen oder ihn vor Krankheiten zu schützen.
3. Die klinische Prüfung an Erwachsenen darf nach den Erkenntnissen der medizinischen Wissenschaft keine ausreichenden Prüfergebnisse erwarten lassen.
4. Die Einwilligung wird durch den gesetzlichen Vertreter abgegeben. Sie ist nur wirksam, wenn dieser durch einen Arzt über Wesen, Bedeutung und Tragweite der klinischen Prüfung aufgeklärt worden ist. Ist der Minderjährige in der Lage, Wesen, Bedeutung und Tragweite der klinischen Prüfung einzusehen und seinen Willen hiernach zu bestimmen, so ist auch seine schriftliche Einwilligung erforderlich.

(5) Das Bundesministerium wird ermächtigt, durch Rechtsverordnung mit Zustimmung des Bundesrates

Regelungen zur Gewährleistung der ordnungsgemäßen Durchführung der klinischen Prüfung und der Erzielung dem wissenschaftlichen Erkenntnisstand entsprechender Unterlagen zu treffen. In der Rechtsverordnung können insbesondere die Aufgaben und Verantwortungsbereiche der Personen, die die klinische Prüfung veranlassen, durchführen oder kontrollieren, näher bestimmt und Anforderungen an das Führen und Aufbewahren von Nachweisen gestellt werden. Ferner können in der Rechtsverordnung Befugnisse zur Erhebung, Verarbeitung und Nutzung personenbezogener Daten eingeräumt werden, soweit diese für die Durchführung und Überwachung der klinischen Prüfung erforderlich sind. Dies gilt auch für die Verarbeitung von Daten, die nicht in Dateien verarbeitet oder genutzt werden.

§ 41 AMG – Besondere Voraussetzungen

Auf eine klinische Prüfung bei einer Person, die an einer Krankheit leidet, zu deren Behebung das zu prüfende Arzneimittel angewendet werden soll, findet § 40 Abs. 1 bis 3 mit folgender Maßgabe Anwendung:

1. Die klinische Prüfung darf nur durchgeführt werden, wenn die Anwendung des zu prüfenden Arzneimittels nach den Erkenntnissen der medizinischen Wissenschaft angezeigt ist, um das Leben des Kranken zu retten, seine Gesundheit wiederherzustellen oder sein Leiden zu erleichtern.
2. Die klinische Prüfung darf auch bei einer Person, die geschäftsunfähig oder in der Geschäftsfähigkeit beschränkt ist, durchgeführt werden.
3. Ist eine geschäftsunfähige oder in der Geschäftsfähigkeit beschränkte Person in der Lage, Wesen, Bedeutung und Tragweite der klinischen Prüfung einzusehen und ihren Willen hiernach zu bestimmen, so bedarf die klinische Prüfung neben einer erforderlichen Einwilligung dieser Person der Einwilligung ihres gesetzlichen Vertreters.
4. Ist der Kranke nicht fähig, Wesen, Bedeutung und Tragweite der klinischen Prüfung einzusehen und seinen Willen hiernach zu bestimmen, so genügt die Einwilligung seines gesetzlichen Vertreters.
5. Die Einwilligung des gesetzlichen Vertreters ist nur wirksam, wenn dieser durch einen Arzt über Wesen, Bedeutung und Tragweite der klinischen Prüfung aufgeklärt worden ist. Auf den Widerruf findet § 40 Abs. 2 Satz 2 Anwendung. Der Einwilligung des gesetzlichen Vertreters bedarf es solange nicht, als eine Behandlung ohne Aufschub erforderlich ist, um das Leben des Kranken zu retten, seine Gesundheit wiederherzustellen oder sein Leiden zu erleichtern, und eine Erklärung über die Einwilligung nicht herbeigeführt werden kann.
6. Sofern der Kranke nicht in der Lage ist, die Einwilligung schriftlich zu erteilen, ist diese auch wirksam, wenn sie mündlich gegenüber dem behandelnden Arzt in Gegenwart eines Zeugen abgegeben wird.
7. Die Aufklärung und die Einwilligung des Kranken können in besonders schweren Fällen entfallen, wenn durch die Aufklärung der Behandlungserfolg nach der Nr. 1 gefährdet würde und ein entgegenstehender Wille des Kranken nicht erkennbar ist.

Anhang 4 – Ausbildungsrichtlinien zum Facharzt für Kinder- und Jugendpsychiatrie und -psychotherapie

4.1 Richtlinien der Europäischen Union

Die Kinder- und Jugendpsychiater (Section/Board on Child and Adolescent Psychiatry/Psychotherapy; CAPP) innerhalb der Ärztesektion der Europäischen Union (Union Européenne des Médecins Spécialists; UEMS) sind bestrebt, gemeinsame Ausbildungsrichtlinien für den Erwerb des Facharztes für Kinder- und Jugendpsychiatrie und -psychotherapie innerhalb der EU-Mitgliedsländer zu entwickeln.

Die Arbeitsgruppe der CAPP (Working group on Harmonization of CAPP-Training) empfiehlt in ihrem Training Log-book (Stand: Dezember 2000) folgende Ausbildungsinhalte:

Basisausbildungsinhalte

1. Ausbildung in kinder- und jugendpsychiatrischen Kliniken
2. Erwerb diagnostischer Fähigkeiten (Theorie und Praxis)
   - i. Sensomotorische Ebene
   - ii. Kognitive Ebene
   - iii. Emotionale Ebene
   - iv. Soziale Ebene
3. Erwerb therapeutischer Fähigkeiten (Theorie und Praxis)
   - i. Psychotherapie
   - ii. Neuropharmakotherapie
   - iii. Funktionelle Übungsbehandlungen
   - iv. Leitung von Selbsthilfegruppen
4. Forensische Kinder- und Jugendpsychiatrie
5. Forschung
6. Dokumentation

Empfohlene Inhalte im Einzelnen

(Sämtliche Ausbildungsinhalte müssen supervidiert und dokumentiert werden.)

1 Ausbildung in Einrichtungen

a. Kinder- und Jugendpsychiatrie/Psychotherapie (4 Jahre)
   - i. Stationsdienst
   - ii. Ambulanzdienst/Niederlassung
b. Psychiatrie und Psychotherapie (1 Jahr)
c. Pädiatrie oder Neurologie (optional)
d. Regelmäßige Weiterbildungscurricula (z. B. monatlich)

2 Erwerb diagnostischer Fertigkeiten

a. Standardisierte Diagnostik (Seminar 10 h)
b. Anamnesenerhebung/klinische Beobachtung (Patient und Familie) in 60 Fällen
   - i. Semi-strukturierte/strukturierte Interviews in 5 Fällen
   - ii. Video-gestützte Erhebung in 3 Fällen
   - iii. Diagnostische Erhebung im Milieu in 3 Fällen
c. Psychodiagnostische Verfahren
   - i. Allgemeine Entwicklungsdiagnostik (10 Fälle)
   - ii. Entwicklungspsychopathologie (10 Fälle)
   - iii. Persönlichkeitsdiagnostik (10 Fälle)
d. Neuropsychologische Verfahren
   - i. Allgemeine kognitive Fähigkeiten (10 Fälle)
   - ii. Teilleistungsstörungen (10 Fälle)
e. Körperliche Untersuchungsmethoden
   - i. Neuroanatomie/Neurobiologie (Seminar 10 h)
   - ii. Neuroradiologie/Psychophysiologie (Seminar 10 h)
   - iii. EEG-Auswertung
   - iv. Neurologische/neuropsychiatrische Untersuchung (60 Fälle)

3 Erwerb therapeutischer Fertigkeiten

a. Psychotherapie
   - i. Theoretische Grundlagen (Seminar 100 h)
   - ii. Balint-Gruppe (70 h)
   - iii. Selbsterfahrung (in der Gruppe/einzeln) (140 h)
   - iv. Eigenständige psychotherapeutische Behandlungsfälle unter Supervision:
     - Kognitive Verhaltenstherapie (6 Fälle) oder tiefenpsychologisch fundierte Psychotherapie (3 Fälle)
     - Familientherapie (4 Fälle) oder Gruppentherapie (2 Fälle)
   - v. Kasuistik-Seminar (100 h)
   - vi. Entspannungsverfahren (16 h)
b. Neuropharmakotherapie
   - i. Allgemeine Psychopharmakologie und Behandlungstechniken
   - ii. Eigenständige Behandlungsfälle (mit mindestens 3 verschiedenen Substanzgruppen)
c. Funktionelle Übungsbehandlungen (z. B. sensomotorische Integration, Wahrnehmungstraining, psychomotorische Behandlung) (Seminar 40 h)
d. Leitung von Selbsthilfegruppen (Seminar 10 h)
e. Beratende Tätigkeiten (»counselling and mental health prevention«) (keine Fallzahl festgelegt)
f. Fallführung bei multimodaler Behandlung (mindestens 3 Behandlungsfälle von jedem der folgenden Störungsbilder) unter Supervision (insgesamt 40 Fälle):
   - Kriseninterventionen (einschließlich der Behandlung nach Suizidversuchen)
   - Depressive Störungen
   - Angststörungen
   - Störungen mit externalisierendem Verhalten
   - Essstörungen
   - Psychotische Störungen
   - Persönlichkeitsstörungen
   - Tic-Störungen/Zwangsstörungen
   - Tiefgreifende Entwicklungsstörungen

- Fallbesprechungen mit mindestens 10 eigenen Fällen (Seminar 40 h/Jahr)

4 Forensische Kinder- und Jugendpsychiatrie
a. Theorie (Seminar 10 h)
b. Zehn eigene gutachterliche Stellungnahmen

5 Forschung
Journal Club/Projektbesprechungen (Seminar 40 h/Jahr)

6 Dokumentation
(einschließlich aller eigenen Fälle) (Seminar 40 h/Jahr)

4.2 (Muster-)Weiterbildungsordnung 2003 der Bundesärztekammer für die Gebietsanerkennung Kinder- und Jugendpsychiatrie und -psychotherapie

(http://www.baek.de/30/Weiterbildung/22MWBO/MWBO2003B/14.html)

Definition
Das Gebiet Kinder- und Jugendpsychiatrie und -psychotherapie umfasst die Erkennung, Behandlung, Prävention und Rehabilitation bei psychischen, psychosomatischen, entwicklungsbedingten und neurologischen Erkrankungen oder Störungen sowie bei psychischen und sozialen Verhaltensauffälligkeiten im Säuglings-, Kindes- und Jugendalter und bei Heranwachsenden auch unter Beachtung ihrer Einbindung in das familiäre und soziale Lebensumfeld.

Weiterbildungsziel
Ziel der Weiterbildung im Gebiet Kinder- und Jugendpsychiatrie und -psychotherapie ist die Erlangung der Facharztkompetenz nach Ableistung der vorgeschriebenen Weiterbildungszeit und Weiterbildungsinhalte.

Weiterbildungszeit
60 Monate bei einem Weiterbildungsbefugten an einer Weiterbildungsstätte gemäß § 5 Abs. 1 Satz 1, davon
- 12 Monate Kinder- und Jugendmedizin, Psychiatrie und Psychotherapie und/oder psychosomatische Medizin und Psychotherapie, davon können
- 6 Monate in Neurologie oder Neuropädiatrie angerechnet werden.
- Bis zu 24 Monate können im ambulanten Bereich abgeleistet werden.

Weiterbildungsinhalt
Erwerb von Kenntnissen, Erfahrungen und Fertigkeiten in:
- Allgemeine und spezielle Psychopathologie einschließlich biographische Anamneseerhebung, Verhaltensbeobachtung und Explorationstechnik
- Abklärung und Gewichtung der Entstehungsbedingungen psychischer Erkrankungen und Störungen im Kindes- und Jugendalter einschließlich der Aufstellung eines Behandlungsplanes
- (Entwicklungs-)neurologische Untersuchungsmethoden
- Psychodiagnostische Testverfahren
- Früherkennung, Krankheitsverhütung, Rückfallverhütung und Verhütung unerwünschter Therapieeffekte
- Krankheitslehre und Differenzialdiagnostik psychosomatischer, psychiatrischer und neurologischer Krankheitsbilder
- Sozialpsychiatrische diagnostische und therapeutischen Maßnahmen
- Wissenschaftliche psychotherapeutische Verfahren
- Indikationsstellung und Technik der Übungsbehandlung, z. B. funktionelle Entwicklungstherapie, systematische sensomotorische Übungsbehandlung, insbesondere heilpädagogische, sprachtherapeutische, ergotherapeutische, bewegungstherapeutische und krankengymnastische Maßnahmen, sowie indirekte kinder- und jugendpsychiatrische Behandlung durch Verhaltensmodifikationen von Bezugspersonen
- Indikationsstellung und Methodik neuroradiologischer und elektrophysiologischer Verfahren einschließlich der Beurteilung und der Einordnung in das Krankheitsbild

Weiterbildung im speziellen Neurologie-Teil
- Krankheitslehre neurologischer Krankheitsbilder, Diagnostik und Therapie von Schmerzsyndromen, neurophysiologische und neuropathologische Grundlagen kinder- und jugendpsychiatrischer Erkrankungen
- Methodik und Technik der neurologischen Anamnese
- Methodik und Technik der neurologischen Untersuchung
- Indikationsstellung, Durchführung und Beurteilung neurophysiologischer und neuropsychologischer Untersuchungs- und Behandlungsmethoden
- Indikationsstellung, Durchführung und Bewertung der Elektroenzephalographie sowie evozierte Potenziale
- Grundlagen der Somato- und Pharmakotherapie neurologischer Erkrankungen des Kindes- und Jugendalters

Strukturierte Weiterbildung im allgemeinen Psychiatrie-Teil
(Die strukturierten Weiterbildungsinhalte werden kontinuierlich an einer anerkannten Weiterbildungseinrichtung oder im Weiterbildungsverbund erworben.)
- Behandlung psychischer Krankheiten und Störungen mit der Definition von Behandlungszielen, der Indikationsstellung für verschiedene Behandlungsverfahren einschließlich Anwendungstechnik und Erfolgs-

kontrolle sowie der Festlegung eines Behandlungsplanes, dabei sind insbesondere somato-, sozio- und psychotherapeutische Verfahren unter Einbeziehung der Bezugspersonen zu berücksichtigen

- Sozialpsychiatrische Behandlung und Rehabilitation unter Berücksichtigung extramuraler, komplementärer Versorgungsstrukturen, der Kooperation mit Jugendhilfe, Sozialhilfe und Schule
- Diagnostik und Therapie bei geistiger Behinderung
- 60 supervidierte und dokumentierte Erstuntersuchungen unter Berücksichtigung biologisch-somatischer, psychologischer, psychodynamischer und sozialpsychiatrischer Gesichtspunkte und unter Beachtung einer diagnostischen Klassifikation und der Einbeziehung symptomatischer Erscheinungsformen sowie familiärer, epidemiologischer, schichtenspezifischer und transkultureller Gesichtspunkte
- 10 h Seminar zur standardisierten Diagnostik
- Methodik der psychologischen Testverfahren und der Beurteilung psychologischer und psychopathologischer Befunderhebung in der Entwicklungs-, Leistungs- und Persönlichkeitsdiagnostik (Durchführung von je 10 Testen)
- Methodik neuropsychologischer Verfahren einschließlich Fremd- und Selbstbeurteilungsskalen
- 40 h Fallseminar über Kontraindikation und Indikation medikamentöser Behandlungen und anderer somatischer Therapieverfahren in Wechselwirkung mit der Psycho- und Soziotherapie einschließlich praktischer Anwendungen
- Gutachten zu Fragestellungen aus den Bereichen der Straf-, Zivil-, Sozial- und freiwilligen Gerichtsbarkeit, insbesondere nach dem Jugendhilferecht, Sozialhilferecht, Familienrecht und Strafrecht
- Durchführung der Befundung und Dokumentation von 20 abgeschlossenen Therapien unter kontinuierlicher Supervision einschließlich des störungsspezifischen psychotherapeutischen Anteils der Behandlung und sozialpsychiatrischer Behandlungsformen bei komplexen psychischen Störungsbildern
- Durchführung von Befundung und Dokumentation von 20 abgeschlossenen Therapien in der Gruppe unter kontinuierlicher Supervision und unter Berücksichtigung störungsspezifischer Anteile bei komplexen psychischen Störungsbildern

Strukturierte Weiterbildung im speziellen Psychotherapie-Teil

(Die Psychotherapie-Weiterbildungsinhalte werden kontinuierlich an einer anerkannten Weiterbildungseinrichtung oder im Weiterbildungsverbund erworben.)

- 100 h Seminarweiterbildung, Kurse, Praktika und Fallseminare über theoretische Grundlagen der Psychotherapie, insbesondere allgemeine spezielle Neurosenlehre, Entwicklungspsychologie und Entwicklungspsychopathologie sowie Theorie und Methodik der Verhaltenstherapie, Theorie und Therapie in der Psychosomatik
- Kenntnisse in Therapien unter Einschluss der Bezugspersonen, davon 5 Doppelstunden Familientherapie, 10 Behandlungsstunden Krisenintervention unter Supervision und 8 Behandlungsstunden supportive Psychotherapie unter Supervision
- 16 Doppelstunden autogenes Training oder progressive Muskelentspannung oder Hypnose
- 10 h Seminar und 6 Behandlungen unter Supervision in Kriseninterventionen, supportive Verfahren und Beratung
- 10 h Seminar in psychiatrisch-psychotherapeutischer Konsil- und Liaisonarbeit unter Supervision
- 240 Therapiestunden mit Supervision nach jeder 4. Stunde in einem wissenschaftlich anerkannten Psychotherapieverfahren im gesamten Bereich psychischer Erkrankungen einschließlich Suchterkrankungen, bei denen die Psychotherapie im Vordergrund des Behandlungsspektrums steht
- 35 Doppelstunden Balint-Gruppenarbeit

Selbsterfahrung

- 150 h Einzel- oder Gruppenselbsterfahrung in einem wissenschaftlich anerkannten Verfahren

Anhang 5 – Kinder- und jugendpsychiatrische Fachgesellschaften und Institutionen

Kinder- und jugendpsychiatrische Fachgesellschaften

Deutschland

Deutsche Gesellschaft für Kinder für Kinder- und Jugendpsychiatrie und Psychotherapie (DGKJP)	Frau Anita Dehnert, Klinik für Psychiatrie und Psychotherapie des Kindes- und Jugendalters der Philipps-Universität, Hans-Sachs-Str. 6, D-35033 Marburg	Tel.: +49 (0)6421/286-6258, Fax: +49 (0)6421/286-8975, dgkjp@post.med.uni-marburg.de
Bundesarbeitsgemeinschaft leitender Klinikärzte für Kinder- und Jugendpsychiatrie und Psychotherapie e. V. (BAG)	Dr. med. Dipl.-Psych. Joachim Jungmann, Zentrum für Psychiatrie, Abt. für Kinder- und Jugendpsychiatrie, Weissenhof, D-74189 Weinsberg	Tel.: +49 (0)7134/751-300, Fax: +49 (0)7134/751-390, J.Jungmann@zfp-weinsberg.de
Berufsverband der Ärzte für Kinder- und Jugendpsychiatrie und Psychotherapie	Frau Dr. med. Christa Schaff, Ärztin für Kinder- und Jugendpsychiatrie, Neurologie und Psychiatrie, Stuttgarter Str. 51 (im Spital), D-71263 Weil der Stadt	Tel.: +49 (0)7033/691135, Fax: +49 (0)7033/80556, bkjpp@dr-schaff.de

Österreich

Österreichische Gesellschaft für Kinder- und Jugendneuropsychiatrie	Korrespondenzadresse: Abteilung für Neuropsychiatrie des Kindes und Jugendalters u. Heilpädagogik, LKH Klagenfurt, St. Veiter-Straße 47, A-9020 Klagenfurt	Tel.: +43 (0)463/538-22510, -22572, Fax: +43 (0)463/538-23019, gspiel@edu.uni-klu.ac.at

Schweiz

Schweizerische Gesellschaft für Kinder- und Jugendpsychiatrie und -Psychotherapie	Museumsstrasse 10, Postfach 106, CH-3000 Bern 6	Tel.: +41 (0)31/351-8242, Fax: +41 (0)31/351-8243, sgkjpp-ssppea@hofer-advokatur.ch

Großbritannien

The Association for Child Psychology & Psychiatry	St. Saviour's House, 39/41 Union Street, London SE1 1SD, UK	www.acpp.org.uk

USA

The American Academy for Child and Adolescent Psychiatry (AACAP)	3615 Wisconsin Ave., N.W., Washington, D.C., 20016-3007	www.aacap.org

Internationale Fachgesellschaften

European Society for Child and Adolescent Psychiatry (ESCAP)		www.escap-net.org
International Association for Child and Adolescent Psychiatry and Allied Professions (IACAPAP)		www.iacapap.org

Für die Kinder- und Jugendpsychiatrie relevante Fachgesellschaften und Institutionen

Bereich Kinderheilkunde und Jugendmedizin

Deutsche Gesellschaft für Kinderheilkunde und Jugendmedizin e. V. (DGKJ)	Eichendorffstraße 13, D-10115 Berlin	Tel.: +49 (0)30/30877790, Fax: +49 (0)30/30877799, www.dgkj.de

Deutsche Gesellschaft für Sozialpädiatrie und Jugendmedizin e. V.	Vorstand: Prof. Dr. Bode, Sozialpädiatrisches Zentrum der Universitäts-Kinderklinik Ulm, Schillerstr. 15, D-89077 Ulm	Tel.: +49 (0)731/5002-1782 (Geschäftsstelle DGSPJ) oder +49 (0)731/5002-1731 (Sekretariat SPZ), Fax: +49 (0)731/5002-1732, www.dgspj.de/spz.php
Deutsche Gesellschaft gegen Kindesmisshandlung und -vernachlässigung (DGgKV)	Kontakt: Frau Viefers, Andreaskloster 14, D-50667 Köln	Tel.: +49 (0)221/136427, Fax: +49 (0)221/1300010, dggkv@t-online.de, www.dggkv.de
Psychiatrie		
Deutsche Gesellschaft für Psychiatrie, Psychotherapie und Nervenheilkunde (DGPPN)	Geschäftsstelle Freiburg, c/o Universitätsklinikum Freiburg, Abteilung für Psychiatrie und Psychotherapie, Hauptstr. 5, D-79104 Freiburg	Tel.: +49 (0)761/270-6513, Fax: +40 (0)761/270-6523, dgppn@uni-freiburg.de
American Psychiatric Association (APA)	1000 Wilson Boulevard, Suite 1825 Arlington, Va. 22209-3901	www.psych.org
World Psychiatric Association (WPA)	WPA Secretariat: Dept. of Psychiatry & Behavioral Sciences, Metropolitan Hospital Center, New York Medical College, 1901 First Avenue, Suite 4M-3 New York, NY 10029	www.wpanet.org
Psychologie		
Berufsverband Deutscher Psychologinnen und Psychologen e. V. (BDP)	Glinkastraße 5, D-10117 Berlin	Tel.: +49 (0)30/2091490, www.bdp-verband.org
American Psychological Association (APA)	750 First Street, NE, Washington, DC 20002-4242.	www.apa.org
Forschung		
Deutsche Forschungsgemeinschaft e. V. (DFG)	Kennedyallee 40, D-53175 Bonn	Tel.: +49 (0)228/885-1, Fax: +49 (0)228/885-2777, www.dfg.de
Bundesministerium für Bildung und Forschung (BMBF)	Postanschrift Bonn: BMBF; D-53170 Bonn; Postanschrift Berlin: BMBF; D-10115 Berlin	Tel.: +49 (0)1888/57-0, Fax: +49 (0)1888/57-83601, www.bmbf.de
Gesundheit		
Bundesministerium für Gesundheit und Soziale Sicherung (BMGS)	Postfach 500, D-53108 Bonn	Tel.: +49 (0)1888/527-0, Fax: +49 (0)1888/527-2254, www.bmgs.bund.de
National Institute of Mental Health (NIMH)		www.nimh.nih.gov
Weltgesundheitsorganisation (WHO)	Avenue Appia 20, CH-1211 Geneva 27	Tel.: +41 (0)22/791-2111, Fax: +41 (0)22/791-3111, www.who.int

Zulassungsbehörden

Bundesinstitut für Arzneimittel und Medizinprodukte (BfArM)	Kurt-Georg-Kiesinger-Allee 3, D-53175 Bonn	Tel.: +49 (0)1888/307- 0, Fax: +49 (0)1888/307-5207, poststelle@BfArM.de
Robert-Koch-Institut Berlin (RKI)	Postanschrift: Robert Koch-Institut, Postfach 65 02 61, D-13302 Berlin, Adresse: Nordufer 20, D-13353 Berlin	Tel.: +49 (0)1888/754-0, Fax: +49 (0)1888/754-2328, Zentrale@rki.de, www.rki.de
U. S. Food and Drug Administration (FDA)	5600 Fishers Lane, Rockville MD 20857–0001	www.fda.gov

Weitere Institutionen

Kinderfonds der Vereinten Nationen (UNICEF)		www.unicef.org
Union Européenne des Médicines Spécialistes, European Union of Medical Specialists (U.E.M.S.)	Sekretariat/Siège: Av.de la Couronne, 20, B-1050 Brusselles, Belgien	Tel.: +32-2-649.5164, Fax: +32-2-640.3730, www.uems.be, e-mail: uems@skynet.be

Anhang 6 – Kinder- und jugendpsychiatrische Versorgung in Europa

Tabelle A1 gibt eine Übersicht über die kinder- und jugendpsychiatrische Versorgung in Europa.

Tabelle A1. **Kinder - und Jugendpsychiatrische Versorgung in 31 europäischen Ländern.** [Mod. nach Warnke A, Lehmkuhl G (2003) Kinder und Jugendpsychiatrie und Psychotherapie in der Bundesrepublik Deutschland. Schattauer, Stuttgart]

Land	Gründungsjahr	Universitätsabteilungen	Andere KJP-Kliniken	Ärzte in KJP	Personen (in 1000)	Personen unter 20 Jahren (in 1000)	Prozentualer Anteil der Personen unter 20 Jahren	Personen unter 20 Jahren pro Arzt in KJP
Belgien	1961/76	4(2/2)	19	300	10175	2385	23%	8000
Bulgarien	1993	3 (0 Lehrst.)	9	46	8240	1939	23,5%	42000
Dänemark	1953	4 (1 Lehrst.)	12	141	5334	1263	23,6%	9000
Deutschland	1940	26	145	781	82079	17323	21%	22000
Estland	1973	1	2	20	1421	372	26%	18600
Finnland	1956	5	19 Ki. 15 Jgdl.	196	5149	1286	25%	6600
Frankreich	1937	33	120	2000	58805	15010	25,5%	7500
Griechenland	1983	3	22[b]	160	10662	2477	31%	15500
Großbritannien	1971	16 (18 Lehrst.)	60	547	58970	15036	25,5%	27500
Island	1980	1 (0 Lehrst.)	0	10	271	85	31%	8500
Irland	1983	2	12	36	3619	1135	31%	31500
Italien	1959	24	15	1200	56783	11297	20%	9400
Kroatien	1990	3	3	35	4672	1125	24%	32000
Lettland	1950	1	3	26	2385	614	25,7%	23600
Litauen	1996	2	3	60	3600	998	27,7%	16600
Luxemburg	–	0	1	4	425	101	23,7%	25009
Niederlande	1948	8	19	257	15731	3800	24%	14800
Norwegen	1957	4	60	130	4420	1130	25,5%	8700
Österreich	1974	1	8	65	8134	1859	23%	28600
Portugal	1989	0	3	99	9928	2412	24%	24300
Rumänien	1992	3	10	200	22396	6023	26,9%	30000
Russland	1992	00	99	1300	146861	40326	27,5%	31000
Schweden	1956	6 (4 Lehrst.)	24	282	8887	2166	24%	7700
Schweiz	1957	5	11	315	7260	1662	23%	5300
Serbien	1979	4	14 Ambul.	57	10526	2957	28%	51800
Slovakei	1971-	3 (0 Lehrst.)	5	113	5393	1575	29%	14000
Slovenien	1979	2	12 Ambul.	24	1972	475	24%	19800
Spanien	1978	1	17	200	39134	8739	22%	43000
Tschechien	1960	4 (0 Lehrst.)	13	116	10286	2524	24,5%	21700
Ukraine	1995	1 (2)[a]	40	438	50125	13153	26%	30000
Ungarn	1990	1	7	55	10208	2499	24,5%	45000

[a] 2 Forschungsinstitute außerhalb der Universität.
[b] einschließlich 15 Erziehungsberatungsstellen.

Anhang 7 –
Adressen von Selbsthilfegruppen

(Mit freundlicher Unterstützung durch Dr. T. Banaschewski, Göttingen)

Allgemein

Team Solution-Selbsthilfe-Server		www.selbsthilfe.solution.de
Bundesverband der Angehörigen psychisch Kranker e. V. (BApK)	Geschäftsstelle: Thomas-Mann-Straße 49a, 53111 Bonn	Tel.: +49 (0)228/632646, Fax: +49 (0)228/658063, apk@dsk.de, www.dsk.de
Kindernetzwerk e. V.	Hanauer Straße 15, D-63739 Aschaffenburg	Tel.: +49 (0)6021/12030

ADS

Bundesverband Aufmerksamkeitsstörung/Hyperaktivität e. V.	Postfach 60, D-91291 Forchheim	Tel.: +49 (0)9191/34874, www.bv-ah.de
Bundesverband Arbeitskreis überaktives Kind e. V.	Postfach 410724, D-12117 Berlin	Tel.: +49 (0)30/8560-5902, www.auek.de
Arbeitsgemeinschaft ADHS der Kinder- und Jugendärzte Deutschlands e. V.		www.ag-adhs.de
Hypies.de – informative und unterhaltsame Website von Betroffenene		www.hypies.de
ADD-Online		www.adhs.ch

Autismus

Hilfe für das autistische Kind, Vereinigung zur Förderung autistischer Menschen e. V.	Bebelallee 141, D-22297 Hamburg	Tel.: +49 (0)40/511-5604, Fax: +49 (0)40/511-0813, autismus-bv-hak@t-online.de

Sucht

Suchtdruck – deutschlandweite Plattform für Kinder- und Jugenddrogenarbeit	www.suchtdruck.de	
Hilfe zur Selbsthilfe für Online-Süchtige – HSO e. V.	Gossenbusch 3, D-40764 Langenfeld	www.onlinesucht.de
Anonyme Arbeitssüchtige	c/o K.I.S.S., Gaußstraße 21, D-22765 Hamburg	Tel.: +49 (0)40/395767, Kontakt- und Informationsstelle für Selbsthilfegruppen, www.arbeitssucht.de
Nichtraucher-Initiative Deutschland e. V. (NID)	Carl-von-Linde-Str. 11, D-85716 Unterschleißheim	Tel. +49 (0)89/3171212
Anonyme Raucher	Lenzenhubweg 28, D-76227 Karlsruhe	Tel. +49 (0)721/408221
Bundesverband der Elternkreise drogengefährdeter und drogenabhängiger Jugendlicher e. V. (BVEK)	Köthenerstr. 38, D-10963 Berlin	Tel.: +49 (0)30/5567020

Alleinerziehende

SHIA e. V. Landesverband Brandenburg		www.bepcom.de/shia/index.htm

Essstörungen

Hungrig-Online e. V.	Postfach 1905, D-91009 Erlangen	www.hungrig-online.de
Anonyme Esssüchtige Deutschland	Postfach 10 62 06, D-28062 Bremen	Tel.: +49 (0)421/327224

Suizidgefahr

Befrienders international		www.suicideinfo.org
Telefonseelsorge Deutschland		Tel.: +49 (0)800-1110111, Tel.: +49 (0)800-1110222, www.telefonseelsorge.org

Tic-Störung/Tourette-Syndrom

Tourette Gesellschaft Deutschland	Prof. Dr. A. Rothenberger, c/o Universität Göttingen, Von-Siebold-Straße 5, D-37075 Göttingen	Tel.: +49 (0)551/39-6727, Fax: +49 (0)551/39-8120, www.tourette.de
Österreichische Tourette Gesellschaft	Kontaktperson Fr. Birgit Urbanek, Obere Augartenstraße 26–28, A-1020 Wien	Tel.: +43(0)1-946-47-16, www.tourette.at/
Tourette Gesellschaft Schweiz	Sekretariat, Frau Lilo Finschi, Postfach 533, CH-6343 Rotkreuz	Tel.: +41 (0)41/3200741, finschi@tourette.ch

Zwangsstörung

Deutsche Gesellschaft Zwangserkrankungen	Postfach 1545, D-49005 Osnabrück	Tel.: +49 (0)541/35744-33, Fax: +49 (0)541/35744-35, zwang@t-online.de
Zwangserkrankungen.de – Onlineforum für Betroffene einer Zwangserkrankung und Angehörige		www.zwangserkrankungen.de

Intelligenzminderung

Bundesverband Lebenshilfe	Raiffeisenstr. 18, D-35043 Marburg	Tel.: +49 (0)6421/491150

Teilleistungsstörungen

JUVEMUS (Vereinigung zur Förderung von Kindern und Erwachsenen mit Teilleistungsschwächen)	Obergraben 25, D-56567 Neuwied	www.juvemus.de
VzFwK (Verein zur Förderung wahrnehmungsgestörter Kinder e. V.)	Ben-Gurion-Ring 161, D-60437 Frankfurt	www.wahrnehmungsstoerungen.de
BV-Seht (Bundesvereinigung Selbstständigkeitshilfe bei Teilleistungsschwäche e. V.)	Pielachtalstraße 39, D-67071 Ludwigshafen	www.seht.de

Bundesverband Legasthenie e. V.	Königsstr. 32, D-30175 Hannover	Tel.: +49 (0)511/318738
Lernfoerderung.de – Website aus Pädagogensicht mit Link- und Literaturliste		www.lernfoerderung.de

Stottern

Bundesvereinigung Stotterer-Selbsthilfe e. V.	Gereonswall 112, D-50670 Köln	Tel.: +49 (0)221/1391106, www.bvss.de
Österreichische Selbsthilfe Initiative Stottern	Brixner Straße 3, A-6020 Innsbruck	Tel./Fax: +43 (0)512/584869, www.balthasar.infowerk.co.at/oesis
VER-einigung für ST-otternde und Angehörige – Schweizerische Selbsthilfe Initiative Stottern	Geschäftsstelle CH-3775 Lenk im Simmental	Tel.: +41 (0)33/7330731, Fax: +41 (0)33/7330730, www.versta.ch

Hochbegabung

Deutsche Gesellschaft für das hochbegabte Kind e. V.	Sondershauserstr. 80, D-12249 Berlin	Tel.: +49 (0)30/7117718

Regulationsstörungen

Selbsthilfe-Initiative für Familien mit Schreibabys	Schulstr. 10, D-27446 Deinstedt	Tel.: +49 (0)4284/395

Angststörungen

DASH (Deutsche Angst Störungen Hilfe) und -Selbsthilfe	Bayerstr. 77 a, D-80335 München	Tel.: +49 (0)89/54403775, Fax: +49 (0)89/54403776
Redaktion Angsterkrankungen.de	c/o Familie Czok, Ulmenstr. 5, D-91244 Reichenschwand/Nbg.	Voice-Fax-Box: +49 (0)1212/510990726, www.angsterkrankungen.de

Schizophrenie

Informationsportal zum Thema Schizophrenie (mit Links zu Selbsthilfegruppen im Bundesgebiet)		www.schizophrenie-online.de

Epilepsie

Deutsche Epilepsievereinigung e.V.	Zillesstraße 102, D-10585 Berlin	Tel.: +49 (0)30/3424414, Fax +49 (0)30/3424466, www.epilepsie.de

… und weniger hilfreichen Organisationen

Dabei handelt es sich um Chatrooms mit bisher nicht gesichertem bzw. fragwürdigem Nutzen. Beispielsweise existieren in Deutschland 30 Foren zum Thema Selbstverletzung bzw. Selbstmord (Stand: September 2003), z. B.: www.rote-traenen.de, www.ritzen-online.de.

Anhang 8 – Suchmaschinen im Internet

Medizin allgemein		
U.S. National Library of Medicine (Medline)	Umfassende Datenbank zu klinischen und wissenschaftlichen medizinischen Publikationen	http://www.ncbi.nlm.nih.gov/entrez/query.fcgi. Bei der Stichwortsuche können Stichworte mit AND oder OR verbunden werden. Bei **AND** werden diejenigen Suchobjekte aufgelistet, auf die **alle** angegebenen Stichworte zutreffen. Bei **OR** ist zur Auflistung gefundener Suchobjekte bereits **ein** zutreffendes Stichwort ausreichend
Kinder- und Jugendpsychiatrie		
Infos über psychische Störungen bei Kindern und Jugendlichen	Website mit Links zu Selbsthilfegruppen, Klinikanschriften, Patienteninformationen, Expertenforen etc.	www.kinderpsychiater.de
Genetik		
OMIM (Online Mendelian Inheritance in Men)	Datenbank, entwickelt vom NCBI (National Center for Biotechnical Information) für Fragestellungen zum menschlichen Genom und genetischen Störungen	www.ncbi.nlm.nih.gov/Omim/
POSSUM	Datenbank zu genetischen Syndromen (kostenpflichtig)	www.possum.net.au/index.htm
Gesetztestexte		
Gesetze im www – Mark Obrembalski	Sämtliche Gesetzestexte des deutschen Rechtswesens erhältlich	www.rechtliches.de

Anhang 9 – Journals (Auswahl)

Deutschsprachige Fachzeitschriften

Zeitschrift für Kinder- und Jugendpsychiatrie und Psychotherapie	Verlag Hans Huber, Postfach, Länggaß-Straße 76, CH-3000 Bern 9	www.HansHuber.com
Praxis der Kinderpsychologie und Kinderpsychiatrie	Vandenhoeck & Ruprecht GmbH & Co. KG, Theaterstr. 13, 37073 Göttingen	www.vandenhoeck-ruprecht.de
Forum der Kinder- und Jugendpsychiatrie und Psychotherapie (Hrsg.: BKJPP)	Forum Verlag Aachen, Geschäftsstelle des BKJPP, Stuttgarter Straße 51, 71263 Weil der Stadt	www.bkjpp.de
Nervenheilkunde	Schattauer Verlag GmbH, Hölderlinstraße 3, Postfach 10 45 43, 70174 Stuttgart	www.schattauer.de
Kindheit und Entwicklung, Zeitschrift für Klinische Kinderpsychologie	Hogrefe-Verlag, Rohnsweg 25, 37085 Göttingen	www.hogrefe.de
Zeitschrift für Entwicklungspsychologie und Pädagogische Psychologie	Hogrefe-Verlag, Rohnsweg 25, 37085 Göttingen	www.hogrefe.de
Suchtmedizin in Forschung und Praxis	Verlag Moderne Industrie, 86899 Landsberg	www.m-i-c.de
Suchttherapie	Georg Thieme Verlag, Rüdigerstraße 14, 70469 Stuttgart	www.thieme.de
Monatsschrift Kinderheilkunde	Springer-Verlag, Tiergartenstr. 17, 69121 Heidelberg	www.springer.de

Englischsprachige Fachzeitschriften

European Child & Adolescent Psychiatry	Steinkopff Verlag, Postfach 10 04 62, 64204 Darmstadt	www.steinkopff.springer.de
Journal of Child Psychology and Psychiatry	Blackwell Publishing Journals, PO Box 1354, 9600 Garsington Road, Oxford OX4 2XG UK	www.blackwellpublishing.com
Journal of Child and Adolescent Psychopharmacology	Mary Ann Liebert Inc., 2 Madison Avenue, Larchmont, NY 10538-1961, USA	www.liebertpub.com
Child and Adolescent Mental Health	Blackwell Publishers Limited, 108 Cowley Road, Oxford OX4 1FH, UK	www.blackwellpublishers.co.uk
Journal of the American Academy of Child & Adolescent Psychiatry	Lippincott Williams & Wilkins, 16522 Hunters Green Parkway, Hagerstown, MD 21740-2116, USA	www.aacap.org
Journal of Pediatric Psychology	Oxford University Press, 2001 Evans Road, Cary, NC 27513-2009, USA	www.jpepsy.oupjournals.org
Development and Psychopathology	Cambridge University Press, 40 West 20th Street, New York, NY 10011, USA	www.journals.cambridge.org

Juristische Fachzeitschriften

Zentralblatt für Jugendrecht	Carl Heymanns Verlag KG, Luxemburgerstraße 449, 50939 Köln	www.beck.de
Familie, Partnerschaft, Recht	Verlag C.H. Beck, Wilhelmstr. 9, 80801 München	
Zeitschrift für Jugendkriminalität und Jugendhilfe (Hrsg.: Dt. Vereinigung für Jugendgerichte und Jugendgerichtshilfen, DVJJ)	DVJJ-Journal, Lützerodestraße 9, 30161 Hannover	DVJJeV@t-online.de
Zeitschrift für das gesamte Familienrecht – Ehe und Familie im privaten und öffentlichen Recht (FamRZ)	Redaktionsbüro: RA Detlef Zieroth, RÄ Andrea Nagel, Ass. Gudrun Flüchter, Dr.-Gessler-Straße 20, 93051 Regensburg	www.famrz.de
Medizinrecht (MedR)	Springer-Verlag, Tiergartenstr. 17, 69121 Heidelberg	www.springer.de

Jugendhilfe

Jugendhilfe	Luchterhand Verlag, Postfach 2352, 56513 Neuwied	www.luchterhand.de
Forum Erziehungshilfen, Herausgeberin: Internationale Gesellschaft für erzieherische Hilfen (IGfH)	Verlag: Julius Beltz GmbH, Werderstr. 10, D-69469 Weinheim	www.beltz.de

Anhang 10 – Psychometrische Testverfahren

10.1 Testzentralen

Deutschland

Testzentrale Göttingen
Robert-Bosch-Breite 25,
D-37079 Göttingen, Postfach 3751,
D-37027 Göttingen
Tel.: +49 (0)551/50688-0,
Fax: +49 (0)551/50688-24,
testzentrale@hogrefe.de,
www.testzentrale.de

Schweiz

Testzentrale der Schweizer Psychologen AG
Länggass-Strasse 76, CH-3000 Bern 9
Tel.: +41 (0)31/3004545,
Fax: +41 (0)31/3004590,
testzentrale@HansHuber.com,
www.testzentrale.ch

10.2 Umrechnungstabelle psychometrischer Skalen

z	PR	T	ST	SW
−4,00	0,0032	10		40
−3,95	0,0039			
−3,90	0,0048	11		
−3,85	0,0059			
−3,80	0,0072	12		43
−3,75	0,0088			
−3,70	0,0108	13		
−3,65	0,0131			
−3,60	0,0159	14		46
−3,55	0,0193			
−3,50	0,0233	15		
−3,45	0,0280			
−3,40	0,0337	16		49
−3,35	0,0404			
−3,30	0,0483		17	
−3,25	0,0577			
−3,20	0,0687	18		52
−3,15	0,0816			
−3,10	0,0968	19		
−3,05	0,1144			
−3,00	0,1350	20		55
−2,95	0,159			
−2,90	0,187	21		
−2,85	0,219			
−2,80	0,256	22		58
−2,75	0,298			
−2,70	0,347	23		
−2,65	0,403			
−2,60	0,466	24		61
−2,55	0,539			
−2,50	0,621	25		
−2,45	0,714			
−2,40	0,820	26		64
−2,35	0,939			
−2,30	1,072	27		
−2,25	1,222			
−2,20	1,390	28		67
−2,15	1,578			
−2,10	1,786	29		
−2,05	2,018			
−2,00	2,275	30	1	70
−1,95	2,56			
−1,90	2,87	31		
−1,85	3,22			
−1,80	3,59	32		73
−1,75	4,01			
−1,70	4,46	33		
−1,65	4,95			
−1,60	5,48	34		76
−1,55	6,06			
−1,50	6,68	35	2	
−1,45	7,35			
−1,40	8,08	36		79
−1,35	8,85			
−1,30	9,68	37		
−1,25	10,57			
−1,20	11,51	38		82
−1,15	12,51			
−1,10	13,57	39		
−1,05	14,69			
−1,00	15,87	40	3	85
−0,95	17,11			
−0,90	18,41	41		
−0,85	19,77			
−0,80	21,19	42		88
−0,75	22,66			
−0,70	24,20	43		
−0,65	25,78			
−0,60	27,43	44		91
−0,55	29,11			
−0,50	30,86	45	4	
−0,45	32,64			

z	PR	T	ST	SW
−0,40	34,46	46		94
−0,35	36,32			
−0,30	38,21	47		
−0,25	40,13			
−0,20	42,07	48		97
−0,15	44,04			
−0,10	46,01	49		
−0,05	48,01			
0,00	50,00	50	5	100
+0,05	51,99			
+0,10	53,98	51		
+0,15	55,96			
+0,20	57,93	52		103
+0,25	59,87			
+0,30	61,79	53		
+0,35	63,68			
+0,40	65,54	54		106
+0,45	67,36			
+0,50	69,15	55	6	
+0,55	70,88			
+0,60	72,57	56		109
+0,65	74,22			
+0,70	75,80	57		
+0,75	77,34			
+0,80	78,81	58		112
+0,85	80,23			
+0,90	81,59	59		
+0,95	82,89			
+1,00	84,13	60	7	115
+1,05	85,31			
+1,10	86,43	61		
+1,15	87,49			
+1,20	88,49	62		118
+1,25	89,44			
+1,30	90,32	63		
+1,35	91,15			
+1,40	91,92	64		121
+1,45	92,65			
+1,50	93,32	65	8	
+1,55	93,94			
+1,60	94,52	66		124
+1,65	95,05			
+1,70	95,54	67		
+1,75	95,99			
+1,80	96,41	68		127
+1,85	96,78			
+1,90	97,13	69		
+1,95	97,44			
+2,00	97,725	70	9	130
+2,05	97,982	71		
+2,10	98,214	71		
+2,15	98,422			
+2,20	98,610	71		133
+2,25	98,778			
+2,30	98,928	73		
+2,35	99,061			
+2,40	99,180	74		136
+2,45	99,286			
+2,50	99,379	75		
+2,55	99,461			
+2,60	99,534	76		139
+2,65	99,598			
+2,70	99,653	77		
+2,75	99,702			
+2,80	99,745	78		142
+2,85	99,781			
+2,90	99,813	79		
+2,95	99,841			
+3,00	99,8650	80		145
+3,05	99,8856			
+3,10	99,9032	81		
+3,15	99,9184			
+3,20	99,9312	82		148
+3,25	99,9423			
+3,30	99,9517	83		
+3,35	99,9596			
+3,40	99,9663	84		151
+3,45	99,9767	85		
+3,55	99,9807			
+3,60	99,9841	86		154
+3,65	99,9869			
+3,70	99,9892	87		
+3,75	99,9912			
+3,80	99,9926	88		157
+3,85	99,9941			
+3,90	99,9952	89		
+3,95	99,9961			
+4,00	99,9968	90		160

Abkürzungen: z Standardabweichung; **PR** Prozentrang; **T** T Wert; **ST** Standard-Nine-Werte (Stanine-Werte); **SW** Standardwerte

Anhang 11 – Psychopharmaka

11.1 Neuroleptika

Haloperidol/Haldol[1]

Zugelassener Indikationsbereich

- Akute psychotische Syndrome mit Wahn, Halluzinationen, Denkstörungen und Ich-Störungen; katatone Syndrome; delirante und andere exogen-psychotische Syndrome.
- Chronisch verlaufende endogene und exogene Psychosen (zur Symptomsuppression und Rezidivprophylaxe).
- Maniforme Syndrome.
- Psychomotorische Erregungszustände.
- Dyskinetische Syndrome und Tic-Erkrankungen (wie z. B. Chorea Huntington, Gilles-de-la-Tourette-Syndrom).
- Zur Kombinationstherapie bei der Behandlung von chronischen oder schweren Schmerzen. Der alleinige Einsatz von Haldol-Janssen, Lösung, zur Schmerztherapie ist nicht vertretbar.

Haldol-Janssen: Lösung, kann indiziert sein, wenn andere Therapiemöglichkeiten nicht durchführbar sind oder nicht erfolgreich waren, bei:

- Erbrechen,
- Stottern,
- nichtpsychotischen Angstsyndromen,
- Autismus.

Zugelassener Altersbereich (Dosierung)

Dosierung bei Kindern ab 3 Jahren:

- Beginn mit 0,025–0,05 mg Haloperidol/kg KG/Tag.
- Wenn erforderlich, Steigerung auf bis zu 0,2 mg Haloperidol/kg KG/Tag.
- Bei nichtpsychotischen Störungen (Angstsyndrome, hyperkinetisches Syndrom, Autismus, Stottern) genügen i. Allg. die niedrigen Dosierungen.

Kinder entwickeln bereits bei niedrigen Dosierungen Störungen des Bewegungsablaufs!

Präparatname (Stand der Fachinformation)

- Haldol Lösung (Stand: 09/1999).

Fluspirilen/Imap

Zugelassener Indikationsbereich

- Akut produktive und chronisch schizophrene Psychosen (Langzeittherapie und Rezidivprophylaxe).

Zugelassener Altersbereich (Dosierung)

- Keine speziellen Angaben zur Dosierung bei Kindern.

Präparatname (Stand der Fachinformation)

- Imap Injektions-Suspension (Stand: 12/2000).

Pimozid/Orap

Zugelassener Indikationsbereich

- Orap 1 mg: zur Therapie psychisch bedingter Versagenszustände; wirkt aufhellend, normalisiert und stabilisiert Antrieb und Stimmungslage.
- Orap forte 4 mg: Erhaltungstherapie bei chronischen Psychosen des schizophrenen Formenkreises, vorwiegend mit Minussymptomatik wie Antriebsverarmung, motorischer Verlangsamung, Kontaktschwäche, Selbstisolierung und Apathie, depressiver Verstimmung, emotionaler Verschlossenheit.

Zugelassener Altersbereich (Dosierung)

- Orap 1 mg: im Durchschnitt 1 Tbl./Tag.
- Orap forte 4 mg: Dosierung nach Anweisung des Arztes.
  Soweit nicht anders verordnet, zu Beginn der Behandlung $^1/_2$–1 Tbl./Tag (entspr. 2–4 mg), Steigerungen um jeweils $^1/_2$–1 Tbl./Tag (entspr. 2–4 mg) in mindestens einwöchigen Intervallen. Maximaldosis: 16 mg pro Tag.
- Kinder: Die empfohlene Dosierung sollte die Hälfte der Dosis für erwachsene Patienten nicht überschreiten.

Präparatname (Stand der Fachinformation)

- Orap Tabletten (Stand 11/2000).

Pipamperon/Dipiperon

Zugelassener Indikationsbereich

Als schwach potentes Neuroleptikum bei

- Schlaflosigkeit und anderen Störungen des Schlaf-Wach-Rhythmus.
- Stimmungslabilität, Dysphorie, Affektverarmung, Verwirrtheit.
- Psychomotorische Erregung und Aggressivität.

Zugelassener Altersbereich (Dosierung)

Kinder unter 14 Jahren:

- Initialdosis 1 mg/kg KG/Tag.
- Wenn erforderlich, Steigerung um 1 mg/kg KG/Tag bis zur optimalen Dosierung.
- Im Allgemeinen ausreichende Dosis: 2–6 mg/kg KG/Tag.
- Die Tagesdosis sollte auf 3 Gaben täglich verteilt werden.

[1] Erläuterung: Bei dem halbfett hervorgehobenem Begriff handelt es sich jeweils um den Arzneistoff, nach dem Schrägstrich steht das in Deutschland handelsübliche Präparat.

Präparatname (Stand der Fachinformation)

- Dipiperon Tabletten/Saft (Stand: 11/2000).

Chlorprothixen/Truxal

Zugelassener Indikationsbereich

- Bei behandlungsbedürftigen Unruhe- und Erregungszuständen und zur Schlafanbahnung bei Schizophrenie, Manie, agitierter Depression, Misch- und Alkoholpsychosen, Epilepsie und Oligophrenie, Behandlung von Neurosen, psychomotorischer Erregung – auch bei älteren Kindern – und vegetativer Dysregulation.
- Ferner eignen sich Truxal Dragees 15 mg und Truxal Dragees 50 mg sowie Truxal Saft 20 mg/ml bzw. Truxal 1 ml Injektionslösung zur Dämmerschlafeinleitung bzw. zur Schlafkur, zur Wirkungssteigerung von Hypnotika, Analgetika und Spasmolytika.
- Als Zusatztherapie bei Tetanus, juckenden Dermatosen und Entziehungskuren.

Zugelassener Altersbereich (Dosierung)

Truxal Injektionslösung

- Kindern ab 3 Jahre: i. Allg. 0,5–1 mg Chlorprothixen/kg KG/Tag in 2 geteilten Dosen.
- Kinder entwickeln bereits bei niedrigen Dosierungen Störungen des Bewegungsablaufes.

Präparatname (Stand der Fachinformation)

- Truxal Dragees/Saft/Injektionslösung (Stand: 10/2002).

Perazin/Taxilan

Zugelassener Indikationsbereich

- Akute psychotische Syndrome mit Wahn, Halluzinationen, Denkstörungen, Ich-Störungen; katatone Syndrome.
- Chronisch verlaufende endogene und exogene Psychosen (zur Symptomsuppression und Rezidivprophylaxe der Schizophrenie).
- Maniforme Syndrome.
- Psychomotorische Erregungszustände.

Zugelassener Altersbereich (Dosierung)

Keine speziellen Angaben zur Dosierung bei Kindern.

Präparatname (Stand der Fachinformation)

- Taxilan Lösung/Dragees/Injektionslösung (Stand: 01/2003).

Levomepromazin/Neurocil

Zugelassener Indikationsbereich

- Schizophrene Psychosen.
- Akute vorübergehende psychotische Störungen.
- Akute Erregungen bei manischen Episoden und agitierten Depressionen.
- Schwere und/oder chronische Schmerzen.

Zugelassener Altersbereich (Dosierung)

Kinder:

- Tagesdosis i. Allg. 1 mg Levomepromazin/kg KG.
- Einzeldosis nicht über 12 mg Levomepromazin (= 12 Neurocil Tropfen) bzw. 12,5 mg Levomepromazin (= $^1/_2$ Filmtabl. Neurocil 25 mg).
- **Neurocil Tropfen:** Kinder erhalten je nach Alter und Gewicht kleinere Neurocil-Mengen; Tagesdosis i. Allg. 1 mg Levomepromazin = 1 Trpf./kg KG.
  Einzeldosis nicht über 12 mg Levomepromazin (= 12 Neurocil Tropfen) .
- **Neurocil Ampullen:** Kinder erhalten täglich 1 mg Levomepromazin/kg KG. Einzeldosis nicht über 12,5 mg Levomepromazin (= 0,5 ml Injektionslösung = $^1/_2$ Neurocil Ampulle).
  Bei gleichzeitiger Gabe von Hypnotika, z. B. Barbituraten oder Analgetika, kann deren Dosis aufgrund der potenzierenden Eigenschaften von Neurocil i. Allg. mindestens auf die Hälfte reduziert werden.

Präparatname (Stand der Fachinformation)

- Neurocil Tabletten/Lösung/Injektionslösung (Stand: 01/2001).

Thioridazin/Melleril

Zugelassener Indikationsbereich

- Chronische Formen schizophrener und anderer Psychosen, bei denen psychomotorische Unruhe und Erregungszustände im Vordergrund stehen, insbesondere als Alternative oder Komedikation, wenn andere Standardtherapeutika nicht ausreichend wirksam sind.

Zugelassener Altersbereich (Dosierung)

- **Jugendliche:** empfohlene Tagesgesamtdosis zwischen 1 und 2 mg Thioridazinhydrochlorid/kg KG.
- **Kinder:** Melleril sollte bei Kindern nur angewendet werden, wenn sämtliche therapeutische Alternativen ausgeschlossen sind.
  Empfohlene Tagesgesamtdosis in diesen Fällen zwischen 1 und 2 mg Thioridazinhydrochlorid/kg KG.

Präparatname (Stand der Fachinformation)

- Melleril Dragees/Lösung/Retardtabletten (Stand: 07/2001).

Promethazin/Atosil

Zugelassener Indikationsbereich

- Allergische Erkrankungen und Reaktionen. Unruhe- und Erregungszustände im Rahmen psychiatrischer Grunderkrankungen. Zur Behandlung von Erbrechen und Schlafstörungen, wenn andere Therapiemaßnahmen nicht durchführbar sind oder nicht erfolgreich waren.
- Atosil Filmtabletten 25 mg oder Atosil Tropfen können angezeigt sein, wenn andere Therapiemöglichkeiten nicht durchführbar sind oder nicht erfolgreich waren, bei:
  - Erbrechen,
  - Schlafstörungen.

Zugelassener Altersbereich (Dosierung)

Zur Behandlung allergischer Erkrankungen und Reaktionen:

- Therapiebeginn bei Kindern und Jugendlichen mit 10–25 mg Promethazinhydrochlorid.
- Fortführung der Behandlung mit bis zu 50 mg Promethazinhydrochlorid/Tag.
- Eine Tagesgesamtdosis von 0,5 mg Promethazin/kg KG sollte nicht überschritten werden.

Zur Behandlung von Erbrechen, wenn andere Therapiemaßnahmen nicht durchführbar sind oder erfolgreich waren:

- Kinder und Jugendliche erhalten zu Beginn 10 mg Promethazin.
- Die Behandlung wird fortgeführt mit bis zu 20 mg Promethazin/Tag.
- Eine Tagesgesamtdosis von 0,5 mg Promethazin/kg KG sollte in keinem Fall überschritten werden.

Zur Behandlung von Schlafstörungen, wenn andere Therapiemaßnahmen nicht durchführbar sind oder erfolgreich waren:

- Kinder und Jugendliche erhalten 10 Trpf. bzw. 0,5 ml Atosil Tropfen (entsprechend 10 mg Promethazin) zur Nacht.
- Die Dosis sollte 1 mg Promethazin/kg KG nicht überschreiten.

Präparatname (Stand der Fachinformation)

- Atosil Tropfen/Tabletten (Stand: 12/1999).

Fluphenazin/Lyogen, Dapotum

Zugelassener Indikationsbereich

- Akute endogene psychotische Syndrome mit Wahn, Halluzinationen, Denkstörungen, Denkzerfahrenheit, Ich-Störungen.
- Katatone Syndrome.
- Chronisch verlaufende endogene Psychosen (Symptomsuppression und Rezidivprophylaxe).
- Psychomotorische Erregungszustände.

Zugelassener Altersbereich (Dosierung)

Keine speziellen Angaben zur Dosierung bei Kindern.

Präparatname (Stand der Fachinformation)

- Lyogen Tabletten/Lösung/Retarddragees (Stand: 10/2002).
- Dapotum Tropfen/Tabletten (Stand: 02/2000).

Risperidon/Risperdal

Zugelassener Indikationsbereich

- Chronische schizophrene Psychosen einschließlich Exazerbationen; auch für die Erhaltungstherapie zur Rezidivprophylaxe von stabil eingestellten Patienten.
- Chronische Aggressivität und psychotische Symptome bei Demenz.
- Verhaltensstörungen in Form von Impulssteuerungsstörungen mit selbst- bzw. fremdaggressivem oder behandlungsbedürftigem störenden Verhalten bei Intelligenzminderung oder Intelligenz im unteren Normbereich.

Zugelassener Altersbereich (Dosierung)

- Kinder unter 5 Jahren sind mangels ausreichender Erfahrung von der Behandlung auszuschließen.

Verhaltensstörung bei Intelligenzminderung:

- **Patienten unter 50 kg:**
  - Anfangsdosis 0,25 mg Risperidon täglich.
  - Dosissteigerung je nach individuellem Bedarf nicht früher als jeden 2. Tag um zusätzlich 0,25 mg Risperidon täglich.
  - Erhaltungsdosis für die Mehrzahl der Patienten 0,5 mg Risperidon täglich (0,25–0,75 mg Risperidon täglich).
- **Patienten über 50 kg:**
  - Anfangsdosis 0,5 mg Risperidon täglich.
  - Dosissteigerung je nach individuellem Bedarf nicht früher als jeden 2. Tag um zusätzlich 0,5 mg Risperidon täglich.
  - Erhaltungsdosis für die Mehrzahl der Patienten 1,0 mg Risperidon täglich (0,5–1,5 mg Risperidon täglich).

Chronische Aggressivität und psychotische Symptome bei Demenz:

- Anfangsdosis 0,25 mg Risperidon 2-mal täglich.
- Dosissteigerung je nach individuellem Bedarf nicht früher als jeden 2. Tag um zusätzlich 0,25 mg Risperidon 2-mal täglich.

- Erhaltungsdosis für die Mehrzahl der Patienten 0,5 mg Risperidon 2-mal täglich (bis 1,0 mg Risperidon 2-mal täglich). Nach Erreichen der Erhaltungsdosis kann diese auch einmal gegeben werden.

Präparatname (Stand der Fachinformation)

- Risperdal Tabletten/Lösung (Stand: 07/2002).

Clozapin/Leponex

Zugelassener Indikationsbereich

- Behandlung therapieresistenter Schizophrenie und schizophrener Patienten, die mit schweren, nicht zu behandelnden neurologischen unerwünschten Reaktionen auf andere Neuroleptika einschließlich eines atypischen Neuroleptikums reagieren. (Therapieresistenz ist definiert als Ausbleiben befriedigender klinischer Besserung trotz Verwendung angemessener Dosen von mindestens zwei verschiedenen Neuroleptika einschließlich eines atypischen Neuroleptikums, die für eine angemessene Dauer verabreicht wurden.).
- Psychosen im Verlauf eines Morbus Parkinson nach Versagen der Standardtherapie.

Zugelassener Altersbereich (Dosierung)

- Die Wirksamkeit und Unbedenklichkeit von Leponex ist bei Kindern unter 16 Jahren nicht nachgewiesen. Eine Anwendung in dieser Gruppe sollte daher nicht erfolgen, bis weitere Daten vorliegen.

Präparatname (Stand der Fachinformation)

- Leponex Tabletten (Stand: 01/2003).

Olanzapin/Zyprexa

Zugelassener Indikationsbereich

- Schizophrenie.
  Bei Patienten, die initial auf die Behandlung angesprochen haben, zur Aufrechterhaltung der klinischen Besserung.
- Mäßig schwere bis schwere manische Episoden.

Zugelassener Altersbereich (Dosierung)

- Olanzapin wurde bei Patienten unter 18 Jahren nicht untersucht.

Präparatname (Stand der Fachinformation)

- Zyprexa Filmtabletten (Stand: 09/2002).

Sulpirid/Dogmatil

Zugelassener Indikationsbereich

Dogmatil forte

- Akute und chronische Schizophrenien im Erwachsenen- und Kindesalter.
- Depressive Störung, wenn die Behandlung mit einem anderen Antidepressivum erfolglos war oder nicht durchgeführt werden kann.
- Peripher-labyrinthere Schwindelzustände bei Morbus Meniere.

Dogmatil Kapseln, Saft

- Depressive Störung, wenn die Behandlung mit einem anderen Antidepressivum erfolglos war oder nicht durchgeführt werden kann.
- Peripher-labyrinthere Schwindelzustände bei Morbus Meniere.

Dogmatil Injektionslösung

Zur Initialbehandlung bei:

- Akuten und chronischen Schizophrenien im Erwachsenen- und Kindesalter.
- Depressiver Störung, wenn die Behandlung mit einem anderen Antidepressivum erfolglos war oder nicht durchgeführt werden kann.
- Peripher-labyrintheren Schwindelzuständen bei Morbus Meniere.

Zugelassener Altersbereich (Dosierung)

- Kinder unter 6 Jahren dürfen Dogmatil nicht einnehmen. Kinder ab 6 Jahren und Jugendliche mit Schizophrenien dürfen nur nach strenger fachärztlicher Nutzen-Risiko-Abwägung mit Sulpirid behandelt werden.

Dosisangaben für Kinder nur für **Dogmatil Injektionslösung:**

- Tagesdosis bei Kindern ab 6 Jahren sowie bei Jugendlichen nicht über 3–10 mg Sulpirid/kg KG, verteilt auf 2–3 Einzelgaben.
- Anfangsdosis 1–2 mg Sulpirid/kg KG/Tag.
- Erhaltungsdosis 5 mg Sulpirid/kg KG/Tag.

Die Anwendung der parenteralen Darreichungsform wird bei Kindern nicht empfohlen (sic).

Präparatname (Stand der Fachinformation)

- Dogmatil Tabletten/Lösung/Injektionslösung (Stand: 10/2002).

Tiaprid/Tiapridex

Zugelassener Indikationsbereich

- Dyskinesien, z. B. dystone Syndrome wie Torsionsdystonien, Hemiballismus, iatrogene Dyskinesien nach Neuroleptika-Therapie.
- Bewegungsanomalien, vor allem Chorea und choreatische Zustände, Huntington-Chorea. Ticerkrankung.

Zugelassener Altersbereich (Dosierung)

- Angaben für Kinder nur zur Behandlung von Ticerkrankungen: 3-mal $^1/_2$ bis 3-mal 1 Tiapridex Tbl./Tag (1 Tbl. entspricht 100 mg Tiaprid).

Präparatname (Stand der Fachinformation)

- Tiapridex Tabletten/Injektionslösung (Stand: 05/2001).

Quetiapin/Seroquel

Zugelassener Indikationsbereich

- Behandlung der Schizophrenie.

Zugelassener Altersbereich (Dosierung)

- Unbedenklichkeit und Wirksamkeit von Seroquel bei Kindern und Jugendlichen sind nicht untersucht worden.

Präparatname (Stand der Fachinformation)

- Seroquel Filmtabletten (Stand: 08/2002).

Ziprasidon/Zeldox

Zugelassener Indikationsbereich

- Behandlung der Schizophrenie.
- Bei der Verordnung ist zu berücksichtigen, dass Ziprasidon das QT-Intervall verlängern kann

Zugelassener Altersbereich (Dosierung)

- Keine Angaben zur Dosierung bei Kindern.

Präparatname (Stand der Fachinformation)

- Zeldox Hartkapseln (Stand: 05/2002).

Zuclopenthixol/Ciatyl

Zugelassener Indikationsbereich

- **Ciatyl-Z 2 mg:** Unruhe- und Verwirrtheitszustände bei seniler Demenz.
- **Ciatyl-Z 10 mg** und **Ciatyl-Z Tropfen 20 mg/ml:** Akute und chronische Schizophrenie, Manie, Unruhe- und Verwirrtheitszustände bei seniler Demenz; Erregungszustände bei erethischem Schwachsinn.
- **Ciatyl-Z 25 mg:** Akute und chronische Schizophrenie, Manie, Erregungszustände bei erethischem Schwachsinn.

Zugelassener Altersbereich (Dosierung)

- Keine speziellen Angaben zur Dosierung bei Kindern.

Präparatname (Stand der Fachinformation)

- Ciatyl Z Filmtabletten/Lösung (Stand: 04/2002).

Triflupromazin/Psyquil

Zugelassener Indikationsbereich

- Übelkeit und Erbrechen, insbesondere schwere Formen.
- Prä- und postoperative Tranquillierung.
- Unruhezustände.
- In höherer Dosierung zur Behandlung schizophrener Psychosen.

Zugelassener Altersbereich (Dosierung)

- Psyquil Ampullen dürfen bei Kindern unter 3 Jahren nicht angewendet werden.
- Kinder über 3 Jahre werden üblicherweise oral behandelt.
- Wenn bei Kindern eine intramuskuläre Verabreichung erforderlich ist, so darf diese nur in einer Dosierung von 0,2–0,25 mg/kg KG erfolgen.
- Maximale Tagesdosis 10 mg.
- Eine intravenöse Verabreichung wird bei Kindern nicht empfohlen.
- **Hinweis:** Schläfrigkeit und Teilnahmslosigkeit können eine Verringerung der Dosierung erforderlich machen.

Präparatname (Stand der Fachinformation)

- Psyquil Ampullen (Stand: 08/2000).
- **Achtung:** Alle Psyquil Darreichungsformen sind außer Handel!

Zotepin/Nipolept

Zugelassener Indikationsbereich

- Psychosen aus dem schizophrenen Formenkreis.

Zugelassener Altersbereich (Dosierung)

- Keine speziellen Angaben zur Anwendung bei Kindern.

Präparatname (Stand der Fachinformation)

- Nipolept Dragees (Stand: 04/2002).

11.2 Neuroleptika – Depotformen

Flupentixoldecanoat/Fluanxol Depot

Zugelassener Indikationsbereich

- Langzeitbehandlung und Rezidivprophylaxe schizophrener Psychosen einschließlich depressiver Begleitsymptomatik.

Zugelassener Altersbereich (Dosierung)

- Keine speziellen Angaben zur Anwendung bei Kindern.

Präparatname (Stand der Fachinformation)

- Fluanzol Dragees (Stand: 01/2001).

Fluphenanzindecanoat/Lyogen Depot

Zugelassener Indikationsbereich

- Langzeitbehandlung und Rezidivprophylaxe schizophrener Psychosen.

Zugelassener Altersbereich (Dosierung)

- Keine speziellen Angaben zur Anwendung bei Kindern.

Präparatname (Stand der Fachinformation)

- Lyogen Tabletten/Dragees (Stand: 10/2002).

Fluspirilen/Imap

Zugelassener Indikationsbereich

- Akut produktive und chronisch schizophrene Psychosen (Langzeittherapie und Rezidivprophylaxe).

Zugelassener Altersbereich (Dosierung)

- Keine speziellen Angaben zur Dosierung bei Kindern.

Präparatname (Stand der Fachinformation)

- Imap Injektionssuspension (Stand: 12/2000).

Haloperidoldecanoat/Haldol Depot

Zugelassener Indikationsbereich

- Erhaltungstherapie und Rezidivprophylaxe bei chronisch schizophrenen und maniformen Zuständen.
- Haloperidoldecanoat darf nur bei Patienten angewendet werden, bei denen das Ausmaß der therapeutischen Wirksamkeit sowie die Nebenwirkungen einer oralen Therapie bekannt sind und bei denen eine adäquate orale Therapie mit einem Neuroleptikum nicht möglich ist.
- Die 3-ml-Lösung darf nur bei Patienten verwendet werden, die auf 10 mg oder mehr Haloperidol pro Tag oder auf eine vergleichbare Dosis eines anderen Neuroleptikums eingestellt sind.

Zugelassener Altersbereich (Dosierung)

- Keine speziellen Angaben zur Dosierung bei Kindern.

Präparatname (Stand der Fachinformation)

- Haldol-Janssen Decanoat Depot-Injektionslösung (Stand: 02/2000).

Perphenazindecanoat/Decentan Depot

Zugelassener Indikationsbereich

- Langzeittherapie und Rezidivprophylaxe bei schizophrenen Psychosen.

Zugelassener Altersbereich (Dosierung)

- Applikation bei Kindern nur in Ausnahmefällen und unter kritischer Abwägung.
- Allgemeine Dosisempfehlung: 50 mg (0,5 ml) bis 200 mg (2 ml) Perphenazinenantat i. m. alle 14 Tage.
- Anfangs- und Erhaltungsdosis meistens 100 mg (1 ml) Perphenazinenantat.
- Bei einem Dosierungsintervall von 14 Tagen wird in der Regel eine ausreichende therapeutische Wirkung erzielt. In Ausnahmefällen können die Injektionen in Intervallen von bis 4 Wochen erfolgen.
- Bei Umstellung von Decentan (oral) auf Decentan Depot entsprechen 24 mg/die Perphenazin p. o. in etwa 100 mg Perphenazinenantat i. m. alle 14 Tage.

Präparatname (Stand der Fachinformation)

- Decentan Ampullen (Stand: 02/2001).

Zuclopenthixoldecanoat/Ciatyl-Z

Zugelassener Indikationsbereich

- Langzeitbehandlung chronischer Schizophrenien.
- Anwendung nur bei Patienten, bei denen eine adäquate orale Therapie mit einem Neuroleptikum nicht möglich ist.

Zugelassener Altersbereich (Dosierung)

- Keine speziellen Angaben zur Dosierung bei Kindern.

Präparatname (Stand der Fachinformation)

- Ciatyl Z Depot Ampullen (Stand: 04/2002).

11.3 Benzodiazepine

- Hauptindikationsbereich von Benzodiazepinderivaten: Symptomatische Behandlung von akuten und chronischen Spannungs-, Erregungs- und Angstzuständen.
- Allen Fachinformationen von Benzodiazepinderivaten ist folgender **Hinweis** beigefügt:
  Nicht alle Spannungs-, Erregungs- und Angstzustände oder Schlafstörungen bedürfen einer medikamen-

tösen Therapie. Oftmals sind sie Ausdruck körperlicher oder seelischer Erkrankungen und können durch andere Maßnahmen oder durch eine Therapie der Grundkrankheit beeinflusst werden.

Diazepam/Valium

Zugelassener Indikationsbereich

- (s. unter 11.3)
  Der Einsatz von Valium 5 Roche als Schlafmittel ist nur dann gerechtfertigt, wenn gleichzeitig Diazepam-Wirkungen am Tage erwünscht sind.
- Prämedikation vor chirurgischen oder diagnostischen Eingriffen/postoperative Medikation.
- Behandlung von Zuständen mit erhöhtem Muskeltonus.

Zugelassener Altersbereich (Dosierung)

Besondere Dosierungshinweise:

- Ältere oder geschwächte Patienten sowie Patienten mit hirnorganischen Veränderungen sowie Kinder über 3 Jahre und Jugendliche bis 14 Jahre erhalten in der Regel die Hälfte der sonst üblichen Tagesdosierung, d. h. anfangs 1/2 Tbl. Valium 5 Roche pro Tag (entsprechend 2,5 mg Diazepam) bis maximal 1 Tbl. Valium 5 Roche (entsprechend 5 mg Diazepam).
  Die Behandlung dieser Patienten sollte daher zu Beginn sorgfältig überprüft werden, um die Dosis und die Dosierungshäufigkeit möglichst gering zu halten und damit eine Überdosierung durch Akkumulation von Diazepam und/ oder seinen Stoffwechselprodukten zu vermeiden.

Präparatname (Stand der Fachinformation)

- Valium 5 mg Tabletten (Stand: 03/1999).

Oxazepam/Adumbran

Zugelassener Indikationsbereich

- (s. unter 11.3)
- Symptomatische Behandlung von Durchschlafstörungen.

Zugelassener Altersbereich (Dosierung)

- Kinder und Jugendliche i. Allg.: 0,5–1,0 mg Oxazepam/kg KG, verteilt auf 3–4 Einzelgaben, gegebenenfalls mit einer größeren Dosis zur Nacht.
- Kinder ab 3 Jahren (ca. 15 kg): z. B. 3-mal täglich $^1/_2$ Tbl. Adumbran 10 mg entsprechend 15 mg Oxazepam/Tag).
- Kinder von 7–11 Jahren (etwa 24–38 kg): z. B. morgens und mittags je $^1/_2$ Tbl. und abends 1 Tbl. Adumbran 10 mg (entsprechend 20 mg Oxazepam/ Tag).
- Kinder ab 11 Jahren (mehr als 38 kg): z. B. morgens und mittags $^1/_2$–1 Tbl. und abends 1 Tbl. Adumbran 10 mg (entsprechend 20–30 mg Oxazepam/ Tag).

Präparatname (Stand der Fachinformation)

- Adumbran Tabletten (Stand: 02/2001).

Clobazam/Frisium

Zugelassener Indikationsbereich

- (s. unter 11.3)
  Bei psychovegetativen und psychosomatischen Störungen sollte der Arzt das mögliche Vorliegen einer organischen Ursache abklären.
  Vor der Behandlung von Angstzuständen, die mit Stimmungslabilität einhergehen, ist zu prüfen, ob eine depressive Erkrankung vorliegt, die einer zusätzlichen oder anderen Behandlung bedarf.
- Zusatztherapie bei Patienten mit epileptischen Anfällen, die mit einer Standardbehandlung – bestehend aus einem oder mehreren Antiepileptika – nicht anfallsfrei waren.

Zugelassener Altersbereich (Dosierung)

Behandlung von Angstzuständen:

- Zu Beginn der Behandlung i. Allg. 20 mg Clobazam pro Tag.
- Bei Bedarf Erhöhung der Tagesdosis auf 30 mg Clobazam.
- Da Kinder möglicherweise verstärkt auf die Behandlung mit Frisium ansprechen und eine höhere Anfälligkeit für Nebenwirkungen bestehen kann, sind niedrige Anfangsdosen und eine allmähliche Dosiserhöhung unter sorgfältiger Beobachtung erforderlich.
- Für Kinder zwischen 3 und 15 Jahren ist eine Tagesgesamtdosis von 5–10 mg Clobazam häufig ausreichend.
- Nach längerer Anwendung soll Frisium nicht plötzlich abgesetzt werden. Die Dosis soll unter ärztlicher Aufsicht schrittweise verringert werden, da es sonst zu einem Rebound-Phänomen kommen kann.

Kombinationsbehandlung der Epilepsie mit einem Antiepileptikum oder mehreren anderen Antiepileptika:

- Wie bei anderen Benzodiazepinen muss auch bei Frisium mit einem möglichen Nachlassen der antiepileptischen Wirksamkeit im Verlauf der Behandlung gerechnet werden.
- Dosierung bei Kindern von 3–15 Jahren: Beginn der Behandlung in der Regel mit 5 mg Clobazam; i. Allg. ausreichende Erhaltungsdosis 0,3–1,0 mg/kg KG täglich.

Präparatname (Stand der Fachinformation)

- Frisium Tabletten (Stand: 01/2002).

Lorazepam/Tavor

Zugelassener Indikationsbereich

- (s. unter 11.3)

- Sedierung vor diagnostischen sowie vor und nach operativen Eingriffen.
  Der Einsatz von Lorazepam als Schlafmittel erscheint nur dann gerechtfertigt, wenn gleichzeitig Benzodiazepinwirkungen am Tag erwünscht sind.

Zugelassener Altersbereich (Dosierung)

Behandlung akuter und chronischer Angst-, Spannungs- und Erregungszustände sowie dadurch bedingter Schlafstörungen:

- Tagesdosis in der Regel 0,5–2,5 mg Lorazepam, verteilt auf 2–3 Einzeldosen oder als abendliche Einmaldosis.
- Im Einzelfall, speziell im stationären Bereich, kann die Tagesdosis unter Berücksichtigung aller Vorsichtshinweise auf maximal 7,5 mg erhöht werden.
- Stehen behandlungsbedürftige Schlafstörungen im Vordergrund, kann die Tagesdosis (0,5–2,5 mg Lorazepam) als Einmalgabe etwa eine halbe Stunde vor dem Schlafengehen eingenommen werden.

Zur Sedierung vor diagnostischen sowie vor und nach operativen Eingriffen.

- 1–2,5 mg Lorazepam am Vorabend und/oder 2–4 mg etwa 1–2 h vor dem Eingriff.
- Postoperativ 1–2,5 mg in geeigneten Zeitabständen.
- Bei Kindern ist die Dosis entsprechend herabzusetzen, Einzeldosen von 0,5–1 mg bzw. 0,05 mg/kg KG sollten nicht überschritten werden.

Präparatname (Stand der Fachinformation)

- Tavor Tabletten (Stand: 07/1999).

Bromazepam/Lexotanil

Zugelassener Indikationsbereich

- (s. unter 11.3)
- Der Einsatz von Lexotanil als Schlafmittel ist nur dann gerechtfertigt, wenn gleichzeitig eine Tranquilisation am Tage erforderlich ist.

Zugelassener Altersbereich (Dosierung)

Besondere Dosierungshinweise:

- Ältere oder geschwächte Patienten sowie Patienten mit hirnorganischen Veränderungen und Kinder erhalten in der Regel die Hälfte der oben angegebenen Tagesdosierung, d. h. anfangs $^1/_4$ bl. Lexotanil zur Nacht (entsprechend 1,5 mg Bromazepam) bis maximal 1 Tabl. Lexotanil (entsprechend max. 6 mg Bromazepam).

Präparatname (Stand der Fachinformation)

- Lexotanil Tabletten (Stand: 08/2000).

Chlodiazepoxid/Librium

Zugelassener Indikationsbereich

- (s. unter 11.3)
- Die Anwendung von Chlordiazepoxid bei behandlungsbedürftigen Schlafstörungen, die durch Angst, Spannung und Erregung bedingt sind, ist nur dann gerechtfertigt, wenn gleichzeitig tagsüber die Benzodiazepinwirkung erwünscht ist.

Zugelassener Altersbereich (Dosierung)

- Keine speziellen Angaben zur Dosierung bei Kindern.

Präparatname (Stand der Fachinformation)

- Librium Tabs (Stand: 11/2002).

Alprazolam/Tafil

Zugelassener Indikationsbereich

- (s. unter 11.3)

Zugelassener Altersbereich (Dosierung)

- Keine speziellen Angaben zur Dosierung bei Kindern.

Präparatname (Stand der Fachinformation)

- Tafil Tabletten (Stand: 12/2001).

11.4 Phasenprophylaktika/Stimmungsstabilisatoren

Lithiumsulfat/Lithium-Duriles

Zugelassener Indikationsbereich

- Prophylaxe manisch-depressiver Erkrankungen und endogener Depressionen:
- Therapie von Manien.

Zugelassener Altersbereich (Dosierung)

- Keine speziellen Angaben zur Dosierung bei Kindern:

Präparatname (Stand der Fachinformation)

- Lithium-Duriles Retardtabletten (Stand: 01/2001).

Lithiumcarbonat/Hypnorex retard, Quilonum retard

Zugelassener Indikationsbereich

Hypnorex retard

- Prophylaxe manisch-depressiver Psychosen (Zyklothymie) und endogener sowie chronisch-therapieresistenter Depressionen.
- Therapie von Manien.

Quilonum retard

- Prophylaxe manisch-depressiver Erkrankungen (auch im Rahmen schizoaffektiver Psychosen) und endogener Depressionen.
- Behandlung manischer und hypomanischer Zustände, gegebenenfalls in Kombination mit Neuroleptika.
- Behandlung bestimmter akuter Depressionen, z. B. bei Therapieresistenz oder Unverträglichkeit von Antidepressiva, bei Verdacht auf Umschlag in eine Manie, ggf. in Kombination mit Antidepressiva.
- Anfallsweise auftretender oder chronischer Cluster-Kopfschmerz (Bing-Horton- Syndrom).
- Bei älteren Patienten, Patienten mit einem niedrigen Körpergewicht (kleiner 50 kg) sowie bei Patienten mit einer Niereninsuffizienz ist für eine optimale Therapie oft eine niedrigere Tagesdosis erforderlich.
- Anfängliche Dosen von 200–400 mg werden empfohlen sowie ggf. bei einer Dosiserhöhung kleinere Steigerungen um 200–400 mg nach 3–5 Tagen.

Zugelassener Altersbereich (Dosierung)

- Keine speziellen Angaben zur Dosierung bei Kindern.

Präparatname (Stand der Fachinformation)

- Hypnorex Retardtabletten (Stand: 07/2002).
- Quilonum Retardtabletten (Stand: 06/2002).

Carbamazepin/Tegretal, Timonil, Sirbal, Carbamazepin-neuraxpharm

Zugelassener Indikationsbereich

- Epilepsien:
  - Einfache partielle Anfälle (fokale Anfälle).
  - Komplexe partielle Anfälle (psychomotorische Anfälle).
  - Grand mal, insbesondere fokaler Genese (Schlaf-Grand mal, diffuses Grand mal).
  - Gemischte Epilepsieformen.
- Trigeminusneuralgie.
- Genuine Glossopharyngeusneuralgie.
- Schmerzhafte diabetische Neuropathie.
- Nichtepileptische Anfälle bei multipler Sklerose, wie z. B. Trigeminusneuralgie, tonische Anfälle, paroxysmale Dysarthrie und Ataxie, paroxysmale Parästhesien und Schmerzanfälle.
- Anfallsverhütung beim Alkoholentzugssyndrom.
- **Warnhinweis:** Im Anwendungsgebiet Anfallsverhütung beim Alkoholentzugssyndrom darf Carbamazepin nur unter stationären Bedingungen angewendet werden.
- Für **Timonil 200** gilt zusätzlich: Prophylaxe manisch-depressiver Phasen, wenn die Therapie mit Lithium versagt hat bzw. wenn Patienten unter Lithium schnelle Phasenwechsel erlebten und wenn mit Lithium nicht behandelt werden darf.

Zugelassener Altersbereich (Dosierung)

- Keine speziellen Angaben zur Dosierung bei Kindern.

Bei antikonvulsiver Therapie:

- Carbamazepin sollte zur Behandlung der Epilepsie bevorzugt allein (Monotherapie) angewendet werden.
- Die Behandlung ist vom Facharzt (Neurologe, Neuropädiater) zu überwachen.
- Bei Umstellung auf die Behandlung mit Carbamazepin ist die Dosis des abzusetzenden Antiepileptikums schrittweise herabzusetzen.
- **Erwachsene:** langsame Steigerung der Anfangsdosis von 200–400 mg/Tag auf die Erhaltungsdosis von 800–1200 mg/Tag.
- **Kinder:** Erhaltungsdosis i. Allg. durchschnittlich 10–20 mg/kg KG/Tag.
- **Empfohlenes Dosierschema:**

Initialdosis	
Erwachsene	200–400 mg
Kinder bis zu 1 Jahr	100 mg
1–5 Jahre	100–200 mg
6–10 Jahre	200 mg
11–15 Jahre	200–300 mg
Erhaltungsdosis	
Erwachsene	600–1200 mg
Kinder bis 1 Jahr	100–200 mg
1–5 Jahre	200–400 mg
6–10 Jahre	400–600 mg
11–15 Jahre	600–1000 mg

Hinweise:

- Bei **Kindern zwischen 1 und 5 Jahren** eignen sich zur Initialbehandlung insbesondere die niedriger dosierbaren Darreichungsformen [z. B. Timonil Saft (Suspension) und Timonil 200 (Tabletten)].
- Bei **Kindern unter 4 Jahren** wird bevorzugt mit einer Tagesdosis von 20–60 mg/Tag begonnen. Bis zum Erreichen der therapeutisch notwendigen Dosis kann diese Tagesdosis um 20–60 mg jeden 2. Tag gesteigert werden. Jedoch sollten die oben genannten Dosisbereiche nicht überschritten werden.
- Bei **Kindern über 4 Jahren** kann aufgrund klinischer Erfahrungen die Anfangsdosis 100 mg/Tag betragen. Diese Tagesdosis kann jeden 2. Tag oder wöchentlich um bis zu 100 mg bis zur erforderlichen Dosis gesteigert werden. Jedoch sollten die oben genannten Dosisbereiche nicht überschritten werden.
- Für **Kinder unter 1 Jahr** eignet sich insbesondere die niedriger dosierbare Darreichungsform Suspension (z. B. Timonil Saft).

Präparatname (Stand der Fachinformation)

- Tegretal Suspension (Stand: 02/2002).
- Timonil Tabletten/Saft (Stand: 05/1999).

Lamotrigin/Lamictal

Zugelassener Indikationsbereich

Lamictal 25 mg, 50 mg, 100 mg, 200 mg

- Monotherapie der Epilepsien bei Erwachsenen und Kindern ab 12 Jahren.
- Zusatzbehandlung bei therapierefraktären Epilepsien bei Erwachsenen und Kindern ab 12 Jahren.
- Zusatztherapie bei therapierefraktären Epilepsien sowie des therapierefraktären Lennox-Gastaut-Syndroms bei Kindern von 2–11 Jahren.

Lamictal 2 mg, 5 mg.

- Zusatztherapie bei therapierefraktären Epilepsien sowie des therapierefraktären Lennox-Gastaut-Syndroms bei Kindern von 2–11 Jahren.

Hinweise:

- Die erstmalige Anwendung bei Erwachsenen und Kindern ab 12 Jahren sollte nur durch einen Neurologen oder einen Arzt, der mit der Behandlung von Epilepsien vertraut ist, erfolgen.
- Die erstmalige Anwendung bei Kindern von 2–11 Jahren sollte in Kliniken und Institutionen mit besonderer Erfahrung in der Behandlung von Epilepsien oder in enger Zusammenarbeit mit solchen Einrichtungen erfolgen.

Zugelassener Altersbereich (Dosierung)

Monotherapie Erwachsene und Kinder ab 12 Jahre

- In den ersten 14 Behandlungstagen Einzeldosis von 25 mg Lamotrigin einmal täglich.
- Darauffolgend über einen Zeitraum von 14 Tagen 50 mg Lamotrigin einmal täglich.
- Anschließend Erhöhung der Dosis bis zum Erreichen des gewünschten Therapieeffektes alle 1–2 Wochen um maximal 50–100 mg Lamotrigin.
- Erhaltungsdosis üblicherweise 100 mg bis 200 mg täglich, entweder einmal täglich oder aufgeteilt in 2 Einzeldosen.
- In klinischen Untersuchungen waren bei einigen Patienten Dosen bis zu 500 mg Lamotrigin/Tag erforderlich, um den gewünschten Therapieeffekt zu erzielen.

Zusatzbehandlung Erwachsene und Kinder ab 12 Jahre

Bei der **Zusatzbehandlung mit nicht valproinsäurehaltigen Antiepileptika** (enzyminduzierende Antiepileptika oder enzyminduzierende Antiepileptika zusammen mit anderen Antiepileptika außer Valproinsäure):

- Während der ersten 14 Behandlungstage Einzeldosis von 50 mg Lamotrigin einmal täglich.
- Darauffolgend über einen Zeitraum von 14 Tagen 100 mg Lamotrigin täglich, aufgeteilt in 2 Einzeldosen.
- Anschließend Erhöhung der Dosis bis zum Erreichen des gewünschten Therapieeffektes alle 1–2 Wochen um maximal 100 mg Lamotrigin.
- Erhaltungsdosis üblicherweise 200–400 mg Lamotrigin, aufgeteilt in zwei Einzeldosen.

Bei der **Zusatzbehandlung mit valproinsäurehaltigen Arzneimitteln** (valproinsäurehaltige Arzneimittel oder valproinsäurehaltige Antiepileptika zusam-men mit anderen Antiepileptika):

- Während der ersten 14 Behandlungstage jeden zweiten Tag eine Einzeldosis von 25 mg Lamotrigin.
- Darauffolgend über einen Zeitraum von 14 Tagen Einzeldosis von 25 mg Lamotrigin einmal täglich.
- Anschließend Erhöhung der Dosis bis zum Erreichen des gewünschten Therapieeffektes alle 1–2 Wochen um maximal 25–50 mg Lamotrigin.
- Erhaltungsdosis üblicherweise 100–200 mg Lamotrigin einmal täglich oder aufgeteilt in 2 Einzeldosen.

Kinder von 2–11 Jahren

Bei der **Zusatzbehandlung mit nicht valproinsäurehaltigen Antiepileptika** (enzyminduzierende Antiepileptika oder enzyminduzierende Antiepileptika zusammen mit anderen Antiepileptika außer Valproinsäure):

Die Verabreichung der nachfolgend genannten Dosen erfolgt jeweils täglich aufgeteilt in 2 Einzeldosen (morgens und abends):

- Während der ersten 14 Behandlungstage 0,6 mg Lamotrigin/kg KG/Tag.
- Darauffolgend über einen Zeitraum von 14 Tagen 1,2 mg Lamotrigin/kg KG/Tag.
- Anschließend Erhöhung der Tagesdosis um maximal 1,2 mg Lamotrigin/kg KG/ Tag alle 1–2 Wochen bis zum Erreichen des gewünschten Therapieeffektes.
- Erhaltungsdosis üblicherweise 5–15 mg Lamotrigin/kg KG/Tag.
- Maximale Tagesdosis 400 mg/Tag.

Bei der **Zusatzbehandlung mit valproinsäurehaltigen Arzneimitteln** (valproinsäurehaltige Arzneimittel oder valproinsäurehaltige Antiepileptika zusammen mit anderen Antiepileptika):

- Während der ersten 14 Behandlungstage Einzeldosis von 0,15 mg Lamotrigin/kg KG einmal täglich.
- Darauffolgend über einen Zeitraum von 14 Tagen Einzeldosis von 0,3 mg Lamotrigin/kg KG einmal täglich.
- Anschließend Erhöhung der Dosis bis zum Erreichen des gewünschten Therapieeffektes alle 1–2 Wochen um maximal 0,3 mg Lamotrigin/kg KG/Tag.
- Erhaltungsdosis 1–5 mg Lamotrigin/kg KG einmal täglich oder aufgeteilt in 2 Einzeldosen.
- Maximale Tagesdosis 200 mg Lamotrigin/Tag.

Präparatname (Stand der Fachinformation)
- Lamictal Tabletten (Stand: 11/2002).

Valproinat/Orfiril u. a.

Zugelassener Indikationsbereich
- Generalisierte Anfälle in Form von Absencen, myoklonischen und tonisch-klonischen Anfällen.
- Fokale und sekundär generalisierte Anfällen.
- Kombinationsbehandlung bei anderen Anfallsformen, z. B. fokalen Anfällen mit einfacher und komplexer Symptomatologie sowie fokalen Anfällen mit sekundärer Generalisation, wenn diese Anfallsformen auf die übliche antiepileptische Behandlung nicht ansprechen.

Zugelassener Altersbereich (Dosierung)
- Initialdosis in der Monotherapie in der Regel 5–10 mg/kg KG Natriumvalproat; Erhöhung alle 4–7 Tage um etwa 5 mg/kg KG.
- Mittlere Tagesdosis während der Langzeitbehandlung i. Allg. 30 mg Natriumvalproat/kg KG bei Kindern und 25 mg Natriumvalproat/kg KG bei Jugendlichen.

Präparatname (Stand der Fachinformation)
- Orfiril Saft (Stand: 09/2000).

11.5 Phytopharmaka

Valerianae radix/Baldrian Dispert, Valdispert

Zugelassener Indikationsbereich

Baldrian Dispert
- Traditionell angewendet zur Besserung des Befindens bei nervlicher Belastung. (Diese Angabe beruht ausschließlich auf Überlieferung und langjähriger Erfahrung.)
- Hinweis: Beim Auftreten von Krankheitszeichen, wie Unruhezuständen, Einschlafstörungen oder von unklaren Beschwerden, sollte ein Arzt aufgesucht werden.

Valdispert
- Traditionell angewendet zur Besserung des Befindens bei nervlicher Belastung. (Diese Angabe beruht ausschließlich auf Überlieferung und langjähriger Erfahrung.)

Zugelassener Altersbereich (Dosierung)
- Erwachsene und Kinder über 12 Jahre: 1- bis 3-mal täglich 1–3 Dragees (entsprechend 45–135 mg Baldrianwurzel-Trockenextrakt).

Präparatname (Stand der Fachinformation)
- Baldrian Dispert 45 mg Dragees (Stand: 03/2001).
- Valdispert 45 mg Dragees (Stand: 03/2001).

Ginkgo biloba/Gingivum, Tekonin

Zugelassener Indikationsbereich
- Hirnleistungsstörungen, Gedächtnisschwäche, Stimmungslabilität.

Zugelassener Altersbereich (Dosierung)
- Je nach Präparat unterschiedlich.

Johanniskraut/Hyperforat, Jarsin, Laif

Zugelassener Indikationsbereich
- Hyperforat: psychovegetative Störungen, depressive Verstimmungszustände, Angst und/oder nervöse Unruhe.
- Jarsin: leichte und mittelschwere depressive Episoden.

Cave: Phototoxizität mit erhöhter UVA-Sensitivität.

Zugelassener Altersbereich (Dosierung)
- Kinder unter 12 Jahren sollten mangels ausreichender Erfahrung nicht mit Johanniskraut behandelt werden.
- Hyperforat: bis 300 mg Johanniskraut täglich.
- Jarsin: bis 900 mg Johannniskraut täglich.

Präparatname (Stand der Fachinformation)
- Hyperforat Dragees (Stand: 03/2000).
- Jarsin 300 (Stand: 09/2003).

Kava Kava/Antares, Neuronika

Zugelassener Indikationsbereich
- Erregungs- und nervöse Erschöpfungszustände, vegetative Dystonie.

Zugelassener Altersbereich (Dosierung)
- Je nach Präparat unterschiedlich.

11.6 Antidepressiva

- Allgemein gilt, dass Antidepressiva nur im Ausnahmefall bei Kindern einen Platz in der Therapie haben.

Amitryptilin/Saroten, Laroxyl

Zugelassener Indikationsbereich
- Depressive Erkrankungen.

Zugelassener Altersbereich (Dosierung)

- Dosierung und Dauer der Anwendung müssen der individuellen Reaktionslage, dem Anwendungsgebiet und der Schwere der Erkrankung angepasst werden.Es gilt hier, daß zwar bei einem Ansprechen des Patienten die Dosis so klein wie möglich gehalten werden sollte, dass auf der anderen Seite aber bei einem Nichtansprechen der zur Verfügung stehende Dosierungsbereich ausgenutzt werden sollte.
- Die Einleitung der Therapie ist durch schrittweise Dosissteigerung und die Beendigung der Therapie durch langsame Verringerung der Dosis vorzunehmen.

Saroten Dragees 10 mg

Ambulante Behandlung depressiver Erkrankungen:

- Anfangsdosis 3-mal 2 Saroten Dragees 10 mg (entsprechend 60 mg Amitriptylinhydrochlorid/Tag).
- Steigerung der Dosis dann täglich bis zum Wirkungseintritt.
- Maximale Tagesdosis ambulant 150 mg, stationär 300 mg Amitriptylinhydrochlorid.
- Gegebenenfalls ist auf Darreichungsformen mit einem höheren Wirkstoffgehalt auszuweichen.

Behandlung depressiver Erkrankungen bei **Kindern und Jugendlichen** unter 16 Jahren:

- Orale Tagesdosis zwischen 25 und 150 mg.
- Maximaldosis 4–5 mg/kg KG; entsprechend können 3mal 1 bis 5 Saroten Dragees 10 mg pro Tag gegeben werden.
- Gegebenenfalls ist auf Darreichungsformen mit einem höheren Wirkstoffgehalt auszuweichen.

Saroten Dragees 25 mg

Ambulante Behandlung depressiver Erkrankungen:

- Anfangsdosis 3-mal 1 Saroten Dragee 25 mg (entsprechend 75 mg Amitriptylinhydrochlorid/Tag).
- Steigerung der Dosis dann täglich bis zum Wirkungseintritt.
- Maximale Tagesdosis ambulant 150 mg, stationär 300 mg Amitriptylinhydrochlorid.
- Gegebenenfalls ist auf Darreichungsformen mit einem höheren Wirkstoffgehalt auszuweichen.

Behandlung depressiver Erkrankungen bei **Kindern und Jugendlichen** unter 16 Jahren:

- Orale Tagesdosis zwischen 25 und 150 mg.
- Maximaldosis 4–5 mg/kg KG; entsprechend können einmal 1 Saroten Dragee 25 mg bis 3-mal 2 Saroten Dragees 25 mg pro Tag gegeben werden.
- Gegebenenfalls ist auf Darreichungsformen mit einem höheren Wirkstoffgehalt auszuweichen.

Behandlung älterer oder geschwächter Patienten und **Jugendlicher ab 16 Jahren:**

- Ältere Patienten und Jugendliche ab 16 Jahren benötigen oft eine deutlich geringere Dosis und zeigen schon häufig bei der Hälfte der üblichen Tagesdosis einen zufriedenstellenden Behandlungseffekt.
- Bei Patienten mit zerebralen oder kardialen Schädigungen sowie bei Kreislauf- und Atmungsschwäche oder bei eingeschränkter Nieren- oder Leberfunktion ist eine Dosisreduktion von Amitriptylinhydrochlorid angezeigt. Die Dosissteigerung ist langsam vorzunehmen.

Präparatname (Stand der Fachinformation)

- Saroten Dragees (Stand: 03/1998).

Clomipramin/Anafranil

Zugelassener Indikationsbereich

Anafranil 75 mg retard, Anafranil 25 mg, Anafranil 10 mg

- Depressive Syndrome unabhängig von ihrer nosologischen Einordnung.
- Zwangsstörungen.
- Phobien und Panikstörungen.
- Langfristige Schmerzbehandlung im Rahmen eines therapeutischen Gesamtkonzeptes.
- Schlaflähmung, Kataplexie, hypnagoge Halluzinationen bei Narkolepsie.

Nur Anafranil 25 mg und Anafranil 10 mg:

- Funktionelle Enuresis nocturna (nach dem 5. Lebensjahr und nach Ausschluss organischer Ursachen) im Rahmen eines therapeutischen Gesamtkonzeptes.

Anafranil Injektionslösung

- Depressive Syndrome unabhängig von ihrer nosologischen Einordnung.
- Zwangsstörungen.
- Phobien und Panikstörungen.
- Langfristige Schmerzbehandlung im Rahmen eines therapeutischen Gesamtkonzeptes.

Zugelassener Altersbereich (Dosierung)

- Die Behandlung ist grundsätzlich vom Arzt zu überwachen, insbesondere bei organischen Herzerkrankungen und im höheren Lebensalter.
- Die Dosierung ist individuell zu bestimmen und dem Krankheitsverlauf anzupassen.
- Grundsätzlich sollte versucht werden, mit möglichst niedrigen Dosen und vorsichtiger Dosissteigerung einen optimalen Effekt zu erzielen. Das gilt vor allem bei Behandlung älterer und jugendlicher Patienten sowie Kindern, die auf Anafranil i. Allg. stärker ansprechen als Erwachsene mittlerer Altersstufen.
- Während der Behandlung sollten die Patienten bezüglich Wirkung und Verträglichkeit sorgfältig überwacht werden.

Im Allgemeinen gelten folgende Dosierungsrichtlinien:

Anafranil 75 mg retard

Depressionen, Zwangsstörungen, Phobien und Panikstörungen:

- Zu Beginn der Behandlung einmal täglich, vorzugsweise abends, 1 Retardtablette. Ist eine niedrigere Dosierung angezeigt, kann die Behandlung mit $^1/_2$ Retardtablette täglich durchgeführt werden.
- In schweren Fällen Steigerung der Dosis innerhalb einer Woche auf 2 Retardtabletten täglich (abhängig von der Verträglichkeit); eine Steigerung dieser Dosis bis auf 4 Retardtabletten ist unter klinischen Bedingungen möglich.
- Nach deutlicher Besserung Fortsetzung der Behandlung über mehrere Wochen bis Monate mit einer täglichen Erhaltungsdosis von 1 Retardttablette.
- Ermittlung des Endes der depressiven Phase durch vorsichtige Dosisreduktion. Hierfür kann $^1/_2$ Retardtablette oder Anafranil 25 mg verwendet werden.

Narkoleptisches Syndrom:

- Einmal täglich 1 Retardtablette, vorzugsweise abends. Ist eine niedrigere Dosierung angezeigt, kann $^1/_2$ Retardtablette, Anafranil 25 mg oder Anafranil 10 mg verordnet werden.

Cronische Schmerzzustände:

- Einmal täglich 1 Retardtablette, vorzugsweise abends. Ist eine niedrigere Dosierung angezeigt, kann $^1/_2$ Retardtablette, Anafranil 25 mg oder Anafranil 10 mg verordnet werden.
- In schweren Fällen Steigerung der Dosierung innerhalb einer Woche auf 2 Retardtabletten (abhängig von der Verträglichkeit).
- Die Dosierung muss individuell angepasst werden unter Berücksichtigung einer eventuellen Kombination mit Analgetika.
- Die Retardtabletten können halbiert werden, sind jedoch unzerkaut vor oder nach den Mahlzeiten mit Flüssigkeit einzunehmen.

Anafranil 25 mg

Depressionen, Zwangsstörungen, Phobien und Panikstörungen:

- Zu Beginn der Behandlung täglich 2–3 Dragees.
- Innerhalb einer Woche stufenweise Erhöhung der Tagesdosis auf 4–6 Dragees (abhängig von der Verträglichkeit); eine Steigerung bis auf 12 Dragees pro Tag ist unter klinischen Bedingungen möglich.
- Nach deutlicher Besserung Weiterführung der Behandlung über mehrere Wochen bis Monate mit einer täglichen Erhaltungsdosis von 2–4 Dragees.
- Ermittlung des Endes der depressiven Phase durch vorsichtige Dosisreduktion.

Narkoleptisches Syndrom:

- 1- bis 3-mal täglich 1 Dragee.

Chronische Schmerzzustände:

- Täglich 1–6 Dragees.
- Sind niedrigere Dosen angezeigt, kann alternativ Anafranil 10 mg verordnet werden.
- Die Dosierung muss individuell angepasst werden unter Berücksichtigung einer eventuellen Kombination mit Analgetika.
- Die jeweils angegebene Dosis ist, möglichst gleichmäßig über den Tag verteilt, zu oder nach den Mahlzeiten mit Flüssigkeit einzunehmen.

Funktionelle Enuresis nocturna (bei Kindern ab 5 Jahren und nach Ausschluß organischer Ursachen):

- 1- bis 2mal täglich 1 Dragee.
- Verabreichung als Einzelgabe nach dem Abendessen.
- Kinder, die früh einnässen, erhalten einen Teil der Dosis bereits um 16.00 Uhr.
- Nach Eintritt des Therapieerfolges stufenweise Senkung der Dosis bis zur Erhaltungsdosis und Fortführung der Therapie über 1–3 Monate.
- Sind niedrigere Einzeldosen angezeigt, kann alternativ Anafranil 10 mg verordnet werden.
- Für Kinder unter 5 Jahren liegen keine Erfahrungen mit Anafranil vor.

Anafranil 10 mg

Panikstörungen:

- Langsames Aufdosieren und Ausschleichen der Medikation.
- Start mit 1 Dragee Anafranil 10 mg pro Tag, u. U. zusätzlich und befristet ein Benzodiazepin.
- In Abhängigkeit von der Verträglichkeit Steigerung der Tagesdosis in 10-mg-Schritten bei schrittweiser Reduktion der Benzodiazepindosis.
- Die wirksamen Anafranil-Tagesdosen liegen in der Regel zwischen 50 und 100 (150) mg.
- Bei Erreichen der wirksamen Dosis Übergang auf Anafranil 75 mg retard oder Anafranil 25 mg naheliegend.
- Bei stabilem Therapieerfolg, langsames Ausschleichen in 10-mg-Schritten unter Verwendung von Anafranil 10 mg.

Pädiatrie:

- Beginn mit 1 Dragee pro Tag.
- Steigerung der Tagesdosis im Verlauf von 10 Tagen auf 2 Dragees bei 5- bis 7-jährigen, auf 2–5 Dragees bei 8- bis 14-jährigen, auf 5 Dragees und mehr bei über 14 Jahre alten Patienten.
- Die Dauer der Behandlung beträgt üblicherweise einige Monate.

- Die jeweils angegebene Dosis ist, möglichst gleichmäßig über den Tag verteilt, zu oder nach den Mahlzeiten mit Flüssigkeit einzunehmen.
- Bei Enuresis (bei Kindern ab 5 Jahren und nach Ausschluss organischer Ursachen) sollten die Dragees als Einzelgabe nach dem Abendessen verabreicht werden. Kinder, die früh einnässen, erhalten einen Teil der Dosis bereits um 16.00 Uhr.
- Nach Eintritt des Therapieerfolges stufenweise Senkung der Dosis bis zur Erhaltungsdosis und Fortführung der Therapie über 1–3 Monate.
- Alternativ kann in der Erhaltungstherapie Anafranil 25 mg in einer Dosierung von 1–2 Dragees verwendet werden.
- Für Kinder unter 5 Jahren liegen keine Erfahrungen mit Anafranil vor.

Anafranil Injektionslösung zur i. m. Injektion und i. v.-Infusion

Depressionen, Zwangsstörungen, Phobien und Panikstörungen:

- Intramuskuläre Therapie:
  - Beginn mit 1–2 Ampullen.
  - Tägliche Steigerung um 1 Ampulle bis zu einer Tagesdosis von 4–6 Ampullen.
  - Nach erfolgreicher Injektionsbehandlung allmähliche Reduktion der Dosis bei synchronem Übergang auf die orale Behandlung.
- Intravenöse Infusionstherapie:
  - Initial langsame i. v.-Infusion von täglich 2–3 Ampullen mit 250–500 ml Infusionslösung (z. B. 5%ige isotone Glukoselösung, 0,9%ige physiologische Kochsalzlösung) verdünnt und gut vermischt, während 2–3 h.
  - Mögliche Dosissteigerung bis zu 6 Ampullen täglich.
  - Dem Tagesverlauf der depressiven Erkrankung entsprechend empfiehlt es sich, die Tropfinfusion am Morgen durchzuführen.
  - Bei ambulanter Behandlung muss eine sorgfältige Überwachung des Patienten auch nach der Infusion gewährleistet sein.
  - Nach Einsetzen eines deutlichen Effektes, in der Regel innerhalb der ersten Woche, Fortsetzung der Infusionsbehandlung noch 3–5 Tage lang.
  - Zur Aufrechterhaltung des Therapieerfolges orale Weiterbehandlung im Anschluss an die Infusionsbehandlung.
  - Zwei Dragees Anafranil 25 mg ersetzen i. Allg. 1 Ampulle zu 25 mg.
  - Der stufenweise Übergang von der Infusionsbehandlung auf die orale Erhaltungstherapie kann auch über ein Zwischenstadium intramuskulärer Injektionen erfolgen.

Chronische Schmerzzustände:

- Intravenöse Infusionstherapie mit 1–2 Ampullen täglich.
- Anschließend pro Tag 2–6 Dragees Anafranil 25 mg.
- Die Dosierung muss individuell angepasst werden unter Berücksichtigung einer eventuellen Kombination mit Analgetika.

Präparatname (Stand der Fachinformation)

- Anafranil (Stand: 12/2001).

Imipramin/Tofranil

Zugelassener Indikationsbereich

- Depressive Syndrome unabhängig von ihrer nosologischen Einordnung.
- Langfristige Schmerzbehandlung im Rahmen eines therapeutischen Gesamtkonzeptes.
- Behandlung von Enuresis (ab einem Alter von 5 Jahren und Ausschluss organischer Ursachen) und Pavor nocturnus im Rahmen eines therapeutischen Gesamtkonzeptes.

Zugelassener Altersbereich (Dosierung)

- Dosierung und Dauer der Anwendung müssen der individuellen Reaktionslage, dem Anwendungsgebiet und der Schwere der Erkrankung angepasst werden.
- Zu Beginn schrittweise Steigerung der Dosis innerhalb des erlaubten Dosisbereichs, bis der Patient auf die Behandlung anspricht.
- Danach Festlegung der Erhaltungsdosis durch langsame Dosisreduktion.
  Hierbei gilt, dass zwar bei einem Ansprechen des Patienten die Dosis so klein wie möglich gehalten wer den sollte, dass auf der anderen Seite aber bei einem Nichtansprechen der zur Verfügung stehende Dosierungsbereich ausgenutzt werden sollte.
- Zu Behandlungsende schrittweise Reduzierung der Dosis.

Bei depressiven Syndromen im **Kindesalter**, Enuresis und Pavor nocturnus:

- Imipraminhydrochlorid in einer Tagesdosis von 20 mg bei 5- bis 8-Jährigen und 20 mg bis 50 mg bei 9- bis 14-Jährigen; ab einem Alter von 15 Jahren beträgt die Tagesdosis 50 mg bis 80 mg.
- Alternativ werden für Kinder Tagesdosen von 1–2 mg/kg KG eingesetzt, die im Einzelfall im stationären Bereich unter EKG-Kontrolle auf 5 mg/kg KG gesteigert werden können.
- Allgemein sollten wegen möglicher kardiotoxischer Effekte Tagesdosen von 2,5 mg/kg KG jedoch nicht überschritten werden..
  - Bei depressiven Syndromen und Pavor nocturnus wird die Dosis möglichst über den Tag verteilt.

- Bei Enuresis empfiehlt es sich dagegen, die Gesamtdosis am frühen Abend einnehmen zu lassen oder bei frühem Einnässen die Einnahme nachmittags bzw. aufgeteilt auf Nachmittag und Abend vorzunehmen.
- Erfahrungen mit Kindern unter 5 Jahren liegen nicht vor.

Tofranil mite

- Zu Beginn der Behandlung bei erwachsenen Patienten 3-mal täglich 1–2 Dragees Tofranil mite (entsprechend 30 mg bis 60 mg Imipraminhydrochlorid/Tag).
- Die Dosis kann im Verlauf von mehreren Tagen stufenweise auf bis zu 3-mal täglich 5 Dragees Tofranil mite (entsprechend 150 mg Imipraminhydrochlorid/Tag) erhöht werden.
- Gegebenenfalls ist auf Darreichungsformen mit einem höheren Wirkstoffgehalt auszuweichen.

Bei depressiven Syndromen im Kindesalter, Enuresis und Pavor nocturnus:

- Orale Tagesdosis von 1–2 Dragees Tofranil mite (entsprechend 10 mg bis 20 mg Imipraminhydrochlorid) bei 5- bis 8-Jährigen und von 2–5 Dragees Tofranil mite (ensprechend 20 mg bis 50 mg Imipraminhydrochlorid) bei 9- bis 14-Jährigen; ab einem Alter von 15 Jahren beträgt die Tagesdosis 5–8 Dragees Tofranil mite (entsprechend 50 mg bis 80 mg Imipraminhydrochlorid).
- Gegebenenfalls ist auf Darreichungsformen mit einem höheren Wirkstoffgehalt auszuweichen.

Tofranil 25

- Zu Beginn der Behandlung bei erwachsenen Patienten 2-mal täglich 1 Dragee Tofranil 25 (entspechend 50 mg Imipraminhydrochlorid/Tag).
- Die Dosis kann im Verlauf von mehreren Tagen stufenweise auf bis zu 3-mal täglich 2 Dragees Tofranil 25 (entsprechend 150 mg Imipraminhydrochlorid/Tag) erhöht werden.
- Gegebenenfalls ist auf Darreichungsformen mit einem höheren Wirkstoffgehalt auszuweichen.

Bei depressiven Syndromen im Kindesalter, Enuresis und Pavor nocturnus:

- Bei Kindern über 8 Jahre täglich 1–2 Dragees Tofranil 25 (entsprechend 25 mg bis 50 mg Imipraminhydrochlorid); ab einem Alter von 15 Jahren beträgt die Tagesdosis 2–3 Dragees Tofranil 25 (entsprechend 50 mg bis 75 mg Imi-praminhydrochlorid).

Präparatname (Stand der Fachinformation)

- Tofranil Dragees (Stand: 12/2001).

Desipramin/Pertofran, Noveril

Zugelassener Indikationsbereich

- Pertofran: Depressive Syndrome unabhängig von ihrer nosologischen Einordnung, bevorzugt jedoch solche, die mit Antriebslosigkeit einhergehen.
- Noveril: Depressive Syndrome, unabhängig von ihrer nosologischen Einordnung.

Zugelassener Altersbereich (Dosierung)

- Keine speziellen Angaben zur Dosierung bei Kindern.

Präparatname (Stand der Fachinformation)

- Pertofran (Stand: 03/2001).
- Noveril (Stand:06/2002).

Trimipramin/Stangyl

Zugelassener Indikationsbereich

- Depressive Zustände mit den Leitsymptomen Schlafstörungen, Angst, innere Unruhe.
- Chronische Schmerzzustände.

Zugelassener Altersbereich (Dosierung)

- Keine speziellen Angaben zur Dosierung bei Kindern.

Präparatname (Stand der Fachinformation)

- Stangyl Tropfen/Tabletten (Stand: 04/2001).

Doxepin/Aponal

Zugelassener Indikationsbereich

- Depressive Erkrankungen.
- Angstsyndrome.
- Leichte Entzugssyndrome bei Alkohol-, Arzneimittel- oder Drogenabhängigkeit.
- Unruhe, Angst, Schlafstörungen und funktionelle Organbeschwerden.

Zugelassener Altersbereich (Dosierung)

Bei depressiven Syndromen und bei Angstsyndromen:

- Beginn mit 50 mg am Abend.
- Nach 3–4 Tagen erforderlichenfalls Steigerung der Dosis auf 75 mg Doxepin pro Tag und nach 7–8 Tagen auf 100–150 mg Doxepin pro Tag. Dabei sollten Präparate mit einer höheren Dosisstärke eingesetzt werden.
- Bei ambulanter Behandlung sollte eine Tagesdosis von 150 mg Doxepin nicht überschritten werden.
- Kinder über 12 Jahre benötigen aufgrund des geringeren Körpergewichts ebenfalls eine deutlich geringere Dosis.

Präparatname (Stand der Fachinformation)

- Aponal Dragees (Stand: 10/2002).

Maprotilin/Ludiomil

Zugelassener Indikationsbereich
- Depressive Erkrankungen.

Zugelassener Indikationsbereich
- Keine speziellen Angaben zur Dosierung bei Kindern.

Präparatname (Stand der Fachinformation)
- Ludiomil Injektionslösung (Stand: 12/2001).

Fluoxetin (Selektiver Serotoninwiederaufnahmehemmer; SSRI)/Fluctin

Zugelassener Indikationsbereich
- Depressive Störungen unterschiedlicher Genese.
- Zwangsstörungen, wenn eine Behandlung mit Clomipramin nicht geeignet ist.
- Bulimie, nur im Rahmen eines zugleich auch psychotherapeutisch ausgerichteten Gesamtkonzepts.

Zugelassener Altersbereich (Dosierung)
- Keine speziellen Angaben zur Dosierung bei Kindern.

Präparatname (Stand der Fachinformation)
- Fluctin Tabletten/Kapseln/Lösung (Stand: 07/2000).

Fluvoxamin (SSRI)/Fevarin

Zugelassener Indikationsbereich
- Depressive Erkrankungen.
- Zwangserkrankungen.
- Zwangserkrankungen bei Kindern und Jugendlichen ab dem 8. Lebensjahr.

Zugelassener Altersbereich (Dosierung)
Zwangserkrankungen bei Kindern und Jugendlichen ab dem 8. Lebensjahr:
- Anfangsdosierung 25 mg oder 50 mg Fluvoxaminhydrogenmaleat täglich.
- Steigerung der Dosierung in kleinen wöchentlichen Schritten (25 mg oder 50 mg).
- Höchstdosierung 200 mg Fluvoxaminhydrogenmaleat täglich.
- Bei Tagesdosierungen über 150 mg Fluvoxaminhydrogenmaleat sollten die Filmtabletten auf 2–3 Einzeldosen verteilt werden.

Präparatname (Stand der Fachinformation)
- Fevarin Tabletten (Stand: 12/2000).

Paroxetin (SSRI)/Tagonis

Zugelassener Indikationsbereich
- Depressive Erkrankungen.
- Generalisierte Angststörung, Panikstörung mit oder ohne Agoraphobie, soziale Phobie.
- Posttraumatische Belastungsstörung.
- Zwangsstörung.

Zugelassener Altersbereich (Dosierung)
- Keine speziellen Angaben zur Dosierung bei Kindern.

Präparatname (Stand der Fachinformation)
- Tagonis Filmtabletten (Stand: 05/2002).

Sertralin (SSRI)/Zoloft

Zugelassener Indikationsbereich
- Depressive Erkrankungen.

Zugelassener Altersbereich (Dosierung)
- Übliche Tagesdosis 50 mg Sertralin/Tag (bzw. 2,5 ml Zoloft Lösungskonzentrat oder 1 Filmtablette Zoloft 50 mg oder $^1/_2$ Filmtablette Zoloft 100 mg).
- Das Lösungskonzentrat ist vor der Einnahme zu verdünnen (gemäß Verdünnungsanleitung).
- Erhöhung der Dosis bei Bedarf auf 100 mg Sertralin/Tag (bzw. 5 ml Zoloft Lösungskonzentrat oder 2 Filmtabletten Zoloft 50 mg oder 1 Filmtablette Zoloft 100 mg) erhöht werden.
- Maximale Tagesdosis 200 mg Sertralin.
- Die Dosierungsempfehlungen gelten sowohl für junge als auch für ältere Patienten.

Präparatname (Stand der Fachinformation)
- Zoloft Lösungskonzentrat (Stand: 12/2002).

Citalopram (SSRI)/Cipramil

Zugelassener Indikationsbereich
- Depressive Erkrankungen.
- Panikstörungen mit und ohne Agoraphobie.

Zugelassener Altersbereich (Dosierung)
- Kinder und Jugendliche unter 18 Jahren sollen nicht mit Cipramil behandelt werden, da in dieser Altersgruppe Sicherheit und Wirksamkeit nicht ausreichend untersucht worden sind.

Präparatname (Stand der Fachinformation)
- Cipramil Tabletten (Stand: 01/2003).

Moclobemid (Reversibler Hemmer der Monoaminooxidase A; RIMA)/Aurorix

Zugelassener Indikationsbereich
- Medikamentös behandlungsbedürftige depressive Syndrome. (Aurorix wurde in klinischen Studien über-

wiegend an Patienten mit Major Depression nach DSM-III-R geprüft.).
- Soziale Phobie (im Rahmen eines therapeutischen Gesamtkonzepts).

Zugelassener Altersbereich (Dosierung)

- Keine speziellen Angaben zur Dosierung bei Kindern.

Präparatname (Stand der Fachinformation)

- Aurorix Filmtabletten (Stand: 07/2002).

Milnacipran (Selektiver Serotonin- und Noradrenalinwiederaufnahmehemmer; SNRI)

- Import erforderlich.
- Keine Fachinformation verfügbar.

Venlafaxin (SNRI)/Trevilor

Zugelassener Indikationsbereich

- Depressive Erkrankungen, einschließlich Depressionen mit begleitenden Angstzuständen.
- Erhaltungstherapie und Rezidivprophylaxe depressiver Erkrankungen (Prävention eines Rückfalls nach Remission der depressiven Symptomatik bzw. Prävention des Wiederauftretens neuer depressiver Episoden).

Zugelassener Altersbereich (Dosierung)

- Keine speziellen Angaben zur Dosierung bei Kindern.

Präparatname (Stand der Fachinformation)

- Trevilor Tabletten 37,5 mg (Stand: 07/2001).

Mirtazapin (Noradrenerger und spezifisch serotonerger Wiederaufnahmehemmer; NaSSA)/Remergil

Zugelassener Indikationsbereich

- Depressive Erkrankungen.

Zugelassener Altersbereich (Dosierung)

- Keine speziellen Angaben zur Dosierung bei Kindern.

Präparatname (Stand der Fachinformation)

- Remergil (Stand: 05/2002).

Nefazodon (Dualer serotonerger Wiederaufnahmehemmer; DSA)/Nefadar

Zugelassener Indikationsbereich

- Depressive Erkrankungen (Major Depression).

Zugelassener Altersbereich (Dosierung)

- Keine speziellen Angaben zur Dosierung bei Kindern.

Präparatname (Stand der Fachinformation)

- Nefadar (Stand: 07/2002).

Atomoxetin (Selektiver Noradrenalinwiederaufnahmehemmer; NARI)/Strattera

- Import erforderlich.

Zugelassener Indikationsbereich

- Aufmerksamkeitsdefizit-Hyperaktivitätssyndromes (ADHS).

Zugelassener Altersbereich (Dosierung)

Kinder und Jugendliche mit einem Körpergewicht bis zu 70 kg:
- Initial 0,5 mg/kg KG.
- Nach mindestens 3 Tagen Steigerung bis zu einer Steady-State-Dosis von 1,2 mg/kg KG möglich.
- Gesamttagesdosis nicht über 1,4 mg/kg KG oder 100 mg, je nachdem welche die geringere ist.

Kinder und Jugendliche mit einem KG von mehr als 70 kg:
- Initial ca. 40 mg.
- Nach mindestens 3 Tagen Steigerung bis zu einer Steady-State-Dosis von ca. 80 mg am Tag möglich.

Präparatname (Stand der Fachinformation)

- Strattera Kapseln (Stand: 11/2002).

Reboxetin (NARI)/Edronax, Solvex

Zugelassener Indikationsbereich

- Akute depressive Erkrankungen (Major Depression).
- Bei initialem Ansprechen Fortführung der Behandlung zur Aufrechterhaltung der klinischen Besserung.

Zugelassener Altersbereich (Dosierung)

- Keine speziellen Angaben zur Dosierung bei Kindern.

Präparatname (Stand der Fachinformation)

- Edronax 4 mg (Stand: 10/2000).
- Solvex 4 mg (Stand: 07/2002).

11.7 Stimulanzien

Methylphenidat/Ritalin, Concerta, Medikinet

Zugelassener Indikationsbereich

Ritalin

- Hyperkinetische Störung bzw. Aufmerksamkeitsdefizit-Hyperaktivitätsstörung (ADHS) bei Kindern ab 6 Jahren und Weiterführung der Therapie bei Jugendlichen im Rahmen einer therapeutischen Gesamtstrategie.

Die Diagnose muss an Hand der derzeit gültigen Diagnosekriterien erfolgen.
- Zwanghafte Schlafanfälle während des Tages (Narkolepsie) im Rahmen einer therapeutischen Gesamtstrategie.

Weitere Informationen zur sicheren Anwendung von Ritalin:
- **ADHS:** Ritalin ist Teil eines therapeutischen Behandlungsprogramms, das typischerweise psychologische, erzieherische und soziale Maßnahmen umfasst.
- Ziel der Therapie ist es, die Verhaltensauffälligkeiten wie leichte bis schwere Ablenkbarkeit, kurze Aufmerksamkeitsspanne, emotionale Labilität und Impulsivität zu vermindern.
- Die Ätiologie der hyperkinetischen Störung/AD/HS ist nicht vollständig bekannt. Es gibt keinen einzelnen diagnostischen Test. Für eine korrekte Diagnose werden sowohl medizinische als auch psychologische, pädagogische und soziale Untersuchungen benötigt. Kardinalsymptome sind: beeinträchtigte Aufmerksamkeit, Ablenkbarkeit, emotionale Labilität, Impulsivität, mäßige bis starke Hyperaktivität, gering ausgeprägte neurologische Symptome, Lernschwierigkeiten. Abnorme EEG-Befunde können, müssen aber nicht vorhanden sein.
- Ritalin ist nicht in allen Fällen einer hyperkinetischen Störung/ADHS indiziert und seine Anwendung sollte nur auf der Grundlage einer vollständigen Anamnese und Exploration des Patienten in Betracht gezogen werden.
- Die Entscheidung, Ritalin zu verschreiben, sollte von der ärztlichen Beurteilung der Chronizität und des Schweregrades der Symptome und den damit verbundenen Einschränkungen des Patienten in Relation zum Alter des Patienten abhängig gemacht werden. Die Verschreibung sollte nicht allein aufgrund einzelner Verhaltensmerkmale erfolgen.
- Stehen die Symptome mit akuten Stressreaktionen in Verbindung, ist Ritalin i. Allg. nicht indiziert.
- **Narkolepsie:** Die Symptome der Narkolepsie umfassen Tagesmüdigkeit, nicht angebrachte Schlafepisoden und plötzlicher Verlust des Muskeltonus.

Concerta
- Bei Kindern (über 6 Jahre) und Jugendlichen mit einer Aufmerksamkeitsdefizit-Hyperaktivitätsstörung (ADHS) als Teil eines umfassenden Behandlungsprogramms, wenn sich andere Maßnahmen allein als unzureichend erwiesen haben.
  Die Diagnose muss nach DSM-IV-Kriterien oder den ICD-10-Richtlinien gestellt werden und sollte auf einer vollständigen Anamnese und Untersuchung des Patienten beruhen.
- Die spezifische Ätiologie dieses Syndroms ist unbekannt. Die Diagnose kann nicht durch einen einzelnen diagnostischen Test gestellt werden, sie erfordert den Einsatz medizinischer, spezieller psychologischer, pädagogischer und sozialer Ressourcen. Das Lernen kann, muss aber nicht, beeinträchtigt sein.
- Eine Arzneimittelbehandlung ist nicht bei allen Kindern, die diese Störung aufweisen, notwendig. Deshalb ist eine Behandlung mit Concerta nicht bei allen Kindern mit ADHS angezeigt, und die Entscheidung über die Anwendung des Arzneimittels muss auf einer sehr sorgfältigen Beurteilung der Schwere und Chronizität der Symptomatik im Verhältnis zum Alter des Kindes basieren.
- Die Anwendung von Concerta sollte auf Patienten begrenzt sein, die ein Arzneimittel benötigen, das bei morgendlicher Einnahme über den Tag bis zum Abend wirkt.
- Ein umfassendes Behandlungsprogramm für die Behandlung von Patienten mit ADHS sollte andere Maßnahmen (psychotherapeutisch, pädagogisch, sozial) einschließen.
- Stimulanzien sind nicht zur Anwendung bei Patienten vorgesehen, die sekundäre umfeldbedingte Symptome und/oder andere primäre psychiatrische Störungen, einschließlich Psychosen, zeigen.
- Geeignete edukative Maßnahmen sind essenziell und eine psychosoziale Betreuung ist oft hilfreich.

Medikinet
- Aufmerksamkeitsdefizit-Hyperaktivitätsstörung (ADHS) bei Kindern im Rahmen eines therapeutischen Gesamtkonzeptes.

Zugelassener Altersbereich (Dosierung)

Ritalin
- Therapiebeginn mit einer niedrigen Dosis.
- Steigerung in wöchentlichen Abständen in kleinen Stufen bis zum Erreichen einer verträglichen und genügend wirksamen Dosis.
- Individuelle Anpassung der Dosis an die Bedürfnisse des einzelnen Patienten. Hierbei gilt der Grundsatz, die Dosis so klein wie möglich zu halten.
- Wirkungseintritt bei ausreichend hoher Dosis innerhalb einer Stunde nach der Einnahme.
- Zeitpunkt der Einnahme: Bei der Behandlung von hyperkinetischen Störungen/AD/HS sollte der Zeitpunkt der Einnahme von Ritalin so gewählt werden, dass die Wirkung mit den Zeiten der größten schulischen, sozialen und Verhaltensschwierigkeiten des Patienten zusammenfällt.
  Bei der Behandlung der Narkolepsie ist es wichtig, einen gleichen Tag-Nacht-Rhythmus mit festen Zeiten

einzuhalten. Die Medikation sollte diesem Rhythmus angepasst werden.

Behandlung der hyperkinetischen Störung/AD/HS bzw. der Narkolepsie bei Kindern und Jugendlichen (6 Jahre und älter).

- Beginn der Behandlung mit 5 mg (1/2 Tbl.) 1- bis 2-mal täglich (z. B. morgens und mittags).
- Anschließend mögliche Steigerung der Tagesdosis in wöchentlichen Abständen um 5–10 mg (1/2–1 Tbl.).
- Maximale Tagesdosis 60 mg (6 Tbl.).
- Die Gesamttagesdosis sollte auf mehrere Einzelgaben (üblicherweise 2–3) verteilt werden.

Concerta

Kinder (über 6 Jahre) und Jugendliche:

- Einnahme einmal täglich morgens.
- Concerta muss als Ganzes mit Hilfe von Flüssigkeit geschluckt und darf nicht gekaut, geteilt oder zerkleinert werden. Concerta kann mit oder ohne Nahrung eingenommen werden.
- Behandlungsbeginn nur unter Aufsicht eines Arztes, der in der Behandlung von Verhaltensstörungen bei Kindern und/oder Jugendlichen erfahren ist.
- Individuelle Anpassung der Dosierung an die Symptomatik und das Ansprechen des Patienten.
- Mögliche Anpassung der Dosierung um jeweils 18 mg bis zu einer Maximaldosis von 54 mg/Tag, die einmal täglich morgens eingenommen wird.
  Im Allgemeinen erfolgt eine Dosisanpassung in wöchentlichen Abständen.

Patienten, die erstmalig Methylphenidat erhalten:

- Klinische Erfahrungen mit Concerta sind bei diesen Patienten begrenzt.
- Concerta muss nicht bei allen Kindern mit ADHS-Syndrom angezeigt sein.
- Zur Behandlung von Patienten, die erstmalig Methylphenidat erhalten, könnten niedrigere Dosen einer kurz wirksamen Methylphenidatformulierung als ausreichend erachtet werden.
- Eine sorgfältige Dosistitration durch den behandelnden Arzt ist notwendig, um unnötig hohe Dosen von Methylphenidat zu vermeiden.
- Für Patienten, die zur Zeit kein Methylphenidat oder die andere Stimulanzien als Methylphenidat ein nehmen, beträgt die empfohlene Anfangsdosis von Concerta einmal täglich 18 mg..

Patienten, die zur Zeit Methylphenidat erhalten:

- Dosierungsempfehlung für Patienten, die Methylphenidat zur Zeit 3-mal täglich in einer Tagesdosis von 15–45 mg einnehmen:

Bisherige tägliche Methylphenidatdosis	Concerta-Dosis
5 mg 3-mal täglich	18 mg einmal täglich
10 mg 3-mal täglich	36 mg einmal täglich
15 mg 3-mal täglich	54 mg einmal täglich
	Eine Dosierung über 54 mg/Tag wird nicht empfohlen.

Die Dosierungs empfehlungen orientieren sich an der aktuellen Dosierung und der klinischen Einschätzung.

- Wenn nach einer angemessenen Dosiseinstellung über einen Zeitraum von 1 Monat keine Verbesserung beobachtet wird, sollte das Arzneimittel abgesetzt werden.

Erhaltungs-/Langzeittherapie:

- Die Langzeitanwendung von Methylphenidat wurde in klinischen Studien nicht systematisch beurteilt. Der Arzt, der Concerta zur Langzeitbehandlung bei Patienten mit ADHS einsetzt, sollte wiederholt den Langzeitnutzen des Arzneimittels durch Auslassversuche zur Beurteilung des Patienten ohne Pharmakotherapie überprüfen.
- Verbesserungen können auch nach zeitweisem oder dauerhaftem Absetzen aufrecht erhalten bleiben.

Reduzierung und Absetzen der Dosis:

- Wenn eine paradoxe Reaktion oder andere Nebenwirkungen auftreten, sollte die Dosis reduziert oder, wenn notwendig, das Arzneimittel abgesetzt werden.
- Eine Arzneimitteltherapie wird üblicherweise während oder nach der Pubertät abgesetzt.

Kinder (unter 6 Jahre):

- Die Wirksamkeit und Unbedenklichkeit von Concerta wurde bei Kindern unter 6 Jahre nicht ermittelt. Deshalb sollte Concerta nicht bei Kindern unter 6 Jahre angewendet werden..

Medikinet

- Dosisanpassung an die Erfordernisse des Einzelfalls.
- Therapiebeginn mit einer niedrigen Dosis.
- Steigerung in kleinen Stufen bis zum Erreichen einer verträglichen und genügend wirksamen Dosis. Hierbei gilt der Grundsatz, die Dosis so klein wie möglich zu halten.
- Beginn der Behandlung mit 1/2 Tbl./Tag, entsprechend 5 mg, die am Morgen genommen wird.
- Anschließend mögliche Steigerung der Tagesdosis in wöchentlichen Abständen um 5–10 mg (1/2–1 Tbl.).
- Maximale Tagesdosis 60 mg (6 Tbl.).
- Die Gesamttagesdosis wird üblicherweise auf 2–3 Einzelgaben verteilt eingenommen.
- Die Wirkung tritt bei ausreichend hoher Dosis innerhalb 1 h nach der Einnahme ein.

- Wegen der möglichen Beeinträchtigung des Nachtschlafes wird die letzte Gabe von Medikinet vor 16.00 Uhr empfohlen.
- In Ausnahmefällen kann bei erheblichen Ein- und Durchschlafstörungen eine sehr kleine Dosis (2,5–5 mg) eine halbe Stunde vor der Schlafenszeit gegeben werden.
- Wenn sich nach angemessener Dosisanpassung im Verlauf eines Monats die Symptome nicht bessern, sollte die Behandlung abgebrochen werden.
- Bei Verstärkung von Symptomen oder anderen unerwünschten Wirkungen sollte die Dosierung reduziert oder das Medikament abgesetzt werden.
- Von Zeit zu Zeit sollte Medikinet versuchsweise abgesetzt werden, um den Zustand des Kindes beurteilen zu können.
- Es ist möglich, dass die Besserung auch dann bestehen bleibt, wenn das Medikament zeitweilig oder ganz abgesetzt wird.
- Die medikamentöse Behandlung sollte nicht auf unbestimmte Zeit ausgedehnt werden. Die weitere Notwendigkeit einer medikamentösen Therapie muss mmer wieder geprüft werden.

Präparatname (Stand der Fachinformation)

- Ritalin (Stand: 11/2000).
- Concerta (Stand:11/2002).
- Medikinet (Stand: 01/2002).

Fenetyllin/Captagon

Zugelassener Indikationsbereich

- Narkolepsie.
- Hyperkinetisches Syndrom im Kindesalter im Rahmen einer therapeutischen Gesamtstrategie.

Zugelassener Altersbereich (Dosierung)

- Die Dosierung muss aufgrund der erheblichen interindividuellen Variabilität der Bioverfügbarkeit und des Ansprechens auf die Substanz individuell bestimmt werden.
- Therapiebeginn mit niedriger Dosis.
- Steigerung in kleinen Stufen bis zum Erreichen einer genügend wirksamen Dosis unter Berücksichtigung der Verträglichkeit. Hierbei gilt der Grundsatz, die Dosis so klein wie möglich zu halten.

Hyperkinetisches Syndrom im Kindesalter:

- Üblicher Dosisbereich: 0,8–1,0 mg/kg Fenetyllin morgens und mittags, entsprechend einer Tagesdosis von 1,6 bis 2,0 mg/kg, maximal 100 mg Fenetyllin/Tag.
- Kinder im Alter von 6–12 Jahren (ab ca. 22 kg KG): morgens und ggf. mittags $^1/_2$ Filmtablette (entsprechend täglich 25–50 mg Fenetyllinhydrochlorid).
- Kinder über 12 Jahre und Erwachsene: $^1/_2$–1 Filmtablette morgens und ggf. mittags (entsprechend täglich 25–100 mg Fenetyllinhydrochlorid).

Präparatname (Stand der Fachinformation)

- Captagon (Stand: 01/2002).

11.8 Leitfaden für Eltern zu wichtigen Fragen bei der Anwendung von Psychopharmaka im Kindes- und Jugendalter (in Anlehnung an Empfehlungen der AACAP Facts for families)

1. Wie lautet der Name des Medikaments?
   Gibt es weitere Begriffe oder Bezeichnungen für dieses Medikament?
2. Was ist über die Wirksamkeit dieses Medikaments bei anderen Kindern bekannt, die unter einer vergleichbaren Problematik leiden?
3. Auf welche Weise kann das Medikament meinem Kind helfen?
   Anhand welcher Kriterien kann ich erkennen, ob und wann das Medikament erfolgreich wirksam ist?
   Mit welcher Zeitspanne muss ich rechnen, bis ich eine positive Wirkung feststellen kann?
4. Welche Nebenwirkungen können bei Behandlung mit diesem Medikament üblicherweise vorkommen?
5. Wie äußern sich Nebenwirkungen, die zwar selten sind, aber dennoch unter der Behandlung vorkommen können?
   Wie ernste Nebenwirkungen gibt es und wie kann ich diese erkennen?
6. Besteht bei diesem Medikament die Gefahr, abhängig zu werden?
   Besteht Suchtgefahr?
7. Welche Dosierung wird bei diesem Medikament empfohlen?
   Wie oft muss dieses Medikament täglich eingenommen werden?
8. Gibt es Routineuntersuchungen (z. B. EKG, Laborwerte, Blutdruck o. Ä.), die durchgeführt werden sollten, bevor mein Kind dieses Medikament erhält?
   Müssen diese Laborkontrollen während der Behandlung mit diesem Medikament weitergeführt werden?
9. Wird die Wirksamkeit dieses Medikaments bei meinem Kind von einem Kinder- und Jugendpsychiater überprüft und wird im Zweifelsfall von diesem die Dosierung verändert, falls dies nötig wird?
   Wie oft wird der Verlauf untersucht und wer führt diese Untersuchungen durch?
10. Welche anderen Medikamente oder Nahrungsmittel sollte mein Kind nicht erhalten, solange es dieses Medikament erhält?

11. Gibt es Wechselwirkungen zwischen diesem Medikament und anderen verschreibungspflichtigen bzw. nicht verschreibungspflichtigen (»Over-the-counter«) Medikamenten, die mein Kind nehmen muss?
12. Welche Tätigkeiten oder Aktivitäten sollte mein Kind unterlassen, solange es dieses Medikament einnimmt? Gelten hinsichtlich bestimmter Aktivitäten besondere Vorsichtsregeln?
13. Wie lange wird mein Kind dieses Medikament einnehmen müssen?
    Unter welchen Umständen wird in der Regel die Entscheidung zur Beendigung der Behandlung getroffen?
14. Was soll ich tun, wenn Probleme auftreten sollten, z. B., wenn mein Kind die Einnahme des Medikaments vergessen hat, wenn mein Kind krank wird, wenn sich herausstellt, dass Nebenwirkungen auftreten?
15. Selbstzahler: Wie hoch sind die Kosten dieser Behandlung, wer trägt sie?
    Bestehen Unterschiede zwischen Markenmedikamenten und Generika?
16. Sollten Lehrer, Schulsozialarbeiter, Erzieher oder andere Fachpersonen über die Behandlung informiert werden?

Anhang 12 – GdB/MdE-Tabellen (Nervensystem und Psyche)

Hirnschäden

Hirnbeschädigte sind Behinderte, bei denen das Gehirn in seiner Entwicklung gestört wurde oder durch äußere Gewalteinwirkung, Krankheit, toxische Einflüsse oder Störungen der Blutversorgung organische Veränderungen erlitten und nachweisbar behalten hat.

Als **nachgewiesen** ist ein solcher **Hirnschaden** anzusehen, wenn Symptome einer organischen Veränderung des Gehirns nach Verletzung oder Krankheit – nach dem Abklingen der akuten Phase – festgestellt worden sind; dies gilt auch, wenn bei späteren Untersuchungen keine hirnorganischen Funktionsstörungen und Leistungsbeeinträchtigungen mehr zu erkennen sind (GdB-/MdE-Grad dann – auch unter Einschluss geringer z. B. vegetativer Beschwerden – **20**; nach offenen Hirnverletzungen nicht unter **30**).

Bestimmend für die **Beurteilung des GdB-/MdE-Grades** ist das Ausmaß der bleibenden Ausfallserscheinungen. Dabei sind der neurologische Befund, die Ausfallserscheinungen im psychischen Bereich unter Würdigung der prämorbiden Persönlichkeit und ggf. das Auftreten von zerebralen Anfällen zu beachten. Bei der Mannigfaltigkeit der Folgezustände von Hirnschädigungen kommen für die GdB-/MdE-Beurteilung Sätze **zwischen 20 und 100** in Betracht.

Bei **Kindern** ist zu berücksichtigen, dass sich die Auswirkungen eines Hirnschadens abhängig vom Reifungsprozess sehr verschieden (Besserung oder Verschlechterung) entwickeln können, sodass in der Regel Nachprüfungen in Abständen von wenigen Jahren angezeigt sind.

Bei einem **mit Ventil versorgten Hydrozephalus** ist ein GdB-/MdE-Grad von wenigstens 30 anzusetzen.

Nicht nur vorübergehende vegetative Störungen nach **Gehirnerschütterung** (reversible und morphologisch nicht nachweisbare Funktionsstörung des Gesamthirns) rechtfertigen im 1. Jahr nach dem Unfall einen GdB-/MdE-Grad von **10–20**.

Bei der folgenden GdB-/MdE-Beurteilung der Hirnschäden soll die Gesamtbewertung (A.) im Vordergrund stehen. Die unter B. angeführten isoliert vorkommenden bzw. führenden Syndrome stellen eine ergänzende Hilfe zur Beurteilung dar.

A. Grundsätze der Gesamtbewertung von Hirnschäden

1. Hirnschäden mit geringer Leistungsbeeinträchtigung	30–40
2. Hirnschäden mit mittelschwerer Leistungsbeeinträchtigung	50–60
3. Hirnschäden mit schwerer Leistungsbeeinträchtigung	70–100

B. Bewertung von Hirnschäden mit isoliert vorkommenden bzw. führenden Syndromen

(bei Begutachtungen im sozialen Entschädigungsrecht auch zur Feststellung der Schwerstbeschädigtenzulage):

Organisch-psychische Störungen

Hierbei wird zwischen hirnorganischen Allgemeinsymptomen, intellektuellem Abbau (Demenz) und hirnorganischen Persönlichkeitsveränderungen unterschieden, die jedoch oft kombiniert sind und fließende Übergänge zeigen können.

Zu den **hirnorganischen Allgemeinsymptomen (Hirnleistungsschwäche)** werden vor allem Beeinträchtigungen der Merkfähigkeit und der Konzentration, Reizbarkeit, Erregbarkeit, vorzeitige Ermüdbarkeit, Einbuße an Überschau- und Umstellungsvermögen und psychovegetative Labilität (z. B. Kopfschmerzen, vasomotorische Störungen, Schlafstörungen, affektive Labilität) gerechnet.

Die **hirnorganische Persönlichkeitsveränderung (hirnorganische Wesensänderung)** wird von einer Verarmung und Vergröberung der Persönlichkeit mit Störungen des Antriebs, der Stimmungslage und der Emotionalität, mit Einschränkung des Kritikvermögens und des Umweltkontaktes sowie mit Akzentuierungen besonderer Persönlichkeitseigenarten bestimmt.

Auf der Basis der organisch-psychischen Veränderungen entwickeln sich nicht selten zusätzliche **psychoreaktive Störungen**.

Hirnschäden mit psychischen Störungen

(je nach vorstehend beschriebener Art)

– leicht (im Alltag sich gering auswirkend)	30–40
– mittelgradig (im Alltag sich deutlich auswirkend)	50–60
– schwer	70–100

Zentrale vegetative Störungen als Ausdruck eines Hirndauerschadens

(z. B. Störungen des Schlaf-Wach-Rhythmus, der Vasomotorenregulation oder der Schweißregulation)

– leicht	30
– mittelgradig, auch mit vereinzelten synkopalen Anfällen	40
– mit häufigeren Anfällen oder erheblichen Auswirkungen auf den Allgemeinzustand	50

Koordinations- und Gleichgewichtsstörungen (spino-) zerebellärer Ursache

Je nach dem Ausmaß der Störung der Ziel- und Feinmotorik einschließlich der Schwierigkeiten beim Gehen und Stehen ergibt sich ein GdB-/MdE-Grad von **30–100**.

Hirnschäden mit kognitiven Leistungsstörungen
(z. B. Aphasie, Apraxie, Agnosie)

- leicht (z. B. Restaphasie) 30–40
- mittelgradig (z. B. Aphasie mit deutlicher bis sehr ausgeprägter Kommunikationsstörung) 50–80
- schwer (z. B. globale Aphasie) 90–100

Zerebral bedingte Teillähmungen und Lähmungen

- leichte Restlähmungen und Tonusstörungen der Gliedmaßen 30
- bei ausgeprägteren Teillähmungen und vollständigen Lähmungen ist der GdB-/MdE-Grad aus Vergleichen mit den nachfolgend aufgeführten Gliedmaßenverlusten, peripheren Lähmungen und anderen Funktionseinbußen der Gliedmaßen abzuleiten
- vollständige Lähmung von Arm und Bein (Hemiplegie) 100

Parkinson-Syndrom

- ein- oder beidseitig, geringe Störung der Bewegungsabläufe, keine Gleichgewichtsstörung, geringe Verlangsamung 30–40
- deutliche Störung der Bewegungsabläufe, Gleichgewichtsstörungen, Unsicherheit beim Umdrehen, stärkere Verlangsamung 50–70
- schwere Störung der Bewegungsabläufe bis zur Immobilität 80–100

Andere extrapyramidale Syndrome – auch mit Hyperkinesen – sind analog nach Art und Umfang der gestörten Bewegungsabläufe und der Möglichkeit ihrer Unterdrückung zu bewerten; bei lokalisierten Störungen (z. B. Torticollis spasmodicus) sind niedrigere GdB-/MdE-Grade als bei generalisierten (z. B. choreatische Syndrome) in Betracht zu ziehen.

Epileptische Anfälle
GdB-/MdE-Grade je nach Art, Schwere, Häufigkeit und tageszeitlicher Verteilung:

- sehr selten [generalisierte (große) und komplex fokale Anfälle mit Pausen von mehr als 1 Jahr; kleine und einfach-fokale Anfälle mit Pausen von Monaten] 40
- selten [generalisierte (große) und komplex-fokale Anfälle mit Pausen von Monaten; kleine und einfach-fokale Anfälle mit Pausen von Wochen] 50–60
- mittlere Häufigkeit [generalisierte (große) und komplex fokale Anfälle mit Pausen von Wochen; kleine und einfach-fokale Anfälle mit Pausen von Tagen] 60–80
- häufig [generalisierte (große) oder komplex-fokale Anfälle wöchentlich oder Serien von generalisierten Krampfanfällen, von fokal betonten oder von multifokalen Anfällen; kleine und einfach-fokale Anfälle täglich] 90–100
- nach 3 Jahren Anfallsfreiheit bei weiterer Notwendigkeit antikonvulsiver Behandlung 30

Ein Anfallsleiden gilt als abgeklungen, wenn ohne Medikation 3 Jahre Anfallsfreiheit besteht. Ohne nachgewiesenen Hirnschaden ist dann kein GdB-/MdE-Grad mehr anzunehmen.

Narkolepsie
Je nach Häufigkeit, Ausprägung und Kombination der Symptome (Tagesschläfrigkeit, Schlafattacken, Kataplexien, automatisches Verhalten im Rahmen von Ermüdungserscheinungen, Schlaflähmungen – häufig verbunden mit hypnagogen Halluzinationen) sind im allgemeinen GdB-/MdE-Grade von 50 bis 80 anzusetzen. Selten kommen auch GdB-/MdE-Grade von 40 (z.B. bei gering ausgeprägter Tagesschläfrigkeit in Kombination mit seltenen Schlaflähmungen und hypnagogen Halluzinationen) oder auch über 80 (bei ungewöhnlich starker Ausprägung) in Betracht.

Hirntumoren

Die GdB-/MdE-Bewertung von Hirntumoren ist vor allem von der Art und Dignität und von der Ausdehnung und Lokalisation mit ihren Auswirkungen abhängig.

Nach der Entfernung **gutartiger Tumoren** (z. B. Meningeom, Neurinom) richtet sich der GdB-/MdE-Grad allein nach dem verbliebenen Schaden.

Bei Tumoren wie Oligodendrogliom, Ependymom, Astrozytom II ist der GdB-/MdE-Grad, wenn eine vollständige Tumorentfernung nicht gesichert ist, nicht niedriger als 50 anzusetzen.

Bei **malignen Tumoren** (z. B. Astrozytom III, Glioblastom, Medulloblastom) ist der GdB-/MdE-Grad mit wenigstens 80 zu bewerten.

Das Abwarten einer Heilungsbewährung (von 5 Jahren) kommt in der Regel nur nach der Entfernung eines malignen Kleinhirntumors des Kindesalters (z. B. Medulloblastom) in Betracht; der GdB-/MdE-Grad während dieser Zeit (im Frühstadium) liegt bei geringer Leistungsbeeinträchtigung bei 50.

Beeinträchtigungen der geistigen Leistungsfähigkeit im Kindes- und Jugendalter

Die GdB-/MdE-Beurteilung der Beeinträchtigungen der geistigen Entwicklung darf nicht allein vom Ausmaß der Intelligenzminderung und von diesbezüglichen Testergebnissen ausgehen, die immer nur Teile der Behinderung zu einem bestimmten Zeitpunkt erfassen können. Daneben muss stets auch die Persönlichkeitsentwicklung auf affektivem und emotionalem Gebiet, wie auch im Bereich des Antriebs und der Prägung durch die Umwelt mit allen Auswirkungen auf die sozialen Einordnungsmöglichkeiten berücksichtigt werden.

Entwicklungsstörungen im Kindesalter

Die Beurteilung setzt eine standardisierte Befunderhebung mit Durchführung geeigneter Testverfahren und Bestimmung des Entwicklungsquotienten (EQ) voraus (Nachuntersuchung mit Beginn der Schulpflicht).

Umschriebene Entwicklungsstörungen

(in den Bereichen Motorik, Sprache oder Wahrnehmung und Aufmerksamkeit)

- leicht, ohne wesentliche Beeinträchtigung der Gesamtentwicklung — 0–10
- sonst – bis zum Ausgleich – je nach Beeinträchtigung der Gesamtentwicklung — 20–40
- bei besonders schwerer Ausprägung (selten) — 50

Globale Entwicklungsstörungen

(Einschränkungen in den Bereichen Sprache und Kommunikation, Wahrnehmung und Spielverhalten, Motorik, Selbstständigkeit, soziale Integration)

GdB-/MdE-Grade je nach Ausmaß der sozialen Einordnungsstörung und der Verhaltensstörung (z.B. Hyperaktivität, Aggressivität):

- geringe Auswirkungen — 30–40
- starke Auswirkungen (z. B. EQ von 70 bis über 50) — 50–70
- schwere Auswirkungen (z. B. EQ von 50 und weniger) — 80–100

Einschränkung der geistigen Leistungsfähigkeit im Schul- und Jugendalter

Kognitive Teilleistungsschwächen

(z. B. Lese-Rechtschreib-Schwäche bzw. Legasthenie, isolierte Rechenstörung)

- leicht, ohne wesentliche Beeinträchtigung der Schulleistungen — 0–10
- sonst – auch unter Berücksichtigung von Konzentrations- und Aufmerksamkeitsstörungen – bis zum Ausgleich — 20–40
- bei besonders schwerer Ausprägung (selten) — 50

Einschränkung der geistigen Leistungsfähigkeit

mit einem Intelligenzrückstand entsprechend einem Intelligenzalter von etwa 10–12 Jahren bei Erwachsenen (IQ von etwa 70–60)

- wenn **während des Schulbesuchs** nur geringe Störungen, insbesondere der Auffassung, der Merkfähigkeit, der psychischen Belastbarkeit, der sozialen Einordnung, des Sprechens, der Sprache, oder anderer kognitiver Teilleistungen vorliegen
  oder
  wenn sich **nach Abschluss der Schule** noch eine weitere Bildungsfähigkeit gezeigt hat und keine wesentlichen, die soziale Einordnung erschwerenden Persönlichkeitsstörungen bestehen
  oder
  wenn ein **Ausbildungsberuf** unter Nutzung der Sonderregelungen für Behinderte erreicht werden kann — 30–40
- wenn **während des Schulbesuchs** die oben genannten Störungen stark ausgeprägt sind oder mit einem Schulversagen zu rechnen ist
  oder
  wenn **nach Abschluss der Schule** auf eine Beeinträchtigung der Fähigkeit zu selbstständiger Lebensführung oder sozialer Einordnung geschlossen werden kann
  oder
  wenn der Behinderte wegen seiner Behinderung trotz beruflicher Fördermöglichkeiten (z. B. in besonderen Rehabilitationseinrichtungen) nicht in der Lage ist, sich auch unter Nutzung der Sonderregelungen für Behinderte beruflich zu qualifizieren — 50–70

Schwerer Intelligenzmangel

mit stark eingeengter Bildungsfähigkeit, erheblichen Mängeln im Spracherwerb, Intelligenzrückstand entsprechend einem Intelligenzalter unter 10 Jahren bei Erwachsenen (IQ unter 60)

- bei relativ günstiger Persönlichkeitsentwicklung und sozialer Anpassungsmöglichkeit (Teilerfolg in einer Sonderschule, selbstständige Lebensführung in einigen Teilbereichen und Einordnung im allgemeinen Erwerbsleben mit einfachen motorischen Fertigkeiten noch möglich) — 80–90

- bei stärkerer Einschränkung der Eingliederungsmöglichkeiten mit hochgradigem Mangel an Selbstständigkeit und Bildungsfähigkeit, fehlender Sprachentwicklung, unabhängig von der Arbeitsmarktlage und auf Dauer Beschäftigungsmöglichkeit nur in einer Werkstatt für Behinderte **100**

Besondere im Kindesalter beginnende psychische Behinderungen

Autistische Syndrome

- leichte Formen (z. B. Typ Asperger) **50–80**
- sonst **100**

Andere emotionale und psychosoziale Störungen (Verhaltensstörungen)

- mit lang dauernden erheblichen Einordnungsschwierigkeiten (z. B. Integration in der Normalschule nicht möglich) **50–80**

Schizophrene und affektive Psychosen

Lang dauernde (über ein halbes Jahr anhaltende) Psychose

- im floriden Stadium je nach Einbuße beruflicher und sozialer Anpassungsmöglichkeiten **50–100**

Schizophrener Residualzustand

(z. B. Konzentrationsstörung, Kontaktschwäche, Vitalitätseinbuße, affektive Nivellierung)

- mit geringen und einzelnen Restsymptomen ohne soziale Anpassungsschwierigkeiten **10–20**
- mit leichten sozialen Anpassungsschwierigkeiten **30–40**
- mit mittelgradigen sozialen Anpassungsschwierigkeiten **50–70**
- mit schweren sozialen Anpassungsschwierigkeiten **80–100**

Affektive Psychose mit relativ kurz dauernden, aber häufig wiederkehrenden Phasen

- bei 1–2 Phasen im Jahr von mehrwöchiger Dauer je nach Art und Ausprägung **30–50**
- bei häufigeren Phasen von mehrwöchiger Dauer **60–100**

Nach dem Abklingen lang dauernder psychotischer Episoden ist im allgemeinen (Ausnahme siehe unten) eine Heilungsbewährung von 2 Jahren abzuwarten.

GdB-/MdE-Grad während dieser Zeit

- wenn bereits mehrere manische oder manische und depressive Phasen vorangegangen sind **50**
- sonst **30**

Eine Heilungsbewährung braucht nicht abgewartet zu werden, wenn eine monopolar verlaufene depressive Phase vorgelegen hat, die als erste Krankheitsphase oder erst mehr als 10 Jahre nach einer früheren Krankheitsphase aufgetreten ist.

Neurosen, Persönlichkeitsstörungen, Folgen psychischer Traumen

- leichtere psychovegetative oder psychische Störungen **0–20**
- stärker behindernde Störungen mit wesentlicher Einschränkung der Erlebnis- und Gestaltungsfähigkeit (z. B. ausgeprägtere depressive, hypochondrische, asthenische oder phobische Störungen, Entwicklungen mit Krankheitswert, somatoforme Störungen) **30–40**
- schwere Störungen (z. B. schwere Zwangskrankheit) mit mittelgradigen sozialen Anpassungsschwierigkeiten **50–70**
  mit schweren sozialen Anpassungsschwierigkeiten **80–100**

Alkoholkrankheit, -abhängigkeit

Eine **Alkoholkrankheit** liegt vor, wenn ein chronischer Alkoholkonsum zu körperlichen und/oder psychischen Schäden geführt hat.

Die GdB-/MdE-Bewertung wird vom Ausmaß des Organschadens und seiner Folgen (z. B. Leberschaden, Polyneuropathie, organisch-psychische Veränderung, hirnorganische Anfälle) und/oder vom Ausmaß der Abhängigkeit und der suchtspezifischen Persönlichkeitsänderung bestimmt. Bei nachgewiesener **Abhängigkeit** mit Kontrollverlust und erheblicher Einschränkung der Willensfreiheit ist der Gesamt GdB-/MdE-Grad aufgrund der Folgen des chronischen Alkoholkonsums nicht niedriger als **50** zu bewerten.

Ist bei nachgewiesener Abhängigkeit eine **Entziehungsbehandlung** durchgeführt worden, muss eine **Heilungsbewährung** abgewartet werden (im allgemeinen 2 Jahre). Während dieser Zeit ist in der Regel ein GdB-/MdE-Grad von **30** anzunehmen, es sei denn, dass der Organschaden noch einen höheren GdB-/MdE-Grad bedingt.

Drogenabhängigkeit

Eine Drogenabhängigkeit liegt vor, wenn ein chronischer Gebrauch von Rauschmitteln zu einer körperlichen und/oder psychischen Abhängigkeit mit entsprechender psychischer Veränderung und sozialen Einordnungsschwierigkeiten geführt hat.

Der GdB-/MdE-Grad ist je nach psychischer Veränderung und sozialen Anpassungsschwierigkeiten auf mindestens 50 einzuschätzen.

Ist bei nachgewiesener Abhängigkeit eine **Entziehungsbehandlung** durchgeführt worden, muss eine **Heilungsbewährung** abgewartet werden (im allgemeinen 2 Jahre). Während dieser Zeit ist in der Regel ein GdB-/MdE-Grad von 30 anzunehmen.

Rückenmarkschäden

– unvollständige, leichte Halsmarkschädigung mit beidseits geringen motorischen und sensiblen Ausfällen, ohne Störungen der Blasen- und Mastdarmfunktion	30–60
– unvollständige Brustmark-, Lendenmark- oder Kaudaschädigung mit Teillähmung beider Beine, ohne Störungen der Blasen- und Mastdarmfunktion	30–60
– unvollständige Brustmark-, Lendenmark- oder Kaudaschädigung mit Teillähmung beider Beine und Störungen der Blasen- und/oder Mastdarmfunktion	60–80
– unvollständige Halsmarkschädigung mit gewichtigen Teillähmungen beider Arme und Beine und Störungen der Blasen- und/oder Mastdarmfunktion	100
– vollständige Halsmarkschädigung mit vollständiger Lähmung beider Arme und Beine und Störungen der Blasen- und/oder Mastdarmfunktion	100
vollständige Brustmark-, Lendenmark-, oder Kaudaschädigung mit vollständiger Lähmung der Beine und Störungen der Blasen und/oder Mastdarmfunktion	100

Die Bezeichnung **Querschnittslähmung** ist den Fällen vorzubehalten, in denen quer durch das Rückenmark **alle Bahnen** in einer bestimmten Höhe **vollkommen** unterbrochen sind.

Multiple Sklerose

Der GdB-/MdE-Grad richtet sich vor allem nach den zerebralen und spinalen Ausfallserscheinungen. Zusätzlich ist die aus dem klinischen Verlauf sich ergebende Krankheitsaktivität zu berücksichtigen. Bei **gesicherter Diagnose** ist im akuten Stadium und für 2 Jahre danach in jedem Fall im Sinne einer Heilungsbewährung ein GdB-/MdE-Grad von mindestens **50** anzunehmen.

Polyneuropathien

Bei den Polyneuropathien können sich Funktionsbeeinträchtigungen – zum Teil abhängig von der Ursache – überwiegend aus motorischen Ausfällen (mit Muskelatrophien) oder mehr oder allein aus sensiblen Störungen und schmerzhaften Reizerscheinungen ergeben. Der GdB-/MdE-Grad **motorischer** Ausfälle ist in Analogie zu den peripheren Nervenschäden einzuschätzen. Bei den **sensiblen** Störungen und Schmerzen ist zu berücksichtigen, dass schon leichte Störungen zu Beeinträchtigungen – z. B. bei Feinbewegungen – führen können.

Spina bifida

Der GdB-/MdE-Grad wird durch das Ausmaß des Rückenmarkschadens (s. oben) bestimmt. Daneben sind häufig ein Hydrocephalus und eine entsprechende Hirnschädigung zu berücksichtigen.

Sachverzeichnis

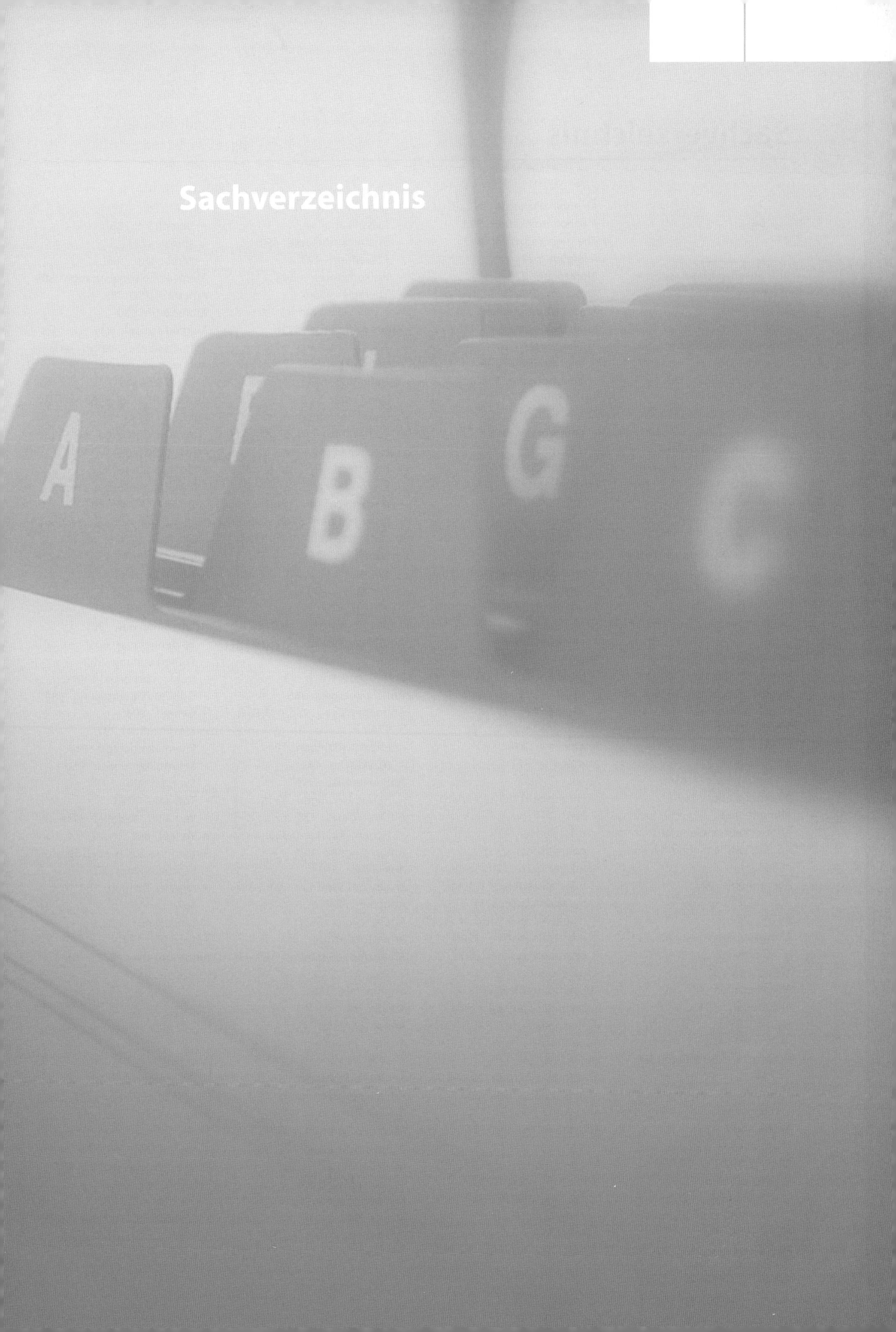

Sachverzeichnis

A

B

C

D

G

H

I

Q

R

S

T

U

V

W

X

Z

Druck- und Bindearbeiten: Stürtz AG, Würzburg